CB141125

FARMACOLOGIA
BÁSICA E CLÍNICA

Revisão técnica

Adriane Ribeiro Rosa *(Caps. 21-32)* Farmacêutica-Bioquímica. Professora de Farmacologia da Universidade Federal do Rio Grande do Sul (UFRGS), do Programa de Pós-graduação (PPG) em Psiquiatria e do PPG em Farmacologia e Terapêutica da mesma instituição. Mestre em Farmacologia pela Fundação Universidade Federal de Ciências da Saúde de Porto Alegre (UFCSPA). Doutora em Medicina: Ciências Médicas pela UFRGS. Pós-doutorado no Instituto de Neurociências da Universidade de Barcelona, Espanha.

Bruno Dutra Arbo *(Caps. 16-20)* Biomédico com habilitação nas áreas de Farmacologia e Biologia Molecular. Professor adjunto do Departamento de Farmacologia da UFRGS. Docente permanente do PPG em Ciências Biológicas: Farmacologia e Terapêutica da UFRGS e docente colaborador do PPG em Ciências Biológicas: Fisiologia da UFRGS. Doutor em Ciências Biológicas: Fisiologia (com período sanduíche no Instituto Cajal, Madri, Espanha) pela UFRGS.

Cristiano Machado de Oliveira *(Caps. 11-15 – aspectos de cardiologia)* Médico internista e cardiologista, especialista em Métodos não-invasivos em Cardiologia. Diretor Técnico da Clínica Cardiométodo.

Felipe Fernando Mainka *(Preparações farmacêuticas disponíveis no Brasil)* Farmacêutico. Especialista em Farmácia Clínica com ênfase em Prescrição Farmacêutica pela Faculdade de Tecnologia Ibrate. Mestre e Doutorando em Ciências Farmacêuticas na Universidade Federal do Paraná (UFPR).

José Antonio de Oliveira Batistuzzo *(Caps. 1-5, 11-15, 61-67)* Farmacêutico-Bioquímico pela Faculdade de Ciências Farmacêuticas da Universidade de São Paulo (FCF-USP). Membro titular da Academia de Ciências Farmacêuticas do Brasil/ Academia Nacional de Farmácia.

Marcelo Dutra Arbo *(Caps. 56-58)* Farmacêutico. Professor adjunto da Faculdade de Farmácia da UFRGS. Mestre em Ciências Farmacêuticas: Toxicologia pela UFRGS. Doutor em Ciências Farmacêuticas: Toxicologia pela Universidade do Porto, Portugal. Pós-doutorado na UFRGS.

Mario Hiroyuki Hirata *(Caps. 43-55)* Farmacêutico-Bioquímico. Professor titular do Departamento de Análises Clínicas e Toxicológicas da FCF-USP. Mestre em Farmácia (Fisiopatologia e Toxicologia) pela FCF-USP. Doutor em Ciências dos Alimentos pela FCF-USP. Pós-doutorado no Center for Drug Evaluation and Research (CDER), Food and Drug Administration (FDA), Bethesda, Estados Unidos e na Kyoto University, Japão. Livre-docente pela USP.

Nelson Rafael Matta Vals *(Caps. 6-10, 33-36)* Farmacêutico-Bioquímico. Mestre e Doutor em Fármacos e Medicamentos pela FCF-USP.

Rosane Gomez *(Caps. 37-42, 59-60)* Farmacêutica. Professora associada do Departamento de Farmacologia da UFRGS. Orientadora do PPG em Farmacologia e Terapêutica e do PPG em Endocrinologia da UFRGS. Doutora em Fisiologia pela UFRGS. Pós-doutorado na Yale University, Estados Unidos. Pesquisadora 2 do Conselho Nacional de Desenvolvimento Científico e Tecnológico (CNPq).

Rosário Dominguez Crespo Hirata *(Caps. 43-55)* Farmacêutica-Bioquímica. Professora titular (aposentada) da FCF-USP. Mestre em Farmácia (Análises Clínicas) pela FCF-USP. Doutora em Ciências dos Alimentos pela FCF-USP. Pós-doutorado em Biologia Molecular no Center for Drug Evaluation and Research (CDER), Food and Drug Administration (FDA), Bethesda, Estados Unidos.

Vladi Olga Consigliere de Matta *(Caps. 6-10, 33-36)* Farmacêutica-Bioquímica. Professora doutora do Curso de Farmácia e Bioquímica e do PPG em Fármacos e Medicamentos do Departamento de Farmácia da FCF-USP. Mestre e Doutora em Fármacos e Medicamentos pela FCF-USP.

CÓPIA NÃO AUTORIZADA É CRIME
ABDR
ASSOCIAÇÃO BRASILEIRA DE DIREITOS REPROGRÁFICOS
RESPEITE O DIREITO AUTORAL

ASSOCIADO CBL Câmara Brasileira do Livro

F233 Farmacologia básica e clínica / Organizador, Bertram G. Katzung ; Organizador associado, Todd W. Vanderah ; [tradução e revisão técnica: Adriane Ribeiro Rosa... et al.]. – 15. ed. – Porto Alegre : AMGH, 2023.
xiv, 1314 p. : il. color. ; 28 cm.

ISBN 978-65-5804-018-7

1. Farmacologia. I. Katzung, Bertram G. II. Vanderah, Todd W.

CDU 615

Catalogação na publicação: Karin Lorien Menoncin – CRB 10/2147

Um livro médico LANGE

Organizador

Bertram G. Katzung, MD, PhD

Professor Emeritus
Department of Cellular & Molecular Pharmacology
University of California, San Francisco

Organizador associado

Todd W. Vanderah, PhD

Professor and Chairman
Department of Pharmacology
University of Arizona School of Medicine, Tucson

FARMACOLOGIA BÁSICA E CLÍNICA

15ª Edição

Tradução

Adriane Ribeiro Rosa *(Caps. 21-32)*
André Garcia Islabão *(Prefácio)*
Bruno Dutra Arbo *(Caps. 16-20)*
Marcelo Dutra Arbo *(Caps. 56-58)*
Mario Hiroyuki Hirata *(Caps. 43-55)*
Patricia Lydie Josephine Voeux *(Caps. 11-15, 37-42)*
Rosane Gomez *(Caps. 59-67)*
Rosário Dominguez Crespo Hirata *(Caps. 43-55)*
Simone Kobe de Oliveira *(Caps. 1-10, 14, 33-36, Apêndice e Índice)*

artmed

Porto Alegre
2023

Obra originalmente publicada sob o título *Basic and clinical phamacology*, 15th Edition

ISBN 9781260452310 / 126045231X

Original copyright © 2021 by McGraw-Hill Global Education Holdings, LLC, U.S.A. All rights reserved.

Portuguese language translation edition copyright © 2022, AMGH Editora Ltda, a Grupo A Educação S.A. company. All rights reserved.

Gerente editorial: *Letícia Bispo de Lima*

Colaboraram nesta edição:

Editora: *Mirian Raquel Fachinetto*

Preparação de originais: *Carine Garcia Prates, Caroline Castilhos Melo, Marquieli de Oliveira, Sandra da Câmara Godoy*

Leitura final: *Caroline Castilhos Melo, Giovanna Medeiros Torres, Marquieli de Oliveira, Sandra da Câmara Godoy*

Arte sobre a capa original: *Kaéle Finalizando Ideias*

Editoração: *Clic Editoração Eletrônica Ltda.*

Nota:

A farmacologia é uma ciência em constante evolução. À medida que novas pesquisas e a experiência clínica ampliam o nosso conhecimento, são necessárias modificações no tratamento e na farmacoterapia. Os autores desta obra consultaram as fontes consideradas confiáveis, em um esforço para oferecer informações completas e, geralmente, de acordo com os padrões aceitos à época da publicação. Entretanto, tendo em vista a possibilidade de falha humana ou de alterações nas ciências médicas, os leitores devem confirmar estas informações com outras fontes. Por exemplo, e em particular, os leitores são aconselhados a conferir a bula de qualquer medicamento que pretendam administrar, para se certificar de que a informação contida neste livro está correta e de que não houve alteração na dose recomendada nem nas contraindicações para o seu uso. Essa recomendação é particularmente importante em relação a medicamentos novos ou raramente usados.

Sobre a disponibilidade de medicamentos no Brasil

Este livro, por se tratar de uma obra produzida originalmente nos Estados Unidos, reflete aquela realidade em termos de disponibilidade de medicamentos. No Brasil, o órgão responsável pelo registro e liberação de uso de medicamentos é a Agência Nacional de Vigilância Sanitária (Anvisa). No site da Anvisa (https://www.gov.br/anvisa/pt-br) é possível consultar a Denominação Comum Brasileira (DCB) (https://www.gov.br/anvisa/pt-br/assuntos/farmacopeia/dcb) que é a denominação do fármaco ou princípio farmacologicamente ativo aprovada pelo órgão federal responsável pela vigilância sanitária, requisito para a solicitação do registro de um medicamento. A existência de registro de medicamento e a sua situação (ativo; caduco/cancelado) está disponível em https://www.gov.br/anvisa/pt-br/sistemas/consulta-a-registro-de-medicamentos.

A Câmara de Regulação do Mercado de Medicamentos (CMED) é o órgão interministerial responsável pela regulação econômica do mercado de medicamentos no Brasil e a Anvisa exerce o papel de Secretaria-Executiva da Câmara. A CMED publica uma lista de preços máximos de medicamentos na qual é possível verificar os medicamentos que estão em comercialização no país (https://www.gov.br/anvisa/pt-br/assuntos/medicamentos/cmed).

A Anvisa também costuma divulgar em sua página os novos medicamentos registrados e as novas indicações de tratamento. Essas informações estão disponíveis em https://www.gov.br/anvisa/pt-br/assuntos/medicamentos/novos-medicamentos-e-indicacoes.

Assim, as indicações de (in)disponibilidade de medicamentos no Brasil incluídas nesta obra tomaram por base a pesquisa na página de consulta de medicamentos registrados na Anvisa e na lista de preços máximos de medicamentos, as quais sugerimos sejam buscadas para confirmação dessas informações quando necessário.

Reservados todos os direitos de publicação, em língua portuguesa, à
AMGH EDITORA LTDA., uma empresa GRUPO A EDUCAÇÃO S.A.
Rua Ernesto Alves, 150 – Bairro Floresta
90220-190 – Porto Alegre – RS
Fone: (51) 3027-7000

SAC 0800 703 3444 – www.grupoa.com.br

É proibida a duplicação ou reprodução deste volume, no todo ou em parte, sob quaisquer formas ou por quaisquer meios (eletrônico, mecânico, gravação, fotocópia, distribuição na Web e outros), sem permissão expressa da Editora.

IMPRESSO NO BRASIL
PRINTED IN BRAZIL

Autores

A. Ramirez Cazares, BS
Research Associate, Division of Rheumatology, UCLA David Geffen School of Medicine, Los Angeles

Achilles J. Pappano, PhD
Professor Emeritus, Department of Cell Biology and Calhoun Cardiology Center, University of Connecticut Health Center, Farmington

Adrienne D. Briggs, MD
Clinical Director, Bone Marrow Transplant Program, Banner Good Samaritan Hospital, Phoenix

Allan I. Basbaum, PhD
Professor and Chair, Department of Anatomy and W.M. Keck Foundation Center for Integrative Neuroscience, University of California, San Francisco

Anthony J. Trevor, PhD
Professor Emeritus, Department of Cellular & Molecular Pharmacology, University of California, San Francisco

Augustus O. Grant, MD, PhD
Professor of Medicine, Cardiovascular Division, Duke University Medical Center, Durham

Bertram G. Katzung, MD, PhD
Professor Emeritus, Department of Cellular & Molecular Pharmacology, University of California, San Francisco

Betty J. Dong, PharmD, FASHP, FCSHP, FCCP, FAPHA
Professor of Clinical Pharmacy and Clinical Professor of Family and Community Medicine, Department of Clinical Pharmacy and Department of Family and Community Medicine, Schools of Pharmacy and Medicine, University of California, San Francisco

Camille E. Beauduy, PharmD
Assistant Clinical Professor, University of California School of Pharmacy, San Francisco

Candy Tsourounis, PharmD
Professor of Clinical Pharmacy, Medication Outcomes Center, University of California School of Pharmacy, San Francisco

Cathi E. Dennehy, PharmD
Professor, Department of Clinical Pharmacy, University of California School of Pharmacy, San Francisco

Charles DeBattista, MD
Professor of Psychiatry and Behavioral Sciences, Stanford University School of Medicine, Stanford

Christian Lüscher, MD
Departments of Basic and Clinical Neurosciences, Medical Faculty, University Hospital of Geneva, Geneva, Switzerland

Craig Smollin, MD
Professor of Emergency Medicine, University of California, San Francisco and Medical Director, California Poison Control System, San Francisco Division

Daniel D. Bikle, MD, PhD
Professor of Medicine, Department of Medicine, and Co-Director, Special Diagnostic and Treatment Unit, University of California, San Francisco, and Veterans Affairs Medical Center, San Francisco

Daniel E. Furst, MD
Carl M. Pearson Professor of Rheumatology, Director, Rheumatology Clinical Research Center, Department of Rheumatology, University of California, Los Angeles

Daniel S. Maddix, PharmD*
Associate Clinical Professor of Pharmacy, University of California, San Francisco

Daniel T. Teitelbaum, MD
Adjunct Professor of Occupational and Environmental Health, Colorado School of Public Health, Denver; and Adjunct Professor, Civil and Environmental Engineering, Colorado School of Mines, Golden

David Pearce, MD
Professor of Medicine, University of California, San Francisco

Dirk B. Robertson, MD
Professor of Clinical Dermatology, Department of Dermatology, Emory University School of Medicine, Atlanta

Douglas F. Lake, PhD
Associate Professor, The Biodesign Institute, Arizona State University, Tempe

Edward Chu, MD
Professor of Medicine and Pharmacology & Chemical Biology; Chief, Division of Hematology-Oncology, Director, University of Pittsburgh Cancer Institute, University of Pittsburgh School of Medicine, Pittsburgh

Eugene Choo, MD
Assistant Clinical Professor, Department of Medicine, University of California, San Francisco

George P. Chrousos, MD
Professor & Chair, First Department of Pediatrics, Athens University Medical School, Athens, Greece

Gideon Koren, MD, FRCPC, FACMT
Professor and Chair, Department of Pharmacology, Adelson Faculty of Medicine, Ariel University and Motherisk Israel Program, Tel Aviv

*Falecido

Hakan Cakmak, MD
Department of Medicine, University of California, San Francisco

Harry W. Lampiris, MD
Professor of Clinical Medicine, University of California and VA Medical Center, San Francisco

Helge Eilers, MD
Professor of Anesthesia and Perioperative Care, University of California, San Francisco

Howard I. Maibach, MD
Professor of Dermatology, Department of Dermatology, University of California, San Francisco

Ian A. Reid, PhD
Professor Emeritus, Department of Physiology, University of California, San Francisco

Italo Biaggioni, MD
Professor of Pharmacology, Vanderbilt University School of Medicine, Nashville

J. A. Kim, BS
Clinical Research Coordinator, Division of Rheumatology UCLA Geffen School of Medicine, Los Angeles

James L. Zehnder, MD
Professor of Pathology and Medicine, Pathology Department, Stanford University School of Medicine, Stanford

Jennifer E. Hibma, PharmD
Department of Bioengineering and Therapeutic Sciences, Schools of Pharmacy and Medicine, University of California, San Francisco

John A. Gray, MD, PhD
Associate Professor, Department of Neurology, Center for Neuroscience, University of California, Davis

John Hwa, MD, PhD
Professor of Medicine, Yale School of Medicine, Cardiovascular Research Center, New Haven

John P. Kane, MD, PhD
Professor of Medicine, Department of Medicine; Professor of Biochemistry and Biophysics; Associate Director, Cardiovascular Research Institute, University of California, San Francisco

John R. Horn, PharmD, FCCP
Professor of Pharmacy, School of Pharmacy, University of Washington; Associate Director of Pharmacy Services, Department of Medicine, University of Washington Medicine, Seattle

Kathleen M. Giacomini, PhD
Professor of Bioengineering and Therapeutic Sciences, Schools of Pharmacy and Medicine, University of California, San Francisco

Kathleen Martin, PhD
Professor of Medicine, Yale School of Medicine, Cardiovascular Research Center, New Haven

Kenneth Drasner, MD
Professor of Anesthesia and Perioperative Care, University of California, San Francisco

Kenneth R. McQuaid, MD
Professor of Clinical Medicine, University of California, San Francisco; Chief of Gastroenterology, San Francisco Veterans Affairs Medical Center, San Francisco

Kent R. Olson, MD
Clinical Professor, Department of Medicine, Schools of Medicine and Pharmacy, University of California, San Francisco

Lisa G. Winston, MD
Clinical Professor, Department of Medicine, Division of Infectious Diseases, University of California, San Francisco; Hospital Epidemiologist, San Francisco General Hospital, San Francisco

Lisa Kroon, PharmD, CDE
Professor and Chair, Department of Clinical Pharmacy, University of California School of Pharmacy, San Francisco

Lundy Campbell, MD
Professor, Department of Anesthesiology and Perioperative Medicine, University of California, San Francisco

Maria Almira Correia, PhD
Professor of Pharmacology, Pharmaceutical Chemistry and Biopharmaceutical Sciences, Department of Cellular & Molecular Pharmacology, University of California, San Francisco

Marieke Kruidering-Hall, PhD
Academy Chair in Pharmacology Education; Professor, Department of Cellular and Molecular Pharmacology, University of California, San Francisco

Mark A. Schumacher, MD, PhD
Professor, Department of Anesthesia and Perioperative Care, University of California, San Francisco

Mark von Zastrow, MD, PhD
Professor, Departments of Psychiatry and Cellular & Molecular Pharmacology, University of California, San Francisco

Mary J. Malloy, MD
Clinical Professor of Pediatrics and Medicine, Departments of Pediatrics and Medicine, Cardiovascular Research Institute, University of California, San Francisco

Michael A. Rogawski, MD, PhD
Professor of Neurology, Department of Neurology, University of California, Davis

Michael J. Aminoff, MD, DSc, FRCP
Professor, Department of Neurology, University of California, San Francisco

Michael J. Kosnett, MD, MPH
Associate Clinical Professor of Medicine, Division of Clinical Pharmacology and Toxicology, University of Colorado Health Sciences Center, Denver

Neal L. Benowitz, MD
Professor of Medicine and Bioengineering & Therapeutic Science, University of California, San Francisco

Nicholas H. G. Holford, MB, ChB, FRACP
Professor, Department of Pharmacology and Clinical Pharmacology, University of Auckland Medical School, Auckland

Nirav R. Bhakta, MD, PhD
Associate Clinical Professor, Department of Medicine, University of California, San Francisco

Paul W. Lofholm, PharmD
Clinical Professor of Pharmacy, University of California School of Pharmacy, San Francisco

Philip J. Rosenthal, MD
Professor of Medicine, San Francisco General Hospital, University of California, San Francisco

Ramana K. Naidu, MD
Attending Physician, Marin General Hospital, Greenbrae, California

Ramin Sam, MD
Associate Professor, Department of Medicine, University of California, San Francisco

Robert D. Harvey, PhD
Professor of Pharmacology and Physiology, University of Nevada School of Medicine, Reno

Robin L. Corelli, PharmD
Clinical Professor, Department of Clinical Pharmacy, University of California School of Pharmacy, San Francisco

Roger K. Long, MD
Professor of Pediatrics, Department of Pediatrics, University of California, San Francisco

Samie R. Jaffrey, MD, PhD
Greenberg-Starr Professor of Pharmacology, Department of Pharmacology, Cornell University Weill Medical College, New York City

Sharon Safrin, MD
Associate Clinical Professor, Department of Medicine, University of California, San Francisco; President, Safrin Clinical Research, Hillsborough

Spencer Yost, MD
Professor, Department of Anesthesia and Perioperative Care, University of California, San Francisco; Medical Director, UCSF-Mt. Zion ICU, Chief of Anesthesia, UCSF-Mt. Zion Hospital, San Francisco

T. Shagroni, MD
Fellow, Rheumatology, University of California, San Francisco

Todd W. Vanderah, PhD
Professor and Chair, Department of Pharmacology, University of Arizona, Tucson

Umesh Masharani, MBBS, MRCP (UK)
Professor of Medicine, Department of Medicine, University of California, San Francisco

Valerie B. Clinard, PharmD
Associate Professor, Department of Clinical Pharmacy, University of California School of Pharmacy, San Francisco

William C. Sessa, PhD
Professor of Pharmacology, Yale University School of Medicine, New Haven

Prefácio

A 15ª edição de *Farmacologia básica e clínica* dá as boas-vindas a Todd W. Vanderah como organizador associado desta edição e para ser organizador das futuras edições. Há mais de 40 anos, esta obra traz as informações mais atualizadas disponíveis nesta área. Esta edição reflete a importante expansão dos fármacos de grandes moléculas na farmacopeia, incluindo vários novos anticorpos monoclonais e outros "biológicos" discutidos em diversos capítulos. Embora ainda sejam poucos em comparação com o número de fármacos de pequenas moléculas, esses agentes complexos ofereceram importantes inovações terapêuticas e constituem uma fração significativa e crescente do gasto total em terapias farmacológicas. Além disso, esta 15ª edição continua a utilizar-se de grande número de ilustrações coloridas, amplia as informações sobre transportadores, farmacogenômica e novos fármacos de todos os tipos e oferece estudos de casos comentados na maioria dos capítulos. Assim, *Farmacologia básica e clínica* se propõe a ser um livro-texto de farmacologia abrangente, confiável e de fácil leitura para estudantes de qualquer área das ciências da saúde.

Esta edição mantém a sequência usada em muitas disciplinas de farmacologia e no currículo integrado: princípios básicos da descoberta de fármacos, farmacodinâmica, farmacocinética e farmacogenômica; fármacos autonômicos; fármacos cardiovasculares-renais; fármacos com ações importantes sobre a musculatura lisa; fármacos que agem no sistema nervoso central; fármacos usados para tratar inflamação, gota e doenças do sangue; fármacos endócrinos; fármacos quimioterápicos; toxicologia; e tópicos especiais. Esta sequência acrescenta novas informações a uma base de informações já assimiladas. Por exemplo, a apresentação precoce da farmacologia do sistema nervoso autônomo permite que os estudantes integrem a fisiologia e a neurociência que aprenderam em outras áreas com a farmacologia que estão estudando e os prepara para compreender os efeitos autonômicos de outros fármacos. Isso é especialmente importante para os grupos de fármacos cardiovasculares e do sistema nervoso central. Porém, os capítulos podem ser usados de maneira igualmente proveitosa em disciplinas e currículos que apresentem estes tópicos em sequência diferente.

Dentro de cada capítulo, é colocada ênfase na discussão de grupos farmacológicos e em protótipos em vez de se oferecer detalhes repetitivos sobre fármacos individuais. A seleção do assunto e da ordem de apresentação se baseia na experiência acumulada de ensino dessa disciplina a milhares de estudantes de medicina, farmácia, odontologia, pediatria, enfermagem e outras áreas das ciências da saúde.

As características importantes que tornam este livro particularmente útil no currículo integrado incluem seções que abordam especificamente a escolha clínica, a utilização dos fármacos e o monitoramento de seus efeitos colaterais – em outras palavras, a *farmacologia clínica* é parte integral deste livro. São fornecidas listas com os nomes genéricos ao final da maioria dos capítulos para uma fácil referência pelo médico ou pelo profissional que avalia a lista de medicamentos de um paciente ou que elabora uma receita.

O QUE HÁ DE NOVO NESTA EDIÇÃO

- A inclusão de Todd W. Vanderah, PhD, como organizador associado e autor.
- Atualizações importantes nos capítulos sobre imunofarmacologia, fármacos anticonvulsivantes, antipsicóticos, antidepressivos, antidiabéticos, anti-inflamatórios e antivirais, prostaglandinas e neurotransmissores do sistema nervoso central. A farmacologia canabinoide ganhou mais destaque e um novo capítulo na seção de tópicos especiais é dedicado a esta importante área.
- Expansão contínua da cobertura de conceitos gerais relacionados a receptores recém-descobertos, mecanismos de receptores e transportadores de fármacos.
- Descrições de importantes fármacos novos, especialmente dos biológicos, lançados até dezembro de 2019.
- Ilustrações totalmente coloridas e revisadas fornecem muito mais informações sobre mecanismos e efeitos farmacológicos, além de ajudar a esclarecer conceitos importantes.

Esta 15ª edição celebra quatro décadas de publicação do *Farmacologia básica e clínica*. A ampla adoção de suas 14 edições anteriores indica que este livro satisfaz uma importante necessidade e acreditamos que esta nova edição terá ainda mais sucesso nesse sentido. Estão disponíveis traduções em chinês, croata, tcheco, francês, georgiano, indonésio, italiano, japonês, coreano, lituano, português, espanhol, turco e ucraniano.

Gostaria de reconhecer os esforços anteriores e atuais dos autores que deram importantes contribuições, da equipe da Lange Medical Publications, da Appleton & Lange e da McGraw Hill, além dos revisores de texto desta edição, Greg Feldman e Katharine Katzung. Também gostaria de agradecer a Alice Camp e Katharine Katzung por suas conferências de texto especializadas.

E para finalizar, sugestões e comentários sobre *Farmacologia básica e clínica* são sempre bem-vindos.

Bertram G. Katzung, MD, PhD
Organizador

Sumário

PARTE I

Princípios básicos

CAPÍTULO 1

Introdução: natureza, desenvolvimento e regulação de fármacos

Bertram G. Katzung, MD, PhD*

ESTUDO DE CASO

Uma mulher de 78 anos é levada ao hospital devido à suspeita de sobredose de ácido acetilsalicílico. Ela tomou esse medicamento para dores nas articulações por muitos anos sem incidentes, mas, desde o ano passado, ela vem exibindo sinais de declínio cognitivo. Seu cuidador a encontra confusa, hiperventilando e vomitando. Ele, então, avista um frasco vazio de comprimidos de ácido acetilsalicílico e liga para o 911.**

**N. de T. No Brasil, o número para chamadas de emergências é o 192.

No pronto-socorro, amostras de sangue venoso e arterial são obtidas, enquanto as vias respiratórias, a respiração e a circulação são avaliadas. Um acesso intravenoso (IV) é obtido, e a descontaminação gastrintestinal é iniciada. Depois de verificada a gasometria sanguínea, bicarbonato de sódio é administrado por via IV.

Qual é a finalidade do bicarbonato de sódio?

A **farmacologia** pode ser definida como o estudo de substâncias que interagem com sistemas vivos por meio de processos químicos. Essas interações geralmente ocorrem pela ligação da substância a moléculas reguladoras e pela ativação ou inibição de processos normais do corpo. Essas substâncias podem ser produtos químicos administrados para se obter um efeito terapêutico benéfico sobre algum processo no paciente ou por seus efeitos tóxicos sobre processos reguladores em parasitas que infectam o paciente. Essas aplicações terapêuticas deliberadas consistem na função da **farmacologia médica**, com frequência definida como a ciência das substâncias usadas para prevenir, diagnosticar e tratar doenças. A **toxicologia** é o ramo da farmacologia que lida com os efeitos indesejáveis de produtos químicos sobre sistemas vivos, desde células individuais de seres humanos até ecossistemas complexos (Figura 1-1). A natureza dos fármacos – suas propriedades físicas e suas interações com sistemas biológicos – é discutida na primeira parte deste capítulo.

*O autor agradece a Barry Berkowitz, PhD, por contribuições à segunda parte deste capítulo em edições anteriores.

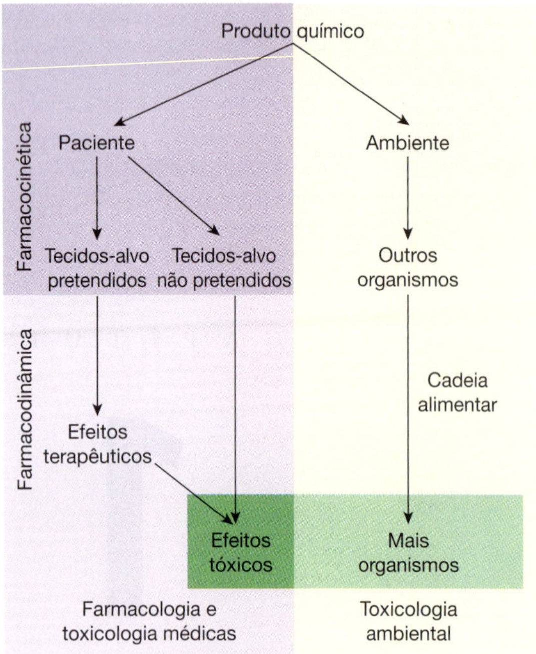

FIGURA 1-1 Principais áreas de estudo na farmacologia. As ações de produtos químicos podem ser divididas em dois grandes domínios. O primeiro (*lado esquerdo*) é o da farmacologia e toxicologia médicas, que visa compreender as ações de fármacos como produtos químicos em organismos individuais, em especial seres humanos e animais domésticos. Tanto efeitos benéficos como tóxicos estão incluídos. A farmacocinética lida com a absorção, a distribuição e a eliminação de fármacos. A farmacodinâmica preocupa-se com as ações do produto químico no organismo. O segundo domínio (*lado direito*) é o da toxicologia ambiental, que se preocupa com os efeitos de produtos químicos sobre todos os organismos e sua sobrevivência em grupos e como espécies.

Novos medicamentos são acrescentados a cada ano; eles são necessários por vários motivos, incluindo (1) aumento da resistência de bactérias e de outros parasitas; (2) descoberta de novos processos-alvo em doenças que não foram consideradas adequadamente; e (3) reconhecimento de novas doenças. Além disso, ocorreu um aumento considerável no número de fármacos constituídos por *grandes moléculas* (especialmente anticorpos) aprovadas durante as últimas duas décadas. O desenvolvimento desses novos fármacos e sua regulação por agências governamentais são discutidos na segunda parte.

A HISTÓRIA DA FARMACOLOGIA

Os povos pré-históricos indiscutivelmente reconheciam os efeitos benéficos ou tóxicos de muitas matérias vegetais e animais. Antigos registros escritos listam remédios de muitos tipos, inclusive uns poucos que ainda são reconhecidos como fármacos úteis até os dias de hoje. A maioria, entretanto, era inútil ou, na verdade, prejudicial. Desde cerca de 1.500 anos atrás, tentativas esporádicas têm sido feitas para introduzir métodos racionais na medicina, mas nenhuma foi bem-sucedida devido ao domínio de sistemas de pensamento ("escolas") que professavam explicar toda a biologia e as doenças sem a necessidade de experimentação e observação. Essas escolas promulgavam noções bizarras, como a ideia de que a doença era causada por excesso de bile ou de sangue no corpo, que feridas podiam ser cicatrizadas pela aplicação de uma pomada feita da arma que a causou, e assim por diante.

Por volta do final do século XVII, os conceitos baseados em observação e experimentação começaram a substituir a teorização na fisiologia e na medicina clínica. À medida que o valor desses métodos no estudo das doenças tornou-se claro, médicos na Grã-Bretanha e no Continente* começaram a aplicá-los sistematicamente em suas próprias práticas clínicas. Assim, a ***materia medica*** – a ciência do preparo e do uso médico de fármacos – começou a se desenvolver como precursora da farmacologia. Entretanto, qualquer compreensão real dos mecanismos de ação dos fármacos era impedida pela ausência de métodos para purificação dos agentes ativos a partir das matérias brutas disponíveis e – ainda mais – pela falta de métodos para testar hipóteses sobre a natureza das ações dos fármacos.

No fim do século XVIII e início do XIX, François Magendie e, mais tarde, seu discípulo Claude Bernard começaram a desenvolver os métodos de **fisiologia e farmacologia experimentais.** Avanços na química e um maior desenvolvimento da fisiologia nos séculos XVIII, XIX e início do XX lançaram as bases necessárias para a compreensão de como os fármacos funcionam nos níveis orgânico e celular. Paradoxalmente, os avanços reais da farmacologia básica durante esse período foram acompanhados por uma explosão de alegações não científicas, por parte de fabricantes e propagandistas de "medicamentos patenteados", mas sem valor. Até que os conceitos terapêuticos racionais, principalmente o do **estudo clínico controlado**, fossem reintroduzidos na medicina – somente cerca de 60 anos atrás –, não era possível avaliar adequadamente as alegações terapêuticas.

Por volta das décadas de 1940 e 1950, iniciou-se uma grande expansão dos esforços de pesquisa em todas as áreas da biologia. À medida que novos conceitos e novas técnicas foram introduzidos, acumularam-se informações sobre a ação de fármacos e sobre o substrato biológico de sua ação, o denominado **receptor do fármaco**. Durante os últimos 60 anos, foram desenvolvidas muitas classes novas de fármacos e foram introduzidos novos membros às classes antigas. As últimas três décadas têm mostrado um crescimento ainda mais rápido de informações e compreensão da base molecular para ação de fármacos. Os mecanismos moleculares da ação de muitos fármacos já foram identificados, e vários receptores têm sido isolados, estruturalmente caracterizados e clonados. De fato, o uso de métodos de identificação de receptores (descritos no Capítulo 2) tem levado à descoberta de muitos receptores-*órfãos* – receptores para os quais nenhum ligante foi descoberto e cuja função só pode ser conjecturada. Estudos do ambiente molecular local de receptores mostram que receptores e efetores não funcionam isoladamente, pois são bastante influenciados por outros receptores e por proteínas reguladoras associadas. Mais recentemente, tornou-se claro que a mudança gravitacional, a radiação e outros aspectos do espaço *fora* do ambiente da Terra requerem o desenvolvimento da *medicina espacial*. Isso abriu outra área importante para o futuro da farmacologia. Um dos resultados dessas descobertas é a confirmação de que a farmacologia representa uma área em que a anatomia, a bioquímica, a genética, a fisiologia, a patologia, a clínica médica e o meio ambiente se encontram. Muitos problemas que o profissional de saúde enfrenta podem, agora, ser corrigidos ou atenuados com o uso de ferramentas farmacológicas.

*N. de R.T. A Europa Continental não incluía a Grã-Bretanha, pois esta, sendo uma ilha e muito orgulhosa dessa condição, não se considerava parte do Continente.

Farmacogenômica – a relação da composição genética do indivíduo com a resposta a fármacos específicos está se tornando uma parte importante da terapêutica (ver Capítulo 5). A decodificação dos genomas de muitas espécies – de bactérias a seres humanos – tem levado ao reconhecimento de relações não suspeitadas entre famílias de receptores e modos de evolução das proteínas receptoras. Além disso, a descoberta das funções regulatórias exercidas pelos vizinhos dos cromossomos e as regiões *não codificantes* do DNA na expressão dos éxons abriu uma nova área de possível manipulação dos genes – epigenética – que controlam as respostas farmacológicas.

A descoberta de que pequenos segmentos de RNA interferem na síntese proteica com extrema seletividade levou à investigação de **pequenos RNAs de interferência** (**siRNAs**, do inglês *small interfering RNAs*) e **micro-RNAs** (**miRNAs**) como agentes terapêuticos. De modo similar, cadeias curtas de nucleotídeos, denominadas **oligonucleotídeos antissenso** (**ANOs**, do inglês *antisense oligonucleotides*), sintetizadas para serem complementares ao RNA ou ao DNA natural, interferem na leitura de genes e na transcrição de RNA. Finalmente, métodos novos e eficientes de edição de DNA tornaram possível a modificação de genes que codificam proteínas críticas para funções imunológicas, incluindo receptores antineoplásicos em células T. Esses desenvolvimentos levaram a um aumento significativo no número de *grandes moléculas* terapêuticas nos últimos 20 anos (Tabela 1-1).

Infelizmente, o público consumidor de medicamentos ainda está exposto a grandes quantidades de informações incorretas ou não científicas sobre os efeitos farmacológicos dos produtos químicos. Isso resulta no uso irracional de inúmeros medicamentos caros, ineficazes e às vezes nocivos, e no crescimento de uma enorme indústria de "assistência alternativa à saúde". Além disso, a manipulação do processo legislativo nos Estados Unidos permite que muitas substâncias desenvolvidas para a saúde, mas não desenvolvidas especificamente como "fármacos", evitem o preenchimento dos padrões da Food and Drug Administration (FDA) descritos na segunda parte deste capítulo. De modo inverso, a falta de compreensão de princípios científicos básicos em biologia e estatística e a ausência de pensamento crítico sobre assuntos de saúde pública têm conduzido à rejeição da ciência médica – incluindo vacinas – por um segmento do público, e a uma tendência comum de presumir que todas as reações adversas de fármacos resultam de erro médico.

Princípios gerais que o estudante deve lembrar: (1) *todas* as substâncias podem ser tóxicas em certas circunstâncias; (2) as substâncias químicas botânicas (ervas e extratos de plantas, "nutracêuticos") não são diferentes das substâncias químicas de medicamentos fabricados, exceto pela proporção muito maior de impurezas nas primeiras; e (3) todos os suplementos dietéticos e todas as terapias declaradas como promotoras da saúde devem satisfazer os mesmos padrões de eficácia e segurança que os fármacos convencionais e os tratamentos médicos – isto é, não deve haver uma separação artificial entre medicina científica e medicina "alternativa" ou "complementar". O ideal é que todas as substâncias nutricionais e botânicas sejam testadas pelos mesmos tipos de ensaios controlados randomizados (ECRs) que os compostos sintéticos.

TABELA 1-1 Desenvolvimento de agentes terapêuticos constituídos por moléculas grandes como uma fração de todos os novos medicamentos aprovados, 2000-2017

Ano	Total de novos medicamentos aprovados	Novos medicamentos proteicos (~% da aprovação de novos medicamentos)	Novos MAbs (~% da aprovação de novos medicamentos)
2000	63	3 (5%)	1 (2%)
2008	34	5 (15%)	1 (3%)
2010	49	8 (16%)	4 (8%)
2015	69	13 (19%)	9 (13%)
2017	63	10 (16%)	9 (14%)

MAb, anticorpo monoclonal (do inglês *monoclonal antibody*).

PRINCÍPIOS GERAIS DA FARMACOLOGIA

A NATUREZA DOS FÁRMACOS

No senso comum, um fármaco pode ser definido como qualquer substância que altera a função biológica por meio de suas ações químicas. Na maioria dos casos, a molécula do fármaco interage como um **agonista** (ativador) ou **antagonista** (inibidor) com uma molécula-alvo específica que desempenha um papel regulador no sistema biológico. Essa molécula-alvo é denominada **receptor**. Alguns dos novos fármacos de moléculas grandes (**biológicos**) são eles mesmos receptores e ligam-se a moléculas endógenas. A natureza dos receptores é tratada de forma mais completa no Capítulo 2. Em um número muito pequeno de casos, fármacos conhecidos como **antagonistas químicos** interagem diretamente com outros fármacos, ao passo que poucos fármacos (**agentes osmóticos**) interagem quase exclusivamente com moléculas de água. Fármacos podem ser sintetizados dentro do corpo (p. ex., **hormônios**) ou ser produtos químicos *não* sintetizados no corpo (p. ex., **xenobióticos**). **Venenos** são substâncias com efeitos quase exclusivamente maléficos. Entretanto, Paracelsus (1493-1541) fez a famosa declaração de que "a dose faz o veneno", significando que qualquer substância pode ser prejudicial se tomada na dose errada. **Toxinas** costumam ser definidas como venenos de origem biológica, isto é, sintetizados por plantas ou animais, em contraste com os venenos inorgânicos, como o chumbo e o arsênico.

A natureza física dos fármacos

Para interagir quimicamente com seu receptor, uma molécula de um fármaco deve ter o tamanho, a carga elétrica, o formato e a composição atômica apropriados. Além disso, um fármaco, com frequência, é administrado em uma localização distante de seu sítio de ação pretendido (p. ex., um comprimido ingerido por via oral para aliviar uma cefaleia). Portanto, um medicamento útil deve ter as propriedades necessárias para ser transportado de seu sítio de administração para o sítio de ação. Finalmente, um fármaco útil deve ser inativado ou excretado do corpo em uma velocidade razoável, de modo que suas ações tenham a duração apropriada.

Os fármacos podem ser sólidos em temperatura ambiente (p. ex., ácido acetilsalicílico, atropina), líquidos (p. ex., nicotina, etanol) ou gasosos (p. ex., óxido nitroso, óxido nítrico, xenônio). Esses fatores geralmente determinam a melhor via de administração. As vias de administração mais comuns estão descritas no Capítulo 3, Tabela 3-3. As várias classes de compostos orgânicos – carboidratos, proteínas, lipídeos e pequenas moléculas – estão todas representadas na farmacologia. Como observado anteriormente, muitas proteínas têm sido aprovadas, e alguns oligonucleotídeos, na forma de segmentos pequenos de RNA, têm entrado em estudos clínicos e estão prestes a entrar na terapêutica.

Vários elementos inorgânicos – por exemplo, flúor, lítio, ferro e metais pesados – são fármacos úteis e perigosos. Muitos fármacos orgânicos são ácidos ou bases fracos. Esse fato tem implicações importantes para o modo como eles são modificados pelo corpo, porque diferenças de pH nos diversos compartimentos corporais podem alterar o grau de ionização desses ácidos e bases fracos (ver texto a seguir).

Tamanho do fármaco

O tamanho molecular dos fármacos varia entre muito pequeno (íon lítio, peso molecular [PM] 7) e muito grande (p. ex., alteplase [t-PA], uma proteína de PM 59.050). Muitos anticorpos são ainda maiores; por exemplo, o erenumabe, um anticorpo usado no tratamento da enxaqueca, tem PM maior que 145.000. Entretanto, a maioria dos fármacos tem PM entre 100 e 1.000. O limite inferior dessa faixa estreita é estabelecido pelas necessidades de especificidade de ação. Para ter um bom "encaixe" a um só tipo de receptor, uma molécula de fármaco deve ser suficientemente peculiar em forma, carga e outras propriedades, para impedir que ela se ligue a outros receptores. Para conseguir essa ligação seletiva, na maioria dos casos, uma molécula deve ter, no mínimo, PM de 100 unidades em tamanho. O limite superior do PM é determinado, sobretudo, pelo seguinte requisito: a maior parte dos fármacos deve ser capaz de se mover dentro do corpo (p. ex., do sítio de administração ao de ação e então ao local de eliminação). Fármacos muito maiores que PM 1.000 não se difundem de imediato entre compartimentos do corpo (discutido, adiante, em "Permeação"). Por isso, fármacos muito grandes (geralmente proteínas) com frequência devem ser administrados diretamente no compartimento onde têm seu efeito. No caso da alteplase, uma enzima que dissolve coágulos, o fármaco é administrado no próprio compartimento vascular por infusão intravenosa ou intra-arterial.

Reatividade dos fármacos e ligações fármaco-receptor

Os fármacos interagem com receptores por meio de forças químicas ou ligações. Os três tipos principais são: **covalentes**, **eletrostáticas** e **hidrofóbicas**. As ligações covalentes são muito fortes e, em vários casos, irreversíveis em condições biológicas. Assim, a ligação covalente formada entre o grupo acetila do ácido acetilsalicílico e a cicloxigenase, seu alvo enzimático nas plaquetas, não é facilmente desfeita. O efeito bloqueador da agregação plaquetária causado pelo ácido acetilsalicílico dura muito depois que o ácido acetilsalicílico livre desaparece da corrente sanguínea (~ 15 minutos) e só é revertido pela síntese de nova enzima em novas plaquetas, processo que leva vários dias. Outros exemplos de fármacos altamente reativos, formadores de ligações covalentes, são os agentes alquilantes do DNA usados na quimioterapia do câncer para interromper a divisão celular no tumor.

A ligação eletrostática é muito mais comum do que a covalente nas interações entre fármacos e receptores. As ligações eletrostáticas variam desde laços considerados fortes entre moléculas iônicas com carga permanente até ligações de hidrogênio mais fracas e interações de dipolo induzido muito fracas, como forças de van der Waals e fenômenos semelhantes. As ligações eletrostáticas são mais fracas do que as ligações covalentes.

As ligações hidrofóbicas em geral são muito fracas e, provavelmente, importantes nas interações entre fármacos com alta lipossolubilidade e lipídeos das membranas celulares, bem como, talvez, na interação de fármacos com as paredes internas de "bolsas" de receptores.

A natureza específica da ligação fármaco-receptor em particular tem menor importância prática do que o fato de fármacos que se prendem por meio de ligações fracas a seus receptores em geral serem mais seletivos do que os fármacos que se prendem por meio de ligações muito fortes. Isso ocorre porque ligações fracas requerem um encaixe muito preciso do fármaco a seu receptor para que aconteça uma interação. Apenas poucos tipos de receptores têm probabilidade de prover um encaixe tão preciso para uma estrutura de fármaco em particular. Assim, se desejássemos projetar um fármaco altamente seletivo para um determinado receptor, evitaríamos moléculas altamente reativas que formam ligações covalentes; em vez disso, escolheríamos uma molécula que formasse ligações mais fracas.

Poucas substâncias são quase completamente inertes no sentido químico, não obstante podem ter efeitos farmacológicos significativos. Por exemplo, o xenônio, um gás "inerte", tem efeitos anestésicos em pressões elevadas.

Formato do fármaco

O formato de uma molécula de medicamento deve ser tal que permita a ligação ao seu sítio-alvo por meio das ligações que acabam de ser descritas. Em condição ideal, o formato do fármaco é complementar ao do sítio-alvo (geralmente um receptor), da mesma forma que uma chave é complementar a uma fechadura. Além disso, o fenômeno da **quiralidade** (**estereoisomerismo**) é tão comum na biologia que mais da metade dos fármacos úteis são moléculas quirais, ou seja, podem existir como pares enantioméricos. Fármacos com dois centros assimétricos têm quatro diastereômeros (p. ex., efedrina, um fármaco simpatomimético). Na maioria dos casos, um desses enantiômeros é muito mais potente do que seu enantiômero de imagem no espelho, refletindo um melhor encaixe à molécula do receptor. Se imaginarmos que o sítio receptor é como uma luva na qual a molécula do fármaco deve caber para provocar seu efeito, ficará claro por que um fármaco "orientado para a esquerda" é mais efetivo em se ligar a um receptor orientado para a esquerda do que a seu enantiômero orientado para a direita.

O enantiômero mais ativo em um tipo de sítio receptor pode não ser o mais ativo em outro, que pode, por exemplo, ser responsável por algum outro efeito. Por exemplo, o carvedilol, um fármaco que interage com receptores adrenérgicos, tem um centro quiral isolado e, assim, dois enantiômeros (Tabela 1-2). Um desses enantiômeros, o isômero (*S*)(−), é um potente bloqueador de receptor β. O isômero (*R*)(+) é 100 vezes mais fraco no receptor β. Entretanto, os isômeros são aproximadamente equipotentes como bloqueadores dos receptores α. A cetamina, uma molécula quiral com dois isômeros,

TABELA 1-2 Constantes de dissociação (K_d) dos enantiômeros e racemato de carvedilol

Forma de carvedilol	Receptores α (K_d, nmol/L)[1]	Receptores β (K_d, nmol/L)
Enantiômero *R* (+)	14	45
Enantiômero *S* (−)	16	0,4
Enantiômeros (*R,S*)(±)	11	0,9

[1]K_d é a concentração de saturação de 50% dos receptores e é inversamente proporcional à afinidade do fármaco pelos receptores.

Dados de Ruffolo RR Jr, Gellai M, Hieble JP, et al: The Pharmacology of carvedilol, Eur J Clin Pharmacol 1990;38S2:S82-88.

foi introduzida como anestésico. Quando utilizada como anestésico, a mistura racêmica é administrada por via intravenosa. Em contraste, o enantiômero (*S*) foi recentemente aprovado para uso na forma de *spray* nasal como um antidepressivo de ação rápida.

Por fim, como as enzimas em geral são estereosseletivas, um enantiômero de um fármaco com frequência é mais sensível do que o outro a enzimas metabolizadoras de fármacos. Em consequência, a duração da ação de um enantiômero pode ser bastante diferente da do outro. De modo semelhante, os transportadores de fármacos podem ser estereosseletivos.

Infelizmente, a maioria dos estudos de eficácia clínica e eliminação de medicamentos em seres humanos tem sido realizada com misturas racêmicas dos fármacos em vez de com os enantiômeros separados. Atualmente, menos da metade dos medicamentos quirais usados clinicamente são comercializados como o isômero ativo – o restante está disponível apenas como misturas racêmicas. Como resultado, a maioria dos pacientes recebe doses de medicamentos, das quais 50% são menos ativas ou inativas. Uns poucos fármacos estão disponíveis tanto na forma racêmica como na forma isomérica ativa, pura. No entanto, não foi estabelecida a prova de que a administração do enantiômero ativo puro diminua as reações adversas causadas por formulações racêmicas.

Desenho racional dos fármacos

O desenho racional dos fármacos implica a capacidade de inferir a estrutura molecular de um fármaco com base em informações sobre seu receptor biológico. Até pouco tempo atrás, nenhum receptor era conhecido em detalhes suficientes para permitir o desenho do fármaco. Em vez disso, os fármacos eram desenvolvidos por meio de testes randômicos de produtos químicos ou a partir de modificações de fármacos já conhecidos por seus efeitos. Entretanto, a caracterização de muitos receptores durante as últimas três décadas tem mudado esse quadro. Uns poucos fármacos em uso atual foram desenvolvidos por meio de desenho molecular baseado no conhecimento da estrutura tridimensional do sítio receptor. Programas de computador que otimizam estruturas de fármacos para encaixar receptores conhecidos de forma interativa estão agora disponíveis. Quanto mais se sabe sobre a estrutura de receptores, mais comum se torna o desenho racional de fármacos.

Nomenclatura de receptores

O sucesso espetacular de maneiras mais novas e mais eficientes de identificar e caracterizar receptores (ver Capítulo 2) tem resultado em uma variedade de sistemas de nomenclatura diferenciados e, às vezes, confusos. Por sua vez, isso tem levado a inúmeras sugestões com relação a métodos mais racionais de nomear os receptores. O leitor interessado encontra detalhes nos esforços do Comitê sobre Nomenclatura de Receptores e Classificação de Fármacos da International Union of Pharmacology (IUPHAR) (relatados em vários números do *Pharmacological Reviews* e em outras publicações) e em Alexander SP et al: The Concise Guide to PHARMACOLOGY 2017/18: Overview. *Br J Pharmacol* 2017;174:S1. Essas são as principais fontes usadas para nomenclatura de receptores neste livro.

INTERAÇÕES FÁRMACO-CORPO

As interações entre um fármaco e o corpo são divididas convenientemente em duas classes. As ações do fármaco no corpo são denominadas processos **farmacodinâmicos** (ver Figura 1-1), e seus princípios são apresentados em maiores detalhes no Capítulo 2. Essas propriedades determinam o grupo em que o fármaco é classificado e desempenham uma função importante na escolha de determinado grupo, como a terapia apropriada para um sintoma ou doença em particular. As ações do corpo sobre o fármaco são denominadas processos **farmacocinéticos** e constam nos Capítulos 3 e 4. Os processos farmacocinéticos governam a absorção, a distribuição e a eliminação de fármacos, e são de grande importância prática na escolha e administração de determinados medicamentos para um paciente em particular – por exemplo, um paciente com insuficiência cardíaca que também tem função renal prejudicada. Nos parágrafos seguintes, há uma breve introdução à farmacodinâmica e à farmacocinética.

Princípios farmacodinâmicos

A maioria dos fármacos precisa se ligar a um receptor para provocar um efeito. Entretanto, no nível celular, a ligação do fármaco é apenas a primeira em uma sequência de possíveis etapas:

- Fármaco (F) + receptor-efetor (R) → complexo fármaco-receptor-efetor → efeito
- F + R → complexo fármaco-receptor → molécula efetora → efeito
- F + R → complexo F-R → ativação de molécula de acoplamento → molécula efetora → efeito
- Inibição do metabolismo de ativador endógeno → ação aumentada do ativador sobre uma molécula efetora → efeito aumentado

Note-se que a mudança de função final é alcançada por um mecanismo **efetor**. O efetor pode ser parte da molécula do receptor ou pode ser uma molécula separada. Um número muito grande de receptores comunica-se com seus efetores por meio de moléculas de acoplamento, como descrito no Capítulo 2.

A. Tipos de interações fármaco-receptor

Fármacos **agonistas** ligam-se ao receptor e o *ativam* de maneira a provocar o efeito direta ou indiretamente (Figura 1-2A). A ativação do receptor envolve uma mudança de conformação, nos casos que têm sido estudados no nível da estrutura molecular. Alguns receptores incorporam maquinaria do efetor na mesma molécula, de modo que a ligação com o fármaco traz o efeito diretamente, por exemplo, abrindo um canal iônico ou causando atividade enzimática. Outros receptores são ligados por meio de uma ou mais moléculas de acoplamento a uma molécula efetora separada. Os tipos principais de sistemas de acoplamento fármaco-receptor-efetor são discutidos no Capítulo 2. Os **antagonistas farmacológicos**, ao se ligarem a um receptor, competem e previnem a ligação de outras moléculas. Por exemplo, bloqueadores do receptor de acetilcolina, como a atropina, são antagonistas porque impedem o acesso da acetilcolina e fármacos agonistas similares ao sítio receptor de acetilcolina, e estabilizam o receptor em seu estado inativo (ou algum outro estado que não o estado ativado de acetilcolina). Esses agentes reduzem os efeitos da acetilcolina e moléculas semelhantes no corpo (Figura 1-2B), mas sua ação pode ser superada pelo aumento da dose do agonista. Alguns antagonistas ligam-se fortemente ao sítio receptor, de modo irreversível ou pseudoirreversível, e não podem ser deslocados pelo aumento da concentração do agonista. Diz-se que os fármacos que se ligam à mesma molécula do receptor, mas não impedem a ligação do agonista, atuam de **forma alostérica** e podem ampliar (Figura 1-2C) ou inibir (Figura 1-2D) a ação da

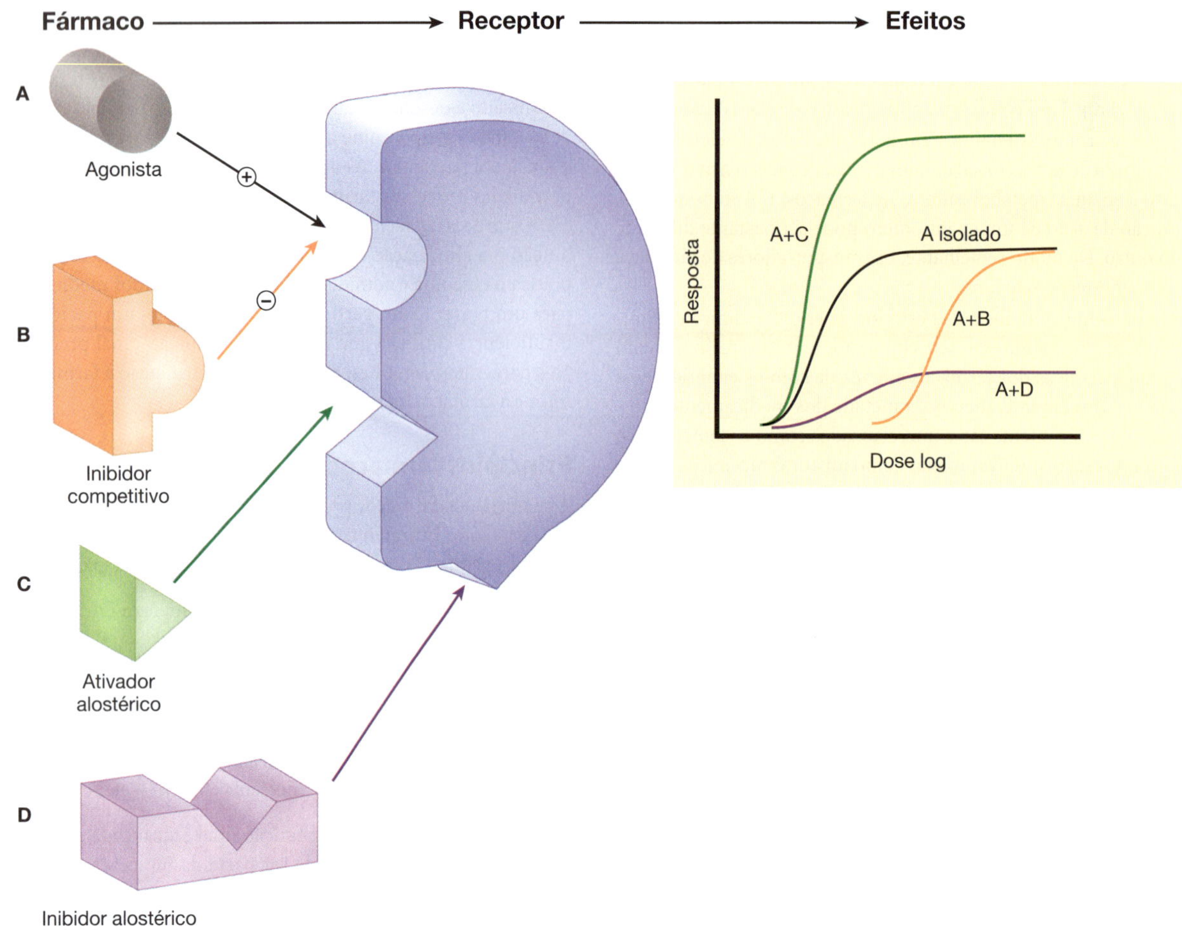

FIGURA 1-2 Os fármacos podem interagir com receptores de várias maneiras. Os efeitos resultantes dessas interações estão diagramados nas curvas de resposta de dose à direita. Os fármacos que alteram a resposta agonista podem (**A**) ativar o sítio de ligação agonista ou competir com o agonista (inibidores competitivos, **B**), ou agir em locais separados (alostérico), aumentando (**C**) ou diminuindo (**D**) a resposta do agonista. Ativadores alostéricos (**C**) podem aumentar a eficácia do agonista ou sua afinidade de ligação. A curva mostrada reflete um aumento em eficácia; o aumento em afinidade resultaria em um desvio da curva para a esquerda.

molécula agonista. A inibição alostérica, geralmente, não é superada pelo aumento da dose do agonista.

B. Agonistas que inibem suas moléculas de ligação

Alguns fármacos mimetizam fármacos agonistas inibindo as moléculas responsáveis pelo término da ação de um agonista endógeno. *Inibidores* da acetilcolinesterase, por exemplo, ao tornarem mais lenta a degradação da acetilcolina endógena, causam efeitos colinomiméticos, que se assemelham às ações de moléculas *agonistas* colinorreceptoras, embora os inibidores da colinesterase não se liguem ou só se liguem incidentalmente aos colinorreceptores (ver Capítulo 7). Como ampliam os efeitos de ligantes agonistas endógenos liberados fisiologicamente, seus efeitos às vezes são mais seletivos e menos tóxicos do que os dos agonistas exógenos.

C. Agonistas, agonistas parciais e agonistas inversos

A Figura 1-3 descreve um modelo útil de interações fármaco-receptor. Como indicado, postula-se que o receptor exista parcialmente na forma inativa (R_i), não funcional, e parcialmente na forma ativada (R_a). Considerações termodinâmicas indicam que, mesmo na ausência de algum agonista, parte do *pool* de receptores deve existir na forma R_a em algum tempo e produzir o mesmo efeito fisiológico da atividade induzida por agonista. Esse efeito, ocorrendo na ausência do agonista, é denominado **atividade constitutiva** ou **basal**. Os agonistas têm uma afinidade muito mais alta pela configuração R_a, e a estabilizam de modo que uma grande porcentagem do *pool* total é formado por R_a-F e, assim, um grande efeito é produzido. O reconhecimento da atividade constitutiva depende da densidade do receptor, da concentração de moléculas de acoplamento (se for um sistema acoplado) e do número de efetores no sistema.

Muitos fármacos agonistas, quando administrados em concentrações suficientes para saturar o *pool* de receptores, podem ativar seus sistemas receptor-efetor ao máximo de sua capacidade; isto é, eles causam um desvio de quase todo o *pool* de receptores para o *pool* R_a-F. Tais fármacos são denominados **agonistas totais**. Outros fármacos, denominados **agonistas parciais**, ligam-se aos mesmos receptores e os ativam do mesmo modo, mas não evocam uma

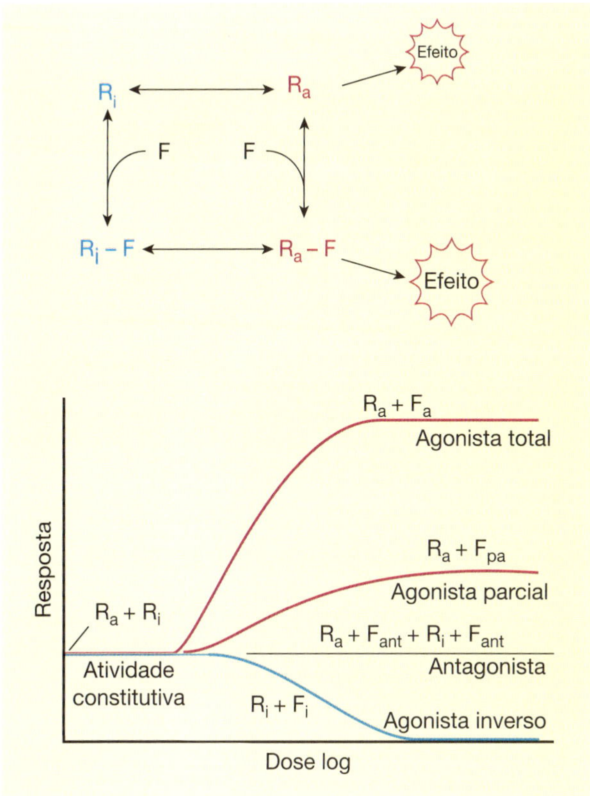

FIGURA 1-3 Um modelo de interação fármaco-receptor. O receptor hipotético é capaz de assumir duas conformações. Na conformação R_i, é inativo e não produz efeito algum, mesmo quando combinado a uma molécula de fármaco. Na conformação R_a, o receptor ativa mecanismos a jusante que produzem um pequeno efeito observável, mesmo na ausência do fármaco (atividade constitutiva). Na ausência de fármacos, as duas isoformas estão em equilíbrio, e a forma R_i é favorecida. Os fármacos agonistas totais convencionais têm uma afinidade muito mais alta pela conformação R_a, e, assim, a ação de massa favorece a formação do complexo R_a-F, com um efeito observado muito maior. Os fármacos agonistas parciais têm uma afinidade intermediária, tanto com a forma R_i como com a R_a. Os antagonistas convencionais, de acordo com essa hipótese, têm afinidade igual com ambas as formas de receptores e mantêm o mesmo nível de atividade constitutiva. Os agonistas inversos, por outro lado, têm uma afinidade muito mais alta com a forma R_i, reduzem a atividade constitutiva e podem produzir um resultado fisiológico contrastante.

resposta tão grande, não importa quão alta seja a concentração. No modelo da Figura 1-3, agonistas parciais não estabilizam a configuração R_a tão plenamente quanto os agonistas totais, de modo que existe uma fração significativa de receptores no *pool* R_i-F. Diz-se que esses fármacos têm baixa **eficácia intrínseca**. Como ocupam o mesmo local do receptor, os agonistas parciais também podem impedir o acesso de agonistas totais. Assim, o pindolol, um agonista parcial do receptor β-adrenérgico, pode atuar como agonista (se nenhum agonista total estiver presente) ou como antagonista (se um agonista total como a epinefrina estiver presente). (Ver Capítulo 2.) A eficácia intrínseca não depende de afinidade (como geralmente mensurada) pelo receptor.

No mesmo modelo, explica-se a ação antagonista convencional como fixadora das frações de R_i e R_a ligadas ao fármaco nas mesmas quantidades relativas que na ausência de qualquer fármaco. Nessa situação, nenhuma mudança de atividade é observada, de modo que o fármaco parece não ter efeito. Entretanto, a presença do antagonista no sítio receptor bloqueia o acesso de agonistas ao receptor e previne o efeito agonista habitual. Essa ação bloqueadora é denominada **antagonismo neutro**.

O que acontecerá se um fármaco tiver uma afinidade muito mais forte pelo estado R_i do que pelo R_a e estabilizar uma grande fração do *pool* R_i-F? Nesse cenário, o fármaco reduzirá qualquer atividade constitutiva, resultando, assim, em efeitos opostos aos produzidos por agonistas convencionais àquele receptor. Esses fármacos são denominados **agonistas inversos** (ver Figura 1-3). Um dos melhores exemplos documentados desse sistema é o receptor-efetor do ácido γ-aminobutírico ($GABA_A$) (um canal de cloreto) no sistema nervoso. Esse receptor é ativado pelo transmissor endógeno GABA e causa inibição de células pós-sinápticas. Agonistas exógenos convencionais, como os benzodiazepínicos, também facilitam a formação do sistema receptor-efetor e causam inibição semelhante ao GABA, com sedação como resultado terapêutico. Essa sedação pode ser revertida por antagonistas neutros convencionais, como o flumazenil. Agonistas inversos desse sistema receptor causam ansiedade e agitação, o inverso de sedação (ver Capítulo 22). Agonistas inversos similares têm sido encontrados para receptores β-adrenérgicos, receptores de histamina H_1 e H_2 e vários outros sistemas receptores.

D. Duração da ação do fármaco

A interrupção da ação do medicamento pode resultar de vários processos. Em alguns casos, o efeito dura somente o tempo pelo qual o fármaco ocupa o receptor, e a dissociação de ambos elimina o efeito automaticamente. Em muitos casos, entretanto, a ação persiste depois de o fármaco haver se dissociado, porque, por exemplo, alguma molécula de acoplamento ainda está presente na forma ativada. No caso de fármacos que se ligam ao sítio receptor de forma covalente, o efeito pode persistir até que o complexo fármaco-receptor seja destruído e novos receptores ou enzimas sejam sintetizados, como descrito anteriormente no caso do ácido acetilsalicílico. Além disso, vários sistemas receptor-efetor incorporam mecanismos de dessensibilização para prevenir ativação excessiva quando moléculas agonistas continuam presentes por períodos longos. (Ver Capítulo 2 para detalhes adicionais.)

E. Receptores e sítios de ligação inertes

Para funcionar como um receptor, uma molécula endógena deve, em primeiro lugar, ser **seletiva** na escolha dos ligantes (moléculas de fármacos) aos quais se associar; em segundo lugar, deve **mudar sua função** ao se ligar, de maneira que a função do sistema biológico (célula, tecido, etc.) seja alterada. A característica de seletividade é necessária para evitar a ativação constante do receptor por ligação indiscriminada a muitos ligantes diferentes. A capacidade de alterar a função é fundamental para que o ligante cause um efeito farmacológico. O corpo contém um vasto arsenal de moléculas capazes de se ligarem a fármacos, no entanto, nem todas essas moléculas endógenas são reguladoras. A ligação de um fármaco a uma molécula não reguladora, como a albumina plasmática, não

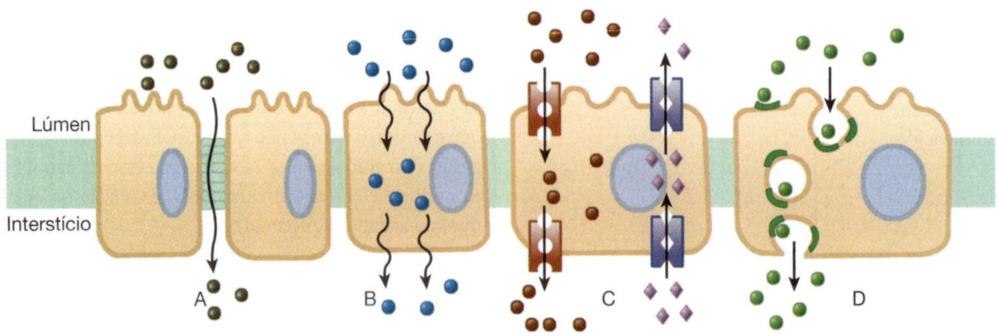

FIGURA 1-4 Mecanismos de permeação de fármacos. Os fármacos podem se difundir passivamente através de canais aquosos nas junções intercelulares (p. ex., junções apertadas, **A**) ou através de membranas celulares lipídicas (**B**). Fármacos com as características apropriadas são levados para dentro ou para fora das células (**C**). Fármacos muito impermeáveis também se ligam a receptores da superfície da célula (sítios de ligação escuros), são engolfados pela membrana celular (endocitose) e então liberados dentro da célula, ou expelidos através das vesículas membranosas para fora da célula, para o espaço extracelular (exocitose, **D**).

resulta em alguma mudança detectável na função do sistema biológico, razão pela qual essa molécula endógena é denominada **sítio de ligação inerte.** Entretanto, essa ligação não é completamente sem significado, porque ela afeta a distribuição do fármaco dentro do corpo e determina a quantidade de fármaco livre na circulação. Ambos esses fatores têm importância farmacocinética (ver também Capítulo 3).

Princípios farmacocinéticos

Na terapêutica prática, um fármaco deve ser capaz de alcançar seu sítio pretendido de ação após administração por alguma via conveniente. Em vários casos, a molécula do fármaco ativo é suficientemente lipossolúvel e estável para ser dada como tal. Em outros, contudo, um precursor químico inativo de imediata absorção e distribuição deve ser administrado e, então, convertido em fármaco ativo por processos biológicos – dentro do corpo. Esse precursor químico é denominado **profármaco**.

Apenas em poucas situações é possível aplicar um medicamento diretamente em seu tecido-alvo (p. ex., aplicação tópica de um fármaco anti-inflamatório à pele ou membrana mucosa inflamada). O mais comum é a administração do fármaco em um compartimento corporal, como o intestino, do qual se move para seu sítio de ação, em outro compartimento, como o cérebro, no caso de medicação anticonvulsivante. Isso requer que o fármaco seja **absorvido** no sangue a partir de seu sítio de administração e **distribuído** para seu sítio de ação, **permeando** várias barreiras que separam esses compartimentos. Para que um medicamento administrado por via oral produza um efeito no sistema nervoso central, deve permear os tecidos que compõem a parede do intestino, as paredes dos capilares que fazem a perfusão do órgão, e a barreira hematencefálica, as paredes dos capilares que irrigam o cérebro. Finalmente, depois de provocar seu efeito, o fármaco deve ser **eliminado** a uma velocidade razoável por inativação metabólica, por excreção do corpo ou por uma combinação desses processos.

A. Permeação

A permeação do fármaco ocorre por vários mecanismos. A difusão passiva em um meio aquoso ou lipídico é comum, mas há processos ativos no movimento de muitos fármacos, em especial daqueles cujas moléculas são grandes demais para se difundirem de imediato (Figura 1-4). **Veículos** de fármacos podem ser muito importantes na facilitação do transporte e da permeação, por encapsular o agente ativo em lipossomos e regular a liberação, como em preparados de liberação lenta. Métodos mais novos de facilitar o transporte de fármacos por seu acoplamento a **nanopartículas** estão sendo pesquisados.

1. *Difusão aquosa* A difusão aquosa ocorre dentro dos maiores compartimentos aquosos do corpo (espaço intersticial, citosol, etc.) e por meio de junções apertadas da membrana epitelial e do revestimento endotelial de vasos sanguíneos, por poros aquosos que, em alguns tecidos, permitem a passagem de moléculas tão grandes quanto PM 20.000 a 30.000.* Ver Figura 1-4A.

A difusão aquosa de moléculas de fármacos em geral é dirigida pelo gradiente de concentração do fármaco em permeância, ou seja, um movimento de queda descrito pela lei de Fick (ver adiante). Moléculas de fármaco que estão ligadas a grandes proteínas do plasma (p. ex., albumina) não permeiam a maioria dos poros aquosos vasculares. Se o fármaco possui carga, seu fluxo também é influenciado por campos elétricos (p. ex., o potencial de membrana e – em partes do néfron – o potencial transtubular).

2. *Difusão lipídica* A difusão lipídica é o fator limitante mais importante para permeação do fármaco por causa do grande número de barreiras lipídicas que separam os compartimentos do corpo. Como essas barreiras lipídicas separam compartimentos aquosos, o **coeficiente de partição óleo/água** de um fármaco determina quão rapidamente a molécula se moverá entre os meios aquoso e lipídico. No caso de ácidos fracos e bases fracas (que ganham ou perdem prótons ao portarem carga elétrica, de acordo com o pH), a capacidade de se mover do aquoso para o lipídico, ou vice-versa, varia com o pH do meio, porque moléculas carregadas atraem moléculas de água. A razão da forma lipossolúvel para a forma hidrossolúvel de um ácido fraco ou base fraca é expressa pela equação de Henderson-Hasselbalch (descrita adiante). Ver Figura 1-4B.

*Os capilares do cérebro, dos testículos e de alguns outros tecidos caracterizam-se pela ausência de poros que permitem a difusão aquosa. Também podem conter altas concentrações de bombas de exportação do fármaco (moléculas de bombas MDR; ver texto). Por isso, esses tecidos são sítios protegidos ou "santuários" contra muitos fármacos circulantes.

3. *Transportadoras especiais* Existem moléculas transportadoras especiais para muitas substâncias importantes para a função celular, substâncias grandes demais ou demasiado insolúveis em lipídeos, para que se difundam de forma fácil através de membranas, por exemplo, peptídeos, aminoácidos e glicose. Essas moléculas transportadoras provocam movimento por transporte ativo ou difusão facilitada e, ao contrário da difusão passiva, são seletivas, saturáveis e passíveis de inibição. Visto que são ou se parecem com peptídeos, aminoácidos ou açúcares de ocorrência natural, vários fármacos podem usar essas transportadoras para atravessar membranas. Ver Figura 1-4C.

Muitas células também contêm transportadoras de membrana menos seletivas, especializadas na expulsão de moléculas estranhas. Uma família grande dessas transportadoras liga-se ao trifosfato de adenosina (ATP) e é denominada família ABC (cassete de ligação ao ATP [do inglês *ATP-binding cassette*]). Essa família inclui a **glicoproteína P**, ou **transportador de resistência a múltiplos fármacos tipo 1** (**MDR1**, do inglês *multidrug resistance type 1*), encontrada no cérebro, nos testículos, em outros tecidos e em algumas células neoplásicas resistentes a medicamentos (Tabela 1-3). Moléculas de transporte semelhantes à família ABC, as transportadoras de **proteína associada à resistência a múltiplos fármacos** (**MRP**, do inglês *multidrug resistance-associated protein*), desempenham funções importantes na excreção de alguns fármacos ou de seus metabólitos para urina e bile, e na resistência de alguns tumores a fármacos quimioterápicos. A variação genômica na expressão desses transportadores tem um efeito profundo na sensibilidade a esses fármacos (ver Capítulo 5). Várias outras famílias de transportadores, que não se ligam ao ATP, mas usam gradientes de íons para dirigir o transporte têm sido identificadas. Algumas delas (a família transportadora de solutos [SLC, do inglês *solute carrier*]) são de particular relevância na captação de neurotransmissores através das membranas de terminações nervosas. Essas últimas transportadoras são discutidas em mais detalhe no Capítulo 6.

TABELA 1-3 Algumas moléculas de transporte importantes em farmacologia

Transportador	Função fisiológica	Importância farmacológica
NET	Recaptação de norepinefrina da sinapse	Alvo da cocaína e de alguns antidepressivos tricíclicos
SERT	Recaptação de serotonina da sinapse	Alvo de inibidores seletivos da recaptação de serotonina e de alguns antidepressivos tricíclicos
VMAT	Transporte de dopamina e norepinefrina para dentro de vesículas adrenérgicas em terminações nervosas	Alvo da reserpina e da tetrabenazina
MDR1	Transporte de muitos xenobióticos para fora das células	Expressão aumentada confere resistência a certos fármacos antineoplásicos; a inibição aumenta as concentrações sanguíneas de digoxina
MRP1	Secreção de leucotrienos	Confere resistência a certos fármacos antineoplásicos e antifúngicos

MDR1, proteína 1 de resistência a múltiplos fármacos; MRP1, proteína 1 associada à resistência a múltiplos fármacos; NET, transportadora de norepinefrina (noradrenalina [do inglês *norepinephrine transporter*]); SERT, transportador de recaptação de serotonina (do inglês *serotonin reuptake transporter*); VMAT, transportadora vesicular de monoamina (do inglês *vesicular monoamine transporter*).

4. *Endocitose e exocitose* Algumas substâncias são tão grandes ou impermeáveis que só podem entrar nas células por meio de endocitose, processo pelo qual a substância liga-se a um receptor da superfície celular, é engolfada pela membrana da célula e carreada para dentro dela pela fusão da vesícula recém-formada à membrana celular. A substância pode, então, ser liberada no citosol por ruptura da membrana da vesícula (Figura 1-4D). Esse processo é responsável pelo transporte da vitamina B_{12} em complexo com uma proteína de ligação (fator intrínseco) através da parede do intestino até o sangue. De modo similar, o ferro é transportado por precursores de eritrócitos sintetizadores de hemoglobina em associação com a proteína transferrina. Receptores específicos das proteínas de ligação devem estar presentes para que o processo funcione.

O processo inverso (exocitose) é responsável pela secreção de várias substâncias pelas células. Por exemplo, muitas substâncias neurotransmissoras são armazenadas em vesículas ligadas a membrana nas terminações nervosas, a fim de serem protegidas da destruição metabólica no citoplasma. A ativação apropriada da terminação nervosa causa a fusão da vesícula de armazenamento com a membrana celular e a expulsão de seu conteúdo para o espaço extracelular (ver Capítulo 6).

B. Lei da difusão de Fick

O fluxo passivo de moléculas para baixo em um gradiente de concentração ocorre por meio da lei de Fick:

$$\text{Fluxo (moléculas por unidade de tempo)} = (C_1 - C_2) \times \frac{\text{Área} \times \text{Coeficiente de permeabilidade}}{\text{Espessura}}$$

em que C_1 é a concentração mais alta; C_2 é a concentração mais baixa; área é a área de corte transversal da via de difusão; coeficiente de permeabilidade é uma medida da mobilidade das moléculas do fármaco no meio da via de difusão; e espessura é o comprimento da via de difusão. No caso da difusão lipídica, o coeficiente de partição óleo/água é um determinante importante da mobilidade do fármaco, porque determina a rapidez com que ele penetra a membrana lipídica a partir do meio aquoso.

C. Ionização de ácidos fracos e bases fracas; a equação de Henderson-Hasselbalch

A carga eletrostática de uma molécula ionizada atrai dipolos de água e resulta em um complexo polar, relativamente hidrossolúvel e insolúvel em lipídeos. Como a difusão lipídica depende de solubilidade lipídica relativamente alta, a ionização de fármacos pode reduzir bastante sua capacidade de permear membranas. Uma porcentagem muito grande dos fármacos em uso é de ácidos fracos ou bases fracas; a Tabela 1-4 lista alguns exemplos. No caso de fármacos, um ácido fraco é mais bem definido como uma molécula neutra que se dissocia reversivelmente em um ânion (molécula com carga negativa) e um próton (íon de hidrogênio). O ácido acetilsalicílico dissocia-se conforme mostrado a seguir:

$$C_8H_7O_2COOH \rightleftharpoons C_8H_7O_2COO^- + H^+$$

Ácido acetilsalicílico neutro	Ânion ácido acetilsalicílico	Próton

Uma base fraca pode ser definida como uma molécula neutra que pode formar um cátion (uma molécula com carga

TABELA 1-4 Constantes de ionização de alguns agentes comuns

Fármaco	pK_a[1]	Fármaco	pK_a[1]	Fármaco	pK_a[1]
Ácidos fracos		**Bases fracas**		**Bases fracas (*cont.*)**	
Acetazolamida	7,2	Alopurinol	9,4; 12,3[2]	Flufenazina	8,0; 3,9[2]
Ácido acetilsalicílico	3,5	Alprenolol*	9,6	Hidralazina	7,1
Ácido etacrínico*	2,5	Amilorida	8,7	Imipramina	9,5
Ácido salicílico	3,0	Amiodarona	6,6	Isoprenalina*	8,6
Ampicilina	2,5	Anfetamina	9,8	Lidocaína	7,9
Ciprofloxacino	6,1; 8,7[2]	Atropina	9,7	Metadona	8,4
Clorotiazida**	6,8; 9,4[2]	Bupivacaína	8,1	Metanfetamina	10,0
Clorpropamida	5	Ciclizina*	8,2	Metaraminol	8,6
Cromoglicato	2,0	Clonidina	8,3	Metildopa	10,6
Fenitoína	8,3	Clordiazepóxido	4,6	Metoprolol	9,8
Fenobarbital	7,4	Clorfeniramina	9,2	Morfina	7,9
Furosemida	3,9	Cloroquina	10,8; 8,4	Nicotina	7,9; 3,1[2]
Ibuprofeno	4,4; 5,2[2]	Clorpromazina	9,3	Norepinefrina	8,6
Levodopa	2,3	Cocaína	8,5	Pentazocina*	7,9
Metildopa	2,2; 9,2[2]	Codeína	8,2	Pilocarpina	6,9; 1,4[2]
Metotrexato	4,8	Desipramina*	10,2	Pindolol	8,6
Paracetamol	9,5	Diazepam	3,0	Pirimetamina	7,0-7,3[3]
Penicilamina	1,8	Difenidramina	8,8	Procaína	9,0
Pentobarbital*	8,1	Difenoxilato	7,1	Procainamida	9,2
Propiltiouracila	8,3	Efedrina	9,6	Prometazina	9,1
Sulfadiazina	6,5	Epinefrina	8,7	Propranolol	9,4
Sulfapiridina	8,4	Ergotamina	6,3	Pseudoefedrina	9,8
Teofilina	8,8	Escopolamina	8,1	Quinidina	8,5; 4,4[2]
Tolbutamida*	5,3	Estricnina	8,0; 2,3[2]	Salbutamol	9,3
Varfarina	5,0	Fenilefrina	9,8	Terbutalina	10,1
		Fisostigmina	7,9; 1,8[2]	Tioridazina	9,5

[1]O pK_a é o pH no qual as concentrações das formas ionizada e não ionizada são iguais.
[2]Mais de um grupo ionizável.
[3]Ponto isoelétrico.
*Não disponível no Brasil. **No Brasil está disponível apenas a hidroclorotiazida.

positiva) por combinação com um próton. A pirimetamina, por exemplo, que é um fármaco antimalárico, sofre o seguinte processo de associação-dissociação:

$$C_{12}H_{11}ClN_3NH_3^+ \rightleftharpoons C_{12}H_{11}ClN_3NH_2 + H^+$$

Cátion de pirimetamina — Pirimetamina neutra — Próton

Observe que a forma protonada de um ácido fraco é a forma neutra, mais lipossolúvel, ao passo que a não protonada de uma base fraca é a forma neutra. A lei da ação das massas exige que essas reações se movam para a esquerda em um ambiente ácido (pH baixo, excesso de prótons disponíveis) e para a direita em um ambiente alcalino. A equação de Henderson-Hasselbalch correlaciona a razão ácido fraco ou base fraca nas formas protonada ou não protonada ao pK_a da molécula e ao pH do meio, como a seguir:

$$\log \frac{(\text{Protonado})}{(\text{Não protonado})} = pK_a - pH$$

Essa equação se aplica tanto a fármacos ácidos como alcalinos. A inspeção confirma que, quanto mais baixo o pH em relação ao pK_a, maior será a fração do fármaco na forma protonada. Como a forma sem carga é a mais lipossolúvel, a maior parte de um ácido fraco estará na forma lipossolúvel em pH ácido, ao passo que a maior parte de uma base estará na forma lipossolúvel em pH alcalino.

A aplicação desse princípio é feita na manipulação da excreção do fármaco pelo rim (ver "Estudo de caso"). Quase todos os medicamentos são filtrados pelo glomérulo. Se um fármaco estiver em uma forma lipossolúvel durante sua passagem pelo túbulo renal abaixo, uma fração significativa será reabsorvida por difusão passiva simples. Se a meta for acelerar a excreção do fármaco (p. ex., em um caso de sobredose por fármaco), é importante prevenir sua reabsorção a partir do túbulo. Isso com frequência é obtido pelo ajuste de pH da urina para se assegurar de que a maior parte do fármaco encontra-se no estado ionizado, como mostra a Figura 1-5. Em consequência desse efeito de partição, o fármaco é "aprisionado" na urina. Assim, os ácidos fracos em geral são excretados mais rapidamente na urina alcalina; as bases fracas, na urina

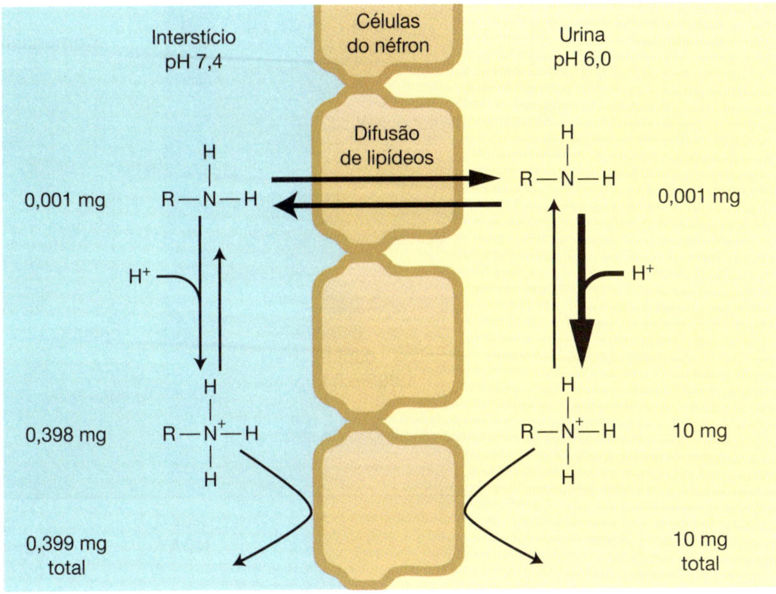

FIGURA 1-5 Aprisionamento de uma base fraca (metanfetamina) na urina quando ela é mais ácida do que o sangue. No caso hipotético ilustrado, a forma difusível não carregada do fármaco equilibrou-se através da membrana, mas a concentração total (carregada somada à não carregada) na urina (mais de 10 mg) é 25 vezes mais alta do que no sangue (0,4 mg).

ácida. Outros líquidos corpóreos, nos quais diferenças de pH em relação ao pH do sangue podem causar aprisionamento ou reabsorção são os conteúdos do estômago (pH 1,9-3) e intestino delgado (pH 7,5-8), leite materno (pH 6,4-7,6), humor aquoso (pH 6,4-7,5) e secreções vaginais e prostáticas (pH 3,5-7).

Conforme indicado na Tabela 1-4, um grande número de fármacos são bases fracas. A maioria dessas bases é de moléculas que contêm aminas. O nitrogênio de uma amina neutra tem três átomos associados mais um par de elétrons não compartilhados (ver a exposição que se segue). Os três átomos consistem em um átomo de carbono ou uma cadeia de átomos de carbono (designado "R") e dois hidrogênios (uma **amina primária**), dois carbonos e um hidrogênio (uma **amina secundária**) ou três átomos de carbono (uma **amina terciária**). Cada uma dessas três formas pode se ligar de forma reversível a um próton com os elétrons não compartilhados. Alguns fármacos têm uma quarta ligação carbono-nitrogênio; essas são as **aminas quaternárias**. Contudo, a amina quaternária é permanentemente carregada e não tem elétrons não compartilhados com os quais se ligar a um próton de modo reversível. Portanto, as aminas primárias, secundárias e terciárias podem sofrer protonação reversível e variar sua solubilidade lipídica com o pH, mas as aminas quaternárias sempre estão na forma carregada pouco lipossolúvel.

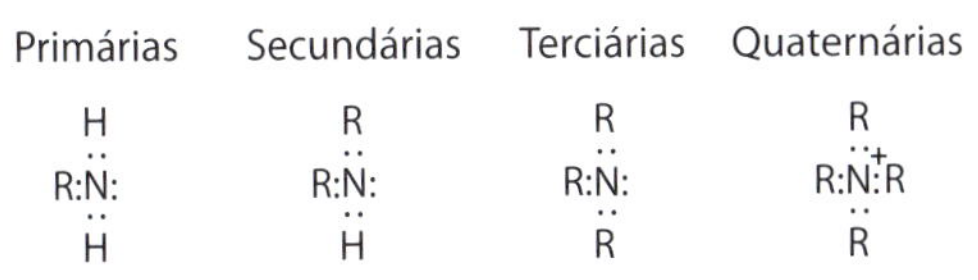

GRUPOS DE FÁRMACOS

Aprender os fatos pertinentes sobre cada um das muitas centenas de fármacos mencionados neste livro seria uma meta impraticável e, felizmente, desnecessária. Quase todos os milhares de fármacos disponíveis podem ser organizados em cerca de 70 grupos. Muitos dos fármacos dentro de cada grupo assemelham-se bastante quanto às ações farmacodinâmicas, bem como quanto às suas propriedades farmacocinéticas. Na maioria dos grupos, um ou dois **protótipos de fármacos** são identificados como típicos das características mais relevantes do grupo. Isso permite a classificação de outros fármacos importantes no grupo como variantes do protótipo, de modo que somente o protótipo precisa ser aprendido em detalhe; quanto aos fármacos remanescentes, basta conhecer as diferenças em relação ao protótipo.

DESENVOLVIMENTO E REGULAÇÃO DE FÁRMACOS

Um fármaco realmente novo (que não imita simplesmente a estrutura e ação de fármacos já disponíveis) requer a descoberta de um novo alvo farmacológico, isto é, um processo fisiopatológico ou o substrato de uma doença. Essas descobertas geralmente são feitas em instituições do setor público (universidades e institutos de pesquisa), e as moléculas que têm efeitos benéficos sobre esses alvos frequentemente são identificadas nos mesmos laboratórios. Entretanto, o desenvolvimento de novos fármacos geralmente tem lugar em laboratórios industriais, porque a otimização de uma classe de novos medicamentos requer pesquisas químicas, farmacológicas e toxicológicas detalhadas e dispendiosas. De fato, muitos dos progressos recentes na aplicação de fármacos a problemas mórbidos são atribuídos à indústria farmacêutica, inclusive a *big pharma*, as corporações multibilionárias que se especializam na descoberta e no desenvolvimento de medicamentos. Essas empresas têm habilidades únicas em traduzir descobertas básicas em produtos terapêuticos bem-sucedidos e "sucessos de bilheteria" com fins lucrativos (ver https://clincalc.com/DrugStats/Top200Drugs.aspx).

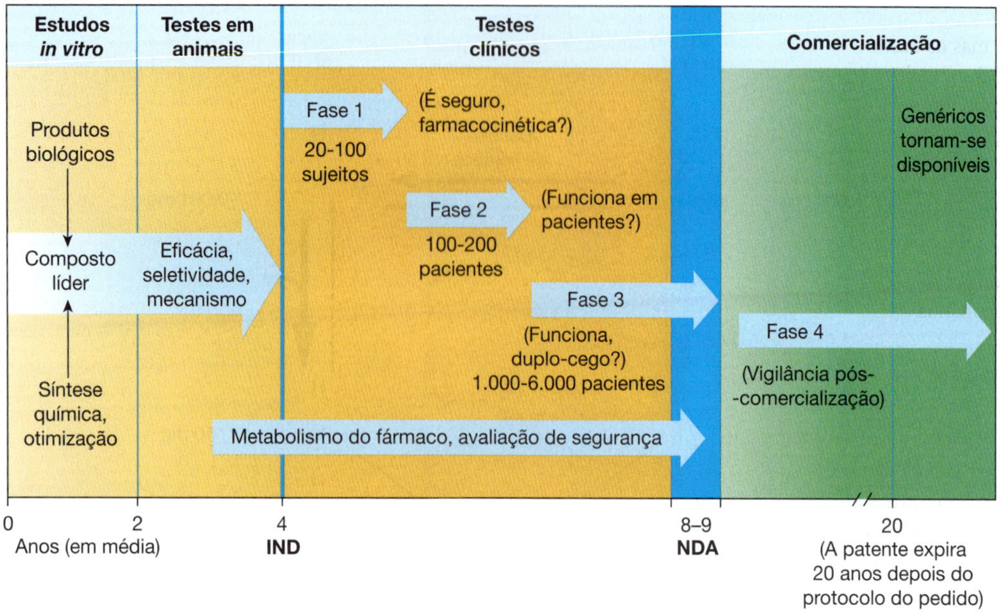

FIGURA 1-6 O processo de desenvolvimento e testes necessários para levar um fármaco ao mercado nos Estados Unidos. Algumas das exigências são diferentes para fármacos usados em doenças potencialmente fatais (ver texto). IND, novo fármaco em investigação (do inglês *investigational new drug*); NDA, pedido de novo fármaco (do inglês *new drug application*).

Esses avanços, contudo, têm um preço, e o valor ascendente dos medicamentos contribuiu de modo significativo para o aumento do custo da assistência à saúde. O desenvolvimento de novos fármacos é enormemente dispendioso, mas controvérsias consideráveis envolvem os preços de fármacos. Os preços dos medicamentos nos Estados Unidos aumentaram muitas vezes mais rápido do que a inflação geral dos preços. Os críticos alegam que os custos de desenvolvimento e comercialização de medicamentos são muito inflados por atividades de *marketing*, propaganda e outros esforços promocionais, que podem consumir 25% ou mais do orçamento da empresa. Além disso, as margens de lucro das grandes empresas farmacêuticas são relativamente altas. Escândalos recentes relacionados a preços de medicamentos foram relatados, em que os direitos de um medicamento antigo e estabelecido, que não necessita de investimento em desenvolvimento, foram comprados por uma empresa menor, tendo o preço aumentado em várias centenas ou vários milhares por cento. Essa "manipulação de preços" causou indignação pública e atraiu atenção regulatória, que pode resultar em mecanismos de precificação mais legítimos e racionais. Por fim, os esquemas de preços de muitos fármacos variam muito de um país para outro, pois as grandes organizações podem negociar preços favoráveis, e as pequenas não. Alguns países já abordaram essas desigualdades, e parece provável que todos terão que fazê-lo durante as próximas décadas.

DESENVOLVIMENTO DE NOVOS FÁRMACOS

O desenvolvimento de um medicamento novo geralmente se inicia com a descoberta ou a síntese de um novo composto farmacológico em potencial, ou a elucidação de um novo alvo para o fármaco. Depois que uma nova molécula farmacológica é sintetizada ou extraída de uma fonte natural, as etapas subsequentes buscam uma compreensão das interações do fármaco com seus alvos biológicos. A aplicação repetida dessa abordagem leva à síntese de compostos relacionados com eficácia, potência e seletividade aumentadas (Figura 1-6). Nos Estados Unidos, a segurança e a eficácia de fármacos devem ser estabelecidas antes que a comercialização possa ser efetuada legalmente. Além de estudos *in vitro*, devem ser caracterizados *in vivo* (em animais) os efeitos biológicos relevantes, o metabolismo farmacológico, os perfis farmacocinéticos e a segurança relativa do fármaco antes que ensaios farmacológicos em humanos possam ser iniciados. Com a aprovação reguladora, os testes em seres humanos podem, então, avançar (em geral em três fases), antes que o fármaco seja aprovado para uso geral. Uma quarta fase de coleta de dados e monitoramento da segurança está se tornando cada vez mais importante e se segue após a aprovação para comercialização. Uma vez aprovados, a maioria dos fármacos torna-se disponível para uso por qualquer profissional de saúde licenciado. Fármacos muito tóxicos, não obstante considerados valiosos em doenças letais, podem ser aprovados para uso restrito por profissionais que tenham passado por treinamento especial e que mantenham registros detalhados.

DESCOBERTA DE FÁRMACOS

A maioria dos novos fármacos ou produtos farmacêuticos é descoberta ou desenvolvida por meio das seguintes abordagens: (1) triagem para atividade biológica de um grande número de produtos naturais, bancos de substâncias químicas previamente descobertas ou grandes bibliotecas de peptídeos, ácidos nucleicos e outras moléculas orgânicas; (2) modificação química de uma molécula ativa conhecida, resultando em um análogo *me too*; (3) identificação ou elucidação de um novo alvo farmacológico, o que sugere moléculas que irão atingir esse novo alvo; e (4) projeto racional de uma nova molécula com base na compreensão dos mecanismos biológicos e da estrutura do receptor do fármaco. As etapas (3) e (4) frequentemente são conduzidas em laboratórios de pesquisa acadêmicos que são mais propensos a levar a fármacos inovadores, mas os custos das etapas (1) e (2) geralmente exigem que a indústria os realize.

Identificado um novo alvo farmacológico ou molécula promissora, começa o processo de mudança do laboratório de ciências básicas para a clínica. Essa **pesquisa translacional** envolve as etapas pré-clínicas e clínicas descritas a seguir. Todas as etapas descritas se aplicam tanto a medicamentos para doenças humanas, como a medicamentos veterinários; os ensaios clínicos em humanos, no entanto, são necessários apenas para os medicamentos que serão usados em humanos.

Seleção de fármacos

A seleção de fármacos envolve uma variedade de experimentos em nível molecular, celular, de sistemas orgânicos e do animal como um todo para definir o **perfil farmacológico**, ou seja, a atividade e a seletividade do fármaco. O tipo e o número de testes de triagem iniciais dependem da meta farmacológica e terapêutica. Por exemplo, fármacos anti-infecciosos são testados contra uma variedade de organismos infecciosos, alguns dos quais são resistentes a fármacos-padrão; fármacos hipoglicemiantes são testados para sua capacidade de baixar o açúcar no sangue, etc.

A molécula candidata também será estudada quanto a um leque amplo de outras ações, a fim de se determinar o mecanismo de ação e a seletividade do fármaco. Isso pode revelar efeitos tóxicos, esperados ou inesperados. Ocasionalmente, uma ação terapêutica inesperada é descoberta por acaso por um observador cuidadoso; por exemplo, a era dos diuréticos modernos foi iniciada pela observação de que certas sulfonamidas antimicrobianas causavam acidose metabólica em pacientes. A seleção de compostos para desenvolvimento é conduzida de maneira mais eficiente em modelos animais de doença humana. Onde existem bons modelos preditivos pré-clínicos (p. ex., doenças infecciosas, hipertensão ou doença trombótica), em geral existem fármacos bons ou excelentes. Faltam bons fármacos ou melhorias revolucionárias para doenças sobre as quais modelos pré-clínicos são escassos ou ainda indisponíveis (p. ex., autismo e doença de Alzheimer).

No nível molecular, o composto candidato é selecionado de acordo com a atividade sobre o alvo, por exemplo, afinidade de ligação a receptores da membrana celular que contêm os receptores animais homólogos (ou, se possível, sobre os receptores humanos clonados). Estudos iniciais são feitos para predizer efeitos que mais tarde podem causar metabolismo indesejado do fármaco ou complicações toxicológicas. Por exemplo, estudos das enzimas hepáticas do citocromo P450 (CYP) são realizados para determinar se a molécula de interesse é um provável substrato ou inibidor dessas enzimas, ou se altera o metabolismo de outros fármacos.

Os efeitos sobre a função celular determinam se um fármaco é agonista, agonista parcial, agonista inverso ou antagonista dos receptores relevantes. Tecidos isolados são usados para caracterizar a atividade farmacológica e a seletividade do novo composto em comparação com compostos de referência. A comparação com novos fármacos também pode ser empreendida em uma variedade de estudos *in vivo*. A cada etapa desse processo, o composto deve satisfazer critérios específicos de desempenho e seletividade para que seja levado adiante.

Estudos em animais como um todo geralmente são necessários para determinar o efeito do fármaco sobre sistemas orgânicos e modelos de doença. Estudos das funções cardiovascular e renal de novos fármacos costumam ser realizados primeiro em animais sadios. Estudos utilizando modelos de doença, se disponíveis, são então efetuados. No caso de um fármaco candidato a anti-hipertensivo, animais com hipertensão são tratados para verificar se a pressão sanguínea diminuiria de maneira relacionada com a dose e para caracterizar outros efeitos do composto. São coletadas evidências sobre duração de ação e eficácia após administração oral e parenteral. Se o agente possuir atividade útil, é mais estudado para possíveis reações adversas sobre outros órgãos, inclusive os sistemas respiratório, gastrintestinal, renal, endócrino e nervoso central.

Esses estudos podem sugerir a necessidade de modificação química adicional (otimização do composto) a fim de se conseguir propriedades farmacocinéticas ou farmacodinâmicas mais desejáveis. Por exemplo, estudos de administração oral podem mostrar que o fármaco foi mal absorvido ou rapidamente metabolizado no fígado; é indicada, então, modificação para melhorar sua biodisponibilidade. Se o fármaco for usado para administração de longa duração, deve ser feita uma avaliação do desenvolvimento de tolerância. Para fármacos correlatos ou com mecanismos de ação semelhantes àqueles sabidamente causadores de dependência física ou psicológica em humanos, a capacidade de causar dependência em animais também deve ser estudada. Interações medicamentosas são examinadas.

O resultado desejado desse processo de seleção (que pode ter de ser repetido várias vezes com análogos da molécula original) é um **composto líder**, isto é, um candidato principal a um novo fármaco de sucesso. Assim, é protocolado um pedido de patente para um composto novo eficaz (patente de *invenção*) ou para um uso terapêutico novo e não óbvio (patente tipo *modelo de utilidade*) de uma entidade química previamente conhecida.

TESTES DE SEGURANÇA E TOXICIDADE PRÉ-CLÍNICOS

Todos os produtos químicos são tóxicos em alguns indivíduos em alguma dose. Os candidatos a fármacos que sobrevivem aos procedimentos iniciais de triagem devem ser avaliados cuidadosamente quanto a riscos potenciais, antes e durante os testes clínicos. De acordo com o uso proposto para o medicamento, os testes pré-clínicos de toxicidade incluem a maioria ou todos os procedimentos mostrados na Tabela 1-5. Embora nenhum produto químico possa ser certificado como completamente "seguro" (livre de risco), o objetivo é estimar o risco associado à exposição do candidato ao fármaco e considerar isso no contexto das necessidades terapêuticas e da provável duração do uso do medicamento.

As metas dos estudos pré-clínicos de toxicidade incluem a identificação de efeitos tóxicos potenciais em seres humanos, o planejamento de testes para melhor definição dos mecanismos tóxicos e a previsão das toxicidades mais relevantes a serem monitoradas em estudos clínicos. Em adição aos estudos mostrados na Tabela 1-5, várias estimativas quantitativas são desejáveis. Elas compreendem a **dose sem efeito** – a dose máxima na qual um efeito tóxico específico não é visto; a **dose letal mínima** – a menor dose observada que mata algum animal experimental; e, se necessário, a **dose letal mediana** (LD_{50}) – que mata aproximadamente 50% dos animais do grupo testado. Atualmente, a LD_{50} é estimada a partir do menor número possível de animais. Essas doses são usadas para calcular a dose inicial a ser testada em seres humanos, geralmente um centésimo a um décimo da dose sem efeito em animais.

TABELA 1-5 Testes de segurança

Tipo de teste	Abordagem e metas
Toxicidade aguda	Geralmente duas espécies, duas vias. Determinar a dose sem efeito e a dose máxima tolerada. Em alguns casos, determinar a dose aguda letal em aproximadamente 50% dos animais.
Toxicidade subaguda ou subcrônica	Três doses, duas espécies. Duas semanas a 3 meses de testes podem ser necessários antes dos ensaios clínicos. Quanto maior a duração do uso clínico esperado, mais longo o teste subagudo. Determinar efeitos bioquímicos e fisiológicos.
Toxicidade crônica	Espécie de roedor e pelo menos um não roedor por ≥ 6 meses. Necessário quando se pretende usar o fármaco por períodos longos. Geralmente feito concomitantemente aos ensaios clínicos. Determinar os mesmos parâmetros que os testes de toxicidade subaguda.
Efeito sobre o desempenho reprodutivo	Duas espécies – geralmente roedores e coelhos. Efeitos dos testes sobre o comportamento de acasalamento do animal, reprodução, parturição, prole, defeitos congênitos, desenvolvimento pós-natal.
Potencial carcinogênico	Dois anos, duas espécies. Necessário quando se pretende usar o fármaco por períodos longos. Determinar anatomia patológica macroscópica e histológica.
Potencial mutagênico	Testar os efeitos sobre estabilidade genética e mutações em bactérias (teste de Ames) ou células de mamíferos em cultura; teste letal dominante e clastogenicidade em camundongos.

É importante reconhecer as limitações dos testes pré-clínicos. Elas incluem o seguinte:

1. Os testes de toxicidade consomem tempo e são caros. De 2 a 6 anos são necessários para coleta e análise de dados sobre a toxicidade antes que o fármaco possa ser considerado pronto para testes em seres humanos.
2. É necessário um grande número de animais para que se obtenham dados pré-clínicos válidos. Os cientistas estão apropriadamente preocupados com essa situação e tem sido feito progresso na direção de reduzir o número de animais necessários, mantendo-se dados válidos. Métodos de cultura de células e tecidos *in vitro* e de modelagem em computador estão sendo usados de modo crescente, mas seu valor preditivo ainda é limitado. Não obstante, alguns segmentos do público tentam deter todos os testes em animais, na crença infundada de que se tornaram desnecessários.
3. Extrapolações de dados de toxicidade em animais para humanos são razoavelmente preditivas para muitos, mas não para todas as toxicidades.
4. Por motivos estatísticos, é improvável que reações adversas raras sejam detectadas em testes pré-clínicos.

AVALIAÇÃO EM SERES HUMANOS

Uma fração muito pequena de compostos líderes atinge estudos clínicos, e menos de um terço dos compostos estudados em humanos sobrevive aos testes clínicos e chega ao mercado. A legislação federal dos Estados Unidos e as considerações éticas exigem que os estudos de novos medicamentos em seres humanos sejam conduzidos em conformidade com diretrizes estritas. Resultados válidos do ponto de vista científico não são garantidos simplesmente pela observância de regulamentações governamentais, e o desenho e a execução de um bom estudo clínico requerem equipe de trabalho interdisciplinar, incluindo pesquisadores de ciências básicas, farmacologistas clínicos, especialistas clínicos, estatísticos e outros. O padrão atual para ensaios clínicos é conhecido como ensaio controlado randomizado (ECR), descrito a seguir. A necessidade de projetar e executar cuidadosamente baseia-se em três fatores importantes de confusão, inerentes ao estudo de qualquer fármaco em seres humanos.

Fatores de confusão em estudos clínicos

A. A história natural variável da maioria das doenças

Muitas doenças tendem a aumentar e a diminuir em gravidade; algumas desaparecem espontaneamente, até mesmo o câncer. Um bom desenho experimental leva em conta a história natural da doença, pela avaliação de uma população bastante grande durante um período de tempo suficiente. Proteção adicional contra erros de interpretação causados pelas flutuações da doença é fornecida, às vezes, pelo uso de um **plano de tratamento cruzado**, que consiste em alternar períodos de administração do fármaco em teste, preparação do placebo (o controle) e tratamento-padrão anterior (controle positivo), se houver, em cada indivíduo. Essas sequências variam sistematicamente, de modo que subgrupos diferentes de pacientes recebem cada uma das sequências de tratamento possíveis.

B. A presença de outras doenças e fatores de risco

Doenças e fatores de risco, conhecidos e desconhecidos (inclusive estilos de vida dos indivíduos), podem influenciar os resultados de um estudo clínico. Por exemplo, algumas doenças alteram a farmacocinética de fármacos (ver Capítulos 3 a 5). Outros fármacos e alguns alimentos modificam a farmacocinética de muitos medicamentos. Concentrações no sangue ou em tecidos de componentes monitorados como uma medida do efeito do novo agente podem ser influenciadas por outras doenças ou fármacos. Tentativas para evitar esse perigo geralmente envolvem a técnica de estudo cruzado (quando factível) e a seleção e alocação apropriadas dos pacientes a cada um dos grupos de estudo. Isso requer a obtenção de testes diagnósticos precisos, histórico médico e farmacológico (inclusive uso de drogas, medicamentos de venda livre e "suplementos") e o uso de métodos de randomização estatisticamente válidos na alocação dos indivíduos em grupos de estudo em particular. Há interesse crescente em analisar variações genéticas como uma parte do experimento que pode influenciar a resposta de um indivíduo a um fármaco em particular. Tem se mostrado que idade, gênero e gravidez influenciam a farmacocinética de alguns medicamentos, mas esses fatores não foram estudados de forma adequada por causa de restrições legais e relutância em expor essas populações a riscos desconhecidos.

C. Viés de sujeito e observador e outros fatores

A maioria dos pacientes tende a responder de maneira positiva a qualquer intervenção terapêutica por pessoal médico interessado, cuidadoso e entusiástico. A manifestação desse fenômeno no sujeito é a **resposta placebo** (originado do latim, *I shall please* [vou agradar])* e pode envolver alterações fisiológicas e bioquímicas objetivas, bem como mudanças nas queixas subjetivas associadas

*N. de R.T. Do texto latino da Bíblia, versão Vulgata, por Jerônimo "*Placebo Domino in regione vivorum.*" [*I shall please the Lord in the land of the living*]. No Dicionário Médico Medsi (Manuila), encontramos placebo – palavra latina que significa "eu gosto".

à doença. A resposta placebo geralmente é quantificada pela administração de um material inerte com exatamente a mesma aparência física, odor, consistência, etc. e dose da forma ativa. A magnitude da resposta varia consideravelmente de paciente para paciente e também pode ser influenciada pela duração do estudo. Em algumas condições, uma resposta positiva é notada em 30 a 40% dos sujeitos que recebem placebo. Reações adversas e "toxicidade" do placebo também ocorrem, mas, em geral, envolvem efeitos subjetivos: mal-estar gástrico, insônia, sedação e assim por diante.

Os efeitos do viés de sujeito são quantificados – e minimizados em relação à resposta mensurada durante a terapia ativa – pelo desenho **simples-cego.** Isso envolve o uso de um placebo como descrito antes, administrado aos mesmos sujeitos em um desenho cruzado, se possível, ou a um grupo-controle de sujeitos bem pareados. É possível evitar o viés de observador disfarçando a identidade do medicamento usado – placebo ou forma ativa – tanto dos sujeitos de pesquisa quanto do pessoal que avalia as respostas desses sujeitos (desenho **duplo-cego**). Nesse método, um terceiro fica com o código que identifica cada embalagem do medicamento, e o código não é quebrado até o término da coleta de todos os dados clínicos.

Os efeitos de fármacos vistos em ensaios clínicos são obviamente afetados pelo paciente que os toma na dose e frequência prescritas. Em um estudo recente de fase 2, verificou-se por análise do sangue que um terço dos pacientes que relataram tomar o fármaco não o haviam tomado. A confirmação do **comprometimento** com os protocolos (também conhecida como **adesão**) é um elemento necessário a ser considerado.

Os vários tipos de estudos e as conclusões que podem ser extraídas deles estão descritos no Quadro "Estudos de fármacos – os tipos de evidências".

Food and Drug Administration (FDA)

A FDA é o órgão administrativo que supervisiona o processo de avaliação de fármacos nos Estados Unidos e concede aprovação para a comercialização de novos produtos medicamentosos.* Para receber aprovação da FDA para comercialização, a instituição ou a companhia de origem (quase sempre a última) precisa submeter evidência de segurança e efetividade. Fora dos Estados Unidos, o processo regulador e de aprovação de fármacos geralmente é similar ao americano.

Como seu nome sugere, a FDA também é responsável por certos aspectos de segurança de alimentos, função que compartilha com o US Department of Agriculture (USDA [Ministério da Agricultura dos Estados Unidos]). A responsabilidade compartilhada resulta em complicações quando surgem questões relativas ao uso de fármacos – por exemplo, antibióticos em animais destinados à alimentação. Um tipo de problema diferente aparece quando se verifica que os assim

*N. de R.T. No Brasil, essa responsabilidade é da Agência Nacional de Vigilância Sanitária (Anvisa).

Estudos de fármacos – os tipos de evidências*

Conforme descrito neste capítulo, os fármacos são estudados de diversas maneiras, desde teste de 30 minutos em tubo de ensaio com enzimas e receptores isolados até observações de populações de pacientes com décadas de duração. As conclusões obtidas desses tipos diferentes de estudos podem ser resumidas como detalhado a seguir.

A *pesquisa básica* é planejada para responder a questões específicas, em geral isoladas, sob condições de laboratório rigidamente controladas – por exemplo, o fármaco *x* inibe a enzima *y*? A questão básica pode, então, ser estendida – por exemplo, se o fármaco *x* inibe a enzima *y*, qual é a relação concentração-resposta? Esses estudos geralmente são reprodutíveis e, com frequência, levam a percepções confiáveis do mecanismo de ação do fármaco.

Os estudos *primeiro-em-humanos* incluem ensaios de fase 1 a 3. Depois de um fármaco receber aprovação da FDA para uso em seres humanos, *relatos de casos* e *séries de casos* consistem em observações por clínicos dos efeitos dos tratamentos medicamentosos (ou outros) em um ou mais pacientes. Esses resultados, muitas vezes, revelam benefícios e toxicidades imprevisíveis, mas geralmente não testam uma hipótese pré-especificada e não podem comprovar causa e efeito. Os estudos epidemiológicos *analíticos* consistem em observações planejadas para testar uma hipótese específica, por exemplo, se os fármacos antidiabéticos tiazolidinedionas estão associados a eventos cardiovasculares adversos. Estudos epidemiológicos de *coortes* utilizam populações de pacientes que foram (grupo exposto) e não foram (grupo-controle) expostas aos fármacos em estudo e perguntam se os grupos expostos mostram uma incidência mais alta ou mais baixa do efeito. Estudos epidemiológicos de *caso-controle* utilizam populações de pacientes que apresentaram o parâmetro em estudo e perguntam se os pacientes foram expostos ou não aos fármacos em questão. Esses estudos epidemiológicos acrescentam peso a conjecturas, mas não podem controlar todas as variáveis desconhecidas e, portanto, não podem provar conclusivamente causa e efeito.

As *metanálises* utilizam avaliação rigorosa e agrupamento de estudos semelhantes para aumentar o número de sujeitos estudados e, consequentemente, a força estatística de resultados obtidos em múltiplos estudos publicados. Ainda que os números sejam muito aumentados por metanálises, os estudos individuais ainda padecem por seus métodos e pontos de desfecho variados, e uma metanálise não pode comprovar causa e efeito.

*Grandes ensaios controlados randomizados (**ECRs**)* são desenhados para responder a questões específicas sobre os efeitos de medicações em parâmetros clínicos ou em parâmetros alternativos importantes, usando amostras suficientemente grandes de pacientes e as alocando a tratamentos de controle e experimentais, usando métodos rigorosos de randomização. A randomização é o melhor método para distribuir todos os fatores de confusão previstos e desconhecidos entre os grupos experimentais e controle. Quando adequadamente efetuados, esses estudos raramente são invalidados, sendo considerados o padrão-ouro na avaliação de fármacos.

Um fator crítico na avaliação dos dados referentes a um fármaco novo é o *acesso a todos os dados*. Infelizmente, muitos estudos grandes nunca são publicados porque os resultados são negativos – por exemplo, o fármaco novo não é melhor que a terapia-padrão. Esse fenômeno de *dados extraviados* superestima os benefícios de fármacos novos, pois resultados negativos são escondidos.

*Agradeço a Ralph Gonzales, MD, pelos comentários pertinentes.

TABELA 1-6 Parte importante da legislação pertinente a fármacos nos Estados Unidos

Lei	Propósito e efeito
Pure Food and Drug Act of 1906 (Decreto de Alimentos e Medicamentos Puros de 1906)	Proibiu informações erradas no rótulo e adulteração de fármacos.
Opium Exclusion Act of 1909 (Decreto de Exclusão do Ópio de 1909)	Proibiu a importação de ópio.
Amendment (1912) to the Pure Food and Drug Act (Emenda [1912] ao Decreto de Alimentos e Medicamentos Puros)	Proibiu alegações de propaganda falsas ou fraudulentas.
Harrison Narcotic Act of 1914 (Decreto de Narcóticos de Harrison de 1914)	Estabeleceu regulamentos para o uso de ópio, opiáceos e cocaína (maconha acrescentada em 1937).
Food, Drug, and Cosmetic Act of 1938 (Decreto de Alimentos, Medicamentos e Cosméticos de 1938)	Exigiu que novos fármacos fossem seguros bem como puros (mas não exigiu comprovação de eficácia). Aplicada pela FDA.
Durham-Humphrey Act of 1952 (Decreto Durham-Humphrey de 1952)	Investiu a FDA do poder de determinar que produtos possam ser vendidos sem prescrição.
Kefauver-Harris Amendments (1962) to the Food, Drug, and Cosmetic Act (Emendas Kefauver-Harris [1962] ao Decreto de Alimentos, Medicamentos e Cosméticos)	Exigiu prova de eficácia e de segurança para fármacos novos e fármacos liberados desde 1938; estabeleceu diretrizes para notificação de informações sobre reações adversas, testes clínicos e propaganda de fármacos novos.
Comprehensive Drug Abuse Prevention and Control Act (1970) (Decreto Abrangente da Prevenção e Controle do Abuso de Drogas [1970])	Delineou controles estritos na fabricação, distribuição e prescrição de drogas formadoras de hábito; estabeleceu esquemas de drogas e programas para prevenir e tratar adição a drogas.
Orphan Drug Amendment of 1983 (Emenda de Fármacos-Órfãos de 1983)	Forneceu incentivos para o desenvolvimento de fármacos para tratar doenças com menos de 200 mil pacientes nos Estados Unidos.
Drug Price Competition and Patent Restoration Act of 1984 (Decreto da Competição de Preços e Restabelecimento de Patentes de Medicamentos de 1984)	Abreviou os pedidos de novas aplicações para fármacos genéricos. Exigiu dados de bioequivalência. Estendeu a vida das patentes pela quantidade de tempo de atraso do fármaco pelo processo de revisão da FDA. Não pode ultrapassar 5 anos extra nem estender-se por mais de 14 anos após aprovação da NDA.
Prescription Drug User Fee Act (Decreto de Taxa de Usuário de Fármacos de Prescrição Obrigatória) (1992, reautorizado 2007, 2012)	Fabricantes pagam taxas de usuário por certas aplicações de fármacos novos. Produtos de "avanços" podem receber aprovação em categoria especial após ensaios de fase 1 expandidos (2012).
Dietary Supplement Health and Education Act (1994) (Decreto de Educação e Saúde dos Suplementos Dietéticos [1994])	Estabeleceu padrões com respeito a suplementos dietéticos, mas proibiu revisão completa da FDA de suplementos e produtos fitoterápicos como fármacos. Exigiu o estabelecimento de rótulos com informações sobre ingredientes específicos e nutrição que definem suplementos dietéticos e os classificam como parte do suprimento de alimentos, mas permite propaganda não regulamentada.
Bioterrorism Act of 2002 (Decreto do Bioterrorismo de 2002)	Aumentou os controles sobre agentes biológicos perigosos e toxinas. Busca proteger a segurança de alimentos, água e suprimento de fármacos.
Food and Drug Administration Amendments Act of 2007 (Decreto de Emendas da Food and Drug Administration de 2007)	Concedeu à FDA maior autoridade sobre comercialização, rotulagem e propaganda direta ao consumidor relacionadas a medicamentos; exigiu estudos pós-aprovação, estabeleceu sistemas de vigilância ativa, tornou as operações e os resultados de ensaios clínicos mais visíveis para o público.
Biologics Price Competition and Innovation Act of 2009 (Decreto de Competição de Preços e Inovação de Produtos Biológicos de 2009)	Autorizou a FDA a estabelecer um programa com vias abreviadas para aprovação de produtos biológicos "biossimilares" (versões genéricas de anticorpos monoclonais, etc.).
FDA Safety and Innovation Act of 2012 (Decreto de Segurança e Inovação da FDA de 2012)	Renovou a autorização à FDA para aprovação acelerada de fármacos urgentemente necessários; estabeleceu novo processo acelerado, "terapia de avanço", em adição a "revisão de prioridade", "aprovação acelerada" e procedimentos de "registro rápido".

FDA, Food and Drug Administration; NDA, novo fármaco em investigação (do inglês *new drug application*).

denominados suplementos alimentares contêm fármacos ativos, como análogos da sildenafila em suplementos alimentares "energéticos".

A autoridade da FDA para regulamentar fármacos emana de legislação específica (Tabela 1-6). Se não foi demonstrado, por meio de testes adequadamente controlados, que um medicamento é "seguro e efetivo" para um uso específico, ele não pode ser vendido para esse uso no comércio interestadual.*

Infelizmente, "seguro" pode significar coisas diferentes para paciente, médico e sociedade. É impossível demonstrar a ausência completa de risco, mas esse fato pode não ser compreendido pelo público, que com frequência presume que qualquer medicamento vendido com a aprovação da FDA deve estar livre de "efeitos colaterais" sérios. Essa confusão é um fator importante em litígios e insatisfação com aspectos dos fármacos na assistência médica.

A história da regulação de fármacos nos Estado Unidos (ver Tabela 1-6) reflete vários eventos de saúde que precipitaram mudanças importantes na opinião pública. Por exemplo, o *Federal Food, Drug and Cosmetic Act* (Decreto Federal de Alimentos, Medicamentos e Cosméticos) de 1938 foi, em grande parte, uma reação a mortes associadas ao uso de um preparado de sulfanilamida comercializado antes que ele e seu veículo fossem adequadamente testados. De modo semelhante, as Emendas Kefauver-Harris de 1962 foram, em parte, o

*Embora a FDA não controle diretamente o comércio de medicamentos dentro dos Estados Unidos, uma variedade de leis estaduais e federais controlam a produção e a comercialização interestadual de fármacos.

resultado de um desastre com um fármaco teratogênico envolvendo a talidomida. Esse fármaco foi introduzido na Europa em 1957-1958 e foi comercializado como um hipnótico "não tóxico" e divulgado como especialmente útil como um auxílio para dormir durante a gravidez. Em 1961, foram publicados relatos sugerindo que a talidomida era responsável por um aumento drástico da incidência de um raro defeito de nascença denominado focomelia, uma condição de encurtamento ou ausência completa de braços e pernas. Estudos epidemiológicos forneceram evidências fortes da associação desse defeito com o uso de talidomida por mulheres durante o primeiro trimestre da gravidez, e o fármaco foi retirado do mercado em todo o mundo. Estima-se que 10 mil crianças nasceram com defeitos congênitos por causa da exposição materna a esse único fármaco. A tragédia levou à exigência de testes mais abrangentes de novos medicamentos para efeitos teratogênicos e estimulou a aprovação das emendas Kefauver-Harris de 1962, embora o fármaco não estivesse então aprovado para uso nos Estados Unidos. Apesar de sua toxicidade fetal e dos efeitos desastrosos na gravidez, a talidomida é um fármaco relativamente seguro para seres humanos, que não o feto. Mesmo os riscos mais sérios de toxicidade são evitados ou controlados se compreendidos, e, apesar de sua toxicidade, a talidomida atualmente é aprovada pela FDA para uso limitado como um imunorregulador potente e para tratamento de certas formas de hanseníase.

Ensaios clínicos: IND e NDA

Depois que um fármaco novo é considerado pronto para estudo em seres humanos, uma *Notice of Claimed Investigational Exemption for a New Drug* (IND [notificação de isenção para investigação requisitada para um fármaco novo]) deve ser protocolada na FDA (ver Figura 1-6). A IND inclui (1) informações sobre a composição e a fonte do fármaco, (2) informações químicas e de fabricação, (3) todos os dados de estudos em animais, (4) planos propostos para ensaios clínicos, (5) nomes e credenciais dos médicos que conduzirão os estudos clínicos e (6) uma compilação dos dados-chave relevantes ao estudo do fármaco em seres humanos que tenha sido disponibilizada aos pesquisadores e suas comissões de revisão institucional.

Com frequência, são necessários 4 a 6 anos de testes clínicos para acúmulo e análise de todos os dados necessários. Os testes em seres humanos só são iniciados depois que estudos suficientes de toxicidade aguda e subaguda em animais foram completados. Testes de segurança crônica em animais, inclusive estudos de carcinogênese, em geral, são feitos concomitantemente aos ensaios clínicos. Em cada fase dos ensaios clínicos, voluntários ou pacientes devem ser informados sobre o estado do fármaco em investigação, bem como possíveis riscos e devem ser autorizados a desistir ou consentir em participar e receber o fármaco. Além da aprovação da organização patrocinadora e da FDA, uma comissão de revisão institucional (IRB, do inglês *institutional review board*) interdisciplinar, na unidade onde o ensaio clínico do fármaco será conduzido, deve rever e aprovar os planos científicos e éticos para testes em seres humanos.

Na **fase 1**, os efeitos do fármaco como uma função da dose são estabelecidos em um número pequeno (20-100) de voluntários sadios. Caso se espere que o fármaco tenha toxicidade significativa, como pode ser o caso na terapia do câncer e da Aids, pacientes voluntários com a doença são usados na fase 1, em vez de voluntários normais. Os ensaios de fase 1 são feitos para determinar os prováveis limites da variação de dose clínica segura. Esses ensaios podem ser não cegos ou "abertos"; isto é, tanto os pesquisadores como os sujeitos sabem o que está sendo administrado. Alternativamente, eles podem ser "cegos" e controlados por placebo. Muitas toxicidades previsíveis são detectadas nessa fase. Mensurações farmacocinéticas de absorção, meia-vida e metabolismo frequentemente são feitas. Os estudos de fase 1 em geral são realizados em centros de pesquisa, por farmacologistas clínicos treinados.

Na **fase 2,** o fármaco é estudado em pacientes com a doença-alvo para determinação de sua eficácia (estudos de "prova de conceito") e das doses a serem usadas nos ensaios seguintes. Um número modesto de pacientes (100-200) é estudado em detalhe. Um estudo simples-cego pode ser usado, com um placebo inerte e um fármaco ativo estabelecido (controle positivo) em adição ao agente em investigação. Os ensaios de fase 2 geralmente são feitos em centros clínicos especiais (p. ex., hospitais universitários). Uma faixa mais ampla de efeitos tóxicos pode ser detectada nessa fase. Os ensaios de fase 2 têm a taxa mais alta de falhas de fármacos, e somente 25% dos fármacos inovadores passam para a fase 3.

Na **fase 3,** o fármaco é avaliado em números muito maiores de pacientes com a doença-alvo – geralmente milhares – para melhor estabelecimento e confirmação de sua segurança e eficácia. Usando informações coletadas nas fases 1 e 2, os ensaios de fase 3 são projetados para minimizar erros causados por efeitos placebo, curso variável da doença, etc. Por isso, técnicas duplo-cegas e cruzadas são usadas com frequência. Os ensaios de fase 3 geralmente são realizados em cenários similares àqueles previstos para o uso final do fármaco. Os estudos de fase 3 podem ser difíceis de planejar e executar, e costumam ser dispendiosos por causa do grande número de pacientes envolvidos e do volume de dados que devem ser coletados e analisados. O fármaco é formulado como pretendido para o mercado. Os pesquisadores geralmente são especialistas na doença a ser tratada. Certos efeitos tóxicos, em especial aqueles causados por processos imunológicos, podem se tornar aparentes pela primeira vez na fase 3.

Se os resultados da fase 3 satisfizerem as expectativas, faz-se o pedido para autorização de comercialização do novo agente. A aprovação para comercialização requer a submissão de um NDA (pedido de novo fármaco [do inglês *new drug application*]) ou, para produtos biológicos, uma BLA (do inglês Biological Licence Application) à FDA. O pedido contém, com frequência, centenas de volumes, relatórios completos de todos os dados pré-clínicos e clínicos pertinentes ao fármaco sob revisão. O número de assuntos estudados em apoio à aplicação de novos fármacos tem sido crescente e, atualmente, é em média de mais de 5 mil pacientes para fármacos com estrutura nova (novas entidades moleculares). A duração da revisão da FDA que leva à aprovação (ou negação) do pedido de fármaco novo pode variar de meses a anos. Se surgem problemas, por exemplo, efeitos tóxicos esperados, mas potencialmente sérios, estudos adicionais podem ser exigidos, e o processo de revisão pode se estender por vários anos.

Muitos estudos de fase 2 e fase 3 tentam medir a "não inferioridade" de um novo medicamento em relação ao placebo ou a um tratamento-padrão. A interpretação dos resultados pode ser difícil por causa de variáveis inesperadas, perda de participantes de alguns grupos ou observação de que os resultados diferem acentuadamente entre certos subgrupos dentro do grupo de tratamento ativo (novo fármaco). Os métodos estatísticos mais antigos de avaliação de ensaios clínicos frequentemente falham em fornecer respostas definitivas quando esses problemas surgem. Portanto, novos métodos estatísticos "adaptáveis" estão em desenvolvimento que permitem mudanças no desenho do estudo quando a avaliação intermediária dos dados indica a necessidade. Os resultados preliminares com tais métodos sugerem que eles podem permitir decisões sobre superioridade e não inferioridade, redução da duração do ensaio, descoberta de novos benefícios terapêuticos e conclusões mais confiáveis sobre os resultados (ver Bhatt & Mehta, 2016).

Em casos de necessidade urgente (p. ex., quimioterapia de câncer) o processo de testes pré-clínicos e clínicos e revisão da FDA pode ser acelerado. Para doenças graves, a FDA pode permitir comercialização extensa, mas controlada, de um fármaco novo antes que os estudos de fase 3 estejam completos; para doenças potencialmente fatais, pode permitir a comercialização controlada mesmo antes que os estudos de fase 2 tenham sido completados. "Registro rápido", "aprovação prioritária" e "aprovação acelerada" são programas da FDA destinados a agilizar a entrada de novos medicamentos no mercado. Em 2012, uma categoria especial adicional de produtos de "avanços" (p. ex., para fibrose cística) foi aprovada para comercialização restrita após ensaios de fase 1 expandidos (ver Tabela 1-6). Aproximadamente 50% dos medicamentos nos estudos de fase 3 entram no mercado precocemente de forma controlada. Essa aprovação acelerada geralmente é concedida com a exigência de que seja feito um monitoramento cuidadoso da efetividade e da toxicidade do fármaco, com relatório para a FDA. Infelizmente, nem sempre a fiscalização dessa exigência pela FDA tem sido adequada.

Uma vez obtida a aprovação para comercializar um medicamento, a **fase 4** começa. Isso constitui monitorar a segurança do novo medicamento nas condições reais de uso em um grande número de pacientes. A importância da notificação cuidadosa e completa de toxicidade por médicos depois que a comercialização começa é apreciada pela observação de que muitos efeitos importantes induzidos por fármacos têm uma incidência de 1 em 10 mil, ou menos, e de que algumas reações adversas podem só se tornar aparentes depois da administração crônica. O tamanho de amostra necessária para revelar eventos ou efeitos tóxicos induzidos por fármacos é muito grande para situações tão raras. Por exemplo, várias centenas de milhares de pacientes podem ter que ser expostos antes que se observe o primeiro caso de um efeito tóxico que ocorre em uma incidência média de 1 em 10 mil. Portanto, os efeitos de fármacos com baixa incidência geralmente não são detectados antes da fase 4, não importa quão cuidadosamente os estudos de fase 1, 2 e 3 sejam executados. A fase 4 não tem duração fixa. Assim como o monitoramento de fármaco com concessão de aprovação acelerada, o monitoramento da fase 4 com frequência tem sido ineficiente.

O tempo desde a submissão de um pedido de patente (que geralmente precede os ensaios clínicos) até a aprovação para comercialização de um fármaco novo pode ser de 5 anos, ou consideravelmente mais longo. Como o tempo de vida de uma patente é de 20 anos nos Estados Unidos, o proprietário (geralmente uma companhia farmacêutica) tem direitos exclusivos de comercialização do produto somente por um período de tempo limitado depois da aprovação do pedido de fármaco novo. Como o processo de revisão da FDA por si só pode ser longo (300-500 dias para avaliação de NDA), o tempo dedicado à revisão às vezes é adicionado à vigência da patente. Entretanto, a extensão (até 5 anos) não pode aumentar a vida total da patente em mais de 14 anos, depois da aprovação do pedido de fármaco novo. O Decreto de Proteção do Paciente e Assistência Acessível de 2010 concede 12 anos de proteção de patente para fármacos novos. Após a expiração da patente, qualquer companhia pode produzir o fármaco, protocolar um pedido abreviado de fármaco novo (ANDA, do inglês *abbreviated new drug application*), demonstrar a equivalência exigida e, com a aprovação da FDA, comercializar o fármaco como um produto **genérico**, sem pagar honorários de licença ao proprietário original da patente. Atualmente, mais de metade das prescrições nos Estados Unidos são para fármacos genéricos. Mesmo fármacos com base em biotecnologia, como anticorpos e outras proteínas, estão agora se qualificando para designação genérica ("biossimilares"), e isso gerou preocupações regulatórias. Mais informações sobre patentes de fármacos estão disponíveis no *site*: http://www.fda.gov/Drugs/DevelopmentApprovalProcess/ucm079031.htm, da FDA.

Uma **marca registrada** é o nome comercial do fármaco e é geralmente registrado; esse nome é protegido legalmente enquanto for usado. Um produto genérico equivalente, a menos que tenha uma licença especial, não pode ser vendido com o nome de marca e com frequência é designado pelo nome genérico oficial. A prescrição de genéricos será descrita no Capítulo 66.

Conflitos de interesse

Vários fatores no desenvolvimento e na comercialização de fármacos resultam em conflitos de interesse. O uso de custeio da indústria farmacêutica para dar suporte a processos de aprovação da FDA levanta a possibilidade de conflitos de interesse dentro dessa organização. Os que apoiam essa prática assinalam que o subfinanciamento crônico da FDA pelo governo permite poucas alternativas. Outra fonte importante de conflitos de interesse é a dependência da FDA de painéis externos de especialistas, recrutados da comunidade científica e clínica para assessorar a agência governamental sobre questões relativas à aprovação ou suspensão de fármacos. Esses peritos com frequência recebem subvenções das companhias produtoras dos fármacos em questão. A necessidade de dados favoráveis ao pedido de fármaco novo leva a ensaios de fases 2 e 3, em que o novo agente é comparado apenas com placebo, e não com fármacos mais antigos, efetivos. Em consequência, os dados relativos à eficácia e à toxicidade do fármaco novo *em relação a um fármaco efetivo conhecido* podem não estar disponíveis no início da comercialização do novo fármaco.

Os fabricantes que promovem um fármaco novo podem pagar a médicos para usá-lo preferencialmente, em lugar dos fármacos mais antigos com os quais estão familiarizados. Os fabricantes patrocinam estudos clínicos pequenos e, frequentemente, mal projetados depois da aprovação da comercialização, e ajudam na publicação de resultados favoráveis, mas podem retardar a publicação de resultados desfavoráveis. A necessidade dos médicos de satisfazer exigências de educação médica continuada (CME, do inglês *continuing medical education*), a fim de manter suas licenças, encoraja os fabricantes a patrocinar conferências e cursos, muitas vezes em pontos de férias altamente atrativos, e os fármacos novos são apresentados nesses cursos. A prática comum de distribuir amostras grátis de medicamentos novos a médicos tem efeitos tanto positivos como negativos. As amostras possibilitam que os médicos experimentem fármacos novos sem incorrer em algum custo para o paciente. Por outro lado, os medicamentos novos geralmente são mais caros do que os antigos e, quando as amostras gratuitas acabam, o paciente (ou o plano de saúde) pode ser forçado a pagar muito mais pelo tratamento do que se os fármacos antigos, mais baratos e, possivelmente, com a mesma eficácia, fossem usados. Por fim, quando a patente de um medicamento está prestes a expirar, o fabricante que a detém pode tentar estender sua situação de exclusividade na comercialização pagando a fabricantes de genéricos para que *não* introduzam uma versão genérica ("pagar para retardar").

Reações adversas a medicamentos

Um evento adverso a fármaco ou reação adversa a fármaco (RAF) é uma resposta prejudicial ou não intencional. Alega-se que reações adversas a um fármaco representam a quarta causa principal de morte, mais alta do que doença pulmonar, Aids, acidentes e mortes por automóveis. A FDA estima também que 300 mil reações adversas preveníveis ocorrem anualmente em hospitais, muitos como consequência de informações médicas confusas ou da falta de informação (p. ex., relativas a incompatibilidade de fármacos). As reações adversas que ocorrem apenas em certos pacientes suscetíveis compreendem intolerância, idiossincrasia (com frequência de origem genética) e alergia (em geral mediada imunologicamente). Durante estudos de IND e ensaios clínicos antes da aprovação da FDA, todos os eventos adversos (sérios, potencialmente fatais, incapacitantes, razoavelmente relacionados com o fármaco ou inesperados) devem ser relatados. Após a aprovação da FDA para comercialização de um fármaco, a vigilância, a avaliação e a notificação devem continuar no caso de quaisquer eventos adversos relacionados ao uso do fármaco, inclusive sobredose, acidente, falta da ação esperada, eventos ocorridos depois da suspensão do fármaco e inesperados não listados na bula. Os eventos graves e os inesperados devem ser notificados à FDA em 15 dias. A capacidade de prever e evitar reações adversas a fármacos e de otimizar o índice terapêutico de um fármaco é um foco crescente da medicina farmacogenética e personalizada (também denominada "precisão"). Sugere-se que o uso maior de registros eletrônicos de saúde reduza alguns desses riscos (ver Capítulo 66). Essa esperança ainda não foi realizada.

Fármacos-órfãos e tratamento de doenças raras

Fármacos para tratamento de doenças raras – assim denominados fármacos-órfãos – podem ser difíceis de pesquisar, desenvolver e comercializar. A prova da eficácia e segurança do fármaco deve ser estabelecida em populações pequenas, mas fazê-lo é um processo complexo. Além disso, como a pesquisa básica da fisiopatologia e os mecanismos de doenças raras recebe pouca atenção ou recursos, em cenários tanto acadêmicos como industriais, os alvos racionais reconhecidos para ação de fármacos são poucos. Além disso, o custo de desenvolvimento de um fármaco pode influenciar muito as prioridades quando a população-alvo é relativamente pequena. O investimento no desenvolvimento de fármacos para tratamento de doenças raras ou ignoradas, sem atenção prioritária da indústria tradicional, tem recebido suporte crescente por meio de fundos filantrópicos ou similares, provenientes de fundações sem fins lucrativos, como a Cystic Fibrosis Foundation, a Michael J. Fox Foundation for Parkinson's Research, a Huntington's Disease Society of America e a Gates Foundation.

As Orphan Drug Amendments, de 1983, propiciam incentivos ao desenvolvimento de fármacos para o tratamento de uma doença rara, ou condição definida como "qualquer doença ou condição que (a) afete menos de 200 mil pessoas nos Estados Unidos, ou (b) afete mais de 200 mil pessoas nos Estados Unidos, mas para a qual não exista expectativa razoável de que o custo de desenvolver e tornar disponível no país um fármaco para essa doença ou condição seja recuperado nas suas vendas". Desde 1983, A FDA aprovou para comercialização mais de 300 fármacos-órfãos para tratamento de mais de 82 doenças raras.

FONTES DE INFORMAÇÃO

Os alunos que desejam revisar o campo da farmacologia em preparação para um exame são encaminhados para o livro *Pharmacology: Examination and Board Review*, de Katzung, Kruidering-Hall, and Trevor (McGraw Hill, 2019). Esse livro fornece aproximadamente 1.000 perguntas e explicações no formato USMLE.* O *USMLE Road Map: Pharmacology*, de Katzung and Trevor (McGraw Hill, 2006), é um breve guia de estudo. *Road Map* contém inúmeras tabelas, figuras, métodos mnemônicos e vinhetas clínicas do tipo USMLE.

As referências no fim de cada capítulo deste livro foram selecionadas para fornecer revisões de publicações clássicas sobre temas específicos àqueles capítulos. Questões mais detalhadas relativas a pesquisas básicas ou clínicas são mais bem respondidas consultando-se as revistas que tratam de farmacologia geral e especialidades clínicas. Para estudantes e médicos, recomendam-se três periódicos como fontes especialmente úteis de informações atualizadas sobre medicamentos: *The New England Journal of Medicine*, periódico que publica muitas pesquisas clínicas originais relacionadas com fármacos, bem como revisões de tópicos em farmacologia; o *The Medical Letter on Drugs and Therapeutics*, que publica revisões críticas curtas de terapias novas e antigas; e o *Prescriber's Letter*, uma comparação mensal de tratamentos medicamentosos recentes e antigos com muitos conselhos úteis. Na internet, duas fontes podem ser particularmente recomendadas: a Cochrane Collaboration e o *site* da FDA (ver lista de referências adiante).

Outras fontes de informação pertinentes aos Estados Unidos também devem ser mencionadas. A "bula" consiste em um resumo de informações que o fabricante é obrigado a colocar na embalagem dos medicamentos de venda sob prescrição médica; o *Physician's Desk Reference (PDR)* é um compêndio de bulas publicado anualmente, com suplementos 2 vezes ao ano. É vendido em livrarias e distribuído a médicos licenciados. A bula consiste em uma breve descrição da farmacologia do produto. Ela contém muitas informações práticas, mas também lista todos os efeitos tóxicos já relatados, não importa quão raros, transferindo assim a responsabilidade pelas reações adversas causadas pelo medicamento do fabricante para o prescritor. *UpToDate.com* é um grande *site* acessado por meio de assinatura que contém descrições detalhadas dos padrões atuais de atendimento, incluindo terapia medicamentosa, para uma ampla variedade de condições clínicas. *Micromedex* e *Lexi-Comp* são abrangentes *sites*, também acessados por meio de assinatura. Eles fornecem *downloads* para aparelhos digitais pessoais de assistência, informações *on-line* sobre doses e interações de fármacos, e informações toxicológicas. Um manual trimestral útil e objetivo que apresenta informações sobre toxicidade de fármacos e interações medicamentosas é o *Drug Interactions: Analysis and Management*. Finalmente, a FDA mantém um *site* na internet que traz notícias referentes a aprovações recentes de fármacos, retiradas, avisos, etc. Ele pode ser acessado em http://www.fda.gov. O programa de segurança de fármacos MedWatch é um serviço gratuito da FDA de notificações por *e-mail* sobre avisos e retiradas de fármacos. As assinaturas podem ser obtidas em https://www.fda.gov/safety/medwatch-fda-safety-information-and-adverse-event-reporting-program.

*N. de T. Exame para Licenciamento Médico nos Estados Unidos (USMLE, do inglês *United States Medical Licensig Examination*).

REFERÊNCIAS

Alexander SPH et al: The Concise Guide to PHARMACOLOGY 2017/18: Overview. Br J Pharmacol 2017;174:S1.

Avorn J: Debate about funding comparative effectiveness research. N Engl J Med 2009;360:1927.

Avorn J: *Powerful Medicines: The Benefits and Risks and Costs of Prescription Drugs.* Alfred A. Knopf, 2004.

Bauchner H, Fontanarosa PB: Restoring confidence in the pharmaceutical industry. JAMA 2013;309:607.

Bhatt DL, Mehta C: Clinical trials series: Adaptive designs for clinical trials. N Engl J Med 2016;375:65.

Boutron I et al: Reporting and interpretation of randomized controlled trials with statistically nonsignificant results for primary outcomes. JAMA 2010;303:2058.

Brown WA: The placebo effect. Sci Am 1998;1:91.

Cochrane Collaboration website. www.thecochranelibrary.com.

Darrow JJ, Avorn J, Kesselheim AS: FDA approval and regulation of pharmaceuticals, 1983-2018. JAMA. 2020;323:164.

Downing NS et al: Regulatory review of novel therapeutics—Comparison of three regulatory agencies. N Engl J Med 2012;366:2284.

Drug Interactions: Analysis and Management (quarterly). Wolters Kluwer Publications.

Emanuel EJ, Menikoff J: Reforming the regulations governing research with human subjects. N Engl J Med 2011;365:1145.

FDA accelerated approval website. https://www.fda.gov/patients/fast-track-breakthrough-therapy-accelerated-approval-priority-review/accelerated-approval.

FDA website. http://www.fda.gov.

Goldacre B: *Bad Pharma.* Faber & Faber, 2012.

Hennekens CMH, DeMets D: Statistical association and causation. Contributions of different types of evidence. JAMA 2011;305:1134.

Huang S-M, Temple R: Is this the drug or dose for you? Impact and consideration of ethnic factors in global drug development, regulatory review, and clinical practice. Clin Pharmacol Ther 2008;84:287.

Kesselheim AS et al: Whistle-blowers' experiences in fraud litigation against pharmaceutical companies. N Engl J Med 2010;362:1832.

Koslowski S et al: Developing the nation's biosimilar program. N Engl J Med 2011;365:385.

Landry Y, Gies J-P: Drugs and their molecular targets: An updated overview. Fund & Clin Pharmacol 2008;22:1.

The Medical Letter on Drugs and Therapeutics. The Medical Letter, Inc.

Ng R: *Drugs from Discovery to Approval.* Wiley-Blackwell, 2008.

Pharmaceutical Research and Manufacturers of America website. http://www.phrma.org.

Pharmacology: Examination & Board Review, 12th ed. McGraw Hill Education, 2019.

Prescriber's Letter. Stockton, California: prescribersletter.com.

Rockey SJ, Collins FS: Managing financial conflict of interest in biomedical research. JAMA 2010;303:2400.

Scheindlin S: Demystifying the new drug application. Mol Interventions 2004;4:188.

Sistare FD, DeGeorge JJ: Preclinical predictors of clinical safety: Opportunities for improvement. Clin Pharmacol Ther 2007;82(2):210.

Stevens AJ et al: The role of public sector research in the discovery of drugs and vaccines. N Engl J Med 2011;364:535.

Top 200 Drugs of 2019. https://clincalc.com/DrugStats/Top200Drugs.aspx

USMLE Road Map: Pharmacology. McGraw Hill Education, 2006.

World Medical Association: World Medical Association Declaration of Helsinki. Ethical principles for medical research involving human subjects. JAMA 2013;310:2191.

Zarin DA et al: Characteristics of clinical trials registered in ClinicalTrials.gov, 2007-2010. JAMA 2012;307:1838.

RESPOSTA DO ESTUDO DE CASO

A sobredose de ácido acetilsalicílico geralmente causa alcalose respiratória mista e acidose metabólica. Como o ácido acetilsalicílico é um ácido fraco, a acidose sérica favorece a entrada do medicamento nos tecidos (aumentando a toxicidade) e a acidose urinária favorece a reabsorção do medicamento excretado de volta ao sangue (prolongando os efeitos da sobredose). O bicarbonato de sódio, uma base fraca, é um componente importante no controle da sobredose de ácido acetilsalicílico. Causa alcalose, reduzindo a entrada nos tecidos, e aumenta o pH da urina, aumentando a depuração renal do fármaco. Ver discussão sobre ionização de ácidos e bases fracos no texto.

CAPÍTULO

Receptores de fármacos e farmacodinâmica

2

Mark von Zastrow, MD, PhD

ESTUDO DE CASO

Um homem de 51 anos procura o serviço de emergência devido à dificuldade respiratória aguda. O paciente está afebril e normotenso, mas ansioso, taquicárdico e bastante taquipneico. A ausculta do tórax revela sibilos difusos. O médico faz o diagnóstico provisório de asma brônquica e administra epinefrina por injeção intramuscular, melhorando a respiração do paciente após alguns minutos. Foram realizados radiografia de tórax e eletrocardiograma, que não apresentaram anormalidades, e o histórico médico relata apenas hipertensão leve, que está sendo tratada com propranolol. O médico instrui o paciente a suspender o uso do propranolol e a substituir a medicação anti-hipertensiva por verapamil.

Por que o médico está correto em suspender o propranolol? Por que o verapamil é uma escolha melhor para o controle da hipertensão neste paciente? Qual a alternativa farmacológica de tratamento o médico pode considerar?

Os efeitos terapêuticos e tóxicos dos fármacos resultam de suas interações com moléculas do paciente. A maioria dos fármacos atua por associação a macromoléculas específicas, de modo a alterar suas atividades bioquímicas e biofísicas. Essa ideia, que tem mais de um século de existência, está incorporada no termo **receptor**: o componente de uma célula ou organismo que interage com um fármaco e inicia a cadeia de eventos que leva aos efeitos observados desse fármaco.

Os receptores têm se tornado o foco central da investigação de efeitos de fármacos e seus mecanismos de ação (farmacodinâmica). O conceito de receptor, estendido à endocrinologia, à imunologia e à biologia molecular, tem se provado essencial para explicar muitos aspectos de regulação biológica. Vários receptores de fármacos têm sido isolados e caracterizados em detalhe, possibilitando, assim, o entendimento preciso da base molecular da ação do fármaco.

O conceito de receptor tem consequências práticas importantes para o desenvolvimento de fármacos e para a tomada de decisões terapêuticas na prática clínica. Essas consequências formam a base para a compreensão das ações e dos usos clínicos de fármacos descritos em quase todos os capítulos deste livro. Elas podem ser resumidas da seguinte forma:

1. **Os receptores determinam as relações quantitativas entre dose ou concentração de fármacos e efeitos farmacológicos.** A afinidade do receptor para se ligar a um fármaco determina a sua concentração necessária para formar um número significativo de complexos fármaco-receptor, e o número total de receptores pode limitar o efeito máximo que um fármaco produz.
2. **Os receptores são responsáveis pela seletividade da ação do fármaco.** O tamanho, o formato e a carga elétrica molecular de um fármaco determinam se – e com que afinidade – ele se prenderá a um receptor em particular dentro da vasta coleção de sítios de ligação quimicamente diferentes disponíveis em uma célula, tecido ou paciente. Em conformidade, mudanças na estrutura química de um fármaco podem aumentar ou diminuir drasticamente as afinidades de um novo fármaco por classes diferentes de receptores, com alterações resultantes em efeitos terapêuticos e tóxicos.
3. **Os receptores medeiam as ações de agonistas e antagonistas farmacológicos.** Alguns fármacos e muitos ligantes naturais, como hormônios e neurotransmissores, regulam a função de macromoléculas receptoras como **agonistas**; isso significa que eles ativam o receptor para sinalizar como um resultado direto de sua ligação. Alguns agonistas ativam um só tipo de receptor para produzir todas as suas funções biológicas, enquanto outros seletivamente promovem uma função de receptor mais do que outra.

Outros fármacos atuam como **antagonistas**; isto é, se ligam a receptores, mas não ativam a geração de um sinal; consequentemente, interferem na capacidade de um agonista ativar o receptor. Alguns dos medicamentos mais úteis na medicina clínica são antagonistas farmacológicos. Outros fármacos se ligam a uma região do receptor distinta daquela onde se unem os ligantes endógenos; tais fármacos podem produzir efeitos clínicos úteis e bastante diferentes, agindo como os assim denominados **moduladores alostéricos** do receptor.

NATUREZA MACROMOLECULAR DOS RECEPTORES DE FÁRMACOS

A maioria dos receptores de fármacos clinicamente relevantes e quase todos os receptores discutidos neste capítulo são proteínas. Tradicionalmente, a ligação de fármacos foi usada para identificar ou purificar receptores em extratos de tecidos; por conseguinte, os receptores foram descobertos por meio dos fármacos que se ligam a eles. Avanços em biologia molecular e sequenciamento de genoma tornaram possível identificar receptores por homologia estrutural prevista a outros receptores (previamente conhecidos). Esse esforço revelou que muitos fármacos conhecidos se ligam a uma diversidade maior de receptores do que previsto anteriormente, motivando mais esforços para o desenvolvimento de fármacos crescentemente seletivos. Isso também identificou numerosos **receptores-órfãos**, assim denominados porque seus ligantes naturais são atualmente desconhecidos; eles podem ser alvos úteis para o desenvolvimento futuro de fármacos.

Os receptores de fármacos mais bem caracterizados são **proteínas reguladoras**, que medeiam as ações de sinais químicos endógenos, como neurotransmissores, autacoides e hormônios. Essa classe de receptores medeia os efeitos de muitos dos agentes terapêuticos mais úteis. As estruturas moleculares e os mecanismos bioquímicos desses receptores reguladores são descritos em uma seção posterior intitulada "Mecanismos de sinalização e ação de fármacos".

Outras classes de proteínas foram claramente identificadas como receptores de fármacos. As **enzimas** podem ser inibidas (ou, menos comumente, ativadas) pela ligação de um medicamento. Exemplos incluem a di-hidrofolato redutase, o receptor para o fármaco antineoplásico metotrexato; a 3-hidroxi-3-metilglutaril-coenzima A (HMG-CoA redutase), o receptor das estatinas; e várias proteínas cinases e lipídeos cinase. As **proteínas de transporte** podem ser alvos úteis de fármacos. Exemplos incluem a Na^+/K^+-ATPase, o receptor de membrana dos glicosídeos digitálicos cardioativos; as proteínas transportadoras de norepinefrina (noradrenalina) e serotonina, que são receptores de membrana para fármacos antidepressivos; e os transportadores de dopamina, que são receptores de membrana da cocaína e vários outros psicoestimulantes. **Proteínas estruturais** também são alvos importantes de medicamentos, como a tubulina, receptor do fármaco anti-inflamatório colchicina.

Este capítulo apresenta três aspectos da função de receptores de fármacos, em ordem crescente de complexidade: (1) receptores como determinantes da relação quantitativa entre a concentração de um fármaco e a resposta farmacológica; (2) receptores como proteínas reguladoras e componentes de mecanismos de sinalização química que fornecem alvos para fármacos importantes; e (3) receptores como determinantes-chave dos efeitos terapêuticos e tóxicos de fármacos em pacientes.

RELAÇÃO ENTRE CONCENTRAÇÃO DO FÁRMACO E RESPOSTA

A relação entre a dose de um fármaco e a resposta observada clinicamente pode ser complexa. Entretanto, em sistemas *in vitro* cuidadosamente controlados, a relação entre concentração de um fármaco e seu efeito com frequência é simples e pode ser descrita com precisão matemática. É importante entender em detalhes essa relação idealizada porque é a base das relações mais complexas entre a dose e o efeito que ocorrem quando os medicamentos são administrados aos pacientes.

Curvas de concentração-efeito e ligação de agonistas a receptores

Mesmo em pacientes ou animais intactos, as respostas a doses baixas de um fármaco em geral aumentam em proporção direta à dose. À medida que as doses são aumentadas, entretanto, o incremento da resposta diminui; finalmente, podem ser atingidas doses nas quais nenhum aumento adicional de resposta é obtido. Essa relação entre concentração do fármaco e efeito é descrita tradicionalmente por uma curva hiperbólica (Figura 2-1A) conforme a seguinte equação:

$$E = \frac{E_{máx} \times C}{C + EC_{50}}$$

em que E é o efeito observado na concentração C, $E_{máx}$ é a resposta máxima produzida pelo fármaco e EC_{50} é a concentração do fármaco que produz 50% do efeito máximo.

Essa relação hiperbólica assemelha-se à lei de ação das massas que descreve a associação entre duas moléculas de uma determinada afinidade. Essa semelhança sugere que fármacos agonistas agem por ligação ("ocupação") a uma classe distinta de moléculas biológicas com uma afinidade característica pelo fármaco. Ligantes radiativos do receptor têm sido usados para confirmar o pressuposto de ocupação em muitos sistemas fármaco-receptor. Nesses sistemas, o fármaco ligado a receptores (B) relaciona-se com a concentração de fármaco livre (não ligado) (C), como ilustrado na Figura 2-1B e descrito por uma equação análoga:

$$B = \frac{B_{máx} \times C}{C + K_d}$$

em que $B_{máx}$ indica a concentração total de sítios receptores (p. ex., sítios ligados ao fármaco em concentrações extremamente altas de fármaco livre) e K_d (a constante de equilíbrio de dissociação) representa a concentração de fármaco livre em que se observa metade da ligação máxima. Essa constante caracteriza a afinidade do receptor para se ligar ao fármaco de forma recíproca: se o K_d for baixo, a afinidade de ligação é alta e vice-versa. A EC_{50} e a K_d podem, mas não precisam, ser idênticas, conforme discutido adiante. Dados de dose-resposta frequentemente são apresentados como um gráfico do efeito do fármaco (ordenada) contra o *logaritmo* da dose ou concentração (abscissa), transformando a curva hiperbólica da Figura 2-1 em uma curva sigmoide com uma porção média linear (p. ex., Figura 2-2). Essa transformação é conveniente porque expande a escala do eixo de concentração em concentrações baixas (nas quais o efeito está mudando com rapidez) e a comprime em

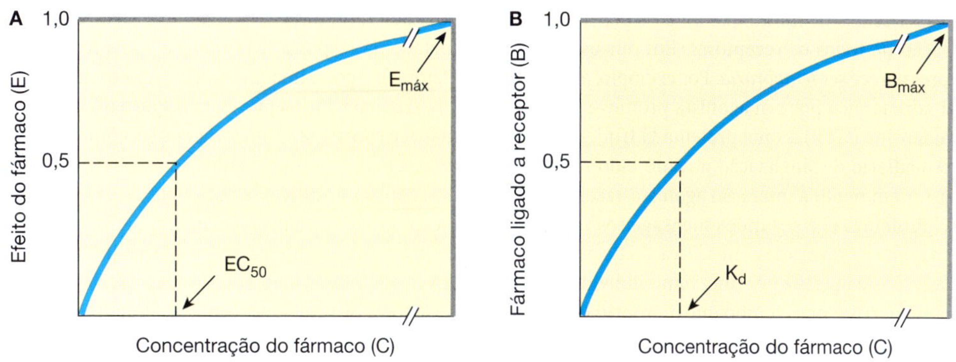

FIGURA 2-1 Relações entre concentração e efeito do fármaco (**A**) ou fármaco ligado a receptor (**B**). As concentrações do fármaco em que o efeito ou a ocupação do receptor está na metade do máximo são indicadas por EC_{50} e K_d respectivamente.

concentrações altas (nas quais o efeito está mudando lentamente), mas, afora isso, não tem significado biológico ou farmacológico.

Acoplamento receptor-efetor e receptores de reserva

Quando um agonista ocupa um receptor, ocorrem alterações conformacionais no receptor proteico que representa a base fundamental da ativação do receptor e o primeiro de muitos passos necessários para produzir uma resposta farmacológica. O processo geral de transdução, que liga a ocupação de receptores pelo fármaco e a resposta farmacológica, é denominado **acoplamento**. A eficiência relativa do acoplamento ocupação-resposta é determinada, em parte, no próprio receptor; agonistas totais tendem a desviar o equilíbrio de conformação de receptores mais fortemente que os agonistas parciais (descritos no texto subsequente). O acoplamento também é determinado por eventos bioquímicos "a jusante" que transformam a ocupação de receptor em resposta celular. Para alguns receptores, como os canais iônicos com portão de ligante, a relação entre ocupação pelo fármaco e a resposta pode ser simples, porque a corrente iônica produzida por um fármaco com frequência é diretamente proporcional ao número de receptores (canais iônicos) ligados. Para outros receptores, como aqueles ligados a cascatas enzimáticas de transdução de sinal, a relação ocupação-resposta quase sempre é mais complexa, pois a resposta biológica atinge um máximo antes que a ocupação total do receptor seja conseguida.

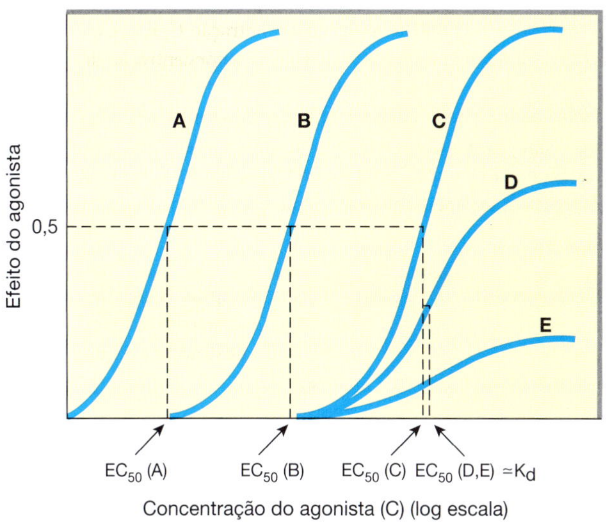

FIGURA 2-2 Transformação logarítmica do eixo da dose e demonstração experimental de receptores de reserva, usando concentrações diferentes de um antagonista irreversível. A curva **A** mostra a resposta do agonista na ausência de antagonista. Depois do tratamento com uma concentração baixa de antagonista (curva **B**), a curva é desviada para a direita. Contudo, a capacidade de resposta máxima é preservada, porque os receptores disponíveis remanescentes ainda excedem o número necessário. Na curva **C**, produzida depois do tratamento com uma concentração maior do antagonista, os receptores disponíveis não estão mais "de reserva"; são suficientes apenas para mediar uma resposta máxima não diminuída. Concentrações ainda mais altas do antagonista (curvas **D** e **E**) reduzem o número de receptores disponíveis ao ponto em que a resposta máxima é diminuída. A EC_{50} aparente do agonista nas curvas **D** e **E** pode se aproximar da K_d, o que caracteriza a afinidade de ligação do agonista pelo receptor.

Muitos fatores podem contribuir para o acoplamento ocupação-resposta não linear e, com frequência, são compreendidos apenas em parte. Um conceito útil para se pensar sobre isso é o de **receptor de reserva** ou **receptor sobressalente**. Diz-se que receptores estão em "reserva" para uma determinada resposta farmacológica se for possível provocar uma resposta biológica máxima em uma concentração de agonista que não resulte na ocupação de todas as moléculas de receptores disponíveis. De forma experimental, demonstram-se receptores de reserva pelo uso de antagonistas irreversíveis, para impedir a ligação de agonista a uma proporção de receptores disponíveis e mostrar que altas concentrações do agonista ainda podem produzir uma resposta máxima não diminuída (ver Figura 2-2). Por exemplo, a mesma resposta inotrópica máxima do músculo cardíaco às catecolaminas pode ser alcançada mesmo quando 90% dos receptores β-adrenérgicos, aos quais as catecolaminas se ligam, estão ocupados por um antagonista quase irreversível. Em conformidade, considera-se que as células miocárdicas contêm uma grande proporção de receptores β-adrenérgicos de reserva.

O que é responsável pelo fenômeno de receptores de reserva? Em alguns casos, os receptores podem simplesmente *sobrar em número* em relação ao número total de mediadores de sinalização a jusante presentes na célula, de modo que uma resposta máxima ocorra sem ocupação de todos os receptores. Em outros casos, a "sobra" de receptores parece ser *temporária*. Por exemplo, a ativação de um receptor β-adrenérgico por um agonista promove a ligação de trifosfato de guanosina (GTP) a uma proteína G trimérica, produzindo um intermediário de sinalização ativado cujo tempo de vida pode ultrapassar em muito a interação agonista-receptor (ver, também, a seção "Proteínas G e segundos mensageiros" adiante). Aqui, a resposta máxima é provocada com a ativação de poucos receptores, porque a resposta iniciada por um evento individual entre o receptor e o ligante persiste mais tempo que o próprio evento de ligação. Independentemente da base bioquímica da reserva de receptor, a sensibilidade de uma célula ou tecido a uma concentração particular de agonista depende não somente da *afinidade* do receptor por ligação ao agonista (caracterizada pela K_d), mas também do *grau de sobra* – o número total de receptores presentes comparado com o número realmente necessário para provocar uma resposta biológica máxima.

O conceito de receptores de reserva é muito útil clinicamente, porque permite que se pense com precisão sobre os efeitos da dose do fármaco sem necessidade de considerar (ou mesmo entender completamente) os detalhes bioquímicos da resposta de sinalização. A K_d da interação agonista-receptor determina que fração ($B/B_{máx}$) do total de receptores será ocupada em uma determinada concentração (C) livre do agonista, de forma independente da concentração do receptor:

$$\frac{B}{B_{máx}} = \frac{C}{C + K_d}$$

Imagine uma célula responsiva com quatro receptores e quatro efetores. Aqui, o número de efetores não limita a resposta máxima, e os receptores *não* são sobressalentes em número. Consequentemente, um agonista presente em uma concentração igual à K_d ocupa 50% dos receptores, e metade dos efetores é ativada, produzindo metade da resposta máxima (i.e., dois receptores estimulam dois efetores). Agora, imagine que o número de receptores aumenta em 10 vezes para 40 receptores, mas que o número total de efetores permanece constante. A maioria dos receptores está agora em número de reserva. Como resultado, uma concentração muito mais baixa do agonista é suficiente para ocupar 2 dos 40 receptores (5% dos receptores), e essa mesma concentração baixa do agonista é capaz de provocar metade da resposta máxima (dois de quatro efetores ativados). Assim, é possível mudar a sensibilidade dos tecidos com receptores de reserva trocando o número de receptores.

Antagonistas competitivos e irreversíveis

Antagonistas de receptor ligam-se a receptores, mas não os ativam; a ação primária dos antagonistas é reduzir os efeitos de agonistas (outros fármacos ou moléculas reguladoras endógenas) que, em geral, ativam receptores. Mesmo que se pense tradicionalmente que os antagonistas não têm efeito funcional na ausência de um agonista, alguns antagonistas exibem atividade "agonista inversa" (ver Capítulo 1) porque também reduzem a atividade do receptor abaixo dos níveis basais observados na ausência de agonista algum. Os fármacos antagonistas são divididos ainda em duas classes, que dependem de atuarem ou não de forma *competitiva* ou *não competitiva* em relação a um agonista presente ao mesmo tempo.

Na presença de uma concentração fixa do agonista, concentrações crescentes de um **antagonista competitivo** inibem de forma progressiva a resposta ao agonista; altas concentrações do antagonista impedem a resposta quase completamente. Inversamente, concentrações do agonista elevadas o suficiente podem superar o efeito de uma dada concentração do antagonista; isto é, o $E_{máx}$ do agonista permanece o mesmo em qualquer concentração fixa do antagonista (Figura 2-3A). Como o antagonismo é competitivo, a presença do antagonista aumenta a concentração necessária do

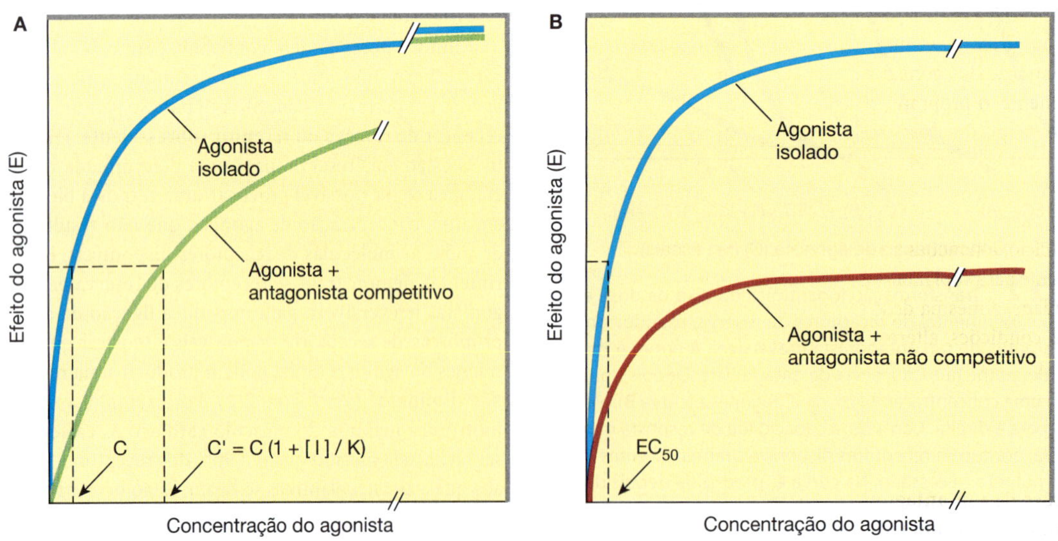

FIGURA 2-3 Mudanças em curvas de efeito da concentração de agonista produzidas por um antagonista competitivo (**A**) ou por um antagonista irreversível (**B**). Na presença de um antagonista competitivo, concentrações mais altas são necessárias para produzir um determinado efeito; assim, a concentração (C') do agonista necessária para um dado efeito na presença de concentração [I] de um antagonista é desviada para a direita, como mostrado. Altas concentrações do agonista podem suplantar a inibição por um antagonista competitivo. Esse não é o caso de um antagonista irreversível (ou não competitivo), que reduz o efeito máximo obtido pelo agonista, embora não modifique sua EC_{50}.

agonista para um determinado grau de resposta, e, assim, a curva de concentração-efeito do agonista é desviada para a direita.

A concentração (C′) de um agonista necessária à produção de um determinado efeito na presença de uma concentração fixa ([I]) de antagonista competitivo é maior do que a concentração do agonista (C) necessária à produção do mesmo efeito na ausência do antagonista. A razão dessas duas concentrações de agonista (denominada razão de dose) está relacionada com a constante de dissociação (K_i) do antagonista pela **equação de Schild**:

$$\frac{C'}{C} = 1 + \frac{[I]}{K_i}$$

Os farmacologistas com frequência usam essa relação para determinar a K_i de um antagonista competitivo. Mesmo sem conhecimento da relação entre ocupação do receptor pelo agonista e resposta, a K_i pode ser determinada de maneira simples e acurada. Como demonstrado na Figura 2-3, as curvas concentração-resposta são obtidas na presença e na ausência de uma concentração fixa do antagonista competitivo; a comparação das concentrações do agonista necessárias à produção de graus idênticos de efeito farmacológico nas duas situações revela a K_i do antagonista. Se C′ é 2 vezes C, por exemplo, então $[I] = K_i$.

Para o clínico, essa relação matemática tem duas implicações terapêuticas importantes:

1. O grau de inibição produzido por um antagonista competitivo depende da concentração do antagonista. O propranolol, antagonista competitivo de receptor β-adrenérgico, representa um exemplo útil. Os pacientes que recebem uma dose fixa desse fármaco exibem uma variação ampla de concentrações plasmáticas, devido a diferenças individuais na depuração do propranolol. Em consequência, os efeitos inibidores sobre respostas fisiológicas à norepinefrina (noradrenalina) e epinefrina (adrenalina) (agonistas endógenos dos receptores adrenérgicos) variam bastante, e a dose do propranolol deve ser ajustada de acordo com essa variação.
2. A resposta clínica a um antagonista competitivo depende da concentração do agonista que compete pela ligação a receptores. Novamente, o propranolol fornece um exemplo útil: quando é administrado em doses moderadas suficientes para bloquear o efeito de concentrações basais do neurotransmissor norepinefrina, a frequência cardíaca em repouso diminui. Contudo, o aumento na liberação de norepinefrina e epinefrina que ocorre com o exercício, alterações posturais ou estresse emocional pode ser suficiente para suplantar esse antagonismo competitivo. Em conformidade, a mesma dose de propranolol pode ter pouco efeito nessas condições, alterando, assim, a resposta terapêutica. Por outro lado, a mesma dose de propranolol que é útil para o tratamento da hipertensão em um paciente pode ser excessiva e tóxica para outro, com base nas diferenças entre os pacientes na quantidade de norepinefrina e epinefrina endógena que eles produzem.

As ações de um **antagonista não competitivo** são diferentes porque, uma vez que um receptor seja ligado por um fármaco, agonistas não podem suplantar o efeito inibidor independentemente de sua concentração. Em muitos casos, antagonistas não competitivos ligam-se ao receptor de uma maneira **irreversível**, ou quase irreversível, algumas vezes formando uma ligação covalente com o receptor. Depois de ocupada alguma proporção de receptores por um antagonista, o número remanescente de receptores desocupados pode ser baixo demais para que o agonista (mesmo em altas concentrações) provoque uma resposta comparável à resposta máxima anterior (ver Figura 2-3B). Entretanto, se receptores de reserva estiverem presentes, uma dose mais baixa de um antagonista irreversível pode deixar receptores desocupados o bastante para permitir a consecução da resposta máxima ao agonista, embora uma concentração mais alta do agonista seja necessária (Figura 2-2B e C; ver "Acoplamento receptor-efetor e receptores de reserva" anteriormente).

Do ponto de vista terapêutico, esses antagonistas irreversíveis apresentam vantagens e desvantagens distintas. Quando houver ocupado o receptor, o antagonista irreversível não precisará estar presente na forma não ligada para inibir respostas ao agonista. Em consequência, a duração da ação do antagonista irreversível será relativamente independente de sua própria velocidade de eliminação e mais dependente da velocidade de renovação das moléculas receptoras.

A fenoxibenzamina, um antagonista do receptor α-adrenérgico irreversível, é usada para controlar a hipertensão causada por catecolaminas liberadas do feocromocitoma, um tumor da medula suprarrenal. Se a administração de fenoxibenzamina diminuir a pressão sanguínea, o bloqueio será mantido mesmo quando o tumor liberar, em raras ocasiões, quantidades muito grandes de catecolaminas. Nesse caso, a capacidade de impedir respostas a concentrações variáveis e altas do agonista é uma vantagem terapêutica. Se ocorrer sobredose, entretanto, um problema real surge. Se o bloqueio do receptor α-adrenérgico não puder ser superado, os efeitos excessivos do fármaco devem ser antagonizados "fisiologicamente", isto é, pelo uso de um fármaco vasopressor que não atue via receptor α-adrenérgico.

Antagonistas podem funcionar de modo não competitivo de uma maneira diferente; isto é, por ligação a um sítio na proteína do receptor separado do sítio de ligação do agonista; dessa maneira, o fármaco pode modificar a atividade do receptor sem bloquear a ligação do agonista (ver Capítulo 1, Figura 1-2C e D). Embora esses fármacos atuem de modo não competitivo, suas ações frequentemente são reversíveis. Esses fármacos são denominados *moduladores alostéricos negativos*, porque agem por meio da ligação a um sítio diferente ("alostérico") no receptor em relação ao sítio clássico ("ortostérico") de ligação do agonista endógeno para reduzir a atividade do receptor. Nem todos os moduladores alostéricos atuam como antagonistas; alguns potencializam em vez de reduzir a atividade do receptor. Por exemplo, os benzodiazepínicos são considerados *moduladores alostéricos positivos*, porque se ligam a um sítio alostérico dos canais iônicos ativados pelo neurotransmissor ácido γ-aminobutírico (GABA) e potencializam o efeito ativador do GABA sobre a condutância de canais. Os benzodiazepínicos têm pouco efeito ativador por conta própria, e essa propriedade é um dos motivos pelos quais os benzodiazepínicos são relativamente seguros em casos de sobredose; mesmo em altas doses, sua capacidade de aumentar a condutância iônica é limitada pela liberação do neurotransmissor endógeno. A modulação alostérica também pode ocorrer em alvos sem um local de ligação ortostérico conhecido. Por exemplo, o ivacaftor liga-se ao canal iônico **regulador transmembrana da fibrose cística (CFTR**, do inglês *cystic fibrosis transmembrane regulator*) que sofre mutação na fibrose cística. Certas mutações que tornam o canal hipoativo podem ser parcialmente resgatadas pelo ivacaftor, representando modulação alostérica positiva de um canal para o qual não há ligante endógeno conhecido atualmente.

Agonistas parciais

Com base na resposta farmacológica máxima que ocorre quando todos os receptores estão ocupados, os agonistas podem ser divididos em duas classes: os **agonistas parciais** que produzem uma resposta mais baixa na ocupação plena dos receptores do que os **agonistas totais**. Os agonistas parciais produzem curvas de concentração-efeito que se parecem com aquelas observadas em agonistas totais na presença de um antagonista que bloqueia irreversivelmente alguns dos sítios do receptor (comparar as Figuras 2-2 [curva D] e 2-4B). É importante enfatizar que a falta de produção de resposta máxima por agonistas parciais não se deve à diminuição da afinidade por ligação ao receptor. De fato, a incapacidade de um agonista parcial causar uma resposta farmacológica máxima, mesmo quando presente em altas concentrações, que saturam a ligação a todos os receptores, é indicada pelo fato de que os agonistas parciais inibem de forma competitiva as respostas produzidas pelos agonistas totais (Figura 2-4C). Essa propriedade mista "agonista-antagonista" dos agonistas parciais pode ter efeitos tanto benéficos como deletérios na prática clínica. Por exemplo, a buprenorfina, um agonista parcial dos receptores opioides μ, é um fármaco analgésico em geral mais seguro que a morfina, pois produz menos depressão respiratória no excesso de dose. Entretanto, a buprenorfina é efetivamente antianalgésica quando administrada em associação a fármacos opioides mais eficazes, e pode precipitar uma síndrome de abstinência em pacientes dependentes de opioides.

Outros mecanismos de antagonismo de fármacos

Nem todos os mecanismos de antagonismo envolvem interações de fármacos ou ligantes endógenos a um só tipo de receptor, e alguns tipos de antagonismo não envolvem receptor algum. Por exemplo, a protamina, uma proteína que tem carga positiva em um pH fisiológico, pode ser usada clinicamente para contra-atacar os efeitos da heparina, um anticoagulante que tem carga negativa. Nesse caso, um fármaco age como **antagonista químico** do outro apenas pela ligação iônica que torna o outro fármaco indisponível para interações com proteínas envolvidas na coagulação do sangue.

Outro tipo é o **antagonismo fisiológico** entre vias reguladoras endógenas mediadas por receptores diferentes. Por exemplo, várias ações catabólicas dos hormônios glicocorticoides levam ao aumento da glicemia, efeito ao qual a insulina é um opositor fisiológico. Embora glicocorticoides e insulina atuem em sistemas

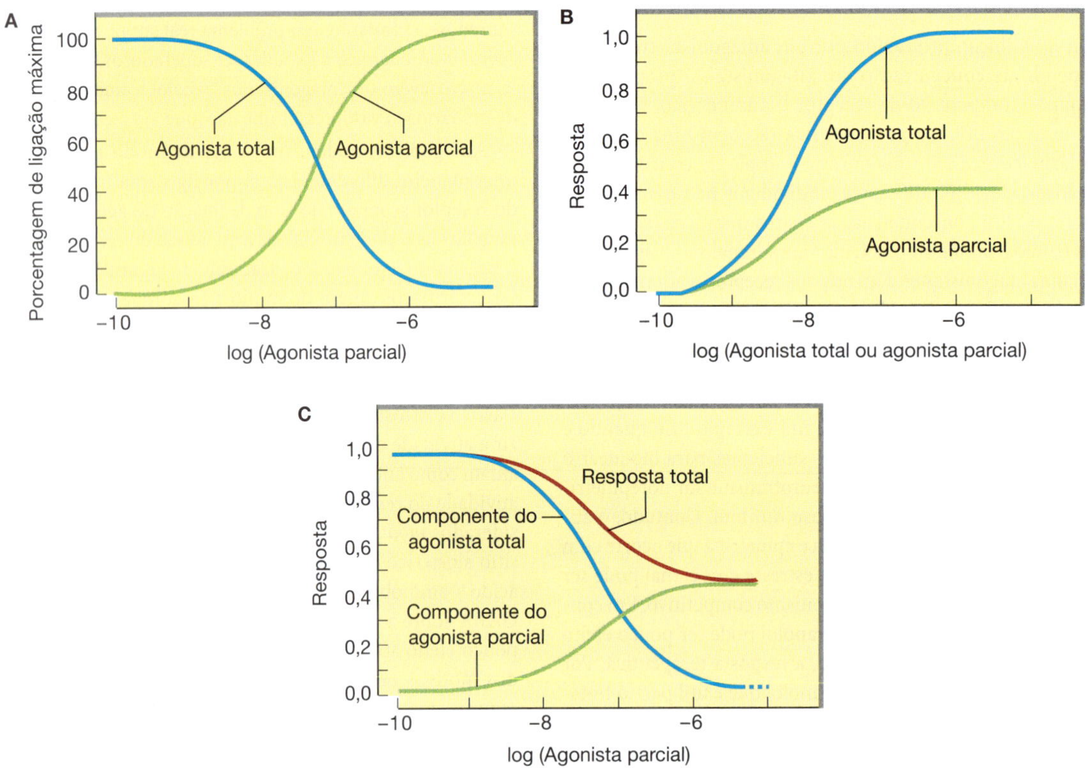

FIGURA 2-4 (**A**) A porcentagem de ocupação de receptor resultante da ligação de agonista total (presente em uma concentração única) a receptores na presença de concentrações crescentes de um agonista parcial. Como o agonista total (*linha azul*) e o agonista parcial (*linha verde*) competem para se ligar aos mesmos sítios receptores, quando a ocupação pelo agonista parcial aumenta, a ligação com o agonista total diminui. (**B**) Quando cada um dos dois fármacos é usado isoladamente e a resposta é mensurada, a ocupação de todos os receptores pelo agonista parcial produz uma resposta máxima mais baixa do que o faz uma ocupação semelhante pelo agonista total. (**C**) O tratamento simultâneo com uma concentração única do agonista total e concentrações crescentes do agonista parcial produz os padrões de resposta mostrados no painel inferior. A resposta fracionada causada por uma única concentração elevada do agonista total diminui quando concentrações crescentes do agonista parcial competem para se ligarem ao receptor com aumento do sucesso; ao mesmo tempo, a porção da resposta causada pelo agonista parcial aumenta, enquanto a resposta total – isto é, a soma das respostas aos dois fármacos (*linha vermelha*) – diminui gradualmente, alcançando, por fim, o valor produzido pelo agonista parcial em separado (comparar com *B*).

receptor-efetor bastante diferentes, o médico às vezes precisa administrar insulina para se opor aos efeitos hiperglicemiantes de um hormônio glicocorticoide, se o último estiver elevado por síntese endógena (p. ex., tumor do córtex suprarrenal) ou como resultado de terapia glicocorticoide.

Em geral, o uso de um fármaco como antagonista fisiológico produz efeitos menos específicos e menos fáceis de serem controlados do que os efeitos de um antagonista específico para receptor. Assim, por exemplo, para o tratamento da bradicardia causada por liberação aumentada de acetilcolina por terminações do nervo vago, o médico poderia usar isoprenalina, um agonista do receptor β-adrenérgico que aumenta a frequência cardíaca por mimetizar a estimulação simpática do coração. Entretanto, o uso desse antagonista fisiológico seria menos racional – e potencialmente mais perigoso – do que um antagonista específico do receptor, como a atropina.

MECANISMOS DE SINALIZAÇÃO E AÇÃO DE FÁRMACOS

Até aqui foram consideradas interações de receptores e efeitos de fármacos em termos de equações e curvas de concentração-efeito. Também é necessário compreender os mecanismos moleculares pelos quais um fármaco atua. Da mesma forma, é preciso considerar famílias estruturais distintas de proteínas receptoras, e isso induz o surgimento de perguntas básicas com implicações clínicas importantes:

- Por que alguns fármacos produzem efeitos que persistem por minutos, horas ou mesmo dias depois que o fármaco não está mais presente?
- Por que respostas a outros fármacos diminuem rapidamente com a administração prolongada ou repetida?
- Como mecanismos celulares para ampliação de sinais químicos externos explicam o fenômeno dos receptores de reserva?
- Por que fármacos quimicamente semelhantes com frequência exibem seletividade extraordinária em suas ações?
- Esses mecanismos fornecem alvos para o desenvolvimento de novos fármacos?

A maior parte da sinalização transmembrana é conseguida por um número pequeno de mecanismos moleculares diferentes. Cada tipo de mecanismo tem sido adaptado, por meio da evolução de famílias distintas de proteínas, para fazer a transdução de muitos sinais diferentes. Essas famílias de proteínas incluem receptores na superfície celular e dentro da célula, bem como enzimas e outros componentes que geram, ampliam, coordenam e terminam a sinalização pós-receptor por segundos mensageiros químicos no citoplasma. Esta seção discute os mecanismos para o transporte de informações químicas através da membrana plasmática e depois delineia aspectos-chave dos segundos mensageiros citoplasmáticos.

Cinco mecanismos básicos de sinalização transmembrana são bem compreendidos (Figura 2-5). Cada um representa uma família diferente de proteína de receptor e usa uma estratégia diferente para contornar a barreira representada pela bicamada lipídica da membrana plasmática. Essas estratégias utilizam: (1) um ligante lipossolúvel que cruza a membrana e age sobre um receptor intracelular; (2) uma proteína receptora transmembrana cuja atividade enzimática intracelular é regulada de maneira alostérica por um ligante que se prende a um sítio no domínio extracelular da proteína; (3) um receptor transmembrana que se liga e estimula uma proteína tirosina cinase; (4) um canal iônico transmembrana com portão de ligante que pode ser induzido a se abrir ou fechar pela ligação a um ligante; e (5) uma proteína do receptor transmembrana que estimula uma proteína transdutora de sinal ligadora de GTP (proteína G), a qual por sua vez modula a produção de um mensageiro secundário intracelular.

Embora os cinco mecanismos estabelecidos não deem conta de todos os sinais químicos transmitidos através das membranas celulares, eles realmente fazem a transdução dos sinais mais importantes explorados em farmacoterapia.

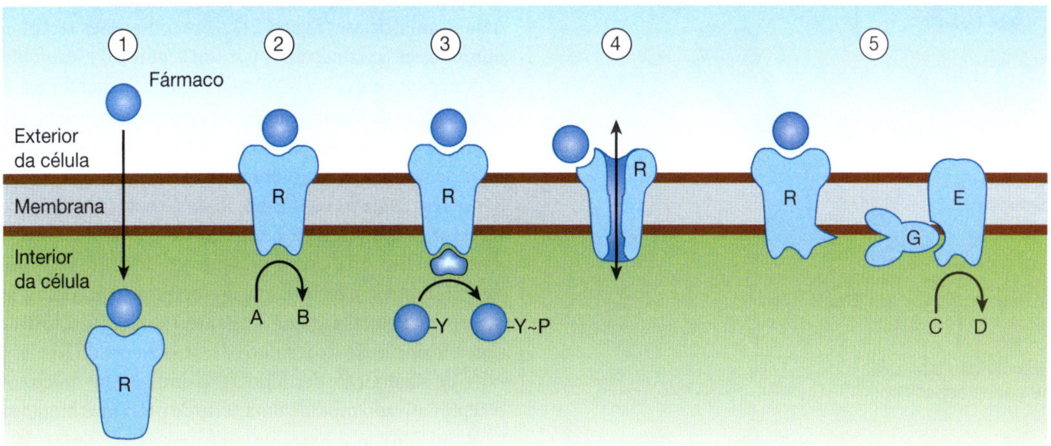

FIGURA 2-5 Mecanismos conhecidos de sinalização transmembrana. (**1**) Um sinal químico lipossolúvel atravessa a membrana plasmática e age sobre um receptor intracelular (que pode ser uma enzima ou um regulador de transcrição de genes). (**2**) O sinal liga-se ao domínio extracelular de uma proteína transmembrana, dessa maneira acionando uma atividade enzimática no domínio citoplasmático. (**3**) O sinal liga-se ao domínio extracelular de um receptor transmembrana ligado a uma proteína tirosina cinase, a qual ele ativa. (**4**) O sinal se liga e regula diretamente a abertura de um canal iônico. (**5**) O sinal se liga a um receptor de superfície celular ligado a uma enzima efetora por uma proteína G. A, C, substratos; B, D, produtos; R, receptor; G, proteína G; E, efetor (enzima ou canal iônico); Y, tirosina; P, fosfato.

Receptores intracelulares de agentes lipossolúveis

Vários ligantes biológicos são suficientemente lipossolúveis para atravessar a membrana plasmática e agir sobre receptores intracelulares. Uma classe desses ligantes inclui esteroides (corticosteroides, mineralocorticoides, esteroides sexuais, vitamina D) e hormônio tireoidiano, cujos receptores estimulam a transcrição de genes por ligação a sequências específicas de DNA (frequentemente denominadas **elementos de resposta**) próximas ao gene cuja expressão deve ser regulada.

Esses receptores "gene-ativos" pertencem a uma família de proteínas que evoluíram a partir de um precursor comum. A dissecção dos receptores por técnicas de DNA recombinante tem fornecido percepções sobre seu mecanismo molecular. Por exemplo, a ligação de um hormônio glicocorticoide à sua proteína receptora normal alivia uma restrição inibidora sobre a atividade estimuladora de transcrição da proteína. A Figura 2-6 ilustra de forma esquemática o mecanismo molecular de ação dos glicocorticoides: na ausência de hormônio, o receptor liga-se a hsp90, uma proteína que parece impedir o dobramento normal de vários domínios estruturais do receptor. Na ausência do hormônio, o receptor está complexado a hsp90, uma proteína que parece impedir a conformação normal de vários domínios estruturais do receptor. A ligação do hormônio ao domínio de ligação do ligante desencadeia a liberação de hsp90. Isso possibilita que os domínios de ligação de DNA e de ativação de transcrição do receptor se dobrem em suas conformações funcionalmente ativas, de modo que o receptor ativado inicie a transcrição de genes-alvo.

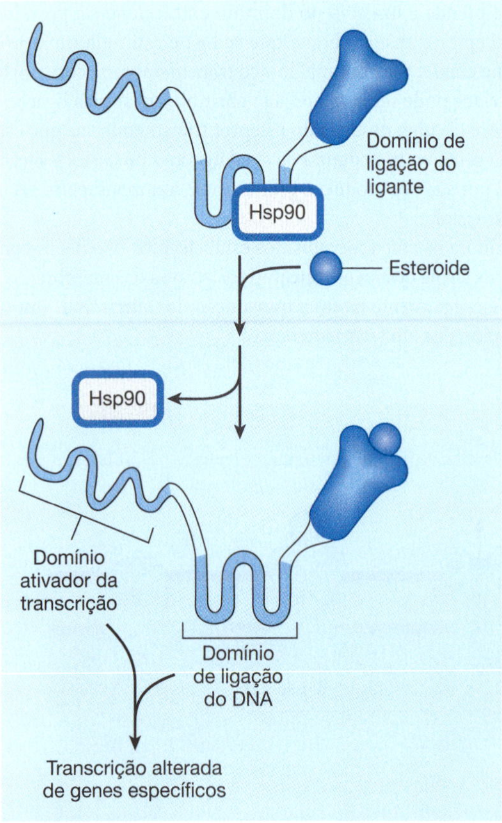

FIGURA 2-6 Mecanismo de ação dos glicocorticoides. O polipeptídeo receptor de glicocorticoide é ilustrado esquematicamente como uma proteína com três domínios distintos. Uma proteína de choque térmico, hsp90, liga-se ao receptor na ausência de hormônio e impede o dobramento para a conformação ativa do receptor. A ligação de um ligante do hormônio (esteroide) causa dissociação do estabilizador hsp90 e permite a conversão para a configuração ativa.

O mecanismo usado por hormônios que atuam pela regulação da expressão de genes tem duas consequências terapêuticas importantes:

1. Todos esses hormônios produzem efeitos depois de um período de defasagem característico de 30 minutos a várias horas – o tempo necessário para a síntese de novas proteínas. Isso significa que não se pode esperar que os hormônios gene-ativos alterem um estado patológico dentro de minutos (p. ex., glicocorticoides não aliviarão de imediato os sintomas da asma brônquica).
2. Os efeitos desses agentes podem persistir por horas ou dias depois que a concentração do agonista tiver sido reduzida a zero. A persistência do efeito deve-se sobretudo à rotatividade relativamente lenta da maioria das enzimas e proteínas, que podem permanecer ativas nas células por horas ou dias depois de sintetizadas. Em consequência, os efeitos benéficos (ou tóxicos) de um hormônio gene-ativo em geral diminuem vagarosamente quando se interrompe sua administração.

Enzimas transmembrana reguladas por ligante, inclusive receptores tirosina cinase

Essa classe de moléculas receptoras medeia as primeiras etapas na sinalização por insulina, fator de crescimento epidérmico (EGF, do inglês *epidermal growth factor*), fator de crescimento derivado de plaquetas (PDGF, do inglês *platelet-derived growth factor*), peptídeo natriurético atrial (ANP, do inglês *atrial natriuretic peptide*), fator de crescimento transformador β (TGF-β, do inglês *transforming growth factor-β*) e muitos outros hormônios tróficos. Esses receptores são polipeptídeos, consistindo em um domínio extracelular de ligação de hormônio e um domínio citoplasmático enzimático, que pode ser uma proteína tirosina cinase, uma serina cinase ou uma guanililciclase (Figura 2-7). Em todos esses receptores, os dois domínios estão conectados por um segmento hidrofóbico do polipeptídeo que reside na bicamada lipídica da membrana plasmática.

A função de sinalização do receptor tirosina cinase começa com a ligação de um ligante, em geral um hormônio polipeptídeo ou fator de crescimento, ao domínio extracelular do receptor. A mudança resultante na conformação do receptor faz duas moléculas de receptor se ligarem uma à outra (*dimerizam*). Isso ativa a atividade da enzima tirosina cinase presente no domínio citoplasmático do dímero, levando à fosforilação do receptor, bem como à fosforilação de proteínas sinalizadoras a jusante. Os receptores ativados catalisam a fosforilação de resíduos de tirosina em diferentes proteínas-alvo de sinalização, permitindo, assim, que um único complexo de receptor ativado module uma série de processos bioquímicos.

A insulina, por exemplo, usa uma classe única de receptores para desencadear o aumento da captação de glicose e aminoácidos e para regular o metabolismo do glicogênio e triglicerídeos na célula. A ativação do receptor em células-alvo específicas dirige um programa complexo de eventos celulares, variando desde o transporte alterado de íons e metabólitos pela membrana até mudanças na expressão de muitos genes.

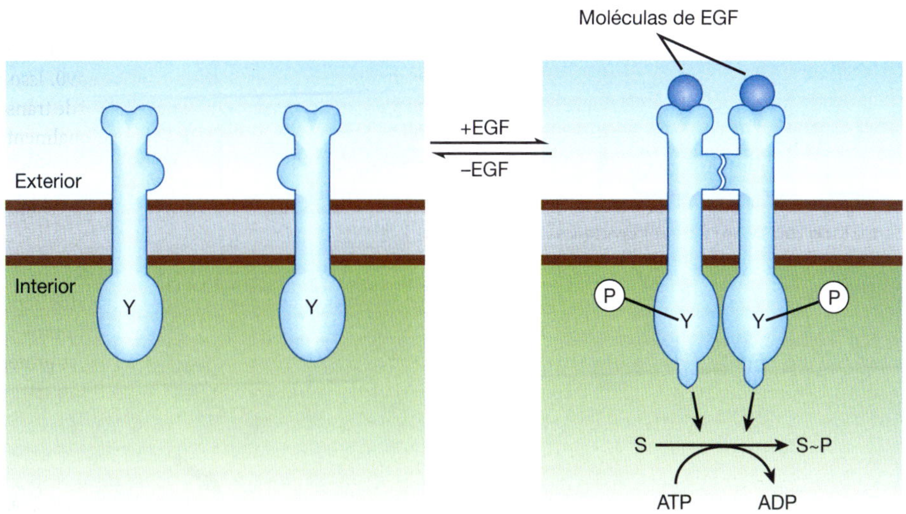

FIGURA 2-7 Mecanismo de ativação do receptor do fator de crescimento epidérmico (EGF, do inglês *epidermal growth factor*), um receptor tirosina cinase representativo. O polipeptídeo receptor tem domínios extracelulares e citoplasmáticos, ilustrados acima e abaixo da membrana plasmática. Com a ligação de EGF (*círculo*), o receptor se converte de seu estado monomérico inativo (**à direita**) para um estado dimérico ativo (**à esquerda**), no qual dois polipeptídeos receptores se ligam de modo não covalente. Os domínios citoplasmáticos se tornam fosforilados (P) sobre resíduos específicos de tirosina (Y), e suas ações enzimáticas são ativadas, catalisando a fosforilação de proteínas do substrato (S). ADP, difosfato de adenosina; ATP, trifosfato de adenosina.

Inibidores específicos de receptores tirosina cinase são usados no tratamento de distúrbios neoplásicos nos quais a sinalização excessiva do fator de crescimento está frequentemente envolvida. Alguns desses inibidores são anticorpos monoclonais (p. ex., trastuzumabe, cetuximabe) que se ligam ao domínio extracelular de um receptor particular e interferem na ligação do fator de crescimento. Outros inibidores são produtos químicos de pequenas moléculas capazes de permear membranas (p. ex., gefitinibe, erlotinibe), que inibem a atividade da cinase do receptor no citoplasma.

A intensidade e a duração de ação de EGF, PDGF e outros agentes que atuam por meio de receptor tirosina cinase são limitadas por um processo de **regulação negativa** do receptor. A união do ligante costuma induzir à endocitose acelerada de receptores da superfície celular, seguida pela degradação daqueles receptores (e de seus efetores ligados). Quando esse processo ocorre em uma velocidade mais rápida do que a síntese de novos receptores, o número total de receptores da superfície celular é reduzido (regulado negativamente), e a capacidade de resposta da célula ao ligante, diminuída de modo correspondente. Um exemplo bem conhecido é o receptor tirosina cinase de EGF, que é internalizado da membrana plasmática a uma taxa muito acelerada após a ativação pelo EGF e, em seguida, é entregue aos lisossomas e proteolisado. Esse processo de regulação negativa é fisiologicamente essencial para limitar a força e a duração do sinal do fator de crescimento; mutações genéticas que interferem no processo de regulação negativa causam respostas excessivas e prolongadas que estão na base ou contribuem para muitas formas de câncer. A endocitose de outros receptores tirosina cinase, mais notavelmente receptores para fator de crescimento nervoso, serve a uma função muito diferente. Receptores internalizados do fator de crescimento nervoso não se degradam rapidamente e são translocados em vesículas endocíticas a partir do axônio distal, onde receptores são ativados por fator de crescimento nervoso liberado do tecido inervado para o corpo da célula. No corpo da célula, o sinal do fator de crescimento sofre transdução para fatores de transcrição que regulam a expressão de genes controlando a sobrevida da célula. Esse processo, efetivamente oposto à regulação negativa, transporta um sinal crítico de sobrevivência de seu local de liberação do agonista para o local de um efeito crítico de sinalização a jusante e pode fazê-lo a uma distância notavelmente longa – até 1 metro em alguns neurônios.

Numerosos reguladores de crescimento e diferenciação, inclusive TGF-β, agem sobre outra classe de enzimas receptoras transmembrana que fosforilam resíduos de serina e treonina. O ANP, um regulador importante da volemia e tônus vascular, age como um receptor transmembrana cujo domínio intracelular, uma guanililciclase, gera monofosfato de guanosina cíclico (GMPc) (ver adiante).

Receptores de citocinas

Os receptores de citocinas respondem a um grupo heterogêneo de ligantes peptídeos, que incluem hormônio do crescimento, eritropoietina, vários tipos de interferona e outros reguladores de crescimento e diferenciação. Esses receptores usam um mecanismo (Figura 2-8) que se assemelha ao dos receptores tirosina cinase, exceto quanto à atividade da proteína tirosina cinase, que não é intrínseca à molécula do receptor. Em vez disso, uma proteína tirosina cinase separada, da família Janus cinase (JAK), liga-se de forma não covalente ao receptor. Como no caso do receptor EGF, os receptores de citocinas formam dímeros depois que se ligam ao ligante ativador, permitindo que as JAKs ligadas se tornem ativadas para fosforilar resíduos de tirosina no receptor. Os resíduos fosforilados de tirosina na superfície citoplasmática do receptor põem, então, em movimento uma dança complexa de sinalização por ligação a outro grupo de proteínas, denominadas transdutoras de sinal e ativadoras de transcrição (STAT, do inglês *signal transducers and*

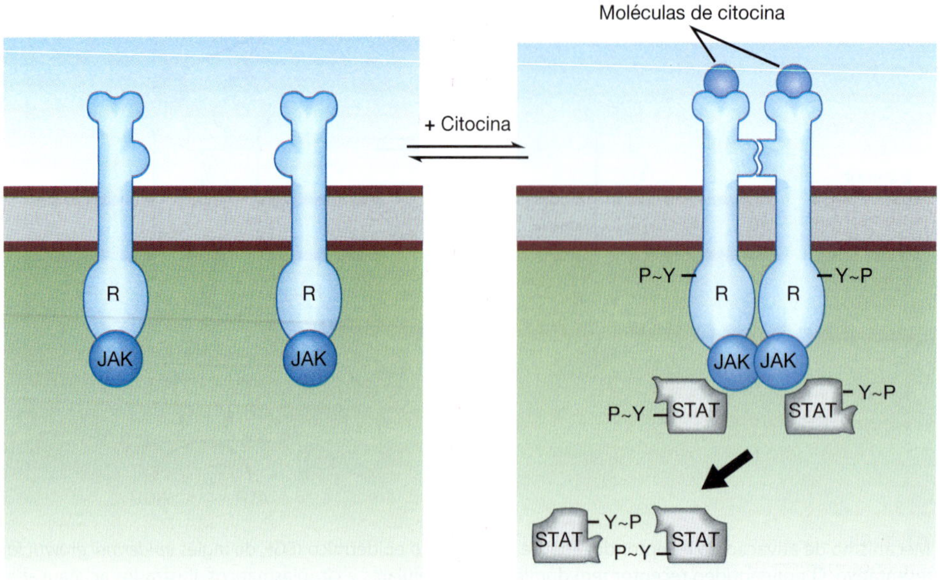

FIGURA 2-8 Os receptores de citocinas, como os de tirosinas cinases, têm domínios extracelulares e intracelulares e formam dímeros. Entretanto, após ativação por um ligante apropriado, moléculas separadas móveis de proteína tirosina cinase (JAK) são acionadas, resultando na fosforilação de transdutores de sinais e na ativação de moléculas de transcrição (STAT). Os dímeros de STAT viajam para o núcleo, onde regulam a transcrição. R, receptor; Y, tirosina; P, fosfato.

activators of transcription). As STAT ligadas são fosforiladas pelas JAK, duas moléculas STAT se tornam dímeros (prendendo-se aos fosfatos de tirosina uma da outra), e, finalmente, o dímero STAT/STAT dissocia-se do receptor e dirige-se para o núcleo, onde regula a transcrição de genes específicos.

Canais iônicos

Muitos dos medicamentos mais úteis na medicina clínica atuam em canais iônicos. Para canais iônicos controlados por ligante, os medicamentos geralmente imitam ou bloqueiam as ações dos agonistas naturais. Os ligantes naturais de tais receptores incluem acetilcolina, serotonina, GABA e glutamato; todos são transmissores sinápticos.

Cada um desses receptores transmite seu sinal através da membrana plasmática aumentando a condutância transmembrana do íon relevante e, assim, alterando o potencial elétrico da membrana. Por exemplo, a acetilcolina causa a abertura do canal iônico no receptor nicotínico de acetilcolina (nAChR, do inglês *nicotinic acetylcholine receptor*), o que permite que o Na^+ flua pelo seu gradiente de concentração para dentro das células, produzindo um potencial excitatório pós-sináptico (PEPS) localizado – uma despolarização.

O nAChR é um dos mais bem caracterizados de todos os receptores da superfície celular de hormônios ou neurotransmissores (Figura 2-9). Uma das formas desse receptor é um pentâmero composto de quatro subunidades diferentes de polipeptídeos (p. ex., duas cadeias α mais uma β, uma γ e uma δ, todas com peso molecular que varia de 43 mil a 50 mil). Esses polipeptídeos, cada um dos quais cruza a bicamada lipídica 4 vezes, formam uma estrutura cilíndrica que tem cerca de 10 nm de diâmetro, mas é impermeável a íons. Quando a acetilcolina se liga a sítios nas subunidades α, ocorre uma mudança conformacional que resulta na abertura transitória de um canal aquoso central, com aproximadamente 0,5 nm de diâmetro, através do qual íons de sódio entram no líquido extracelular, levando a despolarização elétrica da célula. A base estrutural para a ativação de outros canais iônicos controlados por ligante foi determinada recentemente, e princípios gerais semelhantes se aplicam, mas há diferenças em detalhes-chave que podem abrir novas oportunidades para o desenvolvimento e atividade de medicamentos.

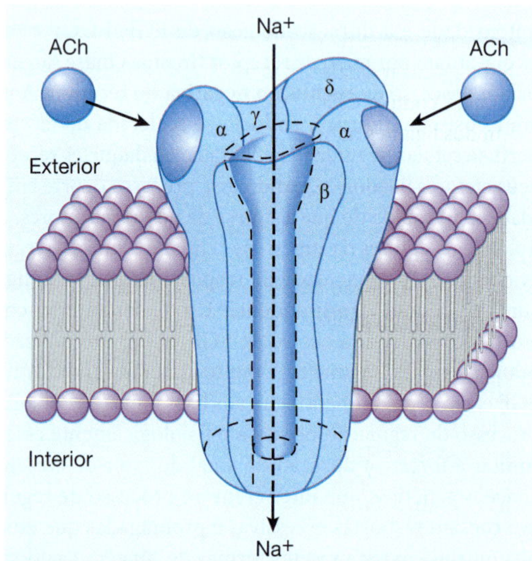

FIGURA 2-9 O receptor nicotínico de acetilcolina (ACh), um canal iônico com portão de ligante. A molécula do receptor é ilustrada como embutida em um pedaço retangular de membrana plasmática, com líquido extracelular acima e citoplasma abaixo. Composto de cinco subunidades (duas α, uma β, uma γ e uma δ), o receptor abre um canal iônico central transmembrana quando a ACh se liga a sítios no domínio extracelular de suas subunidades α.

Por exemplo, os receptores que medeiam a neurotransmissão excitatória nas sinapses do sistema nervoso central ligam-se ao glutamato, um importante neurotransmissor excitatório, por meio de um grande domínio em apêndice que se projeta do receptor e foi denominado *flytrap* ("armadilha de moscas"), porque se fecha fisicamente em torno da molécula de glutamato; o domínio *flytrap* carregado com glutamato se move, então, como uma unidade para controlar a abertura dos poros. Os medicamentos podem regular a atividade de tais receptores de glutamato ligando-se ao domínio *flytrap*, à superfície na porção embebida na membrana em torno do poro ou dentro do próprio poro.

O tempo decorrido entre a ligação do agonista a um canal com portão controlado por ligante e a resposta celular frequentemente pode ser mensurado em milissegundos. A rapidez desse mecanismo de sinalização é muito importante para a transferência de informações momento a momento por meio das sinapses. Os canais iônicos com canais controlados por ligantes podem ser regulados por múltiplos mecanismos, inclusive fosforilação e endocitose. Em alguns casos, como na sinapse nicotínica que controla a respiração diafragmática, esses mecanismos mantêm uma resposta uniforme (ou seja, são homeostáticos). Em outros casos, como em muitas sinapses no sistema nervoso central, esses mecanismos podem produzir mudanças de longo prazo na magnitude da resposta e contribuir para a plasticidade sináptica envolvida no aprendizado e na memória.

Os canais iônicos com portão controlado por voltagem não ligam neurotransmissores diretamente, mas são controlados por potencial de membrana; esses canais também são alvos importantes de fármacos. Os medicamentos que regulam os canais dependentes de voltagem normalmente se ligam a um local do receptor diferente dos aminoácidos carregados que constituem o domínio do "sensor de voltagem" da proteína usada para a abertura do canal pelo potencial de membrana. Por exemplo, o verapamil se liga a uma região do poro dos canais de cálcio controlados por voltagem que estão presentes no coração e no músculo liso vascular, inibindo a condutância iônica separadamente do sensor de voltagem, produzindo efeitos antiarrítmicos e reduzindo a pressão sanguínea sem mimetizar ou antagonizar qualquer transmissor endógeno conhecido. Outros canais, como o CFTR, embora não seja fortemente sensível a nenhum dos ligantes naturais conhecidos ou sensível a voltagem, ainda são alvos de medicamentos importantes. Lumacaftor se liga ao CFTR e promove sua entrega à membrana plasmática após a biossíntese; ivacaftor se liga a um local diferente e melhora a condutância do canal. Os dois medicamentos atuam como moduladores alostéricos do CFTR e são usados no tratamento da fibrose cística, mas cada um tem um efeito distinto.

Proteínas G e segundos mensageiros

Muitos ligantes extracelulares agem aumentando as concentrações intracelulares de segundos mensageiros como **3′,5′-monofosfato de adenosina cíclico (AMPc)**, **íon cálcio** ou os **fosfoinositídeos** (descritos adiante). Na maioria dos casos, usam um sistema de sinalização transmembrana com três componentes separados. Em primeiro lugar, o ligante extracelular é detectado seletivamente por um receptor da superfície celular. O receptor, por sua vez, desencadeia a ativação de uma proteína que liga GTP (**proteína G**) localizada na face citoplasmática da membrana plasmática. A proteína G ativada, então, muda a atividade de um elemento efetor, em geral uma enzima ou canal iônico. Esse elemento modifica a concentração do mensageiro secundário intracelular. Para a AMPc, a enzima efetora é a

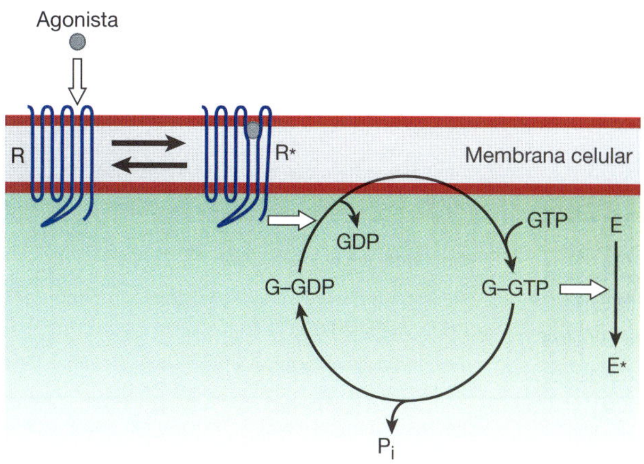

FIGURA 2-10 O ciclo de ativação-inativação de proteínas G dependentes de nucleotídeo de guanina. O agonista ativa o receptor (R→R*), o qual promove liberação de difosfato de guanosina (GDP) da proteína G (G), possibilitando a entrada de trifosfato de guanosina (GTP) no sítio de ligação do nucleotídeo. Em seu estado ligado a GTP (G-GTP), a proteína G regula a atividade de uma enzima ou canal iônico efetor (E→E*). O sinal é terminado por hidrólise de GTP, seguida pelo retorno do sistema ao estado basal não estimulado. As *setas abertas* denotam efeitos reguladores. P_i, fosfato inorgânico.

adenililciclase, uma proteína de membrana que converte trifosfato de adenosina (ATP) intracelular em AMPc. A proteína G correspondente, G_s, estimula a adenililciclase depois de ser ativada por hormônios e neurotransmissores que atuam por meio de receptores específicos acoplados a G_s. Há muitos exemplos desses receptores, inclusive receptores β-adrenérgicos, receptores de glucagon, receptores de tireotrofina e certos subtipos de receptores de dopamina e serotonina.

A proteína G_s e outras proteínas G ativam seus efetores a jusante quando ligadas por GTP e também têm a capacidade de hidrolisar GTP (Figura 2-10); essa reação de hidrólise inativa a proteína G, mas pode ocorrer em uma velocidade relativamente lenta, ampliando de forma efetiva o sinal transduzido, por possibilitar que a proteína G ativada (ligada a GTP) tenha uma meia-vida mais longa na célula do que o próprio receptor ativado. Por exemplo, um neurotransmissor como a norepinefrina pode encontrar seu receptor de membrana por apenas poucos milissegundos. Quando o encontro gera uma molécula G_s ligada a GTP, entretanto, a duração da ativação da adenililciclase depende da duração da ligação de GTP a G_s, e não da afinidade do receptor por norepinefrina. De fato, como outras proteínas G, a G_s ligada a GTP pode permanecer ativa por dezenas de segundos, amplificando muito o sinal original. A família das proteínas G contém várias subfamílias funcionalmente diversas (Tabela 2-1), cada uma das quais medeia efeitos de um conjunto particular de receptores para um grupo distinto de efetores. Note que um ligante endógeno (p. ex., norepinefrina, acetilcolina, serotonina e muitos outros não listados na Tabela 2-1) pode se ligar e estimular receptores que se acoplam a diferentes subgrupos de proteínas G. A promiscuidade aparente de um ligante permite que ele provoque respostas dependentes de proteína G diferentes em diversas células. Por exemplo, o corpo responde ao perigo usando catecolaminas (norepinefrina e epinefrina), tanto para aumentar a frequência cardíaca como para induzir a constrição de vasos sanguíneos na pele, atuando sobre receptores β-adrenérgicos acoplados a G_s e receptores α_1-adrenérgicos acoplados a G_q, respectivamente.

TABELA 2-1 Proteínas G e seus receptores e efetores

Proteína G	Receptores	Efetor/via de sinalização
G_s	Aminas β-adrenérgicas, histamina, serotonina, glucagon e muitos outros hormônios	↑ Adenililciclase → ↑AMPc
G_{i1}, G_{i2}, G_{i3}	Aminas α_2-adrenérgicas, acetilcolina (muscarínico), opioides, serotonina e muitos outros	Vários, inclusive: ↓ Adenililciclase → ↓AMPc Canais de K^+ cardíacos abertos → ↓ frequência cardíaca
G_{olf}	Odorantes (epitélio olfatório)	↑ Adenililciclase → ↑ AMPc
G_o	Neurotransmissores no cérebro (ainda não identificados especificamente)	Ainda obscuro
G_q	Acetilcolina (muscarínico), bombesina, serotonina (5-HT_2) e muitos outros	↑ Fosfolipase C → ↑ IP_3, diacilglicerol, Ca^{2+} citoplasmático
G_{t1}, G_{t2}	Fótons (rodopsina e opsinas de cores nas células dos bastonetes e cones da retina)	↑ GMPc fosfodiesterase → ↓ GMPc (fototransdução)

AMPc, monofosfato de adenosina cíclico; GMPc, monofosfato de guanosina cíclico; IP_3, trifosfato de inositol 1,4,5.

A promiscuidade de ligantes também oferece oportunidades no desenvolvimento de fármacos (ver "Classes de receptores e desenvolvimento de fármacos" adiante).

Os receptores que sinalizam por meio de proteínas G frequentemente são denominados receptores acoplados a proteína G (**GPCRs**, do inglês *G protein-coupled receptors*). Os GPCRs compõem a maior família de receptores e também são denominados receptores "sete-transmembrana" (7TM) ou receptores "tipo serpentina", porque a cadeia de polipeptídeos do receptor "serpenteia" através da membrana plasmática 7 vezes (Figura 2-11). Os receptores para aminas adrenérgicas, serotonina, acetilcolina (os muscarínicos, mas não os nicotínicos), muitos hormônios peptídeos, odorantes e fotorreceptores (nas células dos bastonetes e cones da retina) pertencem à família GPCR. Alguns GPCRs (p. ex., receptores de glutamato $GABA_B$ e os metabotrópicos) precisam de um agrupamento estável em *homodímeros* (complexos de dois polipeptídeos receptores idênticos) ou *heterodímeros* (complexos de isoformas diferentes) para atividade funcional. No entanto, ao contrário do que ocorre com os receptores tirosina cinase e os receptores de citocinas, a oligomerização não é universalmente necessária para a ativação do GPCR e acredita-se que muitos GPCRs funcionem como monômeros.

GPCRs podem se prender a agonistas de várias maneiras, mas todas elas parecem transduzir sinais através da membrana plasmática de modo semelhante. A ligação de agonistas (p. ex., uma catecolamina ou acetilcolina) estabiliza a conformação do receptor em que as extremidades citoplasmáticas das hélices transmembrana se afastam cerca de 1 nm, abrindo uma cavidade na superfície citoplasmática do receptor que prende uma superfície reguladora crítica da proteína G. Isso reduz a afinidade do nucleotídeo pela proteína G, possibilitando que disfosfato de guanosina (GDP) se dissocie e GTP o substitua (isso acontece porque GTP normalmente está presente no citoplasma em concentração muito mais alta que GDP). A forma ligada a GTP da proteína G, então, se dissocia do receptor e pode engajar mediadores a jusante. Assim, o acoplamento GPCR-proteína G envolve mudança de conformação coordenada em ambas as proteínas, permitindo que a ligação de agonista ao receptor "dirija" efetivamente uma reação de permuta de nucleotídeos que "troca" a proteína G de sua forma inativa (ligada a GDP) para ativa (ligada a GTP). A Figura 2-11 mostra os componentes principais esquematicamente. Muitas estruturas de alta resolução de GPCRs e vários GPCRs na conformação ativa complexados com a proteína G estão disponíveis no Protein Data Bank (www.rcsb.org). Um modelo animado que descreve a mudança conformacional associada à ativação do receptor β-adrenérgico está disponível na National Library of Medicine (https://www.ncbi.nlm.nih.gov/pmc/articles/PMC5702553/bin/NIHMS787243-supplement-video1.mov).

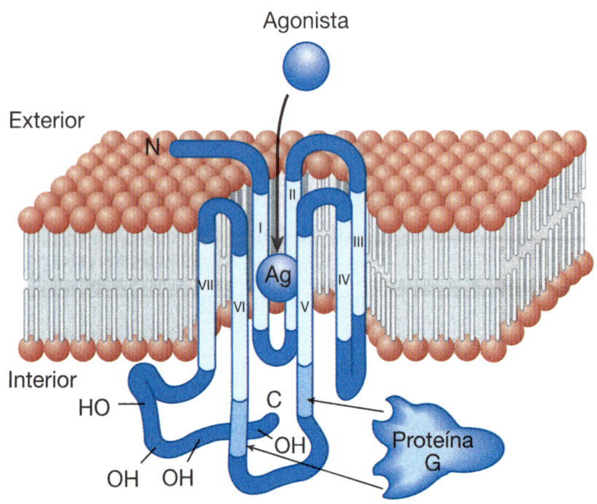

FIGURA 2-11 Topologia transmembrana de um GPCR "tipo serpentina" típico. O terminal amina (N) do receptor é extracelular (acima do plano da membrana), e seu terminal carboxila (C), intracelular, com a cadeia de polipeptídeos "serpenteando" através da membrana 7 vezes. Os segmentos hidrofóbicos transmembrana (cor clara) são designados por algarismos romanos (I-VII). O agonista (Ag) aproxima-se do receptor a partir do líquido extracelular e se liga a um sítio circundado pelas regiões transmembrana da proteína receptora. A proteína G interage com regiões citoplasmáticas do receptor, especialmente em volta da terceira alça citoplasmática conectando as regiões transmembrana V e VI. O movimento lateral dessas hélices durante a ativação expõe uma superfície citoplasmática oculta do receptor que promove a troca de nucleotídeo de guanina na proteína G e, dessa forma, a ativa, como discutido no texto. A cauda terminal citoplasmática do receptor contém inúmeros resíduos de serina e treonina, cujos grupos hidroxila (-OH) podem ser fosforilados. Essa fosforilação está associada à diminuição do acoplamento receptor-proteína G e pode promover endocitose do receptor.

Regulação de receptores

As respostas mediadas por proteínas G a fármacos e agonistas hormonais frequentemente se atenuam com o tempo (Figura 2-12A). Após alcançar um alto nível inicial, a resposta (p. ex., acúmulo celular de AMPc, influxo de Na^+, contratilidade, etc.) diminui ao longo de segundos ou minutos, mesmo na presença continuada do agonista. Em alguns casos, esse fenômeno de **dessensibilização** é rapidamente reversível; uma segunda exposição ao agonista, se feita

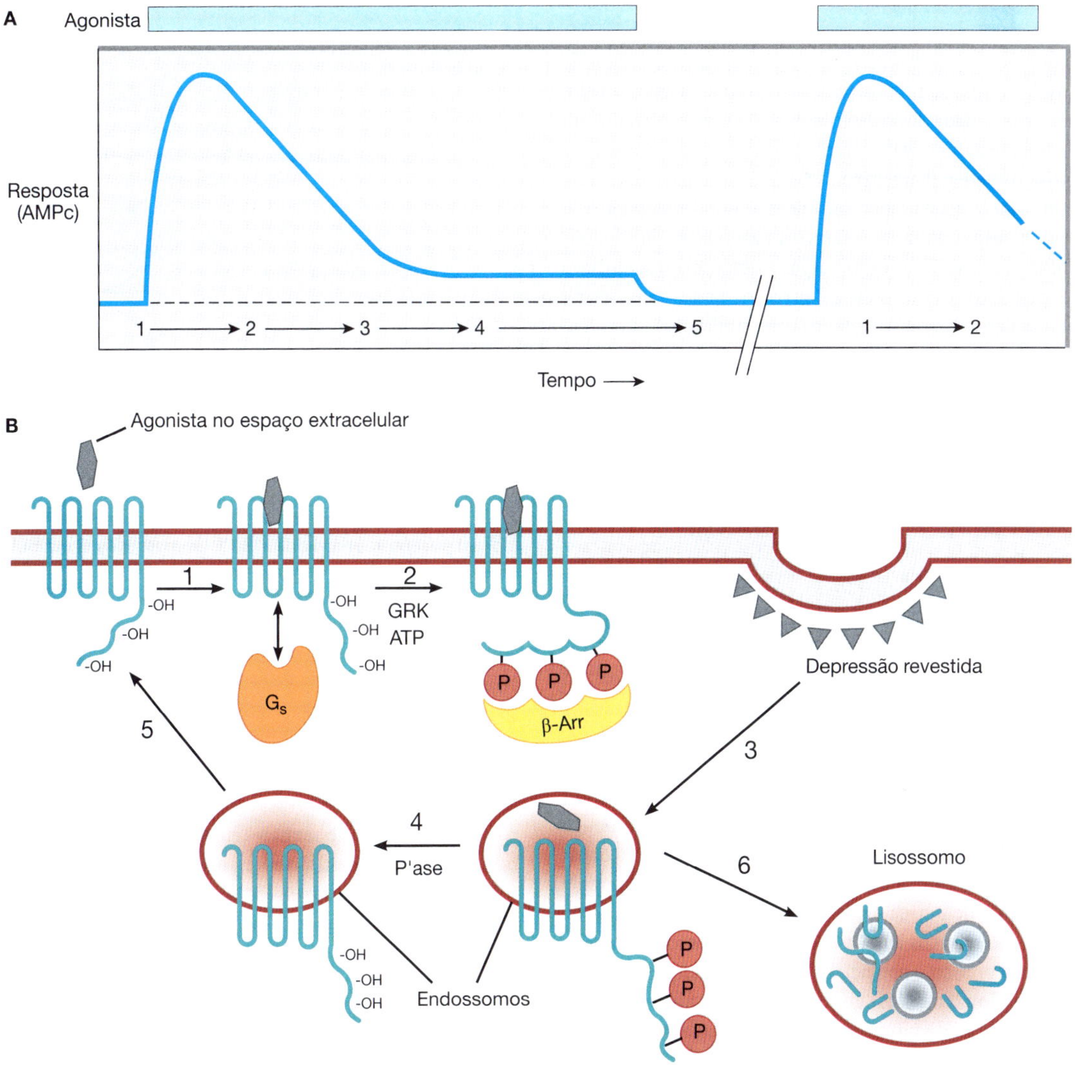

FIGURA 2-12 Rápida dessensibilização, ressensibilização e regulação negativa de receptores β-adrenérgicos. (**A**) Resposta a um agonista receptor β-adrenérgico (ordenada) *versus* tempo (abscissa). (Os números se referem às fases da função do receptor em B.) A exposição de células ao agonista (indicada pela barra de cor clara) produz uma resposta de AMP cíclico (AMPc). Uma resposta de AMPc reduzida é observada na presença continuada do agonista; essa "dessensibilização" normalmente ocorre em poucos minutos. Se o agonista é removido depois de pouco tempo (em geral, de poucos a dezenas de minutos, indicado pela linha interrompida na abscissa), as células recuperam a capacidade total de resposta a uma adição subsequente de agonista (segunda barra de cor clara). Essa "ressensibilização" deixa de ocorrer, ou ocorre de forma incompleta, se as células são expostas ao agonista repetidamente ou por um período de tempo mais longo. (**B**) A ligação do agonista a receptores inicia a sinalização pela promoção da interação do receptor com proteínas G (G_s) localizadas no citoplasma (etapa 1 do diagrama). Os receptores ativados pelo agonista são fosforilados por uma cinase receptora acoplada à proteína G (GRK), impedindo a interação do receptor com G_s e promovendo a ligação de uma proteína diferente, β-arrestina (β-Arr), ao receptor (etapa 2). O complexo receptor-arrestina liga-se a depressões revestidas, promovendo a internalização do receptor (etapa 3). A dissociação do agonista dos receptores internalizados reduz a afinidade de ligação β-Arr, permitindo a desfosforilação dos receptores por uma fosfatase (P'ase, etapa 4). Dependendo do receptor e da concentração de agonista alcançada no endossomo, uma segunda fase de ativação da proteína G pode ocorrer internamente antes que os receptores sejam reciclados para a membrana plasmática (etapa 5). A reciclagem de receptores serve para "ressensibilizar" a capacidade de resposta celular, restaurando os receptores funcionais na superfície da célula, onde eles podem iniciar a sinalização novamente em resposta ao agonista. A eficiência e a taxa desse processo de reciclagem dependem do GPCR, do estado fisiológico da célula e das variáveis farmacológicas, incluindo a concentração do agonista e a duração da exposição. Em geral, a exposição repetida ou prolongada ao agonista favorece a entrega de receptores internalizados aos lisossomos, em vez de sua reciclagem para a superfície celular (etapa 6), fazendo os receptores serem regulados negativamente e reduzindo a capacidade de resposta da sinalização celular ao agonista. ATP, trifosfato de adenosina.

poucos minutos depois do término da primeira exposição, resulta em uma resposta semelhante à inicial.

Vários mecanismos contribuem para a dessensibilização de GPCRs. Um mecanismo bem conhecido envolve a fosforilação do receptor. A mudança na conformação do receptor β-adrenérgico induzida pelo agonista faz ele não apenas ativar a proteína G, mas também recrutar e ativar uma família de proteínas cinases denominadas receptores cinases acoplados à proteína G (GRKs, do inglês *G protein-coupled receptor kinases*). As GRKs fosforilam resíduos de serina e treonina na cauda citoplasmática do receptor (Figura 2-12B), diminuindo a capacidade dos receptores β-adrenérgicos ativados em ativar G_s e também aumentando a afinidade do receptor para se ligar a uma terceira proteína, β-arrestina. A ligação de β-arrestina ao receptor diminui ainda mais a capacidade do receptor de interagir com G_s, atenuando a resposta celular (ou seja, a estimulação da adenililciclase, conforme discutido a seguir). Após a remoção do agonista, a fosforilação pelo GRK é encerrada, a β-arrestina pode se dissociar e as fosfatases celulares revertem o estado dessensibilizado e permitem que a ativação ocorra novamente em outro encontro com o agonista.

Para os receptores β-adrenérgicos e para muitos outros GPCRs, a β-arrestina pode produzir efeitos adicionais. Um dos efeitos é acelerar a endocitose dos receptores β-adrenérgicos da membrana plasmática. Isso pode regular negativamente os receptores β-adrenérgicos se os receptores subsequentemente viajarem para os lisossomos, semelhante à regulação negativa dos receptores de EGF. No entanto, a endocitose dos receptores β-adrenérgicos também pode acelerar a desfosforilação dos receptores, expondo-os às enzimas fosfatase nos endossomos (Figura 2-12B). Isso permite que os receptores levem a uma segunda rodada de ativação da proteína G dos endossomos e, em seguida, retornem à membrana plasmática por meio da reciclagem. Em alguns casos, a β-arrestina pode atuar como um transdutor de sinal positivo, servindo como um arcabouço molecular para se ligar a outras proteínas de sinalização. Dessa forma, a β-arrestina pode conferir aos GPCRs uma grande flexibilidade na sinalização e regulação. Essa flexibilidade ainda é pouco compreendida, mas atualmente acredita-se que seja a base da capacidade de alguns medicamentos de produzir um espectro diferente de efeitos a jusante de outros medicamentos, apesar da ligação ao mesmo GPCR. Os esforços atuais no desenvolvimento de medicamentos estão explorando o potencial desse fenômeno, denominado **seletividade funcional** ou **viés agonista**, como um meio de atingir especificidade na ação do fármaco além daquela atualmente possível usando agonistas e antagonistas convencionais. Acredita-se que os agonistas funcionalmente seletivos ocupem o sítio de ligação do ligante ortostérico, tornando sua ligação competitiva com os agonistas ortostéricos convencionais, mas diferem dos agonistas convencionais nos efeitos sobre a conformação do receptor após a ligação. Os ligantes alostéricos também podem estabilizar diferentes estados conformacionais do receptor, mas diferem dos ligantes funcionalmente seletivos pela ligação não competitiva a um local diferente.

Segundos mensageiros bem estabelecidos

A. Monofosfato de adenosina cíclico (AMPc)

Agindo como um segundo mensageiro intracelular, o AMPc medeia respostas hormonais, como a mobilização de energia armazenada (a quebra de carboidratos no fígado, ou de triglicerídeos em adipócitos, estimulada por catecolaminas β-adrenomiméticas), a conservação de água pelo rim (mediada pela vasopressina), a homeostase do Ca^{2+} (regulada pelo paratormônio) e o aumento da

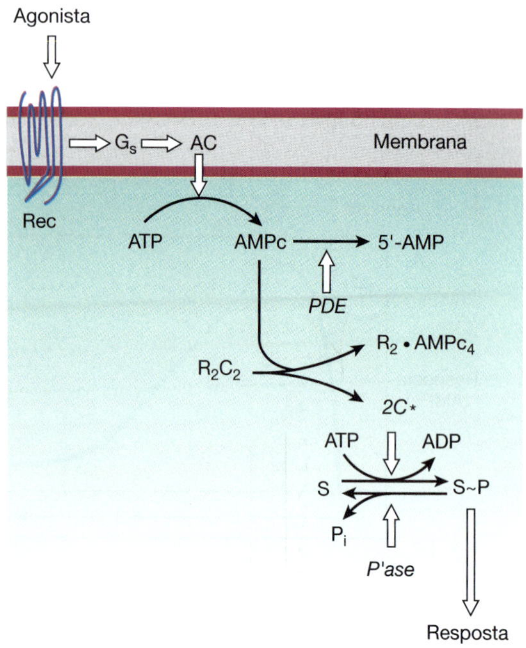

FIGURA 2-13 A via do AMPc segundo mensageiro. Proteínas-chave incluem receptores hormonais (Rec), uma proteína G estimuladora (G_s), adenililciclase (AC) catalítica, fosfodiesterases (PDE) que hidrolisam AMPc, cinases dependentes de AMPc, subunidades reguladoras (R) e catalíticas (C), substratos de proteína (S) das cinases e fosfatases (P'ase), que removem fosfatos das proteínas do substrato. As *setas abertas* denotam efeitos reguladores. ADP, difosfato de adenosina; AMPc, monofosfato de adenosina cíclico; ATP, trifosfato de adenosina. P, fosfato; P_i, fosfato inorgânico.

frequência e força contrátil do músculo cardíaco (catecolaminas β-adrenomiméticas). O AMPc também regula a produção de esteroides suprarrenais e sexuais (em resposta à corticotrofina ou ao hormônio folículo-estimulante), o relaxamento de músculos lisos e muitos outros processos endócrinos e neurais.

O AMPc exerce a maioria de seus efeitos por estimulação de proteínas cinase dependentes de AMPc (Figura 2-13). Essas cinases são compostas de um dímero regulador (R), que liga AMPc e duas cadeias catalíticas (C). Quando o AMPc se liga ao dímero R, cadeias C ativas são liberadas para se difundir no citoplasma e no núcleo, onde transferem fosfato do ATP para proteínas de substrato apropriadas, frequentemente enzimas. A especificidade dos efeitos reguladores do AMPc reside nos substratos proteicos distintos das cinases, expressos em células diferentes. Por exemplo, o fígado é rico em fosforilase cinase e glicogênio sintetase, enzimas cuja regulação recíproca por fosforilação dependente de AMPc governam o armazenamento e a liberação de carboidratos.

A fosforilação estimulada por AMPc de substratos de enzimas é revertida rapidamente por um grupo distinto de fosfatases específicas e inespecíficas. O próprio AMPc é degradado a 5'-AMP por várias fosfodiesterases de nucleotídeo cíclicas (PDE; Figura 2-13). A milrinona, inibidor seletivo de fosfodiesterases tipo 3, que são expressas em células musculares cardíacas, tem sido usada como fármaco adjuvante no tratamento da insuficiência cardíaca aguda. A inibição competitiva da degeneração do AMPc é uma maneira de a cafeína, a teofilina e outras metilxantinas produzirem efeitos (ver Capítulo 20).

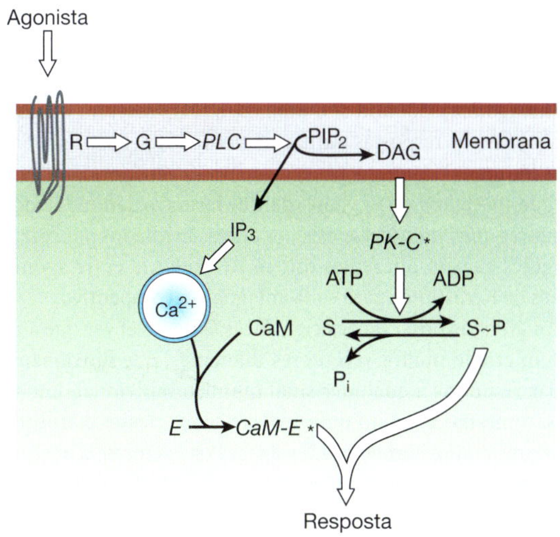

FIGURA 2-14 A via de sinalização do Ca^{2+}-fosfoinositídeo. Proteínas-chave incluem receptores hormonais (R), uma proteína G (G), uma fosfolipase C (PLC) fosfoinositídeo-específica, substratos de proteína cinase C (S), calmodulina (CaM) e enzimas que ligam calmodulina (E), inclusive cinases, fosfodiesterases, etc. ADP, difosfato de adenosina; ATP, trifosfato de adenosina; PIP_2, bifosfato de fosfatidilinositol-4,5; DAG, diacilglicerol; IP_3, trifosfato de inositol; P, fosfato; P_i, fosfato inorgânico. O *asterisco* denota estado ativado. As *setas abertas* denotam efeitos reguladores.

B. Fosfoinositídeos e cálcio

Outro sistema bem estudado de mensageiros secundários envolve a estimulação hormonal da hidrólise de fosfoinositídeos (Figura 2-14). Alguns dos hormônios, neurotransmissores e fatores de crescimento que desencadeiam essa via se ligam a receptores presos a proteínas G, ao passo que outros se ligam a tirosinas cinases receptoras. Em todos os casos, a etapa crucial é a estimulação de uma enzima da membrana, a fosfolipase C (PLC), que separa um componente fosfolipídico menor da membrana plasmática, o bifosfato de fosfatidilinositol-4,5 (PIP_2), em dois segundos mensageiros, **diacilglicerol (DAG)** e **trifosfato de inositol 1,4,5 (IP_3 ou $InsP_3$)**. O DAG é confinado à membrana, onde ele ativa uma proteína cinase sensível a fosfolipídeos e cálcio, denominada proteína cinase C. IP_3 é hidrossolúvel e se difunde pelo citoplasma para desencadear a liberação de Ca^{2+} por ligação a canais de cálcio com portões de ligante, nas membranas limitantes das vesículas de armazenamento internas. A concentração citoplasmática elevada de Ca^{2+} resultante da abertura desses canais promovida por IP_3 favorece a ligação de Ca^{2+} à proteína ligadora de cálcio calmodulina, que regula a atividade de outras enzimas, inclusive proteínas cinases dependentes de cálcio.

Com seus múltiplos segundos mensageiros e proteínas cinases, a via de sinalização de fosfoinositídeos é muito mais complexa que a via AMPc. Por exemplo, tipos diferentes de células podem conter uma ou mais cinases especializadas dependentes de cálcio e de calmodulina com especificidade de substrato limitada (p. ex., Cinase de cadeia leve de miosina) em adição a uma cinase geral dependente de cálcio e de calmodulina capaz de fosforilar uma ampla variedade de substratos proteicos. Além disso, pelo menos nove tipos estruturalmente distintos de proteína cinase C já foram identificados.

Como no sistema AMPc, múltiplos mecanismos abafam ou interrompem a sinalização por essa via. O IP_3 é inativado por desfosforilação; o DAG é fosforilado para gerar ácido fosfatídico e, então, convertido de volta a fosfolipídeos, ou perde a diacila para gerar ácido araquidônico; o Ca^{2+} é removido ativamente do citoplasma por bombas de Ca^{2+}.

Esses e outros elementos não receptores da via de sinalização cálcio-fosfoinositídeo são de importância considerável em farmacoterapia. Por exemplo, o íon de lítio, usado no tratamento do transtorno bipolar (maníaco-depressivo), afeta o metabolismo celular de fosfoinositídeos (ver Capítulo 29).

C. Monofosfato de guanosina cíclico (GMPc)

Ao contrário do AMPc, transportador ubíquo e versátil de diversas mensagens, o GMPc estabeleceu funções de sinalização em somente poucos tipos de células. Na retina, o GMPc atua como mediador na visão e é destruído por hidrólise em resposta à luz, por uma fosfodiesterase estimulada por uma proteína G acoplada à rodopsina GPCR ativada por luz. Na mucosa intestinal e no músculo liso vascular, o mecanismo de transdução de sinais baseado em GMPc é um análogo próximo do mecanismo de sinalização mediado por AMPc. Ligantes detectados por receptores da superfície celular estimulam a guanililciclase ligada à membrana a produzir GMPc, e o GMPc atua estimulando proteínas cinases dependentes de GMPc. As ações do GMPc nessas células são terminadas por degradação enzimática do nucleotídeo cíclico e por desfosforilação dos substratos de cinase.

A concentração aumentada de GMPc causa relaxamento do músculo liso vascular por um mecanismo mediado por cinases, que resulta em desfosforilação das cadeias leves de miosina (ver Figura 12-2). Nessas células musculares lisas, a síntese de GMPc pode ser elevada por dois mecanismos de sinalização transmembrana, utilizando duas guanililciclases diferentes. O ANP, hormônio peptídeo veiculado pelo sangue, estimula um receptor transmembrana por ligação a seu domínio extracelular, ativando, dessa forma, a ação da guanililciclase que reside no domínio intracelular do receptor. O outro mecanismo medeia respostas ao óxido nítrico (NO; ver Capítulo 19), gerado em células endoteliais vasculares em resposta a agentes vasodilatadores naturais, como acetilcolina e histamina. Depois de entrar na célula-alvo, o óxido nítrico se liga e ativa uma guanililciclase citoplasmática (ver Figura 19-2). Vários fármacos vasodilatadores úteis, como nitroglicerina e nitroprusseto de sódio, usados no tratamento de isquemia cardíaca e hipertensão aguda, agem pela geração ou pelo mimetismo de NO. Outros fármacos produzem vasodilatação pela inibição de fosfodiesterases específicas, interferindo, assim, na quebra metabólica de GMPc. Um desses fármacos é a sildenafila, usada no tratamento de disfunção erétil e hipertensão pulmonar (ver Capítulo 12).

Interação entre mecanismos de sinalização

As vias de sinalização de cálcio-fosfoinositídeo e AMPc se opõem uma à outra em algumas células e são complementares em outras. Por exemplo, agentes vasopressores que contraem músculos lisos agem por mobilização de Ca^{2+} mediada por IP_3, ao passo que agentes relaxantes de músculos lisos com frequência atuam por elevação de AMPc. Em contraste, segundos mensageiros de AMPc e fosfoinositídeo atuam juntos para estimular a liberação de glicose do fígado.

Isolamento de mecanismos de sinalização

O oposto da interação entre sinais é visto em algumas situações – um isolamento eficaz da sinalização de acordo com a localização na célula. Por exemplo, a sinalização de cálcio no coração é altamente localizada, já que o cálcio liberado no citoplasma é rapidamente sequestrado pelas proteínas de ligação ao cálcio localizadas ao redor e ele é bombeado localmente do citoplasma para o retículo sarcoplasmático. Mesmo o segundo mensageiro AMPc pode ter efeitos surpreendentemente localizados, com sinais mediados pelo mesmo mensageiro efetivamente isolados de acordo com a localização. Aqui, parece que o isolamento do sinal ocorre por hidrólise local do segundo mensageiro por enzimas fosfodiesterase e por proteínas estruturais da via de sinalização que formam complexos organizados que permitem que o AMPc transduza seus efeitos locais antes da hidrólise. Um mecanismo pelo qual os fármacos inibidores de fosfodiesterases produzem efeitos tóxicos pode ser por meio da "codificação" dos sinais locais de AMPc dentro da célula.

Fosforilação: um tema comum

Quase toda a sinalização por segundos mensageiros envolve fosforilação reversível, que desempenha duas funções principais na sinalização: ampliação e regulação flexível. Na **ampliação**, assim como GTP ligado a uma proteína G, a ligação de um grupo fosforila a um resíduo de serina, treonina ou tirosina amplifica poderosamente o sinal regulador inicial pelo registro de uma memória molecular de que a via foi ativada. A desfosforilação apaga a memória, levando um tempo mais longo para fazê-lo do que o necessário à dissociação de um ligante alostérico. Na **regulação flexível**, especificidades diferentes de substratos das múltiplas proteínas cinases reguladas por segundos mensageiros fornecem pontos de ramificação em vias de sinalização, que podem ser regulados independentemente. Dessa forma, AMPc, Ca^{2+} ou outros segundos mensageiros podem usar a presença ou a ausência de cinases ou substratos de cinases particulares para produzir efeitos bastante diferentes em tipos distintos de células. Os inibidores de proteínas cinases têm grande potencial como agentes terapêuticos, em particular para doenças neoplásicas. Trastuzumabe, um anticorpo que antagoniza a sinalização do fator de crescimento pelo receptor tirosina cinase HER2 (discutido anteriormente), é usado para tratar o câncer de mama. Imatinibe, uma pequena molécula inibidora da tirosina cinase citoplasmática Abl, é usado para tratar leucemia mieloide crônica causada por uma translocação cromossômica que produz uma proteína de fusão Bcr/Abl inadequada com atividade cinase desregulada.

CLASSES DE RECEPTORES E DESENVOLVIMENTO DE FÁRMACOS

Costuma-se inferir a existência de um receptor de fármaco específico a partir do estudo da **relação estrutura-atividade** de um grupo de congêneres estruturalmente semelhantes do fármaco que mimetiza ou antagoniza seus efeitos. Assim, se uma série de agonistas correlatos exibe potências relativas idênticas na produção de dois efeitos distintos, é provável que os dois efeitos sejam mediados por moléculas de receptor similares ou idênticas. Além disso, se receptores idênticos medeiam ambos os efeitos, um antagonista competitivo inibirá ambas as respostas com a mesma constante de dissociação (K_i); um segundo antagonista competitivo inibirá ambas as respostas com sua própria K_i característica. Dessa forma, estudos da relação entre estrutura e atividade de uma série de agonistas e antagonistas identificam uma espécie de receptor que medeia um conjunto de respostas farmacológicas.

Exatamente o mesmo procedimento experimental pode mostrar que os efeitos observados de um fármaco são mediados por receptores *diferentes*. Nesse caso, os efeitos mediados por receptores diferentes exibem diferentes ordens de potência entre agonistas e valores de K_i distintos para cada antagonista competitivo.

Em todas as observações científicas, é possível ver que a evolução tem criado muitos receptores diferentes, que funcionam para mediar respostas a qualquer sinal químico individual. Em alguns casos, o mesmo produto químico age sobre classes estruturais de receptores completamente diferentes. Por exemplo, a acetilcolina usa canais iônicos com portões de ligantes (AChR nicotínicos) para iniciar um PEPS rápido (em milissegundos) em neurônios pós-ganglionares. A acetilcolina também ativa uma classe separada de receptores acoplados à proteína G (AChR muscarínicos), que medeiam efeitos moduladores mais lentos (segundos a minutos) sobre os mesmos neurônios. Além disso, cada classe estrutural em geral inclui múltiplos subtipos de receptores, muitas vezes com propriedades de sinalização ou reguladoras significativamente diferentes. Por exemplo, várias aminas biogênicas (p. ex., norepinefrina, acetilcolina, histamina e serotonina) ativam mais de um receptor, cada um dos quais pode ativar uma proteína G diferente, conforme descrito anteriormente (ver também Tabela 2-1). A existência de muitas classes e subtipos de receptores para o mesmo ligante endógeno tem criado oportunidades importantes para o desenvolvimento de fármacos. Por exemplo, o propranolol, um antagonista seletivo de receptores β-adrenérgicos, é capaz de reduzir uma frequência cardíaca acelerada sem impedir o sistema nervoso simpático de causar vasoconstrição, um efeito mediado por receptores α_1-adrenérgicos.

Pode-se aplicar o princípio da seletividade de fármacos até mesmo a receptores estruturalmente idênticos em células diferentes, como receptores de esteroides (ver Figura 2-6). Tipos de células diferentes expressam proteínas acessórias diferentes, que interagem com receptores de esteroides e mudam os efeitos funcionais da interação fármaco-receptor. Por exemplo, o tamoxifeno é um medicamento que se liga aos receptores de esteroides naturalmente ativados pelo estrogênio. O tamoxifeno atua como *antagonista* sobre os receptores de estrogênio expressos no tecido mamário, mas como *agonista* sobre receptores de estrogênio nos ossos. Consequentemente, o tamoxifeno é útil não só no tratamento e na profilaxia do câncer de mama, mas também na prevenção da osteoporose, por aumentar a densidade óssea (ver Capítulos 40 e 42). O tamoxifeno, contudo, também pode gerar complicações nas mulheres na pós-menopausa, por exercer uma ação agonista no útero, estimulando a proliferação de células endometriais.

O desenvolvimento de novos fármacos não está limitado a agentes que atuam sobre receptores de sinais químicos extracelulares. Cada vez mais, os químicos farmacêuticos estão determinando se elementos de vias de sinalização distais aos receptores também servem como alvos de fármacos seletivos e úteis. Já foram abordados fármacos que agem sobre fosfodiesterase e algumas cinases intracelulares. Vários novos inibidores e moduladores de cinases estão atualmente em estudos clínicos, e há esforços pré-clínicos em andamento direcionados ao desenvolvimento de inibidores de proteínas G específicas.

RELAÇÃO ENTRE DOSE DO FÁRMACO E RESPOSTA CLÍNICA

Neste capítulo, estão sendo vistos receptores como moléculas e mostrado como eles podem explicar quantitativamente a relação entre dose ou concentração de um fármaco e respostas farmacológicas, pelo menos em um sistema idealizado. Quando defrontado com um paciente que precisa de tratamento, aquele que prescreve precisa escolher entre uma variedade de fármacos possíveis e delinear um esquema de doses que tenha probabilidade de benefício máximo e toxicidade mínima. Para tomar decisões terapêuticas racionais, quem prescreve deve compreender como ocorrem as interações fármaco-receptor e as relações entre dose e resposta nos pacientes, a natureza e as causas de variação da resposta farmacológica, e as implicações clínicas da seletividade de ação dos fármacos.

Dose e resposta em pacientes

A. Relações graduadas dose-resposta

Para escolher entre fármacos e determinar as doses apropriadas daquele escolhido, quem prescreve deve saber a **potência farmacológica** relativa e a **eficácia máxima** dos fármacos em relação ao efeito terapêutico desejado. Esses dois termos importantes, com frequência confusos para estudantes e médicos, são explicados na Figura 2-15, a qual ilustra curvas graduadas de dose-resposta que relacionam a dose de quatro fármacos diferentes à magnitude de um dado efeito terapêutico.

1. *Potência* Diz-se que os fármacos A e B são mais potentes que os fármacos C e D por causa das posições relativas de suas curvas de dose-resposta ao longo do **eixo de dose** da Figura 2-15. Potência refere-se à concentração (EC_{50}) ou dose (ED_{50}) de um fármaco necessária para produzir 50% do seu efeito máximo. Assim, a potência farmacológica do fármaco A na Figura 2-15 é menor do que a do fármaco B, um agonista parcial, porque a EC_{50} de A é maior do que a EC_{50} de B. A potência de um fármaco depende, em parte, da afinidade (K_d) de receptores para se ligarem a ele, e em parte da eficiência com que a interação fármaco-receptor está acoplada à resposta. Algumas doses do fármaco A produzem efeitos maiores do que qualquer dose do fármaco B, apesar de o segundo ser descrito como farmacologicamente mais potente. Isso ocorre porque o fármaco A tem uma eficácia máxima maior (como descrito adiante).

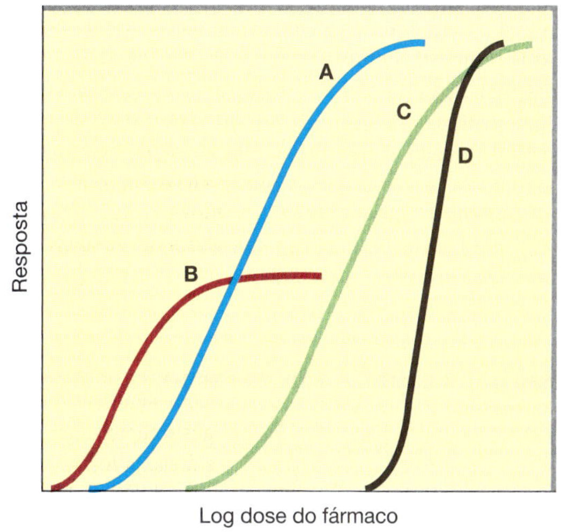

FIGURA 2-15 Curvas graduadas de dose-resposta para quatro fármacos, ilustrando potências farmacológicas e eficácias máximas diferentes. (Ver texto.)

Para propósitos terapêuticos, a potência de um fármaco deve ser declarada em unidades de doses, geralmente em termos de um ponto final terapêutico em particular (p. ex., 50 mg, para sedação leve; 1 mcg/kg/min, para um aumento da frequência cardíaca de 25 bpm). A potência relativa, a razão de doses igualmente efetivas (0,2, 10, etc.), pode ser usada na comparação de um fármaco com outro.

2. *Eficácia máxima* Esse parâmetro reflete o limite da relação dose-resposta no **eixo de resposta**. Os fármacos A, C e D na Figura 2-15 têm eficácia máxima igual, e todos têm eficácia máxima maior que o fármaco B. A eficácia máxima (às vezes designada simplesmente como eficácia) de um fármaco obviamente é determinante para a tomada de decisões clínicas, quando necessária uma grande resposta. É definida pelo modo de interagir do fármaco com receptores (como com agonistas parciais)* ou por características do sistema receptor-efetor envolvido.

Assim, diuréticos que atuam em uma porção do néfron podem produzir excreção de líquido e eletrólitos muito maior do que diuréticos que agem em outra parte. Além disso, a eficácia *prática* de um fármaco para se conseguir um ponto final terapêutico (p. ex., aumento da contratilidade cardíaca) pode ser limitada pela sua propensão a causar um efeito tóxico (p. ex., arritmia cardíaca fatal), mesmo que o fármaco pudesse, afora isso, produzir um efeito terapêutico maior.

B. Forma das curvas dose-resposta

Embora as respostas ilustradas nas curvas A, B e C da Figura 2-15 se aproximem do formato de uma relação simples de Michaelis-Menten (transformada em um gráfico logarítmico), algumas respostas clínicas não o fazem. Curvas de dose-resposta muito íngremes (p. ex., curva D) podem ter consequências clínicas importantes se a porção superior da curva representar uma extensão indesejável da resposta (p. ex., coma causado por um sedativo-hipnótico). Curvas dose-resposta íngremes em pacientes podem resultar de interações cooperativas de várias ações diferentes de um fármaco (p. ex., efeitos sobre cérebro, coração e vasos periféricos, todos contribuindo para baixar a pressão sanguínea).

C. Curvas quantais de dose-efeito

Curvas de dose-resposta graduadas do tipo descrito anteriormente têm certas limitações em sua aplicação à tomada de decisão clínica. Por exemplo, essas curvas podem ser impossíveis de construir se a resposta farmacológica for um evento de um ou de outro tipo

*Note-se que "eficácia máxima", usada em um contexto terapêutico, não tem exatamente o mesmo significado que o termo denota no contexto mais especializado de interações fármaco-receptor descritas neste capítulo. Em um sistema *in vitro* idealizado, eficácia denota a eficácia máxima relativa de agonistas e agonistas parciais por meio do mesmo receptor. Em terapêutica, eficácia denota a extensão ou o grau de um efeito que pode ser obtido no paciente. Assim, a eficácia terapêutica pode ser afetada pelas características de uma interação fármaco-receptor em particular, mas também por uma variedade de outros fatores, como abordado no texto.

(quantal), como prevenção de convulsões, arritmia ou morte. Além disso, a relevância clínica da relação dose-resposta quantitativa em um só paciente, não importa quão precisamente definida, pode ser limitada em aplicação a outros pacientes, devido ao grande potencial de variabilidade entre indivíduos quanto à gravidade de doenças e resposta a fármacos.

Algumas dessas dificuldades são evitadas pela determinação da dose do fármaco necessária à produção de uma magnitude de efeito especificada em um número grande de pacientes individuais, ou em animais usados em experiências, e pelo lançamento em gráfico da distribuição de frequência cumulativa dos que respondem *versus* a log dose (Figura 2-16). O efeito quantal especificado pode ser escolhido com base na relevância clínica (p. ex., alívio de cefaleia) ou na preservação da segurança em sujeitos de experimentos (p. ex., uso de doses baixas de um estimulante cardíaco e especificação de um aumento de 20 bpm na frequência cardíaca como efeito quantal), ou pode ser um evento inerentemente quantal (p. ex., morte de um animal experimental). No caso da maioria dos fármacos, as doses necessárias à produção de um efeito quantal especificado em indivíduos têm uma distribuição log-normal; isto é, uma distribuição da frequência dessas respostas lançada em gráfico contra o log da dose produz uma curva normal gaussiana de variação (áreas coloridas, ver Figura 2-16). Quando essas respostas são somadas, a distribuição de frequência cumulativa resultante constitui uma curva de dose-efeito quantal (ou curva dose-percentual) da proporção ou porcentagem de indivíduos que exibem o efeito plotado como uma função da log dose.

A curva de dose-efeito quantal com frequência se caracteriza pela declaração da **dose efetiva mediana (ED_{50})**, que é a dose na qual 50% dos indivíduos exibem o efeito quantal especificado. (A abreviatura ED_{50} tem um significado neste contexto diferente do seu significado em relação às curvas de dose-resposta, descritas anteriormente.) De modo semelhante, a dose necessária à produção de um efeito tóxico particular em 50% de animais é denominada de **dose tóxica mediana (TD_{50})**. Se o efeito tóxico for a morte do animal, uma **dose letal mediana (LD_{50})** pode ser definida experimentalmente. Esses valores fornecem uma maneira conveniente de comparar as potências de fármacos em situações experimentais e clínicas. Assim, se as ED_{50} de dois fármacos para se produzir um efeito quantal especificado forem de 5 e 500 mg, respectivamente, então se afirma que o primeiro fármaco é 100 vezes mais potente do que o segundo quanto àquele efeito em particular. De modo similar, pode-se obter um indicador valioso da seletividade de ação de um fármaco pela comparação de suas ED_{50} quanto a dois efeitos quantais diferentes em uma população (p. ex., supressão da tosse *versus* sedação por fármacos opioides).

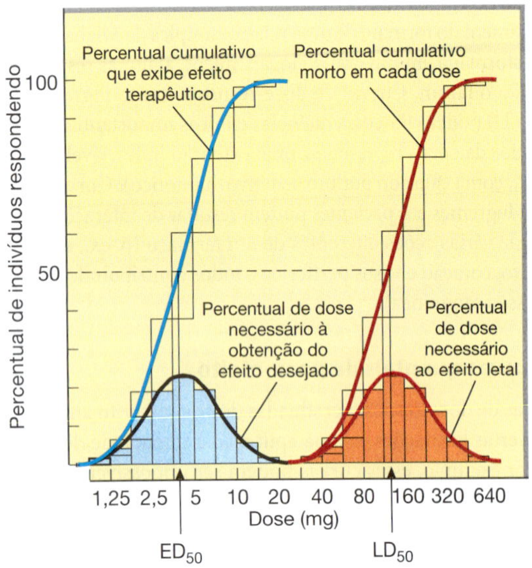

FIGURA 2-16 Gráficos quantais de dose-efeito. As *caixas sombreadas* (e as *curvas em forma de sino acompanhantes*) indicam as distribuições de frequência de doses de fármaco necessárias à produção de um efeito especificado, isto é, a porcentagem de animais que precisaram de uma dose particular para exibir o efeito. As *caixas vazias* (e as *curvas coloridas correspondentes*) indicam a distribuição de frequência cumulativa das respostas, que são distribuídas de forma log-normal. ED_{50}, dose efetiva mediana; LD_{50}, dose letal mediana.

Curvas de dose-efeito quantais também são usadas para gerar informações relativas à margem de segurança a se esperar de um fármaco em particular utilizado para produzir um efeito especificado. Uma medida que correlaciona a dose de um fármaco necessária à produção de um efeito desejado com aquela que produz um efeito indesejado é o **índice terapêutico**. Em estudos com animais, o índice terapêutico em geral é definido como a razão da TD_{50} para a ED_{50} quanto a algum efeito terapeuticamente relevante. A precisão possível em estudos com animais pode tornar útil o uso de um índice terapêutico como esse, para estimar o benefício potencial de um fármaco em seres humanos. É claro que quase nunca se conhece com precisão real o índice terapêutico em seres humanos; em vez disso, ensaios farmacológicos e experiência clínica acumulada revelam uma variação das doses em geral efetivas e outra diferente (mas algumas vezes com superposição) das possivelmente tóxicas. A variação entre a dose tóxica mínima e a dose terapêutica mínima é denominada de **janela terapêutica** e tem valor prático maior na escolha da dose para um paciente. O risco de toxicidade aceitável depende da gravidade da doença tratada. Por exemplo, a variação de doses que fornece alívio para uma cefaleia comum na maioria dos pacientes deve ser muito mais baixa do que a variação de doses que produz toxicidade séria, mesmo que os efeitos tóxicos ocorram em uma pequena minoria de pacientes. Entretanto, para o tratamento de uma doença letal como o linfoma de Hodgkin, a diferença aceitável entre doses terapêuticas e tóxicas pode ser menor.

Por fim, a curva de dose-efeito quantal e a de dose-resposta graduada resumem conjuntos de informações um tanto diferentes, embora ambas pareçam ter forma sigmoide em um gráfico semilogarítmico (comparar as Figuras 2-15 e 2-16). Informações necessárias para a tomada de decisões terapêuticas racionais são obtidas de cada tipo de curva. Ambas as curvas fornecem informações relativas à **potência** e à **seletividade** dos fármacos; a curva de dose-resposta graduada indica a **eficácia máxima** de um fármaco, e a de dose-efeito quantal, a **variabilidade** potencial da capacidade de resposta entre indivíduos.

Variação na capacidade de resposta a fármacos

Os indivíduos variam bastante em sua resposta a um fármaco; de fato, um só indivíduo pode responder de modo diferente ao mesmo fármaco em ocasiões distintas durante o curso do tratamento. Às vezes, indivíduos exibem uma resposta ao fármaco incomum ou **idiossincrásica**, observada com pouca frequência na maioria dos pacientes. As respostas idiossincrásicas, em geral, são causadas por diferenças genéticas no metabolismo do fármaco, ou por mecanismos imunológicos, inclusive reações alérgicas.

As variações quantitativas na resposta aos fármacos são, de modo geral, mais comuns e mais importantes clinicamente. Um paciente individual é **hiporreativo** ou **hiper-reativo** a um fármaco quando a intensidade do efeito de uma determinada dose é diminuída ou aumentada em comparação com o efeito visto na maioria dos indivíduos. (*Nota*: O termo **hipersensibilidade** geralmente se refere à alergia ou a outras respostas imunológicas a fármacos). Com alguns fármacos, a intensidade da resposta a uma dada dose pode mudar durante o curso da terapia; nesses casos, a capacidade de resposta em geral diminui como consequência da administração continuada do fármaco, produzindo um estado de **tolerância** relativa aos efeitos do fármaco. Quando a capacidade de resposta diminui rápido, logo após a administração de um fármaco, diz-se que está sujeita à **taquifilaxia**.

Mesmo antes de se administrar a primeira dose de um fármaco, quem prescreve deve considerar fatores que ajudem a predizer a direção e a extensão de possíveis variações na capacidade de resposta. Elas incluem a propensão de um fármaco em particular à produção de tolerância ou taquifilaxia, assim como os efeitos de idade, sexo, tamanho corporal, estado mórbido, fatores genéticos e administração simultânea de outros fármacos.

Quatro mecanismos gerais contribuem para a variação na capacidade de resposta a fármacos entre pacientes ou em um paciente individual em ocasiões diferentes.

A. Alteração na concentração do fármaco que alcança o receptor

Como descrito no Capítulo 3, os pacientes podem diferir na velocidade de absorção de um fármaco, na sua distribuição pelos compartimentos do corpo ou na depuração do fármaco do sangue. Ao se alterar a concentração do fármaco que atinge receptores relevantes, as diferenças farmacocinéticas modificam a resposta clínica. Algumas diferenças são previstas com base em idade, peso, sexo, estado mórbido, funções hepática e renal e pelo teste específico para diferenças genéticas que possam resultar da herança de um complemento funcionalmente distinto das enzimas que metabolizam fármacos (ver Capítulos 4 e 5). Outro mecanismo importante que influencia a disponibilidade do fármaco é o transporte ativo do fármaco a partir do citoplasma, mediado por uma família de transportadores de membrana codificados pelos denominados genes de resistência a múltiplos fármacos (*MDR*, do inglês *multidrug resistance*). Por exemplo, a regulação positiva da expressão de transportadores codificados para genes *MDR* é um mecanismo importante pelo qual células neoplásicas desenvolvem resistência a fármacos antineoplásicos.

B. Variação na concentração de um ligante receptor endógeno

Esse mecanismo contribui muito para a variabilidade de respostas a antagonistas farmacológicos. Assim, o propranolol, um antagonista do receptor β-adrenérgico, reduz bastante a frequência cardíaca de um paciente cujas catecolaminas endógenas estão elevadas (como no feocromocitoma), mas não afeta a frequência cardíaca em repouso de um corredor de maratona bem treinado. Um agonista parcial pode exibir respostas ainda mais drasticamente diferentes: a saralasina, um agonista parcial fraco em receptores de angiotensina II, baixa a pressão sanguínea em pacientes com hipertensão causada por produção aumentada de angiotensina II e a eleva em pacientes que produzem quantidades normais de angiotensina.

C. Alterações de número ou função de receptores

Estudos experimentais têm documentado mudanças na resposta a fármacos causadas por aumentos ou diminuições do número de sítios receptores ou por alterações na eficiência do acoplamento de receptores a mecanismos efetores distais. Em alguns casos, a mudança do número de receptores é causada por outros hormônios; por exemplo, os hormônios tireoidianos aumentam o número de receptores β no músculo cardíaco de ratos assim como a sensibilidade cardíaca às catecolaminas. Alterações similares provavelmente contribuem para a taquicardia da tireotoxicose em pacientes e explicam a utilidade do propranolol, um antagonista do receptor β-adrenérgico, para reduzir os sintomas dessa doença.

Em outros casos, o próprio ligante agonista induz a diminuição do número (p. ex., regulação negativa) ou da eficiência de acoplamento (p. ex., dessensibilização) de seus receptores. Esses mecanismos (discutidos anteriormente em "Mecanismos de sinalização e ação de fármacos") podem contribuir para dois fenômenos clinicamente importantes: em primeiro lugar, a taquifilaxia ou tolerância aos efeitos de alguns fármacos (p. ex., aminas biogênicas e seus congêneres); em segundo, os fenômenos de "rebote" que se seguem à retirada de certos fármacos. Esses fenômenos ocorrem com agonistas ou com antagonistas. Um antagonista pode aumentar o número de receptores em uma célula ou tecido crítico ao impedir a regulação negativa causada por um agonista endógeno. Quando o antagonista é retirado, o número elevado de receptores pode produzir uma resposta exagerada a concentrações fisiológicas do agonista. Sintomas de abstinência potencialmente desastrosos podem ocorrer pelo motivo oposto, quando a administração de um agonista é interrompida. Nessa situação, o número de receptores, diminuído pela regulação negativa induzida pelo fármaco, é baixo demais para que o agonista endógeno produza estimulação efetiva. Por exemplo, a suspensão da clonidina (um fármaco cuja atividade agonista dos receptores α_2-adrenérgicos reduz a pressão sanguínea) pode causar crise hipertensiva, provavelmente porque o fármaco diminui o número de moléculas de receptores α_2-adrenérgicos (ver Capítulo 11).

O estudo de fatores genéticos que determinam a resposta ao medicamento é denominado **farmacogenética**, e o uso de sequenciamento de genes ou de dados do perfil de expressão gênica para adaptar terapias específicas para um determinado paciente é denominado **medicina personalizada** ou de **precisão**. Por exemplo, mutações somáticas que afetam o domínio tirosina cinase do receptor do fator de crescimento epidérmico em cânceres de pulmão podem conferir maior sensibilidade aos inibidores da cinase, como gefitinibe. Esse fato amplia o efeito antineoplásico do fármaco e, como a mutação somática é específica para o tumor e não está presente no hospedeiro, o índice terapêutico desses fármacos pode estar aumentado significativamente em pacientes cujos tumores abrigam essas mutações. A análise genética também pode prever a resistência aos medicamentos durante o tratamento ou identificar novos alvos para a terapia com base na mutação rápida do tumor no paciente.

D. Mudanças em componentes das respostas distais ao receptor

Embora um fármaco inicie suas ações por ligação aos receptores, a resposta observada em um paciente depende da integridade funcional dos processos bioquímicos na célula respondente e de regulação fisiológica por sistemas orgânicos interativos. Clinicamente, mudanças nos processos pós-receptores representam a maior e mais importante classe de mecanismos que causam variação na capacidade de resposta à terapia farmacológica.

Antes de começar o tratamento com um fármaco, quem prescreve deve estar consciente das características do paciente capazes de limitar a resposta clínica. Essas características incluem a idade e saúde geral do paciente e – o mais importante – a gravidade e o mecanismo fisiopatológico da doença. A causa potencial mais importante de falha em se obter uma resposta satisfatória é o diagnóstico equivocado ou fisiologicamente incompleto. A terapia farmacológica sempre é mais bem-sucedida quando direcionada com acurácia ao mecanismo fisiopatológico responsável pela doença.

Quando o diagnóstico está correto e o fármaco é apropriado, uma resposta terapêutica insatisfatória pode ser rastreada por mecanismos compensadores no paciente, que respondem e se opõem aos efeitos benéficos do fármaco. Por exemplo, aumentos compensadores do tônus nervoso simpático e da retenção de líquido pelos rins contribuem para tolerância aos efeitos anti-hipertensivos de um fármaco vasodilatador. Nesses casos, fármacos adicionais são necessários para se conseguir um efeito terapêutico útil.

Seletividade clínica: efeitos benéficos *versus* tóxicos dos fármacos

Embora os fármacos sejam classificados de acordo com suas ações principais, está claro que *nenhum fármaco causa um único efeito específico*. Por quê? É extremamente improvável que algum tipo de molécula de fármaco se ligue apenas a um tipo único de molécula receptora, até porque o número de receptores potenciais em cada paciente é muito grande. Mesmo que a estrutura química de um fármaco lhe permitisse ligar-se apenas a um tipo de receptor, os processos bioquímicos controlados por esses receptores teriam lugar em muitos tipos de células e seriam acoplados a várias outras funções bioquímicas; em consequência, o paciente e o autor da prescrição provavelmente perceberiam mais de um efeito farmacológico. Em conformidade, os fármacos são apenas *seletivos* – em vez de específicos – em suas ações, porque se ligam a um ou a poucos tipos de receptor mais do que a outros, e porque esses receptores controlam processos discretos que resultam em efeitos distintos.

Somente por causa de sua seletividade os fármacos são úteis em medicina clínica. A seletividade pode ser mensurada pela comparação das afinidades de ligação de um fármaco a diferentes receptores ou comparando-se a ED_{50} para efeitos distintos de um fármaco *in vivo*. No desenvolvimento de fármacos e na medicina clínica, a seletividade é considerada quase sempre pela separação dos efeitos em duas categorias: **benéficos** ou **terapêuticos** *versus* **tóxicos** ou **adversos**. As propagandas farmacêuticas e os que prescrevem o medicamento às vezes usam o termo **efeito colateral**, implicando que o efeito em questão é insignificante ou ocorre por meio de uma via lateral ao efeito principal do fármaco; essas implicações frequentemente são errôneas.

A. Efeitos benéficos e tóxicos mediados pelo mesmo mecanismo receptor-efetor

Boa parte da toxicidade grave de fármacos na prática clínica representa uma extensão farmacológica direta das suas ações terapêuticas. Em alguns desses casos (p. ex., sangramento causado por terapia anticoagulante; coma hipoglicêmico devido à insulina), a toxicidade pode ser evitada pelo manejo criterioso da dose do fármaco administrado, guiada pelo monitoramento cuidadoso do efeito (dosagens da coagulação do sangue ou da glicemia) e ajudada por medidas auxiliares (evitar o trauma tecidual que pode levar à hemorragia; regulação da ingestão de carboidratos). Em outros casos, a toxicidade pode ser evitada não se administrando o fármaco de forma alguma se a indicação terapêutica for fraca ou se outro tratamento estiver disponível.

Em certas situações, um fármaco é necessário e benéfico, mas provoca toxicidade inaceitável quando administrado em doses que produzem benefício ótimo. Nessas situações, há necessidade de se adicionar outro fármaco ao esquema de tratamento. Ao tratar a hipertensão, por exemplo, a administração de um segundo fármaco permite que o médico reduza a dose e a toxicidade do primeiro (ver Capítulo 11).

B. Efeitos benéficos e tóxicos mediados por receptores idênticos, mas em tecidos diferentes ou por vias efetoras distintas

Muitos fármacos produzem tanto efeitos desejados como efeitos adversos, atuando em um só tipo de receptor em tecidos diferentes. Exemplos discutidos neste livro incluem os glicosídeos digitálicos, que agem por inibição de Na^+/K^+-ATPase em membranas celulares; o metotrexato, que inibe a enzima di-hidrofolato redutase; e os hormônios glicocorticoides.

Três estratégias terapêuticas são usadas para evitar ou mitigar esse tipo de toxicidade. Em primeiro lugar, o fármaco sempre deve ser usado na dose mais baixa que produza benefício aceitável. Em segundo, fármacos adjuvantes que agem por meio de mecanismos receptores diferentes e produzem toxicidades distintas permitem a redução da dose do primeiro fármaco, limitando, assim, sua toxicidade (p. ex., uso de outros fármacos imunossupressores adicionados aos glicocorticoides no tratamento de distúrbios inflamatórios). Em terceiro, a seletividade das ações do fármaco pode ser aumentada pela manipulação das concentrações do fármaco disponíveis para receptores em partes diferentes do corpo; por exemplo, pela administração de um glicocorticoide em aerossol nos brônquios em casos de asma.

C. Efeitos benéficos e tóxicos mediados por tipos diferentes de receptores

As vantagens terapêuticas resultantes de novas entidades químicas com melhor seletividade de receptores já foram mencionadas neste capítulo e são descritas em detalhe em capítulos posteriores. Muitos receptores, como os das catecolaminas, histamina, acetilcolina e corticosteroides, e seus usos terapêuticos associados, foram descobertos pela análise dos efeitos dos sinais químicos fisiológicos. Essa abordagem continua a ser frutífera. Por exemplo, micro-RNAs (miRNAs), pequenos RNAs que regulam a expressão de proteínas ligando-se a RNAs codificadores de proteínas (mensageiros), foram recentemente associados à distrofia muscular de Duchenne. As investigações pré-clínicas atuais incluem a potencial utilidade da terapia baseada em RNA para esta e outras patologias.

Outros fármacos foram descobertos pela exploração de efeitos terapêuticos ou tóxicos de agentes quimicamente semelhantes observados em um contexto clínico. Os exemplos incluem a quinidina, as sulfonilureias, os diuréticos tiazídicos, os antidepressivos tricíclicos, os fármacos opioides e os antipsicóticos fenotiazínicos. Com frequência, tais agentes interagem com receptores de substâncias endógenas (p. ex., opioides e fenotiazinas interagem com receptores de opioides endógenos e dopamina, respectivamente). Essa abordagem está evoluindo no sentido de compreender os detalhes estruturais de como os agentes quimicamente semelhantes diferem na ligação aos receptores. Por exemplo, a cristalografia de raios X dos receptores β_1 e β_2-adrenérgicos mostra que seus locais de ligação ortostérica são idênticos; os fármacos discriminam entre os subtipos com base nas diferentes "entradas" para acessar o local ortostérico. Muitos GPCRs têm essas passagens, revelando uma nova estratégia para melhorar a seletividade de fármacos direcionados a GPCRs.

Assim, a propensão de fármacos a se ligarem a classes diferentes de sítios receptores não é apenas um problema potencialmente incômodo no tratamento de pacientes, mas também apresenta um desafio contínuo à farmacologia e uma oportunidade para o desenvolvimento de fármacos novos e mais úteis.

REFERÊNCIAS

Brodlie M et al: Targeted therapies to improve CFTR function in cystic fibrosis. Genome Med 2015;7:101.

Catterall WA, Swanson TM: Structural basis for pharmacology of voltage-gated sodium and calcium channels. Mol Pharm 2015;88:141.

Christopoulos A: Advances in G protein-coupled receptor allostery: From function to structure. Mol Pharmacol 2014;86:463.

Dar AC, Shokat KM: The evolution of protein kinase inhibitors from antagonists to agonists of cellular signaling. Ann Rev Biochem 2011;80:7069.

Davies MA, Samuels Y: Analysis of the genome to personalize therapy for melanoma. Oncogene 2010;29:5545.

Davis GW, Müller M: Homeostatic control of presynaptic neurotransmitter release. Annu Rev Physiol. 2015;77:251.

Di Fiore PP, von Zastrow M: Endocytosis, signaling, and beyond. Cold Spring Harb Perspect Biol 2014;6:a016865.

Esseltine JL, Scott JD: AKAP signaling complexes: Pointing towards the next generation of therapeutic targets? Trends Pharmacol Sci 2013;34:648.

Gouaux E, MacKinnon R: Principles of selective ion transport in channels and pumps. Science 2005;310:1461.

Homan KT, Tesmer JJ: Structural insights into G protein-coupled receptor kinase function. Curr Opin Cell Biol 2014;27:25.

Huang Y et al: Molecular basis for multimerization in the activation of the epidermal growth factor receptor. eLife 2016;5:e14107.

Kang DS, Tian X, Benovic JL: Role of β-arrestins and arrestin domain-containing proteins in G protein-coupled receptor trafficking. Curr Opin Cell Biol 2014;27:63.

Kenakin T: Biased receptor signaling in drug discovery. Pharmacol Rev. 2019;71:267.

Kenakin T, Williams M: Defining and characterizing drug/compound function. Biochem Pharmacol 2014;87:40.

Kho C, Lee A, Hajjar RJ: Altered sarcoplasmic reticulum calcium cycling: Targets for heart failure therapy. Nat Rev Cardiol 2012;9:717.

Liao M et al: Single particle electron cryo-microscopy of a mammalian ion channel. Curr Opin Struct Biol 2014;27:1.

Liu N et al: microRNA-206 promotes skeletal muscle regeneration and delays progression of Duchenne muscular dystrophy in mice. J Clin Invest 2012;122:2054.

Olson EN: MicroRNAs as therapeutic targets and biomarkers of cardiovascular disease. Sci Transl Med 2014;6:239ps3.

Park HW, Tantisira KG, Weiss ST: Pharmacogenomics in asthma therapy: Where are we and where do we go? Annu Rev Pharmacol Toxicol 2015;55:129.

Quon BS, Rowe SM: New and emerging targeted therapies for cystic fibrosis. Br Med J 2016;352:i859.

Rosell R, Bivona TG, Karachaliou N: Genetics and biomarkers in personalisation of lung cancer treatment. Lancet 2013;382:720.

Sprang SR: Activation of G proteins by GTP and the mechanism of Gα-catalyzed GTP hydrolysis. Biopolymers 2016;105:449.

Thorner J et al: Signal transduction: From the atomic age to the post-genomic era. Cold Spring Harb Perspect Biol 2014;6:a022913.

Weis WI, Kobilka BK: The molecular basis of G protein-coupled receptor activation. Annu Rev Biochem 2018;87:897.

RESPOSTA DO ESTUDO DE CASO

O propranolol, um antagonista do receptor β-adrenérgico, é um fármaco anti-hipertensivo útil porque reduz o débito cardíaco e, provavelmente, a resistência vascular. Entretanto, também impede a broncodilatação induzida por receptor β-adrenérgico, podendo, portanto, precipitar constrição brônquica em indivíduos suscetíveis. Bloqueadores dos canais de cálcio, como o verapamil, também reduzem a pressão sanguínea, mas, como eles atuam em outro alvo, raramente causam constrição brônquica ou impedem a broncodilatação. Uma abordagem alternativa para esse paciente seria usar um fármaco antagonista do receptor adrenérgico mais altamente seletivo (como o metoprolol), que se ligue preferencialmente ao subtipo β_1, que é um dos principais receptores β-adrenérgicos no coração e tem uma afinidade mais baixa (i.e., K_d mais alto) para se ligar ao subtipo β_2 que medeia a broncodilatação. A seleção do fármaco ou grupo de fármacos mais apropriado a uma condição requer conhecimento das outras condições que o paciente apresenta e da seletividade dos receptores dos grupos de fármacos disponíveis.

CAPÍTULO

3 Farmacocinética e farmacodinâmica: dosagem racional e duração da ação dos fármacos

Nicholas H. G. Holford, MB, ChB, FRACP

ESTUDO DE CASO

Uma mulher de 85 anos, com 60 kg e creatinina sérica de 1,8 mg/dL, tem fibrilação atrial. Optou-se pelo uso de digoxina para controlar a frequência cardíaca acelerada. A concentração-alvo da digoxina no tratamento da fibrilação atrial é de 1 mg/mL. Estão disponíveis comprimidos de digoxina que contêm 62,5 mcg e 250 mcg.

Que dose de manutenção você recomendaria?

A meta da terapia farmacológica é conseguir o efeito benéfico desejado com reações adversas mínimas. Quando selecionado um medicamento, o médico deve determinar a dose que mais se aproxima dessa meta. Uma abordagem racional desse objetivo combina os princípios da farmacocinética com a farmacodinâmica, para entender a relação dose-efeito (Figura 3-1). A farmacodinâmica estuda a parte concentração-efeito da relação, enquanto a farmacocinética, a parte dose-concentração (Holford e Sheiner, 1981). Os conceitos farmacodinâmicos de resposta máxima e sensibilidade determinam a magnitude do efeito em uma determinada concentração (ver $E_{máx}$ e C_{50}, Capítulo 2; C_{50} também é conhecida como EC_{50}). Os processos farmacocinéticos de entrada, distribuição e eliminação determinam a rapidez e a duração da exposição do órgão-alvo ao medicamento.

A Figura 3-1 ilustra uma hipótese fundamental da farmacologia, a saber, a existência de uma relação entre o efeito benéfico ou tóxico de um fármaco e a sua concentração. Essa hipótese foi documentada para muitos medicamentos, conforme indicado pela coluna de concentração-alvo na Tabela 3-1. A concentração-alvo é aquela que reflete um equilíbrio entre os efeitos benéficos e adversos. A aparente falta dessa relação, no caso de alguns fármacos, não enfraquece a hipótese básica, mas aponta para a necessidade de considerar a duração da concentração no local real do efeito farmacológico (ver adiante).

O conhecimento da relação entre dose, concentração e efeito permite que o médico leve em conta os vários aspectos patológicos e fisiológicos de um paciente em particular, que o tornam diferente de um indivíduo médio na resposta a um determinado fármaco. Assim, a importância da farmacocinética e da farmacodinâmica na assistência a pacientes baseia-se na melhoria do efeito benéfico e na redução da toxicidade obtidas pela aplicação desses princípios.

FARMACOCINÉTICA

A "dose-padrão" de um fármaco baseia-se em experimentos realizados com indivíduos saudáveis e pacientes com capacidade média de absorver, distribuir e eliminar o fármaco (ver "Ensaios clínicos: IND e NDA" no Capítulo 1). Essa dose não será adequada para todos os pacientes. Vários processos fisiológicos (p. ex., tamanho do corpo, maturação da função de órgãos em lactentes) e patológicos (p. ex., insuficiência cardíaca, insuficiência renal) podem ser usados para ajuste de dose em pacientes individuais. Diferenças individuais nesses processos fisiológicos e patológicos estão associadas às propriedades farmacocinéticas e farmacodinâmicas específicas (parâmetros) do medicamento. Os dois parâmetros farmacocinéticos básicos são o **volume de distribuição**, medida do espaço aparente no

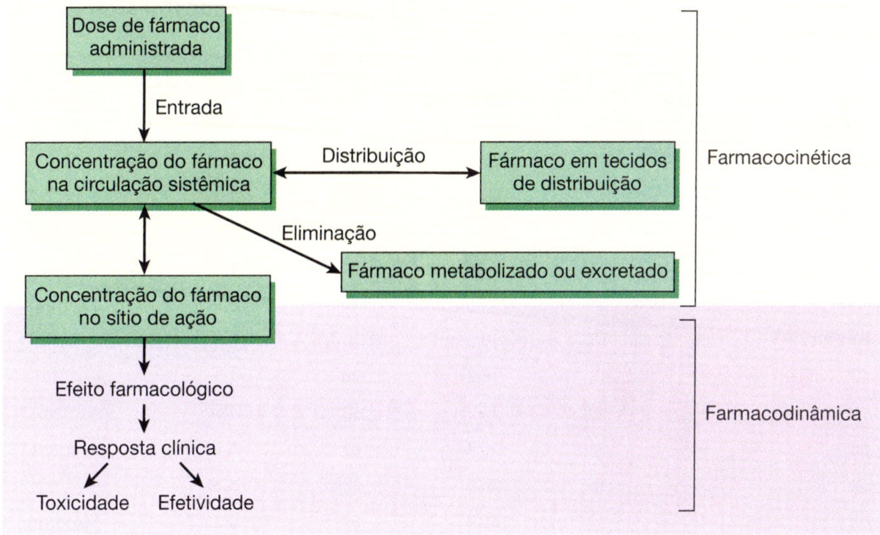

FIGURA 3-1 A relação entre dose e efeito pode ser separada em componentes farmacocinéticos (dose-concentração) e farmacodinâmicos (concentração-efeito). A concentração fornece a ligação entre farmacocinética e farmacodinâmica, e é o foco da abordagem da concentração-alvo à dosagem racional. Os três processos primários da farmacocinética são entrada, distribuição e eliminação.

corpo disponível para conter o medicamento, e a **depuração**, medida da capacidade do corpo de eliminá-lo. Esses parâmetros estão ilustrados esquematicamente na Figura 3-2, na qual o volume dos recipientes em que os fármacos se difundem representa o volume de distribuição e o tamanho do fluxo de "drenagem" nas Figuras 3-2B e 3-2D representam a depuração.

Volume de distribuição

O volume de distribuição (V) correlaciona a quantidade de fármaco no corpo à concentração do fármaco (C) no sangue ou no plasma:

$$V = \frac{\text{Quantidade de fármaco no corpo}}{C} \tag{1}$$

O V pode ser definido em relação ao sangue C_b, ao plasma C_p ou à água (C_u fármaco não ligado [do inglês *unbound drug*]), conforme a concentração usada na equação (1) ($C = C_b$, C_p ou C_u).

O V calculado a partir da equação (1) é um volume *aparente*, o que pode ser apreciado pela comparação dos volumes de distribuição de fármacos como digoxina ou cloroquina (Tabela 3-1), com alguns dos volumes físicos do corpo (Tabela 3-2). O volume de distribuição muitas vezes excede qualquer volume físico do corpo, pois é o volume *aparentemente* necessário para conter a quantidade de fármaco *homogeneamente* na concentração encontrada no sangue, no plasma ou na água. Os fármacos com V muito altos têm concentrações bem mais elevadas no tecido extravascular do que no compartimento vascular, isto é, *não* são distribuídos de forma homogênea. Os fármacos que são retidos dentro do compartimento vascular têm um volume mínimo de distribuição possível igual ao componente plasmático no qual estão distribuídos – por exemplo, 0,04 L/kg de peso corporal, ou 2,8 L/70 kg (ver Tabela 3-2) no caso de um fármaco restrito ao compartimento plasmático.

Depuração

Os conceitos de depuração de fármacos assemelham-se aos conceitos de depuração na fisiologia renal. A depuração (CL) de um fármaco é o fator que prediz a velocidade de eliminação em relação à concentração do fármaco (C):

$$CL = \frac{\text{Velocidade de eliminação}}{C} \tag{2}$$

A depuração, como o volume de distribuição, pode ser definida em relação ao sangue (CL_b), ao plasma (CL_p) ou à não ligação em água (CL_u), a depender de onde e como a concentração é mensurada.

É importante observar o caráter aditivo da depuração. A eliminação do fármaco do corpo pode envolver processos que ocorrem no rim, pulmão, fígado e em outros órgãos. Dividir a velocidade de eliminação em cada órgão pela concentração de fármaco fornece a depuração respectiva naquele órgão. Somadas, essas depurações são iguais à depuração sistêmica total:

$$CL_{rim} = \frac{\text{Velocidade de eliminação}_{rim}}{C} \tag{3a}$$

$$CL_{fígado} = \frac{\text{Velocidade de eliminação}_{fígado}}{C} \tag{3b}$$

$$CL_{outros} = \frac{\text{Velocidade de eliminação}_{outros}}{C} \tag{3c}$$

$$CL_{sistêmica} = CL_{rim} + CL_{fígado} + CL_{outros} \tag{3d}$$

Os "outros" tecidos de eliminação incluem os pulmões e os sítios adicionais de metabolismo, como sangue ou músculos.

TABELA 3-1 Parâmetros farmacocinéticos e farmacodinâmicos para determinados medicamentos em adultos (ver Holford et al, 2013, para parâmetros em neonatos e em crianças)

Fármaco	Disponibilidade oral (F) (%)	Excreção urinária (%)[1]	Ligação ao plasma (%)	Depuração (L/h/70 kg)[2]	Volume de distribuição (L/70 kg)	Meia-vida (h)	Concentração-alvo	Concentração tóxica
Aciclovir	23	75	15	19,8	48	2,4	–	–
Ácido acetilsalicílico	68	1	49	39	11	0,25	–	–
Ácido salicílico	100	15	85	0,84	12	13	200 mg/L	> 200 mg/L
Ácido valproico	100	2	93	0,462	9,1	14	75 mg/L	> 150 mg/L
Amicacina	–	98	4	5,46	19	2,3	10 mg/L[3]	–
Amoxicilina	93	86	18	10,8	15	1,7	–	–
Ampicilina	62	82	18	16,2	20	1,3	–	–
Anfotericina	–	4	90	1,92	53	18	–	–
Atenolol	56	94	5	10,2	67	6,1	1 mg/mL	–
Atropina	50	57	18	24,6	120	4,3	–	–
Captopril	65	38	30	50,4	57	2,2	50 ng/mL	–
Carbamazepina	70	1	74	5,34	98	15	6 mg/L	> 9 mg/L
Cefalexina	90	91	14	18	18	0,9	–	–
Cefalotina	–	52	71	28,2	18	0,57	–	–
Clorpropamida	90	20	96	0,126	6,8	33	–	–
Ciclosporina	30	1	98	23,9	244	15	200 ng/mL	> 400 ng/mL
Cimetidina	62	62	19	32,4	70	1,9	0,8 mg/mL	–
Ciprofloxacino	60	65	40	25,2	130	4,1	–	–
Clonidina	95	62	20	12,6	150	12	1 ng/mL	–
Cloranfenicol	80	25	53	10,2	66	2,7	–	–
Clordiazepóxido	100	1	97	2,28	21	10	1 mg/L	–
Cloroquina	89	61	61	45	13.000	214	20 ng/mL	250 ng/mL
Diazepam	100	1	99	1,62	77	43	300 ng/mL	–
Digoxina	70	67	25	9	500	39	1 ng/mL	> 2 ng/mL
Diltiazem	44	4	78	50,4	220	3,7	–	–
Disopiramida*	83	55	2	5,04	41	6	3 mg/mL	> 8 mg/mL
Enalapril	95	90	55	9	40	3	> 0,5 ng/mL	–
Eritromicina	35	12	84	38,4	55	1,6	–	–
Etambutol	77	79	5	36	110	3,1	–	> 10 mg/L
Fenitoína	90	2	89	Concentração dependente[5]	45	Concentração dependente[6]	10 mg/L	> 20 mg/L
Fenobarbital	100	24	51	0,258	38	98	15 mg/L	> 30 mg/L
Fluoxetina	60	3	94	40,2	2.500	53	–	–
Furosemida	61	66	99	8,4	7,7	1,5	–	> 25 mg/L
Gentamicina	–	76	10	4,7	20	3	3 mg/L[3]	–
Hidralazina	40	10	87	234	105	1	100 ng/mL	–
Imipramina	40	2	90	63	1.600	18	200 ng/mL	> 1 mg/L
Indometacina	98	15	90	8,4	18	2,4	1 mg/L	> 5 mg/L

(continua)

TABELA 3-1 Parâmetros farmacocinéticos e farmacodinâmicos para determinados medicamentos em adultos (ver Holford et al, 2013, para parâmetros em neonatos e em crianças) (*continuação*)

Fármaco	Disponibilidade oral (F) (%)	Excreção urinária (%)[1]	Ligação ao plasma (%)	Depuração (L/h/70 kg)[2]	Volume de distribuição (L/70 kg)	Meia-vida (h)	Concentração-alvo	Concentração tóxica
Labetalol*	18	5	50	105	660	4,9	0,1 mg/L	–
Lidocaína	35	2	70	38,4	77	1,8	3 mg/L	> 6 mg/L
Lítio	100	95	0	1,5	55	22	0,7 mEq/L	> 2 mEq/L
Metoprolol	38	10	11	63	290	3,2	25 ng/mL	–
Metotrexato	70	48	34	9	39	7,2	750 μM-h[4,5]	> 950 μM-h
Metronidazol	99	10	10	5,4	52	8,5	4 mg/L	–
Midazolam	44	56	95	27,6	77	1,9	–	–
Morfina	24	8	35	60	230	1,9	15 ng/mL	–
Nifedipino	50	0	96	29,4	55	1,8	50 ng/mL	–
Nortriptilina	51	2	92	30	1.300	31	100 ng/mL	> 500 ng/mL
Paracetamol	88	3	0	21	67	2	15 mg/mL	> 300 mg/L
Petidina (meperidina)	52	12	58	72	310	3,2	0,5 mg/L	–
Piridostigmina	14	85	–	36	77	1,9	75 ng/mL	–
Prazosina	68	1	95	12,6	42	2,9	–	–
Procainamida	83	67	16	36	130	3	5 mg/L	> 14 mg/L
Propranolol	26	1	87	50,4	270	3,9	20 ng/mL	–
Quinidina	80	18	87	19,8	190	6,2	3 mg/L	> 8 mg/L
Ranitidina	52	69	15	43,8	91	2,1	100 ng/mL	–
Rifampicina	?	7	89	14,4	68	3,5	–	–
Sulfametoxazol	100	14	62	1,32	15	10	–	–
Tacrolimo	20	–	98[7]	3[8]	133[8]	28	10 mcg/L	–
Teofilina	96	18	56	2,8	35	8,1	10 mg/L	> 20 mg/L
Terbutalina	14	56	20	14,4	125	14	2 ng/mL	–
Tetraciclina	77	58	65	7,2	105	11	–	–
Tobramicina	–	90	10	4,62	18	2,2	–	–
Tocainida*	89	38	10	10,8	210	14	10 mg/L	–
Tolbutamida*	93	0	96	1,02	7	5,9	100 mg/L	–
Trimetoprima	100	69	44	9	130	11	–	–
Tubocurarina*	–	63	50	8,1	27	2	0,6 mg/L	–
Vancomicina	–	79	30	5,88	27	5,6	20 mg/L[3]	–
Varfarina	93	3	99	0,192	9,8	37	–	–
Verapamil	22	3	90	63	350	4	–	–
Zidovudina	63	18	25	61,8	98	1,1	–	–

[1]Pressupondo-se depuração de creatinina de 100 mL/min/70 kg.

[2]Converte-se para mL/min multiplicando-se o número determinado por 16,6.

[3]Concentração média no estado de equilíbrio.

[4]Área-alvo sob a curva de concentração-tempo depois de uma dose única.

[5]Pode-se estimar a partir da medida de C usando $CL = V_{máx}/(K_m + C)$; $V_{máx}$ = 415 mg/dia, K_m = 5 mg/L. (Ver texto).

[6]Varia por causa da depuração dependente de concentração.

[7]Ligado ao sangue total (%).

[8]Baseado em sangue total padronizado para hematócrito 45%.

*Não disponível no Brasil.

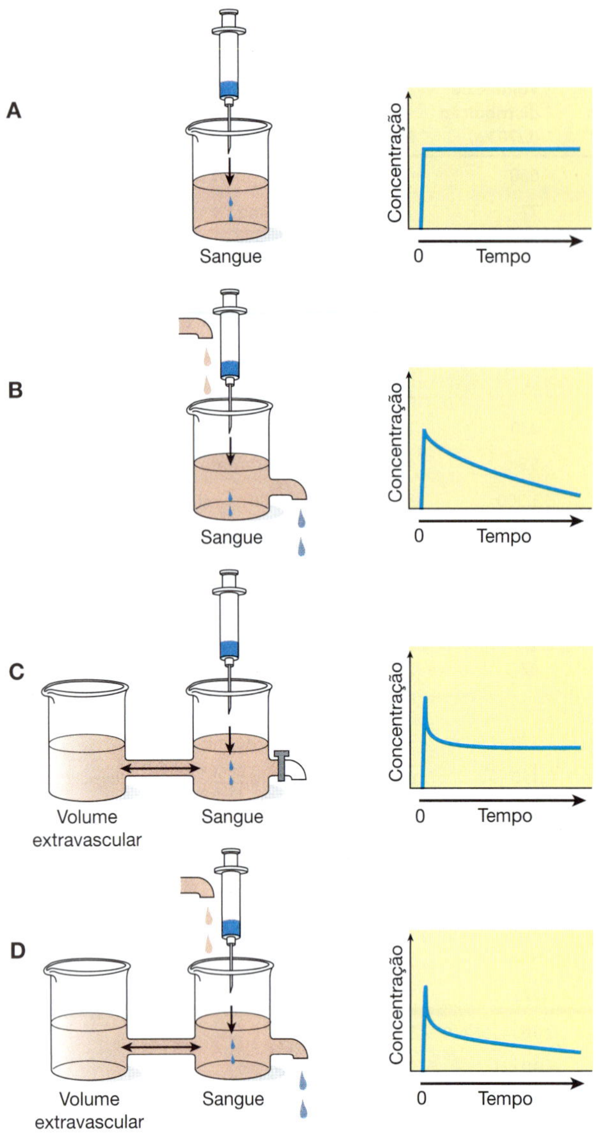

FIGURA 3-2 Modelos de distribuição e eliminação de fármacos. O efeito de se adicionar fármaco ao sangue por injeção intravenosa rápida é representado pela injeção de uma quantidade conhecida do fármaco para dentro de uma proveta. O curso do tempo da quantidade de fármaco na proveta é mostrado nos gráficos à direita. No primeiro exemplo (**A**), não há movimento de fármaco para fora da proveta, de modo que o gráfico mostra apenas uma elevação íngreme até o máximo, seguida por um platô. No segundo exemplo (**B**), uma via de eliminação está presente, e o gráfico mostra um declínio lento depois de uma elevação abrupta até o máximo. Como a quantidade do fármaco na proveta cai, a "pressão" dirigindo o processo de eliminação também cai, e a inclinação da curva diminui. Essa é uma curva de declínio exponencial. No terceiro modelo (**C**), o fármaco colocado no primeiro compartimento (sangue) se equilibra rapidamente com o segundo compartimento (volume extravascular), e a quantidade de fármaco no "sangue" declina exponencialmente para um novo estado de equilíbrio. O quarto modelo (**D**) ilustra uma combinação mais realista do mecanismo de eliminação e equilíbrio extravascular. O gráfico resultante mostra uma fase de distribuição precoce seguida pela fase de eliminação mais lenta. Observe que o volume de fluido permanece constante por causa de uma entrada de fluido na mesma taxa que a da eliminação em (**B**) e (**D**).

TABELA 3-2 Volumes físicos (em L/kg de peso corporal) de alguns compartimentos corporais dentro dos quais fármacos podem ser distribuídos

Compartimento e volume	Exemplos de fármacos
Água	
Água corporal total (0,6 L/kg)[1]	Moléculas hidrossolúveis pequenas (p. ex., etanol)
Água extracelular (0,2 L/kg)	Moléculas hidrossolúveis grandes (p. ex., gentamicina)
Plasma (0,04 L/kg)	Moléculas proteicas grandes (p. ex., anticorpos)
Gordura (0,2-0,35 L/kg)	Moléculas altamente lipossolúveis (p. ex., diazepam)
Ossos (0,07 L/kg)	Certos íons (p. ex., chumbo, flúor)

[1]Em uma pessoa média. A água corporal total em uma pessoa magra poderia ser 0,7 L/kg; em uma pessoa obesa, 0,5 L/kg.

Os dois principais locais de eliminação de fármacos são os rins e o fígado. A depuração de fármaco inalterado na urina pode ser usada para determinar a depuração renal. Dentro do fígado, a eliminação de fármacos ocorre por meio de biotransformação do fármaco precursor em um ou mais metabólitos, excreção do fármaco não modificado na bile ou ambas. A dosagem do fármaco inalterado na urina pode ser usada para determinar a depuração renal. As vias de biotransformação são discutidas no Capítulo 4. Para a maioria dos fármacos, a depuração é constante ao longo da variação de concentração encontrada em situações clínicas, isto é, a eliminação não é saturável, e a velocidade de eliminação do fármaco é diretamente proporcional à concentração (recompondo a equação [2]):

$$\text{Velocidade de eliminação} = CL \times C \qquad (4)$$

Quando a eliminação é diretamente proporcional à C, chama-se eliminação de primeira ordem. Quando de primeira ordem, a depuração pode ser estimada pelo cálculo da **área sob a curva** (**AUC**, do inglês *area under the curve*) do perfil de tempo-concentração depois de uma dose. A depuração é calculada a partir da dose dividida pela AUC. Observe que essa é uma forma de cálculo conveniente – não a definição de depuração.

A. Eliminação de capacidade limitada

Para fármacos que exibem capacidade de eliminação limitada (p. ex., fenitoína, etanol), a depuração não permanece constante, mas varia de acordo com a concentração obtida do fármaco (ver Tabela 3-1). A eliminação de capacidade limitada também é conhecida como eliminação de ordem mista, saturável, não linear e de Michaelis-Menten. Está associada à depuração dose-dependente ou da concentração.

A maioria das vias metabólicas de eliminação de fármacos ficará saturada se a dose, e, portanto, a concentração, forem suficientemente altas. Quando o fluxo de sangue em um órgão não limita a eliminação (ver adiante), a relação entre velocidade de eliminação e concentração (C) é expressa matematicamente na equação (5):

$$\text{Velocidade de eliminação} = \frac{V_{máx} \times C}{K_m + C} \qquad (5)$$

$V_{máx}$ é a capacidade máxima de eliminação, e K_m, a concentração do fármaco na qual a velocidade de eliminação é 50% de $V_{máx}$. Em concentrações altas em relação à K_m, a velocidade de eliminação quase não depende da concentração – um estado de eliminação de "ordem pseudozero". Se a velocidade da dose excede a capacidade de eliminação, o estado de equilíbrio não pode ser alcançado. A concentração continuará subindo enquanto a administração da dose prosseguir. Esse padrão de eliminação de capacidade limitada é importante para três fármacos de uso comum: etanol, fenitoína e ácido acetilsalicílico. Depuração não tem significado real para fármacos com eliminação de capacidade limitada, uma vez que ela varia com a concentração, e AUC não deve ser usada para calcular a depuração desses fármacos.

B. Eliminação dependente de fluxo

Ao contrário daqueles com eliminação com capacidade limitada, alguns fármacos são depurados de imediato pelo órgão responsável por sua eliminação, de modo que, em qualquer concentração clinicamente realista, a maior parte do fármaco no sangue que faz a perfusão do órgão será eliminada na primeira passagem do fármaco através do órgão. Assim, a eliminação desses fármacos dependerá primeiramente da sua velocidade de aporte ao órgão responsável pela eliminação. Esses fármacos (ver Tabela 4-7) são considerados como de "extração alta", pois são quase completamente extraídos do sangue pelo órgão. O fluxo de sangue para o órgão é o principal determinante do aporte do fármaco, mas a ligação a proteínas do plasma e a partição de células do sangue também são importantes para fármacos bastante ligados que têm extração alta.

C. Moléculas grandes

Existem dois aspectos na farmacocinética das proteínas, frequentemente denominadas moléculas grandes, quando usadas como agentes terapêuticos. A primeira é que todos têm praticamente a mesma farmacocinética, com meia-vida de algumas semanas. A segunda é que, para alguns, mas não todos, o efeito da molécula é produzido pela ligação ao sítio-alvo. A eliminação da molécula é determinada, em certa medida, pela eliminação do alvo (p. ex., células T). Isso é denominado eliminação de fármacos mediada pelo alvo. Quando ocorre eliminação mediada pelo alvo, a depuração da molécula é aumentada e a meia-vida fica mais curta. A duração do efeito da molécula frequentemente segue essas mudanças.

Meia-vida

Meia-vida ($t_{1/2}$) é o tempo necessário para que a quantidade do fármaco se reduza à metade durante a eliminação (ou durante uma infusão constante). No caso mais simples – e o mais útil no desenho de esquemas de fármacos –, o corpo pode ser considerado como um compartimento único (conforme ilustrado na Figura 3-2B), de tamanho igual ao volume de distribuição (V). A duração do fármaco no corpo depende tanto do volume de distribuição como da depuração:

$$t_{1/2} = \frac{0{,}7 \times V}{CL} \qquad (6)$$

Como a eliminação de fármacos pode ser descrita por um processo exponencial, demonstra-se que o tempo gasto pela diminuição em 2 vezes é proporcional ao logaritmo natural de 2. A constante 0,7 na equação (6) é uma aproximação do logaritmo natural de 2.

A meia-vida é útil porque indica o tempo necessário para se atingir 50% do estado de equilíbrio – ou para diminuir 50% das condições de equilíbrio – depois de uma mudança na velocidade de administração do fármaco. A Figura 3-3 mostra o curso de tempo de acúmulo do fármaco durante uma infusão de velocidade constante e o curso de tempo de eliminação do fármaco depois da interrupção de uma infusão que já alcançou um estado de equilíbrio.

Estados mórbidos podem afetar ambos os parâmetros farmacocinéticos primários relacionados de forma fisiológica: o volume de distribuição e a depuração. Uma mudança na meia-vida não reflete necessariamente uma alteração na eliminação do fármaco. Por exemplo, pacientes com insuficiência renal crônica têm uma diminuição tanto da depuração renal como do volume de distribuição da digoxina; o aumento de meia-vida da digoxina não é tão grande como poderia ser esperado com base na alteração da função renal. A diminuição do volume de distribuição deve-se à redução renal e da massa musculoesquelética e à consequente diminuição da ligação tecidual da digoxina à bomba de Na^+/K^+-ATPase.

Muitos fármacos exibem farmacocinética de múltiplos compartimentos (conforme ilustrado nas Figuras 3-2C e 3-2D). Nessas condições, a "meia-vida" refletindo o acúmulo de fármaco, conforme determinado na Tabela 3-1, será maior que a calculada a partir da equação (6).

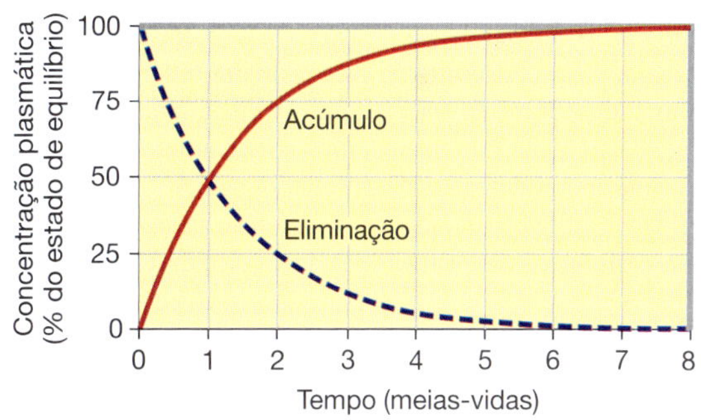

FIGURA 3-3 O curso no tempo de acúmulo e eliminação de fármaco. **Linha sólida:** concentração plasmática que reflete o acúmulo de um fármaco durante a infusão a uma taxa constante do fármaco. Cinquenta por cento da concentração em estado de equilíbrio são alcançados depois de uma meia-vida; 75%, depois de duas meias-vidas, e mais de 90% depois de quatro meias-vidas. **Linha tracejada:** concentrações plasmáticas refletindo a eliminação do fármaco depois da infusão de um fármaco a velocidade constante que alcançou o estado de equilíbrio. Cinquenta por cento do fármaco se perde depois de uma meia-vida; 75%, depois de duas meias-vidas, etc. A "regra prática" de que quatro meias-vidas devem decorrer depois do início de um esquema de administração de um fármaco antes que sejam vistos efeitos completos, baseia-se na abordagem da curva de acumulação a mais de 90% da concentração final no estado de equilíbrio.

Acúmulo de fármaco

Sempre que há doses repetidas, o fármaco se acumula no corpo até que pare sua administração. Isso ocorre porque leva um tempo infinito (teoricamente) para se eliminar o total de uma dose. Em termos práticos, significa que, se o intervalo entre doses for mais curto do que quatro meias-vidas, o acúmulo será detectável.

O acúmulo é inversamente proporcional à fração da dose perdida em cada intervalo entre doses. A fração perdida é 1 menos a fração remanescente logo antes da próxima dose. A fração remanescente pode ser predita a partir do intervalo entre doses e da meia-vida. Um índice de acúmulo conveniente é o **fator de acumulação**:

$$\text{Fator de acumulação} = \frac{1}{\text{Fração perdida em um intervalo entre doses}}$$

$$\text{Fator de acumulação} = \frac{1}{1 - \text{Fração restante}} \qquad (7)$$

$$\text{Fator de acumulação} = \frac{1}{1 - e^{-0,7 \times \text{Intervalo entre doses/Meia-vida}}}$$

Para um fármaco administrado 1 vez em cada meia-vida, o fator de acumulação é 1/0,5 ou 2. O fator de acumulação indica a razão da concentração do estado de equilíbrio para aquela vista no mesmo tempo logo depois da primeira dose. Assim, as concentrações de pico após doses intermitentes no estado de equilíbrio são iguais à concentração de pico depois da primeira dose multiplicada pelo fator de acumulação.

Biodisponibilidade

A biodisponibilidade é definida como a fração do fármaco inalterado que alcança a circulação sistêmica logo depois da administração por qualquer via (Tabela 3-3). A AUC da concentração-tempo no sangue é proporcional à dose e à extensão de biodisponibilidade de um fármaco, se sua eliminação é de primeira ordem (Figura 3-4). Para uma dose intravenosa, presume-se que a biodisponibilidade seja igual à unidade. No caso de um fármaco administrado por via oral, a biodisponibilidade pode ser menor que 100% por duas razões principais – extensão incompleta da absorção através da parede intestinal e eliminação na primeira passagem pelo fígado (ver adiante).

A. Extensão da absorção

Depois da administração oral, um fármaco pode ser absorvido de forma incompleta, por exemplo, somente 70% de uma dose de digoxina alcança a circulação sistêmica. Isso se deve, sobretudo, à falta de absorção do intestino. Outros fármacos são demasiados hidrofílicos (p. ex., atenolol) ou lipofílicos (p. ex., aciclovir), para serem absorvidos com facilidade, e sua baixa biodisponibilidade também se deve à absorção incompleta. Se muito hidrofílico, o fármaco não pode atravessar a membrana lipídica celular; se lipofílico demais, o fármaco não é solúvel o bastante para cruzar a camada de água adjacente à célula. Fármacos podem não ser absorvidos por causa de um transportador inverso associado a glicoproteína P. Esse processo bombeia ativamente o fármaco para fora de células da parede intestinal de volta para o lúmen do intestino. A inibição da glicoproteína P e do metabolismo da parede intestinal, por exemplo, por suco de pomelo (ou toranja [do inglês *grapefruit*]), pode se associar a um aumento substancial da absorção do fármaco.

TABELA 3-3 Vias de administração, biodisponibilidade e características gerais

Via	Biodisponibilidade (%)	Características
Intravenosa (IV)	100 (por definição)	A de início mais rápido
Intramuscular (IM)	75 a ≤ 100	Grandes volumes frequentemente factíveis; pode ser dolorosa
Subcutânea (SC)	75 a ≤ 100	Volumes menores que IM; pode ser dolorosa
Oral (VO)	5 a < 100	A mais conveniente; o efeito de primeira passagem pode ser importante
Retal (VR)	30 a < 100	Efeito de primeira passagem menor do que a oral
Inalatória	5 a < 100	Frequentemente de início muito rápido
Transdérmica	80 a ≤ 100	Geralmente de absorção muito lenta; usada por ausência de efeito de primeira passagem; duração de ação prolongada

B. Eliminação de primeira passagem

Após a absorção através da parede intestinal, o sangue da veia porta leva o fármaco ao fígado antes da entrada na circulação sistêmica. Um fármaco pode ser metabolizado na parede intestinal (p. ex., pelo sistema enzimático CYP3A4) ou mesmo no sangue da porta, porém, mais comumente, é o fígado o responsável pelo metabolismo antes de o fármaco atingir a circulação sistêmica. Além disso, o fígado pode excretar o fármaco na bile. Qualquer desses sítios contribui para a redução da biodisponibilidade, e o processo geral é

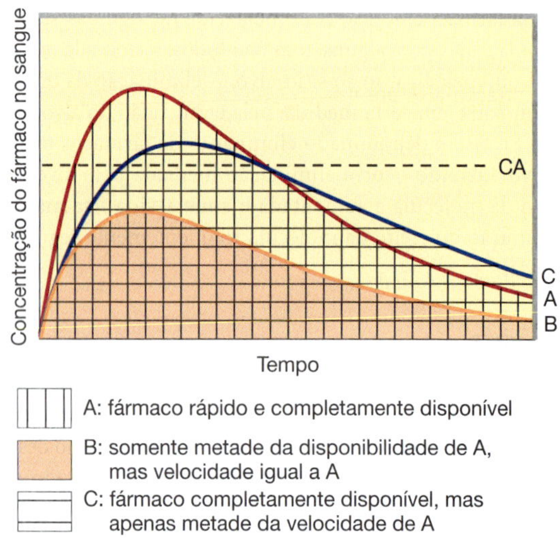

FIGURA 3-4 Curvas de concentração-tempo no sangue, ilustrando como mudanças na velocidade de absorção e extensão da biodisponibilidade podem influenciar tanto a duração da ação como a efetividade da mesma dose total de um fármaco, administrado em três formulações diferentes. A *linha tracejada* indica a concentração-alvo (CA) do fármaco no sangue.

conhecido como eliminação de primeira passagem. O efeito da eliminação hepática na primeira passagem sobre a biodisponibilidade é expresso como a razão de extração (ER, do inglês *extraction ratio*):

$$ER = \frac{CL_{\text{fígado}}}{Q} \quad (8a)$$

em que $CL_{\text{fígado}}$ é a depuração do sangue hepático e Q é o fluxo sanguíneo hepático, normalmente cerca de 90 L/h em uma pessoa com peso de 70 kg.

A biodisponibilidade sistêmica do fármaco (F) pode ser prevista a partir da extensão de absorção (f) e da razão de extração (ER):

$$F = f \times (1 - ER) \quad (8b)$$

Um fármaco como a morfina é absorvido quase por completo (f = 1), de modo que a perda no intestino é irrisória. Contudo, a razão de extração hepática para morfina é a depuração da morfina sanguínea (60 L/h/70 kg) dividida pelo fluxo sanguíneo hepático (90 L/h/70 kg), ou 0,67. Portanto, espera-se que sua biodisponibilidade oral (1 – ER) seja em torno de 33%, o que está perto do valor observado (ver Tabela 3-1).

Velocidade de absorção

A distinção entre velocidade e extensão de absorção é mostrada na Figura 3-4. A velocidade de absorção é determinada pelo sítio de administração e pela formulação do fármaco. Tanto a velocidade de absorção como a extensão do influxo podem influenciar a efetividade clínica de um fármaco. Para as três formas diferentes de dosagem ilustradas na Figura 3-4, esperam-se diferenças na intensidade do efeito clínico. A dosagem da formulação B necessitaria do dobro da dose para atingir concentrações sanguíneas equivalentes às da dosagem da formulação A. Diferenças na velocidade de absorção podem se tornar importantes para fármacos dados como dose única, como um hipnótico usado para induzir o sono. Nesse caso, o fármaco da formulação A atingiria sua concentração-alvo mais cedo do que o fármaco da formulação C; as concentrações de A também alcançariam um valor mais alto e permaneceriam acima da concentração-alvo por um período mais longo. Em um esquema de doses múltiplas, as formulações A e C gerariam as mesmas concentrações sanguíneas médias, embora a formulação A viesse a mostrar concentrações máximas maiores e concentrações mínimas menores.

Diz-se que o mecanismo de absorção de um fármaco é de ordem zero quando a velocidade não depende da quantidade do fármaco remanescente no intestino, por exemplo, quando ela é determinada pela velocidade de esvaziamento gástrico ou por uma formulação medicamentosa de liberação controlada. Em contraste, quando a dose é dissolvida em fluidos gastrintestinais, a velocidade de absorção geralmente é proporcional à concentração gastrintestinal, logo, é de primeira ordem.

Razão de extração e efeito de primeira passagem

A depuração sistêmica não é afetada pela biodisponibilidade. Entretanto, a depuração pode afetar muito a extensão da disponibilidade, porque determina a razão de extração (equação [8a]). É claro que concentrações sanguíneas terapêuticas ainda podem ser alcançadas pela via de administração oral se administradas doses maiores suficientes. Entretanto, nesse caso, as concentrações dos *metabólitos* do fármaco podem ser maiores em comparação com as que ocorreriam após administração intravenosa. A lidocaína e o verapamil são usados para tratar arritmias cardíacas e têm biodisponibilidade menor do que 40%, mas a lidocaína nunca é dada por via oral, pois se acredita que seus metabólitos contribuam para toxicidade no sistema nervoso central (SNC). Outros fármacos que são altamente extraídos pelo fígado incluem a morfina (ver anteriormente), isoniazida, propranolol e vários antidepressivos tricíclicos (ver Tabela 3-1).

Fármacos com razões de extração altas mostram variações marcantes de biodisponibilidade entre indivíduos, por causa de diferenças de função hepática e fluxo sanguíneo. Essas diferenças podem explicar parte da variação em concentrações de fármaco que ocorre entre indivíduos que receberam doses similares. Para fármacos altamente extraídos pelo fígado, os sítios de derivação hepática de eliminação (p. ex., na cirrose hepática com *shunt* portossistêmico) resultam em aumentos substanciais da disponibilidade do fármaco, ao passo que, para fármacos pouco extraídos pelo fígado (para os quais a diferença entre a concentração de entrada e saída do fármaco é pequena), a derivação do sangue que passa pelo fígado causa pouca alteração na disponibilidade. Os fármacos da Tabela 3-1 que são pouco extraídos pelo fígado incluem varfarina, diazepam, fenitoína, teofilina, tolbutamida e clorpropamida.

Vias alternativas de administração e efeito de primeira passagem

Há vários motivos para as diferentes vias de administração utilizadas na medicina clínica (ver Tabela 3-3) – por conveniência (p. ex., oral), para maximizar a concentração no sítio de ação e minimizá-la em outros locais (p. ex., tópica), para prolongar a duração da absorção do fármaco (p. ex., transdérmica) ou para evitar o efeito de primeira passagem (sublingual ou retal).

O efeito da primeira passagem hepática pode ser evitado, em grande extensão, pelo uso de comprimidos sublinguais e preparados transdérmicos e, em menor extensão, pelo uso de supositórios retais. A absorção sublingual propicia acesso direto às veias sistêmicas – não portais. A via transdérmica oferece a mesma vantagem. Fármacos absorvidos de supositórios no reto inferior entram em vasos que drenam para a veia cava inferior, contornando, assim, o fígado. Entretanto, os supositórios tendem a se mover para cima, para uma região onde predominam veias que levam ao fígado. Assim, só se pode presumir que 50% de uma dose retal contorne o fígado.

Embora fármacos administrados por inalação contornem o efeito da primeira passagem hepática, o pulmão também pode servir como um sítio de perda na primeira passagem por excreção e, possivelmente, metabolismo para fármacos administrados por vias não gastrintestinais (parenterais).

O CURSO DO TEMPO NO EFEITO DE FÁRMACOS

Os princípios da farmacocinética (discutidos neste capítulo) e os da farmacodinâmica (discutidos no Capítulo 2 e em Holford e Sheiner, 1981) fornecem um arcabouço para a compreensão do curso do tempo no efeito do fármaco.

Efeitos imediatos

No caso mais simples, os efeitos dos fármacos estão diretamente relacionados com as concentrações plasmáticas, mas isso não significa necessariamente que os efeitos são paralelos ao curso do tempo das concentrações. Como a relação entre concentração do fármaco e efeito não é linear (lembrar o modelo $E_{máx}$ descrito no Capítulo 2), o efeito não será linearmente proporcional à concentração.

Considere o efeito de um inibidor da enzima conversora de angiotensina (ECA), como o enalapril, sobre a ECA. Depois de uma dose oral de 20 mg, o pico de concentração plasmática em 2,5 horas fica em torno de 64 ng/mL. A meia-vida que explica a inibição da ECA é de cerca de 4 horas. O enalapril geralmente é administrado 1 vez ao dia, de modo que mais de cinco meias-vidas decorrerão do tempo do pico de concentração ao fim do intervalo entra as doses. A concentração de enalapril que explica o efeito e a extensão correspondente da inibição da ECA são mostradas na Figura 3-5. A extensão da inibição da ECA é calculada utilizando o modelo $E_{máx}$, em que $E_{máx}$, a extensão máxima da inibição, é de 100%, e a C_{50}, a concentração de enalapril associada a 50% do efeito máximo, é 5 ng/mL.

As concentrações plasmáticas de enalapril mudam por um fator de 8 ao longo das primeiras 12 horas (três meias-vidas) depois do pico, mas a inibição da ECA só diminuiu cerca de 30%. Como as concentrações ao longo desse tempo são muito altas em relação à C_{50}, o efeito sobre a ECA é quase constante. Depois de 24 horas, a ECA ainda está inibida cerca de 25%. Isso explica por que um fármaco com meia-vida curta pode ser administrado em dose única diária e, ainda assim, manter seu efeito ao longo do dia. O fator-chave é uma concentração inicial alta em relação à C_{50}. Mesmo que a concentração plasmática em 24 horas seja apenas cerca de 1% do pico, essa concentração baixa ainda é em torno da metade da C_{50}. A dose administrada 1 vez ao dia é comum para fármacos com reações adversas mínimas, relacionadas com picos de concentração que agem sobre as enzimas (p. ex., inibidores da ECA) ou competem nos receptores (p. ex., propranolol).

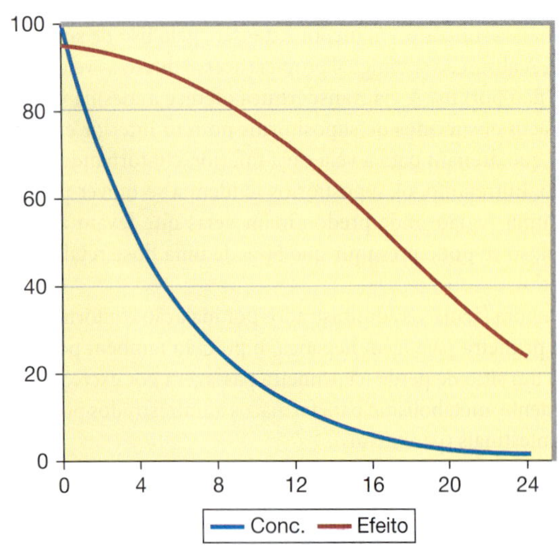

FIGURA 3-5 Curso do tempo (horas) das concentrações e efeitos de inibidor da ECA. A *linha azul* mostra as concentrações plasmáticas de enalapril em nanogramas por mililitro depois de uma dose única oral. A *linha vermelha* indica a porcentagem de inibição de seu alvo, a ECA. Observe as formas diferentes do curso no tempo da concentração (diminuindo exponencialmente) e o curso no tempo do efeito (diminuindo linearmente em sua porção central).

Quando as concentrações estão em uma faixa entre 4 vezes e um quarto da C_{50}, o curso no tempo do efeito é, essencialmente, uma função linear do tempo. Leva quatro meias-vidas para concentrações caírem de um efeito de 80% para 20% de $E_{máx}$ – 15% do efeito se perdem a cada meia-vida ao longo dessa faixa de concentração. Em concentrações abaixo de um quarto da C_{50}, o efeito se torna quase diretamente proporcional à concentração, e o curso no tempo do efeito do fármaco acompanha o declínio exponencial da concentração. Somente quando a concentração é baixa em relação à C_{50}, o conceito de uma "meia-vida do efeito do fármaco" tem algum significado.

Efeitos retardados

As alterações nos efeitos dos fármacos com frequência são retardadas em relação a mudanças de concentração plasmática. Esse retardo pode refletir o tempo necessário para que o fármaco se distribua do plasma para o sítio de ação. Esse será o caso para quase todos os fármacos. O retardo devido à distribuição é um fenômeno farmacocinético, que pode ser responsável por atrasos de poucos minutos. Esse processo de distribuição pode ser responsável pelo curto retardo de efeitos após injeção intravenosa rápida de fármacos ativos no SNC, como o tiopental.

Alguns fármacos ligam-se estreitamente a receptores, e é a meia-vida da dissociação que determina o atraso no efeito, por exemplo, para a digoxina. Observe que é o processo de dissociação que controla o tempo até o equilíbrio do receptor. Esse é o mesmo princípio do processo de eliminação controlando o tempo para acúmulo ao estado de equilíbrio com uma velocidade de infusão constante (ver Figura 3-3).

Uma razão comum para efeitos mais retardados de fármacos – principalmente aqueles que levam muitas horas, ou mesmo dias, para ocorrer – é a reposição lenta de uma substância fisiológica que esteja envolvida na expressão do efeito do fármaco. Por exemplo, a varfarina funciona como um anticoagulante pela inibição da vitamina K epóxido redutase (VKOR, do inglês *vitamin K epoxide reductase*) no fígado. A ação da varfarina ocorre com rapidez, e a inibição da enzima correlaciona-se com as concentrações plasmáticas do fármaco. O efeito clínico da varfarina, por exemplo, pelo índice normalizado internacional (INR, do inglês *international normalized ratio*), reflete uma diminuição na concentração do complexo protrombínico dos fatores da coagulação. A inibição da VKOR diminui a síntese desses fatores de coagulação, mas o complexo tem uma meia-vida longa (cerca de 14 horas), e é essa meia-vida que determina quanto tempo leva para que a concentração dos fatores de coagulação atinja um novo estado de equilíbrio e para que um efeito do fármaco reflita a concentração plasmática média da varfarina.

Efeitos dependentes do cronograma

A toxicidade renal dos antibióticos aminoglicosídeos (p. ex., gentamicina) é maior quando eles são administrados como infusão constante do que com dose intermitente. Mesmo que ambos os esquemas posológicos possam produzir a mesma concentração média no estado de equilíbrio, o esquema de doses intermitentes leva a concentrações de pico muito mais altas, que saturam o mecanismo de captação no córtex; assim, o acúmulo total do aminoglicosídeo é menor. A diferença em toxicidade é uma consequência previsível dos diferentes padrões de concentração e do mecanismo de captação saturável. Esse é um exemplo de efeito dependente do cronograma do fármaco. Está associado à ação reversível do fármaco e a uma relação não linear entre a concentração sistêmica e a resposta eventual.

Efeitos cumulativos

Alguns efeitos de fármacos estão mais relacionados com a ação cumulativa do que a uma ação reversível com rapidez. O efeito de muitos fármacos utilizados para tratamento do câncer também reflete uma ação cumulativa – por exemplo, a extensão da ligação de um fármaco ao DNA é proporcional à concentração do fármaco e, em geral, irreversível. O efeito sobre o crescimento de tumores é, portanto, uma consequência da exposição cumulativa ao fármaco. Medidas da exposição cumulativa, como a AUC, propiciam um meio de se individualizar o tratamento.

A ABORDAGEM DE CONCENTRAÇÃO-ALVO PARA O DESENHO DE UM ESQUEMA POSOLÓGICO RACIONAL

Um esquema racional de dose baseia-se no pressuposto de que há uma **concentração-alvo** que produzirá o efeito terapêutico desejado. Pela consideração dos fatores farmacocinéticos que determinam a relação dose-concentração, é possível individualizar o esquema de doses para obtenção da concentração-alvo. As concentração-alvo mostradas na Tabela 3-1 constituem uma diretriz das concentrações mensuradas quando pacientes estão sendo efetivamente tratados. Em alguns casos, a concentração-alvo também depende do objetivo terapêutico específico – por exemplo, o controle da fibrilação atrial pela digoxina pode necessitar de uma concentração-alvo de 2 ng/mL, ao passo que a insuficiência cardíaca geralmente é controlada de modo adequado com uma concentração-alvo de 1 ng/mL.

Dose de manutenção

Na maioria das situações clínicas, os medicamentos são administrados de forma a manter um estado de equilíbrio do fármaco no organismo, ou seja, a quantidade administrada em cada dose substitui o fármaco eliminado desde a dose anterior. Assim, o cálculo da dose de manutenção apropriada é um objetivo primário. A depuração é o parâmetro farmacocinético mais importante a ser considerado na definição de um esquema terapêutico racional para o estado de equilíbrio. No estado de equilíbrio (ee), a velocidade de administração ("velocidade *in*") deve ser igual à velocidade de eliminação ("velocidade *out*"). A substituição da concentração-alvo (CA) para a concentração (C) na equação (4) prediz a velocidade da dose de manutenção:

$$\begin{aligned}\text{Velocidade de administração}_{ee} &= \text{Velocidade de eliminação}_{ee} \\ &= CL \times CA\end{aligned} \quad (9)$$

Assim, se a concentração-alvo desejada é conhecida, a depuração (CL) naquele paciente determina a velocidade de administração. Se o fármaco é dado por uma via que tem uma biodisponibilidade menor do que 100%, então a velocidade de administração predita pela equação (9) deve ser modificada. Para administração oral:

$$\text{Velocidade de administração}_{oral} = \frac{\text{Velocidade da dose}}{F_{oral}} \quad (10)$$

Se forem dadas doses intermitentes, a dose de manutenção é calculada a partir de:

$$\text{Dose de manutenção} = \frac{\text{Velocidade de}}{\text{administração}} \times \frac{\text{Intervalo da}}{\text{administração}} \quad (11)$$

(Ver Quadro "Exemplo: cálculos da dose de manutenção".)

Observe que a concentração em estado de equilíbrio obtida por infusão contínua, ou a concentração média após dose intermitente, depende apenas da depuração. O volume de distribuição e a meia-vida não precisam ser conhecidos para se determinar a concentração plasmática média esperada a partir de uma velocidade de administração, ou para predizer a velocidade de administração para uma concentração-alvo desejada. A Figura 3-6 mostra que, em intervalos de doses diferentes, as curvas de tempo de concentração têm valores máximo e mínimo diferentes, mesmo que a concentração média seja sempre de 10 mg/L.

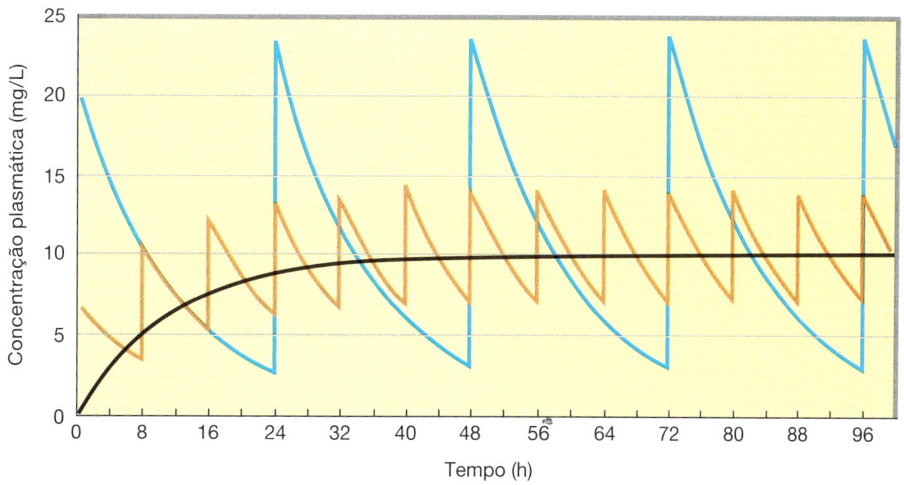

FIGURA 3-6 Relação entre frequência de administração e concentrações plasmáticas máxima e mínima quando se deseja uma concentração plasmática de teofilina de 10 mg/L no estado de equilíbrio. A *linha preta* que se eleva suavemente mostra a concentração plasmática alcançada com uma infusão intravenosa de 28 mg/h. As doses para administração a cada 8 horas (*linha laranja*) são de 224 mg; para administração a cada 24 horas (*linha azul*), 672 mg. Em cada um dos três casos, a concentração plasmática média no estado de equilíbrio é de 10 mg/L.

Exemplo: cálculos da dose de manutenção

Uma concentração-alvo de teofilina no plasma de 10 mg/L é desejada para aliviar a asma brônquica aguda em um paciente. Se o paciente não é fumante e apresenta estado normal exceto pela asma, pode-se usar a depuração média apresentada na Tabela 3-1, isto é, 2,8 L/h/70 kg. Visto que o fármaco será administrado como uma infusão intravenosa, F = 1.

$$\begin{aligned}\text{Velocidade de administração} &= \text{CL} \times \text{CA}\\ &= 2{,}8\ \text{L/h/70 kg} \times 10\ \text{mg/L}\\ &= 28\ \text{mg/h/70 kg}\end{aligned}$$

Portanto, nesse paciente, a velocidade de administração seria 28 mg/h/70 kg.

Se a crise de asma for aliviada, o médico pode manter essa concentração plasmática usando teofilina oral, administrada a cada 12 horas, usando uma formulação de liberação prolongada, para se aproximar de uma infusão intravenosa contínua. De acordo com a Tabela 3-1, a F_{oral} é 0,96. Quando o intervalo de dose for 12 horas, o tamanho de cada dose de manutenção seria:

$$\begin{aligned}\text{Dose de manutenção} &= \text{Velocidade de administração/F}\\ &\quad \times \text{Intervalo das doses}\\ &= 28\ \text{mg/h/0,96} \times 12\ \text{h}\\ &= 350\ \text{mg}\end{aligned}$$

Um comprimido ou cápsula de tamanho próximo à dose ideal de 350 mg seria, então, prescrito em intervalos de 12 horas. Se um intervalo de doses de 8 horas fosse usado, a dose ideal seria 233 mg; e se o fármaco fosse dado 1 vez ao dia, a dose seria de 700 mg. Na prática, F pode ser omitido do cálculo, uma vez que está muito próximo de 1.

Estimativas de velocidade de administração e concentrações médias em estado de equilíbrio, que podem ser calculadas usando a depuração, não dependem de qualquer modelo farmacocinético específico. Em contraste, a determinação das concentrações máxima e mínima em estado de equilíbrio requerem premissas adicionais sobre o modelo farmacocinético. O fator de acumulação (equação [7]) pressupõe que a distribuição do fármaco segue um modelo de um compartimento (ver Figura 3-2B), e a previsão do pico de concentração presume que a velocidade de absorção é muito mais rápida do que a velocidade de eliminação. Para o cálculo da estimativa de concentrações máxima e mínima em uma situação clínica, essas premissas geralmente são razoáveis.

Dose de ataque

Quando o tempo para se alcançar um estado de equilíbrio é apreciável, como no caso de fármacos com meias-vidas longas, talvez seja desejável administrar uma dose de ataque que eleve de imediato a concentração do fármaco no plasma para a concentração-alvo. Teoricamente, apenas a quantidade da dose de ataque precisa ser calculada – não a velocidade de sua administração – e, para uma primeira aproximação, é assim. O volume de distribuição (V) é o fator de proporcionalidade que correlaciona a quantidade total de fármaco no corpo à concentração; se uma dose de ataque deve alcançar a concentração-alvo, então ela pode ser calculada a partir da equação (12):

$$\begin{aligned}\text{Dose de ataque} &= \begin{array}{l}\text{Quantidade no corpo}\\ \text{imediatamente em seguida}\\ \text{à dose de ataque}\end{array}\\ &= \text{V} \times \text{CA}\end{aligned} \tag{12}$$

Para o exemplo da teofilina fornecido no Quadro "Exemplo: cálculos da dose de manutenção", a dose de ataque seria 350 mg (35 L × 10 mg/L) para uma pessoa de 70 kg. Na maioria dos fármacos, a dose de ataque pode ser administrada uma única vez pela via escolhida.

Até aqui, desconsiderou-se o fato de que alguns fármacos seguem uma farmacocinética mais complexa, de compartimentos múltiplos, como o processo de distribuição ilustrado pelo modelo de dois compartimentos na Figura 3-2. Isso é razoável na grande maioria dos casos. Entretanto, em alguns, a fase de distribuição não pode ser ignorada, particularmente em conexão com o cálculo de doses de ataque. Se a velocidade de entrada é rápida em relação à distribuição (sempre verdadeiro na administração intravenosa rápida), a concentração do fármaco no plasma resultante de uma dose de ataque apropriada – calculada a partir do volume de distribuição aparente – será, no início, mais alta do que o desejado. É possível que ocorra toxicidade grave, ainda que de forma transitória. Isso é de especial relevância, por exemplo, na administração de fármacos anticonvulsivantes, como a fenitoína, em que pode acontecer uma resposta tóxica quase imediata. Assim, embora a estimativa da *quantidade* de uma dose de ataque esteja bastante correta, a *velocidade de administração* às vezes é decisiva na prevenção de concentrações excessivas do fármaco, e a administração lenta de um fármaco intravenoso (p. ex., ao longo de horas em vez de segundos) é quase sempre uma prática prudente.

Quando doses intermitentes são dadas, a dose de ataque calculada a partir da equação (12) só atinge a concentração média de estado de equilíbrio, e não se equipara à concentração-pico de estado de equilíbrio (ver Figura 3-6). Para se equiparar à concentração-pico no estado de equilíbrio, a dose de ataque pode ser calculada a partir da equação (13):

$$\begin{array}{c}\text{Dose de}\\ \text{ataque}\end{array} = \text{Dose de manutenção} \times \text{Fator de acumulação} \tag{13}$$

INTERVENÇÃO NA CONCENTRAÇÃO-ALVO: APLICAÇÃO DA FARMACOCINÉTICA E DA FARMACODINÂMICA À INDIVIDUALIZAÇÃO DE DOSES

Os princípios básicos já delineados podem ser aplicados à interpretação de medidas clínicas de concentração do fármaco com base nas três principais variáveis farmacocinéticas: taxa e extensão da

A estratégia da concentração-alvo

O reconhecimento do papel essencial da concentração em ligar farmacocinética e farmacodinâmica leva naturalmente à estratégia de concentração-alvo. Princípios de farmacodinâmica são usados para se prever a concentração necessária a fim de se conseguir um grau particular de efeito terapêutico. Essa concentração-alvo pode, então, ser obtida pelo uso de princípios farmacocinéticos para se chegar a um esquema de doses adequado (Holford, 1999). A estratégia de concentração-alvo é um processo para otimizar a dose em um indivíduo com base em uma resposta substituta mensurada, como a concentração do fármaco:

1. Escolher a concentração-alvo (CA).
2. Predizer o volume de distribuição (V) e a depuração (CL) com base em valores da população-padrão (p. ex., Tabela 3-1), com ajustes para fatores como peso e função renal.
3. Dar uma dose de ataque ou de manutenção calculada a partir de CA, V e CL.
4. Mensurar a resposta do paciente (incluindo, geralmente, a concentração do fármaco).
5. Revisar V e/ou CL com base na resposta medida.
6. Repetir as etapas 3 a 5, ajustando a dose prevista para se conseguir a CA.

administração, depuração e volume de distribuição (e a variável derivada, meia-vida). Além disso, pode ser necessário considerar duas variáveis farmacodinâmicas: o efeito máximo atingível no tecido-alvo ($E_{máx}$) e a sensibilidade (C_{50}) do tecido ao fármaco. Doenças podem modificar todos esses parâmetros, e a capacidade de prever o efeito de estados mórbidos sobre esses parâmetros é importante para o ajuste apropriado da dose nesses casos. (Ver Quadro "A estratégia da concentração-alvo".)

Variáveis farmacocinéticas

A. Entrada

A quantidade de fármaco que entra no corpo depende da adesão do paciente ao esquema prescrito e da velocidade e extensão da transferência do sítio de administração para o sangue.

Sobredose e subdose em relação à dose prescrita – ambas aspectos de falta de adesão – com frequência são detectadas por mensurações de concentração, quando obtidos desvios grosseiros dos valores esperados. Se for verificado que a adesão é adequada, anormalidades de absorção no intestino delgado podem ser a causa de concentrações anormalmente baixas. Variações na extensão de biodisponibilidade raramente são causadas por irregularidades na manufatura da formulação particular do fármaco. O mais comum é que variações de biodisponibilidade se devam ao metabolismo durante a absorção.

B. Depuração

Depuração anormal pode ser prevista quando há uma deficiência importante da função dos rins, fígado ou coração. A depuração de creatinina consiste em um indicador quantitativo útil da função renal. De modo inverso, a depuração de fármacos pode ser um indicador útil das consequências funcionais da insuficiência cardíaca, renal ou hepática, frequentemente com precisão maior do que achados clínicos ou outros exames de laboratório. Por exemplo, quando a função renal está mudando de modo rápido, a estimativa da depuração de antibióticos aminoglicosídeos pode ser um indicador mais acurado da filtração glomerular do que a creatinina sérica.

Tem se mostrado que a doença hepática reduz a depuração e prolonga a meia-vida de muitos fármacos. Contudo, para vários outros fármacos que são eliminados por processos hepáticos, nenhuma alteração da depuração ou da meia-vida tem sido observada com doença hepática similar. Isso reflete o fato de que a doença hepática nem sempre afeta a depuração hepática intrínseca. No presente, não há um marcador confiável da função hepática de metabolização de fármacos que possa ser utilizado para predizer alterações da depuração hepática, de modo análogo à depuração de creatinina como um marcador da depuração renal de fármacos.

C. Volume de distribuição

O volume de distribuição aparente reflete um balanço entre ligação a tecidos, que diminui a concentração plasmática e torna maior o volume aparente, e ligação a proteínas do plasma, que aumenta a concentração plasmática e torna o volume aparente menor. Mudanças na ligação tecidual ou na plasmática podem alterar o volume de distribuição aparente, determinado a partir de mensurações da concentração no plasma. As pessoas mais idosas têm uma diminuição relativa da massa muscular esquelética e tendem a apresentar um volume aparente menor de distribuição da digoxina (que se liga a proteínas de músculos). O volume de distribuição pode ser superestimado em pacientes obesos, se baseado no peso corporal e o fármaco não penetrar bem em tecidos adiposos, como é o caso da digoxina. Em contraste, a teofilina tem um volume de distribuição semelhante àquele da água corporal total. O tecido adiposo tem quase tanta água como outros tecidos, de modo que o volume total aparente de distribuição da teofilina é proporcional ao peso corporal, mesmo em pacientes obesos.

O acúmulo anormal de líquido – edema, ascite, derrame pleural – pode aumentar bastante o volume de distribuição de fármacos, como a gentamicina, que são hidrofílicos e têm volumes de distribuição pequenos.

D. Meia-vida

As diferenças entre depuração e meia-vida são importantes na definição dos mecanismos subjacentes para o efeito de um estado mórbido sobre a disposição de fármacos. Por exemplo, a meia-vida do diazepam aumenta com a idade do paciente. Quando se relaciona a depuração à idade, verifica-se que a depuração desse fármaco não muda com a idade. A meia-vida crescente do diazepam, de fato, resulta de alterações do volume de distribuição com a idade; os processos metabólicos responsáveis pela eliminação do fármaco são muito constantes.

Variáveis farmacodinâmicas

A. Efeito máximo

Todas as respostas farmacológicas devem ter um efeito máximo ($E_{máx}$). Não importa o quão alta seja a concentração do fármaco, alcança-se um ponto além do qual nenhum incremento adicional de resposta é obtido.

Se o aumento da dose no caso de um determinado paciente não levar a uma resposta clínica adicional, é possível que o efeito máximo tenha sido alcançado. O reconhecimento do efeito máximo é útil para evitar aumentos ineficazes de dose, com consequente risco de toxicidade.

B. Sensibilidade

A sensibilidade do órgão-alvo à concentração de fármacos é refletida pela concentração necessária para produzir 50% do efeito máximo, a C_{50}. Detecta-se a sensibilidade diminuída ao fármaco por meio da mensuração de suas concentrações, que costumam estar associadas à resposta terapêutica, em um paciente que não tenha respondido. Isso pode resultar de fisiologia anormal – a hipercalemia, por exemplo, diminui a capacidade de resposta à digoxina – ou de antagonismo farmacológico – os bloqueadores de canal de cálcio, por exemplo, dificultam a resposta inotrópica à digoxina.

A sensibilidade aumentada a um fármaco geralmente é sinalizada por respostas exageradas a doses pequenas ou moderadas. A natureza farmacodinâmica dessa sensibilidade pode ser confirmada pela mensuração de concentrações do fármaco baixas em relação ao efeito observado.

INTERPRETAÇÃO DAS MENSURAÇÕES DE CONCENTRAÇÃO DE FÁRMACOS

Depuração

A depuração é o fator isolado mais importante na determinação de concentrações de fármacos. A interpretação das medidas de concentrações de fármacos depende de um entendimento claro de três fatores que podem influenciar nas concentrações refletindo a depuração: a dose, o fluxo sanguíneo orgânico e a função intrínseca do fígado ou dos rins. Cada um desses fatores deve ser considerado ao se interpretar a depuração estimada a partir de uma mensuração de concentração de fármaco.

Também se deve reconhecer que mudanças na ligação a proteínas podem levar os descuidados a acreditar que há uma alteração da depuração, quando, de fato, a eliminação do fármaco não está alterada (ver Quadro "Ligação a proteínas plasmáticas: é importante?"). Eis os fatores que afetam a ligação a proteínas:

1. **Concentração de albumina:** Fármacos como fenitoína, salicilatos e disopiramida são bastante ligados à albumina plasmática. As concentrações de albumina são baixas em muitos estados patológicos, resultando em concentrações totais do fármaco mais baixas.
2. **Concentração de α_1-glicoproteína ácida:** a α_1-glicoproteína ácida é uma proteína de ligação importante, com sítios de ligação para fármacos, como quinidina, lidocaína e propranolol. Está aumentada em distúrbios inflamatórios agudos e causa alterações relevantes na concentração plasmática total desses fármacos, embora a eliminação do fármaco esteja inalterada.
3. **Ligação a proteínas com capacidade limitada:** A ligação de fármacos a proteínas plasmáticas é limitada pela capacidade. As concentrações terapêuticas de salicilatos e prednisolona mostram ligação a proteínas dependente da concentração. Como a concentração de fármaco não ligado é determinada pela velocidade de administração e depuração do fármaco livre – que não está alterada pela ligação à proteína, no caso desses fármacos de baixa razão de extração –, aumentos da velocidade de administração causam modificações correspondentes na concentração não ligada importantes quanto à farmacodinâmica. Em contrapartida, a concentração do fármaco aumentará com menos rapidez do que a velocidade de administração sugeriria quando a ligação a proteínas se aproxima da saturação em concentrações mais altas.
4. **Ligação a eritrócitos:** Fármacos como ciclosporina e tacrolimo ligam-se extensamente dentro de eritrócitos. Em geral, concentrações no sangue total são dosadas e são cerca de 50 vezes mais altas do que a concentração plasmática. Uma diminuição da concentração de eritrócitos (refletida no hematócrito) causará uma queda na concentração do sangue total, sem uma mudança em concentrações farmacologicamente ativas. A padronização de concentrações a um hematócrito padrão ajuda a interpretar a relação concentração-efeito.

Histórico da administração

Um histórico acurado da administração é essencial, caso se deseje obter o valor máximo da mensuração de concentração do fármaco. De fato, se um histórico da administração é desconhecido ou incompleto, a mensuração da concentração de fármaco perde todo o valor preditivo.

Momento da coleta para a dosagem da concentração

As informações sobre a velocidade e extensão da absorção de um fármaco em um paciente individual raramente têm grande importância clínica. Entretanto, a absorção em geral ocorre durante as primeiras 2 horas após a administração de uma dose de fármaco e varia de acordo com a ingestão de alimentos, postura e atividade. Portanto, é importante que se evite coletar sangue até que a absorção esteja completa (~ 2 horas depois de uma dose oral). Tentativas para mensurar picos de concentração logo depois da administração oral geralmente são malsucedidas e comprometem a validade da mensuração, pois não se pode ter certeza de que a absorção foi completa.

Alguns fármacos, como a digoxina e o lítio, levam várias horas para se distribuir aos tecidos. Amostras de digoxina devem ser coletadas pelo menos 6 horas depois da última dose, e de lítio, logo antes da próxima dose (geralmente 24 horas depois da última). Os aminoglicosídeos se distribuem muito rapidamente, mas ainda assim é prudente esperar 1 hora depois de aplicada a dose antes de se coletar uma amostra.

A depuração é estimada a partir da velocidade de administração e da concentração média em estado de equilíbrio. Amostras de sangue devem ser obtidas no tempo apropriado para se estimar a

Ligação a proteínas plasmáticas: é importante?

A ligação às proteínas plasmáticas com frequência é mencionada como um fator que desempenha função em farmacocinética, farmacodinâmica e interações medicamentosas. Entretanto, não há exemplos clinicamente relevantes de alterações na disposição ou efeitos de fármacos que possam ser atribuídos com clareza a mudanças na ligação a proteínas do plasma (Benet e Hoener, 2002). A ideia de aumento da concentração de fármaco não ligado e o seu efeito, e, talvez, de produção de toxicidade, se um fármaco fosse deslocado de proteínas plasmáticas, parece um mecanismo simples e óbvio. Infelizmente, essa teoria simples, apropriada para um tubo de ensaio, não funciona no corpo, que é um sistema aberto capaz de eliminar o fármaco não ligado.

Uma mudança aparentemente drástica na fração não ligada de 1 para 10% libera menos de 5% da quantidade total de fármaco no corpo, porque menos de um terço do fármaco no corpo se liga a proteínas do plasma, mesmo nos casos mais extremos (p. ex., varfarina). O fármaco deslocado da proteína plasmática se distribui em todo o volume de distribuição, de modo que um aumento de 5% na quantidade de fármaco não ligado no corpo produz, no máximo, um aumento de 5% do fármaco não ligado farmacologicamente ativo no sítio de ação.

Se a quantidade de fármaco não ligado no plasma aumentar devido ao deslocamento das proteínas plasmáticas, a taxa de eliminação aumentará e, após quatro meias-vidas, a concentração não ligada retornará ao seu valor de estado estacionário anterior (se a depuração não ligada permanecer inalterada). Quando interações medicamentosas associadas ao deslocamento da ligação a proteínas e efeitos clinicamente importantes foram estudados, constatou-se que o fármaco deslocador é também um inibidor da depuração, e é a alteração na *depuração* do fármaco *não ligado* o mecanismo relevante que explica a interação.

A importância clínica da ligação a proteínas plasmáticas é somente ajudar na interpretação de concentrações mensuradas do fármaco. Quando as proteínas plasmáticas estão mais baixas do que o normal, a concentração total do fármaco é mais baixa, mas concentrações não ligadas não são afetadas.

concentração em estado de equilíbrio. Contanto que o estado de equilíbrio tenha sido alcançado (pelo menos três meias-vidas de administração constante), uma amostra obtida próximo do ponto médio do intervalo de administração costuma ser próxima da concentração média no estado estacionário e é uma escolha melhor do que uma concentração mínima antes da administração da próxima dose do medicamento.

Previsões iniciais de volume de distribuição e depuração

A. Volume de distribuição

Costuma-se calcular o volume de distribuição de um paciente individual usando-se o peso corporal (nos valores da Tabela 3-1, presume-se um peso corporal de 70 kg). Se um paciente é obeso, fármacos que não penetram prontamente a gordura (p. ex., gentamicina, digoxina, tacrolimo, gencitabina) devem ter seus volumes calculados a partir da massa livre de gordura (MLG), como mostrado adiante. O peso corporal total (PC) está em quilogramas, e a altura (ALT), em metros:

$$\text{Para mulheres: MLG (kg)} = \frac{37{,}99 \times \text{ALT}^2 \times \text{PC}}{35{,}98 \times \text{ALT}^2 + \text{PC}} \quad (14a)$$

$$\text{Para homens: MLG (kg)} = \frac{42{,}92 \times \text{ALT}^2 \times \text{PC}}{30{,}93 \times \text{ALT}^2 + \text{PC}} \quad (14b)$$

Pacientes com edema, ascite ou derrames pleurais oferecem um volume de distribuição maior aos antibióticos aminoglicosídeos (p. ex., gentamicina) do que o previsto pelo peso corporal. Em tais pacientes, o peso deve ser corrigido da seguinte forma: subtrair uma estimativa do peso fluido acumulado em excesso do peso medido. Usa-se o peso corporal "normal" resultante para se calcular o volume normal de distribuição. Por fim, esse volume normal deve ser aumentado em 1 L para cada quilograma de excesso de líquido estimado. Essa correção é importante por causa dos volumes de distribuição relativamente pequenos de fármacos hidrossolúveis.

B. Depuração

Fármacos depurados pelos rins com frequência requerem o ajuste da depuração em proporção à função renal. Isso pode ser estimado convenientemente a partir da depuração de creatinina, calculada em função de uma dosagem única de creatinina sérica e da taxa prevista de produção de creatinina.

A taxa prevista de produção de creatinina em mulheres é 85% do valor calculado, porque elas têm uma massa muscular por quilograma menor, e é a massa muscular que determina a produção de creatinina. A massa muscular como uma fração do peso corporal diminui com a idade, e é por isso que a idade aparece na equação de Cockcroft-Gault.* A diminuição da função renal com a idade não é causada pela diminuição da produção de creatinina.

Devido à dificuldade de obter coletas de urina completas, a depuração da creatinina calculada a partir da creatinina sérica é geralmente mais confiável do que as estimativas baseadas em coletas de urina. No caso de pacientes obesos, a massa livre de gordura (equação [14]) pode ser considerada em vez do peso corporal total, e feita correção para o catabolismo muscular em pacientes com enfermidades graves.

Revisão de estimativas individuais do volume de distribuição e da depuração

A abordagem de senso comum à interpretação de concentrações de fármacos compara previsões de parâmetros farmacocinéticos e concentrações esperadas a valores mensurados. Se as concentrações mensuradas diferem em mais de 20% dos valores esperados, devem ser calculadas estimativas revisadas de V ou CL para aquele paciente, usando a equação (1) ou a (2). Se a alteração calculada for maior

*A equação de Cockcroft-Gault é apresentada no Capítulo 60.

que um aumento de 100% ou diminuição de 50%, ou em V ou em CL, as premissas feitas sobre o tempo da coleta de amostra e a história de dosagem devem ser examinadas com atenção.

Por exemplo, se um paciente está tomando 0,25 mg/dia de digoxina, o médico espera que a concentração do fármaco seja cerca de 1 ng/mL. Isso se fundamenta em valores típicos de biodisponibilidade de 70% e depuração total de cerca de 7 L/h (CL_{renal} 4 L/h, $CL_{não\ renal}$ 3 L/h). Se o paciente tem insuficiência cardíaca, a depuração não renal (hepática) pode ser diminuída pela metade por causa de congestão e da hipoxia hepática, de modo que a depuração esperada se torna 5,5 L/h. Espera-se, então, que a concentração seja cerca de 1,3 ng/mL. Suponha-se que a concentração realmente mensurada seja 2 ng/mL. Por senso comum, a divisão ao meio da dose diária conseguiria uma concentração-alvo de 1 ng/mL. Essa abordagem implica uma depuração revisada de 3,5 L/h. A depuração menor em comparação ao valor esperado de 5,5 L/h pode refletir deficiência adicional da função renal devido à insuficiência cardíaca.

Essa técnica é enganosa se o estado de equilíbrio não houver sido alcançado. Pelo menos uma semana de administração regular (quatro meias-vidas) deve decorrer antes que o método implícito seja confiável. As ferramentas de dosagem que usam modelos farmacocinéticos desenvolvidos a partir de populações representativas de pacientes devem ser consideradas para uma previsão mais confiável de doses individuais com base na resposta medida do paciente (p. ex., www.nextdose.org).

REFERÊNCIAS

Benet LZ, Hoener B: Changes in plasma protein binding have little clinical relevance. Clin Pharmacol Ther 2002;71:115.

Holford NHG: Clinical Pharmacology, 2020. http://holford.fmhs.auckland.ac.nz/teaching/pharmacometrics/advanced.php.

Holford NHG: Target concentration intervention: Beyond Y2K. Br J Clin Pharmacol 1999;48:9.

Holford N, Heo YA, Anderson B: A pharmacokinetic standard for babies and adults. J Pharm Sci 2013;102:2941.

Holford NHG, Sheiner LB: Understanding the dose-effect relationship. Clin Pharmacokinet 1981;6:429.

RESPOSTA DO ESTUDO DE CASO

67% da depuração total padrão da digoxina são renais, de modo que a depuração renal padrão corresponde a 0,67 × 9 L/h = 6 L/h/70 kg com depuração de creatinina de 100 mL/min, e a depuração não renal, a (1 – 0,67) × 9 L/h = 3 L/h/70 kg (ver Tabela 3-1 para parâmetros farmacocinéticos padrão). A depuração de creatinina prevista é de 22 mL/min (Cockcroft e Gault), de modo que a depuração renal de digoxina corresponde a 6 × 22/100 × 60/70 = 1,1 L/h, a depuração não renal, a 2,7 × 60/70 = 2,6 L/h, e a depuração total, a 3,7 L/h. A velocidade da dose de manutenção parenteral é 1 mcg/L × 3,7 L/h = 3,7 mcg/h. A dose oral, 1 vez ao dia, com biodisponibilidade de 0,7, precisaria de uma dose de manutenção diária de 3,7/0,7 × 24 = 127 mcg por dia. Uma dose prática seria de 2 comprimidos de 62,5 mcg por dia.

CAPÍTULO

4

Biotransformação de fármacos

Maria Almira Correia, PhD

ESTUDO DE CASO

Uma mulher de 40 anos comparece ao departamento de emergência do hospital local um pouco desorientada, queixando-se de dor torácica medioesternal, dor abdominal, tremores e vômitos há 2 dias. Ela admite ter tomado um "punhado" de comprimidos de hidrocodona/paracetamol (uma combinação analgésica opioide/não opioide), carisoprodol (um relaxante muscular de ação central) e cloridrato de duloxetina (um fármaco antidepressivo/antifibromialgia) 2 dias antes. Ao exame físico, as escleróticas de seus olhos mostram coloração amarela. Exames laboratoriais de sangue, coletado dentro de 1 hora de sua admissão, revelaram função hepática anormal, como indicado pelos índices aumentados: fosfatase alcalina 302 (41-133),* alanina + aminotransferase (ALT) 351 (7-56),* aspartato + aminotransferase (AST) 1.045 (0-35),* bilirrubina 3,33 mg/dL (0,1-1,2)* e tempo de protrombina de 19,8 segundos (11-15).* Além disso, o bicarbonato plasmático está reduzido e ela tem taxa de filtração glomerular reduzida em cerca de 45% do valor de referência para sua idade; creatinina sérica e nitrogênio ureico sanguíneo estão elevados, glicemia acentuadamente reduzida, 35 mg/dL, e uma concentração plasmática de paracetamol de 75 mcg/mL (10-20).* Seu título sérico está significativamente positivo para o vírus da hepatite C (HCV).

Com esses dados, como você procederia no tratamento desse caso?

*Os valores de referência estão entre parênteses.

Os seres humanos são expostos diariamente a uma grande variedade de compostos estranhos denominados **xenobióticos** – substâncias absorvidas pelos pulmões, pela pele ou, mais comumente, ingeridas de forma não intencional, por meio de compostos presentes em alimentos e bebidas, ou ainda deliberadamente, como fármacos ou drogas, utilizados para propósitos terapêuticos ou "recreativos". A exposição a xenobióticos ambientais pode ser inadvertida e acidental, ou – quando estão presentes como componentes do ar, da água e de alimentos – inevitável. Alguns xenobióticos são inócuos, mas outros provocam respostas biológicas. Essas respostas dependem, com frequência, da conversão da substância absorvida em um metabólito ativo. A discussão que se segue é aplicável a xenobióticos em geral (inclusive fármacos) e, em alguma extensão, a compostos endógenos.

POR QUE A BIOTRANSFORMAÇÃO DE FÁRMACOS É NECESSÁRIA?

Acredita-se que os sistemas de biotransformação de fármacos tenham evoluído a partir da necessidade de destoxificar e eliminar bioprodutos e toxinas vegetais e bacterianas, o que mais tarde se estendeu a fármacos e outros xenobióticos ambientais. A excreção renal desempenha uma função central no fim da atividade biológica de alguns fármacos, sobretudo daqueles que têm volumes moleculares pequenos ou que possuem características polares, como grupos funcionais completamente ionizados em pH fisiológico. Contudo, muitos fármacos não possuem essas propriedades físico-químicas. As moléculas orgânicas farmacologicamente ativas tendem a ser lipofílicas e permanecem não ionizadas, ou apenas parcialmente ionizadas, em pH fisiológico; elas são prontamente reabsorvidas do filtrado glomerular no néfron. Com frequência, certos compostos lipofílicos são bastante ligados a proteínas plasmáticas e podem não ser prontamente filtrados no glomérulo. Em consequência, a maioria dos fármacos teria uma duração de ação prolongada se o fim de sua ação dependesse apenas da excreção renal.

Um processo alternativo que pode levar ao término ou à alteração da atividade biológica é o metabolismo. Em geral, os xenobióticos lipofílicos são transformados em produtos mais polares e, portanto, excretados mais prontamente. A função que o metabolismo desempenha na inativação de fármacos lipossolúveis pode ser determinante. Por exemplo, barbitúricos lipofílicos, como tiopental e pentobarbital, teriam meias-vidas bastante longas, se não fosse por sua conversão metabólica a compostos mais hidrossolúveis.

Os produtos metabólicos com frequência têm atividade farmacodinâmica menor do que o fármaco-mãe e, por vezes, são até inativos. Entretanto, alguns produtos de biotransformação têm propriedades tóxicas ou atividade *aumentadas*. É digno de nota que a síntese de substratos endógenos, como hormônios esteroides, colesterol, congêneres ativos da vitamina D e ácidos biliares, envolve muitas vias catalisadas por enzimas associadas ao metabolismo de xenobióticos. Por fim, enzimas metabolizadoras de fármacos têm sido exploradas no desenho de profármacos farmacologicamente inativos, convertidos em moléculas ativas no corpo.

O PAPEL DA BIOTRANSFORMAÇÃO NA DISPOSIÇÃO DE FÁRMACOS

A maioria das biotransformações metabólicas ocorre em algum ponto entre a absorção do fármaco na circulação geral e sua eliminação renal. Poucas transformações ocorrem no lúmen ou na parede intestinal. Em geral, todas essas reações podem ser alocadas em uma de duas categorias principais denominadas **reações de fase I** e de **fase II** (Figura 4-1).

As reações de fase I geralmente convertem o fármaco original em um metabólito mais polar pela introdução ou pela exposição de um grupo funcional (–OH, –NH_2, –SH). Frequentemente esses metabólitos são inativos, embora, em alguns exemplos, a atividade seja apenas modificada ou até ampliada.

Caso sejam polares o suficiente, os metabólitos de fase I podem ser excretados de imediato. Entretanto, muitos produtos de fase I não são eliminados rapidamente e sofrem uma reação subsequente na qual um substrato endógeno, como ácido glicurônico, ácido sulfúrico, ácido acético ou um aminoácido, combina-se com o grupo funcional recém-incorporado para formar um conjugado bastante polar. Essa conjugação ou reações sintéticas são os marcos do metabolismo de fase II. Uma grande variedade de fármacos sofre essas reações sequenciais de biotransformação, embora, em alguns casos, o fármaco-mãe já possua um grupo funcional capaz de formar um conjugado diretamente. Sabe-se, por exemplo, que a metade hidrazida da isoniazida forma um *N*-acetil conjugado em uma reação de fase II. Esse conjugado é, então, um substrato para uma reação de fase I, ou seja, hidrólise a ácido nicotínico (Figura 4-2). Assim, é possível que reações de fase II precedam reações de fase I.

ONDE OCORREM AS BIOTRANSFORMAÇÕES DOS FÁRMACOS?

Embora cada tecido tenha alguma capacidade de metabolizar fármacos, o fígado é o principal órgão para isso. Outros tecidos que exibem atividade considerável compreendem o trato gastrintestinal, os pulmões, a pele, os rins e o cérebro. Depois da administração oral, muitos fármacos (p. ex., isoprenalina, petidina, pentazocina [não disponível no Brasil], morfina) são absorvidos intactos no intestino delgado e transportados primeiramente pelo sistema porta ao fígado, onde passam por metabolismo extenso. Esse processo é denominado **efeito de primeira passagem** (ver Capítulo 3). Alguns fármacos administrados por via oral (p. ex., clonazepam, clorpromazina, ciclosporina) são metabolizados de forma mais extensa no intestino que no fígado, ao passo que outros (p. ex., midazolam) sofrem metabolismo intestinal significativo (~ 50%). Assim, o metabolismo intestinal pode contribuir para o efeito geral de primeira passagem, e os indivíduos com função hepática comprometida talvez dependam cada vez mais desse metabolismo intestinal para eliminação de fármacos. O comprometimento do metabolismo intestinal de certos fármacos (p. ex., felodipino, ciclosporina A) também pode resultar em elevação significativa de suas concentrações plasmáticas e interações farmacológicas relevantes do ponto de vista clínico (interações fármaco-fármaco; ver

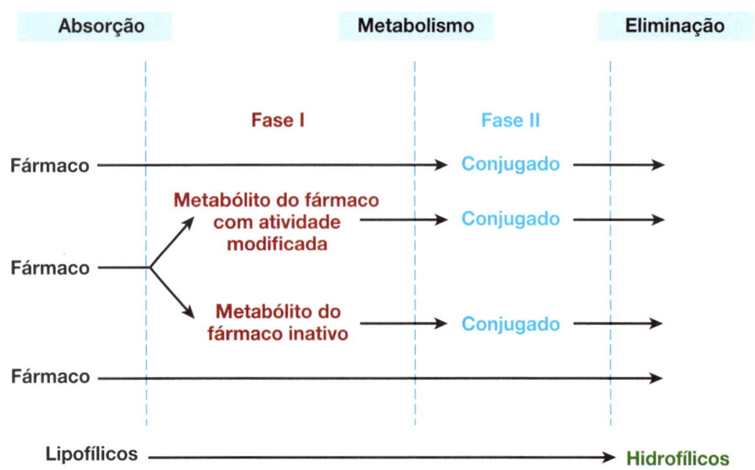

FIGURA 4-1 Reações de fase I e fase II e eliminação direta na biodisposição de fármaco. As reações de fase II também podem preceder as reações de fase I.

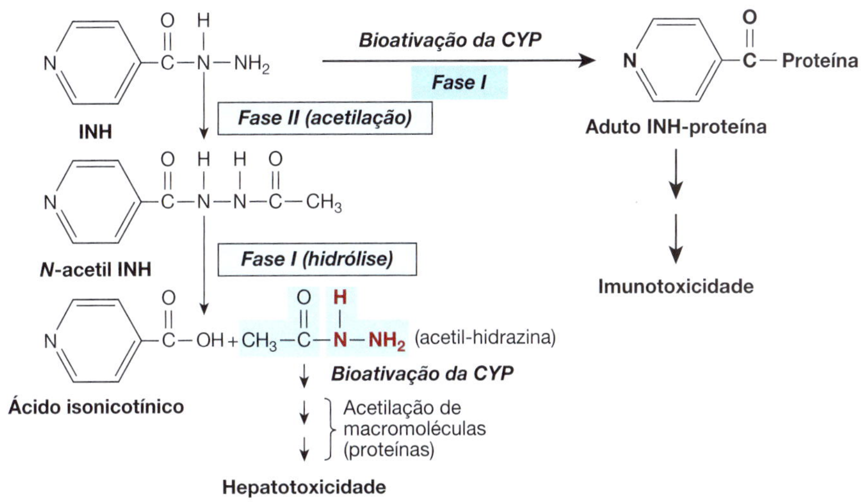

FIGURA 4-2 Ativação de fase II da isoniazida (INH) a um metabólito hepatotóxico. Observe que INH também pode passar por bioativação mediada por CYP, que forma um radical acil isonicotínico, que, por sua vez, ataca proteínas hepáticas, incluindo as da CYP que o metabolizam. Em certos indivíduos, isso resulta em imunotoxicidade idiossincrásica, uma vez que as proteínas modificadas pela INH são degradadas proteoliticamente em peptídeos isonicotínicos acilados que agem como autoantígenos, gerando autoanticorpos imunorreativos patogênicos. Esses autoanticorpos anti-INH-CYP podem interagir com a pequena fração intracelular das enzimas CYP que estão integradas à membrana celular, mas expostas extracelularmente, desencadeando lesão das células hepáticas.

adiante). Efeitos de primeira passagem podem limitar tanto a biodisponibilidade de fármacos administrados por via oral (p. ex., lidocaína) que vias de administração alternativas devem ser usadas para se conseguir concentrações sanguíneas com efeitos terapêuticos efetivos. Além disso, a parte inferior do intestino abriga microrganismos intestinais capazes de muitas reações de biotransformação. Fármacos podem ser metabolizados pelo ácido gástrico (p. ex., penicilina), por enzimas digestivas (p. ex., polipeptídeos como a insulina) ou por enzimas da parede do intestino (p. ex., catecolaminas simpatomiméticas).

Embora a biotransformação de fármacos *in vivo* possa ocorrer por reações químicas espontâneas não catalisadas, a maioria das transformações é catalisada por enzimas celulares específicas. No nível subcelular, essas enzimas localizam-se no retículo endoplasmático, nas mitocôndrias, no citosol, nos lisossomos, ou mesmo no envelope nuclear ou na membrana plasmática.

SISTEMA MICROSSÔMICO DE OXIDASE DE FUNÇÃO MISTA E REAÇÕES DE FASE I

Muitas enzimas metabolizadoras de fármacos localizam-se nas membranas do retículo endoplasmático lipofílico do fígado e de outros tecidos. Quando são isoladas por homogeneização e fracionamento da célula, essas membranas lamelares tornam-se vesículas denominadas **microssomos**. Os microssomos retêm a maioria das características morfológicas e funcionais das membranas intactas, inclusive os aspectos de superfície lisa e rugosa do retículo endoplasmático rugoso (salpicado de ribossomos) e liso (sem ribossomos). Enquanto os microssomos rugosos tendem a ser dedicados à síntese de proteínas, os lisos são ricos em enzimas responsáveis pelo metabolismo oxidante de fármacos. Em particular, contêm a importante classe de enzimas conhecidas como **oxidases de função mista** (**MFOs**, do inglês *mixed function oxidases*) ou **monoxigenases**. A atividade dessas enzimas requer tanto um agente redutor (**fosfato de dinucleotídeo de nicotinamida e adenina** [**NADPH**, do inglês *NAD phosphate*]) quanto oxigênio molecular; em uma reação típica, uma molécula de oxigênio é consumida (reduzida) por molécula de substrato, com um átomo de oxigênio aparecendo no produto e o outro na forma de água.

Nesse processo de oxidação-redução, duas enzimas microssômicas desempenham um papel-chave. A primeira dessas é uma flavoproteína, a **citocromo P450 NADPH oxidorredutase** (**CPR** ou POR, do inglês *NADPH-cytochrome P450 oxidoreductase*). Um mol dessa enzima contém 1 mol de cada mononucleotídeo de flavina (FMN) e dinucleotídeo de flavina adenina (FAD). A segunda enzima microssômica é uma hemoproteína denominada **citocromo P450**, que serve como oxidase terminal. De fato, a membrana microssômica abriga múltiplas formas dessa hemoproteína, e essa multiplicidade é aumentada pela administração repetida ou exposição a produtos químicos exógenos (ver adiante). O nome citocromo P450 (abreviado como **P450** ou **CYP**) deriva das propriedades espectrais dessa hemoproteína. Em sua forma reduzida (ferrosa), liga-se ao monóxido de carbono para formar um complexo que absorve a luz de forma máxima em 450 nm. A relativa abundância de CYP, em comparação com a da redutase no fígado, contribui para fazer da redução do heme da CYP uma etapa limitante de velocidade nas oxidações hepáticas de fármacos.

As oxidações microssômicas de fármacos requerem CYP, CYP redutase, NADPH e oxigênio molecular. Um esquema simplificado do ciclo oxidante é apresentado na Figura 4-3. De forma breve, o CYP oxidado (Fe^{+3}) combina-se com um substrato de fármaco para formar um complexo binário (*etapa 1*). O NADPH doa um elétron à flavoproteína P450 redutase, que, por sua vez, reduz o complexo oxidado CYP-fármaco (*etapa 2*). Um segundo elétron é introduzido a partir de NADPH por meio da mesma CYP redutase, que serve para reduzir o oxigênio molecular e formar um complexo "oxigênio ativado"-CYP-substrato (*etapa 3*). Esse complexo, por sua vez, transfere oxigênio ativado ao substrato do fármaco para formar o produto oxidado (*etapa 4*).

As potentes propriedades oxidantes desse oxigênio ativado permitem a oxidação de um grande número de substratos.

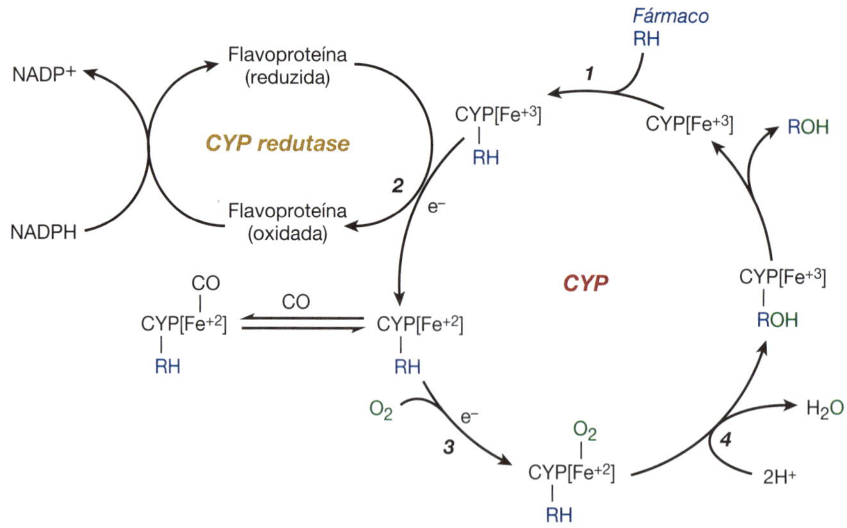

FIGURA 4-3 Ciclo do citocromo P450 (CYP) nas oxidações de fármacos. e⁻, elétron; RH, fármaco original; ROH, metabólito oxidado.

A especificidade de substrato é muito baixa nesse complexo enzimático. A alta lipossolubilidade é o único aspecto estrutural comum da ampla variedade de fármacos e produtos químicos não relacionados estruturalmente que servem como substratos nesse sistema (Tabela 4-1). Contudo, em comparação com muitas outras enzimas, inclusive da fase II, as enzimas CYP são catalisadores muito lentos, e suas reações de biotransformação de fármacos são vagarosas.

ENZIMAS CYP DO FÍGADO HUMANO

Conjuntos de genes combinados com análises por *imunobloting* de preparados microssômicos, assim como o uso de marcadores funcionais relativamente seletivos e inibidores seletivos de CYP, têm identificado numerosas isoformas de CYP (CYPs*: 1A2, 2A6, 2B6, 2C8, 2C9, 2C18, 2C19, 2D6, 2E1, 3A4, 3A5, 4A11 e 7) no fígado humano. Dessas, **CYP1A2**, **CYP2A6**, **CYP2B6**, **CYP2C9**, **CYP2D6**, **CYP2E1** e **CYP3A4** parecem ser as formas mais importantes, responsáveis por cerca de 15%, 4%, 1%, 20%, 5%, 10% e 30%, respectivamente, do conteúdo total de CYP do fígado humano. Juntas, são responsáveis por catalisar a maior parte do metabolismo hepático de fármacos e xenobióticos (Tabela 4-2, Figura 4-4).

É digno de nota que a CYP3A4 sozinha é responsável pelo metabolismo de mais de 50% dos fármacos de prescrição metabolizados pelo fígado. O envolvimento de CYP individuais no metabolismo de um determinado fármaco pode ser triado *in vitro* por meio de marcadores funcionais seletivos, inibidores químicos seletivos de CYP e anticorpos CYP. *In vivo*, essa triagem pode ser realizada por meio de marcadores não invasivos relativamente seletivos, que incluem testes respiratórios ou análises urinárias de metabólitos específicos, depois da administração de uma sonda de substrato seletiva para CYP.

*N. de R.T. As isoenzimas do citocromo P450 são representadas pela sigla CYP seguida de um algarismo que indica a família, uma letra que indica a subfamília e outro algarismo que indica o gene. Por exemplo, CYP3A2 significa isoenzima 2, da família 3 e subfamília A.

Indução de enzimas

Alguns dos substratos de fármacos quimicamente dissimilares da CYP, com a administração repetida, *induzem* a expressão de CYP pelo aumento da velocidade de sua síntese ou pela redução de sua velocidade de degradação (ver Tabela 4-2). A indução resulta em metabolismo de substrato acelerado e, em geral, em uma diminuição da ação farmacológica do indutor e, também, de fármacos coadministrados. Contudo, no caso de fármacos transformados em metabólitos reativos, a indução de enzimas pode exacerbar a toxicidade mediada por metabólitos.

Vários substratos induzem isoformas de CYP, tendo massas moleculares diferentes e exibindo diferentes especificidades de substrato e características imunoquímicas e espectrais.

Produtos químicos e poluentes ambientais também são capazes de induzir enzimas CYP. A exposição a benzo[*a*]pireno e outros hidrocarbonetos aromáticos policíclicos, que estão presentes na fumaça do tabaco, carne assada com carvão e outros produtos orgânicos de pirólise são conhecidos por induzir enzimas CYP1A e alterar as velocidades de metabolismo de fármacos. Outros produtos químicos ambientais que sabidamente induzem CYP específicas incluem as bifenilas policloradas (PCBs), que no passado foram muito usadas na indústria como materiais isolantes e plastificadores, e a 2,3,7,8-tetraclorodibenzo-*p*-dioxina (dioxina, TCDD), um subproduto residual da síntese química do desfolhante 2,4,5-T (ver Capítulo 56).

A síntese aumentada de CYP requer transcrição e translação aumentadas juntamente com aumento da síntese de heme, seu cofator prostético. Um receptor citoplasmático (denominado AhR) de hidrocarbonetos aromáticos policíclicos (p. ex., benzo[*a*]pireno, dioxina) já foi identificado. A translocação do complexo indutor-receptor para dentro do núcleo, seguida por dimerização induzida por ligante com Arnt, uma proteína nuclear estritamente relacionada, leva à ativação subsequente de elementos reguladores de genes *CYP1A*, resultando em sua indução. Esse também é o mecanismo de indução de CYP1A por hortaliças crucíferas e do inibidor da bomba de prótons, omeprazol. Mostrou-se, há pouco tempo, que um receptor X do pregnano (PXR), membro da família de receptores de hormônios esteroides-retinoides-tireoidianos, medeia a indução de CYP3A por vários produtos

TABELA 4-1 Reações de fase I

Classe da reação	Mudança estrutural	Substratos de fármacos
Oxidações		
Oxidações dependentes da CYP:		
Hidroxilações aromáticas	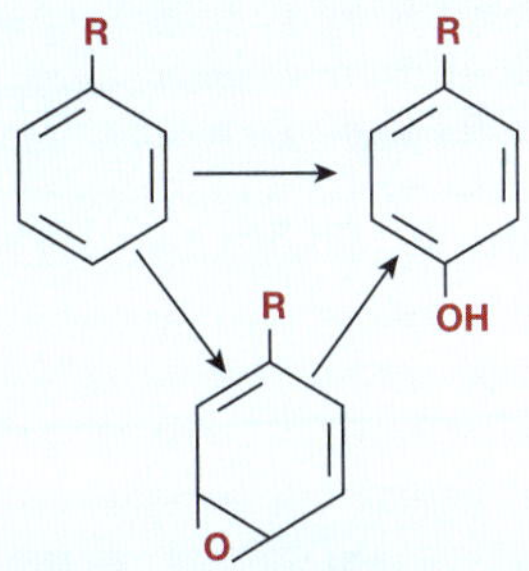	Acetanilida, propranolol, fenobarbital, fenitoína, fenilbutazona, anfetamina, varfarina, 17α-etinilestradiol, naftaleno, benzopireno
Hidroxilações alifáticas	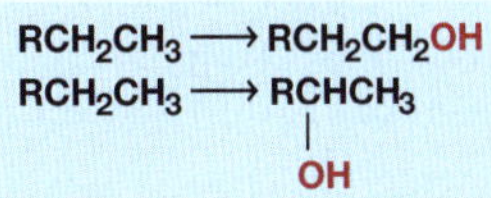	Amobarbital, pentobarbital, secobarbital, clorpropamida, ibuprofeno, meprobamato, glutetimida, fenilbutazona, digitoxina
Epoxidação	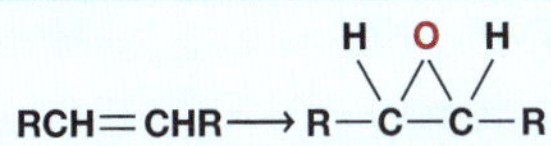	Aldrin
Desalquilação oxidante		
N-desalquilação	$RNHCH_3 \longrightarrow RNH_2 + CH_2O$	Morfina, etilmorfina, benzofetamina, aminopirina, cafeína, teofilina
O-desalquilação	$ROCH_3 \longrightarrow ROH + CH_2O$	Codeína, *p*-nitroanisol
S-desalquilação	$RSCH_3 \longrightarrow RSH + CH_2O$	6-metiltiopurina, metitural
***N*-oxidação**		
Aminas primárias	$RNH_2 \longrightarrow RNHOH$	Anilina, clorfentermina
Aminas secundárias	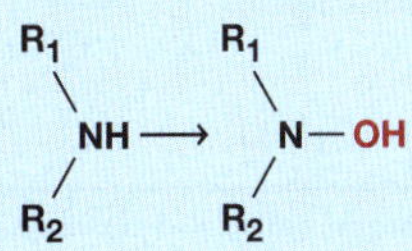	2-acetilaminofluoreno, paracetamol
Aminas terciárias	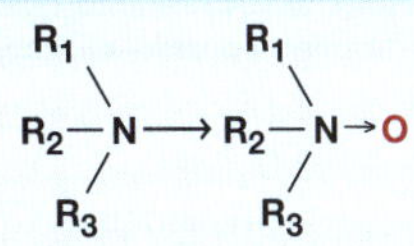	Nicotina, metaqualona
***S*-oxidação**	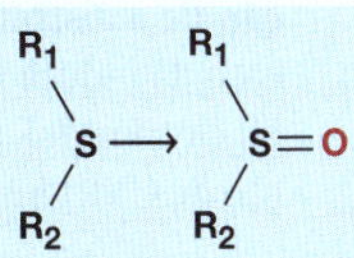	Tioridazina, cimetidina, clorpromazina
Desaminação	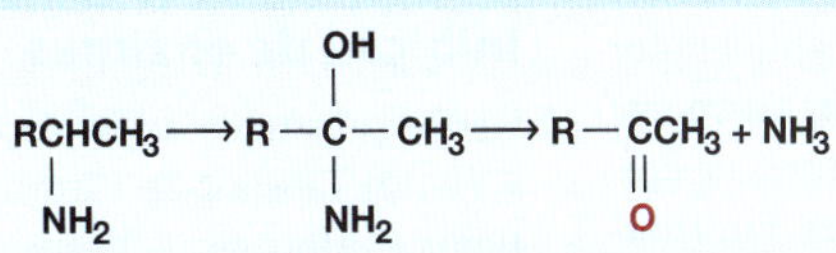	Anfetamina, diazepam
Dessulfuração	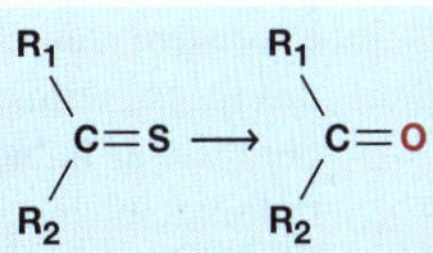	Tiopental
	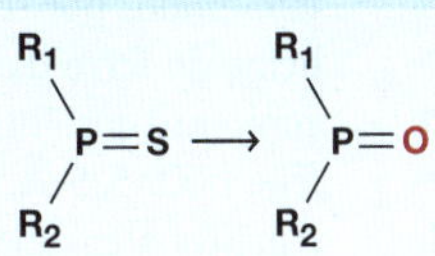	Parationa

(continua)

TABELA 4-1 Reações de fase I (*continuação*)

Classe da reação	Mudança estrutural	Substratos de fármacos
Oxidações dependentes da CYP: (*continuação*)		
Descloração	$CCl_4 \longrightarrow [CCl_3^{\bullet}] \longrightarrow CHCl_3$	Tetracloreto de carbono
Oxidações independentes da CYP:		
Flavina monoxigenase (enzima de Ziegler)	$R_3N \longrightarrow R_3N^+\!\rightarrow O^- \xrightarrow{H^+} R_3N^+OH$	Clorpromazina, amitriptilina, benzoanfetamina
	$RCH_2N(H){-}CH_2R \longrightarrow RCH_2{-}N(OH){-}CH_2R \longrightarrow RCH{=}N(O^-){-}CH_2R$	Desipramina, nortriptilina
	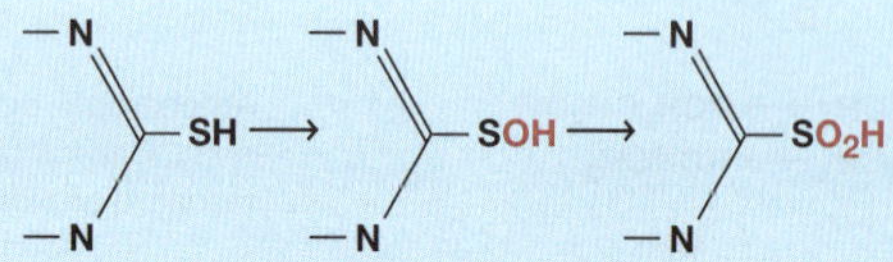	Metimazol, propiltiouracila
Aminoxidases	$RCH_2NH_2 \longrightarrow RCHO + NH_3$	Feniletilamina, epinefrina
Desidrogenações	$RCH_2OH \longrightarrow RCHO$	Etanol
Reduções		
Azo reduções	$RN{=}NR_1 \longrightarrow RNH{-}NHR_1 \longrightarrow RNH_2 + R_1NH_2$	Prontosil, tartrazina
Nitro reduções	$RNO_2 \longrightarrow RNO \longrightarrow RNHOH \longrightarrow RNH_2$	Nitrobenzeno, cloranfenicol, clonazepam, dantroleno
Reduções de carbonilas	$RC(=O)R' \longrightarrow RCH(OH)R'$	Metirapona, metadona, naloxona
Hidrólises		
Ésteres	$R_1COOR_2 \longrightarrow R_1COOH + R_2OH$	Procaína, suxametônio, ácido acetilsalicílico, clofibrato, metilfenidato
Amidas	$RCONHR_1 \longrightarrow RCOOH + R_1NH_2$[1]	Procainamida, lidocaína, indometacina

[1]As reações hidrolíticas são geralmente classificadas como reações de fase I, porque, embora a H_2O intracelular seja utilizada, ela é dividida em seus constituintes H^+ e OH^-, que são individualmente incorporados em um ou outro dos produtos resultantes. No entanto, quando a molécula de H_2O "endógena" intacta é incorporada a um único produto, ou seja, areno-di-hidrodiol "água aducto" gerado a partir de areno-epóxido, são consideradas reações de fase II (Tabela 4-3).

químicos (dexametasona, rifampicina, mifepristona, fenobarbital, atorvastatina e hiperforina, componente da erva-de-são-joão) no fígado e na mucosa intestinal. Um receptor similar, o receptor constitutivo de androstano (CAR, do inglês *constitutive androstane receptor*), foi identificado na classe de indutores fenobarbitúricos considerados grandes e de estrutura diversa dos indutores de CYP2B6, CYP2C9 e CYP3A4. O receptor α do proliferador dos peroxissomos (PPAR-α) é outro receptor nuclear altamente expresso no fígado e nos rins que usa fármacos redutores de lipídeos (p. ex., fenofibrato e genfibrozila) como ligantes. Em compatibilidade com a sua função principal na regulação do metabolismo de ácidos graxos, o PPAR-α medeia a indução de enzimas CYP4A, responsáveis pelo metabolismo de ácidos graxos, como o ácido araquidônico e seus derivados fisiologicamente relevantes. Note-se que, ao se ligar com seu ligante correspondente, PXR, CAR e PPAR-α, cada qual forma heterodímeros com outro receptor nuclear, o receptor X do retinoide (RXR). Esse heterodímero, por sua vez, liga-se a elementos de resposta dentro das regiões promotoras de genes *CYP* específicos, para induzir expressão de genes.

As enzimas CYP também podem ser induzidas por **estabilização de substrato**, por exemplo, degradação diminuída, como é o caso da indução de enzimas CYP3A mediada por troleandomicina ou clotrimazol, a indução de CYP2E1 mediada por etanol e a indução de CYP1A2 mediada por isossafrol.

Inibição de enzimas

Certos substratos de fármacos inibem a atividade enzimática da CYP (ver Tabela 4-2). Fármacos que contêm imidazol, como cimetidina e cetoconazol, ligam-se fortemente ao ferro do heme CYP e reduzem com efetividade o metabolismo de substratos endógenos (p. ex., testosterona) ou de outros fármacos coadministrados, por meio de inibição competitiva. Antibióticos macrolídeos, como troleandomicina, eritromicina e seus derivados, aparentam ser metabolizados por CYP3A a metabólitos que fazem complexo com o heme do ferro da CYP e o tornam cataliticamente inativo. Outro composto que atua por meio desse mecanismo é o inibidor proadifeno (SKF-525-A, usado em pesquisa), que se liga ao ferro do heme e inativa a enzima de modo quase irreversível, inibindo, assim, o metabolismo de substratos potenciais.

TABELA 4-2 Citocromo P450 (CYP) do fígado humano e alguns dos fármacos metabolizados (substratos), indutores e inibidores seletivos

CYP	Substratos	Indutores	Inibidores
1A2	Alosetrona,* antipirina,* cafeína, clomipramina, clozapina, duloxetina, fenacetina,* flutamida, frovatriptana,* melatonina, mexiletina,* mirtazapina, olanzapina, paracetamol, ramelteona, rasagilina, ropinirol,* tacrina,* tamoxifeno, teofilina, tizanidina, triantereno,* varfarina, zolmitriptana	Alimentos grelhados no carvão, carne grelhada, fumo, lansoprazol, omeprazol, primidona, rifampicina, vegetais crucíferos	Artemisinina,* atazanavir, cimetidina, ciprofloxacino, enoxacino, etinilestradiol, fluvoxamina, furafilina, galangina, mexiletina,* tacrina,* tiabendazol, zileutona*
2A6	Cumarina, dexmedetomidina, nicotina (em cotinina e 2′-hidroxinicotina), nitrosaminas do tabaco	Efavirenz, fenobarbital, rifampicina	Cetoconazol, clotrimazol, isoniazida, letrozol, mentofurano, metimazol, metoxisaleno, miconazol, tranilcipromina
2B6	Artemisinina,* bupropiona, cetamina, ciclofosfamida, clopidogrel, efavirenz, ifosfamida, irinotecano, metadona, nevirapina, prometazina, propofol, *S*-mefenitoína (*N*-desmetilação a nirvanol),* *S*-mefobarbital, selegilina, sertralina, ticlopidina	Carbamazepina, ciclofosfamida, fenobarbital, fosfenitoína, nevirapina, primidona, rifampicina	Amiodarona, anlodipino, cetoconazol, clopidogrel, clotrimazol, desipramina,* dissulfiram, doxorrubicina, etinilestradiol, fenciclidina, fluoxetina, fluvoxamina, isoflurano, mestranol, metimazol, nefazodona, nelfinavir, orfenadrina, paroxetina, sertralina, ticlopidina, tiotepa
2C8	All-*trans*-ácido retinoico, amiodarona, cabazitaxel, carbamazepina, cloroquina, diclofenaco, ibuprofeno, paclitaxel, repaglinida, rosiglitazona, treprostinila*	Barbitúricos, rifampicina	Deferasirox, genfibrozila, lapatinibe, montelucaste, pioglitazona, quercetina, rosiglitazona, trimetoprima
2C9	Alosetrona,* bosentana, celecoxibe, clorpropamida, diclofenaco, dronabinol,* fenitoína, fenobarbital, flurbiprofeno, fluvastatina, glibenclamida, glimepirida, glipizida, hexobarbital, ibuprofeno, indometacina, irbesartana, losartana, meloxicam, montelucaste, naproxeno, nateglinida, piroxicam, rosiglitazona, rosuvastatina, *S*-varfarina, sulfafenazol, sulfametoxazol, ticrinafeno,* tolbutamida,* torsemida,* trimetadiona,* valsartana	Aminoglutetimida, barbitúricos, bosentana, carbamazepina, erva-de-são-joão, fenitoína, primidona, rifabutina, rifampicina, rifapentina	Ácido tienílico, ácido valproico, amiodarona, clopidogrel, delavirdina,* dissulfiram, doxifluridina, efavirenz, fenitoína, fluconazol, fluoruracila, fluvoxamina, imatinibe, leflunomida, metronidazol, miconazol, sulfafenazol, sulfametoxazol, sulfimpirazona,* voriconazol
2C18	Fenitoína, tolbutamida*	Fenobarbital	–
2C19	Aripiprazol, carisoprodol, citalopram, clomipramina, clopidogrel, clozapina, desipramina,* diazepam, difenidramina, doxepina, escitalopram, fenitoína, fenobarbital, fluoxetina, imipramina, lansoprazol, metadona, moclobemida,* naproxeno, nelfinavir, nirvanol,* olanzapina, omeprazol, pantoprazol, proguanil, propranolol, *R*-varfarina, rabeprazol, *S*-mefenitoína,* sertralina, talidomida, voriconazol	Aminoglutetimida, artemisinina,* barbitúricos, carbamazepina, erva-de-são-joão, fenitoína, primidona, rifampicina, rifapentina	Cimetidina, clopidogrel, cloranfenicol, delavirdina,* efavirenz, esomeprazol, felbamato,* fluconazol, fluoxetina, fluvoxamina, isoniazida, moclobemida,* modafinila, *N*3-benzilfenobarbital, *N*3-Benzilnirvanol, nootkatona, omeprazol, ticlopidina, voriconazol
2D6	Amitriptilina, antidepressivos tricíclicos, atomoxetina, bufuralol,* bupranolol,* carvedilol, clomipramina, clorfeniramina, clorpromazina, clozapina, codeína, debrisoquina,* desipramina,* dextrometorfano, di-hidrocodeína, encainida,* esparteína, fenformina,* flecainida,* fluoxetina, fluvoxamina, guanoxano,* haloperidol, hidrocodona, imipramina, maprotilina, metoclopramida, metoprolol, 4-metoxianfetamina,* mexiletina,* nebivolol, nortriptilina, oxicodona, palonosetrona, paroxetina, perexilina,** perfenazina,* propafenona, propoxifeno, propranolol, risperidona, selegilina (deprenil), tamoxifeno, timolol, tioridazina, tolterodina, tramadol, trazodona, venlafaxina	Desconhecidos	Bupropiona, cinacalcete, cloroquina, difenidramina, fluoxetina, haloperidol, imatinibe, paroxetina, propafenona, propoxifeno, quinidina, terbinafina, tioridazina
2E1	Clorzoxazona, dacarbazina, enflurano, etanol (uma via secundária), halotano, isoflurano, isoniazida, paracetamol, sevoflurano, teofilina, trimetadiona*	Etanol, isoniazida	Amitriptilina, cimetidina, clometiazol,* clorpromazina, clotrimazol, clozapina, dietiltiocarbamato,* dissulfiram, econazol, 4-metilpirazol, metimazol, metoxisaleno, miconazol, modafinila, ritonavir, selegilina, sildenafila, sulconazol, sulfeto de dialila,* ticlopidina, tioconazol

(*continua*)

TABELA 4-2 Citocromo P450 (CYP) do fígado humano e alguns dos fármacos metabolizados (substratos), indutores e inibidores seletivos *(continuação)*

CYP	Substratos	Indutores	Inibidores
3A4[1]	Alfentanil, alfuzosina, almotriptana,* alprazolam, amiodarona, anlodipino, aprepitanto, astemizol,* atazanavir, atorvastatina, bepridil,* bexaroteno, bosentana, bromocriptina, budesonida, buspirona, carbamazepina, ciclosporina, cisaprida, claritromicina, clonazepam, clopidogrel, cocaína, colchicina, conivaptana,* cortisol, dapsona, darunavir, dasatinibe, delavirdina,* dexametasona, di-hidroergotamina, di-hidropiridinas, diazepam, diltiazem, disopiramida,* doxorrubicina, droperidol, dutasterida, ebastina, efavirenz, eletriptana, eplerenona, ergotamina, eritromicina, erlotinibe, espironolactona, estazolam, eszopiclona, etinilestradiol, etoposídeo, etossuximida, everolimo, exemestano, felodipino, fentanila, finasterida, flurazepam, fluticasona, fosamprenavir, galantamina, gefitinibe, gestodeno, granisetrona, halofantrina, ifosfamida, imatinibe, indinavir, irinotecano, isradipino, itraconazol, ixabepilona, lapatinibe, lidocaína, loperamida, lopinavir, loratadina, lovastatina, macrolídeos, maraviroque, mefloquina, metadona, metilprednisolona, miconazol, midazolam, mifepristona,* modafinila, nefazodona, nevirapina, nicardipino,* nifedipino, nimodipino, nisoldipino,* paclitaxel, paracetamol, paricalcitol, pimozida, pioglitazona, praziquantel, prednisolona, prednisona, progesterona, quetiapina, quinacrina,* quinidina, quinina, ranolazina, repaglinida, rifabutina, ritonavir, saquinavir, sibutramina, sildenafila, sinvastatina, sirolimo (rapamicina), solifenacina, sufentanila, sulfametoxazol, sunitinibe, tacrolimo, tadalafila, tamoxifeno, tansulosina, teniposídeo, terfenadina, testosterona, tetra-hidrocanabinol, tiagabina,* tinidazol, tipranavir, tolvaptana,* topiramato, triazolam,* troleandomicina,* vardenafila, verapamil, vimblastina,* vincristina, ziprasidona, zolpidem, zonisamida,* zopiclona	Aminoglutetimida, avasimiba,* barbitúricos, carbamazepina, efavirenz, erva-de-são-joão, fenitoína, glicocorticoides, nevirapina, pioglitazona, primidona, rifampicina, rifapentina	Amprenavir, azamulina,* boceprevir, cetoconazol, claritromicina, conivaptana,* diltiazem, eritromicina, fluconazol, indinavir, itraconazol, lopinavir, mibefradil,* nefazodona, nelfinavir, posaconazol, ritonavir, saquinavir, suco de pomelo (furanocumarinas), telaprevir, telitromicina, troleandomicina,* verapamil, voriconazol

Nota: alguns substratos CYP podem ser potentes inibidores competitivos e/ou inativadores baseados em mecanismos.
[1]CYP3A5 tem perfis similares de substratos e inibidores, porém, exceto em alguns fármacos, geralmente é menos ativa do que CYP3A4.
*Não disponível no Brasil.
**No Brasil é considerada uma droga de abuso.

Alguns substratos inibem de modo irreversível a CYP por meio de interação covalente de um intermediário reativo gerado de forma metabólica, que pode reagir com a apoproteína CYP ou com a metade heme, ou mesmo causar a fragmentação do heme e modificar a apoproteína de forma irreversível. O antibiótico cloranfenicol é metabolizado por CYP2B1 de forma que modifica a proteína CYP e, assim, também inativa a enzima. Uma lista crescente desses **inibidores suicidas** – inativadores que atacam o heme ou a metade proteica – inclui certos esteroides (etinilestradiol, noretisterona e espironolactona); fluroxeno; alobarbital; os sedativos analgésicos como alilisopropilacetilureia, dietilpentenamida e etclorvinol; bissulfeto de carbono; furanocumarinas do pomelo; selegilina; fenciclidina; ticlopidina e clopidogrel; ritonavir; e propiltiouracila. Verifica-se que o barbitúrico secobarbital inativa CYP2B1 por modificação de *ambas* as suas metades, heme e proteína. Outros fármacos ativados metabolicamente cujo mecanismo de inativação de CYP não está de todo elucidado são mifepristona, troglitazona, raloxifeno e tamoxifeno.

REAÇÕES DE FASE II

Fármacos-mãe, ou seus metabólitos de fase I que contêm grupos químicos adequados, com frequência sofrem reações de acoplamento ou conjugação com uma substância endógena para gerar **conjugados de fármaco** (ver Tabela 4-3). Em geral, os conjugados são moléculas polares excretadas de imediato e, com frequência, inativas. A formação de conjugados envolve intermediários de alta energia e enzimas de transferência específicas. Essas enzimas (**transferases**) podem estar localizadas em microssomos ou no citosol. Delas, as uridino 5′-difosfato (UDP)-glicuronosiltransferases (**UGTs**) são as enzimas mais dominantes (ver Figura 4-4). Essas enzimas microssômicas catalisam o acoplamento de uma substância endógena ativada (como o derivado UDP do ácido glicurônico) com um fármaco (ou um composto endógeno como a bilirrubina, produto final do metabolismo do heme). Dezenove genes *UGT* (*UGT1A1* e *UGT2*) codificam proteínas UGT envolvidas no

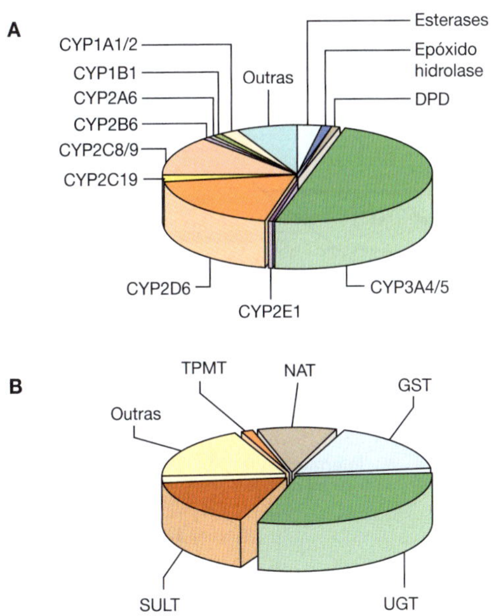

FIGURA 4-4 Contribuições relativas de várias isoformas de CYP (**A**) e vias diferentes de fase II (**B**) para o metabolismo de fármacos em uso clínico. Muitos fármacos são metabolizados por duas ou mais dessas vias. Duas vias, CYP3A4/5 e UGT, estão envolvidas no metabolismo de mais de 75% dos fármacos em uso. DPD, di-hidropirimidina desidrogenase; GST, glutationa-*S*-transferase; NAT, *N*-acetiltransferase; SULT, sulfotransferase; TPMT, tiopurina metiltransferase; UGT, UDP-glicuronosiltransferase. (Reproduzida, com autorização, de Brunton LL, Chabner BA, Knollman BC: Goodman & Gilman's The Pharmacological Basis of Therapeutics, 12th ed. New York, NY: McGraw-Hill, 2011.)

metabolismo de fármacos e xenobióticos. De modo semelhante, 11 sulfotransferases (**SULTs**) humanas catalizam a sulfurização de substratos, usando 3′-fosfoadenosina 5′-fosfossulfato (**PAPS**) como o doador endógeno de sulfato. As glutationas transferase (**GSTs**) citosólicas e microssômicas também estão engajadas no metabolismo de fármacos e xenobióticos e no de leucotrienos e prostaglandinas respectivamente. Produtos químicos contendo uma amina aromática ou uma metade hidrazina (p. ex., isoniazida) são substratos de *N*-acetiltransferases (**NATs**) citosólicas, codificadas por genes *NAT1* e *NAT2*, que utilizam **acetil-CoA** como o cofator endógeno.

A *O*-, *N*- e *S*-metilação de fármacos e xenobióticos por metiltransferases (**MTs**) mediada por *S*-adenosil-L-metionina (**SAMe**; AdoMet) também ocorre. Finalmente, epóxidos endobióticos, de fármacos e xenobióticos gerados por meio de oxidações catalisadas por CYP também podem ser hidrolisados por hidrolases de epóxido (**EHs**, do inglês *epoxide hydrolases*) microssômicas ou citosólicas. A conjugação de um fármaco ativado, como o derivado *S*-CoA do ácido benzoico, com um substrato endógeno, como a glicina, também acontece. Como os substratos endógenos se originam da dieta, a nutrição desempenha uma função determinante na regulação das conjugações de fármacos.

As reações de fase II são relativamente mais rápidas do que as reações catalisadas por CYP, acelerando, assim, com efetividade a biotransformação de fármacos.

Acreditava-se que as conjugações de fármacos representassem eventos terminais de inativação e, como tal, eram vistas como reações de "destoxificação verdadeira". Entretanto, esse conceito precisa ser modificado, pois já se sabe que certas reações de conjugação (acil glicuronidação de fármacos anti-inflamatórios não esteroides (AINEs), *O*-sulfatação de *N*-hidroxiacetilaminofluoreno e *N*-acetilação de isoniazida) podem levar à formação de espécies reativas

TABELA 4-3 Reações de fase II

Tipo de conjugação	Reagente endógeno	Transferase (localização)	Tipos de substratos	Exemplos
Glicuronidação	Ácido uridina 5′-difosfo-glicurônico (UDPGA)	UDP-glicuronosil transferase (microssomas)	Fenóis, alcoóis, ácidos carboxílicos, hidroxilaminas, sulfonamidas	Nitrofenol, morfina, paracetamol, diazepam, *N*-hidroxidapsona, sulfatiazol, meprobamato, digitoxina, digoxina
Acetilação	Acetil-CoA	*N*-acetiltransferase (citosol)	Aminas	Sulfonamidas, isoniazida, clonazepam, dapsona, mescalina
Conjugação de glutationa	Glutationa (GSH)	GSH-*S*-transferase (citosol, microssomos)	Epóxidos, óxidos de areno, grupos nitro, hidroxilaminas	Paracetamol, ácido etacrínico, bromo-benzeno
Conjugação de glicina	Glicina	Acil-CoA glicinatransferase (mitocôndrias)	Derivados acil-CoA de ácidos carboxílicos	Ácido salicílico, ácido benzoico, ácido nicotínico, ácido cinâmico, ácido cólico, ácido desoxicólico
Sulfatação	Fosfoadenosil fosfossulfato (PAPS)	Sulfotransferase (citosol)	Fenóis, alcoóis, aminas aromáticas	Estrona, anilina, fenol, 3-hidroxicumarina, paracetamol, metildopa
Metilação	*S*-adenosilmetionina (SAMe)	Transmetilases (citosol)	Catecolaminas, fenóis, aminas	Dopamina, epinefrina, piridina, histamina, tiouracila
Conjugação de água	Água	Epóxido hidrolase (microssomos)	Óxidos de areno, oxiranos *cis*-dissubstituídos e monossubstituídos	Benzopireno 7,8-epóxido, estireno 1,2-óxido, epóxido de carbamazepina
		(citosol)	Óxidos alcenos, epóxidos de ácidos graxos	Leucotrieno A_4

responsáveis pela toxicidade dos fármacos. Além disso, sabe-se que a sulfatação ativa o profármaco minoxidil oralmente ativo em um vasodilatador muito eficaz, e o glicuronato-6-morfina é mais potente do que a própria morfina.

METABOLISMO DE FÁRMACOS EM PRODUTOS TÓXICOS

O metabolismo de fármacos e de outros produtos químicos estranhos pode nem sempre ser um evento bioquímico inócuo, levando à destoxificação e eliminação do composto. De fato, como observado, tem sido mostrado que vários compostos são transformados de forma metabólica em intermediários reativos, tóxicos para vários órgãos. Essas reações tóxicas talvez não sejam aparentes em níveis baixos de exposição aos compostos-mãe, quando mecanismos de destoxificação alternativos ainda não foram sobrepujados ou comprometidos e quando a disponibilidade de cossubstratos endógenos de destoxificação (GSH, ácido glicurônico, sulfato) não é limitada. Entretanto, quando esses recursos são exauridos, a via tóxica pode prevalecer, resultando em toxicidade orgânica franca ou carcinogênese. O número de exemplos específicos dessa toxicidade induzida por fármacos está se expandindo com rapidez. Um exemplo é a hepatotoxicidade induzida por paracetamol (Figura 4-5). O paracetamol é um fármaco antipirético analgésico, bastante seguro em doses terapêuticas (1,2 g/dia para um adulto). Normalmente sofre glicuronidação e sulfatação aos conjugados correspondentes, que juntos compõem 95% do total de metabólitos excretados. A via de conjugação alternativa GSH dependente de CYP dá conta dos 5% restantes. Quando a ingestão de paracetamol excede as doses terapêuticas, as vias de glicuronidação e sulfatação ficam saturadas, e a via dependente de CYP se torna muito importante. Pouca ou nenhuma hepatotoxicidade resulta, contanto que a GSH hepática esteja disponível para conjugação. Contudo, com o tempo, a GSH hepática é gasta mais rapidamente do que pode ser regenerada, e um metabólito tóxico, reativo, se acumula. Na ausência de nucleófilos intracelulares como GSH, esse metabólito reativo (*N*-acetilbenzoiminoquinona) não só reage com grupos nucleofílicos de proteínas celulares, resultando em lesão hepatocelular direta, mas também participa na ciclagem redox, gerando assim espécies reativas de oxigênio (**ROSs**, do inglês *reactive oxygen species*) e consequente estresse oxidativo, que aumenta muito a hepatotoxicidade induzida por paracetamol.

A caracterização química e toxicológica da natureza eletrofílica do metabólito reativo do paracetamol levou ao desenvolvimento de antídotos efetivos – cisteamina e *N*-acetilcisteína (NAC). Tem sido demonstrado que a administração de *N*-acetilcisteína (o mais seguro dos dois) em 8 a 16 horas após sobredose de paracetamol protege as vítimas da hepatotoxicidade fulminante e morte (ver Capítulo 58). A administração de GSH não é efetiva, porque o medicamento não atravessa de imediato as membranas celulares.

RELEVÂNCIA CLÍNICA DO METABOLISMO DE FÁRMACOS

A dose e a frequência de administração necessárias para atingir concentrações sanguíneas terapêuticas e teciduais efetivos variam

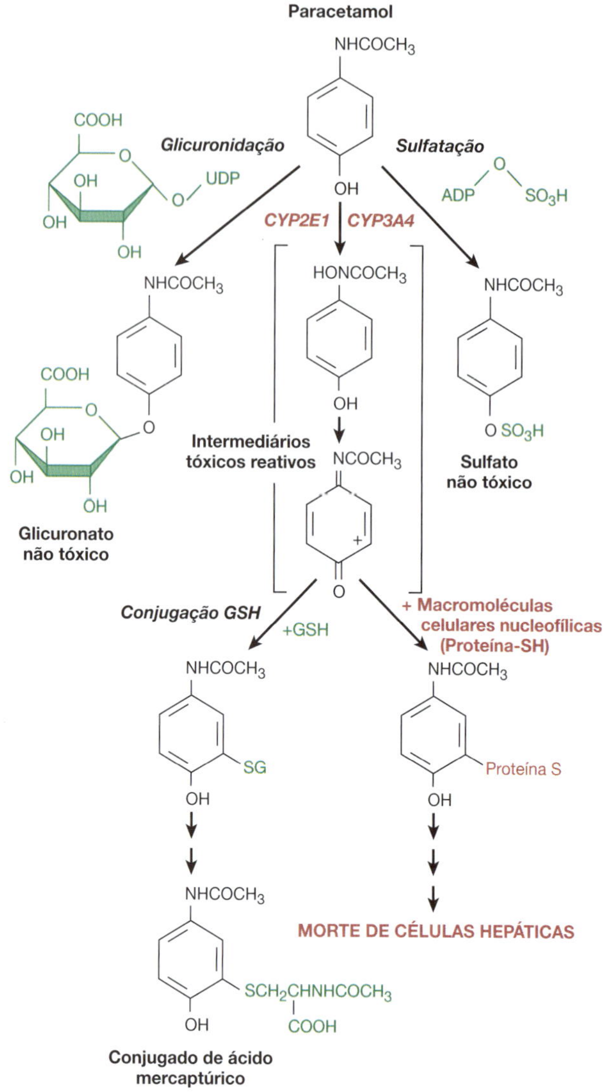

FIGURA 4-5 Metabolismo do paracetamol (no centro, no alto) em metabólitos hepatotóxicos. GSH, glutationa; SG, porção glutationa.

em diferentes pacientes, por causa de diferenças individuais na distribuição do fármaco e em suas velocidades de metabolismo e eliminação. Essas diferenças são determinadas por fatores genéticos, bem como variáveis não genéticas, como microbiota intestinal comensal, idade, sexo, tamanho do fígado, função hepática, ritmo circadiano, temperatura corporal, fatores nutricionais e ambientais, como exposição concomitante a indutores ou inibidores do metabolismo de fármacos. A discussão que se segue resume as mais importantes dessas variáveis.

Diferenças individuais

As diferenças individuais na taxa metabólica dependem da natureza do próprio fármaco. Assim, dentro da mesma população, concentrações plasmáticas em equilíbrio podem refletir uma variação de 30 vezes no metabolismo de um fármaco e de apenas 2 vezes no de outro.

Fatores genéticos

Fatores genéticos que influenciam concentrações de enzimas são responsáveis por algumas dessas diferenças, dando origem a "polimorfismos genéticos" no metabolismo de fármacos (ver também Capítulo 5). Os primeiros exemplos de fármacos encontrados sujeitos a polimorfismos genéticos foram o relaxante muscular suxametônio, o fármaco antituberculose isoniazida e o anticoagulante varfarina. Um polimorfismo genético real é definido como a ocorrência de um alelo variante de um gene em uma frequência populacional ≥ 1%, resultando em expressão ou atividade funcional alterada do produto do gene ou em ambas. Existem polimorfismos genéticos bem definidos e clinicamente relevantes em enzimas metabolizadoras de fármacos tanto da fase I como da fase II, que resultam em alteração da eficácia da terapia medicamentosa ou em reações adversas a fármacos (**RAFs**). As últimas, com frequência, necessitam de ajustes de dose (Tabela 4-4), consideração muito importante para fármacos com índices terapêuticos baixos.

A. Polimorfismos de enzimas de fase I

Defeitos geneticamente determinados no metabolismo oxidativo de fase I de vários fármacos têm sido relatados (Tabela 4-4; ver também Capítulo 5). Esses defeitos frequentemente são transmitidos como traços autossômicos recessivos e podem ser expressos em qualquer uma das múltiplas transformações metabólicas que um produto químico pode sofrer. As enzimas CYP do fígado humano 3A4, 2C9, 2D6, 2C19, 1A2 e 2B6 são responsáveis por cerca de 75% de todo o metabolismo de fármacos de fase I relevantes para clínica (ver Figura 4-4) e, assim, por cerca de 60% de toda a biotransformação e eliminação fisiológica de fármacos. Então, polimorfismos genéticos dessas enzimas, por influenciarem de forma significativa o metabolismo de fármacos de fase I, podem alterar sua farmacocinética e a magnitude ou a duração da resposta ao fármaco e eventos associados.

Três polimorfismos genéticos CYP têm sido particularmente bem caracterizados, possibilitando alguma percepção de possíveis mecanismos moleculares subjacentes, e são dignos de nota clinicamente, pois requerem ajuste de dose terapêutica. O primeiro é o tipo de polimorfismo da **oxidação de debrisoquina-esparteína**, que ocorre aparentemente em 3 a 10% dos brancos e é herdado como um traço autossômico recessivo. Em indivíduos afetados, as oxidações dependentes de **CYP2D6** de debrisoquina e outros fármacos (ver Tabela 4-2 e Figura 4-6) estão prejudicadas. Esses defeitos no metabolismo oxidante de fármacos provavelmente são coerdados. A base molecular precisa para o defeito parece ser a expressão defeituosa da proteína CYP, ou por *splicing* imperfeito de mRNA, ou dobramento da proteína, resultando em pouco ou nenhum metabolismo do fármaco catalisado em isoforma, conferindo, dessa maneira, um fenótipo de **metabolizador fraco** (**PM**, do inglês *poor metabolizer*). Esse fenótipo PM correlaciona-se com um risco mais alto de recidiva em pacientes com câncer de mama tratadas com tamoxifeno, um fármaco antineoplásico que precisa de ativação metabólica a endoxifeno dependente de CYP2D6 para sua eficácia. Mais recentemente, entretanto, tem sido relatado outro genótipo polimórfico que resulta em **metabolismo ultrarrápido** de fármacos relevantes, em razão da presença de variantes alélicos de CYP2D6 com até 13 cópias de genes em conjunto. Esse genótipo metabolizador ultrarrápido (**UM**, do inglês *ultrarapid metabolizer*) é mais comum em etíopes e árabes sauditas, populações que o exibem em até um terço dos indivíduos. Em consequência, esses sujeitos precisam de doses diárias 2 a 3 vezes maiores de nortriptilina (um antidepressivo e um substrato de CYP2D6) para obter concentrações plasmáticas terapêuticas. A má resposta do fenótipo UM à terapia antidepressiva também se correlaciona clinicamente com uma incidência mais elevada de suicídios em relação à de mortes por causas naturais, nessa população de pacientes. De forma inversa, nessas populações de UM, o profármaco codeína (outro substrato de CYP2D6) é metabolizado muito mais rápido do que a morfina, com frequência resultando em reações adversas indesejáveis da morfina, como dor abdominal. Na verdade, a ingestão de altas doses de codeína por uma mãe do tipo UM foi considerada responsável pela morte induzida por morfina de seu lactente alimentado ao seio.

O segundo polimorfismo genético de fármacos bem estudado envolve a **(4)-hidroxilação aromática** estereosseletiva do anticonvulsivante mefenitoína, catalisada por **CYP2C19**. Esse polimorfismo, que também é herdado como um traço autossômico recessivo, ocorre em 3 a 5% de populações de brancos e 18 a 23% de japoneses. Não depende geneticamente do polimorfismo debrisoquina-esparteína. Em **metabolizadores extensos** (EMs, do inglês *extensive metabolizer*) normais, a (*S*)-mefenitoína é hidroxilada de forma extensiva por CYP2C19 na posição 4 do anel fenila antes da glicuronidação e excreção rápida na urina, ao passo que a (*R*)-mefenitoína é lentamente *N*-desmetilada em nirvanol, um metabólito ativo. Os PMs, entretanto, parecem carecer por completo de atividade específica de (*S*)-mefenitoína hidroxilase, de modo que os enantiômeros (*S*)- e (*R*)-mefenitoína são *N*-desmetilados a nirvanol, que se acumula em concentrações muito mais altas. Assim, os PMs de mefenitoína mostram sinais de sedação profunda e ataxia depois de doses do fármaco bem toleradas por metabolizadores normais. Dois alelos variantes de CYP2C19 defeituosos (*CYP2C19*2* e *CYP2C19*3*), o último predominante em asiáticos, são responsáveis pelo genótipo PM. As bases moleculares incluem defeitos de *splicing*, resultando em uma proteína truncada, não funcional. CYP2C19 é responsável pelo metabolismo de vários fármacos clinicamente relevantes (ver Tabela 4-4). Assim, é importante, do ponto de vista clínico, reconhecer que a segurança de cada um desses fármacos pode ser muito reduzida em pessoas com o fenótipo PM. Por outro lado, o fenótipo PM pode aumentar de forma considerável a eficácia terapêutica do omeprazol, um inibidor da bomba de prótons, na úlcera gástrica e nas doenças de refluxo gastresofágico (ver Capítulo 5 para discussão adicional do polimorfismo CYP2C19).

Existe outro alelo variante de CYP2C19 (*CYP2C19*17*), que está associado à transcrição aumentada e, portanto, à expressão mais alta de CYP2C19 e à atividade funcional ainda mais alta do que as dos EMs portadores de CYP2C19 do tipo selvagem (não mutado). Indivíduos portadores desse alelo *CYP2C19*17* exibem ativação metabólica mais alta de profármacos, como o tamoxifeno, utilizado no tratamento de câncer de mama, o antimalárico cloridrato de proguanil e o antiplaquetário clopidogrel. O primeiro evento está associado a um risco mais baixo de recidivas do câncer de mama, e o último, com um risco aumentado de sangramento. Sabe-se também que portadores do alelo *CYP2C19*17* aumentam o metabolismo e, portanto, a eliminação de fármacos, como os antidepressivos escitalopram e imipramina, bem como o antifúngico voriconazol. Consequentemente, isso dificulta a eficácia terapêutica desses fármacos, necessitando, assim, ajustes de dose clínica.

O terceiro polimorfismo genético relativamente bem caracterizado é o de **CYP2C9**. Existem duas variantes bem caracterizadas

TABELA 4-4 Alguns exemplos de polimorfismos genéticos no metabolismo de fármacos de fases I e II

Enzima envolvida	Defeito	Genótipo	Fármaco e uso terapêutico	Consequências clínicas[1]
CYP1A2	*N*-desmetilação	EM	Cafeína (estimulante do SNC)	Estimulação reduzida do SNC devido a aumento do indutivismo do gene e, assim, do metabolismo/depuração em fumantes de cigarros e ingestores frequentes de omeprazol.
	N-desmetilação	PM	Cafeína (estimulante do SNC)	Estimulação aumentada do SNC.
CYP2A6	Oxidação	PM	Nicotina (estimulante do receptor de colina)	Toxicidade da nicotina. Diminuição da ânsia por fumo frequente de cigarros.
	Oxidação	EM	Nicotina (estimulante do receptor de colina)	Aumento do metabolismo da nicotina. Ânsia maior por fumo frequente de cigarros.
	Oxidação	PM	Cumarina (anticoagulante)	Risco aumentado de sangramento.
	Oxidação	EM	Cumarina (anticoagulante)	Depuração aumentada. Risco maior de trombose.
CYP2B6	Oxidação, *N*-descloroetilação	PM	Ciclofosfamida, ifosfamida (antineoplásicos)	Depuração reduzida. Aumento do risco de RAF.
	Oxidação	PM	Efavirenz, nevirapina (anti-HIV)	Depuração reduzida. Aumento do risco de RAF.
CYP2C8	Hidroxilação	PM	Repaglinida, rosiglitazona, pioglitazona (antidiabetes)	Depuração reduzida. Aumento do risco de RAF.
	Hidroxilação	PM	Paclitaxel (antineoplásico)	Depuração reduzida. Risco aumentado de RAF (mielossupressão).
	N-desetilação/ *N*-desalquilação	PM	Amodiaquina,* cloroquina (antimaláricos)	Depuração reduzida. Aumento do risco de RAF.
	N-desetilação	PM	Amiodarona (antiarrítmico)	Depuração reduzida. Aumento do risco de RAF.
CYP2C9	Hidroxilação	PM	Celecoxibe, diclofenaco, flurbiprofeno, *S*-ibuprofeno (AINEs)	Depuração reduzida. Aumento do risco de RAF.
	Hidroxilação	PM	*S*-varfarina, *S*-acenocumarol* (anticoagulantes)	Risco de sangramento aumentado. Muito relevante clinicamente. Ajuste de dose necessário.
	Hidroxilação	PM	Tolbutamida* (antidiabético)	Cardiotoxicidade.
	Hidroxilação	PM	Fenitoína (antiepilético)	Nistagmo, diplopia e ataxia.
CYP2C19	*N*-desmetilação	PM	Amitriptilina, clomipramina (antidepressivos)	Depuração reduzida. Aumento do risco de RAF. Ajuste de dose necessário.
	Oxidação	PM	Moclobemida* (IMAO)	
	N-desmetilação	PM	Citalopram (ISRS)	Risco aumentado de efeitos colaterais gastrintestinais.
	O-desmetilação	PM	Omeprazol (IBP)	Eficácia terapêutica aumentada.
	Hidroxilação	PM	Mefenitoína (antiepilético)	Toxicidade em caso de sobredose.
	N-desmetilação	EM	Escitalopram (antidepressivo)	Transcrição genética aumentada resultando em aumento da atividade e, assim, eficácia terapêutica reduzida.
	O-desmetilação	EM	Omeprazol (IBP)	Eficácia terapêutica reduzida.
	Hidroxilação	EM	Tamoxifeno (antineoplásico)	Ativação metabólica aumentada, eficácia terapêutica aumentada; risco de recidiva reduzido. Ajuste de dose necessário.
	Ciclização oxidante	EM	Cloridrato de proguanil (antimalárico)	Ativação metabólica aumentada, eficácia terapêutica aumentada. Ajuste de dose necessário.
	Oxidação	EM	Clopidogrel (antiplaquetário)	Ativação metabólica aumentada, eficácia terapêutica aumentada. Ajuste de dose necessário.
CYP2D6	Oxidação	PM	Bufuralol* (bloqueador de receptor β-adrenérgico)	Exacerbação de betabloqueio, náusea.
	O-desmetilação	PM	Codeína (analgésico)	Ativação metabólica a morfina reduzida e, assim, analgesia reduzida.
	Oxidação	PM	Debrisoquina* (anti-hipertensivo)	Hipotensão ortostática.
	N-desmetilação	PM	Nortriptilina (antidepressivo)	Depuração reduzida. Aumento do risco de RAF.
	Oxidação	PM	Esparteína	Sintomas ocitócico.

(*continua*)

TABELA 4-4 Alguns exemplos de polimorfismos genéticos no metabolismo de fármacos de fases I e II (*continuação*)

Enzima envolvida	Defeito	Genótipo	Fármaco e uso terapêutico	Consequências clínicas[1]
	O-desmetilação	PM	Dextrometorfano (antitussígeno)	Depuração reduzida. Aumento do risco de RAF.
	O-desmetilação	PM	Tramadol (analgésico)	Risco aumentado de convulsões.
	Hidroxilação	PM	Tamoxifeno (antineoplásicos)	Ativação metabólica reduzida ao endoxifeno terapeuticamente ativo e, assim, eficácia terapêutica reduzida.
	O-desmetilação	UM	Codeína (analgésico)	Aumento da ativação metabólica da morfina e, assim, risco aumentado de depressão respiratória.
	N-desmetilação	UM	Nortriptilina (antidepressivo)	Eficácia terapêutica reduzida devido a aumento da depuração.
	O-desmetilação	UM	Tramadol (analgésico)	Eficácia terapêutica reduzida devido a aumento da depuração.
CYP3A4		PM?	Todos os fármacos metabolizados por essa enzima seriam afetados potencialmente	Depuração reduzida. Ajuste de dose pode ser necessário para evitar interações medicamentosas.
CYP3A5		PM?	Saquinavir e outros substratos CYP3A4	Em geral, menos ativa cataliticamente do que CYP3A4. É vista uma frequência mais alta em negros do que em brancos de um alelo funcional CYP3A5*1; os últimos são portadores do alelo defeituoso CYP3A5*3 com mais frequência. Isso pode afetar muito a terapêutica de substratos de CYP3A4 em indivíduos homozigotos CYP3A5*1 ou CYP3A5*3.
ALDH	Desidrogenação de aldeídos	PM	Etanol	Rubor facial, hipotensão, taquicardia, náuseas, vômitos.
BCHE	Hidrólise de ésteres	PM	Suxametônio (relaxante muscular)	Apneia prolongada.
			Mivacúrio* (bloqueador neuromuscular)	Paralisia muscular prolongada.
			Cocaína (estimulante do SNC)	Aumento da pressão arterial, taquicardia, arritmias ventriculares.
GST	Conjugação GSH	PM	Paracetamol (analgésico), bussulfano (antineoplásicos)	Conjugação GSH dificultada devido à supressão de gene.
NAT2	*N*-acetilação	PM	Hidralazina (anti-hipertensivo)	Síndrome semelhante ao lúpus eritematoso.
	N-acetilação	PM	Isoniazida (antituberculose)	Neuropatia periférica.
TPMT	*S*-metilação	PM	6-tiopurinas (antineoplásico)	Mielotoxicidade.
UGT1A1	Glicuronidação	PM	Bilirrubina (metabólito do heme)	Hiperbilirrubinemia.
			Irinotecano (antineoplásico)	Depuração reduzida. Ajuste de dose pode ser necessário para evitar toxicidade (disfunção gastrintestinal, imunossupressão).

[1]Observadas ou previsíveis.

AINEs, anti-inflamatórios não esteroides; EM, metabolizador extenso (do inglês *extensive metabolizer*); IBP, inibidor da bomba de prótons; IMAO, inibidores da monoaminoxidase; ISRS, inibidores seletivos da recaptação de serotonina; PM, metabolizador fraco (do inglês *poor metabolizer*); RAF, reação adversa a fármaco; SNC, sistema nervoso central; UM, metabolizador ultrarrápido (do inglês *ultrarapid metabolizer*).

*Não disponível no Brasil.

dessa enzima, cada uma com mutações de aminoácido que resultam em metabolismo alterado. O alelo *CYP2C19*2* codifica uma mutação Arg144Cis, exibindo interações funcionais prejudicadas com CYP NADPH oxidorredutase. A outra variante alélica, *CYP2C9*3*, codifica uma enzima com uma mutação Ile359Leu, que tem afinidade reduzida por muitos substratos. Por exemplo, os indivíduos com o fenótipo *CYP2C9*3* têm tolerância muito reduzida ao anticoagulante varfarina. A depuração de varfarina em indivíduos homozigotos para *CYP2C9*3* é de cerca de 10% dos valores de referência, e esses indivíduos têm uma tolerância ao fármaco muito mais baixa do que aqueles que são homozigotos do alelo não mutado normal. Essas pessoas também têm um risco mais alto de efeitos colaterais com varfarina (p. ex., sangramento) e com outros substratos de CYP2C9, como fenitoína, losartana, tolbutamida e alguns AINEs (ver Tabela 4-4). Nota-se, entretanto, que, apesar da função predominante de CYP2C9 na depuração de varfarina (em especial a de seu *S*-isômero farmacologicamente mais potente), as doses de manutenção de varfarina são ditadas por polimorfismos no gene *VKORC1*, responsável pela expressão da vitamina K epóxido redutase, o alvo celular específico da varfarina, em vez de polimorfismos *CYP2C9*2/*3* isoladamente (ver Capítulo 5).

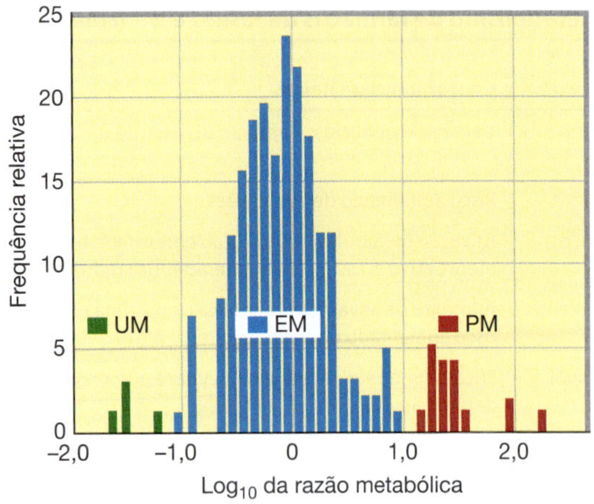

FIGURA 4-6 Polimorfismo genético na 4-hidroxilação da debrisoquina por CYP2D6 em uma população branca. O histograma de distribuição da frequência semilog da razão metabólica (RM; definida como percentual da dose excretada como debrisoquina inalterada dividido pelo percentual da dose excretada como metabólito 4-hidroxidebrisoquina) na urina de 8 horas, coletada após ingestão oral de 12,8 mg de sulfato de debrisoquina (equivalente a 10 mg de debrisoquina base livre). Os indivíduos com valores de RM > 12,6 foram fenotipados como metabolizadores fracos (PM, do inglês *poor metabolizers; barras vermelhas*), e aqueles com valores de RM < 12,6, porém > 0,2, foram designados como metabolizadores extensos (EM, do inglês *extensive metabolizers; barras azuis*). Aqueles com valores de RM < 0,2 foram designados como metabolizadores ultrarrápidos (UM, do inglês *ultrarapid metabolizers; barras verdes*) com base nos valores de RM (0,01-0,1) de indivíduos com múltiplas cópias documentadas de variantes alélicos CYP2D6 resultantes da amplificação herdada desse gene. (Adaptada, com autorização, de Woolhouse NM, Andoh B, Mahgoub A, et al: Ebrisoquin hydroxylation polymorphism among Ghanaians and Caucasians, Clin Pharmacol Ther 1979 Nov;26(5):584-591.)

Variantes alélicos de CYP3A4 também têm sido relatados, mas sua contribuição à variabilidade interindividual, bem conhecida no metabolismo de fármacos, aparentemente é limitada. A expressão de **CYP3A5**, outra isoforma do fígado humano, é bastante polimórfica, variando de 0 a 100% do conteúdo hepático total de CYP3A. Sabe-se agora que esse polimorfismo da proteína CYP3A5 resulta de polimorfismo de nucleotídeo único (**SNP**, do inglês *single nucleotide polymorphism*) dentro do íntron 3, que possibilita transcrições de CYP3A5 com *splicing* normal em 5% dos brancos, 29% dos japoneses, 27% dos chineses, 30% dos coreanos e 73% dos negros. Assim, ele pode contribuir de forma significativa para diferenças interindividuais no metabolismo de substratos preferenciais de CYP3A5, como o midazolam. Duas outras variantes alélicas de CYP3A5 que resultam em um fenótipo PM também são conhecidas.

Polimorfismos no gene *CYP2A6* também foram caracterizados recentemente, e sua prevalência, ao que parece, está ligada à etnia. A CYP2A6 é responsável pela oxidação da nicotina, e os fumantes de tabaco com atividade baixa de CYP2A6 consomem menos e têm uma incidência mais baixa de câncer de pulmão. Variantes alélicas de CYP2A6 1B associadas a velocidades mais rápidas de metabolismo da nicotina foram descobertas há pouco tempo. Ainda não se determinou se pacientes com essas variantes mais rápidas cairão no paradigma inverso de aumento do comportamento de fumar e da incidência do câncer de pulmão.

Polimorfismos genéticos adicionais no metabolismo de fármacos estão sendo descobertos. Entres eles, o gene para **CYP2B6** tornou-se notável como um dos genes *CYP* mais polimórficos, com uma variação de 20 a 250 vezes na expressão interindividual de CYP2B6. Apesar de sua baixa contribuição (1-5%) para o conteúdo hepático total de CYP, esses polimorfismos CYP2B6 podem ter um impacto significativo no metabolismo dependente de CYP2B6 de vários fármacos clinicamente relevantes, como ciclofosfamida, *S*-metadona, efavirenz, nevirapina, bupropiona, selegilina e propofol. Do ponto de vista clínico, as mulheres (particularmente as hispano-americanas) expressam concentrações hepáticas de proteína CYP2B6 consideravelmente mais altas que os homens.

Estudos do metabolismo da teofilina em gêmeos monozigotos e dizigotos, que incluíram análise genealógica de várias famílias, têm revelado que pode existir um polimorfismo distinto no caso desse fármaco, talvez herdado como um traço genético recessivo. Polimorfismos genéticos do metabolismo de fármacos também parecem ocorrer em oxidações de aminopirina e carbocisteína. Informações atualizadas regularmente sobre polimorfismos de CYP em humanos estão disponíveis em https://www.pharmvar.org/.

Embora polimorfismos genéticos em oxidações de fármacos com frequência envolvam enzimas CYP específicas, essas variações genéticas também podem ocorrer em outras enzimas. Recentemente, foram relatados polimorfismos genéticos em CPR, o doador de elétrons essencial de CYP. Em particular, uma variante alélica (com frequência de 28%) que codifica uma mutação CPR A503V foi relatada como resultando em prejuízo da síntese de esteroides sexuais dependentes de CYP17 e do metabolismo de fármacos dependente de CYP3A4 e CYP2D6 *in vitro*. Seu envolvimento no metabolismo de fármacos clinicamente relevantes, embora previsível, ainda precisa ser estabelecido. Descrições de um polimorfismo na oxidação da trimetilamina, que se acredita ser metabolizada pela **flavina monoxigenase** (**enzima de Ziegler**), resulta na "síndrome de odor de peixe" em metabolizadores lentos, sugerindo, assim, que variantes genéticas de outras enzimas oxidantes não dependentes de CYP também podem contribuir para esses polimorfismos.

Polimorfismos genéticos também existem em outras enzimas de fase I, isto é, esterases. Assim, o suxametônio é metabolizado com apenas metade da velocidade em pessoas com deficiência de pseudocolinesterase (atualmente designada genericamente como butirilcolinesterase [**BCHE**]) do que em pessoas cuja enzima tem funcionamento normal. Mutações diferentes, herdadas como traços autossômicos recessivos, são responsáveis pela deficiência da enzima. Indivíduos deficientes tratados com suxametônio como relaxante muscular podem se tornar suscetíveis à paralisia respiratória prolongada (apneia do suxametônio); ver Capítulo 27.

B. Polimorfismos de enzimas de fase II

Diferenças farmacogenéticas são vistas na acetilação da isoniazida. O defeito em acetiladores lentos (de isoniazida e aminas similares) parece ser causado pela síntese de menor quantidade da enzima NAT2, em vez de uma forma anormal dela. Herdado como um traço autossômico recessivo, o **fenótipo acetilador lento** ocorre em cerca de 50% de negros e brancos nos Estados Unidos, com mais frequência em europeus que vivem em altas latitudes setentrionais e com bem menos casos em asiáticos e inuítes (esquimós). O fenótipo acetilador lento também está associado a uma incidência mais alta de neurite periférica induzida por isoniazida, distúrbios autoimunes induzidos por fármacos e câncer de bexiga induzido por aminas aromáticas bicíclicas.

Um polimorfismo clinicamente importante do gene *TPMT* (tiopurina *S*-metiltransferase) é encontrado em europeus (frequência de 1:300), resultando em uma enzima mutante rapidamente degradada e, em consequência, *S*-metilação deficiente de compostos sulfidrila aromáticos e heterocíclicos, incluindo os fármacos tiopurínicos antineoplásicos 6-mercaptopurina, tioguanina e azatioprina, necessários para sua destoxificação. Os pacientes que herdam esse polimorfismo como traço autossômico recessivo estão em alto risco de toxicidade hematopoiética fatal induzida por fármaco tiopurínico.

Polimorfismos genéticos na expressão de outras enzimas de fase II (UGTs e GSTs) também ocorrem. Assim, polimorfismos de UGT (*UGT1A1*28*) estão associados a doenças hiperbilirrubinêmicas (síndrome de Gilbert), bem como a efeitos colaterais tóxicos devido à deficiência de conjugação e/ou eliminação de fármacos (p. ex., o fármaco antineoplásico irinotecano). Similarmente, polimorfismos genéticos (*GSTM1*) na expressão GST (isoforma mu1) podem levar a efeitos colaterais significativos e toxicidades de fármacos dependentes de sua conjugação GSH para eliminação.

C. Função dos testes farmacogenômicos em farmacoterapia clinicamente segura e efetiva

Apesar de nossa compreensão melhorada da base molecular dos defeitos farmacogenéticos em enzimas metabolizadoras de fármacos, de seu impacto sobre a terapia medicamentosa e RAF, e da disponibilidade de biomarcadores farmacogenéticos validados para identificação de pacientes em risco, essas informações clinicamente relevantes não se traduzem com efetividade na assistência a pacientes. Assim, o potencial muito alardeado da medicina personalizada, exceto em poucos exemplos de fármacos com um índice terapêutico relativamente baixo (p. ex., varfarina), não tem sido realizado de forma ampla, embora 98% dos médicos dos Estados Unidos estejam cientes de que essas informações genéticas podem influenciar a terapia de modo significativo. Isso se deve em parte à falta de treinamento adequado na translação desse conhecimento para a prática médica, e em parte por causa da logística dos testes genéticos e do aspecto de custo-efetividade. Sabe-se que RAFs graves contribuem para 100.000 óbitos anuais nos Estados Unidos, cerca de 7% de todas as internações hospitalares e um aumento da duração média da permanência hospitalar. Informações genéticas poderiam ampliar muito a segurança e a eficácia da terapia clínica por meio de ajustes de doses ou de terapia medicamentosa alternativa, controlando a incidência crescente de RAFs e de seus custos associados. (Ver Capítulo 5 para discussão adicional.)

Microbiota intestinal comensal

É reconhecido, de modo crescente, que o microbioma intestinal humano também pode influenciar nas respostas a fármacos. Dessa forma, isso serve como mais uma fonte relevante de infortúnios terapêuticos e interações adversas fármaco-fármaco. Mais de 1.000 espécies de microrganismos intestinais já foram identificadas, inclusive bactérias anaeróbias obrigatórias e várias leveduras que coexistem em um equilíbrio ecológico dinâmico, frequentemente simbiótico. Seu repertório de biotransformação é não oxidativo, apesar de muito versátil, estendendo-se desde reações predominantemente redutivas e hidrolíticas até descarboxilação, desidroxilação, desalquilação, desalogenização e desaminação. De modo notável, essa redução mediada por bactérias do fármaco cardíaco digoxina contribui para seu metabolismo e eliminação. O tratamento concomitante com antibióticos como eritromicina ou tetraciclina eleva em 2 vezes as concentrações séricas de digoxina, aumentando o risco de cardiotoxicidade. De modo semelhante, fármacos que são glicuronados primariamente no fígado são excretados para dentro do intestino pela bile e, em seguida, estão sujeitos a desglicuronização por β-glicuronidases (hidrolases) microbianas intestinais. A aglicona original farmacologicamente ativa é reabsorvida em seguida pela circulação portal, com extensão consequente de sua ação farmacológica, e reconjugação hepática de fase II e reciclagem êntero-hepática subsequente. Assim, se o fármaco original for de dose limitada ou tiver um baixo índice terapêutico, isso pode significar aumento da toxicidade. Por exemplo, sob dose normal, o analgésico paracetamol é amplamente metabolizado via glicuronidação e sulfatação, conforme discutido anteriormente, e eliminado no plasma sinusoidal hepático. No entanto, na sobredose, o aumento da produção desses metabólitos provavelmente saturará seu processo normal de transporte excretor. Sua excreção biliar consequentemente aumentada sujeitaria uma fração maior do paracetamol-glicuronídeo à deglicuronidação pelas β-glicuronidases microbianas intestinais, o que pode contribuir ainda mais para a carga tóxica do paracetamol. Essa possibilidade é ainda mais relevante para glicuronídeos de medicamentos originais com toxicidade gastrintestinal comprovada. Consequentemente, a inibição seletiva de β-glicuronidases microbianas foi documentada para aliviar a toxicidade gastrintestinal de fármacos antineoplásicos, como irinotecano, bem como para as enteropatias induzidas por AINEs, como indometacina, cetoprofeno ou diclofenaco, que incorrem substancialmente em circulação êntero-hepática. Essa possibilidade alimentou o projeto farmacêutico e o desenvolvimento de inibidores ainda mais seletivos direcionados contra β-glicuronidases microbianas.

Fatores dietéticos e ambientais

Fatores dietéticos e ambientais contribuem para variações individuais no metabolismo de fármacos. Sabe-se que alimentos grelhados com carvão e hortaliças crucíferas induzem enzimas CYP1A, ao passo que suco de pomelo (também conhecido como toranja [do inglês *grapefruit*]) inibe o metabolismo de CYP3A de substratos de fármacos administrados de modo concomitante. (ver Tabela 4-2; ver também adiante). Os fumantes metabolizam alguns fármacos mais rápido do que os não fumantes, por causa de indução enzimática (ver seção anterior). Operários industriais expostos a alguns pesticidas metabolizam certos fármacos com mais rapidez do que indivíduos não expostos. Essas diferenças tornam difícil determinar as doses efetivas e seguras de fármacos que têm índices terapêuticos estreitos.

Idade e sexo

Tem sido relatada suscetibilidade aumentada à atividade farmacológica ou tóxica de fármacos em pacientes muito jovens ou muito velhos, em comparação com adultos jovens (ver Capítulos 59 e 60). Embora isso possa refletir diferenças de absorção, distribuição e eliminação, diferenças no metabolismo de fármacos também contribuem para isso. O metabolismo mais lento talvez se deva à atividade reduzida de enzimas metabólicas ou à disponibilidade reduzida de cofatores endógenos essenciais.

Variações que dependem do sexo no metabolismo de fármacos têm sido bem documentadas em ratos, mas não em outros roedores. Ratos adultos jovens do sexo masculino metabolizam fármacos muito mais rápido do que ratas maduras ou ratos masculinos pré-púberes. Essas diferenças em metabolismo de fármacos têm sido associadas a hormônios androgênicos. Relatos clínicos sugerem que diferenças semelhantes dependentes do sexo no metabolismo de fármacos também existem em seres humanos no que diz respeito a etanol, propranolol, alguns benzodiazepínicos, estrogênios e salicilatos.

Interações fármaco-fármaco durante o metabolismo

Muitos substratos, em virtude de sua lipofilia consideravelmente alta, não apenas ficam retidos no sítio ativo da enzima, mas também permanecem ligados de maneira inespecífica à membrana lipídica do retículo endoplasmático. Nesse estado, são capazes de induzir enzimas microssômicas, particularmente depois de uso repetido. De forma aguda, conforme as concentrações residuais de fármaco no sítio ativo, também podem inibir de modo competitivo o metabolismo de um fármaco administrado ao mesmo tempo.

Os fármacos indutores de enzimas incluem vários sedativo-hipnóticos, antipsicóticos, anticonvulsivantes, o fármaco antituberculose rifampicina e inseticidas (Tabela 4-5). Pacientes que rotineiramente ingerem barbitúricos, outros sedativo-hipnóticos ou certos fármacos antipsicóticos podem precisar de doses consideravelmente mais altas de varfarina para que se mantenha um efeito terapêutico. Além disso, a interrupção do sedativo indutor pode resultar em metabolismo reduzido do anticoagulante e sangramento – um efeito tóxico do aumento subsequente das concentrações plasmáticas do anticoagulante. Interações similares têm sido observadas em indivíduos que recebem várias combinações de esquemas de fármacos, como rifampicina, antipsicóticos ou sedativos com contraceptivos, sedativos com fármacos anticonvulsivantes e mesmo álcool com fármacos hipoglicemiantes (tolbutamida). Um indutor digno de nota é a erva-de-são-joão, um medicamento fitoterápico popular de venda sem prescrição médica, ingerido como tratamento para depressão leve a grave. Por causa de sua indução marcante de CYP3A4 hepática e, em grau menor, CYP2C9 e CYP2C19, a erva-de-são-joão tem sido associada a um grande número de interações fármaco-fármaco. A maior parte dessas interações fármaco-fármaco se origina da indução de CYP pela erva-de-são-joão, e envolve metabolismo acelerado dependente de CYP do fármaco coingerido (p. ex., alprazolam, estrogênios contraceptivos, varfarina, lovastatina, delavirdina, ritonavir). Em contrapartida, a indução de CYP2C19 mediada por erva-de-são-joão pode aumentar a ativação do profármaco antiplaquetário clopidrogel por aceleração de sua conversão ao metabólito ativo. Finalmente, algumas interações fármaco-fármaco provocadas por erva-de-são-joão podem envolver diminuição do metabolismo dependente de CYP devido à inibição competitiva e, consequentemente, aumento das concentrações plasmáticas e do efeito clínico (p. ex., petidina, hidrocodona, morfina, oxicodona). Outras interações fármaco-fármaco envolvem aumentos sinérgicos em concentrações de serotonina (devido à inibição da monoaminoxidase) e aumento correspondente do tônus serotonérgico e de reações adversas (p. ex., paroxetina, sertralina, fluoxetina, fenfluramina).

TABELA 4-5 Lista parcial de fármacos que aumentam o metabolismo de medicamentos em seres humanos

Indutor	Fármacos cujo metabolismo é aumentado
Benzo[*a*]pireno	Teofilina
Carbamazepina	Carbamazepina, clonazepam, itraconazol
Clorciclizina*	Hormônios esteroides
Erva-de-são-joão[3]	Alprazolam, ciclosporina, digoxina, indinavir, contraceptivos orais, ritonavir, sinvastatina, tacrolimo, varfarina
Etclorvinol	Varfarina
Fenilbutazona	Aminofenazona (aminopirina)* cortisol, digitoxina*
Fenitoína	Cortisol, dexametasona, digitoxina,* itraconazol, teofilina
Fenobarbital e outros barbitúricos[1]	Barbitúricos, cloranfenicol, clorpromazina, cortisol, anticoagulantes cumarínicos, desmetilimipramina,* digitoxina,* doxorrubicina, estradiol, itraconazol, fenilbutazona, fenitoína, quinina, testosterona
Glutetimida	Antipirina,* glutetimida, varfarina
Griseofulvina	Varfarina
Rifampicina	Anticoagulantes cumarínicos, digitoxina,* glicocorticoides, itraconazol, metadona, metoprolol, contraceptivos orais, prednisona, propranolol, quinidina, saquinavir
Ritonavir[2]	Midazolam

[1]O secobarbital é uma exceção. Ver Tabela 4-6 e texto.
[2]Com a administração crônica (repetida); de forma aguda, é um potente inibidor/inativador de CYP3A4.
[3]Para uma lista mais abrangente de fármacos cujo metabolismo é aumentado pela erva-de-são-joão, ver Rahimi and Abdollahi, 2012; Russo et al, 2014; e Tsai et al, 2012.
*Não disponível no Brasil.

Deve-se observar que um indutor pode aumentar não apenas o metabolismo de outros fármacos, mas também seu próprio metabolismo. Assim, é possível que o uso contínuo de alguns fármacos resulte em um tipo farmacocinético de **tolerância** – efetividade terapêutica progressivamente reduzida devido a aumento de seu próprio metabolismo.

De modo inverso, a administração simultânea de dois ou mais fármacos pode resultar em prejuízo da eliminação do fármaco metabolizado mais lentamente e prolongamento ou potencialização de seus efeitos farmacológicos (Tabela 4-6). Tanto a inibição competitiva de substrato como a inativação irreversível da enzima mediada por substrato aumentam as concentrações plasmáticas do fármaco e levam a efeitos tóxicos de fármacos com índices terapêuticos estreitos. De fato, essas interações agudas da terfenadina (um anti-histamínico de segunda geração) com um inibidor de substrato CYP3A4 (cetoconazol, eritromicina ou suco de pomelo) resultaram em arritmias cardíacas fatais (*torsades de pointes*), requerendo sua retirada do mercado. Interações medicamentosas semelhantes com inibidores de substrato CYP3A4 (como os antibióticos eritromicina e claritromicina, o antidepressivo nefazodona, os antifúngicos itraconazol e cetoconazol, e os inibidores da protease de HIV indinavir e ritonavir) e sua consequente cardiotoxicidade, levaram à retirada ou ao uso restrito do agonista 5-HT_4, cisaprida. De modo similar, o alopurinol prolonga a duração e aumenta as ações quimioterápicas e tóxicas da mercaptopurina por inibição competitiva da xantina oxidase. Consequentemente, para evitar toxicidade à medula óssea, a dose de mercaptopurina deve ser reduzida em pacientes que recebem alopurinol. Tem sido demonstrado que a cimetidina, fármaco usado no tratamento da úlcera péptica, potencializa as ações farmacológicas de anticoagulantes e sedativos. Foi mostrado, ainda, que o metabolismo do sedativo clordiazepóxido foi inibido em 63%, depois de uma dose única de cimetidina; esses efeitos são revertidos em até 48 horas após a suspensão da cimetidina.

TABELA 4-6 Lista parcial de fármacos que inibem o metabolismo de medicamentos em seres humanos

Inibidor[1]	Fármaco cujo metabolismo é inibido
Alopurinol, cloranfenicol, isoniazida	Antipirina,* dicumarol, probenecida, tolbutamida*
Clorpromazina	Propranolol
Cimetidina	Clordiazepóxido, diazepam, varfarina, outros
Dicumarol	Fenitoína
Dietilpentenamida*	Dietilpentenamida*
Dissulfiram	Antipirina,* etanol, fenitoína, varfarina
Etanol	Clordiazepóxido (?), diazepam (?), metanol
Suco de pomelo[2]	Alprazolam, atorvastatina, cisaprida, ciclosporina, midazolam, triazolam*
Itraconazol	Alfentanila, alprazolam, astemizol,* atorvastatina, buspirona, cisaprida, ciclosporina, delavirdina,* diazepam, digoxina, felodipino, indinavir, loratadina, lovastatina, midazolam, nisoldipino,* fenitoína, quinidina, ritonavir, saquinavir, sildenafila, sinvastatina, sirolimo, tacrolimo, triazolam,* verapamil, varfarina
Cetoconazol	Astemizol,* ciclosporina, terfenadina
Nortriptilina	Antipirina*
Contraceptivos orais	Antipirina*
Fenilbutazona	Fenitoína, tolbutamida*
Ritonavir	Amiodarona, cisaprida, itraconazol, midazolam, triazolam*
Saquinavir	Cisaprida, derivados do esporão de centeio (*ergot*), midazolam, triazolam*
Secobarbital*	Secobarbital*
Espironolactona	Digoxina
Troleandomicina*	Teofilina, metilprednisolona

[1]Enquanto alguns inibidores são seletivos para uma determinada enzima CYP, outros são mais gerais e podem inibir várias enzimas CYP simultaneamente.
[2]Os componentes ativos do suco de pomelo compreendem furanocumarinas, como 6′,7′-di-hidroxibergamotina (que inibe tanto a CYP3A4 intestinal como a hepática), e outros componentes desconhecidos que inibem o efluxo intestinal de fármacos mediado pela glicoproteína P e, consequentemente, aumentam ainda mais a biodisponibilidade de certos fármacos, como a ciclosporina. Para uma lista mais abrangente de fármacos cujo metabolismo é inibido por furanocumarinas do suco de pomelo, ver Bailey et al, 2013.
*Não disponível no Brasil.

Metabolismo deficiente também pode ocorrer se um fármaco administrado simultaneamente inativar de modo irreversível uma enzima metabolizadora comum. Esses inibidores, no curso de seu metabolismo pela CYP, inativam a enzima e resultam em prejuízo de seu próprio metabolismo e de outros cossubstratos. Como o caso das furanocumarinas no suco de pomelo, p. ex., 6′,7′-di-hidroxibergamotina e bergamotina, que inativam CYP3A4 na mucosa intestinal e, consequentemente, aumentam sua degradação proteolítica. Esse prejuízo do metabolismo da primeira passagem intestinal dependente de CYP3A4 aumenta a biodisponibilidade de fármacos como ergotamina, felodipino, nifedipino, terfenadina, verapamil, etinilestradiol, lovastatina, saquinavir e ciclosporina A, e está associado a interações fármaco-fármaco e interações alimento-fármaco clinicamente relevantes. A lista de fármacos sujeitos a interações fármaco-fármaco envolvendo suco de pomelo é extensa, e inclui muitos fármacos com um índice terapêutico muito estreito e um alto potencial para reações adversas letais. Entretanto, deve-se ter em mente que nem todos os sucos de pomelo disponíveis no mercado são igualmente potentes, já que a potência da inativação de CYP3A4 é dependente da quantidade de furanocumarinas extraídas para o suco a partir da casca (mais alta), medula e polpa do pomelo. Além disso, a recuperação dessas interações depende de nova síntese de CYP3A4 e, assim, pode ser lenta.

Interações entre fármacos e compostos endógenos

Alguns fármacos precisam de conjugação com substratos endógenos, como GSH, ácido glicurônico ou sulfato, para sua inativação. Em consequência, diferentes fármacos competem pelos mesmos substratos endógenos, e o fármaco de reação mais rápida exaure efetivamente as concentrações de substrato endógeno e dificulta o metabolismo do fármaco de ação mais lenta. Se o último tiver uma curva íngreme de dose-resposta ou uma margem de segurança estreita, pode causar potencialização de seus efeitos terapêuticos e tóxicos.

Doenças que afetam o metabolismo de fármacos

Doenças agudas ou crônicas que afetam a arquitetura ou função do fígado afetam o metabolismo hepático de alguns fármacos. Essas condições incluem hepatite alcoólica, cirrose alcoólica ativa ou inativa, hemocromatose, hepatite crônica ativa, cirrose biliar e hepatite aguda viral ou induzida por fármacos. De acordo com sua gravidade, essas condições podem prejudicar significativamente as enzimas hepáticas metabolizadoras de fármacos, sobretudo as oxidases microssômicas e, assim, afetar bastante a eliminação de fármacos. Por exemplo, as meias-vidas de clordiazepóxido e diazepam em pacientes com cirrose hepática ou hepatite viral aguda são muito elevadas, com aumento correspondente em seus efeitos. Em consequência, esses fármacos podem causar coma em pacientes com doença do fígado, quando administrados em doses ordinárias.

Alguns fármacos são metabolizados tão prontamente que mesmo uma redução acentuada da função hepática não prolonga sua ação de modo significativo. Contudo, a doença cardíaca, por limitar o fluxo sanguíneo para o fígado, pode prejudicar a disposição daqueles fármacos cujo metabolismo é limitado por fluxo (Tabela 4-7). Esses fármacos são metabolizados de imediato pelo fígado, a ponto de a depuração hepática ser essencialmente igual ao fluxo sanguíneo hepático. A atividade enzimática prejudicada, ou a formação defeituosa de enzimas, associada ao envenenamento por metais pesados ou porfiria, também resulta em redução do metabolismo hepático de fármacos. A doença pulmonar também pode afetar o metabolismo de fármacos, como indicado pela dificuldade de hidrólise

TABELA 4-7 Fármacos metabolizados rapidamente cuja depuração hepática é limitada pelo fluxo sanguíneo

Alprenolol*	Lidocaína
Amitriptilina	Petidina
Clometiazol*	Morfina
Desipramina*	Pentazocina*
Imipramina	Propoxifeno
Isoniazida	Propranolol
Labetalol*	Verapamil

*Não disponível no Brasil.

de procainamida e procaína em pacientes com insuficiência respiratória crônica, e pela meia-vida aumentada de antipirina (uma sonda funcional de CYP) em pacientes com câncer de pulmão.

Embora os efeitos da disfunção endócrina sobre o metabolismo de fármacos tenham sido bem explorados em experimentos com animais, os dados correspondentes para seres humanos com distúrbios endócrinos são escassos. A disfunção tireoidiana tem sido associada a metabolismo alterado de certos fármacos e também de alguns compostos endógenos. O hipotireoidismo aumenta a meia-vida de antipirina, digoxina, metimazol e alguns betabloqueadores, ao passo que o hipertireoidismo tem o efeito oposto. Alguns estudos clínicos em pacientes diabéticos não indicam prejuízo aparente do metabolismo de fármacos, embora tenha sido notada deficiência em ratos diabéticos. O mau funcionamento da hipófise, do córtex suprarrenal e das gônadas reduz bastante o metabolismo hepático de fármacos em ratos. Com base nesses achados, supõe-se que esses distúrbios poderiam afetar de forma significativa o metabolismo de fármacos em seres humanos. Entretanto, até que sejam obtidas evidências suficientes a partir de estudos clínicos em pacientes, essas extrapolações devem ser consideradas tentativas.

Por fim, sabe-se que a liberação de mediadores inflamatórios, citocinas e óxido nítrico, associada a infecções bacterianas ou virais, câncer ou inflamação, dificulta o metabolismo de fármacos pela inativação de CYP e pelo aumento de sua degradação.

Metabolismo de produtos biológicos terapêuticos

Nas últimas décadas, além de pequenas moléculas químicas (peso molecular < 1.000 Da), grandes moléculas biológicas enriqueceram o arsenal terapêutico direcionado a várias doenças, como câncer, artrite reumatoide, doenças autoimunes, infecções, doenças genéticas e órfãs (ver Capítulos 36 e 55 para vários exemplos pertinentes). Elas incluem anticorpos monoclonais (MAbs, do inglês *monoclonal antibody*), citocinas (interferonas [IFN], fator de necrose tumoral α [TNF-α, do inglês *tumor necrosis factor*]), proteínas recombinantes, proteínas de fusão, fatores de crescimento, hormônios (insulina, hormônio de crescimento recombinante), enzimas, vacinas, segmentos de anticorpos (Fabs que conferem especificidade e diversidade), conjugados anticorpo-fármaco (ADCs, do inglês *antibody-drug conjugates*), etc. O metabolismo e a depuração desses agentes terapêuticos, projetados para exibir alta seletividade/afinidade por seus alvos celulares, mas possuindo propriedades farmacocinéticas complexas bastante distintas daquelas de moléculas pequenas, não envolvem nenhuma das vias de metabolização/eliminação de fármacos discutidas até agora para moléculas pequenas. Devido à sua natureza proteica total (i.e., MAbs) ou em parte (p. ex., anticorpos PEGuilados [polímero de polietilenoglicol adicionado], ADCs), esses produtos biológicos, bem como proteínas endógenas nativas, incorrem na degradação de proteínas intracelulares em seus aminoácidos constitutivos, geralmente por lisossomos, ou proteases celulares de fagócitos circulantes (macrófagos e monócitos), células portadoras de antígeno-alvo ou várias células de tecido. No entanto, independentemente do tipo de célula envolvida na degradação metabólica dos produtos biológicos, os resíduos de aminoácidos constitutivos são reciclados em seu conjunto intracelular comum de aminoácidos e reutilizados para a síntese de proteínas *de novo*.

A degradação de proteínas biológicas requer sua absorção intracelular para entrega ao alvo, mas devido à sua hidrofilicidade relativamente maior e tamanho muito maior (~ 150 kDa para imunoglobulinas G [IgG]), sua permeabilidade celular é pobre e representa um grande desafio. Esses produtos não podem ser administrados por via oral, pois seriam desnaturados no lúmen ácido do estômago ou degradados pelas proteases gastrintestinais. Eles são, portanto, normalmente administrados por via parenteral – intravenosa (IV), intramuscular (IM) ou subcutânea (SC). Sua distribuição é geralmente limitada ao plasma e aos fluidos extracelulares, como o fluido intersticial e a linfa. Embora a via IV para produtos biológicos seja bastante adequada para o tratamento de distúrbios das células sanguíneas, seu principal impedimento é a má difusão dessas grandes moléculas hidrofílicas através das paredes das células endoteliais dos capilares para os locais das células-alvo e/ou degradação de proteínas. Por essas razões, produtos biológicos grandes (> 19 kDa) são frequentemente administrados pelas vias IM ou SC para permitir que eles acessem os espaços intersticiais do tecido, de onde podem acessar os capilares linfáticos mais permeáveis e serem administrados, embora muito lentamente (120 mL/kg/h), via transporte convectivo linfático para a circulação geral. Portanto, não surpreende que, dependendo do tamanho dos produtos biológicos em questão, essa absorção relativamente lenta signifique que eles normalmente requerem de 2 a 8 dias para atingir as concentrações plasmáticas máximas. A distribuição de produtos biológicos da circulação sistêmica para os tecidos periféricos também é muito lenta, envolvendo o transporte convectivo através dos poros capilares, bem como a transcitose dos espaços extracelulares/intersticiais. Essa transcitose envolve endocitose mediada por receptor, fagocitose e pinocitose de fase fluida (capacidade das células de absorver proteínas e outras macromoléculas dos espaços fluidos circundantes por meio de endocitose).

A degradação de proteínas biológicas (catabolismo) pode ocorrer pré-sistemicamente após injeção IM e SC por proteases extracelulares nos espaços intersticiais ou durante sua circulação sanguínea ou linfática. Dos espaços vasculares ou intersticiais, os produtos biológicos são predominantemente absorvidos pelas células ou tecidos endoteliais por pinocitose de fase fluida. Produtos biológicos com fragmentos de ligação a antígeno de alta afinidade (Fabs) por seus alvos farmacológicos, por exemplo, MAbs direcionados a antígenos ligados à membrana, também podem sofrer absorção mediada por alvo (internalização endossômica) e subsequente catabolismo lisossômico dentro da célula-alvo.

Em parte devido ao destino catabólico bem caracterizado de IgGs endógenos circulantes, o processo de degradação de proteínas é melhor compreendido para produtos biológicos terapêuticos, como MAbs e IgGs, ADCs, Fabs e proteínas fusionadas a anticorpos – a maioria delas inclui o domínio Fc de IgGs (IgG-Fc; Capítulo 55). Após a administração parenteral, IgG-Fc interage com os receptores Fc, como o receptor Fcγ (FcγR) ou receptor Fc neonatal (FcRn), expresso de forma ubíqua na superfície extracelular de vários tipos de células imunes e não imunes, células endoteliais e epiteliais. Após essa interação IgG-Fc/FcRn, a superfície da célula é endocitada, os receptores FcRn integrais sequestrados dentro do endossoma inicial são saturados com as moléculas IgG-Fc disponíveis e o pH cai abaixo do pH fisiológico (6,0-6,5), o que aumenta a afinidade desta ligação IgG-Fc/FcRn. O excesso, fração de IgG-Fc não ligada, é degradada pelo lisossoma, enquanto as moléculas de IgG-Fc ligadas são protegidas da degradação lisossômica. O endossomo com os complexos IgG-Fc/FcRn firmemente ligados é então reciclado para a superfície da célula. Após a reexposição ao pH fisiológico do fluido extracelular, os complexos IgG-Fc/FcRn se dissociam, permitindo o resgate dos IgGs terapêuticos intactos não degradados. Acredita-se que essa reciclagem de IgGs endógenos e terapêuticos, mediada por FcRn, seja responsável por sua meia-vida estendida de aproximadamente 21 dias. Essa reciclagem de FcRn, e consequente resgate, levou à incorporação estrutural dessa característica Fc no desenvolvimento de proteínas de fusão Fc terapêuticas (p. ex., as proteínas de fusão interferona α- ou β-Fc ou fator IX-Fc). Os domínios Fc de produtos biológicos (p. ex., MAbs, Abs endógenos e proteínas de fusão) também podem interagir com o FcγR de superfície celular expresso de forma ubíqua, onde são internalizados endossomicamente e degradados pelos lisossomas. Essa via de degradação mediada pelo alvo geralmente favorece complexos solúveis de MAb-antígeno.

A excreção biliar e renal de produtos biológicos também é insignificante devido aos mesmos problemas que impedem sua absorção. Em contraste com seu importante papel na eliminação de moléculas pequenas, os rins desempenham um papel amplamente metabólico, em vez de excretor, na depuração de produtos biológicos menores (< 60 kDa) que podem incorrer em filtração glomerular adequada e subsequente catabolismo intraluminal, reabsorção tubular seguida por degradação intracelular lisossômica, ou mesmo endocitose peritubular com subsequente proteólise lisossômica. Para contornar essa depuração glomerular e prolongar sua duração terapêutica, produtos biológicos de pequeno porte são frequentemente PEGuilados para aumentar seu tamanho molecular.

Frequentemente, para benefício terapêutico máximo, os produtos biológicos são coadministrados com moléculas farmacológicas pequenas e, embora em princípio inconcebíveis devido ao seu metabolismo diferencial, ocorrem interações medicamentosas genuínas entre eles. Assim, certos produtos biológicos com características de "proteínas estranhas" com potencial para desencadear a liberação de citocinas pró-inflamatórias (interleucina [IL]-1β, IL-6, IFN-γ e TNF-α) a partir de células polimorfonucleares circulantes periféricas podem influenciar o transporte e o metabolismo de moléculas farmacológicas pequenas coadministrados. Essas citocinas pró-inflamatórias são conhecidas por influenciar vários processos fisiológicos, regulando positiva ou negativamente a expressão de transportadores de fármacos, de fatores de transcrição, de fatores nucleares (CAR, PXR e FXR), de receptores e de várias enzimas CYP que metabolizam fármacos, influenciando, assim, o metabolismo de moléculas farmacológicas pequenas coingeridas e desencadeando interação entre os fármacos. Alternativamente, as interações também podem ocorrer quando as proteínas terapêuticas são direcionadas a alvos envolvidos em estados patológicos que alteram as concentrações de citocinas ou mesmo quando esses produtos biológicos são direcionados às próprias citocinas, que, por sua vez, afetam o metabolismo dependente de CYP e o transporte de uma determinada molécula farmacológica pequena. Assim, tocilizumabe (terapia para artrite reumatoide [AR]) pode influenciar a farmacocinética da sinvastatina coadministrada, revertendo as concentrações aumentadas de citocinas associados à AR. Basiliximabe (terapia de linfoma de células B) e muromonabe-CD3 (imunossupressor) aumentam as concentrações plasmáticas de ciclosporina, por meio da regulação negativa de CYP3A4 mediada por IL-2, a principal enzima CYP que metaboliza ciclosporina. Por outro lado, uma molécula farmacológica pequena como o metotrexato é conhecido por reduzir a depuração de adalimumabe (terapia de AR) e, de fato, é empregado clinicamente para estender a duração do adalimumabe em até 19% após uma dose única e em 44% após doses múltiplas. Da mesma forma, o micofenolato pode prolongar a resposta do basiliximabe, reduzindo sua depuração em 50%. Existem muitos outros exemplos de interações farmacológicas.

REFERÊNCIAS

Bailey DG, Dresser G, Arnold JMA: Grapefruit and medication interactions: Forbidden fruit or avoidable consequences? Can Med Assoc J 2013;185:309.

Benowitz NL: Pharmacology of nicotine: Addiction, smoking-induced disease, and therapeutics. Annu Rev Pharmacol Toxicol 2009;49:57.

Clayton TA et al: Pharmacometabonomic identification of a significant host-microbiome metabolic interaction affecting human drug metabolism. Proc Natl Acad Sci USA 2009;106:14728.

Correia MA: Human and rat liver cytochromes P450: Functional markers, diagnostic inhibitor probes and parameters frequently used in P450 studies. In: Ortiz de Montellano P (editor): *Cytochrome P450: Structure, Mechanism and Biochemistry*, 3rd ed. Kluwer Academic/Plenum Press, 2005.

Correia MA, Hollenberg PF: Inhibition of cytochrome P450 enzymes. In: Ortiz de Montellano P (editor): *Cytochrome P450: Structure, Mechanism and Biochemistry*, 4th ed. Springer International, 2015.

Correia MA, Ortiz de Montellano P: Inhibition of cytochrome P450 enzymes. In: Ortiz de Montellano P (editor): *Cytochrome P450: Structure, Mechanism and Biochemistry*, 3rd ed. Kluwer Academic/Plenum Press, 2005.

Daly AK: Pharmacogenetics and human genetic polymorphisms. Biochem J 2010;429:435.

Dirks NL, Meibohm B. Population pharmacokinetics of therapeutic monoclonal antibodies. Clin Pharmacokinet 2010;49:633.

Dostalek M et al: Pharmacokinetics, pharmacodynamics and physiologically-based pharmacokinetic modelling of monoclonal antibodies. Clin Pharmacokinet 2013;52:83.

Guengerich FP: Human cytochrome P450 enzymes. In: Ortiz de Montellano P (editor): *Cytochrome P450: Structure, Mechanism and Biochemistry*, 4th ed. Springer International, 2015.

Guengerich FP: Role of cytochrome P450 enzymes in drug-drug interactions. Adv Pharmacol 1997;43:7.

Hustert E et al: The genetic determinants of the CYP3A5 polymorphism. Pharmacogenetics 2001;11:773.

Ingelman-Sundberg M: Pharmacogenetics: An opportunity for a safer and more efficient pharmacotherapy. J Intern Med 2001;250:186.

Ingelman-Sundberg M et al: Influence of cytochrome P450 polymorphisms on drug therapies: Pharmacogenetic, pharmacoepigenetic and clinical aspects. Pharmacol Ther 2007;116:496.

Ingelman-Sundberg M, Sim SC: Pharmacogenetic biomarkers as tools for improved drug therapy; emphasis on the cytochrome P450 system. Biochem Biophys Res Commun 2010;396:90.

Kang MJ et al: The effect of gut microbiota on drug metabolism. Expert Opin Drug Metab Toxicol 2013;9:1295.

Kroemer HK, Klotz U: Glucuronidation of drugs: A reevaluation of the pharmacological significance of the conjugates and modulating factors. Clin Pharmacokinet 1992;23:292.

Kuehl P et al: Sequence diversity in CYP3A promoters and characterization of the genetic basis of polymorphic CYP3A5 expression. Nat Genet 2001;27:383.

Lindenbaum J et al: Inactivation of digoxin by the gut flora: Reversal by antibiotic therapy. N Engl J Med 1981;305:789.

Lown KS et al: Grapefruit juice increases felodipine oral availability in humans by decreasing intestinal CYP3A protein expression. J Clin Invest 1997;99:2545.

Metushi I, Uetrecht J, Phillips E: Mechanism of isoniazid-induced hepatotoxicity: Then and now. Br J Clin Pharmacol 2016;81:1030.

Meyer UA: Pharmacogenetics—Five decades of therapeutic lessons from genetic diversity. Nat Rev Genet 2004;5:669.

Morgan ET et al: Regulation of drug-metabolizing enzymes and transporters in infection, inflammation, and cancer. Drug Metab Dispos 2008;36:205.

Nelson DR et al: The P450 superfamily: Update on new sequences, gene mapping, accession numbers, and nomenclature. Pharmacogenetics 1996;6:1.

Nelson DR et al: Updated human P450 sequences. http://drnelson.uthsc.edu/cytochromeP450.html.

Pirmohamed M: Drug-grapefruit juice interactions: Two mechanisms are clear but individual responses vary. Br Med J 2013;346:f1.

Posadzki P, Watson L, Ernst E: Herb-drug interactions: An overview of systematic reviews. Br J Clin Pharmacol 2013;75:603.

Rahimi R, Abdollahi M: An update on the ability of St. John's wort to affect the metabolism of other drugs. Expert Opin Drug Metab Toxicol 2012;8:691.

Rieder MJ et al: Effect of VKORC1 haplotypes on transcriptional regulation and warfarin dose. N Engl J Med 2005;352:2285.

Russo E et al: Hypericum perforatum: Pharmacokinetic, mechanism of action, tolerability, and clinical drug-drug interactions. Phytother Res 2014;28:643.

Saitta KS et al: Bacterial beta-glucuronidase inhibition protects mice against enteropathy induced by indomethacin, ketoprofen or diclofenac: Mode of action and pharmacokinetics. Xenobiotica 2014;44:28.

Shi S: Biologics: An update and challenge of their pharmacokinetics. Curr Drug Metab 2014;15:271.

Sueyoshi T, Negishi M: Phenobarbital response elements of cytochrome P450 genes and nuclear receptors. Annu Rev Pharmacol Toxicol 2001;41:123.

Ternant D et al: Clinical pharmacokinetics and pharmacodynamics of monoclonal antibodies approved to treat rheumatoid arthritis. Clin Pharmacokinet 2015;54:1107.

Thummel KE, Wilkinson GR: In vitro and in vivo drug interactions involving human CYP3A. Annu Rev Pharmacol Toxicol 1998;38:389.

Tsai HH et al: Evaluation of documented drug interactions and contraindications associated with herbs and dietary supplements: A systematic literature review. Int J Clin Pract 2012;66:1056.

Wallace BD et al: Structure and inhibition of microbiome beta-glucuronidases essential to the alleviation of cancer drug toxicity. Chem Biol 2015;22:1238.

Wang L, McLeod HL, Weinshilboum RM: Genomics and drug response. N Engl J Med 2011;364:1144.

Wang W, Wang EQ, Balthasar JP: Monoclonal antibody pharmacokinetics and pharmacodynamics. Clin Pharmacol Ther 2008;84:548.

Williams SN et al: Induction of cytochrome P450 enzymes. In: Ortiz de Montellano P (editor): *Cytochrome P450. Structure, Mechanism, and Biochemistry*. Kluwer Academic/Plenum Press, 2005; and references therein.

Willson TM, Kliewer SA: PXR, CAR and drug metabolism. Nat Rev Drug Discov 2002;1:259.

Wilson ID, Nicholson JK: The role of gut microbiota in drug response. Curr Pharm Des 2009;15:1519.

Xu C et al: CYP2A6 genetic variation and potential consequences. Adv Drug Delivery Rev 2002;54:1245.

Xu X, Vugmeyster Y: Challenges and opportunities in absorption, distribution, metabolism, and excretion studies of therapeutic biologics. AAPS J. 2012;14:781.

RESPOSTA DO ESTUDO DE CASO

O paracetamol é um fármaco relativamente seguro, contanto que seja tomado nas doses terapêuticas recomendadas. Conforme discutido no texto, em doses ingeridas normalmente, 95% do paracetamol é convertido por enzimas de fase II em glicuronato de paracetamol e sulfato de paracetamol, muito menos tóxicos e mais hidrossolúveis, sendo ambos eliminados na urina (ver Figura 4-5). Cinco por cento do paracetamol original é convertido por enzimas P450 de fase I em um produto reativo tóxico que é conjugado por GSH, excretado na urina e, assim, destoxificado. Contudo, a segurança do paracetamol pode ser muito comprometida em doses excessivas de fármacos mistos, por exemplo, quando ingerido com outros fármacos, como hidrocodona, duloxetina e carisoprodol, que competem com o paracetamol pela eliminação dependente de fase II ou por cofatores celulares (GSH, ácido uridina 5′-difosfo-glicurônico [UDPGA], PAPS) envolvidos nesses processos. Em conformidade, mais paracetamol é desviado para a via de seu metabólito reativo hepatotóxico, resultando em lesão de células do fígado. Além disso, a infecção por HCV poderia realmente ter comprometido mais ainda a função hepática, inclusive o metabolismo de fármacos. A meia-vida do paracetamol é de 2 horas, e as concentrações sanguíneas terapêutica e tóxica são de 15 mcg/mL e > 300 mcg/mL respectivamente (Capítulo 3). Dado que 48 horas após a ingestão (i.e., 24 meias-vidas mais tarde) a concentração sanguínea de paracetamol da paciente é de 75 mcg/mL, é óbvio que suas concentrações iniciais estavam perigosamente acima da faixa tóxica e, assim, ao ingressar no departamento de emergência, suas provas de função hepática eram compatíveis com insuficiência hepática em andamento. Ela deveria receber *N*-acetilcisteína, o antídoto específico do paracetamol (ver Capítulo 58) e infusão intravenosa contínua de glicose para fornecer o precursor (glicose) a fim de gerar o cofator UDPGA necessário para glicuronidação de paracetamol, bem como o líquido para induzir débito urinário e acelerar a eliminação do metabólito.

CAPÍTULO

5

Farmacogenômica

Jennifer E. Hibma, PharmD
Kathleen M. Giacomini, PhD

ESTUDO DE CASO

Foi prescrito a um homem de 35 anos com infecção pelo vírus da imunodeficiência humana (HIV), recém-diagnosticada, um regime antirretroviral que incluía o inibidor da protease atazanavir, 300 mg, para ser tomado por via oral, 1 vez ao dia, junto com ritonavir, um potenciador farmacocinético, e dois antirretrovirais análogos de nucleosídeo. As funções hepática e renal estavam normais. Após 1 ano de tratamento, o paciente apresentou coloração amarelada visível da pele e dos olhos. Amostras de sangue foram coletadas e foi documentada hiperbilirrubinemia de grau 4. Quando o atazanavir foi descontinuado e o regime antirretroviral foi modificado para incluir o lopinavir, as concentrações plasmáticas de bilirrubina voltaram ao intervalo normal assim como a cor da pele e dos olhos.

Um polimorfismo de UGT1A1*28 *poderia ter levado às reações adversas?*

Farmacogenômica, o estudo de fatores genéticos que estão por trás da variação na resposta a fármacos, é um termo moderno para **farmacogenética**. Farmacogenômica implica um reconhecimento de que mais de uma variante genética pode contribuir para a variação na resposta a fármacos. Historicamente, o campo começou com observações de reações adversas graves a fármacos em certos indivíduos, que se constatou abrigarem variantes genéticas em enzimas metabolizadoras de fármacos. Como um campo científico, a farmacogenômica avançou com rapidez a partir do sequenciamento do genoma humano. Na última década, estudos robustos sobre a associação genômica ampla (GWA, do inglês *genome-wide association*), nos quais são testadas centenas de milhares de variantes genéticas para verificar sua relação com a resposta a fármacos, levaram à descoberta de muitos outros polimorfismos importantes, que estão por trás da variação de resposta a fármacos, tanto terapêutica como adversa. Além dos polimorfismos em genes que codificam enzimas metabolizadoras de fármacos, sabe-se agora que polimorfismos em genes que codificam transportadores, lócus do antígeno leucocitário humano (HLA, do inglês *human leukocyte antigen*), citocinas e várias outras proteínas também são preditivos de variação nas respostas a fármacos, tanto terapêuticas como adversas. Além das novas descobertas que têm sido feitas, a última década introduziu a **medicina de precisão**, também conhecida como **medicina estratificada** ou **personalizada**, na qual informações genéticas são usadas para guiar a seleção e a dose de fármacos para subgrupos de pacientes ou pacientes individuais na prática médica. O *Clinical Pharmacogenetics Implementation Consortium* (CPIC) publicou uma série de diretrizes para o uso de informações genéticas na seleção e na dose de medicamentos. Essas diretrizes informativas estão sendo usadas por médicos na prescrição de fármacos a fim de tratar pacientes de maneira mais efetiva. Neste capítulo, inicia-se com um estudo de caso e depois se descrevem variantes genéticas que são determinantes da resposta a fármacos; as recomendações do CPIC também são incluídas para prover informações sobre como utilizar dados de variantes genéticas apropriadamente na terapêutica clínica. Outras recomendações de especialistas, como as do *Dutch Pharmacogenetics Working Group* (DPWG) também estão disponíveis (ver https://www.knmp.nl/dossiers/farmacogenetica).

A descrição neste capítulo de variações da sequência de DNA na linha germinativa do DNA envolve numerosos termos que descrevem a natureza das variações e suas localizações dentro do genoma. Termos de uso comum são apresentados no Glossário a seguir. Algumas das variações mais comuns e importantes estão descritas no texto subsequente.

GLOSSÁRIO

Termo	Definição
Alelo	Uma de duas ou mais formas alternativas de um gene que surgem por mutação e são encontradas no mesmo lócus. Exemplo: *CYP2D6*3* é um alelo variante importante para uma enzima metabolizadora de fármaco, CYP2D6.
Frequência de alelo	A fração ou porcentagem em que um alelo específico é observado em proporção ao total de todos os alelos possíveis em uma população.
Codificação de polimorfismos de nucleotídeo único (cSNPs, do inglês *coding SNPs*)	A substituição de um único par de bases que ocorre na região de codificação.
Variações de número de cópias (CNVs, do inglês *copy number variations*)	Um segmento de DNA em que um número variável daquele segmento tem sido encontrado.
Haplótipo	Uma série de alelos encontrados em um lócus ligado em um cromossomo.
Equilíbrio de Hardy-Weinberg	O princípio de que frequências de alelos permanecerão constantes de geração a geração na ausência de influências evolucionárias.
Inserção/deleção (indel)	Inserção ou exclusão de pares de bases, o que pode ocorrer em regiões codificantes e não codificantes.
Desequilíbrio de ligação	A associação não randômica de alelos em dois ou mais lócus que descendem de um só cromossomo ancestral.
Polimorfismo de região não codificante	Polimorfismos que ocorrem nas regiões não traduzidas 3' e 5', regiões intrônicas ou regiões intergênicas.
Polimorfismo ou variante	Qualquer variação genética na sequência de DNA; os termos podem ser usados de forma intercambiável.
PM, IM, EM ou UM	Fenótipo metabolizador fraco (PM, do inglês *poor metabolizer*), intermediário (IM, do inglês *intermediate metabolizer*), extenso (EM, do inglês *extensive metabolizer*), ou ultrarrápido (UM, do inglês *ultra-rapid metabolizer*).
SNPs	Polimorfismos de nucleotídeo único: substituições de pares de bases que ocorrem no genoma.
SNPs sinônimos	Substituições de pares de bases na região codificante que não resultam em uma troca de aminoácidos.
SNPs não sinônimos (nsSNPs)	Uma substituição em um único par de base na região codificadora que resulta em uma mudança de aminoácido.

VARIAÇÕES GENÉTICAS EM ENZIMAS

ENZIMAS DE FASE I

Conforme descrito no Capítulo 4, reações de biotransformação mediadas por enzimas do citocomo P450 (CYP) de fase I em geral modificam grupos funcionais (–OH, –SH, $-NH_2$, $-OCH_3$) de compostos endógenos e xenobióticos, resultando em uma alteração da atividade biológica do composto. Enzimas de fase I estão envolvidas na biotransformação de mais de 75% dos fármacos prescritos; portanto, polimorfismos nessas enzimas podem afetar significativamente as concentrações sanguíneas, o que, por sua vez, pode alterar a resposta a muitos fármacos. Polimorfismos em enzimas metabolizadoras de fármacos dominaram o campo da farmacogenômica por muitos anos e, por alguns anos, fenótipos metabólicos como metabolizador extenso (EM, do inglês *extensive metabolizer*) também, refletindo a taxa metabólica de um indivíduo para um fármaco particular, que é um substrato conhecido de uma enzima específica, e foram usados para descrever efeitos genéticos sobre o metabolismo de fármacos. Depois que informações genotípicas se tornaram disponíveis, uma nova nomenclatura foi usada para caracterizar a taxa metabólica de um indivíduo. Em particular, diplótipos, consistindo em um alelo materno e um paterno, usando nomenclatura de alelo estrela (*), têm sido usados. Cada alelo estrela (*) é definido por variações de sequência específicas dentro do lócus do gene, por exemplo, polimorfismos de nucleotídeo único (SNPs, do inglês *single nucleotide polymorphisms*), e podem ter atribuído um escore de atividade funcional quando a caracterização funcional é conhecida, como 0 para não funcional, 0,5 para função reduzida e 1 para totalmente funcional. Alguns genes, como *CYP2D6*, estão sujeitos a deleções completas do gene, por exemplo, *CYP2D6*5*, e duplicação ou multiplicações completas do gene, como **1 × N* e **2 × N*, em que N é o número de cópias. Se mais de uma cópia do gene é detectada, o escore de atividade é, então, multiplicado pelo número de cópias observado. A atividade enzimática geralmente é um traço codominante ou aditivo. Por exemplo, se um indivíduo é portador de um alelo de função normal e um alelo não funcional, ele terá uma atividade metabólica intermediária, ou será considerado um metabolizador intermediário (IM, do inglês *intermediate metabolizer*). Em geral, a soma dos escores de atividade dos alelos varia entre 0 e ≥ 3, e é usada frequentemente para definir fenótipos, como: 0 = PM (metabolizador fraco, do inglês *poor metabolizer*) 0,5 = IM, 1-2 = EM, e > 2 = UM (metabolizador ultrarrápido, do inglês *ultra-rapid metabolizer*). Para obter mais informações sobre nomenclatura, consultar https://www.pharmvar.org/genes.

CYP2D6

Conforme descrito no Capítulo 4, a CYP2D6 está envolvida no metabolismo de até um quarto de todos os fármacos usados clinicamente, inclusive os compostos básicos e predominantes, como betabloqueadores, antidepressivos, antipsicóticos e analgésicos opioides. De modo semelhante a outras enzimas polimórficas, quatro fenótipos metabólicos definidos de forma clínica – PM, IM, EM e UM – são usados para predizer respostas terapêuticas e adversas subsequentes à administração de substratos de CYP2D6.

O gene que codifica CYP2D6 é altamente polimórfico, com mais de 100 alelos definidos (https://www.pharmvar.org/gene/CYP2D6); contudo, mais de 95% dos fenótipos podem ser contabilizados com

TABELA 5-1 Principais alelos e frequências em populações africanas, asiáticas e europeias

Gene	Alelo(s)[1]	Número dbSNP[2]	Aminoácido	Função	Atividade	Fração em populações africanas	Fração em populações asiáticas	Fração em populações europeias
CYP2D6								
	**1*	Referência	–	Normal	1,0	0,39	0,34	0,54
	**1 × N*	Duplicação ou multiplicação de gene	Expressão aumentada	Aumentada	1 × N	0,015	0,0028	0,0080
	**2*	rs16947, rs1135840	R296C, S486T	Normal	1,0	0,20	0,13	0,27
	**2 × N*	Duplicação ou multiplicação	Expressão aumentada	Aumentada	1 × N	0,016	0,0038	0,013
	**3*	rs35742686	Desvio de arcabouço	Nenhuma	0	0,00030	0	0,013
	**4*	rs1065852, rs3892097	P34S, defeito de *splicing*	Nenhuma	0	0,034	0,0042	0,19
	**5*	–	Nenhuma enzima	Nenhuma	0	0,061	0,056	0,027
	**6*	rs5030655	Desvio de arcabouço	Nenhuma	0	0,031	0,0002	0,0095
	**10*	rs1065852, rs1135840	P34S, S486T	Reduzida	0,5	0,068	0,42	0,032
	**17*	rs28371706, rs16947, rs1135840	T107I, R296C, S486T	Reduzida	0,5	0,20	0,0001	0,0032
	**41*	rs16947, rs1135840, rs28371725	R296C, S486T, defeito de *splicing*	Reduzida	0,5	0,11	0,020	0,086
CYP2C19								
	**1*	Referência	–	Normal	–	0,68	0,60	0,63
	**2*	rs4244285	Defeito de *splicing*	Nenhuma	–	0,15	0,29	0,15
	**3*	rs4986893	W212X	Nenhuma	–	0,0052	0,089	0,0042
	**17*	rs12248560	Expressão aumentada	Aumentada	–	0,16	0,027	0,21
CYP2B6								
	**1*			Normal		0,36	0,58	0,53
	**4*	rs2279343	K262R	Aumentada		0,0093	0,090	0,040
	**6*	rs2279343, rs3745274	K262R, Q172H	Reduzida		0,34	0,20	0,20
	**9*	rs3745274	Q172H	Reduzida		0,084	0,060	0,015
	**18*	rs28399499	I328T	Nenhuma		0,052	0	0
DPYD								
	**1*	Referência	–	Normal	1,0			
	**2A*	rs3918290	Defeito de *splicing*	Nenhuma	0	0,0006	0,0037	0,0080
	**13*	rs55886062	I560S	Nenhuma	0	0	0	0,0006
	–	rs67376798	D949V	Reduzida	0,5	0,0006	0,0005	0,00370
	HapB3	rs56038477	E412E	Reduzida	0,5	0,0018	0,0094	0,0204
UGT1A1								
	**1*	Referência	TA_6	Normal	–	0,50	0,85	0,68
	**28*	rs8175347	TA_7	Reduzida	–	0,39	0,15	0,32
	**36*	rs8175347	TA_5	Aumentada	–	0,066	0	0
	**37*	rs8175347	TA_8	Reduzida	–	0,036	0	0,0010
TPMT								
	**1*	Referência	–	Normal	–	0,94	0,98	0,96
	**2*	rs1800462	A80P	Nenhuma	–	0,00079	0	0,0019
	**3A*	rs1800460, rs1142345	A154T, Y240C	Nenhuma	–	0,0020	0,00012	0,036
	**3B*	rs1800460	A154T	Nenhuma	–	0	0	0,00046
	**3C*	rs1142345	Y240C	Nenhuma	–	0,050	0,016	0,0042

(continua)

TABELA 5-1 Principais alelos e frequências em populações africanas, asiáticas e europeias (*continuação*)

Gene	Alelo(s)[1]	Número dbSNP[2]	Aminoácido	Função	Atividade	Fração em populações africanas	Fração em populações asiáticas	Fração em populações europeias
G6PD								
	B	Referência	–	Normal	IV	–	–	–
	A	rs1050829	N126D	Normal	III-IV	0,31-0,35	0	0,00-0,060
	A- (rs1050829, rs1050828)		(N126D, V68M)	Reduzida (5-10%)	III	0,117	Não disponível	0
	A- (rs1050829, rs137852328)		(N126D, R227L)					
	A- (rs1050829, rs76723693)		(N126D, L323P)					
	Mediterrâneo (rs5030868)		S188P	Reduzida (< 1%)	II	0,00-0,052	0	0,00-0,074
	Canton (rs72554665), Kaiping		R459L/R463H	Reduzida	II	0	0,017	0
	Mahidol (rs137852314)		G163S	Reduzida (5-32%)	III			
	Chines-5 (rs137852342), Gaohe (rs72554664)		L342F H32R	Reduzida	III			
SLCO1B1								
	**1a*	Referência	–	Normal	–	0,17	0,27	0,50
	**1b*	rs2306283	N130D	Normal	–	0,78	0,60	0,22
	**5*	rs4149056	V174A	Reduzida	–	0	0	0,01
	**15, *17*	rs4149056, outros	V174A outros	Reduzida	–	0,03	0,13	0,14
ABCG2								
		rs2231142	Q141K	Reduzida	–	0,01	0,29	0,09
SLC22A1								
	–	rs12208357	R61C	Reduzida	–	0,004	0	0,063
	–	rs202220802	Mdel	Reduzida	–	0,045	0,005	0,184
	–	rs34130495	G401S	Reduzida	–	0,003	0,001	0,02
	–	rs34059508	G465R	Reduzida	–	0	0	0,02
HLA-B								
	**57:01*	–	–	Positiva	–	0,010	0,016	0,068
IFNL3								
	TT/CT	Referência	–	Desfavorável	–	–	–	–
	CC	rs12979860	–	Favorável	–	0,39	0,87	0,63
CYP2C9								
	**1*	Referência	–	Normal	–			
	**2*	rs1799853	R144C	Reduzida	–	0,03	0	0,13
	**3*	rs1057910	I359L	Reduzida	–	0,02	0,04	0,07
VKORC1								
	–1639G	Referência	–	Normal	–			
	–1639A	rs9923231	Expressão reduzida	Reduzida	–	0,11	0,91	0,39

[1]Para obter a nomenclatura oficial dos alelos das enzimas que metabolizam fármacos, consultar o *Pharmacogene Variation Consortium* (https://www.pharmvar.org/genes).

[2]*The Single Nucleotide Polymorphism Database* (dbSNP) é um registro público *on-line* de variação genômica estabelecido pelo National Center for Biotechnology Information (NCBI).

apenas nove alelos, como os alelos *CYP2D6* *3, *4, *5 e *6, que não são funcionais; os alelos *10, *17 e *41, que têm função reduzida; e os alelos *1 e *2, que são totalmente funcionais. Como em muitos polimorfismos, as frequências de alelos variam entre as populações (Tabela 5-1). Algumas variantes genéticas são compartilhadas entre populações com frequências similares de alelos, ao passo que outras variam consideravelmente. Por exemplo, um alelo não funcional comum, *CYP2D6*4*, é observado em uma frequência de cerca de 20% em europeus, e é quase ausente (< 1%) em asiáticos (ver Tabela 5-1). Com base nos princípios de Hardy-Weinberg (ver Glossário), a porcentagem de europeus que são homozigotos para o alelo *CYP2D6*4*, isto é, que são portadores do alelo **4* tanto em cromossomos maternos como paternos, seria 4%, ao passo que em heterozigotos seria 32%. Isso acompanha o número mais baixo de PM (definidos como tendo dois alelos não funcionais; p. ex., PMs são homozigotos para **3, *4, *5, *6* ou qualquer combinação de alelos não funcionais, como **4/*5*), observado em populações asiáticas (~ 1%) em comparação com populações europeias (~ 5-10%) (ver Tabela 5-1). Em contraste, a deleção do gene **5* é encontrada em frequências semelhantes (~ 3-5%) entre populações europeias, africanas e asiáticas, sugerindo que essa mutação ocorreu antes da separação dessas três populações, há mais de 100 mil anos. Clinicamente, como algumas plataformas de genotipagem são específicas para uma única etnia, é importante garantir que os alelos aplicáveis à população de pacientes em tratamento sejam testados. É digno de nota que variantes raras, ou previamente não descobertas, não estejam incluídas em testes comerciais, pois, assim, polimorfismos novos ou raros, que podem exibir função alterada, serão perdidos.

Exemplo: A codeína é um profármaco analgésico opioide derivado do fenantreno, indicado para o manejo de dor leve a moderadamente intensa (Capítulo 31). A codeína, como seu metabólito ativo morfina, liga-se a receptores μ-opioides no sistema nervoso central (SNC). A morfina é 200 vezes mais potente como agonista que a codeína, e a conversão de codeína em morfina é essencial para a atividade analgésica da primeira. A enzima responsável pela conversão por *O*-desmetilação da codeína em morfina é a CYP2D6. Pacientes com atividade normal de CYP2D6 (ou seja, EMs) convertem codeína em morfina (~ 5-10% da dose administrada) suficiente para produzir o efeito analgésico desejado. PMs e IMs têm maior probabilidade de experimentar alívio da dor insuficiente, ao passo que UMs estão em risco aumentado de efeitos colaterais, por exemplo, tontura e depressão respiratória devido a concentrações sistêmicas mais altas de morfina. Curiosamente, efeitos gastrintestinais adversos, como constipação, estão diminuídos em PMs, ao passo que os efeitos colaterais centrais, como sedação e tontura, não são diferentes em PMs e EMs. As propriedades antitussígenas associadas à codeína não são afetadas pela atividade de CYP2D6. De acordo com as diretrizes do CPIC, doses iniciais padrão são recomendadas em EMs e IMs com monitoração de perto, especialmente em IMs; e o CPIC recomenda o uso de um agente alternativo em PMs e UMs (Tabela 5-2).

CYP2C19

Sabe-se que a CYP2C19 metaboliza preferencialmente fármacos ácidos, inclusive inibidores da bomba de prótons, antidepressivos, antiepiléticos e fármacos antiplaquetários (Capítulo 4). Quatro fenótipos clínicos relacionados com a atividade de CYP2C19 (PM, IM, EM e UM) estão intimamente associados a biomarcadores genéticos que podem ajudar na orientação de estratégias individualizadas de dose terapêutica. O gene que codifica CYP2C19 é altamente polimórfico, com mais de 35 alelos definidos, mas apenas quatro alelos podem ser responsáveis pela maioria da variabilidade fenotípica; ou seja, os alelos *CYP2C19*2* e *3 não são funcionais, o alelo *CYP2C19*1* é totalmente funcional e o *CYP2C19*17* tem função aumentada. Os fenótipos variam desde PMs, que têm dois alelos deficientes, como **2/*3, *2/*2,* ou **3/*3,* a UMs, que têm concentrações de expressão hepática aumentados da proteína CYP2C19, devido a alelos **1/*17* ou **17/*17* (ver Tabela 5-2). É digno de nota que o alelo de função aumentada **17* é incapaz de compensar totalmente pelos alelos não funcionais e, portanto, a presença de um alelo **17* em combinação com um alelo não funcional seria considerada um fenótipo IM (ver Tabela 5-2). O fenótipo PM é mais comum em asiáticos (~ 16%) que em europeus e africanos (~ 2-5%), o que pode ser esperado com base nos padrões de herança de alelos variantes por meio das populações, por exemplo, o alelo não funcional mais comum, como *CYP2C19*2*, é observado com frequência aproximada 2 vezes maior em asiáticos (~ 30%) em comparação com africanos e europeus (~ 15%), ao passo que o alelo com ganho de função aparente, **17*, é observado raramente em asiáticos (< 3%), porém com mais frequência em europeus e africanos (16-21%) (ver Tabela 5-1).

Exemplo: Clopidogrel é um profármaco antiplaquetário tienopiridina indicado para a prevenção de eventos aterotrombóticos. Metabólitos ativos inibem seletiva e irreversivelmente a agregação plaquetária induzida por difosfato de adenosina (Capítulo 34). O clopidogrel é metabolizado no corpo por meio de um de dois mecanismos principais: aproximadamente 85% de uma dose administrada é hidrolisada rapidamente por esterases hepáticas em seu derivado carboxílico inativo, ao passo que os cerca de 15% restantes são convertidos por duas reações sequenciais de oxidação mediadas por CYP (predominantemente CYP2C19) no metabólito tiólico ativo, responsável pela atividade antiplaquetária.

Polimorfismos genéticos no gene *CYP2C19* que diminuem a formação de metabólito ativo e, consequentemente, reduzem a atividade antiplaquetária do fármaco estão associados à variabilidade na resposta ao clopidogrel. Portadores dos alelos *CYP2C19*2* não funcionais tomando clopidogrel estão em risco aumentado de eventos cardiovasculares adversos, em particular a síndrome coronariana aguda, tratada com intervenção coronariana percutânea (ICP); as taxas de risco (HR, do inglês *hazard ratios*) são de 1,76 para o genótipo **2/*2* e 1,55 para heterozigotos **2*, em comparação com não portadores. O risco associado com trombose de *stent* é ainda maior (HR 3,97 para o genótipo **2/*2* e 2,67 para heterozigotos **2*, em comparação com homozigotos **1*). Entretanto, para outras indicações, como fibrilação atrial e acidente vascular encefálico, os efeitos do alelo *CYP2C19*2* são menos drásticos. Assim, as recomendações clínicas atuais do CPIC são específicas para síndrome coronariana aguda com ICP: doses iniciais padrão são recomendadas em EMs e UMs, e o CPIC recomenda o uso de um antiplaquetário alternativo, por exemplo, prasugrel ou ticagrelor, em PMs e IMs (ver Tabela 5-2). A bula do clopidogrel aprovada pela Food and Drug Administration (FDA) recomenda medicamentos antiplaquetários alternativos para pacientes que são PMs do clopidogrel.

CYP2B6

CYP2B6 é altamente polimórfico, com 38 alelos variantes conhecidos e vários subalelos identificados (www.pharmvar.org/gene/CYP2B6). As frequências de alelos variam substancialmente entre grupos ancestralmente diversos (ver Tabela 5-1). Os alelos são

TABELA 5-2 Recomendações posológicas baseadas em genes para fármacos selecionados

Gene	Fármaco	Diplótipo[1]	Fenótipo provável (escore de atividade)	Recomendação posológica	Fonte da recomendação
CYP2D6					
	Codeína	*1/*1 × N, *1/*2 × N	UM (> 2)	• Analgésico alternativo, p. ex., morfina ou não opioide; o aumento na formação de morfina após a administração de codeína leva a risco mais alto de toxicidade	CPIC[2], DPWG[3]
		*1/*1, *1/*2, *2/*2, *1/*41, *2/*5	EM (1-2)	• Dose inicial padrão	
		*4/*10, *5/*41	IM (0,5)	• Dose inicial padrão; monitorar de perto para falta de resposta analgésica devido à formação reduzida de morfina; considerar analgésico alternativo, p. ex., morfina ou não opioide	
		*3/*4, *4/*4, *4/*5, *5/*5, *4/*6	PM (0)	• Analgésico alternativo, p. ex., morfina ou analgésico não opioide; formação de morfina muito reduzida após administração de codeína, levando a alívio insuficiente da dor. Evitar doses mais altas, pois os efeitos colaterais centrais não diferem nos PMs	
CYP2C19					
	Clopidogrel	*1/*17, *17/*17 (UM) e *1/*1 (EM)	UM, EM	• Dose-padrão	CPIC, DPWG
		*1/*2, *1/*3, *2/*17	IM	• Fármaco antiplaquetário alternativo, p. ex., prasugrel ou ticagrelor	
		*2/*2, *2/*3, *3/*3	PM	• Fármaco antiplaquetário alternativo, p. ex., prasugrel ou ticagrelor	
CYP2B6					
	Efavirenz	*4/*4, *22/*22, *4/*22	UM	• Iniciar o efavirenz com a dose-padrão (600 mg/dia)	CPIC, DPWG
		*1/*4, *1/*22	EM	• Iniciar o efavirenz com a dose padrão (600 mg/dia)	
		*1/*1	EM	• Iniciar o efavirenz com a dose padrão (600 mg/dia)	
		*1/*6, *1/*18, *4/*6, *4/*18, *6/*22, *18/*22	IM	• Considerar iniciar o efavirenz com dose reduzida (400 mg/dia)	
		6/*6, *18/*18, *6/*18	PM	• Considerar iniciar o efavirenz com dose reduzida (400 ou 200 mg/dia)	
DPYD					
	Fluoropirimidinas	*1/*1	Normal	• Dose-padrão	CPIC
		*1/*2A, *1/*13, *1/rs67376798A	Atividade reduzida	• Reduzir a dose inicial em 50% e padronizar com base na toxicidade ou nos resultados dos testes farmacocinéticos (se disponíveis)	
		*2A/*2A, *2A/*13, *13/*13, rs67376798A/rs67376798A	Deficiência completa	• Diferentes fármacos antineoplásicos não fluoropirimidina	
UGT1A1					
	Irinotecano	*1/*1, *1/*28	Normal	• Dose inicial padrão	
		*28/*28	Reduzida	• Reduzir dose inicial em pelo menos 1 nível de dose Ou	Bula do fármaco
				• Começar com 70% da dose-padrão	DPWG
				Se o paciente tolerar essa dose inicial, a dose pode ser aumentada, de acordo com a contagem de neutrófilos	
	Atazanavir	*1/*1, *1/*36, *36/*36, rs887829 C/C	Normal	Não há razão para evitar a prescrição de atazanavir. Informe o paciente dos riscos. Com base nesse genótipo, há menos de 1 chance em 20 de suspender o atazanavir por icterícia	CPIC

(continua)

TABELA 5-2 **Recomendações posológicas baseadas em genes para fármacos selecionados** (*continuação*)

Gene	Fármaco	Diplótipo[1]	Fenótipo provável (escore de atividade)	Recomendação posológica	Fonte da recomendação
		**1/*28, *1/*37, *36/*28, *36/*37,* rs887829 C/T, **1/*6*	Intermediária	Não há razão para evitar a prescrição de atazanavir. Informe o paciente dos riscos. Com base nesse genótipo, há menos de 1 chance em 20 de suspender o atazanavir por icterícia	
		28/*28, *28/*37, *37/*37,* rs887829 T/T (80/*80*), **6/*6*	Reduzida	Considerar um fármaco alternativo. Com base nesse genótipo, existe uma probabilidade elevada (20-60%) de ocorrer icterícia, o que resultará na descontinuação do atazanavir	
TPMT					
	Tiopurinas	**1/*1*	Atividade normal e alta	• Dose inicial padrão	CPIC, DPWG
		**1/*2, *1/*3A, *1/*3B, *1/*3C, *1/*4*	Atividade intermediária	• Começar com 30-70% da dose e titular a cada 2-4 semanas com monitoramento clínico próximo de tolerabilidade, p. ex., leucogramas e provas de função hepática	
		*3A/*3A, *2/*3A, *3C/*3A, *3C/*4, *3C/*2, *3A/*4*	Atividade baixa	• Neoplasia: redução drástica das doses de tiopurina, p. ex., em 10 vezes, administradas 3x/semana, em vez de diariamente • Condições não malignas: imunossupressor alternativo não tiopurina	
Traço ligado a *G6PDX*		Previsões genótipo a fenótipo limitadas ao sexo masculino e mulheres homozigóticas			
	Rasburicase	*B, A*	Normal	• Dose-padrão	Bula do fármaco/ CPIC
		A-, Mediterrâneo, Cantão	Deficiente	• Fármaco alternativo, (p. ex., alopurinol). Rasburicase é contraindicada em pacientes com deficiência de G6PD	
		Variável	Risco desconhecido de anemia hemolítica	• A atividade enzimática deve ser medida para determinar o nível de G6PD. Alopurinol é uma alternativa	
SLCO1B1					
	Sinvastatina, 40 mg	**1a/*1a, *1a/*1b, *1b/*1b*	Atividade normal	• Dose-padrão	CPIC
		**1a/*5, *1a/*15, *1a/*17, *1b/*5, *1b/*15, *1b/*17*	Atividade intermediária	• Prescrever uma dose mais baixa ou considerar uma estatina alternativa, por exemplo, pravastatina ou rosuvastatina; considerar o monitoramento rotineiro de CK	
		**5/*5, *5/*15, *5/*17, *15/*15, *15/*17, *17/*17*	Atividade baixa	• Prescrever uma dose mais baixa ou considerar uma estatina alternativa, por exemplo, pravastatina ou rosuvastatina; considerar o monitoramento rotineiro de CK	
HLA					
	Abacavir	**Outro/*Outro*	Negativa	• Dose-padrão	CPIC, DPWG
		**Outro/*57:01, *57:01/*57:01*	Positiva	• Fármaco alternativo: o abacavir é contraindicado em pacientes HLA-B*57:01-positivos	
IFNL3					
	PEG-IFN-α/ RBV	rs12979860/ rs12979860	Favorável	• PEG-IFN-α/RBV: considerar taxas de cura antes de iniciar o esquema; ~70% de chance de RVS após 48 semanas de terapia • PEG-IFN-α/RBV + combinações de inibidores de protease. Conduta recomendada: ~90% de chance de RVS depois de 24-48 semanas de terapia, com 80-90% de chance de redução da duração da terapia	CPIC

(*continua*)

TABELA 5-2 Recomendações posológicas baseadas em genes para fármacos selecionados (*continuação*)

Gene	Fármaco	Diplótipo[1]	Fenótipo provável (escore de atividade)	Recomendação posológica	Fonte da recomendação
		Referência/referência ou referência/rs12979860	Desfavorável	• PEG-IFN-α/RBV: considerar taxas de cura antes de iniciar o esquema; ~30% de chance de RVS após 48 semanas de terapia • PEG-IFN-α/RBV + combinações de inibidores de protease. Considerar taxas de cura antes de iniciar o esquema; ~60% de chance de RVS após 24-48 semanas de terapia, com 50% de chance de redução da duração da terapia.	
CYP2C9, VKORC1					
	Varfarina	**1/*1, *1/*2, *2/*2, *2/*3, *1/*3, *3/*3,* 1639GG, 1639GA, 1639AA	Vários	• Aplicar algoritmo validado de dose, por exemplo, www.warfarindosing.org (ou IWPC) para meta de índice normalizado internacional 2-3 ou tabela de dose aprovada pela FDA de acordo com a bula do fabricante.	CPIC

[1]Diplótipos são mostrados como os dois membros de um par de cromossomos; p. ex., **1/*1* indica que ambos os cromossomos contêm o alelo **1* para aquele gene, ao passo que **1/*17* denota um heterozigoto com um alelo **1* e um alelo **17*.

[2]CPIC: *Clinical Pharmacogenetics Implementation Consortium* (Consórcio de Implementação de Farmacogenética Clínica: Recomendações completas e específicas sobre medicamentos estão disponíveis *on-line* em https://cpicpgx.org/, https://cpicpgx.org/genes-drugs/.

[3]DPWG: *Dutch Pharmacogenetics Working Group*: Recomendações completas específicas de medicamentos estão disponíveis *on-line* em https://www.knmp.nl/dossiers/farmacogenetica.

CK, creatina cinase; FDA, Food and Drug Administration; G6PD, glicose-6-fosfato desidrogenase; IWPG, *International Warfarin Pharmacogenetics Consortium*; PEG-IFN-α, IFN-α peguilada; RBV, ribavirina; RVS, resposta viral sustentada.

categorizados em grupos funcionais da seguinte forma: função normal (p. ex., *CYP2B6*1*), função diminuída (p. ex., *CYP2B6*6* e **9*), sem função (p. ex., *CYP2B6 *18*) e função aumentada (p. ex., *CYP2B6*4*), e os fenótipos são definidos com base no diplótipo individual, conforme mostrado na Tabela 5-1. Curiosamente, o alelo **6*, que é o mais frequente (de 15% na ascendência do Leste Asiático a 62% na ascendência da Oceania) e o mais estudado, demonstrou associações fenótipo-diplótipo específicas com o substrato.

Exemplo: Efavirenz é um inibidor de transcriptase reversa não nucleosídeo do HIV tipo 1. O efavirenz é um supressor potente da replicação do HIV-1 indicado para o tratamento de indivíduos HIV-positivo, sem tratamento prévio, em associação com fumarato de tenofovir desoproxila e entricitabina. O efavirenz fazia parte do tratamento inicial, "uma cápsula, 1 vez ao dia", e os regimes à base de efavirenz foram "recomendados" pelo Departamento de Saúde e Serviços Humanos dos Estados Unidos até o ano de 2015. Em 2015, o efavirenz foi designado para a categoria de terapia "alternativa" devido ao perfil de tolerabilidade mais favorável e menor potencial de interação fármaco-fármaco para regimes baseados em inibidores da integrase. O efavirenz continua amplamente prescrito em todo o mundo, especialmente em locais com recursos limitados, pacientes grávidas, pacientes que desejam engravidar e pacientes coinfectados com tuberculose.

O efavirenz tem um índice terapêutico relativamente estreito (a faixa de concentração plasmática sugerida é de 1 a 4 mcg/mL) e grande variabilidade farmacocinética entre indivíduos, devido em parte às variantes de CYP2B6. A CYP2B6 é responsável pela geração do principal metabólito inativo do efavirenz, o 8-hidroxi-efavirenz. Vias metabólicas menores incluem outras hidroxilações mediadas por CYP (CYP2A6, CYP3A4 e CYP1A2) e UGT glicuronidação (UGT2B7), que podem desempenhar um papel importante em PMs de CYP2B6. A administração crônica de efavirenz leva ao aumento da expressão de CYP2B6, que aumenta o seu próprio metabolismo na maioria dos pacientes, ou seja, genótipos **1/*1* ou **1/*6*. No entanto, os pacientes com genótipo **6/*6* não são afetados pela autoindução de CYP2B6.

Evidências substanciais conectam o genótipo CYP2B6 com a concentração plasmática de efavirenz e as reações adversas desse medicamento. Os efeitos tóxicos do efavirenz estão principalmente relacionados ao SNC – por exemplo, distúrbios do sono, diminuição da concentração, psicose, tendência suicida e depressão – e geralmente desaparecem após os primeiros dias de tratamento. No entanto, as reações adversas podem persistir em alguns pacientes, resultando em comprometimento da qualidade de vida e interrupção do tratamento. As recomendações do CPIC estão relacionadas na Tabela 5-2.

Di-hidropirimidina desidrogenase (DPD)

A di-hidropirimidina desidrogenase (DPD) codificada pelo gene *DPYD* é o passo primeiro e limitador de velocidade no catabolismo das pirimidinas, bem como uma via de eliminação importante para quimioterápicos fluoropirimidínicos (Capítulo 54). Existem variações consideráveis intergrupos e intragrupos na atividade enzimática DPD. Embora muitos dos alelos identificados no gene *DPYD* sejam muito raros para caracterizar suficientemente ou tenham mostrado associações conflitantes com a atividade de DPD, quatro alelos foram reconhecidos clinicamente, ou seja, *DPYD*2A*, **13*, rs67376798 e HapB3. Dessas variantes, os alelos **2A* e **13* não são funcionais (pontuação de atividade = 0), enquanto rs67376798 e HapB3 têm função reduzida (pontuação de atividade = 0,5). Todos os quatro alelos são raros, com frequência inferior a 1% na maioria das populações europeias, africanas e asiáticas, sendo os alelos mais comuns o HapB3, que varia até 2% nas populações asiáticas e europeias, e o **2A*, que varia até 3,5% na população sueca (ver Tabela 5-1).

Exemplo: Três fármacos fluoropirimidínicos são usados clinicamente, a saber, 5-fluoruracila (5-FU), capecitabina e tegafur (aprovado apenas na Europa). 5-FU é o composto ativo de cada um dos fármacos e todos são aprovados para tratar tumores sólidos, inclusive câncer colorretal e de mama (Capítulo 54). A 5-FU deve ser administrada por via intravenosa, ao passo que tanto capecitabina como tegafur são profármacos orais, convertidos rapidamente em 5-FU no corpo. Apenas 1 a 3% de uma dose administrada do fármaco é convertida em metabólitos citotóxicos ativos – por exemplo, 5-fluoruridina 5′-monofosfato (5-FUMP) e 5-fluoro-2′-desoxiuridina-5′-monofosfato (5-FdUMP), que alvejam efetivamente células cancerosas em divisão rápida e inibem a síntese de DNA. A maior parte de uma dose administrada (~ 80%) está sujeita ao catabolismo de pirimidina via DPD e é excretada na urina. A deficiência de DPD completa ou parcial pode levar a uma depuração muito reduzida de 5-FU, o que leva a concentrações aumentadas dos metabólitos tóxicos 5-FUMP e 5-FdUMP, e, consequentemente, a um risco aumentado de toxicidades graves dose-dependentes de fluoropirimidina, como mielossupressão, mucosite, neurotoxicidade, síndrome mão-pé e diarreia. Em um estudo recente de dose baseada em genótipo, mais de 1.100 pacientes foram tratados com quimioterapia à base de fluoropirimidina, incluindo 85 (8%) portadores do alelo variante heterozigoto de *DPYD* que receberam dose inicial com redução de 25% (c.2846A>T e c.1236G>A) ou 50% (DPYD*2A e c.1679T>G) em comparação com pacientes DPYD não mutado. O risco relativo de toxicidade grave relacionada à fluoropirimidina foi reduzido com dose guiada pelo genótipo, por exemplo, 1,31 (95%, intervalo de confiança [IC] 0,63-2,73) em comparação com 2,87 (2,14-3,86) na coorte histórica para portadores DPYD*2A. As recomendações do CPIC para esquemas terapêuticos são mostradas na Tabela 5-2.

ENZIMAS DE FASE II

Como descrito no Capítulo 4, as reações de biotransformação de enzimas de fase II, em geral, conjugam moléculas endógenas, como ácido sulfúrico, ácido glicurônico e ácido acético, em uma variedade ampla de substratos, a fim de aumentar sua eliminação do corpo. Consequentemente, as enzimas polimórficas de fase II podem diminuir a eliminação de fármacos e aumentar riscos de toxicidades. Nesta seção, são descritos exemplos-chave de enzimas polimórficas de fase II, e a consequência farmacológica para fármacos de prescrição selecionados.

Uridino 5′-difosfo-glicuronosiltransferase 1A1 (UGT1A1)

A enzima uridino 5′-difosfo (UDP)-glicuronosiltransferase 1A1 (UGT1A1), codificada pelo gene *UGT1A1*, conjuga o ácido glicurônico em pequenas moléculas lipofílicas, como bilirrubina e uma ampla variedade de fármacos, de modo que possam ser excretados mais prontamente na bile (Capítulo 4). O lócus do gene *UGT1A1* tem mais de 30 alelos definidos, alguns dos quais tornam a função de UGT1A1 reduzida ou completamente abolida. A maior parte dos polimorfismos de função reduzida dentro do lócus do gene *UGT1A1* é bastante rara; entretanto, o alelo **28* é comum em três grupos étnicos importantes (ver Tabela 5-1). Cerca de 10% das populações europeias são portadoras homozigóticas do alelo **28*, isto é, genótipo *UGT1A1 *28/*28*, e são reconhecidas clinicamente como tendo síndrome de Gilbert. O alelo **28* é caracterizado por uma TA (timina-adenina) extra repetida, próxima à região promotora, e está associado à expressão reduzida da enzima UGT1A1. A síndrome de Gilbert em geral é benigna; entretanto, os indivíduos afetados podem ter concentrações 60 a 70% aumentados de bilirrubina não conjugada circulante, devido a uma redução de cerca de 30% da atividade de UGT1A1. Os indivíduos com o genótipo *UGT1A1*28/*28* estão, portanto, em risco aumentado de reações adversas a medicamentos que são substratos de UGT1A1, devido à eliminação biliar reduzida.

Exemplo: O irinotecano é um profármaco inibidor de topoisomerase I e é indicado como quimioterapia de primeira escolha em associação com 5-FU e ácido folínico para tratamento de carcinoma metastático do cólon ou reto (Capítulo 54). O irinotecano é hidrolisado por enzimas carboxilesterases hepáticas em seu metabólito citotóxico SN-38, que inibe a topoisomerase I e, finalmente, leva ao término da replicação de DNA e à morte celular. O metabólito SN-38 ativo é responsável pela maior parte da ação terapêutica, bem como das toxicidades limitantes de dose na medula óssea e gastrintestinais. A inativação de SN-38 ocorre por meio da enzima polimórfica UGT1A1, e os portadores das variantes *UGT1A1*6* e *UGT1A1*28* estão, consequentemente, em maior risco de toxicidades graves, com risco de vida (p. ex., neutropenia e diarreia), devido à diminuição da depuração do metabólito SN-38.

Tiopurina-*S*-metiltransferase (TPMT)

A tiopurina-*S*-metiltransferase (TPMT) liga-se de forma covalente a um grupo metila em compostos de sulfidrila aromáticos e heterocíclicos, e é responsável pela desativação farmacológica de fármacos tiopurínicos (Capítulo 4). Polimorfismos genéticos no gene codificando TPMT podem levar a três fenótipos clínicos de atividade de TPMT, como atividade alta, intermediária e baixa, que estão associados a taxas diferentes de inativação de fármacos tiopurínicos e riscos alterados de toxicidades. Enquanto a maioria (86 a 97%) da população herda dois alelos *TPMT* funcionais e tem alta atividade de TPMT, em torno de 10% dos europeus e africanos herdam somente um alelo funcional e são considerados de atividade intermediária. Além disso, cerca de 0,3% dos europeus herda dois alelos defeituosos e tem atividade de TPMT muito baixa ou inexistente (ver Tabela 5-1). Mais de 90% da variabilidade fenotípica de TPMT entre as populações podem ser responsáveis por apenas três mutações pontuais que são definidas por quatro alelos não funcionais, ou seja, *TPMT*2*, **3A*, **3B* e **3C* (ver Tabela 5-2). A maioria das plataformas comerciais de genotipagem testa para esses quatro biomarcadores genéticos comuns e é, portanto, capaz de identificar indivíduos com atividade reduzida de TPMT.

Exemplo: Três fármacos tiopurínicos são usados: azatioprina, 6-mercaptopurina (6-MP) e 6-tioguanina (6-TG). Todos compartilham vias metabólicas e farmacologia similares. A azatioprina (um profármaco de 6-MP) e a 6-MP são usadas para tratar distúrbios imunológicos, ao passo que 6-MP e 6-TG são fármacos antineoplásicos importantes (Capítulo 54). 6-MP e 6-TG podem ser ativadas pela enzima da via de resgate hipoxantina guanina fosforribosiltransferase (HGPRTase) para formar nucleotídeos de 6-tioguanina (TGN), que são responsáveis pela maior parte da eficácia terapêutica, bem como da toxicidade na medula óssea. De forma alternativa, 6-MP e 6-TG podem ser inativadas por enzimas como TPMT polimórfica e xantina oxidase, deixando menos substrato disponível para ser ativado por HGPRTase. O gene *TPMT* é o principal determinante do metabolismo da tiopurina e da exposição a metabólitos 6-TGN citotóxicos e toxicidades relacionadas à tiopurina. Ver a Tabela 5-2 para estratégias de dose recomendadas. Estudos recentes de GWA também envolveram variantes da enzima NUDT15, que catalisa a hidrólise de nucleotídeos difosfatos, como estando associada à intolerância à tiopurina em crianças do Japão, Singapura e Guatemala.

OUTRAS ENZIMAS

G6PD

A glicose-6-fosfato desidrogenase (G6PD) é o primeiro e limitante passo de velocidade na via de pentose fosfato e supre uma quantidade significativa de fosfato de dinucleotídeo de nicotinamida e adenina (NADPH) reduzido no corpo. Nos eritrócitos, onde mitocôndrias estão ausentes, é a fonte exclusiva de NADPH e glutationa reduzida, que desempenham uma importante função na prevenção de dano por oxidação. Em condições normais, a G6PD nos eritrócitos é capaz de destoxificar espécies instáveis de oxigênio, ao mesmo tempo que trabalha com apenas 2% de sua capacidade teórica. Após exposição a geradores de estresse oxidantes exógenos, como infecção, feijões de fava e certos fármacos terapêuticos, a atividade de G6PD nos eritrócitos aumenta proporcionalmente para satisfazer demandas de NADPH e, por fim, para proteger a hemoglobina de oxidação. Indivíduos com deficiência de G6PD, definidos como menos de 60% de atividade da enzima, de acordo com a classificação da Organização Mundial da Saúde (OMS) (Tabela 5-3), estão em risco aumentado de destruição anormal de eritrócitos, isto é, hemólise, devido à capacidade antioxidante reduzida sob pressões de oxidação.

O gene que codifica a enzima G6PD está localizado no cromossomo X e é altamente polimórfico, com mais de 180 variantes genéticas identificadas que resultam em deficiência da enzima. Mais de 90% das variantes são substituições de base única na região de codificação que produz mudanças de aminoácidos, as quais resultam em proteínas instáveis com atividade enzimática reduzida. Como na maioria dos traços ligados ao X, os indivíduos masculinos com um cromossomo X de referência e os femininos com dois cromossomos X de referência terão atividade de G6PD equivalente ao "normal". De modo semelhante, masculinos hemizigotos-deficientes (com uma cópia deficiente do gene *G6PD* em seu único cromossomo X) e femininos homozigotos deficientes (com duas cópias deficientes) expressam fenótipos de atividade reduzida (ver Tabela 5-1). Entretanto, para femininos heterozigotos (com um alelo deficiente e um alelo normal), previsões genótipo-a-fenótipo são menos confiáveis devido ao mosaicismo do cromossomo X, isto é, um cromossomo X em cada célula feminina é inativado de modo randômico, levando a atividade de G6PD que pode variar de completamente funcional a muito deficiente. Portanto, estimativas de atividade da enzima G6PD em fenótipos para mulheres heterozigotas podem ser melhoradas com testes complementares de atividade de G6PD.

TABELA 5-3 Classificação de deficiência de glicose-6-fosfato desidrogenase (OMS, 1989)

Classe da OMS	Nível da deficiência	Atividade da enzima	Fenótipo clínico
I	Grave	< 10%	Anemia hemolítica crônica (não esferocítica)
II	Grave	< 10%	Risco de anemia hemolítica aguda; hemólise intermitente
III	Moderado	10-60%	Risco de anemia hemolítica aguda; hemólise com causadores de estresse
IV	Nenhum	60-150%	Normal
V	Nenhum	> 150%	Atividade aumentada

A deficiência da enzima G6PD afeta mais de 400 milhões de pessoas em todo mundo, e a OMS categorizou a atividade de G6PD em cinco classes (ver Tabela 5-3). A maioria dos genótipos polimórficos deficientes em *G6PD* está associada à classe II para deficiência grave (atividade enzimática < 10%) e à classe III para deficiência moderada (10 a 60% de atividade da enzima). A maioria dos indivíduos com alelos de função reduzida de *G6PD* tem ancestrais em áreas geográficas do mundo correspondentes a regiões com prevalência elevada de malária. Alelos polimórficos aumentaram de frequência ao longo do tempo por oferecerem algum benefício contra morte por malária. A frequência estimada de deficiência de G6PD é de aproximadamente 8% em países endêmicos para malária, com o alelo mais brando *G6PD-A*(−) prevalente na África, e o alelo mais grave *G6PD*-Mediterrâneo disseminado pela Ásia Ocidental (Arábia Saudita e Turquia até a Índia). Há uma distribuição muito mais heterogênea de alelos variantes no Leste Asiático e Ásia do Pacífico, o que complica previsões de risco de G6PD; contudo, as formas identificadas mais frequentemente na Ásia incluem os alelos de classe II mais graves, como Mediterrâneo, Kaiping e Cantão, assim como algum alelos de classe III, como Mahidol, Chinês-5 e Gaohe (ver Tabela 5-1).

Exemplo: A rasburicase, uma enzima recombinante urato oxidase, é utilizada para o tratamento inicial de altas concentrações de ácido úrico em pacientes de câncer recebendo quimioterapia. A rasburicase alivia a carga de ácido úrico que acompanha, com frequência, tratamentos de lise tumoral por converter o ácido úrico em alantoína, uma molécula mais solúvel e facilmente excretada. Durante a conversão enzimática de ácido úrico em alantoína, o peróxido de hidrogênio, um oxidante altamente reativo, é formado. O peróxido de hidrogênio precisa ser reduzido por glutationa para prevenir a formação de radicais livres e o dano por oxidação. Indivíduos com deficiência de G6PD recebendo terapia com rasburicase estão em risco muito aumentado de anemia hemolítica grave e metemoglobinemia. O fabricante recomenda que pacientes em alto risco (indivíduos com ancestralidade africana ou mediterrânea) sejam triados antes do início da terapia, e que a rasburicase não seja usada em pacientes com deficiência de G6PD (ver Tabela 5-2).

VARIAÇÕES GENÉTICAS EM TRANSPORTADORES

Transportadores de membrana plasmática localizados em células epiteliais de muitos tecidos, como as membranas intestinais, renais e hepáticas, medeiam a captação seletiva e o efluxo de compostos endógenos e xenobióticos, inclusive muitos produtos farmacológicos. Transportadores, que frequentemente trabalham em harmonia com enzimas metabolizadoras de fármacos, desempenham funções importantes na determinação de concentrações plasmáticas e teciduais de fármacos e seus metabólitos. Diferenças genéticas em genes transportadores podem alterar de forma considerável o destino dos fármacos e sua resposta e, dessa forma, podem aumentar o risco de toxicidades. Nesta seção, é descrito um exemplo-chave de um transportador de captação polimórfico e seu impacto farmacológico sobre a toxicidade de estatinas.

TRANSPORTADOR DE ÂNIONS ORGÂNICOS (OATP1B1)

O transportador OATP1B1 (codificado pelo gene *SLCO1B1*) está localizado na membrana sinusoidal (voltada para o sangue) dos hepatócitos e é responsável pela captação hepática principalmente de fármacos e compostos endógenos pouco ácidos, como estatinas, metotrexato e bilirrubina. Mais de 40 variantes não sinônimas (nsSNP) desse transportador foram identificadas, algumas das quais resultam em função transportadora reduzida. Um polimorfismo de função reduzida comum, o rs4149056, demonstrou reduzir o transporte de substratos OATP1B1 *in vitro*, bem como alterar os resultados farmacocinéticos e clínicos *in vivo*. A variante resulta na troca dos aminoácidos, Val174Ala e está associada a reduzida expressão na membrana, provavelmente resultante da baixa capacidade de tráfego. O alelo **5* é relativamente raro (rs4149056 isolado; cerca de 1%), mas vários outros alelos de função reduzida (**15* e **17*; haplótipos contendo rs4149056) são comuns na maioria das populações europeias e asiáticas (entre 5-15%) (ver Tabela 5-1).

Exemplo: Os inibidores da HMG-coenzima A (CoA) redutase (estatinas) são medicamentos altamente efetivos, bastante prescritos para reduzir lipídeos séricos na prevenção de eventos cardiovasculares (Capítulo 35). Sete estatinas em uso atualmente são, de modo geral, seguras e bem toleradas, mas a toxicidade em músculos esqueléticos pode limitar seu uso. Fatores de risco conhecidos incluem dose alta de estatina, medicamentos interativos, idade avançada e comorbidades metabólicas. Além disso, a variante comum, rs4149056 em *SLCO1B1*, aumenta a exposição sistêmica de sinvastatina (aumento de 221% na área sob a curva plasmática em pacientes homozigotos para a variante rs4149056, por exemplo, *SLCO1B1*5/*5*; *5 / [**15* ou **17*]; ou [**15* ou **17*]/[**15* ou **17*]) e foi identificada como tendo a associação mais forte com miopatia induzida por sinvastatina em uma análise de GWA. Para indivíduos recebendo sinvastatina e com função reduzida de OATP1B1 (pelo menos um alelo não funcional), o CPIC recomenda uma dose mais baixa de sinvastatina ou uma estatina alternativa (ver Tabela 5-2).

PROTEÍNA DE RESISTÊNCIA AO CÂNCER DE MAMA (BCRP, *ABCG2*)

BCRP (codificado pelo gene *ABCG2*), um transportador de efluxo da superfamília de ABC (do inglês *ATP binding cassette*), está localizado nas células epiteliais do rim, fígado e intestino, bem como nas células endoteliais da barreira hematencefálica. Estudos recentes implicaram uma variante de função reduzida de *ABCG2*, que codifica a mudança de aminoácido glutamina por lisina na posição 141 da proteína (rs2231142), como um determinante da farmacocinética, resposta e toxicidade de vários medicamentos. A variante tem uma frequência baixa em indivíduos de ascendência africana, mas é encontrada em uma frequência alélica de cerca de 30% em asiáticos, incluindo chineses e japoneses (ver Tabela 5-1). Notavelmente, a variante foi associada a alterações na resposta ao inibidor da xantina oxidase, alopurinol, e à estatina rosuvastatina. Na verdade, a bula aprovada da rosuvastatina, um substrato da BCRP, sugere que uma dose menor (metade) seja administrada aos asiáticos. Embora ainda seja controverso, muitos estudos especulam que a razão para as concemtrações mais elevadas de rosuvastatina é a alta frequência do alelo de rs2231142 nessa população, levando ao aumento da biodisponibilidade do medicamento. Além disso, a variante foi associada à toxicidade de vários fármacos antineoplásicos. Por causa de sua alta frequência alélica, principalmente em populações asiáticas, e do fato de o transportador ser um determinante da farmacocinética de muitos medicamentos, é provável que essa variante se torne cada vez mais importante na medicina de precisão.

TRANSPORTADOR DE CÁTION ORGÂNICO 1 (OCT1, *SLC22A1*)

Semelhante ao OATP1B1, o OCT1 é um transportador altamente expresso no fígado e desempenha um papel na distribuição de fármacos. Seus substratos incluem muitos medicamentos básicos de várias classes farmacológicas, como morfina, tramadol, sumatriptana e ondansetrona. O transportador tem muitos polimorfismos de função reduzida comuns que são encontrados em frequências alélicas maiores que 5%, particularmente em populações hispânicas e europeias. Para os fármacos metabolizadas no fígado, os estudos indicam que os indivíduos heterozigotos para esses alelos de função reduzida (i.e., carregando dois alelos de função reduzida) têm concentrações do fármaco na ordem de 2 vezes mais altas do que os indivíduos heterozigotos para um alelo de função reduzida ou aqueles que não carregam um alelo de função reduzida (ver Tabela 5-1).

VARIAÇÕES GENÉTICAS NA FUNÇÃO DO SISTEMA IMUNE

As predisposições genéticas à resposta a fármacos e a suas toxicidades não são limitadas a genes relacionados com processos farmacocinéticos, como enzimas metabolizadoras e transportadores de fármacos. Fontes adicionais de variação genética podem incluir genes envolvidos em processos farmacodinâmicos, como receptores e alvos de fármacos. Por exemplo, um polimorfismo em lócus de HLA está associado a uma predisposição a toxicidade de fármacos.

REAÇÕES DE HIPERSENSIBILIDADE INDUZIDAS POR FÁRMACOS

As reações de hipersensibilidade a vários fármacos podem variar de erupções discretas a toxicidades cutâneas graves. As reações de hipersensibilidade mais graves são lesão hepática, necrose epidérmica tóxica (NET) e síndrome de Stevens-Johnson (SJS), na qual os fármacos ou seus metabólitos formam antígenos. Classes de fármacos associadas a reações de hipersensibilidade incluem sulfonamidas,

TABELA 5-4 Polimorfismos em genes *HLA* associados a síndrome de Stevens-Johnson, necrose epidérmica tóxica ou lesão hepática induzida por fármaco

Variante de gene *HLA*	Fármaco e reação adversa
*HLA-B*57:01*	Toxicidade cutânea induzida por abacavir
*HLA-B*58:01*	Toxicidade cutânea induzida por alopurinol
Haplótipos *HLA-DRB1 *15:01, DRB5 *01:01, DQB1 *06:02*	Lesão hepática induzida por amoxicilina + clavulanato
*HLA-B*15:02*	Toxicidade cutânea induzida por carbamazepina
*HLA-B*57:01*	Lesão hepática induzida por flucloxacilina
*HLA-DQB1 *06, *02, HLA-DRB1 *15, *07*	Vários fármacos, análise de subgrupos para lesão hepática colestática ou de outros tipos
*HLA-DRB1 *07, HLA-DQA1 *02*	Ximelagatrana, (ALT) aumentada

ALT, alanina aminotransferase.

fármacos anti-inflamatórios não esteroides (AINEs), antibióticos, esteroides, antiepiléticos e metotrexato.

As reações de hipersensibilidade têm taxas de prevalência variáveis em diferentes populações raciais e étnicas. Por exemplo, toxicidades cutâneas induzidas por carbamazepina têm uma prevalência aumentada em populações do Leste Asiático. Reações de hipersensibilidade baseadas em populações têm sido atribuídas a polimorfismos genéticos no sistema HLA, que faz parte da família de genes do complexo de histocompatibilidade principal (MHC, do inglês *major histocompatibility complex*) (ver também Capítulo 55). Das várias formas de HLA, os polimorfismos *HLA-B*, *HLA-DQ* e *HLA-DR* têm sido associados a muitas reações de hipersensibilidade induzidas por fármacos, inclusive reações a alopurinol, carbamazepina, abacavir e flucloxacilina (Tabela 5-4).

Muitos polimorfismos *HLA-B* têm sido caracterizados e têm frequências de alelos variáveis, a depender da população racial e étnica. Um polimorfismo em *HLA-B* pode resultar em alteração dos sítios de ligação de antígenos na molécula do HLA, que, por sua vez, pode reconhecer peptídeos diferentes. O reconhecimento seletivo de peptídeos particulares ligados a fármacos por alguns produtos de polimorfismo *HLA-B* resulta em reações seletivas de hipersensibilidade a fármacos por população.

Exemplo 1: O abacavir, um nucleosídeo inibidor de transcriptase reversa usado no tratamento do HIV, está associado a reações de hipersensibilidade cutânea, particularmente SJS, que, por muitos anos, parecia ser idiossincrásica, ou seja, de mecanismo desconhecido. Embora o peptídeo ligado ao fármaco envolvido na hipersensibilidade ao abacavir não tenha sido isolado ou identificado, ele parece interagir especificamente com o produto de *HLA-B*57:01*, um polimorfismo de *HLA-B* encontrado mais comumente em populações europeias (ver Tabela 5-1). Outros polimorfismos *HLA-B* não são associados a reações de hipersensibilidade induzidas por abacavir. Entretanto, é digno de nota que *HLA-B*57:01*, embora necessário para SSJ ou NET associadas ao abacavir, não é suficiente; ou seja, muitos indivíduos com o polimorfismo não têm a reação de hipersensibilidade. Essa falta de especificidade não é compreendida e justifica estudos adicionais.

Sabe-se que as reações de hipersensibilidade ao abacavir variam em frequência entre os grupos étnicos, de acordo com as frequências populacionais do alelo *HLA-B*57:01*. Como um profármaco, o abacavir é ativado a trifosfato de carbovir, uma molécula reativa que pode estar envolvida na imunogenicidade do abacavir. As reações de hipersensibilidade induzidas por abacavir provavelmente são mediadas pela ativação de células T CD8 citotóxicas. De fato, há uma abundância aumentada de células T CD8 na pele de pacientes com reações de hipersensibilidade ao abacavir. Experimentos demonstrando que células T CD8-positivas podem ser estimuladas por linhagens celulares linfoblastoides expressando *HLA-B*57:01*, mas não *HLA-B*57:02* ou *HLA-B*58:01*, sugerem que a proteína HLA-B*57:01 pode reconhecer e prender um peptídeo associado ao abacavir, que não é reconhecido pelos outros polimorfismos. De forma alternativa, o complexo *HLA-B*57:01* produto do gene pode apresentar o peptídeo preso à superfície celular em uma configuração estruturalmente diferente, que é reconhecida por células T citotóxicas.

Por causa da importância do abacavir na terapêutica, testes genéticos do biomarcador *HLA-B*57:01* associado a hipersensibilidade ao abacavir foram incorporados à prática clínica, muito mais rápido que os testes genéticos típicos (Figura 5-1). As recomendações do CPIC baseadas em resultados de genotipagem são mostradas na Tabela 5-2.

Exemplo 2: Reações de hipersensibilidade à **flucloxacilina** podem levar à toxicidade hepática induzida por fármaco. Em particular, em 51 casos de hepatotoxicidade por flucloxacilina, foi identificada uma associação bastante significativa com um polimorfismo ligado a *HLA-B*57:01* (Figura 5-2). Polimorfismos de HLA também contribuem para lesão do fígado por outros fármacos (ver Tabela 5-4). Por exemplo, a reação ao anticoagulante ximelagatrana está associada a um alelo *HLA-DRB1*07:01*. Vários fármacos usados no tratamento de tuberculose, inclusive isoniazida, rifampicina e etambutol, também causam lesão hepática, que parece estar relacionada com polimorfismos de HLA.

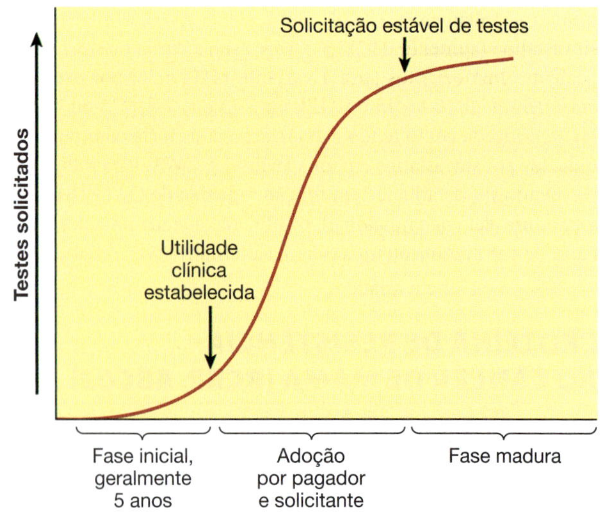

FIGURA 5-1 Uso crescente de testes para variantes genéticas de metabolismo de fármacos ao longo do tempo. A adoção de testes em medicina clínica geralmente passa por três fases. Os testes para *HLA-B*5701* foram adotados rapidamente. (Reproduzida, com autorização, de Lai-Goldman M, Faruki H: Abacavir hypersensitivity: A model system for pharmacogenetic test adoption, Genet Med 2008 Dec;10(12):874-878.)

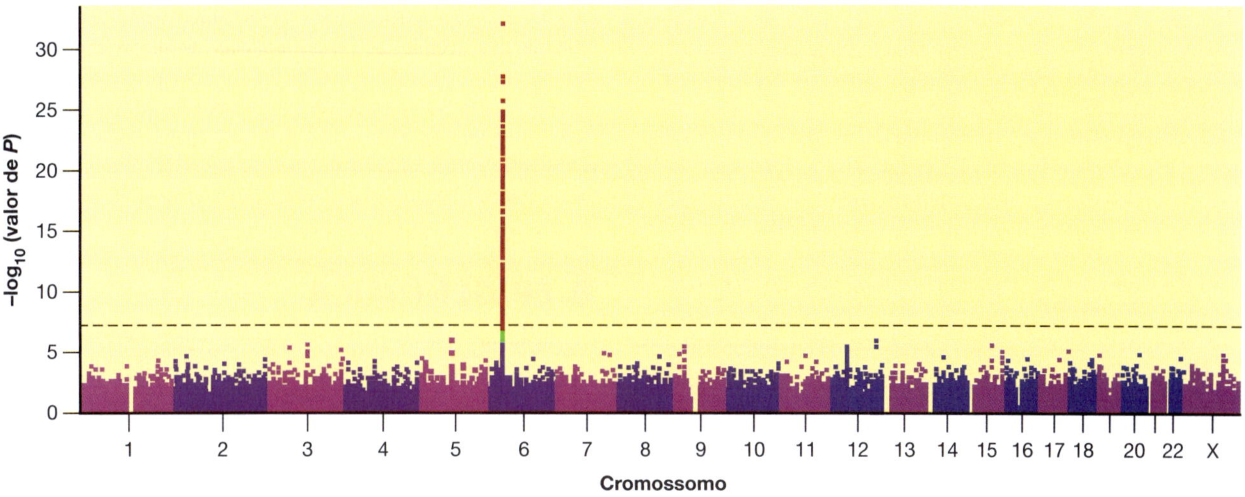

FIGURA 5-2 Resultados de um estudo de lesão hepática induzida pelo fármaco flucloxacilina. Cada ponto representa um SNP em um ensaio de amplitude do genoma. O *eixo x* representa a posição do SNP nos cromossomos. O *eixo y* representa a magnitude da associação de cada SNP com lesão hepática (tendência de valor de "P" de Cochran-Armitage) em um estudo de caso controlado que incluiu 51 casos de lesão hepática e 282 controles da população. O alto pico de sinal no cromossomo 6 fica na região do complexo de histocompatibilidade principal e indica associação muito forte de lesão com aquele SNP. A *linha horizontal tracejada* representa o nível mínimo comumente aceito para significância nesse tipo de estudo. (Reproduzida, com autorização, de Daly AK, Donaldson PT, Bhatnagar P, et al: HLA-B*5701 genotype is a major determinant of drug-induced liver injury due to flucloxacillin, Nat Genet 2009 Jul;41(7):816-819.)

IFNL3 (IL-28B)

A interferona lambda-3 (IFN-λ3; também conhecida como interleucina 28B), codificada pelo gene *IFNL3* (ou *IL28B*), pertence à família das citocinas IFN-λ tipo III. As IFN tipo III compartilham muitos efeitos terapêuticos com as IFN tipo I, por exemplo, IFN-α (Capítulo 55), como serem induzidas diretamente por vírus e agirem por meio de vias de transdução de sinal JAK-STAT (via complexos distintos de sinalização de receptor heterodimérico) para produzir atividade antiviral em células. As IFNs tipo III desempenham uma função na infecção pelo vírus da hepatite C (HCV). Verificou-se que variantes genéticas próximas do gene *IFNL3* são associadas mais significativamente à resposta do HCV ao tratamento com alfapeginterferona (PEG-IFN-α), em associação com ribavirina (RBV). Taxas de cura aproximadamente 2 vezes maiores foram observadas em pacientes com um genótipo favorável. Ainda que o mecanismo subjacente a essa associação ainda precise ser elucidado por completo, a variante rs12979860 perto de *IFNL3* é considerada o previsor de linha de base mais forte de uma cura para pacientes com HCV-1 recebendo PEG-IFN-α/RBV. O alelo favorável, a variante rs12979860, é herdado com frequência maior em asiáticos (~ 90%) e com menos frequência em africanos (ver Tabela 5-1). Essa distribuição de frequência é notavelmente similar às taxas de resposta ao tratamento do HCV com PEG-IFN-α/RBV entre os três grupos étnicos.

Interferona peguilada com ribavirina: O HCV crônico afeta 160 milhões de pessoas em todo mundo, e é uma causa importante de cirrose hepática e câncer do fígado. A meta da terapia antiviral para HCV é resolver a infecção, o que se define como obtenção de resposta viral sustentada (RVS), isto é, RNA do HCV indetectável mensurado 6 meses após o fim do tratamento. Para pacientes recebendo esquemas PEG-IFN-α/RBV, que são associados a muitos efeitos colaterais e resposta fraca, as decisões clínicas sobre iniciar ou não o tratamento baseiam-se na probabilidade de RVS. Os previsores de RVS incluem fatores virais, bem como fatores individuais do paciente. Além disso, europeus homozigotos para o genótipo favorável (*IFNL3 rs12979860/rs12979860*; RVS: 69%) têm maior probabilidade de conseguir RVS em comparação com o genótipo desfavorável (*IFNL3 referência/referência* ou *referência/rs12979860*; RVS: 33% e 27% respectivamente), e taxas semelhantes são observadas em pacientes africanos. Diretrizes em conformidade com o CPIC são mostradas na Tabela 5-2.

EFEITOS POLIGÊNICOS

Nos exemplos citados, são descritas variações dentro de lócus de gene único, que estão associadas significativamente a resposta alterada a fármacos ou toxicidade. Contudo, espera-se que influências poligênicas, como o efeito combinante de múltiplos genes sobre a resposta a fármacos, possa descrever de forma mais acurada diferenças individuais no que diz respeito a desfechos clínicos. À medida que crescem as evidências ligando biomarcadores farmacogenéticos recém-descobertos à resposta terapêutica ou a desfechos adversos, estudos clínicos com força adequada, considerando o impacto de genes recém-descobertos no contexto de biomarcadores genéticos previamente estabelecidos, são essenciais para que se façam recomendações clínicas robustas. Isso é mais bem exemplificado pela varfarina, em que os efeitos de dois genes, *CYP2C9* e *VKORC1*, sobre a dose necessária foram claramente definidos.

CYP2C9 E VKORC1

CYP2C9 é uma enzima metabolizadora de fármacos de fase I que age primariamente sobre fármacos ácidos, inclusive *S*-varfarina, fenitoína e AINEs (Capítulo 4). O gene que codifica CYP2C9 é altamente polimórfico, com mais de 50 alelos definidos (https://www.pharmvar.org/gene/CYP2C9). Contudo, muito da variabilidade na depuração metabólica de substratos de CYP2C9 pode ser explicada com apenas dois alelos bem estudados, *CYP2C9*2* e **3*. O alelo *CYP2C9*2* codifica uma troca de aminoácidos (Arg144Cis) localizada na superfície externa da enzima CYP2C9, que dificulta a interação da oxidorredutase microssômica CYP, e leva ao metabolismo reduzido de substratos de CYP2C9, inclusive uma redução de 30 a 40% no metabolismo da *S*-varfarina. O alelo *CYP2C9*3* codifica uma troca de aminoácidos (Ile359Leu) no interior da enzima, que resulta em diminuição da afinidade para muitos substratos de CYP2C9 e uma redução mais acentuada (80-90%) no metabolismo da *S*-varfarina. Ambos os alelos **2* e **3* são mais comuns em populações europeias em comparação com populações africanas e asiáticas (7-13% vs. < 5% respectivamente), sendo, portanto, mais úteis para explicar a variabilidade de *CYP2C9* em europeus (ver Tabela 5-1). Alelos adicionais de função reduzida, como *CYP2C9*5, *6, *8 e *11*, ocorrem com mais frequência em populações africanas e, quando evidências se acumulam, sua inclusão em testes genéticos pode melhorar nossa capacidade de explicar a variabilidade da varfarina em africanos.

A subunidade 1 do complexo da vitamina K epóxido redutase (VKORC1), codificada pelo gene *VKORC1*, é o alvo do anticoagulante varfarina e uma enzima-chave no processo de reciclagem da vitamina K (Capítulo 34, Figura 34-6). A vitamina K ativada é um cofator essencial para ativação dos fatores II, VII, IX e X da coagulação do sangue, assim como das proteínas endógenas anticoagulantes C e S. Variantes genéticas raras na região de codificação de *VKORC1* podem levar a distúrbios hemorrágicos, como deficiência múltipla de fatores de coagulação tipo 2A, ou resistência à varfarina. Um polimorfismo comum entre todas as etnias está localizado em um sítio de ligação de fator de transcrição, *VKORC1*-1639G>A, que resulta na expressão reduzida de VKORC1 no fígado. A consequência mais importante do polimorfismo de *VKORC1* é a sensibilidade aumentada à varfarina (discutida adiante). O polimorfismo *VKORC1*-1639G>A ocorre mais frequentemente em populações asiáticas (~ 90%) e, com frequência menor, nas africanas (~ 10%), o que explica, em parte, a diferença nas dosagens necessárias entre os principais grupos étnicos (ver Tabela 5-1).

Exemplo: A varfarina, um antagonista da vitamina K, é o anticoagulante oral mais antigo e mais prescrito mundialmente. Dentro de uma faixa terapêutica estreita, a varfarina é bastante efetiva para a prevenção e tratamento de distúrbios tromboembólicos (Capítulo 34). Não obstante, diferenças interpacientes em necessidades de doses (de até 20 vezes) levam, frequentemente, a complicações por anticoagulação subterapêutica e formação de coágulos, ou anticoagulação supraterapêutica e sangramento, que estão entre as causas mais comuns de visitas a serviços de emergência nos Estados Unidos. A compreensão dos fatores que contribuem para a variabilidade nas doses de manutenção individuais de varfarina pode melhorar os resultados terapêuticos.

Algoritmos de dose de varfarina, que incluem influências clínicas e genéticas conhecidas sobre sua dose, como polimorfismos em CYP2C9 e VKORC1, são claramente superiores a abordagens de doses empíricas baseadas em médias da população, bem como a dose baseada apenas em fatores clínicos (ver Tabela 5-2). A ação farmacológica da varfarina é mediada pela inativação de VKORC1, e desde a descoberta do gene *VKORC1*, em 2004, numerosos estudos têm indicado que indivíduos com expressão diminuída de VKORC1 – por exemplo, portadores do polimorfismo 1639G>A – estão em risco aumentado para anticoagulação excessiva após doses padrão de varfarina. Além disso, a varfarina é administrada como uma mistura racêmica de varfarina *R* e *S*, e pacientes com genótipos de função reduzida de CYP2C9 estão em risco aumentado de sangramento devido à depuração metabólica diminuída do enantiômero mais potente *S*-varfarina. É previsto que a dose baseada em genes possa ajudar a otimizar o manejo da terapia com varfarina e minimizar os riscos de reações adversas ao fármaco.

EPIGENÔMICA

Recentemente, a epigenômica, que são os padrões hereditários de expressão gênica *não* atribuíveis a mudanças na sequência primária do DNA, tornou-se uma área ativa de pesquisa que pode fornecer informações adicionais sobre as causas da variabilidade na resposta aos medicamentos. Mecanismos epigenômicos que podem regular genes envolvidos na farmacocinética ou nos alvos de fármacos incluem metilação do DNA e modificações de histonas. Embora ainda haja muito a ser compreendido, a epigenômica pode contribuir para nosso conhecimento de doenças, bem como nossa compreensão de fenótipos individuais, como resistência adquirida a fármacos.

DIREÇÕES FUTURAS

Descobertas em farmacogenômica estão aumentando à medida que novas tecnologias para genotipagem estão sendo desenvolvidas, e o acesso a amostras de DNA de pacientes, juntamente a informações sobre resposta a fármacos, têm acelerado. De modo crescente, descobertas em farmacogenômica se moverão além de SNPs únicos para SNPs múltiplos, que sirvam de informação tanto para respostas adversas como terapêuticas. Espera-se que modelos preditivos, amistosos para o prescritor, incorporando concomitantemente SNPs e outros biomarcadores, bem como informações sobre dados demográficos, comorbidades, assinaturas epigenéticas e medicamentos, sejam desenvolvidos para auxiliar na seleção de fármacos e doses. As diretrizes do CPIC e as mudanças das bulas estimuladas pela FDA contribuirão para a tradução acelerada de descobertas para a prática clínica.

REFERÊNCIAS

Altman RB, Whirl-Carrillo M, Klein TE: Challenges in the pharmacogenomic annotation of whole genomes. Clin Pharmacol Ther 2013;94:211.

Bertilsson DL: Geographical/interracial differences in polymorphic drug oxidation. Clin Pharmacokinet 1995;29:192.

Browning LA, Kruse JA: Hemolysis and methemoglobinemia secondary to rasburicase administration. Ann Pharmacother 2005;39:1932.

Camptosar [irinotecan product label]. New York, NY: Pfizer Inc.; 2012.

Cappellini MD, Fiorelli G: Glucose-6-phosphate dehydrogenase deficiency. Lancet 2008;371:64.

Caudle KE et al: Clinical Pharmacogenetics Implementation Consortium guidelines for dihydropyrimidine dehydrogenase genotype and fluoropyrimidine dosing. Clin Pharmacol Ther 2013;94:640.

Chasman DI et al: Genetic determinants of statin-induced low-density lipoprotein cholesterol reduction: The Justification for the Use of Statins in Prevention: An Intervention Trial Evaluating Rosuvastatin (JUPITER) trial. Circ Cardiovasc Genet 2012;5:257.

Crews KR et al: Clinical Pharmacogenetics Implementation Consortium (CPIC) guidelines for codeine therapy in the context of cytochrome P450 2D6 (CYP2D6) genotype. Clin Pharmacol Ther 2009;91:321.

Daly AK et al: HLA-B*5701 genotype is a major determinant of drug-induced liver injury due to flucloxacillin. Nat Genet 2009;41:816.

Elitek [rasburicase product label]. Bridgewater, NJ: Sanofi U.S. Inc.; 2009.

Gammal RS et al: Clinical Pharmacogenetics Implementation Consortium (CPIC) guideline for UGT1A1 and atazanavir prescribing. Clin Pharmacol Ther 2016;99:363.

Giacomini KM et al: International Transporter Consortium commentary on clinically important transporter polymorphisms. Clin Pharmacol Ther 2013;94:23.

Howes RE et al: G6PD deficiency prevalence and estimates of affected populations in malaria endemic countries: A geostatistical model-based map. PLoS Med 2012;9:e1001339.

Howes RE et al: Spatial distribution of G6PD deficiency variants across malaria-endemic regions. Malaria J 2013;12:418.

Johnson JA, Klein TE, Relling MV: Clinical implementation of pharmacogenetics: More than one gene at a time. Clin Pharmacol Ther 2013;93:384.

Johnson JA et al: Clinical Pharmacogenetics Implementation Consortium guidelines for CYP2C9 and VKORC1 genotypes and warfarin dosing. Clin Pharmacol Ther 2009;90:625.

Kim IS et al: ABCG2 Q141K polymorphism is associated with chemotherapy-induced diarrhea in patients with diffuse large B-cell lymphoma who received frontline rituximab plus cyclophosphamide/doxorubicin/vincristine/prednisone chemotherapy. Cancer Sci 2008;99:2496.

Lai-Goldman M, Faruki H: Abacavir hypersensitivity: A model system for pharmacogenetic test adoption. Genet Med 2008;10:874.

Lavanchy D: Evolving epidemiology of hepatitis C virus. Clin Microbiol Infect 2011;17:107.

Matsuura K, Watanabe T, Tanaka Y: Role of IL28B for chronic hepatitis C treatment toward personalized medicine. J Gastroenterol Hepatol 2014;29:241.

McDonagh EM et al: PharmGKB summary: Very important pharmacogene information for G6PD. Pharmacogenet Genomics 2012;22:219.

Minucci A et al: Glucose-6-phosphate dehydrogenase (G6PD) mutations database: Review of the "old" and update of the new mutations. Blood Cell Mol Dis 2012;48:154.

Moriyama T et al: NUDT15 polymorphisms alter thiopurine metabolism and hematopoietic toxicity. Nat Genet 2016;48:367.

Muir AJ et al: Clinical Pharmacogenetics Implementation Consortium (CPIC) guidelines for IFNL3 (IL28B) genotype and peginterferon alpha based regimens. Clin Pharmacol Ther 2014;95:141.

Relling MV et al: Clinical Pharmacogenetics Implementation Consortium guidelines for thiopurine methyltransferase genotype and thiopurine dosing. Clin Pharmacol Ther 2009;89:387.

Russmann S, Jetter A, Kullak-Ublick GA: Pharmacogenetics of drug-induced liver injury. Hepatology 2010;52:748.

Scott SA et al: Clinical Pharmacogenetics Implementation Consortium guidelines for CYP2C19 genotype and clopidogrel therapy: 2013 update. Clin Pharmacol Ther 2013;94:317.

Shin J: Clinical pharmacogenomics of warfarin and clopidogrel. J Pharmacy Pract 2012;25:428.

Swen JJ et al: Pharmacogenetics: From bench to byte—An update of guidelines. Clin Pharmacol Ther 2009;89:662.

Tukey RH, Strassburg CP: Human UDP-glucuronosyltransferases: Metabolism, expression, and disease. Annu Rev Pharmacol Toxicol 2000; 40:581.

Tukey RH, Strassburg CP, Mackenzie PI: Pharmacogenomics of human UDP-glucuronosyltransferases and irinotecan toxicity. Mol Pharmacol 2002;62:446.

Wen CC et al: Genome-wide association study identifies ABCG2 (BCRP) as an allopurinol transporter and a determinant of drug response. Clin Pharmacol Ther 2015;97:518.

WHO Working Group: Glucose-6-phosphate dehydrogenase deficiency. Bull World Health Org 1989;67:601.

Wilke RA et al: The Clinical Pharmacogenomics Implementation Consortium: CPIC guideline for SLCO1B1 and simvastatin-induced myopathy. Clin Pharmacol Ther 2009;92:112.

Xu J-M: Severe irinotecan-induced toxicity in a patient with UGT1A1*28 and UGT1A1*6 polymorphisms. World J Gastroenterol 2013;19:3899.

Yang J et al: Influence of CYP2C9 and VKORC1 genotypes on the risk of hemorrhagic complications in warfarin-treated patients: A systematic review and meta-analysis. Int J Cardiol 2013;168:4234.

Revisões

Campbell JM et al: Irinotecan-induced toxicity pharmacogenetics: An umbrella review of systematic reviews and meta-analyses. Pharmacogenomics J 2017;17:21.

Flockhart DA, Huang SM: Clinical pharmacogenetics. In: Atkinson AJ et al (editors): *Principles of Clinical Pharmacology*, 3rd ed. Elsevier, 2012.

Huang SM, Chen L, Giacomini KM: Pharmacogenomic mechanisms of drug toxicity. In: Atkinson AJ et al (editors): *Principles of Clinical Pharmacology*, 3rd ed. Elsevier, 2012.

Meulendijks D et al: Improving safety of fluoropyrimidine chemotherapy by individualizing treatment based on dihydropyrimidine dehydrogenase activity: Ready for clinical practice? Cancer Treat Rev 2016; 50:23.

Relling MV, Giacomini KM: Pharmacogenetics. In: Brunton LL, Chabner BA, Knollmann BC (editors): *Goodman & Gilman's The Pharmacological Basis of Therapeutics*, 12th ed. McGraw Hill, 2011.

Relling MV et al: Clinical Pharmacogenetics Implementation Consortium (CPIC) guidelines for rasburicase therapy in the context of G6PD deficiency genotype. Clin Pharmacol Ther 2014;96:169.

Zanger UM, Schwab M: Cytochrome P450 enzymes in drug metabolism: Regulation of gene expression, enzyme activities, and impact of genetic variation. Pharmacol Ther 2013;138:103

RESPOSTA DO ESTUDO DE CASO

O atazanavir inibe a enzima polimórfica UGT1A1, que medeia a conjugação do ácido glicurônico com a bilirrubina. A diminuição da atividade da UGT1A1 resulta no acúmulo de bilirrubina não conjugada (indireta) no sangue e nos tecidos. Quando as concentrações são altos o suficiente, resulta em coloração amarelada dos olhos e da pele, ou seja, icterícia. Espera-se que as concentrações plasmáticas das concentrações de bilirrubina indireta aumentem para mais de 2,5 vezes o limite superior do normal (grau 3 ou elevações superiores) em aproximadamente 40% dos pacientes que tomam atazanavir 1 vez ao dia, associado com ritonavir e pelo menos 5 vezes o limite superior do normal (elevação de grau 4) em aproximadamente 4,8% dos pacientes. Os portadores dos alelos de função diminuída *UGT1A1* (**28/*28* ou **28/*37*) possuem atividade enzimática reduzida e maior risco de descontinuação do atazanavir. A genotipagem mostrou que o paciente era homozigoto para o polimorfismo do alelo *UGT1A1*28*. Isso, provavelmente, levou a concentrações elevadas de bilirrubina e à subsequente interrupção do atazanavir devido à reação adversa ao fármaco – a icterícia.

PARTE II

Fármacos autonômicos

CAPÍTULO 6

Introdução à farmacologia autonômica

Bertram G. Katzung, MD, PhD

ESTUDO DE CASO

Uma mulher de 56 anos é levada ao centro de olhos da universidade com queixa de "perda de visão". Por causa da deficiência visual, ela perdeu a carteira de motorista e caiu várias vezes em sua casa. O exame revela que suas pálpebras fecham involuntariamente, com frequência e duração suficientes para impedi-la de ver os arredores por mais do que breves momentos de cada vez. Quando ela mantém as pálpebras abertas com os dedos, ela pode ver normalmente. Ela não tem nenhuma outra disfunção muscular. Ela foi diagnosticada com blefarospasmo. Com uma agulha fina, várias injeções de toxina botulínica tipo A são feitas no músculo orbicular do olho de cada pálpebra. Após observação na sala de espera, ela é liberada para casa. Dois dias depois, ela relata por telefone que sua visão melhorou significativamente.

Como a toxina botulínica melhorou sua visão? Por quanto tempo pode-se esperar que sua visão permaneça normal após esse único tratamento?

O sistema nervoso é anatomicamente dividido em sistema nervoso central (SNC; cérebro e medula espinal) e sistema nervoso periférico (SNP; tecidos neuronais fora do SNC). Funcionalmente, o sistema nervoso pode ser dividido em duas subdivisões principais: **autônomo** e **somático**. O **sistema nervoso autônomo (SNA)** é muito independente (autônomo), e suas atividades não estão sob controle consciente direto. Preocupa-se principalmente com o controle e integração das funções viscerais necessárias à vida, como débito cardíaco, distribuição do fluxo sanguíneo e digestão. Evidências crescentes indicam que o SNA, sobretudo o nervo vago, também influencia a função imune e algumas funções do SNC, como a descarga convulsiva. Notavelmente, algumas evidências indicam que nervos autônomos também podem influenciar o desenvolvimento e a progressão do câncer de próstata. A porção efetora (motora) da subdivisão **somática** está ligada a funções conscientemente controladas, como movimentos, respiração e postura. Ambos os sistemas, autônomo e somático, têm influxos aferentes (sensoriais) importantes, que fornecem informações relativas aos ambientes interno e externo e modificam o efluxo motor por meio de arcos reflexos de complexidade variáveis.

O sistema nervoso tem várias propriedades em comum com o sistema endócrino. Essas propriedades incluem integração de alto nível no cérebro, capacidade de influenciar processos em regiões distantes do corpo e uso extenso de retroalimentação negativa.

Ambos os sistemas usam substâncias químicas para a transmissão de informações; o sistema nervoso também usa sinalização elétrica. No sistema nervoso, a transmissão química ocorre entre células nervosas, e entre elas e suas células efetoras. A transmissão química tem lugar por meio da liberação de pequenas quantidades de substâncias transmissoras, dos terminais nervosos para dentro da fenda sináptica. O transmissor atravessa a fenda por difusão e ativa ou inibe a célula pós-sináptica por ligação a uma molécula receptora especializada. Em poucos casos, pode ocorrer transmissão *retrógrada* da célula pós-sináptica para a porção terminal do neurônio pré-sináptico e modificação de sua atividade subsequente.

Pelo uso de fármacos que mimetizam ou bloqueiam as ações dos transmissores químicos, podemos modificar seletivamente muitas funções autônomas. Essas funções envolvem uma variedade de tecidos efetores, incluindo músculo cardíaco, músculos lisos, endotélio vascular, glândulas exócrinas e terminais nervosos pré-sinápticos. Fármacos autonômicos são úteis em muitas condições clínicas. Infelizmente, um grande número de medicamentos usados para outros fins (p. ex., alergias, doenças mentais) têm efeitos indesejáveis na função autonômica.

ANATOMIA DO SISTEMA NERVOSO AUTÔNOMO

Anatomicamente, o SNA se divide em duas porções principais: a **simpática** (**toracolombar**) e a **parassimpática** (tradicionalmente **craniossacral**; ver Quadro "Efluxo sacral simpático") (Figura 6-1). Os neurônios motores em ambas as porções se originam em núcleos dentro do SNC e dão origem a fibras eferentes pré-ganglionares, que saem do tronco cerebral ou da medula espinal e terminam em gânglios motores. As fibras pré-ganglionares simpáticas deixam o SNC através dos nervos espinais torácicos, lombares e (de acordo com novas informações) sacrais. As fibras pré-ganglionares parassimpáticas deixam o SNC pelos nervos cranianos (especialmente o terceiro, sétimo, nono e décimo).

A maioria das fibras pré-ganglionares simpáticas torácicas e lombares é curta e termina em gânglios localizados nas cadeias **paravertebrais** que se encontram em ambos os lados da coluna vertebral. A maior parte das fibras pré-ganglionares simpáticas restantes são um pouco mais longas e terminam em **gânglios pré-vertebrais** que ficam na frente das vértebras, geralmente na superfície ventral

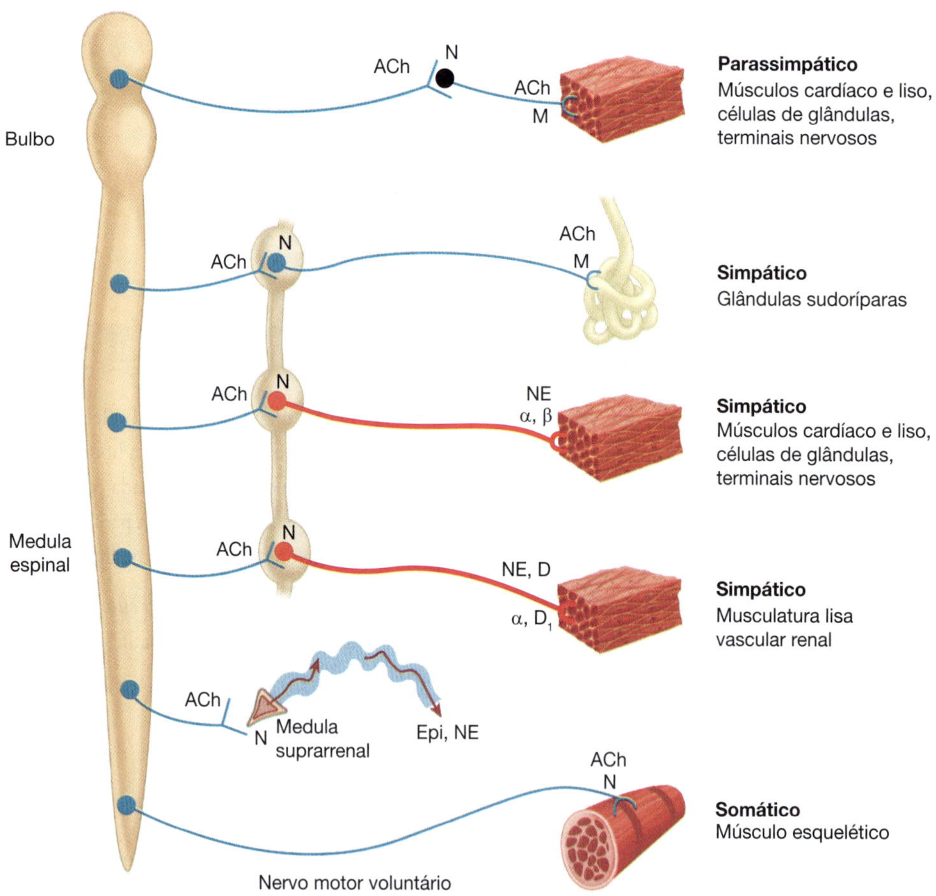

FIGURA 6-1 Diagrama esquemático comparativo de alguns aspectos anatômicos e de neurotransmissores de nervos autônomos e motores somáticos. Somente as substâncias transmissoras primárias são mostradas. Gânglios parassimpáticos não são mostrados porque a maioria está na parede do órgão inervado ou perto dela. Os nervos colinérgicos são mostrados *em azul*, os noradrenérgicos, *em vermelho*. Note que algumas fibras pós-ganglionares simpáticas liberam acetilcolina em vez de norepinefrina (noradrenalina). Os nervos simpáticos para a vasculatura renal e rim podem liberar dopamina, bem como norepinefrina durante o estresse. A medula suprarrenal, um gânglio simpático modificado, recebe fibras pré-ganglionares simpáticas e libera epinefrina (adrenalina) e norepinefrina no sangue. Não são mostradas as fibras pré-ganglionares sacrais que inervam o reto, a bexiga e os genitais. Essas fibras são provavelmente nervos pré-ganglionares simpáticos com fibras pós-ganglionares colinérgicas (ver Quadro "Efluxo sacral simpático"). ACh, acetilcolina; D, dopamina; Epi, epinefrina; M, receptores muscarínicos; N, receptores nicotínicos; NE, norepinefrina.

da aorta. A partir dos gânglios, fibras simpáticas pós-ganglionares correm para os tecidos inervados. Algumas fibras parassimpáticas pré-ganglionares terminam em gânglios parassimpáticos localizados fora dos órgãos inervados: **gânglio ciliar**, **pterigopalatino**, **submandibular** e **ótico**. Contudo, a maioria das fibras pré-ganglionares parassimpáticas termina em células ganglionares distribuídas difusamente ou em redes nas paredes dos órgãos inervados. Vários **gânglios pélvicos** são inervados por nervos pré-ganglionares sacrais que são ontogeneticamente semelhantes às fibras pré-ganglionares simpáticas (ver Quadro "Efluxo sacral simpático"). Os termos "simpático" e "parassimpático" são designações anatômicas e não dependem do tipo de transmissor químico liberado das terminações nervosas nem do tipo de efeito – excitatório ou inibitório – evocado pela atividade nervosa.

Além dessas porções motoras periféricas do SNA claramente definidas, um grande número de fibras aferentes corre da periferia para os centros integradores, inclusive os plexos entéricos do intestino, os gânglios autonômicos e o SNC. Muitas das vias sensoriais para o SNC terminam no hipotálamo e no bulbo, e evocam atividade motora reflexa que é transportada às células efetoras pelas fibras eferentes descritas previamente. Há evidências crescentes de que algumas dessas fibras sensoriais também têm funções motoras periféricas.

O **sistema nervoso entérico (SNE)** é um conjunto grande e altamente organizado de neurônios localizado nas paredes do trato gastrintestinal (GI) (Figura 6-2). Com mais de 150 milhões de neurônios, às vezes é considerada uma terceira divisão do SNC. O SNE é encontrado na parede do trato GI, desde o esôfago até o cólon distal, e está envolvido em atividades do intestino, tanto motoras como secretoras. É particularmente importante no controle da atividade motora do cólon. O SNE compreende o **plexo mioentérico** (plexo de Auerbach) e o **plexo submucoso** (plexo de Meissner). Essas redes neuronais recebem fibras pré-ganglionares do sistema parassimpático e axônios simpáticos pós-ganglionares. Também recebem influxo sensorial de dentro da parede do intestino. Fibras dos corpos celulares neuronais desses plexos viajam para frente, para trás e em direção circular para os músculos lisos do intestino, a fim de controlar a motilidade e as células secretoras na mucosa. As fibras sensoriais transmitem informações químicas e mecânicas

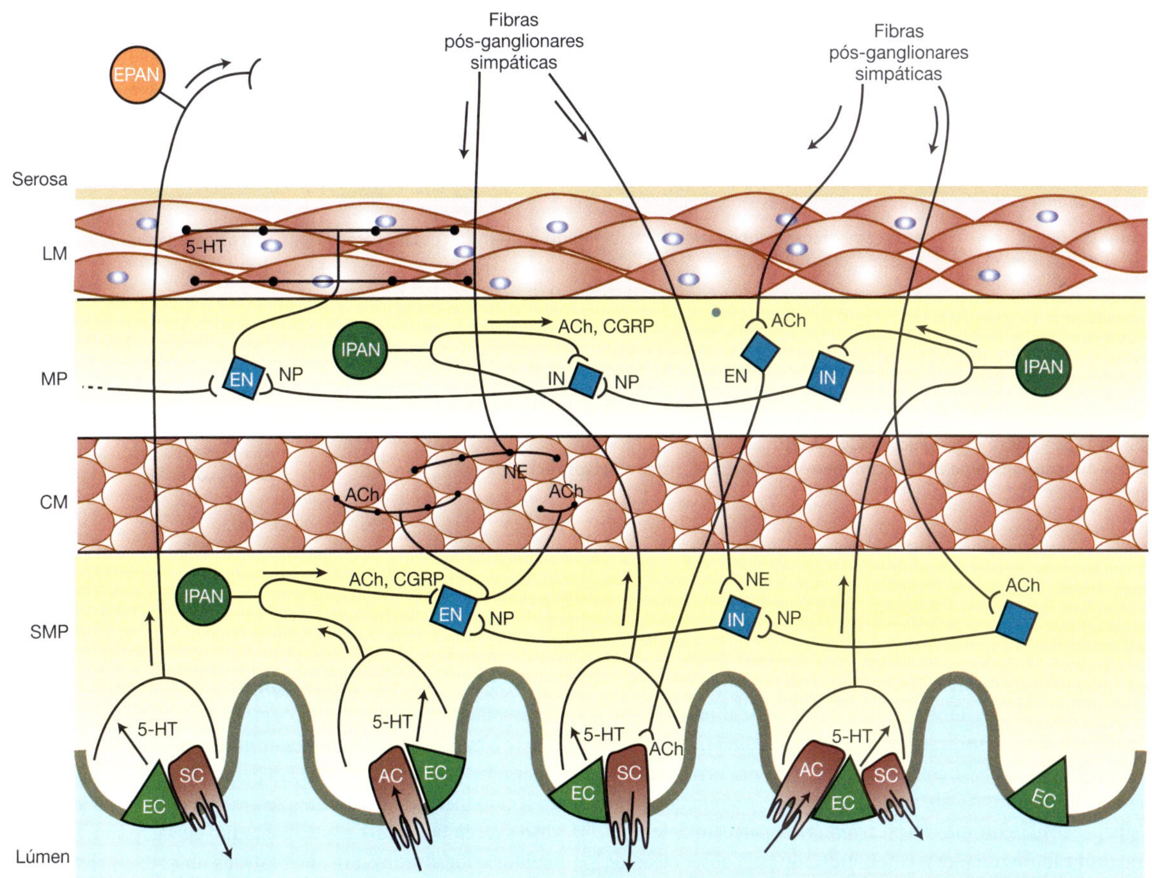

FIGURA 6-2 Diagrama bastante simplificado da parede intestinal e de alguns dos circuitos do sistema nervoso entérico (SNE). O SNE recebe influxo dos sistemas simpático e parassimpático e envia impulsos aferentes aos gânglios simpáticos e ao sistema nervoso central (SNC). Muitas substâncias transmissoras ou neuromoduladoras têm sido identificadas no SNE (ver Tabela 6-1). ACh, acetilcolina; AC, célula absortiva; CGRP, peptídeo relacionado com o gene da calcitonina; CM, camada muscular circular; EC, célula enterocromafim;* EN, neurônio excitatório; EPAN, neurônio aferente extrínseco primário; 5-HT, serotonina; IN, neurônio inibitório; IPAN, neurônio aferente intrínseco primário; LM, camada muscular longitudinal; MP, plexo mioentérico; NE, norepinefrina; NP, neuropeptídeos; SC, célula secretora; SMP, plexo submucoso.
*N. de R.T. Células enterocromafim (ou tipo enterocromafim ou ECL) são células neuroendócrinas encontradas em glândulas da mucosa gástrica que auxiliam na produção de fluido gástrico por meio da liberação de histamina.

TABELA 6-1 Algumas das substâncias transmissoras encontradas no sistema nervoso autônomo, no sistema nervoso entérico e em neurônios não adrenérgicos e não colinérgicos[1]

Substância	Funções
Acetilcolina (ACh)	Atua como transmissor primário nos gânglios do SNA, na junção neuromuscular somática e nas terminações nervosas pós-ganglionares parassimpáticas. Atua como transmissor excitatório primário de músculos lisos e células secretoras no SNE. É também, provavelmente, o principal transmissor neurônio a neurônio ("ganglionar") no SNE.
Ácido γ-aminobutírico (GABA)	Pode ter efeitos pré-sinápticos sobre terminais nervosos excitatórios do SNE. Tem algum efeito relaxante no intestino. Provavelmente não é um transmissor principal no SNE.
Colecistocinina (CCK)	Pode atuar como cotransmissor em alguns neurônios excitatórios neuromusculares no SNE.
Dopamina	Atua como transmissor modulador em alguns gânglios e no SNE. Possivelmente um transmissor simpático pós-ganglionar em vasos sanguíneos renais.
Encefalina e peptídeos opioides correlatos	Está presente em alguns secretomotores e interneurônios no SNE. Parece inibir a liberação de ACh e, assim, inibir o peristaltismo. Pode *estimular* secreção.
Galanina	Está presente em neurônios secretomotores; pode desempenhar função em mecanismos de saciedade do apetite.
Neuropeptídeo Y (NPY)	É encontrado em muitos neurônios noradrenérgicos. Está presente em alguns neurônios secretomotores no SNC e pode inibir a secreção de água e eletrólitos pelo intestino. Causa vasoconstrição de longa duração. É também um cotransmissor em alguns neurônios pós-ganglionares parassimpáticos.
Norepinefrina (NE)	É o transmissor primário na maioria das terminações nervosas pós-ganglionares simpáticas.
Óxido nítrico (NO)	É um cotransmissor em junções inibidoras do SNE e outras junções neuromusculares; pode ser especialmente importante em esfíncteres. Nervos colinérgicos que inervam vasos sanguíneos parecem ativar a síntese de NO pelo endotélio vascular. NO não é armazenado, é sintetizado à demanda pela óxido nítrico sintase, NOS; ver Capítulo 19.
Peptídeo intestinal vasoativo (VIP)	Atua como transmissor secretomotor excitatório no SNE; pode ser também um cotransmissor neuromuscular inibidor no SNE. É um provável cotransmissor em muitos neurônios colinérgicos. É vasodilatador (encontrado em muitos neurônios perivasculares) e estimulante cardíaco.
Peptídeo liberador de gastrina (GRP)	Atua como transmissor excitatório extremamente potente de células de gastrina. Também é conhecido como bombesina de mamíferos.
Peptídeo relacionado com o gene da calcitonina (CGRP)	É encontrado com a substância P em muitas fibras nervosas sensoriais cardiovasculares. Está presente em alguns neurônios secretomotores e interneurônios no SNE. É um estimulante cardíaco.
Serotonina (5-HT)	Atua como transmissor ou cotransmissor importante em junções excitatórias neurônio a neurônio no SNE.
Substância P, taquicininas relacionadas	A substância P é um neurotransmissor sensorial importante no SNE e em outros lugares. As taquicininas parecem ser cotransmissores excitatórios com ACh em junções neuromusculares do SNE. É encontrada com CGRP em neurônios sensoriais cardiovasculares. A substância P é um vasodilatador (provavelmente pela liberação de óxido nítrico).
Trifosfato de adenosina (ATP)	Atua como transmissor ou cotransmissor em muitas sinapses efetoras do SNA.

[1]Ver Capítulo 21 para transmissores encontrados no SNC.

SNA, sistema nervoso autônomo; SNC, sistema nervoso central; SNE, sistema nervoso entérico.

da mucosa e de receptores de distensão para neurônios motores nos plexos, e para neurônios pós-ganglionares nos gânglios simpáticos. Por exemplo, as células epiteliais enteroendócrinas localizadas na mucosa fazem sinapse com as fibras vagais e outras fibras sensoriais para enviar informações sobre o conteúdo intestinal para o SNC. Essa sinalização parece utilizar o glutamato para uma transmissão rápida e peptídeos como a colecistocinina para uma transmissão mais lenta e duradoura. As fibras parassimpáticas e simpáticas, que fazem sinapse com neurônios do plexo entérico, parecem desempenhar uma função moduladora, como indicado pela observação de que a privação de influxo de ambas as divisões do SNA não encerra a atividade GI. De fato, a desnervação seletiva pode resultar em atividade motora muito aumentada.

O SNE funciona de modo semiautônomo, utilizando influxo do efluxo motor do SNA para modulação da atividade GI e enviando informações sensoriais de volta para o SNC. O SNE também fornece a sincronização necessária de impulsos que, por exemplo, garante a propulsão de conteúdos do intestino para adiante, e não para trás, e relaxamento de esfíncteres quando a parede intestinal se contrai.

A anatomia das sinapses e junções autonômicas determina a localização de efeitos transmissores em volta das terminações nervosas. Sinapses clássicas, como a junção neuromuscular dos mamíferos e a maioria das sinapses neurônio-neurônio, são relativamente "apertadas", e o nervo termina em pequenos botões muito próximos do tecido inervado, de modo que a via de difusão do terminal nervoso a receptores pós-sinápticos é muito curta. Assim, os efeitos são rápidos e localizados. Em contraste, as junções entre terminais de neurônios autônomos e células efetoras (músculos lisos, músculo cardíaco, glândulas) diferem das sinapses clássicas, nas quais, com frequência, o transmissor é liberado de uma cadeia de varicosidades na fibra nervosa pós-ganglionar na região das células musculares lisas, em vez de a partir de botões; e as fendas juncionais autonômicas são mais largas do que as fendas sinápticas somáticas. Assim, os efeitos são mais lentos no início, e a descarga de uma só fibra motora com frequência ativa ou inibe muitas células efetoras.

Efluxo sacral simpático

Conforme observado nas edições anteriores deste livro e outros textos padrão, há muito se acredita que, assim como o sistema colinérgico dos nervos cranianos descrito anteriormente, os nervos colinérgicos que inervam os órgãos pélvicos (reto, bexiga e órgãos reprodutivos) fazem parte do sistema nervoso parassimpático. No entanto, evidências recentes (ver referência de Espinoza-Medina no final deste capítulo) sugerem que as fibras sacrais pré-ganglionares colinérgicas são, na verdade, derivadas de células precursoras embrionárias *simpáticas* e que as fibras pós-ganglionares inervadas por elas são, portanto, membros da classe *colinérgica simpática*. Essa afirmação é baseada em várias linhas de evidência, como segue: (1) Neurônios pré-ganglionares parassimpáticos cranianos expressam o homeogene *Phox2b* e os fatores de transcrição Tbx20, Tbx2 e Tbx3; neurônios pré-ganglionares torácicos simpáticos e sacrais não. Os neurônios pré-ganglionares sacrais expressam o fator de transcrição Foxp1, que não é expresso pelos neurônios cranianos. (2) Fibras pré-ganglionares parassimpáticas cranianas saem do SNC por pontos de saída dorso-laterais; os nervos pré-ganglionares simpático e sacral saem da medula espinal pela raiz ventral. (3) No estágio inicial de desenvolvimento, os neurônios pré-ganglionares cranianos expressam o transportador vesicular de acetilcolina (VAChT; VAT na Figura 6-3), mas não o óxido nítrico sintase (NOS); os nervos simpático e sacral no mesmo estágio expressam NOS, mas não VAChT (embora expressem VAChT posteriormente em seu desenvolvimento). Essas observações requerem confirmação independente, mas constituem uma forte evidência a favor da mudança do sinônimo tradicional de "craniossacral" do sistema nervoso parassimpático para sistema nervoso "autônomo craniano".

QUÍMICA DE NEUROTRANSMISSORES DO SISTEMA NERVOSO AUTÔNOMO

Uma classificação tradicional importante dos nervos autônomos baseia-se nas moléculas transmissoras primárias – **acetilcolina** ou **norepinefrina** – liberadas de seus terminais e varicosidades. Um grande número de fibras do SNA periférico sintetiza e libera acetilcolina; são fibras **colinérgicas**, que funcionam pela liberação de acetilcolina. Como mostrado na Figura 6-1, elas incluem todas as fibras autonômicas eferentes pré-ganglionares e as fibras motoras somáticas (não autonômicas) dos músculos esqueléticos. Assim, quase todas as fibras eferentes que saem do SNC são colinérgicas. Além disso, a maioria das fibras pós-ganglionares parassimpáticas e algumas fibras pós-ganglionares simpáticas são colinérgicas. Um número significativo de neurônios pós-ganglionares parassimpáticos usam óxido nítrico ou peptídeos como transmissores primários ou como cotransmissores.

A maioria das fibras simpáticas pós-ganglionares (ver Figura 6-1) libera norepinefrina; elas são fibras **noradrenérgicas** (com frequência denominadas simplesmente de "adrenérgicas"); isto é, elas funcionam liberando norepinefrina (noradrenalina). Como notado, algumas fibras simpáticas liberam acetilcolina. A dopamina é um transmissor muito importante no SNC, e pode ser liberada por algumas fibras simpáticas periféricas em certas circunstâncias. As células da medula suprarrenal, análogas embriológicas aos neurônios simpáticos pós-ganglionares, liberam uma mistura de epinefrina e norepinefrina. Finalmente, a maioria dos nervos autonômicos também libera várias substâncias **cotransmissoras** (descritas no texto a seguir), além dos transmissores primários que acabamos de descrever.

Cinco aspectos-chave da função dos neurotransmissores propiciam alvos potenciais para terapia farmacológica: **síntese**, **armazenamento**, **liberação**, **término de ação** do transmissor e **efeitos dos receptores**. Esses processos serão discutidos em seguida.

Transmissão colinérgica

Os terminais e varicosidades dos neurônios colinérgicos contêm grande número de pequenas vesículas ligadas à membrana, concentradas perto da porção da membrana celular voltada para a sinapse (Figura 6-3), bem como um número menor de vesículas grandes com núcleo denso, localizadas mais longe da membrana sináptica. As vesículas grandes contêm uma alta concentração de peptídeos cotransmissores (Tabela 6-1), ao passo que as vesículas claras menores contêm a maior parte da acetilcolina. As vesículas podem ser sintetizadas inicialmente no corpo celular do neurônio e carregadas ao terminal por transporte axônico. Elas também podem ser recicladas várias vezes dentro do terminal após cada liberação do transmissor. O disparo neuronal ultrarrápido parece ser propiciado pela reciclagem rápida das vesículas revestidas de clatrina dos endossomos no terminal nervoso. As vesículas são providas com **proteínas de membrana associadas a vesículas** (**VAMPs**, do inglês *vesicle-associated membrane proteins*), que servem para alinhá-las a sítios de liberação na membrana interna da célula neuronal e participam no desencadeamento da liberação do transmissor. O sítio de liberação na superfície interna da membrana do terminal nervoso contém **proteínas sinaptossômicas associadas a nervos** (**SNAPs**, do inglês *synaptosomal nerve-associated proteins*), que interagem com as VAMPs. VAMPs e SNAPs são denominadas coletivamente de **proteínas de fusão**.

A acetilcolina (ACh) é sintetizada no citoplasma a partir da acetil-CoA e colina por meio da ação catalítica da enzima **colina acetiltransferase** (**ChAT**, do inglês *choline acetyltransferase*). A acetil-CoA é sintetizada em mitocôndrias, presentes em grande número na terminação nervosa. A colina é transportada do líquido extracelular para o terminal do neurônio por um **transportador de colina** (**CHT**, do inglês *choline transporter*; ver Figura 6-3) da membrana dependente de sódio. Esse simportador pode ser bloqueado por um grupo de fármacos de pesquisa denominados **hemicolínios**. Uma vez sintetizada, a acetilcolina é transportada do citoplasma para as vesículas por um **transportador associado à vesícula** (**VAT**, do inglês *vesicle-associated transporter*) que é dirigido por efluxo de prótons (ver Figura 6-3). Esse antiportador pode ser bloqueado pelo fármaco de pesquisa **vesamicol**. A síntese de acetilcolina é um processo rápido capaz de suportar uma velocidade muito alta de liberação de transmissor. O armazenamento de acetilcolina é completado pelo empacotamento de *quanta* de moléculas de acetilcolina (geralmente 1.000 a 50.000 moléculas em cada vesícula). A maior parte da acetilcolina vesicular (uma amina quaternária carregada positivamente) está ligada ao **proteoglicano vesicular** (**VPG**, do inglês *vesicular proteoglycan*) carregado negativamente.

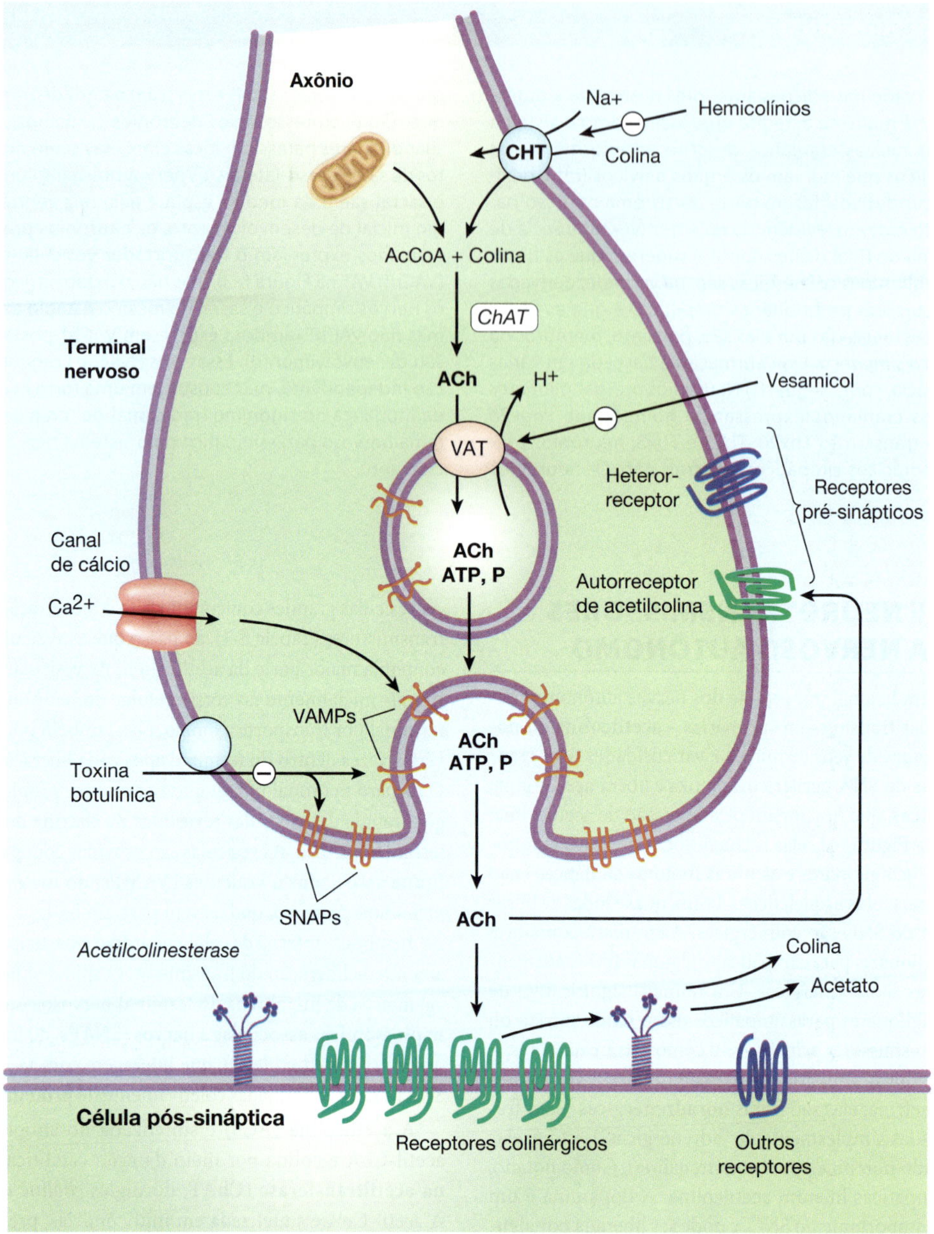

FIGURA 6-3 Ilustração esquemática de uma junção colinérgica generalizada (não está em escala). A colina é transportada para o terminal nervoso pré-sináptico por um transportador de colina (CHT) dependente de sódio. Esse transportador pode ser inibido por fármacos hemicolínicos. No citoplasma, a acetilcolina é sintetizada a partir da colina e acetil-CoA (AcCoA) pela enzima colina acetiltransferase (ChAT). A acetilcolina (ACh) é, então, transportada para dentro da vesícula de armazenamento por um transportador associado à vesícula (VAT), que pode ser inibido por vesamicol. Peptídeos (P), trifosfato de adenosina (ATP) e proteoglicano também são armazenados na vesícula. A liberação de transmissor ocorre quando canais de cálcio sensíveis à voltagem na membrana terminal são abertos, permitindo um influxo de cálcio. O aumento resultante do cálcio intracelular causa fusão de vesículas com a membrana superficial e expulsão exocítica de acetilcolina e cotransmissores para dentro da fenda juncional (ver texto). Essa etapa pode ser bloqueada pela toxina botulínica. A ação da acetilcolina é finalizada pelo metabolismo por meio da enzima acetilcolinesterase. Receptores na terminação nervosa pré-sináptica modulam a liberação do transmissor. SNAP, proteínas sinaptossômicas associadas a nervos; VAMPs, proteínas de membrana associadas a vesículas.

(ACh também é sintetizada nos linfócitos e pode desempenhar um papel nas reações imunes à infecção viral.)

As vesículas estão concentradas na superfície interna do terminal nervoso voltado para a sinapse, por meio da interação das assim denominadas proteínas SNARE na vesícula (um subgrupo de VAMPs denominadas v-SNARE, especialmente a **sinaptobrevina**) e na parte de dentro da membrana celular terminal (SNAPs denominadas t-SNAREs, sobretudo **sintaxina** e **SNAP-25**). A liberação fisiológica de transmissor das vesículas depende do cálcio extracelular e ocorre quando um potencial de ação atinge o terminal e desencadeia um influxo suficiente de íons de cálcio por meio de canais de cálcio do tipo N. O cálcio interage com a VAMP **sinaptotagmina** na membrana da vesícula e desencadeia a sua fusão com a membrana terminal e a abertura de um poro para dentro da sinapse. A abertura do poro e a entrada rápida de cátions resultam em liberação da acetilcolina do proteoglicano e na expulsão exocítica para dentro da fenda sináptica. Uma despolarização de um nervo motor somático pode liberar várias centenas de *quanta* para dentro da fenda sináptica. Uma despolarização de uma varicosidade ou terminal nervoso pós-ganglionar autônomo provavelmente libera menos e em uma área maior. Em adição à acetilcolina, vários cotransmissores são liberados ao mesmo tempo (ver Tabela 6-1). O processo de liberação de acetilcolina da vesícula é bloqueado pela **toxina botulínica** (**BoNT**, do inglês *botulinum toxin*), por meio da remoção enzimática de dois aminoácidos de uma ou mais das proteínas de fusão. (A **toxina do tétano** [**tetanospasmina, TeNT**] bloqueia a liberação do transmissor por uma clivagem semelhante das proteínas de fusão, mas o faz principalmente em neurônios inibitórios, resultando, assim, em espasmo, em vez de paralisia, do músculo esquelético.)

Depois da liberação, a partir do terminal pré-sináptico, as moléculas de acetilcolina podem ligar-se a um receptor de acetilcolina (**receptor colinérgico ou colinoceptor**) e ativá-lo. Por fim (e geralmente de forma muito rápida), toda a acetilcolina liberada se difunde dentro do alcance de uma molécula de **acetilcolinesterase (AChE)**. A AChE parte a acetilcolina de maneira eficiente em colina e acetato, sendo que nenhum deles tem efeito transmissor significativo, terminando, assim, a ação do transmissor (ver Figura 6-3). A maioria das sinapses é bastante suprida de acetilcolinesterase; por isso, a meia-vida das moléculas de acetilcolina na sinapse é muito curta (uma fração de segundo). A acetilcolinesterase também é encontrada em outros tecidos, como nos eritrócitos. (Outras colinesterases com uma especificidade mais baixa para acetilcolina, inclusive a butirilcolinesterase [pseudocolinesterase], são encontradas no plasma sanguíneo, no fígado, na glia e em muitos outros tecidos.)

Transmissão adrenérgica

Os neurônios adrenérgicos (Figura 6-4) transportam o precursor, o aminoácido tirosina, para a terminação nervosa, convertem-no em dopa e, em seguida, sintetizam um transmissor catecolamínico (dopamina, norepinefrina ou epinefrina; Figura 6-5) e o armazenam nas vesículas ligadas à membrana. Na maioria dos neurônios pós-ganglionares simpáticos, a norepinefrina é o produto final. Na medula da suprarrenal e em certas áreas do cérebro, parte da norepinefrina é convertida adiante em epinefrina. Em neurônios dopaminérgicos, a síntese termina em dopamina. Vários processos nesses terminais nervosos são sítios potenciais de ação de fármacos. Um deles, a conversão de tirosina em dopa por tirosina hidroxilase, é o passo limitador de velocidade na síntese de transmissor de catecolamina. Isso pode ser inibido pelo análogo da tirosina, **metirosina**. Um antiportador de alta afinidade por catecolaminas, localizado na parede da vesícula de armazenamento (**transportador vesicular de monoamina [VMAT,** do inglês *vesicular monoamine transporter*]), pode ser inibido pelos alcaloides da **reserpina**. Reserpina e medicamentos relacionados (tetrabenazina, deutetrabenazina) causam depleção dos estoques do transmissor. Outro transportador (**transportador de norepinefrina [NET**, do inglês *norepinephrine transporter*]) carrega norepinefrina e moléculas semelhantes de volta para o citoplasma celular a partir da fenda sináptica (ver Figura 6-4; NET). NET também é geralmente denominado captação 1 ou recaptação 1 e é parcialmente responsável pelo término da atividade sináptica. NET pode ser inibido por **cocaína**, **solrianfetol** e certos fármacos **antidepressivos**, resultando em um aumento da atividade de neurotransmissores na fenda sináptica (ver Quadro "Transportadores de captação de neurotransmissores").

A liberação do armazenamento do transmissor vesicular a partir de terminações nervosas noradrenérgicas assemelha-se ao processo dependente de cálcio descrito previamente no caso de terminais colinérgicos. Além do transmissor primário (norepinefrina), trifosfato de adenosina (ATP), dopamina-β-hidroxilase e peptídeos cotransmissores também são liberados dentro da fenda sináptica. Simpatomiméticos de ação indireta e mistos, como **tiramina**, **anfetaminas** e **efedrina**, são capazes de liberar transmissor armazenado nas terminações nervosas noradrenérgicas por um processo independente

Transportadores de captação de neurotransmissores

Conforme observado nos Capítulos 1, 4 e 5, várias grandes famílias de proteínas de transporte têm sido identificadas. As mais importantes são as famílias de transportadores ABC (fita ligadora de ATP [do inglês *ATP-binding cassette*]) e SLC (transportador de soluto [do inglês *solute carrier*]). Como indicado pelo nome, os transportadores ABC utilizam o ATP para transporte. As proteínas SLC são cotransportadoras e, na maioria dos casos, usam o movimento do sódio abaixo de seu gradiente de concentração como fonte de energia. Em algumas circunstâncias, também transportam transmissores na direção inversa, de modo independente do sódio.

NET, SLC6A2, o transportador de norepinefrina, é um membro da família SLC, como o são transportadores semelhantes responsáveis pela recaptação de dopamina (**DAT**, SLC6A3) e 5-HT (serotonina, **SERT**, SLC6A4) para dentro dos neurônios que liberam esses transmissores. Essas proteínas de transporte são encontradas em tecidos periféricos e no SNC, onde quer que estejam localizados os neurônios que utilizam esses transmissores.

O NET é importante nas ações periféricas da cocaína e das anfetaminas. No SNC, NET e SERT são alvos importantes de várias classes de fármacos antidepressivos (ver Capítulo 30). O transmissor inibidor mais importante no SNC, o ácido γ-aminobutírico (GABA), é o substrato de pelo menos três transportadores SLC importantes: GAT1, GAT2 e GAT3. GAT1 é o alvo de um fármaco anticonvulsivante (ver Capítulo 24). Outras proteínas SLC transportam glutamato, o principal transmissor excitatório do SNC.

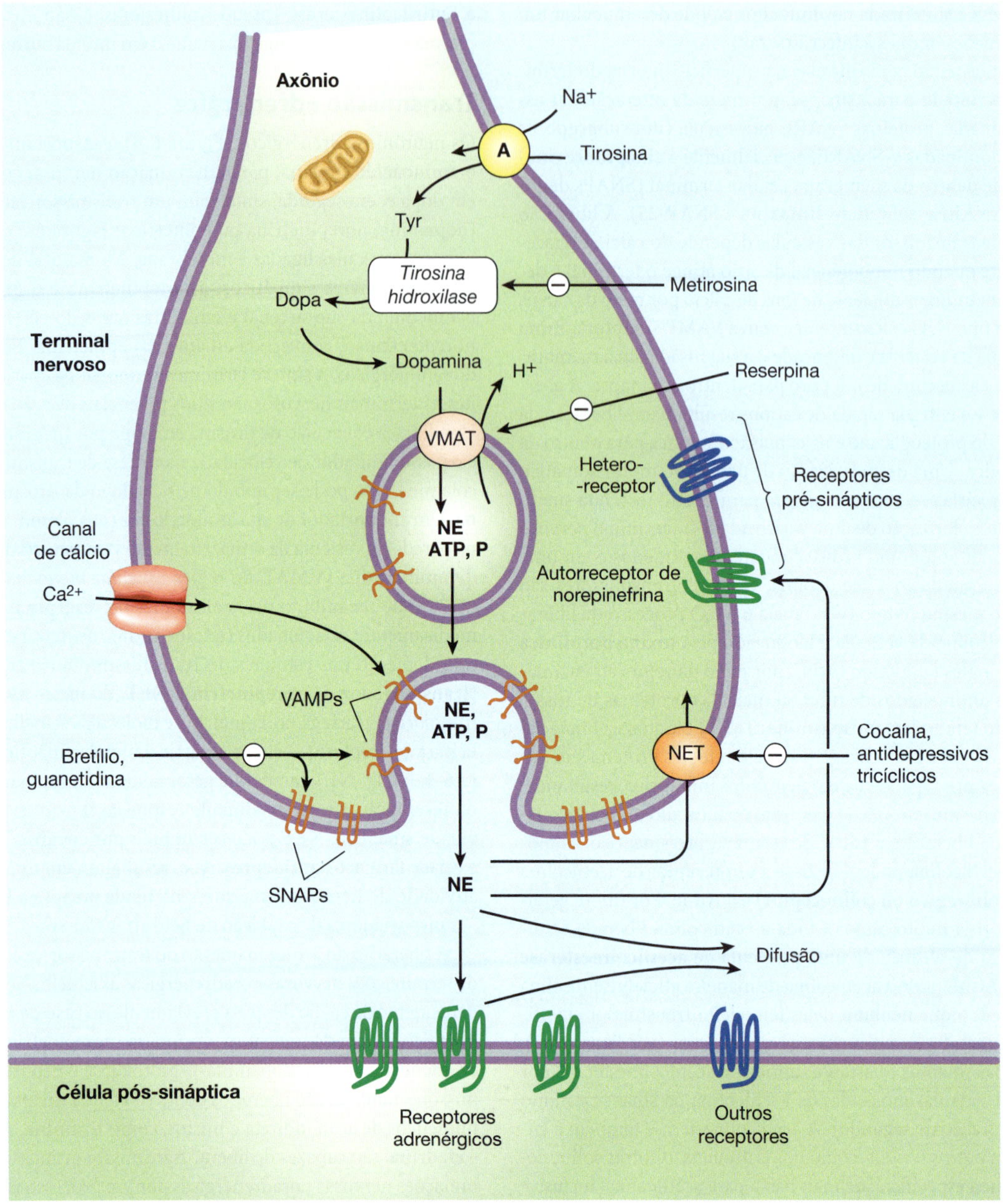

FIGURA 6-4 Ilustração esquemática de uma junção noradrenérgica generalizada (não está em escala). A tirosina é transportada para dentro da terminação nervosa ou varicosidade noradrenérgica por um transportador dependente de sódio (A). A tirosina é convertida em dopamina (ver Figura 6-5 para detalhes) e transportada para dentro da vesícula pelo transportador vesicular de monoamina (VMAT), que pode ser bloqueado pela reserpina e por tetrabenazina. O mesmo carreador transporta norepinefrina (NE) e várias aminas correlatas para dentro dessas vesículas. A dopamina é convertida em norepinefrina na vesícula pela dopamina-β-hidroxilase. A liberação fisiológica do transmissor ocorre quando um potencial de ação abre canais de cálcio sensíveis à voltagem e aumenta o cálcio intracelular. A fusão de vesículas com a membrana superficial resulta em expulsão da norepinefrina, cotransmissores e dopamina-β-hidroxilase. A liberação pode ser bloqueada por fármacos como guanetidina e bretílio. Depois da liberação, a norepinefrina se difunde para fora da fenda ou é transportada para dentro do citoplasma do terminal pelo transportador de norepinefrina (NET), que pode ser bloqueado por cocaína e antidepressivos tricíclicos, ou para dentro de células pós-juncionais ou perijuncionais. Receptores reguladores estão presentes no terminal pré-sináptico. SNAPs, proteínas associadas a sinaptossomos; VAMPs, proteínas de membrana associadas à vesícula.

de cálcio. Esses fármacos são agonistas pobres (alguns inativos) nos receptores adrenérgicos, mas excelentes substratos para transportadores de monoaminas. Em consequência, são captados avidamente para dentro das terminações nervosas noradrenérgicas por NET. Na terminação nervosa, são transportados por VMAT para dentro das vesículas, deslocando a norepinefrina, que é expelida em seguida para dentro do espaço sináptico pela via de transporte inversa, NET. As anfetaminas também inibem a monoaminoxidase e têm outros efeitos que resultam em atividade aumentada de norepinefrina na sinapse. Sua ação não requer exocitose da vesícula.

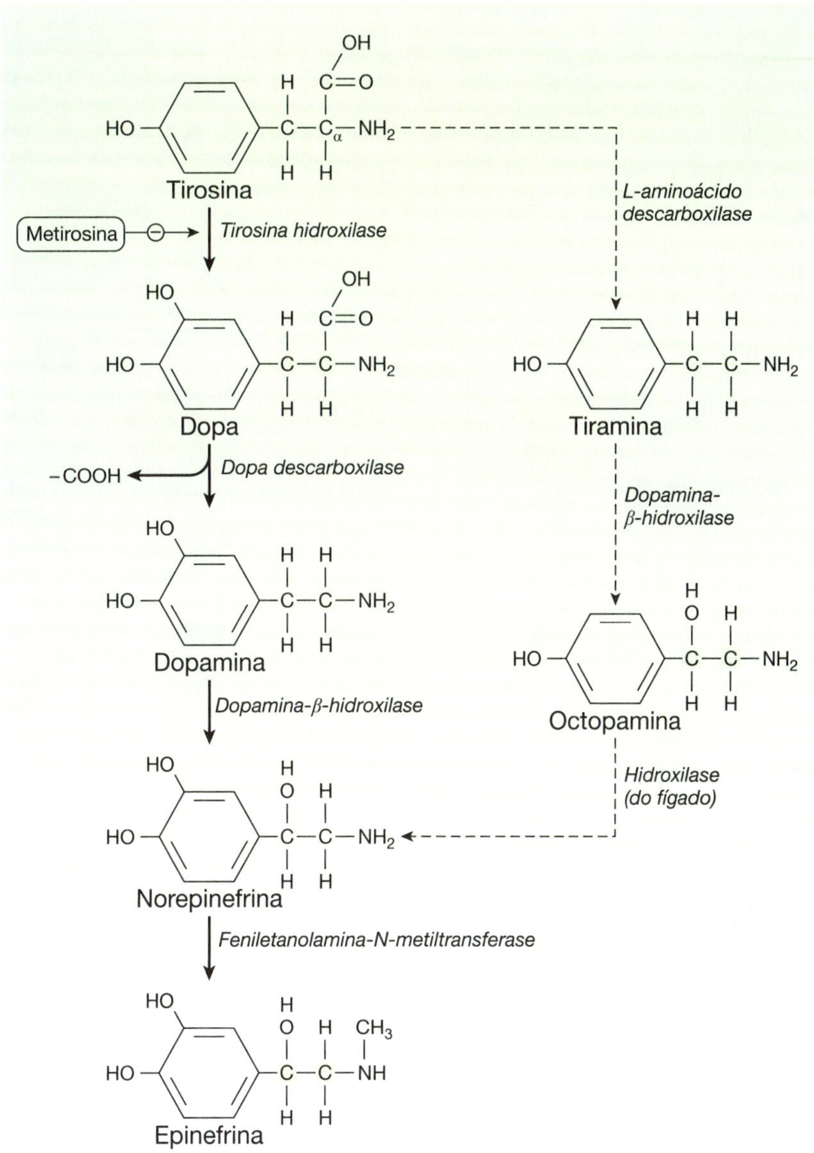

FIGURA 6-5 Biossíntese de catecolaminas. A etapa limitante de velocidade, a conversão de tirosina em dopa, pode ser inibida pela metirosina (α-metiltirosina). Não se verificou que a via alternativa mostrada pelas *setas tracejadas* tenha significado fisiológico em seres humanos. Contudo, a tiramina e a octopamina podem acumular-se em pacientes tratados com inibidores da monoaminoxidase. (Reproduzida, com autorização, de Gardner DG, Shoback D: Greenspan's Basic & Clinical Endocrinology, 9th ed. New York, NY: McGraw Hill; 2011.)

A norepinefrina e a epinefrina podem ser metabolizadas por várias enzimas, como mostrado na Figura 6-6. Devido à alta atividade de monoaminoxidase nas mitocôndrias do terminal nervoso, há uma rotatividade significativa de norepinefrina, mesmo no terminal em repouso. Como os produtos metabólicos são excretados pela urina, uma estimativa da rotatividade de catecolaminas pode ser obtida a partir da análise laboratorial de metabólitos totais (às vezes referida como "VMA e metanefrinas") em uma amostra de urina de 24 horas. Entretanto, o metabolismo não é o mecanismo primário de término da ação da norepinefrina liberada fisiologicamente dos nervos noradrenérgicos. O término da transmissão noradrenérgica resulta de dois processos: difusão simples para fora do sítio receptor (com metabolismo eventual no plasma ou fígado) e recaptação para dentro do terminal nervoso por NET (ver Figura 6-4), ou para dentro da glia perissináptica ou outras células.

Cotransmissores em nervos colinérgicos e adrenérgicos

Como observado anteriormente, as vesículas de ambos os nervos colinérgicos e adrenérgicos contêm outras substâncias além do transmissor primário, algumas vezes nas mesmas vesículas e, em outras, em uma população de vesículas separadas. Algumas das substâncias identificadas até o presente estão listadas na Tabela 6-1. Muitas dessas substâncias também são transmissores *primários* nos nervos não adrenérgicos e não colinérgicos, descritos a seguir. Parecem desempenhar vários papéis na função de nervos que liberam acetilcolina

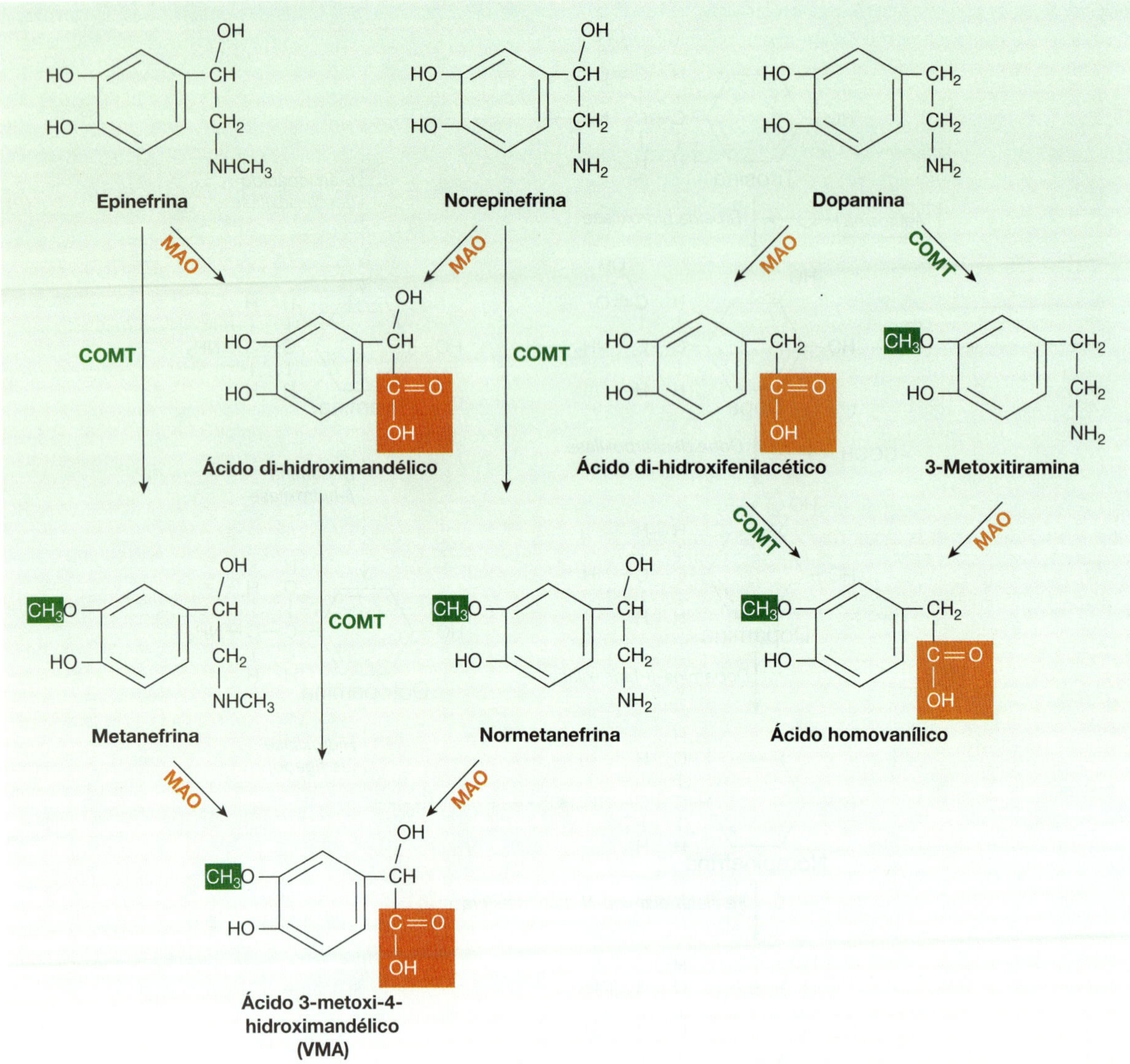

FIGURA 6-6 Metabolismo de catecolaminas por catecol-*O*-metiltransferase (COMT) e monoaminoxidase (MAO). (Reproduzida, com autorização, de Gardner DG, Shoback D: Greenspan's Basic & Clinical Endocrinology, 9th ed. New York, NY: McGraw Hill; 2011.)

ou norepinefrina. Em alguns casos, elas propiciam uma ação mais rápida ou mais lenta à suplementação ou modulação dos efeitos do transmissor primário. Também participam na inibição de retroalimentação dos mesmos terminais nervosos e de terminais próximos.

O crescimento de neurônios e a expressão de transmissores em neurônios específicos é um processo dinâmico. Por exemplo, fatores neurotróficos liberados de tecidos-alvo influenciam o crescimento e a formação de sinapses de neurônios. Além disso, os transmissores liberados de uma população específica de neurônios podem mudar em resposta a fatores ambientais, como o ciclo claridade-escuridão.

RECEPTORES AUTONÔMICOS

Historicamente, análises de estrutura-atividade, com comparações cuidadosas da potência de séries de análogos autonômicos agonistas e antagonistas, levaram à definição de diferentes subtipos de receptores autonômicos, inclusive receptores colinérgicos muscarínicos e nicotínicos, receptores α e β-adrenérgicos e receptores de dopamina (Tabela 6-2). Em seguida, a união de ligantes marcados com isótopo permitiu a purificação e caracterização de várias das moléculas receptoras. Atualmente, a biologia molecular provê técnicas para a descoberta e expressão de genes que codificam receptores correlatos dentro desses grupos (ver Capítulo 2).

Os subtipos primários de receptor de acetilcolina foram nominados por causa dos alcaloides originalmente usados em sua identificação: muscarina e nicotina; assim, temos **receptores muscarínicos** e **nicotínicos**. No caso de receptores associados a nervos noradrenérgicos, o uso dos nomes dos agonistas (norepinefrina, fenilefrina, isoprenalina e outros) não foi praticável. Portanto, o termo **receptor adrenérgico** (adrenoceptor) é muito usado para descrever receptores que respondem a catecolaminas, como a norepinefrina. Por analogia, o termo **receptor colinérgico (colinoceptor)** denota receptores (tanto muscarínicos como nicotínicos) que respondem à acetilcolina. Na América do Norte, os receptores foram nominados coloquialmente a partir dos nervos que geralmente os inervam; assim, **receptores adrenérgicos** (ou noradrenérgicos) e **receptores colinérgicos**. A classe geral de receptores adrenérgicos pode ser ainda subdividida nos tipos de **receptor α-adrenérgico, receptor β-adrenérgico** e **receptor de dopamina** com base na seletividade tanto de agonista como de antagonista, e com fundamento genômico. O desenvolvimento de fármacos bloqueadores mais seletivos tem levado à nominação de subclasses dentro desses tipos principais; por exemplo, dentro da classe dos receptores α-adrenérgicos, os receptores α_1 e α_2 diferem em seletividade tanto agonista como antagonista. Exemplos desses fármacos seletivos são fornecidos nos capítulos que se seguem.

NEURÔNIOS NÃO ADRENÉRGICOS E NÃO COLINÉRGICOS (NANC)

Sabe-se, há muitos anos, que tecidos efetores autônomos (p. ex., intestino, vias respiratórias, bexiga) contêm fibras nervosas que não mostram as características histoquímicas das fibras colinérgicas ou adrenérgicas. Fibras NANC motoras e sensoriais estão presentes nesses tecidos. Embora peptídeos sejam as substâncias transmissoras mais comuns encontradas nessas terminações nervosas, outras substâncias, como a óxido nítrico sintase e as purinas, também estão presentes em vários terminais nervosos (ver Tabela 6-1). A capsaicina, uma toxina derivada de pimentas dedo-de-moça, pode causar a liberação de transmissores (especialmente a substância P) desses neurônios e, em doses altas, a destruição do neurônio.

O sistema entérico na parede intestinal (ver Figura 6-2) é o mais estudado entre os que contêm neurônios NANC, além de fibras

TABELA 6-2 Principais tipos de receptores autonômicos

Nome do receptor	Localizações típicas	Resultado da conexão ao ligante
Receptores colinérgicos		
Muscarínico M_1	Neurônios do SNC, neurônios pós-ganglionares simpáticos, alguns sítios pré-sinápticos	Formação de IP_3 e DAG, cálcio intracelular aumentado
Muscarínico M_2	Miocárdio, músculos lisos, alguns sítios pré-sinápticos; neurônios do SNC	Abertura de canais de potássio, inibição da adenililciclase
Muscarínico M_3	Glândulas exócrinas, vasos (músculos lisos e endotélio); neurônios do SNC	Semelhante à conexão a ligante de receptor M_1
Muscarínico M_4	Neurônios do SNC; possivelmente, terminações nervosas vagais	Semelhante à conexão a ligante de receptor M_2
Muscarínico M_5	Endotélio vascular, especialmente vasos cerebrais; neurônios do SNC	Semelhante à conexão a ligante de receptor M_1
Nicotiníco N_N	Neurônios pós-ganglionares, alguns terminais colinérgicos pré-sinápticos; geralmente, receptores pentaméricos contêm apenas subunidades tipo α e β (ver Capítulo 7)	Abertura de canais de Na^+ e K^+, despolarização
Nicotínico N_M	Placas terminais neuromusculares de músculos esqueléticos; geralmente, os receptores contêm duas subunidades α_1 e β_1, além das subunidades γ e δ	Abertura de canais de Na^+ e K^+, despolarização
Receptores adrenérgicos		
α_1	Células efetoras pós-sinápticas, especialmente de músculos lisos	Formação de IP_3 e DAG, cálcio intracelular aumentado
α_2	Terminais nervosos adrenérgicos pré-sinápticos, plaquetas, adipócitos, músculos lisos	Inibição de adenililciclase, AMPc diminuído
β_1	Células efetoras pós-sinápticas, especialmente do coração, adipócitos, cérebro; terminais nervosos pré-sinápticos adrenérgicos e colinérgicos, aparelho justaglomerular dos túbulos renais, epitélio do corpo ciliar	Estimulação de adenililciclase, AMPc aumentado
β_2	Células efetoras pós-sinápticas, especialmente de músculo liso e músculo cardíaco	Estimulação de adenililciclase e AMPc aumentado. Em algumas condições, ativação de G_i cardíaca
β_3	Células efetoras pós-sinápticas, especialmente adipócitos; coração	Estimulação de adenililciclase e AMPc aumentado[1]
Receptores de dopamina		
D_1 (DA_1), D_5	Cérebro; tecidos efetores, especialmente músculos lisos do leito vascular renal	Estimulação de adenililciclase e AMPc aumentado
D_2 (DA_2)	Cérebro; tecidos efetores, especialmente músculos lisos; terminais nervosos pré-sinápticos	Inibição de adenililciclase; condutância de potássio aumentada
D_3	Cérebro	Inibição de adenililciclase
D_4	Cérebro, sistema circulatório	Inibição de adenililciclase

[1]A função do receptor β_3 cardíaco é mal compreendida, mas a ativação *não* parece resultar em estimulação da frequência ou força.
AMPc, monofosfato de adenosina cícilico; DAG, diacilglicerol; IP_3, trifosfato de inositol; SNC, sistema nervoso central.

colinérgicas e adrenérgicas. No intestino delgado, por exemplo, esses neurônios contêm uma ou mais das seguintes substâncias: óxido nítrico sintase (que produz óxido nítrico, NO), peptídeo relacionado com o gene da calcitonina, colescitocinina, dinorfina, encefalinas, peptídeo liberador de gastrina, 5-hidroxitriptamina (5-HT, serotonina), neuropeptídeo Y, somatostatina, substância P e peptídeo intestinal vasoativo (VIP). Alguns neurônios contêm cinco transmissores diferentes.

As fibras sensoriais nos sistemas não adrenérgicos e não colinérgicos provavelmente são mais bem designadas como fibras "sensoriais eferentes" ou "sensoriais efetoras locais", porque, quando ativadas por um influxo sensorial, são capazes de liberar peptídeos transmissores da própria terminação sensorial, de ramos de axônios locais e de colaterais que terminam nos gânglios autonômicos. Esses peptídeos são agonistas potentes em muitos tecidos efetores autônomos.

ORGANIZAÇÃO FUNCIONAL DA ATIVIDADE AUTONÔMICA

A função autonômica é integrada e regulada em muitos níveis, desde o SNC até as células efetoras. A maior parte da regulação usa retroalimentação negativa, mas vários outros mecanismos têm sido identificados. A retroalimentação negativa é de particular importância nas respostas do SNA a fármacos autonômicos.

Integração central

Em seu nível mais alto – mesencéfalo e bulbo – as duas divisões do SNA e o sistema endócrino estão integrados uns aos outros, com influxo sensorial e com informações dos centros mais elevados do SNC, inclusive o córtex cerebral. Essas interações se dão de tal forma que os primeiros pesquisadores chamaram o sistema parassimpático de **trofotrópico** (i.e., levando ao crescimento), usado para "descansar e digerir", e o sistema simpático de **ergotrópico** (i.e., levando ao gasto de energia), que é ativado para "lutar ou fugir". Embora ofereçam pouca percepção dos mecanismos envolvidos, esses termos fornecem descrições simples aplicáveis a muitas das ações dos sistemas (Tabela 6-3). Por exemplo, lentificação do coração e estimulação da atividade digestiva são ações geralmente conservadoras e armazenadoras de energia do sistema parassimpático. Em contraste, a estimulação cardíaca, o aumento da glicemia e a vasoconstrição cutânea são respostas produzidas por descarga simpática adequadas ao combate ou à sobrevivência a um ataque.

Em um nível mais sutil de ações, no tronco cerebral, no bulbo e na medula espinal, há interações cooperativas importantes entre os sistemas parassimpático e simpático. No caso de alguns órgãos, fibras sensoriais associadas ao sistema parassimpático exercem controle reflexo sobre o efluxo motor no sistema simpático. Assim, as fibras sensoriais barorreceptoras do nervo glossofaríngeo no seio carotídeo têm uma influência importante sobre o efluxo simpático do centro vasomotor. Esse exemplo é descrito com mais detalhes no texto seguinte. De modo semelhante, as fibras sensoriais parassimpáticas na parede da bexiga urinária influenciam de forma significativa o efluxo simpático inibidor daquele órgão. Dentro do SNE, as fibras sensoriais da parede do intestino fazem sinapse com células motoras, tanto pré-ganglionares como pós-ganglionares, que controlam a musculatura lisa e as células secretoras intestinais (ver Figura 6-2).

A. Integração da função cardiovascular

Os reflexos autônomos são de particular importância na compreensão de respostas cardiovasculares a fármacos autonômicos. Como indicado na Figura 6-7, a principal variável controlada na função cardiovascular é a **pressão arterial média**. Na ausência de controle autônomo, a frequência cardíaca assume um valor intrínseco um pouco mais alto do que a frequência normal em repouso – ou seja, a frequência cardíaca em repouso em um coração humano transplantado é de 110 a 130 batimentos/min. Isso sugere que, no ser humano não transplantado em repouso, a frequência cardíaca é dominada pelo tônus parassimpático, reduzindo a frequência cardíaca para a faixa de 70 a 80 batimentos/min. Alterações em qualquer variável que contribua para a pressão arterial média (p. ex., um aumento induzido por fármaco da resistência vascular periférica) evocam respostas **homeostáticas** secundárias potentes que tendem a compensar a mudança provocada diretamente. A resposta homeostática pode ser suficiente para reduzir a mudança na pressão arterial média e reverter os efeitos do fármaco sobre a frequência cardíaca. Uma infusão lenta de epinefrina propicia um exemplo útil. Esse agente produz efeitos diretos sobre a musculatura tanto vascular como cardíaca. Trata-se de um vasoconstritor poderoso que, ao aumentar a resistência vascular periférica, eleva a pressão arterial média. Na ausência de controle reflexo – em um paciente com transplante cardíaco, por exemplo – o efeito do fármaco sobre o coração também é estimulador; isto é, aumenta a frequência cardíaca e a força contrátil. Entretanto, em um indivíduo com reflexos intactos, a resposta de retroalimentação negativa à pressão arterial média aumentada causa diminuição do efluxo simpático para o coração e um aumento potente da descarga parassimpática (nervo vago) no marca-passo cardíaco (nó sinoatrial [SA]). Essa resposta é mediada pelo aumento de descargas pelos nervos barorreceptores do seio carotídeo e arco aórtico. O aumento da atividade dos barorreceptores causa diminuição do fluxo simpático central e aumento do fluxo vagal. Em consequência, o efeito *líquido* de doses pressoras ordinárias de norepinefrina em um indivíduo normal é produzir o aumento da pressão arterial média e, frequentemente, a *diminuição* da frequência cardíaca. Bradicardia, a resposta compensadora reflexa provocada por esse agente, é o *exato oposto* da ação direta do fármaco; entretanto, é completamente previsível se a integração da função cardiovascular pelo SNA for compreendida.

B. Regulação pré-sináptica

O princípio do controle de retroalimentação negativa também é encontrado ao nível pré-sináptico da função autonômica. Tem-se mostrado que existem mecanismos pré-sinápticos importantes de controle inibidor da retroalimentação na maioria das terminações nervosas. Um mecanismo bem documentado envolve o receptor α_2 localizado nos terminais nervosos noradrenérgicos. Esse receptor é ativado pela norepinefrina e moléculas similares; a ativação diminui a liberação adicional de norepinefrina dessas terminações nervosas (Tabela 6-4). O mecanismo desse efeito mediado por proteína G envolve a inibição da corrente de cálcio para dentro, que causa fusão vesicular e liberação de transmissor. Inversamente, um receptor β pré-sináptico parece facilitar a liberação de norepinefrina de alguns neurônios adrenérgicos. Receptores pré-sinápticos que respondem à substância transmissora primária liberada pela terminação nervosa são denominados **autorreceptores**. Os autorreceptores geralmente são inibidores, mas além dos receptores β excitatórios nas fibras noradrenérgicas, muitas fibras colinérgicas,

TABELA 6-3 Efeitos diretos da atividade *nervosa* autônoma em alguns sistemas orgânicos. Os efeitos de *fármacos* autonômicos são similares, mas não idênticos (ver texto)

	Efeito de			
	Atividade simpática		Atividade parassimpática	
Órgão	***Ação*[1]**	***Receptor*[2]**	***Ação***	***Receptor*[2]**
Olhos				
Músculo radial da íris	Contrai	α_1	–	–
Músculo circular da íris	–	–	Contrai	M_3
Músculo ciliar	[Relaxa]	β	Contrai	M_3
Coração				
Nó sinoatrial	Acelera	β_1, β_2	Desacelera	M_2
Marca-passos ectópicos	Acelera	β_1, β_2	–	–
Contratilidade	Aumenta	β_1, β_2	Diminui (átrios)	M_2
Vasos sanguíneos				
Pele, vasos esplâncnicos	Contrai	α	–	–
Vasos dos músculos esqueléticos	Relaxa	β_2	–	–
	[Contrai]	α	–	–
	Relaxa[3]	M_3	–	–
Endotélio de vasos no coração, cérebro, vísceras	–	–	Sintetiza e libera EDRF[4]	M_3, M_5[5]
Músculo liso bronquiolar	Relaxa	β_2	Contrai	M_3
Trato gastrintestinal				
Musculatura lisa				
Paredes	Relaxa	α_2,[6] β_2	Contração[7]	M_3
Esfíncteres	Contrai	α_1	Relaxa	M_3
Secreção	[Redução]	α_2	Aumenta	M_3
Músculo liso geniturinário				
Parede da bexiga	Relaxa	β_2	Contração[7]	M_3
Esfíncter	Contrai	α_1	Relaxa	M_3
Útero grávido	Relaxa	β_2	–	–
	Contrai	α	Contrai	M_3
Pênis, vesículas seminais	Ejaculação	α	Ereção	M
Pele				
Músculo liso pilomotor	Contrai	α	–	–
Glândulas sudoríparas			–	–
Écrinas	Aumenta	M	–	–
Apócrinas (estresse)	Aumenta	α	–	–
Funções metabólicas				
Fígado	Gliconeogênese	β_2, α	–	–
Fígado	Glicogenólise	β_2, α	–	–
Adipócitos	Lipólise	β_3	–	–
Rins	Liberação de renina	β_1	–	–

[1]As ações menos importantes são mostradas entre colchetes.
[2]Tipo de receptor específico: α (alfa); β (beta); M, muscarínico.
[3]Os músculos lisos vasculares em músculos esqueléticos têm fibras dilatadoras colinérgicas simpáticas.
[4]O endotélio da maioria dos vasos sanguíneos libera EDRF (fator relaxante derivado do endotélio), que causa vasodilatação acentuada, em resposta a estímulos muscarínicos. As fibras parassimpáticas inervam receptores muscarínicos nos vasos das vísceras e cérebro, e as fibras colinérgicas simpáticas inervam vasos sanguíneos nos músculos esqueléticos. Os receptores muscarínicos nos outros vasos da circulação periférica não são inervados e respondem somente a agonistas muscarínicos circulantes.
[5]Vasos sanguíneos cerebrais dilatam-se em resposta à ativação do receptor M_5.
[6]Provavelmente por meio de inibição pré-sináptica da atividade parassimpática.
[7]A inervação colinérgica do reto e dos órgãos geniturinários pode ser anatomicamente simpática; ver Quadro "Efluxo sacral simpático".

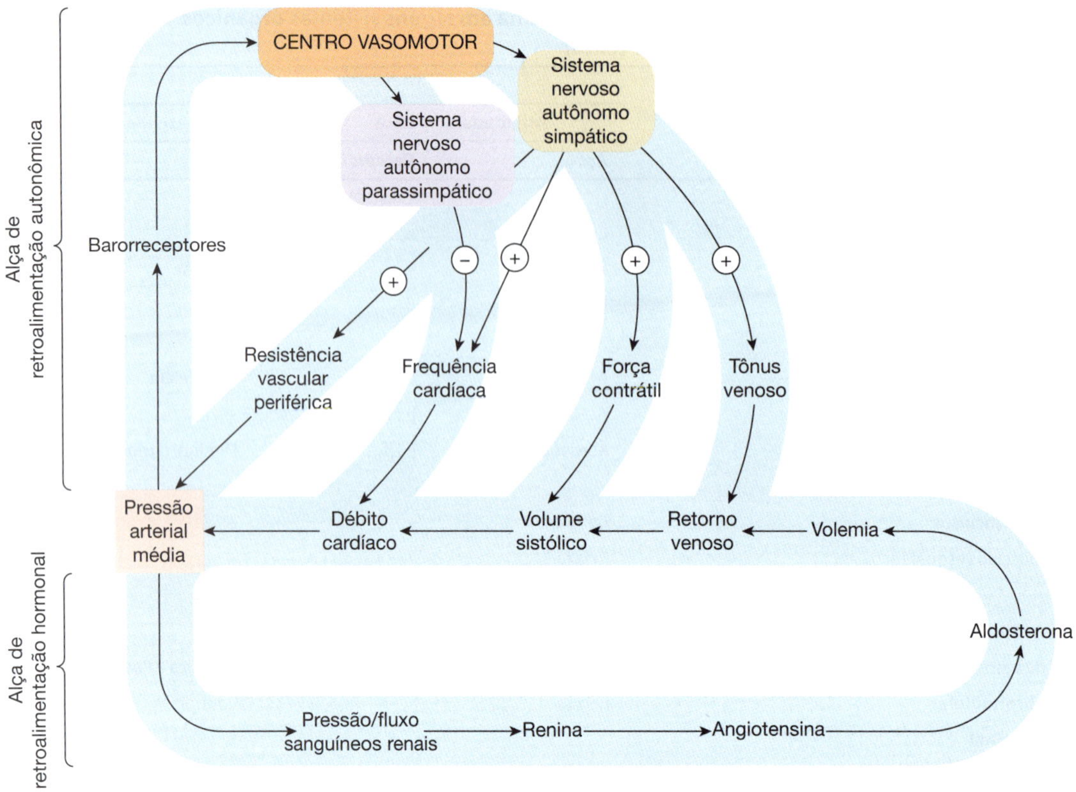

FIGURA 6-7 Controle autonômico e hormonal da função cardiovascular. Duas alças de retroalimentação estão presentes: a do sistema nervoso autônomo e a hormonal. O sistema nervoso simpático influencia diretamente quatro variáveis importantes: a resistência vascular periférica, a frequência cardíaca, a força e o tônus venoso. Ele também modula diretamente a produção de renina (não mostrado). O sistema nervoso parassimpático influencia diretamente a frequência cardíaca. Além de sua função em estimular a secreção de aldosterona, a angiotensina II aumenta diretamente a resistência vascular periférica e facilita os efeitos simpáticos (não mostrado). O efeito líquido de retroalimentação de cada alça compensa alterações na pressão sanguínea arterial. Assim, a diminuição da pressão sanguínea por perda de sangue evocaria um aumento do efluxo simpático e liberação de renina. Inversamente, a elevação da pressão pela administração de um fármaco vasoconstritor causaria efluxo simpático reduzido, liberação de renina reduzida e efluxo parassimpático (vagal) aumentado.

TABELA 6-4 Efeitos autorreceptores, heterorreceptores e moduladores sobre terminais nervosos em sinapses periféricas[1]

Transmissor/modulador	Tipo de receptor	Terminais de neurônios onde foram encontrados
Efeitos inibitórios		
Acetilcolina	M_2, M_4	Adrenérgicos, sistema nervoso entérico
Norepinefrina	α_2	Adrenérgicos
Dopamina	D_2; evidência menor para D_1	Adrenérgicos
Serotonina (5-HT)	5-HT_1, 5-HT_2, 5-HT_3	Colinérgicos pré-ganglionares
ATP, ADP	P2Y	Neurônios autônomos adrenérgicos e colinérgicos do SNE
Adenosina	A_1	Neurônios autônomos adrenérgicos e colinérgicos do SNE
Histamina	H_3, possivelmente H_2	Tipo H_3 identificado em neurônios adrenérgicos e serotonérgicos do SNC
Encefalina	δ (delta) (também μ [mu] e κ [kappa])	Adrenérgicos, colinérgicos do SNE
Neuropeptídeo Y (NPY)	Y_1, Y_2	Adrenérgicos, alguns colinérgicos
Prostaglandina E_1, E_2	EP_3	Adrenérgicos
Efeitos excitatórios		
Epinefrina	β_2	Adrenérgicos, colinérgicos motores somáticos
Acetilcolina	N	Colinérgicos motores somáticos
Angiotensina II	AT_1	Adrenérgicos

[1]Trata-se de uma lista provisória. O número de transmissores e localizações sem dúvida aumentará com pesquisas adicionais.
ADP, difosfato de adenosina; ATP, trifosfato de adenosina; SNE, sistema nervoso entérico.

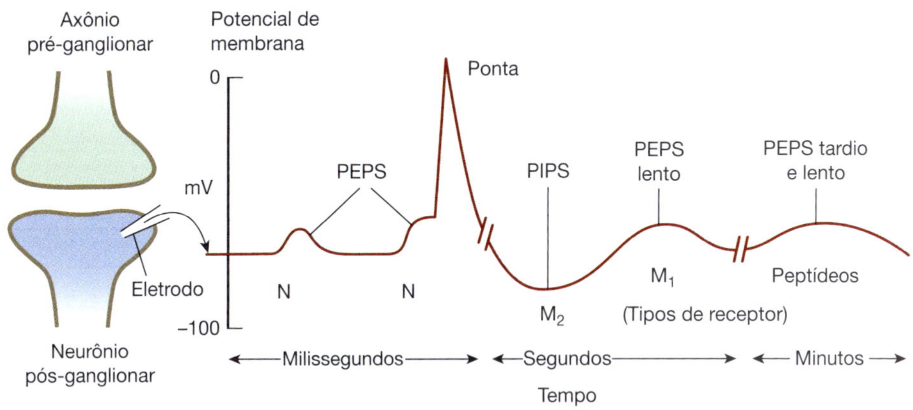

FIGURA 6-8 Potenciais excitatórios e inibitórios pós-sinápticos (PEPS e PIPS) em uma célula ganglionar autônoma. O neurônio pós-ganglionar mostrado à esquerda com um eletrodo de registro poderia sofrer as mudanças de potencial de membrana mostradas esquematicamente no registro. A mudança começa com duas respostas de PEPS à ativação de receptor nicotínico (N), a primeira não alcançando o limiar. A segunda, de PEPS supralimiar, evoca um potencial de ação, seguido por um PIPS, provavelmente evocado por ativação de receptor M_2 (com a possível participação da ativação de receptor de dopamina). O PIPS, por sua vez, é seguido por um PEPS mais lento dependente de M_1, seguido, às vezes, por um potencial excitatório pós-sináptico ainda mais lento, induzido por peptídeo.

especialmente fibras motoras somáticas, têm autorreceptores nicotínicos excitatórios.

O controle da liberação de transmissor não está limitado à modulação pelo próprio transmissor. Os terminais nervosos também carreiam receptores reguladores que respondem a várias outras substâncias. Esses **heterorreceptores** podem ser ativados por substâncias liberadas de outros terminais nervosos que fazem sinapse com a terminação do nervo. Por exemplo, algumas fibras vagais no miocárdio fazem sinapse com terminais nervosos noradrenérgicos simpáticos e inibem a liberação de norepinefrina. Alternativamente, os ligantes desses receptores podem se difundir para os receptores do sangue ou de tecidos próximos. Alguns dos transmissores e receptores identificados até o presente estão listados na Tabela 6-4. A regulação pré-sináptica causada por uma variedade de substâncias químicas endógenas provavelmente ocorre em todas as sinapses.

C. Regulação pós-sináptica

A regulação pós-sináptica pode ser considerada a partir de duas perspectivas: modulação por atividade prévia no receptor primário (que pode regular positiva ou negativamente o número de receptores ou dessensibilizar receptores; ver Capítulo 2) e modulação por outros eventos simultâneos.

O primeiro mecanismo tem sido bem documentado em vários sistemas receptor-efetor. Sabe-se que regulação tanto positiva quanto negativa ocorrem em resposta à ativação diminuída ou aumentada, respectivamente, dos receptores. Uma forma extrema de regulação positiva ocorre após a desnervação de alguns tecidos, resultando em **supersensibilidade por desnervação** do tecido a ativadores daquele tipo de receptor. No músculo esquelético, por exemplo, os receptores nicotínicos normalmente estão restritos às regiões de placa terminal subjacentes a terminais de nervos motores somáticos. A desnervação cirúrgica ou traumática resulta em proliferação acentuada de receptores colinérgicos nicotínicos por todas as partes da fibra, inclusive áreas antes não associadas a quaisquer junções nervosas motoras. Hipersensibilidade farmacológica relacionada com hipersensibilidade de desnervação ocorre em tecidos efetores autonômicos depois da administração de fármacos que exaurem os estoques de transmissores e impedem a ativação dos receptores pós-sinápticos por um período de tempo suficiente. Por exemplo, a administração prolongada de altas doses de reserpina, um exaustor de norepinefrina, pode causar sensibilidade aumentada das células efetoras dos músculos lisos e cardíacos servidos pelas fibras simpáticas exauridas.

O segundo mecanismo envolve a modulação do evento primário transmissor-receptor por eventos evocados pelo mesmo ou por outros transmissores atuando sobre receptores pós-sinápticos diferentes. A transmissão ganglionar é um bom exemplo desse fenômeno (Figura 6-8). As células pós-ganglionares são ativadas (despolarizadas) como resultado da junção de um ligante apropriado a um receptor neuronal nicotínico (N_N) de acetilcolina. O **potencial excitatório pós-sináptico (PEPS)** rápido resultante evoca um potencial de ação propagado se o limiar for alcançado. Esse evento é seguido, com frequência, por um pós-potencial hiperpolarizante pequeno e de desenvolvimento lento, mas de duração mais longa – um **potencial inibitório pós-sináptico (PIPS)** lento. Essa hiperpolarização envolve a abertura de canais de potássio por receptores colinérgicos M_2. O PIPS é seguido por um potencial excitatório pós-sináptico lento e pequeno, causado por fechamento de canais de potássio ligados a receptores colinérgicos M_1. Finalmente, um PEPS tardio, muito lento, pode ser evocado por peptídeos liberados de outras fibras. Esses potenciais lentos servem para modular a capacidade de resposta da célula pós-sináptica à atividade nervosa pré-sináptica excitatória primária subsequente. (Ver Capítulo 21 para exemplos adicionais.)

MODIFICAÇÃO FARMACOLÓGICA DA FUNÇÃO AUTONÔMICA

Como a transmissão envolve mecanismos semelhantes (p. ex., ganglionar) e diferentes (p. ex., receptor de células efetoras) em diferentes segmentos do SNA, alguns medicamentos produzem efeitos menos seletivos, enquanto outros são altamente específicos em suas ações. Um resumo das etapas na transmissão de impulsos, do SNC para as células efetoras autonômicas, é apresentado na Tabela 6-5. Por um lado, os fármacos que bloqueiam a propagação de potencial de ação (anestésicos locais e algumas toxinas naturais) não são nada seletivos em sua ação, pois agem sobre um processo comum a todos os neurônios. Por outro, os fármacos que atuam sobre os processos bioquímicos envolvidos na síntese e na armazenagem de transmissores são mais seletivos, visto que a bioquímica de cada transmissor difere – por exemplo, a síntese de norepinefrina difere bastante da

TABELA 6-5 Etapas na transmissão autonômica: efeitos de alguns fármacos

Processo afetado	Exemplo de fármaco	Local	Ação
Propagação do potencial de ação	Anestésicos locais, tetrodotoxina,[1] saxitoxina[2]	Axônios nervosos	Bloqueiam canais de sódio com portão de voltagem; bloqueiam condução
Síntese do transmissor	Hemicolínios	Terminais nervosos colinérgicos: membrana	Bloqueiam a captação de colina e tornam mais lenta a síntese de ACh
	α-Metiltirosina (metirosina)	Terminais nervosos adrenérgicos e medula suprarrenal: citoplasma	Inibe a tirosina hidroxilase e bloqueia a síntese de catecolaminas
Armazenamento do transmissor	Vesamicol	Terminais colinérgicos: VAT em vesículas	Impede a armazenagem, depleta
	Reserpina, tetrabenazina	Terminais adrenérgicos: VMAT em vesículas	Impede a armazenagem, depleta
Liberação do transmissor	Muitos[3]	Receptores da membrana do terminal nervoso	Modulam a liberação
	ω-Conotoxina GVIA[4]	Canais de cálcio do terminal nervoso	Reduz a liberação de transmissor
	Amifampridina	Bloqueia os canais K do terminal nervoso	Aumenta a liberação do transmissor, prolongando o potencial de ação e aumentando o influxo de cálcio
	Ácido domoico	Receptores cainato em terminais nervosos (principalmente SNC; ver Capítulo 21)	Modula a liberação do transmissor alterando o influxo/liberação de cálcio
	Toxina botulínica	Vesículas colinérgicas	Impede a liberação de ACh
	α-latrotoxina[5]	Vesículas colinérgicas e adrenérgicas	Causa liberação explosiva do transmissor
	Tiramina, anfetamina	Terminais nervosos adrenérgicos	Promovem liberação do transmissor
Recaptação do transmissor após liberação	Cocaína, antidepressivos tricíclicos, antidepressivos IRSN	Terminais nervosos adrenérgicos, NET	Inibem a captação; aumentam efeito do transmissor sobre receptores pós-sinápticos
Ativação ou bloqueio do receptor	Norepinefrina	Receptores em junções adrenérgicas	Liga e ativa receptores α; causa contração
	Fentolamina	Receptores em junções adrenérgicas	Liga receptores α; impede a ativação
	Isoprenalina	Receptores em junções adrenérgicas	Liga receptores β; ativa adenililciclase
	Propranolol	Receptores em junções adrenérgicas	Liga receptores β; impede ativação
	Nicotina	Receptores em junções colinérgicas nicotínicas (gânglios autônomos, placas terminais neuromusculares)	Liga receptores nicotínicos: abre canal iônico na membrana pós-sináptica
	Tubocurarina	Placas terminais neuromusculares	Evita a ativação de receptores nicotínicos
	Betanecol	Receptores, células efetoras parassimpáticas (músculo liso, glândulas)	Liga e ativa receptores muscarínicos
	Atropina	Receptores, células efetoras parassimpáticas	Liga receptores muscarínicos; impede ativação
Inativação enzimática de transmissores	Neostigmina	Sinapses colinérgicas (acetilcolinesterase)	Inibe a enzima; prolonga e intensifica a ação e liberação do transmissor
	Tranilcipromina	Terminais nervosos adrenérgicos (monoaminoxidase)	Inibe a enzima; aumenta o *pool* de transmissores armazenados

[1]Toxina de peixes capazes de inflar o corpo (baiacu, etc.) e do tritão da Califórnia.
[2]Toxina de *Gonyaulax* (organismo da maré vermelha).
[3]Norepinefrina, dopamina, acetilcolina, angiotensina II, várias prostaglandinas, etc.
[4]Toxina de caramujos marinhos do gênero *Conus*.
[5]Veneno da aranha viúva-negra.
ACh, acetilcolina; NET, transportador de norepinefrina; SNC, sistema nervoso central; IRSN, inibidores da recaptação de serotonina e norepinefrina; VAT, transportador associado à vesícula; VMAT, transportador vesicular de monoamina.

Farmacologia do olho

O olho é um órgão com múltiplas funções autonômicas, controladas por vários receptores autonômicos. Como mostrado na Figura 6-9, a câmara anterior é o sítio de vários tecidos efetores autônomos. Esses tecidos incluem três músculos (músculos dilatador e constritor da pupila, na íris e músculo ciliar) e o epitélio secretor do corpo ciliar.

A atividade nervosa parassimpática e colinomimética muscarínica medeia a contração do músculo constritor pupilar circular e do músculo ciliar. A contração do músculo constritor pupilar causa miose, uma redução do tamanho da pupila. A miose geralmente está presente em pacientes expostos a doses sistêmicas grandes ou tópicas pequenas, de colinomiméticos, em especial organofosforados inibidores da colinesterase. A contração do músculo ciliar causa acomodação do foco para visão de perto. A contração acentuada do músculo ciliar, comum na intoxicação por inibidor da colinesterase, é denominada *ciclospasmo*. A contração do músculo ciliar também coloca tensão sobre a rede trabecular, abrindo seus poros e facilitando a drenagem do humor aquoso para o canal de Schlemm. O aumento da drenagem reduz a pressão intraocular, resultado muito útil em pacientes com glaucoma. Todos esses efeitos são prevenidos ou revertidos por fármacos bloqueadores muscarínicos, como a atropina.

A contração das fibras orientadas radialmente do músculo dilatador da pupila na íris é mediada por receptores α-adrenérgicos, o que resulta em midríase. Isso ocorre durante a descarga simpática e quando fármacos α-agonistas, como a fenilefrina, são colocados no saco conjuntival. A secreção de humor aquoso no epitélio ciliar é facilitada por receptores β-adrenérgicos. O bloqueio desses receptores (com fármacos betabloqueadores) reduz a atividade secretora e a pressão intraocular, constituindo outra terapia para o glaucoma.

síntese de acetilcolina. A ativação ou o bloqueio de receptores de células efetoras oferece flexibilidade máxima e seletividade do efeito possível com os fármacos disponíveis: os receptores adrenérgicos são facilmente distinguidos dos receptores colinérgicos. Além disso, subgrupos de receptores individuais com frequência são ativados ou bloqueados de modo seletivo, dentro de cada tipo principal. Alguns exemplos são dados no Quadro "Farmacologia do olho". Seletividade ainda maior pode ser alcançada no futuro usando-se fármacos que têm como alvo os processos pós-receptor – por exemplo, receptores para segundos mensageiros.

Os próximos quatro capítulos fornecem muitos outros exemplos dessa diversidade útil dos processos de controle autonômico.

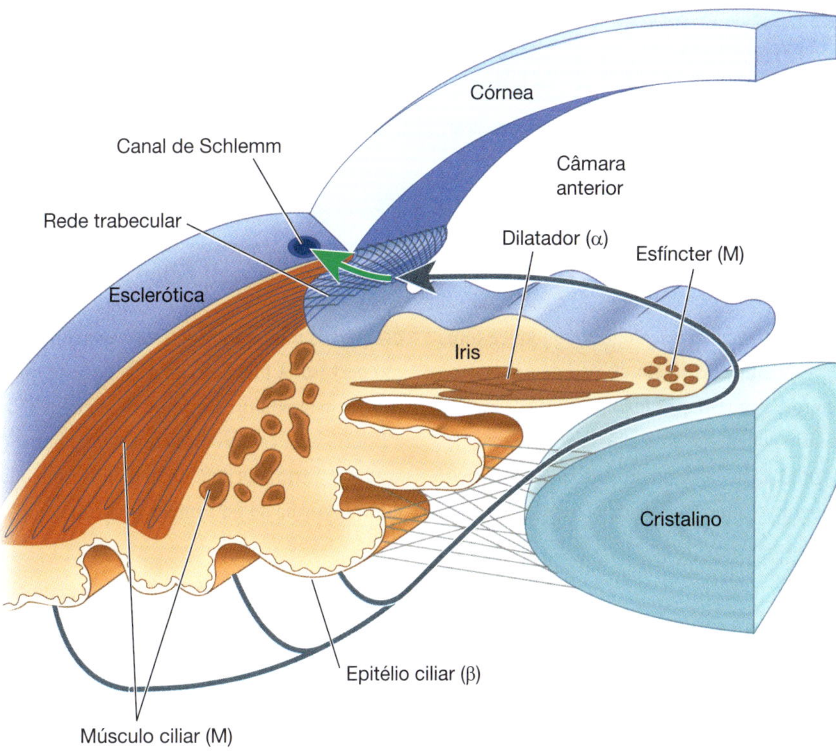

FIGURA 6-9 Estruturas da câmara anterior do olho. Os tecidos com funções autonômicas significativas e os seus respectivos receptores do SNA (α, β, M) são mostrados neste diagrama esquemático. O humor aquoso é secretado pelo epitélio do corpo ciliar, flui para o espaço na frente da íris, flui pela rede trabecular e sai pelo canal de Schlemm (*seta*). O bloqueio dos receptores β-adrenérgicos associados ao epitélio ciliar causa diminuição da secreção do humor aquoso. Vasos sanguíneos (não mostrados) da esclerótica também estão sob controle autonômico e influenciam a drenagem do humor aquoso.

REFERÊNCIAS

Andersson K-E: Mechanisms of penile erection and basis for pharmacological treatment of erectile dysfunction. Pharmacol Rev 2011;63:811.

Barrenschee M et al: SNAP-25 is abundantly expressed in enteric neuronal networks and upregulated by the neurotrophic factor GDNF. Histochem Cell Biol 2015;143:611.

Biaggioni I: The pharmacology of autonomic failure: from hypotension to hypertension. Pharmacol Rev 2017;69:53.

Birdsall NJM: Class A GPCR heterodimers: Evidence from binding studies. Trends Pharmacol Sci 2010;31:499.

Burnstock G: Non-synaptic transmission at autonomic neuroeffector junctions. Neurochem Int 2008;52:14.

Burnstock G: Purinergic signalling in the gut. Adv Exp Med Biol 2016;891:91.

Centers for Disease Control and Prevention: Paralytic shellfish poisoning—Southeast Alaska, May-June 2011. MMWR Morb Mortal Wkly Rep 2011;60:1554.

Dulcis D et al: Neurotransmitter switching in the adult brain regulates behaviour. Science 2013;340:449.

Espinoza-Medina I et al: The sacral autonomic outflow is sympathetic. Science 2016;354:893.

Fisher J: The neurotoxin domoate causes long-lasting inhibition of the kainate receptor GluK5 subunit. Neuropharmacology 2014;85:9.

Furchgott RF: Role of endothelium in responses of vascular smooth muscle to drugs. Annu Rev Pharmacol Toxicol 1984;24:175.

Galligan JJ: Ligand-gated ion channels in the enteric nervous system. Neurogastroenterol Motil 2002;14:611.

Hills JM, Jessen KR: Transmission: γ-aminobutyric acid (GABA), 5-hydroxytrypt-amine (5-HT) and dopamine. In: Burnstock G, Hoyle CHV (editors): *Autonomic Neuroeffector Mechanisms*. Harwood Academic, 1992.

Holzer P et al: Neuropeptide Y, peptide YY and pancreatic polypeptide in the gut-brain axis. Neuropeptides 2012;46:261.

Johnston GR, Webster NR: Cytokines and the immunomodulatory function of the vagus nerve. Br J Anaesthesiol 2009;102:453.

Langer SZ: Presynaptic receptors regulating transmitter release. Neurochem Int 2008;52:26.

Li YC, Kavalali ET: Synaptic vesicle-recycling machinery components as potential therapeutic targets. Pharmacol Rev 2017;69:142.

Luther JA, Birren SJ: Neurotrophins and target interactions in the development and regulation of sympathetic neuron electrical and synaptic properties. Auton Neurosci 2009;151:46.

Magnon C: Autonomic nerve development contributes to prostate cancer progression. Science 2013;341:1236361.

Mikoshiba K: IP3 receptor/Ca^{2+} channel: From discovery to new signaling concepts. J Neurochem 2007;102:1426.

Pirazzini M et al: Botulinum neurotoxins: Biology, pharmacology, and toxicology. Pharmacol Rev 2017;69:200.

Raj SR, Coffin ST: Medical therapy and physical maneuvers in the treatment of the vasovagal syncope and orthostatic hypotension. Prog Cardiovasc Dis 2013;55:425.

Rizo J: Staging membrane fusion. Science 2012;337:1300.

Robertson D et al: *Primer on the Autonomic Nervous System*, 3rd ed. Academic Press, 2012.

Shibasaki M, Crandall CG: Mechanisms and controllers of eccrine sweating in humans. Front Biosci (Schol Ed) 2011;2:685.

Symposium: Gastrointestinal reviews. Curr Opin Pharmacol 2007;7:555.

Tobin G, Giglio D, Lundgren O: Muscarinic receptor subtypes in the alimentary tract. J Physiol Pharmacol 2009;60:3.

Vanderlaan RD et al: Enhanced exercise performance and survival associated with evidence of autonomic reinnervation in pediatric heart transplant recipients. Am J Transplant 2012;12:2157.

Vernino S, Hopkins S, Wang Z: Autonomic ganglia, acetylcholine antibodies, and autoimmune gangliopathy. Auton Neurosci 2009;146:3.

Verrier RL, Tan A: Heart rate, autonomic markers, and cardiac mortality. Heart Rhythm 2009;6(Suppl 11):S68.

Watanabe S et al: Clathrin regenerates synaptic vesicles from endosomes. Nature 2014;515:228.

Westfall DP, Todorov LD, Mihaylova-Todorova ST: ATP as a cotransmitter in sympathetic nerves and its inactivation by releasable enzymes. J Pharmacol Exp Ther 2002;303:439.

Whittaker VP: Some currently neglected aspects of cholinergic function. J Mol Neurosci 2010;40:7.

RESPOSTA DO ESTUDO DE CASO

Esse caso ilustra a sobreposição da farmacologia autonômica com a farmacologia motora somática por meio do uso de um transmissor comum. O blefarospasmo e outras manifestações de espasmo muscular involuntário podem ser incapacitantes e, no caso de músculos grandes, dolorosos. A contração do músculo esquelético é desencadeada pela liberação por exocitose de acetilcolina (ACh) dos nervos motores em resposta ao influxo de cálcio na terminação nervosa. A liberação de ACh pode ser reduzida ou bloqueada pela toxina botulínica, que interfere na fusão das vesículas de ACh nas terminações nervosas com a membrana da terminação nervosa (ver texto). Dependendo da dose, o bloqueio botulínico tem duração média de 1 a 3 meses após uma única administração.

CAPÍTULO

Fármacos ativadores dos receptores colinérgicos e inibidores da colinesterase

7

Todd W. Vanderah, PhD
Achilles J. Pappano, PhD

ESTUDO DE CASO

No final da manhã, um colega de trabalho traz J.M., de 43 anos, ao serviço de emergência, porque ele está agitado e não consegue continuar colhendo vegetais. Seu andar é instável e ele caminha com o apoio do colega. J.M. tem dificuldade de falar e de deglutir, sua visão está turva e seus olhos estão cheios de lágrimas. Seu companheiro de trabalho informa que J.M. estava trabalhando em um campo que foi aspergido no início da manhã com um material com cheiro de enxofre. Cerca de 3 horas depois de começar seu trabalho, J.M. queixou-se de aperto no peito, que tornou difícil sua respiração, e pediu ajuda antes de ficar desorientado.

Qual seria o procedimento adequado para avaliar e tratar J.M.? O que deveria ser feito em relação a seu colega?

Os estimulantes de receptores da acetilcolina (receptores colinérgicos ou colinoceptores) e inibidores da colinesterase compõem um grupo grande de fármacos que mimetizam a acetilcolina (fármacos colinomiméticos) (Figura 7-1). Os estimulantes receptores colinérgicos são classificados farmacologicamente por seu espectro de ação, conforme o tipo de receptor ativado – muscarínico ou nicotínico. Os colinomiméticos também são classificados de acordo com seu mecanismo de ação, alguns se ligam diretamente a (e ativam) receptores colinérgicos, ao passo que outros agem de forma indireta por inibição da hidrólise de acetilcolina endógena.

ESPECTRO DE AÇÃO DOS FÁRMACOS COLINOMIMÉTICOS

Os primeiros estudos do sistema nervoso parassimpático mostraram que o alcaloide **muscarina** simulava os efeitos da descarga nervosa parassimpática; isto é, os efeitos eram **parassimpatomiméticos**. A aplicação de muscarina a gânglios e a tecidos efetores autônomos (músculo liso, coração, glândulas exócrinas) mostrou que a ação parassimpatomimética do alcaloide ocorria por meio de uma atuação sobre receptores nas células efetoras (músculo liso, glândulas), não naquelas dos gânglios. Os efeitos da própria acetilcolina e de outros fármacos colinomiméticos sobre as junções neuroefetoras autônomas são denominados *efeitos parassimpatomiméticos* e são mediados por **receptores muscarínicos**. Em contrapartida, baixas concentrações do alcaloide **nicotina** estimulavam gânglios autônomos e junções neuromusculares de músculos esqueléticos, mas não células efetoras autônomas. Os receptores ganglionares e de músculos esqueléticos foram, por isso, denominados nicotínicos. Quando a acetilcolina foi identificada mais tarde como o transmissor fisiológico de receptores muscarínicos e de **receptores nicotínicos**, ambos foram reconhecidos como subtipos de receptores de acetilcolina.

Os receptores colinérgicos são membros ou da família ligada à proteína G (muscarínicos), ou de canal iônico (nicotínicos), com base na sua estrutura e mecanismos de sinalização transmembrana. Os receptores muscarínicos contêm sete domínios transmembrana cuja terceira alça citoplasmática é acoplada a proteínas G que funcionam como transdutores (ver Figura 2-11). Esses receptores regulam a produção intracelular de segundos mensageiros e modulam alguns canais iônicos por meio de suas proteínas G. A seletividade do agonista é determinada pelos subtipos de receptores muscarínicos e proteínas G que estão presentes em uma determinada célula

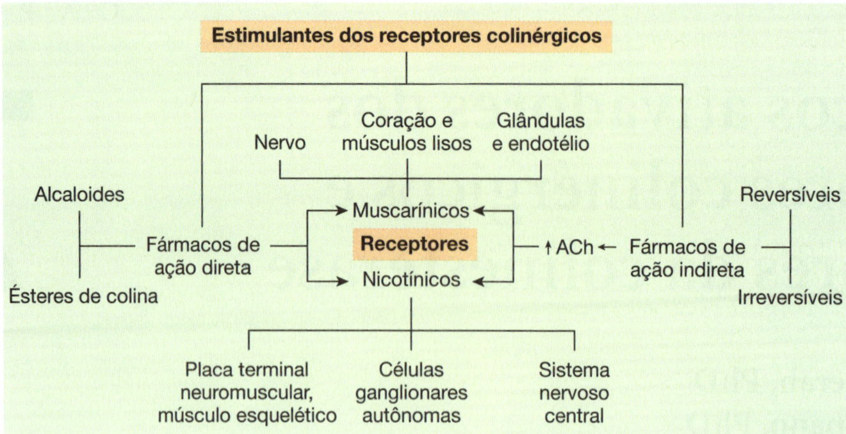

FIGURA 7-1 Grupos principais de fármacos ativadores dos receptores colinérgicos, receptores e tecidos-alvo. ACh, acetilcolina.

(Tabela 7-1). Em células nativas e em sistemas de expressão celular, os receptores muscarínicos formam dímeros ou oligômeros que atuam no movimento do receptor entre o retículo endoplasmático e a membrana plasmática e na sinalização. É concebível que ligantes agonistas ou antagonistas poderiam sinalizar alterando a estrutura quaternária do receptor, isto é, a proporção de receptores monoméricos e oligoméricos. Receptores muscarínicos são proteínas integrais, localizados nas membranas plasmáticas de células no sistema nervoso central e em gânglios autônomos (ver Figura 6-8), em órgãos inervados por nervos parassimpáticos, e em alguns tecidos que não são inervados por esses nervos (p. ex., células endoteliais dos vasos sanguíneos) (ver Tabela 7-1), bem como naqueles tecidos inervados por nervos colinérgicos simpáticos pós-ganglionares (p. ex., vasos sanguíneos das glândulas sudoríparas écrinas nos músculos esqueléticos).

Os receptores nicotínicos são parte de um polipeptídeo transmembrana cujas cinco subunidades formam canais iônicos seletivos a cátions (ver Figura 2-9). As cinco subunidades são compostas de diferentes combinações de subunidades α (alfa), β (beta), γ (gama), δ (delta) ou ε (épsilon). Esses receptores estão localizados nas membranas plasmáticas de células pós-ganglionares em todos os gânglios autônomos, de músculos inervados por fibras motoras somáticas e de alguns neurônios do sistema nervoso central (ver Figura 6-1).

Em dose suficiente, estimulantes de receptores colinérgicos não seletivos podem produzir alterações muito difusas e acentuadas na função de sistemas orgânicos, porque a acetilcolina tem múltiplos sítios de ação, onde inicia efeitos excitatórios e inibidores. Felizmente, estão disponíveis fármacos com algum grau de seletividade, de modo que com frequência efeitos desejados podem ser obtidos, enquanto se evitam ou minimizam reações adversas.

TABELA 7-1 Subtipos e características dos receptores colinérgicos

Tipo de receptor	Outros nomes	Localização	Aspectos estruturais	Mecanismo pós-receptor
M_1		Nervos	Sete segmentos transmembrana, ligados à proteína $G_{q/11}$	IP_3, cascata DAG
M_2	M_2 cardíaco	Coração, nervos, músculo liso	Sete segmentos transmembrana, ligados à proteína $G_{i/o}$	Inibição da produção de AMPc, ativação de canais de K^+
M_3		Glândulas, músculo liso, endotélio	Sete segmentos transmembrana, ligados à proteína $G_{q/11}$	IP_3, cascata DAG
M_4		SNC	Sete segmentos transmembrana, ligados à proteína $G_{i/o}$	Inibição da produção de AMPc
M_5		SNC	Sete segmentos transmembrana, ligados à proteína $G_{q/11}$	IP_3, cascata DAG
N_M	Tipo muscular, receptor de placa terminal	Junção neuromuscular do músculo esquelético	Pentâmero[1] $[(\alpha1)_2\beta1\delta\gamma)]$	Canal de despolarização de íons Na^+, K^+
N_N	Tipo neuronal, receptor ganglionar	SNC, corpo da célula pós-ganglionar, dendritos	Pentâmero[1] somente com subunidades α e β, p. ex., $(\alpha4)_2(\beta2)_3$ (SNC) ou $\alpha3\alpha5(\beta2)_3$ (gânglios)	Canal de despolarização de íons Na^+, K^+

[1]Estrutura pentamérica do órgão elétrico da raia-elétrica *Torpedo* nobiliana e musculatura fetal de mamíferos têm duas subunidades α1 e uma de cada de subunidades β1, δ, and γ. A estequiometria é indicada por subscritos, p. ex., $[(\alpha1)_2\ \beta1\ \delta\ \gamma]$. No músculo de adulto, a subunidade γ é substituída por uma subunidade ε. Há 12 receptores nicotínicos neuronais com 9 subunidades α (α2-α10) e 3 subunidades β (β2-β4). A composição de subunidades varia entre os diferentes tecidos dos mamíferos.

AMPc, monofosfato de adenosina cíclico; DAG, diacilglicerol; IP_3, trifosfato de inositol; SNC, sistema nervoso central.

Dados de Millar NS, Gotti C: Diversity of vertebrate nicotinic acetylcholine receptors, Neuropharmacology 2009 Jan;56(1):237-246.

A seletividade de ação baseia-se em vários fatores. Alguns fármacos estimulam receptores muscarínicos ou nicotínicos. Como os receptores nicotínicos são compostos por cinco subunidades diferentes, alguns agentes podem estimular os receptores nicotínicos, preferencialmente, nas junções neuromusculares e têm menos efeito sobre os receptores nicotínicos nos gânglios que consistem em diferentes subunidades. A seletividade orgânica também pode ser obtida pelo uso de vias de administração apropriadas ("seletividade farmacocinética"). Por exemplo, estimulantes muscarínicos podem ser administrados topicamente sobre a superfície do olho para modificarem a função ocular, enquanto minimizam os efeitos sistêmicos.

MODO DE AÇÃO DOS FÁRMACOS COLINOMIMÉTICOS

Os fármacos colinomiméticos de ação direta ligam-se a receptores muscarínicos ou nicotínicos e os ativam (ver Figura 7-1). Os fármacos de ação indireta produzem seus efeitos primários por inibição da acetilcolinesterase, que faz a hidrólise da acetilcolina em colina e ácido acético (ver Figura 6-3). Ao inibir a acetilcolinesterase, os fármacos de ação indireta aumentam a concentração de acetilcolina endógena em fendas sinápticas e junções neuroefetoras. O excesso de acetilcolina, por sua vez, estimula os receptores colinérgicos a evocar respostas aumentadas. Esses fármacos agem primariamente onde a acetilcolina é liberada fisiologicamente e, assim, são *amplificadores* da acetilcolina endógena.

Alguns inibidores da colinesterase também inibem a butirilcolinesterase (pseudocolinesterase). Entretanto, a inibição da butirilcolinesterase tem uma função pouco relevante na ação de fármacos colinomiméticos de ação indireta, porque essa enzima não é importante na terminação fisiológica da ação da acetilcolina sináptica. No entanto, a butirilcolinesterase atua como um sequestrador biológico para prevenir ou reduzir a extensão da inibição da colinesterase por agentes organofosforados (ver Capítulo 8). Alguns inibidores quaternários da colinesterase têm uma ação direta modesta, como a neostigmina, que ativa receptores colinérgicos nicotínicos neuromusculares diretamente, além de bloquear a colinesterase. Alguns indivíduos têm uma mutação no gene BCHE que é expressa como uma butirilcolinesterase deficiente produzida pelo fígado, resultando na incapacidade de quebrar certos relaxantes musculares (Capítulo 27) e anestésicos (Capítulo 25). Esses indivíduos podem ter uma reação grave, incluindo paralisia (e apneia) devido ao aumento das concentrações dos medicamentos.

FARMACOLOGIA BÁSICA DOS ESTIMULANTES DOS RECEPTORES COLINÉRGICOS DE AÇÃO DIRETA

Os fármacos colinomiméticos de ação direta são divididos com base na estrutura química em ésteres de colina (inclusive acetilcolina) e alcaloides (como muscarina e nicotina). Muitos desses fármacos têm efeitos sobre ambos os receptores; a acetilcolina é típica. Alguns deles são altamente seletivos tanto para o receptor muscarínico quanto para o nicotínico. Entretanto, nenhum desses fármacos

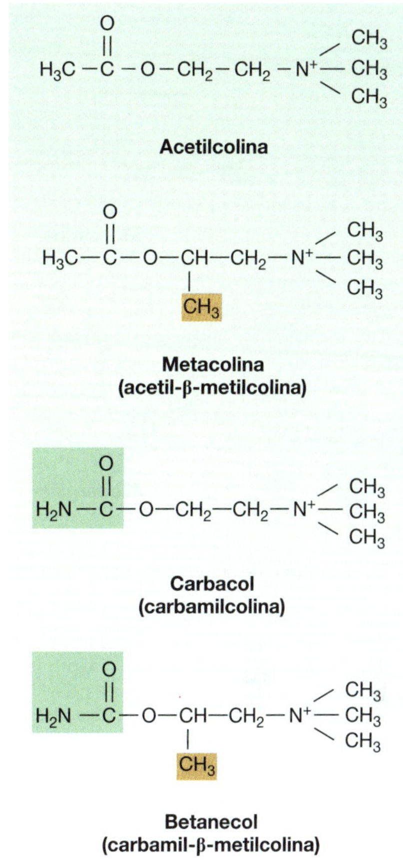

FIGURA 7-2 Estruturas moleculares de quatro ésteres de colina. Acetilcolina e metacolina são ésteres de ácido acético da colina e β-metilcolina, respectivamente. Carbacol e betanecol são ésteres do ácido carbâmico dos mesmos alcoóis.

clinicamente úteis é seletivo quanto a subtipos de receptores dentro de ambas as classes. O desenvolvimento de moduladores alostéricos seletivos para o subtipo pode ser clinicamente útil.

Química e farmacocinética

A. Estrutura

Quatro ésteres de colina importantes têm sido muito estudados, como mostrado na Figura 7-2. Seu grupo amônio quaternário com carga permanente os torna relativamente insolúveis em lipídeos. Têm sido identificados muitos fármacos colinomiméticos, naturais e sintéticos, que não são ésteres da colina; uns poucos deles são mostrados na Figura 7-3. O receptor muscarínico é fortemente estereosseletivo: (*S*)-betanecol é quase 1.000 vezes mais potente que o (*R*)-betanecol.

B. Absorção, distribuição e metabolismo

Os ésteres de colina são pouco absorvidos e mal distribuídos no sistema nervoso central, devido a sua natureza hidrofílica. Embora todos sejam hidrolisados no trato gastrintestinal (e menos ativos pela via oral), diferem bastante em sua suscetibilidade à hidrólise pela colinesterase. A acetilcolina é hidrolisada com bastante rapidez (ver Capítulo 6); grandes quantidades devem ser infundidas

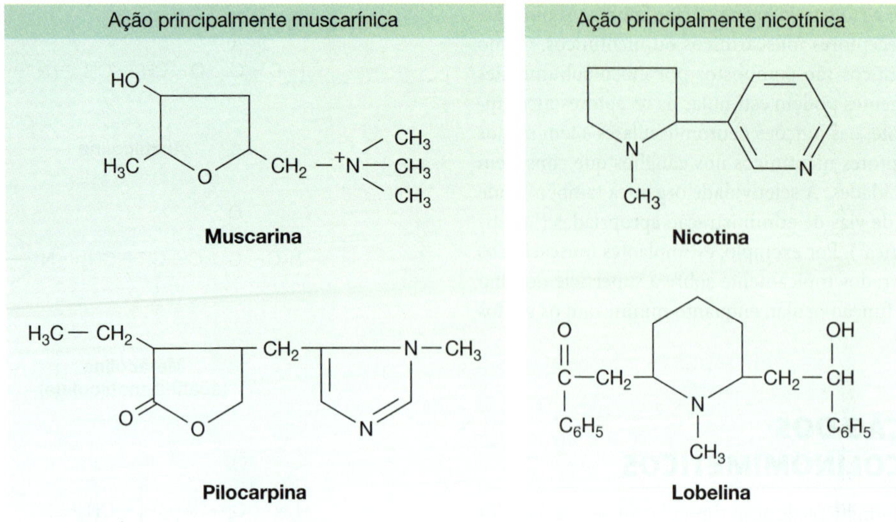

FIGURA 7-3 Estruturas de alguns alcaloides colinomiméticos.

por via intravenosa para se obterem concentrações suficientes à produção de efeitos detectáveis. Uma grande injeção intravenosa em bólus tem um efeito curto, geralmente 5 a 20 segundos, ao passo que injeções intramusculares e subcutâneas produzem apenas efeitos locais. A metacolina é mais resistente à hidrólise, e os ésteres de ácido carbâmico, carbacol e betanecol, são ainda mais resistentes à hidrólise pela colinesterase e têm durações de ação correspondentemente mais longas. O grupo β-metila (metacolina, betanecol) reduz a potência desses fármacos em receptores nicotínicos (Tabela 7-2) enquanto eles mantêm atividade nos receptores muscarínicos.

Os alcaloides colinomiméticos naturais terciários (pilocarpina, nicotina, lobelina) são bem absorvidos na maioria dos locais de administração. A nicotina, um líquido, é suficientemente lipossolúvel para sua absorção pela pele. A muscarina, uma amina quaternária, é menos absorvida no trato gastrintestinal do que as aminas terciárias, porém, não obstante, é tóxica quando ingerida – por exemplo, em certos cogumelos – e penetra até mesmo no cérebro. A lobelina é um derivado vegetal semelhante à nicotina. Essas aminas são excretadas sobretudo pelos rins. A acidificação da urina acelera a depuração das aminas terciárias (ver Capítulo 1).

TABELA 7-2 Propriedades de ésteres de colina

Éster de colina	Suscetibilidade à colinesterase	Ação muscarínica	Ação nicotínica
Cloreto de acetilcolina	++++	+++	+++
Cloreto de metacolina	+	++++	Nenhuma
Cloreto de carbacol	Irrisória	++	+++
Cloreto de betanecol	Irrisória	++	Nenhuma

Farmacodinâmica

A. Mecanismo de ação

A ativação do sistema nervoso parassimpático modifica a função orgânica por dois mecanismos principais. No primeiro, a acetilcolina liberada dos nervos parassimpáticos ativa receptores muscarínicos em células efetoras para alterar a função orgânica diretamente. No segundo, a acetilcolina liberada de nervos parassimpáticos interage com receptores muscarínicos em terminais nervosos a fim de modular a liberação de seu neurotransmissor. Por esse mecanismo, a liberação de acetilcolina e agonistas muscarínicos circulantes altera de forma indireta a função orgânica, modulando os efeitos dos sistemas nervosos parassimpático e simpático e, talvez, dos sistemas não adrenérgicos e não colinérgicos (NANC).

Como indicado no Capítulo 6, subtipos de receptor muscarínico têm sido caracterizados por estudos de ligação e clonados. Vários eventos celulares ocorrem quando receptores muscarínicos são ativados, um ou mais dos quais podem servir como segundos mensageiros para ativação muscarínica. Todos os receptores muscarínicos parecem do tipo acoplado à proteína G (ver Capítulo 2 e Tabela 7-1). A ligação de agonista muscarínico a receptores M_1, M_3 e M_5 ativa a cascata de trifosfato de inositol (IP_3) e diacilglicerol (DAG). Algumas evidências implicam DAG na abertura de canais de cálcio de músculo liso; o IP_3 libera cálcio dos retículos endoplasmático e sarcoplasmático. Os agonistas muscarínicos também aumentam as concentrações celulares de monofosfato de guanosina cíclico (GMPc). A ativação de receptores muscarínicos também aumenta o fluxo de potássio através das membranas celulares cardíacas (Figura 7-4A) e o diminui nas células ganglionares e de músculos lisos. Esse efeito é mediado pela ligação de uma subunidade βγ de proteína G ativada diretamente ao canal. Por fim, a ativação de receptores muscarínicos M_2 e M_4 inibe a atividade de adenililciclase em tecidos (p. ex., coração, intestino). Além disso, os agonistas muscarínicos atenuam a ativação da adenilato ciclase e diminuem a concentração de monofosfato de adenosina cíclico (AMPc) induzida

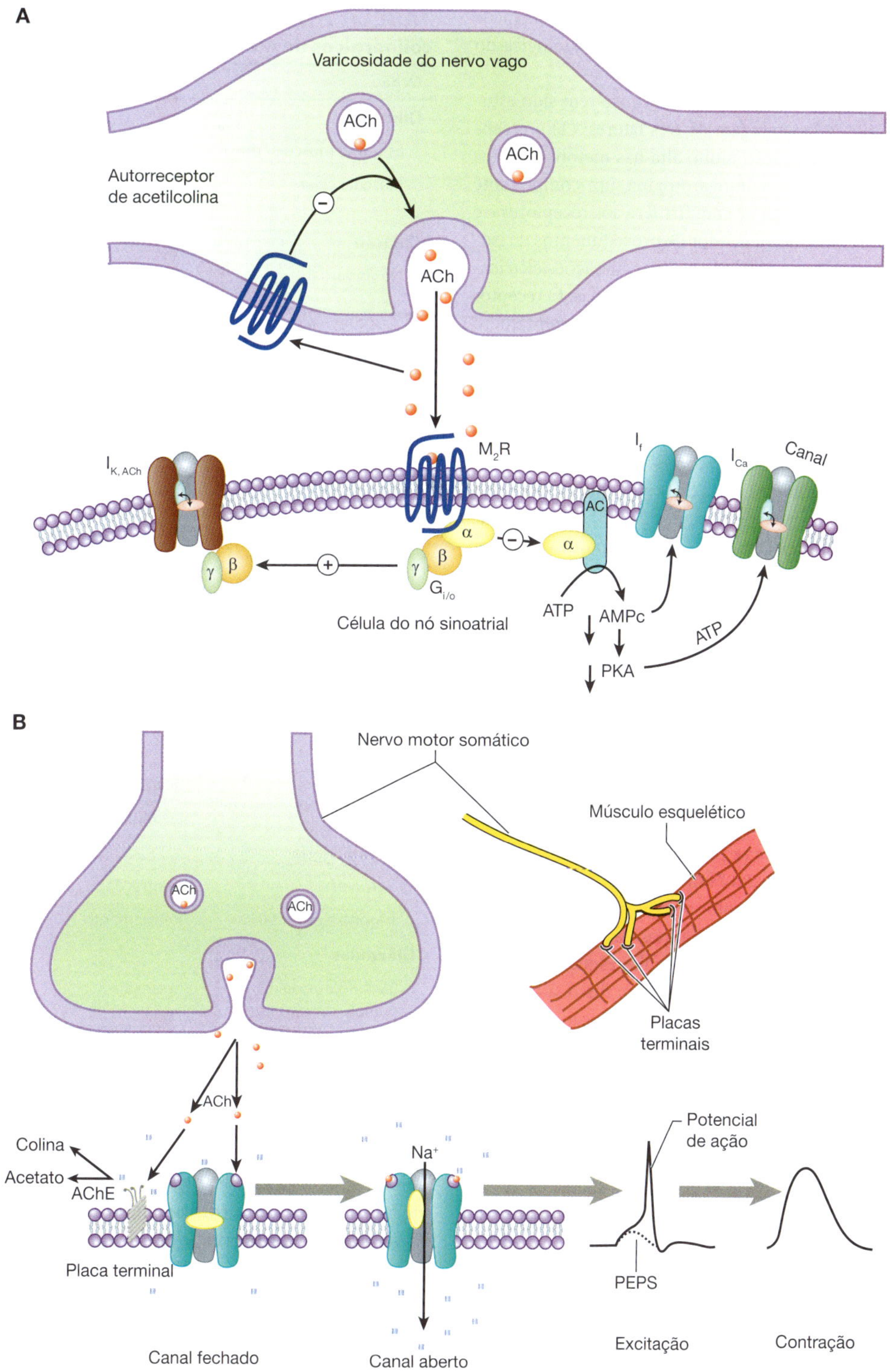

FIGURA 7-4 Sinalização muscarínica e nicotínica. (**A**) Transmissão muscarínica ao nó sinoatrial no coração. A acetilcolina (ACh) liberada de uma varicosidade de um axônio colinérgico pós-ganglionar interage com um receptor muscarínico (M_2R) de célula do nó sinoatrial ligado via $G_{i/o}$ à abertura de canal de K^+, que causa hiperpolarização, e à inibição da síntese de monofosfato de adenosina cíclico (AMPc). A redução de AMPc muda a abertura dependente da voltagem dos canais do marcapasso (I_f) para potenciais mais negativos e reduz a fosforilação e a disponibilidade dos canais de Ca^{2+} do tipo L (I_{Ca}). A ACh liberada também atua sobre um receptor muscarínico axonal (autorreceptor; consulte a Figura 6-3) para causar inibição da liberação de ACh (autoinibição). (**B**) Transmissão nicotínica na junção neuromuscular esquelética. A ACh liberada do terminal nervoso motor interage com subunidades do receptor nicotínico pentâmero para abri-lo, possibilitando que o influxo de Na^+ produza um potencial excitatório pós-sináptico (PEPS). O PEPS despolariza a membrana muscular, gerando um potencial de ação e desencadeando a contração. A acetilcolinesterase (AChE) na matriz extracelular hidrolisa ACh. ATP, trifosfato de adenosina; PKA, proteína cinase A.

por hormônios como as catecolaminas. Esses efeitos muscarínicos sobre a concentração de AMPc reduzem a resposta fisiológica do órgão a hormônios estimuladores.

O mecanismo da ativação de receptor nicotínico tem sido estudado em detalhes, obtendo vantagem de três fatores: (1) o receptor está presente em concentração muito alta nas membranas dos órgãos do peixe elétrico; (2) a α-bungarotoxina, um componente de certos venenos de cobras, liga-se com firmeza aos receptores e é rotulada de imediato como um marcador de procedimentos de isolamento; e (3) a ativação do receptor resulta em alterações elétricas e iônicas facilmente mensuráveis nas células envolvidas. O receptor nicotínico nos tecidos musculares (Figura 7-4B) é um pentâmero de quatro tipos de subunidades glicoproteicas (β, δ, γ ou ε e dois monômeros α) com um peso molecular total de cerca de 250.000. O receptor nicotínico neuronal consiste apenas em subunidades α e/ou β (ver Tabela 7-1). Cada subunidade tem quatro segmentos transmembrana. O receptor nicotínico tem dois sítios de ligação de agonistas nas interfaces formadas pelas duas subunidades α e duas subunidades adjacentes (β, γ, ε) (ver Figura 27-1B). A ligação de agonista aos sítios receptores causa uma alteração de conformação na proteína (abertura de canal) que permite que íons de sódio e potássio se difundam com rapidez para baixo de seus gradientes de concentração (íons de cálcio também podem transportar carga através do canal iônico do receptor nicotínico). A ligação de uma molécula de agonista a um dos dois sítios receptores aumenta apenas modestamente a probabilidade de abertura de canal; a ligação simultânea de agonista a ambos os sítios receptores aumenta bastante a probabilidade de abertura. A ativação de receptor nicotínico causa despolarização da célula nervosa ou da membrana da placa terminal neuromuscular. No músculo esquelético, a despolarização inicia um potencial de ação que se propaga através da membrana muscular e causa contração (Figura 7-4B).

A ocupação prolongada do receptor nicotínico por agonista encerra a resposta efetora; isto é, o neurônio pós-ganglionar deixa de disparar (efeito ganglionar), e a célula muscular esquelética relaxa (efeito de placa terminal neuromuscular). Além disso, a presença contínua do agonista nicotínico impede a recuperação elétrica da membrana pós-juncional. Assim, um estado de "bloqueio despolarizante" ocorre de início durante a ocupação persistente do receptor pelo agonista. A ocupação contínua pelo agonista está associada ao retorno da voltagem da membrana ao nível de repouso. O receptor torna-se insensível à presença do agonista, resultando em um estado refratário do receptor à reversão por outros agonistas. Como descrito no Capítulo 27, esse efeito pode ser explorado para produzir paralisia muscular.

B. Efeitos em sistemas orgânicos

A maioria dos efeitos diretos sobre sistemas orgânicos dos estimulantes receptores colinérgicos muscarínicos é facilmente prevista a partir do conhecimento dos efeitos da estimulação de nervos parassimpáticos (ver Tabela 6-3). Os efeitos de um agente típico, como a acetilcolina, estão listados na Tabela 7-3. Os efeitos dos agonistas nicotínicos assemelham-se de modo previsível a partir do conhecimento da fisiologia dos gânglios autônomos sistema nervoso central e da placa terminal motora do músculo esquelético.

1. *Olhos* Agonistas muscarínicos instilados no saco conjuntival causam contração do esfíncter muscular liso da íris (resultando em miose) e do músculo ciliar (resultando em acomodação) por meio de receptores M_3. Em consequência, a íris é puxada para fora do ângulo da câmara anterior, e a rede trabecular na base do músculo ciliar é aberta. Ambos os efeitos facilitam o efluxo de humor aquoso para o canal de Schlemm, que drena a câmara anterior e é benéfico no glaucoma.

2. *Sistema circulatório* Os efeitos cardiovasculares primários dos agonistas muscarínicos são a redução da resistência vascular periférica e alterações na frequência cardíaca dependendo da dose. Os efeitos diretos listados na Tabela 7-3 são modificados por reflexos homeostáticos importantes, conforme descrito no Capítulo 6 e ilustrado na Figura 6-7. Infusões intravenosas de doses minimamente efetivas de acetilcolina em seres humanos (p. ex., 20-50 mcg/min) causam vasodilatação, resultando em redução da pressão sanguínea, muitas vezes acompanhada por aumento reflexo da frequência cardíaca. Doses

TABELA 7-3 Efeitos de estimulantes dos receptores colinérgicos de ação direta[1]

Órgão	Resposta
Olhos	
Esfíncter muscular da íris	Contração (miose)
Músculo ciliar	Contração para visão de perto (acomodação)
Coração	
Nó sinoatrial	Diminuição da frequência (cronotropismo negativo)
Átrios	Diminuição da força contrátil (inotropismo negativo); diminuição do período refratário
Nó atrioventricular	Diminuição da velocidade de condução (dromotropismo negativo); aumento do período refratário
Ventrículos	Pequena diminuição da força contrátil
Vasos sanguíneos	
Artérias, veias	Dilatação (via EDRF); constrição (efeito direto de dose alta)
Pulmão	
Músculos brônquicos	Contração (broncoconstrição)
Glândulas brônquicas	Secreção
Trato gastrintestinal	
Motilidade	Aumento
Esfíncteres	Relaxamento
Secreção	Estimulação
Bexiga urinária	
Detrusor	Contração
Trígono e esfíncter	Relaxamento
Glândulas	
Sudoríparas, salivares, lacrimais, nasofaríngeas	Secreção

[1]Somente os efeitos diretos estão indicados; as respostas homeostáticas a essas ações diretas podem ser importantes (ver texto).
EDRF (do inglês *endothelium-derived relaxing factor*), fator relaxante derivado do endotélio.

maiores de acetilcolina produzem bradicardia e diminuem a velocidade de condução do nó atrioventricular, além de hipotensão.

As ações cardíacas diretas de estimulantes muscarínicos incluem as seguintes: (1) aumento de uma corrente de potássio ($I_{K(ACh)}$) nas células dos nós sinoatrial e atrioventricular, nas células de Purkinje e nas células musculares atriais e ventriculares; (2) diminuição da corrente lenta de cálcio (I_{Ca}) para dentro nas células do coração; e (3) redução da corrente ativada por hiperpolarização (I_f) que é subjacente à despolarização diastólica (ver Figura 7-4A). Todas essas ações são mediadas por receptores M_2 e contribuem para a lentificação da frequência do marca-passo. Os efeitos (1) e (2) causam hiperpolarização, reduzem a duração do potencial de ação e diminuem a contratilidade de células atriais e ventriculares. Previsivelmente, o nocaute de receptores M_2 elimina os efeitos bradicárdicos da estimulação vagal e cronotrópico negativo do carbacol sobre a frequência sinoatrial.

A lentificação direta da frequência sinoatrial e da condução atrioventricular produzida por agonistas muscarínicos em geral é oposta por descarga simpática reflexa, provocada pela diminuição da pressão sanguínea (ver Figura 6-7). A interação simpático-parassimpático resultante é complexa, porque a modulação muscarínica de influências do simpático ocorre por inibição da liberação de norepinefrina e por efeitos celulares pós-juncionais. Receptores muscarínicos presentes em terminais nervosos parassimpáticos pós-ganglionares permitem que a acetilcolina liberada pelos neurônios iniba sua própria secreção. Os receptores muscarínicos neuronais não precisam ser do mesmo subtipo encontrado nas células efetoras. Portanto, o efeito líquido sobre a frequência cardíaca depende das concentrações locais do agonista no coração e nos vasos, e do nível da capacidade de responsividade reflexa.

A inervação parassimpática dos ventrículos é bem menos extensa do que a dos átrios; a ativação de receptores muscarínicos ventriculares causa muito menos efeito fisiológico direto do que o visto nos átrios. Entretanto, os efeitos indiretos dos agonistas muscarínicos sobre a função ventricular são evidentes durante a estimulação nervosa simpática, por causa da modulação muscarínica de efeitos simpáticos ("antagonismo acentuado").

No organismo intacto, a injeção intravascular de agonistas muscarínicos produz vasodilatação acentuada. Contudo, os primeiros estudos de vasos sanguíneos isolados mostravam, com frequência, uma resposta contrátil a esses agentes. Sabe-se que a vasodilatação induzida por acetilcolina surge a partir da ativação de receptores M_3 e requer a presença de endotélio intacto (Figura 7-5). Os agonistas muscarínicos liberam fator relaxante derivado do endotélio (EDRF, do inglês *endothelium-derived relaxing factor*), identificado como óxido nítrico (NO), a partir de células endoteliais. O NO se difunde aos músculos lisos vasculares adjacentes, onde ativa a guanililciclase e aumenta o GMPc, resultando em relaxamento (ver Figura 12-2). Vasos isolados preparados com o endotélio preservado reproduzem consistentemente a vasodilatação vista no organismo intacto. O efeito relaxante da acetilcolina foi máximo em 3×10^{-7} M (ver Figura 7-5). Esse efeito foi eliminado na ausência de endotélio, e a acetilcolina, em concentrações maiores do que 10^{-7} M, causou então contração. Isso resulta de um efeito direto da acetilcolina sobre a musculatura lisa vascular, no qual a ativação de receptores M_3 estimula a produção de IP_3 e libera cálcio intracelular.

Os nervos parassimpáticos podem regular o tônus arteriolar em leitos vasculares de órgãos viscerais torácicos e abdominais. A acetilcolina liberada de nervos parassimpáticos pós-ganglionares relaxa a musculatura lisa arteriolar coronariana por meio da via NO/GMPc em seres humanos, como já descrito. O dano ao endotélio, como ocorre com a aterosclerose, elimina essa ação, e a acetilcolina é então capaz de contrair o músculo liso arterial e produzir vasoconstrição por meio de um aumento na liberação de cálcio intracelular. A estimulação de nervos parassimpáticos também causa vasodilatação de vasos sanguíneos cerebrais; entretanto, o efeito tende a aparecer como resultado de liberação de NO ou de neurônios NANC (nitrérgicos), ou como um cotransmissor de nervos colinérgicos. As contribuições relativas de neurônios colinérgicos e NANC aos efeitos vasculares da estimulação de nervos parassimpáticos não são conhecidas na maioria das vísceras. O músculo esquelético recebe nervos vasodilatadores colinérgicos simpáticos, mas o ponto de vista de que a acetilcolina causa vasodilatação nesse leito vascular não tem sido verificado experimentalmente. O NO, em vez da acetilcolina, pode ser liberado por esses neurônios. Contudo, esse leito vascular responde a ésteres de colina exógenos, por causa da presença de receptores M_3 em células endoteliais e de músculos lisos.

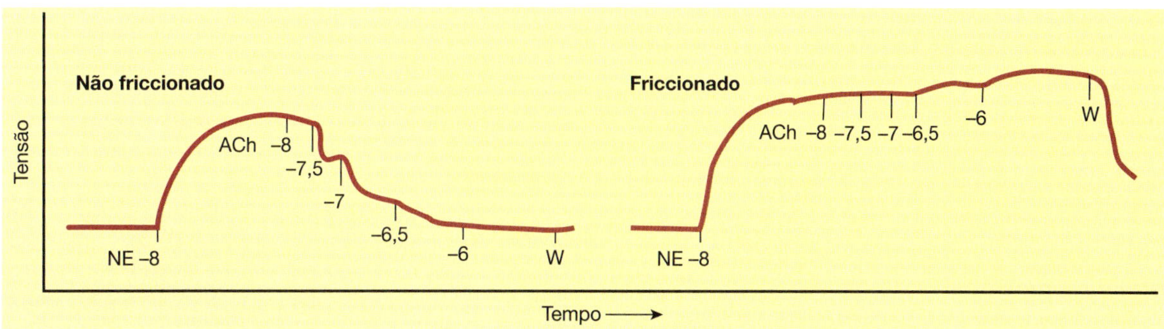

FIGURA 7-5 A ativação de receptores muscarínicos da célula endotelial pela acetilcolina (ACh) libera fator relaxante derivado do endotélio (óxido nítrico), que causa relaxamento de músculos lisos pré-contraídos por norepinefrina (noradrenalina), 10^{-8} M. A remoção do endotélio por fricção elimina o efeito relaxante e revela a contração causada por ação direta da ACh sobre os músculos lisos vasculares. (NE, norepinefrina; W, *wash* [lavado]. Os números indicam a concentração molar log aplicada no tempo indicado.) (Adaptada, com autorização, de Furchgott RF, Zawadzki JV: The obligatory role of endothelial cells in the relaxation of arterial smooth muscle by acetylcholine, Nature 1980 Nov 27;288(5789):373-376.)

Os efeitos cardiovasculares de todos os ésteres de colina são similares aos da acetilcolina – a diferença principal é sua potência e duração de ação. Por causa da resistência de metacolina, carbacol e betanecol à acetilcolinesterase, doses mais baixas administradas por via intravenosa são suficientes para a produção de efeitos semelhantes aos da acetilcolina, e a duração de ação desses ésteres sintéticos de colina é mais longa. Os efeitos cardiovasculares da maioria dos alcaloides naturais colinomiméticos e dos análogos sintéticos são também, de modo geral, similares aos da acetilcolina.

A pilocarpina é uma exceção interessante à afirmação anterior devido à sua afinidade com os receptores M_1. Se administrada por via intravenosa (um exercício experimental), pode produzir hipertensão depois de uma breve resposta hipotensiva inicial. O efeito hipertensivo prolongado pode ser atribuido à descarga simpática ganglionar causada pela ativação de receptores M_1 na membrana celular pós-ganglionar, que fecha canais de K^+ e provoca potenciais excitatórios pós-sinápticos (despolarizantes) lentos (ver Figura 6-8). Esse efeito, como o efeito hipotensivo, pode ser bloqueado pela atropina, um fármaco antimuscarínico.

3. *Sistema respiratório* Estimulantes muscarínicos contraem os músculos lisos da árvore brônquica. Além disso, as glândulas da mucosa traqueobrônquica são estimuladas para secretar. Essa combinação de efeitos pode causar sintomas ocasionais, sobretudo em indivíduos com asma. A broncoconstrição causada por agonistas muscarínicos é eliminada em animais nos quais o receptor M_3 tenha sofrido mutação.

4. *Trato gastrintestinal* A administração de agonistas muscarínicos, como na estimulação do sistema nervoso parassimpático, aumenta a atividade secretora e a motora do intestino. As glândulas salivares e gástricas são bastante estimuladas; o pâncreas e as glândulas do intestino delgado são menos estimulados. A atividade peristáltica é aumentada por todo o intestino, e a maioria dos esfíncteres é relaxada. O estímulo de contração nesse sistema orgânico envolve a despolarização da membrana celular dos músculos lisos e o aumento do influxo de cálcio. Os agonistas muscarínicos não causam contração do íleo em camundongos mutantes com falta de receptores M_2 e M_3. O receptor M_3 é necessário para a ativação direta da contração de músculos lisos, ao passo que o receptor M_2 reduz a formação de AMPc e o relaxamento causado por fármacos simpatomiméticos.

5. *Trato geniturinário* Os agonistas muscarínicos estimulam o músculo detrusor e relaxam o trígono e os músculos esfincterianos da bexiga, assim promovendo a micção. A função dos receptores M_2 e M_3 na bexiga parece ser a mesma da musculatura lisa intestinal. O útero humano não é muito sensível a agonistas muscarínicos.

6. *Glândulas secretoras diversas* Os agonistas muscarínicos estimulam a secreção de glândulas termorreguladoras sudoríparas, lacrimais e nasofaríngeas.

7. *Sistema nervoso central* O sistema nervoso central contém receptores muscarínicos nicotínicos, sendo o cérebro relativamente mais rico em sítios muscarínicos, e a medula espinal, em sítios nicotínicos. As funções fisiológicas desses receptores são abordadas no Capítulo 21.

Todos os cinco subtipos de receptores muscarínicos foram detectados no sistema nervoso central. As funções de M_1 a M_3 têm sido analisadas por meio de experimentos em camundongos nocaute. O subtipo M_1 é ricamente expresso em áreas do cérebro envolvidas na cognição. O nocaute de receptores M_1 foi associado a prejuízo da plasticidade neuronal no prosencéfalo, e a pilocarpina não induziu convulsões em camundongos mutantes M_1. Não havia efeitos no sistema nervoso central do agonista muscarínico sintético oxotremorina (tremores, hipotermia e antinocicepção) em camundongos com mutações homozigóticas de receptores M_2. Animais sem receptores M_3, principalmente aqueles do hipotálamo, têm apetite reduzido e massa de gordura corporal diminuída.

Apesar da proporção menor de receptores nicotínicos em relação aos muscarínicos, a nicotina e a lobelina (ver Figura 7-3) têm efeitos importantes sobre o tronco cerebral e córtex. A ativação de receptores nicotínicos ocorre nos *loci* pré-sinápticos e pós-sinápticos. Os receptores nicotínicos pré-sinápticos permitem que acetilcolina e nicotina regulem a liberação de vários neurotransmissores (glutamato, serotonina, ácido γ-aminobutírico [GABA], dopamina e norepinefrina). A acetilcolina regula a liberação de norepinefrina, por meio de receptores nicotínicos $\alpha3\beta4$ no hipocampo e inibe a liberação de acetilcolina por neurônios no hipocampo e no córtex. O oligômero $\alpha4\beta2$ é o receptor nicotínico mais abundante no cérebro. A exposição crônica à nicotina tem um duplo efeito nos receptores nicotínicos: ativação (despolarização) seguida por dessensibilização. O primeiro efeito está associado à maior liberação de dopamina no sistema mesolímbico em humanos. Acredita-se que esse efeito contribui para a leve ação de alerta e propriedade aditiva da nicotina absorvida do tabaco. Quando as subunidades $\beta2$ são suprimidas em experimentos de reconstituição, a ligação de nicotina é reduzida, bem como a liberação de dopamina. A dessensibilização posterior do receptor nicotínico é acompanhada por aumento da ligação com agonista de alta afinidade e de uma regulação positiva dos sítios nicotínicos de ligação, em especial daqueles do oligômero $\alpha4\beta2$. A dessensibilização mantida pode contribuir para os benefícios da terapia de reposição de nicotina, em esquemas para cessação do fumo. Em altas concentrações, a nicotina induz tremores, vômitos e estimulação do centro respiratório. Em concentrações ainda mais altas, causa convulsões, que podem terminar em coma fatal. Os efeitos letais sobre o sistema nervoso central e o fato de que a nicotina é absorvida de maneira imediata formam a base para o uso da nicotina e derivados (neonicotinoides) como inseticidas.

O subtipo $\alpha7$ de receptores nicotínicos ($\alpha7$ nAChR) é detectado nos sistemas nervosos central e periférico, onde pode funcionar na cognição e percepção da dor. Esse subtipo de receptor nicotínico é um pentâmero homomérico $(\alpha7)_5$ tendo cinco locais de ligação do agonista nas interfaces das subunidades. Moduladores alostéricos positivos (ver Capítulo 1) do receptor $\alpha7$ estão sendo desenvolvidos com vistas a melhorar a função cognitiva no tratamento da esquizofrenia.

A presença de $\alpha7$ nAChR em células não neuronais do sistema imune tem sido sugerida como uma base de ações anti-inflamatórias. A acetilcolina ou nicotina reduz a liberação de citocinas inflamatórias via $\alpha7$ nAChR em macrófagos, microglia e astrócitos. Em voluntários humanos, a nicotina transdérmica reduziu marcadores de inflamação causada por lipossacarídeo. O papel anti-inflamatório de $\alpha7$ nAChR ganhou suporte a partir de tais dados.

8. *Sistema nervoso periférico* Os gânglios autônomos são sítios importantes de ação sináptica nicotínica. O subtipo $\alpha3$ é encontrado em gânglios autônomos e é responsável por transmissão excitatória rápida. As subunidades β2 e β4 estão geralmente presentes com a subunidade α3 para formar subtipos heteroméricos nos gânglios simpáticos e parassimpáticos e na medula adrenal. Os agentes nicotínicos causam ativação marcada desses receptores nicotínicos e iniciam potenciais de ação em neurônios pós-ganglionares (ver Figura 6-8). A nicotina em si tem uma afinidade maior com receptores nicotínicos neuronais do que com receptores nicotínicos de músculos esqueléticos.

A ação da nicotina é a mesma, tanto em gânglios parassimpáticos como simpáticos. Portanto, a resposta inicial frequentemente se assemelha à descarga simultânea dos sistemas nervoso parassimpático e simpático. No caso do sistema circulatório, os efeitos da nicotina são principalmente simpatomiméticos. Hipertensão acentuada é produzida pela injeção parenteral de nicotina; taquicardia simpática pode se alternar com uma bradicardia mediada por descarga vagal. Nos tratos gastrintestinal e urinário, os efeitos são bastante parassimpatomiméticos: náuseas, vômitos, diarreia e eliminação de urina são comuns. A exposição prolongada pode resultar em bloqueio despolarizante dos gânglios.

A insuficiência autonômica autoimune primária fornece um exemplo fisiopatológico dos efeitos da **supressão** da função do receptor nicotínico nos gânglios autonômicos. Em alguns pacientes, nem a neuropatia diabética nem a amiloidose podem ser responsáveis pela insuficiência autonômica. Nesses indivíduos, estão presentes autoanticorpos circulantes seletivos para o subtipo de receptor nicotínico α3β4 e causam hipotensão ortostática, redução da sudorese, boca e olhos secos, função barorreflexa reduzida, retenção urinária, constipação e disfunção erétil. Esses sinais de falha autonômica podem ser amenizados pela plasmaférese, que também reduz a concentração de autoanticorpos anti receptor nicotínico α3β4.

A deleção da subunidade α3 ou das subunidades β2 e β4 causa disfunção autonômica disseminada e bloqueia a ação da nicotina em animais experimentais. Seres humanos com deficiência de subunidades α3 são afligidos por desenvolvimento inadequado da bexiga urinária, microcólon, síndrome de hipoperistaltismo intestinal; incontinência urinária, distensão vesical e midríase também ocorrem.

Receptores nicotínicos neuronais estão presentes em terminações nervosas sensoriais – principalmente nervos aferentes em artérias coronárias e nos corpos carotídeo e aórtico, assim como nas células glômicas do último. A ativação desses receptores por estimulantes nicotínicos e de receptores muscarínicos em células glômicas por estimulantes muscarínicos provoca respostas medulares complexas, inclusive alterações respiratórias e descarga vagal.

9. *Junção neuromuscular* Os receptores nicotínicos no aparelho da placa terminal neuromuscular são semelhantes, mas não idênticos, aos receptores nos gânglios autônomos (ver Tabela 7-1). Ambos os tipos respondem a acetilcolina e a nicotina. (Contudo, como observado no Capítulo 8, os receptores para fármacos bloqueadores nicotínicos diferem em suas exigências estruturais.) Quando um agonista nicotínico é aplicado diretamente (por iontoforese ou injeção intra-arterial), resulta uma despolarização imediata da placa terminal, causada pelo aumento da permeabilidade a íons de sódio e de potássio (ver Figura 7-4B). A resposta contrátil varia desde fasciculações desorganizadas de unidades motoras independentes a uma contração forte de todo o músculo, conforme a sincronia da despolarização das placas terminais pelo músculo. Os agentes nicotínicos despolarizantes não hidrolisados com rapidez (como a própria nicotina) causam desenvolvimento rápido de bloqueio por despolarização; o bloqueio de transmissão persiste mesmo quando a membrana se repolariza (discutido nos Capítulos 8 e 27). Essa última fase de bloqueio manifesta-se como paralisia flácida, no caso de músculos esqueléticos.

FARMACOLOGIA BÁSICA DOS COLINOMIMÉTICOS DE AÇÃO INDIRETA

As ações da acetilcolina liberada de nervos motores autônomos e somáticos são terminadas pela hidrólise enzimática da molécula. A hidrólise é realizada pela ação da acetilcolinesterase, que está presente em altas concentrações nas sinapses colinérgicas. Os colinomiméticos de ação indireta têm seu efeito primário no sítio ativo dessa enzima, embora alguns também apresentem ações diretas em receptores nicotínicos. As diferenças principais entre membros do grupo são químicas e farmacocinéticas – suas propriedades farmacodinâmicas são quase idênticas.

Química e farmacocinética

A. Estrutura

Há três grupos químicos de inibidores da colinesterase: (1) alcoóis simples que contêm um grupo de amônio quaternário (p. ex., edrofônio); (2) ésteres de ácido carbâmico de alcoóis que contêm grupos de amônio quaternário ou terciário (carbamatos; p. ex., neostigmina); e (3) derivados orgânicos do ácido fosfórico (organofosforados; p. ex., ecotiofato). Exemplos dos primeiros dois grupos são mostrados na Figura 7-6. Edrofônio (não disponível no Brasil), neostigmina e piridostigmina são agentes sintéticos de amônio quaternário usados em medicina. A fisostigmina (eserina) é uma amina terciária de ocorrência natural com maior solubilidade lipídica, também usada na terapêutica. A carbarila é típica de um grande grupo de inseticidas carbamatos por sua alta solubilidade lipídica, de modo que a absorção no inseto e a distribuição ao sistema nervoso central são muito rápidas.

Alguns poucos dos estimados 50 mil organofosforados são mostrados na Figura 7-7. Muitos dos organofosforados (o ecotiofato é uma exceção) são líquidos altamente solúveis em lipídeos. O ecotiofato (não disponível no Brasil), um derivado da tiocolina, tem valor clínico porque, além de ter ação prolongada como outros organofosforados, é mais estável em solução aquosa. O sarin é um "gás nervoso" extremamente potente. A parationa e a malationa são profármacos de tiofosfatos (fosfatos contendo enxofre) inativas; são convertidas aos derivados fosfatos em animais e plantas e usadas como inseticidas.

B. Absorção, distribuição e metabolismo

A absorção dos carbamatos quaternários pela conjuntiva, pela pele, pelo intestino e pelos pulmões é, como previsto, pouca, pois sua carga permanente os torna relativamente insolúveis em lipídeos. Assim, doses muito maiores são necessárias para administração oral do que para injeção parenteral. A distribuição no sistema nervoso central é irrisória. A fisostigmina, em contraste, é bem

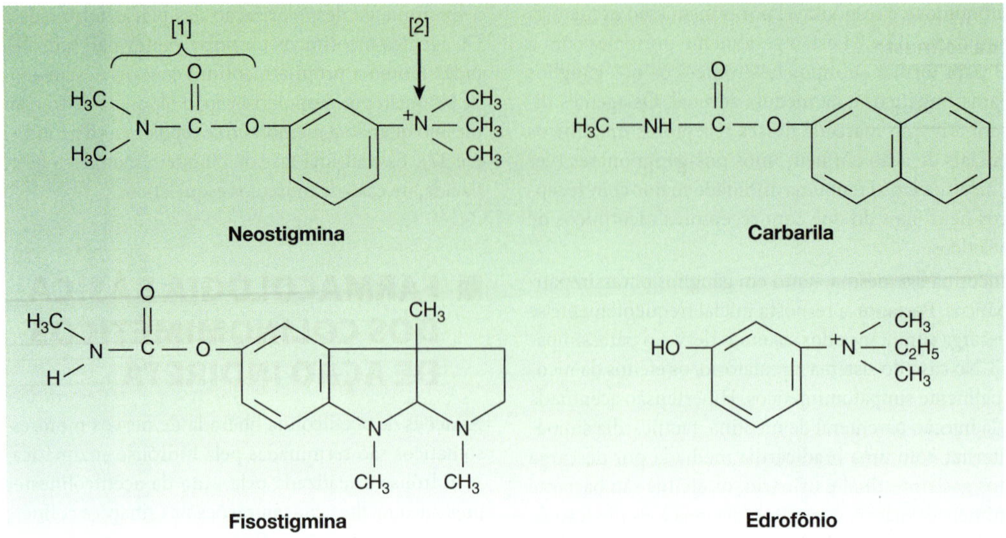

FIGURA 7-6 Inibidores da colinesterase. A neostigmina exemplifica o éster típico composto de ácido carbâmico [1] e um fenol portando um grupo de amônio quaternário [2]. A fisostigmina, um carbamato de ocorrência natural, é uma amina terciária. O edrofônio não é um éster, mas se liga ao sítio ativo da enzima. A carbarila é usada como inseticida.

absorvida em todos os sítios e pode ser usada topicamente no olho (Tabela 7-4). É distribuída no sistema nervoso central e mais tóxica do que os carbamatos quaternários mais polares. Os carbamatos são considerados estáveis em solução aquosa, mas podem ser metabolizados por esterases inespecíficas no corpo, bem como pela colinesterase. Entretanto, a duração de seu efeito é determinada pela estabilidade do complexo inibidor-enzima (ver adiante a seção "Mecanismo de ação"), não por metabolismo e excreção.

Os inibidores da colinesterase organofosforados (exceto ecotiofato) são bem absorvidos pela pele, pelo pulmão, pelo intestino e pela conjuntiva – o que os torna perigosos para seres humanos e muito eficazes como inseticidas. São relativamente menos estáveis

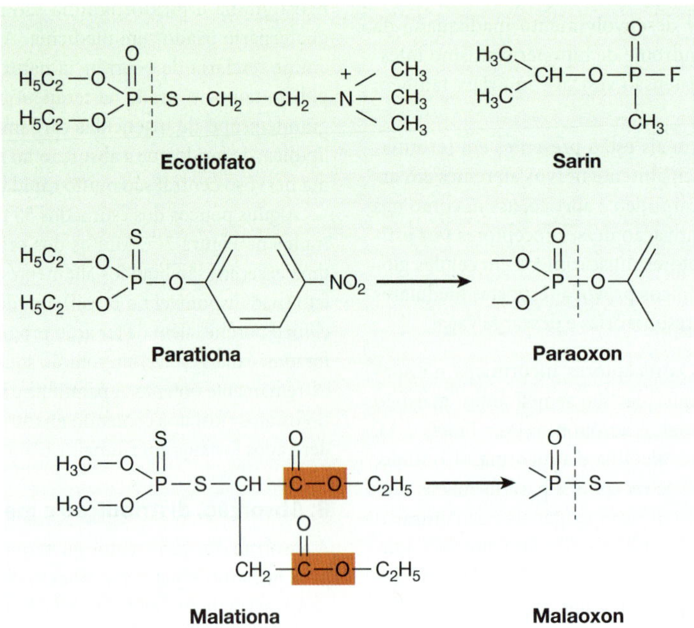

FIGURA 7-7 Estruturas de alguns organofosforados inibidores da colinesterase. As *linhas tracejadas* indicam o elo hidrolisado na ligação à enzima. As ligações de éster sombreadas na malationa representam os pontos de destoxificação da molécula em mamíferos e aves.

TABELA 7-4 Aplicações clínicas e durações da ação de inibidores da colinesterase

Grupo, fármaco	Usos	Duração da ação aproximada
Alcoóis		
Edrofônio	Miastenia grave, íleo, arritmias	5-15 min
Carbamatos e agentes correlatos		
Neostigmina	Miastenia grave, íleo	0,5-4 h
Piridostigmina	Miastenia grave	4-6 h
Fisostigmina	Para envenenamento anticolinérgico	0,5-2 h
Organofosforados		
Ecotiofato	Glaucoma	100 h

do que os carbamatos quando dissolvidos em água e assim têm uma meia-vida limitada no ambiente (em comparação com outra classe importante de inseticidas, os hidrocarbonetos halogenados, p. ex., DDT). O ecotiofato é bastante polar e mais estável do que a maioria dos outros organofosforados. Quando preparado em solução aquosa para uso oftálmico, retém sua atividade por semanas.

Os inseticidas tiofosfatos (parationa, malationa e compostos correlatos) são bastante lipossolúveis e absorvidos com rapidez por todas as vias. Precisam ser ativados no corpo por conversão aos análogos oxigenados (ver Figura 7-7), processo que ocorre de forma rápida em insetos e vertebrados. A malationa e alguns outros inseticidas organofosforados também são metabolizados rapidamente pela via da carboxilase a produtos inativos em aves e mamíferos, mas não em insetos; portanto, esses agentes são considerados bastante seguros para venda ao público geral. Infelizmente, os peixes não podem destoxificar a malationa, e números significativos de peixes têm morrido pelo uso abundante desse agente perto de cursos de água. A parationa não é destoxificada de forma efetiva em vertebrados; assim, é consideravelmente mais perigosa para seres humanos e animais domésticos, e não está disponível para uso pelo público em geral nos Estados Unidos.*

Todos os organofosforados, exceto o ecotiofato, são distribuídos para todas as partes do corpo, inclusive sistema nervoso central. Por isso, toxicidade para o sistema nervoso central é um componente importante do envenenamento com esses agentes.

Farmacodinâmica

A. Mecanismo de ação

A acetilcolinesterase é o alvo primário desses fármacos, mas a butirilcolinesterase também é inibida. A acetilcolinesterase é uma enzima extremamente ativa. Na etapa catalítica inicial, a acetilcolina liga-se ao sítio ativo da enzima e é hidrolisada, gerando colina livre e enzima acetilada. Na segunda etapa, a ligação covalente acetilenzima é rompida, com a adição de água (hidratação). O processo todo ocorre em cerca de 150 microssegundos.

Todos os inibidores da colinesterase aumentam a concentração de acetilcolina endógena nos receptores colinérgicos por inibição da acetilcolinesterase. Entretanto, os detalhes moleculares de sua interação com a enzima variam de acordo com os três subgrupos químicos mencionados anteriormente.

O primeiro grupo, do qual o edrofônio é o exemplo, consiste em alcoóis quaternários. Esses agentes ligam-se reversivelmente de forma eletrostática e por ligações de hidrogênio ao sítio ativo, assim impedindo o acesso da acetilcolina. O complexo inibidor-enzima não envolve uma ligação covalente e tem uma vida correspondentemente curta (na ordem de 2 a 10 minutos). O segundo grupo consiste em ésteres carbamatos (p. ex., neostigmina e fisostigmina). Esses agentes sofrem uma sequência de hidrólise em duas etapas análoga à descrita no caso da acetilcolina. Contudo, a ligação covalente da enzima *carbamilatada* é mais resistente ao segundo processo (hidratação), e essa etapa é igualmente longa (na ordem de 30 minutos a 6 horas). O terceiro grupo é composto de organofosforados. Esses agentes também sofrem ligação inicial e hidrólise pela enzima, resultando em um sítio ativo *fosforilado*. A ligação covalente fósforo-enzima é muito estável e hidrolisa na água em uma velocidade bastante lenta (centenas de horas). Depois da etapa inicial de ligação-hidrólise, o complexo enzimático fosforilado pode sofrer um processo denominado **envelhecimento**. Esse processo, aparentemente, envolve a quebra de uma das ligações oxigênio-fósforo do inibidor e fortalece ainda mais a ligação fósforo-enzima. A velocidade de envelhecimento varia com o composto organofosforado em particular. Por exemplo, o envelhecimento ocorre dentro de 10 minutos com o agente de guerra química soman, mas até 48 horas depois com o agente VX (agente venenoso X). Se administrados antes do envelhecimento, nucleófilos fortes, como a pralidoxima (PAM), são capazes de quebrar a ligação fósforo-enzima e podem ser usados como fármacos "regeneradores de colinesterase" para o envenenamento por inseticidas organofosforados (ver Capítulo 8). Uma vez ocorrido o envelhecimento, o complexo inibidor-enzima é ainda mais estável e mais difícil de romper, mesmo com compostos regeneradores de oximas.

Os inibidores de organofosforados são referidos às vezes como inibidores "irreversíveis" da colinesterase, e o edrofônio e os carbamatos são considerados inibidores "reversíveis", por causa das diferenças acentuadas quanto à duração de ação. Contudo, os mecanismos moleculares de ação dos três grupos não dão suporte a essa descrição simplista.

B. Efeitos em sistemas orgânicos

Os efeitos farmacológicos mais proeminentes dos inibidores da colinesterase ocorrem nos sistemas cardiovascular e gastrintestinal, no olho e na junção neuromuscular de músculos esqueléticos (como descrito no "Estudo de caso"). Como a ação primária consiste em ampliar as ações da acetilcolina endógena, os efeitos são semelhantes (mas nem sempre idênticos) aos dos colinomiméticos de ação direta.

1. *Sistema nervoso central* Em baixas concentrações, os inibidores da colinesterase lipossolúveis causam ativação difusa à eletrencefalografia e uma resposta de alerta subjetiva. Em concentrações mais altas, causam convulsões generalizadas, que podem ser seguidas por coma e parada respiratória.

2. *Olhos, sistema respiratório, trato gastrintestinal, vias urinárias* Os efeitos dos inibidores da colinesterase nesses sistemas orgânicos, todos bem inervados pelo sistema nervoso parassimpático,

*N. de R.T. O uso de parationa em defensivos agrícolas é proibido no Brasil, e seu uso foi banido pela Anvisa em 2015.

são qualitativamente muito similares aos efeitos dos colinomiméticos de ação direta (ver Tabela 7-3).

3. *Sistema circulatório* Os inibidores da colinesterase podem aumentar a atividade em gânglios simpáticos e parassimpáticos suprindo o coração, e nos receptores de acetilcolina nas células neuroefetoras (músculos cardíacos e lisos vasculares) que recebem inervação colinérgica.

No coração, predominam os efeitos do parassimpático. Assim, inibidores da colinesterase, como edrofônio, fisostigmina ou neostigmina, mimetizam os efeitos da ativação do nervo vago no coração. São produzidos efeitos cronotrópicos, dromotrópicos e inotrópicos negativos, e o débito cardíaco cai. A queda no débito cardíaco é atribuível a bradicardia, contratilidade atrial diminuída e alguma redução da contratilidade ventricular. O último efeito resulta de inibição pré-juncional da liberação de norepinefrina, bem como de efeitos simpáticos celulares pós-juncionais.

Os inibidores da colinesterase têm efeitos mínimos por ação direta sobre músculos lisos vasculares, porque a maioria dos leitos vasculares carece de inervação colinérgica (a vasculatura coronariana é uma exceção). Em doses moderadas, os inibidores da colinesterase causam o aumento da resistência vascular sistêmica e da pressão sanguínea, que se inicia nos gânglios simpáticos, no caso de compostos nitrogenados quaternários, e também nos centros simpáticos centrais, no caso de agentes lipossolúveis. A atropina, atuando nos sistemas nervosos central e periférico, pode prevenir o aumento da pressão sanguínea e da norepinefrina plasmática.

Portanto, os efeitos cardiovasculares *líquidos* de doses moderadas de inibidores da colinesterase consistem em bradicardia modesta, queda no débito cardíaco e resistência vascular aumentada, que resulta em elevação da pressão sanguínea. (Assim, em pacientes com doença de Alzheimer hipertensos, o tratamento com inibidores da colinesterase requer que a pressão sanguínea seja monitorada para ajuste da terapia anti-hipertensiva.) Em doses altas (tóxicas) de inibidores da colinesterase, ocorre bradicardia acentuada, o débito cardíaco diminui de forma significativa e sobrevém hipotensão.

4. *Junção neuromuscular* Os inibidores da colinesterase têm efeitos importantes terapêuticos e tóxicos na junção neuromuscular do músculo esquelético. As concentrações baixas (terapêuticas) prolongam moderadamente e intensificam as ações da acetilcolina liberada de maneira fisiológica. Isso aumenta a força da contração, sobretudo em músculos enfraquecidos por agentes bloqueadores neuromusculares semelhantes ao curare, ou por miastenia grave (uma doença autoimune que diminui os receptores nicotínicos neuromusculares funcionais). Em concentrações mais altas, o acúmulo de acetilcolina pode resultar em fibrilação de fibras musculares. O disparo antidrômico do neurônio motor também pode ocorrer, resultando em fasciculações que envolvem toda a unidade motora. Com inibição acentuada da acetilcolinesterase, ocorre bloqueio neuromuscular despolarizante, que pode ser seguido por uma fase de bloqueio não despolarizante, como visto com o suxametônio (ver Tabela 27-2 e Figura 27-7).

Alguns carbamatos quaternários inibidores da colinesterase (p. ex., neostigmina e piridostigmina) têm um efeito agonista nicotínico *direto* adicional na junção neuromuscular. Isso pode contribuir para a efetividade desses fármacos como terapia para miastenia.

FARMACOLOGIA CLÍNICA DOS COLINOMIMÉTICOS

Os colinomiméticos são usados principalmente no tratamento de doenças do olho (glaucoma, esotropia de acomodação), dos tratos gastrintestinal e urinário (atonia pós-operatória, bexiga neurogênica) e da junção neuromuscular (miastenia grave, paralisia neuromuscular induzida por curare), bem como para tratar pacientes com doença de Alzheimer. Os inibidores da colinesterase são usados, às vezes, no tratamento da sobredose de atropina e, muito raramente, na terapia de certas arritmias atriais.

Aplicações clínicas

A. Olhos

O glaucoma é uma doença caracterizada por pressão intraocular elevada. Os estimulantes muscarínicos e inibidores da colinesterase reduzem a pressão intraocular, causando contração do corpo ciliar, de modo a facilitar a drenagem do humor aquoso (ver Figura 6-9). No passado, o glaucoma era tratado com agonistas diretos (pilocarpina, metacolina, carbacol) ou com inibidores da colinesterase (fisostigmina, demecário, ecotiofato, isoflurofato). Para o glaucoma crônico, esses fármacos têm sido substituídos por derivados da prostaglandina e antagonistas dos receptores β-adrenérgicos tópicos.

O glaucoma agudo de ângulo fechado é uma emergência médica que, com frequência, é tratada de início com fármacos, mas que requer cirurgia para correção permanente. O tratamento inicial, geralmente, consiste em uma combinação de um agonista muscarínico direto (p. ex., pilocarpina) com outros fármacos. Uma vez controlada a pressão intraocular e diminuído o perigo de perda da visão, o paciente pode ser preparado para cirurgia corretiva (iridectomia a *laser*). O glaucoma de ângulo aberto e alguns casos de glaucoma secundário são doenças crônicas que não são tratadas com correção cirúrgica tradicional, embora técnicas recentes com *laser* pareçam úteis. Outros tratamentos para glaucoma são descritos no Quadro "Tratamento do glaucoma", no Capítulo 10 e na Tabela 10-3.

A esotropia de acomodação (estrabismo causado por erro de acomodação hipermetrópico) em crianças pequenas algumas vezes é diagnosticada e tratada com agonistas colinomiméticos. A dose é semelhante ou mais alta do que a usada no glaucoma.

B. Tratos gastrintestinal e urinário

Em distúrbios clínicos que envolvem depressão da atividade de músculos lisos sem obstrução, fármacos colinomiméticos com efeitos muscarínicos diretos ou indiretos podem ser úteis. Esses distúrbios incluem íleo pós-operatório (atonia ou paralisia do estômago ou intestino subsequente à manipulação cirúrgica) e megacólon congênito. Retenção urinária pode ocorrer no pós-operatório ou pós-parto, ou ser secundária a lesão ou doença da medula espinal (bexiga neurogênica). Colinomiméticos também foram usados algumas vezes para aumentar o tônus do esfíncter esofágico inferior em pacientes com esofagite de refluxo, mas inibidores da bomba de prótons geralmente são indicados (ver Capítulo 62). Dos agonistas muscarínicos, o betanecol é o mais usado nesses distúrbios. No caso de problemas gastrintestinais, geralmente é administrado por via oral, em uma dose de 10 a 25 mg, 3 ou 4 vezes ao dia. Em pacientes com retenção urinária, o betanecol pode ser administrado por via subcutânea em uma dose de 5 mg e repetido em 30 minutos, se necessário. Dos inibidores da colinesterase, a neostigmina é o mais utilizado com essa finalidade. Em caso de íleo paralítico ou atonia da bexiga urinária, a neostigmina pode ser administrada por via subcutânea em uma dose de 0,5 a 1 mg. Se o paciente for capaz de ingerir o fármaco por via oral, a neostigmina pode ser administrada em uma dose de 15 mg. Em todas essas situações, o médico deve estar seguro de que não há obstrução mecânica ao efluxo antes de usar o colinomimético. Caso contrário, o medicamento pode agravar o problema, causar refluxo da urina para os rins e possivelmente causar perfuração como resultado do aumento da pressão.

A pilocarpina é usada há muito tempo para aumentar a secreção salivar. A cevimelina, um derivado quinuclidínico da acetilcolina, é um novo agonista muscarínico de ação direta, utilizado para o tratamento da boca seca associada à síndrome de Sjögren ou daquela causada por lesão das glândulas salivares por irradiação.

C. Junção neuromuscular

A miastenia grave é uma doença autoimune que afeta junções neuromusculares em músculos esqueléticos. Nessa doença, são produzidos anticorpos contra a principal região imunogênica encontrada em subunidades α1 do complexo nicotínico receptor-canal. Os anticorpos são detectados em 85% dos pacientes miastênicos. Os anticorpos reduzem a função do receptor nicotínico por: (1) ligação cruzada com receptores, processo que estimula sua internalização e degradação; (2) lise da membrana pós-sináptica; e (3) ligação ao receptor nicotínico e inibição da função. Achados frequentes são ptose, diplopia, dificuldade de falar e deglutir, e fraqueza das extremidades. A doença grave pode afetar todos os músculos, inclusive aqueles necessários para a respiração. A doença se assemelha à paralisia neuromuscular produzida por D-tubocurarina e fármacos bloqueadores neuromusculares não despolarizantes similares (ver Capítulo 27). Os pacientes com miastenia são estranhamente sensíveis à ação de fármacos curariformes e de outros que interferem na transmissão neuromuscular, como antibióticos aminoglicosídeos.

Os inibidores da colinesterase – mas não os agonistas dos receptores de acetilcolina de ação direta – são extremamente valiosos na terapia da miastenia. Os pacientes com miastenia ocular podem ser tratados com apenas inibidores da colinesterase (ver Figura 7-4B). Os pacientes com fraqueza muscular mais disseminada também são tratados com fármacos imunossupressores (esteroides, ciclosporina e azatioprina). Em alguns pacientes, a glândula timo é removida; pacientes muito afetados podem se beneficiar da administração de imunoglobulinas e de plasmaférese.

O edrofônio, às vezes, é usado como teste diagnóstico para miastenia. Uma dose de 2 mg é injetada por via intravenosa, depois de mensurada a força muscular de linha de base. Se nenhuma reação ocorrer após 45 segundos, 8 mg adicionais podem ser injetados. Se o paciente tiver miastenia grave, geralmente observa-se uma melhoria da força muscular, que dura cerca de 5 minutos.

Situações clínicas em que miastenia grave (crise miastênica) precisa ser distinguida de terapia farmacológica excessiva (crise colinérgica) geralmente ocorrem em pacientes miastênicos muito enfermos, e devem ser tratadas em hospital com sistemas de suporte de emergências (p. ex., ventiladores mecânicos) adequados. O edrofônio pode ser usado para avaliar se o tratamento com inibidores da colinesterase de ação mais longa, geralmente prescritos a pacientes com miastenia grave, está adequado. Se quantidades excessivas de inibidores da colinesterase tiverem sido usadas, os pacientes podem ficar fracos por causa do bloqueio despolarizante nicotínico da placa terminal motora. Esses pacientes também podem exibir sintomas de estimulação excessiva de receptores muscarínicos (cólicas abdominais, diarreia, salivação aumentada, excesso de secreções brônquicas, miose, bradicardia). Baixas doses de edrofônio (1-2 mg, IV) não produzirão alívio algum, ou mesmo piorarão a fraqueza se o paciente estiver recebendo terapia excessiva com inibidor de colinesterase. Por outro lado, se o paciente melhorar com o edrofônio, pode ser indicado um aumento da dose do inibidor de colinesterase.

A terapia de longo prazo para miastenia grave geralmente é realizada com piridostigmina; neostigmina é uma alternativa. As doses são tituladas a níveis ideais com base em modificações da força muscular. Esses fármacos têm ação relativamente curta, e por isso requerem doses frequentes (a cada 6 horas, para piridostigmina, e a cada 4 horas, para neostigmina; ver Tabela 7-4). Preparados de liberação retardada estão disponíveis, mas só devem ser usados à noite e se necessário. Inibidores da colinesterase de ação mais longa, como os agentes organofosforados, não são usados, porque a necessidade de doses nessa doença muda rápido demais para permitir controle fácil dos sintomas com fármacos de ação longa.

Se forem proeminentes, os efeitos muscarínicos dessa terapia podem ser controlados pela administração de fármacos antimuscarínicos, como a atropina. É comum o desenvolvimento de tolerância aos efeitos muscarínicos dos inibidores da colinesterase, de modo a não haver necessidade de tratamento com atropina.

O bloqueio neuromuscular muitas vezes é produzido como um complemento à anestesia cirúrgica, usando-se relaxantes neuromusculares não despolarizantes, como o pancurônio e agentes mais novos (ver Capítulo 27). Após cirurgia, geralmente é desejável reverter essa paralisia farmacológica prontamente. Isso pode ser alcançado com facilidade pelo uso de inibidores da colinesterase; neostigmina e edrofônio são os fármacos de escolha. São aplicados por via intravenosa ou intramuscular para efeito rápido. Alguns venenos de serpentes têm efeitos semelhantes ao curare, e o uso de neostigmina em aerossol nasal está em estudo para prevenção de parada respiratória.

Formas indiretas de aumentar a liberação de acetilcolina têm sido utilizadas em condições como a síndrome miastênica de Lambert-Eaton, alterando a liberação de acetilcolina na junção neuromuscular (ver Quadro "Moduladores da liberação de acetilcolina").

D. Coração

O inibidor de colinesterase de curta duração edrofônio foi usado para tratar taquiarritmias supraventriculares, particularmente a taquicardia paroxística supraventricular. Para essa indicação, o edrofônio tem sido substituído por fármacos mais recentes com mecanismos diferentes (adenosina e os bloqueadores do canal de cálcio verapamil e diltiazem; ver Capítulo 14).

Moduladores da liberação de acetilcolina

A amifampridina e a 4-aminopiridina (fampridina e dalfampridina) são antagonistas dos canais de potássio que bloqueiam o efluxo de potássio nos terminais nervosos e podem resultar em potenciais de ação prolongados. No caso da síndrome miastênica de Lambert-Eaton, na qual são produzidos anticorpos que interferem na função adequada do canal de Ca^{2+} ($VGCa^{2+}$) no nervo pré-sináptico da junção neuromuscular (Figura 7-8), há uma diminuição na quantidade da liberação de acetilcolina na junção neuromuscular que resulta em fraqueza. Amifampridina e 4-aminopiridina podem ser usadas para prolongar a excitabilidade, inibindo o efluxo de K^+ e retardando a repolarização, resultando em mais ativação de $VGCa^{2+}$. O resultado final é o aumento da liberação de acetilcolina e aumento da resistência.

Amifampridina e 4-aminopiridina são > 90% biodisponíveis, metabolizadas principalmente por acetilação e excretadas pelos rins. Portanto, diferenças genéticas na taxa de acetilação ou função renal alteram a eficácia dos compostos e os efeitos colaterais. A amifampridina e a 4-aminopiridina, devido aos efeitos no SNC e nos canais de potássio cardíacos, podem aumentar a atividade convulsiva e prolongar o intervalo QT cardíaco. Portanto, eles não devem ser usados em indivíduos com histórico de convulsões ou epilepsia ou em pacientes com fibrilação atrial conhecida ou intervalo QT longo. Outras reações adversas incluem formigamento (parestesias), dormência e insônia.

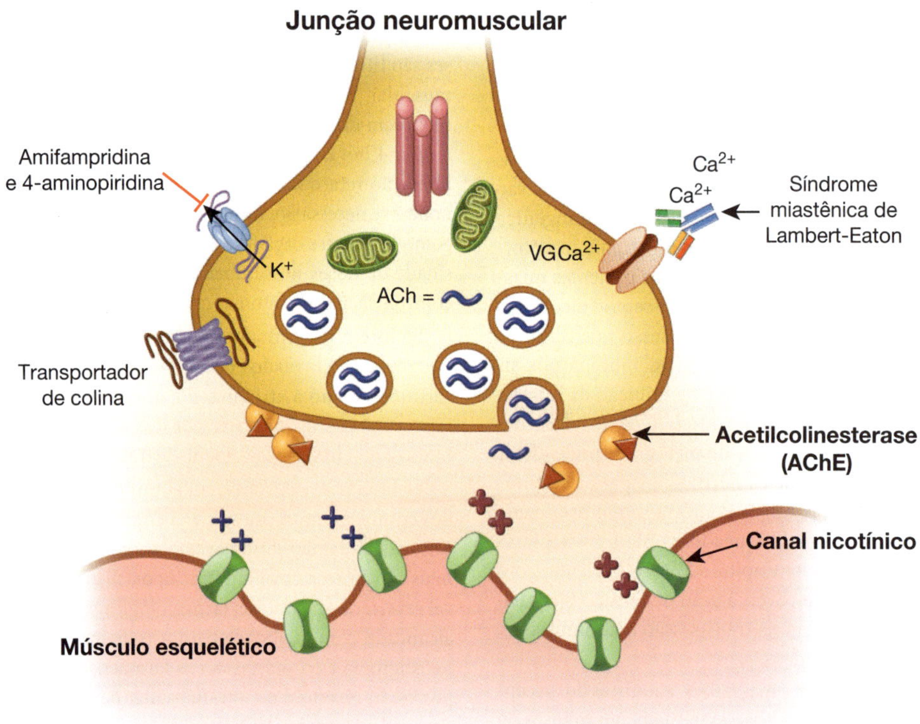

FIGURA 7-8 Ilustração esquemática de uma junção neuromuscular demonstrando como os moduladores de liberação de acetilcolina atuam na síndrome autoimune miastênica de Lambert-Eaton (LEMS). A amifampridina e a 4-aminopiridina agem no terminal nervoso bloqueando os canais de potássio e ajudando a manter uma carga positiva no terminal nervoso que aumenta a liberação de acetilcolina (ACh). $VGCa^{2+}$, canais de cálcio operados por voltagem.

E. Intoxicação por fármacos antimuscarínicos

A intoxicação por atropina é potencialmente letal em crianças (ver Capítulo 8) e pode causar graves transtornos comportamentais prolongados e arritmias em adultos. Os antidepressivos tricíclicos, quando tomados em dose excessiva (muitas vezes com intenção suicida), também causam bloqueio muscarínico grave (ver Capítulo 30). O bloqueio de receptores muscarínicos produzido por todos esses agentes é de natureza competitiva e pode ser superado pelo aumento da quantidade de acetilcolina endógena nas junções neuroefetoras. Teoricamente, um inibidor da colinesterase poderia ser usado para reverter esses efeitos. A fisostigmina tem sido usada com essa indicação, porque entra no sistema nervoso central e reverte os sinais centrais, bem como os periféricos, de bloqueio muscarínico. Contudo, como descrito adiante, a própria fisostigmina pode produzir efeitos perigosos no sistema nervoso central e, por isso, essa terapia só é utilizada em pacientes com elevação perigosa da temperatura corporal ou taquicardia supraventricular muito rápida (ver também Capítulo 58).

F. Sistema nervoso central

A tacrina foi o primeiro fármaco com ações anticolinesterase e outras ações colinomiméticas usado para o tratamento de doença de Alzheimer leve a moderada. A eficácia da tacrina é baixa, e sua toxicidade hepática, significativa. Donepezila, galantamina e rivastigmina são inibidores não carregados da acetilcolinesterase mais novos, mais seletivos, que parecem ter o mesmo benefício clínico secundário que a tacrina, mas com menos toxicidade, no tratamento de disfunção cognitiva em pacientes de Alzheimer. A donepezila pode ser administrada 1 vez ao dia por causa de sua meia-vida longa e não tem o efeito hepatotóxico da tacrina. No entanto, nenhum ensaio comparando diretamente esses medicamentos com a tacrina foi relatado. Esses fármacos são discutidos no Capítulo 60.

Toxicidade

O potencial tóxico dos estimulantes dos receptores de acetilcolina varia muito conforme sua absorção, acesso ao sistema nervoso central e metabolismo.

A. Estimulantes muscarínicos de ação direta

Fármacos como a pilocarpina e os ésteres de colina causam sinais previsíveis de excesso muscarínico, quando em sobredose. Esses efeitos incluem náuseas, vômitos, diarreia, urgência urinária, salivação, sudorese, vasodilatação cutânea e constrição brônquica. Todos os efeitos são bloqueados competitivamente por atropina e seus congêneres.

Certos cogumelos, em especial os do gênero *Inocybe*, contêm alcaloides muscarínicos. A ingestão desses cogumelos causa sinais típicos de excesso muscarínico em 15 a 30 minutos. Esses efeitos podem ser muito desconfortáveis, mas raramente são fatais. O tratamento é com atropina, 1 a 2 mg por via parenteral. (O *Amanita muscaria*, a primeira fonte de muscarina, contém concentrações muito baixas do alcaloide.)

B. Estimulantes nicotínicos de ação direta

A própria nicotina é a única causa comum desse tipo de envenenamento. (A toxicidade da vareniclina é discutida em outra parte deste capítulo.) A toxicidade aguda do alcaloide é bem definida, mas muito menos importante do que os efeitos crônicos associados ao fumo. A nicotina também foi usada em inseticidas, mas foi substituída por **neonicotinoides**, compostos sintéticos que se assemelham à nicotina apenas parcialmente na estrutura. Como agonistas dos receptores nicotínicos, os neonicotinoides são mais tóxicos para insetos do que para vertebrados. Como agonistas do receptor nicotínico, os neonicotinodes são mais tóxicos para os insetos do que para os vertebrados. Essa vantagem levou a seu uso agrícola disseminado para proteger colheitas. No entanto, há preocupação com o papel dos neonicotinoides no colapso das colônias de abelhas. Em 2013, a Comissão Europeia impôs uma proibição de 2 anos de certos neonicotinoides (clotianidina, imidacloprida, tiametoxam), e em 2018 a Comissão Europeia votou para banir permanentemente esses três neonicotinoides para uso ao ar livre. Em 2016, o Serviço de Pesca e Vida Selvagem dos Estados Unidos proibiu o uso de neonicotinoides em refúgios de vida selvagem e, em 2019, a Agência de Proteção Ambiental dos Estados Unidos proibiu 12 neonicotinoides diferentes, incluindo os 3 listados,* devido ao seu efeito sobre as abelhas e outros insetos polinizadores. Suspeita-se que os neonicotinoides contribuam para o colapso das colônias porque suprimem a imunidade contra os patógenos das abelhas, incluindo o ácaro (*Varroa destructor*), que também serve como vetor para vírus, e espécies do fungo *Nosema* que parasitam o intestino das abelhas. A pesquisa para determinar o efeito dos neonicotinoides em polinizadores como abelhas e borboletas requer condições cuidadosamente controladas. Resíduos de neonicotinoides têm meia-vida longa (5 meses a 3 anos) no solo e, por serem sistêmicos e entrarem no caule, folhas e flores da planta, podem representar um perigo duradouro para os polinizadores. O relatório do governo australiano sobre neonicotinoides e abelhas relata que a Austrália é um dos poucos países que não possuem *Varroa*, o que, portanto, oferece uma oportunidade de testar neonicotinoides na ausência de compostos usados para tratar esse ácaro que contribui para a patologia das abelhas.

1. *Toxicidade aguda* A dose letal de nicotina é de aproximadamente 40 mg, ou 1 gota do líquido puro. Essa é a quantidade de nicotina em dois cigarros comuns. Felizmente, a maior parte da nicotina em cigarros é destruída pela queima ou escapa pela fumaça da "corrente lateral". A ingestão de inseticidas nicotínicos ou de tabaco por lactentes e crianças geralmente é seguida por vômitos, limitando a quantidade absorvida do alcaloide.

Os efeitos tóxicos de uma dose grande de nicotina são simples extensões dos efeitos descritos anteriormente. Os mais perigosos são (1) ações estimulantes centrais, que causam convulsões e podem progredir para coma e parada respiratória; (2) despolarização da placa terminal de músculos esqueléticos, que pode levar a bloqueio por despolarização e paralisia respiratória; e (3) hipertensão e arritmias cardíacas.

O tratamento do envenenamento nicotínico agudo é direcionado aos sintomas. O excesso muscarínico resultante da estimulação de gânglios parassimpáticos pode ser controlado com atropina. A estimulação central geralmente é tratada com anticonvulsivantes parenterais, como o diazepam. O bloqueio neuromuscular não responde ao tratamento farmacológico e pode requerer ventilação mecânica.

Felizmente, a nicotina é metabolizada e excretada com certa rapidez. Os pacientes que sobrevivem às primeiras 4 horas em geral se recuperam por completo, se não houver ocorrido hipoxia e lesão cerebral.

2. *Toxicidade crônica do ferro* Os custos de saúde do tabagismo para o fumante e seus custos socioeconômicos para o público em geral ainda não são compreendidos por completo. Entretanto, o *Surgeon General's Report on Health Promotion and Disease Prevention* de 1979 declarou que "fumar cigarros é, claramente, a maior causa isolada prevenível de doença e morte prematura nos Estados Unidos". Essa declaração tem sido apoiada por vários estudos subsequentes. Infelizmente, o fato de a maioria das doenças associadas ao tabaco ter início tardio reduz o incentivo à saúde para parar de fumar.

*N. de R.T. No Brasil não estão proibidos. Há produtos comercializados normalmente contendo esses três inseticidas.

Claramente, o poder de causar dependência dos cigarros está diretamente relacionado ao seu conteúdo de nicotina. Não se sabe em que extensão a nicotina por si só contribui para os outras reações adversas bem documentados do uso crônico de tabaco. Parece bastante provável que a nicotina contribua para o risco aumentado de doença vascular e morte súbita coronariana associada ao fumo. Além disso, a nicotina provavelmente contribui para a alta incidência de recorrências de úlcera em fumantes com úlcera péptica. Esses efeitos do tabagismo não são evitados pelo uso de cigarros eletrônicos (*vaping*), uma vez que apenas os componentes não nicotínicos ("alcatrões") do tabaco são eliminados. O Centers for Disease Control and Prevention (CDC) relata um aumento significativo no uso de cigarros eletrônicos, que fornecem níveis mais baixos de carcinógenos e, portanto, podem diminuir o risco de câncer devido ao uso tradicional do cigarro. Assim, o aumento no uso de cigarros eletrônicos pode diminuir substancialmente os riscos cardiovasculares, de câncer de pulmão e de doenças pulmonares não cancerosas, mas aumenta a população com vício e dependência de nicotina. Em 2019, um aumento dramático nas lesões pulmonares agudas foi relatado, incluindo várias dezenas de mortes, devido à adição de éster de acetato de tetra-hidrocanabinol (THC) e acetato de vitamina E aos cigarros eletrônicos contendo nicotina e *cannabis*. Um número significativo de casos ocorreu em jovens porque a **vaporização** é muito popular nesta população vulnerável.

Há várias abordagens para tratamento do tabagismo. Uma delas é a terapia de reposição com nicotina sob a forma de goma de mascar, adesivo transdérmico, aerossol nasal ou inalador. Todas essas formas têm baixo potencial de abuso e são efetivas em pacientes motivados a deixar de fumar. Sua ação decorre da absorção lenta de nicotina que ocupa receptores $\alpha 4\beta 2$ no sistema nervoso central e reduz o desejo de fumar e as sensações prazerosas do fumo.

Outro agente bastante efetivo para a cessação do fumo é a **vareniclina**, um fármaco sintético com ação agonista parcial nos receptores nicotínicos $\alpha 4\beta 2$. A vareniclina também tem propriedades de antagonista que persistem por causa de sua meia-vida longa e alta afinidade pelo receptor; isso impede o efeito estimulante da nicotina em receptores pré-sinápticos $\alpha 4\beta 2$ que causa liberação de dopamina. Entretanto, seu uso é limitado por náuseas e insônia, e também pela exacerbação de doenças psiquiátricas, incluindo ansiedade e depressão. A incidência de eventos adversos neuropsiquiátricos e cardiovasculares é baixa segundo relatos, mas a vigilância pós-marketing continua. A eficácia da vareniclina é superior à da bupropiona, um antidepressivo (ver Capítulo 30) também aprovado para interrupção do tabagismo. Parte da eficácia da bupropiona na terapia de tratamento do tabagismo deriva de seu antagonismo não competitivo (ver Capítulo 2) de receptores nicotínicos, em que ela exibe alguma seletividade entre subtipos neuronais.

C. Inibidores da colinesterase

Os efeitos tóxicos agudos dos inibidores da colinesterase, como aqueles dos agentes de ação direta, são extensões diretas de suas ações farmacológicas. A fonte principal dessas intoxicações é o uso de pesticidas na agricultura e no lar. Aproximadamente 100 organofosforados e 20 carbamatos inibidores da colinesterase estão disponíveis em pesticidas e vermífugos veterinários nos Estados Unidos. Os inibidores da colinesterase usados em agricultura podem causar sintomas de desenvolvimento lento ou rápido, como descrito no "Estudo de caso", que persistem por vários dias. Os inibidores da colinesterase usados como agentes de guerra química (soman, sarin, VX) induzem efeitos rapidamente, por causa das altas concentrações presentes.

A intoxicação aguda deve ser reconhecida e tratada de imediato em pacientes com alta exposição. Os sinais iniciais dominantes são aqueles do excesso muscarínico: miose, salivação, sudorese, constrição brônquica, vômitos e diarreia. De modo geral, há rápido envolvimento do sistema nervoso central (comprometimento cognitivo, convulsões e coma), acompanhado por efeitos nicotínicos periféricos, especialmente bloqueio neuromuscular despolarizante. O tratamento sempre inclui: (1) manutenção dos sinais vitais – a respiração em particular pode estar dificultada; (2) descontaminação para prevenir absorção adicional – isso pode requerer remoção de toda a roupa e lavagem da pele, em casos de exposição a pós e aerossóis; e (3) atropina por via parenteral em altas doses, dada com a frequência necessária ao controle dos sinais de excesso muscarínico. É comum a terapia também incluir pralidoxima, como descrito no Capítulo 8, e administração de benzodiazepínicos para as convulsões.

Uma terapia preventiva para inibidores da colinesterase usados como agentes de guerra química tem sido desenvolvida com vistas à proteção de soldados e civis. Militares recebem seringas para autoinjeção, contendo um carbamato, piridostigmina e atropina. A proteção é dada pela piridostigmina, que, por ligação prévia à enzima, impede a ligação de agentes organofosforados e, dessa forma, previne a inibição prolongada da colinesterase. A proteção é limitada ao sistema nervoso periférico, porque a piridostigmina não entra facilmente no sistema nervoso central. A inibição da enzima pela piridostigmina se dissipa em horas (ver Tabela 7-4), uma duração de tempo que possibilita a depuração do agente organofosforado pelo corpo.

A exposição crônica a certos compostos organofosforados, inclusive alguns inibidores da colinesterase, causa neuropatia tardia associada à desmielinização de axônios. O **fosfato de triortocresila**, um aditivo de óleos lubrificantes, é o agente protótipo dessa classe. Os efeitos não são causados por inibição da colinesterase, mas sim pela inibição da esterase-alvo neuropática (NTE, do inglês *neuropathy target esterase*), cujos sintomas (fraqueza de extremidades superiores e inferiores, marcha trôpega) aparecem 1 a 2 semanas depois da exposição. Outra toxicidade nervosa denominada síndrome intermediária ocorre 1 a 4 dias depois da exposição a inseticidas organofosforados. Essa síndrome também se caracteriza por fraqueza muscular; sua origem não é conhecida, mas parece estar relacionada com a inibição da colinesterase.

RESUMO Fármacos usados para efeitos colinomiméticos

Subclasse, fármaco	Mecanismo de ação	Efeitos	Aplicações clínicas	Farmacocinética, toxicidades, interações
ÉSTERES DE COLINA DE AÇÃO DIRETA				
• Betanecol	Agonista muscarínico • efeito irrisório em receptores nicotínicos	Ativa receptores M_1, M_2 e M_3 em todos os tecidos periféricos • causa aumento de secreção, contração de músculos lisos (exceto relaxamento de músculos lisos vasculares), e alterações na frequência cardíaca	Íleo pós-operatório e neurogênico e retenção urinária	Oral e parenteral, duração ~30 min • não entra no sistema nervoso central (SNC) • *Toxicidade:* efeitos parassimpatomiméticos excessivos, especialmente broncospasmo em asmáticos • *Interações:* aditivo com outros parassimpatomiméticos
• *Carbacol: agonista não seletivo muscarínico e nicotínico; semelhante ao betanecol; uso tópico quase exclusivamente para glaucoma*				
ALCALOIDES MUSCARÍNICOS DE AÇÃO DIRETA OU AGENTES SINTÉTICOS				
• Pilocarpina	Como o betanecol, agonista parcial	Como o betanecol	Glaucoma; síndrome de Sjögren	Pastilha oral e formas farmacêuticas tópicas • *Toxicidade e interações:* como o betanecol
• *Cevimelina: M_3-seletivo sintético; similar à pilocarpina*				
AGONISTAS NICOTÍNICOS DE AÇÃO DIRETA				
• Nicotina	Agonista tanto em receptores N_N quanto N_M	Ativa neurônios pós-ganglionares autônomos (tanto simpáticos quanto parassimpáticos) e placas terminais neuromusculares de músculos esqueléticos • entra no SNC e ativa receptores N_N	Uso médico na cessação do fumo • uso não médico no fumo e em inseticidas	Chiclete oral, adesivo para parar de fumar • *Toxicidade:* atividade gastrintestinal (GI) aumentada agudamente, náuseas, vômitos, diarreia • pressão arterial aumentada • em doses altas causa convulsões • fator de risco GI e cardiovascular em longo prazo • *Interações:* aditivo com estimulantes do SNC
• *Vareniclina: agonista parcial seletivo em receptores nicotínicos $\alpha 4 \beta 2$; usada exclusivamente para cessação do fumo*				
INIBIDOR DA COLINESTERASE DE AÇÃO CURTA (ÁLCOOL)				
• Edrofônio	Álcool, liga-se brevemente a sítio ativo de acetilcolinesterase (AChE) e impede acesso da acetilcolina (ACh)	Amplia todas as ações da ACh • aumenta a atividade parassimpática e a transmissão neuromuscular somática	Diagnóstico e tratamento agudo da miastenia grave	Parenteral • amina quaternária • não entra no SNC • *Toxicidade:* excesso parassimpatomimético • *Interações:* aditivo com outros parassimpatomiméticos
INIBIDORES DA COLINESTERASE DE AÇÃO INTERMEDIÁRIA (CARBAMATOS)				
• Neostigmina	Forma ligação covalente com AChE, mas hidrolisada e liberada	Como edrofônio, mas de ação mais longa	Miastenia grave • íleo pós-operatório e neurogênico e retenção urinária	Oral e parenteral; amina quaternária, não entra no SNC. Duração 2 a 4 h • *Toxicidade e interações:* como o edrofônio
• *Piridostigmina: como a neostigmina, mas duração mais longa (4-6 h); usada na miastenia* • *Fisostigmina: como a neostigmina, mas amina terciária alcaloide natural; entra no SNC*				
INIBIDORES DA COLINESTERASE DE AÇÃO LONGA (ORGANOFOSFORADOS)				
• Ecotiofato	Como neostigmina, mas liberado mais lentamente	Como neostigmina, mas de ação mais longa	Obsoleto • foi usado no glaucoma	Apenas tópico • *Toxicidade:* dor na testa, uveíte, visão turva
• *Malationa: inseticida relativamente seguro para mamíferos e aves porque é metabolizado por outras enzimas em produtos inativos; algum uso médico como ectoparasiticida* • *Parationa, outros: inseticida, perigoso para todos os animais; toxicidade importante por causa do uso em agricultura e exposição de trabalhadores de fazendas (ver texto)* • *Sarin, outros: "gás nervoso", usado exclusivamente em guerra química e terrorismo*				
MODULADORES INDIRETOS DA LIBERAÇÃO DE ACETILCOLINA				
• Amifampridina e 4-aminopiridina	Antagonista dos canais de potássio	Aumenta a excitabilidade do neurônio pré-sináptico na junção neuromuscular, resultando em aumento da liberação de acetilcolina	Síndrome miastênica de Lambert-Eaton; síndromes miastênicas congênitas	Oral, duração ~2,5 h • acetilação e depois excreção pelos rins • *Toxicidade:* atividade convulsiva • pode prolongar o intervalo QT cardíaco • parestesias • dormência • insônia

PREPARAÇÕES DISPONÍVEIS

NOMES GENÉRICOS
COLINOMIMÉTICOS DE AÇÃO DIRETA
Acetilcolina
Betanecol
Carbacol
Oftálmico (intraocular)
Oftálmico (tópico)
Cevimelina
Nicotina
Transdérmico
Inalatória
Goma de mascar
Pilocarpina
Oftálmica (gotas) 1, 2, 4, 6
Oral
Inserção oftálmica de liberação retardada
Vareniclina
INIBIDORES DA COLINESTERASE
Donepezila
Ecotiofato*
Edrofônio*
Fisostigmina
Galantamina
Neostigmina
Piridostigmina
Rivastigmina
MODULADORES INDIRETOS DA LIBERAÇÃO DE ACETILCOLINA
Amifampridina
4-Aminopiridina

*Não disponível no Brasil.

REFERÊNCIAS

Aaron CK: Organophosphates and carbamates. In: Shannon MW, Borron SW, Burns MJ (editors): *Haddad and Winchester's Clinical Management of Poisoning and Drug Overdose*, 4th ed. Philadelphia: Saunders, 2007:1171.

Australian Pesticides and Veterinary Medicines Authority: Overview report: Neonicotinoids and the health of honey bees in Australia. 2014. https://apvma.gov.au/node/18541.

Benowitz N: Nicotine addiction. N Engl J Med 2010;362:2295.

Brito-Zerón P et al: Primary Sjögren syndrome: An update on current pharmacotherapy options and future directions. Expert Opin Pharmacother 2013;14:279.

Cahill K et al: Pharmacological interventions for smoking cessation: An overview and network meta-analysis. Cochrane Database Syst Rev 2013:5;CD009329.

Castellão-Santana LM et al: Tetanic facilitation of neuromuscular transmission by adenosine A2A and muscarinic M1 receptors is dependent on the uptake of choline via high-affinity transporters. Pharmacology 2019;103:38.

Chen L: In pursuit of the high-resolution structure of nicotinic acetylcholine receptors. J Physiol 2010;588:557.

Corradi J, Bourzat C: Understanding the bases of function and modulation of α7 nicotinic receptors: Implications for drug discovery. Mol Pharmacol 2016;90:288.

Dineley KT et al: Nicotinic ACh receptors as therapeutic targets in CNS disorders. Trends Pharmacol Sci 2015;36:96.

Ehlert FJ: Contractile role of M2 and M3 muscarinic receptors in gastrointestinal, airway and urinary bladder smooth muscle. Life Sci 2003;74:355.

Ferré S et al: G protein-coupled receptor oligomerization revisited: Functional and pharmacological perspectives. Pharmacol Rev 2014;66:413.

Giacobini E (editor): *Cholinesterases and Cholinesterase Inhibitors*. London: Martin Dunitz, 2000.

Gilhus NE: Myasthenia gravis. N Engl J Med 2016;375:2570.

Harvey RD, Belevych AE: Muscarinic regulation of cardiac ion channels. Br J Pharmacol 2003;139:1074.

Judge S, Bever C: Potassium channel blockers in multiple sclerosis: Neuronal Kv channels and effects of symptomatic treatment. Pharmacol Ther 2006;111:224.

Kim YB et al: Effects of neuromuscular presynaptic muscarinic M1 receptor blockade on rocuronium-induced neuromuscular blockade in immobilized tibialis anterior muscles. Clin Exp Pharmacol Physiol 2018;45:1309.

Kirsch GE, Narahashi T: 3,4-diaminopyridine. A potent new potassium channel blocker. Biophys J 1978;22:507.

Lamping KG et al: Muscarinic (M) receptors in coronary circulation. Arterioscler Thromb Vasc Biol 2004;24:1253.

Lazartigues E et al: Spontaneously hypertensive rats cholinergic hyper-responsiveness: Central and peripheral pharmacological mechanisms. Br J Pharmacol 1999;127:1657.

Picciotto MR et al: It is not "either/or": Activation and desensitization of nicotinic acetylcholine receptors both contribute to behaviors related to nicotine addiction and mood. Prog Neurobiol 2008;84:329.

Richardson CE et al: Megacystis-microcolon-intestinal hypoperistalsis syndrome and the absence of the α3 nicotinic acetylcholine receptor subunit. Gastroenterology 2001;121:350.

Sánchez-Bayo F et al: Are bee diseases linked to pesticides?—A brief review. Environ Int 2016;89-90:7.

Schroeder C et al: Plasma exchange for primary autoimmune autonomic failure. N Engl J Med 2005;353:1585.

Sharma G, Vijayaraghavan S: Nicotinic cholinergic signaling in hippocampal astrocytes involves calcium-induced calcium release from intracellular stores. Proc Natl Acad Sci USA 2001;98:4148.

Shytle RD et al: Cholinergic modulation of microglial activation by α7 nicotinic receptors. J Neurochem 2004;89:337.

Tarr TB et al: Synaptic pathophysiology and treatment of Lambert-Eaton myasthenic syndrome. Mol Neurobiol 2015;52:456.

The Surgeon General: *Smoking and Health*. US Department of Health and Human Services, 1979.

Tomizawa M, Casida JE: Neonicotinoid insecticide toxicology: Mechanisms of selective action. Annu Rev Pharmacol Toxicol 2005;45:247.

Wess J et al: Muscarinic acetylcholine receptors: Mutant mice provide new insights for drug development. Nat Rev Drug Discov 2007;6:721.

Wing VC et al: Measuring cigarette smoking-induced cortical dopamine release: A [^{11}C]FLB-457 PET study. Neuropsychopharmacology 2015;40:1417.

RESPOSTA DO ESTUDO DE CASO

A condição do paciente é característica de envenenamento por inibidores da colinesterase organofosforados (ver Capítulo 58). Pergunte ao colega de trabalho se ele consegue identificar o agente usado. Descontamine o paciente removendo as roupas e lavando as áreas afetadas. Deve-se garantir uma via respiratória patente e fazer ventilação com oxigênio. Administra-se atropina (0,5-5 mg) por via intravenosa até que regridam os sinais de excesso muscarínico (dispneia, lacrimejamento, confusão). Para tratar o excesso nicotínico, infunde-se 2-PAM (inicialmente, solução 1 a 2%, em 15 a 30 minutos) seguido por infusão de solução a 1% (200-500 mg/h) até que cessem as fasciculações musculares. O suporte respiratório é necessário porque o 2-PAM não entra no sistema nervoso central e pode não reativar o complexo organofosforado-colinesterase "envelhecido". Se necessário, procede-se à descontaminação do companheiro de trabalho e ao isolamento de todas as roupas contaminadas.

CAPÍTULO

8

Fármacos bloqueadores dos receptores colinérgicos

Todd W. Vanderah, PhD
Achilles J. Pappano, PhD

ESTUDO DE CASO

J.H., um arquiteto de 63 anos, queixa-se de problemas urinários a seu médico de família. Ele é hipertenso e, durante os últimos 8 anos, tem sido tratado adequadamente com um diurético tiazídico e um inibidor da enzima conversora de angiotensina. Durante o mesmo período, J.H. desenvolveu sinais de hipertrofia prostática benigna, que requereram prostatectomia para alívio dos sintomas. Ele agora se queixa de um aumento da frequência e de urgência para urinar, o que tem perturbado o seu padrão de vida diário.

Quais seriam as causas do problema de J.H.? Que informações seriam necessárias para a confirmação do diagnóstico? Quais seriam as etapas iniciais do tratamento?

Os antagonistas dos receptores colinérgicos (colinoceptores), da mesma forma que os agonistas, são divididos em subgrupos muscarínicos e nicotínicos com base em sua afinidade por receptores específicos. Bloqueadores ganglionares e bloqueadores da junção neuromuscular compõem os fármacos antinicotínicos. Os fármacos bloqueadores de gânglios têm pouca utilidade clínica e são abordados no final deste capítulo. Os bloqueadores neuromusculares são amplamente usados e são discutidos no Capítulo 27. Este capítulo enfatiza fármacos que bloqueiam receptores muscarínicos de acetilcolina.

Cinco subtipos de receptores muscarínicos já foram identificados, primariamente com base em dados de experimentos de acoplamento de ligantes e clonagem de DNA complementar (cDNA) (ver Capítulos 6 e 7). Há uma terminologia padronizada (M_1 a M_5) e de uso rotineiro para esses subtipos, e as evidências – baseadas, sobretudo, em agonistas e antagonistas seletivos – indicam que existem diferenças funcionais entre vários deles. As estruturas cristalográficas de raios X dos subtipos M_{1-4} de receptores muscarínicos foram relatadas. No estado inativo, as estruturas dos receptores M_{1-4} são muito semelhantes com o agonista inverso ou antagonista ligado ao receptor. A região de ligação dos ligantes ortostéricos fica bem dentro do plano da membrana plasmática, e os aminoácidos que compõem o local são conservados entre os subtipos de receptores muscarínicos. Essa observação ressalta a dificuldade em identificar ligantes seletivos para um determinado subtipo. Uma estrutura em forma de "tampa" separa o sítio de ligação ortostérico de uma cavidade superior denominada "vestíbulo" (Figura 8-1). O local de ligação para ligantes alostéricos é o vestíbulo extracelular. Entre os subtipos de receptores, o vestíbulo extracelular é composto por diferentes aminoácidos que fornecem locais distintos para ligação de moduladores alostéricos seletivos. O subtipo de receptor M_1 está localizado em neurônios do sistema nervoso central (SNC), corpos de células pós-ganglionares autônomas e muitos sítios pré-sinápticos. Os receptores M_2 estão situados no miocárdio, órgãos com músculos lisos e alguns sítios neuronais. Os receptores M_3 são mais comuns nas membranas de células efetoras, em especial células glandulares e de músculos lisos. Os receptores M_4 e M_5 são menos proeminentes e parecem desempenhar uma função mais significativa no SNC do que na periferia.

FARMACOLOGIA BÁSICA DOS FÁRMACOS BLOQUEADORES DOS RECEPTORES MUSCARÍNICOS

Os antagonistas muscarínicos são denominados, às vezes, de parassimpatolíticos, porque bloqueiam os efeitos da descarga autonômica parassimpática. Entretanto, o termo "antimuscarínico" é preferível.

Compostos de ocorrência natural com efeitos antimuscarínicos têm sido usados por milênios como remédios, venenos e

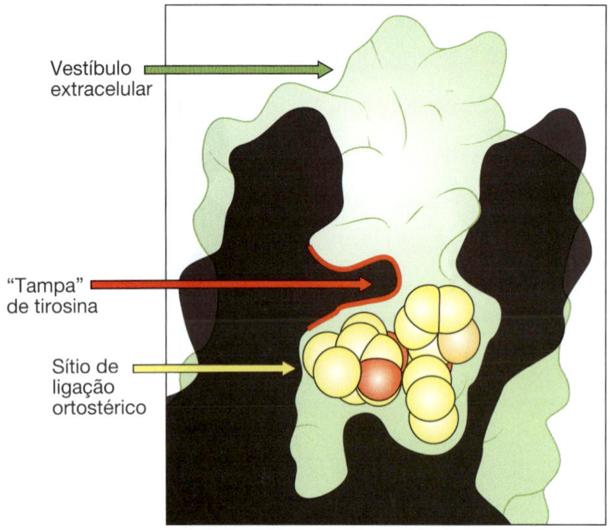

FIGURA 8-1 A porção superior do receptor M_3 com uma "tampa" formada por resíduos de tirosina separando a cavidade em uma porção superior denominada vestíbulo e uma porção inferior, com o sítio de ligação ortostérico ocupado por tiotrópio. O receptor é *preto*, o tiotrópio é *amarelo* e a superfície do receptor é *verde*. (Adaptada, com autorização, de Kruse AC, Hu J, Pan AC, et al: Structure and dynamics of the M_3 muscarinic acetylcholine receptor, Nature 2012 Feb 22;482(7386):552-556.)

cosméticos. A **atropina** é o protótipo desses fármacos. Muitos alcaloides vegetais similares são conhecidos, e centenas de compostos antimuscarínicos sintéticos têm sido preparados.

Química e farmacocinética

A. Fonte e química

A atropina e seus congêneres de ocorrência natural são ésteres alcaloides de aminas terciárias do ácido trópico (Figura 8-2). A atropina (hiosciamina) é encontrada na planta *Atropa beladonna*, conhecida como beladona, erva-moura ou dama-da-noite (em inglês, *deadly nightshade*), e na *Datura stramonium*, também conhecida como estramônio, figueira-do-inferno, figueira-brava, trombeta, zabumba ou *jimson-weed (Jamestown weed, sacred Datura, thorn apple)*. A **escopolamina** (hioscina) ocorre na *Hyosciamus niger*, ou meimendro-negro, como o estereoisômero *l*(−). A atropina de

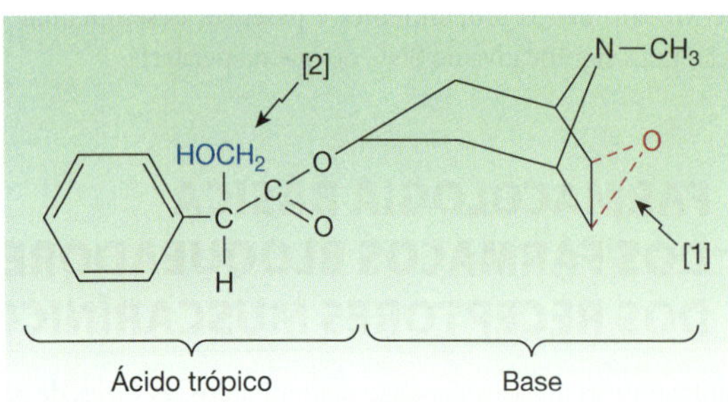

FIGURA 8-2 Estrutura da atropina (o oxigênio [*vermelho*] em [*1*] está faltando) ou escopolamina (oxigênio presente). Na homatropina, a hidroximetila em [*2*] é substituída por um grupo hidroxila, e o oxigênio em [*1*] está ausente.

ocorrência natural é a *l*(−)-hiosciamina, mas seu composto sofre racemização rapidamente, de modo que o preparado comercial é a *d,l*-hiosciamina racêmica. Os isômeros *l*(−) de ambos os alcaloides são pelo menos 100 vezes mais potentes do que os isômeros *d*(+).

Uma variedade de moléculas semissintéticas e totalmente sintéticas tem efeitos antimuscarínicos. Os membros terciários dessas classes (Figura 8-3) com frequência são usados por seus efeitos sobre o olho ou sobre o SNC. Muitos fármacos anti-histamínicos (ver Capítulo 16), antipsicóticos (ver Capítulo 29) e antidepressivos (ver Capítulo 30) têm estruturas semelhantes e, previsivelmente, efeitos antimuscarínicos significantes.

Foram desenvolvidos fármacos antimuscarínicos de aminas quaternárias (ver Figura 8-3) com vistas à produção de mais efeitos periféricos e à redução dos efeitos no SNC.

B. Absorção

Os alcaloides naturais e a maioria dos fármacos antimuscarínicos terciários são bem absorvidos no intestino e nas membranas conjuntivas. Quando aplicados em um veículo adequado, alguns (p. ex., escopolamina) são absorvidos até mesmo pela pele (via transdérmica). Em contrapartida, apenas 10 a 30% de uma dose de fármaco antimuscarínico quaternário é absorvida depois da administração oral, refletindo a solubilidade lipídica diminuída da molécula carregada.

C. Distribuição

A atropina e os outros agentes terciários são bem distribuídos no corpo. Concentrações significativas são alcançados no SNC em 30 minutos a 1 hora, o que pode limitar a dose tolerada quando o fármaco é tomado por seus efeitos periféricos. A escopolamina é distribuída de forma rápida e completa para o SNC, onde tem efeitos mais amplos do que a maioria dos outros fármacos antimuscarínicos. Em contraste, os derivados quaternários são mal captados pelo cérebro e, portanto, relativamente livres – em doses baixas – de efeitos no SNC.

D. Metabolismo e excreção

Depois da administração, a eliminação de atropina do sangue ocorre em duas fases: o tempo de meia vida ($t_{1/2}$) da fase rápida é de 2 horas, e a da fase lenta é de aproximadamente 13 horas. Cerca de 50% da dose é excretada inalterada na urina. A maior parte do restante aparece na urina como produto de hidrólise e conjugação. O efeito do fármaco sobre a função parassimpática declina com rapidez em todos os órgãos, exceto no olho. Os efeitos sobre a íris e sobre o músculo ciliar persistem por ≥ 72 horas.

Farmacodinâmica

A. Mecanismo de ação

A atropina causa bloqueio reversível (superável) (ver Capítulo 2) das ações colinomiméticas em receptores muscarínicos; isto é, o bloqueio por uma dose pequena de atropina pode ser suplantado por uma concentração maior de acetilcolina, ou de um agonista muscarínico equivalente. Experimentos com mutações sugerem que o aspartato no terceiro segmento transmembrana do receptor hepta-helicoidal forma uma ligação iônica com o átomo de nitrogênio da acetilcolina; esse aminoácido também é necessário para a ligação de fármacos antimuscarínicos. Quando a atropina se liga ao receptor muscarínico, ela impede ações como a liberação de trifosfato de

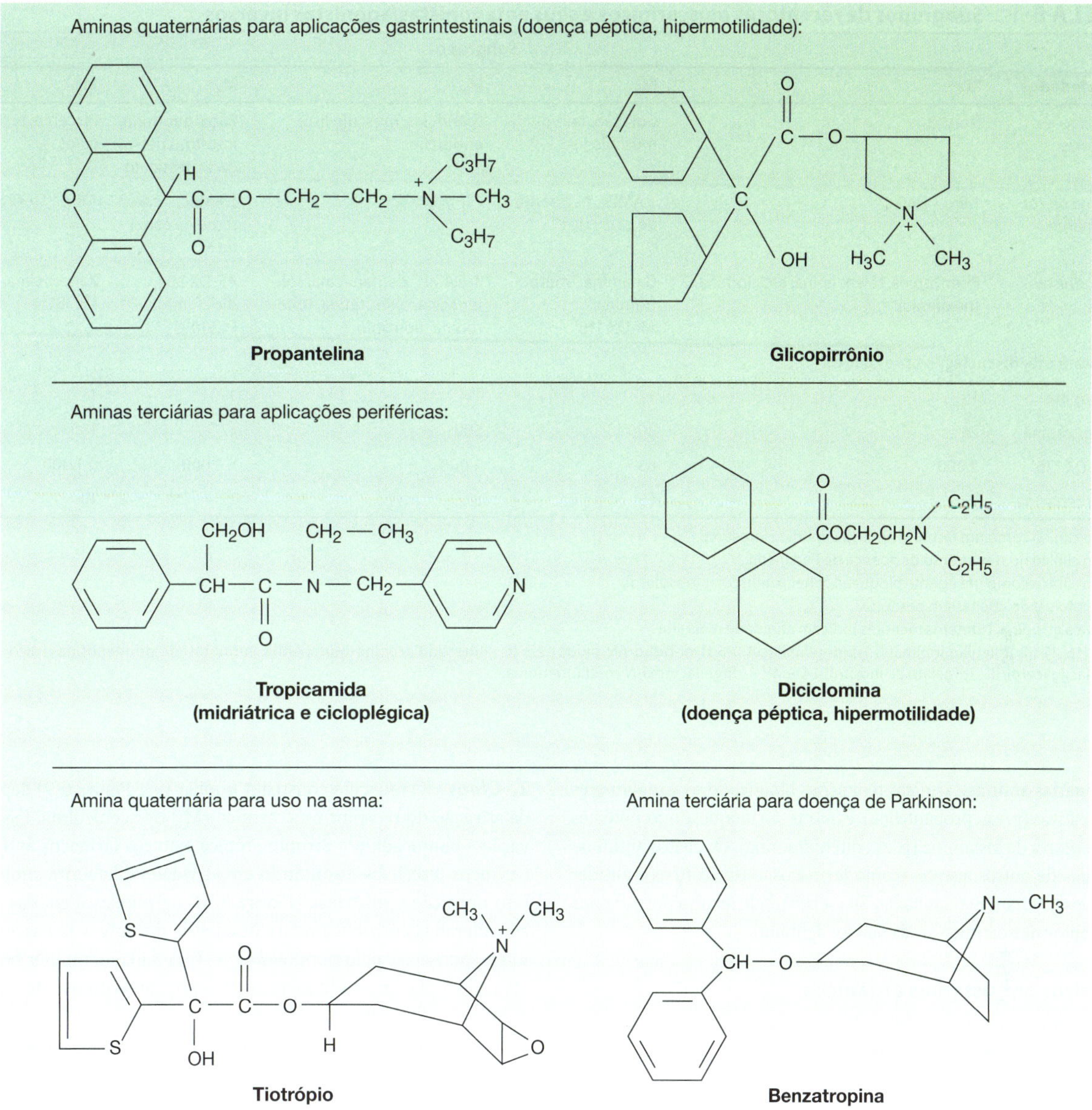

FIGURA 8-3 Estruturas de alguns fármacos antimuscarínicos semissintéticos e sintéticos.

inositol (IP_3) e a inibição de adenililciclase, que são causadas por agonistas muscarínicos (ver Capítulo 7). Os antagonistas muscarínicos eram vistos tradicionalmente como compostos neutros que ocupavam o receptor e impediam a ligação de agonistas. Evidências recentes indicam que os receptores muscarínicos são ativos constitutivamente, e a maioria dos fármacos que bloqueiam as ações da acetilcolina é de agonistas inversos (ver Capítulo 1) que desviam o equilíbrio para a fase inativa do receptor. Os fármacos bloqueadores muscarínicos que são antagonistas ou agonistas inversos incluem a atropina, a pirenzepina, a triexifenidil, o tiotrópio, o ipratrópio, o glicopirrônio, a diciclomina (não disponível no Brasil), a metilescopolamina, assim como diversos compostos experimentais, como AF-DX 116, AF-DX 384, 4-DAMP, ML381 e PCS1055 (Tabela 8-1).

A efetividade dos fármacos antimuscarínicos varia conforme o tecido e a fonte do agonista. Os tecidos mais sensíveis à atropina são as glândulas salivares, brônquicas e sudoríparas. A secreção de ácido pelas células parietais gástricas é a menos sensível. Na maioria dos tecidos, os fármacos antimuscarínicos bloqueiam agonistas receptores colinérgicos administrados de forma exógena, mais efetivamente do que a acetilcolina liberada de modo endógeno.

A atropina é altamente seletiva para receptores muscarínicos. Sua potência em receptores nicotínicos é muito mais baixa, e as ações em receptores não muscarínicos em geral não são detectáveis clinicamente.

A atropina não distingue entre os subgrupos M_1 a M_5 de receptores muscarínicos. Em contrapartida, outros fármacos antimuscarínicos são moderadamente seletivos quanto a um ou outro desses subgrupos (ver Tabela 8-1). A maioria dos fármacos antimuscarínicos sintéticos é consideravelmente menos seletiva do que a atropina em interações com receptores não muscarínicos. Por exemplo, algumas aminas

TABELA 8-1 Subgrupos de receptores muscarínicos e seus antagonistas/agonistas inversos

	Subgrupo				
Propriedades	M_1	M_2	M_3	M_4	M_5
Localizações primárias	Nervos	Coração, nervos, músculo liso	Glândulas, músculo liso, endotélio	Baço, duodeno, intestino delgado, testículo	Placenta, testículos
Sistema efetor dominante	↑ IP_3, ↑ DAG	↓ AMPc, ↑ corrente de canal de K^+	↑ IP_3, ↑ DAG	↓ AMPc, ↑ corrente de canal de K^+	↑ IP_3, ↑ DAG
Antagonistas	Pirenzepina, telenzepina, diciclomina,[1] triexifenidil[2]	Galamina,[3] metoctramina, AF-DX 116[4]	4-DAMP,[4] darifenacina, solifenacina, oxibutinina, tolterodina, tiotrópio	AF-DX 384, diciclomina, PCS1055	Xanomelina, ML381
Constante de dissociação aproximada[5]					
Atropina	1	1	1	1	1
Pirenzepina	25	300	500	17	100
AF-DX 116	2.000	65	4.000	> 1.000	> 1.000
Darifenacina	70	55	8	22	10

[1]Em uso clínico como um fármaco antiespasmódico intestinal.
[2]Em uso clínico no tratamento da doença de Parkinson.
[3]Em uso clínico como um agente bloqueador neuromuscular (obsoleto).
[4]Composto usado apenas em pesquisas.
[5]Relativa à atropina. Números menores indicam afinidade mais alta.
AF-DX 116, 11-({2-[(dietilamino)metil]-1-piperidinil}acetil)-5,11-di-hidro-6*H*-pirido-[2,3-*b*](1,4)benzodiazepina-6-um; AMPc, monofosfato de adenosina cíclico; DAG, diacilglicerol; IP_3, trifosfato de inositol; 4-DAMP, 4-difenilacetoxi-*N*-metilpiperidina.

quaternárias antimuscarínicas têm ações bloqueadoras ganglionares significativas (p. ex., propantelina), e outras são bloqueadoras potentes de receptores de histamina (p. ex., difenidramina). Os efeitos antimuscarínicos de outros agentes, como fármacos antipsicóticos e antidepressivos, já foram mencionados. Sua seletividade relativa por subtipos de receptor muscarínico ainda não foi definida.

B. Efeitos em sistemas orgânicos

1. *Sistema nervoso central* Nas doses geralmente usadas, a atropina tem efeitos estimulantes mínimos sobre o SNC, em especial sobre os centros bulbares parassimpáticos, e um efeito sedativo mais lento, de duração mais longa, sobre o cérebro. A escopolamina tem efeitos centrais mais acentuados, produzindo sonolência quando administrada nas doses recomendadas e amnésia em indivíduos sensíveis. Em doses tóxicas, a escopolamina e, em menor grau, a atropina, podem causar excitação, agitação, alucinações e coma.

Os tremores da doença de Parkinson são reduzidos pelos fármacos antimuscarínicos de ação central, e a atropina – sob a forma de extrato de beladona – foi um dos primeiros fármacos usados na terapia dessa doença. Como discutido no Capítulo 28, o tremor e a rigidez parkinsonianos parecem resultar de um excesso *relativo* de atividade colinérgica, por causa de uma deficiência de atividade dopaminérgica no sistema estriado dos gânglios basais. A combinação de um fármaco antimuscarínico com um fármaco precursor da dopamina (levodopa) pode, às vezes, propiciar terapia mais efetiva do que um dos dois fármacos de forma isolada.

Acredita-se que os distúrbios vestibulares se originam no ouvido interno, especialmente o enjoo, parecem envolver a transmissão colinérgica muscarínica (M_3 e M_4) e a produção de endolinfa. A escopolamina com frequência é efetiva na prevenção ou reversão desses distúrbios.

2. *Olhos* O músculo constritor pupilar (ver Figura 6-9) depende da ativação do receptor muscarínico (M_3) da acetilcolina. Essa ativação é bloqueada por atropina tópica e outros fármacos antimuscarínicos terciários, resultando em atividade dilatadora simpática sem oposição e **midríase** (Figura 8-4). As pupilas dilatadas eram consideradas cosmeticamente desejáveis durante a Renascença e são responsáveis pelo nome *beladona* (em italiano, mulher bonita) aplicado à planta e a seu extrato ativo por causa do uso do extrato como colírio durante aquele período.

O segundo efeito ocular importante dos fármacos antimuscarínicos é o enfraquecimento da contração do músculo ciliar, ou **cicloplegia**. A cicloplegia resulta na perda da capacidade de acomodação; o olho totalmente atropinizado não pode focalizar a visão para perto (ver Figura 8-4).

Tanto midríase como cicloplegia são úteis em oftalmologia. São, também, potencialmente perigosas, pois o glaucoma agudo pode ser induzido em pacientes com um ângulo da câmara anterior estreitado.

Um terceiro efeito ocular dos fármacos antimuscarínicos é a redução da secreção lacrimal. Alguns pacientes se queixam ocasionalmente de olhos secos ou "com areia" quando tomam doses grandes de fármacos antimuscarínicos.

3. *Sistema circulatório* O nó sinoatrial é muito sensível ao bloqueio de receptor muscarínico. Doses terapêuticas moderadas ou altas de atropina causam taquicardia no coração inervado e que bate espontaneamente, por bloqueio da lentificação vagal. Contudo, doses mais baixas geralmente resultam em bradicardia inicial, antes que os efeitos do bloqueio vagal periférico se tornem manifestos (Figura 8-5). Essa lentificação pode se dever ao bloqueio de receptores pré-juncionais M_1 (autorreceptores, ver Figuras 6-3 e 7-4A) sobre fibras pós-ganglionares vagais que normalmente limitam a liberação de acetilcolina no nó sinoatrial e outros tecidos.

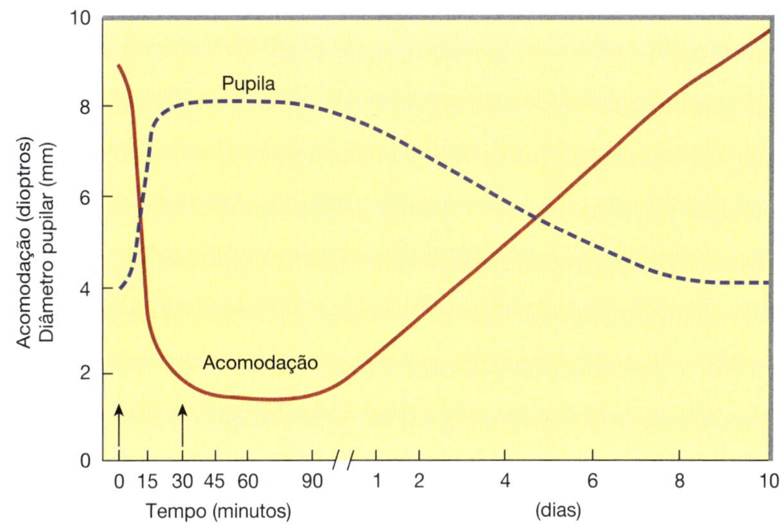

FIGURA 8-4 Efeitos de gotas de escopolamina tópica sobre o diâmetro da pupila (mm) e acomodação (dioptros) no olho humano normal. Uma gota de solução a 0,5% do fármaco foi aplicada no tempo zero, e uma segunda gota foi administrada aos 30 minutos (*setas*). Fez-se a média de resposta em 42 olhos. Note-se a recuperação extremamente lenta. (Reproduzida, com autorização, de Marron J: Cycloplegia and mydriasis by use of atropine, scopolamine, and homatropine-paredrine, Arch Ophthalmol. 1940 Feb;23(2):340–350.)

Os mesmos mecanismos operam no nó atrioventricular; na presença do tônus vagal elevado, a atropina pode reduzir de forma significativa o intervalo PR do eletrocardiograma por bloqueio de receptores muscarínicos no nó atrioventricular. Os efeitos muscarínicos na musculatura atrial são bloqueados de modo semelhante, mas esses efeitos não têm significado clínico, exceto no *flutter* e na fibrilação atrial. Os ventrículos são menos afetados por fármacos antimuscarínicos em concentrações terapêuticas, por causa de um grau menor de controle vagal. Em concentrações tóxicas, os fármacos podem causar bloqueio de condução intraventricular, que tem sido atribuído a uma ação anestésica local.

A maioria dos vasos sanguíneos, exceto os das vísceras torácicas e abdominais, não recebe inervação direta do sistema parassimpático. Entretanto, a estimulação nervosa parassimpática dilata as artérias coronárias, e os nervos colinérgicos simpáticos causam vasodilatação do leito vascular dos músculos esqueléticos (ver Capítulo 6). A atropina pode bloquear essa vasodilatação. Além disso, quase todos os vasos contêm receptores muscarínicos endoteliais que medeiam a vasodilatação (ver Capítulo 7). Esses receptores são bloqueados de imediato por fármacos antimuscarínicos. Em doses tóxicas, e em alguns indivíduos em doses normais, os fármacos antimuscarínicos causam vasodilatação

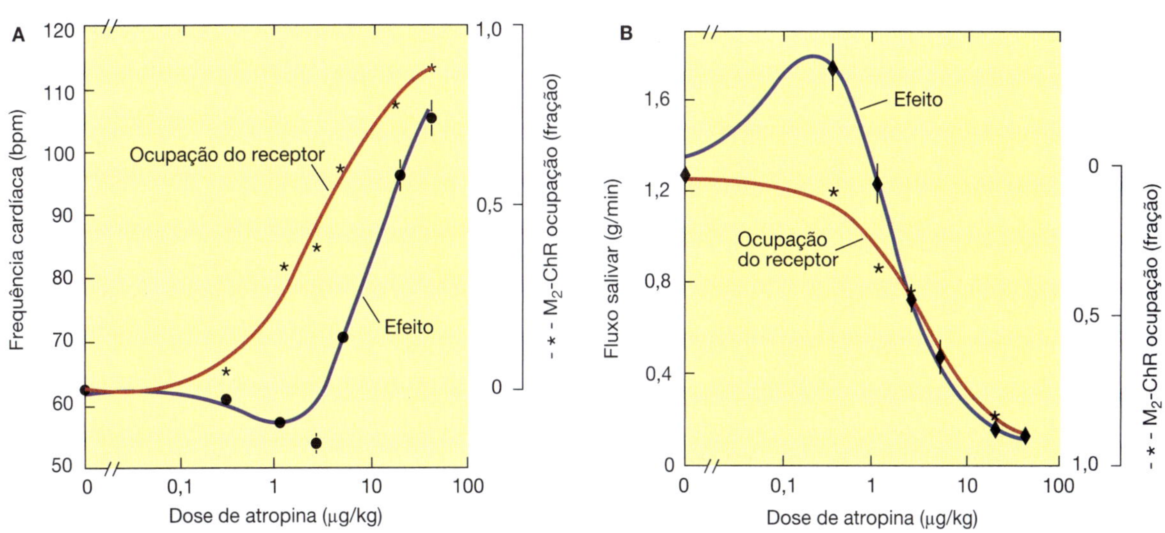

FIGURA 8-5 Efeitos de doses crescentes de atropina sobre a frequência cardíaca (**A**) e fluxo salivar (**B**) em comparação com a ocupação de receptor muscarínico em seres humanos. O efeito parassimpatomimético da dose baixa de atropina é atribuído ao bloqueio de receptores muscarínicos pré-juncionais que suprimem a liberação de acetilcolina. (Adaptada, com autorização, de Wellstein A, Pitschner HF: Complex dose-response curves of atropine in man explained by different functions of M_1- and M_2-cholinoceptors, Naunyn Schmiedebergs Arch Pharmacol 1988 Jul;338(1):19-27.)

cutânea, em especial na parte superior do corpo. O mecanismo é desconhecido.

Os efeitos líquidos cardiovasculares da atropina em pacientes com hemodinâmica normal não são drásticos. Taquicardia pode ocorrer, mas há pouco efeito sobre a pressão sanguínea. Entretanto, os efeitos cardiovasculares de agonistas muscarínicos de ação direta administrados são facilmente prevenidos.

4. *Sistema respiratório* Tanto os músculos lisos quanto as glândulas secretoras das vias respiratórias recebem inervação vagal e contêm receptores muscarínicos. Mesmo em indivíduos normais, a administração de atropina pode causar alguma broncodilatação e reduzir secreção. O efeito é mais significativo em pacientes com doença das vias respiratórias, embora os fármacos antimuscarínicos não sejam tão úteis como os estimulantes de receptores β-adrenérgicos no tratamento da asma (ver Capítulo 20). A eficácia dos fármacos antimuscarínicos não seletivos no tratamento da doença pulmonar obstrutiva crônica (DPOC) é limitada, porque o bloqueio de receptores M_2 autoinibidores nos nervos parassimpáticos pós-ganglionares pode se opor à broncodilatação causada por bloqueio de receptores M_3 nos músculos lisos das vias respiratórias. Não obstante, fármacos antimuscarínicos seletivos para receptores M_3 são valiosos em alguns pacientes com asma e em muitos com DPOC.

Fármacos antimuscarínicos são usados com frequência antes da administração de anestésicos inalantes para reduzir o acúmulo de secreções na traqueia e a possibilidade de laringospasmo.

5. *Trato gastrintestinal* O bloqueio de receptores muscarínicos tem efeitos consideráveis sobre a motilidade e parte das funções secretoras do intestino. Contudo, mesmo o bloqueio muscarínico completo não pode abolir a atividade nesse sistema orgânico, pois hormônios locais e neurônios não colinérgicos no sistema nervoso entérico (ver Capítulos 6 e 62) também modulam a função gastrintestinal. Como em outros tecidos, estimulantes muscarínicos administrados por via exógena são bloqueados com mais eficácia do que o são os efeitos da atividade nervosa parassimpática (vagal). A remoção da autoinibição, um mecanismo de retroalimentação negativa pelo qual a acetilcolina neural suprime sua própria liberação, pode explicar a eficácia mais baixa de fármacos antimuscarínicos contra os efeitos da acetilcolina endógena.

Os medicamentos antimuscarínicos têm efeitos marcantes na secreção salivar; boca seca ocorre frequentemente em pacientes que tomam medicamentos antimuscarínicos para a doença de Parkinson ou problemas urinários (Figura 8-6). A secreção gástrica é bloqueada menos efetivamente: o volume e a quantidade de ácido, pepsina e mucina são reduzidos, mas altas doses de atropina podem ser necessárias. A secreção basal é bloqueada com mais efetividade do que a estimulada por alimento, nicotina ou álcool. A pirenzepina, e um análogo mais potente, a telenzepina, reduzem a secreção ácida gástrica com menos reações adversas do que a atropina e outros fármacos menos efetivos. Acreditava-se que isso resultava de um bloqueio seletivo de receptores muscarínicos M_1 excitatórios sobre células ganglionares vagais inervando o estômago, como sugerido por sua proporção alta de afinidade M_1 para M_3 (ver Tabela 8-1). Entretanto, verificou-se que o carbacol estimula a secreção ácida do estômago em animais com receptores M_1 suprimidos; receptores M_3 foram implicados, e a pirenzepina se opôs a esse efeito do carbacol, indicação de que a pirenzepina é seletiva, mas não específica para receptores M_1. O mecanismo de regulação vagal da secreção de ácido gástrico provavelmente envolve múltiplas vias dependentes de receptores muscarínicos. A pirenzepina e a telenzepina estão em pesquisa nos Estados Unidos. A secreção pancreática e a intestinal são pouco afetadas pela atropina; esses processos estão principalmente sob controle hormonal em vez de vagal.

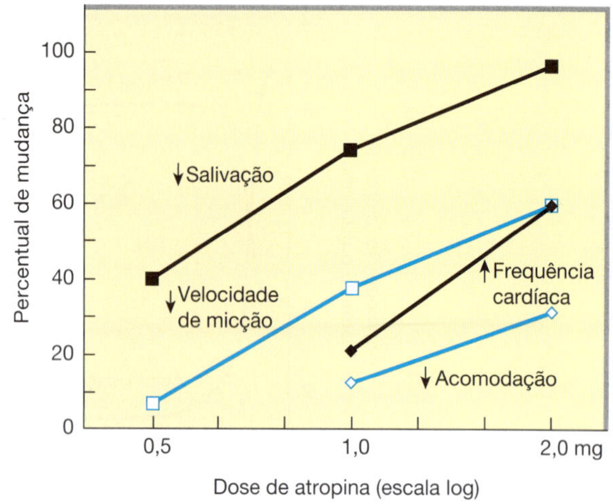

FIGURA 8-6 Efeitos da injeção subcutânea de atropina sobre a salivação, velocidade de micção (eliminação de urina), frequência cardíaca e acomodação em adultos normais. A salivação é a mais sensível dessas variáveis, e a acomodação, a menos delas. (Dados de Herxheimer A: A comparison of some atropine-like drugs in man with particular reference to their end-organ specificity, Br J Pharmacol Chemother 1958 Jun;13(2):184-192.)

A motilidade da musculatura lisa gastrintestinal é afetada do estômago ao cólon. Em geral, os fármacos antimuscarínicos diminuem o tônus e os movimentos propulsivos; as paredes das vísceras estão relaxadas. Portanto, o tempo de esvaziamento gástrico é prolongado, e o de trânsito intestinal, estendido. A diarreia causada por sobredose de agentes parassimpatomiméticos é interrompida de imediato, e mesmo a diarreia por agentes não autonômicos em geral pode ser controlada temporariamente. Contudo, a "paralisia" intestinal induzida por fármacos antimuscarínicos é temporária; mecanismos locais dentro do sistema nervoso entérico, em geral, restabelecem pelo menos algum peristaltismo, depois de 1 a 3 dias de terapia com fármaco antimuscarínico.

6. *Trato geniturinário* A ação antimuscarínica da atropina e de seus análogos relaxa os músculos lisos dos ureteres e parede da bexiga e torna mais lenta a micção (ver Figura 8-6). Essa ação é útil no tratamento do espasmo induzido por inflamação leve, cirurgia e certas condições neurológicas, mas pode precipitar retenção urinária em homens com hiperplasia prostática (ver Seção "Farmacologia clínica dos fármacos bloqueadores dos receptores muscarínicos"). O uso prolongado de antimuscarínicos pode levar à impotência, uma vez que a acetilcolina agindo nos receptores muscarínicos desempenha um papel no relaxamento do músculo liso no tecido erétil genital. Os fármacos antimuscarínicos não têm efeito significativo sobre o útero.

7. *Glândulas sudoríparas* A atropina suprime a sudorese termorreguladora. Fibras colinérgicas simpáticas inervam as glândulas sudoríparas écrinas, e seus receptores muscarínicos são acessíveis de imediato aos fármacos antimuscarínicos. Em adultos, a temperatura corporal só é elevada por esse efeito se forem administradas altas doses, mas, em lactentes e em crianças, mesmo as doses habituais podem causar "febre da atropina".

FARMACOLOGIA CLÍNICA DOS FÁRMACOS BLOQUEADORES DOS RECEPTORES MUSCARÍNICOS

Aplicações terapêuticas

Os fármacos antimuscarínicos têm aplicações em vários dos principais sistemas orgânicos e no tratamento de envenenamento por agonistas muscarínicos.

A. Distúrbios do sistema nervoso central

1. *Doença de Parkinson* No tratamento da doença de Parkinson (ver Capítulo 28), é frequentemente aplicada a multifarmacoterapia, pois nenhum fármaco isolado é totalmente efetivo ao longo do curso da doença. A maioria dos fármacos antimuscarínicos criados para essa indicação (ver Tabela 28-1) foi desenvolvida antes que a levodopa se tornasse disponível. Seu uso é acompanhado por todas as reações adversas descritas mais adiante, mas os medicamentos permanecem úteis como terapia adjuvante para reduzir o tremor de repouso em alguns pacientes.

2. *Cinetose* Certos distúrbios vestibulares respondem a fármacos antimuscarínicos (e a fármacos anti-histamínicos com efeitos antimuscarínicos). A escopolamina é um dos fármacos mais antigos para o enjoo e é tão eficaz quanto os fármacos introduzidos recentemente. Ela pode ser administrada por injeção, por via oral ou como um adesivo transdérmico. A formulação em adesivo produz concentrações sanguíneas significativas durante 48 a 72 horas. Doses úteis por qualquer via geralmente causam sedação significativa e boca seca.

B. Distúrbios oftalmológicos

A precisão na medida do erro refrativo em pacientes pouco cooperativos (p. ex., crianças pequenas) requer paralisia ciliar. Também, a midríase facilita muito o exame oftalmoscópico da retina. Portanto, os fármacos antimuscarínicos, administrados por via tópica, como colírio ou pomada oftálmica, são muito úteis para a realização de um exame completo. Para adultos e crianças maiores, são preferíveis os fármacos de ação mais curta (Tabela 8-2). Para crianças menores, a eficácia maior da atropina às vezes é necessária, mas a possibilidade de intoxicação muscarínica aumenta correspondentemente. O fármaco perdido no saco conjuntival por meio do canal nasolacrimal para a nasofaringe pode ser diminuído pelo uso da fórmula em pomada em vez de colírio. No passado, fármacos antimuscarínicos oftálmicos eram selecionados no subgrupo das aminas terciárias, para garantir boa penetração após aplicação conjuntival. Entretanto, o glicopirrônio, um agente quaternário, tem início de ação tão rápido e duração tão longa quanto a atropina.

TABELA 8-2 Fármacos antimuscarínicos usados em oftalmologia

Fármaco	Duração do efeito	Concentração-padrão (%)
Atropina	5-6 dias	0,5-1
Ciclopentolato	3-6 h	0,5-2
Escopolamina	3-7 dias	0,25
Homatropina	12-24 h	2-5
Tropicamida	15-60 min	0,5-1

Os fármacos antimuscarínicos nunca devem ser utilizados com o único propósito de produzir midríase, a menos que seja necessária cicloplegia ou ação prolongada. Fármacos estimulantes dos receptores α-adrenérgicos, como a fenilefrina, produzem uma midríase de duração mais curta, em geral suficiente para o exame do fundo de olho (ver Capítulo 9).

Um segundo uso oftalmológico dos fármacos antimuscarínicos é para prevenir a formação de sinéquia (aderência) na uveíte e irite. Os preparados de ação mais longa, especialmente a homatropina, são valiosos para essa indicação.

C. Distúrbios respiratórios

O uso da atropina tornou-se parte da medicação pré-operatória de rotina quando eram usados anestésicos como o éter, porque esses anestésicos irritantes aumentavam bastante as secreções nas vias respiratórias e eram associados a episódios frequentes de laringospasmo. A injeção pré-anestésica de atropina ou escopolamina podia prevenir esses efeitos perigosos. A escopolamina também produz amnésia significativa de eventos associados a procedimentos cirúrgicos ou obstétricos, um efeito colateral que era considerado desejável. Por outro lado, retenção urinária e hipomotilidade intestinal após cirurgia com frequência eram exacerbadas por fármacos antimuscarínicos. Os anestésicos inalatórios mais novos são bem menos irritantes para as vias respiratórias.

Os pacientes com **DPOC**, uma condição mais frequente em pacientes mais velhos, sobretudo fumantes crônicos, se beneficiam de broncodilatadores, em especial fármacos antimuscarínicos. **Ipratrópio**, **tiotrópio** (ver Figura 8-3), **aclidínio** e **umeclidínio** são análogos sintéticos da atropina, usados como fármacos inalatórios na DPOC, isoladamente ou em associação com um agonista β-adrenérgico de longa ação. A via de administração em aerossol tem a vantagem da concentração máxima no tecido-alvo brônquico com efeitos sistêmicos reduzidos. Essa aplicação é discutida em detalhes no Capítulo 20. O tiotrópio ($t_{1/2}$ 25 horas) e o umeclidínio ($t_{1/2}$ 11 horas) têm ação broncodilatadora mais longa do que o ipratrópio ($t_{1/2}$ 2 horas) e podem ser administrados 1 vez ao dia, já que eles se dissociam lentamente dos receptores M_3. O aclidínio ($t_{1/2}$ 6 horas) é administrado 2 vezes ao dia. O glicopirrônio ($t_{1/2}$ 1,2 hora) está agora disponível na forma inalatória para o tratamento da DPOC 2 vezes ao dia. O tiotrópio reduz a incidência de exacerbações da DPOC e é um adjunto útil em reabilitação pulmonar para aumentar a tolerância a exercícios. O reflexo broncoconstritor neural hiperativo presente na maioria dos indivíduos com **asma** é mediado pelo vago, atuando sobre receptores muscarínicos nas células musculares lisas dos brônquios. O ipratrópio e o tiotrópio também são usados como fármacos inalatórios na asma.

D. Distúrbios cardiovasculares

Uma descarga vagal reflexa marcante às vezes acompanha a dor do infarto do miocárdio (p. ex., crise vasovagal) e pode deprimir a função do nó sinoatrial ou atrioventricular suficientemente para prejudicar o débito cardíaco. A atropina parenteral, ou um fármaco antimuscarínico similar, é a terapia apropriada nessa situação. Raros indivíduos sem outra doença cardíaca detectável têm reflexos do seio carotídeo hiperativos e podem experimentar desfalecimento ou mesmo síncope, como resultado de descarga vagal em resposta à compressão do pescoço, por exemplo, pelo colarinho apertado. Esses indivíduos podem se beneficiar do uso criterioso de atropina ou de um fármaco antimuscarínico correlato.

A fisiopatologia influencia a atividade muscarínica também por outros meios. Autoanticorpos circulantes contra a segunda alça extracelular de receptores muscarínicos M_2 cardíacos têm sido detectados em alguns pacientes com miocardiopatia dilatada idiopática e naqueles afligidos pela doença de Chagas causada pelo protozoário *Trypanosoma cruzi*. Pacientes com doença de Graves (hipertireoidismo) também podem ter esses autoanticorpos, que facilitam o desenvolvimento de fibrilação atrial. Esses autoanticorpos exercem ações parassimpatomiméticas no coração que são preveníveis pela atropina. Em animais imunizados com um peptídeo da segunda alça extracelular do receptor M_2, o anticorpo é um modulador alostérico do receptor. Embora sua função na patologia das doenças cardíacas seja desconhecida, esses anticorpos fornecem pistas da base molecular de ativação de receptores, porque seu sítio de ação difere do local ortostérico em que a acetilcolina se liga (ver Capítulo 2) e favorecem a formação de dímeros dos receptores.

E. Distúrbios gastrintestinais

Os fármacos antimuscarínicos eram usados para úlcera péptica nos Estados Unidos (assim como no Brasil), mas atualmente estão obsoletos para essa indicação (ver Capítulo 62). Fármacos antimuscarínicos propiciam algum alívio no tratamento da diarreia comum do viajante e outras condições de hipermotilidade leve ou autolimitada. Eles, com frequência, são associados com um fármaco antidiarreico opioide, uma terapia muito efetiva. Nessa associação, entretanto, a dose demasiado baixa do fármaco antimuscarínico funciona principalmente para desencorajar o abuso do agente opioide. A associação clássica de atropina com difenoxilato, um congênere não analgésico da petidina, está disponível sob muitos nomes, em comprimidos ou em forma líquida (ver Capítulo 62).

F. Distúrbios urinários

A atropina e outros fármacos antimuscarínicos têm sido usados para alívio sintomático no tratamento da urgência urinária causada por distúrbios inflamatórios leves da bexiga (Tabela 8-3). Entretanto, uma terapia antimicrobiana específica é essencial na cistite bacteriana. Na bexiga urinária humana, receptores M_2 e M_3 são expressos predominantemente com o subtipo M_3 mediando a ativação direta da contração. Como no músculo liso intestinal, o subtipo M_2 parece agir indiretamente por inibição do relaxamento por norepinefrina (noradrenalina) e epinefrina (adrenalina).

Receptores de acetilcolina no urotélio (o revestimento epitelial do trato urinário) e nos nervos aferentes, bem como no músculo detrusor, fornecem uma base ampla para a ação de fármacos antimuscarínicos no tratamento da bexiga hiperativa. A **oxibutinina**, que é um tanto seletiva quanto a receptores M_3, é usada para aliviar espasmo da bexiga após cirurgia urológica, como prostatectomia. Ela também é valiosa na redução da micção involuntária em pacientes com doença neurológica, como crianças com meningomielocele. A oxibutinina oral, ou instilação do fármaco na bexiga por cateter, nesses pacientes, parece melhorar a capacidade da bexiga e a continência, além de reduzir a infecção e a lesão renal. A oxibutinina aplicada por via transdérmica, ou sua fórmula oral de liberação prolongada, reduz a necessidade de múltiplas doses diárias. O **tróspio**, um antagonista não seletivo, foi aprovado e é comparável em eficácia e reações adversas à oxibutinina. A **darifenacina** e **solifenacina** são antagonistas que possuem maior seletividade quanto a receptores M_3 do que a oxibutinina ou o tróspio. A darifenacina e a solifenacina, antimuscarínicos seletivos para M_3, têm a vantagem de serem administradas 1 vez ao dia devido à longa meia-vida. A **tolterodina**, um antimuscarínico seletivo para M_2 e M_3, e a **fesoterodina** (não disponível no Brasil), um profármaco antimuscarínico seletivo para M_3, estão disponíveis para uso em adultos com incontinência urinária. Elas têm muitas das qualidades da darifenacina e solifenacina e estão disponíveis em comprimidos de liberação prolongada. Já a **propiverina** (não disponível no Brasil), um fármaco antimuscarínico mais recente com eficácia comparável a outros antagonistas muscarínicos, foi aprovada para incontinência urinária na Europa, mas não nos Estados Unidos. A conveniência dos fármacos mais novos e de ação mais longa não tem sido acompanhada por melhorias na eficácia geral ou por diminuição das reações adversas, como boca seca. Os antagonistas muscarínicos têm um papel auxiliar na terapia da hipertrofia benigna da próstata quando ocorrem os sintomas da bexiga (aumento da frequência urinária). O tratamento com um antagonista do receptor α-adrenérgico associado a um antagonista muscarínico resulta em uma maior redução nos problemas de armazenamento da bexiga e frequência urinária do que o tratamento com um antagonista do receptor α-adrenérgico isolado.

Um tratamento alternativo para a incontinência urinária refratária a fármacos antimuscarínicos é a injeção intravesical da toxina botulínica tipo A. Está relatado que a toxina botulínica tipo A reduz a incontinência urinária por vários meses depois de um único tratamento, por interferência com a liberação conjunta de ATP com acetilcolina neuronal (ver Figura 6-3). O bloqueio da ativação por ATP de receptores purinérgicos nos nervos sensoriais do urotélio pode ser responsável por grande parte desse efeito. A toxina botulínica foi aprovada para uso em pacientes que não toleram ou são refratários a fármacos antimuscarínicos.

A **imipramina**, um fármaco antidepressivo tricíclico com fortes ações antimuscarínicas, tem sido usada há muito tempo para reduzir a incontinência em pacientes idosos institucionalizados. Tem eficácia moderada, mas causa toxicidade significativa no SNC.

Fármacos antimuscarínicos também têm sido usados na urolitíase, para aliviar o espasmo doloroso da musculatura lisa ureteral causado pela passagem do cálculo. Contudo, sua utilidade nessa condição é questionável.

TABELA 8-3 Fármacos antimuscarínicos usados em condições gastrintestinais e geniturinárias

Fármaco	Posologia habitual
Aminas quaternárias	
Anisotropina	50 mg, 3×/dia
Clidínio	2,5 mg, 3-4×/dia
Mepenzolato	25-50 mg, 4×/dia
Metilescopolamina	2,5 mg, 4×/dia
Oxifenônio	5-10 mg, 4×/dia
Propantelina	15 mg, 4×/dia
Tróspio	20 mg, 2×/dia
Aminas terciárias	
Atropina	0,4 mg, 3-4×/dia
Darifenacina	7,5 mg/dia
Diciclomina	10-20 mg, 4×/dia
Escopolamina	0,4 mg, 3×/dia
Oxibutinina	5 mg, 3×/dia
Solifenacina	5 mg/dia
Tolterodina	2 mg, 2×/dia

G. Envenenamento colinérgico

O excesso colinérgico grave é uma emergência médica, sobretudo em comunidades rurais onde inseticidas inibidores da colinesterase são bastante usados e em culturas nas quais cogumelos selvagens são ingeridos com frequência. O uso potencial de inibidores da colinesterase como "gases nervosos" na guerra química também requer um conhecimento dos métodos de tratamento do envenenamento agudo (ver Capítulo 58).

1. *Terapia antimuscarínica* Tanto os efeitos nicotínicos como os muscarínicos dos inibidores da colinesterase podem ser ameaçadores à vida. Infelizmente, não há método efetivo para reverter de forma direta os efeitos nicotínicos da inibição de colinesterase, porque os agonistas *e* os antagonistas nicotínicos causam bloqueio da transmissão (ver Capítulo 27). Para reverter os efeitos muscarínicos, um fármaco amina terciária (não quaternária) deve ser usado (preferivelmente atropina) no tratamento dos efeitos sobre o SNC, bem como dos efeitos periféricos dos inibidores organofosforados. Altas doses de atropina podem ser necessárias para que se oponham aos efeitos muscarínicos de agentes extremamente potentes, como a parationa e os gases nervosos de guerra química: 1 a 2 mg de sulfato de atropina são administrados por via intravenosa a cada 5 a 15 minutos, até que os sinais do efeito (boca seca, reversão de miose) apareçam. O fármaco pode precisar ser administrado muitas vezes, pois os efeitos agudos do inibidor de colinesterase duram de 24 a 48 horas ou mais. Nessa situação potencialmente fatal, até 1 g/dia de atropina pode ser necessário por até 1 mês para controle completo do excesso muscarínico.

2. *Compostos regeneradores de colinesterase* Uma segunda classe de compostos, constituída por oximas substituídas capazes de regenerar a enzima ativa a partir do complexo organofosforado colinesterase, também está disponível para o tratamento do envenenamento organofosforado. Esses agentes oxima incluem **pralidoxima** (PAM), **diacetilmonoxima** (DAM), obidoxima e outros.

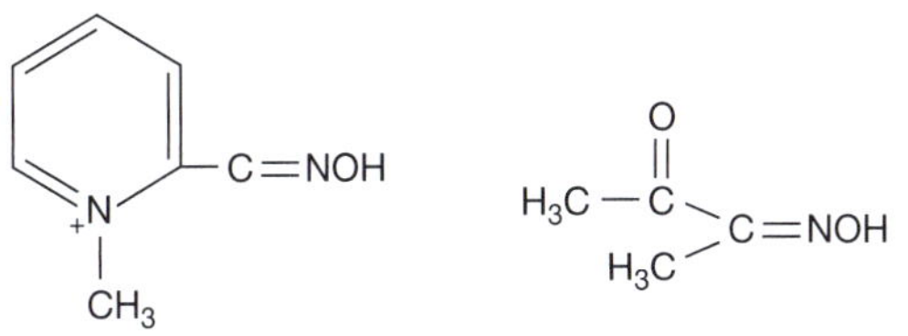

Pralidoxima   Diacetilmonoxima

Os organofosforados causam fosforilação do grupo OH da serina no sítio ativo da colinesterase. O grupo oxima (=NOH) tem uma afinidade muito alta pelo átomo do fósforo, em relação ao qual ele compete com o OH da serina. Essas oximas podem hidrolisar a enzima fosforilada e regenerar a enzima ativa a partir do complexo organofosforado colinesterase, se o complexo não tiver "envelhecido" (ver Capítulo 7). A pralidoxima (não disponível no Brasil) é o mais estudado, em seres humanos, dos fármacos mostrados e o único disponível para uso clínico nos Estados Unidos. É mais efetiva na regeneração da colinesterase associada a junções neuromusculares esqueléticas. A pralidoxima e a obidoxima são ineficazes na reversão dos efeitos centrais do envenenamento por organofosforados, pois ambas têm grupos de amônio quaternário com carga positiva que impedem a entrada no SNC. A diacetilmonoxima, por outro lado, atravessa a barreira hematencefálica e, em animais da laboratório, pode regenerar parte da colinesterase no SNC.

A pralidoxima é administrada por infusão intravenosa, 1 a 2 g, durante 15 a 30 minutos. Apesar da probabilidade de envelhecimento do complexo fosfato-enzima, relatos recentes sugerem que a administração de doses múltiplas de pralidoxima ao longo de vários dias é útil na intoxicação grave. Em doses excessivas, a pralidoxima pode induzir fraqueza neuromuscular e outras reações adversas. A pralidoxima *não* é recomendada para a reversão da inibição de acetilcolinesterase por inibidores carbamatos. Detalhes adicionais do tratamento da toxicidade da anticolinesterase são dados no Capítulo 58.

Uma terceira abordagem para proteção contra a inibição excessiva da acetilcolinesterase é o *pré-tratamento* com inibidores da enzima com ação intermediária que ocupam transitoriamente o sítio ativo para evitar a ligação do inibidor de organofosfato de ação muito mais longa. Essa profilaxia é obtida com a piridostigmina, mas reservada a situações em que se prevê envenenamento potencialmente letal, como em caso de guerra química (ver Capítulo 7). O uso simultâneo de atropina é necessário para o controle do excesso muscarínico.

O uso de quelantes biológicos surgiu como um coadjuvante das oximas na reativação da acetilcolinesterase inativada por organofosforados. A acetilcolinesterase humana, agindo cataliticamente, aumentou a eficácia da PAM na reativação da enzima. A butirilcolinesterase pode atingir o mesmo efeito, mas atua estequiometricamente e, portanto, são necessárias grandes quantidades desse quelante biológico. (Outro uso da butirilcolinesterase é no tratamento da toxicidade da cocaína já que ela exibe atividade da cocaína hidrolase. A eficiência catalítica da butirilcolinesterase humana contra a cocaína foi aumentada pela mutação da enzima, de modo que pode prevenir o efeito de uma dose letal de cocaína em animais experimentais.)

O **envenenamento por cogumelos** tem sido dividido tradicionalmente nos tipos de início rápido e de início tardio. O tipo de início rápido em geral é aparente em 30 minutos a 2 horas após a ingestão dos cogumelos e pode ser causado por uma variedade de toxinas. Algumas dessas produzem um simples embaraço gástrico; outras podem ter efeitos semelhantes ao dissulfiram; algumas causam alucinações; e uns poucos cogumelos (p. ex., espécies de *Inocybe*) podem produzir sinais de excesso muscarínico: náuseas, vômitos, diarreia, urgência urinária, sudorese, salivação e, algumas vezes, broncoconstrição. A atropina parenteral, 1 a 2 mg, é o tratamento efetivo para essas intoxicações. Apesar de seu nome, o *Amanita muscaria* contém não apenas muscarina (o alcaloide foi nominado por causa do cogumelo), mas também vários outros alcaloides, inclusive fármacos antimuscarínicos, e a ingestão frequente de *A. muscaria* causa sinais de envenenamento por atropina, e não por excesso de muscarina.

O envenenamento por cogumelo de início tardio, geralmente causado por *Amanita phalloides, Amanita virosa, Galerina autumnalis* ou *Galerina marginata*, manifesta seus primeiros sintomas 6 a 12 horas após a ingestão. Embora os sintomas iniciais geralmente incluam náuseas e vômitos, a toxicidade principal envolve lesão celular hepática e renal por amatoxinas que inibem a RNA polimerase. A atropina não tem valor algum nessa forma de envenenamento por cogumelos (ver Capítulo 58).

H. Outras aplicações

A hiperidrose (sudorese excessiva) algumas vezes é reduzida por fármacos antimuscarínicos, por exemplo, **brometo de propantelina**.

Contudo, na melhor das hipóteses, o alívio é incompleto, porque, em geral, estão envolvidas glândulas apócrinas e não écrinas.

Reações adversas

O tratamento com atropina ou seus congêneres direcionado para um sistema orgânico quase sempre induz efeitos indesejáveis em outros sistemas. Assim, midríase e cicloplegia são reações adversas que ocorrem quando um fármaco antimuscarínico é usado para reduzir secreção ou motilidade gastrintestinal, embora sejam efeitos terapêuticos quando o fármaco é utilizado em oftalmologia.

Em concentrações mais altas, a atropina causa bloqueio de todas as funções parassimpáticas. Entretanto, é um fármaco notavelmente seguro *em adultos*. O envenenamento por atropina tem ocorrido como resultado de tentativa de suicídio, mas a maioria dos casos deve-se a tentativas de induzir alucinações. Os indivíduos intoxicados manifestam boca seca, midríase, taquicardia, pele quente e ruborizada, agitação e delírio por cerca de 1 semana. A temperatura corporal tende a se elevar. Esses efeitos são lembrados no ditado "seco como um osso, cego como um morcego, vermelho como uma beterraba, louco como um chapeleiro".*

Infelizmente, as crianças, em especial lactentes, são muito sensíveis aos efeitos hipertérmicos da atropina. Embora a administração acidental de mais de 400 mg tenha sido seguida pela recuperação, as mortes ocorreram após doses tão pequenas quanto 2 mg. Portanto, a atropina deve ser considerada um fármaco altamente perigoso quando ocorre sobredose em bebês ou crianças.

As sobredoses de atropina ou seus congêneres geralmente são tratadas de modo sintomático (ver Capítulo 58). Especialistas em controle de envenenamentos desencorajam o uso de fisostigmina ou de outro inibidor de colinesterase para reverter os efeitos da sobredose de atropina, porque o tratamento sintomático é mais efetivo e menos perigoso. Quando se julga que a fisostigmina é necessária, doses *pequenas* são administradas *lentamente* por via intravenosa (1-4 mg em adultos, 0,5-1 mg em crianças). O tratamento sintomático pode requerer o controle da temperatura com cobertores para o resfriamento e das convulsões com diazepam.

A intoxicação causada por altas doses de fármacos antimuscarínicos quaternários está associada a todos os sinais de bloqueio parassimpático periférico, mas poucos ou nenhum dos efeitos da atropina no SNC. Entretanto, esses fármacos mais polares podem causar bloqueio ganglionar significativo, com hipotensão ortostática acentuada (ver adiante). O tratamento dos efeitos antimuscarínicos, se necessário, é feito com um inibidor de colinesterase quaternário, como a neostigmina. O controle da hipotensão pode necessitar da administração de um fármaco simpatomimético, como a fenilefrina.

Evidências recentes indicam que alguns medicamentos de ação central (antidepressivos tricíclicos, inibidores seletivos da recaptação da serotonina, ansiolíticos, anti-histamínicos) com ações antimuscarínicas prejudicam a memória e a cognição em pacientes idosos.

Contraindicações

As contraindicações ao uso de fármacos antimuscarínicos são relativas, não absolutas. O excesso muscarínico óbvio, em especial o causado por inibidores da colinesterase, sempre pode ser tratado com atropina.

Os fármacos antimuscarínicos são contraindicados em pacientes com glaucoma, sobretudo no glaucoma de ângulo fechado. Mesmo o uso sistêmico de doses moderadas pode precipitar o fechamento do ângulo (e o glaucoma agudo) em pacientes com câmaras anteriores rasas.

Em homens idosos, os fármacos antimuscarínicos devem ser usados sempre com cautela e evitados naqueles com história de hiperplasia prostática.

Como os antimuscarínicos retardam o esvaziamento gástrico, eles podem *aumentar* os sintomas em pacientes com úlcera gástrica e, portanto, os antimuscarínicos não seletivos nunca devem ser usados para tratar a doença ácido-péptica (ver Capítulo 62).

FARMACOLOGIA BÁSICA E CLÍNICA DOS FÁRMACOS BLOQUEADORES GANGLIONARES

Os fármacos bloqueadores ganglionares bloqueiam competitivamente a ação da acetilcolina e de agonistas similares em receptores nicotínicos de gânglios autônomos, tanto parassimpáticos como simpáticos. Alguns membros do grupo também bloqueiam o canal iônico que tem como portão o receptor colinérgico nicotínico. Os fármacos bloqueadores ganglionares são importantes e utilizados na pesquisa farmacológica e fisiológica, porque bloqueiam todo o efluxo autonômico. Entretanto, sua falta de seletividade lhes confere um espectro tão amplo de efeitos indesejáveis que têm uso clínico limitado.

Química e farmacocinética

Todos os fármacos bloqueadores ganglionares de interesse são aminas sintéticas. O **tetraetilamônio (TEA)**, o primeiro a ser

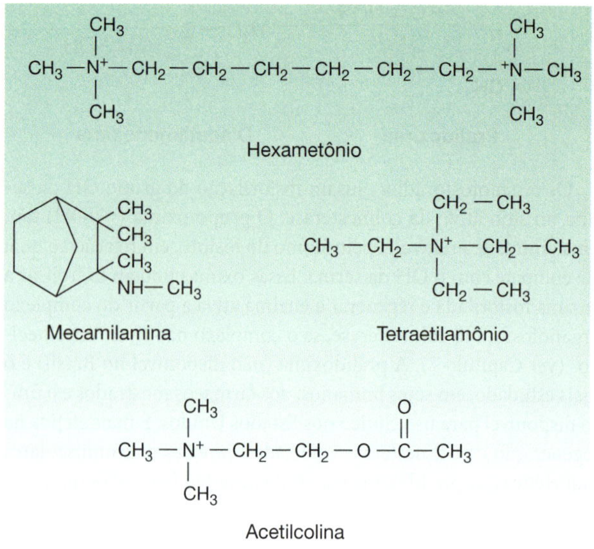

FIGURA 8-7 Alguns fármacos bloqueadores ganglionares. A acetilcolina é mostrada para referência.

*N. de R.T. Esse último elemento, "o chapeleiro", é uma referência ao livro *Alice no País das Maravilhas*, de Lewis Carroll. Ver nota da página 1.008.

reconhecido como tendo essa ação, tem uma duração de ação muito curta. O **hexametônio ("C6")** foi desenvolvido e introduzido clinicamente como o primeiro fármaco efetivo para tratamento de hipertensão. Conforme mostrado na Figura 8-7, há uma relação óbvia entre as estruturas do agonista da acetilcolina e dos antagonistas nicotínicos tetraetilamônio e hexametônio. O decametônio, o análogo "C10" do hexametônio, é um agente bloqueador neuromuscular despolarizante.

A **mecamilamina** (não disponível no Brasil), uma amina secundária, foi desenvolvida para melhorar o grau e a extensão de absorção do trato gastrintestinal, porque os compostos bloqueadores ganglionares aminas quaternárias eram absorvidos de forma errada após administração. A trimetafana, um fármaco de ação curta, polar, bloqueador de gânglios, não está mais disponível para uso clínico.

Farmacodinâmica

A. Mecanismo de ação

Os receptores nicotínicos ganglionares, como aqueles da junção neuromuscular do músculo esquelético, estão sujeitos a bloqueio, tanto despolarizante quanto não despolarizante (ver Capítulos 7 e 27). A própria nicotina, a carbamilcolina e, até mesmo, a acetilcolina (se amplificada por um inibidor de colinesterase) podem produzir bloqueio ganglionar despolarizante.

Os fármacos usados atualmente como bloqueadores ganglionares são classificados como antagonistas competitivos não despolarizantes. O bloqueio pode ser superado pelo aumento da concentração de um agonista, por exemplo, acetilcolina. Entretanto, o hexametônio na verdade produz a maior parte de seu bloqueio por ocupação de sítios dentro do canal iônico nicotínico ou sobre ele, e não ocupando o receptor colinérgico em si.

B. Efeitos em sistemas orgânicos

1. *Sistema nervoso central* A mecamilamina, ao contrário dos agentes aminas quaternárias e da trimetafana, cruza a barreira hematencefálica e entra de imediato no SNC. Sedação, tremores, movimentos coreiformes e aberrações mentais têm sido relatados como efeitos da mecamilamina.

2. *Olhos* Os fármacos bloqueadores ganglionares causam uma cicloplegia previsível com perda de acomodação, porque o músculo ciliar recebe inervação primariamente do sistema nervoso parassimpático. O efeito sobre a pupila não é previsto com facilidade, visto que a íris recebe inervação simpática (mediando a dilatação pupilar) e parassimpática (mediando a constrição pupilar). O bloqueio ganglionar causa dilatação moderada da pupila, com frequência porque o tônus parassimpático geralmente domina esse tecido.

3. *Sistema circulatório* Os vasos sanguíneos recebem, sobretudo, fibras vasoconstritoras do sistema nervoso simpático; portanto, o bloqueio ganglionar causa uma diminuição acentuada do tônus arteriolar e venomotor. A pressão sanguínea pode cair precipitadamente, porque tanto a resistência vascular periférica quanto o retorno venoso estão menores (ver Figura 6-7). A hipotensão é bastante acentuada na posição em pé (hipotensão ortostática ou postural), pois os reflexos posturais que em geral impedem o acúmulo venoso de sangue estão bloqueados.

Os efeitos cardíacos incluem contratilidade diminuída e, como o nó sinoatrial geralmente é dominado pelo sistema nervoso parassimpático, uma taquicardia moderada.

4. *Trato gastrintestinal* A secreção é reduzida, embora não o bastante para tratar a doença efetivamente. A motilidade é inibida profundamente, e a obstipação, acentuada.

5. *Outros sistemas* A musculatura lisa geniturinária depende em parte da inervação autonômica para a função normal. Portanto, o bloqueio ganglionar causa hesitação na micção e pode precipitar retenção urinária em homens com hiperplasia prostática. A função sexual é dificultada, pois a ereção e a ejaculação podem ser impedidas por doses moderadas.

A sudorese termorreguladora é reduzida pelos fármacos bloqueadores ganglionares. Entretanto, a hipertermia não consiste em um problema, exceto em ambientes muito quentes, porque a vasodilatação cutânea geralmente é suficiente para manter uma temperatura corporal normal.

6. *Resposta a fármacos autonômicos* Os pacientes que utilizam fármacos bloqueadores ganglionares são totalmente responsivos a fármacos autonômicos que atuam sobre receptores adrenérgicos muscarínicos α e β porque esses receptores de células efetoras não são bloqueados. Na verdade, as respostas podem ser exageradas ou mesmo revertidas (p. ex., a norepinefrina administrada por via intravenosa talvez cause taquicardia em vez de bradicardia), porque os reflexos homeostáticos, que normalmente moderam as respostas autonômicas, estão ausentes.

Aplicações clínicas e toxicidade

Fármacos bloqueadores ganglionares são usados raramente em razão da disponibilidade de agentes bloqueadores autonômicos mais seletivos. A mecamilamina bloqueia receptores nicotínicos centrais e tem sido defendida como um possível adjuvante do adesivo de nicotina transdérmico para reduzir a ânsia por nicotina em pacientes que tentam deixar de fumar. A toxicidade dos fármacos bloqueadores ganglionares limita-se aos efeitos autonômicos já descritos. Para a maioria dos pacientes, esses efeitos são intoleráveis, exceto para uso agudo.

RESUMO Fármacos com ações anticolinérgicas

Subclasse, fármaco	Mecanismo de ação	Efeitos	Aplicações clínicas	Farmacocinética, toxicidades, interações
FÁRMACOS PARA CINETOSE				
• Escopolamina	Antagonismo competitivo em receptores muscarínicos, mecanismo antagonista 5-HT_3 adicional no SNC	Reduz vertigem, náuseas pós-operatórias	Prevenção da cinetose e de náuseas e vômitos pós-operatórios	Adesivo transdérmico usado para enjoo • Injeção IM para uso pós-operatório • *Toxicidade:* taquicardia, visão turva, xerostomia, delírio • *Interações:* com outros antimuscarínicos
DISTÚRBIOS GASTRINTESTINAIS				
• Diciclomina	Antagonismo competitivo em receptores M_1 e M_4	Reduz atividade de músculos lisos e secretora do intestino	Síndrome do intestino irritável, diarreia leve	Disponível em formulações orais e parenterais • $t_{½}$ curta, mas ação dura até 6 h • *Toxicidade:* taquicardia, confusão, retenção urinária, pressão intraocular aumentada • *Interações:* com outros antimuscarínicos
• *Hiosciamina: duração de ação mais longa*				
OFTALMOLOGIA				
• Atropina	Antagonismo competitivo em todos os receptores M	Causa midríase e cicloplegia	Exame da retina; prevenção de sinéquias após cirurgia	Usada como colírio • Ação longa (5-6 dias) • *Toxicidade:* pressão intraocular aumentada no glaucoma de ângulo fechado • *Interações:* com outros antimuscarínicos
• *Homatropina: duração de ação mais curta (12-24 h) que a atropina* • *Ciclopentolato: duração de ação mais curta (3-6 h)* • *Tropicamida: duração de ação mais curta (15-60 min)*				
RESPIRATÓRIO (ASMA, DPOC)				
• Ipratrópio	Antagonista competitivo, não seletivo, em receptores M	Reduz ou previne broncospasmo	Prevenção e alívio de episódios agudos de broncospasmo	Aerossol (tubo), até 4×/dia • *Toxicidade:* xerostomia, tosse • *Interações:* com outros antimuscarínicos
• *Tiotrópio, aclidínio e umeclidínio: duração de ação mais longa; usados 1 vez ao dia*				
URINÁRIO				
• Oxibutinina	Antagonista muscarínico levemente M_3-seletivo	Reduz o tônus do músculo liso detrusor, espasmos	Incontinência com urgência; espasmos pós-operatórios	Orais, IV, formulações em adesivos • *Toxicidade:* taquicardia, constipação, aumento da pressão intraocular, xerostomia • Adesivo: prurido • *Interações:* com outros antimuscarínicos
• *Darifenacina, solifenacina, fesoterodina e tolterodina: aminas terciárias com seletividade um pouco maior para receptores M_3* • *Tróspio: amina quaternária com menos efeito no SNC*				
INTOXICAÇÃO COLINÉRGICA				
• Atropina	Antagonista competitivo não seletivo de todos os receptores muscarínicos no SNC e periférico	Bloqueia o excesso muscarínico em glândulas exócrinas, coração, músculo liso	Antídoto obrigatório para intoxicação grave por inibidor de colinesterase	Infusão IV até que apareçam sinais antimuscarínicos • continuar o quanto for necessário • *Toxicidade:* insignificante enquanto a inibição da AChE continuar
• Pralidoxima	Afinidade muito alta pelo átomo do fósforo, mas não entra no SNC	Regenera a AChE ativa; pode aliviar o bloqueio na placa terminal do músculo esquelético	Antídoto-padrão para fase inicial (48 h) de intoxicação por inibidor de colinesterase	IV, a cada 4-6 h • *Toxicidade:* pode causar fraqueza muscular em sobredose

AChE, acetilcolinesterase; SNC, sistema nervoso central; DPOC, doença pulmonar obstrutiva crônica; IM, intramuscular; IV, intravenoso.

PREPARAÇÕES DISPONÍVEIS

NOMES GENÉRICOS
FÁRMACOS ANTICOLINÉRGICOS ANTIMUSCARÍNICOS[1]
Aclidínio
Atropina
Ciclopentolato
Clidínio*
Darifenacina
Diciclomina*
Escopolamina
Oral
Oftálmica
Transdérmica
Extrato ou tintura de alcaloides da beladona
Fesoterodina*
Flavoxato
Glicopirrônio
Homatropina
l-Hiosciamina
Ipratrópio
Mepenzolato*
Metilescopolamina
Oxibutinina
Propantelina
Solifenacina
Tiotrópio
Tolterodina
Toxina botulínica A
Tropicamida
Tróspio
Umeclidínio
BLOQUEADOR GANGLIONAR
Mecamilamina*
REGENERADOR DE COLINESTERASE
Pralidoxima

[1]Os fármacos antimuscarínicos usados no parkinsonismo estão listados no Capítulo 28.
*Não disponível no Brasil.

REFERÊNCIAS

Brodde OE et al: Presence, distribution and physiological function of adrenergic and muscarinic receptor subtypes in the human heart. Basic Res Cardiol 2001;96:528.

Cahill K et al: Pharmacological interventions for smoking cessation: An overview and network meta-analysis. Cochrane Database Syst Rev 2013;5:CD009329.

Carrière I et al: Drugs with anticholinergic properties, cognitive decline, and dementia in an elderly general population. Arch Intern Med 2009;169:1317.

Casaburi R et al: Improvement in exercise tolerance with the combination of tiotropium and pulmonary rehabilitation in patients with COPD. Chest 2005;127:809.

Chapple CR et al: A comparison of the efficacy and tolerability of solifenacin succinate and extended release tolterodine at treating overactive bladder syndrome: Results of the STAR trial. Eur Urol 2005;48:464.

Cohen JS et al: Dual therapy strategies for COPD: The scientific rationale for LAMA+LABA. Int J Chron Obstruct Pulmon Dis 2016;11:785.

Ehlert FJ, Pak KJ, Griffin MT: Muscarinic agonists and antagonists: Effects on gastrointestinal function. In: Fryer AD et al (editors): *Muscarinic Receptors*. Handb Exp Pharmacol 2012;208:343.

Filson CP et al: The efficacy and safety of combined therapy with α-blockers and anticholinergics for men with benign prostatic hyperplasia: A meta-analysis. J Urol 2013;190:2013.

Fowler CJ, Griffiths D, de Groat WC: The neural control of micturition. Nat Rev Neurosci 2008;9:453.

Kranke P et al: The efficacy and safety of transdermal scopolamine for the prevention of postoperative nausea and vomiting: A quantitative systematic review. Anesth Analg 2002;95:133.

Kruse AC et al: Muscarinic acetylcholine receptors: Novel opportunities for drug development. Nat Rev Drug Discov 2014;13:549.

Lawrence GW, Aoki KR, Dolly JO: Excitatory cholinergic and purinergic signaling in bladder are equally susceptible to botulinum neurotoxin A consistent with co-release of transmitters from efferent fibers. J Pharmacol Exp Ther 2010;334:1080.

Marquardt K: Mushrooms, amatoxin type. In: Olson K (editor): *Poisoning & Drug Overdose*, 6th ed. New York: McGraw Hill, 2012.

Moriya H et al: Affinity profiles of various muscarinic antagonists for cloned human muscarinic acetylcholine receptor (mAChR) subtypes and mAChRs in rat heart and submandibular gland. Life Sci 1999;64:2351.

Profita M et al: Smoke, choline acetyltransferase, muscarinic receptors, and fibroblast proliferation in chronic obstructive pulmonary disease. J Pharmacol Exp Ther 2009;329:753.

Rai BP et al: Anticholinergic drugs versus non-drug active therapies for non-neurogenic overactive bladder syndrome in adults. Cochrane Database Syst Rev 2012;12:CD003193.

Tauterman CS et al: Molecular basis for the long duration of action and kinetic selectivity of tiotropium for the muscarinic M3 receptor. J Med Chem 2013;56:8746.

Thai DM et al: Crystal structures of the M1 and M4 muscarinic acetylcholine receptors. Nature 2016;335:2016.

Wallukat G, Schimke I: Agonistic autoantibodies directed against G-protein-coupled receptors and their relationship to cardiovascular diseases. Semin Immunopathol 2014;36:351.

Young JM et al: Mecamylamine: New therapeutic uses and toxicity/risk profile. Clin Ther 2001;23:532.

Zhang L et al: A missense mutation in the CHRM2 gene is associated with familial dilated cardiomyopathy. Circ Res 2008;102:1426.

Tratamento da toxicidade da anticolinesterase

Nachon F et al: Progress in the development of enzyme-based nerve agent bioscavengers. Chem Biol Interact 2013;206:536.

Thiermann H et al: Pharmacokinetics of obidoxime in patients poisoned with organophosphorus compounds. Toxicol Lett 2010;197:236.

Weinbroum AA: Pathophysiological and clinical aspects of combat anticholinesterase poisoning. Br Med Bull 2005;72:119.

RESPOSTA DO ESTUDO DE CASO

Os sintomas de J.H. com frequência são exibidos por pacientes após prostatectomia para alívio de obstrução significativa do fluxo vesical. Incontinência com urgência pode ocorrer em pacientes cuja hipertrofia prostática causou instabilidade do músculo detrusor. O paciente deve ser alertado de que a incontinência urinária e a frequência urinária podem diminuir com o tempo após a prostatectomia, quando regredir a instabilidade do músculo detrusor. Ele pode ser ajudado pela administração diária de 1 só comprimido de tolterodina de liberação prolongada (4 mg/dia) ou oxibutinina (5-10 mg/dia). Um adesivo transdérmico contendo oxibutinina (3,9 mg/dia) também está disponível.

CAPÍTULO

9 Agonistas dos receptores adrenérgicos e fármacos simpatomiméticos

Italo Biaggioni, MD*

ESTUDO DE CASO

Um homem de 68 anos queixa-se de leveza na cabeça ao se levantar, que piora após as refeições e em ambientes quentes. Os sintomas começaram há cerca de 4 anos e progrediram lentamente até o ponto de incapacitá-lo. Ele desmaia várias vezes, mas sempre recobra a consciência quase imediatamente após a queda. Outros sintomas incluem piora discreta de constipação, retenção urinária desproporcional ao tamanho da próstata e diminuição da sudorese. De outra forma, esse homem é sadio, sem história de hipertensão, diabetes nem doença de Parkinson. Por causa da retenção urinária, ele recebeu o α_{1A}-antagonista tansulosina, mas os desmaios pioraram. O exame físico estava normal, exceto pela pressão arterial de 167/84 mmHg em decúbito dorsal e 106/55 mmHg em pé. Houve um aumento compensador inadequado da frequência cardíaca (de 84 para 88 bpm), considerando-se a magnitude da hipotensão ortostática. Não há evidência de neuropatia periférica ou características parkinsonianas. Os exames laboratoriais são negativos, exceto para norepinefrina (noradrenalina) plasmática baixa (98 pg/mL; o normal para a idade é 250 a 400 pg/mL). Foi feito um diagnóstico de insuficiência autonômica pura, com base no quadro clínico e na ausência de fármacos que induzam à hipotensão ortostática e de doenças comumente associadas à neuropatia autonômica (p. ex., diabetes, doença de Parkinson).

Que precauções esse paciente deve observar ao usar fármacos simpatomiméticos? Esses fármacos podem ser usados em seu tratamento?

O sistema nervoso simpático é um regulador importante de quase todos os sistemas orgânicos. Isso fica bastante evidente na regulação da pressão sanguínea. Conforme ilustrado no "Estudo de caso", o sistema nervoso simpático é necessário para manter a pressão arterial estável, mesmo em situações de estresse relativamente menores. Por exemplo, em pé, o acúmulo gravitacional de sangue na parte inferior do corpo desencadeia a estimulação simpática que causa a liberação de norepinefrina dos terminais nervosos que, então, ativa os receptores adrenérgicos em locais pós-sinápticos (ver Capítulo 6) para restaurar a pressão arterial. Além disso, em resposta a situações mais estressantes (p. ex., hipoglicemia), a ativação simpática faz a medula suprarrenal liberar epinefrina (adrenalina), que é, então, transportada no sangue para os tecidos-alvo. Em outras palavras, a epinefrina age como um hormônio, ao passo que a norepinefrina atua como um neurotransmissor. Ambas têm um papel na resposta de "lutar ou fugir" que caracteriza a ativação simpática.

Os fármacos que mimetizam as ações da epinefrina ou norepinefrina têm sido denominados **fármacos simpatomiméticos**. Os simpatomiméticos são agrupados pelo modo de ação e pelo espectro de receptores que ativam. Alguns desses fármacos (p. ex., norepinefrina e epinefrina) são agonistas *diretos*; eles interagem diretamente com receptores adrenérgicos e os ativam. Outros são agonistas *indiretos*, já que suas ações dependem de sua capacidade de aumentar as ações das catecolaminas endógenas (1) induzindo a liberação de catecolaminas, deslocando-as das terminações nervosas adrenérgicas (p. ex., o mecanismo de ação da tiramina), (2) diminuindo a depuração das catecolaminas pela inibição de sua recaptação neuronal (p. ex., o mecanismo de ação da cocaína e certos antidepressivos) ou (3) prevenção do metabolismo enzimático

*O autor agradece a David Robertson, MD, por suas contribuições às versões anteriores deste capítulo e ao Dr. Vsevolod Gurevich pelos comentários pertinentes.

da norepinefrina (monoaminoxidase e inibidores da catecol-*O*-metiltransferase). Alguns fármacos têm ações tanto diretas como indiretas.

Ambos os tipos de simpatomiméticos, diretos e indiretos, acabam por causar a ativação de receptores adrenérgicos, levando a alguns ou a todos os efeitos característicos das catecolaminas endógenas. Os efeitos farmacológicos dos agonistas diretos dependem da via de administração, de sua afinidade relativa por subtipos de receptores adrenérgicos e da expressão relativa desses subtipos de receptores em tecidos-alvo. Os efeitos farmacológicos dos simpatomiméticos indiretos são maiores sob condições de aumento da atividade simpática e liberação de norepinefrina.

FARMACOLOGIA MOLECULAR SUBJACENTE ÀS AÇÕES DE FÁRMACOS SIMPATOMIMÉTICOS

Os efeitos das catecolaminas são mediados por receptores de superfície celular. Os receptores adrenérgicos são típicos receptores acoplados à proteína G (GPCRs, do inglês *G protein-coupled receptors*; ver Capítulo 2). A proteína receptora tem um *N*-terminal extracelular, atravessa a membrana 7 vezes (domínios transmembrana), formando três alças extracelulares e três intracelulares, e tem um *C*-terminal intracelular (Figura 9-1). Elas são acopladas a proteínas G que regulam várias proteínas efetoras. Cada proteína G é um heterotrímero composto de subunidades α, β e γ. As proteínas G são classificadas com base em suas subunidades α distintivas. Entre as proteínas G de importância particular para a função receptora adrenérgica estão incluídas G_s, estimuladora da adenililciclase; G_i e G_o, inibidoras da adenililciclase; e G_q e G_{11}, que acoplam receptores α à fosfolipase C. A ativação de receptores acoplados à proteína G por catecolaminas promove a dissociação do difosfato de guanosina (GDP) da subunidade α da proteína G correspondente. O trifosfato de guanosina (GTP), então, liga-se a essa proteína G, e a subunidade α dissocia-se da unidade βγ. A subunidade α ligada ao GTP ativado regula, então, a atividade de seu efetor. Os efetores de subunidades α ativadas por receptores adrenérgicos incluem adenililciclase, fosfolipase C e canais iônicos. A subunidade α é inativada por hidrólise do GTP ligado a GDP e fosfato, e pela reassociação subsequente da subunidade α com a subunidade βγ. As subunidades βγ têm efeitos independentes adicionais, atuando sobre uma variedade de efetores, como canais iônicos e enzimas.

Os receptores adrenérgicos foram originalmente caracterizados farmacologicamente por suas afinidades relativas com os agonistas; os receptores α têm as potências comparativas: epinefrina ≥ norepinefrina >> isoprenalina (não disponível no Brasil), e os receptores β têm as potências comparativas: isoprenalina > epinefrina ≥ norepinefrina. A clonagem molecular identificou subtipos distintos desses receptores (Tabela 9-1).

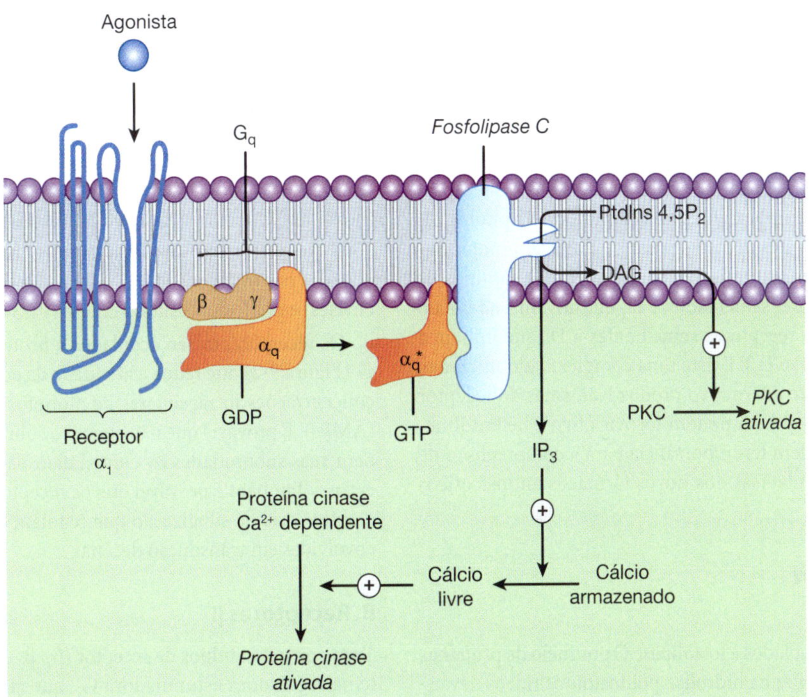

FIGURA 9-1 Ativação de respostas $α_1$. A estimulação de receptores $α_1$ por catecolaminas leva à ativação de uma proteína de acoplamento G_q. A subunidade α ativada ($α_q$*) dessa proteína G ativa o efetor, fosfolipase C, que leva à liberação de IP_3 (1, 4, 5-trifosfato de inositol) e DAG (diacilglicerol) do fosfatidilinositol-4,5 bisfosfato (PtdIns 4,5P_2). O IP_3 estimula a liberação de estoques sequestrados de cálcio, levando a uma concentração aumentada de Ca^{2+} citoplasmático. O Ca^{2+} pode, então, ativar proteínas cinases dependentes de Ca^{2+}, que, por sua vez, fosforilam seus substratos. O DAG ativa a proteína cinase C (PKC). GDP, difosfato de guanosina; GTP, trifosfato de guanosina. Ver texto para efeitos adicionais da ativação de receptor $α_1$.

TABELA 9-1 Tipos e subtipos de receptores adrenérgicos

Receptor	Agonista	Antagonista	Proteína G	Efeitos	Gene no cromossomo
Tipo α_1	Fenilefrina	Prazosina	G_q	↑ IP_3, DAG comum a todos	
α_{1A}		Tansulosina			C8
α_{1B}					C5
α_{1D}[1]					C20
Tipo α_2	Clonidina	Ioimbina	G_i	↓ AMPc comum a todos	
α_{2A}	Oximetazolina				C10
α_{2B}		Prazosina			C2
α_{2C}		Prazosina			C4
Tipo β	Isoprenalina	Propranolol	G_s	↑ AMPc comum a todos	
β_1	Dobutamina	Betaxolol			C10
β_2	Salbutamol	Butoxamina			C5
β_3	Mirabegrona				C8
Tipo dopamina	Dopamina				
D_1	Fenoldopam		G_s	↑ AMPc	C5
D_2	Bromocriptina		G_i	↓ AMPc	C11
D_3			G_i	↓ AMPc	C3
D_4		Clozapina	G_i	↓ AMPc	C11
D_5			G_s	↑ AMPc	C4

[1]Inicialmente, um receptor "α_{1C}" foi descrito; mas mais tarde, foi reconhecido como idêntico ao receptor α_{1A}. Para evitar confusão, a nomenclatura agora omite α_{1C}.
Nomenclatura: Os receptores adrenérgicos (e os genes que os codificam) também são conhecidos pela abreviatura ADR, seguida do tipo (ADRA, ADRB) e subtipo (ADRA1A, ADRA1B, etc.). A nomenclatura correspondente para os receptores de dopamina é DRD_1, DRD_2, etc.
AMPc, monofosfato de adenosina cíclico; DAG, diacilglicerol; IP_3, trifosfato de inositol.

Da mesma forma, a catecolamina endógena dopamina produz uma variedade de efeitos biológicos mediados por interações com receptores específicos da dopamina (ver Tabela 9-1). Esses receptores são particularmente importantes no cérebro (ver Capítulos 21, 28 e 29) e na vasculatura esplênica e renal. A clonagem molecular identificou vários genes distintos que codificam cinco subtipos de receptores: dois receptores semelhantes a D_1 que ativam a adenilato ciclase (D_1 e D_5) e três receptores semelhantes a D_2 que inibem a adenilato ciclase (D_2, D_3 e D_4). Existe uma complexidade adicional, porque o processamento alternativo produz isoformas do receptor D_2 e os receptores D_2 também podem formar oligo e heterodímeros. Esses subtipos podem ter importância para a compreensão da eficácia e das reações adversas dos novos fármacos antipsicóticos (ver Capítulo 29).

Tipos de receptor

A. Receptores α

Os receptores α_1 são acoplados à fosfolipase C por meio de proteínas G da família G_q. Essa enzima hidrolisa polifosfoinositídeos, levando à formação de **inositol 1,4,5-trisfosfato (IP_3)** e **diacilglicerol (DAG)** (ver Tabela 9-1 e Figura 9-1). O IP_3 promove a liberação de Ca^{2+} sequestrado dos estoques intracelulares, o que aumenta as concentrações citoplasmáticas de Ca^{2+} livre que ativam várias proteínas cinases dependentes de cálcio e outras proteínas reguladas por calmodulina. A ativação desses receptores também pode aumentar o influxo de cálcio através da membrana plasmática da célula. O IP_3 é desfosforilado sequencialmente, o que leva, por fim, à formação de inositol livre. O DAG coopera com o Ca^{2+} na ativação da proteína cinase C (PKC), que modula a atividade de muitas vias de sinalização. Além disso, os receptores α_1 ativam as vias de transdução de sinal que estimulam tirosinas cinases, como as proteínas cinases ativadas por mitógeno (MAP [do inglês *mitogen-activated protein*] cinases) e polifosfoinositol-3 cinase (PI-3 cinase).

Os receptores α_2 são acoplados à proteína reguladora inibitória G_i (Figura 9-2) que reduz a atividade da adenililciclase e diminui as concentrações intracelulares de monofosfato de adenosina cíclico (AMPc). É provável que não apenas a subunidade α de G_i, mas também suas subunidades βγ contribuam para a inibição da adenililciclase. Também é provável que os receptores α_2 estejam acoplados a outras vias de sinalização que regulam canais iônicos e enzimas envolvidas em transdução de sinal.

B. Receptores β

Todos os três subtipos de receptor (β_1, β_2 e β_3) são acoplados à proteína reguladora estimuladora G_s, que ativa a adenililciclase para aumentar as concentrações intracelulares de AMPc (ver Tabela 9-1 e Figura 9-2). O AMPc é o segundo mensageiro que medeia a maioria das ações dos receptores β; no fígado, o AMPc medeia uma cascata de eventos culminando na ativação da glicogênio fosforilase; no coração, aumenta o influxo de cálcio através da membrana celular; ao passo que no músculo liso promove relaxamento por meio da fosforilação da cinase de cadeia leve de miosina para

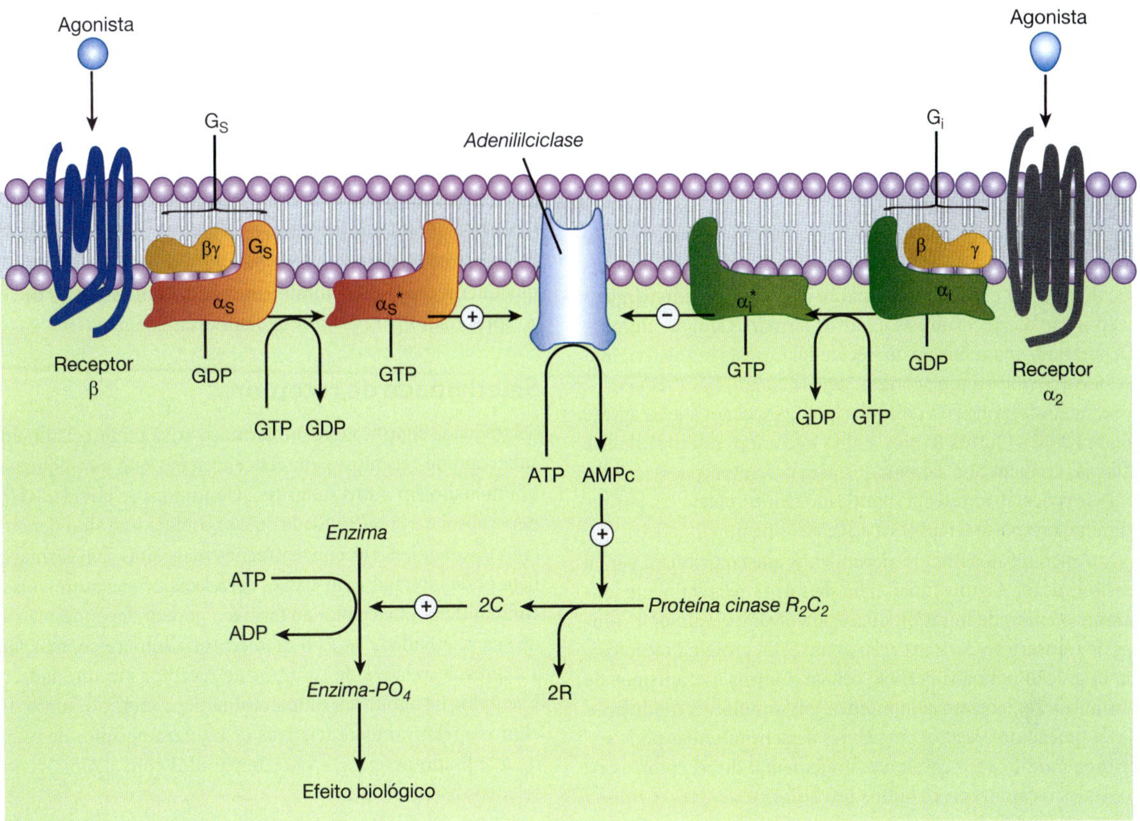

FIGURA 9-2 Ativação e inibição da adenililciclase por agonistas que se ligam a receptores de catecolamina. A ligação a receptores β-adrenérgicos estimula a adenililciclase por ativação da proteína G estimuladora, G_s, que leva à dissociação de sua subunidade α carregada com GTP. Essa subunidade ativada $α_s$ ativa diretamente a adenililciclase, resultando em um aumento de velocidade da síntese de AMPc. Ligantes de receptores $α_2$-adrenérgicos inibem a adenililciclase por causar dissociação da proteína G inibidora, G_i, em suas subunidades; ou seja, uma subunidade ativada $α_i$ carregada com GTP e uma unidade βγ. O mecanismo pelo qual essas subunidades inibem adenililciclase é incerto. O AMPc liga-se à subunidade reguladora *(R)* da proteína cinase AMPc dependente, levando à liberação de subunidades catalíticas ativas *(C)* que fosforilam substratos de proteína específicos e modificam sua atividade. Essas unidades catalíticas também fosforilam a proteína de ligação ao elemento de resposta ao AMPc (CREB), que modifica a expressão do gene. Ver texto para outras ações de receptores $α_2$ e β-adrenérgicos.

uma forma inativa (ver Figura 12-1). Algumas ações dos receptores β-adrenérgicos podem ser mediadas por diferentes vias de sinalização intracelular, por meio de proteínas ativadas por AMPc em vez de proteína cinase A (PKA) convencional, ou por meio do acoplamento a G_s, mas independente de AMPc, ou acoplamento a proteína G_q e ativação de MAP cinases.

O receptor $β_3$-adrenérgico é um receptor de afinidade mais baixa em comparação com os receptores $β_1$ e $β_2$, porém mais resistente à dessensibilização. É encontrado em vários tecidos, mas sua função fisiológica ou patológica em seres humanos não está clara. Os receptores $β_3$ são expressos no músculo detrusor da bexiga e induzem seu relaxamento, e o agonista $β_3$-seletivo **mirabegrona** é usado clinicamente para o tratamento de sintomas de bexiga hiperativa (urgência e frequência urinária).

C. Receptores de dopamina

O receptor D_1 está associado normalmente à estimulação da adenililciclase (ver Tabela 9-1); por exemplo, o relaxamento de músculo liso induzido por receptor D_1 deve-se, presumivelmente, ao acúmulo de AMPc na musculatura lisa daqueles leitos vasculares nos quais a dopamina é um vasodilatador. Foi verificado que os receptores D_2 inibem a atividade da adenililciclase, abrem canais de potássio e diminuem o influxo de cálcio.

Polimorfismos de receptores adrenérgicos

Desde a elucidação das sequências dos genes que codificam os receptores adrenérgicos, tornou-se claro que existem **polimorfismos** genéticos relativamente comuns (variações na sequência do gene) para muitos desses subtipos de receptores em humanos. Polimorfismos distintos podem ser herdados juntos, em combinações denominadas **haplótipos**. Polimorfismos genéticos podem resultar em mudanças críticas nas sequências de aminoácidos, o que pode alterar a função do receptor de maneiras clinicamente relevantes. Foi demonstrado que alguns polimorfismos alteram a suscetibilidade a doenças como insuficiência cardíaca; modificam a propensão de um receptor à dessensibilização ou modulam respostas terapêuticas a fármacos em doenças como a asma. Em muitos outros casos, estudos relataram resultados inconsistentes quanto à importância fisiopatológica dos polimorfismos.

Regulação de receptores

As respostas mediadas por receptores adrenérgicos não são fixas e estáticas. A magnitude da resposta depende do número e da função dos receptores adrenérgicos na superfície celular e da regulação desses receptores pelas próprias catecolaminas, outros hormônios e fármacos, idade e vários estados patológicos (ver Capítulo 2). Essas alterações podem modificar a magnitude da resposta fisiológica de um tecido às catecolaminas e ser clinicamente importantes durante o curso do tratamento. Um dos exemplos mais bem estudados de regulação de receptor é a **dessensibilização** de receptores adrenérgicos após exposição a catecolaminas e outros fármacos simpatomiméticos. Depois que uma célula ou um tecido foi exposto por determinado período de tempo a um agonista, aquele tecido, com frequência, torna-se menos responsivo à estimulação adicional por aquele agente (ver Figura 2-12). Outros termos, como tolerância, refratariedade e taquifilaxia, também têm sido usados para descrever a dessensibilização. Esse processo apresenta significado clínico potencial, porque pode limitar a resposta terapêutica a agentes simpatomiméticos.

Foram encontrados muitos mecanismos que contribuem para a dessensibilização. Alguns funcionam de forma relativamente lenta, durante o curso de horas ou dias, e envolvem, geralmente, mudanças de transcrição ou translação ao nível da proteína receptora, ou sua migração para a superfície celular. Outros mecanismos de dessensibilização ocorrem com rapidez, em minutos. A modulação rápida da função do receptor em células dessensibilizadas pode envolver uma modificação covalente fundamental do receptor, associação desses receptores com outras proteínas ou mudanças em sua localização subcelular.

Há duas categorias principais de dessensibilização de respostas mediadas por receptores acoplados à proteína G. Dessensibilização **homóloga** refere-se à perda da capacidade de resposta exclusivamente dos receptores que tenham sido expostos à ativação repetida ou mantida por um agonista. Já a dessensibilização **heteróloga** refere-se ao processo pelo qual a dessensibilização de um receptor por seus agonistas também resulta em dessensibilização de outro receptor que não tenha sido ativado diretamente pelo agonista em questão.

Um mecanismo importante de dessensibilização, que ocorre com rapidez, envolve a fosforilação de receptores por membros da família da **cinase receptora acoplada à proteína G (GRK**, do inglês *G protein-coupled receptor kinase*), dos quais há sete na maioria dos mamíferos. Receptores adrenérgicos específicos tornam-se substratos dessas cinases apenas quando ligados a um agonista. Esse mecanismo é um exemplo de dessensibilização homóloga, porque afeta especificamente só receptores ocupados por agonistas.

A fosforilação desses receptores aumenta sua afinidade para **arrestinas**, uma família de quatro proteínas, na qual os dois subtipos de arrestina não visuais são amplamente expressos. Após a ligação da arrestina, a capacidade do receptor de ativar proteínas G fica reduzida, provavelmente como resultado do impedimento estérico, como sugerido pelas estruturas cristalográficas dos complexos GPCR com proteínas G e arrestinas (ver Figura 2-12). A arrestina, então, interage com a clatrina e com o adaptador de clatrina AP2, levando à endocitose do receptor. Além de seu papel no processo de dessensibilização, as arrestinas podem desencadear vias de sinalização independentes da proteína G.

A dessensibilização de receptores também pode ser mediada por retroalimentação de segundo mensageiro. Por exemplo, receptores β-adrenérgicos estimulam o acúmulo de AMPc, que leva à ativação de PKA; PKA pode fosforilar resíduos em receptores β, resultando em inibição da função do receptor. Para o receptor β_2, a fosforilação de PKA ocorre em resíduos de serina na terceira alça citoplasmática do receptor. Da mesma forma, a ativação de PKC por receptores acoplados a G_q pode levar à fosforilação desta classe de receptores acoplados à proteína G. A fosforilação do receptor β_2 por PKA também altera sua preferência de proteína G de G_s para G_i, reduzindo ainda mais a resposta de AMPc. Esse mecanismo de retroalimentação por segundo mensageiro tem sido denominado dessensibilização heteróloga, porque a PKA ou a PKC ativadas podem fosforilar qualquer receptor estruturalmente similar com os sítios de consenso apropriados para fosforilação por essas enzimas.

Seletividade de receptores

Seletividade significa que um fármaco ativa preferencialmente um subgrupo de receptores em concentrações que têm pouco ou nenhum efeito em outro subgrupo. Contudo, a seletividade em geral não é absoluta (a seletividade quase absoluta tem sido denominada *especificidade*), e, em concentrações mais altas, um fármaco também pode interagir com classes correlatas de receptores. Os efeitos clínicos de um determinado fármaco podem depender não apenas de sua seletividade ao tipo de receptor adrenérgico, mas também à expressão relativa de subtipos de receptor em um dado tecido. Exemplos de agonistas simpatomiméticos úteis do ponto de vista clínico e relativamente seletivos quanto a subgrupos de receptores α_1, α_2 e β-adrenérgicos, e são comparados com alguns agentes não seletivos na Tabela 9-2.

Mesmo que cada subtipo de receptor seja acoplado a uma proteína G que medeia a maior parte de sua sinalização intracelular (ver Tabela 9-1), em muitos casos um receptor pode estar acoplado a outras proteínas G, ou sinalizar por meio de vias dependentes de proteína G ou independentes de proteína G. Essa observação levou ao conceito de desenvolver **agonistas direcionados** a ativar seletivamente uma das vias de sinalização (ver Quadro "Potencial terapêutico de agonistas direcionados a receptores β"). Também há interesse em descobrir **moduladores alostéricos** da função do receptor, ou

TABELA 9-2 Afinidades relativas por receptores

	Afinidades relativas por receptores
α-agonistas	
Fenilefrina, metoxamina	$\alpha_1 > \alpha_2 >>>>> \beta$
Clonidina, metilnorepinefrina	$\alpha_2 > \alpha_1 >>>>> \beta$
Agonistas mistos α e β	
Norepinefrina	$\alpha_1 = \alpha_2; \beta_1 >> \beta_2$
Epinefrina	$\alpha_1 = \alpha_2; \beta_1 = \beta_2$
β-Agonistas	
Dobutamina[1]	$\beta_1 > \beta_2 >>>> \alpha$
Isoprenalina	$\beta_1 = \beta_2 >>>> \alpha$
Salbutamol, terbutalina, orciprenalina (metaproterenol), ritodrina	$\beta_2 >> \beta_1 >>>> \alpha$
Agonistas da dopamina	
Dopamina	$D_1 = D_2 >> \beta >> \alpha$
Fenoldopam	$D_1 >> D_2$

[1]Ver texto.

Potencial terapêutico de agonistas direcionados a receptores β

β-Agonistas tradicionais, como a epinefrina, ativam receptores β_1 cardíacos, aumentando a frequência cardíaca e a carga de trabalho do coração pelo acoplamento com proteínas G. Isso pode ser deletério em situações como infarto do miocárdio. Receptores β_1 também são acoplados por meio de vias de sinalização independentes de proteína G envolvendo β-arrestina, as quais se pensa que sejam cardioprotetoras. Um agonista "direcionado" poderia ativar potencialmente apenas a sinalização cardioprotetora, mediada por β-arrestina (e não os sinais mediados pelo acoplamento a proteína G, que levam a maior sobrecarga cardíaca). Um agonista direcionado seria de grande potencial terapêutico em situações como infarto do miocárdio ou insuficiência cardíaca. Agonistas direcionados suficientemente potentes para atingir essa meta terapêutica ainda não foram desenvolvidos.

seja, ligantes que se ligam ao receptor em um local diferente do local de ligação do agonista e modulam a resposta ao agonista.

Transportador de norepinefrina

Quando é liberada para dentro da fenda sináptica, a norepinefrina liga-se a receptores adrenérgicos pós-sinápticos a fim de provocar o efeito fisiológico esperado. Entretanto, assim como a liberação de neurotransmissores é um processo estreitamente regulado, os mecanismos para remoção de neurotransmissores também devem ser altamente efetivos. O transportador de norepinefrina (**NET**) é a via principal pela qual isso ocorre. Possui particular eficiência nas sinapses do coração, em que até 90% da norepinefrina liberada é removida pelo NET. A norepinefrina sináptica remanescente pode escapar para o espaço extrassináptico e entrar na corrente sanguínea, ou ser captada para dentro de células extraneuronais e metabolizada por catecol-*O*-metiltransferase (COMT). Em outros sítios, como a vasculatura, em que estruturas sinápticas são menos bem desenvolvidas, a remoção ainda pode ser 60% ou mais pelo NET. O NET, frequentemente situado na membrana neuronal pré-sináptica, bombeia a norepinefrina sináptica de volta para o citoplasma do neurônio. Na célula, essa norepinefrina pode reentrar nas vesículas ou sofrer metabolização por meio da monoaminoxidase (MAO) em di-hidroxifenilglicol (DHPG). Em outros lugares no corpo, transportadores semelhantes removem dopamina (transportador de dopamina, DAT), serotonina (transportador de serotonina, SERT) e outros neurotransmissores. O NET, surpreendentemente, apresenta afinidade equivalente com dopamina e norepinefrina, e, às vezes, pode depurar a dopamina em áreas do cérebro nas quais o DAT é baixo, como o córtex.

O bloqueio do NET, por exemplo, pelo psicoestimulante cocaína, ou pelos fármacos NET seletivos atomoxetina e reboxetina, dificulta esse sítio primário de remoção de norepinefrina; assim, as concentrações de epinefrina sináptica se elevam, levando a maior estimulação de receptores α e β-adrenérgicos. Na periferia, esse efeito pode produzir um quadro clínico de ativação simpática, mas, com frequência, é contrabalanceado pela estimulação concomitante de receptores α_2-adrenérgicos no tronco cerebral que reduz a ativação simpática.

A função dos transportadores de norepinefrina e dopamina é complexa, e fármacos podem interagir com o NET a fim de realmente reverterem a direção do transporte e induzirem a liberação de neurotransmissor intraneuronal. Isso é ilustrado na Figura 9-3. Em circunstâncias normais (painel A), o NET pré-sináptico (vermelho) inativa e recicla a norepinefrina (NE, vermelho) liberada por fusão vesicular. No painel B, a anfetamina (preto) atua tanto em forma de substrato de NET como em forma de bloqueador de recaptação, provocando transporte invertido e bloqueando a captação normal, aumentando dessa forma as concentrações de NE dentro e além da fenda sináptica. No painel C, agentes como metilfenidato e cocaína (hexágonos) bloqueiam a recaptação de NE mediada por NET e aumentam a sinalização de NE.

QUÍMICA MEDICINAL DOS FÁRMACOS SIMPATOMIMÉTICOS

A feniletilamina pode ser considerada o composto-mãe a partir do qual os fármacos simpatomiméticos são derivados (Figura 9-4). Esse composto consiste em um anel benzeno com uma cadeia lateral de etilamina. A presença de grupos –OH nas posições 3 e 4 do anel benzeno produz fármacos simpatomiméticos conhecidas coletivamente como catecolaminas. Substituições adicionais feitas em (1) no anel benzênico, (2) no grupo amino terminal e (3) nos carbonos α ou β produzem catecóis com afinidades diferentes para receptores α e β, de α-agonistas quase puros (metoxamina) aos β-agonistas quase puros (isoprenalina).

Além de determinar a afinidade relativa com o subtipo de receptor, a estrutura química também determina as propriedades farmacocinéticas e a biodisponibilidade dessas moléculas.

A. Substituição no anel benzeno

A atividade máxima α e β é encontrada com as catecolaminas, isto é, fármacos que têm grupos –OH nas posições 3 e 4 do anel benzeno. A ausência de um ou outro desses grupos reduz drasticamente a potência desses fármacos. Por exemplo, a fenilefrina (Figura 9-5) é muito menos potente do que a epinefrina; sua afinidade para os receptores α é reduzida aproximadamente 100 vezes, mas como sua atividade β é quase desprezível, exceto em concentrações muito altas, ele é um agonista α-seletivo.

Por outro lado, a presença de grupos –OH torna as catecolaminas sujeitas à inativação pela COMT e, como essa enzima é encontrada no intestino e no fígado, as catecolaminas não são ativas por via oral (ver Capítulo 6). A ausência de um ou ambos os grupos -OH do anel fenila aumenta a biodisponibilidade após administração oral e prolonga a duração da ação. Além disso, a ausência de grupos -OH do anel tende a aumentar a distribuição da molécula ao sistema nervoso central (SNC). Por exemplo, efedrina e anfetamina (ver Figura 9-5) são ativas por via oral, têm uma duração de ação prolongada e produzem efeitos no SNC que não costumam ser observados nas catecolaminas. A metanfetamina ("cristal", uma droga de abuso comum) pode ser sintetizada pela simples desidroxilação da efedrina, o que levou à restrição da distribuição de seu isômero pseudoefedrina.

B. Substituição no grupo amina

O aumento do tamanho dos substituintes alquila no grupo amina tende a elevar a atividade de receptor β. Por exemplo, a substituição

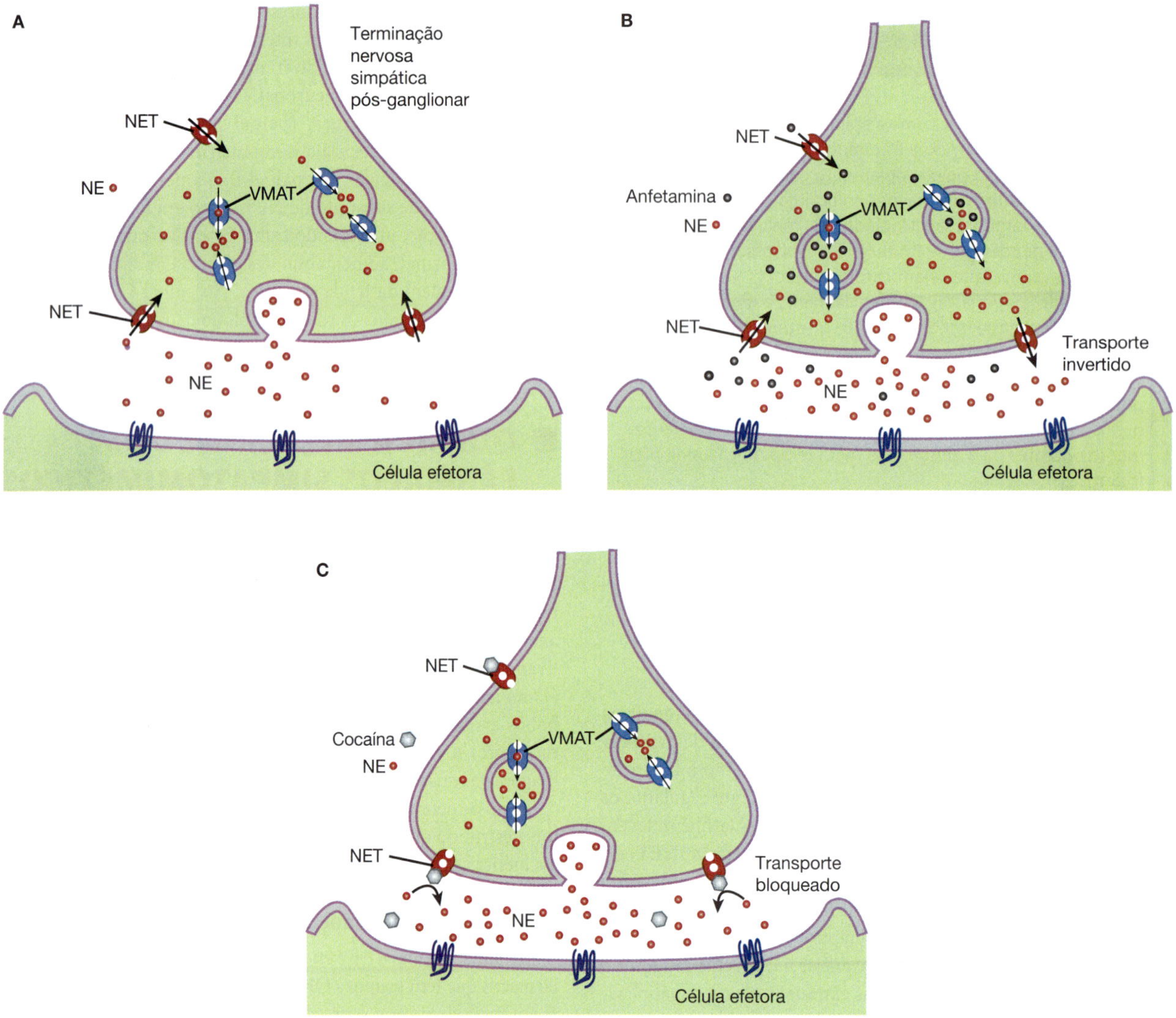

FIGURA 9-3 Alvos farmacológicos de transportadores de monoaminas. Fármacos comumente usados, como antidepressivos, anfetaminas e cocaína, têm como alvo transportadores de monoaminas (de norepinefrina, dopamina e serotonina) com potências diferentes. (**A**) A figura mostra o mecanismo de recaptação da norepinefrina (NE) de volta para o neurônio noradrenérgico por meio do transportador de norepinefrina (NET), em que uma proporção é sequestrada em vesículas pré-sinápticas por meio do transportador vesicular de monoamina (VMAT). (**B** e **C**) As figuras mostram os efeitos de anfetamina e cocaína nessas vias. Ver texto para detalhes.

com metila na norepinefrina (produzindo epinefrina) aumenta a atividade nos receptores β_2, e a substituição por isopropila (produzindo isoprenalina) aumenta ainda mais a atividade β. Por outro lado, quanto maior é o substituinte no grupo amina, mais baixa é a atividade em receptores α – por exemplo, a isoprenalina é muito fraca em receptores α. Os agonistas β_2-seletivos geralmente precisam de um grupo substituinte amina grande.

C. Substituição no carbono α

As substituições no carbono α (p. ex., efedrina e anfetamina; ver Figura 9-5) bloqueiam a oxidação pela MAO, prolongando assim a duração da ação desses fármacos. Os compostos α-metílicos são também denominados **fenilisopropilaminas**. Além de sua resistência à oxidação por MAO, algumas fenilisopropilaminas têm uma capacidade aumentada de deslocar catecolaminas de sítios de armazenamento em nervos noradrenérgicos (ver Capítulo 6). Portanto, uma parte de sua atividade depende da presença de estoques normais de norepinefrina no corpo; são simpatomiméticos de ação indireta.

D. Substituição no carbono β

Em geral, os agonistas de ação direta têm um grupo β-hidroxila, embora a dopamina não o tenha. Além de facilitar a ativação de receptores adrenérgicos, esse grupo hidroxila pode ser importante para armazenamento de aminas simpatomiméticas em vesículas neurais.

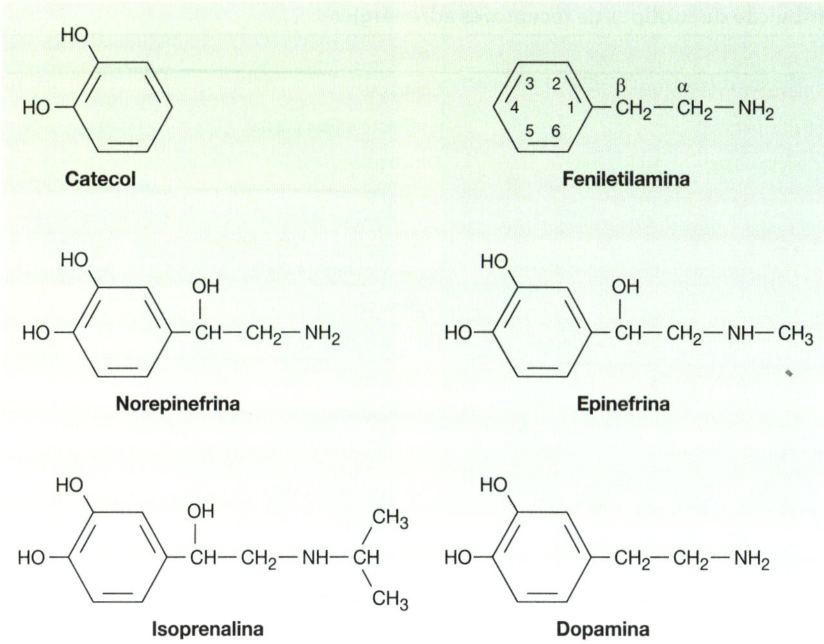

FIGURA 9-4 Feniletilamina e algumas catecolaminas importantes. O catecol é mostrado para referência.

EFEITOS EM SISTEMAS ORGÂNICOS DOS FÁRMACOS SIMPATOMIMÉTICOS

Sistema circulatório

Os esboços gerais das ações celulares dos simpatomiméticos são apresentados nas Tabelas 6-3 e 9-3. Os simpatomiméticos apresentam efeitos cardiovasculares proeminentes por causa da distribuição disseminada de receptores α e β-adrenérgicos no coração, vasos sanguíneos e sistemas neurais e hormonais envolvidos na regulação da pressão arterial.

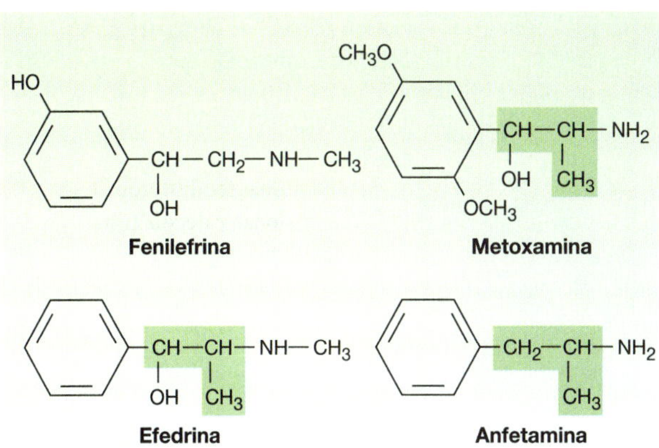

FIGURA 9-5 Alguns exemplos de fármacos simpatomiméticos que são catecolaminas. O grupo isopropila está destacado. A metanfetamina é uma anfetamina com um dos hidrogênios da amina substituído por um grupo metila.

Os efeitos de fármacos simpatomiméticos sobre a pressão arterial podem ser explicados com base em seus efeitos sobre a frequência cardíaca, função miocárdica, resistência vascular arterial e retorno venoso (ver Figura 6-7 e Tabela 9-4). As catecolaminas endógenas, norepinefrina e epinefrina, têm efeitos cardiovasculares complexos porque ativam receptores tanto α como β. Compreendem-se com mais facilidade essas ações ao se descrever primeiramente o efeito cardiovascular de simpatomiméticos seletivos quanto a um determinado receptor adrenérgico.

A. Efeitos da ativação do receptor α_1

Os receptores α_1 estão bastante expressos em leitos vasculares, e sua ativação leva à vasoconstrição arterial e venosa. Seu efeito direto sobre a função cardíaca é de importância menor. Um α-agonista relativamente puro, como a fenilefrina, aumenta a resistência arterial periférica e diminui a capacitância venosa. A resistência arterial aumentada tende a provocar a elevação da pressão sanguínea dose-dependente (Figura 9-6). Na presença de reflexos cardiovasculares normais, o aumento da pressão arterial provoca o aumento do tônus mediado por barorreceptores, com lentificação da frequência cardíaca que pode ser bastante acentuada (Figura 9-7). No entanto, o débito cardíaco pode não diminuir em proporção a essa redução na taxa, porque o retorno venoso melhorado aumenta o volume sistólico. Além disso, a estimulação direta do coração por receptor α-adrenérgico pode ter uma ação inotrópica positiva modesta. É importante notar que qualquer efeito que esses fármacos tenham sobre a pressão arterial é contrabalanceado por mecanismos barorreflexos autonômicos compensadores que visam restabelecer a homeostase. A magnitude do efeito restritivo é bastante drástica. Se a função barorreflexa for removida por pré-tratamento com o

TABELA 9-3 Distribuição de subtipos de receptores adrenérgicos

Tipo	Tecido	Ações
α_1	Maioria dos músculos lisos vasculares (inervados)	Contração
	Músculo dilatador pupilar	Contração (dilata pupila)
	Músculo liso pilomotor	Eriça o pelo
	Próstata	Contração
	Coração	Aumento da força de contração
α_2	Neurônios pós-sinápticos do sistema nervoso central	Provavelmente múltiplas
	Plaquetas	Agregação
	Terminais nervosos adrenérgicos e colinérgicos	Inibição da liberação do transmissor
	Alguns músculos lisos vasculares	Contração
	Adipócitos	Inibe lipólise
β_1	Coração, células justaglomerulares	Aumento da força e frequência de contração; aumento da liberação de renina
β_2	Músculos lisos respiratórios, uterinos e vasculares	Promoção do relaxamento de músculos lisos
	Músculo esquelético	Promoção de captação de potássio
	Fígado	Ativação da glicogenólise
β_3	Bexiga	Relaxamento do músculo detrusor
	Adipócitos	Ativação da lipólise
D_1	Musculatura lisa	Dilatação de vasos sanguíneos renais
D_2	Terminações nervosas	Modulação da liberação do transmissor

bloqueador ganglionar trimetafana, o efeito pressor da fenilefrina aumenta aproximadamente 10 vezes, e a bradicardia não é mais observada (ver Figura 9-7), confirmando que a diminuição da frequência cardíaca foi de natureza reflexa, em vez de um efeito direto da ativação do receptor α_1.

Os pacientes com deficiência de função autonômica (devido à insuficiência autonômica pura, como no "Estudo de caso", ou a condições mais comuns, como a neuropatia autonômica diabética) exibem essa hipersensibilidade extrema à maioria dos estímulos pressores e depressores, inclusive medicamentos. Isso se deve em

TABELA 9-4 Respostas cardiovasculares a aminas simpatomiméticas

	Fenilefrina	Epinefrina	Isoprenalina
Resistência vascular (tônus)			
Pele, membranas mucosas (α)	↑↑	↑↑	0
Músculo esquelético (β_2, α)	↑	↓ ou ↑	↓↓
Renal (α, D_1)	↑	↑	↓
Esplâncnica (α, β)	↑↑	↓ ou ↑[1]	↓
Resistência periférica total	↑↑↑	↓ ou ↑[1]	↓↓
Tônus venoso (α, β)	↑	↑	↓
Cardíaca			
Contratilidade (β_1)	0 ou ↑	↑↑↑	↑↑↑
Frequência (predominantemente β_1)	↓↓ (reflexo vagal)	↑ ou ↓	↑↑↑
Volume sistólico	0, ↓, ↑	↑	↑
Débito cardíaco	↓	↑	↑↑
Pressão arterial			
Média	↑↑	↑	↓
Diastólica	↑↑	↓ ou ↑[1]	↓↓
Sistólica	↑↑	↑↑	0 ou ↓
Pressão do pulso	0	↑↑	↑↑

[1]Doses pequenas diminuem, doses grandes aumentam.
↑ = aumento; ↓ = diminuição; 0 = sem alteração.

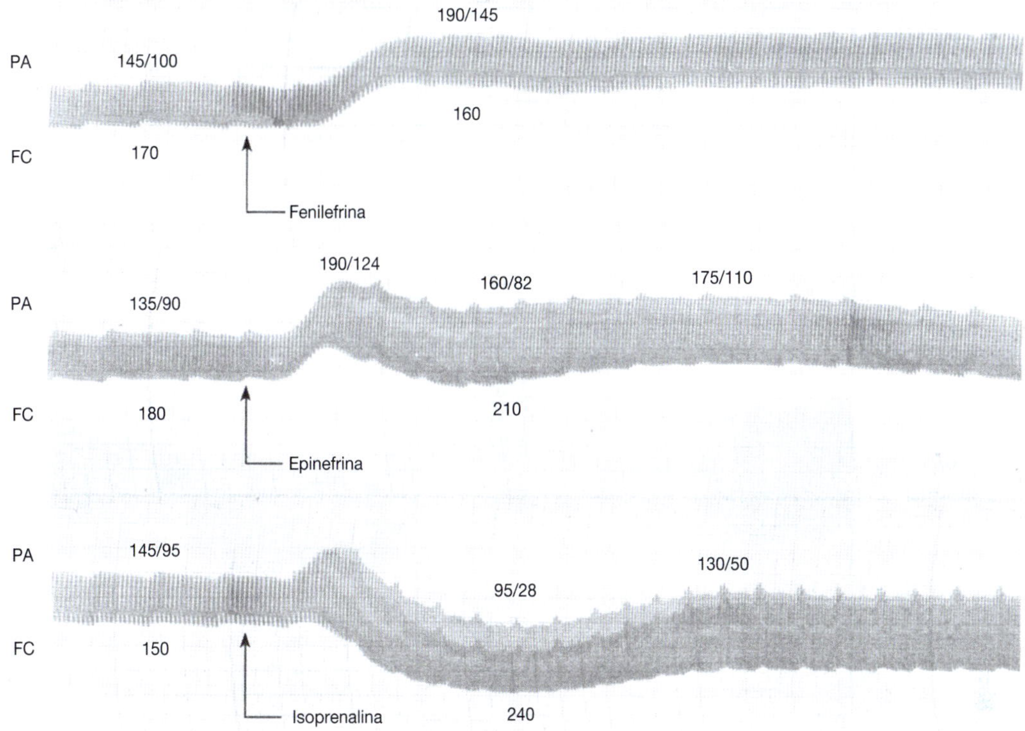

FIGURA 9-6 Efeitos de um simpatomimético α-seletivo (fenilefrina), β-seletivo (isoprenalina) e não seletivo (epinefrina), dados como injeção intravenosa em bólus a um cão. Os reflexos estão diminuídos, mas não eliminados, nesse animal anestesiado. PA, pressão arterial; FC, frequência cardíaca.

grande parte à falência do tamponamento barorreflexo. Esses pacientes podem ter aumentos exagerados da frequência cardíaca ou da pressão arterial, quando tomam simpatomiméticos. Entretanto, isso pode ser usado como uma vantagem em seu tratamento. O α_1-agonista midodrina é de uso comum para melhorar a hipotensão ortostática nesses pacientes.

Há diferenças importantes nos tipos de receptores predominantemente expressos nos diversos leitos vasculares (ver Tabela 9-4). Os vasos da pele têm, predominantemente, receptores α, e se constringem em resposta à epinefrina e à norepinefrina, como o fazem os vasos esplâncnicos. Os vasos em músculos esqueléticos podem contrair ou dilatar, de acordo com a ativação dos receptores α ou β. Os vasos sanguíneos da mucosa nasal expressam receptores α, e a vasoconstrição local induzida por simpatomiméticos explica sua ação descongestionante (ver "Aplicações clínicas de fármacos simpatomiméticos").

B. Efeitos da ativação do receptor α_2

Os receptores α_2-adrenérgicos estão presentes na vasculatura, e sua ativação leva à vasoconstrição. Esse efeito, entretanto, só é observado quando α_2-agonistas são aplicados localmente, por injeção intravenosa rápida, ou em doses orais muito altas. Quando administrados por via sistêmica, esses efeitos vasculares são obscurecidos pelos efeitos de receptores α_2 no sistema nervoso central, que levam à inibição do tônus simpático e à redução da pressão arterial. Por isso, α_2-agonistas podem ser usados como *simpatolíticos* no tratamento da hipertensão (ver Capítulo 11). Em pacientes com insuficiência autonômica pura, caracterizada por degeneração neural de fibras noradrenérgicas pós-ganglionares, a clonidina pode aumentar a pressão sanguínea porque seus efeitos simpatolíticos centrais se tornam irrelevantes, ao passo que a vasoconstrição periférica permanece intacta.

C. Efeitos da ativação dos receptores β

Os efeitos cardiovasculares da ativação dos receptores β-adrenérgicos são exemplificados pela resposta ao β-agonista não seletivo isoprenalina, que ativa os receptores β_1 e β_2. A estimulação de receptores β no coração aumenta o débito cardíaco pelo crescimento da contratilidade e por ativação direta do nó sinoatrial para aumento da frequência cardíaca. Os β-agonistas também diminuem a resistência periférica por ativação de receptores β_2, levando à vasodilatação em certos leitos vasculares (ver Tabela 9-4). O efeito líquido é manter ou elevar levemente a pressão sistólica e abaixar a diastólica, de modo a reduzir a pressão arterial média (ver Figura 9-6).

Os efeitos cardíacos dos β-agonistas são determinados em grande parte pelos receptores β_1 (embora os receptores β_2 e α também possam estar envolvidos, especialmente na insuficiência cardíaca). A ativação do receptor β resulta em aumento do influxo de cálcio nas células cardíacas. Isso tem consequências elétricas e mecânicas. A ativação β no nó sinoatrial aumenta a atividade do marca-passo e a frequência cardíaca (efeito **cronotrópico positivo**). A estimulação β no nó atrioventricular aumenta a velocidade de condução (efeito **dromotrópico positivo**) e diminui o período refratário. A ativação β também aumenta a contratilidade miocárdica intrínseca (efeito **inotrópico positivo**) e acelera o relaxamento. A estimulação fisiológica do coração por catecolaminas, portanto, aumenta a

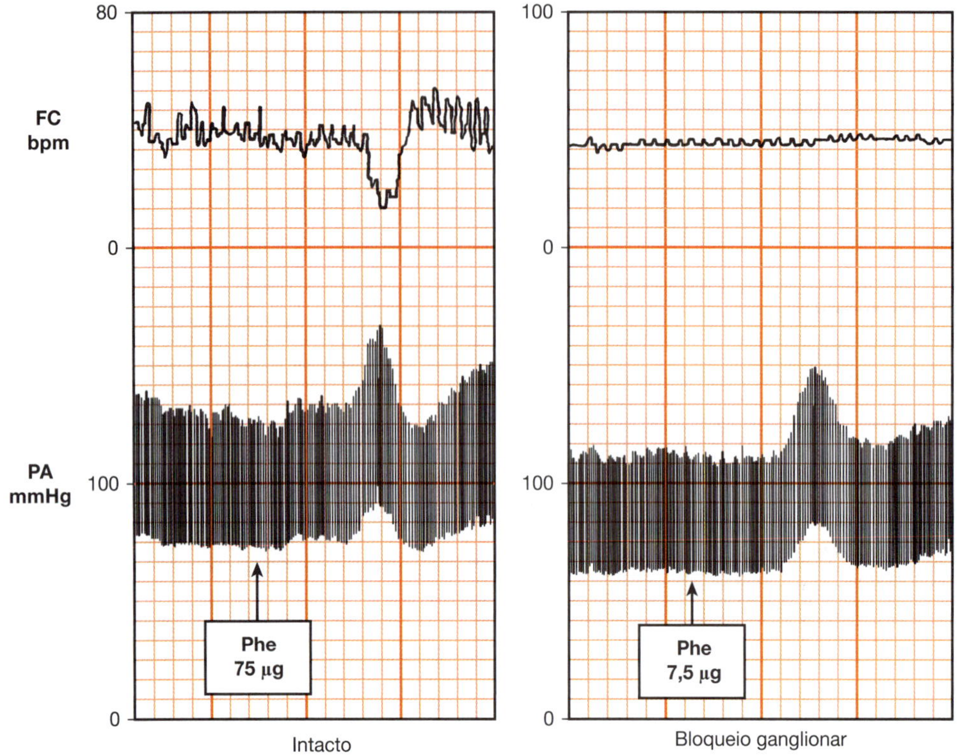

FIGURA 9-7 Efeitos do bloqueio ganglionar em resposta à fenilefrina (Phe) em um sujeito humano. **À esquerda:** O efeito cardiovascular do agonista α-seletivo fenilefrina quando dado como um bólus intravenoso a um sujeito com função barorreflexa autonômica normal. Observe que o aumento da pressão arterial (PA) está associado a uma diminuição compensadora da frequência cardíaca (FC) mediada por barorreflexo. **À direita:** A resposta no mesmo sujeito depois que os reflexos autonômicos foram abolidos pelo bloqueador ganglionar trimetafana. Observe que a pressão arterial em repouso está diminuída e a frequência cardíaca aumentada pela trimetafana, por causa da retirada do simpático e parassimpático (a escala da FC é diferente). Na ausência de tamponamento barorreflexo, é necessária uma dose de fenilefrina aproximadamente 10 vezes mais baixa para produzir um aumento semelhante na pressão arterial. Observe também a falta de diminuição compensadora da frequência cardíaca.

frequência cardíaca e o débito cardíaco, e tende a aumentar o fluxo sanguíneo coronariano devido à vasodilatação coronariana. A estimulação excessiva do músculo ventricular e das células de Purkinje pode resultar em arritmias ventriculares. A expressão dos receptores β_3-adrenérgicos foi detectada no coração humano e pode ser regulada positivamente em estados patológicos, mas a relevância desse achado não é clara.

D. Efeitos da ativação do receptor de dopamina

A administração intravenosa de dopamina promove a dilatação de vasos renais, esplâncnicos, coronarianos, cerebrais e, talvez, outros vasos de resistência, por meio da ativação de receptores D_1. A ativação dos receptores D_1 na vasculatura renal pode induzir a natriurese. Os efeitos renais da dopamina têm sido usados clinicamente para melhorar a perfusão do rim em situações de oligúria (débito urinário demasiado baixo). A ativação de receptores D_2 pré-sinápticos suprime a liberação de norepinefrina, mas não está claro se isso contribui para os efeitos cardiovasculares da dopamina.

A dopamina, entretanto, pode ativar os receptores adrenérgicos em concentrações mais altas. Em doses baixas, os efeitos vasodilatadores dos receptores de dopamina predominam e a resistência periférica diminui. Em doses moderadas, a dopamina ativa os receptores β_1 no coração, causando um aumento na frequência cardíaca e na contratilidade. Em altas doses, a dopamina ativa receptores α vasculares, levando à vasoconstrição, inclusive no leito vascular renal. Em consequência, velocidades altas de infusão de dopamina podem mimetizar as ações da epinefrina.

Efeitos não cardíacos de simpatomiméticos

Os receptores adrenérgicos são distribuídos em quase todos os sistemas orgânicos. Esta seção foca nas ações que explicam os usos terapêuticos dos simpatomiméticos ou suas reações adversas. Uma descrição mais detalhada do uso terapêutico de simpatomiméticos é dada mais adiante.

A ativação de receptores β_2 nos **músculos lisos brônquicos** leva à broncodilatação, e os β_2-agonistas são importantes no tratamento da asma (ver Capítulo 20 e Tabela 9-3).

No **olho**, o músculo dilatador radial da pupila na íris contém receptores α; a ativação por fármacos como a fenilefrina causa midríase (ver Figura 6-9). α_2-Agonistas aumentam o efluxo de humor aquoso do olho e podem ser usados clinicamente para reduzir a pressão intraocular. Em contraste, os β-agonistas têm pouco efeito, mas os *β-antagonistas* diminuem a produção de humor aquoso e são usados no tratamento de glaucoma (ver Capítulo 10).

Nos órgãos **geniturinários**, a base da bexiga, o esfíncter uretral e a próstata contêm receptores α_{1A}, que medeiam a contração e, portanto, promovem a continência urinária. Esse efeito explica porque os *α_{1A}-antagonistas* são úteis no tratamento dos sintomas de obstrução do fluxo urinário e, inversamente, porque a retenção urinária é uma reação adversa potencial da administração do α_1-agonista midodrina.

A ativação do receptor α no ducto deferente, vesículas seminais e próstata desempenha um papel na ejaculação normal e na detumescência do tecido erétil que normalmente segue a ejaculação. Isso explica por que a ejaculação anormal pode ser vista como uma reação adversa dos α_{1A}-antagonistas.

As **glândulas salivares** contêm receptores adrenérgicos que regulam a secreção de amilase e água, e os α_2-agonistas, por exemplo, a clonidina, produzem sintomas de boca seca. É provável que os efeitos do SNC sejam responsáveis por esse efeito colateral, embora os efeitos periféricos possam contribuir.

As **glândulas sudoríparas apócrinas**, localizadas nas palmas das mãos e em poucas outras áreas, são glândulas termorreguladoras que respondem ao estresse psicológico e a estimulação de receptor adrenérgico com aumento da produção de suor. (As glândulas sudoríparas écrinas termorreguladoras, distribuídas difusamente, são reguladas por nervos pós-ganglionares *colinérgicos simpáticos* que ativam receptores colinérgicos muscarínicos; ver Capítulo 6.)

Os fármacos simpatomiméticos têm efeitos importantes sobre o **metabolismo** intermediário. A ativação de receptores β-adrenérgicos em adipócitos provoca lipólise aumentada, com ampliação da liberação de ácidos graxos livres e glicerol no sangue. Receptores β_3-adrenérgicos desempenham um papel na mediação dessa resposta em animais, mas seu papel em seres humanos não está claro. Experimentalmente, o β_3-agonista mirabegrona estimula o tecido adiposo marrom em humanos. A importância em potencial desse achado é que as células de gordura marrom ("gordura boa") são termogênicas e, portanto, têm uma função metabólica positiva. O tecido adiposo marrom está presente em neonatos, mas apenas quantidades remanescentes são normalmente encontradas em humanos adultos. Portanto, não está claro se os β_3-agonistas podem ser usados terapeuticamente para o tratamento da obesidade. Os adipócitos humanos também contêm receptores α_2 que inibem a lipólise por diminuição do AMPc intracelular. Os fármacos simpatomiméticos aumentam a glicogenólise no fígado, o que leva à liberação aumentada de glicose na circulação. No fígado humano, os efeitos das catecolaminas provavelmente são mediados principalmente por receptores β, embora receptores α_1 também podem participar. A ativação de receptores β_2-adrenérgicos pela epinefrina endógena ou por fármacos simpatomiméticos promove a captação de potássio para dentro das células, levando a uma queda do potássio extracelular. Isso pode resultar na diminuição da concentração plasmática de potássio, durante o estresse, ou proteção contra a elevação do potássio plasmático, durante o exercício. O bloqueio desses receptores pode acentuar a elevação do potássio no plasma durante o exercício. Por outro lado, a epinefrina tem sido usada no tratamento da hipercalemia em certas condições, mas há alternativas mais comumente usadas. Os receptores β e α_2 expressos nas ilhotas pancreáticas tendem a aumentar e diminuir a secreção de insulina, respectivamente, embora o principal regulador da liberação de insulina seja a concentração plasmática de glicose.

As catecolaminas são reguladores endógenos importantes da **secreção de hormônios** por várias glândulas. Conforme mencionado, a secreção de insulina é estimulada por receptores β e inibida por receptores α_2. De modo semelhante, a secreção de renina é estimulada por receptores β_1 e inibida por receptores α_2; realmente, fármacos antagonistas dos receptores β podem abaixar a pressão arterial em pacientes com hipertensão, pelo menos em parte, pela redução da renina plasmática. Os receptores adrenérgicos também modulam a secreção de paratormônio, calcitonina, tiroxina e gastrina; entretanto, o significado fisiológico desses mecanismos de controle provavelmente é limitado. Em altas concentrações, a epinefrina e agentes correlatos causam leucocitose, em parte por promoverem a desmarginação de leucócitos sequestrados de volta à circulação geral.

A ação de simpatomiméticos no **SNC** varia drasticamente, dependendo de sua capacidade de atravessar a barreira hematencefálica. As catecolaminas são quase completamente excluídas por essa barreira, e os efeitos subjetivos no SNC só são notados nas velocidades de infusão mais altas. Esses efeitos têm sido descritos como "nervosismo", "uma descarga de adrenalina" ou "uma sensação de desastre iminente". Além disso, os efeitos periféricos de agonistas dos receptores β-adrenérgicos, como taquicardia e tremores, assemelham-se às manifestações somáticas da ansiedade. Em contraste, substâncias que são catecolaminas com ações indiretas, como as anfetaminas, que entram prontamente no SNC a partir da circulação, produzem efeitos muito diferentes qualitativamente no sistema nervoso. Essas ações variam de discreto estado de alerta, com melhoria da atenção em tarefas enfadonhas, à elevação do humor, insônia, euforia e anorexia, até a deflagração de comportamento totalmente psicótico. Esses efeitos não são necessariamente mediados pela ativação dos receptores adrenérgicos e podem representar aumento dos processos mediados pela dopamina ou outros efeitos desses fármacos no SNC.

FÁRMACOS SIMPATOMIMÉTICOS ESPECÍFICOS

Catecolaminas endógenas

A **epinefrina (adrenalina)** é liberada da medula suprarrenal para atuar como um hormônio circulante. A epinefrina é um agonista dos receptores α e β. É um um vasoconstritor e estimulante cardíaco muito potente. A elevação na pressão sanguínea sistólica que ocorre após liberação ou administração de epinefrina é causada por suas ações inotrópicas e cronotrópicas positivas no coração (predominantemente receptores β_1) e pela vasoconstrição induzida em muitos leitos vasculares (receptores α). A epinefrina também ativa receptores β_2 em alguns vasos (p. ex., vasos sanguíneos dos músculos esqueléticos), levando à vasodilatação. Em consequência, a resistência periférica total pode na verdade diminuir, explicando a queda na pressão diastólica observada com a injeção de epinefrina (ver Figura 9-6 e Tabela 9-4). A ativação de receptores β_2 no músculo esquelético contribui para o fluxo sanguíneo aumentado durante o exercício.

A **norepinefrina** (levarterenol, noradrenalina) é um agonista dos receptores α_1 e α_2. A norepinefrina também ativa receptores β_1 com potência semelhante à epinefrina, mas tem relativamente pouco efeito sobre receptores β_2. Em consequência, a norepinefrina aumenta a resistência periférica e a pressão arterial tanto diastólica como sistólica. A ativação barorreflexa compensadora tende a suplantar os efeitos cronotrópicos positivos diretos da norepinefrina; entretanto, os efeitos inotrópicos positivos no coração são mantidos.

A **dopamina** é o precursor imediato na síntese da norepinefrina (ver Figura 6-5). Seus efeitos cardiovasculares já foram descritos. A dopamina endógena pode ter efeitos mais importantes na regulação da excreção de sódio e na função renal. Ela é um neurotransmissor importante no SNC e está envolvida no estímulo gratificante relevante à adição. Sua deficiência nos gânglios basais leva à doença de Parkinson, tratada com seu precursor, levodopa. Os receptores de dopamina também são alvo para fármacos antipsicóticos.

Simpatomiméticos de ação direta

A **fenilefrina** já foi discutida, quando se descreveram as ações de um α_1-agonista relativamente puro (ver Tabela 9-2). Como não se trata de um derivado do catecol (ver Figura 9-5), a fenilefrina não é inativada por COMT e tem uma duração de ação mais longa do que as catecolaminas. Ela é um midriático e descongestionante efetivo, e pode ser usada para elevar a pressão sanguínea (ver Figura 9-6).

A **midodrina** é um profármaco hidrolisado por via enzimática a desglimidodrina, um agonista receptor α_1-seletivo. O pico de concentração de desglimidodrina é alcançada cerca de 1 hora depois da administração oral de midodrina. A indicação primária da midodrina é no tratamento da hipotensão ortostática, em geral devido a prejuízo da função do sistema nervoso autônomo. A midodrina aumenta a pressão arterial na posição vertical e melhora a tolerância ortostática, mas pode causar hipertensão quando o indivíduo está em decúbito dorsal.

Agonistas α_2-seletivos diminuem a pressão arterial por meio de ações no SNC que reduzem o tônus simpático ("simpatolíticos"), muito embora a aplicação direta a um vaso sanguíneo possa causar vasoconstrição. Esses fármacos (p. ex., **clonidina**, **metildopa**, **guanfacina**, **guanabenzo**) são úteis no tratamento de hipertensão (e algumas outras condições) e discutidos no Capítulo 11. A sedação é um efeito colateral reconhecido desses fármacos, mas, em algumas situações, pode ser benéfica. Por exemplo, a **tizanidina** é usada como um relaxante muscular de ação central e a **dexmedetomidina** é usada como um sedativo para reduzir as necessidades de opioides para o controle da dor e para induzir a sedação em um ambiente de terapia intensiva ou na preparação para a anestesia. Por outro lado, novos α_2-agonistas (com atividade também nos receptores de imidazolina) com menos efeitos colaterais no SNC estão disponíveis fora dos Estados Unidos para o tratamento da hipertensão (**moxonidina** [não disponível no Brasil], rilmenidina).

A **oximetazolina** é um α-agonista de ação direta usado como um descongestionante tópico por causa de sua capacidade de promover constrição dos vasos da mucosa nasal e da conjuntiva.

A **isoprenalina** (isoproterenol) é um agonista do receptor β muito potente e tem efeito pequeno sobre receptores α. Assim, o fármaco tem ações cronotrópicas e inotrópicas positivas e é um potente vasodilatador. Essas ações levam a um aumento acentuado no débito cardíaco que explica um ligeiro aumento na pressão sistólica, mas uma diminuição na diastólica e na pressão arterial média (ver Tabela 9-4 e Figura 9-6).

Os **agonistas β-seletivos** são muito importantes, porque a separação de efeitos β_1 e β_2 (ver Tabela 9-2), embora incompleta, é suficiente para reduzir reações adversas em várias aplicações clínicas.

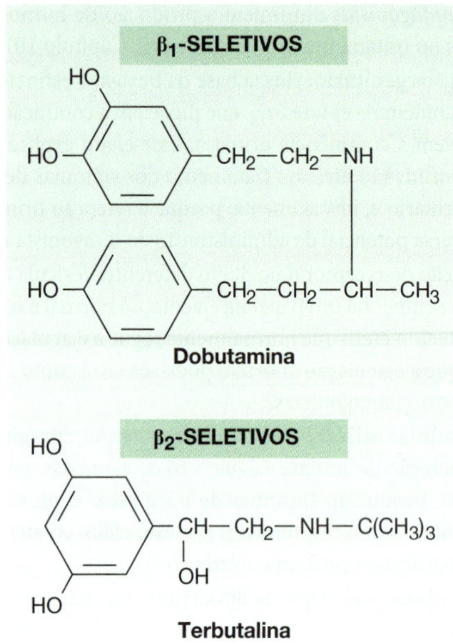

FIGURA 9-8 Exemplos de agonistas β_1 e β_2-seletivos.

Os fármacos β_1-seletivos (Figura 9-8) aumentam o débito cardíaco sem reduzir a pressão arterial diastólica porque não ativam os receptores β_2 vasodilatadores. A **dobutamina** foi considerada inicialmente um β_1-agonista relativamente seletivo, mas suas ações são mais complexas. Sua estrutura química se assemelha à da dopamina, mas suas ações são mediadas, sobretudo, pela ativação de receptores α e β. Os preparados químicos de dobutamina são uma mistura racêmica de isômeros (–) e (+), cada qual com atividades contrastantes em receptores α_1 e α_2. O isômero (+) é um β_1-agonista potente e um antagonista do receptor α_1. O isômero (–) é um α_1-agonista potente, capaz de causar vasoconstrição significativa quando administrado de forma isolada. Os efeitos cardiovasculares resultantes da dobutamina refletem essa farmacologia complexa. A dobutamina tem uma ação inotrópica positiva causada pelo isômero com atividade predominante em receptor β. Ela tem um efeito inotrópico relativamente maior do que o cronotrópico em comparação com a isoprenalina. A ativação de receptores α_1 provavelmente explica porque a resistência periférica não diminui de forma significativa.

Agentes β_2-seletivos (p. ex., Figura 9-8) obtiveram um lugar importante no tratamento da asma e são discutidos no Capítulo 20.

Simpatomiméticos de ação mista

A **efedrina** está presente em várias plantas e tem sido usada na China por mais de 2 mil anos; ela foi introduzida na medicina ocidental em 1924 como o primeiro fármaco simpatomimético ativo por via oral. Ma huang, um medicamento fitoterápico popular (ver Capítulo 65), contém efedrina e vários outros alcaloides semelhantes à efedrina. Como é uma fenilisopropilamina sem catecol (ver Figura 9-5), a efedrina tem alta biodisponibilidade e uma duração de ação relativamente longa – horas em vez de minutos.

A capacidade da efedrina de ativar receptores β provavelmente foi responsável por seu uso antigamente na asma. Visto que tem acesso ao SNC, ela é um estimulante leve. A Food and Drug

Administration Americana (FDA) baniu a venda de suplementos dietéticos contendo efedrina, por causa de preocupações com segurança. A **pseudoefedrina**, um dos quatro enantiômeros da efedrina, está disponível para venda sem prescrição como um componente de muitas misturas descongestionantes. Entretanto, o uso de pseudoefedrina como um precursor na fabricação ilícita de metanfetamina tem levado a restrições levou a restrições na quantidade de medicamentos que podem ser comprados.

SIMPATOMIMÉTICOS DE AÇÃO INDIRETA

Conforme observado anteriormente, os simpatomiméticos de ação indireta podem ter um de dois mecanismos diferentes (ver Figura 9-3). No primeiro, podem entrar na terminação nervosa simpática e deslocar o transmissor de catecolamina armazenado. Esses fármacos têm sido denominados semelhantes à anfetamina ou "deslocadores". No segundo, podem inibir a recaptação do transmissor liberado por interferência com a ação do transportador de norepinefrina (NET).

A. Semelhantes à anfetamina

A **anfetamina** é uma mistura racêmica de fenilisopropilamina (ver Figura 9-5) que é importante principalmente por causa de seu uso e abuso como um estimulante do SNC (ver Capítulo 32). Farmacocineticamente, ela é semelhante à efedrina; entretanto, a anfetamina entra no SNC ainda mais rápido, e lá tem efeitos estimulantes acentuados sobre o humor e o estado de alerta, além de um efeito depressivo sobre o apetite. Seu isômero d é mais potente do que o isômero l. As ações da anfetamina são mediadas por meio da liberação de norepinefrina e, em alguma extensão, dopamina.

A **metanfetamina** (*N*-metilanfetamina) assemelha-se bastante à anfetamina, com uma proporção ainda mais alta de ações centrais do que periféricas. O metilfenidato é uma variante da anfetamina cujos principais efeitos farmacológicos e potencial de uso abusivo são similares aos da anfetamina. O **metilfenidato** pode ser efetivo em algumas crianças com transtorno de déficit de atenção e hiperatividade (ver "Aplicações clínicas de fármacos simpatomiméticos"). A **modafinila** e a armodafinila são psicoestimulantes que diferem da anfetamina na estrutura, perfil neuroquímico e efeitos comportamentais. Seu mecanismo de ação não é totalmente conhecido. Eles inibem transportadores de norepinefrina e de dopamina, e aumentam as concentrações sinápticas não apenas de norepinefrina e dopamina, mas também de serotonina e glutamato, enquanto diminui as concentrações de ácido γ-aminobutírico (GABA). São usados para melhorar o estado de vigília na narcolepsia e em algumas outras condições. Seu uso pode estar associado a aumentos na pressão arterial e na frequência cardíaca, embora geralmente sejam leves (ver "Aplicações clínicas de fármacos simpatomiméticos").

A **tiramina** (ver Figura 6-5) é um subproduto normal do metabolismo da tirosina no corpo. É um simpatomimético indireto, induzindo a liberação de catecolaminas dos neurônios noradrenérgicos. A tiramina pode ser produzida em altas concentrações em alimentos ricos em proteínas por descarboxilação da tirosina durante a fermentação (Tabela 9-5), mas é normalmente inativa quando tomada por via oral, porque é facilmente metabolizada pela MAO no fígado (ou seja, baixa biodisponibilidade devido a um alto efeito de primeira passagem). Em pacientes tratados com inibidores da MAO – em particular os inibidores da isoforma MAO-A – o efeito simpatomimético da tiramina pode ser muito intensificado, levando ao aumento acentuado da pressão arterial. Isso ocorre por causa da biodisponibilidade aumentada da tiramina e de estoques neuronais aumentados de catecolaminas. Pacientes tomando inibidores da MAO devem evitar alimentos contendo tiramina (queijo envelhecido, carnes curadas e alimentos em conserva). Há diferenças nos efeitos de vários inibidores da MAO sobre a biodisponibilidade da tiramina, e os antagonistas da enzima isoforma-específica ou reversível podem ser mais seguros (ver Capítulos 28 e 30).

TABELA 9-5 Alimentos com reputação de ter um alto conteúdo de tiramina ou outros agentes simpatomiméticos

Alimento	Conteúdo de tiramina de uma porção média
Cerveja	4-45 mg
Feijão, favas	Irrisório (mas contém dopamina)
Queijo, natural ou envelhecido	Nulo a 130 mg (cheddar, Gruyère e Stilton especialmente alto)
Fígado de galinha	Nulo a 9 mg
Chocolate	Irrisório (mas contém feniletilamina)
Salsicha, fermentados (p. ex., salame, pepperoni)	Nulo a 74 mg
Peixe defumado ou em conserva (p. ex., arenque em conserva)	Nulo a 198 mg
Vinho (tinto)	Nulo a 3 mg
Levedura (p. ex., suplementos dietéticos de levedura de cerveja)	2-68 mg

Nota: um paciente tomando um fármaco inibidor irreversível da monoaminoxidase (MAO), pode, em uma refeição que tenha 20 a 50 mg de tiramina, ter sua pressão arterial alterada significativamente (ver também Capítulo 30). Note que somente queijo, salsichas, peixe em conserva e suplementos de levedo já contêm tiramina suficiente para que sejam perigosos. Isso não exclui a possibilidade de que alguns preparados de outros alimentos contenham quantidades de tiramina significativamente maiores do que a média.

Observação: as quantidades em mg referem-se a uma porção habitual do alimento.

B. Inibidores da recaptação de catecolaminas

Muitos inibidores dos transportadores de amina para norepinefrina, dopamina e serotonina são usados clinicamente. Embora a especificidade não seja absoluta, alguns são bastante seletivos quanto a um dos transportadores. Muitos antidepressivos, em particular os tricíclicos mais antigos, podem inibir a recaptação de norepinefrina e serotonina em graus diferentes. Alguns antidepressivos dessa classe, sobretudo a imipramina, induzem hipotensão ortostática, presumivelmente por seu efeito similar ao da clonidina, ou por bloqueio de receptores α_1, mas o mecanismo permanece obscuro.

A **atomoxetina** é um inibidor seletivo do transportador de recaptação da norepinefrina. Portanto, suas ações são mediadas por potenciação das concentrações de norepinefrina em sinapses noradrenérgicas. É usada no tratamento de transtornos do déficit de atenção (ver adiante). A **reboxetina** (experimental nos Estados Unidos) (não disponível no Brasil) tem características semelhantes às da atomoxetina, mas é usada principalmente para transtorno de depressão maior. Como os inibidores da recaptação potencializam as ações da norepinefrina, existe uma preocupação com sua segurança cardiovascular. A recaptação da norepinefrina é particularmente importante no coração, em especial durante a estimulação simpática, o que explica porque a atomoxetina e outros inibidores da recaptação de serotonina podem causar taquicardia ortostática. Em geral, entretanto, a atomoxetina produz poucos efeitos cardiovasculares. Isso pode ser explicado porque a atomoxetina tem um efeito semelhante ao da clonidina no SNC, diminuindo o fluxo simpático que pode neutralizar os efeitos potencializadores da norepinefrina na periferia. Em raros pacientes com insuficiência autonômica devido ao comprometimento dos centros reguladores do SNC, os efeitos simpatolíticos da atomoxetina são perdidos e a pressão arterial é aumentada por seus efeitos periféricos.

Estudos farmacoepidemiológicos não encontraram reações adversas cardiovasculares significativas associadas ao uso de inibidores da recaptação de norepinefrina e outros medicamentos usados para tratar transtornos de déficit de atenção e hiperatividade em crianças e adultos jovens. No entanto, em pacientes com história de doença cardiovascular, o uso de **sibutramina**, um inibidor da recaptação de serotonina e norepinefrina, foi associado a um pequeno aumento nos eventos cardiovasculares, incluindo acidente vascular encefálico. Por esse motivo, foi retirado do mercado como inibidor de apetite. Não está claro se essa preocupação se aplica a outros inibidores da recaptação de serotonina e norepinefrina amplamente usados como antidepressivos (venlafaxina, desvenlafaxina e duloxetina; ver Capítulo 30), e nenhum aumento no risco cardiovascular foi relatado com a **duloxetina**. A **milnaciprana**, outro bloqueador de transportador de serotonina e norepinefrina, está aprovada para o tratamento da dor na fibromialgia (ver Capítulo 30).

A **cocaína** é um anestésico local com uma ação simpatomimética periférica que resulta de inibição de recaptação do transmissor em sinapses noradrenérgicas (ver Figura 9-3). Ela entra prontamente no SNC e produz um efeito psicológico semelhante à anfetamina, mas tem duração mais curta e é mais intensa que a anfetamina. A principal ação da cocaína no SNC é inibir a recaptação de dopamina em neurônios nos "centros de prazer" do cérebro. Essas propriedades, e o fato de que um início rápido de ação pode ser obtido quando fumada, inspirada ou injetada, tem feito da cocaína uma droga de abuso pesada (ver Capítulo 32). É interessante que camundongos nocaute para transportador de dopamina ainda se autoadministram cocaína, sugerindo que a cocaína pode ter alvos farmacológicos adicionais.

Agonistas da dopamina

A **levodopa**, que é convertida em dopamina no corpo, e os **agonistas da dopamina** com ações centrais, são de valor considerável no tratamento da doença de Parkinson e da prolactinemia. Esses fármacos são discutidos nos Capítulos 28 e 37.

O **fenoldopam** (não disponível no Brasil) é um agonista do receptor D_1 que leva seletivamente à vasodilatação periférica em alguns leitos vasculares. O fenoldopam é indicado no tratamento intravenoso da hipertensão grave (ver Capítulo 11).

APLICAÇÕES CLÍNICAS DE FÁRMACOS SIMPATOMIMÉTICOS

Aplicações cardiovasculares

Em concordância com a importante função do sistema nervoso simpático no controle da pressão arterial, uma das principais áreas de aplicação de simpatomiméticos é em condições cardiovasculares.

A. Tratamento de hipotensão aguda

A hipotensão aguda pode ocorrer em uma variedade de cenários, como hemorragia grave, diminuição da volemia, arritmias cardíacas, doenças neurológicas, reações adversas ou sobredose de medicamentos, como fármacos anti-hipertensivos, e infecção. Se a perfusão cerebral, renal e cardíaca é mantida, a hipotensão em si geralmente não requer tratamento direto vigoroso. Em vez disso, colocar o paciente em posição de decúbito e garantir um volume adequado de fluidos enquanto o problema primário é tratado, em geral consiste no curso de ação correto. O uso de fármacos simpatomiméticos meramente para elevar a pressão arterial que não é uma ameaça imediata ao paciente pode aumentar a morbidade. No entanto, simpatomiméticos podem ser necessários em casos de hipotensão sustentada com evidência de hipoperfusão tecidual.

O **choque** é uma síndrome cardiovascular aguda complexa que resulta em redução crítica da perfusão de tecidos vitais e uma ampla variedade de efeitos sistêmicos. O choque geralmente está associado a hipotensão, estado mental alterado, oligúria e acidose metabólica. Se não tratado, o choque geralmente progride para um estado de deterioração refratário e morte. As três formas principais de choque são o séptico, o cardiogênico e o hipovolêmico. Reposição de volume e tratamento da doença subjacente são as linhas mestras do tratamento do choque. Se vasopressores forem necessários, os agonistas adrenérgicos com atividade α e β são preferidos. A estimulação β-adrenérgica pura aumenta o fluxo sanguíneo, mas também aumenta o risco de isquemia miocárdica. A estimulação α-adrenérgica pura aumenta o tônus vascular e a pressão sanguínea, mas também pode diminuir o débito cardíaco e prejudicar o fluxo sanguíneo nos tecidos. A norepinefrina fornece um equilíbrio aceitável e é considerada o vasopressor de primeira escolha: possui propriedades predominantemente α-adrenérgicas, mas seus modestos efeitos β-adrenérgicos ajudam a manter o débito cardíaco. A administração geralmente resulta em aumento clinicamente significativo na pressão arterial média, com pouca alteração na frequência cardíaca ou débito cardíaco. A dopamina não tem vantagem sobre a norepinefrina porque está associada a uma maior incidência de arritmias e mortalidade. No entanto, a dobutamina é indiscutivelmente o fármaco inotrópico de escolha quando o aumento do débito cardíaco é necessário.

B. Hipotensão ortostática crônica

Quando se fica em pé, as forças gravitacionais induzem o acúmulo de sangue nas veias, resultando em diminuição do retorno venoso. Normalmente, uma diminuição da pressão arterial é prevenida por ativação simpática reflexa, com aumento da frequência cardíaca e vasoconstrição periférica arterial e venosa. A deficiência dos reflexos autonômicos que regulam a pressão sanguínea pode provocar hipotensão ortostática crônica. Isso é mais frequentemente devido a medicamentos que podem interferir na função autonômica (p. ex.,

o fármaco haver sido depurado do plasma. No caso da fenoxibenzamina, a restauração da capacidade de resposta do tecido depois de um bloqueio extenso de receptor α depende da síntese de novos receptores, o que pode levar vários dias. A velocidade de retorno da responsividade do receptor α_1-adrenérgico pode ser de particular importância em pacientes que sofrem um evento cardiovascular súbito ou que se tornam candidatos à cirurgia de urgência.

Efeitos farmacológicos

A. Efeitos sobre o sistema circulatório

Como o tônus arteriolar e o venoso são determinados em grande parte por receptores α em músculos lisos vasculares, os fármacos antagonistas dos receptores α causam uma baixa da resistência vascular periférica e da pressão sanguínea (Figura 10-3). Esses fármacos podem prevenir os efeitos pressores de doses usuais de α-agonistas; de fato, no caso de agonistas com efeitos α e β_2 (p. ex., epinefrina [adrenalina]), o antagonismo seletivo do receptor α pode converter uma resposta pressora em uma resposta depressora (ver Figura 10-3); essa figura ilustra como a ativação dos receptores α e β na vasculatura pode levar a respostas opostas, e que o bloqueio dos receptores α-adrenérgicos desmascara os efeitos da epinefrina nos receptores β. Os antagonistas do receptor α (Tabela 10-1) bloqueiam a vasoconstrição mediada pelo simpático, causando diminuição na pressão arterial. A queda da pressão arterial é maior em situações em que a pressão arterial depende do aumento da atividade simpática. Isso pode ocorrer, por exemplo, em pé, quando a pressão arterial é mantida pela ativação simpática para compensar o acúmulo gravitacional de sangue na parte inferior do corpo. Assim, os antagonistas dos receptores α-adrenérgicos podem causar hipotensão ortostática, bloqueando a vasoconstrição arterial periférica mediada pelo simpático e a venoconstrição pela capacitância esplâncnica. Como os receptores β não têm oposição, isso está associado a uma taquicardia mediada por barorreflexo compensatório.

B. Outros efeitos

O bloqueio de receptores α em tecidos não cardíacos provoca miose (pupilas pequenas) e congestão nasal. Receptores α_1 estão expressos na base da bexiga e na próstata, e seu bloqueio diminui a resistência ao fluxo de urina. Os alfabloqueadores, por conseguinte, são utilizados terapeuticamente no tratamento de retenção urinária por HPB (ver adiante).

FÁRMACOS ESPECÍFICOS

A **fenoxibenzamina** liga-se de modo covalente a receptores α, causando bloqueio irreversível de longa duração (14-48 horas ou mais). É um tanto seletiva quanto a receptores α_1, porém menos do que a prazosina (ver Tabela 10-1). O fármaco também inibe a recaptação da norepinefrina liberada das terminações nervosas adrenérgicas pré-sinápticas. A fenoxibenzamina também bloqueia os receptores de histamina (H_1), de acetilcolina e de serotonina (ver Capítulo 16), mas as ações farmacológicas da fenoxibenzamina estão principalmente relacionadas ao antagonismo de eventos mediados pelo receptor α. O efeito mais significativo é a atenuação da vasoconstrição induzida

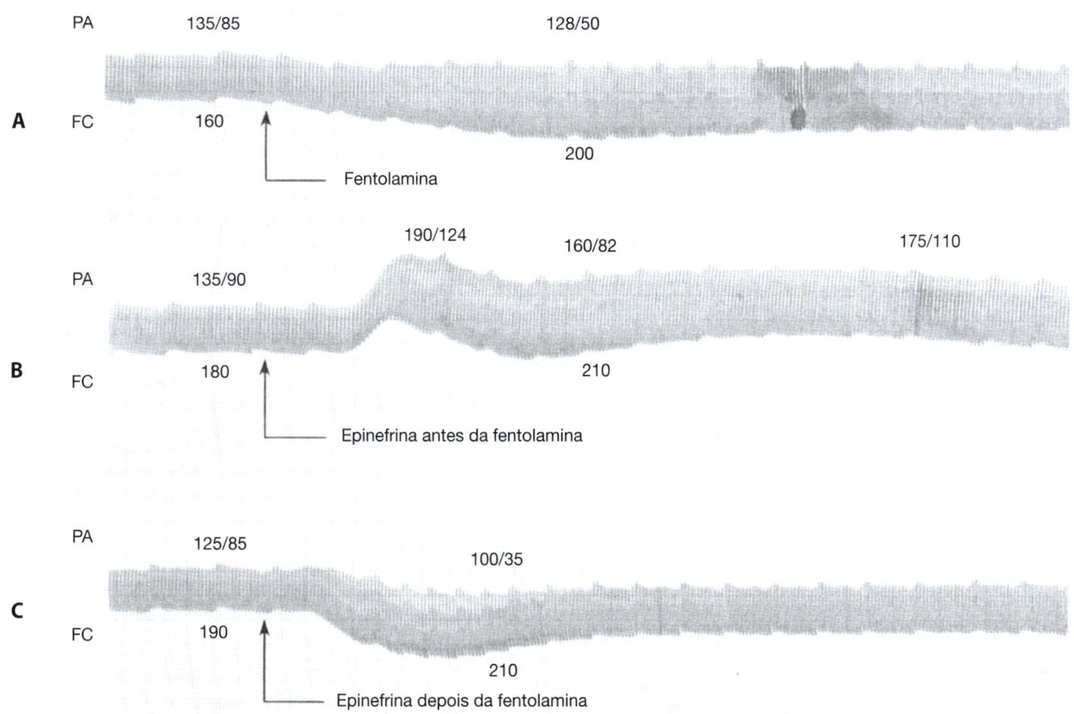

FIGURA 10-3 (**A**) efeitos da fentolamina, um fármaco bloqueador de receptores α, sobre a pressão arterial em um cão anestesiado. A reversão da epinefrina é demonstrada por traçados mostrando a resposta à epinefrina antes (**B**) e depois (**C**) da fentolamina. Todos os fármacos foram administrados por via intravenosa. PA, pressão arterial; FC, frequência cardíaca.

TABELA 10-1 Seletividade relativa de antagonistas para receptores adrenérgicos

Fármacos	Afinidade do receptor
α-antagonistas	
Prazosina, terazosina, doxazosina	$\alpha_1 >>>> \alpha_2$
Fenoxibenzamina	$\alpha_1 > \alpha_2$
Fentolamina	$\alpha_1 = \alpha_2$
Ioimbina, tolazolina	$\alpha_2 >> \alpha_1$
Antagonistas mistos	
Labetalol, carvedilol	$\beta_1 = \beta_2 \geq \alpha_1 > \alpha_2$
β-antagonistas	
Metoprolol, acebutolol, alprenolol, atenolol, betaxolol, celiprolol, esmolol, nebivolol	$\beta_1 >>> \beta_2$
Propranolol, carteolol, nadolol, pembutolol, pindolol, timolol	$\beta_1 = \beta_2$
Butoxamina	$\beta_2 >>> \beta_1$

por catecolamina. Embora a fenoxibenzamina cause uma queda relativamente pequena da pressão arterial em indivíduos normais na posição supina (quando o tônus simpático está baixo), ela reduz a pressão arterial quando o tônus simpático está alto, por exemplo, como resultado da postura ereta ou devido ao volume sanguíneo reduzido.

A fenoxibenzamina é absorvida após administração oral, embora a biodisponibilidade seja baixa; suas outras propriedades farmacocinéticas não são bem conhecidas. A fenoxibenzamina é usada, sobretudo, no tratamento do feocromocitoma (ver adiante). O fármaco geralmente é administrado por via oral, começando com doses de 10 mg/dia e aumentando a dose progressivamente até que se obtenha o efeito desejado. Uma dose inferior a 100 mg/dia geralmente é suficiente para atingir o bloqueio adequado do receptor α, mas doses de até 240 mg/dia podem ser necessárias em alguns pacientes

A maioria das reações adversas da fenoxibenzamina deriva de sua ação bloqueadora de receptores α; os mais importantes são hipotensão ortostática e taquicardia. Congestão nasal e inibição da ejaculação também ocorrem. Como a fenoxibenzamina entra no SNC, ela pode causar efeitos centrais, inclusive fadiga, sedação e náusea.

A **fentolamina** é um antagonista competitivo potente, em receptores α_1 e α_2 (ver Tabela 10-1). A fentolamina reduz a resistência periférica por meio do bloqueio de receptores α_1 e, possivelmente, α_2 sobre a musculatura lisa vascular. Sua estimulação cardíaca deve-se ao antagonismo a receptores α_2 pré-sinápticos (levando a aumento da liberação de norepinefrina dos nervos simpáticos) e ativação simpática a partir de mecanismos barorreflexos. A fentolamina também tem efeitos inibidores menores nos receptores de serotonina e efeitos *agonistas* nos receptores muscarínicos e histamínicos H_1 e H_2. As principais reações adversas da fentolamina estão relacionadas com a estimulação cardíaca, que pode causar taquicardia intensa, arritmias e isquemia miocárdica. A fentolamina tem sido usada no tratamento do feocromocitoma.

A **prazosina** é uma piperazinil quinazolina competitiva efetiva no tratamento da hipertensão (ver Capítulo 11). É altamente seletiva quanto a receptores α_1 e, em geral, 1.000 vezes menos potente em receptores α_2. A prazosina relaxa o músculo liso vascular arterial e o venoso, bem como a musculatura lisa na próstata, devido a bloqueio de receptores α_1. A prazosina é muito metabolizada em seres humanos; em função de degradação metabólica pelo fígado, apenas cerca de 50% do fármaco está disponível após a administração oral. A meia-vida é de cerca de 3 horas.

A **terazosina** é outro antagonista reversível α_1-seletivo efetivo na hipertensão (ver Capítulo 11); também é aprovada para uso em homens com sintomas urinários por HPB. A terazosina tem biodisponibilidade alta, mas é metabolizada no fígado, e apenas uma pequena fração do fármaco inalterado é excretada na urina. A meia-vida da terazosina é de 9 a 12 horas.

A **doxazosina** é eficaz no tratamento de hipertensão e HPB. Difere da prazosina e da terazosina por ter uma meia-vida mais longa, de cerca de 22 horas. Possui biodisponibilidade moderada e é bastante metabolizada, e pouco do fármaco-mãe é excretado na urina ou nas fezes. A doxazosina tem metabólitos ativos, embora a contribuição deles aos efeitos do fármaco provavelmente seja pequena.

A **tansulosina** é um antagonista competitivo α_1 com uma estrutura bastante diferente daquela da maioria dos outros bloqueadores dos receptores α_1. Ela tem biodisponibilidade alta e uma meia-vida de 9 a 15 horas. É muito metabolizada no fígado. A tansulosina tem afinidade mais alta com receptores α_{1A} e α_{1D} do que com o subtipo α_{1B}. Evidências sugerem que a tansulosina apresenta uma potência relativamente maior em inibir a contração da musculatura lisa da *próstata versus* a musculatura lisa *vascular*, em comparação com outros antagonistas α_1-seletivos. A eficácia do fármaco na HPB sugere que o subtipo α_{1A} pode ser o subtipo α mais importante a mediar a contração do músculo liso da próstata. Além disso, em comparação com outros antagonistas, a tansulosina tem menos efeito sobre a pressão sanguínea de pacientes em pé. Não obstante, deve-se ter cautela no uso de qualquer α-antagonista em pacientes com função diminuída do sistema nervoso simpático. Estudos epidemiológicos recentes sugerem um risco aumentado de hipotensão ortostática pouco depois do início do tratamento. Uma reação adversa recentemente reconhecida e com sério potencial da tansulosina oral, em pacientes sendo submetidos à cirurgia de catarata, é que eles estão em risco aumentado da síndrome da íris frouxa intraoperatória (IFIS, do inglês *intraoperative floppy iris syndrome*), caracterizada pela ondulação de uma íris flácida, propensão para prolapso da íris e constrição pupilar intraoperatória progressiva. Esses efeitos aumentam o risco da cirurgia de catarata, e complicações são mais prováveis nos 14 dias subsequentes se os pacientes estiverem tomando esses fármacos.

OUTROS ANTAGONISTAS DOS RECEPTORES α-ADRENÉRGICOS

A **alfuzosina** é um derivado quinazolínico α_1-seletivo aprovado para uso na HPB. Possui biodisponibilidade de cerca de 60%, é bastante metabolizada e tem meia-vida de eliminação de cerca de 5 horas. Pode aumentar o risco de prolongamento do QT em indivíduos suscetíveis. A **silodosina** se assemelha à tansulosina no bloqueio do receptor α_{1A}, e também é usada no tratamento da HPB. A **indoramina** é outro α_1-antagonista seletivo que também tem eficácia como anti-hipertensivo. Não está disponível nos Estados Unidos (nem no Brasil). O **urapidil** (não disponível no Brasil) é um α_1-antagonista (seu efeito primário) que também tem ações fracas de α_2-agonista e agonista 5-HT_{1A}, além de ação antagonista fraca em receptores β_1. É usado na Europa como um fármaco anti-hipertensivo e para HPB. O **labetalol** (não disponível no Brasil) e o **carvedilol** têm tanto efeitos α_1-seletivos como β-antagonistas; eles são discutidos adiante. Fármacos neurolépticos, como **clorpromazina** e **haloperidol**, são antagonistas potentes de receptores de dopamina, mas também são antagonistas dos receptores α. Seu antagonismo a receptores α provavelmente contribui para alguns de suas reações adversas, sobretudo hipotensão. De modo semelhante, o antidepressivo **trazodona** tem a capacidade de bloquear receptores α_1. Derivados do esporão de centeio (*ergot*), como **ergotamina** (não disponível no Brasil) e **di-hidroergotamina**, causam bloqueio reversível de receptores α, provavelmente pela ação agonista parcial (ver Capítulo 16).

A **ioimbina** é um antagonista α_2-seletivo. É utilizada algumas vezes no tratamento de hipotensão ortostática, porque promove liberação de norepinefrina pelo bloqueio de receptores α_2, tanto no SNC como na periferia. Isso aumenta a ativação simpática central e promove o aumento da liberação de norepinefrina na periferia. No passado, a ioimbina foi muito usada para tratar homens com disfunção erétil, mas foi suplantada por inibidores da 5-fosfodiesterase, como a sildenafila (ver Capítulo 12). A ioimbina pode elevar muito a pressão arterial se administrada a pacientes recebendo fármacos bloqueadores do transporte de epinefrina. Ela reverte os efeitos anti-hipertensivos de agonistas dos receptores α_2-adrenérgicos, como a clonidina. É usada em medicina veterinária para reverter a anestesia produzida por xilazina, um α_2-agonista utilizado para acalmar animais. Embora a ioimbina tenha sido retirada do mercado nos Estados Unidos* somente por motivos financeiros, ela está disponível como um suplemento "nutricional" e em farmácias de manipulação.

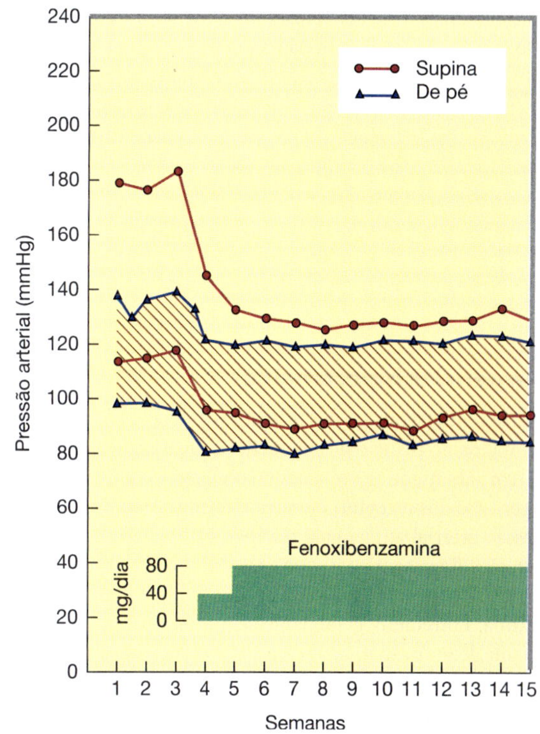

FIGURA 10-4 Efeitos da fenoxibenzamina sobre a pressão arterial em um paciente com feocromocitoma. A administração do fármaco foi iniciada na quarta semana, como mostrado pela *barra sombreada*. Pressões supinas sistólica e diastólica são indicadas pelos *círculos*, e as pressões em pé por *triângulos* e *área chanfrada*. Observe que o fármaco alfabloqueador reduziu consideravelmente a pressão arterial. A redução da hipotensão ortostática, que era acentuada antes do tratamento, é provavel que se deva à normalização da volemia, uma variável que algumas vezes é bastante reduzida em pacientes com hipertensão de longa duração induzida por feocromocitoma. (Adaptada, com autorização, de Engelman E, Sjoerdsma A: Chronic medical therapy for pheochromocytoma, Ann Intern Med 1964 Aug;61:229-241.)

FARMACOLOGIA CLÍNICA DOS FÁRMACOS BLOQUEADORES DOS RECEPTORES α

Feocromocitoma

O feocromocitoma é um tumor da medula suprarrenal ou de células ganglionares simpáticas. O tumor secreta catecolaminas, em especial norepinefrina e epinefrina. Os pacientes com esse tumor têm muitos sinais e sintomas de excesso de catecolaminas, inclusive hipertensão intermitente ou mantida, cefaleias, palpitações e aumento da sudorese. A liberação de catecolaminas armazenadas dos feocromocitomas pode ocorrer em resposta à compressão física ou estimulação química, ou espontaneamente. A paciente do "Estudo de caso" tinha um feocromocitoma da suprarrenal esquerda, que foi identificado por exame de imagem. Além disso, o paciente apresentava elevação plasmática e urinária de norepinefrina, epinefrina e seus metabólitos, normetanefrina e metanefrina.

O diagnóstico de feocromocitoma é confirmado com base em concentrações plasmáticas ou urinárias elevadas de norepinefrina, epinefrina, metanefrina e normetanefrina (ver Capítulo 6). Uma vez diagnosticado bioquimicamente, são utilizadas técnicas para localizar um feocromocitoma, incluindo imagens de tomografia computadorizada e ressonância magnética e cintilografia com radiomarcadores, como ^{131}I-metaiodobenzilguanidina (MIBG), um substrato transportador de norepinefrina que é captado por células neoplásicas, e por isso é um agente de imagem útil para identificar o sítio do feocromocitoma.

*N. de R.T. No Brasil, este fármaco segue com registro válido junto à Anvisa, sendo vendido para tratamento da disfunção erétil.

Os antagonistas dos receptores α são mais úteis no manejo pré-operatório de pacientes com feocromocitoma (Figura 10-4). O principal uso clínico da fenoxibenzamina está no tratamento do feocromocitoma. Sua administração no período pré-operatório ajuda a controlar a hipertensão e tende a reverter alterações crônicas resultantes da secreção excessiva de catecolaminas, como contração do volume plasmático. Além disso, pode prevenir os picos de pressão arterial que podem ocorrer pela manipulação do tumor durante a cirurgia. Doses orais de 10 mg/dia podem ser aumentadas a intervalos de vários dias, até que a hipertensão esteja controlada, por 1 a 3 semanas antes da cirurgia. A hipertensão em pacientes com feocromocitoma também responde a antagonistas reversíveis α_1-seletivos, ou a antagonistas dos canais de cálcio convencionais. Estudos observacionais sugerem que controlar a hipertensão sem fenoxibenzamina para evitar atrasar a cirurgia é uma abordagem alternativa que pode ser implementada com segurança. Os β-antagonistas não devem ser usados antes do estabelecimento efetivo do bloqueio de receptores α, pois o bloqueio de receptores β sem oposição poderia, teoricamente, causar elevação da pressão sanguínea pela vasoconstrição aumentada. Os antagonistas dos receptores β são necessários depois que o bloqueio de receptores α tenha sido instituído para reverter os efeitos cardíacos do excesso de catecolaminas. A fenoxibenzamina pode ser muito útil no tratamento crônico do feocromocitoma inoperável ou metastático.

O feocromocitoma às vezes é tratado com **metirosina** (α-metiltirosina) (não disponível no Brasil), o análogo α-metila da tirosina. Esse fármaco é um inibidor competitivo da tirosina hidroxilase, a etapa limitadora de velocidade na síntese de dopamina, norepinefrina e epinefrina (ver Figura 6-5). A metirosina é especialmente útil em pacientes com feocromocitoma inoperável ou metastático. Como ela tem acesso ao SNC, a metirosina pode causar efeitos extrapiramidais devido às concentrações reduzidas de dopamina.

Emergências hipertensivas

Os fármacos antagonistas dos receptores α-adrenérgicos têm aplicação limitada no manejo de emergências hipertensivas, mas o labetalol tem sido usado nesse cenário (ver Capítulo 11). Em teoria, os antagonistas dos receptores α-adrenérgicos são mais úteis quando a pressão arterial aumentada reflete o excesso das concentrações circulantes de α-agonistas, por exemplo, no feocromocitoma, na dose excessiva de fármacos simpatomiméticos ou na abstinência de clonidina. Entretanto, geralmente se preferem outros, pois há necessidade de uma experiência considerável para o uso seguro de fármacos antagonistas dos receptores α-adrenérgicos nessas situações.

Hipertensão crônica

Os membros da família de antagonistas α_1-seletivos da prazosina são fármacos eficazes no tratamento da hipertensão sistêmica leve a moderada (ver Capítulo 11). Em geral são bem tolerados, mas algumas vezes não são recomendados, como em monoterapia para hipertensão, porque outras classes de anti-hipertensivos são mais efetivas na prevenção da insuficiência cardíaca. Seu principal efeito colateral é a hipotensão ortostática, que pode ser grave depois das primeiras doses, mas isso é incomum, a menos que os pacientes tenham reflexos autonômicos prejudicados. Alterações ortostáticas na pressão sanguínea devem ser verificadas de rotina em qualquer paciente tratado para hipertensão. Os α-antagonistas não seletivos não são usados na hipertensão essencial.

Doença vascular periférica

Os fármacos bloqueadores dos receptores α não parecem efetivos no tratamento da doença oclusiva vascular periférica, caracterizada por mudanças morfológicas que limitam o fluxo nos vasos. Às vezes, indivíduos com fenômeno de Raynaud e outras condições que envolvem vasospasmo excessivo reversível na circulação periférica realmente se beneficiam de prazosina ou fenoxibenzamina, embora bloqueadores do canal de cálcio sejam preferíveis na maioria dos casos.

Obstrução urinária

A HPB é comum em homens idosos. Vários tratamentos cirúrgicos são efetivos no alívio dos sintomas urinários da HPB; entretanto, a terapia medicamentosa é eficaz em muitos pacientes. O mecanismo de ação na melhoria do fluxo urinário envolve reversão parcial da contração aumentada da musculatura lisa na próstata e na base da bexiga. Tem sido sugerido que alguns antagonistas dos receptores α_1 possuem efeitos adicionais sobre células da próstata que ajudam a diminuir os sintomas.

A prazosina, a doxazosina e a terazosina são eficazes em pacientes com HPB. Esses fármacos são particularmente úteis em pacientes também hipertensos. Interesse considerável tem enfocado qual subtipo de receptor α_1 é mais importante para contração da musculatura lisa na próstata; antagonistas do receptor α_{1A} *subtipo-seletivos*, como a tansulosina, podem ter melhor eficácia e segurança no tratamento dessa doença. Como indicado antes, muito embora a tansulosina tenha menos efeito redutor da pressão arterial, ela deve ser usada com cautela em pacientes suscetíveis à hipotensão ortostática, e não deve ser utilizada em pacientes fazendo cirurgia ocular.

Antagonistas α_1-seletivos também são usados na urolitíase para induzir a dilatação ureteral e facilitar a expulsão de cálculos renais. Parece que esta abordagem é menos eficaz para pedras menores (5 mm ou menores) do que para pedras maiores (> 5 mm).

Aplicações de α_2-antagonistas

Os α_2-antagonistas têm relativamente pouca utilidade clínica. Medicamentos com esse mecanismo não estão mais disponíveis, mas extratos da casca da árvore da ioimbina são vendidos como suplementos dietéticos e de saúde, supostamente para tratar a disfunção erétil, embora sua eficácia seja questionável.

FARMACOLOGIA BÁSICA DOS FÁRMACOS ANTAGONISTAS DOS RECEPTORES β

Os antagonistas dos receptores β compartilham o aspecto comum de antagonizar os efeitos das catecolaminas em receptores β-adrenérgicos. A maioria dos fármacos betabloqueadores em uso clínico é de antagonistas puros; isto é, a ocupação de um receptor β por um desses fármacos não causa ativação do receptor. Contudo, alguns são agonistas parciais, ou seja, causam ativação parcial do receptor, embora menos que a causada pelos agonistas totais, epinefrina e isoprenalina. Como descrito no Capítulo 2, os agonistas parciais inibem a ativação de receptores β na presença de altas concentrações de catecolamina, mas ativam de forma moderada os receptores na ausência de agonistas endógenos. Finalmente, evidências sugerem que alguns betabloqueadores (p. ex., betaxolol, metoprolol) são *agonistas inversos* – fármacos que estabilizam a conformação inativa dos receptores β, reduzindo a proporção de receptores ativos, mas o significado clínico dessa propriedade não é conhecido.

Quimicamente, a maioria dos fármacos antagonistas dos receptores β (Figura 10-5) assemelha-se à isoprenalina em algum grau (ver Figura 9-4), mesmo que eles tenham ações opostas. Os fármacos bloqueadores dos receptores β diferem em suas afinidades relativas por receptores β_1 e β_2 (ver Tabela 10-1). Alguns têm uma afinidade mais alta com receptores β_1 do que com β_2, e essa seletividade pode ter implicações clínicas importantes. Como nenhum dos antagonistas dos receptores β clinicamente disponíveis é de todo específico quanto a receptores β_1, a seletividade está relacionada com a dose; ela tende a diminuir em concentrações mais altas do fármaco. Outras diferenças importantes entre β-antagonistas relacionam-se a suas características farmacocinéticas e a efeitos anestésicos locais estabilizadores de membrana.

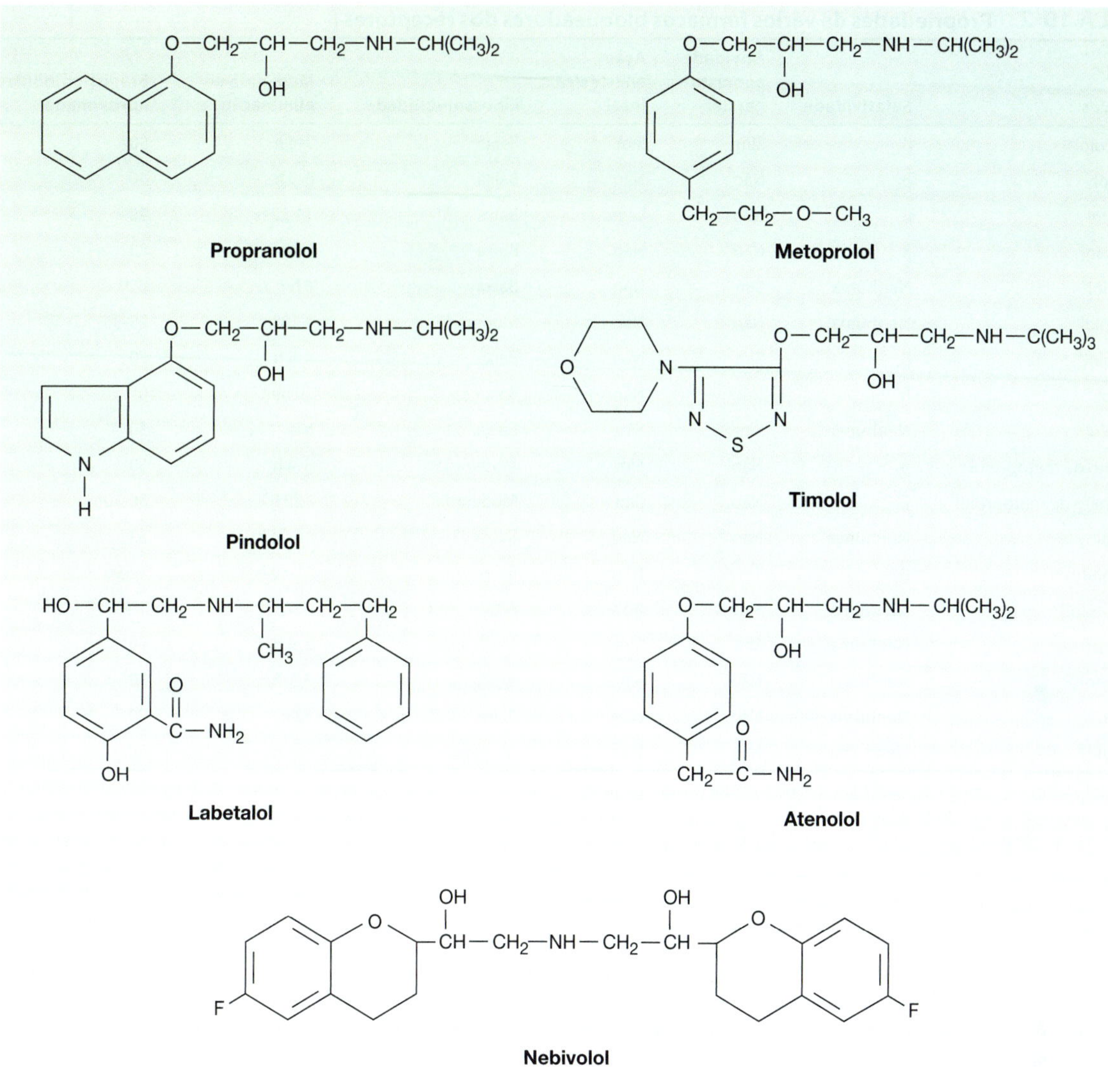

FIGURA 10-5 Estruturas de alguns antagonistas dos receptores β.

Propriedades farmacocinéticas dos antagonistas dos receptores β

A. Absorção

A maioria dos fármacos nessa classe é bem absorvida após administração oral; o pico de concentração ocorre 1 a 3 horas depois da ingestão. Estão disponíveis preparados de liberação retardada de propranolol e metoprolol.

B. Biodisponibilidade

O propranolol sofre metabolismo hepático extenso (de primeira passagem); sua biodisponibilidade é relativamente baixa (Tabela 10-2). A proporção do fármaco que alcança a circulação sistêmica cresce quando a dose é aumentada, sugerindo que mecanismos de extração hepática se tornam saturados. Uma consequência importante da baixa biodisponibilidade do propranolol é que a administração oral do fármaco leva a concentrações muito mais baixas do que as obtidas após injeção intravenosa da mesma dose. Como o efeito de primeira passagem varia entre indivíduos, há grande variabilidade individual nas concentrações plasmáticas atingidas após propranolol oral. Pela mesma razão, a biodisponibilidade está limitada a graus variáveis na maioria dos β-antagonistas, com exceção de betaxolol, pembutolol, pindolol e sotalol.

C. Distribuição e depuração

Os β-antagonistas são distribuídos rapidamente e têm grandes volumes de distribuição. O propranolol e o pembutolol são bastante lipofílicos e atravessam de imediato a barreira hematencefálica (ver Tabela 10-2). A maioria dos β-antagonistas tem meias-vidas na faixa de 3 a 10 horas. Uma exceção importante é o esmolol, que é hidrolisado rapidamente e tem meia-vida de cerca de 10 minutos. O propranolol e o metoprolol são metabolizados no fígado, e pouco fármaco inalterado aparece na urina. O genótipo CYP2D6 é um determinante importante de diferenças interindividuais na depuração

TABELA 10-2 **Propriedades de vários fármacos bloqueadores dos receptores β**

Fármacos	Seletividade	Atividade agonista parcial	Ação anestésica local	Lipossolubilidade	Meia-vida de eliminação	Biodisponibilidade aproximada
Acebutolol*	β_1	Sim	Sim	Baixa	3-4 h	50
Atenolol	β_1	Não	Não	Baixa	6-9 h	40
Betaxolol	β_1	Não	Leve	Baixa	14-22 h	90
Bisoprolol	β_1	Não	Não	Baixa	9-12 h	80
Carteolol*	Nenhuma	Sim	Não	Baixa	6 h	85
Carvedilol[1]	Nenhuma	Não	Não	Moderada	7-10 h	25-35
Celiprolol[2]	β_1	Sim	Não	Baixa	4-5 h	70
Esmolol	β_1	Não	Não	Baixa	10 min	0
Labetalol[1]*	Nenhuma	Sim	Sim	Baixa	5 h	30
Tartarato de metoprolol	β_1	Não	Sim	Moderada	3-4 h	50
Succcinato de metoprolol	β_1	Não	Sim	Moderada	~20 h[3]	50-70
Nadolol*	Nenhuma	Não	Não	Baixa	14-24 h	33
Nebivolol	β_1	?[4]	Não	Baixa	11-30 h	12-96
Pembutolol*	Nenhuma	Sim	Não	Alta	5 h	> 90
Pindolol*	Nenhuma	Sim	Sim	Moderada	3-4 h	90
Propranolol	Nenhuma	Não	Sim	Alta	3,5-6 h	30[5]
Sotalol	Nenhuma	Não	Não	Baixa	12 h	90
Timolol	Nenhuma	Não	Não	Moderada	4-5 h	50

[1]Carvedilol e labetalol também causam bloqueio de receptor α_1-adrenérgico.
[2]Não disponível nos Estados Unidos (nem no Brasil).
[3]Meia-vida aparente prolongada por preparação de liberação prolongada.
[4]β_3-agonista.
[5]A biodisponibilidade é dose-dependente.
*Não disponível no Brasil.

plasmática de metoprolol (ver Capítulos 4 e 5). Os metabolizadores fracos exibem concentrações plasmáticas 3 a 10 vezes mais altas após administração de metoprolol do que os metabolizadores extensos. Atenolol, celiprolol e pindolol são metabolizados menos completamente. O nadolol é excretado inalterado na urina e tem meia-vida mais longa do que qualquer β-antagonista disponível (até 24 horas). A meia-vida do nadolol é prolongada na insuficiência renal. A eliminação de fármacos como propranolol pode ser prolongada na presença de doença do fígado, diminuição do fluxo sanguíneo hepático ou inibição de enzimas hepáticas. É digno de nota que os efeitos farmacodinâmicos desses fármacos algumas vezes se prolongam bem além do tempo previsto pelos dados da meia-vida.

Farmacodinâmica dos fármacos antagonistas dos receptores β

A maioria dos efeitos desses fármacos deve-se à ocupação e ao bloqueio de receptores β. Contudo, algumas ações podem ser causadas por outros efeitos, inclusive atividade agonista parcial em receptores β e ação anestésica local, que difere entre os betabloqueadores (ver Tabela 10-2).

A. Efeitos sobre o sistema circulatório

Os fármacos betabloqueadores administrados de forma crônica abaixam a pressão arterial em pacientes com hipertensão (ver Capítulo 11). Os mecanismos envolvidos não são totalmente compreendidos, mas é provável que incluam liberação de renina e efeitos no SNC. Esses fármacos geralmente não causam hipotensão em indivíduos saudáveis na dose-padrão.

Os antagonistas dos receptores β têm efeitos proeminentes sobre o coração (Figura 10-6) e são muito valiosos no tratamento da angina (ver Capítulo 12), insuficiência cardíaca crônica (ver Capítulo 13), e após infarto do miocárdio (ver Capítulo 14). Os efeitos inotrópicos e cronotrópicos negativos refletem o papel dos receptores adrenérgicos na regulação dessas funções. A lentificação da condução atrioventricular com um intervalo PR aumentado resulta do bloqueio do receptor adrenérgico no nó atrioventricular. No sistema vascular, o bloqueio de receptor β opõe-se à vasodilatação mediada por β_2. Isso pode levar à elevação da resistência periférica a partir de efeitos sem oposição mediados por receptor α, como as descargas do sistema nervoso simpático em resposta à redução da pressão arterial devido à queda do débito cardíaco.

No geral, embora os efeitos agudos desses fármacos possam incluir uma elevação da resistência periférica, a administração crônica provoca a queda da resistência periférica em pacientes com hipertensão. Esse efeito pode estar relacionado à inibição da liberação de renina.

B. Efeitos sobre o sistema respiratório

O bloqueio dos receptores β_2 em músculos lisos brônquicos pode levar ao aumento da resistência nas vias respiratórias, em particular nos pacientes com asma. Os antagonistas dos receptores β_1, como metoprolol e atenolol, podem ter alguma vantagem sobre β-antagonistas não seletivos, quando se deseja bloqueio de receptores β_1 no coração, e não o de β_2. Entretanto, nenhum antagonista

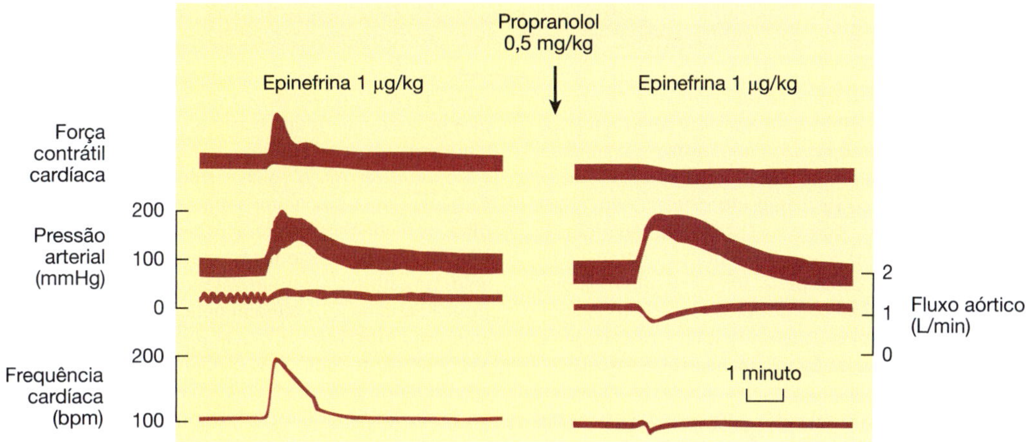

FIGURA 10-6 O efeito em um cão anestesiado da injeção de epinefrina antes e depois do propranolol. Na presença de um fármaco bloqueador de receptores β, a epinefrina não mais aumenta a força de contração (mensurada por um medidor de tensão ligado à parede ventricular) nem aumenta a frequência cardíaca. A pressão arterial ainda é elevada pela epinefrina porque a vasoconstrição não é bloqueada. (Reproduzida, com autorização, de Shanks RG: *The pharmacology of beta sympathetic blockade*, Am J Cardiol 1966 Sep;18(3):308-316.)

β_1-seletivo disponível é suficientemente específico para evitar *por completo* as interações com receptores β_2-adrenérgicos. Em consequência, esses fármacos devem ser evitados em pacientes com asma. No entanto, alguns pacientes com doença pulmonar obstrutiva crônica (DPOC) podem tolerar bloqueadores β_1-seletivos, e os benefícios, por exemplo, em pacientes com cardiopatia isquêmica concomitante, podem superar os riscos.

C. Efeitos sobre os olhos

Os fármacos betabloqueadores reduzem a pressão intraocular, em especial no glaucoma. O mecanismo geralmente relatado é a produção diminuída de humor aquoso. (Ver "Farmacologia clínica" e Quadro "Tratamento do glaucoma".)

D. Efeitos metabólicos e endócrinos

Os antagonistas do receptor β, como o propranolol, inibem a estimulação da lipólise pelo sistema nervoso simpático. Os efeitos sobre o metabolismo dos carboidratos são menos claros, embora a glicogenólise no fígado humano seja pelo menos parcialmente inibida após bloqueio de receptor β_2. O glucagon é o hormônio primário usado no combate à hipoglicemia; não está claro quanto os β-antagonistas dificultam a recuperação de hipoglicemia, mas eles devem ser utilizados com cautela em pacientes diabéticos dependentes de insulina. Isso é de particular importância em pacientes diabéticos com reserva inadequada de glucagon e em pacientes pancreatectomizados, pois as catecolaminas podem ser os fatores principais na estimulação da liberação de glicose do fígado em resposta à hipoglicemia. Os fármacos seletivos de receptor β_1 podem ser menos propensos a inibir a recuperação de hipoglicemia. Os antagonistas dos receptores β são muito mais seguros naqueles pacientes com diabetes melito tipo 2 que não têm episódios hipoglicêmicos.

O uso crônico de antagonistas dos receptores β-adrenérgicos foi associado a concentrações plasmáticas aumentadas de lipoproteínas de densidade muito baixa (VLDL, do inglês *very-low density lipoproteins*) e concentrações diminuídas de colesterol HDL (lipoproteína de alta densidade). Ambas as alterações são potencialmente desfavoráveis em termos de risco de doença cardiovascular. Embora as concentrações de lipoproteína de baixa densidade (LDL, do inglês *low-density lipoprotein*) em geral não se modifiquem, há um declínio variável na razão colesterol HDL/colesterol LDL, que pode aumentar o risco de doença arterial coronariana. Essas alterações tendem a ocorrer com betabloqueadores seletivos e não seletivos, embora sejam menos prováveis com betabloqueadores que possuem atividade simpatomimética intrínseca (agonistas parciais). Os mecanismos pelos quais os antagonistas dos receptores β causam essas mudanças não são compreendidos, embora alterações na sensibilidade à ação da insulina possam contribuir.

E. Efeitos não relacionados com o betabloqueio

Antagonistas com *atividade β-agonista parcial* (pindolol e outros observados na Tabela 10-2) podem ser desejáveis para prevenir efeitos indesejáveis, como precipitação de asma ou bradicardia excessiva. Entretanto, esses fármacos podem não ser tão efetivos quanto os antagonistas puros na prevenção secundária do infarto do miocárdio. Ensaios clínicos de fármacos β-agonistas parciais na hipertensão não têm confirmado benefício aumentado.

A *ação anestésica local*, também conhecida como ação "estabilizadora de membrana", é um efeito proeminente de vários betabloqueadores (ver Tabela 10-2). Essa ação resulta de bloqueio anestésico local típico de canais de sódio (ver Capítulo 26) e pode ser demonstrada experimentalmente em neurônios isolados, músculo cardíaco e membrana de músculo esquelético. No entanto, é improvável que esse efeito seja clinicamente importante, uma vez que a concentração plasmática alcançada geralmente é muito baixa para que os efeitos anestésicos sejam evidentes. Os betabloqueadores estabilizadores de membrana não são usados de forma tópica no olho, já que a anestesia local crônica da córnea, eliminando seus reflexos protetores, seria altamente indesejável.

Alguns antagonistas do receptor β têm *efeitos alfabloqueadores* ou promovem a produção de *óxido nítrico*, conforme discutido adiante em "Fármacos específicos". O sotalol é um antagonista não seletivo do receptor β que carece de ação anestésica local, mas tem acentuados *efeitos antiarrítmicos de classe III*, refletindo o bloqueio do canal de potássio (ver Capítulo 14).

Tratamento do glaucoma

O glaucoma é uma causa importante de cegueira e de grande interesse farmacológico, porque a forma crônica com frequência responde à terapia medicamentosa. A manifestação primária é a pressão intraocular aumentada, inicialmente não associada a sintomas. Sem tratamento, a pressão intraocular aumentada resulta em lesão da retina e do nervo óptico, com restrição de campos visuais e, finalmente, cegueira. A pressão intraocular é mensurada com facilidade como parte do exame oftalmológico de rotina. Dois tipos principais de glaucoma são reconhecidos: o de ângulo aberto e o de ângulo fechado (também denominado ângulo estreito). A forma de ângulo fechado está associada a uma câmara anterior rasa, na qual a íris dilatada pode ocluir a via de drenagem externa no ângulo entre a córnea e o corpo ciliar (ver Figura 6-9). Essa forma está associada a aumentos de pressão agudos e dolorosos, que devem ser controlados em regime de emergência com fármacos, ou prevenidos pela remoção cirúrgica de parte da íris (iridectomia). A forma de ângulo aberto do glaucoma consiste em uma condição crônica, e o tratamento é sobretudo farmacológico. Como a pressão intraocular é uma função do equilíbrio entre a entrada de fluido e a drenagem do olho, os medicamentos tópicos atuam reduzindo a secreção do humor aquoso (α-agonistas, betabloqueadores, inibidores da anidrase carbônica) ou aumentando o fluxo aquoso (análogos da prostaglandina $F_{2\alpha}$, colinomiméticos, inibidores da Rho cinase), conforme mostrado na Tabela 10-3. As prostaglandinas tópicas são atualmente consideradas os fármacos de escolha para iniciar o tratamento por serem eficazes e com baixo perfil de reações adversas. Os betabloqueadores ainda são comumente usados em terapia de associação e em pacientes que não podem pagar pelas prostaglandinas.

FÁRMACOS ESPECÍFICOS (VER TABELA 10-2)

O **propranolol** é o protótipo do fármaco betabloqueador. Conforme observado, ele tem biodisponibilidade baixa e é dose-dependente. Uma forma de propranolol de ação prolongada está disponível, com absorção do medicamento ocorrendo em um período de 24 horas. O fármaco tem efeitos irrisórios em receptores α e muscarínicos; entretanto, pode bloquear alguns receptores de serotonina no cérebro, embora o significado clínico seja obscuro. O propranolol não tem ação agonista parcial detectável em receptores β.

Metoprolol, **atenolol** e vários outros fármacos (ver Tabela 10-2) são membros do grupo *β_1-seletivo.* Esses fármacos podem ser mais seguros em pacientes que experimentam constrição brônquica em resposta ao propranolol. Como sua seletividade β_1 é um pouco modesta, devem ser usados com muito cuidado, se for o caso, em pacientes com história de asma. Entretanto, em pacientes selecionados com DPOC, os benefícios podem exceder os riscos, como em casos de infarto do miocárdio. Os antagonistas β_1-seletivos podem ser preferíveis em pacientes com diabetes ou doença vascular periférica quando necessária a terapia com um betabloqueador, pois os receptores β_2 provavelmente são importantes no fígado (recuperação de hipoglicemia) e nos vasos sanguíneos (vasodilatação). O **celiprolol** (não disponível nos Estados Unidos [nem no Brasil]) é um antagonista β_1-seletivo com uma capacidade modesta de *ativar* receptores β_2. Há evidências limitadas sugestivas de que o celiprolol pode ter menos reação adversa broncoconstritora na asma e até mesmo promover a broncodilatação.

TABELA 10-3 Fármacos tópicos usados no glaucoma de ângulo aberto

Fármacos	Mecanismo	Comentários
Betabloqueadores		
Timolol, betaxolol, carteolol, levobunolol, metipranolol	Secreção aquosa do epitélio ciliar diminuída	Use com cuidado em pacientes com bradicardia, bloqueio cardíaco, insuficiência cardíaca, asma ou doença obstrutiva das vias respiratórias
α_2-agonistas		
Apraclonidina, brimonidina	Diminuição da secreção aquosa e aumento do fluxo	Pode estar associado a maior incidência de reações adversas
Colinomiméticos		
Pilocarpina, carbacol	Contração do músculo ciliar e abertura da malha trabecular levando a maior fluxo de saída	Maior incidência de reações adversas tópicas
Prostaglandinas		
Latanoprosta, bimatoprosta, travoprosta, unoprostona, tafluprosta	Drenagem aumentada	Vantagem da dose 1×/dia, poucas reações adversas
Inibidores da anidrase carbônica[1]		
Dorzolamida, brinzolamida	Secreção aquosa diminuída	Não são tão eficazes quanto outros fármacos
Inibidores da Rho cinase		
Netarsudila	Drenagem aumentada	Medicamento relativamente novo, menos experiência em longo prazo

[1]Preparações orais também estão disponíveis (acetazolamida e metazolamida), mas podem produzir reações adversas sistêmicas.

O **esmolol** é um antagonista seletivo de receptor β_1-adrenérgico de ação ultracurta. A estrutura do esmolol contém uma ligação de éster; esterases nos eritrócitos metabolizam rapidamente o esmolol a um metabólito que tem baixa afinidade com receptores β. Consequentemente, esmolol tem meia-vida (~ 10 minutos) e duração de ação curtas, de modo que as concentrações em estado estacionário são alcançadas rapidamente durante infusões contínuas de esmolol e as ações terapêuticas do medicamento são interrompidas rapidamente quando sua infusão é interrompida. O esmolol pode ser mais seguro de usar do que antagonistas de ação mais longa, em pacientes bastante enfermos que precisam de um antagonista do receptor β-adrenérgico. O esmolol é útil no controle de arritmias supraventriculares, arritmias associadas à tireotoxicose, hipertensão perioperatória e isquemia miocárdica, em pacientes com enfermidade aguda.

Pindolol, **acebutolol**,* **pembutolol**,* **carteolol**,* **oxprenolol**** e **celiprolol**** são de interesse porque têm *atividade β-agonista parcial*. Embora esses agonistas parciais tenham menor probabilidade de causar bradicardia e anormalidades nos lipídeos plasmáticos do que os antagonistas puros, a importância clínica geral da atividade simpatomimética intrínseca permanece incerta. O pindolol também antagoniza os receptores da serotonina 5-HT_{1A} e pode potencializar a ação de medicamentos antidepressivos tradicionais. O acebutolol também é um antagonista β_1-seletivo.

O **nebivolol** é o bloqueador mais seletivo de receptor β_1-adrenérgico, embora alguns de seus metabólitos não tenham esse nível de especificidade. O nebivolol tem a qualidade adicional de induzir vasodilatação ao promover a *produção de óxido nítrico* endotelial. O nebivolol pode aumentar a sensibilidade à insulina e não afeta adversamente o perfil lipídico. Com efeitos de betabloqueio equivalentes, o nebivolol não está associado à diminuição da sensibilidade à insulina e ao aumento do estresse oxidativo produzido pelo metoprolol em pacientes com síndrome metabólica.

Outros betabloqueadores causam vasodilatação ao antagonizar os receptores α-adrenérgicos. O **labetalol** é um antagonista receptor adrenérgico reversível disponível como uma mistura racêmica de dois pares de isômeros quirais (a molécula tem dois centros de assimetria). Os isômeros (*S,S*) e (*R,S*) são quase inativos, o isômero (*S,R*) é um alfabloqueador potente, e o isômero (*R,R*) é um betabloqueador potente. A afinidade do labetalol por receptores α é menor do que a da fentolamina, mas o labetalol é α_1-seletivo. Sua potência como betabloqueador é um pouco mais baixa do que a do propranolol. A hipotensão induzida pelo labetalol é acompanhada por menos taquicardia do que ocorre com a fentolamina e alfabloqueadores similares.

Carvedilol, **medroxalol**** e **bucindolol**** são antagonistas não seletivos de receptores β com alguma capacidade de bloquear receptores α_1-adrenérgicos. O carvedilol antagoniza as ações de catecolaminas com mais potência em receptores β do que em receptores α_1. Esse fármaco tem uma meia-vida de 6-8 horas. É metabolizado no fígado, e observa-se metabolismo estereosseletivo de seus dois isômeros. Como o metabolismo do (*R*)-carvedilol é influenciado por polimorfismos na atividade de CYP2D6 e por fármacos que inibem a atividade dessa enzima (como quinidina e fluoxetina; ver Capítulo 4), podem ocorrer interações medicamentosas. O carvedilol também parece atenuar a peroxidação lipídica por radicais livres de oxigênio e inibir a mitogênese de músculo liso vascular independentemente de bloqueio do receptor adrenérgico. Esses efeitos podem contribuir para os benefícios clínicos do fármaco na insuficiência cardíaca crônica (ver Capítulo 13).

*N. de R.T. Não disponíveis no Brasil.

**N. de R.T. Não disponíveis nos Estados Unidos nem no Brasil.

O **timolol** é um betabloqueador não seletivo sem atividade anestésica local, uma característica que é vantajosa quando administrado topicamente no olho no tratamento do glaucoma. O **nadolol** é digno de menção por sua duração de ação muito longa; seu espectro de ação assemelha-se ao do timolol. O **levobunolol** (não seletivo) e o **betaxolol** (β_1-seletivo) também são usados para aplicação tópica no glaucoma; o último fármaco pode ter menor probabilidade de induzir constrição brônquica do que os antagonistas não seletivos. O **carteolol** é um antagonista do receptor β não seletivo.

A **butoxamina** (não disponível no Brasil) é um fármaco β_2-bloqueador seletivo utilizado em pesquisas. Fármacos β_2-antagonistas não foram ativamente desenvolvidos porque não há uma aplicação clínica óbvia para eles; nenhum está disponível para uso clínico.

FARMACOLOGIA CLÍNICA DOS FÁRMACOS BLOQUEADORES DOS RECEPTORES β

Hipertensão

Os antagonistas receptores β-adrenérgicos clássicos são medicamentos anti-hipertensivos eficazes, mas não são indicados como tratamento de primeira escolha para hipertensão essencial porque outras classes de medicamentos são superiores na prevenção de acidente vascular encefálico, particularmente em pacientes com mais de 60 anos. Não está claro se os antagonistas β-adrenérgicos vasodilatadores mais recentes compartilham a mesma limitação. Antagonistas dos receptores β-adrenérgicos podem ser indicados na hipertensão em populações especiais nas quais a "cardioproteção" é desejável, como aqueles com insuficiência cardíaca com fração de ejeção reduzida e aqueles com doença arterial coronariana. O uso desses fármacos é discutido com mais detalhes no Capítulo 11.

Cardiopatia isquêmica

Os antagonistas dos receptores β-adrenérgicos são a terapia de primeira escolha no tratamento sintomático de pacientes com angina estável crônica (ver Capítulo 12). Os efeitos benéficos são devidos ao bloqueio dos receptores β cardíacos, resultando em diminuição do trabalho cardíaco, desaceleração e regularização da frequência cardíaca e redução na demanda de oxigênio (Figura 10-7).

Vários estudos prospectivos em grande escala indicam que, além do alívio sintomático, os antagonistas β-adrenérgicos reduzem o tamanho do infarto e a mortalidade quando administrados no início do infarto agudo do miocárdio. Nessa situação, as contraindicações relativas incluem bradicardia, hipotensão, insuficiência ventricular esquerda moderada ou grave, choque, bloqueio cardíaco e doença reativa das vias respiratórias. Eles também melhoram a sobrevida quando administrados cronicamente a pacientes que tiveram infarto do miocárdio ou àqueles com insuficiência cardíaca com fração de ejeção reduzida (Figura 10-8). O antagonista do receptor β_1-adrenérgico, **metoprolol**, é comumente usado para esse propósito. **Atenolol** e **timolol** também são efetivos. O atenolol tem a desvantagem de ser eliminado pelos rins e sua dose deve ser ajustada em pacientes com insuficiência renal.

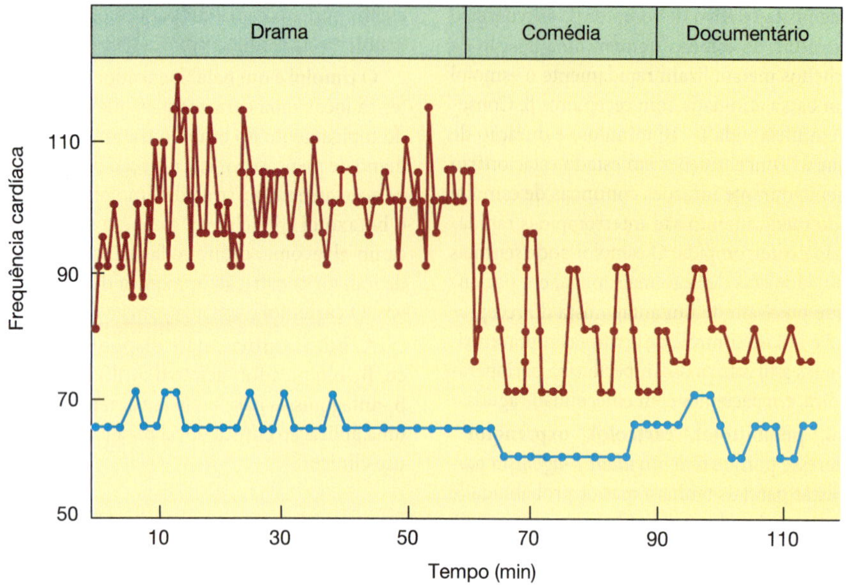

FIGURA 10-7 Frequência cardíaca em um paciente com cardiopatia isquêmica mensurada por telemetria enquanto assiste televisão. As medições foram iniciadas 1 hora após o recebimento de placebo (*linha superior, vermelha*) ou 40 mg de oxprenolol (*linha inferior, azul*), um β-antagonista não seletivo com atividade agonista parcial. A frequência cardíaca não somente foi diminuída pelo fármaco nas condições desse experimento, ela também variou muito menos em resposta a estímulos. (Adaptada, com autorização, de Taylor SH: Oxprenolol in clinical practice, Am J Cardiol 1983 Nov 10;52(9):34D-42D.)

Arritmias cardíacas

Os β-antagonistas com frequência são efetivos no tratamento de arritmias, tanto supraventriculares quanto ventriculares (ver Capítulo 14). Foi sugerido que a melhoria da sobrevida subsequente ao infarto do miocárdio em pacientes que usam β-antagonistas (ver Figura 10-8) deve-se à supressão das arritmias. Ao aumentar o período refratário do nó atrioventricular, os β-antagonistas tornam mais lentas as velocidades de resposta ventricular no *flutter* e na fibrilação atrial. Esses fármacos também reduzem batimentos ventriculares ectópicos, sobretudo se a atividade ectópica foi precipitada por catecolaminas. O esmolol é particularmente útil contra arritmias agudas perioperatórias porque tem uma duração de ação curta e pode ser administrado por via parenteral. O sotalol tem efeitos antiarrítmicos envolvendo bloqueio de canal iônico em adição à sua ação de betabloqueador, o que se aborda no Capítulo 14.

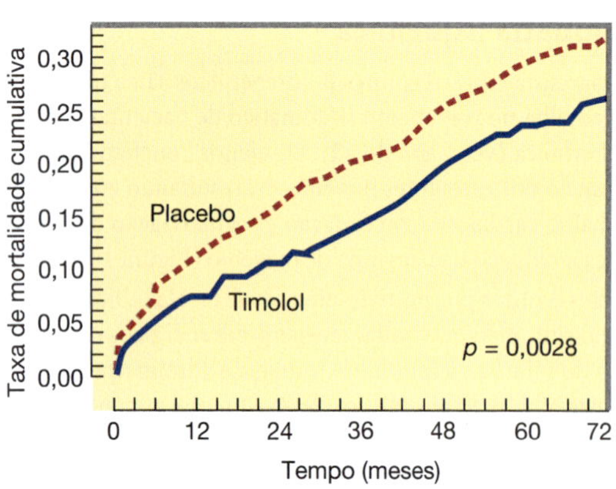

FIGURA 10-8 Efeitos de terapia com betabloqueador sobre as taxas de mortalidade por todas as causas no quadro de expectativa de vida, durante 6 anos, em 1.884 pacientes sobreviventes de infarto do miocárdio. Os pacientes foram alocados de modo randômico ao tratamento com placebo (*linha vermelha tracejada*) ou timolol (*linha azul sólida*). (Reproduzida, com autorização, de Pedersen TR: Six-year follow-up of the Norwegian Multicenter Study on Timolol after Acute Myocardial Infarction, N Engl J Med 1985 Oct;313(17):1055-1058.)

Insuficiência cardíaca

Ensaios clínicos têm demonstrado que pelo menos três β-antagonistas – metoprolol, bisoprolol e carvedilol – são efetivos na redução da mortalidade em pacientes selecionados com insuficiência cardíaca crônica. Em alguns pacientes, a administração desses medicamentos pode piorar a insuficiência cardíaca congestiva aguda, mas a maioria dos pacientes tolera o início do tratamento com aumentos graduais da dose. Embora os mecanismos sejam incertos, parecem ter efeitos benéficos no remodelamento do miocárdio e na diminuição do risco de morte súbita (ver Capítulo 13).

Outros distúrbios cardiovasculares

Foi constatado que os antagonistas dos receptores β aumentam o volume sistólico em alguns pacientes com miocardiopatia obstrutiva. Pensa-se que esse efeito benéfico resulta da lentificação da ejeção ventricular e da reistência diminuída ao débito. Os β-antagonistas são indicados no tratamento de aneurismas dissecantes da aorta.

Glaucoma

Verificou-se, por acaso, que a administração sistêmica de fármacos betabloqueadores para outras indicações reduzia a pressão intraocular em pacientes com glaucoma (ver Quadro "Tratamento do glaucoma"). Depois, constatou-se que a administração tópica também reduz a pressão intraocular. O mecanismo parece envolver redução da produção de humor aquoso pelo corpo ciliar, que é ativado fisiologicamente por monofosfato de adenosina cíclico (AMPc). O timolol e β-antagonistas correlatos são adequados para uso local no olho, porque não têm propriedades anestésicas locais. Os β-antagonistas parecem ter uma eficácia comparável à da pilocarpina no glaucoma de ângulo aberto e são mais bem tolerados pela maioria dos pacientes. Conquanto a dose máxima diária aplicada localmente (1 mg) seja pequena em comparação com as doses sistêmicas utilizadas no tratamento de hipertensão ou angina (10-60 mg), timolol suficiente pode ser absorvido do olho para causar reações adversas graves no coração e nas vias respiratórias, em indivíduos suscetíveis. O timolol tópico pode interagir com o verapamil administrado por via oral e aumentar o risco de bloqueio cardíaco.

Betaxolol, carteolol, levobunolol e metipranolol também são aprovados para o tratamento de glaucoma. O betaxolol tem a vantagem potencial de ser β_1-seletivo; ainda não se determinou o quanto essa vantagem potencial pode diminuir reações adversas sistêmicas. O fármaco aparentemente tem causado a piora de sintomas pulmonares em alguns pacientes.

Hipertireoidismo

A ação excessiva das catecolaminas é um aspecto importante da fisiopatologia do hipertireoidismo (ver Capítulo 38), e os β-antagonistas podem reduzir palpitações, taquicardia, tremores e ansiedade. Eles são recomendados em pacientes com diagnóstico de hipertireoidismo, a menos que haja contraindicação. O propranolol tem sido bastante usado em pacientes com tempestade tireoidiana (hipertireoidismo grave); é utilizado com cautela em pacientes com essa condição para controlar a taquicardia supraventricular que com frequência precipita insuficiência cardíaca.

Doenças neurológicas

Propranolol, metoprolol e timolol reduzem a frequência e a intensidade da **enxaqueca**. Outros antagonistas dos receptores β com eficácia preventiva incluem o atenolol e o nadolol. O mecanismo não é conhecido. Como a atividade simpática pode aumentar o tremor do músculo esquelético, não surpreende que se tenha verificado que os β-antagonistas reduzem certos **tremores** (ver Capítulo 28). As manifestações somáticas de ansiedade podem responder drasticamente a doses baixas de propranolol, sobretudo quando tomadas de modo profilático. Por exemplo, foi encontrado benefício em músicos com **ansiedade de desempenho** (**medo de palco**). O propranolol pode contribuir para o tratamento sintomático da abstinência de álcool em alguns pacientes.

Outras aplicações

Tem sido verificado que os antagonistas dos receptores β diminuem a pressão da veia porta em pacientes com cirrose. Há evidências de que tanto o propranolol quanto o nadolol diminuem a incidência do primeiro episódio de sangramento por **varizes esofágicas** e a taxa de mortalidade associada a hemorragia em pacientes com cirrose. O nadolol, em associação com mononitrato de isossorbida, parece mais eficaz do que a escleroterapia na prevenção da recorrência de hemorragia em pacientes que sangraram previamente por varizes esofágicas. A ligação de veias varicosas em combinação com um β-antagonista pode ser mais eficaz. Os potenciais efeitos benéficos dos betabloqueadores na prevenção do sangramento devem ser balanceados com a potencial redução do débito cardíaco e redução da pressão arterial.

Os **hemangiomas infantis** são os tumores vasculares mais comuns da infância, e o propranolol reduz seu volume, cor e elevação em bebês menores de 6 meses e crianças de até 5 anos de idade. Uma análise retrospectiva encontrou melhora na sobrevida de pacientes com **melanoma** tratados com imunoterapia e que estavam tomando betabloqueadores não seletivos, mas não em pacientes que tomavam antagonistas β_1-seletivos ou não tomavam betabloqueadores. A importância dessa descoberta ainda não é conhecida. O efeito benéfico putativo semelhante foi relatado em pacientes com câncer de mama, em parte porque os betabloqueadores podem prevenir a cardiomiopatia induzida por quimioterapia.

ESCOLHA DE UM FÁRMACO ANTAGONISTA DOS RECEPTORES β-ADRENÉRGICOS

Em geral, os antagonistas β_1-seletivos são preferidos em pacientes com asma, DPOC, diabetes melito ou doença vascular periférica. Os betabloqueadores com atividade simpática intrínseca podem ser preferidos em pacientes com bradicardia em repouso. Os betabloqueadores com ação vasodilatadora podem ser preferidos em pacientes com insuficiência cardíaca ou hipertensão. Como com outros medicamentos, a adesão do paciente pode ser melhorada com o uso de medicamentos com meia-vida mais longa.

TOXICIDADE CLÍNICA DOS FÁRMACOS ANTAGONISTAS DOS RECEPTORES β-ADRENÉRGICOS

As principais reações adversas dos fármacos antagonistas dos receptores β relacionam-se com as consequências previsíveis do betabloqueio. O bloqueio de receptores β_2 associado ao uso de fármacos não seletivos causa piora da **asma** preexistente e de outras formas de obstrução das vias respiratórias. Os medicamentos β_1-seletivos têm menos reações adversas nas vias respiratórias do que os β-antagonistas não seletivos e podem ser usados, mas com muito cuidado, em pacientes com doença reativa das vias respiratórias.

Os betabloqueadores não seletivos podem induzir **vasoconstrição periférica**. Os sintomas clínicos podem variar de uma sensação de extremidades frias em indivíduos com circulação normal até o agravamento da claudicação em pacientes com doença vascular periférica. Eles também podem piorar o fenômeno de Raynaud. Os antagonistas β_1-seletivos em geral são melhor tolerados em pacientes com doença vascular periférica leve a moderada, mas é necessário cautela em pacientes com doença vascular periférica grave ou distúrbios vasospásticos.

A desaceleração da frequência cardíaca de repouso e o desenvolvimento de **bradicardia sinusal** são efeitos farmacológicos importantes do betabloqueio, e mesmo os betabloqueadores com atividade simpática intrínseca são contraindicados em pacientes com bradicardia sintomática e disfunção do nó sinoatrial. Os betabloqueadores retardam a condução do nó atrioventricular (AV) e podem induzir ou piorar o bloqueio cardíaco, levando a bradiarritmias potencialmente graves.

O bloqueio de receptores β **deprime a contratilidade** e excitabilidade **do miocárdio**. Em pacientes com função miocárdica anormal, o débito cardíaco pode depender do impulso simpático. Se esse estímulo for removido por betabloqueio, pode suceder descompensação clínica. Portanto, deve-se ter cuidado ao iniciar um antagonista do receptor β em pacientes com insuficiência cardíaca compensada, mas isso não deve impedir seu uso; apenas uma minoria de pacientes com insuficiência cardíaca estável descompensa após o início cauteloso de betabloqueadores, e o uso em longo prazo desses medicamentos demonstrou reduzir a mortalidade nesses pacientes. Betabloqueadores podem interagir com o antagonista do cálcio verapamil; hipotensão grave, bradicardia, insuficiência cardíaca e anormalidades da condução cardíaca têm sido, todas, descritas. Essas reações adversas podem surgir até mesmo em pacientes suscetíveis que usam um betabloqueador tópico (oftálmico) e verapamil oral.

A epinefrina é um hormônio crítico envolvido na resposta contrarreguladora à **hipoglicemia**. Os betabloqueadores podem não apenas mascarar os primeiros sintomas de alerta adrenérgico de hipoglicemia (taquicardia, sudorese e ansiedade), mas podem retardar a recuperação para normoglicemia. Portanto, não é aconselhável o uso de β-antagonistas em pacientes diabéticos insulinodependentes que sofrem de episódios hipoglicêmicos frequentes, se houver disponibilidade de terapias alternativas. Os antagonistas β_1-seletivos oferecem alguma vantagem nesses pacientes, pois a velocidade de recuperação da hipoglicemia pode ser mais rápida em comparação com aquela em diabéticos que utilizam antagonistas não seletivos de receptores β-adrenérgicos. Há um benefício potencial considerável desses fármacos em diabéticos depois de um infarto do miocárdio, de modo que o balanço de risco *versus* benefício deve ser avaliado em pacientes individuais.

Fadiga, **depressão** e **disfunção sexual** têm sido historicamente consideradas reações adversas comuns dos betabloqueadores, e esses efeitos foram considerados menos comuns com medicamentos não lipofílicos (p. ex., atenolol). Uma revisão sistemática dos resultados de estudos randomizados, no entanto, sugere que o risco desses efeitos, embora presente, é menor do que se pensava anteriormente.

O uso de betabloqueadores está associado a um pequeno aumento no **peso corporal** e leves alterações negativas no **metabolismo** e nos **lipídeos**, com um pequeno aumento nos triglicerídeos e diminuição no HDL. Esses efeitos não são observados com betabloqueadores vasodilatadores.

A **retirada abrupta** dos betabloqueadores pode levar ao início súbito de taquicardia e exacerbação dos sintomas isquêmicos e até precipitação de infarto agudo do miocárdio. O mecanismo desse efeito pode envolver a regulação positiva do número de receptores β em resposta à exposição crônica a um antagonista. Esse fenômeno pode ser evitado por redução gradual da dose, em vez da interrupção abrupta quando esses medicamentos são descontinuados, especialmente quando se usam medicamentos com meia-vida curta.

RESUMO Antagonistas simpáticos

Subclasse, fármaco	Mecanismo de ação	Efeitos	Aplicações clínicas	Farmacocinética, toxicidades, interações
ANTAGONISTAS DOS RECEPTORES α-ADRENÉRGICOS				
• Fenoxibenzamina	Bloqueio irreversível de α_1 e α_2 • ativação barorreflexa indireta	Baixa a pressão arterial (PA) • frequência cardíaca (FC) aumenta devido à ativação barorreflexa	Feocromocitoma • estados de elevação de catecolaminas	Bloqueador irreversível • duração > 1 dia • *Toxicidade*: hipotensão ortostática • taquicardia • isquemia miocárdica
• Fentolamina	Bloqueio irreversível de α_1 e α_2	Bloqueia vasoconstrição α-mediada, baixa a PA, aumenta a FC (barorreflexo)	Feocromocitoma	Meia-vida ~45 min após injeção IV
• Prazosina • Doxazosina • Terazosina	Bloqueio de α_1, mas não de α_2	Baixa a PA	Hipertensão • hiperplasia prostática benigna	Efeito depressor maior com primeira dose pode causar hipotensão ortostática
• Tansulosina	Ligeiramente seletivo para α_{1A}	Bloqueio α_{1A} pode relaxar músculos lisos prostáticos mais que musculatura lisa vascular	HPB	Hipotensão ortostática pode ser menos comum com este subtipo
• Ioimbina	Bloqueia α_2 • provoca aumento da atividade simpática central • liberação de norepinefrina aumentada	Eleva a PA e a FC	Disfunção erétil em homens • hipotensão	Pode causar ansiedade • excesso de efeito pressor se transportador de norepinefrina for bloqueado
• Labetalol (ver seção do carvedilol adiante)	Bloqueio β > α_1	Baixa a PA com aumento limitado de FC	Hipertensão	Oral, parenteral • *Toxicidade:* menos taquicardia do que outros fármacos α_1
ANTAGONISTAS DOS RECEPTORES β-ADRENÉRGICOS				
• Propranolol • Nadolol • Timolol	Bloqueio β_1 e β_2	Baixa a FC e a PA • reduz a renina	Hipertensão • angina de peito • arritmias • enxaqueca • hipertireoidismo • glaucoma (timolol tópico)	Oral, parenteral • *Toxicidade:* bradicardia • piora da asma • fadiga • sonhos vívidos • mãos frias

(*continua*)

Subclasse, fármaco	Mecanismo de ação	Efeitos	Aplicações clínicas	Farmacocinética, toxicidades, interações
• Metoprolol • Atenolol • Betaxolol • Nebivolol	Bloqueio $\beta_1 > \beta_2$	Baixa FC e PA • reduz renina • pode ser mais seguro na asma	Angina de peito • hipertensão • arritmias • glaucoma (betaxolol tópico)	*Toxicidade:* bradicardia • fadiga • sonhos vívidos • mãos frias
• Butoxamina[1]*	Bloqueia $\beta_2 > \beta_1$	Aumenta resistência periférica	Nenhuma indicação clínica	*Toxicidade:* provocação de asma
• Pindolol • Acebutolol* • Carteolol* • Bopindolol[1]* • Oxprenolol[1]* • Celiprolol[1]* • Pembutolol*	β_1, β_2, com efeito simpatomimético intrínseco (agonista parcial)	Abaixa PA • reduz FC modestamente	Hipertensão • arritmias • enxaqueca • pode evitar piora de bradicardia	Oral • *Toxicidade:* fadiga • sonhos vívidos • mãos frias
• Carvedilol • Medroxalol[1]* • Bucindolol[1]* (ver labetalol acima)	Bloqueio $\beta > \alpha_1$		Insuficiência cardíaca	Oral, meia-vida longa • *Toxicidade:* fadiga
• Esmolol	$\beta_1 > \beta_2$	Bloqueio cardíaco β muito breve	Controle rápido de PA e arritmias, tireotoxicose e isquemia miocárdica no intraoperatório	Parenteral apenas • meia-vida ~10 min • *Toxicidade:* bradicardia • hipotensão
INIBIDOR DA TIROSINA HIDROXILASE				
• Metirosina*	Bloqueia a tirosina hidroxilase • Reduz a síntese de dopamina, norepinefrina e epinefrina	Reduz a PA • pode provocar efeitos extrapiramidais (devido à redução de dopamina no sistema nervoso central)	Feocromocitoma	*Toxicidade:* sintomas extrapiramidais • hipotensão ortostática • cristalúria

[1]Não disponível nos Estados Unidos.
*Não disponível no Brasil.

PREPARAÇÕES DISPONÍVEIS

NOMES GENÉRICOS
ALFABLOQUEADORES
Alfuzosina
Doxazosina
Fenoxibenzamina*
Fentolamina
Prazosina
Silodosina
Tansulosina
Terazosina
Tolazolina**
BETABLOQUEADORES
Acebutolol**
Atenolol
Betaxolol
Oral
Oftálmico
Bisoprolol
Carteolol**
Oral
Oftálmico

NOMES GENÉRICOS
Carvedilol
Esmolol
Labetalol
Levobunolol
Metipranolol
Metoprolol
Nadolol
Nebivolol
Pembutolol**
Pindolol**
Propranolol
Sotalol
Timolol
Oral
Oftálmico
INIBIDOR DA TIROSINA HIDROXILASE
Metirosina**

*No Brasil tem uso veterinário.
**Não disponível no Brasil.

REFERÊNCIAS

Ambrosio G et al: β-Blockade with nebivolol for prevention of acute ischaemic events in elderly patients with heart failure. Heart 2011;97:209.

Ayers K et al: Differential effects of nebivolol and metoprolol on insulin sensitivity and plasminogen activator inhibitor in the metabolic syndrome. Hypertension 2012;59:893.

Bird ST et al: Tamsulosin treatment for benign prostatic hyperplasia and risk of severe hypotension in men aged 40-85 years in the United States: Risk window analyses using between and within patient methodology. BMJ 2013;347:f6320.

Campschroer T et al: Alpha-blockers as medical expulsive therapy for ureteral stones. Cochrane Database Syst Rev 2018;4:CD008509.

Danesh A, Gottschalk PCH: Beta-blockers for migraine prevention: A review article. Curr Treat Options Neurol 2019;21:20.

De Nunzio C et al: Erectile dysfunction and lower urinary tract symptoms. Curr Urol Rep 2018;19:61.

Fusco et al: Alpha 1-blockers improve benign prostatic obstruction in men with lower urinary tract symptoms: A systematic review and meta-analysis of urodynamic studies. Eur Urol 2016;69:1091.

Hocht C et al: What is the real efficacy of beta-blockers for the treatment of essential hypertension? Curr Pharm Des 2017;23:4658.

Hogeling M, Adams S, Wargon O: A randomized controlled trial of propranolol for infantile hemangiomas. Pediatrics 2011;128:e259.

Jacobs DS: Open-angle glaucoma: Treatment. UpToDate.com 2013, topic 15695.

Joseph P et al: The evolution of beta-blockers in coronary artery disease and heart failure. J Am Coll Cardiol 2019;74:672.

Kamp O et al: Nebivolol: Haemodynamic effects and clinical significance of combined β-blockade and nitric oxide release. Drugs 2010;70:41.

Negri L, Ferreras A, Iester M: Timolol 0.1% in glaucomatous patients: Efficacy, tolerance, and quality of life. J Ophthalmol 2019:4146124.

Neumann HPH, Young WF Jr, Eng C: Pheochromocytoma and paraganglioma. N Engl J Med 2019;381:552.

Okamoto LE et al: Nebivolol, but not metoprolol lowers blood pressure in nitric oxide-sensitive human hypertension. Hypertension 2014;64:1241.

Phadke S, Clamon G: Beta blockade as adjunctive breast cancer therapy: A review. Crit Rev Oncol Hematol 2016;138:173.

Raj SR et al: Propranolol decreases tachycardia and improves symptoms in the postural tachycardia syndrome: Less is more. Circulation 2009;120:725.

Robertson D et al: *Primer on the Autonomic Nervous System*, 3rd ed. Cambridge, MA: Academic Press, 2012.

Shah P et al: Meta-analysis comparing usefulness of beta blockers to preserve left ventricular function during anthracycline therapy. Am J Cardiol 2019;124:789.

Shanker V: Essential tremor: Diagnosis and management. Br Med J 2019;366:I4485.

Shibao C et al: Comparative efficacy of yohimbine against pyridostigmine for the treatment of orthostatic hypotension in autonomic failure. Hypertension 2010;56:847.

Suissa S, Ernst P: Beta-blockers in COPD: A methodological review of the observational studies. COPD 2018;15:520.

RESPOSTA DO ESTUDO DE CASO

O paciente tinha um feocromocitoma. Esse tumor secreta catecolaminas, especialmente norepinefrina e epinefrina, resultando em aumento da pressão arterial (via receptores α_1) e da frequência cardíaca (via receptores β_1). O feocromocitoma estava na glândula suprarrenal esquerda e foi diagnosticado por concentrações elevadas de metanefrinas fracionadas no plasma (metabólitos de catecolaminas). A localização do tumor foi identificada por tomografia computadorizada com marcador MIBG, que marca os tecidos que possuem transportadores de norepinefrina em sua superfície celular (ver texto). Além disso, o paciente apresentava elevação plasmática e urinária de norepinefrina, epinefrina e seus metabólitos. O episódio pressor durante o exame físico foi provavelmente desencadeado por pressão externa enquanto o médico tocava o abdome. Sua sudorese abundante era típica e em parte devido aos receptores α_1, embora o mecanismo de suor no feocromocitoma nunca tenha sido totalmente explicado. O tratamento consistiria no controle farmacológico pré-operatório da pressão arterial com α-antagonistas e na normalização do volume sanguíneo, que costuma ser significativamente reduzido, seguido de ressecção cirúrgica do tumor. O controle da pressão arterial pode ser necessário durante a cirurgia, pois a manipulação do tumor pode levar à descarga de catecolaminas.

PARTE III

Fármacos cardiovasculares e renais

CAPÍTULO 11

Fármacos anti-hipertensivos

Neal L. Benowitz, MD

ESTUDO DE CASO

Um homem de 35 anos apresenta pressão arterial de 140/90 mmHg. Em geral, parece uma pessoa saudável, é sedentário, toma alguns drinques por dia e não fuma. Tem história familiar de hipertensão, com morte do pai por infarto do miocárdio aos 55 anos. No exame físico, só é notável a presença de obesidade moderada. O colesterol total é de 220 mg/dL, e o do colesterol das lipoproteínas de alta densidade (HDL, do inglês *high-density lipoprotein*), de 40 mg/dL. A glicose em jejum é de 105 mg/dL. A radiografia de tórax é normal. O eletrocardiograma revela hipertrofia ventricular esquerda.

Como você trataria esse paciente?

A hipertensão é a doença cardiovascular mais comum. Utilizando os dados do National Health and Nutrition Examination Survey (NHANES) de 2011 a 2014 e uma definição de ≥ 130/90 mmHg recomendada pela *High Blood Pressure Clinical Practice Guideline* do American College of Cardiology/American Heart Association (ACC/AHA), de 2017, foi constatada a presença de hipertensão em 46% dos adultos norte-americanos e em 76% dos adultos com 65 anos ou mais. A prevalência varia de acordo com idade, etnia, educação e muitos outros fatores. A hipertensão arterial, quando persistente, provoca lesão nos vasos sanguíneos, nos rins, no coração e no cérebro, levando ao aumento na incidência de insuficiência renal, coronariopatia, insuficiência cardíaca, acidente vascular encefálico (AVE) e demência. Mais de 50% das mortes por coronariopatia e AVE ocorrem em indivíduos com hipertensão. Foi constatado que a redução farmacológica efetiva da pressão arterial impede a lesão dos vasos sanguíneos e diminui substancialmente as taxas de morbidade e de mortalidade. Entretanto, o NHANES constatou que, lamentavelmente, apenas metade dos norte-americanos com hipertensão apresentou um controle adequado da pressão arterial. Há muitos fármacos eficazes disponíveis. O conhecimento de seus mecanismos anti-hipertensivos e de seus locais de ação possibilita a previsão acurada de sua eficácia e toxicidade. O uso racional desses fármacos, isoladamente ou em associação, pode reduzir a pressão arterial, com risco mínimo de toxicidade grave na maioria dos pacientes.

HIPERTENSÃO E REGULAÇÃO DA PRESSÃO ARTERIAL

Diagnóstico

O diagnóstico de hipertensão baseia-se em medidas repetidas e reproduzíveis de elevação da pressão arterial (Tabela 11-1). A pressão

TABELA 11-1 Categorias de pressão arterial em adultos

Categoria de PA	Pressão arterial sistólica		Pressão arterial diastólica
Normal	< 120 mmHg	e	< 80 mmHg
Elevada	120-129 mmHg	e	> 80 mmHg
Hipertensão			
Estágio 1	130-139 mmHg	ou	80-89 mmHg
Estágio 2	≥ 140 mmHg	ou	≥ 90 mmHg

Reproduzida, com autorização, de Whelton PK, Carey RM, Aronow WS, et al: 2017 ACC/AHA/AAPA/ABC/ACPM/AGS/APhA/ASH/ASPC/NMA/PCNA Guideline for the Prevention, Detection, Evaluation, and Management of High Blood Pressure in Adults: A Report of the American College of Cardiology/American Heart Association Task Force on Clinical Practice Guidelines, Hypertension 2018 Jun;71(6):e13-e115.

arterial pode estar elevada no consultório, mas não em casa ("hipertensão do jaleco branco"), de modo que é melhor confirmar um diagnóstico de hipertensão com aferição da pressão arterial em casa ou no ambulatório. O diagnóstico serve, basicamente, para prever as consequências do distúrbio para o paciente; raramente inclui um relato sobre a causa da hipertensão.

Estudos epidemiológicos indicam que os riscos de lesão renal, cardíaca e cerebral estão diretamente relacionados com o grau de elevação da pressão arterial. Até mesmo a hipertensão leve (pressão arterial de 130/80 mmHg) aumenta o risco de possível dano aos órgãos terminais. A partir de 115/75 mmHg, o risco de doença cardiovascular duplica a cada aumento de 20/10 mmHg da pressão arterial. Tanto a hipertensão sistólica como a diastólica estão associadas à lesão de órgãos terminais; a denominada hipertensão sistólica isolada não é benigna. Os riscos – e, portanto, a urgência da instituição da terapia – aumentam proporcionalmente com a magnitude da elevação da pressão arterial. O risco de lesão de órgãos terminais em qualquer nível de pressão arterial ou idade é maior nos afro-americanos e relativamente menor nas mulheres antes da menopausa do que nos homens. Outros fatores de risco englobam tabagismo, incluindo exposição passiva à fumaça; diabetes melito; síndrome metabólica, inclusive obesidade e dislipidemia; sedentarismo; manifestações de dano aos órgãos terminais por ocasião do diagnóstico; e história familiar de doença cardiovascular.

Convém assinalar que o diagnóstico de hipertensão depende da medida da pressão arterial, e não dos sintomas relatados pelo paciente. Com efeito, a hipertensão é geralmente assintomática, até que a lesão manifesta de órgãos terminais seja iminente ou já tenha ocorrido.

Etiologia da hipertensão

É possível estabelecer uma causa específica para a hipertensão em apenas 10 a 15% dos pacientes. Os pacientes nos quais não é possível identificar nenhuma causa específica de hipertensão são considerados portadores de *hipertensão essencial* ou *primária*. Os pacientes com etiologia específica são considerados portadores de *hipertensão secundária*. Entretanto, é importante considerar as causas específicas em cada caso, visto que algumas delas são passíveis de tratamento cirúrgico definitivo: constrição da artéria renal, coarctação da aorta, feocromocitoma, doença de Cushing e aldosteronismo primário.

Na maioria dos casos, a elevação da pressão arterial está associada a um aumento global da resistência ao fluxo sanguíneo por meio das arteríolas, ao passo que o débito cardíaco está geralmente normal. A investigação meticulosa da função do sistema nervoso autônomo, dos reflexos barorreceptores, do sistema renina-angiotensina-aldosterona e do rim não consegue identificar qualquer anormalidade isolada como causa do aumento de resistência vascular periférica na hipertensão essencial. Por conseguinte, parece que a elevação da pressão arterial é geralmente causada por uma combinação de várias anormalidades (multifatorial). Evidências epidemiológicas indicam que fatores genéticos, estresse psicológico e fatores ambientais e nutricionais (aumento da ingestão de sal e diminuição do consumo de potássio ou de cálcio) contribuem para o desenvolvimento da hipertensão. Não ocorre elevação da pressão arterial com o envelhecimento em populações com baixo consumo diário de sódio. Os pacientes com hipertensão lábil parecem ter mais tendência do que os controles normais a apresentar elevações da pressão arterial após uma carga de sal.

A hereditariedade da hipertensão essencial é estimada em cerca de 30%. Mutações em vários genes foram associadas a diversas causas raras de hipertensão. As variações funcionais dos genes para o angiotensinogênio, a enzima conversora de angiotensina (ECA), o receptor de angiotensina II, o receptor β_2-adrenérgico, a α-aducina (uma proteína do citoesqueleto) e outros parecem contribuir para alguns casos de hipertensão essencial.

Regulação normal da pressão arterial

De acordo com a equação hidráulica, a pressão arterial (PA) é diretamente proporcional ao produto do fluxo sanguíneo (débito cardíaco [DC]) pela resistência à passagem do sangue através das arteríolas pré-capilares (resistência vascular periférica [RVP]):

$$PA = DC \times RVP$$

Do ponto de vista fisiológico, tanto em indivíduos normais como nos hipertensos, a PA é mantida pela regulação contínua do débito cardíaco e da RVP, exercida em três locais anatômicos

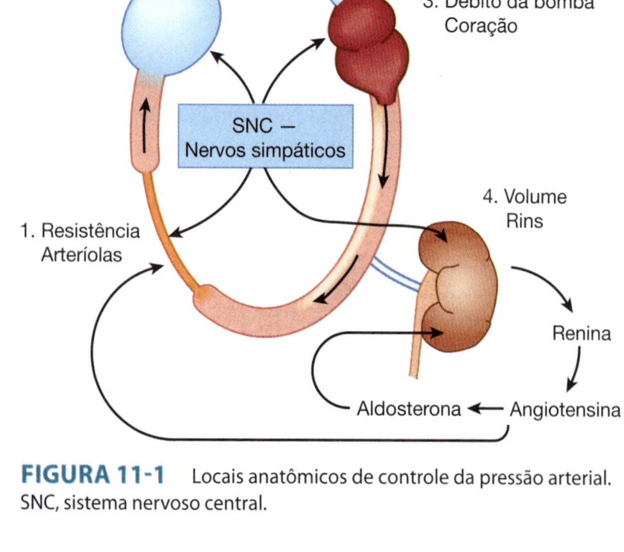

FIGURA 11-1 Locais anatômicos de controle da pressão arterial. SNC, sistema nervoso central.

(Figura 11-1): as arteríolas, as vênulas pós-capilares (vasos de capacitância) e o coração. Um quarto local anatômico de controle, o rim, contribui para a manutenção da PA ou regulação do volume do líquido intravascular. Os barorreflexos mediados por nervos autônomos atuam em combinação com mecanismos humorais, inclusive com o sistema renina-angiotensina-aldosterona, coordenando a função nesses quatro locais de controle e mantendo a PA normal. Por fim, a liberação local de substâncias vasoativas do endotélio vascular também pode estar envolvida na regulação da resistência vascular. Por exemplo, a endotelina-1 (ver Capítulo 17) causa constrição dos vasos sanguíneos, ao passo que o óxido nítrico (ver Capítulo 19) os dilata.

A PA em um paciente hipertenso é controlada pelos mesmos mecanismos que atuam nos indivíduos normotensos. A regulação da PA nos hipertensos difere daquela de indivíduos sadios, visto que os barorreceptores e os sistemas de controle renais de volume-pressão sanguíneos parecem estar "ajustados" em um nível mais elevado de PA. Todos os fármacos anti-hipertensivos atuam por interferência nesses mecanismos normais, revisados a seguir.

A. Barorreflexo postural

Os barorreflexos são responsáveis por ajustes rápidos e contínuos da PA, como na transição da postura em decúbito para a ereta (Figura 11-2). Os neurônios simpáticos centrais que surgem da área vasomotora do bulbo são tonicamente ativos. Os barorreceptores carotídeos são estimulados pelo estiramento das paredes vasculares produzido pela pressão interna (PA). A ativação dos barorreceptores inibe a descarga simpática central. Por outro lado, a redução do estiramento determina a redução da atividade dos barorreceptores. Assim, no caso de transição para a postura ereta, os barorreceptores percebem a redução da PA, que resulta do acúmulo de sangue nas veias abaixo do nível do coração, como uma redução do estiramento das paredes, liberando a inibição da descarga simpática. O aumento reflexo na descarga simpática atua por meio das terminações nervosas, aumentando a RVP (constrição das arteríolas) e o débito cardíaco (estimulação direta do coração e constrição dos vasos de capacitância, o que aumenta o retorno venoso ao coração), restaurando, assim, a PA normal. O mesmo barorreflexo atua em resposta a qualquer evento capaz de baixar a PA, incluindo redução primária da RVP (p. ex., causada por fármaco vasodilatador) ou do volume intravascular (p. ex., devido à hemorragia ou à perda de sal e de água pelos rins).

B. Resposta renal à redução da pressão arterial

No controle do volume sanguíneo, o rim é o principal responsável pelo controle em longo prazo da PA. Assim, a redução da pressão de perfusão renal determina a redistribuição intrarrenal do fluxo sanguíneo e provoca aumento da reabsorção de sal e de água. Além disso, tanto a diminuição da pressão nas arteríolas renais como a redução da atividade neural simpática (por meio dos receptores β-adrenérgicos) estimulam a produção de renina, que aumenta a produção de angiotensina II (ver Figura 11-1 e Capítulo 17). A angiotensina II causa (1) constrição direta dos vasos de resistência e (2) estimulação da síntese de aldosterona no córtex suprarrenal, o que aumenta a absorção renal de sódio e o volume sanguíneo intravascular. A vasopressina liberada pela neuro-hipófise também desempenha uma função na manutenção da PA, em virtude de sua capacidade de regular a reabsorção de água pelos rins (ver Capítulos 15 e 17).

FARMACOLOGIA BÁSICA DOS FÁRMACOS ANTI-HIPERTENSIVOS

Todos os fármacos anti-hipertensivos atuam em um ou mais dos quatro locais anatômicos de controle mostrados na Figura 11-1, produzindo efeitos ao interferirem nos mecanismos normais de regulação da PA. Uma classificação útil desses fármacos consiste em dividi-los de acordo com o principal local regulador ou mecanismo sobre o qual atuam (Figura 11-3). Em virtude de seus mecanismos comuns de ação, os fármacos dentro de cada categoria tendem a

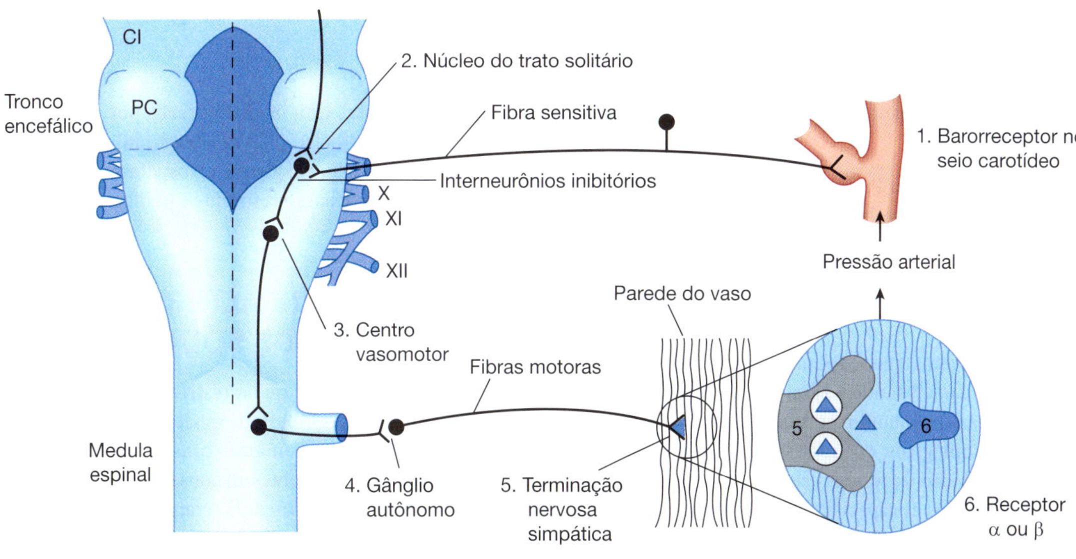

FIGURA 11-2 Arco reflexo barorreceptor. PC, pedúnculo cerebelar; CI, colículo inferior.

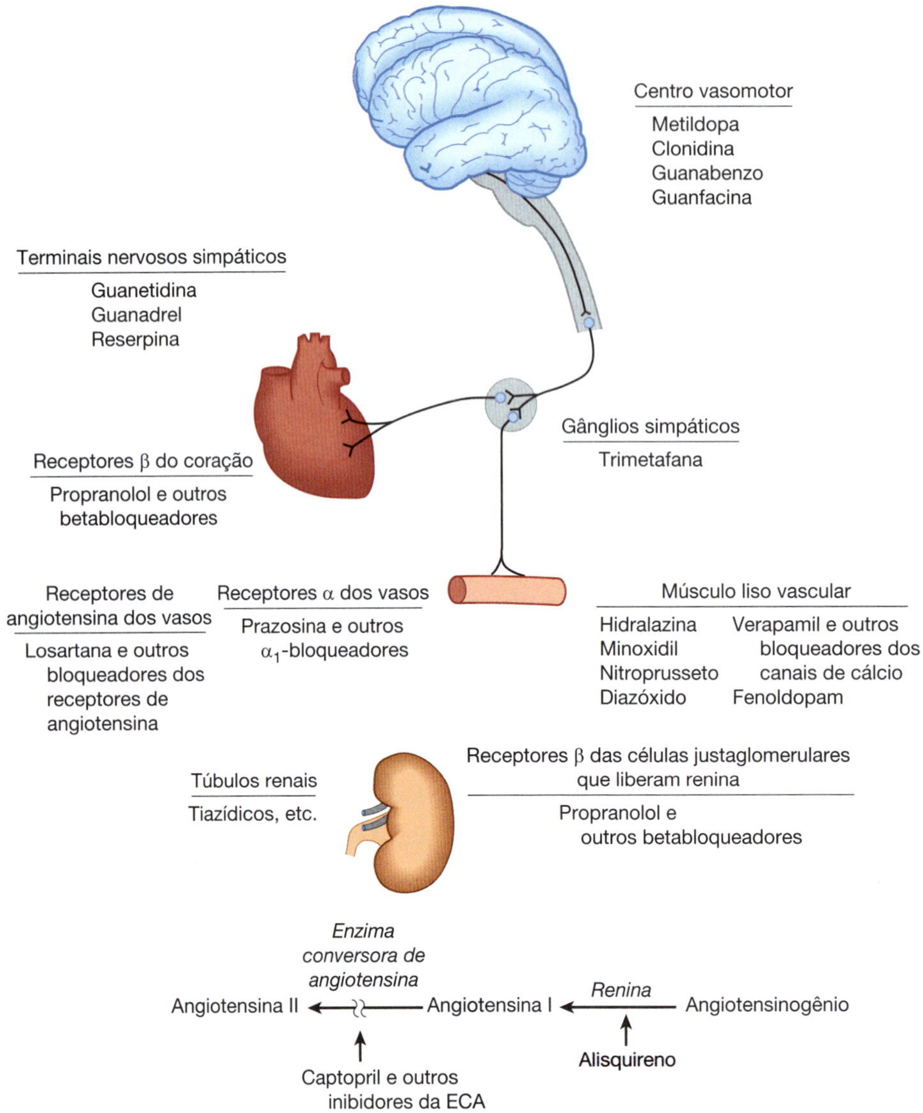

FIGURA 11-3 Locais de ação das principais classes de fármacos anti-hipertensivos. ECA, enzima conversora da angiotensina.

produzir um espectro semelhante de toxicidades. As categorias incluem as seguintes:

1. **Diuréticos**, que reduzem a PA por meio da depleção do sódio corporal, diminuição do volume sanguíneo e, talvez, outros mecanismos.
2. **Fármacos que bloqueiam a produção ou a ação da angiotensina** e, portanto, reduzem a RVP e (potencialmente) o volume sanguíneo.
3. **Vasodilatadores diretos**, que reduzem a pressão ao relaxarem o músculo liso vascular, dilatando, assim, os vasos de resistência e, em graus variáveis, aumentando também a capacitância.
4. **Fármacos simpatoplégicos**, que reduzem a PA por meio da redução da RVP, inibição da função cardíaca e aumento do acúmulo venoso nos vasos de capacitância. (Os últimos dois efeitos reduzem o débito cardíaco.) Esses fármacos são ainda subdivididos de acordo com seus supostos locais de ação no arco reflexo simpático (ver adiante).

A atuação desses grupos de fármacos por diferentes mecanismos possibilita a associação de agentes de dois ou mais grupos com aumento da eficácia e, em alguns casos, diminuição da toxicidade. (Ver Quadro "Hipertensão resistente e polifarmácia".)

FÁRMACOS QUE ALTERAM O EQUILÍBRIO DE SÓDIO E ÁGUA

Sabe-se, há muitos anos, que a restrição dietética de sódio diminui a PA em pacientes hipertensos. Com o advento dos diuréticos, a restrição de sódio passou a ser considerada menos importante. Entretanto, existe atualmente um consenso de que o controle dietético da PA constitui uma medida terapêutica relativamente atóxica que pode ser até mesmo preventiva. A restrição dietética de sódio, mesmo quando modesta, produz uma redução da PA (mesmo que em graus variáveis) em muitos indivíduos hipertensos.

Hipertensão resistente e polifarmácia

A monoterapia da hipertensão (tratamento com um único fármaco) é desejável, visto que a adesão do paciente ao tratamento tende a ser melhor, e o custo mais baixo; além disso, em alguns casos, as reações adversas são menores. Entretanto, muitos pacientes com hipertensão necessitam de dois ou mais fármacos que atuem por mecanismos diferentes (polifarmácia). De acordo com algumas estimativas, até 40% dos pacientes podem responder inadequadamente a dois fármacos e, nesse caso, são considerados portadores de "hipertensão resistente". Alguns desses pacientes apresentam hipertensão secundária passível de tratamento que passou despercebida, porém isso não representa a maioria dos casos, e são necessários três ou mais fármacos.

Uma justificativa racional para a polifarmácia na hipertensão baseia-se no fato de que a maioria dos fármacos desencadeia mecanismos reguladores compensatórios para a manutenção da PA (ver Figuras 6-7 e 11-1), o que pode limitar acentuadamente seus efeitos. Por exemplo, os vasodilatadores, como a hidralazina, provocam uma redução significativa da RVP, porém induzem taquicardia compensatória acentuada e retenção de sal e de água (Figura 11-4), que são capazes de reverter quase por completo o seu efeito. A adição de um betabloqueador impede a taquicardia; a adição de um diurético (p. ex., hidroclorotiazida) impede a retenção de sal e de água. Com efeito, todos os três fármacos aumentam a sensibilidade do sistema circulatório às ações de cada um dos outros fármacos.

Uma segunda razão é o fato de que alguns fármacos apresentam eficácia máxima apenas modesta, porém a redução da morbidade em longo prazo exige o seu uso. Muitos estudos sobre os inibidores da ECA relatam uma redução máxima da PA de menos de 10 mmHg. Em pacientes com hipertensão mais grave (pressão > 160/100 mmHg), esse efeito é inadequado para impedir todas as sequelas da hipertensão, porém os inibidores da ECA apresentam importantes benefícios em longo prazo na prevenção ou na redução da doença renal em indivíduos diabéticos e na redução da insuficiência cardíaca. Por fim, os efeitos tóxicos de alguns fármacos efetivos impedem o seu uso na dose efetiva máxima.

Na prática, quando a hipertensão não responde de forma adequada ao esquema de um único fármaco, adiciona-se um segundo, de classe diferente, com mecanismo de ação distinto e padrão diferente de toxicidade. Se a resposta ainda for inadequada, e a adesão ao tratamento for comprovadamente satisfatória, pode-se acrescentar um terceiro fármaco. Se três fármacos (incluindo, habitualmente, um diurético) forem inadequados, devem-se considerar outras causas de hipertensão resistente, como ingestão dietética excessiva de sódio, uso de anti-inflamatório não esteroide ou agentes estimulantes, ou presença de hipertensão secundária. Em alguns casos, pode haver necessidade de um fármaco adicional, e foi constatado que os antagonistas dos mineralocorticoides, como a espironolactona, são particularmente úteis. Em certas ocasiões, pacientes demonstram resistência a quatro ou mais fármacos, e foi considerado o uso de abordagens não farmacológicas. A denervação renal e a baroestimulação carotídea constituem dois tratamentos promissores que ainda estão em fase de pesquisa, particularmente para pacientes com doença renal avançada.

Mecanismo de ação e efeitos hemodinâmicos dos diuréticos

Os diuréticos reduzem a PA, sobretudo ao produzirem depleção das reservas corporais de sódio. Inicialmente, reduzem a PA ao diminuírem o volume sanguíneo e o débito cardíaco; pode ocorrer aumento da RVP. Depois de 6 a 8 semanas, o débito cardíaco normaliza-se, ao passo que a RVP declina. Acredita-se que o sódio possa contribuir para a resistência vascular por meio de aumento da rigidez dos vasos e reatividade neural, o que possivelmente se relaciona com uma alteração da troca de sódio/cálcio, com consequente aumento do cálcio intracelular. Esses efeitos são revertidos pelos diuréticos ou pela restrição dietética de sódio.

Os diuréticos são efetivos na redução da PA em 10 a 15 mmHg na maioria dos pacientes, e, com frequência, os diuréticos utilizados isoladamente proporcionam um tratamento adequado para a hipertensão essencial leve ou moderada. Na hipertensão mais grave, os diuréticos são usados em associação com fármacos simpatoplégicos e vasodilatadores para controle da tendência à retenção de sódio causada por esses fármacos. A responsividade vascular – isto é, a capacidade de constrição ou de dilatação – é diminuída pelos fármacos simpatoplégicos e vasodilatadores, de modo que a rede vascular se comporta como um tubo rígido. Em consequência, a PA torna-se notavelmente sensível ao volume sanguíneo. Por conseguinte, na hipertensão grave, quando são utilizados múltiplos fármacos, a PA pode ser bem controlada quando o volume sanguíneo estiver dentro de 95% do normal, porém se torna demasiado elevada se o volume sanguíneo alcança 105% do normal.

Aplicações dos diuréticos

Os locais de ação no rim e a farmacocinética de vários fármacos diuréticos são discutidos no Capítulo 15. Os diuréticos tiazídicos mostram-se apropriados para a maioria dos pacientes com hipertensão leve ou moderada e com normalidade das funções cardíaca e renal. Embora todos os diuréticos tiazídicos reduzam a PA, o uso preferencial da clortalidona em lugar de outros é sustentado por evidências de um melhor controle da PA de 24 horas e de redução dos eventos cardiovasculares em ensaios clínicos de grande porte. A clortalidona tende a ser mais efetiva do que a hidroclorotiazida, visto que ela apresenta maior duração de ação. São necessários diuréticos mais potentes (p. ex., os que atuam sobre a alça de Henle), como a furosemida, a bumetanida e a torsemida, na hipertensão grave, quando são utilizados múltiplos fármacos com propriedades de retenção de sódio. Na insuficiência renal, quando a taxa de filtração glomerular é inferior a 30 a 40 mL/min; e na insuficiência cardíaca ou cirrose, em que a retenção de sódio é acentuada.

Os diuréticos poupadores de potássio são úteis tanto para evitar a depleção excessiva de potássio como para aumentar os efeitos natriuréticos de outros diuréticos. Os antagonistas do receptor de aldosterona, em particular, também exercem um efeito favorável sobre a função cardíaca em indivíduos com insuficiência cardíaca.

Algumas características farmacocinéticas da hidroclorotiazida, bem como as doses iniciais e de manutenção habituais, estão listadas na Tabela 11-2. Embora os diuréticos tiazídicos sejam mais natriuréticos em doses mais altas (até 100-200 mg de hidroclorotiazida), quando usados como fármacos isolados, a administração

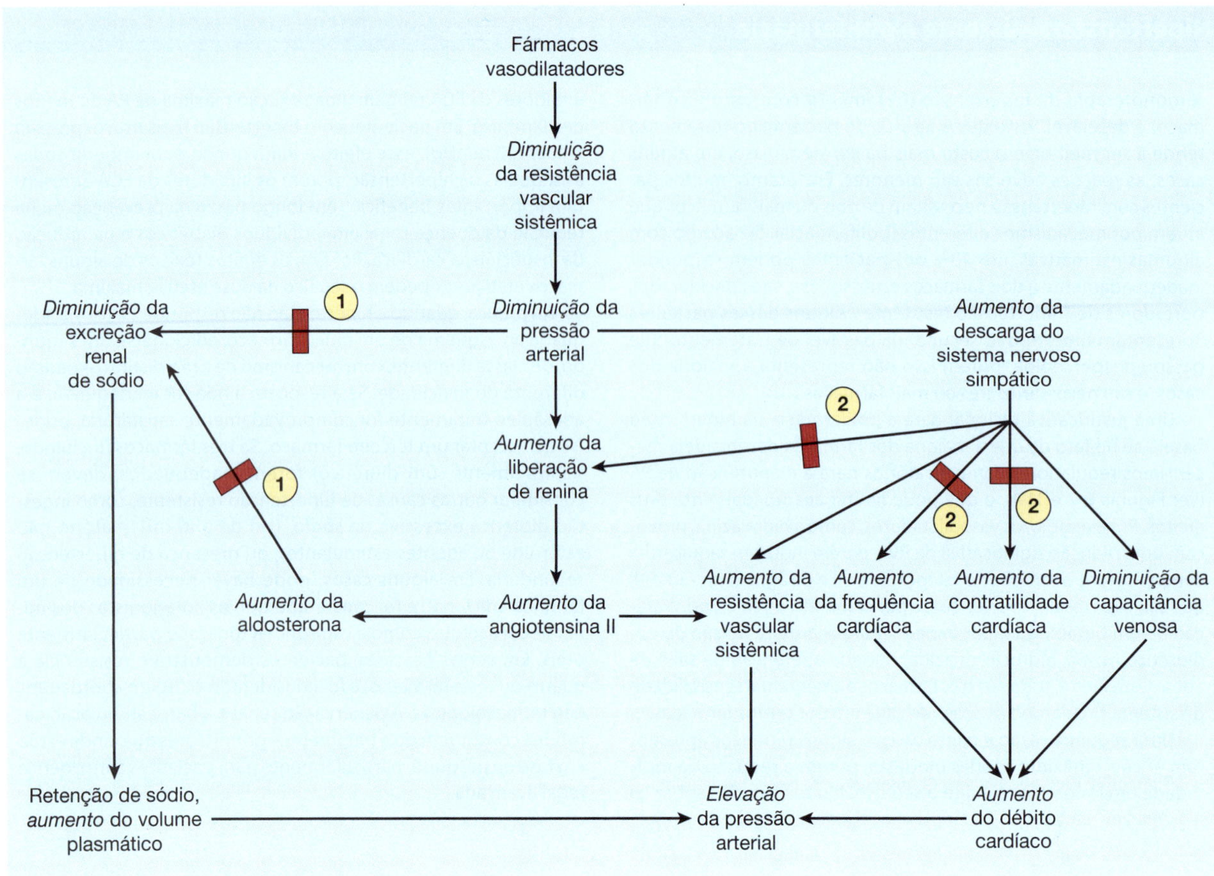

FIGURA 11-4 Respostas compensatórias aos vasodilatadores; base da terapia associada com betabloqueadores e diuréticos. ① Efeito bloqueado por diuréticos. ② Efeito bloqueado por betabloqueadores.

de doses baixas (25-50 mg) exerce um efeito anti-hipertensivo tão acentuado quanto doses altas. Em contraste com os tiazídicos, a resposta da PA aos diuréticos de alça continua aumentando com doses muitas vezes acima da dose terapêutica habitual.

Toxicidade dos diuréticos

No tratamento da hipertensão, a reação adversa mais comum dos diuréticos (exceto os diuréticos poupadores de potássio) consiste em depleção de potássio. Embora graus leves de hipocalemia sejam bem tolerados por muitos pacientes, ela pode ser perigosa em indivíduos em uso de digitálicos, naqueles que apresentam arritmias crônicas ou naqueles que sofreram infarto agudo do miocárdio ou que têm disfunção ventricular esquerda. A perda de potássio está acoplada com a reabsorção de sódio, de modo que a restrição do aporte nutricional de sódio minimiza a perda de potássio. Os diuréticos também podem causar depleção de magnésio, comprometer a tolerância à glicose e aumentar as concentrações séricas de lipídeos. Os diuréticos aumentam as concentrações de ácido úrico e podem precipitar a gota. O uso de doses baixas minimiza esses efeitos metabólicos adversos, sem comprometer a ação anti-hipertensiva. Os diuréticos poupadores de potássio podem produzir hipercalemia, particularmente em pacientes com insuficiência renal e naqueles em uso de inibidores da ECA ou bloqueadores dos receptores de angiotensina; a espironolactona (um esteroide) está associada à ginecomastia.

INIBIDORES DA ANGIOTENSINA

A renina, a angiotensina e a aldosterona desempenham importantes funções em alguns indivíduos com hipertensão essencial. Cerca de 20% dos pacientes com hipertensão essencial apresentam uma atividade da renina plasmática inapropriadamente baixa, ao passo que 20% exibem uma atividade inapropriadamente alta. A PA de pacientes hipertensos com renina elevada responde de modo satisfatório a fármacos que interferem no sistema, sustentando a função do excesso de renina e angiotensina nessa população.

Mecanismo e locais de ação

A liberação de renina pelo córtex renal é estimulada pela redução da PA renal, estimulação renal simpática e diminuição do aporte de sódio ou aumento da concentração de sódio no túbulo renal distal (ver Capítulo 17). A renina atua sobre o angiotensinogênio, clivando o dacapeptídeo precursor inativo, a angiotensina I. Em seguida, a angiotensina I é convertida, primariamente pela ECA

TABELA 11-2 Características farmacocinéticas e posologia de fármacos anti-hipertensivos orais selecionados

Fármaco	Meia-vida (h)	Biodisponibilidade (%)	Dose inicial sugerida	Faixa posológica de manutenção habitual	Redução da dose necessária na insuficiência renal moderada[1]
Anlodipino	35	65	2,5 mg/dia	5-10 mg/dia	Não
Atenolol	6	60	50 mg/dia	50-100 mg/dia	Sim
Benazepril	0,6[2]	35	5-10 mg/dia	20-40 mg/dia	Sim
Captopril	2,2	65	50-75 mg/dia	75-150 mg/dia	Sim
Clonidina	8-12	95	0,2 mg/dia	0,2-1,2 mg/dia	Sim
Clortalidona	40-60	65	25 mg/dia	25-50 mg/dia	Não
Diltiazem	3,5	40	120-140 mg/dia	240-360 mg/dia	Não
Hidralazina	1,5-3	25	40 mg/dia	40-200 mg/dia	Não
Hidroclorotiazida	12	70	25 mg/dia	25-50 mg/dia	Não
Lisinopril	12	25	10 mg/dia	10-80 mg/dia	Sim
Losartana	1-2[3]	36	50 mg/dia	25-100 mg/dia	Não
Metildopa	2	25	1 g/dia	1-2 g/dia	Não
Metoprolol	3-7	40	50-100 mg/dia	200-400 mg/dia	Não
Minoxidil	4	90	5-10 mg/dia	40 mg/dia	Não
Nebivolol	12	Nd[4]	5 mg/dia	10-40 mg/dia	Não
Nifedipino	2	50	30 mg/dia	30-60 mg/dia	Não
Prazosina	3-4	70	3 mg/dia	10-30 mg/dia	Não
Propranolol	3-5	25	80 mg/dia	80-480 mg/dia	Não
Reserpina	24-48	50	0,25 mg/dia	0,25 mg/dia	Não
Verapamil	4-6	22	180 mg/dia	240-480 mg/dia	Não

[1]Depuração da creatinina ≥ 30 mL/min. Muitos desses fármacos exigem um ajuste da dose se a depuração da creatinina cair para menos de 30 mL/min.
[2]O metabólito ativo do benazepril tem uma meia-vida de 10 horas.
[3]O metabólito ativo da losartana tem uma meia-vida de 3 a 4 horas.
[4]Nd, não determinada.

endotelial, ao octapeptídeo vasoconstritor arterial angiotensina II (Figura 11-5), que, por sua vez, é convertido à angiotensina III na glândula suprarrenal. A angiotensina II também pode ser convertida em angiotensina III no encéfalo pela enzima aminopeptidase A. A angiotensina III cerebral exerce um controle tônico sobre a PA e está implicada no desenvolvimento de hipertensão em animais. A angiotensina II possui atividade vasoconstritora e de retenção de sódio. Tanto a angiotensina II como a angiotensina III estimulam a liberação de aldosterona. A angiotensina pode contribuir para a manutenção de uma resistência vascular elevada nos estados hipertensivos associados à grande atividade da renina plasmática, como estenose da artéria renal, alguns tipos de doença renal intrínseca e hipertensão maligna, bem como na hipertensão essencial, após tratamento com restrição de sódio, diuréticos ou vasodilatadores. Todavia, até mesmo nos estados hipertensivos com baixas concentrações de renina, esses fármacos podem reduzir a PA (ver adiante).

Existe um sistema paralelo para a produção de angiotensina em vários outros tecidos (p. ex., coração), que pode ser responsável por alterações tróficas, como hipertrofia cardíaca. A enzima conversora envolvida na síntese tecidual de angiotensina II também é inibida pelos inibidores da ECA. Três classes de fármacos atualmente comercializadas atuam de modo específico sobre o sistema renina-angiotensina: os inibidores da ECA; os inibidores competitivos da angiotensina em seus receptores, incluindo a losartana e outros antagonistas não peptídicos; e o alisquireno, um antagonista da renina ativo por via oral (ver Capítulo 17). Um quarto grupo de fármacos, os inibidores do receptor de aldosterona (p. ex., espironolactona, eplerenona, é discutido com os diuréticos. Além disso, os betabloqueadores, conforme assinalado anteriormente, podem reduzir a secreção de renina. O **firibastate**, um fármaco experimental, inibe a aminopeptidase cerebral e demonstrou reduzir a PA em pacientes hipertensos com sobrepeso.

INIBIDORES DA ENZIMA CONVERSORA DE ANGIOTENSINA

O **captopril** e outros fármacos dessa classe inibem a enzima conversora, a peptidildipeptidase, que hidrolisa a angiotensina I em angiotensina II e (com a designação de cininase plasmática) inativa a bradicinina, um potente vasodilatador que atua, pelo menos em parte, ao estimular a liberação de óxido nítrico e de prostaciclina. A atividade hipotensora do captopril resulta de uma ação inibitória sobre o sistema renina-angiotensina e de uma ação estimulante sobre o sistema calicreína-cinina (ver Figure 11-5). Esse último mecanismo foi demonstrado ao se verificar que um antagonista do

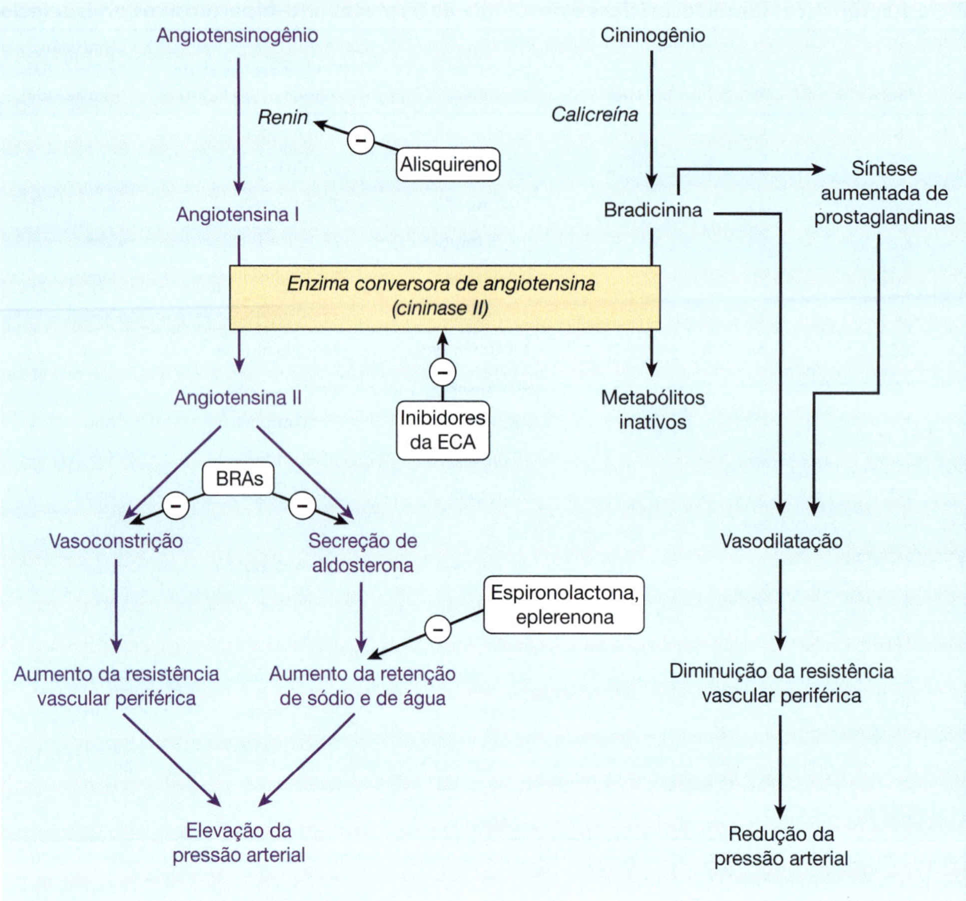

FIGURA 11-5 Locais de ação dos fármacos que interferem no sistema renina-angiotensina-aldosterona. BRAs, bloqueadores dos receptores de angiotensina; ECA, enzima conversora de angiotensina.

receptor de bradicinina, o **icatibanto** (ver Capítulo 17), atenua o efeito de redução da PA do captopril.

O **enalapril** é um profármaco oral, convertido por hidrólise em inibidor da enzima conversora, o enalaprilate, cujos efeitos assemelham-se aos do captopril. O próprio enalaprilate só está disponível para uso intravenoso, principalmente para emergências hipertensivas. O lisinopril é um derivado lisínico do enaprilate. O **benazepril**, o **fosinopril**, o **lisinopril**, o **moexipril** (não disponível no Brasil), o **perindopril**, o **quinapril**, o **ramipril** e o **trandolapril** são outros membros da classe de ação longa. Todos, com exceção do lisinopril, são profármacos, como o enalapril, que são convertidos nos agentes ativos por hidrólise, principalmente no fígado.

Os inibidores da angiotensina II reduzem a PA principalmente ao diminuir a RVP. Não ocorre alteração significativa do débito cardíaco e da frequência cardíaca. Ao contrário dos vasodilatadores diretos, esses fármacos não resultam em ativação simpática reflexa e podem ser utilizados com segurança em indivíduos com cardiopatia isquêmica. A ausência de taquicardia reflexa pode decorrer do reajuste para baixo dos barorreceptores ou do aumento da atividade parassimpática.

Embora os inibidores da enzima conversora sejam mais efetivos em condições associadas à atividade elevada da renina plasmática, não existe uma boa correlação nos indivíduos entre a atividade da renina plasmática e a resposta anti-hipertensiva. Por conseguinte, a determinação da renina é desnecessária.

Os inibidores da ECA desempenham uma função particularmente útil no tratamento de pacientes com doença renal crônica, visto que diminuem a proteinúria e estabilizam a função renal (mesmo na ausência de redução da PA). Esse efeito é bastante valioso no caso de pessoas com diabetes e, hoje, os fármacos são recomendados a esses pacientes, mesmo na ausência de hipertensão. Os benefícios provavelmente resultam da melhora da hemodinâmica intrarrenal, com diminuição da resistência das arteríolas eferentes glomerulares e consequente redução da pressão capilar intraglomerular. Os inibidores da ECA também demonstraram ser extremamente úteis no tratamento da insuficiência cardíaca e como tratamento após infarto do miocárdio, e há evidências de que os inibidores da ECA reduzem a incidência de diabetes melito em pacientes com alto risco cardiovascular (ver Capítulo 13).

Farmacocinética e posologia

Os parâmetros farmacocinéticos e as recomendações posológicas do captopril são apresentados na Tabela 11-2. As concentrações máximas de enalaprilate, o metabólito ativo do enalapril, são observadas em 3 a 4 horas após a administração do enalapril. A meia-vida do enalaprilate é de cerca de 11 horas. As doses típicas de enalapril são de 10 a 20 mg, 1 ou 2 vezes ao dia. O lisinopril tem uma meia-vida de 12 horas. Doses de 10 a 80 mg, 1 vez ao dia, são efetivas na maioria dos pacientes. Todos os inibidores da ECA, à exceção do fosinopril e do moexipril, são eliminados primariamente pelos rins; é necessário reduzir as doses desses fármacos em pacientes com insuficiência renal.

Toxicidade

Pode ocorrer hipotensão grave após a administração inicial de doses de qualquer inibidor da ECA a pacientes com hipovolemia, em decorrência de diuréticos, restrição de sal ou perda de líquido gastrintestinal. Outras reações adversas comuns a todos os inibidores da ECA incluem insuficiência renal aguda (particularmente em pacientes com estenose da artéria renal bilateral ou da artéria renal de um rim solitário), hipercalemia, tosse seca, algumas vezes acompanhada de sibilos, e angioedema. A hipercalemia tende a ocorrer em pacientes com insuficiência renal ou diabetes. A bradicinina e a substância P parecem ser responsáveis pela tosse e pelo angioedema observados com a inibição da ECA.

Os inibidores da ECA estão contraindicados durante o segundo e o terceiro trimestres de gravidez, devido ao risco de hipotensão fetal, anúria e insuficiência renal, algumas vezes associadas a malformações ou morte do feto. Evidências recentes também relacionam a exposição a inibidores da ECA durante o primeiro trimestre ao aumento do risco teratogênico. O captopril, particularmente quando administrado em altas doses a pacientes com insuficiência renal, pode causar neutropenia ou proteinúria. Os efeitos tóxicos de menor gravidade geralmente observados consistem em alteração do paladar, erupções cutâneas alérgicas e febre medicamentosa, que podem ocorrer em até 10% dos pacientes.

As interações medicamentosas importantes incluem aquelas com suplementos de potássio ou diuréticos poupadores de potássio, que podem resultar em hipercalemia. Os anti-inflamatórios não esteroides podem comprometer os efeitos hipotensores dos inibidores da ECA ao bloquear a vasodilatação mediada pela bradicinina, que, pelo menos em parte, é mediada pelas prostaglandinas.

FÁRMACOS BLOQUEADORES DOS RECEPTORES DE ANGIOTENSINA

A **losartana** e a **valsartana** foram os primeiros bloqueadores comercializados do receptor de angiotensina II tipo 1 (AT_1). Dispõe-se também da **azilsartana**, **candesartana**, **eprosartana**, **irbesartana**, **olmesartana** e **telmisartana**. Esses fármacos não exercem nenhum efeito sobre o metabolismo da bradicinina e, portanto, são bloqueadores mais seletivos dos efeitos da angiotensina do que os inibidores da ECA. Além disso, têm potencial de exercer uma inibição mais completa da ação da angiotensina, em comparação com os inibidores da ECA, visto que existem outras enzimas, além da ECA, capazes de gerar angiotensina II. Os bloqueadores dos receptores de angiotensina proporcionam benefícios semelhantes àqueles dos inibidores da ECA em pacientes com insuficiência cardíaca e doença renal crônica. Os parâmetros farmacocinéticos da losartana estão relacionados na Tabela 11-2. As reações adversas assemelham-se àquelas descritas para os inibidores da ECA, incluindo o risco de uso durante a gravidez. Podem ocorrer tosse e angioedema, embora sejam incomuns. Os bloqueadores dos receptores de angiotensina são mais comumente usados em pacientes que tiveram reações adversas aos inibidores da ECA. As associações de inibidores da ECA e bloqueadores dos receptores de angiotensina ou alisquireno, que já foram consideradas úteis para uma inibição mais completa do sistema renina-angiotensina, não são recomendadas, devido à sua toxicidade demonstrada em ensaios clínicos recentes. A valsartana, em associação com sacubitril (um inibidor da neprilisina), é comercializada para insuficiência cardíaca.

VASODILATADORES

Mecanismo e locais de ação

Essa classe de fármacos inclui os vasodilatadores orais, a hidralazina e o minoxidil, que são utilizados na terapia ambulatorial de longo prazo da hipertensão; os vasodilatadores parenterais, o nitroprusseto e o fenoldopam, que são utilizados no tratamento de emergências hipertensivas, os bloqueadores dos canais de cálcio, que são utilizados em ambas as circunstâncias, e os nitratos, que são utilizados principalmente na doença cardíaca isquêmica, porém algumas vezes também em emergências hipertensivas (Tabela 11-3).

O Capítulo 12 fornece uma descrição adicional dos vasodilatadores. Todos os vasodilatadores úteis na hipertensão relaxam a musculatura lisa das arteríolas, diminuindo, assim, a resistência vascular sistêmica. O nitroprusseto de sódio e os nitratos também relaxam as veias. A diminuição da resistência arterial e da PA média desencadeia respostas compensatórias, mediadas por barorreceptores e pelo sistema nervoso simpático (ver Figura 11-4), bem como pela renina, angiotensina e aldosterona. Como os reflexos simpáticos estão intactos, a terapia com vasodilatadores não provoca hipotensão ortostática nem disfunção sexual.

Os vasodilatadores atuam melhor em associação com outros fármacos anti-hipertensivos que se opõem às respostas cardiovasculares compensatórias. (Ver Quadro "Hipertensão resistente e polifarmácia".)

HIDRALAZINA

A hidralazina, um derivado da hidrazina, dilata as arteríolas, mas não as veias. Está disponível há muitos anos, embora, a princípio, se tenha acreditado que não era particularmente efetiva, devido ao rápido desenvolvimento de taquifilaxia a seus efeitos anti-hipertensivos. Hoje, os benefícios da terapia combinada já são reconhecidos, e a hidralazina pode ser usada de modo mais efetivo, sobretudo no tratamento de hipertensão grave. A associação da hidralazina com nitratos é efetiva na insuficiência cardíaca e deve ser considerada

TABELA 11-3 Mecanismos de ação dos vasodilatadores

Mecanismo	Exemplos
Liberação de óxido nítrico a partir de fármaco ou do endotélio	Nitroprusseto, hidralazina, nitratos,[1] histamina, acetilcolina
Redução do influxo de cálcio	Verapamil, diltiazem, nifedipino[1]
Hiperpolarização das membranas celulares por meio da abertura dos canais de potássio	Minoxidil, diazóxido
Ativação dos receptores de dopamina	Fenoldopam

[1]Ver Capítulo 12.

em pacientes com hipertensão e insuficiência cardíaca, particularmente pacientes afro-americanos.

Farmacocinética e posologia

A hidralazina é bem absorvida e rapidamente metabolizada pelo fígado durante a sua primeira passagem, de modo que a biodisponibilidade é baixa (25%, em média) e variável entre indivíduos. É metabolizada, em parte, por acetilação, em taxa que parece apresentar distribuição bimodal na população (ver Capítulo 4). Em consequência, os acetiladores rápidos apresentam maior metabolismo de primeira passagem, concentrações sanguíneas mais baixas e menos benefício anti-hipertensivo com determinada dose de hidralazina do que os acetiladores lentos. A meia-vida da hidralazina varia de 1,5 a 3 horas, porém os efeitos vasculares persistem por mais tempo que as concentrações sanguíneas, possivelmente devido à intensa ligação ao tecido vascular.

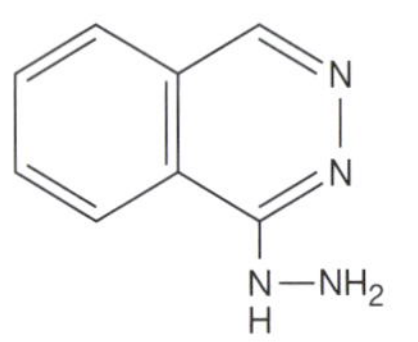

Hidralazina

A dose habitual varia de 40 a 200 mg/dia. A dose mais alta é aquela na qual existe uma pequena possibilidade de desenvolvimento de síndrome semelhante ao lúpus eritematoso, descrita na próxima seção. Entretanto, doses mais altas resultam em maior vasodilatação e podem ser prescritas, se necessário. A administração do fármaco 2 ou 3 vezes ao dia proporciona um controle uniforme da PA.

Toxicidade

As reações adversas mais comuns da hidralazina consistem em cefaleia, náuseas, anorexia, palpitações, sudorese e rubor. Em pacientes com cardiopatia isquêmica, taquicardia reflexa e estimulação simpática, pode haver angina ou arritmias isquêmicas. Com doses de 400 mg/dia ou mais, observa-se uma incidência de 10 a 20% – principalmente em indivíduos que acetilam lentamente o fármaco – de uma síndrome caracterizada por artralgia, mialgia, erupções cutâneas e febre, que se assemelha ao lúpus eritematoso. A síndrome não está associada a lesão renal e é revertida com a suspensão da hidralazina. A neuropatia periférica e a febre medicamentosa constituem outros efeitos colaterais graves, porém incomuns.

MINOXIDIL

O minoxidil é um vasodilatador muito eficaz e ativo por via oral. O efeito resulta da abertura dos canais de potássio nas membranas musculares lisas pelo sulfato de minoxidil, o metabólito ativo. O aumento da permeabilidade ao potássio estabiliza a membrana em seu potencial de repouso e torna menos provável a contração. À semelhança da hidralazina, o minoxidil dilata as arteríolas, mas não as veias. Em virtude de seu maior efeito anti-hipertensivo potencial, o minoxidil deve substituir a hidralazina nos casos em que ela, quando administrada em doses máximas, não é efetiva, ou nos pacientes com insuficiência renal e hipertensão grave que não respondem de modo satisfatório à hidralazina.

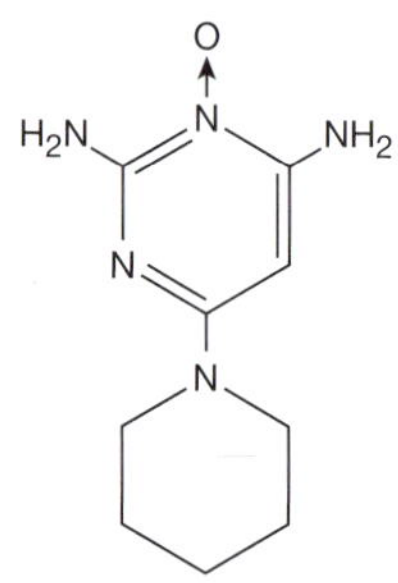

Minoxidil

Farmacocinética e posologia

Os parâmetros farmacocinéticos do minoxidil estão relacionados na Tabela 11-2. Ainda mais do que a hidralazina, o uso do minoxidil está associado à estimulação simpática reflexa e à retenção de sódio e de líquido. O minoxidil deve ser utilizado em associação com um betabloqueador e com um diurético de alça.

Toxicidade

Observa-se a ocorrência de taquicardia, palpitações, angina e edema quando são administradas doses inadequadas de betabloqueadores e diuréticos. A cefaleia, a sudorese e a hipertricose (essa última particularmente incômoda nas mulheres) são relativamente comuns. O minoxidil ilustra como a toxicidade em uma pessoa pode transformar-se em terapia para outra pessoa. O minoxidil tópico é usado como estimulante do crescimento capilar para a correção da calvície.

NITROPRUSSETO DE SÓDIO

O nitroprusseto de sódio é um poderoso vasodilatador administrado por via parenteral, utilizado no tratamento de emergências hipertensivas, bem como na insuficiência cardíaca grave. O nitroprusseto dilata os vasos tanto arteriais como venosos, com consequente redução da RVP e do retorno venoso. A ação ocorre em consequência da ativação da guanililciclase, por meio da liberação de óxido nítrico ou por estimulação direta da enzima. Em consequência, ocorre aumento do monofosfato de guanosina cíclico (GMPc) intracelular, relaxando o músculo liso vascular (ver Figura 12-2).

Na ausência de insuficiência cardíaca, a PA diminui, devido à redução da resistência vascular, ao passo que o débito cardíaco não é alterado ou diminui ligeiramente. Em pacientes com insuficiência cardíaca e baixo débito cardíaco, o aumento do débito com frequência resulta da redução pós-carga.

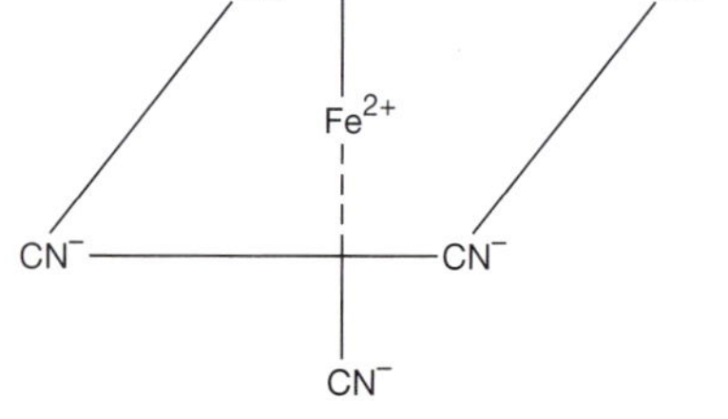

Nitroprusseto

Farmacocinética e posologia

O nitroprusseto é um complexo de ferro, grupos cianeto e componente nitroso. É rapidamente metabolizado por meio de sua captação nos eritrócitos, com liberação de óxido nítrico e cianeto. Por sua vez, o cianeto é metabolizado pela enzima mitocondrial, a rodanase, na presença de doador de enxofre, em tiocianato menos tóxico. O tiocianato distribui-se no líquido extracelular e é lentamente eliminado pelo rim.

O nitroprusseto reduz rapidamente a PA, porém seus efeitos desaparecem em 1 a 10 minutos após a suspensão do fármaco. É administrado por infusão intravenosa. O nitroprusseto de sódio em solução aquosa é sensível à luz; por conseguinte, precisa ser preparado logo antes de cada administração e coberto por papel opaco. As soluções de infusão devem ser mudadas depois de várias horas. Geralmente, a dose começa em 0,5 mcg/kg/min, podendo ser aumentada até 10 mcg/kg/min, se necessário, para o controle da PA. Velocidades maiores de infusão, se forem mantidas por mais de 1 hora, podem resultar em efeitos tóxicos. Em virtude de sua eficácia e do rápido início de seu efeito, o nitroprusseto deve ser administrado por bomba de infusão, em monitoração contínua da PA por meio de registro intra-arterial.

Toxicidade

Além da redução excessiva da PA, a toxicidade mais grave do nitroprusseto está relacionada com o acúmulo de cianeto; foi constatada a ocorrência de acidose metabólica, arritmias, hipotensão excessiva e morte. Em alguns casos, a ocorrência de efeitos tóxicos após doses relativamente baixas de nitroprusseto sugeriu um defeito no metabolismo do cianeto. A administração de tiossulfato de sódio como doador de enxofre facilita o metabolismo de cianeto. A hidroxocobalamina combina-se com o cianeto, formando cianocobalamina atóxica. Ambos têm sido indicados para profilaxia ou para tratamento da intoxicação por cianeto durante a infusão de nitroprusseto. Pode haver acúmulo de tiocianato durante a administração prolongada, geralmente por vários dias ou mais, sobretudo em pacientes com insuficiência renal que não excretam o tiocianato em uma taxa normal. A toxicidade do tiocianato manifesta-se na forma de fraqueza, desorientação, psicose, espasmos musculares e convulsões, sendo o diagnóstico confirmado pelo achado de concentrações séricas superiores a 10 mg/dL. Raramente, ocorre hipotireoidismo tardio, devido à inibição da captação de iodeto pela tireoide causada pelo tiocianato. Foi também relatada a ocorrência de metemoglobinemia durante a infusão de nitroprusseto.

DIAZÓXIDO

O diazóxido é um fármaco efetivo e de ação relativamente longa, que abre os canais de potássio e causa hiperpolarização das células musculares lisas e células β do pâncreas. Em virtude de sua propriedade dilatadora arteriolar, foi anteriormente utilizado por via parenteral no tratamento de emergências hipertensivas. A injeção de diazóxido resulta em rápida queda da resistência vascular sistêmica e da PA média. O diazóxido também inibe a liberação de insulina do pâncreas (provavelmente por meio da abertura dos canais de potássio na membrana das células β) e é utilizado atualmente nos Estados Unidos* para o tratamento da hipoglicemia causada por hiperinsulinismo secundário a insulinoma.

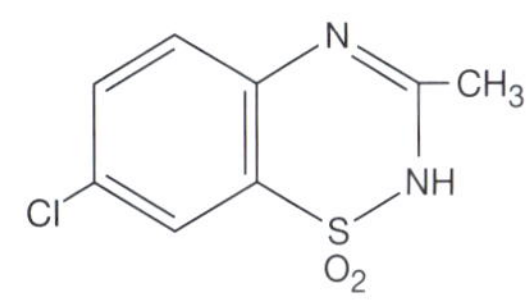

Diazóxido

Farmacocinética e posologia

A dose oral para a hipoglicemia é de 3 a 8 mg/kg/dia, em 3 doses fracionadas, com dose máxima de 15 mg/kg/dia. O diazóxido assemelha-se quimicamente aos diuréticos tiazídicos, porém não tem nenhuma atividade diurética. Liga-se extensamente à albumina sérica e ao tecido vascular. O diazóxido é parcialmente metabolizado; suas vias metabólicas não estão bem caracterizadas. O restante é excretado de modo inalterado. Apresenta meia-vida de cerca de 24 horas, porém a relação entre a concentração sanguínea e a ação hipotensora não está bem estabelecida. O efeito de redução da PA após sua injeção rápida está estabelecido em 5 minutos e persiste por 4 a 12 horas.

Quando o diazóxido foi inicialmente comercializado para uso na hipertensão, foi recomendada uma dose de 300 mg por injeção rápida. Entretanto, parece possível evitar a ocorrência de hipotensão excessiva iniciando-se com doses menores (50-150 mg). Se necessário, doses de 150 mg podem ser repetidas a cada 5 a 15 minutos, até se obter uma redução satisfatória da PA. Como alternativa, o diazóxido pode ser administrado por infusão intravenosa em taxas de 15 a 30 mg/min. Devido à ligação diminuída às proteínas, devem-se administrar doses menores a indivíduos com insuficiência renal crônica. Os efeitos hipotensores do diazóxido também são maiores quando os pacientes são previamente tratados com betabloqueadores para evitar a taquicardia reflexa e o aumento associado do débito cardíaco.

Toxicidade

O efeito tóxico mais significativo do diazóxido por via parenteral tem sido a hipotensão excessiva, em consequência da recomendação original de uso de uma dose fixa de 300 mg em todos os pacientes. Essa hipotensão tem produzido AVE e infarto do miocárdio. A resposta simpática reflexa pode provocar angina, evidências eletrocardiográficas de isquemia e insuficiência cardíaca em pacientes com cardiopatia isquêmica, de modo que o diazóxido deve ser evitado nessa situação. Em certas ocasiões, o uso do fármaco é complicado por hiperglicemia, particularmente em indivíduos com insuficiência renal.

Ao contrário dos diuréticos tiazídicos estruturalmente relacionados, o diazóxido provoca *retenção* renal de sal e de água. Entretanto, isso raramente representa um problema, visto que o fármaco é apenas utilizado por curtos períodos de tempo.

*N. de R.T. É também utilizado no Brasil, especialmente em crianças, uma vez que a terapêutica em adultos, em geral, constitui-se de cirurgia. A administração, nesses casos, é via oral, embora a medicação tenha sido desenvolvida para uso intravenoso.

FENOLDOPAM

O fenoldopam (não disponível no Brasil) é um dilatador arteriolar periférico, usado em emergências hipertensivas e na hipertensão pós-operatória. Atua principalmente como agonista dos receptores D_1 dopamínicos, resultando em dilatação das artérias periféricas e em natriurese. O produto comercial consiste em uma mistura racêmica, cuja atividade farmacológica é mediada pelo isômero (*R*).

O fenoldopam é rapidamente metabolizado, principalmente por conjugação. Apresenta meia-vida de 10 minutos. O fármaco é administrado por infusão intravenosa contínua. O fenoldopam é iniciado em baixa dose (0,1 mcg/kg/min), então titulada para cima a cada 15 ou 20 minutos, até alcançar uma dose máxima de 1,6 mcg/kg/min ou até a obtenção da redução desejada da PA.

À semelhança de outros vasodilatadores diretos, os principais efeitos tóxicos consistem em taquicardia reflexa, cefaleia e rubor. O fenoldopam também aumenta a pressão intraocular e deve ser evitado em pacientes com glaucoma.

BLOQUEADORES DOS CANAIS DE CÁLCIO

Além de seus efeitos antianginosos (ver Capítulo 12) e antiarrítmicos (ver Capítulo 14), os bloqueadores dos canais de cálcio também reduzem a resistência periférica e a PA. O mecanismo de ação na hipertensão (e, em parte, na angina) consiste na inibição do influxo de cálcio nas células musculares lisas arteriais.

O **verapamil**, o **diltiazem**, e a família da **di-hidropiridina** (**anlodipino**, **felodipino**, **isradipino**, **nicardipino** [não disponível no Brasil], **nifedipino**, **nisoldipino** (não disponível no Brasil) e nitrendipino [retirado do mercado nos Estados Unidos; disponível no Brasil]) são todos igualmente efetivos na redução da PA, e muitas formulações já estão aprovadas para uso nos Estados Unidos. O **clevidipino** (não disponível no Brasil) é um membro mais recente desse grupo, formulado exclusivamente para uso intravenoso.

As diferenças hemodinâmicas entre os bloqueadores dos canais de cálcio podem influenciar a escolha de determinado fármaco. O nifedipino e outros fármacos di-hidropiridínicos são mais seletivos como vasodilatadores e exercem menos efeito depressor cardíaco do que o verapamil e o diltiazem. A ativação simpática reflexa com taquicardia discreta mantém ou aumenta o débito cardíaco na maioria dos pacientes em uso de di-hidropiridinas. O verapamil é o que apresenta maior efeito depressor sobre o coração, podendo diminuir tanto a frequência cardíaca como o débito cardíaco. O diltiazem tem ações intermediárias. A farmacologia e a toxicidade desses fármacos são discutidas de modo mais detalhado no Capítulo 12. As doses de bloqueadores dos canais de cálcio utilizadas no tratamento da hipertensão assemelham-se àquelas recomendadas para tratamento da angina. Alguns estudos epidemiológicos relataram um aumento no risco de infarto do miocárdio ou da mortalidade de pacientes em uso de nifedipino de ação curta para tratamento da hipertensão. Por conseguinte, recomenda-se que as di-hidropiridinas orais de ação curta não sejam usadas no tratamento de hipertensão. Os bloqueadores dos canais de cálcio de liberação retardada, ou aqueles com meias-vidas longas, proporcionam um controle mais uniforme da PA e são mais apropriados para o tratamento da hipertensão crônica. O nicardipino e o clevidipino por via intravenosa estão disponíveis para o tratamento da hipertensão quando a terapia oral não é possível; o verapamil e o diltiazem por via parenteral também são utilizados para a mesma indicação. Geralmente, o nicardipino é administrado em infusão, à taxa de 2 a 15 mg/hora. O clevidipino é administrado como infusão em uma dose inicial de 1 a 2 mg/hora, progredindo para 4 a 6 mg/hora. Apresenta rápido início de ação e tem sido utilizado para a hipertensão aguda que ocorre durante a cirurgia. O nifedipino oral de ação curta tem sido usado no tratamento de emergência da hipertensão grave.

FÁRMACOS QUE ALTERAM A FUNÇÃO DO SISTEMA NERVOSO SIMPÁTICO

Em muitos pacientes, a hipertensão é iniciada e mantida, pelo menos em parte, por ativação neural simpática. Em pacientes com hipertensão moderada a grave, os esquemas farmacológicos mais efetivos incluem um fármaco que inibe a função do sistema nervoso simpático. Os fármacos que pertencem a esse grupo são classificados de acordo com o local em que comprometem o arco reflexo simpático (ver Figura 11-2). Essa classificação neuroanatômica explica as diferenças proeminentes nos efeitos cardiovasculares dos fármacos e possibilita ao médico prever as interações desses fármacos entre si e com outros.

As subclasses de fármacos simpatoplégicos exibem diferentes padrões de toxicidade potencial. Os fármacos que reduzem a PA por meio de suas ações sobre o sistema nervoso central (SNC) tendem a causar sedação e depressão mental e podem produzir distúrbios do sono, inclusive pesadelos. Os fármacos que atuam ao inibir a transmissão por meio dos gânglios autônomos (bloqueadores ganglionares) produzem toxicidade, em decorrência da inibição da regulação parassimpática, além de bloqueio simpático profundo, e não são mais utilizados. Os fármacos cuja principal atuação é diminuir a liberação de norepinefrina (noradrenalina) das terminações nervosas simpáticas produzem efeitos que se assemelham aos da simpatectomia cirúrgica, inclusive inibição da ejaculação e hipotensão, que aumenta com a postura ereta e após o exercício. Os fármacos que bloqueiam os receptores adrenérgicos pós-sinápticos produzem um espectro mais seletivo de efeitos, conforme a classe de receptores aos quais se ligam.

Por fim, convém assinalar que *todos* os fármacos que reduzem a PA ao modificar a função simpática podem produzir efeitos compensatórios por meio de mecanismos que não dependem dos nervos adrenérgicos. Por conseguinte, o efeito anti-hipertensivo de qualquer um desses fármacos usados isoladamente pode ser limitado pela retenção renal de sódio e expansão do volume sanguíneo. Por esse motivo, os fármacos anti-hipertensivos simpatoplégicos são mais efetivos quando usados concomitantemente com um diurético.

FÁRMACOS SIMPATOPLÉGICOS DE AÇÃO CENTRAL

Os fármacos simpatoplégicos de ação central já foram amplamente usados no tratamento da hipertensão. Com exceção da clonidina, esses fármacos são raramente utilizados hoje em dia.

Mecanismo e locais de ação

Esses fármacos reduzem a descarga simpática dos centros vasomotores no tronco encefálico, porém permitem que esses centros conservem ou até mesmo aumentem a sua sensibilidade ao controle dos barorreceptores. Por conseguinte, as ações anti-hipertensivas e tóxicas desses fármacos geralmente dependem menos da postura do que dos efeitos de fármacos que atuam diretamente sobre neurônios simpáticos periféricos.

A **metildopa** (L-α-metil-3,4-di-hidroxifenilalanina) é um análogo da L-DOPA e é convertida em α-metildopamina e α-metilnorepinefrina; essa via é diretamente paralela à síntese de norepinefrina a partir da dopa, ilustrada na Figura 6-5. A α-metilnorepinefrina é armazenada em vesículas de nervos adrenérgicos, onde substitui estequiometricamente a norepinefrina, sendo liberada por estimulação nervosa para interagir com receptores adrenérgicos pós-sinápticos. Entretanto, essa substituição da norepinefrina por um falso transmissor nos neurônios periféricos *não* é responsável pelo efeito anti-hipertensivo da metildopa, visto que a α-metilnorepinefrina liberada é um agonista efetivo dos receptores α-adrenérgicos que medeiam a constrição simpática periférica das arteríolas e das vênulas. Com efeito, a ação anti-hipertensiva da metildopa parece ser devido à estimulação dos receptores α-adrenérgicos *centrais* pela α-metilnorepinefrina ou α-metildopamina.

A ação anti-hipertensiva da **clonidina**, um derivado 2-imidazolínico, foi descoberta enquanto se testava o fármaco para uso como descongestionante nasal. Após injeção intravenosa, a clonidina produz uma breve elevação da PA, seguida de hipotensão mais prolongada. A resposta pressora deve-se à estimulação direta dos receptores α-adrenérgicos nas arteríolas. O fármaco é classificado como agonista parcial nos receptores α visto que também inibe os efeitos pressores de outros α-agonistas.

Evidências consideráveis indicam que o efeito hipotensor da clonidina é exercido sobre os receptores α-adrenérgicos no bulbo. Nos animais, o efeito hipotensor da clonidina é impedido pela administração central de α-antagonistas. A clonidina reduz o tônus simpático e aumenta o tônus parassimpático, resultando em diminuição da PA e bradicardia. A redução da pressão é acompanhada de um declínio das concentrações circulantes de catecolaminas. Essas observações sugerem que a clonidina sensibiliza os centros vasomotores do tronco encefálico à inibição por barorreflexos.

Assim, os estudos da clonidina e da metildopa sugerem que a regulação normal da PA envolve neurônios adrenérgicos centrais que modulam os reflexos barorreceptores. Tanto a clonidina como a α-metilnorepinefrina ligam-se mais firmemente aos receptor α_2-adrenérgico do que aos α_1. Conforme assinalado no Capítulo 6, os receptores α_2 estão localizados em neurônios adrenérgicos pré-sinápticos, bem como em alguns locais pós-sinápticos. É possível que a clonidina e a α-metilnorepinefrina atuem no cérebro, reduzindo a liberação de norepinefrina nos sítios receptores relevantes. Como alternativa, esses fármacos podem atuar sobre os receptor α_2-adrenérgico pós-sinápticos, inibindo a atividade de neurônios apropriados. Por fim, a clonidina liga-se também a um sítio não receptor adrenérgico, o **receptor de imidazolina**, que também pode mediar efeitos anti-hipertensivos.

A metildopa e a clonidina produzem efeitos hemodinâmicos ligeiramente diferentes: a clonidina diminui mais a frequência cardíaca e o débito cardíaco do que a metildopa. Essa diferença sugere que os dois fármacos não possuem locais de ação idênticos. Podem atuar principalmente sobre diferentes populações de neurônios nos centros vasomotores do tronco encefálico.

O **guanabenzo** e a **guanfacina** são fármacos anti-hipertensivos de ação central, que compartilham os efeitos da clonidina na estimulação dos receptores α-adrenérgicos centrais. Não parecem oferecer qualquer vantagem em relação à clonidina e raramente são usados.

METILDOPA

A metildopa foi amplamente usada no passado; todavia, na atualidade, é prescrita, sobretudo, para a hipertensão durante a gravidez. A metildopa baixa a PA, principalmente pela redução da RVP, com diminuição variável da frequência cardíaca e do débito cardíaco.

A maioria dos reflexos cardiovasculares permanece intacta após a administração de metildopa, e a redução da PA não depende acentuadamente da postura. Algumas vezes, ocorre hipotensão postural (ortostática), particularmente nos pacientes com depleção de volume. Uma vantagem potencial da metildopa é o fato de que ela causa redução da resistência vascular renal.

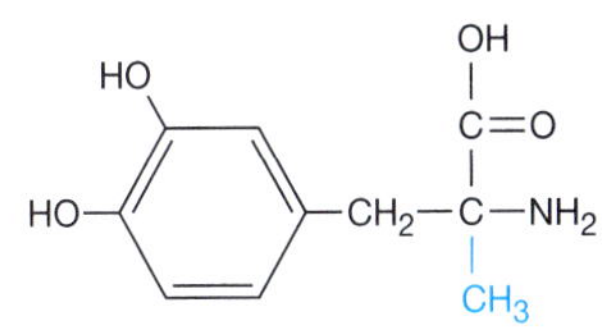

α-metildopa
(grupo α-metila em azul)

Farmacocinética e posologia

As características farmacocinéticas da metildopa estão relacionadas na Tabela 11-2. A metildopa entra no cérebro por meio de um transportador de aminoácidos aromáticos. A dose oral habitual de metildopa produz seu efeito anti-hipertensivo máximo em 4 a 6 horas, podendo o efeito persistir por um período de até 24 horas. Como o efeito depende do acúmulo e do armazenamento de um metabólito (α-metilnorepinefrina) nas vesículas das terminações nervosas, a ação persiste após o desaparecimento do fármaco original da circulação.

Toxicidade

O efeito indesejável mais comum da metildopa consiste em sedação, particularmente no início do tratamento. Com a terapia de longo prazo, os pacientes podem queixar-se de cansaço mental persistente e diminuição da concentração mental. Podem ocorrer pesadelos, depressão mental, vertigem e sinais extrapiramidais, embora sejam relativamente raros. Tanto em homens quanto em mulheres tratados com metildopa, pode ocorrer lactação associada a um aumento da secreção de prolactina. Esse efeito tóxico é provavelmente mediado pela inibição dos mecanismos dopaminérgicos no hipotálamo.

Outros efeitos colaterais importantes da metildopa consistem na obtenção de um teste de Coombs positivo (observado em 10 a 20% dos pacientes tratados durante mais de 12 meses), que algumas vezes dificulta a realização de uma prova cruzada para transfusão e que raramente está associado à anemia hemolítica, bem como a hepatite e febre medicamentosa. A interrupção do fármaco geralmente resulta em regressão imediata dessas anormalidades.

CLONIDINA

A redução da PA pela clonidina decorre de uma diminuição do débito cardíaco, devido à frequência cardíaca diminuída e ao relaxamento dos vasos de capacitância, bem como de uma redução da RVP.

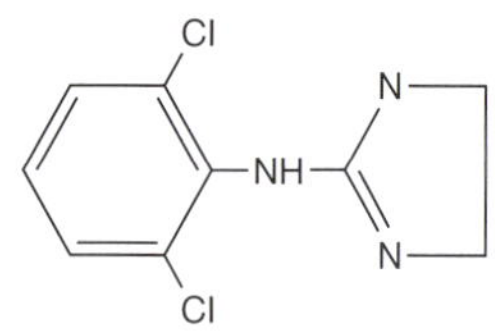

Clonidina

A redução da PA pela clonidina é acompanhada de diminuição da resistência vascular renal e manutenção do fluxo sanguíneo renal. À semelhança da metildopa, a clonidina reduz a PA em decúbito dorsal e apenas raramente provoca hipotensão postural. Os efeitos pressores da clonidina não são observados após a ingestão de doses terapêuticas do fármaco, porém uma sobredose maciça pode ser complicada por hipertensão grave.

Farmacocinética e posologia

As características farmacocinéticas típicas da clonidina estão relacionadas na Tabela 11-2. A clonidina é lipossolúvel e entra rapidamente no cérebro a partir da circulação. Devido à sua meia-vida relativamente curta e ao fato de que o seu efeito anti-hipertensivo está diretamente relacionado com a concentração sanguínea, a clonidina oral deve ser administrada 2 vezes ao dia (ou na forma de adesivo, ver adiante) para manter um controle uniforme da PA. Entretanto, ao contrário da metildopa, a curva de dose-resposta da clonidina é tal que as doses crescentes são mais efetivas (porém também mais tóxicas).

Dispõe-se também de uma preparação transdérmica de clonidina que reduz a PA durante 7 dias após uma única aplicação. Essa preparação parece produzir menos sedação do que os comprimidos de clonidina, mas pode estar associada a reações cutâneas locais.

Toxicidade

É comum a ocorrência de ressecamento da boca e sedação. Ambos os efeitos são mediados centralmente, dependem da dose e coincidem cronologicamente com o efeito anti-hipertensivo do fármaco.

A clonidina não deve ser administrada a pacientes que correm risco de depressão mental, e o seu uso deve ser interrompido se isso ocorrer durante a terapia. O tratamento concomitante com antidepressivos tricíclicos pode bloquear o efeito anti-hipertensivo da clonidina. Acredita-se que a interação seja decorrente das ações dos antidepressivos tricíclicos no bloqueio dos receptores α-adrenérgicos.

A interrupção da clonidina após uso prolongado, particularmente em doses altas (mais de 1 mg/dia), pode resultar em crise hipertensiva potencialmente fatal, mediada pelo aumento da atividade nervosa simpática. Os pacientes apresentam nervosismo, taquicardia, cefaleia e sudorese após a omissão de 1 ou 2 doses do fármaco. Devido ao risco de grave crise hipertensiva quando a clonidina é subitamente suspensa, essa possibilidade deve ser comunicada a todos os pacientes em uso desse medicamento. Se houver necessidade de interromper o uso, a suspensão deve ocorrer de modo gradual, enquanto são introduzidos outros fármacos anti-hipertensivos em seu lugar. O tratamento da crise hipertensiva consiste em reinstituição da terapia com clonidina ou administração de fármacos bloqueadores dos receptores α ou β-adrenérgicos.

FÁRMACOS BLOQUEADORES GANGLIONARES

Historicamente, os fármacos que bloqueiam a ativação dos neurônios autônomos pós-ganglionares pela acetilcolina estavam entre os primeiros fármacos utilizados no tratamento da hipertensão. A maioria desses fármacos não está mais disponível, devido aos efeitos tóxicos intoleráveis relacionados com a sua ação primária (ver adiante).

Os bloqueadores ganglionares bloqueiam competitivamente os bloqueadores colinérgicos nicotínicos dos neurônios pós-ganglionares nos gânglios tanto simpáticos como parassimpáticos. Além disso, esses fármacos podem bloquear de forma direta o canal de acetilcolina nicotínico, da mesma maneira que os bloqueadores nicotínicos neuromusculares.

As reações adversas dos bloqueadores ganglionares consistem em extensões diretas de seus efeitos farmacológicos. Esses efeitos incluem tanto simpaticoplegia (hipotensão ortostática excessiva e disfunção sexual) como parassimpaticoplegia (constipação intestinal, retenção urinária, precipitação de glaucoma, visão turva, ressecamento da boca, etc.). Esses efeitos tóxicos graves constituem o principal motivo para o abandono dos bloqueadores ganglionares na terapia da hipertensão.

FÁRMACOS BLOQUEADORES DOS NEURÔNIOS

Esses fármacos reduzem a PA ao impedirem a liberação fisiológica normal da norepinefrina dos neurônios simpáticos pós-ganglionares. Possuem toxicidade significativa e hoje são raramente utilizados.

Guanetidina

A guanetidina não está mais disponível nos Estados Unidos (nem no Brasil), mas pode ser usada em outros países. A guanetidina, em doses suficientemente altas, pode produzir simpaticoplegia profunda. Por conseguinte, a guanetidina pode produzir todos os efeitos tóxicos esperados da "simpatectomia farmacológica", incluindo hipotensão postural acentuada, diarreia e distúrbios da ejaculação. Em razão dessas reações adversas, a guanetidina é, hoje, raramente usada.

A guanetidina é demasiado polar para entrar no SNC. Em consequência, carece dos efeitos centrais observados com muitos dos outros fármacos anti-hipertensivos descritos neste capítulo.

O **guanadrel** é um fármaco semelhante à guanetidina, que não é mais utilizado nos Estados Unidos (nem no Brasil). A **betanidina** e a **debrisoquina**, que são fármacos anti-hipertensivos semelhantes, não estão disponíveis para uso clínico nos Estados Unidos (nem no Brasil).

A. Mecanismo e locais de ação

A guanetidina inibe a liberação de norepinefrina das terminações nervosas simpáticas (ver Figura 6-4). Esse efeito é provavelmente responsável pela maior parte da simpaticoplegia que ocorre nos pacientes. A guanetidina é transportada através da membrana dos nervos simpáticos pelo mesmo mecanismo que transporta a própria norepinefrina

(NET, captação 1), sendo a captação essencial para a ação do fármaco. Após entrar no nervo, a guanetidina concentra-se em vesículas transmissoras, onde substitui a norepinefrina e provoca depleção gradual das reservas de norepinefrina na terminação nervosa.

B. Farmacocinética e posologia

Devido à meia-vida longa da guanetidina (5 dias), o início da simpaticoplegia é gradual (efeito máximo em 1 a 2 semanas), e a simpaticoplegia persiste por um período comparável de tempo após a interrupção da terapia. Normalmente, a dose não deve ser aumentada a intervalos menores que 2 semanas.

C. Toxicidade

O uso terapêutico da guanetidina está com frequência associado à hipotensão postural sintomática e hipotensão após o exercício, particularmente quando o fármaco é administrado em doses altas. Nos homens, a simpaticoplegia induzida pela guanetidina pode estar associada à ejaculação tardia ou retrógrada (na bexiga). É comum a guanetidina causar diarreia, em consequência do aumento da motilidade gastrintestinal devido ao predomínio parassimpático no controle da atividade do músculo liso intestinal. As interações com outros fármacos podem complicar a terapia com guanetidina.

Reserpina

A reserpina, um alcaloide extraído das raízes de uma planta indiana, a *Rauwolfia serpentina*, foi um dos primeiros fármacos efetivos utilizados em larga escala no tratamento da hipertensão. Hoje, é raramente prescrita devido às suas reações adversas.

A. Mecanismo e locais de ação

A reserpina bloqueia a capacidade de captação e armazenamento das aminas biogênicas pelas vesículas transmissoras aminérgicas, provavelmente ao interferir no transportador vesicular de monoamina (do inglês *vesicular monoamine transporter*; ver Figura 6-4). Esse efeito é observado em todo o corpo, resultando em depleção de norepinefrina, dopamina e serotonina em neurônios tanto centrais como periféricos. Ocorre também depleção das catecolaminas dos grânulos cromafins da medula suprarrenal, embora em menor grau do que nas vesículas dos neurônios. Os efeitos da reserpina sobre as vesículas adrenérgicas parecem irreversíveis; quantidades muito pequenas do fármaco permanecem ligadas às membranas vesiculares durante muitos dias.

A depleção das aminas periféricas provavelmente é responsável por grande parte do efeito anti-hipertensivo benéfico da reserpina, embora não se afaste a possibilidade de um componente central. A reserpina entra facilmente no cérebro, e a depleção das reservas cerebrais de aminas provoca sedação, depressão metal e sintomas de parkinsonismo.

Em doses mais baixas, usadas para o tratamento da hipertensão leve, a reserpina diminui a PA pela redução do débito cardíaco e da RVP.

B. Farmacocinética e posologia

Ver Tabela 11-2.

C. Toxicidade

Nas doses baixas geralmente administradas, a reserpina produz pouca hipertensão postural. A maior parte dos efeitos indesejáveis da reserpina decorre de suas ações sobre o cérebro e sobre o trato gastrintestinal.

Em altas doses, costuma provocar sedação, cansaço, pesadelos e depressão mental grave; em certas ocasiões, esses efeitos ocorrem até mesmo em pacientes em uso de doses baixas (0,25 mg/dia). Com muito menos frequência, a reserpina em doses baixas habituais produz efeitos extrapiramidais que se assemelham à doença de Parkinson, provavelmente como resultado da depleção de dopamina no corpo estriado. Pacientes com história de depressão mental não devem receber reserpina, e o fármaco deve ser interrompido caso apareça depressão.

Com bastante frequência, a reserpina provoca diarreia leve e cólicas gastrintestinais e aumenta a secreção gástrica ácida. O fármaco não deve ser administrado a paciente com história de úlcera péptica.

ANTAGONISTAS DOS RECEPTORES ADRENÉRGICOS

A farmacologia detalhada dos bloqueadores dos receptores α e β-adrenérgicos e é apresentada no Capítulo 10.

FÁRMACOS BLOQUEADORES DOS RECEPTORES β-ADRENÉRGICOS

Entre os inúmeros betabloqueadores testados, a maioria demonstrou efetividade na redução da PA. As propriedades farmacológicas de vários desses fármacos diferem em certos aspectos que podem conferir benefícios terapêuticos em determinadas situações clínicas.

Propranolol

O propranolol foi o primeiro betabloqueador que demonstrou ser efetivo no tratamento da hipertensão e da cardiopatia isquêmica. Na atualidade, o propranolol foi substituído, em grande parte, por betabloqueadores cardiosseletivos, como o metoprolol. Todos os fármacos bloqueadores dos receptores β-adrenérgicos são úteis para reduzir a PA na hipertensão leve a moderada. Na hipertensão grave, os betabloqueadores mostram-se particularmente úteis na prevenção da taquicardia reflexa, que com frequência ocorre em consequência do tratamento com vasodilatadores diretos. Foi constatado que os betabloqueadores reduzem a taxa de mortalidade após infarto do miocárdio, e alguns deles também reduzem a mortalidade em pacientes com insuficiência cardíaca; esses fármacos são particularmente vantajosos para o tratamento da hipertensão em pacientes com essas condições (ver Capítulo 13).

A. Mecanismo e locais de ação

A eficácia do propranolol no tratamento da hipertensão e a maioria de seus efeitos tóxicos resultam de betabloqueio não seletivo. O propranolol diminui a PA, principalmente em decorrência de redução do débito cardíaco. Outros betabloqueadores podem diminuir o débito cardíaco ou reduzir em vários graus a RVP conforme a cardiosseletividade e as atividades agonistas parciais.

O propranolol inibe a estimulação da produção de renina pelas catecolaminas (mediada pelos receptores β_1). É provável que o efeito do propranolol se deva, em parte, à depressão do sistema renina-angiotensina-aldosterona. Apesar de ser mais efetivo para pacientes com alta atividade da renina plasmática, o propranolol também reduz a PA em pacientes hipertensos com atividade da renina normal ou até mesmo baixa. É possível que os betabloqueadores também atuem sobre os receptores β-adrenérgicos pré-sinápticos periféricos, reduzindo a atividade nervosa simpática vasoconstritora.

Na hipertensão leve a moderada, o propranolol produz redução significativa da PA, sem hipotensão postural proeminente.

B. Farmacocinética e posologia

Ver Tabela 11-2. A bradicardia em repouso e a redução da frequência cardíaca durante o exercício constituem indicadores do efeito betabloqueador do propranolol. As alterações desses parâmetros podem ser utilizadas como diretrizes para regulação das doses. O propranolol pode ser administrado 2 vezes ao dia, e dispõe de preparações de liberação prolongada para administração 1 vez ao dia.

C. Toxicidade

Os principais efeitos tóxicos no propranolol resultam do bloqueio dos receptores β cardíacos vasculares ou brônquicos e são descritos de modo mais detalhado no Capítulo 10. Dessas extensões previsíveis da ação β_1-bloqueadora, as mais importantes são observadas em pacientes com bradicardia ou doença de condução cardíaca, ao passo que aquelas de ação β_2-bloqueadora ocorrem em pacientes com asma, insuficiência vascular periférica e diabetes.

Quando se suspendem os betabloqueadores após uso regular prolongado, alguns pacientes apresentam uma síndrome de abstinência, que se manifesta por nervosismo, taquicardia, maior intensidade da angina e elevação da PA. Foi relatada a ocorrência de infarto do miocárdio em alguns pacientes. Embora a incidência dessas complicações seja provavelmente baixa, não se deve interromper abruptamente o uso dos betabloqueadores. A síndrome de abstinência pode envolver regulação para cima ou supersensibilidade dos receptores β-adrenérgicos.

Metoprolol e atenolol

O metoprolol e o atenolol, que são cardiosseletivos, são os betabloqueadores mais amplamente usados no tratamento da hipertensão. A potência do metoprolol aproxima-se da do propranolol na inibição da estimulação dos receptores β_1-adrenérgicos, como aqueles existentes no coração; entretanto, tem uma potência 50 a 100 vezes menor do que o propranolol no bloqueio dos receptores β_2. A cardiosseletividade relativa é vantajosa no tratamento de pacientes hipertensos que também apresentam asma, diabetes ou doença vascular periférica. Embora a cardiosseletividade não seja completa, o metoprolol provoca menos constrição brônquica do que o propranolol em doses que produzem inibição igual das respostas dos receptores β_1-adrenérgicos. O metoprolol é bastante metabolizado pela CYP2D6, com alto metabolismo de primeira passagem. O fármaco tem meia-vida relativamente curta, de 4 a 6 horas, porém a preparação de liberação prolongada pode ser administrada em uma única dose ao dia (Tabela 11-2). O metoprolol de liberação retardada é efetivo na redução da mortalidade por insuficiência cardíaca e mostra-se relativamente útil em pacientes hipertensos que apresentam essa insuficiência.

O atenolol não sofre metabolismo extenso e é excretado principalmente pela urina, com meia-vida de 6 horas; em geral, é administrado em uma única dose ao dia. Foi constatado que o atenolol é menos efetivo do que o metoprolol na prevenção das complicações da hipertensão arterial. Uma possível razão para essa diferença é o fato de que a administração de uma única dose ao dia não mantém concentrações sanguíneas adequadas do fármaco. A dose habitual é de 50 a 100 mg/dia. Pacientes com redução da função renal devem receber doses mais baixas.

Nadolol, carteolol, betaxolol e bisoprolol

O nadolol e o carteolol, antagonistas não seletivos dos receptores β, não são apreciavelmente metabolizados e são excretados, em grau considerável, pela urina. O betaxolol e o bisoprolol são bloqueadores β_1-seletivos, metabolizados primariamente no fígado, mas que apresentam meias-vidas prolongadas. Devido à meia-vida relativamente longa, esses fármacos podem ser administrados 1 vez ao dia. Em geral, o nadolol é iniciado em uma dose de 40 mg/dia; o carteolol, em uma dose de 2,5 mg/dia; o betaxolol, em uma dose de 10 mg/dia; e o bisoprolol, em uma dose de 5 mg/dia. Aumentos das doses para obtenção de um efeito terapêutico satisfatório não devem ser feitos a intervalos de menos de 4 ou 5 dias. Os pacientes com redução da função renal devem receber doses correspondentemente reduzidas de nadolol e carteolol.

Pindolol, acebutolol e pembutolol

O pindolol, o acebutolol e o pembutolol (não disponível no Brasil) são agonistas parciais, isto é, betabloqueadores com alguma atividade simpatomimética intrínseca. Esses fármacos reduzem a PA, porém raramente são utilizados na hipertensão.

Labetalol, carvedilol e nebivolol

Esses fármacos exercem efeitos tanto betabloqueadores como vasodilatadores. O labetalol (não disponível no Brasil) é formulado em uma mistura racêmica de quatro isômeros (possui dois centros de assimetria). Dois desses isômeros – os isômeros (*S,S*) e (*R,S*) – são relativamente inativos; um terceiro, (*S,R*), é um potente alfabloqueador, e o último (*R,R*) é um potente betabloqueador. A razão de antagonismo β:α do labetalol é de 3:1 após a administração de uma dose oral. A redução da PA deve-se à diminuição da resistência vascular sistêmica (por meio de alfabloqueio), sem alteração significativa da frequência cardíaca ou do débito cardíaco. Em virtude de sua atividade alfa e betabloqueadora combinada, o labetalol tem utilidade no tratamento da hipertensão do feocromocitoma e nas emergências hipertensivas. As doses orais diárias de labetalol variam de 200 a 2.400 mg/dia. O labetalol é administrado em injeções intravenosas diretas repetidas de 20 a 80 mg para tratamento das emergências hipertensivas.

O carvedilol, à semelhança do labetalol, é administrado como mistura racêmica. O isômero *S*(−) é um bloqueador não seletivo dos receptores β-adrenérgicos, porém ambos os isômeros *S*(−) e *R*(+) apresentam uma potência alfabloqueadora aproximadamente igual. Os isômeros são metabolizados de modo estereosseletivo no fígado, demonstrando que as suas meias-vidas de eliminação podem diferir. A meia-vida média é de 7 a 10 horas. A dose inicial habitual de carvedilol para a hipertensão comum é de 6,25 mg, 2 vezes ao dia. O carvedilol diminui a mortalidade em pacientes com insuficiência cardíaca e, portanto, mostra-se particularmente útil para pacientes hipertensos com essas insuficiências.

O nebivolol é um bloqueador β_1-seletivo com propriedades vasodilatadoras, que *não* são mediadas por alfabloqueio. O D-nebivolol possui efeitos β_1-bloqueadores altamente seletivos, enquanto o isômero L provoca vasodilatação; o fármaco é comercializado como mistura racêmica. O efeito vasodilatador pode decorrer do aumento da liberação endotelial de óxido nítrico por meio da indução da óxido nítrico sintase endotelial. Por conseguinte, os efeitos hemodinâmicos do nebivolol diferem daqueles dos betabloqueadores puros, visto que ocorre redução aguda da RVP (pelo nebivolol) em contraposição com um aumento agudo (pelos fármacos mais antigos). O nebivolol é extensamente metabolizado e tem metabólitos ativos. A meia-vida é de 10 a 12 horas, porém o fármaco pode ser administrado 1 vez ao dia. Em geral, inicia-se com uma dose de 5 mg/dia, com escalonamento das doses até 40 mg/dia, se necessário. A eficácia do nebivolol assemelha-se àquela de outros fármacos anti-hipertensivos, e vários estudos relataram menos reações adversas.

Esmolol

O esmolol é um bloqueador β_1-seletivo, que é rapidamente metabolizado por esterases eritrocitárias por meio de sua hidrólise. Apresenta meia-vida curta (9-10 minutos) e é administrado na forma de infusão intravenosa constante. Em geral, o esmolol é administrado em uma dose de ataque (0,5-1 mg/kg), seguida de infusão constante. Geralmente, a infusão é iniciada com 50 a 150 mcg/kg/min, sendo a dose aumentada a cada 5 minutos, até 300 mcg/kg/min, de acordo com a necessidade, para alcance do efeito terapêutico desejado. O esmolol é usado no controle da hipertensão intra e pós-operatória e, algumas vezes, para emergências hipertensivas, particularmente quando a hipertensão está associada a taquicardia, ou quando há uma preocupação acerca de sua toxicidade, como agravamento da insuficiência cardíaca grave; nesse último caso, é vantajoso usar um fármaco com curta duração de ação que possa ser interrompido rapidamente.

PRAZOSINA E OUTROS α_1-BLOQUEADORES

Mecanismo e locais de ação

A **prazosina**, a **terazosina** e a **doxazosina** produzem a maior parte de seus efeitos anti-hipertensivos por meio do bloqueio seletivo dos receptores α_1 nas arteríolas e nas vênulas. Esses fármacos provocam menos taquicardia reflexa quando reduzem a PA do que os α-antagonistas não seletivos, como a fentolamina. A seletividade pelos receptores α_1 faz a norepinefrina exercer uma retroalimentação negativa (mediada por receptores α_2 pré-sinápticos) sem oposição à sua própria liberação (ver Capítulo 6). Em contrapartida, a fentolamina bloqueia os receptores α tanto pré-sinápticos como pós-sinápticos, de modo que a ativação reflexa dos neurônios simpáticos pelos efeitos da fentolamina produz maior liberação do transmissor nos receptores β e cardioaceleração correspondentemente maior.

Os alfabloqueadores reduzem a PA por meio da dilatação dos vasos de resistência e de capacitância. Como esperado, a PA é reduzida mais na posição ortostática do que em decúbito dorsal. Ocorre retenção de sal e de água quando esses fármacos são administrados sem diuréticos. Esses fármacos são mais efetivos quando utilizados em associação a outros fármacos, como betabloqueador ou diurético, do que quando administrados de forma isolada. Em virtude de seus efeitos benéficos em homens com hiperplasia prostática e sintomas de obstrução vesical, esses fármacos são usados principalmente em homens com hipertensão e hiperplasia prostática benigna concomitantes.

Farmacocinética e posologia

As características farmacocinéticas da prazosina estão relacionadas na Tabela 11-2. A terazosina também é bastante metabolizada, porém sofre muito pouco metabolismo de primeira passagem e apresenta uma meia-vida de 12 horas. A doxazosina tem uma biodisponibilidade intermediária e meia-vida de 22 horas.

Com frequência, a terazosina pode ser administrada 1 vez ao dia, em doses de 5 a 20 mg/dia. A doxazosina é habitualmente administrada 1 vez ao dia, começando com 1 mg/dia e progredindo até 4 mg/dia ou mais, se necessário. Embora o tratamento em longo prazo com esses alfabloqueadores produza relativamente pouca hipotensão postural, alguns pacientes apresentam uma queda abrupta da PA na posição ortostática pouco depois da absorção da primeira dose. Por esse motivo, a primeira dose deve ser pequena e administrada antes de dormir. Embora não esteja bem esclarecido, o mecanismo desse fenômeno é observado mais comumente em pacientes com depleção de sal e de volume.

À exceção do fenômeno de primeira dose, os efeitos tóxicos relatados dos α_1-bloqueadores são pouco frequentes e leves. Incluem tontura, palpitações, cefaleia e fadiga. Alguns pacientes apresentam um teste positivo para o fator antinuclear sérico durante a terapia com prazosina; todavia, esse achado tem sido associado a sintomas reumáticos. Os α_1-bloqueadores não afetam adversamente os perfis dos lipídeos plasmáticos e até mesmo podem ter efeitos benéficos sobre eles; todavia, essa ação não demonstrou qualquer benefício nos desfechos clínicos.

OUTROS FÁRMACOS BLOQUEADORES DOS RECEPTORES α-ADRENÉRGICOS

Os fármacos não seletivos, a **fentolamina** e a **fenoxibenzamina**, são úteis no diagnóstico e no tratamento do feocromocitoma, bem como em outras situações clínicas associadas à liberação exagerada de catecolaminas (p. ex., a fentolamina pode ser associada com um betabloqueador no tratamento da síndrome de abstinência da clonidina, descrita anteriormente). Sua farmacologia é descrita no Capítulo 10.

FARMACOLOGIA CLÍNICA DOS FÁRMACOS ANTI-HIPERTENSIVOS

A hipertensão representa um problema singular na terapêutica. Em geral, trata-se de uma doença vitalícia, que provoca poucos sintomas até alcançar um estágio avançado. Para o tratamento efetivo, é necessário o consumo diário de medicamentos, por vezes de alto custo e com reações adversas. Assim, o médico deve estabelecer com certeza se a hipertensão é persistente e exige tratamento, e também precisa excluir as causas secundárias de hipertensão que poderiam ser tratadas por meio de procedimentos cirúrgicos definitivos. A persistência da hipertensão, particularmente em indivíduos com leve elevação da PA, deve ser estabelecida pelo achado de PA elevada em pelo menos três consultas diferentes. O monitoramento domiciliar ou ambulatorial da PA pode constituir o melhor preditor de risco e, portanto, da necessidade de tratamento na hipertensão leve e é recomendado na avaliação inicial de todos os pacientes. A hipertensão sistólica isolada e a hipertensão em indivíduos idosos também se beneficiam da terapia.

Uma vez estabelecida a presença de hipertensão, deve-se considerar a questão da necessidade ou não de tratamento, bem como da escolha dos fármacos a serem usados. O nível da PA, a idade do paciente, a gravidade do dano orgânico (quando presente) devido à PA elevada e os fatores de risco cardiovasculares precisam ser todos considerados. As diretrizes atuais sugerem o tratamento de indivíduos com PA de 140/90 mmHg ou mais se o risco de doença cardiovascular em 10 anos for inferior a 10% e tratamento daqueles com PA de 130/80 ou mais se o risco em 10 anos for de 10% ou mais. A avaliação da função renal e a presença de proteinúria são úteis na seleção dos fármacos anti-hipertensivos. Os limiares e as metas de tratamento são descritos na Tabela 11-1. Nesse estágio, o paciente precisa ser orientado quanto à natureza da hipertensão e à importância do tratamento, de modo que tome uma decisão a respeito da terapia.

Tomada a decisão de tratar o problema, deve-se elaborar um esquema terapêutico. A seleção dos fármacos é determinada pelo nível de PA, pela presença e gravidade de dano aos órgãos-alvo e pela presença de outras doenças. A PA elevada e grave com complicações que comportam risco de vida exige um tratamento mais rápido, com fármacos mais eficazes. Entretanto, a maioria dos pacientes com hipertensão essencial apresenta PA elevada durante meses ou anos, e é mais apropriado iniciar a terapia de modo gradual.

É fundamental fornecer uma educação sobre a história natural da hipertensão e sobre a importância da adesão ao tratamento, bem como sobre as reações adversas potenciais dos fármacos. A obesidade deve ser tratada, e os fármacos que elevam a PA (descongestionantes simpatomiméticos, anti-inflamatórios não esteroides, contraceptivos orais e alguns fitoterápicos) devem ser eliminados se possível. As consultas de acompanhamento devem ser frequentes o suficiente para convencer o paciente de que o médico considera a doença grave. A cada consulta de acompanhamento, deve-se reforçar a importância do tratamento e estimular o paciente a fazer perguntas a respeito das doses ou dos efeitos colaterais dos medicamentos. Outros fatores que melhoram a adesão ao tratamento consistem em simplificação dos esquemas posológicos e monitoramento da PA pelo paciente em casa.

TERAPIA AMBULATORIAL DA HIPERTENSÃO

A etapa inicial no tratamento da hipertensão pode não ser farmacológica. A restrição de sódio pode constituir um tratamento efetivo para alguns pacientes com hipertensão leve. Foi constatado que a redução do peso normaliza a PA em até 75% dos pacientes com sobrepeso que apresentam hipotensão leve a moderada. Deve-se recomendar uma restrição de sódio na dieta. A dieta norte-americana média contém cerca de 200 mEq de sódio por dia. No tratamento da hipertensão, o consumo diário de 70 a 100 mEq de sódio é razoável, quantidade que pode ser mantida se os alimentos não forem salgados durante ou após o seu preparo e se a ingestão de alimentos processados que contêm grandes quantidades de sódio for evitada. O consumo de uma dieta rica em frutas, vegetais e produtos derivados do leite com baixo teor de gordura, com conteúdo reduzido de gordura saturada e total, e o consumo moderado de álcool (sem ultrapassar 2 doses ao dia) também reduzem a PA. Em alguns estudos, verificou-se que a prática regular de exercício físico reduz a PA em pacientes hipertensos.

Para o tratamento farmacológico da hipertensão leve, a PA pode ser normalizada em muitos pacientes com um único fármaco. A maioria dos pacientes com hipertensão moderada a grave necessita de dois ou mais medicamentos anti-hipertensivos (ver Quadro "Hipertensão resistente e polifarmácia"). Foi constatado que os diuréticos tiazídicos, os betabloqueadores, os inibidores da ECA, os bloqueadores dos receptores de angiotensina e os bloqueadores dos canais de cálcio reduzem as complicações da hipertensão e podem ser usados como terapia farmacológica inicial. Tem havido preocupação quanto à possibilidade de que os diuréticos, ao afetarem adversamente o perfil dos lipídeos séricos ou ao comprometerem a tolerância à glicose, contribuam para o risco de coronariopatia, anulando, assim, o benefício da redução da PA. Entretanto, um recente estudo clínico de grande porte, comparando diferentes classes de fármacos anti-hipertensivos na terapia inicial, constatou que a clortalidona (um diurético tiazídico) foi tão efetiva quanto outros fármacos na redução da morte por doença arterial coronariana e infarto do miocárdio não fatal, sendo superior ao anlodipino na prevenção da insuficiência cardíaca e também ao lisinopril na prevenção do AVE. Os betabloqueadores são menos efetivos na redução dos eventos cardiovasculares e atualmente não são recomendados como tratamento de primeira escolha para a hipertensão não complicada.

A presença de doença concomitante deve influenciar a escolha dos fármacos anti-hipertensivos, pois é possível tratar duas doenças com o uso de um único fármaco. Por exemplo, os fármacos que inibem o sistema renina-angiotensina são particularmente úteis para pacientes com diabetes ou que apresentam doença renal crônica com proteinúria. Os betabloqueadores ou os bloqueadores dos canais de cálcio mostram-se úteis em pacientes que também apresentam angina; os diuréticos, os inibidores da ECA, os bloqueadores dos receptores de angiotensina, os betabloqueadores ou a hidralazina associada com nitratos em pacientes que também apresentam insuficiência cardíaca; e os α_1-bloqueadores em homens com hiperplasia prostática benigna. A etnia também pode afetar a escolha do fármaco; os afro-americanos respondem melhor, em média, aos diuréticos e aos bloqueadores dos canais de cálcio do que aos betabloqueadores e inibidores da ECA. Os chineses são mais sensíveis aos efeitos dos betabloqueadores e podem exigir doses mais baixas.

Quando um único fármaco não consegue controlar adequadamente a PA, fármacos com diferentes locais de ação são associados para reduzir efetivamente a PA e, ao mesmo tempo, minimizar os efeitos tóxicos ("cuidados por etapas"). Se houver necessidade de três fármacos, a associação de um diurético, um inibidor da ECA ou um bloqueador do receptor de angiotensina e um bloqueador dos canais de cálcio é frequentemente efetiva. Se houver necessidade de um quarto fármaco, deve-se considerar um fármaco simpaticoplégico, como um betabloqueador ou clonidina. Nos Estados Unidos (assim como no Brasil), dispõe-se de associações de fármacos em doses fixas contendo um betabloqueador, um inibidor da ECA ou um bloqueador dos receptores de angiotensina, mais um tiazídico, e um bloqueador dos canais de cálcio mais um inibidor da ECA. Em um estudo recente, um tratamento de associação tripla em dose baixa e fixa com telmisartana, 20 mg, anlodipino, 2,5 mg, e clortalidona, 12,5 mg, 1 vez ao dia, demonstrou ter um alto grau de eficácia na hipertensão moderada, com efeitos colaterais mínimos. As associações em doses fixas têm o inconveniente de não possibilitar a titulação das doses de cada fármaco, porém apresentam a vantagem de um menor número de comprimidos a tomar, melhorando potencialmente a adesão do paciente ao tratamento.

A avaliação da PA durante as consultas deve incluir a medida da pressão em decúbito, na posição sentada e na posição ortostática.

Deve-se procurar normalizar a PA na postura ou no nível de atividades habituais para o paciente. Embora ainda exista alguma controvérsia sobre o quanto é necessário reduzir a PA, o ensaio clínico *Systolic Blood Pressure Intervention Trial* (SPRINT) e várias metanálises sugeriram uma meta de PA sistólica de 120 mmHg para pacientes com alto risco cardiovascular. A hipertensão sistólica (> 150 mmHg na presença de PA diastólica normal) constitui um forte fator de risco cardiovascular em indivíduos com mais de 60 anos de idade e deve ser tratada. Avanços recentes no tratamento ambulatorial incluem telemonitoramento domiciliar da PA com manejo do caso por um farmacêutico, o que demonstrou melhorar o controle da PA.

Além da não adesão à medicação, as causas de ausência de resposta à terapia farmacológica incluem aporte excessivo de sódio e terapia diurética inadequada com volume sanguíneo excessivo e fármacos e substâncias, como antidepressivos tricíclicos, anti-inflamatórios não esteroides, simpatomiméticos de venda livre, abuso de estimulantes (anfetamina ou cocaína) ou doses excessivas de cafeína e de contraceptivos orais, que podem interferir nas ações de alguns fármacos anti-hipertensivos ou elevar diretamente a PA.

MANEJO DAS EMERGÊNCIAS HIPERTENSIVAS

Apesar do grande número de pacientes com hipertensão crônica, as emergências hipertensivas são relativamente raras. Entretanto, a elevação pronunciada ou súbita da PA pode constituir uma séria ameaça à vida, e indica-se o controle imediato da PA. Com mais frequência ocorrem emergências hipertensivas em pacientes cuja hipertensão é grave e inadequadamente controlada, bem como naqueles que interrompem subitamente o uso da medicação anti-hipertensiva.

Apresentação clínica e fisiopatologia

As emergências hipertensivas incluem hipertensão associada à lesão vascular (denominada hipertensão maligna) e hipertensão associada a complicações hemodinâmicas, como insuficiência cardíaca, AVE ou aneurisma aórtico dissecante. O processo patológico subjacente na hipertensão maligna consiste em arteriopatia progressiva, com inflamação e necrose das arteríolas. Ocorrem lesões vasculares no rim, que libera renina. Por sua vez, a renina estimula a produção de angiotensina e aldosterona, o que aumenta ainda mais a PA.

A encefalopatia hipertensiva constitui uma manifestação clássica da hipertensão maligna. Suas manifestações clínicas consistem em cefaleia intensa, confusão mental e apreensão. É comum a ocorrência de visão turva, náuseas, vômitos e déficits neurológicos focais. Se não for tratada, a síndrome pode evoluir no decorrer de um período de 12 a 48 horas, com convulsões, torpor, coma e até mesmo morte.

Tratamento

O tratamento geral das emergências hipertensivas exige a monitoração do paciente em uma unidade de terapia intensiva, com registro contínuo da PA. O balanço hídrico precisa ser cuidadosamente monitorado, e o peso corporal, medido diariamente como um indicador do volume de líquido corporal total durante a terapia.

São utilizadas medicações anti-hipertensivas parenterais para baixar rapidamente a PA (em algumas horas); tão logo se obtenha um controle razoável da PA, deve-se passar para a terapia anti-hipertensiva oral, visto que isso possibilita um tratamento em longo prazo mais uniforme da hipertensão. Nas primeiras horas ou dias, o objetivo do tratamento não consiste em normalização completa da PA, visto que a hipertensão crônica está associada a alterações autorreguladoras no fluxo sanguíneo cerebral. Por conseguinte, a rápida normalização da PA pode levar à hipoperfusão e lesão cerebrais. Com efeito, a PA deve ser reduzida em cerca de 25%, mantendo-se a pressão diastólica não inferior a 100 a 110 mmHg. Subsequentemente, a PA pode ser reduzida para níveis normais com o uso de medicações orais durante várias semanas. Os fármacos por via parenteral usados no tratamento das emergências hipertensivas incluem o nitroprusseto de sódio, a nitroglicerina, o labetalol, os bloqueadores dos canais de cálcio, o fenoldopam e a hidralazina. Com frequência, utiliza-se o esmolol para tratamento da hipertensão intra e pós-operatória. São administrados diuréticos, como a furosemida, para impedir a expansão do volume que ocorre durante a administração de vasodilatadores potentes.

RESUMO Fármacos utilizados na hipertensão

Subclasse, fármaco	Mecanismo de ação	Efeitos	Aplicações clínicas	Farmacocinética, toxicidades, interações
DIURÉTICOS				
• Tiazídicos: hidroclorotiazida clortalidona	Bloqueiam o transportador de Na/Cl no túbulo contorcido distal renal	Reduzem o volume sanguíneo e exercem efeitos vasculares pouco elucidados	Hipertensão, insuficiência cardíaca leve	
• Diuréticos de alça: furosemida	Bloqueiam o transportador de Na/K/2Cl na alça de Henle renal	Semelhantes aos tiazídicos • maior eficácia	Hipertensão grave, insuficiência cardíaca	Ver Capítulo 15
• Espironolactona, eplerenona	Bloqueiam o receptor de aldosterona no túbulo coletor renal	Aumentam a excreção de Na e diminuem a de K • redução na mortalidade da insuficiência cardíaca por mecanismo pouco compreendido	Aldosteronismo, insuficiência cardíaca, hipertensão	

(continua)

Subclasse, fármaco	Mecanismo de ação	Efeitos	Aplicações clínicas	Farmacocinética, toxicidades, interações
INIBIDORES DA ENZIMA CONVERSORA DE ANGIOTENSINA (ECA)				
• Captopril e muitos outros	Inibem a enzima conversora de angiotensina	Reduzem as concentrações de angiotensina II • diminuem a vasoconstrição e a secreção de aldosterona • aumentam a bradicinina	Hipertensão • insuficiência cardíaca, diabetes melito	Oral • *Toxicidade:* tosse, angioedema • hipercalemia • comprometimento renal • teratogênicos
BLOQUEADORES DOS RECEPTORES DE ANGIOTENSINA II (BRA)				
• Losartana e muitos outros	Bloqueiam os receptores de angiotensina AT_1	Iguais aos dos inibidores da ECA, porém sem aumento da bradicinina	Hipertensão • insuficiência cardíaca	Oral • *Toxicidade:* iguais aos inibidores da ECA, porém com menos tosse
INIBIDOR DA RENINA				
• Alisquireno	Inibe a atividade enzimática da renina	Reduz a angiotensina I e II e a aldosterona	Hipertensão	Oral • *Toxicidade:* hipercalemia, comprometimento renal • teratógeno potencial
SIMPATOPLÉGICOS DE AÇÃO CENTRAL				
• Clonidina, metildopa	Ativam os receptores α_2-adrenérgicos	Reduzem a descarga simpática central • reduzem a liberação de norepinefrina das terminações nervosas noradrenérgicas	Hipertensão • a clonidina também é usada na abstinência de drogas de abuso	Orais • a clonidina também é apresentada em adesivo • *Toxicidade:* sedação • metildopa, anemia hemolítica
BLOQUEADORES DOS TERMINAIS NERVOSOS SIMPÁTICOS				
• Reserpina	Bloqueia o transportador vesicular de aminas nos nervos noradrenérgicos e provoca depleção das reservas de transmissores	Reduz todos os efeitos simpáticos, particularmente cardiovasculares e reduz a pressão arterial	Hipertensão, porém raramente usada	Oral • de longa duração (dias) • *Toxicidade:* depressão psiquiátrica, distúrbios gastrintestinais
• Guanetidina, guanadrel	Interfere na liberação de aminas e substitui a norepinefrina nas vesículas	Iguais aos da reserpina	Iguais aos da reserpina	Hipotensão ortostática grave • disfunção sexual • disponibilidade limitada
ALFABLOQUEADORES				
• Prazosina • Terazosina • Doxazosina	Bloqueiam seletivamente os receptores α_1-adrenérgicos	Impedem a vasoconstrição simpática • reduzem o tônus do músculo liso simpático	Hipertensão • hiperplasia prostática benigna	Oral • *Toxicidade:* hipotensão ortostática
BETABLOQUEADORES				
• Metoprolol e outros • Carvedilol • Nebivolol	Bloqueiam os receptores β_1; o carvedilol também bloqueia os receptores α; o nebivolol também libera óxido nítrico	Impedem a estimulação cardíaca simpática • reduzem a secreção de renina	Hipertensão • insuficiência cardíaca • coronariopatia	Ver Capítulo 10
• *Propranolol: protótipo de betabloqueador não seletivo* • *Metoprolol e atenolol: bloqueadores β_1-seletivos amplamente utilizados*				
VASODILATADORES				
• Verapamil • Diltiazem	Bloqueio não seletivo dos canais de cálcio do tipo L	Reduzem a frequência cardíaca e o débito cardíaco • diminuem a resistência vascular	Hipertensão, angina, arritmias	Ver Capítulo 12
• Nifedipino, anlodipino, outras di-hidropiridinas	Bloqueiam os canais de cálcio vasculares > canais de cálcio cardíacos	Reduzem a resistência vascular	Hipertensão, angina	Ver Capítulo 12
• Hidralazina • Minoxidil	Causa a liberação de óxido nítrico Os metabólitos abrem os canais de K no músculo liso vascular	Vasodilatação • reduz a resistência vascular • arteríolas mais sensíveis do que as veias • taquicardia reflexa	Hipertensão • o minoxidil também é usado no tratamento da queda de cabelos	Oral • *Toxicidade:* angina, taquicardia • Hidralazina: síndrome tipo lúpus • Minoxidil: hipertricose
FÁRMACOS PARENTERAIS				
• Nitroprusseto • Fenoldopam • Diazóxido • Labetalol	Libera óxido nítrico Ativa os receptores D_1 Abre os canais de K alfa, betabloqueador	Vasodilatação pronunciada	Emergências hipertensivas • o diazóxido agora só é utilizado na hipoglicemia	Parenterais • curta duração • *Toxicidade:* hipotensão excessiva, choque

PREPARAÇÕES DISPONÍVEIS

NOMES GENÉRICOS
BLOQUEADORES DOS RECEPTORES β-ADRENÉRGICOS
Acebutolol
Atenolol
Betaxolol
Bisoprolol
Carvedilol
Esmolol
Labetalol*
Metoprolol
Nadolol
Nebivolol
Pembutolol*
Pindolol
Propranolol
Timolol
FÁRMACOS SIMPATOPLÉGICOS DE AÇÃO CENTRAL
Clonidina
Guanabenzo
Guanfacina
Metildopa
BLOQUEADORES DOS TERMINAIS NERVOSOS SIMPÁTICOS PÓS-GANGLIONARES
Guanadrel*
Guanetidina*
Reserpina
BLOQUEADORES DOS RECEPTORES ADRENÉRGICOS α_1-SELETIVOS
Doxazosina
Prazosina
Terazosina
FÁRMACOS BLOQUEADORES GANGLIONARES
Mecamilamina*
VASODILATADORES USADOS NA HIPERTENSÃO
Diazóxido
Fenoldopam*
Hidralazina

NOMES GENÉRICOS
Minoxidil
Tópico
Nitroprusseto
BLOQUEADORES DOS CANAIS DE CÁLCIO
Anlodipino
Clevidipino*
Diltiazem
Felodipino
Isradipino
Nicardipino*
Nifedipino
Nisoldipino*
Verapamil
INIBIDORES DA ENZIMA CONVERSORA DE ANGIOTENSINA
Benazepril
Captopril
Enalapril
Fosinopril
Lisinopril
Moexipril*
Perindopril
Quinapril
Ramipril
Trandolapril
BLOQUEADORES DO RECEPTOR DE ANGIOTENSINA
Azilsartana
Candesartana
Eprosartana
Irbesartana
Losartana
Olmesartana
Telmisartana
Valsartana
INIBIDOR DA RENINA
Alisquireno

*Não disponível no Brasil.

REFERÊNCIAS

Appel LJ et al: Intensive blood-pressure control in hypertensive chronic kidney disease. N Engl J Med 2010;363:918.

Arguedas JA, Leiva V, Wright JM: Blood pressure targets for hypertension in people with diabetes mellitus. Cochrane Database Syst Rev 2013;10:CD008277.

Aronow WS et al: ACCF/AHA 2011 expert consensus document on hypertension in the elderly: A report of the American College of Cardiology Foundation Task Force on Clinical Expert Consensus Documents. Circulation 2011;123:2434.

Bress AP et al: Potential cardiovascular disease events prevented with adoption of the 2017 American College of Cardiology/American Heart Association Blood Pressure Guideline. Circulation 2019;139:24.

Calhoun DA et al: Resistant hypertension: Diagnosis, evaluation, and treatment: A scientific statement from the American Heart Association Professional Education Committee of the Council for High Blood Pressure Research. Circulation 2008;117:e510.

Diao D et al: Pharmacotherapy for mild hypertension. Cochrane Database Syst Rev 2012;8:CD006742.

Ettehad D et al: Blood pressure lowering for prevention of cardiovascular disease and death: A systematic review and meta-analysis. Lancet 2016; 387:957–67.

Ferdinand KC et al: Efficacy and safety of firibastat, a first-in-class brain aminopeptidase A inhibitor, in hypertensive overweight patients of multiple ethnic origins. Circulation 2019;140:138.

He FJ, Li J, Macgregor GA: Effect of longer term modest salt reduction on blood pressure: Cochrane systematic review and meta-analysis of randomised trials. BMJ 2013;346:f1325.

James PA et al: 2014 evidence-based guideline for the management of high blood pressure in adults: Report from the panel members appointed to the Eighth Joint National Committee (JNC 8). JAMA 2014;311:507.

Kandzari DE et al: Effect of renal denervation on blood pressure in the presence of antihypertensive drugs: 6-month efficacy and safety results from the SPYRAL HTN-ON MED proof-of-concept randomised trial. Lancet 2018; 391:2346.

Krause T et al: Management of hypertension: Summary of NICE guidance. BMJ 2011;343:d4891.

Lv J et al: Antihypertensive agents for preventing diabetic kidney disease. Cochrane Database Syst Rev 2012;12:CD004136.

Mancia GF et al: 2013 practice guidelines for the management of arterial hypertension of the European Society of Hypertension (ESH) and the European Society of Cardiology (ESC): ESH/ESC Task Force for the Management of Arterial Hypertension. J Hypertens 2013;31:1925.

Margolis KL et al: Effect of home blood pressure telemonitoring and pharmacist management on blood pressure control: A cluster randomized clinical trial. JAMA 2013;310:46.

Marik PE, Varon J: Hypertensive crises: Challenges and management. Chest 2007;131:1949.

Mente A et al: Associations of urinary sodium excretion with cardiovascular events in individuals with and without hypertension: A pooled analysis of data from four studies. Lancet 2016;388:465.

Musini VM et al: Pharmacotherapy for hypertension in adults 60 years or older. Cochrane Database Syst Rev 2019;6:CD000028.

Nwankwo T et al: Hypertension among adults in the United States: National Health and Nutrition Examination Survey, 2011-2012. NCHS Data Brief 2013;133:1.

Olde Engberink RHG et al: Effects of thiazide-type and thiazide-like diuretics on cardiovascular events and mortality: Systematic review and meta-analysis. Hypertension 2015;65:1033.

Padilla Ramos A, Varon J: Current and newer agents for hypertensive emergencies. Curr Hypertens Rep 2014;16:450.

Peixoto AJ: Acute severe hypertension. N Engl J Med 2019;381:1843.

Reboussin DM et al: Systematic Review for the 2017 ACC/AHA/AAPA/ABC/ACPM/AGS/APhA/ASH/ASPC/NMA/PCNA Guideline for the Prevention, Detection, Evaluation, and Management of High Blood Pressure in Adults: A Report of the American College of Cardiology/American Heart Association Task Force on Clinical Practice Guidelines. Circulation 2018;138:e595.

Rossignol P et al: The double challenge of resistant hypertension and chronic kidney disease. Lancet 2015;386:1588.

Roush GC, Sica DA: Diuretics for hypertension: A review and update. Am J Hypertens 2016;29:1130.

Sacks FM, Campos H: Dietary therapy in hypertension. N Engl J Med 2010;362:2102.

Sharma P et al: Angiotensin-converting enzyme inhibitors and angiotensin receptor blockers for adults with early (stage 1 to 3) non-diabetic chronic kidney disease. Cochrane Database Syst Rev 2011;10:CD007751.

SPRINT Research Group: A randomized trial of intensive versus standard blood-pressure control. N Engl J Med 2015;373:2103.

Thompson AM et al: Antihypertensive treatment and secondary prevention of cardiovascular disease events among persons without hypertension: A meta-analysis. JAMA 2011;305:913.

Weber MA et al: Clinical practice guidelines for the management of hypertension in the community: A statement by the American Society of Hypertension and the International Society of Hypertension. J Hypertens 2014;32:3.

Webster R et al: Fixed low-dose triple combination antihypertensive medication vs usual care for blood pressure control in patients with mild to moderate hypertension in Sri Lanka: A randomized clinical trial. JAMA 2018;320:566.

Whelton PK et al: 2017 ACC/AHA/AAPA/ABC/ACPM/AGS/APhA/ASH/ASPC/NMA/PCNA Guideline for the Prevention, Detection, Evaluation, and Management of High Blood Pressure in Adults: A Report of the American College of Cardiology/American Heart Association Task Force on Clinical Practice Guidelines. Circulation 2018;138:e484.

Whelton PK et al: Sodium, blood pressure, and cardiovascular disease: Further evidence supporting the American Heart Association sodium reduction recommendations. Circulation 2012;126:2880.

Williams B et al: 2018 ESC/ESH Guidelines for the management of arterial hypertension. Eur Heart J 2018;39:3021.

Williamson JD et al: Intensive vs standard blood pressure control and cardiovascular disease outcomes in adults aged >/=75 years: A randomized clinical trial. JAMA 2016;315:2673.

Wiysonge CS, Opie LH: β-Blockers as initial therapy for hypertension. JAMA 2013;310:1851.

Wright JM, Musini VM, Gill R: First-line drugs for hypertension. Cochrane Database Syst Rev 2018;4:CD001841.

Xie W et al: Blood pressure-lowering drugs and secondary prevention of cardiovascular disease: Systematic review and meta-analysis. J Hypertens 2018;36:1256.

Xie X et al: Effects of intensive blood pressure lowering on cardiovascular and renal outcomes: Updated systematic review and meta-analysis. Lancet 2016;387:435.

Yang WY et al: Association of office and ambulatory blood pressure with mortality and cardiovascular outcomes. JAMA 2019;322:409.

RESPOSTA DO ESTUDO DE CASO

De acordo com as *High Blood Pressure Clinical Practice Guidelines* do ACC/AHA, de 2017, esse paciente apresenta hipertensão de estágio 2 (ver Tabela 11-1). A primeira questão é determinar o grau de urgência do tratamento da hipertensão. Os fatores de risco cardiovasculares desse paciente incluem história familiar de coronariopatia precoce e concentrações elevadas de colesterol. A evidência de impacto no órgão-alvo inclui hipertrofia ventricular esquerda no eletrocardiograma. A forte história familiar sugere que esse paciente tem hipertensão essencial. Entretanto, o paciente deve ser submetido aos testes de triagem habituais, incluindo função renal, função da tireoide e concentrações séricas de eletrólitos. Deve-se considerar também a necessidade de ecocardiografia para determinar se o paciente apresenta hipertrofia ventricular esquerda secundária a cardiopatia valvar ou outra doença cardíaca estrutural em oposição à hipertensão. O manejo inicial desse paciente pode ser comportamental, incluindo modificações dietéticas e exercício aeróbico. Entretanto, a maioria dos pacientes como esse necessita de medicação. Os diuréticos tiazídicos em baixas doses são baratos, têm relativamente poucos efeitos colaterais e mostram-se efetivos em muitos pacientes com hipertensão leve. Outros fármacos de primeira escolha incluem inibidores da ECA, bloqueadores do receptor de angiotensina e bloqueadores dos canais de cálcio. Os betabloqueadores poderiam ser considerados se o paciente tivesse coronariopatia ou hipertensão lábil. Deve-se prescrever um único fármaco, devendo-se reavaliar o paciente em 1 mês. Se houver necessidade de um segundo fármaco, um dos dois medicamentos deve ser um diurético tiazídico. Controlada a pressão arterial, o paciente deve ser acompanhado periodicamente para reforçar a necessidade de adesão tanto às mudanças no estilo de vida como às medicações.

CAPÍTULO

12

Vasodilatadores e tratamento da angina de peito

Bertram G. Katzung, MD, PhD*

ESTUDO DE CASO

Uma mulher de 56 anos de idade chega ao consultório com uma história de desconforto torácico de início recente durante prática vigorosa de corrida ou natação. A dor é surda, porém mal localizada, e desaparece depois de 5 a 10 minutos de repouso. Ela nunca fumou, porém tem uma história de hiperlipidemia (colesterol total de 245 mg/dL e colesterol LDL [lipoproteína de baixa densidade] de 160 mg/dL obtidos há 1 ano) e admite que não tem seguido a dieta recomendada. Seu pai sobreviveu a um "ataque cardíaco" aos 55 anos, e um tio morreu vítima de alguma doença cardíaca aos 60 anos. Ao exame físico, a pressão arterial da paciente é 145/90 mmHg, e a sua frequência cardíaca é 80 bpm. Não há outros sinais de sofrimento agudo, nem outros achados físicos significativos; o eletrocardiograma é normal, exceto por uma leve hipertrofia ventricular esquerda.

Presumindo que o diagnóstico de angina de esforço estável esteja correto, qual seria o tratamento medicamentoso a ser iniciado?

A cardiopatia isquêmica é uma das doenças cardiovasculares mais comuns nos países desenvolvidos, e a angina de peito é o quadro mais comum que envolve isquemia tecidual para o qual há indicação do uso de vasodilatador. A denominação *angina de peito* denota dor torácica causada por acúmulo de metabólitos resultante de isquemia do miocárdio. Os nitratos orgânicos (p. ex., a **nitroglicerina**) constituem a base da terapia para o alívio imediato da angina. Outro grupo de vasodilatadores, os **bloqueadores dos canais de cálcio**, também é importante, particularmente para profilaxia, e os **betabloqueadores**, que *não* são vasodilatadores, também são úteis para profilaxia. Dispõe-se de vários fármacos mais recentes, incluindo fármacos que alteram as correntes iônicas do miocárdio e inibidores seletivos da frequência cardíaca.

A causa mais comum de angina é a obstrução ateromatosa dos grandes vasos coronarianos (doença arterial coronariana [DAC]). O fluxo sanguíneo inadequado na presença de DAC resulta em **angina de esforço**, também conhecida como **angina clássica**. O diagnóstico é geralmente estabelecido com base na história e no teste ergométrico, algumas vezes complementado por angiografia coronária. Alguns pacientes apresentam sintomas típicos de angina, apesar dos vasos coronarianos epicárdicos normais. Essa condição, anteriormente designada como "síndrome coronariana X", consiste em **disfunção microvascular coronariana**. Ambos os tipos de angina estão associados a uma diminuição da **reserva de fluxo coronariano fracionado**.** O aumento do fluxo coronariano fracionado pode ser alcançado por meio de dilatação coronária máxima.

O espasmo transitório de partes localizadas desses vasos, que geralmente está associado a ateromas subjacentes, também pode causar isquemia miocárdica e dor significativas (**angina vasospástica** ou **variante**). A angina vasospástica também é denominada angina de **Prinzmetal**. Em geral, o diagnóstico é estabelecido com base na história, mas pode ser confirmado por testes que provocam espasmo temporário.

A etiologia primária da angina de peito é um desequilíbrio entre a demanda de oxigênio do coração e o oxigênio a ele fornecido por meio dos vasos coronarianos. Na angina de esforço, o desequilíbrio ocorre quando a demanda miocárdica de oxigênio aumenta, em especial durante o exercício, e o fluxo sanguíneo coronariano não aumenta

*O autor agradece ao Dr. Kanu Chatterjee, MB, FRCP, que foi coautor deste capítulo em edições anteriores.

**N. de R.T. Reserva de fluxo coronariano fracionado constitui-se em um método utilizado no cateterismo das coronárias para determinar se uma placa de aterosclerose no vaso realmente determina redução do fluxo de sangue para o miocárdio, com consequente isquemia.

proporcionalmente. A isquemia resultante com acúmulo de metabólitos ácidos geralmente leva à dor. De fato, a reserva de fluxo coronariano com frequência está prejudicada nesses pacientes, em decorrência da disfunção endotelial, que resulta em vasodilatação comprometida. Em consequência, pode ocorrer isquemia até mesmo com níveis mais baixos de demanda de oxigênio do miocárdio. Em alguns indivíduos, a isquemia nem sempre é acompanhada por dor, resultando em isquemia "silenciosa" ou "ambulatorial". Na angina variante, o fornecimento de oxigênio diminui em consequência do vasospasmo coronariano reversível, que também provoca isquemia e dor.

Diz-se que há **angina instável**, uma **síndrome coronariana aguda (SCA)**, quando ocorrem episódios de angina em repouso e quando há aumento na intensidade, na frequência e na duração da dor torácica em pacientes com angina previamente estável. A angina instável é causada por episódios de resistência aumentada da artéria coronária epicárdica ou por pequenos coágulos plaquetários que ocorrem nas proximidades de uma placa aterosclerótica. Na maioria dos casos, a formação de trombos lábeis parcialmente oclusivos no sítio de uma placa fissurada ou ulcerada é o mecanismo de redução no fluxo. A inflamação é um fator de risco, porque pacientes que fazem uso de inibidores do fator de necrose tumoral parecem ter risco menor de infarto do miocárdio. A evolução e o prognóstico da angina instável são variáveis, mas, nesse subgrupo da SCA, há alto risco de infarto do miocárdio e de morte, e o quadro deve ser considerado uma emergência médica.

Em teoria, o desequilíbrio entre aporte de oxigênio e demanda miocárdica de oxigênio pode ser corrigido **diminuindo-se a demanda por oxigênio** ou **aumentando-se o aporte** (por meio de aumento do fluxo coronariano). Na angina de esforço, a demanda de oxigênio pode ser reduzida com diminuição do trabalho cardíaco ou, de acordo com alguns estudos, com desvio do metabolismo miocárdico para substratos que exijam menos oxigênio por unidade de trifosfato de adenosina (ATP, do inglês *adenosine triphosphate*) produzida. Na angina variante, por outro lado, o espasmo dos vasos coronarianos pode ser revertido com o uso de nitrato ou dos vasodilatadores que bloqueiam os canais de cálcio. Na angina instável, é necessário tomar medidas vigorosas para obter ambos – aumentar o fornecimento de oxigênio (por meio de intervenções médicas ou físicas) e diminuir a demanda de oxigênio. Os medicamentos hipolipemiantes tornaram-se extremamente importantes no tratamento em longo prazo da doença aterosclerótica (ver Capítulo 35).

FISIOPATOLOGIA DA ANGINA

Determinantes da demanda miocárdica de oxigênio

Os principais determinantes da demanda miocárdica de oxigênio estão listados na Tabela 12-1. Os efeitos da pressão arterial e da pressão venosa são mediados por seus efeitos sobre o estresse da parede do miocárdio. Como consequência de sua atividade contínua, as necessidades de oxigênio do coração são relativamente altas, e ele extrai cerca de 75% do oxigênio disponível mesmo na ausência de estresse. A demanda miocárdica de oxigênio aumenta quando há aumento na frequência cardíaca, na contratilidade, na pressão arterial ou no volume ventricular. Essas alterações hemodinâmicas ocorrem durante o exercício físico e com descarga simpática, o que frequentemente precipita angina em pacientes com DAC obstrutiva.

Os medicamentos que reduzem o tamanho, a frequência ou a força do coração diminuem a demanda cardíaca de oxigênio.

TABELA 12-1 Determinantes hemodinâmicos do consumo de oxigênio do miocárdio

Estresse da parede
Pressão intraventricular
Raio do ventrículo (volume)
Espessura da parede
Frequência cardíaca
Contratilidade

Assim, vasodilatadores, betabloqueadores e bloqueadores dos canais de cálcio são previsivelmente benéficos aos pacientes com angina. Um pequeno componente tardio da corrente de sódio ajuda a manter o platô longo e prolonga a corrente de cálcio dos potenciais de ação miocárdicos. Os medicamentos que bloqueiam essa corrente de sódio tardia podem reduzir, de forma indireta, o influxo de cálcio e, por conseguinte, reduzir a força de contração cardíaca. O coração prefere os ácidos graxos como substrato para produção de energia. No entanto, a oxidação de ácidos graxos requer mais oxigênio por unidade de ATP produzida do que a oxidação de carboidratos. Por conseguinte, os fármacos que desviam o metabolismo miocárdico para uma maior utilização da glicose (inibidores da oxidação de ácidos graxos), pelo menos em teoria, são capazes de reduzir a demanda de oxigênio sem alterar a hemodinâmica.

Determinantes do fluxo sanguíneo coronariano e do aporte miocárdico de oxigênio

No coração normal, o aumento da demanda de oxigênio é suprido aumentando-se o fluxo sanguíneo coronariano. Como o fluxo coronariano cai para quase zero durante a sístole, o fluxo sanguíneo coronariano está diretamente relacionado com a pressão diastólica na aorta e a duração da diástole. Portanto, a duração da diástole é um fator limitante para a perfusão do miocárdio durante taquicardia. O fluxo sanguíneo coronariano é inversamente proporcional à resistência vascular coronariana. A resistência é determinada principalmente por fatores intrínsecos, incluindo produtos metabólicos e atividade autonômica, e pode ser modificada – em vasos coronarianos normais – por diversos fármacos. Demonstrou-se que a lesão do endotélio dos vasos coronarianos altera sua capacidade de dilatação e aumenta a resistência vascular coronariana.

Determinantes do tônus vascular

Os tônus venoso e arteriolar periféricos (tensão da musculatura lisa) participam da determinação do estresse da parede miocárdica (ver Tabela 12-1). O tônus arteriolar controla diretamente a resistência vascular periférica e, dessa maneira, a pressão arterial. Na sístole, a pressão intraventricular precisa ultrapassar a pressão aórtica para ejetar o sangue; por conseguinte, a pressão arterial determina a tensão da parede *sistólica ventricular esquerda* de maneira importante. O tônus venoso determina a capacidade da circulação venosa e controla o volume de sangue sequestrado no sistema venoso *versus* o volume que retorna ao coração. Por conseguinte, o tônus venoso determina a tensão da parede *diastólica ventricular direita*.

A regulação da contração e do relaxamento da musculatura lisa é demonstrada de modo esquemático na Figura 12-1. Os mecanismos de ação dos principais tipos de vasodilatadores estão listados na

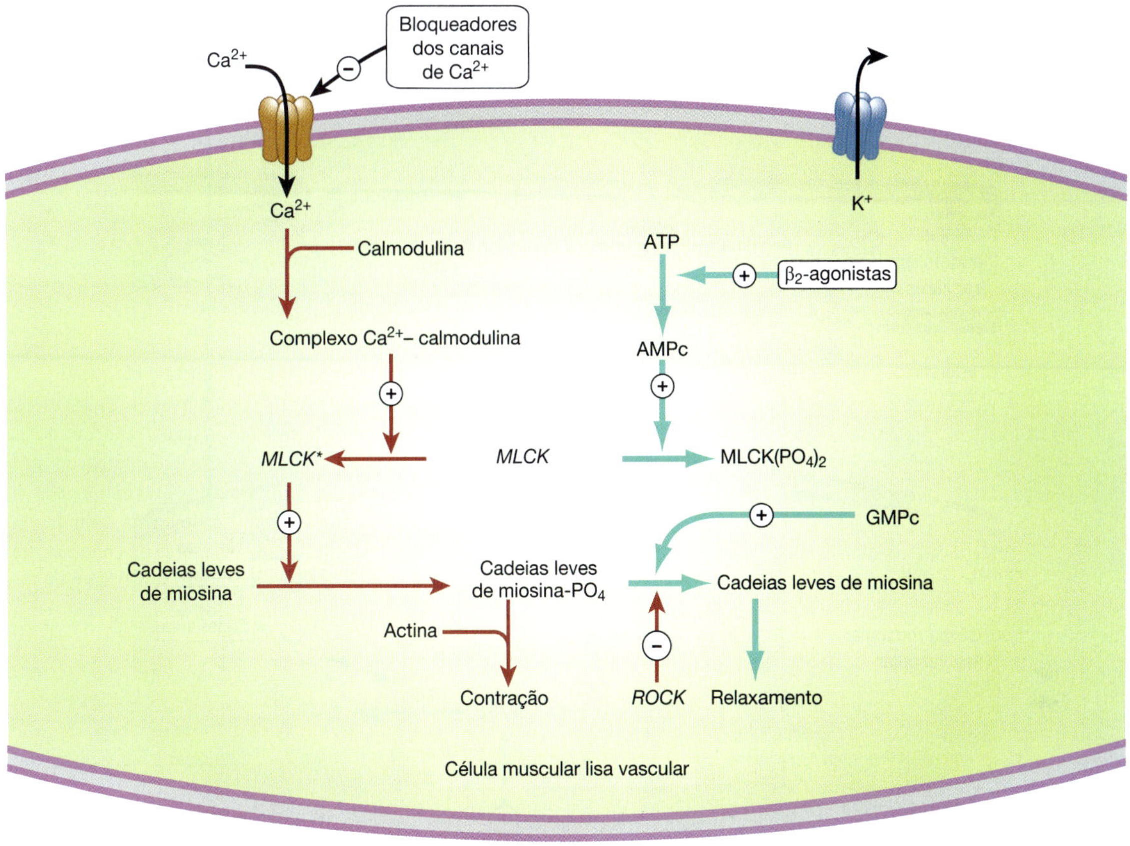

FIGURA 12-1 Diagrama simplificado da contração do músculo liso e sítio de ação dos fármacos bloqueadores dos canais de cálcio. A contração é ativada (*setas vermelhas*) pelo influxo de cálcio (que pode ser bloqueado por bloqueadores dos canais de cálcio) através dos canais de cálcio transmembrana. O cálcio combina-se com a calmodulina para formar um complexo, que converte a enzima cinase de cadeias leves de miosina (MLCK, do inglês *myosin light-chain kinase*) ativada (*MLCK**). Esta última fosforila as cadeias leves de miosina, iniciando, assim, a interação da miosina com a actina. Outras proteínas, calponina e caldesmona (não mostradas), inibem a atividade da ATPase de miosina durante o relaxamento do músculo liso. A interação com o complexo Ca^{2+}-calmodulina reduz sua interação com a miosina durante o ciclo de contração. Os β_2-agonistas (e outras substâncias que aumentam o monofosfato de adenosina cíclico [AMPc]) podem provocar o relaxamento no músculo liso (*setas verde-água*) ao acelerarem a inativação da MLCK e ao facilitarem a expulsão do cálcio a partir da célula (não mostrado). O monofosfato de guanosina cíclico (GMPc) facilita o relaxamento por meio do mecanismo mostrado na Figura 12-2. ROCK, Rho cinase.

Tabela 11-3. Conforme demonstrado nas Figuras 12-1 e 12-2, os fármacos podem relaxar o músculo liso vascular de diversas maneiras:

1. **Aumento do monofosfato de guanosina cíclico (GMPc,** do inglês *guanosine monophosphate cyclic*)**:** o GMPc facilita a desfosforilação das cadeias leves de miosina, impedindo a interação da miosina com a actina. O **óxido nítrico (NO)** é um ativador efetivo da guanililciclase solúvel e atua principalmente por meio desse mecanismo. Os doadores moleculares importantes de óxido nítrico incluem o **nitroprusseto** (usado em emergências hipertensivas; ver Capítulo 11) e os **nitratos** orgânicos utilizados na angina. Na doença aterosclerótica, pode haver redução da síntese endógena de NO, o que torna o músculo liso vascular mais dependente de fontes exógenas de NO.
2. **Redução do Ca^{2+} intracelular:** os **bloqueadores do canal de cálcio** produzem vasodilatação porque reduzem o Ca^{2+} intracelular, um grande fator modulador da ativação da cinase de cadeia leve de miosina (ver Figura 12-1) no músculo liso. Os **betabloqueadores** e os **bloqueadores do canal de cálcio** também reduzem o influxo de Ca^{2+} nas fibras musculares cardíacas, reduzindo, assim, frequência cardíaca, contratilidade e demanda de oxigênio na maioria das situações.
3. **Estabilização ou impedimento da despolarização da membrana da célula muscular lisa vascular:** o potencial de membrana das células excitáveis é estabilizado próximo do potencial de repouso por meio de aumento da permeabilidade ao sódio. O GMPc pode aumentar a permeabilidade dos canais de K^+ ativados por Ca^{2+}. Os fármacos que abrem os canais de potássio, como o sulfato de minoxidil (ver Capítulo 11), aumentam a permeabilidade dos canais de K^+, provavelmente dos canais de K^+ dependentes de ATP. Determinados fármacos, utilizados em outros países e em processo de investigação nos Estados Unidos (p. ex., **nicorandil** [não disponível no Brasil]), podem atuar, em parte, por esse mecanismo.
4. **Aumento do AMPc nas células da musculatura lisa vascular:** conforme demonstrado na Figura 12-1, com o aumento no AMPc acelera-se a inativação da cinase de cadeia leve de miosina, enzima responsável por deflagrar a interação da actina com a miosina nessas células. Parece ser esse o mecanismo da vasodilatação produzida por β_2-agonistas, medicamentos que *não* são empregados na angina (porque provocam estimulação cardíaca excessiva), e pelo fenoldopam, um D_1-agonista utilizado em emergências hipertensivas.

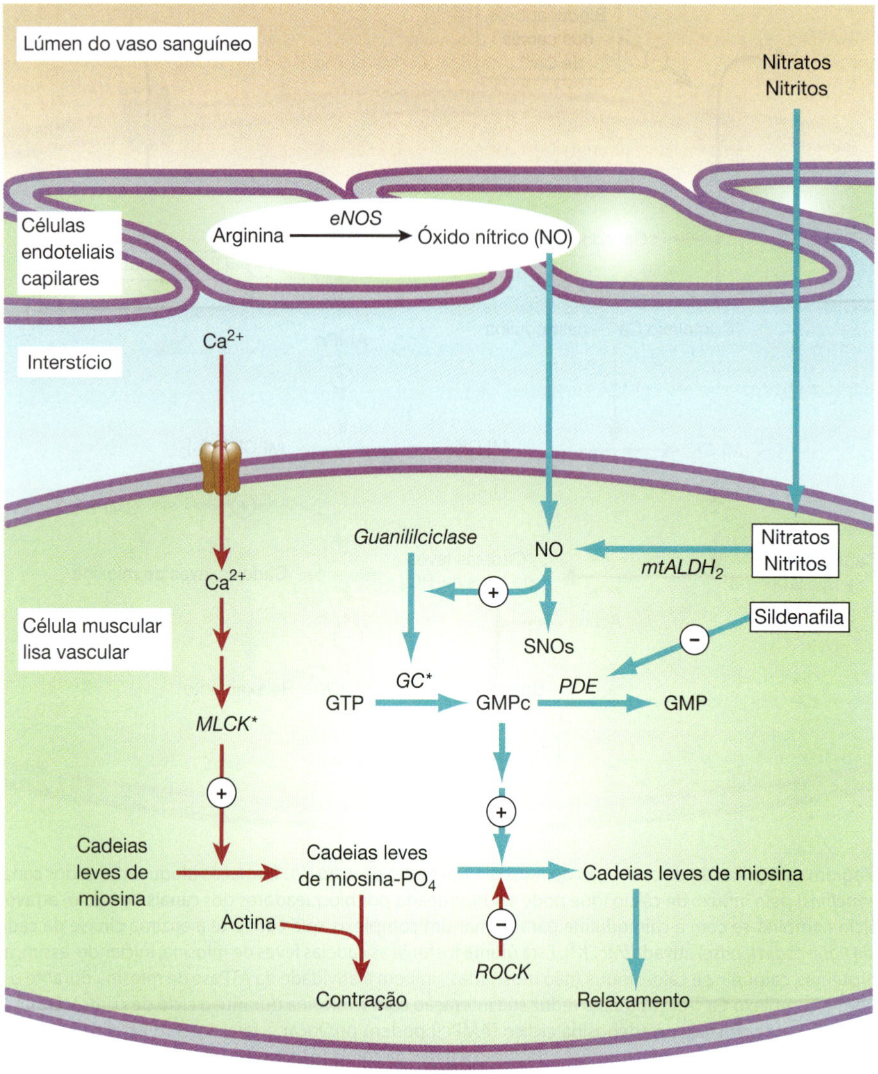

FIGURA 12-2 Mecanismo de ação de nitratos, nitritos e outras substâncias que aumentam a concentração de óxido nítrico (NO) nas células da musculatura lisa vascular. As etapas que conduzem ao relaxamento são mostradas com *setas verde-água*. Os nitrosotióis (SNOs) parecem ter efeitos não dependentes do GMPc sobre os canais de potássio e a Ca^{2+}-ATPase. eNOS, óxido nítrico sintase endotelial; GC*, guanililciclase ativada; GTP, trifosfato de guanosina (do inglês *guanosine triphosphate*); GMPc, monofosfato de guanosina cíclico; MLCK*, cinase de cadeia leve de miosona ativada (ver Figura 12-1); $mtALDH_2$, aldeído desidrogenase-2 mitocondrial; PDE, fosfodiesterase; ROCK, Rho cinase.

FARMACOLOGIA BÁSICA DOS FÁRMACOS USADOS NO TRATAMENTO DA ANGINA

Ação do fármaco na angina

Os três grupos de fármacos tradicionalmente utilizados na angina (nitratos orgânicos, bloqueadores dos canais de cálcio e betabloqueadores) *diminuem a necessidade de oxigênio do miocárdio* ao reduzir um ou mais dos principais determinantes da demanda de oxigênio (tamanho do coração, frequência cardíaca, pressão arterial e contratilidade). Em alguns pacientes, os nitratos e os bloqueadores dos canais de cálcio podem causar redistribuição do fluxo coronariano e *aumentar o aporte de oxigênio* para o tecido isquêmico. Na angina variante, os dois grupos de fármacos também aumentam o aporte de oxigênio ao miocárdio, já que revertem o espasmo da artéria coronária. Os nitratos são usados para aliviar os episódios agudos de dor anginosa e para profilaxia. Em virtude de seu início de ação lento, os bloqueadores dos canais de cálcio e os betabloqueadores são usados para profilaxia. Os fármacos mais recentes são discutidos adiante.

NITRATOS E NITRITOS

Química

As dietas ricas em nitratos inorgânicos são conhecidas por terem uma pequena ação de redução da pressão arterial, porém carecem de valor na angina. Os agentes úteis na angina consistem em ésteres simples dos ácidos nítrico e nitroso orgânicos de polialcoóis. A **nitroglicerina** pode ser considerada o protótipo do grupo e tem sido utilizada em condições cardiovasculares há mais de 160 anos.

Embora a nitroglicerina seja utilizada na fabricação da dinamite, as formulações empregadas na medicina não são explosivas. A forma de comprimido sublingual convencional da nitroglicerina pode perder a potência quando armazenada, em consequência da volatilização e da adsorção às superfícies plásticas. Portanto, ela deve ser mantida em recipientes de vidro hermeticamente fechados. A nitroglicerina não é sensível à luz.

Todos os agentes terapeuticamente ativos no grupo dos nitratos parecem ter mecanismos de ação idênticos e toxicidades semelhantes, embora o desenvolvimento de tolerância possa variar. Por conseguinte, os fatores farmacocinéticos determinam a escolha do fármaco e a modalidade de terapia quando se empregam os nitratos.

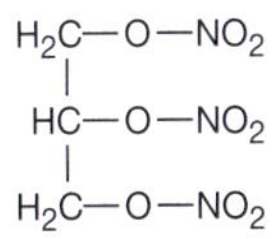

Nitroglicerina
(trinitrato de glicerila)

Farmacocinética

O fígado contém uma redutase de nitrato orgânico de alta capacidade, que remove os grupamentos nitrato por etapas a partir da molécula original e, por fim, inativa o fármaco. Portanto, a biodisponibilidade dos nitratos orgânicos tradicionais (p. ex., **nitroglicerina** e **dinitrato de isossorbida**) administrados por via oral é baixa (geralmente menor que 10 a 20%). Por esse motivo, a via sublingual, ao evitar o efeito de primeira passagem, é a preferencial para se obter concentração sanguínea terapêutica com rapidez. A nitroglicerina e o dinitrato de isossorbida são igualmente absorvidos de forma eficiente por via sublingual e alcançam concentração sanguínea terapêutica em poucos minutos. No entanto, a dose total administrada por essa via deve ser limitada para evitar efeito excessivo; assim, a duração total do efeito é breve (15 a 30 minutos). Quando se faz necessária uma ação mais prolongada, podem ser administradas preparações orais que contenham uma quantidade de fármaco suficiente para resultar em concentração sanguínea sistêmica sustentada do fármaco original mais seus metabólitos ativos. O **tetranitrato de pentaeritritol** (**PETN**, do inglês *pentaerythritol tetranitrate*), também denominado tetranitrato de pentaeritritila ou tetranitrato de eritrina, é outro nitrato orgânico que foi promovido para uso oral como nitrato de "ação longa" (> 6 horas). Foi também relatado que esse fármaco diminui a hipertensão pulmonar em animais de laboratório. As outras vias de administração disponíveis para a nitroglicerina incluem absorção transdérmica e bucal a partir de preparações de liberação lenta (descritas adiante).

O **nitrito de amila** e os nitritos correlatos são líquidos altamente voláteis. O nitrito de amila está disponível em ampolas de vidro frágeis, embaladas em uma cobertura de tecido protetor. A ampola pode ser quebrada com os dedos, resultando em liberação rápida de vapores inaláveis por meio do revestimento de tecido. A via inalatória propicia absorção muito rápida e, como a via sublingual, evita o efeito de primeira passagem hepático. Devido ao seu odor desagradável e à duração de ação extremamente curta, o nitrito de amila é agora obsoleto no tratamento da angina.

Uma vez absorvidos, os compostos de nitrato orgânicos inalterados apresentam meias-vidas de apenas 2 a 8 minutos. Os metabólitos parcialmente desnitrados possuem meias-vidas muito mais longas (até 3 horas). Entre os metabólitos da nitroglicerina (duas dinitroglicerinas e duas formas mononitro), o derivado 1,2-dinitro possui eficácia vasodilatadora significativa e provavelmente propicia a maior parte do efeito terapêutico da nitroglicerina administrada por via oral. O metabólito 5-mononitrato do dinitrato de isossorbida é um metabólito ativo do fármaco anterior e está disponível para uso oral como **mononitrato de isossorbida**. Sua biodisponibilidade é de 100%.

A excreção, principalmente na forma de derivados glicuronídeos dos metabólitos desnitrados, se faz, em grande parte, pelos rins.

Farmacodinâmica

A. Mecanismo de ação no músculo liso

Depois de mais de um século de estudo, o mecanismo de ação da nitroglicerina ainda não é totalmente compreendido. Há consenso de que o fármaco deve ser bioativado com liberação de **óxido nítrico**. Diferentemente do nitroprusseto e de alguns outros doadores diretos de óxido nítrico, a ativação da nitroglicerina requer ação enzimática. A nitroglicerina pode ser desnitrada pela glutationa-*S*-transferase no músculo liso e em outras células. Uma enzima mitocondrial, isoforma 2 (ALDH2) e, possivelmente, isoforma 3 (ALDH3) da aldeído desidrogenase (ALDH, do inglês *aldehyde dehydrogenase*), parece ser um fator fundamental na ativação e na liberação de óxido nítrico a partir da nitroglicerina e do PETN. Outras enzimas podem estar envolvidas na denitração do dinitrato e do mononitrato de isossorbida. O íon nitrito livre é liberado e, então, convertido em óxido nítrico (ver Capítulo 19). O óxido nítrico (provavelmente em complexo com a cisteína) combina-se com o grupamento heme da guanililciclase solúvel, ativando aquela enzima e provocando aumento do GMPc. Conforme demonstrado na Figura 12-2, a formação de GMPc representa o primeiro passo na direção do relaxamento do músculo liso. Também podem estar envolvidas a produção de prostaglandina E ou prostaciclina (PGI_2) e a hiperpolarização da membrana. Não há evidência de que os receptores autônomos estejam envolvidos na resposta primária ao nitrato. Entretanto, é comum haver reações autonômicas *reflexas*, evocadas quando doses hipotensivas são administradas. Conforme descrito no texto a seguir, a tolerância constitui uma importante consideração na utilização dos nitratos. Embora a tolerância possa ser causada em parte por diminuição nos grupamentos sulfidrila teciduais, como na cisteína, ela é apenas parcialmente evitada ou revertida com um agente regenerador da sulfidrila. O aumento da produção de radicais de oxigênio livre durante a terapia com nitrato pode ser outro mecanismo importante de tolerância. Evidências recentes sugerem que a disponibilidade reduzida do peptídeo relacionado com o gene da calcitonina (CGRP, do inglês *calcitonin gene-related peptide*; um potente vasodilatador) também está relacionada com a tolerância ao nitrato.

O **nicorandil** e vários outros fármacos antianginosos não disponíveis nos Estados Unidos parecem combinar a atividade da liberação de óxido nítrico com uma ação direta sobre a abertura dos canais de potássio, proporcionando, assim, um mecanismo adicional para produzir vasodilatação.

B. Efeitos em sistemas orgânicos

A nitroglicerina relaxa todos os tipos de músculo liso, independentemente da etiologia do tônus muscular preexistente (Figura 12-3). Praticamente não há efeito direto sobre os músculos cardíaco ou esquelético.

1. *Músculo liso vascular* Todos os segmentos do sistema vascular, desde as grandes artérias até as grandes veias, relaxam em resposta à nitroglicerina. A maior parte das evidências sugere um gradiente de

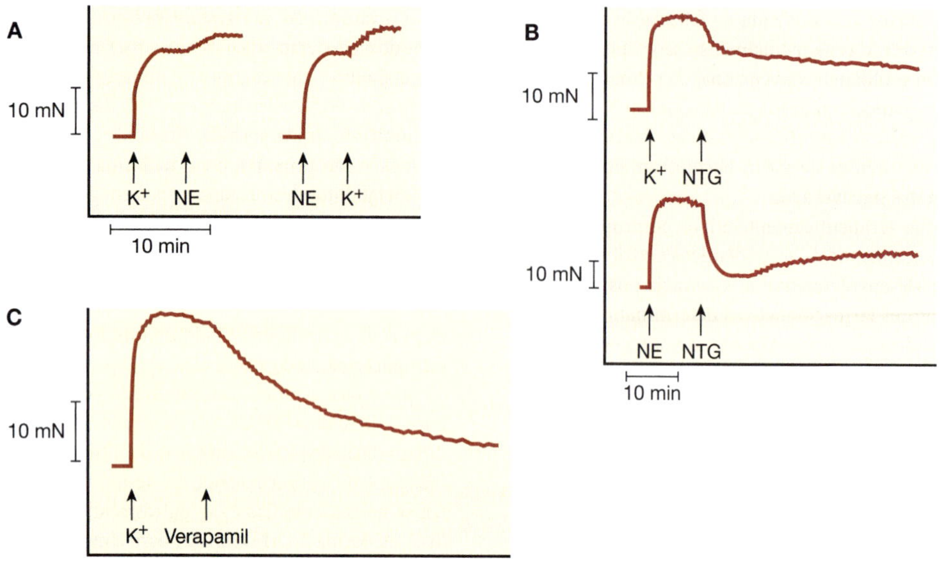

FIGURA 12-3 Efeitos dos vasodilatadores sobre as contrações dos segmentos venosos humanos estudados *in vitro*. (**A**) ilustra as contrações induzidas por dois agentes vasoconstritores: norepinefrina (NE) e potássio (K^+). (**B**) mostra o relaxamento induzido pela nitroglicerina (NTG), 4 μmol/L. O relaxamento é imediato. (**C**) mostra o relaxamento induzido pelo verapamil, 2,2 μmol/L. O relaxamento é mais lento, mas mais sustentado. mN, milinewtons, uma medida de força. (Reproduzida, com autorização, de Mikkelsen E, Andersson KE, Bengtsson B: Effects of verapamil and nitroglycerin on contractile responses to potassium and noradrenaline in isolated human peripheral veins, Acta Pharmacol Toxicol (Copenh) 1978 Jan;42(1):14-22.)

resposta, em que as veias respondem nas concentrações mais baixas, e as artérias, em concentrações ligeiramente mais altas. As artérias coronárias epicárdicas são sensíveis, porém os ateromas concêntricos podem impedir dilatação significativa. Por outro lado, as lesões excêntricas permitem aumento do fluxo quando os nitratos relaxam o músculo liso no lado distante da lesão. As arteríolas e os esfíncteres pré-capilares são dilatados de forma mínima, em parte por causa das respostas reflexas e em parte porque vasos diferentes variam em sua capacidade de liberar óxido nítrico a partir do fármaco.

Um resultado direto primário de uma dose efetiva de nitroglicerina é o relaxamento acentuado das veias com aumento da capacitância venosa e redução da pré-carga ventricular. As pressões vasculares pulmonares e o tamanho cardíaco são significativamente reduzidos. Na ausência de insuficiência cardíaca, o débito cardíaco é reduzido. Como a capacitância venosa é aumentada, é possível haver hipotensão ortostática acentuada, podendo resultar em síncope. A dilatação das grandes artérias coronárias epicárdicas pode melhorar o aporte de oxigênio na presença de ateromas excêntricos ou de vasos colaterais. Pulsações da artéria temporal e cefaleia pulsátil associadas às pulsações da artéria meníngea são efeitos comuns da nitroglicerina e do nitrito de amila. Na insuficiência cardíaca, a pré-carga com frequência encontra-se excessivamente alta; os nitratos e outros vasodilatadores, ao reduzirem a pré-carga, podem ter efeito benéfico sobre o débito cardíaco nessa condição (ver Capítulo 13).

Os efeitos indiretos da nitroglicerina consistem em respostas compensatórias evocadas pelos barorreceptores e dos mecanismos hormonais que respondem à redução da pressão arterial (ver Figura 6-7); com frequência, isso resulta em taquicardia e aumento da contratilidade cardíaca. A retenção de sal e água também pode ser significativa, em especial com os nitratos de ação intermediária e longa. Essas respostas compensatórias contribuem para o desenvolvimento de tolerância aos nitratos.

Em indivíduos normais sem doença coronariana, a nitroglicerina pode induzir aumento significativo, porém transitório, no fluxo sanguíneo coronariano total. Em contrapartida, não há evidência de que o fluxo coronariano total seja aumentado nos pacientes com angina decorrente de doença coronariana obstrutiva aterosclerótica. No entanto, alguns estudos sugerem que a *redistribuição* do fluxo coronariano de regiões normais para as isquêmicas pode participar do efeito terapêutico da nitroglicerina. A nitroglicerina também produz efeito inotrópico negativo fraco sobre o coração por meio do óxido nítrico.

2. *Outros órgãos com músculo liso* O relaxamento do músculo liso dos brônquios, do trato gastrintestinal (incluindo o sistema biliar) e do trato urogenital foi demonstrado experimentalmente. Em razão de sua curta duração, essas ações dos nitratos raramente têm valor clínico. Durante essas últimas décadas, o uso do nitrito de amila e do nitrito de isobutila (não nitratos) por inalação como estimulantes sexuais tornou-se popular para algumas pessoas. Os nitritos liberam rapidamente o óxido nítrico no tecido erétil, bem como no músculo liso, e ativam a guanililciclase. O aumento resultante no GMPc causa desfosforilação das cadeias leves de miosina e relaxamento (ver Figura 12-2), o que aumenta a ereção. Essa abordagem farmacológica para a disfunção erétil é discutida no Quadro "Medicamentos utilizados no tratamento da disfunção erétil".

3. *Ação sobre as plaquetas* O óxido nítrico liberado a partir da nitroglicerina estimula a guanililciclase nas plaquetas, como ocorre no músculo liso. O aumento decorrente no GMPc é responsável por redução na agregação plaquetária. Infelizmente, em ensaios prospectivos recentes não se observou benefício na sobrevida quando a nitroglicerina foi utilizada no infarto agudo do miocárdio. Em contrapartida, a nitroglicerina intravenosa pode ser valiosa na angina instável, em parte por meio de sua ação sobre as plaquetas.

4. *Outros efeitos* O íon **nitrito** (mas não o íon nitrato) reage com a hemoglobina (que contém ferro ferroso) para produzir metemoglobina (por meio de oxidação do ferro ferroso a ferro férrico). Como a metemoglobina possui afinidade muito baixa pelo oxigênio, altas doses de nitritos podem resultar em pseudocianose, hipoxia tecidual e morte. Felizmente, a concentração plasmática de nitrito que resulta até mesmo de altas doses de nitratos orgânicos e inorgânicos é muito baixa para causar metemoglobinemia significativa em adultos. Nos lactentes em fase de amamentação, a flora intestinal é capaz de converter quantidades significativas de nitrato inorgânico (algumas vezes presente, p. ex., em água de poço) em íon nitrito. Além disso, o nitrito de sódio é empregado como agente de cura (defumação) para carnes, como em carnes enlatadas. Assim, a exposição inadvertida a grandes quantidades de íon nitrito pode ocorrer e produzir intoxicação grave.

Uma aplicação terapêutica desse efeito tóxico do nitrito foi descoberta. O envenenamento por cianeto resulta da formação de complexo com o ferro do citocromo e sua inativação pelo íon CN^-. O ferro da metemoglobina possui afinidade muito alta pelo CN^-; por conseguinte, a administração de nitrito de sódio ($NaNO_2$) logo após uma exposição ao cianeto regenera o citocromo ativo. A cianometemoglobina produzida pode ser ainda mais destoxificada pela administração intravenosa de tiossulfato de sódio ($Na_2S_2O_3$); isso resulta na formação de íon tiocianato (SCN^-), um íon menos tóxico que é prontamente excretado. A metemoglobinemia, quando excessiva, pode ser tratada com administração de azul de metileno (cloreto de metiltionínio) por via intravenosa. Esse antídoto para o envenenamento pelo cianeto (nitrito de amila inalado mais nitrito de sódio por via intravenosa, seguidos de tiocianato de sódio intravenoso e, se necessário, azul de metileno) está atualmente sendo substituído pela hidroxocobalamina, uma forma de vitamina B_{12}, que também apresenta afinidade muito alta pelo íon cianeto e se combina com ele para gerar cianocobalamina, outra forma de vitamina B_{12}, e citocromo livre.

Toxicidade e tolerância

A. Reações adversas agudas

As principais toxicidades agudas dos nitratos orgânicos são extensões diretas da vasodilatação terapêutica: hipotensão ortostática, taquicardia e cefaleia pulsátil. O glaucoma, outrora considerado uma contraindicação, não é agravado, e os nitratos podem ser empregados com segurança na presença de pressão intraocular aumentada. Contudo, os nitratos estão contraindicados quando há elevação da pressão intracraniana. Raramente ocorre de os adesivos de nitroglicerina transdérmicos sofrerem combustão quando o eletrochoque do desfibrilador externo é aplicado no tórax de pacientes com fibrilação ventricular. Esses adesivos devem ser removidos antes do uso de desfibriladores externos para evitar queimaduras superficiais.

Medicamentos utilizados no tratamento da disfunção erétil

A disfunção erétil tem sido objeto de pesquisa há muito tempo (por cientistas amadores e profissionais). Entre as substâncias usadas no passado e geralmente desacreditadas estão a "Mosca Espanhola" (um irritante da bexiga e da uretra), a ioimbina (um α_2-antagonista; ver Capítulo 10), a noz-moscada e misturas contendo chumbo, arsênico ou estricnina. Entre as substâncias atualmente preferidas por praticantes da fitoterapia, mas com valor duvidoso, estão o ginseng e a kava.

Estudos científicos do processo demonstraram que a ereção exige *relaxamento* do músculo liso não vascular dos corpos cavernosos. Esse relaxamento possibilita o influxo de sangue com pressão quase igual à arterial nos seios dos corpos cavernosos, e é essa pressão do sangue que causa ereção. (Com relação a outros aspectos da função sexual masculina, a ejaculação requer função motora simpática intacta, ao passo que o orgasmo envolve nervos sensoriais superficiais e profundos independentes.) Ocorre ereção fisiológica em resposta à liberação de óxido nítrico de nervos não adrenérgicos não colinérgicos (ver Capítulo 6) associada à descarga parassimpática. Dessa maneira, a inervação motora parassimpática deve estar íntegra, e a síntese de óxido nítrico, ativa. (Observa-se um processo semelhante nos tecidos eréteis femininos.) Alguns outros relaxantes do músculo liso – por exemplo, análogos da prostaglandina E_1 (PGE_1) ou receptores adrenérgicos α-antagonistas –, quando presentes em concentração alta o bastante, podem causar, de maneira independente, um relaxamento cavernoso suficiente para resultar em ereção. Conforme observado no texto, o óxido nítrico ativa a guanililciclase, que aumenta a concentração de GMPc, e esse último segundo mensageiro estimula a desfosforilação das cadeias leves de miosina (ver Figura 12-2) e o relaxamento do músculo liso. Assim, qualquer medicamento que aumente o GMPc é valioso no tratamento da disfunção erétil desde que a inervação esteja normal. A **sildenafila** age aumentando o GMPc ao inibir sua clivagem pela isoforma 5 da fosfodiesterase (PDE-5). O fármaco foi muito bem-sucedido no comércio porque pode ser administrado por via oral. Contudo, a sildenafila tem pouco ou nenhum valor em homens com perda de potência decorrente de lesão de medula ou outra lesão da inervação e em homens com baixa libido. Além disso, a sildenafila potencializa a ação dos nitratos usados para a angina, e foram reportados hipotensão grave e alguns infartos do miocárdio em homens que recebiam os dois fármacos. Recomenda-se que haja um intervalo mínimo de 6 horas entre o uso de nitrato e a ingestão da sildenafila. A sildenafila também tem efeitos sobre a visão em cores, provocando dificuldade na discriminação entre azul e verde. Três inibidores da PDE-5 semelhantes – a **tadalafila**, a **vardenafila** e a **avanafila** – estão disponíveis (avanafila não disponível no Brasil). É importante estar atento para o fato de que numerosos produtos de venda livre encomendados por correio, que contêm análogos da sildenafila, como hidroxitio-homossildenafila e sulfoaildenafila, têm sido comercializados como agentes "potencializadores para homens". Esses produtos não estão aprovados pela Food and Drug Administration (FDA) e incorrem no mesmo risco de interações perigosas com os nitratos que os agentes aprovados.

Os inibidores da PDE-5 também foram estudados para possível uso em outras patologias. Estudos clínicos mostram benefícios evidentes em alguns pacientes com hipertensão arterial pulmonar, mas não nos pacientes com fibrose pulmonar idiopática avançada. Os fármacos possivelmente são benéficos para pacientes com hipertensão sistêmica, fibrose cística e hiperplasia prostática benigna. Tanto a sildenafila quanto a tadalafila estão aprovadas para tratamento da hipertensão pulmonar. Estudos pré-clínicos sugerem que a sildenafila pode ser útil na prevenção da apoptose e na remodelação cardíaca após isquemia e reperfusão.

O medicamento mais comumente utilizado para o tratamento da disfunção erétil em pacientes que não respondem à sildenafila é o **alprostadil**, um análogo da PGE_1 (ver Capítulo 18), que pode ser injetado diretamente nos corpos cavernosos ou aplicado na uretra na forma de vela uretral, a partir do qual ocorre difusão para dentro do tecido cavernoso. A fentolamina pode ser utilizada por injeção nos corpos cavernosos. Esses medicamentos causam ereção na maioria dos homens que não respondem à sildenafila.

B. Tolerância

Com a exposição continuada aos nitratos, alguns músculos lisos podem desenvolver tolerância completa (taquifilaxia), e o ser humano saudável e não previamente tratado com nitratos se torna progressivamente tolerante quando preparações de ação longa (orais, transdérmicas) ou infusões intravenosas contínuas são empregadas por mais de algumas horas sem interrupção. Os mecanismos pelos quais a tolerância se desenvolve não são totalmente compreendidos. Como já assinalamos, a redução na liberação de óxido nítrico decorrente da menor bioativação pode ser responsável, em parte, pela tolerância à nitroglicerina. A suplementação de cisteína pode reverter parcialmente a tolerância, o que sugere que a menor disponibilidade de doadores de sulfidrila tenha participação no processo. A compensação sistêmica também tem participação na tolerância em humanos que ainda não haviam sido tratados com nitratos. A princípio, ocorre descarga simpática significativa e, depois de 1 ou mais dias de terapia com nitratos de ação longa, a retenção de sal e de água pode reverter parcialmente as alterações hemodinâmicas favoráveis inicialmente causadas pela nitroglicerina.

A tolerância não ocorre igualmente com todos os doadores de óxido nítrico. Por exemplo, o nitroprusseto mantém sua atividade por um período maior. Outros nitratos orgânicos parecem ser menos suscetíveis do que a nitroglicerina ao desenvolvimento de tolerância. Em sistemas sem células, a guanililciclase solúvel é inibida, possivelmente por nitrosilação da enzima, somente depois de exposição prolongada a concentrações muito altas de nitroglicerina. Em contrapartida, o tratamento com antioxidantes que protegem a ALDH2 e enzimas similares parece evitar ou reduzir a tolerância. Isso sugere que a tolerância é uma função da diminuição da bioativação dos nitratos orgânicos e, em menor grau, de uma perda de responsividade da guanilatociclase solúvel ao óxido nítrico.

A exposição contínua a níveis altos de nitratos pode ocorrer na indústria química, em especial em locais onde são fabricados explosivos. Quando a contaminação do ambiente de trabalho por compostos de nitrato orgânico voláteis é grave, as pessoas que trabalham constatam que, ao iniciar o seu trabalho semanal (na segunda-feira), elas apresentam cefaleia e tontura transitória (**doença da segunda-feira**). Depois de 1 ou mais dias, esses sintomas desaparecem em razão do desenvolvimento de tolerância. Durante o fim de semana, quando a exposição às substâncias químicas é reduzida, a tolerância desaparece, de modo que os sintomas reincidem a cada segunda-feira. Foram reportados outros perigos da exposição industrial, inclusive dependência. Não há evidência de que haja dependência física em consequência do uso *terapêutico* de nitratos de ação curta para tratamento da angina, mesmo em altas doses.

C. Carcinogenicidade dos derivados de nitrato e nitrito

Nitrosaminas são moléculas pequenas com a estrutura R_2–N–NO formadas a partir da combinação de nitratos e nitritos com aminas. Algumas nitrosaminas são carcinógenos poderosos em animais, aparentemente por meio da conversão em derivados reativos. Embora não haja comprovação direta de que esses agentes causem câncer em seres humanos, observou-se uma correlação epidemiologicamente forte entre a incidência de carcinomas esofágicos e gástricos e o conteúdo de nitrato nos alimentos de determinadas culturas. As nitrosaminas também são encontradas no tabaco e na fumaça do cigarro. Não há evidência de que as baixas doses de nitratos utilizadas no tratamento da angina resultem em concentrações orgânicas significativas de nitrosaminas.

Mecanismos do efeito clínico

Os efeitos benéficos e deletérios da vasodilatação induzida por nitrato estão resumidos na Tabela 12-2.

A. Efeitos do nitrato na angina de esforço

A redução do retorno venoso para o coração e a resultante diminuição do volume intracardíaco são efeitos hemodinâmicos benéficos importantes dos nitratos. A pressão arterial também diminui. A redução da pressão intraventricular e do volume ventricular esquerdo está associada às reduções na tensão da parede (relação de Laplace) e na demanda miocárdica de oxigênio. Raramente ocorre *aumento* paradoxal da demanda miocárdica de oxigênio como resultado de taquicardia reflexa excessiva e do aumento da contratilidade.

A administração intracoronariana, intravenosa ou sublingual de nitrato aumenta, de forma consistente, o calibre das grandes artérias coronárias epicárdicas, exceto onde haja bloqueio por ateroma concêntrico. A resistência arteriolar coronariana tende a diminuir, embora em menor extensão. Contudo, os nitratos administrados pelas vias sistêmicas usuais podem *reduzir* o fluxo sanguíneo coronariano global (e o consumo miocárdico de oxigênio) se o débito cardíaco for reduzido em consequência da redução no retorno venoso. A redução no consumo de oxigênio é o principal mecanismo para o alívio da angina de esforço.

B. Efeitos do nitrato na angina variante

Os nitratos beneficiam os pacientes com angina variante ao relaxar a musculatura lisa das artérias coronárias epicárdicas e ao aliviar o espasmo da artéria coronária.

C. Efeitos do nitrato na angina instável

Os nitratos também são úteis no tratamento da SCA da angina instável, mas o mecanismo exato para seus efeitos benéficos não está claro. Como o aumento do tônus vascular coronariano e o aumento da demanda miocárdica de oxigênio podem desencadear angina de repouso nesses pacientes, os nitratos podem exercer seus efeitos benéficos dilatando as artérias coronárias epicárdicas e reduzindo simultaneamente a demanda miocárdica de oxigênio. Conforme

TABELA 12-2 Efeitos benéficos e deletérios dos nitratos no tratamento da angina

Efeito	Mecanismo e resultado
Efeitos benéficos potenciais	
Redução do volume ventricular Redução da pressão arterial Redução do tempo de ejeção	Redução do trabalho e da demanda de oxigênio do miocárdio
Vasodilatação das artérias coronárias epicárdicas	Alívio do espasmo da artéria coronária
Aumento do fluxo colateral	Melhora na perfusão do miocárdio isquêmico
Redução da pressão diastólica ventricular esquerda	Melhora da perfusão subendocárdica
Efeitos deletérios potenciais	
Taquicardia reflexa	Aumento da demanda de oxigênio do miocárdio; redução do tempo de perfusão diastólico e da perfusão coronariana
Aumento reflexo da contratilidade	Aumento da demanda de oxigênio do miocárdio

observado, a nitroglicerina também reduz a agregação plaquetária, e esse efeito talvez seja importante na angina instável.

Aplicação clínica dos nitratos

Algumas das formas de nitroglicerina e seus congêneres estão listadas na Tabela 12-3. Em razão de seu início de ação rápido (1-3 minutos), a nitroglicerina sublingual é o agente mais utilizado no tratamento imediato da angina. Como sua ação é breve (não excedendo 20 a 30 minutos), o medicamento não é adequado para terapia de manutenção. O início da ação da nitroglicerina intravenosa também é rápido (minutos), mas seus efeitos hemodinâmicos são prontamente revertidos quando a infusão é interrompida. A aplicação clínica da nitroglicerina intravenosa é, portanto, restrito ao tratamento da angina de repouso grave e recorrente. As preparações de nitroglicerina de absorção lenta incluem uma forma bucal, preparações orais e várias apresentações transdérmicas. Foi constatado que essas formulações proporcionam concentrações sanguíneas por longos períodos; todavia, conforme assinalado anteriormente, isso pode levar ao desenvolvimento de tolerância.

Os efeitos hemodinâmicos do dinitrato de isossorbida sublingual ou mastigável e dos nitratos orgânicos orais são similares àqueles da nitroglicerina administrada pelas mesmas vias. Embora com a administração transdérmica obtenha-se concentração sanguínea de nitroglicerina por 24 horas ou mais, seus efeitos hemodinâmicos plenos geralmente não persistem por mais de 8 a 10 horas. A eficácia clínica das formas de nitroglicerina com liberação lenta na terapia de manutenção da angina é, desse modo, limitada pelo desenvolvimento de tolerância significativa. Por conseguinte, deve-se observar um período sem nitrato de pelo menos 8 horas entre as doses das formas de ação longa e de liberação lenta para reduzir ou evitar a tolerância.

OUTROS NITROVASODILATADORES

O **nicorandil** é um éster de nitrato de nicotinamida que possui propriedades vasodilatadoras das artérias coronárias normais, mas que tem efeitos mais complexos nos pacientes com angina. Os estudos realizados em miócitos isolados indicam que o fármaco ativa um trocador de Na^+/Ca^{2+} e reduz a sobrecarga de Ca^{2+} intracelular. Estudos clínicos sugerem que o medicamento reduz a pré-carga e a pós-carga. Ele também confere alguma proteção do miocárdio por meio de pré-condicionamento pela ativação dos canais de K_{ATP} cardíacos. Em um ensaio de grande porte foi demonstrada redução significativa do risco relativo de eventos coronarianos fatais e não fatais nos pacientes que recebem o fármaco. O nicorandil está aprovado para uso no tratamento da angina na Europa e no Japão, mas ainda não foi aprovado nos Estados Unidos. A **molsidomina** é um profármaco convertido em um metabólito que libera óxido nítrico. Diz-se que tem eficácia comparável à dos nitratos orgânicos e que não está sujeita à tolerância. Estudos recentes sugerem que ela pode reduzir o vasospasmo cerebral no acidente vascular encefálico (AVE). Não está disponível nos Estados Unidos (nem no Brasil).

FÁRMACOS BLOQUEADORES DOS CANAIS DE CÁLCIO

Sabe-se, desde o final do século XIX, que o influxo de cálcio transmembrana é necessário para a contração dos músculos liso e cardíaco. A descoberta de um canal de cálcio no músculo cardíaco foi seguida pela descoberta de vários tipos distintos de canais de cálcio em diferentes tecidos (Tabela 12-4). A descoberta desses canais possibilitou a medição da corrente de cálcio, I_{Ca}, e o subsequente desenvolvimento de fármacos bloqueadores clinicamente úteis. Embora os bloqueadores atualmente disponíveis para uso clínico no tratamento de condições cardiovasculares sejam exclusivamente bloqueadores dos canais de cálcio tipo L, bloqueadores seletivos de outros tipos de canais de cálcio estão em fase de pesquisa. Acredita-se que certos fármacos anticonvulsivantes ajam, pelo menos em parte, pelo bloqueio do canal de cálcio (principalmente do tipo T) nos neurônios (ver Capítulo 24).

TABELA 12-3 Fármacos à base de nitratos e nitritos utilizados no tratamento da angina

Fármaco	Posologia	Duração de ação
Ação curta		
Nitroglicerina, sublingual	0,15-1,2 mg	10-30 min
Dinitrato de isossorbida, sublingual	2,5-5 mg	10-60 min
Nitrito de amila, inalante (obsoleto)	0,18-0,3 mL	3-5 min
Ação longa		
Nitroglicerina, oral com ação retardada	6,5-13 mg, por 6-8 h	6-8 h
Nitroglicerina, pomada a 2%, transdérmica*	1-1,5 inches, por 4 h	3-6 h
Nitroglicerina, liberação lenta, bucal	1-2 mg, por 4 h	3-6 h
Nitroglicerina, adesivo de liberação lenta, transdérmica*	10-25 mg, por 24 h (1 adesivo/dia)	8-10 h
Dinitrato de isossorbida, sublingual	2,5-10 mg, por 2 h	1,5-2 h
Dinitrato de isossorbida, oral	10-60 mg, por 4-6 h	4-6 h
Dinitrato de isossorbida, oral mastigável	5-10 mg, por 2-4 h	2-3 h
Mononitrato de isossorbida, oral	20 mg, por 12 h	6-10 h
Tetranitrato de pentaeritritila (PETN)	50 mg, por 12 h	10-12 h

*Não disponível no Brasil.

TABELA 12-4 Propriedades de vários canais de cálcio ativados por voltagem

Tipo	Nome do canal	Onde é encontrado	Propriedades da corrente de cálcio	Bloqueado por
L	$Ca_V1.1$-$Ca_V1.4$	Músculos cardíaco, esquelético e liso, neurônios ($Ca_V1.4$ é encontrado na retina), células endócrinas, osso	Limiar alto, longa, grande	Verapamil, DHPs, Cd^{2+}, ω-aga-IIIA
T	$Ca_V3.1$-$Ca_V3.3$	Coração, neurônios	Limiar baixo, curta, pequena	sFTX, flunarizina, Ni^{2+} ($Ca_V3.2$ apenas), mibefradil[1]
N	$Ca_V2.2$	Neurônios, espermatozoide[2]	Limiar alto, curta	Ziconotida,[3] gabapentina,[4] ω-CTXGVIA, ω-aga-IIIA, Cd^{2+}
P/Q	$Ca_V2.1$	Neurônios	Limiar alto, longa	ω-CTX-MVIIC, ω-aga-IVA
R	$Ca_V2.3$	Neurônios, espermatozoide[2]	Marca-passo	SNX-482, ω-aga-IIIA

[1]Fármaco antianginoso retirado do mercado dos Estados Unidos (não disponível no Brasil).
[2]Os tipos de canais associados à atividade flagelar dos espermatozoides podem ser da variedade Catsper 1-4.
[3]Analgésico sintético do peptídeo da lesma (ver Capítulo 31).
[4]Fármaco anticonvulsivante (ver Capítulo 24).
DHPs, di-hidropiridinas (p. ex., nifedipino); sFTX, toxina sintética do funil da teia de aranha; ω-CTX, conotoxinas extraídas de várias lesmas marinhas do gênero *Conus*; ω-aga-IIIA e ω-aga-IVA, toxinas do funil da teia da aranha, *Agelenopsis aperta*; SNX-482, toxina da tarântula africana, *Hysterocrates gigas*.

Química e farmacocinética

O verapamil, o primeiro membro clinicamente útil desse grupo, resultou de tentativas para sintetizar análogos mais ativos da papaverina, um alcaloide vasodilatador encontrado no ópio da papoula. Desde então, dúzias de agentes de estrutura variável mostraram ter a mesma ação farmacológica (Tabela 12-5). Três bloqueadores dos canais de cálcio quimicamente diferentes são mostrados na Figura 12-4. O nifedipino é o protótipo da família di-hidropiridina dos bloqueadores dos canais de cálcio; foram investigadas dúzias de moléculas dessa família, e várias delas estão aprovadas nos Estados Unidos (assim como no Brasil) para tratamento de angina, hipertensão e outras indicações.

Os bloqueadores dos canais de cálcio são fármacos ativos por via oral e se caracterizam pelo elevado efeito de primeira passagem, pela alta ligação à proteína plasmática e pelo extenso metabolismo. O verapamil e o diltiazem também são utilizados por via intravenosa.

Farmacodinâmica

A. Mecanismo de ação

O tipo dominante do canal de cálcio é o tipo L dependente de voltagem no músculo cardíaco e no músculo liso, e sabe-se que ele apresenta vários receptores de fármacos. Ele é formado pelas subunidades α_1 (a maior unidade, formadora de poro), α_2, β, γ e δ. Foram identificadas quatro variantes da subunidade α_1. Demonstrou-se que o nifedipino e outras di-hidropiridinas ligam-se a um sítio na subunidade α_1, ao passo que o verapamil e o diltiazem parecem se ligar a receptores intimamente correlacionados, mas não idênticos, em outra região da mesma subunidade. A ligação de um fármaco aos receptores de verapamil ou diltiazem afeta alostericamente a ligação da di-hidropiridina. Essas regiões receptoras são estereosseletivas, uma vez que se observam grandes diferenças na afinidade de ligação do estereoisômero e na potência farmacológica para enantiômeros do verapamil, do diltiazem e de congêneres do nifedipino opticamente ativos.

TABELA 12-5 Farmacologia clínica de alguns fármacos bloqueadores dos canais de cálcio

Fármaco	Biodisponibilidade oral (%)	Meia-vida (h)	Indicação	Posologia
Di-hidropiridinas				
Anlodipino	65-90	30-50	Angina, hipertensão	5-10 mg, VO, 1×/dia
Felodipino	15-20	11-16	Hipertensão, fenômeno de Raynaud	5-10 mg, VO, 1×/dia
Isradipino	15-25	8	Hipertensão	2,5-10 mg, VO, 2×/dia
Nicardipino	35	2-4	Angina, hipertensão	20-40 mg, VO, a cada 8 h
Nifedipino	45-70	4	Angina, hipertensão, fenômeno de Raynaud	3-10 μg/kg, IV; 20-40 mg, VO, a cada 8 h
Nisoldipino	< 10	6-12	Hipertensão	20-40 mg, VO, 1×/dia
Nitrendipino	10-30	5-12	Em pesquisa*	20 mg, VO, 1 ou 2×/dia
Outros				
Diltiazem	40-65	3-4	Angina, hipertensão, fenômeno de Raynaud	75-150 μg/kg, IV; 30-80 mg, VO, a cada 6 h
Verapamil	20-35	6	Angina, hipertensão, arritmias, enxaqueca	75-150 μg/kg, IV; 80-160 mg, VO, a cada 8 h

IV, intravenoso; VO, via oral.
*N. de R.T. Está em pesquisa nos Estados Unidos (no Brasil, há produtos registrados para essa substância).

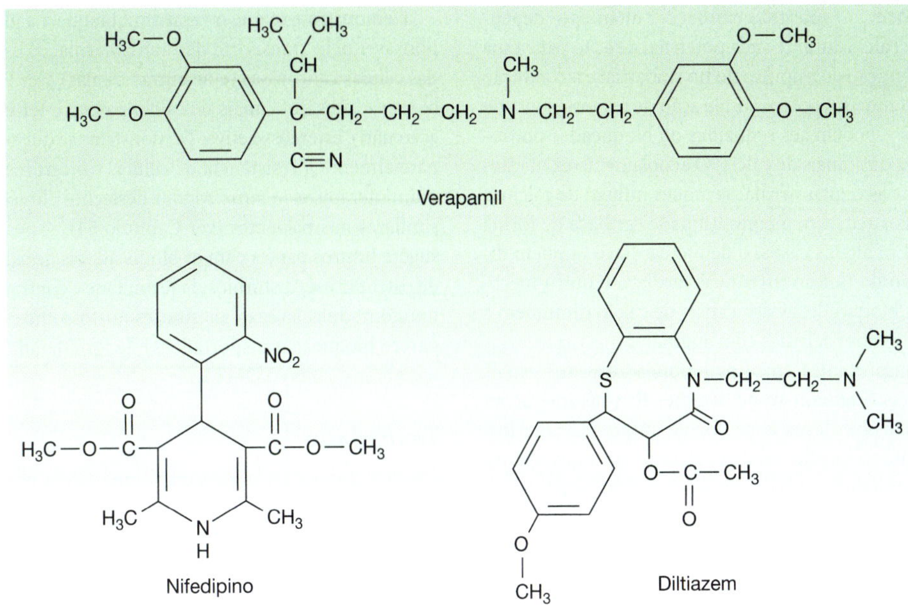

FIGURA 12-4 Estruturas químicas de vários fármacos bloqueadores dos canais de cálcio.

O bloqueio dos canais de cálcio por esses fármacos assemelha-se àquele dos canais de sódio por anestésicos locais (ver Capítulos 14 e 26). Os fármacos agem a partir do lado interno da membrana e se ligam de forma mais efetiva aos canais abertos e aos inativados. A ligação do fármaco reduz a frequência de abertura em resposta à despolarização. O resultado é diminuição acentuada na corrente de cálcio transmembrana, o que resulta em relaxamento de longa duração no músculo liso (ver Figura 12-3) e, no músculo cardíaco, em redução da contratilidade por todo o coração, da frequência do marca-passo do nó sinoatrial e da velocidade de condução do nó atrioventricular (AV).* Embora algumas células neuronais alojem canais de cálcio do tipo L, sua sensibilidade a esses fármacos é menor porque os canais nessas células passam menos tempo nos estados aberto e inativado.

As respostas do músculo liso ao influxo de cálcio através dos canais de cálcio *controlados por ligante* também são reduzidas por esses fármacos, mas não de modo tão acentuado. O bloqueio pode ser parcialmente revertido aumentando-se a concentração de cálcio, embora as concentrações necessárias não sejam atingidas com facilidade nos pacientes. O bloqueio também pode ser parcialmente revertido por meio do uso de fármacos que aumentem o fluxo de cálcio transmembrana, como os simpatomiméticos.

Os outros tipos de canais de cálcio são menos sensíveis aos bloqueadores dos canais de cálcio (ver Tabela 12-4). Portanto, os tecidos em que esses outros tipos de canal têm função importante – neurônios e a maioria das glândulas secretoras – são muito menos afetados por esses medicamentos do que os músculos cardíaco e liso. O **mibefradil** é um bloqueador seletivo do canal de cálcio do tipo T que foi introduzido para uso como antiarrítmico, mas foi retirado do mercado. Os demais canais iônicos, além dos de cálcio, são muito menos sensíveis a esses fármacos. Os canais de potássio no músculo liso vascular são inibidos pelo verapamil, limitando, assim, a vasodilatação produzida por esse fármaco. Os canais de sódio, bem como os de cálcio, são bloqueados pelo **bepridil** (não disponível no Brasil), um antigo fármaco antiarrítmico.

*Em doses muito reduzidas e sob determinadas circunstâncias, certas di-hidropiridinas aumentam o influxo de cálcio. Algumas di-hidropiridinas específicas, por exemplo, Bay K 8644, realmente aumentam o influxo de cálcio na maior parte de sua faixa de dose.

B. Efeitos em sistemas orgânicos

1. *Músculo liso* A maioria dos tipos de músculo liso depende do influxo de cálcio transmembrana para o tônus normal em repouso e para respostas contráteis. Essas células sofrem ação de relaxamento sob a ação dos bloqueadores de canal de cálcio (ver Figura 12-3). A musculatura lisa vascular parece ser a mais sensível, porém foi demonstrado relaxamento similar nas musculaturas lisa bronquiolar, gastrintestinal e uterina. No sistema vascular, as arteríolas parecem mais sensíveis do que as veias; a hipotensão ortostática não é uma reação adversa comum. A pressão arterial é reduzida com todos os bloqueadores dos canais de cálcio (ver Capítulo 11). As mulheres podem ser mais sensíveis do que os homens quanto à ação hipotensora do diltiazem. A redução na resistência vascular periférica é um mecanismo pelo qual esses fármacos podem beneficiar o paciente com angina de esforço. Demonstrou-se redução de espasmo de artéria coronária em pacientes com angina variante.

Há diferenças importantes na seletividade vascular entre os bloqueadores dos canais de cálcio. Em geral, as di-hidropiridinas apresentam maior proporção de efeitos sobre a musculatura lisa vascular relacionada com efeitos cardíacos que o diltiazem e o verapamil. O efeito relativamente menor do verapamil sobre a vasodilatação pode ser resultado do bloqueio simultâneo dos canais de potássio do músculo liso vascular, descrito anteriormente. Além disso, as di-hidropiridinas diferem em potência nos distintos leitos vasculares. Por exemplo, diz-se que o **nimodipino** é particularmente seletivo para vasos sanguíneos cerebrais. Variantes de *splice* na estrutura da subunidade do canal α_1 parecem contribuir para essas diferenças.

2. *Músculo cardíaco* O músculo cardíaco é altamente dependente do influxo de cálcio durante cada potencial de ação para a sua função normal. A geração do impulso no nó sinoatrial e a condução no nó AV – os denominados potenciais de ação de resposta lenta ou cálcio-dependentes – podem ser reduzidas ou bloqueadas por todos os bloqueadores dos canais de cálcio. O acoplamento excitação-contração em todas as células cardíacas requer influxo de cálcio e, assim, esses fármacos reduzem a contratilidade cardíaca de forma dose-dependente. Em alguns casos, o débito cardíaco também diminui. Essa redução da função mecânica cardíaca é outro mecanismo pelo qual os bloqueadores dos canais de cálcio diminuem a demanda de oxigênio nos pacientes com angina.

As diferenças importantes entre os bloqueadores dos canais de cálcio disponíveis originam-se de detalhes de suas interações com os canais iônicos cardíacos e, conforme observado anteriormente, das diferenças em seus efeitos relativos na musculatura lisa *versus* na musculatura cardíaca. O bloqueio do canal de sódio é discreto com o verapamil, sendo ainda menos pronunciado com o diltiazem. É desprezível com o nifedipino e com outras di-hidropiridinas. O verapamil e o diltiazem interagem cineticamente com o receptor do canal de cálcio de forma diferente daquela das di-hidropiridinas; eles bloqueiam a taquicardia nas células dependentes de cálcio, como no nó AV, de modo mais seletivo do que as di-hidropiridinas. (Para detalhes adicionais, ver Capítulo 14.) Por outro lado, as di-hidropiridinas parecem bloquear os canais de cálcio do músculo liso em concentrações abaixo daquelas necessárias aos efeitos cardíacos significativos; elas são, por conseguinte, menos depressoras do coração do que o verapamil ou o diltiazem.

3. *Músculo esquelético* O músculo esquelético não é deprimido pelos bloqueadores do canal de cálcio, visto que ele utiliza as reservas intracelulares de cálcio para sustentar o acoplamento excitação-contração e não exige tanto influxo de cálcio transmembrana.

4. *Vasospasmo e infarto cerebrais após hemorragia subaracnóidea* O **nimodipino**, um membro do grupo de di-hidropiridinas dos bloqueadores dos canais de cálcio, possui alta afinidade pelos vasos sanguíneos cerebrais e parece reduzir a morbidade após a ocorrência de hemorragia subaracnóidea. O nimodipino foi aprovado para uso em pacientes que sofreram AVE hemorrágico, porém foi retirado do mercado nos Estados Unidos (disponível no Brasil). O **nicardipino** (não disponível no Brasil) apresenta efeitos similares e é utilizado por infusão intravenosa e arterial intracerebral para evitar vasospasmo cerebral associado a AVE. O verapamil, apesar de sua falta de vasosseletividade, também é utilizado – por via intra-arterial – no AVE. Algumas evidências sugerem que os bloqueadores dos canais de cálcio também reduzem o dano cerebral após AVE tromboembólico.

5. *Outros efeitos* Os bloqueadores dos canais de cálcio têm interferência mínima no acoplamento estímulo-secreção em glândulas e terminações nervosas, devido a diferenças entre o tipo de canal de cálcio e a sensibilidade nos diferentes tecidos. Demonstrou-se que o verapamil inibe a liberação de insulina em seres humanos, mas as doses necessárias são maiores do que as empregadas no tratamento da angina e em outras patologias cardiovasculares.

Há um corpo significativo de evidências sugerindo que os bloqueadores dos canais de cálcio interferem na agregação plaquetária *in vitro* e poderiam prevenir ou atenuar o desenvolvimento de lesões ateromatosas em animais. No entanto, estudos clínicos não definiram seu papel na coagulação sanguínea humana e na aterosclerose.

Demonstrou-se que o verapamil bloqueia a glicoproteína P responsável pelo transporte de muitos fármacos estranhos para fora das células cancerosas (e de outras células) (ver Capítulo 1); outros bloqueadores dos canais de cálcio parecem ter efeito similar. Essa ação não é estereosseletiva. Demonstrou-se que o verapamil reverte parcialmente a resistência de células cancerosas a muitos agentes quimioterápicos *in vitro*. Alguns desfechos clínicos sugerem efeitos similares nos pacientes (ver Capítulo 54). A pesquisa em animais sugere futuros papéis para os bloqueadores de cálcio no tratamento de osteoporose, distúrbios da fertilidade e contracepção masculina, imunomodulação e, até mesmo, esquistossomose. O verapamil não parece bloquear transportadores de íon metálico divalente transmembrana, como o DMT1.

Toxicidade

Os efeitos tóxicos relatados mais importantes para os bloqueadores dos canais de cálcio são extensões diretas de sua ação terapêutica. A inibição excessiva do influxo de cálcio pode provocar grave depressão cardíaca, inclusive bradicardia, bloqueio AV, parada cardíaca e insuficiência cardíaca. Esses efeitos têm sido raros na prática clínica.

Em estudos retrospectivos de tipo caso-controle relatou-se que o nifedipino de ação imediata aumentou o risco de infarto do miocárdio nos pacientes com hipertensão arterial. Os bloqueadores dos canais de cálcio di-hidropiridínicos de liberação lenta e ação longa geralmente são bem tolerados. No entanto, houve relato de que, em comparação com os inibidores da enzima conversora da angiotensina (ECA), as di-hidropiridinas aumentaram o risco de eventos cardíacos adversos em pacientes com hipertensão arterial, com ou sem diabetes. Esses resultados sugerem que os bloqueadores dos canais de cálcio de ação relativamente curta, como o nifedipino de liberação imediata, têm potencial de aumentar o risco de eventos cardíacos adversos, devendo ser evitados. Os pacientes que recebem fármacos betabloqueadores são mais sensíveis aos efeitos cardiodepressores dos bloqueadores dos canais de cálcio. As toxicidades menores (problemáticas, porém que não requerem, em geral, interrupção da terapia) incluem rubor, tontura, náuseas, constipação e edema periférico. A constipação é particularmente comum com o uso de verapamil.

Mecanismos dos efeitos clínicos

Os bloqueadores dos canais de cálcio diminuem a força contrátil miocárdica, o que reduz a demanda do miocárdio por oxigênio. O bloqueio do canal de cálcio na musculatura lisa arterial reduz as pressões arterial e intraventricular. Alguns desses fármacos (p. ex., verapamil, diltiazem) também têm efeito antiadrenérgico inespecífico, que pode contribuir para a vasodilatação periférica. Em consequência de todos esses efeitos, a tensão da parede ventricular esquerda é reduzida, o que diminui a demanda miocárdica de oxigênio. A redução da frequência cardíaca com o uso do verapamil ou do diltiazem causa diminuição adicional da demanda miocárdica de oxigênio. Os bloqueadores dos canais de cálcio também aliviam e previnem o espasmo focal de artéria coronária na angina variante. Assim, o uso desses fármacos passou a ser o tratamento profilático mais efetivo em pacientes com essa forma de angina de peito.

Os tecidos nodais sinoatrial e AV, compostos principalmente por células de resposta lenta dependentes de cálcio, são bastante afetados pelo verapamil, moderadamente pelo diltiazem e muito menos pelas di-hidropiridinas. Por conseguinte, o verapamil e o diltiazem diminuem a condução nodal AV e, com frequência, são

Vasodilatadores coronarianos especiais

Muitos vasodilatadores se mostraram capazes de aumentar o fluxo coronariano na ausência de doença aterosclerótica. Entre eles estão o **dipiridamol** e a **adenosina**. De fato, o dipiridamol é um fármaco dilatador das coronárias extremamente efetivo, porém não é efetivo na angina, devido ao fenômeno de roubo coronariano (ver adiante). A adenosina, um nucleosídeo natural, atua sobre receptores específicos ligados à membrana, incluindo pelo menos quatro subtipos (A_1, A_{2A}, A_{2B} e A_3). A adenosina, que atua sobre os receptores A_{2A}, causa dilatação muito breve, porém acentuada, dos vasos de resistência coronarianos e tem sido utilizada como agente para medição do fluxo coronariano máximo (**fluxo fracionado de reserva, FFR**) em pacientes com doença coronariana. O fármaco também retarda, de forma acentuada, ou bloqueia a condução AV no coração, e é usado para conversão de taquicardias nodais AV para ritmo sinusal (ver Capítulo 14). A **regadenosona** é um agonista A_{2A} seletivo, que foi desenvolvida para uso no teste ergométrico para suspeita de DAC e para uso em exame de imagem da circulação coronariana. Para essas aplicações, parece ter uma melhor relação custo-benefício do que a adenosina. Agonistas A_{2A} semelhantes (binodenosona, apadenosona) estão em fase de pesquisa. Ligantes do receptor de adenosina também estão sendo estudados como anti-inflamatórios e antinociceptivos, bem como para outras aplicações neurológicas.

Roubo coronariano é a denominação dada à ação de vasodilatadores coronarianos não seletivos em pacientes com obstrução parcial de um segmento da vascularização coronariana. O fenômeno resulta do fato de, na ausência de medicamentos, as arteríolas nas áreas isquêmicas do miocárdio geralmente estarem em dilatação máxima, como resultado de fatores locais de controle, ao passo que os vasos de resistência nas regiões bem-perfundidas se mantêm capazes de dilatação complementar em resposta aos esforços. Se for administrado um vasodilatador arteriolar potente, apenas os vasos nas regiões bem-perfundidas serão capazes de sofrer mais dilatação, de modo que ocorrerá desvio ("roubo") de mais fluxo da região isquêmica para a região normal. O dipiridamol, que atua em parte inibindo a recaptação da adenosina, caracteristicamente produz esse efeito nos pacientes com angina. Nos pacientes com angina instável, o roubo coronariano transitório pode desencadear infarto do miocárdio. A adenosina e a regadenosona contêm alertas sobre esses efeitos.

efetivos no tratamento da taquicardia por reentrada supraventricular e redução da frequência ventricular na fibrilação ou *flutter* atrial. O nifedipino não afeta a condução AV. O antagonismo simpático inespecífico é mais evidente com o diltiazem e muito menos com o verapamil. O nifedipino não parece ter esse efeito, provavelmente porque a taquicardia reflexa em resposta à hipotensão ocorre mais frequentemente com o nifedipino e muito menos com o diltiazem e o verapamil. Essas diferenças nos efeitos farmacológicos devem ser consideradas na escolha do bloqueador dos canais de cálcio para o tratamento da angina.

Aplicações clínicas dos fármacos bloqueadores dos canais de cálcio

Além da angina, os bloqueadores dos canais de cálcio têm eficácia bem-documentada no controle da hipertensão arterial (ver Capítulo 11) e nas taquiarritmias supraventriculares (ver Capítulo 14). Além disso, apresentam eficácia moderada em uma variedade de outras patologias, incluindo miocardiopatia hipertrófica, enxaqueca e fenômeno de Raynaud. O nifedipino mostrou alguma eficácia no trabalho de parto pré-termo, porém é mais tóxico e não tão efetivo quanto a **atosibana**, um antagonista da ocitocina em fase experimental (ver Capítulo 37).

As propriedades farmacocinéticas desses fármacos são apresentadas na Tabela 12-5. A escolha de um determinado bloqueador do canal de cálcio deve ser feita com o conhecimento de suas reações adversas potenciais específicas, bem como de suas propriedades farmacológicas. O nifedipino não reduz a condução AV e, por conseguinte, pode ser empregado com mais segurança do que o verapamil ou o diltiazem na presença de anormalidades da condução AV. A associação de verapamil ou diltiazem com betabloqueadores pode produzir bloqueio AV e depressão da função ventricular. Na presença de insuficiência cardíaca franca, todos os bloqueadores dos canais de cálcio podem causar agravamento adicional do problema em consequência de seu efeito inotrópico negativo. Contudo, o **anlodipino** não aumenta a mortalidade em pacientes com insuficiência cardíaca decorrente de disfunção sistólica ventricular esquerda, podendo ser empregado com segurança.

Nos pacientes com pressão arterial relativamente baixa, as di-hidropiridinas podem provocar redução adicional da pressão com efeitos deletérios. O verapamil e o diltiazem parecem produzir menos hipotensão e talvez sejam mais bem tolerados nessas circunstâncias. Nos pacientes com história de taquicardia, *flutter* e fibrilação atrial, o verapamil e o diltiazem têm nítida vantagem em razão de seus efeitos antiarrítmicos. No paciente tratado com digitálico, o verapamil deve ser utilizado com cautela, porque pode aumentar a concentração sanguínea de digoxina por meio de interação farmacocinética. Embora aumentos na concentração sanguínea de digoxina também tenham sido demonstrados com o diltiazem e com o nifedipino, as interações são menos consistentes do que com o verapamil.

Nos pacientes com angina instável, os bloqueadores dos canais de cálcio de ação curta e de liberação imediata podem aumentar o risco de eventos cardíacos adversos e, portanto, estão contraindicados (ver Toxicidade, anteriormente). No entanto, nos pacientes com infarto do miocárdio sem onda Q, o diltiazem pode reduzir a frequência de angina pós-infarto e é empregado com essa finalidade.

FÁRMACOS BETABLOQUEADORES

Embora não sejam vasodilatadores (com exceção do carvedilol e do nebivolol), os betabloqueadores (ver Capítulo 10) são extremamente úteis no tratamento da angina de esforço e são considerados como tratamento profilático de escolha na angina de esforço crônica. Os efeitos benéficos dos fármacos betabloqueadores estão relacionados com sua ação hemodinâmica – diminuição de frequência cardíaca, pressão arterial e contratilidade – que reduz a demanda miocárdica de oxigênio em repouso e durante exercício. A redução da frequência cardíaca também está associada a maior tempo de perfusão diastólica, o que pode melhorar a perfusão coronariana.

No entanto, a redução da frequência cardíaca e da pressão arterial – e, por conseguinte, a diminuição do consumo miocárdico de oxigênio – parecem ser os mecanismos mais importantes para o alívio da angina e para aumento da tolerância ao exercício. Os betabloqueadores também são valiosos no tratamento da isquemia silenciosa ou ambulatorial. Como não provoca dor, essa condição geralmente é detectada pelo aparecimento dos sinais eletrocardiográficos típicos da isquemia. O "tempo isquêmico" total diário é reduzido com terapia de longo prazo com betabloqueador. Os fármacos betabloqueadores diminuem a mortalidade de pacientes com insuficiência cardíaca ou com infarto do miocárdio recente e melhoram a sobrevida, além de prevenir o AVE em pacientes com hipertensão. Ensaios randomizados em pacientes com angina estável mostraram melhores resultados e melhora sintomática com betabloqueadores na comparação com bloqueadores dos canais de cálcio.

Os efeitos indesejáveis dos betabloqueadores na angina incluem aumento do volume diastólico final e aumento do tempo de ejeção, e ambos tendem a aumentar a demanda miocárdica de oxigênio. Esses efeitos deletérios dos betabloqueadores podem ser balanceados pelo uso concomitante de nitratos, conforme descrito adiante.

As contraindicações ao uso de betabloqueadores são asma e outros quadros de broncospasmo, bradicardia grave, bloqueio AV, síndrome da bradicardia-taquicardia e insuficiência ventricular esquerda instável grave. Entre as possíveis complicações estão fadiga, intolerância ao exercício, insônia, sonhos desagradáveis, agravamento de claudicação e disfunção erétil.

NOVOS FÁRMACOS ANTIANGINOSOS

Em razão da alta prevalência de angina, a busca por novos fármacos para seu tratamento é ativa. Alguns dos fármacos ou grupos de fármacos atualmente em pesquisa estão listados na Tabela 12-6.

A **ranolazina** parece atuar reduzindo a corrente de sódio tardia (I_{Na}) que facilita a entrada de cálcio por meio do trocador de sódio-cálcio (ver Capítulo 13). A redução na concentração intracelular de cálcio que resulta da ranolazina diminui a tensão diastólica, a contratilidade cardíaca e o trabalho do coração. A ranolazina está aprovada para uso no tratamento de angina nos Estados Unidos. Vários estudos demonstraram a sua efetividade na angina estável, porém a sua capacidade de reduzir a incidência de morte em pacientes com SCA não está bem estabelecida. A ranolazina prolonga o intervalo QT em pacientes com DAC (mas reduz o intervalo QT em pacientes com síndrome do QT longo, LQT3). O medicamento não foi associado à arritmia tipo *torsades de pointes* e pode inibir o metabolismo da digoxina e da sinvastatina.

Determinados moduladores metabólicos (p. ex., **trimetazidina**) são conhecidos como **inibidores da pFOX**, porque inibem parcialmente a via de oxidação de ácidos graxos no miocárdio. Como o metabolismo é deslocado para a oxidação de ácidos graxos no miocárdio isquêmico, há aumento da demanda de oxigênio por unidade de ATP produzida. A inibição parcial da enzima necessária para a oxidação dos ácidos graxos (3-cetoacila-tiolase de cadeia longa, LC-3KAT) parece melhorar o estado metabólico do tecido isquêmico. (A ranolazina foi inicialmente incluída nesse grupo de fármacos, mas ela não tem essa ação nas concentrações clinicamente pertinentes.) A trimetazidina inibe a LC-3KAT nas concentrações obtidas e demonstrou ter eficácia na angina estável. Todavia, não está aprovada para uso nos Estados Unidos (disponível no Brasil).

Foi constatado o benefício da **perexilina** em alguns pacientes com angina há décadas, porém o fármaco foi abandonado em decorrência de relatos de hepatotoxicidade e neuropatia periférica. Entretanto, os estudos farmacocinéticos realizados sugeriram que a toxicidade foi decorrente da depuração variável do fármaco, com concentrações plasmáticas extremamente altas em pacientes com deficiência da atividade da CYP2D6. Esse medicamento pode deslocar o metabolismo miocárdico da oxidação de ácidos graxos para a oxidação mais eficiente de glicose (à semelhança da trimetazidina). Como não envolve vasodilatação, a perexilina pode ser útil em pacientes refratários à terapia clínica habitual se a sua concentração plasmática for cuidadosamente controlada. Na atualidade, a perexilina está aprovada apenas em alguns países (não nos Estados Unidos [nem no Brasil]).

Os denominados medicamentos *bradicárdicos*, bloqueadores relativamente seletivos dos canais de sódio I_f (p. ex., **ivabradina**), reduzem a frequência cardíaca ao inibirem o canal de sódio ativado pela hiperpolarização no nó sinoatrial. Nenhum outro efeito hemodinâmico significativo foi relatado. A ivabradina parece reduzir as crises anginosas com eficácia similar à dos bloqueadores dos canais de cálcio e dos betabloqueadores. A falta de efeito sobre os músculos liso gastrintestinal e brônquico é uma vantagem da ivabradina, que está aprovada para tratamento de angina e insuficiência cardíaca fora dos Estados Unidos (incluindo o Brasil). Nos Estados Unidos, esse fármaco está aprovado para a insuficiência cardíaca e é usado sem indicação formal para a angina em associação com betabloqueadores.

As Rho cinases (ROCKs) formam a família das enzimas que inibem o relaxamento vascular e funções diversas de vários outros tipos celulares. A atividade excessiva dessas enzimas foi implicada no espasmo coronariano, na hipertensão pulmonar, na apoptose e em outras condições. Assim, fármacos com alvo na enzima foram pesquisados quanto a possíveis aplicações clínicas. O **fasudil** é um inibidor de Rho cinase do músculo liso e reduz o vasospasmo coronariano em cobaias. Nos ensaios clínicos em pacientes com DAC, houve melhora do desempenho nos testes de esforço. Está em fase de investigação para angina.

TABELA 12-6 Novos fármacos ou grupos de fármacos em pesquisa para uso no tratamento de angina

Fármacos
Amilorida
Ativadores dos canais de potássio (p. ex., nicorandil)
Capsaicina
Doadores de óxido nítrico (p. ex., L-arginina)
Facilitadores da proteína cinase G (p. ex., detanonoato)
Fármacos bradicárdicos diretos (p. ex., ivabradina)
Inibidores da corrente de sódio de inativação lenta (p. ex., ranolazina)
Inibidores da Rho cinase (p. ex., fasudil)
Inibidores da vasopeptidase
Inibidores da xantina oxidase (p. ex., alopurinol)
Moduladores metabólicos (p. ex., trimetazidina)
Sulfonilureias (p. ex., glibenclamida)
Tiazolidinedionas

O **alopurinol** representa outro tipo de modificador metabólico. O alopurinol inibe a xantina oxidase (ver Capítulo 36), uma enzima que contribui para o estresse oxidativo e para a disfunção endotelial, além de reduzir a síntese de ácido úrico, que constitui o seu mecanismo de ação na gota. Os estudos realizados sugerem que o alopurinol em altas doses (p. ex., 600 mg/dia) prolonga o tempo de exercício em pacientes com angina aterosclerótica. O mecanismo é incerto, porém o fármaco parece melhorar a vasodilatação dependente do endotélio. O alopurinol não está aprovado atualmente para uso na angina.

FARMACOLOGIA CLÍNICA DOS FÁRMACOS UTILIZADOS NO TRATAMENTO DA ANGINA

O tratamento da DAC é importante, visto que a angina e outras manifestações da DAC têm grave impacto na qualidade de vida e até mesmo na própria vida do indivíduo. Foram desenvolvidos vários sistemas de gradação para classificar a gravidade da doença, com base na limitação da atividade física do paciente, e para orientar a terapia (ver, em "Referências", Goldman et al). O tratamento inclui métodos clínicos e cirúrgicos. A angina refratária e a SCA devem ser tratadas com revascularização física, ou seja, intervenção coronariana percutânea (ICP), instalação de *stent*, ou cirurgia de revascularização do miocárdio (CRM). O padrão de cuidado para SCA é instalação urgente de *stent*. Entretanto, a *prevenção* da SCA e o tratamento da angina crônica podem ser realizados em muitos pacientes com tratamento clínico.

Como a causa mais comum de angina é a doença aterosclerótica das coronárias, a terapia deve abordar as causas subjacentes de DAC, assim como os sintomas imediatos de angina. Além de reduzir a necessidade de terapia antianginosa, esse tratamento primário mostrou-se capaz de reduzir eventos cardíacos principais, como infarto do miocárdio.

A terapia de primeira escolha para DAC depende da modificação dos fatores de risco, como hipertensão (ver Capítulo 11), hiperlipidemia (ver Capítulo 35), obesidade, tabagismo e depressão clínica. Além disso, os medicamentos antiplaquetários (ver Capítulo 34) são muito importantes.

A terapia farmacológica específica para prevenção de infarto do miocárdio e morte consiste em fármacos antiplaquetários (ácido acetilsalicílico, bloqueadores do receptor ADP; ver Capítulo 34) e fármacos hipolipemiantes, em especial as estatinas (ver Capítulo 35). Sabe-se que a terapia agressiva com estatinas reduz a incidência e a gravidade da isquemia nos pacientes durante provas de esforço e a incidência de eventos cardíacos (inclusive infarto e morte) nos estudos clínicos. Os inibidores da ECA também reduzem o risco de eventos cardíacos adversos em pacientes com alto risco de DAC. Nos pacientes com angina instável e infarto do miocárdio sem elevação do segmento ST, recomenda-se terapia agressiva, que consiste em aplicação de *stent* coronariano, fármacos hipolipemiantes, heparina e fármacos antiplaquetários.

O tratamento da angina estabelecida e de outras manifestações da isquemia miocárdica inclui as medidas de correção anteriormente descritas para prevenir ou aliviar os sintomas. O tratamento dos sintomas baseia-se na redução da demanda miocárdica de oxigênio e no aumento do fluxo sanguíneo coronariano para o miocárdio potencialmente isquêmico, visando restaurar o equilíbrio entre o aporte e a demanda de oxigênio do miocárdio.

Angina de esforço

Muitos estudos demonstraram que os betabloqueadores, os nitratos e os bloqueadores dos canais de cálcio aumentam o tempo até o início da angina e depressão de ST nos testes ergométricos em pacientes com angina de esforço (Figura 12-5). Embora a tolerância ao exercício aumente, em geral não há alteração no limiar de angina, isto é, o produto frequência-pressão em que ocorrem os sintomas.

Para terapia de manutenção da angina estável crônica, podem ser utilizados betabloqueadores, bloqueadores dos canais de cálcio ou nitratos de ação longa; o fármaco de escolha depende da resposta individual de cada paciente. Nos pacientes hipertensos, pode ser suficiente a monoterapia com betabloqueador ou com bloqueador dos canais de cálcio de liberação lenta ou de ação longa. Nos pacientes normotensos, os nitratos de ação longa são adequados. Demonstrou-se que a associação de um betabloqueador com um bloqueador do canal de cálcio (p. ex., propranolol com nifedipino), ou de dois bloqueadores dos canais de cálcio diferentes (p. ex., nifedipino e verapamil) é mais efetiva do que cada medicamento de maneira isolada. Se for utilizada uma di-hidropiridina, deve-se escolher um fármaco de ação mais prolongada (anlodipino ou felodipino). Quando a resposta a um único medicamento é inadequada, deve-se adicionar um fármaco de classe diferente para maximizar a redução benéfica do trabalho cardíaco, ao mesmo tempo em que se minimizam os efeitos indesejáveis (Tabela 12-7). Alguns pacientes necessitam de terapia com os três grupos de fármacos. A adição de um inibidor da ECA pode melhorar o controle dos ataques de angina. A ranolazina ou a ivabradina (sem indicação em bula), em associação

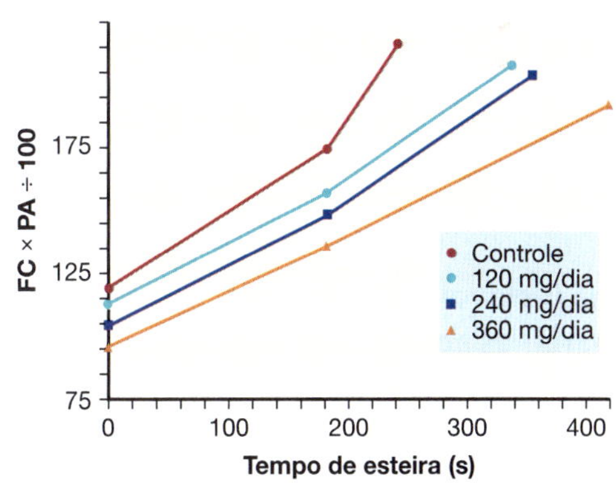

FIGURA 12-5 Efeitos do diltiazem sobre o duplo produto (frequência cardíaca × pressão arterial sistólica) em um grupo de 20 pacientes com angina de esforço. Em um estudo duplo-cego usando um protocolo padronizado, pacientes foram testados em esteira usando placebo ou três doses do medicamento. A frequência cardíaca (FC) e a pressão arterial (PA) sistólica foram registradas com 180 segundos de exercício (*pontos médios das linhas*) e no momento do início dos sintomas anginosos (pontos mais à direita). Observe que o tratamento farmacológico reduziu o duplo produto no ponto médio durante o exercício e prolongou o tempo para o aparecimento dos sintomas. (Dados de Lindenberg BS, Weiner DA, McCabe CH, et al: Efficacy and safety of incremental doses of diltiazem for the treatment of stable angina pectoris, J Am Coll Cardiol 1983 Dec;2(6):1129-1133.)

TABELA 12-7 Efeitos de nitratos isolados e com betabloqueadores ou bloqueadores dos canais de cálcio na angina de peito

	Nitratos isolados	Betabloqueadores ou bloqueadores dos canais de cálcio isoladamente	Nitratos associados a betabloqueadores ou bloqueadores dos canais de cálcio
Frequência cardíaca	*Aumento reflexo*[1]	Diminuição	Diminuição
Pressão arterial	Diminuição	Diminuição	Diminuição
Volume diastólico final	Diminuição	*Aumento*	Nenhum ou diminuição
Contratilidade	*Aumento reflexo*[1]	Diminuição	Nenhum
Tempo de ejeção	Diminuição[1]	*Aumento*	Nenhum

Nota: os efeitos indesejáveis são apresentados em itálico.
[1]Reflexo barorreceptor.

com betabloqueadores, podem ser efetivas em alguns pacientes refratários aos medicamentos tradicionais. A maioria dos especialistas recomenda a angiografia coronária e a revascularização (se não houver contraindicação) em pacientes com angina crônica estável refratária ao tratamento clínico com três fármacos. No futuro, fármacos como o alopurinol ou a perexilina poderão ser úteis em pacientes que não são candidatos à revascularização.

Angina vasospástica

Os nitratos e os bloqueadores dos canais de cálcio, mas não os betabloqueadores, são medicamentos efetivos para aliviar e prevenir episódios isquêmicos em pacientes com angina variante. Em cerca de 70% dos pacientes tratados com nitratos mais bloqueadores dos canais de cálcio, as crises de angina são abolidas por completo; em outros 20%, obtém-se redução acentuada da frequência dos episódios anginosos. A prevenção do espasmo da artéria coronária (com ou sem lesões ateroscleróticas fixas da artéria coronária) é o principal mecanismo para essa resposta benéfica. Hoje, todos os bloqueadores dos canais de cálcio disponíveis parecem igualmente efetivos, e a escolha de um determinado medicamento varia para cada paciente. Não há indicação de revascularização cirúrgica nem de angioplastia em pacientes com angina variante.

Angina instável e síndromes coronarianas agudas

Nos pacientes com angina instável e episódios isquêmicos recorrentes em repouso, o principal mecanismo é a formação de trombo não oclusivo, rico em plaquetas e recorrente. Há indicação de terapia antiplaquetária agressiva com uma associação de ácido acetilsalicílico e clopidogrel. As evidências para o acréscimo de heparina intravenosa ou de heparina de baixo peso molecular subcutânea são mistas. Quando a intervenção coronariana percutânea com aplicação de *stent* se faz necessária (e a maioria dos pacientes com SCA é tratada com instalação de *stent*), devem ser acrescentados inibidores da glicoproteína IIb/IIIa, como o abciximabe. Além disso, deve-se considerar a possibilidade de terapia com nitroglicerina e betabloqueador; os bloqueadores dos canais de cálcio devem ser acrescidos nos casos refratários para alívio da isquemia miocárdica. Também deve ser iniciada terapia primária com inibidor da ECA e hipolipemiante.

TRATAMENTO DA DOENÇA ARTERIAL PERIFÉRICA E CLAUDICAÇÃO INTERMITENTE

A aterosclerose pode resultar em isquemia de músculos periféricos, exatamente como a DAC causa isquemia cardíaca. Se o fluxo sanguíneo for limitado, a dor (claudicação) ocorre no músculo esquelético, particularmente nas pernas, durante o exercício, e desaparece com o repouso. Embora a claudicação não seja, de imediato, potencialmente fatal, a doença arterial periférica (**DAP**) está associada a um aumento da mortalidade, pode limitar acentuadamente a tolerância ao exercício e pode estar associada a úlceras isquêmicas crônicas, suscetibilidade à infecção e necessidade de amputação.

A claudicação intermitente resulta de obstrução do fluxo sanguíneo por ateromas nas grandes e médias artérias. A inserção de *stents* nos vasos obstruídos tem sido mais comum. A terapia com programa supervisionado de exercícios reduz a claudicação e aumenta a distância caminhada sem dor. O tratamento clínico direcionado para a reversão ou o controle da aterosclerose exige a medição e o controle da hiperlipidemia (ver Capítulo 35), da hipertensão arterial (ver Capítulo 11) e da obesidade; abandono do tabagismo; e controle do diabetes, quando presente. A fisioterapia e o treinamento com exercícios têm benefício comprovado. Os vasodilatadores convencionais não têm valor porque os vasos distais às lesões obstrutivas geralmente já estão dilatados em repouso. Fármacos antiplaquetários, como o **ácido acetilsalicílico** ou o **clopidogrel** (ver Capítulo 34), são frequentemente usados para prevenção de trombos na região das placas, e têm benefício comprovado na redução do risco de infarto do miocárdio, AVE e morte vascular, ainda que tenham pouco ou nenhum efeito sobre a claudicação. Dois fármacos são usados quase exclusivamente para a DAP. O **cilostazol**, um inibidor da fosfodiesterase tipo 3 (PDE-3), pode ter efeitos antiplaquetários e vasodilatadores seletivos. Esse medicamento mostrou-se capaz de aumentar a tolerância aos exercícios em pacientes com claudicação grave. A **pentoxifilina**, um derivado da xantina, é amplamente divulgada para uso nesse quadro, mas não é recomendada. Supõe-se que atue reduzindo a viscosidade do sangue e, talvez, aumentando a capacidade de deformação dos eritrócitos, permitindo que o sangue flua com mais facilidade por regiões parcialmente obstruídas. A **naftidrofurila** (não disponível no Brasil), um antagonista 5-HT_2, está disponível fora dos Estados Unidos e parece ter benefícios semelhantes aos do cilostazol. A angioplastia percutânea com uso de *stent* pode ser efetiva em pacientes com sinais e sintomas clinicamente intratáveis de isquemia dos membros inferiores.

RESUMO Fármacos usados na angina de peito

Subclasse, fármaco	Mecanismo de ação	Efeitos	Aplicações clínicas	Farmacocinética, toxicidades, interações
NITRATOS				
• Nitroglicerina	Libera óxido nítrico no músculo liso, que ativa a guanililciclase e aumenta o GMPc	Relaxamento do músculo liso, principalmente em vasos • outros músculos lisos são relaxados, mas não de forma tão acentuada • a vasodilatação diminui o retorno venoso e o volume do coração • pode aumentar o fluxo coronariano em algumas regiões e na angina variante	Angina: forma sublingual para os episódios agudos • formas oral e transdérmica para profilaxia • forma IV para a síndrome coronariana aguda	Alto efeito de primeira passagem, de modo que a dose sublingual é muito menor que a oral • a alta solubilidade em lipídeos garante absorção rápida • *Toxicidade:* hipotensão ortostática, taquicardia, cefaleia • *Interações:* hipotensão sinérgica com inibidores da fosfodiesterase do tipo 5 (sildenafila, etc.)
• *Dinitrato de isossorbida: muito semelhante à nitroglicerina, duração de ação ligeiramente mais longa; nenhuma formulação transdérmica*				
• *Mononitrato de isossorbida: metabólito ativo do dinitrato; usado por via oral para profilaxia*				
BETABLOQUEADORES				
• Propranolol	Antagonista competitivo não seletivo dos receptores β-adrenérgicos	Diminuição da frequência cardíaca, do débito cardíaco e da pressão arterial • diminuição da demanda de oxigênio do miocárdio	Profilaxia da angina • para outras aplicações, ver Capítulos 10, 11 e 13	Oral e parenteral, duração de ação de 4-6 h • *Toxicidade:* asma, bloqueio atrioventricular, insuficiência cardíaca aguda, sedação • *Interações:* efeito aditivo com todos os depressores cardíacos
• *Atenolol, metoprolol, outros: bloqueadores β_1-seletivos, risco menor, porém ainda significativo, de broncospasmo*				
• *Para outros betabloqueadores e suas aplicações, consulte os Capítulos 10 e 11*				
BLOQUEADORES DOS CANAIS DE CÁLCIO				
• Verapamil, diltiazem	Bloqueio não seletivo dos canais de cálcio do tipo L nos vasos e no coração	A redução da resistência vascular, da frequência cardíaca e da força cardíaca resulta em diminuição da demanda de oxigênio	Profilaxia de angina, hipertensão arterial, outros	Oral, IV, duração de 4-8 h • *Toxicidade:* bloqueio atrioventricular, insuficiência cardíaca aguda, constipação intestinal, edema • *Interações:* efeito aditivo com outros depressores cardíacos e fármacos hipotensores
• Nifedipino (uma di-hidropiridina)	Bloqueio dos canais de cálcio do tipo L vasculares > canais cardíacos	Semelhante ao verapamil e ao diltiazem; menos efeito cardíaco	Profilaxia da angina e tratamento da hipertensão, porém o nifedipino de *liberação imediata* está *contraindicado*	Oral, duração de 4-6 h • *Toxicidade:* hipotensão excessiva, taquicardia por reflexo barorreceptor • *Interações:* associação com outros vasodilatadores
• *Anlodipino, felodipino, outras di-hidropiridinas: semelhantes ao nifedipino, porém com início mais lento e maior duração de ação (até 12 h ou mais)*				
MISCELÂNEA				
• Ranolazina	Inibe a corrente de sódio tardia no coração • também pode modificar a oxidação dos ácidos graxos em doses muito mais altas	Reduz a demanda cardíaca de oxigênio • a modificação da oxidação dos ácidos graxos pode melhorar a eficiência da utilização cardíaca de oxigênio	Profilaxia da angina	Oral, duração de 6-8 h • *Toxicidade:* prolongamento do intervalo QT (porém sem aumento de *torsades de pointes*), náusea, constipação intestinal, tontura • *Interações:* os inibidores de CYP3A aumentam a concentração e a duração de ação da ranolazina
• *Ivabradina: inibidor do marca-passo sinoatrial; a redução da frequência cardíaca diminui a demanda de oxigênio*				
• *Trimetazidina, alopurinol, perexilina, fasudil: ver texto*				

PREPARAÇÕES DISPONÍVEIS

NOMES GENÉRICOS
NITRATOS E NITRITOS
Dinitrato de isossorbida (oral, oral com liberação retardada, sublingual)
Mononitrato de isossorbida
Nitrito de amila
Nitroglicerina (sublingual, bucal, oral com liberação retardada, parenteral, adesivo transdérmico, pomada de uso tópico)
BLOQUEADORES DOS CANAIS DE CÁLCIO
Anlodipino
Clevidipino (aprovado apenas para uso em emergências hipertensivas)*
Diltiazem (oral, oral com liberação retardada, parenteral)
Felodipino
Isradipino (oral, oral com liberação controlada)
Nicardipino (oral, oral com liberação retardada, parenteral)*
Nifedipino (oral, oral com liberação prolongada)
Nisoldipino*
Verapamil (oral, oral com liberação retardada, parenteral)
BETABLOQUEADORES
Ver Capítulo 10
BLOQUEADORES DO CANAL DE SÓDIO
Ranolazina
MEDICAMENTOS PARA DISFUNÇÃO ERÉTIL
Avanafila*
Sildenafila
Tadalafila
Vardenafila
MEDICAMENTOS PARA DOENÇA ARTERIAL PERIFÉRICA
Cilostazol
Pentoxifilina

*Não disponível no Brasil.

REFERÊNCIAS

Amsterdam EA et al: 2014 AHA/ACC guideline for the management of patients with non-ST-elevation acute coronary syndromes: Executive summary: A report of the American College of Cardiology/American Heart Association Task Force on Practice Guidelines. Circulation 2014;130:2354.

Bairey Merz CN et al: Ischemia and no obstructive coronary artery disease (INOCA): Developing evidence-based therapies and research agenda for the next decade. Circulation 2017;135:1075.

Borer JS: Clinical effect of 'pure' heart rate slowing with a prototype I_f inhibitor: Placebo-controlled experience with ivabradine. Adv Cardiol 2006;43:54.

Brozovitch FV et al: Mechanisms of vascular smooth muscle contraction and the basis for pharmacologic treatment of smooth muscle disorders. Pharmacol Rev 2016;68:476.

Burashnikov A et al: Ranolazine effectively suppresses atrial fibrillation in the setting of heart failure. Circ Heart Fail 2014;7:627.

Carmichael P, Lieben J: Sudden death in explosives workers. Arch Environ Health 1963;7:50.

Catterall WA, Swanson TM: Structural basis for pharmacology of voltage-gated sodium and calcium channels. Mol Pharmacol 2015;88:141.

Chaitman BR et al: Effects of ranolazine, with atenolol, amlodipine, or diltiazem on exercise tolerance and angina frequency in patients with severe chronic angina: A randomized controlled trial. JAMA 2004;291:309.

Chang C-R, Sallustio B, Horowitz JD: Drugs that affect cardiac metabolism: Focus on perhexiline. Cardiovasc Drugs Ther 2016;30:399.

Chen Z, Zhang J, Stamler JS: Identification of the enzymatic mechanism of nitroglycerin bioactivation. Proc Natl Acad Sci 2002;99:8306.

Cooper-DeHoff RM, Chang S-W, Pepine CJ: Calcium antagonists in the treatment of coronary artery disease. Curr Opin Pharmacol 2013;13:301.

DeWitt CR, Waksman JC: Pharmacology, pathophysiology and management of calcium channel blocker and beta-blocker toxicity. Toxicol Rev 2004;23:223.

Fihn SD et al: Guideline for the diagnosis and management of patients with stable ischemic heart disease: Executive summary. Circulation 2012;126:3097.

Fraker TD Jr, Fihn SD: 2007 Chronic angina focused update of the ACC/AHA 2002 guidelines for the management of patients with chronic stable angina. J Am Coll Cardiol 2007;50:2264.

Goldman L et al: Comparative reproducibility and validity of systems for assessing cardiovascular functional class: Advantages of a new specific activity scale. Circulation 1981;64:1227.

Husted SE, Ohman EM: Pharmacological and emerging therapies in the treatment of chronic angina. Lancet 2015;386:691.

Ignarro LJ et al: Mechanism of vascular smooth muscle relaxation by organic nitrates, nitrites, nitroprusside, and nitric oxide: Evidence for the involvement of S-nitrosothiols as active intermediates. J Pharmacol Exp Ther 1981;218:739.

Kannam JP, Aroesty JM, Gersh BJ: Overview of the management of stable angina pectoris. UpToDate, 2019. http://www.uptodate.com.

Kast R et al: Cardiovascular effects of a novel potent and highly selective asaindole-based inhibitor of Rho-kinase. Br J Pharmacol 2007;152:1070.

Lacinova L: Voltage-dependent calcium channels. Gen Physiol Biophys 2005; 24(Suppl 1):1.

Li H, Föstermann U: Uncoupling of endothelial NO synthesis in atherosclerosis and vascular disease. Curr Opin Pharmacol 2013;13:161.

McGillian MM et al: Isosorbide mononitrate in heart failure with preserved ejection fraction. N Engl J Med 2015;373:2314.

McGillian MM et al: Management of patients with refractory angina: Canadian Cardiovascular Society/Canadian Pain Society joint guidelines. Can J Cardiol 2012;28(Suppl2):S20.

McLaughlin VV et al: Expert consensus document on pulmonary hypertension. J Am Coll Cardiol 2009;53:1573.

Moss AJ et al: Ranolazine shortens repolarization in patients with sustained inward sodium current due to type-3 long QT syndrome. J Cardiovasc Electrophysiol 2008;19:1289.

Münzel T et al: Physiology and pathophysiology of vascular signaling controlled by guanosine 3',5'-cyclic monophosphate-dependent protein kinase. Circulation 2003;108:2172.

Münzel T, Gori T: Nitrate therapy and nitrate tolerance in patients with coronary artery disease. Curr Opin Pharmacol 2013;13:251.

Ohman EM: Clinical practice. Chronic stable angina. N Engl J Med 2016;374:1167.

Peng J, Li Y-J: New insights into nitroglycerin effects and tolerance: Role of calcitonin gene-related peptide. Eur J Pharmacol 2008;586:9.

Rajendra NS et al: Mechanistic insights into the therapeutic use of high-dose allopurinol in angina pectoris. J Am Coll Cardiol 2011;58:820.

Sayed N et al: Nitroglycerin-induced S-nitrosylation and desensitization of soluble guanylyl cyclase contribute to nitrate tolerance. Circ Res 2008;103:606.

Simons M, Laham RJ: New therapies for angina pectoris. UpToDate 2019. http://uptodate.com.

Stevens S et al: Pentaerythritol tetranitrate in vivo treatment improves oxidative stress and vascular dysfunction by suppression of endothelin-1 signaling in monocrotaline-induced pulmonary hypertension. Oxid Med Cell Longev 2017; 2017:4353462.

Stone GW et al: A prospective natural-history study of coronary atherosclerosis. N Engl J Med 2011;364:226.

Triggle DJ: Calcium channel antagonists: Clinical uses—Past, present and future. Biochem Pharmacol 2007;74:1.

Wei J et al: Nicorandil stimulates a Na^+/Ca^{2+} exchanger by activating guanylate cyclase in guinea pig cardiac myocytes. Pflugers Arch 2016;468:693.

RESPOSTA DO ESTUDO DE CASO

O caso descrito é característico de doença arterial coronariana em um paciente com hiperlipidemia. Sua hiperlipidemia deve ser tratada vigorosamente para retardar a progressão e, se possível, reverter as lesões coronarianas presentes (ver Capítulo 35). A angiografia coronária não está indicada, a não ser que os sintomas se tornem muito mais frequentes e graves; nesse caso, pode-se considerar a revascularização. O tratamento médico dos episódios agudos de angina deve incluir comprimidos sublinguais ou aerossol sublingual de nitroglicerina, 0,4 a 0,6 mg. Espera-se a obtenção de um alívio do desconforto nos primeiros 2 a 4 minutos. Para prevenir episódios de angina, deve-se tentar primeiro um betabloqueador, como o metoprolol. Quando há contraindicações ao uso de um betabloqueador, é provável que um bloqueador do canal de cálcio de ação média ou longa, como verapamil, diltiazem ou anlodipino, seja efetivo. Devido à história familiar dessa paciente, indica-se o uso de um fármaco antiplaquetário, como o ácido acetilsalicílico em dose baixa. É obrigatório efetuar um cuidadoso acompanhamento, com repetição do lipidograma, aconselhamento dietético e terapia com hipolipemiante; deve-se considerar também a angiografia coronária se houver agravamento da condição.

CAPÍTULO

13 Fármacos usados na insuficiência cardíaca

Bertram G. Katzung, MD, PhD*

ESTUDO DE CASO

Um homem de 55 anos de idade percebeu estar com falta de ar devido ao esforço durante um acampamento de férias em um parque nacional. Ele tem história de hipertensão mal-controlada de 15 anos de duração. A falta de ar foi acompanhada pelo aparecimento de edema dos pés e dos tornozelos e aumento da fadiga. Ao exame físico na clínica, foi constatado que esse paciente apresentava falta de ar leve enquanto deitado, com melhora na posição ereta. O pulso é de 100 bpm e regular, e a pressão arterial é de 165/100 mmHg. Havia estertores em ambas as bases pulmonares e sua pressão venosa jugular estava elevada. Seu fígado estava aumentado e observou-se edema de 3+ nos tornozelos e nos pés. Uma ecocardiografia revelou um coração dilatado com contração deficiente e fração de ejeção ventricular esquerda de cerca de 30% (referência: 60%). O diagnóstico presuntivo é de insuficiência cardíaca classe III em estágio C, com fração de ejeção reduzida.

Qual é o tratamento indicado?

A insuficiência cardíaca ocorre quando o débito cardíaco é inadequado para fornecer o oxigênio necessário ao corpo. Trata-se de uma condição altamente letal, com taxa de mortalidade em 5 anos de aproximadamente 50%. A causa mais comum de insuficiência cardíaca nos Estados Unidos é a doença arterial coronariana, sendo a hipertensão arterial também um fator importante. Há dois tipos principais de insuficiência. Cerca de 50% dos pacientes mais jovens apresentam **insuficiência sistólica**, com diminuição da ação de bombeamento mecânico (contratilidade) e fração de ejeção reduzida (**ICFER**). O grupo remanescente apresenta **insuficiência diastólica**, na qual o enrijecimento e a perda do relaxamento adequado têm papel importante na redução do enchimento e do débito cardíaco. A fração de ejeção pode estar normal (preservada, **ICFEP**) na insuficiência diastólica, embora o volume sistólico esteja significativamente reduzido. A proporção de pacientes com insuficiência diastólica aumenta com a idade. Como outras patologias cardiovasculares (em particular, o infarto do miocárdio) são tratadas agora de forma mais efetiva, um número maior de pacientes sobrevive por tempo suficiente para que haja desenvolvimento de insuficiência cardíaca, tornando a insuficiência cardíaca uma das patologias cardiovasculares cuja prevalência está de fato aumentando em alguns países.

A insuficiência cardíaca é uma doença progressiva que se caracteriza por redução gradual do desempenho cardíaco, pontuada, em muitos pacientes, por episódios de descompensação aguda, exigindo hospitalização frequentemente. Portanto, o tratamento é direcionado para duas metas distintas: (1) reduzir ao máximo possível os sintomas e a progressão da doença durante os períodos relativamente estáveis; e (2) tratar os episódios agudos de descompensação cardíaca. Esses fatores são discutidos adiante em "Farmacologia clínica dos fármacos usados na insuficiência cardíaca".

Embora se acredite que o defeito primário na insuficiência cardíaca sistólica inicial resida no maquinário de acoplamento de excitação-contração do coração, o quadro clínico também envolve muitos outros processos e órgãos, inclusive reflexo barorreceptor, sistema nervoso simpático, rins, angiotensina II e outros peptídeos, aldosterona e apoptose das células cardíacas. O reconhecimento desses fatores levou à evolução de uma variedade de estratégias de tratamento farmacológico (Tabela 13-1), que constituem o atual padrão de cuidados.

Ensaios clínicos de grande porte mostraram que a terapia direcionada a alvos não cardíacos tem mais valor no tratamento de longo prazo da insuficiência cardíaca do que os fármacos inotrópicos positivos tradicionais (glicosídeos cardíacos [digitálicos]). Os ensaios clínicos de grande porte também mostraram que os inibidores da enzima conversora de angiotensina (IECAs), os bloqueadores dos receptores de angiotensina (BRAs), alguns betabloqueadores, antagonistas do

*O autor agradece ao Dr. William W. Parmley, MD, pelas contribuições a este capítulo em edições anteriores.

TABELA 13-1 Terapias usadas na insuficiência cardíaca

Insuficiência cardíaca sistólica crônica	Insuficiência cardíaca aguda
Diuréticos	Diuréticos
Antagonistas do receptor de aldosterona	Vasodilatadores
Inibidores da enzima conversora de angiotensina	β-Agonistas
Bloqueadores do receptor de angiotensina	Bipiridinas
Betabloqueadores	Peptídeo natriurético
Glicosídeos cardíacos	Dispositivo de assistência ventricular esquerda
Vasodilatadores, inibidor da neprilisina	
Terapia de ressincronização e cardioversão	

receptor de aldosterona e terapia associada com bloqueador do receptor de angiotensina e inibidor da neprilisina (ARNI, do inglês *angiotensin receptor blocker plus neprilysin inhibitor*) constituem os únicos fármacos de uso atual que realmente prolongam a vida e reduzem a hospitalização de pacientes com insuficiência cardíaca crônica. Essas estratégias são úteis tanto na insuficiência sistólica como na diastólica. Estudos de menor porte sustentam o uso da associação hidralazina + nitrato em afro-americanos e o uso da ivabradina em pacientes com taquicardia persistente, apesar do manejo adequado. Os fármacos inotrópicos positivos, por outro lado, são valiosos principalmente na insuficiência sistólica aguda. Os glicosídeos cardíacos também reduzem os sintomas na insuficiência cardíaca sistólica crônica. Nos ensaios clínicos de grande porte publicados até o momento, outros medicamentos com efeito inotrópico positivo em geral *reduziram* a sobrevida em pacientes com insuficiência crônica ou não produziram qualquer benefício, e seu uso passou a ser desestimulado.

Controle da contratilidade cardíaca normal

O vigor da contração do músculo cardíaco é determinado por inúmeros processos que levam ao movimento dos filamentos de actina e miosina no sarcômero cardíaco (Figura 13-1). Em última análise, a contração resulta da interação do *ativador* cálcio (durante a sístole) com o sistema actina-troponina-tropomiosina, liberando, assim, a interação actina-miosina. Esse cálcio ativador é liberado do retículo sarcoplasmático (RS). A quantidade liberada depende da quantidade armazenada no RS e da quantidade do *ativador* cálcio que entra na célula durante o platô do potencial de ação.

A. Sensibilidade das proteínas contráteis ao cálcio e outras modificações da proteína contrátil

Os determinantes da sensibilidade ao cálcio, isto é, a curva que relaciona o encurtamento das miofibrilas cardíacas com a concentração citoplasmática de cálcio, não estão totalmente compreendidos, mas foi demonstrado que vários tipos de fármacos afetam a sensibilidade ao cálcio *in vitro*. A **levosimendana** é um exemplo recente de um medicamento que aumenta a sensibilidade ao cálcio (que também pode inibir a fosfodiesterase) e reduz os sintomas em modelos de insuficiência cardíaca. Um relato recente sugere que um medicamento experimental, o **omecamtive mecarbil** (CK-1827452), altera a velocidade de transição da miosina de um estado de baixa ligação à actina para um estado fortemente ligado à actina e gerador de força. Essa ação poderia aumentar a contratilidade sem aumentar o consumo de energia, ou seja, com maior eficiência.

B. Quantidade de cálcio liberada do retículo sarcoplasmático

Uma pequena elevação no cálcio citoplasmático livre, produzida pelo influxo de cálcio durante o potencial de ação, dispara a abertura dos canais de cálcio sensíveis à rianodina e controlados pelos canais de cálcio (RyR2) na membrana do RS cardíaco e a rápida liberação de grande quantidade do íon no citoplasma nas proximidades do complexo actina-troponina-tropomiosina. A quantidade liberada é proporcional à armazenada no RS e à do ativador cálcio que entra na célula através da membrana celular. (A rianodina é um potente alcaloide vegetal inotrópico negativo que interfere na liberação do cálcio por meio dos canais do RS cardíaco.)

C. Quantidade de cálcio armazenada no retículo sarcoplasmático

A membrana do RS contém um transportador de captação de cálcio muito eficiente conhecido como Ca^{2+}-ATPase do retículo endoplasmático sarcoplasmático (SERCA, do inglês *sarcoplasmic endoplasmic reticulum* Ca^{2+}*-ATPase*). Essa bomba mantém o cálcio citoplasmático livre em concentrações muito reduzidas durante a diástole ao bombear o cálcio para dentro do RS. A SERCA normalmente é inibida pelo fosfolambano; a fosforilação do fosfolambano pela proteína cinase A (ativada, p. ex., pelo monofosfato de adenosina cíclico [AMPc, do inglês *cyclic adenosine monophosphate*]) remove essa inibição. (Algumas evidências sugerem que a atividade da SERCA é prejudicada na insuficiência cardíaca.) Assim, a quantidade de cálcio sequestrada no RS é determinada, em parte, pela quantidade acessível a esse transportador e pela atividade do sistema nervoso simpático. Isso, por sua vez, depende do equilíbrio do influxo de cálcio (principalmente pelos canais de cálcio do tipo L regulados por voltagem na membrana) e do efluxo de cálcio, a quantidade removida da célula (principalmente por meio do trocador de sódio-cálcio, um transportador na membrana celular). A quantidade de Ca^{2+} liberada a partir do RS depende da resposta dos canais RyR ao Ca^{2+} ativador.

D. Quantidade de cálcio ativador

A quantidade de cálcio ativador que entra na célula depende da disponibilidade dos canais de cálcio da membrana e da duração de sua abertura. Conforme descrito nos Capítulos 6 e 9, os simpatomiméticos provocam aumento no influxo de cálcio atuando sobre esses canais. Em contrapartida, os bloqueadores dos canais de cálcio (ver Capítulo 12) reduzem o influxo e deprimem a contratilidade.

E. Atividade do trocador de sódio-cálcio

Esse antitransportador (NCX, do inglês Na^+/Ca^+ *exchanger*) utiliza o movimento de três íons sódio para dentro para mover um íon cálcio contra seu gradiente de concentração, do citoplasma para o espaço extracelular. Em condições fisiológicas, as concentrações extracelulares desses íons são muito menos lábeis do que as concentrações intracelulares. Assim, a capacidade do trocador de sódio-cálcio de realizar o transporte depende muito das concentrações intracelulares de ambos os íons, em especial do sódio.

F. Concentração intracelular de sódio e atividade da Na^+/K^+-ATPase

A Na^+/K^+-ATPase, ao remover o sódio intracelular, é o principal determinante da concentração de sódio na célula. O influxo de sódio pelos canais regulados por voltagem, que ocorre como etapa

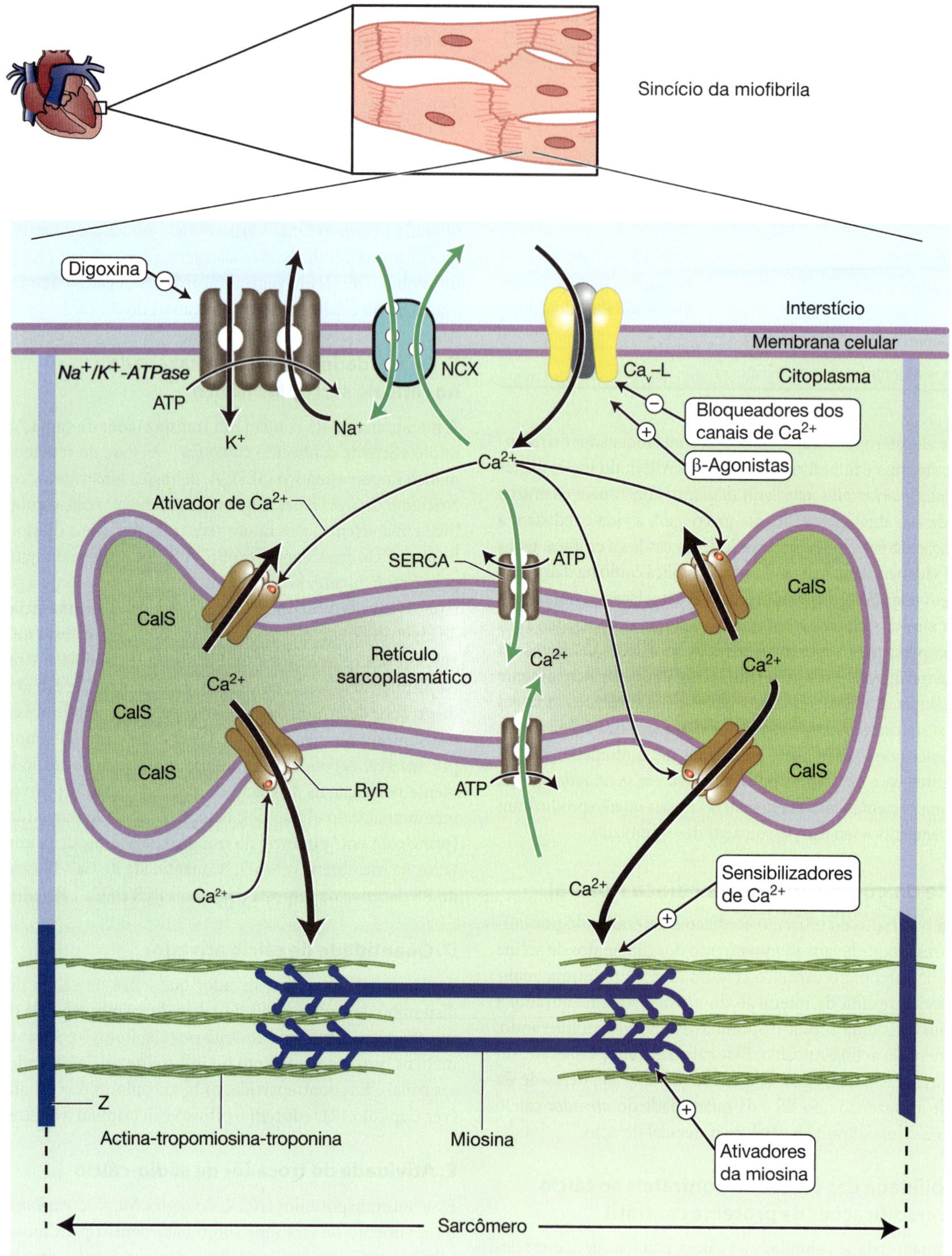

FIGURA 13-1 Diagrama esquemático de um sarcômero do músculo cardíaco, com os sítios de ação de diversos fármacos que modificam a contratilidade. (As mitocôndrias, que são de importância crítica para a geração de trifosfato de adenosina [ATP], foram omitidas para simplificar.) A Na^+/K^+-ATPase, a bomba de sódio, é o sítio de ação dos glicosídeos cardíacos. O NCX é o trocador de sódio-cálcio. O Ca_v-L é o canal de cálcio do tipo L regulado por voltagem. A SERCA (Ca^{2+}-ATPase do retículo endoplasmático sarcoplasmático) é uma ATPase do transportador de cálcio que bombeia o cálcio para dentro do retículo sarcoplasmático. O CalS é o cálcio ligado à calsequestrina, uma proteína de ligação de Ca^{2+} de alta capacidade. O RyR (receptor de rianodina RyR2) é um canal de cálcio ativado por cálcio na membrana do retículo sarcoplasmático (RS) que é ativado para liberar o cálcio armazenado. Z é a linha Z, que delimita o sarcômero. Os sensibilizadores de cálcio agem no complexo actina-troponina-tropomiosina, no qual o cálcio ativador gera a interação contrátil da actina e miosina. As *setas pretas* representam os processos que iniciam a contração ou que sustentam o tônus basal. As *setas verdes* representam os processos que promovem relaxamento.

normal de quase todos os potenciais de ação cardíacos, é outro determinante, embora a quantidade de sódio que entra na célula a cada potencial de ação seja muito inferior a 1% do sódio intracelular total. A Na^+/K^+-ATPase parece ser o principal alvo da **digoxina** e de outros glicosídeos cardíacos.

Fisiopatologia da insuficiência cardíaca

A insuficiência cardíaca é uma síndrome com muitas etiologias que pode envolver um ou ambos os ventrículos. O débito cardíaco geralmente está abaixo da faixa de normalidade (insuficiência de "baixo débito"). A disfunção sistólica, com redução do débito cardíaco e fração de ejeção significativamente reduzida (FE < 45%; normal > 60%), é típica da insuficiência aguda, particularmente daquela que resulta de infarto do miocárdio. A disfunção diastólica ocorre frequentemente como resultado da hipertrofia e do enrijecimento do miocárdio, sendo que, embora o débito cardíaco esteja reduzido, a fração de ejeção pode estar normal. A insuficiência cardíaca por disfunção diastólica geralmente não apresenta resposta ideal aos fármacos inotrópicos positivos. A insuficiência de "alto débito" é uma forma rara de insuficiência cardíaca. Nessa patologia, as demandas do organismo são tão grandes que mesmo o débito cardíaco aumentado é insuficiente. A insuficiência de alto débito pode resultar de hipertireoidismo, beri béri, anemia e *shunts* (desvios) arteriovenosos. Essa forma de insuficiência responde mal aos fármacos discutidos neste capítulo, devendo ser tratada por meio da correção da causa subjacente.

Os principais sinais e sintomas de todos os tipos de insuficiência cardíaca incluem taquicardia, redução da tolerância aos esforços, falta de ar e cardiomegalia. Edemas periférico e pulmonar (a congestão da insuficiência cardíaca *congestiva*) são frequentes, mas não estão sempre presentes. A redução da tolerância aos esforços com fadiga muscular rápida é a principal consequência direta da redução do débito cardíaco. As outras manifestações resultam de tentativas do organismo de compensar o defeito cardíaco intrínseco.

A compensação neuro-humoral (extrínseca) envolve dois mecanismos principais (previamente apresentados na Figura 6-7) – o sistema nervoso simpático e a resposta hormonal de renina-angiotensina-aldosterona –, além de vários outros. Alguns dos aspectos deletérios, bem como os benéficos, dessas respostas compensatórias estão ilustrados na Figura 13-2. Nos pacientes com insuficiência cardíaca, parece haver redefinição do reflexo barorreceptor que passa a apresentar menor sensibilidade à pressão arterial. Consequentemente, o estímulo sensorial do barorreceptor para o centro vasomotor é reduzido mesmo em pressões normais; o efluxo simpático é aumentado, e o efluxo parassimpático, diminuído. O aumento do efluxo simpático causa taquicardia, aumento da contratilidade cardíaca e do tônus vascular. O tônus vascular é adicionalmente aumentado pela angiotensina II e pela endotelina, um vasoconstritor potente liberado pelas células do endotélio vascular. A vasoconstrição aumenta a pós-carga, o que reduz ainda mais a fração de ejeção e o débito cardíaco. O resultado é o ciclo vicioso característico da insuficiência cardíaca (Figura 13-3). Os antagonistas neuro-humorais e vasodilatadores reduzem a mortalidade por insuficiência cardíaca ao interromper o ciclo e ao retardar a espiral descendente.

Após uma exposição relativamente curta a esse estado de maior estimulação simpática, ocorrem alterações reguladoras negativas complexas no sistema efetor receptor β_1-adrenérgico-proteína G cardíaco, que resultam em redução dos efeitos estimuladores. Os receptores β_2 *não* são regulados negativamente e podem apresentar maior acoplamento à cascata do 1,4,5-trifosfato de inositol-diacilglicerol (IP_3-DAG). Também foi sugerido que os receptores β_3 cardíacos (que

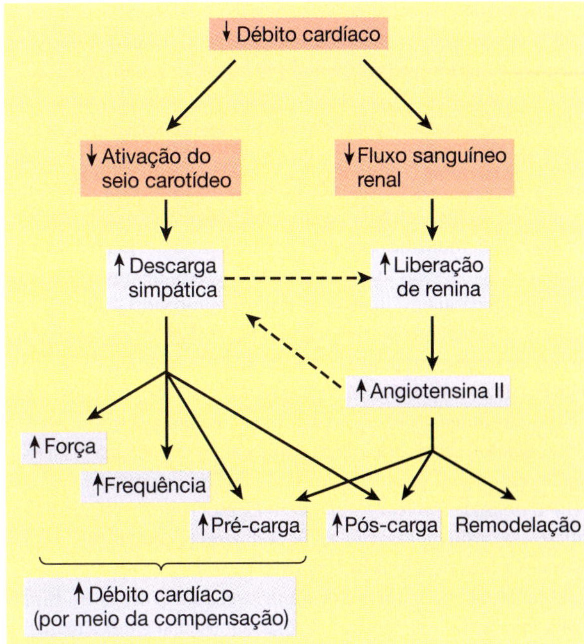

FIGURA 13-2 Algumas respostas compensatórias (*quadros em laranja*) que ocorrem durante a insuficiência cardíaca congestiva. Além dos efeitos demonstrados, a descarga simpática facilita a liberação de renina, e a angiotensina II aumenta a liberação de norepinefrina (noradrenalina) por terminações nervosas simpáticas (*setas tracejadas*).

não parecem ser regulados negativamente na insuficiência) sejam mediadores dos efeitos inotrópicos *negativos*. A ativação β excessiva leva ao extravasamento do cálcio a partir do RS via canais RyR, e contribui para o enrijecimento dos ventrículos e arritmias. A recaptação de Ca^{2+} no RS pela SERCA também pode ser prejudicada. A ativação β prolongada também aumenta as caspases, as enzimas responsáveis pela apoptose. A produção aumentada de angiotensina II leva à secreção aumentada de aldosterona (com retenção de sódio e água),

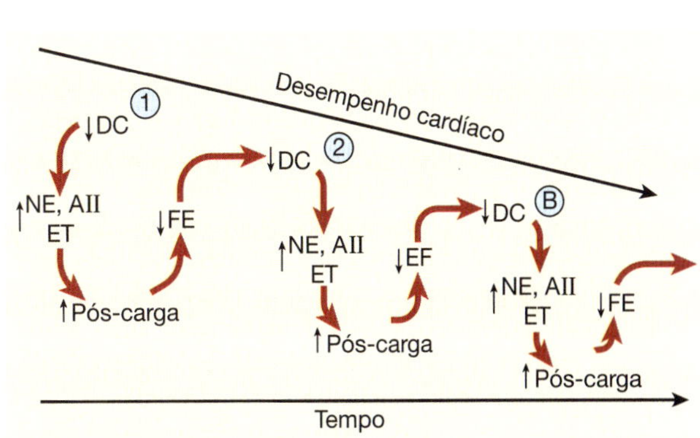

FIGURA 13-3 Espiral viciosa de progressão da insuficiência cardíaca. O débito cardíaco (DC) reduzido ativa a produção dos neuro-hormônios (NE, norepinefrina; AII, angiotensina II; ET, endotelina), o que causa vasoconstrição e aumento da pós-carga. Isso reduz ainda mais a fração de ejeção (FE) e o DC, e o ciclo se repete. A espiral descendente prossegue até que um novo estado de equilíbrio seja alcançado, no qual o DC é menor e a pós-carga é maior do que seria o ideal para a atividade normal. Os pontos 1, 2 e B representam os pontos das curvas de função ventricular mostrados na Figura 13-4.

ao aumento da pós-carga e à remodelação do coração e dos vasos. Outros hormônios são liberados, inclusive peptídeo natriurético, endotelina e vasopressina (ver Capítulo 17). Em particular, os peptídeos natriuréticos liberados pelo coração e, possivelmente, por outros tecidos incluem o fragmento **N-terminal do peptídeo natriurético tipo B** (**NT-pro-BNP**, do inglês *N-terminal pro-brain natriuretic peptide*), que passou a ser usado como marcador substituto para a presença e gravidade da insuficiência cardíaca. No coração, foram comprovadas alterações induzidas pela insuficiência no manejo do cálcio no RS pela SERCA e pelo fosfolambano; nos fatores de transcrição que levam à hipertrofia e à fibrose; na função mitocondrial, crítica para a produção de energia no coração sobrecarregado; e nos canais iônicos, em especial os de potássio, que facilitam a arritmogênese, causa primária de morte na insuficiência cardíaca. A fosforilação dos canais RyR no RS aumenta a liberação de Ca^{2+}, enquanto a desfosforilação a reduz; estudos em modelos animais indicam que a enzima principalmente responsável pela desfosforilação do RyR, a proteína fosfatase 1 (PP1, do inglês *protein phosphatase 1*), está suprarregulada na insuficiência cardíaca. Essas alterações celulares proporcionam muitos alvos potenciais para futuros fármacos.

O mecanismo compensatório intrínseco mais óbvio é a **hipertrofia miocárdica**. O aumento na massa muscular ajuda a manter o desempenho cardíaco. Contudo, após o efeito benéfico inicial, a hipertrofia pode causar alterações isquêmicas, comprometer o enchimento diastólico e alterar a geometria ventricular. **Remodelamento** é o termo aplicado à dilatação (diferente daquela decorrente do estiramento passivo) e às outras alterações estruturais que ocorrem no miocárdio estressado. O remodelamento inclui proliferação de células do tecido conectivo, bem como de células miocárdicas anormais com algumas características bioquímicas dos miócitos fetais. Por fim, os miócitos no coração com insuficiência morrem em uma velocidade acelerada por meio da apoptose, deixando os miócitos remanescentes sujeitos a um estresse ainda maior.

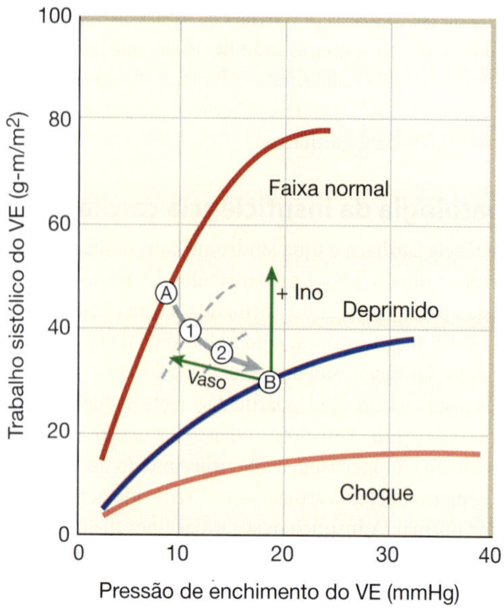

FIGURA 13-4 Relação entre desempenho do ventrículo esquerdo (VE) e pressão de enchimento em pacientes com infarto agudo do miocárdio, uma causa importante de insuficiência cardíaca. A *linha superior* indica a faixa em indivíduos normais e saudáveis. Em um determinado nível do exercício, o coração opera em um ponto estável, o ponto A. Na insuficiência cardíaca, a função é desviada para baixo e para a direita, passando pelos pontos 1 e 2 e, finalmente, alcançando o ponto B. Um fármaco inotrópico positivo "puro" (+ Ino) moveria o ponto de atuação para cima ao aumentar o trabalho sistólico cardíaco. Um vasodilatador (Vaso) moveria o ponto para a esquerda ao reduzir a pressão de enchimento. Geralmente, a terapia bem-sucedida resulta em ambos os efeitos. (Adaptada, com autorização, de Sodeman WA Jr, Sodeman TM: Pathologic Physiology, 7th ed. Philadelphia, PA: Saunders/Elsevier; 1985.)

Fisiopatologia do desempenho cardíaco

O desempenho cardíaco varia em função de quatro fatores principais:

1. **Pré-carga:** quando alguma medida do desempenho ventricular esquerdo, como o volume sistólico ou o trabalho sistólico, é plotada como função da pressão de enchimento ventricular esquerdo ou do comprimento da fibra no final da diástole, a curva resultante é denominada **curva de função ventricular esquerda** (Figura 13-4). O ramo ascendente (pressão de enchimento < 15 mmHg) representa a relação clássica de Frank-Starling descrita nos textos de fisiologia. Além de aproximadamente 15 mmHg, há um platô de desempenho. Pré-cargas acima da faixa de 20 a 25 mmHg resultam em congestão pulmonar. Conforme observado antes, a pré-carga em geral está aumentada na insuficiência cardíaca, em razão do aumento no volume sanguíneo e no tônus venoso. Como a curva de função do coração insuficiente é menor, o platô é atingido com valores muito menores de débito ou trabalho sistólico. O aumento no comprimento da fibra ou da pressão de enchimento eleva a demanda de oxigênio no miocárdio, conforme descrito no Capítulo 12. A redução da pressão de enchimento aumentada é a meta da restrição de sal e da terapia diurética na insuficiência cardíaca. Os fármacos venodilatadores (p. ex., nitroglicerina) também reduzem a pré-carga ao redistribuírem o sangue para longe do tórax, para as veias periféricas.
2. **Pós-carga:** a pós-carga é a resistência contra a qual o coração deve bombear o sangue e é representada pela impedância aórtica e pela resistência vascular sistêmica. Conforme se observa na Figura 13-2, à medida que o débito cardíaco diminui na insuficiência crônica, ocorre aumento reflexo na resistência vascular sistêmica, mediado em parte por aumento do efluxo simpático e das catecolaminas circulantes e em parte pela ativação do sistema renina-angiotensina. A endotelina, um potente peptídeo vasoconstritor, também está envolvida. Isso configura o estágio para a utilização de fármacos que reduzem o tônus arteriolar na insuficiência cardíaca.
3. **Contratilidade:** o exame de amostras de músculo cardíaco obtidas por biópsia de pacientes com insuficiência crônica de baixo débito demonstra redução na contratilidade intrínseca. À medida que a contratilidade diminui, observam-se reduções na velocidade do encurtamento muscular, na velocidade de desenvolvimento da pressão intraventricular (dP/dt) e no débito sistólico atingido (ver Figura 13-4). No entanto, o coração em geral ainda é capaz de algum aumento de todas essas medidas de contratilidade em resposta aos fármacos inotrópicos.
4. **Frequência cardíaca:** a frequência cardíaca é um determinante importante do débito cardíaco. Quando a função intrínseca do coração é reduzida na insuficiência, e ocorre queda do volume sistólico, o aumento na frequência cardíaca – por meio da ativação simpática dos receptores β-adrenérgicos – é o primeiro mecanismo compensatório que entra em ação para manter o débito cardíaco. Entretanto, a taquicardia limita o tempo de enchimento diastólico e o fluxo coronariano, causando maior estresse do coração. Por conseguinte, os fármacos que induzem bradicardia podem beneficiar pacientes com frequência cardíaca elevada.

FARMACOLOGIA BÁSICA DOS FÁRMACOS USADOS NA INSUFICIÊNCIA CARDÍACA

Os fármacos usados inicialmente na insuficiência cardíaca crônica incluem os IECAs (Capítulos 11 e 17), os diuréticos (Capítulo 15) e outros fármacos sem grandes efeitos na maquinaria contrátil do coração. Os **fármacos inotrópicos positivos** não constituem os primeiros fármacos, nem os únicos utilizados na insuficiência cardíaca, porém começaremos nossa discussão da farmacologia básica dessa condição com esse grupo, visto que os fármacos de primeira escolha utilizados nessa condição (diuréticos, IECAs, β-agonistas e betabloqueadores) são discutidos de modo mais detalhado em outros capítulos.

DIGITÁLICOS

Digitalis é o nome do gênero de plantas que fornecem a maior parte dos **glicosídeos cardíacos** de importância médica, como a digoxina. Esses vegetais são conhecidos há milhares de anos, mas eram utilizados de forma errática e com sucesso variável até 1785, quando William Withering, médico e botânico inglês, publicou uma monografia descrevendo os efeitos clínicos de um extrato da dedaleira-púrpura (*Digitalis purpurea*, uma fonte importante desses fármacos).

Química

Todos os glicosídeos cardíacos ou cardenolídeos – dos quais a **digoxina** é o protótipo – combinam um núcleo de esteroide ligado a um anel de lactona, na posição 17, e uma série de glicídeos no carbono 3 do núcleo. Como carecem de um grupamento facilmente ionizável, sua solubilidade não depende do pH. A digoxina é obtida a partir de *Digitalis lanata*, a dedaleira-branca, porém muitos vegetais comuns (p. ex., oleandro, lírio-do-vale, asclépia e outros) contêm glicosídeos cardíacos com propriedades semelhantes, e a sua ingestão algumas vezes resulta em envenenamento.

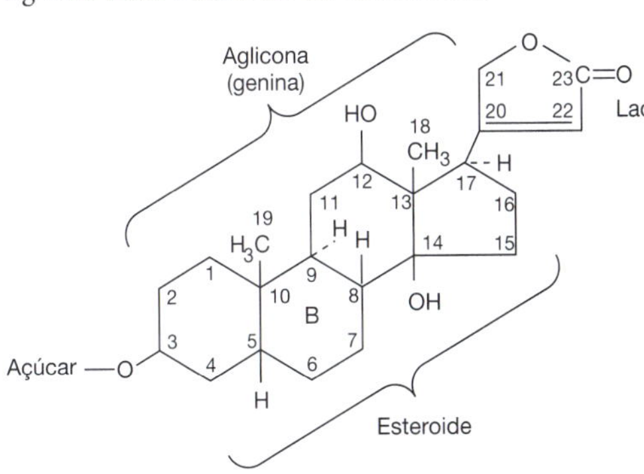

Farmacocinética

A digoxina, o único glicosídeo cardíaco utilizado nos Estados Unidos, é 65 a 80% absorvida após administração oral. A absorção de outros glicosídeos varia de zero a quase 100%. Uma vez presentes no sangue, todos os glicosídeos cardíacos são amplamente distribuídos para os tecidos, inclusive para o sistema nervoso central (SNC).

A digoxina não é extensamente metabolizada nos seres humanos; quase dois terços são excretados inalterados pelos rins. Sua depuração renal é proporcional à depuração da creatinina, com meia-vida de 36 a 40 horas nos pacientes com função renal normal. Equações e nomogramas estão disponíveis para o ajuste da dose de digoxina em pacientes com comprometimento renal, por exemplo, em https://www.ncbi.nlm.nih.gov/pmc/articles/PMC4227958/.

Farmacodinâmica

A digoxina apresenta múltiplos efeitos cardiovasculares diretos e indiretos, com consequências tanto terapêuticas como tóxicas. Além disso, ela tem efeitos indesejáveis sobre o SNC e o intestino.

Em nível molecular, todos os glicosídeos cardíacos úteis do ponto de vista terapêutico **inibem a Na^+/K^+-ATPase**, o transportador ligado à membrana e frequentemente denominado **bomba de sódio** (ver Figura 13-1). Embora existam várias isoformas dessa ATPase, com sensibilidade variável aos glicosídeos cardíacos, elas são altamente conservadas na evolução, indicando a extrema importância dessa atividade na função celular. A inibição desse transportador na maior parte da faixa posológica dos digitálicos foi extensamente documentada em todos os tecidos estudados. É provável que essa ação inibitória seja, em grande parte, responsável pelo efeito terapêutico – inotropismo positivo (aumento da contratilidade) –, bem como por grande parte da toxicidade dos digitálicos. Os outros efeitos dos digitálicos em nível molecular foram estudados no coração e serão debatidos adiante. O fato de existir um receptor para glicosídeos cardíacos na bomba de sódio levou alguns pesquisadores a propor que exista um esteroide endógeno semelhante aos digitálicos, possivelmente **ouabaína** ou **marinobufagenina**. Além disso, foram postuladas funções adicionais da Na^+/K^+-ATPase, envolvendo apoptose, crescimento e diferenciação celulares, imunidade e metabolismo dos carboidratos. Evidências indiretas dessa atividade de tipo digitálica endógena foram inferidas em ensaios clínicos que demonstraram algum efeito protetor de anticorpos antidigoxina em pacientes com pré-eclâmpsia.

A. Efeitos cardíacos

1. *Efeitos mecânicos* Os glicosídeos cardíacos aumentam a contração do sarcômero cardíaco ao produzir elevação da concentração de cálcio livre nas proximidades das proteínas contráteis durante a sístole. O aumento na concentração de cálcio resulta de um processo em duas etapas: em primeiro lugar, **aumento da concentração de sódio intracelular**, devido à inibição da Na^+/K^+-ATPase; e, em segundo lugar, **redução relativa da expulsão de cálcio** da célula pelo trocador de sódio-cálcio (NCX na Figura 13-1), causada pelo aumento do sódio intracelular. O cálcio citoplasmático aumentado é sequestrado pela SERCA no RS para liberação posterior. Foram propostos outros mecanismos, mas sem sustentação adequada.

O resultado final da ação de concentrações terapêuticas de um glicosídeo cardíaco *in vitro* consiste em aumento evidente na contratilidade cardíaca (Figura 13-5, traçado inferior, painéis A e B). Em preparações com miocárdio isolado, as velocidades de desenvolvimento da tensão e de relaxamento estão aumentadas, com pouca ou nenhuma alteração no tempo até a tensão máxima. Esse efeito ocorre tanto no miocárdio normal quanto no insuficiente. Todavia, no paciente ainda não exposto a um glicosídeo cardíaco, as respostas são modificadas por reflexos cardiovasculares e pela fisiopatologia da insuficiência cardíaca.

2. *Efeitos elétricos* Os efeitos dos digitálicos sobre as propriedades elétricas do coração constituem uma mistura de ações diretas e autônomas. As ações diretas sobre as membranas das células cardíacas seguem uma progressão bem-definida: prolongamento inicial breve do potencial de ação, seguido por encurtamento (principalmente da fase de platô). A redução na duração do potencial de ação é provavelmente a consequência do aumento na condutância do potássio,

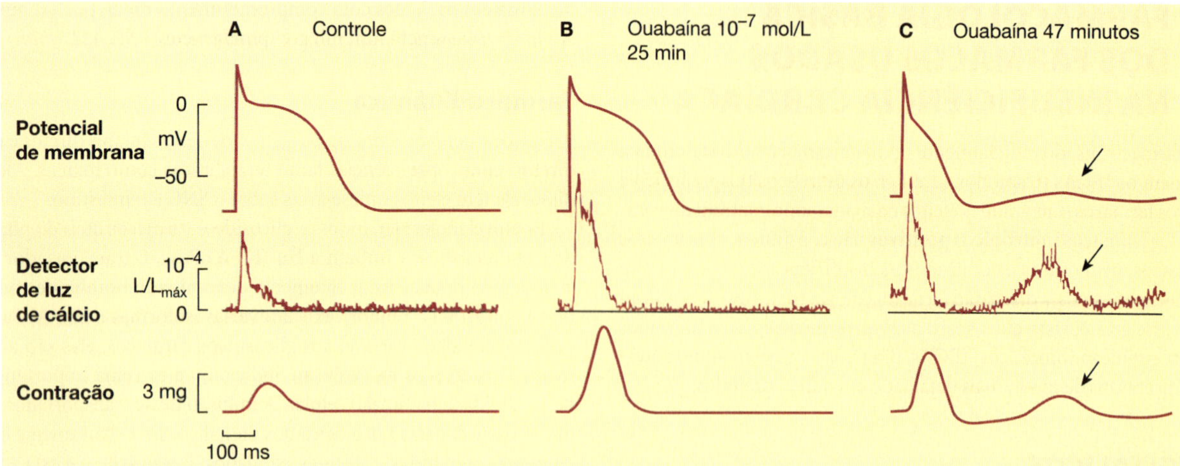

FIGURA 13-5 Efeitos de um glicosídeo cardíaco, a ouabaína, no tecido cardíaco isolado. O traçado superior mostra os potenciais de ação evocados durante o período de controle (**A**), no início da fase "terapêutica" (**B**) e, posteriormente, quando a toxicidade está presente (**C**). O traçado do meio mostra a luz (L) emitida pela proteína detectora de cálcio aequorina (em relação ao máximo possível, $L_{máx}$) e é, de maneira geral, proporcional à concentração de cálcio livre intracelular. O traçado inferior registra a tensão provocada pelos potenciais de ação. A fase inicial de ação da ouabaína (**B**) mostra um ligeiro encurtamento do potencial de ação e um aumento acentuado na concentração de cálcio intracelular livre e na tensão contrátil. A fase tóxica (**C**) está associada à despolarização do potencial de repouso, encurtamento acentuado do potencial de ação e aparecimento de despolarização oscilatória, aumento do cálcio e contração (*setas*). (Reproduzida, com autorização, de Hess e H. Gil Wier.)

provocada pelo aumento do cálcio intracelular (ver Capítulo 14). Todos esses efeitos podem ser observados em concentrações terapêuticas na ausência de toxicidade franca (Tabela 13-2).

Em concentrações mais elevadas, o potencial de membrana em repouso é reduzido (tornado menos negativo) como resultado da inibição da bomba de sódio e da redução do potássio intracelular. À medida que a toxicidade progride, surgem pós-potenciais despolarizantes oscilantes após os potenciais de ação normalmente evocados (ver Figura 13-5, painel C). Os pós-potenciais (também conhecidos como **pós-despolarizações tardias** [**PDTs**]) estão associados a uma sobrecarga das reservas de cálcio intracelular e oscilações nas concentrações de íons cálcio intracelulares livres. Quando atingem o limiar, os pós-potenciais geram potenciais de ação (**despolarizações prematuras**, "batimentos" ectópicos) que são acoplados aos potenciais de ação normais antecedentes. Se os pós-potenciais no sistema condutor de Purkinje alcançarem regularmente o limiar dessa forma, o eletrocardiograma irá registrar bigeminismo (Figura 13-6). Com intoxicação adicional, cada potencial de ação evocado pelo pós-potencial gera por ele próprio um pós-potencial supralimiar, com estabelecimento de taquicardia autossustentada. Quando se permite a sua progressão, essa taquicardia pode deteriorar-se em fibrilação; no caso da fibrilação ventricular, a arritmia é rapidamente fatal, a menos que corrigida.

As ações autônomas dos glicosídeos cardíacos sobre o coração envolvem tanto o sistema parassimpático como o simpático. Em doses terapêuticas baixas, predominam os efeitos parassimpatomiméticos cardiosseletivos. Na realidade, esses efeitos passíveis de bloqueio pela atropina contribuem com uma parcela significativa dos efeitos elétricos iniciais do digitálico (ver Tabela 13-2). Essa ação envolve a sensibilização dos barorreceptores, a estimulação vagal central e a facilitação da transmissão muscarínica na sinapse da terminação nervosa-miócito. Como a inervação colinérgica é muito mais rica nos átrios, essas ações afetam mais a função nodal atrioventricular e atrial do que a função ventricular ou de Purkinje. Alguns dos efeitos colinomiméticos são úteis no tratamento de

TABELA 13-2 Efeitos da digoxina sobre as propriedades elétricas dos tecidos cardíacos

Tecido ou variável	Efeitos em dose terapêutica	Efeitos em dose tóxica
Nó sinoatrial	↓ Frequência	↓ Frequência
Músculo atrial	↓ Período refratário	↓ Período refratário, arritmias
Nó atrioventricular	↓ Velocidade de condução, ↑ período refratário	↓ Período refratário, arritmias
Sistema de Purkinje, músculo ventricular	Ligeira ↓ do período refratário	Extrassístoles, taquicardia, fibrilação
Eletrocardiograma	↑ Intervalo PR, ↓ intervalo QT	Taquicardia, fibrilação, parada cardíaca em doses extremamente altas

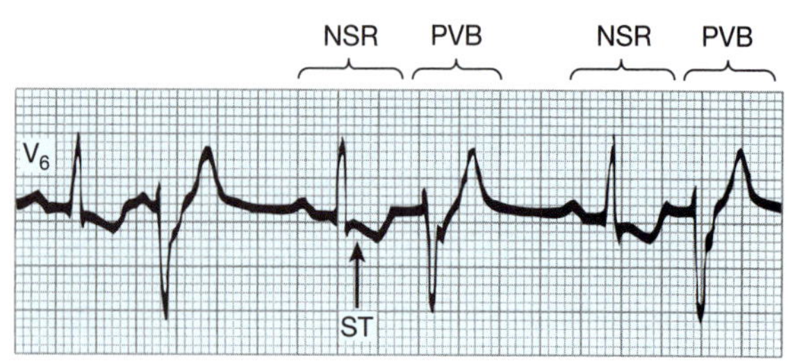

FIGURA 13-6 Registro eletrocardiográfico mostrando bigeminismo induzido por digitálico. Os complexos marcados NSR são batimentos de ritmo sinusal normal (do inglês *normal sinus rhythm*); observam-se onda T invertida e depressão do segmento ST. Os complexos marcados PVB são batimentos ventriculares prematuros (do inglês *premature ventricular beats*) e manifestações eletrocardiográficas de despolarizações evocadas por pós-potenciais oscilatórios tardios conforme mostrado na Figura 13-5. (Adaptada, com autorização, de Goldman MJ: Principles of Clinical Electrocardiography, 12th ed. New York, NY: Appleton Lange; 1986.)

determinadas arritmias. Em concentrações tóxicas, o efluxo simpático é aumentado pelo digitálico. Esse efeito não é essencial para a intoxicação digitálica típica, mas sensibiliza o miocárdio e amplifica todos os efeitos tóxicos do medicamento.

Entre as manifestações cardíacas mais comuns da intoxicação digitálica estão ritmo juncional atrioventricular, despolarizações ventriculares prematuras, ritmo bigeminal e bloqueio atrioventricular de segundo grau. No entanto, diz-se que os digitálicos podem causar praticamente qualquer arritmia.

B. Efeitos sobre outros órgãos

Os glicosídeos cardíacos afetam todos os tecidos excitáveis, incluindo a musculatura lisa e o SNC. O trato gastrintestinal é o local mais comum de intoxicação digitálica fora do coração. Os efeitos incluem anorexia, náuseas, vômitos e diarreia. Essa toxicidade é em parte causada por efeitos diretos sobre o trato gastrintestinal e em parte por ações sobre o SNC.

Os efeitos sobre o SNC incluem estimulação vagal e da zona deflagradora de quimiorreceptores. Com menor frequência, ocorrem desorientação e alucinações – especialmente em idosos –, além de distúrbios visuais. O último efeito pode incluir aberrações da percepção de cores. A ginecomastia é um efeito raro reportado em homens tratados com digitálico.

C. Interações com potássio, cálcio e magnésio

A interação entre potássio e digitálico ocorre de duas maneiras. Em primeiro lugar, ocorre inibição recíproca na ligação com a Na^+/K^+-ATPase; portanto, a hipercalemia reduz as ações inibidoras enzimáticas dos glicosídeos cardíacos, ao passo que a hipocalemia facilita essas ações. Em segundo lugar, a automaticidade cardíaca aumentada é inibida pela hipercalemia (ver Capítulo 14). Portanto, o aumento moderado do K^+ extracelular reduz os efeitos tóxicos do digitálico.

O íon cálcio facilita as ações tóxicas dos glicosídeos cardíacos ao acelerar a sobrecarga das reservas intracelulares de cálcio que parecem responsáveis pela automaticidade anormal induzida pelo digitálico. Por conseguinte, a hipercalcemia aumenta o risco de arritmia induzida por digitálico. Os efeitos do íon magnésio são opostos àqueles do cálcio. Essas interações determinam a avaliação cuidadosa dos eletrólitos séricos nos pacientes com arritmias induzidas por digitálico.

OUTROS FÁRMACOS INOTRÓPICOS POSITIVOS USADOS NA INSUFICIÊNCIA CARDÍACA

Muitos esforços estão sendo envidados para encontrar fármacos inotrópicos positivos mais seguros, visto que os glicosídeos cardíacos possuem uma janela terapêutica extremamente estreita e podem não diminuir a mortalidade na insuficiência cardíaca crônica. Os fármacos atualmente disponíveis são benéficos em alguns pacientes com ICFER aguda; já na insuficiência crônica e na ICFEP, raramente são benéficos, sendo, com frequência, até deletérios.

BIPIRIDINAS

A **milrinona** é um composto bipiridínico que inibe a isoenzima fosfodiesterase 3 (PDE-3, do inglês *phosphodiesterase isozyme 3*). O medicamento é ativo pelas vias oral e parenteral, mas está disponível apenas em apresentação para uso parenteral. Sua meia-vida de eliminação é de 3 a 6 horas, com 10 a 40% sendo excretados na urina. Um congênere mais antigo, a **inanrinona**, não está mais disponível nos Estados Unidos (nem no Brasil).

Farmacodinâmica

As bipiridinas aumentam a contratilidade miocárdica por meio de aumento do influxo de cálcio no coração durante o potencial de ação; além disso, podem alterar os movimentos intracelulares do cálcio ao influenciar o RS. Ademais, elas têm um importante efeito vasodilatador. A inibição da fosfodiesterase resulta em aumento do AMPc e da contratilidade e em vasodilatação.

A toxicidade da inanrinona inclui náuseas e vômitos; também foram relatadas arritmias, trombocitopenia e alterações de enzimas hepáticas em um número significativo de pacientes. A milrinona parece ter menor probabilidade de causar toxicidade na medula óssea e no fígado, mas causa arritmias. A milrinona é atualmente utilizada apenas por via intravenosa e em casos de insuficiência cardíaca aguda ou exacerbação grave de insuficiência cardíaca crônica.

AGONISTAS DO RECEPTOR β-ADRENÉRGICO

A farmacologia geral desses agentes foi discutida no Capítulo 9. A **dobutamina** é o agonista β_1-seletivo que tem sido mais amplamente utilizado em pacientes com insuficiência cardíaca descompensada. Esse fármaco parenteral pode produzir aumento do débito cardíaco, juntamente com diminuição da pressão de enchimento ventricular. Foram relatados algum grau de taquicardia e aumento no consumo miocárdico de oxigênio. Portanto, o potencial de produção de angina ou de arritmias em pacientes com doença arterial coronariana é significativo, assim como a taquifilaxia que acompanha o uso de qualquer estimulante β. A infusão intermitente de dobutamina beneficia alguns pacientes com insuficiência cardíaca crônica.

A dopamina também foi usada no tratamento da insuficiência cardíaca aguda e pode ser particularmente útil quando há necessidade de elevar a pressão arterial.

FÁRMACOS INOTRÓPICOS POSITIVOS EM FASE DE INVESTIGAÇÃO

A **istaroxima** é um derivado esteroide sob pesquisa, que aumenta a contratilidade ao inibir a Na^+/K^+-ATPase (como os glicosídeos cardíacos), mas, além disso, facilita o sequestro do Ca^{2+} pelo RS. A última ação pode tornar o medicamento menos arritmogênico do que os digitálicos.

A **levosimendana**, fármaco que sensibiliza o sistema troponina ao cálcio, também parece inibir a fosfodiesterase e causar alguma vasodilatação, além de ter efeitos inotrópicos. Alguns ensaios clínicos sugerem que esse fármaco pode ser útil em pacientes com insuficiência cardíaca, tendo sido aprovado em alguns países (incluindo o Brasil), mas não nos Estados Unidos.

O **omecantive mecarbil** é um agente de uso parenteral em fase de pesquisa que ativa a miosina cardíaca e prolonga a sístole sem aumentar o consumo de oxigênio do coração. Demonstrou-se que o medicamento reduz os sinais de insuficiência cardíaca em modelos animais e, em um pequeno ensaio clínico inicial de fase 2 com pacientes com insuficiência cardíaca, demonstrou-se aumento do tempo de sístole e do volume sistólico e redução da frequência cardíaca e dos volumes sistólico final e diastólico. Um ensaio clínico de maior porte em pacientes com insuficiência cardíaca aguda foi decepcionante, porém o fármaco ainda está em fase de estudo.

FÁRMACOS SEM EFEITOS INOTRÓPICOS POSITIVOS USADOS NA INSUFICIÊNCIA CARDÍACA

Esses agentes – que não são fármacos inotrópicos positivos – formam a primeira escolha de terapia para a insuficiência cardíaca crônica. Os medicamentos mais comumente utilizados são diuréticos, IECAs, antagonistas dos receptores de angiotensina, antagonistas da aldosterona e betabloqueadores (ver Tabela 13-1). Na insuficiência aguda, os diuréticos e os vasodilatadores desempenham uma importante função.

DIURÉTICOS

Os diuréticos, em particular a **furosemida**, são os fármacos de escolha na insuficiência cardíaca e são discutidos de modo detalhado no Capítulo 15. Os diuréticos reduzem a retenção de sal e de água, o edema por meio de seus efeitos renais e os sintomas da insuficiência cardíaca. Não possuem efeito direto sobre a contratilidade cardíaca, e o seu principal mecanismo de ação hemodinâmica na insuficiência cardíaca consiste na redução da pressão venosa e da pré-carga ventricular. A redução do tamanho cardíaco, que aumenta a eficiência da bomba, é da maior importância na insuficiência sistólica. Na insuficiência cardíaca associada à hipertensão arterial, a redução na pressão arterial também diminui a pós-carga. A espironolactona e a eplerenona, os diuréticos antagonistas do esteroide aldosterona (mineralocorticoide) (ver Capítulo 15), possuem o benefício adicional de diminuir a morbidade e a mortalidade em pacientes com insuficiência cardíaca grave que também recebem IECAs e outras terapias padronizadas. Um mecanismo que explicaria esse benefício seria a possibilidade, com base em evidências acumuladas, de a aldosterona também causar fibrose miocárdica e vascular e disfunção dos barorreceptores, além de seus efeitos renais. A **finerenona** é um antagonista dos mineralocorticoides não esteroides em fase de pesquisa (fase 3), que pode ter menos tendência a induzir hipercalemia. A **apararenona** e a **esaxerenona** são antagonistas semelhantes de mineralocorticoides não esteroides em fase de pesquisa.

INIBIDORES DA ENZIMA CONVERSORA DE ANGIOTENSINA, BLOQUEADORES DO RECEPTOR DE ANGIOTENSINA E FÁRMACOS CORRELATOS

Os IECAs, como o **captopril**, foram apresentados no Capítulo 11 e são discutidos também no Capítulo 17. Esses fármacos versáteis reduzem a resistência periférica e, portanto, a pós-carga; também reduzem a retenção de sal e água (ao diminuírem a secreção de aldosterona) e, consequentemente, a pré-carga. A diminuição nas concentrações teciduais de angiotensina também reduz a atividade simpática por meio da atenuação dos efeitos pré-sinápticos da angiotensina sobre a liberação de norepinefrina (noradrenalina). Por fim, esses fármacos reduzem o processo de remodelamento cardíaco e vascular em longo prazo, um efeito que pode ser responsável pela redução observada na mortalidade e morbidade (ver "Farmacologia clínica dos fármacos usados na insuficiência cardíaca", adiante).

Os bloqueadores do receptor AT_1 de angiotensina, como a **losartana** (ver Capítulos 11 e 17), parecem ter efeitos benéficos semelhantes. Em associação com **sacubitril**, a **valsartana** está agora aprovada para ICFER. Os bloqueadores dos receptores de angiotensina devem ser considerados em pacientes com insuficiência cardíaca intolerantes aos IECAs, devido à tosse incessante.

Foi constatado que o **alisquireno**, um inibidor da renina aprovado para a hipertensão, não tem benefício definitivo em ensaios clínicos para tratamento da insuficiência cardíaca.

VASODILATADORES

Os vasodilatadores são efetivos na insuficiência cardíaca aguda por sua ação de redução na pré-carga (por meio de venodilatação), na pós-carga (por meio de dilatação arteriolar) ou em ambas. Algumas evidências sugerem que a vasodilatação em longo prazo por **hidralazina** e **dinitrato de isossorbida** também pode reduzir a remodelação danosa do coração. Entretanto, o tratamento da descompensação aguda não retarda de modo confiável a progressão da insuficiência crônica na maioria dos pacientes.

A **nesiritida**, uma forma sintética do BNP endógeno, está aprovada para uso na insuficiência cardíaca aguda (não crônica). Esse produto recombinante aumenta o monofosfato de guanosina cíclico (GMPc, do inglês *cyclic guanosine monophosphate*) nas células musculares lisas e reduz o tônus venoso e arteriolar em preparações experimentais. Ele também induz diurese. Entretanto, ensaios clínicos de grande porte realizados em pacientes com insuficiência cardíaca não conseguiram demonstrar uma redução na mortalidade ou em hospitalizações repetidas. O peptídeo possui meia-vida curta de cerca de 18 minutos e é administrado como dose intravenosa em bólus, seguida por infusão contínua. A hipotensão excessiva é a reação adversa mais comum. Os relatos de lesão renal significativa e morte resultaram em advertências adicionais em relação a esse fármaco, que deve ser empregado com grande cautela. Foram obtidos resultados mistos semelhantes com **ularitida** (não disponível no Brasil) e **serelaxina**, dois outros peptídeos vasodilatadores. Uma abordagem mais recente para a modulação do sistema do peptídeo natriurético é a inibição da enzima endopeptidase neutra, a **neprilisina**, que é responsável pela degradação do BNP e do peptídeo natriurético atrial (ANP, do inglês *atrial natriuretic peptide*), bem como da angiotensina II, bradicinina e outros peptídeos. O **sacubitril** é um profármaco que é metabolizado a um inibidor da neprilisina. Uma associação de valsartana com sacubitril está aprovada para uso na ICFER. Um recente estudo de grande porte (PIONEER-HF) confirmou que essa associação é superior ao enalapril na redução das concentrações de troponina T de alta sensibilidade e reospitalização de pacientes com ICFER descompensada aguda. Infelizmente, não há essa mesma melhora em relação à ICFEP com essa associação de fármacos.

As concentrações plasmáticas do BNP *endógeno* estão aumentadas na maioria dos pacientes com insuficiência cardíaca e mantêm correlação direta com a gravidade. A determinação do precursor NT-pro-BNP no plasma é um exame diagnóstico e prognóstico útil, que tem sido utilizado como marcador substituto em ensaios clínicos.

Entre os peptídeos correlatos estão o ANP e a urodilatina, um peptídeo similar produzido no rim. A **carperitida** e a **ularitida**, respectivamente, são análogos sintéticos desses peptídeos endógenos sendo investigados atualmente em fase de ensaios clínicos (ver Capítulo 15). A **bosentana** e a **tezosentana**, inibidores competitivos da endotelina ativos por via oral (ver Capítulo 17), mostraram alguns benefícios em modelos experimentais com animais com insuficiência cardíaca, mas os resultados nos ensaios com seres humanos foram decepcionantes. A bosentana está aprovada para uso na hipertensão pulmonar. Possui efeitos teratogênicos e hepatotóxicos significativos.

Acredita-se que vários novos agentes possam estabilizar o canal RyR e reduzir o extravasamento de Ca^{2+} do RS. Atualmente, são designados apenas por números de código (p. ex., TRV027, JTV519, S44121). Essa ação, caso se confirme a redução na rigidez diastólica, seria particularmente útil nos casos de insuficiência diastólica com fração de ejeção preservada.

BLOQUEADORES DOS RECEPTORES β-ADRENÉRGICOS

A maioria dos pacientes com insuficiência cardíaca crônica responde de modo favorável a determinados betabloqueadores, embora esses fármacos possam desencadear descompensação aguda da função cardíaca (ver Capítulo 10). Os ensaios com **bisoprolol**, **carvedilol**, **metoprolol** e **nebivolol** mostraram redução na mortalidade em pacientes com insuficiência cardíaca grave estável, mas esse efeito não foi percebido com outro betabloqueador, o bucindolol. A ação benéfica do betabloqueio não está totalmente compreendida, mas entre os mecanismos sugeridos estão: atenuação das reações adversas das altas concentrações de catecolaminas (incluindo apoptose), regulação positiva dos receptores β, redução da frequência cardíaca e do remodelamento por meio da inibição da atividade mitogênica das catecolaminas.

OUTROS FÁRMACOS

As proteínas neurorreguladoras parecem ter efeitos cardíacos, bem como neurais. A proteína neuregulina GGF2 (**cimaglermina** [não disponível no Brasil]) demonstrou ser benéfica na função cardíaca em vários modelos animais de insuficiência cardíaca. Os fármacos utilizados no diabetes melito tipo 2 têm causado preocupação, devido à associação dessa condição com eventos cardíacos. Portanto, é interessante constatar que alguns desses fármacos parecem *beneficiar* pacientes que apresentam insuficiência cardíaca e diabetes melito tipo 2. Em alguns estudos, foi constatado que a **liraglutida**, um agonista do peptídeo GLP-1 (do inglês *glucagon-like peptide-1*) usado no diabetes (ver Capítulo 41), não reduz significativamente as mortes por causas cardiovasculares, bem como as taxas de infarto do miocárdio, acidente vascular encefálico não fatal e hospitalização para insuficiência cardíaca. Outro grupo de fármacos antidiabéticos, as gliflozinas, como a **empagliflozina** e a **dapagliflozina**, são inibidores do cotransportador-2 de sódio e glicose (SGLT2, do inglês *sodium/glucose cotransporter 2*), que aumentam a excreção renal de sódio, bem como a excreção de glicose (ver Capítulo 15); esses fármacos demonstraram reduzir a hospitalização para insuficiência cardíaca em pacientes com ou sem diabetes melito tipo 2. O vericiguate, um estimulador da guanilatociclase solúvel, demonstrou ter um benefício pequeno, porém significativo, sobre as taxas de mortalidade e de hospitalização.

FARMACOLOGIA CLÍNICA DOS FÁRMACOS USADOS NA INSUFICIÊNCIA CARDÍACA

Diretrizes detalhadas são divulgadas por grupos de especialistas dos Estados Unidos e da Europa (ver Referências). As diretrizes do American College of Cardiology/American Heart Association (ACC/AHA) para o manejo da insuficiência cardíaca crônica especificam quatro estágios no desenvolvimento da doença (Tabela 13-3). Os pacientes no estágio A têm risco elevado em razão de outra doença, mas não apresentam sinais ou sintomas da insuficiência cardíaca. Os pacientes em estágio B apresentam evidência de cardiopatia estrutural, mas nenhum sintoma de insuficiência cardíaca. Os pacientes em estágio C apresentam cardiopatia estrutural e sintomas de insuficiência, sendo que os sintomas são responsivos à terapia comum. Os pacientes em estágio C com frequência precisam ser hospitalizados para descompensação aguda e, após receber alta, eles frequentemente sofrem nova descompensação, exigindo reospitalização. Os pacientes em estágio D apresentam insuficiência cardíaca refratária à terapia convencional, e são necessárias intervenções especiais (p. ex., terapia de ressincronização, transplante).

Quando o estágio C é alcançado, a gravidade da insuficiência cardíaca comumente é descrita de acordo com uma escala idealizada pela New York Heart Association (NYHA). A insuficiência de classe I está associada a nenhuma limitação das atividades habituais, e os sintomas só ocorrem com exercício mais intenso do que o normal. A insuficiência de classe II caracteriza-se por discreta limitação das atividades e resulta em fadiga e palpitações durante uma atividade física habitual. Na insuficiência de classe III, há fadiga, dispneia e taquicardia com atividades físicas aquém das comuns, mas sem sintomas em repouso. A insuficiência de classe IV está associada a sintomas, mesmo quando o paciente está em repouso.

TABELA 13-3 Classificação e tratamento da insuficiência cardíaca crônica

Estágio do ACC/AHA[1]	Classe da NYHA[2]	Descrição	Tratamento
A	Pré-insuficiência	Nenhum sintoma, mas há fatores de risco presentes[3]	Tratar obesidade, hipertensão, diabetes, hiperlipidemia, etc.
B	I	Sintomas com exercício intenso	IECA/BRA, betabloqueador, diurético
C	II/III	Sintomas com exercício acentuado (classe II) ou leve (classe III)	Acrescentar o antagonista da aldosterona, digoxina; TRC, ARNI, hidralazina/nitrato[4]
D	IV	Sintomas graves em repouso	Terapia clínica máxima, transplante, DAVE

[1]Classificação do American College of Cardiology/American Heart Association (ACC/AHA).
[2]Classificação da New York Heart Association (NYHA).
[3]Os fatores de risco incluem hipertensão, infarto do miocárdio, diabetes.
[4]Para determinadas populações, por exemplo, negros.
ARNI, inibidor do receptor de angiotensina mais inibidor da neprilisina; BRA, bloqueador do receptor de angiotensina; DAVE, dispositivo de assistência ventricular esquerda; IECA, inibidor da enzima conversora de angiotensina; TRC, terapia de ressincronização cardíaca.

MANEJO DA INSUFICIÊNCIA CARDÍACA CRÔNICA

As principais etapas no manejo dos pacientes com insuficiência cardíaca crônica estão delineadas nas Tabelas 13-3 e 13-4. As atualizações das diretrizes do ACC/AHA sugerem que o tratamento de pacientes de alto risco (estágios A e B) deve se concentrar no controle da hipertensão, arritmias, hiperlipidemia e diabetes, quando presentes. A fibrilação atrial é cada vez mais comum em pacientes idosos, e a correção dessa arritmia pode ser muito benéfica. Quando os sinais e sintomas da insuficiência estão presentes, o estágio C foi alcançado, devendo ser iniciado o tratamento ativo da insuficiência.

REMOÇÃO DO SÓDIO

A remoção do sódio – por restrição do sal na dieta e terapia com diurético – constitui a base no tratamento da insuficiência cardíaca sintomática, em especial quando há edema. O uso de diuréticos é discutido com mais detalhes no Capítulo 15. Na insuficiência muito leve, pode-se tentar o uso de um diurético **tiazídico**, porém é geralmente necessário administrar um diurético de alça, como a **furosemida**. A perda de sódio causa perda secundária de potássio, particularmente perigosa quando o paciente estiver sendo tratado com digitálico. A hipocalemia pode ser tratada com suplementação de potássio ou por meio da adição de um IECA ou de um diurético poupador de potássio, como a espironolactona. A espironolactona ou a eplerenona provavelmente devem ser consideradas em todos os pacientes com insuficiência cardíaca moderada ou grave, pois ambas parecem reduzir a morbidade e a mortalidade.

TABELA 13-4 Diferenças entre insuficiência cardíaca sistólica e diastólica

Variável ou terapia	Insuficiência cardíaca sistólica	Insuficiência cardíaca diastólica
Débito cardíaco	Reduzido	Reduzido
Fração de ejeção	Reduzida	Normal
Diuréticos	↓ Sintomas; terapia de primeira escolha se houver edema	Usar com cautela[1]
IECA	↓ Mortalidade na IC crônica	Pode auxiliar a ↓ HVE
BRA	↓ Mortalidade na IC crônica	Pode ser benéfico
ARNI	↓ Sintomas e NT-pro-BNP	↓ Sintomas e NT-pro-BNP
Inibidores da aldosterona	↓ Mortalidade na IC crônica	Pode ser útil
Betabloqueadores,[2] ivabradina	Betabloqueador ↓ mortalidade na IC crônica, a ivabradina reduz as hospitalizações	Útil para ↓ FC, ↓ PA
Bloqueadores dos canais de cálcio	Pouco ou nenhum benefício[3]	Útil para ↓ FC, ↓ PA
Digoxina	Pode reduzir os sintomas	Pouca ou nenhuma função
Nitratos	Pode ser útil na IC aguda[4]	Usar com cautela[1]
Inibidores da PDE	Pode ser útil na IC aguda	Um ensaio muito pequeno para IC crônica foi positivo
Inotrópicos positivos	↓ Sintomas, hospitalizações	Não recomendado

[1]Evitar redução excessiva das pressões de enchimento.
[2]Apenas alguns betabloqueadores (ver texto).
[3]Benefício, se houver, talvez em razão de redução da PA.
[4]Útil em associação com a hidralazina em pacientes selecionados, especialmente negros.
ARNI, inibidor do receptor de angiotensina mais inibidor da neprilisina; BRA, bloqueador do receptor de angiotensina; FC, frequência cardíaca; HVE, hipertrofia ventricular esquerda; IC, insuficiência cardíaca; IECA, inibidor da enzima conversora de angiotensina; NT-pro-BNP, fragmento *N*-terminal do peptídeo natriurético tipo B; PA, pressão arterial; PDE, fosfodiesterase.

INIBIDORES DA ENZIMA CONVERSORA DE ANGIOTENSINA E BLOQUEADORES DO RECEPTOR DE ANGIOTENSINA

Nos pacientes com disfunção ventricular esquerda, mas sem edema, um IECA deve ser o primeiro medicamento utilizado. Vários estudos de grande porte demonstraram claramente que os IECAs são superiores ao placebo e aos vasodilatadores, e o seu uso precisa ser considerado, juntamente com os diuréticos, como terapia de primeira escolha para a insuficiência cardíaca crônica. No entanto, os IECAs não podem substituir a digoxina nos pacientes que já estejam sendo tratados com o glicosídeo, porque esses pacientes desprovidos da digoxina sofrem deterioração enquanto estão sob terapia com IECAs.

Ao reduzirem a pré-carga e a pós-carga nos pacientes assintomáticos, os IECAs (p. ex., **enalapril**) tornam mais lento o progresso da dilatação ventricular e, dessa maneira, também a espiral descendente da insuficiência cardíaca. Por conseguinte, os IECAs são benéficos em todos os subgrupos de pacientes – desde os assintomáticos até aqueles com insuficiência crônica grave. Esse benefício parece ser um efeito da classe; isto é, todos os IECAs parecem ser efetivos.

Os bloqueadores do receptor AT_1 de angiotensina II (BRAs, p. ex., a **losartana**) produzem efeitos hemodinâmicos benéficos similares aos dos IECAs. Entretanto, ensaios clínicos de grande porte sugerem que, quando usados isoladamente, os BRAs são mais bem reservados para pacientes que não conseguem tolerar os IECAs (geralmente devido à tosse). Por outro lado, a valsartana, um BRA, associada ao inibidor da neprilisina, **sacubitril**, possui benefício adicional na ICFER e é recomendada nas diretrizes de 2016.

VASODILATADORES

Os vasodilatadores podem ser divididos em arteriolares seletivos, venosos e medicamentos com efeitos vasodilatadores não seletivos. A escolha do fármaco deve basear-se nos sinais e sintomas e nos parâmetros hemodinâmicos do paciente. Dessa maneira, nos pacientes com elevação das pressões de enchimento nos quais o sintoma principal seja dispneia, os dilatadores venosos, como os **nitratos** de ação longa, serão mais úteis na redução das pressões de enchimento e nos sintomas de congestão pulmonar. Nos pacientes em que a fadiga decorrente do baixo débito ventricular esquerdo seja o sintoma primário, um dilatador arteriolar, como a **hidralazina**, pode ser útil ao aumentar o débito cardíaco anterógrado. Na maioria dos pacientes com insuficiência crônica grave que respondam mal a outra terapia, o problema geralmente envolve tanto a elevação das pressões de enchimento como a redução do débito cardíaco. Nessas circunstâncias, a dilatação de arteríolas e veias se faz necessária. Dispõe-se de uma associação fixa de **hidralazina + dinitrato de isossorbida**, que é atualmente recomendada para uso em afro-americanos. Todavia, conforme assinalado anteriormente, os peptídeos vasodilatadores não demonstraram reduzir a mortalidade ou a reospitalização para ICFER.

BETABLOQUEADORES E BLOQUEADORES DOS CANAIS IÔNICOS

A terapia com betabloqueadores em pacientes com insuficiência cardíaca baseia-se na hipótese de que a taquicardia excessiva e as reações adversas das concentrações elevadas de catecolaminas sobre o coração contribuem para a evolução negativa da insuficiência cardíaca. Os resultados dos ensaios clínicos realizados indicam claramente que essa terapia é benéfica quando iniciada com cautela em doses baixas, embora o bloqueio agudo dos efeitos de sustentação das catecolaminas possa agravar a insuficiência cardíaca. Vários meses de terapia podem ser necessários antes que se observe melhora; geralmente, a melhora ocorre na forma de discreta elevação na fração de ejeção, redução da frequência cardíaca e redução dos sintomas. Conforme assinalado anteriormente, nem todos os betabloqueadores demonstraram ser úteis, porém foi constatado que o **bisoprolol**, o **carvedilol**, o **metoprolol** e o **nebivolol** reduzem a mortalidade.

Em contrapartida, os fármacos bloqueadores do cálcio parecem não ter função no tratamento de pacientes com insuficiência cardíaca. Seus efeitos depressores sobre o coração podem agravar a doença. Por outro lado, a redução da frequência cardíaca com a **ivabradina** (um bloqueador I_f, ver Capítulo 12) parece benéfica.

DIGITÁLICOS

A **digoxina** está indicada nos pacientes com insuficiência cardíaca e fibrilação atrial. Comumente, ela é administrada apenas quando não tenha sido possível controlar os sintomas com diuréticos e IECAs. Apenas cerca de 50% dos pacientes com ritmo sinusal normal (em geral, aqueles com disfunção sistólica documentada) apresentam melhora da insuficiência cardíaca com o uso de digitálico. Quando se toma a decisão de usar um glicosídeo cardíaco, a digoxina é a escolhida na maioria dos casos (e é o único disponível nos Estados Unidos). Quando os sintomas são leves, a impregnação (digitalização) lenta com 0,125 a 0,25 mg/dia é mais segura e tão efetiva quanto o método rápido (0,5-0,75 mg, a cada 8 horas, por 3 doses, seguido por 0,125 a 0,25 mg/dia).

Pode ser difícil determinar o nível ideal do efeito digitálico. Infelizmente, podem ocorrer efeitos tóxicos antes da detecção de efeitos terapêuticos. A dosagem das concentrações plasmáticas de digoxina é útil em pacientes que se mostram incomumente resistentes ou sensíveis; uma concentração de 1 ng/mL ou menos é adequada, e podem ser necessárias concentrações mais altas em pacientes com fibrilação atrial.

Como possui um efeito inotrópico positivo moderado, porém persistente, o digitálico pode, em teoria, reverter todos os sinais e sintomas da insuficiência cardíaca. Embora o efeito resultante do fármaco sobre a mortalidade seja misto, ele reduz a hospitalização e as mortes por insuficiência cardíaca progressiva à custa de aumento na taxa de morte súbita. É importante notar que a taxa de mortalidade é menor nos pacientes com concentrações séricas de digoxina inferiores a 0,9 ng/mL, mas é maior naqueles com concentrações de digoxina acima de 1,5 ng/mL.

Outras aplicações clínicas dos digitálicos

O digitálico é, algumas vezes, útil no tratamento das arritmias atriais, em virtude de seus efeitos parassimpatomiméticos cardiosseletivos. No *flutter* e na fibrilação atriais, o efeito depressor do fármaco sobre a condução atrioventricular ajuda a controlar uma frequência ventricular excessivamente alta. O digitálico também foi empregado no controle das taquicardias atrial paroxística e nodal atrioventricular. Atualmente, os bloqueadores dos canais de cálcio e a adenosina são preferidos para essa aplicação. A digoxina está explicitamente *contraindicada* para pacientes com síndrome de Wolff-Parkinson-White e com fibrilação atrial (ver Capítulo 14).

Toxicidade

Apesar de seu benefício limitado e riscos reconhecidos, o digitálico ainda é, com frequência, usado de modo inadequado, e a toxicidade é comum. A terapia para a intoxicação que se manifesta na forma de alterações visuais ou distúrbios gastrintestinais geralmente não requer mais que a redução da dose do fármaco. Se houver arritmia cardíaca talvez haja necessidade de terapia mais agressiva. As concentrações séricas de digitálico, a concentração de potássio e o eletrocardiograma sempre devem ser monitorados durante a terapia da intoxicação digitálica significativa. Os eletrólitos devem ser monitorados e corrigidos quando estiverem anormais. Com frequência, as arritmias induzidas por digitálicos são agravadas por cardioversão elétrica; essa terapia deve ser reservada para a fibrilação ventricular, se a arritmia tiver sido induzida por digitálico.

Na intoxicação digitálica grave, o potássio sérico já estará elevado no momento do diagnóstico (em razão da perda de potássio do compartimento intracelular do músculo esquelético e de outros tecidos). A automaticidade geralmente está deprimida e agentes antiarrítmicos podem causar parada cardíaca. O tratamento deve incluir a inserção imediata de um marca-passo cardíaco temporário e a administração de **anticorpos digitálicos**. Esses anticorpos (**digoxina imune fab**) reconhecem os glicosídeos cardíacos de muitas plantas, além da digoxina, e são extremamente úteis na reversão da intoxicação grave com a maioria dos glicosídeos. Conforme observado anteriormente, eles também são úteis em casos de eclâmpsia e pré-eclâmpsia.

TERAPIAS DE RESSINCRONIZAÇÃO CARDÍACA E MODULAÇÃO DA CONTRATILIDADE CARDÍACA

Os pacientes com ritmo sinusal normal e intervalo QRS longo, por exemplo, maior que 120 ms, apresentam comprometimento da sincronização da contração dos ventrículos direito e esquerdo. A deficiência de sincronização da contração ventricular resulta em redução do débito cardíaco. A **ressincronização**, com marca-passo ventricular esquerdo ou biventricular, demonstrou reduzir a mortalidade em pacientes com insuficiência cardíaca crônica que já recebiam terapia clínica ótima. Como a causa imediata de morte na insuficiência cardíaca grave é, com frequência, uma arritmia, procede-se habitualmente ao implante combinado de marca-passo biventricular/desfibrilador cardioversor.

No coração intacto, a aplicação de uma breve corrente elétrica no miocárdio durante cada deflexão QRS do eletrocardiograma resulta em aumento da contratilidade, presumivelmente pelo aumento da liberação de Ca^{2+}. Existem estudos clínicos preliminares em andamento sobre essa terapia de **modulação da contratilidade cardíaca**.

MANEJO DA INSUFICIÊNCIA CARDÍACA DIASTÓLICA

Os ensaios clínicos de insuficiência cardíaca foram conduzidos, em sua maioria, em pacientes com disfunção sistólica, de modo que as evidências sobre a superioridade ou a inferioridade dos fármacos na ICFEP são menos extensas. A maior parte dos especialistas sustenta o uso dos grupos de fármacos anteriormente descritos (ver Tabela 13-4), e o estudo SENIORS 2009 sugere que o betabloqueador nebivolol é efetivo tanto na insuficiência sistólica como na diastólica. O controle da hipertensão é particularmente importante, e deve-se tratar a hiperlipidemia, devendo-se considerar a realização de revascularização na presença de doença arterial coronariana. Os IECAs e os BRAs são úteis. Tanto na forma com fração de ejeção reduzida quanto com fração de ejeção preservada, o início da fibrilação atrial pode reduzir significativamente o débito cardíaco e desencadear um episódio de descompensação aguda. A fibrilação atrial é comum na ICFEP, e o controle do ritmo é desejável em ambas as formas. A correção da arritmia por meio de ablação pode ser extremamente benéfica. Se a arritmia for resistente à correção, o controle da frequência pode ser útil. Mesmo no ritmo sinusal, a taquicardia limita o tempo de enchimento. Por conseguinte, os fármacos bradicárdicos, como a ivabradina, podem ser particularmente úteis, pelo menos em teoria.

MANEJO DA INSUFICIÊNCIA CARDÍACA AGUDA

A insuficiência cardíaca aguda ocorre com frequência em pacientes com insuficiência crônica. Esses episódios geralmente estão associados a esforço aumentado, emoção, ingestão excessiva de sal, falta de adesão à terapia medicamentosa ou aumento da demanda metabólica ocasionado por febre, anemia, etc. Uma causa particularmente comum e importante de insuficiência aguda – com ou sem insuficiência crônica – é o infarto agudo do miocárdio. As medições de pressão arterial, débito cardíaco, índice do trabalho sistólico e pressão capilar pulmonar em cunha são particularmente úteis nos pacientes com infarto agudo do miocárdio e insuficiência cardíaca aguda. Os pacientes com infarto agudo do miocárdio são mais bem tratados com revascularização de emergência, usando angioplastia da coronária e *stent*, ou agente trombolítico. Mesmo com revascularização, esses pacientes podem evoluir com insuficiência aguda.

O tratamento intravenoso é a regra na terapia medicamentosa da insuficiência cardíaca aguda. Entre os diuréticos, a **furosemida** é o mais comumente utilizado. **Dopamina** ou **dobutamina** são fármacos inotrópicos positivos com ação de início imediato e curta duração; elas são mais úteis nos pacientes com insuficiência complicada por hipotensão grave. A **levosimendana** foi aprovada para uso no tratamento da insuficiência aguda na Europa, e os resultados das avaliações comparativas com a dobutamina não foram inferiores. Os vasodilatadores usados em pacientes com descompensação aguda incluem o **nitroprusseto**, a **nitroglicerina** e a nesiritida. A redução na pós-carga com frequência melhora a fração de ejeção, mas não foi comprovada melhora na sobrevida. Um pequeno subgrupo de pacientes com insuficiência cardíaca aguda apresenta hiponatremia dilucional, presumivelmente em decorrência da atividade aumentada da vasopressina. Um antagonista do receptor V_{1a} e V_2, a **conivaptana** (não disponível no Brasil), está aprovado para tratamento parenteral da hiponatremia euvolêmica. Alguns ensaios clínicos indicaram que esse fármaco e antagonistas V_2 relacionados (**tolvaptana** [não disponível no Brasil]) podem ter efeito benéfico em alguns pacientes com insuficiência cardíaca aguda e hiponatremia. Entretanto, os antagonistas da vasopressina não parecem reduzir a mortalidade. Ensaios clínicos estão sendo realizados com o ativador da miosina, o omecamtive mecarbil.

RESUMO Fármacos usados na insuficiência cardíaca

Subclasse, fármaco	Mecanismo de ação	Efeitos	Aplicações clínicas	Farmacocinética, toxicidades, interações
DIURÉTICOS				
• Furosemida	Diurético de alça: diminui a reabsorção de NaCl e KCl no ramo ascendente espesso da alça de Henle (ver Capítulo 15)	Excreção aumentada de sal e água • redução da pré-carga e da pós-carga cardíacas • redução do edema pulmonar e periférico	Insuficiências cardíacas aguda e crônica • hipertensão grave • condições edematosas	Oral e IV • duração de 2-4 h • *Toxicidade:* hipovolemia, hipocalemia, hipotensão ortostática, ototoxicidade, alergia à sulfonamida
• Hidroclorotiazida	Diminui a reabsorção de NaCl no túbulo contorcido distal	Mesmos da furosemida, mas muito menos eficaz	Insuficiência crônica leve • hipertensão leve a moderada • hipercalciúria • não demonstrou reduzir a mortalidade	Apenas por via oral • duração de 10-12 h • *Toxicidade:* hiponatremia, hipocalemia, hiperglicemia, hiperuricemia, hiperlipidemia, alergia à sulfonamida
• *Três outros diuréticos de alça: bumetanida e torsemida, semelhantes à furosemida; o ácido etacrínico não é uma sulfonamida*				
• *Muitos outros tiazídicos: todos basicamente semelhantes à hidroclorotiazida, diferindo apenas na farmacocinética*				
ANTAGONISTAS DA ALDOSTERONA				
• Espironolactona	Bloqueia os receptores de aldosterona citoplasmáticos nos túbulos coletores do néfron • possível efeito de membrana	Aumento da excreção de sal e água • reduz remodelamento	Insuficiência cardíaca crônica • aldosteronismo (cirrose, tumor suprarrenal) • hipertensão • demonstrou reduzir a mortalidade	Oral • duração de 24-72 h (início e término lentos) • *Toxicidade:* hipercalemia, ações antiandrogênicas
• *Eplerenona: semelhante à espironolactona; efeito antimineralocorticoide mais seletivo; nenhuma ação antiandrogênica significativa; demostrou-se que reduz a mortalidade*				
ANTAGONISTAS DA ANGIOTENSINA				
Inibidores da enzima conversora de angiotensina (IECAs): • Captopril	Inibe a ECA • reduz a formação de AII ao inibir a conversão da AI em AII	Dilatação arteriolar e venosa • redução da secreção de aldosterona • redução do remodelamento cardíaco	Insuficiência cardíaca crônica • hipertensão • doença renal diabética • demonstrou reduzir a mortalidade	Oral • meia-vida de 2-4 h, porém administrado em altas doses, de modo que tem duração de 12-24 h • *Toxicidade:* tosse, hipercalemia, edema angioneurótico • *Interações:* efeito aditivo com outros antagonistas da angiotensina
Bloqueadores do receptor de angiotensina (BRAs): • Losartana	Antagoniza os efeitos de AII no receptores AT_1	Como os IECAs	Como os IECAs • usada em pacientes intolerantes aos IECAs • demonstrou reduzir a mortalidade	Oral • duração de 6-8 h • *Toxicidade:* hipercalemia, edema angioneurótico • *Interações:* efeito aditivo com outros antagonistas da angiotensina
• *Benazepril, enalapril, muitos outros IECAs: semelhantes ao captopril*				
• *Candesartana, valsartana, muitos outros BRAs: semelhantes à losartana*				
BETABLOQUEADORES				
• Carvedilol	Bloqueia competitivamente os receptores β_1 (ver Capítulo 10)	Diminui a frequência cardíaca • reduz a pressão arterial • outros efeitos pouco compreendidos	Insuficiência cardíaca crônica: para retardar a progressão • redução da mortalidade na insuficiência cardíaca moderada e grave • muitas outras indicações no Capítulo 10	Oral • duração de 10-12 h • *Toxicidade:* broncospasmo, bradicardia, bloqueio atrioventricular, descompensação cardíaca aguda • ver Capítulo 10 para outras toxicidades e interações
• *Metoprolol, bisoprolol, nebivolol: grupo selecionado de betabloqueadores que demonstraram reduzir a mortalidade da insuficiência cardíaca*				
GLICOSÍDEO CARDÍACO				
• Digoxina (outros glicosídeos são usados fora dos Estados Unidos)	A inibição da Na^+/K^+-ATPase resulta em diminuição da saída de Ca^{2+} e aumento do Ca^{2+} armazenado no retículo sarcoplasmático	Aumento da contratilidade cardíaca • efeito parassimpatomimético cardíaco (redução da frequência cardíaca sinusal, retardo da condução atrioventricular)	Insuficiência cardíaca crônica sintomática • frequência ventricular rápida na fibrilação atrial • não demonstrou reduzir a mortalidade, porém diminui a reospitalização	Oral, parenteral • duração de 36-40 h • *Toxicidade:* náusea, vômitos, diarreia • arritmias cardíacas

(continua)

Subclasse, fármaco	Mecanismo de ação	Efeitos	Aplicações clínicas	Farmacocinética, toxicidades, interações
VASODILATADORES				
Venodilatadores: • Dinitrato de isossorbida	Libera NO • ativa a guanililciclase (ver Capítulo 12)	Venodilatação • redução da pré-carga e do estiramento ventricular	Insuficiência cardíaca aguda e crônica • angina	Oral • duração de 4-6 h • *Toxicidade:* hipotensão postural, taquicardia, cefaleia • *Interações:* efeito aditivo com outros vasodilatadores e sinérgico com os inibidores da fosfodiesterase tipo 5
Dilatadores arteriolares: • Hidralazina	Provavelmente aumenta a síntese de NO no endotélio (ver Capítulo 11)	Reduz a pressão arterial e a pós-carga • resulta em aumento do débito cardíaco	A hidralazina mais nitratos pode reduzir a mortalidade em afro-americanos	Oral • duração de 8-12 h • *Toxicidade:* taquicardia, retenção hídrica, síndrome do tipo lúpus
Venodilatador e dilatador arteriolar: • Nitroprusseto	Libera NO espontaneamente • ativa a guanililciclase	Vasodilatação acentuada • reduz a pré-carga e a pós-carga	Descompensação cardíaca aguda • emergências hipertensivas (hipertensão maligna)	Apenas IV • duração de 1-2 min • *Toxicidade:* hipotensão excessiva, intoxicação por tiocianato e cianeto • *Interações:* efeito aditivo com outros vasodilatadores
AGONISTAS DO RECEPTOR β-ADRENÉRGICO				
• Dobutamina	Agonista β_1-seletivo • aumenta a síntese de AMPc	Aumenta a contratilidade e o débito cardíaco	Insuficiência cardíaca descompensada aguda	Apenas IV • duração de alguns minutos • *Toxicidade:* arritmias • *Interações:* efeito aditivo com outros simpatomiméticos
• Dopamina	Agonista do receptor de dopamina • doses mais altas ativam os receptores α e β-adrenérgicos	Aumento do fluxo sanguíneo renal • doses altas aumentam a força cardíaca e a pressão arterial	Insuficiência cardíaca aguda descompensada • choque	Apenas IV • duração de poucos minutos • *Toxicidade:* arritmias • *Interações:* efeito aditivo com simpatomiméticos
BIPIRIDINAS				
• Milrinona	Inibe a fosfodiesterase tipo 3 • diminui a clivagem do AMPc	Vasodilatador; diminui a resistência vascular periférica • também aumenta a contratilidade cardíaca	Insuficiência cardíaca descompensada aguda • *aumenta* a mortalidade na insuficiência crônica	Apenas IV • duração de 3-6 h •*Toxicidade:* arritmias • *Interações:* efeito aditivo com outros agentes arritmogênicos
PEPTÍDEO NATRIURÉTICO				
• Nesritida	Ativa os receptores de BNP, aumenta o GMPc	Vasodilatação • diurese	Insuficiência descompensada aguda • não demonstrou reduzir a mortalidade	Apenas IV • duração de 18 min • *Toxicidade:* lesão renal, hipotensão, pode *aumentar* a mortalidade
INIBIDOR DA NEPRILISINA				
• Sacubitril (usado apenas em associação com valsartana [ARNI])	Inibe a neprilisina, reduzindo, assim, a degradação do ANP e do BNP; a valsartana inibe a ação da angiotensina sobre o seu receptor	Vasodilatador	Insuficiência crônica • a associação reduz a mortalidade e a reospitalização na ICFER	Oral • duração de 12 h • usado apenas em associação com BRA • *Toxicidade:* hipotensão, angioedema

AMPc, monofosfato de adenosina cíclico; ANP, peptídeo natriurético atrial; ARNI, bloqueador do receptor de angiotensina e inibidor da neprilisina; BNP, peptídeo natriurético tipo B; GMPc, monofosfato de guanosina cíclico; ICFER, insuficiência cardíaca com fração de ejeção reduzida; IV, intravenoso; NO, óxido nítrico.

PREPARAÇÕES DISPONÍVEIS

NOMES GENÉRICOS
DIURÉTICOS
(Ver Capítulo 15)
DIGITÁLICO
Digoxina
ANTICORPO ANTIDIGITÁLICO
Digoxina imune fab (ovino)
SIMPATOMIMÉTICOS USADOS NA INSUFICIÊNCIA CARDÍACA
Dobutamina
Dopamina
INIBIDORES DA ENZIMA CONVERSORA DE ANGIOTENSINA
Benazepril
Captopril
Enalapril
Fosinopril
Lisinopril
Moexipril*
Perindopril
Quinapril
Ramipril
Trandolapril
BLOQUEADORES DO RECEPTOR DE ANGIOTENSINA
Candesartana
Eprosartana
Irbesartana
Losartana
Olmesartana
Telmisartana
Valsartana
BETABLOQUEADORES
Bisoprolol
Carvedilol
Metoprolol
Nebivolol
ANTAGONISTAS DA ALDOSTERONA
Eplerenona
Espironolactona
OUTROS FÁRMACOS E ASSOCIAÇÕES
Bosentana
Dinitrato de isossorbida
Hidralazina
Hidralazina + dinitrato de isossorbida
Ivabradina
Milrinona
Nesiritida
Sacubitril + valsartana

*Não disponível no Brasil.

REFERÊNCIAS

Ahmed A et al: Effectiveness of digoxin in reducing one-year mortality in chronic heart failure in the Digitalis Investigation Group trial. Am J Cardiol 2009;103:82.

Borlaug BA, Colucci WS: Treatment and prognosis of heart failure with preserved ejection fraction. UpToDate, 2016. http://www.UpToDate.com.

Bourge RC et al: Digoxin reduces 30-day all-cause hospital admission in older patients with chronic systolic heart failure. Am J Med 2013;126:701.

Braunwald E: Heart failure. J Am Coll Cardiol HF:Heart Failure 2013;1:1.

Cleland JCF et al: The effect of cardiac resynchronization on morbidity and mortality in heart failure. N Engl J Med 2005;352:1539.

Cleland JCF et al: The effects of the cardiac myosin activator, omecamtiv mecarbil, on cardiac function in systolic heart failure: A double blind, placebo-controlled, crossover, dose-ranging phase 2 trial. Lancet 2011;378:676.

Colucci WS: Pharmacologic therapy of heart failure with reduced ejection fraction. UpToDate, 2016. http://www.UpToDate.com.

Colucci WS: Treatment of acute decompensated heart failure: Components of therapy. UpToDate, 2016. http://www.UpToDate.com.

Elkayam U et al: Vasodilators in the management of acute heart failure. Crit Care Med 2008;36:S95.

Fitchett D et al: Heart failure outcomes with empagliflozin in patients with type 2 diabetes at high cardiovascular risk: Results of the EMPA-REG OUTCOME trial. Eur Heart J 2016;37:1526.

George M et al: Novel drug targets in clinical development for heart failure. Eur J Clin Pharmacol 2014;70:765.

Givertz MM et al: Acute decompensated heart failure: Update on new and emerging evidence and directions for future research. J Card Fail 2013;19:371.

Hasenfuss G, Teerlink JR: Cardiac inotropes: Current agents and future directions. Eur Heart J 2011;32:1838.

Kozhuharov N et al: Effect of a strategy of comprehensive vasodilation vs usual care on mortality and heart failure rehospitalization among patients with acute heart failure: The GALACTIC randomized clinical trial. JAMA 2019;322:2292.

Lam GK et al: Digoxin antibody fragment, antigen binding (Fab), treatment of preeclampsia in women with endogenous digitalis-like factor: A secondary analysis of the DEEP Trial. Am J Obstet Gynecol 2013;209:119.

Lingrel JB: The physiological significance of the cardiotonic steroid/ouabain-binding site of the Na, K-ATPase. Annu Rev Physiol 2010;72:395.

Lother A, Hein L: Pharmacology of heart failure: From basic science to novel therapies. Pharmacol Ther 2016;166:136.

Malik FI et al: Cardiac myosin activation: A potential therapeutic approach for systolic heart failure. Science 2011;331:1439.

Marso SP et al: Liraglutide and cardiovascular outcomes in type 2 diabetes. N Engl J Med 2016;375:311.

Mahtani KR et al: Reduced salt intake for heart failure: A systematic review. JAMA Intern Med 2018;178:1693.

Metra M et al: Effects of serelaxin in patients with acute heart failure. N Engl J Med 2019;381:716.

Murphy SP, Ibrahim SE, Januzzi JL: Heart failure with reduced ejection fraction: A review. JAMA 2020;324:488.

Packer M et al: Effect of ularitide on cardiovascular mortality in acute heart failure. N Engl J Med 2017;376:1956.

Papi L et al: Unexpected double lethal oleander poisoning. Am J Forensic Med Pathol 2012;33:93.

Parry TJ et al: Effects of neuregulin GGF2 (cimaglermin alfa) dose and treatment frequency on left ventricular function in rats following myocardial infarction. Eur J Pharmacol 2017;796:76.

Ponikowski P et al: 2016 ESC guidelines for the diagnosis and treatment of acute and chronic heart failure. Eur J Heart Fail 2016;18:2129.

Pöss J, Link M, Böhm M: Pharmacological treatment of acute heart failure: Current treatment and new targets. Clin Pharmacol Ther 2013;94:499.

Redfield MM: Heart failure with preserved ejection fraction. N Engl J Med 2016;375:1868.

Seed A et al: Neurohumoral effects of the new orally active renin inhibitor, aliskiren, in chronic heart failure. Eur J Heart Fail 2007;9:1120.

Singh AK, Singh R: Heart failure hospitalization with SGLT-2 inhibitors: A systematic review and meta-analysis of randomized controlled and observational studies. Expert Rev Clin Pharmacol 2019;12:299.

Solomon SD et al: Angiotensin-neprilysin inhibition in heart failure with preserved ejection fraction. N Engl J Med 2019;381:1609.

Taur Y, Frishman WH: The cardiac ryanodine receptor (RyR2) and its role in heart disease. Cardiol Rev 2005;13:142.

Topalian S, Ginsberg F, Parrillo JE: Cardiogenic shock. Crit Care Med 2008;36:S66.

Tran HA, Lin F, Greenberg BH: Potential new drug treatments for congestive heart failure. Exp Opin Invest Drugs 2016;25:811.

Turagam MK et al: Catheter ablation of atrial fibrillation in patients with heart failure: A meta-analysis of randomized controlled trials. Ann Intern Med 2019;170:41.

van Veldhuisen DJ et al: Beta-blockade with nebivolol in elderly heart failure patients with impaired and preserved left ventricular ejection fraction. Data from SENIORS (Study of Effects of Nebivolol Intervention on Outcomes and Rehospitalization in Seniors with Heart Failure). J Am Coll Cardiol 2009;53:2150.

Vardeny O, Tacheny T, Solomon SD: First in class angiotensin receptor neprilysin inhibitor in heart failure. Clin Pharmacol Ther 2013;94:445.

Velazquez EJ et al: Angiotensin-neprilysin inhibition in acute decompensated heart failure. N Engl J Med 2019;380:539.

Yancy CW et al: 2016 ACC/AHA/HFSA focused update on new pharmacological therapy for heart failure: An update of the 2013 ACCF/AHA Guideline for the Management of Heart Failure: A report of the American College of Cardiology/American Heart Association Task Force on Clinical Practice Guidelines and the Heart Failure Society of America. J Am Coll Cardiol 2016;68:1476.

Yancy CW et al: 2013 ACCF/AHA guidelines for the management of heart failure: A report of the American College of Cardiology Foundation/American Heart Association Task Force on Practice Guidelines. Circulation 2013; 128:1810.

RESPOSTA DO ESTUDO DE CASO

O paciente apresenta fração de ejeção baixa com insuficiência cardíaca sistólica, provavelmente secundária à hipertensão. A insuficiência cardíaca precisa ser tratada em primeiro lugar, seguida de cuidadoso controle da hipertensão. Inicialmente, o paciente foi tratado com diurético (furosemida, 40 mg, 2 vezes ao dia). Com esse tratamento, apresentou redução da dispneia ao esforço e também conseguiu deitar sem dispneia. Foi acrescentado um inibidor da enzima conversora de angiotensina (IECA) (enalapril, 20 mg, 2 vezes ao dia), e, durante as semanas seguintes, o paciente continuou a se sentir melhor. Devido à continuidade da falta de ar aos esforços, a digoxina, 0,25 mg/dia, foi acrescentada com melhora adicional e modesta na tolerância ao exercício. A pressão arterial ficou estabilizada em 150/90 mmHg, e o paciente foi orientado sobre a relação entre a hipertensão e a insuficiência cardíaca e a necessidade de um melhor controle da pressão arterial. Deve ser também considerada a adição cautelosa de um betabloqueador (metoprolol). Os lipídeos sanguíneos, que atualmente estão na faixa normal, serão monitorados.

CAPÍTULO

14

Fármacos usados nas arritmias cardíacas

Robert D. Harvey, PhD
Augustus O. Grant, MD, PhD*

ESTUDO DE CASO

Uma professora aposentada de 69 anos apresenta palpitações, falta de ar intermitente e fadiga há 1 mês. Ela tem história de hipertensão. O eletrocardiograma (ECG) mostra fibrilação atrial com resposta ventricular de 122 bpm e sinais de hipertrofia ventricular esquerda. A professora está tomando rivaroxabana, para anticoagulação, e começou a receber metoprolol de liberação lenta, 50 mg/dia. Após 7 dias, seu ritmo reverte para sinusal normal de forma espontânea. No entanto, durante o mês seguinte, ela continua a sentir palpitações intermitentes e fadiga. O registro do ECG contínuo durante 48 horas documenta paroxismos de fibrilação atrial com frequências cardíacas de 88 a 114 bpm. Uma ecocardiografia mostra uma fração de ejeção do ventrículo esquerdo de 38% (referência: ≥ 60%) sem anormalidade localizada do movimento da parede.

Nesse estágio, você iniciaria tratamento com um fármaco antiarrítmico para manter o ritmo sinusal normal? Em caso positivo, qual fármaco você escolheria?

As arritmias cardíacas são um problema comum na prática clínica, ocorrendo em até 25% dos pacientes tratados com digitálico, 50% dos pacientes anestesiados e mais de 80% dos pacientes com infarto agudo do miocárdio. As arritmias requerem tratamento porque os ritmos muito rápidos, muito lentos ou assincrônicos podem reduzir o débito cardíaco. Algumas arritmias precipitam distúrbios de ritmo mais graves ou até mesmo letais – por exemplo, as despolarizações ventriculares prematuras precoces podem desencadear fibrilação ventricular. Nesses pacientes, os medicamentos antiarrítmicos podem salvar vidas. Por outro lado, os perigos dos fármacos antiarrítmicos – em particular o fato de que podem *precipitar* arritmias letais em alguns pacientes – levou à reavaliação de seus riscos e benefícios relativos. Em geral, o tratamento de arritmias assintomáticas ou minimamente sintomáticas deve ser evitado por esse motivo.

As arritmias podem ser tratadas com os fármacos discutidos neste capítulo e com terapias não farmacológicas, como marca-passos, cardioversão, ablação por cateter e cirurgia. Neste capítulo, descreve-se a farmacologia dos fármacos que suprimem as arritmias por meio de ação direta sobre a membrana da célula cardíaca. Outros modos de terapia são discutidos brevemente (ver Quadro "Terapia não farmacológica das arritmias cardíacas" mais adiante neste capítulo).

*Os autores agradecem a Joseph R. Hume, PhD, por suas contribuições às edições anteriores.

ELETROFISIOLOGIA DO RITMO CARDÍACO NORMAL

O impulso elétrico que deflagra uma contração cardíaca normal tem origem em intervalos regulares no nó sinoatrial (SA) (Figura 14-1), em geral com frequência de 60 a 100 bpm. Esse impulso é conduzido com rapidez por meio dos átrios e entra no nó atrioventricular (AV), que, normalmente, é a única via de condução entre átrios e ventrículos. A condução por meio do nó AV é lenta, exigindo cerca de 0,15 segundo. (Esse atraso garante tempo para que a contração atrial impulsione o sangue para dentro dos ventrículos.) Em seguida, o impulso se propaga sob o sistema de His-Purkinje e invade todas as partes dos ventrículos, começando com a superfície endocárdica próxima ao ápice e terminando com a superfície epicárdica na base do coração. A ativação de todo o miocárdio ventricular é concluída em menos de 0,1 segundo. Como resultado, a contração

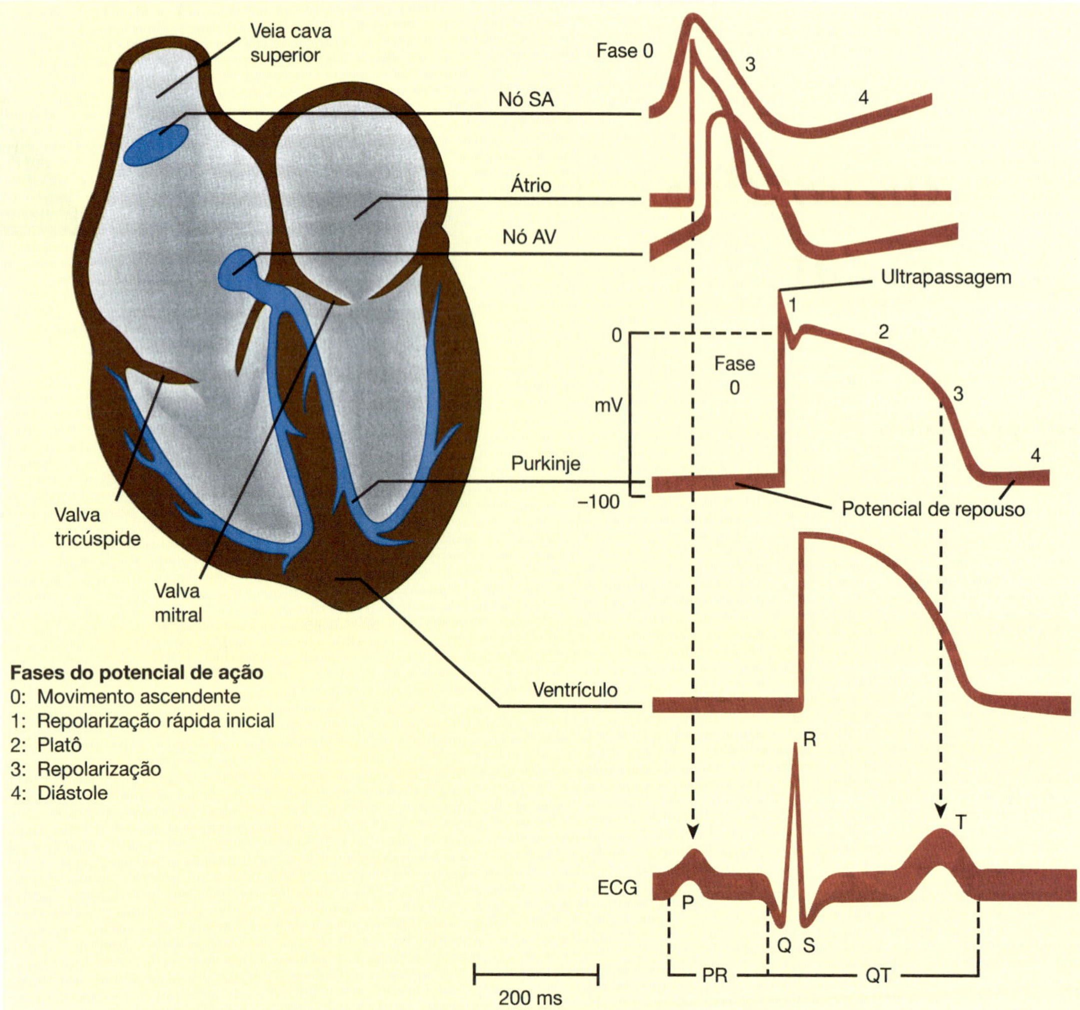

FIGURA 14-1 Representação esquemática do coração e da atividade elétrica cardíaca normal (registros intracelulares a partir das áreas indicadas e eletrocardiograma [ECG]). O nó sinoatrial (SA), o nó atrioventricular (AV) e as células de Purkinje apresentam atividade de marca-passo (fase 4 da despolarização). O ECG é a manifestação das ondas de despolarização e repolarização do coração na superfície corporal. A onda P é gerada por despolarização atrial; o QRS, pela despolarização do músculo ventricular; e a onda T, pela repolarização ventricular. Assim, o intervalo PR é uma medida do tempo de condução desde o átrio até o ventrículo, e a duração do QRS indica o intervalo de tempo necessário para que todas as células ventriculares sejam ativadas (i.e. o tempo de condução intraventricular). O intervalo QT reflete a duração do potencial de ação ventricular.

ventricular é sincrônica e hemodinamicamente eficaz. *Arritmias representam atividade elétrica que se desvia da descrição anterior como resultado de uma anormalidade na iniciação do impulso e/ou propagação do impulso.*

Base iônica da atividade elétrica da membrana

A excitabilidade elétrica das células cardíacas é uma função da distribuição desigual de íons através da membrana plasmática – principalmente sódio (Na^+), potássio (K^+), cálcio (Ca^{2+}) e cloreto (Cl^-) – e a permeabilidade relativa da membrana para cada íon. Os gradientes são gerados por mecanismos de transporte que movem esses íons através da membrana contra seus gradientes de concentração. O mais importante desses mecanismos de transporte é a Na^+/K^+-ATPase, ou bomba de sódio, descrita no Capítulo 13. Ela é responsável por manter a concentração intracelular de sódio baixa e a concentração intracelular de potássio alta em relação às suas respectivas concentrações extracelulares. Outros mecanismos de transporte mantêm os gradientes de cálcio e cloreto.

Como resultado da distribuição desigual, quando a membrana se torna permeável a um determinado íon, esse íon tende a se mover para baixo em seu gradiente de concentração. No entanto, devido à sua natureza carregada, o movimento do íon também é afetado por diferenças na carga elétrica ao longo da membrana, ou o potencial transmembrana. A diferença de potencial suficiente para compensar ou equilibrar o gradiente de concentração de um íon é denominada **potencial de equilíbrio** (E_{ion}) para esse íon e, para um cátion monovalente na temperatura fisiológica, pode ser calculado por uma versão modificada da **equação de Nernst**:

$$E_{íon} = 61 \times \log\left(\frac{C_e}{C_i}\right)$$

em que C_e e C_i são as concentrações extracelulares e intracelulares dos íons, respectivamente. Assim, o movimento de um íon através da membrana de uma célula é uma função da diferença entre o potencial transmembrana e o potencial de equilíbrio. Isso também é conhecido como "gradiente eletroquímico" ou "força motriz".

A permeabilidade relativa da membrana a íons diferentes determina o potencial transmembrana. No entanto, os íons que contribuem para essa diferença de potencial são incapazes de se difundir livremente através da membrana lipídica de uma célula. A permeabilidade deles depende de canais aquosos (proteínas específicas formadoras de poros). Os canais iônicos que parecem contribuir para os potenciais de ação cardíaca estão ilustrados na Figura 14-2. A maioria dos canais é relativamente específica para íons, e a corrente gerada pelo fluxo de íons através deles é controlada por "portas" (porções flexíveis das cadeias de peptídeos que compõem as proteínas do canal). Acredita-se que os canais de sódio e de cálcio e alguns canais de potássio tenham dois tipos de portas – uma que abre ou ativa o canal e outra que fecha ou inativa o canal. Para a maioria dos canais responsáveis pelo potencial de ação cardíaco, o movimento dessas portas é controlado por mudanças de voltagem através da membrana celular; ou seja, eles são sensíveis à voltagem. No entanto, certos canais são principalmente dependentes de ligantes, em vez de dependentes de voltagem. Além disso, a atividade de muitos canais iônicos dependentes de voltagem pode ser modulada por uma variedade de outros fatores, incluindo concentrações dos íons permeantes, atividade metabólica do tecido e vias de sinalização de segundo mensageiro.

Bombas e trocadores contribuem indiretamente para o potencial de membrana, criando gradientes iônicos (como discutido anteriormente), mas também podem contribuir diretamente por causa da corrente que eles geram por meio da troca de íons carregados através da membrana. Esses transportadores são denominados "eletrogênicos". Um exemplo importante é o trocador de sódio-cálcio (NCX, do inglês *Na^+/Ca^+ exchanger*). Ao longo da maior parte do potencial de ação cardíaco, esse trocador acopla o movimento de um íon cálcio para fora da célula para cada três íons sódio que se movem para dentro, gerando, assim, uma corrente de entrada ou despolarizante. Embora essa corrente seja geralmente pequena durante a diástole, quando as concentrações de cálcio intracelular são baixas, a liberação espontânea de cálcio dos estoques intracelulares pode gerar uma corrente despolarizante que contribui para a atividade do marca-passo, bem como eventos arritmogênicos denominados pós-despolarizações tardias (ver adiante).

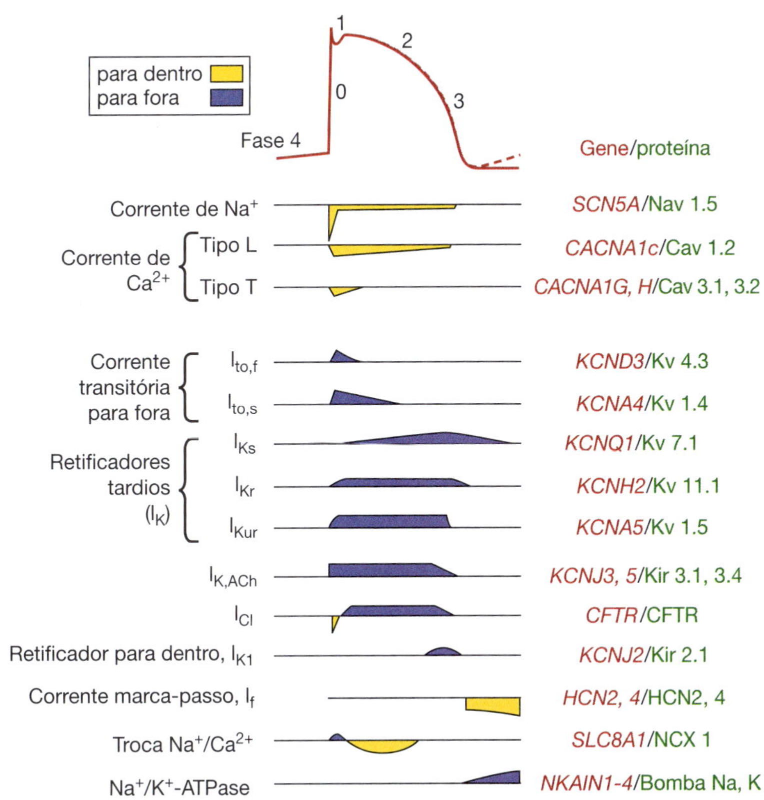

FIGURA 14-2 Diagrama esquemático das alterações da permeabilidade iônica e dos processos de transporte que ocorrem no potencial de ação e no período diastólico posterior a ele. O *amarelo* indica as correntes de influxo pela membrana (despolarizantes); o *azul* indica as correntes de efluxo pela membrana (repolarizantes). Foram identificados múltiplos subtipos de correntes de potássio e cálcio, com diferentes sensibilidades para agentes bloqueadores. O lado direito da figura lista os genes e as proteínas responsáveis por cada tipo de canal ou transportador.

Membrana celular ativa

Em células atriais e ventriculares, o potencial de membrana diastólica (fase 4) é normalmente muito estável. Isso ocorre porque ele é dominado por uma permeabilidade ou condutância de potássio que se deve à atividade de canais que geram uma corrente de potássio retificadora para dentro (I_{K1}). Isso mantém o potencial de membrana próximo ao potencial de equilíbrio de potássio, E_K (~ −90 mV quando K_e = 5 mmol/L e K_i = 150 mmol/L). Isso também explica por que pequenas mudanças na concentração extracelular de potássio têm efeitos significativos no potencial de repouso da membrana dessas células. Por exemplo, o aumento do potássio extracelular muda o potencial de equilíbrio em uma direção positiva, causando despolarização do potencial de repouso da membrana. É importante notar, no entanto, que o potássio é o único em que as mudanças na concentração extracelular também podem afetar a permeabilidade dos canais de potássio, o que pode produzir alguns efeitos não intuitivos (ver Quadro "Efeitos do potássio").

O movimento ascendente (fase 0) do potencial de ação é devido à corrente de sódio para dentro (I_{Na}). Do ponto de vista funcional, o comportamento dos canais responsáveis por essa corrente pode ser descrito em termos de três estados (Figura 14-3). Sabe-se, atualmente, que esses estados representam, na verdade, diferentes conformações da proteína do canal. A despolarização da membrana por um impulso que se propaga a partir de células adjacentes resulta na abertura das portas de ativação (*m*) dos canais de sódio (ver Figura 14-3, figura central), e a permeabilidade ao sódio é acentuadamente aumentada. O sódio extracelular é, então, capaz de difundir em seu gradiente eletroquímico para dentro da célula, fazendo o potencial de membrana se mover muito rapidamente em direção ao potencial de equilíbrio de sódio, E_{Na} (~ +70 mV quando Na_e = 140 mmol/L e Na_i = 10 mmol/L). Como resultado, a velocidade máxima de

Efeitos do potássio

Alterações no potássio sérico podem ter efeitos profundos na atividade elétrica do coração. Um aumento no potássio sérico, ou ***hipercalemia***, pode despolarizar o potencial de repouso da membrana devido a alterações no E_K. Se a despolarização for grande o suficiente, ela pode inativar alguns dos canais de sódio, resultando em aumento da duração do período refratário e diminuição da propagação do impulso. Por outro lado, uma diminuição do potássio sérico, ou ***hipocalemia***, pode hiperpolarizar o potencial de repouso da membrana. Isso pode levar a um aumento na atividade do marca-passo devido à maior ativação dos canais do marca-passo, especialmente em marca-passos latentes (p. ex., células de Purkinje), que são mais sensíveis às mudanças no potássio sérico do que as células marca-passo normais.

Além dos efeitos no *gradiente eletroquímico* de potássio, as alterações no potássio sérico também podem produzir efeitos que parecem um tanto paradoxais, especialmente no que se refere à duração do potencial de ação. Isso ocorre porque as alterações no potássio sérico também afetam a sua *condutância* (o aumento de potássio aumenta a condutância, ao passo que a diminuição de potássio diminui a condutância), e esse efeito geralmente predomina. Como resultado, a *hipercalemia* pode reduzir a duração do potencial de ação e a *hipocalemia* pode prolongar a duração do potencial de ação. Esse efeito do potássio provavelmente contribui para o aumento observado na sensibilidade aos fármacos antiarrítmicos bloqueadores dos canais de potássio (quinidina ou sotalol) durante a hipocalemia, resultando em prolongamento acentuado do potencial de ação e tendência a causar arritmia tipo *torsades de pointes*.

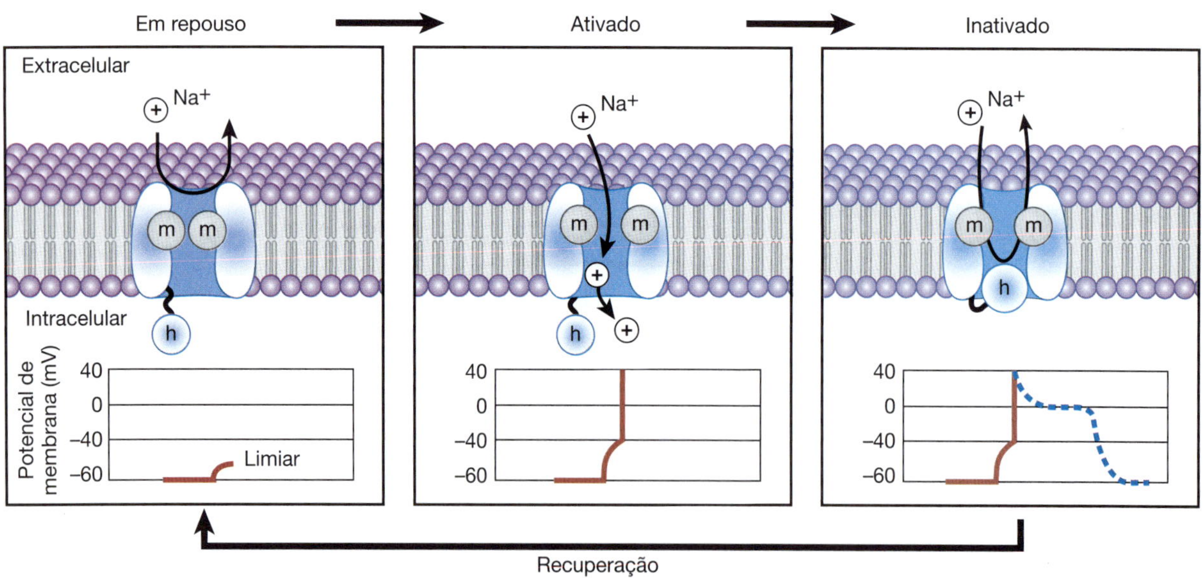

FIGURA 14-3 Representação esquemática dos canais de Na^+ que passam por diferentes estados conformacionais durante o potencial de ação cardíaco. As transições entre os estados de repouso, ativado e inativado dependem do potencial de membrana e do tempo. O portão de ativação é representado por *m*, e o de inativação, por *h*. Os potenciais típicos de cada estado são apresentados sob cada esquema de canal como uma função do tempo. A *linha tracejada* indica o período do potencial de ação durante o qual a maior parte dos canais de Na^+ estão inativados total ou parcialmente e indisponíveis para reativação.

movimento ascendente do potencial de ação é muito rápida. Esse influxo intenso de sódio é muito breve porque a abertura das portas *m* na despolarização é prontamente seguida pelo fechamento das portas *h* e pela inativação desses canais (ver Figura 14-3, à direita). Essa inativação contribui para a fase inicial de repolarização do potencial de ação (fase 1). Em alguns cardiomiócitos, a fase 1 também se deve a um breve aumento na permeabilidade ao potássio devido à atividade de canais que geram correntes de saída transitórias.

Embora uma pequena fração dos canais de sódio ativados durante o movimento ascendente possa, na verdade, permanecer aberta nas fases posteriores do potencial de ação, a despolarização sustentada durante o platô (fase 2) é devida principalmente à atividade dos canais de cálcio. Como o potencial de equilíbrio do cálcio, assim como o do sódio, é muito positivo, esses canais geram uma corrente despolarizante para o interior. Os canais de cálcio cardíacos são ativados e inativados de maneira que parece ser semelhante aos canais de sódio, mas, no caso do tipo mais comum de canal de cálcio (o tipo "L"), as transições ocorrem mais lentamente e em potenciais mais positivos. Após a ativação, esses canais eventualmente se inativam e a permeabilidade ao potássio começa a aumentar, levando à repolarização final (fase 3) do potencial de ação. Dois tipos de canais de potássio são particularmente importantes na fase 3 da repolarização. Eles geram o que é conhecido como correntes de potássio retificadoras de ativação rápida (I_{Kr}) e ativação lenta (I_{Ks}). A repolarização, especialmente no final da fase 3, também é auxiliada pelos canais de potássio retificadores de entrada que são responsáveis pelo potencial de repouso da membrana.

É digno de nota que outras correntes de potássio retificadoras tardias também desempenham papéis importantes na repolarização de certos tipos de células cardíacas. Por exemplo, a corrente de potássio retificadora tardia de ativação ultrarrápida (I_{Kur}) é particularmente importante na repolarização do potencial de ação atrial. O potencial de repouso da membrana e a repolarização dos miócitos atriais também são afetados pelos canais de potássio que são bloqueados pelo neurotransmissor parassimpático acetilcolina.

As células de Purkinje são semelhantes às células atriais e ventriculares, pois geram um potencial de ação com um movimento ascendente rápido devido à atividade dos canais de sódio. No entanto, ao contrário das células atriais e ventriculares, o potencial de membrana durante a fase 4 exibe despolarização espontânea. Isso se deve à presença de canais do marca-passo que geram uma corrente despolarizante para dentro do marca-passo. Isso às vezes é denominado corrente "engraçada" ou "excêntrica" (I_f), porque os canais envolvidos têm a propriedade incomum de serem ativados pela hiperpolarização da membrana. Em algumas circunstâncias, as células de Purkinje podem atuar como marca-passos para o coração, despolarizando espontaneamente e iniciando um potencial de ação que é, então, propagado por todo o miocárdio ventricular. No entanto, em condições normais, o potencial de ação nas células de Purkinje é desencadeado por impulsos que se originam no nó SA e são conduzidos a essas células através do nó AV.

A atividade de estimulação no nó SA também se deve à despolarização espontânea durante a fase 4 do potencial de ação (ver Figura 14-1). Essa despolarização diastólica é mediada, em parte, pela atividade dos canais do marca-passo (I_f). Acredita-se também que seja devido à corrente para dentro gerada pelo trocador de sódio-cálcio, que é ativado pela liberação espontânea de cálcio dos estoques intracelulares. Ao contrário do potencial de ação nas células de Purkinje, a despolarização espontânea no nó SA desencadeia o movimento ascendente de um potencial de ação que é principalmente devido a um aumento na permeabilidade ao cálcio, não ao sódio. Como os canais de cálcio envolvidos se abrem ou ativam lentamente, a velocidade máxima de movimento ascendente do potencial de ação nas células do nó SA é relativamente lenta. A repolarização ocorre quando os canais de cálcio subsequentemente fecham devido à inativação e os canais de potássio do tipo retificador tardio se abrem.

Um processo semelhante está envolvido na geração de potenciais de ação no nó AV. Embora a taxa intrínseca de despolarização diastólica espontânea no nó AV seja geralmente mais rápida do que a das células de Purkinje, ela ainda é mais lenta do que a taxa de despolarização no nó SA. Portanto, os potenciais de ação no nó AV são normalmente acionados por impulsos que se originam no nó SA e são conduzidos para o nó AV através dos átrios. É importante reconhecer que a velocidade de movimento ascendente do potencial de ação é um determinante-chave da velocidade de condução do impulso. Como o movimento ascendente do potencial de ação nas células do nó AV é mediado pelos canais de cálcio, que se abrem ou se ativam de forma relativamente lenta, a condução do impulso através do nó AV é lenta. Isso contribui para o atraso entre a contração atrial e a contração ventricular.

A atividade elétrica no nó SA e no nó AV é significativamente influenciada pelo sistema nervoso autônomo (ver Capítulo 6). A ativação simpática dos receptores β-adrenérgicos acelera a atividade do marca-passo no nó SA e a propagação do impulso através do nó AV, aumentando a atividade do marca-passo e do canal de cálcio, respectivamente. Por outro lado, a ativação parassimpática dos receptores muscarínicos retarda a atividade do marca-passo e a velocidade de condução ao inibir a atividade desses canais, bem como ao aumentar a condutância do potássio ao ativar os canais de potássio ativados pela acetilcolina.

O efeito do potencial de membrana na excitabilidade

Um fator-chave na fisiopatologia das arritmias e na ação dos fármacos antiarrítmicos é a relação entre o potencial de membrana e o efeito que ele tem sobre os canais iônicos responsáveis pela excitabilidade da célula. Durante o platô dos potenciais de ação atrial, ventricular ou das células de Purkinje, a maioria dos canais de sódio é inativada, tornando a célula refratária ou inexcitável. Após a repolarização, ocorre a recuperação da inativação (na terminologia da Figura 14-3, as portas *h* reabrem), tornando os canais novamente disponíveis para excitação. Esse processo depende do tempo e da voltagem. O tempo real necessário para que canais de sódio suficientes se recuperem da inativação para que uma nova resposta propagada possa ser gerada é denominado **período refratário**. A recuperação completa da excitabilidade normalmente não ocorre até que a repolarização do potencial de ação esteja completa. Assim, a refratariedade ou excitabilidade podem ser afetadas por fatores que alteram a duração do potencial de ação ou o potencial de repouso da membrana. Essa relação também pode ser significativamente afetada por certas classes de fármacos antiarrítmicos. Um exemplo são os fármacos que bloqueiam os canais de sódio. Eles podem reduzir a extensão e a taxa de recuperação da inativação (Figura 14-4). Mudanças na refratariedade causadas por alteração na recuperação da inativação ou na duração do potencial de ação podem ser importantes na gênese ou na supressão de certas arritmias. A redução no número de canais de sódio disponíveis pode reduzir a excitabilidade. Em alguns casos, pode resultar em células

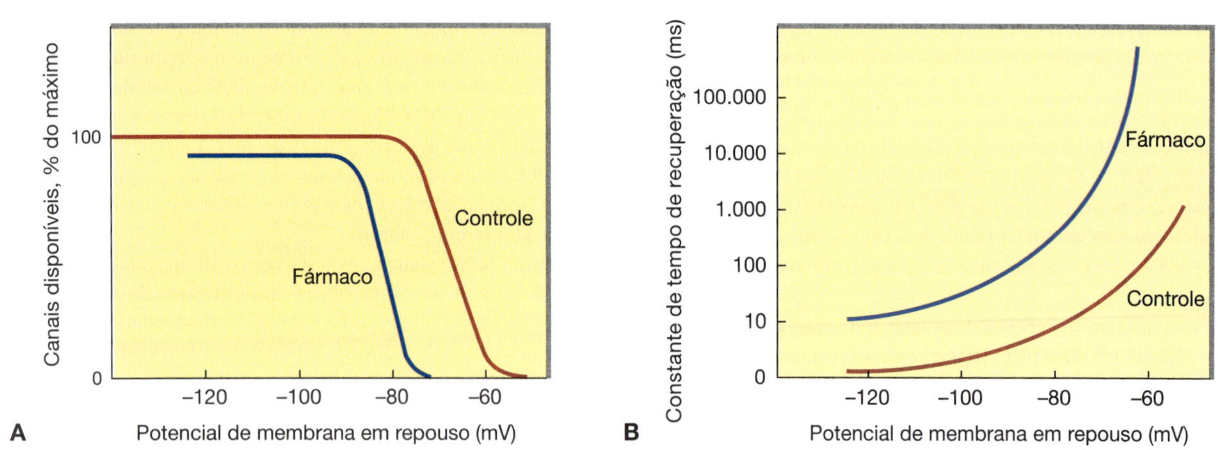

FIGURA 14-4 Relação de dependência entre a função do canal de sódio e o potencial de membrana que antecede o estímulo. (**A**) A fração dos canais de sódio disponível para abertura em resposta a um estímulo é determinada pelo potencial de membrana imediatamente anterior ao estímulo. A redução na fração disponível, quando o potencial de repouso está despolarizado na ausência de um fármaco (curva *Controle*), resulta do fechamento dos portões *h* dependente de voltagem nos canais. A curva *Fármaco* ilustra o efeito de um antiarrítmico anestésico local típico. A maioria dos canais de sódio encontra-se inativada durante o platô do potencial de ação. (**B**) A constante tempo de recuperação a partir da inativação após a repolarização também depende do potencial de repouso. Na ausência de fármaco, a recuperação ocorre em menos de 10 ms nos potenciais de repouso normais (−85 a −95 mV). As células despolarizadas recuperam-se mais lentamente (observar a escala logarítmica). Na presença de um fármaco bloqueador do canal de sódio, a constante tempo de recuperação é aumentada, mas o aumento é muito maior nos potenciais despolarizados do que naqueles mais negativos.

totalmente refratárias ou inexcitáveis. Em outros casos, pode haver uma redução no pico de permeabilidade ao sódio. Isso pode reduzir a velocidade máxima de movimento ascendente do potencial de ação, o que, por sua vez, reduzirá a velocidade de condução do potencial de ação.

Em células como as encontradas nos nós SA e AV, onde a excitabilidade é determinada pela disponibilidade dos canais de cálcio, a excitabilidade é mais sensível aos fármacos que bloqueiam esses canais. Como resultado, os bloqueadores dos canais de cálcio podem diminuir a atividade do marca-passo no nó SA, bem como a velocidade de condução no nó AV.

MECANISMOS DAS ARRITMIAS

Muitos fatores desencadeiam ou agravam as arritmias: isquemia, hipoxia, acidose ou alcalose, anormalidades eletrolíticas, exposição excessiva a catecolaminas, influências autônomas, toxicidade medicamentosa (p. ex., digitálicos ou fármacos antiarrítmicos), estiramento excessivo das fibras cardíacas e presença de tecido cicatricial ou enfermo. No entanto, todas as arritmias resultam de (1) distúrbio na formação do impulso e/ou (2) distúrbio na condução do impulso.

Distúrbios da formação do impulso

A atividade de estimulação é regulada pela atividade simpática e parassimpática (ver anteriormente). Portanto, os fatores que antagonizam ou aumentam esses efeitos podem alterar a formação normal do impulso, produzindo bradicardia ou taquicardia. Também foram encontradas mutações genéticas que alteram a atividade normal do marca-passo.

Em certas circunstâncias, a atividade anormal pode ser gerada por marca-passos latentes, células que apresentam despolarização lenta de fase 4, mesmo em condições normais (p. ex., células de Purkinje). Essas células são particularmente propensas à atividade acelerada do marca-passo, especialmente em condições como hipocalemia. Anormalidades na formação do impulso também podem ser o resultado de pós-despolarizações (Figura 14-5). Podem ser **pós-despolarizações precoces (PDPs)**, que ocorrem durante a fase 3 do potencial de ação, ou **pós-despolarizações tardias (PDTs)**, que ocorrem durante a fase 4. As PDPs geralmente são desencadeadas por fatores que prolongam a

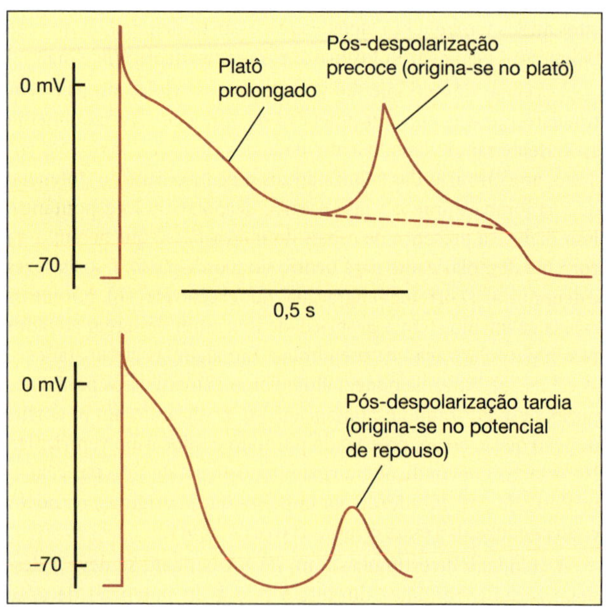

FIGURA 14-5 Duas formas de atividade anormal, pós-despolarizações precoce (*no topo*) e tardia (*embaixo*). Em ambos os casos, as despolarizações anormais surgem durante ou após um potencial de ação evocado normalmente. Portanto, são frequentemente denominadas automaticidade "deflagrada"; isto é, precisam de um potencial de ação normal para seu início.

Base molecular e genética das arritmias cardíacas

Atualmente, é possível definir a base molecular de diversas arritmias cardíacas congênitas e adquiridas. O melhor exemplo é a taquicardia ventricular polimórfica, conhecida como *torsades de pointes* (Figura 14-8), associada a prolongamento do intervalo QT (em especial no início da taquicardia), síncope e morte súbita. Isso representa o prolongamento do potencial de ação de pelo menos algumas células ventriculares (ver Figura 14-1). O efeito pode, em teoria, ser atribuído ao aumento da corrente de influxo (ganho de função) ou à redução da corrente de efluxo (perda da função) durante o platô do potencial de ação. Acredita-se que o prolongamento do potencial de ação gere pós-despolarizações precoces (ver Figura 14-5), que, então, desencadeiam *torsades de pointes*.

Estudos de genética molecular identificaram até 1.400 mutações diferentes em pelo menos 15 genes de canais iônicos que produzem a síndrome do QT longo (LQT, do inglês *long QT*) congênita (Tabela 14-1). Mutações de perda de função em genes do canal de potássio (*KCNH2, KCNE2, KCNQ1, KCNE1* e *KCNJ2*) resultam em diminuição do platô da corrente de saída, enquanto mutações de ganho de função no gene do canal de sódio (*SCN5A*) ou no gene do canal de cálcio (*CACNA1c*) causam aumentos no platô da corrente de entrada. Mutações em outros genes (como *ANK2*) contribuem para a atividade elétrica alterada por mecanismos mais complexos.

A identificação dos mecanismos moleculares exatos subjacentes a diversas formas das síndromes do LQT levanta a possibilidade de que terapias específicas sejam desenvolvidas para indivíduos com anormalidades moleculares definidas. De fato, relatórios preliminares sugerem que o bloqueador do canal de sódio mexiletina pode corrigir as manifestações clínicas do subtipo 3 de LQT congênito, enquanto os betabloqueadores têm sido usados para prevenir arritmias desencadeadas por estimulação simpática em pacientes com subtipo 1 de LQT.

As bases moleculares de várias outras arritmias cardíacas congênitas associadas à morte súbita também foram recentemente identificadas. Foram detectadas pelo menos três formas de síndrome do QT curto que estão ligadas a mutações de ganho de função em diferentes genes do canal de potássio (*KCNH2, KCNQ1* e *KCNJ2*). A taquicardia ventricular polimórfica catecolaminérgica, uma doença caracterizada por síncope induzida por estresse ou emoção, pode ser causada por mutações em pelo menos dois genes diferentes (*hRyR2* e *CASQ2*) de proteínas expressas no retículo sarcoplasmático que controlam a homeostase do cálcio intracelular. Mutações em dois genes de canais iônicos diferentes (*HCN4* e *SCN5A*) foram ligadas a formas congênitas da síndrome do seio doente. Várias formas de síndrome de Brugada, que é caracterizada por fibrilação ventricular associada à elevação persistente do segmento ST, e do distúrbio de condução cardíaca progressivo (PCCD, do inglês *progressive cardiac conduction disorder*), que é caracterizado por condução prejudicada no sistema de His-Purkinje e bloqueio do feixe direito ou esquerdo levando ao bloqueio AV completo, têm sido associadas a mutações de perda de função no gene do canal de sódio (*SCN5A*). Pelo menos uma forma de fibrilação atrial familiar é causada por uma mutação de ganho de função em um gene de canal de potássio (*KCNQ1*).

duração do potencial de ação. Quando esse prolongamento ocorre nas células ventriculares, geralmente há um aumento correspondente no intervalo QT do eletrocardiograma (ECG). Esse efeito pode ser causado por mutações genéticas associadas à síndrome congênita do QT longo (LQT, do inglês *long QT*) (ver Quadro "Base molecular e genética das arritmias cardíacas"). Uma série de fármacos (antiarrítmicos e não antiarrítmicos) pode produzir a síndrome do LQT "adquirida" ou induzida por fármacos, que é geralmente devida ao bloqueio dos canais de potássio retificadores tardios de ativação rápida. Muitas formas de síndrome do LQT são exacerbadas por outros fatores que prolongam a duração do potencial de ação, incluindo hipocalemia e frequências cardíacas *lentas*. As PDTs, por outro lado, costumam ocorrer quando há um acúmulo excessivo de cálcio intracelular (ver Capítulo 13), especialmente em batimentos cardíacos *acelerados*. Acredita-se que sejam responsáveis por arritmias associadas à toxicidade digitálica, estimulação excessiva de catecolaminas e isquemia miocárdica.

Distúrbios da condução do impulso

A forma mais comum de distúrbio de condução afeta o nó AV, causando vários graus de **bloqueio cardíaco**. O resultado pode ser uma simples desaceleração da propagação do impulso através do nó AV, que é refletida por um aumento no intervalo PR do ECG. No extremo, o resultado pode ser bloqueio cardíaco completo, em que nenhum impulso é conduzido dos átrios para os ventrículos. Nessa situação, a atividade ventricular deve ser gerada por um marca-passo latente, como uma célula de Purkinje, ou por um marca-passo artificial. Como o nó AV está geralmente sob a influência tônica do sistema nervoso parassimpático, que retarda a condução, o bloqueio AV pode, às vezes, ser aliviado por fármacos antimuscarínicos, como a atropina.

Uma forma grave de anormalidade de condução envolve a **reentrada** (também denominada como "movimento em circuito"). Nessa situação, um impulso entra novamente e excita áreas do coração mais de uma vez. O caminho do impulso de reentrada pode ser confinado a áreas muito pequenas, como dentro ou perto do nó AV ou onde uma fibra de Purkinje faz contato com a parede ventricular (Figura 14-6), ou pode envolver grandes porções dos átrios ou ventrículos. Algumas formas de reentrada são estritamente determinadas anatomicamente. Por exemplo, na síndrome de Wolff-Parkinson-White, o circuito de reentrada consiste em tecido atrial, nó AV, tecido ventricular e uma conexão AV acessória (feixe de Kent). Dependendo de quantas viagens completas um impulso de reentrada realiza pelo trajeto antes de se encerrar, a arritmia pode manifestar-se como um ou alguns batimentos extras ou como taquicardia sustentada. Os impulsos circulantes também podem emitir "impulsos-filhos"* que podem se espalhar para o resto do coração. Em casos como fibrilação atrial ou ventricular, vários circuitos de reentrada podem se difundir pelo coração em caminhos aparentemente aleatórios, resultando na perda da contração sincronizada.

Um exemplo de como a reentrada pode ocorrer é ilustrado na Figura 14-6. Nesse cenário, existem três elementos principais. (1) O primeiro é um obstáculo (anatômico ou fisiológico) para a condução homogênea do impulso, estabelecendo, assim, um circuito ao redor do qual a frente da onda de reentrada pode se propagar. (2) O segundo elemento é um bloco unidirecional em algum ponto do circuito. Ou seja, algo ocorreu de tal forma que um impulso que

*N. de R.T. São os impulsos ou estímulos secundários, assim denominados por se originarem dos impulsos primários ou originais já circulantes.

TABELA 14-1 Bases moleculares e genéticas de algumas arritmias cardíacas

Tipo	Cromossomo envolvido	Gene defeituoso	Canal iônico ou proteínas afetadas	Resultado
LQT-1	11	*KCNQ1*	I_{Ks}	PF
LQT-2	7	*KCNH2 (HERG)*	I_{Kr}	PF
LQT-3	3	*SCN5A*	I_{Na}	GF
LQT-4	4	*ANK2*	Anquirina-B[1]	PF
LQT-5	21	*KCNE1 (minK)*	I_{Ks}	PF
LQT-6	21	*KCNE2 (MiRP1)*	I_{Kr}	PF
LQT-7[2]	17	*KCNJ2*	I_{Kir}	PF
LQT-8[3]	12	*CACNA1c*	I_{Ca}	GF
SQT-1	7	*KCNH2*	I_{Kr}	GF
SQT-2	11	*KCNQ1*	I_{Ks}	GF
SQT-3	17	*KCNJ2*	I_{Kir}	GF
TVPC-1[4]	1	*hRyR2*	Receptor de rianodina	GF
TVPC-2	1	*CASQ2*	Calsequestrina	PF
Síndrome do seio doente	15 ou 3	*HCN4* ou *SCN5A*[5]	I_f ou I_{Na}	PF
Síndrome de Brugada	3	*SCN5A*	I_{Na}	PF
PCCD	3	*SCN5A*	I_{Na}	PF
Fibrilação atrial familiar	11	*KCNQ1*	I_{Ks}	GF

[1]As anquirinas são proteínas intracelulares que se associam a diversas proteínas transportadoras, inclusive canais de Na^+, Na^+/K^+-ATPase, trocador de Na^+, Ca^{2+} e canais de liberação de Ca^{2+}.

[2]Também conhecida como síndrome de Andersen.

[3]Também conhecida como síndrome de Timothy; disfunção de múltiplos órgãos, inclusive autismo.

[4]TVPC, taquicardia ventricular polimórfica catecolaminérgica; as mutações no canal de liberação de Ca^{2+} de rianodina intracelular ou na proteína-tampão Ca^{2+}, calsequestrina, podem resultar em aumento no efluxo de canal de liberação de Ca^{2+} do retículo sarcoplasmático ou em aumento na liberação de Ca^{2+} durante estimulação colinérgica, causando arritmogênese por atividade deflagrada.

[5]*HCN4* codifica uma corrente de marca-passo nas células nodais SA; as mutações no gene do canal de sódio (*SCN5A*) causam problemas na condução.

GF, ganho de função; LQT, síndrome do QT longo (do inglês *long QT*); PCCD, distúrbio de condução cardíaca progressivo; PF, perda de função; SQT; síndrome do QT curto (do inglês *short QT*).

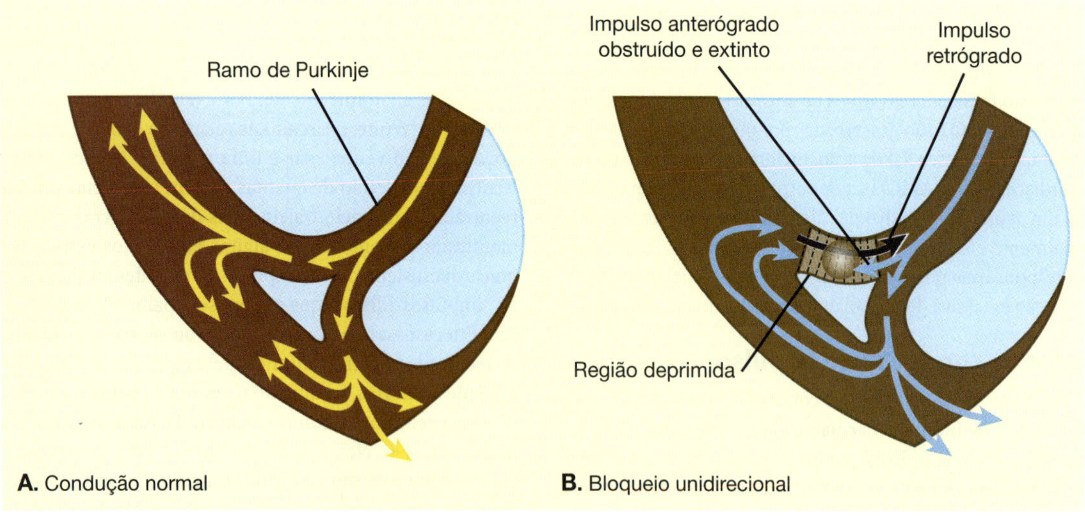

FIGURA 14-6 Diagrama esquemático de um circuito de reentrada que poderia ocorrer em pequenos ramos bifurcantes do sistema de Purkinje em sua entrada na parede ventricular. (**A**) Normalmente, a excitação elétrica ramifica-se ao redor do circuito, é transmitida para os ramos ventriculares e se extingue na outra extremidade do circuito em razão da colisão dos impulsos. (**B**) Numa área de bloqueio unidirecional desenvolve-se em um dos ramos, impedindo a transmissão anterógrada do impulso no local do bloqueio, mas o impulso retrógrado pode ser propagado por meio do local do bloqueio quando o impulso encontra o tecido excitável; isto é, o período refratário é mais curto do que o período de condução. Então, esse impulso torna a excitar o tecido pelo qual passou anteriormente, estabelecendo a arritmia por reentrada.

atinge o local inicialmente encontra um tecido refratário. Isso pode ocorrer em condições como a isquemia, que causa um aumento do potássio extracelular que despolariza parcialmente o potencial de repouso da membrana, retardando a recuperação do canal de sódio da inativação e prolongando o período refratário na área afetada. (3) Finalmente, o tempo de condução ao redor do circuito deve ser longo o suficiente para que, no momento em que o impulso retornar ao local, após contornar o obstáculo, o tecido não esteja mais refratário. Em outras palavras, o tempo de condução ao redor do circuito deve exceder a duração do período refratário efetivo na área de bloqueio unidirecional. ECGs representativos de arritmias importantes são mostrados nas Figuras 14-7 e 14-8.

O bloqueio unidirecional pode ser causado pelo prolongamento da duração do período refratário devido à depressão da atividade do canal de sódio nas células atrial, ventricular e de Purkinje. No nó AV, pode ser também resultado da atividade deprimida do canal de cálcio. Fármacos que anulam a reentrada podem fazê-lo reduzindo ainda mais a excitabilidade, bloqueando os canais de sódio (ver Figura 14-4) ou de cálcio, convertendo, assim, uma área de bloqueio unidirecional em bloqueio bidirecional. Fármacos que bloqueiam as correntes repolarizantes de potássio também podem ser eficazes na conversão de uma região de bloqueio unidirecional em bidirecional, prolongando a duração do potencial de ação e, portanto, aumentando a duração do período refratário.

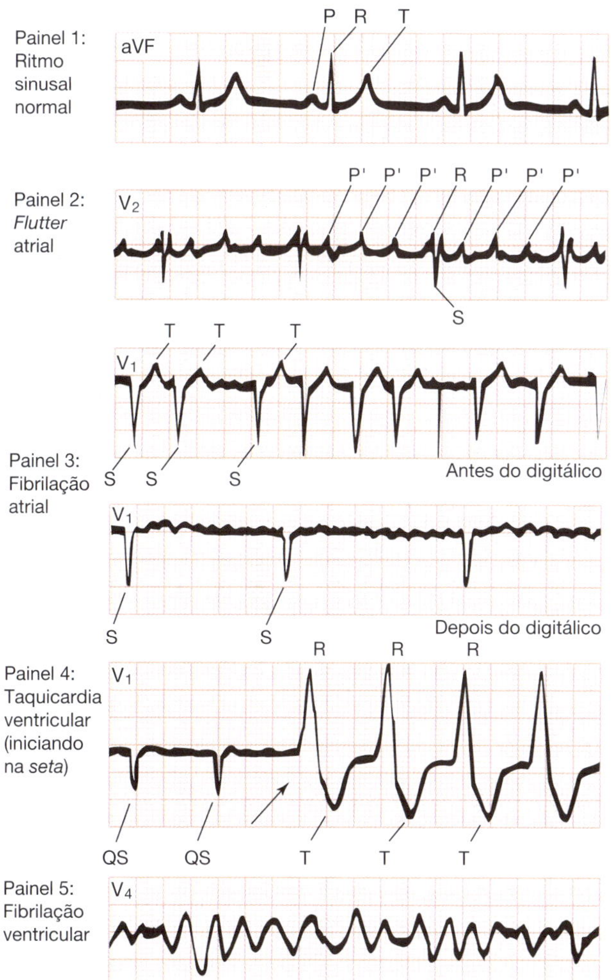

FIGURA 14-7 Eletrocardiogramas de ritmo sinusal normal e de algumas arritmias comuns. As principais deflexões (P, Q, R, S e T) são rotuladas em cada registro eletrocardiográfico, exceto no painel 5, no qual a atividade elétrica está totalmente desorganizada e nenhuma dessas deflexões é passível de reconhecimento. (Adaptada, com autorização, de Goldman MJ: Principles of Clinical Electrocardiography, 11th ed. New York, NY: McGraw-Hill, 1982.)

FARMACOLOGIA BÁSICA DOS FÁRMACOS ANTIARRÍTMICOS

Mecanismos de ação

As arritmias são causadas por atividade marca-passo anormal ou por propagação anormal do impulso. Assim, a meta da terapia das arritmias consiste em reduzir a atividade marca-passo ectópica e modificar a condução ou a refratariedade nos circuitos de reentrada para desabilitar o movimento em círculo. Os principais mecanismos farmacológicos atualmente disponíveis para a realização desses objetivos são (1) bloqueio dos canais de sódio, (2) bloqueio dos efeitos autônomos simpáticos no coração, (3) prolongamento do período refratário efetivo e (4) bloqueio do canal de cálcio.

Os antiarrítmicos reduzem a automaticidade dos marca-passos ectópicos mais do que a do nó SA. Também reduzem a condução e a excitabilidade e aumentam o período refratário em maior extensão no tecido despolarizado do que no tecido normalmente polarizado. Isso é feito, sobretudo, com o bloqueio seletivo dos canais de sódio ou de cálcio nas células despolarizadas (Figura 14-9). Os medicamentos bloqueadores de canais, úteis do ponto de vista terapêutico, se ligam de imediato aos canais ativados (i.e., durante a fase 0) ou aos inativados (i.e., durante a fase 2), mas se ligam mal ou não se ligam aos canais em repouso. Portanto, esses medicamentos bloqueiam a atividade elétrica quando há taquicardia rápida (muitas ativações e inativações de canal por unidade de tempo) ou quando há perda significativa de potencial de repouso (muitos canais inativados durante o repouso). Costuma-se descrever esse tipo de ação medicamentosa como **dependente do uso** ou **dependente do estado**; isto é, os canais utilizados com frequência, ou que estejam em estado inativado, são mais suscetíveis ao bloqueio. Os canais nas células normais que são bloqueadas por um medicamento durante os ciclos de ativação-inativação normais rapidamente liberarão o fármaco dos seus receptores durante a fase de repouso do ciclo (ver Figura 14-9). Os canais no miocárdio cronicamente despolarizado (i.e., com potencial de repouso mais positivo do que −75 mV) se recuperam do bloqueio com muita lentidão, quando se recuperam (ver também o painel à direita, Figura 14-4).

Nas células com automaticidade anormal, a maior parte desses medicamentos atenua a inclinação da fase 4 ao bloquear os canais de sódio ou de cálcio, reduzindo, assim, a razão entre permeabilidade ao sódio (ou cálcio) e permeabilidade ao potássio. Em consequência, o potencial de membrana durante a fase 4 se estabiliza mais próximo do potencial de equilíbrio do potássio. Além disso, alguns agentes podem aumentar o limiar (tornando-o mais positivo). Os fármacos bloqueadores dos receptores β-adrenérgicos reduzem indiretamente a inclinação da fase 4, bloqueando a ação cronotrópica positiva da norepinefrina (noradrenalina) no coração.

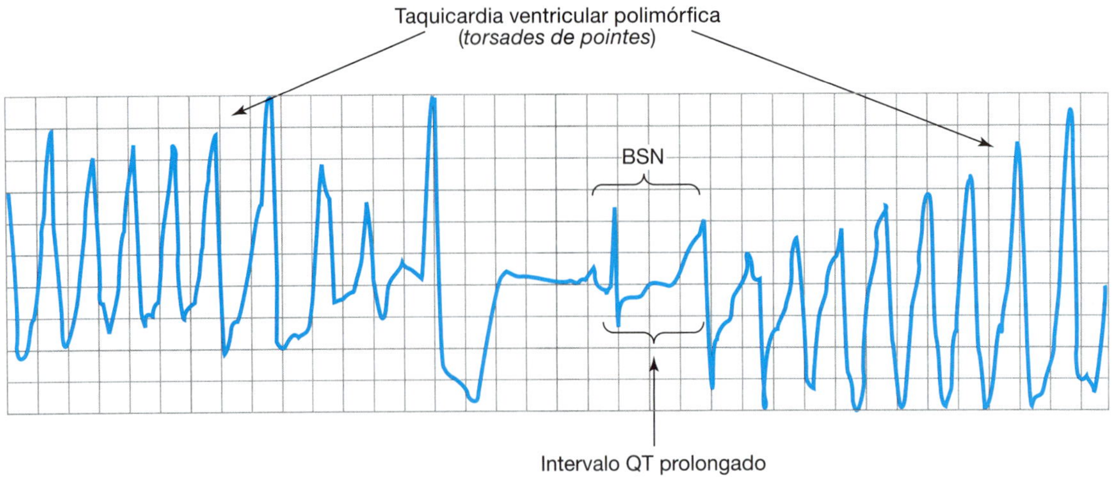

FIGURA 14-8 Eletrocardiograma de paciente com síndrome do QT longo durante dois episódios de *torsades de pointes*. A taquicardia ventricular polimórfica é observada no início do traçado e é revertida espontaneamente no meio do painel. Um único batimento sinusal normal (BSN) é seguido por um intervalo QT muito prolongado, sucedido imediatamente por outro episódio de taquicardia ventricular do tipo *torsades*. Os sintomas comuns incluem tontura ou perda transitória da consciência.

Nas arritmias por reentrada, que dependem de condução criticamente deprimida, a maioria dos antiarrítmicos retarda ainda mais a condução por meio de um ou ambos os mecanismos: (1) redução do estado de equilíbrio no número de canais não bloqueados disponíveis, o que reduz as correntes excitatórias até um nível abaixo daquele necessário para a propagação (ver Figura 14-4, à esquerda); e (2) prolongamento do tempo de recuperação dos canais ainda capazes de atingir os estados de repouso e disponível, o que aumenta o período refratário efetivo (ver Figura 14-4, à direita). Como resultado, as extrassístoles precoces não são propagadas; os impulsos mais tardios são propagados com maior lentidão e estão sujeitos ao bloqueio de condução bidirecional.

Com esses mecanismos, os fármacos antiarrítmicos podem suprimir a automaticidade ectópica e a condução anormal que ocorre nas células despolarizadas - tornando-as eletricamente silenciosas -, ao mesmo tempo em que afetam minimamente a atividade elétrica nas regiões polarizadas do coração. No entanto, à medida que a dose é aumentada, os fármacos também deprimem a condução no tecido normal, resultando, às vezes, em arritmias *induzidas por fármaco*. Além disso, a concentração terapêutica (antiarrítmica) do medicamento nas circunstâncias iniciais do tratamento pode tornar-se "pró-arrítmica" (arritmogênica) nos períodos com frequências cardíacas rápidas (maior produção de bloqueio), acidose (recuperação mais lenta do bloqueio para a maioria dos fármacos), hipercalemia ou isquemia.

FÁRMACOS ANTIARRÍTMICOS ESPECÍFICOS

A classificação de Singh-Vaughan Williams dos antiarrítmicos é o esquema mais amplamente utilizado. Ela deve ser vista como um método para classificar a ação do medicamento. O esquema oferece potenciais mecanismos de ação terapêutica dos fármacos e também é útil na previsão de potenciais reações adversas dos fármacos. O esquema identifica quatro classes de ação dos medicamentos:

1. A ação de classe 1 é o bloqueio do canal de sódio. O componente rápido (fase 0) e o componente lento (fase 2) são bloqueados com especificidades diferentes. A subdivisão da ação em 1A, B e C reflete as diferenças na duração do potencial de ação (DPA) e na cinética de dissociação do canal. Os medicamentos da classe 1A prolongam a DPA e têm cinética de dissociação intermediária. Os medicamentos da classe 1B não têm efeito sobre a DPA, ou podem encurtá-la, e possuem uma cinética de dissociação rápida. Os medicamentos da classe 1C não têm efeito sobre a DPA e apresentam lenta dissociação.
2. A ação da classe 2 é simpaticolítica. Os fármacos com essa ação reduzem a atividade β-adrenérgica no coração. O subgrupo dos bloqueadores dos receptores β é discutido no Capítulo 10.
3. A ação de classe 3 manifesta-se como prolongamento da DPA. A maioria dos fármacos com essa ação bloqueia o componente rápido da corrente de potássio retificadora tardia, I_{Kr}.
4. A ação de classe 4 é o bloqueio da corrente de cálcio cardíaca. Essa ação retarda a condução nas regiões em que a elevação do potencial de ação depende do cálcio - por exemplo, nos nós SA e AV.

Um determinado medicamento pode ter várias classes de ação, conforme indicado por seus efeitos na membrana e no ECG (Tabelas 14-2 e 14-3). Por exemplo, a amiodarona compartilha todas as quatro classes de ação. Comumente, os fármacos são discutidos de acordo com a classe de ação predominante. Certos antiarrítmicos, como a adenosina e o magnésio, não se encaixam de imediato nesse esquema e são descritos separadamente.

FÁRMACOS BLOQUEADORES DOS CANAIS DE SÓDIO (CLASSE 1)

Os fármacos com ação anestésica local bloqueiam os canais de sódio e reduzem a corrente de sódio, I_{Na}. Eles formam o grupo de fármacos antiarrítmicos mais antigo e ainda são bastante empregados.

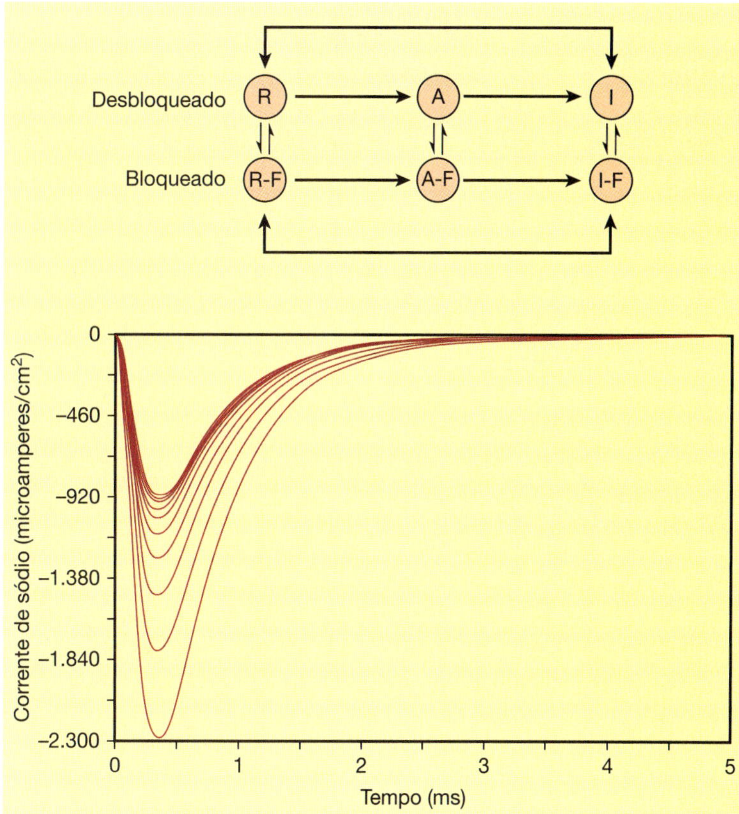

FIGURA 14-9 Bloqueio dos canais de sódio dependentes de estado e de frequência por fármacos antiarrítmicos. **No topo:** diagrama de um mecanismo para ação depressora seletiva de medicamentos antiarrítmicos sobre os canais de sódio. A parte superior da figura mostra a população de canais que se movimenta em um ciclo de atividade durante um potencial de ação na ausência de fármacos: R (em repouso) → A (ativado) → I (inativado). A recuperação ocorre pela via I → R. Os fármacos antiarrítmicos (F) que agem bloqueando os canais de sódio podem ligar-se a seus receptores nos canais, conforme demonstrado pelas *setas verticais*, a fim de formar complexos fármaco-canal, indicados como R-F, A-F e I-F. A ligação dos fármacos com o receptor varia com o estado do canal. A maior parte dos bloqueadores de canal de sódio se liga ao receptor dos canais ativo e inativado com muito mais força do que com o canal em repouso. Além disso, a recuperação do estado I-F para o estado R-F é muito mais lenta do que de I para R. Em consequência, a atividade rápida (mais ativações e inativações) e a despolarização do potencial de repouso (mais canais em estado I) favorecem o bloqueio dos canais e suprimem seletivamente as células arrítmicas. **Embaixo:** redução progressiva da corrente de influxo de sódio (deflexões para baixo) na presença de um derivado da lidocaína. A curva maior é a corrente de sódio inicial provocada pela etapa de voltagem despolarizante; as amplitudes de corrente de sódio subsequentes são progressivamente reduzidas em razão do bloqueio prévio acumulado e do bloqueio a cada despolarização. (Adaptada, com autorização, de Starmer CF, Grant AO, Strauss HC: Mechanisms of use-dependent block of sodium channels in excitable membranes by local anesthetics, Biophys J 1984 Jul;46(1):15-27.)

PROCAINAMIDA (SUBGRUPO 1A)

Efeitos cardíacos

Ao bloquear os canais de sódio, a procainamida retarda a elevação do potencial de ação e a condução e prolonga a duração do QRS no ECG. O fármaco também prolonga a DPA (uma ação de classe 3) por meio do bloqueio inespecífico dos canais de potássio. O fármaco pode ser um pouco menos efetivo que a quinidina (ver adiante) na supressão da atividade marca-passo ectópica anormal, porém é mais efetivo no bloqueio dos canais de sódio nas células despolarizadas.

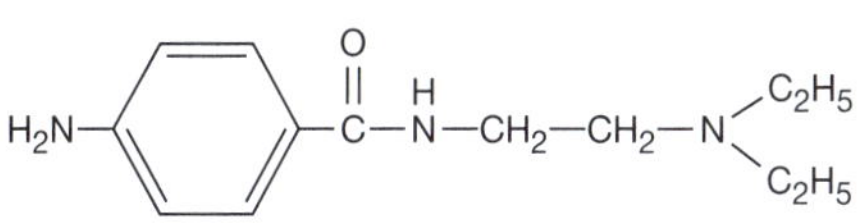

Procainamida

A procainamida possui ações depressoras diretas sobre os nós SA e AV, e essas ações são apenas discretamente compensadas pelo bloqueio vagal induzido pelo fármaco.

Efeitos extracardíacos

A procainamida possui propriedades de bloqueio ganglionar. Essa ação reduz a resistência vascular periférica e pode provocar hipotensão, em particular com o uso intravenoso. No entanto, em concentrações terapêuticas, seus efeitos vasculares periféricos são menos evidentes do que aqueles da quinidina. Em geral, a hipotensão está associada à infusão excessivamente rápida de procainamida ou à presença de grave disfunção ventricular esquerda subjacente.

Toxicidade

Os efeitos cardiotóxicos da procainamida incluem prolongamento excessivo do potencial de ação, prolongamento do intervalo QT

TABELA 14-2 Ações dos fármacos antiarrítmicos na membrana

Fármaco	Bloqueio dos canais de sódio		Período refratário		Bloqueio do canal de cálcio	Efeito sobre a atividade do marca-passo	Ação simpaticolítica
	Células normais	Células despolarizadas	Células normais	Células despolarizadas			
Adenosina	0	0	0	0	+	0	+
Amiodarona	+	+++	↑↑	↑↑	+	↓↓	+
Diltiazem	0	0	0	0	+++	↓↓	0
Disopiramida	+	+++	↑	↑↑	+	↓	0
Dofetilida	0	0	↑	?	0	0	0
Dronedarona	+	+	Nd	Nd	+	Nd	+
Esmolol	0	+	0	Nd	0	↓↓	+++
Flecainida	+	+++	0	↑	0	↓↓	0
Ibutilida	0	0	↑	?	0	0	0
Lidocaína	0	+++	↓	↑↑	0	↓↓	0
Mexiletina	0	+++	0	↑↑	0	↓↓	0
Procainamida	+	+++	↑	↑↑↑	0	↓	+
Propafenona	+	++	↑	↑↑	+	↓↓	+
Propranolol	0	+	↓	↑↑	0	↓↓	+++
Quinidina	+	++	↑	↑↑	0	↓↓	+
Sotalol	0	0	↑↑	↑↑↑	0	↓↓	++
Verapamil	0	+	0	↑	+++	↓↓	+
Vernacalanto[1]	+	+	+	+	Nd	0	Nd

[1]Não disponível nos Estados Unidos (nem no Brasil).
Nd, dados não disponíveis.

e indução de arritmia tipo *torsades de pointes* e síncope. Também pode ocorrer desaceleração excessiva da condução. É possível que sejam desencadeadas novas arritmias.

Uma reação adversa incômoda da terapia com procainamida em longo prazo é uma síndrome que se assemelha ao lúpus eritematoso e geralmente consiste em artralgia e artrite. Em alguns pacientes, também ocorre pleurite, pericardite ou doença pulmonar parenquimatosa. O lúpus renal raramente é induzido por procainamida. Durante a terapia de longo prazo, anormalidades sorológicas (p. ex., aumento do título de fator antinuclear) ocorrem em quase todos os pacientes, e essas alterações na ausência de sintomas não determinam a interrupção da terapia medicamentosa. Aproximadamente um terço dos pacientes que recebem terapia prolongada com procainamida desenvolve esses sintomas reversíveis relacionados ao lúpus.

Outras reações adversas incluem náusea e diarreia (em ~ 10% dos casos), erupção cutânea, febre, hepatite (< 5%) e agranulocitose (~ 0,2%).

Farmacocinética e posologia

A procainamida pode ser administrada com segurança pelas vias intravenosa e intramuscular e é bem absorvida por via oral. Um metabólito, *N*-acetilprocainamida (NAPA), possui atividade de classe 3. O acúmulo excessivo de NAPA resulta em *torsades de pointes* durante a terapia com procainamida, especialmente em pacientes com insuficiência renal. Alguns indivíduos acetilam rapidamente a procainamida e produzem níveis altos de NAPA. Entretanto, a síndrome do lúpus parece ser *menos* comum nesses pacientes.

A procainamida é eliminada pelo metabolismo hepático como NAPA e pelos rins. Sua meia-vida é de apenas 3 a 4 horas, o que exige administração frequente ou o uso de uma apresentação de liberação lenta (a prática usual). A NAPA é eliminada pelos rins. A dose de procainamida deve ser reduzida em pacientes com insuficiência renal. O menor volume de distribuição e a redução da depuração renal associados à insuficiência cardíaca também exigem redução na dose. A meia-vida de NAPA é consideravelmente maior do que a da procainamida e, consequentemente, ela se acumula de forma mais lenta. Assim, é importante dosar as concentrações plasmáticas tanto de procainamida como de NAPA, em especial nos pacientes com comprometimento circulatório ou renal.

Se for necessário um efeito rápido da procainamida, pode ser administrada uma dose de ataque intravenosa de até 12 mg/kg a uma taxa de 0,3 mg/kg/min ou menos rapidamente. A dose de ataque é seguida por manutenção de 2 a 5 mg/min, com monitoramento rigoroso das concentrações plasmáticas. O risco de toxicidade gastrintestinal (GI) ou cardíaca aumenta em concentrações plasmáticas superiores a 8 mcg/mL ou em concentrações de NAPA acima de 20 mcg/mL.

Para controlar as arritmias ventriculares, geralmente é necessária uma dose de procainamida de 2 a 5 g/dia. Em pacientes ocasionais que acumulam níveis altos de NAPA, é possível administrar o medicamento com menos frequência. Isso também é

TABELA 14-3 Propriedades clínicas e farmacológicas dos fármacos antiarrítmicos

Fármaco	Efeito sobre a taxa do nó SA	Efeito sobre o período refratário do nó AV	Intervalo PR	Duração do QRS	Intervalo QT	Utilidade em arritmias		Meia-vida
						Supra-ventriculares	Ventriculares	
Adenosina	↓↑	↑↑↑	↑↑↑	0	0	++++	?	< 10 s
Amiodarona	↓↓[1]	↑↑	Variável	↑	↑↑↑↑	+++	+++	(semanas)
Diltiazem	↑↓	↑↑	↑	0	0	+++	-	4-8 h
Disopiramida	↑↓[1,2]	↑↓[2]	↑↓[2]	↑↑	↑↑	+	+++	7-8 h
Dofetilida	↓ (?)	0	0	0	↑↑	++	Nenhum	7 h
Dronedarona					↑	+++	-	24 h
Esmolol	↓↓	↑↑	↑↑	0	0	+	+	10 min
Flecainida	Nenhum, ↓	↑	↑	↑↑↑	0	+[3]	++++	20 h
Ibutilida	↓ (?)	0	0	0	↑↑	++	?	6 h
Lidocaína	Nenhum[1]	Nenhum	0	0	0	Nenhum[4]	+++	1-2 h
Mexiletina	Nenhum[1]	Nenhum	0	0	0	Nenhum	+++	8-20 h
Procainamida	↓[1]	↑↓[2]	↑↓[2]	↑↑	↑↑	+	+++	3-4 h
Propafenona	0, ↓	↑	↑	↑↑↑	0	+	+++	5-7 h
Propranolol	↓↓	↑↑	↑↑	0	0	+	+	5 h
Quinidina	↑↓[1,2]	↑↓[2]	↑↓[2]	↑↑	↑↑	+	+++	6 h
Sotalol	↓↓	↑↑	↑↑	0	↑↑↑	+++	+++	7-12 h
Verapamil	↓↓	↑↑	↑↑	0	0	+++	-	7 h
Vernacalanto		↑	↑			+++	-	2 h

[1]Pode suprimir o nó SA doente.
[2]Efeito anticolinérgico e ação depressora direta.
[3]Principalmente na síndrome de Wolff-Parkinson-White.
[4]Pode ser efetivo nas arritmias atriais causadas por digitálico.

possível em pacientes com doença renal, nos quais a eliminação da procainamida é mais lenta.

Aplicações clínicas

A procainamida é efetiva contra a maioria das arritmias atriais e ventriculares. No entanto, muitos médicos evitam o uso em longo prazo devido à necessidade de doses frequentes e à ocorrência comum de efeitos relacionados ao lúpus. A procainamida é o fármaco de segunda ou terceira escolha (depois da lidocaína ou da amiodarona) na maioria das unidades de terapia coronariana para o tratamento das arritmias ventriculares sustentadas associadas ao infarto agudo do miocárdio.

QUINIDINA (SUBGRUPO 1A)

Efeitos cardíacos

A quinidina tem ações similares às da procainamida; retarda a fase de ascensão do potencial de ação, retarda a condução, e prolonga a duração do QRS no ECG, ao bloquear os canais de sódio. O fármaco também prolonga a duração do potencial de ação pelo bloqueio de vários canais de potássio, incluindo I_{TO}. Entre seus efeitos cardíacos tóxicos estão: prolongamento excessivo do intervalo QT e indução da arritmia *torsades de pointes*. As concentrações tóxicas da quinidina também produzem bloqueio excessivo do canal de sódio com condução reduzida por todo o coração. Ela também tem efeitos antimuscarínicos discretos no coração.

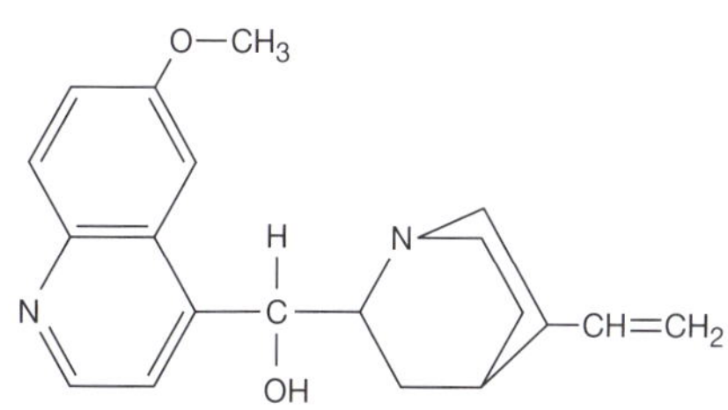

Quinidina

Efeitos extracardíacos

Efeitos adversos GIs, como diarreia, náuseas e vômitos, são observados em 33 a 50% dos pacientes. Uma síndrome com cefaleia, tontura e zumbido (**cinchonismo**) é percebida nas concentrações tóxicas do medicamento. Reações idiossincrásicas ou imunológicas, inclusive trombocitopenia, hepatite, angioedema, edema e febre, são raramente observadas.

Farmacocinética e aplicação clínica

A quinidina é rapidamente absorvida no trato GI e eliminada por meio do metabolismo hepático. Raramente é utilizada, considerando suas reações adversas cardíacas e extracardíacas e a disponibilidade de antiarrítmicos mais bem tolerados. A quinidina é benéfica no tratamento de pacientes com síndrome de Brugada que declinaram ou que não podem pagar o implante de um desfibrilador cardioversor implantável (DCI).

DISOPIRAMIDA (SUBGRUPO 1A)

Efeitos cardíacos

Os efeitos da disopiramida (não disponível no Brasil) são muito semelhantes aos da procainamida e da quinidina. Seus efeitos cardíacos antimuscarínicos são ainda mais acentuados do que os da quinidina. Portanto, um medicamento que retarda a condução AV deve ser administrado com a disopiramida no tratamento de *flutter* atrial ou fibrilação.

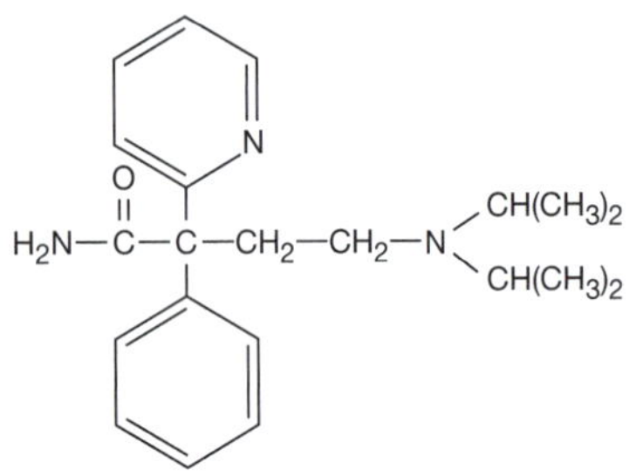

Disopiramida

Toxicidade

As concentrações tóxicas da disopiramida podem precipitar todos os distúrbios eletrofisiológicos descritos para a quinidina. Como resultado de seu efeito inotrópico negativo, a disopiramida pode precipitar insuficiência cardíaca *de novo* ou em pacientes com depressão preexistente da função ventricular esquerda. Em razão desse efeito, a disopiramida não é usada como fármaco antiarrítmico de primeira escolha nos Estados Unidos (não disponível no Brasil). Ela não deve ser utilizada nos pacientes com insuficiência cardíaca.

A atividade da disopiramida semelhante à da atropina contribui para a maioria das suas reações adversas sintomáticas: retenção urinária (mais frequentemente, mas não de maneira exclusiva, nos pacientes com hiperplasia prostática), boca seca, visão turva, constipação e agravamento de glaucoma preexistente. Esses efeitos podem requerer a interrupção do fármaco.

Farmacocinética e posologia

Nos Estados Unidos, a disopiramida está disponível apenas para uso oral. Sua posologia oral típica é de 150 mg, 3 vezes ao dia, mas até 1 mg/mês já foi usado. Em pacientes com comprometimento renal, a dose deve ser reduzida. Em razão do perigo de desencadeamento de insuficiência cardíaca, não se recomendam doses de ataque.

Aplicação clínica

Embora a disopiramida tenha se mostrado eficaz em uma variedade de arritmias supraventriculares, nos Estados Unidos ela é aprovada apenas para o tratamento de arritmias ventriculares.

LIDOCAÍNA (SUBGRUPO 1B)

A lidocaína possui baixa incidência de toxicidade e alto grau de efetividade nas arritmias associadas ao infarto agudo do miocárdio. Para arritmias, é usada apenas por via intravenosa.

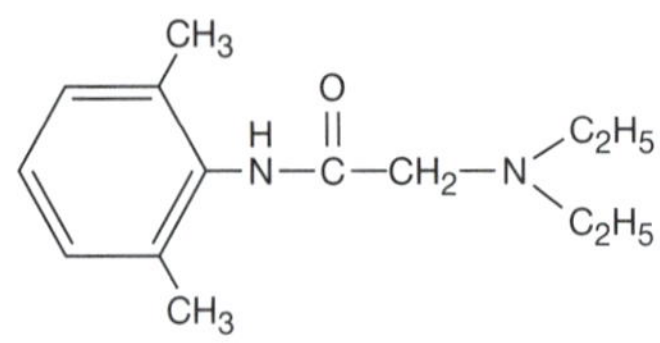

Lidocaína

Efeitos cardíacos

A lidocaína bloqueia os canais de sódio ativados e inativados com cinética rápida (Figura 14-10); o bloqueio no estado inativado garante efeitos maiores sobre as células com potenciais de ação longos, como as células de Purkinje e ventriculares, em comparação com as células atriais. A cinética rápida nos potenciais de repouso normais

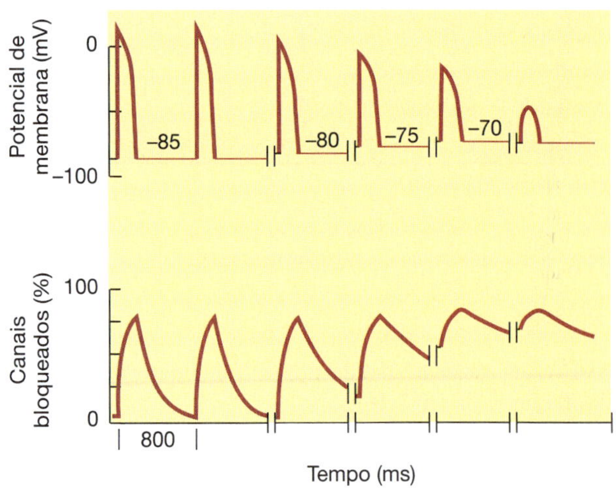

FIGURA 14-10 Simulação computadorizada do efeito do potencial de membrana em repouso sobre o bloqueio e o desbloqueio dos canais de sódio pela lidocaína à medida que a membrana se despolariza. **Traçado superior:** potenciais de ação em uma célula muscular ventricular. **Traçado inferior:** porcentagem de canais bloqueados pelo fármaco. Um segmento de 800 ms é apresentado. O intervalo de tempo extra é indicado por interrupções nos traçados. **À esquerda:** no potencial de repouso normal de −85 mV, o fármaco se combina com canais abertos (ativados) e inativados durante cada potencial de ação, mas o bloqueio é rapidamente revertido durante a diástole porque a afinidade do medicamento por seu receptor é muito baixa quando o canal retorna ao estado de repouso em −85 mV. **No meio:** simula-se uma lesão metabólica, por exemplo, isquemia devido à oclusão coronariana, que causa despolarização gradual ao longo do tempo. Com os potenciais de ação subsequentes surgindo de potenciais mais despolarizados, a fração de canais bloqueados aumenta porque mais canais permanecem no estado inativado em potenciais menos negativos (ver Figura 14-4, à esquerda), e a constante de tempo para o desbloqueio durante a diástole aumenta rapidamente em potenciais de repouso menos negativos (ver Figura 14-4, à direita). **À direita:** em razão da grande ligação do medicamento, ocorrem bloqueio da condução e perda de excitabilidade nesse tecido; isto é, o tecido "doente" (despolarizado) é suprimido de modo seletivo.

resulta em recuperação do bloqueio entre os potenciais de ação e nenhum efeito sobre a condução. Nas células despolarizadas, o aumento na inativação e a cinética mais lenta de liberação resultam na depressão seletiva da condução. Pouco efeito é observado sobre o ECG no ritmo sinusal normal.

Toxicidade

A lidocaína é um dos bloqueadores de canal de sódio menos cardiotóxicos entre os atualmente usados. Os efeitos pró-arrítmicos, inclusive parada do nó SA, agravamento da condução comprometida e arritmias ventriculares, são raros com o emprego da lidocaína. Em altas doses, em especial nos pacientes com insuficiência cardíaca preexistente, a lidocaína pode causar hipotensão – em parte por deprimir a contratilidade miocárdica.

As reações adversas mais comuns da lidocaína – como aquelas de outros anestésicos locais – são neurológicas: parestesia, tremores, náuseas de origem central, vertigem, distúrbios auditivos, turvação da fala e convulsões. Esses efeitos ocorrem, mais comumente, em pacientes idosos ou vulneráveis, ou quando um bólus do fármaco é administrado muito rapidamente. Os efeitos são relacionados com a dose e, em geral, têm curta duração; as convulsões respondem ao diazepam intravenoso. Em geral, quando são evitadas concentrações plasmáticas acima de 9 mcg/mL, a lidocaína é bem tolerada.

Farmacocinética e posologia

Em razão do seu extenso metabolismo hepático de primeira passagem, apenas 3% da lidocaína administrada por via oral aparece no plasma. Assim, a lidocaína deve ser administrada por via parenteral. A lidocaína tem meia-vida de 1 a 2 horas. Nos adultos, uma dose de ataque de 150 a 200 mg, administrada ao longo de aproximadamente 15 minutos (como infusão única ou em uma série de doses em bólus lentas), deve ser seguida por infusão de manutenção de 2 a 4 mg por minuto para se alcançar uma concentração plasmática terapêutica de 2 a 6 mcg/mL. A determinação das concentrações plasmáticas de lidocaína é de grande valor para o ajuste da velocidade de infusão. Pacientes ocasionais com infarto do miocárdio ou com outra doença aguda requerem (e toleram) concentrações mais altas. Isso pode ser resultado do aumento da glicoproteína ácida α_1 plasmática, uma proteína reagente de fase aguda que se liga à lidocaína, disponibilizando menos fármaco livre para exercer seus efeitos farmacológicos.

Em pacientes com insuficiência cardíaca, o volume de distribuição e a depuração corporal total da lidocaína podem estar diminuídos. Portanto, as doses de ataque e de manutenção devem ser reduzidas. Como esses efeitos contrabalançam um ao outro, a meia-vida pode não estar aumentada o quanto previsto em função apenas das alterações da depuração. Em pacientes com doença hepática, a depuração plasmática encontra-se muito reduzida, e o volume de distribuição, aumentado; nesses casos, a meia-vida de eliminação pode estar aumentada em 3 vezes ou mais. Na doença hepática, a dose de manutenção deve ser reduzida, mas podem ser administradas as doses de ataque usuais. A meia-vida de eliminação determina o intervalo de tempo até o estado de equilíbrio. Embora as concentrações em estado de equilíbrio sejam alcançadas em 8 a 10 horas nos pacientes normais e naqueles com insuficiência cardíaca, podem ser necessárias 24 a 36 horas nos pacientes com doença hepática. Os medicamentos que diminuem o fluxo sanguíneo hepático (p. ex., propranolol, cimetidina) reduzem a depuração da lidocaína e, portanto, aumentam o risco de toxicidade, a menos que as taxas de infusão sejam reduzidas. Nas infusões que duram mais de 24 horas, a depuração é reduzida, e as concentrações plasmáticas aumentam. A doença renal não tem efeito importante sobre a distribuição da lidocaína.

Aplicação clínica

A lidocaína é o fármaco preferencial para reversão de taquicardia ventricular e para prevenção de fibrilação ventricular após cardioversão em quadro de isquemia aguda. No entanto, o uso *profilático* de rotina da lidocaína pode, na realidade, aumentar a mortalidade total, possivelmente por aumentar a incidência de assistolia, e não faz parte do padrão de tratamento. Muitos médicos administram lidocaína intravenosa apenas nos pacientes com arritmia.

MEXILETINA (SUBGRUPO 1B)

A mexiletina (não disponível no Brasil) é um congênere da lidocaína ativo por via oral. Suas ações eletrofisiológicas e antiarrítmicas assemelham-se às da lidocaína. (O anticonvulsivante fenitoína [ver Capítulo 24] exerce efeitos eletrofisiológicos similares e tem sido usado como antiarrítmico.) A mexiletina é utilizada no tratamento de arritmias ventriculares. Ela encurta o intervalo QT e pode ser útil no tratamento de pacientes com LQT III. Sua meia-vida de eliminação é de 8 a 20 horas e permite a administração oral 2 a 3 vezes ao dia. A posologia indicada para a mexiletina é 600 a 1.200 mg/dia. As reações adversas relacionadas com a dose costumam ser observadas com a dose terapêutica. Elas são predominantemente neurológicas, incluindo tremor, visão turva e letargia. Náusea também é um efeito comum.

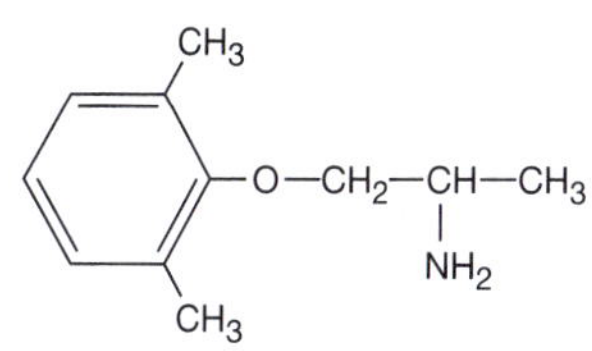

Mexiletina

A mexiletina também demonstrou eficácia significativa no alívio da dor crônica, especialmente a dor que resulta da neuropatia diabética e lesão nervosa. A posologia-padrão é 450 a 750 mg/dia, por via oral. Essa indicação, contudo, não é oficial e não consta na bula do produto (*off-label*).

FLECAINIDA (SUBGRUPO 1C)

A flecainida (não disponível no Brasil) é um bloqueador potente dos canais de sódio e potássio com cinética de desbloqueio lenta. (Embora bloqueie determinados canais de potássio, não prolonga o potencial de ação ou o intervalo QT.) Atualmente, é usada em pacientes que apresentam arritmias supraventriculares, mas com coração de resto normal. Não tem efeitos antimuscarínicos.

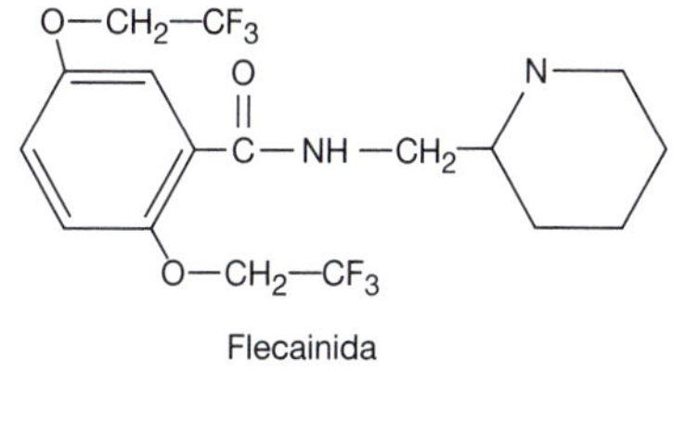

Flecainida

A flecainida é muito efetiva na supressão de contrações ventriculares prematuras. No entanto, pode causar exacerbação grave da arritmia, mesmo quando doses normais são administradas a pacientes com taquiarritmias ventriculares preexistentes e àqueles com infarto do miocárdio prévio e ectopia ventricular. Isso foi significativamente demonstrado no estudo Cardiac Arrhythmia Suppression Trial (CAST), que foi encerrado prematuramente em razão de um aumento de 2,5 vezes na taxa de mortalidade dos pacientes que receberam flecainida e medicamentos semelhantes do grupo 1C. A flecainida é bem absorvida e possui meia-vida de cerca de 20 horas. A eliminação ocorre tanto por metabolismo hepático como renal. A posologia usual para a flecainida é 100 a 200 mg, 2 vezes ao dia.

PROPAFENONA (SUBGRUPO 1C)

A propafenona possui algumas semelhanças estruturais com o propranolol e apresenta fraca atividade de betabloqueio. Seu espectro de ação é muito similar ao da quinidina, mas não prolonga o potencial de ação. Sua cinética de bloqueio do canal de sódio é semelhante à da flecainida. A propafenona é metabolizada no fígado, com meia-vida média de 5 a 7 horas. A posologia diária utilizada para a propafenona é 450 a 900 mg/dia, fracionados em 3 doses. O fármaco é utilizado sobretudo para arritmias supraventriculares. As reações adversas mais comuns são gosto metálico e constipação; também pode ocorrer exacerbação da arritmia.

FÁRMACOS BLOQUEADORES DOS RECEPTORES β-ADRENÉRGICOS (CLASSE 2)

O **propranolol** e os medicamentos similares possuem propriedades antiarrítmicas em virtude de sua ação bloqueadora do receptor β e de efeitos diretos na membrana. Conforme descrito no Capítulo 10, alguns desses fármacos possuem seletividade para os receptores β_1 cardíacos; outros possuem atividade simpatomimética intrínseca; alguns possuem efeitos de membrana diretos acentuados; e outros prolongam o potencial de ação cardíaco. As contribuições relativas do betabloqueio e dos efeitos de membrana diretos para os efeitos antiarrítmicos desses fármacos não estão totalmente esclarecidas. Embora os betabloqueadores sejam muito bem tolerados, sua eficácia para supressão de despolarizações ectópicas ventriculares é menor do que a dos bloqueadores dos canais de sódio. No entanto, há boas evidências de que esses fármacos podem reduzir a incidência de infarto recorrente e morte súbita em pacientes em recuperação de infarto agudo do miocárdio (ver Capítulo 10). Os betabloqueadores não seletivos, como o propranolol e o nadolol, provaram ser o subgrupo mais eficaz de betabloqueadores para prevenção e tratamento de arritmias cardíacas.

Esmolol é um betabloqueador de ação curta usado por via intravenosa como um medicamento antiarrítmico para arritmias intraoperatórias e outras arritmias agudas. (Ver Capítulo 10 para mais informações.) O **sotalol** é um betabloqueador não seletivo que prolonga o potencial de ação (ação de classe 3).

FÁRMACOS QUE PROLONGAM O PERÍODO REFRATÁRIO EFETIVO AO PROLONGAR O POTENCIAL DE AÇÃO (CLASSE 3)

Esses fármacos prolongam os potenciais de ação, geralmente bloqueando os canais de potássio no músculo cardíaco ou estimulando a corrente de influxo, por exemplo, por meio dos canais de sódio. O prolongamento do potencial de ação pela maioria desses fármacos implica a propriedade indesejável de "dependência de uso reverso": o prolongamento do potencial de ação é minimamente acentuado nas frequências mais rápidas (quando é desejável) e mais acentuado nas frequências lentas, quando pode contribuir para o risco de *torsades de pointes*.

Embora a maioria dos fármacos da classe produza prolongamento do QT, há considerável variabilidade entre eles quanto à tendência pró-arrítmica para provocar *torsades de pointes*, apesar do prolongamento significativo do intervalo QT. Estudos recentes sugerem que o prolongamento excessivo do QT isoladamente pode não ser o melhor preditor de *torsades de pointes* induzido por fármaco. Outros fatores importantes, além do prolongamento do QT, incluem estabilidade do potencial de ação e desenvolvimento de um formato triangular (triangulação), dependência de uso reverso e dispersão do tempo de repolarização nos ventrículos.

AMIODARONA

Nos Estados Unidos (assim como no Brasil), a amiodarona está aprovada para uso oral e intravenoso no tratamento de arritmias ventriculares graves. No entanto, o medicamento também é bastante efetivo no tratamento de arritmias supraventriculares, como a fibrilação atrial. Como resultado de seu amplo espectro de ação antiarrítmica, é utilizada extensivamente para uma grande variedade de arritmias. A amiodarona possui farmacocinética incomum e reações adversas extracardíacas importantes. A **dronedarona**, um análogo em que faltam átomos de iodo, tem a aprovação da Food and Drug Administration (FDA) para o tratamento de *flutter* atrial e fibrilação.

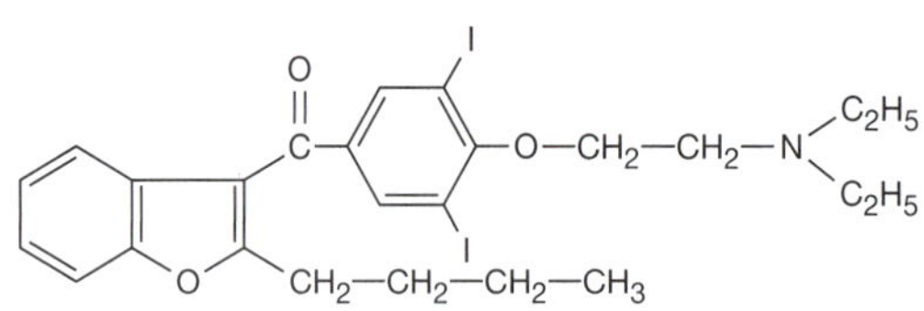

Amiodarona

Efeitos cardíacos

A amiodarona prolonga bastante a duração do potencial de ação (e o intervalo QT no ECG) por meio do bloqueio de I_{Kr}. Com a administração crônica, o I_{Ks} também é bloqueado. A duração do potencial de ação é prolongada de maneira uniforme em uma ampla faixa de frequências cardíacas, ou seja, o medicamento não possui ação dependente do uso reverso. Apesar de sua classificação atual como um fármaco de classe 3, a amiodarona também bloqueia significativamente os canais de sódio inativados. Sua ação de prolongamento do potencial de ação reforça esse efeito. A amiodarona também apresenta ações adrenérgica e bloqueadoras do canal de cálcio fracas. As consequências dessas ações incluem redução da frequência cardíaca e retardo da condução no nó AV. O amplo espectro de ações pode contribuir para sua eficácia relativamente alta e para a baixa incidência de *torsades de pointes*, apesar do prolongamento significativo do intervalo QT.

Efeitos extracardíacos

A amiodarona provoca vasodilatação periférica. Essa ação é evidente após administração intravenosa e pode estar relacionada com a ação do veículo.

Toxicidade

A amiodarona pode produzir bradicardia sintomática e bloqueio cardíaco nos pacientes com doença preexistente do nó AV ou SA. O medicamento acumula-se em muitos tecidos, inclusive no coração (10-50 vezes mais do que no plasma), no pulmão, no fígado e na pele, concentrando-se nas lágrimas. A toxicidade pulmonar relacionada com a dose é a reação adversa mais importante. Mesmo com uma dose baixa de 200 mg/dia ou menos, observa-se fibrose pulmonar fatal em 1% dos pacientes. É possível ocorrer disfunção hepática e hepatite por hipersensibilidade durante tratamento com amiodarona, e as provas de função hepática devem ser regularmente monitoradas. Os depósitos cutâneos resultam em fotodermatose e coloração cutânea cinza-azulada nas regiões expostas ao sol, como as malares. Após algumas semanas de tratamento, microdepósitos assintomáticos estão presentes na córnea de quase todos os pacientes tratados com amiodarona. Os halos desenvolvem-se nos campos visuais periféricos de alguns pacientes. Geralmente não é necessária a suspensão do fármaco. Raramente, uma neurite óptica evolui para cegueira.

A amiodarona bloqueia a conversão periférica de tiroxina (T_4) à tri-iodotironina (T_3). Também é uma possível fonte de grandes quantidades de iodo inorgânico. A amiodarona pode causar hipo ou hipertireoidismo. A função tireoidiana deve ser avaliada antes de iniciar o tratamento e monitorada periodicamente. Como os efeitos foram descritos em praticamente todos os sistemas orgânicos, o tratamento com amiodarona deve ser reavaliado sempre que novos sintomas surgirem em um paciente, incluindo o agravamento da arritmia.

Farmacocinética

A amiodarona é absorvida de forma variável, com biodisponibilidade de 35 a 65%. O metabolismo é hepático, e o principal metabólito, a desetilamiodarona, é bioativo. A meia-vida de eliminação é complexa, com um componente rápido de 3 a 10 dias (50% do fármaco) e um componente mais lento de várias semanas. Após a interrupção do medicamento, seus efeitos são mantidos por 1 a 3 meses. Concentrações teciduais mensuráveis podem ser observadas até 1 ano após a interrupção. Uma dose de ataque total de 10 g é geralmente alcançada com doses diárias de 0,8 a 1,2 g. A dose de manutenção é de 200 a 400 mg/dia. Os efeitos farmacológicos podem ser rapidamente alcançados com a dose de ataque intravenosa. O efeito de prolongamento do QT é discreto com essa via de administração, ao passo que bradicardia e bloqueio AV podem ser significativos.

A amiodarona apresenta muitas interações medicamentosas importantes, e todos os medicamentos utilizados devem ser revistos quando se inicia o tratamento e quando a dose é ajustada. A amiodarona é um substrato da CYP3A4 hepática, e seus níveis aumentam com o uso de medicamentos que inibem essa enzima – por exemplo, o bloqueador do receptor H_2 da histamina, a cimetidina. Os medicamentos que induzem CYP3A4, como a rifampicina, diminuem a concentração de amiodarona quando coadministrados. A amiodarona inibe várias enzimas do citocromo P450 (CYP) e pode resultar em aumento nas concentrações de muitos medicamentos, inclusive estatinas, digoxina e varfarina. A dose de varfarina deve ser reduzida de um terço a metade após o início do uso da amiodarona, com controle rigoroso do tempo de protrombina.

Aplicações clínicas

Doses baixas (100-200 mg/dia) de amiodarona são efetivas na manutenção do ritmo sinusal normal em pacientes com fibrilação atrial. O medicamento é efetivo na prevenção da taquicardia ventricular recorrente. A amiodarona não está associada a aumento na mortalidade em pacientes com doença arterial coronariana ou com insuficiência cardíaca. Em muitos centros, o DCI sucedeu a terapia medicamentosa como a modalidade primária de tratamento da taquicardia ventricular, mas a amiodarona pode ser utilizada como terapia auxiliar para reduzir a frequência de descargas desconfortáveis do desfibilador cardioversor. O medicamento aumenta o limiar do marca-passo e o de desfibrilação, e esses dispositivos requerem redefinição de parâmetros depois de atingida a dose de manutenção. Em pacientes com fibrilação atrial, resposta ventricular rápida e insuficiência cardíaca, a amiodarona intravenosa é útil para controlar a resposta ventricular; os bloqueadores dos canais de cálcio podem não ser bem tolerados na presença de insuficiência cardíaca.

DRONEDARONA

A dronedarona é um análogo estrutural da amiodarona, em que os átomos de iodo foram removidos do anel fenil e um grupamento metanossulfonil foi acrescentado ao anel benzofurano. O desenho destinou-se a eliminar a ação do fármaco original sobre o metabolismo da tiroxina e a modificar a meia-vida do fármaco. Nenhuma disfunção tireoidiana ou toxicidade pulmonar foi reportada nos estudos de curto prazo. No entanto, foi relatada toxicidade hepática, inclusive dois casos graves que exigiram transplante de fígado. Como a amiodarona, a dronedarona tem ações em múltiplos canais, inclusive bloqueando I_{Kr}, I_{Ks}, I_{Ca} e I_{Na}. Ela também possui ação de bloqueio β-adrenérgico. O medicamento tem meia-vida de 24 horas e pode ser administrado 2 vezes ao dia em dose fixa de 400 mg. A absorção da dronedarona aumenta 2 a 3 vezes quando tomada com alimentos, e essa informação deve ser comunicada aos pacientes como parte das instruções posológicas. A eliminação da dronedarona é principalmente não renal. Ela inibe a secreção tubular da creatinina, o que resulta em aumento de 10 a 20% na creatinina sérica; contudo, a taxa de filtração glomerular não é afetada, não havendo necessidade de ajuste da dose. A dronedarona é tanto um substrato como um inibidor de CYP3A4, não devendo ser administrada junto com inibidores potentes dessa enzima, como os azóis e fármacos antifúngicos similares e inibidores da protease viral.

A dronedarona restaura o ritmo sinusal em um pequeno percentual de pacientes (< 15%) com fibrilação atrial. Produz uma redução de 10 a 15 bpm da frequência ventricular em comparação com o placebo. Em um relato publicado, ela duplicou o intervalo entre os episódios de recorrência de fibrilação atrial em pacientes com fibrilação atrial paroxística. Estudos iniciais sugeriram redução na mortalidade ou no número de hospitalizações em pacientes com fibrilação atrial. No entanto, um estudo dos efeitos da dronedarona na fibrilação atrial permanente foi interrompido em 2011 em razão do risco aumentado de morte, acidente vascular encefálico e insuficiência cardíaca. De maneira similar, um estudo da dronedarona na insuficiência cardíaca avançada foi interrompido prematuramente em razão do aumento na mortalidade. O fármaco tem uma advertência "tarja preta" contra seu uso na insuficiência cardíaca descompensada aguda ou avançada (classe IV).

SOTALOL

O sotalol tem tanto ações de bloqueio do receptor β-adrenérgico (classe 2) quanto de prolongamento do potencial de ação (classe 3). O medicamento é formulado como uma mistura racêmica do D-sotalol e do L-sotalol. A totalidade da atividade de bloqueio β-adrenérgico reside no isômero L; os isômeros D e L compartilham os efeitos de prolongamento do potencial de ação. A ação bloqueadora β-adrenérgica não é cardiosseletiva e é máxima em doses abaixo das necessárias para o prolongamento do potencial de ação.

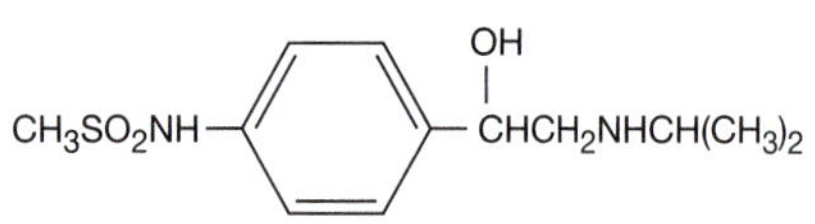

Sotalol

O sotalol é bem absorvido por via oral, com biodisponibilidade de quase 100%. Não é metabolizado no fígado e não se liga às proteínas plasmáticas. A excreção se faz predominantemente pelos rins na forma inalterada, com meia-vida de cerca de 12 horas. Em razão de sua farmacocinética relativamente simples, o sotalol apresenta poucas interações medicamentosas diretas. Sua reação adversa cardíaca mais significativa é uma extensão de sua ação farmacológica: incidência dose-relacionada de *torsades de pointes*, que se aproxima de 6% na maior dose diária recomendada. Pacientes com insuficiência cardíaca evidente podem apresentar depressão adicional da função ventricular esquerda durante o tratamento com sotalol.

Sotalol é aprovado para o tratamento de arritmias ventriculares com risco de vida e para a manutenção do ritmo sinusal em pacientes com fibrilação atrial. Também está aprovado para o tratamento de arritmias supraventriculares e ventriculares no grupo etário pediátrico. O sotalol reduz o limiar para desfibrilação cardíaca.

DOFETILIDA

A dofetilida (não disponível no Brasil) tem ação de prolongamento do potencial de ação de classe 3. Essa ação é efetuada por um bloqueio dose-dependente do componente rápido da corrente retificadora tardia de potássio (I_{Kr}), e o bloqueio da I_{Kr} aumenta na hipocalemia. A dofetilida não produz bloqueio relevante de outros canais de potássio ou do canal de sódio. Em razão da recuperação lenta do bloqueio, sua extensão tem baixa dependência da frequência de estimulação. No entanto, a dofetilida apresenta menor prolongamento do potencial de ação nas frequências rápidas em razão da maior importância de outros canais de potássio, como I_{Ks}, nas frequências mais altas.

A dofetilida é 100% biodisponível. O verapamil aumenta a concentração plasmática máxima de dofetilida ao aumentar o fluxo sanguíneo intestinal. Cerca de 80% da dose oral é eliminada na forma inalterada pelos rins; o restante é eliminado na urina como metabólitos inativos. Os inibidores do mecanismo de secreção de cátion renal, por exemplo, a cimetidina, prolongam a meia-vida de dofetilida. Como os efeitos de prolongamento do QT e os riscos de pró-arritmia ventricular estão diretamente relacionados com a concentração plasmática, a dose de dofetilida deve se basear na depuração estimada da creatinina. O tratamento com dofetilida deve ser iniciado no hospital após a medição basal do intervalo QT corrigido pela frequência (QT_c) e determinação sérica de K^+ e Mg^{2+}. Um QT_c basal acima de 450 ms (500 ms na presença de atraso da condução intraventricular), bradicardia abaixo de 50 bpm e hipocalemia são contraindicações relativas para sua utilização. Durante a administração, o QT_c é medido antes da segunda dose e das subsequentes; um aumento no QT_c para ≥ 500 ms é um indicativo de redução da dose ou de descontinuação do medicamento.

A dofetilida está aprovada para manutenção do ritmo sinusal normal em pacientes com fibrilação atrial. Também é efetiva na restauração do ritmo sinusal normal em pacientes com fibrilação atrial.

IBUTILIDA

A ibutilida (não disponível no Brasil), assim como a dofetilida, retarda a despolarização cardíaca por meio do bloqueio do componente rápido (I_{Kr}) da corrente de potássio retificadora tardia. A ativação da corrente de influxo lento de sódio também foi sugerida como um mecanismo adicional para o prolongamento do potencial de ação. Após administração intravenosa, a ibutilida é rapidamente eliminada via metabolismo hepático, e a meia-vida média de eliminação é de 6 horas. Os metabólitos são excretados pelos rins.

A ibutilida intravenosa é utilizada para conversão aguda do *flutter* atrial e da fibrilação atrial em ritmo sinusal normal. O fármaco é mais efetivo no *flutter* atrial do que na fibrilação atrial, com um intervalo de tempo médio até a reversão de 20 minutos. A reação adversa mais importante é o prolongamento excessivo do intervalo QT e *torsades de pointes*. Os pacientes requerem monitoração contínua do ECG por 4 horas após a infusão de ibutilida ou até que o QT_c retorne ao valor basal.

FÁRMACOS BLOQUEADORES DOS CANAIS DE CÁLCIO (CLASSE 4)

Esses fármacos, dos quais o verapamil é o protótipo, foram introduzidos primeiramente como agentes antianginosos e são discutidos em mais detalhes no Capítulo 12. O verapamil e o diltiazem também possuem efeitos antiarrítmicos. As di-hidropiridinas (p. ex., nifedipino) não compartilham a eficácia antiarrítmica e podem *precipitar* arritmias.

VERAPAMIL

Efeitos cardíacos

O verapamil bloqueia os canais de cálcio do tipo l ativados e inativados. Assim, seu efeito é mais acentuado nos tecidos que sofrem despolarização com frequência, naqueles que estão menos polarizados em repouso e naqueles em que a ativação depende apenas da corrente de cálcio, como os nós SA e AV. O tempo de condução e o período refratário efetivo do nó AV são consistentemente prolongados nas concentrações terapêuticas. Em geral, o verapamil retarda a condução no nó SA por meio de sua ação direta, mas sua ação hipotensora ocasionalmente resulta em pequeno aumento reflexo da frequência SA.

O verapamil pode suprimir tanto a pós-despolarização precoce quanto a tardia e pode abolir as respostas lentas que surgem em tecido severamente despolarizado.

Efeitos extracardíacos

O verapamil causa vasodilatação periférica, o que pode ser benéfico na hipertensão e nos distúrbios vasospásticos periféricos. Suas ações sobre a musculatura lisa produzem inúmeros efeitos extracardíacos (ver Capítulo 12).

Toxicidade

Os efeitos cardiotóxicos do verapamil estão relacionados com a dose e, em geral, são evitáveis. Um erro comum tem sido administrar o verapamil intravenoso em paciente com taquicardia ventricular erroneamente diagnosticada como supraventricular. Nesse quadro, pode ocorrer hipotensão e fibrilação ventricular. Os efeitos inotrópicos negativos do verapamil podem limitar sua utilidade clínica nos corações doentes (ver Capítulo 12). O verapamil pode induzir bloqueio AV quando utilizado em altas doses ou em pacientes com doença nodal AV. Esse bloqueio pode ser tratado com atropina e com estimulantes do receptor β.

Os efeitos extracardíacos adversos incluem constipação, desânimo, nervosismo e edema periférico.

Farmacocinética e posologia

A meia-vida do verapamil é de aproximadamente 4 a 7 horas. Ele é extensamente metabolizado pelo fígado; após administração oral, sua biodisponibilidade é de apenas 20%. Portanto, o verapamil deve ser administrado com cautela nos pacientes com disfunção hepática ou perfusão hepática comprometida.

Nos pacientes adultos sem insuficiência cardíaca ou doença do nó SA ou AV, o verapamil parenteral pode ser utilizado para reversão de taquicardia supraventricular, embora a adenosina seja o fármaco de primeira escolha. A posologia para o verapamil é um bólus inicial de 5 mg, administrado durante 2 a 5 minutos, seguido, alguns minutos depois, por um segundo bólus de 5 mg, se necessário. Depois disso, doses de 5 a 10 mg podem ser administradas a cada 4 a 6 horas ou o medicamento pode ser administrado em infusão constante de 0,4 mcg/kg/min.

As doses orais efetivas são mais altas do que a intravenosa em razão do metabolismo de primeira passagem, e variam de 120 a 640 mg/dia, fracionados em 3 ou 4 doses.

Aplicações clínicas

Nas arritmias, a taquicardia supraventricular é a principal indicação do verapamil. A adenosina ou o verapamil são preferidos em relação a antigos tratamentos (propranolol, digoxina, edrofônio, fármacos vasoconstritores e cardioversores) para reversão da arritmia. O verapamil também pode reduzir a frequência ventricular na fibrilação e no *flutter* atriais ("controle da frequência"). Apenas raramente ele reverte *flutter* e fibrilação atriais para ritmo sinusal. O verapamil é, por vezes, útil nas arritmias ventriculares. Contudo, a administração intravenosa em paciente com taquicardia ventricular sustentada pode provocar colapso hemodinâmico.

DILTIAZEM

O diltiazem parece similar em eficácia ao verapamil no controle das arritmias supraventriculares, incluindo controle da frequência na fibrilação atrial. Uma forma intravenosa de diltiazem está disponível para essa última indicação e raramente causa hipotensão ou bradiarritmias.

MISCELÂNEA DE ANTIARRÍTMICOS E OUTROS FÁRMACOS QUE ATUAM NOS CANAIS

Determinados fármacos usados no tratamento de arritmias não se ajustam à organização convencional nas classes 1 a 4. Estes incluem digitálicos (ver Capítulo 13), adenosina, magnésio e potássio. Também está ficando claro que certos medicamentos não antiarrítmicos, como medicamentos que atuam no sistema renina-angiotensina-aldosterona, óleo de peixe e estatinas, podem reduzir a recorrência de taquicardias e fibrilação em pacientes com doença cardíaca coronária ou insuficiência cardíaca congestiva.

ADENOSINA

Mecanismo e aplicação clínica

A adenosina é um nucleosídeo que ocorre naturalmente em todo o organismo. Sua meia-vida no sangue é inferior a 10 segundos. Seu mecanismo de ação envolve ativação de uma corrente retificadora de K^+ para o interior da célula e inibição da corrente de cálcio. Os resultados dessas ações são hiperpolarização acentuada e supressão dos potenciais de ação cálcio-dependentes. Quando administrada na forma de dose em bólus, a adenosina inibe diretamente a condução do nó AV e aumenta o período refratário desse nó, mas apresenta efeitos menores sobre o nó SA. Atualmente, a adenosina é o fármaco preferencial para conversão imediata da taquicardia supraventricular paroxística em ritmo sinusal em razão de sua alta eficácia (90 a 95%) e duração de ação muito curta. Geralmente é administrada em uma dose em bólus de 6 mg, seguida, se necessário, de uma dose de 12 mg. Uma variante incomum de taquicardia ventricular é sensível à adenosina. O medicamento é menos efetivo na presença de bloqueadores do receptor de adenosina, como a teofilina ou a cafeína, e seus efeitos são potencializados por inibidores da captação de adenosina, como o dipiridamol.

Terapia não farmacológica das arritmias cardíacas

Há mais de 100 anos foi identificado em modelos *in vitro* simples (p. ex., anéis de tecidos de condução) que a reentrada era interrompida de forma permanente com a transecção do circuito de reentrada. Atualmente, esse conceito é aplicado nas arritmias cardíacas com trajetos anatômicos definidos (p. ex., reentrada AV usando vias acessórias, reentrada do nó AV, *flutter* atrial e algumas formas de taquicardia ventricular) por meio do tratamento com **ablação por cateter de radiofrequência** ou com frio extremo, **crioablação**. O mapeamento das vias de reentrada com ablação pode ser realizado por meio de cateteres que chegam ao coração a partir de artérias e veias periféricas. Estudos também mostraram que a fibrilação atrial paroxística e persistente pode surgir de uma ou mais veias pulmonares. Ambas as formas de fibrilação atrial podem ser curadas isolando-se eletricamente as veias pulmonares por ablação por cateter de radiofrequência, por crioterapia ou durante cirurgia cardíaca concomitante. Como a terapia de ablação por cateter muitas vezes pode curar permanentemente a fibrilação atrial e não envolve reações adversas de medicamentos, ela se tornou um tratamento muito comum para a fibrilação atrial crônica.

Outra forma de terapia não farmacológica é o **desfibrilador cardioversor implantável (DCI)** um aparelho que pode detectar, de modo automático, e tratar arritmias potencialmente fatais, como a fibrilação ventricular. Os DCIs são bastante utilizados em pacientes que foram reanimados com essas arritmias, e vários estudos mostraram que o tratamento com DCI reduz a mortalidade nos pacientes com doença arterial coronariana que apresentam fração de ejeção $\leq$ 30% e nos pacientes com insuficiência cardíaca de classe II ou III e nenhuma história prévia de arritmias. O crescente emprego de terapias antiarrítmicas não farmacológicas reflete tanto os avanços nas tecnologias relevantes como a apreciação crescente dos perigos da terapia de longo prazo com os fármacos atualmente disponíveis.

Toxicidade

A adenosina provoca rubor em cerca de 20% dos pacientes e falta de ar ou sensação de queimação no tórax (talvez relacionada com broncospasmo) em mais de 10%. É possível haver indução de bloqueio AV de alto grau, mas com duração muito curta. Também pode ocorrer fibrilação atrial. Entre as toxicidades menos comuns estão cefaleia, hipotensão, náuseas e parestesias.

IVABRADINA

A expressão localizada da corrente "*funny*" (I_f) induzida por hiperpolarização no nó SA e sua importante função na atividade marca-passo representam um alvo terapêutico interessante para o controle da frequência cardíaca. A ivabradina é um bloqueador seletivo da I_f. Ela retarda a atividade marca-passo, reduzindo a despolarização diastólica nas células do nó SA. Trata-se de um bloqueador de canal aberto com bloqueio dependente do uso. Diferentemente de outros fármacos redutores da frequência cardíaca, como os betabloqueadores, ela não afeta a contratilidade do miocárdio, a repolarização ventricular ou a condução intracardíaca. Nas concentrações terapêuticas, o bloqueio da I_f não é completo. Consequentemente, mantém-se o controle autonômico do ritmo marca-passo do nó SA.

O aumento da frequência cardíaca é um determinante importante do limiar isquêmico em pacientes com doença coronariana e um indicador prognóstico em pacientes com insuficiência cardíaca congestiva. Foram demonstrados efeitos antianginosos e anti-isquêmicos da ivabradina em pacientes com doença arterial coronariana e angina estável crônica. Em ensaios clínicos controlados, a ivabradina se mostrou tão efetiva quanto os betabloqueadores no controle da angina. Em pacientes com disfunção ventricular esquerda e frequência cardíaca acima de 70 bpm, a ivabradina reduziu a frequência cardíaca média e os desfechos compostos de mortalidade e hospitalização cardiovasculares.

A taquicardia sinusal inapropriada é um distúrbio raro caracterizado por múltiplos sintomas, incluindo palpitações, tontura, intolerância ortostática e frequências cardíacas altas. O tratamento convencional inclui betabloqueadores e bloqueadores dos canais de cálcio não di-hidropiridínicos. Relatos recentes de casos e um ensaio clínico demonstraram que a ivabradina é uma alternativa efetiva para redução da frequência cardíaca em pacientes com taquicardia sinusal inapropriada. O medicamento é administrado em doses de 5 a 10 mg de acordo com a necessidade. Foram descritos distúrbios visuais atribuíveis ao bloqueio dos canais I_f na retina. Esse efeito colateral é limitado pela baixa permeabilidade da ivabradina na barreira hematencefálica. A ivabradina está em uso para várias indicações em outros lugares, mas atualmente está aprovada apenas para uso em insuficiência cardíaca nos Estados Unidos.*

RANOLAZINA

A ranolazina foi originalmente desenvolvida, e é aprovada pela FDA, como um fármaco antianginoso. Estudos subsequentes demonstraram propriedades antiarrítmicas dependentes do bloqueio de múltiplos canais iônicos. O fármaco bloqueia a corrente precoce I_{Na} e o componente tardio da corrente de Na^+, I_{NaL}, sendo que a última tem sensibilidade 10 vezes maior ao medicamento. O bloqueio de ambos os componentes da corrente de sódio é dependente de frequência e de voltagem. A ranolazina também bloqueia o componente rápido da corrente de K^+ retificadora tardia, I_{Kr}. O bloqueio de I_{NaL} e I_{Kr} resulta em efeitos opostos sobre a duração do potencial de ação (DPA); o efeito resultante depende da contribuição relativa do I_{NaL} e do I_{Kr} para o DPA. Em miócitos ventriculares normais, o efeito resultante é o prolongamento da DPA e do intervalo QT. Em miócitos isolados de camundongos com mutações associadas a QT longo, o efeito resultante é o encurtamento da DPA. Em miócitos atriais normais, o efeito resultante é o prolongamento da DPA. Em frequências rápidas, por exemplo, durante taquicardia, o potencial de ação atrial surge em uma membrana incompletamente repolarizada e resulta em redução da I_{Na} dependente da voltagem. Em concentrações terapêuticas, a

*N. de R.T. No Brasil, o medicamento está registrado na Anvisa no grupo dos antianginosos e vasodilatadores, e na bula constam as indicações: "Tratamento sintomático da angina *pectoris* crônica estável e tratamento da insuficiência cardíaca crônica".

ranolazina tem relativamente pouco efeito sobre a I_{Ca} e sobre as correntes remanescentes de K^+.

Demonstrou-se que a ranolazina tem propriedades antiarrítmicas nas arritmias atriais e ventriculares. Ela previne a indução e talvez reverta a fibrilação atrial. Atualmente está sendo testada em ensaios clínicos associada à dronedarona, para supressão de fibrilação atrial. A ranolazina mostrou-se capaz de suprimir taquicardia ventricular em modelos de isquemia e em um grande ensaio clínico mostrou ter efeito em casos de doença arterial coronariana. Esse medicamento ainda não foi aprovado pela FDA como fármaco antiarrítmico.

VERNACALANTO

O vernacalanto é um bloqueador de canais de múltiplos íons, colocando-o em várias classes de ação antiarrítmica. Ele causa o bloqueio dependente da frequência e da voltagem dos componentes iniciais e finais da corrente de sódio. A corrente muscarínica de potássio I_{KACh}, que é ativada constitutivamente na fibrilação atrial, é bloqueada por vernacalanto. Os canais de potássio de ativação precoce I_{to} e I_{kur} também são bloqueados pelo fármaco. Essas correntes dos canais de potássio desempenham um papel mais proeminente na repolarização atrial do que na ventricular. Como resultado, o vernacalanto produz apenas um leve prolongamento do intervalo QT. Ele não produz *torsades de pointes*. Aprovado na Europa, mas ainda não aprovado pela FDA, o vernacalanto pode ser administrado por via intravenosa para o término rápido da fibrilação atrial em pacientes com nenhuma ou mínima doença cardíaca estrutural. Em um ensaio de comparação direta, o vernacalanto provou ser mais eficaz do que o placebo ou a amiodarona no término da fibrilação atrial em um período de 90 minutos. Essa ação relativamente rápida diminui o período de observação necessário para efeitos colaterais indesejáveis após a administração do medicamento. Bradicardia sinusal e hipotensão são as únicas reações adversas cardiovasculares perceptíveis.

MAGNÉSIO

Originalmente empregado em pacientes com arritmia induzida por digitálico que estavam com hipomagnesemia, a infusão de magnésio mostrou ter efeitos antiarrítmicos em alguns pacientes com concentrações séricas normais de magnésio. Os mecanismos desses efeitos não são conhecidos, porém sabe-se que o magnésio influencia a Na^+/K^+-ATPase, os canais de sódio, determinados canais de potássio e os canais de cálcio. A terapia com magnésio parece indicada nos pacientes com arritmias induzidas por digitálico, quando houver hipomagnesemia; também está indicada em alguns pacientes com *torsades de pointes*, mesmo quando o magnésio sérico está normal. A dose utilizada é de 1 g (como sulfato) administrada por via intravenosa durante 20 minutos e repetida 1 vez, quando necessário. A compreensão plena da ação e das indicações do magnésio como fármaco antiarrítmico aguarda mais pesquisas.

POTÁSSIO

A relevância das concentrações dos íons potássio dentro e fora da membrana da célula cardíaca já foi discutida neste capítulo. Os efeitos do aumento do K^+ sérico podem ser resumidos como (1) atividade sobre a despolarização do potencial de repouso e (2) atividade estabilizadora do potencial de membrana, esta última causada pelo aumento da permeabilidade ao potássio. A hipocalemia resulta em aumento do risco de pós-despolarizações precoces e tardias, e de atividade marca-passo ectópica, em especial na presença de digitálico. A hipercalemia deprime os marca-passos ectópicos (hipercalemia grave é necessária para suprimir o nó SA) e retarda a condução. Como o potássio, tanto insuficiente como em excesso, é potencialmente arritmogênico, a terapia é direcionada para a normalização dos gradientes de potássio e das reservas no organismo.

FÁRMACOS QUE ATUAM SOBRE OS CANAIS DE CLORETO

Foram identificados diversos tipos de canal de cloreto. No momento, não há fármacos que atuem sobre os canais de cloreto sendo utilizados clinicamente com indicações cardíacas. No entanto, os canais de cloreto envolvidos na **fibrose cística** e em outras condições são de grande importância clínica e têm sido objeto de intensa pesquisa (ver Quadro "Uma ligação entre fibrose cística e coração?").

■ PRINCÍPIOS DE APLICAÇÃO CLÍNICA DE ANTIARRÍTMICOS

A margem entre eficácia e toxicidade é particularmente estreita nos fármacos antiarrítmicos. Os riscos e benefícios devem ser considerados cuidadosamente (ver Quadro "Princípios do uso dos fármacos antiarrítmicos aplicados à fibrilação atrial").

Avaliação pré-tratamento

Várias etapas importantes devem ser empregadas antes do início de qualquer terapia antiarrítmica:

1. **Eliminar a causa.** Os fatores precipitantes devem ser reconhecidos e eliminados, quando possível. Aqui estão incluídos não apenas as anormalidades da homeostase interna, como hipoxia ou anormalidades eletrolíticas (sobretudo hipocalemia ou hipomagnesemia), mas também terapia medicamentosa e estados de doenças subjacentes, como hipertireoidismo ou doença cardíaca. É importante separar esse substrato anormal dos fatores deflagradores, como isquemia miocárdica ou dilatação cardíaca aguda, que podem ser tratados e revertidos por diferentes meios.
2. **Fazer um diagnóstico consistente.** Um diagnóstico consistente de arritmia deve ser estabelecido. Por exemplo, o uso do verapamil em pacientes com taquicardia ventricular erroneamente diagnosticada como supraventricular pode levar à hipotensão catastrófica e à parada cardíaca. À medida que métodos cada vez mais sofisticados para caracterização dos mecanismos de arritmia subjacentes se tornam disponíveis e são validados, pode ser possível direcionar determinados fármacos no sentido dos mecanismos de arritmia específicos.
3. **Determinar a condição basal.** A cardiopatia subjacente é um determinante fundamental para a seleção de medicamentos para uma determinada arritmia em um paciente em particular. É primordial saber se o coração apresenta alguma anormalidade estrutural. Poucos antiarrítmicos têm sua segurança comprovada em pacientes com insuficiência cardíaca congestiva ou com

Uma ligação entre fibrose cística e coração?

A fibrose cística é uma doença hereditária autossômica recessiva grave que causa disfunção na secreção de Cl^- nos pulmões. A disfunção na secreção de Cl^- é causada por mutações no gene do canal de Cl^- CFTR (do inglês *cystic fibrosis transmembrane conductance regulator*), o que resulta na formação de muco espesso e desidratado e em infecções bacterianas crônicas. Embora tenham sido identificados mais de 1.600 tipos de mutações no gene *CFTR*, a maioria das terapias para fibrose cística pulmonar tem como alvo as consequências a jusante da doença, secundárias à perda de função do canal de Cl^- CFTR. A FDA aprovou o uso de um fármaco potencializador de CFTR, **ivacaftor**, para o tratamento de um subconjunto de pacientes com fibrose cística (4%) com uma mutação específica (G551D). O ivacaftor melhora a função do canal CFTR, resultando em melhora da função pulmonar. **Elexacaftor**, **ivacaftor** e **tezacaftor** são moduladores do canal CFTR mais novos, usados de forma associada em pacientes com fibrose cística com uma deleção no gene específico. Outro modulador do CFTR, **crofelemer**, que inibe os canais de Cl^- CFTR, foi aprovado pela FDA para tratamento de diarreia induzida por fármacos antivirais. O crofelemer é pouco absorvido e tem pouco efeito sistêmico.

Estudos demonstraram a expressão de canais de Cl^- CFTR no coração, onde parecem modular a duração do potencial de ação e o potencial de membrana durante a estimulação simpática. Diversos modelos animais de doenças cardíacas sugeriram que os canais de Cl^- CFTR podem ter participação na hipertrofia do coração e na insuficiência cardíaca, e que talvez tenham efeito cardioprotetor contra isquemia e lesão de reperfusão. As funções fisiológica e fisiopatológica dos canais de Cl^- CFTR no coração humano ainda devem ser definidos. Não se sabe se há alterações cardíacas significativas em pacientes com fibrose cística, e os possíveis efeitos dos moduladores mais recentes do canal CFTR sobre a função cardíaca ainda precisam ser determinados.

cardiopatia isquêmica. Na realidade, alguns medicamentos implicam risco pró-arrítmico comprovado em determinados estados patológicos, como os antiarrítmicos da classe 1C em pacientes com cardiopatia isquêmica. Uma linha de base confiável deve ser estabelecida contra a qual julgue a eficácia de qualquer intervenção antiarrítmica subsequente. Diversos métodos estão disponíveis para a quantificação dessa linha de base, incluindo a monitoração ambulatorial prolongada, os estudos eletrofisiológicos que reproduzem uma determinada arritmia, a reprodução de uma determinada arritmia por exercício em esteira e a monitoração transtelefônica para registro de arritmias esporádicas, mas sintomáticas.

4. **Questionar a necessidade da terapia.** A simples identificação de uma anormalidade do ritmo cardíaco não requer necessariamente tratamento da arritmia. Uma excelente justificativa para o tratamento conservador foi fornecida pelo Cardiac Arrhytmia Suppression Trial (CAST), mencionado anteriormente.

Riscos e benefícios

Os benefícios da terapia antiarrítmica são difíceis de estabelecer. Dois tipos de benefícios podem ser vislumbrados: redução dos sintomas relacionados à arritmia, como palpitações, síncope ou parada cardíaca; e redução da mortalidade em longo prazo. Entre os medicamentos aqui destacados, apenas os betabloqueadores foram associados à efetiva redução da mortalidade em pacientes relativamente assintomáticos, mas não se estabeleceu o mecanismo subjacente a esse efeito (ver Capítulo 10).

A terapia antiarrítmica implica inúmeros riscos. Em alguns casos, o risco de uma reação adversa está relacionado com doses ou concentrações plasmáticas altas. Como exemplos, temos o tremor induzido pela lidocaína ou o cinchonismo induzido pela quinidina. Em outros casos, as reações adversas não estão relacionadas com concentrações plasmáticas altas (p. ex., agranulocitose induzida pela procainamida). Em muitas reações adversas graves aos medicamentos antiarrítmicos, a *combinação* de terapia medicamentosa e cardiopatia subjacente parece importante.

Diversas síndromes específicas de provocação de arritmia por fármacos antiarrítmicos também foram identificadas, cada qual com seu mecanismo fisiopatológico básico e seus fatores de risco. Medicamentos como quinidina, sotalol, ibutilida e dofetilida, que atuam – pelo menos em parte – retardando a repolarização e prolongando os potenciais de ação cardíacos, podem resultar em prolongamento acentuado de QT e *torsades de pointes*. O tratamento de *torsades de pointes* requer reconhecimento da arritmia, suspensão de qualquer agente agressor, correção da hipocalemia e tratamento com manobras para aumentar a frequência cardíaca (marca-passo ou isoprenalina); o magnésio intravenoso também parece efetivo, mesmo em pacientes com concentrações de magnésio normais.

Os fármacos que retardam acentuadamente a condução, como a flecainida ou altas concentrações de quinidina, podem resultar em aumento da frequência de arritmias por reentrada, notavelmente na taquicardia ventricular em pacientes com infarto do miocárdio prévio, nos quais talvez haja um circuito de reentrada potencial. Aqui, o tratamento consiste em reconhecimento do problema, suspensão do agente agressor e aplicação de sódio intravenoso para reversão do bloqueio unidirecional.

Condução da terapia antiarrítmica

A urgência da situação clínica determina a via e a velocidade do início da medicação. Quando se faz necessária ação imediata do fármaco, dá-se preferência à via intravenosa. Concentrações terapêuticas do medicamento podem ser atingidas por meio da administração de múltiplos bólus intravenosos *lentos*. A terapia medicamentosa pode ser considerada efetiva quando a arritmia visada é suprimida (de acordo com a medida empregada para quantificá-la na linha de base) sem que haja efeitos tóxicos. Em contrapartida, a terapia medicamentosa não deve ser considerada ineficaz a menos que ocorram efeitos tóxicos quando as arritmias não estejam suprimidas.

O monitoramento das concentrações plasmáticas do medicamento auxilia no controle da terapia antiarrítmica. As concentrações plasmáticas do fármaco também são importantes para confirmar a adesão ao tratamento em longo prazo e para detectar interações medicamentosas que possam resultar em concentrações

Princípios do uso dos fármacos antiarrítmicos aplicados à fibrilação atrial

A fibrilação atrial é a arritmia sustentada mais comumente observada na prática clínica. Sua prevalência aumenta aproximadamente 0,5% nos indivíduos com menos de 65 anos até 10% nos indivíduos com mais de 80 anos. Em geral, o diagnóstico é simples, feito por eletrocardiograma (ECG). O ECG também possibilita a identificação de infarto prévio do miocárdio, hipertrofia ventricular esquerda e pré-excitação ventricular. O hipertireoidismo é uma causa importante e tratável de fibrilação atrial, e há indicação para solicitar as provas de função tireoidiana no momento do diagnóstico para excluir essa possibilidade. Tendo como guias a história clínica e o exame físico, a presença ou a extensão da cardiopatia subjacente devem ser avaliadas, preferivelmente com técnicas não invasivas, como a ecocardiografia.

O tratamento da fibrilação atrial é iniciado para aliviar os sintomas do paciente e evitar complicações como tromboembolia e insuficiência cardíaca induzida por taquicardia, resultado das frequências cardíacas mal controladas por longo tempo. O objetivo inicial do tratamento é o controle da frequência ventricular. Geralmente isso é obtido com o uso de um bloqueador do canal de cálcio, de forma isolada ou associado a um bloqueador β-adrenérgico. A digoxina pode ser útil na presença de insuficiência cardíaca. Um segundo objetivo é a restauração e a manutenção do ritmo sinusal normal. Diversos estudos mostram que o controle da frequência (manutenção da frequência ventricular na faixa de 60 a 80 bpm) apresenta melhor resultado na relação risco-benefício em comparação com o controle do ritmo (conversão para ritmo sinusal normal) na saúde em longo prazo dos pacientes com fibrilação atrial. Nos Estados Unidos (assim como no Brasil), se o controle do ritmo for considerado desejável, o ritmo sinusal geralmente é restaurado por cardioversão por corrente elétrica direta (DC, do inglês *direct current*) e sincronizada. Essa também é a estratégia preferida em uma emergência – por exemplo, fibrilação atrial associada a hipotensão ou angina. Para a restauração eletiva do ritmo sinusal, uma alta dose única oral de propafenona ou flecainida pode ser usada, desde que a segurança seja inicialmente documentada em um ambiente monitorado. A ibutilida intravenosa também pode restaurar o ritmo sinusal imediatamente.

A seleção de um medicamento para manter o ritmo sinusal normal depende da presença e do tipo de doença cardíaca subjacente. Um exemplo de algoritmo para seleção de medicamentos é dado na Figura 14-11. Se a fibrilação atrial não puder ser corrigida ou se for recorrente, a terapia de ablação será considerada (ver Quadro "Terapia não farmacológica das arritmias cardíacas" e Figura 14-11).

Os medicamentos antiarrítmicos continuam sendo a estratégia preferida de controle do ritmo. No entanto, uma comparação das estratégias iniciais para a manutenção do ritmo sinusal normal está atualmente em estudo em um ensaio clínico. O papel essencial da anticoagulação oral na prevenção do acidente vascular encefálico está estabelecido. Atualmente, as diretrizes identificam os pacientes que estão sob risco específico e que devem ser submetidos a anticoagulação de longo prazo.

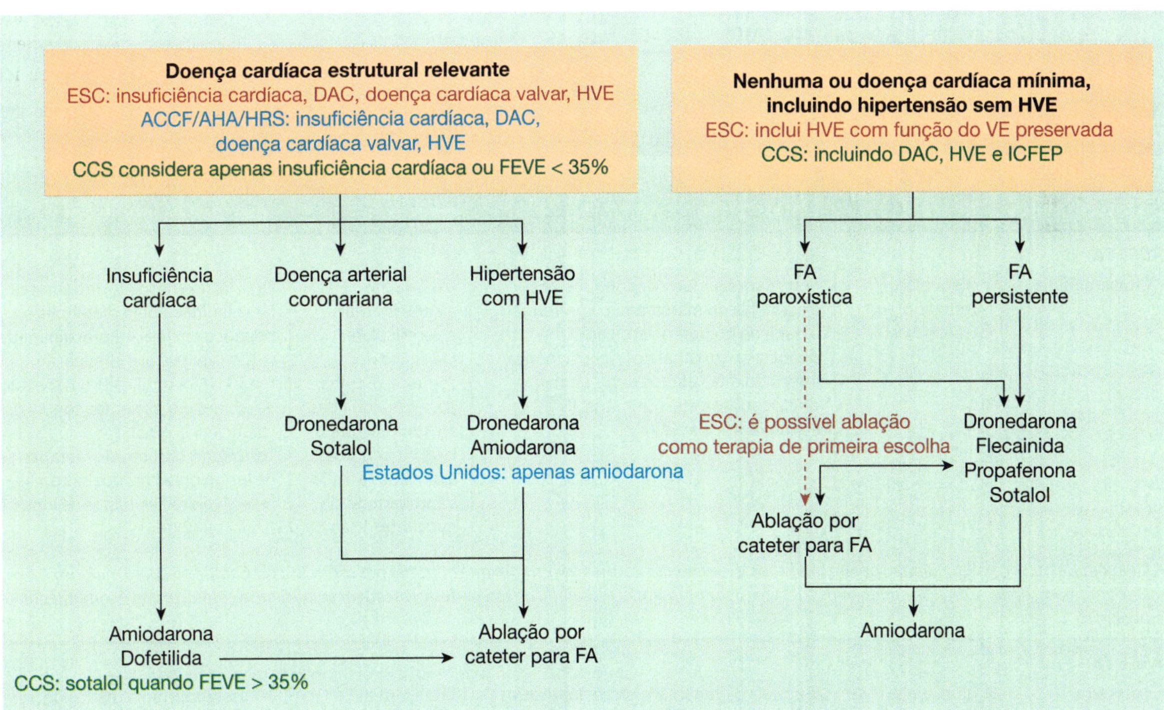

FIGURA 14-11 A seleção de terapias de controle de ritmo depende da presença e da natureza de qualquer doença cardíaca subjacente. Os pacientes podem ser divididos em duas grandes categorias: aqueles com e aqueles sem doença cardíaca subjacente. Pacientes com insuficiência cardíaca, fração de ejeção do ventrículo esquerdo (FEVE) < 35%, doença arterial coronariana (DAC), doença cardíaca valvar e hipertrofia do ventrículo esquerdo (HVE) se enquadram na primeira categoria. A segunda categoria inclui pacientes com HVE leve e com insuficiência cardíaca com fração de ejeção preservada (ICFEP). As recomendações são baseadas nas diretrizes da American College of Cardiology Foundation (ACCF), da American Heart Association (AHA), da Heart Rhythm Society (HRS) e da Canadian Cardiovascular Society (CCS). FA, fibrilação atrial; ESC, European Society of Cardiology; VE, ventrículo esquerdo.

muito elevadas com doses baixas do medicamento ou em concentrações muito baixas com doses altas.

Associações de fármacos antiarrítmicos

A urgência para o controle do ritmo é diferente para os casos de fibrilação atrial e taquicardia ventricular ou fibrilação. Na fibrilação atrial, a taxa de resposta ventricular geralmente pode ser controlada com fármacos bloqueadores do nó AV. A restauração do ritmo sinusal pode ser adiada com segurança ou o estado de fibrilação atrial pode ser aceito em longo prazo. Em contrapartida, taquicardia ventricular ou batimentos ventriculares prematuros complexos e frequentes são inerentemente instáveis e requerem terapia imediata e eficaz. A estratégia de associações de medicamentos antiarrítmicos visa explorar a potencial vantagem do uso de dois medicamentos com mecanismos de ação distintos, cada um em dose menor para diminuir as reações adversas. Os bloqueadores dos canais de sódio são a principal classe de medicamentos usados para tratar ou prevenir a recorrência da arritmia ventricular. A amiodarona é o medicamento mais eficaz para o tratamento de arritmias ventriculares. A atividade bloqueadora de canais de múltiplos íons pode ser a base de sua eficácia. Uma estratégia consiste em associar a amiodarona com um bloqueador de canais de sódio. Uma estratégia alternativa envolve a seleção de outro medicamento de classe 3 e um bloqueador de canais de sódio. O medicamento da classe 3 pode prolongar os canais de sódio no estado inativado e aumentar os efeitos dos medicamentos da classe 1. Infelizmente, existem apenas alguns estudos de associações de fármacos antiarrítmicos em ambientes clínicos. Um estudo examinou a associação de amiodarona e disopiramida, flecainida ou propafenona em pacientes com ectopia ventricular complexa. A associação com amiodarona e flecainida mostrou-se mais eficaz. Outro estudo examinou a associação de uma dose baixa de sotalol com procainamida ou quinidina. Essas associações de fármacos prolongaram muito a refratariedade e foram mais eficazes em intervalos curtos de acoplamento. No entanto, a associação de medicamentos não foi bem tolerada, com cerca de 50% dos pacientes descontinuando a associação. O risco de *torsades de pointes* seria previsivelmente alto com qualquer associação.

A diferença mais notável entre os potenciais de ação atrial e ventricular é a duração e a fase terminal do potencial de ação. À medida que a taxa aumenta acima de 4/s, são iniciados sucessivos potenciais de ação atrial em potenciais de membrana mais despolarizados. Para os bloqueadores dos canais de sódio que se ligam mais facilmente aos canais inativados, os potenciais de membrana despolarizados aumentam o bloqueio dos canais, tornando esses fármacos relativamente mais eficazes. Esse efeito é potencializado pelo prolongamento da duração do potencial de ação atrial. A associação de doses reduzidas de dronedarona e ranolazina foi examinada no estudo HARMONY. Essa associação ranolazina e dronedarona reduziu a carga de fibrilação atrial em pacientes com fibrilação atrial paroxística quando comparada com qualquer um dos fármacos isoladamente.

RESUMO Fármacos antiarrítmicos

Subclasse, fármaco	Mecanismo de ação	Efeitos	Aplicações clínicas	Farmacocinética, toxicidades, interações
CLASSE 1A				
• Procainamida	Bloqueia I_{Na} (primário) e I_{Kr} (secundário)	Reduz a velocidade de condução e a frequência do marca-passo • prolonga a duração do potencial de ação e dissocia-se do canal de I_{Na} com cinética intermediária • efeitos depressores diretos sobre os nós sinoatrial (SA) e atrioventricular (AV)	Maioria das arritmias atriais e ventriculares • fármaco de segunda escolha para a maioria das arritmias ventriculares sustentadas associadas a infarto agudo do miocárdio	Oral, intravenoso (IV), intramuscular • eliminada pelo metabolismo hepático em *N*-acetilprocainamida (NAPA; ver texto) e eliminação renal • NAPA implicada em *torsades de pointes* em pacientes com insuficiência renal • *Toxicidade:* hipotensão • terapia de longo prazo produz sintomas reversíveis relacionados ao lúpus
• *Quinidina: similar à procainamida, porém mais tóxica (cinchonismo,* torsades*); raramente utilizada nas arritmias; ver Capítulo 52 para malária*				
• *Disopiramida: similar à procainamida, mas com efeitos antimuscarínicos significativos; pode desencadear insuficiência cardíaca; não é comumente utilizada*				
CLASSE 1B				
• Lidocaína	Bloqueia o canal de sódio (I_{Na})	Bloqueia os canais ativados e inativados com cinética rápida • não prolonga e pode encurtar o potencial de ação	Taquicardias ventriculares e para prevenção de fibrilação ventricular após cardioversão	IV • metabolismo hepático de primeira passagem • reduzir a dose em pacientes com insuficiência cardíaca ou doença hepática • *Toxicidade:* sintomas neurológicos
• *Mexiletina: congênere oralmente ativo da lidocaína; usada em arritmias ventriculares, síndromes de dor crônica*				

(continua)

Subclasse, fármaco	Mecanismo de ação	Efeitos	Aplicações clínicas	Farmacocinética, toxicidades, interações
CLASSE 1C				
• Flecainida	Bloqueia o canal de sódio (I_{Na})	Dissocia-se do canal com cinética lenta • nenhuma alteração na duração do potencial de ação	Arritmias supraventriculares em pacientes com coração normal • não utilizar em condições isquêmicas (pós-infarto do miocárdio)	Oral • metabolismo hepático e renal • meia-vida de ~20 h • *Toxicidade:* pró-arrítmico
• *Propafenona: oralmente ativa; atividade betabloqueadora fraca; arritmias supraventriculares; metabolismo hepático*				
CLASSE 2				
• Propranolol	Bloqueia o receptor β-adrenérgico	Tem efeitos diretos sobre a membrana (bloqueio do canal de sódio) e prolonga a duração do potencial de ação • retarda a automaticidade do nó SA e a velocidade de condução do nó AV	Arritmias atriais e prevenção do infarto recorrente e de morte súbita	Oral, parenteral • duração de 4-6 h • *Toxicidade:* asma, bloqueio AV, insuficiência cardíaca aguda • *Interações:* com outros depressores cardíacos e medicamentos hipotensores
• *Esmolol: ação curta, apenas IV; usado para arritmias intraoperatórias e outras arritmias agudas*				
CLASSE 3				
• Amiodarona	Bloqueia os canais I_{Kr}, I_{Na}, $I_{Ca\text{-}L}$, receptores β-adrenérgicos	Prolonga a duração do potencial de ação e o intervalo QT • reduz a frequência cardíaca e a condução do nó AV • baixa incidência de *torsades de pointes*	Arritmias ventriculares graves e arritmias supraventriculares	Oral, IV • absorção e acúmulo tecidual variável • metabolismo hepático, eliminação complexa e lenta • *Toxicidade:* bradicardia e bloqueio cardíaco no coração doente, vasodilatação periférica, toxicidade pulmonar e hepática • hipertireoidismo ou hipotireoidismo • *Interações:* muitas, com base no metabolismo de CYP
• Dofetilida	Bloqueia I_{Kr}	Prolonga o potencial de ação, período refratário efetivo	Manutenção ou restauração do ritmo sinusal na fibrilação atrial	Oral • excreção renal • *Toxicidade: torsades de pointes* (iniciar no hospital com monitoramento) • *Interações:* aditivo com outros medicamentos que prolongam o QT
• *Sotalol: bloqueador β-adrenérgico e de I_{Kr}, propriedades de prolongamento direto do potencial de ação, usar para arritmias ventriculares, fibrilação atrial* • *Ibutilida: bloqueador do canal de potássio, pode ativar a corrente de influxo; uso IV para conversão em casos de fibrilação e* flutter *atriais* • *Dronedarona: derivado da amiodarona; ações multicanais, reduz a mortalidade em pacientes com fibrilação atrial* • *Vernacalanto: em estudo nos Estados Unidos, ações em múltiplos canais nos átrios, prolonga a refratariedade atrial, efetivo na fibrilação atrial*				
CLASSE 4				
• Verapamil	Bloqueia o canal de cálcio ($I_{Ca\text{-}L}$)	Reduz a automaticidade do nó SA e a velocidade de condução do nó AV • diminui a contratilidade cardíaca • reduz a pressão arterial	Taquicardias supraventriculares, hipertensão, angina	Oral, IV • metabolismo hepático • cuidado em pacientes com disfunção hepática • *Toxicidade e interações:* ver Capítulo 12
• *Diltiazem: similar ao verapamil*				
MISCELÂNEA				
• Adenosina	Ativa o retificador de influxo I_K • bloqueia I_{Ca}	Muito breve, comumente bloqueio AV completo	Taquicardias supraventriculares paroxísticas	IV apenas • duração de 10-15 s • *Toxicidade:* rubor, aperto no peito, tontura • *Interações:* mínimas
• Magnésio	Mal compreendido • interage com Na^+/K^+-ATPase, canais de K^+ e Ca^{2+}	Normaliza ou aumenta o Mg^{2+} plasmático	*Torsades de pointes* • arritmias induzidas por digitálico	IV • duração dose-dependente • *Toxicidade:* fraqueza muscular na sobredose
• Potássio	Aumenta a permeabilidade ao K^+, correntes de K^+	Reduz a frequência dos marca-passos ectópicos • reduz a velocidade de condução no coração	Arritmias induzidas por digitálico • arritmias associadas à hipocalemia	Oral, IV • *Toxicidade:* arritmias de reentrada, fibrilação ou parada em sobredose

PREPARAÇÕES DISPONÍVEIS

NOMES GENÉRICOS
BLOQUEADORES DOS CANAIS DE SÓDIO
Disopiramida*
Flecainida*
Gluconato de quinidina (62% quinidina-base)
Lidocaína
Mexiletina*
Poligalacturonato de quinidina (60% quinidina-base)
Procainamida
Propafenona
Sulfato de quinidina (83% quinidina-base)
BETABLOQUEADORES APROVADOS PARA USO COMO ANTIARRÍTMICOS
Acebutolol
Esmolol
Propranolol
FÁRMACOS QUE PROLONGAM O POTENCIAL DE AÇÃO
Amiodarona
Dofetilida*
Dronedarona
Ibutilida*
Sotalol
BLOQUEADORES DOS CANAIS DE CÁLCIO
Diltiazem
Verapamil
OUTROS
Adenosina
Sulfato de magnésio
FÁRMACOS QUE ATUAM SOBRE OS CANAIS DE CLORETO
Crofelemer (indicado para uso na diarreia induzida por medicamentos anti-HIV)
Ivacaftor (indicado para uso na fibrose cística)
Elexacaftor, ivacaftor e tezacaftor (associação indicada para uso em fibrose cística)

*Não disponível no Brasil.

REFERÊNCIAS

Anonymous: Drugs for atrial fibrillation. Med Lett 2019;61:137.

Antzelevitch C, Burashnikov A: Overview of basic mechanisms of cardiac arrhythmia. Card Electrophysiol Clin 2011;3:23.

Bezzina CR et al: Genetics of sudden cardiac death. Circ Res 2015;116:1919.

Burashnikov A, Antzelevitch C: Role of late sodium channel block in the management of atrial fibrillation. Cardiovasc Drugs Ther 2013;27:79.

Catterall WA, Lenaeus MJ, Gamal El-Din TM: Structure and pharmacology of voltage-gated sodium and calcium channels. Annu Rev Pharmacol Toxicol 2020;60:133.

Chinitz JS et al: Rate or rhythm control for atrial fibrillation: Update and controversies. Am J Med 2012;125:1049.

Cho HC, Marban E: Biological therapies for cardiac arrhythmias: Can genes and cells replace drugs and devices? Circ Res 2010;106:674.

Das MK, Zipes DP: Antiarrhythmic and nonantiarrhythmic drugs for sudden cardiac death prevention. J Cardiovasc Pharmacol 2010;55:438.

Duan D: Phenomics of cardiac chloride channels: The systemic study of chloride channel function in the heart. J Physiol 2009;587:2163.

Echt DS et al, for the CAST Investigators: Mortality and morbidity in patients receiving encainide, flecainide, or placebo. The Cardiac Arrhythmia Suppression Trial. N Engl J Med 1991;324:781.

El-Sherif N, Boutjdir M: Role of pharmacotherapy in cardiac ion channelopathies. Pharmacol Ther 2015;155:132.

El-Sherif N, Turitto G: Electrolyte disorders and arrhythmogenesis. Cardiol J 2011;18:233.

Fedida D: Vernakalant (RSD1235): A novel, atrial-selective antifibrillatory agent. Expert Opin Investig Drugs 2007;16:519.

Fuster V et al: ACC/AHA/ESC Guidelines for the management of patients with atrial fibrillation. Circulation 2006;114:700.

George AL: Molecular and genetic basis of sudden cardiac death. J Clin Invest 2013;123:75.

Grant AO: Cardiac ion channels. Circ Arrhythm Electrophysiol 2009;2:185.

Hondeghem LM: Relative contributions of TRIaD and QT to proarrhythmia. J Cardiovasc Electrophysiol 2007;18:655.

Kolettis TM: Coronary artery disease and ventricular arrhythmias: Pathophysiology and treatment. Curr Opin Pharm 2013;13:210.

Lee SD et al: Electrophysiologic mechanisms of antiarrhythmic efficacy of a sotalol and class 1a drug combination: Elimination of reverse use dependence. J Am Coll Cardiol 1997;29:100.

Li A, Behr ER: Advances in the management of atrial fibrillation. Clin Med 2012;12:544.

Marrus SB, Nerbonne JM: Mechanisms linking short- and long-term electrical remodeling in the heart … Is it a stretch? Channels 2008;2:117.

McPhail GL, Clancy JP: Ivacaftor: The first therapy acting on the primary cause of cystic fibrosis. Drugs Today 2013;49:253.

Middleton PG et al: Elexacaftor-tezacaftor for cystic fibrosis with a single Phe508del allele. N Engl J Med 2019;381:1809.

Mohler PJ, Gramolini AO, Bennett V: Ankyrins. J Cell Biol 2002;115:1565.

Monfredi O, Maltsev VA, Lakatta EG: Modern concepts concerning the origin of the heartbeat. Physiology 2013;28:74.

Morady F: Catheter ablation of supraventricular arrhythmias: State of the art. J Cardiovasc Electrophysiol 2004;15:124.

Reiffel JA et al: The HARMONY TRIAL; Combined ranolazine and dronedarone in the management of atrial fibrillation: Mechanistic and therapeutic synergism. Circ Arrhythm Electrophysiol 2015;8:1048.

Roubille F, Tardif J-C: New therapeutic targets in cardiology, heart failure and arrhythmia: HCN channels. Circulation 2013;127:1986.

Starmer FC, Grant AO, Strauss HC: Mechanisms of use-dependent block of sodium channels in excitable membranes by local anesthetics. Biophys J 1984;46:15.

Tradtrantip L et al: Crofelemer, an antisecretory antidiarrheal proanthocyanidin oligomer extracted from Croton lechleri, targets two distinct intestinal chloride channels. Mol Pharmacol 2010;77:69.

Veerakul G, Nademanec K: Brugada syndrome: Two decades of progress. Circ J 2012;76:2713.

Vizzardi E et al: A focus on antiarrhythmic properties of ranolazine. J Cardiovasc Pharm Ther 2012;17:353.

Wehrens XHT et al: Ryanodine receptor-targeted anti-arrhythmic therapy. NY Acad Sci 2005;1047:366.

Wolbrette D et al: Dronedarone for the treatment of atrial fibrillation and atrial flutter: Approval and efficacy. Vasc Health Risk Manag 2010;6:517.

RESPOSTA DO ESTUDO DE CASO

A paciente apresenta sintomas significativos durante os episódios recorrentes de fibrilação atrial. Ela tem múltiplos fatores de risco para tromboembolismo (idade, sexo feminino e hipertensão). Portanto, ela é candidata à anticoagulação vitalícia. A varfarina foi o medicamento de escolha. Os inibidores de fator Xa (p. ex., apixabana, rivaroxabana) e os inibidores diretos da trombina (p. ex., dabigatrana) são classes mais novas de anticoagulantes que oferecem alternativas mais aceitáveis para o paciente, mas a um custo mais alto. O pico da frequência cardíaca na fibrilação atrial dessa paciente não é particularmente alto. A manutenção do ritmo sinusal parece importante nessa paciente. A ecocardiografia revela comprometimento da função ventricular esquerda. Seria apropriada a seleção de um fármaco tolerado na insuficiência cardíaca e com capacidade comprovada de converter ou evitar a fibrilação atrial (p. ex., dofetilida ou amiodarona). O uso de ablação por cateter para tratamento do episódio inicial de fibrilação atrial não é o tratamento-padrão, mas está passando por ensaios clínicos.

CAPÍTULO

15 Fármacos diuréticos

Ramin Sam, MD
David Pearce, MD

ESTUDO DE CASO

Um homem de 65 anos apresenta história de diabetes e doença renal crônica com creatinina basal de 2,2 mg/dL. Apesar de estar tomando cinco medicamentos anti-hipertensivos diferentes, a sua pressão arterial é de 176/92 mmHg; ao exame, o paciente apresenta dispneia leve ao esforço e edema de 2 a 3+. Há 1 ano, toma furosemida, na dose de 80 mg, 2 vezes ao dia. Na consulta, a hidroclorotiazida, na dose de 25 mg/dia, é acrescentada para melhorar o controle da pressão arterial e também para tratar os sinais e sintomas de sobrecarga hídrica. Duas semanas depois, o paciente chega ao serviço de emergência com sintomas de fraqueza, anorexia e mal-estar generalizado. Nesse momento, a sua pressão arterial é de 91/58 mmHg, e o paciente perdeu 15 kg em 2 semanas. Os exames laboratoriais são significativos, com concentração sérica de creatinina de 10,8 mg/dL.

O que causou a insuficiência renal aguda? Qual o motivo da perda de peso? Quais precauções poderiam ter sido tomadas para evitar essa hospitalização?

As anormalidades no volume de líquidos e na composição dos eletrólitos representam distúrbios clínicos comuns e importantes. Os fármacos que bloqueiam as funções específicas de transporte dos túbulos renais constituem ferramentas clínicas valiosas no tratamento desses distúrbios. Embora diversos agentes que aumentam o volume de urina (diuréticos) tenham sido descritos desde a Antiguidade, apenas em 1937 os inibidores de anidrase carbônica foram descritos pela primeira vez, e somente em 1957 um fármaco diurético muito mais útil e poderoso (clorotiazida) tornou-se disponível.

Tecnicamente, um "diurético" aumenta o volume de urina, ao passo que um "natriurético" provoca aumento na excreção renal de sódio, e um "aquarético" aumenta a excreção de água sem solutos. Como quase sempre aumentam também a excreção de água, os natriuréticos são geralmente denominados diuréticos. Os diuréticos osmóticos e os antagonistas do hormônio antidiurético (ver "Fármacos que alteram a excreção de água", adiante) são aquaréticos, e não diretamente natriuréticos; entretanto, como eles aumentam o volume de urina, o termo diurético ainda é correto para descrevê-los. Mais recentemente, foi desenvolvida uma classe totalmente nova de agentes que bloqueiam o transporte da ureia. Esses fármacos resultam em aumento do débito urinário e aumento da excreção de ureia, mas não em aumento da excreção de eletrólitos. Embora sejam tecnicamente aquaréticos, eles também são designados como ureaéticos. Esses agentes ainda não estão disponíveis para tratamento, porém estão em fase inicial de investigação.

Este capítulo é dividido em três seções. Na primeira, são descritos os principais mecanismos de transporte dos túbulos renais. O néfron é dividido, do ponto de vista estrutural e funcional, em vários segmentos (Figura 15-1 e Tabela 15-1). São também discutidos vários autacoides, que exercem múltiplos efeitos complexos na fisiologia renal (adenosina, prostaglandinas e urodilatina, um autacoide renal estreitamente relacionado com o peptídeo natriurético atrial). Na segunda seção, descreve-se a farmacologia dos fármacos diuréticos. Muitos fármacos diuréticos exercem efeitos sobre proteínas transportadoras específicas de membrana nas células epiteliais dos túbulos renais. Outros diuréticos exercem efeitos osmóticos, que impedem a reabsorção de água (manitol), inibem as enzimas (acetazolamida) ou interferem em receptores de hormônios nas células epiteliais renais (vaptanas ou antagonistas da vasopressina). A fisiologia de cada segmento do néfron está estreitamente ligada à farmacologia básica dos fármacos que atuam nesse local, que é abordada na segunda seção. Por fim, na terceira seção, são analisadas as aplicações clínicas dos diuréticos.

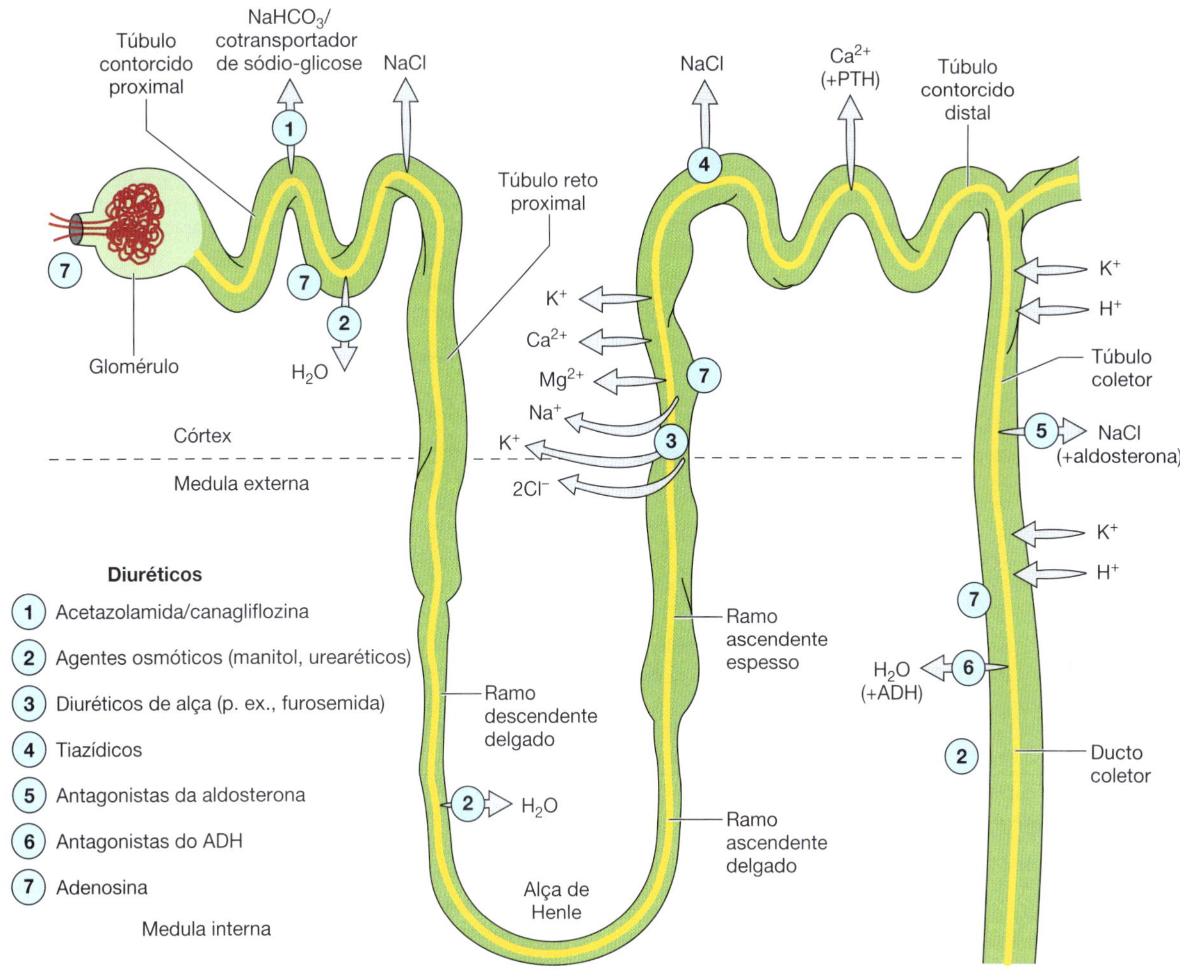

FIGURA 15-1 Sistemas de transporte tubular e locais de ação dos diuréticos. ADH, hormônio antidiurético; PTH, paratormônio.

MECANISMOS DE TRANSPORTE DOS TÚBULOS RENAIS

TÚBULO PROXIMAL

O bicarbonato de sódio ($NaHCO_3$), o cloreto de sódio (NaCl), a glicose, os aminoácidos e outros solutos orgânicos são reabsorvidos por meio de sistemas de transporte específicos na porção inicial do túbulo proximal (túbulo contorcido proximal, **TCP**). Os íons potássio (K^+) são reabsorvidos por meio da via paracelular. A água sofre reabsorção passiva por meio de uma via transcelular (mediada por um canal de água específico, a aquaporina 1 [AQP1]) e por uma via paracelular (provavelmente mediada pela claudina 2). A permeabilidade do TCP à água é muito alta e, portanto, a osmolalidade do líquido do túbulo proximal é mantida em um nível quase constante, e o gradiente do lúmen tubular para o interstício circundante é muito pequeno. À medida que o líquido tubular é processado ao longo da extensão do túbulo proximal, as concentrações luminais desses solutos diminuem em relação à concentração de inulina, um marcador experimental que é filtrado, mas não é secretado nem absorvido pelos túbulos renais. Cerca de 66% dos íons sódio (Na^+) filtrados, 85% do $NaHCO_3$, 65% do K^+, 60% da água e praticamente toda a glicose e os aminoácidos filtrados são reabsorvidos pelo túbulo proximal nos seres humanos normais.

Entre os diversos solutos reabsorvidos no túbulo proximal, os mais relevantes para a ação diurética são o $NaHCO_3$ e o NaCl. Até recentemente, entre os fármacos diuréticos disponíveis, apenas um grupo (os inibidores da anidrase carbônica, que bloqueiam a reabsorção de $NaHCO_3$) atua de forma predominante no TCP. A reabsorção de bicarbonato de sódio pelo TCP é iniciada pela ação de um **trocador de Na^+/H^+** (**NHE3**, do inglês *Na^+/H^+ exchanger*) localizado na membrana luminal das células epiteliais do túbulo proximal (Figura 15-2). Esse sistema de transporte possibilita a entrada de Na^+ na célula a partir do lúmen tubular, em troca de um próton (H^+) proveniente do interior da célula. Como em todas as porções do néfron, a Na^+/K^+-ATPase na membrana basolateral bombeia o Na^+ reabsorvido no interstício, mantendo, assim, uma baixa concentração intracelular de Na^+. O H^+ secretado no lúmen combina-se com o bicarbonato (HCO_3^-) para formar H_2CO_3 (ácido carbônico), que é rapidamente desidratado a CO_2 e H_2O pela anidrase carbônica. O dióxido de carbono produzido pela desidratação do H_2CO_3 entra na célula tubular proximal por difusão simples, onde é, então, reidratado a H_2CO_3, processo também facilitado pela anidrase carbônica intracelular. Após dissociação do H_2CO_3, o H^+ torna-se disponível para transporte pelo trocador de Na^+/H^+, e o HCO_3^- é transportado para fora da célula por um transportador da membrana basolateral (ver Figura 15-2). Por conseguinte, a reabsorção de bicarbonato pelo túbulo proximal depende da atividade da anidrase

TABELA 15-1 Principais segmentos do néfron e suas funções

Segmento	Funções	Permeabilidade à água	Principais transportadores e alvos farmacológicos na membrana apical	Diurético com ação principal
Glomérulo	Formação do filtrado glomerular	Extremamente alta	Nenhum	Nenhum
Túbulo contorcido proximal (TCP)	Reabsorção de 65% do $Na^+/K^+/Ca^{2+}$ e Mg^{2+} filtrados, de 85% do $NaHCO_3$ e de quase 100% da glicose e dos aminoácidos; reabsorção isosmótica de água	Muito alta	Na/H[1] (NHE3), anidrase carbônica; cotransportador de sódio-glicose 2 (SGLT2)	Inibidores da anidrase carbônica, antagonistas da adenosina (em fase de investigação)
Túbulo proximal, segmentos retos	Secreção e reabsorção de ácidos e bases orgânicos, incluindo ácido úrico e a maioria dos diuréticos	Muito alta	Transportadores de ácidos (p. ex., ácido úrico) e bases	Nenhum
Ramo descendente delgado da alça de Henle	Reabsorção passiva de água	Alta	Aquaporinas	Nenhum
Ramo ascendente espesso (RAE) da alça de Henle	Reabsorção ativa de 15-25% do $Na^+/K^+/Cl^-$ filtrados; reabsorção secundária de Ca^{2+} e Mg^{2+}	Muito baixa	Na/K/2Cl (NKCC2)	Diuréticos de alça
Túbulo contorcido distal (TCD)	Reabsorção ativa de 4-8% do Na^+ e Cl^- filtrados; a reabsorção de Ca^{2+} está sob controle do paratormônio	Muito baixa	Na/Cl (NCC)	Tiazídicos
Túbulo coletor cortical (TCC)	Reabsorção de Na^+ (2-5%) acoplada à secreção de K^+ e H^+	Variável[2]	Canais epiteliais de Na (CENas), canais de K,[1] transportador de H^+,[1] aquaporinas	Diuréticos poupadores de K^+ Antagonistas da adenosina (em fase de investigação)
Ducto coletor medular	Reabsorção de água sob controle da vasopressina	Variável[2]	Aquaporinas	Antagonistas da vasopressina

[1]Não constitui um alvo dos fármacos atualmente disponíveis.
[2]Controlada pela atividade da vasopressina.

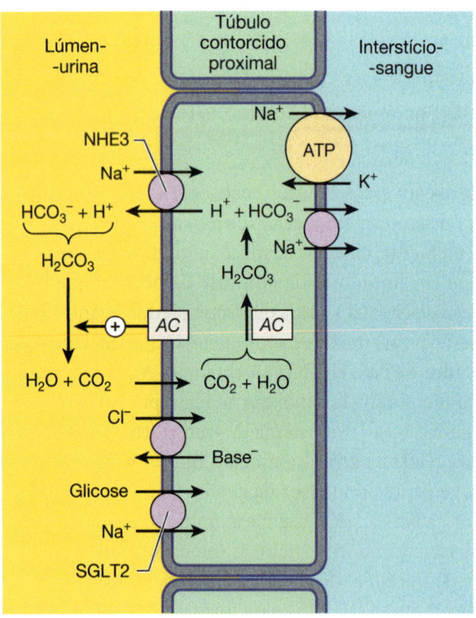

FIGURA 15-2 Troca de Na^+/H^+ (via NHE3) na membrana apical e reabsorção de bicarbonato nas células do túbulo contorcido proximal. A Na^+/K^+-ATPase é encontrada na membrana basolateral, para manter as concentrações intracelulares de sódio e de potássio dentro da faixa normal. Em virtude de seu rápido equilíbrio, as concentrações dos solutos são aproximadamente iguais no líquido intersticial e no sangue. A anidrase carbônica (AC) é encontrada em outros locais, além da borda em escova da membrana luminal. ATP, trifosfato de adenosina; SGLT2, cotransportador de sódio-glicose.

carbônica. Essa enzima pode ser inibida pela acetazolamida e por outros inibidores da anidrase carbônica.

Mais recentemente, foram aprovados inibidores do **cotransportador de sódio-glicose** da isoforma 2 (**SGLT2**, do inglês *sodium-glucose cotransporter, isoform 2*; ver Figura 15-2) para o tratamento do diabetes melito. O cotransportador de sódio-glicose é responsável pela reabsorção de grande parte da glicose que é filtrada pelos glomérulos. Embora não estejam indicados como fármacos diuréticos, a inibição do SGLT2 por esses fármacos é acompanhada de aumento da excreção de sódio e de glicose (ver adiante). Acredita-se que as propriedades diuréticas resultem principalmente da diurese osmótica, embora esses fármacos claramente tenham também propriedades natriuréticas. Recentemente, foi estabelecido que as gliflozinas reduzem, de fato, o conteúdo corporal total de sódio, um efeito de classe útil na insuficiência cardíaca.

Os sistemas secretores de ácidos orgânicos estão localizados no terço médio da porção reta do túbulo proximal (segmento S_2). Esses sistemas secretam uma variedade de ácidos orgânicos (ácido úrico, anti-inflamatórios não esteroides [AINEs], diuréticos, antibióticos) do sangue para o líquido luminal. Por conseguinte, esses sistemas ajudam a liberar diuréticos no lado luminal do túbulo, onde atua a maioria deles. Os sistemas secretores de bases orgânicas (creatinina, colina, etc.) também estão presentes nos segmentos inicial (S_1) e médio (S_2) do túbulo proximal.

ALÇA DE HENLE

No limite entre as porções interna e externa da medula renal exterior, o túbulo proximal deságua no ramo descendente delgado da alça de Henle. A água é extraída a partir do ramo descendente dessa alça por forças osmóticas encontradas no interstício medular hipertônico. À semelhança do túbulo proximal, os solutos luminais impermeáveis, como o manitol, opõem-se à extração de água e, portanto, exercem uma atividade aquarética. O ramo *ascendente* delgado é relativamente impermeável à água, porém permeável a alguns solutos.

O **ramo ascendente espesso** (**RAE**), que é uma continuação do ramo delgado da alça de Henle, reabsorve ativamente o NaCl do lúmen (~ 25% do sódio filtrado); todavia, diferentemente do túbulo proximal e do ramo descendente delgado da alça de Henle, ele é quase impermeável à água. Por conseguinte, a reabsorção de sal no RAE dilui o líquido tubular, e, por essa razão, o RAE é denominado *segmento diluidor*. As porções medulares do RAE contribuem para a hipertonicidade medular e, portanto, também desempenham uma importante função na concentração da urina pelo ducto coletor.

O sistema de transporte do NaCl na membrana luminal do RAE é o **cotransportador de $Na^+/K^+/2Cl^-$ tipo 2** (denominado **NKCC2**, do inglês *$Na^+/K^+/2Cl^-$ cotransporter type 2*) (Figura 15-3). Esse transportador é seletivamente bloqueado por fármacos diuréticos, conhecidos como diuréticos de alça (discutidos posteriormente neste capítulo). Apesar de o transportador de $Na^+/K^+/2Cl^-$ ser ele próprio eletricamente neutro (ocorre cotransporte de dois cátions e de dois ânions), a ação do transportador contribui para o acúmulo excessivo de K^+ no interior da célula. A retrodifusão desse K^+ para dentro do lúmen tubular (por meio do canal ROMK [do inglês *renal outer medullary potassium*]) produz um potencial elétrico de lúmen positivo, que fornece a força propulsora para a reabsorção de cátions – incluindo magnésio e cálcio – pela via paracelular. Por conseguinte, a inibição do transporte de sal no RAE por diuréticos de alça, que reduz o potencial positivo no lúmen, causa aumento na excreção urinária de cátions divalentes, além do NaCl.

TÚBULO CONTORCIDO DISTAL

Apenas cerca de 10% do NaCl filtrados são reabsorvidos no túbulo contorcido distal (**TCD**). À semelhança do RAE da alça de Henle, esse segmento é relativamente impermeável à água, e a reabsorção de NaCl dilui ainda mais o líquido tubular. O mecanismo de transporte do NaCl no TCD é um **cotransportador de Na^+/Cl^-** (**NCC**, do inglês *Na^+/Cl^- cotransporter*) eletricamente neutro e sensível aos tiazídicos (Figura 15-4).

Como o K^+ não é reciclado através da membrana apical do TCD, como ocorre no RAE, não existe nenhum potencial positivo no lúmen desse segmento, e o Ca^{2+} e o Mg^{2+} não são extraídos do lúmen tubular por forças elétricas. Com efeito, o Ca^{2+} é ativamente reabsorvido pelas células epiteliais do TCD por meio de um canal de Ca^{2+} apical e de um trocador de Na^+/Ca^{2+} basolateral (ver Figura 15-4). Esse processo é regulado pelo paratormônio (PTH).

SISTEMA DE TÚBULOS COLETORES

O sistema de túbulos coletores, que conecta o TCD à pelve renal e ao ureter, consiste em vários segmentos tubulares sequenciais: o túbulo conector, o túbulo coletor e o ducto coletor (formado pela conexão de dois ou mais túbulos coletores). Embora esses segmentos tubulares possam ser anatomicamente distintos, as gradações fisiológicas são mais graduais e, em termos de atividade diurética, é mais fácil considerar esse complexo como um único segmento do néfron contendo vários tipos distintos de células. O sistema de túbulos coletores é responsável por apenas 2 a 5% da reabsorção de NaCl pelo rim. A despeito dessa pequena contribuição, ele desempenha uma importante função na fisiologia renal e na ação dos diuréticos. Como último local de reabsorção de NaCl, o sistema coletor é responsável pela regulação rigorosa do volume de líquido corporal e por determinar a concentração final de Na^+ da urina. Além disso, o sistema coletor constitui o local onde os mineralocorticoides exercem uma influência significativa. Por fim, trata-se do local mais

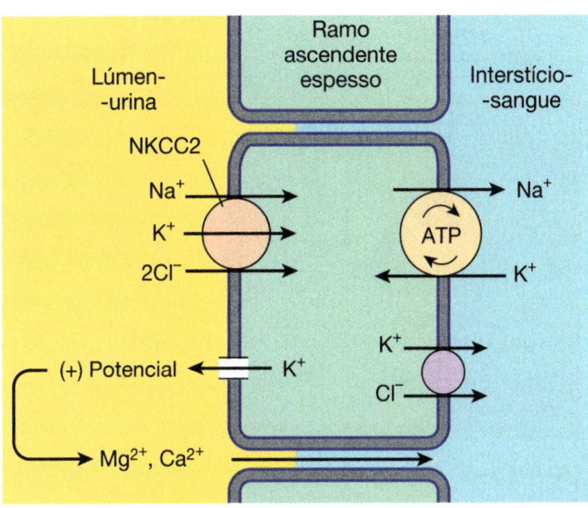

FIGURA 15-3 Vias de transporte de íons por meio das membranas luminal e basolateral da célula do ramo ascendente espesso. O potencial elétrico positivo no lúmen, criado pela retrodifusão de K^+, promove a reabsorção de cátions divalentes (e monovalentes) por meio da via paracelular. O NKCC2 é o principal transportador na membrana luminal. ATP, trifosfato de adenosina.

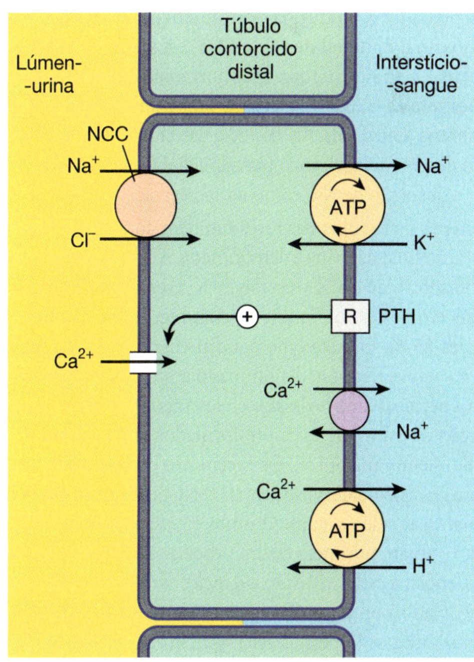

FIGURA 15-4 Vias de transporte de íons através das membranas luminal e basolateral da célula do túbulo contorcido distal. Como em todas as células tubulares, existe uma Na^+/K^+-ATPase na membrana basolateral. O NCC é o principal transportador de sódio e cloreto na membrana luminal. ATP, trifosfato de adenosina; R, receptor do paratormônio (PTH).

importante de secreção de K^+ pelo rim e onde ocorrem praticamente todas as alterações induzidas por diuréticos no equilíbrio de K^+.

O mecanismo de reabsorção do NaCl do sistema de túbulos coletores difere dos mecanismos encontrados em outros segmentos tubulares. As **células principais** constituem os principais locais de transporte de Na^+, K^+ e água (Figuras 15-5 e 15-6), enquanto as **células intercaladas** (α, β) são os principais locais de secreção de H^+ (células α) ou de bicarbonato (células β). As células intercaladas α e β são muito semelhantes, exceto pelas localizações da H^+-ATPase e do trocador de Cl^-/HCO_3^- na membrana, que são invertidas. Ao contrário das células encontradas em outros segmentos do néfron, as células principais não contêm sistemas de cotransporte apicais para o Na^+ e outros íons. As membranas das células principais exibem canais iônicos separados para o Na^+ e para o K^+. Como esses canais excluem ânions, o transporte de Na^+ ou de K^+ resulta em um movimento efetivo de cargas através da membrana. Como a entrada de Na^+ na célula principal predomina sobre a secreção de K^+ no lúmen, ocorre desenvolvimento de um potencial elétrico de 10 a 50 mV negativo no lúmen. O sódio que entra na célula principal a partir do líquido tubular é, então, transportado de volta ao sangue por meio da Na^+/K^+-ATPase basolateral (ver Figura 15-5). O potencial elétrico negativo no lúmen de 10 a 50 mV impulsiona o transporte de Cl^- de volta ao sangue pela via paracelular e também extrai o K^+ das células por meio do canal de K^+ da membrana apical. Por conseguinte, existe uma importante relação entre o aporte de Na^+ no sistema de túbulos coletores e a consequente secreção de K^+. Os diuréticos que atuam na parte proximal aumentam o aporte de Na^+ a esse local e intensificam a secreção de K^+. Se o Na^+ chega ao sistema coletor com um ânion que não pode ser reabsorvido tão facilmente quanto o Cl^- (p. ex., HCO_3^-), ocorre aumento do potencial no lúmen negativo e a secreção de K^+ é intensificada. Esse mecanismo, combinado com o aumento da secreção de aldosterona devido à depleção de volume, constitui a base da maior parte da perda de K^+ induzida por diuréticos. A reabsorção de Na^+ através do **canal epitelial de Na (CENa)** e a secreção acoplada de K^+ são reguladas pela aldosterona. Esse hormônio esteroide, por meio de suas ações sobre a transcrição gênica, aumenta a atividade dos canais da membrana apical e da Na^+/K^+-ATPase basolateral. Isso leva a um aumento do potencial elétrico transepitelial e a um notável aumento tanto na reabsorção de Na^+ como na secreção de K^+.

O sistema de túbulos coletores também constitui o local onde a concentração final da urina é determinada. Além de seu papel no controle da absorção de Na^+ e secreção de K^+ (ver Figura 15-5), as células principais também contêm um sistema regulado de canais de água (ver Figura 15-6). O hormônio antidiurético (ADH, do inglês *antidiuretic hormone*; também denominado arginina vasopressina, AVP) controla a permeabilidade dessas células à água por meio da regulação da inserção de canais de água pré-formados (**aquaporina 2, AQP2**) dentro da membrana apical. Os receptores de vasopressina na rede vascular e no sistema nervoso central (SNC) consistem em receptores V_1, enquanto aqueles encontrados nos rins são receptores V_2. Os receptores V_2 atuam por meio de um processo mediado pelo monofosfato de adenosina cíclico (AMPc, do inglês *cyclic adenosine monophosphate*) acoplado à proteína G_s. Na ausência de ADH, o túbulo coletor (e o ducto) torna-se impermeável à água, com consequente produção de urina diluída. O ADH aumenta acentuadamente a permeabilidade à água, levando à formação de uma urina final mais concentrada. O ADH também estimula a inserção de moléculas do transportador de ureia UT1 (UT-A, UTA-1) dentro das membranas apicais das células dos ductos coletores na medula.

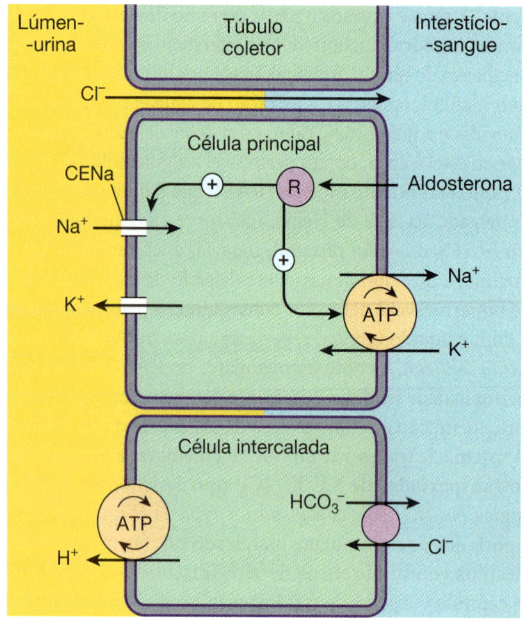

FIGURA 15-5 Vias de transporte de íons através das membranas luminal e basolateral das células do túbulo e ducto coletores. A difusão de Na^+ para dentro da célula por meio do canal epitelial de sódio (CENa) produz um potencial negativo no lúmen, que impulsiona a reabsorção de Cl^- e o efluxo de K^+. ATP, trifosfato de adenosina; R, receptor de aldosterona.

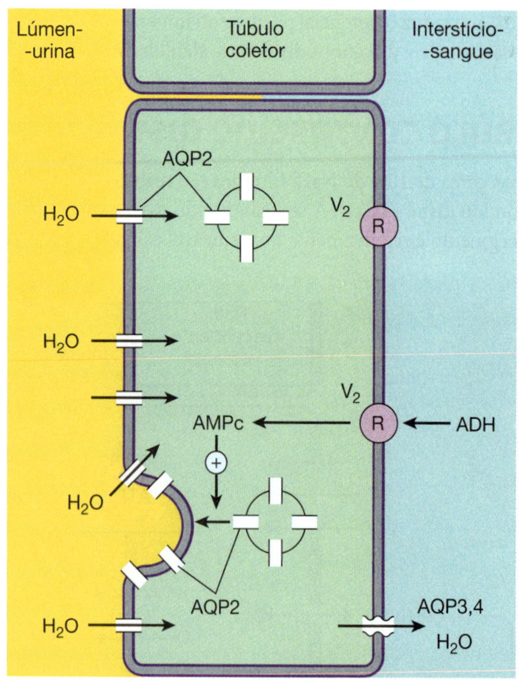

FIGURA 15-6 Transporte de água através das membranas luminal e basolateral das células do ducto coletor. Acima, existe uma baixa permeabilidade à água na ausência de hormônio antidiurético (ADH). Embaixo, na presença de ADH, as aquaporinas são inseridas dentro da membrana apical, aumentando acentuadamente a permeabilidade à água. AMPc, monofosfato de adenosina cíclico; AQP2, canais de água de aquaporina apicais; AQP3,4, canais de água de aquaporina basolaterais; V_2, receptor V_2 de vasopressina.

A concentração de ureia na medula desempenha uma importante função na manutenção da alta osmolaridade da medula e, subsequentemente, na concentração da urina. A secreção do ADH é regulada pela osmolalidade sérica e pelo estado de volume. As vaptanas (ver "Fármacos que alteram a excreção de água", adiante), uma nova classe de fármacos, são antagonistas do ADH, que atuam no receptor de vasopressina; algumas vaptanas são mais seletivas do que outras para os receptores V_2.

AUTACOIDES RENAIS

Vários compostos produzidos localmente exercem efeitos fisiológicos nos rins e, portanto, são designados como *fatores autacoides* ou *parácrinos*. Vários desses autacoides (adenosina, prostaglandinas, urodilatina) parecem exercer efeitos importantes sobre a farmacologia dos fármacos diuréticos. Como são complexos, esses efeitos serão tratados independentemente dos segmentos tubulares específicos já discutidos.

ADENOSINA

A adenosina é um ribonucleosídeo não fosforilado, cujas ações no rim foram intensivamente estudadas. Como em todos os tecidos, as concentrações renais de adenosina aumentam em resposta à hipoxia e ao consumo de trifosfato de adenosina (ATP, do inglês *adenosine triphosphate*). Diferentemente da maioria dos outros órgãos, no rim hipóxico, a adenosina diminui de fato o fluxo sanguíneo e a taxa de filtração glomerular (TFG).

Existem quatro receptores distintos de adenosina (A_1, A_{2a}, A_{2b} e A_3), todos encontrados nos rins. Entretanto, provavelmente apenas um deles (A_1) seja importante. O receptor A_1 de adenosina é encontrado na arteríola aferente pré-glomerular, bem como no TCP e na maior parte dos outros segmentos tubulares. Sabe-se que a adenosina afeta o transporte de íons no TCP, no RAE da medula e nos túbulos coletores. Além disso, a adenosina (por meio dos receptores A_1 na arteríola aferente) diminui o fluxo sanguíneo para o glomérulo (e a TFG) e também constitui a molécula-chave de sinalização no processo de retroalimentação (*feedback*) tubuloglomerular. Em geral, foi constatado que os antagonistas dos receptores de adenosina bloqueiam o aumento de atividade do NHE3 e, portanto, exibem atividade diurética (ver adiante). É particularmente interessante o fato de que, diferentemente de outros diuréticos que atuam a montante dos túbulos coletores, os antagonistas da adenosina não provocam perda de K^+.

PROSTAGLANDINAS

As prostaglandinas contribuem de modo significativo para a fisiologia renal e para a função de muitos outros órgãos (ver Capítulo 18). Cinco subtipos de prostaglandinas (PGE_2, PGI_2, PGD_2, $PGF_{2\alpha}$ e tromboxano [TXA_2]) são sintetizados no rim e apresentam receptores nesse órgão. A função de alguns desses receptores na fisiologia renal ainda não está bem elucidada. Entretanto, foi constatado que a PGE_2 (que atua sobre os receptores EP_1, EP_3 e, possivelmente, EP_2) desempenha um papel na atividade de certos diuréticos. Entre suas inúmeras ações, a PGE_2 diminui a reabsorção de Na^+ no RAE da alça de Henle e o transporte de água mediado pelo ADH nos túbulos coletores. Essas ações da PGE_2 contribuem de forma significativa para a eficácia diurética dos diuréticos de alça. Por conseguinte, o bloqueio da síntese de prostaglandinas por AINEs pode interferir na atividade dos diuréticos de alça.

PEPTÍDEOS

Os peptídeos natriuréticos (ver Capítulo 17) atrial (ANP), tipo B (BNP) e tipo C (CNP) induzem natriurese por meio de vários mecanismos diferentes. O ANP e o BNP são sintetizados no coração, ao passo que o CNP se origina sobretudo no SNC. Um quarto peptídeo natriurético, a urodilatina, assemelha-se bastante, do ponto de vista estrutural, ao ANP, porém é sintetizada e atua apenas nos rins. A urodilatina é produzida nas células epiteliais tubulares distais e diminui a reabsorção de Na^+ por meio de seus efeitos sobre os canais de captação de Na^+ e Na^+/K^+-ATPase na porção distal do sistema de túbulos coletores. Além disso, em razão desses efeitos sobre o músculo liso vascular, a urodilatina reduz o tônus vasomotor aferente glomerular e aumenta o tônus vasomotor eferente. Esses efeitos provocam um aumento da TFG, que contribui para a atividade natriurética. A ularitida é um peptídeo recombinante que simula a atividade de urodilatina.

Os peptídeos cardíacos ANP e BNP aumentam a TFG por meio de seus efeitos sobre o tônus vasomotor arteriolar glomerular e também exibem atividade diurética. O CNP possui baixa atividade diurética. Três fármacos desse grupo estão em uso clínico ou em fase de investigação: a **nesiritida** (BNP), a **carperitida** (ANP, disponível apenas no Japão) e a **ularitida** (urodilatina, em fase de pesquisa). A ularitida intravenosa tem sido muito estudada para uso na insuficiência cardíaca aguda. Experimentalmente, pode melhorar a função cardiovascular e promover a diurese, sem reduzir a depuração de creatinina; todavia, ainda não demonstrou ser clinicamente útil. O Acute Study of Clinical Effectiveness of Nesiritide (simulating BNP) in Decompensated Heart Failure (ASCEND-HF) não demonstrou nenhuma melhora nos resultados obtidos com a nesiritida, em comparação com cuidados regulares em pacientes com insuficiência cardíaca.

FARMACOLOGIA BÁSICA DOS FÁRMACOS DIURÉTICOS

INIBIDORES DA ANIDRASE CARBÔNICA

A anidrase carbônica é encontrada em muitos locais do néfron, porém as células epiteliais do TCP (ver Figura 15-2) constituem o local predominante dessa enzima, onde ela catalisa a desidratação do H_2CO_3 a CO_2 na membrana luminal e a reidratação do CO_2 a H_2CO_3 no citoplasma, conforme anteriormente descrito. Ao bloquear a anidrase carbônica, os inibidores reduzem a reabsorção de $NaHCO_3$ e causam diurese.

Os inibidores de anidrase carbônica foram os precursores dos diuréticos modernos. Foram descobertos em 1937, quando se constatou que as sulfonamidas bacteriostáticas causavam diurese alcalina e acidose metabólica hiperclorêmica. Com o desenvolvimento de fármacos mais modernos, os inibidores da anidrase carbônica raramente são usados como diuréticos, embora ainda tenham várias aplicações específicas, que são tratadas adiante. O protótipo dos inibidores da anidrase carbônica é a **acetazolamida**.

Farmacocinética

Os inibidores da anidrase carbônica são bem absorvidos após administração oral. Verifica-se um aumento aparente do pH urinário, devido à diurese de HCO_3^-, em 30 minutos; esse aumento torna-se máximo em 2 horas e persiste por 12 horas após uma dose única. A excreção do fármaco ocorre por secreção no segmento S_2 do túbulo proximal. Por esse motivo, é necessário reduzir a dose na presença de insuficiência renal.

Farmacodinâmica

A inibição da atividade da anidrase carbônica deprime profundamente a reabsorção do HCO_3^- no TCP. Em sua dose inibidora segura máxima, 85% da capacidade de reabsorção de HCO_3^- do TCP superficial são inibidos. Certa quantidade de HCO_3^- ainda pode ser absorvida em outros locais do néfron por mecanismos independentes da anidrase carbônica, de modo que o efeito global da administração de uma dose máxima de acetazolamida consiste em inibição de apenas cerca de 45% da reabsorção renal total de HCO_3^-. Entretanto, a inibição da anidrase carbônica provoca perda significativa de HCO_3^- e acidose metabólica hiperclorêmica (Tabela 15-2). Devido à reabsorção do HCO_3^- no filtrado glomerular e ao fato de a depleção de HCO_3^- levar a um aumento da reabsorção de NaCl pelas partes restantes do néfron, a eficácia diurética da acetazolamida diminui de maneira significativa com o seu uso no decorrer de vários dias.

Na atualidade, as principais aplicações clínicas da acetazolamida envolvem o transporte de HCO_3^- e de líquido dependente da anidrase carbônica em locais diferentes do rim, embora também seja utilizada para diurese se houver também alcalose metabólica e, em certas ocasiões, para desmame da ventilação. O corpo ciliar do olho secreta HCO_3^- do sangue para o humor aquoso, e, de modo semelhante, a formação do líquido cerebrospinal (LCS) pelo plexo coroide envolve a secreção de HCO_3^-. Embora esses processos removam o HCO_3^- do sangue (em direção oposta à do túbulo proximal), eles também são inibidos de modo semelhante pelos inibidores da anidrase carbônica.

Indicações clínicas e posologia (Tabela 15-3)

A. Glaucoma

A redução da formação de humor aquoso por inibidores da anidrase carbônica diminui a pressão intraocular. Esse efeito é valioso no tratamento do glaucoma em alguns pacientes, constituindo, assim, a indicação mais comum para o uso dos inibidores da anidrase carbônica (ver Tabela 10-3). Dispõe-se de agentes topicamente ativos, que reduzem a pressão intraocular sem produzir efeitos renais ou sistêmicos (**dorzolamida**, **brinzolamida**).

TABELA 15-2 Alterações dos padrões eletrolíticos urinários e do pH corporal em resposta a fármacos diuréticos

Grupo	Eletrólitos urinários			pH corporal
	NaCl	$NaHCO_3$	K^+	
Inibidores da anidrase carbônica	+	+++	+	↓
Diuréticos de alça	++++	0	+	↑
Tiazídicos	++	+	+	↑
Diuréticos de alça mais tiazídicos	+++++	+	++	↑
Agentes poupadores de K^+	+	(+)	–	↓

+, aumento; –, diminuição; 0, nenhuma alteração; ↓, acidose; ↑, alcalose.

TABELA 15-3 Inibidores da anidrase carbônica usados por via oral no tratamento do glaucoma

Fármaco	Dose oral habitual
Diclorfenamida	50 mg, 1-3x/dia
Metazolamida	50-100 mg, 2-3x/dia

B. Alcalinização urinária

O ácido úrico e a cistina são relativamente insolúveis e podem formar cálculos na urina ácida. Por conseguinte, na cistinúria, um distúrbio da reabsorção de cistina, a solubilidade da cistina pode ser aumentada por meio da elevação do pH urinário para 7 a 7,5 com o uso de inibidores da anidrase carbônica. No caso do ácido úrico, o pH só precisa ser elevado para 6 a 6,5. Na ausência de administração de HCO_3^-, esses efeitos da acetazolamida têm uma duração de apenas 2 a 3 dias, de modo que a terapia prolongada exige o uso de HCO_3^- oral. Como resultado, esses agentes demonstraram ter utilidade limitada para essa indicação. De maneira contraintuitiva, foi constatado que a acetazolamida leva à formação aguda de cristais em alguns casos raros, resultando, algumas vezes, em lesão renal aguda grave (p. ex., pode haver formação de cristais de fosfato de cálcio na urina alcalina).

C. Alcalose metabólica

Em geral, a alcalose metabólica é tratada por meio da correção das anormalidades do K^+ corporal total, volume intravascular ou concentrações de mineralocorticoides. Entretanto, quando a alcalose se deve ao uso excessivo de diuréticos em pacientes com insuficiência cardíaca grave, a reposição do volume intravascular pode estar contraindicada. Nesses casos, a acetazolamida pode ser útil para corrigir a alcalose, bem como para produzir uma pequena diurese adicional para a correção da sobrecarga de volume. A acetazolamida também pode ser utilizada para a rápida correção da alcalose metabólica que pode surgir após a correção da acidose respiratória.

D. Doença aguda das montanhas

Fraqueza, tontura, insônia, cefaleia e náuseas podem ocorrer em montanhistas que sobem rapidamente acima de 3.000 metros. Em geral, os sintomas são leves e duram poucos dias. Nos casos mais graves, a formação de edema pulmonar ou cerebral rapidamente progressivo comporta risco de vida. A acetazolamida neutraliza a alcalose respiratória que ocorre com a subida em grandes altitudes, aumentando a excreção de bicarbonato na urina e, portanto, diminuindo os sintomas da doença das montanhas. Essa leve acidose metabólica central e do LCS também é útil no tratamento da apneia do sono. A possível eficácia de baixas doses do fármaco (62,5 mg, 2 vezes ao dia) para essa indicação está em fase de pesquisa.

E. Outros usos

Os inibidores da anidrase carbônica têm sido utilizados como adjuvantes para o tratamento da epilepsia e em algumas formas de paralisia periódica hipocalêmica. Mostram-se também úteis no tratamento de pacientes com "vazamento" do LCS (em geral causado por tumor, por traumatismo cranioencefálico, ou podem ser de origem idiopática*). Ao reduzir a taxa de formação do LCS e a pressão intracraniana, os inibidores da anidrase carbônica podem diminuir significativamente a taxa de extravasamento do LCS. Esses fármacos também aumentam a excreção urinária de fosfato durante a hiperfosfatemia grave. Por fim, a acetazolamida pode desempenhar um papel no tratamento da doença de Ménière, diabetes insípido nefrogênico, hipertensão intracraniana idiopática e síndrome de Kleine-Levin (episódios de hipersonia e anormalidades cognitivas e comportamentais).

Toxicidade

A. Acidose metabólica hiperclorêmica

A acidose decorre, previsivelmente, da redução crônica das reservas corporais de HCO_3^- por inibidores da anidrase carbônica (ver Tabela 15-2) e limita a eficácia diurética desses fármacos a 2 ou 3 dias. Ao contrário do efeito diurético, a acidose persiste enquanto o fármaco for administrado.

B. Cálculos renais

Ocorrem fosfatúria e hipercalciúria durante a resposta de bicarbonatúria aos inibidores da anidrase carbônica. A excreção renal de fatores solubilizantes (p. ex., citrato) também pode diminuir com uso crônico. Os sais de fosfato de cálcio são relativamente insolúveis em pH alcalino, o que significa um aumento do potencial de formação de cálculos renais a partir desses sais.

C. Perda renal de potássio

Pode ocorrer perda de potássio, uma vez que o Na^+ aumentado apresentado ao túbulo coletor (com HCO_3^-) é parcialmente reabsorvido, aumentando o potencial elétrico negativo no lúmen desse segmento e intensificando a secreção de K^+. Esse efeito pode ser anulado pela administração simultânea de cloreto de potássio ou de um diurético poupador de K^+. Em teoria, a perda de potássio representa um problema com qualquer diurético que apresente um aporte aumentado de Na^+ ao túbulo coletor.

Além da perda de potássio, os inibidores da anidrase carbônica podem levar à perda de fósforo, e foi relatada até mesmo a ocorrência de hipofosfatemia sintomática com o uso desses fármacos. Por conseguinte, é necessário monitorar tanto o potássio sérico quanto o fósforo sérico em pacientes submetidos a tratamento crônico com esses fármacos.

D. Outras toxicidades

É comum a ocorrência de sonolência e parestesias após a administração de altas doses de acetazolamida. Os inibidores da anidrase carbônica podem acumular-se em pacientes com insuficiência renal, resultando em toxicidade do sistema nervoso. Além disso, podem ocorrer reações de hipersensibilidade (febre, exantema, supressão da medula óssea e nefrite intersticial).

Contraindicações

A alcalinização da urina induzida por inibidores da anidrase carbônica diminui a excreção urinária de NH_4^+ (por meio de sua conversão em NH_3 rapidamente reabsorvido) e pode contribuir para o desenvolvimento de hiperamonemia e encefalopatia hepática em pacientes com cirrose.

*N. de R.T. A causa idiopática a que o autor parece se referir no texto não seria um "vazamento" de LCS, mas um aumento exagerado, de causa desconhecida, na produção de LCS, conhecida como hidrocefalia de produção normal.

INIBIDORES DO COTRANSPORTADOR DE SÓDIO-GLICOSE 2 (SGLT2)

No indivíduo normal, o túbulo contorcido proximal reabsorve quase toda a glicose filtrada pelos glomérulos. Ocorre reabsorção de 90% da glicose por meio do SGLT2 (ver Figura 15-2), porém a inibição desse transportador com o uso dos fármacos atualmente disponíveis resulta em excreção de glicose de apenas 30 a 50% da quantidade filtrada. Embora o cotransportador de sódio-glicose do túbulo proximal seja conhecido há muitos anos, só recentemente foram desenvolvidos inibidores desse canal de transporte. Atualmente, dispõe-se de cinco inibidores do SGLT2 (**dapagliflozina**, **canagliflozina**, **empagliflozina**, **ertugliflozina** e **ipragliflozina** [disponível no Japão] [ertugliflozina e ipragliflozina não disponíveis no Brasil]). Foi demonstrado que a angiotensina II induz a produção de SGLT2 por meio do receptor AT_1. Por conseguinte, o bloqueio do eixo renina-angiotensina-aldosterona pode resultar em menor disponibilidade de SGLT2.

Farmacocinética

Os inibidores do SGLT2 são rapidamente absorvidos pelo trato gastrintestinal (GI). A meia-vida de eliminação da dapagliflozina é de 10 a 12 horas, e até 70% da dose administrada são excretados na urina na forma de 3-O-glicuronídeo (apenas cerca de 2% do fármaco são excretados de modo inalterado na urina). Embora as concentrações do fármaco estejam mais elevados na presença de insuficiência renal mais grave, a excreção urinária de glicose também deve declinar à medida que a doença renal crônica se agrava. Recomenda-se que a dose de canagliflozina não ultrapasse 100 mg/dia com uma TFG estimada de 45 a 59 mL/min. A princípio, os fármacos não foram recomendados para pacientes com insuficiência renal mais grave ou com doença hepática avançada, embora ensaios clínicos multicêntricos de grande porte, incluindo os estudos EMPAREG e CREDENCE, tenham incluído pacientes com TFG baixa, de apenas 30 mL/min, sem nenhuma reação adversa importante documentada. Deve-se considerar a possibilidade de interações medicamentosas com esses fármacos. Ainda não foi estabelecido se a eficácia dos fármacos começará a declinar com a doença renal mais avançada. Por exemplo, a administração concomitante de rifampicina diminui a exposição total à dapagliflozina em 22%.

Aplicações clínicas e reações adversas

A principal indicação aprovada para o uso desses fármacos consiste em terapia de terceira escolha para o diabetes melito (ver Capítulo 41). Os inibidores do SGLT2 reduzem a hemoglobina A1c em 0,5 a 1%, de maneira semelhante a outros fármacos hipoglicemiantes orais. Os inibidores do SGLT2 apresentam outros efeitos menores. Esses fármacos resultam em perda de peso média de 3,2 kg *versus* ganho de peso de 1,2 kg com a glipizida. Ainda não foi claramente estabelecido o quanto isso se deve ao efeito diurético, porém é notável que os inibidores do SGLT2 também induzam uma queda da pressão arterial sistólica de 5,1 mmHg em média, em comparação com um aumento da pressão sistólica de aproximadamente 1 mmHg após iniciar a administração de sitagliptina. Em um estudo, a ipragliflozina resultou em aumento do volume urinário do primeiro ao terceiro dia. Houve uma redução do peso corporal de

0,7 kg no terceiro dia, em comparação com o primeiro dia. A excreção urinária, tanto de sódio quanto de potássio, aumentou com o uso da ipragliflozina, porém as concentrações séricas de ambos os eletrólitos permaneceram estáveis. Por conseguinte, é provável que pelo menos parte da perda de peso seja decorrente do efeito diurético dos fármacos. Recentemente, houve também relatos de lesão renal aguda (LRA) com esses fármacos. Ainda não foi definido o quanto os efeitos diuréticos e de redução da pressão arterial desses fármacos contribuem para a LRA relatada. Há dados crescentes de que esses fármacos são cardioprotetores e renoprotetores em pacientes diabéticos de alto risco. Foi sugerido que a renoproteção provém da redução da pressão intraglomerular, semelhante àquela produzida por inibidores da enzima conversora de angiotensina (IECAs). Entretanto, o principal efeito benéfico pode resultar de um melhor controle da pressão arterial. À semelhança dos IECAs, esses fármacos estão associados a uma queda inicial da TFG, seguida de retardo na progressão da doença renal crônica. É provável que esse efeito benéfico seja um efeito de classe. Em 2020, a dapagliflozina foi aprovada para uso na insuficiência cardíaca com redução da fração de ejeção, com ou sem diabetes melito.

A terapia com inibidores do SGLT2 está associada a uma baixa incidência de hipoglicemia (3,5% *vs.* 40,8% com a glipizida). Há um aumento de 6 vezes na incidência de infecção fúngica genital em mulheres e um risco ligeiramente maior de infecções do trato urinário (8,8% *vs.* 6,1%). Todos esses fármacos demonstraram ter efeitos mínimos ou nenhum efeito sobre as concentrações séricas de eletrólitos.

DIURÉTICOS DE ALÇA

Os diuréticos de alça inibem seletivamente a reabsorção de NaCl no ramo ascendente espesso (RAE). Devido à grande capacidade de absorção de NaCl desse segmento e ao fato de que a ação diurética desses fármacos não é limitada pelo desenvolvimento de acidose, como no caso dos inibidores da anidrase carbônica, os diuréticos de alça são os mais eficazes fármacos diuréticos atualmente disponíveis.

Química

Os dois protótipos desse grupo de fármacos são a **furosemida** e o **ácido etacrínico** (não disponível no Brasil) (Tabela 15-4). As estruturas desses diuréticos são apresentadas na Figura 15-7. Além da furosemida, a **bumetanida** e a **torsemida** (não disponível no Brasil) são diuréticos de alça à base de sulfonamidas.

O ácido etacrínico – que não é um derivado das sulfonamidas – é um derivado do ácido fenoxiacético, que contém uma cetona e um grupo metileno adjacentes (ver Figura 15-7). O grupo metileno (sombreado na figura) forma um aduto com o grupo sulfidrila livre da cisteína. O aduto da cisteína parece constituir a forma ativa do fármaco.

Os diuréticos **mercuriais orgânicos** também inibem o transporte de sal no RAE, porém não são mais usados devido à sua toxicidade.

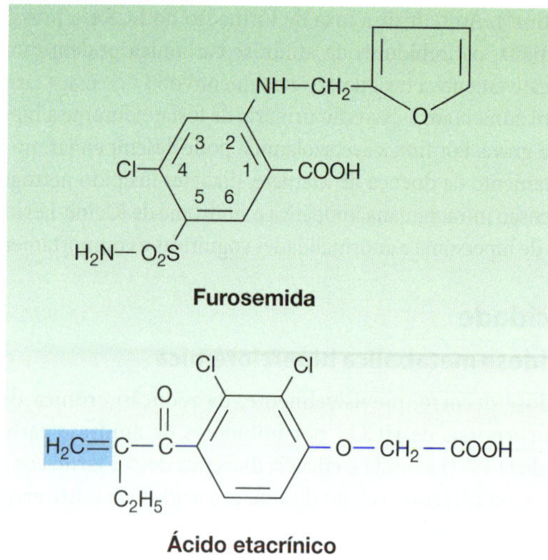

FIGURA 15-7 Dois diuréticos de alça. O grupo metileno sombreado no ácido etacrínico é reativo e pode se combinar com grupos sulfidrila livres.

Farmacocinética

Os diuréticos de alça são absorvidos rapidamente. A furosemida é eliminada principalmente pelos rins por filtração glomerular e secreção tubular. A eliminação da bumetanida é de 50% pelos rins e 50% pelo fígado, enquanto a torsemida é eliminada principalmente pelo fígado. A absorção da torsemida oral é mais rápida (1 hora) do que a da furosemida (2-3 horas) e é quase tão completa quanto aquela obtida com a sua administração intravenosa. A farmacocinética da bumetanida assemelha-se à da torsemida, porém a bumetanida é um diurético de alça muito mais potente. A duração do efeito da furosemida é geralmente de 2-3 horas. O efeito da torsemida dura 4 a 6 horas. A meia-vida depende da função renal. Como os diuréticos de alça atuam sobre o lado luminal do túbulo, a sua atividade diurética correlaciona-se com a sua secreção pelo túbulo proximal. A redução na secreção de diuréticos de alça pode resultar da administração simultânea de determinados fármacos, como AINEs ou probenecida, que competem pela secreção de ácidos fracos no túbulo proximal. Os metabólitos do ácido etacrínico e da furosemida foram identificados, porém não se sabe se eles possuem alguma atividade diurética. A torsemida tem pelo menos um metabólito ativo, com meia-vida consideravelmente mais longa que a do composto original. Devido à biodisponibilidade variável da furosemida e à biodisponibilidade mais consistente da torsemida e da bumetanida, as doses equivalentes desses fármacos não são previsíveis e também dependem da função renal, mas os valores são estimados e apresentados na Tabela 15-5. Embora os resultados de estudos que compararam

TABELA 15-4 Doses típicas de diuréticos de alça

Fármaco	Dose oral diária total[1]
Bumetanida	0,5-2 mg
Ácido etacrínico	50-200 mg
Furosemida	20-80 mg
Torsemida	5-20 mg

[1]Como dose única ou em duas doses fracionadas.

TABELA 15-5 Potência relativa dos diuréticos de alça

Fármaco	Dose equivalente[1]
Furosemida	20 mg
Torsemida	10 mg
Bumetanida	0,5 mg
Ácido etacrínico	~50 mg

[1]Doses aproximadas, visto que a biodisponibilidade da furosemida é variável.

os desfechos relacionados com o uso de diferentes diuréticos de alça tenham sido inconsistentes, o uso da torsemida pode ter algum benefício, em comparação com a furosemida e a bumetanida, na redução das hospitalizações e, possivelmente, na redução dos episódios de LRA em pacientes com insuficiência cardíaca. Não foi demonstrado qualquer benefício em termos de mortalidade nesses estudos.

Farmacodinâmica

Os diuréticos de alça inibem o NKCC2, o transportador luminal de $Na^+/K^+/2Cl^-$, no RAE da alça de Henle. Ao inibir esse transportador, os diuréticos de alça reduzem a reabsorção de NaCl e também diminuem o potencial positivo no lúmen que deriva da reciclagem do K^+. Esse potencial positivo normalmente impulsiona a reabsorção de cátions divalentes no RAE (ver Figura 15-3), e, ao reduzir esse potencial, os diuréticos de alça causam aumento na excreção de Mg^{2+} e de Ca^{2+}. O uso prolongado desses fármacos pode provocar hipomagnesemia significativa em alguns pacientes. Entretanto, a hipomagnesemia provavelmente não é tão profunda quanto aquela causada pelos diuréticos tiazídicos. Como a absorção intestinal de Ca^{2+} induzida pela vitamina D e a sua reabsorção renal induzida pelo PTH podem estar aumentadas, os diuréticos de alça geralmente não produzem hipocalcemia. Todavia, em distúrbios que causam hipercalcemia, a excreção de Ca^{2+} pode ser aumentada de modo proveitoso mediante tratamento com diuréticos de alça combinados com infusões de soro fisiológico.

Foi também constatado que os diuréticos de alça induzem a expressão da cicloxigenase (COX)-2, que participa da síntese de prostaglandinas a partir do ácido araquidônico. Pelo menos uma dessas prostaglandinas, a PGE_2, inibe o transporte de sal no RAE e, portanto, participa das ações renais dos diuréticos de alça. Os AINEs (p. ex., indometacina), que atenuam a atividade da COX, podem interferir nas ações dos diuréticos de alça ao reduzir a síntese de prostaglandinas nos rins. Essa interferência é mínima nos indivíduos normais sob os demais aspectos, mas pode ser significativa em pacientes com síndrome nefrótica ou com cirrose hepática.

Os diuréticos de alça exercem efeitos diretos sobre o fluxo sanguíneo por meio de vários leitos vasculares. A furosemida aumenta o fluxo sanguíneo renal por meio das ações das prostaglandinas sobre a rede vascular dos rins. Foi também constatado que tanto a furosemida quanto o ácido etacrínico reduzem a congestão pulmonar e a pressão de enchimento do ventrículo esquerdo na insuficiência cardíaca, antes da ocorrência de um aumento mensurável no débito urinário. Esses efeitos sobre o tônus vascular periférico também se devem à liberação de prostaglandinas renais que são induzidas pelos diuréticos.

Aplicações clínicas e posologia

As indicações mais importantes para o uso de diuréticos de alça incluem **edema pulmonar agudo** e **outras condições edematosas**. Com frequência, o tratamento da sobrecarga hídrica também servirá como tratamento anti-hipertensivo efetivo, particularmente na presença de insuficiência renal. O uso dos diuréticos de alça nessas condições é discutido adiante. Para a posologia, ver Tabela 15-4. Outras indicações para o uso de diuréticos de alça incluem hipercalcemia, hipercalemia, insuficiência renal aguda e superdosagem de ânions.

A. Hipercalemia

Na hipercalemia leve – ou em associação com o manejo agudo da hipercalemia grave por outras medidas (incluindo farmacoterapia, como glicose mais insulina, β_2-agonistas, cálcio, substâncias de ligação de K^+ [poliestirenossulfonato de sódio, ciclossilicato de zircônio dissódico] e diálise) –, os diuréticos de alça podem aumentar de modo significativo a excreção urinária de K^+. Se o paciente estiver hipovolêmico ou euvolêmico, a administração de diuréticos de alça deve ser acompanhada de infusão de NaCl e água, geralmente na forma de solução salina normal, de modo a manter a euvolemia e aumentar a excreção de K^+.

B. Insuficiência renal aguda

Os diuréticos de alça podem aumentar a taxa de fluxo urinário e a excreção de K^+ na insuficiência renal aguda. Entretanto, são incapazes de impedir a insuficiência renal ou de encurtar a sua duração. Os diuréticos de alça podem, na verdade, agravar a formação de cilindros no mieloma e na nefropatia por cadeias leves, visto que a concentração distal aumentada de Cl^- intensifica a secreção de proteína de Tamm-Horsfall, que, em seguida, agrega-se com as proteínas de Bence Jones do mieloma.

C. Superdosagem de ânions

Os diuréticos de alça são úteis no tratamento da ingestão tóxica de brometo, fluoreto e iodeto, que são absorvidos no RAE. Deve-se administrar soro fisiológico para repor as perdas urinárias de Na^+ e fornecer Cl^-, de modo a evitar a depleção do volume de líquido extracelular.

Toxicidade

A. Alcalose metabólica hipocalêmica

Com a inibição da reabsorção de sal no RAE, os diuréticos de alça aumentam o aporte de Na^+ ao ducto coletor. Esse aporte aumentado leva a um aumento da secreção de K^+ e H^+ pelo ducto, causando alcalose metabólica hipocalêmica (ver Tabela 15-2). Essa toxicidade é muito comum e constitui uma função da magnitude da diurese, podendo ser revertida por meio de reposição de K^+ e correção da hipovolemia. Em pelo menos um estudo, foi constatado que a suplementação de potássio com o início dos diuréticos de alça, independentemente da concentração sérica de potássio, melhora a sobrevida.

B. Ototoxicidade

Em certas ocasiões, os diuréticos de alça causam perda auditiva relacionada com a dose, que é geralmente reversível. É mais comum em pacientes com diminuição da função renal ou que também estão usando outros fármacos ototóxicos, como os antibióticos aminoglicosídeos. A ototoxicidade resulta da inibição do transporte de Na/Cl/K na orelha interna (por meio do NKCC1) e de distúrbio nas concentrações de íons da endolinfa.

C. Hiperuricemia

Os diuréticos de alça podem causar hiperuricemia e precipitar ataques de gota. Esse problema é causado por um aumento de reabsorção de ácido úrico no túbulo proximal associado à hipovolemia. Isso pode ser evitado com o uso de doses mais baixas para impedir o desenvolvimento de hipovolemia.

D. Hipomagnesemia

A depleção de magnésio é uma consequência previsível do uso crônico de diuréticos de alça e ocorre com mais frequência em pacientes com deficiência nutricional de magnésio. Pode ser revertida pela administração de preparações de magnésio por via oral, porém esse uso é frequentemente complicado por diarreia.

E. Reações alérgicas e outras reações

Com exceção do ácido etacrínico, todos os diuréticos são sulfonamidas. Por conseguinte, a erupção cutânea, a eosinofilia e, com menos frequência, a nefrite intersticial constituem reações adversas ocasionais desses fármacos. Foram também relatados raros casos de síndrome de reação medicamentosa com eosinofilia e sintomas sistêmicos (DRESS, do inglês *drug reaction with eosinophilia and systemic symptoms*) com o uso da furosemida. Em geral, esses efeitos tóxicos regridem rapidamente após a interrupção do fármaco. As reações alérgicas são muito menos comuns com o ácido etacrínico.

Como a alça de Henle é indiretamente responsável pela reabsorção de água pelo ducto coletor, os diuréticos de alça podem causar desidratação grave. A hiponatremia é menos comum do que com o uso de tiazídicos (ver adiante); todavia, os pacientes que aumentam a ingestão de água em resposta à sede induzida pela hipovolemia podem desenvolver hiponatremia com o uso de diuréticos de alça. Os diuréticos de alça podem causar hipercalciúria, que pode levar à hipocalcemia leve e ao hiperparatireoidismo secundário. Por outro lado, os diuréticos de alça podem ter o efeito oposto (hipercalcemia) em pacientes com depleção de volume que apresentam outra causa – previamente oculta – de hipercalcemia, como carcinoma de mama metastático ou carcinoma de pulmão de células escamosas. A terapia em longo prazo com diuréticos de alça pode agravar a deficiência de tiamina em pacientes com insuficiência cardíaca. Foi também relatado que a furosemida causa pseudoporfiria, e o seu uso prolongado crônico pode aumentar o risco de fraturas. A administração intravenosa de bumetanida raramente tem causado hipersensibilidade superficial da pele no local de injeção, um efeito que não é observado com a administração de outros diuréticos de alça.

Contraindicações

A furosemida, a bumetanida e a torsemida podem exibir reação cruzada alérgica em pacientes sensíveis a outras sulfonamidas, porém esses casos parecem ser muito raros. O uso excessivo de qualquer diurético é perigoso na cirrose hepática, na insuficiência renal limítrofe ou na insuficiência cardíaca.

TIAZÍDICOS

Os diuréticos tiazídicos foram descobertos em 1957, como resultado dos esforços envidados para sintetizar inibidores da anidrase carbônica mais potentes. Subsequentemente, ficou claro que os tiazídicos inibem o transporte de NaCl, e não do $NaHCO_3^-$, e que sua ação ocorre predominantemente no TCD, e não no TCP. Alguns membros desse grupo conservam uma atividade significativa de inibição da anidrase carbônica (p. ex., clortalidona). O protótipo dos tiazídicos é a **hidroclorotiazida** (**HCTZ**).

Química e farmacocinética

À semelhança dos inibidores da anidrase carbônica e de três diuréticos de alça, todos os tiazídicos apresentam um grupo sulfonamida não substituído (Figura 15-8).

Todos os tiazídicos podem ser administrados por via oral; entretanto, existem diferenças no seu metabolismo. A **clorotiazida** (não disponível no Brasil), o fármaco original do grupo, não é muito

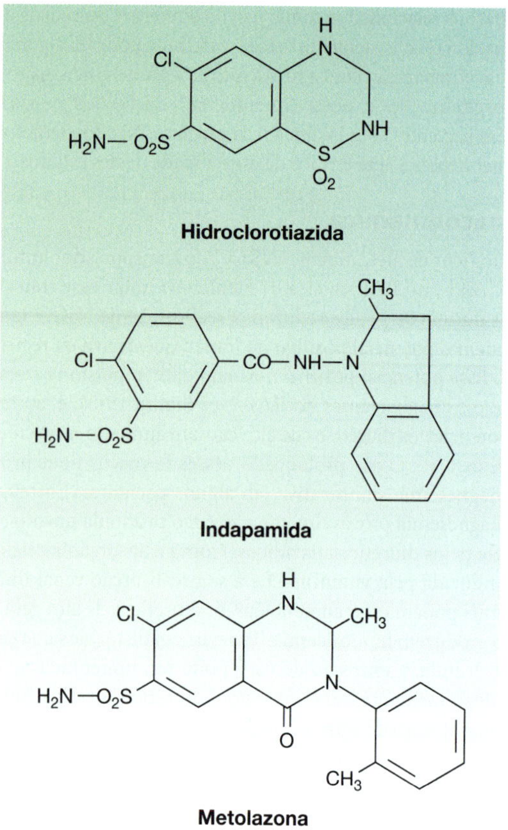

FIGURA 15-8 Hidroclorotiazida e fármacos relacionados.

lipossolúvel e deve ser administrada em doses relativamente altas. Trata-se da única tiazida disponível para administração parenteral. A HCTZ é consideravelmente mais potente e deve ser usada em doses muito mais baixas (Tabela 15-6). A **clortalidona** sofre absorção lenta e tem duração de ação mais prolongada. Embora a indapamida seja excretada principalmente pelo sistema biliar, uma quantidade suficiente da forma ativa é depurada pelos rins para exercer o seu efeito diurético no TCD. Todos os tiazídicos são secretados pelo sistema

TABELA 15-6 Tiazídicos e diuréticos relacionados

Fármaco	Dose oral diária total	Frequência de administração diária
Bendroflumetiazida	2,5-10 mg	Dose única
Clorotiazida	0,5-2 g	2 doses fracionadas
Clortalidona[1]	25-50 mg	Dose única
Hidroclorotiazida	25-100 mg	Dose única
Hidroflumetiazida	12,5-50 mg	2 doses fracionadas
Indapamida[1]	2,5-10 mg	Dose única
Meticlotiazida	2,5-10 mg	Dose única
Metolazona[1]	2,5-10 mg	Dose única
Politiazida	1-4 mg	Dose única
Quinetazona[1]	25-100 mg	Dose única
Triclormetiazida	1-4 mg	Dose única

[1]Não se trata de um tiazídico, mas de uma sulfonamida qualitativamente semelhante aos tiazídicos.

secretor de ácidos orgânicos no túbulo proximal e competem com a secreção de ácido úrico para esse sistema. Em consequência, o uso de tiazídicos pode reduzir a secreção de ácido úrico e elevar suas concentrações séricas.

Farmacodinâmica

Os tiazídicos inibem a reabsorção de NaCl do lado luminal das células epiteliais no TCD, bloqueando o transportador de Na^+/Cl^- (NCC). Diferentemente da situação observada no RAE, em que os diuréticos de alça inibem a reabsorção de Ca^{2+}, os tiazídicos aumentam efetivamente a reabsorção de Ca^{2+}. Foi postulado que esse aumento resulta de efeitos nos TCPs e nos TCDs. No túbulo proximal, a depleção de volume induzida pelos tiazídicos leva ao aumento da reabsorção de Na^+ e reabsorção passiva de Ca^{2+}. No TCD, a redução do Na^+ intracelular pelo bloqueio da entrada de Na^+ induzido pelos tiazídicos aumenta a troca de Na^+/Ca^{2+} na membrana basolateral (ver Figura 15-4), bem como a reabsorção global de Ca^{2+}. Embora os tiazídicos, de maneira isolada, raramente provoquem hipercalcemia em decorrência desse aumento de reabsorção, eles podem mascarar a presença de hipercalcemia de outras etiologias (p. ex., hiperparatireoidismo primário, carcinoma, sarcoidose). Os tiazídicos mostram-se, algumas vezes, úteis na prevenção dos cálculos renais contendo cálcio causados por hipercalciúria. Eles também podem reduzir modestamente o risco de fraturas osteoporóticas.

A ação dos tiazídicos depende, em parte, da produção renal de prostaglandinas. Conforme descrito sobre os diuréticos de alça, as ações dos tiazídicos também podem ser inibidas pelos AINEs em certas condições.

Aplicações clínicas e posologia (ver Tabela 15-6)

As principais indicações para o uso de diuréticos tiazídicos são as seguintes: (1) hipertensão, (2) insuficiência cardíaca, (3) nefrolitíase devido à hipercalciúria idiopática e (4) diabetes insípido nefrogênico. O uso dos tiazídicos em cada uma dessas condições é descrito adiante, em "Farmacologia clínica dos fármacos diuréticos".

Toxicidade

A. Alcalose metabólica hipocalêmica

Essa toxicidade assemelha-se àquela observada com os diuréticos de alça (ver anteriormente).

B. Comprometimento da tolerância aos carboidratos

Pode ocorrer hiperglicemia em pacientes diabéticos ou que apresentam testes de tolerância à glicose levemente anormais. Ocorre com doses mais altas de HCTZ (> 50 mg/dia) e não tem sido observada com doses de 12,5 mg/dia ou menos. O efeito é devido ao comprometimento da liberação pancreática de insulina e diminuição da utilização tecidual de glicose. Os tiazídicos exercem um efeito fraco dose-dependente e não direcionado para alvo, estimulando os canais de K^+ sensíveis ao ATP e causando hiperpolarização das células β, com consequente inibição da liberação de insulina. Esse efeito é exacerbado pela hipocalemia, e, portanto, a hiperglicemia induzida por tiazídicos pode ser parcialmente revertida com a correção da hipocalemia.

C. Hiperlipidemia

Os tiazídicos produzem um aumento de 5 a 15% nas concentrações séricas de colesterol total e colesterol LDL (do inglês *low-density lipoprotein* [lipoproteína de baixa densidade]). Essas concentrações podem retornar aos valores basais após uso prolongado.

D. Hiponatremia

A hiponatremia representa uma importante reação adversa dos diuréticos tiazídicos. É causada por uma combinação de elevação do ADH induzida pela hipovolemia, redução da capacidade de diluição do rim e aumento da sede. Pode ser evitada com a redução da dose do fármaco ou limitando a ingestão de água. Estudos genéticos mostraram uma ligação entre o polimorfismo de *KCNJ1* e a hiponatremia induzida por tiazídicos. As mulheres idosas têm mais propensão a desenvolver hiponatremia com o uso de tiazídicos.

E. Comprometimento do metabolismo do ácido úrico e gota

Os tiazídicos são os diuréticos mais associados ao desenvolvimento de gota. Um estudo de grande porte constatou que os diuréticos tiazídicos aumentam o risco de gota apenas em homens com menos de 60 anos de idade e não em mulheres ou homens de mais idade. O aumento do risco nesse grupo de pacientes foi de apenas 1%.

F. Reações alérgicas

Os tiazídicos são sulfonamidas que compartilham uma reatividade cruzada com outros membros desse grupo químico. Raramente ocorrem fotossensibilidade ou dermatite generalizada. As reações alérgicas graves são extremamente raras, porém incluem anemia hemolítica, trombocitopenia e pancreatite necrosante aguda.

G. Outras toxicidades

Podem ocorrer fraqueza, fatigabilidade e parestesias semelhantes àquelas observadas com os inibidores da anidrase carbônica. Foi relatada a ocorrência de impotência, que provavelmente está relacionada com a depleção de volume. Foram relatados casos de glaucoma agudo de ângulo fechado em decorrência da hiponatremia causada pelos diuréticos tiazídicos. A hipomagnesemia tem mais probabilidade de ocorrer com os diuréticos tiazídicos do que com o uso de diuréticos de alça e, em geral, é observada após a administração do fármaco por mais de 1 ano. Outras toxicidades raras podem incluir lúpus sistêmico, síndrome da angústia respiratória aguda, carcinoma de células de Merkel, carcinoma de pele escamoso e efusão coroidal dos olhos.

Contraindicações

O uso excessivo de qualquer diurético é perigoso em pacientes com cirrose hepática, insuficiência renal limítrofe ou insuficiência cardíaca (ver texto, adiante).

DIURÉTICOS POUPADORES DE POTÁSSIO

Os diuréticos poupadores de potássio impedem a secreção de K^+ ao antagonizar os efeitos da aldosterona nos túbulos coletores. Pode ocorrer inibição por antagonismo farmacológico direto dos receptores de mineralocorticoides (**espironolactona**, **eplerenona**) ou por inibição do influxo de Na^+ através dos canais iônicos na membrana luminal (**amilorida**, **triantereno** [não disponível no Brasil]). Por fim, a ularitida (urodilatina recombinante), que atualmente ainda se encontra em fase de investigação, atenua a captação de Na^+ e a Na^+/K^+-ATPase nos túbulos coletores e aumenta a TFG por meio de seus efeitos vasculares. A nesiritida, que está comercialmente disponível apenas para uso intravenoso, aumenta a TFG e diminui a reabsorção de Na^+ nos túbulos proximais e nos túbulos coletores.

Química e farmacocinética

As estruturas da espironolactona e da amilorida são apresentadas na Figura 15-9.

A espironolactona é um esteroide sintético que atua como antagonista competitivo da aldosterona. O início e a duração de sua ação são determinados de modo substancial pelos metabólitos ativos – canrenona e 7α-espirolactona – que são produzidos no fígado e apresentam meias-vidas longas (12 a 20 horas e cerca de 14 horas, respectivamente). A espironolactona liga-se com alta afinidade ao receptor de androgênio e o inibe poderosamente, o que constitui uma importante causa de efeitos colaterais em homens (notavelmente ginecomastia e diminuição da libido). A eplerenona é um análogo da espironolactona, com seletividade muito maior para o receptor de mineralocorticoides. Em pelo menos um estudo, constatou-se que a eplerenona é tão efetiva quanto a espironolactona para o tratamento da insuficiência cardíaca congestiva. É várias centenas de vezes menos ativa nos receptores de androgênio e de progesterona do que a espironolactona e, portanto, apresenta consideravelmente menos reações adversas (p. ex., ginecomastia). A **finerenona** e a **esaxerenona** são novos fármacos dessa classe em fase de pesquisa. São antagonistas dos mineralocorticoides não esteroides, que reduzem o acúmulo nuclear de receptores de mineralocorticoides de modo mais eficiente do que a espironolactona. À semelhança da eplerenona, a finerenona liga-se com menos intensidade aos receptores de androgênio e de progesterona. De modo semelhante, a finerenona acumula-se no coração e nos rins, enquanto a eplerenona apresenta uma concentração 3 vezes maior no rim do que no coração, e a espironolactona é ainda mais preferencialmente concentrada nos rins. Em virtude desse efeito, a finerenona pode se mostrar útil para cardioproteção. A finerenona resulta em menos hipercalemia do que a espironolactona ou a eplerenona por razões que ainda não estão bem elucidadas, porém possivelmente devido a uma redução da tendência a se acumular nos rins. Além disso, não exerce um efeito tão grande quanto a espironolactona ou a eplerenona sobre a redução da pressão arterial. Em um estudo preliminar, constatou-se que a finerenona é tão efetiva quanto a espironolactona na redução da razão entre albumina e creatinina urinárias. A ação anti-hipertensiva desse fármaco pode ser inferior àquela dos outros membros do grupo. A esaxerenona também demonstrou reduzir a albuminúria em pacientes com diabetes melito tipo 2 em estudos preliminares. O DSR-71167 é um agente dessa classe em fase de investigação, e acredita-se que tenha atividade inibitória para a anidrase carbônica, além de uma atividade de antimineralocorticoide, de modo que ele tem menos probabilidade de causar hipercalemia.

A amilorida e o triantereno são inibidores diretos do canal de influxo de Na^+ no túbulo coletor cortical. O triantereno é metabolizado no fígado, porém a excreção renal constitui uma importante via de eliminação para a forma ativa e os metabólitos. Em virtude de seu extenso metabolismo, o triantereno possui meia-vida mais curta e precisa ser administrado com mais frequência do que a amilorida (que não é metabolizada).

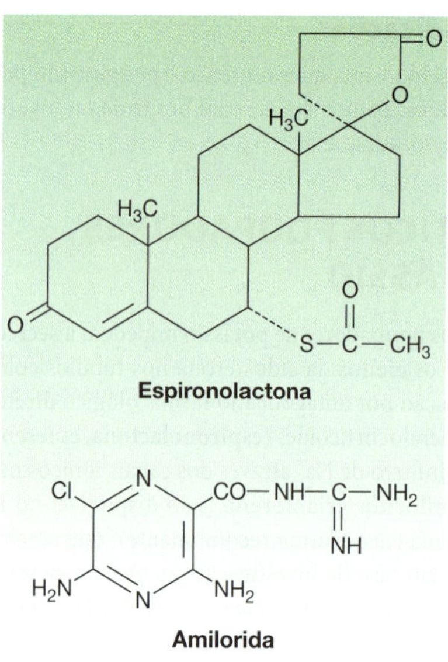

FIGURA 15-9 Diuréticos poupadores de potássio.

Farmacodinâmica

Os diuréticos poupadores de potássio reduzem a absorção de Na^+ nos túbulos e ductos coletores (ver Figura 15-5). A absorção de sódio (e a secreção de K^+) nesse local é regulada pela aldosterona, conforme descrito anteriormente. Os antagonistas da aldosterona interferem nesse processo. São observados efeitos semelhantes em relação ao processamento do H^+ pelas células intercaladas do túbulo coletor, explicando, em parte, a acidose metabólica observada com o uso de antagonistas da aldosterona (ver Tabela 15-2).

A espironolactona e a eplerenona ligam-se aos receptores de mineralocorticoides e reduzem a atividade da aldosterona. A amilorida e o triantereno não bloqueiam a aldosterona, porém interferem diretamente na entrada de Na^+ através dos canais epiteliais de Na^+ (CENas; ver Figura 15-5) na membrana apical do túbulo coletor. Como a secreção de K^+ está acoplada com a entrada de Na^+ nesse segmento, esses fármacos também são diuréticos poupadores de K^+ efetivos.

As ações dos antagonistas da aldosterona dependem da produção renal de prostaglandinas. As ações dos diuréticos poupadores de K^+ podem ser inibidas pelos AINEs em certas condições.

Indicações clínicas e posologia (Tabela 15-7)

Os diuréticos poupadores de potássio são mais úteis em estados de excesso de mineralocorticoides ou de hiperaldosteronismo (também denominado aldosteronismo), devido à hipersecreção primária (síndrome de Conn, produção ectópica de hormônio adrenocorticotrófico) ou ao hiperaldosteronismo secundário (em decorrência

TABELA 15-7 Diuréticos poupadores de potássio e preparações combinadas

Fármaco poupador de potássio	Hidroclorotiazida
Amilorida, 5 mg	50 mg
Amilorida, 5 mg	–
Eplerenona,[1] 25, 50 ou 100 mg	–
Espironolactona, 25, 50 ou 100 mg	–
Espironolactona, 25 mg	50 mg
Triantereno, 37,5 mg	25 mg
Triantereno, 37,5 mg	25 mg
Triantereno, 50 ou 100 mg	–
Triantereno, 75 mg	50 mg

[1]A eplerenona está aprovada atualmente para uso apenas na hipertensão.

de insuficiência cardíaca, cirrose hepática, síndrome nefrótica ou outras condições associadas a uma diminuição do volume intravascular efetivo). O uso de diuréticos, como tiazídicos ou diuréticos de alça, pode causar contração do volume ou exacerbá-la, podendo provocar hiperaldosteronismo secundário. Na presença de secreção aumentada de mineralocorticoides e de aporte excessivo de Na^+ nas porções distais do néfron, ocorre perda renal de K^+. Os diuréticos poupadores de potássio de qualquer tipo podem ser utilizados nesse contexto para atenuar a resposta secretora do K^+.

Foi também constatado que a eplerenona em doses baixas (25 a 50 mg/dia) pode interferir em alguns dos efeitos fibróticos e inflamatórios da aldosterona. Ao fazê-lo, a eplerenona pode retardar a progressão da albuminúria nos pacientes diabéticos. É notável assinalar que a eplerenona diminui os defeitos de perfusão miocárdica após infarto do miocárdio. Em um estudo clínico, a eplerenona reduziu a taxa de mortalidade em 15% (em comparação com o placebo) em pacientes com insuficiência cardíaca leve a moderada após infarto do miocárdio.

A síndrome de Liddle é um distúrbio autossômico dominante raro, que resulta em ativação dos canais de sódio nos ductos coletores corticais, causando aumento da reabsorção de sódio e da secreção de potássio pelos rins. Foi constatado o benefício da amilorida nessa condição, enquanto a espironolactona carece de eficácia. A amilorida também se mostra útil no tratamento do diabetes insípido nefrogênico, embora tenha sido apenas estudada em pacientes com diabetes insípido induzido por lítio.

Toxicidade

A. Hipercalemia

Ao contrário da maioria dos outros diuréticos, os diuréticos poupadores de K^+ reduzem a excreção urinária de K^+ (ver Tabela 15-2) e podem causar hipercalemia leve, moderada ou até mesmo potencialmente fatal. O risco dessa complicação é acentuadamente aumentado pela presença de doença renal (em que a excreção máxima de K^+ pode estar reduzida) ou pelo uso de outros fármacos que reduzem ou inibem a atividade da renina (betabloqueadores, AINEs, alisquireno) ou da angiotensina II (IECAs, inibidores do receptor de angiotensina). Como a maioria dos outros fármacos diuréticos leva à perda de K^+, a hipercalemia é mais comum quando são utilizados diuréticos poupadores de K^+ como único fármaco diurético, particularmente em pacientes com insuficiência renal. Com o uso de associações de doses fixas de diuréticos poupadores de K^+ e tiazídicos, observa-se uma melhora da hipocalemia induzida pelos tiazídicos e da alcalose metabólica. Entretanto, devido a variações na biodisponibilidade dos componentes das formas com doses fixas, as reações adversas associadas aos tiazídicos frequentemente predominam. Por esse motivo, é preferível ajustar as doses dos dois fármacos separadamente.

O Randomized Aldactone Evaluation Study (RALES), publicado em 1999, mostrou que pacientes com insuficiência cardíaca sistólica grave podem se beneficiar do acréscimo da espironolactona à terapia com IECAs. Subsequentemente, uma grande análise demonstrou que, após a publicação do RALES, as taxas de uso de espironolactona, as internações por hipercalemia e a taxa de mortalidade de pacientes hospitalizados para hipercalemia aumentaram nos anos seguintes. Por conseguinte, a espironolactona não deve ser utilizada ou deve ser administrada com extrema cautela e rigoroso monitoramento dos pacientes com insuficiência renal significativa.

B. Acidose metabólica hiperclorêmica

Ao inibir a secreção de H^+ paralelamente à secreção de K^+, os diuréticos poupadores de K^+ podem causar acidose semelhante àquela observada na acidose tubular renal tipo IV.

C. Ginecomastia

Os esteroides sintéticos podem causar anormalidades endócrinas por meio de suas ações sobre outros receptores de esteroides. Foi relatada a ocorrência de ginecomastia, impotência e hiperplasia prostática benigna (muito raramente) com o uso da espironolactona. Esses efeitos não foram observados com a eplerenona, presumivelmente pelo fato de que esse fármaco é muito mais seletivo do que a espironolactona para o receptor de mineralocorticoides e praticamente inativo nos receptores de androgênios ou de progesterona.

D. Insuficiência renal aguda

Foi relatado que a associação de trianatereno com indometacina provoca insuficiência renal aguda. O problema não foi observado com outros diuréticos poupadores de K^+.

E. Cálculos renais

O triantereno é apenas levemente solúvel e pode precipitar na urina, causando a formação de cálculos renais.

Contraindicações

Os fármacos poupadores de potássio podem causar hipercalemia grave e até mesmo fatal em pacientes suscetíveis. Pacientes com insuficiência renal crônica são particularmente vulneráveis e raramente devem ser tratados com esses diuréticos. A administração oral com K^+ deve ser interrompida se forem administrados diuréticos poupadores de K^+. O uso concomitante de outros fármacos que atenuam o sistema renina-angiotensina (betabloqueadores, IECAs, bloqueadores do receptor de angiotensina) aumenta a probabilidade de hipercalemia. Os pacientes com doença hepática podem apresentar comprometimento do metabolismo do triantereno e da espironolactona; por essa razão, é preciso ajustar cuidadosamente a dose. Os inibidores potentes de CYP3A4 (p. ex., eritromicina, fluconazol, diltiazem e suco de toranja [*grapefruit*]) podem aumentar acentuadamente a concentração sanguínea de eplerenona, mas não a de espironolactona.

FÁRMACOS QUE ALTERAM A EXCREÇÃO DE ÁGUA (AQUARÉTICOS)

DIURÉTICOS OSMÓTICOS

O túbulo proximal e o ramo descendente da alça de Henle são livremente permeáveis à água (ver Tabela 15-1). Qualquer agente osmoticamente ativo que é filtrado pelo glomérulo, mas não reabsorvido, provoca retenção de água nesses segmentos e promove uma diurese hídrica. Esses fármacos podem ser usados para reduzir a pressão intracraniana e para promover a remoção imediata de toxinas renais. O protótipo dos diuréticos osmóticos é o **manitol**. A glicose não é usada clinicamente como diurético, mas, com frequência, produz diurese osmótica (glicosúria) em pacientes com hiperglicemia.

Farmacocinética

O manitol é pouco absorvido pelo trato GI e, quando administrado por via oral, provoca mais diarreia osmótica do que diurese. Para obter um efeito sistêmico, o manitol precisa ser administrado por via intravenosa. O manitol não é metabolizado e é excretado por filtração glomerular em 30 a 60 minutos, sem qualquer reabsorção ou secreção tubular significativa. Deve ser usado com cautela em pacientes com insuficiência renal, até mesmo quando leve (ver adiante).

Farmacodinâmica

Os diuréticos osmóticos exercem seu principal efeito no túbulo proximal e no ramo descendente na alça de Henle. Por meio de seus efeitos osmóticos, opõem-se também à ação do ADH no túbulo coletor. A presença de um soluto não reabsorvível, como o manitol, impede a reabsorção normal de água ao interpor uma força osmótica contrária. Em consequência, ocorre aumento do volume urinário. O aumento do fluxo de urina diminui o tempo de contato entre o líquido e o epitélio tubular, reduzindo, assim, a absorção de Na^+, bem como a da água. A natriurese resultante é de menor magnitude do que a diurese hídrica, levando, finalmente, à hipernatremia.

Indicações clínicas e posologia

Redução da pressão intracraniana e intraocular

Os diuréticos osmóticos alteram as forças de Starling, de modo que a água abandone as células, com redução do volume intracelular. Esse efeito é utilizado para reduzir a pressão intracraniana em condições neurológicas, bem como para reduzir a pressão intraocular antes de procedimentos oftalmológicos. Administra-se uma dose de 1 a 2 g/kg de manitol por via intravenosa. A pressão intracraniana, que precisa ser monitorada, deve cair em 60 a 90 minutos. Algumas vezes, a rápida redução da osmolalidade sérica no início da diálise (com a remoção das toxinas urêmicas) resulta em sintomas. Muitos nefrologistas também utilizam o manitol para prevenir reações adversas quando iniciam a diálise no paciente. As evidências quanto à sua eficácia nessa situação são limitadas.

Toxicidade

A. Expansão do volume extracelular

O manitol distribui-se rapidamente no compartimento extracelular e retira água das células. Antes da diurese, essa ação leva à expansão do volume de líquido extracelular e ao desenvolvimento de hiponatremia. Esse efeito pode complicar a insuficiência cardíaca e produzir edema pulmonar franco. É comum observar a ocorrência de cefaleia, náuseas e vômitos em pacientes tratados com diuréticos osmóticos.

B. Desidratação, hipercalemia e hipernatremia

O uso excessivo de manitol sem reposição hídrica adequada pode, em última análise, levar à desidratação grave, à perda de água livre e à hipernatremia. À medida que a água é retirada das células, a concentração intracelular de K^+ aumenta, resultando em perdas celulares e hipercalemia. Essas complicações podem ser evitadas por meio de uma cuidadosa atenção para a composição iônica do soro e o equilíbrio hídrico.

C. Hiponatremia

Quando usado em pacientes com grave comprometimento renal, o manitol administrado por via parenteral não pode ser excretado e é retido no sangue. Isso provoca a extração osmótica de água das células, levando à hiponatremia sem diminuição da osmolalidade sérica.

D. Insuficiência renal aguda

A insuficiência renal aguda tem sido bem descrita com o uso de manitol. Acredita-se que o efeito seja mediado pelo aumento da osmolalidade. A incidência de lesão renal aguda com o uso de manitol foi estimada em 6 a 7% dos pacientes que recebem o medicamento.

AGONISTAS DO HORMÔNIO ANTIDIURÉTICO (ADH, VASOPRESSINA)

A **vasopressina** e a **desmopressina** são utilizadas no tratamento do diabetes insípido central. Esses fármacos são discutidos no Capítulo 37. Sua ação renal parece ser mediada principalmente por meio dos receptores V_2 de ADH, embora os receptores V_{1a} também possam estar envolvidos.

ANTAGONISTAS DO HORMÔNIO ANTIDIURÉTICO

Diversas condições clínicas, incluindo insuficiência cardíaca congestiva (ICC) e a síndrome da secreção inapropriada de ADH (SIADH), causam retenção de água em consequência da secreção excessiva de ADH. Pacientes com ICC em uso de diuréticos frequentemente desenvolvem hioponatremia secundária à secreção excessiva de ADH.

Até recentemente, dois fármacos não seletivos, o lítio (ver Capítulo 29) e a demeclociclina (um fármaco antimicrobiano das tetraciclinas, discutido no Capítulo 44; não disponível no Brasil), eram utilizados pela sua interferência bem conhecida na atividade do ADH. O mecanismo envolvido nessa interferência não foi totalmente estabelecido para esses dois fármacos. A demeclociclina é utilizada com mais frequência do que o lítio, em virtude das numerosas reações adversas da administração de lítio. Entretanto, a demeclociclina hoje está sendo rapidamente substituída por vários antagonistas específicos dos receptores de ADH (**vaptanas**), que têm produzido desfechos clínicos alentadores.

Existem três receptores de vasopressina conhecidos, V_{1a}, V_{1b} e V_2. Os receptores V_1 são expressos na rede vascular e no SNC, ao passo que os receptores V_2 estão expressos especificamente nos rins. A **conivaptana** (atualmente disponível apenas para uso intravenoso; não disponível no Brasil) exibe atividade contra os receptores V_{1a} e V_2 (ver adiante). Os fármacos orais **tolvaptana**, lixivaptana, mozavaptana e satavaptana são seletivamente ativos contra o receptor V_2. A lixivaptana ainda está em fase de investigação e recebeu o *status* de fármaco-órfão para o tratamento da doença renal policística; a mozavaptana (não disponível no Brasil) foi aprovada para uso no Japão desde 2006; e a satavaptana foi abandonada para desenvolvimento subsequente em 2009. A tolvaptana, que está aprovada pela Food and Drug Administration (FDA) (não disponível no Brasil), é muito efetiva no tratamento da hiponatremia e como adjuvante na terapia diurética convencional em pacientes com ICC.

Farmacocinética

As meias-vidas da conivaptana e da demeclociclina são de 5 a 10 horas, enquanto a meia-vida da tolvaptana é de 12 a 24 horas.

Farmacodinâmica

Os antagonistas do ADH inibem seus efeitos no túbulo coletor. A conivaptana e a tolvaptana são antagonistas diretos dos receptores de ADH, enquanto tanto o lítio quanto a demeclociclina reduzem o AMPc induzido pelo ADH por mecanismos desconhecidos.

Aplicações clínicas e posologia

A. Síndrome da secreção inapropriada de hormônio antidiurético

Os antagonistas do ADH são utilizados no tratamento da SIADH, quando a restrição hídrica não consegue corrigir a anormalidade. Isso ocorre geralmente no contexto ambulatorial, em que não se pode forçar a restrição de água, mas também pode ocorrer no hospital, quando são necessárias grandes quantidades de líquido intravenoso para outros propósitos. A demeclociclina (600-1.200 mg/dia) ou a tolvaptana (15-60 mg/dia) podem ser utilizadas para a SIADH. Em certas situações, pode-se indicar o início do tratamento com doses mais baixas de tolvaptana. As concentrações plasmáticas adequadas de demeclociclina (2 mcg/mL) devem ser mantidas por meio de monitoramento, porém as concentrações de tolvaptana não são rotineiramente monitorados. A conivaptana, diferentemente da demeclociclina ou da tolvaptana, é administrada por via intravenosa e não é adequada para uso crônico em pacientes ambulatoriais.

B. Outras causas de elevação do hormônio antidiurético

O ADH também está elevado em resposta a uma diminuição do volume sanguíneo circulante efetivo, como ocorre frequentemente na insuficiência cardíaca. Devido às concentrações elevadas de ADH, pode ocorrer hiponatremia. À semelhança do tratamento da SIADH, a restrição hídrica constitui, com frequência, o tratamento de escolha. Em pacientes com insuficiência cardíaca, essa abordagem muitas vezes não é bem-sucedida, em razão do aumento da sede e à grande quantidade de fármacos orais usados. Para pacientes com insuficiência cardíaca, a conivaptana por via intravenosa pode ser bastante útil, visto que foi constatado que o bloqueio dos receptores V_{1a} por esse fármaco leva à diminuição da resistência vascular periférica e ao aumento do débito cardíaco. Recentemente, a tolvaptana foi estudada como adjuvante para a terapia diurética em pacientes com insuficiência cardíaca. Os resultados desses estudos indicam que o tratamento com tolvaptana tem como consequências o aumento da concentração sérica de sódio, o aumento do débito urinário, a diminuição do peso corporal e nenhuma alteração nas concentrações séricas de creatinina.

C. Doença renal policística autossômica dominante

Acredita-se que o desenvolvimento de cistos na doença renal policística seja mediado pelo AMPc. A vasopressina é um importante estímulo para a produção de AMPc no rim. Foi aventada a hipótese de que a inibição dos receptores V_2 nos rins poderia retardar a progressão da doença renal policística. Em um ensaio clínico prospectivo multicêntrico de grande porte, a tolvaptana foi capaz de reduzir o aumento de tamanho dos rins e retardar a progressão da insuficiência renal durante um período de acompanhamento de 3 anos. Todavia, nesse ensaio clínico, o grupo tratado com tolvaptana apresentou uma incidência de 9% de resultados anormais nas provas de função hepática, em comparação com 2% no grupo-placebo. Esses resultados levaram à interrupção do fármaco em alguns pacientes. Entretanto, as doses de tolvaptana utilizadas nesse ensaio clínico foram significativamente mais altas do que as doses administradas no tratamento da hiponatremia.

Toxicidade

A. Diabetes insípido nefrogênico

Se a concentração sérica de Na^+ não for monitorado de forma rigorosa, qualquer antagonista do ADH pode causar hipernatremia grave e diabetes insípido nefrogênico. Se o lítio estiver sendo utilizado para algum transtorno psiquiátrico, o diabetes insípido nefrogênico pode ser tratado com um diurético tiazídico ou com amilorida (ver "Diabetes insípido", adiante). Houve pelo menos um relato de uso de hidroclorotiazida com sucesso no tratamento da poliúria em pacientes tratados com tolvaptana para doença renal policística.

B. Insuficiência renal

Foi relatado que tanto o lítio quanto a demeclociclina provocam insuficiência renal aguda. A terapia com lítio em longo prazo também pode causar nefrite intersticial crônica.

C. Outros

O ressecamento da boca e a sede são comuns com muitos desses fármacos. A tolvaptana pode causar hipotensão. Foram observadas múltiplas reações adversas associadas à terapia com lítio, que são discutidas no Capítulo 29. Deve-se evitar a demeclociclina em pacientes com doença hepática (ver Capítulo 44) e em crianças com menos de 12 anos de idade. A tolvaptana também pode causar elevação das provas de função hepática e estar relativamente contraindicada para pacientes com hepatite ativa. Todavia, a tolvaptana foi usada com sucesso no tratamento da sobrecarga de volume, com menos necessidade de diuréticos orais na cirrose.

UREARÉTICOS

A concentração de urina na medula depende, em grande parte, do movimento da ureia nos rins. Foram descritas duas famílias de transportadores da ureia. O UT-A está presente nas células dos ductos coletores medulares internos e no ramo descendente delgado da alça de Henle. O UT-B está presente nos vasos retos descendentes e em vários tecidos extrarrenais. Foram desenvolvidos inibidores do UT-A e do UT-B (p. ex., **PU-14**), que atualmente estão em estudos de fase pré-clínica. Esses agentes são aquaréticos que aumentam a excreção de ureia e de água, mas não a de sódio. Os inibidores do transporte de ureia demonstraram atenuar o aumento da osmolalidade urinária observada após a administração de desmopressina. Esses fármacos podem demonstrar ter utilidade em estados edematosos e até mesmo na SIADH; entretanto, o seu papel clínico potencial, em comparação com o das vaptanas, ainda precisa ser estabelecido.

ASSOCIAÇÕES DE DIURÉTICOS

DIURÉTICOS DE ALÇA E TIAZÍDICOS

Alguns pacientes mostram-se refratários às doses habituais dos diuréticos de alça ou tornam-se refratários depois de uma resposta inicial. Como esses fármacos apresentam meia-vida curta (2 a 6 horas), a refratariedade pode decorrer de um intervalo excessivo entre as doses. A retenção renal de Na^+ pode aumentar muito durante o período em que o fármaco não é mais ativo. Esperava-se que a infusão contínua de diuréticos de alça pudesse ser útil no tratamento de pacientes com insuficiência cardíaca e resistência aos diuréticos, porém um estudo de alta qualidade não demonstrou qualquer benefício da infusão contínua de diuréticos de alça, em comparação com doses em bólus.

Entretanto, uma vez reduzido o intervalo entre as doses de diuréticos de alça ou após o aumento máximo da dose, o uso de dois fármacos que atuam em diferentes locais do néfron podem apresentar um notável sinergismo. Os diuréticos de alça e os tiazídicos em associação produzem diurese com frequência, quando nenhum dos fármacos isoladamente mostra-se efetivo, mesmo que em grau mínimo. Existem várias razões para esse fenômeno.

Em primeiro lugar, a reabsorção de sal no ramo ascendente espesso (RAE) ou no TCD pode aumentar quando o outro é bloqueado. Por conseguinte, a inibição de ambos pode produzir mais do que uma resposta diurética aditiva. Em segundo lugar, os diuréticos tiazídicos com frequência provocam natriurese leve no túbulo proximal, que é geralmente mascarada pela reabsorção aumentada no RAE. Por conseguinte, a associação de diuréticos de alça e tiazídicos pode bloquear, em certo grau, a reabsorção de Na^+ a partir de todos esses segmentos.

A metolazona (não disponível no Brasil) é um fármaco semelhante aos tiazídicos, em geral usada em pacientes refratários aos diuréticos de alça isoladamente; entretanto, é provável que outros tiazídicos tenham a mesma eficácia em doses equipotentes. Além disso, a metolazona só está disponível em uma preparação oral, enquanto a clorotiazida pode ser administrada por via parenteral.

A associação de diuréticos de alça e tiazídicos pode mobilizar grandes quantidades de líquido, mesmo em pacientes que não responderam a fármacos administrados isoladamente. Por conseguinte, é essencial proceder a uma rigorosa monitoração hemodinâmica. Não se recomenda o uso ambulatorial de rotina, embora possa ser possível com extrema cautela e acompanhamento rigoroso. Além disso, a perda de K^+ é muito comum e pode exigir a administração parenteral de K^+, com cuidadosa monitoração do estado hidreletrolítico. O primeiro estudo controlado randomizado e em grande escala de associação de diuréticos de alça e tiazídicos em pacientes com insuficiência cardíaca está atualmente em andamento com o ensaio clínico CLOROTIC (*Combination of Loop with Thiazide-type Diuretics in Patients with Decompensated Heart Failure*). A experiência clínica sugere que, em pacientes ambulatoriais, as reações adversas dos tiazídicos como terapia aditiva para diuréticos de alça podem ser reduzidas por meio de terapia em baixa dose ocasional. A terapia diurética aditiva com metolazona é iniciada em uma dose semanal de 2,5 mg e titulada lentamente, quando necessário, com monitoramento rigoroso da pressão arterial e da concentração sérica de potássio do paciente.

DIURÉTICOS POUPADORES DE POTÁSSIO E DIURÉTICOS DO TÚBULO PROXIMAL, DIURÉTICOS DE ALÇA OU TIAZÍDICOS

Com frequência, verifica-se o desenvolvimento de hipocalemia em pacientes em uso de inibidores da anidrase carbônica, diuréticos de alça ou tiazídicos. Esse problema geralmente pode ser solucionado com uma restrição nutricional de NaCl ou com o uso de suplementos nutricionais de KCl. Quando a hipocalemia não pode ser tratada dessa maneira, a adição de um diurético poupador de K^+ pode reduzir significativamente a excreção de K^+. Embora essa abordagem seja, em geral, segura, ela deve ser evitada ou utilizada com cautela em pacientes com insuficiência renal, bem como naqueles que usam antagonistas da angiotensina, como IECAs, nos quais pode ocorrer desenvolvimento de hipercalemia potencialmente fatal em resposta aos diuréticos poupadores de K^+.

FARMACOLOGIA CLÍNICA DOS DIURÉTICOS

A Tabela 15-2 fornece um resumo dos efeitos dos diuréticos sobre a excreção urinária de eletrólitos.

ESTADOS EDEMATOSOS

Uma razão comum para a administração de diuréticos consiste em reduzir o edema periférico ou pulmonar que se acumulou em consequência de doenças cardíacas, renais ou vasculares que reduzem o fluxo sanguíneo para os rins. Essa redução é percebida como um volume sanguíneo arterial efetivo insuficiente e leva à retenção de sal e de água, o que expande o volume sanguíneo e, por fim, leva à formação de edema. O uso criterioso de diuréticos pode mobilizar esse edema intersticial, sem reduzir o volume plasmático de modo significativo. Entretanto, a terapia diurética excessivamente rápida pode comprometer o volume arterial efetivo e reduzir a perfusão dos órgãos vitais. Por conseguinte, o uso de diuréticos para a mobilização do edema exige uma cuidadosa monitoração do estado hemodinâmico do paciente, bem como um conhecimento da fisiopatologia da doença subjacente.

INSUFICIÊNCIA CARDÍACA

Quando o débito cardíaco encontra-se diminuído em consequência de insuficiência cardíaca, as alterações resultantes na pressão arterial e no fluxo sanguíneo para os rins são percebidas como hipovolemia e levam à retenção renal de sal e de água. Essa resposta fisiológica aumenta, inicialmente, o volume intravascular e o retorno venoso ao coração, podendo restaurar, em parte, o débito cardíaco para o seu valor normal (ver Capítulo 13).

Quando a doença subjacente provoca deterioração do débito cardíaco, a despeito da expansão do volume plasmático, os rins continuam retendo sal e água que, a seguir, extravasam da rede vascular, transformando-se em edema intersticial ou pulmonar. Nesse estágio, o uso de diuréticos torna-se necessário para reduzir o acúmulo de edema, particularmente nos pulmões. A redução da congestão vascular pulmonar com diuréticos pode, na verdade, melhorar a oxigenação e, portanto, a função miocárdica. A redução da pré-carga pode diminuir o tamanho do coração, possibilitando o seu trabalho com um comprimento mais eficiente das fibras. Em geral, o edema associado à insuficiência cardíaca é tratado com diuréticos de alça. Em alguns casos, a retenção de sal e de água pode tornar-se grave a ponto de exigir uma associação de tiazídicos e diuréticos de alça.

No tratamento de um paciente com insuficiência cardíaca em uso de diurético, é preciso sempre lembrar que o débito cardíaco nesses pacientes é mantido, em parte, por altas pressões de enchimento. Por conseguinte, o uso excessivo de diurético pode diminuir o retorno venoso e, assim, comprometer o débito cardíaco. Essa questão é particularmente importante na insuficiência cardíaca ventricular direita. Esse distúrbio caracteriza-se essencialmente por congestão vascular sistêmica, em vez de pulmonar. A contração de volume induzida pelos diuréticos reduz o retorno venoso de modo previsível e pode comprometer gravemente o débito cardíaco caso a pressão de enchimento ventricular esquerda sofra uma redução abaixo de 15 mmHg (ver Capítulo 13). A redução do débito cardíaco, em consequência de disfunção ventricular esquerda ou direita, também leva finalmente à disfunção renal, devido à redução das pressões de perfusão.

A alcalose metabólica induzida por diuréticos, exacerbada pela hipocalemia, constitui outro a reação adversa passível de comprometer ainda mais a função cardíaca. Essa complicação pode ser tratada com reposição de K^+ e restauração do volume intravascular com soro fisiológico; entretanto, a presença de insuficiência cardíaca grave pode impedir o uso de soro fisiológico, até mesmo em pacientes que receberam terapia diurética em excesso. Nesses casos, o uso adjuvante de acetazolamida ajuda a corrigir a alcalose.

A hipocalemia constitui outro efeito tóxico grave do uso de diuréticos no paciente cardíaco. Ela pode exacerbar arritmias cardíacas subjacentes e contribuir para a toxicidade digitálica. Esse problema pode ser evitado pela redução da ingestão de Na^+ do paciente durante o tratamento com diuréticos, diminuindo, assim, o aporte de Na^+ ao túbulo coletor secretor de K^+. Os pacientes que não adotam uma dieta com baixo teor de Na^+ precisam tomar suplementos orais de KCl ou um diurético poupador de K^+.

Recentemente, houve interesse no uso das vaptanas em pacientes com insuficiência cardíaca, não apenas para tratar a hiponatremia, mas também para o tratamento da sobrecarga de volume. A disfunção eletrolítica é menos provável com o uso de uma associação de diuréticos e vaptanas, em comparação com doses mais altas dos diuréticos isoladamente.

DOENÇA RENAL E INSUFICIÊNCIA RENAL

Diversas doenças interferem no papel fundamental dos rins na homeostase do volume. Embora algumas doenças renais produzam perda de sal, a maioria causa retenção de sal e de água. Quando a insuficiência renal é grave (TFG < 5 mL/min), os diuréticos têm pouco benefício, visto que a filtração glomerular não é suficiente para gerar ou manter uma resposta natriurética. Entretanto, um grande número de pacientes e até mesmo pacientes submetidos à diálise, com graus mais leves de insuficiência renal grave (TFG de 5 a 15 mL/min), podem ser tratados com diuréticos com algum sucesso. Há evidências de baixa qualidade de que a administração continuada de diuréticos a pacientes com doença renal terminal resulta em redução da hospitalização, menor incidência de hipotensão intradialítica e menos ganho de peso entre as sessões de diálise.

Continua havendo interesse em saber se a terapia diurética pode alterar a gravidade ou o desfecho da insuficiência renal aguda. Isso decorre porque as formas "não oligúricas" de insuficiência renal aguda apresentam um melhor desfecho do que a insuficiência renal "oligúrica" (débito urinário < 400 a 500 mL/24 h). Quase todos os estudos realizados para abordar essa questão mostraram que a terapia diurética ajuda no controle de líquidos em curto prazo em alguns desses pacientes com insuficiência renal aguda, embora não tenha nenhum impacto sobre os resultados em longo prazo.

Muitas doenças glomerulares, como aquelas associadas ao diabetes melito ou ao lúpus eritematoso sistêmico, apresentam retenção de sal e de água pelos rins. A causa dessa retenção de sódio não é conhecida com precisão, mas envolve, provavelmente, um distúrbio da regulação da microcirculação renal e da função tubular por meio da liberação de vasoconstritores, prostaglandinas, citocinas e outros mediadores. Quando se verifica o desenvolvimento de edema ou de hipertensão nesses pacientes, a terapia diurética pode ser efetiva.

Certas formas de doença renal, sobretudo a nefropatia diabética, estão, com frequência, associadas ao desenvolvimento de hipercalemia em um estágio relativamente inicial da insuficiência renal. Isso se deve frequentemente à acidose tubular renal tipo IV. Nesses casos, a administração de um tiazídico ou de um diurético de alça irá aumentar a excreção de K^+ ao produzir um aumento no aporte de sal ao túbulo coletor secretor de K^+.

Os pacientes com doenças renais que levam à síndrome nefrótica com frequência apresentam problemas complexos no controle do volume. Esses pacientes podem exibir retenção de líquido na forma de ascite ou edema, porém apresentam diminuição no volume plasmático devido a uma redução da pressão oncótica do plasma. Essa situação é observada, com muita frequência, em pacientes com nefropatia por "lesões mínimas". Nesses pacientes, o uso de diuréticos pode causar uma redução ainda mais acentuada do volume plasmático, podendo comprometer a TFG e resultar em hipotensão ortostática. As outras causas de síndrome nefrótica estão associadas, em sua maioria, a uma retenção primária de sal e de água pelos rins, resultando em expansão do volume plasmático e hipertensão, a despeito da pressão oncótica plasmática baixa. Nesses casos, a terapia diurética pode ser benéfica ao controlar o componente da hipertensão que depende do volume.

Ao escolher um diurético para o paciente com doença renal, existem limitações importantes. Em geral, deve-se evitar a acetazolamida, visto que ela provoca excreção de $NaHCO_3$ e pode exacerbar a acidose. Os diuréticos poupadores de potássio podem causar hipercalemia. Acredita-se que os diuréticos tiazídicos sejam ineficazes quando a TFG cai abaixo de 30 mL/min, embora a TFG exata em que esses fármacos não se mostram mais benéficos ainda seja um assunto controverso. Além disso, foi constatado que os tiazídicos podem ser utilizados para reduzir, de modo significativo, a dose de diuréticos de alça necessária para promover a diurese em pacientes com TFG de 5 a 15 mL/min. Por conseguinte, os diuréticos de alça em altas doses (até 500 mg/dia de furosemida) ou uma associação de metolazona (5-10 mg/dia) com furosemida (40-80 mg/dia) podem ser úteis no tratamento da sobrecarga de volume em pacientes submetidos à diálise ou em pré-diálise. Por fim, embora o uso excessivo de diuréticos possa comprometer a função renal em todos os pacientes, as consequências obviamente são mais graves em pacientes com doença renal subjacente.

CIRROSE HEPÁTICA

A doença hepática está com frequência associada a edema e ascite, juntamente com elevação da pressão hidrostática porta e redução da pressão oncótica plasmática. Os mecanismos para a retenção de Na^+ pelos rins nesse contexto incluem diminuição da perfusão renal (em decorrência de alterações vasculares sistêmicas), diminuição do volume plasmático (devido à formação de ascite) e redução da pressão oncótica (hipoalbuminemia). Além disso, pode haver retenção primária de Na^+, devido às concentrações plasmáticas elevadas de aldosterona.

Quando a ascite e o edema tornam-se graves, a terapia diurética pode ser de grande utilidade. Entretanto, os pacientes cirróticos com frequência mostram-se resistentes aos diuréticos de alça, devido à secreção diminuída do fármaco no líquido tubular e devido às concentrações elevadas de aldosterona. Em contrapartida, o edema cirrótico é incomumente responsivo à espironolactona e à eplerenona. A associação de diuréticos de alça e de um antagonista dos receptores de aldosterona pode ser útil em alguns pacientes.

Entretanto, é necessária muita cautela no uso de antagonistas da aldosterona em pacientes cirróticos com insuficiência renal até mesmo leve, devido ao potencial de causar hipercalemia grave.

É importante assinalar que, ainda mais do que na insuficiência cardíaca, o uso agressivo de diuréticos nessa situação pode ser desastroso. A terapia diurética vigorosa pode causar acentuada depleção do volume intravascular, hipocalemia e alcalose metabólica. A síndrome hepatorrenal e a encefalopatia hepática constituem as consequências lamentáveis do uso excessivo de diuréticos no paciente cirrótico. As vaptanas estão relativamente contraindicadas para pacientes com doença hepática, visto que, em um estudo da tolvaptana no tratamento de pacientes com doença renal policística autossômica dominante, foi constatado um aumento das aminotransferases em alguns pacientes tratados com altas doses de tolvaptana. Entretanto, a tolvaptana em baixas doses pode demonstrar ser útil no tratamento de alguns pacientes com cirrose (aqueles que não apresentam lesão hepática em curso) que apresentam hiponatremia ou sobrecarga hídrica.

EDEMA IDIOPÁTICO

O edema idiopático (retenção flutuante de sal e edema) é uma síndrome encontrada mais frequentemente em mulheres de 20 a 30 anos. Apesar dos estudos intensivos, a fisiopatologia permanece obscura. Alguns estudos sugerem que o uso intermitente e sub-reptício de diuréticos pode, na realidade, contribuir para a síndrome, e essa hipótese deve ser excluída antes de se considerar uma terapia adicional. Embora a espironolactona tenha sido usada no tratamento do edema idiopático, ele provavelmente deve ser controlado apenas com restrição de sal, se possível. São também utilizadas meias de compressão, porém o seu benefício parece ser variável.

ESTADOS NÃO EDEMATOSOS

HIPERTENSÃO

A ação diurética e a ação vasodilatadora leve dos tiazídicos são úteis no tratamento de praticamente todos os pacientes com hipertensão essencial, podendo ser suficiente em muitos deles (ver também Capítulo 11). Embora a hidroclorotiazida seja o diurético mais largamente utilizado no tratamento da hipertensão, a clortalidona pode ser mais efetiva em virtude de sua meia-vida mais longa. Em geral, os diuréticos de alça são reservados para pacientes com insuficiência renal leve (TFG < 30 a 40 mL/min) ou insuficiência cardíaca. Foi constatado que a restrição moderada na ingestão nutricional de Na^+ (60-100 mEq/dia) potencializa os efeitos dos diuréticos na hipertensão essencial e diminui a perda renal de K^+. Pode-se acrescentar um diurético poupador de K^+ para reduzir a perda de K^+.

Tem havido controvérsia quanto ao uso dos tiazídicos como terapia inicial no tratamento da hipertensão. Sua eficácia modesta limita algumas vezes o seu uso como monoterapia. Entretanto, em um estudo de grande porte com mais de 30 mil participantes, foi constatado que os diuréticos de baixo custo, como os tiazídicos, produzem resultados que se assemelham ou são superiores aos obtidos por meio de terapia com IECAs ou com bloqueadores dos canais de cálcio, reforçando a importância da terapia com tiazídicos na hipertensão.

Embora sejam frequentemente bem-sucedidos como monoterapia, os diuréticos também desempenham uma importante função em pacientes que necessitam de múltiplos fármacos para o controle da pressão arterial. Os diuréticos potencializam a eficácia de muitos fármacos, sobretudo IECAs. Os pacientes tratados com vasodilatadores poderosos, como a hidralazina ou o minoxidil, geralmente necessitam da administração simultânea de diuréticos, visto que os vasodilatadores causam retenção significativa de sal e de água. Há também evidências crescentes mostrando que a espironolactona pode constituir o fármaco isolado mais efetivo no tratamento de hipertensão resistente a fármacos, e esse efeito pode se aplicar aos pacientes submetidos à diálise.

NEFROLITÍASE

Cerca de dois terços dos cálculos renais contêm fosfato ou oxalato de Ca^{2+}. Apesar de existirem várias condições clínicas (hiperparatireoidismo, hipervitaminose D, sarcoidose, neoplasias malignas, etc.) que causam hipercalciúria, muitos pacientes que formam esses cálculos apresentam um defeito na reabsorção tubular proximal de Ca^{2+}. Esse problema pode ser tratado com diuréticos tiazídicos, que aumentam a reabsorção de Ca^{2+} no TCD, reduzindo, assim, a concentração urinária de Ca^{2+}. A ingestão de líquido deve ser aumentada, porém a de sal precisa ser reduzida, visto que o excesso de NaCl na dieta sobrepuja o efeito hipocalciúrico dos tiazídicos. O Ca^{2+} dietético não deve ser restrito, visto que isso pode levar a um equilíbrio negativo do Ca^{2+} corporal total. Os cálculos de cálcio também podem ser causados por uma absorção intestinal aumentada de Ca^{2+} ou podem ser idiopáticos. Nessas situações, os tiazídicos também são efetivos, porém devem ser usados como terapia adjuvante em associação a outras medidas.

HIPERCALCEMIA

A hipercalcemia pode constituir uma emergência médica (ver Capítulo 42). Como os diuréticos de alça reduzem significativamente a reabsorção de Ca^{2+}, eles podem ser muito efetivos ao promover a diurese de Ca^{2+}. Entretanto, esses diuréticos, quando administrados de forma isolada, podem causar acentuada concentração do volume. Se esse problema ocorrer, os diuréticos de alça tornam-se ineficazes (e potencialmente contraproducentes), visto que a reabsorção de Ca^{2+} no túbulo proximal aumenta. Por conseguinte, deve-se administrar soro fisiológico junto com os diuréticos de alça para manter uma diurese efetiva de Ca^{2+}. A abordagem habitual consiste na infusão de soro fisiológico normal e furosemida (80-120 mg) por via intravenosa. Uma vez iniciada a diurese, a taxa de infusão de soro fisiológico pode ser igualada ao fluxo de urina para evitar a depleção de volume. Pode-se adicionar cloreto de potássio à infusão de soro fisiológico, se necessário.

DIABETES INSÍPIDO

O diabetes insípido decorre da produção deficiente de ADH (diabetes insípido neurogênico ou central) ou de uma responsividade inadequada ao ADH (diabetes insípido nefrogênico [DIN]). A administração de ADH suplementar ou de um de seus análogos só é efetiva no diabetes insípido central. Os diuréticos tiazídicos podem reduzir a poliúria e a polidipsia no diabetes insípido nefrogênico, que não responde à suplementação de ADH. O lítio, que é utilizado no transtorno bipolar, representa uma causa comum de DIN, e foi constatado que os diuréticos tiazídicos são úteis no seu tratamento. Esse efeito benéfico, aparentemente paradoxal dos tiazídicos, era considerado como mediado por uma redução do volume plasmático, com queda associada da TFG, resultando em aumento da reabsorção proximal de NaCl e água e aporte diminuído de líquido aos segmentos diluidores distais. Entretanto, no caso do DIN induzido pelo Li^+, sabe-se hoje que a HCTZ provoca aumento da osmolalidade na medula interna (papilas) e correção parcial da redução induzida pelo Li^+ na expressão da aquaporina 2. A HCTZ também leva a uma expressão aumentada dos transportadores de Na^+ nos segmentos TCD e túbulo coletor cortical do néfron. Por conseguinte, o volume máximo de urina diluída que pode ser produzido é significativamente reduzido pelos tiazídicos no DIN. A restrição dietética de sódio pode potencializar os efeitos benéficos dos tiazídicos sobre o volume de urina nesse contexto. As concentrações séricas de Li^+ precisam ser cuidadosamente monitorados nesses pacientes, visto que os diuréticos podem reduzir a depuração renal de Na^+ e elevar sua concentração plasmática até a faixa tóxica (ver Capítulo 29). A poliúria induzida pelo lítio também pode ser parcialmente revertida pela amilorida, que bloqueia a entrada de Li^+ nas células do ducto coletor, da mesma forma que bloqueia a entrada de Na^+. Conforme assinalado anteriormente, os diuréticos tiazídicos também são benéficos em outras formas de DIN. Ainda não foi esclarecido se isso ocorre por meio do mesmo mecanismo encontrado no DIN induzido pelo Li^+. A acetazolamida também mostrou eficácia no tratamento da poliúria no DIN com menos reações adversas.

PROTEÇÃO CARDÍACA E RENAL

Os antagonistas da aldosterona demonstraram ser cardioprotetores em pacientes com doença cardíaca. Além disso, podem exercer um benefício adicional na redução da albuminúria em pacientes com diabetes melito e microalbuminúria. Seu uso tem sido limitado em pacientes com disfunção renal, devido ao aumento no risco de induzir hipercalemia. A finerenona pode proporcionar uma proteção cardíaca e renal semelhante, com menor risco de hipercalemia. Conforme assinalado anteriormente, os inibidores do SGLT-2 também demonstraram ser cardioprotetores e renoprotetores.

RESUMO Fármacos diuréticos

Subclasse, fármaco	Mecanismo de ação	Efeitos	Aplicações clínicas	Farmacocinética, toxicidade, interações
INIBIDORES DA ANIDRASE CARBÔNICA				
• Acetazolamida, outros	A inibição da enzima impede a desidratação do H_2CO_3 e a hidratação do CO_2 no túbulo contorcido proximal (TCP)	Reduzem a reabsorção de HCO_3^-, causando diurese autolimitada • acidose metabólica hiperclorêmica • diminuem o pH corporal • reduzem a pressão intraocular	Glaucoma, doença das montanhas, edema com alcalose	Preparações orais e tópicas disponíveis • duração de ação de ~8-12 h • *Toxicidade:* acidose metabólica, cálculos renais, hiperamonemia em pacientes cirróticos
• *Brinzolamida, dorzolamida: tópicos para o glaucoma*				
INIBIDORES DO SGLT2				
• Canagliflozina	A inibição do cotransportador de sódio-glicose (SGLT2) no TCP resulta em diminuição da reabsorção de Na^+ e glicose	A inibição da reabsorção de glicose diminui a sua concentração sérica, e a redução da reabsorção de Na^+ causa diurese leve	Diabetes melito; aprovada para o tratamento da hiperglicemia, e não como diurético	Disponível por via oral; meia-vida de 10-12 h • não recomendada na doença renal ou hepática grave
• *Dapagliflozina, empagliflozina, etc.: semelhantes à canagliflozina*				
DIURÉTICOS DE ALÇA				
• Furosemida	Inibe o transportador de Na/K/2Cl no ramo ascendente da alça de Henle	Acentuado aumento da excreção de NaCl, alguma perda de K, alcalose metabólica hipocalêmica, excreção urinária aumentada de Ca e Mg	Edema pulmonar, edema periférico, insuficiência cardíaca, hipertensão, hipercalcemia aguda, superdosagem de ânions	Preparações orais e parenterais • duração de ação de 2-4 h • *Toxicidade:* ototoxicidade, hipovolemia, perda de K, hiperuricemia, hipomagnesemia
• *Bumetanida, torsemida: fármacos diuréticos de alça (sulfonamidas), semelhantes à furosemida*				
• *Ácido etacrínico: não é uma sulfonamida, porém possui atividade típica dos diuréticos de alça e alguma ação uricosúrica*				
TIAZÍDICOS				
• Hidroclorotiazida	Inibe o transportador de Na/Cl no túbulo contorcido distal	Aumento modesto na excreção de NaCl • alguma perda de K • alcalose metabólica hipocalêmica • excreção urinária diminuída de Ca	Hipertensão, insuficiência cardíaca leve, nefrolitíase, diabetes insípido nefrogênico	Oral • duração de 8-12 h • *Toxicidade:* alcalose metabólica hipocalêmica, hiperuricemia, hiperglicemia, hiponatremia
• *Metolazona: uso comum com diuréticos de alça para obter efeitos sinérgicos*				
• *Clorotiazida: único tiazídico disponível por via parenteral (IV)*				
• *Clortalidona: meia-vida longa (50-60 h) em virtude de sua ligação aos eritrócitos*				

(continua)

Subclasse, fármaco	Mecanismo de ação	Efeitos	Aplicações clínicas	Farmacocinética, toxicidade, interações
DIURÉTICOS POUPADORES DE POTÁSSIO				
• Espironolactona	Antagonista farmacológico da aldosterona nos túbulos coletores • antagonismo fraco dos receptores de androgênio	Reduz a retenção de Na e a perda de K nos rins • antagonismo pouco elucidado da aldosterona no coração e nos vasos	Aldosteronismo de qualquer etiologia • hipocalemia devido a outros diuréticos • após infarto do miocárdio	Início e término lentos dos efeitos • duração de 24-48 h • *Toxicidade:* hipercalemia, ginecomastia (espironolactona, mas não eplerenona) • interação aditiva com outros fármacos que causam retenção de K
• Amilorida	Bloqueia os canais epiteliais de sódio nos túbulos coletores	Reduz a retenção de Na e a perda de K • aumenta a depuração de lítio	Hipocalemia devido a outros diuréticos • reduz a poliúria induzida pelo lítio • síndrome de Liddle	Ativa por via oral • duração de 24 h • *Toxicidade:* acidose metabólica hipercalêmica
• *Eplerenona, finerenona, esaxerenona: à semelhança da espironolactona, são mais seletivas para o receptor de aldosterona*				
• *TrianTereno: mecanismo semelhante ao da amilorida, porém muito menos potente e mais tóxico*				
DIURÉTICOS OSMÓTICOS				
• Manitol	Efeito osmótico físico sobre a distribuição tecidual de água, devido à sua retenção no compartimento vascular	Aumento acentuado do fluxo urinário, redução do volume cerebral, diminuição da pressão intraocular, hiponatremia inicial e, em seguida, hipernatremia	Insuficiência renal devido a uma carga aumentada de solutos (rabdomiólise, quimioterapia), elevação da pressão intracraniana, glaucoma	Administração IV • *Toxicidade:* náusea, vômitos, cefaleia
ANTAGONISTAS DA VASOPRESSINA (ADH)				
• Conivaptana	Antagonista nos receptores V_{1a} e V_2 de ADH	Diminui a reabsorção de água, aumenta a concentração plasmática de Na, vasodilatação	Hiponatremia, insuficiência cardíaca congestiva	Apenas IV, geralmente contínua • *Toxicidade:* reações no local de infusão, sede, poliúria, hipernatremia
• Tolvaptana	Antagonista seletivo nos receptores V_2 de ADH	Diminui a reabsorção de água, aumenta a concentração plasmática de Na	Hiponatremia, SIADH	Oral • duração de 12-24 h • *Toxicidade:* poliúria (frequência), sede, hipernatremia

PREPARAÇÕES DISPONÍVEIS

NOMES GENÉRICOS
Acetazolamida
Ácido etacrínico*
Amilorida
Bendroflumetiazida
Brinzolamida (para condições oculares)
Bumetanida
Canagliflozina
Clorotiazida*
Clortalidona
Conivaptana*
Dapagliflozina
Demeclociclina*
Diclorfenamida*
Dorzolamida (para condições oculares)
Empagliflozina
Eplerenona
Ertugliflozina

NOMES GENÉRICOS
Espironolactona
Furosemida
Hidroclorotiazida
Hidroflumetiazida*
Indapamida
Ipragliflozina
Manitol
Metazolamida (para condições oculares)*
Meticlotiazida*
Metolazona*
Nesiritida
Politiazida*
Quinetazona*
Tolvaptana*
Torsemida*
Trianتereno*
Triclormetiazida**

*Não disponível no Brasil.
**No Brasil, disponível para uso veterinário.

REFERÊNCIAS

ALLHAT Officers and Coordinators for the ALLHAT Collaborative Research Group: Major outcomes in high-risk hypertensive patients randomized to angiotensin-converting enzyme inhibitor or calcium channel blocker vs diuretic: The Antihypertensive and Lipid-Lowering Treatment to Prevent Heart Attack Trial (ALLHAT). JAMA 2002;288:2981.

Bakris GL et al: Effect of finerenone on albuminuria in patients with diabetic nephropathy. JAMA 2015;314:884.

Berl T et al: Oral tolvaptan is safe and effective in chronic hyponatremia. J Am Soc Nephrol 2010;21:705.

Bokrantz T et al: Thiazide diuretics and fracture-risk among hypertensive patients. Results from the Swedish primary care cardiovascular database (SPCCD). J Hypertens 2015;33:e94.

Brater DC: Mechanism of action of diuretics. UpToDate, 2013. http://www.uptodate.com.

Brenner BM (editor): *Brenner & Rector's The Kidney*, 8th ed. Saunders, 2008.

Cefalu WT et al: Efficacy and safety of canagliflozin versus glimepiride in patients with type 2 diabetes inadequately controlled with metformin (CANTATA-SU): 52 week results from a randomized, double-blind, phase 3 non-inferiority trial. Lancet 2014;382:941.

Cooper BE: Diuresis in renal failure: Treat the patient, not the urine output. Crit Care Med 2009;37:761.

Ellison DH: Clinical pharmacology in diuretic use. Clin J Am Soc Nephrol 2019;14:1248.

Ernst ME, Moser M: Use of diuretics in patients with hypertension. N Engl J Med 2009;361:2153.

Ginés P, Schrier RW: Renal failure in cirrhosis. N Engl J Med 2009;361:1279.

Hao C-M, Breyer MD: Physiological regulation of prostaglandins in the kidney. Annu Rev Physiol 2008;70:357.

Hays RM: Vasopressin antagonists: Progress and promise. N Engl J Med 2006; 355:146.

Ito S et al: Efficacy and safety of esaxerenone (CS-3150) for the treatment of type 2 diabetes with microalbuminuria. Clin J Am Soc Nephrol 2019;14:1161.

Jansson PS et al: Recurrent hydrochlorothiazide-induced acute respiratory distress syndrome treated with extracorporeal membrane oxygenation. J Emerg Med 2018;55:836.

Juurlink DN et al: Rates of hyperkalemia after publication of the randomized aldactone evaluation study. N Engl J Med 2004;351:543.

Karg MV et al: SGLT-2-inhibition with dapagliflozin reduces tissue sodium content: a randomised controlled trial. Cardiovasc Diabetol 2018;17:5.

Kieboom BCT et al: Thiazide but not loop diuretics is associated with hypomagnesaemia in the general population. Pharmacoepidemiol Drug Saf 2018;27:1166.

Kim G-H et al: Antidiuretic effect of hydrochlorothiazide in lithium-induced nephrogenic diabetes insipidus is associated with upregulation of aquaporin-2, Na-Cl co-transporter, and epithelial sodium channel. J Am Soc Nephrol 2004; 15:2836.

Klein JD, Sands JM: Urea transport and clinical potential of urearetics. Curr Opin Nephrol Hypertens 2016;25:1.

Kogiso T et al: Impact of continued administration of tolvaptan on cirrhotic patients with ascites. BMC Pharmacol Toxicol 2018;19:87.

Kramers BJ et al: Case report: A thiazide diuretic to treat polyuria induced by tolvaptan. BMC Nephrol 2018;19:157.

Lee C, Burnett J: Natriuretic peptides and therapeutic applications. Heart Fail Rev 2007;12:131.

Matsue Y et al: Clinical effectiveness of tolvaptan in patients with acute heart failure and renal dysfunction: AQUAMARINE study. J Card Fail 2016;22:423.

Nariai T et al: DSR-71167, a novel mineralocorticoid receptor antagonist with carbonic anhydrase inhibitory activity, separates urinary sodium excretion and serum potassium elevation in rats. Pharmacol Exp Ther 2015;354:2.

Nijenhuis T et al: Enhanced passive Ca2+ reabsorption and reduced Mg2+ channel abundance explains thiazide-induced hypocalciuria and hypomagnesemia. J Clin Invest 2005;115:1651.

Olde Engberink RHG et al: Effects of thiazide-type and thiazide-like diuretics on cardiovascular events and mortality. Hypertension 2015;65:1033.

Pedersen SA et al: Hydrochlorothiazide use and risk for Merkel cell carcinoma and malignant adnexal skin tumors: A nationwide case-control study. J Am Acad Dermatol 2019;80:460.

Pei H et al: The use of a novel non-steroidal mineralocorticoid receptor antagonist finerenone for the treatment of chronic heart failure: A systematic review and meta-analysis. Medicine (Baltimore) 2018;97:e0254.

Perkovic V et al: Canagliflozin and renal outcomes in type 2 diabetes and nephropathy. N Engl J Med 2019;380:2295.

Phylactou M et al: Indapamide-induced bilateral choroidal effusion in pseudophakic patient. BMJ Case Rep 2018.

Schnermann J, Huang Y, Mizel D: Fluid reabsorption in proximal convoluted tubules of mice with gene deletions of claudin-2 and/or aquaporin1. Am J Physiol Renal Physiol 2013;305:F1352.

Shargorodsky M et al: Treatment of hypertension with thiazides: Benefit or damage—Effect of low- and high-dose thiazide diuretics on arterial elasticity and metabolic parameters in hypertensive patients with and without glucose intolerance. J Cardiometab Syndr 2007;2:16.

Shlipak MG, Massie BM: The clinical challenge of cardiorenal syndrome. Circulation 2004;110:1514.

Sibbel S et al: Association of continuation of loop diuretics at hemodialysis initiation with clinical outcomes. Clin J Am Soc Nephrol 2019;14:95.

Sica DA, Gehr TWB: Diuretic use in stage 5 chronic kidney disease and end-stage renal disease. Curr Opin Nephrol Hypertens 2003;12:483.

Sosenko T et al: When chest pain reveals more: A case of hydrochlorothiazide-induced systemic lupus erythematosus. Am J Case Rep 2019;20:26.

Tager T et al: Comparative effectiveness of loop diuretics on mortality in the treatment of patients with chronic heart failure—A multicenter propensity score matched analysis. Int J Cardiol 2019;289:83.

Takeuchi T et al: Diuretic effects of sodium-glucose cotransporter 2 inhibitor in patients with type 2 diabetes mellitus and heart failure. Int J Cardiol 2015;201:1.

Takimura H et al: A novel validated method for predicting the risk of re-hospitalization for worsening heart failure and the effectiveness of the diuretic upgrading therapy with tolvaptan. PLoS One 2018;13.

Tovar-Palacio C et al: Ion and diuretic specificity of chimeric proteins between apical Na+-K+-2Cl− and Na+-Cl− cotransporters. Am J Physiol 2004;287: F570.

Vaclavik J et al: Effect of spironolactone in resistant arterial hypertension: A randomized, double-blind, placebo-controlled trial (ASPIRANT-EXT). Medicine (Baltimore) 2014;93:e162.

Vasilakou D et al: Sodium-glucose cotransporter 2 inhibitors for type 2 diabetes: A systematic review and meta-analysis. Ann Intern Med 2013;159:262.

Verkman AS et al: Small-molecule inhibitors of urea transporters. Subcell Biochem 2014;73:165.

Wakai A, Roberts I, Schierhout G: Mannitol for acute traumatic brain injury. Cochrane Database Syst Rev. 2007;1:CD001049.

Wanner C et al: Empagliflozin and progression of kidney disease in type 2 diabetes. N Engl J Med 2016;375:323.

Wongboonsin J et al: Acetazolamide therapy in patients with heart failure: a meta-analysis. J Clin Med 2019;8:E349.

RESPOSTA DO ESTUDO DE CASO

Esse paciente demonstra a diurese acentuada que pode ser produzida em pacientes que recebem terapia crônica com diurético de alça após a adição de um diurético tiazídico. A queda da pressão arterial sistólica e a perda de peso são compatíveis com a rápida diurese obtida nesse paciente, seguida de hipovolemia. Esse efeito levou, agora, a uma lesão renal aguda nesse paciente com doença renal avançada preexistente. Esse caso demonstra a necessidade de monitoramento muito rigoroso de pacientes ambulatoriais após a adição de diuréticos tiazídicos à terapia crônica com diuréticos de alça (particularmente se tiverem doença renal crônica preexistente). Em geral, essa abordagem é mais adequadamente realizada no ambiente hospitalar.

PARTE

IV Fármacos com ações importantes sobre o músculo liso

CAPÍTULO

16 Histamina, serotonina e alcaloides do esporão do centeio (*ergot*)

Bertram G. Katzung, MD, PhD

ESTUDO DE CASO

Um médico de 45 anos saudável estava participando de uma reunião em um hotel, quando começou a apresentar tontura, vermelhidão da pele na face e no tórax e taquicardia durante o jantar no restaurante. Pouco tempo depois, outro médico na mesma mesa também apresentou sinais e sintomas semelhantes, com acentuada hipotensão ortostática. O menu era composto de salada verde, peixe refogado com arroz e torta de maçã.

Qual é o provável diagnóstico? Como você trataria esses dois pacientes?

Há muito tempo, sabe-se que muitos tecidos contêm substâncias que, quando liberadas por vários estímulos, produzem efeitos fisiológicos, como vermelhidão na pele, dor ou prurido e broncospasmo. Posteriormente, foi descoberto que muitas dessas substâncias também estão presentes no tecido nervoso e desempenham múltiplas funções. A histamina e a serotonina (5-hidroxitriptamina, 5-HT) são aminas biologicamente ativas que atuam como neurotransmissores e são encontradas em tecidos não neurais. Ambas exercem efeitos fisiológicos e patológicos complexos por meio de múltiplos subtipos de receptores e, com frequência, são liberadas localmente. Junto aos peptídeos endógenos (ver Capítulo 17), às prostaglandinas e aos leucotrienos (ver Capítulo 18) e às citocinas (ver Capítulo 55), elas constituem um grupo de fármacos denominado **autacoides**.

Em virtude de seus amplos efeitos periféricos, em grande parte indesejáveis, nem a histamina nem a serotonina têm qualquer aplicação clínica no tratamento de doenças. Entretanto, os compostos que ativam *seletivamente* determinados subtipos de receptores ou que antagonizam de forma seletiva as ações dessas aminas têm considerável utilidade clínica. Dessa forma, este capítulo destaca a farmacologia básica da histamina e da serotonina, bem como a farmacologia clínica de análogos que atuam como agonistas mais seletivos e de fármacos antagonistas. A obesidade é uma condição ainda não completamente compreendida, que envolve vários receptores, incluindo alguns receptores de histamina e serotonina. Ela é abordada em uma seção especial após a discussão da serotonina e de seus antagonistas. No final do capítulo, são discutidos os alcaloides do esporão do centeio (*ergot*), que são compostos com atividade agonista parcial no receptor de serotonina e em vários outros receptores.

HISTAMINA

A histamina foi sintetizada em 1907 e, posteriormente, isolada de tecidos de mamíferos. As primeiras hipóteses que concernem às possíveis funções fisiológicas da histamina tecidual se fundamentaram nas semelhanças entre os efeitos da histamina administrada por via intravenosa e os sintomas do choque anafilático e da lesão tecidual. Observou-se uma acentuada variação entre as espécies. Todavia, nos seres humanos, a histamina é um importante mediador das reações alérgicas imediatas (como urticária) e inflamatórias, embora desempenhe apenas um papel modesto na anafilaxia. A histamina tem uma função relevante na secreção de ácido gástrico (ver Capítulo 62) e atua como neurotransmissor e neuromodulador (ver Capítulos 6 e 21). Evidências mostram que a histamina também desempenha um papel nas funções imunes e na quimiotaxia dos leucócitos.

FARMACOLOGIA BÁSICA DA HISTAMINA

Química e farmacocinética

A histamina é encontrada tanto em plantas como em tecidos animais e é um componente de alguns venenos e secreções irritantes.

Ela é formada pela descarboxilação do aminoácido L-histidina, uma reação catalisada nos tecidos de mamíferos pela enzima histidina descarboxilase. Uma vez formada, a histamina é armazenada ou rapidamente inativada. Uma quantidade muito pequena de histamina é excretada em sua forma inalterada. A principal via metabólica envolve a conversão em *N*-metil-histamina, ácido metilimidazolacético e ácido imidazolacético (IAA, do inglês *imidazoleacetic acid*). Certas neoplasias (mastocitose sistêmica, urticária pigmentosa, carcinoide gástrico e, em certas ocasiões, leucemia mielogênica) estão associadas ao aumento do número de mastócitos ou basófilos e à secreção aumentada de histamina e seus metabólitos.

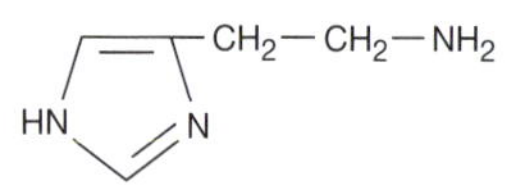

Histamina

A maior parte da histamina tecidual é sequestrada e armazenada em grânulos (vesículas) em mastócitos ou basófilos; o conteúdo de histamina de muitos tecidos é diretamente proporcional à quantidade de mastócitos. A forma ligada da histamina é biologicamente inativa; entretanto, conforme assinalado adiante, vários estímulos podem desencadear a liberação de histamina dos mastócitos, permitindo à amina livre o exercício de suas ações nos tecidos circundantes. Os mastócitos são particularmente numerosos nos locais de lesão tecidual potencial – nariz, boca e pés; superfícies corporais internas; e vasos sanguíneos, sobretudo nos pontos de pressão e nas bifurcações.

A histamina não mastocitária é encontrada em diversos tecidos, inclusive no cérebro, onde atua como neurotransmissor. Evidências convincentes implicaram a histamina como neurotransmissor endógeno em muitas funções cerebrais, como controle neuroendócrino, regulação cardiovascular, termorregulação, regulação do peso corporal e sono e vigília (ver Capítulo 21).

A célula tipo enterocromafim (ECL, do inglês *enterochromaffin-like*) do fundo gástrico constitui um segundo local não neuronal importante de armazenamento e liberação da histamina. As células ECL liberam histamina, um dos principais secretagogos do ácido gástrico, ativando as células parietais produtoras de ácido da mucosa (ver Capítulo 62).

Armazenamento e liberação da histamina

As reservas de histamina nos mastócitos podem ser liberadas por meio de vários mecanismos.

A. Liberação imunológica

Os processos imunológicos são responsáveis pelo mecanismo fisiopatológico mais importante da liberação de histamina dos mastócitos e basófilos. Quando sensibilizadas por anticorpos IgE fixados à sua membrana de superfície, essas células sofrem desgranulação intensa ao serem expostas ao antígeno apropriado (ver Figura 55-5, fase efetora). Esse tipo de liberação também necessita de energia e de cálcio. A desgranulação leva à liberação simultânea de histamina, trifosfato de adenosina (ATP) e outros mediadores armazenados no interior dos grânulos. A histamina liberada por esse mecanismo atua como mediadora nas reações alérgicas imediatas (tipo I), como febre do feno e urticária aguda. As substâncias liberadas durante as reações imunes mediadas por IgG ou IgM, que ativam a cascata do complemento, também liberam a histamina dos mastócitos e basófilos.

A histamina parece modular a sua própria liberação e a liberação de outros mediadores de mastócitos sensibilizados em alguns tecidos por meio de um mecanismo de controle de retroalimentação negativa mediado por receptores H_2. Nos seres humanos, os mastócitos da pele e os basófilos apresentam esse mecanismo, o que não ocorre com os mastócitos pulmonares. Por conseguinte, a histamina pode atuar para limitar a intensidade da reação alérgica cutânea e no sangue.

A histamina endógena desempenha uma função moduladora em uma variedade de respostas inflamatórias e imunes. Após a lesão de um tecido, a histamina liberada provoca a vasodilatação local e o extravasamento de plasma, que contém mediadores da inflamação aguda (complemento, proteína C-reativa) e anticorpos. A histamina tem uma atração quimiotática ativa para as células inflamatórias (neutrófilos, eosinófilos, basófilos, monócitos e linfócitos). Ela inibe a liberação do conteúdo dos lisossomos, bem como várias funções dos linfócitos T e B. A maioria dessas ações são mediadas por receptores H_2 ou H_4. A liberação de peptídeos pelos nervos em resposta à inflamação é provavelmente modulada pela ação da histamina em receptores H_3 pré-sinápticos.

B. Liberação química e mecânica

Certas aminas, incluindo fármacos como o sulfato de morfina e o cloreto de tubocurarina, podem deslocar a histamina de sua forma ligada no interior das células. Esse tipo de liberação não requer energia e não está associada à lesão ou à desgranulação explosiva dos mastócitos. A perda dos grânulos dos mastócitos também libera histamina, visto que os íons de sódio no líquido extracelular deslocam rapidamente a amina do complexo. As lesões químicas e mecânicas dos mastócitos causam a sua desgranulação e a liberação da histamina. O **composto 48/80**, uma substância experimental, libera seletivamente a histamina dos mastócitos teciduais por meio de um processo de desgranulação exocitótica, que requer a presença de energia e de cálcio.

Farmacodinâmica

A. Mecanismo de ação

A histamina exerce as suas ações biológicas por meio de sua associação a receptores específicos, localizados na membrana celular. Foram caracterizados quatro receptores de histamina diferentes, designados como H_1 a H_4; eles estão descritos na Tabela 16-1. Ao contrário dos outros receptores de aminas transmissoras, discutidos anteriormente, não foi identificada nenhuma subfamília dentro dos principais tipos, embora tenham sido descritas diferentes variantes de *splicing* dos vários tipos de receptores.

Todos os quatro tipos de receptores de histamina foram clonados e pertencem à grande superfamília de receptores acoplados à proteína G (GPCR, do inglês *G protein-coupled receptors*). As estruturas dos receptores H_1 e H_2 diferem sobremaneira e parecem se relacionar mais estreitamente com os receptores muscarínicos e a 5-HT_1, respectivamente, do que entre si. Os receptores H_3 e H_4 apresentam cerca de 40% de homologia, mas não parecem estar intimamente relacionados com qualquer outro receptor de histamina. Foi constatado que todos os quatro receptores de histamina têm atividade constitutiva em alguns sistemas; por conseguinte, alguns anti-histamínicos anteriormente considerados antagonistas farmacológicos tradicionais devem ser, hoje, considerados agonistas inversos (ver Capítulos 1 e 2). Na verdade, muitos bloqueadores H_1 de primeira e de segunda gerações atuam como agonistas inversos. Além disso, uma única molécula pode ser um agonista em um determinado receptor de histamina e um antagonista ou agonista inverso em outro. Por exemplo, o clobempropite,* um agonista dos receptores H_4, é um antagonista ou agonista inverso nos receptores H_3 (ver Tabela 16-1).

No cérebro, os receptores H_1 e H_2 localizam-se nas membranas pós-sinápticas, ao passo que os receptores H_3 são predominantemente pré-sinápticos. A ativação dos receptores H_1, que estão presentes no endotélio, nas células musculares lisas e nas terminações nervosas, geralmente determina o aumento da hidrólise do fosfoinositol e do trifosfato de inositol (IP_3) e do cálcio intracelular. A ativação dos receptores H_2, que são encontrados na mucosa gástrica, nas células musculares cardíacas e em algumas células imunes, aumenta o monofosfato de adenosina cíclico (AMPc) intracelular por meio de uma proteína G_s. À semelhança do receptor β_2-adrenérgico, o receptor H_2 pode, em certas circunstâncias, acoplar-se à proteína G_q, ativando a cascata do IP_3-DAG (inositol 1,4,5-trifosfato-diacilglicerol). A ativação de receptores H_3 reduz a liberação de transmissores dos neurônios histaminérgicos e de outros neurônios, provavelmente mediada pela redução do AMPc via proteína G_i e por uma influxo de cálcio através de canais de cálcio do tipo N nas terminações nervosas. Os receptores H_4 são encontrados sobretudo em leucócitos da medula óssea e do sangue circulante. Os receptores H_4 têm efeitos quimiotáticos muito importantes nos eosinófilos e nos mastócitos. Nesse contexto, eles têm um papel na inflamação e na alergia. Além disso, podem modular a produção dessas células e mediar, em parte, os efeitos previamente reconhecidos da histamina na produção de citocinas.

*N. de R.T. Substância de uso experimental, não aprovada como medicamento no Brasil.

B. Efeitos da histamina sobre os tecidos e sistemas orgânicos

A histamina exerce efeitos potentes sobre os músculos liso e cardíaco, sobre determinadas células endoteliais e nervosas, sobre as células secretoras do estômago e sobre as células inflamatórias. Entretanto, a sensibilidade à histamina varia bastante entre as espécies. Assim, as cobaias são muito sensíveis; os seres humanos, os cães e os gatos são um pouco menos sensíveis; os camundongos e os ratos exibem uma sensibilidade bem menor.

1. *Sistema nervoso* A histamina é um estimulante potente das terminações nervosas sensitivas, especialmente daquelas relacionadas com a dor e o prurido. Esse efeito, mediado pelos receptores H_1, constitui um importante componente da resposta e das reações urticariformes a picadas de insetos e urtiga. Algumas evidências sugerem que as elevadas concentrações locais também podem despolarizar as terminações nervosas eferentes (axonais) (ver "A resposta tríplice", item 8 desta lista). No camundongo e, provavelmente, nos seres humanos, os neurônios respiratórios envolvidos na sinalização da inspiração e da expiração são modulados por receptores H_1. Os receptores H_1 e H_3 desempenham um papel importante no apetite e na saciedade; os fármacos antipsicóticos que bloqueiam esses receptores causam um ganho de peso significativo (ver Capítulo 29). Esses receptores também podem participar na nocicepção. Os receptores H_3 pré-sinápticos desempenham um papel importante na modulação da liberação de vários transmissores no sistema nervoso. Os agonistas H_3 reduzem a liberação de acetilcolina, amina e transmissores peptídicos em várias áreas do cérebro, bem como nos nervos periféricos. O **pitolisanto** (tiprolisanto, BF2649) (não disponível no Brasil), um antagonista ou agonista inverso H_3, parece reduzir a sonolência em pacientes com narcolepsia.

2. *Sistema circulatório* Em seres humanos, a injeção ou infusão de histamina causa a redução das pressões arteriais sistólica e diastólica, bem como o aumento da frequência cardíaca. As alterações da pressão arterial são produzidas pela ação vasodilatadora

TABELA 16-1 Subtipos de receptores de histamina

Subtipo de receptor	Distribuição	Mecanismo pós-receptor	Agonistas parcialmente seletivos	Antagonistas parcialmente seletivos ou agonistas inversos
H_1	Músculo liso, endotélio, cérebro	G_q, ↑ IP_3, DAG	Histaprodifeno	Mepiramina,[1] triprolidina, cetirizina
H_2	Mucosa gástrica, músculo cardíaco, mastócitos, cérebro	G_s, ↑ AMPc	Antamina	Cimetidina,[1] ranitidina,[1] famotidina,[1] tiotidina
H_3	Autorreceptores e heterorreceptores pré-sinápticos: cérebro, plexo mioentérico, outros neurônios	G_i, ↓ AMPc	R-α-metil-histamina, imetite, imepipe	Tioperamida,[1] iodofempropite, clobempropite,[1] pitolisanto (tiprolisanto),[1] proxifano
H_4	Eosinófilos, neutrófilos, mastócitos, células T CD4	G_i, ↓ AMPc	Clobempropite, imetite, clozapina	Tioperamida[1]

[1]Agonista inverso.
AMPc, monofosfato de adenosina cíclico; DAG, diacilglicerol; IP_3, trifosfato de inositol.

da histamina sobre as arteríolas e os esfíncteres pré-capilares; o aumento da frequência cardíaca envolve tanto ações estimuladoras da histamina sobre o coração como taquicardia reflexa. Rubor, sensação de calor e cefaleia também podem ocorrer após a administração de histamina, devido à vasodilatação. A vasodilatação induzida por baixas doses de histamina é causada pela ativação dos receptores H_1 e mediada, principalmente, pela liberação de óxido nítrico do endotélio (ver Capítulo 19). A diminuição da pressão arterial costuma ser acompanhada de taquicardia reflexa. A histamina em doses mais altas causa vasodilatação por meio da ativação dos receptores H_2 e da síntese de AMPc, assim como estimulação cardíaca direta. Nos seres humanos, os efeitos cardiovasculares da histamina em baixas doses podem ser geralmente antagonizados por meio do uso isolado de antagonistas dos receptores H_1.

O edema induzido pela histamina resulta da ação da amina sobre os receptores H_1 nos vasos da microcirculação, principalmente nos vasos pós-capilares. O efeito está associado à separação das células endoteliais, que possibilita a transudação de líquido e moléculas do tamanho de pequenas proteínas no tecido perivascular. Esse efeito é responsável pela urticária, que sinaliza a liberação de histamina na pele. Estudos de células endoteliais sugerem que a actina e a miosina no interior dessas células causam contração, levando à separação das células endoteliais e ao aumento da permeabilidade.

Os efeitos cardíacos diretos da histamina incluem aumento tanto da contratilidade quanto da frequência do marca-passo. Esses efeitos são mediados sobretudo por receptores H_2. No músculo atrial humano, a histamina também pode diminuir a contratilidade; esse efeito é mediado pelos receptores H_1. O significado fisiológico dessas ações cardíacas ainda não está bem esclarecido. Alguns dos sinais e sintomas cardiovasculares da anafilaxia ocorrem devido à histamina liberada, embora vários outros mediadores estejam envolvidos e pareçam ser muito mais importantes do que a histamina nos seres humanos.

3. *Músculo liso bronquiolar* Tanto em seres humanos quanto em cobaias, a histamina causa broncoconstrição mediada pelos receptores H_1. Nas cobaias, esse efeito é responsável pela morte relacionada com a toxicidade da histamina; contudo, em seres humanos com vias respiratórias normais, a broncoconstrição após baixas doses de histamina não é tão significativa. Entretanto, pacientes com asma mostram-se muito sensíveis à histamina. A broncoconstrição induzida nesses pacientes provavelmente representa uma resposta neural hiperativa, visto que eles também respondem em excesso a muitos outros estímulos, de modo que a resposta à histamina pode ser bloqueada por fármacos bloqueadores autônomos, como fármacos bloqueadores ganglionares, bem como por antagonistas dos receptores H_1 (ver Capítulo 20). Embora a broncoprovocação com metacolina seja mais comumente utilizada, testes que utilizam baixas doses de histamina inalada têm sido realizados para o estabelecimento do diagnóstico de hiper-reatividade brônquica em pacientes com suspeita de asma ou de fibrose cística. Esses indivíduos podem ser 100 a 1.000 vezes mais sensíveis à histamina (e à metacolina) do que os normais. Curiosamente, algumas espécies (p. ex., coelho) respondem à histamina com bronco*dilatação*, o que reflete o predomínio dos receptores H_2 em suas vias respiratórias.

4. *Músculo liso do trato gastrintestinal* A histamina causa a contração do músculo liso intestinal, e a contração do íleo de cobaias induzida por histamina é um bioensaio padrão para essa amina. O intestino humano não é tão sensível quanto o da cobaia; entretanto, a administração de altas doses de histamina pode causar diarreia, em parte como consequência desse efeito. Essa ação é mediada pelos receptores H_1.

5. *Músculo liso de outros órgãos* Em seres humanos, a histamina geralmente tem efeitos insignificantes no músculo liso dos olhos e do trato urogenital. Entretanto, mulheres grávidas que sofrem reações anafiláticas podem abortar como consequência das contrações uterinas induzidas pela histamina, e, em algumas espécies, a sensibilidade do útero é suficiente para constituir a base de um bioensaio.

6. *Tecidos secretores* Há muito tempo, sabe-se que a histamina é um poderoso estimulante da secreção gástrica de ácido e, em menor grau, da produção gástrica de pepsina e de fator intrínseco. O efeito é causado pela ativação dos receptores H_2 nas células parietais gástricas e está associado ao aumento da atividade da adenililciclase e das concentrações de AMPc e de Ca^{2+} intracelular. Outros estimulantes da secreção de ácido gástrico, como a acetilcolina e a gastrina, não aumentam as concentrações de AMPc, embora seus efeitos máximos sobre a produção de ácido possam ser reduzidos – mas não abolidos – por antagonistas dos receptores H_2. Essas ações são discutidas de modo mais detalhado no Capítulo 62. A histamina também estimula a secreção no intestino delgado e no intestino grosso. Por outro lado, os agonistas da histamina H_3-seletivos *inibem* a secreção ácida estimulada por alimento ou pela pentagastrina em várias espécies.

A histamina tem efeitos bem menos acentuados sobre a atividade de outros tecidos glandulares nas concentrações habituais. A presença de concentrações muito altas pode causar a liberação de catecolaminas da medula suprarrenal.

7. *Efeitos metabólicos* Estudos recentes dos receptores H_3 em camundongos nocaute demonstraram que a ausência desse receptor resulta em aumento da ingestão de alimentos, diminuição do consumo de energia e obesidade. Os animais também apresentaram resistência à insulina e concentrações sanguíneas elevadas de leptina e insulina. Ainda não se sabe se os receptores H_3 desempenham uma função semelhante nos seres humanos, porém já existem pesquisas para determinar se os agonistas H_3 têm alguma utilidade no tratamento da obesidade.

8. *A "resposta tríplice"* A injeção intradérmica de histamina gera um ponto de vermelhidão característico, eritema e edema. O efeito envolve três tipos distintos de células: o músculo liso na microcirculação, o endotélio capilar ou venular e as terminações nervosas sensitivas. No local da injeção, há rubor, devido à dilatação dos pequenos vasos, seguido, em breve, de uma pápula edematosa no local da injeção e de rubor irregular em torno dela. Afirma-se que o eritema é causado por um reflexo axônico. Esses efeitos podem ser acompanhados de sensação de prurido.

Efeitos locais semelhantes podem ser produzidos pela injeção de liberadores de histamina (composto 48/80, morfina, etc.) por via intradérmica ou pela aplicação de antígenos apropriados na pele de uma pessoa sensibilizada. Embora a maioria desses efeitos possam ser bloqueados pela administração de doses adequadas de um fármaco bloqueador dos receptores H_1, os receptores H_2 e H_3 também podem estar envolvidos.

9. *Outros efeitos possivelmente mediados pelos receptores de histamina* Além da estimulação local de terminações nervosas de dor via receptores H_3 e H_1, a histamina parece exercer um papel na nocicepção no sistema nervoso central. A **burimamida,*** um candidato inicial para o bloqueio dos receptores H_2, e análogos mais recentes sem efeito notável sobre os receptores H_1, H_2 ou H_3 demonstraram ter efeito analgésico significativo em roedores quando

*N. de R.T. Composto estudado na década de 1970 como antiulceroso em processo que levou à descoberta posterior da cimetidina.

administrados no sistema nervoso central. A analgesia é considerada comparável àquela produzida pelos opioides, porém não foi relatada a ocorrência de tolerância, depressão respiratória e constipação intestinal. Pode ocorrer a potencialização da analgesia pela administração concomitante de opioides.

Outros agonistas da histamina

Pequenas substituições no anel imidazólico da histamina modificam significativamente a seletividade dos compostos pelos subtipos de receptores de histamina. Alguns deles estão relacionados na Tabela 16-1.

FARMACOLOGIA CLÍNICA DA HISTAMINA

Aplicações clínicas

Em laboratórios de função pulmonar, a histamina em aerossol tem sido raramente utilizada como **teste provocativo** de hiper-reatividade brônquica. Atualmente, a histamina não apresenta nenhuma outra aplicação clínica.

Toxicidade e contraindicações

As reações adversas da liberação de histamina, assim como aqueles observados após a sua administração, estão relacionados com a dose. Observa-se a ocorrência de rubor, hipotensão, taquicardia, cefaleia, urticária, broncoconstrição e desconforto gastrintestinal. Esses efeitos também são observados após a ingestão de peixe estragado (intoxicação por peixes escombrídeos), e há evidências de que a histamina produzida pela ação bacteriana na carne do peixe constitui o principal agente causador.

A histamina não deve ser administrada a pacientes com asma (exceto como parte de uma prova de função pulmonar cuidadosamente monitorada) nem a pacientes que apresentam doença ulcerosa ativa ou sangramento gastrintestinal.

ANTAGONISTAS DA HISTAMINA

Os efeitos da histamina liberada no organismo podem ser reduzidos de diversas maneiras. Os **antagonistas fisiológicos**, particularmente a epinefrina (adrenalina), exercem ações sobre o músculo liso opostas às da histamina, porém atuam em diferentes receptores. Esse aspecto é clinicamente importante, visto que a injeção de epinefrina pode salvar a vida do indivíduo em casos de **anafilaxia** sistêmica e em outras condições em que ocorre liberação maciça de histamina – e de outros mediadores mais importantes.

Os **inibidores da liberação** reduzem a desgranulação dos mastócitos, desencadeada imunologicamente pela interação antígeno-IgE. O **cromoglicato dissódico** e a **nedocromila** parecem ter esse efeito (ver Capítulo 20) e têm sido utilizados no tratamento da asma. Os agonistas dos receptores β_2-adrenérgicos também parecem ter a capacidade de reduzir a liberação de histamina.

Os **antagonistas dos receptores** histamínicos constituem a terceira abordagem para a redução das respostas mediadas pela histamina. Compostos que antagonizam competitivamente muitas das ações da histamina no músculo liso estão disponíveis há mais de 70 anos. Entretanto, somente depois da descrição do antagonista dos receptores H_2, a burimamida, em 1972, é que foi possível antagonizar a atividade estimuladora de secreção de ácido gástrico da histamina. O desenvolvimento de antagonistas seletivos dos receptores H_2 levou a uma terapia mais efetiva da doença péptica (ver Capítulo 62). Um antagonista/agonista inverso H_3-seletivo, o pitolisanto, está aprovado para o tratamento da narcolepsia. Antagonistas seletivos H_4 ainda não estão disponíveis para uso clínico. Entretanto, antagonistas ou agonistas inversos experimentais potentes e parcialmente seletivos para os receptores H_3 foram desenvolvidos, como a tioperamida e o clobenpropite.*

ANTAGONISTAS DOS RECEPTORES HISTAMÍNICOS

ANTAGONISTAS DOS RECEPTORES H_1

Compostos que bloqueiam competitivamente a histamina ou que atuam como agonistas inversos dos receptores H_1 têm sido utilizados no tratamento de condições alérgicas por muitos anos, e são referidos como antagonistas na discussão a seguir. Muitos antagonistas H_1 são atualmente comercializados nos Estados Unidos. Um grande número deles está disponível sem prescrição, tanto isolados como em associação, como "pílulas para resfriado" ou "soníferos" (ver Capítulo 64).

FARMACOLOGIA BÁSICA DOS ANTAGONISTAS DOS RECEPTORES H_1

Química e farmacocinética

Os antagonistas H_1 são divididos em fármacos de primeira e de segunda geração. Esses grupos distinguem-se pelos efeitos sedativos relativamente fortes da maioria dos fármacos de primeira geração. Os fármacos de primeira geração também têm maior tendência a bloquear os receptores autônomos. Os antagonistas H_1 de segunda geração são menos sedativos, devido, em parte, à sua distribuição reduzida no sistema nervoso central (SNC). Todos os antagonistas H_1 são aminas estáveis, cuja estrutura geral é ilustrada na Figura 16-1. As doses de alguns desses fármacos são fornecidas na Tabela 16-2.

Esses fármacos são absorvidos com rapidez após a administração oral, com concentrações sanguíneas máximas em 1 a 2 horas. Eles são amplamente distribuídos no organismo, e os antagonistas H_1 de primeira geração prontamente entram no sistema nervoso central. Alguns deles sofrem extenso metabolismo, sobretudo por sistemas microssomais no fígado. Vários dos fármacos de segunda geração são metabolizados pelo sistema CYP3A4 e, portanto, estão sujeitos a interações importantes quando outros fármacos (como o cetoconazol) inibem esse subtipo de enzimas CYP. A maioria dos fármacos tem duração de ação efetiva de 4 a 6 horas após uma dose única, porém a meclizina e vários fármacos de segunda geração têm ação mais longa, com duração de 12 a 24 horas. Os fármacos mais recentes são consideravelmente menos solúveis em lipídeos do que os fármacos de primeira geração e são substratos do transportador da glicoproteína P na barreira hematencefálica; em consequência, esses fármacos entram com dificuldade no SNC, ou não conseguem fazê-lo. Muitos antagonistas H_1 têm metabólitos ativos. Os metabólitos ativos da hidroxizina, da terfenadina e da loratadina estão disponíveis na forma de fármacos (cetirizina, fexofenadina e desloratadina, respectivamente).

*N. de R.T. Tioperamida e clobenpropite são substâncias de uso experimental, não aprovadas como medicamentos no Brasil.

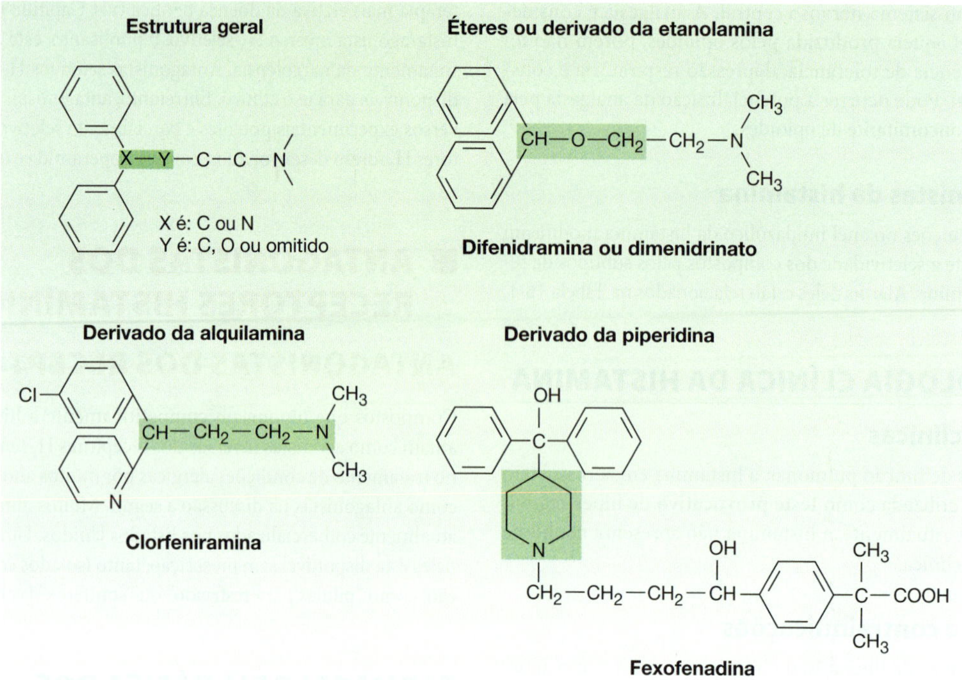

FIGURA 16-1 Estrutura geral dos antagonistas H_1 e exemplos dos principais subgrupos. Os nomes dos subgrupos baseiam-se nos componentes sombreados.

Farmacodinâmica

Tanto os antagonistas como os agonistas inversos H_1 reduzem ou bloqueiam as ações da histamina por meio de sua ligação competitiva reversível ao receptor H_1. Foi demonstrado que vários deles são agonistas inversos, e é possível que todos atuem por esse mecanismo. Eles têm ação insignificante nos receptores H_2 e pouca ação nos receptores H_3. Por exemplo, a contração do músculo liso bronquiolar ou gastrintestinal induzida pela histamina pode ser completamente bloqueada por esses fármacos, porém a secreção gástrica de ácido estimulada pela histamina e a estimulação do coração não são afetadas.

Os antagonistas dos receptores H_1 de primeira geração exercem muitas ações além do bloqueio das ações da histamina. Esse grande número de ações resulta, provavelmente, da sua semelhança estrutural (ver Figura 16-1) com os fármacos que atuam sobre receptores colinérgicos muscarínicos, receptores α-adrenérgicos, receptores de serotonina e receptores de anestésicos locais. Algumas dessas ações têm valor terapêutico, ao passo que outras são indesejáveis.

1. *Sedação* A sedação é um efeito comum dos antagonistas H_1 de primeira geração, porém a intensidade desse efeito varia entre os subgrupos químicos (ver Tabela 16-2), bem como entre os pacientes. No caso de alguns fármacos, o efeito é proeminente o suficiente para torná-los úteis como "soníferos" (ver Capítulo 64) e inadequados para uso diurno. O efeito assemelha-se ao de alguns fármacos antimuscarínicos e é considerado muito diferente da sedação desinibida produzida por sedativos hipnóticos. Não foi relatado nenhum caso de uso compulsivo. Nas doses habituais, as crianças às vezes (e os adultos, raramente) manifestam excitação, em vez de sedação. Com doses tóxicas muito altas, o coma pode ser precedido de estimulação acentuada, agitação e até mesmo convulsões. Os antagonistas H_1 de segunda geração se associam a ações sedativas ou estimulantes pequenas ou ausentes. Esses fármacos (ou seus metabólitos ativos) também exercem muito menos efeitos autônomos do que os anti-histamínicos de primeira geração.

2. *Ações antináusea e antiemética* Diversos antagonistas H_1 de primeira geração têm ação significativa na prevenção da cinetose (ver Tabela 16-2). Contudo, eles são menos efetivos contra um episódio de cinetose já estabelecido. Certos antagonistas H_1, notadamente a **doxilamina**, foram muito utilizados no passado para o tratamento das náuseas e dos vômitos da gestação (ver adiante). Embora a doxilamina tenha sido retirada do mercado em 1983, uma formulação similar, envolvendo a associação da doxilamina à **piridoxina**, foi aprovada pela Food and Drug Administration (FDA) em 2013.*

3. *Efeitos antiparkinsonianos* Alguns antagonistas H_1, particularmente a **difenidramina**, suprimem de forma aguda os sintomas extrapiramidais associados ao uso de alguns antipsicóticos. A difenidramina é administrada por via parenteral para reações distônicas agudas a antipsicóticos.

4. *Ações antimuscarínicas* Muitos fármacos de primeira geração, especialmente os pertencentes aos subgrupos da etanolamina e etilenodiamina, têm ações semelhantes às da atropina em receptores muscarínicos periféricos significativas. Essa ação pode ser responsável por alguns dos benefícios (incertos) relatados na rinorreia não alérgica, embora também possa causar retenção urinária e visão embaçada.

*N. de R.T. No Brasil, atualmente, não há registros válidos na Anvisa de medicamentos envolvendo a associação doxilamina + piridoxina. Entretanto, a piridoxina pode ser encontrada em associação a outros antagonistas H_1, como o dimenidrinato. Esses medicamentos são usados para diferentes propósitos, incluindo a prevenção da cinetose, o controle da vertigem e o manejo de vômitos na gestação. Por outro lado, a doxilamina ainda pode ser encontrada em associação a antitussígenos (p. ex., clobutinol) em xaropes usados no tratamento da tosse.

TABELA 16-2 Alguns fármacos anti-histamínicos H_1 de uso clínico

Fármacos	Dose habitual para adultos	Atividade anticolinérgica	Comentários
ANTI-HISTAMÍNICOS DE PRIMEIRA GERAÇÃO			
Alquilaminas			
Bronfeniramina	4-8 mg	+	Sedação leve
Clorfeniramina	4-8 mg	+	Sedação leve; componente comum de medicamentos para "resfriado" de venda livre
Derivado da fenotiazina			
Prometazina	10-25 mg	+++	Sedação intensa; antiemético; α-bloqueio
Derivados da piperazina			
Ciclizina	25-50 mg	–	Sedação leve; atividade contra a cinetose
Hidroxizina	15-100 mg	nd	Sedação intensa
Meclizina	25-50 mg	–	Sedação leve; atividade contra a cinetose
Etanolaminas			
Carbinoxamina	4-8 mg	+++	Sedação leve a moderada
Difenidramina	25-50 mg	+++	Sedação intensa; atividade contra a cinetose
Dimenidrinato (sal da difenidramina)	50 mg	+++	Sedação intensa; atividade contra a cinetose
Outros			
Ciproeptadina	4 mg	+	Sedação moderada; atividade antisserotonina significativa; evidência não muito clara para uso como estimulante do apetite
ANTI-HISTAMÍNICOS DE SEGUNDA GERAÇÃO			
Piperidina			
Fexofenadina	60 mg	–	
Outros			
Cetirizina	5-10 mg	–	
Loratadina, desloratadina	10 mg (desloratadina, 5 mg)	–	Ação mais longa; utilizada na dose de 5 mg

nd, nenhum dado encontrado.

5. *Ações bloqueadoras nos receptores adrenérgicos* Vários antagonistas H_1 apresentam ações bloqueadoras sobre os receptores α, sobretudo os do subgrupo da fenotiazina, como a **prometazina**. Essa ação pode causar hipotensão ortostática em indivíduos suscetíveis. O bloqueio dos receptores β não é significativo.

6. *Ações antisserotonina* Alguns antagonistas H_1 de primeira geração, especialmente a **ciproeptadina**, demonstraram ter um forte bloqueio sobre os receptores de serotonina. Esse fármaco é considerado um agente antisserotonina e é discutido juntamente a esse grupo farmacológico. Entretanto, a sua estrutura assemelha-se àquela das fenotiazinas anti-histamínicas, uma vez que atua como potente fármaco bloqueador H_1.

7. *Anestesia local* Diversos antagonistas H_1 de primeira geração são potentes anestésicos locais. Eles bloqueiam os canais de sódio em membranas excitáveis, à semelhança da procaína e da lidocaína. A difenidramina e a prometazina são, na verdade, mais potentes do que a procaína como anestésicos locais. Em certas ocasiões, elas são utilizadas para produzir anestesia local em pacientes alérgicos aos anestésicos locais convencionais. Um pequeno número desses fármacos também bloqueia os canais de potássio; essa ação é discutida adiante (ver "Toxicidade").

8. *Outras ações* Certos antagonistas H_1, como a cetirizina, inibem a liberação de histamina e outros mediadores inflamatórios dos mastócitos. Essa ação não se deve ao bloqueio dos receptores H_1 e pode refletir um efeito nos receptores H_4 (ver adiante). O mecanismo envolvido não está completamente elucidado, mas pode desempenhar algum papel nos efeitos benéficos desses fármacos para o tratamento de alergias, como rinite e prurido. Foi constatado que alguns antagonistas H_1 (p. ex., terfenadina, acrivastina) inibem o transportador de glicoproteína P, encontrado em células cancerosas, no epitélio do intestino e nos capilares do cérebro. A importância desse efeito não é conhecida.

FARMACOLOGIA CLÍNICA DOS ANTAGONISTAS DOS RECEPTORES H_1

Aplicações clínicas

Os antagonistas H_1 de primeira geração são fármacos de venda livre utilizados com frequência. A prevalência das condições alérgicas e a segurança relativa dos fármacos contribuem para esse uso maciço. Entretanto, o fato de que eles causam sedação contribui para o uso de fármacos mais antigos (p. ex., doxilamina, difenidramina) como soníferos, bem como para o aumento do uso de anti-histamínicos de segunda geração para evitar essa ação sedativa.

A. Reações alérgicas

Com frequência, os fármacos anti-histamínicos H_1 são os primeiros fármacos a serem utilizados para prevenção ou tratamento dos sintomas de reações alérgicas. Na **rinite alérgica** (**febre do feno**), os antagonistas H_1 são fármacos de segunda escolha depois dos glicocorticoides administrados por aerossol nasal. Na urticária, em que a histamina é o mediador primário, os antagonistas H_1 constituem os fármacos de escolha e, em geral, são muito efetivos quando administrados antes da exposição. Todavia, na asma brônquica, que envolve vários mediadores, os antagonistas H_1 são, em grande parte, ineficazes.

O **angioedema** pode ser precipitado pela liberação de histamina, mas parece ser mantido por cininas peptídicas, que não são afetadas pelos fármacos anti-histamínicos. Na dermatite atópica, os anti-histamínicos, como a difenidramina, são utilizados, em grande parte, devido aos seus efeitos sedativos, que reduzem a percepção do prurido. Os anti-histamínicos H_4 podem suplantar os antagonistas H_1 na dermatite atópica (ver adiante).

Os anti-histamínicos H_1 utilizados para o tratamento de condições alérgicas, como a rinite alérgica, são geralmente selecionados com o intuito de minimizar os efeitos sedativos; nos Estados Unidos, os fármacos mais utilizados são as alquilaminas e os agentes não sedativos de segunda geração. Entretanto, o efeito sedativo e a eficácia terapêutica de diferentes fármacos variam bastante de um indivíduo para outro. Além disso, é possível que a eficácia clínica de determinado grupo diminua com o uso contínuo e que a sua substituição por outro grupo restaure a eficiência do fármaco por motivos ainda não explicados.

Os antagonistas H_1 de segunda geração são utilizados principalmente no tratamento da rinite alérgica e da **urticária** crônica. Vários estudos comparativos duplos-cegos com fármacos mais antigos (p. ex., clorfeniramina) indicaram uma eficácia terapêutica semelhante. Entretanto, a sedação e a interferência na operação segura de máquinas, que são observadas em cerca de 50% dos indivíduos em uso de anti-histamínicos de primeira geração, ocorreram em apenas cerca de 7% dos indivíduos que fizeram uso de fármacos de segunda geração. Os fármacos mais recentes são de custo muito mais elevado, mesmo os genéricos de venda livre.

B. Cinetose e distúrbios vestibulares

A escopolamina (ver Capítulo 8) e certos antagonistas H_1 de primeira geração são os fármacos mais efetivos disponíveis para a prevenção da cinetose. Os anti-histamínicos de maior eficiência nesse contexto são a difenidramina e a prometazina. O dimenidrinato, utilizado quase exclusivamente para o tratamento da cinetose, é um sal da difenidramina, com eficácia semelhante. As piperazinas (ciclizina [não disponível no Brasil] e meclizina) também apresentam atividade significativa na prevenção da cinetose, e são menos sedativas do que a difenidramina na maioria dos pacientes. A dose é a mesma recomendada para distúrbios alérgicos (ver Tabela 16-2). Tanto a escopolamina como os antagonistas H_1 são mais efetivos para a prevenção da cinetose quando associados a efedrina ou anfetamina.

Alega-se que os fármacos anti-histamínicos efetivos na profilaxia da cinetose também são úteis na síndrome de Ménière, porém a sua eficácia neste último contexto ainda não foi estabelecida.

C. Náuseas e vômitos na gravidez

Vários antagonistas H_1 foram estudados quanto ao seu possível uso no tratamento do "enjoo matinal". Os derivados da piperazina foram abandonados para esse uso quando foram demonstrados efeitos teratogênicos em roedores. A doxilamina, uma etanolamina antagonista H_1, foi utilizada para esse fim como componente de uma medicação vendida com receita médica que também contém piridoxina. Os possíveis efeitos teratogênicos da doxilamina foram bastante noticiados pela imprensa leiga após 1978, como consequência de alguns relatos de malformação fetal ocorridos após a ingestão do medicamento por gestantes. Entretanto, vários estudos prospectivos de grande porte não revelaram aumento da incidência de defeitos congênitos, o que justifica, portanto, a reintrodução de um produto semelhante.

Toxicidade

O amplo espectro de efeitos não anti-histamínicos dos antagonistas H_1 foi descrito anteriormente. Vários desses efeitos (sedação, ação antimuscarínica) foram utilizados para fins terapêuticos, sobretudo em medicações de venda livre (ver Capítulo 64). Entretanto, esses dois efeitos são as ações indesejáveis mais comuns quando esses fármacos são prescritos para bloqueio dos receptores histamínicos periféricos.

Os efeitos tóxicos menos comuns decorrentes do uso sistêmico incluem excitação e convulsões em crianças, hipotensão postural e respostas alérgicas. A alergia a fármacos é relativamente comum após o uso tópico de antagonistas H_1. Os efeitos da sobredose sistêmica grave dos fármacos mais antigos assemelham-se aos da sobredose de atropina, e são tratados da mesma maneira (ver Capítulos 8 e 58). A sobredose de astemizol ou de terfenadina pode induzir arritmias cardíacas; os mesmos efeitos podem ser produzidos em doses normais por meio de interação com inibidores enzimáticos (ver "Interações medicamentosas"). Esses fármacos não são mais comercializados nos Estados Unidos (nem no Brasil).

Interações medicamentosas

Ocorreram arritmias ventriculares letais em diversos pacientes em uso dos primeiros fármacos de segunda geração, a terfenadina ou o astemizol, em associação a cetoconazol, itraconazol ou antibióticos macrolídeos, como a eritromicina. Esses fármacos antimicrobianos inibem o metabolismo de muitos fármacos pela CYP3A4 e ocasionam aumentos significativos das concentrações sanguíneas dos anti-histamínicos. O mecanismo dessa toxicidade envolve o bloqueio dos canais de potássio (I_{Kr}) HERG no coração, que contribuem para a repolarização do potencial de ação (ver Capítulo 14). O resultado consiste em prolongamento e mudança na forma do potencial de ação, que, por sua vez, resultam em arritmias. Tanto a terfenadina quanto o astemizol foram retirados do mercado nos Estados Unidos após o reconhecimento desses problemas (não disponíveis no Brasil). Nos países onde ainda estão disponíveis, a terfenadina e o astemizol devem ser considerados fármacos contraindicados para pacientes em uso de cetoconazol, itraconazol ou macrolídeos, bem como para pacientes com doença hepática. O suco de pomelo (*grapefruit*) também inibe a CYP3A4, e foi constatado que ele produz uma elevação significativa das concentrações sanguíneas de terfenadina.

Para os antagonistas H_1 que causam sedação significativa, o uso concomitante de outros fármacos que provocam depressão no SNC produz efeitos aditivos e está contraindicado para indivíduos que dirigem veículos ou que operam máquinas. De forma semelhante, os efeitos bloqueadores autônomos dos anti-histamínicos mais antigos são aditivos com aqueles dos antimuscarínicos e dos fármacos alfabloqueadores.

ANTAGONISTAS DOS RECEPTORES H_2

O desenvolvimento de antagonistas dos receptores H_2 teve como base a observação de que os antagonistas H_1 não exerciam efeito sobre a secreção de ácido no estômago induzida pela histamina. Alterações estruturais da molécula de histamina deram origem a fármacos que bloqueavam a secreção de ácido e não tinham nenhum efeito agonista ou antagonista H_1. À semelhança de outros receptores histamínicos, os receptores H_2 exibem atividade constitutiva, e alguns bloqueadores H_2 são agonistas inversos.

A alta prevalência de doença ulcerosa péptica despertou grande interesse no potencial terapêutico dos antagonistas dos receptores H_2 quando eles foram inicialmente descobertos. Embora esses fármacos não sejam os mais eficazes disponíveis, a sua capacidade de reduzir a secreção gástrica de ácido com toxicidade muito baixa fez eles se tornarem extremamente populares como preparações de venda livre. Esses fármacos são discutidos com mais detalhes no Capítulo 62.

ANTAGONISTAS DOS RECEPTORES H_3 E H_4

Embora, no momento atual, não se disponha de nenhum ligante seletivo H_3 ou H_4 para uso clínico, existe um grande interesse no seu potencial terapêutico. Os ligantes seletivos dos receptores H_3 podem ser valiosos para o tratamento de distúrbios do sono, narcolepsia, obesidade e transtornos cognitivos e psiquiátricos. Foi constatado que o **pitolisanto**, um agonista inverso do receptor H_3, reduz os ciclos de sono em camundongos mutantes e em seres humanos com narcolepsia. Além disso, houve um aumento da obesidade em camundongos nocaute para os receptores H_1 e H_3; entretanto, os agonistas inversos H_3 diminuem a ingestão de alimentos em modelos de camundongos obesos. Conforme assinalado no Capítulo 29, vários antipsicóticos atípicos exibem uma afinidade significativa pelos receptores H_3 (e provocam ganho de peso).

Em virtude da homologia observada entre os receptores H_3 e H_4, alguns ligantes H_3 também têm afinidade pelos receptores H_4. Os bloqueadores dos receptores H_4 têm potencial em condições inflamatórias crônicas, como a asma, nas quais os eosinófilos e os mastócitos desempenham uma função proeminente. Não há nenhum ligante seletivo para os receptores H_4 aprovado para uso em seres humanos; todavia, além dos fármacos de pesquisa listados na Tabela 16-1, muitos bloqueadores seletivos dos receptores H_1 (p. ex., difenidramina, cetirizina, loratadina) exibem alguma afinidade por esse receptor. Diversos estudos têm sugerido que os antagonistas do receptor H_4 poderiam ser úteis para tratar dermatite atópica, prurido, asma, rinite alérgica e condições de dor.

■ SEROTONINA (5-HIDROXITRIPTAMINA)

Antes da identificação da 5-hidroxitriptamina (5-HT), sabia-se que, quando se deixa o sangue coagular, ocorre a liberação de uma substância vasoconstritora (*tônica*) do coágulo para o *soro*. Essa substância foi denominada serotonina. Estudos independentes estabeleceram a existência de um estimulante do músculo liso na mucosa intestinal, que foi denominado enteramina. A síntese da 5-hidroxitriptamina, em 1951, levou à identificação da serotonina e da enteramina como o mesmo metabólito do 5-hidroxitriptofano.

A serotonina é um importante neurotransmissor, um hormônio local no intestino, um componente do processo de coagulação das plaquetas, e acredita-se que desempenha uma função na enxaqueca e em várias outras condições clínicas, inclusive na síndrome carcinoide. Essa síndrome consiste na manifestação incomum do tumor carcinoide, uma neoplasia de células enterocromafins. Em pacientes cujo tumor não é cirurgicamente ressecável, a administração de um antagonista da serotonina pode ser um tratamento útil.

FARMACOLOGIA BÁSICA DA SEROTONINA

Química e farmacocinética

À semelhança da histamina, a serotonina é amplamente distribuída na natureza, sendo encontrada em tecidos vegetais e animais, venenos e pelos urticantes. Ela é sintetizada nos sistemas biológicos a partir do aminoácido L-triptofano por hidroxilação do anel indol, seguida de descarboxilação do aminoácido (Figura 16-2). A hidroxilação em C5 pela triptofano hidroxilase-1 constitui a etapa que limita a velocidade da reação, podendo ser bloqueada pela *p*-clorofenilalanina (PCPA; fenclonina) e pela *p*-cloroanfetamina. Esses fármacos têm sido utilizados experimentalmente para reduzir a síntese de serotonina na síndrome carcinoide, porém são demasiado tóxicos para uso clínico geral. O **telotristato de etila** (não disponível no Brasil), um inibidor da hidroxilase ativo por via oral, foi aprovado para o tratamento da diarreia devido a tumor carcinoide.

Após a sua síntese, a amina livre é armazenada em vesículas ou rapidamente inativada, em geral por oxidação catalisada pela monoaminoxidase (MAO). Na glândula pineal, a serotonina atua

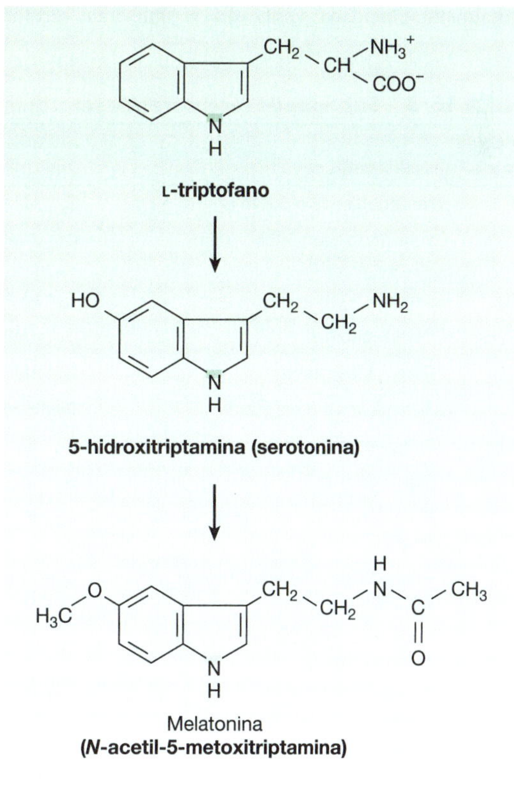

FIGURA 16-2 Síntese de serotonina e melatonina a partir do L-triptofano.

como precursor da melatonina, um hormônio estimulador dos melanócitos, que exerce efeitos complexos em vários tecidos. Em mamíferos (incluindo os seres humanos), mais de 90% da serotonina do organismo é encontrada em células enterocromafins no trato gastrintestinal. No sangue, a serotonina é encontrada nas plaquetas, capazes de concentrar a amina por meio de um mecanismo transportador ativo de serotonina (SERT, do inglês *serotonin transporter mechanism*), semelhante àquele encontrado na membrana das terminações nervosas serotonérgicas. Uma vez transportada nas plaquetas ou nas terminações nervosas, a 5-HT é concentrada em vesículas por um transportador associado à vesícula (VAT, do inglês *vesicle-associated transporter*), que é bloqueado pela **reserpina**. A serotonina também está presente nos núcleos da rafe do tronco encefálico, que contém corpos celulares de neurônios serotonérgicos que sintetizam, armazenam e liberam a serotonina como transmissor. A reserpina pode causar a depleção da serotonina armazenada, da mesma maneira que produz a depleção das catecolaminas das vesículas nos nervos adrenérgicos e na medula suprarrenal (ver Capítulo 6).

Os neurônios serotonérgicos cerebrais estão envolvidos em inúmeras funções difusas, como humor, sono, apetite e regulação da temperatura, bem como na percepção da dor, na regulação da pressão arterial e nos vômitos (ver Capítulo 21). A serotonina está claramente envolvida na depressão psiquiátrica (ver Capítulo 30) e parece estar envolvida em condições como ansiedade e enxaqueca. Os neurônios serotonérgicos também são encontrados no sistema nervoso entérico do trato gastrintestinal e ao redor dos vasos sanguíneos. Nos roedores (mas não em seres humanos), a serotonina também é encontrada nos mastócitos.

A função da serotonina nas células enterocromafins ainda não está totalmente elucidada. Essas células sintetizam serotonina, armazenam amina em um complexo com ATP e outras substâncias em grânulos e liberam a serotonina em resposta a estímulos mecânicos e neuronais. Essa serotonina interage de modo parácrino com vários receptores 5-HT diferentes no intestino (ver Capítulo 62). Parte da serotonina liberada difunde-se nos vasos sanguíneos, onde é captada e armazenada nas plaquetas.

A serotonina é metabolizada pela MAO, e o produto intermediário, o 5-hidroxindolacetaldeído, é posteriormente oxidado pela aldeído desidrogenase a ácido 5-hidroxindolacético (5-HIAA). Nos seres humanos que consomem uma dieta normal, a excreção de 5-HIAA fornece uma medida da síntese de serotonina. Por conseguinte, a excreção de 5-HIAA na urina de 24 horas pode ser utilizada como exame complementar para tumores que sintetizam quantidades excessivas de serotonina, em particular o tumor carcinoide. Alguns alimentos (p. ex., bananas) contêm grandes quantidades de serotonina ou de seus precursores, de modo que a sua ingestão deve ser proibida durante os exames complementares.

Farmacodinâmica

A. Mecanismos de ação

A serotonina exerce muitas ações e, à semelhança da histamina, apresenta várias diferenças entre espécies, tornando difícil fazer generalizações. As ações da serotonina são mediadas por um número notavelmente grande de receptores na membrana celular. Os receptores de serotonina caracterizados até hoje estão listados na Tabela 16-3. Foram identificadas sete famílias de subtipos de receptores 5-HT (aqueles com algarismos subscritos 1 até 7), das quais seis envolvem receptores com sete alças transmembrana acoplados à proteína G e uma envolve um canal iônico regulado por ligante. Esse último receptor (5-HT_3) é um membro da família nicotínica de proteínas dos canais de Na^+/K^+.

TABELA 16-3 Subtipos de receptores de serotonina atualmente conhecidos (ver também Capítulo 21)

Subtipo de receptor	Distribuição	Mecanismo pós-receptor	Agonistas parcialmente seletivos	Antagonistas parcialmente seletivos
5-HT_{1A}	Núcleos da rafe, hipocampo	G_i, ↓ AMPc	8-OH-DPAT,[1] repinotana	WAY1006351
5-HT_{1B}	Substância negra, globo pálido, núcleos da base	G_i, ↓ AMPc	Sumatriptana, L694247[1]	
5-HT_{1D}	Cérebro	G_i, ↓ AMPc	Sumatriptana, eletriptana	
5-HT_{1E}	Córtex, putame	G_i, ↓ AMPc		
5-HT_{1F}	Córtex, hipocampo	G_i, ↓ AMPc	LY3344864[1]	
5-HT_{1P}	Sistema nervoso entérico	G_o, PEPS lento	5-hidroxindalpina	Renzaprida
5-HT_{2A}	Plaquetas, músculo liso, córtex cerebral	G_q, ↑ IP_3	α-metil-5-HT, DOI[1]	Cetanserina
5-HT_{2B}	Fundo gástrico	G_q, ↑ IP_3	α-metil-5-HT, DOI[1]	RS127445[1]
5-HT_{2C}	Plexo corióideo, hipocampo, substância negra	G_q, ↑ IP_3	α-metil-5-HT, DOI[1], lorcasserina	Messulergina
5-HT_3	Área postrema, nervos sensoriais e entéricos	O receptor é um canal de íons Na^+/K^+	2-metil-5-HT, *m*-clorofenilbiguanida	Granisetrona, ondansetrona, outros
5-HT_4	Neurônios do SNC e mioentéricos, músculo liso	G_s, ↑ AMPc	BIMU8,[1] renzaprida, metoclopramida	GR113808[1]
5-$HT_{5A,B}$	Cérebro	↓ AMPc		
5-$HT_{6,7}$	Cérebro	G_s, ↑ AMPc		Clozapina (5-HT_7)

[1]Fármacos em fase de pesquisa; para os nomes químicos, ver Alexander SPH, Mathie A, Peters JA: Guide to receptors and channels (GRAC). Br J Pharmacol 2011;164 (Suppl 1):S16-17, 116-117.

AMPc, monofosfato de adenosina cíclico; IP_3, trifosfato de Inositol; PEPS, potencial excitatório pós-sináptico.

Farmacologia da melatonina

A melatonina é a *N*-acetil-5-metoxitriptamina (ver Figura 16-2), um produto simples metoxilado e *N*-acetilado da serotonina encontrado na glândula pineal. A melatonina é produzida e liberada principalmente à noite e parece desempenhar um papel no ciclo diurno dos animais e no comportamento de sono-vigília dos seres humanos. Foram caracterizados receptores de melatonina no SNC e em vários tecidos periféricos. No cérebro, os receptores MT_1 e MT_2 são encontrados em membranas de neurônios no núcleo supraquiasmático do hipotálamo, uma área associada – com base em experimentos de lesão – ao ritmo circadiano. Os receptores MT_1 e MT_2 são acoplados à proteína G_i com sete alças transmembrana. A ativação desses receptores leva à inibição da adenililciclase. Um terceiro receptor, MT_3, é uma enzima; a ligação a essa molécula desempenha uma função fisiológica pouco definida, possivelmente relacionada com a pressão intraocular. A ativação do receptor MT_1 resulta em sonolência, ao passo que o receptor MT_2 pode estar relacionado com a sincronização do ciclo claro-escuro do relógio biológico. A melatonina também foi implicada no metabolismo energético e na obesidade, e sua administração reduz o peso corporal em certos modelos animais. Entretanto, a sua função nesses processos não está bem elucidada, e não há evidências de que a melatonina em si tenha qualquer valor no tratamento da obesidade em seres humanos. Outros estudos sugerem que a melatonina tem efeitos antiapoptóticos em modelos experimentais. Pesquisas recentes utilizaram os receptores de melatonina em transtornos depressivos. A insônia associada com o transtorno do espectro autista pode responder à melatonina.

A **melatonina** é promovida comercialmente como sonífero pela indústria de suplementos alimentares (ver Capítulo 65). Uma vasta literatura dá suporte para o seu uso no manejo do *jet lag*. Para esse propósito, ela é administrada em doses orais de 0,5 a 5 mg, geralmente no horário de dormir do destino da viagem. A **ramelteona** é um agonista seletivo dos receptores MT_1 e MT_2 aprovado para o tratamento clínico da insônia. Esse fármaco não apresenta tendência à adição (não é uma substância controlada) e parece ser bem mais eficaz do que a melatonina (porém menos eficaz do que os benzodiazepínicos) como hipnótico. A rameltеona é metabolizada por enzimas CYP e não deve ser administrada a indivíduos em uso de inibidores de CYP1A2. Apresenta meia-vida de 1 a 3 horas e tem um metabólito ativo com meia-vida de até 5 horas. A ramelteona pode aumentar as concentrações de prolactina. A **tasimelteona** (não disponivel no Brasil) é um agonista MT_1 e MT_2 mais recente que foi aprovado para o transtorno de sono-vigília sem padrão de 24 horas. A **agomelatina**, um agonista MT_1 e MT_2 e um antagonista fraco dos receptores $5\text{-}HT_{2B}$ e $5\text{-}HT_{2C}$, está aprovada na Europa (assim como no Brasil) para o tratamento do transtorno depressivo maior.

B. Efeitos sobre os tecidos e sistemas orgânicos

1. *Sistema nervoso* A serotonina está presente em vários locais do encéfalo. A sua função como neurotransmissor e a sua relação com as ações de fármacos que atuam no SNC são discutidas nos Capítulos 21 e 30. A serotonina também é precursora da melatonina na glândula pineal (ver Figura 16-2 e Quadro "Farmacologia da melatonina"). A **repinotana**, um agonista $5\text{-}HT_{1A}$ atualmente em fase de estudos clínicos, parece ter alguma ação antinociceptiva em doses mais altas, ao mesmo tempo que reverte a depressão respiratória induzida por opioides.

Os receptores $5\text{-}HT_3$ no trato gastrintestinal e no centro do vômito do bulbo participam no reflexo do vômito (ver Capítulo 62). Eles são particularmente importantes nos vômitos causados por deflagradores químicos, como fármacos quimioterápicos para o câncer. Os receptores $5\text{-}HT_{1P}$ e $5\text{-}HT_4$ também desempenham um importante papel na função do sistema nervoso entérico.

À semelhança da histamina, a serotonina é um potente estimulante das terminações nervosas sensitivas para dor e prurido, além de ser responsável por alguns dos sintomas causados por picadas de insetos e contato com vegetais urticantes. Além disso, a serotonina é um poderoso ativador das terminações quimiossensíveis localizadas no leito vascular coronariano. A ativação dos receptores $5\text{-}HT_3$ nas terminações nervosas vagais aferentes está associada ao **reflexo quimiorreceptor** (também conhecido como reflexo de Bezold-Jarisch). A resposta reflexa consiste em bradicardia acentuada e hipotensão, e a sua função fisiológica permanece incerta. A bradicardia é mediada por descarga vagal ao coração e pode ser bloqueada pela atropina. A hipotensão é uma consequência da diminuição do débito cardíaco em função da bradicardia. Vários outros agentes podem ativar o reflexo quimiorreceptor. Entre eles, são exemplos os agonistas dos colinorreceptores nicotínicos e alguns glicosídeos cardíacos, como a ouabaína.

Embora não sejam encontrados neurônios serotonérgicos abaixo do local de lesão da medula espinal no adulto, a atividade constitutiva dos receptores 5-HT pode desempenhar uma função após esse tipo de lesão – a administração de antagonistas $5\text{-}HT_2$ parece reduzir o espasmo da musculatura esquelética após esse tipo de lesão.

2. *Sistema respiratório* A serotonina tem um pequeno efeito estimulante direto no músculo liso bronquiolar de seres humanos hígidos, provavelmente via receptores $5\text{-}HT_{2A}$. Além disso, ela parece facilitar a liberação de acetilcolina das terminações nervosas vagais brônquicas. Em pacientes com síndrome carcinoide, ocorrem episódios de broncoconstrição em resposta a concentrações elevadas da amina ou de peptídeos liberados do tumor. A serotonina também pode causar hiperventilação em decorrência do reflexo quimiorreceptor ou da estimulação das terminações nervosas sensoriais brônquicas.

3. *Sistema circulatório* A serotonina causa diretamente a contração do músculo liso vascular, principalmente através de receptores $5\text{-}HT_2$. Nos seres humanos, a serotonina é um poderoso vasoconstritor, exceto no músculo esquelético e no coração, onde dilata os vasos sanguíneos.

Pelo menos parte da vasodilatação induzida pela 5-HT exige a presença de células endoteliais vasculares. Quando ocorre lesão do endotélio, os vasos coronarianos sofrem constrição pela 5-HT. Conforme assinalado anteriormente, a serotonina também pode provocar bradicardia reflexa por meio da ativação dos receptores $5\text{-}HT_3$ nas terminações nervosas quimiorreceptoras. Com frequência, observa-se uma resposta trifásica da pressão arterial após a injeção de serotonina em animais de laboratório. A princípio, verifica-se a redução da frequência cardíaca, do débito cardíaco e da pressão arterial causada pela resposta quimiorreceptora. Depois desse declínio, a pressão arterial aumenta devido à vasoconstrição. A terceira fase consiste novamente em redução da pressão arterial, atribuída à vasodilatação nos vasos que irrigam o músculo esquelético. Em contrapartida, os vasos pulmonares e renais parecem ser muito sensíveis à ação vasoconstritora da serotonina.

Estudos em camundongos nocaute sugerem que a 5-HT, por meio de sua ação sobre os receptores 5-HT_{1A}, 5-HT_2 e 5-HT_4, é necessária para o desenvolvimento cardíaco normal do feto. Por outro lado, a exposição crônica de adultos a agonistas 5-HT_{2B} está associada à valvopatia, e camundongos adultos que carecem do gene do receptor 5-HT_{2B} são protegidos da hipertrofia cardíaca. Estudos preliminares sugerem que os antagonistas 5-HT_{2B} são capazes de impedir o desenvolvimento de hipertensão pulmonar em modelos animais.

A serotonina também causa a constrição das veias, e a venoconstrição com consequente aumento do enchimento capilar parece responsável pelo rubor observado após a administração de serotonina ou sua liberação a partir de um tumor carcinoide. A serotonina exerce pequenos efeitos inotrópicos e cronotrópicos positivos diretos sobre o coração, os quais provavelmente não têm nenhum significado clínico. Entretanto, a elevação prolongada da concentração sanguínea de serotonina (que ocorre na síndrome carcinoide) está associada a alterações patológicas no endocárdio (fibroplasia subendocárdica), que podem resultar em disfunção valvar ou elétrica.

A serotonina promove a agregação das plaquetas sanguíneas ao ativar os receptores 5-HT_2. Essa resposta, em contraste com a agregação induzida durante a formação normal do coágulo, não é acompanhada da liberação da serotonina armazenada nas plaquetas. A função fisiológica desse efeito ainda não foi esclarecida.

4. *Trato gastrintestinal* A serotonina é um potente estimulante do músculo liso gastrintestinal, uma vez que aumenta o tônus e facilita a peristalse. Essa ação é causada pela ação direta da serotonina sobre os receptores 5-HT_2 no músculo liso, além de uma ação estimulante sobre as células ganglionares localizadas no sistema nervoso entérico (ver Capítulo 6). Os receptores 5-HT_{1A} e 5-HT_7 também podem estar envolvidos. A ativação dos receptores 5-HT_4 no sistema nervoso entérico provoca o aumento da liberação de acetilcolina e, portanto, medeia um efeito potencializador da motilidade ou "procinético" dos agonistas seletivos da serotonina, como a cisaprida. Esses fármacos são úteis em vários distúrbios gastrintestinais (ver Capítulo 62). A produção excessiva de serotonina (e outras substâncias) no tumor carcinoide está associada à ocorrência de diarreia intensa. A serotonina exerce pouco efeito sobre as secreções gastrintestinais, e os efeitos são, em geral, inibitórios.

5. *Músculo esquelético e olho* Os receptores 5-HT_2 estão presentes na membrana do músculo esquelético, porém o seu papel fisiológico ainda não é bem compreendido. Conforme discutido no Quadro "Síndrome serotonérgica e síndromas semelhantes", a **síndrome serotonérgica** está associada a contrações do músculo esquelético e é precipitada quando se administram inibidores da MAO com agonistas da serotonina, particularmente antidepressivos da classe dos inibidores seletivos da recaptação de serotonina (ISRS; ver Capítulo 30). Embora a hipertermia da síndrome serotonérgica resulte da contração muscular excessiva, a síndrome serotonérgica provavelmente é causada pela ação desses fármacos no sistema nervoso central (Tabela 16-4 e Quadro "Síndrome serotonérgica e síndromes semelhantes").

Estudos em modelos animais de glaucoma indicam que os agonistas 5-HT_{2A} reduzem a pressão intraocular. Essa ação pode ser bloqueada pela cetanserina e por antagonistas 5-HT_2 semelhantes.

FARMACOLOGIA CLÍNICA DA SEROTONINA

Agonistas da serotonina

A serotonina não tem nenhuma aplicação clínica como fármaco. Entretanto, diversos agonistas seletivos de subtipos de receptores demonstraram ser valiosos. A **buspirona**, um agonista 5-HT_{1A}, recebeu atenção como um ansiolítico não benzodiazepínico efetivo (ver Capítulo 22). A supressão do apetite parece estar associada a uma ação agonista nos receptores 5-HT_{2C} presentes no SNC, e a **dexfenfluramina**, um agonista 5-HT seletivo, foi amplamente utilizada como supressor do apetite, porém foi retirada do mercado, devido à ocorrência de valvopatia cardíaca. A **lorcasserina**, um agonista 5-HT_{2C} mais seletivo, foi aprovada pela FDA para uso como medicamento para perda de peso, mas posteriormente foi retirada do mercado (inclusive do mercado brasileiro) (ver Quadro "Tratamento da obesidade").

Agonistas 5-$HT_{1D/1B}$ e enxaqueca

Os agonistas 5-$HT_{1D/1B}$ (**triptanas**, p. ex., **sumatriptana**) são utilizados quase exclusivamente para o tratamento da enxaqueca. A enxaqueca

Síndrome serotonérgica e síndromes semelhantes

O excesso de serotonina sináptica provoca uma síndrome grave e potencialmente fatal, diagnosticada com base em história de administração de fármaco serotonérgico nas últimas semanas e nos achados físicos. Essa síndrome compartilha algumas características com a **síndrome neuroléptica maligna** (SNM) e com a **hipertermia maligna** (HM), porém tanto a sua fisiopatologia como o seu tratamento são muito diferentes (ver Tabela 16-4).

Conforme sugerido pelos fármacos que a precipitam, a síndrome serotonérgica ocorre quando a sobredose de um único fármaco ou o uso concomitante de vários fármacos resultam em atividade serotonérgica excessiva no SNC. É previsível e não idiossincrásica, porém as formas mais leves podem ser facilmente diagnosticadas de modo incorreto. Em modelos de animais de laboratório, muitos dos sinais da síndrome podem ser revertidos pela administração de antagonistas 5-HT_2; entretanto, outros receptores 5-HT também podem estar envolvidos. O dantroleno não tem nenhuma utilidade, ao contrário do tratamento da HM.

A SNM é mais idiossincrásica do que previsível e parece estar associada à hipersensibilidade aos efeitos indutores de parkinsonismo dos antipsicóticos bloqueadores D_2 em certos indivíduos. A HM está associada a um defeito genético no canal de cálcio RyR1 do retículo sarcoplasmático do músculo esquelético, que permite a liberação descontrolada de cálcio do retículo sarcoplasmático quando são administrados fármacos precipitantes (ver Capítulo 27).

TABELA 16-4 Características da síndrome serotonérgica e de outras síndromes hipertérmicas

Síndrome	Fármacos precipitantes	Apresentação clínica	Terapia[1]
Síndrome serotonérgica	ISRS, antidepressivos de segunda geração, IMAO, linezolida, tramadol, petidina, fentanila, ondansetrona, sumatriptana, MDMA, LSD, erva-de-são-joão, *ginseng*	Hipertensão, hiper-reflexia, tremor, clônus, hipertermia, sons intestinais hiperativos, diarreia, midríase, agitação, coma; início em horas	**Sedação (benzodiazepínicos), paralisia, intubação e ventilação**; considerar o bloqueio 5-HT_2 com ciproeptadina ou clorpromazina
Síndrome neuroléptica maligna	Antipsicóticos bloqueadores D_2	Parkinsonismo agudo grave; hipertensão, hipertermia, sons intestinais normais ou reduzidos; início em 1-3 dias	**Difenidramina** (parenteral), resfriamento se a temperatura estiver muito alta, sedação com benzodiazepínicos
Hipertermia maligna	Anestésicos voláteis, suxametônio	Hipertermia, rigidez muscular, hipertensão, taquicardia; início em minutos	**Dantroleno**, resfriamento

[1]Os fármacos precipitantes devem ser imediatamente interrompidos. O tratamento de primeira escolha está em negrito.

IMAO, inibidores da monoaminoxidase; ISRS, inibidores seletivos da recaptação de serotonina; LSD, dietilamida do ácido lisérgico; MDMA, metilenodioximetanfetamina (*ecstasy*).

Tratamento da obesidade

Diz-se que grande parte do mundo está passando por uma "epidemia de obesidade". Essa declaração baseia-se em estatísticas que mostram que, nos Estados Unidos e em muitos outros países, 30 a 40% da população está acima do peso ideal, e que o excesso de peso (particularmente a gordura abdominal) está frequentemente associado à **síndrome metabólica** e ao risco aumentado de doença cardiovascular e diabetes. Como o comportamento alimentar é uma expressão de processos endócrinos, neurofisiológicos e psicológicos, a prevenção e o tratamento da obesidade são complexos. Há considerável interesse científico e financeiro no desenvolvimento de fármacos para o tratamento dessa condição.

Embora a obesidade possa ser definida como o excesso de tecido adiposo, atualmente, ela é quantificada pelo índice de massa corporal (IMC), calculado da seguinte maneira: IMC = peso (em quilogramas)/altura^2 (em metros). Ao utilizar essa medida, o IMC normal é definido por uma faixa de 18,5 a 24,9; o sobrepeso, por IMC de 25 a 29,9; a obesidade, por 30 a 39,9; e a obesidade mórbida (i.e., com risco muito alto), por IMC de ≥ 40. (Pessoas abaixo do peso, p. ex., aquelas com IMC < 18, também têm risco aumentado [embora menor] de problemas de saúde.) Alguns indivíduos com musculatura muito desenvolvida podem apresentar IMC acima de 25, sem qualquer excesso de gordura; entretanto, geralmente a escala do IMC se correlaciona com o grau de obesidade e risco. Um segundo sistema de medida que pode ser um preditor até mesmo melhor de risco cardiovascular é a razão entre a circunferência da cintura e a altura; o risco cardiovascular é menor se essa razão for inferior a 0,5. Especialistas consideram que o tratamento farmacológico é justificado para pacientes com fatores de risco aumentados e IMC ≥ 27 e para aqueles sem comorbidades, mas com IMC ≥ 30.

Embora a causa da obesidade possa ter a sua definição simplificada como aporte energético (calorias dietéticas) maior do que o gasto energético (metabolismo em repouso mais exercício físico), a fisiologia do controle do peso é, na verdade, extremamente complexa, e a fisiopatologia da obesidade ainda está pouco elucidada. Muitos hormônios e mecanismos neuronais regulam o consumo (apetite, saciedade), o processamento (absorção, conversão em gordura, glicogênio, etc.) e o gasto energético (termogênese, trabalho muscular). A existência de um grande número de hormônios que reduzem o apetite aparentemente parece propiciar muitos alvos para a terapia farmacológica de redução do peso; no entanto, apesar do grande número de estudos, nenhuma terapia farmacológica disponível conseguiu manter uma perda de mais de 10% durante 1 ano. Além disso, os aspectos sociais e psicológicos da alimentação constituem influências poderosas que são independentes ou apenas parcialmente dependentes dos mecanismos fisiológicos de controle. Diferentemente do tratamento farmacológico, a cirurgia bariátrica para redução de peso rapidamente determina uma perda de peso sustentada de 10 a 40%. Além disso, a cirurgia que transpõe o estômago e a parte superior do intestino delgado (mas não uma banda gástrica restritiva simples) reverte rapidamente alguns aspectos da síndrome metabólica, até mesmo antes da ocorrência de perda significativa de peso. Mesmo uma perda de peso de 5 a 10% está associada à redução da pressão arterial e à melhora do controle glicêmico. Outras intervenções físicas para a redução do comportamento alimentar incluem balões que são inflados e mantidos no interior do estômago. O hidrogel de celulose em cápsulas que se dissolvem no estômago e que se expandem à medida que absorvem água é a adição mais recente aos fármacos aprovados para o tratamento da obesidade. A flora gastrintestinal também influencia a eficiência metabólica, e pesquisas em camundongos sugerem que a alteração da flora pode levar a ganho ou perda de peso.

Há cerca de 15 anos, os supressores do apetite mais populares e mais bem-sucedidos eram os agonistas dos receptores 5-HT_2 não seletivos **fenfluramina** e **dexfenfluramina** (não disponíveis no Brasil). Em associação com a **fentermina**, eles eram moderadamente efetivos. Todavia, foi constatado que esses agonistas 5-HT_2 causam hipertensão pulmonar e defeitos nas valvas cardíacas, motivo pelo qual foram retirados do mercado.

São fármacos mais antigos ainda disponíveis nos Estados Unidos e em alguns outros países: **fenilpropanolamina**, **benzfetamina**, **anfetamina**, **metanfetamina**, **fentermina**, **anfepramona**, **mazindol** e **fendimetrazina** (não disponíveis no Brasil). Todos esses fármacos simulam a anfetamina e são supressores do apetite no SNC; em geral, eles são úteis apenas nas primeiras semanas de terapia. A sua toxicidade é significativa e inclui hipertensão (com risco de hemorragia cerebral) e tendência à adição.

Liraglutida, **orlistate**, **fentermina** e **hidrogel de celulose** são os únicos fármacos isolados atualmente aprovados nos Estados Unidos para o tratamento da obesidade. Além disso, algumas associações (**fentermina** + **topiramato** e **naltrexona** + **bupropiona**) também estão disponíveis. Esses fármacos têm sido bastante estudados, e algumas de suas propriedades estão listadas na Tabela 16-5. A lorcasserina foi retirada do mercado em 2020 em virtude do risco de carcinogênese. Ensaios clínicos e relatos de fase 4 sugerem que esses fármacos são modestamente efetivos para a duração da terapia (até 1 ano) e provavelmente mais seguros do que os fármacos que mimetizam as ações da anfetamina. Todavia, eles não produzem uma perda de peso de mais de 5 a 10%. A **mirabegrona**, um agonista β_3-adrenérgico aprovado para o tratamento da bexiga hiperativa (ver Capítulo 9), pode ser um fármaco de interesse no futuro, uma vez que os β_3-agonistas estimulam o consumo de energia no tecido adiposo marrom. A **sibutramina*** e o **rimonabanto** foram comercializados por vários anos, porém foram posteriormente retirados do mercado devido aos relatos de toxicidade cardiovascular, entre outros problemas. Boa parte da pesquisa atual está focada em fármacos que mimetizam peptídeos endógenos envolvidos na saciedade e na homeostase da glicose. O peptídeo semelhante ao glucagon, GLP-1, foi identificado inicialmente como um modulador da secreção de glucagon e insulina que poderia reduzir o consumo alimentar e o peso de animais de laboratório. Contudo, em virtude do seu tempo de meia-vida muito curto, análogos do GLP-1, como exenatida, lixisenatida, liraglutida, semaglutida, albiglutida e dulaglutida, foram desenvolvidos e estudados. Todos são administrados por via subcutânea; a semaglutida também está disponível para uso oral. Modificações estruturais adicionais para incluir o agonismo de outros peptídeos metabólicos, glucagon ou amilina foram investigadas com sucesso em animais. Agonistas que combinam a estrutura do GLP-1 com estrogênio, dexametasona ou tiroxina foram desenvolvidos e estão sendo estudados.

Devido à baixa eficácia e à toxicidade dos fármacos disponíveis atualmente, as pesquisas continuam de modo intensivo. Como há redundância nos mecanismos fisiológicos para o controle do peso corporal, parece provável que a polifarmácia direcionada a várias vias seja necessária para a obtenção de sucesso.

*N. de R.T. Apesar de ter sido retirada do mercado nos Estados Unidos e em vários países da Europa, a sibutramina é um medicamento usado para o tratamento da obesidade ainda disponível no Brasil.

em sua forma "clássica" caracteriza-se por uma aura ou pródromo de duração variável que pode envolver náuseas, vômitos, parestesias, escotomas visuais ou até mesmo hemianopsia e anormalidades da fala; a aura é seguida de cefaleia unilateral latejante intensa, de poucas horas a 1 a 2 dias de duração. A enxaqueca "comum" carece da fase de aura, porém a cefaleia é semelhante. Após mais de um século de pesquisas, a fisiopatologia da enxaqueca ainda não é bem compreendida. Embora o padrão de sintomas e a duração do pródromo e da cefaleia variem bastante entre pacientes, a intensidade da cefaleia na enxaqueca justifica uma terapia vigorosa na maioria dos casos.

A enxaqueca envolve a distribuição do nervo trigêmeo para as artérias intracranianas (e, possivelmente, extracranianas). Esses nervos liberam neurotransmissores peptídicos, em particular o **peptídeo relacionado com o gene da calcitonina** (CGRP, do inglês *calcitonin gene-related peptide*; ver Capítulo 17), um vasodilatador extremamente poderoso. A substância P e a neurocinina A também podem estar envolvidas. O extravasamento de plasma ou de proteínas plasmáticas no espaço perivascular parece constituir uma característica comum de modelos de enxaqueca em animais e é identificado em amostras de biópsia de pacientes com enxaqueca. Esse efeito provavelmente reflete a ação dos neuropeptídeos sobre os vasos. O estiramento mecânico provocado pelo edema perivascular pode constituir a causa imediata da ativação das terminações nervosas de dor na dura-máter. O início da cefaleia às vezes está associado ao aumento pronunciado da amplitude das pulsações da artéria temporal, e o alívio da dor pela administração de terapia efetiva algumas vezes é acompanhado de diminuição das pulsações arteriais.

O mecanismo de ação dos fármacos utilizados para o tratamento da enxaqueca não está bem elucidado, em parte porque inclui uma ampla variedade de grupos e ações de fármacos. Além das triptanas, eles incluem anticorpos anti-CGRP, fármacos orais anti-CGRP, anti-inflamatórios não esteroides, betabloqueadores, bloqueadores

TABELA 16-5 Fármacos antiobesidade e seus efeitos

Fármaco ou associação farmacológica	Grupo de fármacos	Possível mecanismo de ação	Posologia	Toxicidade
Celulose com ácido cítrico	Expansor físico	Aumenta a sensação de saciedade		Possível inchaço, diarreia, constipação
Orlistate	Inibidor da lipase GI	Reduz a absorção de lipídeos	60-120 mg, VO, 3×/dia	Absorção diminuída de vitaminas lipossolúveis, flatulência, incontinência fecal
Liraglutida (sem indicação em bula)	Agonista GLP-1	Reduz o apetite	3 mg/dia, SC	Náusea, vômito, pancreatite
Lorcasserina (sem indicação em bula)	Agonista 5-HT_{2C}	Reduz o apetite	10 mg, VO, 2×/dia	Cefaleia, náusea, boca seca, tontura, constipação; possivelmente carcinogênico
Naltrexona + bupropiona	Antagonista opioide + antidepressivo	Desconhecido	32 mg/360 mg, VO, 3×/dia	Cefaleia, náusea, tontura, constipação
Fentermina	Simpatomimético	Liberação de norepinefrina no SNC	30-37,5 mg/dia, VO	Aumento da PA, FC; arritmias, insônia, ansiedade
Fentermina + topiramato	Simpatomimético + anticonvulsivante	Liberação de norepinefrina e outros mecanismos desconhecidos	3,75-15 mg/23-92 mg, VO	Insônia, tontura, náusea, parestesia, disgeusia

FC, frequência cardíaca; GI, gastrintestinal; PA, pressão arterial; SC, via subcutânea; SNC, sistema nervoso central; VO, via oral.

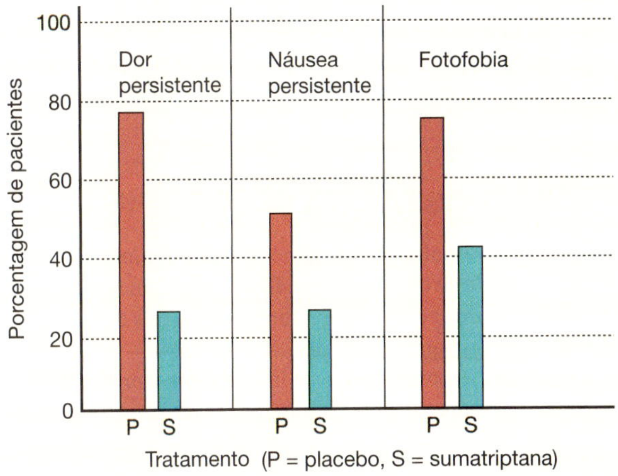

FIGURA 16-3 Efeitos da sumatriptana (734 pacientes) ou do placebo (370 pacientes) sobre os sintomas da enxaqueca aguda 60 minutos após a injeção de 6 mg por via subcutânea. Todas as diferenças entre o placebo e a sumatriptana foram estatisticamente significativas. (Dados de Cady RK, Wendt JK, Kirchner JR, Sargent JD, Rothrock JF, Skaggs H Jr: Treatment of acute migraine with subcutaneous sumatriptan, JAMA 1991 Jun 5;265(21):2831-2835.)

dos canais de cálcio, antidepressivos tricíclicos e ISRS, alcaloides do *ergot* e diversos fármacos anticonvulsivantes. Alguns desses grupos farmacológicos são efetivos apenas para profilaxia, e não para episódios agudos.

Foram propostas duas hipóteses principais para explicar as ações desses fármacos. Na primeira, as triptanas, os alcaloides do *ergot* e os antidepressivos podem ativar os receptores 5-$HT_{1D/1B}$ nas terminações pré-sinápticas do nervo trigêmeo, inibindo a liberação de peptídeos vasodilatadores, ao passo que os fármacos anticonvulsivantes podem suprimir a descarga excessiva dessas terminações nervosas. Na segunda hipótese, as ações vasoconstritoras dos agonistas 5-HT diretos (triptanas e alcaloides do *ergot*) podem impedir a vasodilatação e o estiramento das terminações de dor. É possível que ambos os mecanismos contribuam no caso de alguns fármacos.

A sumatriptana e seus congêneres constituem, no momento, a terapia de primeira escolha para crises agudas de enxaqueca na maioria dos pacientes (Figura 16-3). Entretanto, eles não devem ser utilizados em pacientes com doença arterial coronariana. Os analgésicos anti-inflamatórios, como o ácido acetilsalicílico e o ibuprofeno, são úteis para o controle da dor da enxaqueca. Raramente, os opioides parenterais são necessários nos casos refratários. Para pacientes com náuseas e vômitos intensos, a metoclopramida por via parenteral pode ser útil.

A sumatriptana e outras triptanas são agonistas seletivos dos receptores 5-HT_{1D} e 5-HT_{1B}; a semelhança da estrutura das triptanas com a do núcleo da 5-HT pode ser observada na estrutura mostrada a seguir. Esses tipos de receptores são encontrados em vasos cerebrais e meníngeos e medeiam a vasoconstrição. Além disso, são encontrados em neurônios e, provavelmente, atuam como receptores inibitórios pré-sinápticos.

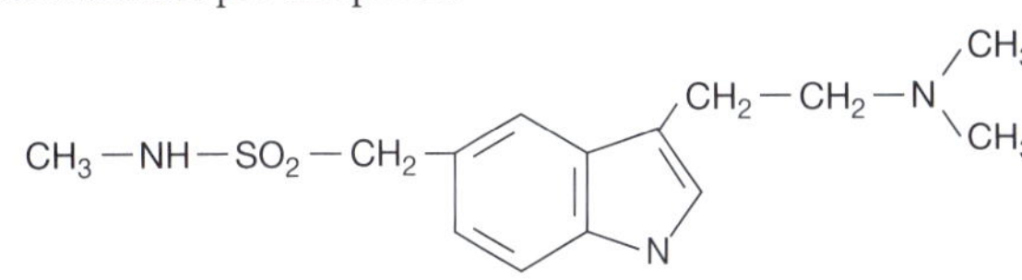

Sumatriptana

Em estudos populacionais, todas as triptanas agonistas 5-HT_1 são tão ou mais eficazes do que fármacos mais antigos (p. ex., alcaloides do *ergot* por via oral, parenteral ou retal) no tratamento da enxaqueca. No entanto, é possível que diferentes fármacos do grupo tenham eficácia distinta de acordo com cada paciente. A farmacocinética e a potência das triptanas diferem de forma significativa e são apresentadas na Tabela 16-6. As reações adversas são, em sua maioria, leves, e incluem alterações sensoriais (formigamento, calor, etc.), tontura, fraqueza muscular, dor cervical e, no caso da sumatriptana parenteral, reações no local da injeção. Ocorre desconforto torácico em 1 a 5% dos pacientes, e já foi relatada a ocorrência de dor torácica, provavelmente devido à capacidade desses fármacos de causar vasospasmo coronariano. Por conseguinte, as triptanas estão contraindicadas para pacientes com doença arterial coronariana, bem como para aqueles que apresentam angina. Outra desvantagem é o fato de que o efeito desses fármacos (em particular no caso de almotriptana [não disponível no Brasil], sumatriptana, rizatriptana e zolmitriptana, ver Tabela 16-6) com frequência dura menos do que a cefaleia. Em consequência, talvez sejam necessárias várias doses durante uma crise de enxaqueca prolongada, porém suas reações adversas limitam a dose diária máxima segura. A naratriptana e a eletriptana estão contraindicadas para pacientes com comprometimento hepático ou renal grave ou com síndromes vasculares periféricas; a frovatriptana (não disponível no Brasil) está contraindicada para pacientes com doença vascular periférica; e a zolmitriptana, para pacientes com síndrome de Wolff-Parkinson-White. As triptanas de marca comercial são muito caras; dessa forma, deve-se usar a sumatriptana genérica sempre que possível.

TABELA 16-6 Farmacocinética das triptanas

Fármaco	Via de administração	Tempo de início (h)	Dose única (mg)	Dose diária máxima (mg)	Meia-vida (h)
Almotriptana	Oral	2,6	6,25-12,5	25	3,3
Eletriptana	Oral	2	20-40	80	4
Frovatriptana	Oral	3	2,5	7,5	27
Naratriptana	Oral	2	1-2,5	5	5,5
Rizatriptana	Oral	1-2,5	5-10	30	2
Sumatriptana	Oral, nasal, subcutânea, retal	1,5 (0,2 para a via SC)	25-100 (VO), 20 nasal, 6 SC, 25 retal	200	2
Zolmitriptana	Oral, nasal	1,5-3	2,5-5	10	2,8

SC, subcutâneo; VO, via oral.

A **lasmiditana** (não disponível no Brasil) é um agonista altamente seletivo para o receptor 5-HT_{1F} e tem eficácia antienxaqueca significativa. Esse fármaco, recentemente aprovado, tem afinidade muito baixa por outros receptores 5-HT e por todos os receptores autonômicos testados. Na medida em que esse fármaco é desprovido da ação vasoconstritora das triptanas, ele poderia ser mais seguro que elas em relação à função cardiovascular. Ele reduz o extravasamento de plasma e proteínas plasmáticas induzido pela estimulação do trigêmeo, fenômenos que poderiam estar por trás da dor da enxaqueca. A lasmiditana é uma molécula pequena, ativa por via oral e com meia-vida de 6 horas. Ela é metabolizada pela CYP2D6, e seus metabólitos são excretados na urina.

O CGRP tornou-se um importante alvo para a *profilaxia* da enxaqueca e da cefaleia em salvas. Três anticorpos monoclonais (MABs, do inglês *monoclonal antibodies*) estão atualmente aprovados para essa aplicação. O **erenumabe** se liga ao receptor CGRP e impede a sua ativação pelo peptídeo. O **fremanezumabe** e o **galcanezumabe** se ligam ao CGRP e evitam a sua ligação ao receptor e a sua ativação subsequente. Esses fármacos são administrados pela via subcutânea 1 vez por mês. Em virtude de serem fármacos novos, administrados pela via subcutânea e terem custo muito elevado, os anticorpos anti-CGRP são reservados para pacientes cuja enxaqueca não é adequadamente controlada pelos fármacos utilizados pela via oral. O **ubrogepanto** (não disponivel no Brasil) é uma pequena molécula nova, oralmente ativa, que atua como antagonista do receptor CGRP. Ele é utilizado apenas para o tratamento imediato das crises agudas. Reações adversas associadas ao seu uso incluem náusea, fadiga e boca seca.

O **propranolol**, a **amitriptilina** e alguns bloqueadores dos canais de cálcio demonstraram efetividade na profilaxia da enxaqueca em alguns pacientes. Esses fármacos não têm valor no tratamento da enxaqueca aguda. Alguns anticonvulsivantes, como **ácido valproico** e **topiramato** (ver Capítulo 24), também apresentam certa eficácia na profilaxia da enxaqueca. Estudos clínicos mostraram que a **flunarizina**, um bloqueador dos canais de cálcio utilizado na Europa, reduz efetivamente a gravidade da crise aguda e impede a ocorrência de recidiva. O **verapamil** parece ter eficácia modesta na profilaxia contra a enxaqueca.

Outros agonistas da serotonina de uso clínico

A **flibanserina** (não disponível no Brasil), um agonista 5-HT_{1A} e antagonista 5-HT_{2A}, está aprovada para o tratamento do transtorno do desejo sexual hipoativo em mulheres. Devido à ausência de evidências apropriadas de eficácia, a sua aprovação foi recusada em 2010 e em 2013. Os ensaios clínicos que levaram à sua aprovação, em 2015, mostram um aumento muito pequeno, porém significativo, do desejo e da atividade sexual após várias semanas de uso pela via oral. O consumo de álcool é contraindicado, devido ao risco aumentado de hipotensão grave. Outras reações adversas incluem síncope, náusea, fadiga, tontura e sonolência. Um fármaco muito diferente, a **bremelanotida** (um agonista dos receptores de melanocortina MC3 e MC4), também está aprovada para o tratamento do desejo sexual hipoativo em mulheres (ver Capítulo 37) (não disponível no Brasil).

A **cisaprida**, um agonista 5-HT_4, foi utilizada para o tratamento do refluxo gastresofágico e de outros transtornos de motilidade. Em virtude de sua toxicidade, ela está disponível apenas para uso compassivo nos Estados Unidos. O **tegaserode**, um agonista parcial 5-HT_4, e a **prucaloprida**, um agonista 5-HT_4 com alta afinidade, são utilizados para o tratamento da síndrome do intestino irritável com constipação (ver Capítulo 62).

Compostos como a **fluoxetina** e outros ISRS, que modulam a transmissão serotonérgica ao bloquearem a recaptação do transmissor, estão entre os fármacos mais prescritos para o tratamento da depressão e de transtornos semelhantes. Esses fármacos são discutidos no Capítulo 30.

ANTAGONISTAS DA SEROTONINA

As ações da serotonina, assim como as da histamina, podem ser antagonizadas de diversas maneiras. Esse antagonismo é claramente desejável nos raros pacientes com tumor carcinoide e pode ser valioso em algumas outras condições.

A síntese de serotonina pode ser inibida por ***p*-clorofenilalanina** e ***p*-cloroanfetamina**. Todavia, esses fármacos são demasiado tóxicos para uso geral. O armazenamento da serotonina pode ser inibido pelo uso de **reserpina**, porém os efeitos simpaticolíticos desse fármaco (ver Capítulo 11) e as concentrações elevadas de serotonina circulante que resultam da sua liberação impedem o seu uso nos tumores carcinoides. Dessa forma, o bloqueio dos receptores constitui a principal abordagem terapêutica para condições em que há excesso de serotonina.

ANTAGONISTAS DOS RECEPTORES DE SEROTONINA

Uma ampla variedade de fármacos com ações em outros receptores (p. ex., receptores α-adrenérgicos, receptores histamínicos H_1) também bloqueiam os receptores de serotonina. A **fenoxibenzamina** (ver Capítulo 10) apresenta uma ação bloqueadora de longa duração nos receptores 5-HT_2. Além disso, os alcaloides do *ergot*, discutidos na última parte deste capítulo, são agonistas parciais dos receptores de serotonina.

A **ciproeptadina** assemelha-se aos fármacos anti-histamínicos fenotiazínicos na sua estrutura química e exerce um potente bloqueio dos receptores H_1, bem como do 5-HT_2. As ações da ciproeptadina são previsíveis com base na sua afinidade pelos receptores histamínicos H_1 e pelos receptores 5-HT. Esse fármaco impede os efeitos de ambas as aminas sobre o músculo liso, mas não tem qualquer efeito sobre a secreção gástrica estimulada pela histamina. Ele também tem efeitos antimuscarínicos significativos e causa sedação.

As principais aplicações clínicas da ciproeptadina são para o tratamento de manifestações que envolvem o músculo liso no **tumor carcinoide** (ver Quadro "Síndrome carcinoide") e na **urticária induzida por frio**. A dose habitual para adultos é de 12 a 16 mg/dia, divididas em três ou quatro doses. A ciproeptadina tem alguma utilidade na síndrome serotonérgica; todavia, como está disponível apenas em comprimidos, ela deve ser triturada e administrada por sonda gástrica a pacientes inconscientes. O fármaco também parece reduzir os espasmos musculares após a lesão da medula espinal, em que a atividade constitutiva dos receptores 5-HT_{2C} está associada a aumentos nas correntes de Ca^{2+}, resultando em espasmos. Evidências não científicas também sugerem alguma eficácia como *estimulante* do apetite em pacientes com câncer, porém ensaios clínicos controlados forneceram resultados não muito claros.

A **cetanserina** bloqueia os receptores 5-HT_2 no músculo liso e em outros tecidos e tem pouca ou nenhuma atividade antagonista nos outros receptores 5-HT ou H_1. Todavia, esse fármaco é um potente bloqueador dos receptores α_1-adrenérgicos vasculares. A cetanserina bloqueia os receptores 5-HT_2 presentes nas plaquetas e antagoniza a agregação plaquetária promovida pela serotonina.

Síndrome carcinoide

A síndrome carcinoide é uma manifestação de um tipo de tumor neuroendócrino bem diferenciado que geralmente se origina no trato digestivo, mas que também pode ocorrer nos pulmões, rins ou ovários. Ela é geralmente metastática no diagnóstico e responde mal à quimioterapia citotóxica. Com frequência, o tumor carcinoide secreta serotonina, outras aminas e peptídeos com ação no músculo liso, de forma que fármacos que reduzem a secreção ou bloqueiam os receptores de serotonina são úteis no manejo do rubor, da diarreia e de outros sinais e sintomas. A exposição crônica à 5-HT é frequentemente associada a defeitos valvulares cardíacos e de condução nesses pacientes. Análogos da somatostatina (**octreotida** ou **lanreotida**) são os fármacos antissecretores primários utilizados na síndrome carcinoide. O **telotristato**, um inibidor da tirosina hidroxilase, reduz a produção de serotonina e foi recentemente aprovado para uso em associação à octreotida. **Everolimo** e **alfainterferona** (ver Capítulo 55) também têm sido utilizados. Bloqueadores dos receptores de serotonina, como a **ciproeptadina**, também podem ser úteis.

O mecanismo por trás da ação hipotensora da cetanserina provavelmente envolve mais o bloqueio dos receptores α_1-adrenérgicos do que o dos receptores 5-HT_2. A cetanserina está disponível na Europa para o tratamento da hipertensão e das condições vasospásticas, porém não foi aprovada nos Estados Unidos (nem no Brasil). A **ritanserina**, outro antagonista 5-HT_2, tem pouca ou nenhuma ação α-bloqueadora. Há relatos de que esse fármaco altera o tempo de sangramento e reduz a formação de tromboxano, presumivelmente ao alterar a função plaquetária.

A **ondansetrona** é o protótipo dos antagonistas 5-HT_3. Esse fármaco e seus análogos são muito importantes para a prevenção das náuseas e dos vômitos associados à cirurgia e à quimioterapia do câncer. Esses fármacos são discutidos no Capítulo 62.

Tendo-se em vista os diversos efeitos atribuídos à serotonina e considerando-se a natureza heterogênea dos receptores 5-HT, outros antagonistas seletivos da 5-HT poderão demonstrar utilidade clínica.

ALCALOIDES DO *ERGOT*

Os alcaloides do *ergot* são produzidos por *Claviceps purpurea*, um fungo que infecta gramíneas e cereais – particularmente o centeio – em condições úmidas de crescimento ou de armazenamento. Esse fungo versátil sintetiza histamina, acetilcolina, tiramina e outros produtos biologicamente ativos, além de diversos alcaloides singulares do *ergot*. Esses alcaloides afetam os receptores α-adrenérgicos, os receptores dopaminérgicos, os receptores 5-HT e, talvez, outros tipos de receptores. Alcaloides semelhantes são produzidos por fungos que parasitam várias outras plantas semelhantes a gramíneas.

A ingestão acidental de alcaloides do *ergot* em cereais contaminados pode remontar há mais de 2 mil anos, de acordo com descrições de epidemias de envenenamento por *ergot* (**ergotismo**). Os efeitos mais drásticos do envenenamento consistem em demência, com alucinações vivas, vasospasmo prolongado, que pode resultar em gangrena, e estimulação do músculo liso uterino, que, em caso de gravidez, pode levar ao aborto. Na Idade Média, o envenenamento pelo *ergot* foi denominado **fogo de Santo Antônio**, em homenagem ao santo cuja ajuda se procurava para aliviar a dor em queimação da isquemia vasospástica. Epidemias identificáveis ocorreram esporadicamente até tempos modernos (ver Quadro "Envenenamento por *ergot*: não é apenas uma doença antiga"), exigindo monitoramento contínuo dos cereais utilizados na alimentação. O envenenamento de animais que pastam é comum em muitas regiões, visto que os fungos podem crescer nas pastagens.

Além dos efeitos assinalados anteriormente, os alcaloides do *ergot* produzem uma variedade de outros efeitos nos sistemas nervosos central e periférico. A análise detalhada de sua estrutura e atividade e a realização de modificações semissintéticas apropriadas levaram ao desenvolvimento de um grande número de fármacos de interesse experimental e clínico.

FARMACOLOGIA BÁSICA DOS ALCALOIDES DO *ERGOT*

Química e farmacocinética

Podem ser identificadas duas grandes famílias de compostos que incorporam o núcleo tetracíclico **ergolina**: os alcaloides amínicos

Envenenamento por *ergot*: não é apenas uma doença antiga

Conforme mencionado no texto, sabe-se que epidemias de **ergotismo**, ou envenenamento por cereais contaminados por alcaloides do *ergot*, ocorreram esporadicamente ao longo da história. É fácil imaginar o caos social que poderia surgir se ocorressem simultaneamente dores ardentes, gangrena, alucinações, convulsões e abortos em membros de uma comunidade em que a maioria das pessoas acreditava em bruxaria, possessão demoníaca e imposição de castigos sobrenaturais aos seres humanos pelas maldades cometidas. Felizmente, essas crenças são raras hoje. Todavia, o ergotismo não desapareceu. Uma demonstração mais convincente do ergotismo ocorreu na pequena aldeia francesa de Pont-Saint-Esprit, em 1951. Ela foi descrita vividamente no *British Medical Journal* em 1951 (Gabbai et al., 1951) e, posteriormente, em uma narrativa na forma de livro (Fuller, 1968). Várias centenas de indivíduos apresentaram sintomas de alucinações, convulsões e isquemia – e vários deles morreram – após comerem pão feito com farinha contaminada. Mais recentemente, ocorreram eventos semelhantes quando a pobreza, a fome ou a incompetência levaram ao consumo de cereais contaminados. A toxicidade do *ergot* causada por automedicação excessiva com preparações farmacêuticas que o utilizam continua sendo ocasionalmente relatada.

TABELA 16-7 Principais derivados da ergolina (alcaloides do *ergot*)

Alcaloides amínicos

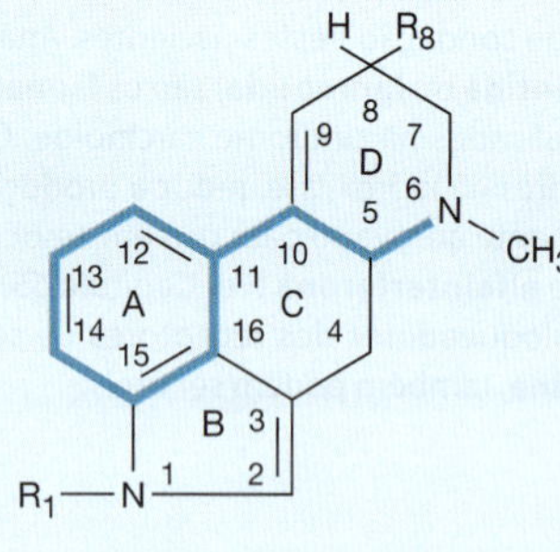

Alcaloides peptídicos

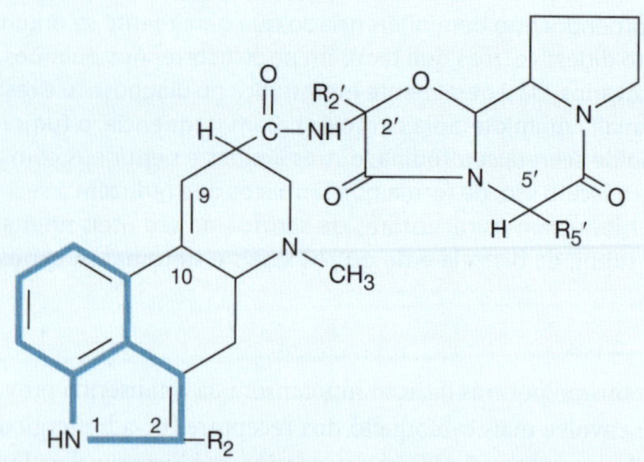

	R_1	R_8
6-Metilergolina	—H	—H
Ácido lisérgico	—H	—COOH
Dietilamida do ácido lisérgico (LSD)	—H	O ‖ —C—N(CH$_2$—CH$_3$)$_2$
Ergometrina (ergonovina)	—H	O CH$_2$OH ‖ | —C—NHCHCH$_3$

	R_2	R_2'	R_5'
Ergotamina[1]	—H	—CH$_3$	—CH$_2$— 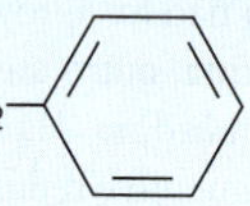
α-Ergocriptina	—H	—CH(CH$_3$)$_2$	—CH$_2$—CH(CH$_3$)$_2$
Bromocriptina	—Br	—CH(CH$_3$)$_2$	—CH$_2$—CH(CH$_3$)$_2$

[1]A di-hidroergotamina não apresenta a ligação dupla entre os carbonos 9 e 10.

e os alcaloides peptídicos (Tabela 16-7). Em ambos os grupos, são encontradas substâncias de importância terapêutica e toxicológica.

Os alcaloides do *ergot* sofrem absorção variável a partir do trato gastrintestinal. A dose oral de ergotamina é cerca de 10 vezes maior do que a dose intramuscular, porém a velocidade de absorção e as concentrações sanguíneas máximas após a administração oral podem ser melhoradas pela sua administração com cafeína (ver adiante). Os alcaloides amínicos também são absorvidos pelo reto e pela cavidade bucal, bem como após a administração por inalação de aerossol. A absorção após a injeção intramuscular é lenta, porém confiável. Os análogos semissintéticos, como a bromocriptina e a cabergolina, são bem absorvidos pelo trato gastrintestinal.

Os alcaloides do *ergot* são extensamente metabolizados no corpo. Os principais metabólitos são hidroxilados no anel A, ao passo que os alcaloides peptídicos também são modificados no seu componente peptídico.

Farmacodinâmica

A. Mecanismo de ação

Os alcaloides do *ergot* atuam sobre vários tipos de receptores. Conforme realçado pelo contorno colorido na Tabela 16-7, os núcleos das catecolaminas (feniletilamina, painel à esquerda) e da 5-HT (indoletilamina, painel à direita) podem ser identificados no núcleo da ergolina. Seus efeitos incluem ações agonista, agonista parcial ou antagonista sobre os receptores α-adrenérgicos e de serotonina (especialmente 5-HT$_{1A}$ e 5-HT$_{1D}$; efeito menor em 5-HT$_3$), além de ações agonista ou agonista parcial em receptores dopaminérgicos no sistema nervoso central (Tabela 16-8). Além disso, alguns membros da família do *ergot* apresentam alta afinidade para receptores pré-sinápticos, ao passo que outros são mais seletivos para os receptores pós-juncionais. Verifica-se um poderoso efeito estimulante sobre o útero, que parece estar mais estreitamente associado aos efeitos agonistas ou agonistas parciais nos receptores 5-HT$_2$. Variações estruturais aumentam a seletividade de determinados membros da família para tipos específicos de receptores.

B. Efeitos em sistemas orgânicos

1. *Sistema nervoso central* Conforme indicado pelas descrições tradicionais do ergotismo, alguns dos alcaloides de origem natural são poderosos alucinógenos. A **dietilamida do ácido lisérgico** (**LSD**, do inglês *lysergic acid diethylamide*; "ácido") é um composto sintético do *ergot* que demonstra claramente essa ação. A droga tem sido utilizada em laboratório como potente *antagonista* dos receptores 5-HT$_2$ periféricos, porém as evidências sugerem que seus efeitos sobre o comportamento são mediados por efeitos *agonistas* nos receptores 5-HT$_2$ pré-juncionais ou pós-juncionais no SNC. A despeito de várias pesquisas, não foi descoberto nenhum valor clínico para os efeitos dramáticos do LSD no SNC. O abuso dessa droga passou por aumentos e declínios, porém ainda é disseminado. O LSD é abordado no Capítulo 32.

Os receptores dopaminérgicos no SNC desempenham importantes funções no controle motor extrapiramidal e na regulação da liberação de prolactina pela hipófise. As ações do peptídeo ergolina, a **bromocriptina**, sobre o sistema extrapiramidal são discutidas no Capítulo 28. De todos os derivados do *ergot* atualmente disponíveis, a bromocriptina, a **cabergolina** e a **pergolida** (não disponível no

TABELA 16-8 Efeitos dos alcaloides do *ergot* em diversos receptores[1]

Alcaloide do *ergot*	Receptor α-adrenérgico	Receptor dopaminérgico	Receptor de serotonina (5-HT_2)	Estimulação do músculo liso uterino
Bromocriptina	–	+++	–	0
Ergometrina	++	– (AP)	+++	++
Ergotamina	– – (AP)	0	+ (AP)	+++
Dietilamida do ácido lisérgico (LSD)	0	+++	– – (++ no SNC)	+
Metisergida	+/0	+/0	– – – (AP)	+/0

[1]Os efeitos estão indicados da seguinte forma: agonistas, +; antagonistas, –; ausência de efeitos, 0. A afinidade relativa pelo receptor está indicada pelo número de sinais + ou –. AP refere-se à agonista parcial (podem ser detectados efeitos tanto agonistas quanto antagonistas).

Brasil) são os que apresentam maior seletividade para os receptores dopaminérgicos da hipófise. Esses fármacos suprimem diretamente a secreção de prolactina pelas células hipofisárias ao ativarem os receptores dopaminérgicos reguladores (ver Capítulo 37). Eles competem pela ligação a esses sítios com a própria dopamina e com outros agonistas dopaminérgicos, como a apomorfina. Eles se ligam com alta afinidade ao receptor e se dissociam lentamente.

2. *Músculo liso vascular* As ações dos alcaloides do *ergot* sobre o músculo liso vascular são dependentes do fármaco, da espécie e dos vasos, de forma que poucas generalizações são possíveis. Nos seres humanos, a **ergotamina** (não disponível no Brasil; disponível a di-hidroergotamina) e compostos semelhantes causam a constrição da maioria dos vasos sanguíneos em concentrações nanomolares (Figura 16-4), e o vasospasmo é prolongado. Essa resposta é parcialmente bloqueada pelos fármacos alfabloqueadores convencionais. Entretanto, o efeito da ergotamina também está associado a uma "reversão da epinefrina" (ver Capítulo 10) e ao *bloqueio* da resposta a outros α-agonistas. Esse duplo efeito representa a ação agonista parcial do fármaco (ver Tabela 16-8). Como dissocia-se muito lentamente do receptor α, a ergotamina produz efeitos agonistas e antagonistas de duração muito longa nesse receptor. No entanto, ela exerce pouco ou nenhum efeito sobre os receptores β-adrenérgicos.

Embora grande parte da vasoconstrição produzida pelos alcaloides do *ergot* seja atribuída a efeitos agonistas parciais nos receptores α-adrenérgicos, parte dela pode ser oriunda de efeitos nos receptores 5-HT. A ergotamina, a ergometrina e a metisergida exercem, todas elas, efeitos agonistas parciais nos receptores vasculares 5-HT_2. A princípio, acreditava-se que a ação antienxaqueca notavelmente seletiva dos derivados do *ergot* estivesse relacionada com as suas ações sobre os receptores vasculares de serotonina. Entretanto, as hipóteses atuais enfatizam a sua ação sobre os receptores neuronais pré-juncionais de 5-HT.

Após a sobredose com ergotamina e fármacos semelhantes, o vasospasmo é grave e prolongado (ver "Toxicidade", neste capítulo). Esse vasospasmo não é facilmente revertido pelos antagonistas α-adrenérgicos, por antagonistas da serotonina ou por associações de ambos. O nitroprusseto de sódio pode ser útil em caso de isquemia grave.

A ergotamina é um típico alcaloide do *ergot* com forte ação vasoconstritora. A hidrogenação dos alcaloides do *ergot* nas posições 9 e 10 (ver Tabela 16-6) produz derivados di-hidro, que exercem efeitos vasoconstritores e agonistas parciais da serotonina reduzidos e ações bloqueadoras seletivas dos receptores α aumentadas.

3. *Músculo liso uterino* A ação estimulante dos alcaloides do *ergot* no útero, assim como no músculo liso vascular, parece combinar agonismo α, agonismo serotonérgico e outros efeitos. Além disso, a sensibilidade do útero aos efeitos estimulantes dos alcaloides do *ergot* aumenta drasticamente durante a gravidez, talvez devido à predominância aumentada dos receptores α_1 no útero à medida que a gravidez avança. Como consequência, o útero a termo é mais sensível ao *ergot* do que no início da gravidez e muito mais sensível do que na ausência dela.

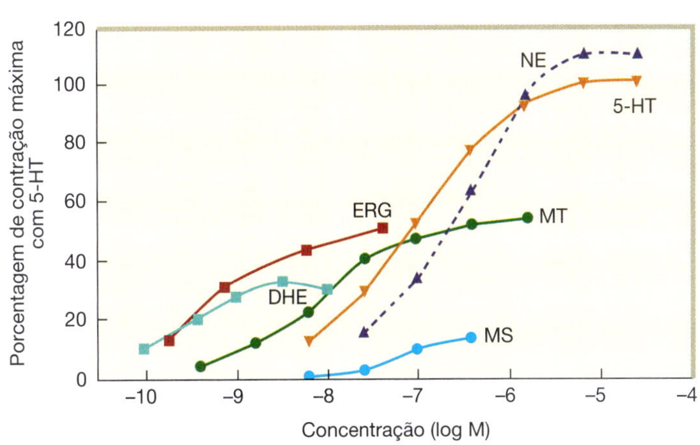

FIGURA 16-4 Efeitos dos derivados do *ergot* sobre a contração de segmentos isolados de tiras da artéria basilar humana removida na cirurgia. Todos os derivados do *ergot* são agonistas parciais e mais potentes do que os agonistas plenos, a norepinefrina e a serotonina. DHE, di-hidroergotamina; ERG, ergotamina; 5-HT, serotonina; MS, metisergida; MT, metilergometrina; NE, norepinefrina (noradrenalina). (Reproduzida, com autorização, de Olesen J, Saxena PR: 5-Hydroxytryptamine Mechanisms in Primary Headaches. Philadelphia, PA: Raven Press, 1992.)

Em doses muito pequenas, as preparações do *ergot* podem provocar contração e relaxamento rítmicos do útero. Em concentrações mais altas, essas substâncias induzem contratura poderosa e prolongada. Devido à sua maior seletividade em relação à ação uterina, a **ergometrina** é o alcaloide do *ergot* de escolha no controle do sangramento pós-parto. Todavia, a ocitocina, um hormônio peptídico, geralmente é preferida na maior parte dos casos.

4. *Músculo liso de outros órgãos* Na maioria dos pacientes, os alcaloides do *ergot* têm pequeno ou nenhum efeito sobre o músculo liso bronquiolar ou urinário. Em contrapartida, o trato gastrintestinal é muito sensível. Em alguns pacientes, náusea, vômito e diarreia podem ser induzidos mesmo com o uso de doses baixas. O efeito é compatível com uma ação sobre o centro emético do SNC e sobre os receptores de serotonina do trato gastrintestinal.

FARMACOLOGIA CLÍNICA DOS ALCALOIDES DO *ERGOT*

Aplicações clínicas

Apesar das suas toxicidades significativas, os alcaloides do *ergot* ainda são utilizados em pacientes com enxaqueca ou com disfunção hipofisária. Eles são utilizados apenas ocasionalmente em mulheres pós-parto.

A. Enxaqueca

Os derivados do *ergot* são altamente específicos para a dor da enxaqueca e não são analgésicos para qualquer outra condição. Embora as triptanas discutidas anteriormente sejam preferidas pela maioria dos médicos e pacientes, a terapia tradicional com ergotamina também pode ser efetiva quando administrada durante o pródromo de uma crise; entretanto, ela torna-se progressivamente menos efetiva se a sua administração for tardia. O tartarato de ergotamina* está disponível para uso oral, sublingual, na forma de supositórios retais e por inalação. Com frequência, é associado com cafeína (100 mg de cafeína para cada 1 mg de tartarato de ergotamina), para facilitar a absorção do alcaloide do *ergot*.

A vasoconstrição induzida pela ergotamina é de longa duração e cumulativa quando o fármaco é tomado repetidamente, como em um episódio grave de enxaqueca. Dessa forma, os pacientes devem ser cuidadosamente informados de que não podem tomar mais de 6 mg da preparação oral a cada episódio, não devendo ultrapassar 10 mg/semana. Para as crises muito graves, o tartarato de ergotamina, na dose de 0,25 a 0,5 mg, pode ser administrado por via intravenosa ou intramuscular. Alguns médicos preferem a di-hidroergotamina, 0,5 a 1 mg por via intravenosa, para o tratamento da enxaqueca refratária. A di-hidroergotamina intranasal também pode ser efetiva. A metisergida, que era utilizada para profilaxia contra enxaqueca, foi retirada do mercado em virtude de sua toxicidade (ver adiante).

B. Hiperprolactinemia

O aumento das concentrações séricas da prolactina, um hormônio da adeno-hipófise, está associado a tumores secretores da glândula, bem como ao uso de antagonistas dopaminérgicos de ação central, principalmente os antipsicóticos bloqueadores D_2. Devido aos efeitos de retroalimentação negativa, a hiperprolactinemia está associada à amenorreia e infertilidade em mulheres, bem como à galactorreia em ambos os sexos. Raramente, o pico de prolactina que ocorre próximo ao término da gestação pode estar associado à insuficiência cardíaca; a cabergolina tem sido utilizada com sucesso no tratamento dessa condição cardíaca.

A **bromocriptina** é muito efetiva na redução das concentrações elevadas de prolactina que ocorrem devido a tumores hipofisários e, em alguns casos, tem sido até mesmo associada à regressão do tumor. A dose habitual de bromocriptina é de 2,5 mg, 2 ou 3 vezes ao dia. A **cabergolina** é semelhante, porém mais potente. A bromocriptina também tem sido utilizada na mesma dose para suprimir a lactação fisiológica. Entretanto, foi relatada a ocorrência de grave toxicidade cardiovascular pós-parto em associação a este último uso da bromocriptina ou da **pergolida**, de modo que essa aplicação é desencorajada (ver Capítulo 37).

C. Hemorragia pós-parto

O útero a termo é extremamente sensível à ação estimulante dos alcaloides do *ergot*, e até mesmo a administração de doses moderadas produz espasmo prolongado e potente do músculo, que difere muito do trabalho de parto natural. Por conseguinte, os derivados do *ergot* só devem ser utilizados para o controle do sangramento uterino pós-parto, e nunca devem ser administrados antes do parto. A ocitocina é o agente preferido para o controle da hemorragia pós-parto; todavia, se esse agente peptídico não for efetivo, pode-se recorrer ao maleato de ergometrina,** na dose de 0,2 mg por via intramuscular. Esse fármaco é geralmente efetivo em 1 a 5 minutos e menos tóxico do que outros derivados do *ergot*. É administrado por ocasião do delivramento da placenta ou imediatamente depois, se houver sangramento significativo.

D. Diagnóstico da angina variante

A ergometrina administrada por via intravenosa tem sido utilizada para promover vasoconstrição durante a angiografia coronária para diagnosticar angina variante se segmentos reativos da artéria coronária estiverem presentes. Na Europa, a metilergometrina tem sido utilizada para esse propósito.

E. Insuficiência cerebral senil

A **di-hidroergotoxina**, uma mistura de di-hidro-α-ergocriptina e três alcaloides do *ergot* peptídicos di-hidrogenados semelhantes (mesilatos ergoloides), foi promovida, há muitos anos, para o alívio dos sinais da senilidade e, mais recentemente, para o tratamento da demência relacionada à doença de Alzheimer. Não há evidências de que esse fármaco produza benefício significativo nessas condições.

Toxicidade e contraindicações

Os efeitos tóxicos mais comuns dos derivados do *ergot* consistem em distúrbios gastrintestinais, incluindo diarreia, náuseas e vômitos. A ativação do centro do vômito no bulbo e dos receptores de serotonina gastrintestinais está envolvida. Como as crises de enxaqueca estão frequentemente associadas a esses sintomas antes do início da terapia, as reações adversas raramente constituem uma contraindicação para o uso dos alcaloides do *ergot*.

---

*N. de R.T. No Brasil, atualmente, é mais comum encontrarmos medicamentos com mesilato de di-hidroergotamina.

**N. de R.T. No Brasil, não há, atualmente, registros válidos de ergometrina, sendo a metilergometrina a alternativa disponível nesse contexto.

O vasospasmo prolongado constitui um efeito tóxico mais perigoso – geralmente associado à sobredose – de fármacos como a ergotamina e a ergometrina. Esse sinal de estimulação do músculo liso vascular pode resultar em gangrena, exigindo a amputação do membro. Infarto intestinal também já foi reportado e pode demandar ressecção. O vasospasmo causado pelo *ergot* é refratário à maioria dos vasodilatadores; todavia, a infusão de altas doses de nitroprusseto de sódio ou de nitroglicerina foi bem-sucedida em alguns casos.

A terapia crônica com **metisergida** foi associada à proliferação do tecido conectivo no espaço retroperitoneal, na cavidade pleural e no tecido endocárdico do coração. Essas alterações surgiram de modo insidioso no decorrer de vários meses e manifestaram-se na forma de hidronefrose (devido à obstrução dos ureteres) ou sopro cardíaco (devido à deformação das valvas cardíacas). Em alguns casos, a lesão valvar exigiu substituição cirúrgica. Como consequência, esse fármaco foi retirado do mercado nos Estados Unidos (assim como do mercado brasileiro). Mudanças fibróticas semelhantes também foram observadas com a exposição crônica à 5-HT na síndrome carcinoide e com o uso de agonistas 5-HT não relacionados com o *ergot* promovidos no passado para a perda de peso (fenfluramina e dexfenfluramina).

Outros efeitos tóxicos dos alcaloides do *ergot* incluem sonolência e, no caso da metisergida, ocorrência ocasional de estimulação central e alucinações. Na verdade, a metisergida tem sido utilizada como substituto do LSD por membros da denominada cultura de drogas.

As contraindicações para o uso dos derivados do *ergot* consistem em doenças vasculares obstrutivas, particularmente doença arterial coronariana sintomática, e doenças do colágeno.

Não há evidências de que o uso habitual da ergotamina no tratamento da enxaqueca seja perigoso durante a gravidez. Entretanto, a maioria dos médicos aconselha a restrição do uso desses fármacos em pacientes grávidas. O seu uso para a indução deliberada de aborto está contraindicado, visto que as altas doses necessárias frequentemente causam vasoconstrição perigosa.

RESUMO Fármacos com ações em receptores de histamina e serotonina; alcaloides do esporão do centeio (*ergot*)

Subclasse, fármaco	Mecanismo de ação	Efeitos	Aplicações clínicas	Farmacocinética, toxicidades, interações
ANTI-HISTAMÍNICOS H_1				
De primeira geração:				
• Difenidramina	Antagonismo competitivo/agonismo inverso nos receptores H_1	Reduz ou impede os efeitos da histamina sobre o músculo liso e sobre as células imunes • bloqueia também os receptores muscarínicos e α-adrenérgicos • altamente sedativa	Alergias imediatas por IgE; especialmente febre do feno, urticária • com frequência utilizada como sedativo, antiemético e medicamento anticinetose	Oral e parenteral • duração 4-6 h • *Toxicidade:* sedação quando utilizada na febre do feno, sintomas de bloqueio muscarínico, hipotensão ortostática • *Interações:* sedação aditiva com outros sedativos, incluindo álcool • alguma inibição da CYP2D6, pode prolongar a ação de alguns betabloqueadores
De segunda geração:				
• Cetirizina	Antagonismo competitivo/agonismo inverso nos receptores H_1	Reduz ou impede os efeitos da histamina sobre o músculo liso e sobre as células imunes	Alergias imediatas por IgE, particularmente febre do feno e urticária	Oral • duração 12-24 h • *Toxicidade:* sedação e arritmias em sobredose • *Interações:* mínimas
• *Outros antagonistas H_1 de primeira geração: a clorfeniramina é um antagonista H_1 menos sedativo e com menos efeitos autonômicos. A doxilamina, um antagonista H_1 fortemente sedativo, está disponível na forma de venda livre em numerosas formulações de soníferos e em associação à piridoxina para uso nas náuseas e vômitos da gravidez*				
• *Outros antagonistas H_1 de segunda geração: loratadina, desloratadina e fexofenadina são muito semelhantes à cetirizina*				
ANTI-HISTAMÍNICOS H_2				
• Cimetidina, outros (ver Capítulo 62)				
AGONISTAS DA SEROTONINA				
5-$HT_{1B/1D}$				
• Sumatriptana	Agonista parcial nos receptores 5-$HT_{1B/1D}$	Os efeitos não estão totalmente elucidados • pode reduzir a liberação do peptídeo relacionado com o gene da calcitonina e o edema perivascular na circulação cerebral	Enxaqueca e cefaleia em salvas	Oral, nasal, parenteral • duração 2 h • *Toxicidade:* parestesias, tontura, vasoconstrição coronária • *Interações:* efeito aditivo com outros vasoconstritores
• *Outras triptanas (almotriptana, eletriptana, frovatriptana, naratriptana, rizatriptana, zolmitriptana): semelhantes à sumatriptana, exceto na farmacocinética (duração de ação de 2-6 h); muito mais caras que a sumatriptana genérica*				

(*continua*)

Subclasse, fármaco	Mecanismo de ação	Efeitos	Aplicações clínicas	Farmacocinética, toxicidades, interações
5-HT_{1F}				
• Lasmiditana	Agonista dos receptores 5-HT_{1F}	Reduz o extravasamento a partir dos vasos sanguíneos na dura-máter	Enxaqueca aguda	*Toxicidade:* tontura, vertigem, náusea, parestesias
5-HT_{2C}				
• Lorcasserina (sem indicação em bula)	Agonista dos receptores 5-HT_{2C}	Parece reduzir o apetite	Obesidade	Oral • duração 11 h • *Toxicidade:* tontura, cefaleia, constipação
5-HT_4				
• Tegaserode, prucaloprida (ver Capítulo 62)				
BLOQUEADORES DA SEROTONINA				
5-HT_2				
• Cetanserina (não disponível nos Estados Unidos)	Bloqueio competitivo nos receptores 5-HT_2	Impede a vasoconstrição e o broncospasmo da síndrome carcinoide	Hipertensão • síndrome carcinoide associada a tumor carcinoide	Oral • duração 12-24 h • *Toxicidade:* hipotensão
5-HT_3				
• Ondansetrona, outros (ver Capítulo 62)				
ALCALOIDES DO *ERGOT*				
Vasosseletivos:				
• Ergotamina	Agonista parcial dos receptores 5-HT_2 e α-adrenérgico	Causa a contração acentuada do músculo liso, mas bloqueia a vasoconstrição mediada por agonistas α-adrenérgicos	Enxaqueca e cefaleia em salvas	Oral, parenteral • duração 12-24 h • *Toxicidade:* vasospasmo prolongado, causando angina e gangrena; espasmo uterino
Uterosseletivos:				
• Ergometrina	Agonista parcial dos receptores 5-HT_2 e α-adrenérgico	Iguais aos da ergotamina • alguma seletividade para o músculo liso uterino	Sangramento pós-parto • cefaleia da enxaqueca	Oral, parenteral (metilergometrina) • duração 2-4 h • *Toxicidade:* semelhante à ergotamina
Seletivos para o SNC:				
• Dietilamida do ácido lisérgico	Agonista 5-HT_2 e dopaminérgico no SNC • antagonista 5-HT_2 na periferia	Alucinações • psicomimético	Nenhuma • acentuado uso abusivo	Oral • duração por várias horas • *Toxicidade:* estado psicótico prolongado, *flashbacks*
• *Bromocriptina, pergolida: derivados do* ergot *utilizados na doença de Parkinson (ver Capítulo 28) e prolactinoma (ver Capítulo 37). A pergolida é utilizada na doença de Cushing equina.*				

PREPARAÇÕES DISPONÍVEIS

NOMES GENÉRICOS
ANTI-HISTAMÍNICOS (BLOQUEADORES H_1)[1]
Azelastina
Bronfeniramina
Buclizina
Carbinoxamina
Cetirizina
Cetotifeno
Ciclizina*
Ciproeptadina
Clemastina
Clorfeniramina
Desloratadina
Dimenidrinato[2]
Difenidramina
Doxilamina
Epinastina
Fenindamina*
Fexofenadina
Hidroxizina
Levocabastina
Levocetirizina
Loratadina

(continua)

NOMES GENÉRICOS
Meclizina
Olopatadina
Prometazina
Triprolidina
BLOQUEADORES H_2
Ver Capítulo 62
BLOQUEADORES H_3
Pitolisanto (tiprolisanto)*
AGONISTAS DA 5-HT
Almotriptana*
Eletriptana
Flibanserina*
Frovatriptana*
Lasmiditana
Naratriptana
Prucaloprida
Rizatriptana
Sumatriptana
Tegaserode
Zolmitriptana
ANTAGONISTAS DA 5-HT
Ver Capítulo 62
INIBIDOR DA TRIPTOFANO-HIDROXILASE
Telotristato*

NOMES GENÉRICOS
AGONISTAS DOS RECEPTORES DE MELATONINA
Ramelteona
Tasimelteona*
ALCALOIDES DO *ERGOT*
Di-hidroergotamina
Ergometrina
Ergotamina em misturas (incluindo cafeína)**
Metilergometrina
Tartarato de ergotamina
FÁRMACOS ANTI-CGRP
Erenumabe
Fremanezumabe
Galcanezumabe
Ubrogepanto*
FÁRMACOS ANTIOBESIDADE
Exenatida[3]
Fentermina
Fentermina + topiramato
Hidrogel de celulose com ácido cítrico
Liraglutida
Lorcasserina*
Naltrexona + bupropiona
Orlistate

[1]Diversos outros anti-histamínicos estão disponíveis apenas em associações, como, por exemplo, fenilefrina.
[2]Dimenidrinato é o sal de cloroteofilina da difenidramina.
[3]Uso não indicado em bula.
*Não disponível no Brasil.

REFERÊNCIAS

Histamina

Arrang J-M et al: Constitutive activity of the histamine H3 receptor. Trends Pharmacol Sci 2007;28:350.

Barnes PJ: Histamine and serotonin. Pulm Pharmacol Ther 2001;14:329.

Bond RA, Ijerman AP: Recent developments in constitutive receptor activity and inverse agonism, and their potential for GPCR drug discovery. Trend Pharmacol Sci 2006;27:92.

deShazo RD, Kemp SF: Pharmacotherapy of allergic rhinitis. www.UpToDate.com, 2018.

Feng C et al: Histamine (scombroid) fish poisoning: A comprehensive review. Clin Rev Allerg Immunol 2016;50:64.

Keet C: Recognition and management of food induced anaphylaxis. Pediatr Clin North Am 2011;58:377.

Mahdy AM, Webster NR: Histamine and antihistamines. Anaest Int Care 2017;18:210.

McParlin C et al: Treatments of hyperemesis gravidarum and nausea and vomiting in pregnancy. JAMA 2016;316:1392.

Niebyl JR: Nausea and vomiting in pregnancy. N Engl J Med 2010;363:1544.

Panula P et al: International Union of Basic and Clinical Pharmacology. XCVIII. Histamine receptors. Pharmacol Rev 2015;67:601.

Preuss H et al: Constitutive activity and ligand selectivity of human, guinea pig, rat, and canine histamine H2 receptors. J Pharmacol Exp Therap 2007;321:983.

Provensi G et al: The histaminergic system as a target for the prevention of obesity and metabolic syndrome. Neuropharmacology 2016;106:3.

Rapanelli M, Pittenger C: Histamine and histamine receptors in Tourette syndrome and other neuropsychiatric conditions. Neuropharmacology 2016;106:85.

Schaefer P: Urticaria: Evaluation and treatment. Am Fam Physician 2011;83:1078.

Schaper-Gerhardt K et al: The role of the histamine H_4 receptor in atopic dermatitis and psoriasis. Br J Pharmacol 2020;177:490.

Smits RA et al: Major advances in the development of histamine H4 receptor ligands. Drug Discov Today 2009;14:745.

Theoharides TC et al: Mast cells, mastocytosis, and related disorders. N Engl J Med 2015;373:163.

Thurmond RL et al: The role of histamine H1 and H4 receptors in allergic inflammation: The search for new antihistamines. Nat Rev Drug Discov 2008;7:41.

Serotonina

Asghar MS et al: Evidence for a vascular factor in migraine. Ann Neurol 2011;69:635.

Bajwa ZH, Sabahat A: Acute treatment of migraine in adults. www.UpToDate.com, 2013.

Barrenetxe J et al: Physiologic and metabolic functions of melatonin. J Physiol Biochem 2004;60:61.

D'Amico JM et al: Constitutively active 5-HT2/α1 receptors facilitate muscle spasms after human spinal cord injury. J Neurophysiol 2013;109:1473.

Elangbam CS: Drug-induced valvulopathy: An update. Toxicol Path 2010;38:837.

Frank C: Recognition and treatment of serotonin syndrome. Can Fam Physician 2008;54:988.

Jaspers L et al: Efficacy and safety of flibanserin for the treatment of hypoactive sexual desire disorder in women. A systematic review and meta-analysis. JAMA Intern Med 2016;176:453.

Katus LE, Frucht SJ: Management of serotonin syndrome and neuroleptic malignant syndrome. Curr Treat Options Neurol 2016;18:39.

Kuca B et al: Lasmiditan is an effective acute treatment for migraine. Neurology 2018;91:e2222.

Loder E: Triptan therapy in migraine. N Engl J Med 2010;363:63.

Nelson DL et al: Preclinical pharmacological profile of the selective 5-HT_{1F} receptor agonist lasmiditan. Cephelalgia 2010;30:1159.

Porvasnik SL et al: PRX-08066, a novel 5-hydroxytryptamine receptor 2B antagonist, reduces monocrotaline-induced pulmonary hypertension and right ventricular hypertrophy in rats. J Pharmacol Exp Therap 2010; 334:364.

Raymond JR et al: Multiplicity of mechanisms of serotonin receptor signal transduction. Pharmacol Ther 2001;92:179.

Sack RL: Jet lag. N Engl J Med 2010;362:440.

Thompson AJ: Recent developments in 5-HT3 receptor pharmacology. Trends Pharmacol Sci 2013;34:100.

Wang C et al: Structural basis for molecular recognition at serotonin receptors. Science 2013;340:610.

Alcaloides do ergot: histórico

Fuller JG: *The Day of St. Anthony's Fire.* Macmillan, 1968; Signet, 1969. (Historical novel)

Gabbai Dr et al: Ergot poisoning at Pont St. Esprit. Br Med J 1951;2:650.

Enxaqueca: farmacologia

Dahlöf C, Van Den Brink A: Dihydroergotamine, ergotamine, methysergide and sumatriptan—Basic science in relation to migraine treatment. Headache 2012;52:707.

Dierckx RA et al: Intraarterial sodium nitroprusside infusion in the treatment of severe ergotism. Clin Neuropharmacol 1986;9:542.

Dildy GA: Postpartum hemorrhage: New management options. Clin Obstet Gynecol 2002;45:330.

Mantegani S et al: Ergoline derivatives: Receptor affinity and selectivity. Farmaco 1999;54:288.

Porter JK, Thompson FN Jr: Effects of fescue toxicosis on reproduction in livestock. J Anim Sci 1992;70:1594.

Schuster NM, Rapoport AM: Calcitonin gene-related peptide-targeted therapies for migraine and cluster headache: A review. Clin Neuropharmacol 2017;40:169.

Obesidade

Adan RAH et al: Anti-obesity drugs and neural circuits of feeding. Trends Pharmacol Sci 2008;29:208.

Bohula EA et al: Cardiovascular safety of lorcaserin in overweight or obese patients. N Engl J Med 2018;379:1107.

Bray GA: Drug therapy of obesity. www.uptodate.com, 2016.

Flegal KM et al: Trends in obesity among adults in the United States, 2005 to 2014. JAMA 2016;315:2284.

Heymsfield SB, Wadden TA: Mechanisms, pathophysiology, and management of obesity. N Engl J Med 2017;376:254.

Khera R et al: Association of pharmacological treatments for obesity with weight loss and adverse events. A systematic review and meta-analysis. JAMA 2016;315:2424.

Müller TD et al: Anti-obesity therapy: From rainbow pills to polyagonists. Pharmacol Rev 2018;70:712.

Pi-Sunyer X et al: A randomized, controlled trial of 3.0 mg of liraglutide in weight management. N Engl J Med 2015;373:11.

Skinner AC et al: Cardiometabolic risks and severity of obesity in children and young adults. N Engl J Med 2015;373:1307.

RESPOSTA DO ESTUDO DE CASO

Esses pacientes demonstraram sinais e sintomas típicos causados pela histamina. Felizmente, nesse episódio de intoxicação alimentar, nenhum deles apresentou edema laríngeo ou broncospasmo de grau significativo. Certos tipos de peixes, quando inadequadamente conservados, contêm grandes quantidades de histamina, devido à conversão – por bactérias que contaminam o tecido muscular – da histidina em histamina. Se o peixe for consumido em grande quantidade, pode ocorrer absorção de histamina o suficiente para provocar o quadro clínico descrito. Essa síndrome é denominada ***intoxicação escombroide***. (A família Scombridae de peixes é a mais comumente associada a essa toxicidade.) O tratamento com doses máximas de bloqueadores da histamina, particularmente bloqueadores H_1, é geralmente suficiente para controlar os sintomas. Como não se trata de uma reação alérgica, não é necessário administrar epinefrina, a não ser que a hipotensão ou a obstrução das vias respiratórias sejam graves. (Ver Edlow JA: *The Deadly Dinner Party:* And Other Medical Detective Stories. Yale University Press, 2009.)

CAPÍTULO

17

Peptídeos vasoativos

Ian A. Reid, PhD

ESTUDO DE CASO

Durante uma avaliação de rotina em duas consultas de acompanhamento, um homem de 45 anos apresentou pressão arterial elevada (160-165/95-100 mmHg). Inicialmente, o médico prescreveu hidroclorotiazida, um diurético frequentemente utilizado para o tratamento de hipertensão. A pressão arterial do paciente foi reduzida pela hidroclorotiazida, porém ele permaneceu em um estado hipertensivo (145/95 mmHg) e foi encaminhado para a clínica de hipertensão da universidade. Como o paciente apresentava elevações na atividade da renina plasmática e da concentração de aldosterona, a hidroclorotiazida foi substituída por enalapril, um inibidor da enzima conversora da angiotensina. O enalapril reduziu a pressão arterial do paciente para níveis praticamente normotensos. Entretanto, depois de várias semanas de uso de enalapril, o paciente retornou com queixa de tosse persistente. Além disso, alguns sinais de angioedema foram detectados.

Como o enalapril reduz a pressão arterial? Por que ele ocasionalmente provoca tosse e angioedema? Quais outros fármacos poderiam ser utilizados para inibir o sistema renina-angiotensina e reduzir a pressão arterial sem as reações adversas do enalapril?

Uma grande variedade de peptídeos desempenha papéis importantes na regulação do sistema circulatório, atuando em diferentes locais do organismo. Muitos deles atuam como hormônios clássicos, sendo transportados na circulação a partir do seu local de síntese para atuar no coração, nos vasos sanguíneos e em outros locais. Outros funcionam como reguladores parácrinos ou autócrinos, atuando próximos ao local onde são sintetizados. Diversos peptídeos também estão presentes no sistema nervoso central (SNC), onde atuam como neurotransmissores ou neuromoduladores (ver Capítulo 21), regulando centros encefálicos envolvidos com o controle cardiovascular. Alguns estão presentes nos sistemas nervosos autônomo e entérico, onde atuam geralmente como cotransmissores, com ações nos sistemas circulatório e gastrintestinal, entre outros (ver Capítulo 6). Um número menor de neuropeptídeos entram na circulação e atuam como neuro-hormônios.

Os peptídeos que participam no controle cardiovascular incluem vasoconstritores (**angiotensina II**, **vasopressina**, **endotelinas**, **neuropeptídeo Y** e **urotensina**) e vasodilatadores (**bradicinina** e **cininas** relacionadas, **peptídeos natriuréticos**, **peptídeo intestinal vasoativo**, **substância P**, **neurotensina**, **peptídeo relacionado com o gene da calcitonina**, **relaxina**, **urocortinas** e **adrenomedulina**). Este capítulo se concentra nesses peptídeos, com ênfase nas suas ações diretas no sistema circulatório.

Embora esses peptídeos sejam geralmente analisados de modo individual, muitos pertencem a famílias cujos membros apresentam semelhanças na estrutura e na função, atuando nos mesmos receptores ou em receptores relacionados. Alguns exemplos são: substância P, que pertence à **família das taquicininas**; peptídeo relacionado com o gene da calcitonina e adrenomedulina (**família da calcitonina**); peptídeo intestinal vasoativo (**família secretina-glucagon**); relaxina (**superfamília da insulina**); e urocortinas (**família do hormônio liberador da corticotrofina**).

Muitos desses peptídeos foram inicialmente considerados curiosidades fisiológicas, porém estudos subsequentes mostraram que eles desempenham papéis importantes não apenas na regulação fisiológica, mas também na hipertensão e em diversas outras doenças cardiovasculares, incluindo a insuficiência cardíaca. Além disso, muitos fármacos que alteram a biossíntese ou as ações desses peptídeos foram desenvolvidos. Em versões anteriores deste capítulo, tais fármacos apareciam como "em desenvolvimento" ou "promissores". A versão atual deste capítulo indica que muitos agora são utilizados rotineiramente na clínica para o tratamento de doenças

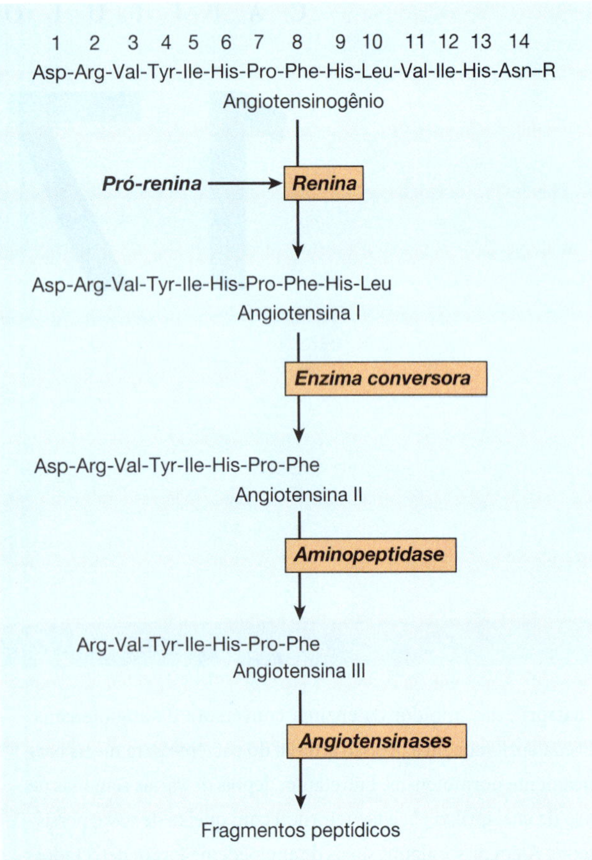

FIGURA 17-1 Química do sistema renina-angiotensina. A figura mostra a sequência de aminoácidos da extremidade aminoterminal do angiotensinogênio humano. R refere-se à parte restante da molécula proteica. Consultar o texto para as etapas adicionais da formação e do metabolismo dos peptídeos de angiotensina.

cardiovasculares, entre outras. Na verdade, o desenvolvimento de fármacos tendo como alvo os peptídeos vasoativos tornou-se um dos focos principais da indústria farmacêutica.

ANGIOTENSINA

BIOSSÍNTESE DA ANGIOTENSINA

A via de formação e do metabolismo da angiotensina II (ANG II) está resumida na Figura 17-1. As principais etapas consistem em clivagem enzimática da angiotensina I (ANG I) a partir do angiotensinogênio pela renina, conversão da ANG I em ANG II pela enzima conversora e degradação da ANG II por várias peptidases.

Renina

A renina é uma aspartil protease, uma enzima que catalisa de forma específica a liberação hidrolítica do decapeptídeo ANG I do angiotensinogênio. Ela é sintetizada como uma pré-pró-molécula, que é inicialmente convertida em pró-renina e, depois, ativada em renina por meio da clivagem de um pró-segmento *N*-terminal de 43 aminoácidos. A renina ativa é uma glicoproteína formada por 340 aminoácidos.

A renina ativa na circulação se origina nos rins e desaparece completamente após a nefrectomia. No rim, a renina é sintetizada e armazenada no aparelho justaglomerular do néfron. Células granulares especializadas, denominadas células justaglomerulares, constituem o local de síntese, armazenamento e liberação da renina. A mácula densa é um segmento especializado do néfron e está estreitamente associada aos componentes vasculares do aparelho justaglomerular. Os componentes vascular e tubular do aparelho justaglomerular, incluindo as células justaglomerulares, são inervados pelo sistema nervoso simpático.

A pró-renina está presente na circulação em concentrações consideravelmente mais altas do que a renina ativa. A concentração plasmática de pró-renina diminui após a nefrectomia, porém uma quantidade significativa ainda permanece presente. Acredita-se que a pró-renina remanescente se origina em tecidos extrarrenais, incluindo glândulas suprarrenais, ovários, testículos, placenta e retina. A pró-renina exerce várias ações por meio de um único receptor de pró-renina.

Controle da liberação de renina

A taxa de liberação da renina pelos rins é o principal determinante da atividade do sistema renina-angiotensina. A renina ativa é liberada por exocitose, imediatamente após a estimulação do aparelho justaglomerular. A pró-renina é liberada de modo constitutivo, geralmente em uma taxa maior do que a da renina ativa, o que explica o fato de que a pró-renina pode representar 80 a 90% da renina total na circulação. O significado da pró-renina circulante e do receptor de pró-renina é discutido ao final desta seção. A liberação da renina ativa é controlada por uma variedade de fatores, incluindo a mácula densa, um receptor vascular renal, o sistema nervoso simpático e a ANG II.

A. Mácula densa

A liberação de renina é controlada, em parte, pela mácula densa, uma estrutura que exibe estreita associação anatômica com a arteríola aferente. A etapa inicial envolve a detecção de alguma função da concentração de NaCl no aporte ao túbulo distal, possivelmente pelo cotransportador de $Na^+/K^+/2Cl^-$. Em seguida, a mácula densa sinaliza alterações da liberação de renina pelas células justaglomerulares, de modo que existe uma relação inversa entre o aporte ou a concentração de NaCl e a liberação de renina. Os candidatos potenciais à transmissão de sinais incluem a prostaglandina E_2 (PGE_2) e o óxido nítrico, que estimulam a liberação de renina, e a adenosina, que a inibe. Como a ingestão de sódio pela população geral é alta, a secreção de renina mediada pela mácula densa encontra-se geralmente em níveis basais, aumentando apenas quando a ingestão de sódio diminui.

B. Barorreceptor renal

O barorreceptor vascular renal medeia uma relação inversa entre a pressão da artéria renal e a liberação de renina. O mecanismo não está totalmente elucidado; entretanto, parece que as células justaglomerulares são sensíveis ao estiramento e que o aumento do estiramento resulta em diminuição da liberação de renina. A diminuição pode resultar do influxo de cálcio, que, de modo um tanto paradoxal, inibe a liberação de renina. Os fatores parácrinos PGE_2, óxido nítrico e adenosina também foram implicados no controle barorreceptor da liberação de renina. Com pressão arterial normal, a secreção de renina mediada pelo barorreceptor renal é baixa, porém aumenta nos estados hipotensivos.

C. Sistema nervoso simpático

A norepinefrina liberada dos nervos simpáticos renais estimula a liberação de renina indiretamente pela ativação α-adrenérgica dos mecanismos da mácula densa e do barorreceptor renal e, diretamente, por meio de uma ação sobre as células justaglomerulares. Nos seres humanos, o efeito direto é mediado pelos receptores β_1-adrenérgicos. Por meio desse mecanismo, a ativação reflexa do sistema nervoso simpático por hipotensão ou hipovolemia leva à ativação do sistema renina-angiotensina.

D. Angiotensina

A ANG II inibe a liberação de renina. Essa inibição decorre da elevação da pressão arterial, que atua por meio dos mecanismos do barorreceptor renal e da mácula densa, bem como de uma ação direta do peptídeo sobre as células justaglomerulares. A inibição direta é mediada pela concentração intracelular aumentada de Ca^{2+} e forma a base de um mecanismo de retroalimentação negativa de alça curta, que controla a liberação de renina. A interrupção da retroalimentação com fármacos que inibem o sistema renina-angiotensina leva à estimulação da liberação de renina.

E. Vias de sinalização intracelulares

A liberação de renina pelas células justaglomerulares é controlada pela interação entre três mensageiros intracelulares: monofosfato de adenosina cíclico (AMPc), monofosfato de guanosina cíclico (GMPc) e concentração de Ca^{2+} livre no citoplasma (Figura 17-2). O AMPc exerce um papel fundamental; fenômenos que aumentam as concentrações de AMPc, incluindo a ativação da adenililciclase, a inibição das fosfodiesterases do AMPc e a administração de análogos do AMPc, aumentam a liberação de renina. Em estudos experimentais, a deficiência seletiva de $G_{s\alpha}$ nas células justaglomerulares estava associada a uma acentuada redução na secreção basal de renina e na resposta a vários estímulos para a secreção de renina.

Elevações do Ca^{2+} intracelular podem resultar da maior entrada de Ca^{2+} extracelular ou da mobilização de Ca^{2+} das reservas intracelulares, ao passo que elevações das concentrações de GMPc podem resultar da ativação da guanililciclase solúvel ou particulada. O Ca^{2+} e o GMPc parecem alterar indiretamente a liberação de renina, sobretudo pela modificação das concentrações de AMPc.

F. Alteração farmacológica da liberação de renina

A liberação de renina é alterada por uma ampla variedade de agentes farmacológicos. Ela é estimulada por vasodilatadores (p. ex., hidralazina, minoxidil, nitroprusseto de sódio), agonistas β-adrenérgicos, antagonistas α-adrenérgicos, inibidores da fosfodiesterase (p. ex., teofilina, milrinona, rolipram) e pela maioria dos diuréticos e anestésicos. Essa estimulação pode ser explicada pelos mecanismos de controle descritos anteriormente. Os fármacos que inibem a liberação de renina são discutidos adiante.

Muitos dos peptídeos citados neste capítulo também alteram a liberação de renina. A liberação é estimulada pela adrenomedulina, pela bradicinina e pelo peptídeo relacionado com o gene da calcitonina, e inibida pelo peptídeo natriurético atrial, pela endotelina, pela substância P e pela vasopressina.

Angiotensinogênio

O angiotensinogênio é o substrato proteico circulante a partir do qual a renina cliva a ANG I. Ele é sintetizado no fígado.

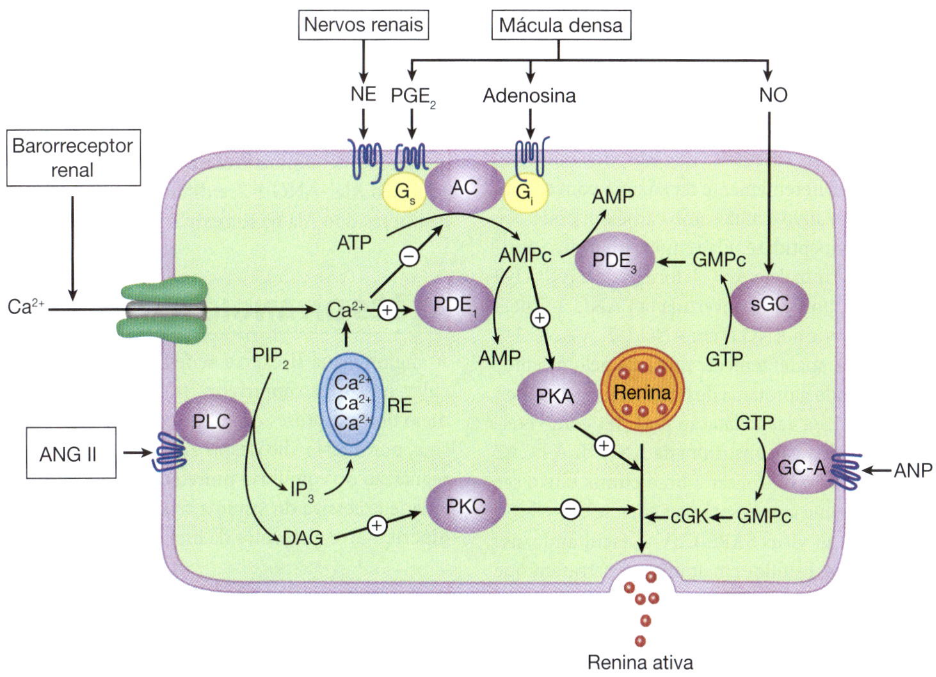

FIGURA 17-2 Principais estímulos fisiológicos para a liberação de renina e a integração proposta com vias de sinalização na célula justaglomerular. AC, adenililciclase; AMPc, monofosfato de adenosina cíclico; ANG II, angiotensina II; ANP, peptídeo natriurético atrial; ATP, trifosfato de adenosina; cGK, proteína cinase dependente de GMPc; DAG, diacilglicerol; GC-A, guanililciclase particulada; GMPc, monofosfato de guanosina cíclico; GTP, trifosfato de guanosina; IP_3, trifosfato de inositol; NE, norepinefrina; NO, óxido nítrico; PDE, fosfodiesterase; PKA, proteína cinase A; PLC, fosfolipase C; PGE_2, prostaglandina E2; PIP_2, difofato de fosfatidilinositol; PKC, proteína cinase C; RE, retículo endoplasmático; sGC, guanililciclase solúvel. (Adaptada, com autorização, de Castrop H, Höcherl K, Kurtz A, et al: Physiology of kidney renin, Physiol Rev 2010 Apr;90(2):607-673.)

O angiotensinogênio humano é uma glicoproteína com peso molecular (PM) de aproximadamente 57.000. Os 14 aminoácidos da extremidade aminoterminal da molécula são apresentados na Figura 17-1. Nos seres humanos, a concentração de angiotensinogênio na circulação é inferior a K_m da reação renina-angiotensinogênio e, portanto, representa um determinante da taxa de formação da angiotensina. A produção de angiotensinogênio é aumentada por corticosteroides, estrogênios, hormônios tireoidianos e ANG II. Também está elevada durante a gravidez e em mulheres que fazem uso de contraceptivos orais que contêm estrogênio.

Angiotensina I

A ANG I tem pequena ou nenhuma atividade biológica e deve ser convertida em ANG II pela enzima conversora (ver Figura 17-1). A ANG I também pode sofrer a ação de aminopeptidases plasmáticas ou teciduais para formar a [des-Asp^1]angiotensina I; esta última, por sua vez, é convertida em [des-Asp^1]angiotensina II (comumente conhecida como angiotensina III) pela enzima conversora.

Enzima conversora (enzima conversora da angiotensina [ECA], peptidil dipeptidase, cininase II)

A enzima conversora é uma dipeptidil carboxipeptidase com dois sítios ativos, que catalisa a clivagem de dipeptídeos a partir da extremidade carboxiterminal de certos peptídeos. Seus substratos mais importantes são a ANG I, que é convertida em ANG II, e a bradicinina, que é inativada (ver "Cininas", adiante). Além disso, essa enzima efetua a clivagem de encefalinas e da substância P, porém a importância fisiológica desses efeitos ainda não foi estabelecida. A ação da enzima conversora é impedida por um penúltimo resíduo prolil no substrato, de modo que a ANG II não é hidrolisada. A enzima conversora é amplamente distribuída no corpo humano. Na maioria dos órgãos, a enzima conversora está localizada na superfície luminal das células endoteliais vasculares, estando em contato próximo com a circulação.

Um homólogo da enzima conversora, conhecido como ECA2, é expresso em células endoteliais vasculares dos rins, dos pulmões, do coração e dos testículos. Diferentemente da enzima conversora, a ECA2 só apresenta um sítio ativo e atua como carboxipeptidase, e não como dipeptidil carboxipeptidase. Ela remove um único aminoácido da extremidade C-terminal da ANG I, formando a ANG 1-9 (Figura 17-3), que é inativa, porém é convertida em ANG 1-7 pela ECA. A ECA2 também converte a ANG II em ANG 1-7. A ANG 1-7 tem atividade vasodilatadora, aparentemente mediada pelo receptor heterotrimérico órfão acoplado à proteína de ligação de nucleotídeo de guanina (receptor Mas). Essa vasodilatação pode ter como efeito a neutralização da atividade vasoconstritora da ANG II. A ECA2 também difere da ECA por não hidrolisar a bradicinina e não ser inibida por inibidores da enzima conversora (ver adiante).

A ECA2 também se liga ao vírus SARS-CoV-2, facilitando, assim, a sua entrada nas células. Estudos em animais mostraram que a ECA2 é regulada positivamente por inibidores da enzima conversora e por bloqueadores do receptor de angiotensina, o que pode ter implicações no uso desses fármacos em pacientes com covid-19. Até o momento, nenhum benefício ou efeito adverso foram observados.

Angiotensinase

A ANG II, cuja meia-vida plasmática é de 15 a 60 segundos, é removida da circulação por uma variedade de peptidases, coletivamente

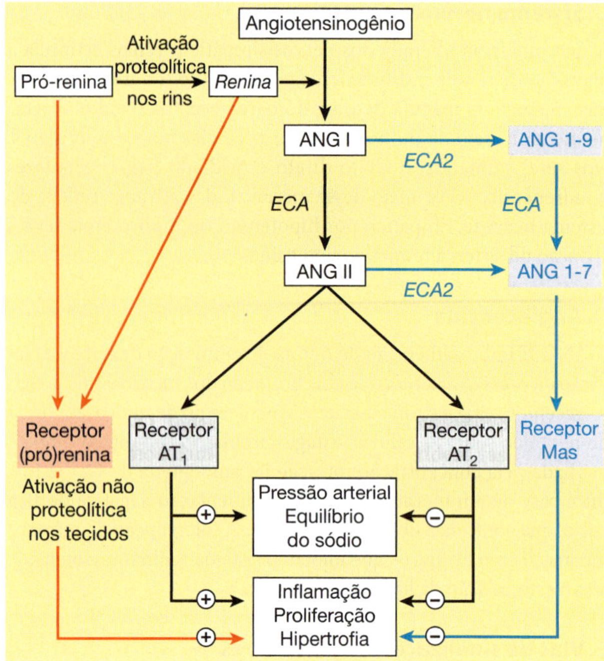

FIGURA 17-3 Sistema renina-angiotensina mostrando o sistema estabelecido (em preto) e mais vias recentemente descobertas que envolvem o receptor de pró-renina (*em vermelho*) e ANG 1-7 (*em azul*). ANG, angiotensina; ECA, enzima conversora da angiotensina. (Adaptada, com autorização, de Castrop H, Höcherl K, Kurtz A, et al: Physiology of kidney renin, Physiol Rev 2010 Apr;90(2):607-673.)

denominadas angiotensinases. Ela é metabolizada durante a sua passagem na maioria dos leitos vasculares (o pulmão é uma exceção importante). Os metabólitos da ANG II são, em sua maioria, biologicamente inativos, porém o produto inicial da ação da aminopeptidase – [des-Asp^1]angiotensina II ou angiotensina III – conserva alguma atividade biológica. Recentemente, outro peptídeo endógeno da angiotensina, denominado **alamandina**, foi identificado. Ele é o heptapeptídeo Ala^1-ANG 1-7, e difere da ANG 1-7 apenas pela presença de um resíduo Ala na sua extremidade *N*-terminal, em vez de Asp.

AÇÕES DA ANGIOTENSINA II

A angiotensina II exerce ações importantes no músculo liso vascular, no córtex suprarrenal, nos rins, no coração e no cérebro por meio dos receptores descritos adiante. O sistema renina-angiotensina, por intermédio dessas ações, desempenha um papel-chave na regulação do equilíbrio hidreletrolítico e da pressão arterial. A atividade excessiva do sistema renina-angiotensina pode resultar em hipertensão e distúrbios da homeostase hidreletrolítica.

Pressão arterial

A angiotensina II é um potente agente pressor – em uma base molar, cerca de 40 vezes mais potente do que a norepinefrina. A resposta pressora à ANG II intravenosa é de início rápido (10-15 segundos) e persiste durante infusões prolongadas. Um grande componente da resposta pressora é devido à contração direta do músculo liso vascular – particularmente arteriolar. Entretanto, além disso, a ANG II também pode aumentar a pressão arterial por meio de ações sobre o cérebro e o sistema nervoso autônomo. Por exemplo, a resposta pressora à ANG II não costuma ser acompanhada por bradicardia reflexa, pois o peptídeo age simultaneamente no cérebro para reajustar o controle reflexo barorreceptor da frequência cardíaca para uma pressão mais elevada. Essa ação, que está associada à redução do tônus vagal para o coração, aumenta efetivamente a resposta pressora à ANG II.

A ANG II também estimula os gânglios autonômicos, aumenta a liberação de epinefrina e norepinefrina da medula suprarrenal e facilita a transmissão simpática por meio de uma ação nas terminações nervosas adrenérgicas. Este último efeito envolve tanto a liberação aumentada como a recaptação diminuída da norepinefrina. A ANG II tem um efeito positivo inotrópico direto menos importante no coração. O significado fisiológico dessas ações permanece pouco conhecido.

A ANG II aumenta a pressão arterial em pacientes com hipotensão e foi recentemente aprovada pela Food and Drug Administration (FDA) como agente vasopressor para o tratamento do choque associado à vasodilatação. Ela também tem sido utilizada para evitar hipotensão durante a anestesia e após a sobredose com inibidores da ECA (IECAs), e pode ser benéfica na lesão renal aguda e na síndrome respiratória aguda grave.

Córtex suprarrenal e rins

A ANG II atua diretamente sobre a zona glomerular do córtex suprarrenal, estimulando a síntese e a liberação de aldosterona. Em concentrações mais altas, a ANG II também estimula a síntese de glicocorticoides. A ANG II atua sobre os rins, causando vasoconstrição renal, aumento da reabsorção tubular proximal de sódio e inibição da liberação de renina.

Sistema nervoso central

Além de seus efeitos centrais sobre a pressão arterial, a ANG II atua sobre o SNC, estimulando a ingestão de líquido (efeito dipsogênico) e aumentando a secreção de vasopressina e de hormônio adrenocorticotrófico (ACTH, do inglês *adrenocorticotropic hormone*). A importância fisiológica desses efeitos permanece desconhecida.

Crescimento celular

A ANG II é mitogênica para as células musculares cardíacas e vasculares e pode contribuir para o desenvolvimento de hipertrofia cardíaca. Além disso, ela exerce uma variedade de efeitos importantes sobre o endotélio vascular. Na verdade, a hiperatividade do sistema renina-angiotensina foi implicada como um dos fatores mais significativos no desenvolvimento da doença vascular hipertensiva. Atualmente, evidências consideráveis indicam que a inibição do sistema renina-angiotensina (ver adiante) diminui ou previne mudanças morfológicas (remodelamento) que levam à insuficiência cardíaca após o infarto agudo do miocárdio A estimulação dos crescimentos vascular e cardíaco pela ANG II é mediada por outras vias, provavelmente tirosinas cinase receptoras e não receptoras, como a tirosina cinase Janus Jak2, e pela transcrição aumentada de genes específicos (ver Capítulo 2).

Inflamação

A ANG II está envolvida na resposta inflamatória associada a diversas doenças, incluindo aterosclerose, artrite, esteato-hepatite, colite, pancreatite e nefrite. O bloqueio do sistema renina-angiotensina (ver adiante) pode ser efetivo no tratamento dessas condições.

RECEPTORES DE ANGIOTENSINA E MECANISMO DE AÇÃO

Receptores de angiotensina

Os receptores de ANG II são amplamente distribuídos no organismo. Eles são acoplados à proteína G e estão localizados na membrana plasmática das células, permitindo o rápido início das ações da ANG II. Dois diferentes subtipos de receptores de ANG II foram identificados, denominados **AT_1** e **AT_2**. A ANG II liga-se igualmente a ambos os receptores. A proporção relativa dos dois subtipos varia de acordo com cada tecido: os receptores AT_1 predominam no músculo liso vascular. A maioria das ações conhecidas da ANG II são mediadas pelo receptor AT_1, acoplado à proteína G_q. A ligação da ANG II aos receptores AT_1 no músculo liso vascular resulta em ativação da fosfolipase C e formação de trifosfato de inositol e diacilglicerol (ver Capítulo 2). Esses eventos, que ocorrem em segundos, determinam a contração do músculo liso.

O receptor AT_2 tem estrutura e afinidade para a ANG II semelhantes às do receptor AT_1. Em contrapartida, a estimulação dos receptores AT_2 provoca vasodilatação, que pode servir para anular a vasoconstrição decorrente da estimulação dos receptores AT_1. A vasodilatação induzida pelos receptores AT_2 parece depender de óxido nítrico, e pode envolver a via do receptor de bradicinina B_2-óxido nítrico-GMPc. Os receptores AT_2 o receptor Mas se colocalizam e podem formar um heterodímero, que também pode ser importante.

Os receptores AT_2 estão presentes em densidade elevada em todos os tecidos durante o desenvolvimento fetal, e podem desempenhar um papel importante na regulação da diferenciação celular e no desenvolvimento dos órgãos, em virtude de sua alta abundância nos tecidos fetais mesenquimais. A expressão dos receptores AT_2 se reduz rapidamente para níveis indetectáveis em muitos tecidos após o nascimento, porém níveis baixos permanecem no coração, nas glândulas suprarrenais, nos rins, no cérebro e nos tecidos reprodutivos. Algumas doenças se associam a uma regulação positiva desses receptores, como a insuficiência cardíaca e o infarto agudo do miocárdio. Em estudos animais, foi observado que a ativação dos receptores AT_2 produz efeitos anti-inflamatórios, antiproliferativos, anti-hipertróficos, antifibróticos, pró-apoptóticos e vasodilatadores. Esses efeitos poderiam ajudar a compensar os efeitos prejudiciais do excesso de ANG II mediados pelos receptores AT_1, impedindo, assim, a progressão dos danos aos órgãos.

Receptores de pró-renina

Durante muitos anos, considerou-se que a pró-renina era um precursor inativo da renina, com nenhum receptor ou função própria, apesar da sua alta concentração na circulação. Entretanto, um novo receptor foi descrito, que se liga tanto à renina quanto à pró-renina, sendo, portanto, denominado receptor de (pró)renina. Ele é uma proteína de 350 aminoácidos com um único domínio transmembrana, que liga a pró-renina a um domínio extracelular *N*-terminal maior. O receptor de (pró)renina já foi identificado em vários órgãos, incluindo rins, coração, músculo liso vascular, cérebro, tecido adiposo, fígado, olhos e placenta.

Quando a pró-renina liga-se ao receptor de (pró)renina, ela sofre uma mudança de conformação e torna-se enzimaticamente ativa, sem clivagem do pró-segmento. Esse processo é denominado não proteolítico, pois permite a distinção em relação à ativação proteolítica que ocorre nos rins e envolve a remoção do pró-segmento. A ligação da pró-renina ao receptor ativa vias de sinalização intracelular

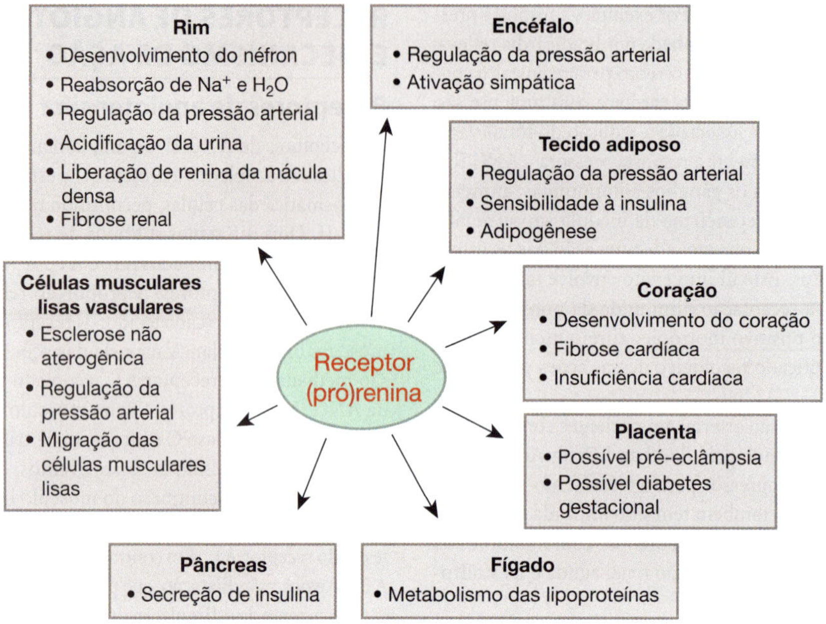

FIGURA 17-4 Possíveis funções do receptor de (pró)renina. (Adaptada, com autorização, de Ramkumar N, Kohan DE: The (pro)renin receptor: An emerging player in hypertension and metabolic syndrome, Kidney Int 2019 May;95(5):1041-1052.)

que diferem de acordo com o tipo celular. Por exemplo, nas células musculares lisas mesangiais e vasculares, a ligação da pró-renina ativa MAP cinases e a expressão de moléculas pró-fibróticas. Assim, concentrações elevadas de pró-renina (como ocorre, p. ex., no diabetes melito) podem produzir reações adversas por vias dependentes ou independentes de angiotensina (ver Figura 17-3).

Inibidores de renina, como o alisquireno (ver adiante), não bloqueiam a sinalização induzida por (pró)renina. Entretanto, um peptídeo sintético denominado ***peptídeo da região do cabo*** (**HRP**, do inglês *handle region peptide*), que consiste na sequência de aminoácidos que corresponde à região do "cabo" do pró-segmento da pró-renina, foi sintetizado e demonstrou inibir competitivamente a ligação da pró-renina ao seu receptor. Todavia, ele tem atividade agonista parcial. Um antagonista do receptor de (pró)renina mais novo, o PRO20, é idêntico aos primeiros 20 aminoácidos do segmento da pró-renina, contém todos os sítios de ligação do receptor de (pró)renina e atua como um antagonista competitivo.

Estudos utilizando esses antagonistas e outras abordagens indicaram que o receptor de (pró)renina medeia vários efeitos em diferentes locais (Figura 17-4). O receptor pode ter significância patológica na hipertensão, na síndrome metabólica, no diabetes e em outros distúrbios.

Observe que a concentração de pró-renina necessária para a ativação dos receptores de (pró)renina é maior do que a observada em condições fisiológicas.

INIBIÇÃO DO SISTEMA RENINA-ANGIOTENSINA

Tendo-se em vista a sua importância na insuficiência cardíaca, na hipertensão e em outras doenças, vários esforços foram direcionados para o desenvolvimento de fármacos que inibem o sistema renina-angiotensina. Atualmente, dispõe-se de uma ampla variedade de agentes que bloqueiam a formação ou a ação da ANG II. Alguns desses fármacos bloqueiam a liberação de renina, porém a maioria inibe a ação enzimática da renina e a conversão de ANG I em ANG II (**IECA**) ou bloqueia os receptores AT_1 de angiotensina (**BRA**).

Fármacos que bloqueiam a liberação de renina

Os fármacos que bloqueiam o sistema nervoso simpático inibem a liberação de renina. Entre os exemplos, estão o propranolol e outros agentes bloqueadores dos receptores β-adrenérgicos, que atuam ao bloquear os receptores β renais envolvidos no controle simpático da liberação de renina.

Inibidores da renina

A clivagem do angiotensinogênio pela renina (ver Figuras 17-1 e 17-3) é uma etapa limitante na formação da ANG II e, portanto, representa um alvo lógico para a inibição do sistema renina-angiotensina. Diversos inibidores oralmente ativos não peptídicos de baixo peso molecular estão disponíveis. O **alisquireno** foi o primeiro inibidor não peptídico da renina a ser aprovado para o tratamento da hipertensão. Em indivíduos saudáveis, o alisquireno produz reduções dose-dependentes da atividade da renina no plasma, bem como das concentrações plasmáticas de ANG I, ANG II e aldosterona. Em pacientes com hipertensão, alguns dos quais apresentam concentrações elevadas de renina plasmática, o alisquireno inibe a atividade de renina no plasma e causa reduções dose-dependentes da pressão arterial, similares ou maiores do que as produzidas por IECAs e BRAs (ver adiante). A segurança e a tolerabilidade do alisquireno são comparáveis às dos BRAs. Ele não aumenta as concentrações de bradicinina e não produz tosse ou angioedema. Entretanto, apesar da sua efetividade na redução da pressão arterial, ele não parece reduzir a mortalidade ou as complicações cardiovasculares. O alisquireno está contraindicado na gravidez.

A inibição do sistema renina-angiotensina com IECAs ou BRAs pode ser incompleta, visto que os fármacos interrompem a ação de retroalimentação negativa da ANG II sobre a liberação de renina e, portanto, aumentam a atividade da renina plasmática. Outros fármacos anti-hipertensivos, notadamente a hidroclorotiazida e outros diuréticos, também aumentam a atividade da renina plasmática. O alisquireno não apenas reduz a atividade basal da renina plasmática, como também elimina o pico produzido pelos IECAs, BRAs e diuréticos, aumentando, assim, os seus efeitos anti-hipertensivos. Por esse motivo, o alisquireno tem sido utilizado em associação com um IECA ou BRA. No entanto, esse bloqueio duplo pode não produzir benefício clínico significativo e pode estar associado a reações adversas.

Inibidores da enzima conversora de angiotensina (IECAs)

Os IECAs oralmente ativos são direcionados contra o sítio ativo da ECA e, hoje, são amplamente utilizados. O **captopril** e o **enalapril** são exemplos dos numerosos IECAs disponíveis. Esses fármacos diferem quanto à sua estrutura e farmacocinética, porém são intercambiáveis no seu uso clínico. Os IECAs reduzem a pressão arterial sem elevar a frequência cardíaca e promovem a natriurese. A ausência de taquicardia resulta do reajuste do barorreflexo para uma pressão mais baixa, ação inversa à da ANG II. Isso aumenta efetivamente a ação anti-hipertensiva dos IECAs (e de outros inibidores do sistema renina-angiotensina).

Conforme descrito nos Capítulos 11 e 13, os IECAs são efetivos no tratamento da hipertensão e diminuem a taxa de morbidade e de mortalidade na insuficiência cardíaca e na disfunção ventricular esquerda após o infarto agudo do miocárdio, além de retardarem a progressão da nefropatia diabética.

Os IECAs não apenas bloqueiam a conversão da ANG I em ANG II, como também inibem a degradação de outras substâncias, inclusive bradicinina, substância P e encefalinas. A ação dos IECAs na inibição do metabolismo da bradicinina contribui significativamente para a sua ação hipotensiva (ver Figura 11-5); na verdade, foi proposto que as concentrações elevadas de bradicinina são mais importantes do que as concentrações reduzidas de ANG II. A bradicinina é aparentemente responsável por alguns efeitos colaterais, incluindo tosse e angioedema. Esses fármacos estão contraindicados durante a gravidez, visto que causam lesão renal do feto.

Bloqueadores dos receptores de angiotensina

Os BRAs são atualmente muito utilizados. A **losartana**, a **valsartana** e vários outros fármacos são ativos por via oral, potentes e antagonistas competitivos específicos dos receptores AT_1 da angiotensina. A eficácia desses fármacos na hipertensão assemelha-se à dos IECAs, porém eles estão associados à menor incidência de tosse. À semelhança dos IECAs, os BRAs retardam a progressão da nefropatia diabética, e foi relatado que a valsartana diminui a incidência de diabetes em pacientes com comprometimento da tolerância à glicose. Os antagonistas também são efetivos no tratamento da insuficiência cardíaca, e proporcionam uma alternativa útil quando os IECAs não são bem tolerados. Em geral, os BRAs são bem tolerados, porém não devem ser administrados a pacientes com doença renal não diabética ou durante a gravidez. Além disso, alguns BRAs podem causar uma síndrome denominada enteropatia semelhante ao espru.

A **síndrome de Marfan** é um distúrbio do tecido conectivo associado à doença aórtica e a outras anormalidades que envolvem o aumento da sinalização do fator de crescimento transformador β (TGF-β, do inglês *transforming growth factor-β*). Como a ANG II aumenta as concentrações de TGF-β, deduziu-se que o bloqueio do sistema renina-angiotensina poderia ser benéfico na síndrome de Marfan. Estudos clínicos indicaram que a losartana pode ser tão efetiva quanto o atenolol, o tratamento padrão para essa síndrome. A administração tópica de valsartana aumentou a cicatrização de feridas em camundongos e porcos diabéticos, uma ação que pode ser mediada por receptores AT_2 (ver anteriormente).

Os BRAs atualmente disponíveis são seletivos para o receptor AT_1. Como o tratamento prolongado com esses fármacos provoca a desinibição da liberação de renina e aumenta as concentrações circulantes de ANG II, pode ocorrer aumento da estimulação dos receptores AT_2. Isso pode ser importante, tendo-se em vista as evidências destacadas anteriormente, que indicam que a ativação do receptor AT_2 resulta em vasodilatação e outros efeitos benéficos. Na verdade, observou-se que um *agonista* AT_2 seletivo e oralmente ativo, o **Composto 21** (C21), produziu diversos efeitos benéficos em modelos animais de cardiopatia. O fármaco está em desenvolvimento clínico e pode ser o primeiro representante de uma nova classe de fármacos cardiovasculares.

Os benefícios clínicos dos BRAs são geralmente semelhantes aos dos inibidores da renina e dos IECAs, e não está claro se algum deles apresenta vantagem em relação aos demais.

Resumo: sistema renina-angiotensina

O sistema renina-angiotensina é um importante sistema de controle envolvido na regulação da pressão arterial, do equilíbrio hidreletrolítico e de outras funções. A superatividade desse sistema tem sido relacionada com hipertensão, insuficiência cardíaca e outras doenças. Fármacos que bloqueiam a formação ou as ações da ANG II são amplamente utilizados para o tratamento dessas doenças.

Observações mais recentes sugerem que esse sistema pode ser ainda mais complexo do que o que se acreditava originalmente. Em particular, existem evidências para papéis da ANG 1-7 e da Ala^1-ANG 1-7, possivelmente atuando através do receptor Mas, e para o receptor de (pró)renina, atuando por vias independentes da angiotensina. Entretanto, a importância desses achados ainda precisa ser esclarecida.

CININAS

BIOSSÍNTESE DAS CININAS

As cininas são potentes peptídeos vasodilatadores, formadas enzimaticamente pela ação de enzimas conhecidas como calicreínas, que atuam sobre substratos proteicos, denominados cininogênios. O sistema calicreína-cinina exibe várias características em comum com o sistema renina-angiotensina.

Calicreínas

As calicreínas são serinas protease encontradas no plasma (calicreína plasmática) e em vários órgãos (calicreína tecidual), incluindo os rins, o pâncreas, o intestino, as glândulas sudoríparas e as glândulas salivares. Os dois grupos são secretados na forma de zimogênios e são ativados por clivagem proteolítica. A pré-calicreína plasmática é ativada pelo fator XII da coagulação sanguínea ativado (FXIIa). Os dois grupos diferem em estrutura gênica, peso molecular, especificidade de substrato e cinina produzida. As calicreínas podem converter a pró-renina em renina ativa, porém a importância fisiológica dessa ação ainda não é conhecida.

Cininogênios

Os cininogênios – os substratos das calicreínas e os precursores das cininas – são encontrados no plasma, na linfa e no líquido intersticial. Dois cininogênios estão presentes no plasma: uma forma de baixo peso molecular (o cininogênio BPM) e uma forma de alto peso molecular (o cininogênio APM). As duas formas resultam do *splicing* diferencial do gene do cininogênio para gerar proteínas que diferem na extremidade *C*-terminal. Cerca de 15 a 20% do cininogênio plasmático total encontram-se na forma de APM. Acredita-se que o cininogênio de BPM atravessa as paredes capilares e atua como substrato das calicreínas teciduais, ao passo que o cininogênio de APM fica restrito à corrente sanguínea e atua como substrato da calicreína plasmática.

FORMAÇÃO E METABOLISMO DAS CININAS

A via de formação e metabolismo das cininas é mostrada na Figura 17-5. Nos seres humanos, as duas principais cininas são a **bradicinina** e a **Lys-bradicinina**, ou **calidina**. A bradicinina é liberada do cininogênio APM pela calicreína plasmática, ao passo que a calidina é liberada do cininogênio BPM pela calicreína tecidual. A calidina pode ser convertida em bradicinina por uma arginina aminopeptidase. As duas cininas são encontradas no plasma e na urina. A bradicinina é a cinina predominante no plasma, ao passo que a Lys-bradicinina é a principal forma na urina.

As cininas são metabolizadas rapidamente (meia-vida < 15 segundos) por exopeptidases ou endopeptidases inespecíficas, comumente denominadas cininases. Duas cininases plasmáticas foram caracterizadas. A cininase I, aparentemente sintetizada no fígado, é uma carboxipeptidase que libera o resíduo de arginina carboxiterminal. A cininase II é encontrada no plasma e nas células endoteliais vasculares por todo o corpo. É idêntica à ECA peptidil dipeptidase, já abordada. A cininase II inativa as cininas por meio da clivagem do dipeptídeo carboxiterminal, fenilalanilarginina. À semelhança da angiotensina I, a bradicinina é quase completamente hidrolisada durante uma única passagem pelo leito vascular pulmonar.

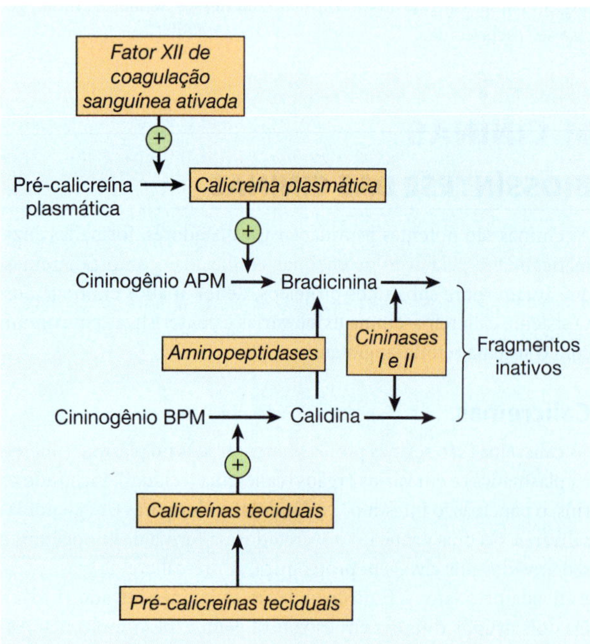

FIGURA 17-5 Sistema calicreína-cinina. A cininase II é idêntica à enzima conversora peptidil dipeptidase (ECA). Calidina, Lys-bradicinina.

EFEITOS FISIOLÓGICOS E PATOLÓGICOS DAS CININAS

Efeitos sobre o sistema circulatório

As cininas produzem dilatação arteriolar pronunciada em vários leitos vasculares, incluindo coração, músculo esquelético, rins, fígado e intestino. Nesse aspecto, as cininas são aproximadamente 10 vezes mais potentes do que a histamina em uma base molar. A vasodilatação pode resultar de um efeito inibitório direto das cininas sobre o músculo liso arteriolar ou ser mediada pela liberação de óxido nítrico ou de prostaglandinas vasodilatadoras, como PGE_2 e PGI_2. Em contrapartida, a contração é o efeito predominante das cininas sobre as veias; nesse caso, o efeito também pode resultar da estimulação direta do músculo liso venoso, ou da liberação de prostaglandinas venoconstritoras, como a $PGF_{2\alpha}$. As cininas também produzem a contração da maior parte do músculo liso visceral.

Quando injetadas por via intravenosa, as cininas produzem uma queda rápida, porém breve, da pressão arterial, em virtude de sua ação vasodilatadora arteriolar. As infusões intravenosas do peptídeo não conseguem produzir uma redução sustentada da pressão arterial; a hipotensão prolongada só pode ser produzida com o aumento progressivo da taxa de infusão. A rápida reversibilidade da resposta hipotensora às cininas deve-se, sobretudo, a aumentos reflexos da frequência cardíaca, da contratilidade do miocárdio e do débito cardíaco. Em algumas espécies, a bradicinina produz uma mudança bifásica na pressão arterial – uma resposta hipotensiva inicial, seguida de aumento acima do nível de antes da injeção. A elevação da pressão arterial pode ser provocada pela ativação reflexa do sistema nervoso simpático; todavia, em algumas condições, a bradicinina libera diretamente catecolaminas da medula suprarrenal e estimula os gânglios simpáticos. A bradicinina também aumenta a pressão arterial quando injetada no SNC; entretanto, o significado fisiológico desse efeito ainda não está esclarecido, uma vez que é pouco provável que as cininas atravessem a barreira hematencefálica. (Entretanto, observa-se que a bradicinina pode aumentar a permeabilidade da barreira hematencefálica a algumas outras substâncias.) As cininas não exercem nenhum efeito consistente sobre as terminações nervosas simpáticas ou parassimpáticas.

A dilatação arteriolar produzida pelas cininas provoca a elevação da pressão e o aumento do fluxo no leito capilar, favorecendo, assim, a saída de líquido do sangue para os tecidos. Esse efeito pode ser facilitado pelo aumento da permeabilidade capilar, em decorrência da contração das células endoteliais e do alargamento das junções intercelulares, bem como devido à elevação da pressão venosa secundária à constrição das veias. Em virtude dessas alterações, a água e os solutos passam do sangue para o líquido extracelular, o fluxo linfático aumenta e, consequentemente, pode haver formação de edema.

A função que as cininas endógenas desempenham na regulação da pressão arterial ainda não está esclarecida. As cininas não parecem participar do controle da pressão arterial em condições de repouso, mas podem contribuir para a hipotensão pós-exercício.

Efeitos sobre as glândulas endócrinas e exócrinas

Conforme assinalado, as pré-calicreínas e as calicreínas são encontradas em diversas glândulas, incluindo pâncreas, rins, intestino, glândulas salivares e sudoríparas, podendo ser liberadas nos líquidos secretores dessas glândulas. A função das enzimas nesses tecidos permanece desconhecida. Em virtude de seus efeitos tão pronunciados sobre o músculo liso, as cininas podem modular o tônus dos ductos salivares e pancreáticos, ajudar a regular a motilidade gastrintestinal e atuar como moduladores locais do fluxo sanguíneo. As cininas também influenciam o transporte transepitelial de água, eletrólitos, glicose e aminoácidos, podendo regular o transporte dessas substâncias no trato gastrintestinal e nos rins. Por fim, as calicreínas podem contribuir para a ativação fisiológica de vários pró-hormônios, incluindo a pró-insulina e a pró-renina.

Função na inflamação e na dor

Há muito tempo, sabe-se que a bradicinina produz os quatro sintomas clássicos da inflamação: vermelhidão, calor local, edema e dor. As cininas são rapidamente produzidas após a lesão tecidual e desempenham uma função essencial no desenvolvimento e na manutenção desses processos inflamatórios.

As cininas são substâncias potentes produtoras de dor quando aplicadas à base de uma vesícula ou injetadas por via intradérmica. Elas provocam dor ao estimular os aferentes nociceptivos na pele e nas vísceras.

Função no angioedema hereditário

O angioedema hereditário é um distúrbio autossômico dominante raro que resulta da deficiência ou da disfunção do inibidor da C1 esterase (C1-INH), um importante inibidor de proteases dos sistemas complemento, coagulação e calicreína-cinina. A deficiência de C1-INH resulta em ativação da calicreína e aumento da formação de bradicinina, que, em virtude do aumento da permeabilidade vascular e de outras ações, provoca episódios recorrentes de angioedema das vias respiratórias, do trato gastrintestinal, dos membros e da genitália, que podem ser debilitantes. O angioedema hereditário pode ser tratado com fármacos que inibem a formação ou as ações da bradicinina (ver adiante).

Outras funções das cininas

As cininas foram implicadas nas doenças agudas inflamatórias, incluindo choque séptico, lesão pulmonar aguda e síndrome da angústia respiratória. Elas também parecem participar de doenças inflamatórias crônicas, incluindo vasculite, doença autoimune inflamatória, neuroinflamação e câncer. Em contrapartida, as cininas podem exercer um papel protetor em certas doenças cardiovasculares e na lesão cerebral induzida por acidente vascular encefálico isquêmico. Esses efeitos são mediados, em grande parte, pelos receptores B_1.

RECEPTORES E MECANISMOS DE AÇÃO DAS CININAS

As ações biológicas das cininas são mediadas por receptores específicos, localizados nas membranas dos tecidos-alvo. Dois tipos de receptores de cininas, denominados B_1 e B_2, foram caracterizados com base na potência de diferentes agonistas; ambos são acoplados à proteína G. (Observe que o B, nesse caso, se refere à bradicinina, não tendo relação com o β dos receptores adrenérgicos.) A bradicinina é a cinina que apresenta maior afinidade na maioria dos sistemas de receptores B_2, seguida da Lys-bradicinina. Uma exceção é representada pelo receptor B_2 que medeia a contração do músculo liso venoso; esse receptor parece exibir maior sensibilidade à Lys-bradicinina.

A expressão dos receptores B_1 é pequena em condições fisiológicas normais, porém eles são rápida e fortemente regulados positivamente após lesão tecidual, infecção ou outros estímulos inflamatórios. Eles parecem estar envolvidos na patogênese de algumas doenças inflamatórias. Em contrapartida, os receptores B_2 são expressos constitutivamente em vários tecidos, apresentando uma distribuição ampla, que é consistente com as diversas ações mediadas por esses receptores.

Os receptores B_1 e B_2 pertencem à superfamília dos receptores acoplados à proteína G. A ligação do agonista ativa a fosfolipase C, desencadeando vários eventos de sinalização intracelular, incluindo a mobilização do Ca^{2+}, a produção de diacilglicerol, NO e prostaglandinas e a ativação da proteína cinase ativada por mitógeno (MAPK). A estimulação dos receptores B_1 pode induzir efeitos proliferativos por meio da ativação da ERK1/2, mas também pode resultar em ações antiproliferativas.

FÁRMACOS QUE AFETAM O SISTEMA CALICREÍNA-CININA

Existem alguns fármacos que modificam a atividade do sistema calicreína-cinina. Foram envidados esforços consideráveis para o desenvolvimento de antagonistas dos receptores de cininas, visto que esses fármacos exibem considerável potencial terapêutico como anti-inflamatórios e antinociceptivos. Antagonistas competitivos dos receptores B_1 e B_2 estão disponíveis para uso em pesquisa. Entre os exemplos de antagonistas dos receptores B_1, estão os peptídeos [Leu^8-des-Arg^9] bradicinina e Lys[Leu^8-des-Arg^9]bradicinina. Os primeiros antagonistas dos receptores B_2 descobertos também são derivados peptídicos da bradicinina. Esses antagonistas de primeira geração foram muito utilizados em estudos de farmacologia dos receptores de cininas em animais. Entretanto, a sua meia-vida é curta, eles não são ativos pela via oral e são praticamente inativos nos receptores B_2 humanos.

O **icatibanto** é um antagonista do receptor B_2 de segunda geração. Ele é um decapeptídeo com afinidade pelo receptor B_2, semelhante à da bradicinina, atuando como um antagonista altamente seletivo desses receptores. Ele é absorvido rapidamente após a sua administração subcutânea. O icatibanto é efetivo no tratamento do angioedema hereditário e pode ser autoadministrado pelo paciente. Além disso, ele pode ser útil em outras condições, incluindo angioedema induzido por fármacos, doença das vias respiratórias, lesão térmica, ascite e pancreatite.

Uma terceira geração de antagonistas do receptor B_2 foi desenvolvida; são exemplos: **FR 173657**, **FR 172357** e **NPC 18884**. Eles são antagonistas não peptídicos ativos pela via oral com meias-vidas mais longas. Foi relatado que inibem a broncoconstrição induzida por bradicinina em cobaias, a inflamação induzida por carragenina em ratos e a nocicepção induzida por capsaicina em camundongos. Esses antagonistas são promissores para o tratamento da dor inflamatória nos seres humanos.

O **SSR240612** é um antagonista dos receptores B_1 mais novo, potente, seletivo e oralmente ativo, tanto em seres humanos como em outras espécies animais. Ele reduz a obesidade em ratos diabéticos e tem ação analgésica e anti-inflamatória em camundongos e ratos. Ele foi utilizado em estudos pré-clínicos para o tratamento da inflamação e da dor neurogênica, porém seu desenvolvimento foi descontinuado.

A síntese de cininas pode ser inibida pelo inibidor da calicreína, a **aprotinina**, bem como por meio de preparações de C1-INH de plasma humano, que são utilizadas por via intravenosa para profilaxia ou tratamento do angioedema hereditário. A **ecalantida** (não disponível no Brasil), um inibidor da calicreína plasmática recombinante mais recentemente desenvolvido, também é efetiva. É mais potente e seletiva do que o C1-INH e pode ser administrada por injeção subcutânea. O **lanadelumabe**, um anticorpo que inibe a calicreína plasmática, também mostrou efeitos promissores em ensaios clínicos iniciais.

As ações das cininas mediadas pela formação de prostaglandinas podem ser bloqueadas de forma inespecífica por inibidores da síntese de prostaglandinas, como o ácido acetilsalicílico. Em contrapartida, as ações das cininas podem ser potencializadas com IECAs, que bloqueiam a degradação dos peptídeos. De fato, conforme assinalado, a inibição do metabolismo da bradicinina por IECAs contribui significativamente para a sua ação anti-hipertensiva.

Agonistas B_2-seletivos estão em fase de estudo e demonstraram ser efetivos em alguns estudos com modelos animais de doença cardiovascular humana. Esses fármacos têm potencial no tratamento de hipertensão, hipertrofia do miocárdio e outras doenças.

VASOPRESSINA

A vasopressina (**arginina vasopressina, AVP**; **hormônio antidiurético, ADH**) desempenha uma importante função no controle em longo prazo da pressão arterial por meio de sua ação sobre os rins, aumentando a reabsorção de água. Esse e outros aspectos da fisiologia da AVP são discutidos nos Capítulos 15 e 37 e, portanto, não serão revistos aqui.

A AVP também desempenha uma função importante na regulação em curto prazo da pressão arterial, por meio de sua ação vasoconstritora. Camundongos mutantes com ausência do gene para o receptor V_{1a} (ver adiante) apresentam pressão arterial significativamente menor em comparação com camundongos-controle. A AVP aumenta a resistência periférica total quando infundida em doses inferiores àquelas necessárias para a produção de uma concentração máxima da urina. Em geral, essas doses não aumentam a pressão arterial, visto que a atividade vasopressora do peptídeo é tamponada por uma redução reflexa do débito cardíaco. Quando a influência desse reflexo é removida (p. ex., no choque), ocorre um acentuado aumento da sensibilidade pressora à AVP. Essa sensibilidade também está aumentada em pacientes com hipotensão ortostática idiopática. A AVP em doses mais altas aumenta a pressão arterial, mesmo quando os reflexos barorreceptores estão intactos.

RECEPTORES, AGONISTAS E ANTAGONISTAS DA VASOPRESSINA

Três subtipos de receptores AVP foram identificados; todos são acoplados à proteína G. Os receptores V_{1a} medeiam a ação vasoconstritora da AVP; os receptores V_{1b} medeiam a liberação de ACTH pelos corticotrofos da hipófise; e os receptores V_2 medeiam a ação antidiurética. Os efeitos via receptor V_{1a} são mediados pela ativação da fosfolipase C pela proteína G_q, pela formação de trifosfato de inositol e pelo aumento da concentração intracelular de cálcio. Os efeitos via receptor V_2 são mediados pela ativação da adenililciclase pela G_s.

Foram sintetizados análogos da AVP seletivos quanto à sua atividade vasoconstritora ou antidiurética. O primeiro agonista vasoconstritor V_1 específico a ser sintetizado foi a [Phe^2, Ile^3, Orn^8]vasotocina. A [Phe^2, Ile^8, Hgn^4, $Orn(i\text{-}Pr)^8$]vasopressina, ou **selepressina**, é um agonista seletivo mais novo de ação curta do receptor V_{1a}. Os análogos antidiuréticos V_2 seletivos incluem a 1-desamino[D-Arg^8]arginina vasopressina (dDAVP) e a 1-desamino[Val^4, D-Arg^8]arginina vasopressina (dVDAVP).

A AVP, frequentemente em associação à norepinefrina, é benéfica no tratamento da sepse e de outros estados de choque vasodilatador, pelo menos em parte devido à atividade agonista V_{1a}. A **terlipressina** (triglicil-lisina vasopressina), um análogo sintético da vasopressina que é convertido em lisina vasopressina no corpo, também é efetiva. Entretanto, a AVP e a terlipressina também estimulam receptores V_2 renais, ação que pode resultar em efeitos indesejados. Dessa forma, cresceu o interesse pelo uso da selepressina no choque séptico. Dois ensaios clínicos de fase 2 estão em andamento, e os resultados preliminares são positivos.

Antagonistas da ação vasoconstritora da AVP também estão disponíveis. O antagonista peptídico $d(CH2)_5[Tyr(Me)^2]$AVP também exerce atividade antiocitócica, porém não antagoniza a ação antidiurética da AVP. Um antagonista relacionado, a $d(CH2)_5[Tyr(Me)^2$ $Dab^5]$AVP, carece de antagonismo da ocitocina, porém exibe menos atividade anti-V_1. Foram desenvolvidos antagonistas não peptídicos do receptor V_{1a} ativos por via oral; entre os exemplos, estão a **relcovaptana** e o **SRX251**.*

Os antagonistas V_{1a} têm sido particularmente úteis na descoberta de uma importante função que a AVP desempenha na regulação da pressão arterial em situações como desidratação e hemorragia. Esses antagonistas têm potencial como agentes terapêuticos no tratamento de diversas condições, como doença de Raynaud, hipertensão, insuficiência cardíaca, edema cerebral, cinetose, câncer, trabalho de parto prematuro e controle da agressividade. Até o momento, a maioria dos estudos têm focado na insuficiência cardíaca; foram obtidos resultados promissores com antagonistas V_2, como a **tolvaptana** (não disponível no Brasil), que, entretanto, está aprovada apenas para uso na hiponatremia. Os antagonistas V_{1a} também apresentam potencial, e a **conivaptana** (YM087) (não disponível no Brasil), um fármaco com atividade antagonista V_{1a} e V_2, também foi aprovada para o tratamento da hiponatremia (ver Capítulo 15).

PEPTÍDEOS NATRIURÉTICOS

Síntese e estrutura

Os átrios e outros tecidos de mamíferos contêm uma família de peptídeos com propriedades natriuréticas, diuréticas e vasorrelaxantes, entre outras. A família compreende o peptídeo natriurético atrial (ANP, do inglês *atrial natriuretic peptide*), o peptídeo natriurético tipo B (BNP, do inglês *brain natriuretic peptide*) e o peptídeo natriurético tipo C (CNP, do inglês *C-type natriuretic peptide*). Os peptídeos compartilham um anel dissulfeto com 17 aminoácidos, com extremidades *C* e *N*-terminais variáveis. Um quarto peptídeo, a urodilatina, tem a mesma estrutura do ANP, com uma extensão de

*N. de R.T. Fármacos de uso experimental, não aprovados para uso clínico.

quatro aminoácidos na extremidade *N*-terminal. Os efeitos renais desses peptídeos são discutidos no Capítulo 15.

O ANP é derivado da extremidade carboxiterminal de um precursor comum, denominado pré-pró-ANP. O ANP é sintetizado sobretudo nas células dos átrios cardíacos, mas também no miocárdio ventricular, por neurônios no SNC e no sistema nervoso periférico e nos pulmões. Um fragmento do pró-ANP, também conhecido como pró-ANP com sequência regional medial (MR-pró-ANP, do inglês *mid-regional proANP*), é liberado na circulação, onde é mais estável que o ANP maduro e considerado uma medida mais confiável da produção de ANP. O estímulo mais importante para a liberação do ANP do coração é o estiramento atrial por meio de canais iônicos mecanossensíveis. A liberação do ANP é aumentada por expansão volêmica, mudança da posição ortostática para posição supina, estimulação atrial rápida e exercício. A liberação do ANP também é aumentada pela estimulação simpática via receptores α_{1A}-adrenérgicos, por endotelinas que atuam nos receptores do subtipo ET_A (ver adiante), glicocorticoides, ANG II e AVP. A concentração plasmática do ANP aumenta em diversos estados patológicos, incluindo insuficiência cardíaca, fibrilação atrial, aldosteronismo primário, insuficiência renal crônica e síndrome da secreção inapropriada do ADH.

A administração de ANP aumenta a excreção de sódio e o fluxo de urina. A natriurese induzida por ANP é devida ao aumento da taxa de filtração glomerular e à redução da reabsorção tubular proximal de sódio. O ANP inibe a liberação de renina, aldosterona e AVP, o que pode aumentar ainda mais a excreção de sódio e água. O ANP também produz vasodilatação, reduz a pressão arterial e modula o controle da frequência cardíaca pelo reflexo barorreceptor. A supressão da produção de ANP ou o bloqueio de sua ação comprometem a resposta natriurética à expansão de volume e causam a elevação da pressão arterial. Em longo prazo, o ANP exerce efeitos anti-hipertróficos e antifibróticos. Ele também participa da regulação do metabolismo corporal, aumentando a lipólise e a oxidação lipídica, as concentrações de adiponectina e a sensibilidade à insulina.

Como o ANP, o BNP é sintetizado no coração, porém principalmente nos ventrículos. A exemplo do ANP, a liberação do BNP parece estar relacionada com o volume; na verdade, pode haver cossecreção dos dois peptídeos. O BNP apresenta atividades natriuréticas, diuréticas e hipotensoras semelhantes às do ANP, porém circula em menor concentração. Um fragmento *N*-terminal do pró-BNP (**NT-pró-BNP**) é inativo, porém a sua concentração plasmática fornece uma medida útil da liberação do BNP.

Diferentemente do ANP e do BNP, o CNP é expresso principalmente no endotélio vascular. Ele também está presente no cérebro, no coração, nos condrócitos, nos rins e no intestino. A concentração de CNP na circulação é baixa, mas aumenta em alguns estados patológicos. O CNP tem atividades natriurética e diurética menores do que o ANP e o BNP, mas é um potente vasodilatador e pode desempenhar um papel na regulação da resistência periférica. Ele também é um potente estimulante da ossificação endocondral, ação utilizada no tratamento de crianças com acondroplasia (ver adiante).

A urodilatina é sintetizada nos túbulos distais dos rins por meio do processamento alternativo do precursor do ANP. Ela produz natriurese e diurese potentes, de modo que atua como regulador parácrino da excreção de sódio e de água. Além disso, ela relaxa o músculo liso vascular.

Em suma, o sistema de peptídeos natriuréticos pode ser considerado um regulador fisiológico do volume sanguíneo, com os peptídeos sendo liberados em resposta à expansão volêmica e atuando para promover natriurese, diurese e vasodilatação.

Farmacodinâmica e farmacocinética

As ações biológicas dos peptídeos natriuréticos são mediadas por sua associação a receptores específicos de alta afinidade, localizados na superfície das células-alvo (Figura 17-6). Três subtipos de receptor, denominados **NPR-A** (ANP-A), **NPR-B** (ANP-B) e **NPR-C** (ANP-C), foram identificados. Os receptores ANP-A e ANP-B contêm guanililciclase nos seus domínios intracelulares. Os principais ligantes do receptor ANP-A são ANP e BNP. O receptor ANP-B

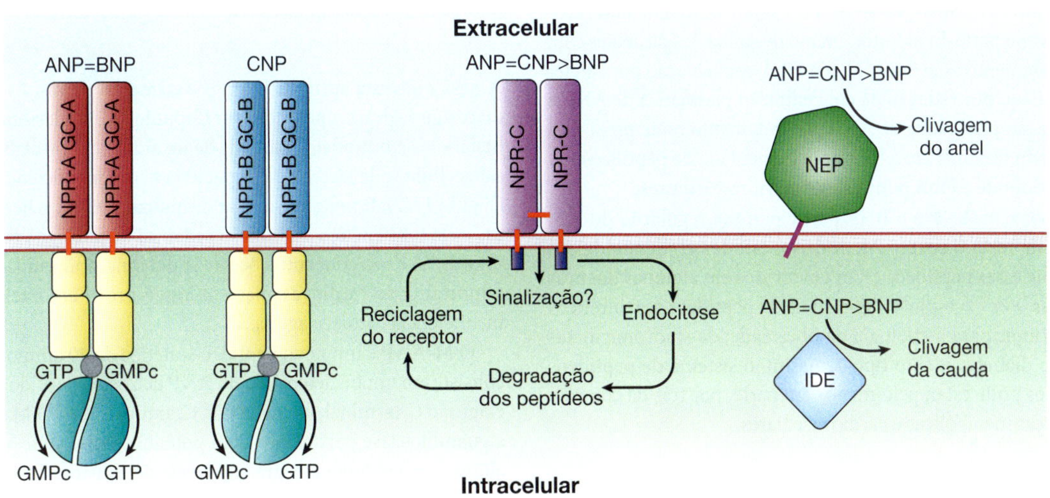

FIGURA 17-6 Receptores dos hormônios natriuréticos, sinalização intracelular e processo de degradação. A expressão sobre cada receptor indica as afinidades relativas dos três peptídeos: ANP, peptídeo natriurético atrial; ANP, BNP e CNP. GC-A, guanililciclase tipo A; BNP, peptídeo natriurético tipo B; CNP, peptídeo natriurético tipo C; GC-B, guanililciclase tipo B; GMPc, monofosfato de guanosina cíclico; GTP, trifosfato de guanosina; IDE, enzima degradadora de insulina; NEP, neprilisina. (Adaptada, com autorização, de Volpe M, Carnovali M, Mastromarino V: The natriuretic peptides system in the pathophysiology of heart failure: From molecular basis to treatment, Clin Sci 2016 Jan;130(2):57-77.)

assemelha-se, em sua estrutura, ao receptor ANP-A, porém o seu principal ligante parece ser o CNP. O receptor ANP-C parece ser acoplado à adenililciclase ou à fosfolipase C; ele se liga aos três peptídeos natriuréticos e atua como um receptor de depuração.

Os peptídeos natriuréticos apresentam meia-vida curta na circulação. Eles são metabolizados nos rins, no fígado e nos pulmões pela onipresente endopeptidase neutra **neprilisina**, que também é responsável pelo metabolismo de outros peptídeos vasoativos, incluindo bradicinina, adrenomedulina, endotelina e ANG II. A urodilatina é mais resistente à neprilisina do que os outros peptídeos natriuréticos, de modo que apresenta uma ação mais duradoura. A inibição da neprilisina resulta no aumento das concentrações circulantes dos peptídeos natriuréticos e, consequentemente, em natriurese e diurese. Os peptídeos também são removidos da circulação por meio de sua ligação a receptores ANP-C do endotélio vascular. Esse receptor liga-se aos peptídeos natriuréticos com igual afinidade. O receptor e o peptídeo ligado são internalizados, o peptídeo sofre degradação enzimática, e o receptor retorna à superfície celular.

FUNÇÃO CLÍNICA DOS PEPTÍDEOS NATRIURÉTICOS

Na insuficiência cardíaca, a liberação de ANP e BNP é aumentada em resposta ao estiramento cardíaco. Isso representa uma resposta compensatória que, em última análise, falha em evitar a retenção de sódio e água causada pela ativação do sistema renina-angiotensina e de outros sistemas neuro-hormonais. Os aumentos de ANP e BNP são proporcionais à severidade da doença, e a mensuração das suas concentrações plasmáticas (ou MR-pró-ANP ou NT-pró-BNP) tem importante valor diagnóstico e prognóstico.

A fibrilação atrial (FibA) é a arritmia cardíaca mais comum e um importante fator de risco para acidente vascular encefálico isquêmico. As concentrações plasmáticas dos peptídeos encontram-se frequentemente elevadas em pacientes com FibA, e uma associação entre elevação de ANP e incidência de FibA e acidente vascular encefálico já foi proposta. A determinação das concentrações de peptídeos natriuréticos, MR-pró-ANP ou NT-pró-BNP tem sido recomendada como parte do monitoramento de rotina dos pacientes com FibA. O tratamento bem-sucedido da FibA com ablação por cateter é acompanhado por redução da concentração plasmática de ANP, e a concentração plasmática de ANP pré-tratamento pode predizer a efetividade do tratamento. A liberação aumentada de peptídeos natriuréticos durante a FibA pode causar natriurese e diurese.

Como visto, o ANP e o BNP participam na regulação do metabolismo de todo o corpo. Além disso, estudos epidemiológicos sugerem que esses peptídeos estão envolvidos em algumas doenças metabólicas. Por exemplo, a deficiência de peptídeos natriuréticos pode contribuir para a etiologia da obesidade, da síndrome metabólica e do diabetes melito tipo 2. Assim, o sistema de peptídeos natriuréticos pode estar, pelo menos em parte, por trás da conexão entre doenças metabólicas e cardiovasculares.

Aplicações terapêuticas

Os peptídeos natriuréticos podem ser administrados como ANP recombinante (**carperitida**), BNP recombinante (**nesiritida**), ou **ularitida**, a forma sintética da urodilatina (ver anteriormente). Esses peptídeos produzem vasodilatação e natriurese e têm sido estudados em relação ao tratamento da insuficiência cardíaca congestiva.

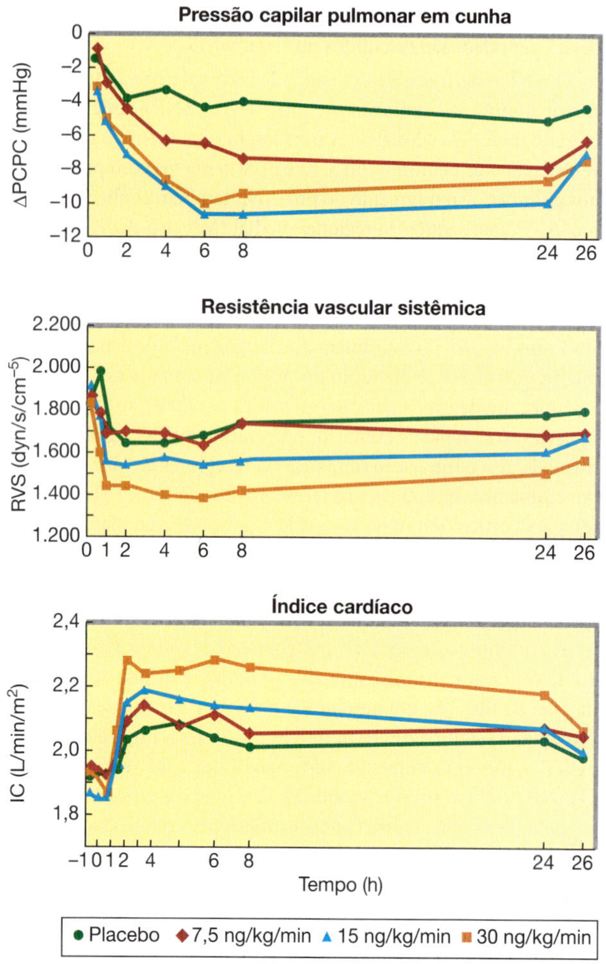

FIGURA 17-7 Efeitos hemodinâmicos da infusão de três doses de ularitida e placebo em pacientes com insuficiência cardíaca aguda descompensada. (Reproduzida, com autorização, de Anker SD, Ponikowski P, Mitrovic V, et al: Ularitide for the treatment of acute decompensated heart failure: From preclinical to clinical studies, Eur Heart J 2015 Mar;36(12):715-723.)

A nesiritida está aprovada para o tratamento da insuficiência cardíaca aguda descompensada (ver Capítulo 13). A ularitida produziu benefícios em modelos animais de insuficiência cardíaca e em ensaios clínicos de fase 1 e 2 em pacientes com insuficiência cardíaca (Figura 17-7). Entretanto, apesar de induzir melhoras hemodinâmicas e efeitos benéficos na função renal, na dispneia, na estrutura do miocárdio e nas concentrações de endotelina, a ularitida não reduz a mortalidade cardiovascular em longo prazo em pacientes com insuficiência cardíaca aguda.

O **M-ANP** é um novo peptídeo sintético de 40 aminoácidos que consiste em um núcleo nativo do ANP de 28 aminoácidos com uma extensão *C*-terminal, formada por 12 aminoácidos. O M-ANP ativa a guanililciclase particulada com potência semelhante ao ANP e é altamente resistente à degradação pela neprilisina. Trata-se de um tratamento em potencial para a hipertensão aguda.

As concentrações circulantes dos peptídeos natriuréticos também podem ser aumentadas por fármacos que inibem a sua degradação pela neprilisina. O aumento resultante nas concentrações de ANP e BNP produz natriurese e vasodilatação, assim como aumento compensatório na secreção de renina e na concentração plasmática de ANG II. Devido ao aumento da ANG II, esses peptídeos não são eficazes no tratamento da insuficiência cardíaca quando utilizados em monoterapia. Entretanto, essas observações levaram ao desenvolvimento de fármacos que combinam a ação inibitória sobre a neprilisina com um IECA, com o intuito de evitar o aumento da ANG II no plasma, ou com um BRA, para bloquear as ações da ANG II.

Fármacos que combinam a inibição da neprilisina com a inibição da ECA, conhecidos como inibidores da vasopeptidase, incluem **omapatrilate**, **sampatrilate** e **fasidotrilate (não disponíveis no Brasil)**. O omapatrilate, que recebeu a maior atenção, reduz a pressão arterial em modelos animais de hipertensão, bem como em pacientes hipertensos, além de melhorar a função cardíaca em pacientes com insuficiência cardíaca. Infelizmente, o omapatrilate aumenta significativamente a incidência de angioedema e tosse, aparentemente como resultado da redução do metabolismo da bradicinina, e não está aprovado para uso clínico.

A associação de um antagonista do receptor de ANG II a um **inibidor da neprilisina** aumenta as concentrações dos peptídeos natriuréticos endógenos e bloqueia simultaneamente os efeitos do aumento da ANG II plasmática. O primeiro fármaco da classe, o **sacubitril valsartana**, é uma molécula única composta pelo **sacubitril**, um profármaco inibidor da neprilisina, e pela **valsartana**, um antagonista do receptor de ANG II.

Em indivíduos saudáveis, o sacubitril valsartana aumentou as concentrações plasmáticas de ANP e GMPc em associação ao aumento das concentrações plasmáticas de renina e ANG II. Ensaios clínicos com pacientes com insuficiência cardíaca mostraram diversos efeitos benéficos do sacubitril valsartana, que se mostrou superior à inibição da ECA ou ao bloqueio do receptor de angiotensina na redução do risco de morte e hospitalização relacionado com a insuficiência cardíaca (Figura 17-8). Os efeitos colaterais incluem hipotensão, hipercalemia, prejuízo à função renal e angioedema, sendo este último possivelmente relacionado com as concentrações

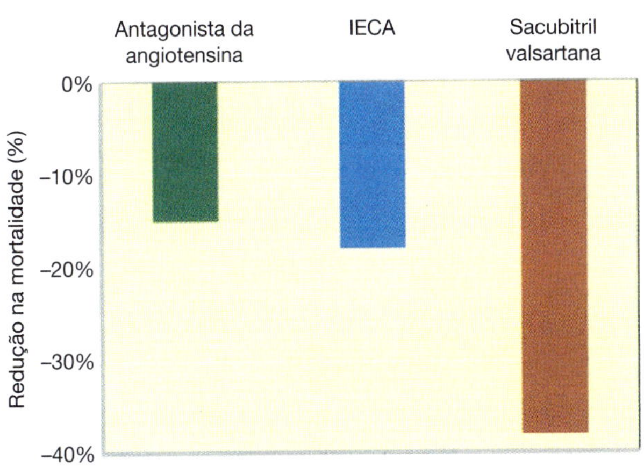

FIGURA 17-8 Comparação da redução da mortalidade produzida por um antagonista do receptor de angiotensina, um inibidor da enzima conversora e a associação inibidor da neprilisina-antagonista do receptor de angiotensina sacubitril valsartana em pacientes com insuficiência cardíaca. Os resultados para os três fármacos são oriundos de diferentes ensaios. Cada barra representa o efeito fármaco *versus* placebo. IECA, inibidor da enzima conversora da angiotensina. (Adaptada, com autorização, de Volpe M, Carnovali M, Mastromarino V: The natriuretic peptides system in the pathophysiology of heart failure: From molecular basis to treatment, Clin Sci 2016 Jan;130(2):57-77.)

aumentadas de bradicinina. O **sacubitril valsartana** está aprovado pela FDA (assim como no Brasil) para o tratamento da insuficiência cardíaca com redução da fração de ejeção (ver Capítulo 13). Ele não está aprovado para a insuficiência cardíaca com fração de ejeção preservada. Também foi mostrado que o sacubitril valsartana reduz a pressão arterial em pacientes com hipertensão essencial, apresentando vantagens em relação à valsartana. O aumento das concentrações dos peptídeos natriuréticos com o sacubitril valsartana também poderia ser uma estratégia útil no tratamento de doenças metabólicas.

A acondroplasia é uma doença genética rara que inibe a ossificação endocondral, resultando em baixa estatura e outras complicações. Sabe-se que o CNP aumenta a ossificação endocondral e melhora o crescimento esquelético. Isso levou ao uso de análogos do CNP para o tratamento dessa condição.

A **vosoritida** é um análogo do CNP de 39 aminoácidos com meia-vida plasmática estendida, devido à resistência aumentada à neprilisina. Em crianças com acondroplasia, a administração subcutânea de vosoritida 1 vez ao dia produziu aumento sustentado da velocidade de crescimento por até 42 meses. Esse efeito foi acompanhado por aumento do GMPc urinário. Os efeitos colaterais incluíram uma redução transitória da pressão arterial.

O **transCon CNP** é um análogo do CNP de 38 aminoácidos conjugado a um carreador de polietilenoglicol projetado para proporcionar concentrações sistêmicas de CNP sustentadas após a administração subcutânea. Em camundongos e macacos, o transCon CNP produziu um aumento sustentado no CNP-38 plasmático e foi mais efetivo no estímulo do crescimento ósseo do que o CNP-38 não conjugado ou a vosoritida. Não houve redução da pressão arterial. Esse profármaco está em desenvolvimento clínico para o tratamento da acondroplasia.

ENDOTELINAS

O endotélio é fonte de uma variedade de substâncias com atividades vasodilatadoras (PGI_2 e óxido nítrico) e vasoconstritoras. Estas últimas incluem a família das endotelinas, potentes peptídeos vasoconstritores que foram isolados pela primeira vez de células endoteliais aórticas.

Biossíntese, estrutura e depuração

Foram identificadas três isoformas da endotelina (ET): a ET originalmente descrita (**ET-1**) e dois peptídeos semelhantes (**ET-2** e **ET-3**). Cada isoforma é produto de um gene diferente e sintetizada na forma pré-pró, que é processada a um pró-peptídeo e, em seguida, ao peptídeo maduro. O processamento dos peptídeos maduros ocorre por meio da ação da enzima conversora de endotelina. Cada ET é um peptídeo de 21 aminoácidos que contém duas pontes dissulfeto.

As ETs são amplamente distribuídas no organismo. A ET-1 é a ET predominante secretada pelo endotélio vascular. Ela também é produzida por neurônios e astrócitos no SNC e em células endometriais, mesangiais renais, de Sertoli, epiteliais da mama, entre outras células. A ET-2 é produzida predominantemente nos rins e no intestino, ao passo que a ET-3 é encontrada em maiores concentrações no cérebro, embora também esteja presente no trato gastrintestinal, nos pulmões e nos rins. As ETs estão presentes no sangue em uma concentração baixa; elas parecem atuar de forma parácrina ou autócrina, e não como hormônios circulantes.

A expressão do gene da ET-1 é aumentada por fatores de crescimento e citocinas, incluindo TGF-β e interleucina 1 (IL-1), substâncias vasoativas, incluindo ANG II e AVP, e estresse mecânico. A expressão é inibida pelo óxido nítrico, pela prostaciclina e pelo ANP.

A depuração das ETs da circulação é rápida e envolve tanto a degradação enzimática pela neprilisina como a depuração pelo receptor ET_B.

Ações

Dois subtipos de receptores de ET, denominados **ET_A** e **ET_B**, estão amplamente distribuídos no organismo. Os receptores ET_A apresentam alta afinidade pela ET-1 e baixa afinidade pela ET-3 e localizam-se nas células musculares lisas, onde medeiam a vasoconstrição (Figura 17-9). Os receptores ET_B têm afinidades aproximadamente iguais pela ET-1 e ET-3 e são encontrados sobretudo nas células endoteliais vasculares, onde medeiam a liberação de PGI_2 e de óxido nítrico. Alguns receptores ET_B também são encontrados nas células musculares lisas e medeiam a vasoconstrição. A liberação de óxido nítrico e PGI_2 e a consequente vasodilatação mediadas pelo receptor ET_B servem para contrabalançar a vasoconstrição induzida pelos receptores ET_A (e ET_B). Ambos os subtipos de receptores pertencem à família de receptores acoplados à proteína G com sete domínios transmembrana.

As ETs exercem diversas ações no organismo. Em particular, elas produzem uma poderosa vasoconstrição dose-dependente na maioria dos leitos vasculares. A administração intravenosa de ET-1 causa uma redução rápida e transitória da pressão arterial, seguida de aumento sustentado. A resposta depressora resulta da liberação de PGI_2 e de óxido nítrico do endotélio vascular, ao passo que a resposta pressora decorre da contração direta do músculo liso vascular. As ETs também exercem ações inotrópicas e cronotrópicas positivas diretas sobre o coração e atuam como potentes vasoconstritores coronarianos. Elas atuam sobre os rins, produzindo vasoconstrição e diminuindo a taxa de filtração glomerular e a excreção de sódio e de água. No sistema respiratório, as ETs causam uma potente contração do músculo liso traqueal e brônquico. As ETs interagem com vários sistemas endócrinos, aumentando a secreção de renina, aldosterona, AVP e ANP. Elas exercem diversas ações sobre o SNC, o sistema nervoso periférico, o trato gastrintestinal, o fígado, o sistema urinário, o sistema reprodutor, os olhos, o sistema esquelético e a pele. Por fim, a ET-1 é um poderoso mitógeno para as células musculares lisas vasculares, os miócitos cardíacos e as células mesangiais glomerulares.

Os mecanismos de transdução de sinal desencadeados pela ligação da ET-1 a seus receptores vasculares incluem a estimulação da fosfolipase C, a formação de trifosfato de inositol e a liberação de cálcio do retículo endoplasmático, resultando em vasoconstrição. Em contrapartida, a estimulação da síntese de PGI_2 e de óxido nítrico resulta em diminuição da concentração intracelular de cálcio e vasodilatação.

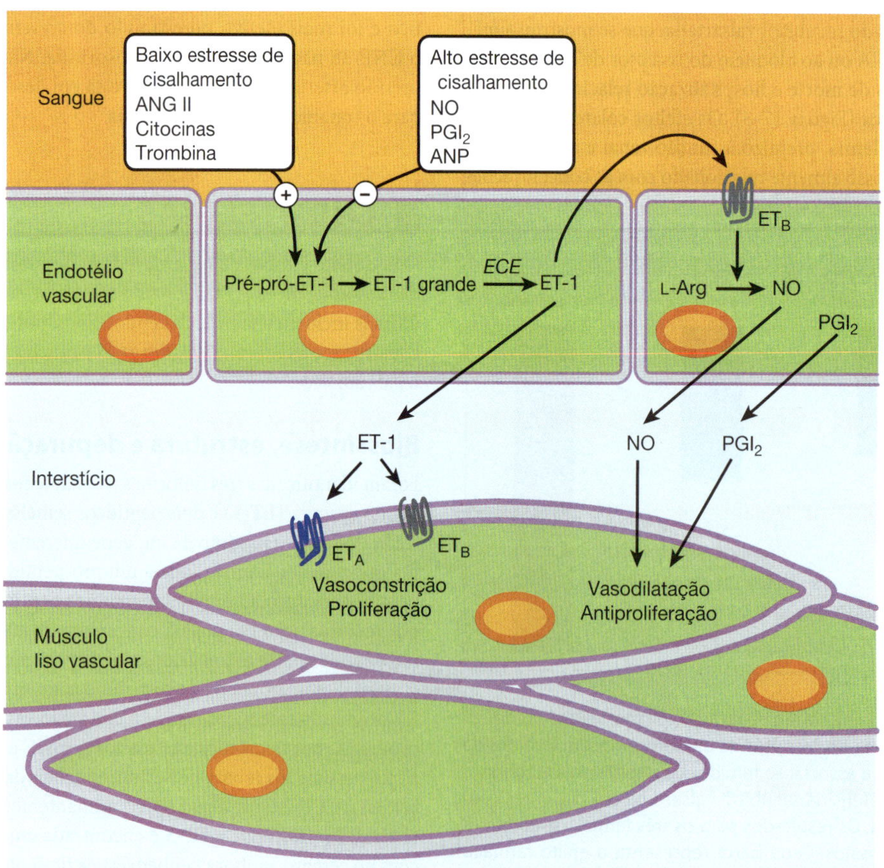

FIGURA 17-9 Produção de endotelina 1 (ET-1) no endotélio vascular e seus efeitos diretos e indiretos sobre as células musculares lisas mediados pelos receptores ET_A e ET_B. ANG II, angiotensina II; ANP, peptídeo natriurético atrial; Arg, arginina; ET-1 grande, pró-ET-1; ECE, enzima conversora de endotelina; NO, óxido nítrico; Pré-pró-ET-1, precursor de ET-1 grande; PGI_2, prostaglandina I_2.

INIBIDORES DA SÍNTESE E DA AÇÃO DAS ENDOTELINAS

O sistema da ET pode ser bloqueado com antagonistas dos seus receptores ou por fármacos que bloqueiam a ação da enzima conversora de endotelina. Os receptores ET_A ou ET_B podem ser bloqueados de modo seletivo, ou ambos podem ser bloqueados por antagonistas não seletivos.

A **bosentana** é um antagonista não seletivo do receptor de ET. É ativa por via oral e bloqueia as respostas tanto depressora transitória inicial (ET_B) como pressora prolongada (ET_A) à endotelina intravenosa. Um antagonista mais novo dos receptores de ET, a **macitentana**, foi desenvolvido a partir de alterações na estrutura da bosentana. Outros antagonistas dos receptores de ET com maior seletividade incluem os antagonistas ET_A **ambrisentana** e **sitaxsentana*** (o antagonista ET_A mais seletivo).

A formação das ETs pode ser bloqueada pela inibição da enzima conversora de endotelina com **fosforamidona** (fármaco de uso experimental). A fosforamidona não é específica para a enzima conversora de endotelina, mas inibidores mais seletivos, como o CGS35066, estão disponíveis.

Funções fisiológicas e patológicas das endotelinas

A. Efeitos dos antagonistas das endotelinas

A administração sistêmica de antagonistas dos receptores de ET ou de inibidores da enzima conversora de endotelina provoca a vasodilatação e diminui a pressão arterial em seres humanos e em animais de laboratório. A administração intra-arterial dos fármacos também provoca vasodilatação de início lento em seres humanos. Essas observações fornecem evidências de que o sistema da ET participa na regulação do tônus vascular em condições de repouso. A atividade do sistema é maior nos homens do que nas mulheres. Ela aumenta com a idade, efeito que pode ser contrabalançado pela prática regular de exercício aeróbico.

A produção aumentada de ET-1 foi implicada em uma série de doenças, incluindo hipertensão arterial e pulmonar, doença renal, diabetes, câncer, insuficiência cardíaca e aterosclerose. Na verdade, o antagonismo da ET com bosentana, ambrisentana e macitentana provou-se um tratamento efetivo e geralmente bem tolerado para pacientes com hipertensão arterial pulmonar (HAP), uma condição importante com poucos tratamentos efetivos disponíveis (ver Quadro "Tratamento da hipertensão pulmonar"). A hepatotoxicidade é um efeito colateral conhecido dos antagonistas da ET, porém ela é geralmente dose-dependente e reversível. Casos de hepatite idiossincrática que resultaram em falência hepática aguda fatal foram reportados com o uso da **sitaxsentana**, que foi retirada do mercado em 2010. Outros alvos promissores para esses fármacos incluem hipertensão resistente, doença renal crônica, doença do tecido conectivo e hemorragia subaracnóidea. Em contrapartida, os estudos clínicos dos fármacos no tratamento da insuficiência cardíaca têm sido decepcionantes. Assim, atualmente, a HAP permanece como a única condição clínica para a qual os antagonistas dos receptores de ET estão aprovados.

Em certas ocasiões, os antagonistas das ETs provocam hipotensão sistêmica, aumento da frequência cardíaca, rubor ou edema facial e cefaleia. Os efeitos gastrintestinais potenciais incluem náuseas, vômitos e constipação intestinal. Em virtude de seus efeitos teratogênicos, os antagonistas da ET estão contraindicados durante a gravidez. A bosentana tem sido associada à hepatotoxicidade fatal, e os pacientes que a utilizam precisam efetuar provas de função hepática mensalmente. Exames negativos para gravidez são exigidos antes de que esse fármaco seja prescrito para mulheres em idade fértil.

B. Inibidores duplos da enzima conversora de endotelina e da neprilisina

Uma estratégia mais moderna utiliza a combinação da inibição da enzima conversora de endotelina e da neprilisina. A **daglutrila****

*N. de R.T. Após ter sido aprovada para comercialização em alguns países, a sitaxsentana foi retirada do mercado em 2010 pela fabricante devido a preocupações quanto à toxicidade hepática.

**N. de R.T. Fármaco ainda sob desenvolvimento para o tratamento da hipertensão essencial e da insuficiência cardíaca congestiva.

Tratamento da hipertensão pulmonar

A hipertensão arterial pulmonar (HAP) idiopática é uma doença progressiva e potencialmente fatal; os sinais e sintomas incluem dispneia, dor torácica, síncope, arritmias cardíacas e insuficiência cardíaca direita. Dano epitelial e atividade anormal de fibroblastos têm sido implicados na sua origem. Faz-se necessária uma suplementação contínua de oxigênio nasal para a maioria dos pacientes, e são comumente utilizados anticoagulantes. Os tratamentos clínicos direcionados para a resistência vascular pulmonar elevada têm sido menos bem-sucedidos do que aqueles utilizados na hipertensão comum (ver Capítulo 11). Além dos antagonistas da ET mencionados no texto (**bosentana**, **ambrisentana** e **macitentana** estão aprovadas para uso na HAP), agentes vasoativos promovidos para a HAP incluem prostaglandinas (epoprostenol, treprostinila [não disponíveis no Brasil], iloprosta), óxido nítrico, inibidores da PDE-5 (sildenafila, tadalafila) e bloqueadores dos canais de Ca^{2+} (nifedipino, anlodipino, diltiazem). O **riociguate**, uma pequena molécula ativadora da guanililciclase solúvel, aumenta o GMPc independentemente do óxido nítrico, reduz a pressão vascular pulmonar e aumenta a duração do exercício. O riociguate foi aprovado nos Estados Unidos em 2013. O **selexipague** é um profármaco não prostanoide oral que é rapidamente hidrolisado ao agonista seletivo do receptor de prostaglandina I ACT-333679. Ele tem um mecanismo de ação semelhante à prostaciclina e foi aprovado em 2015 (ver Capítulo 18). O selexipague é extraordinariamente caro. O **fasudil** é um inibidor seletivo da RhoA/Rho cinase (ROCK) em fase de investigação, e parece reduzir a pressão arterial pulmonar na HAP. Evidências *in vitro* sugerem que certas proteínas séricas podem inibir a atividade anormal dos fibroblastos. A **pirfenidona** e o **nintedanibe** inibem fatores de crescimento envolvidos na proliferação do tecido conectivo e estão aprovados para uso em exacerbações agudas de HAP. Em um estudo preliminar, a **pentraxina 2** recombinante humana reduziu o declínio na função pulmonar em pacientes com fibrose pulmonar idiopática. O tratamento cirúrgico para a doença avançada inclui a criação de uma derivação atrial direita para o átrio esquerdo e transplante de pulmão.

(SLV306) é um profármaco que é convertido ao metabólito ativo KC-12625, um inibidor misto da enzima conversora de endotelina e da neprilisina. Assim, ele inibe simultaneamente a formação de ET e a degradação dos peptídeos natriuréticos. A daglutrila parece ser bem tolerada, com poucos ou nenhum dos efeitos colaterais observados com os antagonistas da ET sobre a função hepática e edema. Foi mostrado que ela tem efeitos benéficos na insuficiência cardíaca e na redução da pressão arterial em pacientes com diabetes tipo 2 e nefropatia.

PEPTÍDEO INTESTINAL VASOATIVO

O peptídeo intestinal vasoativo (VIP, do inglês *vasoactive intestinal peptide*) tem 28 aminoácidos e pertence à família de peptídeos do glucagon e da secretina. O VIP encontra-se amplamente distribuído pelo SNC e pelo sistema nervoso periférico, onde atua como um dos principais neurotransmissores peptídicos. Ele é encontrado em neurônios pré-sinápticos colinérgicos no SNC, bem como em neurônios peptidérgicos periféricos que inervam diversos tecidos, incluindo o coração, os pulmões, o trato gastrintestinal, o trato urogenital, a pele, os olhos, os ovários e a glândula tireoide. Muitos vasos sanguíneos são inervados por neurônios de VIP. O VIP também está presente em órgãos-chave do sistema imune, como timo, baço e linfonodos. Embora seja encontrado no sangue, onde sofre rápida degradação, o VIP não parece atuar como hormônio. Ele participa de uma ampla variedade de funções biológicas, incluindo processos metabólicos, secreção de glândulas endócrinas e exócrinas, diferenciação celular, relaxamento do músculo liso e resposta imune.

O VIP exerce efeitos significativos sobre o sistema circulatório. Ele produz uma acentuada vasodilatação na maioria dos leitos vasculares e, nesse aspecto, é mais potente do que a acetilcolina em uma base molar. No coração, o VIP causa vasodilatação coronariana e exerce efeitos inotrópicos e cronotrópicos positivos. Por conseguinte, ele pode participar da regulação do fluxo sanguíneo coronariano, da contração e da frequência cardíaca.

Os efeitos do VIP são mediados por dois receptores acoplados à proteína G, o VPAC1 e o VPAC2. Ambos os receptores estão amplamente distribuídos no SNC, no coração, nos vasos sanguíneos e em outros tecidos. O VIP tem alta afinidade por ambos os subtipos de receptores. A ligação do VIP a seus receptores resulta em ativação da adenililciclase e formação de AMPc, que é responsável pela vasodilatação e por muitos outros efeitos do peptídeo. Outras ações podem ser mediadas pela síntese de trifosfato de inositol e pela mobilização do cálcio. O VIP também pode se ligar com baixa afinidade ao receptor peptídico ativador da adenililciclase da hipófise semelhante ao VIP, o PAC1.

Tendo-se em vista a sua potente ação vasodilatadora, o VIP tem potencial para o tratamento da hipertensão pulmonar e sistêmica e da insuficiência cardíaca, porém seu uso é limitado pela sua meia-vida curta na circulação. Entretanto, o **PB1046**, uma forma estável de ação longa do VIP que é seletivo para receptores VPAC2, foi desenvolvido. O PB1046 reduz a pressão arterial em modelos animais de hipertensão, hipertensão arterial pulmonar e insuficiência cardíaca, e mostrou-se seguro e bem tolerado após a administração subcutânea ou intravenosa de dose única em estudos de fase 1 envolvendo pacientes com hipertensão essencial. Ele recebeu a designação de fármaco-órfão para o tratamento de hipertensão arterial pulmonar e cardiomiopatia associada a distrofinopatias.

SUBSTÂNCIA P

A substância P pertence à família de **taquicininas** de peptídeos, que compartilham a sequência carboxiterminal comum Phe-Gly-Leu-Met. Outros membros dessa família são as **neurocininas A** e **B**, e três **endocininas**, a **hemocinina 1** e as **endocininas A** e **B**. A substância P é um undecapeptídeo, ao passo que as neurocininas A e B são decapeptídeos.

A substância P é amplamente distribuída no SNC, no sistema nervoso periférico e no sistema circulatório. Ela também está presente no trato gastrintestinal, onde pode funcionar como transmissor no sistema nervoso entérico e como agente parácrino (ver Capítulo 6).

A substância P é o membro mais importante da família das taquicininas. Ela exerce várias ações centrais que implicam estresse, ansiedade, depressão, náusea e êmese. Ela está presente nas fibras aferentes nociceptivas periféricas, participando da nocicepção. A substância P promove a contração dos músculos lisos brônquico, intestinal e venoso. Ela estimula a secreção das glândulas salivares, causa diurese e natriurese pelos rins e foi associada à inflamação.

A substância P participa da regulação do sistema circulatório tanto no nível central quanto no nível periférico. No SNC, fibras nervosas que contêm substância P estão presentes nos centros cardiovasculares no cérebro e na medula espinal. No coração, as fibras que contêm substância P estão presentes no miocárdio tanto atrial quanto ventricular. A infusão intravenosa de substância P induz um aumento dose-dependente no débito cardíaco, principalmente por meio do aumento do volume sistólico. No sistema vascular, as fibras nervosas que contêm substância P estão localizadas em torno dos vasos sanguíneos, particularmente aqueles do intestino e da pele. A vasodilatação é a principal ação vascular da substância P. Ela resulta aparentemente de uma ação no endotélio vascular mediada por óxido nítrico ou outros fatores derivados do endotélio. Em alguns leitos vasculares, a substância P causa vasoconstrição.

As ações da substância P e das neurocininas A e B são mediadas por três receptores de taquicininas acoplados à proteína G_q, denominados NK_1, NK_2 e NK_3, que exibem afinidades distintas pelas taquicininas. A substância P é o ligante preferencial para o receptor NK_1, que é encontrado ao longo de todo o organismo e é o receptor de taquicinina predominante no cérebro humano. As neurocininas A e B também têm afinidade considerável por esse receptor, mas apresentam maior afinidade pelos receptores NK_2 e NK_3. A maioria dos efeitos centrais e periféricos da substância P, incluindo a vasodilatação, são mediados pelos receptores NK_1. Em algumas células, a ligação da substância P leva à ativação da fosfolipase C; em outras, ela ativa a adenililciclase.

Foram desenvolvidos diversos antagonistas não peptídicos dos receptores NK_1. Esses compostos, ativos por via oral, são altamente seletivos e entram no cérebro. Estudos clínicos recentes mostraram que esses antagonistas podem ser úteis no tratamento da depressão e de outros transtornos, bem como na prevenção dos vômitos induzidos por quimioterapia. O **aprepitanto** é o primeiro desses compostos a ser aprovado para a prevenção das náuseas e dos vômitos pós-operatórios e induzidos por quimioterapia (ver Capítulo 62). O **fosaprepitanto** é um profármaco convertido em aprepitanto após a administração intravenosa e que pode constituir uma alternativa parenteral útil ao aprepitanto oral.

O sistema substância P-NK_1 também foi associado ao câncer. A substância P e os receptores NK_1 estão presentes em uma variedade de células neoplásicas, e os antagonistas dos receptores NK_1 exercem uma ação antitumoral. Assim, fármacos como o aprepitanto podem ter potencial como agentes antineoplásicos. Ainda não foi identificado um papel para os antagonistas NK_1 no tratamento das doenças cardiovasculares.

NEUROTENSINA

A neurotensina (NT) é um tridecapeptídeo que foi inicialmente isolado do hipotálamo e, posteriormente, encontrado no trato gastrintestinal. Ela também está presente no sangue, no coração, nos pulmões, no fígado, no pâncreas e no baço.

A NT é sintetizada como parte de um precursor maior, a pró-NT/NMN, que também contém a **neuromedina N**, um peptídeo semelhante à NT de seis aminoácidos. No cérebro, o processamento do precursor leva principalmente à formação de NT e de neuromedina N; ambas são liberadas das terminações nervosas. No intestino, o processamento leva principalmente à formação de NT e de um peptídeo maior, que contém a sequência da neuromedina N na extremidade carboxiterminal. Ambos os peptídeos são secretados na circulação após a ingestão de alimentos. A maior parte da atividade da NT é mediada pelos seis aminoácidos da região *C*-terminal, NT(8-13).

Como vários outros neuropeptídeos, a NT tem uma função dupla como neurotransmissor ou neuromodulador no SNC. Quando administrada centralmente, a NT exerce efeitos potentes, incluindo hipotermia, antinocicepção e modulação da neurotransmissão da dopamina e do glutamato. Há uma associação íntima entre os sistemas da NT e da dopamina, e a NT pode estar envolvida em transtornos clínicos que envolvem as vias dopaminérgicas, como a esquizofrenia, a doença de Parkinson e o abuso de substâncias. Nesse sentido, foi mostrado que a administração central de NT em roedores produz efeitos semelhantes aos produzidos por antipsicóticos.

A NT também participa da regulação cardiovascular. Fibras nervosas contendo NT estão em proximidade com miócitos atriais e ventriculares, com o sistema de condução cardíaco e com os vasos coronarianos. Fibras que contêm NT também estão presentes na aorta ascendente, no arco aórtico e nas veias pulmonares. A administração intravenosa de NT produz taquicardia, vasodilatação e hipotensão. Ela afeta o tônus vascular coronariano, o fluxo sanguíneo nos tecidos cutâneo e adiposo e no trato gastrintestinal e o tônus do músculo liso venoso. Ela também pode participar dos reflexos cardiovasculares.

Há evidências de que a redução da pressão arterial induzida pela NT está envolvida em distúrbios circulatórios agudos, como o choque. Por exemplo, concentrações elevadas de NT foram encontradas em pacientes com choque séptico e cardiogênico, e podem contribuir para a hipotensão.

Outras ações periféricas da NT incluem aumento da permeabilidade vascular, aumento da secreção de diversos hormônios da adeno-hipófise, hiperglicemia, inibição da secreção de ácido gástrico e pepsina e inibição da motilidade gástrica. Ações no sistema imune também já foram descritas.

Os efeitos da NT são mediados por três subtipos de receptores NT, denominados NTR_1, NTR_2 e NTR_3, também conhecidos como NTS_1, NTS_2 e NTS_3. O NTR_1 o com o NTR_2 pertencem à superfamília de receptores acoplados à proteína G_q. O NTR_1 tem afinidade maior para a NT do que o NTR_2, e é o principal mediador de diversos efeitos da NT. O receptor NTR_3 é uma proteína com domínio único transmembrana que não tem relação estrutural com o NTR_1 e com o NTR_2. Ele pertence a uma família de proteínas de seleção (do inglês *sorting proteins*) e, por esse motivo, é conhecido como NTR_3/sortilina.

O uso potencial da NT como fármaco antipsicótico tem sido dificultado pela sua rápida degradação na circulação e pela sua incapacidade de atravessar a barreira hematencefálica. Entretanto, vários análogos da NT(8-13) que exercem atividade semelhante ao antipsicótico em estudos com animais foram desenvolvidos. Esses agonistas incluem o **NT69L**, que se liga com alta afinidade ao NTR_1 e ao NTR_2; e o **NT79**, que se liga preferencialmente ao NTR_2. Outro agonista, o **PD149163**, tem melhor estabilidade metabólica.

Além de sua possível função como fármacos antipsicóticos, esses agonistas podem ser úteis no tratamento da dor, do abuso de psicoestimulantes e da doença de Parkinson. As reações adversas potenciais incluem hipotermia e hipotensão. Pode ocorrer desenvolvimento de tolerância a alguns dos efeitos dos agonistas.

Os receptores NT podem ser bloqueados pelos antagonistas não peptídicos SR142948A e **meclinertanto** (SR48692). O SR142948A é um potente antagonista da hipotermia e da analgesia produzidas pela administração central de NT. Além disso, ele bloqueia os efeitos cardiovasculares da NT sistêmica.

PEPTÍDEO RELACIONADO COM O GENE DA CALCITONINA

O peptídeo relacionado com o gene da calcitonina (CGRP, do inglês *calcitonin gene-related peptide*) é um membro da família de peptídeos da calcitonina, que também inclui a calcitonina, a adrenomedulina e a amilina. Em seres humanos, o CGRP está presente em duas isoformas, denominadas α-CGRP e β-CGRP. O α-CGRP é um peptídeo de 37 aminoácidos formado por *splicing* alternativo do gene calcitonina/CGRP no cromossomo 11. O β-CGRP, que é codificado em um gene separado na mesma região, difere em três aminoácidos. O α-CGRP e o β-CGRP têm atividade biológica semelhante, mas o α-CGRP é a principal forma.

À semelhança da calcitonina, o CGPR está presente em grandes quantidades nas células C da glândula tireoide. Além disso, distribui-se amplamente pelo SNC, pelo sistema nervoso periférico, pelos sistemas cardiovascular e respiratório e pelo trato gastrintestinal. No sistema circulatório, as fibras neuronais que contêm CGRP são mais abundantes ao redor das artérias do que das veias, e mais nos átrios do que nos ventrículos. As fibras que contêm CGRP estão associadas à maior parte do músculo liso do trato gastrintestinal. O CGRP é encontrado com a substância P (ver anteriormente) em algumas dessas regiões e com a acetilcolina em outras.

Quando injetado no SNC, o CGRP produz uma variedade de efeitos, incluindo hipertensão e anorexia. Quando injetado na circulação sistêmica, o peptídeo causa hipotensão, taquicardia e um efeito inotrópico positivo. A ação hipotensora do CGRP resulta da ação vasodilatadora do peptídeo; com efeito, o CGRP é o mais potente vasodilatador descoberto até agora. Ele dilata vários leitos vasculares e aumenta os fluxos sanguíneos cutâneo, renal e coronariano, com a circulação coronariana sendo particularmente sensível à sua ação. A vasodilatação se deve, em parte, ao óxido nítrico produzido em células endoteliais, que, por sua vez, atuam para relaxar o músculo liso vascular subjacente.

Os efeitos biológicos do CGRP são mediados principalmente pelo receptor CGRP, um complexo composto pelo receptor semelhante ao receptor de calcitonina acoplado à proteína G (CLR, do inglês *calcitonin-like receptor*, também denominado *calcitonin receptor-like receptor*) e por uma proteína simples transmembrana, denominada proteína modificadora da atividade do receptor 1 (RAMP1, do inglês *receptor activity-modifying protein 1*). Alguns efeitos do CGRP são mediados pelo receptor de amilina 1 (AMY1), um complexo formado pelo receptor de calcitonina (CTR, do inglês *calcitonin receptor*) e pela RAMP1. Ambos os receptores são expressos no SNC e no sistema circulatório, entre outros sistemas.

Apesar de suas ações cardiovasculares, o CGRP não parece participar da regulação fisiológica da pressão arterial. Entretanto, ele pode exercer uma função protetora em doenças cardiovasculares, incluindo a hipertensão, em que ele poderia contrabalançar o sistema renina-angiotensina e o sistema nervoso simpático, e a insuficiência cardíaca, em que ele poderia reduzir a hipertrofia cardíaca, a inflamação e a apoptose. Na verdade, um análogo acilado do α-CGRP com uma meia-vida mais longa do que o peptídeo nativo apresentou resultados promissores em modelos animais de hipertensão e insuficiência cardíaca.

Atualmente, há evidências consideráveis de que a liberação de CGRP a partir do nervo trigêmeo desempenha um papel central na fisiopatologia da **enxaqueca** (ver Capítulo 16). O peptídeo é liberado durante crises de enxaqueca, e o tratamento bem-sucedido da enxaqueca com um agonista seletivo da serotonina normaliza as concentrações cranianas de CGRP. A administração intravenosa de CGRP pode induzir cefaleia semelhante à enxaqueca em pacientes com enxaqueca. Foram desenvolvidos antagonistas peptídicos e não peptídicos do receptor de CGRP. O $CGRP_{8-37}$ foi extensamente utilizado na investigação das ações do CGRP, porém exibe afinidade com outros receptores relacionados, incluindo os da adrenomedulina (ver adiante). Antagonistas menores não peptídicos do receptor CGRP têm como alvo a interface entre o CLR e o RAMP1, tornando-os mais seletivos para o receptor CGRP. Exemplos são os "gepantos", **olcegepanto** e **telcagepanto**. Eles são eficazes no tratamento da enxaqueca, mas seu desenvolvimento foi limitado por preocupações quanto à hepatotoxicidade. Por essa razão, mudou-se o foco para o desenvolvimento de anticorpos monoclonais tendo como alvo o CGRP ou seu receptor. Até o momento, quatro anticorpos monoclonais foram desenvolvidos e testados em seres humanos: o **erenumabe**, que tem como alvo o domínio extracelular do receptor CGRP; e **eptinezumabe**, **fremanezumabe** e **galcanezumabe**, que têm como alvo o CGRP. Esses fármacos são efetivos e têm bom perfil de segurança e tolerabilidade, porém devem ser administrados pela via subcutânea e são muito caros.

Tendo em vista os efeitos cardioprotetores do CGRP destacados anteriormente, torna-se importante monitorar os efeitos cardiovasculares desses fármacos antienxaqueca. Até o momento, não foram relatadas reações adversas.

ADRENOMEDULINA

A adrenomedulina (AM) foi descoberta no tecido de feocromocitoma medular suprarrenal humano. Trata-se de um peptídeo de 52 aminoácidos com um anel dissulfeto de 6 aminoácidos e uma amida *C*-terminal, sendo ambos necessários para a sua atividade. À semelhança do CGRP, a AM é um membro da família de peptídeos da calcitonina. Um peptídeo relacionado de 47 aminoácidos, denominado adrenomedulina 2 ou intermedina, foi identificado em seres humanos e em outros mamíferos, sendo expresso em diversos órgãos, incluindo o coração e os rins.

A AM é sintetizada como uma sequência de 185 aminoácidos, denominada pré-pró-AM, que é clivada e forma a AM madura, um peptídeo 20 *N*-terminal da pró-AM (PAMP, do inglês *proAM N-terminal 20 peptide*) e uma porção médio-regional AM (**MR-pró-AM**, do inglês *mid-regional AM*). Ela é expressa virtualmente em todos os tecidos do organismo, com concentrações mais elevadas sendo encontradas na medula suprarrenal, nos rins, nos átrios e nos pulmões. A AM está presente no hipotálamo, onde ela pode participar do controle central da pressão arterial por meio do aumento do fluxo simpático. Também está presente na circulação, com a vasculatura sendo aparentemente a sua principal fonte. A AM plasmática é metabolizada por peptidases, incluindo a neprilisina, e apresenta meia-vida de cerca de 22 minutos.

A infusão intravenosa de AM produz vasodilatação acentuada, que ocorre devido à ação direta em vasos de resistência, causando a redução da resistência periférica e da pressão arterial. A queda da pressão arterial resulta no aumento compensatório da frequência cardíaca, do débito cardíaco e das concentrações plasmáticas de norepinefrina e renina. A AM também atua nos rins, produzindo diurese e natriurese. Outras ações incluem efeito inotrópico positivo, inibição da hipertrofia, proliferação dos cardiomiócitos e redução da produção de colágeno nos fibroblastos cardíacos.

As ações da AM são mediadas por dois receptores, AM_1 e AM_2. Esses receptores são formados pela heterodimerização do CLR com RAMP2 e RAMP3, respectivamente, de forma análoga à formação do receptor CGRP. Os receptores são amplamente distribuídos no organismo. Eles estão presentes em células endoteliais vasculares e musculares lisas, e a vasodilatação induzida por AM resulta da sua ação em ambas. Em células endoteliais, a AM aumenta a produção de NO, que, por sua vez, produz a dilatação das células musculares lisas adjacentes. Nas células musculares lisas vasculares, a AM aumenta as concentrações de AMPc, levando à ativação da proteína cinase A e à vasodilatação. Além de se ligar aos receptores AM_1 e AM_2, a AM tem afinidade significativa pelo receptor CGRP.

As concentrações circulantes de AM aumentam em vários estados patológicos, incluindo sepse, insuficiência cardíaca, hipertensões essencial e pulmonar, infarto agudo do miocárdio e insuficiência renal. As concentrações plasmáticas de AM e MR-pró-AM aumentam proporcionalmente à gravidade dessas doenças, e eles apresentam potencial como marcadores prognósticos. A função da AM nesses estados ainda precisa ser esclarecida, mas, atualmente, acredita-se que o peptídeo pode exercer um papel protetor, mitigando a sobrecarga e a injúria cardiovasculares em virtude de sua atividade vasodilatadora e natriurética. Estudos mostraram que a AM exerce efeitos hemodinâmicos, endócrinos e miocárdicos benéficos em modelos animais e em pacientes com insuficiência cardíaca.

Estão disponíveis alguns fármacos para bloquear ou aumentar as ações da AM. A sua ação vasodilatadora pode ser bloqueada pelo antagonista do receptor **AM(22-52)**. A AM pode ser administrada por via intravenosa como peptídeo nativo, porém a sua eficácia é limitada, devido à sua meia-vida curta (22 minutos). A PEGilação *N*-terminal aumenta a meia-vida e mantém a extremidade *C*-terminal livre para se ligar a receptores AM.

O **adrecizumabe** é um anticorpo monoclonal humanizado, não neutralizante, contra a extremidade *N*-terminal da AM. A extremidade

C-terminal da AM ligada ao anticorpo permanece exposta, permitindo a sua ligação ao receptor, porém sem ativá-lo. O anticorpo tem meia-vida de 15 dias. O adrecizumabe inibe parcialmente a sinalização da AM, mas, após a sua administração, ocorre um aumento expressivo da AM plasmática, de forma que há o aumento líquido da atividade da AM no sangue. O mecanismo envolvido nesse momento não está esclarecido, mas foi proposto que o anticorpo pode translocar a AM do interstício para o sangue. A consequente redução da AM intersticial reduziria a sua ação vasodilatadora no músculo liso vascular, ao passo que o aumento da AM na circulação (principalmente ligada ao anticorpo) poderia auxiliar na estabilização da barreira endotelial. Estudos pré-clínicos mostraram que o adrecizumabe aumenta a concentração plasmática de AM na sepse sem produzir hipotensão, melhorando alguns desfechos. Ele está sendo avaliada em ensaios de fase 2 para o tratamento de pacientes com choque séptico.

NEUROPEPTÍDEO Y

A família do neuropeptídeo Y é um sistema de múltiplos ligantes/receptores, que consiste em três agonistas polipeptídicos que se ligam e ativam quatro receptores distintos com atividades e potências diversas. Os peptídeos são: **polipeptídeo pancreático** (**PP**), **peptídeo YY** (**PYY**) e **neuropeptídeo Y** (**NPY**). Cada peptídeo é formado por 36 aminoácidos e tem uma extremidade *C*-terminal amidada. O PP é secretado pelas ilhotas de Langerhans após a ingestão de alimento de modo proporcional ao conteúdo calórico, e parece atuar principalmente no tronco encefálico e no nervo vago para promover a supressão do apetite, inibir o esvaziamento gástrico e aumentar o gasto de energia; ele também exerce ações diretas no intestino. O PYY é liberado por células L enteroendócrinas da parte distal do intestino, proporcionalmente à ingestão de alimento, e produz efeitos anorexigênicos.

O NPY é um dos neuropeptídeos mais abundantes, tanto no SNC como no sistema nervoso periférico. Enquanto o PYY e o PP atuam como neuro-hormônios, o NPY atua como neurotransmissor. No sistema nervoso simpático, o NPY localiza-se, com frequência, em neurônios noradrenérgicos e atua, aparentemente, como vasoconstritor e cotransmissor com a norepinefrina. O restante desta seção trata do NPY.

O NPY produz uma variedade de efeitos no SNC, incluindo aumento de apetite (trata-se de uma das moléculas orexigênicas mais potentes no cérebro), hipotensão, hipotermia, depressão respiratória e ativação do eixo hipotálamo-hipófise-suprarrenal. Outros efeitos incluem constrição dos vasos sanguíneos cerebrais, ações cronotrópicas e inotrópicas positivas sobre o coração e hipertensão. O peptídeo é um potente vasoconstritor renal, uma vez que reduz a secreção de renina e pode causar diurese e natriurese. As ações neuronais pré-juncionais incluem a inibição da liberação de transmissores dos nervos simpáticos e parassimpáticos. As ações vasculares incluem vasoconstrição direta, potencialização da ação dos vasoconstritores e inibição da ação dos vasodilatadores. O NPY promove a angiogênese e o remodelamento dos cardiomiócitos.

Os diversos efeitos do NPY (e do PP e do PYY) são mediados por quatro subtipos de receptores do NPY, denominados Y_1, Y_2, Y_4 e Y_5. Todos são receptores acoplados à proteína G_i, associados à mobilização do Ca^{2+} e à inibição da adenililciclase. Os receptores Y_1, Y_2 e Y_5 são os mais importantes para os efeitos do peptídeo no sistema circulatório e em outros tecidos periféricos. Os receptores Y_4 exibem alta afinidade pelo polipeptídeo pancreático e podem ser um receptor do peptídeo pancreático, mais do que de NPY. Os receptores Y_5 são encontrados sobretudo no SNC e podem estar envolvidos no controle da ingestão de alimentos. Eles também medeiam a ativação do eixo hipotálamo-hipófise-suprarrenal pelo NPY.

Alguns antagonistas seletivos não peptídicos do receptor do NPY estão disponíveis para uso experimental. O primeiro antagonista não peptídico do receptor Y_1, o BIBP3226, é também o mais estudado, o qual tem meia-vida curta *in vivo*. Em modelos animais, esse antagonista bloqueia as respostas vasoconstritoras e pressoras ao NPY. Os antagonistas Y_1 estruturalmente relacionados incluem o BIB03304 e o H409/22; este último foi testado em seres humanos. O SR120107A e o SR120819A são antagonistas Y_1 ativos por via oral, com longa duração de ação. O BIIE0246 é o primeiro antagonista não peptídico seletivo do receptor Y_2; ele não atravessa a barreira hematencefálica. Não há antagonistas Y_4 úteis. Os antagonistas Y_5 MK0557 e S2367 foram testados quanto à obesidade em estudos clínicos.

Esses fármacos têm sido úteis na análise da função desempenhada pelo NPY na regulação cardiovascular. Atualmente, acredita-se que o peptídeo não é importante na regulação hemodinâmica em condições normais de repouso, porém ele pode desempenhar algum papel em doenças cardiovasculares, como hipertensão, aterosclerose, infarto e isquemia do miocárdio, arritmias e insuficiência cardíaca. Outros estudos implicaram o NPY em transtornos de alimentação, obesidade, alcoolismo, ansiedade, depressão, epilepsia, dor, câncer e fisiologia óssea. Os antagonistas dos receptores Y_1 e, particularmente, Y_5 podem ter potencial como agentes no tratamento da obesidade.

RELAXINA

A relaxina (RLX) é um membro da família de peptídeos da relaxina (RXFPs, do inglês *relaxin family of peptides*) que, em seres humanos, compreende três peptídeos: RLX-1, RLX2 e RLX-3. Eles são membros da superfamília da insulina, sendo estruturalmente relacionados com ela, com cadeias A e B conectadas por duas pontes dissulfeto. A RLX-2 é a principal forma da RLX na circulação e apresenta meia-vida curta.

A RLX é um hormônio importante na gravidez, produzindo vasodilatação e aumento do débito cardíaco. Entretanto, atualmente, há muitas evidências de que as suas ações vão muito além das relacionadas com a reprodução. Por exemplo, a RLX é produzida não apenas no sistema reprodutor, mas também no cérebro, no coração, nos pulmões e no fígado. A concentração da RLX na circulação está aumentada em doenças como hipertensão arterial pulmonar, insuficiência cardíaca, câncer de próstata e fibrilação atrial.

A administração intravenosa de RLX produz vasodilatação renal e sistêmica, aumentando o débito cardíaco, o fluxo sanguíneo renal e a taxa de filtração glomerular. Ela também reduz a síntese de colágeno e causa o remodelamento benéfico da vasculatura. Essas ações são mediadas principalmente pelo receptor do peptídeo da família da relaxina 1 (RXFP1, do inglês *relaxin family peptide receptor-1*), um receptor acoplado à proteína G que é expresso no cérebro, no fígado, nos rins, nos pulmões e no sistema circulatório. As suas vias de sinalização envolvem NO, GMPc e AMPc (Figura 17-10).

Os efeitos benéficos da RLX podem ser mimetizados pela **serelaxina** (RLX030), uma forma recombinante do peptídeo RLX humano. Além de produzir vasodilatação renal e sistêmica, foi mostrado que a serelaxina administrada pela via intravenosa exerce

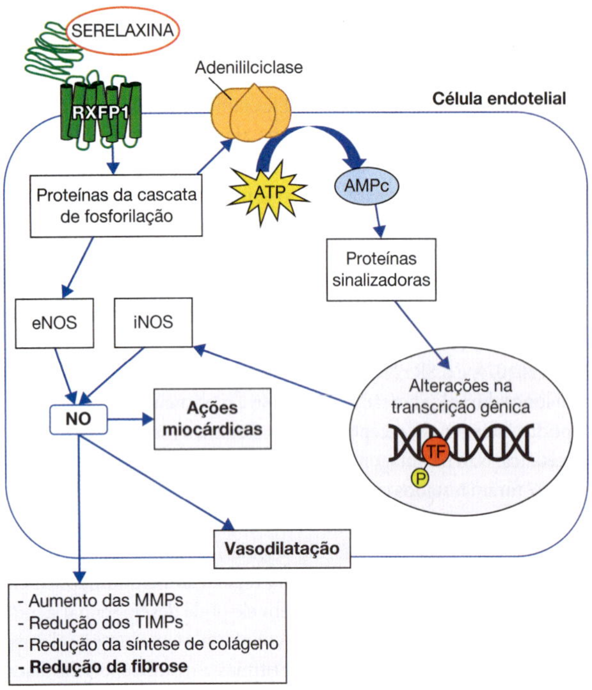

FIGURA 17-10 Mecanismo de ação da serelaxina, um análogo da relaxina. ATP, trifosfato de adenosina; AMPc, monofosfato de adenosina cíclico; eNOS, sintase endotelial do óxido nítrico; iNOS, sintase do óxido nítrico induzível; MMP, metaloproteinase matriz; RXFP1, receptor do peptídeo da família da relaxina 1; TF, fator de transcrição; TIMP, inibidores teciduais das metaloproteinases. (Reproduzida, com autorização, de Yandrapalli S, Jolly G, Biswas M, et al. Newer hormonal pharmacotherapies for heart failure, Expert Rev Endocrinol Metab 2018 Jan;13(1):35-49.)

vários efeitos benéficos no sistema circulatório, incluindo supressão da inflamação e das arritmias e reversão da fibrose. Infelizmente, ensaios clínicos de fase 3 para o tratamento da insuficiência cardíaca aguda geralmente apresentaram resultados negativos.

Recentemente, análogos da RLX com meias-vidas mais longas e custo menor foram desenvolvidos. O B7-33 é um peptídeo formado pelos resíduos 7-33 da cadeia B da RLX. Ele reduz as fibroses cardíaca e renal em roedores. O ML290 é um agonista não peptídico mais novo do receptor RXFP1. Ele exerce efeitos antifibróticos em linhagem celular de fígado humano e tem potencial para o tratamento de doenças cardiovasculares, pelo menos em curto prazo.

Outro membro da família de peptídeos da relaxina é o **peptídeo semelhante à insulina 3** (INSL3). Ele é expresso principalmente nas gônadas e atua por meio do receptor do peptídeo da família da relaxina 2 (RXFP2). Esse peptídeo e seu receptor estão intimamente relacionados com a RLX e o RXFP1, mas parecem estar mais envolvidos com a reprodução e com o metabolismo ósseo e muscular.

UROCORTINAS

As urocortinas (UCNs, do inglês *corticotropin-releasing hormone*) são membros da família de peptídeos do hormônio liberador de corticotrofinas (CRH), que, em mamíferos, compreendem o CRH e três UCNs: UCN1 (40 aminoácidos), UCN2 (39) e UCN3 (38). As UCNs são amplamente expressas ao longo do SNC e nos sistemas cardiovascular, digestório e imune, bem como nos rins, nas glândulas suprarrenais e em outros tecidos. Elas estão presentes na circulação e na urina.

No SNC, as UCNs estão envolvidas na ansiedade, na depressão e no abuso de substâncias. A UCN2 participa do controle do esvaziamento gástrico por meio de vias simpáticas e pode participar do controle do eixo hipotálamo-hipófise-suprarrenal. A UCN3 contribui para o controle da ingestão alimentar.

Na periferia, as UCNs exercem ações nos sistemas cardiovascular, gastrintestinal e reprodutor, bem como na medula suprarrenal. A administração sistêmica de UCN2 a indivíduos saudáveis aumenta a frequência e o débito cardíacos e reduz a resistência periférica e as pressões arteriais diastólica e média. A infusão intra-arterial de UCN2 no antebraço produz vasodilatação, que é pelo menos parcialmente mediada por NO. Todas as três UCNs causam vasodilatação renal.

As UCNs modulam as ações de outros peptídeos vasoativos, incluindo ANG II, endotelinas e peptídeos natriuréticos. Elas também exercem ações complexas na função das células endoteliais, com a maioria das evidências apontado para um efeito protetor.

As UCNs atuam através de dois receptores acoplados à proteína G, os receptores CRHR1 e CRHR2. A UCN1 ativa ambos os receptores, mas tem maior afinidade pelo CRHR2. A UCN2 e a UCN3 se ligam especificamente ao CRHR2. O CRHR1 é expresso preferencialmente no cérebro e na hipófise, ao passo que o CRHR2 é expresso em algumas regiões específicas do cérebro e em órgãos periféricos, incluindo as câmaras do coração e as células endoteliais e musculares lisas das artérias e das veias.

Função na insuficiência cardíaca

A concentração plasmática da UCN2 está elevada em pacientes com insuficiência cardíaca e poderia servir como um biomarcador para o diagnóstico e o prognóstico dessa doença.

Diversos estudos demonstraram efeitos benéficos das UCNs na insuficiência cardíaca. A administração intravenosa da UCN2 em pacientes com insuficiência cardíaca congestiva produziu mudanças cardiovasculares geralmente semelhantes àquelas encontradas em indivíduos saudáveis, como aumento do débito cardíaco, vasodilatação e redução da pressão arterial. Em pacientes com insuficiência cardíaca aguda descompensada, a administração de UCN2 aumentou a frequência e o débito cardíaco, bem como reduziu a resistência vascular periférica e a pressão arterial. A administração de UCN3 em pacientes com insuficiência cardíaca estável aumentou o índice cardíaco e reduziu a resistência vascular sistêmica e a pressão diastólica, sem efeitos significativos sobre a frequência cardíaca ou a pressão sistólica.

Função na hipertensão pulmonar

A expressão da UCN2 e do CRHR2 aumenta no ventrículo direito de pacientes com insuficiência ventricular direta e em ratos submetidos ao modelo de hipertensão pulmonar. A infusão crônica da UCN2 em ratos atenuou a hipertensão arterial pulmonar e a disfunção ventricular direita.

Em conjunto, essas observações sugerem que as UCNs apresentam potencial para o diagnóstico e o tratamento da insuficiência cardíaca e da hipertensão pulmonar. Elas também podem exercer efeitos benéficos em outras doenças, incluindo doença cardíaca isquêmica e hipertensão sistêmica.

A UCN3 está disponível como o fármaco experimental **stresscopina** (**RT-400**), que está sendo testado em estudos de fase 2 para o tratamento da insuficiência cardíaca aguda descompensada.

UROTENSINA

A urotensina II (UII) foi originalmente identificada em peixes. Todavia, sabe-se que existem isoformas nos seres humanos e em outras espécies de mamíferos. A UII humana é um peptídeo de 11 aminoácidos. Também foi identificado um peptídeo de oito aminoácidos, o peptídeo relacionado com a UII (URP, do inglês *UII-related peptide*), que é quase idêntico à extremidade *C*-terminal da UII. Os principais locais de expressão da UII em seres humanos incluem o SNC, o sistema circulatório, os pulmões e o fígado, bem como as glândulas endócrinas, como a hipófise, o pâncreas e a suprarrenal. A UII também é encontrada no plasma, e fontes potenciais desse peptídeo circulante incluem o coração, os pulmões, o fígado e os rins. O estímulo para a liberação da UII ainda não foi identificado, porém a elevação da pressão arterial foi implicada em alguns estudos.

A UII *in vitro* é um potente constritor do músculo liso vascular, cuja atividade depende do tipo de vaso sanguíneo e da espécie a partir da qual foi obtida. A vasoconstrição é observada principalmente nos vasos arteriais, em que a UII pode ser mais potente do que a ET-1, o que a torna o vasoconstritor mais potente conhecido. Todavia, em algumas condições, a UII pode causar vasodilatação. A UII *in vivo* exerce efeitos hemodinâmicos complexos, entre os quais os mais proeminentes consistem em vasoconstrição regional e depressão cardíaca. Em alguns aspectos, esses efeitos assemelham-se àqueles produzidos pela ET-1. Contudo, o papel do peptídeo da regulação normal do tônus vascular e da pressão arterial em seres humanos parece menor. Além de seus efeitos cardiovasculares, a UII exerce ações osmorreguladoras, induz o acúmulo de colágeno e de fibronectina, modula a resposta inflamatória e inibe a liberação de insulina induzida pela glicose.

As ações da UII são mediadas por um receptor acoplado à proteína G_q, denominado receptor UT. Os receptores UT estão amplamente distribuídos no cérebro, na medula espinal, no coração, no músculo liso vascular, no músculo esquelético e no pâncreas. Eles estão localizados na superfície celular, porém também foram observados sítios de ligação da UII específicos no coração e em núcleos das células cerebrais. Alguns efeitos do peptídeo, incluindo vasoconstrição, são mediados pela via de transdução de sinais de fosfolipase C, trifosfato de inositol e diacilglicerol.

Embora a UII pareça desempenhar apenas uma função mínima na saúde, há evidências cumulativas de que ela está envolvida em doenças cardiovasculares, entre outras. Em particular, foram relatadas concentrações plasmáticas elevadas de UII na hipertensão, na insuficiência cardíaca, na aterosclerose, no diabetes melito e na insuficiência renal. Por esse motivo, o desenvolvimento de antagonistas do receptor UII é de considerável interesse. A **urantida** ("peptídeo antagonista da urotensina") é um derivado penicilamínico substituído da UII. O **palosurano** é um antagonista não peptídico do receptor UII ativo por via oral. Ele produziu efeitos benéficos em modelos animais de insuficiência renal, mas não em pacientes hipertensos com nefropatia relacionada com o diabetes tipo 2. Antagonistas UII mais potentes estão disponíveis. O GSK1440115 passou por estudos de fase 1 para o tratamento da asma, mas não se mostrou eficaz. Assim, o papel da UII nessas doenças ainda precisa ser esclarecido.

RESUMO Fármacos que interagem com sistemas de peptídeos vasoativos

Subclasse, fármaco	Mecanismo de ação	Efeitos	Aplicações clínicas
ANTAGONISTAS DOS RECEPTORES DE ANGIOTENSINA			
• Valsartana	Antagonista competitivo seletivo dos receptores AT_1 de angiotensina	Dilatação arteriolar • diminui a secreção de aldosterona • aumenta a excreção de sódio e de água	Hipertensão
• *Eprosartana, irbesartana, candesartana, olmesartana, telmisartana: semelhantes à valsartana*			
AGONISTAS DOS RECEPTORES DE ANGIOTENSINA			
• Angiotensina II	Agonista dos receptores AT_1 (e AT_2)	Aumento da pressão arterial	Choque vasodilatador
• Composto 21	Agonista do receptor AT_2	Efeitos cardiovasculares benéficos	Potencial para o tratamento de doenças cardiovasculares
INIBIDORES DA ENZIMA CONVERSORA			
• Enalapril	Inibe a conversão da angiotensina I em angiotensina II	Promove a dilatação arteriolar • diminui a secreção de aldosterona • aumenta a excreção de sódio e de água	Hipertensão • insuficiência cardíaca
• *Captopril e muitos outros: semelhantes ao enalapril*			
INIBIDOR DA RENINA			
• Alisquireno	Inibe a atividade catalítica da renina	Promove a dilatação arteriolar • diminui a secreção de aldosterona • aumenta a excreção de sódio e de água	Hipertensão
INIBIDORES DAS CININAS			
• Icatibanto	Antagonista seletivo dos receptores B_2 de cininas	Bloqueia os efeitos das cininas sobre a dor, a hiperalgesia e a inflamação	Angioedema hereditário
• *Preparações de C1-INH de plasma humano: inibidores da esterase C1 plasmática, reduzem a formação de bradicinina; utilizados no angioedema hereditário*			
• *Ecalantida: inibidor da calicreína plasmática*			

(continua)

Subclasse, fármaco	Mecanismo de ação	Efeitos	Aplicações clínicas
AGONISTAS DA VASOPRESSINA			
• Arginina vasopressina	Agonista dos receptores V_1 (e V_2) de vasopressina	Vasoconstrição	Choque vasodilatador
• *Selepressina, terlipressina: mais seletivos para o receptor V_{1a}*			
ANTAGONISTAS DA VASOPRESSINA			
• Conivaptana	Antagonista dos receptores de vasopressina V_1 e V_2	Vasodilatação	Uso potencial na hipertensão e na insuficiência cardíaca • hiponatremia
• *Relcovaptana, SRX251: seletividade aumentada para o receptor V_1*			
• *Tolvaptana: seletividade aumentada para o receptor V_2*			
AGONISTAS DOS PEPTÍDEOS NATRIURÉTICOS			
• Nesiritida, carperitida, M-ANP	Agonistas dos receptores de peptídeos natriuréticos	Aumento da excreção de sódio e de água • vasodilatação	Uso potencial na hipertensão aguda e na insuficiência cardíaca
• Vosoritida	Agonista do receptor de peptídeo natriurético tipo C	Aumento da ossificação endocondral	Acondroplasia
• *Ularitida: forma sintética da urodilatina*			
INIBIDORES DA ENZIMA CONVERSORA DE ANGIOTENSINA/NEPRILISINA (INIBIDORES DA VASOPEPTIDASE)			
• Omapatrilate	Reduz a degradação de peptídeos natriuréticos e a formação de angiotensina II	Vasodilatação • aumenta a excreção de sódio e de água	Hipertensão • insuficiência cardíaca[1]
• *Sampatrilate, fasidotrilate: semelhantes ao omapatrilate*			
ANTAGONISTA DO RECEPTOR DE ANGIOTENSINA/INIBIDOR DA NEPRILISINA			
• Sacubitril valsartana	Reduz a degradação dos peptídeos natriuréticos e bloqueia os receptores de angiotensina II	Vasodilatação • aumenta a excreção de sódio e de água	Insuficiência cardíaca • hipertensão[1]
ANTAGONISTAS DA ENDOTELINA			
• Bosentana, macitentana	Antagonistas não seletivos dos receptores de endotelina ET_A e ET_B	Vasodilatação	Hipertensão arterial pulmonar
• *Sitaxsentana, ambrisentana: antagonistas seletivos dos receptores ET_A*			
INIBIDOR DA ENZIMA CONVERSORA DE ENDOTELINA/NEPRILISINA			
• SLV306, daglutrila	Bloqueia a formação de endotelinas e a degradação de peptídeos natriuréticos	Vasodilatação • aumenta a excreção de sódio e de água	Insuficiência cardíaca • hipertensão[1]
AGONISTA DO PEPTÍDEO INTESTINAL VASOATIVO			
• PB1046	Agonista seletivo dos receptores VPAC2	Vasodilatação • múltiplos efeitos metabólicos, endócrinos, entre outros	Hipertensão essencial e pulmonar • cardiomiopatia[1]
ANTAGONISTAS DA SUBSTÂNCIA P			
• Aprepitanto	Antagonista seletivo dos receptores NK_1 de taquicinina	Bloqueia vários efeitos da substância P sobre o SNC	Prevenção de náuseas e vômitos induzidos por quimioterapia
• *Fosaprepitanto: profármaco que é convertido em aprepitanto*			
AGONISTAS DA NEUROTENSINA			
• PD149163, NT69L, NT79	Agonista dos receptores centrais de neurotensina	Interage com os sistemas dopaminícos centrais	Potencial de tratamento da esquizofrenia e doença de Parkinson
ANTAGONISTA DA NEUROTENSINA			
• Meclinertanto	Antagonista dos receptores centrais e periféricos de neurotensina	Bloqueia algumas ações centrais e periféricas (vasodilatadoras) da neurotensina	Nenhuma aplicação identificada
AGONISTA DO PEPTÍDEO RELACIONADO COM O GENE DA CALCITONINA			
• α-CGRP acilado	Agonista dos receptores CGRP	Mimetiza os efeitos cardiovasculares benéficos do CGRP	Potencial para o tratamento da hipertensão e insuficiência cardíaca

(*continua*)

Subclasse, fármaco	Mecanismo de ação	Efeitos	Aplicações clínicas
ANTAGONISTAS DO PEPTÍDEO RELACIONADO COM O GENE DA CALCITONINA			
• Telcagepanto, olcegepanto	Antagonista do receptor do peptídeo relacionado com o gene da calcitonina (CGRP)	Bloqueia algumas ações centrais e periféricas (vasodilatadoras) do CGRP	Enxaqueca[1]
• Erenumabe	Anticorpo monoclonal contra o receptor CGRP	Bloqueia algumas ações centrais e periféricas (vasodilatadoras) do CGRP	Enxaqueca
• Eptinezumabe, fremanezumabe, galcanezumabe	Anticorpos monoclonais contra o CGRP		
ANTAGONISTA DA ADRENOMEDULINA			
• Adrecizumabe	Anticorpo monoclonal contra os receptores de adrenomedulina	Inibe parcialmente a sinalização da adrenomedulina Aumenta a concentração plasmática de adrenomedulina	Choque séptico[1]
ANTAGONISTAS DO NEUROPEPTÍDEO Y			
• BIBP3226	Antagonista seletivo dos receptores de neuropeptídeo Y_1	Bloqueia a resposta vasoconstritora à neurotensina	Agente potencial contra a obesidade
• *BIIE0246: seletivo para o receptor Y_2*			
• *MK-0557: seletivo para o receptor Y_5*			
AGONISTAS DA RELAXINA			
• Serelaxina	Agonista do receptor da família de peptídeos da relaxina 1	Vasodilatação e outras ações cardiovasculares	Potencial para o tratamento da insuficiência cardíaca e outras doenças cardiovasculares
• *B7-33, ML290: meias-vidas mais longas que a da serelaxina*			
AGONISTA DA UROCORTINA			
• Stresscopina, RT-400	Agonista dos receptores da urocortina	Vasodilatação e outros efeitos cardiovasculares	Insuficiência cardíaca aguda[1]
ANTAGONISTAS DA UROTENSINA			
• Palosurano	Antagonista dos receptores de urotensina	Bloqueia a ação vasoconstritora da urotensina	Potencial para o tratamento da insuficiência renal diabética e da asma[1]
• *GSK1440115: mais potente que o palosurano*			

[1]Em fase de avaliação pré-clínica ou clínica.

PREPARAÇÕES DISPONÍVEIS

NOMES GENÉRICOS
ANGIOTENSINA II
Angiotensina II
INIBIDORES DA ENZIMA CONVERSORA DE ANGIOTENSINA
(VER CAPÍTULO 11)
BLOQUEADORES DO RECEPTOR DE ANGIOTENSINA
(VER CAPÍTULO 11)
INIBIDOR DA RENINA
Alisquireno
INIBIDOR DAS CININAS
Icatibanto
INIBIDORES DA CALICREÍNA
Ecalantida*
Inibidor da C1 esterase humana
ANTAGONISTAS DO RECEPTOR DE AVP
Conivaptana*
Tolvaptana*
ANTAGONISTAS DA SUBSTÂNCIA P
Aprepitanto
AGONISTA DO PEPTÍDEO NATRIURÉTICO
Nesiritida

NOMES GENÉRICOS
INIBIDOR DA NEPRILISINA/ ANTAGONISTA DO RECEPTOR DE ANGIOTENSINA
Sacubitril + valsartana
ANTAGONISTAS CGRP
Erenumabe
Fremanezumabe
Galcanezumabe
Ubrogepanto*
FÁRMACOS UTILIZADOS NA HIPERTENSÃO PULMONAR
Ambrisentana
Bosentana
Epoprostenol*
Iloprosta
Macitentana
Nintedanibe
Pirfenidona
Riociguate
Selexipague
Treprostinila*

*Não disponível no Brasil.

REFERÊNCIAS

Angiotensinas

Abadir P et al: Topical reformulation of valsartan for treatment of chronic diabetic wounds. J Invest Dermatol 2018;138:434.

Bjerre HL et al: The role of aliskiren in the management of hypertension and major cardiovascular outcomes: A systematic review and meta-analysis. J Hum Hypertens 2019;33:795.

Bussard RL, Busse LW: Angiotensin II: A new therapeutic option for vasodilatory shock. Ther Clin Risk Manag 2018;14:1287.

Busse PJ, Christiansen SC: Hereditary angioedema. N Engl J Med 2020; 382:1136.

Chow BS, Allen TJ: Angiotensin II type 2 receptor (AT2R) in renal and cardiovascular disease. Clin Sci (Lond) 2016;130:1307.

Danser AH: The role of the (pro)renin receptor in hypertensive disease. Am J Hypertens 2015;28:1187.

Friis UG et al: Regulation of renin secretion by renal juxtaglomerular cells. Eur J Physiol 2013;465:25.

Karnik SS et al: International Union of Basic and Clinical Pharmacology. XCIX. Angiotensin receptors: Interpreters of pathophysiological angiotensinergic stimuli [corrected]. Pharmacol Rev 2015;67:754.

Miller AJ, Arnold AC: The renin-angiotensin system in cardiovascular autonomic control: Recent developments and clinical implications. Clin Auton Res 2019;29:231.

Packer M: Are healthcare systems now ready to adopt sacubitril/valsartan as the preferred approach to inhibiting the renin-angiotensin system in chronic heart failure? The culmination of a 20-year journey. Eur Heart J. 2019;40:3353. doi: 10.1093/eurheartj/ehz281.

Patel S, Hussain T: Dimerization of AT_2 and Mas receptors in control of blood pressure. Curr Hypertens Rep 2018;20:41.

Ramkumar N, Kohan DE: The (pro)renin receptor: An emerging player in hypertension and metabolic syndrome. Kidney Int 2019;95:1041.

Ranjbar R et al: The potential therapeutic use of renin-angiotensin system inhibitors in the treatment of inflammatory diseases. J Cell Physiol 2019; 234:2277.

Vaduganathan M et al: Renin-angiotensin-aldosterone system inhibitors in patients with covid-19. N Engl J Med 2020;382:1653.

Cininas

Bork K: A decade of change: Recent developments in pharmacotherapy of hereditary angioedema (HAE). Clin Rev Allergy Immunol 2016; 51:183.

Dutra RC: Kinin receptors: Key regulators of autoimmunity. Autoimmun Rev 2017;16:192.

Farkas H, Köhalmi KV: Icatibant for the treatment of hereditary angioedema with C1-inhibitor deficiency in adolescents and in children aged over 2 years. Expert Rev Clin Immunol 2018;14:447.

Longhurst HJ et al: Real-world outcomes in hereditary angioedema: First experience from the Icatibant Outcome Survey in the United Kingdom. Allergy Asthma Clin Immunol 2018;14:28.

Qadri F, Bader M: Kinin B1 receptors as a therapeutic target for inflammation. Expert Opin Ther Targets 2018;22:31.

Taddei S, Bortolotto L: Unraveling the pivotal role of bradykinin in ACE inhibitor activity. Am J Cardiovasc Drugs 2016;16:309.

Vasopressina

Asfar P et al: Selepressin in septic shock: A step toward decatecholaminization? Crit Care Med 2016;44:234.

Boucheix OB et al: Selepressin, a new V1A receptor agonist: Hemodynamic comparison to vasopressin in dogs. Shock 2013;39:533.

Kunkes JH et al: Vasopressin therapy in cardiac surgery. J Card Surg 2019; 34:20.

Palmer BF: Vasopressin receptor antagonists. Curr Hypertens Rep 2015; 17:510.

Peptídeos natriuréticos

Anker SD et al: Ularitide for the treatment of acute decompensated heart failure: From preclinical to clinical studies. Eur Heart J 2015;36:715.

Berntsson J et al: Pro-atrial natriuretic peptide and prediction of atrial fibrillation and stroke: The Malmo Preventive Project. Eur J Prev Cardiol 2017;24:788.

Breinholt VM et al: TransCon CNP, a sustained-release C-Type Natriuretic Peptide prodrug, a potentially safe and efficacious new therapeutic modality for the treatment of comorbidities associated with FGFR3-related skeletal dysplasias. J Pharmacol Exp Ther. 2019;370:459.

Cannone V et al: Atrial natriuretic peptide: A molecular target of novel therapeutic approaches to cardio-metabolic disease. Int J Mol Sci 2019;20:3265.

Hanigan S, DiDomenico RJ: Emerging therapies for acute and chronic heart failure: Hope or hype? J Pharm Pract 2016;29:46.

Hijazi Z et al: Cardiac biomarkers and left ventricular hypertrophy in relation to outcomes in patients with atrial fibrillation: experiences from the RE-LY trial. J Am Heart Assoc 2019;8:e010107.

Jhund PS, McMurray JJ: The neprilysin pathway in heart failure: A review and guide on the use of sacubitril/valsartan. Heart 2016;102:1342.

Matsuo A et al: Natriuretic peptides in human heart: Novel insight into their molecular forms, functions, and diagnostic use. Peptides 2019;111:3.

Nakanishi K et al: Pre-procedural serum atrial natriuretic peptide levels predict left atrial reverse remodeling after catheter ablation in patients with atrial fibrillation. JACC Clin Electrophysiol 2016;2:151.

Packer M et al: Effect of ularitide on cardiovascular mortality in acute heart failure. N Engl J Med 2017;376:1956.

Prenner SB et al: Role of angiotensin receptor-neprilysin inhibition in heart failure. Curr Atheroscler Rep 2016;18:48.

Saito Y: Roles of atrial natriuretic peptide and its therapeutic use. J Cardiol 2010;56:262.

Savarirayan R et al: C-Type natriuretic peptide analogue therapy in children with achondroplasia. N Engl J Med 2019;381:25.

Solomon, SD et al: Angiotensin receptor neprilysin inhibition in heart failure with preserved ejection fraction: Rationale and design of the PARAGON-HF trial. JACC Heart Fail 2017;5:471.

Tanase DM et al: Natriuretic peptides in heart failure with preserved left ventricular ejection fraction: From molecular evidences to clinical implications. Int J Mol Sci. 2019;20:2629.

Tsiachris D et al: Biomarkers determining prognosis of atrial fibrillation ablation. Curr Med Chem 2019;26:925.

Vilela-Martin JF: Spotlight on valsartan-sacubitril fixed-dose combination for heart failure: The evidence to date. Drug Des Devel Ther 2016;10:1627.

Volpe M et al: The natriuretic peptides system in the pathophysiology of heart failure: From molecular basis to treatment. Clin Sci (Lond) 2016; 130:57.

Endotelinas

Correale M et al: Endothelin-receptor antagonists in the management of pulmonary arterial hypertension: Where do we stand? Vasc Health Risk Manag 2018;14:253.

Davenport AP et al: Endothelin. Pharmacol Rev 2016;68:357.

Maguire JJ, Davenport AP: Endothelin@25—new agonists, antagonists, inhibitors and emerging research frontiers: IUPHAR Review 12. Br J Pharmacol 2014;171:5555.

Pulido T et al: Macitentan and morbidity and mortality in pulmonary arterial hypertension. N Engl J Med 2013;369:809.

Sidharta PN, van Giersbergen PL, Dingemanse J: Safety, tolerability, pharmacokinetics, and pharmacodynamics of macitentan, an endothelin receptor antagonist, in an ascending multiple-dose study in healthy subjects. J Clin Pharmacol 2013;53:1131.

Peptídeo intestinal vasoativo

Paulis L et al: New developments in the pharmacological treatment of hypertension: Dead-end or a glimmer at the horizon? Curr Hypertens Rep 2015;17:557.

White CM et al: Therapeutic potential of vasoactive intestinal peptide and its receptors in neurological disorders. CNS Neurol Disord Drug Targets 2010;9:661.

Substância P

Garcia-Recio S, Gascon P: Biological and pharmacological aspects of the NK1-receptor. Biomed Res Int 2015;2015:495704.

Mistrova E et al: Role of substance P in the cardiovascular system. Neuropeptides 2016;58:41.

Munoz M, Covenas R: Involvement of substance P and the NK-1 receptor in cancer progression. Peptides 2013;48C:1.

Neurotensina

Boules M et al: Diverse roles of neurotensin agonists in the central nervous system. Front Endocrinol 2013;4:36.

Hwang JI et al: Phylogenetic history, pharmacological features, and signal transduction of neurotensin receptors in vertebrates. Ann N Y Acad Sci 2009;1163:169.

Konno N: Neurotensin. In: Takei Y, Ando H, Tsutsui K (editors): *Handbook of Hormones: Comparative Endocrinology for Basic and Clinical Research.* Elsevier, 2016.

Osadchii OE: Emerging role of neurotensin in regulation of the cardiovascular system. Eur J Pharmacol 2015;762:184.

Peptídeo relacionado com o gene da calcitonina

Aubdool AA et al: A novel alpha-calcitonin gene-related peptide analogue protects against end-organ damage in experimental hypertension, cardiac hypertrophy, and heart failure. Circulation 2017;136:367.

Hay DL, Walker CS: CGRP and its receptors. Headache 2017;57:625.

Kee Z, Kodji X, Brain SD: The role of calcitonin gene related peptide (CGRP) in neurogenic vasodilation and its cardioprotective effects. Front Physiol 2018;9:1249.

Tajti J et al: Migraine and neuropeptides. Neuropeptides 2015;2:19.

Tiseo C et al: How to integrate monoclonal antibodies targeting the calcitonin gene-related peptide or its receptor in daily clinical practice. J Headache Pain 2019;20:49.

Wrobel Goldberg S, Silberstein SD: Targeting CGRP: A new era for migraine treatment. CNS Drugs 2015;29:443.

Adrenomedulina

Geven C, Kox M, Pickkers P: Adrenomedullin and adrenomedullin-targeted therapy as treatment strategies relevant for sepsis. Front Immunol 2018;9:292.

Kato J, Kitamura K: Bench-to-bedside pharmacology of adrenomedullin. Eur J Pharmacol 2015;764:140.

Koyama T et al: Adrenomedullin-RAMP2 system in vascular endothelial cells. J Atheroscler Thromb 2015;22:647.

Nishikimi T, Nakagawa Y: Adrenomedullin as a biomarker of heart failure. Heart Fail Clin 2018;14:49.

Tsuruda T et al: Adrenomedullin: Continuing to explore cardioprotection. Peptides 2019;111:47.

Voors AA et al: Adrenomedullin in heart failure: Pathophysiology and therapeutic application. Eur J Heart Fail 2019;21:163.

Watkins HA et al: Receptor activity-modifying proteins 2 and 3 generate adrenomedullin receptor subtypes with distinct molecular properties. J Biol Chem 2016;291:11657.

Neuropeptídeo Y

Saraf R et al: Neuropeptide Y is an angiogenic factor in cardiovascular regeneration. Eur J Pharmacol 2016;776:64.

Tan CMJ et al: The role of neuropeptide Y in cardiovascular health and disease. Front Physiol 2018;9:1281.

Thorsell A, Mathé AA: Neuropeptide Y in alcohol addiction and affective disorders. Front Endocrinol (Lausanne) 2017;8:178.

Zhu P et al: The role of neuropeptide Y in the pathophysiology of atherosclerotic cardiovascular disease. Int J Cardiol 2016;220:235.

Relaxina

Ghosh RK et al: Serelaxin in acute heart failure: Most recent update on clinical and preclinical evidence. Cardiovasc Ther 2017;35:55.

Jelinic M et al: From pregnancy to cardiovascular disease: Lessons from relaxin-deficient animals to understand relaxin actions in the vascular system. Microcirculation 2019;26:e12464.

Kanai AJ et al: Relaxin and fibrosis: Emerging targets, challenges, and future directions. Mol Cell Endocrinol 2019;487:66.

Martin B et al: Cardioprotective actions of relaxin. Mol Cell Endocrinol 2019;487:45.

Ng HH et al: Relaxin and extracellular matrix remodeling: Mechanisms and signaling pathways. Mol Cell Endocrinol 2019;487:59.

Ng TM et al: Relaxin for the treatment of acute decompensated heart failure: Pharmacology, mechanisms of action, and clinical evidence. Cardiol Rev 2016;24:194.

Patil NA et al: Relaxin family peptides: Structure-activity relationship studies. Br J Pharmacol 2017;174:950.

Summers RJ: Recent progress in the understanding of relaxin family peptides and their receptors. Br J Pharmacol 2017;174:915.

Urocortinas

Adao R et al: Urocortin-2 improves right ventricular function and attenuates pulmonary arterial hypertension. Cardiovasc Res 2018;114:1165.

Chatzaki E et al: Do urocortins have a role in treating cardiovascular disease? Drug Discov Today 2019;24:279.

Grieco P, Gomez-Monterrey I: Natural and synthetic peptides in the cardiovascular diseases: An update on diagnostic and therapeutic potentials. Arch Biochem Biophys 2019;662:15.

Rademaker MT, Richards AM: Urocortins: Actions in health and heart failure. Clin Chim Acta 2017;474:76.

Stenmark KR, Graham BB: Urocortin 2: Will a drug targeting both the vasculature and the right ventricle be the future of pulmonary hypertension therapy? Cardiovasc Res 2018;114:1057.

Urotensina

Chatenet D et al: Update on the urotensinergic system: New trends in receptor localization, activation, and drug design. Front Endocrinol 2013;3:1.

Cheriyan J et al: The effects of urotensin II and urantide on forearm blood flow and systemic haemodynamics in humans. Br J Clin Pharmacol 2009;68:518.

Portnoy A et al: Effects of urotensin II receptor antagonist, GSK1440115, in asthma. Front Pharmacol 2013;4:54.

Sun SL, Liu LM: Urotensin II: An inflammatory cytokine. J Endocrinol. 2019;240:R107.

Svistunov AA et al: Urotensin II: Molecular mechanisms of biological activity. Curr Protein Pept Sci 2018;19:924.

Vaudry H et al: International Union of Basic and Clinical Pharmacology. XCII. Urotensin II, urotensin II-related peptide, and their receptor: From structure to function. Pharmacol Rev 2015;67:214.

Gerais

Lo CCW, Moosavi SM, Bubb KJ: The regulation of pulmonary vascular tone by neuropeptides and the implications for pulmonary hypertension. Front Physiol 2018;9:1167.

Oparil S, Schmieder RE: New approaches in the treatment of hypertension. Circ Res 2015;116:1074.

Perrin S et al: New pharmacotherapy options for pulmonary arterial hypertension. Expert Opin Pharmacother 2015;16:2113.

Raghu GB et al: Effect of recombinant human pentraxin 2 vs placebo on change in forced vital capacity in patients with idiopathic pulmonary fibrosis: A randomized clinical trial. JAMA 2018;319:2299.

Yandrapalli S et al: Newer hormonal pharmacotherapies for heart failure. Expert Rev Endocrinol Metab 2018;13:35.

RESPOSTA DO ESTUDO DE CASO

O enalapril reduz a pressão arterial ao bloquear a conversão da angiotensina (ANG) I em ANG II. Como a enzima conversora também inativa a bradicinina, o enalapril aumenta as concentrações de bradicinina, ação responsável pelas reações adversas, como tosse e angioedema. Esse problema pode ser evitado por meio do uso de um inibidor da renina, como o alisquireno, ou de um antagonista do receptor de ANG II, como a valsartana, em vez de um inibidor da enzima conversora de angiotensina, para bloquear o sistema renina-angiotensina. Um betabloqueador também pode ser tentado, uma vez que esses fármacos também podem inibir a secreção de renina, além de produzirem as suas ações cardíacas.

CAPÍTULO

18

Eicosanoides: prostaglandinas, tromboxanos, leucotrienos e compostos relacionados

John Hwa, MD, PhD
William C. Sessa, PhD
Kathleen Martin, PhD*

ESTUDO DE CASO

Uma mulher de 40 anos compareceu ao médico e relatou história de dispneia crescente ao longo dos últimos 6 meses. Além disso, a paciente apresentava redução do apetite e edema no tornozelo. No exame físico, ela apresentou distensão venosa jugular, sopro suave de regurgitação tricúspide, pulmões limpos e edema periférico leve. A ecocardiografia confirmou a regurgitação tricúspide, além de mostrar pressões pulmonares bastante elevadas, bem como aumento do ventrículo direito. O cateterismo cardíaco confirmou as pressões pulmonares muito elevadas. Deu-se início ao tratamento apropriado da paciente.

Qual dos agonistas eicosanoides pode reduzir tanto a morbidade quanto a mortalidade em pacientes com esse diagnóstico? Quais são os seus mecanismos de ação?

Os eicosanoides são produtos da oxigenação (oxidação) de ácidos graxos poli-insaturados de cadeia longa que contêm 20 carbonos (*eicosa*, "vinte", em grego). Eles são onipresentes no reino animal e encontrados – junto aos seus precursores – em diversas plantas. Os eicosanoides formam uma grande família de compostos muito potentes e com espectro de atividades biológicas importantes extraordinariamente amplo. Assim, os ligantes eicosanoides, bem como seus receptores, as enzimas envolvidas em sua síntese, seus inibidores e seus precursores, encontrados em plantas e no óleo de peixe, são alvos terapêuticos para um conjunto crescente de doenças.

*Os autores agradecem a Emer M. Smyth, PhD, e Garret A. FitzGerald, MD, pelas suas contribuições em edições anteriores deste capítulo.

ÁCIDO ARAQUIDÔNICO E OUTROS PRECURSORES POLI-INSATURADOS

O ácido araquidônico (AA) (ácido 5,8,11,14-eicosatetraenoico), o precursor eicosanoide mais abundante, é um ácido graxo com 20 átomos de carbono (C20) contendo quatro ligações covalentes (designadas C20:4-6). O ácido linoleico, um ácido graxo essencial, é convertido em ácido linolênico, que, por sua vez, é convertido em AA. A primeira ligação covalente em AA ocorre a 6 carbonos de terminação metila, o que define o AA como um ácido graxo ômega-6. Para que a síntese de eicosanoides ocorra, faz-se necessário que o AA seja liberado ou mobilizado da posição sn-2 dos fosfolipídeos da membrana por uma ou mais lipases da família da fosfolipase A_2 (PLA_2) (Figura 18-1). A superfamília da fosfolipase A_2 é formada por mais de 30 isoformas, classificadas em sete famílias, que contribuem para a liberação de araquidonato dos lipídeos da membrana:

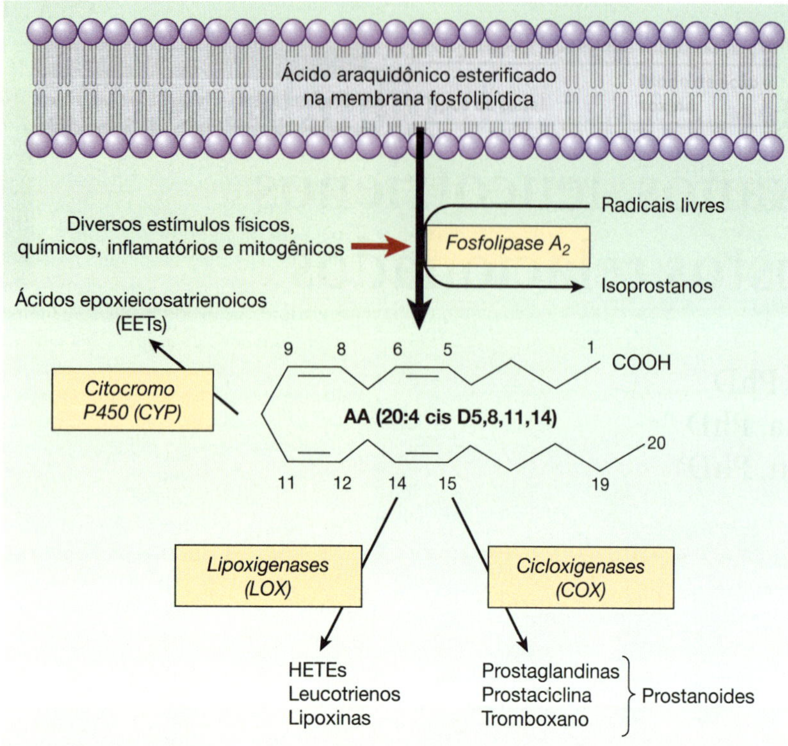

FIGURA 18-1 Vias de liberação e metabolismo do ácido araquidônico (AA).

(1) PLA_2 citosólica ($cPLA_2$) e (2) PLA_2 secretora ($sPLA_2$), que são dependentes de cálcio; (3) PLA_2 independente de cálcio ($iPLA_2$); (4) acetil-hidrolase do fator ativador de plaquetas (PAF-AH); (5) PLA_2 lisossomal ($LPLA_2$); (6) PLA/aciltransferase (PLAAT); e (7) α/β hidrolase (ABHD). Estímulos químicos e físicos ativam a translocação dependente de Ca^{2+} da $cPLA_2$ para a membrana plasmática, onde ela libera araquidonato, que poderá ser convertido em eicosanoides. Em contrapartida, em condições sem a presença de estímulos, o AA liberado pela $iPLA_2$ é reincorporado à membrana celular, de forma que a biossíntese de eicosanoides é desprezível.

SIGLAS

AA	Ácido araquidônico
COX	Cicloxigenase
DHET	Ácido di-hidroxieicosatrienoico
EET	Ácido epoxieicosatrienoico
HETE	Ácido hidroxieicosatetraenoico
HPETE	Ácido hidroxiperoxieicosatetraenoico
LTB, LTC	Leucotrienos B, C, etc.
LOX	Lipoxigenase
LXA, LXB	Lipoxina A, B
AINE	Anti-inflamatório não esteroide
PGE, PGF	Prostaglandina E, F, etc.
PLA, PLC	Fosfolipase A, C
TXA, TXB	Tromboxano A, B

Enquanto a $cPLA_2$ predomina na liberação aguda de AA, a $sPLA_2$ induzível contribui para a produção de AA sob condições em que a estimulação seja prolongada ou intensa. O AA também pode ser liberado a partir de ésteres de diacilgliceróis, gerados pela fosfolipase C por meio da ação das lipases de diacilglicerol e monoacilglicerol.

Após a sua mobilização, o AA é oxigenado por meio de quatro diferentes vias: enzimaticamente, pelas vias da cicloxigenase (COX), lipoxigenase e epoxigenase CYP; e não enzimaticamente, pela via isoeicosanoide (ver Figura 18-1). Entre os fatores que determinam o tipo de eicosanoide sintetizado, destacam-se: (1) a espécie do substrato lipídico, (2) o estímulo celular e (3) o tipo celular. A produção específica de eicosanoides de acordo com o tipo celular é amplamente determinada pelas "sintases" a jusante (do inglês *downstream*; p. ex., tromboxano *versus* prostaciclina sintase), que metabolizam endoperóxidos derivados da COX em diferentes eicosanoides. Produtos distintos, porém relacionados, podem ser formados a partir de outros precursores além do AA. Por exemplo, um ácido graxo ômega-6, como o ácido homo-γ-linoleico (C20:3-6), em comparação com o ácido graxo ômega-3 ácido eicosapentaenoico (C20:5-3), gera produtos que diferem quantitativa e qualitativamente daqueles derivados do AA. Isso serve como base para a manipulação dietética da geração de eicosanoides com o uso de ácidos graxos obtidos de peixes de água fria ou de plantas como suplementos nutricionais. Por exemplo, o tromboxano (TXA_2), um vasoconstritor potente e agonista plaquetário, é sintetizado a partir do AA pela via da COX. A ação da COX sobre o ácido eicosapentaenoico (um ácido graxo ômega-3) gera TXA_3, que é relativamente inativo. As prostaglandinas da série 3, como a prostaglandina E_3 (PGE_3), também podem atuar como agonistas parciais ou antagonistas, apresentando, consequentemente, atividade reduzida em comparação com os derivados do AA da série-2. De forma semelhante, o ácido eicosapentaenoico pode ser metabolizado em prostaglandina I_3, que atua como agonista total. A hipótese de que a substituição do ácido eicoisapentaenoico (ácido graxo ômega-3) da dieta por araquidonato poderia reduzir a incidência de doença cardiovascular e câncer por meio da produção de prostanoides da série-3 é tema de vários estudos.

SÍNTESE DE EICOSANOIDES

Produtos da prostaglandina endoperóxido sintase (cicloxigenases)

Há duas isoenzimas COX distintas capazes de converter AA em endoperóxido de prostaglandina. A PGH sintase-1 (**COX-1**) é expressa constitutivamente na maioria das células. Em contrapartida, a PGH sintase-2 (**COX-2**) é prontamente induzível, e seus níveis dependem de estímulos. A COX-2 é um produto gênico de resposta inicial imediata que é fortemente regulado positivamente por tensão de cisalhamento, fatores de crescimento, promotores tumorais e citocinas inflamatórias, de forma consistente com a presença de vários alvos regulatórios para diferentes fatores de transcrição no promotor e em regiões 3′ não traduzidas do gene da COX-2, incluindo o NFκB, um regulador crucial da expressão de genes inflamatórios. De forma simples, a COX-1 gera prostanoides para funções constitutivas, como a proteção das células do epitélio gástrico, ao passo que a COX-2 é a principal fonte de prostanoides na inflamação e no câncer. Entretanto, há processos fisiológicos e fisiopatológicos adicionais em que cada enzima está envolvida de forma isolada, ao passo que, em outros, elas podem atuar de maneira coordenada. Por exemplo, a COX-2 endotelial é a fonte primária das prostaciclinas vasculares (PGI_2); já os prostanoides derivados da COX-2 renal são importantes para o desenvolvimento normal dos rins e para a manutenção da função renal. Os fármacos anti-inflamatórios não esteroides (AINEs; ver Capítulo 36) produzem seus efeitos terapêuticos por meio da inibição das COX. Os AINEs mais antigos, como indometacina, sulindaco, meclofenamato e ibuprofeno, inibem de forma não seletiva tanto a COX-1 quanto a COX-2, ao passo que os inibidores da COX-2 seguem a ordem celecoxibe = diclofenaco = meloxicam = etodolaco < valdecoxibe << rofecoxibe < lumiracoxibe = etoricoxibe para a seletividade crescente para a COX-2. O ácido acetilsalicílico acetila e inibe tanto a COX-1 quanto a COX-2 de forma covalente e, portanto, irreversível. Baixas doses (< 100 mg/dia) inibem preferencialmente, mas não exclusivamente, a COX-1 plaquetária (reduzindo, assim, a produção de tromboxano), ao passo que doses mais altas inibem tanto a COX-1 quanto a COX-2 sistêmicas. Variações genéticas nas variantes da COX-2 em seres humanos foram associadas a aumento do risco de doença arterial coronariana, aumento de alguns cânceres e redução da percepção da dor.

Tanto a COX-1 quanto a COX-2 funcionam como homodímeros inseridos na membrana do retículo endoplasmático para promover a captação de duas moléculas de oxigênio por meio da ciclização do AA para produzir C_9-C_{11} endoperóxido C_{15} hidroperóxido (Figura 18-2). Esse produto é a PGG_2, rapidamente modificada pela porção peroxidase da enzima COX com a adição de um grupo hidroxila na posição 15, essencial para a sua atividade biológica. Esse produto é a PGG_2, que é, então, rapidamente modificada pela porção peroxidase da enzima COX com a adição de um grupo hidroxila na posição 15 que é essencial para a sua atividade biológica. Esse novo produto é a PGH_2. Ambas as endoperoxidases são altamente instáveis. As famílias análogas – PGH_1 e PGH_3 e seus produtos subsequentes de séries 1 e séries 3 – derivam, respectivamente, dos ácidos homo-γ-linolênico e eicosapentaenoico. Em ambos os homodímeros COX-1 e COX-2, um protômero atua como unidade catalítica ligante de AA para oxigenação, ao passo que o outro atua como modificador alostérico da atividade catalítica.

As prostaglandinas, o tromboxano e a prostaciclina, cujo conjunto recebe a denominação prostanoides, são produzidos a partir da PGH_2 por meio da ação a jusante de isomerases e sintases. Essas enzimas terminais são expressas nas células de forma relativamente específica, de modo que cada célula produz um ou dois prostanoides dominantes. As prostaglandinas diferem entre si de duas formas: (1) nos substituintes do anel pentano (indicado pela última letra, p. ex., E e F para PGE e PGF) e (2) no número de ligações duplas nas cadeias laterais (indicado pelo subscrito, p. ex., PGE_1 e PGE_2). A PGH_2 é metabolizada pelas sintases de prostaciclina, tromboxano e PGF (PGIS, TXAS e PGFS) a, respectivamente, PGI_2, TXA_2 e $PGF_{2\alpha}$. Duas outras enzimas, 9,11-endoperóxido redutase e 9-cetorredutase, realizam a síntese de $PGF_{2\alpha}$ a partir, respectivamente, de PGH_2 e PGE_2. Já foram identificadas pelo menos três sintases de PGE_2: a PGES-1 microssomal (m), a mais rapidamente induzível mPGES-2 e a PGES citosólica. Há duas isoformas distintas de PGDS, a PGDS tipo lipocalina e a PGDS hematopoiética.

Diversos produtos das séries do araquidonato estão atualmente em uso clínico. Devido aos seus efeitos relaxantes sobre o músculo liso, o **alprostadil** (PGE_1) pode ser utilizado para o tratamento da disfunção erétil e para a manutenção temporária do ducto arterioso em alguns neonatos com doença cardíaca congênita que aguardam por cirurgia cardíaca corretiva. O **misoprostol**, um derivado da PGE_1, é uma prostaglandina citoprotetora utilizada para prevenção de úlcera péptica, indução de parto e, em associação à mifepristona (RU-486), para interromper a gestação precoce. A **dinoprostona** (PGE_2) e a $PGF_{2\alpha}$ são utilizadas na obstetrícia para induzir o parto por meio da sua ação contrátil sobre o músculo liso uterino. A **latanoprosta** e diversos compostos similares são derivados ativos da $PGF_{2\alpha}$ de uso tópico em oftalmologia para reduzir a pressão intraocular em caso de glaucoma de ângulo aberto ou hipertensão ocular. A **prostaciclina** (PGI_2) é sintetizada sobretudo pelo endotélio vascular e é um potente vasodilatador e inibidor da agregação plaquetária. A PGI_2 sintética (**epoprostenol** [não disponível no Brasil]) e análogos da PGI_2 (**iloprosta**, **treprostinila** [não disponível no Brasil]) são utilizados para o tratamento da hipertensão pulmonar. Em contrapartida, o **tromboxano** (TXA_2) tem propriedades indesejáveis (agregação plaquetária, vasoconstrição). Dessa forma, antagonistas do receptor TXA_2 e inibidores da sua síntese foram desenvolvidos para indicações cardiovasculares. Entretanto, com exceção do ácido acetilsalicílico, eles ainda não são utilizados com frequência na clínica, uma vez que grandes ensaios clínicos não foram capazes de mostrar a superioridade desses fármacos em comparação com o uso de baixas doses de ácido acetilsalicílico para a prevenção secundária de acidente vascular encefálico.

Todos os produtos da COX de ocorrência natural são rapidamente metabolizados a produtos inativos por hidratação (a PGI_2 e o TXA_2) ou por oxidação do grupo hidroxila na posição 15 da cetona correspondente pela enzima 15-hidroxi-prostaglandina desidrogenase

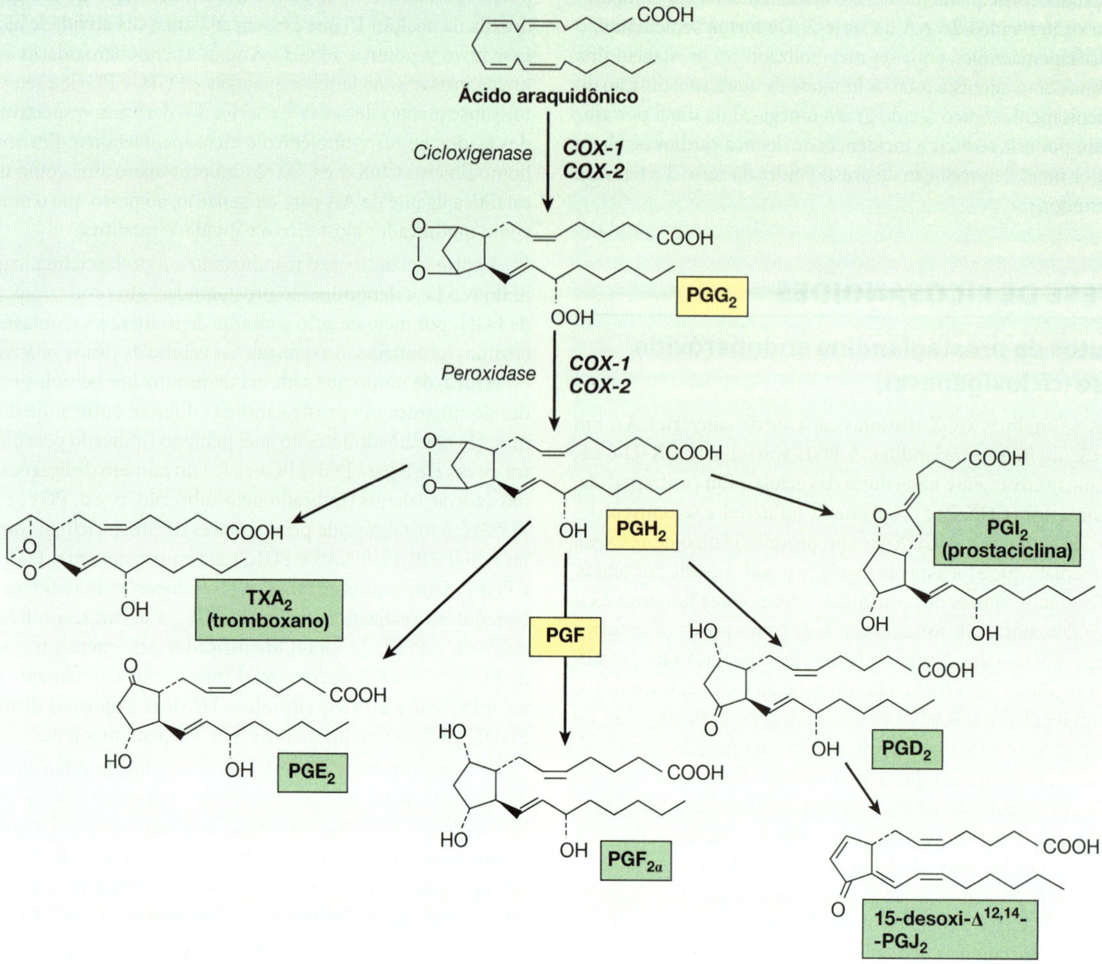

FIGURA 18-2 Biossíntese de prostanoide. Os nomes dos compostos estão contidos nos boxes.

(15-PGDH) após a captação celular através do polipeptídeo transportador de ânions orgânicos (OATP 2A1). O metabolismo adicional é realizado por Δ^{13}-redução, β-oxidação e ω-oxidação. Os metabólitos inativos são quimicamente estáveis e podem ser quantificados no sangue e na urina por imunoensaio ou espectrometria de massa como medida da síntese *in vivo* dos compostos relacionados.

Produtos da lipoxigenase

O metabolismo do AA pelas **5-**, **12-** e **15-lipoxigenases** (**LOX**) resulta na produção dos ácidos hidroperoxieicosatetraenoicos (HPETEs), rapidamente convertidos a derivados hidroxi (HETEs). A **5-LOX**, a via mais ativamente pesquisada, dá origem aos leucotrienos (Figura 18-3) e está presente em leucócitos (neutrófilos, basófilos, eosinófilos e monócitos-macrófagos) e em outras células inflamatórias, como mastócitos e células dendríticas. Essa via desperta um grande interesse, pois está associada à asma, ao choque anafilático e a doenças cardiovasculares. A estimulação dessas células aumenta o Ca^{2+} intracelular e libera araquidonato; a incorporação de oxigênio molecular pela 5-LOX, em associação com a **proteína ativadora da 5-LOX** (**FLAP**), produz 5(*S*)-HPETE, que, então, é convertido pela 5-LOX no epóxido instável leucotrieno A_4 (LTA_4). Esse intermediário é convertido a di-hidroxi leucotrieno B_4 (LTB_4), por meio da ação da LTA_4 hidrolase, ou conjugado com glutationa para formar leucotrieno C_4 (LTC_4) pela LTC_4 sintase. A degradação em sequência na porção glutationa por peptidases produz LTD_4 e LTE_4. Esses três produtos, LTC_4, D_4 e E_4, são denominados leucotrienos cisteínicos. Embora os leucotrienos sejam produzidos predominantemente nos leucócitos, outras células (p. ex., células endoteliais) que expressam enzimas a jusante da 5-LOX/FLAP podem captar e converter LTA_4 derivada de leucócitos, processo denominado biossíntese transcelular. Também foi demonstrada a possibilidade de formação transcelular de prostaglandinas; as células endoteliais, por exemplo, podem usar a PGH_2 plaquetária para formar PGI_2.

LTC_4 e **LTD_4** são potentes broncoconstritores e são secretados na asma e na anafilaxia. Atualmente, há quatro abordagens para o desenvolvimento de medicamentos antileucotrienos: inibidores da enzima 5-LOX, antagonistas do receptor de cisteinil-leucotrieno, inibidores da FLAP e inibidores da fosfolipase A_2. Variantes no gene humano 5-LOX (*ALOX5*) ou os receptores cisteinil (CYSLTR1

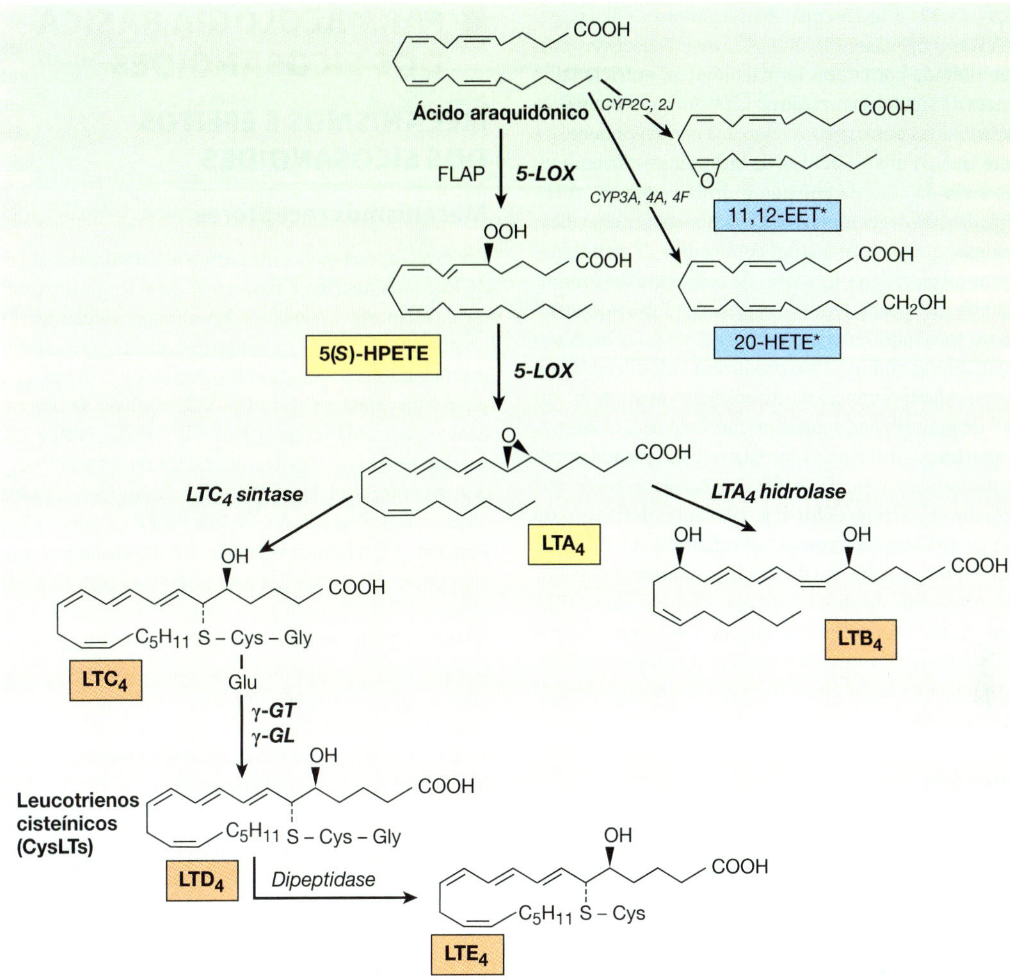

FIGURA 18-3 Biossíntese de leucotrieno (LT). LTC_4, LTD_4 e LTE_4 são conhecidos coletivamente como LTs cisteínicos (Cys). FLAP, proteína ativadora da 5-LOX; GT, glutamil transpeptidase; GL, glutamil leucotrienase. *Entre os produtos adicionais, estão 5,6-, 8,9- e 14,15-EET; e 19-, 18-, 17- e 16-HETE.

ou CYSLTR2) foram associados à asma e à resposta alterada aos medicamentos antileucotrienos.

O LTA_4, o principal produto da 5-LOX, também pode ser convertido *in vitro* em plaquetas por meio da estimulação apropriada via 12-LOX para formar as **lipoxinas** LXA_4 e LXB_4. Esses mediadores também podem ser produzidos por meio do metabolismo pela 5-LOX da 15(*S*)-HETE, o produto do metabolismo pela 15-LOX-2 do ácido araquidônico. O isômero estereoquímico, 15(*R*)-HETE, pode ser formado a partir da ação da COX-2 acetilada pelo ácido acetilsalicílico e transformado nos leucócitos pela ação da 5-LOX em 15-epi-LXA_4 ou em 15-epi-LXB_4, denominadas lipoxinas desencadeadas por ácido acetilsalicílico. A isoforma 15-LOX-1 prefere o ácido linoleico como substrato, formando o ácido 13(*S*)-hidroxioctadecadienoico, ao passo que a ação sequencial de 15-LOX-1 e 5-LOX converte o ácido docosa-hexaenoico (DHA), um ácido graxo ômega-3, em resolvinas, mediadores lipídicos potencialmente anti-inflamatórios com ação pró-resolução. Resolvinas, lipoxinas e epilipoxinas sintéticas têm ação anti-inflamatória quando aplicadas *in vivo*. Embora esses compostos possam ser formados *in vitro* a partir de substratos endógenos e, quando sintetizados, apresentem efeitos biológicos potentes, a importância dos compostos endógenos na biologia humana ainda necessita ser esclarecida. O 12-HETE, um produto da 12-LOX, também pode sofrer rearranjo molecular catalisado para formar ácidos epóxi-hidroxieicosatrienoicos, denominados **hepoxilinas**. Foram relatados efeitos pró-inflamatórios das hepoxilinas sintéticas, embora a sua relevância biológica não tenha sido esclarecida.

As LOXs epidérmicas, 12(*R*)-LOX e LOX-3, são distintas das enzimas "convencionais", tanto em seus substratos naturais, que não parecem ser os ácidos araquidônico e linoleico, quanto nos produtos formados. Mutações nos genes da 12(*R*)-LOX (*ALOX12B*) ou LOX-3 (*ALOXE3*) estão comumente associadas à ictiose congênita autossômica recessiva, e o acúmulo na epiderme de 12(*R*)-HETE é uma característica da psoríase e da ictiose. Inibidores da 12(*R*)-LOX estão sendo pesquisados para tratamento desses distúrbios proliferativos cutâneos.

Produtos da epoxigenase

Isoenzimas específicas das monoxigenases microssomais do citocromo P450 (CYP) convertem o AA aos ácidos hidroxi ou epoxieicosatrienoicos (ver Figuras 18-1 e 18-3). Os produtos são 20-HETE, gerado pelas CYP hidroxilases (CYP3A, 4A e 4F), e os ácidos 5,6-, 8,9-, 11,12- e 14,15-epoxieicosatrienoicos (EETs), gerados pelas CYP epoxigenases (2J, 2C). A biossíntese desses produtos pode ser alterada por fatores farmacológicos, nutricionais e genéticos capazes de afetar a expressão de CYP. As ações biológicas dos EETs são reduzidas por sua conversão aos correspondentes, e biologicamente menos ativos, ácidos di-hidroxieicosatrienoicos (DHETs), por meio da ação da epóxido hidrolase solúvel (sEH). Diferentemente das prostaglandinas, os EETs podem ser esterificados a fosfolipídeos, que passam a atuar como sítios de armazenamento. Proteínas intracelulares ligadoras de ácidos graxos promovem a captação de EETs para dentro das células e incorporam-no em fosfolipídeos, tornando-o disponível para a sEH. Os EETs são sintetizados nas células endoteliais e produzem vasodilatação em diversos leitos vasculares por meio da ativação dos canais de K^+ ativados por Ca^{2+} de grande condutância no músculo liso. Com isso, ocorre hiperpolarização de células musculares lisas, vasodilatação e redução da pressão arterial. Há evidências substanciais de que os EETs funcionam como **fatores hiperpolarizantes derivados do endotélio**, em particular na circulação coronariana. O 15(*S*)-hidroxi-11,12-EET, produzido na via da 15-LOX, também é um fator hiperpolarizante derivado do endotélio e um substrato para a sEH. Em consequência, há interesse no estudo de inibidores da sEH como possíveis fármacos antitrombóticos e anti-hipertensivos. Também foram relatadas ações anti-inflamatória, antiapoptótica e pró-angiogênica dos EETs.

Isoeicosanoides

Os isoeicosanoides, uma família de isômeros eicosanoides, são formados por uma reação não enzimática por ação direta com base em radical livre no AA e em substratos lipídicos relacionados. Os **isoprostanos** assim formados são transformados em estereoisômeros da prostaglandina. Como as prostaglandinas podem ter muitos centros assimétricos, elas têm potencial para um grande número de estereoisômeros. A COX não é necessária para a formação de isoprostanos, e sua inibição pelo ácido acetilsalicílico ou por outros AINEs não deve afetar a via do isoprostano. O mecanismo primário de epimerização é a peroxidação do araquidonato por radicais livres. A peroxidação ocorre enquanto o ácido araquidônico ainda está esterificado à membrana fosfolipídica. Assim, diferentemente das prostaglandinas, os estereoisômeros são "armazenados" como parte da membrana. Então, eles são clivados por fosfolipases, circulam e são excretados na urina. Os isoprostanos estão presentes em quantidades relativamente grandes (10 vezes mais no sangue e na urina do que as prostaglandinas derivadas da COX). Eles são vasoconstritores potentes quando administrados no leito vascular renal e em outros leitos vasculares e podem ativar receptores prostanoides. Também modulam outros aspectos da função vascular, como adesões leucocitárias e plaquetárias e angiogênese. Especula-se que eles talvez contribuam para a fisiopatologia da resposta inflamatória por mecanismo insensível aos inibidores da COX. Uma dificuldade específica na avaliação das prováveis propriedades biológicas dos isoprostanos – foi demonstrado que diversos isoprostanos servem como ligantes incidentais de receptores da prostaglandina – é que, enquanto altas concentrações de um único isoprostano podem ser necessárias para desencadear uma resposta, múltiplos compostos são formados concomitantemente *in vivo* sob condições de estresse oxidativo. Foram descritos análogos de leucotrienos e isômeros de EET.

FARMACOLOGIA BÁSICA DOS EICOSANOIDES

MECANISMOS E EFEITOS DOS EICOSANOIDES

Mecanismos receptores

Em razão de sua meia-vida curta, os eicosanoides atuam sobretudo de formas autócrina e parácrina, ou seja, na proximidade de seu local de síntese, e não como hormônios circulantes. Esses ligantes unem-se a receptores na superfície celular, com especificidade farmacológica determinada pela densidade e pelo tipo de receptor nas diferentes células (Figura 18-4). Identificou-se um único produto gênico para cada receptor PGI_2 (IP), $PGF_{2\alpha}$ (FP) e TXA_2 (TP), ao mesmo tempo que quatro diferentes receptores PGE_2 (EPs 1-4) e dois receptores PGD_2 (DP_1 e DP_2) foram identificados. Isoformas adicionais dos receptores TP (α e β), FP (A e B) e EP_3 (oito isoformas, I até VIII) humanos podem ser originadas por meio de *splicing* alternativo do mRNA. Há dois receptores para LTB_4 (BLT_1 e BLT_2) e para LTC_4/LTD_4 ($cysLT_1$ e $cysLT_2$). O receptor de formil peptídeo (fMLP)-1 pode ser ativado pela lipoxina A4, sendo denominado receptor ALX. Foi relatada heterodimerização de receptor para alguns receptores eicosanoides, o que aumenta o número de subtipos de receptores além dos produtos gênicos atualmente identificados. Todos esses receptores são acoplados à proteína G; as propriedades dos receptores mais estudados estão listadas na Tabela 18-1.

Os receptores EP_2, EP_4, IP e DP_1 ativam a adenililciclase via G_s. Isso provoca o aumento da concentração intracelular de monofosfato de adenosina cíclico (AMPc), que, por sua vez, ativa proteínas cinases específicas (ver Capítulo 2). Receptores EP_1, FP e TP ativam o metabolismo do fosfatidilinositol, levando à formação de trifosfato de inositol, com subsequente mobilização dos estoques de Ca^{2+} e aumento do Ca^{2+} intracelular livre. O receptor TP também pode se acoplar a várias proteínas G, incluindo $G_{12/13}$ e G_{16}, estimulando pequenas vias de sinalização da proteína G. Isoformas EP_3 podem se acoplar para aumentar o cálcio intracelular ou para aumentar ou reduzir o AMPc. O receptor DP_2 (também conhecido como molécula quimioatrativa receptora homóloga, expressa sobre as células TH2, ou CRTH2), que não é relacionado com outros receptores prostanoides, é membro da superfamília dos receptores fMLP. Esse receptor é acoplado a uma proteína G do tipo G_i, levando à inibição da síntese de AMPc e ao aumento do Ca^{2+} em diversos tipos celulares.

O LTB_4 também estimula a liberação de trifosfato de inositol via receptor BLT_1, com ativação, desgranulação e geração de ânion superóxido em leucócitos. O receptor BLT_2, com pouca afinidade pelo LTB_4, também se liga com afinidade razoável com 12(*S*)- e 12(*R*)-HETE, mas ainda não foi esclarecida a relevância biológica desse fenômeno. $CysLT_1$ e $cysLT_2$ unem-se a G_q, levando ao aumento do Ca^{2+} intracelular. As pesquisas também localizaram G_i a jusante de $cysLT_2$. Conforme observado, os EETs promovem vasodilatação via ativação parácrina dos canais de potássio ativados por cálcio nas células musculares lisas, provocando hiperpolarização e relaxamento. Isso ocorre de maneira consistente com a ativação de um receptor acoplado à G_s. Embora um receptor com alta afinidade por EETs ainda não tenha sido identificado, a GPR40 pode atuar como um receptor de baixa afinidade para 11,12-EET em células endoteliais. Os EETs também podem atuar de forma autócrina,

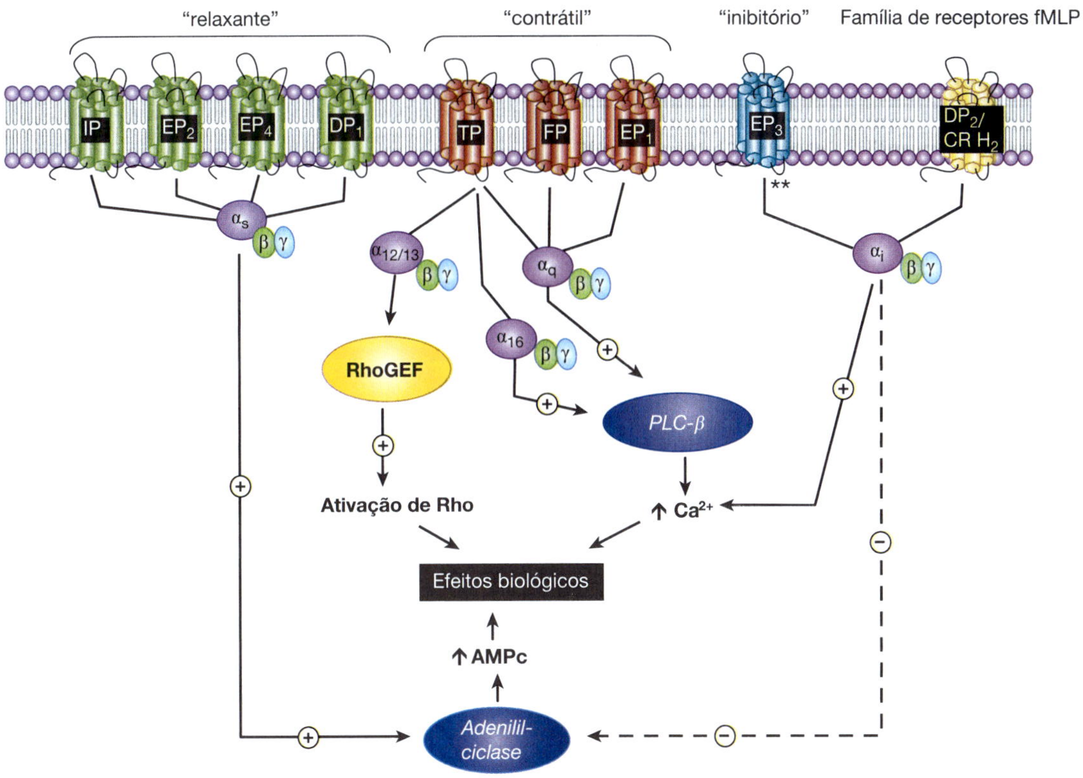

FIGURA 18-4 Receptores prostanoides e suas vias de sinalização. fMLP, *N*-formilmetionina-leucil-fenilalanina, um pequeno peptídeo receptor; PLC-β, fosfolipase C-β. Todos os receptores são do tipo de sete domínios transmembrana acoplados à proteína G. Os termos "relaxante", "contrátil" e "inibitório" referem-se à caracterização filogenética de seus efeitos primários. **Todas as isoformas de EP_3 são acopladas por meio de G_i, mas algumas também podem ativar as vias de G_s ou $G_{12/13}$. RhoGEF, fator de troca do nucleotídeo guanina-Rho. Para mais detalhes, ver texto.

ativando diretamente canais de receptores transientes de potencial endoteliais e produzindo hiperpolarização endotelial transferida às células musculares lisas por junções comunicantes ou íons de potássio. Recentemente, um receptor acoplado à proteína G (GPR75) específico para o vasoconstritor 20-HETE foi identificado, sendo que a sinalização do 20-HETE envolve uma proteína $G_{q/11}$. Não foram identificados receptores específicos de isoprostanos, e a relevância biológica de sua capacidade de atuação como ligantes incidentais nos receptores de prostaglandina não foi estabelecida.

Embora os prostanoides, desde que em concentração suficiente *in vitro*, sejam capazes de ativar receptores ativados por proliferadores de peroxissoma (PPARs, do inglês *peroxisome proliferator-activated receptors*), não foi comprovado se esses compostos, em alguma situação, atingem concentrações suficientes para funcionarem como ligantes endógenos nucleares de receptores *in vivo*.

Efeitos de prostaglandinas e tromboxanos

Prostaglandinas e tromboxanos produzem efeitos principalmente sobre os músculos lisos da vasculatura, as vias respiratórias e os tratos gastrintestinal e reprodutivo. A contração dos músculos lisos é mediada pela liberação de cálcio, ao passo que o efeito de relaxamento é mediado pela produção de AMPc. Muitos dos efeitos contráteis dos eicosanoides sobre os músculos lisos podem ser inibidos por meio da redução de cálcio extracelular ou pela utilização de fármacos bloqueadores do canal de cálcio. Também são alvos importantes plaquetas e monócitos, rins, sistema nervoso central, terminais nervosos pré-sinápticos autônomos, terminações nervosas sensoriais, órgãos endócrinos, tecido adiposo e olhos (o efeito sobre os olhos talvez envolva os músculos lisos).

A. Músculo Liso

1. *Vascular* O TXA_2 é um vasoconstritor potente que também atua como mitógeno de células musculares lisas, e é o único eicosanoide que demonstrou, de forma convincente, esse efeito. A $PGF_{2\alpha}$ também atua como vasoconstritor, mas não como mitógeno de células musculares lisas. Outro vasoconstritor é o isoprostano 8-iso-$PGF_{2\alpha}$, também conhecido como $iPF_{2\alpha}III$, que pode atuar através do receptor TP.

As prostaglandinas vasodilatadoras, sobretudo PGI_2 e PGE_2, produzem vasodilatação, aumentando o AMPc e reduzindo o cálcio intracelular no músculo liso, principalmente por meio dos receptores IP e EP_4. A PGI_2 vascular é sintetizada pelo músculo liso e pelas células endoteliais, com a COX-2 das células endoteliais sendo a enzima mais importante nesse contexto. Na microcirculação, a PGE_2 atua como vasodilatador produzido por células endoteliais. A PGI_2 inibe a proliferação de células musculares lisas, ação que pode ser de particular relevância nos casos de hipertensão pulmonar. A PGD_2 também pode atuar como vasodilatadora, particularmente como mediadora importante do rubor induzido pelo hipolipemiante niacina.

TABELA 18-1 Receptores eicosanoides[1]

Receptor (humano)	Ligante endógeno	Ligantes secundários	Proteína G; segundo mensageiro	Principais fenótipos em camundongos nocaute
DP_1	PGD_2		G_s; ↑ AMPc	↓ Asma alérgica
				↑ Doença inflamatória cardiovascular, hipertensão, trombose
DP_2	PGD_2	15d-PGJ_2	G_i; ↑ Ca^{2+}_i, ↓ AMPc	↑ Inflamação alérgica da via respiratória
				↓ Inflamação cutânea
EP_1	PGE_2	PGI_2	G_q; ↑ Ca^{2+}_i	↓ Carcinogênese do cólon
EP_2	PGE_2		G_s; ↑ AMPc	Dificuldade de fertilização
				Hipertensão sensível ao sal
				↓ Tumorigênese
$EP_{3\,I,\,II,\,III,\,IV,\,V,\,VI,\,e,\,f}$	PGE_2		G_i; ↓ AMPc, ↑ Ca^{2+}_i	Resistência a pirógenos
			G_s; ↑ AMPc	↓ Inflamação cutânea aguda
			G_q; ↑ PLC, ↑ Ca^{2+}_i	↑ Inflamação alérgica das vias respiratórias
			$G_{12/13}$; ativação da Rho	Obesidade
EP_4	PGE_2		G_s; ↑ AMPc	↑ Gravidade de infartos agudos do miocárdio
				↑ Resposta inflamatória/imune intestinal
				↓ Carcinogênese do cólon
				Ducto arterioso patente
$FP_{A,B}$	$PGF_{2\alpha}$	isoPs	G_q; ↑ PLC, ↑ Ca^{2+}_i	Parto malsucedido
			$G_{12/13}$; ativação da Rho	↓ Pressão arterial basal; ↑ resposta vasopressora
				↓ Aterosclerose
IP	PGI_2	PGE_2	G_s; ↑ AMPc	↑ Resposta trombótica
				↑ Resposta à lesão vascular
				↑ Aterosclerose
				↑ Fibrose cardíaca
				Hipertensão sensível ao sal
$TP_{\alpha,\beta}$	TXA_2	isoPs	G_q, $G_{12/13}$, G_{16}; ↑ PLC, ↑ Ca^{2+}_i, ativação da Rho	↑ Tempo de sangramento
				↓ Resposta à lesão vascular
				↓ Aterosclerose
				↑ Sobrevida após o alotransplante cardíaco
BLT_1	LTB_4		G_{16}, G_i; ↑ Ca^{2+}_i, ↓ AMPc	Respostas inflamatórias
				↓ Resistência à insulina em obesos
BLT_2	LTB_4	12(*S*)-HETE	G_q-símile, G_i-símile, G_{12}-símile, ↑ Ca^{2+}_i	↓ Artrite inflamatória
		12(*R*)-HETE		↑ Colite experimental
$CysLT_1$	LTD_4	LTC_4/LTE_4	G_q; ↑PLC, ↑ Ca^{2+}_i	↓ Resposta de permeabilidade vascular imune inata e adaptativa
				↑ Resposta inflamatória e fibrótica pulmonar
$CysLT_2$	LTC_4/LTD_4	LTE_4	G_q; ↑ PLC, ↑ Ca^{2+}_i	↓ Resposta inflamatória e fibrótica pulmonar

[1] Quando apropriado, há indicação de variantes de *splicing* para receptores eicosanoides.
Ca^{2+}_i, cálcio intracelular; AMPc, 3′, 5′-monofosfato de adenosina cíclico; PLC, fosfolipase C; isoPs, isoprostanos; 15d-PGJ_2, 15-desoxi-$\Delta^{12,14}$-PGJ_2.

2. *Trato gastrintestinal* A maior parte das prostaglandinas e dos tromboxanos ativa a musculatura lisa gastrintestinal. O músculo longitudinal contrai-se em resposta à PGE_2 (via EP_3) e à $PGF_{2\alpha}$ (via FP), ao passo que o músculo circular é fortemente contraído pela $PGF_{2\alpha}$, fracamente pela PGI_2 e relaxado pela PGE_2 (via EP_4). A administração de PGE_2 ou de $PGF_{2\alpha}$ resulta em cólica espasmódica (ver "Farmacologia clínica dos eicosanoides", adiante). Os leucotrienos também produzem efeitos contráteis poderosos.

3. *Vias respiratórias* A musculatura lisa respiratória é relaxada por PGE_2 e PGI_2 e contraída por PGD_2, TXA_2 e $PGF_{2\alpha}$. Estudos em camundongos nocaute para os receptores DP_1 e DP_2 sugerem que a PGD_2 poderia ter um papel importante na asma, embora os receptores DP_2 pareçam mais relevantes nas doenças alérgicas das vias respiratórias. Os leucotrienos cisteínicos também são broncoconstritores que atuam principalmente sobre a musculatura lisa das vias respiratórias periféricas, sendo mil vezes mais potentes do que a histamina, tanto *in vitro* quanto *in vivo*. Eles também estimulam a secreção de muco brônquico e causam edema da mucosa. Ocorre broncospasmo em cerca de 10% dos indivíduos que utilizam AINEs, possivelmente em razão de desvio no metabolismo do araquidonato a partir da COX para a formação de leucotrienos.

4. *Sistema reprodutor* As ações das prostaglandinas sobre a musculatura lisa do sistema reprodutor serão discutidas adiante, na seção D, "Órgãos reprodutores".

B. Plaquetas

A agregação plaquetária é muito afetada pelos eicosanoides. A PGI_2 é um produto importante da COX-2 derivada do endotélio que atua como potente inibidora da agregação plaquetária. Essa inibição ocorre por meio da ativação de receptores IP, o que leva ao aumento da atividade da G_s e das concentrações de AMPc. Variantes genéticas disfuncionais do receptor de prostaciclina humano e a inibição farmacológica da COX-2 (que resulta em redução da sinalização da prostaciclina e de sua produção, respectivamente) levam ao aumento da ativação e da agregação plaquetária. Recentemente, demonstrou-se que esse fenômeno tem implicações importantes em relação a reações adversas cardiovasculares, conforme descrito adiante (ver "Inibição da síntese de eicosanoides"). O TXA_2 é o principal produto da COX-1 plaquetária, a única isoforma da COX expressa em plaquetas maduras, sendo que a PGD_2 derivada da COX-1 é encontrada em quantidades menores. O TXA_2 é um potente indutor da agregação plaquetária. O TXA_2 amplifica adicionalmente os efeitos de outros agonistas plaquetários mais potentes, como a trombina. A via sinalizadora do TP-G_q aumenta o Ca^{2+} intracelular e ativa a proteína cinase C, facilitando a agregação plaquetária e a biossíntese de TXA_2. A ativação de $G_{12/13}$ induz à regulação da fosforilação da cadeia leve de miosina dependente de Rho/Rho cinase, levando à alteração na forma das plaquetas. Mutações no receptor TP humano foram associadas a distúrbios hemorrágicos leves. A ação do TXA_2 nas plaquetas é limitada *in vivo* pela PGI_2, que inibe a agregação plaquetária por todos os agonistas identificados e pela PGD_2. A biossíntese de TXA_2 derivada da COX-1 plaquetária aumenta quando há ativação e agregação das plaquetas e é irreversivelmente inibida pela administração crônica de ácido acetilsalicílico em doses baixas. Metabólitos de TXA_2 na urina aumentam em síndromes clínicas de ativação plaquetária, como diabetes melito, e principalmente em pacientes com infarto agudo do miocárdio e acidente vascular encefálico. A COX-2 de macrófagos parece contribuir, de modo geral, com 10% do aumento da biossíntese de TXA_2 observada em tabagistas, ao passo que os demais 90% são derivados da COX-1 plaquetária. Baixas concentrações de PGE_2 estimulam (via receptores EP_3) a agregação plaquetária, ao passo que concentrações altas a inibem (via receptores IP). A PGD_2 inibe a agregação por meio da ativação de receptores DP_1 e do aumento da geração de AMPc.

C. Rins

O córtex e a medula renais sintetizam prostaglandinas, porém a medula secreta bem mais do que o córtex. A COX-1 é expressa sobretudo em ductos coletores e células mesangiais corticais e medulares, no endotélio arteriolar e em células epiteliais da cápsula de Bowman. A COX-2 é restrita a células intersticiais da medula renal, à mácula densa e ao segmento espesso do ramo ascendente cortical.

Os principais produtos eicosanoides nos rins são PGE_2 e PGI_2, seguidos por $PGF_{2\alpha}$ e TXA_2. O rim também sintetiza diversos ácidos hidroxieicosatetraenoicos, leucotrienos, produtos de CYP e epóxidos. As prostaglandinas têm um papel importante na manutenção da pressão arterial e na regulação da função renal, particularmente em rins com funcionamento limítrofe e nos estados de contração volumétrica. Nessas circunstâncias, a PGE_2 e a PGI_2 derivadas da COX-2 do córtex renal mantêm o fluxo sanguíneo renal e a taxa de filtração glomerular por meio de seu efeito vasodilatador local. Essas prostaglandinas também modulam a pressão arterial sistêmica por meio da regulação da excreção de água e sódio. Quando há aumento da ingestão de sal, observa-se aumento da expressão medular de COX-2 e mPGES-1. Os prostanoides derivados da COX-2 aumentam o fluxo sanguíneo medular e inibem a reabsorção tubular de sódio, ao passo que os produtos derivados da COX-1 promovem excreção de sal nos ductos coletores. O aumento da depuração de água provavelmente resulta da atenuação da ação do hormônio antidiurético (ADH) sobre a adenililciclase. A perda desses efeitos talvez esteja por trás da hipertensão sistêmica ou sensível ao sal, associada, com frequência, à inibição da COX. Um equívoco comum que aparece comumente na discussão sobre a toxicidade cardiovascular de AINEs é que a hipertensão secundária ao uso de AINEs é de alguma forma independente da inibição das prostaglandinas. Os diuréticos de alça, como a furosemida, produzem parte de seus efeitos estimulando a atividade da COX. No rim normal, essa estimulação aumenta a síntese de prostaglandinas vasodilatadoras. Assim, a resposta do paciente ao diurético de alça diminui quando se administra concomitantemente um inibidor da COX (ver Capítulo 15).

Há uma instância adicional que torna mais complexos os efeitos das prostaglandinas renais. Diferentemente da enzima medular, a expressão cortical da COX-2 aumenta com a redução da ingestão de sal, levando ao aumento da liberação de renina. Com isso, há elevação da taxa de filtração glomerular e aumento da reabsorção de sódio, além de aumento da pressão arterial. Acredita-se que a PGE_2 estimula a liberação de renina por meio da ativação de EP_4 ou de EP_2. A PGI_2 também estimula a liberação de renina, o que talvez seja relevante para a manutenção da pressão arterial em condições de retração volumétrica e para a patogênese da hipertensão renovascular. A inibição da COX-2 talvez reduza a pressão arterial nesse cenário.

O TXA_2 produz vasoconstrição intrarrenal (e, talvez, um efeito semelhante ao do ADH), resultando em declínio da função renal. O rim normal sintetiza apenas pequenas quantidades de TXA_2. Entretanto, nas situações em que há infiltração de células inflamatórias nos rins (como glomerulonefrite e rejeição de transplante renal), as células inflamatórias (monócitos-macrófagos) liberam quantidades substanciais de TXA_2. Do ponto de vista teórico, os inibidores da TXA_2 sintase ou os antagonistas dos receptores devem melhorar a função renal nesses pacientes, mas não há medicamentos desse tipo disponíveis para uso clínico. A hipertensão está associada ao aumento do TXA_2 e à redução da síntese de PGI_2 e PGE_2 em alguns modelos animais, como, por exemplo, o modelo do rim de Goldblatt. Não se sabe se essas alterações são fatores primários contribuintes ou reações secundárias. A $PGF_{2\alpha}$ pode aumentar a pressão arterial, regulando a liberação de renina pelos rins. Embora haja necessidade de mais pesquisas, os antagonistas FP têm potencial como novos fármacos anti-hipertensivos.

D. Órgãos reprodutores

1. *Sistema reprodutor feminino* Estudos realizados em animais demonstraram que a PGE_2 e a $PGF_{2\alpha}$ são importantes em processos iniciais da reprodução, como ovulação, luteólise e fertilização. A musculatura uterina é contraída sob a ação de $PGF_{2\alpha}$, TXA_2 e de baixas concentrações de PGE_2; a PGI_2 e altas concentrações de PGE_2 causam relaxamento. A $PGF_{2\alpha}$ e a ocitocina são essenciais para o início do trabalho de parto. A PGI_2 também auxilia a promoção da maturação das células musculares uterinas. Os efeitos das prostaglandinas sobre a função uterina serão discutidos adiante (ver "Farmacologia clínica dos eicosanoides").

2. *Sistema reprodutor masculino* Apesar da descoberta das prostaglandinas no líquido seminal, o papel delas no sêmen ainda não é bem compreendido. A principal fonte dessas prostaglandinas é a vesícula seminal; a próstata, apesar do nome "prostaglandina", e os testículos sintetizam apenas pequenas quantidades. Os fatores que regulam a concentração de prostaglandinas no líquido seminal humano não são conhecidos em detalhes, mas é certo que a testosterona promove a produção de prostaglandina. O tromboxano e os leucotrienos não foram encontrados no líquido seminal. Os homens com baixa concentração de prostaglandinas no líquido seminal são relativamente inférteis.

As prostaglandinas com efeito relaxante sobre os músculos lisos, como a PGE_1, melhoram a ereção peniana, relaxando a musculatura lisa do corpo cavernoso (ver "Farmacologia clínica dos eicosanoides").

E. Sistemas nervosos central e periférico

1. *Febre* A PGE_2 aumenta a temperatura corporal, predominantemente via EP_3, embora a EP_1 também seja importante, sobretudo quando administrada diretamente nos ventrículos cerebrais. $PGF_{2\alpha}$ e PGI_2 exógenas induzem febre, ao passo que PGD_2 e TXA_2, não. Os pirógenos endógenos liberam interleucina 1, que, por sua vez, promove a síntese e a liberação de PGE_2. Essa síntese é bloqueada por ácido acetilsalicílico, outros AINEs e paracetamol, o que explica como esses fármacos reduzem a febre.

2. *Sono* Quando infundida nos ventrículos cerebrais, a PGD_2 induz sono natural (confirmado por análise eletrencefalográfica) por meio da ativação de receptores DP_1 e da liberação secundária de adenosina. A infusão de PGE_2 no hipotálamo posterior inibe o sono.

3. *Neurotransmissão* Os compostos de PGE inibem a liberação de norepinefrina (noradrenalina) pelas terminações nervosas simpáticas pós-ganglionares. Além disso, os AINEs aumentam a liberação de norepinefrina *in vivo*, o que sugere que as prostaglandinas possam ter participação na fisiologia desse processo. Assim, a vasoconstrição observada durante o tratamento com inibidores da COX pode, em parte, ser causada pelo aumento da liberação de norepinefrina, bem como pela inibição da síntese endotelial de vasodilatadores, como PGE_2 e PGI_2. PGE_2 e PGI_2 sensibilizam as terminações nervosas periféricas aos estímulos dolorosos. A PGE_2 atua via receptores EP_1 e EP_4, potencializando a atividade excitatória do canal catiônico e inibindo a atividade hiperpolarizante do canal de K^+, aumentando, assim, a excitabilidade da membrana. As prostaglandinas também modulam a dor no nível central. A COX-1 e a COX-2 são expressas na medula espinal e liberam prostaglandinas em resposta a estímulos dolorosos periféricos. PGE_2 e, talvez, PGD_2, PGI_2 e $PGF_{2\alpha}$ contribuem para a denominada sensibilização central, um aumento da excitabilidade dos neurônios do corno posterior da medula que amplifica a intensidade da dor, amplia a região de percepção da dor e resulta em dor causada por estímulos normalmente inócuos. A PGE_2 atua sobre o receptor EP_2, facilitando a liberação pré-sináptica de neurotransmissores excitatórios pré-sinápticos e bloqueando a neurotransmissão glicinérgica inibitória, bem como aumentando a atividade excitatória de receptores pós-sinápticos de neurotransmissores.

F. Inflamação e imunidade

A PGE_2 e a PGI_2 são os principais prostanoides associados à inflamação. Ambas acentuam de forma marcante a formação de edema e a infiltração de leucócitos, promovendo o fluxo de sangue para a região inflamada. A PGE_2 e a PGI_2, por meio da ativação de EP_2 e IP, respectivamente, aumentam a permeabilidade vascular e a infiltração de leucócitos. A PGI_2 contribui para a imunossupressão, interferindo na maturação de células dendríticas e na captação de antígenos para apresentação às células imunes. A PGE_2 suprime a resposta imunológica, inibindo a diferenciação de linfócitos B em plasmócitos secretores de anticorpos e suprimindo, assim, a resposta humoral. Ela também inibe a ação citotóxica de linfócitos T, a proliferação de linfócitos T estimulada por mitógenos e a maturação e a função de linfócitos Tʜ1. A PGE_2 é capaz de interferir na diferenciação celular mieloide, promovendo fenótipos de macrófagos supressores imunes tipo 2 e células supressoras mieloides. Esses efeitos provavelmente contribuem para o escape imune de tumores nos quais células infiltrantes derivadas mieloides apresentam fenótipos predominantemente tipo 2. O TXA_2, por meio da sua ação como agonista plaquetário, pode aumentar as interações plaquetas-leucócitos. A PGE_2 e o TXA_2 talvez tenham um papel relevante no desenvolvimento de linfócitos T, regulando a apoptose de timócitos imaturos. A PGD_2, um produto importante dos mastócitos, é um potente quimiotático para eosinófilos, nos quais induz desgranulação e biossíntese de leucotrienos. A PGD_2 também induz quimiotaxia e migração de linfócitos Tʜ2, sobretudo via ativação do DP_2, embora também se tenha comprovado a participação do DP_1. Resta esclarecer como esses dois receptores coordenam as ações da PGD_2 nos processos inflamatórios e imunes. Um produto da degradação da PGD_2, o 15d-PGJ_2, em concentrações encontradas *in vivo*, também é capaz de ativar eosinófilos via receptor DP_2 (CRTʜ2).

G. Metabolismo ósseo

As prostaglandinas são encontradas em grande quantidade no tecido esquelético, sendo produzidas por osteoblastos e células hematopoiéticas adjacentes. O principal efeito das prostaglandinas (em particular da PGE_2, que atua sobre EP_4) *in vivo* é aumentar a renovação óssea, ou seja, estimular a reabsorção e a formação de tecido ósseo. A supressão do receptor EP_4 em camundongos resulta em desequilíbrio entre reabsorção e formação de tecido ósseo, levando ao balanço negativo de massa e densidade ósseas em animais idosos. As prostaglandinas medeiam os efeitos de forças mecânicas sobre os ossos e as alterações ósseas durante a inflamação. A supressão do receptor EP_4 e a inibição da biossíntese de prostaglandinas foram ambas associadas à demora da ossificação de fraturas em estudos com animais. As prostaglandinas talvez contribuam para a perda óssea que ocorre com a menopausa; especula-se que os AINEs tenham valor terapêutico na osteoporose e na prevenção de perda óssea em idosas. Entretanto, não foram realizadas avaliações controladas de tais intervenções terapêuticas. Os AINEs, particularmente aqueles com efeito inibitório específico sobre a COX-2, retardaram a consolidação óssea em modelos experimentais com fratura. Os inibidores da COX também podem retardar a cicatrização de músculos esqueléticos, interferindo nos efeitos da prostaglandina sobre proliferação, diferenciação e fibrose de miócitos em resposta à lesão.

H. Olhos

Os derivados de PGE, PGD e PGF reduzem a pressão intraocular. O mecanismo de ação não foi esclarecido, mas provavelmente envolve o aumento do efluxo de humor aquoso da câmara anterior pela via uveoescleral (ver "Farmacologia clínica dos eicosanoides").

I. Câncer

Tem havido muito interesse na investigação do papel das prostaglandinas e, particularmente, da via da COX-2 no desenvolvimento de neoplasias. A inibição farmacológica ou a deleção genética da COX-2 inibe a formação de tumores em modelos de câncer de cólon, mama, pulmão, entre outros. Em estudos epidemiológicos de grande porte, observou-se que a utilização incidental de AINEs esteve associada à redução significativa do risco relativo desses e de outros cânceres. Com base em vários grandes estudos, a US Preventive Services Task Force (USPSTF) lançou uma recomendação em 2016 para que se inicie o uso de ácido acetilsalicílico em baixas doses para a prevenção de doença cardiovascular e câncer colorretal em indivíduos com idade entre 50 e 59 anos com risco aumentado de doença cardiovascular. A eficácia antineoplásica do ácido acetilsalicílico em seres humanos pode estar relacionada com a hiperatividade da via PI3-cinase/Akt em células neoplásicas. Em pacientes com polipose familiar do cólon, os inibidores da COX foram associados à redução significativa da formação de pólipos. Polimorfismos na COX-2 foram associados ao aumento do risco de alguns cânceres. Diversos estudos sugeriram que a expressão de COX-2 está associada a marcadores de progressão tumoral no câncer de mama. No tecido mamário de camundongos, a COX-2 é oncogênica, ao passo que o uso de AINEs foi associado à redução do risco de câncer de mama em mulheres, principalmente de tumores positivos para receptor hormonal. Apesar dos dados favoráveis à hipótese de que a COX-2 seja a fonte predominante de prostaglandinas oncogênicas, não foram realizados ensaios clínicos randomizados para determinar se a inibição específica da COX-2 produz efeitos antioncogênicos superiores aos dos AINEs não seletivos. Na verdade, dados obtidos em modelos animais e estudos epidemiológicos em seres humanos são consistentes com a participação da COX-1, assim como da COX-2, na produção de prostanoides oncogênicos. Entretanto, estudos clínicos em andamento para o uso de ácido acetilsalicílico para a quimioprevenção de câncer apresentaram resultados conflitantes, possivelmente devido a vários fatores, incluindo idade dos pacientes no início do tratamento, tipo de câncer e comorbidades dos pacientes.

A PGE_2, considerada o principal prostanoide oncogênico, facilita a iniciação, a progressão e a metástase tumorais por meio de diversos efeitos biológicos, estimulando a proliferação e a angiogênese, aumentando a invasividade celular e modulando a imunossupressão. Em tumores, é evidente a maior expressão de mPGES-1, e estudos pré-clínicos corroboraram a possibilidade de uso de inibidores da mPGES-1 para quimioprevenção ou tratamento. Nos tumores, níveis reduzidos de OATP2A1 e 15-PGDH, que medeiam, respectivamente, a captação celular e a inativação metabólica da PGE_2, provavelmente contribuem para manter a atividade sustentada da PGE_2. Os papéis pró e antioncogênico de outros prostanoides continuam sendo investigados, e o TXA_2 surge como outro provável mediador pró-carcinogênico, com origem na COX-2 de macrófagos ou na COX-1 de plaquetas. Pesquisas realizadas com camundongos sem receptores EP_1, EP_2 ou EP_4 confirmaram a redução da doença em diversos modelos de carcinogênese. Em contrapartida, o EP_3 não tem esse papel e pode, inclusive, ter um papel protetor contra alguns cânceres. A transativação do receptor do fator de crescimento epidérmico (EGFR, do inglês *epidermal growth factor receptor*) foi associada à atividade oncogênica da PGE_2. A PGD_2, atuando sobre o receptor DP_1, é capaz de reduzir a angiogênese, reduzindo, também, a progressão do tumor.

Efeitos da lipoxigenase e metabólitos derivados de CYP

As lipoxigenases geram compostos capazes de regular respostas celulares específicas que são importantes para a inflamação e para a imunidade. Os metabólitos de CYP afetam as funções de transporte do néfron diretamente ou via metabolismo em compostos ativos (ver adiante). As funções biológicas das diversas formas de ácidos hidroxi e hidroperoxieicosaenoicos são, em grande parte, desconhecidas, porém a sua potência farmacológica é impressionante.

A. Células sanguíneas e inflamação

O LTB_4, atuando junto ao receptor BLT_1, tem um efeito quimiotático potente para linfócitos T, neutrófilos, eosinófilos, monócitos e, possivelmente, mastócitos. O LTB_4 também contribui para a ativação de neutrófilos e eosinófilos e para a adesão monócito-endotélio. Os leucotrienos cisteínicos são quimiotáticos potentes para eosinófilos e linfócitos T. Os leucotrienos cisteínicos também geram conjuntos distintos de citocinas por meio da ativação de $cysLT_1$ e $cysLT_2$ de mastócitos. Em maiores concentrações, esses leucotrienos também estimulam a aderência e a desgranulação de eosinófilos, com liberação de citocina ou quimiocina e formação de radicais livres. Além disso, eles contribuem para a inflamação, aumentando a permeabilidade endotelial e promovendo, assim, a migração de células inflamatórias ao local de inflamação. Os leucotrienos foram implicados na patogênese da inflamação, sobretudo em doenças crônicas, como asma e doença inflamatória intestinal.

As lipoxinas têm efeitos diversos sobre leucócitos, incluindo a ativação de monócitos e macrófagos e a inibição da ativação de neutrófilos, eosinófilos e linfócitos. As lipoxinas A e B inibem a citotoxicidade de células natural *killer* (destruidoras naturais).

B. Coração e músculos lisos

1. *Cardiovascular* Em baixas concentrações, o 12(*S*)-HETE estimula a proliferação e a migração de células do músculo liso vascular; ele também pode ter algum papel na proliferação miointimal que ocorre após a lesão vascular, como a causada por angioplastia. Na musculatura lisa vascular, o LTB_4 pode causar vasoconstrição, assim como migração e proliferação de células musculares lisas, possivelmente contribuindo para a aterosclerose e para a proliferação neointimal induzida por lesão. O LTC_4 e o LTD_4 reduzem a contratilidade do miocárdio e o fluxo sanguíneo coronariano, levando à redução do débito cardíaco. As lipoxinas A e B produzem um efeito vasoconstritor coronariano *in vitro*. Além de sua ação vasodilatadora, os EETs podem reduzir a hipertrofia cardíaca, assim como a proliferação e a migração do músculo liso vascular nos leitos sistêmico e pulmonar.

2. *Gastrintestinal* As células epiteliais do cólon humano sintetizam LTB_4, um quimiotático para neutrófilos. A mucosa colônica de pacientes com doença inflamatória intestinal contém quantidades substancialmente aumentadas de LTB_4. Parece que a ativação do receptor BLT_2, possivelmente por outros agonistas que não o LTB_4, tem efeito protetor no epitélio colônico e contribui para manter a função de barreira.

3. *Vias respiratórias* Os leucotrienos cisteínicos, em particular o LTC_4 e o LTD_4, são broncoconstritores potentes e causam o aumento da permeabilidade microvascular, a exsudação de plasma e a secreção de muco nas vias respiratórias. Há controvérsia acerca de diferenças no padrão e na especificidade dos receptores de leucotrienos em animais e seres humanos. No pulmão humano, não foram encontrados receptores específicos de LTC_4, mas verificou-se a presença de receptores com alta e baixa afinidade por LTD_4.

C. Sistema renal

Há evidências substanciais de que os produtos da epoxigenase participam da regulação da função renal, embora o seu papel exato no rim humano não tenha sido esclarecido. Tanto o 20-HETE quanto os EETs são produzidos no tecido renal. O 20-HETE, um potente bloqueador dos canais de K^+ ativados por Ca^{2+} da musculatura lisa que provoca vasoconstrição de artérias renais, foi implicado na patogênese da hipertensão. Em contrapartida, há estudos indicativos de efeito anti-hipertensivo dos EETs em razão de suas ações vasodilatadora e natriurética. Os EETs aumentam o fluxo sanguíneo renal e talvez atuem como protetores contra danos inflamatórios aos rins, reduzindo a infiltração de macrófagos nos glomérulos. Inibidores da epóxido hidrolase solúvel, que prolongam a atividade biológica dos EETs, estão sendo desenvolvidos como possíveis fármacos anti-hipertensivos. Estudos *in vitro* e em modelos animais corroboram a possibilidade de uso da sEH como alvo para o controle da pressão arterial, embora o potencial para a vasoconstrição pulmonar e a promoção de tumores por meio de ações antiapoptóticas requeiram maiores investigações.

D. Miscelânea

Há produção de leucotrienos e receptores de leucotrienos no endométrio e no miométrio. Eles podem estar envolvidos na dismenorreia primária.

O 12-HETE estimula a liberação de aldosterona pelo córtex suprarrenal e medeia parte da liberação de aldosterona via angiotensina II, mas não do hormônio adrenocorticotrófico.

INIBIÇÃO DA SÍNTESE DE EICOSANOIDES

Os corticosteroides bloqueiam todas as vias conhecidas de síntese de eicosanoides, em parte estimulando a síntese de diversas proteínas inibitórias, denominadas anexinas ou lipocortinas. Eles inibem a atividade da fosfolipase A_2, interferindo na ligação de fosfolipídeos e, consequentemente, impedindo a liberação de ácido araquidônico.

Os AINEs (p. ex., **indometacina**, **ibuprofeno**; ver Capítulo 36) bloqueiam a formação de prostaglandina e de tromboxano, inibindo, de modo reversível, a atividade da COX. Os AINEs tradicionais não são seletivos para COX-1 ou COX-2. Os mais recentes, propositalmente denominados inibidores seletivos da COX-2, variam – assim como os mais antigos – quanto ao seu grau de seletividade. De fato, há variabilidade considerável entre (e nos) indivíduos quanto ao grau de seletividade obtido com a mesma dose e com o mesmo AINE. O **ácido acetilsalicílico** é um inibidor irreversível da COX. Em plaquetas, que são desprovidas de núcleo, a COX-1 (a única isoforma expressa em plaquetas maduras) não pode ser restabelecida por meio da biossíntese proteica, o que resulta em inibição prolongada da biossíntese de TXA_2; esse efeito é a base para os efeitos do tratamento com ácido acetilsalicílico para a redução da incidência de infarto agudo do miocárdio secundário.

Agonistas e antagonistas do receptor EP estão sob avaliação para o tratamento de fraturas ósseas e osteoporose. No entanto, antagonistas do receptor TP investigados no tratamento de síndromes cardiovasculares não foram superiores ao ácido acetilsalicílico. A inibição direta da biossíntese de PGE_2 por meio da inibição seletiva da isoforma induzível da mPGES-1 também vem sendo estudada quanto à possível eficácia terapêutica para dor e inflamação, doença cardiovascular e quimioprevenção de câncer.

Embora sejam menos efetivos do que os corticosteroides inalados, um inibidor da 5-LOX (**zileutona** [não disponível no Brasil]) e os antagonistas seletivos do receptor $CysLT_1$ para leucotrienos (**zafirlucaste** [não disponível no Brasil], **montelucaste** e **pranlucaste** (não disponível no Brasil); ver Capítulo 20) são utilizados clinicamente para tratamento de asma leve a moderada. As crescentes evidências da importância dos leucotrienos na doença cardiovascular expandiram as possíveis aplicações clínicas dos modificadores de leucotrienos. Foram publicados dados conflitantes de estudos realizados em animais, que variam em função do modelo de doença e da molécula-alvo (5-LOX *versus* FLAP) utilizados. Estudos genéticos em seres humanos demonstraram uma ligação entre doença cardiovascular e polimorfismos nas enzimas da biossíntese de leucotrienos e indicaram uma interação entre as vias da 5-LOX e da COX-2 em algumas populações.

Os AINEs geralmente não inibem a atividade da lipoxigenase nas concentrações obtidas clinicamente capazes de inibir a atividade da COX. De fato, ao inibir a conversão do ácido araquidônico por meio da via da COX, os AINEs aumentam a disponibilidade de substrato para ser metabolizado por meio da via da lipoxigenase, levando ao aumento da formação de leucotrienos inflamatórios e proliferativos. Mesmo entre as vias dependentes de COX, a inibição da síntese de um derivado pode aumentar a síntese de um produto enzimaticamente relacionado. Portanto, estão sendo desenvolvidos fármacos capazes de inibir tanto a COX quanto a lipoxigenase. Um desses fármacos, a **darbufelona**, inibidor da COX-2/5-LOX, apresentou resultados promissores em estudos com células cancerosas e modelos de tumor em camundongos. Esses estudos mecanísticos, em conjunto com a observação da regulação positiva tanto da COX-2 quanto da 5-LOX em vários tumores humanos, incluindo câncer pancreático, sugerem que essa pode ser uma temática importante para futuros estudos.

FARMACOLOGIA CLÍNICA DOS EICOSANOIDES

Diversas abordagens foram utilizadas na aplicação clínica dos eicosanoides. Em primeiro lugar, foram desenvolvidos análogos de prostaglandinas naturais estáveis por via oral ou parenteral de ação prolongada (Figura 18-5). Em segundo lugar, foram desenvolvidos

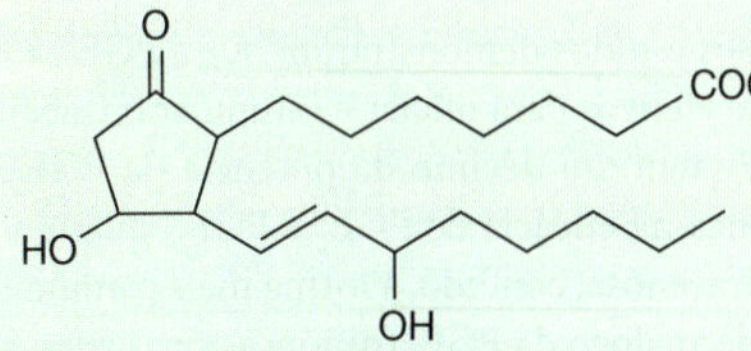

Alprostadil (prostaglandina E_1)

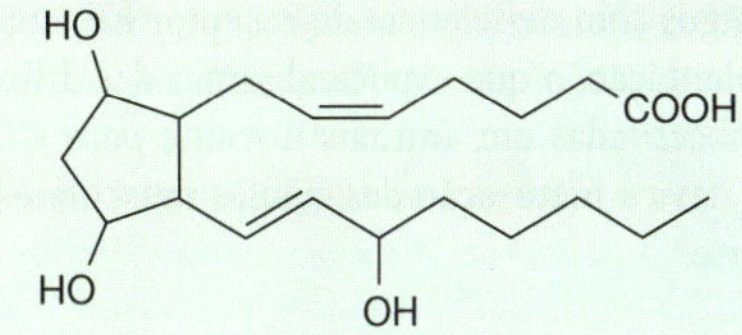

Prostaglandina $F_{2\alpha}$ ($PGF_{2\alpha}$)

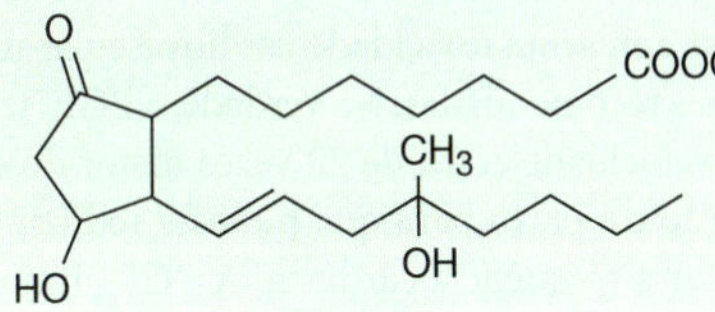

Misoprostol (análogo da prostaglandina E_1)

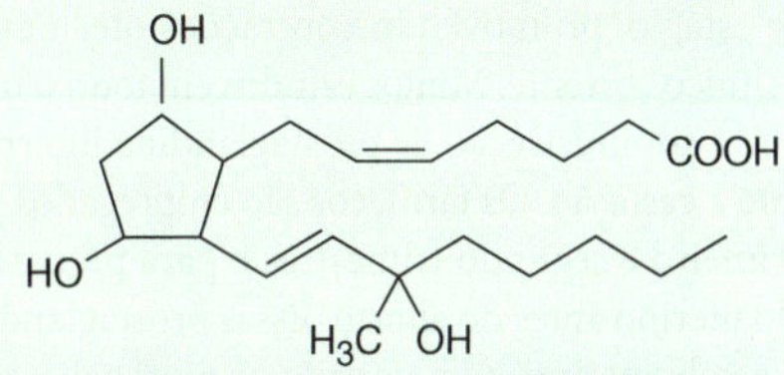

Trometamina de carboprosta (análogo da prostaglandina $F_{2\alpha}$)

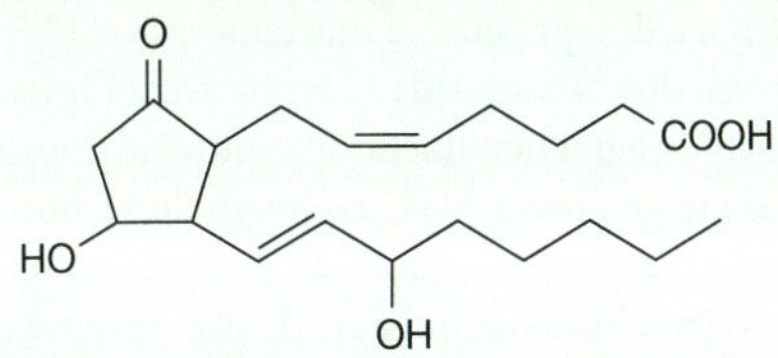

Dinoprostona (prostaglandina E_2, PGE_2)

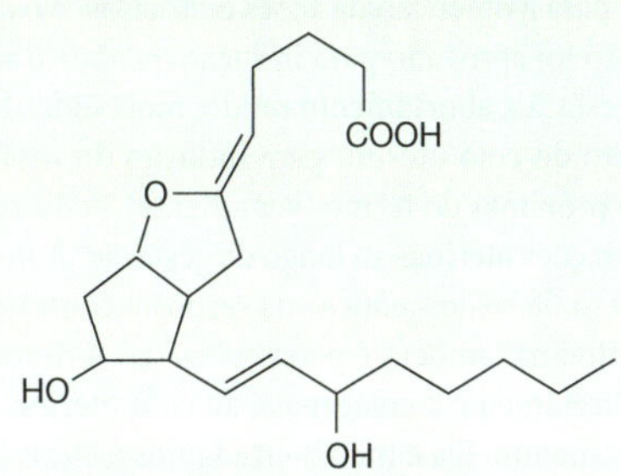

Epoprostenol (prostaciclina, PGI_2)

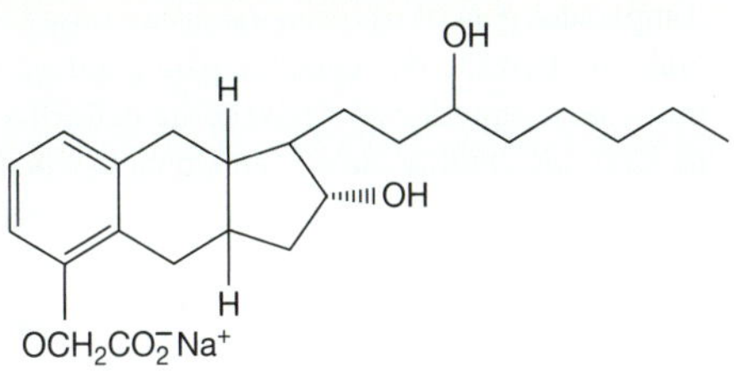

Treprostinila sódica

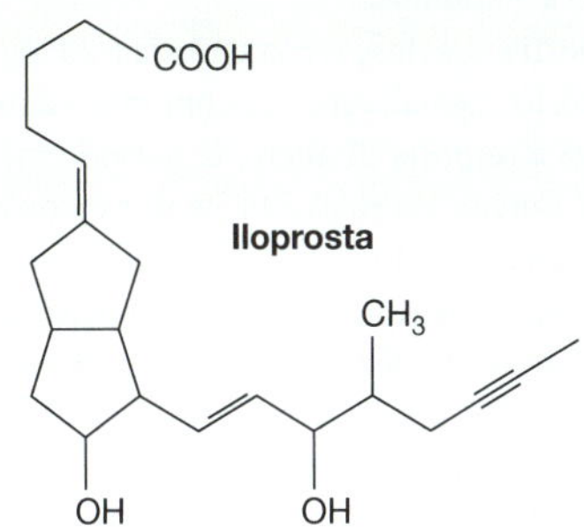

Iloprosta

FIGURA 18-5 Estrutura química de algumas prostaglandinas e análogos da prostaglandina atualmente utilizados na clínica diária.

inibidores de enzimas e antagonistas dos receptores para interferir na síntese ou nos efeitos dos eicosanoides. A descoberta da COX-2 como a principal fonte de prostanoides inflamatórios levou ao desenvolvimento de inibidores seletivos da COX-2, em um esforço para preservar as funções gastrintestinal e renal determinadas pela COX-1, reduzindo, assim, a toxicidade. Entretanto, é evidente que a acentuada redução da biossíntese de PGI_2, que ocorre com a inibição da COX-2 sem a inibição concorrente do TXA_2 derivado da COX-1 plaquetária, impede o bloqueio protetor dos mediadores endógenos da disfunção cardiovascular e leva ao aumento de eventos cardiovasculares em pacientes que utilizam inibidores seletivos da COX-2. Em terceiro lugar, esforços para modificar a dieta – para alterar os precursores de ácidos graxos poli-insaturados nos fosfolipídeos da membrana celular e, assim, modificar a síntese de eicosanoides – são bastante utilizados com produtos vendidos sem receita médica e dictas que enfatizam maior consumo de peixes de águas mais frias.

Sistema reprodutor feminino

Pesquisas realizadas em camundongos nocaute confirmaram a participação de prostaglandinas na reprodução e no trabalho de parto. A $PGF_{2\alpha}$ derivada da COX-1 parece importante para a luteólise, o que é corroborado pela ocorrência de parto retardado em camundongos com deficiência de COX-1. Uma interação complexa entre

$PGF_{2\alpha}$ e ocitocina é essencial para o desencadeamento do trabalho de parto. Camundongos com deficiência do receptor EP_2 apresentam defeito pré-implantação, o que explica algumas das dificuldades de procriação observadas em animais nocaute para COX-2. A produção de PGI_2 leva à maturação das células musculares lisas uterinas antes do parto.

A. Abortamento

A PGE_2 e a $PGF_{2\alpha}$ têm ações ocitócicas potentes. A capacidade das prostaglandinas E e F e de seus análogos de interromperem a gestação em qualquer estágio, promovendo contrações uterinas, foi adaptada para uso clínico corrente. Muitos estudos em todo o mundo confirmaram que a administração de prostaglandina interrompe de forma eficiente a gestação. Os fármacos são empregados para abortamento de primeiro e segundo trimestres e para preparo ou apagamento do colo uterino antes do aborto. Essas prostaglandinas parecem amolecer o colo uterino, aumentando os proteoglicanos e alterando as propriedades biofísicas do colágeno.

A **dinoprostona**, uma formulação sintética de PGE_2, é administrada por via vaginal para a obtenção de ações ocitócicas. Nos Estados Unidos, o fármaco foi aprovado para indução de aborto no segundo trimestre de gestação, abortamento retido, mola hidatiforme benigna e apagamento do colo uterino para indução do parto em pacientes a termo ou próximas do termo (ver adiante). A dinoprostona estimula as contrações uterinas ao longo da gestação. À medida que a gestação evolui, o útero aumenta a sua resposta contrátil, e o efeito contrátil da ocitocina também é potencializado. A dinoprostona também afeta diretamente a colagenase do colo uterino, produzindo o seu amolecimento. Ela é metabolizada nos tecidos locais e em primeira passagem pelos pulmões (~ 95%). Os metabólitos são excretados principalmente pela urina. A meia-vida plasmática da dinoprostona é de 2,5 a 5 minutos.

Com objetivos abortivos, a dose recomendada é 20 mg de dinoprostona em supositório vaginal, repetida com intervalos de 3 a 5 horas, de acordo com a resposta do útero. O período médio até o aborto é de 17 horas, porém, em mais de 25% dos casos, o abortamento é incompleto, necessitando de intervenção adicional.

Foram associadas antiprogestinas (p. ex., **mifepristona**) a análogos sintéticos de PGE_1 com efeito ocitótico por via oral (**misoprostol**) para produzir abortamento precoce. Esse esquema está disponível nos Estados Unidos e na Europa (ver Capítulo 40) (não disponível no Brasil). A facilidade de uso e a efetividade da associação despertou grande oposição em alguns locais. Os principais efeitos tóxicos são dor em cólica e diarreia. As vias oral e vaginal de administração são igualmente efetivas, porém a vaginal foi associada ao aumento da incidência de sepse, de modo que, atualmente, recomenda-se a via oral.

Um análogo da $PGF_{2\alpha}$ também é utilizado em obstetrícia. Esse fármaco, a **trometamina de carboprosta** (15-metil-$PGF_{2\alpha}$; o grupo 15-metil prolonga a duração da sua ação) (não disponível no Brasil), é utilizado para induzir abortamento no segundo trimestre e para controlar a hemorragia pós-parto que não esteja respondendo aos métodos normais de tratamento. A taxa de sucesso é de cerca de 80%. A administração é feita com injeção intramuscular única de 250 mcg, que pode ser repetida, caso necessário. É comum haver vômitos e diarreia, provavelmente em razão da estimulação da musculatura lisa gastrintestinal. Algumas pacientes apresentam broncoconstrição transitória. Em cerca de um oitavo das pacientes, observa-se elevação transitória da temperatura.

B. Facilitação do parto

Diversos estudos demonstraram que a PGE_2, a $PGF_{2\alpha}$ e seus análogos são efetivos para iniciar e estimular o trabalho de parto, porém a $PGF_{2\alpha}$ tem um décimo da potência da PGE_2. Não parece haver diferença na eficácia de PGE_2 e $PGF_{2\alpha}$ quando administradas por via intravenosa; contudo, a forma mais comum de uso é a aplicação local de análogo da PGE_2 (dinoprostona) para estimular o trabalho de parto por meio do amarurecimento do colo uterino. Esses agentes e a ocitocina têm taxas de sucesso semelhantes e intervalos entre indução e nascimento comparáveis. As reações adversas das prostaglandinas são moderadas, com incidência ligeiramente maior de náuseas, vômitos e diarreia em comparação com a ocitocina. A toxicidade gastrintestinal da $PGF_{2\alpha}$ é maior do que a da PGE_2. Nenhuma das duas apresenta toxicidade cardiovascular materna significativa nas doses recomendadas. Na verdade, a PGE_2 teria de ser infundida a uma velocidade cerca de 20 vezes maior do que a utilizada para a indução do parto para que pudesse reduzir a pressão arterial e aumentar a frequência cardíaca. A $PGF_{2\alpha}$ induz broncoconstrição e deve ser utilizada com cautela em mulheres com asma; contudo, não se observaram crises de asma ou broncoconstrição durante a indução de parto. Embora tanto a PGE_2 quanto a $PGF_{2\alpha}$ atravessem a barreira fetoplacentária, a toxicidade fetal é incomum.

Para a indução do trabalho de parto ou o apagamento do colo uterino, a dinoprostona é utilizada em gel (0,5 mg de PGE_2 a cada 6 horas; dose acumulada máxima em 24 horas de 1,5 mg) ou em implante vaginal de liberação controlada (10 mg PGE_2), com capacidade de liberar PGE_2 ao longo de 12 horas. O amolecimento do colo uterino para a indução do parto reduz substancialmente o tempo para início do trabalho de parto e o período até o nascimento. Uma vantagem da formulação de liberação controlada é a menor incidência de efeitos colaterais gastrintestinais (< 1% *vs.* 5,7%).

Os efeitos da administração oral de PGE_2 (0,5-1,5 mg/h) foram comparados com os da ocitocina intravenosa e os da demoxitocina oral, um derivado da ocitocina, para a indução do parto. A PGE_2 mostrou-se superior ao derivado da ocitocina por via oral e, na maioria dos estudos, tão eficiente quanto a ocitocina intravenosa. A $PGF_{2\alpha}$ oral causa demasiada toxicidade gastrintestinal para ser utilizada por essa via.

Teoricamente, a PGE_2 e a $PGF_{2\alpha}$ deveriam ser superiores à ocitocina na indução de parto em mulheres com pré-eclâmpsia e eclâmpsia ou com doenças cardíacas e renais, pois, diferentemente da ocitocina, não apresentam efeito antidiurético. Além disso, a PGE_2 tem efeito natriurético. No entanto, os benefícios clínicos desses efeitos não foram comprovados. Nos casos com morte fetal intrauterina, as prostaglandinas, utilizadas isoladamente ou em associação à ocitocina, parecem induzir o parto de forma efetiva.

C. Dismenorreia

A dismenorreia primária é atribuída ao aumento da síntese de PGE_2 e $PGF_{2\alpha}$ pelo endométrio durante a menstruação, com contrações uterinas levando à dor isquêmica. Os AINEs inibem com sucesso a síntese dessas prostaglandinas (ver Capítulo 36) e, assim, aliviam a dismenorreia em 75 a 85% dos casos. Alguns desses fármacos estão disponíveis para venda sem receita médica. O ácido acetilsalicílico também é efetivo na dismenorreia, porém, em virtude da sua baixa potência e rápida hidrólise, são necessárias doses muito altas e administração frequente. Além disso, a acetilação da COX plaquetária, causando inibição irreversível da síntese de TXA_2 pelas plaquetas, pode aumentar o volume de sangue perdido com a menstruação.

Sistema reprodutor masculino

A injeção no corpo cavernoso ou a introdução de supositório uretral de **alprostadil** (PGE_1) é um tratamento de segunda escolha para a disfunção erétil. A dose injetada é de 2,5 a 25 mcg; a dose inicial recomendada para supositórios varia de 125 ou 250 mcg até 1.000 mcg. Dor no pênis é um efeito colateral frequente que pode estar relacionado com os efeitos álgicos dos derivados da PGE; entretanto, poucos pacientes interrompem o uso em razão de dor. Ereção prolongada e priapismo são efeitos colaterais que ocorrem em menos de 4% dos pacientes e são minimizados por titulação cuidadosa até a dose mínima efetiva. Quando aplicado em injeção, o alprostadil pode ser utilizado como monoterapia ou em associação à papaverina ou fentolamina.

Sistema renal

A biossíntese aumentada de prostaglandinas foi associada a uma forma de síndrome de Bartter. Trata-se de uma doença rara, caracterizada por pressão arterial baixa ou normal, menor sensibilidade à angiotensina, hiper-reninemia, hiperaldosteronismo e perda excessiva de K^+. Também há aumento da excreção de prostaglandinas, sobretudo de metabólitos da PGE, na urina. Após a administração de inibidores da COX em longo prazo, a sensibilidade à angiotensina, as concentrações plasmáticas de renina e a concentração plasmática de aldosterona retornam ao normal. Embora aumente, o K^+ plasmático se mantém baixo, e a perda urinária persiste. Não se sabe se o aumento da biossíntese de prostaglandina é a causa primária da síndrome de Bartter ou um reflexo de falhas fisiológicas mais básicas.

Sistema circulatório

A. Hipertensão pulmonar

A PGI_2 reduz as resistências vasculares periférica, pulmonar e coronariana. A hipertensão pulmonar é caracterizada por aumento da resistência vascular nos vasos sanguíneos pulmonares. A PGI_2 tem sido utilizada no tratamento da hipertensão pulmonar oriunda de doença pulmonar primária, doenças cardíacas ou sistêmicas. Além disso, a prostaciclina tem sido utilizada com sucesso no tratamento de hipertensão portopulmonar secundária à doença hepática. A primeira preparação comercial de PGI_2 aprovada para o tratamento da hipertensão pulmonar (**epoprostenol**) melhora os sintomas, prolonga a sobrevivência e atrasa ou evita a necessidade de transplante de pulmão ou coração-pulmão. Os efeitos colaterais incluem rubor, cefaleia, hipotensão, náuseas e diarreia. A meia-vida plasmática extremamente curta (3-5 minutos) do epoprostenol torna necessária a infusão intravenosa contínua através de cateter venoso central para o tratamento em longo prazo. A dose da infusão intravenosa de epoprostenol deve ser aumentada gradualmente com base em recorrência, persistência ou agravamento dos sintomas. Diversos análogos de prostaciclina com meia-vida mais longa foram desenvolvidos e utilizados clinicamente. A **iloprosta** (meia-vida de cerca de 30 minutos) geralmente é inalada 6 a 9 vezes ao dia (2,5-5 mcg/dose), embora tenha sido administrada por via intravenosa fora dos Estados Unidos. A **treprostinila** (meia-vida de cerca de 4 horas) pode ser administrada por via subcutânea, em infusão intravenosa, ou por inalação. Recentemente, dois agonistas orais do receptor de prostaciclina foram aprovados pela FDA (assim como pela Anvisa): **selexipague** (um profármaco que é rapidamente convertido em um agonista ativo do receptor de prostaciclina) e uma preparação oral de **treprostinila**. Outros medicamentos utilizados na hipertensão pulmonar foram discutidos no Capítulo 17.

B. Doença vascular periférica

Diversos trabalhos investigaram o uso de PGE_1 e PGI_2 no tratamento de pacientes com fenômeno de Raynaud e/ou doença arterial periférica. Entretanto, esses estudos são, em geral, pequenos e apresentam outras limitações metodológicas. Atualmente, esses compostos não são utilizados para o tratamento da doença vascular periférica.

C. Persistência do ducto arterioso

A patência do canal arterial fetal depende da atuação da PGE_2 derivada da COX-2 sobre o receptor EP_4. Após o nascimento, a redução nas concentrações de PGE_2, como consequência do aumento do seu metabolismo, permite o fechamento do ducto arterioso. Em alguns tipos de cardiopatia congênita (p. ex., transposição dos grandes vasos, atresia pulmonar, estenose da artéria pulmonar), é importante manter a patência do canal arterial do neonato até que seja realizada a cirurgia corretiva. Isso pode ser feito com o uso de **alprostadil** (PGE_1). Assim como a PGE_2, a PGE_1 tem efeito vasodilatador e inibidor da agregação plaquetária, além de produzir contração do útero e da musculatura lisa intestinal. As reações adversas incluem apneia, bradicardia, hipotensão e hiperpirexia. Em razão da rápida eliminação pulmonar (meia-vida de cerca de 5 a 10 minutos em adultos saudáveis e neonatos), o fármaco deve ser administrado em infusão contínua na velocidade inicial de 0,05 a 0,1 mcg/kg/min, que pode ser aumentada até 0,4 mcg/kg/min. O tratamento prolongado foi associado à fragilidade e ruptura do ducto arterioso.

Nos casos com fechamento retardado do ducto arterioso, inibidores da COX são utilizados com frequência para inibir a síntese de PGE_2 e, consequentemente, promover o fechamento do ducto. Lactentes prematuros que evoluem com desconforto respiratório causado por falha no fechamento do ducto podem ser tratados com indometacina ou ibuprofeno com alta taxa de sucesso. Com frequência, esse tratamento evita a necessidade de fechamento cirúrgico do ducto.

Sangue

Conforme destacado anteriormente, o TXA_2 promove a agregação plaquetária, ao passo que a PGI_2 e, talvez, a PGE_2 e a PGD_2 inibem a agregação. A administração crônica de ácido acetilsalicílico em dose baixa (81 mg/dia) inibe, de forma seletiva e irreversível, a COX-1 plaquetária e seu principal produto, o TXA_2, sem modificar a atividade das COX-1 ou COX-2 não plaquetárias (ver Capítulo 34). O TXA_2, além de ativar as plaquetas, amplifica a resposta a outros agonistas plaquetários; assim, a inibição da síntese da TXA_2 evita a agregação plaquetária secundária induzida por difosfato de adenosina, por concentrações baixas de trombina e colágeno e pela epinefrina (adrenalina). Considerando-se que seus efeitos são reversíveis no intervalo de dose preconizado, os AINEs não seletivos (p. ex., ibuprofeno) não reproduzem esse efeito, embora o naproxeno, em razão de sua longa meia-vida, talvez produza efeitos benéficos sobre as plaquetas em alguns indivíduos. Não surpreende, dada a ausência de COX-2 nas plaquetas, que os inibidores seletivos da COX-2 não alterem a biossíntese plaquetária de TXA_2 nem sejam inibidores plaquetários. No entanto, a síntese de PGI_2 derivada da COX-2 é substancialmente suprimida durante a inibição seletiva da COX-2, o que exclui qualquer impedimento para a ação cardiovascular do TXA_2 e de outros agonistas plaquetários. A redução seletiva da produção de PGI_2 explica o aumento de eventos cardiovasculares indesejados, sobretudo os que envolvem grandes problemas na circulação coronariana, em seres humanos tratados com coxibes ou com AINE não seletivo. Doses altas de ibuprofeno implicam risco semelhante, ao passo que doses altas de naproxeno parecem neutras quanto ao risco de trombose.

Grandes estudos clínicos demonstraram claramente a utilidade de baixas doses de ácido acetilsalicílico para a prevenção secundária de eventos cardiovasculares indesejados (p. ex., prevenção de um segundo evento após um evento inicial). Também há algumas evidências de que baixas doses de ácido acetilsalicílico possam conferir proteção cardiovascular primária (proteção contra um evento cardiovascular inicial), principalmente em indivíduos com alto risco cardiovascular. Entretanto, doses baixas de ácido acetilsalicílico aumentam em duas vezes o risco de sangramento gastrintestinal grave em comparação com placebo. Os efeitos do ácido acetilsalicílico sobre a função plaquetária serão discutidos em mais detalhes no Capítulo 34.

Sistema respiratório

Quando administrada na forma de aerossol, a PGE_2 é um broncodilatador potente. Infelizmente, ela também induz tosse, e o desenvolvimento de um análogo capaz de produzir apenas broncodilatação não tem sido fácil.

A $PGF_{2\alpha}$ e o TXA_2 são broncoconstritores potentes, e já se cogitou que fossem mediadores primários da asma. Polimorfismos nos genes da PGD_2 sintase, de ambos os receptores DP e do receptor TP foram associados à asma em seres humanos. Antagonistas dos receptores DP, em particular aqueles direcionados contra o DP_2, estão sendo investigados como tratamento potencial para doenças alérgicas, incluindo a asma. Entretanto, os leucotrienos cisteínicos – LTC_4, LTD_4 e LTE_4 – provavelmente predominam durante a constrição asmática das vias respiratórias. Conforme descrito no Capítulo 20, os inibidores dos receptores dos leucotrienos (p. ex., **zafirlucaste**, **montelucaste**) são efetivos no tratamento da asma. Um inibidor da lipoxigenase (**zileutona**) também foi utilizado para o tratamento da asma, mas não tão frequentemente quanto os inibidores dos receptores. Não se determinou se os leucotrienos são parcialmente responsáveis pela síndrome do desconforto respiratório agudo.

Os corticosteroides e o cromoglicato dissódico também são úteis no tratamento da asma. Os corticosteroides inibem a síntese de eicosanoides e, assim, reduzem a quantidade de mediador eicosanoide disponível para liberação. O cromoglicato dissódico parece inibir a liberação de eicosanoides e de outros mediadores, como a histamina e o fator ativador de plaquetas dos mastócitos.

Trato gastrintestinal

A palavra "citoproteção" foi cunhada para descrever o efeito protetor admirável que as prostaglandinas E produzem contra úlceras pépticas em animais em doses que não reduzem a secreção de ácidos. Desde então, diversas pesquisas experimentais e ensaios clínicos demonstraram que os compostos de PGE e seus análogos conferem proteção contra úlceras pépticas produzidas por esteroides ou por AINEs. O **misoprostol** é um análogo sintético da PGE_1 ativo por via oral. A indicação aprovada pela FDA é para a prevenção de úlcera péptica induzida por AINEs. Esse e outros análogos da PGE (p. ex., emprostila) são citoprotetores em baixas doses e inibem a secreção de ácido no estômago em doses mais elevadas. Devido ao seu efeito abortivo, o misoprostol é um fármaco de categoria X na gestação. O uso do misoprostol não é comum, em parte devido às suas reações adversas, incluindo desconforto abdominal e, ocasionalmente, diarreia. Dor óssea e hiperostose dose-dependentes foram descritas em pacientes com doença hepática tratados com PGE por longos períodos. A **lubiprostona** é um derivado da prostaglandina E_1 que ativa canais de cloreto e estimula secreções gastrintestinais. Ela é utilizada na síndrome do intestino irritável com constipação.

Inibidores seletivos da COX-2 foram desenvolvidos com o intuito de preservar a COX-1, evitando distúrbios na citoproteção natural proporcionada por PGE_2 e PGI_2 produzidas localmente no trato gastrintestinal (ver Capítulo 36). Entretanto, esse benefício é observado apenas com inibidores altamente seletivos e é comprometido, pelo menos em nível populacional, pela toxicidade cardiovascular.

Sistema imune

As células do sistema imune contribuem substancialmente para a biossíntese de eicosanoides durante a resposta imune. Os linfócitos T e B não são fontes primárias de síntese; contudo, podem suprir os monócitos-macrófagos de ácido araquidônico para a síntese de eicosanoides. Além disso, há evidências de interação célula-célula, mediada por eicosanoide, entre plaquetas, eritrócitos, leucócitos e células endoteliais.

A PGE_2 e a PGI_2 limitam a proliferação de linfócitos T *in vitro*, assim como os corticosteroides. A PGE_2 também inibe a diferenciação de linfócitos B e a função de apresentação de antígenos das células derivadas de mieloides, suprimindo a reação imune. A expansão clonal de células T é atenuada por meio da inibição de interleucinas 1 e 2 e de expressão de antígeno classe II por macrófagos ou outras células apresentadoras de antígenos. Leucotrienos, TXA_2 e fator ativador de plaquetas estimulam a expansão clonal de células T. Esses compostos estimulam a formação de interleucina 1 e interleucina 2, assim como a expressão dos receptores da interleucina 2. Os leucotrienos também promovem a liberação da gamainterferona e podem substituir a interleucina 2 como fator estimulador de gamainterferona. A PGD_2 induz quimiotaxia e migração de linfócitos TH2. Esses efeitos dos eicosanoides obtidos *in vitro* concordam com achados *in vivo* em animais com rejeição aguda de órgãos transplantados.

A. Inflamação

O ácido acetilsalicílico vem sendo utilizado no tratamento de todos os tipos de artrite há aproximadamente 100 anos, mas seu mecanismo de ação – inibição da atividade da COX – só foi descoberto em 1971. A COX-2 parece ser a forma da enzima mais associada às células envolvidas no processo inflamatório, embora, como destacado, a COX-1 também contribua de forma significativa com a biossíntese de prostaglandinas durante o processo inflamatório. O ácido acetilsalicílico e outros fármacos anti-inflamatórios que inibem a COX serão discutidos no Capítulo 36.

B. Artrite reumatoide

Na artrite reumatoide, há deposição de complexos imunes nas articulações afetadas, causando reação inflamatória amplificada por eicosanoides. Linfócitos e macrófagos acumulam-se na sinóvia, ao passo que os leucócitos se localizam, sobretudo, no líquido sinovial. Os principais eicosanoides produzidos por leucócitos são os leucotrienos, que facilitam a proliferação de linfócitos T e atuam como quimiotáticos. Os macrófagos humanos sintetizam os produtos da COX, PGE_2 e TXA_2, bem como grandes quantidades de leucotrienos.

Glaucoma

A **latanoprosta**, um derivado estável e de ação longa da $PGF_{2\alpha}$, foi o primeiro prostanoide utilizado no tratamento de glaucoma. O sucesso da latanoprosta estimulou o desenvolvimento de prostanoides semelhantes com efeito hipotensor ocular: **bimatoprosta**, **travoprosta** e **tafluprosta** estão atualmente disponíveis. Esses fármacos atuam no receptor FP e são administrados na forma de gotas oftálmicas, aplicadas no saco conjuntival 1 ou 2 vezes ao dia. As reações adversas incluem pigmentação marrom irreversível da íris e dos cílios, secura dos olhos e conjuntivite.

Hipotricose

A **bimatoprosta** está aprovada pela FDA para o tratamento da hipotricose de cílios, tendo mostrado eficácia em aumentar o crescimento dos cílios após a quimioterapia. O fármaco é aplicado em uma solução a 0,03% na pele da base dos cílios superiores. Uma reação adversa comum, embora leve, é o escurecimento da pele da pálpebra, devido ao aumento da produção de melanina, que é reversível após a interrupção do tratamento. Estudos recentes também demonstraram a eficácia da hipotricose de sobrancelhas, e alguns outros estudos sugeriram que esse fármaco também poderia ser útil no tratamento da alopecia.

MANIPULAÇÃO DIETÉTICA DO METABOLISMO DO ÁCIDO ARAQUIDÔNICO

Os efeitos da manipulação dietética no metabolismo do ácido araquidônico foram extensamente estudados. O consumo dos ácidos linoleico e α-linolênicos na dieta, que são, respectivamente, ácidos graxos essenciais ômega-6 e ômega-3, pode modificar o metabolismo do ácido araquidônico e a natureza dos eicosanoides produzidos. Foram utilizadas duas abordagens. Na primeira, adiciona-se óleo de milho, cártamo (açafrão) ou de girassol, que contêm ácido linoleico (C18:2), à dieta, permitindo a síntese de prostaglandinas da série 1 via ácido di-homo-γ-linoleico. Na segunda abordagem, adicionam-se óleos de peixes de águas profundas que contêm os ácidos graxos ômega-3 eicosapentaenoico (C20:5) e docosa-hexaenoico (C22:6). Demonstrou-se que as dietas ricas em óleo de peixe impactam índices das funções plaquetárias e leucocitárias, pressão arterial e triglicerídeos com diferentes relações dose/resposta. Há muitos dados epidemiológicos que relacionam dietas ricas em peixes gordurosos com a redução da incidência de infarto agudo do miocárdio e morte súbita por causa cardíaca, embora haja maior ambiguidade com o acidente vascular encefálico. Entretanto, esses dados podem estar sujeitos a algum viés de confusão envolvendo a redução concomitante de gorduras saturadas e a inclusão de outros elementos de um estilo de vida "saudável", o que levanta questões sobre o benefício cardiovascular de ácidos graxos ômega-3 da dieta. No entanto, dados de ensaios prospectivos randomizados sugerem que essas intervenções na dieta talvez reduzam a incidência de morte súbita, ao passo que experimentos *in vitro* sugerem que os óleos de peixe protegem contra arritmogênese induzida experimentalmente, agregação plaquetária, espasmo vasomotor e dislipidemias.

PREPARAÇÕES DISPONÍVEIS

NOMES GENÉRICOS
OS FÁRMACOS ANTI-INFLAMATÓRIOS NÃO ESTEROIDES ESTÃO LISTADOS NO CAPÍTULO 36
Alprostadil
Injeção no pênis, minissupositório
Parenteral
Bimatoprosta
Dinoprostona [prostaglandina E_2]
Epoprostenol [prostaciclina]*
Iloprosta
Latanoprosta
Lubiprostona
Misoprostol
Montelucaste
Selexipague
Tafluprosta
Travoprosta
Treprostinila*
Trometamina de carboprosta*
Zafirlucaste*
Zileutona*

*Não disponível no Brasil.

REFERÊNCIAS

Bäck M et al: International Union of Basic and Clinical Pharmacology Review. Update on leukotriene, lipoxin and oxoeicosanoid receptors: IUPHAR Review 7. Br J Pharmacol 2014;171:3551.

Barnes H et al: Prostacyclin for pulmonary hypertension. Cochrane Database Syst Rev. 2019;5:CD012785.

Bhala N et al: Vascular and upper gastrointestinal effects of non-steroidal anti-inflammatory drugs: Meta-analyses of individual participant data from randomised trials. Lancet 2013;382:769.

Choi YM, Diehl J, Levins PC: Promising alternative clinical uses of prostaglandin F2α analogs: Beyond the eyelashes. J Am Acad Dermatol 2015; 72:712.

Christin-Maitre S, Bouchard P, Spitz IM: Medical termination of pregnancy. N Engl J Med 2000;342:946.

Grosser T, Yu Y, Fitzgerald GA: Emotion recollected in tranquility: Lessons learned from the COX-2 saga. Annu Rev Med 2010;61:17.

Hao CM, Breyer MD: Physiological regulation of prostaglandins in the kidney. Annu Rev Physiol 2008;70:357.

Mason RP: New insights into mechanisms of action for omega-3 fatty acids in atherothrombotic cardiovascular disease. Curr Atheroscler Rep 2019; 21:2.

Mouchlis VD, Dennis EA: Phospholipase A2 catalysis and lipid mediator lipidomics. Biochim Biophys Acta Mol Cell Biol Lipids 2019;1864:766.

Norel X et al: Prostanoid receptors. IUPHAR/BPS Guide to Pharmacology. http://www.guidetopharmacology.org/GRAC/FamilyDisplayForward?familyId=58. Accessed on August 1, 2019.

Smith DK et al: Aspirin for primary prevention: USPSTF recommendations for CVD and colorectal cancer. J Fam Pract 2019;3:146.

Smith WL, Urade Y, Jakobsson PJ: Enzymes of the cyclooxygenase pathways of prostanoid biosynthesis. Chem Rev 2011;111:5821.

Stitham J, Hwa J: Prostacyclin, atherothrombosis and diabetes mellitus: Physiologic and clinical considerations. Curr Mol Med 2016;16:328.

Woodward DF, Jones RL, Narumiya S: International Union of Basic and Clinical Pharmacology. LXXXIII: Classification of prostanoid receptors, updating 15 years of progress. Pharmacol Rev 2011;63:471.

RESPOSTA DO ESTUDO DE CASO

Análogos da prostaciclina são efetivos para o tratamento da hipertensão pulmonar. Atualmente, estão disponíveis em várias formulações, podendo ser utilizados por via intravenosa, inalatória e, mais recentemente, oral. Esses fármacos ativam o receptor IP acoplado à proteína G, levando ao aumento do AMPc. Como resultado, observam-se a redução da proliferação de células musculares lisas vasculares e a vasodilatação, estratégias importantes para o tratamento da hipertensão pulmonar.

CAPÍTULO

19

Óxido nítrico

Samie R. Jaffrey, MD, PhD

O óxido nítrico (NO) é uma molécula de gás sinalizadora que se difunde rapidamente pela membrana celular e regula uma ampla variedade de processos fisiológicos e fisiopatológicos de natureza cardiovascular, inflamatória e neuronal. Contudo, não se deve confundi-lo com o óxido nitroso (N_2O), um gás anestésico, ou com o dióxido de nitrogênio (NO_2), um gás tóxico irritante pulmonar.

DESCOBERTA DA PRODUÇÃO ENDÓGENA DE ÓXIDO NÍTRICO

A compreensão de que o NO é uma molécula sinalizadora sintetizada endogenamente se deu a partir de uma série de descobertas, que iniciaram com o químico italiano Ascanio Sobrero, que sintetizou a nitroglicerina, em 1846, e observou que ela era instável e explosiva. Ainda assim, após provar o produto, o que não era uma prática incomum na época, ele apresentou forte cefaleia, cuja causa foi logo atribuída à vasodilatação cerebral. Com base nessa observação inicial, após 20 anos, a nitroglicerina passou a ser utilizada para o tratamento da angina e da hipertensão.

Esses e outros estudos iniciais mostraram que as células humanas têm a capacidade de detectar e responder à nitroglicerina, assim como ao seu metabólito, NO. Entretanto, o primeiro indício de que o NO poderia ser produzido endogenamente surgiu a partir de estudos com culturas de macrófagos. O tratamento dessas células com mediadores inflamatórios, como endotoxinas bacterianas, resultou no aumento das concentrações de nitratos e nitritos no meio de cultura, produtos conhecidos do metabolismo do NO. De forma semelhante, a injeção de endotoxina em animais induziu o aumento de nitrito e nitrato urinários.

O segundo indício surgiu a partir de estudos com o tecido vascular, um alvo bastante conhecido da nitroglicerina. Diversas moléculas, como a acetilcolina, notoriamente produziam relaxamento dos vasos sanguíneos. Acreditava-se que a acetilcolina atuava estimulando as células endoteliais que cobrem o músculo liso da parede vascular, uma vez que a remoção dessas células evitava a vasodilatação induzida pela acetilcolina (ver Figura 7-5). Pesquisas subsequentes demonstraram que as células endoteliais respondem a vasorrelaxantes liberando um **fator relaxante derivado do endotélio** (**EDRF**, do inglês *endothelial-derived relaxing factor*). O EDRF atua sobre a musculatura vascular, produzindo relaxamento. Esses achados desencadearam uma intensa busca para identificar o EDRF.

Suspeitava-se de que o NO pudesse ser o EDRF, uma vez que ambos têm efeitos vasorrelaxantes semelhantes. A comparação sistemática das propriedades bioquímicas e farmacológicas do EDRF e do NO forneceu evidências iniciais de que o NO seria o principal componente bioativo do EDRF. Esses achados também deixaram claro que o NO aplicado de forma exógena e os compostos liberadores de NO (nitratos, nitritos, nitroprusseto; ver Capítulos 11 e 12) produzem seus efeitos recrutando muitas das vias sinalizadoras fisiológicas que normalmente medeiam as ações do NO de origem endógena.

SÍNTESE, MECANISMOS DE SINALIZAÇÃO E INATIVAÇÃO DO ÓXIDO NÍTRICO

Síntese

O NO, escrito como $NO^\bullet$ para indicar um elétron não pareado em sua estrutura química, é uma molécula sinalizadora bastante reativa, sintetizada nas células por qualquer uma das três isoenzimas NO sintases (NOS, EC 1.14.13.49) estreitamente relacionadas, cada uma delas codificada por um gene distinto e nomeada em função do tipo de célula em que foi inicialmente isolada (Tabela 19-1). Essas enzimas, NOS neuronal (nNOS ou NOS-1), NOS macrofágica ou induzível (iNOS ou NOS-2) e NOS endotelial (eNOS ou NOS-3), independentemente de sua denominação, são expressas em uma grande variedade de células, às vezes com distribuição sobreposta.

As isoformas de NOS produzem NO a partir do aminoácido L-arginina em uma reação dependente de O_2 e de fosfato de dinucleotídeo de nicotinamina e adenina (NADPH) (Figura 19-1). Essa reação enzimática envolve cofatores ligados a enzimas, incluindo heme, tetra-hidrobiopterina e dinucleotídeo de flavina e adenina (FAD). No caso da nNOS e da eNOS, a síntese de NO é desencadeada por agentes e eventos de sinalização que aumentam

TABELA 19-1 Propriedades das três isoformas de óxido nítrico sintase (NOS)

	Nome das isoformas		
Propriedades	**NOS-1**	**NOS-2**	**NOS-3**
Outros nomes	nNOS (NOS neuronal)	iNOS (NOS induzível)	eNOS (NOS endotelial)
Tecido	Neurônios, músculos esqueléticos	Macrófagos, células musculares lisas	Células endoteliais, neurônios
Expressão	Constitutiva	Indução transcricional	Constitutiva
Regulação por cálcio	Sim	Não	Sim

a concentração de cálcio no citosol. O cálcio do citosol forma complexos com a calmodulina, uma proteína abundante ligadora de cálcio, que, então, se liga a eNOS e nNOS, ativando-as. Em contrapartida, a iNOS não é regulada por cálcio, produzindo NO de maneira constitutiva. A iNOS geralmente não é expressa em concentrações detectáveis em macrófagos, neutrófilos e diversos outros tipos celulares, até que essas células sejam expostas a mediadores inflamatórios, que induzem a transcrição do gene *iNOS*, levando ao acúmulo da proteína iNOS e à síntese de grandes quantidades de NO.

Mecanismos de sinalização

O NO medeia seus efeitos por meio da modificação covalente de proteínas. O alvo principal do NO é a **guanililciclase solúvel** (**sGC**), uma enzima que produz **monofosfato de guanosina cíclico** (**GMPc**) a partir de trifosfato de guanosina (GTP). O NO se liga e ativa a sGC, levando ao aumento das concentrações de GMPc e, consequentemente, ao relaxamento do músculo liso. Isso explica o efeito vasorrelaxante normalmente associado ao NO. Contudo, o NO tem outros alvos que contribuem para as suas ações biológicas (ver Figura 19-1).

1. ***Metaloproteínas*** A capacidade do NO de ativar a sGC se deve à interação altamente eficiente do NO com metais, sobretudo com o ferro do heme, um grupo prostético presente em certas proteínas. Quando o NO se liga ao heme na sGC, a enzima é ativada, resultando em aumento da concentração intracelular de GMPc. O GMPc ativa a proteína cinase G (PKG), que fosforila proteínas específicas. Nos vasos sanguíneos, o NO liberado pelas células endoteliais aumenta as concentrações de GMPc e a atividade da PKG nas células musculares lisas vasculares. O aumento da atividade da PKG determina a fosforilação de proteínas, que reduzem a concentração de cálcio no citosol. Uma vez que o cálcio desencadeia a contração do músculo liso, a redução das concentrações de cálcio no citosol, mediada pelo NO, leva à vasodilatação. Nas plaquetas, o NO derivado do endotélio também ativa a sGC, aumentando as concentrações de GMPc. Entretanto, a elevação do GMPc nessas células tem um papel importante na prevenção da agregação plaquetária e da coagulação.

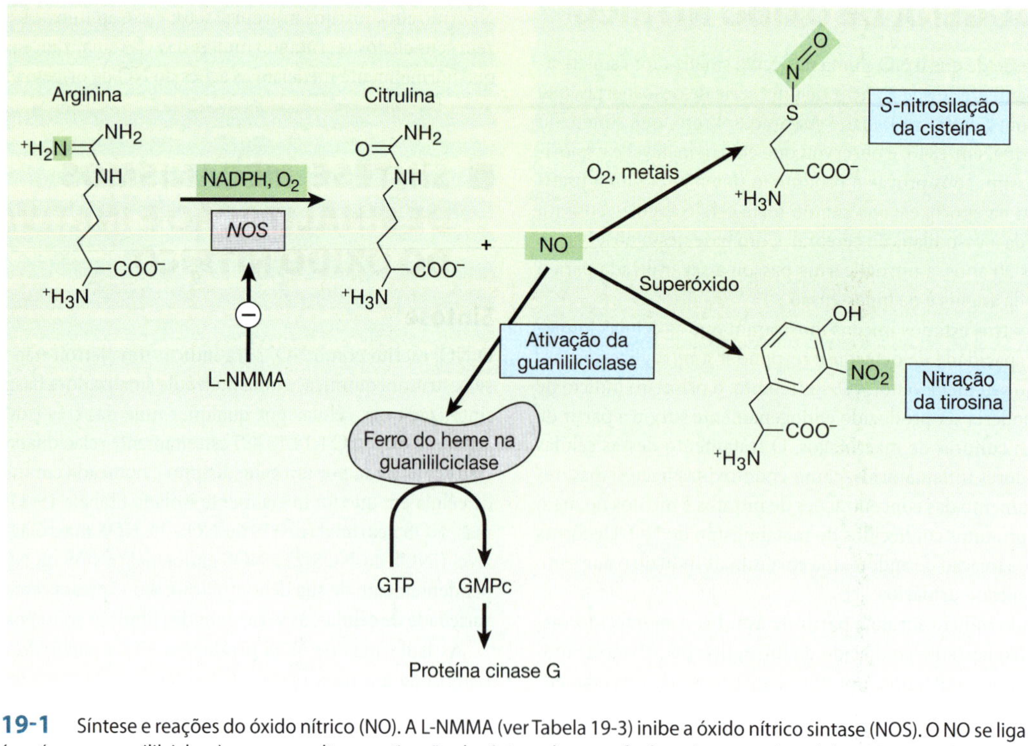

FIGURA 19-1 Síntese e reações do óxido nítrico (NO). A L-NMMA (ver Tabela 19-3) inibe a óxido nítrico sintase (NOS). O NO se liga ao ferro das hemoproteínas (p. ex., guanililciclase), o que resulta em ativação da síntese de monofosfato de guanosina cíclico (GMPc) e das proteínas-alvo do GMPc, como a proteína cinase G. Sob estresse oxidativo, o NO reage com o superóxido, produzindo nitrato de tirosina. GTP, trifosfato de guanosina; NADPH, fosfato de dinucleotídeo de nicotinamina e adenina.

O NO também exerce efeitos citotóxicos, principalmente quando é produzido em altas concentrações, como, por exemplo, em macrófagos ativados. Como o NO forma complexos com metais, a sua produção excessiva pode inativar as metaloproteínas envolvidas na respiração celular, incluindo a aconitase, enzima envolvida com o ciclo do ácido cítrico, e a citocromo oxidase da cadeia transportadora de elétrons. Além disso, a inibição do heme contido nas enzimas do citocromo P450 (CYP) pelo NO é um mecanismo patogênico crucial na doença inflamatória hepática.

2. *Tióis* Embora o alvo primário do NO no contexto do relaxamento vascular seja a sGC, alguns dos seus efeitos podem envolver interações independentes de metal com outras proteínas celulares. O NO reage com os tióis (compostos que contêm o grupo –SH) para formar nitrosotióis. Nas proteínas, a porção tiol é encontrada no aminoácido cisteína. Essa modificação pós-translacional, denominada *S*-nitrosilação ou *S*-nitrosação, requer metais ou O_2 para catalisar a formação do aduto nitrosotiol. A *S*-nitrosilação é bastante específica, e apenas alguns resíduos de cisteína na proteína são submetidos à reação. Ela pode alterar função, estabilidade ou localização das proteínas-alvo. Os principais alvos da *S*-nitrosilação são a H-ras, um regulador da proliferação celular ativado pela *S*-nitrosilação, e a enzima metabólica gliceraldeído-3-fosfato desidrogenase, que é inibida quando submetida à *S*-nitrosilação. Portanto, a *S*-nitrosilação de proteínas-alvo pode contribuir para o efeito do NO em vários tipos celulares. A desnitrosilação de proteínas é mal compreendida, mas talvez envolva enzimas, como a tiorredoxina, ou a redução química por fármacos redutores intracelulares, como a glutationa, um composto de sulfidrila abundante no interior das células. A glutationa também pode ser submetida à *S*-nitrosilação sob condições fisiológicas para gerar *S*-nitrosoglutationa. A *S*-nitrosoglutationa talvez atue como uma forma endógena estável de NO ou como transportadora de NO. A glutationa vascular encontra-se reduzida no diabetes melito e na aterosclerose; a consequente deficiência de *S*-nitrosoglutationa talvez seja responsável pela maior incidência de complicações cardiovasculares nos pacientes com essas doenças.

3. *Nitração da tirosina* O NO passa por diversas reações de oxidação e redução nas células; os produtos da oxidação podem ser tanto estáveis como altamente reativos (Tabela 19-2). Quando grandes quantidades de NO e superóxido são produzidas, elas prontamente reagem para formar peroxinitrito ($ONOO^-$), um oxidante de meia-vida curta altamente reativo. O peroxinitrito promove a nitração da tirosina e do DNA, bem como a oxidação da cisteína a dissulfetos ou a vários óxidos de enxofre (SO_x). O peroxinitrito é mais reativo e danoso às proteínas do que o próprio NO ou outras espécies reativas de oxigênio, como o superóxido ou o peróxido de hidrogênio. O superóxido pode ser sintetizado por diversas enzimas, e muitas delas são elevadas em conjunto com a NO sintase em células inflamatórias e doenças neurodegenerativas. Várias proteínas são suscetíveis à nitração da tirosina catalisada pelo peroxinitrito, e essa modificação irreversível é frequentemente associada à inibição da função proteica. A detecção da nitração da tirosina em tecidos é comumente utilizada como marcador da produção excessiva de NO e superóxido. É provável que a nitração da tirosina contribua para o dano tecidual observado durante a inflamação. A capacidade do superóxido de desviar o NO para a síntese de peroxinitrito reduz concomitantemente a disponibilidade de NO para a produção de seus efeitos benéficos, como vasodilatação e efeito antitrombótico. Dessa forma, o superóxido pode transformar o NO de uma molécula sinalizadora benéfica em uma espécie reativa de nitração de proteínas. A modificação proteica mediada por peroxinitrito é abrandada pela concentração intracelular de glutationa, com atividade protetora contra lesão tecidual. Os fatores que regulam a biossíntese e a decomposição de glutationa talvez sejam moduladores importantes da toxicidade do NO.

Inativação

Os efeitos do NO são limitados, pois ele é rapidamente inativado por metais, O_2 e espécies reativas de oxigênio. O NO pode reagir com o ferro no heme e nas hemoproteínas, o que facilita a oxidação do NO a nitrato. Se o NO se difundir para a circulação, ele pode interagir com a hemoglobina, formando adutos de NO, que permitem

TABELA 19-2 Formas oxidadas de nitrogênio no organismo

Nome	Estrutura	Função conhecida
Óxido nítrico (NO)	$N{=}O^{\bullet}$	Vasodilatador, inibidor plaquetário, regulador imunológico, neurotransmissor
Peroxinitrito (NO_3^-)	$O{=}N{-}O{-}O^-$	Agente oxidante e nitrante
Ânion nitroxila (NO^-)	$N^-{=}O$	Pode ser formado a partir da doação inespecífica de um elétron de metais para o NO Apresenta efeitos semelhantes ao NO, possivelmente devido à oxidação a NO
Óxido nitroso (N_2O)	$N^-{=}N{=}O$	Anestésico
Trióxido de dinitrogênio (N_2O_3)	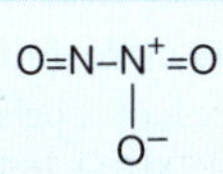	Produto da auto-oxidação do NO que pode nitrosilar tióis proteicos
Nitrito (NO_2^-)	$O{=}N{=}O^-$	Produto estável da oxidação do NO Metabolizado lentamente a nitrosotióis e decomposto em NO em pH ácido
Nitrato (NO_3^-)	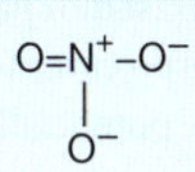	Produto estável da oxidação do NO

que os eritrócitos exportem a bioatividade do NO através da vasculatura. O NO também é inativado pela reação com O_2 para formar dióxido de nitrogênio. Como assinalado, o NO reage com o superóxido, o que resulta na formação de peroxinitrito – uma espécie oxidante altamente reativa. Eliminadores do ânion superóxido, como a superóxido dismutase, podem reduzir a produção de peroxinitritos, aumentando, assim, a potência do NO e a duração da sua ação.

MANIPULAÇÃO FARMACOLÓGICA DO ÓXIDO NÍTRICO

Inibidores da síntese de óxido nítrico

Os inibidores enzimáticos da NOS não estão atualmente aprovados para qualquer indicação clínica, mas estão sendo avaliados quanto à sua eficácia em doenças associadas à hipotensão excessiva ou à inflamação patogênica. Nesses casos, os inibidores da eNOS ou da iNOS, respectivamente, podem exercer efeitos benéficos. Entretanto, ensaios com inibidores da NOS não foram bem-sucedidos até o momento. Uma razão pode ser a pouca seletividade de muitos inibidores da NOS, que geralmente são análogos da arginina que evitam a sua ligação com as três enzimas NOS. Esses inibidores produzem a depleção generalizada do NO sintetizado por todas as isoformas das NOS em diferentes tecidos, o que pode resultar em efeitos indesejados. Dessa forma, análogos da arginina que inibem seletivamente as isoformas da NOS estão sendo desenvolvidos com base em diferenças sutis nos sítios de ligação dos substratos entre as diferentes enzimas, bem como inibidores que atuam por meio de outros mecanismos, como, por exemplo, pela inibição da dimerização da NOS, uma conformação necessária para a sua atividade enzimática. A eficácia clínica dos inibidores seletivos para as isoformas de NOS está sob investigação.

Doadores de óxido nítrico

Os doadores de óxido nítrico, que liberam NO ou espécies relacionadas com NO, são utilizados na prática clínica para induzir o relaxamento da musculatura lisa. Muitos desses doadores são pró-fármacos que liberam NO em tecidos específicos. Por essa razão, os doadores de NO têm diferentes efeitos, dependendo, pelo menos em parte, da presença de vias metabólicas nos tecidos que possam convertê-los em NO.

1. *Nitratos orgânicos* A nitroglicerina, que produz a dilatação das veias e artérias coronárias, é metabolizada a NO pela aldeído desidrogenase-2 mitocondrial, uma enzima que se concentra no músculo liso das veias e contribui para o efeito vasodilatador mais proeminente dessa molécula nas veias. A dilatação venosa reduz a pré-carga cardíaca, o que, em conjunto com a dilatação das artérias coronárias, resulta no efeito antianginoso da nitroglicerina (ver também Capítulo 12). Outros nitratos orgânicos, como o dinitrato de isossorbida, são metabolizados a espécies liberadoras de NO por meio de uma via enzimática ainda não esclarecida por completo. Diferentemente do NO, os nitratos orgânicos apresentam efeitos menos significativos sobre a agregação de plaquetas, que parecem não ter as vias enzimáticas necessárias para uma ativação metabólica rápida. Pacientes em uso de nitratos orgânicos apresentam rápida tolerância após a sua administração continuada. A tolerância ao nitrato talvez seja oriunda da produção de espécies reativas de oxigênio que inibem a aldeído desidrogenase-2 mitocondrial, a síntese endógena de NO e outras vias (ver Capítulo 12).

2. *Nitritos orgânicos* Os nitritos orgânicos, como o inalante antianginoso nitrito de amila, também requerem ativação metabólica para produzir relaxamento vascular, embora a enzima responsável não tenha sido identificada. Os nitritos são vasodilatadores arteriais que não induzem a tolerância rápida observada com os nitratos. Às vezes, o nitrito de amila é utilizado de forma abusiva, devido aos seus efeitos eufórico e afrodisíaco, e sua associação a inibidores da fosfodiesterase, como a sildenafila, pode provocar hipotensão letal. Na medicina clínica, o nitrito de amila tem sido substituído amplamente por nitratos, como a nitroglicerina, que são utilizados com mais facilidade.

3. *Nitroprusseto de sódio* O nitroprusseto de sódio, que dilata arteríolas e vênulas, é utilizado para a redução rápida da pressão em caso de hipertensão arterial. Ele é quebrado em resposta a mecanismos químicos ou enzimáticos nas membranas celulares, gerando cinco moléculas de cianeto e um único NO. Ver Capítulo 11 para detalhes adicionais.

4. *Inalação de NO gasoso* O NO é utilizado terapeuticamente em crianças com insuficiência respiratória hipoxêmica. A inalação do NO resulta em redução da resistência e da pressão da artéria pulmonar, melhorando a perfusão de áreas ventiladas no pulmão. Em adultos, a inalação de NO é utilizada em pacientes com hipertensão pulmonar ou hipoxemia aguda e na reanimação cardiopulmonar, com base em evidências de melhora da função pulmonar em curto prazo. O NO para inalação é armazenado em uma mistura de gás comprimido com nitrogênio, que não reage prontamente com o NO, devendo ser diluído na concentração desejada após a administração. O NO pode reagir com o O_2 e formar dióxido de nitrogênio, um irritante pulmonar capaz de causar prejuízo à função pulmonar (ver Capítulo 56). Além disso, o NO pode induzir a formação de metemoglobina, uma forma de hemoglobina que contém Fe^{3+}, em vez de Fe^{2+}, que não se liga ao O_2 (ver também Capítulo 12). Portanto, as concentrações de dióxido de nitrogênio e de metemoglobina devem ser monitoradas durante o tratamento com NO inalado.

Aumento dos efeitos do óxido nítrico endógeno

Em alguns casos, a sinalização endógena do NO é insuficiente, de modo que o objetivo terapêutico é aumentar os seus efeitos. Uma vez que o principal efeito do NO é aumentar as concentrações de GMPc, algumas estratégias foram desenvolvidas para diminuir a degradação do GMPc pelas fosfodiesterases ou para aumentar a sensibilidade da sGC ao NO, levando à maior produção de GMPc.

1. *Inibidores da fosfodiesterase* Os efeitos da via de sinalização do NO são cessados pelas fosfodiesterases, enzimas que convertem o GMPc em GMP. A inibição das fosfodiesterases reduz o metabolismo do GMPc e permite o seu acúmulo. A fosfodiesterase tipo 5 está presente no músculo liso vascular e no pulmão, assim como em outros tecidos, sendo particularmente encontrada em altas concentrações no corpo cavernoso do pênis. Inibidores dessa enzima, como a **sildenafila**, potencializam os efeitos do NO sobre a elevação das concentrações de GMPc, prolongando a sua permanência nos tecidos (ver Capítulo 12). Isso pode fazer as concentrações anteriormente insuficientes de NO exercerem efeitos fisiológicos mais pronunciados.

2. *Estimulantes da sGC* A sinalização do NO também pode ser aumentada por meio do aumento da síntese de GMPc. Estimulantes da sGC, como o **riociguate**, se ligam diretamente à sGC, o que aumenta a sua afinidade pelo NO e, consequentemente, a síntese de GMPc. Dessa forma, estimulantes da sGC podem aumentar os efeitos do NO endógeno. O riociguate é utilizado para o tratamento de algumas formas de hipertensão pulmonar.

ÓXIDO NÍTRICO NAS DOENÇAS

EFEITOS VASCULARES

O NO produz um efeito significativo sobre o tônus da musculatura lisa vascular e a pressão arterial. Diversos vasodilatadores endotélio-dependentes, como acetilcolina e bradicinina, atuam aumentando a concentração intracelular de cálcio nas células endoteliais, o que leva à síntese de NO. O NO se difunde pela musculatura lisa vascular, produzindo o relaxamento do vaso (Figura 19-2). Camundongos portadores de mutação nocaute no gene *eNOS* apresentam aumento do tônus vascular e elevação da pressão arterial média, o que indica que a eNOS é fundamental para a regulação da pressão arterial nos animais.

Independentemente de sua ação vasodilatadora e reguladora da pressão arterial, o NO também tem um efeito antitrombótico. As células endoteliais e as plaquetas contêm eNOS, que atua por uma via NO-GMPc inibindo a ativação plaquetária, fenômeno que dá início à formação do trombo. Em doenças como o diabetes, as células endoteliais são disfuncionais e produzem concentrações reduzidas de NO, aumentando a propensão a alterações na função plaquetária e à trombose. O NO talvez tenha um efeito inibidor adicional sobre a coagulação sanguínea, estimulando a fibrinólise por meio da ação sobre o plasminogênio.

O NO também protege contra a aterogênese por meio de diversos mecanismos. O principal mecanismo antiaterogênico do NO envolve a inibição da proliferação e da migração de células musculares lisas vasculares. Em estudos com animais, a proliferação miointimal pós-angioplastia foi bloqueada por doadores de NO, por transferência do gene NOS e por inalação de NO. O NO também reduz a capacidade de adesão dos monócitos e leucócitos às células endoteliais, que é um dos passos iniciais para o desenvolvimento de placas ateromatosas. Esse efeito é explicado pela ação inibitória do NO sobre a expressão de moléculas de adesão na superfície da célula endotelial. O efeito antiaterogênico do NO também pode envolver uma ação antioxidante relacionada com o bloqueio da oxidação das lipoproteínas de baixa densidade, que previne ou reduz a formação de células espumosas na parede vascular. O efeito do NO na redução da permeabilidade das células endoteliais às lipoproteínas também auxilia a reduzir a formação das placas. A importância da

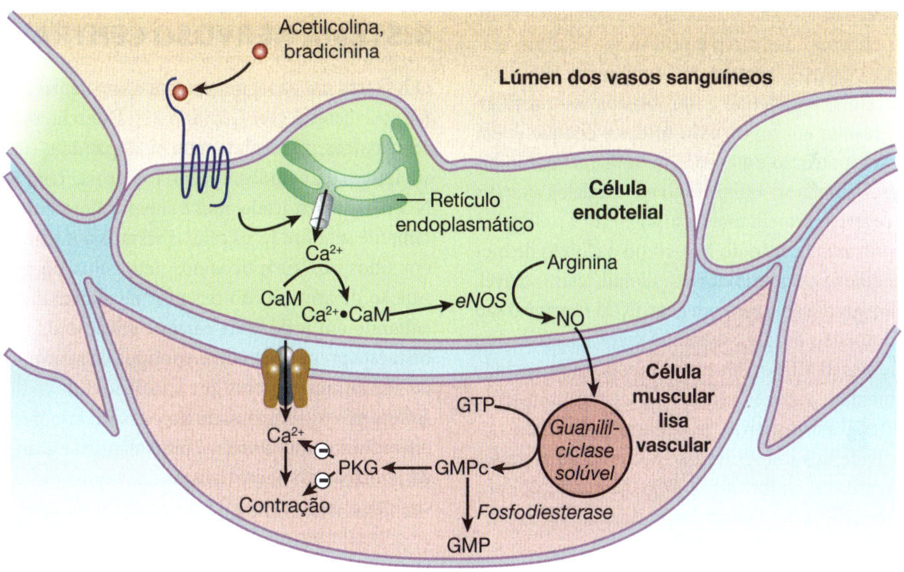

FIGURA 19-2 Regulação do vasorrelaxamento por óxido nítrico (NO) derivado de endotélio. Vasodilatadores endógenos, como a acetilcolina e a bradicinina, produzem efluxo de cálcio (Ca^{2+}) do retículo endoplasmático das células endoteliais luminais para o citoplasma. O cálcio liga-se à calmodulina (CaM), o que ativa a NO sintase endotelial (eNOS), resultando em síntese de NO a partir da L-arginina. O NO se difunde para as células musculares lisas, onde ativa a guanililciclase solúvel e a síntese de monofosfato de guanosina cíclico (GMPc) a partir do trifosfato de guanosina (GTP). O GMPc se liga e ativa a proteína cinase G (PKG), diminuindo o influxo de cálcio e inibindo a contração muscular dependente de cálcio. A PKG também pode bloquear outras vias que levam à contração muscular. A ação do GMPc é finalizada pela ação das fosfodiesterases, que convertem GMPc em GMP.

TABELA 19-3 Alguns inibidores da síntese ou da função do óxido nítrico

Inibidor	Mecanismo	Comentário
N^{ω}-monometil-L-arginina (L-NMMA)	Inibidor competitivo, liga-se ao sítio de ligação da arginina na NOS	Inibidor não seletivo da NOS
N^{ω}-nitro-L-arginina metil éster (L-NAME)	Inibidor competitivo, liga-se ao sítio de ligação da arginina na NOS	Inibidor não seletivo da NOS
7-nitroindazol	Inibidor competitivo, liga-se aos sítios da tetra-hidrobiopterina e de ligação da arginina na NOS	Parcialmente seletivo para a NOS-1 *in vivo*
Azul de metileno	Inibe a guanililciclase solúvel	
Hemoglobina	Eliminador de NO	

NOS, óxido nítrico sintase.

eNOS na doença cardiovascular é corroborada por experimentos que demonstraram o aumento da aterosclerose em animais tratados com inibidores da eNOS. Fatores de risco para aterosclerose, como tabagismo, hiperlipidemia, diabetes e hipertensão, estão associados à redução da produção endotelial de NO, o que resulta na perda de seus efeitos antiaterogênicos.

CHOQUE SÉPTICO

A sepse é uma resposta inflamatória sistêmica causada por infecção. As endotoxinas da parede bacteriana, juntamente ao fator de necrose tumoral α e a outras citocinas, induzem a síntese da iNOS em macrófagos, neutrófilos e células T, assim como em hepatócitos, células musculares lisas, células endoteliais e fibroblastos. Essa geração disseminada de NO resulta em hipotensão intensa, choque e, em alguns casos, morte. A hipotensão é atenuada ou revertida por inibidores da NOS em seres humanos, assim como em modelos animais (Tabela 19-3). Uma reversão semelhante da hipotensão é produzida por compostos que previnem a ação do NO, como o cloreto de metiltionínio (azul de metileno), um inibidor da guanililciclase solúvel. Além disso, camundongos nocaute sem um gene *iNOS* funcional são mais resistentes a endotoxinas do que os camundongos selvagens. Em seres humanos, inibidores da NOS melhoram a hipotensão associada à sepse, mas não aumentam a sobrevivência de pacientes com sepse produzida por bactérias gram-negativas. A ausência de benefício talvez reflita a incapacidade dos inibidores da NOS utilizados nesses ensaios de diferenciar entre as isoformas de NOS, ou a inibição concorrente de aspectos benéficos da sinalização produzida pela iNOS.

INFECÇÃO E INFLAMAÇÃO

O NO tem papéis tanto benéficos quanto prejudiciais na resposta imune do hospedeiro e na inflamação. A resposta do hospedeiro à infecção ou à lesão envolve o recrutamento de leucócitos e a liberação de mediadores inflamatórios, como fator de necrose tumoral e interleucina 1. Isso leva ao aumento marcante nas concentrações e na atividade da iNOS em leucócitos, fibroblastos e outros tipos celulares. O NO produzido, junto ao peroxinitrito que se forma a partir de sua interação com o superóxido, é um importante microbicida. O NO parece ter um papel importante no organismo via imunidade celular. Quando desafiadas com antígenos estranhos, as células TH1 (ver Capítulo 55) respondem sintetizando NO, que atua modulando a sinalização nessas células. A importância do NO na função da célula TH1 é demonstrada pela redução da resposta de proteção a parasitas injetados em modelos que usam animais após a inibição da iNOS. O NO também estimula a síntese de prostaglandinas inflamatórias, ativando a isoenzima cicloxigenase 2 (COX-2). Por meio de seus efeitos sobre a COX-2, seu efeito vasodilatador direto e outros mecanismos, o NO produzido durante a inflamação contribui para o eritema, para a permeabilidade vascular e para o edema subsequente associados à inflamação aguda.

Entretanto, nos quadros inflamatórios agudos e crônicos, a produção prolongada ou excessiva de NO talvez agrave a lesão tecidual. De fato, lesões de psoríase, epitélio das vias respiratórias da asma e lesões intestinais inflamatórias apresentam concentrações elevadas de NO e iNOS, o que sugere que a indução persistente de iNOS talvez contribua para a patogênese da doença. Além disso, esses tecidos apresentam concentrações aumentadas de nitrotirosina, o que indica a formação excessiva de peroxinitrito. Em diversos modelos animais de artrite, o aumento da produção de NO por suplementação dietética de L-arginina agrava a artrite, ao passo que a administração de inibidores da iNOS exerce efeitos protetores. Assim, a inibição da via do NO produz um efeito benéfico sobre diversas doenças inflamatórias agudas e crônicas.

SISTEMA NERVOSO CENTRAL

O NO tem um papel importante como neurotransmissor no sistema nervoso central (ver Capítulo 21). Diferentemente dos transmissores clássicos, como glutamato ou dopamina, estocados nas vesículas sinápticas e liberados na fenda sináptica com fusão de vesículas, o NO não fica estocado, mas é sintetizado sob demanda para imediatamente se difundir às células vizinhas. A síntese de NO é induzida em sítios pós-sinápticos nos neurônios, na maioria das vezes em função de ativação do receptor de glutamato do tipo NMDA, resultando em influxo de cálcio e ativação da nNOS. A eNOS também está presente em diversos tipos de neurônio e é ativada pela via de neurotransmissores que levam ao influxo de cálcio. O NO com síntese pós-sináptica pode funcionar como mensageiro retrógrado, difundindo-se ao terminal pré-sináptico e aumentando a eficiência da liberação do neurotransmissor, regulando, assim, a plasticidade sináptica, que se trata do processo de reforço sináptico subjacente ao aprendizado e à memória. Considerando-se que a ativação aberrante do receptor NMDA e a síntese excessiva de NO estão associadas à morte neuronal excitotóxica em diversas doenças neurológicas, incluindo acidente vascular encefálico (AVE), esclerose lateral amiotrófica e doença de Parkinson, o tratamento com inibidores da NOS talvez reduza o dano neuronal nessas condições. Contudo, ensaios clínicos ainda não confirmaram de forma definitiva a existência de benefícios com o uso de inibidores da NOS, o que pode ser reflexo da falta de seletividade dos inibidores, que leva à inibição dos efeitos benéficos da eNOS.

SISTEMA NERVOSO PERIFÉRICO

Os neurônios não adrenérgicos e não colinérgicos (NANC) estão amplamente distribuídos nos tecidos periféricos, sobretudo nos sistemas gastrintestinal e reprodutor (ver Capítulo 6). Há um volume considerável de evidências que associam o NO como mediador de determinadas ações dos NANC, e alguns neurônios NANC parecem liberar NO. Acredita-se que a ereção do pênis seja causada pela liberação de NO por neurônios NANC; o NO promove o relaxamento da musculatura lisa no corpo cavernoso – o fator inicial para a ereção do pênis –, e demonstrou-se que inibidores da NOS evitam a ereção causada pela estimulação do nervo pélvico em ratos. Uma abordagem bem-estabelecida para o tratamento da disfunção erétil é aumentar o efeito de sinalização por NO, inibindo a quebra de GMPc pela fosfodiesterase (PDE, isoforma 5) presente na musculatura lisa do corpo cavernoso, com a administração de fármacos como sildenafila, tadalafila e vardenafila (ver Capítulo 12).

DISTÚRBIOS RESPIRATÓRIOS

O NO é administrado por inalação a recém-nascidos com insuficiência respiratória hipóxica associada à hipertensão pulmonar. O tratamento atual para insuficiência grave na troca gasosa do recém-nascido é feito com oxigenação por membrana extracorpórea (ECMO, do inglês *extracorporeal membrane oxygenation*), que não afeta diretamente a pressão vascular pulmonar. A inalação de NO produz dilatação dos vasos pulmonares, o que resulta em redução da resistência vascular pulmonar e diminuição da pressão arterial pulmonar. O NO inalado também melhora a oxigenação, reduzindo o desequilíbrio da relação ventilação/perfusão nos pulmões. A inalação de NO resulta em dilatação de vasos nas regiões mais bem ventiladas dos pulmões, redistribuindo o fluxo sanguíneo para fora das áreas mal ventiladas. A inalação de NO normalmente não produz efeitos evidentes sobre a circulação sistêmica. O NO inalado também se mostrou capaz de melhorar a função cardiopulmonar em adultos com hipertensão arterial pulmonar.

Uma abordagem adicional para o tratamento da hipertensão pulmonar é potencializar a ação do NO sobre o leito vascular pulmonar. Em razão da grande concentração de PDE-5 no leito vascular pulmonar, a administração de inibidores da PDE-5, como a sildenafila e a tadalafila, induz vasodilatação e redução acentuada da pressão arterial pulmonar (ver também Capítulos 12 e 17). De modo similar, a grande concentração da sGC na musculatura lisa vascular dos pulmões contribui para os efeitos benéficos dos estimulantes da sGC, como o riociguate, na hipertensão pulmonar.

RESUMO Óxido nítrico

Subclasse, fármaco	Mecanismo de ação	Efeitos	Aplicações clínicas	Farmacocinética, toxicidade, interações
• Óxido nítrico (NO)	O NO ativa a guanililciclase solúvel aumentando a concentração de GMPc na musculatura lisa vascular	Vasodilatador • relaxa outros músculos lisos • a inalação de NO aumenta o fluxo sanguíneo nas regiões do pulmão expostas a ele e reduz a resistência vascular pulmonar	Insuficiência respiratória hipoxêmica e hipertensão pulmonar	Gás inalado • *Toxicidade:* metemoglobinemia
• Sildenafila	Inibe a fosfodiesterase 5 (PDE-5)	Relaxante do músculo liso	Disfunção erétil, hipertensão pulmonar	Oral • *Toxicidade*: hipotensão
• Riociguate	Ativa a guanililciclase solúvel	Relaxante do músculo liso	Hipertensão pulmonar	Oral • *Toxicidade*: hipotensão; distúrbios gastrintestinais

PREPARAÇÕES DISPONÍVEIS

NOME GENÉRICO
Óxido nítrico

REFERÊNCIAS

Chen Z, Stamler JS: Bioactivation of nitroglycerin by the mitochondrial aldehyde dehydrogenase. Trends Cardiovasc Med 2006;16:259.

Griffiths MJ, Evans TW: Inhaled nitric oxide therapy in adults. N Engl J Med 2005;353:2683.

Guix FX et al: The physiology and pathophysiology of nitric oxide in the brain. Prog Neurobiol 2005;76:126.

McMillan K et al: Allosteric inhibitors of inducible nitric oxide synthase dimerization discovered via combinatorial chemistry. Proc Nat Acad Sci USA 2000;97:1506.

Moncada S, Higgs EA: The discovery of nitric oxide and its role in vascular biology. Br J Pharmacol 2006;147:S193.

Napoli C, Ignarro LJ: Nitric oxide-releasing drugs. Annu Rev Pharmacol Toxicol 2003;43:97.

Paige JS, Jaffrey, SR: Pharmacologic manipulation of nitric oxide signaling: Targeting NOS dimerization and protein-protein interactions. Curr Topics Med Chem 2007;7:97.

Wimalawansa SJ: Nitric oxide: New evidence for novel therapeutic indications. Expert Opin Pharmacother 2008;9:1935.

CAPÍTULO

20 Fármacos usados na asma e na doença pulmonar obstrutiva crônica

Nirav R. Bhakta, MD, PhD
Eugene Choo, MD*

ESTUDO DE CASO

Uma menina de 14 anos com história de asma associada à necessidade de uso diário de corticosteroide e à alergia a ácaros de poeira doméstica, gatos, gramíneas e ambrósias vai até o setor de emergência em meados de setembro, relatando um recente "resfriado" agravado por piora da dispneia e da sibilância inspiratória e expiratória. Ela parece assustada e se recusa a deitar-se na cama, mas não está cianótica. O pulso dela é de 120 batimentos por minuto (bpm), ao passo que a respiração é de 32/min. A mãe da menina afirma que ela usou o inalador de salbutamol várias vezes ao dia nos últimos 3 dias, e 2 vezes durante a última noite. Ela ainda fez duas inalações no caminho para a emergência, mas a mãe afirma que "o inalador não parecia estar ajudando, então eu disse a ela para não o utilizar mais".

Quais medidas emergenciais estão indicadas? Como deve ser alterado o tratamento em longo prazo?

O aumento constante da prevalência da asma nos últimos 60 anos fez dela uma doença extraordinariamente comum. As razões para esse aumento – mais evidente em pessoas com idade inferior a 18 anos e presente em todas as sociedades modernas "ocidentais" – são pouco compreendidas. A estimativa global do número de indivíduos afetados é de 300 milhões. Apenas nos Estados Unidos, 17,7 milhões de adultos (7,4% da população) e 6,3 milhões de crianças (8,6% da população) têm asma. A doença responde por 10,5 milhões de consultas ambulatoriais, 1,8 milhão de atendimentos de emergência e 439 mil hospitalizações a cada ano. Considerando a prevalência da doença, a mortalidade anual nos Estados Unidos é baixa – cerca de 3.500 mortes –, mas muitas dessas mortes são consideradas evitáveis, e o número não mudou muito apesar dos avanços no tratamento. A prevalência de asma e a mortalidade afetam negros americanos de forma desproporcional, provavelmente devido a questões como acesso a cuidados em saúde, exposições ambientais (p. ex., poluição), racismo e fatores biológicos.

As características clínicas da asma são episódios recorrentes de dispneia, sensação de aperto no tórax e sibilos, frequentemente associados à tosse. As características fisiopatológicas típicas dessa doença são constrição reversível disseminada das vias respiratórias brônquicas e aumento marcante da responsividade brônquica aos estímulos inalados. As características patológicas incluem inflamação linfocítica e eosinofílica da mucosa brônquica. Essas alterações são, eventualmente, acompanhadas por "remodelamento" da parede brônquica, com espessamento da lâmina reticular sob o epitélio e hiperplasia de vasculatura, músculos lisos, glândulas secretoras e células caliciformes brônquicas.

Na asma leve, os sintomas ocorrem de maneira intermitente, por exemplo, quando há exposição a alérgenos ou irritantes das vias respiratórias, como poluição do ar ou fumaça de cigarro, durante a prática de exercício ou, ainda, após a infecção viral das vias respiratórias superiores. As formas mais graves de asma estão associadas a sintomas mais frequentes e mais graves, sobretudo à noite. A constrição crônica das vias respiratórias causa prejuízo respiratório persistente, agravado por períodos de exacerbação da asma, quando há piora aguda dos sintomas. Na maioria dos casos, essas crises estão associadas a infecções virais das vias respiratórias e são caracterizadas por obstrução grave do fluxo de ar em virtude de contração intensa da musculatura lisa das vias respiratórias, espessamento de tampões de muco na luz das vias respiratórias e espessamento da mucosa

*Agradecemos a Joshua Galanter, MD, e Homer Boushey, MD, pelas contribuições em edições anteriores deste capítulo.

brônquica em razão de edema e infiltração de células inflamatórias. O espectro de gravidade da asma é amplo, e os pacientes são classificados com base em dois domínios: prejuízo e risco. As medidas de prejuízo são baseadas na frequência e na severidade dos sintomas, na gravidade da obstrução do fluxo de ar nos testes de função pulmonar e na intensidade da terapia necessária para a manutenção do controle da asma. Já as medidas de risco são baseadas na suscetibilidade às exacerbações da asma. Com base nas medidas de prejuízo, os pacientes podem ser classificados como tendo asma "leve intermitente", "leve persistente", "moderada persistente" ou "grave persistente", sendo classificados em uma categoria mais grave se o seu histórico indicar que eles são suscetíveis a exacerbações frequentes ou severas ("sujeitos à exacerbação" *versus* "resistentes à exacerbação"). Os fatores de risco para exacerbações incluem histórico de uma ou mais exacerbações no ano anterior, função pulmonar baixa, baixa adesão ao tratamento ou técnica incorreta de inalação, tabagismo e expectoração ou eosinofilia no sangue.

Até pouco tempo atrás, todo o espectro de gravidade da asma era considerado tratável, pois os tratamentos para o rápido alívio dos sintomas de broncoconstrição aguda ("aliviadores de curto prazo") e os tratamentos para a redução dos sintomas e a prevenção das crises, especialmente os que utilizam corticosteroides inalatórios ("controladores de longo prazo"), se mostraram efetivos em vários ensaios clínicos randomizados grandes e bem desenhados, ensaios clínicos pragmáticos, estudos observacionais e revisões baseadas em evidências. Acreditava-se que a persistência dos gastos excessivos com o atendimento de asmáticos, determinados, em grande parte, pelos custos do tratamento das crises, refletia a subutilização dos recursos terapêuticos disponíveis. A revisão desse ponto de vista foi determinada pelo reconhecimento de que o termo "asma" é aplicado a distúrbios diferentes que compartilham características clínicas, mas cujos mecanismos fisiopatológicos são fundamentalmente distintos. A partir de então, as atenções foram voltadas à possibilidade de existirem fenótipos diferentes de asma, alguns dos quais seriam menos responsivos às principais terapias atuais de controle da asma. A visão atual quanto ao tratamento da asma pode ser resumida da seguinte forma: os tratamentos atualmente utilizados são, de fato, efetivos para a forma mais comum da doença, aquela que se apresenta em crianças e adultos jovens na forma de asma alérgica, porém há outros fenótipos de asma para os quais essas terapias são menos efetivas, o que representa uma necessidade médica não resolvida. Dessa forma, este capítulo inicialmente revisa a fisiopatologia da forma mais comum de asma (*asma alérgica clássica*) e a farmacologia básica dos agentes utilizados em seu tratamento. Isso é seguido por uma discussão sobre diferentes formas ou fenótipos da asma e os esforços para desenvolver tratamentos efetivos para elas.

PATOGÊNESE DA ASMA

Considera-se que a asma alérgica clássica é mediada por imunoglobulinas E (IgE) produzidas em resposta à exposição a proteínas estranhas, como as de ácaros de poeira, baratas, pelos de animais, fungos e pólen. Isso as qualifica como alérgenos, com base na sua capacidade de induzir a produção de anticorpos IgE em pessoas a elas expostas. A tendência de produzir IgE é pelo menos em parte determinada geneticamente, e a asma se agrupa com outras doenças alérgicas (rinite alérgica, dermatite atópica, alergia alimentar) em grupos familiares. Uma vez produzida, a IgE se liga a receptores com alta afinidade (FcεRI) nos mastócitos na mucosa das vias respiratórias (Figura 20-1), de forma que a reexposição ao alérgeno desencadeia a liberação de mediadores acumulados nos grânulos dos mastócitos e a síntese e a liberação de outros mediadores. Histamina, triptase, leucotrienos C_4 e D_4 e prostaglandina D_2 liberados desencadeiam a contração da musculatura lisa e o extravasamento vascular, responsáveis pela broncoconstrição aguda da "reação asmática inicial". Com frequência, essa resposta é seguida em 3 a 6 horas por uma segunda fase de broncoconstrição mantida, a "reação asmática tardia", associada ao influxo de células inflamatórias na mucosa brônquica e ao aumento da reatividade brônquica. Supõe-se que a reação tardia seja causada por citocinas geralmente produzidas por linfócitos T2, em particular as interleucinas (IL) 4, 5 e 13. Essas citocinas atrairiam e ativariam eosinófilos, estimulando a produção de IgE por linfócitos B e a produção de muco pelas células epiteliais brônquicas. Não está claro se são os linfócitos ou os mastócitos da mucosa brônquica a fonte principal dos mediadores responsáveis pela reação inflamatória tardia, porém atribuem-se os benefícios do tratamento com corticosteroides à inibição da produção de citocinas pró-inflamatórias nas vias respiratórias e da resposta das células epiteliais das vias respiratórias a elas.

Uma grande limitação dessa concepção clássica da asma como uma doença alérgica é que ela se aplica apenas a um subgrupo de pacientes (aqueles com evidências de alergia). A asma alérgica representa uma grande proporção dos quadros de asma que se desenvolvem na infância, porém uma pequena proporção dos quadros de asma que se iniciam na vida adulta. Isso está implícito no uso de termos modificadores para descrever a asma em diferentes pacientes, como "extrínseca" *versus* "intrínseca", "sensível ao ácido acetilsalicílico", de "início na idade adulta", "pós-viral" e "relacionada com a obesidade". Esse modelo, que envolve a ação de alérgenos, sequer leva em consideração todas as características da condição em asmáticos alérgicos. Além da produção de IgE e da degranulação dos mastócitos ativados, muitas vias e mecanismos estão envolvidos na patogênese da asma (Figura 20-2), e a maioria das crises de asma não são desencadeadas pela inalação de alérgenos, mas sim por infecções respiratórias virais. O broncospasmo asmático também pode ser provocado por estímulos não alergênicos, como aerossol de água destilada, exercício, ar frio, fumaça de cigarro e dióxido de enxofre. A tendência de desenvolver broncospasmo por estímulos não alergênicos – avaliada pela medida da queda do fluxo expiratório máximo, provocada por inalação em série de concentrações crescentes do aerossol do agonista colinérgico metacolina – é descrita como "hiper-reatividade brônquica", considerada uma característica fundamental da asma, pois está presente em quase todos os pacientes, e seu grau se correlaciona de forma próxima com a gravidade da doença.

Os mecanismos por trás da hiper-reatividade brônquica não são completamente entendidos, mas parecem estar relacionados com a inflamação da mucosa das vias respiratórias. A atividade anti-inflamatória do tratamento com corticosteroides inalados (CSI) seria responsável pela prevenção da reatividade brônquica associada à resposta asmática tardia (ver Figura 20-1).

Seja qual for o mecanismo responsável pela hiper-reatividade brônquica, a broncoconstrição propriamente dita resulta não apenas do efeito direto dos mediadores liberados, mas também da ativação de vias neurais. Esse fato é sugerido pela efetividade dos antagonistas dos receptores muscarínicos, que não têm qualquer efeito direto sobre a contratilidade da musculatura lisa, na inibição da broncoconstrição causada por inalação de alérgenos e irritantes das vias respiratórias.

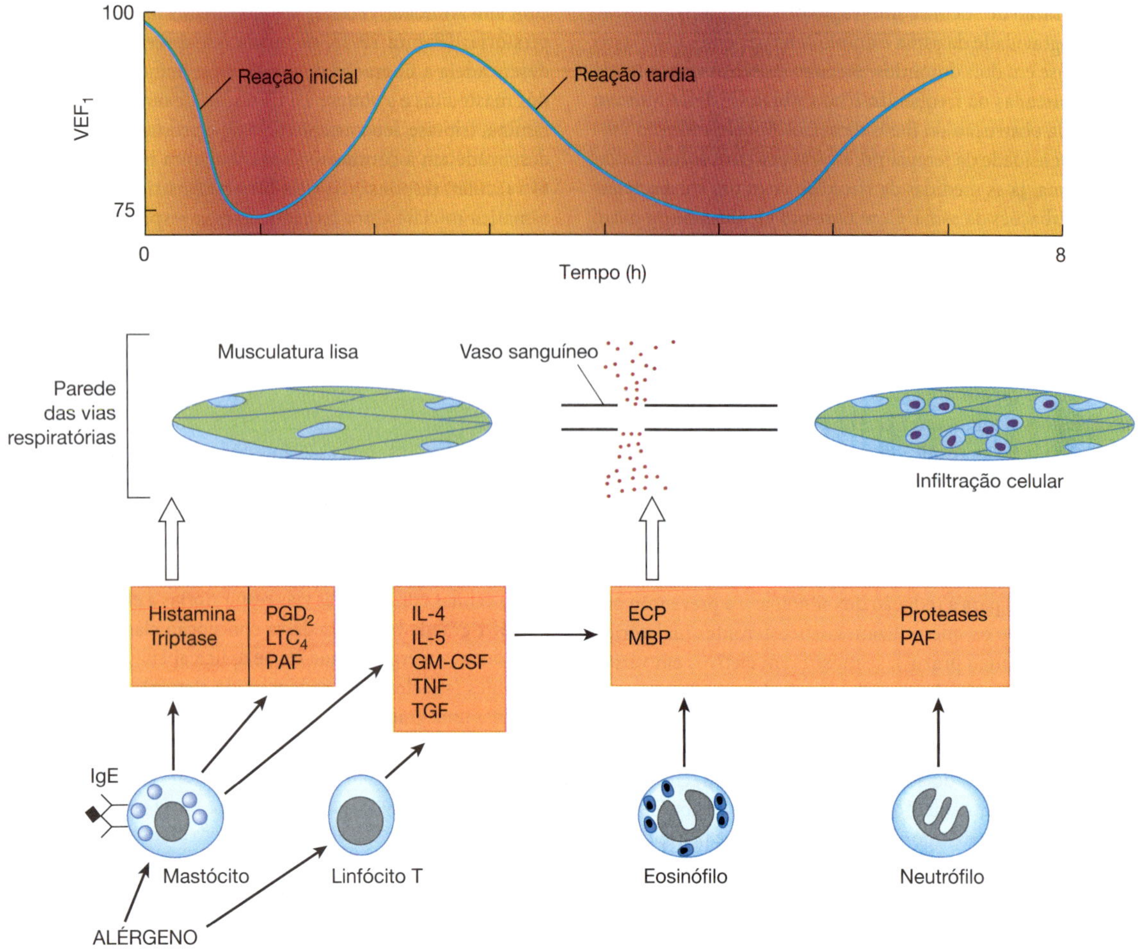

FIGURA 20-1 Modelo conceitual para a imunopatogênese da asma. A exposição a um alérgeno estimula a síntese de IgE, que se liga a mastócitos na mucosa das vias respiratórias. Quando há reexposição ao alérgeno, a interação antígeno-anticorpo na superfície dos mastócitos desencadeia a liberação de mediadores da anafilaxia: histamina, triptase, prostaglandina D_2 (PGD_2), leucotrieno C_4 (LTC_4) e fator ativador de plaquetas (PAF). Esses agentes produzem a contração da musculatura lisa das vias respiratórias, causando a queda imediata do volume expiratório forçado em 1 segundo (VEF_1). A reexposição ao alérgeno também estimula a síntese e a liberação de diversas citocinas por linfócitos T e mastócitos: interleucinas (IL) 4 e 5, fator de estimulação de colônia de granulócitos-mastócitos (GM-CSF, do inglês *granulocyte-macrophage colony-stimulating factor*), fator de necrose tumoral (TNF, do inglês *tumor necrosis factor*) e fatores de crescimento de tecidos (TGF, do inglês *tissue growth factor*). Essas citocinas, por sua vez, atraem e ativam eosinófilos e neutrófilos, cujos produtos incluem a proteína catiônica eosinofílica (ECP, do inglês *eosinophil cationic protein*), a proteína básica principal (MBP, do inglês *major basic protein*), proteases e o fator ativador de plaquetas. Esses mediadores causam edema, hipersecreção de muco, contração da musculatura lisa e aumento da reatividade brônquica associados à reação asmática tardia, indicada por uma segunda queda no VEF_1 cerca de 3 a 6 horas após a exposição.

A hipótese sugerida por esse modelo conceitual - de que o broncospasmo asmático resulta da associação entre a liberação de mediadores e o exagero da resposta aos seus efeitos - prediz que fármacos com diferentes modos de ação podem ser efetivos para o tratamento da asma. O broncospasmo provocado pela exposição a alérgenos pode ser revertido ou prevenido, por exemplo, por fármacos que reduzem a quantidade de IgE ligada aos mastócitos (anticorpos anti-IgE), reduzem o número e a atividade de eosinófilos na mucosa das vias respiratórias (anticorpos anti-IL-5), bloqueiam o receptor IL-4 e IL-13 (anticorpos antirreceptor IL-4α), evitam a degranulação dos mastócitos (cromoglicato ou nedocromila, fármacos simpatomiméticos, bloqueadores dos canais de cálcio), bloqueiam a ação dos produtos liberados (anti-histamínicos e antagonistas dos receptores de leucotrienos) ou interferem na ação de citocinas inflamatórias (anticorpos anti-IL-5 e anti-IL-13). Outros fármacos que poderiam ser efetivos no tratamento de todas as formas de asma são aqueles que relaxam o músculo liso das vias respiratórias (fármacos simpatomiméticos, inibidores da fosfodiesterase) ou que inibem o efeito da acetilcolina liberada pelo vago (antagonistas muscarínicos, também denominados anticolinérgicos).

FARMACOLOGIA BÁSICA DOS FÁRMACOS USADOS NO TRATAMENTO DA ASMA

Os fármacos mais utilizados no tratamento da asma são agonistas dos receptores adrenérgicos ou fármacos simpatomiméticos (utilizados como "aliviadores" ou broncodilatadores) e corticosteroides

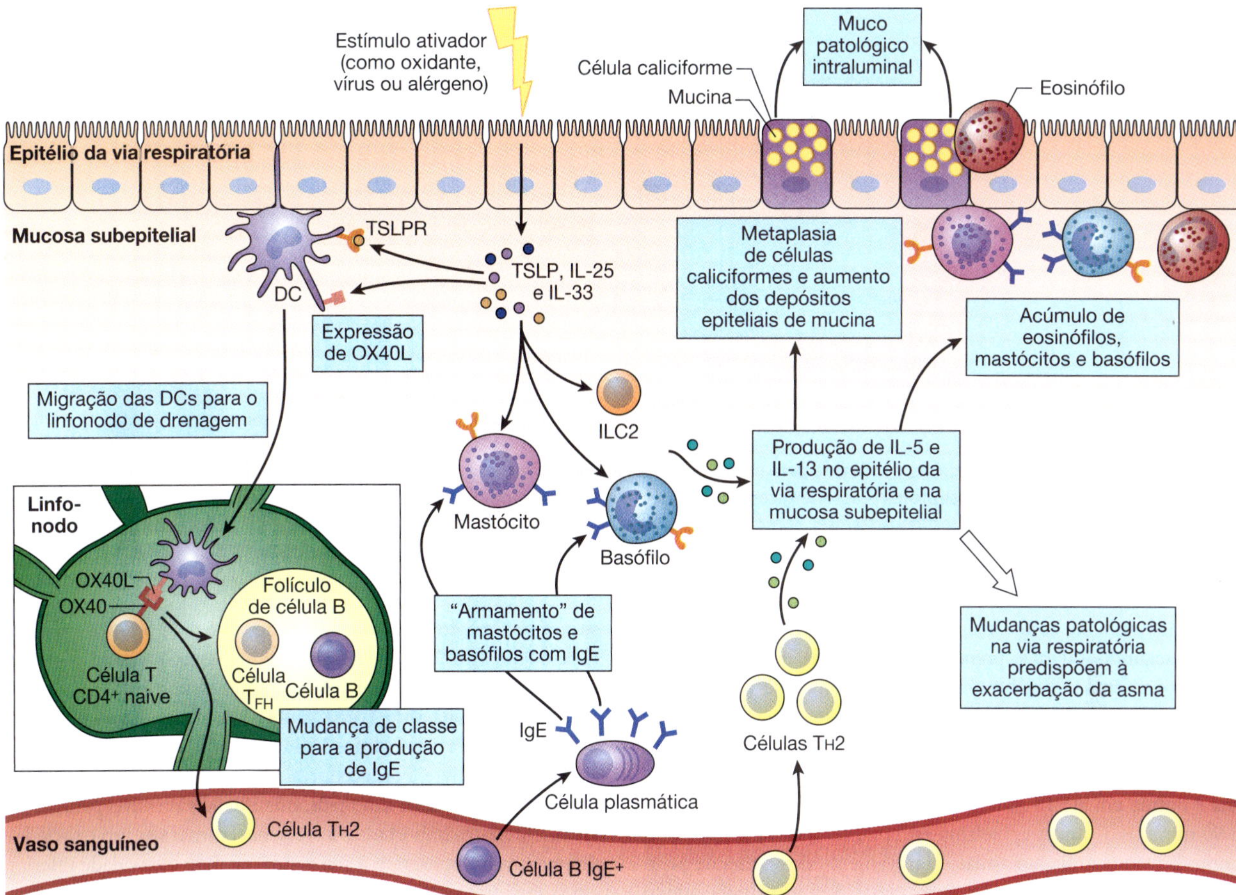

FIGURA 20-2 Mecanismo inflamatório da asma. As células epiteliais das vias respiratórias expostas a estímulos ativadores, incluindo alérgenos, vírus e irritantes, liberam citocinas que promovem a mobilização das células dentríticas (DCs, do inglês *dendritic cell*) para os linfonodos de drenagem, onde elas apresentam antígenos e, assim, ativam as células T CD4 *naive*. As células T, então, induzem a mudança de classe das células B e a maturação em células plasmáticas que produzem IgE. As células TH2 também migram para a mucosa subepitelial das vias respiratórias, onde liberam citocinas inflamatórias, como IL-5 e IL-13, que induzem metaplasia de células caliciformes e produção de muco, atuando como quimiocinas para eosinófilos, mastócitos e basófilos. A IgE livre secretada pelas células plasmáticas se liga ao receptor FcεRI nos mastócitos e basófilos da submucosa e, quando são formadas ligações cruzadas com um antígeno, induz a liberação de mediadores previamente formados, como histamina e leucotrienos, assim como de citocinas inflamatórias. (Reproduzida, com autorização, de Fahy JV: Type 2 inflammation in asthma–present in most, absent in many, Nat Rev Immunol 2015 Jan;15(1):57-65.)

inalatórios (utilizados como "controladores" ou fármacos anti-inflamatórios). A farmacologia básica desses agentes é apresentada em outros capítulos (ver Capítulos 9 e 39). Neste capítulo, será revisada a farmacologia deles no que se refere à asma.

FÁRMACOS SIMPATOMIMÉTICOS

Os agonistas dos receptores adrenérgicos formam a base do tratamento da asma. A sua ligação aos receptores β-adrenérgicos – abundantes nas células musculares lisas das vias respiratórias – estimula a adenililciclase e aumenta a síntese intracelular de monofosfato de adenosina cíclico (AMPc) (Figura 20-3), relaxando, assim, a musculatura lisa e inibindo a liberação de mediadores broncoconstritores pelos mastócitos. Eles também inibem o derrame microvascular e aumentam o transporte mucociliar. Entre as reações adversas, sobretudo dos agonistas que ativam os receptores β_1 além dos receptores β_2, destacam-se taquicardia, tremores musculares esqueléticos e redução das concentrações séricas de potássio.

Os fármacos simpatomiméticos amplamente utilizados no tratamento da asma incluem salbutamol e outros agonistas β_2-seletivos (Figura 20-4). O uso de epinefrina (adrenalina) e isoprenalina reduziu acentuadamente devido aos seus efeitos sobre a frequência e a força de contração cardíaca (mediados principalmente por receptores β_1).

Em geral, os agonistas dos receptores β-adrenérgicos devem ser administrados por inalação. Essa via resulta em efeito máximo local sobre a musculatura lisa das vias respiratórias com o mínimo de toxicidade sistêmica. A deposição de aerossóis depende do tamanho da partícula, do padrão de ventilação e da geometria das vias respiratórias. Mesmo com partículas de tamanho ideal, que variam entre 2 e 5 μm, 80 a 90% da dose total de aerossol fica depositada na boca e na faringe. As partículas com menos de 1 a 2 μm mantêm-se em suspensão e podem ser exaladas. A deposição do aerossol nos

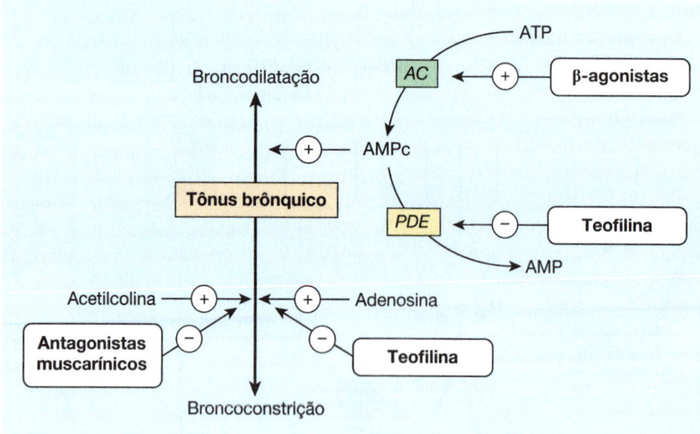

FIGURA 20-3 A broncodilatação é induzida pelo monofosfato de adenosina cíclico (AMPc). A concentração intracelular de AMPc pode ser aumentada por agonistas dos receptores β-adrenérgicos, que aumentam a velocidade da síntese pela adenililciclase (AC) ou por inibidores da fosfodiesterase (PDE, do inglês *phosphodiesterase*), como a teofilina, que reduzem a velocidade de sua degradação. A broncoconstrição pode ser inibida por antagonistas muscarínicos e, possivelmente, por antagonistas da adenosina. ATP, trifosfato de adenosina.

brônquios aumenta com a inalação lenta em inspiração quase total e por 5 segundos ou mais, prendendo o ar ao final da inspiração.

A **epinefrina** é um broncodilatador efetivo de ação rápida quando injetada por via subcutânea (0,4 mL de solução 1 mg/mL) ou quando inalada na forma de microaerossol a partir de frasco pressurizado (125 mcg por aplicação). A broncodilatação máxima é obtida em até 15 minutos após a inalação e perdura por 60 a 90 minutos. Como a epinefrina estimula receptores α e β_1 assim como β_2, taquicardia, arritmias e agravamento de angina de peito são reações adversas potencialmente sérias. Seu uso atual é amplo para o tratamento da vasodilatação aguda e para o broncospasmo relacionado com a anafilaxia. O uso de aerossóis que contêm outros fármacos mais seletivos para os receptores β substituiu, em grande parte, o seu uso na asma (ver adiante). Recentemente, a epinefrina foi reintroduzida nos Estados Unidos como o único inalador para asma de venda livre. Fornecedores dessa preparação apontam para a importância de se ter um medicamento mais acessível para salvar vidas. Diretrizes importantes advertem contra o seu uso e sociedades médicas se opuseram à sua venda, citando efetividade inferior em comparação com agentes seletivos para os receptores β, além

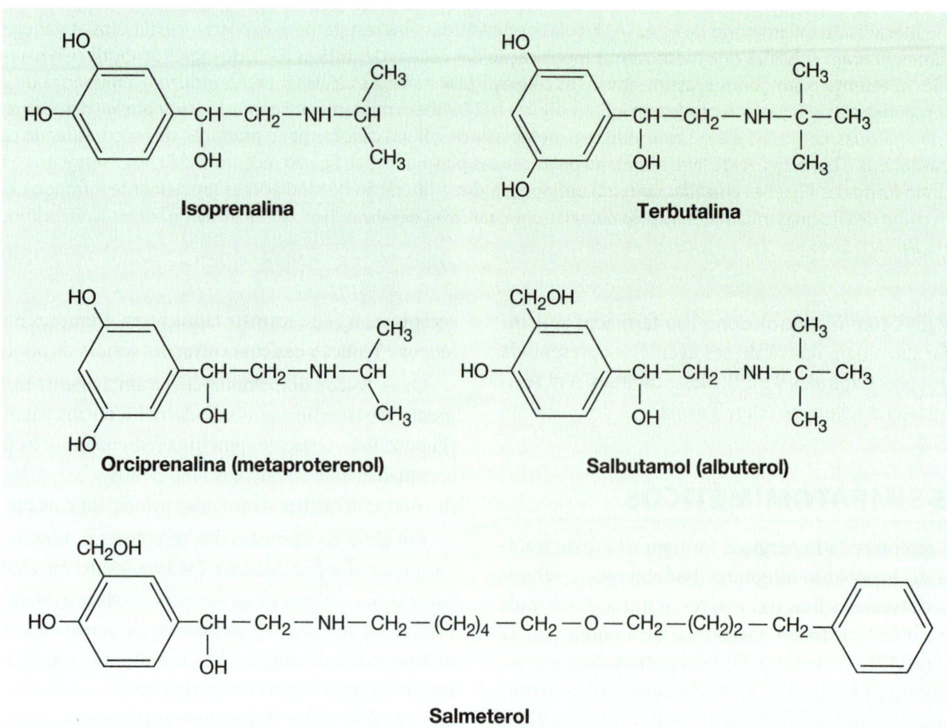

FIGURA 20-4 Estruturas da isoprenalina e de diversos análogos β_2-seletivos.

de retardo na busca por auxílio médico e uso em associação a anti-inflamatórios inalatórios que reduzem o risco de exacerbação.

A **efedrina** já era utilizada na China mais de 2 mil anos antes de sua introdução na medicina ocidental, em 1924. Em comparação com a epinefrina, a efedrina tem ação mais longa, atividade por via oral, efeitos centrais mais acentuados e potência muito menor. Em razão do desenvolvimento de β_2-agonistas mais seletivos e eficazes, atualmente, a efedrina raramente é utilizada no tratamento da asma.

A **isoprenalina (isoproterenol)** é um potente broncodilatador com ação não seletiva sobre os receptores β_1 e β_2. Quando inalada como microaerossol a partir de frasco pressurizado, 80 a 120 mcg de isoprenalina produzem broncodilatação máxima dentro de 5 minutos, com duração da ação de 60 a 90 minutos. O aumento da taxa de mortalidade relacionada com a asma no Reino Unido em meados da década de 1960 foi atribuído a arritmias cardíacas causadas pelo uso de doses elevadas de isoprenalina inalada. A disponibilidade de β_2-agonistas seletivos e eficazes resultou em redução do uso de isoprenalina para o tratamento da asma.

Fármacos seletivos β_2

Os agonistas seletivos β_2-adrenérgicos, em particular o salbutamol, são atualmente os simpatomiméticos mais utilizados para o tratamento da broncoconstrição aguda (ver Figura 20-4). Esses fármacos diferem da epinefrina na sua estrutura, em virtude de terem maior substituição do grupo amino, e na posição dos grupos hidroxila no anel aromático. Eles são mais efetivos do que a inalação da epinefrina e têm duração de ação mais longa.

O **salbutamol** e a **terbutalina** (fora dos Estados Unidos) estão disponíveis como inaladores dosimetrados. Administrados por inalação, esses fármacos causam broncodilatação equivalente à produzida pela isoprenalina. A broncodilatação atinge o seu pico em 15 minutos e se mantém por 3 a 4 horas. Todos podem ser diluídos em soro para serem administrados por nebulização. Uma vez que as partículas geradas pelo nebulizador são muito maiores do que as produzidas pelo inalador dosimetrado, faz-se necessário administrar doses muito maiores (2,5-5 mg vs. 100-400 mcg), porém sem aumento da efetividade. Assim, o tratamento por nebulização deve ser reservado para pacientes impossibilitados de usar um inalador dosimetrado.

A maioria das apresentações de medicamentos β_2-seletivos são uma mistura de isômeros *R* (levo) e *S* (dextro). Apenas o isômero *R* ativa o receptor β-adrenérgico. Com o argumento de que o isômero *S* pode desencadear inflamação, desenvolveu-se uma preparação purificada de isômero *R* de salbutamol (levossalbutamol). Embora esse isômero purificado seja frequentemente utilizado por crianças com asma, metanálises de ensaios clínicos não mostraram eficácia superior ou toxicidade reduzida em comparação com a mistura racêmica padrão e mais barata de *R* e *S*-salbutamol no tratamento de exacerbações da asma ou de doença pulmonar obstrutiva crônica (DPOC).

O salbutamol e a terbutalina também estão disponíveis para uso oral. O esquema usual é 1 comprimido, 2 a 3 vezes ao dia. As principais reações adversas são tremor da musculatura esquelética, nervosismo e fraqueza ocasional. Essa via de administração resulta em início de ação mais lento em comparação à via inalatória e produz reações adversas mais pronunciadas, de modo que os comprimidos não são recomendados para uso de rotina, sendo raramente prescritos.

Desses fármacos, apenas a terbutalina está disponível para injeção subcutânea (0,25 mg). As indicações para essa via são semelhantes àquelas para epinefrina subcutânea – asma grave que requer tratamento de emergência quando não houver aerossol disponível ou quando este não tiver se mostrado efetivo –, mas deve-se lembrar de que a maior duração do efeito da terbutalina traz a possibilidade de efeito cumulativo após injeções repetidas. Às vezes, utilizam-se doses maiores de terbutalina por via parenteral para a inibição de contrações uterinas associadas ao trabalho de parto prematuro.

Os agonistas seletivos β_2 de ação longa (ABAL), com duração de ação de 12 horas, como **salmeterol** e **formoterol**, foram desenvolvidos para facilitar o tratamento da asma. Esses fármacos geralmente produzem broncodilatação duradoura como resultado de sua alta lipossolubilidade. Isso permite a sua dissolução em altas concentrações na membrana celular dos músculos lisos ou, possivelmente, a sua ligação a moléculas ancoradoras ao redor do receptor adrenérgico. Esses fármacos parecem interagir com os corticosteroides inalados, aumentando o controle sobre a asma. Como eles não têm ação anti-inflamatória, não são utilizados como monoterapia para asma. Os β-agonistas de ação ultralonga, como **indacaterol**, **olodaterol**, **vilanterol** e **bambuterol**, necessitam ser administrados apenas 1 vez ao dia; contudo, como a sua broncodilatação prolongada mascara sintomas de inflamação brônquica, eles devem ser utilizados apenas em associação a CSI em asmáticos. Entretanto, eles podem ser utilizados como monoterapia no tratamento da DPOC.

Toxicidades

As preocupações acerca de possíveis toxicidades no tratamento agudo da asma com fármacos simpatomiméticos inalatórios – agravamento da hipoxemia e arritmia cardíaca – foram descartadas. Embora a ação vasodilatadora de β_2-agonistas possa aumentar a perfusão de regiões pulmonares pouco ventiladas, diminuindo transitoriamente a pressão arterial de oxigênio (PaO_2), esse efeito é pequeno, facilmente superado pela suplementação com oxigênio e torna-se irrelevante após um curto período devido ao aumento da pressão de oxigênio que sucede a broncodilatação induzida por agonista β-adrenérgico. A outra preocupação, o desencadeamento de arritmias cardíacas, não parece consubstanciada. Em pacientes que se apresentam para tratamento de emergência de asma grave, irregularidades no ritmo cardíaco *melhoram* com os benefícios promovidos pelos broncodilatadores na troca de gás. Em geral, os β_2-agonistas também produzem acidose láctica, que provavelmente reflete uma ação direta desses fármacos no metabolismo celular, em vez de hipóxia tecidual. A acidose láctica não está associada a piores desfechos, mas pode contribuir para dispneia. Por meio do aumento da atividade da bomba Na^+/K^+-ATPase no músculo esquelético, os β_2-agonistas também estimulam a entrada de potássio nas células, levando à hipocalemia.

Outra preocupação quanto à administração de β-agonistas é a indução de taquifilaxia. É possível haver redução da resposta broncodilatadora a doses baixas de β-agonistas após vários dias de uso regular do medicamento, mas ainda se obtém broncodilatação máxima dentro dos limites das doses geralmente utilizadas. A taquifilaxia é mais evidentemente refletida por perda da proteção conferida pelo tratamento agudo com um β-agonista contra uma provocação por exercício ou pela inalação de um alérgeno ou irritante das vias respiratórias. Resta demonstrar em ensaio clínico se essa perda de eficácia na proteção brônquica está associada a desfechos adversos.

A demonstração de variações genéticas no receptor β levantou a possibilidade de que os riscos de reações adversas poderiam não ser uniformemente distribuídos entre os pacientes asmáticos. Inicialmente, focou-se em um polimorfismo de nucleotídeo simples (SNP, do inglês *single nucleotide polymorphism*) que altera a codificação de um aminoácido glicina para arginina na posição 16 (Gly16Arg). Estudos retrospectivos sobre o uso de β-agonistas sugeriram que o controle da asma foi prejudicado em pacientes homozigotos para arginina nesse lócus, levantando a suspeita de que uma variante genética poderia estar por trás dos relatos controversos de aumento da mortalidade relacionada com a asma em estudos que envolvem grandes números de pacientes tratados com ABAL (ver adiante). Entretanto, desde então, estudos envolvendo o uso de ABAL mostraram que diferenças em várias medidas do controle da asma são insignificantes em grupos de pacientes com genótipos distintos nesse lócus. De qualquer forma, é provável que estudos farmacogenéticos do tratamento da asma continuem sendo realizados, com uma abordagem visando ao desenvolvimento de uma terapia personalizada.

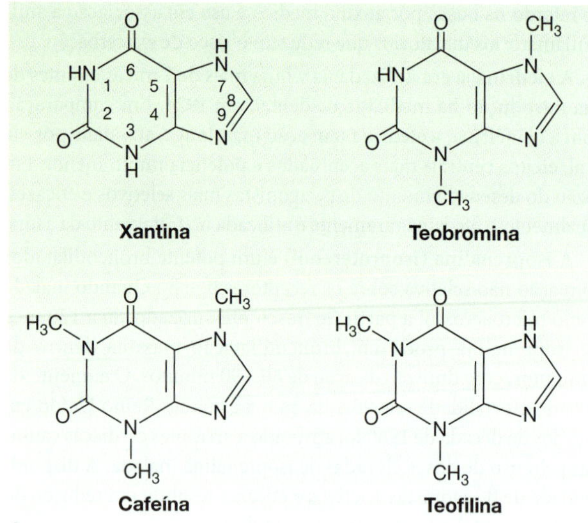

FIGURA 20-5 Estrutura da teofilina e de outras metilxantinas.

METILXANTINAS

As três metilxantinas mais importantes são **teofilina**, **teobromina** e **cafeína**. A principal fonte delas são bebidas (chá, cacau e café, respectivamente). O uso de teofilina, que já foi a base do tratamento da asma, quase foi abandonado devido à demonstração da maior eficácia dos agonistas dos receptores adrenérgicos inalados para as crises agudas de asma e de fármacos anti-inflamatórios inalados para a asma crônica. Outros pontos que contribuíram para a redução do uso da teofilina são a sua toxicidade (náusea, vômito, tremores, arritmias) e a necessidade de monitorar as concentrações séricas devido ao seu índice terapêutico baixo. Esse monitoramento se torna ainda mais necessário em virtude das diferenças individuais no metabolismo da teofilina e das frequentes interações medicamentosas. Apesar dessas desvantagens, a teofilina ainda é utilizada em alguns países devido ao seu baixo custo.

Química

Como apresentado adiante (Figura 20-5), a teofilina é a 1,3-dimetilxantina, a teobromina é a 3,7-dimetilxantina, e a cafeína é a 1,3,7-trimetilxantina. A preparação de teofilina comumente utilizada com propósitos terapêuticos é a **aminofilina**, um complexo da teofilina com etilenodiamina. A farmacocinética da teofilina é discutida adiante (ver "Aplicações clínicas"). Os produtos metabólicos desse fármaco, as xantinas parcialmente desmetiladas (e não ácido úrico), são excretados na urina.

Mecanismo de ação

Foram propostos diversos mecanismos para a ação das metilxantinas, mas nenhum foi definitivamente confirmado. Em altas concentrações, demonstrou-se que elas inibem vários membros da família de enzimas das fosfodiesterases (PDE) *in vitro*, aumentando, assim, a concentração intracelular de AMPc e, em alguns tecidos, de monofosfato de guanosina cíclico (GMPc) (ver Figura 20-3). O AMPc regula diversas funções celulares, incluindo, mas não apenas, estimulação da função cardíaca, relaxamento da musculatura lisa e redução da atividade inflamatória e imune em células específicas.

Outro mecanismo proposto para a ação broncodilatadora dessa classe de fármacos é a inibição de receptores de adenosina na superfície celular. Sabe-se que a adenosina promove a contração do músculo liso isolado das vias respiratórias e a liberação de histamina de mastócitos das vias respiratórias. Contudo, também foi comprovado que derivados de xantina sem antagonismo para adenosina (p. ex., **emprofilina**) podem inibir a broncoconstrição em indivíduos asmáticos.

Um terceiro mecanismo de ação proposto para a eficácia da teofilina é o aumento da desacetilação de histonas. A acetilação de histonas nucleares é necessária para a ativação da transcrição de genes inflamatórios. Os corticosteroides atuam, ao menos em parte, recrutando desacetilactilases de histona para o local de transcrição de genes inflamatórios, ação que é acentuada por doses baixas de teofilina. Essa interação poderia predizer que baixas doses de teofilina podem aumentar a efetividade do tratamento com corticosteroides, porém essa abordagem de tratar pacientes com asma ou DPOC descontrolada com CSI mais ABAL não tem sido utilizada em grande escala. Das várias isoformas da PDE que foram identificadas, a inibição da PDE3 parece ser a mais envolvida com o relaxamento do músculo liso das vias respiratórias, ao passo que a inibição da PDE4 está relacionada com a inibição da liberação de citocinas e quimiocinas, reduzindo a migração e a ativação celular. Esse efeito anti-inflamatório é obtido em doses inferiores àquelas necessárias à broncodilatação.

Com a intenção de reduzir a toxicidade e, ao mesmo tempo, manter a eficácia terapêutica, foram desenvolvidos inibidores seletivos da PDE4. Muitos foram abandonados após ensaios clínicos mostrarem que eles induziam efeitos colaterais com frequência inaceitável, incluindo náuseas, cefaleia e diarreia. Entretanto, um deles, o **roflumilaste**, mostrou-se efetivo para a redução da frequência de exacerbações da DPOC e está aprovado nos Estados Unidos pela Food and Drug Administration (FDA) como um tratamento para essa condição (assim como no Brasil), embora não esteja aprovado para a asma.

Farmacodinâmica

As metilxantinas produzem efeitos sobre o SNC, os rins e os músculos cardíaco e esquelético, assim como sobre a musculatura lisa. Dos três fármacos, a teofilina é o mais seletivo nos efeitos sobre a musculatura lisa, ao passo que a cafeína é o que tem efeitos mais evidentes sobre o SNC.

A. Efeitos sobre o sistema nervoso central

Todas as metilxantinas, particularmente a cafeína, causam uma leve excitação cortical, com aumento do estado de alerta e redução da fadiga. A cafeína contida em bebidas – aproximadamente 100 mg em um xícara de café – é suficiente para causar nervosismo e insônia em indivíduos sensíveis e discreta broncodilatação em pacientes com asma. Doses maiores, necessárias para uma broncodilatação mais efetiva, causam nervosismo e tremores. Doses muito altas, acidentais ou em tentativas de suicídio podem produzir estimulação bulbar, convulsões e até mesmo morte.

B. Efeitos cardiovasculares

As metilxantinas têm efeitos cronotrópicos e inotrópicos positivos sobre o coração. Em baixas concentrações, esses efeitos são causados por inibição de receptores pré-sinápticos de adenosina nos nervos simpáticos, aumentando a liberação de catecolamina nas terminações nervosas. As concentrações mais altas (> 10 μmol/L, 2 mg/L) associadas à inibição da PDE e ao aumento do AMPc podem resultar em aumento do influxo de cálcio. Em concentrações muito maiores (> 100 μmol/L), interrompe-se o sequestro de cálcio pelo retículo sarcoplasmático.

A expressão clínica desses efeitos sobre a função cardiovascular varia entre os indivíduos. O consumo normal de bebidas que contêm metilxantinas geralmente produz discreta taquicardia e aumento do débito cardíaco e da resistência periférica, com possível elevação discreta da pressão arterial. Em indivíduos sensíveis, o consumo de algumas xícaras de café pode resultar em arritmias. Doses maiores desses fármacos relaxam a musculatura lisa vascular, exceto dos vasos cerebrais onde produzem contração.

C. Efeitos sobre o trato gastrintestinal

As metilxantinas estimulam a secreção de ácido gástrico e de enzimas digestivas. Entretanto, mesmo o café descafeinado tem efeito estimulador potente sobre a secreção, o que indica que o secretagogo principal do café não é a cafeína.

D. Efeitos sobre os rins

As metilxantinas – principalmente a teofilina – são diuréticos fracos. Esse efeito pode envolver o aumento da filtração glomerular e a redução da reabsorção tubular de sódio. A diurese não é de magnitude suficiente para ser terapeuticamente útil, embora ela compense alguns dos efeitos cardiovasculares e limite o grau de hipertensão produzida.

E. Efeitos sobre o músculo liso

A broncodilatação produzida pelas metilxantinas é a principal ação terapêutica nos casos de asma. Não há tolerância, porém as reações adversas, sobretudo no SNC, limitam a dose (ver adiante). Além dos seus efeitos no músculo liso das vias respiratórias, esses fármacos – em concentrações suficientes – inibem a liberação de histamina induzida por antígeno nos pulmões.

F. Efeitos sobre o músculo esquelético

As ações das metilxantinas sobre a função respiratória talvez não se restrinjam às vias respiratórias; elas também melhoram a contratilidade de músculos esqueléticos e revertem a fadiga do diafragma em pacientes com DPOC. Essa ação – mais do que um efeito sobre o centro respiratório – talvez seja responsável pela capacidade da teofilina de melhorar a resposta ventilatória à hipóxia e de reduzir a dispneia mesmo em pacientes com obstrução irreversível nas vias respiratórias.

Aplicações clínicas

Das xantinas, a teofilina é o broncodilatador mais efetivo, uma vez que ela atenua a obstrução das vias respiratórias na asma aguda e reduz a gravidade dos sintomas nos pacientes com asma crônica. Entretanto, a eficácia e a segurança de outros fármacos, especialmente β_2-agonistas inalatórios e corticosteroides inalatórios, as toxicidades e a necessidade de monitoramento da concentração sanguínea de teofilina tornaram seu uso obsoleto no tratamento da asma.

FÁRMACOS ANTIMUSCARÍNICOS

A observação da utilização das folhas da *Datura stramonium* no tratamento da asma na Índia levou à descoberta da atropina, um potente inibidor da acetilcolina nos receptores muscarínicos pós-ganglionares, como broncodilatador. O interesse no potencial terapêutico dos fármacos antimuscarínicos aumentou com a demonstração da importância do nervo vago na reação broncospástica em animais de laboratório e com o desenvolvimento do **ipratrópio**, um análogo potente da atropina mal absorvido após a administração em aerossol e, portanto, relativamente livre dos efeitos sistêmicos típicos da atropina.

Mecanismo de ação

Os antagonistas muscarínicos inibem competitivamente a ação da acetilcolina nos receptores muscarínicos, sendo, por vezes, denominados fármacos anticolinérgicos (ver Capítulo 8). Nas vias respiratórias, a acetilcolina é liberada de terminações eferentes do nervo vago, e os antagonistas muscarínicos bloqueiam a contração da musculatura lisa das vias respiratórias e o aumento da secreção de muco, que ocorre em resposta à atividade vagal (Figura 20-6). Essa seletividade dos antagonistas muscarínicos explica a sua utilidade como ferramenta para a pesquisa do papel das vias reflexas parassimpáticas nas respostas motoras brônquicas, porém limita a sua utilidade na prevenção do broncospasmo. Nas doses administradas, os fármacos antimuscarínicos inibem apenas a parte da resposta mediada por receptores muscarínicos, que varia com o estímulo e parece variar também na resposta individual ao mesmo estímulo.

Aplicações clínicas

Os fármacos antimuscarínicos são broncodilatadores efetivos. Mesmo quando a atropina, o antagonista muscarínico prototípico, é administrada em aerossol, a broncodilatação obtida é limitada pela absorção para a circulação e pela passagem através da barreira hematencefálica. Uma broncodilatação mais intensa, com menor toxicidade associada à absorção sistêmica, é alcançada com uma

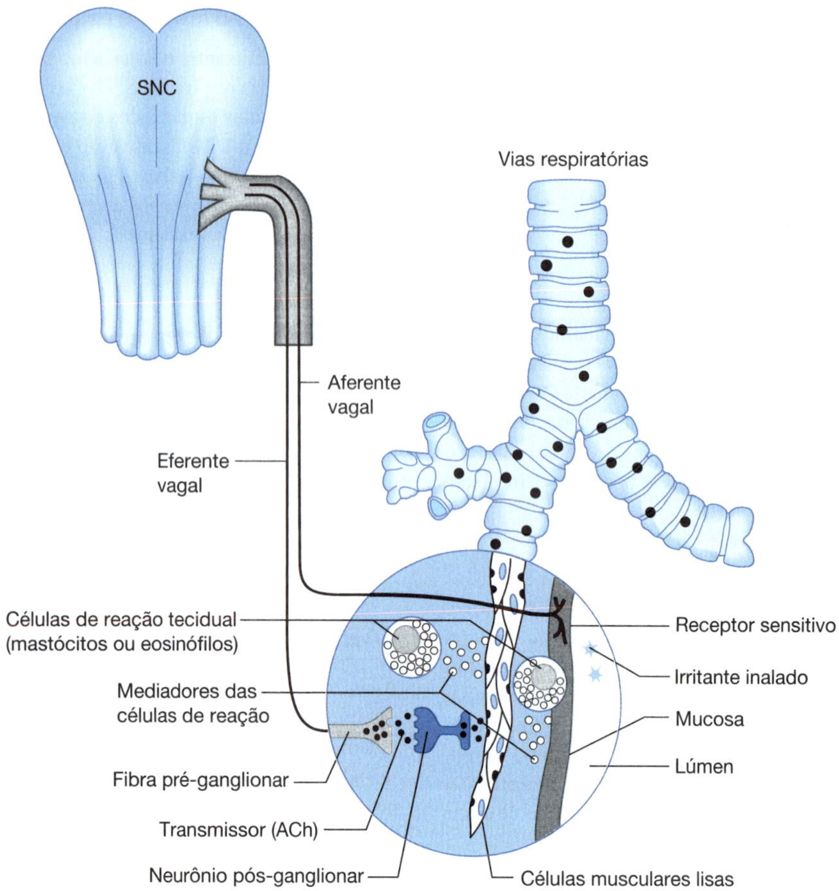

FIGURA 20-6 Mecanismos de resposta a irritantes inalados. As vias respiratórias estão representadas microscopicamente por um corte transversal da parede, com ramificações de terminações sensitivas vagais cursando adjacentes ao lúmen. Vias aferentes do nervo vago cursam em direção ao sistema nervoso central (SNC); as vias eferentes originadas no SNC cursam até os gânglios eferentes. As fibras pós-ganglionares liberam acetilcolina (ACh), que se liga a receptores muscarínicos na musculatura lisa das vias respiratórias. Materiais inalados podem provocar broncoconstrição por meio de diversos mecanismos. Em primeiro lugar, eles desencadeiam a liberação de mediadores químicos pelos mastócitos; em segundo lugar, eles estimulam receptores aferentes que dão início à broncoconstrição reflexa ou liberam taquicininas (p. ex., substância P), que estimulam diretamente a contração da musculatura lisa.

amônia quaternária seletiva derivada da atropina, o **brometo de ipratrópio**, que pode ser inalado em altas doses devido à sua baixa absorção na circulação, além da baixa entrada no sistema nervoso central. Pesquisas realizadas com esse fármaco demonstraram que o grau de envolvimento das vias parassimpáticas nas respostas motoras brônquicas varia entre os indivíduos. Essa variação indica que, além das vias reflexas parassimpáticas, outros mecanismos podem estar envolvidos.

Mesmo que a broncodilatação e a inibição da broncoconstrição proporcionadas por fármacos antimuscarínicos sejam incompletas, seu uso tem relevância clínica, especialmente para pacientes intolerantes aos β-agonistas inalatórios.

O ipratrópio parece ser tão efetivo quanto o salbutamol em pacientes com DPOC que tenham obstrução ao menos parcialmente reversível. Os fármacos antimuscarínicos de ação mais longa, como **tiotrópio**, **aclidínio**, **umeclidínio** e **glicopirrônio**, estão aprovados para o tratamento de manutenção da DPOC. Esses medicamentos se ligam aos receptores M_1, M_2 e M_3 com igual afinidade, porém sofrem dissociação mais rápida nos receptores M_2, expressos em terminações nervosas eferentes. Ou seja, eles não inibem a inibição da liberação da acetilcolina mediada pelos receptores M_2, de modo que há benefício em razão de algum grau de seletividade pelo receptor. Esses medicamentos são administrados por inalação. Uma dose única de 18 mcg de tiotrópio ou de 62,5 mcg de umeclidínio tem duração de ação de 24 horas, ao passo que a inalação de 400 mcg de aclidínio tem duração de ação de 12 horas, necessitando, portanto, ser administrado 2 vezes ao dia. Demonstrou-se que a inalação diária de tiotrópio não apenas melhora a capacidade funcional de pacientes com DPOC, mas também reduz a frequência de exacerbações da doença. Alguns pacientes que utilizam anticolinérgicos por via inalatória apresentam sensação de boca seca, o que geralmente pode ser controlado com o uso de um espaçador para reduzir a deposição do fármaco na orofaringe ou por meio da redução da dose. Raramente, pode ocorrer retenção urinária em indivíduos suscetíveis. Além disso, há uma preocupação generalizada de que o uso de anticolinérgicos possa se associar a maior risco de demência em idosos. Devido a esses potenciais efeitos colaterais dose-dependentes, não é recomendado o uso concomitante de antimuscarínicos inalatórios de ação curta e de ação longa.

Desses fármacos, o tiotrópio foi aprovado para o tratamento de manutenção da asma. A adição de tiotrópio não é menos efetiva do que a adição de um ABAL em pacientes asmáticos que não obtêm controle satisfatório com o uso isolado de CSI. A adição de tiotrópio ao tratamento com o uso de CSI/ABAL pode resultar em broncoconstrição adicional em pacientes com obstrução persistente do fluxo de ar, mas sem mudar significativamente os sintomas ou a frequência das exacerbações.

CORTICOSTEROIDES

Mecanismo de ação

Os corticosteroides (sobretudo os glicocorticoides) são utilizados há muito tempo no tratamento da asma, e presume-se que atuem em razão de sua ampla eficácia anti-inflamatória, mediada, em parte, pela inibição da produção de citocinas anti-inflamatórias (ver Capítulo 39). Eles não relaxam o músculo liso das vias respiratórias diretamente, mas reduzem a hiper-reatividade brônquica e a frequência de crises de asma se usados regularmente. O seu efeito sobre a obstrução das vias respiratórias é, em parte, explicado pela contração de vasos ingurgitados na mucosa brônquica e pela potencialização dos efeitos dos agonistas dos receptores β, porém a sua ação mais importante é a inibição da infiltração de linfócitos, eosinófilos e mastócitos nas vias respiratórias de asmáticos. Os benefícios impressionantes do tratamento com glicocorticoides sistêmicos para pacientes com asma grave vêm sendo observados desde os anos 1950. Da mesma forma, também são conhecidas diversas toxicidades importantes, principalmente quando administrados repetidamente, como ocorre em doenças crônicas, como a asma. O desenvolvimento da beclometasona nos anos 1970 como uma preparação tópica de glicocorticoide que poderia ser utilizada por inalação permitiu a entrega de altas doses de um glicocorticoide para o tecido-alvo – a mucosa brônquica – com absorção pequena para a circulação sistêmica. O desenvolvimento dos CSI revolucionou o tratamento da asma, exceto nos casos leves e intermitentes, que podem ser tratados com o uso isolado de salbutamol de acordo com a necessidade.

Aplicações clínicas

Os ensaios clínicos com corticosteroides demonstram, de forma consistente, que esses fármacos são efetivos para melhorar todos os indicadores de controle da asma: intensidade dos sintomas, testes para avaliar o calibre das vias respiratórias e a reatividade brônquica, frequência de crises e qualidade de vida. Considerando-se os efeitos colaterais graves impostos por seu uso crônico, as vias oral e parenteral são reservadas aos pacientes que precisam de tratamento urgente, como aqueles que não melhoraram de maneira satisfatória com o uso de broncodilatadores ou que apresentaram piora dos sintomas mesmo com o uso de terapia de manutenção em altas doses.

Para crises graves de asma, o tratamento de urgência geralmente se inicia com uma dose oral de 30 a 60 mg de prednisona ao dia ou com uma dose intravenosa de 0,5 a 1 mg/kg de metilprednisolona a cada 6 a 12 horas; a dose é reduzida após a redução da obstrução das vias respiratórias. Na maioria dos pacientes, o tratamento com corticosteroides sistêmicos pode ser interrompido em 5 a 10 dias, porém os sintomas podem piorar em outros pacientes quando a dose é reduzida.

O tratamento por inalação é a forma mais efetiva de evitar as reações adversas sistêmicas do tratamento com corticosteroide. A introdução de CSI, como **beclometasona**, **budesonida**, **ciclesonida**, **flunisolida** (não disponível no Brasil), **fluticasona**, **mometasona** e **triancinolona**, tornou possível administrar corticosteroides às vias respiratórias com absorção sistêmica mínima. De fato, uma das preocupações quando se troca a forma de tratamento crônico via oral para CSI é reduzir a dose oral lentamente, a fim de evitar o desencadeamento de insuficiência suprarrenal. Nos pacientes que requeiram a continuação do tratamento com prednisona apesar da utilização de CSI nas doses-padrão, o aumento da dose do CSI frequentemente é uma medida efetiva, pois permite a redução progressiva e a suspensão do tratamento com prednisona. Embora doses elevadas de CSI possam causar supressão suprarrenal leve, os riscos de toxicidade sistêmica por uso crônico são insignificantes quando comparados àqueles relacionados com o tratamento oral que substituem.

Um problema característico do uso de CSI é a ocorrência de candidíase orofaríngea e disfonia (rouquidão). A candidíase é facilmente tratada com o uso tópico de clotrimazol. O risco dessas complicações pode ser reduzido com a realização de gargarejo com água e expectoração após cada inalação, bem como com o uso de um espaçador, quando indicado. A ciclesonida, um profármaco ativado por esterases brônquicas, é comparável a outros CSI em termos de efetividade e menos associada à candidíase. A rouquidão é outro possível efeito local direto sobre as pregas vocais relacionado com o uso de CSI. Embora a maior parte da dose inalada fique depositada na orofaringe e seja deglutida, os CSI estão sujeitos a metabolismo de primeira passagem no fígado; portanto, estão praticamente livres de outras complicações em curto prazo nos adultos. De qualquer forma, seu uso crônico aumenta o risco de osteoporose e de catarata. Nas crianças, demonstrou-se que os CSI reduzem a velocidade de crescimento em cerca de 1 cm ao longo do primeiro ano de tratamento, mas não a partir de então, de forma que o efeito sobre a estatura final na vida adulta é mínimo.

Considerando-se a sua eficácia e segurança, as diretrizes nacionais e internacionais para tratamento de asma recomendam a prescrição de CSI aos pacientes com asma persistente que necessitem de inalações frequentes de β-agonistas para alívio dos sintomas. Esse tratamento é mantido por 10 a 12 semanas e, então, interrompido para determinar se um tratamento mais longo é necessário; corticosteroides inalados não são curativos. Na maioria dos casos, as manifestações da asma retornam em poucas semanas após a interrupção do tratamento, mesmo quando mantido em altas doses por 2 anos ou mais. Em um ensaio prospectivo, controlado com placebo e realizado para avaliar o uso precoce e mantido de CSI em crianças pequenas, demonstrou-se melhora significativamente maior em sintomas da asma, função pulmonar e frequência de crises de asma ao longo de 2 anos de tratamento, mas nenhuma diferença no controle geral da asma 3 meses após o final do ensaio. Os CSI são, então, apropriadamente rotulados como "controladores", uma vez que são efetivos apenas enquanto estão sendo administrados.

Outra abordagem para reduzir os riscos relacionados com o uso de CSI 2 vezes ao dia por tempo prolongado é administrá-los de forma intermitente apenas quando os sintomas estiverem exacerbados. O uso de uma inalação de CSI com cada inalação de um β-agonista de ação curta (p. ex., uma inalação de beclometasona para cada inalação de salbutamol) ou o uso de um curso de budesonida ou beclometasona administradas 2 vezes ao dia por 5 a 10 dias quando ocorre piora nos sintomas da asma mostrou-se quase tão efetivo quanto o tratamento regular diário em adultos e crianças com asma leve a moderada. De forma semelhante, em adultos e adolescentes, o uso de uma inalação associação entre corticosteroide e ABAL (p. ex., formoterol + budesonida), quando necessário, é efetivo para a prevenção de crises e resulta em exposição reduzida ao esteroide em comparação com o uso regular de CSI 2 vezes ao dia, porém é inferior em relação ao controle dos sintomas.

CROMOGLICATO E NEDOCROMILA

O cromoglicato dissódico e a nedocromila já foram muito utilizados no tratamento da asma, sobretudo em crianças, porém, atualmente, foram superados por outros tratamentos, e o interesse por eles é em grande parte histórico como tratamento para asma. Acredita-se que esses fármacos inibem a degranulação dos mastócitos e não apresentam ação broncodilatadora direta, porém são capazes de inibir o broncospasmo induzido por antígeno ou exercício em pacientes asmáticos. Nos Estados Unidos, esses fármacos não estão mais disponíveis em inaladores, mas soluções de cromoglicato estão disponíveis para nebulização. O cromoglicato também permanece disponível para alergias e outros distúrbios que envolvem os mastócitos como *spray* nasal (venda livre) e como solução oral, e ambos os fármacos podem ser prescritos em soluções oftálmicas.

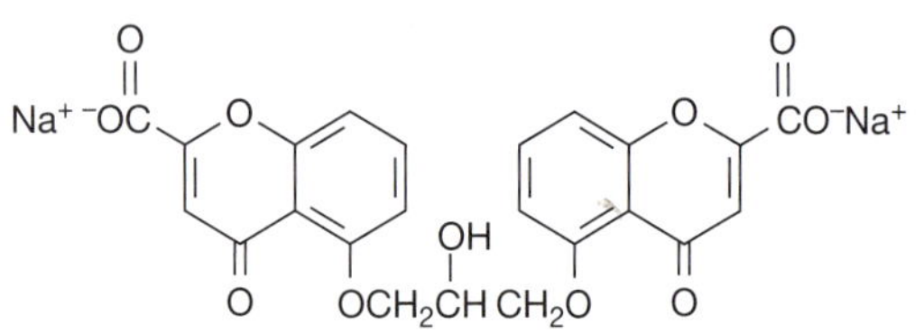

Cromoglicato dissódico

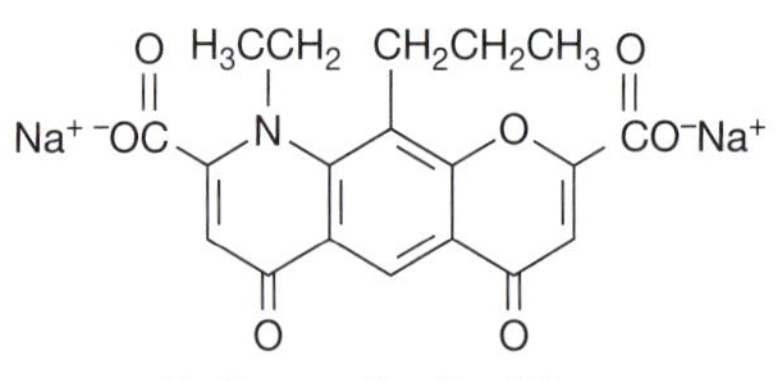

Nedocromila dissódica

INIBIDORES DA VIA DOS LEUCOTRIENOS

O envolvimento dos leucotrienos em muitas doenças inflamatórias (ver Capítulo 18) e na anafilaxia estimulou o desenvolvimento de fármacos que bloqueiam a sua síntese ou a interação com seus receptores. Os leucotrienos resultam da ação da 5-lipoxigenase sobre o ácido araquidônico e são sintetizados por diversas células inflamatórias nas vias respiratórias, incluindo eosinófilos, mastócitos, macrófagos e basófilos. O leucotrieno B_4 (LTB_4) é um quimiotático potente de neutrófilos, e o LTC_4 e o LTD_4 produzem muitos efeitos que sabidamente ocorrem na asma, incluindo broncoconstrição, aumento da reatividade brônquica, edema de mucosa e hipersecreção de muco.

Foram estudadas duas abordagens para interromper a via dos leucotrienos: inibição da 5-lipoxigenase, impedindo a síntese dos leucotrienos, e inibição da ligação do LTD_4 ao seu receptor nos tecidos-alvo, evitando, assim, a sua ação. A eficácia do bloqueio da

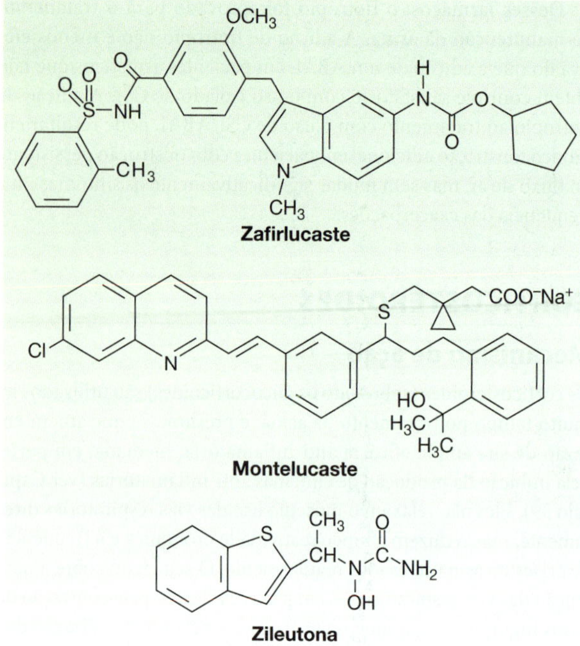

FIGURA 20-7 Estrutura dos antagonistas do receptor de leucotrieno (montelucaste, zafirlucaste) e do inibidor da 5-lipoxigenase (zileutona).

resposta das vias respiratórias ao exercício e à provocação por antígeno foi demonstrada para fármacos de ambas as categorias: **zileutona** (não disponível no Brasil), um inibidor da 5-lipoxigenase, e **zafirlucaste** (não disponível no Brasil) e **montelucaste**, antagonistas do receptor LTD_4 ($CysLT_1$) (Figura 20-7). Ensaios clínicos mostraram que todos os três fármacos melhoram o controle da asma e reduzem a frequência das crises. Eles não são tão efetivos quanto o tratamento com baixas doses de CSI para a indução e a manutenção do controle da asma, mas são preferidos por muitos pacientes, sobretudo por pais de crianças asmáticas, devido aos temores frequentemente exagerados sobre a toxicidade dos corticosteroides. Eles têm a vantagem adicional de serem efetivos quando utilizados pela via oral, que é uma via de administração de uso mais simples do que a inalação de aerossol em crianças pequenas, de forma que o montelucaste está aprovado para o tratamento de crianças acima de 12 meses de idade.

Alguns pacientes parecem ter respostas particularmente favoráveis, porém, com exceção do subgrupo de pacientes com doença respiratória exacerbada por ácido acetilsalicílico (ver adiante), não há características clínicas que permitam a identificação de "respondedores" antes de um teste com o tratamento. Nos Estados Unidos, estão aprovados: a zileutona em dose oral de 1.200 mg, na forma de liberação retardada 2 vezes ao dia; o zafirlucaste, 20 mg, 2 vezes ao dia; e o montelucaste, 10 mg (para adultos) ou 4 a 5 mg (para crianças), 1 vez ao dia.

Ensaios com inibidores dos leucotrienos demonstraram um papel importante para os leucotrienos na doença respiratória exacerbada por ácido acetilsalicílico, doença que combina as características da asma e da rinosinusite crônica com polipose nasal e reações ao ácido acetilsalicílico ou outros anti-inflamatórios não esteroides (AINEs) que inibem a cicloxigenase-1 (COX-1). A doença respiratória exacerbada por ácido acetilsalicílico ocorre em aproximadamente 5 a 10% dos pacientes com asma. Nesses pacientes, a ingestão de ácido acetilsalicílico, mesmo em doses muito baixas, provoca broncoconstrição intensa, congestão nasal e sintomas de liberação sistêmica de histamina, como rubor e cólicas abdominais. Uma vez que essa reação ao ácido acetilsalicílico não está associada a qualquer evidência de sensibilização alérgica a esse fármaco ou aos seus metabólitos, e considerando que tal reação é produzida por qualquer AINE, supõe-se que seja causada por inibição da prostaglandina sintetase (cicloxigenase), deslocando o metabolismo do ácido araquidônico da via da prostaglandina para a dos leucotrienos, principalmente em plaquetas aderidas aos neutrófilos circulantes. Essa hipótese foi corroborada pela demonstração de que a inibição da via dos leucotrienos reduz, de forma impressionante, a resposta à provocação com ácido acetilsalicílico, além de melhorar o controle geral diário da asma.

Desses fármacos, o montelucaste é de longe o mais prescrito, pois pode ser tomado junto aos alimentos, é utilizado apenas 1 vez ao dia e não requer monitoramento periódico da função hepática, ao contrário da zileutona. Entretanto, quando comparada com o montelucaste, a zileutona foi um pouco mais efetiva em melhorar medidas do controle da asma e da função pulmonar. Embora não sejam considerados fármacos de primeira escolha, os agentes que atuam na via dos leucotrienos podem ser eventualmente utilizados em substituição aos CSI em pacientes com asma leve que manifestam alguma resistência em relação ao uso de CSI. Os antagonistas do receptor têm toxicidade baixa. Relatos iniciais de granulomatose eosinofílica com poliangite (GEPA), uma vasculite sistêmica acompanhada por piora da asma, infiltração pulmonar e eosinofilia, parecem ter sido coincidentes, e a síndrome foi desmascarada pela redução da dose de prednisona possibilitada pela adição de zafirlucaste ou montelucaste.

TERAPIA ESPECÍFICA (ANTICORPOS MONOCLONAIS)

À medida que os mecanismos responsáveis pela asma foram mais bem compreendidos, terapias anti-inflamatórias tendo como alvo vias inflamatórias específicas foram desenvolvidas. Em particular, anticorpos monoclonais contra IgE, IL-5 e o receptor para IL-4 e IL-13 chegaram ao mercado (Tabela 20-1).

Anticorpos monoclonais anti-IgE

O anticorpo monoclonal **omalizumabe** foi produzido em camundongos e, então, humanizado, o que reduziu a probabilidade de que ele cause sensibilização quando administrado em seres humanos (ver Capítulo 55). Como seu alvo específico é a porção da IgE que se liga aos seus receptores (receptores FcεRI e FcεRII) em células dendríticas, basófilos, mastócitos e outras células inflamatórias, o omalizumabe inibe a ligação da IgE, mas não ativa a IgE já ligada ao seu receptor, de modo que não promove degranulação dos mastócitos.

O uso do omalizumabe é restrito aos pacientes com asma moderada ou grave e evidência de sensibilização alérgica perene, e a dose administrada é ajustada de acordo com a concentração total de IgE e com o peso corporal. Administrado por via subcutânea a cada 2 a 4 semanas a pacientes asmáticos, o omalizumabe baixa a IgE plasmática a concentrações indetectáveis e reduz significativamente o grau de broncospasmo precoce e tardio em resposta à provocação por antígenos. O efeito clínico mais importante do omalizumabe é a diminuição da frequência e da intensidade das crises de asma, ao mesmo tempo que reduz a necessidade de uso de corticosteroides. A análise combinada de diversos ensaios clínicos demonstrou que os pacientes com maior probabilidade de responder são aqueles com história de crises repetidas, grande necessidade de tratamento com corticosteroide e deterioração da função pulmonar. De forma similar, as crises mais frequentemente prevenidas são as mais graves; o tratamento com omalizumabe reduz em 88% as crises que requerem hospitalização. Uma vez que as crises são responsáveis por muitos dos custos diretos e indiretos relacionados com a asma, esses benefícios podem justificar o alto custo do omalizumabe.

A adição do omalizumabe ao tratamento-padrão de crianças e adolescentes asmáticas que vivem em ambiente urbano no início do verão melhorou significativamente o controle geral da asma, reduzindo a necessidade de outros medicamentos e praticamente eliminando o pico das crises que ocorre no outono. O omalizumabe também se mostrou efetivo como tratamento da urticária crônica recorrente (para a qual o fármaco está agora aprovado) e da alergia ao amendoim.

TABELA 20-1 Anticorpos monoclonais para o tratamento da asma[1]

Nome do anticorpo	Isotipo	Alvo
Omalizumabe	IgG1 humanizado	IgE
Mepolizumabe	IgG1 humanizado	IL-5
Benralizumabe	IgG1 humanizado	Receptor IL-5
Reslizumabe	IgG4 humanizado	IL-5
Dupilumabe	IgG4 humanizado	Receptor IL-4

[1]Aprovados (inclusive no Brasil) ou em ensaios clínicos de fase 2 ou 3.

Terapia anti-IL-5

As células T2 secretam IL-5 como uma citocina pró-eosinofílica que leva à inflamação eosinofílica das vias respiratórias. Embora não seja fundamental para os mecanismos da asma em todos os pacientes, um percentual significativo de indivíduos com asma grave apresentam eosinofilia nas vias respiratórias e na periferia desencadeada pelo aumento da presença de linfócitos T2 secretores de IL-5. Dois anticorpos monoclonais humanizados anti-IL-5, **mepolizumabe** e **reslizumabe**, e outro contra o receptor IL-5, **benralizumabe**, foram recentemente desenvolvidos para o tratamento da asma eosinofílica grave. Ensaios clínicos com esses fármacos mostraram a sua eficácia na melhora da função pulmonar e de medidas de controle da asma, bem como na prevenção de crises em pacientes asmáticos com eosinofilia periférica, o que levou à sua aprovação como terapia adicional de manutenção em pacientes com fenótipo eosinofílico. O mepolizumabe também foi aprovado para o tratamento da GEPA. O mepolizumabe e o beralizumabe são administrados por injeção subcutânea, ao passo que o reslizumabe é administrado pela via intravenosa.

Assim como o omalizumabe, o reslizumabe tem risco pequeno de anafilaxia (0,3%), de forma que um período de observação após a sua infusão é recomendado. Embora não tenha sido associado à anafilaxia, existem relatos de hipersensibilidade com o uso do mepolizumabe. Além disso, a reativação de herpes-zóster foi relatada em alguns pacientes que receberam mepolizumabe.

O **dupilumabe** (um anticorpo direcionado contra o correceptor IL-4α para IL-4 e IL-13) também reduz a frequência de crises e melhora a função pulmonar e as medidas de controle da asma. Ele está aprovado para pacientes com asma moderada ou grave com fenótipo eosinofílico ou dependente de corticosteroide. Ele também é indicado para dermatite atópica moderada ou severa, uma vez que melhora significativamente o seu controle, de acordo com ensaios clínicos, e, mais recentemente, para rinosinusite crônica com polipose nasal.

RUMOS FUTUROS DA TERAPIA DA ASMA

O termo "asma" compreende um conjunto heterogêneo de distúrbios, alguns dos quais são pouco responsivos ao tratamento com corticosteroides. A existência de diferentes formas ou subtipos de asma já é reconhecida há algum tempo, como está implícito pelo uso de termos modificadores para descrever a asma em pacientes específicos. Descrições mais rigorosas dos fenótipos da asma, com base em análises agrupadas de diversas características clínicas, fisiológicas e laboratoriais, incluindo análise de sangue e avaliação de células inflamatórias no escarro, identificaram até cinco fenótipos distintos de asma. A questão-chave levantada por essa abordagem é se os fenótipos respondem diferentemente aos tratamentos disponíveis.

A demonstração de diferenças no padrão da expressão de genes no epitélio das vias respiratórias de indivíduos asmáticos e saudáveis é uma evidência persuasiva da existência de diferentes fenótipos de asma que podem requerer abordagens terapêuticas distintas. Em comparação com controles saudáveis, metade dos asmáticos apresentaram superexpressão dos genes para periostina, CLCA1 e serpinaB2, genes conhecidos por serem regulados positivamente nas células epiteliais das vias respiratórias pela IL-13, uma citocina característica de linfócitos T2. A outra metade dos indivíduos asmáticos não apresentou tais alterações. Esses achados sugerem que mecanismos fisiopatológicos fundamentalmente diferentes existem mesmo entre pacientes com asma leve. Os voluntários com superexpressão de genes regulados positivamente pela IL-13 são classificados como tendo asma com "fenótipo molecular T2 alto". Os outros sujeitos, que não superexpressaram esses genes, são descritos como tendo fenótipo molecular "T2 baixo" ou "não T2". Os asmáticos T2-alto tenderam a apresentar maior eosinofilia no escarro e no sangue, resultados positivos para testes cutâneos, maiores concentrações de IgE e maior expressão de alguns genes de mucina. A resposta ao tratamento com CSI nesses dois grupos foi significativamente distinta. Oito semanas de tratamento com CSI melhorou o volume expiratório forçado no primeiro segundo (VEF_1) apenas em pacientes T2-alto. As implicações desses achados são importantes, pois indicam que talvez metade dos pacientes com asma leve ou moderada não apresentem melhora na função pulmonar após o tratamento com CSI. Contudo, esses dados não mostram se há diferentes respostas ao tratamento com CSI em relação aos sintomas ou à frequência de crises entre os pacientes com T2-alto e T2-baixo.

As pesquisas atuais concentram-se na exploração dos fenótipos moleculares da asma e na busca por tratamentos efetivos para cada grupo. Um estudo prospectivo, duplo-cego e multicêntrico financiado pelo National Institutes of Health (NIH) foi recentemente concluído e comparou os efeitos de mometasona (um CSI) e tiotrópio (um antimuscarínico) sobre o número de eosinófilos em amostras de escarro de pacientes com asma leve caracterizados como T2-alto ou T2-baixo. Esse ensaio mostrou que, embora os sujeitos com asma de fenótipo T2-alto tenham apresentado uma resposta melhor à mometasona do que ao tiotrópio, os sujeitos com T2-baixo não responderam melhor a um fármaco em relação ao outro. Mais estudos são necessários para determinar se os benefícios desses fármacos na asma com fenótipo T2-baixo são superiores ao placebo. Outro avanço recente na asma T2-baixo é o achado de que baixas doses de azitromicina, administradas em adultos com asma pouco controlada e em tratamento com CSI e broncodilatadores de ação longa, reduziu a frequência de crises e melhorou a qualidade de vida tanto na asma eosinofílica (T2-alto) quanto na não eosinofílica (T2-baixo).

A evolução da descrição científica da imunopatogênese da asma permitiu o desenvolvimento de muitas terapias novas com alvo em diferentes sítios da cascata imune. Além dos anticorpos monoclonais direcionados contra citocinas (IL-4, IL-5, IL-13) já abordados (ver Tabela 20-1), elas incluem antagonistas de moléculas de adesão celular, inibidores de protease e imunomoduladores focados em alterar os linfócitos CD4 do subtipo TH2 para o subtipo TH1 ou em inibir seletivamente os linfócitos TH2 direcionados contra alguns antígenos em particular. Entre os anticorpos monoclonais em desenvolvimento, estão o daclizumabe, um anticorpo imunizado que se liga à subunidade CD25 do receptor IL-2, e o tezepelumabe,* um anticorpo monoclonal humano direcionado contra a linfopoietina estromal tímica (TSLP, do inglês *thymic stromal lymphopoietin*). À medida que essas novas terapias são desenvolvidas, se tornará cada vez mais importante identificar biomarcadores de fenótipos específicos da asma que sejam mais provavelmente beneficiados com o uso de terapias específicas, pois isso permitirá um tratamento verdadeiramente personalizado contra a asma.

■ FARMACOLOGIA CLÍNICA DOS FÁRMACOS UTILIZADOS NO TRATAMENTO DA ASMA

Diretrizes nacionais e internacionais para a asma enfatizam a necessidade de ajuste da intensidade do tratamento contra asma de acordo com a gravidade da doença e com o nível de controle alcançado pelo tratamento atual do paciente (https://www.nhlbi.nih.gov/health-pro/guidelines/current/asthma-guidelines; ginasthma.org). Um princípio subjacente comum a essas diretrizes é de que a asma deve ser considerada em dois domínios temporais. No domínio presente, a asma é importante pelos sintomas e prejuízos causados por ela – tosse, despertar noturno e dispneia que interferem na capacidade do indivíduo de se exercitar ou realizar outras atividades desejadas. Na asma leve, a inalação ocasional de um broncodilatador pode ser suficiente para o controle desses sintomas. Para quadros de asma mais graves, o tratamento com um controlador de longo prazo, como um CSI, é necessário para o controle dos sintomas e o restabelecimento da função. O segundo domínio temporal da asma diz respeito ao risco de eventos futuros, como crises ou perda progressiva da função pulmonar. A satisfação com a capacidade de controlar os sintomas e manter a função respiratória com o uso frequente de um β_2-agonista inalatório não significa que se tenha controlado também o risco de eventos futuros. Na verdade, o uso de dois ou mais frascos de β-agonista inalatório por mês é um marcador para o aumento do risco de fatalidade causada por asma.

*N. de R.T. Em dezembro de 2021, o tezepelumabe foi aprovado pela FDA nos Estados Unidos como adjuvante para o tratamento de manutenção da asma grave em pacientes adultos e pediátricos acima dos 12 anos. O fármaco ainda não possui registro no Brasil.

Os desafios de avaliar a gravidade e ajustar o tratamento de acordo com esses dois domínios são muito diferentes. Para o alívio dos problemas no domínio presente, informações-chave são obtidas ao se perguntar sobre a frequência e a severidade dos sintomas, a frequência de uso de resgate de β-agonistas inalatórios, a frequência de despertar noturno e a capacidade de se exercitar, bem como pela avaliação da função pulmonar por meio de espirometria. O melhor preditor para o risco de crises futuras é a frequência e a gravidade com que ocorreram no passado. Sem conhecer esses antecedentes, torna-se mais difícil estimar o risco. Em geral, os pacientes com sintomas mal controlados no presente apresentam maior risco de agravamento no futuro, porém alguns parecem desconhecer a gravidade da obstrução de suas vias respiratórias (às vezes descritos como "maus observadores"), sendo identificados apenas por provas de função respiratória. A redução do VEF_1 mantém correlação direta com o aumento do risco de crises de asma no futuro. Outros possíveis marcadores de risco aumentado são função pulmonar instável (grandes variações no VEF_1 entre uma consulta e outra, grandes mudanças no tratamento com broncodilatadores), reatividade brônquica extrema, número elevado de eosinófilos no sangue ou no escarro e alta concentração de óxido nítrico no ar exalado. A investigação desses parâmetros pode identificar os pacientes que necessitam de aumento no tratamento, visando à proteção contra exacerbações futuras.

BRONCODILATADORES

Os broncodilatadores (p. ex., salbutamol inalatório) são rapidamente efetivos, seguros e de custo acessível. Muitos pacientes com sintomas ocasionais de asma requerem apenas broncodilatadores inalados, de acordo com a necessidade. Se os sintomas exigirem o tratamento de resgate mais de 2 vezes por semana, se houver sintomas noturnos mais de 2 vezes ao mês ou se o VEF_1 for inferior a 80% do valor previsto, há indicação de tratamento adicional. O primeiro tratamento recomendado é o uso de baixas doses de um CSI, embora um antagonista do receptor de leucotrieno possa ser utilizado como alternativa.

Uma advertência importante para pacientes com asma leve é que, embora o risco de ataques graves com risco de vida seja baixo, ele não é zero. Todos os pacientes com diagnóstico de asma devem ser instruídos sobre o seguinte plano de ação em caso de crise grave e assustadora: realizar até quatro aplicações de salbutamol a cada 20 minutos ao longo de 1 hora. Se nenhuma melhora for notada após as primeiras quatro aplicações, tratamentos adicionais devem ser instituídos no caminho para o serviço de emergência ou outro nível de atendimento superior. Com o objetivo de melhorar os desfechos em nível populacional, o risco diferente de zero de um ataque com risco de vida levou um conjunto de diretrizes internacionais (Global Initiative for Asthma) a recomendar que todos os pacientes com asma, por mais leve que seja, devem tomar doses de CSI pelo menos conforme a necessidade (p. ex., toda vez que uma dose de broncodilatador é administrada). Apesar disso, diretrizes importantes divergem nessa recomendação, tendo-se em vista o benefício pouco claro dos CSI para a maioria dos indivíduos com formas mais leves de asma.

ANTAGONISTAS MUSCARÍNICOS

O papel dos antagonistas muscarínicos administrados por via inalatória no tratamento da asma é limitado. Os efeitos dos fármacos de ação curta (p. ex., brometo de ipratrópio) na resistência basal das vias respiratórias são quase tão grandes, embora não sejam maiores, do que os dos fármacos simpatomiméticos, de forma que eles são amplamente utilizados como alternativa de tratamento em pacientes intolerantes aos agonistas β-adrenérgicos. Os efeitos sobre as vias respiratórias dos fármacos antimuscarínicos ou simpatomiméticos administrados em doses plenas são aditivos apenas na redução das taxas de hospitalização em pacientes com obstrução grave do fluxo aéreo que são encaminhados para tratamento de emergência.

A adição de tiotrópio, um antimuscarínico de ação longa (AMAL), a um CSI na asma é provavelmente tão efetiva quanto a adição de um ABAL. A adição de tiotrópio ao tratamento com CSI e ABAL pode beneficiar alguns indivíduos com obstrução persistente do fluxo de ar, mas não está claro se há alguma redução adicional da frequência das crises. No tratamento da DPOC, os AMAL melhoram a capacidade funcional, provavelmente devido à sua ação como broncodilatadores, e reduzem a frequência das crises por meio de mecanismos ainda desconhecidos. Estudos forneceram dados conflitantes em relação à capacidade dos AMAL de reduzir a taxa de declínio da função pulmonar na DPOC.

CORTICOSTEROIDES

Se os sintomas da asma ocorrerem frequentemente ou se houver persistência de obstrução significativa das vias respiratórias a despeito do tratamento com broncodilatador, deve-se iniciar a terapia com CSI. Para pacientes com sintomas graves ou obstrução severa do fluxo de ar (p. ex., $VEF_1 < 50\%$ do esperado), o tratamento inicial com CSI em altas doses em associação a um ABAL é apropriado. Assim que for percebida melhora clínica, geralmente após 3 meses, a dose do tratamento deve ser reduzida para não mais do que aquela necessária para controlar os sintomas e manter a função pulmonar.

Um problema relacionado com o tratamento com CSI é a adesão do paciente. As análises das renovações de prescrição revelam que apenas uma pequena parte dos pacientes faz uso regular de corticosteroides. Esse fato talvez possa ser explicado pela generalizada "fobia de esteroides", criada pela ênfase dada na mídia sobre os perigos do tratamento em longo prazo com corticosteroides e pelo desconhecimento sobre as diferenças entre os glicocorticoides e os esteroides anabolizantes utilizados por atletas, hoje mal-afamados, para aumentar a sua força muscular. Esse temor da toxicidade dos corticosteroides torna difícil convencer pacientes cujos sintomas tenham melhorado após a introdução do tratamento a manter o medicamento para proteção contra crises. Esse contexto explica o interesse por relatos de que a instrução de pacientes com asma leve, porém persistente, para fazer uso de CSI apenas quando houver piora nos sintomas é quase tão efetiva na manutenção da função pulmonar e na prevenção das crises do que a recomendação para que usem CSI 2 vezes ao dia.

Duas opções para quadros de asma não controlados com o uso de uma dose-padrão de um CSI são: (1) dobrar a dose do CSI ou (2) combiná-lo com outro fármaco. A adição de teofilina ou de um antagonista do receptor de leucotrieno produz melhora discreta no controle da asma, porém os benefícios mais expressivos são obtidos quando se adiciona um $β_2$-agonista inalatório de *ação longa* (ABAL, p. ex., salmeterol ou formoterol). Muitos estudos mostraram que essa associação é mais efetiva do que dobrar a dose do CSI. Associações entre um CSI e um ABAL em um inalador único estão atualmente disponíveis em preparações de dose fixa (p. ex., salmeterol + propionato de fluticasona; formoterol + budesonida; formoterol + mometasona; vilanterol + furoato de fluticasona).

O rápido início da ação do formoterol permite um novo uso desse fármaco em associação a uma dose baixa de budesonida. A associação entre 80 mcg de budesonida e 12,5 mcg de formoterol 2 vezes ao dia e, adicionalmente, para o alívio dos sintomas (utilizada tanto como um "controlador" quanto como um "aliviador") é tão efetiva quanto a inalação 2 vezes ao dia de uma dose 4 vezes maior de budesonida mais o uso de salbutamol isolado para o alívio dos sintomas. Essa estratégia com dose flexível é muito comum na Europa, mas não foi aprovada para ser utilizada nos Estados Unidos.

Até recentemente, pairava uma sombra sobre o uso associado de CSI-ABAL para o tratamento da asma moderada ou grave, devido a evidências de aumento estatisticamente significativo no baixíssimo risco de ataques de asma fatais ou quase fatais relacionado com o uso de um ABAL, mesmo em associação a um CSI. Essa evidência levou a FDA a solicitar a adição de uma advertência de caixa preta (do inglês *black box warning*) à bula dos inaladores de CSI-ABAL. Estudos subsequentes não mostraram risco aumentado de mortes associadas à asma com o uso de um ABAL em associação a um CSI, e essa advertência de caixa preta foi posteriormente removida das preparações CSI-ABAL. Contudo, preocupações persistem em relação à monoterapia com ABAL, e diretrizes advertem contra esse tratamento.

Uma diferença interessante entre as opções de CSI é se o fármaco é formulado como uma suspensão tradicional ou como uma solução. Quando associadas a inaladores especialmente projetados, as formulações de solução são capazes de gerar partículas de aerossol muito menores do que as formulações em suspensão. Duas formulações de solução de pequenas partículas de CSI estão atualmente disponíveis: ciclesonida e beclometasona. Essas formulações de solução aumentam a deposição do corticosteroide no pulmão, reduzem a deposição na orofaringe e melhoram medidas indiretas da função das vias respiratórias menores, provavelmente refletindo em uma entrada mais profunda das pequenas partículas no pulmão. Dessa forma, acredita-se que as formulações de solução possam ser capazes de controlar a asma com doses menores de corticosteroides e menos efeitos colaterais graves. Entretanto, ainda cabe verificar se essa possibilidade, assim como outros possíveis benefícios da atividade aumentada nas vias respiratórias menores, pode se traduzir em melhor controle dos sintomas ou redução das crises de asma.

ANTAGONISTAS DOS LEUCOTRIENOS

O uso de antagonista da via dos leucotrienos administrado em comprimido por via oral é uma alternativa ao tratamento com CSI em pacientes com sintomas que ocorrem mais de 2 vezes por semana ou naqueles despertados à noite pela asma mais de 2 vezes ao mês.

O montelucaste, um antagonista do receptor de leucotrieno, é o mais prescrito entre esses tratamentos, principalmente por profissionais da atenção primária. Esse fármaco, utilizado pela via oral, é fácil de administrar e raramente se associa a reações adversas mais incômodas. Essa terapia de manutenção é amplamente utilizada no manejo de crianças nos Estados Unidos, particularmente aquelas que apresentam concomitantemente rinite alérgica sintomática, que também pode ser tratada de forma eficaz com o montelucaste.

TERAPIA ESPECÍFICA

O tratamento com **omalizumabe**, um anticorpo monoclonal humanizado anti-IgE, e com qualquer dos anticorpos anti-IL-5 é reservado para pacientes com asma moderada ou severa que não é controlada de forma satisfatória com o uso de CSI/ABAL. O omalizumabe reduz a inflamação linfocítica e eosinofílica brônquica e a necessidade de corticosteroides por via oral ou inalados e é efetivo para reduzir a frequência e a intensidade das crises. Ele é reservado para uso em pacientes com sensibilidade mediada por IgE comprovada (por teste cutâneo ou teste radioalergoabsorvente [RAST] positivo para os aeroalérgenos perenes) e concentração de IgE em uma faixa que possa ser suficientemente reduzida com injeção subcutânea 2 vezes por semana. Outras opções para o tratamento da asma não controlada por CSI/ABAL, principalmente se associada à eosinofilia periférica, são os anticorpos monoclonais anti-IL-5 vistos anteriormente – **mepolizumabe**, **reslizumabe** e **benralizumabe**. Por fim, o **dupilumabe**, um anticorpo monoclonal humano receptor anti-IL-4/IL-13, é direcionado como tratamento adjuvante para indivíduos com asma moderada ou grave com eosinofilia, ou para pacientes com asma grave dependentes de corticosteroide oral (nesse caso, a eosinofilia não é requerida).

Além do alto custo desses fármacos, diversos fatores limitaram o uso de terapias específicas. Primeiro, eles precisam ser administrados por via parenteral em intervalos de 2 a 8 semanas. Segundo, embora em uma pequena porcentagem (< 0,5%) dos pacientes, alguns podem causar reações anafiláticas ou outras reações de hipersensibilidade, portanto não podem ser autoadministrados, e os pacientes devem ser monitorados por um período de tempo após a injeção em um ambiente equipado para o manejo da anafilaxia. Além disso, um pequeno número de pacientes que recebeu mepolizumabe desenvolveu infecção por herpes-zóster, de forma que é recomendada a administração de vacina contra varicela-zóster em adultos com idade superior a 50 anos 4 semanas antes do início do tratamento com mepolizumabe.

TRATAMENTO DA ASMA AGUDA

O tratamento das crises agudas de asma em pacientes que buscam atendimento hospitalar requer avaliação clínica contínua e próxima e medições repetidas de parâmetros objetivos da função respiratória. Para pacientes com crises leves, a inalação de um agonista β-adrenérgico é tão efetiva quanto a injeção subcutânea de epinefrina. Crises graves requerem oxigenoterapia, administração frequente ou contínua de salbutamol em aerossol e tratamento sistêmico com prednisona ou metilprednisona (0,5 mg/kg a cada 6 ou 12 horas). Contudo, mesmo esse tratamento agressivo nem sempre é efetivo, e os pacientes devem ser mantidos sob observação próxima em busca de sinais de deterioração. Anestesia geral, intubação e ventilação mecânica não são procedimentos indicados com frequência, porém podem salvar vidas quando há insuficiência respiratória.

PERSPECTIVAS PARA PREVENÇÃO

A alta prevalência de asma no mundo desenvolvido e seu rápido aumento no mundo em desenvolvimento demandam uma estratégia de prevenção primária. A evitação estrita de antígenos durante a primeira infância, que se acreditou ser uma estratégia lógica, não se mostrou de fato efetiva. Na verdade, a criação desde o nascimento em uma fazenda com animais domésticos ou em casa com gatos ou cães de estimação parece conferir *proteção* contra o desenvolvimento de asma. A maior esperança parece estar no conhecimento dos mecanismos por meio dos quais a exposição microbiana durante a infância favorece o desenvolvimento de uma resposta imunológica equilibrada, para, então, reproduzir os efeitos das exposições ambientais naturais por meio da administração de comensais microbianos inofensivos (probióticos) ou de nutrientes que estimulem o seu crescimento (prebióticos) no trato intestinal durante a fase crítica de desenvolvimento imunológico na primeira infância. Assim, identificar microrganismos específicos cujo crescimento deve ser estimulado, ou os produtos microbianos responsáveis por induzir a maturação apropriada da função imunológica, tornou-se foco ativo da pesquisa epidemiológica, básica e translacional.

TRATAMENTO DA DOENÇA PULMONAR OBSTRUTIVA CRÔNICA (DPOC)

A DPOC é a terceira principal causa de morte nos Estados Unidos e é responsável por gastos de saúde diretos e indiretos que superam 40 bilhões de dólares anuais. A DPOC se assemelha à asma no que diz respeito à redução do fluxo de ar, embora a obstrução na DPOC não seja completamente revertida com o tratamento. A redução do fluxo de ar na DPOC, que se acredita refletir uma resposta inflamatória anormal do pulmão a partículas ou gases nocivos, sobretudo à fumaça de cigarro, progride se a exposição continua e pode progredir em alguns indivíduos, embora mais lentamente, mesmo se a exposição for interrompida. Hoje, a crença de que a DPOC se desenvolve em apenas 15 a 30% dos fumantes é contestada por demonstrações radiográficas de mudanças progressivas importantes na espessura da parede brônquica e de perda de tecido pulmonar mesmo em fumantes com medidas normais de função pulmonar. Embora existam diferenças entre a DPOC e a asma, muitos fármacos utilizados no tratamento da asma também são utilizados no tratamento da DPOC. Esta seção discute os fármacos que são úteis em ambas as condições; um guia mais extenso sobre seu uso está disponível nas diretrizes da Global Initiative for Chronic Obstructive Lung Disease (GOLD) para a classificação e o tratamento da DPOC (http://goldcopd.org).

Embora a asma e a DPOC sejam doenças caracterizadas por inflamação das vias respiratórias e por episódios de agravamento da obstrução ao fluxo de ar, na maioria das vezes desencadeados por infecção respiratória viral, elas diferem em muitos aspectos relevantes. Comparada com a asma, a DPOC ocorre em pacientes mais idosos, está associada à inflamação neutrofílica e não eosinofílica, responde mal ao tratamento com CSI, mesmo em doses elevadas, e está associada à perda progressiva e inevitável da função pulmonar com o tempo, particularmente com a manutenção do hábito de fumar.

A despeito dessas diferenças, as abordagens ao tratamento são semelhantes, embora os benefícios esperados (e alcançados) sejam menores para a DPOC em comparação com a asma. Para alívio dos sintomas agudos, a inalação de um β-agonista de ação curta (p. ex., salbutamol) ou de um anticolinérgico (p. ex., brometo de ipratrópio), ou de ambos em associação, geralmente é efetiva. Para pacientes com sintomas persistentes de dispneia ao exercício e limitação das atividades, o uso regular de um broncodilatador de ação longa é indicado, seja um ABAL, um anticolinérgico de ação longa ou ambos em associação. Apesar do entusiasmo gerado por experimentos que sugeriram que a teofilina melhoraria a função contrátil do diafragma e aumentaria a sensibilidade aos corticosteroides, um ensaio clínico recente randomizado duplo-cego controlado por placebo falhou em mostrar benefícios associados ao uso de baixas doses de teofilina para a redução da frequência das crises. A não metilxantina, **roflumilaste**, um inibidor seletivo da fosfodiesterase que melhora a função pulmonar e reduz a frequência das crises, está aprovada para o tratamento da DPOC.

O uso de CSI não tem tanto protagonismo no tratamento da DPOC em comparação com a asma, em parte devido à sua eficácia mais baixa para essa condição, em parte devido a relatos de risco aumentado de pneumonia bacteriana com o seu uso. O seu emprego é recomendado apenas para pacientes com obstrução severa do fluxo de ar ou com histórico de crises anteriores, bem como para aqueles com história clara de asma independente do tabagismo. Com base em um conceito semelhante ao dos fenótipos T2-baixo e T2-alto da asma, diretrizes internacionais baseadas em evidências recentes recomendam o uso de eosinófilos sanguíneos baixos e altos para avaliar se um paciente com DPOC terá probabilidade baixa ou alta de se beneficiar do uso de um CSI. O uso de biomarcadores para guiar o tratamento com CSI permite que decisões terapêuticas sejam baseadas na patologia subjacente, em vez de serem baseadas na determinação da existência de uma sobreposição entre asma e DPOC.

Crises de DPOC

Crises (ou exacerbações) agudas da DPOC são uma causa importante de morbidade, mortalidade e gastos em cuidados em saúde. Devido à maior idade dos pacientes afetados e à prevalência de comorbidades, principalmente doença cardiovascular, a mortalidade de crises agudas de DPOC é maior do que a de crises de asma, porém o tratamento em geral não é muito diferente, com exceção do uso de rotina de antibióticos, que são administrados porque as crises de DPOC frequentemente envolvem infecção bacteriana das vias respiratórias inferiores. Os antibióticos comumente utilizados incluem betalactâmicos, doxiciclina e azitromicina, que são ativos contra *Haemophilus influenzae*, um patógeno bastante prevalente na DPOC.

Em virtude da sua importância na determinação da morbidade e da mortalidade associadas à DPOC, muita atenção foi destinada para abordagens para a prevenção de crises de DPOC. Para pacientes com histórico de duas ou mais crises por ano, o tratamento diário com CSI é apropriado, e um grande estudo recente mostrou uma redução significativa da frequência de exacerbações de tratamento diário com azitromicina. Uma hipótese inovadora, embora contraintuitiva, de que o tratamento com um antagonista seletivo do receptor β_1, o succinato de metoprolol, poderia reduzir crises em pacientes com DPOC moderada ou severa foi recentemente examinada, com resultados negativos. Alguns estudos epidemiológicos mostraram reduções significativas da mortalidade geral e das crises em pacientes com DPOC em uso de um antagonista do receptor β-adrenérgico. Entretanto, um grande estudo prospectivo controlado por placebo sobre o tratamento com metoprolol de pacientes com DPOC sob risco de crises (mas sem indicação cardiovascular para o tratamento com β-antagonista) apresentou resultados negativos.

RESUMO Fármacos utilizados na asma e na DPOC

Subclasse, fármaco	Mecanismo de ação	Efeitos	Aplicações clínicas	Farmacocinética, toxicidades
β-AGONISTAS				
• Salbutamol	Agonista β_2-seletivo	Broncodilatação imediata e eficaz	Asma, doença pulmonar obstrutiva crônica (DPOC) • fármaco de escolha em caso de broncospasmo asmático agudo	Aerossol inalatório • ação por várias horas • também disponível para nebulização e uso parenteral • *Toxicidade:* tremor, taquicardia • *Sobredose*: arritmias
• Salmeterol	Agonista β_2-seletivo	Início lento, ação principalmente preventiva; potencializa os efeitos dos corticosteroides	Broncodilatação, prevenção das crises de asma	Aerossol inalatório • duração de 12 a 24 horas • *Toxicidade:* tremor, taquicardia • *Sobredose*: arritmias
• *Orciprenalina, terbutalina: semelhantes ao salbutamol; terbutalina disponível para uso oral* • *Formoterol, vilanterol: semelhantes ao salmeterol*				
• Epinefrina	Agonistas α e β não seletivos	Broncodilatação além de todos os demais efeitos simpatomiméticos sobre o sistema circulatório e outros sistemas (ver Capítulo 9)	Anafilaxia, asma, outros (ver Capítulo 9) • raramente utilizado para asma (preferência por fármacos β_2-seletivos)	Aerossol, solução para nebulização ou parenteral • ver Capítulo 9
• Isoprenalina	Agonistas β_1 e β_2	Broncodilatação e efeitos cardiovasculares potentes	Asma, mas preferência por fármacos seletivos β_2	Aerossol, solução para nebulização ou parenteral • ver Capítulo 9
CORTICOSTEROIDES INALADOS (CSI)				
• Propionato de fluticasona	Altera a expressão gênica	Reduz os mediadores da inflamação • poderosa profilaxia de crises	Asma • tratamento adjuvante na DPOC • febre do feno (nasal)	Aerossol • duração de horas • *Toxicidade:* limitada pela aplicação do aerossol • infecção por *Candida* • alteração nas pregas vocais
• *Furoato de fluticasona: uma molécula diferente do propionato de fluticasona, cerca de 2 vezes mais potente e com duração de ação aproximadamente 2 vezes mais longa – utilizada 1 vez ao dia, diferentemente de outros CSI* • *Beclometasona, budesonida, flunisolida, outros: semelhantes ao propionato de fluticasona*				
CORTICOSTEROIDES SISTÊMICOS				
• Prednisona	Semelhante à fluticasona	Semelhante à fluticasona	Asma • tratamento adjuvante na DPOC	Oral • duração de 12 a 24 h • *Toxicidade:* múltipla • ver Capítulo 39
• *Metilprednisolona: fármaco para uso parenteral semelhante à prednisona*				
ESTABILIZADORES DE MASTÓCITOS E OUTRAS CÉLULAS				
• Cromoglicato, nedocromila (não estão mais disponíveis como inaladores nos Estados Unidos)	Alteram a função dos canais tardios de cloreto • inibem a ativação de células inflamatórias	Prevenção da resposta broncospástica à inalação de alérgeno	Asma (outras vias utilizadas para alergias oculares, nasais e gastrintestinais)	Aerossol • duração de 6 a 8 h • *Toxicidade:* tosse • não absorvidos, de forma que as outras toxicidades são mínimas
METILXANTINAS				
• Teofilina	Incerto • inibição da fosfodiesterase • antagonista do receptor de adenosina	Broncodilatação, estimulação cardíaca, aumento da força de contração de músculos esqueléticos (diafragma)	Asma, DPOC	Oral • duração de 8 a 12 h, mas preparações de liberação prologada frequentemente usadas • *Toxicidade:* múltipla (ver texto)
• *Roflumilaste: semelhante à teofilina, mas com melhor índice terapêutico*				
ANTAGONISTAS DOS LEUCOTRIENOS				
• Montelucaste, zafirlucaste	Bloqueio dos receptores de leucotrieno D_4	Bloqueiam a resposta das vias respiratórias ao exercício e à provocação por antígenos	Profilaxia da asma, principalmente em crianças e para asma induzida por ácido acetilsalicílico	Oral • duração de horas • *Toxicidade:* mínima
• *Zileutona: inibe a lipoxigenase, reduz a síntese de leucotrienos; pouco mais efetiva que o montelucaste, mas necessita de monitoramento da função hepática*				

(continua)

Subclasse, fármaco	Mecanismo de ação	Efeitos	Aplicações clínicas	Farmacocinética, toxicidades
ANTICORPO ANTI-IgE				
• Omalizumabe	Anticorpo anti-IgE humanizado que reduz a IgE circulante	Reduz a frequência das crises de asma	Asma moderada a grave inadequadamente controlada pelos fármacos anteriores	Parenteral • duração de 2 a 4 semanas • *Toxicidade:* reações no local de administração (anafilaxia extremamente rara)
ANTICORPOS ANTI-INTERLEUCINA 5 E OUTROS ANTICORPOS				
• Mepolizumabe	Anticorpo humanizado anti-IL-5; reduz eosinófilos circulantes e teciduais	Reduz a frequência das crises de asma; melhora a função pulmonar	Asma grave inadequadamente controlada pelos fármacos anteriores, associada à eosinofilia	Parenteral • duração de 2 a 4 semanas • *Toxicidade:* reações no local de administração (anafilaxia extremamente rara)
• Dupilumabe	Anticorpo humanizado contra o receptor IL-4α para IL-4 e IL-13	Reduz a frequência das crises de asma; melhora a função pulmonar	Asma moderada a grave inadequadamente controlada por tratamento com CSI/ABAL	Injeção parenteral a cada 2 a 4 semanas
• *Reslizumabe e benralizumabe: semelhantes ao mepolizumabe*				

PREPARAÇÕES DISPONÍVEIS

NOMES GENÉRICOS
BRONCODILATADORES β-AGONISTAS DE AÇÃO CURTA
Bitolterol
Efedrina
Epinefrina
Levossalbutamol
Orciprenalina (metaproterenol)
Pirbuterol
Salbutamol
Terbutalina
BRONCODILATADORES ANTIMUSCARÍNICOS DE AÇÃO CURTA
Ipratrópio
ASSOCIAÇÕES ENTRE BRONCODILATADORES DE AÇÃO CURTA
Salbutamol + ipratrópio
BRONCODILATADORES β-ADRENÉRGICOS DE AÇÃO LONGA
Formoterol
Indacaterol
Olodaterol
Salmeterol
Vilanterol
BRONCODILATADORES ANTIMUSCARÍNICOS DE AÇÃO LONGA
Aclidínio
Glicopirrônio
Revefenacina
Tiotrópio
Umeclidínio
CORTICOSTEROIDES EM AEROSSOL
Beclometasona
Budesonida
Ciclesonida
Flunisolida*
Furoato de fluticasona
Mometasona
Propionato de fluticasona
Triancinolona
INALADORES DE ASSOCIAÇÃO
Formoterol + budesonida
Formoterol + mometasona
Salmeterol + propionato de fluticasona
Vilanterol + furoato de fluticasona
Vilanterol + umeclidínio
INIBIDORES DOS LEUCOTRIENOS
Montelucaste
Zafirlucaste*
Zileutona*
INIBIDORES DA FOSFODIESTERASE, METILXANTINAS
Difilina*
Roflumilaste
Teofilina
ANTICORPOS MONOCLONAIS
Benralizumabe
Dupilumabe
Mepolizumabe
Omalizumabe
Reslizumabe

*Não disponível no Brasil.

REFERÊNCIAS

Fisiopatologia das doenças das vias respiratórias

Fahy JV: Type 2 inflammation in asthma: Present in most, absent in many. Nat Rev Immunol 2015;15:57.

Kim HY, DeKruyff RH, Umetsu DT: The many paths to asthma: Phenotype shaped by innate and adaptive immunity. Nat Immunol 2010;7:577.

Locksley RM: Asthma and allergic inflammation. Cell 2010;140:777.

Lotvall J et al: Asthma endotypes: A new approach to classification of disease entities within the asthma syndrome. J Allergy Clin Immunol 2011;127:355.

Martinez FD, Vercelli D: Asthma. Lancet 2013;382:1360.

Tratamento da asma

Bateman ED et al: Overall asthma control: The relationship between current control and future risk. J Allergy Clin Immunol 2010;125:600.

Bel EH: Mild asthma. N Engl J Med 2013;369:2362.

National Heart, Lung, and Blood Institute, National Asthma Education and Prevention Program: Expert Panel Report 3: Guidelines for the diagnosis and management of asthma. National Heart, Lung, and Blood Institute; Revised August 2007. NIH publication no. 07-4051. https://www.nhlbi.nih.gov/health-pro/guidelines/current/asthma-guidelines.

Global Lung Initiative for Asthma: Global Strategy for Asthma Management and Prevention, 2019. Available from: www.ginasthma.org.

β-Agonistas

Busse WW et al: Combined analysis of asthma safety trials of long-acting β2-agonists. N Engl J Med 2018;378:2497.

Ducharme FM et al: Addition of long-acting beta2-agonists to inhaled steroids versus higher dose inhaled steroids in adults and children with persistent asthma. Cochrane Database Syst Rev 2010;4:CD005533.

Papi A et al: Beclomethasone-formoterol as maintenance and reliever treatment in patients with asthma: A double-blind, randomised controlled trial. Lancet Respir Med 2013;1:23.

Sadreameli SC, Brigham EP, Patel A: The surprising reintroduction of Primatene Mist in the United States. Ann Am Thorac Soc 2019;16:1234.

Stempel DA et al: Serious asthma events with fluticasone plus salmeterol versus fluticasone alone. N Engl J Med 2016;374:1822.

Stempel DA et al: Safety of adding salmeterol to fluticasone propionate in children with asthma. N Engl J Med 2016;375:840.

Metilxantinas e roflumilaste

Barnes PJ: Theophylline. Am J Respir Crit Care Med 2013;188:901.

Devereux G et al: Effect of theophylline as adjunct to inhaled corticosteroids on exacerbations in patients with COPD: A randomized clinical trial. JAMA 2018;320:1548.

Rabe KF: Roflumilast for the treatment of chronic obstructive pulmonary disease. Expert Rev Respir Med 2010;4:543.

Corticosteroides

Barnes P: How corticosteroids control inflammation: Quintiles Prize Lecture 2005. Br J Pharmacol 2006;148:245.

Bateman ED et al: As-needed budesonide-formoterol versus maintenance budesonide in mild asthma. N Engl J Med 2018;378:1877.

Beasley R et al: Combination corticosteroid/beta-agonist inhaler as reliever therapy: A solution for intermittent and mild asthma? J Allergy Clin Immunol 2014;133:39.

Boushey HA et al: Daily versus as-needed corticosteroids for mild persistent asthma. N Engl J Med 2005;352:1519.

Leach C, Colice GL, Luskin A: Particle size of inhaled corticosteroids: Does it matter? J Allergy Clin Immunol 2009;124(6 Suppl):S88.

O'Byrne PM et al: Inhaled combined budesonide-formoterol as needed in mild asthma. N Engl J Med 2018;378:1865.

Postma DS et al: Asthma-related outcomes in patients initiating extrafine ciclesonide or fine-particle inhaled corticosteroids. Allergy Asthma Immunol Res 2017;9:116.

Suissa S et al: Low-dose inhaled corticosteroids and the prevention of death from asthma. N Engl J Med 2000;343:332.

Antimuscarínicos

D'Amato M et al: Anticholinergic drugs in asthma therapy. Curr Opin Pulm Med 2016;22:527.

Lazarus SC et al: Mometasone or tiotropium in mild asthma with a low sputum eosinophil level. N Engl J Med 2019;380:2009.

Lee AM, Jacoby DB, Fryer AD: Selective muscarinic receptor antagonists for airway diseases. Curr Opin Pharmacol 2001;1:223.

Peters SP et al: Tiotropium bromide step-up therapy for adults with uncontrolled asthma. N Engl J Med 2010;363:1715.

Sobieraj DM et al: Association of inhaled corticosteroids and long-acting muscarinic antagonists with asthma control in patients with uncontrolled, persistent asthma: A systematic review and meta-analysis. JAMA 2018;319:1473.

Inibidores da via dos leucotrienos

Calhoun WJ: Anti-leukotrienes for asthma. Curr Opin Pharmacol 2001;1:230.

Laidlaw TM et al: Cysteinyl leukotriene overproduction in aspirin-exacerbated respiratory disease is driven by platelet-adherent leukocytes. Blood 2012; 119:3790.

Wang L et al: Cost-effectiveness analysis of fluticasone versus montelukast in children with mild-to-moderate persistent asthma in the Pediatric Asthma Controller Trial. J Allergy Clin Immunol 2011;127:161.

Terapia anti-IgE

Busse WW et al: Randomized trial of omalizumab (anti-IgE) for asthma in inner-city children. N Engl J Med 2011;364:1005.

Walker S et al: Anti-IgE for chronic asthma in adults and children. Cochrane Database Syst Rev 2006;2:CD003559.

Terapia específica com anticorpos monoclonais

McGregor MC et al: Role of biologics in asthma. Am J Respir Crit Care Med 2019; 199:433.

Futuro da terapia da asma

Chang TS et al: Childhood asthma clusters and response to therapy in clinical trials. J Allergy Clin Immunol 2014;133:363.

Haldar P et al: Cluster analysis and clinical asthma phenotypes. Am J Respir Crit Care Med 2008;178:218.

Lotvall J et al: Asthma endotypes: A new approach to classification of disease entities within the asthma syndrome. J Allergy Clin Immunol 2011;127:355.

Moore WC et al: Identification of asthma phenotypes using cluster analysis in the Severe Asthma Research Program. Am J Respir Crit Care Med 2010;181:315.

Woodruff PG et al: T-helper type 2-driven inflammation defines major subphenotypes of asthma. Am J Respir Crit Care Med 2009;180:388.

Tratamento da asma aguda

Lazarus SC: Clinical practice. Emergency treatment of asthma. N Engl J Med 2010;363:755.

Perspectivas para prevenção

Klauth M, Heine H: Allergy protection by cowshed bacteria: Recent findings and future prospects. Pediatr Allergy Immunol 2016;27:340.

Lynch SV et al: Effects of early-life exposure to allergens and bacteria on recurrent wheeze and atopy in urban children. J Allergy Clin Immunol 2014;134:593.

Martinez FD: New insights into the natural history of asthma: Primary prevention on the horizon. J Allergy Clin Immunol 2011;128:939.

Stein MM et al: Innate immunity and asthma risk in Amish and Hutterite farm children. N Engl J Med 2016;375:411.

Tratamento da DPOC

Global Initiative for Chronic Obstructive Lung Disease: Global Strategy for Diagnosis, Management, and Prevention of COPD. http://www.goldcopd.org.

Huisman EL et al: Comparative efficacy of combination bronchodilator therapies in COPD: A network meta-analysis. Int J Chron Obstruct Pulmon Dis 2015;10:1863.

Kew KM, Dias S, Cates CJ: Long-acting inhaled therapy (beta-agonists, anticholinergics and steroids) for COPD: A network meta-analysis. Cochrane Database Syst Rev 2014;1:CD010844.

Niewoehner DE: Clinical practice. Outpatient management of severe COPD. N Engl J Med 2010;362:1407.

Vogelmeier C et al: Tiotropium versus salmeterol for the prevention of exacerbations of COPD. N Engl J Med 2011;364:1093.

Dransfield MT et al: Metoprolol for the prevention of acute exacerbations of COPD. N Engl J Med 2019;381:2304.

RESPOSTA DO ESTUDO DE CASO

Essa paciente apresenta os efeitos desestabilizadores de uma infecção respiratória na asma, e os comentários de sua mãe demonstram a fobia comum (e perigosa) sobre o "uso excessivo" de inaladores de broncodilatadores ou esteroides. A criança apresenta sinais de falência respiratória iminente, incluindo a sua recusa de ficar deitada, o medo e a taquicardia – que não pode ser atribuída à dose mínima de salbutamol administrada. As etapas imediatas essenciais são administrar oxigênio em alto fluxo e iniciar a nebulização com salbutamol. Recomenda-se a adição de ipratrópio à solução de nebulização. Deve-se administrar um corticosteroide (metilprednisolona, 0,5-1 mg/kg) por via intravenosa. Sugere-se, ainda, avisar a unidade de tratamento intensivo, uma vez que um paciente com broncospasmo grave que entre em fadiga pode evoluir rapidamente para insuficiência respiratória, e a entubação pode ser difícil.

Felizmente, a maioria dos pacientes tratados em emergências hospitalares evolui bem. É raro haver evolução para óbito com asma (menos de 4 mil mortes por ano para uma população de mais de 20 milhões de asmáticos nos Estados Unidos), e, quando há, frequentemente ocorre fora do hospital. Presumindo-se que essa paciente se recupere, ela necessitará de ajustes no tratamento antes da alta. O maior preditor de crises graves de asma é a sua ocorrência prévia. Assim, o tratamento dessa paciente precisa ser intensificado, podendo incluir um corticosteroide inalatório em doses altas em associação a um β-agonista de ação longa. Tanto a paciente quanto seus pais necessitam ser instruídos a respeito da importância da adesão regular ao tratamento, com a garantia de que ele pode ser reduzido para uma dose menor de corticosteroide inalatório (embora ainda em associação a um β-agonista de ação longa), uma vez que sua condição se estabilize. Eles também necessitam ser instruídos sobre um plano de ação para o manejo de sintomas graves. Isso pode ser tão simples quando advertir que, se a paciente apresentar um ataque grave e assustador, ela pode fazer até quatro inalações de salbutamol a cada 15 minutos. Contudo, se o primeiro tratamento não trouxer alívio significativo, ela deve realizar as próximas quatro inalações enquanto se dirige a um pronto-socorro ou a uma clínica de atendimento de urgência. A paciente também deve receber uma prescrição de prednisona com instruções para administrar 40 a 60 mg por via oral em caso de crise grave, mas para não aguardar por seu efeito caso a respiração continue muito acelerada mesmo após o uso de salbutamol. A asma é uma doença crônica, e a atenção de qualidade requer o acompanhamento próximo e o desenvolvimento de uma relação de parceria entre médico e paciente para uma condução eficaz. Se a paciente teve várias crises graves anteriormente, ela deve ser considerada candidata para o tratamento com o anticorpo monoclonal anti-IgE omalizumabe, que reduz de forma efetiva a frequência das crises de asma – mesmo aquelas associadas à infecção viral respiratória – em pacientes com asma alérgica. De modo alternativo, se a paciente apresentar eosinofilia sanguínea, pode ser considerado o tratamento com um anticorpo monoclonal anti-IL-5 (p. ex., mepolizumabe).

PARTE V

Fármacos que agem no sistema nervoso central

CAPÍTULO 21

Introdução à farmacologia dos fármacos que agem no sistema nervoso central

John A. Gray, MD, PhD*

Os fármacos que agem no sistema nervoso central (SNC) estão entre as primeiras substâncias descobertas pelos seres humanos primitivos e continuam sendo o grupo mais amplamente usado de agentes farmacológicos. Incluem medicamentos usados no tratamento de uma ampla variedade de condições neurológicas e transtornos psiquiátricos, bem como fármacos para aliviar a dor, suprimir as náuseas e reduzir a febre, entre outros sintomas. Além disso, muitos fármacos que atuam sobre o SNC são usados sem prescrição para aumentar a sensação de bem-estar.

Em virtude de sua complexidade, os mecanismos pelos quais vários fármacos agem no SNC não são claramente compreendidos. Entretanto, nas últimas décadas, foram realizados consideráveis avanços na metodologia que permitem o estudo da farmacologia. Atualmente, é possível estudar a ação de um fármaco em neurônios individuais e até mesmo em receptores isolados dentro das sinapses. As informações obtidas a partir desses estudos constituem a base para importantes avanços em relação à farmacologia de agentes que atuam no SNC. Em primeiro lugar, é evidente que quase todos os fármacos com efeitos sobre o SNC atuam em receptores específicos que modulam a transmissão sináptica. Embora alguns agentes, como os anestésicos gerais e o álcool, possam exercer ações inespecíficas nas membranas (ainda que essas exceções não sejam totalmente aceitas), até mesmo essas ações não mediadas por receptores resultam em alterações demonstráveis na transmissão sináptica.

Em segundo lugar, os fármacos estão entre as ferramentas mais valiosas para estudar a função do SNC, desde a compreensão do mecanismo das crises epilépticas até o armazenamento da memória de longo prazo. Tanto os agonistas que mimetizam os transmissores naturais (e, em muitos casos, mais seletivos que as substâncias endógenas) quanto os antagonistas são extremamente úteis nos estudos. Em terceiro lugar, desvendar as ações dos fármacos com eficácia clínica conhecida levou à formulação de algumas das hipóteses mais úteis em relação aos mecanismos da doença. Por exemplo, as informações acerca da ação dos fármacos antipsicóticos sobre os receptores de dopamina forneceram a base para o desenvolvimento de hipóteses importantes relacionadas com a fisiopatologia da esquizofrenia. Os estudos dos efeitos de uma variedade de agonistas e antagonistas nos receptores do ácido γ-aminobutírico (GABA, do inglês *gamma aminobutyric acid*) resultaram em novos conceitos pertinentes à fisiopatologia de várias doenças, incluindo a ansiedade e a epilepsia.

A apreciação plena dos efeitos de um fármaco sobre o SNC exige uma compreensão dos múltiplos níveis de organização do cérebro, desde os genes até os circuitos e o comportamento. Este capítulo fornece uma introdução à organização funcional do SNC e de seus transmissores sinápticos como base para a compreensão das ações dos fármacos descritos nos capítulos seguintes.

*O autor agradece ao Dr. Roger A. Nicoll por todas as suas contribuições nas edições anteriores.

ORGANIZAÇÃO DO SISTEMA NERVOSO CENTRAL

O SNC é constituído pelo encéfalo e pela medula espinal e é responsável pela integração da informação sensorial e pela geração de saída motora e outros comportamentos necessários para a perfeita interação com o ambiente e aprimoramento da sobrevivência da espécie. O cérebro humano contém cerca de 100 bilhões de neurônios interconectados circundados por diversas células gliais de sustentação. Em todo o SNC, os neurônios estão reunidos em grupos, denominados núcleos, ou presentes como em estruturas como em camadas, como o cerebelo ou o hipocampo. As conexões entre neurônios dentro desses agrupamentos e entre eles formam o circuito que regula o fluxo de informação através do SNC.

Neurônios

Os neurônios são células eletricamente excitáveis que processam e transmitem a informação por meio de um processo eletroquímico. Existem muitos tipos de neurônios no SNC, que são classificados de acordo com a sua função, com base na sua localização e pelo neurotransmissor que eles liberam. O neurônio típico, no entanto, possui um corpo celular (ou soma) e prolongamentos especializados denominados dendritos e axônios (Figura 21-1). Os dendritos, que formam "árvores" dendríticas complexas e altamente ramificadas, recebem e integram a informação proveniente de outros neurônios e a conduzem para o corpo celular. O axônio transporta o sinal de saída do corpo celular de um neurônio, algumas vezes, por longas distâncias. Os neurônios podem apresentar centenas de dendritos, porém geralmente possuem apenas um axônio, embora os axônios possam se ramificar distalmente para entrar em contato com múltiplos alvos. A terminação axônica estabelece contato com outros neurônios em junções especializadas, denominadas sinapses, onde substâncias químicas neurotransmissoras são liberadas para interagir com receptores presentes em outros neurônios.

Neuróglia

Além dos neurônios, existe um número expressivo de células não neuronais, denominadas células da glia, que exercem funções essenciais no SNC. Os astrócitos, que são as células mais abundantes no cérebro, desempenham funções de sustentação homeostáticas, incluindo o fornecimento de nutrientes metabólicos aos neurônios e a manutenção de concentrações de íons extracelulares. Processos astrocíticos estão intimamente associados com as sinapses neuronais, uma vez que eles atuam na remoção e na reciclagem de neurotransmissores após sua liberação (ver a seguir). Além disso, o papel dos astrócitos na função e na formação das sinapses tem sido cada vez mais reconhecido. Por exemplo, astrócitos possuem receptores para os neurotransmissores e podem liberar neuromoduladores que alteram a atividade neuronal.

Os oligodendrócitos são células que envolvem os axônios de neurônios de projeção no SNC, formando a bainha de mielina (ver Figura 21-1). À semelhança das células de Schwann nos neurônios periféricos, a bainha de mielina produzida pelos oligodendrócitos isola os axônios e aumenta a velocidade de propagação dos sinais. Na esclerose múltipla, o dano que ocorre nos oligodendrócitos serve de alvo para o desenvolvimento de novos fármacos.

As micróglias são os macrófagos especializados do SNC – são derivados da medula óssea e constituem o principal sistema de defesa imune no cérebro. Essas células estão ativamente envolvidas nos processos neuroinflamatórios de muitos estados patológicos, incluindo doenças neurodegenerativas. Além disso, o papel da micróglia na função cerebral tem sido cada vez mais reconhecido. Por exemplo, a micróglia engolfa e elimina as sinapses, um processo denominado poda sináptica, que é crucial para o desenvolvimento neuronal. A persistente ativação da micróglia e seus efeitos sobre os neurônios têm sido associados a doenças como esquizofrenia e Alzheimer.

Barreira hematencefálica

A barreira hematencefálica (BHE) é uma separação funcional protetora entre o sangue circulante e o líquido extracelular do SNC que limita a entrada de substâncias, incluindo fármacos. Essa separação

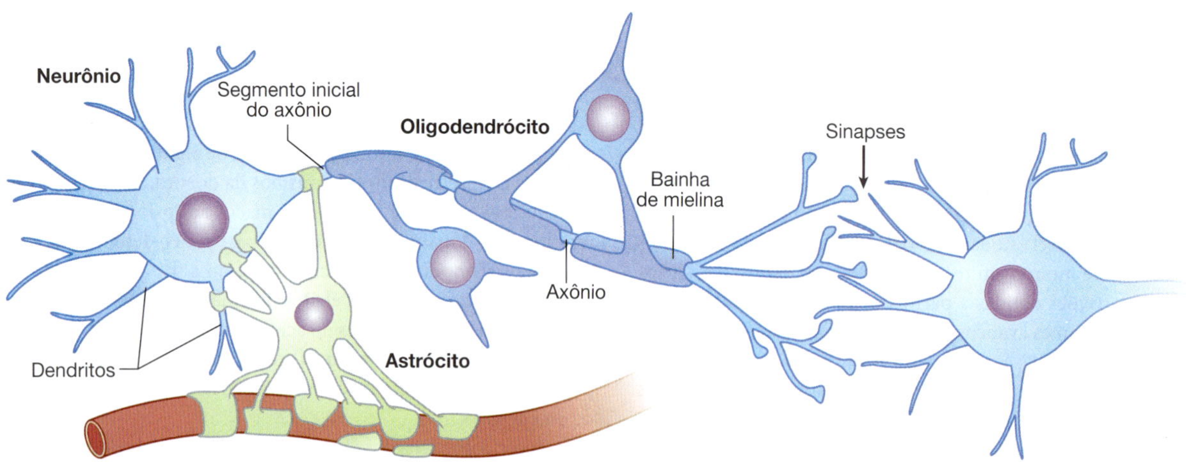

FIGURA 21-1 Neurônios e glia do sistema nervoso central (SNC). Um neurônio típico possui um corpo celular (ou soma) que recebe as respostas sinápticas provenientes da árvore dendrítica. Essas respostas sinápticas são integradas no segmento inicial do axônio, que apresenta uma alta concentração de canais de sódio regulados por voltagem. Se for iniciado um potencial de ação, ele se propaga ao longo do axônio até os terminais sinápticos, que estabelecem contato com outros neurônios. O axônio dos neurônios de projeção a longa distância é isolado por uma bainha de mielina derivada de prolongamentos especializados da membrana dos oligodendrócitos, que são análogos às células de Schwann no sistema nervoso periférico. Os astrócitos desempenham uma função de sustentação no SNC, e os seus prolongamentos estão estreitamente associados às sinapses neuronais.

é obtida pela presença de zônulas de oclusão entre as células endoteliais dos capilares, bem como de uma camada circundante de pés terminais de astrócitos. Portanto, para entrar no SNC, os fármacos devem ser altamente lipofílicos ou capazes de ligar-se a transportadores específicos. Por exemplo, os anti-histamínicos de segunda geração causam menos sonolência, uma vez que foram desenvolvidos para serem significativamente mais polares do que os anti-histamínicos antigos, limitando, assim, a sua passagem pela BHE (ver Capítulo 16). Muitos nutrientes, como a glicose e os aminoácidos essenciais, possuem transportadores específicos que possibilitam a sua passagem através da BHE. A L-DOPA, um precursor do neurotransmissor dopamina, pode entrar no cérebro utilizando um transportador de aminoácidos, enquanto a dopamina não consegue atravessar a BHE. Por conseguinte, pode-se administrar um fármaco por via oral, como a L-DOPA, mas não a dopamina, com o objetivo de aumentar as concentrações de dopamina do SNC no tratamento da doença de Parkinson. Algumas partes do cérebro, os denominados órgãos circunventriculares, carecem de uma BHE normal. Incluem regiões que coletam o sangue, como o centro do vômito na área postrema e regiões que secretam neuro-hormônios na circulação.

CANAIS IÔNICOS E RECEPTORES DE NEUROTRANSMISSORES

As membranas dos neurônios contêm dois tipos de canais definidos com base nos mecanismos que controlam os seus portões (abertura e fechamento): os canais **regulados por voltagem** e os canais **regulados por ligantes** (Figura 21-2A e B). Os canais regulados por voltagem respondem a mudanças no potencial de membrana da célula. O canal de sódio regulado por voltagem, que é descrito no Capítulo 14 para o coração, fornece um exemplo desse tipo de canal. Nas células nervosas, esses canais estão altamente concentrados no segmento inicial do axônio (ver Figura 21-1), que inicia o potencial de ação rápido tudo ou nada, bem como ao longo da extensão do axônio, onde propagam o potencial de ação até o terminal nervoso. Existem muitos tipos de canais de cálcio e de potássio sensíveis à voltagem no corpo celular, nos dendritos e no segmento inicial, que atuam em uma escala de tempo muito mais lenta e que modulam a frequência de descarga do neurônio. Por exemplo, alguns tipos de canais de potássio abertos por despolarização da célula resultam em retardo da despolarização adicional e atuam como freio para

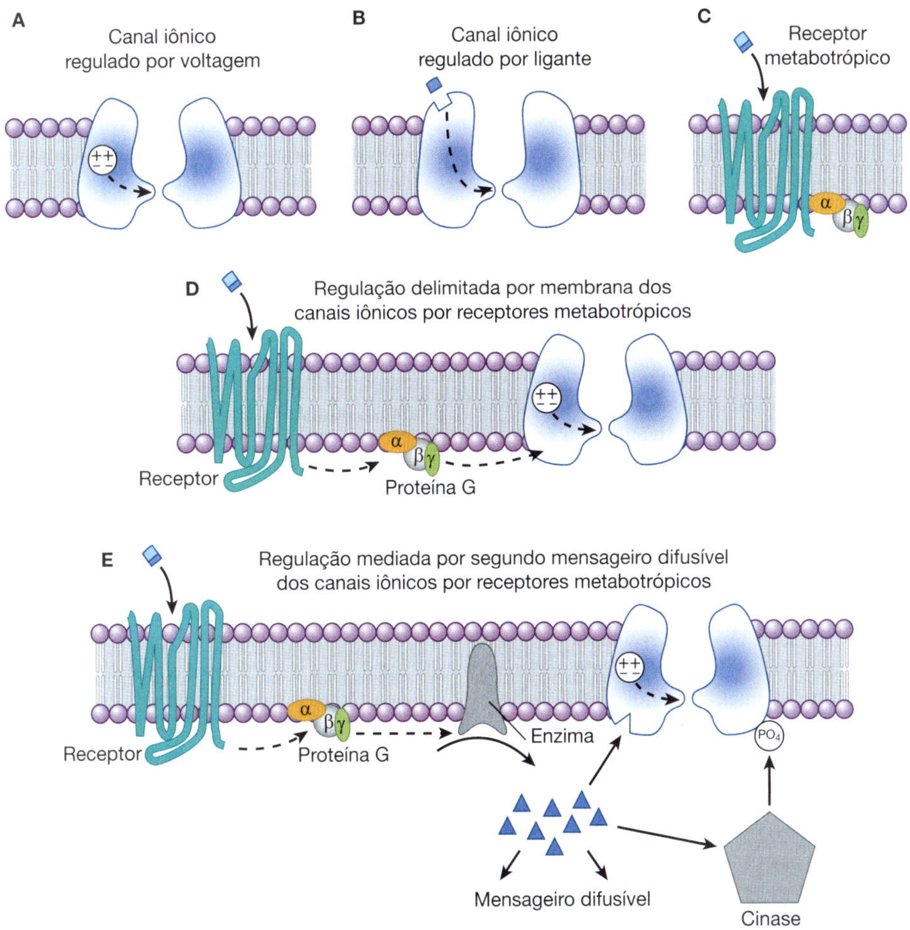

FIGURA 21-2 Tipos de canais iônicos e receptores de neurotransmissores no sistema nervoso central. (**A**) Canal regulado por voltagem em que um componente do sensor de voltagem da proteína controla o portão (*seta tracejada*) do canal. (**B**) Canal regulado por ligante em que a ligação do neurotransmissor ao receptor do canal ionotrópico controla o portão (*seta tracejada*) do canal. (**C**) Um receptor acoplado à proteína G (metabotrópico) que, quando ligado, ativa uma proteína G heterotrimérica. (**D** e **E**) Duas maneiras pelas quais os receptores metabotrópicos podem regular os canais iônicos. A proteína G ativada pode interagir diretamente para modular um canal iônico (**D**), ou a proteína G pode ativar uma enzima que gera um segundo mensageiro difusível (**E**), por exemplo, monofosfato de adenosina cíclico (AMPc), que pode interagir com o canal iônico ou pode ativar uma cinase que fosforila e modula um canal.

Toxinas naturais: ferramentas para caracterização dos canais iônicos

A evolução no desenvolvimento de toxinas naturais é incansável. Existe a possibilidade de um vasto número de variações, até mesmo com um pequeno número de aminoácidos nos peptídeos, e os peptídeos constituem apenas um entre uma grande variedade de compostos tóxicos. Por exemplo, o caramujo marinho predador do gênero *Conus* inclui pelo menos 3 mil espécies diferentes. Cada espécie mata ou paralisa sua presa com um veneno que contém 50 a 200 peptídeos ou proteínas diferentes. Além disso, há pouca duplicação de peptídeos entre as espécies de *Conus*. Outros animais com toxinas úteis incluem as serpentes, os sapos, as aranhas, as abelhas, as vespas e os escorpiões. As espécies de plantas com substâncias tóxicas (ou terapêuticas) são citadas em vários outros capítulos deste livro.

Tendo em vista que muitas toxinas atuam em canais iônicos, elas proporcionam uma abundância de ferramentas químicas para o estudo da função desses canais. Com efeito, grande parte do conhecimento atual sobre as propriedades dos canais iônicos provém de estudos que utilizaram apenas uma pequena porcentagem das toxinas muito potentes e seletivas que estão disponíveis atualmente. Em geral, as toxinas agem em canais iônicos dependentes de voltagem, embora um pequeno número delas atue em canais iônicos dependentes de ligantes. A Tabela 21-1 fornece uma lista de algumas das toxinas mais comumente usadas em pesquisa, com seu modo de ação e sua fonte.

limitar uma descarga adicional do potencial de ação. Plantas e toxinas animais que atuam em canais iônicos dependentes de voltagem têm pouco valor para o estudo desses canais (ver Quadro "Toxinas naturais: ferramentas para caracterização dos canais iônicos", nesta página; Tabela 21-1).

Os neurotransmissores exercem seus efeitos sobre os neurônios por sua ligação a duas classes distintas de receptores. A primeira classe é denominada **canais regulados por ligantes,** ou **receptores ionotrópicos**. Esses receptores consistem em múltiplas subunidades, e a ligação do neurotransmissor ligante abre diretamente o canal, que constitui uma parte integrante do complexo do receptor (ver Figura 22-6). Esses canais são insensíveis ou apenas fracamente sensíveis ao potencial de membrana. A ativação desses canais costuma resultar em uma breve abertura (de alguns milissegundos até dezenas de milissegundos) do canal. Os canais regulados por ligantes são responsáveis pela transmissão sináptica rápida típica das vias hierárquicas do SNC (ver texto adiante).

A segunda classe de receptor de neurotransmissores é denominada **receptores metabotrópicos** (Figura 21-2C). Estes constituem sete receptores transmembrana acoplados à proteína G (GPCRs, do inglês *G protein-coupled receptors*) daqueles descritos no Capítulo 2. A ligação do neurotransmissor a esse tipo de receptor não resulta em regulação direta de um canal. Na verdade, a ligação ao receptor envolve uma proteína G, resultando na produção de segundos mensageiros que medeiam cascatas de sinalização intracelulares, como aquelas descritas no Capítulo 2.

Nos neurônios, a ativação dos receptores metabotrópicos de neurotransmissores frequentemente leva à modulação de canais regulados por voltagem. Essas interações podem ocorrer inteiramente dentro da membrana e são denominadas vias **delimitadas pela membrana** (Figura 21-2D). Nesse caso, a proteína G

TABELA 21-1 Algumas toxinas usadas para caracterizar os canais iônicos

Tipos de canal	Modo de ação da toxina	Fonte
Regulados por voltagem		
Canais de sódio		
Tetrodotoxina (TTX)	Bloqueia o canal do exterior	Baiacu
Batracotoxina (BTX)	Retarda a inativação, desvia a ativação	Sapo colombiano
Canais de potássio		
Apamina	Bloqueia o "pequeno canal de K ativado pelo Ca"	Abelha
Caribdotoxina	Bloqueia o "grande canal de K ativado pelo Ca"	Escorpião
Canais de cálcio		
Ômega-conotoxina (ω-CTX-GVIA)	Bloqueia o canal tipo N	Caramujo cônico do Pacífico
Agatoxina (ω-AGAIVA)	Bloqueia o canal tipo P	Aranha teia de funil
Regulados por ligantes		
Receptor nicotínico de ACh		
α-Bungarotoxina	Antagonista irreversível	Cobra marinha
Receptor $GABA_A$		
Picrotoxina	Bloqueia o canal	Planta do Pacífico Sul
Receptor de glicina		
Estricnina	Antagonista competitivo	Planta da Índia
Receptor AMPA		
Filantotoxina	Bloqueia o canal	Vespa

(frequentemente, a subunidade βγ) interage diretamente com o canal iônico regulado por voltagem. Em geral, dois tipos de canais iônicos regulados por voltagem constituem os alvos dessa forma de sinalização: os canais de cálcio e os canais de potássio. Quando as proteínas G interagem com os canais de cálcio, elas inibem a função do canal. Esse mecanismo é responsável pela inibição da liberação do neurotransmissor que ocorre quando os receptores metabotrópicos pré-sinápticos são ativados. Em contrapartida, quando esses receptores são pós-sinápticos, eles ativam os canais de potássio (causam sua abertura), resultando em inibição pós-sináptica lenta. Os receptores metabotrópicos também podem modular os canais regulados por voltagem de maneira menos direta, pela geração de **segundos mensageiros difusíveis** (Figura 21-2E). Um exemplo clássico desse tipo de ação é fornecido pelo receptor β-adrenérgico, que gera monofosfato de adenosina cíclico (AMPc, do inglês *cyclic adenosine monophosphate*) pela ativação da adenililciclase (ver Capítulo 2). Enquanto as ações delimitadas pela membrana ocorrem dentro de microdomínios na membrana, os efeitos mediados pelos segundos mensageiros podem ocorrer em distâncias consideráveis. Por fim, uma importante consequência da participação das proteínas G na sinalização do receptor é o fato de que, diferentemente do efeito breve dos receptores ionotrópicos, os efeitos da ativação dos receptores metabotrópicos podem durar dezenas de segundos até minutos. Os receptores metabotrópicos predominam nos sistemas neuronais difusos do SNC (ver adiante).

A SINAPSE E OS POTENCIAIS SINÁPTICOS

A comunicação entre neurônios do SNC ocorre por meio de sinapses químicas na maioria dos casos. (Alguns exemplos de acoplamento elétrico entre neurônios foram documentados, e esse acoplamento pode desempenhar uma função na sincronização da descarga neuronal. Entretanto, é improvável que essas sinapses elétricas constituam um importante local de ação de fármacos.) Os eventos envolvidos na transmissão sináptica são resumidos a seguir.

Um potencial de ação que se propaga ao longo do axônio do neurônio pré-sináptico entra no terminal sináptico e ativa canais de cálcio sensíveis à voltagem na membrana do terminal (ver Figura 6-3). Os canais de cálcio responsáveis pela liberação de neurotransmissores são geralmente resistentes aos bloqueadores dos canais de cálcio, discutidos no Capítulo 12 (p. ex., verapamil), porém são sensíveis ao bloqueio por determinadas toxinas marinhas e íons (ver Tabelas 21-1 e 12-4). À medida que o cálcio flui para o terminal, o aumento na concentração intraterminal de cálcio promove a fusão das vesículas sinápticas com a membrana pré-sináptica. O neurotransmissor contido nas vesículas é liberado na fenda sináptica e difunde-se para os receptores na membrana pós-sináptica. O neurotransmissor liga-se a seu receptor e abre os canais (direta ou indiretamente, conforme descrito anteriormente), causando uma breve mudança na condutância da membrana (permeabilidade a íons) da célula pós-sináptica. O tempo decorrido entre a chegada do potencial de ação pré-sináptico e o início da resposta pós-sináptica é de aproximadamente 0,5 milissegundo (ms). A maior parte dessa demora é consumida pelo processo de liberação, particularmente o tempo necessário para a abertura dos canais de cálcio.

A primeira análise sistemática dos potenciais sinápticos do SNC foi feita no início da década de 1950 por Eccles et al, que os registraram intracelularmente a partir de neurônios motores espinais. Quando um microeletrodo entra em uma célula, ocorre uma súbita mudança no potencial de ação, que normalmente é de cerca de -60 mV (Figura 21-3A). Esse é o potencial de repouso da membrana do neurônio. Dois tipos de vias – a excitatória e a inibitória – interferem no neurônio motor.

Quando uma via excitatória é estimulada, registra-se uma pequena despolarização ou **potencial excitatório pós-sináptico (PEPS)**. Esse potencial é causado pela ação do transmissor excitatório sobre um receptor ionotrópico, causando um aumento da permeabilidade a cátions. À medida que as sinapses excitatórias adicionais são ativadas, há uma soma graduada dos PEPSs para aumentar o tamanho da despolarização (ver Figura 21-3A, soma espacial, meio). Quando um número suficiente de fibras excitatórias é ativado, o PEPS despolariza a célula pós-sináptica até o limiar, ocorrendo a geração de um potencial de ação tudo ou nada. De modo alternativo, se houver disparo repetitivo de uma entrada excitatória, a soma temporal dos PEPSs também pode alcançar o limiar do potencial de ação (ver Figura 21-3A, à direita).

Quando uma via inibitória é estimulada, a membrana pós-sináptica é hiperpolarizada, devido à abertura seletiva dos canais de cloreto, produzindo um **potencial inibitório pós-sináptico (PIPS)**

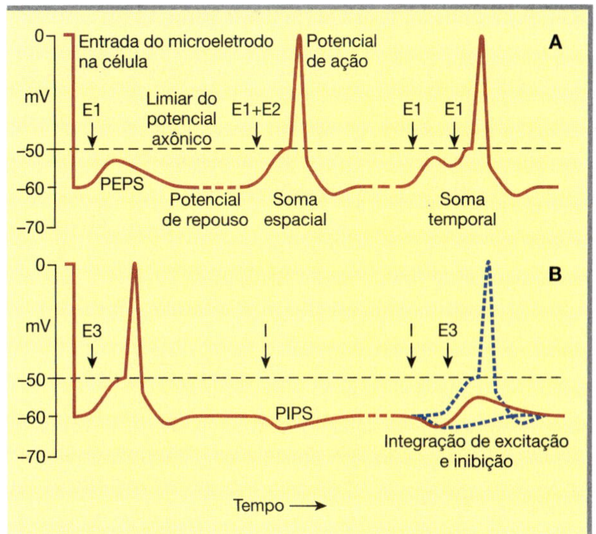

FIGURA 21-3 Potenciais pós-sinápticos e geração do potencial de ação. (**A**) Voltagem registrada na entrada de um microeletrodo em uma célula pós-sináptica e o subsequente registro de um potencial de membrana em repouso de −60 mV. A estimulação de uma via excitatória (E1, à esquerda) gera uma despolarização transitória denominada potencial excitatório pós-sináptico (PEPS). A ativação simultânea de múltiplas sinapses excitatórias (E1 + E2, meio) aumenta o tamanho da despolarização, de modo que o limiar para a geração do potencial de ação é alcançado. De modo alternativo, uma sequência de estímulos de um único influxo pode se somar temporalmente para alcançar o limiar (E1 + E1, à direita). (**B**) Interação de sinapses excitatórias e inibitórias. À esquerda, um estímulo excitatório supralimiar (E3) evoca um potencial de ação. No centro, uma via inibitória (I) gera uma pequena corrente hiperpolarizante denominada potencial inibitório pós-sináptico (PIPS). À direita, se o influxo excitatório previamente supralimiar (E3) ocorrer pouco depois do influxo inibitório (I), o PIPS impede que o limiar do potencial excitatório seja alcançado.

(Figura 21-3B, meio). Entretanto, tendo em vista que o potencial de equilíbrio para o cloreto (ver Capítulo 14) é apenas ligeiramente mais negativo do que o potencial de repouso (~ −65 mV), a hiperpolarização é pequena e só contribui modestamente para a ação inibitória. A abertura do canal de cloreto durante o PIPS provoca "vazamento" no neurônio, de modo que é mais difícil alcançar mudanças no potencial de membrana. Esse efeito de desvio diminui a mudança no potencial de membrana durante o PEPS. Como consequência, um PEPS que evocou um potencial de ação em condições de repouso falha em evocar um potencial de ação durante o PIPS (ver Figura 21-3B, à direita). Um segundo tipo de inibição é a inibição pré-sináptica. Foi descrita pela primeira vez em fibras sensoriais que entram na medula espinal, onde os terminais sinápticos excitatórios recebem sinapses denominadas sinapses axoaxônicas (descritas adiante). Quando ativadas, as sinapses axoaxônicas reduzem a quantidade de transmissor liberado dos terminais das fibras sensoriais. É interessante observar a presença de receptores inibitórios pré-sinápticos em quase todos os terminais pré-sinápticos no cérebro, embora as sinapses axoaxônicas pareçam estar restritas à medula espinal. No cérebro, o transmissor pode sair da sinapse e ativar receptores pré-sinápticos, seja na mesma sinapse (autorreceptor) ou em sinapses vizinhas.

LOCAIS DE AÇÃO DOS FÁRMACOS

Praticamente todos os fármacos que atuam no SNC produzem seus efeitos ao modificar alguma etapa da transmissão sináptica química. A Figura 21-4 ilustra algumas das etapas que podem ser alteradas. Essas ações dependentes do transmissor podem ser divididas em categorias pré-sinápticas e pós-sinápticas.

Os fármacos que atuam na síntese, no armazenamento, no metabolismo e na liberação de neurotransmissores estão incluídos na categoria pré-sináptica. A transmissão sináptica pode ser deprimida pelo bloqueio da síntese ou do armazenamento do transmissor. Por exemplo, a reserpina causa depleção das sinapses monoamínicas de transmissores ao interferir no armazenamento intracelular. O bloqueio do catabolismo do transmissor no interior do terminal nervoso pode aumentar as concentrações do transmissor, e foi relatado que aumenta a quantidade de transmissor liberada por impulso. Fármacos também podem alterar a liberação dos neurotransmissores. A anfetamina, um estimulante, induz a liberação de catecolaminas das sinapses adrenérgicas (ver Capítulos 6, 9 e 32). A capsaicina provoca a liberação da substância P, um peptídeo, dos neurônios sensoriais, ao passo que a toxina tetânica bloqueia a liberação dos transmissores. Uma vez liberado na fenda sináptica, a ação do transmissor termina em decorrência de sua captação ou degradação. No caso da maioria dos neurotransmissores, existem mecanismos de captação no terminal sináptico, bem como na neuróglia circundante. Por exemplo, a cocaína bloqueia a captação das catecolaminas nas sinapses adrenérgicas e, portanto, potencializa a ação dessas aminas. Entretanto, a acetilcolina é inativada por meio de degradação enzimática, e não pela sua recaptação. As anticolinesterases bloqueiam a degradação da acetilcolina e, portanto, prolongam a sua ação (ver Capítulo 7). Nenhum mecanismo de captação foi identificado para qualquer um dos numerosos peptídeos do SNC, e ainda não foi demonstrado se a degradação enzimática específica leva à interrupção da ação dos transmissores peptídicos.

Na região pós-sináptica, o receptor do transmissor proporciona o principal local de ação dos fármacos. Os fármacos podem atuar como agonistas dos neurotransmissores - por exemplo, os opioides, que reproduzem a ação da encefalina - ou podem bloquear a função do receptor. O antagonismo dos receptores constitui um mecanismo de ação comum dos fármacos do SNC. Um exemplo é o bloqueio do receptor de glicina, um transmissor inibitório, pela estricnina. Esse bloqueio, que é subjacente à ação convulsivante da estricnina, ilustra como o bloqueio dos processos inibitórios resulta em excitação. Os fármacos também podem atuar diretamente sobre o canal iônico dos receptores ionotrópicos. Por exemplo, o anestésico cetamina bloqueia o subtipo NMDA de receptores ionotrópicos de glutamato por meio de sua ligação ao poro do canal iônico. No caso dos receptores metabotrópicos, os fármacos podem atuar em qualquer uma das etapas a jusante do receptor. Talvez o melhor exemplo seja fornecido pelas metilxantinas, que são capazes de modificar as respostas do neurotransmissor mediadas pelo segundo mensageiro, o AMPc. Em altas concentrações, as metilxantinas produzem elevação do AMPc ao bloquear o seu metabolismo, prolongando, assim, a sua ação.

De acordo com o ponto de vista tradicional, a sinapse funciona como uma válvula, transmitindo a informação em uma única direção. Entretanto, sabe-se hoje que a sinapse pode gerar sinais que

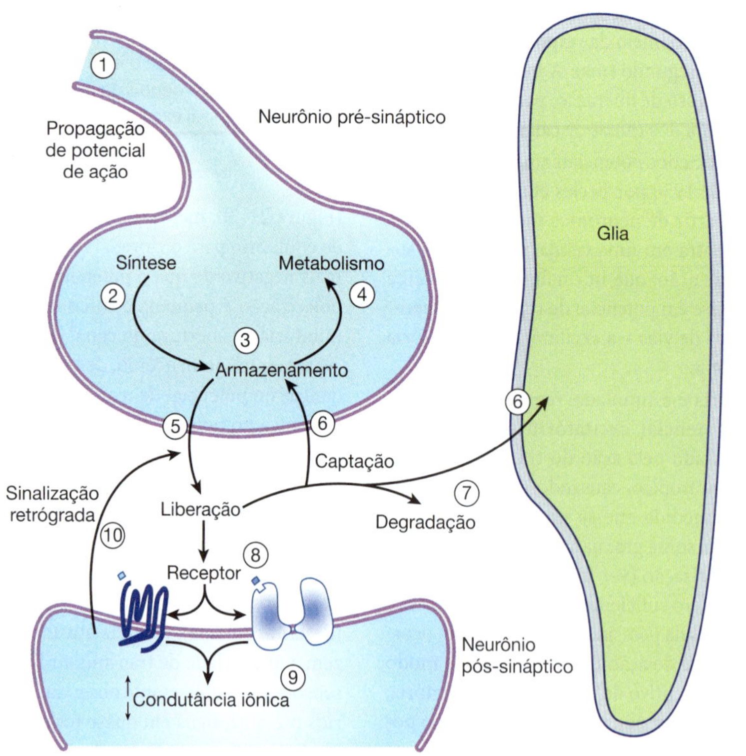

FIGURA 21-4 Locais de ação dos fármacos. Desenho esquemático das etapas nas quais os fármacos podem alterar a transmissão sináptica. (**1**) Potencial de ação na fibra pré-sináptica; (**2**) síntese do transmissor; (**3**) armazenamento; (**4**) metabolismo; (**5**) liberação; (**6**) recaptação na terminação nervosa ou captação em uma célula glial; (**7**) degradação; (**8**) receptor do transmissor; (**9**) aumento ou redução induzidos pelo receptor na condutância iônica; (**10**) sinalização retrógrada.

retroalimentam o terminal pré-sináptico, modificando a liberação do transmissor. Endocanabinoides são um dos melhores exemplos de sinalização *retrógrada* (ver a seguir). A atividade pós-sináptica leva à síntese e à liberação de endocanabinoides, que, em seguida, ligam-se aos receptores no terminal pré-sináptico. Embora o gás óxido nítrico (NO, do inglês *nitric oxide*) tenha sido proposto, há muito tempo, como mensageiro retrógrado, sua função fisiológica no SNC ainda não está bem elucidada.

A seletividade da ação dos fármacos sobre o SNC baseia-se em dois fatores principais. Em primeiro lugar, com poucas exceções, diferentes neurotransmissores são liberados por diferentes grupos de neurônios. Esses transmissores frequentemente são segregados em sistemas neuronais que participam de funções amplamente diferentes do SNC. A ocorrência dessa segregação proporcionou aos neurocientistas uma poderosa abordagem farmacológica para analisar a função do SNC e tratar condições patológicas. Em segundo lugar, existe uma multiplicidade de receptores para cada neurotransmissor. Por exemplo, existem pelo menos 14 diferentes receptores codificados por diferentes genes. Esses receptores frequentemente apresentam distribuições celulares diferenciais em todo o SNC, possibilitando, assim, o desenvolvimento de fármacos que podem ser direcionados seletivamente para determinados receptores e funções do SNC.

ORGANIZAÇÃO CELULAR DO CÉREBRO

Os sistemas neuronais no SNC podem ser divididos, em sua maioria, em duas grandes categorias: os sistemas **hierárquicos** e os sistemas neuronais **inespecíficos** ou **difusos**.

Sistemas hierárquicos

Os sistemas hierárquicos incluem todas as vias diretamente envolvidas na percepção sensorial e no controle motor. Em geral, essas vias são claramente delineadas, sendo compostas por grandes fibras mielinizadas, que frequentemente podem conduzir potenciais de ação em uma velocidade de mais de 50 m/s. A informação costuma ser fásica e ocorre em salvas de potenciais de ação. Nos sistemas sensoriais, a informação é processada de modo sequencial por integrações sucessivas em cada núcleo de relé em seu trajeto para o córtex. A ocorrência de uma lesão em qualquer ligação incapacita o sistema.

Dentro de cada núcleo e no córtex, existem dois tipos de células: os **neurônios de relé**, ou **de projeção**, e os **neurônios de circuito local** (Figura 21-5A). Os neurônios de projeção formam as vias de interconexão que transmitem sinais ao longo de grandes distâncias. Os corpos celulares desses neurônios são relativamente grandes, e seus axônios podem se projetar por longas distâncias, mas também emitem pequenos colaterais que fazem sinapse em interneurônios locais. Esses neurônios são excitatórios, e suas influências sinápticas, que envolvem receptores ionotrópicos, são de duração muito curta. O transmissor excitatório liberado dessas células é, na maioria dos casos, o **glutamato**.

Os neurônios de circuito local são, em geral, menores que os neurônios de projeção, e seus axônios ramificam-se na proximidade imediata do corpo celular. Esses neurônios são, em sua maioria, inibitórios e liberam **GABA** ou **glicina**. Fazem sinapse principalmente no corpo celular dos neurônios de projeção, mas também podem fazer sinapse nos dendritos dos neurônios de projeção, bem como entre si. Os dois tipos comuns de vias para esses neurônios (ver Figura 21-5A) incluem as vias de retroalimentação recorrentes e as vias de anteroalimentação. Uma classe especial de neurônios

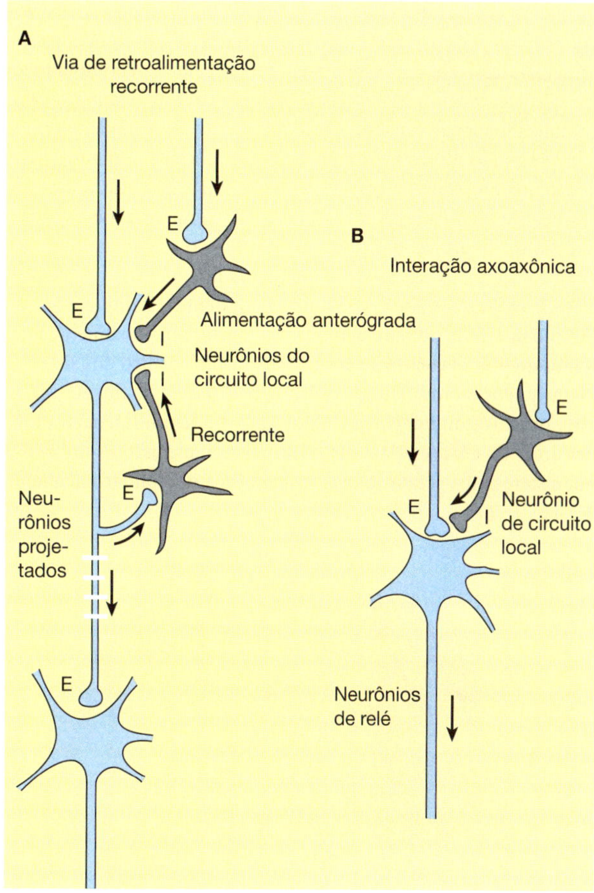

FIGURA 21-5 Vias hierárquicas no sistema nervoso central. (**A**) Partes de três neurônios de relé excitatórios (*em azul*) e dois tipos de vias de interneurônios inibitórias locais, a via recorrente e a de anteroalimentação. Os neurônios inibitórios são mostrados *em cinza*. (**B**) Via responsável pela inibição pré-sináptica axoaxônica, em que o axônio de um neurônio inibitório (*em cinza*) faz sinapse no terminal axônico pré-sináptico de uma fibra excitatória (*em azul*) para inibir a liberação de seu neurotransmissor.

de circuito local na medula espinal forma sinapses axoaxônicas nos terminais dos axônios sensitivos (Figura 21-5B). Embora exista uma grande variedade de conexões sinápticas nos sistemas hierárquicos, o uso de um número limitado de transmissores por esses neurônios indica que qualquer manipulação farmacológica importante desse sistema terá um efeito profundo sobre a excitabilidade global do SNC. Por exemplo, o bloqueio seletivo dos receptores $GABA_A$ pela picrotoxina resulta em convulsões generalizadas. Por conseguinte, embora o mecanismo de ação da picrotoxina seja específico no bloqueio dos efeitos do GABA, o efeito funcional global parece ser bem inespecífico, visto que a inibição sináptica mediada pelo GABA é amplamente utilizada no cérebro.

Sistemas neuronais inespecíficos ou difusos

Os sistemas neuronais que contêm muitos dos outros neurotransmissores, incluindo as monoaminas e a acetilcolina, diferem de várias maneiras fundamentais dos sistemas hierárquicos. Esses neurotransmissores são produzidos apenas por um número limitado de neurônios, cujos corpos celulares estão localizados em pequenos núcleos discretos, frequentemente no tronco encefálico. Por exemplo, os corpos celulares noradrenérgicos são encontrados principalmente em um compacto grupo de células denominado lócus cerúleo, localizado na massa cinzenta central pontina caudal, e totalizam apenas cerca de 12 mil neurônios em cada lado do cérebro humano. Entretanto, a partir desses núcleos limitados, esses neurônios projetam-se amplamente e de maneira difusa por todo cérebro e a medula espinal (Figura 21-6). Como os axônios desses neurônios de projeção difusa são finos e não mielinizados, a sua condução é muito lenta, de cerca de 0,5 m/s. Os axônios ramificam-se repetidamente e são muito divergentes. Ramificações do mesmo neurônio podem inervar várias partes funcionalmente diferentes do SNC, fazendo sinapse em neurônios dentro dos sistemas hierárquicos e modulando-os. No neocórtex, essas fibras exibem uma organização tangencial e, portanto, podem influenciar grandes áreas do córtex. Além disso, os neurotransmissores utilizados por sistemas neuronais difusos, incluindo a norepinefrina, atuam, em sua maioria, predominantemente nos receptores metabotrópicos e, portanto, iniciam efeitos sinápticos de longa duração. Com base nessas observações, fica claro que os sistemas de monoaminas não podem transmitir tipos topograficamente específicos de informação; em vez disso, grandes áreas do SNC precisam ser afetadas simultaneamente e de maneira bastante uniforme. Por conseguinte, não é surpreendente que esses sistemas tenham sido implicados em funções globais, como iniciar o sono e despertar, assim como a atenção, o apetite e os estados emocionais.

NEUROTRANSMISSORES CENTRAIS

Tendo em vista que a seletividade dos fármacos baseia-se nos diferentes mecanismos de ação dos neurotransmissores, uma das principais metas dos neurocientistas tem sido os mecanismos envolvidos na ação dos neurotransmissores que atuam no SNC. Estabelecer uma

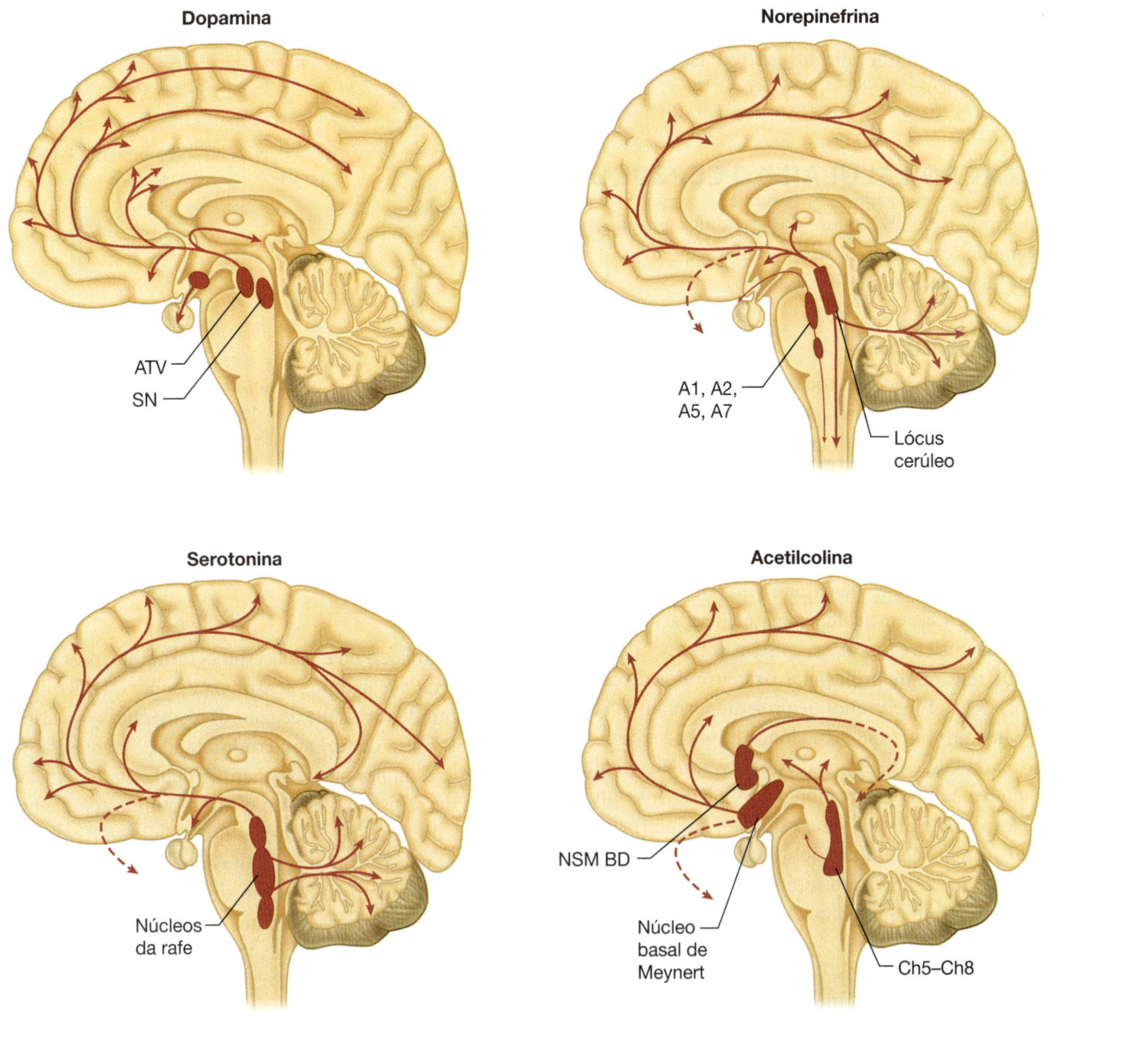

FIGURA 21-6 Vias difusas de neurotransmissores no sistema nervoso central (SNC). Para cada uma das vias de neurotransmissores mostradas, os corpos celulares estão localizados em núcleos discretos no tronco encefálico ou prosencéfalo basal e projetam-se amplamente por todo o SNC. Esses sistemas difusos modulam, em grande parte, a função das vias hierárquicas. Os neurônios serotoninérgicos, por exemplo, são encontrados nos núcleos da rafe da linha média no prosencéfalo e emitem projeções extraordinariamente divergentes para quase todas as regiões do SNC. Outras vias de neurotransmissores de projeção difusa incluem os sistemas de histamina e orexinas (não mostrados). A1–A7, núcleos adrenérgicos do tronco encefálico; Ch5–Ch8, núcleos colinérgicos do tronco encefálico; BD, banda diagonal de Broca; NSM, núcleo do septo medial; SN, substância negra; ATV, área tegmentar ventral.

substância química como transmissor tem sido muito mais difícil para as sinapses centrais do que para as periféricas. Os seguintes critérios foram estabelecidos para a identificação dos neurotransmissores.

1. Localização: um suposto neurotransmissor deve residir no terminal pré-sináptico da via de interesse.
2. Liberação: um suposto neurotransmissor deve ser liberado de um neurônio em resposta à atividade neuronal e de maneira dependente de cálcio.
3. Mimetismo sináptico: aplicação de uma substância candidata cuja resposta mimetiza a ação de um neurotransmissor liberado por estimulação nervosa, e cuja resposta deve ser bloqueada pela aplicação de um antagonista seletivo.

Utilizando os critérios anteriormente apresentados, inúmeras moléculas pequenas foram isoladas do cérebro, e os estudos utilizando uma variedade de abordagens sugerem que os agentes listados na Tabela 21-2 são neurotransmissores. A seguir, um breve resumo de alguns desses compostos.

Aminoácidos

Os aminoácidos de interesse primário para o farmacologista enquadram-se em duas categorias: o aminoácido acidífero glutamato e os aminoácidos neutros glicina e GABA. Todos esses compostos estão presentes no SNC em altas concentrações e são modificadores extremamente potentes da excitabilidade neuronal.

A. Glutamato

A transmissão sináptica excitatória é mediada pelo glutamato, que está presente em altas concentrações nas vesículas sinápticas excitatórias (~ 100 mM). O glutamato é liberado na fenda sináptica por exocitose em um processo dependente de Ca^{2+}. O glutamato liberado atua sobre os receptores pós-sinápticos de glutamato e é depurado por transportadores de glutamato presentes na glia circundante (Figura 21-7). Na glia, esse aminoácido é convertido em glutamina pela glutamina sintetase, liberado da glia, captado pelo terminal nervoso e convertido de volta em glutamato pela enzima glutaminase. A alta concentração de glutamato nas vesículas sinápticas é alcançada pelo **transportador de glutamato vesicular** (**VGLUT**, do inglês *vesicular glutamate transporter*).

Quase todos os neurônios testados são fortemente excitados pelo glutamato. Essa excitação é causada pela ativação dos receptores tanto ionotrópicos quanto metabotrópicos, que foram extensamente caracterizados por clonagem molecular. Os receptores ionotrópicos são divididos em três subtipos, com base na ação de três agonistas seletivos: ácido α-amino-3-hidroxi-5-metilisoxazol-4-propiônico (**AMPA**, do inglês *α-amino-3-hydroxy-5-methylisoxazole-4-propionic acid*), o ácido caínico (**KA**, do inglês *kainic acid*) e o *N*-metil-D-aspartato (**NMDA**). Todos os receptores ionotrópicos são compostos por quatro subunidades. Os receptores AMPA, encontrados em todos os neurônios, são heterotetrâmeros organizados a partir de quatro subunidades (GluA1–GluA4). A maioria dos receptores AMPA contém a subunidade GluA2 e é permeável ao Na^+ e ao K^+, mas não ao Ca^{2+}. Alguns receptores AMPA, que costumam estar presentes nos interneurônios inibitórios, carecem da subunidade GluA2 e são permeáveis ao Ca^{2+}.

Os receptores de cainato não estão distribuídos de maneira tão uniforme quanto os receptores AMPA, sendo expressos em altos níveis no hipocampo, no cerebelo e na medula espinal. São formados a partir de várias combinações de subunidades (GluK1–GluK5). Embora GluK4 e GluK5 sejam incapazes de formar canais por si só, a sua presença modifica a afinidade e a cinética do receptor. À semelhança dos receptores AMPA, os receptores cainato são permeáveis ao Na^+ e ao K^+ e, em algumas combinações de subunidades, também podem ser permeáveis ao Ca^{2+}. O **ácido domoico**, toxina produzida por algas e concentrada nos crustáceos, é um potente agonista dos receptores cainato e AMPA. O consumo de mariscos contaminados pode levar a doenças tanto em animais quanto em humanos.

Os receptores NMDA são tão ubíquos quanto os receptores AMPA, sendo encontrados essencialmente em todos os neurônios do SNC. Todos os receptores NMDA exigem a presença da subunidade GluN1. O canal também contém uma ou duas subunidades GluN2 (GluN2A–GluN2D). Diferentemente dos receptores AMPA e cainato, os receptores NMDA são altamente permeáveis ao Ca^{2+}, assim como ao Na^+ e ao K^+. A função dos receptores NMDA é controlada de várias maneiras intrigantes. Para abertura do canal, além da ligação do glutamato, é necessária a ligação da glicina em um local específico para tal. No entanto, o papel regulatório e fisiológico da ligação da glicina ao canal ainda não está claro. Outro aspecto importante é o fato de que, enquanto a ativação dos receptores AMPA e cainato resulta em abertura do canal no potencial de repouso da membrana, a ativação do receptor NMDA não tem esse efeito. Isso ocorre porque, no potencial de membrana em repouso, o receptor NMDA é bloqueado pelo Mg^{2+} extracelular. Somente quando o neurônio está fortemente despolarizado, como ocorre com intensa ativação da sinapse ou por ativação de sinapses vizinhas, é que o Mg^{2+} é expelido, permitindo assim a abertura do canal. Na verdade, existem três critérios para que ocorra a abertura dos receptores NMDA: uma vez que o glutamato e a glicina ligam-se ao receptor, a membrana despolariza. A elevação do Ca^{2+} intracelular que acompanha a abertura dos receptores NMDA provoca um aumento da força sináptica de longa duração, processo conhecido como **potencialização de longo prazo** (**LTP**, do inglês *long-term potentiation*). Esse aumento da força sináptica, que é um tipo importante de plasticidade sináptica, pode durar muitas horas ou até mesmo dias, e é geralmente aceito como um importante mecanismo celular subjacente ao aprendizado e à memória.

Os receptores de glutamato metabotrópicos são receptores acoplados à proteína G, atuando indiretamente sobre os canais iônicos por meio dessa proteína. Os receptores metabotrópicos (mGluR1–mGluR8) são divididos em três grupos (I, II e III). Foram desenvolvidos vários agonistas e antagonistas que interagem seletivamente com os diferentes grupos. Em geral, os receptores do grupo I são tipicamente localizados pós-sinapticamente e ativam a fosfolipase C, promovendo a liberação de Ca^{2+} intracelular mediada pelo trifosfato de inositol. Em contrapartida, os receptores do grupo II e do grupo III costumam estar localizados nos terminais nervosos pré-sinápticos e atuam como autorreceptores inibitórios. A ativação desses receptores causa a inibição dos canais de Ca^{2+} e a consequente inibição da liberação do transmissor. Esses receptores são ativados apenas quando a concentração de glutamato aumenta para níveis elevados durante a estimulação repetitiva da sinapse. A ativação desses receptores também causa inibição da adenililciclase e diminui a produção de AMPc.

B. GABA e glicina

Tanto o GABA quanto a glicina são neurotransmissores inibitórios, que costumam ser liberados dos interneurônios locais. Os interneurônios que liberam glicina estão restritos à medula espinal e ao tronco encefálico, enquanto os interneurônios que liberam GABA estão presentes em todo o SNC, incluindo a medula espinal. É interessante observar que alguns interneurônios da medula espinal podem

TABELA 21-2 Resumo da farmacologia dos neurotransmissores no sistema nervoso central

Transmissor	Anatomia	Subtipos de receptores e agonistas preferidos	Antagonistas dos receptores	Mecanismos
Acetilcolina	Corpos celulares em todos os níveis; conexões longas e curtas	Muscarínico (M_1): muscarina	Pirenzepina, atropina	Excitatório: ↓ na condutância do K^+; ↑ IP_3, DAG
		Muscarínico (M_2): muscarina, betanecol	Atropina, metoctramina	Inibitório: ↑ na condutância do K^+; ↓ AMPc
	Sinapse do motoneurônio-célula de Renshaw	Nicotínico: nicotina	Di-hidro-β-eritroidina, α-bungarotoxina	Excitatório: ↑ na condutância catiônica
Dopamina	Corpos celulares em todos os níveis; conexões curtas, médias e longas	D_1: di-hidrexidina	Fenotiazinas	Inibitório (?): ↑ AMPc
		D_2: bromocriptina	Fenotiazinas, butirofenonas	Inibitório (pré-sináptico): ↓ Ca^{2+}; Inibitório (pós-sináptico): ↑ na condutância do K^+, ↓ AMPc
GABA	Interneurônios supraespinais e espinais envolvidos na inibição pré e pós-sináptica	$GABA_A$: muscimol	Bicuculina, picrotoxina	Inibitório: ↑ na condutância do Cl^-
		$GABA_B$: baclofeno	2-OH saclofeno	Inibitório (pré-sináptico): ↓ na condutância de Ca^{2+}; Inibitório (pós-sináptico): ↑ na condutância do K^+
Glutamato	Neurônios projetados em todos os níveis e alguns interneurônios	*N*-Metil-D-aspartato (NMDA): NMDA	2-Amino-5-fosfonovalerato, dizocilpina	Excitatório: ↑ na condutância catiônica, particularmente de Ca^{2+}
		AMPA: AMPA	NBQX	Excitatório: ↑ na condutância catiônica
		Cainato: ácido caínico, ácido domoico	ACET	Excitatório: ↑ na condutância catiônica
		Metabotrópico: ACPD, quisqualato	MCPG	Inibitório (pré-sináptico): ↓ na condutância de Ca^{2+}, ↓ AMPc; Excitatório: ↓ na condutância de K^+, ↑ IP_3, DAG
Glicina	Interneurônios espinais e alguns interneurônios do tronco encefálico	Taurina, β-alanina	Estricnina	Inibitório: ↑ na condutância do Cl^-
5-Hidroxitriptamina (serotonina)	Corpos celulares no mesencéfalo e na ponte projetando-se para todos os níveis	$5\text{-}HT_{1A}$: eptapirona	Metergolina, espiperona	Inibitório: ↑ na condutância do K^+, ↓ AMPc
		$5\text{-}HT_{2A}$: LSD	Cetanserina	Excitatório: ↓ na condutância de K^+, ↑ IP_3, DAG
		$5\text{-}HT_3$: 2-metil-5-HT	Ondansetrona	Excitatório: ↑ na condutância catiônica
		$5\text{-}HT_4$: cisaprida	Piboserode	Excitatório: ↓ na condutância de K^+
Norepinefrina	Corpos celulares na ponte e tronco encefálico se projetam em todos os níveis	α_1: fenilefrina	Prazosina	Excitatório: ↓ na condutância de K^+, ↑ IP_3, DAG
		α_2: clonidina	Ioimbina	Inibitório (pré-sináptico): ↓ na condutância do Ca^{2+}; Inibitório: ↑ na condutância de K^+, ↓ AMPc
		β_1: isoprenalina, dobutamina	Atenolol, practolol	Excitatório: ↓ na condutância de K^+, ↑ no AMPc
		β_2: salbutamol	Butaxamina	Inibitório: pode envolver ↑ na bomba de sódio eletrogênica; ↑ no AMPc
Histamina	Células do hipotálamo ventral posterior	H_1: 2(*m*-fluorofenil)-histamina	Mepiramina	Excitatório: ↓ na condutância de K^+, ↑ IP_3, DAG
		H_2: dimaprito	Ranitidina	Excitatório: ↓ na condutância de K^+, ↑ AMPc
		H_3: *R*-α-metil-histamina	Tioperamida	Autorreceptores inibitórios

(*continua*)

TABELA 21-2 Resumo da farmacologia dos neurotransmissores no sistema nervoso central (*continuação*)

Transmissor	Anatomia	Subtipos de receptores e agonistas preferidos	Antagonistas dos receptores	Mecanismos
Peptídeos opioides	Corpos celulares em todos os níveis; conexões longas e curtas	μ: bendorfina	Naloxona	Inibitório (pré-sináptico): ↓ condutância de Ca^{2+}, ↓ AMPc
		δ: encefalina	Naloxona	Inibitório (pós-sináptico): ↑ na condutância de K^+, ↓ AMPc
		κ: dinorfina, salvinorina A	Naloxona	Inibitório (pós-sináptico): ↑ na condutância de K^+, ↓ AMPc
Orexinas	Corpos celulares no hipotálamo; projetam-se amplamente	OX_1: orexina A	Suvorexanto	Excitatório, coliberação de glutamato
		OX_2: orexinas A e B	Suvorexanto	
Taquicininas	Neurônios sensitivos primários, corpos celulares em todos os níveis; conexões longas e curtas	NK1: metiléster substância P	Aprepitanto	Excitatório: ↓ na condutância de K^+, ↑ IP_3, DAG
		NK2: neurocinina A	Saredutanto	Excitatório: ↓ na condutância de K^+, ↑ IP_3, DAG
		NK3: neurocinina B	Osanetanto	Excitatório: ↓ na condutância de K^+, ↑ IP_3, DAG
Endocanabinoides	Ampla distribuição	CB1: anandamida, 2-araquidonilglicerol	Rimonabanto	Inibitório (pré-sináptico): ↓ na condutância de Ca^{2+}, ↓ AMPc

Nota: foram identificados muitos outros transmissores centrais (ver texto).

ACET, (S)-1-(2-amino-2-carboxietil)-3-(2-carboxi-5-feniltiofenona-3-il-metil)-5-metilpirimidina-2,4-diona; ACPD, *trans*-1-amino-ciclopentil-1,3-dicarboxilato; AMPA, DL-α-amino-3-hidroxi-5-metilisoxazol-4-propionato; AMPc, monofosfato de adenosina cíclico; CQNX, 6-ciano-7-nitroquinoxalina-2,3-diona; DAG, diacilglicerol; IP_3, trifosfato de inositol; LSD, dietilamida do ácido lisérgico; MCPG, α-metil-4-carboxifenilglicina; NBQX, 2,3-di-hidroxi-6-nitro-7-sulfamoilbenzo(*f*)quinoxalina.

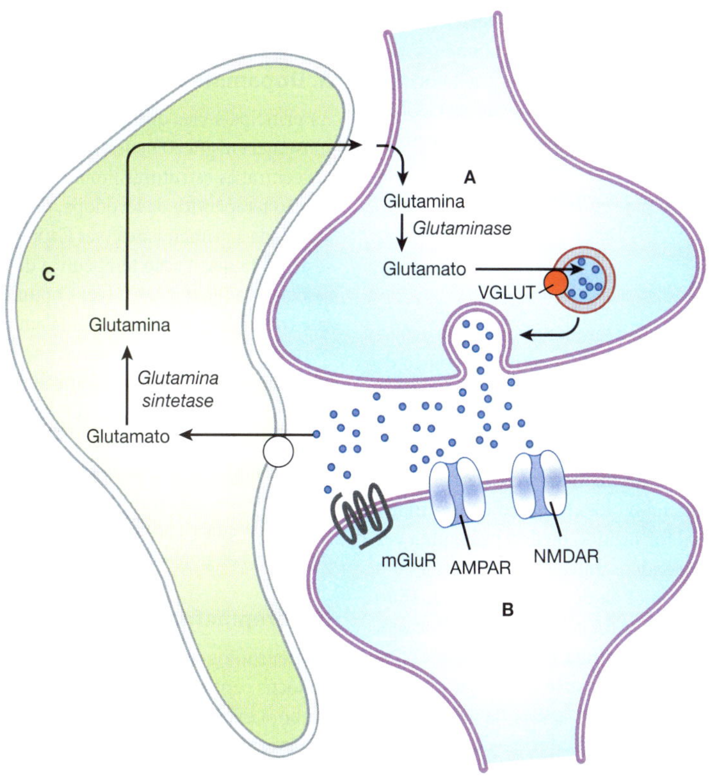

FIGURA 21-7 Diagrama esquemático de uma sinapse de glutamato. A glutamina é importada no neurônio glutamatérgico (**A**) e convertida em glutamato pela glutaminase. Então, o glutamato é armazenado em vesículas por meio do transportador vesicular de glutamato (VGLUT). Com a sua liberação na sinapse, o glutamato pode interagir com os canais dos receptores ionotrópicos de AMPA e NMDA (AMPAR, NMDAR) e com receptores metabotrópicos (mGluR) na célula pós-sináptica (**B**). A transmissão sináptica é interrompida pelo transporte ativo do glutamato para uma célula glial adjacente (**C**) por meio de um transportador de glutamato. É convertido em glutamina pela glutamina sintetase e transportado de volta ao terminal axônico glutamatérgico.

liberar tanto GABA como glicina. Os receptores de glicina são estruturas pentaméricas e permeáveis seletivamente ao Cl^-. A estricnina, que é um potente convulsivante na medula espinal e tem sido usada em alguns raticidas, bloqueia seletivamente os receptores de glicina.

Os receptores GABA são divididos em dois tipos principais: $GABA_A$ e $GABA_B$. Os PIPSs, em muitas áreas do cérebro, apresentam um componente rápido e outro lento. O componente rápido é mediado pelos receptores $GABA_A$, e o componente lento, pelos receptores $GABA_B$. A diferença na cinética provém de diferenças no acoplamento dos receptores aos canais iônicos. Os receptores $GABA_A$ são ionotrópicos e, assim como os receptores de glicina, também são estruturas pentaméricas permeáveis seletivamente ao Cl^-. Esses receptores são seletivamente inibidos pela picrotoxina e pela bicuculina, ambas as quais provocam crises epilépticas generalizadas. Muitas subunidades de receptores $GABA_A$ têm sido clonadas, ressaltando a vasta diversidade desses receptores e a importância deles como alvos terapêuticos promissores para o desenvolvimento de novos fármacos (ver Capítulo 22). Os receptores $GABA_B$ são receptores metabotrópicos, sendo seletivamente ativados pelo baclofeno, que é um fármaco com ação relaxante muscular. Esses receptores são acoplados às proteínas G, que, dependendo de sua localização celular, podem inibir os canais de Ca^{2+} ou ativar os canais de K^+. O componente $GABA_B$ do PIPS é decorrente de um aumento seletivo na condutância do K^+. Esse PIPS inibitório é lento e de longa duração, porque o acoplamento da ativação do receptor à abertura do canal de K^+ é indireto e retardado. Os receptores $GABA_B$ estão localizados na região perissináptica e, portanto, requerem o derrame de GABA da fenda sináptica. Os receptores $GABA_B$ também estão presentes nos terminais axônicos de muitas sinapses excitatórias e inibitórias. Nesse caso, o GABA extravasa nos receptores $GABA_B$ pré-sinápticos, inibindo a liberação do transmissor por meio da inibição dos canais de Ca^{2+}. Além de acoplar-se aos canais iônicos, os receptores $GABA_B$ também inibem a adenililciclase com a consequente redução de AMPc.

Acetilcolina

A acetilcolina foi o primeiro composto a ser identificado farmacologicamente como transmissor no SNC. Eccles mostrou, no início da década de 1950, que a excitação das células de Renshaw da medula espinal por colaterais axônicos recorrentes de neurônios motores espinais era bloqueada por antagonistas nicotínicos. Além disso, as células de Renshaw mostraram-se extremamente sensíveis aos agonistas nicotínicos. O sucesso inicial na identificação de um transmissor para uma sinapse central foi seguido de decepção, uma vez que essa descoberta continuou sendo a única sinapse central cujo transmissor era conhecido até o final da década de 1960, quando surgiram dados comparáveis para o GABA e a glicina. Ainda assim, a sinapse do axônio motor colateral continua sendo um dos exemplos mais bem documentados de uma sinapse colinérgica em receptores nicotínicos no SNC dos mamíferos, apesar da distribuição bastante disseminada desses receptores, conforme demonstrado por estudos de hibridização *in situ*.

A maioria das respostas do SNC à acetilcolina é mediada por uma grande família de receptores muscarínicos acoplados à proteína G. Em alguns locais, a acetilcolina causa inibição lenta do neurônio, ação mediada pela abertura dos canais de potássio em receptores do subtipo M_2. Uma ação muscarínica muito mais disseminada em resposta à acetilcolina consiste em excitação lenta que, em alguns casos, é mediada por receptores M_1. Esses efeitos muscarínicos são muito mais lentos do que os efeitos nicotínicos sobre as células de Renshaw ou do que o efeito dos aminoácidos. Além disso, essa excitação muscarínica M_1 é incomum, visto que a acetilcolina a produz ao *diminuir* a permeabilidade da membrana ao potássio, isto é, o oposto da ação convencional do transmissor.

Oito núcleos principais de neurônios de acetilcolina no SNC foram caracterizados com projeções difusas. Incluem neurônios no neoestriado, no núcleo septal medial e na formação reticular, que parecem desempenhar um importante papel nas funções cognitivas, particularmente na memória. Foi relatada a associação da demência pré-senil do tipo Alzheimer a uma perda profunda de neurônios colinérgicos. No entanto, a especificidade dessa perda tem sido questionada, porque os níveis de outros transmissores putativos, como da somatostatina, também estavam diminuídos.

Monoaminas

As monoaminas incluem as catecolaminas (dopamina e norepinefrina) e a 5-hidroxitriptamina. O neurotransmissor diamínico, a histamina, possui várias semelhanças com essas monoaminas. Embora esses compostos estejam presentes em quantidades muito pequenas no SNC, podem ser localizados com o uso de métodos histoquímicos extremamente sensíveis. Essas vias constituem o local de ação de muitos fármacos; por exemplo, os estimulantes do SNC, como a cocaína e a anfetamina, parecem atuar principalmente nas sinapses de catecolaminas. A cocaína bloqueia a recaptação de dopamina e de norepinefrina, ao passo que as anfetaminas fazem os terminais pré-sinápticos liberarem esses transmissores.

A. Dopamina

As principais vias que contêm dopamina são a projeção que liga a substância negra ao neoestriado e a projeção que liga a área tegmentar ventral às estruturas límbicas, particularmente o córtex límbico. A ação terapêutica da levodopa, um fármaco antiparkinsoniano, está associada à primeira área (ver Capítulo 28), ao mesmo tempo em que se acredita que a ação terapêutica dos fármacos antipsicóticos esteja associada à segunda área (ver Capítulo 29). Além disso, os neurônios que contêm dopamina no hipotálamo ventral desempenham um importante papel na regulação da função hipofisária. Cinco subtipos de receptores de dopamina classificados em duas categorias foram identificados: D_1 (D_1 e D_5) e D_2 (D_2, D_3, D_4). Todos os receptores de dopamina são metabotrópicos. Em geral, a dopamina exerce uma ação inibitória lenta sobre os neurônios do SNC. Essa ação foi mais bem caracterizada nos neurônios da substância negra que contêm dopamina, nos quais a ativação do receptor D_2 é dependente da abertura dos canais de potássio via proteína de acoplamento G_i.

B. Norepinefrina

Os neurônios noradrenérgicos estão localizados, em sua maioria, no lócus cerúleo ou na área tegmentar lateral da formação reticular. Embora exista uma diferença considerável na densidade das fibras que inervam vários locais, a maioria das regiões do SNC recebe um impulso noradrenérgico difuso. Todos os subtipos de receptores noradrenérgicos são metabotrópicos. Quando aplicada a neurônios, a norepinefrina tem a capacidade de hiperpolarizá-los, aumentando a condutância do potássio. Esse efeito é mediado pelos receptores α_2 e tem sido caracterizado de modo mais pormenorizado nos neurônios do lócus cerúleo. Em muitas regiões do SNC, a norepinefrina na verdade aumenta os impulsos excitatórios por mecanismos tanto indiretos como diretos. O mecanismo indireto envolve uma desinibição, isto é, os neurônios inibitórios de circuito local são inibidos. O mecanismo direto envolve o bloqueio da condutância do potássio que retarda a descarga neuronal. Dependendo do tipo de neurônio, esse efeito é mediado por receptores α_1 ou β. A facilitação da transmissão sináptica excitatória está de acordo com muitos dos processos comportamentais que podem envolver vias noradrenérgicas, como a atenção e o despertar.

C. 5-Hidroxitriptamina

A maioria das vias da 5-hidroxitriptamina (5-HT, serotonina) origina-se de neurônios nos núcleos da rafe e na linha média e parte superior do tronco encefálico. A 5-HT está contida em fibras não mielinizadas que inervam difusamente a maioria das regiões do SNC, porém a densidade da inervação varia. A 5-HT atua em mais de uma dúzia de subtipos do receptor. Com exceção do receptor 5-HT_3, todos os demais são metabotrópicos. O receptor 5-HT_3 é ionotrópico e exerce ação excitatória rápida em um número muito limitado de locais no SNC. Na maior parte das áreas do SNC, a 5-HT exerce uma forte ação inibitória. Essa ação é mediada pelos receptores 5-HT_{1A} e resulta em hiperpolarização da membrana por meio do aumento da condutância do potássio. Tem sido descrito que os receptores 5-HT_{1A} e os receptores $GABA_B$ ativam a mesma população de canais de potássio. Alguns tipos de células são lentamente excitados pela 5-HT, processo que ocorre pelo bloqueio dos canais de potássio nos receptores 5-HT_2 ou 5-HT_4. Podem ocorrer ações tanto excitatórias quanto inibitórias no mesmo neurônio. A 5-HT foi implicada na regulação de praticamente todas as funções cerebrais, incluindo percepção, humor, ansiedade, dor, sono, apetite, temperatura, controle neuroendócrino e agressão. Tendo em vista os amplos papéis desempenhados pela 5-HT na função do SNC e a rica diversidade molecular de seus receptores, não é surpreendente que muitos agentes terapêuticos sejam direcionados para o sistema 5-HT (ver Capítulos 16, 29, 30 e 32).

D. Histamina

No SNC, a histamina é exclusivamente produzida por neurônios no núcleo tuberomamilar (TMN, do inglês *tuberomammillary nucleus*) no hipotálamo posterior. Esses neurônios projetam-se amplamente por todo o encéfalo e a medula espinal, onde modulam o estado de alerta, a atenção, o comportamento de alimentação e a memória (ver Capítulo 16). Existem quatro receptores de histamina (H_1 a H_4), e todos eles são metabotrópicos. Os anti-histamínicos de ação central são geralmente usados pelas suas propriedades sedativas. O antagonismo dos receptores H_1 é um efeito colateral comum a muitos fármacos, incluindo os antidepressivos tricíclicos e alguns antipsicóticos.

Neuropeptídeos

Foram descobertos inúmeros peptídeos do SNC que produzem efeitos notáveis tanto no comportamento animal como na atividade de neurônios isolados. Em muitos casos, os hormônios peptídicos descobertos na periferia (ver Capítulo 17) também atuam como neurotransmissores no SNC. Assim como a maioria desses peptídeos foram nomeados conforme suas ações periféricas, esses nomes não representam sua atividade no SNC. As vias de muitos dos peptídeos foram mapeadas por meio de técnicas imuno-histoquímicas e incluem peptídeos opioides (p. ex., encefalinas, endorfinas), neurotensina, substância P, somatostatina, colecistocinina, polipeptídeo intestinal vasoativo, neuropeptídeo Y e hormônio liberador da tireotrofina.

Diferentemente dos neurotransmissores clássicos, citados anteriormente, que são armazenados em pequenas vesículas sinápticas, os neuropeptídeos são geralmente armazenados em vesículas nucleares, densas e grandes. À semelhança do sistema nervoso autônomo periférico, os peptídeos frequentemente coexistem com um transmissor não peptídico convencional no mesmo neurônio, porém a liberação dos neuropeptídeos e das pequenas moléculas neurotransmissoras pode ser regulada de modo independente. Os neuropeptídeos liberados podem atuar localmente ou podem difundir-se a grandes distâncias e ligar-se a receptores distintos. Os receptores de neuropeptídeos são, em sua maioria, metabotrópicos e desempenham essencialmente ações moduladoras no sistema nervoso, assim como os receptores de monoaminas. Os neuropeptídeos foram implicados em uma ampla variedade de funções do SNC, incluindo reprodução, comportamentos sociais, apetite, estado de alerta, dor, recompensa, aprendizagem e memória. Por conseguinte, os neuropeptídeos e seus receptores também têm sido considerados como potenciais alvos terapêuticos na descoberta de novos fármacos.

Um bom exemplo das abordagens utilizadas para definir a função desses peptídeos no SNC provém de estudos sobre a substância P e sua associação a fibras sensitivas. A substância P armazenada e liberada por pequenos neurônios sensitivos primários não mielinizados da medula espinal e do tronco encefálico causa um PEPS lento nos neurônios-alvo. Sabe-se que essas fibras sensitivas transmitem estímulos nocivos, e, portanto, é surpreendente que não bloqueiem a resposta – embora os antagonistas dos receptores da substância P possam modificar as respostas a determinados tipos de dor. O glutamato, que é liberado com a substância P a partir dessas sinapses, presumivelmente desempenha uma importante função na transmissão dos estímulos de dor. Certamente, a substância P está envolvida em muitas outras funções, visto que é encontrada em muitas áreas do SNC que não estão relacionadas com as vias da dor.

Orexinas

As orexinas são neurotransmissores peptídicos produzidos em neurônios no hipotálamo lateral e posterior que, à semelhança dos sistemas monoaminérgicos, projetam-se amplamente por todo o SNC. Orexinas também são denominadas hipocretinas, em razão da sua descoberta quase simultânea por dois laboratórios independentes. Como a maioria dos neuropeptídeos, a orexina é liberada de vesículas centrais grandes e densas e se liga a dois receptores acoplados à proteína G. Os neurônios de orexina também liberam glutamato e, portanto, são excitatórios. O sistema orexinérgico, à semelhança do sistema monoaminérgico, projeta-se amplamente por todo o SNC para influenciar a fisiologia e o comportamento. Em particular, os neurônios de orexina exibem padrões de disparo associados ao estado de vigília e projetam-se e ativam neurônios de monoamina e acetilcolina envolvidos no ciclo de sono-vigília (ver também Capítulo 22). Os animais que carecem de orexina ou de seus receptores apresentam narcolepsia e ruptura dos padrões de sono-vigília. Além de promover o estado de vigília, o sistema orexinérgico está envolvido na homeostasia energética, no comportamento alimentar, na função autônoma e na recompensa.

Outras substâncias de sinalização

A. Endocanabinoides

O principal ingrediente psicoativo na maconha, o Δ^9-tetra-hidrocanabinol (Δ^9-THC), afeta o cérebro principalmente pela ativação de um receptor canabinoide específico, o CB_1. Os receptores CB_1 são expressos em altas concentrações em diversas regiões do cérebro, estando principalmente localizados nos terminais pré-sinápticos (Figura 21-8). Vários lipídeos cerebrais endógenos, incluindo a anandamida e o 2-araquidonilglicerol (2-AG), foram identificados como ligantes de CB_1. Esses ligantes não são armazenados, como os neurotransmissores clássicos, porém são rapidamente sintetizados pelos neurônios em resposta ao influxo de cálcio ou pela ativação de receptores metabotrópicos (p. ex., pela acetilcolina e pelo glutamato). Em contraposição aos neurotransmissores clássicos, os canabinoides endógenos podem atuar como mensageiros sinápticos retrógrados, ou seja, são liberados de neurônios pós-sinápticos e seguem um percurso, ativando os receptores CB_1 nos neurônios pré-sinápticos e suprimindo a liberação de transmissor. Essa supressão pode ser transitória ou de longa duração, dependendo do padrão de atividade. Os canabinoides podem afetar a memória, a cognição e a percepção da dor por esse mecanismo.

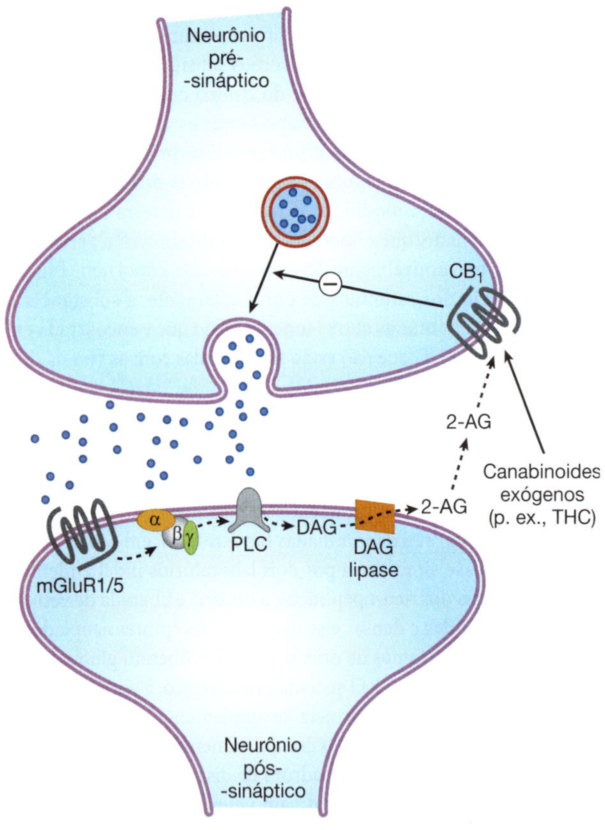

FIGURA 21-8 Sistema de endocanabinoides endógenos. A ativação de receptores metabotrópicos de glutamato do grupo I pós-sinápticos (mGluR1/5) promove a ativação da fosfolipase C (PLC) via proteína G transmembrana com consequente ativação dos segundos mensageiros: trifosfato de inositol (IP_3, não mostrado) e diacilglicerol (DAG). O DAG pode ser convertido no canabinoide endógeno 2-araquidonoilglicerol (2-AG) pela ação da enzima DAG-lipase. O 2-AG é liberado por mecanismos desconhecidos, difunde-se na fenda sináptica e atua como agonista pleno nos receptores canabinoides CB_1 nos terminais pré-sinápticos. A ativação dos receptores CB_1 por endocanabinoides ou por canabinoides exógenos, como o Δ^9-tetra-hidrocanabinol (THC), provoca a inibição da liberação de neurotransmissores pré-sinápticos.

B. Óxido nítrico

O SNC contém uma quantidade substancial de óxido nítrico sintase (NOS, do inglês *nitric oxide synthase*) em certas classes de neurônios. Essa NOS neuronal é uma enzima ativada por cálcio-calmodulina, e a ativação dos receptores NMDA, que aumenta o cálcio intracelular, resulta na geração de óxido nítrico. Embora tenha sido claramente estabelecida uma função fisiológica para o óxido nítrico no músculo liso vascular, seu papel na transmissão sináptica e na plasticidade sináptica continua controverso. O óxido nítrico difunde-se livremente através das membranas e, portanto, foi sugerido como um mensageiro retrógrado, embora essa hipótese não tenha sido demonstrada de modo conclusivo. Talvez o caso mais notável de um papel do óxido nítrico na sinalização neuronal do SNC seja a depressão em longo prazo da transmissão sináptica no cerebelo.

C. Purinas

Os receptores para purinas, particularmente adenosina, trifosfato de adenosina (ATP, do inglês *adenosine triphosphate*), trifosfato de uridina (UTP, do inglês *uridine triphosphate*) e difosfato de uridina (UDP, do inglês *uridine diphosphate*), são encontrados em todo o corpo, incluindo o SNC. Altas concentrações de ATP são armazenadas e liberadas das vesículas sinápticas catecolinérgicas, e o ATP extracelular pode ser convertido em adenosina por nucleotidases. A adenosina no SNC atua em receptores A_1 metabotrópicos. Os receptores A_1 pré-sinápticos inibem os canais de cálcio e a liberação dos transmissores de aminoácidos e monoaminas. O ATP liberado simultaneamente com outros neurotransmissores pode ligar-se a duas classes de receptores. A família de receptores de ATP, P2X, consiste em canais catiônicos não seletivos regulados por ligantes, enquanto a família P2Y consiste em receptores metabotrópicos. As funções fisiológicas para a coliberação de ATP ainda não estão bem definidas, porém os estudos farmacológicos sugerem que esses receptores estão envolvidos na memória, no estado de vigília e no apetite, podendo desempenhar papéis em múltiplos transtornos neuropsiquiátricos.

REFERÊNCIAS

Allen NJ: Astrocyte regulation of synaptic behavior. Annu Rev Cell Dev Biol 2014;30:439.

Berger M et al: The expanded biology of serotonin. Annu Rev Med 2009;60:355.

Castillo PE et al: Endocannabinoid signaling and synaptic function. Neuron 2012;76:70.

Catterall WA: Voltage-gated calcium channels. Cold Spring Harb Perspect Biol 2011;3:a003947.

Catterall WA: Voltage-gated sodium channels at 60: Structure, function and pathophysiology. J Physiol 2012;590:2577.

Daneman R: The blood-brain barrier in health and disease. Ann Neurol 2012;72:648.

Gotter AL et al: International Union of Basic and Clinical Pharmacology. LXXXVI. Orexin receptor function, nomenclature and pharmacology. Pharmacol Rev 2012;64:389.

Jan LY, Jan YN: Voltage-gated potassium channels and the diversity of electrical signalling. J Physiol 2012;590:2591.

Lewis RJ et al: Conus venom peptide pharmacology. Pharmacol Rev 2012;64:259.

Mody I, Pearce RA: Diversity of inhibitory neurotransmission through GABA(A) receptors. Trends Neurosci 2004;27:569.

Südhof TC, Rizo J: Synaptic vesicle exocytosis. Cold Spring Harb Perspect Biol 2011;3:a005637.

Traynelis SF et al: Glutamate receptor ion channels: Structure, regulation, and function. Pharmacol Rev 2010;62:405.

C A P Í T U L O

22

Fármacos sedativo-hipnóticos

Anthony J. Trevor, PhD

ESTUDO DE CASO

Durante seu exame físico anual, uma professora de 53 anos do ensino médio queixa-se de dificuldade em conciliar o sono e de acordar várias vezes durante a noite após ter adormecido. Esses episódios ocorrem quase todas as noites e estão interferindo em seu trabalho como professora. Tentou vários medicamentos de venda livre para dormir, porém foram de pouca ajuda e ela teve efeitos de "ressaca" no dia seguinte. Sua saúde em geral está boa, a paciente não tem sobrepeso e não usa outras medicações. Ela bebe 1 xícara de café descafeinado pela manhã; no entanto, ela consome, em média, 6 latas de Coca-Cola *diet* por dia. Bebe 1 taça de vinho ao jantar, porém não gosta de bebidas destiladas mais fortes.

Quais outros aspectos da história dessa paciente deveriam ser conhecidos? Quais medidas terapêuticas são apropriadas para esse caso? Qual(is) fármaco(s) (se houver) deve(m) ser prescrito(s)?

São considerados fármacos sedativo-hipnóticos aqueles que atuam no **alívio da ansiedade** (como sedativos) ou os **indutores do sono** (hipnóticos). Essa classificação é mais baseada na aplicação clínica do que na similaridade das estruturas químicas dos fármacos. Os estados de ansiedade e os distúrbios do sono representam problemas comuns, e os fármacos sedativo-hipnóticos são fármacos amplamente prescritos em todo o mundo.

FARMACOLOGIA BÁSICA DOS SEDATIVO-HIPNÓTICOS

Para ser efetivo, um fármaco **sedativo** (ansiolítico) deve reduzir a ansiedade e exercer um efeito calmante. O grau de depressão do sistema nervoso central (SNC) produzido por um sedativo deve ser o mínimo compatível com sua eficácia terapêutica. Um fármaco **hipnótico** deve produzir sonolência e estimular o início e a manutenção de um estado de sono. Os efeitos hipnóticos envolvem uma depressão mais pronunciada do SNC do que a sedação, o que pode ser obtido com muitos fármacos pertencentes a essa classe, simplesmente pelo aumento da dose. A depressão da função do SNC, graduada e dose-dependente, constitui uma característica da maioria dos fármacos sedativo-hipnóticos. Entretanto, cada fármaco difere na relação entre a dose e o grau de depressão do SNC. A Figura 22-1 fornece dois exemplos dessa relação de dose-resposta. A inclinação linear para o fármaco A é típica de muitos dos fármacos sedativo-hipnóticos mais antigos, incluindo os barbitúricos e os alcoóis. No caso dessas substâncias, um aumento da dose acima do necessário para produzir hipnose pode levar a um estado de anestesia geral. Em doses ainda mais altas, esses sedativo-hipnóticos podem deprimir os centros respiratório e vasomotor no bulbo (medula oblonga), levando ao coma e à morte. Os desvios de uma relação de dose-resposta linear, conforme ilustrado para o fármaco B, exigem incrementos proporcionalmente maiores da dose para obter uma depressão do SNC mais profunda do que a hipnose. Este parece ser o caso dos benzodiazepínicos e de alguns hipnóticos mais recentes que apresentam um mecanismo de ação semelhante.

CLASSIFICAÇÃO QUÍMICA

Os **benzodiazepínicos** são fármacos sedativo-hipnóticos amplamente utilizados. Todas as estruturas apresentadas na Figura 22-2 consistem em 1,4-benzodiazepínicos, e a maioria contém um grupo carboxamida no anel heterocíclico de sete membros. É necessário um substituinte na posição 7, como um halogênico ou grupo nitro, para a atividade sedativo-hipnótica. As estruturas do triazolam (não disponível no Brasil) ou do alprazolam incluem um grupo triazólico na posição 1,2.

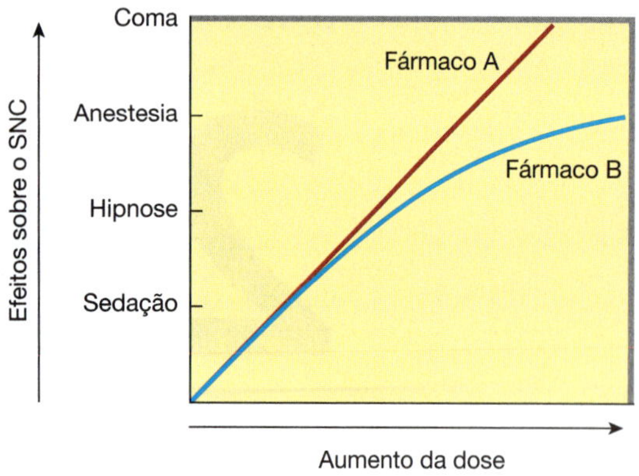

FIGURA 22-1 Curvas de dose-resposta para dois sedativo-hipnóticos hipotéticos.

A Figura 22-3 mostra as estruturas químicas de alguns sedativo-hipnóticos mais antigos e menos utilizados atualmente, como os **barbitúricos**. A glutetimida e o meprobamato (não disponível no Brasil) possuem uma estrutura química distinta, porém são praticamente equivalentes aos barbitúricos nos seus efeitos farmacológicos. Raramente são usados. A classe dos sedativo-hipnóticos também inclui compostos de estrutura química mais simples, incluindo o **álcool** (ver Capítulo 23) e o **hidrato de cloral**.

Mais recentemente, foram introduzidos diversos fármacos com novas estruturas químicas para uso em distúrbios do sono. O **zolpidem**, uma imidazopiridina; a **zaleplona**, uma pirazolopirimidina; e a **eszopiclona**, uma ciclopirrolona (Figura 22-4), apesar de não terem qualquer relação estrutural com os benzodiazepínicos, compartilham um mecanismo de ação semelhante, conforme descrito a seguir. A eszopiclona é o enantiômero (*S*) da zopiclona, um fármaco hipnótico que está disponível fora dos Estados Unidos desde 1989

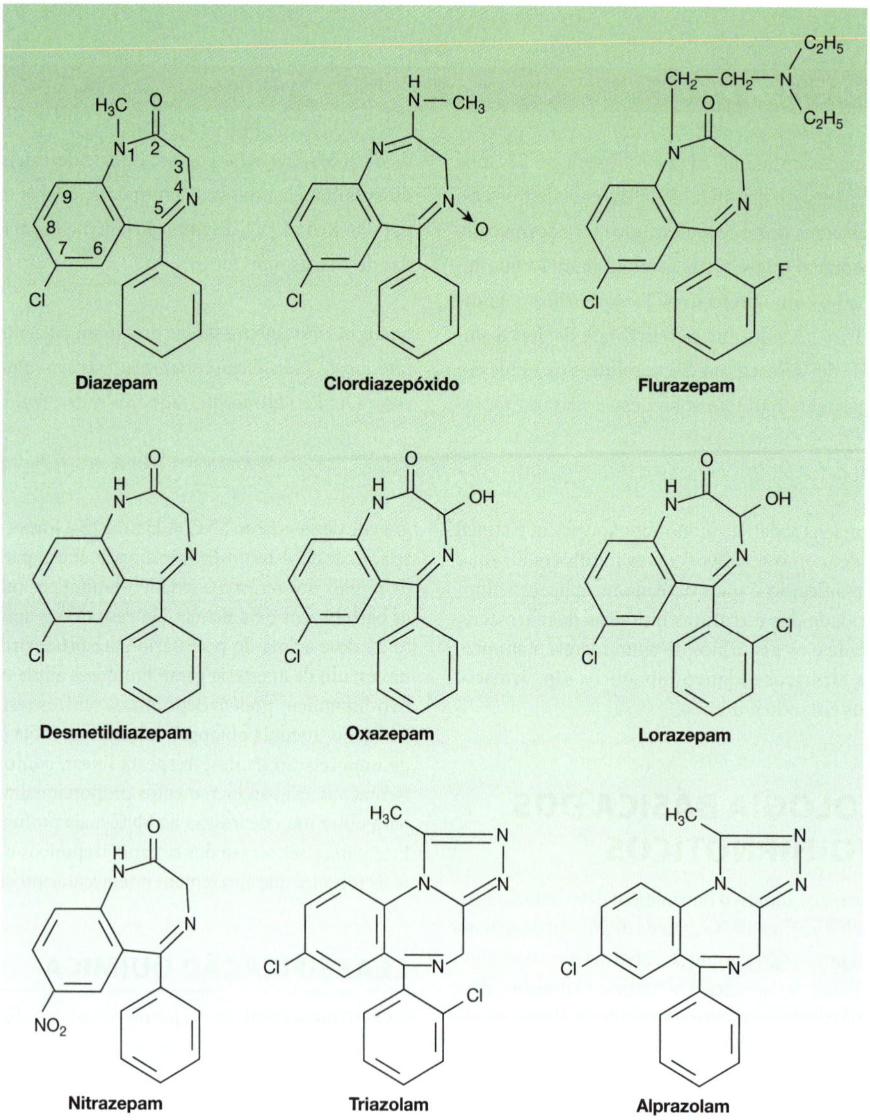

FIGURA 22-2 Estruturas químicas dos benzodiazepínicos.

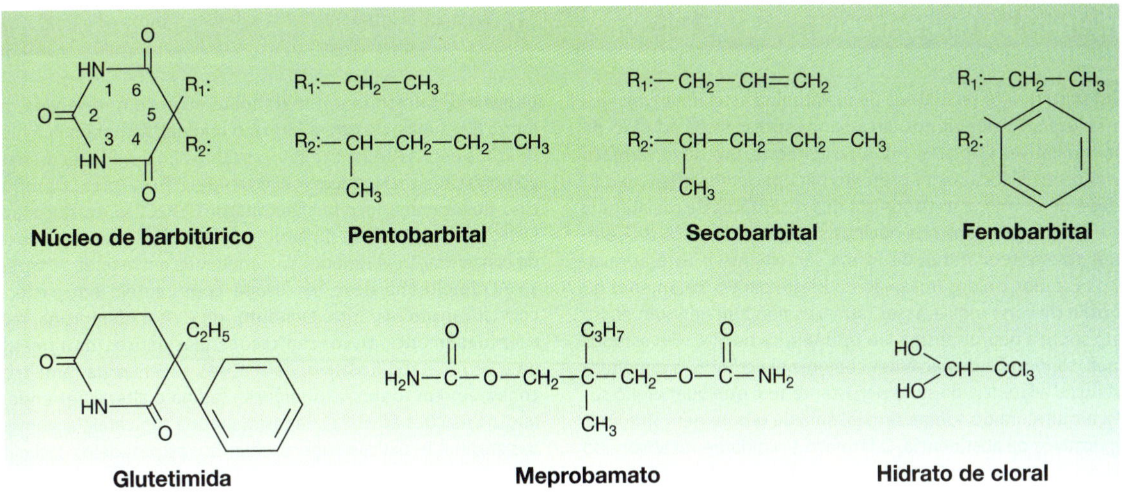

FIGURA 22-3 Estruturas químicas de alguns barbitúricos e outros sedativo-hipnóticos.

(inclusive no Brasil). **Ramelteona** e **tasimelteona** (não disponível no Brasil) são os novos hipnóticos que atuam como agonistas dos receptores melatoninérgicos (ver Quadro "Ramelteona e tasimelteona"). **Suvorexanto** (não disponível no Brasil) é um antagonista dos receptores de orexina que melhora a duração do sono. A **buspirona** é um fármaco ansiolítico de início lento, que atua por mecanismos distintos dos fármacos sedativo-hipnóticos convencionais (ver Quadro "Buspirona").

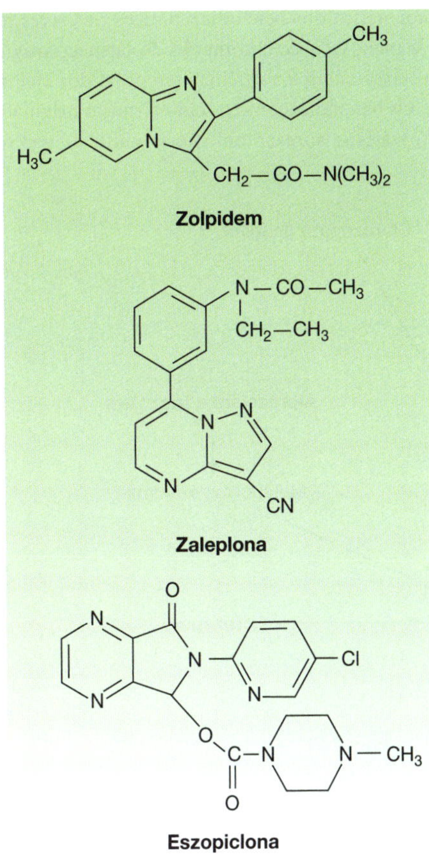

FIGURA 22-4 Estruturas químicas dos hipnóticos mais recentes.

Outras classes de fármacos que exercem efeitos sedativos são os antipsicóticos (ver Capítulo 29) e alguns antidepressivos (ver Capítulo 30). Na atualidade, estes últimos são amplamente usados no tratamento dos transtornos de ansiedade crônica. Alguns anti-histamínicos (p. ex., difenidramina, doxilamina, hidroxizina e prometazina) também são sedativos (ver Capítulo 16). Além disso, esses fármacos costumam exercer efeitos pronunciados sobre o sistema nervoso autônomo periférico. Difenidramina e doxilamina são usadas para a insônia e vendidas livremente, ou seja, sem receita médica.

Farmacocinética

A. Absorção e distribuição

As taxas de absorção oral dos sedativo-hipnóticos diferem, dependendo de vários fatores, incluindo lipofilicidade. Por exemplo, a absorção do triazolam é extremamente rápida, ao passo que a do diazepam e do metabólito ativo do clorazepato é mais rápida que a de outros benzodiazepínicos de uso comum. O clorazepato, um profármaco, é convertido em sua forma ativa, o desmetildiazepam (nordazepam), por hidrólise ácida no estômago. Os barbitúricos e outros sedativo-hipnóticos mais antigos, bem como os hipnóticos mais recentes (eszopiclona, zaleplona, zolpidem), são, em sua maioria, absorvidos rapidamente no sangue após administração oral.

A lipossolubilidade desempenha uma importante função na determinação da taxa de entrada de determinado sedativo-hipnótico no SNC. Essa propriedade é responsável pelo rápido início dos efeitos do triazolam, do tiopental (ver Capítulo 25) e dos hipnóticos mais recentes.

Todos os sedativo-hipnóticos atravessam a barreira placentária durante a gravidez. Se forem administrados durante o período pré-parto, podem contribuir para a depressão das funções vitais do recém-nascido. Os fármacos sedativo-hipnóticos também são detectáveis no leite materno e podem exercer efeitos depressores no lactente amamentado pela mãe.

B. Biotransformação

A transformação metabólica em metabólitos mais hidrossolúveis é necessária para a depuração dos sedativo-hipnóticos do corpo. Os sistemas enzimáticos microssômicos de metabolismo dos

Rameltenona e tasimelteona

Acredita-se que os receptores de melatonina estejam envolvidos na manutenção dos ritmos circadianos subjacentes ao ciclo de sono-vigília (ver Capítulo 16). A ramelteona, um novo fármaco hipnótico especificamente prescrito para pacientes que têm dificuldade de dormir, é um agonista dos receptores de melatonina MT_1 e MT_2, localizados nos núcleos supraquiasmáticos do cérebro. A tasimelteona atua de forma semelhante e está aprovada nos Estados Unidos (mas não no Brasil) para o tratamento do distúrbio de sono-vigília. Esses fármacos não têm nenhum efeito direto sobre a neurotransmissão GABAérgica no SNC. Em estudos de polissonografia de pacientes com insônia crônica, a ramelteona reduziu a latência do sono persistente sem qualquer efeito sobre a arquitetura do sono e sem insônia de rebote nem sintomas significativos de abstinência. O fármaco é rapidamente absorvido após administração oral e sofre extenso metabolismo de primeira passagem, formando um metabólito ativo com meia-vida mais longa (2-5 horas) do que o fármaco original. Ramelteona é metabolizada por CYP1A2 e CYP2C9, portanto não deveria ser usada em combinação com fármacos inibidores de CYP1A2 (p. ex., ciprofloxacino, fluvoxamina, tacrina, zileutona) ou CYP2C9 (p. ex., fluconazol). O uso concomitante de fluvoxamina e ramelteona aumenta o pico de concentração plasmática da ramelteona em mais de 50 vezes.

A ramelteona deve ser usada com cautela em pacientes com disfunção hepática. O indutor de CYP, a rifampicina, reduz acentuadamente as concentrações plasmáticas da ramelteona e seu metabólito ativo. As reações adversas da ramelteona consistem em tontura, sonolência, fadiga e alterações endócrinas. As reações adversas da tasimelteona são cefaleia, aumento das enzimas hepáticas, sonhos estranhos ou pesadelos. Tasimelteona é um substrato das enzimas CYP3A4 e CYP1A2.

fármacos no fígado são de suma importância nesse aspecto, de modo que a meia-vida de eliminação desses fármacos depende principalmente da taxa de sua transformação metabólica.

1. *Benzodiazepínicos* O metabolismo hepático é responsável pela depuração de todos os benzodiazepínicos. Os padrões e as taxas de metabolismo dependem de cada fármaco em particular. A maioria dos benzodiazepínicos sofre oxidação microssômica (reações de fase I), incluindo *N*-desalquilação e hidroxilação alifática catalisada por isozimas do citocromo P450 (CYP), especialmente a CYP3A4. Subsequentemente, os metabólitos são conjugados (reações de fase II) para formar glicuronídeos, que são excretados na urina. Todavia, muitos metabólitos de fase I dos benzodiazepínicos são farmacologicamente ativos, alguns com meias-vidas longas (Figura 22-5). Por exemplo, o desmetildiazepam, cuja meia-vida de eliminação é de mais de 40 horas, é um metabólito ativo do clordiazepóxido, do diazepam, do prazepam e do clorazepato. O alprazolam e o triazolam sofrem α-hidroxilação, e os metabólitos resultantes parecem exercer efeitos farmacológicos de curta duração, visto que são conjugados com rapidez para formar glicuronídeos inativos. A meia-vida de eliminação do triazolam (2-3 horas) favorece seu uso como hipnótico, e não como sedativo.

A formação de metabólitos ativos tem complicado os estudos da farmacocinética dos benzodiazepínicos nos seres humanos, visto que a meia-vida de eliminação do fármaco original pode ter pouca relação com a sequência temporal dos efeitos farmacológicos. Os benzodiazepínicos cujo fármaco original ou cujos metabólitos ativos apresentam meias-vidas longas têm mais

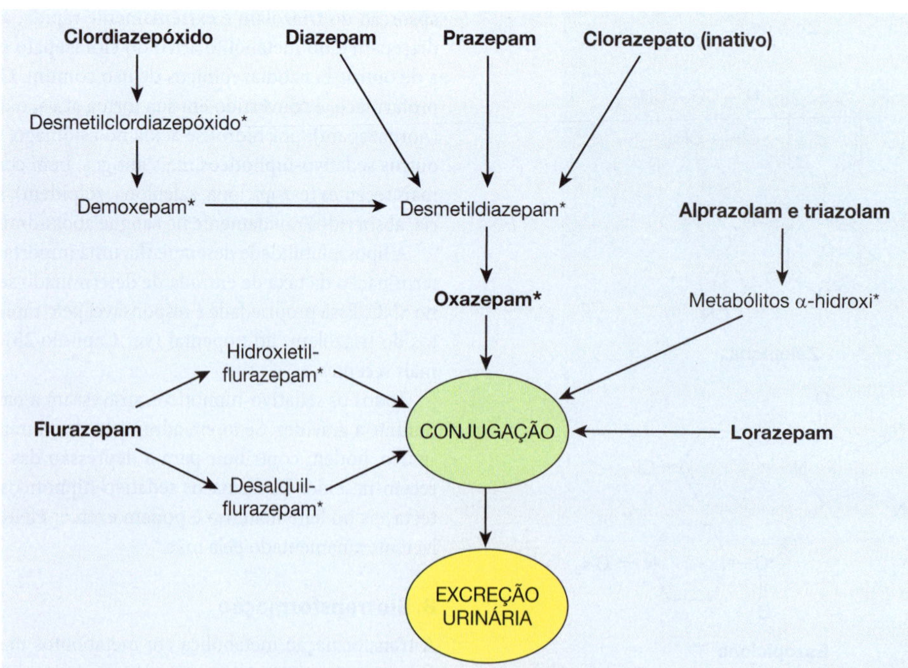

FIGURA 22-5 Biotransformação dos benzodiazepínicos. Em negrito, fármacos disponíveis para uso clínico em vários países; *, metabólito ativo.

TABELA 22-1 Propriedades farmacocinéticas de alguns benzodiazepínicos e hipnóticos mais recentes em seres humanos

Fármaco	$T_{máx}$ (horas)[1]	$t_{½}$ (horas)[2]	Comentários
Alprazolam	1-2	12-15	Absorção oral rápida
Clordiazepóxido	2-4	15-40	Metabólitos ativos; biodisponibilidade errática com injeção IM
Clorazepato	1-2 (nordazepam)	50-100	Profármaco; hidrolisado à forma ativa no estômago
Diazepam	1-2	20-80	Metabólitos ativos; biodisponibilidade errática com injeção IM
Eszopiclona	1	6	Metabólitos ativos de menor importância
Flurazepam	1-2	40-100	Metabólitos ativos com meias-vidas longas
Lorazepam	1-6	10-20	Nenhum metabólito ativo
Oxazepam	2-4	10-20	Nenhum metabólito ativo
Temazepam	2-3	10-40	Absorção oral lenta
Triazolam	1	2-3	Início rápido; duração de ação curta
Zaleplona	< 1	1-2	Metabolizada via aldeído desidrogenase
Zolpidem	1-3	1,5-3,5	Nenhum metabólito ativo

[1]Tempo para alcançar a concentração sanguínea máxima.
[2]Inclui meias-vidas dos principais metabólitos.

tendência a causar efeitos cumulativos com a administração de múltiplas doses. Os efeitos cumulativos e residuais, como a sonolência excessiva, parecem constituir um problema menor com certos fármacos, como o estazolam, o oxazepam (não disponível no Brasil) e o lorazepam, que apresentam meias-vidas relativamente curtas e são metabolizados de forma direta a glicuronídeos inativos. A Tabela 22-1 fornece algumas propriedades farmacocinéticas de benzodiazepínicos selecionados e de hipnóticos mais recentes. O metabolismo de vários benzodiazepínicos de uso comum, incluindo o diazepam, o midazolam e o triazolam, é afetado por inibidores e indutores das isozimas CYP hepáticas (ver Capítulo 4).

2. *Barbitúricos* Com exceção do fenobarbital, apenas uma quantidade insignificante dos barbitúricos é excretada em sua forma inalterada. As principais vias metabólicas envolvem a oxidação por enzimas hepáticas, formando alcoóis, ácidos e cetonas, que aparecem na urina sob a forma de conjugados glicuronídeos. Nos seres humanos, a taxa global de metabolismo hepático depende de cada fármaco em particular, porém costuma ser lenta (com exceção dos tiobarbitúricos). As meias-vidas de eliminação do secobarbital e do pentobarbital (não disponíveis no Brasil) variam de 18 a 48 horas em diferentes indivíduos. A meia-vida de eliminação do fenobarbital nos seres humanos é de 4 a 5 dias. A administração de múltiplas doses desses fármacos pode levar a efeitos cumulativos.

Buspirona

A buspirona possui efeitos ansiolíticos seletivos, e suas características farmacológicas diferem daquelas dos outros fármacos descritos neste capítulo. A buspirona alivia a ansiedade sem causar efeitos sedativos, hipnóticos ou eufóricos pronunciados. Ao contrário dos benzodiazepínicos, o fármaco não tem propriedades anticonvulsivantes ou miorrelaxantes. A buspirona não interage diretamente com os sistemas GABAérgicos. O fármaco pode exercer seus efeitos ansiolíticos ao atuar como agonista parcial nos receptores 5-HT_{1A} cerebrais; todavia, possui também afinidade pelos receptores dopamínicos D_2 cerebrais. Os pacientes tratados com buspirona não apresentam ansiedade de rebote, nem sinais de abstinência com a interrupção abrupta do fármaco. A buspirona não é efetiva no bloqueio da síndrome de abstinência aguda resultante da suspensão abrupta do uso de benzodiazepínicos ou de outros fármacos sedativo-hipnóticos. O fármaco tem tendência mínima ao abuso. Em acentuado contraste com os benzodiazepínicos, os efeitos ansiolíticos da buspirona podem levar 3 a 4 semanas para se estabelecerem, tornando o fármaco inapropriado para o tratamento dos estados de ansiedade aguda. O fármaco é usado nos estados de ansiedade generalizada, porém é menos efetivo nos transtornos de pânico.

A buspirona é rapidamente absorvida por via oral, porém sofre extenso metabolismo de primeira passagem por reações de hidroxilação e desalquilação, com formação de vários metabólitos ativos. O principal metabólito é a 1-(2-pirimidil)-piperazina (1-PP), que exerce ações bloqueadoras dos receptores α_2-adrenérgicos e entra no SNC, onde alcança concentrações mais elevadas do que o fármaco original. Não se sabe qual é a função (se houver) desempenhada pela 1-PP nas ações centrais da buspirona. A meia-vida de eliminação da buspirona é de 2 a 4 horas, e a presença de disfunção hepática pode diminuir a sua depuração. A rifampicina, um indutor de CYP, diminui a meia-vida da buspirona, ao passo que os inibidores de CYP3A4 (p. ex., eritromicina, cetoconazol, suco de pomelo [toranja ou *grapefruit*], nefazodona) podem aumentar acentuadamente as concentrações plasmáticas do fármaco.

A buspirona provoca menos comprometimento psicomotor do que os benzodiazepínicos e não afeta a capacidade de dirigir veículos. O fármaco não potencializa os efeitos dos fármacos sedativo-hipnóticos convencionais, do álcool ou dos antidepressivos tricíclicos, e os pacientes idosos não parecem ser mais sensíveis às suas ações. Podem ocorrer dor torácica inespecífica, taquicardia, palpitações, tontura, nervosismo, zumbido, desconforto gastrintestinal e parestesias, bem como constrição pupilar dose-dependente. Os inibidores da monoaminoxidase (MAO) podem provocar aumento da pressão sanguínea. A buspirona pertence à categoria de risco B para o uso em gestantes conforme Food and Drug Administration (FDA).

3. *Hipnóticos mais recentes* Após a administração oral da formulação-padrão, o zolpidem alcança concentrações plasmáticas máximas em 1 a 3 horas (ver Tabela 22-1). Dispõe-se também de formulações do zolpidem em aerossol sublingual e oral. O zolpidem é rapidamente metabolizado a metabólitos inativos por meio de oxidação e hidroxilação pela CYP3A4 hepática. A meia-vida de eliminação do fármaco é maior nas mulheres e aumenta significativamente em idosos. Uma formulação de liberação prolongada bifásica estende concentrações plasmáticas do fármaco em aproximadamente 2 horas. Zaleplona é inativada no fígado principalmente pela enzima aldeído oxidase e, em menor grau, pela CYP3A4. Deve-se reduzir a dose em pacientes com comprometimento hepático, bem como nos indivíduos idosos. A cimetidina, que inibe tanto a aldeído desidrogenase como a CYP3A4, aumenta acentuadamente a concentração plasmática máxima da zaleplona. A eszopiclona é metabolizada pela CYP hepática (particularmente, CYP3A4), formando o derivado *N*-óxido inativo e a desmetileszopiclona fracamente ativa. A meia-vida de eliminação da eszopiclona é prolongada no idoso e na presença de inibidores de CYP3A4 (p. ex., cetoconazol). Os indutores de CYP3A4 (p. ex., rifampicina) aumentam o metabolismo hepático da eszopiclona. O suvorexanto, que é um antagonista dos receptores de orexina, é substrato da enzima CYP3A4, portanto sua meia-vida plasmática é aumentada na presença de inibidores dessa CYP, como os azóis, antifúngicos, claritromicina e verapamil.

C. Excreção

Após os processos de metabolização de fase I e de fase II, os metabólitos hidrossolúveis dos sedativo-hipnóticos são excretados principalmente pelo rim. Na maioria dos casos, as alterações da função renal não exercem efeito pronunciado sobre a eliminação dos fármacos originais. O fenobarbital é excretado até certo grau (20-30% nos seres humanos) de modo inalterado na urina, e a sua taxa de eliminação pode ser significativamente aumentada pela alcalinização da urina. Isso se deve, em parte, a um aumento da ionização em pH alcalino, visto que o fenobarbital é um ácido fraco, com pK_a de 7,4.

D. Fatores que influenciam a biodisponibilidade

A biodisponibilidade dos sedativo-hipnóticos pode ser influenciada por diversos fatores, particularmente alterações da função hepática em decorrência de doença ou pela indução ou inibição exercidas por fármacos na atividade das enzimas microssômicas (ver Capítulo 4).

Em pacientes muito idosos e naqueles com doença hepática grave, a meia-vida de eliminação desses fármacos com frequência está aumentada de modo significativo. Nesses casos, a administração de múltiplas doses desses sedativo-hipnóticos pode resultar em efeitos excessivos sobre o SNC.

A atividade das enzimas microssômicas hepáticas envolvidas no metabolismo de fármacos pode estar aumentada em pacientes expostos por longo período a certos sedativo-hipnóticos mais antigos (indução enzimática; ver Capítulo 4). Os barbitúricos (particularmente o fenobarbital) e o meprobamato têm mais tendência a causar esse efeito, podendo resultar em aumento de seu próprio metabolismo hepático, bem como no de outros fármacos. O aumento da biotransformação de outros agentes farmacológicos em consequência da indução enzimática por barbitúricos constitui um mecanismo potencial subjacente às interações medicamentosas (ver Capítulo 67). Por outro lado, os benzodiazepínicos e os hipnóticos mais recentes não alteram a atividade das enzimas hepáticas envolvidas no metabolismo de fármacos com uso contínuo.

Farmacodinâmica dos benzodiazepínicos, barbitúricos e hipnóticos mais recentes

A. Farmacologia molecular do receptor $GABA_A$

Os benzodiazepínicos, os barbitúricos, o zolpidem, a zaleplona, a eszopiclona e muitos outros fármacos ligam-se a componentes moleculares do receptor $GABA_A$ presente nas membranas neuronais do SNC. Esse receptor, que atua como canal iônico de cloreto, é ativado pelo neurotransmissor inibitório GABA (do inglês *gamma-aminobutyric acid* [ácido γ-aminobutírico]) (ver Capítulo 21).

O receptor $GABA_A$ possui uma estrutura pentamérica organizada a partir de cinco subunidades (apresentando, cada uma delas, quatro domínios que atravessam a membrana) selecionadas a partir de múltiplas classes polipeptídicas (α, β, γ, δ, ε, π, ρ, etc.). Foram caracterizadas múltiplas subunidades de várias dessas classes, por exemplo, seis diferentes α, quatro β e três γ. A Figura 22-6 apresenta um modelo do complexo macromolecular do receptor $GABA_A$-canal iônico de cloreto.

Uma isoforma importante do receptor $GABA_A$, que é encontrada em muitas regiões do cérebro, consiste em duas subunidades α1, duas subunidades β2 e uma subunidade γ2. Nessa isoforma, os dois sítios de ligação do GABA estão localizados entre as subunidades α1 e β2 adjacentes, e o sítio de ligação para os benzodiazepínicos (o **sítio de BZ** do receptor $GABA_A$) situa-se entre uma subunidade

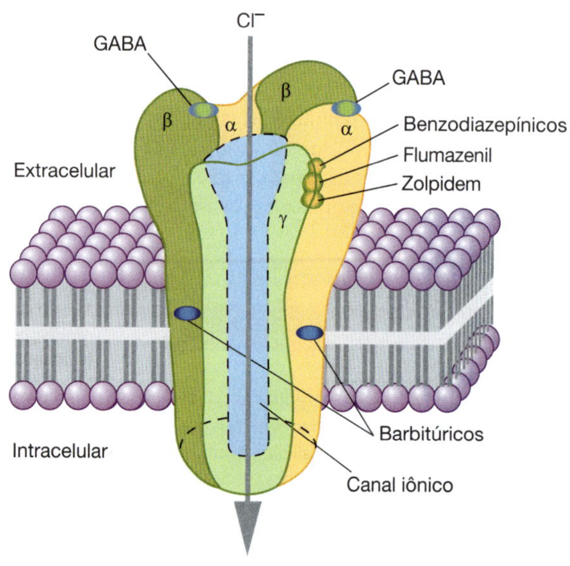

FIGURA 22-6 Modelo do complexo macromolecular do receptor $GABA_A$-canal iônico de cloreto. O complexo, que é uma glicoproteína heteroligomérica, consiste em cinco ou mais subunidades que atravessam a membrana. Múltiplas formas das subunidades α, β e γ estão dispostas em diferentes combinações pentaméricas, de modo que os receptores $GABA_A$ exibem heterogeneidade molecular. O GABA parece interagir em dois sítios entre as subunidades α e β, deflagrando a abertura dos canais de cloreto, com consequente hiperpolarização da membrana. A ligação dos benzodiazepínicos e dos fármacos hipnóticos mais recentes, como o zolpidem, ocorre em um único local, entre as subunidades α e γ, facilitando o processo de abertura dos canais iônicos de cloreto. O antagonista dos benzodiazepínicos, o flumazenil, também se liga a esse sítio e pode reverter os efeitos hipnóticos do zolpidem. Observe que esses sítios de ligação são distintos daqueles dos barbitúricos. (Ver também texto e Quadro "A versatilidade do complexo do receptor GABA-canal de cloreto")

α1 e a subunidade γ2. Todavia, os receptores $GABA_A$ em diferentes áreas do SNC consistem em várias combinações das subunidades essenciais, e os benzodiazepínicos ligam-se a muitos desses receptores, incluindo isoformas que contêm subunidades α2, α3 e α5. Os barbitúricos ligam-se também a múltiplas isoformas do receptor $GABA_A$, porém em sítios diferentes daqueles com os quais os benzodiazepínicos interagem. Ao contrário dos benzodiazepínicos, o zolpidem, a zaleplona e a eszopiclona ligam-se mais seletivamente, visto que esses fármacos só interagem com isoformas do receptor $GABA_A$ que contêm subunidades α1. A heterogeneidade dos receptores $GABA_A$ pode constituir a base molecular para as diversas ações farmacológicas dos benzodiazepínicos e fármacos relacionados (ver Quadro "Heterogeneidade dos receptores GABA e seletividade farmacológica").

Ao contrário do GABA, os benzodiazepínicos e outros sedativo-hipnóticos exibem baixa afinidade pelos receptores $GABA_B$, que são ativados pelo fármaco espasmolítico, o baclofeno (ver Capítulos 21 e 27).

Heterogeneidade dos receptores GABA e seletividade farmacológica

Estudos envolvendo roedores geneticamente modificados ("nocaute") demonstraram que as ações farmacológicas específicas produzidas pelos benzodiazepínicos e por outros fármacos que modulam as ações do GABA são influenciadas pela composição das subunidades organizadas para formar o receptor $GABA_A$. Os benzodiazepínicos interagem principalmente com os receptores $GABA_A$ do cérebro, nos quais as subunidades α (isoformas 1, 2, 3 e 5) apresentam um resíduo de histidina conservado no domínio N-terminal. As cepas de camundongos nos quais foi introduzida uma mutação puntiforme que converte a histidina em arginina na subunidade α_1 exibem resistência aos efeitos sedativos e amnésicos dos benzodiazepínicos, ao passo que os efeitos ansiolíticos e miorrelaxantes são, em grande parte, preservados. Esses animais também não respondem às ações hipnóticas do zolpidem e da zaleplona, fármacos que se ligam seletivamente a receptores $GABA_A$ contendo subunidades α_1. Por outro lado, os camundongos com mutações seletivas de histidina-arginina nas subunidades α_2 ou α_3 dos receptores $GABA_A$ exibem resistência seletiva aos efeitos ansiolíticos dos benzodiazepínicos. Com base nesse tipo de estudo, foi sugerido que as subunidades α_1 dos receptores $GABA_A$ medeiam a sedação, a amnésia e os efeitos atáxicos dos benzodiazepínicos já as subunidades α_2 e α_3 estão envolvidas nas suas ações ansiolíticas e miorrelaxantes. Outros estudos de mutações levaram à sugestão da participação de um subtipo α_5 em, pelo menos, parte do comprometimento da memória causado pelos benzodiazepínicos. É preciso ressaltar que esses estudos, que envolvem manipulações genéticas do receptor $GABA_A$, utilizam modelos de roedores para as ações ansiolíticas e amnésicas de fármacos.

B. Neurofarmacologia

O GABA (ácido γ-aminobutírico) é um importante neurotransmissor inibitório do SNC (ver Capítulo 21). Estudos eletrofisiológicos mostraram que os benzodiazepínicos potencializam a inibição GABAérgica em todos os níveis do neuroeixo, incluindo a medula espinal, o hipotálamo, o hipocampo, a substância negra e o córtex cerebral. Os benzodiazepínicos parecem aumentar a eficiência da inibição sináptica GABAérgica. Eles não substituem o GABA, mas parecem potencializar seus efeitos de modo alostérico, sem ativar diretamente os receptores $GABA_A$ ou abrir os canais de cloreto associados. O aumento da condutância dos íons cloreto, induzida pela interação dos benzodiazepínicos com o GABA, assume a forma de um aumento da *frequência* de eventos de abertura dos canais.

Os barbitúricos também facilitam as ações do GABA em múltiplos locais do SNC; todavia, diferentemente dos benzodiazepínicos, parecem aumentar a *duração* de abertura dos canais de cloreto regulados pelo GABA. Em altas concentrações, os barbitúricos também podem ser GABAmiméticos, ativando diretamente os canais de cloreto. Esses efeitos envolvem um ou mais sítios de ligação distintos dos sítios de ligação dos benzodiazepínicos. Os barbitúricos são menos seletivos do que os benzodiazepínicos nas suas ações, visto que também deprimem as ações do neurotransmissor excitatório, o ácido glutâmico, por meio de sua ligação ao receptor de ácido α-amino-3-hidroxi-5-metilisoxazol-4-propiônico (AMPA). Os barbitúricos também exercem efeitos sobre as membranas não sinápticas, paralelamente a seus efeitos sobre a neurotransmissão do GABA e do glutamato. Essa multiplicidade de locais de ação dos barbitúricos pode constituir a base de sua capacidade de induzir anestesia cirúrgica completa (ver Capítulo 25) e de seus efeitos depressores centrais mais pronunciados (que resultam em sua baixa margem de segurança), em comparação com os benzodiazepínicos e os hipnóticos mais recentes.

C. Sítio de ligação dos benzodiazepínicos

Os componentes da macromolécula do receptor $GABA_A$-canal iônico de cloreto que atuam como sítios de ligação dos benzodiazepínicos exibem heterogeneidade (ver Quadro "A versatilidade do complexo do receptor GABA-canal de cloreto"). Foram relatados três tipos de interações ligante-receptor de benzodiazepínicos. (1) Os **agonistas** facilitam as ações do GABA, e isso ocorre em múltiplos sítios de ligação de BZ no caso dos benzodiazepínicos. Conforme assinalado anteriormente, os não benzodiazepínicos zolpidem, zaleplona e eszopiclona são agonistas seletivos nos sítios de BZ que contêm uma subunidade α1. Foram propostos ligantes agonistas endógenos para os sítios de ligação de BZ, visto que foram isoladas substâncias químicas semelhantes aos benzodiazepínicos do tecido cerebral de animais que nunca foram expostos a esses fármacos. Moléculas não benzodiazepínicas, mas com alta afinidade pelo sítio de ligação dos benzodiazepínicos nos receptores $GABA_A$, também foram detectadas no cérebro humano. (2) Os **antagonistas** são exemplificados pelo derivado benzodiazepínico sintético, o **flumazenil**, que bloqueia as ações dos benzodiazepínicos, da eszopiclona, da zaleplona e do zolpidem, mas não antagoniza as ações dos barbitúricos, do meprobamato ou do álcool. Certos neuropeptídeos endógenos também são capazes de bloquear a interação dos benzodiazepínicos com os sítios de ligação de BZ. (3) Os **agonistas inversos** atuam como moduladores alostéricos negativos da função do receptor GABA (ver Capítulo 1). Sua interação com sítios de BZ no receptor $GABA_A$ pode produzir ansiedade e convulsões, uma ação que foi demonstrada para vários compostos, particularmente as β-carbolinas, como a *n*-butil-β-carbolina-3-carboxilato (β-CCB). Além de suas ações diretas, essas moléculas podem bloquear os efeitos dos benzodiazepínicos.

A importância fisiológica dos moduladores endógenos das funções do GABA no SNC ainda não foi esclarecida.

A versatilidade do complexo do receptor $GABA_A$-canal de cloreto

O complexo macromolecular do receptor $GABA_A$-canal de cloreto constitui um dos mecanismos responsivos a fármacos de maior versatilidade do corpo. Além dos benzodiazepínicos, dos barbitúricos e dos hipnóticos mais recentes (p. ex., zolpidem), muitas outras substâncias com efeitos sobre o SNC podem modificar a função desse importante receptor ionotrópico. Incluem o álcool e certos anestésicos intravenosos (etomidato, propofol), além do tiopental. Por exemplo, o etomidato e o propofol (ver Capítulo 25) parecem atuar seletivamente nos receptores $GABA_A$ que contêm subunidades α_2 e α_3, e estas últimas foram sugeridas como as mais importantes em relação às ações hipnóticas e miorrelaxantes desses anestésicos. Acredita-se que a alfaxalona, um esteroide anestésico, interaja com os receptores $GABA_A$, e esses receptores também podem constituir alvos para algumas das ações dos anestésicos voláteis (p. ex., halotano). Em sua maioria, esses fármacos facilitam ou simulam a ação do GABA. Entretanto, não foi constatado que todos esses fármacos atuam exclusivamente por esse mecanismo. Outros fármacos usados no tratamento da epilepsia influenciam indiretamente a atividade do complexo macromolecular do receptor $GABA_A$-canal de cloreto pela inibição do metabolismo do GABA (p. ex., vigabatrina) ou pela recaptação do transmissor (p. ex., tiagabina [não disponível no Brasil]). Os agentes excitatórios do SNC que atuam sobre o canal de cloreto incluem a picrotoxina e a bicuculina. Esses agentes convulsivantes bloqueiam diretamente o canal (picrotoxina) ou interferem na ligação do GABA (bicuculina).

D. Efeitos nos órgãos

1. *Sedação* Os benzodiazepínicos, os barbitúricos e a maioria dos fármacos sedativo-hipnóticos mais antigos exercem efeitos calmantes, com redução concomitante da ansiedade em doses relativamente baixas. Todavia, na maioria dos casos, as ações ansiolíticas dos sedativo-hipnóticos são acompanhadas de alguns efeitos depressores sobre as funções psicomotoras e cognitivas. Em modelos animais, os benzodiazepínicos e os fármacos sedativo-hipnóticos mais antigos são capazes de desinibir o comportamento suprimido por punição. Essa desinibição tem sido considerada equivalente aos efeitos ansiolíticos dos sedativo-hipnóticos e não constitui uma característica de todos os fármacos que exercem efeitos sedativos, como os antidepressivos tricíclicos e os anti-histamínicos. Entretanto, a desinibição de comportamento previamente suprimido pode estar mais relacionada com os efeitos de desinibição comportamental dos sedativo-hipnóticos, incluindo euforia, comprometimento do discernimento e perda do autocontrole, que podem ocorrer com doses na faixa daquelas usadas para o tratamento da ansiedade. Os benzodiazepínicos também exercem efeitos amnésicos anterógrados (incapacidade de lembrar de eventos que ocorreram durante a duração da ação do fármaco). Esses efeitos são dose-dependentes.

2. *Hipnose* Por definição, todos os sedativo-hipnóticos induzem o sono quando administrados em doses altas o suficiente. Os efeitos dos sedativo-hipnóticos sobre os estágios do sono dependem de diversos fatores, incluindo o fármaco específico, a dose e a frequência de sua administração. Os efeitos gerais dos benzodiazepínicos e dos sedativo-hipnóticos mais antigos sobre os padrões do sono normal são os seguintes: (1) a latência até o início do sono é reduzida (tempo até adormecer); (2) a duração do estágio 2 do sono NREM (do inglês *non-rapid eye moviment* [movimento ocular não rápido]) aumenta; (3) a duração do sono REM (do inglês *rapid eye movement* [movimento ocular rápido]) diminui; e (4) a duração do sono de ondas lentas NREM do estágio 4 é reduzida. Todos os hipnóticos mais recentes diminuem a latência até o sono persistente. O zolpidem diminui o sono REM, porém exerce efeito mínimo sobre o sono de ondas lentas. A zaleplona diminui a latência até o início do sono, com pouco efeito sobre a duração total do sono, o sono NREM ou o sono REM. A eszopiclona aumenta o tempo total de sono, principalmente por meio de aumento do estágio 2 do sono NREM, e, em doses baixas, tem pouco efeito sobre os padrões do sono. Na dose mais alta recomendada, a eszopiclona diminui o sono REM. Suvorexanto reduz o tempo de sono persistente e aumenta o tempo total de sono.

O início mais rápido do sono e o prolongamento do estágio 2 representam, presumivelmente, efeitos úteis do ponto de vista clínico. Entretanto, o significado dos efeitos dos fármacos sedativo-hipnóticos sobre o sono REM e o sono de ondas lentas ainda não foi esclarecido. A interrupção deliberada do sono REM provoca ansiedade e irritabilidade, seguidas de aumento de rebote do sono REM. Pode-se detectar um padrão semelhante de "rebote do sono REM" após a interrupção abrupta do tratamento com sedativo-hipnóticos mais antigos, particularmente quando fármacos com curta duração de ação (p. ex., triazolam) são usados em altas doses. Quanto ao zolpidem e aos outros hipnóticos mais recentes, existem poucas evidências de rebote do sono REM quando sua administração é interrompida após o uso das doses recomendadas. Todavia, ocorre insônia de rebote com o zolpidem e a zaleplona se esses fármacos forem administrados em doses mais altas. Apesar de possíveis reduções do sono de ondas lentas, não há qualquer relato de distúrbio na secreção dos hormônios hipofisários ou suprarrenais quando barbitúricos ou benzodiazepínicos são usados como hipnóticos. A administração de sedativo-hipnóticos por mais de 1 a 2 semanas resulta em alguma tolerância a seus efeitos sobre os padrões de sono.

3. *Anestesia* Conforme ilustrado na Figura 22-1, alguns sedativo-hipnóticos, quando administrados em altas doses, deprimem o SNC até o ponto conhecido como estágio III de anestesia geral (ver Capítulo 25). Entretanto, a conveniência de determinado fármaco como adjuvante da anestesia depende principalmente das propriedades físico-químicas que determinam a velocidade de seu início e a duração dos efeitos. Entre os barbitúricos, o tiopental e o metoexital (não disponível no Brasil) são muito lipossolúveis, entrando rapidamente no tecido cerebral após administração intravenosa, uma característica que favorece seu uso para indução da anestesia. A rápida redistribuição tecidual (mas não a rápida eliminação) responde pela curta duração de ação desses fármacos, o que constitui uma característica útil na recuperação da anestesia.

Os benzodiazepínicos – incluindo o diazepam, o lorazepam e o midazolam – são usados por via intravenosa na anestesia (ver Capítulo 25), frequentemente em associação com outros agentes. Não é surpreendente verificar que os benzodiazepínicos, quando administrados em altas doses como adjuvantes de anestésicos gerais, podem contribuir para uma depressão respiratória pós-anestésica persistente. É provável que isso esteja relacionado com suas meias-vidas relativamente longas e com a formação de metabólitos ativos. Entretanto, essas ações depressoras dos benzodiazepínicos são geralmente reversíveis com flumazenil.

4. *Efeitos anticonvulsivantes* Os sedativo-hipnóticos são, em sua maioria, capazes de inibir o desenvolvimento e a propagação da atividade elétrica epileptiforme no SNC. Existe alguma seletividade, visto que alguns membros do grupo podem exercer efeitos anticonvulsivantes sem causar acentuada depressão do SNC (embora possa haver comprometimento da função psicomotora). Vários benzodiazepínicos – incluindo o clonazepam, o nitrazepam, o lorazepam e o diazepam – são seletivos o suficiente para serem clinicamente úteis no tratamento das convulsões (ver Capítulo 24). Entre os barbitúricos, o fenobarbital e o metarbital (convertido em fenobarbital no corpo) mostram-se efetivos no tratamento das crises tônico-clônicas generalizadas, embora não sejam os fármacos de primeira escolha. O zolpidem, a zaleplona e a eszopiclona carecem de atividade anticonvulsivante, presumivelmente devido à sua ligação mais seletiva a isoformas do receptor $GABA_A$, em comparação com os benzodiazepínicos.

5. *Relaxamento muscular* Alguns sedativo-hipnóticos, em particular membros dos grupos dos carbamatos (p. ex., meprobamato) e dos benzodiazepínicos, exercem efeitos inibitórios sobre os reflexos polissinápticos e sobre a transmissão internuncial e, em altas doses, podem deprimir a transmissão na junção neuromuscular esquelética. Ações um tanto seletivas desse tipo que levam ao relaxamento muscular podem ser facilmente demonstradas em animais. Essas ações resultaram no uso terapêutico desses agentes para o tratamento do espasmo (ver "Farmacologia clínica dos sedativo-hipnóticos"). Alguns benzodiazepínicos são usados para o tratamento do tremor essencial (ver Capítulo 28). O relaxamento muscular não constitui uma ação característica do zolpidem, da zaleplona e da eszopiclona.

6. *Efeitos sobre a respiração e a função cardiovascular* Em doses hipnóticas administradas a pacientes sadios, os efeitos dos sedativo-hipnóticos sobre a respiração são comparáveis às alterações observadas durante o sono natural. Entretanto, mesmo em doses terapêuticas, os sedativo-hipnóticos podem produzir depressão respiratória significativa em pacientes com doença pulmonar. Os efeitos sobre a respiração estão relacionados com a dose, e a depressão do centro respiratório medular constitui a causa habitual de morte por sobredose de sedativo-hipnóticos.

Em doses que produzem hipnose, não se observa qualquer efeito significativo sobre o sistema circulatório de pacientes saudáveis. Entretanto, nos estados de hipovolemia, na insuficiência cardíaca e em outras doenças que comprometem a função cardiovascular, os fármacos sedativo-hipnóticos, quando administrados em doses normais, podem causar depressão cardiovascular, provavelmente em consequência de suas ações sobre os centros vasomotores medulares. Em doses tóxicas, tanto a contratilidade do miocárdio como o tônus vascular podem ser deprimidos por efeitos centrais e periféricos, possivelmente por meio de facilitação das ações da adenosina, resultando em colapso circulatório. Os efeitos respiratórios e cardiovasculares são mais pronunciados quando os sedativo-hipnóticos são administrados por via intravenosa.

Tolerância: dependência fisiológica e psicológica

A tolerância – isto é, a diminuição da responsividade a determinado fármaco após exposição repetida – constitui uma característica comum do uso dos sedativo-hipnóticos. Pode levar à necessidade de aumentar a dose necessária para manter uma melhora sintomática ou para promover o sono. É importante reconhecer a ocorrência de tolerância cruzada parcial entre os sedativo-hipnóticos descritos aqui e com o álcool (ver Capítulo 23) – uma característica que possui certa importância clínica, conforme explicado adiante. Os mecanismos responsáveis pela tolerância aos sedativo-hipnóticos ainda não foram bem elucidados. Um aumento na taxa de metabolismo do fármaco (tolerância metabólica) pode ser parcialmente responsável no caso da administração crônica de barbitúricos, porém as alterações na responsividade do SNC (tolerância farmacodinâmica) são mais importantes para a maioria dos sedativo-hipnóticos. No caso dos benzodiazepínicos, o desenvolvimento de tolerância em animais tem sido associado a uma regulação negativa dos receptores de benzodiazepínicos no cérebro. Há relato de ocorrência de tolerância com o uso prolongado do zolpidem. Foi constatada uma tolerância mínima com o uso de zaleplona por um período de 5 semanas; de eszopiclona, durante um período de 6 meses.

O alívio dos sintomas de ansiedade, euforia, desinibição e distúrbios do sono levou ao uso indevido dos fármacos sedativo-hipnóticos, principalmente entre aqueles indivíduos mais vulneráveis. (Ver Capítulo 32 para uma discussão mais detalhada.) Por essa razão, os fármacos sedativo-hipnóticos são, em sua maioria, classificados como fármacos de grupo III ou grupo IV para fins de prescrição nos Estados Unidos.* As consequências do uso abusivo desses fármacos podem ser percebidas tanto em termos fisiológicos quanto psicológicos. Inicialmente, o componente psicológico pode se manifestar como um comportamento neurótico, semelhante ao comportamento de indivíduos adictos ao café ou ao tabaco. Quando o padrão de uso dos sedativo-hipnóticos torna-se compulsivo, surgem complicações mais graves, incluindo dependência e tolerância fisiológica.

A dependência fisiológica pode ser descrita como uma alteração do estado fisiológico, que exige a administração contínua do fármaco para impedir o aparecimento de síndrome de abstinência. No caso dos sedativo-hipnóticos, essa síndrome caracteriza-se por estados de ansiedade aumentada, insônia e excitabilidade do SNC, que pode progredir para convulsões. Os sedativo-hipnóticos – incluindo os benzodiazepínicos – são, em sua maioria, capazes de produzir dependência fisiológica quando usados em longo prazo. Entretanto, a gravidade dos sintomas de abstinência difere entre os fármacos e depende da magnitude da dose administrada imediatamente antes da interrupção do uso. Quando são usadas doses mais altas de sedativo-hipnóticos, a interrupção abrupta do fármaco resulta em sinais mais graves de abstinência. As diferenças na gravidade dos sintomas de abstinência de sedativo-hipnóticos específicos estão relacionadas, em parte, com a sua meia-vida, visto que os fármacos com meias-vidas longas são eliminados de modo lento o suficiente para produzir abstinência gradual, com poucos sintomas físicos. O uso de fármacos com meias-vidas muito curtas para efeitos hipnóticos pode levar a sinais de abstinência, mesmo entre as doses. Por exemplo, foi relatado que o triazolam, um benzodiazepínico com meia-vida de cerca de 4 horas, causa ansiedade diurna quando utilizado no tratamento de distúrbios do sono. A retirada abrupta do zolpidem, da zaleplona ou da eszopiclona também pode resultar em sintomas de abstinência, embora em menor grau do que aqueles observados com os benzodiazepínicos.

ANTAGONISTAS DOS BENZODIAZEPÍNICOS: FLUMAZENIL

O flumazenil é um dos vários derivados 1,4-benzodiazepínicos com alta afinidade pelo sítio de ligação de benzodiazepínicos do receptor $GABA_A$ que atuam como antagonistas competitivos. O flumazenil bloqueia muitas das ações dos benzodiazepínicos, do zolpidem,

*N. de R.T. No Brasil, os benzodiazepínicos são medicamentos prescritos com receituário de controle especial, do tipo B.

da zaleplona e da eszopiclona, porém não antagoniza os efeitos de outros sedativo-hipnóticos, do álcool, dos opioides ou dos anestésicos gerais sobre o SNC. O flumazenil foi aprovado para uso na reversão dos efeitos depressores da sobredose de benzodiazepínicos sobre o SNC, bem como para acelerar a recuperação após o uso desses fármacos em procedimentos anestésicos e diagnósticos. Apesar de o flumazenil reverter os efeitos sedativos dos benzodiazepínicos, o antagonismo da depressão respiratória induzida pelos benzodiazepínicos é menos previsível. Quando administrado por via intravenosa, o flumazenil atua rapidamente, porém apresenta meia-vida curta (0,7-1,3 hora), devido à sua rápida depuração hepática. Como todos os benzodiazepínicos têm uma duração de ação mais longa que a do flumazenil, é comum haver recidiva da sedação, exigindo a administração repetida do antagonista.

As reações adversas do flumazenil incluem agitação, confusão, tontura e náuseas. Esse fármaco pode causar síndrome de abstinência grave precipitada em pacientes que desenvolveram dependência fisiológica de benzodiazepínicos. Em pacientes que tomaram benzodiazepínicos com antidepressivos tricíclicos, podem ocorrer convulsões e arritmias cardíacas após a administração de flumazenil.

FARMACOLOGIA CLÍNICA DOS SEDATIVO-HIPNÓTICOS

TRATAMENTO DOS ESTADOS DE ANSIEDADE

As respostas fisiológica, psicológica e comportamental que caracterizam a ansiedade podem manifestar-se de muitas formas. Geralmente, a percepção psíquica da ansiedade é acompanhada de aumento da vigilância, tensão motora e hiperatividade autônoma. Ansiedade é frequentemente um sintoma secundário a doenças médicas, como infarto do miocárdio, angina de peito, câncer, etc., as quais requerem tratamento. Outra classe de ansiedade pode decorrer de situações (ansiedade situacional) que foram enfrentadas apenas uma única vez ou pela antecipação de procedimentos médicos ou dentários complicados, doença de algum familiar ou outro evento estressante. Embora a ansiedade situacional tenda a ser autolimitada, o uso de sedativo-hipnóticos em curto prazo pode ser apropriado para o tratamento dessa forma de ansiedade e de alguns estados de ansiedade associados a doenças. Similarmente, o uso de um sedativo-hipnótico como pré-medicação antes de uma cirurgia ou de algum procedimento médico desagradável é racional e apropriado (Tabela 22-2).

TABELA 22-2 Usos clínicos dos sedativo-hipnóticos

Para alívio da ansiedade
Para tratamento da insônia
Para sedação e amnésia antes e no decorrer de procedimentos médicos e cirúrgicos
Para o tratamento da epilepsia e dos estados convulsivos
Como componente da anestesia balanceada (administração intravenosa)
Para o controle dos estados de abstinência de álcool e outros sedativo-hipnóticos
Para relaxamento muscular em distúrbios neuromusculares específicos
Como auxiliares diagnósticos ou para tratamento em psiquiatria

Sintomas graves de ansiedade em decorrência de eventos estressantes ou transtornos de ansiedade (transtorno de ansiedade generalizada [TAG], transtorno de pânico, agorafobia) devem ser tratados com agentes farmacológicos ou pela combinação destes com psicoterapia. Os benzodiazepínicos continuam sendo usados no tratamento dos estados de ansiedade aguda e para o rápido controle dos ataques de pânico. São também utilizados, embora menos comumente, no tratamento de longo prazo do TAG e dos transtornos de pânico. Os sintomas de ansiedade podem ser aliviados por vários benzodiazepínicos, porém nem sempre é fácil demonstrar a superioridade de um fármaco em relação a outro. O alprazolam tem sido usado no tratamento da síndrome do pânico e da agorafobia e parece ser mais seletivo nessas afecções do que outros benzodiazepínicos. A escolha dos benzodiazepínicos para o tratamento da ansiedade baseia-se em vários princípios farmacológicos bem-definidos: (1) rápido início de ação; (2) índice terapêutico relativamente alto (ver fármaco B na Figura 22-1), além da disponibilidade do flumazenil para o tratamento da sobredose; (3) baixo risco de interações medicamentosas com base na indução das enzimas hepáticas; e (4) efeitos mínimos sobre as funções cardiovasculares ou autônomas.

As desvantagens dos benzodiazepínicos incluem o risco de dependência, depressão das funções do SNC e efeitos amnésicos. Além disso, os benzodiazepínicos exercem depressão aditiva do SNC quando administrados com outras substâncias, incluindo o álcool. O paciente deve ser avisado sobre essa possibilidade, a fim de evitar o comprometimento no desempenho de qualquer tarefa que exija atividade mental e coordenação motora. No tratamento do TAG e de certas fobias, os antidepressivos mais recentes, incluindo os inibidores seletivos da recaptação de serotonina (ISRSs) e os inibidores seletivos da recaptação de serotonina e norepinefrina (noradrenalina) (ISRSNs), atualmente são considerados por muitos especialistas como os fármacos de primeira escolha (ver Capítulo 30). Entretanto, esses fármacos apresentam início de ação lento e, portanto, eficácia limitada nos estados de ansiedade aguda.

Os sedativo-hipnóticos deveriam ser usados com cautela, de modo a minimizar as reações adversas. Deve-se prescrever uma dose que não comprometa a atividade mental ou as funções motoras durante as horas de vigília. Alguns pacientes podem tolerar melhor o fármaco se a maior parte da dose diária for administrada antes de dormir, com o uso de doses menores durante o dia. As prescrições devem ser feitas por curtos períodos, visto que existe pouca justificativa para um tratamento de longo prazo (definido como o uso de doses terapêuticas durante 2 meses ou mais). O médico deve empenhar-se em avaliar

Antagonistas dos receptores de orexina: fármacos para os distúrbios do sono

Orexinas A e B são peptídeos encontrados em neurônios hipotalâmicos específicos que estão envolvidos no controle da vigília e que ficam silenciados durante o sono. As concentrações das orexinas aumentam durante o dia e diminuem à noite. A perda dos neurônios de orexina está associada à narcolepsia, um distúrbio caracterizado por sonolência diurna e cataplexia. Estudos em animais mostram que os antagonistas dos receptores de orexina possuem efeitos que propiciam o sono. Isso levou ao desenvolvimento de uma nova classe de fármacos hipnóticos, os antagonistas da orexina, que incluem os fármacos **almorexanto** e **suvorexanto** (não disponíveis no Brasil) – o último recentemente aprovado pela FDA.

a eficácia da terapia com base nas respostas subjetivas do paciente. É preciso evitar as associações de fármacos ansiolíticos, e os indivíduos em uso de sedativos devem ser advertidos sobre o consumo de álcool e o uso concomitante de medicamentos de venda livre contendo anti-histamínicos ou fármacos anticolinérgicos (ver Capítulo 64).

TRATAMENTO DOS DISTÚRBIOS DO SONO

Os distúrbios do sono são bastante comuns e costumam acontecer como resultado de um estilo de vida inadequado, tratamentos insuficientes de doenças médicas ou transtornos psiquiátricos. A insônia primária verdadeira é rara. Estudos recentes confirmaram que a insônia, especialmente em adolescentes e idosos, pode impactar a saúde física e mental desses indivíduos. A recomendação é de 8 a 9 horas de sono para esse grupo de indivíduos. As terapias não farmacológicas úteis para problemas do sono incluem dieta e exercícios físicos apropriados, evitar estimulantes antes de dormir, assegurar um ambiente confortável para dormir e recolher-se na mesma hora todas as noites. Todavia, em alguns casos, o paciente irá necessitar de um sedativo-hipnótico por um período limitado. A retirada abrupta de alguns fármacos sedativo-hipnóticos pode levar a um quadro de insônia de rebote.

Os benzodiazepínicos podem causar uma diminuição dose-dependente do sono REM e do sono de ondas lentas, embora em menor grau do que os barbitúricos. Os hipnóticos mais recentes, zolpidem, zaleplona e eszopiclona, têm menos tendência a modificar os padrões do sono do que os benzodiazepínicos. No entanto, pouco se sabe sobre o impacto clínico dos padrões de sono. O fármaco selecionado deve proporcionar um sono de início bastante rápido (diminuição da latência até o sono) e de duração suficiente, com efeitos de "ressaca" mínimos, como sonolência, disforia e depressão mental ou motora no dia seguinte. Os benzodiazepínicos (zolpidem, zaleplona ou eszopiclona) são os fármacos mais indicados, embora fármacos mais antigos, como o hidrato de cloral, secobarbital e pentobarbital, possam ser usados em situações especiais (p. ex., pacientes hospitalizados). A sedação diurna é mais comum com os benzodiazepínicos que apresentam taxas lentas de eliminação (p. ex., lorazepam) e com aqueles que sofrem biotransformação em metabólitos ativos (p. ex., flurazepam, quazepam [não disponível no Brasil]). Se os benzodiazepínicos forem usados à noite, pode ocorrer tolerância, podendo levar a aumentos da dose pelo paciente para produzir o efeito desejado. Ocorre certo grau de amnésia anterógrada com todos os benzodiazepínicos usados como hipnóticos.

A eszopiclona, a zaleplona e o zolpidem possuem eficácia semelhante à dos benzodiazepínicos hipnóticos no tratamento dos distúrbios do sono. As características clínicas favoráveis do zolpidem e dos outros hipnóticos mais recentes incluem rápido início da atividade e depressão psicomotora modesta no dia seguinte, com poucos efeitos amnésicos. O zolpidem, um dos fármacos hipnóticos prescritos com mais frequência nos Estados Unidos,* está disponível em uma formulação de liberação bifásica, que proporciona níveis duradouros do fármaco para manutenção do sono. A zaleplona atua rapidamente, e, em virtude de sua meia-vida curta, o fármaco tem valor no tratamento de pacientes que acordam cedo no ciclo do sono. Em doses terapêuticas, a zaleplona e a eszopiclona (apesar de meia-vida relativamente longa) parecem causar menos amnésia ou sonolência no dia seguinte quando comparadas ao zolpidem ou aos benzodiazepínicos.

*N. de R.T. No Brasil, o zolpidem também é um dos fármacos mais prescritos para os distúrbios do sono. Está disponível em comprimidos revestidos de tartarato de zolpidem.

TABELA 22-3 Dosagens de fármacos comumente usados para sedação e hipnose

Sedação		Hipnose	
Fármaco	**Posologia**	**Fármaco**	**Posologia (antes de dormir)**
Alprazolam	0,25-0,5 mg 2-3×/dia	Estazolam	0,5-2 mg
		Eszopiclona	1-3 mg
Buspirona	5-10 mg 2-3×/dia	Hidrato de cloral	500-1.000 mg
Clorazepato	5-7,5 mg 2×/dia	Lorazepam	2-4 mg
Clordiazepóxido	10-20 mg 2-3×/dia	Quazepam	7,5-15 mg
		Secobarbital	100-200 mg
Diazepam	5 mg 2×/dia	Suvorexanto	10 mg
Fenobarbital	15-30 mg 2-3×/dia	Tasimelteona	10 mg
		Temazepam	7,5-30 mg
Halazepam	20-40 mg 3-4×/dia	Triazolam	0,125-0,5 mg
Lorazepam	1-2 mg 1-2×/dia	Zaleplona	5-20 mg
		Zolpidem	2,5-10 mg
Oxazepam	15-30 mg 3-4×/dia		

Suvorexanto está aprovado pela FDA tanto para o tratamento de manutenção do sono quanto para conciliar o sono. O efeito adverso mais comum do suvorexanto é a sonolência no dia seguinte.

A Tabela 22-3 fornece uma relação dos fármacos dessa classe comumente usados para sedação e hipnose, com as doses recomendadas. *Nota:* a insônia que não apresenta remissão após 7 a 10 dias de tratamento pode indicar a presença de transtorno psiquiátrico primário ou doença médica, situações que precisam ser avaliadas. O uso prolongado de hipnóticos constitui uma prática médica irracional e perigosa.

OUTRAS APLICAÇÕES CLÍNICAS

A Tabela 22-2 fornece um resumo de vários outros usos clínicos importantes de fármacos pertencentes à classe dos sedativo-hipnóticos. Os fármacos empregados no tratamento da epilepsia e como agentes intravenosos na anestesia são discutidos nos Capítulos 24 e 25.

Para obter efeitos sedativos e possíveis efeitos amnésicos durante procedimentos clínicos ou cirúrgicos, como endoscopia e broncoscopia – bem como para pré-medicação antes da anestesia –, prefere-se as formulações orais de fármacos de ação mais curta.

Os fármacos de ação longa, como o clordiazepóxido, o diazepam e, em menor grau, o fenobarbital, são administrados em doses progressivamente decrescentes a pacientes durante a abstinência da dependência fisiológica de álcool ou de outros sedativo-hipnóticos. O lorazepam por via parenteral é usado para suprimir os sintomas do *delirium tremens*.

O meprobamato e os benzodiazepínicos vêm sendo usados com frequência como relaxantes musculares centrais, embora não haja evidências de sua eficácia geral sem sedação concomitante. Uma possível exceção é o diazepam, que exerce efeitos relaxantes úteis na espasticidade do músculo esquelético de origem central (ver Capítulo 27).

Os usos psiquiátricos dos benzodiazepínicos, além do tratamento dos estados de ansiedade, incluem o tratamento inicial da mania e o controle dos estados de hiperexcitabilidade induzidos por substâncias (p. ex., intoxicação pela fenciclidina). Os sedativo-hipnóticos também são usados em certas ocasiões como auxiliares diagnósticos em neurologia e psiquiatria.

TOXICOLOGIA CLÍNICA DOS SEDATIVO-HIPNÓTICOS

Ações tóxicas diretas

Muitos dos efeitos adversos comuns dos sedativo-hipnóticos resultam da depressão do SNC relacionada com a dose. A administração de doses relativamente baixas pode produzir sonolência, comprometimento do discernimento e diminuição das habilidades motoras, algumas vezes com impacto significativo sobre a capacidade de dirigir veículos, o desempenho no trabalho e as relações pessoais. Dormir ao volante e outros comportamentos, como sonambulismo, sem a recordação de que o evento ocorreu, têm sido descritos com o uso de sedativo-hipnóticos usados nos distúrbios do sono. Esse fato levou a FDA, em 2007, a divulgar um sinal de alerta sobre esse risco em potencial. Os benzodiazepínicos podem causar amnésia anterógrada significativa relacionada com a dose, podendo também comprometer de modo significativo a capacidade de aprender novas informações, particularmente as que envolvem processos cognitivos que exigem esforço, ao mesmo tempo que preservam a lembrança da informação previamente aprendida. Esse efeito é usado para procedimentos clínicos desconfortáveis, como a endoscopia, visto que o paciente é capaz de cooperar durante o procedimento, porém com amnésia quanto ao evento posteriormente. O uso criminoso de benzodiazepínicos em casos de estupro baseia-se nos seus efeitos amnésicos dose-dependentes. Os efeitos de ressaca não são incomuns após o uso de fármacos hipnóticos com meia-vida de eliminação longa. Como os pacientes idosos são mais sensíveis aos efeitos dos sedativo-hipnóticos, a administração de doses aproximadamente iguais à metade daquelas usadas em adultos mais jovens é mais segura e, em geral, igualmente efetiva. *A causa reversível mais comum de estados confusionais nos indivíduos idosos consiste no uso excessivo de sedativo-hipnóticos.* Em doses mais altas, a toxicidade pode manifestar-se na forma de letargia ou de estado de exaustão ou, alternativamente, como sintomas equivalentes aos da intoxicação por álcool. O médico deve estar ciente da variabilidade entre pacientes em termos das doses que provocam efeitos adversos. O aumento da sensibilidade aos fármacos sedativo-hipnóticos é mais comum em pacientes com doença cardiovascular, doença respiratória ou comprometimento hepático, bem como em pacientes idosos. Os sedativo-hipnóticos podem exacerbar os problemas respiratórios de pacientes com doença pulmonar crônica e daqueles com apneia do sono sintomática.

Os sedativo-hipnóticos são os fármacos envolvidos com mais frequência em sobredoses deliberadas, em parte devido à sua disponibilidade geral como agentes farmacológicos comumente prescritos. Os benzodiazepínicos são considerados fármacos mais seguros nesse aspecto, visto que apresentam curvas de dose-resposta menos inclinadas. Os estudos epidemiológicos sobre a incidência de mortes relacionadas com fármacos sustentam essa suposição geral – por exemplo, 0,3 morte por milhão de comprimidos de diazepam prescritos *versus* 11,6 mortes por milhão de cápsulas de secobarbital em um estudo. O alprazolam é significativamente mais tóxico em sobredose do que outros benzodiazepínicos. Muitos fatores, além do efeito específico dos sedativo-hipnóticos, podem influenciar esses dados, principalmente a presença de outros depressores do SNC, como o álcool. Os casos mais graves de sobredose de medicamentos, seja esta intencional ou acidental, envolvem polifarmácia; a associação de medicamentos reduz significativamente a segurança em relação ao uso dos benzodiazepínicos.

A dose letal de qualquer sedativo-hipnótico varia de acordo com o paciente e as circunstâncias (ver Capítulo 58). Se a descoberta da ingestão for feita precocemente, e se for instituído um esquema de tratamento conservador, o desfecho raramente é fatal, mesmo após a ingestão de doses muito altas. Por outro lado, para a maioria dos sedativo-hipnóticos, com a exceção dos benzodiazepínicos e, possivelmente, dos fármacos hipnóticos mais recentes que apresentam um mecanismo de ação semelhante, uma dose de apenas 10 vezes a dose hipnótica pode ser fatal se o paciente não for descoberto a tempo ou se não procurar ajuda. Em caso de toxicidade grave, a depressão respiratória em decorrência das ações centrais do fármaco pode ser complicada pela aspiração do conteúdo gástrico no paciente não atendido – uma ocorrência ainda mais provável na presença de álcool. A depressão cardiovascular complica ainda mais a reanimação bem-sucedida. Nesses pacientes, o tratamento consiste em assegurar uma via respiratória desobstruída, com ventilação mecânica, se necessário, e manutenção do volume plasmático, do débito renal e da função cardíaca. Algumas vezes, indica-se o uso de um fármaco inotrópico positivo, como a dopamina, que preserva o fluxo sanguíneo renal. Pode-se recorrer à hemodiálise ou à hemoperfusão para acelerar a eliminação de alguns desses fármacos (ver Tabela 58-2).

O flumazenil reverte as ações sedativas dos benzodiazepínicos, bem como as da eszopiclona, da zaleplona e do zolpidem, embora a experiência com o seu uso na sobredose dos hipnóticos mais novos seja limitada. Entretanto, a sua duração de ação é curta, seu antagonismo da depressão respiratória é imprevisível, e existe um risco de precipitar sintomas de abstinência em usuários crônicos de benzodiazepínicos. Por conseguinte, o uso do flumazenil na sobredose de benzodiazepínicos permanece controverso e *precisa* ser acompanhado de monitoração adequada e suporte da função respiratória. O uso clínico extenso do triazolam levou a relatos de efeitos graves sobre o SNC, incluindo desinibição comportamental, *delirium*, agressão e violência. Entretanto, a desinibição comportamental pode ocorrer com qualquer sedativo-hipnótico, e isso não parece ser mais prevalente com o triazolam do que com outros benzodiazepínicos. As reações de desinibição durante o tratamento com benzodiazepínicos estão mais claramente associadas ao uso de doses muito altas e ao nível de hostilidade do paciente antes do tratamento.

As reações adversas dos sedativo-hipnóticos que não podem ser atribuídas às suas ações sobre o SNC ocorrem raramente. Apenas em certas ocasiões são observadas reações de hipersensibilidade, incluindo exantemas cutâneos, com a maioria dos fármacos dessa classe. Os relatos de teratogenicidade que resulta em deformação fetal após o uso de certos benzodiazepínicos levaram a FDA a incluir determinados benzodiazepínicos nas categorias D ou X de risco para gravidez. Um aumento da incidência de aborto espontâneo, parto prematuro e baixo peso ao nascer foi relatado em relação ao uso dos benzodiazepínicos. A maioria dos barbitúricos pertence à categoria de risco D. Eszopiclona, ramelteona, suvorexanto, zaleplona e zolpidem pertencem à categoria C, enquanto a buspirona pertence à categoria B para o uso na gestação. Por aumentarem a síntese de porfirinas, os barbitúricos estão *absolutamente contraindicados* para pacientes com história de porfiria intermitente aguda, porfiria variegada, coproporfiria hereditária ou porfiria sintomática.

Alterações na resposta farmacológica

Dependendo da dose e da duração do uso, ocorre tolerância em graus variáveis a muitos dos efeitos farmacológicos dos sedativo-hipnóticos. Todavia, não se deve supor que o grau de tolerância obtido seja idêntico para todos os efeitos farmacológicos. Há evidências de que a faixa de doses letais não é significativamente alterada pelo uso prolongado de sedativo-hipnóticos. A tolerância cruzada entre os diferentes sedativo-hipnóticos, incluindo o álcool, pode levar a uma resposta terapêutica insatisfatória quando são administradas doses-padrão a um paciente com história recente de uso excessivo desses fármacos. No entanto, tem havido poucos relatos de desenvolvimento de tolerância quando a eszopiclona, o zolpidem ou a zaleplona são usados durante menos de 4 semanas.

Com o uso crônico de sedativo-hipnóticos, particularmente se as doses forem aumentadas, pode surgir um estado de dependência fisiológica. Esse estado pode evoluir até um grau não observado com qualquer outro grupo de fármacos, *incluindo os opioides*. A abstinência de um sedativo-hipnótico pode ter manifestações graves e potencialmente fatais. Os sintomas de abstinência variam desde inquietação, ansiedade, fraqueza e hipotensão ortostática até reflexos hiperativos e convulsões generalizadas. Em geral, esses sintomas são mais graves após a interrupção de sedativo-hipnóticos com meias-vidas mais curtas. Entretanto, a eszopiclona, o zolpidem e a zaleplona parecem constituir exceções, visto que os sintomas de abstinência são mínimos após a interrupção abrupta desses fármacos mais novos de ação curta. Os sintomas são menos pronunciados com fármacos de ação mais longa, os quais podem, em parte, efetuar sua própria abstinência "gradual" em virtude de sua eliminação lenta. A dependência cruzada, definida como a capacidade de um fármaco de suprimir os sintomas de abstinência produzidos pela interrupção de outro fármaco, é muito acentuada entre os sedativo-hipnóticos. Fármacos de longa ação, como clordiazepóxido, diazepam e fenobarbital, podem ser usados para o alívio dos sintomas de abstinência por uso de álcool ou drogas.

Interações medicamentosas

As interações medicamentosas mais comuns que envolvem os sedativo-hipnóticos consistem em interações com outros agentes depressores do SNC, resultando em efeitos aditivos. Essas interações têm alguma utilidade terapêutica quando esses fármacos são usados como adjuvantes na prática anestésica. Todavia, se não forem previstas, podem resultar em sérias consequências, incluindo aumento da depressão com o uso concomitante de muitos outros fármacos. O uso concomitante de bebidas alcoólicas com analgésicos opioides, anticonvulsivantes, anti-histamínicos, anti-hipertensivos, antidepressivos tricíclicos ou fenotiazinas pode precipitar efeitos aditivos.

Interações que envolvem alterações na atividade dos sistemas enzimáticos hepáticos relacionados com o metabolismo de fármacos têm sido discutidas (ver também Capítulos 4 e 67).

RESUMO Sedativo-hipnóticos

Subclasse, fármaco	Mecanismo de ação	Efeitos	Aplicações clínicas	Farmacocinética, toxicidades, interações
BENZODIAZEPÍNICOS				
• Alprazolam • Clordiazepóxido • Clonazepam • Clorazepato • Diazepam • Estazolam • Flurazepam • Lorazepam • Midazolam • Oxazepam • Quazepam • Temazepam • Triazolam	Ligam-se a subunidades específicas do receptor $GABA_A$ em sinapses neuronais do SNC, facilitando a frequência de abertura dos canais iônicos de cloreto mediados pelo GABA • aumento da hiperpolarização da membrana	Efeitos depressores do SNC dose-dependentes incluindo sedação e alívio da ansiedade • amnésia • hipnose • anestesia • coma • e depressão respiratória	Estados de ansiedade aguda • ataques de pânico • transtorno de ansiedade generalizada • insônia e outros distúrbios do sono • relaxamento do músculo esquelético • anestesia (como adjuvantes) • convulsões	Tempo de meia-vida de 2 a 40 h (clorazepato de longa duração) • atividade oral • metabolismo hepático – alguns metabólitos ativos • *Toxicidade:* extensão dos efeitos depressores no SNC • labilidade à dependência • *Interações:* depressão do SNC pode ser potencializada pelo uso de álcool com outros depressores
ANTAGONISTA DOS BENZODIAZEPÍNICOS				
• Flumazenil	Antagonista nos sítios de ligação dos benzodiazepínicos nos receptores $GABA_A$	Bloqueia as ações dos benzodiazepínicos e do zolpidem, sem bloquear os demais fármacos sedativo-hipnóticos	Tratamento da sobredose de benzodiazepínicos	IV, meia-vida curta • *Toxicidade:* agitação, confusão • possível síndrome de retirada abrupta em indivíduos com dependência aos benzodiazepínicos
BARBITÚRICOS				
• Amobarbital • Butabarbital • Metilfenobarbital • Pentobarbital • Fenobarbital • Secobarbital	Ligam-se a subunidades específicas do receptor $GABA_A$ em sinapses neuronais do SNC, facilitando a duração de abertura dos canais iônicos de cloreto mediados pelo GABA • aumento da hiperpolarização da membrana	Efeitos depressores do SNC dose-dependentes incluindo sedação e alívio da ansiedade • amnésia • hipnose • anestesia • coma e depressão respiratória • relação dose-resposta mais acentuada que a dos benzodiazepínicos	Anestesia (tiopental) • insônia (secobarbital) • epilepsia (fenobarbital)	Tempo de meia-vida de 4 a 60 h (fenobarbital de longa ação) • atividade oral • metabolismo hepático – fenobarbital 20% de eliminação renal • *Toxicidade:* extensão dos efeitos depressores do SNC • labilidade à dependência > benzodiazepínicos • *Interações:* depressão aditiva do SNC com o álcool e muitas outras substâncias • indução das enzimas hepáticas envolvidas no metabolismo de fármacos

(continua)

Subclasse, fármaco	Mecanismo de ação	Efeitos	Aplicações clínicas	Farmacocinética, toxicidades, interações
HIPNÓTICOS MAIS RECENTES				
• Eszopiclona • Zaleplona • Zolpidem	Ligam-se seletivamente a um subgrupo de receptores $GABA_A$, atuando como os benzodiazepínicos, com aumento da hiperpolarização da membrana	Rápido início da hipnose com menos efeitos amnésicos ou depressão psicomotora ou sonolência no dia seguinte	Distúrbios do sono, particularmente aqueles caracterizados por uma dificuldade em adormecer	Atividade oral • tempo de meia-vida curto • substratos das CYPs • *Toxicidade:* extensão dos efeitos depressores no SNC • labilidade à dependência • *Interações:* depressão do SNC pode ser potencializada pelo uso de álcool com outros depressores
AGONISTAS DOS RECEPTORES DE MELATONINA				
• Ramelteona	Ativa os receptores MT_1 e MT_2 nos núcleos supraquiasmáticos do SNC	Rápido início do sono, com insônia de rebote ou sintomas de abstinência mínimos	Distúrbios do sono, particularmente aqueles caracterizados por dificuldade em adormecer • não é uma substância controlada	Atividade oral • forma metabólito ativo pela CYP1A2 • *Toxicidade:* tontura • fadiga • alterações endócrinas • *Interações:* a fluvoxamina inibe o metabolismo
• *Tasimelteona: agonista dos receptores MT_1 e MT_2, recentemente aprovado nos Estados Unidos para administração oral nos distúrbios do sono*				
ANTAGONISTA DAS OREXINAS				
• Suvorexanto	Bloqueia a ligação de orexinas, neuropeptídeos que promovem a vigília	Auxilia na conciliação do sono e na sua duração	Distúrbios do sono, particularmente aqueles caracterizados por uma dificuldade em adormecer	O metabolismo da CYP é inibido por fluconazol, verapamil e suco de toranja • sonolência no dia seguinte e dificuldade de dirigir
AGONISTA DO RECEPTOR 5-HT				
• Buspirona	Mecanismo incerto: agonista parcial dos receptores 5-HT1A, mas também com afinidade pelos receptores D_2	Início lento (1-2 semanas) dos efeitos ansiolíticos • comprometimento psicomotor mínimo – nenhuma depressão aditiva do SNC com fármacos sedativo-hipnóticos	Estados de ansiedade generalizada	Atividade oral • forma metabólitos ativos • meia-vida curta • *Toxicidade:* taquicardia • parestesia • desconforto gastrintestinal • *Interações:* indutores e inibidores de CYP3A4

PREPARAÇÕES DISPONÍVEIS

NOMES GENÉRICOS
BENZODIAZEPÍNICOS
Alprazolam
Clonazepam
Clorazepato
Clordiazepóxido
Diazepam
Estazolam
Flurazepam
Lorazepam
Midazolam
Oxazepam*
Quazepam*
Temazepam*
Triazolam*
ANTAGONISTA DOS BENZODIAZEPÍNICOS
Flumazenil

NOMES GENÉRICOS
BARBITÚRICOS
Amobarbital*
Fenobarbital
Metilfenobarbital*
Pentobarbital*
Secobarbital*
FÁRMACOS DIVERSOS
Buspirona
Eszopiclona
Hidrato de cloral
Hidroxizina
Meprobamato*
Paraldeído
Ramelteona
Suvorexanto*
Tasimelteona*
Zaleplona
Zolpidem

*Não disponível no Brasil.

REFERÊNCIAS

Ancoli-Israel S et al: Long-term use of sedative hypnotics in older patients with insomnia. Sleep Med 2005;6:107.

Anonymous: Drugs for chronic insomnia. Med Lett 2018;60:201.

Anonymous: Drugs for anxiety disorders. Med Lett 2019;61:121.

Bateson AN: The benzodiazepine site of the GABA A receptor: An old target with new potential? Sleep Med 2004;5(Suppl 1):S9.

Chouinard G: Issues in the clinical use of benzodiazepines: Potency, withdrawal, and rebound. J Clin Psychiatry 2004;65(Suppl 5):7.

Clayton T et al: An updated unified pharmacophore model of the benzodiazepine binding site on gamma-aminobutyric acid(a) receptors: Correlation with comparative models. Curr Med Chem 2007;14:2755.

Cloos JM, Ferreira V: Current use of benzodiazepines in anxiety disorders. Curr Opin Psychiatry 2009;22:90.

Craske M, Bystritsky A: Approach to treating generalized anxiety disorder in adults: Up To Date 2019; topic 101879.

Da Settimo F et al: GABA A/Bz receptor subtypes as targets for selective drugs. Curr Med Chem 2007;14:2680.

Davidson JR et al: A psychopharmacological treatment algorithm for generalized anxiety disorder. J Psychopharmacol 2010;24:3.

Drover DR: Comparative pharmacokinetics and pharmacodynamics of short-acting hypnosedatives: Zaleplon, zolpidem and zopiclone. Clin Pharmacokinet 2004;43:227.

Dubey AK et al: Suvorexant: The first orexin receptor antagonist to treat insomnia. J Pharmacol Pharmacother 2015;6:118.

Erman M et al: An efficacy, safety, and dose-response study of ramelteon in patients with chronic primary insomnia. Sleep Med 2006;7:17.

Gottesmann C: GABA mechanisms and sleep. Neuroscience 2002;111:231.

Han W et al: Shisa7 is a $GABA_A$ receptor auxiliary subunit controlling benzodiazepine actions. Science 2019;366:246.

Hanson SM, Czajkowski C: Structural mechanisms underlying benzodiazepine modulation of the GABA(A) receptor. J Neurosci 2008;28:3490.

Hesse LM et al: Clinically important drug interactions with zopiclone, zolpidem and zaleplon. CNS Drugs 2003;17:513.

Jacobson LH et al: Suvorexant for the treatment of insomnia. Exp Rev Clin Pharmacol 2014;7:711.

Kato K et al: Neurochemical properties of ramelteon, a selective MT1/MT2 receptor agonist. Neuropharmacology 2005;48:301.

Kralic JE et al: GABA(A) receptor alpha-1 subunit deletion alters receptor subtype assembly, pharmacological and behavioral responses to benzodiazepines and zolpidem. Neuropharmacology 2002;43:685.

Lader M, Tylee A, Donoghue J: Withdrawing benzodiazepines in primary care. CNS Drugs 2009;23:2319.

McKernan RM et al: Anxiolytic-like action of diazepam: Which GABA(A) receptor subtype is involved? Trends Pharmacol Sci 2001;22:402.

Medical Letter: Drugs for insomnia. Treat Guidel Med Lett 2012;10:57.

Morairty SR et al: The hypocretin/orexin antagonist almorexant promotes sleep without impairment of performance in rats. Front Neurosci 2014;8:3.

Rapaport MJ et al: Benzodiazepine use and driving: A meta analysis. J Clin Psychiatry 2009;70:663.

Rosenberg R et al: An assessment of the efficacy and safety of eszopiclone in the treatment of transient insomnia in healthy adults. Sleep Med 2005;6:15.

Sanger DJ: The pharmacology and mechanism of action of new generation, non-benzodiazepine hypnotic agents. CNS Drugs 2004;18(Suppl 1):9.

Shyken JM et al: Benzodiazepines in pregnancy. Clin Obstet Gynecol 2019;62:156.

Silber MH: Chronic insomnia. N Engl J Med 2005;353:803.

Walsh JK: Pharmacologic management of insomnia. J Clin Psychiatry 2004;65 (Suppl 16):41.

Winkelman JW: Insomnia disorder. N Engl J Med 2015;373:1437.

Wurtman R: Ramelteon: A novel treatment for the treatment of insomnia. Expert Rev Neurother 2006;6:957.

RESPOSTA DO ESTUDO DE CASO

Conforme descrito neste capítulo, os fatores não farmacológicos são muito importantes no manejo dos problemas do sono: dieta adequada (evitar lanches antes de dormir), exercício físico e horário e local regulares para dormir. É muito importante evitar estimulantes, e o grande consumo de refrigerante de cola *diet* pela paciente deve ser reduzido, particularmente na segunda metade do dia. Se o problema persistir após a implementação dessas medidas, pode-se tentar um dos hipnóticos mais recentes (eszopiclona, zaleplona ou zolpidem) por um curto período.

C A P Í T U L O

23 Os alcoóis

Anthony J. Trevor, PhD*

ESTUDO DE CASO

Um calouro universitário de 19 anos começou a beber às 20h 30 min durante um trote preparado pelos veteranos. Entre 20h 30 min e meia-noite, ele e vários outros estudantes consumiram cerveja e uma garrafa de uísque, e ele consumiu a maior parte de uma garrafa de rum por insistência dos veteranos. O rapaz queixou-se de náuseas, deitou-se em um sofá e começou a perder a consciência. Dois veteranos o levaram até o quarto, colocaram-no de barriga para baixo e deixaram uma lata de lixo por perto. Cerca de 10 minutos depois, o calouro foi encontrado inconsciente e coberto de vômito. Houve um atraso no atendimento, visto que os veteranos chamaram a polícia em vez de chamar a assistência médica de emergência. Após a chamada ter sido transferida para a emergência, os paramédicos responderam rapidamente e descobriram que o rapaz não estava mais respirando e havia sufocado em seu vômito. Ele foi levado imediatamente ao hospital, onde permaneceu em coma por 2 dias antes de ser declarado morto. A concentração de álcool no sangue do paciente pouco depois de sua chegada ao hospital foi de 510 mg/dL.

Qual foi a causa da morte desse paciente? Se tivesse recebido assistência médica mais cedo, qual tipo de tratamento poderia ter evitado sua morte?

O álcool, principalmente na forma de álcool etílico (etanol), tem ocupado um lugar importante na história há pelo menos 8 mil anos. Na sociedade ocidental, a cerveja e o vinho estiveram entre os principais produtos de consumo diário até o século XIX. Essas bebidas alcoólicas relativamente diluídas eram preferidas à água, que era conhecida – muito tempo antes da descoberta dos microrganismos – pela sua associação a doenças agudas e crônicas. Parcialmente esterilizadas pelo processo de fermentação e pelo teor de álcool, as bebidas alcoólicas forneciam calorias e alguns nutrientes e serviam como principal fonte de ingestão diária de líquidos. Quando foram introduzidos melhores sistemas de saneamento e de purificação da água no século XIX, a cerveja e o vinho tornaram-se componentes menos importantes da dieta humana, e o consumo de bebidas alcoólicas, incluindo preparações destiladas com concentrações mais altas de álcool, adquiriu sua função atual como uma forma de recreação socialmente aceitável em muitas sociedades.

Hoje, o álcool é amplamente consumido. À semelhança de outros fármacos sedativo-hipnóticos, o álcool, em quantidades baixas a moderadas, alivia a ansiedade e promove uma sensação de bem-estar ou até mesmo de euforia. Entretanto, também é a substância mais comumente usada de modo abusivo no mundo e constitui a causa de grandes custos médicos e sociais. Nos Estados Unidos, cerca de 75% da população adulta consome álcool regularmente.** A maioria dessa população que ingere álcool é capaz de aproveitar os efeitos prazerosos sem permitir que o consumo se torne um risco para a saúde. Entretanto, 8 a 10% da população nos Estados Unidos apresentam um **transtorno por abuso de álcool**.*** Os indivíduos

*O autor agradece à Dra. Susan B. Masters, PhD, autora anterior deste capítulo, por sua contribuição.

**N. de R.T. No Brasil, uma pesquisa realizada pelo Instituto Brasileiro do Fígado mostrou que 55% da população brasileira tem o hábito de consumir bebidas alcoólicas, sendo que 18,8% fazem uso abusivo dessa substância.

***N. de R.T. No Brasil, a prevalência do uso abusivo para bebidas alcoólicas, de acordo com o critério AUDIT > 8, foi de 18,5%, sendo de 34,9% para os homens e de 7,9% para as mulheres. Para a dependência do consumo de álcool (CAGE > 2), a prevalência foi de 10,4%, com 17% para os homens e 6,1% para as mulheres.

que consomem álcool em situações perigosas (p. ex., beber e dirigir ou combinar álcool e medicamentos) ou que continuam consumindo, apesar das consequências adversas relacionadas diretamente ao consumo, enquadram-se no grupo de pessoas que fazem **uso abusivo de álcool** (ver também Capítulo 32). Os indivíduos com **dependência de álcool** apresentam características de abuso de álcool e, além disso, exibem dependência física da substância (tolerância ao álcool e sinais e sintomas de abstinência). Eles também demonstram incapacidade de controlar o consumo de álcool e dedicam muito tempo na aquisição e no consumo da substância ou na recuperação de seus efeitos. Os transtornos por uso de álcool são complexos, com determinantes tanto genéticos como ambientais.

Os custos sociais e médicos do abuso de álcool são impressionantes. Estima-se que aproximadamente 600 mil visitas à emergência médica e 85 mil mortes nas Américas (segundo dados da OPAS/OMS) ocorram anualmente devido ao consumo de álcool. Uma vez no hospital, os indivíduos com alcoolismo crônico costumam apresentar um prognóstico mais grave. Além disso, a cada ano, nascem centenas de milhares de crianças com malformações morfológicas e funcionais em decorrência da exposição materna ao álcool durante o pré-natal. Apesar do investimento de muitos recursos e de muita pesquisa básica, o alcoolismo continua sendo uma doença crônica comum difícil de tratar.

O etanol e muitos outros alcoóis com efeitos potencialmente tóxicos são usados como combustíveis e na indústria – alguns, em quantidades enormes. Além da toxicidade do etanol, as toxicidades do metanol e do etilenoglicol ocorrem com frequência suficiente para justificar uma discussão neste capítulo.

FARMACOLOGIA BÁSICA DO ETANOL

Farmacocinética

O etanol é uma pequena molécula hidrossolúvel que sofre rápida absorção pelo trato gastrintestinal. Após a ingestão de álcool em jejum, as concentrações sanguíneas máximas de álcool são alcançadas em 30 minutos. A presença de alimento no estômago retarda a absorção, diminuindo a velocidade do esvaziamento gástrico. A distribuição é rápida, e as concentrações teciduais aproximam-se das do sangue. O volume de distribuição do etanol aproxima-se daquele da água corporal total (0,5-0,7 L/kg). Para uma dose oral equivalente de álcool, as mulheres apresentam um pico de concentração mais alto do que os homens, em parte devido a um conteúdo de água corporal total menor nas mulheres e, em parte, devido a diferenças no metabolismo de primeira passagem. No sistema nervoso central (SNC), a concentração de etanol eleva-se rapidamente, visto que o cérebro recebe uma grande proporção do fluxo sanguíneo total, e o etanol atravessa prontamente as membranas biológicas.

Mais de 90% do álcool consumido é oxidado pelo fígado; o restante é excretado pelos pulmões e na urina. O álcool que é excretado pelos pulmões, embora em pequena concentração, pode ser quantificado no ar expirado pelo teste de alcoometria, e tem sido usado em muitos países como um critério legal para definir se o indivíduo estava dirigindo sob efeito do álcool. Na maioria dos estados dos Estados Unidos é permitido dirigir, desde que a concentração de álcool esteja em valores inferiores a 80 mg/dL (0,08%).* Nas concentrações de etanol habitualmente alcançados no sangue, a taxa de oxidação segue uma cinética de ordem zero, isto é, não depende do tempo nem da concentração da substância. O adulto típico pode metabolizar 7 a 10 g (150-220 mmol) de álcool por hora, o equivalente a aproximadamente uma "dose" (300 mL de cerveja, 105 mL de vinho ou 30 mL de destilado com prova de álcool, graduação alcoólica ou força alcoólica de 80). Em 2015, foi aprovado, em alguns estados dos Estados Unidos, um produto comercial (Palcohol não disponível no Brasil) que consiste em um pó que, uma vez misturado, forma uma bebida com 10% de teor alcoólico (aproximadamente equivalente ao vinho).

Foram identificadas as duas vias mais importantes do metabolismo do álcool a acetaldeído (Figura 23-1). A seguir, o acetaldeído é oxidado a acetato por um terceiro processo metabólico.

A. Mecanismos da álcool desidrogenase

A principal via para o metabolismo do álcool envolve a álcool desidrogenase (ADH, do inglês *alcohol dehydrogenase*), uma família de enzimas citosólicas que catalisa a conversão do álcool em acetaldeído (ver Figura 23-1, à esquerda). Essas enzimas estão localizadas principalmente no fígado, porém são encontradas pequenas quantidades delas em outros órgãos, como o cérebro e o estômago. Existe uma considerável variação genética nas enzimas da ADH, que afeta a taxa do metabolismo do etanol e parece alterar a vulnerabilidade aos transtornos de abuso de álcool. Por exemplo, foi constatado que um alelo da ADH (o alelo *ADH1B*2*), que está associado à rápida conversão do etanol em acetaldeído, é protetor contra a dependência de álcool em várias populações étnicas, em especial do Leste Asiático.

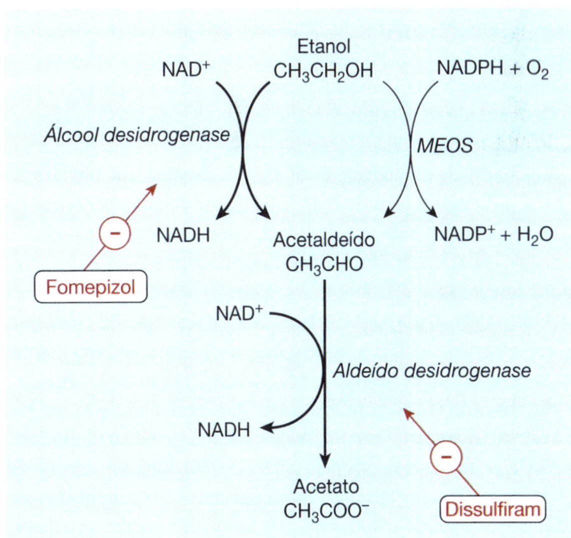

FIGURA 23-1 O metabolismo do etanol pela álcool desidrogenase e o sistema microssomal de oxidação do álcool (MEOS). A álcool desidrogenase e a aldeído desidrogenase são inibidas pelo fomepizol e pelo dissulfiram, respectivamente. NAD^+, dinucleotídeo de nicotinamida e adenina; NADPH, fosfato de dinucleotídeo de nicotinamida e adenina.

*N. de R.T. No Brasil, o limite de tolerância estabelecido pela Lei Seca é zero. No entanto, existe um limite mínimo, para fins legais, que é de até 0,33 mg de álcool por litro de ar expedido. Até esse limite, o motorista está "apenas" cometendo uma infração de trânsito; a partir disso, já é considerado crime.

Ocorre algum metabolismo do etanol pela ADH no estômago nos homens, porém uma quantidade menor ocorre nas mulheres, que parecem ter níveis mais baixos da enzima gástrica. Essa diferença no metabolismo gástrico nas mulheres provavelmente contribui para as diferenças relacionadas com o sexo nas concentrações sanguíneas de álcool observadas anteriormente.

Durante a conversão do etanol em acetaldeído pela ADH, o íon hidrogênio é transferido do etanol para o cofator de dinucleotídeo de nicotinamida e adenina (NAD^+) para formar NADH. Como resultado, a oxidação do álcool gera um excesso de equivalentes redutores no fígado, principalmente na forma de NADH. O excesso de produção de NADH parece contribuir para os distúrbios metabólicos que acompanham o alcoolismo crônico e para a acidose láctica e a hipoglicemia que frequentemente acompanham a intoxicação aguda por álcool.

B. Sistema microssomal de oxidação do álcool

O sistema microssomal de oxidação do álcool (MEOS, do inglês *microsomal ethanol-oxidizing system*), também conhecido como sistema de oxidase de função mista, é um sistema enzimático que utiliza o NADPH como cofator no metabolismo do álcool (ver Figura 23-1, à direita) e consiste principalmente em CYP2E1, CYP1A2 e CYP3A4 (ver Capítulo 4).

Durante o consumo crônico de álcool, a atividade do MEOS é induzida. Em consequência, esse consumo crônico resulta em aumentos significativos não apenas do metabolismo do etanol, mas também da depuração de outros fármacos eliminados pela CYP, que constitui o MEOS, e na geração dos subprodutos tóxicos das reações de CYP (toxinas, radicais livres, H_2O_2).

C. Metabolismo do acetaldeído

Grande parte do acetaldeído formado a partir do álcool sofre oxidação no fígado, em uma reação catalisada pela aldeído desidrogenase (ALDH, do inglês *aldehyde dehydrogenase*), enzima mitocondrial dependente de NAD. O produto dessa reação é o acetato (ver Figura 23-1), que pode ser posteriormente metabolizado a CO_2 e água, ou usado para formar acetil-CoA.

A oxidação do acetaldeído é inibida pelo **dissulfiram**, um fármaco que tem sido usado para deter o consumo de bebidas alcoólicas por pacientes com dependência de álcool. Quando o etanol é consumido na presença de dissulfiram, o acetaldeído acumula-se e causa uma reação desagradável de rubor facial, náuseas, vômitos, tontura e cefaleia. Outros fármacos (p. ex., metronidazol, trimetoprima, cefotetana) inibem a enzima ALDH e podem causar uma reação semelhante à reação do dissulfiram quando usada em combinação com o álcool.

Alguns indivíduos, principalmente descendentes de indivíduos do Leste Asiático, apresentam uma deficiência genética na atividade da ALDH, que é codificada pelo gene *ALDH2*. Quando consomem álcool, essas pessoas desenvolvem concentrações sanguíneas elevadas de acetaldeído e apresentam uma reação nociva semelhante àquela observada com a combinação de dissulfiram e etanol. Essa forma de ALDH com atividade reduzida é fortemente protetora contra os transtornos de uso de álcool.

Farmacodinâmica do consumo agudo de etanol

A. Sistema nervoso central

O SNC é acentuadamente afetado pelo consumo agudo de álcool. Essa substância provoca sedação, alívio da ansiedade e, em concentrações mais altas, fala arrastada, ataxia, prejuízo do discernimento e comportamento desinibido, uma condição geralmente denominada intoxicação ou embriaguez (Tabela 23-1). Esses efeitos no SNC são mais pronunciados quando a concentração sanguínea está aumentando, visto que a tolerância aguda aos efeitos do álcool ocorre depois de algumas horas de consumo da bebida. Para os consumidores crônicos, que são tolerantes aos efeitos do álcool, são necessárias concentrações mais altas para produzir esses efeitos no SNC. Por exemplo, um indivíduo com alcoolismo crônico pode parecer sóbrio ou apenas ligeiramente intoxicado com uma concentração sanguínea de álcool de 300 a 400 mg/dL (0,30-0,40%), enquanto essa concentração alcoólica é suficiente para causar uma forte intoxicação ou até mesmo levar ao coma indivíduos com menos tolerância. A propensão de doses moderadas de álcool a inibir a atenção e as habilidades de processamento das informações, bem como as habilidades motoras necessárias para a operação de veículos automotores, tem efeitos pronunciados. Cerca de 30 a 40% de todos os acidentes de trânsito que resultam em fatalidade nos Estados Unidos envolvem pelo menos uma pessoa com concentração sanguínea de álcool próxima ou acima da concentração legal de intoxicação. Dirigir alcoolizado constitui uma das principais causas de morte entre adultos jovens.*

TABELA 23-1 Concentração de álcool no sangue (CAS) e efeitos clínicos em indivíduos não tolerantes

CAS (mg/dL)[1]	Efeito clínico
50-100	Sedação, sensação subjetiva de estar "alto", tempos de reação mais lentos
100-200	Prejuízo da função motora, fala arrastada, ataxia
200-300	Êmese, estupor
300-400	Coma
> 400	Depressão respiratória, morte

[1]Em muitas regiões dos Estados Unidos, uma concentração sanguínea acima de 80 a 100 mg/dL para adultos ou de 5 a 20 mg/dL para pessoas com menos de 21 anos é suficiente para condenação por dirigir "sob influência de álcool".

À semelhança de outros fármacos sedativo-hipnóticos, o álcool é um depressor do SNC. Em altas concentrações sanguíneas, o álcool provoca coma, depressão respiratória e morte.

O etanol afeta muitas proteínas de membrana que participam de vias de sinalização, incluindo os receptores de neurotransmissores para aminas, aminoácidos, opioides e neuropeptídeos; enzimas como a Na^+/K^+-ATPase, a adenililciclase, a fosfolipase C; transportador de nucleosídeos; e canais iônicos. Muita atenção tem sido dada aos efeitos do álcool na neurotransmissão pelo glutamato e pelo ácido γ-aminobutírico (GABA, do inglês *gamma aminobutyric acid*), os principais neurotransmissores excitatórios e inibitórios do SNC. A exposição aguda ao etanol aumenta a ação do GABA nos receptores $GABA_A$, o que é compatível com a capacidade dos GABAmiméticos de intensificar muitos dos efeitos agudos do álcool e dos antagonistas do $GABA_A$ para atenuar algumas das ações do etanol. O etanol inibe a capacidade do glutamato de abrir os canais catiônicos associados ao subtipo *N*-metil-D-aspartato (NMDA) de receptores de glutamato. O receptor NMDA está implicado em muitos aspectos da função cognitiva, incluindo a aprendizagem e a memória. Os apagões (*blackouts*)

*N. de R.T. No Brasil, uma pesquisa realizada pela Associação Brasileira dos Departamentos Estaduais de Trânsito mostrou que 61% dos acidentados tinham ingerido bebida alcoólica, sendo que quase 30% deles tinham uma quantidade de álcool no sangue superior à permitida pelo novo Código de Trânsito Brasileiro. Em todas as cidades onde foram realizadas as pesquisas, a faixa etária de 20 a 39 anos apresentava o maior índice de consumo de álcool: 65%.

– períodos de perda da memória que ocorrem com concentrações elevadas de álcool – podem resultar da inibição da ativação dos receptores NMDA. Experimentos com modelos animais geneticamente modificados deverão fornecer uma definição mais precisa dos alvos diretos e indiretos do etanol. Nos últimos anos, experimentos realizados com cepas mutantes de camundongos, vermes e moscas reforçaram a importância de alvos previamente identificados e ajudaram a identificar novos candidatos, incluindo um canal de potássio regulado por cálcio e por voltagem, que pode constituir um dos alvos diretos do etanol (ver Quadro "O que vermes, moscas e camundongos embriagados podem nos dizer sobre o álcool?", adiante).

B. Coração

Indivíduos com consumo agudo de quantidades moderadas de álcool, isto é, com concentração sanguínea acima de 100 mg/dL, podem apresentar depressão do sistema circulatório por meio de uma redução na contratilidade cardíaca.

C. Músculo liso

O etanol é um vasodilatador, provavelmente como resultado dos efeitos no SNC (depressão do centro vasomotor) e do relaxamento direto do músculo liso produzido por seu metabólito, o acetaldeído. Em casos de sobredose grave, a hipotermia – causada pela vasodilatação – pode ser acentuada em ambientes frios. Evidências preliminares indicam que a flibanserina, uma substância que atua nos receptores 5-HT, pode aumentar os efeitos hipotensivos do álcool, levando a uma hipotensão ortostática grave e síncope (ver Capítulo 16). O etanol também relaxa o útero e – antes da introdução de relaxantes uterinos mais efetivos e mais seguros (p. ex., antagonistas dos canais de cálcio) – era usado por via intravenosa para a supressão do trabalho de parto prematuro.

Consequências do consumo crônico de álcool

O consumo crônico de álcool afeta profundamente a função de vários órgãos vitais – em particular, o fígado – e dos sistemas nervoso, gastrintestinal, cardiovascular e imune. Por ter baixa potência, o etanol requer concentrações milhares de vezes mais altas do que outras drogas de abuso (p. ex., cocaína, opiáceos, anfetaminas) para produzir seus efeitos intoxicantes. Como consequência, o etanol é consumido em quantidades muito grandes para uma substância farmacologicamente ativa. A lesão tecidual causada pela ingestão crônica de álcool resulta da combinação dos efeitos diretos do etanol e do acetaldeído e das consequências desse metabólito ativo. Os mecanismos específicos implicados na lesão tecidual incluem aumento do estresse oxidativo acoplado à depleção de glutationa, lesão das mitocôndrias, desregulação dos fatores de crescimento e potencialização da lesão induzida por citocinas.

O consumo crônico de grandes quantidades de álcool está associado a um risco aumentado de morte. As mortes ligadas ao consumo de álcool são causadas por doença hepática, câncer, acidentes e suicídio.

O que vermes, moscas e camundongos embriagados podem nos dizer sobre o álcool?

Para uma substância como o álcool, que possui baixa potência e especificidade e que modifica comportamentos complexos, é difícil definir precisamente seus alvos de ação tanto diretos como indiretos. Cada vez mais, os pesquisadores estão empregando abordagens genéticas para entender a neurobiologia do álcool. Três espécies – camundongos, moscas e vermes – geneticamente modificadas têm sido usadas em estudos experimentais com resultados interessantes.

Há muitos anos, cepas de camundongos com sensibilidade anormal ao etanol foram identificadas. Usando técnicas de mapeamento e sequenciamento genético, pesquisadores têm feito grandes avanços na descoberta dos genes que conferem suscetibilidade e resistência ao álcool. Uma abordagem mais direcionada é o uso de camundongos transgênicos para testar hipóteses sobre genes específicos. Por exemplo, quando experimentos iniciais sugeriram uma ligação entre o neuropeptídeo Y (NPY) cerebral e o etanol, os pesquisadores usaram dois modelos de camundongos transgênicos para investigar melhor essa hipótese. Descobriu-se que uma cepa de camundongos que carece do gene do NPY – camundongos com nocaute de NPY – consome mais etanol do que o grupo-controle e é menos sensível aos efeitos sedativos do etanol. Como era de se esperar, se o aumento das concentrações de NPY no cérebro torna os camundongos mais sensíveis ao etanol, uma cepa de camundongos com hiperexpressão do NPY irá consumir menos álcool do que os controles, embora seu consumo total de alimentos e líquidos seja normal. Outros experimentos com camundongos-nocaute transgênicos suportam os achados iniciais de que o álcool deve atuar em diferentes cascatas de sinalização, bem como em receptores GABA, de glutamato, dopamina, opioides e serotonina. Mais recentemente, estudos apontam para o possível envolvimento de novos candidatos, como o NPY, o hormônio de liberação de corticotrofinas, os receptores de canabinoides, os canais iônicos e a proteína cinase C.

É fácil imaginar camundongos apresentando respostas comportamentais mensuráveis ao álcool, porém é difícil imaginar vermes e moscas-das-frutas embriagados. Na verdade, as respostas desses invertebrados ao etanol são semelhantes às dos mamíferos. As moscas-das-frutas (*Drosophila melanogaster*) que são expostas a vapor de etanol exibem aumento da locomoção em baixas concentrações; entretanto, em concentrações mais altas, passam a apresentar coordenação precária, sedação e, por fim, imobilidade. Esses comportamentos podem ser monitorados por métodos sofisticados de rastreamento por *laser* ou vídeo, ou com uma coluna de ar de "cromatografia" que separa moscas embriagadas que caem na parte inferior da coluna das não sensitivas. De forma semelhante, o verme *Caenorhabditis elegans* exibe aumento da locomoção com baixas concentrações de etanol; com concentrações mais altas, ocorre locomoção reduzida, sedação e – algo que pode ser transformado em triagem efetiva para os vermes mutantes que são resistentes ao etanol – redução da postura de ovos. As vantagens da utilizar moscas e vermes como modelos genéticos para a pesquisa dos efeitos do álcool são a sua neuroanatomia simples, o uso de técnicas bem estabelecidas para manipulação genética, uma extensa biblioteca de mutantes e códigos genéticos conhecidos. Já existe muita informação acumulada sobre proteínas candidatas envolvidas nos efeitos do etanol nas moscas. Em um estudo sofisticado sobre *C. elegans*, os pesquisadores encontraram evidências de que um canal de potássio BK ativado por cálcio e regulado por voltagem constitui um alvo direto do etanol. Esse canal, que é ativado pelo etanol, possui homólogos estreitos nas moscas e nos vertebrados, e há fortes evidências de que o etanol tenha efeitos semelhantes nesses homólogos. Experimentos com estas espécies geneticamente modificadas poderão contribuir para um melhor entendimento dos mecanismos moleculares envolvidos na ação do álcool em humanos.

A. Fígado e trato gastrintestinal

A doença hepática constitui a complicação clínica mais comum do uso abusivo de álcool; estima-se que 15 a 30% dos bebedores crônicos inveterados acabam desenvolvendo doença hepática grave. Esteatose alcoólica é uma condição reversível, porém pode evoluir para hepatite alcoólica, cirrose e, finalmente, insuficiência hepática. Nos Estados Unidos, o uso crônico de álcool é a principal causa de cirrose hepática e da necessidade de transplante hepático. O risco de desenvolver doença hepática está relacionado tanto com a quantidade média de consumo diário quanto com a duração do abuso de álcool. As mulheres parecem ser mais suscetíveis à hepatotoxicidade do álcool do que os homens. A presença de infecção concomitante pelos vírus da hepatite B ou da hepatite C aumenta o risco de doença hepática grave. Cirrose contribui para a elevação da pressão arterial e de varizes gástricas e esofágicas. A ruptura dessas varizes causa um sangramento massivo.

A patogênese da doença hepática alcoólica é um processo multifatorial que envolve repercussões metabólicas da oxidação do etanol no fígado, desregulação da oxidação e síntese de ácidos graxos, além de ativação do sistema imune inato por uma combinação de efeitos diretos do etanol e seus metabólitos e por endotoxinas bacterianas que têm acesso ao fígado em consequência das alterações do trato intestinal induzidas pelo etanol. O fator de necrose tumoral α exerce um papel importante na progressão da doença hepática decorrente do uso do álcool, portanto também serve como um alvo terapêutico promissor.

Outras porções do trato gastrintestinal também podem ser lesionadas. O consumo crônico de álcool constitui, de longe, a causa mais comum de pancreatite crônica no mundo ocidental. Além de seu efeito tóxico direto nas células acinares do pâncreas, o álcool altera a permeabilidade do epitélio pancreático e promove a formação de tampões de proteína e cálculos contendo carbonato de cálcio.

Os indivíduos com alcoolismo crônico tendem a ter gastrite e aumento da suscetibilidade à perda de proteínas do sangue e do plasma durante o consumo de álcool, o que pode contribuir para a anemia e a desnutrição proteica. O álcool também provoca lesão do intestino delgado, resultando em diarreia, perda de peso e deficiência de múltiplas vitaminas.

A desnutrição por deficiência dietética e a deficiência de vitaminas em consequência de má-absorção são comuns no alcoolismo. A má-absorção de vitaminas hidrossolúveis é particularmente grave.

B. Sistema nervoso

1. *Tolerância e dependência* O consumo de álcool em altas doses por um longo período resulta em tolerância e dependência física e psicológica. A tolerância aos efeitos tóxicos do álcool é um processo complexo que envolve alterações pouco compreendidas no sistema nervoso, bem como alterações metabólicas anteriormente descritas. À semelhança de outros fármacos sedativo-hipnóticos, existe um limite para a tolerância, de modo que ocorre apenas um aumento relativamente pequeno na dose *letal* com o consumo crescente de álcool.

Os usuários crônicos de álcool, quando forçados a reduzir ou interromper o consumo, sofrem uma síndrome de abstinência, indicando a existência de dependência física. Classicamente, os sintomas de abstinência de álcool consistem em hiperexcitabilidade, nos casos leves, e em convulsões, psicose tóxica e ***delirium tremens***, nos casos graves. A dose, a frequência e a duração do consumo de álcool determinam a intensidade da síndrome de abstinência. Quando o consumo é muito alto, a simples redução da frequência pode levar a sinais de abstinência.

A dependência psicológica caracteriza-se por um desejo compulsivo de experimentar os efeitos gratificantes do álcool e, para os bebedores usuais, um desejo de evitar as consequências negativas da abstinência. Os indivíduos que se recuperam do alcoolismo e tornam-se abstinentes ainda experimentam períodos de desejo intenso pelo álcool, que pode ser deflagrado por estímulos ambientais associados ao consumo no passado, como locais, grupos de pessoas ou eventos familiares.

A base molecular da tolerância e da dependência do álcool não é claramente conhecida, e tampouco se sabe se os dois fenômenos refletem efeitos opostos em uma via molecular compartilhada. A tolerância pode resultar da regulação positiva de uma via induzida pelo etanol em resposta à presença contínua de etanol. A dependência pode resultar da hiperatividade da mesma via após a dissipação do efeito do etanol e antes de o sistema ter tido tempo suficiente para retornar a um estado normal livre de etanol.

A exposição crônica de animais ou de células em cultura ao álcool desencadeia inúmeras respostas adaptativas que envolvem neurotransmissores e seus receptores, canais iônicos e enzimas que participam das vias de transdução de sinal. A regulação positiva do subtipo NMDA de receptores de glutamato e dos canais de Ca^{2+} sensíveis à voltagem pode constituir a base das convulsões que acompanham a síndrome de abstinência de álcool. Acredita-se que o GABA desempenhe um papel importante na tolerância e na abstinência, porque (1) fármacos sedativo-hipnóticos que aumentam a neurotransmissão GABAérgica são utilizados para o tratamento da abstinência alcoólica, e (2) há evidências de que a exposição crônica ao álcool promove uma regulação negativa mediada por receptores $GABA_A$.

Como outras substâncias de abuso, o etanol modula a atividade neural no circuito mesolímbico de recompensa de dopamina e aumenta a liberação de dopamina no *nucleus accumbens* (ver Capítulo 32). O álcool afeta as concentrações de serotonina, opioides e dopamina, neurotransmissores envolvidos no sistema de recompensa. A descoberta de que a naltrexona, um antagonista não seletivo dos receptores opioides, ajuda os pacientes que estão se recuperando do alcoolismo a absterem-se da bebida sustenta a ideia de que um sistema neuroquímico comum de recompensa é compartilhado por substâncias muito diferentes associadas à dependência física e psicológica. Evidências pré-clínicas demonstraram que a ingestão de álcool e o comportamento associado ao consumo são reduzidos por antagonistas de outro regulador importante do sistema de recompensa do cérebro, o receptor de canabinoide CB_1. Dois outros sistemas neuroendócrinos importantes que parecem desempenhar uma função essencial na modulação do comportamento de busca do etanol em animais de laboratório são o sistema regulador do apetite – que utiliza peptídeos como a leptina, a grelina e o neuropeptídeo Y – e o sistema de resposta ao estresse – que é controlado pelo fator de liberação da corticotrofina.

2. *Neurotoxicidade* O consumo de grandes quantidades de álcool por períodos extensos (geralmente, anos) leva, com frequência, a déficits neurológicos. A anormalidade neurológica mais comum no alcoolismo crônico consiste em lesão simétrica generalizada dos nervos periféricos, que começa com parestesias distais das mãos e dos pés. As alterações degenerativas também podem resultar em distúrbios da marcha e ataxia. Outros distúrbios neurológicos associados ao alcoolismo incluem demência e, raramente, doença desmielinizante.

A **síndrome de Wernicke-Korsakoff** é uma entidade relativamente incomum, porém importante, caracterizada por paralisia dos músculos externos do olho, ataxia e estado de confusão que pode evoluir para o coma e a morte. Essa síndrome está associada à deficiência de tiamina, mas raramente é observada na ausência de alcoolismo. Devido à importância da tiamina nessa condição patológica, e à ausência de toxicidade associada à administração de tiamina, todos os pacientes com suspeita de síndrome de Wernicke-Korsakoff (incluindo quase todos aqueles que chegam ao serviço de emergência com alteração da consciência, convulsões ou ambas) devem receber terapia com tiamina. Com frequência, os sinais oculares, a ataxia e a confusão melhoram imediatamente com a administração de tiamina. Entretanto, a maioria dos pacientes desenvolve um transtorno crônico incapacitante de memória, conhecido como psicose de Korsakoff.

O álcool também pode prejudicar a acuidade visual, com embaçamento indolor que ocorre durante várias semanas após consumo maciço. As alterações, em geral, são bilaterais e simétricas, podendo ser acompanhadas de degeneração do nervo óptico. A ingestão de substitutos do álcool, como o metanol (ver "Farmacologia de outros alcoóis", adiante), provoca distúrbios visuais graves.

C. Sistema cardiovascular

1. *Cardiopatia e falha cardíaca* O álcool possui efeitos complexos no sistema circulatório. O consumo maciço de longa duração está associado à miocardiopatia dilatada com fibrose e hipertrofia ventricular. Em animais e humanos, o álcool causa ruptura da membrana cardíaca, deprime a função mitocondrial e do retículo sarcoplasmático, promove acúmulo intracelular de fosfolipídeos e ácidos graxos e uma regulação positiva dos canais de cálcio dependentes de voltagem. Há evidências de que os pacientes com miocardiopatia dilatada induzida pelo álcool tenham uma evolução significativamente mais grave que aqueles com miocardiopatia dilatada idiopática, embora a interrupção do consumo de álcool esteja associada a uma redução do tamanho cardíaco e melhora da função. O prognóstico mais sombrio para pacientes que continuam a beber parece ser devido, em parte, à interferência do etanol nos efeitos benéficos dos betabloqueadores e dos inibidores da enzima conversora da angiotensina (ECA).

2. *Arritmias* O consumo maciço de álcool – e, em particular, a ingestão compulsiva – está associado a arritmias, tanto atriais como ventriculares. Os pacientes que sofrem de síndrome de abstinência de álcool podem desenvolver arritmias graves, que podem refletir anormalidades no metabolismo do potássio ou do magnésio, bem como aumento da liberação de catecolaminas. As convulsões, a síncope e a morte súbita durante a abstinência de álcool podem ser causadas por essas arritmias.

3. *Hipertensão* Estudos epidemiológicos confirmaram firmemente uma ligação entre o consumo maciço de álcool (mais de 3 doses ao dia) e a hipertensão. Estima-se que o álcool seja responsável por aproximadamente 5% dos casos de hipertensão, independentemente da obesidade, da ingesta de sal ou café e do uso de tabaco. Uma diminuição da ingestão de álcool parece ser efetiva para reduzir a pressão arterial em hipertensos que também fazem consumo maciço de álcool; a hipertensão observada nessa população também responde às medicações-padrão para pressão arterial.

4. *Doença arterial coronariana* Embora os efeitos deletérios do uso excessivo de álcool no sistema circulatório estejam bem estabelecidos, há evidências epidemiológicas de que o consumo *moderado* de álcool possa *diminuir* a ocorrência de doença arterial coronariana (DAC), acidente vascular encefálico (AVE) isquêmico e doença arterial periférica. Esse tipo de relação entre a mortalidade e a dose de uma substância é denominado relação "em forma de J". Resultados desses estudos clínicos confirmam que o álcool aumenta as concentrações séricas de lipoproteína de alta densidade (HDL, do inglês *high-density lipoprotein*) (a forma de colesterol que protege contra a aterosclerose; ver Capítulo 35); inibe alguns dos processos inflamatórios associados à aterosclerose, ao mesmo tempo que aumenta a produção do fator ativador de plasminogênio tecidual (t-PA, do inglês *tissue plasminogen activator*; ver Capítulo 34), um anticoagulante endógeno. Esses fatores, junto com os antioxidantes presentes no vinho e em algumas outras bebidas, podem contribuir para a proteção contra a aterosclerose. No entanto, esses achados advêm de estudos observacionais e estudos clínicos randomizados que avaliam os possíveis benefícios do consumo moderado de álcool na prevenção da DAC.

D. Sangue

O álcool afeta indiretamente a hematopoiese por meio de seus efeitos metabólicos e nutricionais, podendo também inibir diretamente a proliferação de todos os elementos celulares na medula óssea. O distúrbio hematológico mais comum observado em usuários crônicos consiste em anemia leve, que resulta da deficiência de ácido fólico associada ao álcool. A anemia ferropriva pode resultar do sangramento gastrintestinal. O álcool também foi implicado como causa de várias síndromes hemolíticas, algumas das quais estão associadas à hiperlipidemia e à doença hepática grave.

E. Sistema endócrino e balanço eletrolítico

O uso crônico de álcool possui efeitos importantes no sistema endócrino e no equilíbrio hidreletrolítico. Relatos clínicos de ginecomastia e atrofia testicular em casos de alcoolismo com ou sem cirrose sugerem um distúrbio no equilíbrio nos hormônios esteroides.

Os indivíduos com doença hepática crônica podem apresentar distúrbios do equilíbrio eletrolítico, incluindo ascite, edema e derrames. As alterações do potássio corporal total induzidas por vômitos e diarreia, bem como o aldosteronismo secundário grave, podem contribuir para a fraqueza muscular e podem ser agravadas pela terapia diurética. As alterações metabólicas causadas pelo metabolismo de grandes quantidades de etanol podem resultar em hipoglicemia, devido ao comprometimento da gliconeogênese hepática, e em cetose, causada pelo excesso de fatores lipolíticos e pelas concentrações aumentadas de cortisol e de hormônio do crescimento.

F. Síndrome do alcoolismo fetal

O abuso crônico de álcool pela mãe durante a gravidez está associado a efeitos teratogênicos, e o álcool constitui uma importante causa de deficiência intelectual e malformação congênita. As anormalidades que foram caracterizadas como síndrome alcoólica fetal incluem: (1) retardo do crescimento intrauterino, (2) microcefalia, (3) coordenação precária, (4) subdesenvolvimento da região mesofacial (aparência de face achatada) e (5) anomalias articulares menores. Os casos mais graves podem incluir defeitos cardíacos congênitos e deficiência intelectual. Embora a quantidade de ingestão de álcool necessária para causar déficits neurológicos graves pareça ser muito alta, o limiar para produzir déficits neurológicos mais sutis é incerto.

Os mecanismos subjacentes aos efeitos teratogênicos do etanol são desconhecidos. O etanol atravessa a placenta com rapidez e alcança concentrações no feto que são semelhantes às do sangue materno. O fígado fetal possui pouca ou nenhuma atividade de ADH, de modo que o feto deve depender das enzimas maternas e placentárias para a eliminação do álcool.

As anormalidades neuropatológicas de síndrome alcoólica fetal observadas nos seres humanos indicam que o etanol desencadeia neurodegeneração apoptótica e provoca migração neuronal e glial aberrante no sistema nervoso em desenvolvimento. Experimentos realizados com cultura celular mostram que o etanol pode provocar uma redução significativa no crescimento dos axônios.

G. Sistema imune

Os efeitos do álcool no sistema imune são complexos. A função imune pode ser inibida, como é o caso dos pulmões, ou ativada, como ocorre no fígado e no pâncreas. Além disso, a exposição aguda e crônica ao álcool exerce efeitos amplamente diferentes sobre a função imune. Os tipos de alterações imunológicas relatadas para o pulmão incluem supressão da função dos macrófagos alveolares, inibição da quimiotaxia dos granulócitos e redução do número e da função das células T. No fígado, observa-se um aumento na função das células essenciais do sistema imune inato (p. ex., células de Kupffer, células hepáticas estreladas) e na produção de citocinas. Além da lesão inflamatória precipitada no fígado e no pâncreas, pelo uso maciço e crônico de álcool, essa substância predispõe a infecções, principalmente pulmonares, agrava a morbidade e aumenta o risco de mortalidade de pacientes com pneumonia.

H. Aumento do risco de câncer

O uso crônico de álcool aumenta o risco de câncer de boca, faringe, laringe, esôfago e fígado. As evidências também apontam para um pequeno aumento no risco de câncer de mama em mulheres. Ainda não se sabe o limite de consumo de álcool e sua associação com o câncer. O álcool em si não parece ser carcinogênico. No entanto, seu principal metabólito, o acetaldeído, pode lesionar o DNA, da mesma maneira que as espécies reativas de oxigênio produzidas pelo aumento da atividade de CYP. Outros fatores implicados na ligação entre o álcool e o câncer incluem alterações no metabolismo do folato e efeitos da inflamação crônica na promoção do crescimento.

Interações entre álcool e fármacos

As interações entre o etanol e outros fármacos podem resultar em efeitos clínicos importantes por meio de alterações na farmacocinética ou na farmacodinâmica do segundo fármaco.

As interações farmacocinéticas mais comuns entre álcool e fármaco ocorrem pela indução de enzimas microssomais hepáticas pelo álcool, enzimas envolvidas no metabolismo de fármacos, conforme descrito no Capítulo 4. Por conseguinte, o consumo prolongado de álcool sem lesão do fígado pode aumentar a biotransformação metabólica de outros fármacos. A indução das enzimas hepáticas CYP, mediada pelo etanol, é particularmente importante em relação ao paracetamol. O consumo crônico de 3 ou mais doses ao dia aumenta o risco de hepatotoxicidade, devido a concentrações tóxicas ou até mesmo terapêuticos elevadas de paracetamol em decorrência do metabolismo aumentado, com consequente produção de metabólitos tóxicos (ver Figura 4-5). Isso levou a uma exigência por parte da Food and Drug Administration (FDA) de que produtos de venda livre que contenham paracetamol devem ter um alerta para o risco de hepatotoxicidade se usados concomitantemente com álcool.

Em contrapartida, o uso *agudo* de álcool pode inibir o metabolismo de outros fármacos, devido à redução da atividade enzimática ou à diminuição do fluxo sanguíneo hepático. As fenotiazinas, os antidepressivos tricíclicos e os fármacos sedativo-hipnóticos constituem os fármacos mais importantes que interagem com o álcool por esse mecanismo farmacocinético.

Interações farmacodinâmicas também são de grande relevância clínica. A depressão aditiva do SNC que ocorre quando o álcool é associado a outros depressores do SNC, particularmente sedativo-hipnóticos, é muito importante. O álcool também potencializa os efeitos farmacológicos de muitos fármacos não sedativos, incluindo vasodilatadores e fármacos hipoglicemiantes orais.

FARMACOLOGIA CLÍNICA DO ETANOL

O álcool constitui a causa mais evitável de morbidade e mortalidade em comparação com todas as outras drogas combinadas, à exceção do tabaco. Estudos epidemiológicos indicam que o consumo médio de mais de 4 doses em um único dia ou mais de 14 doses por semana aumenta o risco em homens com menos de 65 anos, enquanto o consumo médio de mais de 3 drinques em um único dia ou 7 drinques por semana aumenta o risco para mulheres e homens com mais de 65 anos. A investigação de fatores etiológicos específicos ou a identificação de variáveis predisponentes significativas para o uso abusivo de álcool têm levado a resultados decepcionantes. O tipo de personalidade, os estressores do dia a dia, os transtornos psiquiátricos e o contexto familiar não constituem preditores confiáveis de abuso de álcool. Embora os fatores ambientais claramente desempenhem uma função, evidências sugerem que existe uma grande contribuição genética no desenvolvimento do alcoolismo. Não é surpreendente constatar o fato de que os polimorfismos da ADH e da ALDH, que levam a um acúmulo de aldeído e rubor facial associado, náuseas e hipotensão, parecem proteger contra o alcoolismo. Grande parte da atenção nos experimentos de mapeamento genético tem sido concentrada em proteínas de sinalização da membrana, que são conhecidas por serem afetadas pelo etanol, bem como em constituintes proteicos das vias de recompensa no cérebro. Foram identificados polimorfismos associados a uma relativa insensibilidade ao álcool e, presumivelmente, a um maior risco de abuso em genes que codificam uma subunidade α do receptor $GABA_A$, um receptor muscarínico M_2, um transportador de serotonina, adenililciclase e um canal de potássio. A ligação entre um polimorfismo do gene de receptor de opioide e uma resposta atenuada à naltrexona levanta a possibilidade de uma farmacoterapia orientada por genótipo para a dependência de álcool.

TRATAMENTO DA INTOXICAÇÃO AGUDA POR ÁLCOOL

Os indivíduos não tolerantes que consomem álcool em grandes quantidades desenvolvem efeitos típicos de sobredose aguda de fármacos sedativo-hipnóticos, além dos efeitos cardiovasculares descritos anteriormente (vasodilatação, taquicardia) e irritação gastrintestinal. Como a tolerância não é absoluta, até mesmo indivíduos com dependência crônica podem sofrer intoxicação grave se for consumida uma quantidade suficiente de álcool.

Os objetivos mais importantes no tratamento da intoxicação aguda por álcool consistem em impedir a ocorrência de depressão respiratória grave e aspiração dos vômitos. Mesmo na presença de concentrações sanguíneas muito altas de etanol, existe a probabilidade de sobrevida, contanto que os sistemas respiratório e cardiovascular possam ser sustentados. A concentração sanguínea média de álcool nos casos fatais é de mais de 400 mg/dL; entretanto, a dose letal varia, devido a graus variáveis de tolerância.

É necessária a correção dos desequilíbrios eletrolíticos, e as alterações metabólicas normalmente requerem o tratamento da hipoglicemia e da cetoacidose pela administração de **glicose**. Administra-se **tiamina** para proteger contra a síndrome de Wernicke-Korsakoff. Os pacientes desidratados e que apresentam vômitos também devem receber soluções eletrolíticas. Se o vômito for intenso, podem ser necessárias grandes quantidades de potássio, contanto que a função renal esteja normal.

TRATAMENTO DA SÍNDROME DE ABSTINÊNCIA DE ÁLCOOL

A retirada abrupta do álcool em um indivíduo com dependência leva a uma síndrome característica de agitação motora, ansiedade, insônia e redução do limiar convulsivo. Em geral, a gravidade da síndrome é proporcional ao grau e à duração do abuso. Entretanto, esse quadro pode ser acentuadamente modificado pelo uso de outros sedativos, bem como por fatores associados (p. ex., diabetes, lesão). Em sua forma mais branda, a síndrome de abstinência de álcool com aumento do pulso e da pressão arterial, tremor, ansiedade e insônia ocorre em 6 a 8 horas após a interrupção do consumo (Figura 23-2). Em geral, esses efeitos diminuem em 1 a 2 dias, embora alguns deles, como a ansiedade e os distúrbios do sono, possam ser observados em níveis decrescentes durantes vários meses. Em alguns pacientes, ocorrem reações agudas mais graves, como convulsões ou alucinações, durante os primeiros 1 a 5 dias de abstinência ao álcool. A abstinência de álcool constitui uma das causas mais comuns de convulsões em adultos. Vários dias depois, os indivíduos podem desenvolver ***delirium tremens***, que é caracterizada por delírio, agitação, instabilidade do sistema nervoso autônomo, febre baixa e sudorese.

O principal objetivo da terapia farmacológica no período de abstinência de álcool é a prevenção de convulsões, *delirium* e arritmias. O equilíbrio do potássio, do magnésio e do fosfato deve ser restaurado o mais rápido possível, de acordo com a função renal. A terapia com tiamina é iniciada em todos os casos. Os indivíduos com abstinência leve não precisam de qualquer outra assistência farmacológica.

Nos casos mais graves, o tratamento farmacológico específico para a desintoxicação envolve dois princípios básicos: a substituição do álcool por um fármaco sedativo-hipnótico de ação longa e, em seguida, a redução gradativa da dose do fármaco de ação longa. Em virtude de sua ampla margem de segurança, os benzodiazepínicos são preferidos. Os benzodiazepínicos de ação longa, incluindo o **clordiazepóxido** e o **diazepam**, têm a vantagem de exigir doses menos frequentes. Tendo em vista que seus metabólitos farmacologicamente ativos são eliminados de modo lento, os fármacos de ação longa promovem um efeito de redução gradativa da dose. Uma desvantagem desses fármacos reside no fato de que eles e seus metabólitos ativos podem acumular-se, particularmente em pacientes com comprometimento da função hepática. Os fármacos de ação curta, como o **lorazepam** e o **oxazepam** (não disponível no Brasil), são rapidamente convertidos em metabólitos hidrossolúveis inativos, de forma que não se acumulam no organismo. Por isso, eles são os fármacos de escolha para tratar pacientes alcoolistas com doença hepática. Os benzodiazepínicos podem ser administrados por via oral nos casos leves ou moderados, ou por via parenteral em pacientes com reações de abstinência mais graves.

Após tratamento agudo da síndrome de abstinência de álcool, as medicações sedativo-hipnóticas devem ser reduzidas gradativa e lentamente no decorrer de várias semanas. A desintoxicação completa não é obtida com apenas alguns dias de abstinência. Podem ser necessários vários meses para a restauração da função normal do sistema nervoso, particularmente o sono.

TRATAMENTO DO ALCOOLISMO

Após desintoxicação, a terapia psicossocial em programas de reabilitação intensiva, com o paciente internado ou ambulatorial, serve como principal tratamento da dependência. Outros problemas psiquiátricos, mais comumente transtornos depressivos ou de ansiedade, com frequência coexistem com o alcoolismo e, se não forem tratados, podem contribuir para a tendência dos indivíduos desintoxicados a sofrer recidiva. O tratamento desses transtornos, associado com aconselhamento e fármacos, pode ajudar a diminuir a taxa de recidiva dos pacientes dependentes.

Os três fármacos – naltrexona, acamprosato e dissulfiram – estão aprovados pela FDA para o tratamento da dependência de álcool.

Naltrexona

A naltrexona é um antagonista opioide de longa ação que faz bloqueio dos receptores opioides μ (ver Capítulo 31). O tratamento com naltrexona em monoterapia ou mesmo quando associada com aconselhamento comportamental reduz a taxa de recidiva e o desejo compulsivo de consumir álcool, conforme demonstrado em ensaios clínicos controlados por placebo de 12 a 16 semanas de duração. Esses efeitos são particularmente observados em pacientes com altas taxas de adesão

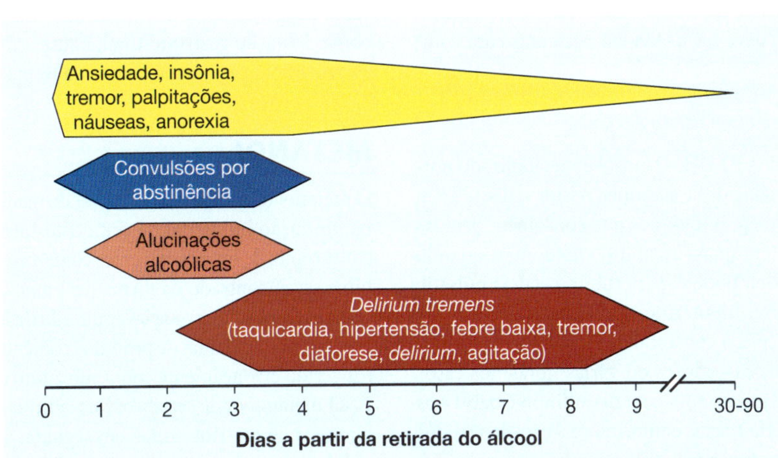

FIGURA 23-2 Sequência temporal de eventos durante a síndrome de abstinência de álcool. Os primeiros sinais e sintomas que se manifestam consistem em ansiedade, insônia, tremor, palpitações, náuseas e anorexia, bem como (nas síndromes graves) alucinações e convulsões. Costuma-se verificar o desenvolvimento de *delirium tremens* em 48 a 72 horas após a interrupção do consumo. Os primeiros sintomas (ansiedade, insônia, etc.) podem persistir, em uma forma mais leve, por vários meses após a retirada do álcool.

ao fármaco. A naltrexona foi aprovada pela FDA (e pela Anvisa) para o tratamento da dependência de álcool. O nalmefeno (não disponível no Brasil), um outro antagonista opioide, parece exercer efeitos semelhantes no tratamento do transtorno por uso de álcool.

Em geral, a naltrexona é administrada 1 vez ao dia em uma dose oral de 50 mg para o tratamento do alcoolismo. Uma formulação de longa duração administrada pela via intramuscular 1 vez a cada 4 semanas também é efetiva. O fármaco pode causar hepatotoxicidade dose-dependente e deveria ser usado com cautela em indivíduos que possuem um aumento das concentrações das aminotransferases. A associação da naltrexona com o dissulfiram deve ser evitada, visto que ambos os fármacos são hepatotoxinas potenciais. A administração de naltrexona a pacientes com dependência física de opioides precipita uma síndrome de abstinência aguda, de modo que os pacientes devem estar livres de opioides antes de iniciar a terapia com naltrexona. A naltrexona também bloqueia os efeitos analgésicos terapêuticos de doses habituais de opioides.

Acamprosato

O acamprosato (não disponível no Brasil) vem sendo usado na Europa há vários anos para o tratamento da dependência de álcool e foi aprovado para essa indicação pela FDA. Assim como o etanol, o acamprosato exerce efeitos moleculares nos receptores GABA, glutamato, serotonina, norepinefrina (noradrenalina) e dopamina. Provavelmente, suas ações mais bem caracterizadas sejam as de um antagonista fraco dos receptores NMDA e de ativador dos receptores $GABA_A$. Em estudos clínicos conduzidos na Europa, o acamprosato reduziu as taxas de recidiva em curto e longo prazo (mais de 6 meses) quando associado com psicoterapia. Em um estudo clínico norte-americano de grande porte, que comparou o acamprosato com a naltrexona e com a terapia associada com acamprosato e naltrexona (o estudo COMBINE), o acamprosato não demonstrou um efeito estatisticamente significativo como única medicação ou em associação à naltrexona.

Administra-se 1 ou 2 comprimidos de 333 mg de acamprosato, com revestimento entérico, 3 vezes ao dia. O fármaco é pouco absorvido, e o alimento reduz ainda mais sua absorção. O acamprosato é amplamente distribuído, com eliminação renal. Não parece participar de interações medicamentosas. Os efeitos adversos mais comuns consistem em efeitos gastrintestinais (náuseas, vômitos, diarreia) e exantema. Não deve ser usado em pacientes com comprometimento renal grave.

Dissulfiram

O dissulfiram atua ao inibir a ALDH. O álcool é metabolizado normalmente, enquanto o acetaldeído se acumula. Assim, o dissulfiram causa extremo desconforto em indivíduos que consomem bebidas alcoólicas. Esse fármaco tem quase nenhum efeito, mas, quando usado na presença de álcool, pode causar rubor, cefaleia pulsátil, náuseas, vômitos, sudorese, hipotensão e confusão, efeitos que ocorrem poucos minutos após o consumo de álcool. Os efeitos podem durar 30 minutos nos casos leves ou várias horas nos casos graves. Assim como a adesão à terapia com dissulfiram é baixa e as evidências de sua eficácia são fracas, conforme descrito em estudos clínicos, esse fármaco é pouco usado.

O dissulfiram é rápida e completamente absorvido pelo trato gastrintestinal; entretanto, é necessário um período de 12 horas para que ocorra sua ação integral. Sua eliminação é lenta e sua ação pode persistir por vários dias após a administração da última dose. O dissulfiram inibe o metabolismo de muitos outros agentes terapêuticos, incluindo fenitoína, anticoagulantes orais e isoniazidas. O fármaco não deve ser administrado com medicações que contenham álcool, incluindo medicações vendidas sem receita médica, como aquelas listadas na Tabela 64-3. Dissulfiram pode causar um pequeno aumento das aminotransferases hepáticas. Sua segurança durante a gravidez não foi demonstrada.

Outros fármacos

Vários outros fármacos demonstraram ser eficazes na manutenção da abstinência e na redução do desejo compulsivo no alcoolismo crônico, embora nenhum tenha sido aprovado pela FDA para esse uso. Esses medicamentos incluem anticonvulsivantes (topiramato, gabapentina e valproato, ver Capítulo 24); e baclofeno, um agonista do receptor $GABA_B$ usado como espasmolítico (ver Capítulo 27). Estudos com vareniclina (ver Capítulo 7) indicam que esse fármaco agonista nicotínico pode reduzir o consumo excessivo de álcool em camundongos. Os ensaios clínicos com inibidores seletivos da recaptação de serotonina (ISRSs; ver Capítulo 30) e ondansetrona, um antagonista de $5\text{-}HT_3$ (ver Capítulo 62), produziram resultados negativos em geral, mas sugeriram que esses fármacos podem ter benefícios em subgrupos de pacientes. Com base em evidências pré-clínicas, esforços têm sido feitos para explorar fármacos capazes de modular os receptores CB_1 de canabinoides, os receptores do fator de liberação da corticotrofina e os sistemas de receptores GABA, bem como vários outros alvos possíveis. Foi constatado que o rimonabanto, um antagonista dos receptores CB_1, suprime os comportamentos relacionados com o álcool em modelos animais, e esse fármaco está sendo testado em ensaios clínicos de alcoolismo.

FARMACOLOGIA DE OUTROS ALCOÓIS

Outros alcoóis relacionados com o etanol têm amplas aplicações como solventes industriais e, em certas ocasiões, provocam intoxicação grave. Entre eles, o **metanol** e o **etilenoglicol** constituem duas das causas mais comuns de intoxicação. O **álcool isopropílico** (isopropanol, álcool de uso hospitalar) é outro álcool que algumas vezes é ingerido quando não há disponibilidade de etanol. Provoca coma, irritação gastrintestinal, náuseas e vômitos, porém não está habitualmente associado à lesão da retina ou à lesão renal.

METANOL

O metanol (álcool metílico, álcool de madeira) é amplamente usado na produção industrial de compostos orgânicos sintéticos e como constituinte de muitos solventes comerciais. Em casa, o metanol costuma ser encontrado na forma de "*canned heat*" (lata de combustível) ou em produtos para lavar para-brisas. As intoxicações ocorrem por ingestão acidental de produtos contendo metanol, ou quando ele é ingerido erroneamente como substituto do etanol.

O metanol pode ser absorvido através da pele ou pelo trato respiratório ou gastrintestinal; em seguida, distribui-se pela água corporal. O principal mecanismo de eliminação do metanol nos seres humanos consiste em sua oxidação a formaldeído, ácido fórmico e CO_2 (Figura 23-3).

As espécies animais exibem uma grande variabilidade em relação às doses letais médias de metanol. A suscetibilidade específica

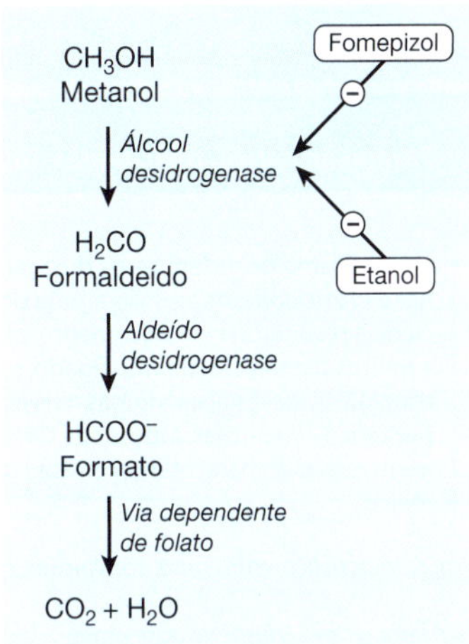

FIGURA 23-3 O metanol é convertido nos metabólitos tóxicos – formaldeído e formato –, pela álcool desidrogenase e pela aldeído desidrogenase. Ao inibir a álcool desidrogenase, o fomepizol e o etanol reduzem a formação de metabólitos tóxicos.

dos seres humanos à toxicidade do metanol depende do seu metabolismo a formato e formaldeído, e não ao próprio metanol. Como a conversão do metanol em seus metabólitos tóxicos é relativamente lenta, com frequência observa-se uma demora de 6 a 30 horas antes do aparecimento de toxicidade grave.

No envenenamento por metanol, inicialmente, são geralmente descritos achados inespecíficos, como embriaguez, gastrite e uma elevada osmolaridade (ver Capítulo 58). Nos casos graves, o odor do formaldeído pode estar presente no ar expirado ou na urina. Depois de um tempo, o sintoma mais característico da intoxicação por metanol – distúrbio visual – ocorre com acidose metabólica com intervalo aniônico (ânion *gap*). O distúrbio visual costuma ser descrito como "estar em uma tempestade de neve" e pode evoluir para a cegueira. Algumas vezes, podem ser detectadas alterações da retina, porém elas costumam ocorrer tardiamente. O desenvolvimento de bradicardia, o coma prolongado, as convulsões e a acidose resistente indicam um pior prognóstico. A causa de morte nos casos fatais consiste em súbita parada respiratória. Uma concentração sérica de metanol acima de 20 mg/dL justifica a necessidade de tratamento, e uma concentração acima de 50 mg/dL é considerada grave o suficiente para exigir hemodiálise. As concentrações séricas de formato poderiam ser úteis como marcadores clínicos de patologia; no entanto, ainda não estão disponíveis.

O tratamento inicial para a intoxicação por metanol, assim como outras situações de intoxicações graves, consiste em suporte da respiração. Existem três modalidades específicas de tratamento para a intoxicação grave por metanol: a supressão do metabolismo impedindo a formação de produtos tóxicos pela ADH, a hemodiálise para aumentar a remoção de metanol e seus produtos tóxicos e a alcalinização para neutralizar a acidose metabólica.

A principal enzima responsável pela oxidação do metanol no fígado é a ADH (ver Figura 23-3). O **fomepizol**, um inibidor da ADH, está aprovado para o tratamento da intoxicação por metanol e etilenoglicol. Esse inibidor é administrado por via intravenosa, em uma dose de ataque de 15 mg/kg, seguida de 10 mg/kg a cada 12 horas durante 48 horas e, a seguir, 15 mg/kg a cada 12 horas subsequentemente, até alcançar concentrações séricas abaixo de 20 a 30 mg/dL. O aumento da dose depois de 48 horas baseia-se no fato de que o fomepizol induz rapidamente seu próprio metabolismo pelo sistema CYP. Os pacientes submetidos à hemodiálise recebem fomepizol com mais frequência (6 horas após a dose de ataque e, posteriormente, a cada 4 horas). O fomepizol parece ser seguro durante um curto período de tempo, no qual é administrado para o tratamento da intoxicação por metanol ou etilenoglicol. Os efeitos adversos mais comuns consistem em queimação no local de infusão, cefaleia, náuseas e tontura. O etanol por via intravenosa constitui uma alternativa ao fomepizol. Apresenta maior afinidade pela ADH do que o metanol; por conseguinte, a saturação da enzima com etanol diminui a produção de formato. O etanol é administrado por via intravenosa como tratamento para a intoxicação por metanol e etilenoglicol. As características do metabolismo do etanol são dose-dependentes, e a variabilidade do metabolismo exige a monitorização das concentrações sanguíneas de etanol a fim de assegurar uma concentração apropriada do álcool.

Nos casos de intoxicação grave, a hemodiálise (discutida no Capítulo 58) pode ser usada para eliminar tanto o metanol quanto o formato do sangue. Duas outras medidas são comumente adotadas. Devido à ocorrência de acidose metabólica profunda na intoxicação por metanol, o tratamento com bicarbonato é, com frequência, necessário. Como os sistemas dependentes de folato são responsáveis pela oxidação do ácido fórmico a CO_2 nos seres humanos (ver Figura 23-3), o ácido folínico e o ácido fólico costumam ser administrados a pacientes intoxicados por metanol, embora isso nunca tenha sido totalmente testado em estudos clínicos.

ETILENOGLICOL

Os alcoóis poli-hídricos, como o etilenoglicol (CH_2OHCH_2OH), são usados como permutadores de calor em formulações anticongelantes e como solventes industriais. As crianças pequenas e os animais algumas vezes são atraídos pelo sabor doce do etilenoglicol. No entanto, é raro ocorrer ingestão intencional como substituto do etanol ou em tentativa de suicídio. Embora seja relativamente inócuo e eliminado pelo rim, o etilenoglicol é metabolizado a oxalatos e aldeídos tóxicos.

Ocorrem três estágios na sobredose de etilenoglicol. No decorrer das primeiras horas após sua ingestão, ocorre excitação transitória, seguida de depressão do SNC. Depois de um período de 4 a 12 horas, verifica-se o desenvolvimento de acidose metabólica grave, devido ao acúmulo de metabólitos ácidos e lactato. Por fim, ocorre depósito de cristais de oxalato nos túbulos renais, seguido de insuficiência renal tardia. A chave para diagnosticar o envenenamento por etilenoglicol está no reconhecimento da acidose com intervalo aniônico, intervalo osmolar e cristais de oxalato na urina em um paciente sem sintomas visuais.

À semelhança da intoxicação por metanol, a administração precoce de fomepizol constitui o tratamento-padrão para a intoxicação por etilenoglicol. O tratamento intravenoso com fomepizol é iniciado imediatamente, conforme descrito para a intoxicação por metanol, e deve ser continuado até que a concentração sérica de etilenoglicol do paciente caia abaixo do limiar tóxico (20-30 mg/dL). A administração intravenosa de etanol constitui uma alternativa ao fomepizol na intoxicação por etilenoglicol. A hemodiálise remove efetivamente o etilenoglicol e seus metabólitos tóxicos, sendo recomendada para pacientes com concentração sérica de etilenoglicol acima de 50 mg/dL, acidose metabólica significativa e comprometimento renal significativo. O fomepizol tem reduzido a necessidade de hemodiálise, particularmente em pacientes com acidose menos grave e função renal intacta.

RESUMO Alcoóis e fármacos associados

Subclasse, fármaco	Mecanismo de ação, efeitos	Aplicações clínicas	Farmacocinética, toxicidades, interações
ALCOÓIS			
• Etanol	Múltiplos efeitos nos receptores de neurotransmissores, canais iônicos e vias de sinalização	Antídoto para o envenenamento por metanol ou etilenoglicol; antisséptico tópico	Metabolismo de ordem zero • duração depende da dose • *Toxicidade:* depressão aguda do SNC e insuficiência respiratória • cronicamente, provoca danos a muitos sistemas, incluindo fígado, pâncreas, trato gastrintestinal e sistemas nervosos central e periférico • *Interações:* indutor de CYP2E1 • aumenta a conversão do paracetamol em seu metabólito tóxico
• *Metanol: a intoxicação resulta em concentrações tóxicas de formato, que provoca distúrbio visual característico, com coma, convulsões, acidose e morte por insuficiência respiratória*			
• *Etilenoglicol: o envenenamento forma metabólitos tóxicos, como aldeídos e oxalatos, que podem lesar o rim e causar acidose grave*			
FÁRMACOS USADOS NA ABSTINÊNCIA AGUDA DE ETANOL			
• Benzodiazepínicos (p. ex., clordiazepóxido, diazepam, lorazepam)	Atuam como agonistas dos receptores GABA, facilitando a ativação desses receptores	Prevenção e tratamento da síndrome aguda de abstinência de etanol	Ver Capítulo 22
• Tiamina (vitamina B_1)	Vitamina essencial necessária para a síntese da coenzima pirofosfato de tiamina	Administrada a pacientes com suspeita de alcoolismo (que exibem intoxicação aguda por álcool ou síndrome de abstinência de álcool) para evitar a síndrome de Wernicke-Korsakoff	Administrada por via parenteral • *Toxicidade:* nenhuma • *Interações:* nenhuma
FÁRMACOS USADOS NO ALCOOLISMO CRÔNICO			
• Naltrexona	Antagonista não seletivo competitivo dos receptores de opioide	Risco reduzido de recidiva em indivíduos com alcoolismo	Disponível por via oral e formulação parenteral de longa ação • *Toxicidade:* efeitos no TGI e toxicidade hepática; precipitar reação de abstinência em indivíduos fisicamente dependentes de opioides e pode prevenir o efeito analgésico dos opioides
• Acamprosato	Agonista dos receptores NMDA pouco elucidado e efeitos agonistas no $GABA_A$	Risco reduzido de recidiva em indivíduos com alcoolismo	*Toxicidade:* efeitos no TGI e *rash*
• Dissulfiram	Inibe a ALDH, resultando em acúmulo de aldeído durante a ingestão de etanol	Dissuasor de beber em indivíduos com dependência de álcool; raramente usado	*Toxicidade:* pouco efeito isoladamente, porém com ocorrência de rubor, cefaleia, náuseas, vômitos e hipotensão graves e potencialmente perigosos quando associado com etanol
FÁRMACOS USADOS NA TOXICIDADE AGUDA POR METANOL OU ETILENOGLICOL			
• Fomepizol	Inibe a ADH, impede a conversão do metanol e do etilenoglicol em metabólitos tóxicos	Intoxicação por metanol e etilenoglicol	Fármaco-órfão • *Toxicidade:* cefaleia, náusea, tonturas, raras reações alérgicas
• *Etanol: maior afinidade do que o metanol ou o etilenoglicol pela ADH; usado para reduzir o metabolismo do metanol e do etilenoglicol a produtos tóxicos*			

PREPARAÇÕES DISPONÍVEIS

NOMES GENÉRICOS
FÁRMACOS PARA O TRATAMENTO DA SÍNDROME AGUDA DE ABSTINÊNCIA DE ÁLCOOL (VER TAMBÉM CAPÍTULO 22 PARA OUTROS BENZODIAZEPÍNICOS)
Cloridrato de clordiazepóxido
Cloridrato de tiamina
Diazepam
Lorazepam
Oxazepam*

NOMES GENÉRICOS
FÁRMACOS PARA A PREVENÇÃO DO USO ABUSIVO DE ÁLCOOL
Acamprosato de cálcio*
Cloridrato de naltrexona
Dissulfiram
FÁRMACOS PARA O TRATAMENTO DA INTOXICAÇÃO AGUDA POR METANOL OU ETILENOGLICOL
Etanol
Fomepizol

*Não disponível no Brasil.

REFERÊNCIAS

Anton RF: Naltrexone for the management of alcohol dependence. N Engl J Med 2008;359:715.

Anton RF et al: Combined pharmacotherapies and behavioral interventions for alcohol dependence: The COMBINE study: A randomized controlled trial. JAMA 2006;295:2003.

Brent J: Fomepizole for ethylene glycol and methanol poisoning. N Engl J Med 2009;360:2216.

Brodie MS et al: Ethanol interactions with calcium-dependent potassium channels. Alcohol Clin Exp Res 2007;31:1625.

Centers for Disease Control and Prevention: Fetal alcohol spectrum disorder. https://www.cdc.gov/ncbddd/fasd/

Chan LN, Anderson GD: Pharmacokinetic and pharmacodynamics interactions with ethanol (alcohol). Clin Pharmacokinet 2014;53:1115.

Chen YC et al: Polymorphism of ethanol-metabolism genes and alcoholism: Correlation of allelic variations with the pharmacokinetic and pharmacodynamic consequences. Chem Biol Interact 2009;178:2.

Colombo G et al: The cannabinoid CB1 receptor antagonist, rimonabant, as a promising pharmacotherapy for alcohol dependence: Preclinical evidence. Mol Neurobiol 2007;36:102.

Crabbe JC et al: Alcohol-related genes: Contributions from studies with genetically engineered mice. Addict Biol 2006;11:195.

Edenberg HJ: The genetics of alcohol metabolism: Role of alcohol dehydrogenase and aldehyde dehydrogenase variants. Alcohol Res Health 2007;30:5.

Hendricson AW et al: Aberrant synaptic activation of N-methyl-D-aspartate receptors underlies ethanol withdrawal hyperexcitability. J Pharmacol Exp Ther 2007;321:60.

Johnson BA: Pharmacotherapy for alcohol use disorder. In: Saitz R (editor): UpToDate. Waltham, MA. http://www.uptodate.com/contents/pharmacotherapy-for-alcohol-use-disorder

Johnson BA: Update on neuropharmacological treatments for alcoholism: Scientific basis and clinical findings. Biochem Pharmacol 2008;75:34.

Jonas DE et al: Pharmacotherapy for adults with alcohol use disorders in outpatient settings. A systematic review and meta-analysis. JAMA 2014;311:1889.

Klatsky AL: Alcohol and cardiovascular diseases. Expert Rev Cardiovasc Ther 2009;7:499.

Kraut JA, Mullins ME: Toxic alcohols. N Engl J Med 2018;378:270.

Lepik KJ et al: Adverse drug events associated with the antidotes for methanol and ethylene glycol poisoning: A comparison of ethanol and fomepizole. Ann Emerg Med 2009;53:439.

Lobo IA, Harris RA: GABA(A) receptors and alcohol. Pharmacol Biochem Behav 2008;90:90.

Mann K et al: Acamprosate: Recent findings and future research directions. Alcohol Clin Exp Res 2008;32:1105.

Mayfield RD et al: Genetic factors influencing alcohol dependence. Br J Pharmacol 2008;154:275.

Mitchell JM: Varenicline decreases alcohol consumption in heavy-drinking smokers. Psychopharmacology (Berl) 2012;223:299.

National Institutes of Health: National Institute on Alcohol Abuse and Alcoholism. http://www.niaaa.nih.gov/

O'Keefe JH et al: Alcohol and cardiovascular health: The razor-sharp double--edged sword. J Am Coll Cardiol 2007:50:1009.

Olson KR et al (editors): *Poisoning and Drug Overdose*, 8th ed. McGraw Hill, 2021.

Patkar OL et al: The effect of varenicline on binge-like ethanol consumption in mice is β4 nicotinic acetylcholine receptor-independent. Neurosci Lett 2016;633:235.

Prescriber's Letter: Alcohol and drug interactions. Chart 351106. Prescribers Lett 2019:26:64.

Qiang M et al: Chronic intermittent ethanol treatment selectively alters N-methyl-D-aspartate receptor subunit surface expression in cultured cortical neurons. Mol Pharmacol 2007;72:95.

Saitz R: Medications for alcohol use disorder and predicting severe withdrawal. JAMA 2018;320:766.

Seitz HK, Stickel F: Molecular mechanisms of alcohol-mediated carcinogenesis. Nat Rev Cancer 2007;7:599.

Srisurapanont M, Jarusuraisin N: Opioid antagonists for alcohol dependence. Cochrane Database Syst Rev 2005;1:CD001867.

Wolf FW, Heberlein U: Invertebrate models of drug abuse. J Neurobiol 2003;54:161.

RESPOSTA DO ESTUDO DE CASO

Esse rapaz apresenta os sinais e sintomas clássicos de intoxicação aguda por álcool, a qual foi confirmada pela concentração de álcool no sangue. Com base na descrição do caso, não está claro se o paciente era tolerante aos efeitos do álcool, porém a concentração em seu sangue estava dentro da faixa letal para um indivíduo não tolerante. É provável que a morte tenha resultado de colapso respiratório e cardiovascular antes do atendimento, sendo o quadro complicado por pneumonite química em consequência da aspiração do vômito. O tratamento da intoxicação aguda por álcool consiste em assistência de suporte-padrão das vias respiratórias, respiração e circulação (ver Capítulo 58). Mais importante seria a intubação traqueal, a remoção do vômito e a ventilação mecânica. Deveria ser obtido um acesso intravenoso para administração de glicose e tiamina, bem como de outros eletrólitos e vitaminas. Se um indivíduo jovem e previamente saudável receber assistência médica a tempo, é provável que os cuidados de suporte sejam muito efetivos. Com a recuperação do paciente, é importante estar atento para os sinais e sintomas da síndrome de abstinência de álcool. (Para caso envolvendo alcoolismo crônico e abstinência, ver Nejad SH et al: Case 39-2012: A man with alcoholism, recurrent seizures, and agitation. N Engl J Med 2013; 368:1163.)

CAPÍTULO

24 Medicamentos anticonvulsivantes

Michael A. Rogawski, MD, PhD*

ESTUDO DE CASO

Uma mulher de 23 anos chega ao consultório para revisão do tratamento com anticonvulsivantes. Há 7 anos, essa mulher jovem e saudável nos demais aspectos sofreu uma crise tônico-clônica generalizada (CTCG) em casa. Ela foi levada imediatamente para um serviço de emergência, ocasião na qual ela estava consciente, mas queixando-se de cefaleia. O neurologista que a atendeu prescreveu levetiracetam, 500 mg, 2 vezes ao dia. Após 4 dias, um eletrencefalograma (EEG) revelou raras ondas pontiagudas na região temporal direita. As imagens de ressonância magnética (RM) estavam normais. Um ano após esse episódio, o EEG foi repetido, mostrando-se inalterado, e a dose de levetiracetam foi gradualmente aumentada até 1.000 mg, 2 vezes ao dia. A paciente não apresentou reações adversas significativas com essa dose. Aos 21 anos, havia tido uma segunda crise tônico-clônica enquanto estava na faculdade. Depois de uma conversa com sua colega de quarto, na época, descobriu que havia tido dois episódios recentes de 1 a 2 minutos de alteração da consciência, com estalar dos lábios (*crise focal com perturbação da consciência,* anteriormente *denominada crise parcial complexa*). Foi realizado um novo EEG, que mostrou picos ocasionais na região temporal direita.

Qual seria uma possível estratégia para controlar os sintomas atuais da paciente?

A epilepsia é uma doença neurológica caracterizada pela ocorrência recorrente e imprevisível de crises convulsivas. Aproximadamente 1% da população mundial tem epilepsia, que é a quarta doença neurológica mais comum depois da enxaqueca, do acidente vascular encefálico (AVE) e da doença de Alzheimer. As crises que ocorrem em pessoas com epilepsia são alterações transitórias no comportamento, nos sentidos ou na consciência causadas por uma descarga elétrica atípica e sincronizada no cérebro. Muitos casos de epilepsia resultam de danos neurológicos, como lesões após traumas encefálicos, AVE ou infecções, enquanto, em outros casos, a epilepsia é causada por um tumor cerebral ou distúrbios do desenvolvimento, como uma malformação cortical ou vascular; essas epilepsias são denominadas *sintomáticas.* Em outros casos, acredita-se que os fatores genéticos sejam a origem do quadro patológico. As epilepsias genéticas são frequentemente denominadas *idiopáticas.* Na maioria dos casos, a herança é quantitativa (poligênica). Raramente, uma única alteração genética pode ser identificada. Uma ampla diversidade de genes pode ser afetada, incluindo (1) aqueles que codificam canais iônicos dependentes de voltagem, como canais de sódio dependentes de voltagem e receptores sinápticos, como receptores $GABA_A$ (do inglês *gamma-aminobutyric acid* [ácido γ-aminobutírico]); (2) componentes da maquinaria de liberação dos neurotransmissores, incluindo a proteína de ligação à sintaxina-1 (STXBP1, do inglês *syntaxin binding protein*); (3) moléculas de adesão celular neuronal, como a protocaderina-19 (PCDH19, do inglês *protocadherin 19*); e (4) proteínas envolvidas no desenvolvimento de sinapses, como a proteína inativada glioma rica em leucina-1 (LGI1, do inglês *leucine-rich glioma inactivated-1*).

Os anticonvulsivantes descritos neste capítulo são geralmente utilizados de forma crônica, para prevenir a ocorrência de crises em pessoas com epilepsia. Esses fármacos também são, ocasionalmente, usados em pessoas que não têm epilepsia – a fim de prevenir crises que podem ocorrer como parte de uma doença aguda, como a meningite, ou no período pós-operatório de uma neurocirurgia ou após lesão cerebral traumática. Ademais, determinados anticonvulsivantes são utilizados para interromper convulsões em andamento, como

*Agradeço a Roger J. Porter, MD, por suas contribuições nas edições anteriores deste capítulo.

no estado de mal epiléptico, crises febris prolongadas ou após a exposição a neurotoxinas indutoras de crise. As crises são eventualmente causadas por um distúrbio adjacente agudo de etiologia tóxica ou metabólica, como a hipocalcemia, caso em que a terapia apropriada deve ser direcionada de forma a corrigir a anormalidade específica.

DESENVOLVIMENTO DE FÁRMACOS PARA EPILEPSIA

A maioria dos anticonvulsivantes foi identificada por meio de testes em modelos animais envolvendo roedores (ratos ou camundongos). O teste de crise induzida por **eletrochoque máximo** (**ECM**) com supressão da fase extensora tônica dos membros posteriores, no qual os animais recebem um estímulo elétrico, tem-se mostrado o modelo mais produtivo. O teste ECM levou à identificação de muitos dos medicamentos anticonvulsivantes bloqueadores dos canais de sódio. Outro modelo amplamente utilizado é o teste de crise induzida por **pentetrazol** (**PTZ**, também conhecido como pentilenotetrazol), no qual os animais recebem uma dose suficiente do convulsivante PTZ (um antagonista dos receptores $GABA_A$) para causar crises tônico-clônicas generalizadas. O **teste de crise induzida por 6 Hz** é um modelo distinto de estimulação elétrica, no qual os fármacos anticonvulsivantes respondem de forma diferente daquela que responderiam ao teste ECM. Imediatamente após a estimulação, os animais (geralmente camundongos, mas podem ser utilizados ratos) exibem uma crise límbica caracterizada por clônus dos membros anteriores seguido de comportamentos estereotipados e automatizados, incluindo espasmos das vibrissas e cauda de Straub. No **modelo de *kindling***, camundongos ou ratos recebem repetidamente um estímulo elétrico leve na amígdala ou no hipocampo ao longo de vários dias, desenvolvendo uma propensão permanente para convulsões límbicas a partir de estímulos futuros. O modelo de *kindling* pode ser usado para avaliar a capacidade de um fármaco de proteger contra crises focais. A utilização de animais com suscetibilidade genética para simular crises de ausência é vantajosa e permite a identificação de medicamentos para o tratamento desse tipo de crise convulsiva. Além da triagem empírica de compostos químicos nesses modelos animais, alguns fármacos anticonvulsivantes foram identificados por testes *in vitro* contra um alvo molecular. Exemplos de alvos que foram utilizados para identificar fármacos anticonvulsivantes aprovados incluem a GABA-transaminase (vigabatrina), o transportador GAT-1-GABA (tiagabina), os receptores do ácido α-amino-3-hidroxi-5-metilisoxazol-4-propiônico (AMPA) (perampanel) ou a proteína da vesícula sináptica SV2A (brivaracetam).

CLASSIFICAÇÃO DAS CRISES CONVULSIVAS

As crises epilépticas são classificadas em duas categorias principais: (1) *crises de início focal* (antes denominadas crises "parciais" ou "de início parcial"), que começam localmente em regiões corticais, e (2) *crises de início generalizado*, que envolvem ambos os hemisférios cerebrais desde os primeiros sintomas (Tabela 24-1). As *crises focais* podem progredir para *crises tônico-clônicas bilaterais* (anteriormente denominadas crises secundariamente generalizadas). *Crises focais sem perturbação da consciência* (anteriormente denominadas "crises parciais simples") têm preservação da consciência; *crises focais com perturbação da consciência* (anteriormente denominadas

TABELA 24-1 Classificação dos tipos de crises conforme a International League Against Epilepsy (ILAE)

Crises de início focal (anteriormente, *de início parcial*)
Crises focais sem perturbação da consciência (anteriormente, *crise parcial simples*)
Crises focais com perturbação da consciência (anteriormente, *crise parcial complexa*)
Crise tônico-clônica focal a bilateral (anteriormente, *crise parcial generalizada secundária* ou *convulsão do grande mal*)
Crises de início generalizado
Crise tônico-clônica generalizada (anteriormente, *convulsão tônico-clônica generalizada primária* ou *convulsão do grande mal*)
Crise de ausência generalizada (anteriormente, *crise de pequeno mal*; ocorre, p. ex., na epilepsia de ausência; crises de ausência atípicas ocorrem em encefalopatias epilépticas, como a síndrome de Lennox-Gastaut)
Crise mioclônica (ocorre, p. ex., em epilepsia mioclônica juvenil e síndrome de Dravet)
Crise atônica (*convulsão em queda* ou *convulsão astática*; ocorre, p. ex., na síndrome de Lennox-Gastaut)
Espasmos epilépticos (como nos espasmos infantis, também conhecidos como síndrome de West)

A síndrome de Lennox-Gastaut, a síndrome de Dravet e a epilepsia mioclônica juvenil são síndromes epilépticas nas quais existem vários tipos diferentes de crises.

"crises parciais complexas") levam a um prejuízo no estado de consciência. *Crises tônico-clônicas* (anteriormente denominadas "grande mal") são o que a maioria das pessoas normalmente entende como uma crise convulsiva: o indivíduo perde a consciência, cai, enrijece (fase tônica) e estremece (fase clônica). As crises tônico-clônicas geralmente duram menos de 3 minutos, mas são seguidas por confusão e cansaço de duração variável ("período postictal"). As *crises tônico-clônicas generalizadas* envolvem ambos os hemisférios desde o princípio; elas ocorrem em pacientes com epilepsias generalizadas idiopáticas, referidas em algumas classificações como epilepsias genéticas generalizadas, e têm sido denominadas crises tônico-clônicas generalizadas primárias. As *crises de ausência generalizada* (anteriormente denominadas "pequeno mal") são episódios breves de inconsciência (4-20 segundos, geralmente < 10 segundos), sem sinais prévios, com retomada imediata da consciência (não apresentam anormalidades postictais). As crises de ausência generalizadas (crises de ausência típicas) ocorrem mais comumente em crianças com epilepsia de ausência infantil, uma síndrome epiléptica idiopática generalizada e específica cujas primeiras manifestações ocorrem entre os 4 e 10 anos (geralmente, dos 5 a 7 anos); a maioria entra em remissão por volta dos 12 anos de idade. Outras síndromes epilépticas importantes são os espasmos infantis (síndrome de West), síndrome de Lennox-Gastaut, epilepsia mioclônica juvenil e síndrome de Dravet (epilepsia mioclônica infantil grave). O principal tipo de crise de espasmo infantil é o espasmo epiléptico, que consiste em uma flexão súbita, de extensão ou extensão-flexão mista dos músculos predominantemente proximais e tronculares. Podem ocorrer formas com manifestações limitadas, por exemplo: fazer caretas, acenar com a cabeça ou realizar movimentos sutis dos olhos. As crises mioclônicas são súbitas, breves (< 100 milissegundos), involuntárias, e envolvem contrações únicas ou múltiplas de músculos ou grupos musculares de localização anatômica variável (axial, membro proximal, membro distal). A mioclonia é menos regularmente repetitiva e menos sustentada do que o clônus. As ausências atípicas são distintas das ausências típicas porque ocorrem em encefalopatias epilépticas, como a síndrome de Lennox-Gastaut, forma grave de epilepsia caracterizada por retardo progressivo no aprendizado e deficiências neurológicas; a perda de consciência começa e termina menos abruptamente do que nas crises de ausência típicas. As crises atônicas (ataques de queda), que ocorrem principalmente na síndrome de Lennox-Gastaut, são caracterizadas por perda súbita do tônus muscular, muitas vezes causando uma queda para a frente.

TRATAMENTO DA EPILEPSIA

Os anticonvulsivantes usados no tratamento crônico da epilepsia são administrados por via oral; o objetivo é prevenir a ocorrência de crises. A escolha do medicamento depende do tipo de crise convulsiva que o paciente apresenta ou da classificação sindrômica do paciente. Os medicamentos anticonvulsivantes, se apropriadamente escolhidos, fornecem um controle adequado das crises em cerca de dois terços dos pacientes. Na concepção de uma estratégia terapêutica, o uso de um único medicamento é preconizado, especialmente em pacientes que não apresentam doença grave; como vantagem, esses pacientes podem apresentar menos reações adversas com a monoterapia. Para pacientes com crises de difícil controle, múltiplos medicamentos são usados simultaneamente. Pacientes que não alcançam o controle das crises após ensaios adequados com dois ou mais medicamentos apropriados são considerados "farmacorresistentes". A base da farmacorresistência aos anticonvulsivantes ainda não é compreendida. As encefalopatias epilépticas – como a síndrome de Lennox-Gastaut, a encefalopatia epiléptica infantil precoce (síndrome de Ohtahara), a encefalopatia mioclônica precoce (mais comumente associada a erros inatos do metabolismo), os espasmos infantis e a síndrome de Dravet – são difíceis de tratar com medicamentos. As crises focais também podem ser refratárias a medicamentos. Em alguns casos, a epilepsia pode ser curada por ressecção cirúrgica da região cerebral afetada. A cirurgia de correção epiléptica mais comumente realizada é a ressecção do lobo temporal para epilepsias do lobo temporal mesial; a ressecção cortical extratemporal, quando indicada, é menos bem-sucedida. Quando as crises surgem após lesão cortical, malformação, tumor ou lesão vascular, a lesionectomia pode ser curativa. Além de medicamentos e intervenções cirúrgicas, diversos dispositivos de estimulação elétrica são utilizados no tratamento da epilepsia. O estimulador do nervo vago (ENV) é um gerador de pulso programável implantado junto a um eletrodo helicoidal que envolve o nervo vago esquerdo no pescoço. O dispositivo, que fornece continuamente uma estimulação de circuito aberto de acordo com um ciclo de trabalho, é aprovado para o tratamento de crises focais refratárias a medicamentos, mas também pode ser uma boa opção para epilepsias generalizadas sintomáticas (ou criptogênicas) do tipo Lennox-Gastaut, incluindo aquelas com crises atônicas não tratáveis. Outro dispositivo para o tratamento da epilepsia focal refratária ao tratamento é o neuroestimulador responsivo (NSR). O NSR é um sistema de circuito fechado implantado que detecta um padrão de atividade elétrica anormal no foco da crise e, em seguida, fornece estimulação elétrica para prevenir a ocorrência de crises. A estimulação cerebral profunda (ECP), por meio de um dispositivo implantado que aplica estimulação bilateral aberta aos núcleos anteriores do tálamo, é a terceira modalidade de estimulação cerebral aprovada para o tratamento da epilepsia. A ECP é indicada como terapia adjuvante a medicamentos, e auxilia na redução da frequência de crises focais, com ou sem generalização secundária (crise tônico-clônica focal a bilateral). Embora ainda não esteja aprovada, a estimulação em outras regiões, como o núcleo ventromedial do tálamo, pode ser mais eficaz para crises generalizadas e para a síndrome de Lennox-Gastaut. As terapias dietéticas, principalmente as dietas cetogênicas com alto teor de gordura, baixo teor de carboidratos e que controlam a ingestão proteica, podem ser eficazes na epilepsia refratária. Essas terapias dietéticas são particularmente benéficas em epilepsias mioclônicas, espasmos infantis, síndrome de Dravet e crises associadas ao complexo de esclerose tuberosa. Também são o tratamento de primeira escolha recomendado para a síndrome de deficiência do transportador de glicose tipo 1 (GLUT1, do inglês *glucose transporter type 1*) (doença De Vivo), uma rara doença neurometabólica que afeta o metabolismo energético cerebral. As dietas cetogênicas são mais comumente adotadas em crianças, mas adultos também podem se beneficiar.

MECANISMOS DE AÇÃO

Os medicamentos anticonvulsivantes protegem contra convulsões ao interagir com um ou mais alvos moleculares no cérebro. O efeito final dessas interações é a inibição da geração local de descargas convulsivas, reduzindo a capacidade dos neurônios de disparar potenciais de ação em alta frequência e reduzindo a sincronização neuronal. Além disso, os anticonvulsivantes inibem a disseminação da atividade epiléptica para regiões proximais e distais, seja pelo fortalecimento do entorno inibitório mediado por interneurônios GABAérgicos ou pela redução da neurotransmissão excitatória mediada por glutamato (o meio pelo qual um neurônio pré-sináptico despolariza e excita um neurônio pós-sináptico). As ações específicas dos anticonvulsivantes em seus alvos são amplamente descritas como (1) modulação dos canais de sódio, cálcio ou potássio dependentes de voltagem; (2) aumento rápido da inibição sináptica mediada por GABA; (3) modificação dos processos de liberação sináptica; e (4) diminuição rápida da excitação mediada pelo glutamato. Essas ações podem ser observadas por meio do equilíbrio entre a excitação mediada por neurônios glutamatérgicos e a inibição mediada por neurônios GABAérgicos. Uma propensão para novas crises ocorre quando há um desequilíbrio que favorece a excitação em detrimento da inibição, o que pode resultar tanto da excitação excessiva quanto da inibição diminuída, ou de ambos. Dessa forma, os tratamentos que inibem a excitação ou aumentam a inibição têm ações anticonvulsivas. A inibição da excitação pode ser produzida por meio de efeitos nos mecanismos de excitabilidade intrínseca a neurônios excitatórios (p. ex., bloqueadores do canal de sódio) ou na transmissão sináptica excitatória (p. ex., modificação na liberação do glutamato, um neurotransmissor excitatório ou por antagonismo do receptor AMPA). O aumento da inibição é produzido pelo aumento da ativação dos receptores $GABA_A$, os mediadores da inibição nas áreas corticais relevantes para as crises. Algumas farmacoterapias (p. ex., benzodiazepínicos e fenobarbital) atuam modulando positiva e alostericamente os receptores $GABA_A$, enquanto outras (p. ex., tiagabina, vigabatrina) levam ao aumento da disponibilidade do neurotransmissor GABA. Os canais de potássio dependentes de voltagem do tipo K_v7 também atuam influenciando a inibição na atividade epileptiforme. A retigabina (ezogabina), um modulador alostérico positivo dos canais K_v7, exerce uma ação anticonvulsiva única em virtude de sua capacidade de aumentar a atuação inibitória natural desses canais. Os sítios específicos nos neurônios excitatórios e inibitórios, bem como nas sinapses, onde os anticonvulsivantes atualmente disponíveis atuam para exercer essas diversas ações, são ilustrados na Figura 24-1. Em vez de atuar nos mecanismos que envolvem a geração de crises, uma abordagem mais específica para o tratamento da epilepsia seria atingir os mecanismos da fisiopatologia da doença, reduzindo ou eliminando as crises e, possivelmente, as comorbidades associadas. Atualmente, essa estratégia tem sido bem-sucedida apenas no complexo da esclerose tuberosa, um distúrbio neurocutâneo hereditário que se caracteriza por lesões hamartomatosas envolvendo vários sistemas do organismo,

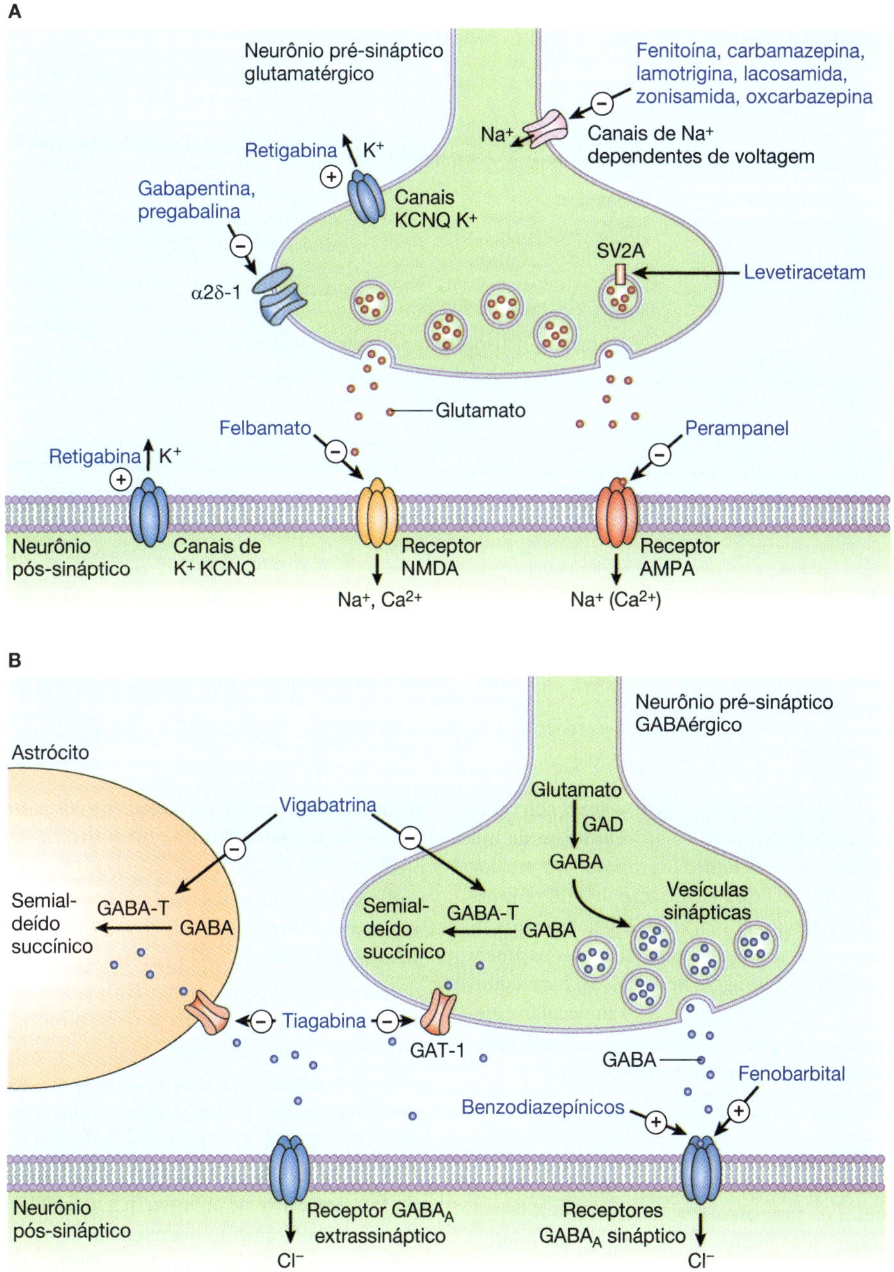

FIGURA 24-1 Alvos moleculares para fármacos anticonvulsivantes na sinapse excitatória glutamatérgica (**A**) e na sinapse inibitória GABAérgica (**B**). Os alvos pré-sinápticos que diminuem a liberação de glutamato incluem canais de sódio dependentes de voltagem $Na_v1.6$ (fenitoína, carbamazepina, lamotrigina, lacosamida, zonisamida e oxcarbazepina); os canais de potássio dependentes de voltagem KCNQ (K_v7) (retigabina); e proteína $\alpha_2\delta$-1 (gabapentina e pregabalina), que interage com os receptores NMDA e canais de cálcio dependentes de voltagem. Os alvos pós-sinápticos nas sinapses excitatórias são os receptores AMPA (perampanel) e os canais de potássio dependentes de voltagem KCNQ (retigabina). Nas sinapses inibitórias e nos astrócitos, a vigabatrina inibe a GABA-transaminase (GABA-T), e a tiagabina bloqueia o transportador GABA-1 (GAT-1). Fenobarbital, primidona (via metabolismo para fenobarbital) e benzodiazepínicos são moduladores alostéricos positivos dos receptores $GABA_A$ sinápticos; concentrações elevadas de ácido γ-aminobutírico (GABA, do inglês *gamma-aminobutyric acid*) resultantes do bloqueio de GABA-T podem atuar nos receptores extrassinápticos $GABA_A$.

TABELA 24-2 Alvos moleculares dos fármacos anticonvulsivantes

Alvo molecular	Fármacos anticonvulsivantes que agem no alvo
Canais iônicos dependentes de voltagem	
Canais de sódio dependentes de voltagem (Na_V)	Fenitoína, fosfenitoína,[1] carbamazepina, oxcarbazepina,[2] acetato de eslicarbazepina,[3] lamotrigina, lacosamida; possivelmente (ou entre outras ações) topiramato, zonisamida, rufinamida, cenobamato
Canais de cálcio dependentes de voltagem (tipo T)	Etossuximida
Canais de potássio dependentes de voltagem (K_V7)	Retigabina
Inibição de GABA	
Receptores $GABA_A$	Fenobarbital, primidona; benzodiazepínicos, incluindo diazepam, lorazepam, clonazepam, midazolam, clobazam; estiripentol; possivelmente topiramato, felbamato, cenobamato, retigabina
Transportadores de GABA tipo GAT-1	Tiagabina
GABA-transaminase	Vigabatrina
Maquinaria de liberação sináptica	
SV2A	Levetiracetam, brivaracetam
$\alpha 2\delta$	Gabapentina, gabapentina enacarbila,[4] pregabalina
Receptores ionotrópicos de glutamato	
Receptor AMPA	Perampanel
Doença específica	
Sinalização por mTORC1	Everolimo
Misto ou desconhecido[5]	Valproato, felbamato, cenobamato, topiramato, zonisamida, rufinamida, ACTH, canabidiol

[1]A fosfenitoína é um profármaco da fenitoína.
[2]A oxcarbazepina atua amplamente como um profármaco da licarbazepina, principalmente *S*-licarbazepina.
[3]O acetato de eslicarbazepina é um profármaco da *S*-licarbazepina.
[4]A gabapentina enacarbila é um profármaco da gabapentina.
[5]Não há consenso quanto ao mecanismo do valproato; felbamato, topiramato, zonisamida e rufinamida podem ter ações em alvos ainda não identificados, além daqueles mostrados na tabela.
Reproduzida, com autorização, de Wyllie E: Wyllie's treatment of epilepsy: Principles and practice, 6th ed. Philadelphia, PA: Wolters Kluwer; 2015.

incluindo o cérebro. Os espasmos infantis muitas vezes começam no primeiro ano de vida, sendo menos comuns as crises de início focal e crises de início generalizadas. Everolimo, um rapalog (análogo da rapamicina) que reverte a sinalização mTOR, reduz as convulsões na esclerose tuberosa. A Tabela 24-2 lista os vários alvos nos quais os anticonvulsivantes atualmente disponíveis atuam e os respectivos medicamentos que agem nesses alvos. Para alguns medicamentos, não há consenso quanto ao alvo molecular específico (p. ex., valproato, zonisamida, rufinamida), ou pode haver vários alvos (p. ex., topiramato, felbamato, cenobamato).

FARMACOCINÉTICA

A administração crônica de anticonvulsivantes previne a ocorrência de crises que podem, ocasionalmente, ser fatais. Portanto, a exposição adequada ao medicamento deve ser mantida de forma contínua. No entanto, muitos anticonvulsivantes também têm uma janela terapêutica estreita; a dose deve, assim, evitar a exposição excessiva e tóxica. É essencial compreender as propriedades farmacocinéticas dos medicamentos. Também é necessário que o clínico esteja ciente das particularidades que influenciam a dose; esses fatores incluem relações não lineares entre a dose e a exposição ao medicamento e a influência do comprometimento hepático ou renal na depuração (ver Capítulos 3 e 4). Além disso, as interações medicamentosas ocorrem com muitos dos fármacos – um problema particular, uma vez que os medicamentos costumam ser usados de forma concomitante. Para alguns anticonvulsivantes, as interações medicamentosas são complexas (ver Capítulo 67). Por exemplo, a adição de um novo fármaco pode afetar a liberação do medicamento atual, de modo que a dose do medicamento atual deve ser modificada. Ademais, o fármaco atual pode exigir um ajuste do regime posológico para o novo fármaco que seja diferente da dose usada em um sujeito que não utiliza outros medicamentos. Muitos anticonvulsivantes são metabolizados por enzimas hepáticas, e alguns, como carbamazepina, oxcarbazepina, acetato de eslicarbazepina, fenobarbital, fenitoína e primidona, são fortes indutores do citocromo P450 (CYP) hepático e das enzimas glucuroniltransferases. Um novo anticonvulsivante pode aumentar a concentração de um fármaco existente ao inibir seu metabolismo; alternativamente, o novo medicamento pode reduzir a concentração ao induzir o metabolismo do fármaco existente. Outros anticonvulsivantes são excretados pelos rins e são menos suscetíveis a interações medicamentosas. Alguns anticonvulsivantes, incluindo oxcarbazepina, carbamazepina, primidona, mefenitoína e clobazam, têm metabólitos ativos. A extensão da conversão para as formas ativas pode ser afetada pela presença de outros fármacos. Alguns anticonvulsivantes, como fenitoína, tiagabina, valproato, diazepam, perampanel e estiripentol, são altamente (> 90%) ligados às proteínas plasmáticas. Esses medicamentos podem ser removidos das proteínas plasmáticas e substituídos por outros compostos que se ligam a proteínas, resultando em um aumento temporário da fração livre. Como o fármaco livre (não ligado) é ativo, pode haver toxicidade transitória. No entanto, a depuração sistêmica aumenta junto com a elevação da fração livre, de modo que a elevação da concentração livre é eventualmente corrigida. Alguns anticonvulsivantes, principalmente levetiracetam, gabapentina e pregabalina, não apresentam interações medicamentosas. Os anticonvulsivantes também podem interagir com outras classes de medicamentos. É importante ressaltar que as concentrações de anticoncepcionais orais podem ser reduzidas por anticonvulsivantes, que são fortes indutores, resultando em falha da contracepção.

Os anticonvulsivantes devem ter biodisponibilidade oral razoável e devem adentrar o sistema nervoso central (SNC). Esses fármacos são predominantemente distribuídos no volume de água corporal total. A depuração plasmática é relativamente lenta; muitos anticonvulsivantes são, portanto, considerados de ação intermediária a prolongada, sendo administrados 2 ou 3 vezes ao dia. Alguns têm meia-vida superior a 12 horas. Alguns, como zonisamida e perampanel, podem ser administrados 1 vez ao dia. Para alguns fármacos com meia-vida curta, apresentações de liberação prolongada já estão atualmente disponíveis, o que pode melhorar a adesão ao tratamento. Neste capítulo, os anticonvulsivantes mais amplamente utilizados, bem como alguns que são usados apenas em circunstâncias especiais, serão analisados. Os medicamentos para crises focais (de início parcial) são descritos primeiro, seguidos por medicamentos para crises generalizadas e determinadas síndromes epilépticas.

MEDICAMENTOS UTILIZADOS PARA CRISES FOCAIS (DE INÍCIO PARCIAL)

A **carbamazepina** é um protótipo dos fármacos anticonvulsivantes utilizado principalmente no tratamento de crises de início focal. Além de ser eficaz no tratamento de crises focais, a carbamazepina é indicada para o tratamento de crises tônico-clônicas (grande mal). Essa indicação deriva de estudos em pacientes cujas crises de início focal progrediram para crises tônico-clônicas bilaterais (anteriormente denominadas "crises tônico-clônicas secundariamente generalizadas"). Fármacos como a carbamazepina *exacerbam* certos tipos de crises em epilepsias generalizadas idiopáticas, incluindo as crises mioclônicas e de ausência, e geralmente são preteridos em pacientes com esses diagnósticos. No entanto, alguns estudos observacionais e pequenos ensaios clínicos mostraram que a carbamazepina, a fenitoína e a lacosamida podem ser eficazes e seguras no tratamento de crises tônico-clônicas generalizadas de origem idiopática. Os medicamentos mais difundidos para o tratamento de crises focais, além da carbamazepina, são oxcarbazepina, lamotrigina e lacosamida; levetiracetam também é frequentemente utilizado. O fenobarbital é indicado como alternativa quando o custo de aquisição é um problema. Vigabatrina e felbamato são medicamentos de terceira escolha devido ao seu risco de toxicidade associado.

CARBAMAZEPINA

A carbamazepina é um dos fármacos anticonvulsivantes mais amplamente utilizados, apesar de ser especialmente eficaz para as crises focais (de início parcial) e tônico-clônicas focais a bilaterais. Foi inicialmente comercializada para o tratamento da neuralgia do trigêmeo, para a qual é altamente eficaz, e usada como medicamento de primeira escolha. Além disso, a carbamazepina é um estabilizador de humor usado para tratar o transtorno bipolar.

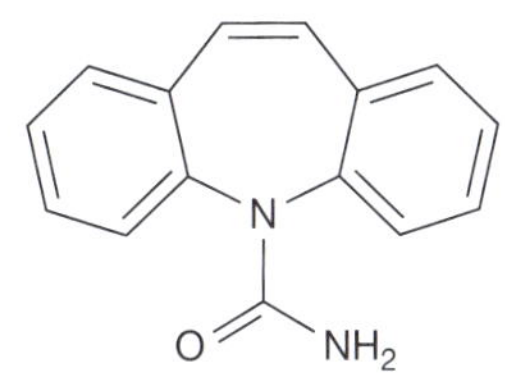

Carbamazepina

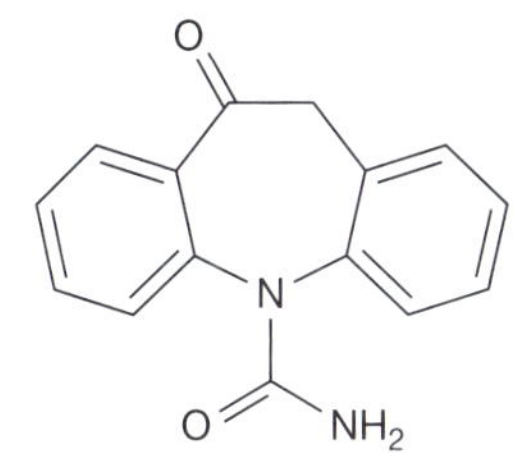

Oxcarbazepina

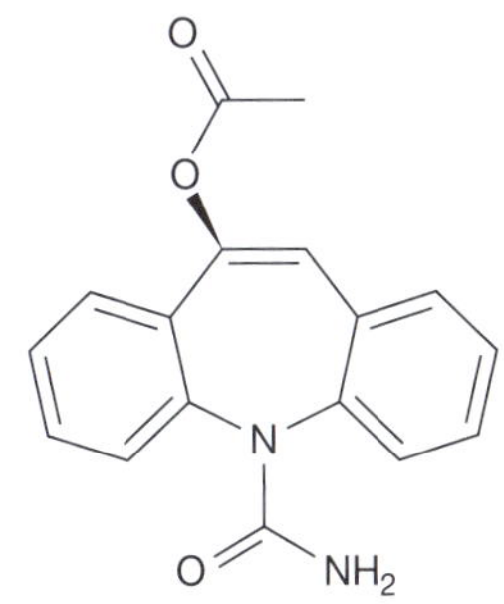

***S*(+)-Acetato de eslicarbazepina**

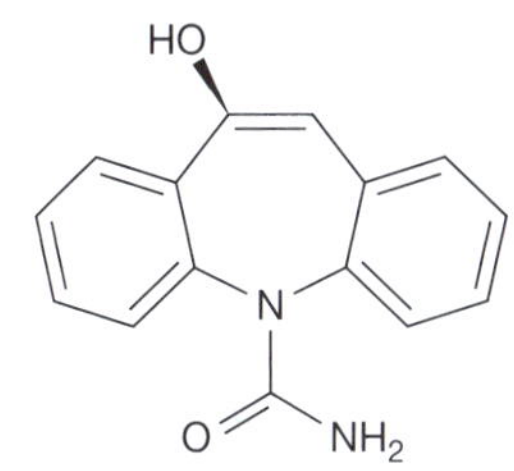

***S*(+)-Eslicarbazepina**

Estrutura química

Estruturalmente, a carbamazepina é um iminoestilbeno (dibenzepina) – um composto tricíclico que consiste em dois anéis benzênicos fundidos a um grupo azepina. A estrutura da carbamazepina é semelhante à dos antidepressivos tricíclicos, como a imipramina, mas, ao contrário destes, a carbamazepina não possui alta afinidade pelos transportadores de monoaminas (serotonina e norepinefrina [noradrenalina]), portanto não tem ação inibitória sobre esses transportadores, nem possui ação antidepressiva.

Mecanismo de ação

A carbamazepina, o protótipo do grupo, atua bloqueando os canais de sódio dependentes de voltagem (Na_v1) responsáveis pela fase ascendente dos potenciais de ação neuronal (ver Capítulos 14 e 21). No estado normal, quando os neurônios são despolarizados até o limiar do potencial de ação, a proteína do canal de sódio detecta a despolarização e, em algumas centenas de microssegundos, sofre uma mudança conformacional, que resulta na conversão do canal de seu estado fechado (em repouso) não condutor para o estado condutor aberto, permitindo o influxo de sódio (Figura 24-2). Em seguida, em menos de 1 milissegundo, o canal entra no estado inativado, encerrando o fluxo de íons sódio. O canal deve ser, então, repolarizado antes que possa ser ativado novamente por uma despolarização subsequente. Os canais de sódio presentes em tecidos cerebrais podem alternar rapidamente entre os estados de repouso, aberto e inativado, permitindo o disparo de alta frequência de potenciais de ação pelos neurônios.

Os canais de sódio consistem em complexos proteicos multiméricos, compostos por (1) uma extensa subunidade α que forma quatro domínios homólogos semelhantes a ela (numerados de I a IV) e (2) uma ou mais subunidades β menores. O poro condutor de íons está contido na subunidade α, assim como os elementos do canal

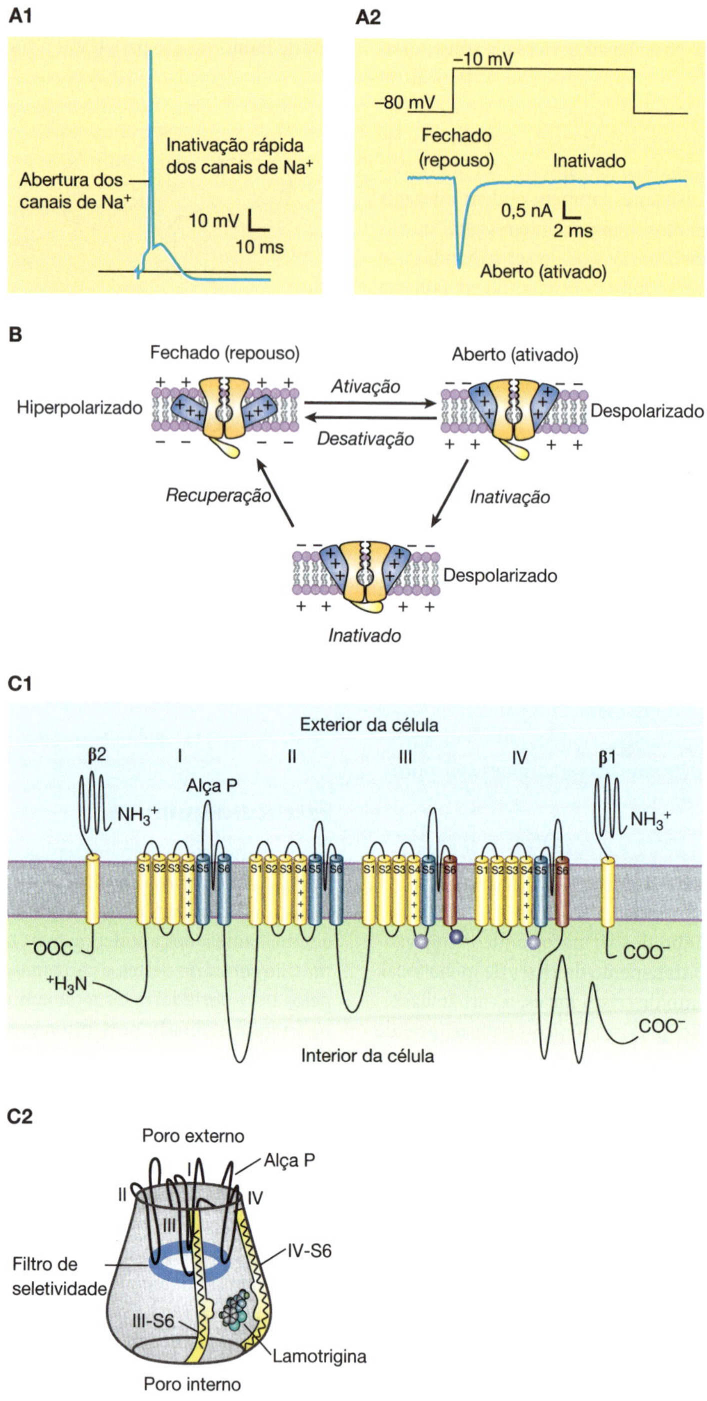

FIGURA 24-2 (**A1**) Os canais de sódio dependentes de voltagem modulam a fase ascendente dos potenciais de ação em neurônios cerebrais. A rápida inativação dos canais de sódio (concomitante à ativação dos canais de potássio) encerra o potencial de ação. (**A2**) Corrente registrada, por meio de grampeamento de voltagem, em canal de sódio durante despolarização, ilustrando o bloqueio do canal ao longo do tempo. (**B**) Ilustração esquemática da transição entre os estados fechado, aberto e inativado dos canais de sódio dependente de voltagem. (**C1**) Estruturas primárias das subunidades dos canais de sódio. A principal subunidade α, formada por quatro domínios homólogos (I-IV), é mostrada cercada pelas duas subunidades β auxiliares. Os cilindros representam os segmentos transmembranares em α-hélice. Segmentos α-hélice representados *em azul* (S5, S6) formam a região dos poros. +, sensores de tensão S4; os *círculos cinza* representam os ligantes de inativação em alças de inativação do canal; III-S6 e IV-S6 (*em vermelho*) são os sítios de ligação do fármaco anticonvulsivante. (**C2**) Ilustração esquemática do canal de sódio composto por domínios homólogos dispostos em torno do poro central do canal, através do qual o sódio flui para o neurônio. Os segmentos α-helicoidais transmembranares S5 e S6 de cada domínio (I-IV) formam as quatro paredes do poro. A fenda externa do poro e o filtro de seletividade de íons são formados por alças de ligação P (*P-loops*) reentrantes. Os principais segmentos α-helicoidais S6 dos domínios III e IV, os quais contêm os sítios de ligação do anticonvulsivante, estão em destaque. Uma molécula de lamotrigina é ilustrada em associação com seu sítio de ligação.

que sofrem mudanças conformacionais em resposta à despolarização da membrana. A carbamazepina e outros anticonvulsivantes bloqueadores dos canais de sódio, como a fenitoína e a lamotrigina, ligam-se preferencialmente ao canal quando este está inativado, provocando sua estabilização nesse estado. Durante o disparo de alta frequência, os canais de sódio passam brevemente pelo estado inativado, permitindo que o estímulo se acumule. Isso leva a um bloqueio de uso (frequência-dependente) característico, no qual disparos de alta frequência de potenciais de ação são inibidos de maneira mais eficaz do que os potenciais de ação individuais ou o disparo em baixas frequências (ver Capítulo 14, Figuras 14-9 e 14-10). Além disso, os anticonvulsivantes bloqueadores dos canais de sódio apresentam uma dependência de voltagem para sua ação inibitória, uma vez que uma fração maior dos canais de sódio encontra-se no estado inativado durante a despolarização. Assim, os potenciais de ação que são sobrepostos a um potencial de platô despolarizado (como ocorre caracteristicamente em crises) são efetivamente inibidos. Como o bloqueio dos canais de sódio são dependentes de voltagem e frequência, a ação da carbamazepina ocorre preferencialmente durante as descargas convulsivas, com pouca interferência no disparo normal do potencial de ação (Figura 24-3). Acredita-se que essa ação permita que esses medicamentos previnam a ocorrência de crises sem causar comprometimento neurológico indesejado. Nota-se que os fármacos anticonvulsivantes bloqueadores dos canais de sódio atuam principalmente no disparo do potencial de ação; esses fármacos não alteram diretamente as respostas sinápticas excitatórias ou inibitórias. No entanto, o efeito sobre os potenciais de ação se traduz em uma redução da transmissão sináptica.

Aplicações clínicas

A carbamazepina é eficaz no tratamento de crises tônico-clônicas focais e focais a bilaterais. Conforme observado anteriormente, há evidências em estudos observacionais de que a carbamazepina pode ser eficaz no tratamento de crises tônico-clônicas generalizadas de origem idiopática, devendo ser utilizada com cautela, pois pode exacerbar as crises de ausência e as crises mioclônicas.

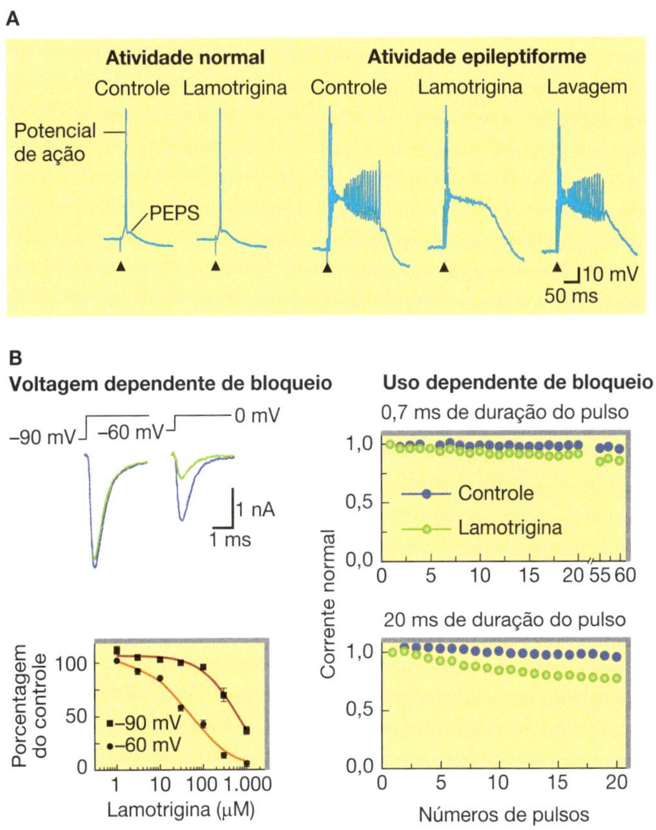

FIGURA 24-3 (**A**) Efeito seletivo de uma concentração clinicamente relevante de lamotrigina (50 μM) nos potenciais de ação e descargas do tipo epilépticas em neurônios hipocampais de ratos, conforme observado em registro intracelular. Em condições normais, a lamotrigina não tem efeito sobre os potenciais de ação ou sobre os potenciais excitatórios pós-sinápticos (PEPS) que eliciam o potencial de ação. Em condições semelhantes às epilépticas (com baixas concentrações de magnésio), a ativação provoca picos iniciais seguidos por disparos de picos epileptiformes repetitivos (após a descarga). A lamotrigina inibe a descarga patológica, mas não os picos iniciais. PEPS foram obtidos por estimulação das fibras colaterais/comissurais de Schaffer (triângulos). (**B**) Bloqueio dependente de frequência e de voltagem dos canais de sódio ativados por voltagem $Na_v1.2$ em humanos. As correntes de sódio desencadeadas pela despolarização de um potencial de retenção de –90 mV (onde há pouca inativação) são minimamente afetadas por 100 μM de lamotrigina, ao passo que há um forte bloqueio de corrente provocado por –60 mV (onde há uma inativação mais substancial). Pulsos sequenciais de 0,7 milissegundo (ms) de duração de –90 mV (inativação mínima) são minimamente bloqueados por 100 μM de lamotrigina de forma dependente de frequência, enquanto pulsos de 20 ms (inativação marcada) são altamente dependentes de frequência. (Adaptada, com autorização, de Xie X, Hagan RM: Cellular and molecular actions of lamotrigine: Possible mechanisms of efficacy in bipolar disorder, Neuropsychobiology, 1998 Oct;38(3):119-130.)

A carbamazepina também é eficaz para o tratamento da neuralgia do trigêmeo e do glossofaríngeo e para o controle da fase maníaca do transtorno bipolar.

Farmacocinética

A carbamazepina tem biodisponibilidade oral de quase 100%, mas a taxa de absorção varia amplamente entre os pacientes. As concentrações séricas máximas geralmente são atingidas 6 a 8 horas após a administração. A administração do medicamento após as refeições pode retardar a absorção, causando uma diminuição na concentração sérica, e ajudar o paciente a tolerar doses diárias totais maiores. As formulações de liberação prolongada também podem diminuir a incidência de reações adversas.

A distribuição é lenta, e o volume de distribuição é de aproximadamente 1 L/kg. A adesão às proteínas plasmáticas é de cerca de 70%. A carbamazepina tem uma depuração sistêmica muito baixa, aproximadamente 1 L/kg por dia, no início do tratamento. O fármaco tem uma notável capacidade de induzir seu próprio metabolismo, muitas vezes provocando a diminuição das concentrações séricas após algumas semanas de tratamento. Normalmente, a meia-vida de 36 horas observada em indivíduos após uma dose única inicial diminui para apenas 8 a 12 horas em indivíduos recebendo terapia contínua. Portanto, ajustes de dose consideráveis são esperados durante as primeiras semanas de tratamento.

A carbamazepina é metabolizada no fígado, e apenas 5% do fármaco são excretados na forma inalterada. A principal via metabólica é a conversão em carbamazepina-10,11-epóxido, que também apresenta atividade anticonvulsiva. Essa reação é primariamente catalisada pela CYP3A4, embora a CYP2C8 desempenhe um papel catalítico e a CYP3A5 também possa estar envolvida. A contribuição desse e de outros metabólitos para a atividade clínica da carbamazepina é desconhecida.

Posologia e concentrações terapêuticas

A carbamazepina está disponível na forma oral (comprimidos e suspensões) e em uma formulação intravenosa para uma substituição temporária da terapia oral. O medicamento é eficaz em crianças, nas quais uma dose de 15 a 25 mg/kg por dia é apropriada. Em adultos, a dose de manutenção diária típica é de 800 a 1.200 mg por dia, e a dose máxima recomendada é de 1.600 mg por dia. Raramente os pacientes precisam de doses maiores, podendo chegar a até 2.400 mg por dia. Doses mais altas são obtidas administrando-se várias doses divididas diariamente. As preparações de liberação prolongada permitem o uso de 2 doses ao dia, na maioria dos casos. Em pacientes nos quais o sangue é coletado pouco antes da dose matinal (nível mínimo), as concentrações terapêuticas são geralmente de 4 a 8 mcg/mL. Para dosagens realizadas antes da dose matinal. Embora muitos pacientes se queixem de diplopia com concentrações do fármaco acima de 7 mcg/mL, outros podem tolerar concentrações acima de 10 mcg/mL, especialmente quando usada em monoterapia. A titulação das doses deve ser feita lentamente, especialmente no início do tratamento.

Interações medicamentosas

A carbamazepina estimula a regulação positiva da transcrição de CYP3A4 e CYP2B6. Essa autoindução leva não apenas a uma redução nas concentrações no estado de equilíbrio da carbamazepina, mas também a um aumento da taxa de metabolismo de medicamentos anticonvulsivantes concomitantes, incluindo primidona, fenitoína, etossuximida, valproato e clonazepam. Alguns medicamentos anticonvulsivantes, como o valproato, podem inibir a depuração da carbamazepina e aumentar sua concentração sanguínea no estado de equilíbrio. Outros anticonvulsivantes, principalmente fenitoína e fenobarbital, podem diminuir as concentrações de carbamazepina no estado de equilíbrio por meio da indução enzimática. Essas interações podem exigir mudanças de dose. Não foram relatadas interações clinicamente significativas em relação à ligação às proteínas plasmáticas.

Reações adversas

A carbamazepina pode causar reações adversas leves dose-dependentes, como desconforto gastrintestinal, tontura, visão turva, diplopia ou ataxia; a sedação ocorre apenas em altas doses, e, raramente, pode ocorrer ganho de peso. Com frequência, a diplopia ocorre primeiro e pode durar menos de 1 hora durante um determinado período do dia. O rearranjo do regime posológico diário muitas vezes pode resolver esse problema. Uma leucopenia benigna ocorre em muitos pacientes, mas geralmente não há necessidade de intervenção, a menos que a contagem de neutrófilos fique abaixo de 1.000/mm^3. Erupção cutânea e hiponatremia são os motivos mais comuns para a interrupção do uso. A síndrome de Stevens-Johnson é rara, mas o risco é significativamente maior em pacientes com o alelo HLA-B*1502. Recomenda-se que os asiáticos, que têm uma incidência 10 vezes maior de síndrome de Stevens-Johnson induzida por carbamazepina em comparação com outros grupos étnicos, sejam testados antes de iniciar o medicamento.

OXCARBAZEPINA

A oxcarbazepina é o análogo 10-ceto da carbamazepina. Ao contrário da carbamazepina, não pode formar um metabólito epóxido. Embora tenha sido levantada a hipótese de que o epóxido esteja associado às reações adversas da carbamazepina, poucas evidências estão disponíveis para suportar a alegação de que a oxcarbazepina é mais bem tolerada. Acredita-se que a oxcarbazepina protege contra crises, bloqueando os canais de sódio dependentes de voltagem, da mesma maneira que a carbamazepina. A oxcarbazepina tem meia-vida de apenas 1 a 2 horas; sua atividade anticonvulsivante reside quase exclusivamente nos metabólitos 10-hidróxi ativos, *S*(+)- e *R*(−)-licarbazepina (também conhecidos como derivados mono-hidróxi ou MHDs [do inglês *monohydroxy derivatives*]), nos quais a oxcarbazepina é rapidamente convertida e ambos têm meia-vida semelhante à da carbamazepina (8-12 horas). A maior parte (80%) da oxcarbazepina é convertida para a forma *S*(+). O fármaco é excretado principalmente como glucuronídeo, um metabólito 10-hidróxi.

A oxcarbazepina é menos potente que a carbamazepina, tanto em testes animais quanto em pacientes; doses clínicas de oxcarbazepina podem ser 50% mais altas do que as de carbamazepina para obter um controle equivalente das crises. Alguns estudos relatam menos reações de hipersensibilidade à oxcarbazepina, e nem sempre ocorre reatividade cruzada com a carbamazepina. Além disso, o fármaco parece induzir as enzimas hepáticas em menor grau do que a carbamazepina, minimizando as interações medicamentosas. Embora a hiponatremia possa ocorrer mais comumente com a oxcarbazepina do que com a carbamazepina, a maioria das reações adversas da oxcarbazepina são semelhantes às da carbamazepina.

ACETATO DE ESLICARBAZEPINA

Com algumas diferenças, o acetato de eslicarbazepina (não disponível no Brasil), profármaco da *S*(+)-licarbazepina, é uma alternativa à oxcarbazepina. Assim como ocorre com a oxcarbazepina, o acetato de eslicarbazepina é convertido em eslicarbazepina, sendo essa conversão mais rápida e quase completamente na forma *S*(+), com apenas uma pequena quantidade do isômero *R*(–) (5%) formado por inversão quiral. É incerto se há um benefício para a conversão mais seletiva em *S*(+)-licarbazepina, especialmente porque ambos os enantiômeros agem de forma semelhante nos canais de sódio dependentes de voltagem. A meia-vida efetiva de *S*(+)-licarbazepina após a administração oral de acetato de eslicarbazepina é de 20 a 24 horas; portanto, o profármaco pode ser administrado 1 vez ao dia, o que é uma grande vantagem. O medicamento é administrado na dose de 400 a 1.600 mg por dia; a titulação é normalmente necessária para as doses mais altas. A *S*(+)-licarbazepina é eliminada principalmente por excreção renal; o ajuste da dose é, portanto, necessário para pacientes com insuficiência renal. Efeitos farmacocinéticos mínimos são observados com a coadministração de carbamazepina, levetiracetam, lamotrigina, topiramato e valproato. O uso concomitante de acetato de eslicarbazepina e fenitoína pode requerer uma diminuição na dose da fenitoína. Os contraceptivos orais podem ser menos eficazes com a administração concomitante de acetato de eslicarbazepina.

LACOSAMIDA

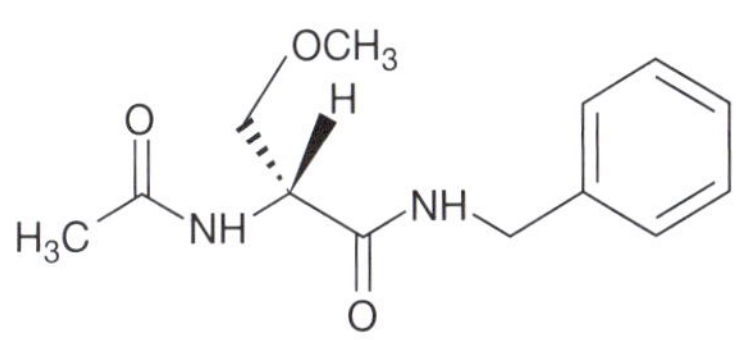

Lacosamida

A lacosamida é um anticonvulsivante bloqueador dos canais de sódio aprovado para o tratamento de crises focais. Possui propriedades farmacocinéticas favoráveis e boa tolerabilidade. O medicamento é amplamente prescrito.

Mecanismo de ação

Os primeiros estudos sugeriram que a lacosamida potencializa um tipo de inativação pouco conhecida dos canais de sódio, denominada inativação lenta. Estudos recentes, entretanto, contradizem essa visão e indicam que o fármaco se liga seletivamente ao estado de inativação rápida dos canais de sódio – como é o caso de outros fármacos anticonvulsivantes bloqueadores dos canais de sódio, exceto pelo fato de a ligação ser muito mais lenta.

Aplicações clínicas

A lacosamida foi aprovada para o tratamento de crises de início focal em pacientes com 17 anos ou mais. Em ensaios clínicos com mais de 1.300 pacientes, o fármaco foi eficaz em doses de 200 mg por dia, sendo igualmente ou mais eficaz quando usado em doses de 400 e 600 mg por dia, respectivamente. Embora a eficácia tenha sido semelhante com doses de 400 e 600 mg por dia, doses mais altas podem fornecer melhor controle de crises focais que evoluem para crises tônico-clônicas bilaterais (secundariamente generalizadas); no entanto, essa dose está associada a uma maior incidência de reações adversas, as quais incluem tontura, cefaleia, náusea e diplopia. O medicamento é normalmente administrado 2 vezes ao dia, em doses iniciais de 50 mg e com incrementos de 100 mg semanais. Uma formulação intravenosa pode substituir a formulação oral em curto prazo. A solução oral contém aspartame, que é uma fonte de fenilalanina e pode ser prejudicial para pessoas com fenilcetonúria.

Farmacocinética

A lacosamida oral é rápida e completamente absorvida em adultos e não sofre alteração da dieta. A biodisponibilidade é quase 100%. As concentrações plasmáticas são proporcionais à dose oral de até 800 mg. As concentrações máximas ocorrem 1 a 4 horas após a administração oral, com uma meia-vida de eliminação de 13 horas. Não há metabólitos ativos, e a ligação às proteínas é mínima. A lacosamida não induz ou inibe as isoenzimas CYP; portanto, as interações medicamentosas são mínimas.

FENITOÍNA

A fenitoína, descoberta em 1938, é o fármaco anticonvulsivante e não sedativo mais antigo. É prescrita para a prevenção de crises focais e crises tônico-clônicas generalizadas e para o tratamento agudo do estado epiléptico. Entretanto, em razão de suas reações adversas e propensão para interações medicamentosas, a fenitoína não é mais usada como primeira escolha de tratamento.

Química

A fenitoína, às vezes referida como difenilidantoína, é o análogo 5,5-difenil-substituído da hidantoína. A molécula da hidantoína consiste em um anel de cinco membros, estruturalmente semelhante aos barbitúricos que possuem um anel de seis membros. A base livre de fenitoína (pK_a = 8,06-8,33) é pouco solúvel em água, mas a fenitoína de sódio se dissolve em água (17 mg/mL). A fenitoína é mais comumente prescrita como uma formulação de liberação prolongada, contendo fenitoína sódica e outros excipientes que tornam a absorção mais lenta e prolongada, cujo pico de concentração sanguínea ocorre entre 4 e 12 horas. Essa formulação de fenitoína sódica difere das cápsulas de liberação imediata cujo pico de concentração sanguínea ocorre entre 1,5 e 3 horas devido à rápida absorção.Além disso, a base livre de liberação imediata está disponível como suspensão e como comprimidos mastigáveis. A fenitoína também existe como injetável, como uma solução intravenosa contendo propilenoglicol e álcool ajustado a um pH de 12. Quando administrada pela via intramuscular, sua absorção é imprevisível, podendo ocorrer alguma precipitação do medicamento no músculo, sendo essa via não recomendada.

Com a administração intravenosa, existe o risco potencialmente grave de "síndrome da luva roxa", na qual uma descoloração preto-púrpura acompanhada de edema e dor ocorre distalmente ao local da injeção. A **fosfenitoína** (não disponível no Brasil) é um profármaco da fenitoína, solúvel em água, que pode ter uma incidência menor de síndrome da luva roxa. Esse composto de éster de fosfato é rapidamente convertido em fenitoína no plasma e é usado para administração intravenosa e tratamento do estado de mal epiléptico. A fosfenitoína é bem absorvida após administração intramuscular, mas essa via raramente é apropriada para o tratamento do estado de mal epiléptico.

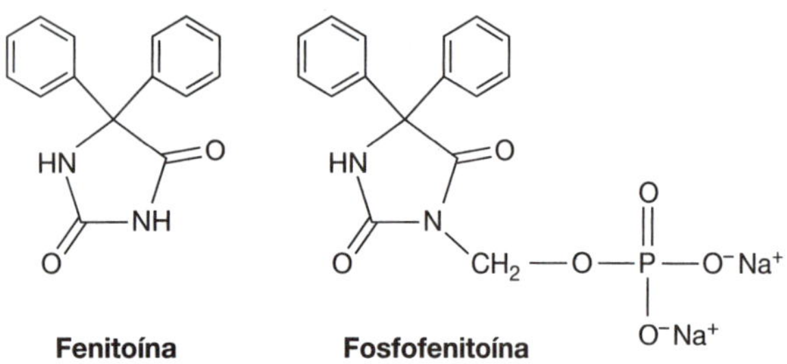

Fenitoína Fosfofenitoína

Mecanismo de ação

A fenitoína é um anticonvulsivante que atua bloqueando os canais de sódio dependentes de voltagem, de forma semelhante à carbamazepina e demais fármacos dessa classe.

Aplicações clínicas

A fenitoína é eficaz na prevenção de crises de início focal e de crises tônico-clônicas, sejam elas tônico-clônicas focais a bilaterais (generalizadas secundariamente) ou crises tônico-clônicas generalizadas. A fenitoína pode piorar outros tipos de crises, incluindo epilepsia de ausência, epilepsia mioclônica juvenil e síndrome de Dravet.

Farmacocinética e interações medicamentosas

A absorção da fenitoína é altamente dependente da formulação. O tamanho da partícula e os aditivos farmacêuticos afetam a taxa e a extensão da absorção. Embora, na maioria dos pacientes, seja quase completamente absorvida no trato gastrintestinal, o tempo para atingir o pico pode variar de 3 a 12 horas. A fenitoína é extensivamente (~ 90%) ligada à albumina sérica, podendo sofrer alterações em suas concentrações em resposta a uma variedade de fatores (p. ex., hiperbilirrubinemia ou fármacos como varfarina ou valproato), o que pode causar toxicidade. Além disso, albumina plasmática baixa (como na doença hepática ou na síndrome nefrótica) pode resultar em concentrações livres anormalmente altas e toxicidade. Pequenas mudanças na fração ligada afetam consideravelmente a quantidade de fármaco livre (ativo). Proporções aumentadas de fármaco livre também estão presentes em neonatos e idosos. Alguns medicamentos, como valproato, fenilbutazona e sulfonamidas, podem competir com a fenitoína pela ligação às proteínas plasmáticas. O valproato também inibe o metabolismo da fenitoína. O efeito combinado pode resultar em aumentos marcantes da fenitoína livre. Em todas essas situações, os pacientes podem apresentar sinais de toxicidade mesmo quando as concentrações totais do medicamento estão dentro da faixa terapêutica. Devido à sua alta ligação às proteínas, a fenitoína tem um baixo volume de distribuição (0,6-0,7 L/kg em adultos).

A fenitoína é metabolizada pela CYP2C9 e pela CYP2C19 em metabólitos inativos que são excretados na urina. Apenas uma pequena proporção não metabolizada da dose é excretada. A eliminação da fenitoína depende da dose. Em concentração sanguínea baixa, o metabolismo da fenitoína segue uma cinética de primeira ordem. No entanto, à medida que a concentração sanguínea aumenta dentro da faixa terapêutica, a capacidade máxima do fígado para metabolizar o fármaco é atingida (cinética de saturação). Mesmo pequenos aumentos na dose podem estar associados a grandes mudanças nas concentrações séricas de fenitoína (Figura 24-4). Nesses casos, a meia-vida do medicamento aumenta acentuadamente, o estado de equilíbrio não é alcançado de maneira rotineira (uma vez que a concentração plasmática continua a subir), e os pacientes desenvolvem sintomas de toxicidade rapidamente.

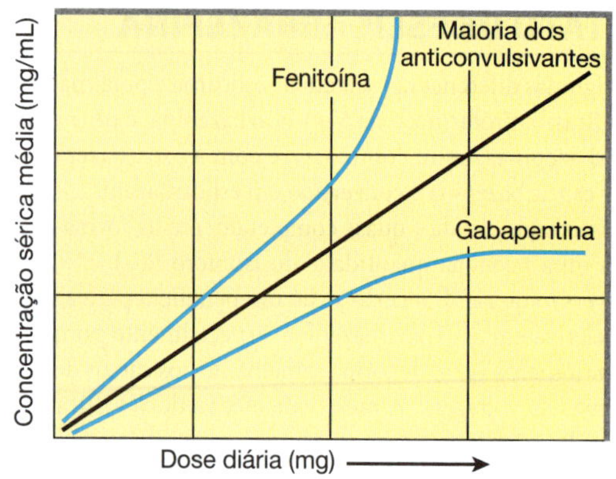

FIGURA 24-4 Relação entre dose e exposição a fármacos anticonvulsivantes. A maioria dos anticonvulsivantes segue uma cinética linear (de primeira ordem), na qual uma fração constante por unidade de tempo do medicamento é eliminada (a eliminação é proporcional à concentração do fármaco). No caso da fenitoína, com o aumento da dose, ocorre saturação do metabolismo e deslocamento da cinética de primeira ordem para a de ordem zero, na qual uma quantidade constante por unidade de tempo é metabolizada. Um pequeno aumento na dose pode resultar em um grande aumento na concentração. A gabapentina administrada por via oral também exibe cinética de ordem zero, mas, ao contrário do efeito da fenitoína, a partir do qual o metabolismo pode ser saturado, a absorção intestinal, que é mediada pelo transportador L do grande sistema de aminoácidos neutros, é suscetível à saturação. A biodisponibilidade da gabapentina diminui em altas doses, pois o transportador fica saturado, de modo que os aumentos nas concentrações sanguíneas não acompanham os aumentos da dose.

A meia-vida da fenitoína na maioria dos pacientes varia de 12 a 36 horas, com média de 24 horas nas faixas terapêuticas baixa a média. Meias-vidas muito mais longas são observadas em concentrações mais altas. Em concentrações sanguíneas baixas, são necessários 5 a 7 dias para atingir o estado de equilíbrio após cada mudança de dose; em concentrações sanguíneas mais altas, pode-se levar 4 a 6 semanas para que estas se estabilizem. A fenitoína – como carbamazepina, fenobarbital e primidona – é um importante fármaco indutor de enzimas que estimula a taxa de metabolismo de muitos anticonvulsivantes coadministrados, incluindo valproato, tiagabina, etossuximida, lamotrigina, topiramato, oxcarbazepina e MHDs, zonisamida, felbamato, muitos benzodiazepínicos e perampanel. A autoindução de seu próprio metabolismo, entretanto, é insignificante.

Concentrações terapêuticas e posologia

Para a maioria dos pacientes, a concentração plasmática terapêutica de fenitoína está entre 10 e 20 mcg/mL. Uma dose de ataque pode ser administrada por via oral ou intravenosa, com injeção de fosfenitoína sódica (preferencialmente) ou injeção de fenitoína sódica. É comum adultos iniciarem a terapia oral com uma dose de 300 mg por dia, independentemente do peso corporal. Isso pode ser tolerável em alguns pacientes, mas, frequentemente, resulta em concentração sanguínea no estado de equilíbrio abaixo de 10 mcg/mL, que é a concentração terapêutica mínima para a maioria dos pacientes. Se as crises continuarem, geralmente são necessárias doses mais altas para atingir as concentrações plasmáticas na faixa terapêutica superior. Em virtude dos fatores cinéticos discutidos anteriormente, os níveis tóxicos podem ocorrer com apenas pequenos incrementos na dose. A dose de fenitoína deve ser aumentada em incrementos de não mais que 25 a 30 mg por dia em adultos, e deve-se aguardar um tempo suficiente para que o novo estado de equilíbrio seja alcançado antes de aumentar a dose. Um erro clínico comum é aumentar a dose diretamente de 300 para 400 mg por dia; a toxicidade muitas vezes ocorre em um período variável em seguida. Em crianças, um reajuste de 5 mg/kg por dia deve ser seguido após a obtenção da concentração plasmática no estado de equilíbrio.

Dois tipos de fenitoína oral estão atualmente disponíveis nos Estados Unidos, diferindo em suas respectivas taxas de dissolução. A forma predominante é o comprimido de sal de sódio de liberação prolongada para uso 1 ou 2 vezes ao dia. Além disso, o ácido livre está disponível na forma de suspensão de liberação imediata e em comprimidos mastigáveis. Embora alguns pacientes que receberam fenitoína por um longo prazo tenham demonstrado concentração sanguínea baixa devido à má absorção ou ao metabolismo rápido, a causa mais comum da concentração baixa é a baixa adesão. Conforme observado, a fosfenitoína sódica está disponível para uso intravenoso ou intramuscular e geralmente substitui a fenitoína sódica intravenosa, uma forma menos solúvel do fármaco.*

Toxicidade

Os primeiros sinais clínicos de administração de fenitoína incluem nistagmo e perda de movimentos extraoculares de busca suave; porém, estes não são uma indicação para diminuir a dose. Diplopia e ataxia relacionados à dose são as reações adversas mais comuns que requerem ajuste de dose; a sedação muitas vezes ocorre apenas em níveis consideravelmente mais elevados. Verifica-se hiperplasia gengival e hirsutismo em algum grau na maioria dos pacientes; o último pode ser especialmente desagradável para as mulheres. Em alguns pacientes, o uso prologando do fármaco está associado a um espessamento das características faciais e neuropatia periférica leve, que geralmente se manifesta por reflexos tendinosos profundos diminuídos nas extremidades inferiores. O uso de longo prazo também pode resultar em anormalidades no metabolismo da vitamina D, levando à osteomalácia. Concentrações baixas de folato e anemia megaloblástica foram relatados, mas a importância clínica dessas observações é desconhecida.

As reações idiossincráticas à fenitoína são relativamente raras. Uma erupção cutânea pode indicar hipersensibilidade do paciente ao medicamento. Também pode ocorrer febre e, em casos raros, as lesões cutâneas podem ser graves e esfoliativas. Raramente é observada linfadenopatia, condição que deve ser diferenciada do linfoma maligno. Complicações hematológicas são extremamente raras, embora agranulocitose tenha sido relatada em combinação com febre e erupção cutânea.

MEFENITOÍNA, ETOTOÍNA E FENACEMIDA

Muitos análogos da fenitoína foram sintetizados, mas apenas três são comercializados nos Estados Unidos,** sendo a etotoína raramente usada. Dos três, a mefenitoína e a etotoína são hidantoínas, enquanto a fenacemida (fenacetilureia) é um análogo de anel aberto da fenitoína. Assim como a fenitoína, os análogos parecem ser mais eficazes contra crises tônico-clônicas focais e generalizadas, embora nenhum ensaio clínico controlado tenha confirmado sua eficácia. A etotoína pode evitar reações adversas semelhantes às da fenitoína, como hirsutismo e hiperplasia gengival, mas pode causar distúrbios gastrintestinais, erupções cutâneas e reações adversas psiquiátricas. Possui meia-vida curta de 3 a 6 horas, com necessidade de administração de 4 vezes ao dia. A mefenitoína é metabolizada em 5-etil-5-fenil-hidantoína (nirvanol) por meio de desmetilação; o nirvanol contribui com a maior parte da atividade anticonvulsivante da mefenitoína. A incidência de reações graves, como dermatite, agranulocitose ou hepatite, é maior para a mefenitoína do que para a fenitoína. A fenacemida foi associada à anemia aplásitica fatal e à insuficiência hepática.

*N. de R.T. No Brasil, estão disponíveis o sal sódico e o ácido livre na forma de comprimidos simples e também a solução injetável.

**N. de R.T. Os três medicamentos foram comercializados no Brasil, mas atualmente apenas a fenitoína está disponível.

GABAPENTINA E PREGABALINA

Gabapentina (ácido 1-[aminometil]ciclo-hexanoacético) e pregabalina (ácido [S]-3-[aminometil]-5-metil-hexanoico), conhecidas como "gabapentinoides", são moléculas semelhantes a aminoácidos que foram originalmente sintetizadas como análogos do GABA, mas agora sabe-se que não agem por meio dos mecanismos GABA. Elas são usadas no tratamento de crises focais e em várias indicações não epilépticas, como dor neuropática, síndrome das pernas inquietas e transtornos de ansiedade.

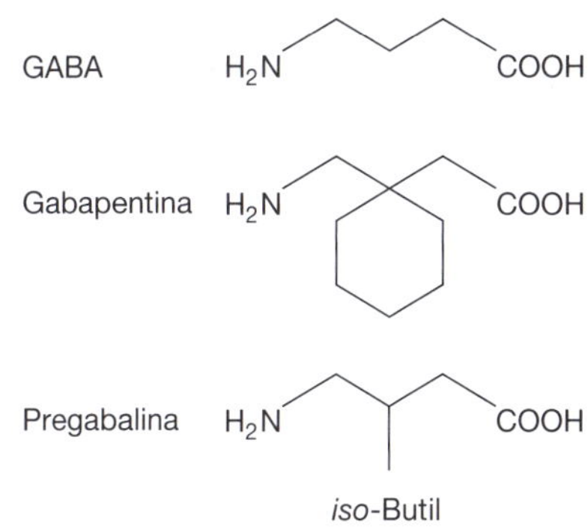

Mecanismo de ação

Apesar da semelhança estrutural com o GABA, a gabapentina e a pregabalina não atuam por meio da ligação nos receptores GABA ou por qualquer outro mecanismo relacionado à neurotransmissão mediada pelo GABA. Em vez disso, os gabapentinoides ligam-se avidamente às proteínas α2δ, especificamente α2δ-1 e α2δ-2. Essas proteínas servem como subunidades auxiliares dos canais de cálcio dependentes de voltagem, mas também apresentam outras funções. É importante notar que α2δ-1 forma um complexo heteromérico com receptores pré-sinápticos de *N*-metil-D-aspartato (NMDA). A maneira precisa pela qual a ligação dos gabapentinoides às proteínas α2δ protege contra crises não é conhecida, mas pode estar relacionada a uma diminuição na liberação de glutamato nas sinapses excitatórias. Apesar da interação de ligação com os canais de cálcio dependentes de voltagem, os gabapentinoides têm pouco efeito sobre as correntes de cálcio, sugerindo que os canais de cálcio não são o alvo molecular. Em vez disso, pesquisas recentes indicam que os gabapentinoides inibem a capacidade de α2δ-1 de facilitar o tráfego de receptores NMDA pré-sinápticos para a superfície celular e sua incorporação nas sinapses, mas o papel desses receptores NMDA nas crises ainda precisa ser estabelecido.

Aplicações clínicas

A gabapentina e a pregabalina são eficazes no tratamento de crises focais; não há evidências de que sejam eficazes nas crises generalizadas. Na verdade, a gabapentina pode agravar as crises de ausência e as crises mioclônicas. A administração de gabapentina geralmente é iniciada com 900 mg por dia (divididas em 3 doses), mas doses iniciais de até 3.600 mg por dia podem ser usadas se uma resposta rápida for necessária. Alguns clínicos sugerem que doses ainda mais altas podem ser necessárias para alcançar o controle das crises. A dose inicial recomendada de pregabalina é 150 mg por dia, mas doses mais baixas (50-75 mg por dia) são recomendadas no início do tratamento, a fim de evitar reações adversas; o intervalo de dose de manutenção eficaz é de 150 a 600 mg dia. Embora não existam estudos comparativos, os gabapentinoides são, com frequência, considerados menos eficazes do que outros anticonvulsivantes para o tratamento de crises focais. Gabapentinoides são frequentemente usados no tratamento da dor neuropática, incluindo neuralgia pós-herpética e neuropatia diabética dolorosa, e no tratamento de transtornos de ansiedade. A pregabalina também foi aprovada para o tratamento da fibromialgia. A gabapentina e a pregabalina são geralmente bem toleradas. As reações adversas mais comuns são sonolência, tontura, ataxia, cefaleia e tremor. Essas reações adversas são mais importantes no início da terapia e muitas vezes desaparecem com a continuação da dose. Ambos os gabapentinoides podem causar ganho de peso e edema periférico.

Farmacocinética

A gabapentina e a pregabalina não são metabolizadas e não induzem enzimas hepáticas; elas são eliminadas inalteradas na urina. Ambos os fármacos são absorvidos pelo sistema de transporte de L-aminoácido, que é encontrado apenas na parte superior do intestino delgado. A biodisponibilidade oral da gabapentina diminui com o aumento da dose devido à saturação desse sistema de transporte. Em contrapartida, a pregabalina exibe absorção linear dentro da faixa de dose terapêutica. Isso é explicado, em parte, pelo fato de a pregabalina ser usada em doses muito mais baixas do que a gabapentina, não saturando o sistema de transporte. Ademais, a pregabalina pode ser absorvida por outros mecanismos além do sistema de transporte do L-aminoácido. Devido à dependência do sistema de transporte, a absorção de gabapentina mostra variabilidade de paciente para paciente, e a dose requer individualização. A biodisponibilidade da pregabalina excede 90% e é independente da dose, de modo que pode produzir uma resposta terapêutica mais previsível. Os gabapentinoides não se ligam às proteínas plasmáticas. As interações medicamentosas são desprezíveis. A meia-vida de ambos os fármacos é relativamente curta (variando de 5 a 8 horas para gabapentina e de 4,5 a 7 horas para pregabalina); eles são normalmente administrados 2 ou 3 vezes ao dia. Estão disponíveis preparações de liberação prolongada de gabapentina, administradas 1 vez ao dia. O profármaco da gabapentina, a gabapentina enacarbila, também está disponível em uma formulação de liberação prolongada. Esse profármaco é absorvido ativamente por transportadores de nutrientes de alta capacidade (abundantes em todo o trato intestinal) e, então, é convertido em gabapentina no intestino, de modo que há exposição sistêmica à gabapentina proporcional à dose administrada dentro de uma ampla faixa de dose.

TIAGABINA

A tiagabina (não disponível no Brasil), um inibidor seletivo do transportador GAT-1 GABA, é um tratamento de segunda escolha para crises focais. É contraindicada em epilepsias de início generalizado.

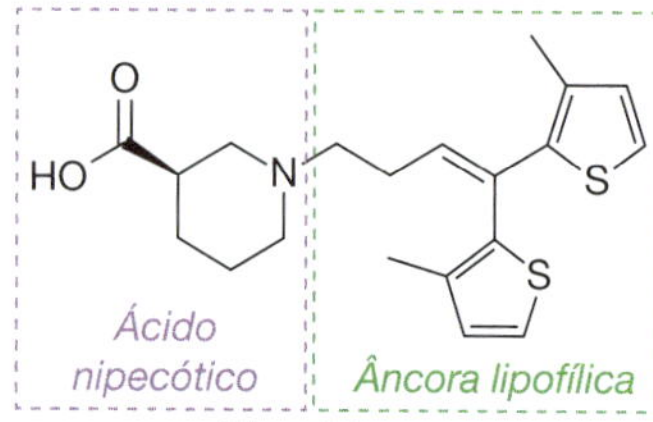

Tiagabina

Mecanismo de ação

A tiagabina é um análogo lipofílico do ácido nipecótico que atravessa a barreira hematencefálica (BHE), sendo um inibidor da captação de GABA que não é ativo sistemicamente. A estrutura química da tiagabina consiste na porção ativa - ácido nipecótico - e em uma âncora lipofílica que permite que a molécula atravesse a BHE. A tiagabina é altamente seletiva para a isoforma GAT-1 do transportador de GABA, o transportador de GABA com maior expressão no cérebro, e tem pouca ou nenhuma atividade nos outros transportadores de GABA dependentes de sódio e cloreto, como GAT-2, GAT-3 ou BGT-1. A ação do GABA liberado pelos neurônios inibitórios é terminada pela recaptação através de transportadores presentes no neurônio inibitório e na glia circundante. A tiagabina inibe o movimento do GABA a partir do espaço extracelular - onde o GABA pode atuar nos receptores neuronais - para o compartimento intracelular, onde é inativo. Essa ação da tiagabina causa prolongamento das respostas sinápticas inibitórias mediadas pelo GABA e potencialização da inibição tônica - esta é causada pela ligação do GABA nos receptores GABA extrassinápticos. A tiagabina é considerada um fármaco anticonvulsivante "projetado racionalmente", pois foi desenvolvida com base no entendimento de que a potencialização da ação do GABA no cérebro promove um efeito anticonvulsivante.

Aplicações clínicas

A tiagabina é indicada para o tratamento adjuvante de crises focais, com ou sem generalização secundária (focal evoluindo para tônico-clônica bilateral). Em adultos, a dose inicial recomendada é de 4 mg por dia, com incrementos semanais de 4 a 8 mg por dia, até doses totais de 16 a 56 mg por dia. As doses iniciais podem ser administradas 2 vezes ao dia, aumentando para 3 ou 4 vezes ao dia para doses maiores, como doses acima de 30 a 32 mg por dia. As reações adversas e a aparente falta de eficácia limitam o uso desse medicamento. Os eventos adversos menores estão relacionados à dose e incluem nervosismo, tontura, tremor, dificuldade de concentração e depressão. Confusão excessiva, sonolência ou ataxia podem exigir a descontinuação. Psicose ocorre raramente. A erupção cutânea é uma reação adversa idiossincrásica incomum. A tiagabina pode piorar as crises mioclônicas e causar estado de mal não convulsivo, mesmo em pacientes sem história de epilepsia.

Farmacocinética

A tiagabina tem 90 a 100% de biodisponibilidade, cinética linear e alta ligação às proteínas. A meia-vida é de 5 a 8 horas, mas diminui na presença de fármacos indutores de enzimas. Os alimentos diminuem a concentração plasmática máxima, mas não a área sob a curva de concentração (ver Capítulo 3). Para evitar reações adversas, o medicamento deve ser ingerido com alimentos.

A insuficiência hepática causa uma ligeira diminuição na depuração, sendo necessário considerar a utilização de uma dose mais baixa. O medicamento é oxidado no fígado pela CYP3A. A eliminação ocorre principalmente nas fezes (60-65%) e na urina (25%).

RETIGABINA (EZOGABINA)

A retigabina (ezogabina nos Estados Unidos) promove a abertura dos canais de potássio, sendo indicada para o tratamento de crises focais. Como a retigabina causa descoloração do pigmento da pele e dos olhos, sua utilização foi limitada e sua venda foi descontinuada. Atualmente, não está disponível nos Estados Unidos (nem no Brasil).

Mecanismo de ação

A retigabina liga-se a um sítio alostérico dos canais de potássio dependentes de voltagem KCNQ2-5 ($K_v7.2$-$K_v7.5$), promovendo a abertura desses canais. A abertura dos canais de potássio KCNQ em terminais pré-sinápticos inibe a liberação de vários neurotransmissores, incluindo o glutamato, que pode ser responsável pela proteção contra crises.

Aplicações clínicas

As doses de retigabina variam de 600 a 1.200 mg por dia – espera-se que a dose de 900 mg por dia seja a mais comum. O medicamento é administrado em 3 doses fracionadas, e a dose deve ser titulada a partir de 300 mg por dia. A maioria das reações adversas está relacionada à dose e inclui tontura, sonolência, visão turva, confusão e disartria. Podem ocorrer sintomas urinários, incluindo retenção, hesitação e disúria, que parecem resultar dos efeitos do fármaco nos canais de potássio KCNQ no músculo liso detrusor. Geralmente, as reações adversas são leves e não requerem a suspensão do medicamento. Em 2013, houve a manifestação de relatos de pigmentação azulada, principalmente na pele e nos lábios, mas também no palato e nos olhos. A descoloração parece ser devida à ligação dos dímeros de retigabina e retigabina com o seu metabólito *N*-acetil à melanina na pele e no trato uveal do olho. A descoloração da pele e dos olhos não foi associada a reações adversas mais graves e não há evidência de deficiência visual, mas a despigmentação pode ser de importância estética.

Farmacocinética

A absorção da retigabina não é afetada pelos alimentos, e a cinética é linear; as interações medicamentosas são mínimas. As principais vias metabólicas em humanos são a *N*-glucuronidação e a *N*-acetilação. O fármaco não inibe nem induz as principais enzimas CYP envolvidas no metabolismo.

CENOBAMATO

O cenobamato (não disponível no Brasil) é um alquil monocarbamato de tetrazol usado no tratamento de crises focais. Possui atividade anticonvulsivante de amplo espectro em modelos animais, mas sua eficácia no tratamento de crises generalizadas não foi avaliada em estudos clínicos.

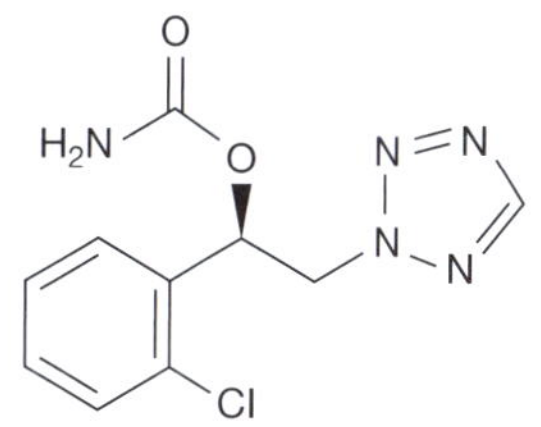

Cenobamato

Aplicações clínicas

A dose de manutenção usual do cenobamato é de 200 mg, 1 vez ao dia. Uma dose de 400 mg, 1 vez ao dia, foi estudada em um ensaio clínico e teve eficácia ligeiramente maior do que a dose de 200 mg. A ausência de crises verificada durante o ensaio clínico foi superior às observadas em ensaios de outros fármacos aprovados para o tratamento de crises focais. O cenobamato frequentemente causa reações adversas no SNC, incluindo sonolência, tontura, fadiga, diplopia, distúrbio do equilíbrio, distúrbio da marcha, disartria, nistagmo e ataxia. A dose de 400 mg tende a causar mais reações adversas que a dose de 200 mg. Durante o desenvolvimento do ensaio clínico, nos primeiros 953 pacientes expostos ao cenobamato, ocorreram apenas 3 casos confirmados da síndrome da reação medicamentosa com eosinofilia e sintomas sistêmicos (DRESS, do inglês *drug reaction with eosinophilia and systemic symptoms*) e 1 óbito. Nenhum caso de DRESS ocorreu nos 1.339 pacientes quando a terapia foi iniciada com uma dose muito baixa (12,5 mg por dia), seguida por aumento diário em intervalos de 2 semanas ao longo de 11 semanas, até atingir a dose de manutenção de 200 mg por dia, com aumentos lentos adicionais para 400 mg por dia, se necessário. O cenobamato pode causar dependência física e levar a uma síndrome de abstinência caracterizada por insônia, diminuição do apetite, humor deprimido, tremor e amnésia.

Farmacocinética

O cenobamato é bem absorvido após a administração oral (> 88%) e atinge as concentrações máximas em 1 a 4 horas. Tem meia-vida terminal longa (50 a 60 horas), que permite a sua administração 1 vez ao dia. O cenobamato é extensamente metabolizado por conjugação e oxidação glucuronídea, principalmente por CYP2E1, CYP2A6 e CYP2B6, e em menor extensão por CYP2C19 e CYP3A4/5.

MEDICAMENTOS EFICAZES PARA CRISES FOCAIS E CERTOS TIPOS DE CRISES GENERALIZADAS PRIMÁRIAS

O diagnóstico correto é fundamental para a seleção de fármacos anticonvulsivantes. Os medicamentos descritos na seção anterior são eficazes para o tratamento de crises de início focal, incluindo crises focais que evoluem para tônico-clônicas bilaterais (crises tônico-clônicas secundariamente generalizadas), mas alguns podem piorar certos tipos de crises de início generalizado. Vários medicamentos mostraram-se inicialmente eficazes no tratamento de crises de início focal e são usados principalmente para tratar esses tipos de crises. Além disso, esses fármacos também encontraram uso no tratamento de certos tipos de crises de início generalizado. Esses medicamentos são descritos a seguir.

LAMOTRIGINA

A lamotrigina é considerada um anticonvulsivante bloqueador dos canais de sódio; é eficaz no tratamento de crises focais, assim como outros medicamentos dessa categoria. Além disso, os ensaios clínicos com lamotrigina demonstraram eficácia no tratamento de crises tônico-clônicas generalizadas (na epilepsia generalizada idiopática) e no tratamento da crise de ausência generalizada. Neste último caso, a lamotrigina não é tão eficaz quanto a etossuximida ou o valproato. Geralmente, ela é bem tolerada; no entanto, pode produzir uma erupção cutânea potencialmente fatal (síndrome de Stevens-Johnson). Embora as reações adversas sejam semelhantes às de outros anticonvulsivantes bloqueadores dos canais de sódio, a lamotrigina, paradoxalmente, pode causar insônia em vez de sedação. Possui menos efeitos cognitivos adversos do que a carbamazepina ou o topiramato. Também pode melhorar a depressão em pacientes com epilepsia e previne recaídas depressivas no transtorno bipolar.

Química

A lamotrigina foi desenvolvida a partir da consideração dos pesquisadores de que os efeitos antifolato de certos medicamentos anticonvulsivantes, como a fenitoína, poderiam contribuir para sua eficácia. Várias feniltriazinas foram desenvolvidas; embora suas propriedades antifolato fossem fracas, algumas foram ativas em testes de triagem de crises. Acredita-se que a atividade antifolato da lamotrigina não contribua para sua atividade terapêutica na epilepsia.

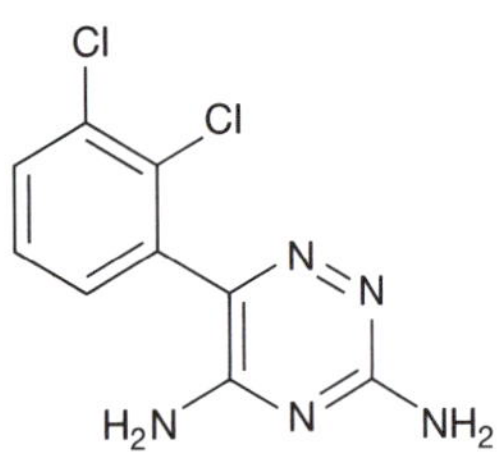

Lamotrigina

Mecanismo de ação

A ação da lamotrigina nos canais de sódio dependentes de voltagem é semelhante à da carbamazepina. O mecanismo pelo qual a lamotrigina é eficaz contra as crises de ausência não é conhecido.

Aplicações clínicas

Embora a maioria dos estudos controlados tenha avaliado a lamotrigina como terapia adjuvante, o medicamento é eficaz como monoterapia para sintomas focais, e é agora amplamente prescrito para essa indicação devido à sua excelente tolerabilidade. Apesar de ser menos eficaz do que a etossuximida e o valproato para a crise de ausência, a lamotrigina pode ser prescrita em virtude de sua tolerabilidade e por apresentar menos riscos fetais do que o valproato em mulheres em idade fértil. O fármaco também foi aprovado para crises tônico-clônicas generalizadas primárias e crises generalizadas da síndrome de Lennox-Gastaut. As reações adversas incluem tontura, cefaleia, diplopia, náusea, insônia, sonolência e erupção cutânea – esta última é uma reação de hipersensibilidade típica. Embora o risco de erupção cutânea possa ser diminuído com a introdução lenta do medicamento, os pacientes pediátricos apresentam maior risco; essa reação grave ocorre em aproximadamente 0,3 a 0,8% das crianças e adolescentes de 2 a 17 anos, e, em adultos, ocorre a uma taxa de 0,08 a 0,3%.

Farmacocinética

A lamotrigina é quase completamente absorvida e tem um volume de distribuição de 1 a 1,4 L/kg. A ligação às proteínas é de apenas cerca de 55%. Possui cinética linear e é metabolizada, principalmente por glucuronidação no fígado, em 2-*N*-glucuronídeo inativo, que é então excretado na urina. A lamotrigina tem meia-vida de aproximadamente 24 horas em voluntários normais; esse índice diminui para 13 a 15 horas em pacientes que ingerem fármacos indutores de enzimas. A lamotrigina é eficaz no tratamento de crises focais em adultos se administrada em doses entre 100 e 300 mg por dia. A dose inicial é de 25 mg/dia, com aumento para 50 mg por dia após 2 semanas; após, a titulação pode ser processada em 50 mg por dia a cada 1 a 2 semanas até uma dose de manutenção usual de 225 a 375 mg por dia (dividida em 2 doses). As concentrações séricas terapêuticas não foram estabelecidas, mas a toxicidade é infrequente com concentrações inferiores a 10 mcg/mL. A associação de lamotrigina e valproato é considerada particularmente eficaz. No entanto, o valproato aumenta em 2 vezes a meia-vida da lamotrigina, com possível aumento correspondente da concentração sanguínea, levando a um risco de erupção cutânea quando o valproato for adicionado a um regime estável de lamotrigina. Em pacientes que recebem valproato, a dose inicial de lamotrigina deve ser reduzida para 12,5 a 25 mg em dias alternados, com aumentos de 25 a 50 mg dia a cada 2 semanas, conforme necessário, para uma dose de manutenção usual de 100 a 200 mg/dia.

LEVETIRACETAM

O levetiracetam é um fármaco anticonvulsivante de amplo espectro e um dos medicamentos mais comumente prescritos para a epilepsia, principalmente em razão de seu perfil de reação adversa favorável, de sua ampla janela terapêutica, de suas propriedades farmacocinéticas favoráveis e da falta de interações medicamentosas.

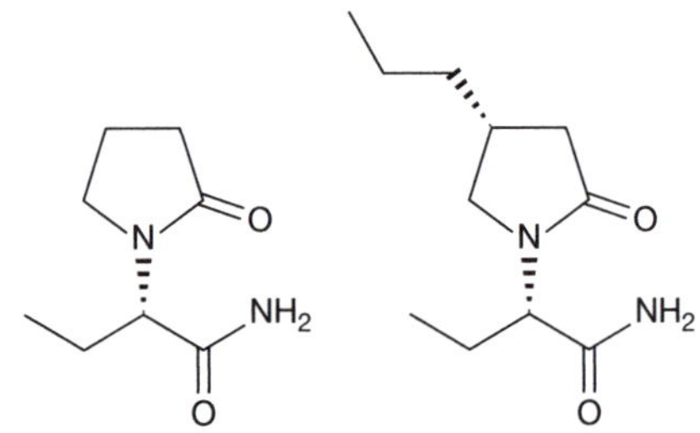

Levetiracetam Brivaracetam

Mecanismo de ação

O levetiracetam é um análogo do piracetam, considerado um potencializador da cognição. Em testes em animais, o levetiracetam não mostrou atividade nos testes ECM ou PTZ, mas sim nos modelos de 6 Hz e *kindling*. O levetiracetam liga-se seletivamente ao SV2A, uma proteína ubíqua da membrana integral da vesícula sináptica, que pode funcionar como um efetor positivo da exocitose da vesícula sináptica. O fármaco acessa o lúmen das vesículas sinápticas de reciclagem por endocitose vesicular. A ligação ao SV2A na vesícula reduz a liberação do neurotransmissor excitatório glutamato durante a sequência de atividade de alta frequência.

Aplicações clínicas

O levetiracetam é eficaz no tratamento de crises focais em adultos e crianças, crises tônico-clônicas generalizadas primárias e crises mioclônicas juvenis. Em adultos, a dose administrada pode começar com 500 ou 1.000 mg/dia. Esta pode ser aumentada a cada 2 a 4 semanas em 1.000 mg até uma dose máxima de 3.000 mg/dia. O medicamento é administrado 2 vezes ao dia. As reações adversas incluem sonolência, astenia, ataxia, infecção (resfriados) e tontura. Menos comuns, mas mais sérias, são as mudanças de comportamento e de humor, como irritabilidade, agressão, agitação, raiva, ansiedade, apatia, depressão e labilidade emocional. As formulações orais incluem comprimidos de liberação prolongada; uma preparação intravenosa também está disponível.

Farmacocinética

A absorção oral do levetiracetam é rápida e quase completa, com pico de concentração plasmática em 1,3 hora. Os alimentos diminuem a taxa de absorção, mas não afetam a quantidade absorvida. A cinética é linear. A ligação às proteínas é inferior a 10%. A meia-vida plasmática é de 6 a 8 horas, mas pode ser mais longa em idosos. Dois terços do fármaco são excretados inalterados na urina, e o restante, na forma de metabólito desaminado inativo, ácido 2-pirrolidona-*N*-butírico. O metabolismo do levetiracetam ocorre no sangue. Não há metabolismo no fígado, e as interações medicamentosas são mínimas.

BRIVARACETAM

Brivaracetam, um análogo 4-*n*-propil do levetiracetam, é um ligante SV2A de alta afinidade recentemente aprovado para o tratamento de crises de início focal (parcial). Não há evidência de que o brivaracetam tenha eficácia superior à do levetiracetam para essa indicação. Assim como o levetiracetam, o uso de brivaracetam foi associado a reações adversas psiquiátricas, incluindo depressão, insônia, irritabilidade, agressão, beligerância, raiva e ansiedade. No entanto, algumas evidências sugerem que pacientes que experimentam esses reações adversas comportamentais durante o tratamento com levetiracetam se beneficiam com a mudança para o brivaracetam. Por outro lado, levetiracetam parece estar associado com poucas reações adversas, entre elas, tonturas. Em virtude da semelhança entre os dois fármacos, espera-se que o brivaracetam apresente o mesmo amplo espectro do levetiracetam; no entanto, esse fato necessita ser confirmado. O brivaracetam é ativo em modelos animais de epilepsias generalizadas. Esse fármaco melhorou ou aboliu a resposta fotoparoxística (ocorrência anormal de picos corticais ou picos e descargas de ondas no EEG em resposta à estimulação luminosa intermitente) em pacientes com epilepsias generalizadas. Além disso, um estudo com número reduzido de participantes mostrou que o medicamento reduziu a frequência de crises generalizadas, assim como houve relatos de respostas favoráveis em pacientes com crises de ausência e mioclônicas. O brivaracetam exibe farmacocinética linear em uma ampla faixa de dose (10-600 mg, dose oral única), sendo rápida e completamente absorvido após administração oral. Apresenta meia-vida de eliminação de 7 a 8 horas, o que permite sua administração 2 vezes ao dia, além de ter baixa ligação às proteínas plasmáticas (< 20%).

A coadministração de brivaracetam com carbamazepina pode aumentar a exposição ao epóxido de carbamazepina, o metabólito ativo da carbamazepina, possivelmente levando a reações adversas. Assim, a redução da dose de carbamazepina deve ser considerada. Da mesma forma, a coadministração de brivaracetam com fenitoína pode aumentar as concentrações de fenitoína. É improvável que a coadministração de outros anticonvulsivantes afete a exposição ao brivaracetam. O brivaracetam não fornece nenhum benefício terapêutico adicional quando administrado em conjunto com o levetiracetam, pois ambos os fármacos atuam no SV2A.

PERAMPANEL

O perampanel é um antagonista oral ativo do receptor AMPA, tendo sido aprovado para o tratamento de crises focais e crises tônico-clônicas generalizadas primárias em casos de crises generalizadas idiopáticas.

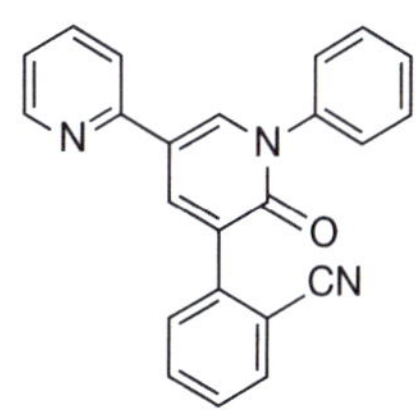

Perampanel

Mecanismo de ação

O perampanel é um potente antagonista não competitivo do receptor AMPA, um subtipo do receptor ionotrópico do glutamato que é o principal mediador da excitação sináptica no SNC (ver Figura 24-1). O perampanel se liga a um sítio alostérico no lado extracelular do canal AMPA, bloqueando a sua abertura. Os receptores AMPA são críticos para a atividade convulsiva em focos epilépticos e são responsáveis pela disseminação da excitação neurônio a neurônio. O bloqueio parcial dos receptores AMPA por concentrações terapêuticas de perampanel reduz a probabilidade de ocorrência de crises. Em crises generalizadas, tanto na forma de uma crise generalizada secundária após uma convulsão focal quanto na forma de uma crise generalizada primária –, os neurônios corticais excitatórios envolvem centros subcorticais, incluindo o tálamo, que transmitem a excitação para ambos os hemisférios. Essa propagação da excitação para locais distantes é mediada pelos receptores AMPA nas sinapses excitatórias que os longos axônios fazem em seus alvos distantes. O perampanel é, portanto, adequado para inibir essa disseminação da excitação, que pode ser responsável por sua atividade na prevenção de crises de generalização secundária (focal a bilateral) e crises generalizadas primárias.

Aplicações clínicas

Uma dose de manutenção típica de perampanel para pacientes com 12 anos ou mais é de 4, 6 ou 8 mg/dia. Doses mais altas podem ser necessárias em pacientes que estejam recebendo medicamentos anticonvulsivantes indutores de CYP3A4. O uso de perampanel é frequentemente associado a reações adversas comportamentais, incluindo agressão, hostilidade, irritabilidade e raiva. A manifestação dessas reações adversas aumenta de uma forma dose-dependente e ocorre com maior frequência em pacientes mais jovens e naqueles com dificuldades de aprendizagem ou demência. O uso de álcool pode agravar o nível de raiva. Outras reações adversas comuns são tontura, sonolência e cefaleia. As quedas são mais comuns em doses mais altas.

Farmacocinética

O perampanel tem meia-vida longa, normalmente variando de 70 a 110 horas, o que permite a sua administração 1 vez ao dia. Em razão de sua meia-vida longa, o estado de equilíbrio não é alcançado por 2 a 3 semanas. O médico deve fazer alterações de dose não mais frequentemente do que em intervalos de 2 semanas (ou mais). A cinética é linear na faixa de dose de 2 a 12 mg/dia. A meia-vida é prolongada na insuficiência hepática moderada. A absorção é rápida, e o medicamento é totalmente biodisponível. Embora os alimentos diminuam a taxa de absorção, a extensão não é afetada. O perampanel liga-se 95% às proteínas plasmáticas. É extensivamente metabolizado inicialmente pela CYP3A4 por meio da oxidação e subsequente glucuronidação.

Interações medicamentosas

As interações medicamentosas mais significativas com o perampanel são com medicamentos anticonvulsivantes conhecidos como potentes indutores de CYP3A4, como carbamazepina, oxcarbazepina e fenitoína. O uso concomitante com esses fármacos aumenta a depuração do perampanel em 50 a 70%, o que pode exigir o uso de doses mais altas de perampanel. É relativamente preocupante o potencial de inibidores fortes da CYP3A4 para aumentarem as concentrações de perampanel. O perampanel pode diminuir a eficácia dos anticoncepcionais hormonais contendo levonorgestrel.

FENOBARBITAL

Em 1903, químicos na Alemanha descobriram que derivados lipofílicos do ácido barbitúrico induziam o sono em cães. O fenobarbital foi introduzido no mercado clínico em 1912 como um auxiliar para dormir; descobriu-se, por acaso, que era útil no tratamento da epilepsia. Em comparação com barbitúricos anestésicos como o pentobarbital, o fenobarbital é preferido no tratamento crônico da epilepsia porque é menos sedativo em doses anticonvulsivantes. O fenobarbital intravenoso, entretanto, é frequentemente usado para induzir anestesia geral no tratamento do estado epiléptico refratário a medicamentos. O fenobarbital é o mais antigo dos medicamentos anticonvulsivantes atualmente disponíveis; no entanto, não é mais a primeira escolha no mundo, em virtude de suas propriedades sedativas e muitas interações medicamentosas. Ainda é útil para crises neonatais.

Química

Quatro derivados do ácido barbitúrico já foram usados para o tratamento da epilepsia: fenobarbital, metilfenobarbital, metarbital e primidona. Apenas fenobarbital e primidona permanecem em uso comum.

Mecanismo de ação (ver também Capítulo 22)

Os barbitúricos, como o fenobarbital, agem como moduladores alostéricos positivos dos receptores $GABA_A$ em baixas concentrações (ver Figura 22-6); enquanto, em concentrações mais altas, os fármacos ativam diretamente os receptores $GABA_A$. Ao contrário dos benzodiazepínicos, que aumentam a frequência de abertura do canal de cloreto do receptor $GABA_A$, os barbitúricos aumentam a duração média da abertura do canal sem alterar a condutância do canal ou a frequência de abertura. O fenobarbital também exerce outras ações na função sináptica e nos mecanismos de excitabilidade neuronal intrínseca; algumas delas podem ser relevantes para sua atividade anticonvulsivante clínica, incluindo o bloqueio de receptores AMPA ou canais de cálcio ativados por voltagem.

Aplicações clínicas

O fenobarbital é útil no tratamento de crises focais e tônico-clônicas generalizadas. Os estudos que compararam fenobarbital com fenitoína e carbamazepina não mostraram diferença no controle das crises, mas o fenobarbital tinha maior probabilidade de ser descontinuado devido às reações adversas. O fenobarbital pode ser útil no tratamento de crises mioclônicas, como na epilepsia mioclônica juvenil, mas não é um fármaco de primeira escolha. O fenobarbital pode piorar as crises de ausência e os espasmos infantis. A administração de fenobarbital em longo prazo leva à dependência física, de tal forma que o limiar convulsivo é reduzido com a retirada. O medicamento deve ser descontinuado gradualmente ao longo de várias semanas para evitar a ocorrência de crises graves ou estado de mal epiléptico.

Farmacocinética, concentrações terapêuticas e posologia

Para farmacocinética, interações medicamentosas e toxicidade do fenobarbital, consulte o Capítulo 22. A dose de fenobarbital é individualizada com base na resposta clínica. As informações sobre dose de ensaios clínicos são limitadas. Doses na faixa de 60 a 200 mg, divididas em 2 ou 3 vezes ao dia, são normalmente usadas. A dose minimamente eficaz pode ser de 60 mg/dia, e o intervalo de dose média eficaz pode ser 100 a 150 mg/dia. A faixa de referência de concentração sérica aceita é de 15 a 40 mcg/mL, embora muitos pacientes tolerem concentrações crônicas acima de 40 mcg/mL. As concentrações plasmáticas médias de fenobarbital no estado de equilíbrio com doses de 60 e 100 mg/dia são 14 e 21 mcg/mL, respectivamente.

PRIMIDONA

A primidona (2-desoxifenobarbital) é um derivado do fenobarbital. No início dos anos 1950, descobriu-se que esse fármaco tinha atividade anticonvulsivante em modelos animais; evidências subsequentes mostraram que ele é clinicamente eficaz no tratamento da epilepsia. Foi amplamente utilizado até a década de 1960, mas depois foi abandonado devido à sua alta incidência de reações adversas. É eficaz no tratamento do tremor essencial e ainda é usado para essa indicação.

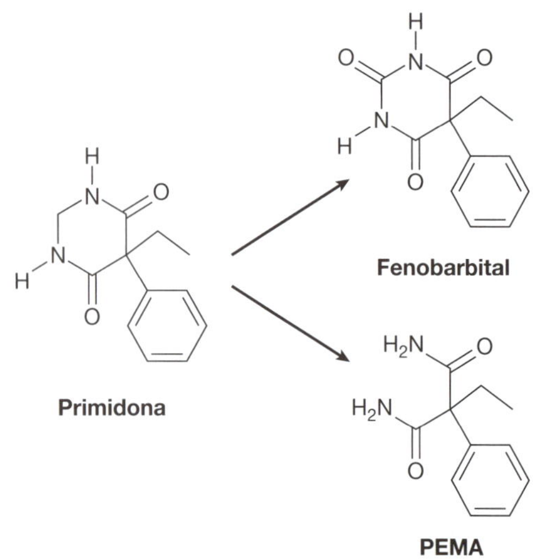

Mecanismo de ação

A primidona é metabolizada em fenobarbital e feniletilmalonamida (PEMA, do inglês *phenylethylmalonamide*). Todos os três compostos são fármacos anticonvulsivantes eficazes. Embora o fenobarbital seja quase igualmente ativo nos testes ECM e PTZ em animais, a primidona tem maior atividade no teste ECM do que no teste PTZ, indicando que atua mais como bloqueadores dos canais de sódio do que o fenobarbital. Além disso, em modelos animais, a primidona causou comprometimento motor relativamente menos agudo do que o fenobarbital. Com o tratamento crônico, acredita-se que o fenobarbital medeie a maior parte da atividade anticonvulsivante da primidona. Tentativas de determinar as contribuições relativas do fármaco original e de seus dois metabólitos foram realizadas em bebês recém-nascidos, nos quais os sistemas de enzimas que metabolizam o fármaco são muito imaturos, sendo a primidona metabolizada apenas lentamente. Nesses pacientes, a primidona é eficaz no controle das crises, confirmando que tem atividade anticonvulsivante intrínseca. Essa conclusão foi reforçada por estudos em pacientes mais velhos que iniciaram o tratamento com primidona, nos quais o controle das crises foi obtido antes que as concentrações de fenobarbital atingissem a faixa terapêutica.

Aplicações clínicas

A primidona é eficaz contra crises focais e crises tônico-clônicas generalizadas, mas é menos efetiva que fármacos como carbamazepina e fenitoína, em virtude da alta incidência de toxicidade aguda após a administração inicial e dos efeitos sedativos crônicos em doses eficazes. O uso de primidona em distúrbios do movimento é discutido no Capítulo 28.

Farmacocinética

A primidona é completamente absorvida, geralmente atingindo o pico de concentração cerca de 3 horas após a administração oral. Esse fármaco liga-se apenas 30% às proteínas plasmáticas. O volume de distribuição é de 0,6 L/kg. Conforme mostrado na figura, a primidona é metabolizada por oxidação em fenobarbital, que se acumula lentamente, e por cisão do anel heterocíclico para formar PEMA. Tanto a primidona quanto o fenobarbital também sofrem conjugação e excreção subsequentes. A primidona tem uma depuração maior do que aquela da maioria dos outros anticonvulsivantes (2 L/kg/dia), correspondendo a uma meia-vida de 6 a 8 horas. A depuração de PEMA é aproximadamente metade daquela da primidona e o fenobarbital tem uma depuração muito baixa (ver Tabela 3-1). O aparecimento do fenobarbital corresponde ao desaparecimento da primidona. Durante a terapia crônica, as concentrações de fenobarbital derivados da primidona são geralmente 2 a 3 vezes maiores do que as concentrações de primidona.

Concentrações terapêuticas e posologia

A primidona é mais eficaz quando a concentração plasmática está na faixa de 8 a 12 mcg/mL. As concentrações concomitantes de seu metabólito, fenobarbital, no estado de equilíbrio, geralmente variam de 15 a 30 mcg/mL. Doses de 10 a 20 mg/kg/dia são necessárias para obter essas concnetrações. A primidona deve ser iniciada com uma dose diária baixa, que é gradualmente aumentada ao longo de vários dias até algumas semanas para evitar sedação proeminente e queixas gastrintestinais. Ao ajustar as doses do medicamento, o estado de equilíbrio é atingido rapidamente (30-40 horas), enquanto os metabólitos ativos fenobarbital e PEMA atingem o estado de equilíbrio muito mais lentamente, em cerca de 20 dias e 3 a 4 dias, respectivamente.

Toxicidade

As reações adversas relacionadas à dose da primidona são semelhantes às de seu metabólito, fenobarbital; no entanto, muitos pacientes apresentam reações adversas graves após a dose inicial, incluindo sonolência, tontura, ataxia, náusea e vômito. A tolerância a essas reações adversas se desenvolve em horas a dias e pode ser minimizada por titulação lenta.

FELBAMATO

O felbamato (não disponível no Brasil) é um dicarbamato utilizado no tratamento de crises focais e na síndrome de Lennox-Gastaut. Está estruturalmente relacionado ao fármaco sedativo-hipnótico meprobamato (não disponível no Brasil). O felbamato é geralmente bem tolerado; alguns pacientes relatam *melhora* do estado de alerta. No entanto, como o fármaco pode causar anemia aplásitica e insuficiência hepática, é administrado apenas a pacientes com crises refratárias que respondem mal a outros medicamentos. Apesar da gravidade das reações adversas, milhares de pacientes em todo o mundo usam esse medicamento.

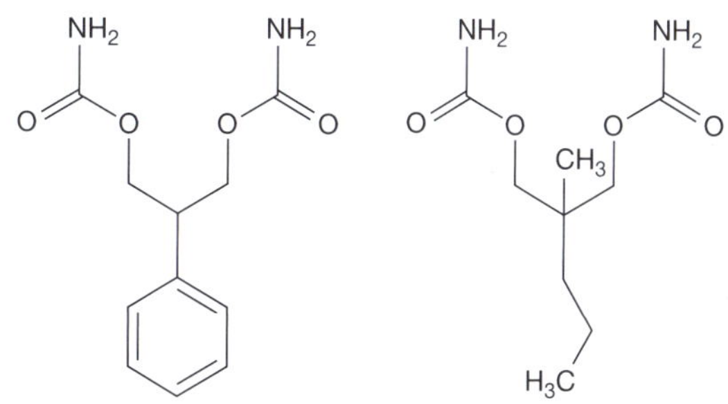

Felbamato **Meprobamato**

Mecanismo de ação

O felbamato parece ter vários mecanismos de ação. Produz um bloqueio dose-dependente dos receptores NMDA, com seletividade para aqueles que contêm a subunidade GluN2B (NR2B). Ele também potencializa a ação do GABA por meio do receptores $GABA_A$, assim como o fenobarbital

Aplicações clínicas

A dose inicial típica de felbamato é de 400 mg, 3 vezes ao dia. A dose pode ser aumentada lentamente para uma dose máxima de 3.600 mg/dia, embora alguns pacientes tenham recebido doses de até 6.000 mg/dia. As concentrações plasmáticas efetivas variam de 30 a 100 mcg/mL, sendo que o controle ideal ocorre com concentrações abaixo de 60 mcg/mL. Além de sua utilidade em crises focais, o felbamato melhora as crises atônicas, bem como outros tipos de crises na síndrome de Lennox-Gastaut.

Farmacocinética e interações medicamentosas

O felbamato oral é bem absorvido (> 90%). Da dose absorvida, 30 a 50% são excretados de forma inalterada na urina. O restante é metabolizado pela CYP3A4 e pela CYP2E1 no fígado. A meia-vida terminal média de 20 horas em monoterapia diminui para 13 a 14 horas na presença de fenitoína ou carbamazepina. O felbamato diminui a depuração da fenitoína (por inibição da CYP2C19) e do valproato (pela inibição da β-oxidação) e aumenta sua concentração sanguínea; reduções de dose desses medicamentos podem ser necessárias quando o felbamato é iniciado. O felbamato reduz as concentrações de carbamazepina, mas aumenta as concentrações do metabólito epóxido de carbamazepina, que pode estar associado às reações adversas, incluindo tonturas, diplopia ou cefaleia.

MEDICAMENTOS EFICAZES PARA CRISES INICIAIS GENERALIZADAS

Um número limitado de medicamentos anticonvulsivantes é de primeira escolha no tratamento de pacientes que apresentam vários tipos de crises iniciais generalizadas. O valproato é especialmente eficaz e é considerado o tratamento de primeira escolha para esses pacientes. No entanto, tem vários efeitos colaterais incômodos e é um conhecido teratógeno humano; seu uso é evitado em mulheres com potencial para engravidar. Outros medicamentos que podem ter ampla atividade nas epilepsias generalizadas são o topiramato e a zonisamida.

VALPROATO E DIVALPROATO DE SÓDIO

O valproato é um anticonvulsivante de amplo espectro de primeira escolha que oferece proteção contra muitos tipos de crises. Além disso, é usado como estabilizador de humor no transtorno bipolar e como tratamento profilático para enxaqueca. O valproato demonstrou ter propriedades anticonvulsivantes quando usado como solvente na busca de outros fármacos eficazes contra crises.

Química

O ácido valproico é um ácido graxo ramificado de cadeia curta que é líquido à temperatura ambiente; é formulado como uma solução de xarope oral ou em cápsulas de gelatina. Mais comumente, no entanto, o fármaco é usado em um complexo de coordenação – conhecido como divalproato de sódio – composto por partes iguais de ácido valproico e sal de valproato de sódio. Uma formulação de divalproato de liberação prolongada em uma matriz de polímero hidrofílica permite a administração oral, 1 vez ao dia. O ácido valproico tem um valor de pK_a de 4,56 e, portanto, é totalmente ionizado no pH corporal; por isso, a forma ativa do fármaco é o íon valproato, independentemente de se administrar ácido valproico ou seu sal sódico. O ácido valproico faz parte de uma série de ácidos graxos carboxílicos com atividade anticonvulsivante; essa atividade parece ser maior para ácidos graxos com cadeia de carbono de 5 a 8 átomos. As amidas e os ésteres do ácido valproico também são anticonvulsivantes ativos.

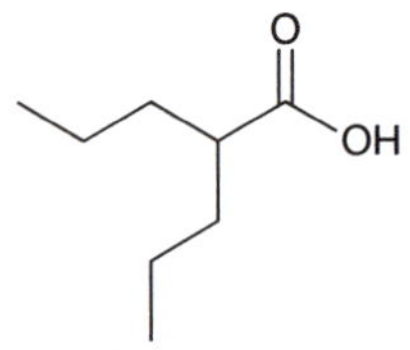

Ácido valproico

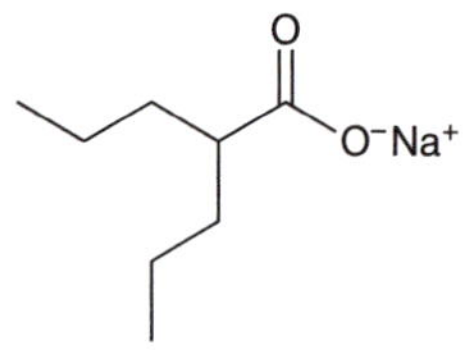

Valproato de sódio

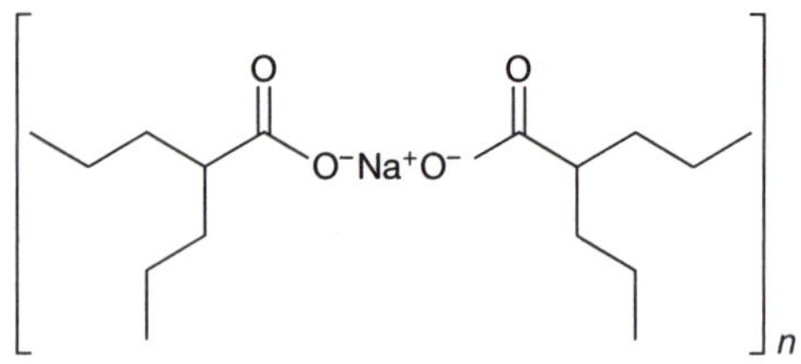

Divalproato de sódio

Mecanismo de ação

O(s) mecanismo(s) pelo(s) qual(is) o valproato exerce suas ações terapêuticas ainda não é(são) totalmente conhecido(s). O valproato tem eficácia de amplo espectro em modelos animais, conferindo proteção contra crises em diversos modelos, o teste ECM e os modelos de *kindling*. A duração da atividade anticonvulsivante do valproato não mostra correlação com as concentrações sanguíneas ou teciduais do fármaco original, fato que levou a especulações sobre as espécies ativas.

Aplicações clínicas

O valproato é um dos medicamentos anticonvulsivantes mais versáteis e eficazes. É amplamente utilizado para crises mioclônicas (p. ex., na epilepsia mioclônica juvenil), atônicas (p. ex., na síndrome de Lennox-Gastaut) e tônico-clônicas de início generalizado. O valproato também é eficaz no tratamento de crises de ausência generalizada, e geralmente é preferido à etossuximida quando o paciente tem crises tônico-clônicas generalizadas concomitantes. Adicionalmente, é eficaz em crises focais, mas pode não ser tão eficaz quanto a carbamazepina ou a fenitoína. As formulações intravenosas podem ser usadas para tratar o estado de mal epiléptico.

Farmacocinética

O valproato é bem absorvido após uma dose oral, com biodisponibilidade superior a 80%. A concentração sanguínea máxima é observada dentro de 2 horas. Os alimentos podem retardar a absorção, e o medicamento pode ter melhor tolerabilidade se for administrado após as refeições. O valproato se liga fortemente às proteínas plasmáticas, mas essa ligação torna-se saturada à medida que a concentração aumenta até o limite superior do intervalo terapêutico, resultando no aumento da fração livre plasmática de valproato – de 10% em concentrações plasmáticas de até 75 mcg/mL para 30% em concentrações superiores a 150 mcg/mL. Esses aumentos levam a uma aparente expansão na depuração do valproato total em altas doses. A meia-vida varia de 9 a 18 horas; formulações de liberação prolongada são, portanto, preferidas. Como o valproato é altamente ligado às proteínas, ele está, em grande parte, confinado ao plasma sanguíneo; o fármaco tem baixo volume de distribuição, de aproximadamente 0,15 L/kg. O valproato é extensamente metabolizado no fígado. Um dos principais metabólitos hepáticos é o conjugado glucuronídeo, que é excretado na urina (~ 30-50% da dose). O valproato também sofre β-oxidação mitocondrial (20-40%) e oxidação mediada por CYP microssomal hepático (~ 10%). Mais de 25 metabólitos foram identificados; entretanto, além do ácido valproico glucuronídeo, o ácido 3-oxo-valproico é o mais abundante.

Concentrações terapêuticas e posologia

Recomenda-se uma dose diária inicial de 15 mg/kg com titulação lenta da dose terapêutica. Doses de 25 a 30 mg/kg/dia podem ser adequadas em alguns pacientes, mas outros podem exigir 60 mg/kg/dia ou até mais. As concentrações terapêuticas de valproato variam de 50 a 100 mcg/mL, mas concentrações de até 150 mcg/mL são geralmente toleradas e podem ser necessárias.

Interações medicamentosas

O valproato inibe o metabolismo de vários medicamentos, incluindo o fenobarbital e a etossuximida, levando a concentrações mais elevadas desses fármacos no estado de equilíbrio. As concentrações de fenobarbital podem aumentar acentuadamente, causando estupor ou coma. O valproato desloca a fenitoína das proteínas plasmáticas, causando um aumento na fração livre de fenitoína, podendo causar toxicidade mesmo em concentrações de fenitoína total dentro da faixa terapêutica. Embora o valproato não aumente as concentrações da carbamazepina em si, as concentrações do epóxido de carbamazepina podem estar aumentadas. O valproato pode diminuir drasticamente a depuração da lamotrigina, resultando em um prolongamento de 2 a 3 vezes da meia-vida da lamotrigina.

Toxicidade

As reações adversas mais comuns do valproato relacionadas à dose são náuseas, vômitos e outras queixas gastrintestinais, como dor abdominal e azia. O medicamento deve ser iniciado gradualmente para evitar esses sintomas. Um leve tremor é frequentemente percebido em concentrações mais elevadas. Outras reações adversas reversíveis que ocorrem em alguns pacientes incluem ganho de peso, aumento do apetite e queda de cabelo.

O valproato raramente causa toxicidade hepática idiossincrásica que pode ser grave e fatal. O risco é maior para pacientes com menos de 2 anos de idade e para aqueles que fazem uso de muitos medicamentos. Embora os valores iniciais da aspartato aminotransferase possam não estar elevados em pacientes suscetíveis, esses valores muitas vezes se tornam anormais. A maioria dos eventos fatais ocorre dentro de 4 meses após o início da terapia. A outra reação adversa idiossincrásica observada com o valproato é a trombocitopenia, embora faltem casos documentados de sangramento anormal. O valproato pode interferir na conversão da amônia em ureia, podendo causar letargia devido ao aumento das concentrações de amônia no sangue. A encefalopatia hiperamonêmica fatal ocorreu em pacientes com defeitos genéticos no metabolismo da ureia; portanto, o valproato é contraindicado para esses pacientes.

O tratamento com valproato durante o primeiro trimestre da gravidez está associado a um risco de 1 a 2% de defeitos do tubo neural, incluindo espinha bífida. Além disso, foi observada uma incidência aumentada de anormalidades cardiovasculares, orofaciais e digitais. Finalmente, foi relatado prejuízo cognitivo na prole. Essas observações devem ser fortemente consideradas na escolha de medicamentos em mulheres que desejam engravidar.

TOPIRAMATO

O topiramato é um anticonvulsivante de amplo espectro, cuja estrutura química é a de um monossacarídeo substituído por sulfamato derivado da D-frutose. É usado no tratamento de crises focais, crises generalizadas primárias e crises na síndrome de Lennox-Gastaut. O topiramato também é comumente usado na profilaxia da enxaqueca.

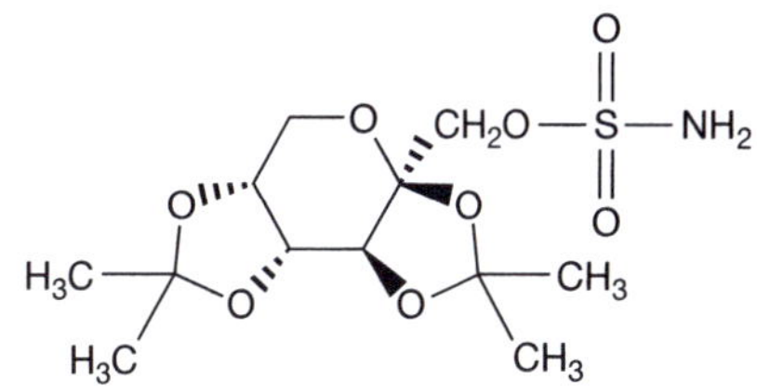

Topiramato

Mecanismo de ação

O topiramato provavelmente atua por meio de vários alvos celulares, os quais podem ser responsáveis por sua atividade de amplo espectro na epilepsia e na enxaqueca. Os possíveis locais de ação relevantes para suas atividades clínicas são (1) canais de sódio dependentes de voltagem; (2) subtipos de receptor $GABA_A$; e (3) receptores AMPA ou cainato. O fármaco é um inibidor fraco das isoenzimas II e IV da anidrase carbônica, mas esse fato não é considerado responsável por seus efeitos anticonvulsivantes. Em casos raros, a inibição da anidrase carbônica pode causar acidose metabólica de importância clínica.

Aplicações clínicas

O topiramato é eficaz no tratamento de crises focais em adultos e crianças e em crises tônico-clônicas generalizadas primárias. O medicamento é aprovado para a síndrome de Lennox-Gastaut e pode ser eficaz na epilepsia mioclônica juvenil, espasmos infantis, síndrome de Dravet e até mesmo em crises de ausência na infância. Em pacientes recém-diagnosticados, a dose inicial é de, normalmente, 100 mg/dia, mas as doses de manutenção variam de 200 a 400 mg/dia. A maioria dos médicos começa com uma dose baixa (25 a 50 mg/dia) e a aumenta lentamente para prevenir reações adversas. Os efeitos colaterais cognitivos comumente ocorrem com o topiramato e são um motivo frequente para a sua descontinuação. Os pacientes afetados apresentam comprometimento da linguagem expressiva (disnomia e diminuição da fluência verbal), comprometimento da memória verbal e prejuízo global do funcionamento cognitivo. Esses efeitos são diferentes daqueles de outros anticonvulsivantes e geralmente ocorrem sem sedação ou mudança de humor. A incidência de efeitos colaterais cognitivos aumenta de maneira dose-dependente, chegando a 26% na dose de 400 mg/dia; no entanto, alguns pacientes não são afetados, mesmo com doses mais altas. Outra reação adversa incômoda do topiramato consiste nas parestesias, que ocorrem principalmente durante o início da terapia ou em altas doses; os sintomas podem desaparecer com a continuação do tratamento. Outras reações adversas relacionadas com a dose, que são percebidas nas primeiras 4 semanas de terapia com topiramato, são sonolência, fadiga, tonturas, nervosismo e confusão. Miopia aguda e glaucoma de ângulo fechado podem exigir a retirada imediata do medicamento. A urolitíase ocorre em 0,5 a 1,5% dos pacientes em terapia de longo prazo e é mais comum em homens. Em alguns pacientes, a inibição da anidrase carbônica está associada à redução do bicarbonato sérico, que geralmente é assintomático, mas pode resultar em sintomas inespecíficos, como fadiga, anorexia ou náuseas e vômitos. O potencial para acidose metabólica hipercalcêmica não aniônica crônica e não tratada para a saúde óssea é desconhecido. A diminuição da sudorese (oligoidrose) e a elevação da temperatura corporal podem ocorrer durante a exposição ao clima quente, principalmente em crianças. A terapia de longo prazo com topiramato está frequentemente associada a uma perda significativa de peso, principalmente devido à redução da massa gorda corporal. Em ensaios clínicos, 85% dos adultos que receberam topiramato perderam peso, o que, em média, representou uma redução de 5% do peso corporal médio da linha de base. Maior perda de peso é observada em pessoas com maior peso pré-tratamento. A perda de peso é gradual e geralmente atinge o pico 12 a 18 meses após o início da terapia. Mudanças benéficas no perfil lipídico, controle glicêmico e pressão arterial podem acompanhar a perda de peso. Dados em humanos sugerem uma ligação entre o uso de topiramato no primeiro trimestre da gravidez e a formação de fissura labial em recém-nascidos (risco relativo de 16 a 21 vezes).

Farmacocinética

O topiramato é rapidamente absorvido (~ 2 horas) e 80% biodisponível. Há um efeito da dieta sobre a absorção, pouca ligação (15%) às proteínas plasmáticas e metabolização moderada (20-50%); nenhum metabólito ativo é formado. O medicamento é excretado principalmente na urina (50 a 80% permanecem inalterados). Quando usado em monoterapia, a meia-vida é de 20 a 30 horas, diminuindo para 12 a 15 horas quando administrado com fármacos indutores de enzimas microssomais. As formulações de liberação imediata são geralmente administradas em 2 doses diárias. Estão disponíveis formulações de liberação prolongada que foram aprovadas para administração 1 vez ao dia. Embora sejam observados das concentrações aumentadas em indivíduos com insuficiência renal e insuficiência hepática, não se observa efeito da idade ou do sexo, não há autoindução e nem inibição do metabolismo, e a cinética é linear. As interações medicamentosas ocorrem e podem ser complexas, mas o principal efeito está nas concentrações de topiramato, e não nas de outros anticonvulsivantes. As pílulas anticoncepcionais podem ser menos eficazes na presença de topiramato, e modos alternativos de contracepção são recomendados para mulheres que fazem uso de mais de 200 mg/dia; entretanto, os anticoncepcionais orais com maior teor de etinilestradiol (50 mcg) podem ser satisfatórios.

ZONISAMIDA

A zonisamida (não disponível no Brasil) é um anticonvulsivante de amplo espectro eficaz para crises tônico-clônicas focais e generalizadas em adultos e crianças, e pode ser eficaz em algumas epilepsias mioclônicas e em espasmos infantis. Há relatos de melhora nas crises tônico-clônicas de início generalizado e nas crises de ausência atípica.

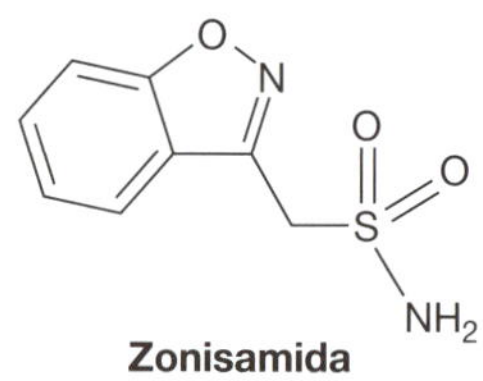

Zonisamida

Existem poucas informações sobre o mecanismo de ação da zonisamida. Embora atue bloqueando os canais de sódio dependentes de voltagem, outras ações também podem contribuir para sua atividade anticonvulsivante. A zonisamida tem alta biodisponibilidade, modesta ligação às proteínas (> 50-60%) e meia-vida de 1 a 3 dias, podendo, portanto, ser administrada 1 vez ao dia. O fármaco é extensamente metabolizado por acetilação para formar *N*-acetil-zonisamida, que é excretada inalterada pela urina, e por CYP3A4 para formar 2-sulfamoilacetilfenol, que é excretado como glucuronídeo. As doses de manutenção são 200 a 400 mg/dia em adultos (máximo de 600 mg/dia) e 4 a 8 mg/kg/dia em crianças (máximo de 12 mg/kg/dia). As reações adversas incluem sonolência, comprometimento cognitivo, cálculos renais e erupções cutâneas potencialmente graves. A zonisamida não tem efeitos clinicamente significativos na farmacocinética de outros medicamentos anticonvulsivantes. No entanto, os anticonvulsivantes, como carbamazepina, fenitoína e fenobarbital, que induzem a CYP3A4, aumentam a depuração da zonisamida, diminuindo sua meia-vida. O uso concomitante com fármacos indutores de CYP3A4 pode, portanto, requerer um aumento na dose de zonisamida. A zonisamida, como o topiramato, contém enxofre: a zonisamida é uma sulfonamida, enquanto o topiramato contém a mesma estrutura de sulfonamida, mas é, estritamente, um sulfamato. Eles têm ações farmacológicas semelhantes, incluindo a inibição da anidrase carbônica, como a acetazolamida, que também é uma sulfonamida. Tanto a zonisamida quanto o topiramato estão associados à perda de peso. Ambos (raramente) causam cálculos renais e oligoidrose. Não se sabe se essas ações estão relacionadas à estrutura comum da sulfonamida.

MEDICAMENTOS EFICAZES PARA CRISES DE AUSÊNCIA GENERALIZADA

A etossuximida e o valproato são tratamentos eficazes e bem tolerados para crises de ausência generalizada na infância. A lamotrigina é possivelmente eficaz. Nesta seção, a etossuximida e a trimetadiona são consideradas de interesse histórico.

ETOSSUXIMIDA

A etossuximida é um medicamento de primeira escolha para o tratamento de crises de ausência generalizada. Pode ser usado como monoterapia, a menos que crises tônico-clônicas generalizadas também estejam presentes, caso em que o valproato é preferido ou a etossuximida pode ser associada com outro medicamento eficaz contra crises tônico-clônicas generalizadas.

Química

A etossuximida foi introduzida em 1958 como a terceira das três succinimidas comercializadas; as outras duas, fensuximida e messuximida (não disponíveis no Brasil), são raramente usadas. A etossuximida e a messuximida têm carbonos assimétricos (assinalados com asteriscos na figura a seguir) e são usadas como racematos.

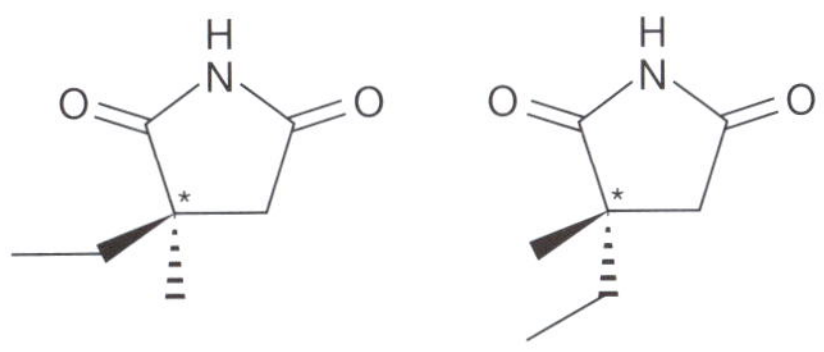

Etossuximida

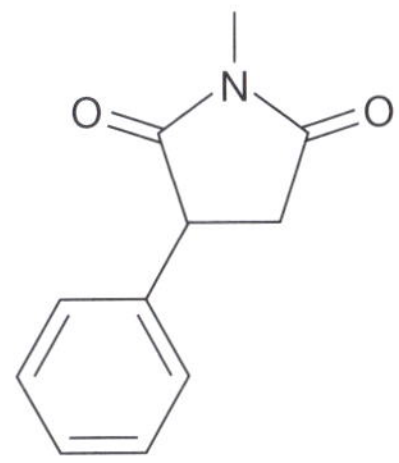

Fensuximida

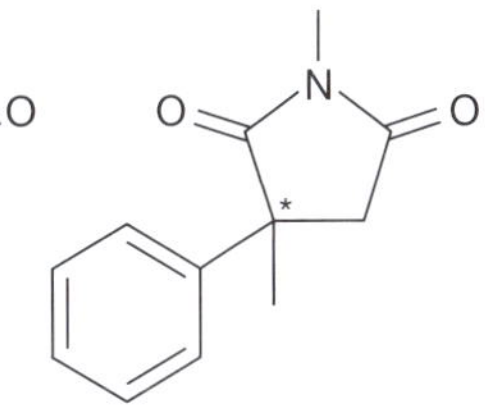

Messuximida

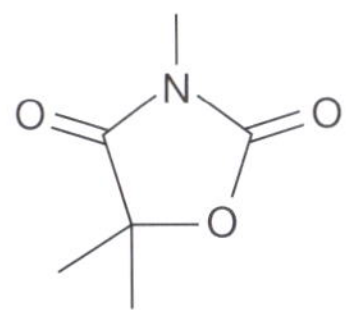

Trimetadiona

Mecanismos de ação

Acredita-se que a etossuximida atue por meio da inibição dos canais de cálcio do tipo T ativados por baixa voltagem nos neurônios talamocorticais, que são responsáveis pelas descargas de onda de pico de 3 Hz das crises de ausência generalizada. Outros canais iônicos afetados incluem canais de sódio dependentes de voltagem, canais de potássio ativados por cálcio e canais retificadores de potássio internos; essas ações podem contribuir para a eficácia da etossuximida na crise de ausência.

Aplicações clínicas

Em meados da década de 1970, estudos forneceram evidências de que a monoterapia com etossuximida é eficaz no tratamento de crises de ausência generalizada na infância. Também há evidências de que é eficaz no tratamento da ausência atípica e da mioclonia epiléptica negativa, um tipo de crise rara caracterizada pela interrupção da atividade eletromiográfica contralateral a uma descarga em pico e onda lateralizada. Se a etossuximida em monoterapia não levar ao controle das crises, o medicamento pode ser usado em associação com valproato ou outros fármacos, como benzodiazepínicos.

Farmacocinética

A absorção é completa após a administração das doses orais. As concentrações máximas são observados 3 a 7 horas após a administração oral das cápsulas. A etossuximida não se liga às proteínas. Quando administrada em longo prazo, aproximadamente 20% da dose é excretada inalterada pelo rim. O restante do fármaco é metabolizado no fígado, principalmente por hidroxilação da CYP3A, em metabólitos inativos. A etossuximida tem uma depuração corporal total muito baixa (0,25 L/kg/dia). Isso corresponde a uma meia-vida de aproximadamente 40 horas, embora tenham sido relatados valores de 18 a 72 horas.

Concentrações terapêuticas e posologia

Em crianças, a dose inicial comum é de 10 a 15 mg/kg/dia, com titulação de acordo com a resposta clínica a uma dose de manutenção de 15 a 40 mg/kg/dia. Em crianças maiores e adultos, a dose inicial é de 250 ou 500 mg/dia, aumentando em incrementos de 250 mg até um máximo de 1.500 mg/dia. Embora as doses visem o controle máximo das crises com tolerabilidade aceitável, a faixa de concentração sérica terapêutica aceita é de 40 a 100 mcg/mL (embora concentrações plasmáticas de até 150 mcg/mL possam ser necessárias e toleradas em alguns pacientes). Existe uma relação linear entre a dose de etossuximida e as concentrações plasmáticas no estado de equilíbrio. Apesar de a meia-vida longa permitir a administração 1 vez ao dia, a etossuximida é geralmente administrada em 2 ou até 3 doses divididas para minimizar as reações adversas gastrintestinais.

Toxicidade e interações medicamentosas

A administração de etossuximida com valproato resulta em uma diminuição na depuração da etossuximida e maiores concentrações no estado de equilíbrio devido à inibição do metabolismo da etossuximida. Nenhuma outra interação medicamentosa importante foi relatada. A reação adversa mais comum relacionada à dose da etossuximida é o desconforto gástrico, incluindo dor, náusea e vômito. Quando ocorre uma reação adversa, as reduções temporárias da dose podem permitir a adaptação. Outras reações adversas relacionadas à dose são letargia ou fadiga transitórias e, muito menos comuns, cefaleia, tontura, soluço e euforia. Mudanças comportamentais geralmente levam a melhorias no comportamento. As reações adversas idiossincráticas ou não relacionadas à dose da etossuximida são extremamente incomuns.

TRIMETADIONA

A trimetadiona é um anticonvulsivante oxazolidinediona que foi introduzido em 1945. Não é mais comercializado nos Estados Unidos (nem no Brasil), mas está disponível em outros lugares. A trimetadiona é eficaz no tratamento das crises de ausência generalizada e era o fármaco de escolha para esse tipo de crise até a introdução da etossuximida. A trimetadiona tem vários efeitos adversos idiossincráticos e relacionados à dose, incluindo hemeralopia (cegueira diurna). Devido à alta propensão para tais efeitos adversos, a trimetadiona e as oxazolidinedionas parametadiona e dimetadiona, os principais metabólitos da trimetadiona, são raramente usadas.

MEDICAMENTOS EFICAZES NAS CRISES MIOCLÔNICAS, COMO NA SÍNDROME DA EPILEPSIA MIOCLÔNICA JUVENIL

O valproato é o medicamento de primeira escolha para o tratamento das crises mioclônicas. Outros medicamentos eficazes no tratamento desse tipo de crise são levetiracetam, zonisamida, topiramato e lamotrigina.

MEDICAMENTOS EFICAZES NAS CRISES ATÔNICAS, COMO NA SÍNDROME DE LENNOX-GASTAUT

Valproato em associação com lamotrigina e um benzodiazepínico é o tratamento mais usado para crises atônicas. Topiramato, felbamato e lamotrigina são usados no tratamento da síndrome de Lennox-Gastaut, uma vez que os ensaios clínicos mostraram melhora nas crises atônicas. Clobazam e rufinamida, discutidos nesta seção, também são usados no tratamento de crises associadas à síndrome de Lennox-Gastaut, uma vez que reduzem a frequência de crises atônicas, de acordo com ensaios clínicos.

CLOBAZAM

Clobazam é amplamente utilizado para o tratamento de crises focais em muitos países, embora não seja aprovado para essa indicação nos Estados Unidos, onde seu único uso aprovado é para o tratamento de crises associadas à síndrome de Lennox-Gastaut em pacientes de 2 anos de idade ou mais (assim como no Brasil). O clobazam é um 1,5-benzodiazepínico com estrutura diferente daquela de outros benzodiazepínicos comercializados, que são 1,4-benzodiazepínicos. Assim como os 1,4-benzodiazepínicos, entretanto, o clobazam é um modulador alostérico positivo dos receptores $GABA_A$ e tem atividades farmacológicas e reações adversas semelhantes. Além disso, embora ocorra tolerância ao clobazam em modelos animais após dias ou semanas de administração crônica, estudos retrospectivos avaliando a extensão da tolerância na prática clínica sugeriram que esta não é uma questão relevante. Os efeitos adversos que ocorrem de forma dose-dependente incluem sonolência e sedação, disartria, salivação e alterações comportamentais, incluindo agressão. Os sintomas de abstinência podem ocorrer com a interrupção abrupta. O clobazam tem meia-vida de 10 a 30 horas e é eficaz em doses de 0,5 a 1 mg/kg/dia. O fármaco é metabolizado no fígado pelas enzimas CYP e não CYP, gerando até 14 metabólitos; no entanto, o principal metabólito é o N-desmetilclobazam (norclobazam), que é produzido pela CYP3A4. O norclobazam é, então, metabolizado principalmente pela CYP2C19, exceto em metabolizadores lentos que possuem um alelo inativo da CYP2C19. A administração de clobazam em longo prazo promove uma meia-vida mais longa de 8 a 20 vezes maior do que aquela do metabólito norclobazam. O norclobazam também possui atividade anticonvulsivante, embora esta seja mais fraca que a do clobazam. No entanto, como as concentrações de norclobazam são muito mais elevados no estado de equilíbrio, a proteção contra crises durante a terapia crônica deve-se provavelmente ao norclobazam. O canabidiol, por meio da inibição da CYP2C19, causa um aumento de 3 vezes nas concentrações plasmáticas de norclobazam. Quando o canabidiol é adicionado, a dose de clobazam precisa ser ajustada para evitar sedação excessiva. O clobazam é um inibidor moderado da CYP2D6 e parece aumentar significativamente os níveis de medicamentos metabolizados por essa isoenzima, como a fenitoína e a carbamazepina. A redução da dose pode ser necessária quando esses medicamentos anticonvulsivantes são usados em associação com o clobazam.

RUFINAMIDA

A rufinamida é um derivado de triazol identificado pela triagem em modelos animais de epilepsia. É eficaz para crises atônicas na síndrome de Lennox-Gastaut, mas também há algumas evidências de eficácia no tratamento de crises focais. Nos Estados Unidos e na Europa (e também no Brasil), a rufinamida é aprovada apenas para o tratamento de crises associadas à síndrome de Lennox-Gastaut.

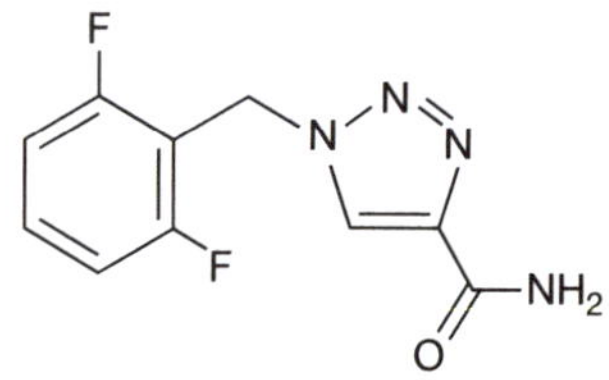

Rufinamida

Mecanismo de ação

Em camundongos e ratos, a rufinamida é protetora no teste ECM e, em doses maiores, no teste PTZ. Sua única ação conhecida e relevante para a proteção contra crises é como bloqueador dos canais de sódio dependentes de voltagem.

Aplicações clínicas

Na síndrome de Lennox-Gastaut, a rufinamida é eficaz contra todos os tipos de crises, mas especialmente contra crises atônicas. Alguns dados clínicos sugerem que pode ser eficaz contra crises focais. O tratamento em crianças é geralmente iniciado com 10 mg/kg/dia em 2 doses igualmente divididas, com aumento gradual para 45 mg/kg/dia, até um máximo de 3.200 mg/dia. Os adultos podem começar com 400 a 800 mg/dia em 2 doses igualmente divididas, até um máximo de 3.200 mg/dia, conforme tolerado. O medicamento deve ser administrado com alimentos. As reações adversas mais comuns são sonolência e vômitos.

Farmacocinética

A rufinamida é bem absorvida, e as concentrações plasmáticas atingem o pico entre 4 e 6 horas. A meia-vida é de 6 a 10 horas, e observa-se uma ligação fraca às proteínas plasmáticas. Embora as enzimas CYP não estejam envolvidas, o fármaco é extensivamente metabolizado em produtos inativos. A maior parte do medicamento é excretada na urina; um metabólito ácido é responsável por cerca de dois terços da dose. A maioria das interações medicamentosas é insignificante, exceto com o valproato, que pode diminuir a depuração da rufinamida; a dose de valproato, sobretudo em crianças, pode precisar ser reduzida, normalmente em 50%.

MEDICAMENTOS EFICAZES NA SÍNDROME DE DRAVET

A síndrome de Dravet (epilepsia mioclônica grave na infância) é uma encefalopatia epiléptica genética rara caracterizada por diversos tipos de crises generalizadas e focais, incluindo crises mioclônicas, crises tônico-clônicas, crises de ausência, crises atônicas e crises unilaterais hemiconvulsivas e focais. Mutações no gene *SCN1A* que codifica os canais de sódio dependentes de voltagem $Na_v1.1$ causam 79% dos casos diagnosticados de síndrome de Dravet. Embora medicamentos como clobazam, valproato, topiramato e estiripentol (nos Estados Unidos, aprovados apenas em associação com clobazam; na Europa, aprovados apenas em associação com clobazam e valproato) sejam usados, nenhum deles é muito eficaz.* O canabidiol é uma opção disponível recentemente; ele e o estiripentol são os únicos medicamentos especificamente aprovados para a síndrome de Dravet nos Estados Unidos.** Em pacientes com mutações no gene *SCN1A*, os anticonvulsivantes bloqueadores dos canais de sódio são contraindicados, pois pioram as crises.

CANABIDIOL

O canabidiol (CBD), um fitocanabinoide não psicoativo encontrado na *Cannabis sativa*, foi aprovado para o tratamento de crises associadas à síndrome de Dravet e à síndrome de Lennox-Gastaut. Também parece ser útil no tratamento de crises associadas ao complexo de esclerose tuberosa. O medicamento aprovado contendo canabidiol é formulado com uma solução à base de óleo para administração oral. Outras preparações de canabidiol, incluindo soluções à base de óleo, estão disponíveis como suplementos dietéticos, mas podem ser ilegais de acordo com as agências regulatórias dos Estados Unidos.

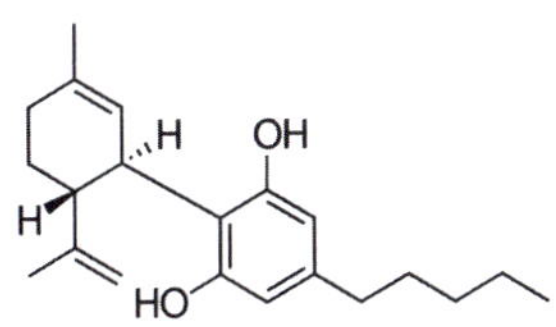

Canabidiol

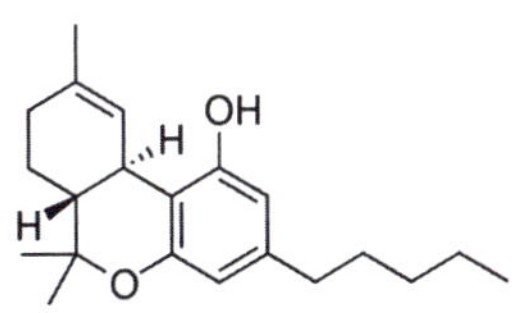

Δ^9-Tetra-hidrocanabinol

Mecanismo de ação

O canabidiol exibe atividade anticonvulsivante de amplo espectro em modelos animais de epilepsia, embora a potência geral seja fraca. Ao contrário do canabinoide psicoativo estruturalmente relacionado Δ^9-tetra-hidrocanabinol, que atua como um agonista dos receptores canabinoides CB_1 (sistema nervoso central) e CB_2 (sistema imunológico), o CBD não é um agonista do receptor CB_1 ou CB_2, e foi demonstrado que a atividade anticonvulsivante do CBD não se deve a uma ação nos receptores CB_1 do cérebro. A base para a atividade anticonvulsivante do CBD é desconhecida.

*N. de R.T. No Brasil, utiliza-se o clobazam em associação com valproato, topiramato e estiripentol para o tratamento da síndrome de Dravet.

**N. de R.T. No Brasil, o canabidiol também é uma opção disponível há pouco tempo. Ele e o estiripentol são os únicos medicamentos especificamente aprovados no Brasil para a síndrome de Dravet.

Aplicações clínicas

Nas síndromes epilépticas, o canabidiol mostrou ser uma opção eficaz e, em alguns pacientes, pode ser útil quando outros medicamentos tiverem falhado. Parece reduzir as crises associadas à síndrome de Dravet e crises atônicas associadas à síndrome de Lennox-Gastaut. As principais reações adversas são sonolência (25%), diminuição do apetite (19%), diarreia (19%) e fadiga (13%). As anormalidades nos testes de função hepática ocorrem de maneira dose-dependente; o uso concomitante com valproato aumenta o risco de hepatotoxicidade. A solução de canabidiol é titulada para uma dose de manutenção de 10 mg/kg/dia em 2 doses divididas, podendo ser aumentada para 20 a 25 mg/kg/dia, se necessário, para maior controle das crises.

Farmacocinética

A biodisponibilidade oral do canabidiol é muito baixa (13-19%). A formulação aprovada é a de canabidiol em óleo de gergelim (100 mg/mL), que consiste principalmente em triglicerídeos de cadeia longa. A coadministração do canabidiol altamente lipofílico com o óleo da dieta resulta na formação de micelas mistas à medida que o lipídeo é digerido. Os enterócitos intestinais incorporam essas micelas em quilomícrons que são transferidos pelos linfáticos intestinais diretamente para a circulação sistêmica, evitando o metabolismo de primeira passagem no fígado. Consequentemente, a biodisponibilidade é triplicada na formulação de óleo de gergelim. A biodisponibilidade é aumentada de 4 a 5 vezes por uma refeição rica em gordura. A administração com alimentos é recomendada para reduzir as flutuações na exposição sistêmica.

O canabidiol é metabolizado no fígado principalmente pela CYP2C19 e, em menor extensão, pelas isoenzimas CYP3A4. O canabidiol também pode ser glucuronidado por várias isoformas de UDP-glucuronosiltransferase. O 7-carboxicanabidiol é o principal metabólito circulante e, após administração crônica, apresenta uma área sob a curva (AUC, do inglês *area under the curve*) aproximadamente 40 vezes maior do que o próprio canabidiol. Em estudos com animais, o 7-carboxicanabidiol não exibe atividade anticonvulsivante. A administração concomitante de canabidiol com clobazam resultou no aumento das concentrações plasmáticas de N-desmetilclobazam, provavelmente pela inibição da CYP2C19 pelo canabidiol, podendo levar à sedação excessiva e à necessidade de redução da dose.

ESTIRIPENTOL

O estiripentol (não disponível no Brasil) é um álcool alílico aromático que tem atividade no tratamento da síndrome de Dravet. Estudos clínicos indicam que reduz a frequência de crises prolongadas em crianças com essa condição. O fármaco é frequentemente usado em conjunto com clobazam ou valproato; não se sabe ao certo se possui atividade por si só. Possui vários efeitos na neurotransmissão mediada por GABA, incluindo uma ação como modulador alostérico positivo dos receptores $GABA_A$. Dois metabólitos de estiripentol foram identificados: 1-(3-metóxi-4-hidroxifenil)-4,4-dimetil-1-penten-3-ol, que tem atividade anticonvulsivante, e 1-(3-hidróxi-4-metoxifenil)-4,4-dimetil-1-penten-3-ol, que não tem atividade anticonvulsivante. O estiripentol é um inibidor potente da CYP3A4, da CYP1A2 e da CYP2C19 e aumenta consideravelmente as concentrações de clobazam e seu metabólito ativo norclobazam; também inibe o metabolismo do valproato. Essas interações medicamentosas foram propostas como a base para a eficácia clínica do estiripentol, e as elevações nos medicamentos concomitantes provavelmente contribuem, em certa medida, para a eficácia. No entanto, o estiripentol tem atividade em vários modelos animais de epilepsia, indicando que possui atividade anticonvulsivante por si só. A dose é complexa, geralmente começando a partir da redução dos medicamentos concomitantes. Inicia-se com dose de estiripentol de 10 a 15 mg/kg/dia divididas em 2 a 3 doses; então, é aumentada gradualmente até uma dose-alvo de 50 mg/kg/dia ao longo de 2 a 4 semanas, conforme tolerabilidade. As reações adversas mais frequentes são sedação/sonolência, redução do apetite, diminuição da função mental, ataxia, diplopia, náusea e dor abdominal. O estiripentol apresenta farmacocinética não linear, diminuindo na depuração com o aumento da dose.

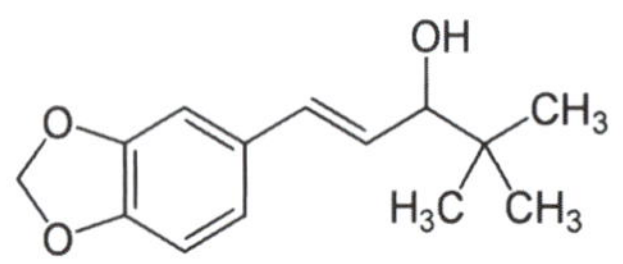

Estiripentol

FENFLURAMINA

A solução oral fenfluramina (não disponível no Brasil) é eficaz no tratamento de crises na síndrome de Dravet e em crises atônicas na síndrome de Lennox-Gastaut. A fenfluramina, um derivado da anfetamina, é um anorexígeno usado para perda de peso, mas seu uso foi suspenso devido à indução de doença cardíaca valvar e hipertensão pulmonar. Estudos em pacientes com síndrome de Dravet mostraram reduções marcantes na frequência de crises. Os efeitos adversos comuns são diminuição do apetite, diarreia e fadiga. A fenfluramina é um substrato do transportador de serotonina, causando inibição da captação de serotonina e aumentando sua liberação extracelular. A norfenfluramina, o principal metabólito da fenfluramina, também causa liberação de serotonina. Ainda não foi determinado até que ponto a liberação de serotonina ou os efeitos da fenfluramina sobre os receptores da serotonina ou outros alvos contribuem para a atividade anticonvulsivante do fármaco. A fenfluramina tem atividade mínima em modelos animais de epilepsia. A norfenfluramina ativa os receptores 5-HT_{2B} na valva cardíaca e nas células intersticiais da artéria pulmonar, levando à formação de placas fibromixoides proliferativas que comprometem a integridade e a função do tecido. Nenhum efeito cardíaco clinicamente significativo foi observado em ensaios clínicos, mas a experiência é limitada. O estiripentol pode inibir o metabolismo da fenfluramina, elevando as concentrações desse fármaco e reduzindo as concentrações de seu metabólito norfenfluramina.

MEDICAMENTOS EFICAZES PARA ESPASMOS INFANTIS (SÍNDROME DE WEST)

Os espasmos infantis são tratados com hormônio adrenocorticotrófico (ACTH, do inglês *adrenocorticotropic hormone*) por injeção intramuscular ou com corticosteroides orais, como prednisona ou hidrocortisona. A vigabatrina também é usada com frequência e é particularmente eficaz nos casos associados à esclerose tuberosa. Outros medicamentos anticonvulsivantes que podem ser úteis são valproato, topiramato, zonisamida ou benzodiazepínicos, como clonazepam ou nitrazepam. ACTH e corticosteroides estão associados com morbidade substancial, e a vigabatrina, conforme discutido a seguir, apresenta risco de perda permanente da visão. O objetivo do tratamento é o cessamento das crises, e isso, geralmente, requer o uso de ACTH, corticosteroides ou vigabatrina, não sendo geralmente alcançado com fármacos anticonvulsivantes mais seguros. O mecanismo de ação do ACTH e dos corticosteroides no tratamento dos espasmos infantis é desconhecido.

VIGABATRINA

A vigabatrina é um análogo do GABA, desenvolvido como um inibidor da GABA-transaminase (GABA-T), a enzima responsável pelo metabolismo do GABA liberado na fenda sináptica. A vigabatrina é eficaz no tratamento de crises focais (mas não de crises generalizadas) e no tratamento de espasmos infantis. Como pode causar perda visual irreversível, geralmente seu uso é reservado para pacientes com crises refratárias a outros tratamentos.

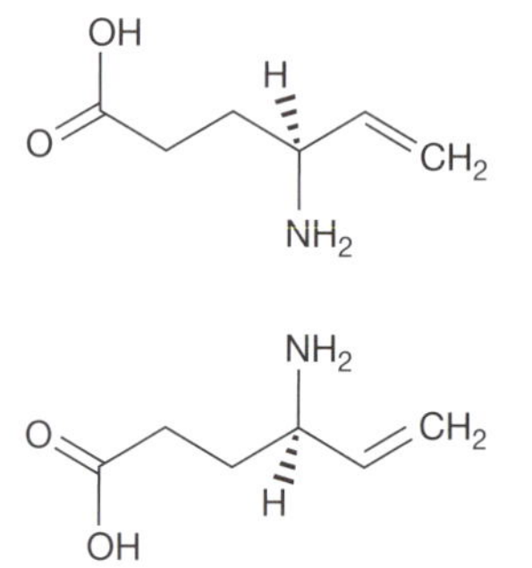

Enantiômeros da vigabatrina

Mecanismo de ação

A vigabatrina é um inibidor específico irreversível da GABA-T, produzindo um aumento sustentado nas concentrações extracelulares de GABA no cérebro. Essa ação, paradoxalmente, leva à inibição das respostas do receptor $GABA_A$ sináptico, mas também prolonga a ativação dos receptores $GABA_A$ extrassinápticos que medeiam a inibição tônica. A vigabatrina é eficaz em uma ampla gama de modelos de animais de epilepsia e é comercializada na forma de mistura racêmica. O enantiômero *S*(+) é ativo, e o enantiômero *R*(−) parece estar inativo.

Aplicações clínicas

Vigabatrina é útil no tratamento de espasmos infantis, especialmente quando associados à esclerose tuberosa. O fármaco também é eficaz contra crises focais. A meia-vida é de aproximadamente 6 a 8 horas, mas a atividade farmacodinâmica do medicamento é mais prolongada e não está correlacionada com a meia-vida plasmática, porque seu término de ação requer nova síntese de GABA-T. Para bebês, a dose é de 50 a 150 mg/kg/dia. Em adultos, a vigabatrina é inicialmente administrada com uma dose oral de 500 mg, 2 vezes ao dia; um total de 2 a 3 g/dia pode ser necessário para a eficácia total. A reação adversa mais importante associada à vigabatrina é a disfunção retiniana irreversível. Os pacientes podem desenvolver constrição do campo visual concêntrico bilateral permanente, que geralmente é assintomática, mas pode ser incapacitante. Algumas evidências sugerem que a vigabatrina também pode danificar a região central da retina. O início da perda de visão pode ocorrer semanas após o início do tratamento ou após meses ou anos. Outras reações adversas são sonolência, cefaleia, tontura e aumento de peso. Reações adversas menos comuns, mas mais preocupantes, são agitação, confusão e psicose; doença mental preexistente é uma contraindicação relativa.

EVEROLIMO PARA CRISES DE INÍCIO FOCAL ASSOCIADAS AO COMPLEXO DE ESCLEROSE TUBEROSA

O tratamento de espasmos infantis no complexo da esclerose tuberosa foi discutido anteriormente. Outros tipos de crises que ocorrem no complexo da esclerose tuberosa são tratados com o medicamento anticonvulsivante apropriado para cada tipo de crise. Pacientes refratários podem se beneficiar de terapias alternativas, como dieta cetogênica, estimulação do nervo vagal ou cirurgia de correção epiléptica. O inibidor de mTORC1 (alvo do complexo 1 de rapamicina nos mamíferos) everolimo agora também é uma opção para tratar crises refratárias de início focal associadas ao distúrbio.

Mecanismo de ação

A esclerose tuberosa é causada por mutações de perda de função no gene *TSC1*, que codifica a proteína hamartina, ou no gene *TSC2*, que codifica a tuberina. As mutações levam à ativação constitutiva do mTOR, resultando em desenvolvimento cortical cerebral anormal com múltiplas malformações estruturais focais. Essa sinalização anormal leva a tubérculos corticais e tecido cortical perituberal com neurônios dismórficos, células gigantes, astrócitos reativos e estratificação cortical perturbada. Acredita-se que o desenvolvimento da epilepsia esteja relacionado a essas anormalidades estruturais, mas a base exata para a epileptogênese não é completamente conhecida. mTOR é um membro de uma família de seis proteínas cinases atípicas de serina/treonina, denominadas PIKKs (cinases relacionadas à PIK3). O mTOR forma a subunidade catalítica do complexo proteico citosólico mTORC1, que atua como um controlador central do crescimento celular. Fármacos que inibem o mTORC1, como o *rapalog* sirolimo e o *rapalog* everolimo, ligam-se à proteína ciclofilina FKBP12, uma peptidilprolil isomerase. Então, o complexo rapamicina/*rapalog*-FKBP12 inibe alostericamente o mTORC1, ligando-se a mTOR (quando está associado à proteína adaptadora raptor e MLST8).

Aplicações clínicas

Estudos indicaram uma relação consistente entre a exposição ao everolimo e a eficácia no tratamento de crises associadas ao complexo de esclerose tuberosa. Portanto, a recomendação de dose é atingir a concentração mínima (pré-dose) de everolimo no sangue total, inicialmente dentro do intervalo de 5 a 7 ng/mL, e, em seguida, titular para o intervalo de 5 a 15 ng/mL, em caso de resposta inadequada. A dose inicial usual é de 5 mg/m^2 por via oral, 1 vez ao dia, com incrementos de até 5 mg para atingir a concentração sanguínea desejada. As reações adversas mais frequentes do everolimo são estomatite, diarreia e pirexia. O aumento da exposição não resultou em um aumento nas reações adversas relatadas.

Farmacocinética

O everolimo oral é absorvido rapidamente (30% de biodisponibilidade) e atinge o pico de concentração após 1,3 a 1,8 hora. O fármaco é metabolizado no fígado, principalmente pela CYP3A4, e é um substrato do transportador da glicoproteína P (gp-P). A dose provavelmente exigirá redução na presença de indutores de CYP3A4, como fenobarbital, fenitoína, carbamazepina e oxcarbazepina. A meia-vida de eliminação é de 30 horas. A ligação às proteínas plasmáticas é de 74%.

OUTROS MEDICAMENTOS UTILIZADOS NO TRATAMENTO DE CRISES CONVULSIVAS E EPILEPSIA

BENZODIAZEPÍNICOS

Sete benzodiazepínicos desempenham papéis no tratamento de crises convulsivas e epilepsia (ver também Capítulo 22). Todos produzem seus efeitos funcionais pela modulação alostérica positiva dos receptores $GABA_A$; entretanto, diferenças estruturais sutis entre os benzodiazepínicos resultam em diferenças em suas propriedades farmacocinéticas. Certos benzodiazepínicos compõem o tratamento agudo de primeira escolha para crises, seja no estado de mal epiléptico ou em crises repetitivas agudas. No entanto, dois aspectos proeminentes dos benzodiazepínicos limitam sua utilidade na terapia crônica da epilepsia. O primeiro aspecto são seus pronunciados efeitos sedativos; todavia, em crianças, pode haver uma hiperatividade paradoxal, como é o caso de outros agentes sedativos, como os barbitúricos. O segundo aspecto é a tolerância, na qual as crises podem responder inicialmente, mas recorrem em alguns meses. Como resultado dessas limitações, os benzodiazepínicos são raramente usados no tratamento crônico da epilepsia.

O **diazepam** administrado por via intravenosa é um tratamento de primeira escolha para o estado de mal epiléptico. Também é usado em uma formulação de gel retal para o tratamento de crises repetitivas agudas. O medicamento é ocasionalmente administrado por via oral em longo prazo, embora não seja considerado muito eficaz nessa aplicação, devido ao desenvolvimento de tolerância. **Lorazepam** é mais comumente usado no tratamento do estado de mal epiléptico porque tem uma duração de ação mais prolongada após injeção intravenosa em bólus. Há evidências de que o **midazolam** intramuscular, que é solúvel em água, é preferido no tratamento ambulatorial do estado de mal epiléptico, pois o atraso necessário para obter acesso intravenoso pode ser evitado. O **clonazepam** é um dos benzodiazepínicos de ação prolongada mais potentes. Tem eficácia documentada no tratamento de crises de ausência, atônicas e mioclônicas. Como é o caso de todos os benzodiazepínicos, a sedação é proeminente, especialmente no início da terapia; as doses iniciais devem ser pequenas. As doses máximas toleradas estão geralmente na faixa de 0,1 a 0,2 mg/kg/dia, sendo necessário aumento gradual por várias semanas para atingir essas doses. O **nitrazepam** não é comercializado nos Estados Unidos (nem no Brasil), mas é usado em muitos outros países, especialmente para espasmos infantis e crises mioclônicas. **Clorazepato dipotássico** é aprovado nos Estados Unidos (assim como no Brasil) para o tratamento de crises focais. Sonolência e letargia são reações adversas comuns, mas, desde que a dose do medicamento seja aumentada gradualmente, podem ser administradas doses de até 90 mg/dia. O **clobazam** foi descrito anteriormente neste capítulo em crises atônicas.

INIBIDORES DE ANIDRASE CARBÔNICA

As anidrases carbônicas são enzimas que catalisam a interconversão entre dióxido de carbono (CO_2) e bicarbonato (ver Capítulo 15). Os inibidores de anidrases carbônicas, particularmente as formas citosólicas CA II e CA VII, exibem atividade anticonvulsivante. O efluxo de bicarbonato por meio dos receptores $GABA_A$ pode exercer influência despolarizante (excitatória), especialmente relevante durante a ativação intensa do receptor $GABA_A$, como ocorre durante as crises, quando há diminuição do gradiente hiperpolarizante de cloreto. A inibição da anidrase carbônica impede a reposição de bicarbonato intracelular e deprime a ação despolarizante do bicarbonato.

O inibidor prototípico da anidrase carbônica é a sulfonamida **acetazolamida** (ver Capítulo 15), que tem atividade anticonvulsivante de amplo espectro em modelos animais. Além disso, acredita-se que a acetazolamida tenha atividade anticonvulsivante na prática clínica, pelo menos transitoriamente, contra a maioria dos tipos de crises, incluindo crises focais e tônico-clônicas generalizadas e, especialmente, crises de ausência generalizada. No entanto, a acetazolamida raramente é usada para terapia crônica, devido à tolerância que pode ocorrer com a recorrência das crises em algumas semanas. O fármaco é frequentemente usado no tratamento intermitente de exacerbações de crises menstruais em mulheres. A dose usual é de aproximadamente 10 mg/kg/dia até um máximo de 1.000 mg/dia.

Outro inibidor da anidrase carbônica sulfonamida, o **sultiamo**, foi introduzido na Europa no início dos anos 1960, e era usado para o tratamento de crises focais e mioclônicas, mas caiu em desuso. Ensaios clínicos e relatos de casos indicaram que o fármaco é eficaz na crise focal benigna com picos centrotemporais (BECTS, do inglês *benign focal epilepsy with centrotemporal spikes*) e espasmos infantis; em alguns países, é considerado o fármaco de escolha para BECTS. Sultiamo está disponível na Europa, no Japão, na Austrália e em Israel, mas não nos Estados Unidos (nem no Brasil).

Conforme observado anteriormente, o topiramato e a zonisamida são moléculas contendo enxofre com fraca atividade da anidrase carbônica. Existem poucas evidências de que essa atividade seja um fator importante para seus efeitos terapêuticos.

TÓPICOS ADICIONAIS

MONITORAMENTO TERAPÊUTICO

O comportamento farmacocinético da maioria dos anticonvulsivantes varia muito de paciente para paciente, de modo que a dose deve ser individualizada. O monitoramento da concentração terapêutica é frequentemente usada como um auxílio na dose. Intervalos de referência estabelecidos estão disponíveis para a maioria dos medicamentos anticonvulsivantes mais antigos (Tabela 24-3). Esses intervalos muitas vezes não estão disponíveis para medicamentos mais novos, embora possa haver informações sobre as concentrações sanguíneas associadas à eficácia. Em todos os casos, os intervalos devem ser interpretados de forma flexível, em virtude da variabilidade

TABELA 24-3 Faixas de referência de concentração sanguínea (soro/plasma) para alguns fármacos anticonvulsivantes[1]

	Valor de referência[1]	
Anticonvulsivante	**μmol/L**	**μg/mL**
Acetato de eslicarbazepina[3]	12-100	3-26
Acetazolamida	45-63	10-14
Brivaracetam	1-10	0,2-2
Canabidiol[2]	1,0	0,3
Carbamazepina	15-45	4-12
Cenobamato[3]	58-88	15-23
Clobazam	Clobazam: 0,1-1 Norclobazam: 1-10	Clobazam: 0,03-0,30 Norclobazam: 0,3-3
Clonazepam	0,04-0,12	0,013-0,038
Estiripentol[5]	34-51	8-12
Etossuximida	300-600	40-100
Everolimo	5,2-15,7 nmol/L	5-15 ng/mL
Felbamato	125-250	30-60
Fenitoína	40-80	10-20
Fenobarbital	65-172	15-40
Gabapentina	70-120	12-21
Lacosamida	10-40	3-10
Lamotrigina	10-50	3-13
Levetiracetam	30-240	5-41
Oxcarbazepina[4]	12-140	3-36
Perampanel	0,1-1,1	0,05-0,4
Pregabalina	10-35	2-6
Primidona	Primidona: 37-55 Fenobarbital: 65-129	Primidona: 8-12 Fenobarbital: 15-30
Retigabina (ezogabina)	Sem dados	
Rufinamida	15-130	4-31
Sultiamo	7-34	2-10
Tiagabina	0,05-0,53	0,02-0,2
Topiramato	6-30	2-10
Valproato	300-600	40-100
Vigabatrina	6-279	0,8-36
Zonisamida	47-188	10-40

[1]Estes dados são fornecidos apenas como uma orientação geral. Muitos pacientes responderão melhor em níveis diferentes, e alguns pacientes podem ter reações adversas relacionadas ao medicamento dentro dos intervalos de referência listados.

[2]Nenhuma faixa de referência disponível. O valor dado é a concentração plasmática média em crianças e adultos que responderam ao ensaio clínico, recebendo uma dose média de 27,1 mg/kg/dia.

[3]Nenhuma faixa de referência disponível. Os limites do intervalo são as concentrações plasmáticas médias em estado de equilíbrio para os indivíduos do ensaio que receberam doses diárias de 200 e 400 mg.

[4]Metabólitos mono-hidroxilados (associação de eslicarbazepina e *R*-licarbazepina).

[5]Não está bem estabelecido; os valores dados foram associados à resposta positiva na síndrome de Dravet.

individual da resposta. As concentrações terapêuticas podem ser úteis (1) para orientar os ajustes de dose quando há uma mudança na formulação do medicamento, (2) quando ocorrem crises, (3) quando um medicamento com interação é adicionado ou removido da prescrição de um paciente, (4) durante a gravidez, (5) para estabelecer uma faixa de concentração terapêutica individual quando um paciente está em remissão, (6) para determinar se as reações adversas estão relacionadas às doses de fármacos, e (7) para avaliar a adesão.

ESTADO DE MAL EPILÉPTICO

O estado de mal epiléptico é clinicamente definido como crises anormalmente prolongadas ou repetitivas. Apresenta-se sob várias formas: (1) **estado de mal epiléptico convulsivo**, que consiste em crises tônico-clônicas generalizadas repetidas com depressão pós-ictal persistente da função neurológica entre as crises; (2) **estado epiléptico não convulsivo**, uma mudança persistente no comportamento ou processos mentais com EEG epileptiforme contínuo, mas sem sinais motores importantes; e (3) **estado epiléptico focal**, com ou sem consciência alterada. O estado de mal epiléptico é uma emergência com risco de vida que requer tratamento imediato. Tradicionalmente, estado epiléptico era definido como mais de 30 minutos de (1) atividade convulsiva contínua ou (2) duas ou mais convulsões sequenciais sem recuperação total da consciência entre as crises. Já que se acredita que a atividade convulsiva persistente causa lesão neuronal permanente e considerando que a maioria das crises termina em 2 a 3 minutos, agora é geralmente aceito que o tratamento deve ser iniciado quando a duração da crise atinge 5 minutos para crises tônico-clônicas generalizadas e 10 minutos para crises focais com ou sem comprometimento da consciência. Destaca-se que o estado de mal epiléptico convulsivo pode evoluir para estado de mal epiléptico não convulsivo.

O tratamento inicial de escolha é um benzodiazepínico – lorazepam ou diazepam intravenoso – embora haja evidências de que o midazolam intramuscular pode ser preferido caso a intervenção seja rápida. Lorazepam é menos lipofílico do que o diazepam (valores logP de 2,4 e 2,8, respectivamente) e não sofre redistribuição do cérebro para os tecidos periféricos tão rapidamente quanto o diazepam. As concentrações de diazepam clinicamente eficazes no cérebro após um bólus intravenoso caem rapidamente conforme o fármaco sai do compartimento central para a gordura periférica. Lorazepam tem captação menos extensa pelo tecido periférico, permitindo que concentrações clinicamente eficazes permaneçam no compartimento central por muito mais tempo. Embora o lorazepam seja agora usado com mais frequência do que o diazepam, em razão da vantagem farmacocinética percebida, avaliações recentes dos dados clínicos não encontraram evidências que favoreçam o lorazepam. No cenário pré-hospitalar, o diazepam retal, o midazolam intranasal ou o midazolam bucal são alternativas aceitáveis de primeiros tratamentos se as opções preferidas não estiverem disponíveis. Se as crises continuarem, uma segunda terapia é administrada. A fosfenitoína ou fenitoína intravenosa é mais comum nos Estados Unidos (assim como no Brasil), embora evidências recentes indiquem que o levetiracetam, a fosfenitoína e o valproato intravenosos são igualmente eficazes na interrupção do estado epiléptico convulsivo refratário aos benzodiazepínicos. O cessamento das crises ocorre em aproximadamente metade dos pacientes que recebem qualquer um dos três medicamentos após a falha de um benzodiazepínico. A evidência disponível indica que o fenobarbital intravenoso pode ser mais eficaz, mas tem meia-vida longa, causando efeitos adversos persistentes, incluindo sedação grave, depressão respiratória e hipotensão. A lacosamida intravenosa também foi usada como um segundo tratamento para o estado de mal epiléptico. Se a segunda terapia não controlar as crises, um fármaco de segunda escolha adicional é frequentemente administrado. O estado epiléptico refratário ocorre quando as crises continuam ou recorrem pelo menos 30 minutos após o tratamento com o primeiro e o segundo fármacos terapêuticos. O estado epiléptico refratário é tratado com doses anestésicas de pentobarbital, propofol, midazolam ou tiopental. Relatos de casos indicam que a cetamina pode ser eficaz. Se o estado de mal epiléptico continuar ou se repetir 24 horas ou mais após o início da anestesia, a condição é considerada super-refratária. Com frequência, o estado epiléptico super-refratário é reconhecido quando os anestésicos são suspensos e as crises recorrem. Não existem terapias estabelecidas para o estado de mal epiléptico super-refratário, a não ser para reinstituir a anestesia geral.

O tratamento do estado de mal epiléptico focal é semelhante à terapia para o estado de mal epiléptico convulsivo, embora, em alguns casos, simplesmente instituir uma terapia com anticonvulsivantes oral seja suficiente. O estado de mal epiléptico focal deve ser diferenciado do estado de mal epiléptico de ausência, que é uma crise de ausência generalizada e prolongada que muitas vezes dura horas ou até dias. Frequentemente, o estado de ausência de epilepsia pode ser tratado com eficácia com um benzodiazepínico seguido de valproato intravenoso ou etossuximida oral ou nasogástrica. O estado de ausência de epilepsia pode ocorrer quando um anticonvulsivante inapropriado, como tiagabina ou carbamazepina, é usado em um paciente com epilepsia generalizada idiopática.

CRISES AGUDAS DE REPETIÇÃO (*CLUSTERS* DE CRISES CONVULSIVAS)

As crises agudas de repetição, também denominadas *clusters* de crises convulsivas, são grupos de convulsões que ocorrem com mais frequência do que a frequência habitual do paciente. Os aglomerados podem ocorrer rapidamente ao longo de vários minutos, ou podem ocorrer durante um período mais longo de 1 ou 2 dias. Em crises agudas repetitivas, há recuperação completa entre as crises, de forma que os pacientes não atendem à definição de estado de mal epiléptico. No entanto, a condição é preocupante, pois, na ausência de tratamento, verificam-se crises prolongadas ou estado de mal epiléptico. Crises agudas repetitivas podem ser tratadas no pronto-socorro com benzodiazepínicos intravenosos ou outros anticonvulsivantes. Nos Estados Unidos, o gel retal de diazepam e *sprays* nasais de midazolam e diazepam são aprovados para o tratamento de crises repetitivas agudas ambulatoriais. O lorazepam intranasal também se mostrou eficaz, mas, nos Estados Unidos, não foi aprovado para essa via de administração. O midazolam bucal (oromucoso), no qual a solução de tratamento é administrada na mucosa bucal por meio de uma seringa para uso oral, é comumente usado na Europa e em outras partes do mundo. Alguns médicos nos Estados Unidos usam benzodiazepínicos orais sem indicação em bula. Fora dos Estados Unidos, o paraldeído retal é algumas vezes usado (formulação não disponível no Brasil). A administração de medicamentos retais pode ser difícil, demorada e uma experiência embaraçosa para o paciente e seus cuidadores; esses produtos geralmente são limitados ao uso em crianças devido ao estigma social e às dificuldades mecânicas de posicionar os adultos.

TERATOGENICIDADE (VER TAMBÉM CAPÍTULO 59)

A maioria das mulheres com epilepsia que engravidam necessita de terapia contínua com anticonvulsivantes para o controle das crises. Nenhum anticonvulsivante é conhecido por ser completamente seguro para o feto em desenvolvimento. O valproato é um conhecido teratógeno humano. No primeiro trimestre, a exposição está associada a um risco aumentado de aproximadamente 3 vezes de malformações congênitas maiores, mais comumente espinha bífida (risco absoluto, 6 a 9%). O uso de fenobarbital durante a gravidez também está associado a um risco elevado de malformações congênitas importantes – na maioria das vezes, defeitos cardíacos. A exposição *in utero* ao topiramato no primeiro trimestre está associada a um aumento de aproximadamente 10 vezes no risco de fissuras labiopalatinas (risco absoluto, 1,4%). Se possível, valproato, fenobarbital e topiramato devem ser evitados em mulheres com potencial para engravidar, e, se os medicamentos não puderem ser eliminados, devem ser usados na dose mais baixa possível, pois o risco, pelo menos para o valproato, demonstrou ser dose-dependente. Outros anticonvulsivantes podem apresentar um risco menor de malformações congênitas maiores (ou o risco é mal compreendido), mas o risco para a maioria dos medicamentos, incluindo carbamazepina, fenitoína e levetiracetam, não é zero. Além das malformações congênitas, há evidências de que a exposição no primeiro trimestre está associada ao comprometimento cognitivo. Em particular, a exposição fetal ao valproato está associada a uma redução dose-dependente nas habilidades cognitivas em uma variedade de domínios, incluindo o quociente de inteligência (QI). A exposição fetal à lamotrigina ou ao levetiracetam pode ser mais segura em relação à cognição do que outros fármacos anticonvulsivantes, e esses dois medicamentos também apresentam os menores riscos de malformações congênitas maiores. A politerapia pode aumentar o risco de déficits no desenvolvimento neurológico, principalmente quando um dos medicamentos é o valproato. Além disso, há evidências de que a exposição ao valproato pode estar associada a um risco aumentado de transtorno do espectro autista.

AMAMENTAÇÃO

Alguns medicamentos antiepilépticos, como primidona, levetiracetam, gabapentina, lamotrigina e topiramato, chegam ao leite materno em concentrações relativamente altas. Por exemplo, em um estudo, as concentrações plasmáticas de lamotrigina em lactentes foram de 18,3% das concentrações plasmáticas maternas. Outros anticonvulsivantes com alta ligação às proteínas, como valproato, fenobarbital, fenitoína e carbamazepina, não entram substancialmente no leite materno. Uma série de casos não relatou reações adversas em recém-nascidos expostos a anticonvulsivantes via leite materno, embora haja alguns relatos de sedação com barbitúricos e benzodiazepínicos. Como regra geral, a amamentação não deve ser desencorajada devido à falta de evidências de danos e dos benefícios positivos conhecidos.

SUICÍDIO

Uma análise do comportamento suicida durante os ensaios clínicos de fármacos anticonvulsivantes foi realizada pela Food and Drug Administration (FDA) em 2008. A presença de comportamento suicida ou ideação suicida foi de 0,37% em pacientes em uso de medicamentos ativos e de 0,24% em pacientes em uso de placebo. Isso levou a um alerta de aumento do risco de suicídio em pessoas que tomam anticonvulsivantes. Após o relatório, vários estudos abordaram a questão de várias maneiras, mas não forneceram dados convincentes de que, como classe, os anticonvulsivantes induzem comportamentos relacionados ao suicídio. Alguns dados sugerem uma possível associação de lamotrigina, levetiracetam, topiramato e gabapentinoides com suicídio, mas são necessárias mais pesquisas. Os pacientes tratados com anticonvulsivantes e suas famílias devem ser informados sobre o risco de suicídio.

RETIRADA

O uso de anticonvulsivantes pode não ser por tempo indefinido. As crianças sem episódios convulsivos por períodos superiores a 2 a 4 anos enquanto medicadas permanecerão assim quando os medicamentos forem suspensos em 70% dos casos. O risco de recorrência depende da síndrome convulsiva. A resolução das crises é comum na crise de ausência generalizada, mas não na crise mioclônica juvenil. Outros fatores de risco para recorrência são um EEG anormal, a presença de déficits neurológicos ou quando o controle das crises foi difícil de alcançar. Existem poucas informações sobre a retirada do fármaco anticonvulsivante em adultos sem crises. Acredita-se que a retirada seja mais bem-sucedida em pacientes com crises generalizadas que exibem um único tipo de crise, enquanto uma duração mais longa de epilepsia, um exame neurológico anormal, um EEG anormal e certas síndromes de epilepsia, incluindo crise mioclônica juvenil, estão associados a aumento do risco de recorrência. Os medicamentos são geralmente retirados lentamente ao longo de um período de 1 a 3 meses ou mais. A interrupção abrupta pode estar associada ao retorno das crises e até mesmo ao risco de estado de mal epiléptico. Alguns fármacos são mais facilmente retirados do que outros. A dependência física ocorre com barbitúricos e benzodiazepínicos, e há um risco bem-conhecido de crises de rebote com retirada abrupta.

ANTICONVULSIVANTES EM DESENVOLVIMENTO

Novos anticonvulsivantes em potencial estão em estágios finais de desenvolvimento, como o Staccato (aerossol térmico inalado) alprazolam, para interromper as crises agudas; filme bucal de diazepam (Libervant) para crises repetitivas agudas; ganaxolona para estado de mal epiléptico e síndromes de epilepsia raras; Padsevonil (UCB0942) para crises focais; e depósito de ACTH sintético (depósito de cosintropina) para espasmos infantis. Outros fármacos estão em estágios iniciais de desenvolvimento; as informações atuais podem ser encontradas no *site* da Epilepsy Foundation, em https://www.epilepsy.com/pipeline-listing-page.

RESUMO Fármacos anticonvulsivantes

Subclasse, fármaco	Mecanismo de ação	Farmacocinética	Aplicações clínicas	Toxicidade, interações
BLOQUEADORES DOS CANAIS DE SÓDIO				
• Carbamazepina	Bloqueador de canais de sódio	Rapidamente absorvido por via oral, com biodisponibilidade de 75-85% • pico plasmático em 4-5 h • ligação às proteínas plasmáticas 75% • extensivamente metabolizado no fígado, em parte em carbamazepina-10,11-epóxido ativa • $t_{1/2}$ 25-65 h, diminuindo para 8-20 h com autoindução	Crises tônico-clônicas focais e focais a bilaterais; neuralgia trigeminal	*Toxicidade:* náusea, diplopia, ataxia, hiponatremia, cefaleia • *Interações:* fenitoína, valproato, fluoxetina, verapamil, antibióticos macrolídios, isoniazida, propoxifeno, danazol, fenobarbital, primidona, muitos outros
• *Oxcarbazepina: semelhante à carbamazepina; 100% de biodisponibilidade; $t_{1/2}$ 1-2 h, mas metabólitos ativos com $t_{1/2}$ 8-12 h; menos interações relatadas*				
• *Acetato de eslicarbazepina: semelhante à oxcarbazepina, mas demonstrou ser eficaz quando administrado 1 vez ao dia, e pode ser convertido mais rapidamente no metabólito ativo*				
• Lamotrigina	Bloqueador de canais de sódio	Absorção quase completa (~90%) • concentrações máximas em 1-3 h • ligação às proteínas 55% • extensivamente metabolizada; sem metabólitos ativos • $t_{1/2}$ 8-35 h	Crises focais, crises tônico-clônicas generalizadas, crises de ausência, outras crises generalizadas; depressão bipolar	*Toxicidade:* tontura, cefaleia, diplopia, erupção cutânea • *Interações:* valproato, carbamazepina, oxcarbazepina, fenitoína, fenobarbital, primidona, succinimidas, sertralina, topiramato
• Lacosamida	Bloqueador de canais de sódio; cinética de bloqueio lento	Absorção completa • concentrações máximas em 1-2 h • ligação às proteínas < 30% • sem metabólitos ativos • $t_{1/2}$ 12-14 h	Crises focais	*Toxicidade:* tonturas, cefaleia, náuseas • pequeno aumento no intervalo PR • *Interações:* mínimas
• Fenitoína, fosfenitoína	Bloqueador de canais de sódio	A absorção é dependente da formulação • altamente ligado às proteínas plasmáticas • sem metabólitos ativos • eliminação dose-dependente, $t_{1/2}$ 12-36 h • fosfenitoína é para vias IV, IM	Crises focais, crises tônico-clônicas	*Toxicidade:* diplopia, ataxia, hiperplasia gengival, hirsutismo, neuropatia • *Interações:* fenobarbital, carbamazepina, isoniazida, felbamato, oxcarbazepina, topiramato, fluoxetina, fluconazol, digoxina, quinidina, ciclosporina, esteroides, anticoncepcionais orais, outros
AMPLO ESPECTRO				
• Valproato	Desconhecido	Absorção quase completa (> 90%) • pico plasmático dependentes da formulação • altamente (90%) ligado às proteínas plasmáticas • extensivamente metabolizado no fígado • $t_{1/2}$ 5-16 h	Crises tônico-clônicas generalizadas, crises focais, crises de ausência, crises mioclônicas, outros tipos de crises generalizadas; profilaxia para enxaqueca	*Toxicidade:* náusea, tremor, ganho de peso, queda de cabelo, teratogênico, hepatotóxico • *Interações:* fenobarbital, fenitoína, carbamazepina, lamotrigina, felbamato, rifampicina, etossuximida, primidona
• Levetiracetam	Ligante SV2A	Absorção quase completa (~95%) • concentrações máximas em 1-2 h • não se liga às proteínas plasmáticas • metabolismo mínimo no sangue para metabólito inativo; cerca de 66% excretado inalterado na urina • $t_{1/2}$ 6-11 h	Crises focais, crises tônico-clônicas generalizadas, crises mioclônicas	*Toxicidade:* nervosismo, tontura, depressão, crises • *Interações:* raras
• *Brivaracetam: semelhante ao levetiracetam, mas interage com carbamazepina*				
• Topiramato	Múltiplas ações	Biodisponibilidade de cerca de 80% • pico plasmático em 2-4 h • ligação mínima (15%) às proteínas plasmáticas • metabolismo variável; sem metabólitos ativos; 20-70% excretado inalterado na urina • $t_{1/2}$ 20-30 h, mas diminui com fármacos concomitantes	Crises focais, crises generalizadas primárias, síndrome de Lennox-Gastaut; profilaxia para enxaqueca	*Toxicidade:* sonolência, lentidão cognitiva, confusão, parestesias • *Interações:* fenitoína, carbamazepina, anticoncepcionais orais, lamotrigina, lítio
• Zonisamida	Desconhecido	Absorção quase completa (> 90%) • concentrações de pico em 2-6 h • modesta (40-60%) ligação às proteínas plasmáticas • moderado (> 50%) metabolismo no fígado; 30% excretado inalterado na urina • $t_{1/2}$ 50-70 h	Crises focais, crises tônico-clônicas generalizadas, crises mioclônicas	*Toxicidade:* sonolência, deficiência cognitiva, confusão, erupções cutâneas • *Interações:* mínimas

(continua)

Subclasse, fármaco	Mecanismo de ação	Farmacocinética	Aplicações clínicas	Toxicidade, interações
AMPLO ESPECTRO				
• Rufinamida	Bloqueador de canais de sódio e outros mecanismos	Bem absorvido por via oral (> 85%) • concentrações máximas em 4-6 h • baixa ligação (35%) às proteínas plasmáticas • $t_{1/2}$ 6-10 h • metabolizado no fígado pela carboxilesterase 1; nenhum metabólito ativo • metabólito excretado principalmente na urina (~70%)	Síndrome de Lennox-Gastaut, crises focais	*Toxicidade:* sonolência, vômito, pirexia, diarreia • *Interações:* não metabolizadas pelas enzimas CYP, mas podem estar presentes interações medicamentosas anticonvulsivantes
GABAPENTINOIDES				
• Gabapentina	Ligante α2δ	Biodisponibilidade de 50%, diminuindo com o aumento das doses • picos de concentração em 2-3 h • não ligada às proteínas plasmáticas • não metabolizada; 100% excretado inalterado na urina • $t_{1/2}$ 5-9 h	Crises focais; dor neuropática; neuralgia pós-herpética; ansiedade	*Toxicidade:* sonolência, tontura, ataxia • *Interações:* mínimas
• Pregabalina	Ligante α2δ	Absorção quase completa (~90%) • concentrações máximas em 1-2 h • não ligada às proteínas plasmáticas • não metabolizada; 98% excretado inalterado na urina • $t_{1/2}$ 4,5-7 h	Crises focais; dor neuropática; neuralgia pós-herpética; fibromialgia; ansiedade	*Toxicidade:* sonolência, tontura, ataxia • *Interações:* mínimas
BARBITÚRICOS				
• Fenobarbital	Modulador alostérico positivo de receptores $GABA_A$ • reduz as respostas sinápticas excitatórias	Absorção quase completa (> 90%) • concentrações máximas em 0,5-4 h • ligação modesta (55%) às proteínas plasmáticas • extensivamente metabolizado no fígado; sem metabólitos ativos; 20-25% excretado inalterado na urina • $t_{1/2}$ 75-140 h	Crises focais, crises tônico-clônicas generalizadas, crises mioclônicas, crises neonatais; sedação	*Toxicidade:* sedação, prejuízo cognitivo, ataxia, hiperatividade • *Interações:* valproato, carbamazepina, felbamato, fenitoína, ciclosporina, felodipino, lamotrigina, nifedipino, nimodipino, esteroides, teofilina, verapamil, outros
• Primidona	Semelhante ao bloqueador do canal de sódio, mas convertido em fenobarbital	Absorção quase completa (> 90%) • ligação mínima (10%) às proteínas plasmáticas • concentrações máximas de 2-6 h • extensivamente metabolizado no fígado; 2 metabólitos ativos (fenobarbital e feniletilmalonamida); 65% excretado inalterado na urina • $t_{1/2}$ 10-25 h	Crises tônico-clônicas generalizadas, crises focais	*Toxicidade:* sedação, deficiência cognitiva, ataxia, hiperatividade • *Interações:* semelhantes ao fenobarbital
ESPECÍFICO PARA CRISES DE AUSÊNCIA				
• Etossuximida	Inibe canais de cálcio de baixo limiar (tipo T)	Absorção quase completa (> 90%) • concentrações máximas em 3-7 h • não se liga às proteínas plasmáticas • extensivamente metabolizada no fígado; sem metabólitos ativos; 20% excretado inalterado na urina • $t_{1/2}$ 20-60 h	Crises de ausência	*Toxicidade:* náusea, cefaleia, tontura, letargia • *Interações:* valproato, fenobarbital, fenitoína, carbamazepina, rifampicina
BENZODIAZEPÍNICOS				
• Diazepam	Modulador alostérico positivo de receptores $GABA_A$	Absorção oral ou retal quase completa (> 90%) • concentrações máximas em 1-1,5 h • IV para estado de mal epiléptico • altamente ligado (95-98%) às proteínas plasmáticas • extensivamente metabolizado por CYP3A4 e CYP2C19 para N-desmetildiazepam e outros metabólitos ativos • $t_{1/2}$ de N-desmetildiazepam até 100 h	Estado de mal epiléptico, crises repetitivas agudas *clusters* de crises convulsivas; sedação, ansiedade, relaxamento muscular (espasmos musculares, espasticidade), abstinência aguda de álcool	*Toxicidade:* sedação • *Interações:* aditivo com fármacos sedativo-hipnóticos

(*continua*)

Subclasse, fármaco	Mecanismo de ação	Farmacocinética	Aplicações clínicas	Toxicidade, interações
BENZODIAZEPÍNICOS				
• Clonazepam	Modulador alostérico positivo de receptores $GABA_A$	Biodisponibilidade > 80% • concentrações máximas em 1-4 h • altamente ligada (86%) às proteínas plasmáticas • extensivamente metabolizada no fígado pela CYP3A4; sem metabólitos ativos • $t_{1/2}$ 12-56 h	Crises de ausência, crises mioclônicas, espasmos infantis	*Toxicidade:* semelhante ao diazepam • *Interações:* aditivo com fármacos sedativo-hipnóticos
• Clobazam	Modulador alostérico positivo de receptores $GABA_A$	Biodisponibilidade > 95% • ligação às proteínas 80-90% • extensivamente metabolizado em N-desmetilclobazam, que é farmacologicamente ativo • $t_{1/2}$ 10-30 h • metabólito *N*-desmetil: $t_{1/2}$ 36-46 h	Crises focais, crises associadas à síndrome de Lennox-Gastaut e à síndrome de Dravet	*Toxicidade:* sonolência, sedação, letargia • *Interações:* aumenta os níveis de fenitoína e carbamazepina; canabidiol aumenta as concentrações de *N*-desmetilclobazam
• *Lorazepam: usado para o estado de mal epiléptico; conjugado rapidamente ao glucuronídeo de lorazepam, que é inativo;* $t_{1/2}$ *12 h*				
• *Midazolam: usado para o estado de mal epiléptico e crises repetitivas agudas* (clusters *de crises convulsivas); convertido pelas isoenzimas CYP3A no metabólito ativo 1-hidroximidazolam;* $t_{1/2}$ *1,5-3 h*				
OUTROS MECANISMOS ENVOLVENDO GABA QUE NÃO SÃO BARBITÚRICOS OU BENZODIAZEPÍNICOS				
• Tiagabina	Inibidor de transportador GAT-1 GABA	Absorção quase completa (~90%) • concentrações máximas em 0,5-2 h • altamente ligada (96%) às proteínas plasmáticas • extensivamente metabolizada no fígado; sem metabólitos ativos; < 2% excretado inalterado na urina • $t_{1/2}$ 2-9 h	Crises focais	*Toxicidade:* nervosismo, tontura, depressão, crises • *Interações:* fenobarbital, fenitoína, carbamazepina, primidona
• Vigabatrina	Inibidor irreversível GABA-transaminase	Absorção completa • concentrações máximas em 1 h • não ligada às proteínas plasmáticas • não metabolizada; eliminada inalterada na urina • $t_{1/2}$ 5-8 h (não relevante devido à ação irreversível)	Crises focais, espasmos infantis	*Toxicidade:* sonolência, tontura, psicose, perda de campo visual • *Interações:* mínimas
ABRIDOR DE CANAIS DE POTÁSSIO				
• Retigabina	Abre canais de potássio KCNQ	Biodisponibilidade ~60% • concentrações máximas em 0,5-2 h • moderadamente ligada (~80%) às proteínas plasmáticas • extensivamente metabolizada no fígado; 36% excretado inalterado na urina • $t_{1/2}$ 7-11 h	Crises focais	*Toxicidade:* tonturas, sonolência, confusão, visão turva • *Interações:* mínimas
BLOQUEADOR DE RECEPTOR AMPA				
• Perampanel	Bloqueio não competitivo de receptores AMPA	Absorção completa • concentrações máximas em 0,5-3 h • altamente ligado (95%) às proteínas plasmáticas • extensivamente metabolizado no fígado • $t_{1/2}$ 25-129 h	Crises tônico-clônicas focais e focais a bilaterais, crises tônico-clônicas generalizadas	*Toxicidade:* tontura, sonolência, cefaleia; síndromes psiquiátricas • *Interações:* substanciais, com aumento da depuração causada por indutores de CYP3A
CANABINOIDE				
• Cannabidiol (formulação de óleo de gergelim)	Desconhecido	Absorção aumentada na presença de alimentos • pico plasmático em 2,5-5h • altamente ligado às PP (> 94%) • extensivamente metabolizado no fígado • $t_{1/2}$ 14 h (dose única)	Crises associadas com síndrome de Lennox-Gastaut, síndrome de Dravet e complexo de esclerose tuberosa	*Toxicidade:* diarréia, náusea, sonolência, cefaleia • *Interações:* clobazam (aumento de 3 vezes o N-desmetilclobazam), valproato (aumento das enzimas hepáticas)
CARBAMATO				
• Felbamato	Bloqueador do receptor NMDA; modulador alostérico positivo de baixa eficácia de receptores $GABA_A$	Bem absorvido (> 90%) • nenhum efeito alimentar • 22-25% ligado às proteínas plasmáticas, principalmente albumina • 40-50% excretado inalterado na urina • $t_{1/2}$ 20-23 h	Crises focais; crises associadas à síndrome de Lennox-Gastaut	*Toxicidade:* anorexia, náusea, vômito, insônia, ansiedade, perda de peso, tontura, cefaleia, sonolência, anemia aplásitica, insuficiência hepática • *Interações:* aumenta fenitoína, valproato e fenobarbital; reduz a carbamazepina, mas aumenta o epóxido de carbamazepina; fenitoína, carbamazepina e fenobarbital reduzem as concentrações de felbamato

(*continua*)

Subclasse, fármaco	Mecanismo de ação	Farmacocinética	Aplicações clínicas	Toxicidade, interações
CARBAMATO				
• Cenobamato	Bloqueador do canal de sódio; modulador alostérico positivo de baixa eficácia de receptores $GABA_A$	Bem absorvido (> 88%) • nenhum efeito alimentar • concentrações máximas em 1-4 h • > 60% ligado às proteínas plasmáticas, principalmente albumina • extensivamente metabolizado no fígado • $t_{1/2}$ 50-60 h	Crises focais	*Toxicidade:* sonolência, tontura, fadiga, distúrbio do equilíbrio, distúrbio da marcha, disartria, nistagmo e ataxia; DRESS; intervalo QT curto • *Interações:* aumenta a fenitoína; também pode aumentar o fenobarbital e o N-desmetilclobazam; diminui a carbamazepina e a lamotrigina
ÁLCOOL ALÍLICO AROMÁTICO				
• Estiripentol	Modulador alostérico positivo dos receptores $GABA_A$; aumenta as concentrações de clobazam e norclobazam	Usado em associação com clobazam ou valproato • biodisponibilidade de 30% • $t_{1/2}$ 4,5-13 h (dose-dependente) • altamente ligado (> 99%) às proteínas plasmáticas • metabolizado no fígado	Síndrome de Dravet: uso adjuvante em conjunto com clobazam (na União Europeia: uso adjuvante em conjunto com clobazam e valproato)	*Toxicidade:* sedação/sonolência, redução do apetite, diminuição da função mental, ataxia, diplopia, náusea e dor abdominal • *Interações:* clobazam, valproato; também carbamazepina, fenobarbital, fenitoína
ANFETAMINA SUBSTITUÍDA				
• Fenfluramina	Liberação de serotonina	Biodisponibilidade de 68-74% • não sofre influência dos alimentos • conpico plasmático em 3-5 h • $t_{1/2}$ 20 h • metabolizado em norfenfluramina por CYP1A2, CYP2B6, CYP2D6	Crises convulsivas associadas à síndrome de Dravet; crises atônicas associadas à síndrome de Lennox-Gastaut	*Toxicidade:* diminuição do apetite, diarreia, fadiga • *Interações:* níveis de fenfluramina aumentadas por estiripentol

PREPARAÇÕES DISPONÍVEIS

NOMES GENÉRICOS
Acetato de eslicarbazepina*
Ácido valproico
Oral
Liberação retardada (divalproato de sódio)
Brivaracetam
Canabidiol
Carbamazepina
Oral
Injetável
Cenobamato*
Clobazam
Clorazepato dipotássico
Diazepam
Oral
Estiripentol*
Etotoína*
Etossuximida
Everolimo
Felbamato*
Fenfluramina*
Fenitoína
Fenobarbital
Fosfenitoína*

NOMES GENÉRICOS
Gabapentina
Gabapentina enacarbila
Lacosamida
Oral
Injetável
Lamotrigina
Mefenitoína*
Messuximida*
Midazolam
Injetável (cloridrato de midazolam)
Oxcarbazepina
Pentobarbital de sódio*
Perampanel
Pregabalina
Primidona
Retigabina
Rufinamida
Tiagabina*
Topiramato
Oral
Liberação prolongada*
Trimetadiona*

*Não disponível no Brasil.

REFERÊNCIAS

Ettinger AB, Argoff CE: Use of antiepileptic drugs for non-epileptic conditions: Psychiatric disorders and chronic pain. Neurotherapeutics 2007;4:75.

French JA et al: Development of new treatment approaches for epilepsy: Unmet needs and opportunities. Epilepsia 2013;54(Suppl 4):3.

Glauser TA et al: Ethosuximide, valproic acid, and lamotrigine in childhood absence epilepsy. N Engl J Med 2010;362:790.

Grover EH et al: Treatment of convulsive status epilepticus. Curr Treat Options Neurol 2016;18:11.

Haut SR: Seizure clusters: Characteristics and treatment. Curr Opin Neurol 2015;28:143.

Kaminski RM et al: SV2A is a broad-spectrum anticonvulsant target: Functional correlation between protein binding and seizure protection in models of both partial and generalized epilepsy. Neuropharmacology 2008;54:715.

Kapur J et al: Randomized trial of three anticonvulsant medications for status epilepticus. N Engl J Med 2019;381:2103.

Löscher W et al: Synaptic vesicle glycoprotein 2A ligands in the treatment of epilepsy and beyond. CNS Drugs 2016;30:1055.

Meldrum BS, Rogawski MA: Molecular targets for antiepileptic drug development. Neurotherapeutics 2007;4:18.

Patsalos PN: *Antiepileptic Drug Interactions. A Clinical Guide*. Springer International Publishing, 2016.

Patsalos PN: Drug interactions with the newer antiepileptic drugs (AEDs)—Part 1: Pharmacokinetic and pharmacodynamic interactions between AEDs. Clin Pharmacokinet 2013;52:927.

Patsalos PN et al: Therapeutic drug monitoring of antiepileptic drugs in epilepsy: A 2018 update. Ther Drug Monit 2018;40(5):526.

Porter RJ et al: AED mechanisms and principles of drug treatment. In: Stefan H, Theodore W (editors): *Handbook of Clinical Neurology, 3rd series, Epilepsies* Part 2: Treatment. Elsevier, 2012.

Reimers A et al: Reference ranges for antiepileptic drugs revisited: A practical approach to establish national guidelines. Drug Des Devel Ther 2018;12:271.

Rogawski MA et al: Current understanding of the mechanism of action of the antiepileptic drug lacosamide. Epilepsy Res 2015;110:189.

Rogawski MA, Hanada T: Preclinical pharmacology of perampanel, a selective non-competitive AMPA receptor antagonist. Acta Neurol Scand 2013;127(Suppl 197):19.

Rogawski MA et al: Mechanisms of action of antiseizure drugs and the ketogenic diet. Cold Spring Harb Perspect Med 2016;6:a022780.

Sánchez Fernández I et al: Meta-analysis and cost-effectiveness of second-line antiepileptic drugs for status epilepticus. Neurology 2019;92:e2339.

Sills GJ, Rogawski MA: Mechanisms of action of currently used antiseizure drugs. Neuropharmacology 2020;168:107966.

Steinhof BJ et al: Efficacy and safety of adjunctive perampanel for the treatment of refractory partial seizures: A pooled analysis of three phase III studies. Epilepsia 2013;54:1481.

Vélez-Ruiz NJ, Pennell PB: Issues for women with epilepsy. Neurol Clin 2016;34:411.

Wilcox KS et al: Issues related to development of new anti-seizure treatments. Epilepsia 2013;54(Suppl 4):24.

Xie X et al: Electrophysiological and pharmacological properties of the human brain type IIA Na+ channel expressed in a stable mammalian cell line. Pflugers Arch 2001;441:425.

Xie X, Hagan RM: Cellular and molecular actions of lamotrigine: Possible mechanisms of efficacy in bipolar disorder. Neuropsychobiology 1998;38:119.

RESPOSTA DO ESTUDO DE CASO

A lamotrigina foi gradualmente adicionada ao regime até uma dosagem de 200 mg, 2 vezes ao dia. Desde então, há quase 2 anos, a paciente está livre de crises, mas agora vem ao consultório para uma revisão da medicação. A descontinuação gradual do levetiracetam está planejada se a paciente continuar bem por mais 1 ano, embora o risco de crises convulsivas recorrentes esteja sempre presente quando os medicamentos são retirados.

CAPÍTULO

25 Anestésicos gerais

Helge Eilers, MD
Spencer Yost, MD

ESTUDO DE CASO

Um homem idoso com diabetes melito tipo 2 e dor isquêmica em um membro inferior está prestes a ser submetido a uma cirurgia de revascularização do miocárdio para a artéria poplítea. Possui histórico de hipertensão e doença arterial coronariana (DAC) com sintomas de angina estável. Ele consegue caminhar meia quadra antes que a dor nas pernas o force a parar. É ex-fumante de 50 maços por ano, deixou de fumar há 2 anos. Seus medicamentos incluem atenolol, atorvastatina e hidroclorotiazida.

A enfermeira na sala pré-operatória verifica os seguintes parâmetros vitais: temperatura 36,8 °C; pressão arterial 168/100 mmHg; frequência cardíaca 78 bpm; saturação de oxigênio por oxímetro de pulso 96%, enquanto respira em temperatura ambiente. Ele relata dor na perna direita após caminhar no hospital – dor de intensidade igual a 5 em uma escala de 10 pontos de dor.

Quais anestésicos você escolherá para o plano anestésico dele? Por quê? A escolha do anestésico faz alguma diferença?

Por séculos, foram utilizados métodos físicos e medicinas naturais para o controle da dor cirúrgica. Na história da anestesia, eram usados os efeitos sedativos da maconha, do meimendro-negro, da mandrágora e do ópio obtido da papoula. Foram também empregados métodos físicos, como frio, compressão nervosa, oclusão da artéria carótida e concussão cerebral, com efeitos variáveis. Embora o éter fosse utilizado como anestésico desde 1842, foi somente anos mais tarde (em 1846) que se considerou o começo da nova era da anestesia geral. Foi nessa época que os médicos, pela primeira vez, dispunham de um meio confiável para evitar a dor em seus pacientes durante procedimentos cirúrgicos.

O estado neurofisiológico produzido pelos anestésicos gerais caracteriza-se por cinco efeitos principais: **perda da consciência**, **amnésia**, **analgesia**, **inibição dos reflexos autônomos** e **relaxamento da musculatura esquelética**. Nenhum dos anestésicos disponíveis no momento, se usados isoladamente, pode produzir todos os cinco efeitos desejados. Um anestésico ideal deveria induzir perda rápida e suave da consciência, ser rapidamente reversível após a descontinuação e possuir uma margem de segurança adequada.

A prática moderna da anestesiologia baseia-se no uso de associação de fármacos intravenosos e inalatórios (técnicas de **anestesia balanceada**), que permite utilizar as propriedades de cada agente, minimizando suas reações adversas. A escolha do procedimento anestésico é determinada pelo diagnóstico, pelo tratamento e pela intervenção cirúrgica requerida pelo paciente. Para cirurgias de pequeno porte ou procedimentos diagnósticos invasivos, sedativos orais e parenterais podem ser usados em associação com anestésicos locais, em um procedimento denominado **cuidados anestésicos monitorados** (ver Quadro "Sedação e cuidados anestésicos monitorados", adiante neste capítulo, e Capítulo 26). Essas técnicas proporcionam analgesia profunda, ao mesmo tempo em que o paciente conserva sua capacidade de manter as vias respiratórias desobstruídas e de responder a comandos verbais. Para procedimentos mais invasivos, a anestesia deve começar com um benzodiazepínico no pré-operatório, indução intravenosa por um agente (p. ex., propofol ou tiopental) e manutenção com agentes inalatórios (p. ex., agentes voláteis, óxido nítrico) ou intravenosos (p. ex., propofol, analgésicos opioides, bloqueadores neuromusculares) ou, ainda, a combinação de ambos.

MECANISMO DE AÇÃO DOS ANESTÉSICOS GERAIS

Os anestésicos gerais vêm sendo usados clinicamente há mais de 170 anos, porém seu mecanismo de ação é parcialmente conhecido.

O principal mecanismo de ação comum a todos os anestésicos é a supressão da atividade do sistema nervoso central (SNC). As pesquisas iniciais concentraram-se na identificação de um único local biológico de ação para esses fármacos. A teoria unitária de ação dos anestésicos tem sido suplantada por um modelo mais complexo que consiste em alvos moleculares distribuídos por múltiplos locais no SNC. Pesquisas em andamento sobre o mecanismo da anestesia geral têm buscado entender aspectos celulares e moleculares e vias de sinalização envolvidos.

Os anestésicos afetam os neurônios em vários locais **celulares**, porém o principal foco tem sido a **sinapse**. Uma ação pré-sináptica pode alterar a liberação de neurotransmissores, ao passo que um efeito pós-sináptico pode modificar a frequência ou a amplitude dos impulsos que saem da sinapse. O efeito cumulativo dessas ações pode produzir uma forte inibição ou redução da excitabilidade em áreas cruciais do SNC. Estudos realizados com tecido isolado da medula espinal demonstraram que a transmissão excitatória é mais fortemente afetada pelos anestésicos, em comparação com a potencialização dos efeitos inibitórios.

Os principais alvos **moleculares** envolvidos na ação anestésica que têm sido estudados são os canais iônicos neuronais que medeiam a condução do impulso no SNC. Os canais de cloreto (receptores de ácido γ-aminobutírico A [$GABA_A$, do inglês *gamma aminobutyric acid*] e glicina) e os canais de potássio (canais de K_{2P}, possivelmente K_V e K_{ATP}) continuam sendo os principais canais iônicos *inibitórios* considerados candidatos legítimos da ação anestésica. Os canais iônicos *excitatórios* como alvos incluem aqueles ativados pela acetilcolina (receptores nicotínicos e muscarínicos), pelo glutamato (receptores de ácido amino-3-hidroxi-5-metil-4-isoxazol-propiônico [AMPA], de cainato e *N*-metil-D-aspartato [NMDA]) ou pela serotonina (receptores 5-HT_2 e 5-HT_3). A Figura 25-1 mostra a relação desses alvos inibitórios e excitatórios com os anestésicos no contexto do terminal nervoso.

Recentemente, novas ferramentas, como eletrencefalografia e ressonância magnética funcional, têm ajudado a entender os **circuitos** neurais envolvidos na ação dos anestésicos gerais (para mais detalhes, ver Quadro "O que a anestesia representa e como ela funciona?"). Não obstante, o principal desafio no entendimento de como os anestésicos funcionam é a nossa falta de conhecimento a respeito de como o cérebro produz os pensamentos, as sensações e a consciência.

ANESTÉSICOS INALATÓRIOS

É preciso distinguir claramente entre anestésicos voláteis e gasosos – ambos são administrados por inalação. Anestésicos *voláteis* (**halotano**, **isoflurano**, **desflurano**, **sevoflurano**) têm baixas pressões de vapor e pontos de ebulição relativamente altos, de modo que são líquidos à temperatura ambiente (20 °C) e à pressão ambiente ao nível do mar. Em contrapartida, anestésicos *gasosos* (**óxido nítrico**, **xenônio**) têm alta pressão de vapor e pontos de ebulição baixos, de forma que são gases à temperatura ambiente. As características físicas dos anestésicos voláteis determinam se eles precisam ser administrados por meio de vaporizadores. A Figura 25-2 mostra as estruturas químicas dos anestésicos inalatórios importantes usados na prática clínica.

Sedação e cuidados anestésicos monitorados

Muitos procedimentos cirúrgicos diagnósticos e terapêuticos de menor porte podem ser efetuados sem anestesia geral, utilizando técnicas anestésicas baseadas na sedação. Nesse contexto, a anestesia regional (bloqueio do nervo) ou a anestesia local suplementada com midazolam ou propofol e com analgésicos opioides (ou cetamina) pode constituir uma abordagem mais apropriada e mais segura do que a anestesia geral para procedimentos cirúrgicos superficiais. Esse cuidado anestésico monitorado não deveria ser confundido com a concentração alveolar mínima (CAM) para a comparação das potências entre os anestésicos inalatórios (ver texto e Quadro "O que a anestesia representa e como ela funciona?"). O procedimento normalmente envolve a administração de uma pré-medicação, midazolam intravenoso, que promove efeitos ansiolítico e amnésico e leve sedação, seguida da infusão de propofol, titulada em velocidade variável (para produzir sedação moderada a profunda). Um analgésico opioide potente ou a cetamina pode ser adicionado para atenuar a dor associada à injeção de anestesia local e ao próprio procedimento.

Outra abordagem muito usada por médicos não anestesiologistas é a denominada **sedação consciente**. Esse procedimento, que usa doses baixas de sedativos, promove o alívio da ansiedade e da dor com mínima alteração do nível de consciência. Nesse estado, o paciente conserva a capacidade de manter as vias respiratórias desobstruídas e permanece responsivo a comandos verbais. O uso de fármacos anestésicos intravenosos, como benzodiazepínicos (p. ex., diazepam, midazolam) e analgésicos opioides (p. ex., fentanila), em protocolos de sedação consciente tem a vantagem de ser rapidamente reversível por fármacos antagonistas dos receptores específicos (flumazenil e naloxona, respectivamente), caso algum paciente apresente sensibilidade aos fármacos.

O cuidado anestésico monitorado ou a sedação consciente podem ser complementares a técnicas de anestesia regional, como bloqueios de nervos periféricos ou anestesia neuroaxial.

Uma forma de sedação especializada é ocasionalmente necessária para pacientes criticamente enfermos na unidade de terapia intensiva (UTI) que requerem suporte cardiopulmonar invasivo, como ventilação mecânica ou oxigenação por membrana extracorpórea (OMEC). Nessa situação, os fármacos sedativo-hipnóticos e anestésicos intravenosos em baixas doses podem ser associados. Recentemente, a dexmedetomidina tornou-se uma escolha popular para essa indicação.

A **sedação profunda** assemelha-se a um leve estado de anestesia geral, e é caracterizada por uma diminuição da consciência, a partir da qual o paciente é facilmente despertado. A transição da sedação profunda para a anestesia geral pode ocorrer de forma natural, sendo difícil de definir. A sedação profunda é acompanhada por perda de responsividade verbal, reflexos protetores das vias respiratórias e capacidade de manter as vias respiratórias patentes, estado que pode ser indistinguível daquele da anestesia geral. Um médico com experiência no manejo das vias respiratórias (anestesiologista ou enfermeira anestesista) deve estar presente.

Os agentes intravenosos utilizados nos protocolos de sedação profunda incluem, principalmente, os fármacos sedativo-hipnóticos propofol e midazolam, algumas vezes em associação com analgésicos opioides potentes ou cetamina, dependendo da intensidade da dor associada à cirurgia ou ao procedimento.

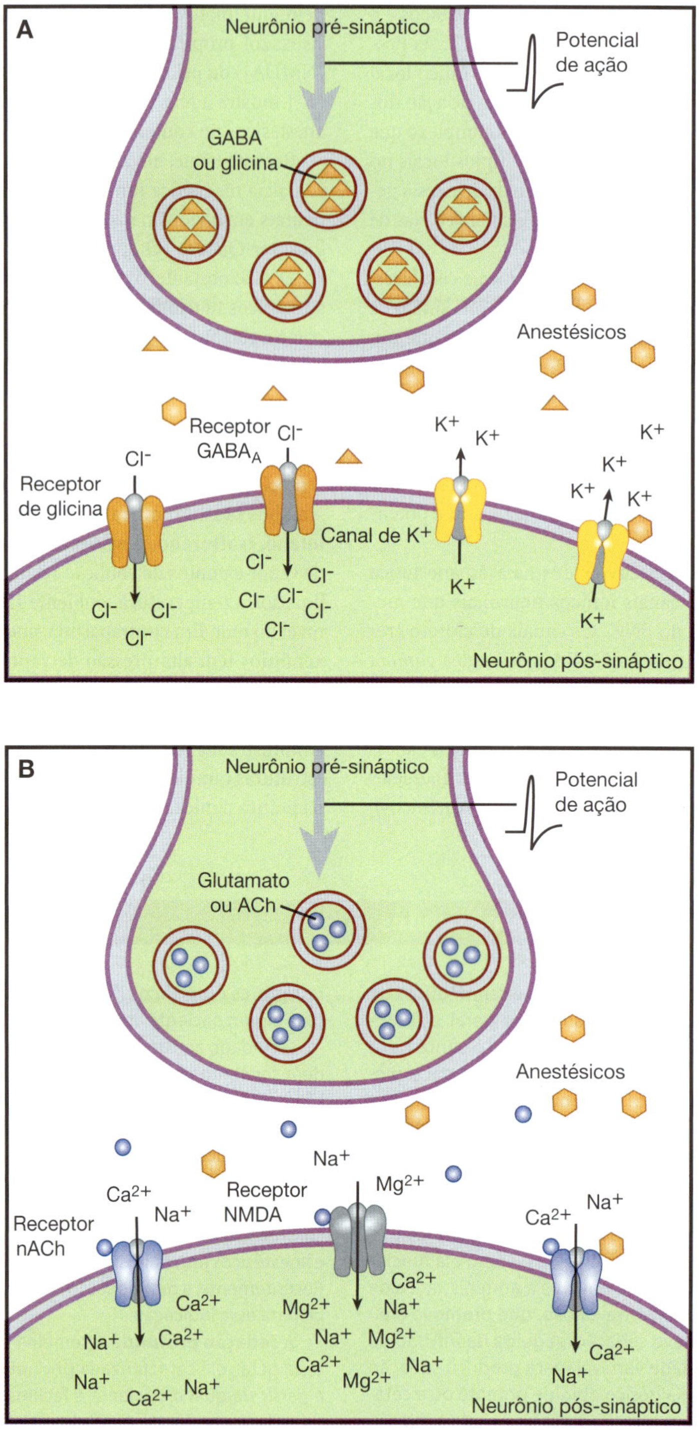

FIGURA 25-1 Supostos alvos da ação anestésica. Os anestésicos podem (**A**) aumentar a atividade sináptica inibitória ou (**B**) diminuir a atividade excitatória. ACh, acetilcolina; $GABA_A$, ácido γ-aminobutírico A.

FARMACOCINÉTICA

Anestésicos inalados, tanto os voláteis quanto os gasosos, são captados por meio de trocas gasosas nos alvéolos pulmonares para então serem distribuídos aos compartimentos de interesse do corpo. Sua passagem dos alvéolos para o sangue e distribuição e partição nos compartimentos de interesse constituem importantes determinantes da cinética destes agentes. O objetivo central é que os gases inalados cheguem à interface pulmão:sangue em concentração adequada e de forma rápida. Quando esse equilíbrio é alcançado, presume-se que a concentração no SNC (cérebro e medula espinal) também foi atingida. Vários fatores determinam a rapidez com que as concentrações alveolares e, consequentemente, as concentrações do SNC mudam.

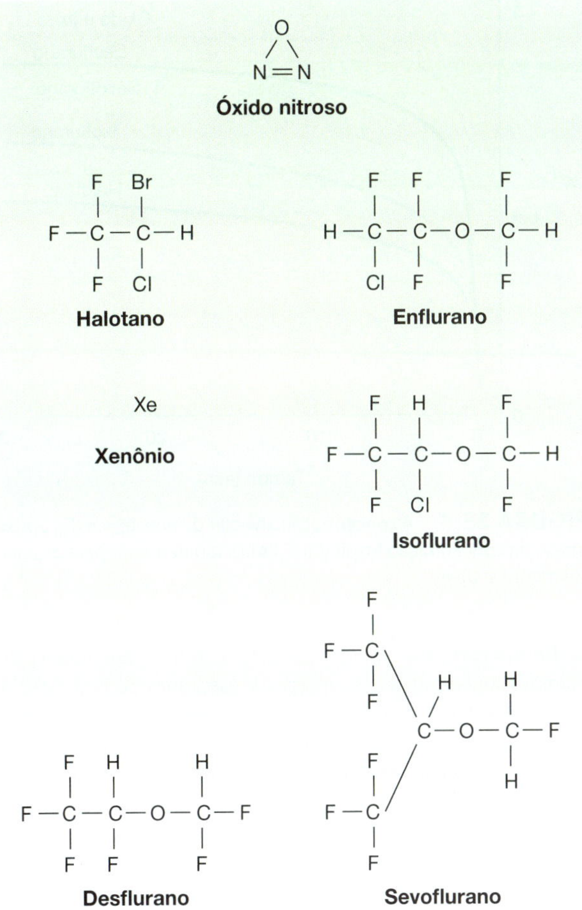

FIGURA 25-2 Estruturas químicas dos anestésicos inalatórios.

Captação e distribuição

A. Fatores que controlam a captação

1. *Concentração inspirada e ventilação* A força propulsora para a captação de um anestésico inalado é a razão entre a concentração inspirada e a alveolar. O parâmetro mais importante que o anestesiologista utiliza para alterar rapidamente a concentração alveolar é a *concentração inspirada* ou *pressão parcial*. A pressão parcial é a fração de uma mistura de gases inspirados. Por exemplo, uma mistura de gases pode ser fornecida por uma máquina de anestesia – 70% de óxido nitroso, 29% de oxigênio e 1% de isoflurano, que, na pressão barométrica normal (760 mmHg), corresponde a pressões parciais de óxido nitroso de 532 mmHg, 220 mmHg de oxigênio e 7,6 mmHg de isoflurano. A pressão parcial do anestésico na mistura de gases inspirados determina a pressão parcial máxima que pode ser alcançada nos alvéolos, bem como a velocidade de aumento da pressão parcial nos alvéolos. Para acelerar a indução, o anestesiologista aumenta a pressão parcial do anestésico inspirado a fim de criar um gradiente mais acentuado entre a pressão parcial inspirada e a alveolar. Esse aumento fracionário da pressão parcial do anestésico durante a indução é geralmente expresso como uma razão entre a concentração alveolar (F_A) e a concentração inspirada (F_I). Quanto mais rápido F_A/F_I se aproximar de 1 (representando o equilíbrio inspirado-alveolar), mais rápido será o início da anestesia durante a indução inalatória da anestesia.

Outro parâmetro utilizado pelo anestesiologista que determina diretamente a velocidade de aumento da F_A/F_I é a ventilação alveolar. Ao aumentar o volume e a frequência respiratória, o anestesiologista consegue que uma massa maior de agente anestésico chegue rapidamente aos alvéolos pulmonares. O parâmetro que determina a passagem do anestésico inalado dos alvéolos para o sangue é o coeficiente de partição sangue:gás. (ver Seção "Solubilidade", e Tabela 25-1). À medida que uma maior ventilação fornece mais moléculas de anestésico aos alvéolos, um anestésico altamente solúvel (coeficiente de partição de sangue:gás > 1) atravessa a membrana alvéolo-capilar, sendo captado pelo fluxo pulmonar, evitando um aumento em sua pressão parcial alveolar. Assim, para um anestésico altamente ou moderadamente solúvel, o aumento da ventilação irá repor a concentração de anestésico alveolar. Contrariamente para um anestésico de baixa solubilidade, um aumento na ventilação acelera muito pouco o aumento da pressão parcial alveolar. Como visto na Figura 25-3, um aumento de 4 vezes na taxa de ventilação quase dobra a razão F_A/F_I para o halotano durante os primeiros minutos de administração, enquanto no caso do óxido nitroso esse aumento é de apenas 15%. Por conseguinte, a hiperventilação aumenta a

TABELA 25-1 Propriedades farmacológicas dos anestésicos inalatórios

Anestésico	Coeficiente de partição sangue:gás[1]	Coeficiente de partição cérebro: sangue[1]	Concentração alveolar mínima (CAM) (%)[2]	Metabolismo	Comentários
Óxido nitroso	0,47	1,1	> 100	Nenhum	Anestésico incompleto; início e recuperação rápidos
Desflurano	0,42	1,3	6-7	< 0,05%	Baixa volatilidade; fraca indução; recuperação rápida
Sevoflurano	0,69	1,7	2	2-5% (fluoreto)	Início e recuperação rápidos; instável em cal sodada
Isoflurano	1,4	2,6	1,4	< 2%	Velocidade média de início e recuperação
Enflurano	1,8	1,4	1,7	8%	Velocidade média de início e recuperação
Halotano	2,3	2,9	0,75	> 40%	Velocidade média de início e recuperação

[1]Os coeficientes de partição (a 37 °C) provêm de múltiplas fontes da literatura.
[2]A CAM é a concentração do anestésico que produz imobilidade em 50% dos pacientes expostos a estímulo nocivo.

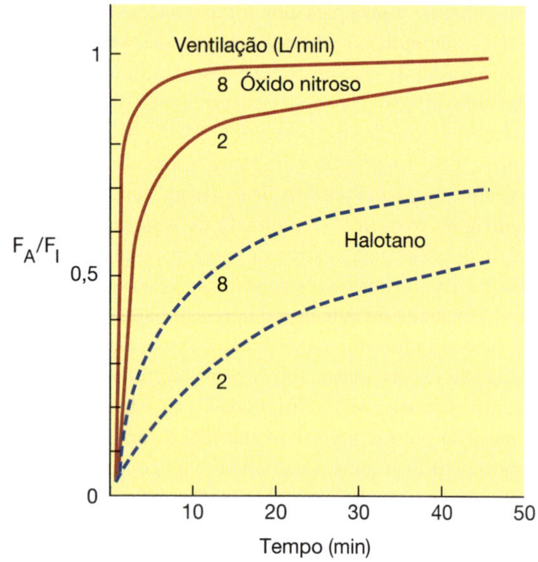

FIGURA 25-3 Efeito da ventilação sobre F_A/F_I e indução da anestesia. A ventilação aumentada (8 L/min vs. 2 L/min) acelera a velocidade de elevação em direção ao equilíbrio tanto do halotano como do óxido nitroso, porém resulta em maior aumento percentual para o halotano nos primeiros minutos de indução.

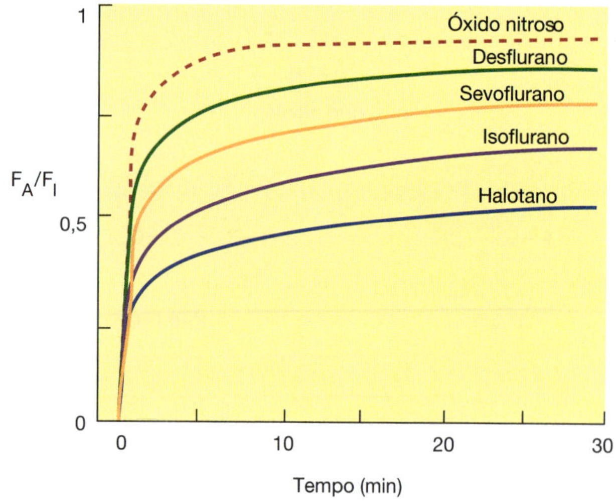

FIGURA 25-4 A concentração alveolar do anestésico (F_A) aproxima-se da concentração inspirada (F_I) mais rapidamente para os agentes menos solúveis.

velocidade de indução da anestesia com anestésicos inalatórios que, em geral, teriam um início lento de ação.

2. *Solubilidade* Conforme descrito anteriormente, a taxa de elevação da F_A/F_I constitui um importante determinante da velocidade de indução, enquanto o coeficiente de partição sangue:gás controla o fluxo dos alvéolos para o sangue. A captação é determinada pelas características farmacocinéticas de cada agente anestésico, bem como por fatores do paciente.

Assim, um dos fatores mais importantes que influenciam a transferência de um anestésico dos pulmões para o sangue arterial reside em suas características de solubilidade (ver Tabela 25-1). Conforme descrito anteriormente, o coeficiente de partição sangue:gás é um índice de solubilidade útil e define a afinidade relativa do anestésico pelo sangue comparado à sua afinidade pelos gases inspirados. Desflurano e óxido nitroso, que são relativamente insolúveis no sangue, possuem baixo coeficiente de partição. Quando um anestésico com baixa solubilidade no sangue divide-se entre o gás no pulmão e o sangue capilar pulmonar, são necessárias poucas moléculas para elevar sua pressão parcial, com consequente rápida elevação da tensão arterial (Figura 25-4, parte superior; óxido nitroso, desflurano, sevoflurano). Por outro lado, para anestésicos com maior solubilidade (Figura 25-4, parte inferior; halotano, isoflurano), ocorre a dissolução de um maior número de moléculas no sangue antes que seja observada a ocorrência de uma alteração significativa da pressão parcial, de modo que a tensão arterial aumenta com menos rapidez. Um coeficiente de partição sangue:gás de 0,47 para o óxido nitroso significa que, em equilíbrio, a concentração no sangue corresponde a menos da metade da concentração no espaço alveolar (gás). Um coeficiente de partição sangue:gás maior causa uma melhor captação de anestésico no fluxo sanguíneo pulmonar, aumentando o tempo necessário para F_A/F_I se aproximar do equilíbrio (ver Figura 25-4).

3. *Débito cardíaco* Mudanças na taxa do fluxo sanguíneo pelos pulmões também afetam a captação de gases anestésicos a partir do espaço alveolar. Um aumento no fluxo sanguíneo pulmonar (i.e., aumento do débito cardíaco) elevará a captação de anestésico, diminuindo a taxa de aumento da F_A/F_I e a velocidade de indução da anestesia. Além disso, deve-se considerar o efeito do débito cardíaco em combinação com a distribuição tecidual e a captação do anestésico para outros compartimentos teciduais. O aumento da captação de anestésico no sangue, causado pelo aumento do débito cardíaco, também aumentará a distribuição do anestésico em outros tecidos e não somente no SNC. Como o fluxo sanguíneo cerebral é bem regulado e mantido relativamente constante nas concentrações terapêuticas de anestésico, um aumento da captação de anestesia, causado pela elevação do débito cardíaco, irá aumentar a distribuição do anestésico em outros tecidos, e não no cérebro.

4. *Diferença alveolar-venosa da pressão parcial* A diferença de pressão parcial de um anestésico entre o sangue alveolar e o sangue venoso misto depende principalmente da captação do anestésico pelos tecidos, incluindo os tecidos não neurais. Dependendo da velocidade e da extensão da captação tecidual, o sangue venoso que retorna aos pulmões pode conter uma quantidade de anestésico significativamente menor que a do sangue arterial. A captação do anestésico nos tecidos é influenciada por fatores semelhantes aos que determinam a transferência do anestésico dos pulmões para o espaço intravascular, incluindo coeficientes de partição tecido:sangue (ver Tabela 25-1), velocidade do fluxo sanguíneo para os tecidos e gradientes de concentração. Quanto maior essa diferença na concentração do gás anestésico, maior o tempo necessário para alcançar o equilíbrio com o tecido cerebral.

Durante a fase de indução da anestesia (e a fase inicial do período de manutenção), os tecidos que exercem maior influência sobre o gradiente de concentração arteriovenoso do anestésico são aqueles altamente perfundidos (p. ex., cérebro, coração, fígado, rins e leito esplâncnico). Em seu conjunto, esses tecidos recebem mais de 75% do débito cardíaco em repouso. No caso dos anestésicos voláteis com solubilidade relativamente alta nos tecidos muito perfundidos, a concentração no sangue venoso é muito baixa no início, e o equilíbrio com o espaço alveolar é alcançado de forma lenta.

Durante a manutenção da anestesia com anestésicos inalatórios, o medicamento continua sendo transferido entre vários tecidos, em velocidades que dependem da solubilidade do agente, do gradiente de concentração entre o sangue e o respectivo tecido e do fluxo sanguíneo tecidual. Apesar de músculos e pele constituírem 50% da massa corporal total, os anestésicos acumulam-se mais lentamente nesses tecidos do que naqueles altamente perfundidos (p. ex., cérebro), visto que eles recebem apenas 20% do débito cardíaco em repouso. Embora os agentes anestésicos sejam, em sua maioria, bastante solúveis no tecido adiposo, a perfusão sanguínea relativamente baixa desses tecidos retarda o acúmulo, sendo pouco provável que ocorra equilíbrio, no caso da maioria dos anestésicos, durante uma cirurgia típica de 1 a 3 horas.

O efeito combinado da ventilação, da solubilidade nos diferentes tecidos, do débito cardíaco e da distribuição do fluxo sanguíneo determina a velocidade de elevação da F_A/F_I que caracteriza cada fármaco. A Figura 25-5 compara, de modo esquemático, como a captação e a distribuição ocorrem com dois agentes amplamente diferentes. O estado anestésico é alcançado quando a pressão parcial do anestésico no cérebro atinge um limite de concentração determinada por sua **potência** (CAM; ver Tabela 25-1 e Quadro "O que a anestesia representa e como ela funciona?"). Para um agente insolúvel como o desflurano, a pressão parcial alveolar pode rapidamente equilibrar-se por meio dos compartimentos do sangue e do cérebro para alcançar concentrações anestésicas. No entanto, para um agente como o halotano, sua maior solubilidade no sangue e em outros compartimentos do tecido (alto coeficiente de partição) resulta em um declínio mais acentuado no gradiente de concentração do alvéolo pulmonar para o cérebro, causando um início mais lento da anestesia. Portanto, administrar uma concentração maior de halotano e aumentar a ventilação alveolar são as duas estratégias utilizadas pelos anestesiologistas para acelerar a velocidade de indução com halotano.

B. Eliminação

A recuperação da anestesia inalatória ocorre pelos mesmos princípios em sentido inverso que são importantes durante a indução. O tempo de recuperação dos anestésicos inalados depende da velocidade de eliminação do anestésico do cérebro. Um dos fatores mais importantes que determinam a velocidade de recuperação é, mais uma vez, o coeficiente de partição sangue:gás do anestésico. Quando o anestesiologista interrompe a administração do anestésico no pulmão, as concentrações inspiradas e alveolares diminuem rapidamente. Os anestésicos insolúveis que preferem a fase gasosa em vez do sangue se difundirão rapidamente nos alvéolos e serão removidos do corpo pelo processo de ventilação pulmonar. Outros fatores que controlam a taxa de recuperação incluem o fluxo sanguíneo pulmonar (débito cardíaco) e a solubilidade do anestésico nos tecidos.

Duas características diferenciam a fase de recuperação da fase de indução. Em primeiro lugar, a transferência de um anestésico dos pulmões para o sangue durante a indução pode ser intensificada por um aumento de sua concentração no ar inspirado, porém o processo de transferência inversa não pode ser aumentado, visto que a concentração nos pulmões não pode ser reduzida abaixo de zero. Em segundo lugar, no início da fase de recuperação, a tensão do gás anestésico em diferentes tecidos do corpo pode ser bastante variável, dependendo da solubilidade do agente específico e da duração da anestesia. Por outro lado, no início da indução da anestesia, a tensão inicial do anestésico corresponde a zero em todos os tecidos.

Os anestésicos inalatórios que são relativamente insolúveis no sangue (p. ex., que apresentam baixos coeficientes de partição sangue:gás) e no cérebro são eliminados em uma taxa mais rápida do que os anestésicos mais solúveis. A eliminação completa do

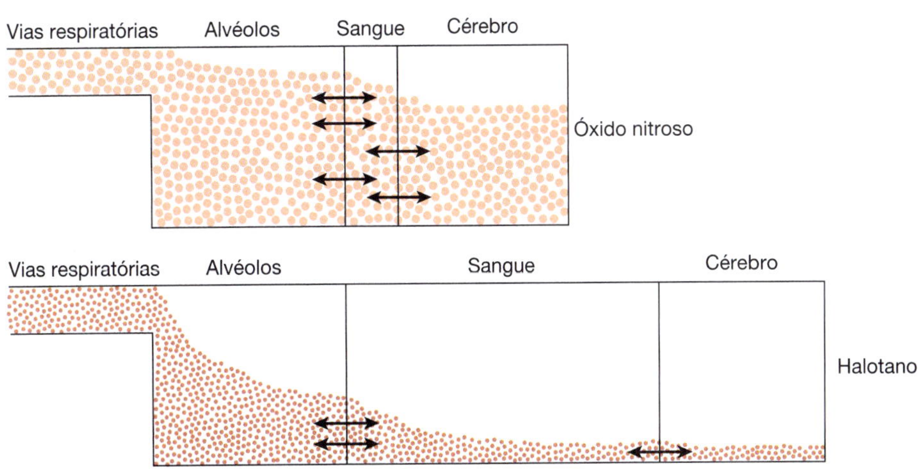

FIGURA 25-5 Motivo pelo qual a anestesia é mais lenta com gases anestésicos mais solúveis. Nesse diagrama esquemático, a solubilidade no sangue é representada pelo tamanho relativo do compartimento sanguíneo (quanto mais solúvel, maior o compartimento). As pressões parciais relativas dos agentes nos compartimentos estão indicadas pelo grau de enchimento de cada compartimento. Para determinada concentração ou pressão parcial dos dois gases anestésicos no ar inspirado, será necessário mais tempo para que a pressão parcial do gás mais solúvel (halotano) no sangue alcance a mesma pressão parcial nos alvéolos. Como a concentração do agente anestésico no cérebro não pode aumentar mais rapidamente do que a concentração no sangue, o início da anestesia será mais lento com o halotano do que com o óxido nitroso.

óxido nitroso, do desflurano e do sevoflurano ocorre em uma velocidade mais rápida, levando a uma rápida recuperação dos efeitos anestésicos, em comparação com o halotano e o isoflurano. O halotano é aproximadamente 2 vezes mais solúvel no tecido cerebral e 5 vezes mais solúvel no sangue do que o óxido nitroso e o desflurano; por conseguinte, sua eliminação ocorre de modo mais lento, e a recuperação da anestesia com halotano e isoflurano é previsivelmente menos rápida.

A duração de exposição ao anestésico é um fator que influencia a velocidade de emergência da anestesia, especialmente no caso de anestésicos mais solúveis. O acúmulo de anestésicos nos músculos, na pele e na gordura aumenta com a exposição prolongada (especialmente em pacientes obesos), fazendo a concentração sanguínea diminuir lentamente após a descontinuação, uma vez que o anestésico é lentamente eliminado desses tecidos. Em suma, uma curta exposição à anestesia pode levar a uma rápida recuperação de agentes como halotano ou isoflurano, enquanto uma exposição prolongada leva a uma recuperação mais lenta.

1. *Ventilação* Dois parâmetros que podem ser manipulados pelo anestesiologista são úteis para controlar a velocidade de indução e recuperação da anestesia inalatória: (1) a concentração do anestésico no gás inspirado e (2) a ventilação alveolar. Como afirmado anteriormente, uma vez que a concentração de anestésico gasoso inspirado não pode ser reduzida abaixo de zero, a hiperventilação é a única forma de acelerar a recuperação.

2. *Metabolismo* Os anestésicos inalatórios modernos são eliminados principalmente por ventilação, sendo pouco metabolizados. Por conseguinte, o metabolismo desses fármacos não desempenha uma função significativa na interrupção de seus efeitos. Entretanto, o metabolismo hepático também pode contribuir para a eliminação e a recuperação de alguns anestésicos voláteis mais antigos, bem como contribui para a toxicidade dos anestésicos (Ver "Toxicidade dos anestésicos", adiante). Por exemplo, a eliminação do halotano é mais rápida durante a recuperação que a do enflurano, o que não seria possível prever com base em suas respectivas solubilidades nos tecidos. Essa eliminação aumentada ocorre porque mais de 40% do halotano inspirado é metabolizado durante um procedimento anestésico médio, ao passo que menos de 10% do enflurano é metabolizado no mesmo período.

Em termos de extensão do metabolismo hepático, a sequência a seguir determina a ordem dos mais metabolizados para os menos metabolizados: halotano > enflurano > sevoflurano > isoflurano > desflurano > óxido nitroso (ver Tabela 25-1). O óxido nitroso não é metabolizado pelos tecidos humanos. Todavia, as bactérias presentes no trato gastrintestinal podem degradar a molécula de óxido nitroso.

FARMACODINÂMICA

Efeitos dos anestésicos inalatórios em sistemas orgânicos

A. Efeitos sobre o sistema nervoso central

A potência anestésica é atualmente descrita pela CAM, necessária para prevenir uma resposta a uma incisão cirúrgica (ver Quadro "O que a anestesia representa e como ela funciona?"). Esse parâmetro foi descrito pela primeira vez por pesquisadores na década de 1960 e continua sendo o melhor parâmetro para a administração de anestésicos inalados, especialmente porque esse método fornece uma determinação precisa e instantânea das concentrações dos gases.

Os anestésicos inalatórios (bem como os anestésicos intravenosos, que são discutidos adiante) diminuem a atividade metabólica do cérebro. Uma diminuição da taxa metabólica cerebral (TMC) geralmente causa uma redução no fluxo sanguíneo no cérebro. No entanto, os anestésicos voláteis também podem produzir vasodilatação cerebral, o que pode aumentar o fluxo sanguíneo cerebral. O efeito final no fluxo sanguíneo cerebral (aumento, diminuição ou nenhuma alteração) depende da concentração do anestésico administrado. Em uma CAM de 0,5, a redução da TMC é maior do que a vasodilatação, de modo que ocorre diminuição do fluxo sanguíneo cerebral. Por outro lado, com uma CAM de 1,5, a vasodilatação induzida pelo anestésico é maior do que a redução da TMC, de modo que o fluxo sanguíneo cerebral aumenta. Entre esses valores, com CAM de 1, os efeitos são equilibrados, não havendo mudança no fluxo sanguíneo cerebral. O aumento desse fluxo é clinicamente indesejável em pacientes que apresentam elevação da pressão intracraniana, como aqueles com tumor cerebral, hemorragia intracraniana ou traumatismo cranienceфálico. Portanto, a administração de altas concentrações de anestésicos voláteis deve ser evitada em pacientes com pressão intracraniana elevada. A hiperventilação pode ser usada para atenuar essa resposta; a diminuição da $PaCO_2$ (pressão parcial de dióxido de carbono no sangue arterial) por hiperventilação provoca vasoconstrição cerebral. Assim, se o paciente for hiperventilado antes do início da administração do agente volátil, a elevação da pressão intracraniana pode ser minimizada.

O óxido nitroso pode aumentar o fluxo sanguíneo cerebral e, consequentemente, aumentar a pressão intracraniana. Esse efeito é mais provavelmente causado pela ativação do sistema nervoso simpático (conforme descrito anteriormente). Por conseguinte, o óxido nitroso pode ser associado com outros agentes (anestésicos intravenosos) ou técnicas (hiperventilação) capazes de reduzir o fluxo sanguíneo cerebral em pacientes cujo aumento da pressão intracraniana é indesejável.

Os anestésicos inalatórios potentes produzem um modelo básico de alteração da atividade elétrica do cérebro, registrado pela eletrencefalografia-padrão (EEG). O isoflurano, o desflurano, o sevoflurano, o halotano e o enflurano produzem ativação inicial da EEG em doses baixas e, em seguida, redução da atividade elétrica em doses de CAM de 1 a 1,5. Em concentrações mais altas, a supressão da EEG aumenta até o ponto de silêncio elétrico com o isoflurano em uma CAM de 2 a 2,5. Além disso, podem ocorrer padrões isolados de tipo epiléptico com uma CAM entre 1 e 2, particularmente com o uso do sevoflurano e do enflurano, ainda que uma crise epiléptica propriamente dita só tenha sido observada com o enflurano. O óxido nitroso, quando administrado em doses associadas à analgesia, pode provocar oscilações elétricas no córtex frontal e causar depressão da consciência.

Tradicionalmente, os efeitos anestésicos sobre o cérebro produzem quatro estágios ou níveis de profundidade crescente de depressão do SNC (**sinais de Guedel**, que se originaram das observações dos efeitos do éter dietílico inalado). **Estágio I – analgesia:** o paciente inicialmente experimenta analgesia sem amnésia. Posteriormente, neste estágio, ocorrem tanto analgesia como amnésia. **Estágio II – excitação:** durante esta fase, o paciente parece delirar e pode vocalizar,

O que a anestesia representa e como ela funciona?

A ação anestésica consiste em três componentes principais: imobilidade, amnésia e perda da consciência. Os exatos mecanismos celulares, moleculares ou fisiológicos que produzem esses efeitos não são conhecidos.

Imobilidade

A imobilidade é o parâmetro de avaliação anestésico mais fácil de medir. Edmond Eger e colaboradores introduziram o conceito de **concentração alveolar mínima** (**CAM**) para quantificar a **potência** de um anestésico inalatório. Eles definiram CAM de 1 como a pressão parcial alveolar de um anestésico inalatório na qual 50% dos pacientes não paralisados permaneceriam imóveis no momento da incisão cutânea durante uma cirurgia abdominal. A imobilidade anestésica é mediada principalmente por inibição neural na medula espinal, mas também pode incluir a inibição da transmissão nociceptiva para o cérebro. Esse conceito é a medida mais conveniente e usada pelos anestesiologistas para comparar a potência de agentes inalatórios e guiar a conduta da anestesia ao paciente.

Amnésia

A ablação da memória ocorre em vários locais do SNC, incluindo hipocampo, amígdala, córtex pré-frontal e regiões do córtex sensorial e córtex motor. Os pesquisadores nessa área diferenciam dois tipos de memória: (1) a memória explícita, isto é, a percepção específica ou consciência sob anestesia; e (2) a memória implícita, a aquisição inconsciente de informação com níveis adequados de anestesia. Estudos têm mostrado que a formação de ambos os tipos de memória é impedida com baixos valores de CAM (0,2-0,4). A prevenção da memória explícita (consciência) estimulou o desenvolvimento de outros parâmetros, como o índice bispectral (BIS), índice do estado do paciente, eletroencefalografia (EEG) e monitor de entropia de potenciais evocados auditivos que ajudam a reconhecer a profundidade inadequada da anestesia.

Inconsciência

A capacidade dos anestésicos de abolir a consciência exige sua ação em locais anatômicos responsáveis pela formação da consciência humana. Os neurocientistas que estudam a consciência identificam três regiões do cérebro envolvidas na geração da consciência pessoal: os hemisférios corticais cerebrais, o tálamo e o sistema ativador reticular. As vias neurais que emanam dessas regiões parecem interagir como um sistema de interação para produzir o estado mental, o qual nos permite estar acordados, atentos e percebendo.

O atual estado de compreensão sustenta o seguinte conceito: os estímulos sensoriais que são conduzidos pela formação reticular do tronco encefálico em alças de sinalização supratentoriais, conectando o tálamo com várias regiões do córtex, constituem a base da consciência. Essas vias neurais envolvidas no desenvolvimento da consciência são reversivelmente interrompidas por agentes anestésicos.

mas está completamente amnésico. A respiração é rápida, com aumento tanto da frequência cardíaca quanto da pressão arterial. A duração e a intensidade deste estágio superficial de anestesia são reduzidas, aumentando-se rapidamente a concentração do agente. **Estágio III – anestesia cirúrgica:** este estágio começa com a desaceleração da respiração e da frequência cardíaca e se estende até a cessação completa da respiração espontânea (apneia). Quatro planos do estágio III são descritos com base nas mudanças dos movimentos oculares, reflexos oculares e tamanho da pupila, sinais indicadores da profundidade da anestesia. **Estágio IV – depressão medular:** este estágio de anestesia profunda representa uma depressão severa do SNC, incluindo o centro vasomotor na medula e o centro respiratório no tronco encefálico. A morte ocorre rapidamente no estágio IV caso não seja feito suporte circulatório e respiratório.

B. Efeitos sobre o sistema circulatório

O halotano, o enflurano, o isoflurano, o desflurano e o sevoflurano deprimem a contratilidade cardíaca normal (o halotano e o enflurano com mais intensidade do que o isoflurano, o desflurano e o sevoflurano). Como consequência, todos os agentes voláteis tendem a diminuir a pressão arterial média, sendo essa diminuição proporcional à concentração alveolar. No caso do halotano e do enflurano, a redução da pressão arterial é causada principalmente por depressão do miocárdio (redução do débito cardíaco), ocorrendo pouca alteração da resistência vascular sistêmica. Em contrapartida, o isoflurano, o desflurano e o sevoflurano produzem maior vasodilatação, com efeito mínimo no débito cardíaco. Essas diferenças podem ter importantes implicações em pacientes com insuficiência cardíaca. Como o isoflurano, o desflurano e o sevoflurano preservam melhor o débito cardíaco e reduzem a pré-carga (enchimento ventricular) e a pós-carga (resistência vascular sistêmica), esses agentes podem constituir uma escolha mais apropriada para pacientes com comprometimento da função miocárdica.

O óxido nitroso também deprime a função do miocárdio, sendo esse efeito dose-dependente. Essa depressão pode ser significativamente compensada por uma concomitante ativação do sistema nervoso simpático, resultando em preservação do débito cardíaco. Por conseguinte, a administração de óxido nitroso em associação com os anestésicos voláteis mais potentes pode minimizar os efeitos depressores circulatórios por ações ativadoras simpáticas.

Como todos os anestésicos inalatórios produzem uma redução da pressão arterial que é dose-dependente, a ativação dos reflexos do sistema nervoso autônomo pode desencadear um aumento da frequência cardíaca. Entretanto, o halotano, o enflurano e o sevoflurano exercem pouco efeito na frequência cardíaca, provavelmente porque atenuam o influxo barorreceptor no sistema nervoso autônomo. O desflurano e o isoflurano aumentam, de modo significativo, a frequência cardíaca, uma vez que causam menos depressão do reflexo barorreceptor. Além disso, o desflurano pode desencadear uma ativação simpática transitória – com concentrações elevadas de catecolaminas –, causando um acentuado aumento da frequência cardíaca e da pressão arterial durante a administração de altas concentrações, ou quando suas concentrações são alteradas com rapidez.

Os anestésicos inalatórios tendem a reduzir o consumo de oxigênio do miocárdio, que é responsável pela diminuição da contratilidade cardíaca e da pressão arterial. Além disso, esses anestésicos provocam vasodilatação coronariana. O efeito final da diminuição da demanda de oxigênio e do aumento do fluxo coronário (suprimento de oxigênio) consiste em melhora da oxigenação do miocárdio. No entanto, outros fatores, como estimulação cirúrgica, estado de volume intravascular, concentrações de oxigênio no sangue e retirada de betabloqueadores perioperatórios, podem levar o equilíbrio entre oferta e demanda de oxigênio em direção à isquemia miocárdica em pacientes específicos.

O halotano e, em menor grau, outros anestésicos voláteis podem provocar uma maior sensibilidade do miocárdio à epinefrina e às catecolaminas circulantes. Dessa forma, podem ocorrer arritmias ventriculares quando pacientes sob anestesia com halotano recebem fármacos simpatomiméticos ou apresentam concentrações circulantes elevadas de catecolaminas endógenas (p. ex., pacientes ansiosos, administração de anestésicos locais contendo epinefrina, anestesia ou analgesia intraoperatórias inadequadas, pacientes com feocromocitoma). Esse efeito é menos pronunciado com o isoflurano, o sevoflurano e o desflurano.

C. Efeitos sobre o sistema circulatório

Todos os anestésicos voláteis provocam broncodilatação em graus variáveis, um efeito valioso para pacientes com sibilos ativos e estado asmático. Entretanto, esses agentes considerados mais pungentes também provocam a irritação das vias respiratórias, com consequente tosse ou interrupção da respiração. Em virtude disso, o isoflurano e o desflurano são agentes menos apropriados para a indução da anestesia em pacientes com broncospasmo ativo. Essas reações raramente ocorrem com o halotano e o sevoflurano, que são considerados não pungentes. Por conseguinte, em virtude de sua ação broncodilatadora, o halotano e o sevoflurano constituem os agentes de escolha em pacientes com problemas subjacentes das vias respiratórias. O óxido nitroso também não é pungente e pode facilitar a indução da anestesia por inalação no paciente com broncospasmo.

O controle da respiração é afetado fortemente pelos anestésicos inalatórios. Com exceção do óxido nitroso, todos os anestésicos inalados usados normalmente causam uma diminuição no volume corrente e um aumento na frequência respiratória que é dose-dependente, resultando em um padrão respiratório rápido e superficial. Entretanto, o aumento da frequência respiratória varia entre os agentes e não é proporcional à redução do volume corrente, podendo levar à diminuição da ventilação alveolar. Além disso, todos os anestésicos voláteis são depressores respiratórios, o que é definido por uma resposta ventilatória diminuída e concentrações aumentadas de dióxido de carbono no sangue. O grau de depressão ventilatória varia entre os agentes voláteis, sendo o isoflurano e o enflurano os mais depressores. Por meio desse mecanismo de hipoventilação, todos os anestésicos voláteis aumentam a $PaCO_2$ em repouso em pacientes com respiração espontânea.

Os anestésicos voláteis também elevam o limiar apneico ($PaCO_2$ abaixo do qual ocorre apneia, devido à falta de estimulação respiratória induzida pelo CO_2) e diminuem a resposta ventilatória à hipoxia. Clinicamente, os efeitos depressores respiratórios dos anestésicos são superados pelo controle da ventilação mecânica. A depressão ventilatória produzida pelos anestésicos inalatórios pode ser contrabalanceada pela estimulação cirúrgica; entretanto, baixas concentrações subanestésicas de anestésico volátil presentes após a cirurgia, no período inicial de recuperação, podem continuar deprimindo o aumento compensatório da ventilação, normalmente causado pela hipoxia.

Os anestésicos inalatórios também deprimem a função mucociliar nas vias respiratórias. Durante a exposição prolongada a esses anestésicos, o acúmulo de muco pode resultar em atelectasia e desenvolvimento de complicações respiratórias pós-operatórias, incluindo hipoxemia e infecções respiratórias.

D. Efeitos sobre os rins

Os anestésicos inalatórios tendem a diminuir a taxa de filtração glomerular (TFG) e o fluxo urinário. O fluxo sanguíneo renal também pode ser diminuído por alguns agentes, com consequente aumento da fração de filtração. Este controle autorregulador do tônus da arteríola eferente ajuda a compensar e limitar a redução da TFG. Em geral, esses efeitos anestésicos são menores em comparação com o estresse da própria cirurgia e costumam ser reversíveis após a suspensão do anestésico.

E. Efeitos sobre o fígado

Os anestésicos voláteis causam diminuição da concentração do fluxo sanguíneo da veia porta, que acompanha o declínio do débito cardíaco produzido por esses agentes. Entretanto, o fluxo sanguíneo hepático total pode ser relativamente preservado, visto que o fluxo sanguíneo na artéria hepática para o fígado pode aumentar ou permanecer inalterado. Embora possam ocorrer alterações transitórias nas provas de função hepática após exposição a anestésicos voláteis, a elevação persistente das enzimas hepáticas é rara, exceto após exposições repetidas ao halotano (ver seção "Toxicidade dos anestésicos").

F. Efeitos sobre a musculatura lisa uterina

O óxido nitroso parece exercer pouco efeito na musculatura uterina. Entretanto, os anestésicos halogenados são potentes relaxantes do músculo uterino e produzem esse efeito de maneira dose-dependente. Esse efeito farmacológico pode ser útil quando há necessidade de relaxamento uterino profundo para manipulação intrauterina do feto ou para extração manual de placenta retida durante o parto. No entanto, isso também pode levar ao aumento do sangramento uterino após o parto, quando a contração uterina é desejada.

Toxicidade dos anestésicos

A. Toxicidade aguda

Os anestésicos voláteis possuem estreita faixa terapêutica e devem ser administrados em um ambiente bem-controlado e monitorado por médicos treinados – dessa forma, o risco de lesão aguda do órgão é baixo. Os efeitos descritos a seguir são raros ou de interesse histórico apenas. No entanto, a preocupação sobre a neurotoxicidade dos anestésicos voláteis, especialmente no desenvolvimento do cérebro, necessita de mais estudos.

1. *Nefrotoxicidade* O metabolismo do enflurano e do sevoflurano pode levar à formação de compostos (íons fluoreto) que são potencialmente nefrotóxicos. Apesar disso, a ocorrência de lesão renal significativa só foi relatada no caso do enflurano com exposição prolongada. A falta de solubilidade e a rápida velocidade de eliminação do sevoflurano podem evitar a toxicidade. Esse fármaco pode ser degradado por absorventes de dióxido de carbono nos aparelhos de anestesia, formando um éter vinil nefrotóxico, denominado "composto A", que, em altas concentrações, tem causado necrose tubular proximal em ratos. Entretanto, não houve relatos de lesão renal em seres humanos submetidos à anestesia com sevoflurano. Além disso, a exposição ao sevoflurano não provoca qualquer alteração nos marcadores-padrão de função renal.

2. *Hematotoxicidade* A exposição prolongada ao óxido nitroso diminui a atividade da metionina sintase, que, teoricamente, poderia causar anemia megaloblástica. Foram observadas alterações megaloblásticas da medula óssea em pacientes após 12 horas de exposição ao óxido nitroso a 50%. A exposição crônica dos dentistas em salas de cirurgia dentária inadequadamente ventiladas constitui um risco ocupacional potencial.

Todos os anestésicos inalatórios podem produzir alguma quantidade de monóxido de carbono (CO) devido à sua interação com bases fortes em absorventes secos de dióxido de carbono. O CO liga-se à hemoglobina com alta afinidade, reduzindo a liberação de oxigênio aos tecidos. O desflurano é o que produz a maior quantidade de CO, tendo sido relatada a formação intraoperatória de CO. É possível evitar a produção de CO com o simples uso de absorventes novos de dióxido de carbono e a prevenção de sua dessecação completa.

3. *Hipertermia maligna* A hipertermia maligna é um distúrbio genético hereditário do músculo esquelético que ocorre em indivíduos suscetíveis expostos a anestésicos voláteis durante a anestesia geral (ver Capítulo 16 e Tabela 16-4). O suxametônio, um relaxante muscular despolarizante, também pode desencadear hipertermia maligna. A síndrome de hipertermia maligna consiste em rigidez muscular, hipertermia, rápido início de taquicardia e hipercapnia, hipercalemia e acidose metabólica que ocorre após exposição a um ou mais agentes deflagradores. A hipertermia maligna constitui uma causa rara, porém importante, de morbidade e mortalidade por anestésicos. Uma anormalidade bioquímica específica – um aumento na concentração citosólica de cálcio nas células da musculatura esquelética – pode ser a base celular da hipertermia maligna. O tratamento inclui a administração de **dantroleno** (para diminuir a liberação de cálcio do retículo sarcoplasmático) e o uso de medidas apropriadas para reduzir a temperatura corporal e restaurar o equilíbrio eletrolítico e acidobásico (ver Capítulos 16 e 27). Uma nova formulação de dantroleno já disponível pode facilitar o tratamento dessa condição rara, mas potencialmente fatal.

A suscetibilidade à hipertermia maligna caracteriza-se por sua heterogeneidade genética, e foram identificadas diversas miopatias clínicas predisponentes. O distúrbio tem sido associado a mutações no gene que codifica o receptor de rianodina do músculo esquelético (RyR1, o canal de liberação de cálcio no retículo sarcoplasmático), bem como alelos mutantes do gene que codifica a subunidade α_1 do canal de cálcio dependente de voltagem do tipo l do músculo esquelético humano. Todavia, os *loci* genéticos identificados até o momento respondem por menos de 50% dos indivíduos suscetíveis à hipertermia maligna, e a realização de testes genéticos não é capaz de determinar definitivamente a presença dessa suscetibilidade. Na atualidade, o teste mais confiável para estabelecer a presença de suscetibilidade à hipertermia maligna consiste no teste de contração por cafeína-halotano *in vitro*, utilizando amostras de biópsia do músculo esquelético. Aconselhamento genético é recomendado a membros da família de pessoas que tiveram hipertermia maligna no bloco cirúrgico.

4. *Hepatotoxicidade (hepatite por halotano)* A disfunção hepática após cirurgia e anestesia geral tem mais tendência a ser causada por choque hipovolêmico, infecção por transfusão sanguínea ou outros estresses cirúrgicos, e não por toxicidade dos anestésicos voláteis. Entretanto, em um pequeno subgrupo de indivíduos previamente expostos ao halotano foi constatado o desenvolvimento de insuficiência hepática fulminante. A incidência de hepatotoxicidade grave após exposição ao halotano está estimada na faixa de 1 a cada 20 mil a 35 mil. Os mecanismos subjacentes a essa hepatotoxicidade ainda não estão esclarecidos. Estudos realizados em animais sugerem a formação de metabólitos reativos que causam lesão hepatocelular direta (p. ex., radicais livres) ou que desencadeiam respostas imunologicamente mediadas. Casos de hepatite após exposição a outros anestésicos voláteis, incluindo enflurano, isoflurano e desflurano, raramente têm sido relatados.

5. *Neurotoxicidade* A toxicidade neuronal provocada pela anestesia volátil em bebês cujos cérebros ainda estão em neurogênese é uma preocupação emergente identificada em estudos com animais. Estudos *in vitro* têm mostrado níveis aumentados de apoptose em culturas neuronais expostas a concentrações clínicas de anestésicos voláteis. Dados em humanos são difíceis de obter, mas estudos epidemiológicos recentes não detectaram diferenças no quociente de inteligência (QI) entre crianças de 5 anos de idade que haviam recebido anestesia geral ou bloqueio do nervo aos 3 meses de idade em uma cirurgia de hérnia. A neurotoxicidade por múltiplas exposições ou período prolongado aos anestésicos voláteis é desconhecida.

B. Toxicidade crônica

1. *Mutagenicidade, teratogenicidade e efeitos sobre o sistema reprodutivo* Em condições normais, os anestésicos inalatórios, incluindo o óxido nitroso, não são mutagênicos nem carcinogênicos em humanos. O óxido nitroso pode ser teratogênico em animais quando expostos a concentrações muito altas. O halotano, o enflurano, o isoflurano, o desflurano e o sevoflurano podem ser teratogênicos em roedores devido a alterações fisiológicas associadas à anestesia, e não por um efeito teratogênico direto.

O achado mais consistente de teratogenicidade advém de observações feitas em mulheres que trabalhavam em centros cirúrgicos onde foi constatada uma maior incidência de abortos espontâneos. Entretanto, existem vários problemas na interpretação desses estudos. Também é importante considerar a associação de problemas obstétricos com a cirurgia e a anestesia em mulheres grávidas. Nos Estados Unidos, a cada ano, pelo menos 50 mil gestantes recebem anestesia e são submetidas a procedimentos cirúrgicos para indicações não relacionadas à gravidez.* O risco de aborto é claramente maior após esses procedimentos. Todavia, não está claro se a doença subjacente, a cirurgia, a anestesia ou uma associação desses fatores constitui a causa do risco aumentado.

2. *Carcinogenicidade* Os estudos epidemiológicos realizados sugeriram um aumento da prevalência de câncer em indivíduos que trabalham em centros cirúrgicos e estão continuamente expostos a concentrações mínimas de agentes anestésicos. Todavia, nenhum estudo demonstrou a existência de uma relação causal entre os anestésicos e o câncer. Muitos outros fatores poderiam ser responsáveis pelos resultados questionavelmente positivos observados após uma

*N. de R.T. No Brasil, a incidência de gestantes submetidas a procedimentos cirúrgicos é de cerca de 1%.

cuidadosa revisão dos dados epidemiológicos. Atualmente, as máquinas de anestesia são equipadas com sistemas de eliminação de gases que visam remover as concentrações de anestésicos administrados aos pacientes, e os blocos cirúrgicos dispõem de um sistema que permite a troca de altas taxas de ar com o objetivo de eliminar traços dos anestésicos usados.

IMPACTO AMBIENTAL DOS ANESTÉSICOS INALATÓRIOS

Nos últimos anos, aumentou a consciência sobre os efeitos adversos ambientais dos processos industriais. Os principais anestésicos inalatórios usados na prática clínica - sevoflurano, isoflurano, desflurano e óxido nitroso - são moléculas conhecidas por agirem como gases de efeito estufa, mas suas contribuições para o acréscimo na temperatura global e mudança climática estão apenas começando a aparecer. Na prática clínica, esses gases são administrados aos pacientes, exalados por metabolismo em pequena quantidade, coletados pelos sistemas de limpeza das máquinas de anestesia e liberados do edifício diretamente para a atmosfera. Cada um desses gases possui duração variada na atmosfera. Por exemplo, os gases de sevoflurano, isoflurano, desflurano e óxido nitroso permanecem por 1,4, 3,6, 10 e 114 anos na troposfera, respectivamente. Além disso, por sua natureza química intrínseca, esses compostos são centenas a milhares de vezes mais potentes do que o dióxido de carbono (CO_2) em termos de potencial de aquecimento global. Devido a esse aumento da conscientização, foram propostas diretrizes clínicas para o uso de anestésicos inalatórios. A tendência atual é usar os agentes em técnicas de fluxo total de gás ultrabaixo (0,5-1 L/min), a fim de evitar a adição do óxido nitroso como um meio de transporte com o ar ambiente e restringir o uso de desflurano.

ANESTÉSICOS INTRAVENOSOS

Os anestésicos não opioides intravenosos desempenham uma função essencial na prática da anestesia moderna. Esses anestésicos são amplamente usados para facilitar a rápida indução da anestesia e substituíram a inalação como método preferido de indução na maioria das circunstâncias, exceto na anestesia pediátrica. Os agentes intravenosos também são comumente usados para produzir sedação durante cuidados anestésicos monitorados, bem como para pacientes na UTI. Com a introdução do propofol, a anestesia intravenosa também se tornou uma boa opção para a manutenção da anestesia. Entretanto, à semelhança dos agentes inalatórios, os anestésicos intravenosos atualmente disponíveis não são anestésicos ideais em relação aos cinco efeitos desejados (perda da consciência, amnésia, analgesia, inibição dos reflexos autônomos e relaxamento da musculatura esquelética). Portanto, a **anestesia balanceada** empregando múltiplos medicamentos (anestésicos inalatórios, fármacos sedativo-hipnóticos, opioides, fármacos bloqueadores neuromusculares) é geralmente usada para atingir a combinação desejada de efeitos, minimizando os efeitos indesejáveis.

Os anestésicos intravenosos empregados para indução da anestesia geral são lipofílicos e têm partição preferencial nos tecidos lipofílicos altamente perfundidos (cérebro, medula espinal), o que explica seu rápido início de ação. Independentemente da extensão e da velocidade de seu metabolismo, o término do efeito de uma única injeção é determinado pela redistribuição do fármaco nos tecidos menos perfundidos e inativos, como o músculo esquelético e o tecido adiposo. Por conseguinte, todos os fármacos usados para indução da anestesia apresentam durações de ação semelhantes quando administrados em injeção única, apesar de diferenças significativas em seu metabolismo. A Figura 25-6 mostra as estruturas químicas dos anestésicos intravenosos de uso clínico comum. A Tabela 25-2 fornece uma lista das propriedades farmacocinéticas desses anestésicos e de outros agentes intravenosos.

PROPOFOL

Em muitos países, o propofol é o agente mais frequentemente utilizado na indução da anestesia e substituiu amplamente o uso dos barbitúricos nesse cenário. Como seu perfil farmacocinético permite infusões contínuas, o propofol é uma boa alternativa aos anestésicos inalatórios para manutenção da anestesia e é uma escolha comum para sedação no ambiente de cuidados anestésicos monitorados. Quando usada durante a manutenção da anestesia, a infusão de propofol pode ser suplementada com a administração de opioides intravenosos e bloqueadores neuromusculares, conforme a necessidade, a fim de evitar o uso de anestésicos inalatórios (anestesia venosa total [TIVA, do inglês *total intravenous anesthesia*]). Alternativamente, uma infusão de propofol pode ser usada para reduzir a concentração necessária de anestésicos inalados para que os efeitos indesejados possam ser minimizados. Cada vez mais, o propofol é usado para sedação na UTI, bem como para sedação consciente e anestesia geral de curta duração em locais fora do bloco cirúrgico (p. ex., salas de procedimentos invasivos de radioimagem, emergências; ver Quadro "Sedação e cuidados anestésicos monitorados", anteriormente neste capítulo).

O propofol (2,6-di-isopropilfenol) é um alquilfenol com propriedades hipnóticas, que é quimicamente distinto de outros grupos de anestésicos intravenosos (ver Figura 25-6). Em virtude de sua pouca solubilidade em água, o propofol é formulado como emulsão contendo 10% de óleo de soja, 2,25% de glicerol e 1,2% de lecitina, o principal componente da fração fosfatídea da gema de ovo. Por conseguinte, reações alérgicas podem ocorrer em indivíduos suscetíveis a essas substâncias. A solução tem aspecto branco leitoso e é ligeiramente viscosa, com pH de cerca de 7 e concentração de propofol de 1% (10 mg/mL). Em alguns países, dispõe-se de uma formulação a 2%. Embora inibidores de crescimento bacteriano sejam adicionados às formulações, as soluções devem ser usadas o mais rápido possível (o medicamento não utilizado deve ser descartado 12 horas após a abertura do frasco), e uma adequada esterilização é essencial. A adição de metabissulfito em uma das formulações causou preocupação quanto ao seu uso em pacientes com doenças reativas das vias respiratórias (p. ex., asma) ou alergia a sulfitos.

O suposto mecanismo de ação do propofol consiste na potencialização do fluxo de íons cloreto mediado pelo complexo receptor $GABA_A$.

Farmacocinética

O propofol é rapidamente metabolizado no fígado com formação de compostos hidrossolúveis inativos que são excretados pelos rins. A depuração plasmática é elevada e ultrapassa o fluxo sanguíneo hepático, indicando a importância do metabolismo extra-hepático,

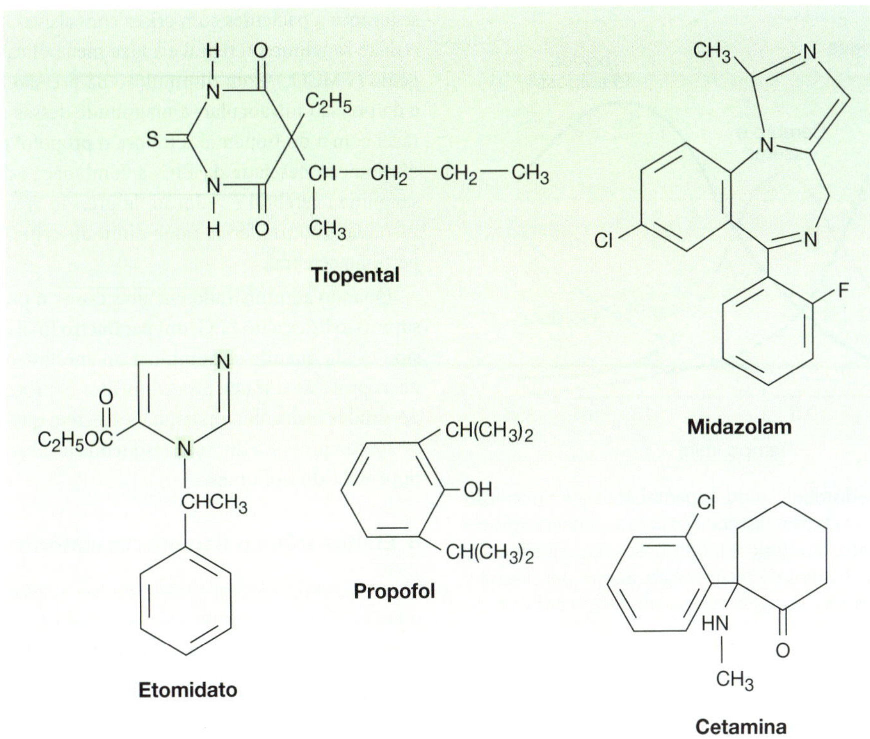

FIGURA 25-6 Estruturas químicas de alguns anestésicos intravenosos.

que presumivelmente ocorre em grau significativo nos pulmões, podendo ser responsável pela eliminação de até 30% de uma dose do fármaco (ver Tabela 25-2). A recuperação da anestesia com propofol é mais completa, com menor "efeito de ressaca" do que aquele observado com o tiopental, provavelmente devido à sua elevada depuração plasmática. Todavia, à semelhança de outros fármacos intravenosos, a transferência do propofol, a partir do compartimento plasmático (central), e o término associado do efeito farmacológico após uma única dose por injeção intravenosa resultam principalmente de sua redistribuição a partir de compartimentos de alta perfusão (cérebro) para compartimentos de menor perfusão (musculoesquelético) (Figura 25-7). Assim como outros anestésicos intravenosos, o despertar após uma dose de indução de propofol costuma ocorrer em 8 a 10 minutos. A cinética do propofol (e de outros anestésicos intravenosos) após uma única dose intravenosa ou infusão contínua é mais bem descrita por um modelo em três compartimentos. Esses modelos foram usados como base para o desenvolvimento de sistemas de infusões controladas por alvo.

A **meia-vida sensível ao contexto** de um fármaco descreve a meia-vida de eliminação após infusão contínua como função da duração da infusão. É um parâmetro importante na avaliação da compatibilidade de um medicamento a ser usado como anestésico

TABELA 25-2 Propriedades farmacocinéticas dos anestésicos intravenosos

Fármaco	Dose de indução (mg/kg, IV)	Duração de ação (min)	V_{dss} (L/kg)	$t_{½}$ de distribuição (min)	Ligação às proteínas (%)	Depuração (mL/kg/min)	$t_{½}$ de eliminação (h)
Dexmedetomidina	NA	NA	2-3	6	94	10-30	2-3
Diazepam	0,3-0,6	15-30	0,7-1,7	–	98	0,2-0,5	20-50
Etomidato	0,2-0,3	3-8	2,5-4,5	2-4	77	18-25	2,9-5,3
Cetamina	1-2	5-10	3,1	11-16	12	12-17	2-4
Lorazepam	0,03-0,1	60-120	0,8-1,3	3-10	98	0,8-1,8	11-22
Metoexital	1-1,5	4-7	2,2	5-6	73	11	4
Midazolam	0,1-0,3	15-20	1,1-1,7	7-15	94	6,4-11	1,7-2,6
Propofol	1-2,5	3-8	2-10	2-4	97	20-30	4-23
Tiopental	3-5	5-10	2,5	2-4	83	3,4	11

Nota: a duração de ação reflete a duração após uma única dose intravenosa típica administrada para indução da anestesia. Os dados referem-se a pacientes adultos de constituição média.
NA, não aplicável; V_{dss}, volume de distribuição no estado de equilíbrio (*steady state*) dinâmico.

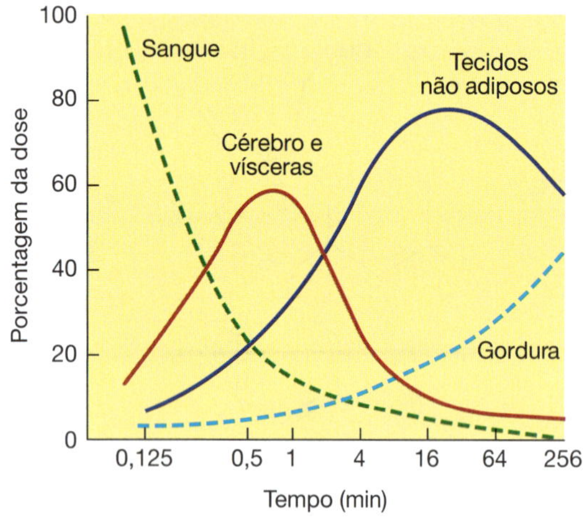

FIGURA 25-7 Redistribuição do tiopental após administração intravenosa direta. As curvas de redistribuição para a administração intravenosa direta de outros anestésicos intravenosos são semelhantes, explicando os mesmos tempos de recuperação, apesar das notáveis diferenças no metabolismo. Observe que o eixo do tempo não é linear.

de manutenção. A meia-vida sensível ao contexto do propofol é de curta duração, mesmo após infusão prolongada, e, portanto, a recuperação ocorre de modo relativamente rápido (Figura 25-8).

Efeitos em sistemas orgânicos

A. Efeitos sobre o sistema nervoso central

O propofol atua como hipnótico, porém carece de propriedades analgésicas. Embora produza uma supressão geral da atividade do SNC, efeitos excitatórios (p. ex., contração ou movimento espontâneo) algumas vezes são observados durante a indução da anestesia. Esses efeitos podem assemelhar-se à atividade convulsiva; entretanto, a maioria dos estudos sustenta um efeito anticonvulsivante do propofol, e o fármaco pode ser administrado com segurança a pacientes com crises convulsivas. O propofol diminui o fluxo sanguíneo cerebral e a taxa metabólica cerebral para o oxigênio ($TMCO_2$), com diminuição da pressão intracraniana (PIC) e da pressão intraocular; a magnitude dessas alterações é comparável com a do tiopental. Embora o propofol possa produzir uma diminuição desejada da PIC, a combinação de redução do fluxo sanguíneo cerebral e redução da pressão arterial média devido à vasodilatação periférica pode diminuir criticamente a pressão de perfusão cerebral.

Quando administrado em altas doses, o propofol provoca uma supressão brusca no EEG, um parâmetro final de avaliação que tem sido usado quando se administram anestésicos intravenosos para neuroproteção durante procedimentos neurocirúrgicos. Evidências de estudos realizados em animais sugerem que os efeitos neuroprotetores do propofol durante a isquemia focal assemelham-se aos do tiopental e do isoflurano.

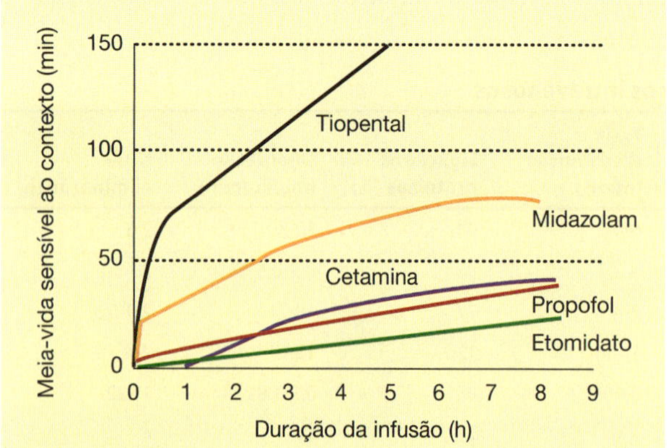

FIGURA 25-8 Meia-vida sensível ao contexto dos anestésicos intravenosos comuns. Mesmo após uma infusão prolongada, a meia-vida do propofol é relativamente curta, razão pela qual constitui a escolha preferida para a manutenção da anestesia intravenosa. A cetamina e o etomidato apresentam características semelhantes, porém seu uso é limitado por outros efeitos.

B. Efeitos sobre o sistema circulatório

Em comparação com outros fármacos de indução, o propofol produz uma redução mais pronunciada da pressão arterial sistêmica; isso resulta da vasodilatação profunda na circulação tanto arterial quanto venosa, levando a uma redução da pré-carga e da pós-carga. Esse efeito na pressão arterial sistêmica é mais pronunciado com o aumento da idade, em pacientes com redução do volume de líquido intravascular e com a rápida administração do injetável. Como os efeitos hipotensores são ainda mais intensificados pela inibição da resposta barorreflexa normal, a vasodilatação resulta apenas em pequeno aumento da frequência cardíaca. De fato, foi descrita a ocorrência de bradicardia profunda e assistolia após a administração de propofol a adultos saudáveis, apesar do uso de fármacos anticolinérgicos profiláticos.

C. Efeitos sobre o sistema respiratório

O propofol é um potente depressor respiratório e, em geral, provoca apneia após uma dose de indução. Uma infusão de manutenção reduz a ventilação-minuto em decorrência de uma redução do volume corrente e da frequência respiratória, sendo o efeito no volume corrente mais pronunciado. Além disso, a resposta ventilatória à hipoxia e à hipercapnia encontra-se diminuída. O propofol provoca uma maior redução dos reflexos das vias respiratórias altas do que o tiopental, o que o torna apropriado para instrumentação das vias respiratórias, como colocação de máscara laríngea.

D. Outros efeitos

Embora o propofol, diferentemente dos anestésicos voláteis, não produza aumento do bloqueio neuromuscular, estudos realizados constataram boas condições de intubação após indução com esse fármaco, sem o uso de agentes bloqueadores neuromusculares. A taquicardia inesperada que ocorre durante a anestesia com propofol exige avaliação laboratorial quanto à possibilidade de acidose metabólica (síndrome de infusão do propofol). A atividade antiemética do fármaco constitui um efeito colateral interessante e desejável. A dor da injeção é uma queixa comum, que pode ser reduzida mediante pré-medicação com opioide ou coadministração com lidocaína. A diluição do propofol e o uso de veias de maior calibre para a sua injeção também podem reduzir a incidência e a intensidade da dor no local de injeção.

Aplicações clínicas e posologia

O uso mais comum do propofol consiste em facilitar a indução da anestesia geral com injeção em bólus de 1 a 2,5 mg/kg, intravenoso (IV). O aumento da idade, a redução da reserva cardiovascular ou a pré-medicação com benzodiazepínicos ou opioides reduzem a dose de indução necessária; crianças necessitam de doses mais altas (2,5-3,5 mg/kg, IV). Em geral, a titulação da dose de indução ajuda a evitar alterações hemodinâmicas graves. Com frequência, o propofol é usado para manutenção da anestesia, como parte de um esquema de anestesia balanceada em associação com anestésicos voláteis, óxido nitroso, fármacos sedativo-hipnóticos e opioides, ou como parte de uma técnica anestésica intravenosa total, em geral em associação com opioides. As concentrações plasmáticas terapêuticas para manutenção da anestesia normalmente variam entre 3 e 8 mcg/mL (exigindo, em geral, uma velocidade de infusão contínua entre 100 e 200 mcg/kg/min) quando o propofol é associado a óxido nitroso ou opioides. Em muitos países (outros que não os Estados Unidos), o propofol é normalmente usado em regime de infusão alvo-controlada (IAC) (é o caso do Brasil). A IAC usa modelos farmacocinéticos baseados nas características do paciente (altura, peso, sexo e idade) para controlar uma bomba de infusão com base nas concentrações plasmáticas desejadas pelo anestesiologista. Os modelos incorporam intervalo sensível ao contexto e definem automaticamente a taxa de infusão para atingir ou manter a concentração-alvo desejada, substituindo a administração manual do bólus e a infusão estimada pelo anestesiologista. Os dados sugerem que a indução via IAC oferece melhor estabilidade farmacodinâmica. A IAC é geralmente combinada com o BIS ou com monitores para medida de EEG. Modelos farmacológicos também existem para os analgésicos opioides e permitem a aplicação da IAC para múltiplos agentes.

Quando o propofol é usado para sedação de pacientes com ventilação mecânica na UTI ou para sedação durante procedimentos, a concentração plasmática necessária é de 1 a 2 mcg/mL, que pode ser alcançada com uma infusão contínua de 25 a 75 mcg/kg/min. Em virtude de seu efeito depressor respiratório pronunciado e estreita faixa terapêutica, o propofol deve ser administrado apenas por profissionais treinados no manejo das vias respiratórias.

Podem ser usadas doses subanestésicas de propofol para tratamento de náuseas e vômitos pós-operatórios (10-20 mg, IV, em bólus, ou 10 mcg/kg/min como infusão).

FOSPROPOFOL

Conforme assinalado anteriormente, a dor no local de injeção durante a administração do propofol costuma ser percebida como intensa, e a emulsão lipídica tem várias desvantagens. Devido a isso, novas formulações alternativas ou fármacos relacionados que possam solucionar alguns desses problemas estão em testes. O fospropofol (não disponível no Brasil) é um profármaco hidrossolúvel do propofol que é rapidamente metabolizado pela fosfatase alcalina e produz propofol, fosfato e formaldeído. O formaldeído é metabolizado pela aldeído desidrogenase no fígado e nos eritrócitos. A formulação de fospropofol disponível é uma solução clara, incolor, aquosa e estéril fornecida em frasco de dose única, em uma concentração de 35 mg/mL.

Farmacocinética e efeitos em sistemas orgânicos

Como o composto ativo é o propofol, e o fospropofol é um profármaco que será metabolizado a propofol, a farmacocinética é mais complexa que a do próprio propofol. Modelos multicompartimentais com dois compartimentos para o fospropofol e de três para o propofol têm sido usados para descrever a cinética.

O perfil de efeitos do fospropofol assemelha-se ao do propofol, porém o início e a recuperação são prolongados, em comparação com o propofol, visto que o profármaco precisa ser inicialmente convertido em uma forma ativa. Embora os pacientes aos quais se administra fospropofol não pareçam ter a dor típica do propofol no local de injeção, uma reação adversa comum consiste na ocorrência de parestesias, com frequência na região perianal, observadas em até 74% dos pacientes. O mecanismo desse efeito não é conhecido.

Aplicações clínicas e posologia

O fospropofol está aprovado para sedação durante cuidados anestésicos monitorados. Deve-se administrar oxigênio suplementar a todos os pacientes que recebem o fármaco. À semelhança do propofol, o comprometimento das vias respiratórias é uma grande preocupação. Por conseguinte, recomenda-se que o fospropofol seja administrado apenas por profissionais treinados no manejo das vias respiratórias. A dose-padrão recomendada consiste em uma injeção inicial de 6,5 mg/kg, IV, seguida de doses suplementares de 1,6 mg/kg, IV, quando necessário. Para pacientes com peso acima de 90 kg ou abaixo de 60 kg, deve-se utilizar o peso de 90 kg ou 60 kg para calcular a dose, respectivamente. A dose deve ser reduzida em 25% em pacientes com mais de 65 anos e naqueles com estado 3 ou 4 da American Society of Anesthesiologists.

BARBITÚRICOS

Esta seção trata do uso do **tiopental** e do **metoexital** (não disponível no Brasil) na indução da anestesia geral; entretanto, esses barbitúricos hipnóticos foram substituídos como agentes de indução em grande parte pelo propofol. Outros barbitúricos, bem como a farmacologia geral dos barbitúricos, são discutidos no Capítulo 22.

O efeito anestésico dos barbitúricos presumivelmente envolve uma combinação de aumento da neurotransmissão inibitória e inibição da neurotransmissão excitatória (ver Figura 25-1). Embora os efeitos na transmissão inibitória provavelmente resultem da ativação do complexo receptor $GABA_A$, os efeitos na transmissão excitatória não estão bem esclarecidos.

Farmacocinética

O tiopental e o metoexital sofrem metabolismo hepático, em grande parte por oxidação, mas também por *N*-desalquilação, dessulfuração e destruição da estrutura em anel do ácido barbitúrico. Os barbitúricos não devem ser administrados a pacientes com porfiria intermitente aguda, visto que eles aumentam a produção de porfirinas em virtude da estimulação da ácido aminolevulínico sintetase. O metoexital tem uma meia-vida de eliminação mais curta que a do tiopental, devido à sua maior depuração plasmática (ver Tabela 25-2), resultando em uma recuperação mais rápida e mais completa após injeção em bólus. Embora o tiopental seja metabolizado mais lentamente e tenha uma meia-vida de eliminação longa, a recuperação após injeção intravenosa direta única é comparável com a do metoexital e propofol, visto que depende mais de sua redistribuição para tecidos inativos do que de seu metabolismo (ver Figura 25-7). Entretanto, se for administrado em injeções em bólus repetidas ou infusão contínua, a recuperação torna-se acentuadamente prolongada, visto que a eliminação dependerá do metabolismo nessas circunstâncias (ver também "Meia-vida sensível ao contexto", na Figura 25-8).

Efeitos em sistemas orgânicos

A. Efeitos sobre o sistema nervoso central

Os barbitúricos produzem depressão do SNC que é dose-dependente e varia desde sedação até anestesia geral quando administrados em injeções intravenosas diretas. Não produzem analgesia; na verdade, algumas evidências sugerem que esses fármacos podem reduzir o limiar da dor, causando hiperalgesia. Os barbitúricos são vasoconstritores cerebrais potentes e produzem reduções previsíveis do fluxo sanguíneo cerebral, do volume sanguíneo cerebral e da PIC. Em consequência, diminuem o consumo da $TMCO_2$ de maneira dose-dependente, até uma dose em que suprimem toda a atividade da EEG. Em virtude de sua capacidade de diminuir a PIC e a $TMCO_2$, os barbitúricos são úteis no manejo de pacientes com lesões intracranianas expansivas. Eles podem fornecer neuroproteção para a isquemia cerebral focal (acidente vascular encefálico [AVE], retração cirúrgica, clipes temporários durante cirurgia de aneurisma), mas provavelmente não reduzirão a lesão após isquemia cerebral global (p. ex., de parada cardíaca). Com exceção do metoexital, os barbitúricos diminuem a atividade elétrica na EEG e podem ser usados como anticonvulsivantes. Por outro lado, o metoexital ativa focos epilépticos e, por conseguinte, pode ser útil para facilitar a eletroconvulsoterapia ou na identificação de focos epilépticos durante a cirurgia.

B. Efeitos sobre o sistema circulatório

A redução da pressão arterial sistêmica associada à administração de barbitúricos para indução da anestesia deve-se principalmente à vasodilatação periférica e, em geral, é menor do que a redução da pressão arterial associada ao propofol. São também observados efeitos inotrópicos negativos diretos no coração. Entretanto, a inibição do reflexo barorreceptor é menos pronunciada do que a produzida pelo propofol; por conseguinte, aumentos compensatórios da frequência cardíaca limitam a redução da pressão arterial, tornando-a transitória. Os efeitos depressores na pressão arterial sistêmica estão aumentados em pacientes com hipovolemia, tamponamento cardíaco, miocardiopatia, doença arterial coronariana ou valvopatia cardíaca, visto que esses pacientes têm menos capacidade de compensar os efeitos da vasodilatação periférica. Os efeitos hemodinâmicos também são mais pronunciados com doses mais altas e injeção rápida.

C. Efeitos sobre o sistema respiratório

Os barbitúricos são depressores respiratórios, e uma dose habitual de tiopental ou de metoexital para indução produz geralmente apneia transitória, que será mais pronunciada se também forem administrados outros depressores respiratórios. Os barbitúricos levam a uma diminuição da ventilação-minuto por redução do volume corrente e da frequência respiratória; além disso, diminuem as respostas ventilatórias à hipercapnia e à hipoxia. A recuperação da respiração espontânea após uma dose de barbitúrico para indução caracteriza-se por frequência respiratória lenta e volume corrente diminuído. A supressão dos reflexos laríngeos e da tosse provavelmente não é tão profunda quanto aquela observada após a administração de uma dose equianestésica de propofol, de modo que os barbitúricos constituem uma escolha menos apropriada para instrumentação das vias respiratórias na ausência de fármacos bloqueadores neuromusculares. Além disso, a estimulação das vias respiratórias altas ou da traqueia (p. ex., por secreções, máscara laríngea, laringoscopia direta, intubação traqueal) durante a depressão inadequada dos reflexos das vias respiratórias pode resultar em laringospasmo ou broncospasmo. Esse fenômeno não é exclusivo dos barbitúricos, mas pode ocorrer sempre que a dose do anestésico é inadequada para suprimir os reflexos das vias respiratórias.

D. Outros efeitos

A injeção intra-arterial acidental de barbitúricos resulta em dor excruciante e vasoconstrição intensa, com frequência levando a uma lesão tecidual grave, envolvendo gangrena. As abordagens para o tratamento consistem em bloqueio do sistema nervoso simpático (p. ex., bloqueio do gânglio estrelado) no membro envolvido. Se houver extravasamento, recomenda-se a injeção local com lidocaína a 0,5% (5-10 mL), na tentativa de diluir a concentração do barbitúrico. As reações alérgicas potencialmente fatais aos barbitúricos são raras, com ocorrência estimada em 1 a cada 30 mil pacientes. Todavia, em certas ocasiões, observa-se a liberação de histamina induzida pelos barbitúricos.

Aplicações clínicas e posologia

A principal aplicação clínica do tiopental (3-5 mg/kg, IV) ou do metoexital (1-1,5 mg/kg, IV) consiste na indução da anestesia (perda da consciência), que costuma ocorrer em menos de 30 segundos. Os pacientes podem sentir um gosto de alho ou cebola após a administração. As soluções de tiopental sódico para injeção intravenosa têm um pH na faixa de 10 a 11 para manter a estabilidade. A sua rápida injeção concomitante com relaxantes musculares despolarizantes e não despolarizantes, cujo pH é muito mais baixo, pode causar precipitação do tiopental insolúvel. Os barbitúricos como o metoexital (20-30 mg/kg) podem ser administrados por via retal para facilitar a indução da anestesia em pacientes pediátricos deficientes e em pacientes que não cooperam. Quando se administra um barbitúrico com o objetivo de neuroproteção, uma EEG isoelétrica indicando uma redução máxima da $TMCO_2$ tem sido tradicionalmente usada como parâmetro de avaliação final. Essa prática vem sendo questionada por dados mais recentes, que demonstraram a obtenção de uma proteção igual após o uso de doses menores. A administração de doses menores está associada com menos frequência à hipotensão, facilitando, assim, a manutenção de uma pressão de perfusão cerebral adequada, particularmente na presença de elevação da PIC.

BENZODIAZEPÍNICOS

Os benzodiazepínicos comumente usados no período perioperatório incluem o **midazolam**, o **lorazepam** e, com menor frequência, o **diazepam**. Os benzodiazepínicos são singulares entre o grupo de anestésicos intravenosos, uma vez que sua ação pode ser rapidamente interrompida pela administração de seu antagonista seletivo, o flumazenil. Os efeitos mais desejados consistem em ação ansiolítica e amnésia anterógrada, que são extremamente úteis para pré-medicação.

A estrutura química e a farmacodinâmica dos benzodiazepínicos são discutidas detalhadamente no Capítulo 22.

Farmacocinética no contexto da anestesia

Os benzodiazepínicos altamente lipossolúveis entram rapidamente no SNC, o que explica seu rápido início de ação, seguido de redistribuição para tecidos inativos e interrupção subsequente do efeito do fármaco. Outras informações acerca da farmacocinética dos benzodiazepínicos podem ser encontradas no Capítulo 22.

Apesar de sua rápida passagem para o cérebro, o midazolam apresenta um tempo de equilíbrio do efeito no local mais lento do que aquele do propofol e do tiopental. Nesse aspecto, as doses intravenosas de midazolam devem ser espaçadas suficientemente para possibilitar o reconhecimento do efeito clínico máximo antes de se considerar o uso de outra dose. O midazolam é o que apresenta meia-vida sensível ao contexto mais curta, sendo o único dos três benzodiazepínicos apropriado para infusão contínua (ver Figura 25-8).

Efeitos em sistemas orgânicos

A. Efeitos sobre o sistema nervoso central

Os benzodiazepínicos diminuem a $TMCO_2$ e o fluxo sanguíneo cerebral, mas em menor extensão do que o propofol ou os barbitúricos. Parece haver um efeito máximo para a redução da $TMCO_2$ induzida pelos benzodiazepínicos, conforme observado pela incapacidade do midazolam de produzir uma EEG isoelétrica. Pacientes com diminuição da complacência intracraniana demonstram pouca ou nenhuma alteração da PIC após a administração de midazolam. Embora não se tenha demonstrado qualquer propriedade neuroprotetora com os benzodiazepínicos, esses fármacos são anticonvulsivantes potentes usados no tratamento do estado de mal epiléptico, abstinência do álcool e convulsões induzidas por anestésicos locais. Os efeitos dos benzodiazepínicos no SNC podem ser rapidamente interrompidos pela administração de flumazenil, um antagonista seletivo dos benzodiazepínicos, o que melhora seu perfil de segurança.

B. Efeitos sobre o sistema circulatório

Quando usado para indução da anestesia, o midazolam, quando comparado ao diazepam, produz uma maior redução da pressão arterial sistêmica em doses comparáveis. Essas alterações decorrem, mais provavelmente, de vasodilatação periférica, visto que o débito cardíaco não é modificado. À semelhança de outros agentes de indução intravenosos, o efeito do midazolam na pressão arterial sistêmica torna-se exacerbado em pacientes hipovolêmicos.

C. Efeitos sobre o sistema respiratório

Os benzodiazepínicos, isoladamente, produzem depressão mínima da ventilação, embora a administração intravenosa rápida de midazolam possa provocar apneia transitória, particularmente na presença de pré-medicação com opioides. Os benzodiazepínicos diminuem a resposta ventilatória ao dióxido de carbono, porém esse efeito em geral não é significativo se o fármaco for administrado isoladamente. Pode-se observar uma depressão respiratória mais grave quando os benzodiazepínicos são administrados em associação aos opioides. Outro problema que afeta a ventilação é a obstrução das vias respiratórias induzida pelos efeitos hipnóticos dos benzodiazepínicos, especialmente em pacientes com risco de apneia obstrutiva do sono.

D. Efeitos sobre o sistema endócrino

A dor resultante da injeção intravenosa e intramuscular e a ocorrência subsequente de tromboflebite são mais pronunciadas com o uso de diazepam e refletem a baixa hidrossolubilidade desse benzodiazepínico, cuja formulação contém solvente orgânico. Pelo fato de não possuir solvente orgânico na sua formulação e apesar de apresentar melhor solubilidade, o midazolam também pode produzir dor no local da injeção. As reações alérgicas aos benzodiazepínicos são raras ou inexistentes.

Aplicações clínicas e posologia

Os benzodiazepínicos são mais comumente usados para medicação pré-operatória, sedação intravenosa e supressão de atividade convulsiva. Com menos frequência, o midazolam e o diazepam também podem ser utilizados para induzir a anestesia geral. O início lento e a duração de ação prolongada do lorazepam limitam sua utilidade como medicação pré-operatória ou para a indução da anestesia, particularmente quando é desejado um despertar rápido e sustentado no final da cirurgia. Embora o flumazenil (8-15 mcg/kg, IV) possa ser útil no tratamento de pacientes que apresentam despertar tardio, sua duração de ação é curta (~ 20 minutos), podendo ocorrer ressedação.

Em virtude de seus efeitos amnésicos, ansiolíticos e sedativos, os benzodiazepínicos constituem a classe de fármacos mais popular para a medicação pré-operatória. O midazolam (1-2 mg, IV) mostra-se efetivo para pré-medicação, sedação durante anestesia regional e procedimentos terapêuticos de curta duração. Esse fármaco tem um início de ação mais rápido, com maior amnésia e menor sedação pós-operatória comparado ao diazepam. O midazolam também é a pré-medicação oral mais comumente usada para crianças; a administração de 0,5 mg/kg por via oral 30 minutos antes da indução da anestesia proporciona sedação confiável e efeito ansiolítico em crianças, sem produzir despertar tardio.

Os efeitos sinérgicos entre os benzodiazepínicos e outros fármacos, em especial os opioides e o propofol, podem ser usados para obter melhor sedação e analgesia, mas também podem intensificar acentuadamente a depressão respiratória combinada, podendo levar à obstrução das vias respiratórias ou apneia. Como os efeitos dos benzodiazepínicos tornam-se mais pronunciados com o aumento da idade, a redução de sua dose e uma titulação cuidadosa podem ser necessárias em pacientes idosos.

A anestesia geral pode ser induzida pela administração de midazolam (0,1-0,3 mg/kg, IV), porém o início da perda da consciência é mais lento do que após a administração de tiopental, propofol ou etomidato. O despertar tardio representa uma desvantagem potencial, limitando a utilidade dos benzodiazepínicos para indução de anestesia geral, apesar de sua vantagem em relação aos efeitos circulatórios menos pronunciados.

ETOMIDATO

O etomidato (ver Figura 25-6) é um anestésico intravenoso com efeitos hipnóticos, mas não analgésicos, com frequência escolhido por seus efeitos hemodinâmicos mínimos. Apesar de sua farmacocinética favorável, os efeitos adversos endócrinos do etomidato limitam seu uso para infusão contínua. Esse fármaco é um imidazol carboxilado pouco hidrossolúvel, sendo assim apresentado em solução de 2 mg/mL em 35% de propilenoglicol. A solução possui um pH de 6,9 e, portanto, não causa problemas com a precipitação, como no caso do tiopental. O etomidato parece ter efeitos semelhantes aos do GABA e parece atuar principalmente pela potencialização das correntes de cloreto mediadas pelo $GABA_A$, à semelhança da maioria dos outros anestésicos intravenosos.

Farmacocinética

Uma dose de etomidato para indução produz um rápido início de anestesia, e a recuperação depende de sua redistribuição para tecidos inativos, de modo comparável ao tiopental e ao propofol. O metabolismo ocorre principalmente por hidrólise de éster a metabólitos inativos, que são então excretados na urina (78%) e na bile (22%). Menos de 3% de uma dose de etomidato é excretada de modo inalterado na urina. A depuração desse fármaco é cerca de 5 vezes a do tiopental, o que se reflete por uma meia-vida de eliminação mais curta (ver Tabela 25-2). A duração de ação exibe uma relação linear com a dose, e cada administração de 0,1 mg/kg proporciona cerca de 100 segundos de perda da consciência. Devido aos efeitos mínimos do etomidato na hemodinâmica e à sua curta meia-vida sensível ao contexto, podem-se administrar com segurança doses mais altas, injeções intravenosas repetidas ou infusões contínuas. À semelhança da maioria dos outros anestésicos intravenosos, o etomidato é altamente ligado às proteínas (77%), principalmente à albumina.

Efeitos em sistemas orgânicos

A. Efeitos sobre o sistema nervoso central

O etomidato é um potente vasoconstritor cerebral, produzindo redução do fluxo sanguíneo cerebral e da PIC. Esses efeitos assemelham-se àqueles produzidos por doses comparáveis de tiopental. Apesar da redução da $TMCO_2$, o etomidato não demonstrou ter qualquer propriedade neuroprotetora em estudos realizados em animais, porém ainda não foram conduzidos estudos em seres humanos. A frequência dos picos excitatórios na EEG após a administração de etomidato é maior do que aquela observada com o tiopental. Semelhantemente ao metoexital, o etomidato pode ativar focos epilépticos que se manifestam como uma atividade rápida na EEG, tornando-o um fármaco útil no contexto da terapia eletroconvulsiva. Além disso, ocorrem movimentos espontâneos caracterizados como mioclonia em mais de 50% dos pacientes aos quais se administra etomidato, e essa atividade mioclônica pode estar associada a uma atividade de tipo convulsivo na EEG.

B. Efeitos sobre o sistema circulatório

Uma característica desejada da indução da anestesia com etomidato é a estabilidade cardiovascular observada após injeção em bólus. Nesse aspecto, a redução da pressão arterial sistêmica é modesta ou ausente e reflete, principalmente, uma diminuição da resistência vascular sistêmica. Portanto, os efeitos de redução da pressão arterial sistêmica do etomidato são provavelmente exacerbados na presença de hipovolemia, e o estado do volume de fluido intravascular do paciente deve ser otimizado antes da indução da anestesia. O etomidato produz alterações mínimas na frequência e no débito cardíacos. Seus efeitos depressores na contratilidade do miocárdio são mínimos nas concentrações usadas para indução de anestesia.

C. Efeitos sobre o sistema respiratório

Os efeitos depressores do etomidato na ventilação são menos pronunciados que os dos barbitúricos, embora possa ocorrer, em certas ocasiões, apneia após a injeção intravenosa rápida do fármaco. No entanto, quando associado a anestésicos inalados ou opioides, a depressão da ventilação pode ser potencializada.

D. Efeitos endócrinos

O etomidato causa supressão adrenocortical ao produzir inibição dose-dependente da 11β-hidroxilase, uma enzima necessária para conversão do colesterol em cortisol (ver Figura 39-1). Essa supressão persiste por 4 a 8 horas após uma dose de indução do fármaco. Apesar da preocupação com esse achado, nenhum estudo demonstrou qualquer reação adversa quando o etomidato é administrado em uma dose por bólus. Todavia, em virtude de seus efeitos endócrinos, o etomidato não é usado na forma de infusão contínua.

Aplicações clínicas e posologia

O etomidato constitui uma alternativa ao propofol e aos barbitúricos na indução intravenosa rápida da anestesia, particularmente em pacientes com comprometimento da contratilidade miocárdica. Após dose-padrão de indução (0,2-0,3 mg/kg, IV), o início da perda da consciência é comparável àquele obtido com o tiopental e o propofol. À semelhança do propofol, durante a injeção intravenosa do etomidato, observa-se uma alta incidência de dor, que pode ser seguida de irritação venosa. Os movimentos mioclônicos involuntários também são comuns, mas podem ser mascarados pela administração concomitante de fármacos bloqueadores neuromusculares. O despertar após uma única dose intravenosa de etomidato é rápido, com poucas evidências de qualquer efeito depressor residual. Esse fármaco não produz analgesia, e as náuseas e os vômitos pós-operatórios podem ser mais comuns do que após a administração de tiopental ou propofol.

CETAMINA

A cetamina (ver Figura 25-6) é um derivado da fenciclidina parcialmente hidrossolúvel e altamente lipossolúvel, que difere da maioria dos outros anestésicos intravenosos pela produção de analgesia significativa. O estado característico observado após uma dose de indução de cetamina é denominado "anestesia dissociativa", um estado cataléptico em que os olhos do paciente frequentemente permanecem abertos com uma lentificação no nistagmo ocular. Dos dois estereoisômeros, a forma *S*(+) é mais potente do que o isômero *R*(−), mas apenas a mistura racêmica de cetamina está disponível como fármaco injetável nos Estados Unidos (assim como no Brasil). Uma formulação de *S*(+) cetamina (escetamina) para administração intranasal foi recentemente aprovada pela Food and Drug Administration (FDA) (e no Brasil, pela Anvisa) para o tratamento da depressão aguda (ver Capítulo 30).

O mecanismo de ação da cetamina é complexo, porém o principal efeito observado é a inibição do receptor NMDA.

Farmacocinética

A alta lipossolubilidade da cetamina garante o rápido início de seus efeitos. À semelhança de outros fármacos intravenosos para indução, o efeito de uma única injeção intravenosa direta termina com a redistribuição do fármaco para os tecidos inativos. O metabolismo ocorre principalmente no fígado e envolve a *N*-desmetilação pelo sistema do citocromo P450 (CYP). A norcetamina, o principal metabólito ativo, é menos potente (um terço a um quinto da potência da cetamina) e sofre hidroxilação e conjugação subsequentes a metabólitos inativos hidrossolúveis, que são excretados na urina. A cetamina é o único anestésico intravenoso com baixa ligação às proteínas (ver Tabela 25-2).

Efeitos em sistemas orgânicos

Se a cetamina for administrada como único anestésico, a amnésia não será tão completa quanto seria com a administração de outros anestésicos intravenosos. Os reflexos frequentemente são preservados, porém não é possível afirmar que os pacientes serão capazes de proteger as vias respiratórias altas. Os olhos permanecem abertos, e as pupilas estão moderadamente dilatadas com reflexo de nistagmo mantido. Com frequência, há um aumento do lacrimejamento e da salivação, e pode-se indicar uma pré-medicação com fármaco anticolinérgico para limitar esse efeito.

A. Efeitos sobre o sistema nervoso central

Ao contrário de outros anestésicos intravenosos, a cetamina é considerada um vasodilatador cerebral que *aumenta* o fluxo sanguíneo cerebral, bem como a $TMCO_2$. Por esses motivos, a cetamina tem sido recomendada tradicionalmente para uso em pacientes com patologia intracraniana, principalmente elevação da PIC. Entretanto, esses efeitos indesejáveis percebidos no fluxo sanguíneo cerebral podem ser atenuados pela manutenção de normocapnia. Apesar do potencial de produzir atividade mioclônica, a cetamina é considerada um anticonvulsivante e pode ser recomendada para o tratamento do estado de mal epiléptico, quando fármacos mais convencionais não são efetivos.

A ocorrência de reações agudas desagradáveis após a administração constitui o principal fator que limita o uso da cetamina. Essas reações podem incluir sonhos empolgantes vívidos, alucinações, experiências fora do corpo e sensibilidade visual, tátil e auditiva aumentada e distorcida. Essas reações podem estar associadas a medo e confusão, porém também é possível ocorrer um estado eufórico, explicando o potencial de abuso desse fármaco. Em geral, as crianças apresentam incidência mais baixa e menos grave de reações de emergência. A associação com um benzodiazepínico pode ser indicada para limitar estas reações desagradáveis e para aumentar a amnésia.

B. Efeitos sobre o sistema circulatório

A cetamina pode produzir *aumentos* transitórios, porém significativos, da pressão arterial sistêmica, da frequência cardíaca e do débito cardíaco, presumivelmente por estimulação simpática mediada centralmente. Esses efeitos, que estão associados a aumento da carga de trabalho cardíaca e do consumo de oxigênio do miocárdio, nem sempre são desejáveis e podem ser atenuados pela coadministração de benzodiazepínicos, opioides ou anestésicos inalatórios. Embora o mecanismo seja mais controverso, a cetamina também é considerada um depressor direto do miocárdio. Essa propriedade costuma ser mascarada pela estimulação do sistema nervoso simpático, porém pode manifestar-se em pacientes em estado crítico com capacidade limitada de aumentar a atividade do sistema nervoso simpático.

C. Efeitos sobre o sistema respiratório

Acredita-se que a cetamina não produza depressão respiratória significativa. Quando usada como único fármaco, a resposta respiratória à hipercapnia é preservada, e os gases sanguíneos permanecem estáveis. Após a administração rápida de uma alta dose intravenosa para indução da anestesia, podem ocorrer hipoventilação transitória e, em raros casos, um curto período de apneia. Não é possível pressupor que o paciente tenha a capacidade de proteger as vias respiratórias altas com a administração de cetamina, apesar da presença de reflexos ativos das vias respiratórias. Nas crianças, em particular, é preciso considerar o risco de laringospasmo, devido a um aumento da salivação; esse risco pode ser reduzido mediante pré-medicação com fármaco anticolinérgico. A cetamina relaxa o músculo liso brônquico e pode ser útil em pacientes com vias respiratórias reativas, bem como no manejo de pacientes que apresentam broncoconstrição.

Aplicações clínicas e posologia

Em virtude de suas propriedades singulares, incluindo analgesia profunda, estimulação do sistema nervoso simpático, broncodilatação e depressão respiratória mínima, a cetamina constitui uma importante alternativa a outros anestésicos intravenosos e um adjuvante desejável em muitos casos, apesar dos efeitos psicomiméticos desagradáveis. Além disso, a cetamina pode ser administrada por diversas vias (intravenosa, intramuscular, oral, retal, epidural), tornando-a uma opção útil para pré-medicação em pacientes pediátricos com deficiência intelectual e que não cooperam.

A indução da anestesia pode ser obtida com cetamina, 1 a 2 mg/kg, IV, ou 4 a 6 mg/kg, por via intramuscular. Apesar de não ser comumente usada para manutenção da anestesia, a cetamina apresenta uma meia-vida curta sensível ao contexto, tornando-a um fármaco candidato para essa finalidade. Por exemplo, pode-se obter anestesia geral com a infusão de cetamina, 15 a 45 mcg/kg/min, mais óxido nitroso a 50 a 70%, ou com cetamina isoladamente, 30 a 90 mcg/kg/min.

A cetamina em baixas doses na forma de bólus (0,2-0,8 mg/kg, IV) pode ser útil durante a anestesia regional, quando há necessidade de analgesia adicional (p. ex., parto por cesariana sob anestesia neuroaxial com bloqueio regional insuficiente). Esse fármaco produz analgesia efetiva, sem comprometimento das vias respiratórias. Uma infusão de cetamina em dose subanalgésica (3-5 mcg/kg/min) durante a anestesia geral e no período pós-operatório inicial pode ser útil para aumentar a analgesia por opioides e reduzir a tolerância aos opioides e a hiperalgesia induzida por eles. O uso da cetamina sempre foi limitado em razão de seus efeitos colaterais psicomiméticos desagradáveis; todavia, tendo em vista suas características singulares, esse fármaco constitui uma alternativa muito valiosa em determinadas circunstâncias, principalmente devido à analgesia potente com depressão respiratória mínima. Mais recentemente, tornou-se popular seu uso como um adjuvante, administrado em doses subanalgésicas, para limitar ou reverter a tolerância aos opioides, especialmente em pacientes com dor crônica.

DEXMEDETOMIDINA

A dexmedetomidina é um agonista α_2-adrenérgico altamente seletivo. O reconhecimento da utilidade dos α_2-agonistas baseia-se em observações de diminuição da necessidade de anestésicos em pacientes submetidos à terapia crônica com clonidina. Os efeitos da dexmedetomidina podem ser antagonizados por α_2-antagonistas. A dexmedetomidina é o enantiômero *S* ativo da medetomidina, um derivado imidazólico que também atua como agonista

α_2-adrenérgico altamente seletivo usado em medicina veterinária. A dexmedetomidina é hidrossolúvel e está disponível em uma formulação parenteral.

Farmacocinética

A dexmedetomidina sofre rápido metabolismo hepático, envolvendo *N*-metilação e hidroxilação, seguido de conjugação. Os metabólitos são excretados na urina e na bile. A depuração é alta, e a meia-vida de eliminação é curta (ver Tabela 25-2). Entretanto, observa-se um aumento significativo da meia-vida sensível ao contexto, de 4 minutos após uma infusão de 10 minutos para 250 minutos após uma infusão de 8 horas.

Efeitos em sistemas orgânicos

A. Efeitos sobre o sistema nervoso central

A dexmedetomidina produz seus efeitos α_2-agonistas seletivos pela ativação dos receptores α_2 do SNC. A hipnose presumivelmente resulta da estimulação dos receptores α_2 no lócus cerúleo, ao passo que o efeito analgésico se origina no nível da medula espinal. O efeito sedativo produzido pela dexmedetomidina tem uma qualidade diferente daquele produzido por outros anestésicos intravenosos, uma vez que se assemelha mais a um estado de sono fisiológico pela ativação das vias endógenas do sono. É provável que a dexmedetomidina esteja associada a uma diminuição do fluxo sanguíneo cerebral, sem alterações significativas da PIC e da $TMCO_2$. Esse fármaco pode causar tolerância e dependência.

B. Efeitos sobre o sistema circulatório

A infusão de dexmedetomidina resulta em diminuição moderada da frequência cardíaca e da resistência vascular sistêmica e, consequentemente, em redução da pressão arterial sistêmica. Uma injeção em bólus pode produzir elevação transitória da pressão arterial sistêmica e diminuição pronunciada da frequência cardíaca, um efeito que, provavelmente, é mediado pela ativação dos receptores α_2-adrenérgicos periféricos. A bradicardia associada à infusão de dexmedetomidina pode exigir tratamento. Foi observada a ocorrência de bloqueio cardíaco, bradicardia grave e assistolia, que podem resultar da estimulação vagal sem oposição. A resposta aos fármacos anticolinérgicos não é modificada.

C. Efeitos sobre o sistema respiratório

Os efeitos da dexmedetomidina no sistema respiratório consistem em diminuição discreta a moderada do volume corrente e alteração muito pequena da frequência respiratória. A resposta ventilatória ao dióxido de carbono não é alterada. Embora os efeitos respiratórios sejam leves, é possível ocorrer obstrução das vias respiratórias altas em consequência da sedação. Além disso, a dexmedetomidina exerce um efeito sedativo sinérgico quando associada a outros fármacos sedativo-hipnóticos.

Aplicações clínicas e posologia

A dexmedetomidina é usada principalmente para sedação em curto prazo de pacientes intubados e ventilados na UTI. No centro cirúrgico, esse fármaco pode ser utilizado como adjuvante da anestesia geral ou para produzir sedação – por exemplo, durante intubação traqueal com instrumento de fibra óptica no estado de vigília ou anestesia regional. Quando administrada durante a anestesia geral, a dexmedetomidina (dose de ataque de 0,5 a 1 mcg/kg durante 10 a 15 minutos, seguida de infusão de 0,2 a 0,7 mcg/kg/h) diminui as necessidades de doses de anestésicos inalatórios e injetados. O despertar e a transição para o período pós-operatório podem beneficiar-se dos efeitos sedativos e analgésicos da dexmedetomidina, sem qualquer depressão respiratória.

ANALGÉSICOS OPIOIDES NA ANESTESIA

Os opioides são fármacos analgésicos e são distintos dos anestésicos gerais e hipnóticos. Mesmo quando usados em altas doses, não é possível evitar com segurança a lembrança, a não ser que agentes hipnóticos, como os benzodiazepínicos, também sejam utilizados. Os analgésicos opioides são rotineiramente administrados para obter analgesia pós-operatória, bem como no intraoperatório como parte de um esquema de anestesia balanceada, conforme descrito anteriormente (ver "Anestésicos intravenosos"). Sua farmacologia e seus usos clínicos são descritos de modo mais detalhado no Capítulo 31.

Além de seu uso como parte de um esquema de anestesia balanceada, os opioides têm sido usados em altas doses em associação a altas doses de benzodiazepínicos para alcançar um estado de anestesia geral, particularmente em pacientes com reserva circulatória limitada que são submetidos à cirurgia cardíaca. Quando administrados em altas doses, os opioides potentes, como a fentanila, podem induzir rigidez da parede torácica (e da laringe), com consequente comprometimento agudo da ventilação mecânica. Além disso, a administração de altas doses de opioides potentes pode acelerar o desenvolvimento de tolerância e complicar o controle da dor no pós-operatório.

PRÁTICA CLÍNICA ATUAL

A prática da anestesia clínica exige uma integração da farmacologia e dos efeitos adversos desses potentes fármacos com o estado fisiopatológico de cada paciente. Cada caso testa a capacidade do anestesiologista de produzir anestesia tão profunda quanto seja necessária para garantir que a cirurgia invasiva prossiga de forma segura, apesar dos frequentes problemas médicos graves.

CONSCIÊNCIA DURANTE A ANESTESIA

Conforme descrito neste capítulo, os agentes inalatórios e intravenosos são usados isoladamente e em associação para induzir a depressão do SNC, permitindo que os pacientes sejam submetidos a procedimentos dolorosos. O trabalho do anestesiologista é avaliar a intensidade do estímulo nocivo e administrar a quantidade e a combinação apropriada de agentes para tornar o paciente inconsciente ao estímulo. Durante a sedação leve e até na profunda, não é incomum que os pacientes tenham alguma memória dos eventos.

PREPARAÇÕES DISPONÍVEIS[1]

NOMES GENÉRICOS
Cetamina
Desflurano
Dexmedetomidina
Diazepam
Droperidol
Enflurano
Etomidato
Fospropofol*
Halotano
Isoflurano
Lorazepam
Metoexital*
Midazolam
Óxido nitroso (gás, fornecido em cilindros azuis)
Propofol
Sevoflurano
Tiopental

[1]Ver o Capítulo 31 para os nomes dos fármacos opioides usados na anestesia.
*Não disponível no Brasil.

REFERÊNCIAS

Allaert SE et al: First trimester anesthesia exposure and fetal outcome. A review. Acta Anaesthesiol Belg 2007;58:119.

Eger EI II: Uptake and distribution. In: Miller RD (editor): *Anesthesia*, 8th ed. Churchill Livingstone, 2015.

Fraga M et al: The effects of isoflurane and desflurane on intracranial pressure, cerebral perfusion and cerebral arteriovenous oxygen content difference in normocapnic patients with supratentorial brain tumors. Anesthesiology 2003;98:1085.

Fragen RJ: *Drug Infusions in Anesthesiology*. Lippincott Williams & Wilkins, 2005.

Hirshey Dirksen SJ et al: Future directions in malignant hyperthermia research and patient care. Anesth Analg 2011;113:1108.

Mashour GA: Top-down mechanisms of anesthetic-induced unconsciousness. Front Syst Neurosci 2014;8:1.

O'Leary JD, Orser BA: Neurodevelopment after general anaesthesia in infants. Lancet 2019;393:614.

Olkkola KT, Ahonen J: Midazolam and other benzodiazepines. Handb Exp Pharmacol 2008;182:335.

Reves JG et al: Intravenous anesthetics. In: Miller RD (editor): *Anesthesia*, 7th ed. Churchill Livingstone, 2010.

Ryan SM, Nielsen CJ: Global warming potential of inhaled anesthetics: Application to clinical use. Anesth Analg 2010;111:92.

Rudolph U et al: Sedatives, anxiolytics, and amnestics. In: Evers AS, Maze M (editors): *Anesthetic Pharmacology: Physiologic Principles and Clinical Practice*. Churchill Livingstone, 2004.

Stoelting R, Hillier S: Barbiturates. In: Stoelting RK, Hillier SC (editors): *Pharmacology and Physiology in Anesthetic Practice*. Lippincott Williams & Wilkins, 2005.

Struys MMR et al: The history of target-controlled infusion. Anesth Analg 2016;122:56.

RESPOSTA DO ESTUDO DE CASO

Esse paciente apresenta risco cardíaco subjacente significativo e está programado para ser submetido a uma cirurgia estressante de grande porte. A anestesia equilibrada começaria com agentes intravenosos que causam alterações mínimas na pressão arterial e na frequência cardíaca, como uma dose reduzida de propofol ou etomidato, combinados com analgésicos potentes, como a fentanila (ver Capítulo 31), para bloquear a estimulação indesejável dos reflexos autonômicos. A manutenção da anestesia pode incorporar anestésicos inalados que garantem inconsciência e amnésia, agentes intravenosos adicionais para fornecer analgesia intra e pós-operatória e, se necessário, fármacos bloqueadores neuromusculares (ver Capítulo 27) para induzir relaxamento muscular. A escolha do(s) agente(s) inalado(s) deve ser feita com base no desejo de manter contratilidade miocárdica, pressão arterial sistêmica e débito cardíaco suficientes para a adequada perfusão dos órgãos críticos ao longo da operação. Se a dor isquêmica do paciente for crônica e grave, uma infusão de cetamina em baixa dose pode ser administrada para controle adicional da dor. A rápida volta dos efeitos combinados dos anestésicos escolhidos, o que facilitaria o retorno do paciente a um estado basal de função cardíaca, respiração e estado de consciência, pode ser alcançada pela compreensão das propriedades farmacocinéticas conhecidas dos agentes anestésicos, conforme apresentado neste capítulo.

CAPÍTULO

26 Anestésicos locais

Kenneth Drasner, M.D.

ESTUDO DE CASO

Uma artroplastia do joelho está agendada para uma mulher de 67 anos.

Quais seriam os anestésicos locais mais apropriados se a anestesia cirúrgica utilizasse uma técnica espinal ou epidural, e quais seriam as complicações potenciais de seu uso?

Quais os anestésicos mais apropriados ao fornecimento de analgesia pós-operatória por meio de cateter de demora epidural ou em nervo periférico?

Em termos simples, a anestesia local refere-se à perda de sensação em uma região limitada do corpo. É obtida pela interrupção do fluxo neural aferente por meio da inibição da geração ou propagação de impulsos. Esse bloqueio pode produzir outras alterações fisiológicas, como paralisia muscular e supressão dos reflexos somáticos ou viscerais, podendo estes serem desejáveis ou indesejáveis, dependendo das circunstâncias específicas. Todavia, na maioria dos casos, o principal objetivo é a perda de sensação ou a obtenção de analgesia localizada.

Embora os anestésicos locais com frequência sejam usados como analgésicos, a sua característica diferencial consiste na capacidade de produzir uma perda completa de todas as modalidades sensoriais. Ao contrário da anestesia geral, na anestesia local o fármaco é administrado diretamente no órgão-alvo e a circulação sistêmica serve apenas para diminuir ou interromper o seu efeito. A anestesia local também pode ser produzida por vários meios químicos ou físicos. Todavia, na prática clínica de rotina, é obtida com o uso de um espectro bastante estreito de compostos, e a recuperação normalmente é espontânea, previsível e sem quaisquer efeitos residuais. O desenvolvimento desses compostos tem uma longa história (ver Quadro "Desenvolvimento histórico da anestesia local") pontuada por observações fortuitas, inícios atrasados e uma evolução impulsionada mais por preocupações com a segurança do que com melhorias na eficácia.

FARMACOLOGIA BÁSICA DOS ANESTÉSICOS LOCAIS

Química

Os anestésicos locais consistem, em sua maioria, por um grupo lipofílico (p. ex., um anel aromático) ligado por uma cadeia intermediária, por meio de um éster ou de uma amida, a um grupo ionizável (p. ex., uma amina terciária) (Tabela 26-1). Além das propriedades físicas gerais das moléculas, as configurações estereoquímicas específicas estão associadas a diferenças na potência dos estereoisômeros (p. ex., levobupivacaína, ropivacaína). Como as ligações éster têm mais tendência a sofrer hidrólise do que as ligações amida, os ésteres muitas vezes apresentam uma duração de ação mais curta.

Os anestésicos locais são bases fracas que, em geral, estão clinicamente disponíveis na forma de sais para aumentar a solubilidade e a estabilidade. No organismo, ocorrem como base sem carga ou como cátion (ver Capítulo 1, Ionização de ácidos fracos e bases fracas). As proporções relativas dessas duas formas são determinadas pelo seu pK_a e pelo pH dos líquidos corporais, de acordo com a equação de Henderson-Hasselbalch, que pode ser expressa da seguinte maneira:

$$pK_a = pH - \log [\text{base}]/[\text{ácido conjugado}]$$

TABELA 26-1 Estrutura e propriedades de alguns ésteres e amidas dos anestésicos locais[1]

	Estrutura	Potência (procaína = 1)	Duração de ação
Ésteres			
Cocaína	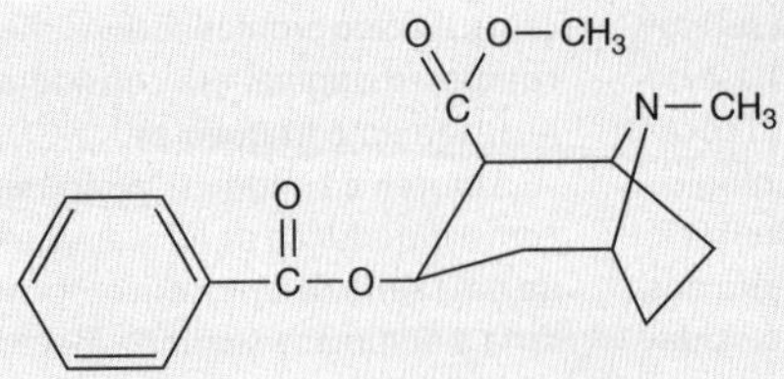	2	Média
Procaína	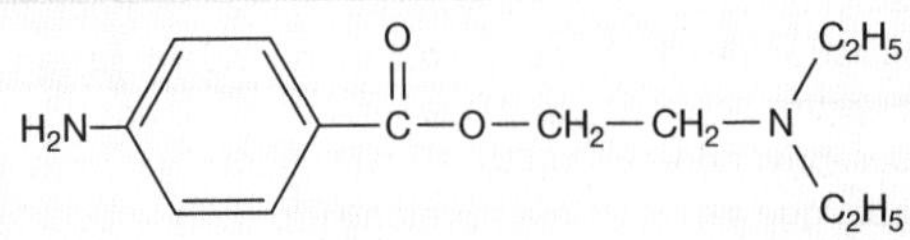	1	Curta
Tetracaína	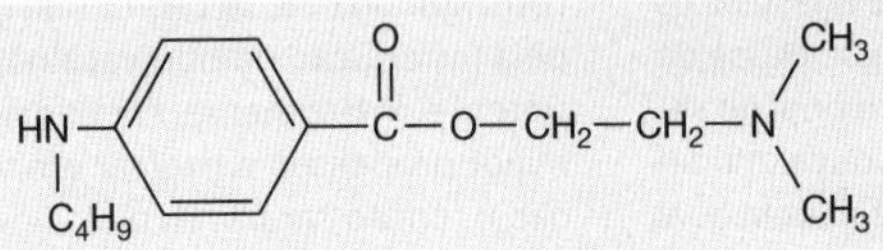	16	Longa
Benzocaína	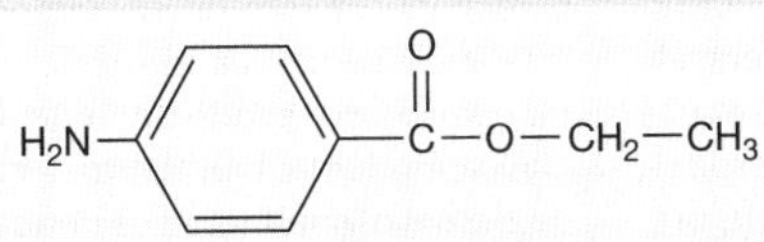	Uso apenas na superfície	–
Amidas			
Lidocaína	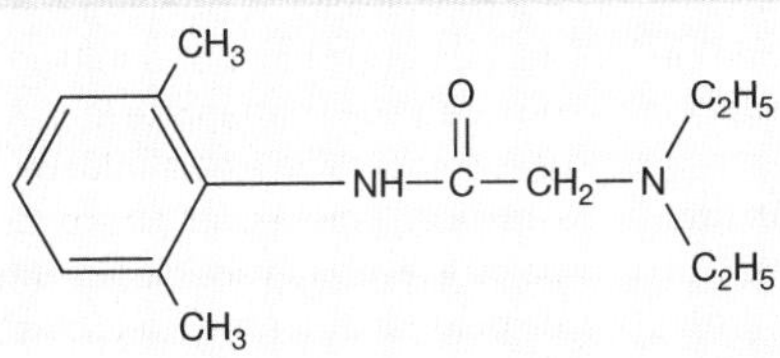	4	Média
Mepivacaína	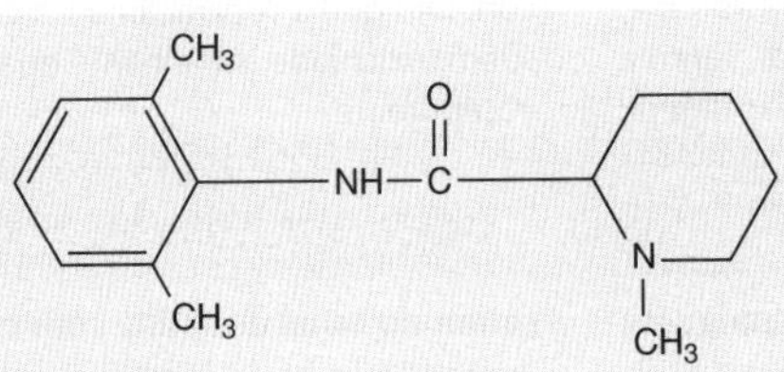	2	Média
Bupivacaína, levobupivacaína	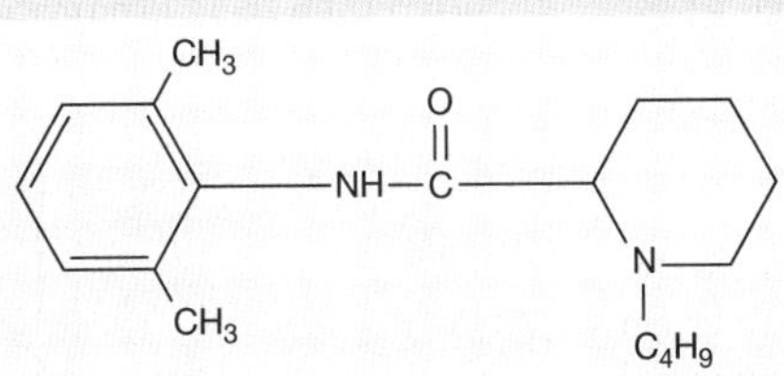	16	Longa
Ropivacaína	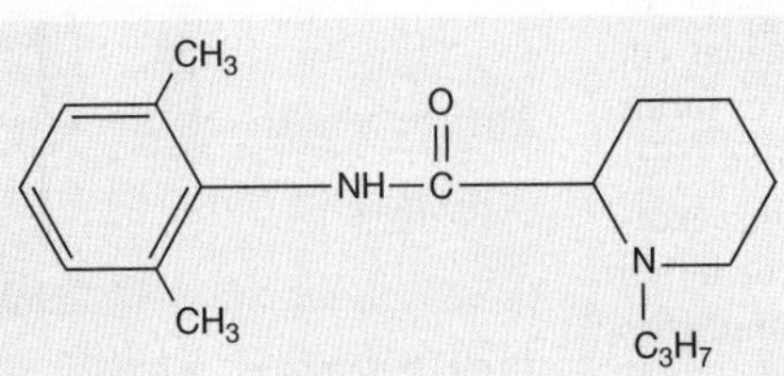	16	Longa
Articaína	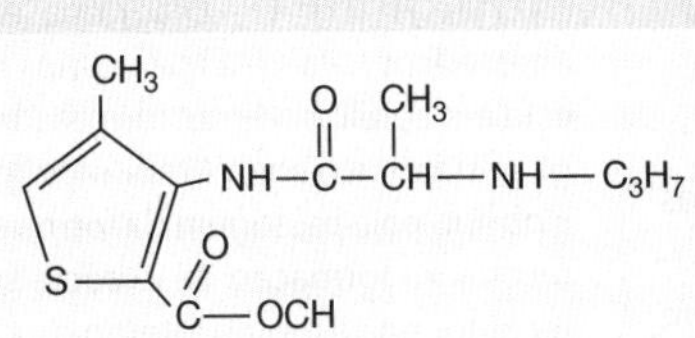	NE**	Média

[1]Dispõe-se de outros tipos químicos, inclusive ésteres (pramocaína), cetonas (diclonina) e derivados da fenitidina (fenacaína).

[2]Dados não encontrados.

Desenvolvimento histórico da anestesia local

Embora as propriedades de causar dormência da cocaína sejam conhecidas há séculos, pode-se considerar a data de 15 de setembro de 1884 como o "nascimento da anestesia local". Com base no trabalho realizado por Carl Koller, o efeito de dormência da cocaína sobre a córnea foi demonstrado no Congresso Oftalmológico em Heidelberg, inaugurando a era da anestesia local cirúrgica. Infelizmente, com o uso generalizado, veio o reconhecimento dos efeitos da cocaína no sistema nervoso central (SNC) e da toxicidade cardíaca, que, juntamente com seu potencial de adição, moderou o entusiasmo por essa aplicação. Como o pesquisador inicial Mattison comentou, "o risco de resultados adversos retirou essa inigualável substância da mente de muitos cirurgiões, privando-os de um aliado de inestimável valor". Como se sabia que a cocaína era um éster do ácido benzoico, a pesquisa de anestésicos locais alternativos teve o seu foco direcionado para essa classe de compostos, levando à identificação da benzocaína no final do século XIX. Entretanto, a benzocaína demonstrou ter pouca utilidade em virtude de sua acentuada hidrofobicidade, razão pela qual foi relegada à anestesia tópica, para a qual ainda tem limitada aplicação na prática clínica . O primeiro anestésico local injetável útil, a procaína, foi introduzido pouco depois por Einhorn, e a sua estrutura serviu de padrão para o desenvolvimento dos anestésicos locais modernos mais usados. Os três elementos estruturais básicos desses compostos podem ser identificados ao se analisar a Tabela 26-1: um anel aromático, que confere lipofilicidade; uma amina terciária ionizável, que confere hidrofilicidade; e uma cadeia intermediária de conexão por meio de uma ligação éster ou amida.

Uma das limitações da procaína foi a sua curta duração, desvantagem superada com a introdução da tetracaína em 1928. Infelizmente, a tetracaína demonstrou ter toxicidade significativa quando empregada para bloqueio periférico de grande volume, reduzindo basicamente o seu uso para anestesia espinal. Tanto a procaína quanto a tetracaína compartilham outra desvantagem: a ligação éster confere instabilidade e, sobretudo no caso da procaína, o ácido aromático livre liberado durante a hidrólise éster do composto original era considerado a fonte de reações alérgicas relativamente frequentes.

Löfgren e Lundqvist livraram-se do problema da instabilidade com a introdução da lidocaína, em 1948. A lidocaína foi o primeiro de uma série de anestésicos locais do tipo amino-amida que passaria a dominar a segunda metade do século XX. A lidocaína teve uma duração de ação mais longa (e mais favorável) do que a procaína e menor toxicidade sistêmica do que a tetracaína. Até hoje, continua sendo um dos anestésicos mais versáteis e amplamente utilizados. Entretanto, algumas aplicações exigiam um bloqueio mais prolongado do que aquele proporcionado pela lidocaína, constituindo uma lacuna farmacológica que veio a ser preenchida pela introdução da bupivacaína, um anestésico mais lipofílico e potente. Infelizmente, foi constatado que a bupivacaína tinha maior propensão a exercer efeitos significativos sobre a condução e função cardíacas, que, algumas vezes, provaram ser letais. O reconhecimento desse potencial de cardiotoxicidade levou a mudanças na prática anestésica que permitiram que a bupivacaína continuasse sendo um anestésico bastante usado na prática clínica moderna. Entretanto, a cardiotoxicidade inerente levaria ao desenvolvimento de um trabalho que resultou na introdução de dois novos fármacos ao arsenal anestésico, a levobupivacaína e a ropivacaína. A primeira é o enantiômero *S*(–) da bupivacaína, que possui menos afinidade pelos canais de sódio cardíaco do que a sua contraparte *R*(+). A ropivacaína, outro enantiômero *S*(–), compartilha essa afinidade reduzida com os canais de sódio cardíacos, porém é um pouco menos potente do que a bupivacaína ou a levobupivacaína. No entanto, apesar da afinidade reduzida pelo canal, a American Society of Regional Anesthesia (ASRA) concluiu que a ropivacaína e a bupivacaína provavelmente possuem toxicidade semelhante quando administradas em uma base equipotente.

Se as concentrações de base e de ácido conjugado forem iguais, ou seja, com log 1 = 0, a fórmula aparece da seguinte forma:

$$pK_a = pH \text{ (quando concentração de base = concentração de ácido conjugado)}$$

Por conseguinte, o pK_a pode ser vista como uma maneira efetiva de considerar a tendência dos compostos a permanecer em uma forma ionizada ou não ionizada, isto é, quanto menor for o pK_a, maior a porcentagem de bases fracas não ionizadas em determinado pH. Como o pK_a da maioria dos anestésicos locais encontra-se na faixa de 7,5 a 9, a forma catiônica com carga constitui a maior porcentagem presente em pH fisiológico. Uma exceção notável é a benzocaína, cujo pK_a é de cerca de 3,5, de modo que o fármaco só existe como base não ionizada em condições fisiológicas normais.

Essa questão de ionização tem grande importância, visto que a forma catiônica é a mais ativa no receptor. Entretanto, a história é um pouco mais complexa, pois o sítio receptor dos anestésicos locais situa-se no vestíbulo interno do canal de sódio, e a forma ionizada entra pouco nas membranas biológicas. Assim, a forma sem carga é importante para a entrada na célula. Após a entrada no citoplasma, a obtenção de equilíbrio leva à formação e à ligação do cátion no canal de sódio, com consequente produção de um efeito clínico (Figura 26-1). O fármaco também pode alcançar o receptor

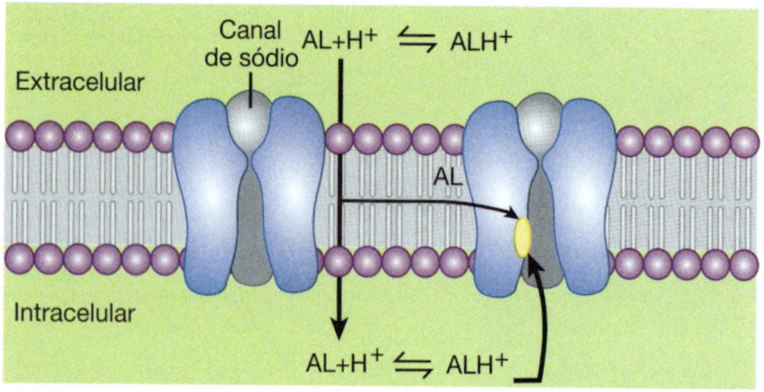

FIGURA 26-1 Diagrama esquemático mostrando as vias de anestésicos locais (AL) para sítios receptores. O anestésico extracelular está em equilíbrio entre formas iônicas e não iônicas. O cátion com carga entra pouco nas membranas lipídicas, por isso, o acesso intracelular é obtido pela passagem da forma sem carga. O reequilíbrio intracelular resulta na formação da espécie sem carga mais ativa, que se liga ao receptor no vestíbulo interno do canal de sódio. O anestésico também pode ter acesso mais rápido por difusão lateral dentro da membrana (via hidrofóbica).

lateralmente por meio da denominada via hidrofóbica. Como consequência clínica, os anestésicos locais são menos efetivos quando injetados em tecidos infectados, visto que o baixo pH extracelular favorece a forma iônica, com menor disponibilidade da base neutra para difusão através da membrana. Por outro lado, a adição de bicarbonato a um anestésico local – uma estratégia algumas vezes empregada na prática clínica – elevará a concentração efetiva da forma não ionizada e, portanto, encurtará o tempo de início de um bloqueio regional.

Farmacocinética

Quando anestésicos locais são usados para anestesia neuroaxial local, periférica e central – suas aplicações clínicas mais comuns –, a absorção sistêmica, a distribuição e a eliminação, servem apenas para diminuir ou interromper seus efeitos. Assim, a farmacocinética desempenha um papel menor do que a terapia sistêmica, mas permanece importante para a duração de ação do anestésico e para o desenvolvimento de reações adversas em potencial, especificamente a toxicidade cardíaca e os efeitos no SNC.

Algumas propriedades farmacocinéticas dos anestésicos locais amídicos usados estão resumidas na Tabela 26-2. A farmacocinética dos anestésicos locais à base de éster não foi muito estudada, em virtude de sua rápida degradação no plasma (meia-vida de eliminação < 1 minuto).

A. Absorção

A absorção sistêmica de um anestésico local injetado a partir de seu local de administração é determinada por diversos fatores, inclusive dose, local de injeção, ligação do fármaco aos tecidos, fluxo sanguíneo tecidual local, uso de um vasoconstritor (p. ex., epinefrina [adrenalina]) e propriedades físico-químicas do próprio fármaco. Os anestésicos mais lipossolúveis geralmente são mais potentes, apresentam duração de ação mais longa e levam mais tempo para produzir seus efeitos clínicos. A sua extensa ligação às proteínas também serve para aumentar sua duração.

A aplicação de um anestésico local a uma área altamente vascularizada, como a mucosa da traqueia ou o tecido que circunda os nervos intercostais, resulta em absorção mais rápida e, portanto, em concentrações sanguíneas mais elevadas do que anestésicos injetados em um tecido de pouca perfusão, como a gordura subcutânea. Quando usados para bloqueio importante de condução, as concentrações séricas máximas irão variar em função do local específico de injeção, estando os bloqueios intercostais entre os mais elevados, e o isquiático e o femoral entre os mais baixos (Figura 26-2). Quando se utilizam vasoconstritores em associação com anestésicos locais, a consequente redução do fluxo sanguíneo diminui a absorção sistêmica. Esse efeito é mais evidente com os anestésicos locais de ação mais curta, menos potentes e menos lipossolúveis.

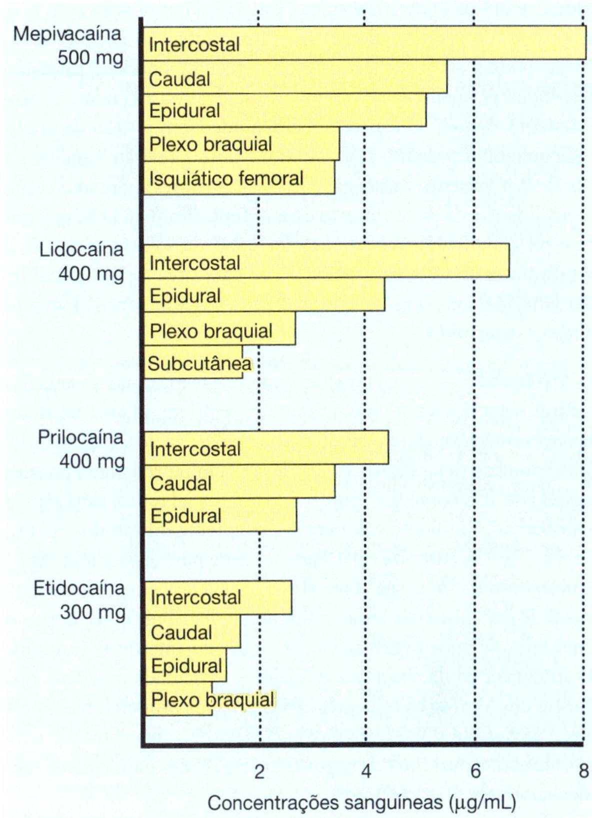

FIGURA 26-2 Concentrações sanguíneas máximas comparativas de vários fármacos anestésicos locais após administração em diferentes locais anatômicos. (Adaptada, com autorização, de Covino BD, Vassals HG: Local Anesthetics: Mechanism of Action in Clinical Use. New York, NY: Grune & Stratton; 1976.)

B. Distribuição

1. *Localizada* Como os anestésicos locais são, em geral, injetados diretamente no local do órgão-alvo, a sua distribuição dentro desse compartimento desempenha uma importante função na obtenção do efeito clínico. Por exemplo, os anestésicos administrados no espaço subaracnóideo serão diluídos com o líquido cerebrospinal (LCS), e o padrão de distribuição irá depender de numerosos

TABELA 26-2 Propriedades farmacocinéticas de vários anestésicos locais do grupo amida

Fármaco	$t_{1/2}$ de distribuição (min)	$t_{1/2}$ de eliminação (h)	V_{dss} (L)	D (L/min)
Bupivacaína	28	3,5	72	0,47
Lidocaína	10	1,6	91	0,95
Mepivacaína	7	1,9	84	0,78
Prilocaína	5	1,5	261	2,84
Ropivacaína	23	4,2	47	0,44

D, depuração; V_{dss}, volume de distribuição no estado de equilíbrio (do inglês *volume of distribution at steady state*) dinâmico para um peso corporal de 70 kg.

fatores, entre os quais a densidade específica em relação à do LCS e a posição do paciente são os mais importantes. As soluções anestésicas podem ser hiperbáricas, isobáricas e hipobáricas, podendo descender, permanecer relativamente estáticas ou ascender, respectivamente, dentro do espaço subaracnóideo, em função da gravidade quando o paciente está sentado. Em uma revisão e análise da literatura pertinente, foram encontrados 25 fatores apontados como determinantes da disseminação do anestésico local no LCS, que podem ser classificados como características da solução anestésica, constituintes do LCS, características do paciente e técnicas de injeção. Considerações um tanto semelhantes aplicam-se aos bloqueios epidural e periférico.

2. *Sistêmica* As concentrações sanguíneas máximas alcançadas durante a anestesia por condução maior serão minimamente afetadas pela concentração do anestésico ou pela velocidade da injeção. A distribuição desses fármacos pode ser bem representada por um modelo de dois compartimentos. A fase α inicial reflete uma rápida distribuição no sangue e em órgãos ricamente difundidos (p. ex., cérebro, fígado, coração, rins), caracterizada por um declínio exponencial acentuado na sua concentração. Essa fase é seguida de uma fase β de declínio mais lento, refletindo a distribuição do fármaco em tecidos de menor perfusão (p. ex., músculo, intestino), assumindo uma taxa de declínio quase linear. A toxicidade potencial dos anestésicos locais é afetada pelo efeito protetor proporcionado pela captação nos pulmões, que serve para atenuar a concentração arterial, embora a duração e a magnitude desse efeito não tenham sido adequadamente caracterizadas.

C. Metabolismo e excreção

Os anestésicos locais do tipo amida são convertidos em metabólitos mais hidrossolúveis no fígado (tipo amida) ou no plasma (tipo éster), sendo excretados na urina. Como os anestésicos locais em sua forma inalterada sofrem rápida difusão pelas membranas lipídicas, ocorre pouca ou nenhuma excreção urinária da forma neutra. A acidificação da urina promove a ionização da base amina terciária à forma ionizada mais hidrossolúvel, resultando em eliminação mais rápida. Os anestésicos locais do tipo éster são hidrolisados com rapidez no sangue – pela butirilcolinesterase circulante – em metabólitos inativos. Por exemplo, as meias-vidas da procaína e da cloroprocaína no plasma são de menos de um minuto. Entretanto, pode ocorrer acúmulo de concentrações excessivas em pacientes com hidrólise plasmática reduzida ou ausente em consequência da presença de colinesterase plasmática atípica.

Os anestésicos locais do tipo amida sofrem uma complexa biotransformação no fígado, que inclui hidroxilação e *N*-desalquilação por isozimas microssômicas hepáticas do citocromo P450 (CYP). Existe uma considerável variação na taxa de metabolismo hepático de cada composto de tipo amida, com a seguinte ordem: prilocaína (mais rápida) > lidocaína > mepivacaína > ropivacaína ≈ bupivacaína e levobupivacaína (mais lenta). Em consequência, a toxicidade dos anestésicos locais do tipo amida tem mais tendência a ocorrer em pacientes com doença hepática. Por exemplo, a meia-vida de eliminação medida da lidocaína pode aumentar de 1,6 hora em indivíduos normais ($t_{1/2}$, ver Tabela 26-2) para mais de 6 horas em pacientes com doença hepática grave. Muitos outros fármacos usados em anestesia são metabolizados pelas mesmas isozimas CYP, e a administração concomitante desses fármacos competitivos pode retardar o metabolismo hepático dos anestésicos locais. Deve-se antecipar também uma redução da eliminação hepática dos anestésicos locais em pacientes com diminuição do fluxo sanguíneo hepático. Por exemplo, a liberação hepática da lidocaína em pacientes que usaram anestésicos voláteis (que reduzem o fluxo sanguíneo hepático) é mais lenta do que em pacientes que passaram por técnicas anestésicas intravenosas. Em pacientes com insuficiência cardíaca, pode ocorrer também metabolismo tardio, devido à redução do fluxo sanguíneo hepático.

Farmacodinâmica

A. Mecanismo de ação

1. *Potencial de membrana* O principal mecanismo de ação dos anestésicos locais consiste no bloqueio dos canais de sódio regulados por voltagem (ver Figura 26-1). A membrana excitável dos axônios nervosos, à semelhança da membrana do músculo cardíaco (ver Capítulo 14) e dos corpos celulares neuronais (ver Capítulo 21), mantém um potencial transmembrana em repouso de -90 a -60 mV. Durante a excitação, ocorre abertura dos canais de sódio, e uma rápida corrente de sódio interna despolariza com rapidez a membrana para o potencial de equilíbrio do sódio (+40 mV). Em consequência desse processo de despolarização, ocorre fechamento dos canais de sódio (inativação), enquanto os canais de potássio se abrem. O fluxo de potássio para fora repolariza a membrana para o potencial de equilíbrio do potássio (~ –95 mV). A repolarização faz os canais de sódio retornarem ao estado de repouso com um tempo de recuperação característico que determina o período refratário. Os gradientes iônicos transmembrana são mantidos pela bomba de sódio. Esses fluxos iônicos assemelham-se aos do músculo cardíaco, embora sejam mais simples, e os anestésicos locais apresentam efeitos semelhantes em ambos os tecidos.

2. *Isoformas dos canais de sódio* Cada canal de sódio consiste em uma única subunidade α contendo um poro central de condução de íons associado a subunidades β acessórias. A subunidade α formadora do poro é, na verdade, suficiente para expressão funcional, porém a cinética e a dependência de voltagem da comporta do canal são modificadas pela subunidade β. Vários canais de sódio diferentes foram caracterizados por registro eletrofisiológico que posteriormente, com o uso da biologia molecular, possibilitou a identificação dos componentes essenciais do sítio de ligação dos anestésicos locais. Dessa maneira, nove membros de uma família de canais de sódio de mamíferos foram caracterizados e classificados como $Na_v1.1$ a $Na_v1.9$, em que o símbolo químico representa o íon principal, o subscrito denota o regulador fisiológico (a voltagem, nesse caso), o número inicial indica o gene, e o número após o ponto, a isoforma particular.

3. *Bloqueio do canal* Certas toxinas biológicas, como a batracotoxina, a aconitina, a veratridina e alguns venenos de escorpiões, ligam-se a receptores dentro do canal e impedem a sua inativação. Essa ação resulta em influxo prolongado de sódio através do canal e em despolarização do potencial em repouso. As toxinas marinhas tetrodotoxina (TTX) e saxitoxina (STX) apresentam efeitos clínicos similares aos dos anestésicos locais (p. ex., bloqueio de condução sem alterações do potencial de repouso). No entanto, ao contrário dos anestésicos locais, o local de ligação da toxina é próximo à superfície extracelular. A sensibilidade desses canais à TTX varia, e a subclassificação com base nessa sensibilidade farmacológica tem importantes implicações fisiológicas e terapêuticas.

Seis dos já citados canais são sensíveis a concentrações nanomolares dessa biotoxina (TTX-S), ao passo que três deles são resistentes (TTX-R). Essas diferenças, juntamente com sua distribuição neuronal variável, aumentam a possibilidade de direcionar subpopulações neuronais específicas. Essa terapia analgésica aperfeiçoada tem o potencial teórico de proporcionar analgesia efetiva, enquanto limita os efeitos adversos significativos produzidos por bloqueadores inespecíficos dos canais de sódio.

Quando são aplicadas concentrações progressivamente crescentes de determinado anestésico local a uma fibra nervosa, o limiar de excitação aumenta, a condução de impulsos torna-se mais lenta, a taxa de elevação do potencial de ação declina, a amplitude do potencial de ação diminui e, por fim, a capacidade de geração de um potencial de ação é totalmente abolida. Esses efeitos progressivos resultam da ligação do anestésico local a um número cada vez maior de canais de sódio. Se a corrente de sódio for bloqueada ao longo de uma extensão crítica do nervo, a propagação por meio da área bloqueada não é mais possível. Nos nervos mielinizados, a extensão crítica parece ser de 2 a 3 nós de Ranvier. Na dose mínima necessária para bloquear a propagação, o potencial de repouso não é significativamente alterado.

O bloqueio dos canais de sódio pela maioria dos anestésicos locais depende tanto da voltagem como do tempo. Os canais no estado de repouso, que predominam em potenciais de membranas mais negativos, exibem afinidade muito menor com os anestésicos locais que os canais ativados (no estado aberto) e inativados, que predominam em potenciais de membrana mais positivos (ver Figura 14-10). Por conseguinte, o efeito de determinada concentração do fármaco é mais acentuado nos axônios de disparo rápido do que nas fibras em repouso (Figura 26-3). Entre potenciais de ação sucessivos, parte dos canais de sódio recupera-se do bloqueio dos anestésicos locais (ver Figura 14-10). A recuperação de um bloqueio induzido por fármaco é 10 a 1.000 vezes mais lenta do que a recuperação dos canais de sua inativação normal (conforme mostrado na Figura 14-4 para a membrana cardíaca). Em consequência, o período refratário aumenta, e o nervo conduz menos potenciais de ação.

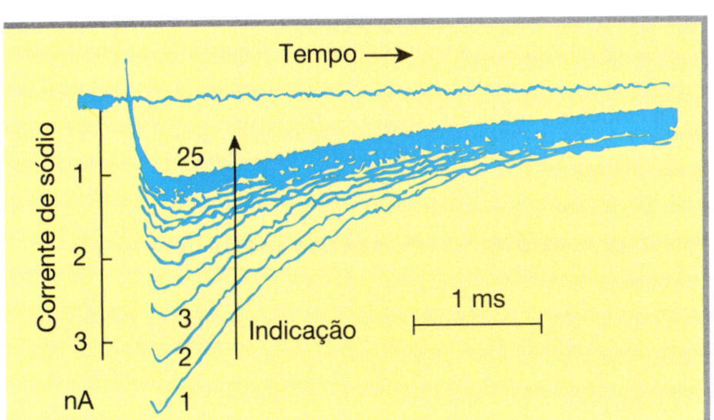

FIGURA 26-3 Efeito da atividade repetitiva sobre o bloqueio da corrente de sódio produzido por um anestésico local em um axônio mielinizado. Foi aplicada uma série de 25 pulsos, e as correntes de sódio resultantes (deflexões para baixo) estão superpostas. A corrente produzida pelos pulsos diminuiu rapidamente do primeiro até o 25º pulso. Um longo período de repouso após a sequência resultou em liberação do bloqueio, porém este pode ser reiniciado por uma sequência subsequente. nA, nanoamperes. (Adaptada, com autorização, de Courtney KR: Mecanismo de inibição da frequência de correntes de sódio dependente de frequência no nervo mielinizado de rã pelo derivado de lidocaína GEA, J Pharmacol Exp Ther 1975 Nov;195 (2): 225-236.)

A elevação do cálcio extracelular antagoniza, em parte, a ação dos anestésicos locais, em virtude do aumento induzido pelo cálcio no potencial de superfície da membrana (que favorece o estado em repouso de baixa afinidade). Ademais, o aumento do potássio extracelular despolariza o potencial de membrana e favorece o estado inativado, intensificando o efeito dos anestésicos locais.

4. *Outros efeitos* Os anestésicos locais atualmente usados ligam-se aos canais de sódio com baixa afinidade e pouca especificidade, e existem vários outros locais para os quais a sua afinidade é quase igual àquela para a ligação ao canal de sódio. Por conseguinte, na presença de concentrações clinicamente relevantes, os anestésicos locais apresentam atividade potencial em inúmeros outros canais (p. ex., de potássio e de cálcio), enzimas (p. ex., adenililciclase, carnitina-acilcarnitina translocase) e receptores (p. ex., *N*-metil-D-aspartato [NMDA], acoplados à proteína G, 5-HT_3, neurocinina-1 [receptor de substância P]). A função desempenhada por esses efeitos auxiliares na produção de anestesia local parece importante, porém não está bem elucidada. Além disso, as interações com esses outros locais provavelmente constituem a base para inúmeras diferenças observadas entre os anestésicos locais no que diz respeito aos efeitos anestésicos (p. ex., bloqueio diferencial) e a toxicidades que não acompanham a potência anestésica.

As ações dos anestésicos locais circulantes nesses diversos locais exercem muitos efeitos, alguns dos quais vão além do controle da dor e são também potencialmente benéficos. Por exemplo, há evidências de que a atenuação da resposta ao estresse e a melhora dos resultados perioperatórios, que podem ocorrer com anestesia epidural, provêm, em parte, de uma ação do anestésico além do bloqueio dos canais de sódio. Os anestésicos locais circulantes também demonstram efeitos antitrombóticos, incluindo impacto na coagulação, agregação plaquetária e microcirculação, bem como na modulação da inflamação.

B. Características de estrutura-atividade dos anestésicos locais

Os anestésicos locais menores e mais lipofílicos apresentam uma taxa de interação mais rápida com o receptor do canal de sódio. Conforme assinalado anteriormente, a potência também exibe uma correlação positiva com a lipossolubilidade. A lidocaína, a procaína e a mepivacaína são mais hidrossolúveis do que a tetracaína, a bupivacaína e a ropivacaína. Estes últimos fármacos são mais potentes e apresentam maior tempo de ação anestésica local. Esses anestésicos locais de ação longa também se ligam mais às proteínas e podem ser deslocados desses sítios de ligação por outros fármacos que se conectam a elas. No caso de fármacos opticamente ativos (p. ex., bupivacaína), o isômero *R*(+) é um pouco mais potente do que o isômero *S*(−) (levobupivacaína).

C. Fatores neuronais que afetam o bloqueio

1. *Bloqueio diferencial* Como os anestésicos locais são capazes de bloquear todos os nervos, suas ações não se limitam à perda desejada de sensação dos locais de estímulos nocivos (dolorosos). Com o uso de técnicas neuroaxiais centrais (espinal ou epidural), a paralisia motora pode comprometer a atividade respiratória, e o bloqueio nervoso autônomo pode promover o desenvolvimento de hipotensão. Além disso, deseja-se a paralisia motora durante uma cirurgia, mas ela talvez represente uma desvantagem em outras situações. Por exemplo, a fraqueza motora que ocorre em consequência de anestesia epidural durante o trabalho de parto obstétrico pode limitar a capacidade da paciente de fazer força para baixo (i.e., "empurrar") durante o parto. De forma semelhante, quando usados para analgesia pós-operatória, a fraqueza pode comprometer a capacidade de deambular sem ajuda e representa um risco de quedas, ao passo que o bloqueio autônomo residual pode interferir na função da bexiga, com consequente retenção urinária e necessidade de cateterização. Essas questões são particularmente problemáticas no caso da cirurgia ambulatorial, que representa uma porcentagem cada vez maior de intervenções cirúrgicas.

2. *Suscetibilidade intrínseca das fibras nervosas* As fibras nervosas diferem significativamente na sua suscetibilidade ao bloqueio dos anestésicos locais. Tradicionalmente, acreditava-se, e ainda se afirma com frequência, que os anestésicos locais bloqueavam preferencialmente as fibras de menor diâmetro em primeiro lugar, devido à distância mais curta ao longo da qual um impulso elétrico pode propagar-se passivamente nessas fibras. Entretanto, uma proporção variável de fibras grandes é bloqueada antes do desaparecimento do componente do potencial de ação composto nas fibras pequenas. De modo mais notável, os nervos mielinizados tendem a ser bloqueados antes dos nervos não mielinizados do mesmo diâmetro. Por exemplo, as fibras B pré-ganglionares são bloqueadas antes das fibras C não mielinizadas de menor tamanho envolvidas na transmissão da dor (Tabela 26-3).

Outro fator importante subjacente ao bloqueio preferencial decorre do mecanismo de ação dos anestésicos locais dependente do estado e do uso. O bloqueio por esses fármacos é mais pronunciado em frequências mais altas de despolarização. As fibras sensoriais (da dor) apresentam uma alta frequência de descarga e uma duração do potencial de ação relativamente longa. As fibras motoras apresentam descargas em uma frequência mais lenta e têm potenciais de ação de duração mais curta. Como as fibras do tipo δ A e C participam na transmissão da dor de alta frequência, essa característica pode favorecer o seu bloqueio mais cedo, na presença de concentrações mais baixas de anestésicos locais. O impacto potencial desses efeitos exige uma interpretação cautelosa dos experimentos não fisiológicos na avaliação da suscetibilidade intrínseca dos nervos ao bloqueio de condução pelos anestésicos locais.

3. *Arranjo anatômico* Além do efeito da vulnerabilidade intrínseca ao bloqueio dos anestésicos locais, a organização anatômica do feixe de nervo periférico pode ter impacto no início e na suscetibilidade de seus componentes. Como se pode prever com base na necessidade das fibras sensoriais proximais serem as últimas a se juntarem no tronco nervoso, a porção interna irá conter fibras sensoriais que inervam as partes mais distais. Por conseguinte, um anestésico aplicado fora do feixe nervoso irá alcançar e anestesiar em primeiro lugar as fibras proximais localizadas na porção externa do feixe, e o bloqueio sensorial irá ocorrer de modo sequencial, da porção proximal para a distal.

FARMACOLOGIA CLÍNICA DOS ANESTÉSICOS LOCAIS

Os anestésicos locais podem produzir analgesia altamente efetiva em regiões bem definidas do corpo. As vias de administração mais comuns incluem aplicação tópica (p. ex., mucosa nasal), ferimento ou infiltração no local da incisão, injeção na vizinhança de terminações nervosas periféricas ou troncos nervosos principais e injeção nos espaços epidural ou subaracnóideo ao redor da medula espinal (ver Figura 26-4). Além disso, a prática clínica recentemente tem visto o desenvolvimento de bloqueios tronculares que visam aos planos fasciais (p. ex., músculo transverso do abdome ou músculo eretor da espinha), bem como a expansão do uso de anestesia de infiltração local (LIA, do inglês *local infiltration anesthesia*), particularmente no cenário da artroplastia da articulação.

Características clínicas do bloqueio

Na prática clínica, observa-se geralmente uma evolução ordenada dos componentes do bloqueio, começando com a transmissão simpática e progredindo para a temperatura, a dor, o toque leve e, por fim, o bloqueio motor. Isso é percebido com mais facilidade durante o início da anestesia espinal, em que se detecta uma discrepância espacial nas modalidades, com os componentes mais vulneráveis exibindo maior dispersão dermatomal (cefálica). Por conseguinte, a perda da sensação de frio (com frequência, avaliada por uma esponja embebida em álcool) estará aproximadamente dois segmentos acima do nível analgésico de uma alfinetada, que, por sua vez, estará

TABELA 26-3 Tamanho e suscetibilidade relativos de diferentes tipos de fibras nervosas aos anestésicos locais

Tipo de fibra	Função	Diâmetro (μm)	Mielinização	Velocidade de condução (m/s)	Sensibilidade ao bloqueio
Tipo A					
α	Propriocepção, motora	12-20	Intensa	70-120	+
β	Tato, pressão	5-12	Intensa	30-70	++
γ	Fusos musculares	3-6	Intensa	15-30	++
δ	Dor, temperatura	2-5	Intensa	5-25	+++
Tipo B	Autônoma pré-ganglionar	< 3	Leve	3-15	++++
Tipo C					
Raiz dorsal	Dor	0,4-1,2	Nenhuma	0,5-2,3	++++
Simpática	Pós-ganglionar	0,3-1,3	Nenhuma	0,7-2,3	++++

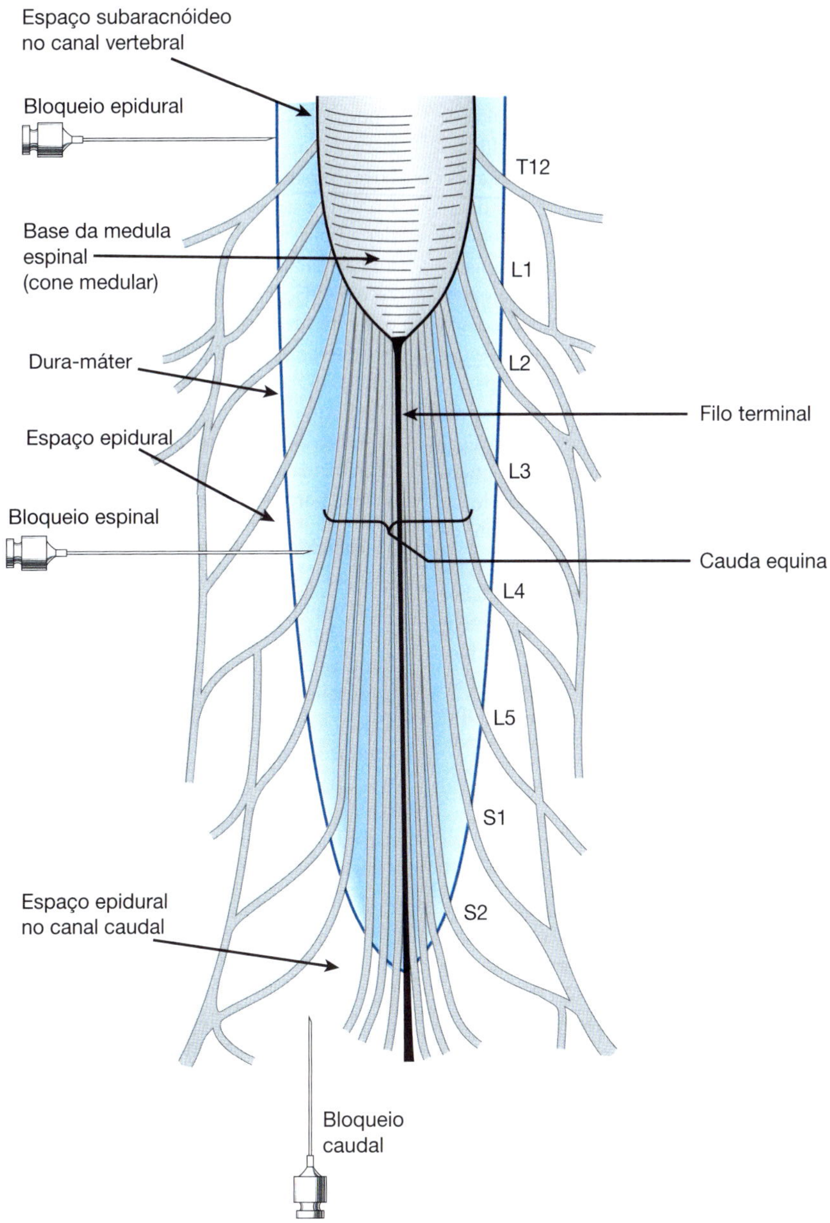

FIGURA 26-4 Diagrama esquemático das áreas típicas de injeção de anestésicos locais no canal vertebral e ao seu redor. No caso de injeção extradural de anestésicos locais, o processo é denominado bloqueio epidural. O bloqueio caudal consiste em um tipo específico de bloqueio epidural em que uma agulha é introduzida no canal caudal pelo hiato sacral. As injeções ao redor de nervos periféricos são conhecidas como bloqueios perineurais (p. ex., bloqueio paravertebral). Por fim, a injeção no líquido cerebrospinal no espaço subaracnóideo (intratecal) é conhecida como bloqueio espinal.

cerca de dois segmentos rostrais da perda da sensação de toque leve. Entretanto, devido às considerações anatômicas feitas anteriormente em relação aos troncos nervosos periféricos, o início dos bloqueios periféricos varia mais, e a fraqueza motora proximal pode preceder o início da perda sensorial mais distal. Além disso, a solução do anestésico em geral não se deposita de modo uniforme ao redor de um feixe nervoso, a dispersão longitudinal e a entrada radial no tronco nervoso estão longe de serem uniformes.

No que diz respeito ao bloqueio diferencial, convém assinalar que a anestesia cirúrgica "bem-sucedida" pode exigir a perda do tato, e não apenas a eliminação da dor, visto que alguns pacientes irão perceber até mesmo a sensação de toque como angustiante durante a cirurgia, temendo, com frequência, que o procedimento se torne doloroso. Além disso, embora existam diferenças nas modalidades, não é possível, com as técnicas convencionais, produzir anestesia cirúrgica sem alguma perda da função motora.

A. Efeitos dos vasoconstritores adicionados

Vários benefícios podem ser obtidos com a adição de um vasoconstritor a um anestésico local. Em primeiro lugar, ocorre aumento localizado da captação neuronal, devido às concentrações teciduais locais mais altas e sustentadas, que podem corresponder, clinicamente, a um bloqueio de maior duração. Isso possibilita uma anestesia adequada para procedimentos mais prolongados, maior duração do controle pós-operatório da dor e menor necessidade total de anestésico. Em segundo lugar, as concentrações sanguíneas máximas estarão reduzidas, visto que a absorção se relaciona mais com o metabolismo e com a eliminação, e ocorre uma redução no risco de efeitos tóxicos sistêmicos. Além disso, quando incorporada a um anestésico espinal, a epinefrina pode não apenas contribuir para o prolongamento do efeito do anestésico local em virtude de suas propriedades vasoconstritoras, mas também exercer um efeito analgésico direto, mediado por receptores α_2-adrenérgicos pós-sinápticos dentro da medula espinal. O reconhecimento desse potencial levou ao uso clínico da clonidina, um α_2-agonista, como adjuvante de anestésicos locais para anestesia espinal.

Por outro lado, a inclusão de epinefrina também pode ter efeitos indesejáveis. A adição de epinefrina a soluções anestésicas potencializa a neurotoxicidade dos anestésicos locais aplicados para bloqueio nervoso periférico ou anestesia espinal. Além disso, evita-se, em geral, o uso de um fármaco vasoconstritor em uma área que carece de fluxo colateral adequado (p. ex., bloqueio digital). Tal prática, no entanto, tem sido questionada.

B. Uso intencional de anestésicos locais por via sistêmica

Embora o principal uso de anestésicos locais tenha por objetivo produzir anestesia em uma área restrita, esses fármacos são algumas vezes administrados deliberadamente por via sistêmica para obtenção de efeitos supressores no processamento da dor. Assim, a administração sistêmica de anestésicos locais tem sido utilizada com algum sucesso no tratamento da dor crônica, e esse efeito pode permanecer por mais tempo além da duração da exposição ao anestésico. Acredita-se que o controle da dor obtido pela administração sistêmica de anestésicos locais se deve, pelo menos em parte, à supressão da descarga ectópica anormal, um efeito observado em concentrações de anestésico local de uma ordem de magnitude abaixo daquela necessária ao bloqueio da propagação dos potenciais de ação nos nervos normais. Consequentemente, esses efeitos podem ser obtidos sem as reações adversas que ocorreriam devido à falha da condução nervosa normal. O escalonamento da dose de anestésico parece exercer as seguintes ações sistêmicas: (1) baixas concentrações suprimem preferencialmente a geração de impulsos ectópicos em nervos periféricos com lesão crônica; (2) concentrações moderadas suprimem a sensibilização central, o que explicaria o benefício terapêutico que pode se estender além da exposição ao anestésico; (3) concentrações mais altas produzem efeitos analgésicos gerais, podendo culminar em toxicidade grave.

Toxicidade

A toxicidade dos anestésicos locais provém de dois processos distintos: (1) efeitos sistêmicos após injeção intravascular inadvertida ou absorção do anestésico local de seu local de administração; (2) neurotoxicidade em consequência dos efeitos locais produzidos pelo contato direto com elementos neurais.

A. Toxicidade sistêmica

A dose de anestésico local usada para anestesia epidural ou bloqueio periférico de grande volume é suficiente para provocar toxicidade clínica significativa e até mesmo morte. A fim de minimizar esse risco, foram promulgadas doses máximas recomendadas de cada fármaco para aplicação geral. O conceito subjacente a essa conduta é o de que a absorção a partir do local de injeção deve corresponder apropriadamente ao metabolismo, impedindo, dessa maneira, a ocorrência de concentrações séricas tóxicas. Entretanto, essas recomendações não consideram as características do paciente ou os fatores de risco concomitantes, nem levam em conta o bloqueio nervoso periférico específico efetuado, que possui um impacto significativo na velocidade de captação sistêmica (ver Figura 26-2). O aspecto mais importante, entretanto, ainda é o fato de que essas recomendações não proporcionam uma proteção contra a toxicidade induzida por injeção intravascular inadvertida (às vezes em uma artéria, porém geralmente em uma veia).

1. *Toxicidade para o SNC* Todos os anestésicos locais têm a capacidade de produzir sedação, tontura, distúrbios visuais e auditivos e inquietação quando a ocorrência de concentrações plasmáticas elevadas resulta de sua rápida absorção ou de sua administração intravascular inadvertida. A dormência perioral e lingual e um gosto metálico constituem sintomas precoces de toxicidade dos anestésicos locais. Em concentrações mais altas, ocorrem nistagmo e contrações musculares espasmódicas, seguidos de convulsões tônico-clônicas. Aparentemente, os anestésicos locais provocam depressão das vias inibitórias corticais, possibilitando, assim, uma atividade das vias neuronais excitatórias sem qualquer oposição. A esse estágio de transição de excitação não equilibrada (p. ex., atividade convulsiva) segue-se o de depressão generalizada do SNC. Todavia, esse padrão clássico de evolução da toxicidade foi caracterizado, em grande parte, em estudos de voluntários humanos (que, por razões éticas, foram limitados a baixas doses) e por administração graduada em modelos animais. A observação de desvios dessa progressão clássica é comum na toxicidade clínica e influenciada por inúmeros fatores, inclusive vulnerabilidade do paciente, anestésico local específico administrado, fármacos concomitantes e velocidade de elevação das concentrações séricas do fármaco. Por exemplo, em uma revisão de relatos de casos clínicos sobre a toxicidade cardíaca por anestésico local, os sinais prodrômicos de toxicidade no SNC ocorreram em apenas 18% dos casos.

Quando há necessidade de altas doses de anestésico local (p. ex., para grande bloqueio nervoso periférico ou infiltração local para cirurgia plástica de grande porte), a pré-medicação com um benzodiazepínico por via parenteral (p. ex., diazepam ou midazolam) pode proporcionar alguma profilaxia contra a toxicidade do SNC induzida pelo anestésico local. Entretanto, essa pré-medicação tem pouco ou nenhum efeito sobre a toxicidade cardiovascular, retardando potencialmente a identificação de uma sobredose fatal. Caso ocorram convulsões, é de suma importância evitar o desenvolvimento de hipoxemia e acidose, que potencializam a toxicidade anestésica. A intubação traqueal rápida facilita a ventilação adequada e a oxigenação, e é essencial evitar a aspiração pulmonar do conteúdo gástrico em pacientes de alto risco. O efeito da hiperventilação é complexo, e seu papel na ressuscitação após sobredose de anestésico é um tanto controverso. Embora geralmente não seja recomendada, é possível que a hiperventilação possa oferecer algum benefício, se usada para neutralizar acidose metabólica significativa. As convulsões causadas por anestésicos locais devem ser rapidamente controladas, a fim de se evitar qualquer dano ao paciente e exacerbação da acidose. A American Society of Regional Anesthesia recomendou os benzodiazepínicos como medicamentos de primeira escolha. No entanto, baixas doses de propofol (p. ex., 0,25-0,5 mg/kg) foram consideradas alternativas aceitáveis, pois costumam estar disponíveis no contexto da administração de anestésico local, enquanto doses mais elevadas devem ser evitadas, particularmente no contexto de instabilidade hemodinâmica. A atividade motora da convulsão pode ser efetivamente interrompida pela administração de um bloqueador neuromuscular, embora essa medida não diminua as manifestações do SNC, e os esforços envidados devam incluir uma terapia direcionada à atividade convulsiva subjacente.

2. *Cardiotoxicidade* As complicações mais temidas associadas à administração de anestésicos locais resultam dos efeitos profundos que esses fármacos podem exercer sobre a condução e a função cardíacas. Em 1979, um editorial da Albright publicou uma revisão sugerindo a morte de seis pessoas em decorrência do uso de bupivacaína e etidocaína. Esse artigo inspirador sugeriu que os anestésicos lipofílicos e potentes, relativamente novos, exibiam maior cardiotoxicidade e que talvez ocorresse parada cardíaca concomitante ou imediatamente após as convulsões e – o mais importante – na ausência de hipoxia ou de acidose. Embora essa sugestão tenha sido duramente criticada, a experiência clínica subsequente, infelizmente, reforçou a preocupação de Albright – em 4 anos, a Food and Drug Administration (FDA) recebeu relatórios de 12 casos de parada cardíaca associados ao uso de bupivacaína a 0,75% para a anestesia peridural em obstetrícia. A maior cardiotoxicidade desses anestésicos foi comprovada a partir de estudos realizados em animais, demonstrando que doses de bupivacaína e etidocaína de apenas dois terços das que provocam convulsões eram capazes de induzir arritmias, ao passo que a margem entre toxicidade do SNC e cardiotoxicidade foi de menos da metade daquela para a lidocaína. Em resposta a isso, a FDA proibiu o uso da bupivacaína a 0,75% em obstetrícia. Além disso, a incorporação de uma dose de teste passou a constituir um padrão de prática anestésica, juntamente com a prática de administração fracionada de anestésico local.

Embora a redução na concentração anestésica da bupivacaína e mudanças na prática anestésica tenham contribuído para reduzir o risco de cardiotoxicidade devido ao fato de os estereosiômeros da bupivacaína terem menor potencial cardiotóxico, novos anestésicos potencialmente mais seguros foram desenvolvidos. (ver Capítulo 1). Pesquisas demonstraram que os enantiômeros da mistura racêmica de bupivacaína não eram equivalentes em termos de cardiotoxicidade, apresentando o enantiômero S(–) melhor vantagem terapêutica, o que levou à comercialização subsequente da levobupivacaína. Posteriormente, chegou ao mercado a ropivacaína, um anestésico ligeiramente menos potente do que a bupivacaína. Deve-se notar, entretanto, que a redução da toxicidade proporcionada por esses compostos é apenas modesta. Na verdade, a American Society of Regional Anesthesia (ASRA) recentemente concluiu que, na maioria dos ambientes clínicos, a ropivacaína e a bupivacaína provavelmente têm toxicidade semelhante quando administradas em uma base equipotente. Portanto, o risco de cardiotoxicidade significativa permanece uma preocupação muito real quando qualquer um desses anestésicos é administrado para bloqueios de alto volume.

3. *Reversão da toxicidade por bupivacaína* Recentemente, uma série de evidências identificou uma terapia simples, prática e aparentemente efetiva para a cardiotoxicidade resistente da bupivacaína por meio da utilização de infusão intravenosa de lipídeo. Essa terapia parece ter aplicações que se estendem além da cardiotoxicidade da bupivacaína, incluindo a toxicidade do SNC induzida por uma sobredose de qualquer fármaco lipossolúvel (ver Quadro "Ressuscitação com lipídeos").

B. Toxicidade localizada

1. *Lesão neural* Desde a introdução inicial da anestesia espinal na prática clínica, relatos esporádicos de lesão neurológica associada a essa técnica levaram à preocupação de que os fármacos anestésicos locais fossem potencialmente neurotóxicos. Após a ocorrência de lesões associadas ao uso de uma formulação para anestesia espinal com procaína, a atenção inicial foi dirigida aos componentes do veículo. Entretanto, estudos experimentais constataram que a procaína a 10% isoladamente induzia lesões semelhantes em gatos, o que não ocorria com o veículo. A preocupação quanto à neurotoxicidade anestésica reapareceu no início da década de 1980 com uma série de relatos de lesão neurológica significativa após o uso de cloroprocaína para anestesia epidural. No entanto, nesses casos o anestésico destinado ao espaço epidural foi inadvertidamente administrado por via intratecal. Como a dose necessária para anestesia espinal é cerca de uma ordem de magnitude menor do que para anestesia epidural, a lesão resultou, aparentemente, da exposição excessiva dos elementos neurais subaracnóideos mais vulneráveis.

Com as mudanças efetuadas na formulação dos veículos e na prática clínica, as preocupações quanto à toxicidade mais uma vez diminuíram até o surgimento de relatos de síndrome da cauda equina associada à anestesia espinal contínua (AEC). Diferentemente da técnica mais comum de injeção única, a AEC consiste na colocação de um cateter no espaço subaracnóideo para possibilitar a administração de doses repetidas, visando uma anestesia adequada e manutenção do bloqueio por um período extenso. Nesses casos, o anestésico local foi evidentemente administrado a uma área restrita do espaço subaracnóideo; para se estender o bloqueio a fim de se obter uma anestesia cirúrgica adequada, foram então administradas múltiplas doses do anestésico. Quando o bloqueio ficou adequado, houve acúmulo de concentrações neurotóxicas em uma área restrita da região caudal do espaço subaracnóideo. Mais notavelmente, na maioria desses casos, o anestésico foi a lidocaína, que é considerado o menos tóxico pela maioria dos médicos. Esse evento foi seguido de relatos de lesão neurotóxica causada pela lidocaína destinada à administração epidural, inadvertidamente administrada por via intratecal, à semelhança dos casos anteriores envolvendo a cloroprocaína, há uma década. A ocorrência de lesão neurotóxica com AEC e com a administração subaracnóidea de doses de lidocaína para anestesia epidural serviu para estabelecer uma vulnerabilidade toda vez que se administra um anestésico em excesso por via intratecal, independentemente do anestésico específico usado. O que mais preocupa é o fato de que relatos subsequentes forneceram evidências de lesão com a administração espinal de lidocaína no limite superior da dose clínica recomendada, levando a recomendações de uma redução da dose máxima. Esses relatos clínicos (bem como estudos experimentais concomitantes) serviram para dissipar o conceito de que os modernos anestésicos locais administrados em doses e concentrações clinicamente relevantes são incapazes de induzir lesão neurotóxica.

O mecanismo da neurotoxicidade dos anestésicos locais foi muito investigado em cultura de células, axônios isolados e modelos *in vivo*. Esses estudos demonstraram inúmeros efeitos deletérios,

Ressuscitação com lipídeos

Com base em um caso de aparente cardiotoxicidade induzida por uma dose muito pequena de bupivacaína administrada a um paciente com deficiência de carnitina, G. L. Weinberg postulou que esse distúrbio metabólico provocou um aumento da toxicidade, devido ao acúmulo de ácidos graxos nos miócitos cardíacos. Ele considerou a hipótese de que a administração de lipídeos poderia, de forma semelhante, potencializar a cardiotoxicidade da bupivacaína, porém os experimentos realizados para testar essa hipótese demonstraram exatamente o efeito oposto. Desse modo, Weinberg começou a efetuar pesquisas laboratoriais sistemáticas, as quais demonstraram claramente a eficácia potencial de uma **emulsão lipídica intravenosa (ELI)** para reanimação na cardiotoxicidade induzida por bupivacaína. A confirmação clínica foi obtida oito anos mais tarde, com o relato de ressuscitação bem-sucedida de um paciente que sofrera parada cardíaca induzida por anestésico (bupivacaína + mepivacaína) refratária aos procedimentos-padrão de suporte cardíaco de vida avançado (SCVA). Em pouco tempo, seguiram-se numerosos relatos semelhantes de ressuscitação bem-sucedida, ampliando essa experiência clínica para outros anestésicos, como, por exemplo, neurotoxicidades induzida por levobupivacaína e ropivacaína, ou colapso cardiovascular induzido por bupropiona e taquicardia ventricular multiforme provocada por haloperidol. De forma semelhante, as pesquisas laboratoriais forneceram evidências da eficácia do tratamento para diversos desafios tóxicos (p. ex., verapamil, clomipramina e propranolol).

Apesar de ter avançado significativamente nas últimas duas décadas, a compreensão dos mecanismos pelos quais os lipídeos são eficazes ainda é incompleta. Com certeza, um efeito importante é a sua capacidade de extrair um fármaco lipofílico do plasma aquoso, reduzindo assim sua concentração efetiva em tecidos-alvo, mecanismo inicialmente denominado "coletor de lipídeos". Mais recentemente, o termo mais dinâmico "transporte de lipídeos" foi preferido para refletir a redistribuição do fármaco de órgãos mais suscetíveis à toxicidade para órgãos onde o fármaco possa ser armazenado, desintoxicado ou excretado. No entanto, outros mecanismos devem contribuir para justificar a eficácia do resgate de lipídeos. Outras evidências experimentais demonstraram efeitos cardiotônicos e vasoconstritores benéficos, bem como pós-condicionamento (por meio da ativação de cinases pró-sobrevivência).

Embora permaneçam várias questões sem resposta, as evidências são suficientes para justificar a administração de lipídeo nos casos de toxicidade anestésica sistêmica. Seu uso foi promulgado por uma força-tarefa da ASRA (https://www.asra.com/advisory-guidelines/article/3/checklist-for-treatment-of-local-anesthetic-systemic-toxicity), e a administração de lipídeo foi incorporada na revisão mais recente das diretrizes do SCVA para parada cardíaca em situações especiais. É importante assinalar que o propofol não pode ser administrado com essa finalidade, visto que o volume relativamente enorme dessa solução necessário à terapia lipídica forneceria quantidades letais do fármaco.

inclusive falha da condução, lesão da membrana, extravasamento de enzimas, ruptura do citoesqueleto, acúmulo de cálcio intracelular, interrupção do transporte axonal, colapso do cone de crescimento e apoptose. Ainda não foi esclarecido o papel que esses ou outros fatores podem desempenhar na lesão clínica. Entretanto, é evidente que a lesão não resulta do bloqueio do canal de sódio regulado por voltagem em si, de modo que o efeito clínico e a toxicidade não estão estreitamente ligados.

2. *Sintomas neurológicos transitórios (SNTs)* Além das complicações neurais muito raras, porém devastadoras, que podem ocorrer com a administração neuroaxial (espinal e epidural) de anestésicos locais, uma síndrome de dor transitória ou disestesia, ou ambas, foi recentemente associada ao uso da lidocaína para anestesia espinal. Embora esses sintomas não estejam associados à perda sensorial, à fraqueza motora ou à disfunção intestinal ou vesical, a dor pode ser muito intensa, ultrapassando com frequência a intensidade daquela provocada pelo procedimento cirúrgico. Os SNTs ocorrem até mesmo com doses modestas de anestésico e foram documentados em até um terço dos pacientes aos quais se administrou lidocaína, com risco aumentado associado a certas posições do paciente durante a cirurgia (p. ex., litotomia) e anestesia ambulatorial. O risco com outros anestésicos varia de modo considerável. Por exemplo, a incidência é apenas um pouco reduzida com o uso de procaína ou mepivacaína, porém parece insignificante com a bupivacaína, prilocaína e cloroprocaína. A etiologia e o significado dos SNTs ainda não foram estabelecidos, porém as diferenças entre fatores que afetam os SNTs e a toxicidade em animais de laboratório constituem um forte argumento contra um mecanismo comum para mediar esses sintomas e os déficits neurológicos persistentes ou permanentes. No entanto, a alta incidência de SNT com lidocaína espinal levou à diminuição do uso desse procedimento, embora a popularidade da lidocaína para todas as outras aplicações, incluindo anestesia peridural, permaneça intacta. Ironicamente, a cloroprocaína, antes considerada um anestésico mais tóxico, agora está ganhando popularidade para raquianestesia de curta duração como uma alternativa à lidocaína, um composto que foi considerado o padrão-ouro em termos de segurança por mais de meio século e usado por mais de 50 milhões de procedimentos de anestesia espinal.

ANESTÉSICOS LOCAIS COMUMENTE USADOS E SUAS APLICAÇÕES

ARTICAÍNA

Aprovada para uso nos Estados Unidos em abril de 2000 (e também disponível no Brasil), como anestésico para odontologia, a articaína é singular entre os anestésicos do tipo amino-amida por ter um anel tiofeno no lugar de um anel de benzeno, bem como um grupo éster adicional sujeito a metabolismo por esterases plasmáticas (ver Tabela 26-1). A modificação do anel serve para aumentar a lipofilicidade, melhorando, assim, a entrada nos tecidos, enquanto a inclusão do éster resulta em meia-vida plasmática mais curta (~ 20 minutos), conferindo-lhe um melhor índice terapêutico em relação à toxicidade sistêmica. Essas características levaram a uma ampla popularidade da articaína na anestesia dentária, situação na qual, em geral, é considerada mais efetiva e, possivelmente, mais segura do que a lidocaína, o padrão anterior. Em contraposição a esses atributos positivos, existe a preocupação de desenvolvimento de parestesias persistentes, apesar de raras, que podem ser 3 vezes mais comuns com o uso da articaína. Entretanto, a prilocaína tem sido associada a uma incidência relativa ainda maior (2 vezes a da articaína). É importante assinalar que esses consistem nos únicos dois anestésicos de uso odontológico formulados em soluções a 4%; todos os outros são comercializados em concentrações menores (p. ex., a concentração máxima de lidocaína para anestesia de uso odontológico é de 2%), e já está bem estabelecido que a neurotoxicidade anestésica, em certo grau, depende da concentração. Por conseguinte, é possível que o risco aumentado decorra mais da formulação do que de uma propriedade intrínseca do anestésico. Em um levantamento recente de instituições de ensino de odontologia no Canadá e nos Estados Unidos, mais da metade dos que responderam indicaram que a articaína a 4% não é mais usada para bloqueio do nervo mandibular.

BENZOCAÍNA

Conforme assinalado anteriormente, a lipofilicidade pronunciada da benzocaína relegou a sua aplicação à anestesia tópica. Apesar de usada há mais de um século, sua popularidade diminuiu recentemente, devido à preocupação crescente acerca de seu potencial na indução de metemoglobinemia. As concentrações elevadas talvez se devam a erros inatos, ou podem ocorrer com exposição a um agente oxidante, sendo este o caso observado na exposição significativa à benzocaína (ou aos nitritos, ver Capítulo 12). Como a metemoglobina não transporta oxigênio, as concentrações elevadas representam um sério risco, sendo a gravidade obviamente paralela às concentrações sanguíneas observadas.

BUPIVACAÍNA

Devido à preocupação quanto à sua cardiotoxicidade, a bupivacaína com frequência é evitada em técnicas que exigem grandes volumes de anestésico concentrado, como bloqueios epidural ou de nervos periféricos realizados para anestesia cirúrgica. Por outro lado, concentrações relativamente baixas (≤ 0,25%) frequentemente são usadas com vistas à obtenção de uma anestesia periférica prolongada e analgesia para controle da dor pós-operatória e para dor da incisão cirúrgica quando usado por infiltação. Muitas vezes, é o fármaco de escolha para infusões epidurais usadas para controle da dor pós-operatória e analgesia no trabalho de parto. Por fim, a bupivacaína tem uma história comparativa impecável como anestésico espinal, com índice terapêutico favorável no que concerne à neurotoxicidade e pouco ou nenhum risco de SNT. Todavia, a bupivacaína espinal não é apropriada para cirurgia ambulatorial pela duração de ação relativamente longa que deve retardar a recuperação, exigindo maior permanência do paciente antes de receber alta.

CLOROPROCAÍNA

A introdução da cloroprocaína na prática clínica, em 1951, representou uma regressão ao modelo aminoéster anterior. A cloroprocaína conquistou uma aceitação disseminada como agente epidural na anestesia obstétrica, situação na qual a sua rápida hidrólise serve para minimizar o risco de toxicidade sistêmica ou exposição do feto. Os relatos lamentáveis de lesão neurológica associada à administração intratecal incorreta e de altas doses destinadas ao espaço epidural levaram à descontinuação do seu uso. Assim como a cloroprocaína, altas doses de qualquer anestésico local são capazes de induzir lesão neurotóxica.

A ocorrência frequente de SNT com lidocaína, administrada como anestésico espinal, criou um vazio anestésico que a cloroprocaína parecia preencher adequadamente. O início e a duração de ação da cloroprocaína espinal são ainda mais curtos que os da lidocaína, porém apresentam pouco ou nenhum risco de SNT. Essas características favoráveis levaram ao uso sem indicação em bula de uma solução livre de conservantes (epidural) e, por fim, à aprovação e comercialização de Chlorotekal (não disponível no Brasil), uma formulação de cloroprocaína especificamente indicada para raquianestesia. No entanto, o uso de cloroprocaína como anestésico espinal é relativamente limitado. Mais evidências serão necessárias para estabelecer firmemente seu perfil de segurança. Além do uso emergente como anestésico espinal, a cloroprocaína ainda tem alguma aplicação atual como anestésico epidural, em particular em situações nas quais existe necessidade de se obter uma rápida anestesia cirúrgica, como cesariana em uma parturiente em trabalho de parto com sofrimento fetal.

COCAÍNA

A aplicação clínica atual da cocaína limita-se, em grande parte, à anestesia tópica para procedimentos otorrinolaringológicos, em que a intensa vasoconstrição produzida pode servir para reduzir o sangramento. Mesmo nesses casos, o seu uso diminuiu consideravelmente devido a uma preocupação acerca de sua toxicidade sistêmica, bem como à inconveniência da dispensação e da manipulação dessa substância controlada.

ETIDOCAÍNA

Introduzida juntamente com a bupivacaína, a etidocaína teve aplicação limitada em virtude de suas fracas características de bloqueio. A etidocaína tende a produzir um bloqueio diferencial inverso (i.e., em comparação com outros anestésicos, como a bupivacaína, a etidocaína produz bloqueio motor excessivo em comparação com o bloqueio sensorial), o que raramente constitui um atributo favorável.

LEVOBUPIVACAÍNA

Conforme discutido, esse enantiômero *S*(−) da bupivacaína é um pouco menos cardiotóxico do que a mistura racêmica. É também menos potente e tende a apresentar duração de ação mais longa, embora a magnitude desses efeitos seja demasiado pequena para ter qualquer importância clínica substancial.

LIDOCAÍNA

Além da questão da alta incidência de SNT com a sua administração espinal, a lidocaína tem excelente registro como anestésico de duração intermediária e continua sendo o padrão de referência para a comparação da maioria dos anestésicos.

MEPIVACAÍNA

Apesar de ser estruturalmente semelhante à bupivacaína e à ropivacaína (ver Tabela 26-1), a mepivacaína exibe propriedades clínicas comparáveis às da lidocaína. Todavia, difere da lidocaína no que diz respeito à vasoatividade, visto que a mepivacaína tende a produzir vasoconstrição, em vez de vasodilatação. Essa característica provavelmente explica a sua duração um pouco mais longa, tornando-a uma escolha popular para bloqueio periférico grande. A lidocaína manteve o seu domínio sobre a mepivacaína para anestesia epidural, situação na qual a colocação rotineira de cateter anula a importância da maior duração. Mais importante ainda é o fato de a mepivacaína ser lentamente metabolizada pelo feto, tornando-a uma escolha imprópria para anestesia epidural na parturiente. Quando usada para anestesia espinal, a mepivacaína apresenta uma incidência um pouco mais baixa de SNT do que a lidocaína.

PRILOCAÍNA

Entre os anestésicos do tipo amino-amida, a prilocaína é a que apresenta maior depuração, conferindo-lhe um risco reduzido de toxicidade sistêmica. Infelizmente, essa vantagem é um tanto anulada por sua tendência a induzir metemoglobinemia, em consequência do acúmulo de um de seus metabólitos, a ortotoluidina, que é um agente oxidante. Como anestésico espinal, a duração de ação da prilocaína é um pouco mais longa do que a da lidocaína e está associada a um baixo risco de SNT, embora mais pesquisas sejam necessárias para confirmar este achado. A prilocaína está sendo cada vez mais usada para anestesia espinal na Europa, onde foi comercializada especificamente para essa finalidade. Não existe nenhuma formulação aprovada nos Estados Unidos, nem qualquer formulação que possa ser apropriada para uso na anestesia espinal sem indicação em bula (no Brasil está aprovada para uso tópico e injetável).

ROPIVACAÍNA

A ropivacaína é um enantiômero $S(-)$ em uma série homóloga que inclui a bupivacaína e a mepivacaína, distinguida por sua quiralidade e grupo propila fora do anel piperidina (ver Tabela 26-1). A reduzida cardiotoxicidade percebida provocou seu uso disseminado para bloqueio periférico de grande volume. No entanto, como mencionado anteriormente, essa redução na toxicidade é modesta, e sua real vantagem sobre a bupivacaína tem sido questionada pelos clínicos. No entanto, continua a ser uma escolha popular para bloqueios de alto volume, assim como as infusões peridurais para controle do trabalho de parto ou da dor pós-operatória. Embora haja algumas evidências de que a ropivacaína produz um bloqueio diferencial mais favorável do que a bupivacaína, a falta de potência clínica equivalente contribui para a complexidade dessas comparações.

EMLA

O termo *eutético* é aplicado a misturas nas quais a combinação de elementos apresenta uma temperatura de fusão mais baixa do que cada um dos elementos componentes. A lidocaína e a prilocaína podem ser combinadas para formar uma mistura desse tipo, comercializada como EMLA (do inglês ***E**utectic **M**ixture of **L**ocal **A**nesthetics*). Essa formulação, que contém 2,5% de lidocaína e 2,5% de prilocaína, possibilita a entrada do anestésico na camada ceratinizada da pele, produzindo dormência localizada. É comumente usada em pediatria a fim de se anestesiar a pele antes de uma punção venosa para colocação de cateter intravenoso.

TENDÊNCIAS FUTURAS

Formulações de liberação retardada

A administração de analgesia ou anestesia prolongadas, como no caso de tratamento da dor pós-operatória, tem sido tradicionalmente efetuada com a colocação de um cateter para possibilitar uma administração contínua do anestésico. Mais recentemente, tem-se investido no desenvolvimento de sistemas de administração capazes de liberar lentamente o anestésico, proporcionando, assim, maior duração sem o inconveniente de um cateter. Uma nova formulação – uma suspensão lipossômica injetável de bupivacaína de liberação prolongada – foi aprovada pela FDA em 2011, e o desenvolvimento de outras tecnologias com esse objetivo está em andamento. Embora essa aprovação inicial tenha se limitado à analgesia de infiltração, ela foi expandida para incluir o bloqueio interescalênico, enquanto outras indicações provavelmente seguirão.

Fármacos menos tóxicos; fármacos mais seletivos

Foi claramente demonstrado que a neurotoxicidade dos anestésicos não resulta do bloqueio dos canais de sódio regulados por voltagem. Por conseguinte, o efeito e a toxicidade tecidual não são mediados por um mecanismo comum, estabelecendo a possibilidade de desenvolver compostos com índices terapêuticos consideravelmente melhores. Além disso, a intensa ligação das biotoxinas ao sítio de ligação 1 dos canais de sódio apresenta uma estratégia alternativa para oferecer um bloqueio prolongado, evitando a necessidade de colocação de cateter e de infusão contínua de anestésico. Um desses compostos, a **neosaxitoxina**, está atualmente em investigação clínica.

Conforme discutido anteriormente, a identificação e a subclassificação de famílias de canais de sódio neuronais estimularam a pesquisa voltada ao desenvolvimento de bloqueadores mais seletivos dos canais de sódio. A distribuição neuronal variável dessas isoformas e a função singular que algumas desempenham na sinalização da dor sugerem que a obtenção de um bloqueio seletivo desses canais poderá melhorar bastante o índice terapêutico dos moduladores dos canais de sódio. Por exemplo, os compostos que visam especificamente o $Na_v1.7$ mantêm a promessa terapêutica para o controle eficaz da dor não opiácea. Esses canais têm representação abundante nos gânglios da raiz dorsal: humanos com mutações de perda de função de $Na_v1.7$ apresentam insensibilidade congênita à dor (ICD), enquanto as mutações de ganho de função estão associadas a síndromes de dor crônica severa. Vários compostos com especificidade para $Na_v1.7$ foram identificados e estão em fase de desenvolvimento.

RESUMO Fármacos usados para anestesia local

Subclasse, fármaco	Mecanismo de ação	Efeitos	Aplicações clínicas	Farmacocinética, toxicidades, interações
AMIDAS				
• Lidocaína	Bloqueio dos canais de sódio	Lentifica e, em seguida, bloqueia a propagação do potencial de ação	Procedimentos de curta duração • tópica (mucosa), intravenosa, infiltração, espinal, epidural, bloqueios periféricos menores e maiores	Parenteral (p. ex., bloqueio periférico, porém varia significativamente de acordo com o local específico) • duração de 1-2 h • 2-4 h com epinefrina • *Toxicidade:* excitação do SNC (bloqueio de grande volume) e neurotoxicidade local
• Bupivacaína	O mesmo da lidocaína	Os mesmos da lidocaína	Procedimentos de maior duração (porém não utilizada topicamente ou por via intravenosa)	Parenteral • duração 3-6 h • *Toxicidade:* excitação do SNC • colapso cardiovascular (bloqueios de alto volume)
• *Prilocaína, mepivacaína: assim como a lidocaína (mas também com risco de metemoglobinemia com prilocaína)*				
• *Articaína: anestésico dental popular*				
• *Ropivacaína, levobupivacaína: assim como a bupivacaína*				
ÉSTERES				
• Cloroprocaína	O mesmo da lidocaína	Os mesmos da lidocaína	Procedimentos de duração muito curta (em geral, não é utilizada topicamente ou por IV)	Parenteral • duração de 30-60 min • 60-90 min com epinefrina • *Toxicidade:* a mesma da lidocaína
• Cocaína	O mesmo da lidocaína • além disso, apresenta efeitos simpatomiméticos	Os mesmos da lidocaína	Procedimentos que exigem alta atividade de superfície e vasoconstrição	Parenteral ou tópico • duração 1-2 h • *Toxicidade:* excitação do SNC, convulsões, arritmias cardíacas, hipertensão, trauma
• *Procaína: assim como cloroprocaína (mas não usada para epidural)*				
• *Tetracaína: usada primariamente para raquianestesia, duração 2-3 h*				
• *Benzocaína: usada exclusivamente para anestesia tópica*				

PREPARAÇÕES DISPONÍVEIS

NOMES GENÉRICOS
Articaína
Benzocaína (tópica)
Bupivacaína
Cloroprocaína*
Cocaína (tópica)
Dibucaína (tópica)*
Diclonina (tópica, pastilhas)*
Emulsão lipídica intravenosa para sobredose
Levobupivacaína
Lidocaína

NOMES GENÉRICOS
Lidocaína e hidrocortisona (adesivo)
Lidocaína e mistura de bupivacaína
Mepivacaína
Mistura eutética de lidocaína e prilocaína (tópica)
Pramocaína (tópica)*
Prilocaína
Procaína
Proparacaína (uso oftálmico)*
Ropivacaína
Tetracaína

*Não disponível no Brasil.

REFERÊNCIAS

Albright GA: Cardiac arrest following regional anesthesia with etidocaine or bupivacaine. Anesthesiology 1979;51:285.

American Society of Regional Anesthesia and Pain Medicine: Checklist for treatment of local anesthetic systemic toxicity. 2017. https://www.asra.com/advisory-guidelines/article/3/checklist-for-treatment-of-local-anesthetic-systemic-toxicity

Auroy Y et al: Serious complications related to regional anesthesia: Results of a prospective survey in France. Anesthesiology 1997;87:479.

Balocco AL et al: Extended release bupivacaine formulations for postoperative analgesia: An update. Curr Opin Anesthesiol 2018;31:636.

Butterworth JF 4th, Strichartz GR: Molecular mechanisms of local anesthesia: A review. Anesthesiology 1990;72:711.

Catterall WA, Goldin AL, Waxman SG: International Union of Pharmacology. XLVII. Nomenclature and structure-function relationships of voltage-gated sodium channels. Pharmacol Rev 2005;57:397.

Cave G, Harvey M: Intravenous lipid emulsion as antidote beyond local anesthetic toxicity: A systematic review. Acad Emerg Med 2009;16:815.

de Jong RH, Ronfeld RA, DeRosa RA: Cardiovascular effects of convulsant and supraconvulsant doses of amide local anesthetics. Anesth Analg 1982;61:3.

de Lera Ruiz L, Kraus RL: Voltage-gated sodium channels: Structure, function, pharmacology, and clinical indications. J Med Chem 2015;58:7093.

Di Gregorio G et al: Clinical presentation of local anesthetic systemic toxicity: A review of published cases, 1979 to 2009. Reg Anesth Pain Med 2010;35:181.

Drasner K: Chloroprocaine spinal anesthesia: Back to the future? Anesth Analg 2005;100:549.

Drasner K: Lidocaine spinal anesthesia: A vanishing therapeutic index? Anesthesiology 1997;87:469.

Drasner K: Local anesthetic neurotoxicity: Clinical injury and strategies that may minimize risk. Reg Anesth Pain Med 2002;27:576.

Drasner K: Local anesthetic systemic toxicity: A historical perspective. Reg Anesth Pain Med 2010;35:162.

Drasner K et al: Cauda equina syndrome following intended epidural anesthesia. Anesthesiology 1992;77:582.

Drasner K et al: Persistent sacral sensory deficit induced by intrathecal local anesthetic infusion in the rat. Anesthesiology 1994;80:847.

Fettiplace MR, Weinberg G: The mechanisms underlying lipid resuscitation therapy. Reg Anesth Pain Med 2018;43:138.

Flight MH: Analgesics: Specifically attenuating pain. Nat Rev Drug Discov 2007;6:518.

Freedman JM et al: Transient neurologic symptoms after spinal anesthesia: An epidemiologic study of 1,863 patients. Anesthesiology 1998;89:633.

Gitman M, Barrington MJ: Local anesthetic systemic toxicity: A review of recent case reports and registries. Reg Anesth Pain Med. 2018;43:124.

Goldblum E, Atchabahian A: The use of 2-chloroprocaine for spinal anaesthesia. Acta Anaesthesiol Scand 2013;57:545.

Hampl KF et al: Transient neurologic symptoms after spinal anesthesia. Anesth Analg 1995;81:1148.

Hille B: Local anesthetics: Hydrophilic and hydrophobic pathways for the drug-receptor interaction. J Gen Physiol 1977;69:497.

Holmdahl MH: Xylocain (lidocaine, lignocaine), its discovery and Gordh's contribution to its clinical use. Acta Anaesthesiol Scand Suppl 1998;113:8.

Kouri ME, Kopacz DJ: Spinal 2-chloroprocaine: A comparison with lidocaine in volunteers. Anesth Analg 2004;98:75.

Lahaye LA, Butterworth JF: Site-1 sodium channel blockers as local anesthetics: Will neosaxitoxin supplant the need for continuous nerve blocks? Anesthesiology 2015;123:741.

Mattison JB: Cocaine poisoning. Med Surg Rep 1891;115:645.

Neal JM et al: The Third American Society of Regional Anesthesia and Pain Medicine Practice Advisory on Local Anesthetic Systemic Toxicity: Executive Summary 2017. Reg Anesth Pain Med 2018;43:113.

Pollock JE: Transient neurologic symptoms: Etiology, risk factors, and management. Reg Anesth Pain Med 2002;27:581.

Priest BT: Future potential and status of selective sodium channel blockers for the treatment of pain. Curr Opin Drug Discov Dev 2009;12:682.

Rigler ML et al: Cauda equina syndrome after continuous spinal anesthesia. Anesth Analg 1991;72:275.

Ruetsch YA, Boni T, Borgeat A: From cocaine to ropivacaine: The history of local anesthetic drugs. Curr Top Med Chem 2001;1:175.

Sakura S et al: Local anesthetic neurotoxicity does not result from blockade of voltage-gated sodium channels. Anesth Analg 1995;81:338.

Schneider M et al: Transient neurologic toxicity after hyperbaric subarachnoid anesthesia with 5% lidocaine. Anesth Analg 1993;76:1154.

Sirianni AJ et al: Use of lipid emulsion in the resuscitation of a patient with prolonged cardiovascular collapse after overdose of bupropion and lamotrigine. Ann Emerg Med 2008;51:412.

Taniguchi M, Bollen AW, Drasner K: Sodium bisulfite: Scapegoat for chloroprocaine neurotoxicity? Anesthesiology 2004;100:85.

Tremont-Lukats IW et al: Systemic administration of local anesthetics to relieve neuropathic pain: A systematic review and meta-analysis. Anesth Analg 2005;101:1738.

Weinberg GL: Lipid emulsion infusion: Resuscitation for local anesthetic and other drug overdose. Anesthesiology 2012;117:180.

Weinberg GL et al: Pretreatment or resuscitation with a lipid infusion shifts the dose-response to bupivacaine-induced asystole in rats. Anesthesiology 1998;88:1071.

RESPOSTA DO ESTUDO DE CASO

Se for selecionada uma técnica de anestesia espinal, a bupivacaína é uma excelente escolha. A bupivacaína tem ação adequadamente longa e um registro irrepreensível no que concerne à lesão neurotóxica e a sintomas neurológicos transitórios, que são as complicações de maior preocupação na técnica de anestesia espinal. Embora a bupivacaína tenha maior potencial de cardiotoxicidade, isso não constitui um problema quando o fármaco é usado para anestesia espinal, devido às doses muito pequenas necessárias à administração intratecal. Se fosse escolhida uma técnica epidural para o procedimento cirúrgico, seria necessário considerar o potencial de toxicidade sistêmica, tornando a lidocaína ou a mepivacaína (em geral, com epinefrina) preferíveis à bupivacaína (ou até mesmo à ropivacaína ou à levobupivacaína), em virtude dos índices terapêuticos mais satisfatórios no que tange à cardiotoxicidade. No entanto, a toxicidade sistêmica é uma preocupação menor (mas não inexistente) com a administração peridural ou de nervo periférico para controle da dor pós-operatória, pois envolve a administração de anestésico mais diluído em uma taxa mais lenta. Os fármacos mais comuns usados com essa indicação são a bupivacaína, a ropivacaína e a levobupivacaína.

CAPÍTULO

27

Relaxantes do músculo esquelético

Marieke Kruidering-Hall, PhD
Lundy Campbell, MD

ESTUDO DE CASO

Uma mulher de 35 anos, pesando 80 kg, com IMC de 32, realizará uma cirurgia no joelho direito para correção do menisco. O cirurgião e a paciente solicitaram anestesia geral para esse procedimento. Além de obesidade, a paciente tem hipertensão (tratada com hidroclorotiazida), diabetes insulinodependente e usa contraceptivos orais. Não possui histórico de alergia a medicamentos. Ao exame físico, são notáveis a obesidade e uma obstrução da via respiratória avaliada como grau III na escala de Mallampati (indicando espaço extremamente limitado da base da língua ao céu da boca e provável dificuldade de intubação). Em virtude do diabetes e do risco de esvaziamento gástrico retardado, optou-se por usar a intubação endotraqueal a fim de proteger as vias respiratórias da paciente durante o procedimento.

Após a indução da anestesia com propofol, é administrada uma dose de rocurônio para atingir o relaxamento do músculo esquelético e para facilitar a intubação endotraqueal. Uma vez relaxada a musculatura, tenta-se a laringoscopia direta, sem conseguir visualizar as vias respiratórias. Faz-se alterações na posição da paciente e usa-se uma técnica diferente, mas ainda não se consegue realizar a intubação.

Decide-se voltar para a ventilação bolsa-válvula-máscara. No entanto, é mais difícil de obter volumes correntes adequados. Então, reverte-se o bloqueio neuromuscular e a paciente é acordada.

Quais fármacos poderiam ser usados para a reversão do bloqueio neuromuscular? Qual seria o mais apropriado nesse cenário? Quais problemas podem ocorrer com o fármaco escolhido?

Os fármacos que atuam no músculo esquelético são divididos em dois grupos terapêuticos diferentes: aqueles utilizados durante procedimentos cirúrgicos e na unidade de terapia intensiva (UTI) para produzir paralisia muscular (i.e., **bloqueadores neuromusculares**), e aqueles usados para reduzir a espasticidade em uma variedade de condições dolorosas (i.e., **espasmolíticos** e **antiespasmódicos**). Os fármacos bloqueadores neuromusculares interferem na transmissão da placa motora neuromuscular e carecem de atividade no sistema nervoso central (SNC). Esses compostos são usados principalmente como adjuvantes durante a anestesia geral para otimizar as condições cirúrgicas e facilitar a intubação endotraqueal, de modo a garantir uma ventilação adequada. Os medicamentos que pertencem ao grupo dos espasmolíticos têm sido tradicionalmente denominados relaxantes musculares de "ação central" e são utilizados sobretudo no tratamento da dor lombar crônica e em condições fibromiálgicas dolorosas. O dantroleno, um fármaco que não tem nenhum efeito central significativo, usado principalmente no tratamento de uma rara complicação associada a anestésico, a hipertermia maligna, também é discutido neste capítulo.

FÁRMACOS BLOQUEADORES NEUROMUSCULARES

História

Durante o século XVI, os exploradores europeus constataram que os nativos da Bacia Amazônica na América do Sul utilizavam o curare, um veneno colocado nas flechas que produzia paralisia dos músculos esqueléticos, para matar animais. O composto ativo, a *d*-tubocurarina, e seus derivados sintéticos modernos tiveram uma importante influência na prática da anestesia e cirurgia, além de demonstrarem utilidade na compreensão dos mecanismos básicos envolvidos na transmissão neuromuscular.

Função neuromuscular normal

O mecanismo de transmissão neuromuscular na placa motora assemelha-se ao descrito para os nervos colinérgicos pré-ganglionares no Capítulo 6. A chegada de um potencial de ação no terminal nervoso motor causa um influxo de cálcio e a liberação do neurotransmissor acetilcolina. A acetilcolina se difunde através da fenda sináptica com a consequente ativação dos receptores nicotínicos localizados na placa motora, presentes a uma densidade de 10.000/μm^2 em algumas espécies. Conforme assinalado no Capítulo 7, o receptor N_M no adulto é composto por cinco peptídeos: dois peptídeos α, um peptídeo β, um peptídeo γ e um peptídeo δ (Figura 27-1). A ligação de duas moléculas de acetilcolina a receptores nas subunidades α-β e δ-α determina a abertura do canal. O movimento subsequente de sódio e de potássio através do canal está associado a uma despolarização gradual da membrana da placa motora (ver Figura 7-4, painel B). Essa mudança de voltagem é denominada potencial da placa motora. A magnitude do potencial da placa motora está diretamente relacionada com a quantidade de acetilcolina liberada. Se o potencial for pequeno, a permeabilidade e o potencial da placa motora normalizam-se sem a propagação de um impulso da região da placa motora para o restante da membrana muscular. Entretanto, se o potencial da placa motora for grande, a membrana muscular adjacente é despolarizada, e ocorre propagação de um potencial de ação ao longo de toda a fibra muscular. A seguir, a contração muscular é desencadeada pelo acoplamento de excitação-contração. A acetilcolina liberada é rapidamente removida da região da placa motora por difusão e destruição enzimática pela enzima local, a acetilcolinesterase.

Pelo menos dois tipos adicionais de receptores de acetilcolina são encontrados no aparelho neuromuscular. O primeiro tipo localiza-se no terminal axônico motor pré-sináptico, e a ativação desses receptores mobiliza uma quantidade adicional de transmissor para liberação subsequente por meio da mobilização de um maior número de vesículas de acetilcolina para a membrana sináptica. O segundo tipo de receptor é encontrado nas células extrajuncionais e normalmente não está envolvido na transmissão neuromuscular. Todavia, em certas condições (p. ex., imobilização prolongada, queimaduras térmicas), esses receptores podem proliferar o suficiente a ponto de afetar a transmissão neuromuscular subsequente. Essa proliferação de receptores de acetilcolina extrajuncionais, que é descrita adiante, pode ser clinicamente relevante quando se utilizam fármacos relaxantes da musculatura esquelética despolarizantes e não despolarizantes.

Podem ocorrer relaxamento e paralisia do músculo esquelético devido à interrupção da função em vários locais ao longo da via que se estende do SNC até os nervos somáticos mielinizados, terminais nervosos motores não mielinizados, receptores nicotínicos de acetilcolina, placa motora, membrana muscular e o próprio aparelho contrátil muscular intracelular.

O bloqueio da função da placa motora pode ser obtido por meio de dois mecanismos básicos. O primeiro tipo de bloqueio farmacológico da acetilcolina é característico dos fármacos bloqueadores neuromusculares antagonistas (p. ex., fármacos bloqueadores neuromusculares não despolarizantes). Esses fármacos impedem o acesso do transmissor a seu receptor e, portanto, a despolarização. O protótipo desse subgrupo não despolarizante é a ***d*-tubocurarina**. O segundo tipo de bloqueio pode ser produzido por um excesso de um agonista despolarizante, como a acetilcolina. Esse efeito aparentemente paradoxal da acetilcolina também é observado no receptor nicotínico ganglionar de acetilcolina. O protótipo dos fármacos bloqueadores despolarizantes é o **suxametônio**. Um bloqueio despolarizante semelhante pode ser produzido pela própria acetilcolina, quando são alcançadas concentrações locais elevadas na fenda sináptica

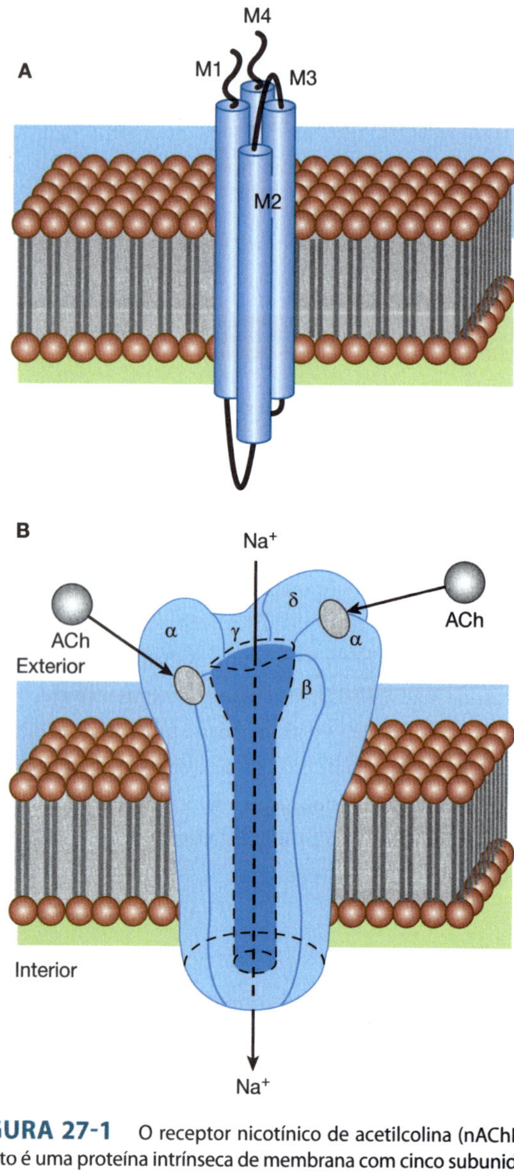

FIGURA 27-1 O receptor nicotínico de acetilcolina (nAChR) do adulto é uma proteína intrínseca de membrana com cinco subunidades distintas (α_2 β δ γ). (**A**) Desenho de uma das cinco subunidades do AChR na superfície da placa motora de um músculo de mamífero adulto. Cada subunidade contém quatro domínios helicoidais, denominados de M1 a M4. Os domínios M2 revestem o poro do canal. (**B**) Desenho do nAChR completo. As extremidades terminais N de duas subunidades cooperam para formar duas bolsas de ligação distintas para a acetilcolina (ACh). Essas bolsas ocorrem nas interfaces das subunidades α-β e δ-α. A ligação de uma molécula de ACh aumenta a afinidade do receptor pela segunda molécula, seguida de múltiplas etapas intermediárias que levam à abertura do canal. Essas etapas são objeto de intensa pesquisa.

(p. ex., na intoxicação por inibidores da colinesterase), e pela nicotina e por outros agonistas nicotínicos. Entretanto, o bloqueio neuromuscular produzido por fármacos despolarizantes distintos do suxametônio não pode ser controlado precisamente e carece de valor clínico.

FARMACOLOGIA BÁSICA DOS FÁRMACOS BLOQUEADORES NEUROMUSCULARES

Química

Todos os fármacos bloqueadores neuromusculares disponíveis exibem semelhança estrutural com a acetilcolina. Por exemplo, o suxametônio consiste em duas moléculas de acetilcolina ligadas por suas extremidades (Figura 27-2). Ao contrário da estrutura linear do suxametônio e de outros fármacos despolarizantes, os fármacos não despolarizantes (p. ex., pancurônio) ocultam a estrutura de "dupla-acetilcolina" em um de dois tipos de sistemas volumosos em anéis semirrígidos (ver Figura 27-2). As Figuras 27-3 e 27-4 fornecem exemplos das duas principais famílias de fármacos bloqueadores não despolarizantes – os derivados da isoquinolina e de esteroides. Outra característica comum a todos os bloqueadores neuromusculares atualmente usados consiste na presença de um ou dois nitrogênios quaternários, tornando-os pouco lipossolúveis e limitando a sua entrada no SNC.

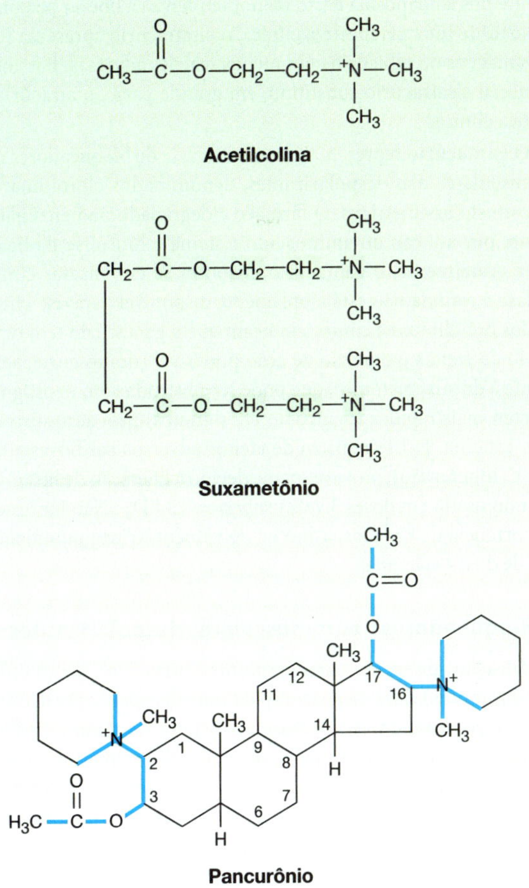

FIGURA 27-2 Relação estrutural do suxametônio, um agente despolarizante, e do pancurônio, um agente não despolarizante, com a acetilcolina, o transmissor neuromuscular. O suxametônio, originalmente denominado diacetilcolina, consiste em duas moléculas de acetilcolina ligadas pelos grupos de metilacetato. O pancurônio pode ser visualizado como dois fragmentos semelhantes à acetilcolina (*destaque em azul*) orientados em um núcleo esteroide.

Farmacocinética dos fármacos bloqueadores neuromusculares

Todos os fármacos bloqueadores neuromusculares são compostos muito polares e inativos por via oral; precisam ser administrados por via parenteral.

A. Bloqueadores neuromusculares não despolarizantes

A taxa de eliminação de um agente bloqueador neuromuscular não despolarizante do sangue caracteriza-se por uma rápida fase inicial de distribuição seguida de uma fase de eliminação mais lenta. Os fármacos bloqueadores neuromusculares são bastante ionizados, não atravessam facilmente as membranas celulares e não estão ligados com força aos tecidos periféricos. Por conseguinte, seu volume de distribuição (80-140 mL/kg) é apenas um pouco maior do que o volume sanguíneo.

A duração do bloqueio neuromuscular produzido por relaxantes não despolarizantes está correlacionada com a meia-vida de eliminação. Os fármacos excretados pelos rins normalmente apresentam meias-vidas mais longas, resultando em maior duração (> 35 minutos). Os fármacos eliminados pelo fígado tendem a apresentar meias-vidas e ação mais curtas (Tabela 27-1). Todos os relaxantes musculares esteroides são metabolizados a seus produtos 3-hidroxi, 17-hidroxi ou 3,17-di-hidroxi no fígado. Em geral, os metabólitos 3-hidroxi apresentam 40 a 80% da potência do fármaco original. Em circunstâncias normais, os metabólitos não são formados em

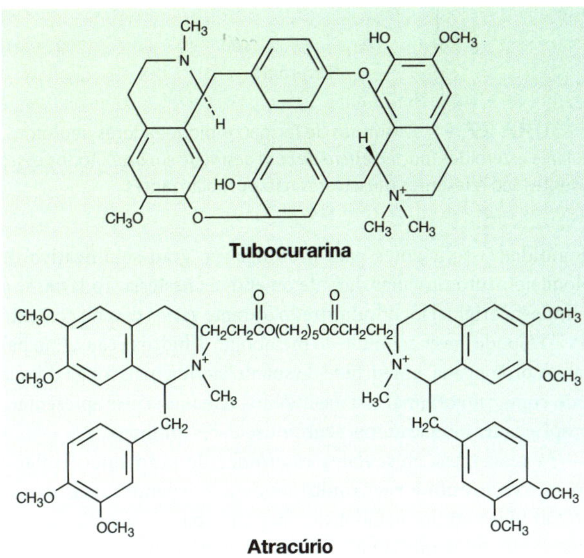

FIGURA 27-3 Estruturas de dois fármacos bloqueadores neuromusculares derivados da isoquinolina. Esses agentes são relaxantes musculares não despolarizantes.

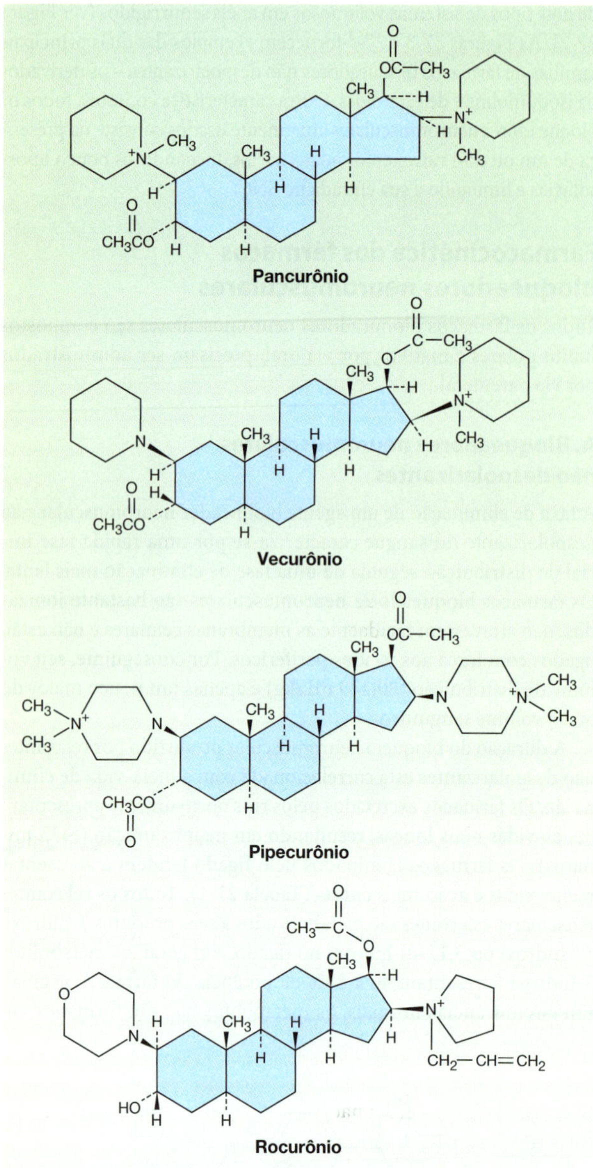

FIGURA 27-4 Estruturas de fármacos bloqueadores neuromusculares esteroides (*núcleo esteroide com destaque em azul*). Todos esses agentes são relaxantes musculares não despolarizantes.

quantidades suficientes para produzir um grau significativo de bloqueio neuromuscular durante ou após a anestesia. Todavia, se o composto original for administrado durante vários dias no contexto da UTI, pode haver acúmulo do metabólito 3-hidroxi, causando paralisia prolongada, em virtude de sua meia-vida mais longa do que a do composto original. Os metabólitos remanescentes apresentam propriedades bloqueadoras neuromusculares mínimas.

Os relaxantes musculares esteroides de ação intermediária (p. ex., **vecurônio** e **rocurônio**) tendem a depender mais da excreção biliar ou do metabolismo hepático para a sua eliminação. Esses relaxantes musculares são mais comumente utilizados em clínica do que os fármacos à base de esteroides de ação longa (p. ex., **pancurônio**). A duração de ação desses relaxantes pode estar significativamente prolongada em pacientes com comprometimento da função hepática.

O **atracúrio** (ver Figura 27-3) é um relaxante muscular não despolarizante da isoquinolina de ação intermediária que não é mais utilizado na prática clínica. Além de seu metabolismo hepático, o atracúrio é inativado por uma forma de degradação espontânea denominada eliminação de Hofmann. Os principais produtos de degradação são a laudanosina e um ácido quaternário relacionado, ambos sem qualquer propriedade bloqueadora neuromuscular. A laudanosina é lentamente metabolizada pelo fígado e apresenta uma meia-vida de eliminação mais longa (i.e., 150 minutos). Atravessa com facilidade a barreira hematencefálica (BHE) e, em concentrações sanguíneas elevadas, pode causar convulsões e aumento na necessidade de anestésico volátil. Durante a anestesia cirúrgica, as concentrações sanguíneas normalmente variam de 0,2 a 1 mcg/mL, entretanto, com infusões prolongadas de atracúrio na UTI, elas podem ultrapassar 5 mcg/mL.

O atracúrio tem vários estereoisômeros, e o potente isômero **cisatracúrio** tornou-se hoje um dos relaxantes musculares mais comumente usados na prática clínica. Embora se assemelhe ao atracúrio, o cisatracúrio depende menos da inativação hepática, produz menos laudanosina e tem menor tendência a liberar histamina. A partir de uma perspectiva clínica, o cisatracúrio apresenta todas as vantagens do atracúrio com menos reações adversas. Por conseguinte, o cisatracúrio substituiu, em grande parte, o atracúrio na prática clínica.

O **gantacúrio** representa uma nova classe de bloqueadores neuromusculares não despolarizantes, denominados clorofumaratos ônio-misto assimétricos. O fármaco é degradado não enzimaticamente por adução do aminoácido cisteína e hidrólise da ligação éster. Atualmente, o gantacúrio encontra-se em ensaios clínicos de fase 3 e ainda não está amplamente disponível para uso clínico. Dados pré-clínicos e clínicos indicam que o gantacúrio tem rápido início de efeitos e duração de ação previsível (muito curta, semelhante à do suxametônio), que pode ser revertida com neostigmina ou com mais rapidez (dentro de 1-2 minutos) pela administração de L-cisteína. Existe registro de efeitos adversos cardiovasculares (p. ex., hipotensão), provavelmente devido à liberação de histamina, quando usado em doses 3 vezes superiores a ED_{95}. Não foi relatada a ocorrência de broncospasmo ou de vasoconstrição pulmonar no uso de doses mais altas.

B. Bloqueadores neuromusculares despolarizantes

A duração de ação extremamente curta do suxametônio (5-10 minutos) deve-se à sua rápida hidrólise pela butirilcolinesterase e pela pseudocolinesterase no fígado e no plasma, respectivamente. O metabolismo pela colinesterase plasmática constitui a via predominante de eliminação do suxametônio. O principal metabólito do suxametônio, a succinilmonocolina, é rapidamente degradado a ácido succínico e colina. Como a colinesterase plasmática tem uma enorme capacidade de hidrolisar o suxametônio, apenas uma pequena porcentagem da dose intravenosa original alcança a junção neuromuscular. Além disso, como existe pouca ou nenhuma colinesterase plasmática na placa motora, o bloqueio induzido pelo suxametônio termina com a sua difusão da placa motora para o líquido extracelular. Por conseguinte, as concentrações plasmáticas circulantes de colinesterase influenciam a duração de

TABELA 27-1 Propriedades farmacocinéticas e farmacodinâmicas dos fármacos bloqueadores neuromusculares

Fármaco	Excreção	Depuração (mL/kg/min)	Tempo aproximado de ação (min)	Potência aproximada em relação à tubocurarina*
Derivados da isoquinolina				
Atracúrio	Espontânea[1]	6,6	20-35	1,5
Cisatracúrio	Principalmente espontânea	5-6	25-44	1,5
Tubocurarina	Renal (40%)	2,3-2,4	> 50	1
Derivados de esteroides				
Pancurônio	Renal (80%)	1,7-1,8	> 35	6
Rocurônio	Hepática (75-90%) e rim	2,9	20-35	0,8
Vecurônio	Hepática (75-90%) e rim	3-5,3	20-35	6
Agente despolarizante				
Suxametônio	ChE plasmática[2] (100%)	> 100	< 8	0,4

[1]Hidrólise enzimática e não enzimática das ligações éster.
[2]Butirilcolinesterase (pseudocolinesterase).
*Não disponível no Brasil.

ação do suxametônio ao determinar a quantidade do fármaco que alcança a placa motora.

O bloqueio neuromuscular produzido pelo suxametônio pode ser prolongado em pacientes com uma variante genética anormal da colinesterase plasmática. O ***número de dibucaína*** é uma medida da capacidade do indivíduo de metabolizar o suxametônio e pode ser utilizado para identificar pacientes de alto risco. Nas condições padronizadas do teste, a dibucaína inibe em 80% a enzima normal e em apenas 20% a enzima anormal. Foram identificadas muitas variantes genéticas da colinesterase plasmática, embora as variantes relacionadas com a dibucaína sejam as mais importantes. Tendo em vista a raridade dessas variantes genéticas, o teste da colinesterase plasmática não constitui um procedimento clínico de rotina, mas pode ser indicado para pacientes com história familiar de deficiência da colinesterase plasmática. Outra estratégia razoável consiste em evitar o uso do suxametônio quando exequível em pacientes com possível história familiar de deficiência de colinesterase plasmática.

Mecanismo de ação

As interações de fármacos com o receptor de acetilcolina-canal da placa motora foram descritas em nível molecular. A Figura 27-5 ilustra vários modos de ação dos fármacos sobre o receptor.

A. Bloqueadores neuromusculares não despolarizantes

Todos os fármacos bloqueadores neuromusculares de uso atual nos Estados Unidos (assim como no Brasil), à exceção do suxametônio, são classificados como fármacos não despolarizantes. Embora o seu uso clínico não seja mais disseminado, a ***d*-tubocurarina** é considerada o protótipo dos bloqueadores neuromusculares. Quando administrados em pequenas doses, os relaxantes musculares não despolarizantes atuam predominantemente no sítio receptor nicotínico, competindo com a acetilcolina. Os relaxantes não despolarizantes menos potentes (p. ex., rocurônio) são os que apresentam início mais rápido e ação mais curta. Em doses mais altas, os fármacos não despolarizantes podem entrar no poro do canal iônico (ver Figura 27-5), produzindo um bloqueio motor mais intenso. Essa ação enfraquece ainda mais a transmissão neuromuscular e diminui a capacidade dos inibidores da acetilcolinesterase (p. ex., neostigmina, edrofônio, piridostigmina) de antagonizar o efeito dos relaxantes musculares não despolarizantes.

Os relaxantes não despolarizantes também podem bloquear os canais de sódio pré-juncionais. Como resultado dessa ação, os relaxantes musculares interferem na mobilização da acetilcolina na terminação nervosa e causam desaparecimento gradual das contrações nervosas evocadas (Figura 27-6; descrição adiante). Uma consequência da natureza superável do bloqueio pós-sináptico produzido pelos relaxantes musculares não despolarizantes é o fato de que a estimulação tetânica (rápida aplicação de estímulos elétricos a um nervo periférico) libera grandes quantidades de acetilcolina, seguida de facilitação pós-tetânica transitória da força de contração (p. ex., alívio do bloqueio). Uma importante consequência clínica desse princípio consiste na remoção do bloqueio residual por inibidores da colinesterase. As características de um bloqueio neuromuscular não despolarizante estão resumidas na Tabela 27-2 e na Figura 27-6.

B. Bloqueadores neuromusculares despolarizantes

1. *Bloqueio de fase I (despolarizante)* O suxametônio é o único bloqueador neuromuscular despolarizante clinicamente útil. Seus efeitos neuromusculares são iguais aos da acetilcolina, exceto pelo fato de o suxametônio produzir um efeito mais longo na junção mioneural. O suxametônio reage com o receptor nicotínico para abrir o canal e causar despolarização da placa motora, que, por sua vez, se propaga para as membranas adjacentes, causando contrações transitórias de unidades motoras musculares. Os dados obtidos de registros de canais individuais indicam que os bloqueadores despolarizantes podem entrar no canal, produzindo uma "oscilação" prolongada da condutância iônica (Figura 27-7). Como o suxametônio não é metabolizado efetivamente na sinapse, as membranas despolarizadas permanecem despolarizadas e não responsivas a impulsos subsequentes (i.e., em um estado de bloqueio despolarizante). Além disso, como o acoplamento excitação-contração exige a repolarização (recarregamento [*repriming*]) da placa motora

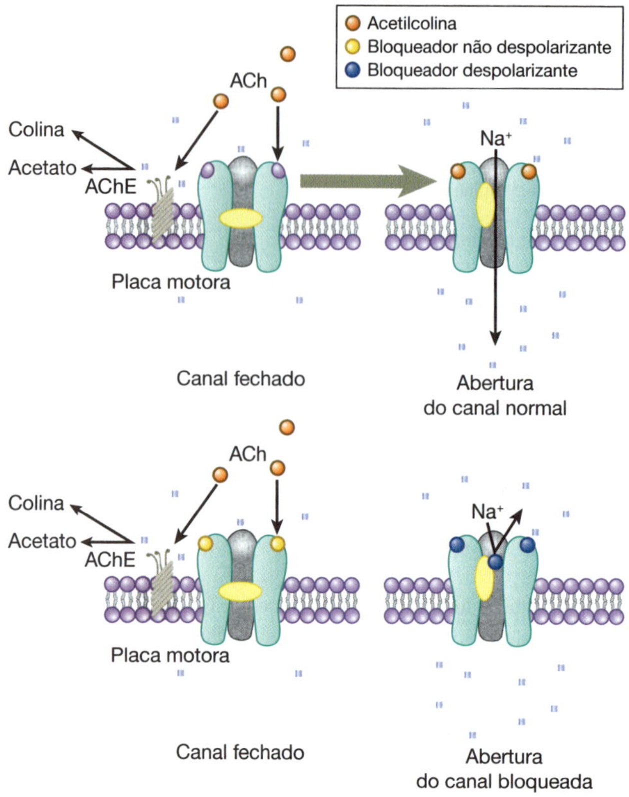

FIGURA 27-5 Diagrama esquemático das interações dos fármacos com o receptor de acetilcolina no canal da placa motora (as estruturas são puramente simbólicas). **No topo:** a ação do agonista acetilcolina (*em vermelho*) é promover a abertura do canal. **No topo, à esquerda:** um bloqueador não despolarizante, como o rocurônio (*em amarelo*), quando ligado ao receptor, impede a abertura do canal. **Embaixo, à direita:** um bloqueador despolarizante, como o suxametônio (*em azul*), promove bloqueio do canal ao ligar-se ao receptor. O fechamento normal da comporta do canal é impedido, e o bloqueador pode deslocar-se rapidamente para dentro e para fora do poro. Os bloqueadores despolarizantes podem dessensibilizar a placa motora ao ocuparem o receptor e ao causarem despolarização persistente. Pode ocorrer um efeito adicional dos fármacos na placa motora por meio de alterações do ambiente lipídico que circunda o canal (não mostrado). Os anestésicos gerais e os alcoóis podem comprometer a transmissão neuromuscular por esse mecanismo.

e descargas repetidas para se manter a tensão muscular, ocorre paralisia flácida. Diferentemente dos fármacos não despolarizantes, esse denominado bloqueio de fase I (despolarizante) é aumentado, e não revertido, por inibidores da colinesterase.

As características do bloqueio neuromuscular despolarizante estão resumidas na Tabela 27-2 e na Figura 27-6.

2. *Bloqueio de fase II* (*dessensibilização*) Com a exposição prolongada ao suxametônio, a despolarização inicial da placa terminal diminui e a membrana torna-se repolarizada. A despeito dessa repolarização, a membrana não pode ser novamente despolarizada com facilidade, visto que está *dessensibilizada*. O mecanismo envolvido nessa fase de dessensibilização não está bem esclarecido, porém algumas evidências indicam que o bloqueio do canal pode tornar-se mais importante do que a ação agonista no receptor durante a fase II da ação bloqueadora neuromuscular do suxametônio. Independentemente do mecanismo envolvido, os canais comportam-se como se estivessem em um estado de fechamento prolongado (ver Figura 27-6). Depois, na fase II, as características do bloqueio são quase idênticas àquelas de um bloqueio não despolarizante (i.e., resposta de contração não duradoura a um estímulo tetânico) (ver Figura 27-6), com possível reversão por inibidores da acetilcolinesterase.

FARMACOLOGIA CLÍNICA DOS FÁRMACOS BLOQUEADORES NEUROMUSCULARES

Paralisia do músculo esquelético

Antes da introdução dos fármacos bloqueadores neuromusculares, o relaxamento profundo do músculo esquelético para operações intracavitárias só podia ser obtido pela produção de níveis de anestesia volátil (inalatórios) profundos o suficiente para provocar efeitos depressores sobre os sistemas cardiovascular e respiratório. O uso adjuvante de fármacos bloqueadores neuromusculares tornou possível a obtenção de um relaxamento muscular adequado para todos os tipos de procedimentos cirúrgicos, sem os efeitos depressores cardiorrespiratórios produzidos pela anestesia profunda.

Avaliação da transmissão neuromuscular

O monitoramento do efeito dos relaxantes musculares durante a cirurgia (e durante a recuperação após a administração de inibidores da colinesterase) envolve o uso de um dispositivo que produz estimulação elétrica transdérmica de um dos nervos periféricos para a mão ou para os músculos faciais, com registro das contrações

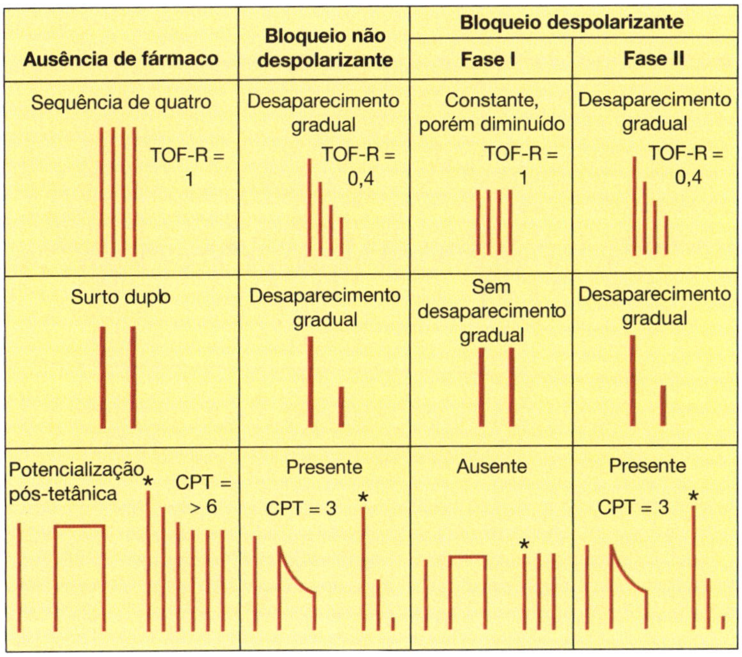

FIGURA 27-6 Respostas de contração muscular a diferentes padrões de estimulação nervosa utilizados na monitoração do relaxamento do músculo esquelético. São mostradas as alterações produzidas por um bloqueador não despolarizante e pelo bloqueio despolarizante e dessensibilizante do suxametônio. No padrão de sequência de quatro estímulos (TOF, do inglês *train-of-four*), são aplicados quatro estímulos em 2 Hz. A razão TOF (TOF-R) é calculada a partir da força da quarta contração dividida pela força da primeira. No padrão de surto duplo, são aplicados três estímulos em 50 Hz, seguidos de um período de repouso de 700 ms, com repetição do processo. No padrão de potencialização pós-tetânica, aplica-se uma estimulação de 50 Hz de vários segundos, seguida de repouso de vários segundos e, após, de estímulos isolados em uma taxa lenta (p. ex., 0,5 Hz). O número de contrações pós-tetânicas detectáveis é a contagem pós-tetânica (CPT),* primeira contração pós-tetânica.

TABELA 27-2 Comparação de um relaxante muscular não despolarizante típico (rocurônio) com um relaxante muscular despolarizante (suxametônio)

		Suxametônio	
	Rocurônio	**Fase I**	**Fase II**
Administração de tubocurarina	Aditiva	Antagonista	Aumentada[1]
Administração de suxametônio	Antagonista	Aditiva	Aumentada[1]
Efeito da neostigmina	Antagonista	Aumentada[1]	Antagonista
Efeito excitatório inicial sobre o músculo esquelético	Nenhum	Fasciculações	Nenhum
Resposta a um estímulo tetânico	Não duradoura (desaparecimento gradual)	Duradoura[2] (sem desaparecimento gradual)	Não duradoura (desaparecimento gradual)
Facilitação pós-tetânica	Sim	Não	Sim
Taxa de recuperação	30-60 min[3]	4-8 min	> 20 min[3]

[1]Não se sabe se essa interação é aditiva ou sinérgica (superaditiva).
[2]A amplitude encontra-se diminuída, porém a resposta é duradoura.
[3]A taxa de bloqueio depende da dose e da integridade do bloqueio neuromuscular.

produzidas (i.e., respostas de contração). As respostas motoras a diferentes padrões de estimulação dos nervos periféricos podem ser registradas no centro cirúrgico durante o procedimento (ver Figura 27-6). A abordagem padrão para o monitoramento dos efeitos clínicos dos relaxantes musculares durante a cirurgia utiliza a estimulação de nervos periféricos para desencadear respostas motoras, que são visualmente observadas pelo anestesiologista. Os três padrões usados com mais frequência são os seguintes: (1) estimulação de contração espasmódica única, (2) sequência de quatro estímulos (TOF) e (3) estimulação tetânica. Dispõe-se também de duas modalidades mais recentes de monitoramento da transmissão neuromuscular: a estimulação de duplo surto e a contagem pós-tetânica.

Com a estimulação de contração espasmódica única, aplica-se um único estímulo elétrico supramáximo a um nervo periférico, em frequências de 0,1 Hz e 1 Hz. A maior frequência é muitas vezes utilizada durante a indução e a reversão para determinar de modo mais acurado o efeito máximo do fármaco. A estimulação de TOF envolve quatro estímulos supramáximos sucessivos aplicados a intervalos de 0,5 segundo (2 Hz). Cada estímulo na TOF provoca contração do músculo, e a magnitude relativa da resposta da quarta contração, em comparação com a primeira, fornece a razão TOF. Com um bloqueio despolarizante, todas as quatro contrações espasmódicas são reduzidas de maneira relacionada com a dose. Com um bloqueio não despolarizante, a razão TOF diminui (desaparece gradualmente) e é inversamente proporcional ao grau de bloqueio. Durante a recuperação do bloqueio não despolarizante, a magnitude do desaparecimento gradual diminui, e a razão TOF aproxima-se de 1. A recuperação para uma razão TOF superior a

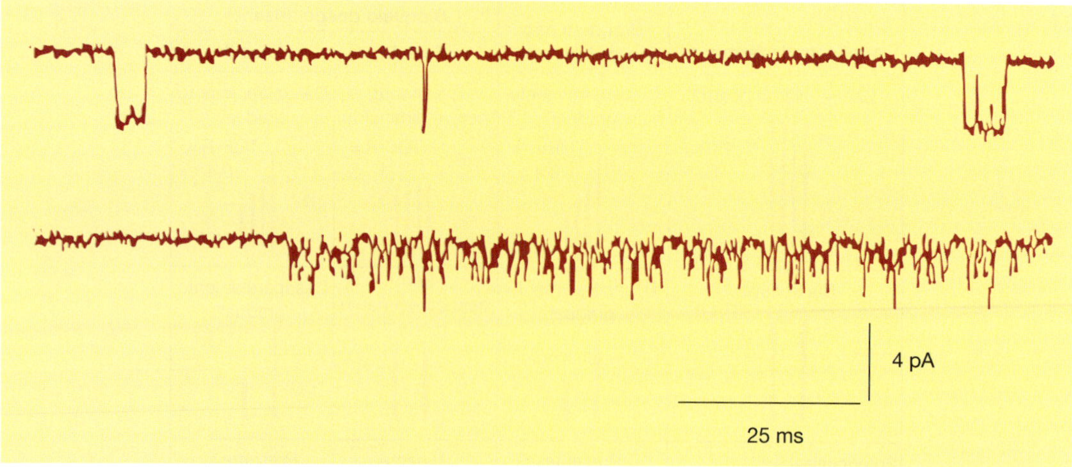

FIGURA 27-7 Ação do suxametônio sobre correntes do receptor da placa motora de um único canal no músculo de rã. As correntes por meio de um único canal de AChR foram registradas utilizando a técnica de fixação de placas. O traçado superior foi registrado na presença de uma baixa concentração de suxametônio. As deflexões inferiores representam as aberturas do canal e a passagem de corrente internamente dirigida (despolarizante). O traçado inferior foi registrado na presença de uma concentração muito mais alta de suxametônio e mostra a "oscilação" prolongada do canal, à medida que ele se abre e se fecha repetidamente ou é "ligado" pelo fármaco. (Reproduzida, com autorização, de Marshall CG, Ogden DC, Colquhoun D: The actions of suxamethonium (succinyldicholine) as an agonist and channel blocker at the nicotinic receptor of frog muscle, J Physiol 1990 Set; 428: 155-174.)

0,7 geralmente é necessária para a restauração da ventilação espontânea. Entretanto, para uma recuperação clínica completa de um bloqueio não despolarizante, considera-se a necessidade de uma TOF superior a 0,9. O desaparecimento gradual da resposta de TOF após a administração de suxametônio indica o desenvolvimento de um bloqueio de fase II.

A estimulação tetânica consiste na aplicação muito rápida (30-100 Hz) de estímulos elétricos durante vários segundos. No decurso de um bloqueio neuromuscular não despolarizante (e um bloqueio de fase II após a administração de suxametônio), a resposta não é duradoura, e observa-se o desaparecimento gradual das respostas de contração espasmódica. Esse desaparecimento gradual da resposta à estimulação tetânica normalmente é considerado um evento pré-sináptico. Entretanto, o grau de desaparecimento gradual depende principalmente do grau de bloqueio neuromuscular. Durante um bloqueio não despolarizante parcial, a estimulação nervosa tetânica é seguida de aumento na resposta de contração espasmódica pós-tetânica, a denominada *facilitação pós-tetânica* da transmissão neuromuscular. Durante o bloqueio neuromuscular intenso, não há nenhuma resposta à estimulação tetânica ou pós-tetânica. À medida que a intensidade do bloqueio diminui, a resposta à estimulação da contração espasmódica pós-tetânica reaparece. O reaparecimento da primeira resposta à estimulação de contração após estimulação tetânica reflete a duração do bloqueio neuromuscular profundo (clínico). Para determinar a contagem pós-tetânica, são aplicados 5 segundos de tetania em 50 Hz, seguidos de 3 segundos de repouso e, a seguir, de pulsos de 1 Hz durante cerca de 10 segundos (10 pulsos). A contagem de contrações espasmódicas do músculo fornece uma estimativa da profundidade do bloqueio. Por exemplo, uma contagem pós-tetânica de 2 sugere ausência de resposta de contração espasmódica (por TOF) durante cerca de 20 a 30 minutos, ao passo que uma contagem pós-tetânica de 5 correlaciona-se com uma ausência de resposta de contração tetânica (por TOF) de cerca de 10 a 15 minutos (ver Figura 27-6, painel inferior).

O padrão de estimulação de duplo surto constitui uma forma mais recente de estimulação nervosa elétrica, desenvolvida com a finalidade de possibilitar a detecção manual de bloqueio neuromuscular residual quando não é possível registrar as respostas a uma estimulação isolada de contração espasmódica, TOF ou estimulação tetânica. Nesse padrão, são aplicados três estímulos nervosos em 50 Hz, seguidos de um período de repouso de 700 ms e, em seguida, dois ou três estímulos adicionais em 50 Hz. É mais fácil detectar o desaparecimento gradual das respostas à estimulação de duplo surto do que à estimulação da TOF. A ausência de desaparecimento gradual na resposta à estimulação de duplo surto implica que não há bloqueio neuromuscular residual clinicamente significativo.

Uma abordagem mais quantitativa para monitoração neuromuscular envolve o uso de um transdutor de força para medir a resposta produzida (i.e., movimento) do polegar à estimulação de TOF sobre o nervo ulnar no punho. Esse dispositivo tem a vantagem de ser integrado ao aparelho de anestesia e de fornecer um gráfico mais acurado da porcentagem de desaparecimento gradual à estimulação de TOF.

A. Bloqueadores neuromusculares não despolarizantes

Durante a anestesia, a administração de tubocurarina, 0,1 a 0,4 mg/kg, por via intravenosa, inicialmente provoca fraqueza motora. Em seguida, os músculos esqueléticos tornam-se flácidos e não excitáveis à estimulação elétrica (Figura 27-8). Em geral, os músculos mais volumosos (p. ex., do abdome, do tronco, paraespinal, do diafragma) são mais resistentes ao bloqueio neuromuscular e recuperam-se com mais rapidez do que os músculos de menor volume (p. ex., da face, dos pés e das mãos). O diafragma é habitualmente o último músculo a ser paralisado. Pressupondo que a ventilação seja adequadamente mantida, não ocorre nenhum efeito adverso com a paralisia dos músculos esqueléticos. Quando a administração de relaxantes musculares é interrompida, a recuperação dos músculos ocorre na sequência inversa, sendo o diafragma

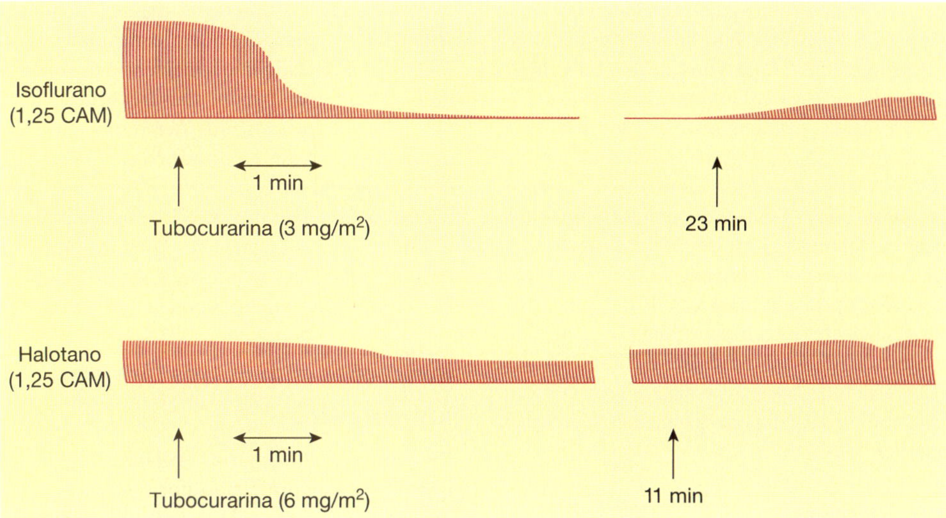

FIGURA 27-8 Bloqueio neuromuscular pela tubocurarina durante níveis equivalentes de anestesia com isoflurano e halotano em pacientes. O isoflurano aumenta muito mais o bloqueio do que o halotano. CAM, concentração alveolar mínima.

o primeiro a recuperar a função. O efeito farmacológico da tubocurarina, em uma dose de 0,3 mg/kg, por via intravenosa, geralmente dura 45 a 60 minutos. Entretanto, evidências sutis de paralisia muscular residual detectada com monitor neuromuscular podem persistir por mais uma hora, aumentando a probabilidade de desfechos adversos, como aspiração e diminuição do impulso hipóxico. A potência e a duração de ação dos outros fármacos não despolarizantes são apresentadas na Tabela 27-1. Além da duração de ação, a propriedade mais importante que diferencia os relaxantes não despolarizantes é o tempo de início do efeito bloqueador, que determina a rapidez com que se pode intubar a traqueia do paciente. Entre os fármacos não despolarizantes atualmente disponíveis, o rocurônio é o que apresenta início de ação mais rápido (60-120 segundos).

B. Bloqueadores neuromusculares despolarizantes

Após a administração de suxametônio, na dose de 0,75 a 1,5 mg/kg, por via intravenosa, são observadas fasciculações musculares transitórias no tórax e no abdome em 30 segundos, embora a anestesia geral e a administração prévia de uma pequena dose de um relaxante muscular não despolarizante tenham tendência a atenuá-las. Com o rápido desenvolvimento da paralisia (< 90 segundos), os músculos dos braços, do pescoço e das pernas são os primeiros a relaxar, seguidos dos músculos respiratórios. Como resultado da rápida hidrólise do suxametônio pela colinesterase no plasma (e no fígado), o bloqueio neuromuscular dura, normalmente, menos de 10 minutos (ver Tabela 27-1).

Efeitos cardiovasculares

O vecurônio, o cisatracúrio e o rocurônio exercem efeitos cardiovasculares mínimos ou nenhum efeito. Os outros relaxantes musculares não despolarizantes (p. ex., pancurônio e atracúrio) produzem efeitos cardiovasculares que são mediados por receptores autônomos ou de histamina (Tabela 27-3). A tubocurarina e, em menor grau, o atracúrio podem produzir hipotensão em consequência da liberação sistêmica de histamina, e, com a administração de doses maiores, pode ocorrer bloqueio ganglionar com a tubocurarina. A pré-medicação com um fármaco anti-histamínico atenua a hipotensão induzida pela tubocurarina. O pancurônio provoca aumento moderado da frequência cardíaca e aumento menor do débito cardíaco, com pouca ou nenhuma alteração na resistência vascular sistêmica. Embora a taquicardia induzida pelo pancurônio seja causada principalmente por uma ação vagolítica, a liberação de norepinefrina das terminações nervosas adrenérgicas e o bloqueio da captação neuronal da norepinefrina podem constituir mecanismos secundários. O broncospasmo pode ser produzido por bloqueadores neuromusculares que liberam histamina (p. ex., atracúrio), porém a inserção de um tubo endotraqueal constitui a causa mais comum de broncospasmo após a indução da anestesia geral.

O suxametônio pode provocar arritmias cardíacas, particularmente quando administrado durante a anestesia com halotano.

TABELA 27-3 Efeitos dos fármacos bloqueadores neuromusculares sobre outros tecidos

Fármaco	Efeito sobre os gânglios autônomos	Efeito sobre os receptores muscarínicos cardíacos	Tendência a causar liberação de histamina
Derivados da isoquinolina			
Atracúrio	Nenhum	Nenhum	Leve
Cisatracúrio	Nenhum	Nenhum	Nenhuma
Tubocurarina	Bloqueio fraco	Nenhum	Moderada
Derivados de esteroides			
Pancurônio	Nenhum	Bloqueio moderado	Nenhuma
Rocurônio[1]	Nenhum	Leve	Nenhuma
Vecurônio	Nenhum	Nenhum	Nenhuma
Outros fármacos			
Galamina	Nenhum	Bloqueio forte	Nenhuma
Suxametônio	Estimulação	Estimulação	Leve

[1]Foram relatadas reações alérgicas.

O fármaco estimula os receptores colinérgicos autônomos, inclusive os receptores nicotínicos nos gânglios tanto simpáticos quanto parassimpáticos e os receptores muscarínicos no coração (p. ex., nó sinoatrial). As respostas inotrópicas e cronotrópicas negativas ao suxametônio podem ser atenuadas pela administração de um fármaco anticolinérgico (p. ex., glicopirrônio, atropina). Com altas doses de suxametônio, podem ser observados efeitos inotrópicos e cronotrópicos positivos. Por outro lado, a bradicardia tem sido observada repetidamente quando se administra uma segunda dose de suxametônio em menos de 5 minutos após a dose inicial. Essa bradicardia transitória pode ser evitada pela administração de tiopental, atropina, bloqueadores ganglionares e até mesmo pelo pré-tratamento com uma pequena dose de relaxante muscular não despolarizante (p. ex., rocurônio). Os efeitos diretos sobre o miocárdio, o aumento da estimulação muscarínica e a estimulação ganglionar contribuem para essa resposta de bradicardia.

Outras reações adversas do bloqueio despolarizante

A. Hipercalemia

Os pacientes com queimaduras, lesão nervosa ou doença neuromuscular, traumatismo craniencefálico fechado e outros traumatismos podem apresentar proliferação dos receptores de acetilcolina extrajuncionais. Durante a administração de suxametônio, ocorre liberação de potássio dos músculos, provavelmente devido a fasciculações. Se a proliferação dos receptores extrajuncionais for grande o suficiente, uma quantidade considerável de potássio pode ser liberada, resultando em parada cardíaca. O exato momento de ocorrência da proliferação dos receptores não é conhecido, de modo que é melhor evitar o uso de suxametônio nesses casos.

B. Aumento da pressão intraocular

A administração de suxametônio pode estar associada ao rápido início de aumento da pressão intraocular (< 60 segundos), que alcança um máximo dentro de 2 a 4 minutos, com declínio depois de 5 minutos. O mecanismo pode envolver a contração tônica das miofibrilas ou a dilatação transitória dos vasos sanguíneos coroidais oculares. Apesar da elevação da pressão intraocular, o uso do suxametônio para operações oftalmológicas não está contraindicado, a não ser que a câmara anterior esteja aberta ("bulbo do olho aberto") devido a traumatismo.

C. Aumento da pressão intragástrica

Em pacientes com massa muscular muito desenvolvida, as fasciculações associadas ao suxametônio podem causar aumento da pressão intragástrica, que varia de 5 a 40 cm H_2O, aumentando o risco de regurgitação e aspiração do conteúdo gástrico. Essa complicação tende a ocorrer em pacientes com esvaziamento gástrico tardio (p. ex., pacientes com diabetes), lesão traumática (p. ex., caso de emergência), disfunção esofágica e obesidade mórbida.

D. Dor muscular

As mialgias constituem uma queixa pós-operatória comum em pacientes com massa muscular muito desenvolvida, bem como naqueles que recebem altas doses (> 1,5 mg/kg) de suxametônio. É difícil estabelecer a verdadeira incidência das mialgias relacionadas com fasciculações musculares pelo fato de que fatores como técnica anestésica, tipo de cirurgia e posicionamento do paciente durante a operação podem contribuir para a sua ocorrência. Todavia, foi relatado que a incidência de mialgias varia de menos de 1 a 20%. Ocorrem com mais frequência em pacientes ambulatoriais do que em acamados. Acredita-se que a dor seja secundária às contrações dessincronizadas das fibras musculares adjacentes imediatamente antes do início da paralisia. Entretanto, existem controvérsias quanto ao fato de a incidência da dor muscular após a administração de suxametônio ser realmente maior do que após o uso de relaxantes musculares não despolarizantes, quando outros fatores confundidores podem estar presentes.

Interações com outros fármacos

A. Anestésicos

Os anestésicos inalatórios (voláteis) potencializam o bloqueio neuromuscular produzido por relaxantes musculares não despolarizantes de modo dose-dependente. Entre os anestésicos gerais estudados, os inalatórios aumentam os efeitos dos relaxantes musculares na seguinte ordem: isoflurano (maior), sevoflurano, desflurano, halotano e óxido nitroso (menor) (ver Figura 27-8). Os fatores mais importantes envolvidos nessa interação são os seguintes: (1) depressão do sistema nervoso em locais proximais à junção neuromuscular (p. ex., SNC); (2) aumento do fluxo sanguíneo muscular (i.e., devido à vasodilatação periférica produzida por anestésicos voláteis), possibilitando que uma maior fração do relaxante muscular injetado alcance a junção neuromuscular; e (3) diminuição da sensibilidade da membrana pós-juncional à despolarização.

Uma rara interação do suxametônio com anestésicos voláteis resulta em **hipertermia maligna**, uma condição causada pela liberação anormal de cálcio das reservas no músculo esquelético. Essa condição é tratada com dantroleno e discutida adiante, na seção Fármacos espasmolíticos e antiespasmódicos, bem como no Capítulo 16.

B. Antibióticos

Inúmeros relatos descreveram um aumento do bloqueio neuromuscular por antibióticos (p. ex., aminoglicosídeos). Foi constatado que muitos dos antibióticos parecem causar depressão da liberação induzida de acetilcolina, semelhante àquela produzida pela administração de magnésio. O mecanismo desse efeito pré-juncional parece consistir no bloqueio de canais de cálcio do tipo P específicos na terminação nervosa motora.

C. Anestésicos locais e fármacos antiarrítmicos

Quando administrados em pequenas doses, os anestésicos locais podem deprimir a potencialização pós-tetânica por meio de um efeito neural pré-juncional. Em altas doses, os anestésicos locais podem bloquear a transmissão neuromuscular em decorrência do bloqueio dos canais iônicos dos receptores nicotínicos. Experimentalmente, é possível demonstrar efeitos semelhantes com o uso de fármacos antiarrítmicos bloqueadores dos canais de sódio, como a quinidina. Entretanto, nas doses usadas para arritmias cardíacas, essa interação tem pouco ou nenhum significado clínico. Doses mais elevadas de bupivacaína têm sido associadas a arritmias cardíacas, independentemente do relaxante muscular administrado.

D. Outros fármacos bloqueadores neuromusculares

O efeito despolarizante do suxametônio na placa motora pode ser antagonizado pela administração de uma pequena dose de bloqueador não despolarizante. Para evitar as fasciculações associadas à administração de suxametônio, pode-se utilizar uma pequena dose de um fármaco não despolarizante antes do suxametônio (p. ex., *d*-tubocurarina, 2 mg, por via intravenosa, ou pancurônio, 0,5 mg, por via intravenosa). Embora reduza as fasciculações e as mialgias pós-operatórias, o uso da *d*-tubocurarina pode levar a necessidade de doses de suxametônio mais altas (50 a 90% mais altas) para obtenção do relaxamento, podendo, ainda, produzir uma sensação de fraqueza no paciente consciente. Por conseguinte, a "pré-curarização" antes da administração de suxametônio não é mais utilizada.

Efeitos da doença e do envelhecimento sobre a resposta neuromuscular

Várias doenças podem diminuir ou aumentar o bloqueio neuromuscular produzido por relaxantes musculares não despolarizantes. A miastenia grave aumenta o bloqueio neuromuscular produzido por esses fármacos. A idade avançada está associada a uma duração de ação prolongada dos relaxantes não despolarizantes em consequência da depuração reduzida dos fármacos pelo fígado e pelos rins. Como resultado, a dose dos fármacos bloqueadores neuromusculares deve ser ajustada em pacientes idosos (> 70 anos).

Por outro lado, os pacientes com queimaduras graves e aqueles com doença do neurônio motor superior mostram-se resistentes aos relaxantes musculares não despolarizantes. Essa dessensibilização provavelmente é causada pela proliferação de receptores extrajuncionais, que resulta na necessidade de um aumento da dose do relaxante não despolarizante para bloqueio de um número suficiente de receptores.

Reversão do bloqueio neuromuscular não despolarizante

Os inibidores da colinesterase antagonizam efetivamente o bloqueio neuromuscular causado por fármacos não despolarizantes. Sua farmacologia geral é discutida no Capítulo 7. A **neostigmina** e a **piridostigmina** antagonizam o bloqueio neuromuscular não despolarizante, visto que aumentam a disponibilidade de acetilcolina na placa motora, principalmente pela inibição da acetilcolinesterase. Esses inibidores da colinesterase também aumentam, em menor grau, a liberação do transmissor do terminal nervoso motor. Em contrapartida, o **edrofônio** (não disponível no Brasil) antagoniza o bloqueio neuromuscular exclusivamente ao inibir a atividade da acetilcolinesterase. O edrofônio apresenta um início de ação mais rápido, porém pode ser menos efetivo do que a neostigmina na reversão dos efeitos dos bloqueadores quando o bloqueio é profundo. Essas diferenças são importantes para determinar a recuperação do *bloqueio residual*, isto é, o bloqueio neuromuscular que permanece após o término da cirurgia e a transferência do paciente para a sala de recuperação. O bloqueio residual pode resultar em hipoventilação, levando à hipoxia e até mesmo à apneia, sobretudo se o paciente tiver recebido medicações depressoras centrais durante o período inicial de recuperação.

O **sugamadex** é um agente de reversão aprovado para reversão rápida dos fármacos bloqueadores neuromusculares esteroides rocurônio e vecurônio. Embora esteja em uso clínico na Europa desde 2008 (assim como no Brasil), sua aprovação nos Estados Unidos foi adiada devido às reações de anafilaxia e hipersensibilidade, embora de baixa incidência. O sugamadex é uma g-ciclodextrina modificada (uma grande estrutura em anel com 16 grupos hidroxila polares voltados para dentro e 8 grupos carboxila polares voltados para fora) que se liga firmemente ao rocurônio em uma razão de 1:1. Por meio de sua ligação ao rocurônio plasmático, o sugamadex diminui a concentração plasmática de rocurônio livre e estabelece um gradiente de concentração para a difusão do rocurônio da junção neuromuscular de volta à circulação, em que se liga rapidamente ao sugamadex livre.

Atualmente, três intervalos de doses são recomendados para o sugamadex: 2 mg/kg para reverter o bloqueio neuromuscular superficial (a recuperação espontânea atingiu a segunda contração na estimulação TOF), 4 mg/kg para reverter o bloqueio mais profundo (contagem pós-tetânica 1-2 e nenhuma resposta à estimulação TOF) e 16 mg/kg para reversão imediata após administração de uma dose única de 1,2 mg/kg de rocurônio. Em pacientes com função renal normal (definida como depuração da creatinina [CrCl, do inglês *creatinine clearance*] > 80 mL/min), o complexo sugamadex-rocurônio é tipicamente excretado inalterado na urina em 24 horas. Nos pacientes com insuficiência renal, a eliminação urinária completa pode exigir muito mais tempo. A meia-vida plasmática de sugamadex em pacientes com insuficiência renal aumenta significativamente à medida que a CrCl é reduzida. Na insuficiência renal leve a moderada (CrCl entre 30 e 80 mL/min), a meia-vida varia entre 4 e 6 horas. Isso aumenta dramaticamente em pacientes com insuficiência renal grave (CrCl < 30 mL/min), nos quais a meia-vida é estendida para 19 horas. A capacidade de dialisar sugamadex é variável, embora alguns estudos tenham demonstrado a capacidade de dialisar usando um método de alto fluxo. Portanto, sugamadex não é recomendado para uso em pacientes com insuficiência renal grave, a menos que seja absolutamente necessário.

O sugamadex está associado a algumas reações adversas significativas e, mais importante ainda, pode causar anafilaxia. No entanto, esta reação ocorreu em apenas 0,3% dos pacientes que receberam a dose de 16 mg/kg, segundo a Food and Drug Administration (FDA). As reações de hipersensibilidade, como náuseas, prurido e urticária, são mais comuns do que a anafilaxia e são mais frequentes com doses mais altas de sugamadex. Outras reações adversas significativas incluem bradicardia acentuada, que pode progredir para parada cardíaca dentro de minutos após a administração, e coagulopatia, com uma elevação de aproximadamente 25% do tempo de tromboplastina parcial ativada e tempo de protrombina/valores do índice normalizado internacional (INR, do *inglês international normalized ratio*) que podem durar até 1 hora.

Assim como o sugamadex se liga aos agentes bloqueadores neuromusculares esteroidais, rocurônio e vecurônio, não é surpreendente que ele também possa bloquear outros fármacos esteroides. Os dois medicamentos mais importantes são os anticoncepcionais à base de progesterona e o modulador seletivo dos receptores de estrogênio, toremifeno. Quando sugamadex é administrado a uma mulher que está tomando anticoncepcionais à base de progesterona, ele pode ligar-se à progesterona, diminuindo a eficácia do contraceptivo, de forma que o efeito seria semelhante ao de esquecer de tomar uma ou duas doses do contraceptivo. O fabricante recomenda que um contraceptivo não hormonal alternativo seja usado por 7 dias após a administração de sugamadex. Esse agente também se liga fortemente ao toremifeno, fármaco usado para tratar câncer de mama metastático (ver Capítulo 40). Não somente a eficácia do toremifeno será reduzida, mas também pode ocorrer o deslocamento do rocurônio do sugamadex, causando um prolongamento do bloqueio neuromuscular.

Usos de fármacos bloqueadores neuromusculares

A. Relaxamento cirúrgico

Uma das aplicações mais importantes dos bloqueadores neuromusculares consiste em facilitar a cirurgia intracavitária, particularmente nos procedimentos intra-abdominais e intratorácicos.

B. Intubação endotraqueal

No relaxamento dos músculos da faringe e da laringe, os fármacos bloqueadores neuromusculares facilitam a laringoscopia e a colocação de tubo endotraqueal. A colocação de um tubo endotraqueal assegura uma via respiratória adequada e minimiza o risco de aspiração pulmonar durante a anestesia geral.

C. Controle da ventilação

Em pacientes em estado crítico que apresentam insuficiência ventilatória de várias causas (p. ex., broncospasmo grave, pneumonia, doença obstrutiva crônica das vias respiratórias), pode ser necessário controlar a ventilação para proporcionar uma troca gasosa adequada e impedir a ocorrência de atelectasia. Na UTI, os fármacos bloqueadores neuromusculares são frequentemente administrados para reduzir a resistência da parede torácica (i.e., para melhorar a complacência torácica), diminuir a utilização de oxigênio e melhorar a sincronia da ventilação mecânica.

D. Tratamento das convulsões

Em certas ocasiões, são utilizados fármacos bloqueadores neuromusculares (i.e., suxametônio) para atenuar as manifestações periféricas (motoras) das convulsões associadas ao estado de mal epiléptico, à toxicidade dos anestésicos locais ou à eletroconvulsoterapia. Embora essa abordagem seja efetiva na eliminação das manifestações musculares das convulsões, não tem nenhum efeito sobre os processos centrais, visto que os fármacos bloqueadores neuromusculares não atravessam a BHE.

ESPASMOLÍTICOS E FÁRMACOS ANTIESPASMÓDICOS

Relaxantes da musculatura esquelética incluem os bloqueadores neuromusculares, espasmolíticos e antiespasmódicos. Espasmolíticos e antiespasmódicos são usados para tratar duas situações: espasmos decorrentes da musculatura esquelética periférica (antiespasmódicos) e espasticidade de lesões do neurônio motor superior (espasmolíticos).

A espasticidade se apresenta como uma contração involuntária intermitente ou sustentada do músculo esquelético, causando rigidez que interfere na mobilidade e na fala. Caracteriza-se por um aumento dos reflexos de estiramento tônicos e por espasmos dos músculos flexores (i.e., aumento do tônus muscular basal), acompanhados de fraqueza muscular. Com frequência, está associada à lesão espinal, à paralisia cerebral, à esclerose múltipla e ao acidente vascular encefálico (AVE). Os mecanismos subjacentes à espasticidade clínica parecem envolver não apenas o arco reflexo do estiramento, mas também centros superiores no SNC, com danos às vias descendentes na medula espinal, resultando em hiperexcitabilidade dos neurônios motores α na medula. Os componentes importantes envolvidos nesses processos estão ilustrados na Figura 27-9. A terapia farmacológica pode melhorar alguns dos sintomas da espasticidade ao modificar o arco reflexo de estiramento ou ao interferir diretamente no músculo esquelético (i.e., no acoplamento de excitação-contração).

Os fármacos que modificam esse arco reflexo podem modular sinapses excitatórias ou inibitórias (ver Capítulo 21). Por conseguinte, para a redução do reflexo de estiramento hiperativo, é desejável que se diminua a atividade das fibras Ia que excitam o motoneurônio primário ou que se aumente a atividade dos neurônios internunciais inibitórios. Essas estruturas são apresentadas de modo mais detalhado na Figura 27-10.

Para o tratamento dessas condições de tônus excessivo do músculo esquelético, foram usados diversos agentes farmacológicos, descritos como depressores do arco reflexo "polissináptico" espinal (p. ex., barbitúricos [fenobarbital] e éteres de glicerol [mefenesina]). Todavia, conforme ilustrado na Figura 27-10, a depressão inespecífica das sinapses envolvidas no reflexo de estiramento pode reduzir a atividade inibitória GABAérgica desejada, bem como a transmissão glutamatérgica excitatória. Os fármacos atualmente disponíveis podem proporcionar alívio significativo dos espasmos musculares dolorosos, porém são menos efetivos para uma melhora significativa da função (p. ex., mobilidade e retorno ao trabalho).

Diazepam

Conforme descrito no Capítulo 22, os benzodiazepínicos facilitam a ação do ácido γ-aminobutírico (GABA, do inglês *gamma aminobutyric acid*) no SNC. O diazepam atua nas sinapses $GABA_A$, e a sua ação na redução da espasticidade é parcialmente mediada na medula espinal, por ser pouco efetivo em pacientes com transecção

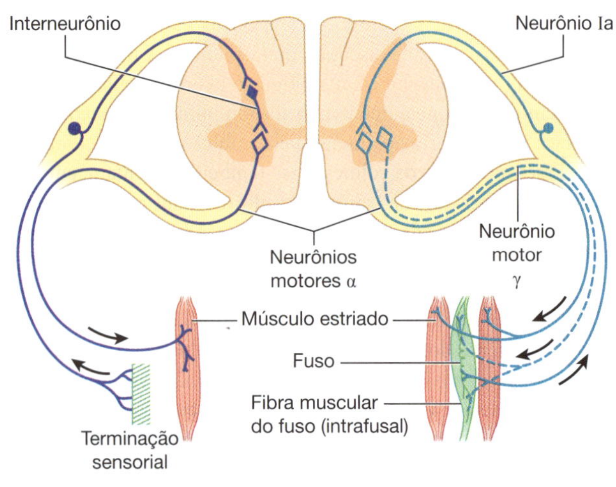

FIGURA 27-9 Diagrama das estruturas envolvidas no reflexo de estiramento (**metade da direita**), mostrando a inervação das fibras extrafusais (**músculo estriado**) por neurônios motores α e das fibras intrafusais (dentro do fuso muscular) por neurônios motores γ. A **metade esquerda** do diagrama mostra um arco reflexo inibitório, que inclui um interneurônio intercalado. (Reproduzida, com autorização, de Waxman SG: Neuroanatomia clínica, 26 edição. New York, NY: McGraw Hill; 2009.)

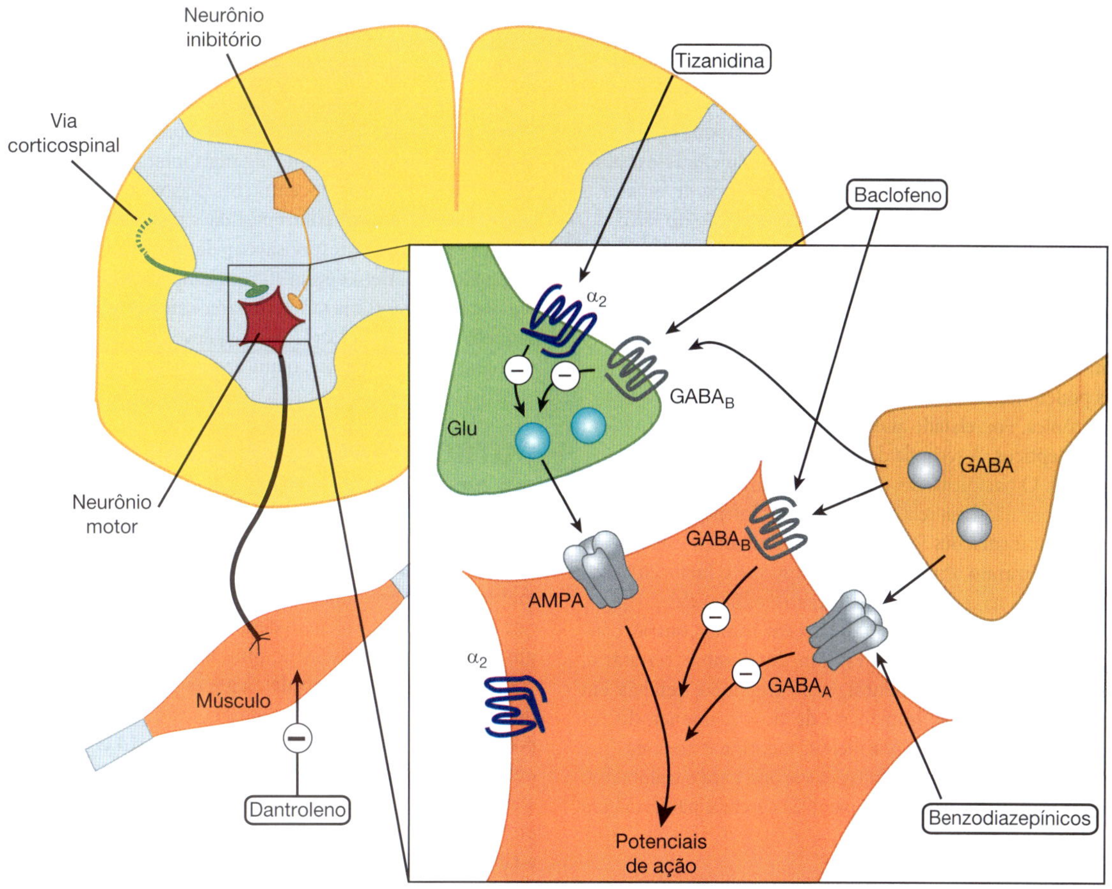

FIGURA 27-10 Locais postulados de ação espasmolítica da tizanidina (α_2), dos benzodiazepínicos ($GABA_A$) e do baclofeno ($GABA_B$) na medula espinal. A tizanidina também pode exercer um efeito pós-sináptico inibitório. O dantroleno atua sobre o retículo sarcoplasmático do músculo esquelético. Glu, neurônio glutamatérgico.

da medula. Embora possa ser usado em pacientes com espasmo muscular de quase qualquer origem (incluindo traumatismo muscular local), o diazepam também produz sedação nas doses necessárias para se reduzir o tônus muscular. A dose inicial é de 4 mg/dia, aumentada gradualmente até o máximo de 60 mg/dia. Outros benzodiazepínicos têm sido usados como espasmolíticos (p. ex., midazolam), porém a experiência clínica com esses fármacos é limitada.

O meprobamato (não disponível no Brasil) e o carisoprodol são sedativos usados como relaxantes musculares centrais, embora faltem evidências de sua eficácia sem sedação. O carisoprodol é um medicamento intravenoso metabolizado em meprobamato, que também é um medicamento intravenoso de programação. A retirada de carisoprodol e meprobamato após uso contínuo provoca abstinência física, com sintomas como ansiedade, tremores, espasmos musculares, insônia, alucinações auditivas e visuais.

Baclofeno

O baclofeno (*p*-clorofenil-GABA) foi desenvolvido para ser um agente GABA mimético atípico por via oral e um agonista dos receptores $GABA_B$. A ativação desses receptores pelo baclofeno resulta em hiperpolarização por três ações distintas: (1) fechamento dos canais de cálcio pré-sinápticos; (2) aumento da condutância pós-sináptica de K^+; e (3) inibição dos canais de influxo de cálcio dendrítico. Por meio da liberação reduzida de transmissores excitatórios no cérebro e na medula espinal, o baclofeno suprime a atividade dos aferentes sensoriais, interneurônios espinais e neurônios motores (ver Figura 27-10). O baclofeno também pode reduzir a dor em pacientes com espasticidade, talvez ao inibir a liberação da substância P (neurocinina-1) na medula espinal.

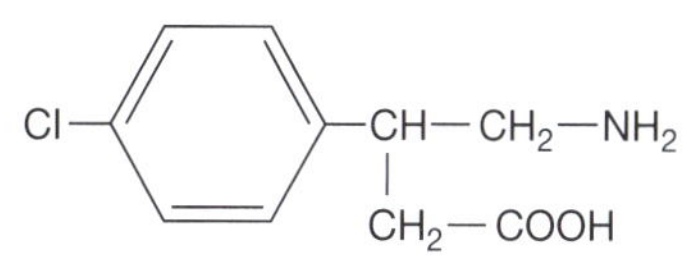

Baclofeno

O baclofeno é pelo menos tão eficaz quanto o diazepam e a tizanidina (discutidos a seguir) na redução da espasticidade, sendo menos sedativo que o diazepam. O baclofeno não reduz tanto a força muscular geral quanto o dantroleno. Sofre absorção rápida e completa após administração oral e apresenta uma meia-vida plasmática de 3 a 4 horas. A dose inicial é de 15 mg, 2 vezes ao dia, aumentada, quando tolerada, até 100 mg/dia. Os estudos realizados confirmaram que a administração por cateter intratecal de baclofeno pode controlar a espasticidade grave e a dor muscular que não responde à medicação por outras vias de administração. Devido à saída precária do baclofeno da medula espinal, os sintomas periféricos são raros. Por conseguinte, o indivíduo pode tolerar concentrações centrais mais elevadas do fármaco. Há possibilidade de tolerância parcial ao efeito do fármaco depois de vários meses de terapia, mas pode ser superada com ajuste da dose para se manter o efeito benéfico. Essa tolerância não foi confirmada em um estudo recente, e a observação de uma diminuição na resposta pode representar um mau funcionamento do cateter. Embora a principal desvantagem dessa abordagem terapêutica seja a dificuldade de manter o cateter no espaço subaracnóideo para a administração do fármaco, com risco de síndrome de abstinência aguda se houver interrupção do tratamento, a terapia intratecal em longo prazo com baclofeno pode melhorar a qualidade de vida de pacientes com distúrbios espásticos graves. Os efeitos adversos do baclofeno em altas doses consistem em sonolência excessiva, depressão respiratória e coma. Pacientes podem tornar-se tolerantes aos efeitos sedativos da administração crônica. Foi relatado aumento da atividade convulsiva em pacientes epilépticos. A retirada do baclofeno deve ser realizada de forma gradual. O baclofeno deve ser usado com cautela durante a gravidez; embora não haja relatos de que o baclofeno possa causar diretamente malformações fetais nos seres humanos, estudos em animais que utilizaram altas doses mostram que o fármaco causa comprometimento na ossificação do esterno e onfalocele.

O baclofeno por via oral foi estudado em muitas outras condições clínicas, incluindo pacientes com dor lombar refratária, síndrome do homem rígido, neuralgia do trigêmeo, cefaleia em salvas, soluços refratários, transtorno de tiques, doença do refluxo gastresofágico e fissura por álcool, nicotina e cocaína (ver Capítulo 32). A eficácia do baclofeno por via oral para o tratamento de trauma, doença de Parkinson ou paralisia cerebral não está bem estabelecida.

TIZANIDINA

Conforme assinalado no Capítulo 11, os receptores adrenérgicos α_2-agonistas, como a clonidina e outros compostos imidazolínicos, exercem uma variedade de efeitos sobre o SNC que ainda não foram totalmente elucidados. Entre esses efeitos, destaca-se a capacidade de reduzir o espasmo muscular. A tizanidina é um congênere da clonidina que tem sido estudada por suas ações espasmolíticas. A tizanidina exerce efeitos agonistas significativos nos receptores α_2-agonistas, porém reduz a espasticidade em modelos experimentais, em doses que provocam menos efeitos cardiovasculares do que a clonidina ou a dexmedetomidina. A tizanidina tem aproximadamente um décimo a um quinze avos dos efeitos da clonidina na redução da pressão arterial. Os estudos neurofisiológicos realizados em animais e seres humanos sugerem que a tizanidina reforça a inibição tanto pré-sináptica como pós-sináptica na medula espinal. Além disso, inibe a transmissão nociceptiva no corno dorsal da medula espinal. Acredita-se que as ações da tizanidina sejam mediadas pela restauração da supressão inibitória dos interneurônios espinais do grupo II, sem induzir qualquer alteração nas propriedades intrínsecas do músculo.

Estudos clínicos conduzidos com tizanidina por via oral relataram uma eficácia comparável à do diazepam, baclofeno e dantroleno no alívio do espasmo muscular. A tizanidina causa muito menos fraqueza muscular, no entanto, provoca um espectro diferente de efeitos adversos, como sonolência, hipotensão em 16 a 33% dos casos, tontura, boca seca, astenia e hepatotoxicidade, o que exige a necessidade de monitoramento da função hepática, pressão arterial e função renal. A sonolência pode ser evitada com a administração do fármaco à noite. A tizanidina exibe uma farmacocinética linear, e as necessidades posológicas variam de modo considerável entre pacientes. O tratamento é iniciado com 2 mg a cada 6 a 8 horas, e pode ser titulado até um máximo de 36 mg/dia. É necessário ajustar a dose em pacientes com comprometimento hepático ou renal. A tizanidina apresenta algumas interações medicamentosas, como o aumento das concentrações plasmáticas em resposta à inibição da CYP1A2. Em contrapartida, a tizanidina induz a atividade da CYP11A1, que é responsável pela conversão do colesterol em pregnenolona. Além de sua eficiência no tratamento das condições espásticas, a tizanidina também parece efetiva no tratamento da enxaqueca crônica. A retirada abrupta deve ser evitada, porque resulta em hipertensão de rebote, taquicardia e aumento dos espasmos.

OUTROS FÁRMACOS ESPASMOLÍTICOS DE AÇÃO CENTRAL

A **gabapentina** é um fármaco antiepiléptico (ver Capítulo 24) promissor como agente espasmolítico em pacientes com esclerose múltipla. A pregabalina é um análogo mais recente da gabapentina que também é útil no alívio de distúrbios dolorosos que envolvem um componente de espasmo muscular. Em estudos preliminares, constatou-se que a **progabida** e a **glicina** também reduzem a espasticidade. A progabida é um agonista $GABA_A$ e $GABA_B$ que também possui metabólitos ativos, inclusive o próprio GABA. A **glicina** é outro neurotransmissor aminoácido inibitório (ver Capítulo 21) que parece exibir atividade farmacológica quando administrada por via oral uma vez que atravessa facilmente a BHE. **Idrocilamida** e **riluzol** são fármacos mais recentes para o tratamento da esclerose lateral amiotrófica (ELA) por suas propriedades espasmolíticas, possivelmente por meio da inibição da transmissão glutamatérgica no SNC, embora vários outros mecanismos tenham sido propostos.

TOXINA BOTULÍNICA

O uso terapêutico da toxina botulínica (BoNT, do inglês *botulinum toxin*) para fins oftálmicos e para espasmo muscular local foi mencionado no Capítulo 6. Essa neurotoxina produz quimiodesnervação e paralisia local quando injetada em um músculo. Sete toxinas imunologicamente distintas compartilham subunidades homólogas. O polipeptídeo de cadeia simples tem pouca atividade até que seja clivado em uma cadeia pesada (100 kDa) e em uma cadeia leve (50 kDa). A cadeia leve, uma protease dependente de zinco, impede a liberação de acetilcolina ao interferir na fusão das vesículas, por meio de clivagem proteolítica da SNAP*-25 (BoNT-A, BoNT-E) ou sinaptobrevina-2 (BoNT-B, BoNT-D, BoNT-F). As injeções faciais locais de toxina botulínica são muito utilizadas no tratamento estético das rugas associadas ao envelhecimento ao redor dos olhos e da boca. A injeção local de toxina botulínica também se tornou um tratamento útil para distúrbios espásticos generalizados (p. ex., paralisia cerebral). Até o momento, os estudos clínicos realizados envolveram, em sua maioria, a administração em um ou dois membros, e os benefícios parecem persistir por várias semanas a meses após um único tratamento. A BoNT praticamente

*SNAP, proteína de fixação do fator sensível a *N*-etilmaleimida solúvel (do inglês *soluble N-ethylmaleimide sensitive factor attachment protein*)

substituiu os medicamentos anticolinérgicos usados no tratamento da distonia. Mais recentemente, foi aprovada para o tratamento da incontinência devido à bexiga hiperativa e para a enxaqueca crônica. Na maioria dos estudos, foram utilizadas formulações de BoNT tipo A, porém dispõe-se também do tipo B.

Os efeitos adversos consistem em infecções do trato respiratório, fraqueza muscular, incontinência urinária, quedas, febre e dor. Embora a imunogenicidade seja uma preocupação bem menor do que no passado, os especialistas ainda recomendam que se utilizem as injeções com frequência maior do que intervalos de 3 meses. Faltam estudos para determinar a segurança de sua administração mais frequente. Além de complicações ocasionais, uma importante limitação ao tratamento com BoNT é o seu elevado custo. Além disso, a farmacovigilância pós-comercialização alertou para os efeitos sistêmicos e potencialmente fatais decorrentes da disseminação da toxina, levando à necessidade da tarja preta na caixa. O risco é maior para crianças em tratamento para espasticidade, mas a toxicidade também pode ocorrer em adultos.

DANTROLENO

O dantroleno é um derivado da hidantoína, relacionado com a fenitoína, que apresenta um mecanismo singular de atividade espasmolítica. Diferentemente dos fármacos de ação central, o dantroleno diminui a força do músculo esquelético ao interferir no acoplamento de excitação-contração nas fibras musculares. A resposta contrátil normal envolve a liberação de cálcio de suas reservas no retículo sarcoplasmático (ver Figuras 13-1 e 27-10), que é responsável pela interação actina-miosina, geradora de tensão. O cálcio é liberado do retículo sarcoplasmático por um canal de cálcio, denominado **canal do receptor de rianodina (RyR**, do inglês *ryanodine receptor*), visto que o alcaloide vegetal rianodina combina-se com um receptor na proteína do canal. No caso do canal de RyR1 do músculo esquelético, a rianodina facilita a configuração aberta.

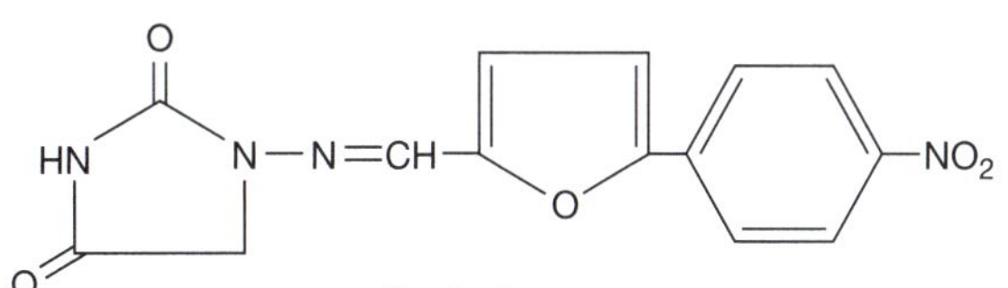

Dantroleno

O dantroleno interfere na liberação do cálcio ativador através desse canal de cálcio do retículo sarcoplasmático por sua ligação ao RyR1 e bloqueio da abertura do canal. As unidades motoras que sofrem rápida contração são mais sensíveis aos efeitos do fármaco do que as unidades de resposta mais lenta. Ocorre depressão mínima do músculo cardíaco e do músculo liso, visto que a liberação de cálcio de seu retículo sarcoplasmático envolve um canal de RyR diferente (RyR2).

O tratamento com dantroleno em geral é iniciado com 25 mg/dia, em dose única, aumentando até uma dose máxima de 100 mg, 4 vezes ao dia, se tolerado. Apenas um terço da dose oral de dantroleno sofre absorção, e a meia-vida de eliminação do fármaco é de aproximadamente 8 horas. As principais reações adversas consistem em fraqueza muscular generalizada, sedação e, em certas ocasiões, hepatite.

Uma aplicação especial do dantroleno consiste no tratamento da **hipertermia maligna**, um raro distúrbio hereditário que pode ser desencadeado por uma variedade de estímulos, inclusive anestésicos gerais (p. ex., anestésicos voláteis) e fármacos bloqueadores neuromusculares (p. ex., suxametônio; ver também Capítulo 16). Os pacientes que correm risco de desenvolver essa condição apresentam uma alteração hereditária na liberação de Ca^{2+} induzida por Ca^{2+} através do canal de RyR1 ou comprometimento na capacidade do retículo sarcoplasmático de sequestrar o cálcio por meio do transportador de Ca^{2+} (ver Figura 27-10). Foram identificadas várias mutações associadas a esse risco. Após a administração de um dos fármacos desencadeadores, observa-se a liberação súbita e prolongada de cálcio, com contração muscular maciça, produção de ácido láctico e elevação da temperatura corporal. O tratamento imediato é essencial para controlar a acidose e a temperatura corporal, bem como para diminuir a liberação de cálcio. Esta última é obtida pela administração intravenosa de dantroleno, em uma dose inicial de 1 mg/kg, por via intravenosa, repetindo-se a dose, se necessário, até o máximo de 10 mg/kg.

ANTIESPASMÓDICOS: FÁRMACOS UTILIZADOS NO TRATAMENTO DO ESPASMO MUSCULAR LOCAL AGUDO

Vários fármacos de ação central que não foram tão bem estudados (p. ex., **carisoprodol**, **clorzoxazona**, **ciclobenzaprina**, **metaxalona** [não disponível no Brasil], **metocarbamol** e **orfenadrina**) são usados para alívio do espasmo muscular agudo causado por traumatismo tecidual local ou por distensão muscular. Foi sugerido que esses fármacos atuam principalmente no nível do tronco encefálico. A ciclobenzaprina pode ser considerada o protótipo do grupo. A ciclobenzaprina está estruturalmente relacionada com os antidepressivos tricíclicos e produz efeitos colaterais antimuscarínicos. É ineficaz no tratamento do espasmo muscular decorrente de paralisia cerebral ou lesão da medula espinal. Em consequência de suas ações antimuscarínicas pronunciadas, a ciclobenzaprina pode causar sedação significativa, bem como confusão e alucinações visuais transitórias. A dose de ciclobenzaprina para tratamento de espasmo muscular agudo relacionado com lesão é de 20 a 40 mg/dia por via oral, em doses fracionadas. Essa classe de medicamentos acarreta eventos adversos significativos e potencial de abuso.

RESUMO Relaxantes do músculo esquelético

Subclasse, fármaco	Mecanismo de ação	Efeitos	Aplicações clínicas	Farmacocinética, toxicidades, interações
AGENTE BLOQUEADOR NEUROMUSCULAR DESPOLARIZANTE				
• Suxametônio	Agonista dos receptores nicotínicos de acetilcolina (ACh), particularmente nas junções neuromusculares • despolariza • pode estimular os receptores nicotínicos ganglionares de ACh e muscarínicos cardíacos de ACh	A despolarização inicial provoca contrações transitórias, seguidas de paralisia flácida prolongada • a despolarização é, então, seguida de repolarização, que também é acompanhada de paralisia	Colocação de tubo endotraqueal no início do procedimento anestésico • raramente, controle das contrações musculares no estado de mal epiléptico	Metabolismo rápido pela colinesterase plasmática • duração normal de cerca de 5 min • *Toxicidades:* arritmias • hipercalemia • aumento transitório das pressões intra-abdominal e intraocular • dor muscular pós-operatória
FÁRMACOS BLOQUEADORES NEUROMUSCULARES NÃO DESPOLARIZANTES				
• *d*-tubocurarina	Antagonista competitivo nos receptores de nACh, particularmente nas junções neuromusculares	Impede a despolarização pela ACh, provoca paralisia flácida • pode causar liberação de histamina com hipotensão • bloqueio fraco dos receptores muscarínicos cardíacos de ACh	Relaxamento prolongado para procedimentos cirúrgicos • suplantada por fármacos não despolarizantes mais recentes	Excreção renal • duração de cerca de 40-60 min • *Toxicidades:* liberação de histamina • hipotensão • apneia prolongada
• Cisatracúrio	Semelhante ao da tubocurarina	Semelhantes aos da tubocurarina, porém sem liberação de histamina e sem efeitos antimuscarínicos	Relaxamento prolongado para procedimentos cirúrgicos • relaxamento dos músculos respiratórios para facilitar a ventilação mecânica na UTI	Não depende da função renal ou hepática • duração de cerca de 25-45 min • *Toxicidades:* apneia prolongada, mas menos tóxica do que a do atracúrio
• Rocurônio	Semelhante ao do cisatracúrio	Semelhantes aos do cisatracúrio, porém com efeito antimuscarínico discreto	Semelhantes às do cisatracúrio • útil em pacientes com comprometimento renal	Metabolismo hepático • duração de cerca de 20-35 min • *Toxicidades:* semelhantes às do cisatracúrio
• *Vecurônio: duração intermediária; metabolizado no fígado*				
FÁRMACOS ESPASMOLÍTICOS DE AÇÃO CENTRAL				
• Baclofeno	Agonista $GABA_B$, facilita a inibição espinal dos neurônios motores	Inibição pré e pós-sináptica do efluxo motor	Espasticidade grave devido à paralisia cerebral, esclerose múltipla, AVE	Oral, intratecal • *Toxicidades:* sedação, fraqueza, espasticidade de rebote após retirada abrupta
• Diazepam	Facilita a transmissão GABAérgica no SNC (ver Capítulo 22)	Aumenta a inibição interneuronal dos aferentes motores primários na medula espinal • sedação central	Espasmo crônico devido à paralisia cerebral, AVE, lesão da medula espinal • espasmo agudo devido à lesão muscular	Metabolismo hepático • duração de cerca de 12-24 h • *Toxicidades:* ver Capítulo 22
• Tizanidina	Agonista dos receptores α_2-adrenérgicos na medula espinal	Inibição pré e pós-sináptica do reflexo motor de retirada	Espasmo devido à esclerose múltipla, AVE, ELA	Oral • eliminação renal e hepática • duração de 3-6 h • *Toxicidades*: fraqueza, sedação, hipotensão, hepatotoxicidade (raro), hipertensão de rebote após retirada abrupta
MEDICAMENTOS ANTIESPASMÓDICOS DE AÇÃO CENTRAL				
• Ciclobenzaprina	Inibição pouco elucidada do reflexo de estiramento muscular na medula espinal	Redução dos reflexos musculares hiperativos • efeitos antimuscarínicos	Espasmo agudo devido à lesão muscular • inflamação	Metabolismo hepático • duração de cerca de 4-6 h • *Toxicidades:* fortes efeitos antimuscarínicos
• *Metocarbamol, orfenadrina, outros: assim como a ciclobenzaprina, com vários graus de efeito antimuscarínico. Efeito colateral da classe: grave depressão do SNC. Observe que o carisoprodol é um medicamento intravenoso de programação*				
RELAXANTES MUSCULARES DE AÇÃO DIRETA				
• Dantroleno	Bloqueia os canais de liberação de Ca^{2+} de RyR1 no retículo sarcoplasmático do músculo esquelético	Diminui a interação actina-miosina • enfraquece a contração do músculo esquelético	Intravenoso: hipertermia maligna • Oral: espasmo devido à paralisia cerebral, lesão da medula espinal, esclerose múltipla	Intravenoso, oral • duração de 4-6 h • *Toxicidades:* fraqueza muscular • Alerta de tarja preta: hepatotoxicidade
• Toxina botulínica	Inibe a exocitose sináptica por meio do corte das proteínas de fusão da vesícula no terminal do nervo pré-sináptico	Paralisia flácida	Espasmo de membros superiores e inferiores devido à paralisia cerebral, esclerose múltipla; distonia cervical, bexiga hiperativa, enxaqueca, hiperidrose	Injeção direta no músculo • duração de 2-3 meses • *Toxicidades:* fraqueza muscular, quedas • Alerta de tarja preta: disseminação da toxina pode provocar fraqueza excessiva relatada após o uso para tratar paralisia cerebral com espasticidade

PREPARAÇÕES DISPONÍVEIS

NOMES GENÉRICOS
FÁRMACOS BLOQUEADORES NEUROMUSCULARES
Atracúrio
Cisatracúrio
Pancurônio
Rocurônio
Suxametônio
Tubocurarina*
Vecurônio
FÁRMACOS DE REVERSÃO
Edrofônio*
Neostigmina
Sugamadex sódico
ESPASMOLÍTICOS, ANTIESPASMÓDICOS
Baclofeno
Carisoprodol
Ciclobenzaprina
Clorzoxazona
Dantroleno
Diazepam
Gabapentina[1]
Metaxalona*
Metocarbamol
Orfenadrina
Riluzol[2]
Tizanidina
Toxina botulínica do tipo A
Toxina botulínica do tipo B

[1]Este fármaco está indicado apenas para uso na epilepsia e neuralgia pós-herpética.
[2]Esse fármaco está indicado apenas para uso na esclerose lateral amiotrófica.
*Não disponível no Brasil.

REFERÊNCIAS

Bloqueadores neuromusculares

Belmont MR et al: Clinical pharmacology of GW280430A in humans. Anesthesiology 2004;100:768.

Brull SJ, Murphy GS: Residual neuromuscular block: Lessons unlearned. Part II: Methods to reduce the risk of residual weakness. Anesth Analg 2010;111:129.

Cammu G et al: Dialysability of sugammadex and its complex with rocuronium in intensive care patients with severe renal impairment. Br J Anaes 2012;109:382.

De Boer HD et al: Reversal of rocuronium-induced (1.2 mg/kg) profound neuromuscular blockade by sugammadex. Anesthesiology 2007;107:239.

Gibb AJ, Marshall IG: Pre- and postjunctional effects of tubocurarine and other nicotinic antagonists during repetitive stimulation in the rat. J Physiol 1984;351:275.

Hemmerling TM, Russo G, Bracco D: Neuromuscular blockade in cardiac surgery: An update for clinicians. Ann Card Anaesth 2008;11:80.

Hirsch NP: Neuromuscular junction in health and disease. Br J Anaesth 2007;99:132.

Kampe S et al: Muscle relaxants. Best Prac Res Clin Anesthesiol 2003;17:137.

Lee C: Structure, conformation, and action of neuromuscular blocking drugs. Br J Anaesth 2001;87:755.

Lee C et al: Reversal of profound neuromuscular block by sugammadex administered three minutes after rocuronium. Anesthesiology 2009;110:1020.

Lien CA et al: Fumarates: Unique nondepolarizing neuromuscular blocking agents that are antagonized by cysteine. J Crit Care 2009;24:50.

Llauradó S et al: Sugammadex ideal body weight dose adjusted by level of neuromuscular blockade in laparoscopic bariatric surgery. Anesthesiology 2012;117:93.

Mace SE: Challenges and advances in intubation: Rapid sequence intubation. Emerg Med Clin North Am 2008;26:1043.

Marshall CG, Ogden DC, Colquhoun D: The actions of suxamethonium (succinyldicholine) as an agonist and channel blocker at the nicotinic receptor of frog muscle. J Physiol (Lond) 1990;428:155.

Martyn JA: Neuromuscular physiology and pharmacology. In: Miller RD (editor): *Anesthesia*, 7th ed. Churchill Livingstone, 2010.

Meakin GH: Recent advances in myorelaxant therapy. Paed Anaesthesia 2001;11:523.

Murphy GS, Brull SJ: Residual neuromuscular block: Lessons unlearned. Part I: Definitions, incidence, and adverse physiologic effects of residual neuromuscular block. Anesth Analg 2010;111:120.

Naguib M: Sugammadex: Another milestone in clinical neuromuscular pharmacology. Anesth Analg 2007;104:575.

Naguib M, Brull SJ: Update on neuromuscular pharmacology. Curr Opin Anaesthesiol 2009;22:483.

Naguib M, Kopman AF, Ensor JE: Neuromuscular monitoring and postoperative residual curarisation: A meta-analysis. Br J Anaesth 2007;98:302.

Naguib M et al: Advances in neurobiology of the neuromuscular junction: Implications for the anesthesiologist. Anesthesiology 2002;96:202.

Nicholson WT, Sprung J, Jankowski CJ: Sugammadex: A novel agent for the reversal of neuromuscular blockade. Pharmacotherapy 2007;27:1181.

Pavlin JD, Kent CD: Recovery after ambulatory anesthesia. Curr Opin Anaesthesiol 2008;21:729.

Puhringer FK et al: Reversal of profound, high-dose rocuronium-induced neuromuscular blockade by sugammadex at two different time points. Anesthesiology 2008;109:188.

Sacan O, Klein K, White PF: Sugammadex reversal of rocuronium-induced neuromuscular blockade: A comparison with neostigmine-glycopyrrolate and edrophonium-atropine. Anesth Analg 2007;104:569.

Savarese JJ et al: Preclinical pharmacology of GW280430A (AV430A) in the rhesus monkey and in the cat: A comparison with mivacurium. Anesthesiology 2004;100:835.

Sine SM: End-plate acetylcholine receptor: Structure, mechanism, pharmacology, and disease. Physiol Rev 2012;92:1189.

Staals LM et al: Reduced clearance of rocuronium and sugammadex in patients with severe to end-stage renal failure: A pharmacokinetic study. Br J Anaesth 2010;104:31.

Sugammadex: BRIDION (sugammadex) Injection, for intravenous use initial U.S. Approval: 2015. http://www.accessdata.fda.gov/drugsatfda_docs/label/2015/022225lbl.pdf.

Sunaga H et al: Gantacurium and CW002 do not potentiate muscarinic receptor-mediated airway smooth muscle constriction in guinea pigs. Anesthesiology 2010;112:892.

Viby-Mogensen J: Neuromuscular monitoring. In: Miller RD (editor): *Anesthesia*, 5th ed. Churchill Livingstone, 2000.

Espasmolíticos

BOTOX (onabotulinumtoxinA) for injection, for intramuscular, intradetrusor, or intradermal use. https://www.accessdata.fda.gov/drugsatfda_docs/label/2011/103000s5232lbl.pdf

Caron E, Morgan R, Wheless JW: An unusual cause of flaccid paralysis and coma: Baclofen overdose. J Child Neurol 2014;29:555.

Corcia P, Meininger V: Management of amyotrophic lateral sclerosis. Drugs 2008;68:1037.

Cutter NC et al: Gabapentin effect on spasticity in multiple sclerosis: A placebo-controlled, randomized trial. Arch Phys Med Rehabil 2000;81:164.

Draulans N et al: Intrathecal baclofen in multiple sclerosis and spinal cord injury: Complications and long-term dosage evolution. Clin Rehabil 2013;27:1137.

Gracies JM, Singer BJ, Dunne JW: The role of botulinum toxin injections in the management of muscle overactivity of the lower limb. Disabil Rehabil 2007;29:1789.

Groves L, Shellenberger MK, Davis CS: Tizanidine treatment of spasticity: A meta-analysis of controlled, double-blind, comparative studies with baclofen and diazepam. Adv Ther 1998;15:241.

Jankovic J: Medical treatment of dystonia. Mov Disord 2013;28:1001.

Kheder A, Nair KPS: Spasticity: Pathophysiology, evaluation and management. Pract Neurol 2012;12:289.

Krause T et al: Dantrolene—A review of its pharmacology, therapeutic use and new developments. Anaesthesia 2004;59:364.

Lopez JR et al: Effects of dantrolene on myoplasmic free [Ca2+] measured in vivo in patients susceptible to malignant hyperthermia. Anesthesiology 1992; 76:711.

Lovell BV, Marmura MJ: New therapeutic developments in chronic migraine. Curr Opin Neurol 2010;23:254.

Malanga G, Reiter RD, Garay E: Update on tizanidine for muscle spasticity and emerging indications. Expert Opin Pharmacother 2008;9:2209.

Mast N, Linger M, Pikuleva IA: Inhibition and stimulation of activity of purified recombinant CYP11A1 by therapeutic agents. Mol Cell Endocrinol 2013;371:100.

Mirbagheri MM, Chen D, Rymer WZ: Quantification of the effects of an alpha-2 adrenergic agonist on reflex properties in spinal cord injury using a system identification technique. J Neuroeng Rehabil 2010;7:29.

Neuvonen PJ: Towards safer and more predictable drug treatment—Reflections from studies of the First BCPT Prize awardee. Basic Clin Pharmacol Toxicol 2012;110:207.

Nolan KW, Cole LL, Liptak GS: Use of botulinum toxin type A in children with cerebral palsy. Phys Ther 2006;86:573.

Reeves RR, Burke RS: Carisoprodol: Abuse potential and withdrawal syndrome. Curr Drug Abuse Rev 2010;3:33.

Ronan S, Gold JT: Nonoperative management of spasticity in children. Childs Nerv Syst 2007;23:943.

Ross JC et al: Acute intrathecal baclofen withdrawal: A brief review of treatment options. Neurocrit Care 2011;14:103.

Vakhapova V, Auriel E, Karni A: Nightly sublingual tizanidine HCl in multiple sclerosis: Clinical efficacy and safety. Clin Neuropharmacol 2010;33:151.

Verrotti A et al: Pharmacotherapy of spasticity in children with cerebral palsy. Pediatr Neurol 2006;34:1.

Ward AB: Spasticity treatment with botulinum toxins. J Neural Transm 2008; 115:607.

Zanaflex Capsules™ Package insert. Prescribing information. Acorda Therapeutics, 2006.

RESPOSTA DO ESTUDO DE CASO

Essa paciente tem problemas que tornam seu manejo mais difícil do que a média. Ela apresenta um risco maior no manejo das vias respiratórias em razão da obesidade, e tanto a obesidade quanto o diabetes aumentam o risco de aspiração. Portanto, a decisão de usar um tubo endotraqueal para o manejo das vias respiratórias é adequada.

À medida que o caso avança, maior a dificuldade com o uso da ventilação por máscara, e a decisão de reverter o procedimento e acordar a paciente é, provavelmente, a mais indicada. Para isso, o bloqueio neuromuscular deve ser totalmente revertido de modo que ela possa respirar por conta própria ao acordar.

Existem duas opções para reversão do bloqueio neuromuscular com rocurônio (e com vecurônio): sugamadex ou neostigmina associados ao glicopirrônio. Sugamadex seria o fármaco mais adequado. Conforme descrito no Capítulo 7, a neostigmina aumenta a concentração de acetilcolina na junção neuromuscular ao inibir a degradação enzimática da acetilcolina. O glicopirrônio (Capítulo 8) é administrado para bloquear a bradicardia associada ao aumento da atividade colinérgica. No entanto, se a paciente ainda estiver totalmente relaxada com o rocurônio, a neostigmina não aumentará suficientemente a acetilcolina para permitir a reversão completa. Em contrapartida, sugamadex se liga ativamente ao rocurônio e o remove da junção neuromuscular. Para reverter totalmente a dose de rocurônio usada na intubação, uma dose de sugamadex de 16 mg/kg deve ser administrada. Isso reverterá o efeito do rocurônio em 1,5 a 3 minutos. O sugamadex é depurado por via renal e, portanto, não deve ser usado em pacientes com insuficiência renal (depuração da creatinina inferior a 30 mL/min), a menos que seja absolutamente necessário. A paciente tem diabetes insulino-dependente, então sua depuração de creatinina pode estar anormalmente baixa. Se fosse esse o caso, o benefício do uso de sugamadex ainda superaria seu risco potencial. Além disso, alguns estudos descobriram que sugamadex pode ser dialisável, podendo ser removido por esse método, se necessário. A paciente também está tomando um anticoncepcional oral, e seria necessário avisá-la que sugamadex pode interferir na eficácia desse agente, e que a FDA recomenda o uso de outro método anticoncepcional nos 7 dias seguintes. Outros problemas que podem ocorrer com o uso de sugamadex incluem anafilaxia, especialmente ao usar a dose máxima de 16 mg/kg, bradicardia acentuada, hipotensão, náuseas, vômitos e cefaleia.

CAPÍTULO

Tratamento farmacológico do parkinsonismo e de outros distúrbios do movimento

28

Michael J. Aminoff, MD, DSc, FRCP

ESTUDO DE CASO

Um banqueiro aposentado de 76 anos queixa-se de andar arrastado, com quedas ocasionais no último ano. Apresenta a postura curvada, arrasta a perna esquerda ao andar e fica instável ao virar. Apesar de autônomo para todas as atividades diárias, tem estado mais esquecido e ocasionalmente vê seu pai já falecido em seu quarto. O exame físico revela hipomimia, hipofonia, um leve tremor de repouso na mão direita e no queixo, rigidez muscular leve e prejuízo nos movimentos alternados rápidos em todos os membros. Os exames neurológico e gerais estão normais nos demais aspectos.

Quais são os prováveis diagnóstico e prognóstico?

O paciente inicia tratamento com agonista dopaminérgico com aumento gradual de dose até a faixa terapêutica.

Qual é a melhor escolha de medicamentos?

Seis meses depois, o paciente e sua esposa retornam para consulta de seguimento. Foi relatado que ele fica adormecido em horários inadequados – por exemplo, à mesa de jantar – e, quando acorda, fica a maior parte do tempo arrumando e reorganizando os talheres ou catando suas roupas.

Qual é a causa desse transtorno e como ele deve ser tratado? Seria recomendado cirurgia?

Vários tipos de movimentos anormais estão descritos. O **tremor**, por exemplo, consiste em um movimento oscilatório rítmico ao redor de uma articulação, que é mais bem caracterizado por sua relação com a atividade. O tremor em repouso é característico do parkinsonismo, quando com frequência está associado à rigidez e ao prejuízo da atividade voluntária. Pode ocorrer tremor durante a manutenção de uma postura sustentada (tremor postural) ou durante o movimento (tremor de intenção). Um tremor postural visível constitui a principal característica do tremor essencial ou familiar. O tremor de intenção ocorre em pacientes com lesão do tronco encefálico ou do cerebelo, em particular quando o pedúnculo cerebelar superior está acometido ou como manifestação de toxicidade por álcool ou outras drogas.

A **coreia** consiste em contrações musculares involuntárias, imprevisíveis e irregulares que ocorrem em diferentes partes do corpo e prejudicam a atividade voluntária. Quando esses movimentos são de grande amplitude e violentos, em arremesso, envolvendo a musculatura proximal e distal, o termo *balismo* é utilizado. A coreia pode ser hereditária ou adquirida como consequência de um grande número de complicações médicas e uso de certos medicamentos. Isso pode ser secundário à distonia ou uma manifestação não motora subjacente.

Os movimentos anormais podem ter caráter lento e de contorção (**atetose**) e, em alguns casos, são prolongados a ponto de serem mais adequadamente considerados como posturas anormais (**distonia**). A atetose ou distonia pode ocorrer como consequência de uma lesão cerebral perinatal, lesões cerebrais focais ou generalizadas, complicação aguda de determinados fármacos ou outros distúrbios neurológicos ou ainda como fenômeno hereditário isolado de causa incerta, conhecido como distonia de torção generalizada isolada ou distonia muscular deformante. Foram identificados vários lócus genéticos, dependendo da idade de início, da história familiar e da resposta à terapia dopaminérgica. A base fisiológica é incerta, e o tratamento, muitas vezes, insatisfatório.

Os **tiques** são movimentos anormais coordenados e súbitos que tendem a ocorrer de forma repetitiva, sobretudo na face e na cabeça em crianças, e que podem ser suprimidos voluntariamente por curtos períodos de tempo. Os tiques comuns incluem o fungar repetitivo ou o encolher de ombros. Os tiques são únicos ou múltiplos e transitórios ou crônicos. A síndrome de Gilles de la Tourette caracteriza-se por múltiplos tiques crônicos e seu tratamento farmacológico é discutido ao final deste capítulo.

Muitos dos distúrbios do movimento têm sido atribuídos a comprometimentos dos núcleos da base. O circuito básico dos núcleos da base envolve três alças neuronais de interação, que incluem o córtex e o tálamo, bem como os próprios núcleos da base (Figura 28-1). Entretanto, a função precisa dessas estruturas anatômicas ainda não é completamente compreendida, não sendo possível relacionar sintomas isolados com o comprometimento de locais específicos.

PARKINSONISMO E DOENÇA DE PARKINSON

O parkinsonismo caracteriza-se por uma combinação de rigidez, bradicinesia, tremor e instabilidade postural, que pode ocorrer devido a uma variedade de razões, mas, em geral, é idiopática (doença de Parkinson ou paralisia agitante). Bradicinesia deveria estar presente antes da confirmação diagnóstica de doença de Parkinson. Características condizentes com distonia focal podem estar presentes. Pacientes com doença de Parkinson podem desenvolver hiposmia, constipação, depressão, ansiedade ou transtorno comportamental do sono (movimentos oculares rápidos [REM, do inglês *rapid eye movement*]) em uma fase pré-clínica antes do início do distúrbio motor. Ocorre declínio cognitivo em muitos pacientes com a progressão da doença. Outros sintomas não motores incluem confusão, alterações de personalidade, apatia, fadiga, anormalidades da função autonômica (p. ex., disfunção do esfíncter ou sexual, disfagia e engasgo, sudorese, sialorreia ou alteração da pressão arterial) e queixas sensoriais ou dor. É uma doença crônica, neurodegenerativa, geralmente progressiva, podendo levar ao aumento da incapacidade com o tempo, mas o tratamento farmacológico pode aliviar os sintomas motores e melhorar a qualidade de vida por muitos anos.

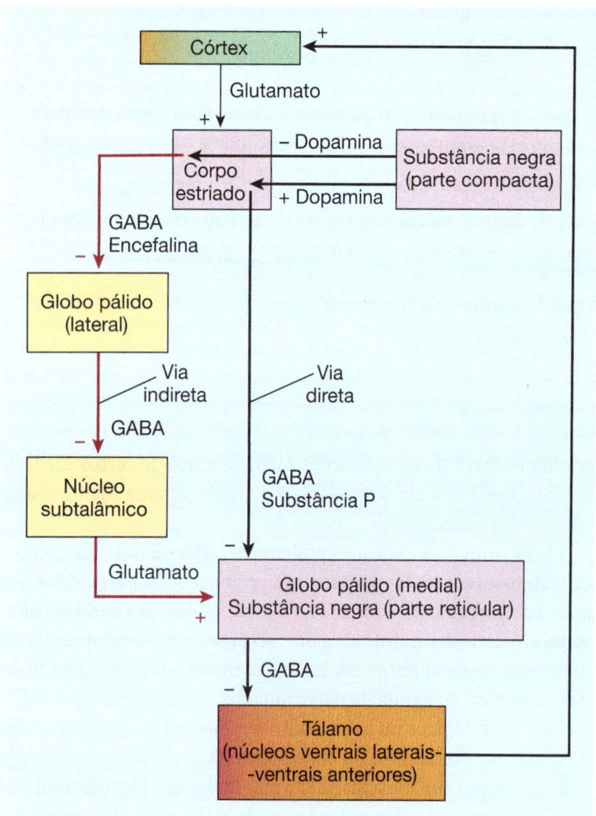

FIGURA 28-1 Circuito funcional entre o córtex, os núcleos da base e o tálamo. São indicados os principais neurotransmissores. Na doença de Parkinson, ocorre degeneração da parte compacta da substância negra, com consequente hiperatividade da via indireta (*em vermelho*) e aumento da atividade glutamatérgica pelo núcleo subtalâmico. GABA, ácido γ-aminobutírico (do inglês *gamma aminobutyric acid*).

O parkinsonismo pode ter uma base hereditária ou ocorrer como consequência de algumas situações, tais como: exposição a várias toxinas (p. ex., restos de manganês, dissulfeto de carbono, monóxido de carbono), múltiplos infartos subcorticais de substância branca, traumatismo craniano recorrente (como em boxeadores) ou ainda em associação com outras doenças neurológicas.

Patogênese

A patogênese da doença de Parkinson parece estar relacionada com o acúmulo e agregação de proteínas intracelulares, estresse oxidativo, lesão mitocondrial, cascatas inflamatórias e apoptose. Estudos em gêmeos sugerem que os fatores genéticos são importantes, especialmente quando a doença ocorre em pacientes com menos de 50 anos. As anormalidades genéticas reconhecidas respondem por 10 a 15% dos casos. Mutações do gene da α-sinucleína em 4q21 ou a ocorrência de duplicação ou triplicação do gene da sinucleína normal estão associadas à doença de Parkinson, que hoje é reconhecida como uma *sinucleinopatia*. A ocorrência de mutações da cinase 2 com repetição rica em leucina (*LRRK2*) em 12cen e do gene *UCHL1* também pode causar parkinsonismo autossômico dominante. Mutações no gene da *parkina* (6q25.2-q27) provocam parkinsonismo familiar autossômico recessivo, de início precoce, ou parkinsonismo juvenil esporádico. Vários outros genes ou regiões cromossômicas foram associados a formas familiares da doença. Toxinas ambientais ou endógenas também são importantes na etiologia da doença. Estudos epidemiológicos revelaram que o tabagismo, o consumo de café, o uso de fármacos anti-inflamatórios e a presença de altas concentrações séricas de ácido úrico são protetores. Em contrapartida, a incidência da doença parece aumentada em indivíduos que trabalham na área acadêmica, na área da saúde ou agricultura, bem como naqueles com exposição ao chumbo ou manganês ou com deficiência de vitamina D.

A descoberta dos corpos de Lewy (agregados intracelulares contendo α-sinucleína) em células dopaminérgicas fetais transplantadas no cérebro de pacientes com doença de Parkinson alguns anos antes sugere que a doença de Parkinson possa representar uma doença priônica.

A coloração da α-sinucleína revelou que a patologia é mais disseminada do que se supunha anteriormente. Inicialmente, está presente no núcleo olfatório e na parte inferior do tronco encefálico (estágio 1 da escala de Braak), em seguida, na parte superior do tronco encefálico (estágio 2), na substância negra (estágio 3), no mesocórtex e no tálamo (estágio 4) e, por fim, em todo o neocórtex (estágio 5). As manifestações motoras da doença de Parkinson surgem no estágio 3 da escala de Braak.

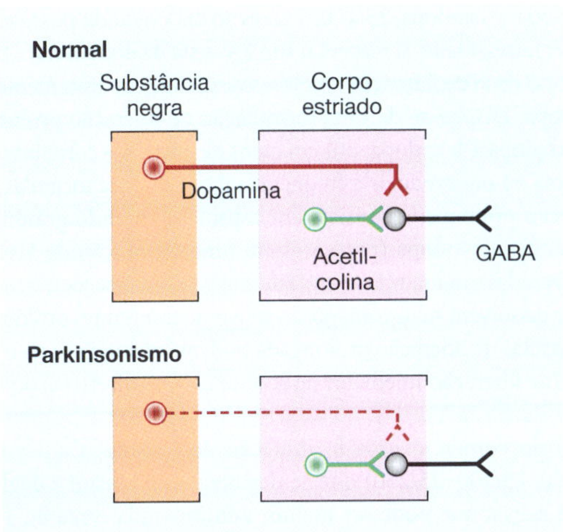

FIGURA 28-2 Representação esquemática da sequência de neurônios envolvidos no parkinsonismo. Uma versão simplificada da circuitaria envolvida é mostrada. **No topo:** os neurônios dopaminérgicos (*em vermelho*) que se originam na substância negra normalmente inibem o efluxo GABAérgico do estriado, enquanto os neurônios colinérgicos (*em verde*) exercem um efeito excitatório. **Embaixo:** no parkinsonismo, observa-se uma perda seletiva de neurônios dopaminérgicos (*tracejado, em vermelho*). GABA, ácido γ-aminobutírico.

A concentração normalmente alta de dopamina nos núcleos da base do cérebro encontra-se reduzida no parkinsonismo, e as tentativas farmacológicas de restaurar a atividade dopaminérgica com agonistas da levodopa e da dopamina aliviam muitas das manifestações motoras do distúrbio. Uma abordagem alternativa, porém complementar, tem sido restaurar o equilíbrio da neurotransmissão colinérgica e dopaminérgica nos núcleos da base com fármacos antimuscarínicos. A base fisiopatológica dessas terapias no parkinsonismo idiopático consiste na perda de neurônios dopaminérgicos na substância negra, que normalmente inibem o efluxo das células GABAérgicas no corpo estriado (Figura 28-2). Os fármacos que induzem síndromes parkinsonianas são antagonistas dos receptores de dopamina (p. ex., fármacos antipsicóticos, ver Capítulo 29) ou aqueles que levam à destruição dos neurônios nigroestriatais dopaminérgicos (p. ex., 1-metil-4-fenil-1,2,3,6-tetra-hidropiridina [MPTP], ver mais adiante). Verifica-se também uma depleção de vários outros neurotransmissores, como a norepinefrina (noradrenalina), no cérebro de indivíduos com parkinsonismo, porém essas deficiências são de relevância clínica incerta.

LEVODOPA

A dopamina não atravessa a barreira hematencefálica e, quando administrada na circulação periférica, não exerce nenhum efeito terapêutico no parkinsonismo. Entretanto, a (–)-3-(3,4-di-hidroxifenil)-L-alanina (levodopa), o precursor metabólico imediato da dopamina, entra efetivamente no cérebro (por meio de um transportador de L-aminoácidos, LAT [do inglês *L-amino acid transporter*]), onde é descarboxilada a dopamina (ver Figura 6-5). Além da levodopa, vários outros agonistas dopaminérgicos estão disponíveis para o tratamento, conforme discutido adiante.

Os receptores de dopamina são abordados de modo pormenorizado nos Capítulos 21 e 29. Existem cinco subtipos desses receptores. Os receptores D_1 e D_5 são classificados na família de receptores D_1 com base em fatores genéticos e bioquímicos; os receptores D_2, D_3 e D_4 pertencem à família de receptores D_2. Os receptores de dopamina tipo D_1 estão localizados na parte compacta da substância negra e, pré-sinapticamente, nos axônios estriatais que se originam dos neurônios corticais e das células dopaminérgicas na substância negra. Os receptores D_2 têm uma localização pós-sináptica nos neurônios estriatais e pré-sináptica nos axônios da substância negra pertencentes a neurônios dos núcleos da base. Os benefícios dos fármacos antiparkinsonianos dopaminérgicos parecem depender, em grande parte, da estimulação dos receptores D_2. Entretanto, a estimulação dos receptores D_1 também pode ser necessária para a obtenção do benefício máximo, e um dos fármacos mais recentes é seletivo para D_3. Os derivados do esporão do centeio (*ergot*) agonistas parciais ou agonistas da dopamina, como a lergotrila e a bromocriptina, que atuam nos receptores D_2, apresentam propriedades antiparkinsonianas, ao passo que certos bloqueadores da dopamina, que são antagonistas seletivos de D_2, podem induzir o parkinsonismo.

Química

A DOPA é o aminoácido precursor da dopamina e da norepinefrina (discutida no Capítulo 6). Sua estrutura é apresentada na Figura 28-3. A levodopa é o estereoisômero levorrotatório da DOPA.

Farmacocinética

A levodopa é rapidamente absorvida pelo intestino delgado, porém sua absorção depende da velocidade de esvaziamento gástrico e do pH do conteúdo gástrico. A ingestão de alimentos retarda o aparecimento da levodopa no plasma. Além disso, certos aminoácidos presentes nos alimentos podem competir com o fármaco pela sua absorção intestinal e transporte do sangue para o cérebro. Em geral, as concentrações plasmáticas alcançam o seu valor máximo entre 1 e 2 horas após uma dose oral, e a meia-vida plasmática situa-se, geralmente, entre 1 e 3 horas, embora exiba uma considerável variação entre os indivíduos. Cerca de dois terços da dose aparecem na urina como metabólitos no decorrer de 8 horas após a administração de uma dose oral, e os principais produtos metabólicos consistem em ácido 3-metoxi-4-hidroxifenilacético (ácido homovanílico, HVA) e ácido di-hidroxifenilacético (DOPAC). Infelizmente, apenas cerca de 1 a 3% da levodopa administrada por via oral chega ao cérebro de modo inalterado, sendo o restante metabolizada por descarboxilação a dopamina que não cruza a barreira hematencefálica (BHE). Por conseguinte, a levodopa precisa ser administrada em grandes quantidades quando usada isoladamente. Entretanto, quando administrada em associação a um inibidor da DOPA-descarboxilase, o metabolismo periférico da levodopa é reduzido, as concentrações plasmáticas de levodopa são mais altas, a meia-vida plasmática é mais longa e uma maior quantidade de DOPA fica disponível para entrada no cérebro (Figura 28-4). Com efeito, a administração concomitante de um inibidor periférico da dopa-descarboxilase, como a carbidopa, pode reduzir as necessidades diárias de levodopa em aproximadamente 75%. Esses inibidores de descarboxilase não entram na barreira hematencefálica.

Aplicação clínica

Os melhores resultados do tratamento com levodopa são obtidos nos primeiros anos de tratamento. Isso ocorre algumas vezes porque a dose diária de levodopa precisa ser reduzida com o passar do tempo, a fim de se evitarem reações adversas com doses que foram bem toleradas no início. Alguns pacientes também se tornam

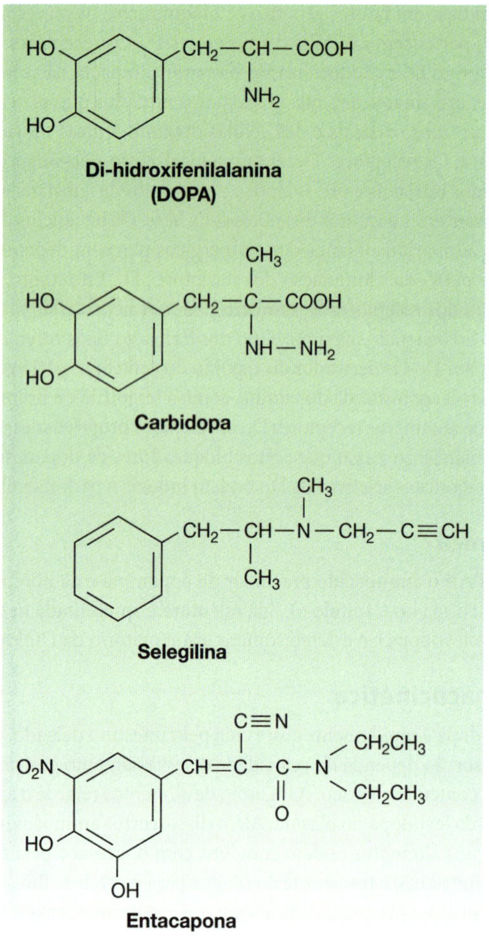

FIGURA 28-3 Alguns fármacos usados no tratamento do parkinsonismo.

menos responsivos à levodopa, talvez devido a uma perda dos terminais nervosos nigroestriatais dopaminérgicos ou a algum processo patológico envolvendo diretamente os receptores dopamínicos estriatais. Por essas razões, os benefícios do tratamento com levodopa tendem a diminuir depois de cerca de 3 ou 4 anos de terapia, independentemente da resposta terapêutica inicial. Embora a terapia com levodopa não interrompa a progressão do parkinsonismo, seu início precoce diminui a taxa de mortalidade. Entretanto, o tratamento em longo prazo pode levar a vários problemas, como o fenômeno de liga-desliga que será discutido adiante. O momento mais apropriado para se introduzir a terapia com levodopa deve, portanto, ser determinado individualmente.

Quando utilizada, a levodopa é geralmente administrada em associação com a **carbidopa** (ver Figura 28-3), um inibidor periférico da dopa-descarboxilase, que diminui a conversão periférica em dopamina. O tratamento com essa associação é iniciado com uma baixa dose – por exemplo, 25 mg de carbidopa e 100 mg de levodopa, 3 vezes ao dia –, com aumento gradual da dose. Esses fármacos devem ser tomados 30 a 60 minutos antes das refeições. A maioria dos pacientes eventualmente necessita de 25 mg de carbidopa e 250 mg de levodopa, 3 ou 4 vezes ao dia. Em geral, é preferível a manutenção do tratamento com esse fármaco em um nível baixo (p. ex., carbidopa + levodopa, 25/100, 3 vezes ao dia), quando possível, e, se houver necessidade, acrescentar um agonista da dopamina, a fim de reduzir o risco de flutuações motoras resultantes do tratamento com levodopa. Dispõe-se de uma formulação de liberação prolongada de carbidopa + levodopa, útil em casos de pacientes com flutuações motoras ou para reduzir a frequência da dose. Esta formulação de liberação prolongada consiste em cápsulas contendo grânulos de carbidopa e levodopa (presentes em uma proporção de 1:4), que são liberadas gradualmente em diferentes concentrações, à medida que se dissolvem no estômago, ao longo de um tempo prolongado. As cápsulas de liberação prolongada podem substituir as de uso regular (de liberação imediata) de acordo com as diretrizes do fabricante (Tabela 28-1).

Há no comércio uma formulação de carbidopa + levodopa (10/100, 25/100, 25/250) que se desintegra na boca e é deglutida com a saliva, que pode ser melhor administrada cerca de 1 hora antes das refeições. A associação de levodopa, carbidopa e um inibidor da catecol-*O*-metiltransferase (COMT) (entacapona) é discutida em uma seção posterior. Por fim, a terapia por *infusão* de carbidopa + levodopa no duodeno ou jejuno superior parece ser segura e é superior a uma série de terapias combinadas orais em pacientes com parkinsonismo avançado que apresentam flutuações motoras decorrentes do uso de levodopa. Neste caso, um tubo de acesso permanente é inserido por meio de gastrostomia endoscópica percutânea em pacientes que tiveram uma boa resposta ao gel de carbidopa + levodopa administrado por sonda nasoduodenal. Administra-se um bólus pela manhã (100-300 mg de levodopa) por meio de uma bomba de infusão portátil, seguido de uma dose de manutenção contínua (40-120 mg/h), com bólus suplementares, se houver necessidade.

A levodopa pode melhorar muitas das manifestações motoras clínicas do parkinsonismo, porém é particularmente efetiva para aliviar a bradicinesia e quaisquer incapacidades decorrentes. Quando introduzida pela primeira vez, cerca de um terço dos pacientes responde muito bem, porém a maior parte dos pacientes restantes não tolera a medicação ou simplesmente não responde a ela, em particular quando não se trata de doença de Parkinson clássica.

Reações adversas

A. Efeitos gastrintestinais

Quando a levodopa é administrada sem um inibidor periférico da descarboxilase, ocorrem anorexia, náuseas e vômitos em cerca de 80% dos pacientes. Essas reações adversas podem ser minimizadas ingerindo-se o fármaco em doses fracionadas, com as refeições ou logo depois, e aumentando-se a dose diária total muito lentamente. Os antiácidos administrados 30 a 60 minutos antes da levodopa também são benéficos. Os vômitos têm sido atribuídos à estimulação da zona de gatilho quimiorreceptora, localizada no tronco encefálico. Felizmente, verifica-se o desenvolvimento de tolerância a esse efeito emético em muitos pacientes. Do contrário, uma dose adicional de carbidopa de 25 mg associada à administração de carbidopa + levodopa costuma ser útil, embora a dose usual de carbidopa seja de 75 mg/dia. A domperidona (não disponível nos Estados Unidos [disponível no Brasil]) pode aliviar a náusea persistente. Deve-se evitar o uso de antieméticos, como as fenotiazinas, porque esses fármacos reduzem os efeitos antiparkinsonianos da levodopa e podem exacerbar a doença.

Quando a levodopa é administrada em associação com carbidopa, os efeitos gastrintestinais são menos frequentes e bem menos

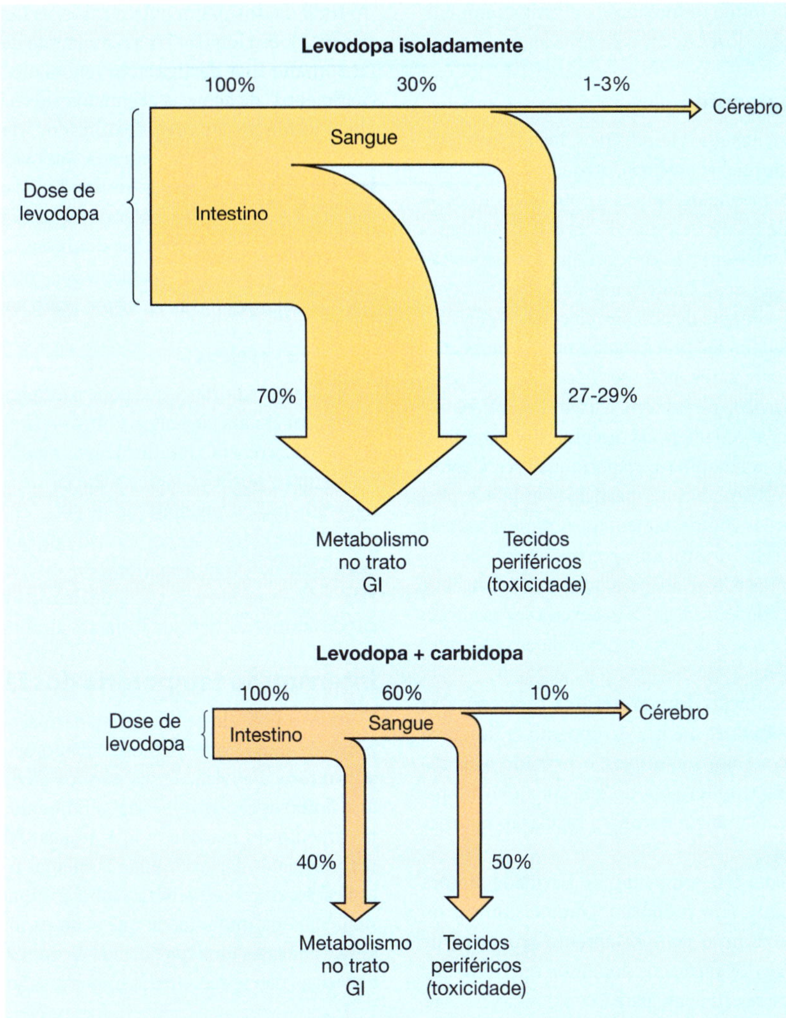

FIGURA 28-4 Destino da levodopa administrada por via oral e efeito da carbidopa, estimado a partir de dados obtidos em animais. A amplitude de cada via indica a quantidade absoluta do fármaco em cada local, enquanto as porcentagens mostradas denotam a proporção relativa da dose administrada. Os benefícios da coadministração de carbidopa incluem redução da quantidade de levodopa necessária para se obter benefício e a quantidade absoluta desviada para os tecidos periféricos e aumento da fração da dose que alcança o cérebro. GI, gastrintestinal. (Dados de Nutt JG, Fellman JH: Pharmacokinetics of levodopa, Clin Neuropharmacol 1984; 7(1): 35-49.)

TABELA 28-1 Substituição da carbidopa/levodopa de liberação prolongada pela de liberação imediata

Dose diária total de levodopa atual (mg)	Dose de carbidopa/levodopa de liberação prolongada (mg)[1]
Zero	23,75/95, 1 cáps., 3×/dia
400-549	23,75/95, 3 cáps., 3×/dia
550-749	23,75/95, 4 cáps., 4×/dia
750-949	36,25/145, 3 cáps., 3×/dia
950-1.249	48,75/195, 3 cáps., 3×/dia
1.250 ou mais	48,75/195, 4 cáps., 3×/dia **ou** 61,25/245, 3 cáps., 3×/dia

[1]Doses recomendadas pelo fabricante.

graves, ocorrendo em menos de 20% dos casos, de modo que os pacientes podem tolerar doses proporcionalmente mais altas.

B. Efeitos cardiovasculares

Arritmias cardíacas, inclusive taquicardia, extrassístoles ventriculares e, raramente, fibrilação atrial foram reportadas em pacientes em uso de levodopa. Esse efeito foi atribuído à formação periférica aumentada de catecolaminas. A incidência dessas arritmias é baixa, mesmo na presença de doença cardíaca estabelecida, e pode ser ainda mais reduzida se a levodopa for tomada em associação a um inibidor periférico da descarboxilase.

A hipotensão postural é comum, porém é frequentemente assintomática e tende a diminuir com o tratamento continuado. Pode ocorrer também hipertensão arterial, em particular na presença de inibidores não seletivos da monoaminoxidase ou simpatomiméticos, ou quando são utilizadas doses maciças de levodopa.

C. Efeitos no comportamento

Uma ampla variedade de efeitos mentais adversos, inclusive depressão, ansiedade, agitação, insônia, sonolência, ataques de sono, confusão, delírios, alucinações, pesadelos, euforia e outras alterações do humor ou da personalidade foram descritas. Esses efeitos colaterais são mais comuns em pacientes em uso de levodopa em associação a um inibidor da descarboxilase, e não em uso de levodopa como única medicação, presumivelmente devido aos níveis mais elevados alcançados no cérebro. Podem ser precipitados por doenças pré-existentes ou cirurgia. Nesses casos, pode ser necessário reduzir a dose ou suspender a medicação. Vários fármacos antipsicóticos atípicos que apresentam baixa afinidade pelos receptores dopamínicos D_2 (clozapina, olanzapina, quetiapina e risperidona; ver Capítulo 29) estão hoje disponíveis e podem ter particular utilidade para neutralizar essas complicações comportamentais. A **pimavanserina** (34 mg/dia) (não disponível no Brasil), um agonista inverso dos receptores 5-HT_{2A}, também mostrou-se útil para tratar as alucinações e delírios da psicose derivada do Parkinson. Não deveria ser usada em psicose relacionada a demência e deveria ser evitada em pacientes com intervalo QT alterado.

A **síndrome de desregulação dopaminérgica** caracteriza-se pelo uso excessivo e compulsivo de medicação dopaminérgica, bem como por outros comportamentos impulsivos, ocorrendo mais comumente com agonistas dopaminérgicos do que com a levodopa, discutidos posteriormente. O manejo envolve a regulação rigorosa da ingestão dopaminérgica.

O termo ***punding*** designa o desempenho de atividade motora estereotipada, complexa, mas sem propósito, como classificar ou alinhar vários objetos ou como o comportamento repetitivo de catação. A redução de dose dos fármacos dopaminérgicos ou dos antipsicóticos atípicos pode ser eficiente para isso.

D. Discinesia e flutuações motoras

Ocorrem discinesias em até 80% dos pacientes que recebem terapia com levodopa por mais de 10 anos. A natureza das discinesias causadas pela levodopa varia entre pacientes, mas tende a permanecer constante em cada um deles. A coreoatetose da face e da parte distal dos membros constitui a apresentação mais comum. O desenvolvimento de discinesias está relacionado com a dose, porém existe uma considerável variação individual na dose necessária para produzi-las. Sua patogênese é desconhecida, mas pode estar relacionada à distribuição desigual de dopamina no estriado. A denervação dopaminérgica com estimulação pulsátil crônica dos receptores de dopamina com levodopa tem sido associada ao desenvolvimento de discinesias. Observa-se uma incidência mais baixa de discinesias quando a levodopa é administrada de modo contínuo (p. ex., por via intraduodenal ou intrajejunal) e com sistemas de liberação prolongada do fármaco que possibilitam uma administração mais contínua. A redução de levodopa deverá aliviar a discinesia, mas os sintomas motores do Parkinson devem piorar. Discinesias leves não necessitam de tratamento. A amantadina, assim como a clozapina, podem ajudar a reduzir as discinesias mais complicadas. Além disso, vários outros compostos estão sendo estudados como possíveis fármacos antidiscinéticos.

As flutuações ocorrem à medida que o tratamento continua. Em alguns pacientes, essas flutuações estão relacionadas com o momento de ingestão da levodopa (reações de **desgaste** ou **acinesia do final da dose**). Em outros casos, as flutuações no estado clínico não estão relacionadas com o momento de administração das doses (**fenômeno liga-desliga**). No fenômeno liga-desliga, os períodos "desligados" de acinesia acentuada alternam-se durante o curso de algumas horas com períodos "ligados" de melhora da mobilidade, porém com discinesia acentuada. Para pacientes com períodos desligados intensos e que não respondem a outras medidas, a injeção subcutânea de apomorfina pode fornecer um benefício temporário, no entanto pode aumentar as discinesias. O fenômeno liga-desliga ocorre mais frequentemente em pacientes que respondem bem ao tratamento inicial. O mecanismo exato não foi esclarecido.

E. Outros efeitos

Pode ocorrer midríase, que pode precipitar um ataque de glaucoma agudo em alguns pacientes. Outros efeitos colaterais relatados, porém de ocorrência rara, incluem várias discrasias sanguíneas; teste de Coombs positivo com evidências de hemólise; ondas de calor; agravamento ou precipitação de gota; anormalidades do olfato ou do paladar; coloração acastanhada da saliva, da urina ou de secreções vaginais; priapismo; elevações discretas – geralmente transitórias – das concentrações sanguíneas de ureia e concentrações séricas de aminotransferases, fosfatase alcalina e bilirrubina.

Interrupção temporária dos fármacos

Um breve período sem o uso de fármacos (suspensão do fármaco por 3-21 dias) pode melhorar temporariamente a responsividade à levodopa e aliviar alguns de seus efeitos colaterais. Entretanto, essa interrupção temporária geralmente tem pouca utilidade no tratamento do fenômeno liga-desliga. Além disso, a interrupção temporária do fármaco pode aumentar o risco de pneumonia por aspiração, trombose venosa, embolia pulmonar e depressão em consequência da imobilidade que acompanha a doença de Parkinson grave. Por esses motivos e devido à natureza temporária de qualquer benefício, não se recomenda a interrupção temporária do fármaco.

Interações medicamentosas

As doses farmacológicas de piridoxina (vitamina B_6) aumentam o metabolismo cerebral da levodopa, podendo diminuir seu efeito terapêutico, exceto se administrado junto a um inibidor da descarboxilase. A levodopa não deve ser administrada a pacientes em uso de inibidores da monoaminoxidase A ou no decorrer de 2 semanas após a sua suspensão, visto que essa associação pode resultar em crises hipertensivas.

Contraindicações

A levodopa não deve ser administrada a pacientes psicóticos, visto que pode exacerbar o transtorno mental. Está também contraindicada para pacientes com glaucoma de ângulo fechado. Entretanto, aqueles que apresentam glaucoma de ângulo aberto crônico podem receber o fármaco se a pressão intraocular estiver bem controlada e se for possível monitorá-la. Quando associada à carbidopa, o riso de disritmia cardíaca é leve, ainda que em pacientes com doença cardíaca. Os pacientes com úlcera péptica ativa devem ser tratados com cuidado, visto que já ocorreu ocasionalmente sangramento gastrintestinal com levodopa. Como a levodopa é um precursor da melanina cutânea e possivelmente pode ativar o melanoma maligno, ela deve ser usada com cuidado especial em pacientes com histórico de melanoma ou com lesões cutâneas suspeitas não diagnosticadas. Esses pacientes devem ser monitorados regularmente por um dermatologista.

AGONISTAS DOS RECEPTORES DE DOPAMINA

Os fármacos que atuam diretamente sobre os receptores de dopamina podem ter efeito benéfico, além daquele da levodopa (Figura 28-5). Diferentemente da levodopa, não exigem conversão enzimática em um metabólito ativo, atuando diretamente sobre os receptores de dopamina pós-sinápticos. Não possuem nenhum metabólito potencialmente tóxico nem competem com outras substâncias pelo seu transporte ativo no sangue e através da barreira hematencefálica. Além disso, os fármacos que afetam seletivamente determinados receptores de dopamina podem ter efeitos adversos mais toleráveis que a levodopa. Diversos agonistas da dopamina apresentam atividade antiparkinsoniana. Os agonistas da dopamina mais antigos (bromocriptina e pergolida) derivam do esporão de centeio (*ergot*) (ver Capítulo 16) e quase nunca são usados no tratamento do parkinsonismo. Possuem mais efeitos colaterais indesejáveis que os fármacos mais recentes (pramipexol e ropinirol).

Não há evidências de que um agonista supere o outro. Entretanto, cada paciente pode responder a um, mas não a outro desses fármacos. Além disso, a duração de ação pode variar, sendo maior nas formulações de liberação prolongada. A apomorfina é um potente agonista da dopamina e será discutida mais adiante como uma opção de tratamento das flutuações motoras derivadas da levodopa.

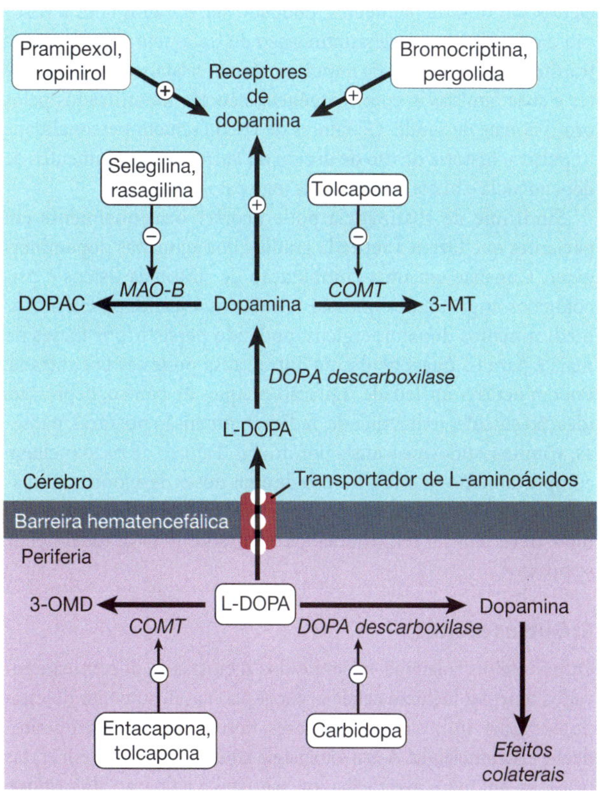

FIGURA 28-5 Estratégias farmacológicas para a terapia dopaminérgica da doença de Parkinson. Os fármacos e seus efeitos estão indicados (ver texto). COMT, catecol-*O*-metiltransferase; DOPAC, ácido di-hidroxifenilacético; L-DOPA, levodopa; MAO, monoaminoxidase; 3-MT, 3-metoxitiramina; 3-OMD, 3-*O*-metildopa.

Os agonistas da dopamina desempenham uma função importante como terapia de primeira escolha para doença de Parkinson, estando seu uso associado a uma incidência mais baixa das flutuações da resposta e discinesias. No entanto, eles podem apresentar outras reações adversas como sonolência e edema. Em outros casos, uma dose baixa de carbidopa + levodopa (25/100 mg, 3 vezes ao dia) é iniciada juntamente com um agonista da dopamina. Em ambos os casos, a dose de agonista da dopamina é aumentada gradualmente, dependendo da resposta e da tolerância do paciente. Os agonistas da dopamina também podem ser administrados a pacientes com parkinsonismo que apresentem acinesia no final da dose ou fenômeno liga-desliga, ou ainda em aqueles resistentes ao tratamento com levodopa. Entretanto, a resposta ao agonista dopaminérgico, em geral, é fraca em pacientes que não respondem à levodopa.

Bromocriptina

A bromocriptina é um D_2-agonista e sua estrutura consta na Tabela 16-7. Ela já foi bastante usada no tratamento da doença de Parkinson, mas atualmente tem sido substituída pelos agentes mais modernos. A dose diária habitual de bromocriptina para o tratamento da doença de Parkinson varia entre 7,5 e 30 mg. Para minimizar os efeitos colaterais, a dose é lentamente aumentada no decorrer de 2 ou 3 meses, dependendo da resposta ou do aparecimento de reações adversas.

Pergolida

A pergolida, outro derivado do *ergot*, estimula diretamente tanto os receptores D_1 como os D_2. Foi também amplamente usada no tratamento do parkinsonismo, porém não está mais disponível nos Estados Unidos (nem no Brasil), visto que a sua administração tem sido associada ao desenvolvimento de doença cardíaca valvar. Apesar disso, ainda é usada em alguns países.

Pramipexol

Pramipexol é um agonista não *ergot* com maior afinidade pelos receptores D_3. O pramipexol é efetivo como monoterapia para o parkinsonismo e parece melhorar os sintomas afetivos. Foi sugerido um possível efeito neuroprotetor em virtude de sua capacidade de eliminar o peróxido de hidrogênio e aumentar a atividade neurotrófica em culturas de células dopaminérgicas mesencefálicas.

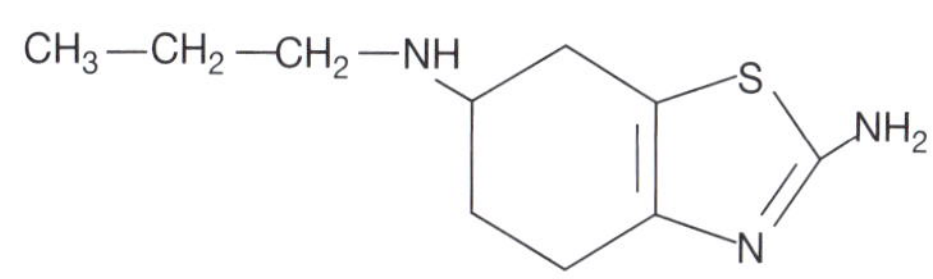

Pramipexol

O pramipexol é rapidamente absorvido após administração oral, alcançando concentrações plasmáticas máximas em cerca de 2 horas. É excretado em grande parte de modo inalterado na urina. O tratamento inicia com uma dose de 0,125 mg, 3 vezes ao dia, com duplicação da dose inicial a cada semana. A partir de 0,75 mg, os incrementos de dose são de 0,75 mg, em intervalos semanais, dependendo da resposta e da tolerância do paciente. A maioria dos pacientes necessita de 0,5 a 1,5 mg, 3 vezes ao dia. A presença de insuficiência renal pode exigir um ajuste da dose. Está disponível uma preparação de liberação prolongada, administrada 1 vez ao dia, em uma dose que equivale à dose diária total do pramipexol convencional. Em geral, a preparação de liberação prolongada é mais conveniente para os pacientes e evita flutuações plasmáticas do fármaco no decorrer do dia.

Ropinirol

O ropinirol (atualmente disponível em uma preparação genérica; não disponível no Brasil), outro derivado não *ergot*, é um agonista do receptor D_2 relativamente puro, utilizado para os estágios iniciais da doença ou em associação com a levodopa nos estágios mais avançados ou para amenizar as flutuações motoras derivadas da levodopa. O ropinirol é introduzido em uma dose de 0,25 mg, 3 vezes ao dia, e a dose diária total é aumentada em 0,75 mg em intervalos semanais, até a quarta semana, e, posteriormente, em 1,5 mg. Na maioria dos casos, é necessária uma dose entre 2 e 8 mg, 3 vezes ao dia. O ropinirol é metabolizado pela CYP1A2, podendo ter sua depuração influenciada por fármacos que atuam nessa enzima. Dispõe-se de uma preparação de liberação prolongada, administrada 1 vez ao dia.

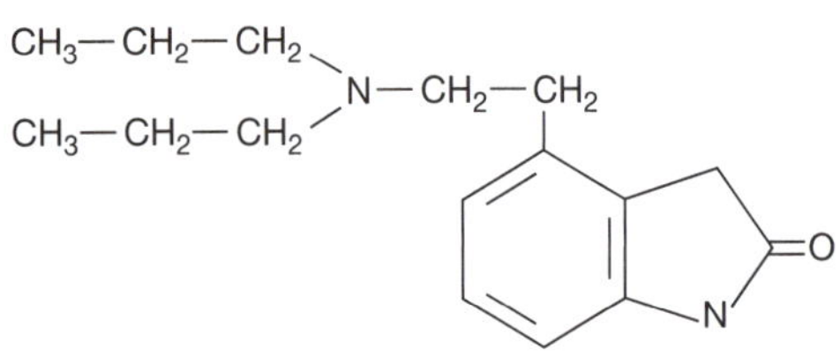

Ropinirol

Rotigotina

A rotigotina, um agonista da dopamina, administrada diariamente por meio de adesivo na pele, está aprovada para o tratamento da doença de Parkinson em seu estágio inicial. Sua eficácia nos estágios mais avançados não está bem definida. Essa formulação proporciona uma estimulação dopaminérgica mais contínua quando comparada à via oral. Os benefícios e os efeitos colaterais assemelham-se aos de outros agonistas da dopamina, porém também podem ocorrer reações no local de aplicação, algumas vezes graves.

Efeitos colaterais dos agonistas da dopamina

A. Efeitos gastrintestinais

Podem ocorrer anorexia, náuseas e vômitos quando um agonista da dopamina é introduzido e esses efeitos são minimizados com a administração da medicação no momento das refeições. Além disso, podem ocorrer constipação intestinal, dispepsia, sintomas de esofagite de refluxo e sangramento de ulceração péptica.

B. Efeitos cardiovasculares

Pode ocorrer hipotensão postural, sobretudo no início da terapia. O vasospasmo digital indolor constitui uma complicação relacionada à dose do tratamento em longo prazo com os derivados do *ergot* (bromocriptina ou pergolida). Quando ocorrem arritmias cardíacas, elas constituem uma indicação para se interromper o tratamento. O edema periférico é algumas vezes problemático. Pode ocorrer valvopatia cardíaca com o uso de pergolida.

C. Discinesias

Podem ocorrer movimentos anormais semelhantes àqueles introduzidos pela levodopa, os quais são revertidos com uma redução da dose total.

D. Distúrbios mentais

Confusão, alucinações, delírios e sintomas psiquiátricos podem ocorrer como consequência da doença de Parkinson ou como complicações do tratamento, sendo mais comuns e graves com agonistas dos receptores dopaminérgicos do que com a levodopa. Essas complicações tendem a ocorrer em pacientes idosos e com o avançar da doença. Parece não haver diferença entre os agonistas da dopamina quanto à sua capacidade de induzir esses transtornos. Quando ocorrem, podem responder a fármacos antipsicóticos atípicos, como clozapina, olanzapina, quetiapina e risperidona ou à pimavanserina.

Pode ocorrer piora do transtorno de controle dos impulsos em indivíduos com história prévia ou como um fenômeno novo, podendo resultar em comportamentos compulsivos relacionados a jogos, compras, apostas e atividade sexual, bem como em outros comportamentos (ver Capítulo 32). A prevalência desses transtornos é variável, podendo chegar a 45%, ocorrendo em qualquer momento após instaurada a terapia. O provável mecanismo é pela ativação dos receptores de dopamina D_2 e D_3 na região mesolímbica. Tais efeitos são dose-dependentes, podendo ser tratados com a redução da dose ou com a descontinuação do tratamento. Em geral, os transtornos do controle de impulsos não são relatados pelos pacientes e suas famílias e, com frequência, não são identificados pelos profissionais de saúde. Os fatores de risco incluem personalidade impulsiva, história de uso de drogas ou outros comportamentos de dependência e história familiar de jogo patológico.

Síndrome de abstinência pode ocorrer ocasionalmente em pacientes que fazem a retirada gradual dos agonistas dopaminérgicos. Consiste em uma combinação de sintomas físicos e psicológicos angustiantes que são refratários à levodopa e a outros medicamentos dopaminérgicos, podendo persistir por meses ou mais e para os quais nenhuma outra causa pode ser encontrada. Podem ocorrer ansiedade, agitação, ataques de pânico, depressão, ideação suicida, irritabilidade, fadiga, hipotensão postural, náuseas, vômitos, sudorese e ânsia por drogas. Fatores de risco incluem comportamento impulsivo e uso de altas doses de agonistas dopaminérgicos. Não é um tratamento efetivo. Os agonistas da dopamina deveriam ser reintroduzidos e retirados mais gradualmente, se possível.

E. Outros efeitos

Outros efeitos colaterais relatados dos agonistas da dopamina derivados do *ergot* incluem cefaleia, congestão nasal, aumento do estado de vigília, infiltrados pulmonares, fibrose pleural e retroperitoneal e eritromelalgia. A eritromelalgia consiste em pés e, em certas ocasiões, em mãos avermelhados, sensíveis à palpação, doloridos e inchados, algumas vezes associada à artralgia. Os sinais e os sintomas desaparecem no decorrer de poucos dias após a interrupção do fármaco responsável. Em raros casos, pode ocorrer uma tendência incontrolável a adormecer em momentos inapropriados, em particular em pacientes que usam pramipexol ou ropinirol, exigindo a interrupção da medicação.

Contraindicações

Os agonistas da dopamina estão contraindicados para pacientes com história de doença psicótica ou infarto do miocárdio recente, ou com ulceração péptica ativa. É melhor evitar os agonistas derivados do *ergot* em pacientes com doença vascular periférica.

INIBIDORES DA MONOAMINOXIDASE

Existem dois tipos de monoaminoxidase (MAO) no sistema nervoso: a MAO-A, que metaboliza a norepinefrina, a serotonina e a dopamina, e a MAO-B, que metaboliza seletivamente a dopamina. A **selegilina** (ver Figura 28-3), um inibidor seletivo irreversível da MAO-B em doses normais (em doses mais altas, o fármaco também inibe a MAO-A), retarda a degradação da dopamina (ver Figura 28-5), prolongando o efeito antiparkinsoniano da levodopa (possibilitando, assim, uma redução da dose de levodopa), além de reduzir os fenômenos leves de liga-desliga ou de desgaste. Por conseguinte, a selegilina é usada como terapia adjuvante para pacientes com resposta parcial ou flutuações motoras da levodopa. A dose padrão de selegilina é de 5 mg no café da manhã e 5 mg no almoço. A selegilina pode causar insônia quando ingerida mais tarde durante o dia.

A selegilina apresenta um efeito terapêutico apenas mínimo sobre o parkinsonismo quando administrada isoladamente. Estudos realizados em animais sugerem que o fármaco pode reduzir a progressão da doença, porém estudos clínicos conduzidos para testar o efeito da selegilina sobre a progressão do parkinsonismo em seres humanos forneceram resultados ambíguos. Um estudo multicêntrico sugeriu um efeito benéfico no retardamento da progressão da doença, mas tais efeitos podem ser apenas um reflexo da resposta sintomática.

A **rasagilina**, outro inibidor da MAO-B, é mais potente do que a selegilina na prevenção do parkinsonismo induzido por MPTP e tem sido usada para tratamento precoce em pacientes com sintomas leves. A dose padrão é de 1 mg/dia. A rasagilina também é usada como terapia adjuvante na dose de 0,5 ou 1 mg/dia para prolongar os efeitos da carbidopa + levodopa em pacientes com doença avançada e com flutuações motoras. Um ensaio clínico randomizado, de início tardio, duplo-cego, controlado por placebo (ADAGIO) sugeriu que a dose de 1mg/dia pode retardar a progressão da doença, achados que não se replicaram na dose de 2 mg/dia. É difícil explicar esses achados, e a decisão quanto ao uso da rasagilina para fins neuroprotetores continua sendo, assim, uma decisão individual.

Um terceiro inibidor da MAO-B, a **safinamida**, tem sido usado para reduzir as flutuações motoras em pacientes que tomam carbidopa + levodopa, diminuindo, assim, os períodos de desligamento do fenômeno liga-desliga. Não é efetivo como monoterapia para a doença de Parkinson. A dose inicial é de 50 mg, via oral, 1 vez ao dia, aumentando para 100 mg, 1 vez ao dia, após 2 semanas.

Os inibidores da MAO-B não deveriam ser usados em pacientes em tratamento com petidina, tramadol, metadona, propoxifeno, ciclobenzaprida ou erva-de-são-joão. O antitussígeno dextrometorfano também deve ser evitado por pacientes em uso de um dos inibidores da MAO-B. De fato, é prudente recomendar aos pacientes que evitem todos os remédios para resfriado de venda livre. Rasagilina, selegilina ou safinamida não devem ser tomados com outros inibidores da monoaminoxidase e devem ser usados com cuidado em pacientes em tratamento com antidepressivos tricíclicos ou inibidores da recaptação de serotonina devido ao risco de síndrome serotonérgica (ver Capítulo 16), embora isso seja raramente visto na prática clínica. Os efeitos adversos da levodopa, especialmente discinesias, alterações mentais, náuseas e distúrbios do sono, podem ser aumentados pelo uso desses medicamentos. A hipertensão pode ser precipitada ou agravada.

A administração combinada de levodopa e de um inibidor de ambas as formas de MAO (i.e., um inibidor não seletivo) deve ser evitada, visto que pode levar a crises hipertensivas, provavelmente em virtude do acúmulo periférico de norepinefrina.

INIBIDORES DA CATECOL-*O*-METILTRANSFERASE

A inibição da dopa-descarboxilase está associada a uma ativação compensatória de outras vias do metabolismo da levodopa, em especial a catecol-*O*-metiltransferase (COMT), com consequente aumento das concentrações plasmáticas de 3-*O*-metildopa (3-OMD). As concentrações elevadas de 3-OMD têm sido associadas a uma resposta terapêutica precária à levodopa, talvez em parte pelo fato de a 3-OMD competir com a levodopa por um mecanismo de transporte ativo através da mucosa intestinal e da barreira hematencefálica. Os inibidores seletivos da COMT, como a **tolcapona** e a **entacapona**, também prolongam a ação da levodopa, diminuindo o seu metabolismo periférico (ver Figura 28-5). A depuração da levodopa é reduzida e, portanto, ocorre aumento de sua biodisponibilidade relativa. Nem o tempo necessário para atingir o pico de concentração nem a concentração máxima de levodopa são aumentados. Esses fármacos podem ser úteis em pacientes em uso de levodopa que desenvolveram flutuações motoras – resultando em uma resposta mais estável, tempo "ligado" mais prolongado e opção de se reduzir a dose diária total de levodopa. A tolcapona e a entacapona estão bastante disponíveis, porém prefere-se, em geral, a entacapona, dado o menor risco de hepatotoxicidade.

Os efeitos farmacológicos da tolcapona e da entacapona assemelham-se, e ambas são rapidamente absorvidas, ligadas às proteínas plasmáticas e metabolizadas antes de sua excreção. Todavia, a tolcapona possui efeitos tanto centrais como periféricos, ao passo que o efeito da entacapona é periférico. A meia-vida de ambos os fármacos é de cerca de 2 horas, porém a tolcapona é um pouco mais potente e tem maior duração de ação. A tolcapona é administrada em uma dose padrão de 100 mg, 3 vezes ao dia, porém alguns pacientes necessitam de uma dose diária de 2 vezes essa quantidade. Por outro lado, a entacapona (200 mg) precisa ser tomada com cada dose de levodopa, até 6 vezes ao dia.

Os efeitos adversos dos inibidores da COMT estão relacionados, em parte, com a exposição aumentada à levodopa e consistem em discinesias, náuseas e confusão. Com frequência, é necessário reduzir a dose diária de levodopa em cerca de 30% nas primeiras 48 horas para evitar ou reverter essas complicações. Outros efeitos colaterais incluem diarreia, dor abdominal, hipotensão ortostática, distúrbios do sono e coloração alaranjada da urina. A tolcapona pode causar elevação das concentrações das enzimas hepáticas, mas raramente causa morte por insuficiência hepática aguda. Ainda assim, não deve ser usada em pacientes com resultados anormais das provas de função hepática. Seu uso nos Estados Unidos exige um consentimento assinado pelo paciente (fornecido na bula do produto [no Brasil, exige-se o Termo de Esclarecimento e Responsabilidade]), com monitoramento das provas de função hepática a cada 2 a 4 semanas, durante os primeiros 6 meses e, em seguida, periodicamente, porém com menos frequência. A medicação deve ser interrompida e não deve ser reintroduzida se a lesão hepática se tornar evidente. Essa toxicidade não foi relatada com a entacapona.

Uma preparação comercial consiste na associação de levodopa - carbidopa + entacapona. Está disponível em três concentrações: 50 (50 mg, de levodopa mais 12,5 mg de carbidopa e 200 mg, de entacapona), 100 (100 mg, 25 mg e 200 mg, respectivamente) e 150 (150 mg, 37,5 mg e 200 mg, respectivamente). O uso dessa preparação simplifica o esquema farmacológico e requer o consumo de um número menor de comprimidos. A associação com esse fármaco pode fornecer mais benefício sintomático do que carbidopa + levodopa sozinha. Entretanto, apesar da conveniência de uma única preparação de associação, o uso dessa formulação tem sido associado à ocorrência mais precoce e aumentada de discinesia. Não há evidência de que o uso de entacapona esteja associado a um maior risco de eventos cardiovasculares (infarto do miocárdio, acidente vascular encefálico, morte cardiovascular).

O **opicapona** é um novo inibidor da COMT, de ação prolongada, perifericamente seletivo, que é tomado 1 vez ao dia, antes de dormir, em uma dose de 50 mg. É comercializado na Europa, mas ainda não está disponível nos Estados Unidos (nem no Brasil). Tal como acontece com os outros inibidores da COMT, diminui a duração dos períodos de desligamento diários e aumenta o tempo de recuperação em pacientes com flutuações motoras da levodopa.

APOMORFINA

A injeção subcutânea de cloridrato de apomorfina, um potente agonista da dopamina não ergolínico que interage nos receptores D_2 pós-sinápticos no núcleo caudado e putame, mostra-se efetiva para alívio temporário ("resgate") dos períodos desligados de acinesia em pacientes com terapia dopaminérgica otimizada. A apomorfina é rapidamente captada no sangue e, em seguida, no cérebro, produzindo um benefício clínico que começa cerca de 10 minutos após a sua injeção e que persiste por até 2 horas. A dose ideal é identificada pela administração de doses de teste crescentes até a obtenção de um benefício adequado ou até alcançar uma dose máxima de 0,6 mL (6 mg) com monitoramento da pressão arterial em decúbito e ortostática antes da injeção e, em seguida, a cada 20 minutos por 1 hora após a sua administração. A maioria dos pacientes necessita de uma dose de 0,3 a 0,6 mL (3-6 mg), que normalmente não deve ser administrada mais do que 3 vezes ao dia e, em certas ocasiões, mais do que 5 vezes ao dia.

As náuseas representam, com frequência, um problema, particularmente no início do tratamento com apomorfina, o qual pode ser evitado pelo pré-tratamento oral com o antiemético trimetobenzamida (300 mg, 3 vezes ao dia), durante 3 dias, antes da introdução da apomorfina, podendo ser continuado por até 1 mês. Outras reações adversas incluem discinesias, sonolência, insônia, dor torácica, sudorese, hipotensão, síncope, constipação intestinal, diarreia, transtornos mentais ou do comportamento, paniculite e equimose no local de injeção. A apomorfina só deve ser prescrita por médicos familiarizados com suas complicações e interações potenciais. Não deve ser usada em pacientes que tomam antagonistas da serotonina 5-HT_3, visto que pode ocorrer hipotensão grave.

AMANTADINA

A amantadina, um fármaco antiviral, possui propriedades antiparkinsonianas relativamente fracas. Seu modo de ação no parkinsonismo não está bem esclarecido. Ele parece potencializar a função dopaminérgica ao influenciar a síntese, a liberação ou a recaptação da dopamina e auxiliar na liberação de catecolaminas a partir das reservas periféricas. A amantadina também antagoniza os efeitos da adenosina nos receptores de adenosina A_{2A}, podendo inibir a função dos receptores D_2. Por fim, também atua como antagonista do receptor de glutamato tipo NMDA (*N*-metil-D-aspartato), sugerindo um efeito antidiscinético. Está disponível em uma formulação de liberação imediata (dose padrão, 100 mg, via oral, 2 ou 3 vezes ao dia) e formulações de liberação prolongada (1 vez ao dia, antes de dormir, ou doses de 129 a 322 mg, 1 vez ao dia, pela manhã).

Farmacocinética

As concentrações plasmáticas máximas da formulação de amantadina de liberação imediata são atingidas 1 a 4 horas após uma dose oral. A meia-vida plasmática situa-se entre 2 e 4 horas, com a maior parte do fármaco sendo excretada de modo inalterado na urina.

Aplicação clínica

A amantadina é menos eficaz que a levodopa, e seus benefícios podem ser de curta duração, com frequência desaparecendo depois de apenas algumas semanas de tratamento. Todavia, durante esse período, a amantadina pode influenciar favoravelmente a bradicinesia, a rigidez e o tremor do parkinsonismo. A amantadina também pode ajudar a reduzir as discinesias iatrogênicas em pacientes com doença avançada.

Reações adversas

A amantadina exerce vários efeitos indesejáveis no SNC, todos os quais podem ser revertidos com a interrupção do fármaco. Eles incluem inquietação, depressão, ideação suicida, irritabilidade, distúrbios do controle dos impulsos, sonolência, insônia, agitação, excitação, alucinações, confusão e psicose. A sobredose pode provocar psicose tóxica aguda. Com doses várias vezes mais altas do que as recomendadas podem ocorrer convulsões.

Algumas vezes, ocorre livedo reticular em pacientes em uso de amantadina que desaparece no decorrer de 1 mês após a suspensão do fármaco. O edema periférico, outra complicação bem reconhecida, não é acompanhado de sinais de doença cardíaca, hepática ou renal e responde a diuréticos. Outras reações adversas à amantadina incluem cefaleia, insuficiência cardíaca, hipotensão postural, retenção urinária e distúrbios gastrintestinais (p. ex., anorexia, náuseas, constipação intestinal e boca seca e reações dermatológicas).

A amantadina deve ser usada com cautela em pacientes com histórico de convulsões, insuficiência cardíaca ou doença renal moderada ou grave. A descontinuação da medicação deve ser gradual, pois a retirada abrupta pode levar a um estado confusional agudo, hiperpirexia e piora abrupta do parkinsonismo.

ISTRADEFILINA

A istradefilina (não disponível no Brasil) é um análogo da cafeína e antagonista seletivo do receptor de adenosina A_{2A}. Pode ser tomado por via oral (20 ou 40 mg/dia) para reduzir os períodos de desligamento e melhora da função motora em pacientes em uso de carbidopa + levodopa. Foi aprovado pela Food and Drug Administration (FDA) em 2019 e ainda se tem pouca experiência com ele. Os efeitos colaterais incluem discinesias, tonturas, constipação, náuseas, alucinações e insônia. Alucinações, psicoses ou comportamentos impulsivos ou compulsivos podem exigir reduções de dose ou suspensão do medicamento.

FÁRMACOS BLOQUEADORES DA ACETILCOLINA

Dispõe-se de diversas preparações antimuscarínicas de ação central, que diferem na sua potência e eficácia em diferentes pacientes. Alguns desses fármacos foram abordados no Capítulo 8. Esses fármacos podem melhorar o tremor e a rigidez da doença de Parkinson, porém exercem pouco efeito sobre a bradicinesia. São mais efetivos que placebo. Alguns dos fármacos mais usados estão relacionados na Tabela 28-2.

Aplicação clínica

O tratamento é iniciado com uma baixa dose de um dos fármacos dessa categoria, aumentando-se a dose gradualmente até a obtenção de um benefício ou até que os efeitos colaterais limitem qualquer aumento adicional. Se o paciente não responder a determinado fármaco, justifica-se uma tentativa com outro da mesma classe, opção que pode ser bem-sucedida.

Reações adversas

Os fármacos antimuscarínicos apresentam diversos efeitos indesejáveis periféricos e no sistema nervoso central (SNC) (ver Capítulo 8) e são pouco tolerados pelo paciente idoso ou pelo indivíduo com comprometimento cognitivo. Em raros casos, ocorrem discinesias. Algumas vezes, observa-se a ocorrência de parotidite aguda supurativa como complicação do ressecamento da boca.

TABELA 28-2 Alguns fármacos com propriedades antimuscarínicas usados na doença de Parkinson

Fármaco	Dose diária habitual (mg)
Mesilato de benzatropina	1-6
Biperideno	2-12
Orfenadrina	150-400
Prociclidina	7,5-30
Triexifenidil	6-20

Se a medicação for suspensa, isso deve ser feito gradualmente, e não de modo abrupto, para evitar uma exacerbação aguda do parkinsonismo. Quanto às contraindicações para o uso dos fármacos antimuscarínicos, ver Capítulo 8.

PROCEDIMENTOS CIRÚRGICOS

Os procedimentos cirúrgicos ablativos para tratamento da doença de Parkinson geralmente têm sido substituídos por lesões reversíveis, funcionais, induzidas por estimulação cerebral profunda de alta frequência, que apresenta menor morbidade.

Um eletrodo implantado estimula o núcleo subtalâmico ou globo pálido, gerando bons resultados no manejo das flutuações clínicas ou discinesias que ocorrem no parkinsonismo moderado. O substrato anatômico para essa terapia está indicado na Figura 28-1. Esses procedimentos estão contraindicados para pacientes com parkinsonismo secundário ou atípico, demência ou ausência de resposta à medicação dopaminérgica. O nível de medicação antiparkinsoniana frequentemente pode ser reduzido em pacientes submetidos à estimulação cerebral profunda, e isso pode ajudar a melhorar os efeitos adversos relacionados com a dose. Pacientes com parkinsonismo com predominância de tremor refratário ao tratamento e relutantes ao tratamento cirúrgico podem responder à talamotomia por ultrassom focalizado.

Em um estudo clínico controlado de transplante de tecido dopaminérgico (tecido da substância negra fetal), foi obtido um benefício sintomático em pacientes com parkinsonismo mais jovens (menos de 60 anos de idade) do que naqueles de mais idade. Em outro estudo clínico, os benefícios foram irrelevantes. Além disso, ocorreram discinesias incontroláveis em alguns pacientes de ambos os estudos, talvez em virtude de um excesso relativo de dopamina em consequência do crescimento contínuo de fibras do transplante. São necessárias pesquisas básicas adicionais antes que outros estudos clínicos de terapias celulares – em particular, terapia com células-tronco – sejam conduzidos, de modo que essas abordagens continuam sendo investigativas.

TERAPIA NEUROPROTETORA

Entre os compostos que foram investigados como potenciais fármacos neuroprotetores para retardar a progressão da doença estão os antioxidantes, antiapoptóticos, antagonistas do glutamato, fator neurotrófico derivado da glia administrado no parênquima cerebral e anti-inflamatórios. Nenhum desses fármacos se mostrou eficaz nesse contexto, de forma que seu uso para fins terapêuticos ainda não é indicado. Coenzima Q10, creatina, pramipexol e pioglitazona também não se mostraram eficazes, ao contrário dos resultados dos primeiros achados. A possibilidade de um efeito protetor da rasagilina já foi discutida.

O isradipino (10 mg/dia), um bloqueador dos canais de cálcio di-hidropiridínicos que possui afinidade relativamente alta para canais $C_{av}1.3$, está atualmente em teste em um ensaio clínico randomizado de fase 3 como uma possível terapia modificadora da doença de Parkinson.

Concentrações elevadas de urato sérico estão associadas a uma diminuição do risco de desenvolver a doença de Parkinson e a uma taxa mais lenta de progressão da doença. O precursor de urato, a inosina, aumenta a concentração de urato sérico e está atualmente em teste em ensaios de fase 3 em pacientes com parkinsonismo com o objetivo de avaliar possíveis efeitos modificadores da doença.

Dois outros fármacos que parecem promissores como fármacos modificadores da doença estão em teste em estágios finais de estudo: a deferiprona, que é um potente quelante de ferro, e a exenatida, que é um agonista do receptor do peptídeo-1 (GLP-1) semelhante ao glucagon (ver Capítulo 41) e atua em vários tipos celulares e vias que podem estar envolvidas na etiologia da doença de Parkinson.

A imunização ativa e passiva contra α-sinucleína ou um peptídeo que mimetiza α-sinucleína também está sendo testada. Os procedimentos são geralmente bem tolerados, sem eventos adversos associados ao tratamento, exceto reações leves no local da injeção, e levam à geração de anticorpos contra α-sinucleína. Em um ensaio clínico de segurança com um pequeno número de pacientes, um anticorpo monoclonal para α-sinucleína reduziu em até 97% a concentração sérica dessa proteína em pacientes com Parkinson, sem causar reações adversas graves. Um ensaio clínico de fase 2 está em andamento.

TERAPIA GÊNICA

Vários ensaios clínicos de fase 1 (segurança) ou de fase 2 de terapia gênica para doença de Parkinson foram concluídos nos Estados Unidos. Todos eles envolveram a infusão, no estriado, do vírus adenoassociado tipo 2 como vetor para o gene. Os genes incluíram os da ácido glutâmico descarboxilase (GAD, do inglês *glutamic acid decarboxylase*; com o propósito de facilitar a síntese de ácido γ-aminobutírico [GABA], um neurotransmissor inibitório) infundida no núcleo subtalâmico para causar inibição; da ácido aromático descarboxilase (AADC), com infusão no putame para aumentar o metabolismo da levodopa a dopamina; e da neurturina (um fator de crescimento que pode aumentar a sobrevida dos neurônios dopaminérgicos), com infusão no putame. Todos os fármacos foram considerados seguros, e os dados disponíveis sugeriram a sua eficácia. Um estudo de fase 2 do gene *GAD* foi concluído, e os resultados são alentadores, ao passo que um estudo da neurturina infundida na substância negra, bem como no putame, foi decepcionante. Um ensaio de fase 1b com AADC está em andamento. Os resultados de um estudo europeu envolvendo a entrega intraestriatal bilateral de ProSavin, uma terapia genética baseada em vetor lentiviral com três genes (descarboxilase, tirosina hidroxilase e GTP-ciclo hidrolase-1) com o objetivo de restaurar a produção local e contínua de dopamina em pacientes com doença de Parkinson avançada, também têm sido encorajadores.

TERAPIA DAS MANIFESTAÇÕES NÃO MOTORAS

Pessoas com declínio cognitivo podem responder à rivastigmina (1,5-6 mg, 2 vezes ao dia), à memantina (5-10 mg/dia) ou à donepezila (5-10 mg/dia) (ver Capítulo 60) com transtornos afetivos para antidepressivos ou fármacos ansiolíticos (ver Capítulo 30), com psicose a fármacos antipsicóticos atípicos ou pimavanserina, com sonolência diurna excessiva à modafinila (100-400 mg, pela manhã) (ver Capítulo 9) e com distúrbios da bexiga e intestinos à terapia sintomática apropriada (ver Capítulo 8)

COMENTÁRIOS GERAIS SOBRE O TRATAMENTO FARMACOLÓGICO DE PACIENTES COM PARKINSONISMO

A doença de Parkinson geralmente segue uma evolução progressiva. Além disso, os benefícios da terapia com levodopa frequentemente diminuem com o avanço da doença, e reações adversas graves podem complicar o tratamento com levodopa em longo prazo. Entretanto, a terapia dopaminérgica em um estágio relativamente inicial pode ser mais efetiva no alívio dos sintomas motores do parkinsonismo e também afetar de modo favorável a taxa de mortalidade causada pela doença. Por conseguinte, surgiram várias estratégias de otimização da terapia dopaminérgica, conforme resumido na Figura 28-5. O tratamento sintomático dos quadros leves de parkinsonismo deveria ser evitado até que haja algum grau de deficiência ou limitação funcional ou até que os sintomas comecem a impactar o estilo de vida do paciente ou causar prejuízo social significativo.

Quando o tratamento sintomático torna-se necessário, pode-se justificar uma prova terapêutica com rasagilina, selegilina, amantadina ou um fármaco antimuscarínico (em pacientes jovens). Com a progressão da doença, a terapia dopaminérgica torna-se necessária. Essa terapia pode ser convenientemente iniciada com um agonista da dopamina, isoladamente ou em associação com baixa dose de carbidopa + levodopa, exceto em indivíduos com fatores de risco para transtorno do controle de impulsos. De modo alternativo, particularmente em pacientes de mais idade, pode-se omitir o agonista da dopamina, iniciando-se de imediato a administração de carbidopa + levodopa, que constitui o tratamento sintomático mais efetivo para os distúrbios motores do parkinsonismo. A fisioterapia mostra-se útil para melhorar a mobilidade. Um ensaio clínico com a formulação de liberação prolongada mais recente de carbidopa + levodopa está sendo testado em pacientes com parkinsonismo grave e complicações da levodopa, como o fenômeno liga-desliga. Para esses casos, um inibidor da COMT ou rasagilina também podem ser úteis. A regulação da ingestão nutricional de proteínas também pode melhorar a absorção da levodopa e, consequentemente, as flutuações da resposta. A estimulação cerebral profunda costuma ser útil em pacientes com flutuações motoras ou discinesias que não respondem adequadamente a essas medidas. O tratamento de pacientes jovens ou com parkinsonismo leve com rasagilina pode atrasar a progressão da doença e merece consideração, embora a evidência de benefício seja incompleta.

PARKINSONISMO INDUZIDO POR FÁRMACOS

A reserpina e o fármaco relacionado tetrabenazina causam depleção das monoaminas biogênicas a partir de seus locais de armazenamento, ao passo que o haloperidol, a metoclopramida e as fenotiazinas bloqueiam os receptores de dopamina. Por conseguinte, esses fármacos podem produzir uma síndrome parkinsoniana, geralmente no decorrer de 3 meses após a sua introdução. O distúrbio tende a ser simétrico, com tremor insignificante, embora isso nem sempre ocorra. A síndrome está relacionada com altas doses e desaparece várias semanas ou meses após a suspensão do fármaco. Se houver necessidade de tratamento, prefere-se o uso de fármacos antimuscarínicos. A levodopa não proporciona nenhuma ajuda se os fármacos neurolépticos forem mantidos e pode, na verdade, agravar o transtorno mental para o qual foram originalmente prescritos os antipsicóticos.

Em 1983, foi descoberta uma forma de parkinsonismo induzida por fármacos em indivíduos que sintetizaram um análogo de petidina, a MPTP, e se autoadimistraram, conforme discutido no Quadro "MPTP e parkinsonismo" a seguir.

SÍNDROMES ATÍPICAS DE PARKINSONISMO

Vários distúrbios caracterizados por parkinsonismo diferem da doença de Parkinson clássica por causa de tremor imperceptível, simetria dos achados neurológicos e presença de achados adicionais (p. ex., disautonomia, déficits cerebelares, anormalidades do movimento ocular ou alterações cognitivas e comportamentais precoces). Esses distúrbios incluem **atrofia multissistêmica**, **paralisia supranuclear progressiva**, **degeneração corticobasal** (na qual o parkinsonismo pode ser marcadamente assimétrico) e **doença difusa de corpos de Lewy**. O prognóstico é pior do que para a doença de Parkinson e a resposta ao tratamento antiparkinsoniano pode ser limitada. O tratamento é sintomático.

OUTROS DISTÚRBIOS DO MOVIMENTO

Tremor

O tremor consiste em movimentos oscilatórios rítmicos. O tremor postural fisiológico, que é um fenômeno normal, tem a sua amplitude aumentada pela ansiedade, fadiga, tireotoxicose e administração intravenosa de epinefrina (adrenalina) ou isoprenalina. O **propranolol** reduz a sua amplitude e, quando administrado por via intra-arterial, impede a resposta à isoprenalina no membro perfundido, presumivelmente por meio de alguma ação periférica. Determinados fármacos – particularmente os broncodilatadores, o valproato, os antidepressivos tricíclicos e o lítio – podem produzir uma exacerbação dose-dependente do tremor fisiológico normal, que é revertida com a interrupção do fármaco. Embora o tremor produzido por simpatomiméticos, como a terbutalina (um broncodilatador), seja bloqueado pelo propranolol, que antagoniza tanto os receptores β_1 como os β_2, ele não é bloqueado pelo metoprolol, um antagonista β_1-seletivo, sugerindo que esse tremor é mediado principalmente pelos receptores β_2.

O **tremor essencial** consiste em um tremor postural, algumas vezes familiar, com herança autossômica dominante, que se assemelha clinicamente ao tremor fisiológico. A disfunção dos receptores β_1 foi implicada em alguns casos, visto que o tremor pode responder notavelmente a doses-padrão de metoprolol, bem como de propranolol. O tremor pode envolver as mãos, a cabeça, a voz e – com muito menos frequência – as pernas. Os pacientes podem ficar funcionalmente limitados ou podem se isolar do ponto de vista social. A qualidade de vida é afetada, e alguns pacientes relatam uma grave incapacidade causada pelo tremor.

A abordagem terapêutica mais útil é com o propranolol, porém não se sabe ao certo se a resposta depende de uma ação central ou periférica. A farmacocinética, os efeitos farmacológicos e as reações adversas do propranolol são discutidos no Capítulo 10. Em geral, são necessárias doses diárias totais de propranolol da ordem de 120 mg ou mais (faixa de 60-320 mg), fracionadas em 2 doses. Os efeitos colaterais relatados foram poucos. O propranolol deve ser usado com cautela em pacientes com insuficiência cardíaca, bloqueio cardíaco, asma, depressão ou hipoglicemia. Outros efeitos colaterais incluem fadiga, mal-estar, tontura e impotência. Os pacientes podem ser instruídos a medir o seu próprio pulso e a chamar o médico se houver desenvolvimento de bradicardia significativa. O propranolol de ação longa também é efetivo e preferido por muitos pacientes em virtude de sua conveniência. Alguns pacientes preferem tomar uma dose única de propranolol quando antecipam uma possível exacerbação do tremor, como em resposta a situações sociais. O metoprolol é algumas vezes útil no tratamento do tremor, quando o paciente apresenta doença pulmonar concomitante que contraindica o uso de propranolol.

Fármacos que potencializam os receptores $GABA_A$ no SNC (como fenobarbital, primidona, topiramato e benzodiazepínicos) também melhoram o tremor, no entanto o fenobarbital não é usado na prática clínica devido ao seu efeito sedativo. A **primidona** (um fármaco antiepilético, ver Capítulo 24), em doses gradualmente crescentes de até 250 mg, 3 vezes ao dia, também é efetiva, proporcionando um controle sintomático em alguns casos. Os pacientes com tremor são

MPTP e parkinsonismo

Relatos divulgados no início da década de 1980 sobre uma forma rapidamente progressiva de parkinsonismo em pessoas jovens abriram uma nova área de pesquisa na etiologia e no tratamento da doença. O relato inicial descreveu indivíduos jovens aparentemente saudáveis que tentaram sustentar o seu vício em opioides com um análogo da petidina, sintetizado por um químico amador. Eles se autoadministraram inadvertidamente com 1-metil-4-fenil-1,2,3,6-tetra-hidropiridina (MPTP) e, depois, desenvolveram uma forma muito grave de parkinsonismo.

A MPTP é uma protoxina convertida pela MAO-B em *N*-metil-4-fenilpiridínio (MPP^+). O MPP^+ é seletivamente captado por células da substância negra, por meio de um mecanismo ativo responsável pela recaptação da dopamina. O MPP^+ inibe o complexo mitocondrial I, inibindo, assim, a fosforilação oxidativa. A interação do MPP^+ com o complexo I provavelmente leva à morte celular e, portanto, à depleção estriatal de dopamina e ao desenvolvimento de parkinsonismo.

O reconhecimento dos efeitos da MPTP sugeriu que a doença de Parkinson de ocorrência espontânea resulta da exposição a uma toxina ambiental, que exibe seletividade semelhante em seu alvo. Entretanto, nenhuma toxina desse tipo foi identificada até o momento. Também auxiliou no desenvolvimento de um modelo experimental de doença de Parkinson em animais, sobretudo em primatas não humanos. Esse modelo é útil para testar novos fármacos antiparkinsonismo. O pré-tratamento de animais com um inibidor da MAO-B, como a selegilina, impede a conversão da MPTP em MPP^+ e, assim, protege contra a ocorrência de parkinsonismo. Essa observação forneceu uma razão para se acreditar que a selegilina ou a rasagilina podem retardar a progressão da doença de Parkinson nos seres humanos.

muito sensíveis à primidona e, com frequência, não conseguem tolerar as doses empregadas para o tratamento das convulsões. As doses devem ser iniciadas em 50 mg, 1 vez ao dia, e a dose diária é, então, aumentada em 50 mg, a cada 2 semanas, dependendo da resposta. Muita vezes, a dose de 125 mg, 2 ou 3 vezes ao dia, já é suficiente.

O **topiramato**, outro fármaco antiepilético, também pode ser útil em uma dose de 400 mg/dia, com aumento gradual. O **alprazolam** (em doses de até 3 mg/dia) ou a **gabapentina** (100-2.400 mg/dia, em geral, 1.200 mg/dia) mostram-se úteis em alguns pacientes. A gabapentina liga-se à subunidade $\alpha 2\delta$ dos canais de cálcio. Ela alivia menos os tremores, mas apresenta menos febre comparada à primidona. Outros pacientes são ajudados com injeções intramusculares de toxina botulínica, porém a fraqueza dose-dependente pode complicar o benefício sintomático. A estimulação talâmica por um eletrodo implantado e estimulador tem valor nos casos avançados refratários à farmacoterapia. A talamotomia com ultrassonografia focal guiada por ressonância magnética ou a radiocirurgia estereotáxica também são eficazes na redução do tremor da extremidade superior. Diazepam, clordiazepóxido, mefenesina e fármacos antiparkinsonianos foram preconizados no passado, mas atualmente são pouco usados. Pequenas quantidades de álcool podem suprimir o tremor essencial durante um curto período de tempo, mas não devem ser recomendadas como estratégia de tratamento, devido às possíveis complicações comportamentais e outras complicações do álcool.

O **tremor de intenção** é observado durante o movimento, mas não em repouso. Algumas vezes, ocorre como manifestação tóxica do álcool ou de fármacos, como a fenitoína. A suspensão ou a redução da dose proporcionam um alívio notável. Não existe nenhum tratamento farmacológico satisfatório para o tremor de intenção causado por outros distúrbios neurológicos.

O **tremor em repouso** é geralmente decorrente do parkinsonismo.

Doença de Huntington

A doença de Huntington é um distúrbio autossômico dominante hereditário, causado por uma anormalidade (expansão de um trinucleotídeo CAG repetido, que codifica um trato poliglutaminérgico) do gene *huntingtina* no cromossomo 4. Pode ocorrer também uma forma autossômica recessiva. Os distúrbios semelhantes à doença de Huntington (HDL, do inglês *Huntington disease-like*) não estão associados a um número anormal de repetições do trinucleotídeo CAG do gene *huntingtina*. Ocorrem formas autossômicas dominantes (*HDL1*, 20pter-p12; *HDL2*, 16q24.3) e recessivas (*HDL3*, 4p15.3).

A doença de Huntington caracteriza-se por coreia progressiva e demência, que geralmente começam na idade adulta. O desenvolvimento de coreia parece estar relacionado com um desequilíbrio da dopamina, da acetilcolina, do GABA e, talvez, de outros neurotransmissores nos núcleos da base (Figura 28-6). Os estudos farmacológicos indicam que a coreia resulta de hiperatividade funcional nas vias nigroestriatais dopaminérgicas, talvez devido a um aumento da responsividade dos receptores pós-sinápticos de dopamina ou a uma deficiência de um neurotransmissor que normalmente antagoniza a dopamina. Os fármacos que comprometem a neurotransmissão dopaminérgica, seja pela depleção das monoaminas centrais (p. ex., reserpina, tetrabenazina) ou pelo bloqueio dos receptores de dopamina (p. ex., fenotiazinas, butirofenonas), com frequência aliviam a coreia, ao passo que os fármacos semelhantes à dopamina, como a levodopa, tendem a exacerbá-la.

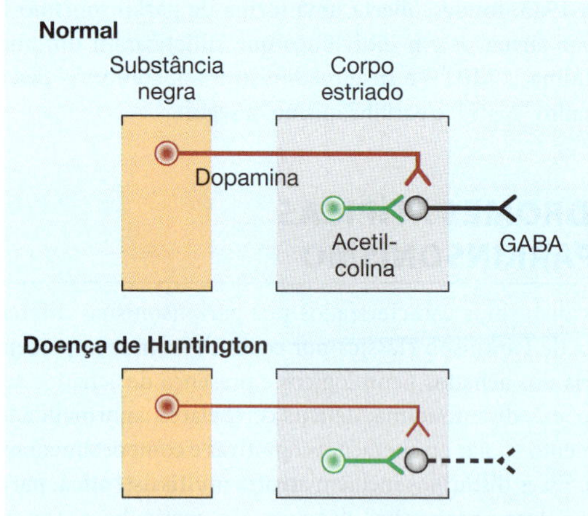

FIGURA 28-6 Representação esquemática da sequência de neurônios envolvidos na doença de Huntington. O circuito anatômico complexo foi simplificado. **No topo:** neurônios dopaminérgicos (*vermelhos*) originários da substância negra normalmente inibem a saída dos neurônios espinhosos GABAérgicos do corpo estriado, enquanto os neurônios colinérgicos (*verdes*) exercem um efeito excitatório. **Embaixo:** na coreia de Huntington, embora alguns neurônios colinérgicos sejam perdidos, ainda mais neurônios GABAérgicos (*pretos*) se degeneram.

Tanto o GABA como a enzima (ácido glutâmico descarboxilase) relacionada com a sua síntese estão acentuadamente reduzidos nos núcleos da base de pacientes com doença de Huntington, e os receptores GABA estão envolvidos nas vias inibitórias. Verifica-se também um declínio significativo na concentração de colina-acetiltransferase, a enzima responsável pela síntese de acetilcolina, nos núcleos da base desses pacientes. Esses achados têm importância fisiopatológica e levaram a tentativas de alívio da coreia aumentando-se a atividade central do GABA ou da acetilcolina, porém com resultados decepcionantes. Em consequência, os fármacos mais usados para o controle da discinesia em pacientes com doença de Huntington ainda são os que interferem na atividade da dopamina. Entretanto, com todos esses fármacos mais recentes, a redução dos movimentos anormais talvez esteja associada a parkinsonismo iatrogênico.

A **tetrabenazina** (12,5-50 mg, via oral, 3 vezes ao dia) causa depleção da dopamina cerebral e reduz a intensidade da coreia. Apresenta efeitos colaterais menos problemáticos do que a reserpina, que também tem sido usada para essa finalidade. A tetrabenazina é metabolizada pelo citocromo P450 (CYP2D6) e, por conseguinte, foi recomendada a genotipagem para determinar o tipo de metabolizador (expressão da CYP2D6) em pacientes que necessitam de doses acima de 50 mg/dia. Para os metabolizadores lentos, a dose máxima recomendada é de 50 mg/dia (25 mg/dose); nas demais situações, pode-se usar uma dose máxima de 100 mg/dia. O tratamento com bloqueadores dos receptores de dopamina pós-sinápticos, como as fenotiazinas e as butirofenonas, também pode ser útil. O **haloperidol** é iniciado em uma baixa dose, por exemplo, 1 mg, 2 vezes ao dia, com aumento da dose a cada 4 dias, dependendo da resposta. Se o haloperidol não for útil, o tratamento com doses crescentes de **flufenazina** em uma dose semelhante, por exemplo, 1 mg, 2 vezes ao dia, é útil. Vários relatos recentes sugerem que a **olanzapina** também é útil; a dose varia de acordo com o paciente, porém uma dose de 10 mg/dia costuma ser suficiente, embora algumas vezes se necessite de doses de até 30 mg/dia. A farmacocinética e as propriedades clínicas desses fármacos são consideradas de modo mais pormenorizado em outra parte deste livro. Os inibidores seletivos da recaptação de serotonina podem reduzir a depressão, a agressão e a agitação. Todavia, os inibidores potentes de CYP2D6 devem ser usados com cautela, visto que pode ser necessário diminuir a dose de tetrabenazina administrada concomitantemente.

A deutetrabenazina é um inibidor seletivo do transportador vesicular da monoamina tipo 2 (VMAT-2, do inglês *vesicular monoamine transporter 2*) que modula os estoques de dopamina. Parece tão eficaz quanto a tetrabenazina para tratar a coreia da doença de Huntington e melhora a função motora geral, tendo menos efeitos colaterais. A dose é titulada semanalmente começando com 6 mg/dia até um máximo de 24 mg, 2 vezes ao dia, junto dos alimentos (18 mg, 2 vezes ao dia, em metabolizadores fracos da CYP2DG). Pode causar agitação, inquietação e parkinsonismo. Outras reações adversas são sedação, boca seca, diarreia, insônia e fadiga. Pode ocorrer prolongamento do intervalo QT. A deutetrabenazina é contraindicada em pacientes em uso de inibidores da MAO, reserpina ou tetrabenazina, e em pacientes gravemente deprimidos ou suicidas.

Outros aspectos importantes do manejo incluem aconselhamento genético, terapia da fala, fisioterapia e terapia ocupacional, precauções contra a disfagia e oferecimento de serviços sociais.

Outras formas de coreia

A **coreia hereditária benigna** é herdada (geralmente de modo autossômico dominante e, talvez, também de modo autossômico recessivo) ou surge espontaneamente. A coreia desenvolve-se no início da infância e não progride durante a vida adulta. Não ocorre demência. Em pacientes com mutações do gene *TITF-1*, pode-se verificar também a presença de anormalidades pulmonares e da tireoide (síndrome cérebro-tireoide-pulmão). A coreia familiar também pode ocorrer como parte da síndrome de coreia-acantocitose, juntamente com tiques orolinguais, vocalizações, alterações cognitivas, convulsões, neuropatia periférica e atrofia muscular. As concentrações séricas de β-lipoproteínas permanecem normais. As mutações do gene que codifica a coreína no 9q21 podem ser causais. O tratamento desses distúrbios hereditários é sintomático. A tetrabenazina (0,5 kg/dia para crianças e 37,5 mg/dia para adultos) pode melhorar a coreia em alguns casos. A eficácia dos novos bloqueadores seletivos de VMAT-2, a deutetrabenazina e a valbenazina (não disponível no Brasil), não está clara.

O tratamento é direcionado para a causa subjacente quando a coreia ocorre como complicação de distúrbios clínicos gerais, como tireotoxicose, policitemia vera rubra, lúpus eritematoso sistêmico, hipocalcemia e cirrose hepática. A coreia induzida por fármacos é tratada com suspensão da substância agressora, que pode ser levodopa, um fármaco antimuscarínico, anfetamina, lítio, fenitoína ou um contraceptivo oral. Os fármacos neurolépticos também produzem discinesia aguda ou tardia (discutida adiante). A coreia de Sydenham é temporária e, em geral, tão leve que não há necessidade de tratamento farmacológico da discinesia. Todavia, os fármacos bloqueadores da dopamina são efetivos para suprimi-la.

Balismo

A base bioquímica do balismo não é conhecida, porém a abordagem farmacológica ao tratamento é a mesma da coreia. O tratamento com tetrabenazina, haloperidol, perfenazina ou outros fármacos bloqueadores da dopamina pode ser útil.

Atetose e distonia

A base fisiológica desses distúrbios não é conhecida, e não existe nenhum tratamento clínico específico para eles. Um subgrupo de pacientes responde de modo específico à levodopa (distonia responsiva à DOPA), enquanto outros respondem ao diazepam, à amantadina, a fármacos antimuscarínicos (em alta dose). Ensaios clínicos avaliando o potencial desses fármacos são necessários, embora possam não ter sucesso. Pacientes com distonias focais, como blefarospasmo ou torcicolo, beneficiam-se de injeções de toxina botulínica nos músculos hiperativos. A estimulação cerebral profunda é útil nos casos clinicamente refratários. O papel da estimulação magnética transcraniana repetitiva e da estimulação transcraniana por corrente contínua para induzir mudanças plásticas no cérebro ainda está sendo estudado.

Tiques

A base fisiopatológica dos tiques permanece desconhecida. Tiques múltiplos e crônicos (**síndrome de Gilles de la Tourette**) podem exigir tratamento sintomático se o distúrbio for grave ou se tiver um impacto significativo na vida do paciente. A educação dos pacientes, de sua família e de professores é importante. Intervenção comportamental mais abrangente pode ajudar adultos com síndrome de Gilles de la Tourette. A terapia farmacológica pode ser necessária quando os tiques interferem na vida social ou comprometem as atividades da vida diária.

O tratamento consiste em fármacos que bloqueiam os receptores de dopamina ou que causam depleção das reservas de dopamina, como a flufenazina, a pimozida e a tetrabenazina. Esses fármacos reduzem a frequência e a intensidade dos tiques em cerca de 60%. A **pimozida**, um antagonista dos receptores de dopamina, pode ser útil em pacientes como tratamento de primeira escolha ou naqueles que não respondem ou que são intolerantes aos outros fármacos mencionados. Inicia-se o tratamento com 1 mg/dia, e a dose é aumentada em 1 mg a cada 5 dias. A maioria dos pacientes necessita de 7 a 16 mg/dia. A pimozida apresenta efeitos colaterais semelhantes aos do haloperidol, porém pode causar irregularidades do ritmo cardíaco. O **haloperidol** foi usado durante muitos anos para o tratamento dos transtornos de tique. Os pacientes são mais capazes de tolerar esse fármaco quando se inicia o tratamento com uma baixa dose (p. ex., 0,25 ou 0,5 mg/dia), que pode ser aumentada (p. ex., em 0,25 mg a cada 4 ou 5 dias) durante as semanas seguintes, dependendo da resposta e da tolerância do paciente. A maioria dos pacientes acaba necessitando de uma dose diária total de 3 a 8 mg. As reações adversas consistem em distúrbios de movimento extrapiramidais, sedação, ressecamento da boca, visão turva e distúrbios gastrintestinais. A **deutetrabenazina** e o **aripiprazol** (ver Capítulo 29) também são eficazes para o tratamento de tiques, enquanto a eficácia da **valbenazina** está sendo estudada. Um novo bloqueador dos receptores D_1 de dopamina (**ecopipam**) parece reduzir significativamente a gravidade dos tiques em crianças com síndrome de Gilles de la Tourette conforme demonstrado em um ensaio clínico controlado randomizado de fase 2b. O fármaco foi bem tolerado, e mais estudos estão sendo planejados.

Embora não estejam aprovados pela FDA para o tratamento de tiques ou síndrome de Gilles de la Tourette, certos agonistas

α_2-adrenérgicos podem ser preferidos como tratamento inicial por causarem menos efeitos colaterais extrapiramidais do que fármacos neurolépticos. A **clonidina** reduz os tiques motores ou vocais em cerca de 50% das crianças tratadas. O fármaco reduz a atividade nos neurônios noradrenérgicos no lócus *ceruleus*. A clonidina é introduzida em uma dose de 2 a 3 mcg/kg/dia, com aumento para 4 mcg/kg/dia depois de 2 semanas, podendo chegar até 5 mcg/kg/dia, se necessário. Pode causar uma queda transitória inicial da pressão arterial. A reação adversa mais comum consiste em sedação, podendo ocorrer salivação reduzida ou excessiva e diarreia. A **guanfacina**, outro agonista α_2-adrenérgico, também tem sido utilizada. Ambos os fármacos podem ser particularmente úteis para sintomas comportamentais, como os transtornos do controle de impulsos.

Os antipsicóticos atípicos, como a risperidona e o aripiprazol, podem ser particularmente úteis para pacientes com problemas comportamentais significativos. Clonazepam, baclofeno, topiramato e carbamazepina têm sido usados para tratar tiques uma vez que os bloqueadores dos receptores dopaminérgicos causam muitos efeitos colaterais. As propriedades farmacológicas desses fármacos são discutidas em outra parte deste livro.

A injeção de toxina botulínica A no local dos tiques pode ser útil em tiques simples focais. Ainda, o tratamento de qualquer transtorno de déficit de atenção associado (p. ex., adesivo de clonidina, guanfacina, pemolina, metilfenidato ou dextroanfetamina) ou de transtorno obsessivo-compulsivo (inibidores seletivos da recaptação de serotonina ou clomipramina) pode ser necessário.

A estimulação cerebral profunda vale a pena em casos que não respondem à terapia convencional.

Discinesias induzidas por fármacos

Os agonistas da levodopa ou da dopamina produzem discinesias que são dose-dependentes, podendo ser amenizadas pela redução da dose. A coreia pode ocorrer em pacientes em uso de fenitoína, carbamazepina, anfetaminas, lítio e contraceptivos orais, fenômeno que pode ser resolvido com a suspensão da medicação agressora. Já a distonia tem ocorrido em consequência da administração de fármacos dopaminérgicos, lítio, inibidores da recaptação de serotonina, carbamazepina e metoclopramida, ao passo que o tremor postural resulta do uso de teofilina, cafeína, lítio, ácido valproico, hormônio tireoidiano, antidepressivos tricíclicos e isoprenalina.

A base farmacológica da discinesia aguda ou distonia algumas vezes decorrentes das primeiras doses de uma fenotiazina não está esclarecida. Na maioria dos casos, a administração parenteral de um fármaco antimuscarínico, como a benzatropina (2 mg, IV) (não disponível no Brasil), a difenidramina (50 mg, IV) ou o biperideno (2-5 mg, IV ou IM), alivia os movimentos anormais.

A **discinesia tardia**, um distúrbio caracterizado por uma variedade de movimentos anormais, constitui uma complicação comum do tratamento em longo prazo com neurolépticos ou metoclopramida (ver Capítulo 29). Sua base farmacológica precisa não está esclarecida. Uma redução da dose da medicação agressora e um bloqueador do receptor de dopamina costuma agravar a discinesia, enquanto um aumento da dose pode suprimi-la. Os fármacos que mais tendem a produzir benefício sintomático imediato são os que interferem na função dopaminérgica por depleção (p. ex., reserpina, tetrabenazina) ou por bloqueio dos receptores (p. ex., fenotiazinas, butirofenonas). Paradoxalmente, os fármacos bloqueadores dos receptores são os que também causam a discinesia.

A **deutetrabenazina** e a **valbenazina** são inibidores seletivos de VMAT-2, que modulam a liberação de dopamina e melhoram a discinesia tardia. A deutetrabenazina foi discutida anteriormente. A dose inicial de valbenazina é de 40 mg/dia, mantendo-se por uma semana com um posterior aumento para 80 mg/dia. Podem ocorrer sonolência e prolongamento do intervalo QT. Os efeitos adversos incluem efeitos anticolinérgicos, alterações no equilíbrio e quedas, cefaleia, acatisia, artralgia, náuseas e vômitos. A valbenazina não deve ser usada com inibidores da MAO. Sua dose deve ser reduzida em pacientes recebendo inibidores de CYP2D6 (p. ex., paroxetina, fluoxetina) ou CYP3A4 (p. ex., carbamazepina, fenitoína).

A **distonia tardia** costuma ser segmentar ou focal e a distonia generalizada é menos comum e ocorre em pacientes mais jovens. O tratamento é igual ao da discinesia tardia, acrescido do uso de anticolinérgicos. Distonias focais também podem responder à injeção local de toxina botulínica A. A **acatisia tardia** é tratada de forma semelhante ao parkinsonismo induzido por medicamentos. A **síndrome do coelho**, outro distúrbio induzido por neurolépticos, manifesta-se por movimentos verticais rítmicos ao redor da boca e responde a fármacos anticolinérgicos.

Tendo em vista que as síndromes tardias que se desenvolvem em adultos são frequentemente irreversíveis e não apresentam nenhum tratamento satisfatório, é preciso ter cuidado para se reduzir a probabilidade de sua ocorrência. Deve-se prescrever medicação antipsicótica apenas quando necessário, e ela deve ser periodicamente revisada para se avaliar a necessidade de tratamento continuado e possível discinesia incipiente. A tioridazina, uma fenotiazina com cadeia lateral de piperidina, é um fármaco antipsicótico efetivo que parece ter menos tendência do que a maioria dos outros antipsicóticos típicos de causar reações extrapiramidais, talvez pelo fato de exercer pouco efeito sobre os receptores de dopamina no sistema estriatal. Por fim, os fármacos antimuscarínicos não devem ser prescritos rotineiramente a pacientes em uso de neurolépticos, visto que a associação aumenta a probabilidade de discinesia.

A **síndrome neuroléptica maligna** é uma complicação rara decorrente do tratamento com neurolépticos e certos fármacos antieméticos (como metoclopramida e prometazina). Caracteriza-se por rigidez, febre, mudanças no estado mental e disfunção autonômica (ver Tabela 16-4). Tipicamente, os sintomas surgem no decorrer de 1 a 3 dias (em vez de minutos a horas, conforme observado na hipertermia maligna) e podem ocorrer a qualquer momento durante o tratamento. O tratamento consiste em suspensão dos fármacos antipsicóticos, lítio e anticolinérgicos, redução da temperatura corporal e reidratação. O dantroleno, os agonistas da dopamina, a levodopa ou a amandatina são úteis, porém a síndrome neuroléptica maligna está associada a uma taxa de mortalidade elevada (até 20%). Uma síndrome semelhante a esta pode ocorrer com a retirada da terapia dopaminérgica em pacientes com doença de Parkinson.

Síndrome das pernas inquietas

A síndrome das pernas inquietas caracteriza-se por um desconforto progressivo que parece surgir de regiões profundas das pernas e, em certas ocasiões, dos braços. Os sintomas ocorrem particularmente quando os pacientes estão relaxados, sobretudo quando deitados ou sentados e levam a uma necessidade premente de se mover. Esses sintomas podem retardar o início do sono. Além disso, podem ocorrer distúrbios do sono associado a movimentos periódicos durante o sono. Não se conhece a causa, porém o distúrbio é particularmente comum entre mulheres grávidas, bem como entre pacientes urêmicos ou diabéticos com neuropatia. Na maioria dos pacientes, não se identifica nenhuma causa predisponente óbvia, apesar de vários lócus genéticos terem sido associados à síndrome.

Os sintomas podem remitir com a correção da anemia ferropriva coexistente ou evitando cafeína, privação do sono e vários medicamentos que podem provocar ou agravar os sintomas, como os antidepressivos serotonérgicos, neurolépticos, metoclopramida e anti-histamínicos. Frequentemente, respondem a agentes farmacológicos. A terapia dopaminérgica é o tratamento de escolha, devendo ser iniciado com agonistas dopaminérgicos de longa ação (p. ex., **pramipexol** oral, 0,125 a 0,75 mg, ou **ropinirol,** 0,25 a 4 mg, 1 vez ao dia) ou com o adesivo cutâneo de rotigotina a fim de evitar a exacerbação dos efeitos devido ao uso combinado com carbidopa + levodopa (25/100 ou 50/200, tomada cerca de 1 hora antes de dormir). A exacerbação refere-se a intensificação precoce dos sintomas, ao início mais precoce dos sintomas em repouso e à breve resposta à medicação. Quando ocorre exacerbação com a levodopa, ela deve ser substituída por um agonista da dopamina. Quando surge em pacientes em uso de agonista, a dose diária deve ser fracionada, ou tentar outro agonista, ou ainda substituir o fármaco outras medicações. A terapia com agonista da dopamina pode estar associada ao desenvolvimento de transtornos do controle de impulsos.

A **gabapentina** mostra-se efetiva para reduzir a gravidade da síndrome das pernas inquietas e é administrada 1 ou 2 vezes ao dia (à tarde e antes de dormir). A dose inicial é de 300 mg/dia, com aumento da dose dependendo da resposta e da tolerância do paciente (para aproximadamente 1.800 mg/dia). Gabapentina enacarbila oral (600 ou 1.200 mg, 1 vez ao dia) ou **pregabalina** (150-300 mg/dia, em doses divididas) pode ajudar. O **clonazepam**, 1 mg/dia, também é útil às vezes, particularmente para pacientes com sintomas intermitentes. Quando há necessidade de **opiáceos**, devem-se usar aqueles com meias-vidas longas ou baixo potencial de adição. A oxicodona geralmente é efetiva, e a dose, individualizada.

Doença de Wilson

A doença de Wilson é um distúrbio hereditário recessivo do metabolismo do cobre que ocorre devido a mutações no gene transportador de cobre *ATP7B*. Bioquimicamente, consiste em concentrações séricas de cobre reduzidas e ceruloplasmina com aumento substancial de cobre no cérebro e vísceras, que clinicamente caracteriza-se por sinais de disfunção hepática e neurológica. Os sinais neurológicos consistem em tremor, movimentos coreiformes, rigidez, hipocinesia e disartria e disfagia. Deve-se efetuar uma triagem dos irmãos de pacientes afetados quanto à doença de Wilson assintomática.

O tratamento deve ser iniciado imediatamente mesmo em casos pré-sintomáticos, devendo ser continuado indefinidamente e monitorado por exames laboratoriais e exames neurológicos. Ele envolve a remoção do excesso de cobre, seguida de manutenção do equilíbrio do cobre. O cobre de origem nutricional também deve ser mantido abaixo de 2 mg/dia. A **penicilamina** (dimetilcisteína) vem sendo usada há muitos anos como principal agente para remoção do cobre. É um agente quelante que forma um complexo em forma de anel com o cobre (ver Capítulo 57). É facilmente absorvida pelo trato gastrintestinal, sofrendo rápida excreção na urina. Uma dose inicial comum em adultos é de 500 mg, 3 ou 4 vezes ao dia. Após ocorrer remissão, é possível reduzir a dose de manutenção, geralmente para não menos de 1 g/dia, que, em seguida, deve ser continuada indefinidamente. Os efeitos colaterais consistem em náuseas, vômitos, síndrome nefrótica, síndrome semelhante ao lúpus, pênfigo, miastenia, artropatia, neuropatia óptica e várias discrasias sanguíneas. Em cerca de 10% dos casos, ocorre agravamento neurológico com a penicilamina. O tratamento deve ser monitorado por exame de urina frequente, hemogramas completos e determinação da creatinina sérica. Pacientes recebendo penicilamina também devem tomar piridoxina, 25 mg/dia, a menos que a mesma já faça parte da formulação de penicilamina, a fim de prevenir a deficiência de piridoxina.

O **cloridrato de trientina**, outro fármaco quelante, é preferido à penicilamina por muitos, em virtude da menor probabilidade de reações medicamentosas ou agravamento neurológico. Pode ser usado em uma dose diária de 1 a 1,5 g. A trientina parece ter poucas reações adversas, além de anemia discreta devido à deficiência de ferro em alguns pacientes. O **tetratiomolibdato** pode ser superior à trientina na preservação da função neurológica em pacientes com comprometimento neurológico e é administrado tanto durante como entre as refeições. Ainda não está disponível comercialmente ou aprovado pela FDA.

O acetato de zinco, administrado por via oral, aumenta a excreção fecal de cobre e pode ser usado em associação com esses outros fármacos. A dose é de 50 mg, 3 vezes ao dia. O sulfato de zinco (200 mg/dia, VO) também tem sido usado para diminuir a absorção de cobre. O zinco bloqueia a absorção do cobre pelo trato gastrintestinal ao induzir a metalotioneína nas células intestinais. Sua principal vantagem é a sua baixa toxicidade em comparação com a de outros fármacos anticobre, embora possa causar irritação gástrica quando introduzido.

Às vezes, é necessário um transplante de fígado para restaurar a função hepática e melhorar a hipertensão portal quando o tratamento médico é inadequado. No momento, está sendo investigada a função do transplante de hepatócitos e da terapia gênica.

RESUMO Fármacos usados para determinados distúrbios dos movimentos

Subclasse, fármaco	Mecanismo de ação	Efeitos	Aplicações clínicas	Farmacocinética, toxicidades, interações
LEVODOPA E ASSOCIAÇÕES				
• Levodopa	Transportada no SNC e convertida em dopamina (que não entra no sistema nervoso central [SNC]); também convertida em dopamina na periferia	Melhora todos os sintomas da doença de Parkinson e produz efeitos dopaminérgicos periféricos significativos (ver texto)	Doença de Parkinson: terapia mais eficaz, mas nem sempre usada como a primeira escolha devido ao desenvolvimento de flutuações motoras altamente incapacitantes com o passar do tempo	Oral • efeito de cerca de 6-8 h • *Toxicidade:* distúrbios gastrintestinais, arritmias, discinesias, fenômenos liga-desliga, distúrbios comportamentais • *Interações:* o uso com carbidopa diminui acentuadamente a dose necessária e constitui o padrão atual • o uso com inibidores da COMT ou monoaminoxidase B (MAO-B) prolonga a duração do efeito
• *Levodopa + carbidopa: a carbidopa inibe o metabolismo periférico da levodopa em dopamina e reduz a dose necessária e a toxicidade; carbidopa não entra no SNC* • *Levodopa + carbidopa + entacapona: a entacapona é um inibidor da catecol-O-metiltransferase (COMT) (ver a seguir)*				
AGONISTAS DA DOPAMINA				
• Pramipexol	Agonista direto nos receptores D_3, não é um derivado do *ergot*	Diminui os sintomas do parkinsonismo • atenua as flutuações na resposta à levodopa	Doença de Parkinson: Pode ser usado como terapia inicial • também é eficaz no fenômeno liga-desliga	Oral • efeito de ~8 h • *Toxicidade:* náuseas e vômitos, hipotensão postural, discinesias, confusão, distúrbios de controle de impulso, sonolência
• *Ropinirol: semelhante ao pramipexol; não é derivado do esporão de centeio; D_2-agonista relativamente puro* • *Bromocriptina: derivada do esporão de centeio; agonista potente dos receptores D_2; mais tóxica que o pramipexol ou ropinirol e agora raramente utilizada como antiparkinsoniano* • *Apomorfina: não é derivado do ergot; a via subcutânea é útil para tratamento de resgate na discinesia induzida por levodopa; alta incidência de náuseas e vômitos*				
INIBIDORES DA MONOAMINOXIDASE (MAO)				
• Rasagilina	Inibe seletivamente a MAO-B; em doses mais altas, inibe também a MAO-A	Aumenta as reservas de dopamina nos neurônios; pode ter efeitos protetores	Doença de Parkinson: adjunto à levodopa • suaviza a resposta da levodopa	Oral • *Toxicidade e interações:* pode causar síndrome serotonérgica com petidina e, teoricamente, também com inibidores seletivos da recaptação de serotonina, antidepressivos tricíclicos
• *Selegilina: como a rasagilina, o uso adjuvante com levodopa; pode ser menos potente do que rasagilina* • *Safinamida: também é usado como adjuvante à levodopa em pacientes com flutuações de resposta*				
INIBIDORES DA COMT				
• Entacapona	Inibe a COMT na periferia • não entra no SNC	Diminui o metabolismo da levodopa e prolonga a sua ação	Doença de Parkinson	Oral • *Toxicidade:* aumento da toxicidade por levodopa • náuseas, discinesias, confusão
• *Tolcapona: como a entacapona, mas entra no SNC; algumas evidências de hepatotoxicidade, elevação das enzimas hepáticas* • *Opicapona: administrada 1 vez ao dia; ainda não disponível nos Estados Unidos (nem no Brasil)*				
FÁRMACOS ANTIMUSCARÍNICOS				
• Benzatropina	Antagonista nos receptores M nos núcleos da base	Diminui o tremor e a rigidez • pouco efeito sobre a bradicinesia	Doença de Parkinson	Oral • *Toxicidade:* efeitos antimuscarínicos típicos – sedação, midríase, retenção urinária, constipação, confusão, boca seca
• *Biperideno, orfenadrina, prociclidina, triexifenidil: fármacos antimuscarínicos semelhantes com efeitos no SNC*				
FÁRMACOS UTILIZADOS NA DOENÇA DE HUNTINGTON				
• Tetrabenazina, deutetrabenazina, reserpina	Causa depleção das catecolaminas, particularmente dopamina, das terminações nervosas	Diminui a gravidade da coreia	Doença de Huntington • outras aplicações, ver Capítulo 11	Oral • *Toxicidade:* hipotensão, sedação, depressão, diarreia • a deutetrabenazina é a menos tóxica
• *Haloperidol, flufenazina, outros neurolépticos, olanzapina: bloqueadores do receptor de dopamina, às vezes utilizados*				
FÁRMACOS UTILIZADOS NA SÍNDROME DE GILLES DE LA TOURETTE				
• Pimozida, haloperidol	Bloqueiam os receptores D_2 centrais	Diminuem a frequência e a gravidade dos tiques vocais e motores	Síndrome de Gilles de la Tourette • outras aplicações, ver Capítulo 11	Oral • *Toxicidade:* parkinsonismo, outras discinesias • sedação • visão turva • boca seca • distúrbios gastrintestinais • a pimozida pode causar distúrbios do ritmo cardíaco
• *Clonidina, guanfacina: eficaz em cerca de 50% dos pacientes; ver Capítulo 11 para farmacologia básica* • *Fenotiazinas, antipsicóticos atípicos, tetrabenazina, deutetrabenazina, clonazepam, carbamazepina, topiramato: frequentemente utilizados*				

PREPARAÇÕES DISPONÍVEIS

NOMES GENÉRICOS
Amantadina
Apomorfina
Benzatropina*
Biperideno
Bromocriptina
Carbidopa
Carbidopa + levodopa
Carbidopa + levodopa + entacapona
Deutetrabenazina
Entacapona
Levodopa
Opicapona[1]*
Orfenadrina
Penicilamina
Pergolida[1]*
Pramipexol
Prociclidina*
Rasagilina
Ropinirol*
Safinamida
Selegilina
Tetrabenazina
Tolcapona
Trientina
Triexifenidil
Valbenazina*

[1]Não disponível nos Estados Unidos.
*Não disponível no Brasil.

REFERÊNCIAS

Ahmad A, Torrazza-Perez E, Schilsky ML: Liver transplantation for Wilson disease. Handb Clin Neurol 2017;142:193.

Athauda D et al: Exenatide once weekly versus placebo in Parkinson's disease: A randomised, double-blind, placebo-controlled trial. Lancet 2017;390:1664.

Bashir H, Jankovic J: Deutetrabenazine for the treatment of Huntington's chorea. Expert Rev Neurother 2018;18:625.

Bond AE et al: Safety and efficacy of focused ultrasound thalamotomy for patients with medication-refractory, tremor-dominant Parkinson disease: A randomized clinical trial. JAMA Neurol 2017;74:1412.

Brewer GJ: The use of copper-lowering therapy with tetrathiomolybdate in medicine. Expert Opin Investig Drugs 2009;18:89.

Chang KH et al: Efficacy and safety of topiramate for essential tremor: A meta-analysis of randomized controlled trials. Medicine (Baltimore) 2015;94:e1809.

Cho HJ, Hallett M: Non-invasive brain stimulation for treatment of focal hand dystonia: Update and future direction. J Mov Disord 2016;9:55.

Clark LN, Louis ED: Essential tremor. Handb Clin Neurol 2018;147:229.

Connolly BS et al: Pharmacological treatment of Parkinson's disease: A review. JAMA 2014;311:1670.

Corvol JC et al: Longitudinal analysis of impulse control disorders in Parkinson disease. Neurology 2018;91:e189.

Cummings J et al: Pimavanserin for patients with Parkinson's disease psychosis: A randomised, placebo-controlled phase 3 trial. Lancet 2014;383:533.

Cury RG et al: Thalamic deep brain stimulation for tremor in Parkinson disease, essential tremor, and dystonia. Neurology 2017;89:1416.

Członkowska A, Litwin T: Wilson disease—currently used anticopper therapy. Handb Clin Neurol 2017;142:181.

David FJ et al: Exercise improves cognition in Parkinson's disease: The PRET-PD randomized, clinical trial. Mov Disord 2015;30:1657.

Dean M, Sung VW: Review of deutetrabenazine: A novel treatment for chorea associated with Huntington's disease. Drug Des Devel Ther 2018;12:313.

Earley CJ et al: Restless legs syndrome and periodic leg movements in sleep. Handb Clin Neurol 2011;99:913.

Elias WJ et al: A pilot study of focused ultrasound thalamotomy for essential tremor. N Engl J Med 2013;369:640.

Fabbri M et al: Opicapone for the treatment of Parkinson's disease: A review of a new licensed medicine. Mov Disord 2018;33:1528.

Ghosh R, Tabrizi SJ: Huntington disease. Handb Clin Neurol 2018;147:255.

Gilbert DL et al: Ecopipam, a D1 receptor antagonist, for treatment of Tourette syndrome in children: A randomized, placebo-controlled crossover study. Mov Disord 2018;33:1272.

Hartmann A, Worbe Y: Pharmacological treatment of Gilles de la Tourette syndrome. Neurosci Biobehav Rev 2013;37:1157.

Jankovic J: Medical treatment of dystonia. Mov Disord 2013;28:1001.

Jankovic J et al: Safety and tolerability of multiple ascending doses of PRX002/RG7935, an anti-α-synuclein monoclonal antibody, in patients with Parkinson disease: A randomized clinical trial. JAMA Neurol 2018;75:1206.

Kalia LV, Kalia SK, Lang AE: Disease-modifying strategies for Parkinson's disease. Mov Disord 2015;30:1442.

Katzenschlager R et al: Apomorphine subcutaneous infusion in patients with Parkinson's disease with persistent motor fluctuations (TOLEDO): A multicentre, double-blind, randomised, placebo-controlled trial. Lancet Neurol 2018;17:749.

Kieburtz K, Reilmann R, Olanow CW: Huntington's disease: Current and future therapeutic prospects. Mov Disord 2018;33:1033.

Kimber TE: An update on Tourette syndrome. Curr Neurol Neurosci Rep 2010;10:286.

Lorincz MT: Wilson disease and related copper disorders. Handb Clin Neurol 2018;147:279.

Lyons KE, Pahwa R: Outcomes of rotigotine clinical trials: Effects on motor and nonmotor symptoms of Parkinson's disease. Neurol Clin 2013; 31(3 Suppl):S51.

Mittermeyer G et al: Long-term evaluation of a phase 1 study of AADC gene therapy for Parkinson's disease. Hum Gene Ther 2012;23:377.

Mittur A, Gupta S, Modi NB: Pharmacokinetics of Rytary®, an extended-release capsule formulation of carbidopa-levodopa. Clin Pharmacokinet 2017;56:999.

Niethammer M et al: Long-term follow-up of a randomized AAV2-*GAD* gene therapy trial for Parkinson's disease. JCI Insight 2017;2:e90133.

Olanow CW et al: A double-blind, delayed-start trial of rasagiline in Parkinson's disease. N Engl J Med 2009;361:1268.

Ondo W: Essential tremor: What we can learn from current pharmacotherapy. Tremor Other Hyperkinet Mov (NY) 2016;6:356.

Palfi S et al: Long-term follow-up of a phase I/II study of ProSavin, a lentiviral vector gene therapy for Parkinson's disease. Hum Gene Ther Clin Dev 2018;29:148.

PD MED Collaborative Group: Long-term effectiveness of dopamine agonists and monoamine oxidase B inhibitors compared with levodopa as initial treatment for Parkinson's disease (PD MED): A large, open-label, pragmatic randomized trial. Lancet 2014;384:1196.

Quezada J, Coffman KA: Current approaches and new developments in the pharmacological management of Tourette syndrome. CNS Drugs 2018;32:33.

Ramirez-Zamora A, Ostrem JL: Globus pallidus interna or subthalamic nucleus deep brain stimulation for Parkinson disease: A review. JAMA Neurol 2018;75:367.

Schaefer SM, Vives Rodriguez A, Louis ED: Brain circuits and neurochemical systems in essential tremor: Insights into current and future pharmacotherapeutic approaches. Expert Rev Neurother 2018;18:101.

Schapira AH et al: Assessment of safety and efficacy of safinamide as a levodopa adjunct in patients with Parkinson disease and motor fluctuations: A randomized clinical trial. JAMA Neurol 2017;74:216.

Servello D et al: Deep brain stimulation in 18 patients with severe Gilles de la Tourette syndrome refractory to treatment: The surgery and stimulation. J Neurol Neurosurg Psychiatry 2008;79:136.

Simpson DM et al: Practice guideline update summary: Botulinum neurotoxin for the treatment of blepharospasm, cervical dystonia, adult spasticity, and headache: Report of the Guideline Development Subcommittee of the American Academy of Neurology. Neurology 2016;86:1818.

Stocchi F et al: Initiating levodopa/carbidopa therapy with and without entacapone in early Parkinson disease: The STRIDE-PD study. Ann Neurol 2010;68:18.

Tamara P: Tourette syndrome and other tic disorders of childhood. Handb Clin Neurol 2013;112:853.

Thomas R, Cavanna AE: The pharmacology of Tourette syndrome. J Neural Transm 2013;120:689.

Torti M, Vacca L, Stocchi F: Istradefylline for the treatment of Parkinson's disease: Is it a promising strategy? Expert Opin Pharmacother. 2018;19:1821.

Trenkwalder C et al: Comorbidities, treatment, and pathophysiology in restless legs syndrome. Lancet Neurol 2018;17:994.

Van Holst RJ et al: Brain imaging studies in pathological gambling. Curr Psychiatry Rep 2010;12:418.

Videnovic A: Treatment of Huntington disease. Curr Treat Options Neurol 2013;15:424.

Vijayakumar D, Jankovic J: Drug-induced dyskinesias (2 parts). Drugs 2016;76:759 and 779.

Volpicelli-Daley L, Brundin P: Prion-like propagation of pathology in Parkinson disease. Handb Clin Neurol 2018;153:321.

Voon V, Sohr M, Lang AE, et al: Impulse control disorders in Parkinson's disease: A multicenter case-control study. Ann Neurol 2011;69:986.

Yu XX, Fernandez HH: Dopamine agonist withdrawal syndrome: A comprehensive review. J Neurol Sci 2017;374:53.

Zucconi M et al: An update on the treatment of restless legs syndrome/Willis-Ekbom disease: Prospects and challenges. Expert Rev Neurother 2018;18:705.

RESPOSTA DO ESTUDO DE CASO

A história sugere parkinsonismo, mas o tremor imperceptível e as alterações cognitivas iniciais aumentam a possibilidade de parkinsonismo atípico em vez de doença de Parkinson clássica. O prognóstico dessas doenças é pior do que o da doença de Parkinson clássica. Devido às alterações cognitivas e à idade, o uso de um agonista dopaminérgico era desaconselhado, pois esses fármacos são mais propensos do que a levodopa a exacerbar ou precipitar distúrbios comportamentais e cognitivos. Ataques de sono podem ocorrer espontaneamente, mas são especialmente observados em pacientes que recebem agonistas dopaminérgicos. O paciente também desenvolveu *punding*, que é uma reação adversa da medicação dopaminérgica. O tratamento cirúrgico (estimulação cerebral profunda) é contraindicado em pacientes com alterações cognitivas ou parkinsonismo atípico.

CAPÍTULO

29

Fármacos antipsicóticos e lítio

Charles DeBattista, MD*

ESTUDO DE CASO

Um estudante de 19 anos chega à consulta, acompanhado de sua mãe, que relata que seu filho está com um comportamento errático e crenças estranhas. Ele destruiu uma televisão porque sentiu que estava recebendo mensagens de assédio. Além disso, relata ter ouvido vozes dizendo-lhe que familiares estão tentando envenenar sua comida e por isso deixou de comer. Após diagnóstico confirmado, o haloperidol é prescrito em uma dose gradualmente crescente, de modo ambulatorial. O fármaco melhorou os sintomas positivos, mas causou reações adversas intoleráveis, como acatisia grave. Apesar de seu custo mais elevado, a lurasidona é, então, prescrita. No decorrer de várias semanas de tratamento, ela atenua os sintomas e é tolerada pelo paciente.

Quais os sinais e sintomas que sustentam um diagnóstico inicial de esquizofrenia? No tratamento da esquizofrenia, quais benefícios os antipsicóticos de segunda geração apresentam em relação aos fármacos convencionais? Além do tratamento da esquizofrenia, que outras indicações clínicas exigem a consideração de fármacos nominalmente classificados como antipsicóticos?

FÁRMACOS ANTIPSICÓTICOS

Antipsicóticos reduzem sintomas psicóticos, sendo usados para uma série de condições associadas a eles, como esquizofrenia, transtorno bipolar, depressão psicótica, psicose associada à demência e psicoses induzidas por drogas. Além disso, eles melhoram o humor, aliviam a ansiedade e os distúrbios do sono, porém não constituem o tratamento de escolha quando esses sintomas representam o transtorno primário em pacientes não psicóticos. Um **neuroléptico** é um subtipo de fármaco antipsicótico que provoca elevada incidência de **efeitos colaterais extrapiramidais (EEPs)** em doses clinicamente efetivas ou catalepsia em animais de laboratório. Os **antipsicóticos de segunda geração** ou "**atípicos**" são atualmente a classe mais prescrita de antipsicóticos.

História

A reserpina e a clorpromazina foram os primeiros fármacos que demonstraram utilidade na redução dos sintomas psicóticos na esquizofrenia. A reserpina foi usada apenas por um breve período de tempo com esse propósito e não é mais de interesse como fármaco antipsicótico. A clorpromazina é um fármaco neuroléptico, ou seja, provoca catalepsia em roedores e EEPs nos seres humanos. A descoberta de que sua ação antipsicótica relaciona-se com o bloqueio dos receptores de dopamina (D ou DA) levou à identificação de outros compostos como antipsicóticos entre as décadas de 1950 e 1970. A descoberta da clozapina em 1959 levou ao reconhecimento de que os antipsicóticos não precisam causar EEPs em seres humanos em doses clinicamente efetivas. A clozapina foi designada como fármaco antipsicótico "atípico" devido a essa dissociação; provoca menos EEPs em doses antipsicóticas equivalentes tanto nos seres humanos como em animais de laboratório. Assim, houve uma grande mudança na prática clínica, sendo os antipsicóticos atípicos ou de segunda geração consideravelmente mais prescritos que os típicos ou de primeira geração, em parte por possuírem algumas vantagens. A introdução de fármacos antipsicóticos resultou em modificações pronunciadas no tratamento da doença, inclusive reduzindo substancialmente o tempo de hospitalização. Esses fármacos também alavancaram o estudo da fisiopatologia da esquizofrenia e outras psicoses. É preciso ressaltar que muitos especialistas não acreditam mais que a esquizofrenia e o transtorno bipolar

*O autor agradece a Herbert Meltzer, MD, PhD, por suas contribuições no capítulo em edições anteriores.

sejam transtornos separados, porém parte de um *continuum* de transtornos mentais com características psicóticas.

Natureza da psicose e da esquizofrenia

O termo *psicose* denota uma variedade de transtornos mentais que se caracterizam pela incapacidade de distinguir entre o que é real e o que não é: pela presença de delírios (falsas crenças), alucinações, geralmente auditivas ou visuais, podendo às vezes serem táteis ou olfativas, além de pensamento grosseiramente desorganizado no contexto de sensório claro. A esquizofrenia é um tipo particular de psicose, cujas alucinações devem ocorrer dentro de um sensório claro, ademais de uma clara perturbação do pensamento. A esquizofrenia é o transtorno psicótico mais comum, presente em cerca de 1% da população e responsável por aproximadamente metade das internações psiquiátricas de longa duração. A psicose não é exclusiva da esquizofrenia e não está sempre presente em todos os pacientes com esquizofrenia.

A esquizofrenia é considerada um transtorno de neurodesenvolvimento, com alterações estruturais e funcionais do cérebro, podendo ser até mesmo *in utero* em alguns pacientes, ou durante a infância e adolescência, ou ambos. Estudos de gêmeos, de adoção e de famílias, estabeleceram que a esquizofrenia é um transtorno genético com alta hereditariedade. Não existe um único gene envolvido. As teorias atuais sustentam a participação de múltiplos genes, com mutações comuns e raras, incluindo grandes deleções e inserções (variações no número de cópias), combinando-se para produzir uma apresentação clínica e evolução muito variadas.

HIPÓTESE SEROTONÉRGICA DA ESQUIZOFRENIA

A descoberta de que alucinógenos indólicos, como o LSD (dietilamida do ácido lisérgico) e a mescalina, são agonistas da serotonina (5-HT) levou à pesquisa de alucinógenos endógenos na urina, no sangue e no cérebro de pacientes com esquizofrenia. Essa tentativa foi infrutífera, porém a identificação de muitos subtipos do receptor 5-HT propiciou a descoberta fundamental de que a estimulação dos receptores 5-HT_{2A} e, possivelmente, 5-HT_{2C} constitui a base dos efeitos alucinatórios desses fármacos.

O bloqueio do receptor 5-HT_{2A} é um fator-chave no mecanismo de ação dos antipsicóticos de segunda geração, dos quais a clozapina é o protótipo e que inclui, pela ordem de sua introdução no mercado, risperidona, zotepina,* blonanserina,* olanzapina, quetiapina, ziprasidona, aripiprazol, sertindol,* paliperidona, iloperidona,* asenapina, lurasidona, cariprazina* e brexpiprazol. Esses fármacos são *agonistas inversos* do receptor 5-HT_{2A}, isto é, bloqueiam a atividade constitutiva desses receptores. Esses receptores modulam a liberação de dopamina, norepinefrina (noradrenalina), glutamato, ácido γ-aminobutírico (GABA) e acetilcolina, entre outros neurotransmissores, no córtex, na região límbica e no estriado. A estimulação dos receptores 5-HT_{2A} leva à despolarização dos neurônios glutamatérgicos, mas também à estabilização dos receptores *N*-metil-D-aspartato (NMDA) nos neurônios pós-sinápticos. Recentemente, foi constatado que os alucinógenos são capazes de modular a estabilidade de um complexo constituído por receptores 5-HT_{2A} e NMDA.

A estimulação dos receptores 5-HT_{2C} proporciona um meio adicional de modular a atividade dopaminérgica cortical e límbica. A estimulação dos receptores 5-HT_{2C} leva à inibição da liberação cortical e límbica de dopamina. Muitos fármacos antipsicóticos atípicos, por exemplo, a clozapina, a asenapina e a olanzapina, são agonistas inversos do 5-HT_{2C}. Os agonistas do 5-HT_{2C} estão sendo estudados como fármacos antipsicóticos.

*N. de R.T. Não disponível no Brasil.

HIPÓTESE DOPAMINÉRGICA DA ESQUIZOFRENIA

A hipótese dopaminérgica da esquizofrenia foi o segundo conceito formulado baseado em neurotransmissores, porém deixou de ser considerada adequada como explicação para todos os aspectos da esquizofrenia, em particular o prejuízo cognitivo. Entretanto, continua muito relevante para a compreensão das principais dimensões da esquizofrenia, como sintomas positivos (alucinações, delírios) e negativos (embotamento emocional, isolamento social, falta de motivação), comprometimento cognitivo e, possivelmente, depressão. É também essencial para entender os mecanismos de ação da maioria dos fármacos antipsicóticos.

Várias evidências sugerem que a atividade dopaminérgica límbica excessiva desempenha uma função na psicose: (1) muitos fármacos antipsicóticos bloqueiam acentuadamente os receptores D_2 pós-sinápticos no sistema nervoso central (SNC), sobretudo no sistema mesolímbico e no estriatal-frontal, enquanto outros, como o aripiprazol, o brexpiprazol e o bifeprunox atuam como agonistas parciais; (2) os fármacos que aumentam a atividade dopaminérgica, como a levodopa, as anfetaminas e a bromocriptina e apomorfina, agravam a esquizofrenia ou produzem psicose *de novo* em alguns pacientes; (3) foi constatado que a densidade de receptores de dopamina *post mortem* está aumentada nos cérebros de esquizofrênicos que não foram tratados com fármacos antipsicóticos; (4) alguns estudos *post mortem* de indivíduos esquizofrênicos também mostram um aumento das concentrações de dopamina e da densidade de receptores D_2 no *nucleus accumbens*, caudado e putame; (5) os estudos de neuroimagem demonstram um aumento de dopamina estriatal induzida por anfetaminas, aumento da ocupação basal dos receptores D_2 estriatais pela dopamina extracelular e outras medidas compatíveis com aumento da síntese e liberação de dopamina estriatal.

Entretanto, a hipótese dopaminérgica está muito longe de fornecer uma explicação completa de todos os aspectos da esquizofrenia. A *diminuição* da atividade dopaminérgica cortical ou hipocampal parece ser subjacente ao prejuízo cognitivo e sintomas negativos da esquizofrenia. Estudos *post mortem* e *in vivo* mostram atividade dopaminérgica diminuída nas regiões cortical, límbica e nigro-estriatal. Outros estudos também confirmam uma diminuição da inervação dopaminérgica no córtex temporal medial, córtex pré-frontal dorsolateral e hipocampo, bem como concentrações diminuídas de ácido 3,4-di-hidroxifenilacético (DOPAC), um metabólito da dopamina, no córtex cingulado anterior. Os exames de imagem realizados revelaram concentrações aumentadas de receptor D_1 pré-frontal, bem como a correlação desses receptores com o prejuízo da memória de trabalho.

O fato de que vários dos fármacos antipsicóticos atípicos exercem pouco efeito sobre os receptores D_2, embora ainda sejam efetivos na esquizofrenia, redirecionou a atenção para a atuação dos demais receptores de dopamina e de outros receptores. Os receptores de serotonina – em particular o subtipo de receptor 5-HT_{2A} – podem mediar os efeitos sinérgicos ou proteger contra as consequências extrapiramidais do antagonismo de D_2. Como resultado dessas considerações, estudos modernos têm focado em outros neurotransmissores, como a serotonina e o glutamato. Os fármacos antipsicóticos atípicos compartilham a propriedade de antagonismo fraco dos receptores D_2 e bloqueio mais potente dos receptores $5\text{-}HT_{2A}$.

HIPÓTESE GLUTAMATÉRGICA DA ESQUIZOFRENIA

O glutamato é o principal neurotransmissor excitatório no cérebro (ver Capítulo 21). A fenciclidina (PCP) e a cetamina são inibidores não competitivos do receptor NMDA, que exacerbam tanto o comprometimento cognitivo como a psicose em pacientes com esquizofrenia. A PCP e uma substância relacionada, o MK-801, aumentam a atividade locomotora e, de forma aguda ou crônica, uma variedade de prejuízos cognitivos em roedores e primatas. Esses efeitos foram amplamente utilizados como meio para desenvolver novos fármacos antipsicóticos capazes de aumentar a atividade cognitiva. Os antagonistas seletivos de $5\text{-}HT_{2A}$, bem como os fármacos antipsicóticos atípicos, são muito mais potentes do que os antagonistas D_2 no bloqueio desses efeitos da PCP e MK-801. Esse foi o ponto inicial para a hipótese de que a hipofunção dos receptores NMDA, localizados nos interneurônios GABAérgicos, resultando em diminuição das influências inibitórias na função neuronal, contribui para a esquizofrenia. A diminuição da atividade GABAérgica pode induzir uma desinibição da atividade glutamatérgica a jusante, podendo levar a uma hiperestimulação dos neurônios corticais por meio de receptores não NMDA. As evidências preliminares sugerem que o LY2140023, um fármaco que atua como agonista do receptor de glutamato metabotrópico 2/3 (mGLuR2/3), pode ser efetivo na esquizofrenia.

O receptor NMDA, um canal iônico, necessita da glicina para a sua atividade integral. Em pacientes com esquizofrenia, o sítio de glicina do receptor NMDA parece não estar totalmente saturado. Com base nisso, vários ensaios clínicos com altas doses de glicina que visam promover a atividade glutamatérgica foram desenvolvidos, porém os resultados estão longe de serem convincentes. Atualmente, os inibidores dos transportadores de glicina estão em estudo como possíveis fármacos psicotrópicos.

As ampaquinas são fármacos que potencializam as correntes mediadas pelos receptores de glutamato do tipo AMPA. Em testes comportamentais, as ampaquinas mostram-se efetivas em parâmetros de comportamentos em vários modelos animais de esquizofrenia e depressão. Eles protegem os neurônios de agressões neurotóxicas, em parte ao mobilizarem fatores de crescimento, como o fator neurotrófico derivado do cérebro (BDNF [do inglês *brain-derived neurotrophic factor*], ver também Capítulo 30).

FARMACOLOGIA BÁSICA DOS FÁRMACOS ANTIPSICÓTICOS

Tipos químicos

Diversas estruturas químicas foram associadas a propriedades antipsicóticas. Os fármacos podem ser classificados em vários grupos, como mostram as Figuras 29-1 e 29-2.

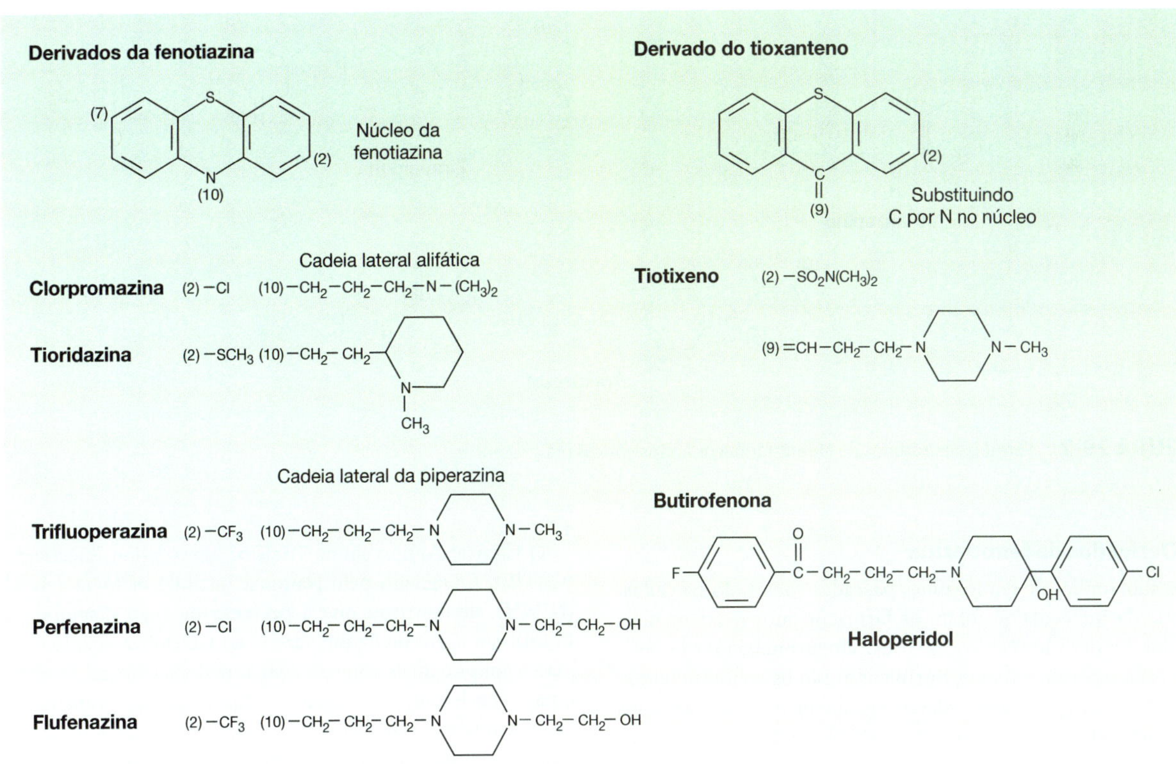

FIGURA 29-1 Fórmulas estruturais de alguns dos fármacos antipsicóticos mais antigos: fenotiazinas, tioxantenos e butirofenonas. Apenas membros representativos de cada tipo são mostrados.

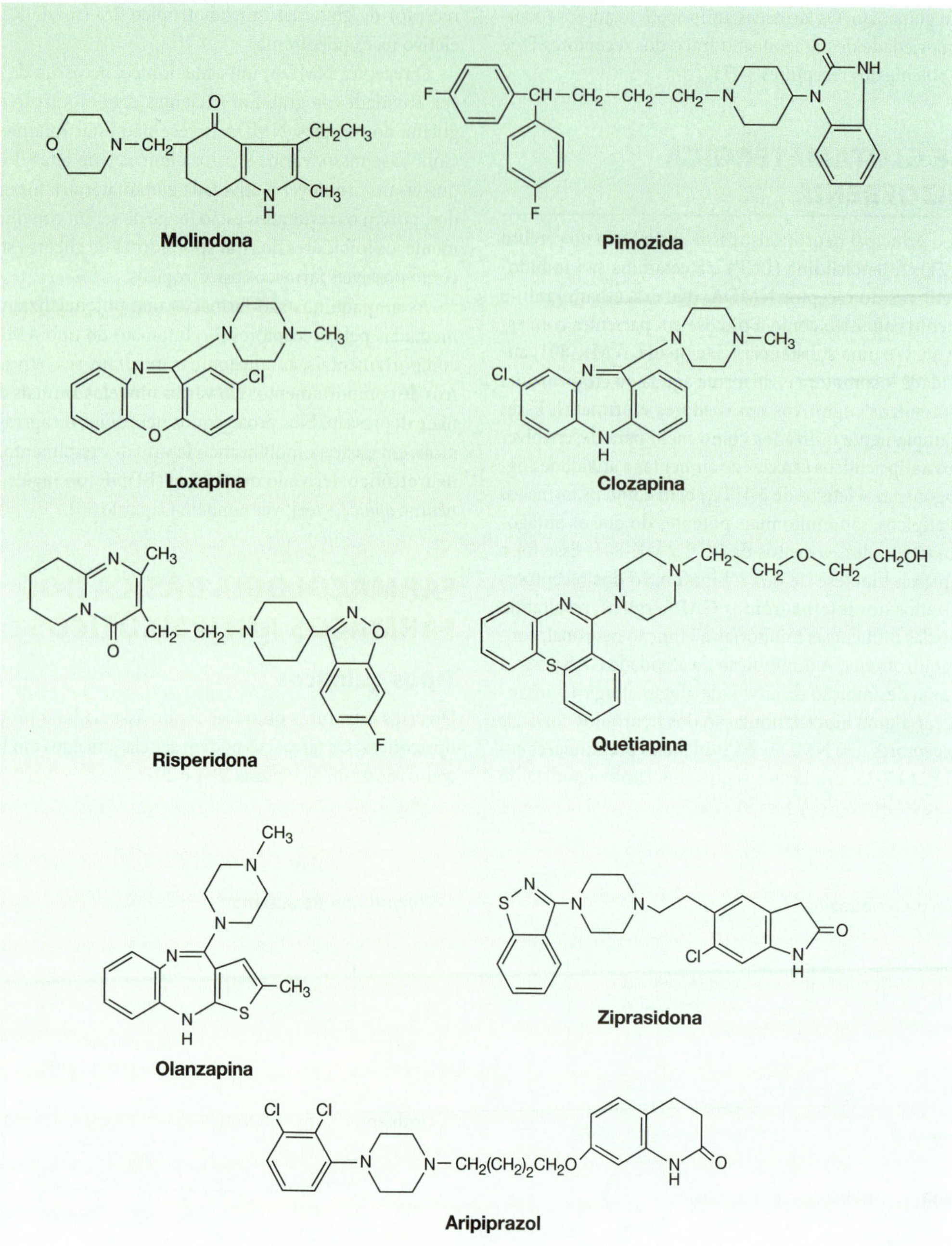

FIGURA 29-2 Fórmulas estruturais de alguns fármacos antipsicóticos mais recentes.

A. Derivados da fenotiazina

Três subfamílias de fenotiazinas, baseadas sobretudo na cadeia lateral da molécula, já foram os fármacos antipsicóticos mais usados. Os derivados alifáticos (p. ex., **clorpromazina**) e os derivados da piperidina (p. ex., **tioridazina**) são os menos potentes. Esses fármacos produzem sedação e ganho de peso. Os derivados da piperazina são mais potentes e efetivos em doses mais baixas, porém não necessariamente mais eficazes. Os derivados da piperazina também são mais seletivos nos efeitos farmacológicos (Tabela 29-1).

O Clinical Antipsychotic Trials of Intervention Effectiveness (CATIE), financiado pelo National Institute of Mental Health (NIMH), demonstrou que a **perfenazina** (não disponível no Brasil), um derivado da piperazina, foi tão efetiva quanto os fármacos antipsicóticos atípicos, com a modesta exceção da olanzapina, e concluiu que os fármacos antipsicóticos de primeira geração constituem o tratamento de escolha para a esquizofrenia, com base em seu menor custo. Entretanto, houve inúmeras falhas no planejamento, na execução e na análise do estudo, razão pela qual só teve um impacto modesto na prática clínica. Em particular, deixou de considerar questões como dose da olanzapina, inclusão de

TABELA 29-1 Fármacos antipsicóticos: relação entre estrutura química, potência e toxicidade

Classe química	Fármaco	Razão $D_2/5\text{-}HT_{2A}$*	Potência clínica	Toxicidade extrapiramidal	Ação sedativa	Ação hipotensora
Fenotiazinas						
Alifática	Clorpromazina	Alta	Baixa	Média	Alta	Alta
Piperazina	Flufenazina	Alta	Alta	Alta	Baixa	Muito baixa
Tioxanteno	Tiotixeno	Muito alta	Alta	Média	Média	Média
Butirofenona	Haloperidol	Média	Alta	Muito alta	Baixa	Muito baixa
Dibenzodiazepinas	Clozapina	Muito baixa	Média	Muito baixa	Baixa	Média
Benzisoxazol	Risperidona	Muito baixa	Alta	Baixa**	Baixa	Baixa
Tienobenzodiazepina	Olanzapina	Baixa	Alta	Muito baixa	Média	Baixa
Dibenzotiazepina	Quetiapina	Baixa	Baixa	Muito baixa	Média	Baixa a média
Di-hidroindolona	Ziprasidona	Baixa	Média	Muito baixa	Baixa	Muito baixa
Di-hidrocarbostiril	Aripiprazol	Média	Alta	Muito baixa	Muito baixa	Baixa

*Razão entre afinidade pelos receptores D_2 e afinidade pelos receptores $5\text{-}HT_{2A}$.
**Em doses abaixo de 8 mg/dia.

pacientes resistentes ao tratamento, incentivo aos pacientes para mudarem para medicações do estudo, risco de discinesia tardia após uso prolongado de antipsicóticos típicos, até mesmo em baixas doses, e necessidade de tamanho grande das amostras em estudos de equivalência.

B. Derivados do tioxanteno

Esse grupo de fármacos é representado pelo **tiotixeno**.

C. Derivados da butirofenona

Esse grupo, do qual o **haloperidol** é o protótipo do grupo, apresenta uma estrutura muito diferente dos dois grupos precedentes. Haloperidol é o antipsicótico de primeira geração mais prescrito, apesar de causar mais EEPs que os atípicos. As difenilbutilpiperidinas são compostos estreitamente relacionados. As butirofenonas e congêneres tendem a ser mais potentes e a ter menos efeitos autônomos, porém apresentam maiores EEPs do que as fenotiazinas (ver Tabela 29-1).

D. Outras estruturas

A **pimozida** e a **molindona** (não disponível no Brasil) são antipsicóticos de primeira geração. Não existe nenhuma diferença significativa quanto à eficácia entre esses fármacos antipsicóticos típicos mais recentes e os mais antigos.

E. Fármacos antipsicóticos de segunda geração

Clozapina, **asenapina**, **olanzapina**, **quetiapina**, **paliperidona**, **risperidona**, **sertindol**, **ziprasidona**, **zotepina**, **brexpiprazol**, **cariprazina**, **lurasidona** e **aripiprazol** são medicamentos antipsicóticos de segunda geração (alguns dos quais são mostrados na Figura 29-2). A clozapina é o protótipo. A paliperidona é a 9-hidroxi-risperidona, o metabólito ativo da risperidona. A risperidona é rapidamente convertida em 9-hidroxi-risperidona *in vivo* na maioria dos pacientes, à exceção de cerca de 10% deles, que são metabolizadores fracos. O sertindol está aprovado em alguns países da Europa, mas não nos Estados Unidos (nem no Brasil).

Esses fármacos apresentam farmacologia complexa, porém compartilham uma maior capacidade de alterar a atividade dos receptores $5\text{-}HT_{2A}$ do que de interferir na ação dos receptores D_2. Na maioria dos casos, atuam como agonistas parciais no receptor $5\text{-}HT_{1A}$, produzindo efeitos sinérgicos com antagonismo dos receptores $5\text{-}HT_{2A}$. A maioria deles atua como antagonista dos receptores $5\text{-}HT_6$ ou $5HT_7$.

A amissulprida e a sulpirida constituem outra classe de fármacos atípicos. Apresentam potência equivalente para os receptores D_2 e D_3, mas também são antagonistas $5\text{-}HT_7$. Sua eficácia antipsiótica não se relaciona com os EEPS, porém, eles podem causar um aumento pronunciado nas concentrações séricas de prolactina e não são desprovidos do risco de discinesia tardia quanto outros fármacos, como a clozapina e a quetiapina. Não foram aprovados nos Estados Unidos.

A **cariprazina** (não disponível no Brasil) representa outro antipsicótico de segunda geração. Além do antagonismo $D_2/5\text{-}HT_2$, a cariprazina também é um agonista D_3 parcial com seletividade para o receptor D_3. A seletividade da cariprazina pelo receptor D_3 pode estar associada a maiores efeitos sobre os sintomas negativos da esquizofrenia. Esse fármaco foi aprovado nos Estados Unidos em 2015.

F. Antipsicóticos glutamatérgicos

Atualmente, não existe nenhum fármaco específico do glutamato aprovado para o tratamento da esquizofrenia. Entretanto, vários fármacos estão em fase avançada de testes clínicos. Entre eles está a **bitopertina**, um inibidor do transportador de glicina 1 (GlyT1). Como observado anteriormente, a glicina é um coagonista indispensável nos receptores de glutamato do tipo NMDA. Embora os estudos iniciais de fase 2 tenham mostrado um benefício da bitopertina nos sintomas negativos da esquizofrenia, os ensaios subsequentes não corroboraram esse achado inicial. **Sarcosina** (*N*-metilglicina), outro inibidor de GlyT1, em associação com um antipsicótico padrão também demonstrou benefício na melhora dos sintomas negativos e positivos da esquizofrenia em doenças agudas, bem como em pacientes com esquizofrenia mais crônica.

Outra classe de fármacos antipsicóticos em fase de investigação inclui os agonistas dos receptores de glutamato metabotrópicos.

Oito receptores de glutamato metabotrópicos são divididos em três grupos: o grupo I (mGluR1,5), o grupo II (mGluR2,3) e o grupo III (mGluR4,6,7,8). O mGluR2,3 inibe a liberação pré-sináptica de glutamato. Vários fármacos mGluR2,3 estão sendo pesquisados no tratamento da esquizofrenia. Um deles, pomaglumetade metionila, mostrou ter eficácia antipsicótica em ensaios clínicos iniciais de fase 2; todavia, ensaios clínicos subsequentes não conseguiram demonstrar qualquer benefício no tratamento dos sintomas positivos ou negativos da esquizofrenia. Outros agonistas dos receptores de glutamato metabotrópicos estão sendo explorados para o tratamento dos sintomas negativos e cognitivos da esquizofrenia.

Farmacocinética

A. Absorção e distribuição

Os fármacos antipsicóticos são, em sua maioria, absorvidos rapidamente, porém de modo incompleto. Além disso, muitos sofrem metabolismo de primeira passagem significativo. Por conseguinte, doses orais de clorpromazina e tioridazina apresentam uma disponibilidade sistêmica de 25 a 35%, ao passo que o haloperidol, cujo metabolismo de primeira passagem é menor, apresenta uma disponibilidade sistêmica média de cerca de 65%.

A maioria dos fármacos antipsicóticos é altamente lipossolúvel e liga-se às proteínas (92-99%). Esses fármacos tendem a ter grandes volumes de distribuição (geralmente mais de 7 L/kg). Em geral, apresentam uma duração de ação clínica muito mais longa do que seria estimado a partir de suas meias-vidas plasmáticas. Isso se equipara à ocupação prolongada dos receptores de dopamina D_2 no cérebro pelos fármacos antipsicóticos típicos.

Os metabólitos da clorpromazina podem ser excretados na urina várias semanas após a última dose do fármaco administrado cronicamente. As formulações injetáveis de ação longa podem causar algum bloqueio dos receptores D_2 no decorrer de 3 a 6 meses após a última injeção. O intervalo de tempo até a ocorrência de recidiva dos sintomas psicóticos é muito variável após a interrupção dos fármacos antipsicóticos. O tempo médio para a ocorrência de recidiva é de 6 meses em pacientes estáveis com esquizofrenia que interrompem o uso de medicação. A clozapina é uma exceção, visto que a ocorrência de recidiva após a sua suspensão é geralmente rápida e grave. Por conseguinte, a clozapina nunca deve ser interrompida de modo abrupto, a não ser que haja necessidade clínica devido à ocorrência de reações adversas, como miocardite e agranulocitose, que constituem verdadeiras emergências médicas.

B. Metabolismo

Os fármacos antipsicóticos são, em sua maioria, quase totalmente metabolizados por oxidação ou desmetilação, catalisadas por enzimas microssômicas hepáticas do citocromo P450. A CYP2D6, a CYP1A2 e a CYP3A4 são as principais isoformas envolvidas (ver Capítulo 4). Deve-se considerar a possibilidade de interações medicamentosas quando os fármacos antipsicóticos são combinados com outros fármacos psicóticos ou fármacos – como o cetoconazol – que inibem várias enzimas CYP. Nas doses clínicas típicas, os fármacos antipsicóticos não costumam interferir no metabolismo de outros fármacos.

Farmacodinâmica

Os primeiros fármacos antipsicóticos fenotiazínicos, cujo protótipo é a clorpromazina, demonstraram ampla variedade de efeitos sobre o sistema nervoso central, autônomo e endócrino. Embora a eficácia desses fármacos seja principalmente impulsionada pelo bloqueio do receptor D_2, suas ações adversas foram atribuídas aos efeitos bloqueadores de uma ampla variedade de receptores, inclusive de receptores α-adrenérgicos e muscarínicos, histamínicos H_1 e 5-HT_2.

A. Sistemas dopaminérgicos

Cinco sistemas ou vias dopaminérgicas são importantes para a compreensão da esquizofrenia e do mecanismo de ação dos fármacos antipsicóticos. A primeira via – aquela mais estreitamente relacionada com o comportamento e com a psicose – é a via **mesolímbica-mesocortical**, que se projeta dos corpos celulares no tegmento ventral em feixes distintos de axônios até o sistema límbico e o neocórtex. O segundo sistema – a via **nigroestriatal** – consiste em neurônios que se projetam da substância negra para o estriado dorsal, que inclui o caudado e o putame; essa via está envolvida na coordenação do movimento voluntário. O bloqueio dos receptores D_2 na via nigroestriatal é responsável pelos EEPs. A terceira via – o sistema **tuberoinfundibular** – surge nos núcleos arqueados e neurônios periventriculares e libera dopamina na circulação portal hipofisária. A dopamina liberada por esses hormônios inibe fisiologicamente a secreção de prolactina pela adeno-hipófise. O quarto sistema dopaminérgico – a via **medular-periventricular** – consiste em neurônios do núcleo motor do vago, cujas projeções não estão bem definidas. Esse sistema pode estar envolvido no comportamento alimentar. A quinta via – a **incerto-hipotalâmica** – estabelece conexões a partir da zona incerta medial até o hipotálamo e as amígdalas. Parece regular a fase motivacional antecipada do comportamento copulatório nos ratos.

Após a identificação da dopamina como neurotransmissor em 1959, foi constatado que seus efeitos sobre a atividade elétrica nas sinapses centrais e sobre a produção do segundo mensageiro monofosfato de adenosina cíclico (AMPc) sintetizado pela adenililciclase poderiam ser bloqueados por fármacos antipsicóticos, como a clorpromazina, o haloperidol e o tiotixeno. Essas evidências levaram à conclusão, no início da década de 1960, de que esses fármacos deveriam ser considerados como **antagonistas dos receptores de dopamina** e constituiriam um fator-chave no desenvolvimento da hipótese dopaminérgica da esquizofrenia, descrita anteriormente. Hoje, acredita-se que a ação antipsicótica seja produzida (pelo menos em parte) por sua capacidade de bloquear a dopamina (os receptores D_2 inibem a atividade da adenililciclase no sistema mesolímbico).

B. Receptores dopaminérgicos e seus efeitos

Até o presente, foram descritos cinco receptores de dopamina, classificados em duas famílias, os grupos de receptores do tipo D_1 (D_1, D_5) e do tipo D_2 (D_2, D_3, D_4). O receptor D_1, que é codificado por um gene no cromossomo 5, aumenta o AMPc pela ativação acoplada à G_s da adenililciclase e está localizado sobretudo no putame, no *nucleus accumbens* e no tubérculo olfatório. O outro membro dessa família, D_5, codificado por um gene no cromossomo 4, também aumenta o AMPc e é encontrado no hipocampo e no hipotálamo. A potência terapêutica dos fármacos antipsicóticos não se correlaciona com a sua afinidade pela ligação ao receptor D_1 (Figura 29-3, parte superior), e tampouco um antagonista D_1-seletivo demonstra ser um antipsicótico efetivo em pacientes com esquizofrenia. O receptor D_2, codificado no cromossomo 11, diminui o AMPc (por inibição acoplada à G_i da adenililciclase) e inibe os canais de cálcio, porém abre os de potássio. É encontrado em neurônios pré e

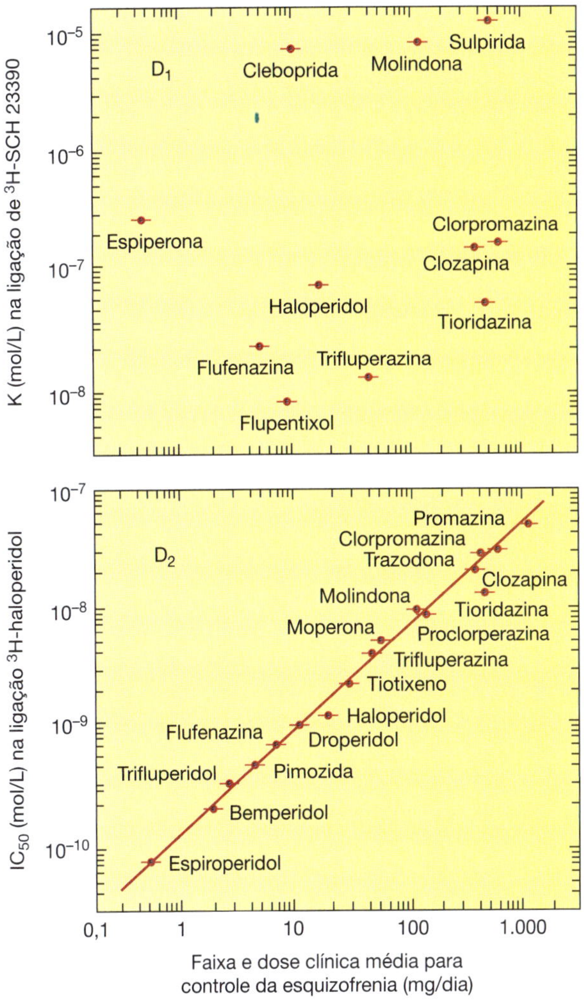

FIGURA 29-3 Correlações entre a potência terapêutica dos fármacos antipsicóticos e sua afinidade pela ligação aos receptores de dopamina D_1 (**no topo**) ou D_2 (**embaixo**). A potência está indicada nos eixos horizontais e diminui para a direita. A afinidade de ligação pelos receptores D_1 foi medida deslocando-se o ligante D_1-seletivo SCH 23390; a afinidade pelos receptores D_2 foi medida de forma semelhante, deslocando-se o ligante D_2-seletivo, o haloperidol. A afinidade de ligação diminui para cima. (Reproduzida, com autorização, de Seeman P: Dopamine receptors and the dopamine hypothesis of schizophrenia, Synapse 1987; 1(2): 133-152.)

pós-sinápticos no caudado-putame, no *nucleus accumbens* e no tubérculo olfatório. Acredita-se que um segundo membro dessa família, o receptor D_3, também codificado por um gene no cromossomo 11, diminui o AMPc e localiza-se no córtex frontal, no bulbo e no mesencéfalo. Os receptores D_4 também diminuem o AMPc e estão concentrados no córtex.

Os fármacos antipsicóticos de primeira geração bloqueiam os receptores D_2 em sua maior parte de modo estereosseletivo, e a sua afinidade de ligação correlaciona-se fortemente com a potência antipsicótica clínica e extrapiramidal (Figura 29-3, parte inferior). Exames de imagem *in vivo* de ocupação dos receptores D_2 indicam que, quanto à sua eficácia antipsicótica, os fármacos antipsicóticos típicos devem ser administrados em doses suficientes para alcançar uma ocupação de pelo menos 60% nos receptores D_2 estriatais. Isso não é necessário no caso de fármacos antipsicóticos de segunda geração, como a clozapina e a olanzapina, que são efetivos em níveis mais baixos de ocupação, de 30 a 50%, provavelmente devido à elevada ocupação concomitante dos receptores 5-HT_{2A}. Os antipsicóticos de primeira geração produzem EEPs quando a ocupação dos receptores D_2 no estriado atinge 80% ou mais.

A tomografia por emissão de pósitrons (PET, do inglês *positron emission tomography*) com aripiprazol mostra uma ocupação muito alta dos receptores D_2. Todavia, esse fármaco não provoca EEPs, visto que se trata de um agonista parcial dos receptores D_2. O aripiprazol também apresenta eficácia terapêutica por meio do antagonismo 5-HT_{2A} e, possivelmente, agonismo parcial de 5-HT_{1A}.

Esses achados foram incorporados na hipótese dopaminérgica da esquizofrenia, porém, outros fatores complicam a interpretação dos dados sobre os receptores de dopamina. Por exemplo, os receptores de dopamina existem em formas de alta e baixa afinidade, e não se sabe se a esquizofrenia ou os fármacos antipsicóticos alteram as proporções de receptores nessas duas formas.

Não foi demonstrado de modo convincente que o antagonismo de qualquer receptor de dopamina, exceto o receptor D_2, possa desempenhar uma função na ação dos fármacos antipsicóticos. Os antagonistas seletivos e relativamente específicos dos receptores D_1, D_3 e D_4 foram repetidamente testados, sem qualquer evidência de ação antipsicótica. A maioria dos fármacos antipsicóticos atípicos recentes e alguns dos fármacos tradicionais exibem maior afinidade com o receptor 5-HT_{2A}, do que com D_2 (ver Tabela 29-1), sugerindo uma função importante para o sistema 5-HT serotonérgico na etiologia da esquizofrenia e na ação desses fármacos.

C. Diferenças entre os antipsicóticos

Embora todos os fármacos antipsicóticos efetivos bloqueiem os receptores D_2, o grau desse bloqueio em relação a outras ações nos receptores varia de modo considerável entre os fármacos. Foram realizados vários experimentos de associação ligante-receptor, no esforço de descobrir uma única ação do receptor que indicasse melhor a eficácia antipsicótica. Um resumo das afinidades relativas de ligação a receptores de vários fármacos importantes nessas comparações ilustra a dificuldade de formular conclusões simples a partir desses experimentos:

$$\text{Clorpromazina: } \alpha_1 = \text{5-HT}_{2A} > D_2 > D_1$$

$$\text{Haloperidol: } D_2 > \alpha_1 > D_4 > \text{5-HT}_{2A} > D_1 > H_1$$

$$\text{Clozapina: } D_4 = \alpha_1 > \text{5-HT}_{2A} > D_2 = D_1$$

$$\text{Olanzapina: } \text{5-HT}_{2A} > H_1 > D_4 > D_2 > \alpha_1 > D_1$$

$$\text{Aripiprazol: } D_2 = \text{5-HT}_{2A} > D_4 > \alpha_1 = H_1 >> D_1$$

$$\text{Quetiapina: } H_1 > \alpha_1 > M_{1,3} > D_2 > \text{5-HT}_{2A}$$

Assim, a maioria dos fármacos antipsicóticos de segunda geração e alguns de primeira geração são tão potentes na inibição dos receptores 5-HT_2 quanto na inibição dos receptores D_2. O aripiprazol e o brexpiprazol atuam agonistas parciais dos receptores D_2. São também observados graus variáveis de antagonismo dos receptores α_2-adrenérgicos com a risperidona, a clozapina, a olanzapina, a quetiapina e o aripiprazol.

Pesquisas atuais estão direcionadas para a descoberta de novos compostos antipsicóticos mais seletivos para o sistema mesolímbico (com vistas à redução de seus efeitos sobre o sistema extrapiramidal) ou com efeitos sobre os receptores dos neurotransmissores

TABELA 29-2 Reações farmacológicas adversas aos fármacos antipsicóticos

Tipo	Manifestações	Mecanismo
Sistema nervoso autônomo	Perda da acomodação, boca seca, dificuldade de urinar, constipação intestinal	Bloqueio muscarínico dos receptores colinérgicos
	Hipotensão ortostática, impotência, falha na ejaculação	Bloqueio dos receptores α-adrenérgicos
Sistema nervoso central	Síndrome parkinsoniana, acatisia, distonia	Bloqueio dos receptores de dopamina
	Discinesia tardia	Supersensibilidade dos receptores de dopamina
	Estado tóxico-confusional	Bloqueio muscarínico
Sistema endócrino	Amenorreia, galactorreia, infertilidade, impotência	Bloqueio dos receptores de dopamina, resultando em hiperprolactinemia
Outras condições	Ganho de peso	Possivelmente bloqueio H_1 e 5-HT_2 combinado

centrais – como os de acetilcolina e aminoácidos excitatórios – que foram propostos como novos alvos para a ação antipsicótica.

Ao contrário da dificuldade em explicar os mecanismos (receptores) responsáveis pela *eficácia* antipsicótica entre os diferentes fármacos, seus mecanismos de toxicidade são mais conhecidos, e as diferenças nos efeitos dos vários antipsicóticos nos receptores explicam efetivamente muitas de suas *toxicidades* (Tabelas 29-1 e 29-2). Em particular, a toxicidade extrapiramidal parece estar associada a uma alta potência D_2.

D. Efeitos psicológicos

A maioria dos fármacos antipsicóticos produz efeitos subjetivos desagradáveis em indivíduos não psicóticos. Os EEPs leves a graves, inclusive acatisia, sonolência, inquietação e efeitos autônomos, diferem daqueles associados a sedativos ou hipnóticos mais familiares. Entretanto, são utilizadas baixas doses de alguns desses fármacos, em particular da quetiapina, para promover o início e a manutenção do sono, embora não haja nenhuma indicação aprovada quanto a esse uso.

Indivíduos sem doença psiquiátrica aos quais se administram fármacos antipsicóticos, mesmo em baixas doses, apresentam prejuízo do desempenho, com base em vários testes psicomotores e psicométricos. Entretanto, os indivíduos psicóticos podem, na verdade, demonstrar uma melhora no seu desempenho com o alívio da psicose. A melhora da função cognitiva com antipsicóticos de segunda geração em pacientes com esquizofrenia e transtorno bipolar é controversa. Alguns indivíduos exibem uma acentuada melhora, e, por esse motivo, a cognição deve ser avaliada em todos os pacientes com esquizofrenia. Por isso, sempre deve-se considerar a administração de um antipsicótico atípico mesmo em pacientes estabilizados com o uso de um fármaco de primeira geração.

E. Efeitos no eletrencefalograma

Os fármacos antipsicóticos produzem desvios no padrão de frequências eletrencefalográficas (EEG), lentificando-as geralmente e aumentando a sua sincronização. O alentecimento (hipersincronia) é algumas vezes focal ou unilateral, o que pode levar a interpretações diagnósticas errôneas. As mudanças tanto da frequência como da amplitude induzidas por fármacos psicotrópicos são evidentes de imediato e podem ser quantificadas por técnicas eletrofisiológicas sofisticadas. Alguns fármacos antipsicóticos reduzem o limiar de convulsão e induzem padrões de EEG típicos de quadros convulsivos. No entanto, com titulação cuidadosa da dose, a maioria pode ser usada com segurança em pacientes epiléticos.

F. Efeitos endócrinos

Os fármacos antipsicóticos típicos mais antigos, bem como a risperidona e a paliperidona, produzem elevações da prolactina (ver "Reações adversas" adiante). Os antipsicóticos mais recentes, como a olanzapina, a quetiapina, o aripiprazol e o brexpiprazol, causam elevações mínimas ou nenhum aumento da prolactina e baixo risco de EEPs e discinesia tardia, refletindo seu fraco antagonismo D_2.

G. Efeitos cardiovasculares

As fenotiazinas de baixa potência com frequência causam hipotensão ortostática e taquicardia. Ocorrem diminuição da pressão arterial média, da resistência periférica e do volume sistólico. Esses efeitos são previsíveis com base nas ações autônomas dos fármacos (ver Tabela 29-2). Foram registrados eletrocardiogramas anormais, sobretudo com tioridazina. As alterações incluem prolongamento do intervalo QT e configurações anormais do segmento ST e das ondas T. Essas mudanças são prontamente revertidas com a retirada do medicamento. Como a tioridazina está associada a *torsades de pointes* e a um risco aumentado de morte súbita, ele foi retirado do mercado em 2005 e seu uso atualmente é apenas como segunda escolha em caso de outros medicamentos se mostrarem intoleráveis ou ineficazes.

Entre os antipsicóticos atípicos mais recentes, o prolongamento do intervalo QT ou QT_c recebeu maior atenção. Como se acreditava que isso indicava um risco aumentado de arritmias perigosas, a ziprasidona e a quetiapina são acompanhadas de advertências. Todavia, não há evidências de que isso possa realmente se traduzir em incidência aumentada de arritmias.

Os antipsicóticos atípicos também estão associados a uma síndrome metabólica, que pode aumentar o risco de doença arterial coronariana, acidente vascular encefálico e hipertensão.

FARMACOLOGIA CLÍNICA DOS FÁRMACOS ANTIPSICÓTICOS

Indicações

A. Indicações psiquiátricas

A **esquizofrenia** é a principal indicação para o uso de fármacos antipsicóticos. Entretanto, nessa última década, o uso de antipsicóticos no tratamento dos transtornos do humor, como o transtorno bipolar tipo 1 (BD-1), a depressão psicótica e a depressão resistente ao tratamento eclipsou o seu uso no tratamento da esquizofrenia.

As formas **catatônicas** de esquizofrenia são mais bem tratadas com benzodiazepínicos por via intravenosa. Pode ser necessária a administração de fármacos antipsicóticos para o tratamento de componentes psicóticos, dessa forma da doença após o término da catatonia e esses fármacos continuam sendo a base do tratamento para o transtorno. Infelizmente, muitos pacientes exibem pouca resposta, e quase nenhum apresenta resposta completa.

Os fármacos antipsicóticos também estão indicados para **transtornos esquizoafetivos**, que compartilham características da esquizofrenia e dos transtornos afetivos. Nenhuma diferença fundamental foi demonstrada de modo confiável entre esses dois diagnósticos. É mais provável que façam parte de um *continuum* com o transtorno bipolar. Os aspectos psicóticos da doença exigem tratamento com fármacos antipsicóticos, que podem ser usados com outros fármacos, como antidepressivos, lítio ou ácido valproico.

A fase maníaca no **transtorno bipolar** com frequência exige tratamento com fármacos antipsicóticos, embora o lítio ou o ácido valproico suplementado com benzodiazepínico de alta potência (p. ex., lorazepam ou clonazepam) sejam suficientes nos casos mais leves. Os ensaios controlados demonstraram a eficácia dos antipsicóticos de segunda geração em monoterapia na fase aguda (até 4 semanas) da mania. Além disso, vários antipsicóticos de segunda geração foram aprovados para o tratamento de manutenção do transtorno bipolar. Parecem ser mais efetivos na prevenção da mania do que na prevenção da depressão. À medida que a mania diminui, o fármaco antipsicótico pode ser suspenso, embora a manutenção com fármacos antipsicóticos atípicos tenha se tornado comum. Os estados não maníacos de excitação também são tratados com antipsicóticos, frequentemente em associação com benzodiazepínicos.

Um uso cada vez mais comum dos antipsicóticos consiste na monoterapia da **depressão bipolar aguda** e no seu uso adjuvante com antidepressivos no tratamento da depressão unipolar. Atualmente, vários antipsicóticos são aprovados pela Food and Drug Administration (FDA) para o tratamento da depressão bipolar. São eles: quetiapina, lurasidona e olanzapina (em uma formulação associada com fluoxetina). Os antipsicóticos parecem ser mais consistentemente efetivos do que os antidepressivos no tratamento da depressão bipolar e, além disso, não aumentam o risco de induzir mania ou de aumentar a frequência de ciclagem bipolar. Da mesma forma, vários antipsicóticos, incluindo aripiprazol, quetiapina, brexpiprazol e olanzapina (com fluoxetina), estão aprovados como coadjuvantes no tratamento da depressão unipolar. Embora muitos fármacos sejam associados aos antidepressivos no tratamento adjuvante do transtorno depressivo maior, os antipsicóticos constituem a única classe de fármacos que foram formalmente avaliados para aprovação da FDA para esse propósito. Os sintomas residuais e a remissão parcial são comuns, com os antipsicóticos demonstrando um benefício consistente na melhora da resposta antidepressiva global.

Alguns dos antipsicóticos usados por via intramuscular foram aprovados no controle da **agitação** associada ao transtorno bipolar e à esquizofrenia. Antipsicóticos como o haloperidol foram usados durante muito tempo no ambiente da UTI para o controle da agitação em pacientes com delírio e no pós-operatório. As formas intramusculares da ziprasidona, olanzapina e do aripiprazol demonstraram melhorar a agitação dentro de 1 a 2 horas, com menos sintomas extrapiramidais do que os fármacos típicos como o haloperidol.

Outras indicações para o uso de antipsicóticos incluem a **síndrome de Gilles de la Tourette** e, possivelmente, transtorno do comportamento em pacientes com **doença de Alzheimer**. Entretanto, ensaios clínicos controlados dos antipsicóticos no manejo dos sintomas comportamentais em pacientes com demência geralmente não demonstraram nenhuma eficácia desses fármacos. Além disso, os antipsicóticos de segunda geração, bem como alguns de primeira geração, foram associados a um aumento da mortalidade nesses pacientes. Os antipsicóticos não estão indicados para o tratamento de várias síndromes de abstinência, por exemplo, de opioides. Em baixas doses, os fármacos antipsicóticos foram promovidos (erroneamente) para o alívio da ansiedade associada a transtornos emocionais menores. Os sedativos ansiolíticos (ver Capítulo 22) são preferidos em termos de segurança e de aceitabilidade pelos pacientes.

Os sintomas psicóticos associados à doença de Parkinson representam um desafio clínico. Medicamentos como a levodopa, que tratam os sintomas da doença de Parkinson, também podem exacerbar os sintomas psicóticos. Da mesma forma, os antipsicóticos que tratam os sintomas psicóticos podem piorar significativamente os outros sintomas da doença de Parkinson. Em 2016, um novo antipsicótico atípico foi aprovado para o tratamento da psicose na doença de Parkinson. A **pimavanserina** (não disponível no Brasil) é um agonista inverso seletivo da serotonina. Como tal, não possui propriedades antagonistas da dopamina e não está associado a EEPs. A pimavanserina está sendo investigada como um tratamento adjuvante na esquizofrenia.

Irritabilidade e descontrole comportamental em pacientes com **transtornos do espectro do autismo (TEA)** podem ser desafiadores para profissionais de saúde e pacientes. Dois antipsicóticos, a risperidona e o aripiprazol, estão aprovados para tratar a irritabilidade em pacientes com TEA. Nenhum medicamento, entretanto, é conhecido por tratar e corrigir os principais sintomas do TEA.

B. Indicações não psiquiátricas

A maioria dos antipsicóticos de primeira geração mais antigos, com exceção da tioridazina, possui efeito **antiemético** potente. Essa ação deve-se ao bloqueio dos receptores de dopamina, tanto central (na zona de gatilho quimiorreceptora do bulbo) como perifericamente (nos receptores do estômago). Alguns fármacos, como a **proclorperazina** e a **benzquinamida** (não disponíveis no Brasil), são apenas promovidos como antieméticos.

As fenotiazinas com cadeias laterais mais curtas apresentam considerável ação de **bloqueio dos receptores H_1** e têm sido usadas para alívio do prurido ou, no caso da **prometazina**, como sedativos pré-operatórios. O **droperidol** que é um derivado da butirofenona é usado em associação com o opioide fentanila na **neuroleptanestesia**. O droperidol apresenta risco de prolongamento do intervalo QT dose-dependente e foi retirado de alguns mercados. O uso desses fármacos na prática da anestesia é descrito no Capítulo 25.

Escolha do fármaco

A escolha entre os fármacos antipsicóticos baseia-se sobretudo na eficácia e perfil de reações adversas. Além disso, o custo e a disponibilidade de determinado fármaco também influenciam a escolha de um antipsicótico específico. Como o uso dos fármacos mais antigos ainda é disseminado, particularmente para pacientes tratados no setor público, o conhecimento de fármacos como a clorpromazina e o haloperidol continua relevante. Assim, deve-se estar familiarizado com um membro de cada uma das três subfamílias de fenotiazinas, um membro do grupo tioxanteno e butirofenona e todos os compostos mais recentes – clozapina, risperidona, olanzapina, quetiapina, ziprasidona, lurasidona, iloperidona, asenapina, cariprazina e aripiprazol. Cada um pode ter vantagens especiais para determinados pacientes. A Tabela 29-3 apresenta um grupo representativo de fármacos antipsicóticos.

Para aproximadamente 70% dos pacientes com esquizofrenia e com transtorno bipolar com sintomas psicóticos, os antipsicóticos de

TABELA 29-3 Alguns fármacos antipsicóticos representativos

Classe do fármaco	Fármaco	Vantagens	Desvantagens
Fenotiazinas			
Alifática	Clorpromazina*	Baixo custo	Muitas reações adversas, particularmente autônomos
Piperidina	Tioridazina**	Síndrome extrapiramidal discreta	Limite de 800 mg/dia; nenhuma forma parenteral; cardiotoxicidade
Piperazina	Flufenazina***	Forma de depósito também disponível (enantato, decanoato)	Possível aumento da discinesia tardia
Tioxanteno	Tiotixeno	Forma parenteral também disponível; possível redução da discinesia tardia	Incertas
Butirofenona	Haloperidol	Forma parenteral também disponível	Síndrome extrapiramidal grave
Dibenzoxazepina	Loxapina	Possível ausência de ganho ponderal	Incertas
Dibenzodiazepinas	Clozapina	Possibilidade de beneficiar pacientes resistentes ao tratamento; pouca toxicidade extrapiramidal	Possibilidade de causar agranulocitose em até 2% dos pacientes; redução do limiar convulsivo relacionada com a dose
Benzisoxazol	Risperidona	Ampla eficácia; pouca ou nenhuma disfunção do sistema extrapiramidal com doses baixas	Disfunção do sistema extrapiramidal e hipotensão com doses mais altas
Tienobenzodiazepina	Olanzapina	Efetiva contra sintomas negativos, bem como positivos; pouca ou nenhuma disfunção do sistema piramidal	Ganho de peso; redução relacionada com a dose do limiar convulsivo
Dibenzotiazepina	Quetiapina	Semelhante à olanzapina, talvez com menos ganho de peso	Pode exigir doses altas se houver hipotensão associada; $t_{1/2}$ curta e administração da dose 2×/dia
Di-hidroindolona	Ziprasidona	Talvez menos ganho de peso do que com a clozapina, forma parenteral disponível	Prolongamento do QT_c
Di-hidrocarbostiril	Aripiprazol	Menor tendência ao ganho de peso, meia-vida longa, potencial de mecanismo novo	Incertas, possíveis novas toxicidades

*Outras fenotiazinas alifáticas: promazina, triflupromazina.
**Outras fenotiazinas piperidinas: piperacetazina, mesoridazina.
***Outras fenotiazinas piperazinas: acetofenazina, perfenazina, carfenazina, proclorperazina, trifluoperazina.

primeira e segunda geração são igualmente eficazes para tratar os sintomas positivos. Entretanto, as evidências favorecem os fármacos de segunda geração quanto à obtenção de benefício para sintomas negativos e cognição, risco diminuído de discinesia tardia e outras formas de EEPs e elevações menos acentuadas das concentrações de prolactina.

Alguns dos antipsicóticos de segunda geração produzem mais ganho de peso e dislipidemia que alguns de primeira geração. Em uma pequena porcentagem de pacientes, verifica-se o desenvolvimento de diabetes melito, com mais frequência observado durante o uso de clozapina e olanzapina. A ziprasidona é o fármaco de segunda geração que causa menos ganho de peso. Já a risperidona, lurasidona, brexpiprazol, paliperidona e aripiprazol geralmente provocam pouco ganho de peso e alteração lipídica. A asenapina e a quetiapina apresentam efeito intermediário. Com frequência, a clozapina e a olanzapina resultam em maiores aumentos do peso corporal e dos lipídeos. Por conseguinte, esses fármacos devem ser considerados como de segunda escolha, a não ser que exista alguma indicação específica. Esse é o caso da clozapina, que, quando administrada em altas doses (300-900 mg/dia), é efetiva na maioria dos pacientes com esquizofrenia refratária a outros fármacos, contanto que se continue o tratamento por um período de até 6 meses. Relatos de casos e vários estudos clínicos conduzidos sugerem que a olanzapina em altas doses, isto é, em doses de 30 a 45 mg/dia, também pode ser eficaz na esquizofrenia refratária, quando administrada durante um período de 6 meses. Clozapina é um fármaco de segunda geração aprovado para reduzir o risco de suicídio em pacientes com esquizofrenia. Pacientes com esquizofrenia que efetuaram tentativas de suicídio devem ser seriamente avaliados quanto ao possível uso de clozapina.

Em alguns estudos clínicos, demonstrou-se que os fármacos antipsicóticos recentes são mais efetivos do que os antigos no tratamento dos sintomas negativos. A forma psicótica da doença acompanhada de comportamento incontrolável provavelmente responde de modo satisfatório a todos os antipsicóticos potentes, porém com frequência ainda é tratada com fármacos antigos que oferecem formulações intramusculares para tratamento agudo e crônico. Além disso, o baixo custo dos fármacos antigos contribui para o seu uso disseminado, a despeito do risco de EEPs adversos. Vários dos antipsicóticos recentes, inclusive clozapina, risperidona e olanzapina, exibem uma superioridade em relação ao haloperidol em termos de resposta global em alguns estudos clínicos controlados. São necessários mais estudos comparativos com o aripiprazol para avaliar a sua eficácia relativa. Além disso, o perfil superior de reações adversas dos fármacos mais recentes e o risco baixo ou ausente de discinesia tardia sugerem que esses fármacos devem constituir a primeira escolha de tratamento. Formulações genéricas de muitos antipsicóticos de segunda geração, incluindo clozapina, olanzapina, aripiprazol, risperidona e quetiapina, estão disponíveis, o que barateou o custo desses medicamentos.

O melhor guia para selecionar um medicamento para um paciente individual é o histórico do paciente em relação a resposta a fármacos anteriormente usados. Na atualidade, a clozapina limita-se aos pacientes que não responderam a doses substanciais de fármacos antipsicóticos convencionais. A agranulocitose e as convulsões associadas ao fármaco impedem o seu uso disseminado. O perfil de reações advesas melhorado da risperidona (em comparação com o do haloperidol), em doses de 6 mg/dia ou menos, e o aparente menor risco de discinesia tardia contribuíram para o seu uso disseminado. A olanzapina e a quetiapina podem apresentar um risco ainda menor e também tem o seu uso disseminado. No momento da escrita desse capítulo, o aripiprazol é o antipsicótico de segunda geração mais comumente prescrito nos Estados Unidos devido ao perfil de efeitos colaterais relativamente favorável e *marketing* agressivo.*

Posologia

A faixa terapêutica entre os vários fármacos antipsicóticos é ampla e as margens terapêuticas são substanciais. Em doses apropriadas, os antipsicóticos – com exceção da clozapina e, talvez, da olanzapina – apresentam eficácia igual em grupos de pacientes selecionados. Todavia, alguns pacientes que não respondem a um fármaco podem responder a outro. Por esse motivo, deve-se buscar o melhor fármaco para cada paciente, em particular. Os pacientes que se tornaram refratários a dois ou três fármacos antipsicóticos administrados em doses terapêuticas tornam-se candidatos ao tratamento com clozapina ou olanzapina em altas doses. Verifica-se uma resposta a esses fármacos em 30 a 50% dos pacientes anteriormente refratários a doses-padrão de outros fármacos antipsicóticos. Nesses casos, o uso de clozapina pode ser justificado.

Algumas relações de dose entre vários fármacos antipsicóticos, bem como as possíveis faixas terapêuticas, são apresentadas na Tabela 29-4.

Preparações parenterais

Dispõe-se de formas parenterais bem toleradas dos fármacos de alta potência mais antigos haloperidol e flufenazina, para início rápido do tratamento, bem como para o tratamento de manutenção de pacientes que não aderem à terapia. Como os fármacos administrados por via parenteral podem ter uma biodisponibilidade muito maior do que por via oral, as doses devem corresponder a apenas uma fração daquelas administradas oralmente. Além disso, deve-se consultar a literatura do fabricante. Os decanoatos de flufenazina e de haloperidol são adequados para a terapia de manutenção parenteral em longo prazo em pacientes que não conseguem tomar a medicação oral ou com baixa adesão ao tratamento. Já estão hoje disponíveis antipsicóticos de segunda geração injetáveis de ação longa (IALs) mais recentes, incluindo formulações de risperidona, olanzapina, aripiprazol e paliperidona. No caso de alguns pacientes, os fármacos IAL mais recentes podem ser mais bem tolerados do que os injetáveis de depósito mais antigos.

* N de R.T. No Brasil, o fármaco de segunda geração mais prescrito é a risperidona.

TABELA 29-4 Relações de doses dos antipsicóticos

	Dose terapêutica efetiva mínima (mg)	Faixa habitual de doses diárias (mg)
Clorpromazina	100	100-1.000
Tioridazina	100	100-800
Trifluoperazina	5	5-60
Perfenazina	10	8-64
Flufenazina	2	2-60
Tiotixeno	2	2-120
Haloperidol	2	2-60
Loxapina	10	20-160
Molindona	10	20-200
Clozapina	50	300-600
Olanzapina	5	10-30
Quetiapina	150	150-800
Risperidona	4	4-16
Ziprasidona	40	80-160
Aripiprazol	10	10-30

Esquemas posológicos

Os fármacos antipsicóticos são com frequência administrados em doses diárias fracionadas, com titulação para uma dose efetiva. Deve-se tentar o uso do limite inferior da faixa posológica constante na Tabela 29-4 durante pelo menos várias semanas. Definida uma dose diária efetiva para determinado paciente, as doses podem ser administradas com menos frequência. Doses únicas diárias, habitualmente administradas à noite, são praticáveis para muitos pacientes durante o tratamento de manutenção crônico. A simplificação dos esquemas posológicos leva a uma melhor adesão do paciente ao tratamento.

Tratamento de manutenção

Uma minoria de pacientes esquizofrênicos pode recuperar-se de um episódio agudo e não necessitar de tratamento farmacológico adicional por períodos prolongados. Na maioria dos casos, a escolha fica entre o aumento de doses, uso "quando necessário" ou adição de outros fármacos para tratamento de exacerbações *versus* tratamento de manutenção contínuo com doses terapêuticas integrais. A escolha depende de fatores sociais, como disponibilidade da família ou de amigos familiarizados com os sintomas de recidiva inicial e pronto acesso ao tratamento.

Associações de fármacos

A associação de fármacos antipsicóticos confunde a avaliação da eficácia dos fármacos utilizados. Entretanto, o uso de associações é disseminado e consiste em uma prática sustentada por dados experimentais emergentes. Os antidepressivos tricíclicos ou, com mais frequência, os inibidores seletivos da recaptação de serotonina (ISRSs) são usados comumente com fármacos antipsicóticos para sintomas de depressão que complicam a esquizofrenia. A evidência quanto à utilidade dessa polifarmácia é mínima. A **eletroconvulsoterapia (ECT)** constitui um adjuvante útil dos fármacos antipsicóticos, não apenas para o tratamento dos sintomas de humor, mas também para o controle dos sintomas positivos. A ECT pode aumentar os efeitos da clozapina quando as doses máximas do fármaco não são efetivas. Em contrapartida, a adição de risperidona à clozapina não é benéfica. Algumas vezes, acrescenta-se lítio ou ácido valproico aos fármacos antipsicóticos com benefício para os pacientes que não respondem aos últimos fármacos isoladamente. Há algumas evidências de que a lamotrigina é mais efetiva do que qualquer um dos outros estabilizadores do humor em tais casos (ver adiante). Não se sabe ao certo se esses casos de terapia de associação bem-sucedida constituem diagnósticos errôneos de mania ou transtorno esquizoafetivo. Os benzodiazepínicos podem ser úteis para pacientes com sintomas de ansiedade ou insônia não controlados por antipsicóticos.

Reações adversas

Os efeitos indesejáveis dos fármacos antipsicóticos representam, em sua maioria, extensões de suas ações farmacológicas conhecidas (ver Tabelas 29-1 e 29-2), porém alguns efeitos são de natureza alérgica, e outros, idiossincrásicos.

A. Efeitos sobre o comportamento

É desagradável tomar os fármacos antipsicóticos típicos mais antigos. Muitos pacientes interrompem o uso em virtude das reações adversas, que podem ser atenuados pela administração de baixas doses durante o dia, sendo a porção principal administrada antes de dormir. Uma "pseudodepressão" causada pela acinesia induzida por fármaco costuma responder ao tratamento com fármacos antiparkinsonianos. Outras pseudodepressões são causadas por doses mais altas do que o necessário em um paciente com remissão parcial, no qual a redução da dose aliviaria os sintomas. Podem ocorrer estados tóxico-confusionais durante a administração de doses muito altas de fármacos que apresentam ações antimuscarínicas proeminentes.

B. Efeitos neurológicos

As reações extrapiramidais que ocorrem no início do tratamento com os fármacos mais antigos incluem a **síndrome de Parkinson** típica, **acatisia** (inquietação incontrolável) e **reações distônicas agudas** (retrocolo espástico ou torcicolo). O parkinsonismo pode ser tratado, quando necessário, com fármacos antiparkinsonismo convencionais, do tipo antimuscarínicos ou, em raros casos, com amantadina. (A levodopa nunca deve ser utilizada nesses pacientes.) O parkinsonismo pode ser autolimitado, portanto, uma tentativa de suspensão dos fármacos antiparkinsonismos deve ser feita a cada 3 a 4 meses. A acatisia e as reações distônicas também respondem a esse tratamento, porém muitos médicos preferem usar um anti-histamínico sedativo com propriedades anticolinérgicas, por exemplo, difenidramina, que pode ser administrada por via parenteral ou oral.

A **discinesia tardia**, como o próprio nome sugere, é uma síndrome de ocorrência tardia de movimentos coreatetoides anormais. Trata-se do efeito indesejável mais importante dos fármacos antipsicóticos. Foi proposto que a discinesia tardia é causada por uma deficiência colinérgica relativa, secundária à supersensibilidade de receptores de dopamina no caudado-putame. A prevalência varia enormemente, porém estima-se que a discinesia tardia tenha ocorrido em 20 a 40% dos pacientes sob tratamento crônico antes da introdução dos antipsicóticos atípicos mais recentes. O reconhecimento precoce é importante, diante da dificuldade de reversão dos casos avançados. Paciente com discinesia tardia em tratamento com um antipsicótico de primeira geração ou risperidona ou paliperidona deveria fazer a modificação para fármacos de segunda geração que apresentam menor probabilidade de causar esse efeito. A maioria dos especialistas concorda que a primeira etapa deve consistir na interrupção ou redução gradual da dose do fármaco antipsicótico atual ou mudança para um dos fármacos atípicos mais recentes. Uma segunda etapa lógica seria eliminar todos os fármacos com ação anticolinérgica central, em particular os fármacos antiparkinsonismos e os antidepressivos tricíclicos. Essas duas etapas são, com frequência, suficientes para obtenção de uma melhora.

Em 2017, a **valbenazina** (não disponível no Brasil), um inibidor do transportador vesicular de monoaminas tipo 2 (VMAT2, do inglês *vesicular monoamine transporter 2*), foi aprovado nos Estados Unidos para o tratamento da discinesia tardia. Ele foi acompanhado pela **deutetrabenazina**, um segundo fármaco inibidor do VMAT-2, aprovado em 2018. Os inibidores VMAT-2 se ligam seletivamente ao transportador para diminuir, de forma reversível, a liberação de dopamina. Acredita-se que a discinesia tardia seja o resultado da hipersensibilidade pós-sináptica à dopamina, e os inibidores VMAT-2 são mais seletivos para a dopamina do que outras monoaminas. Nos ensaios clínicos que levaram à aprovação pela FDA, cerca de 40 a 60% dos pacientes apresentaram melhora considerável da discinesia tardia. Os efeitos colaterais mais comuns da valbenazina e deutetrabenazina são fadiga, sonolência e cefaleia. Efeitos colaterais gastrintestinais e acatisia também foram relatados com os inibidores VMAT-2. Menos comum, o prolongamento do intervalo QT também foi relatado com valbenazina e deutetrabenazina.

As **convulsões**, embora reconhecidas como uma complicação do tratamento com clorpromazina, eram tão raras com os fármacos mais antigos de alta potência que merecem pouca consideração. Entretanto, podem ocorrer convulsões de novo em 2 a 5% dos pacientes tratados com clozapina. Na maioria dos casos, o uso de anticonvulsivante controla as crises.

C. Efeitos sobre o sistema nervoso autônomo

A maioria dos pacientes é capaz de tolerar as reações adversas antimuscarínicas dos fármacos antipsicóticos. Os pacientes que se sentem excessivamente desconfortáveis ou que desenvolvem retenção urinária ou outros sintomas graves podem mudar para um fármaco sem ação antimuscarínica significativa. A hipotensão ortostática ou o comprometimento da ejaculação – complicações comuns da terapia com clorpromazina ou mesoridazina – devem ser tratadas pela troca por fármacos com ações bloqueadoras menos acentuadas dos receptores adrenérgicos.

D. Efeitos metabólicos e endócrinos

O ganho de peso é muito comum, sobretudo com clozapina e olanzapina, e exige monitorização da ingestão de alimentos, especialmente de carboidratos. Pode-se observar o desenvolvimento de hiperglicemia, porém ainda não foi esclarecido se ela é secundária à resistência à insulina associada ao ganho de peso ou se é causada por outros mecanismos. Pode ocorrer hiperlipidemia. O tratamento do ganho de peso, da resistência à insulina e das concentrações elevadas de lipídeos deve incluir o controle do peso a cada visita e a medição de glicose e lipídeos em jejum a intervalos de 3 a 6 meses. A determinação da hemoglobina A_{1C} pode ser útil quando é impossível certificar-se da obtenção da concentração de glicose em jejum. Foi relatada a ocorrência de cetoacidose diabética em alguns casos. A razão de triglicerídeos:HDL deve ser inferior a 3,5 nas amostras em jejum. Valores mais altos indicam risco aumentado de doença cardiovascular aterosclerótica.

A hiperprolactinemia em mulheres resulta em síndrome de amenorreia-galactorreia e em infertilidade. Já nos homens, podem ocorrer perda da libido, impotência e infertilidade. A hiperprolactinemia pode causar osteoporose, em especial em mulheres. Se a redução da dose não é recomendada ou se for ineficaz no controle desse padrão, deve-se considerar a mudança para um fármaco atípico que não aumenta as concentrações de prolactina, como o aripiprazol.

E. Reações alérgicas ou tóxicas

Raramente, ocorrem agranulocitose, icterícia colestática e erupções cutâneas durante o uso de fármacos antipsicóticos de alta potência atualmente utilizados.

Diferentemente de outros fármacos antipsicóticos, a clozapina causa agranulocitose em uma porcentagem pequena, porém significativa, de pacientes – cerca de 1 a 2% daqueles tratados. Esse efeito grave e potencialmente fatal pode desenvolver-se com rapidez, em geral entre 6 a 18 semanas de terapia. Não se sabe se representa uma reação imune, mas parece reversível com a suspensão do fármaco. *Devido ao risco de agranulocitose, os pacientes em uso de clozapina precisam efetuar hemogramas completos semanalmente nos primeiros 6 meses de tratamento e, em seguida, a cada 3 semanas.*

F. Complicações oculares

Depósitos nas porções anteriores do olho (córnea e cristalino) constituem uma complicação comum da terapia com clorpromazina. O fármaco pode acentuar o processo normal de envelhecimento do cristalino. A tioridazina é o único fármaco antipsicótico que provoca depósitos na retina, os quais, nos casos avançados, lembram a retinite pigmentosa. Os depósitos estão habitualmente associados a um "acastanhamento" da visão. A dose diária máxima de tioridazina foi limitada a 800 mg/dia para reduzir a possibilidade dessa complicação.

G. Toxicidade cardíaca

A tioridazina em doses acima de 300 mg/dia está quase sempre associada a anormalidades menores das ondas T, facilmente reversíveis. As superdosagens de tioridazina estão associadas a arritmias ventriculares significativas, como *torsades de pointes*, bloqueio da condução cardíaca e morte súbita. Não se sabe ao certo se o fármaco pode causar esses mesmos distúrbios quando administrado em doses terapêuticas. Tendo em vista as possíveis ações semelhantes à quinidina e antimuscarínicas aditivas com vários antidepressivos tricíclicos, a tioridazina só deve ser associada a esses fármacos com muita cautela. Entre os fármacos atípicos, a ziprasidona comporta o maior risco de prolongamento do QT e, portanto, não deve ser associada a outros fármacos que prolongam o intervalo QT, incluindo a tioridazina, a pimozida e os fármacos antiarrítmicos do grupo 1A ou 3. A clozapina está algumas vezes associada à miocardite e precisa ser interrompida se houver manifestação da doença. A morte súbita causada por arritmias é comum na esquizofrenia. Nem sempre está relacionada com fármacos e não existem evidências claras que demonstrem um risco aumentado decorrente de determinados fármacos. A monitorização do prolongamento do QT_c demonstrou pouca utilidade, a não ser que os valores aumentem para mais de 500 ms, e isso seja manifestado em múltiplas faixas de ritmo ou exame com monitor Holter. Um estudo da ziprasidona *versus* olanzapina em 20 mil pacientes mostrou um risco mínimo ou nenhum aumento de risco de *torsades de pointes* ou morte súbita em pacientes que foram randomizados para tratamento com ziprasidona.

H. Uso na gravidez; dismorfogênese

Embora os fármacos antipsicóticos pareçam relativamente seguros na gravidez, um pequeno aumento no risco teratogênico pode passar despercebido. Questões acerca do uso desses fármacos durante a gravidez e a decisão quanto ao aborto* em uma gravidez na qual o feto já foi exposto devem ser solucionadas individualmente. Se for possível manter uma mulher grávida sem uso de fármacos antipsicóticos durante a gravidez, essa conduta é desejável, devido aos efeitos desses medicamentos sobre os neurotransmissores envolvidos no neurodesenvolvimento.

*N. de R.T. A legislação brasileira só permite a realização de aborto em casos de risco de morte para a mãe, de estupro ou em caso de feto anencéfalo.

I. Síndrome neuroléptica maligna

Esse distúrbio potencialmente fatal ocorre em pacientes extremamente sensíveis aos efeitos extrapiramidais dos fármacos antipsicóticos (ver também Capítulo 16). O sintoma inicial consiste em acentuada rigidez muscular. Se a sudorese estiver reduzida, como ocorre frequentemente durante o tratamento com fármacos anticolinérgicos, pode-se verificar o aparecimento de febre, que muitas vezes alcança níveis perigosos. A leucocitose por estresse e a febre alta associadas a essa síndrome podem sugerir erroneamente um processo infeccioso. Com frequência, ocorre instabilidade autônoma, com alteração da pressão arterial e frequência do pulso.

As concentrações de creatina cinase do tipo muscular costumam estar elevadas, refletindo uma lesão muscular. Acredita-se que essa síndrome resulte de um bloqueio excessivamente rápido dos receptores pós-sinápticos de dopamina. Em consequência, ocorre uma forma grave de síndrome extrapiramidal. No início da evolução, é válido o tratamento vigoroso da síndrome extrapiramidal com fármacos antiparkinsonismo. Os relaxantes musculares, em particular o diazepam, com frequência são úteis, assim como outros relaxantes musculares, como o dantroleno, ou agonistas da dopamina, como a bromocriptina. Se houver febre, deve-se tentar o resfriamento do paciente com medidas físicas. Atualmente, são reconhecidas várias formas menores dessa síndrome. Indica-se a troca por um fármaco atípico após a recuperação.

Interações medicamentosas

Os antipsicóticos produzem interações farmacodinâmicas mais importantes do que interações farmacocinéticas devido a seus múltiplos efeitos. Observam-se efeitos aditivos quando esses fármacos são associados a outros com efeitos sedativos, ação bloqueadora dos receptores α-adrenérgicos, efeitos anticolinérgicos e – no caso de tioridazina e ziprasidona – ação semelhante à da quinidina.

Foi relatada uma variedade de interações farmacocinéticas, porém nenhuma de grande importância clínica.

Superdosagens

As intoxicações com fármacos antipsicóticos (ao contrário dos antidepressivos tricíclicos) raramente são fatais, com exceção das causadas pela tioridazina (que não estão mais disponíveis nos Estados Unidos [nem no Brasil]). Em geral, a sonolência evolui para o coma, com um período intermediário de agitação. A excitabilidade neuromuscular aumenta e evolui para convulsões. As pupilas são mióticas, e os reflexos tendíneos profundos estão diminuídos. A hipotensão e a hipotermia são a regra, embora possa ocorrer febre posteriormente no decorrer da evolução. Os efeitos letais da mesoridazina e da tioridazina estão relacionados com a indução de taquiarritmias ventriculares. Os pacientes devem receber o tratamento "ABCD"** habitual para intoxicações (ver Capítulo 58) e terapia de suporte. O tratamento das superdosagens de tioridazina e mesoridazina, complicadas por arritmias cardíacas, assemelha-se ao dos antidepressivos tricíclicos (ver Capítulo 30).

Tratamento psicossocial e recuperação cognitiva

Os pacientes com esquizofrenia necessitam de apoio psicossocial, com o objetivo de recuperar o funcionamento diário, incluindo

**N. de R.T. Vias respiratórias (*airways*), ventilação (*breathing*), circulação e glicose (*dextrose*).

atividades domésticas, atividades sociais, retorno à escola, trabalho passível de ser executado e restauração das interações sociais. Infelizmente, o financiamento desse componente crucial do tratamento foi reduzido nos últimos anos. Assistência individual e serviços de terapia constituem uma parte vital do programa de tratamento que deve ser oferecido a pacientes com esquizofrenia. Os pacientes com primeiro episódio necessitam particularmente desse suporte, visto que com frequência negam a doença e não aderem à medicação.

Benefícios e limitações do tratamento farmacológico

Conforme assinalado no início do capítulo, os fármacos antipsicóticos tiveram grande impacto no tratamento psiquiátrico. Em primeiro lugar, permitiram que pacientes institucionalizados possam viver em comunidade. Para muitos pacientes, essa mudança promoveu uma vida com mais qualidade em condições mais humanas e, em vários casos, tornou possível a sua vida sem o uso frequente de restrições físicas. Para outros, uma existência sem objetivo está sendo hoje vivida nas ruas de nossas comunidades, e não em instituições para transtornos mentais.

Em segundo lugar, esses fármacos antipsicóticos determinaram uma mudança acentuada do pensamento psiquiátrico para uma orientação mais biológica. Em parte, como resultado da pesquisa estimulada pelos efeitos desses fármacos na esquizofrenia, hoje sabemos muito mais sobre a fisiologia e a farmacologia do SNC do que sabíamos antes da introdução desses fármacos. Todavia, apesar de muitas pesquisas, a esquizofrenia continua sendo um mistério científico e um desastre pessoal para o paciente. Embora a maior parte dos pacientes esquizofrênicos obtenha algum grau de benefício com o uso desses fármacos – em alguns casos, um benefício substancial –, benefício algum é obtido.

LÍTIO, FÁRMACOS ESTABILIZADORES DO HUMOR E OUTROS TRATAMENTOS PARA O TRANSTORNO BIPOLAR

O transtorno bipolar, outrora conhecido como doença **maníaco-depressiva**, foi considerado como transtorno psiquiátrico distinto da esquizofrenia no final do século XIX. Antes, ambos os transtornos eram considerados parte de um *continuum*. Evidências mostram que há uma profunda sobreposição entre esses transtornos. No entanto, existem diferenças fisiopatológicas importantes, e a eficácia de alguns medicamentos também pode diferir. De acordo com o "Manual diagnóstico e estatístico de transtornos mentais" (*DSM-5*), trata-se de entidades mórbidas distintas, ao passo que as pesquisas continuam definindo as dimensões dessas doenças e seus marcadores genéticos e outros marcadores biológicos.

O lítio foi o primeiro fármaco comprovadamente útil no tratamento da fase maníaca do transtorno bipolar que não era também um fármaco antipsicótico. Algumas vezes, o lítio é também usado como tratamento adjuvante na esquizofrenia. Continua sendo usado para a fase aguda do transtorno, bem como para a prevenção de episódios maníacos e depressivos recorrentes.

Um grupo de fármacos estabilizadores do humor que também atuam como fármacos anticonvulsivantes passou a ser amplamente utilizado. Esse grupo compreende a **carbamazepina** e o **ácido valproico** para o tratamento da mania aguda e para a prevenção de sua recidiva. A **lamotrigina** foi aprovada para uso na prevenção da recidiva depressiva. A **gabapentina**, a **oxcarbazepina** e o **topiramato** são algumas vezes usados no tratamento do transtorno bipolar, porém não estão aprovados pela FDA para essa indicação. O **aripiprazol**, a **clorpromazina**, a **olanzapina**, a **quetiapina**, a **risperidona** e a **ziprasidona** foram aprovados pela FDA para o tratamento da fase maníaca do transtorno bipolar. A olanzapina e a fluoxetina em associação e a quetiapina foram aprovadas para o tratamento da depressão bipolar.

Natureza do transtorno bipolar

O transtorno afetivo bipolar acomete 1 a 3% da população adulta. Pode surgir na infância, porém a maioria dos casos é diagnostica da no início da fase adulta. Os principais sintomas do transtorno bipolar na fase maníaca consistem em humor expansivo e irritável, hiperatividade, impulsividade, desinibição, necessidade diminuída de sono, pensamentos acelerados, sintomas psicóticos em alguns pacientes (mas não em todos eles) e comprometimento cognitivo. A depressão em pacientes com transtorno bipolar assemelha-se, fenomenologicamente, à da depressão maior, e as principais manifestações consistem em humor depressivo, variação diurna, distúrbio do sono, ansiedade e, algumas vezes, sintomas psicóticos. São também observados sintomas maníacos e depressivos mistos. Os pacientes com transtorno bipolar correm alto risco de suicídio.

A sequência, a quantidade e a intensidade dos episódios maníacos e depressivos são altamente variáveis. A causa das oscilações do humor, características do transtorno bipolar é desconhecida, embora possa haver uma preponderância de atividade relacionada com as catecolaminas. Os fármacos que aumentam essa atividade tendem a exacerbar a mania, ao passo que os que reduzem a atividade da dopamina ou norepinefrina a aliviam. Acetilcolina e glutamato devem estar envolvidos. A natureza da mudança abrupta da mania para a depressão apresentada por alguns pacientes não está bem esclarecida. O transtorno bipolar tem um forte componente familiar, e há numerosas evidências de que seja geneticamente determinado.

Muitos dos genes que aumentam a vulnerabilidade ao transtorno bipolar são comuns à esquizofrenia, porém alguns genes parecem exclusivos de cada transtorno. Estudos de associação ampla de genoma do transtorno bipolar psicótico mostraram uma ligação replicada aos cromossomos 8p e 13q. Vários genes candidatos demonstraram uma associação do transtorno bipolar com manifestações psicóticas e com a esquizofrenia. Incluem genes para disbindina, *DAOA/G30*, gene interrompido na esquizofrenia 1 (*DISC-1*) e neurregulina 1.

FARMACOLOGIA BÁSICA DO LÍTIO

O lítio foi usado terapeuticamente pela primeira vez em meados do século XIX em pacientes com gota. Na década de 1940, foi usado por um breve período de tempo como substituto do cloreto de sódio em pacientes hipertensos, porém foi proibido após comprovação de sua excessiva toxicidade para uso sem monitorização. Em 1949, John Cade descobriu que o lítio constituía um tratamento efetivo para o transtorno bipolar, levando à realização de uma série de estudos clínicos controlados, que confirmaram a sua eficácia como monoterapia na fase maníaca do transtorno.

TABELA 29-5 Farmacocinética do lítio

Absorção	Praticamente completa em 6-8 h; concentrações plasmáticas máximas em 30 min a 2 h
Distribuição	Na água corporal total; entrada lenta no compartimento intracelular. O volume inicial de distribuição é de 0,5 L/kg, aumentando para 0,7 a 0,9 L/kg; ocorre algum sequestro no osso. Nenhuma ligação às proteínas
Metabolismo	Nenhum
Excreção	Praticamente toda na urina. A depuração do lítio é de cerca de 20% da creatinina. Meia-vida plasmática de cerca de 20 h
Meta de concentração plasmática	0,6-1,4 mEq/L
Posologia	0,5 mEq/kg/dia em doses fracionadas

Farmacocinética

O lítio é um pequeno cátion monovalente. Sua farmacocinética está resumida na Tabela 29-5.

Farmacodinâmica

Apesar de consideráveis investigações, a base bioquímica das terapias estabilizadoras do humor, incluindo o lítio e os estabilizadores do humor anticonvulsivantes, ainda não está elucidada por completo. O lítio inibe diretamente duas vias de transdução de sinais. Ele suprime a sinalização do inositol pela depleção do inositol intracelular e também inibe a glicogênio sintase cinase-3 (GSK-3), uma proteína cinase multifuncional. A GSK-3 é um componente de diversas vias de sinalização intracelulares. Estas incluem a via de sinalização da insulina/fator de crescimento semelhante à insulina, o fator neurotrófico derivado do cérebro (BDNF, do inglês *brain-derived neurotrophic factor*) e a via Wnt. A inibição da GSK-3 pelo lítio resulta na redução da fosforilação da β-catenina, permitindo assim que a β-catenina se acumule e se transloque para o núcleo. Nesse caso, a β-catenina facilita a transcrição de uma variedade de proteínas. As vias que são facilitadas pelo acúmulo de β-catenina, via inibição de GSK-3, são vias que modulam o metabolismo energético, fornecem neuroproteção e aumentam a neuroplasticidade.

Estudos da enzima proliloligopeptidase e do transportador mio-inositol de sódio sustentam um mecanismo de depleção do inositol para a ação de estabilização do humor. O ácido valproico pode reduzir indiretamente a atividade da GSK-3 e tem a capacidade de regular positivamente a expressão gênica por meio da inibição da histona desacetilase. O ácido valproico também inibe a sinalização do inositol por um mecanismo de depleção de inositol. Não há nenhuma evidência de inibição da GSK-3 pela carbamazepina, um segundo estabilizador do humor antiepilético. Em contrapartida, esse fármaco altera a morfologia neuronal por um mecanismo de depleção do inositol, conforme observado com lítio e ácido valproico. Os estabilizadores do humor também podem ter efeitos indiretos sobre os neurotransmissores e sua liberação.

A. Efeitos sobre os eletrólitos e o transporte iônico

O lítio está estreitamente relacionado com o sódio nas suas propriedades. Ele pode substituir o sódio na geração de potenciais de ação e na troca de Na^+-Na^+ através da membrana. Em concentrações terapêuticas (~ 1 mEq/L), o lítio não afeta significativamente a troca de Na^+-Ca^{2+} ou a bomba de Na^+/K^+-ATPase.

TABELA 29-6 Enzimas afetadas pelo lítio em concentrações terapêuticas

Enzima	Função da enzima; ação do lítio
Inositol-monofosfatase	Enzima limitadora de velocidade na reciclagem do inositol; inibida pelo lítio, resultando em depleção do substrato para a produção de IP_3 (ver Figura 29-4)
Inositol polifosfato 1-fosfatase	Outra enzima na reciclagem do inositol; inibida pelo lítio, resultando em depleção do substrato para a produção de IP_3 (ver Figura 29-4)
Bifosfato-nucleotidase	Envolvida na produção de AMP; inibida pelo lítio; pode ser um alvo que resulta em diabetes insípido nefrogênico induzido pelo lítio
Frutose-1,6-difosfatase	Envolvida na gliconeogênese; inibição pelo lítio de relevância desconhecida
Fosfoglicomutase	Envolvida na glicogenólise; inibição pelo lítio de relevância desconhecida
Glicogênio sintase cinase 3	Enzima constitutivamente ativa, que parece limitar os processos neurotróficos e neuroprotetores; inibida pelo lítio

AMP, monofosfato de adenosina; IP_3, 1,4,5-trifosfato de inositol.

B. Efeitos sobre os segundos mensageiros

Algumas das enzimas afetadas pelo lítio estão relacionadas na Tabela 29-6. Um dos efeitos mais bem definidos do lítio é a sua ação sobre os fosfatos de inositol. Os primeiros estudos sobre o lítio demonstraram alterações nas concentrações de fosfato de inositol no cérebro, porém a importância dessas alterações só foi percebida quando os papéis de segundo mensageiro do 1,4,5-trifosfato de inositol (IP_3) e do diacilglicerol (DAG) foram descobertos. Conforme descrito no Capítulo 2, o trifosfato de inositol e o diacilglicerol são segundos mensageiros importantes para a transmissão tanto α-adrenérgica como muscarínica. O lítio inibe a inositol-monofosfatase (IMPase) e outras enzimas importantes da reciclagem dos fosfoinositídeos de membrana, incluindo a conversão de IP_2 (difosfato de inositol) em IP_1 (monofosfato de inositol) e a conversão de IP_1 em inositol (Figura 29-4). Esse bloqueio leva à depleção de inositol livre e, em

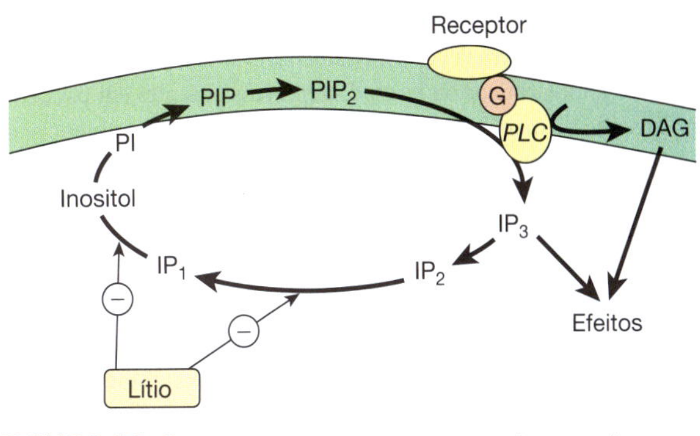

FIGURA 29-4 Efeito do lítio sobre o sistema de segundo mensageiro do IP_3 (trifosfato de inositol) e do DAG (diacilglicerol). O diagrama esquemático mostra a membrana sináptica de um neurônio. Lítio, por inibição da reciclagem de inositol substratos, pode causar o esgotamento da fonte de segundo mensageiro PIP_2 e, portanto, reduzir a liberação de IP_3 e DAG. O lítio deve atuar em outros mecanismos (ver texto). PI, fosfato inorgânico; PIP_2, fosfatidilinositol-4,5-bifosfato; PLC, fosfolipase C; G, proteína de acoplamento; Efeitos, ativação da proteína cinase C, mobilização de Ca^{2+} intracelular.

última análise, de fosfatidilinositol-4,5-bifosfato (PIP_2), o precursor de membrana de IP_3 e DAG. Com o passar do tempo, os efeitos dos transmissores sobre a célula diminuem proporcionalmente à quantidade de atividade nas vias dependentes de PIP_2. Postula-se que a atividade dessas vias esteja aumentada durante um episódio de mania e que o lítio atue diminuindo a atividade desses circuitos.

Estudos sobre os efeitos noradrenérgicos em tecido cerebral isolado indicam que o lítio pode inibir a adenililciclase sensível à norepinefrina. Esse efeito poderia estar relacionado com seus efeitos antidepressivos e antimaníacos. A relação desses efeitos com as ações do lítio nos mecanismos do IP_3 é desconhecida.

Tendo em vista que o lítio afeta os sistemas de segundos mensageiros envolvendo tanto a ativação da adenililciclase como a renovação do fosfoinositol, não surpreende que as proteínas G também sejam afetadas. Vários estudos sugerem que o lítio pode desacoplar os receptores de suas proteínas G. De fato, dois dos efeitos colaterais mais comuns do lítio, a poliúria e o hipotireoidismo subclínico, podem decorrer do desacoplamento da vasopressina e dos receptores de hormônio tireoestimulante (TSH, do inglês *thyroid-stimulating hormone*) de suas proteínas G.

A principal hipótese funcional atual para explicar o mecanismo terapêutico de ação do lítio pressupõe que seus efeitos sobre a renovação do fosfoinositol, que levam a uma redução relativa inicial de mioinositol no cérebro humano, fazem parte de uma cascata de iniciação de alterações intracelulares. Os efeitos sobre isoformas específicas da proteína cinase C podem ser mais relevantes. As alterações na sinalização mediada pela proteína cinase C alteram a expressão gênica e a produção de proteínas implicadas em eventos neuroplásticos de longo prazo, que podem estar subjacentes à estabilização do humor em longo prazo.

FARMACOLOGIA CLÍNICA DO LÍTIO

Transtorno bipolar

Até o final da década de 1990, o carbonato de lítio era o tratamento universalmente preferido para o transtorno bipolar, particularmente na fase maníaca. Com a aprovação do valproato, do aripiprazol, da olanzapina, da quetiapina, da risperidona e da ziprasidona para essa indicação, uma porcentagem menor de pacientes bipolares recebe lítio atualmente. Essa tendência é reforçada pelo início lento de ação do lítio, com frequência suplementado com o uso concomitante de fármacos antipsicóticos ou benzodiazepínicos potentes em pacientes em episódio de mania grave. A taxa global de sucesso na obtenção de remissão da fase maníaca do transtorno bipolar pode alcançar 80%, porém é mais baixa entre pacientes que necessitam de hospitalização. Uma situação semelhante aplica-se ao tratamento de manutenção, cuja eficácia global é de cerca de 60%, porém menor nos pacientes com quadros mais graves. Essas considerações levaram ao uso aumentado de tratamento associado, em especial estabilizadores de humor com antipsicóticos, nos casos graves. Idealmente, uma vez controlada a mania, o fármaco antipsicótico pode ser interrompido e o lítio é mantido como terapia de manutenção, mas isto nem sempre é possível.

A fase depressiva do transtorno maníaco-depressivo necessita frequentemente do uso de outros fármacos, incluindo antipsicóticos como a quetiapina ou a lurasidona. O uso dos antidepressivos para a fase depressiva do transtorno bipolar é controverso e quando usado deve ser feito sempre em associação com um antidepressivo. Os antidepressivos tricíclicos podem provocar uma virada maníaca, com ciclo mais rápido de oscilações do humor, embora a maioria dos pacientes não apresente esse efeito. Da mesma forma, os inibidores seletivos da recaptação de serotonina e norepinefrina (IRSNs) (ver Capítulo 30) foram associados a maiores taxas de virada maníaca do que alguns outros antidepressivos. Os ISRSs têm menos tendência a induzir mania, mas podem apresentar eficácia limitada. A bupropiona demonstrou ser promissora, entretanto – à semelhança dos antidepressivos tricíclicos – pode induzir mania quando administrada em doses mais altas. Segundo alguns estudos clínicos randomizados, a lamotrigina pode aliviar os sintomas depressivos, sendo especialmente eficaz para prevenir recaídas depressivas. Entretanto, em alguns casos, os inibidores de monoaminoxidase podem ser usados. Quetiapina,* assim como a associação olanzapina fluoxetina estão aprovadas para a depressão bipolar.

Diferentemente dos fármacos antipsicóticos ou antidepressivos, que exercem várias ações sobre o sistema nervoso central ou autônomo, o íon de lítio em concentrações terapêuticas é desprovido de efeitos bloqueadores autônomos e de ativação ou sedação, embora possa produzir náuseas e tremor. Apesar da eficácia comprovada do lítio como estabilizador de humor, ele vem sendo substituído por fármacos mais modernos que nem sempre são tão eficazes quanto o lítio.

Outras aplicações

A **depressão recorrente** com padrão cíclico é controlada pelo lítio ou pela imipramina, ambos superiores ao placebo. O lítio está entre os fármacos mais bem estudados usados para aumentar a resposta aos antidepressivos convencionais na **depressão maior aguda** em pacientes que tiveram uma resposta inadequada à monoterapia. Para essa aplicação, concentrações de lítio na extremidade inferior da faixa recomendada para o transtorno bipolar parecem ser adequadas.

O **transtorno esquizoafetivo**, outra condição com componente afetivo caracterizado por uma mistura de sintomas esquizofrênicos e depressão ou excitação, é tratado com fármacos antipsicóticos como única medicação ou em associação com lítio. Vários antidepressivos são adicionados se houver depressão.

O lítio como medicação única raramente é bem-sucedido no tratamento da **esquizofrenia**, porém adicionar lítio a um antipsicótico pode salvar um paciente resistente ao tratamento. A carbamazepina pode funcionar igualmente bem quando adicionada a um fármaco antipsicótico.

Monitorização do tratamento

A dosagem das concentrações plasmáticas de lítio é necessária para ajuste da melhor dose. Essas mensurações são geralmente efetuadas em 10 a 12 horas após a última dose.

Após implementado, o lítio leva cerca de 5 dias para atingir o estado de equilíbrio, devendo ser respeitado este período para a primeira dosagem plasmática. Se a resposta clínica sugerir uma mudança na dose, um cálculo aritmético simples (a nova dose é igual à dose atual multiplicada pela concentração sanguínea desejada dividida pela concentração sanguínea atual) deve fornecer a concentração desejada. A concentração sérica alcançada com a dose ajustada pode ser verificada depois de 5 dias. Uma vez alcançada a concentração desejada, ela pode ser medida a intervalos crescentes, a menos que o esquema de horários seja influenciado por alguma doença intercorrente ou pela introdução de um novo fármaco no programa de tratamento.

*N. de R.T. A lurasidona também está aprovada atualmente para a depressão bipolar.

Tratamento de manutenção

A decisão quanto ao uso do lítio como tratamento *profilático* depende de muitos fatores: frequência e gravidade dos episódios anteriores, padrão gradual de aparecimento e grau com que o paciente deseja seguir um programa de terapia de manutenção indefinida. Pacientes com história de dois ou mais ciclos de humor ou com qualquer diagnóstico de transtorno bipolar I claramente definido são prováveis candidatos ao tratamento de manutenção. Evidências tem demonstrado que a recorrência dos episódios de humor do transtorno bipolar pode deixar uma lesão residual e agravar o prognóstico em longo prazo do paciente. Por conseguinte, existe um maior consenso entre especialistas sobre a necessidade de iniciar o tratamento o mais cedo possível, bem como recomenda-se um tratamento de manutenção a fim de prevenir novas recaídas. Embora alguns pacientes sejam mantidos com as concentrações séricas de apenas 0,6 mEq/L, os melhores resultados foram obtidos com concentrações mais altas, como 0,9 mEq/L.

Interações medicamentosas

A depuração renal do lítio é reduzida em cerca de 25% por diuréticos (p. ex., tiazídicos), e pode ser necessário ajuste de doses quando usados de forma concomitante. Uma redução semelhante da depuração do lítio foi observada com vários fármacos anti-inflamatórios não esteroides mais recentes que bloqueiam a síntese de prostaglandinas. Essa interação não foi relatada com o ácido acetilsalicílico nem com o paracetamol. Todos os neurolépticos testados até o momento, com a possível exceção da clozapina e dos antipsicóticos atípicos mais recentes, são capazes de produzir síndromes extrapiramidais mais graves quando associados com o lítio.

Reações adversas e complicações

As reações adversas associadas ao tratamento com lítio podem ocorrer após o seu início. Algumas vezes são inócuos, porém é importante estar atento para as reações adversas que podem significar graves reações tóxicas iminentes.

A. Efeitos neurológicos e psiquiátricos

O **tremor** é uma das reações adversas mais comuns do tratamento com lítio, em doses terapêuticas. O propranolol e o atenolol, cuja eficácia foi relatada no tremor essencial, também aliviam o tremor induzido pelo lítio. Outras anormalidades neurológicas relatadas incluem coreoatetose, hiperatividade motora, ataxia, disartria e afasia. Em concentrações tóxicas, pode levar a sintomas como confusão mental e isolamento. O aparecimento de quaisquer sinais ou sintomas neurológicos ou psiquiátricos novos constitui uma indicação clara para a interrupção temporária do tratamento com lítio e monitorização rigorosa das concentrações séricas.

B. Diminuição da função da tireoide

O lítio provavelmente diminui a função da tireoide na maioria dos pacientes expostos ao fármaco; todavia, o efeito é reversível ou não progressivo. Alguns pacientes desenvolvem aumento franco da tireoide enquanto outros apresentam sintomas de hipotireoidismo. O ideal é avaliar a tireoide antes do início do tratamento com lítio, mantendo esta avaliação de forma regular juntamente com dosagem das concentrações séricas de TSH a cada 6-12 meses. No entanto, esta prática não é custo-efetiva.

C. Diabetes insípido nefrogênico e outras reações renais adversas

A polidipsia e a poliúria são efeitos concomitantes comuns, porém reversíveis do tratamento com lítio mesmo que em concentrações séricas terapêuticas. A principal lesão fisiológica envolvida consiste na perda de responsividade ao hormônio antidiurético (diabetes insípido nefrogênico). Diabetes insípido induzido por lítio é resistente ao tratamento com vasopressina, porém responde à amilorida (Ver Capítulo 15).

O tratamento de longo prazo com lítio pode levar a problemas renais, incluindo nefrite intersticial crônica e glomerulopatia por lesões mínimas com síndrome nefrótica e alguns casos de diminuição da taxa de filtração glomerular, porém não há nenhum relato de uremia pronunciada ou de insuficiência renal.

Os pacientes que recebem lítio devem evitar a desidratação e a associada concentração aumentada de lítio na urina. Devem ser efetuados testes periódicos da capacidade de concentração renal para detectar alterações.

D. Edema

O edema constitui uma reação adversa comum do tratamento com lítio e pode estar relacionado com algum efeito do fármaco sobre a retenção de sódio. Embora se possa esperar um ganho de peso em pacientes que ficam edematosos, a retenção de água não é responsável pelo ganho de peso observado em até 30% dos pacientes em uso de lítio.

E. Reações cardíacas adversas

A síndrome de bradicardia-taquicardia (doença sinusal) constitui uma contraindicação definida para o uso do lítio, visto que o íon deprime ainda mais o nó sinoatrial. O achatamento da onda T com frequência é observado no eletrocardiograma, porém tem importância questionável.

F. Uso na gestação

A depuração renal do lítio aumenta durante a gravidez e reverte para níveis mais baixos imediatamente após o parto. Uma paciente cuja concentração sérica de lítio está dentro de uma faixa terapêutica satisfatória durante a gravidez pode desenvolver concentrações tóxicas depois do parto. Nesses períodos, é necessário dispensar cuidado especial ao monitoramento da concentração de lítio. O lítio é transferido para o lactente por meio do leite materno, no qual é encontrado em uma concentração de cerca de um terço à metade da concentração no soro. A toxicidade do lítio no recém-nascido manifesta-se por letargia, cianose, sucção e reflexos de Moro e, talvez, hepatomegalia.

A questão da dismorfogênese induzida pelo lítio não está solucionada. Um relato inicial sugeriu um aumento na frequência de anomalias cardíacas – especialmente a anomalia de Ebstein – em bebês com lítio, e está relacionado como tal na Tabela 59-1 deste livro. Todavia, dados mais recentes sugerem que o lítio está associado a um risco relativamente baixo de efeitos teratogênicos. É necessário efetuar mais pesquisas nessa área importante.

G. Outras reações adversas

Foram observadas erupções acneiformes transitórias no início do tratamento com lítio. Algumas delas desaparecem com a suspensão temporária do tratamento e não sofrem recidiva com o reinício. A foliculite é menos notável e, provavelmente, ocorre com mais frequência. Ocorre quase sempre leucocitose durante o tratamento com lítio, refletindo provavelmente um efeito direto na leucopoiese, mais do que uma mobilização a partir do reservatório marginal. Hoje, essa reação adversa tornou-se um efeito terapêutico em pacientes com baixa contagem de leucócitos.

Sobredoses

As sobredoses terapêuticas de lítio são mais comuns do que as causadas por ingestão deliberada ou acidental do fármaco. As superdosagens terapêuticas tendem a ocorrer pelo acúmulo de lítio devido a alguma mudança no estado do paciente, como redução da concentração sérica de sódio, uso de diuréticos ou flutuação da função renal. Devido ao equilíbrio tecido-sangue, as concentrações plasmáticas de lítio podem não ser tão altas em proporção ao grau de toxicidade. Qualquer valor acima de 2 mEq/L deve ser considerado como provável indicador de toxicidade. Por ser um pequeno íon, o lítio é dialisado de imediato. Tanto a diálise peritoneal como a hemodiálise são efetivas, embora se prefira a última.

ÁCIDO VALPROICO

Foi demonstrado que o ácido valproico (valproato), discutido de modo detalhado no Capítulo 24 como antiepilético, exerce efeitos antimaníacos e está sendo amplamente usado para esse fim nos Estados Unidos (assim como no Brasil) atualmente. (A gabapentina não é efetiva, deixando o mecanismo de ação antimaníaca do valproato obscuro.) De modo geral, o ácido valproico apresenta uma eficácia equivalente àquela do lítio durante as primeiras semanas do tratamento. O ácido valpróico pode ser efetivo em alguns pacientes que não responderam ao lítio. Por exemplo, estados mistos do transtorno bipolar e ciclados rápidos podem ser mais responsivos ao valproato do que ao lítio. Além disso, seu perfil de efeitos colaterais permite aumentar rapidamente a dose no decorrer de alguns dias para produzir concentrações sanguíneas na faixa terapêutica, sendo as náuseas o único fator limitante em alguns pacientes. A dose inicial é de 750 mg/dia, aumentando rapidamente para a faixa de 1.500 a 2.000 mg, com uma dose máxima recomendada de 60 mg/kg/dia.

Associações de ácido valproico com outras medicações psicotrópicas usadas no tratamento de ambas as fases do transtorno bipolar em geral são bem toleradas. O ácido valproico constitui um tratamento de primeira escolha apropriado para a mania, enquanto seu uso como tratamento profilático não está tão validado quanto o uso do lítio. Muitos médicos defendem a associação de ácido valproico e lítio em pacientes que não respondem por completo a um ou outro fármaco isoladamente.

CARBAMAZEPINA

A carbamazepina é considerada como alternativa razoável para o lítio para aqueles não respondedores. Entretanto, devido às múltiplas interações da carbamazepina como indutora das enzimas CYP3A4, seu uso é limitado quando se necessita combinações farmacológicas. O modo de ação da carbamazepina não está bem esclarecido, e a oxcarbazepina, que poderia ser uma opção por apresentar menor risco de interações, não é efetiva. A carbamazepina pode ser usada para o tratamento da mania aguda, bem como para terapia profilática. Possui uma série de reações adversas, comentadas no Capítulo 24. A carbamazepina pode ser usada como monoterapia ou, em pacientes refratários, associada ao lítio ou, raras vezes, ao valproato.

O uso da carbamazepina como estabilizador do humor assemelha-se a seu uso como anticonvulsivante (ver Capítulo 24). A dose começa habitualmente com 200 mg, 2 vezes ao dia, com aumentos quando necessário. A dose de manutenção assemelha-se àquela usada para o tratamento da epilepsia, isto é, 800 a 1.200 mg/dia. Concentrações plasmáticas entre 3 e 14 mg/dL são desejáveis, embora a concentração terapêutica ótima ainda não esteja estabelecida. As discrasias sanguíneas, que costumam ocorrer quando o fármaco é usado como anticonvulsivante, não têm representado um grande problema quando usado como estabilizador do humor. As superdosagens de carbamazepina constituem uma emergência importante e, em geral, devem ser tratadas como as superdosagens de antidepressivos tricíclicos (ver Capítulo 58).

OUTROS FÁRMACOS

A lamotrigina foi aprovada como tratamento de manutenção para o transtorno bipolar. Embora não seja efetiva no tratamento da mania aguda, parece ser efetiva para reduzir a frequência de recaídas depressivos e pode ter alguma utilidade no tratamento da depressão bipolar. Vários fármacos novos encontram-se em fase de investigação para a depressão bipolar, incluindo o riluzol, um fármaco neuroprotetor aprovado para uso na esclerose lateral amiotrófica, a cetamina, um antagonista NMDA não competitivo, previamente discutido no tratamento da esquizofrenia, mas que atua supostamente ao produzir um aumento relativo na atividade do receptor AMPA, e os potencializadores dos receptores AMPA.

RESUMO Antipsicóticos e lítio

Subclasse, fármaco	Mecanismo de ação	Efeitos	Aplicações clínicas	Farmacocinética, toxicidades, interações
FENOTIAZINAS				
• Clorpromazina • Flufenazina • Tioridazina **TIOXANTENO** • Tiotixeno	Bloqueio dos receptores D_2 >> receptores 5-HT_{2A}	Bloqueio dos receptores α (mínimo com a flufenazina) • bloqueio dos receptores muscarínicos (M) (especialmente clorpromazina e tioridazina) • bloqueio dos receptores H_1 (clorpromazina, tiotixeno) • depressão do sistema nervoso central (SNC) (sedação) • diminuição do limiar convulsivo • prolongamento de QT (tioridazina)	Psiquiátricas: esquizofrenia (alívio dos sintomas positivos), transtorno bipolar (fase maníaca) • não psiquiátricas: antiemético, sedação pré-operatória (prometazina) • prurido	Formulações orais e parenterais, tempo de meia-vida longo com eliminação dependente de metabolismo. • *Toxicidade:* extensões dos efeitos sobre os receptores α e M • o bloqueio dos receptores de dopamina pode resultar em acatisia, distonia, sintomas parkinsonianos, discinesia tardia e hiperprolactinemia
BUTIROFENONAS				
• Haloperidol	Bloqueio dos receptores D_2 >> receptores 5-HT_{2A}	Algum bloqueio α, porém bloqueio mínimo dos receptores M e sedação muito menor do que a produzida pelas fenotiazinas	Esquizofrenia (alívio dos sintomas positivos), transtorno bipolar (fase maníaca), coreia de Huntington, síndrome de Gilles de la Tourette	Formulações orais e parenterais com eliminação dependente do metabolismo • *Toxicidade:* efeitos extrapiramidais é a reação adversa principal
ANTIPSICÓTICOS DE SEGUNDA GERAÇÃO				
• Aripiprazol • Brexpiprazol • Cariprazina • Clozapina • Lurasidona • Olanzapina • Quetiapina • Risperidona • Ziprasidona	Bloqueio dos receptores 5-HT_{2A} > bloqueio dos receptores D_2	Algum bloqueio α (clozapina, risperidona, ziprasidona) e bloqueio dos receptores M (clozapina, olanzapina) • bloqueio variável dos receptores H_1 (todos)	Esquizofrenia – melhora dos sintomas tanto positivos como negativos • transtorno bipolar (olanzapina ou risperidona como fármacos adjuvantes com lítio) • agitação em pacientes com doença de Alzheimer e de Parkinson (baixas doses) • depressão maior (aripiprazol)	*Toxicidade:* agranulocitose (clozapina), diabetes (clozapina, olanzapina), hipercolesterolemia (clozapina, olanzapina), hiperprolactinemia (risperidona), prolongamento de QT (ziprasidona), ganho de peso (clozapina, olanzapina)
LÍTIO	Mecanismo de ação incerto • suprime a sinalização do inositol e inibe a glicogênio sintase cinase 3 (GSK-3), uma proteína cinase multifuncional	Nenhuma ação antagonista significativa sobre os receptores do sistema nervoso autônomo ou receptores específicos do sistema nervoso central • nenhum efeito sedativo	Transtorno bipolar – fases de mania e depressão, bem como tratamento profilático para prevenir recaídas	Absorção oral, eliminação renal • meia-vida de 20 h • janela terapêutica estreita (monitorar as concentrações sanguíneas) • *Toxicidade:* tremor, edema, hipotireoidismo, insuficiência renal, disritmias • risco grau D para gestantes • *Interações:* depuração diminuída pelos tiazídicos e anti-inflamatórios não esteroides
OUTROS FÁRMACOS PARA O TRATAMENTO DO TRANSTORNO BIPOLAR				
• Carbamazepina • Lamotrigina • Ácido valproico	O mecanismo de ação no transtorno bipolar é incerto (ver Capítulo 24 para supostas ações em distúrbios convulsivos)	Ver Capítulo 24	O ácido valproico está sendo cada vez mais usado como primeira escolha na mania aguda • a carbamazepina também é usada na mania aguda e a lamotrigina nas fases depressivas	Absorção oral • dose única diária • a carbamazepina forma um metabólito ativo • a lamotrigina e o ácido valproico formam conjugados • *Toxicidade:* hepatotoxicidade e indução do metabolismo dos fármacos CYP (carbamazepina), exantema (lamotrigina), tremor, disfunção hepática, ganho de peso, inibição do metabolismo de fármacos (ácido valproico)

PREPARAÇÕES DISPONÍVEIS

NOMES GENÉRICOS	NOMES GENÉRICOS
FÁRMACOS ANTIPSICÓTICOS	Perfenazina*
Aripiprazol	Pimavanserina*
Asenapina	Pimozida
Brexpiprazol	Proclorperazina*
Cariprazina*	Quetiapina
Clorpromazina	Risperidona
Clozapina	Tioridazina
Decanoato de flufenazina	Tiotixeno*
Éster de haloperidol	Trifluoperazina
Flufenazina	Ziprasidona
Haloperidol	**ESTABILIZADORES DO HUMOR**
Iloperidona*	Ácido valproico
Loxapina	Carbamazepina
Lurasidona	Carbonato de lítio
Molindona*	Divalproex**
Olanzapina	Lamotrigina
Paliperidona	Topiramato

*Não disponível no Brasil.

**No Brasil, junto à Anvisa, há registro para ácido valproico e valproato de sódio.

REFERÊNCIAS

Fármacos antipsicóticos

Bhattacharjee J, El-Sayeh HG: Aripiprazole versus typical antipsychotic drugs for schizophrenia. Cochrane Database Syst Rev 2008;16(3):CD006617.

Caccia S et al: A new generation of antipsychotics: Pharmacology and clinical utility of cariprazine in schizophrenia. Ther Clin Risk Manag 2013;9:319.

Chue P: Glycine reuptake inhibition as a new therapeutic approach in schizophrenia: Focus on the glycine transporter 1 (GlyT1). Curr Pharm Des 2013;19:1311.

Citrome L: A review of the pharmacology, efficacy and tolerability of recently approved and upcoming oral antipsychotics: An evidence-based medicine approach. CNS Drugs 2013;27:879.

Citrome L: Cariprazine: Chemistry, pharmacodynamics, pharmacokinetics, and metabolism, clinical efficacy, safety, and tolerability. Expert Opin Drug Metab Toxicol 2013;9:193.

Citrome L: Cariprazine in bipolar disorder: Clinical efficacy, tolerability, and place in therapy. Adv Ther 2013;30:102.

Citrome L: Cariprazine in schizophrenia: Clinical efficacy, tolerability, and place in therapy. Adv Ther 2013;30:114.

Correll CU et al: Efficacy of brexpiprazole in patients with acute schizophrenia: Review of three randomized, double-blind, placebo-controlled studies. Schizophr Res 2016;174:82.

Coyle JT: Glutamate and schizophrenia: Beyond the dopamine hypothesis. Cell Mol Neurobiol 2006;26:365.

Durgam S et al: An 8-week randomized, double-blind, placebo-controlled evaluation of the safety and efficacy of cariprazine in patients with bipolar I depression. Am J Psychiatry 2016;173:271.

Durgam S et al: Cariprazine in acute exacerbation of schizophrenia: A fixed-dose, phase 3, randomized, double-blind, placebo- and active-controlled trial. J Clin Psychiatry 2015;76:e1574.

Escamilla MA, Zavala JM: Genetics of bipolar disorder. Dialogues Clin Neurosci 2008;10:141.

Fava M et al: Adjunctive brexpiprazole in patients with major depressive disorder and irritability: An exploratory study. J Clin Psychiatry 2016;77:1695.

Fountoulakis KN, Vieta E: Treatment of bipolar disorder: A systematic review of available data and clinical perspectives. Int J Neuropsychopharmacol 2008;11:999.

Freudenreich O, Goff DC: Antipsychotic combination therapy in schizophrenia: A review of efficacy and risks of current combinations. Acta Psychiatr Scand 2002;106:323.

Glassman AH: Schizophrenia, antipsychotic drugs, and cardiovascular disease. J Clin Psychiatry 2005;66(Suppl 6):5.

Grunder G, Nippius H, Carlsson A: The "atypicality" of antipsychotics: A concept re-examined and re-defined. Nat Rev Drug Discov 2009;8:197.

Haddad PM, Anderson IM: Antipsychotic-related QTc prolongation, torsade de pointes and sudden death. Drugs 2002;62:1649.

Harrison PJ, Weinberger DR: Schizophrenia genes, gene expression, and neuropathology: On the matter of their convergence. Mol Psychiatry 2005;10:40.

Hashimoto K et al: Glutamate modulators as potential therapeutic drugs in schizophrenia and affective disorders. Eur Arch Psychiatry Clin Neurosci 2013;263:367.

Herman EJ et al: Metabotropic glutamate receptors for new treatments in schizophrenia. Handb Exp Pharmacol 2012;213:297.

Hermanowicz S, Hermanowicz N: The safety, tolerability and efficacy of pimavanserin tartrate in the treatment of psychosis in Parkinson's disease. Expert Rev Neurother 2016;16:625.

Hovelsø N et al: Therapeutic potential of metabotropic glutamate receptor modulators. Curr Neuropharmacol 2012;10:12.

Javitt DC: Glycine transport inhibitors in the treatment of schizophrenia. Handb Exp Pharmacol 2012;213:367.

Kane JM et al: Overview of short- and long-term tolerability and safety of brexpiprazole in patients with schizophrenia. Schizophr Res 2016;174:93.

Karam CS et al: Signaling pathways in schizophrenia: Emerging targets and therapeutic strategies. Trend Pharmacol Sci 2010;31:381.

Lao KS et al: Tolerability and safety profile of cariprazine in treating psychotic disorders, bipolar disorder and major depressive disorder: A systematic review with meta-analysis of randomized controlled trials. CNS Drugs 2016;30:1043.

Lieberman JA et al: Antipsychotic drugs: Comparison in animal models of efficacy, neurotransmitter regulation, and neuroprotection. Pharmacol Rev 2008;60:358.
Lieberman JA et al: Effectiveness of antipsychotic drugs in patients with chronic schizophrenia. N Engl J Med 2005;353:1209.
McKeage K, Plosker GL: Amisulpride: A review of its use in the management of schizophrenia. CNS Drugs 2004;18:933.
Meltzer HY: Treatment of schizophrenia and spectrum disorders: Pharmacotherapy, psychosocial treatments, and neurotransmitter interactions. Biol Psychiatry 1999;46:1321.
Meltzer HY, Massey BW: The role of serotonin receptors in the action of atypical antipsychotic drugs. Curr Opin Pharmacol 2011;11:59.
Meltzer HY et al: A randomized, double-blind comparison of clozapine and high-dose olanzapine in treatment-resistant patients with schizophrenia. J Clin Psychiatry 2008;69:274.
Newcomer JW, Haupt DW: The metabolic effects of antipsychotic medications. Can J Psychiatry 2006;51:480.
Pimavanserin (Nuplazid) for Parkinson's disease psychosis. Med Lett Drugs Ther 2016;58:74.
Schwarz C et al: Valproate for schizophrenia. Cochrane Database Syst Rev 2008;3:CD004028.
Urichuk L et al: Metabolism of atypical antipsychotics: Involvement of cytochrome p450 enzymes and relevance for drug-drug interactions. Curr Drug Metab 2008;9:410.
Walsh T et al: Rare structural variants disrupt multiple genes in neurodevelopmental pathways in schizophrenia. Science 2008;320:539.
Zhang A et al: Recent progress in development of dopamine receptor subtype-selective agents: Potential therapeutics for neurological and psychiatric disorders. Chem Rev 2007;107:274.

Estabilizadores do humor

Baraban JM et al: Second messenger systems and psychoactive drug action: Focus on the phosphoinositide system and lithium. Am J Psychiatry 1989;146:1251.
Bowden CL, Singh V: Valproate in bipolar disorder: 2000 onwards. Acta Psychiatr Scand Suppl 2005;426:13.
Catapano LA, Manji HK: Kinases as drug targets in the treatment of bipolar disorder. Drug Discov Today 2008;13:295.
Fountoulakis KN, Vieta E: Treatment of bipolar disorder: A systematic review of available data and clinical perspectives. Int J Neuropsychopharmacol 2008;11:999.
Jope RS: Anti-bipolar therapy: Mechanism of action of lithium. Mol Psychiatry 1999;4:117.
Mathew SJ et al: Novel drugs and therapeutic targets for severe mood disorders. Neuropsychopharmacology 2008;33:2080.
Quiroz JA et al: Emerging experimental therapeutics for bipolar disorder: Clues from the molecular pathophysiology. Mol Psychiatry 2004;9:756.
Vieta E, Sanchez-Moreno J: Acute and long-term treatment of mania. Dialogues Clin Neurosci 2008;10:165.
Yatham LN et al: Third generation anticonvulsants in bipolar disorder: A review of efficacy and summary of clinical recommendations. J Clin Psychiatry 2002;63:275.

RESPOSTA DO ESTUDO DE CASO

A esquizofrenia caracteriza-se pela desintegração dos processos cognitivos e da responsividade emocional. Os sintomas consistem, em geral, em alucinações auditivas, delírios paranoides ou bizarros, desorganização do pensamento e da fala e disfunção social e ocupacional. Para muitos pacientes, os fármacos de primeira geração (p. ex., haloperidol) e de segunda geração (p. ex., risperidona) são igualmente eficazes para o tratamento de sintomas positivos. Os fármacos de segunda geração costumam ser mais eficazes no tratamento de sintomas negativos e disfunção cognitiva e apresentam menor risco de discinesia tardia e hiperprolactinemia. Outras indicações para o uso de antipsicóticos selecionados incluem transtorno bipolar, depressão psicótica, síndrome de Gilles de la Tourette, comprometimento do comportamento em pacientes com doença de Alzheimer e, no caso de fármacos mais antigos (p. ex., clorpromazina), tratamento dos vômitos e do prurido.

CAPÍTULO

30 Fármacos antidepressivos

Charles DeBattista, MD

ESTUDO DE CASO

Uma mulher de 47 anos chega a consulta com queixa principal de fadiga. Explica que foi promovida a gerente sênior na empresa, há aproximadamente 11 meses, um cargo de muita responsabilidade. Embora a promoção tenha sido desejada e acompanhada de um aumento significativo de salário, ela precisou se afastar do escritório e do grupo de colegas dos quais gostava muito. A paciente relata que, nas últimas 7 semanas, passou a acordar todas as noites às 3 horas da madrugada e foi incapaz de voltar a dormir. Sente-se muito angustiada durante o dia e tão estressada que ocasionalmente chora no escritório e alega estar doente. Perdeu peso (~ 7% do seu peso total) nos últimos 3 meses por não ter apetite. Em casa, percebe que está menos motivada com as tarefas domésticas e sem motivação, interesse ou energia para procurar atividades recreativas que outrora gostava de praticar, como caminhadas. Ela se descreve como uma pessoa "cronicamente infeliz e preocupada o tempo todo". Sua história clínica é notável por uma dor cervical crônica em decorrência de um acidente automobilístico, para a qual está sendo tratada com tramadol e petidina. Além disso, usa hidroclorotiazida e propranolol para a hipertensão. A paciente tem história de depressão após divórcio, a qual foi tratada com sucesso com fluoxetina. O exame médico, incluindo hemograma completo, provas de função da tireoide e painel bioquímico, não revela nenhuma anormalidade. Prescreve-se fluoxetina para um suposto episódio depressivo maior, e a paciente é encaminhada para terapia cognitivo-comportamental.

Quais interações com CYP e farmacodinâmicas podem estar associadas ao uso de fluoxetina nessa paciente? Que classes de antidepressivos estariam contraindicadas nesse caso?

O diagnóstico de depressão depende principalmente de uma entrevista clínica. O transtorno depressivo maior (TDM) caracteriza-se por humor deprimido na maior parte do dia, por pelo menos 2 semanas, ou por perda de interesse ou prazer na maioria das atividades ou por ambos. Somado a isso, podem ocorrer distúrbio do sono e do apetite, déficits na cognição, perda de energia, pensamentos de culpa, inutilidade e ideação suicida. Doenças médicas, tais como doença arterial coronariana, diabetes e acidente vascular encefálico (AVE), podem ocorrer em pacientes deprimidos, e a depressão pode agravar consideravelmente o prognóstico de pacientes com uma variedade de condições clínicas comórbidas.

De acordo com o Centers for Disease Control and Prevention (CDC), os antidepressivos estão consistentemente entre as três classes de medicamentos mais comumente prescritos nos Estados Unidos.* A validade desse uso disseminado dos antidepressivos é controversa. Entretanto, é evidente que os médicos norte-americanos vêm sendo cada vez mais inclinados a usar antidepressivos no tratamento de inúmeras condições, e que os pacientes, por sua vez, vêm sendo cada vez mais receptivos a seu uso.

A principal indicação para o uso de fármacos antidepressivos consiste no tratamento do TDM. A depressão maior, com uma prevalência ao longo da vida de cerca de 17% nos Estados Unidos** e uma prevalência pontual de 5% está associada a morbidade e mortalidade significativas. O TDM representa uma das causas mais comuns

*N. de R.T. No Brasil, os antidepressivos foram os medicamentos mais vendidos em 2021.

**N. de R.T. No Brasil, a prevalência de depressão é de 5,8%, subindo para índices de 17% quando considerada ao longo da vida.

de incapacidade nos países desenvolvidos. Além disso, a depressão maior está comumente associada a uma variedade de condições clínicas – desde dor crônica até doença arterial coronariana. Quando a depressão coexiste com outras condições clínicas, o prognóstico é pior e a qualidade de vida do paciente diminui consideravelmente.

Em parte, o aumento observado no uso dos antidepressivos pode estar relacionado com a ampla aplicação desses fármacos para outras condições além da depressão maior. Por exemplo, os antidepressivos receberam aprovações da Food and Drug Administration (FDA) para o tratamento de transtorno do pânico, transtorno de ansiedade generalizada (TAG), transtorno de estresse pós-traumático (TEPT) e transtorno obsessivo-compulsivo (TOC). Além disso, os antidepressivos são comumente usados para o tratamento de distúrbios dolorosos, como a dor neuropática e a dor associada à fibromialgia. Alguns antidepressivos são usados no tratamento do transtorno disfórico pré-menstrual (TDPM), no alívio dos sintomas vasomotores da menopausa e no tratamento da incontinência urinária por estresse. Por conseguinte, os antidepressivos apresentam um amplo espectro de aplicações na prática clínica. Entretanto, seu uso principal continua sendo no tratamento do TDM.

FISIOPATOLOGIA DA DEPRESSÃO MAIOR

No decorrer dessa última década, houve uma acentuada mudança na compreensão da fisiopatologia da depressão maior. Além do conceito mais antigo, segundo o qual a ocorrência de um déficit na função ou na quantidade de monoaminas (a **hipótese monoaminérgica**) é fundamental na biologia da depressão, há evidências de que os fatores neurotróficos e endócrinos desempenham uma importante função (a **hipótese neurotrófica**). Estudos histológicos, de neuroimagem e genética, e pesquisas de esteroides sugerem a existência de uma complexa fisiopatologia do TDM, com importantes implicações no tratamento farmacológico.

Hipótese neurotrófica

Há evidências substanciais sobre a importante função desempenhada por fatores de crescimento, como o **fator neurotrófico derivado do cérebro** (**BDNF**, do inglês *brain-derived neurotrophic factor*), na regulação da plasticidade neural, resiliência e neurogênese. Os dados sugerem que a depressão está associada a uma perda do suporte neurotrófico, e que as terapias antidepressivas efetivas aumentam a neurogênese e a conexão sináptica nas áreas corticais, como o hipocampo. Acredita-se que o BDNF exerça a sua influência sobre a sobrevida neuronal e efeitos de crescimento ao ativar enzimas tirosinas cinases receptoras tanto nos neurônios como na glia (Figura 30-1).

Várias linhas de evidências corroboram a hipótese neurotrófica. Estudos realizados em animais e em seres humanos indicam que o estresse e a dor estão associados a uma queda das concentrações de BDNF, e que essa perda de suporte neurotrófico contribui para a ocorrência de alterações estruturais atróficas no hipocampo e,

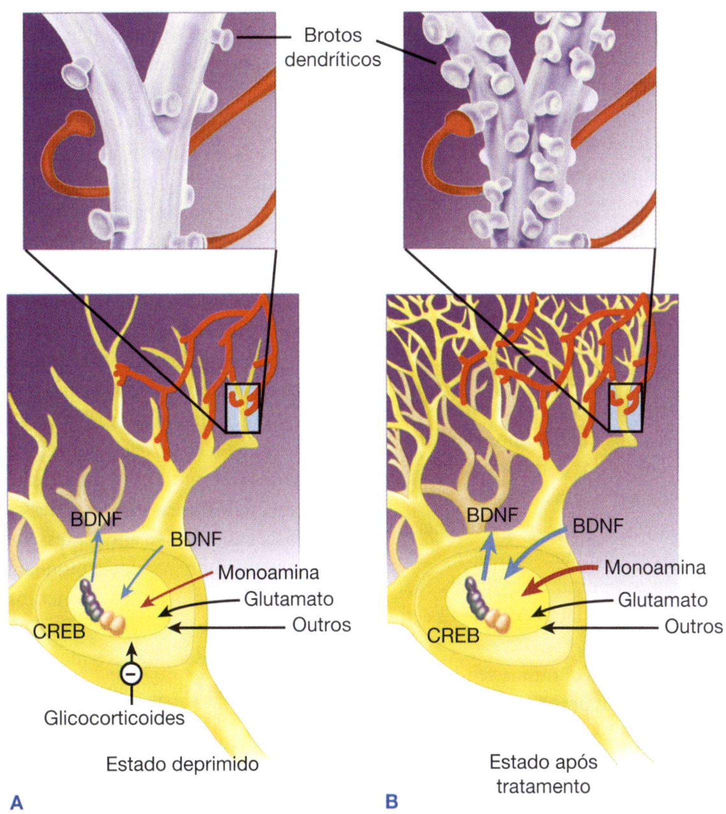

FIGURA 30-1 A hipótese neurotrófica da depressão maior. Alterações nos fatores tróficos (particularmente o BDNF) e hormônios parecem desempenhar um importante papel no desenvolvimento da depressão maior (**A**). O tratamento bem-sucedido resulta em alterações desses fatores (**B**). BDNF, fator neurotrófico derivado do encéfalo; CREB, proteína de ligação ao elemento de resposta ao AMPc. (Reproduzida, com autorização, de Nestler EJ, Barrot M, DiLeone RJ, Eisch AJ, Gold SJ, Monteggia LM. Neurobiology of depression, Neuron 2002 Mar 28; 34(1): 13-25.)

talvez, em outras áreas, como o córtex frontal medial e o cingulado anterior. O hipocampo é importante tanto para memória contextual quanto na regulação do eixo hipotálamo-hipófise-suprarrenal (HHSR). De forma semelhante, o córtex cingulado anterior desempenha uma função na integração dos estímulos emocionais e na atenção, enquanto o córtex frontal orbital medial desempenha um papel na memória, na aprendizagem e nas emoções.

Mais de 30 estudos de neuroimagem sugerem que a depressão maior está associada a uma perda de 5 a 10% do volume do hipocampo, embora alguns estudos não tenham reproduzido esse achado. A depressão e os estados crônicos de estresse também têm sido associados a uma perda substancial de volume do córtex cingulado anterior e do córtex frontal orbital medial. A perda de volume em estruturas como o hipocampo também parece aumentar com a duração da doença e quantidade de tempo que a depressão permanece sem tratamento.

Outra fonte de evidências que sustentam a hipótese neurotrófica da depressão provém de estudos dos efeitos diretos do BDNF sobre a regulação emocional. A infusão direta de BDNF no mesencéfalo, no hipocampo e nos ventrículos laterais de roedores tem um efeito semelhante ao dos antidepressivos em modelos animais. Além disso, todas as classes conhecidas de antidepressivos estão associadas a um aumento das concentrações de BDNF em modelos animais com a administração crônica (mas não aguda), com consequente aumento da neurogênese no hipocampo. Outras intervenções consideradas efetivas no tratamento da depressão maior, inclusive a eletroconvulsoterapia, também parecem estimular acentuadamente as concentrações de BDNF e a neurogênese no hipocampo de modelos animais.

Os estudos conduzidos em seres humanos parecem confirmar os dados obtidos de animais. A depressão parece estar associada a uma queda da concentração de BDNF no líquido cerebrospinal e no soro, bem como a uma redução da atividade do receptor B de tirosina cinase. A administração de antidepressivos aumenta a concentração sérica de BDNF e pode estar associada a um aumento de volume do hipocampo em alguns pacientes.

Grande parte das evidências sustenta a hipótese neurotrófica da depressão, porém nem todas são condizentes com esse conceito. Estudos realizados em camundongos com nocaute (supressão) para o BDNF nem sempre demonstraram aumento do comportamento depressivo ou ansioso esperado com a deficiência de BDNF. Além disso, alguns estudos conduzidos em animais verificaram uma elevação das concentrações de BDNF após alguns tipos de estresse social e um aumento, em vez de redução, dos comportamentos depressivos com injeções de BDNF nos ventrículos laterais.

Uma explicação para tais discrepâncias pode ser a existência de polimorfismos para o BDNF, uma vez que mutações no gene *BDNF* estão associadas a uma alteração do comportamento de ansiedade e do comportamento depressivo em estudos tanto de animais como de seres humanos.

Por conseguinte, a hipótese neurotrófica continua sendo intensamente pesquisada e tem produzido novas perspectivas e alvos potenciais do tratamento do TDM.

Monoaminas e outros neurotransmissores

A hipótese monoaminérgica da depressão (Figura 30-2) sugere que a depressão está relacionada com uma deficiência na quantidade ou na função da serotonina (5-HT), norepinefrina (noradrenalina) (NE) e dopamina corticais e límbicas.

As evidências que sustentam a hipótese monoaminérgica provêm de várias fontes. Sabe-se, há muitos anos, que o tratamento com reserpina, um depletor de monoaminas, está associado à ocorrência de depressão em um subgrupo de pacientes. De forma semelhante, pacientes deprimidos que respondem a antidepressivos serotonérgicos, como a fluoxetina, podem piorar os sintomas quando suas dietas são desprovidas de triptofano, um precursor da síntese de serotonina, ao contrário daqueles que usam antidepressivos noradrenérgicos como a desipramina (não disponível no Brasil). Além disso, a administração de um inibidor da síntese de norepinefrina também está associada a um rápido retorno dos sintomas depressivos em pacientes que respondem a antidepressivos noradrenérgicos, mas não necessariamente naqueles que respondem a antidepressivos serotonérgicos.

Outra linha de evidências favoráveis à hipótese monoaminérgica provém de estudos genéticos, tendo como exemplo o polimorfismo do gene que regula o transportador de serotonina. Os indivíduos homozigotos para o alelo s (curto) podem ser mais vulneráveis ao desenvolvimento de depressão maior e comportamentos suicidas em resposta ao estresse, enquanto os homozigotos para o alelo s respondem menos aos antidepressivos, bem como toleram menos essas medicações. Por outro lado, indivíduos com o alelo l (longo) tendem a ser mais resistentes ao estresse e a responder a antidepressivos serotonérgicos.

Em relação a alteração na função das monoaminas, alguns estudos forneceram evidências de uma alteração no número de receptores de serotonina (5-HT_{1A} e 5-HT_{2C}) ou de norepinefrina (α_2) em pacientes deprimidos e suicidas, porém esses achados não têm sido consistentes. Uma redução no principal metabólito da serotonina, o ácido 5-hidroxi-indolacético, no líquido cerebrospinal está associada a comportamento violento e impulsivo, incluindo tentativas violentas de suicídio. Entretanto, esse achado não é específico da depressão maior e está associado mais geralmente a um comportamento violento e impulsivo.

Por fim, talvez a linha mais convincente de evidências favoráveis à hipótese monoaminérgica é o fato de que (no momento em que este capítulo está sendo redigido) todos os antidepressivos disponíveis parecem exercer efeitos significativos sobre o sistema monoaminérgico. Todas as classes de antidepressivos parecem aumentar a disponibilidade sináptica de 5-HT, norepinefrina ou dopamina. As tentativas de desenvolver antidepressivos capazes de atuar em outros sistemas de neurotransmissores estão em estudo.

A hipótese monoaminérgica, à semelhança da hipótese neurotrófica, é, na melhor das perspectivas, incompleta. Muitos estudos não encontraram qualquer alteração na função ou nas concentrações de monoaminas em pacientes deprimidos. Além disso, alguns fármacos candidatos a antidepressivos em fase de estudo não atuam diretamente sobre o sistema monoaminérgico.

Além das monoaminas, o neurotransmissor excitatório glutamato parece ser importante na fisiopatologia da depressão. Vários estudos realizados em pacientes deprimidos constataram concentrações elevadas de glutamato no líquido cerebrospinal de pacientes deprimidos e uma redução da razão glutamina/glutamato no plasma. Além disso, estudos *post mortem* revelaram aumentos significativos deste neurotransmissor no córtex frontal e pré-frontal dorsolateral de pacientes deprimidos. De forma semelhante, exames de neuroimagem estruturais mostraram importantes alterações volumétricas nas áreas cerebrais onde a neurotransmissão glutamatérgica e suas conexões são mais abundantes, incluindo a amígdala e o hipocampo.

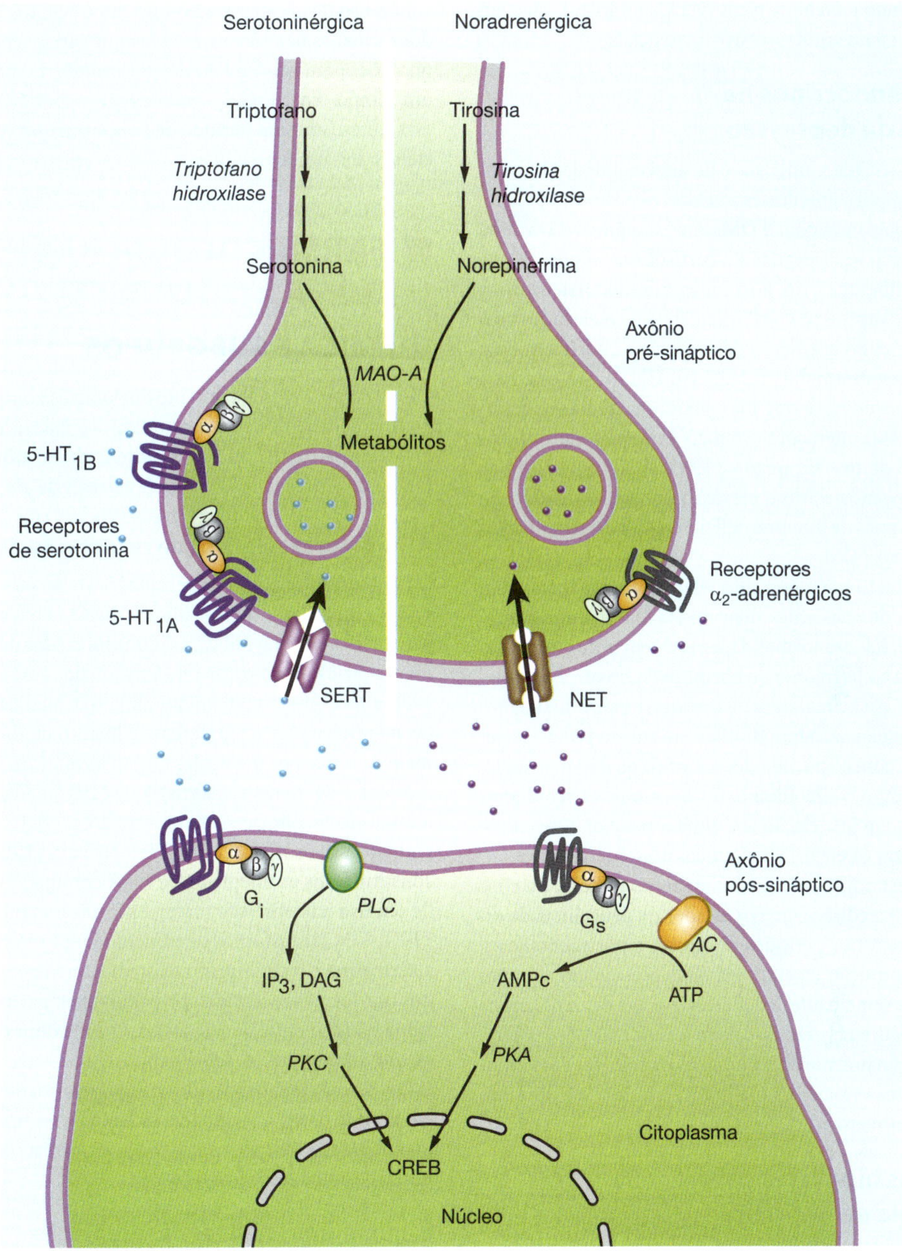

FIGURA 30-2 A hipótese monoaminérgica da depressão maior. A depressão parece estar associada a alterações na sinalização da serotonina ou da norepinefrina no cérebro (ou ambas), com efeitos distais significativos. A maioria dos antidepressivos produz alterações na sinalização das aminas. AC, adenililciclase; 5-HT, serotonina; CREB, (proteína) de ligação aos elementos de resposta ao AMPc; DAG, diacilglicerol; IP_3, trifosfato de inositol; MAO, monoaminoxidase; NET, transportador de norepinefrina; PKA, proteína cinase A; PKC, proteína cinase C; PLC, fosfolipase C; SERT, transportador de serotonina.

Adicionalmente, os antidepressivos têm impacto na neurotransmissão glutamatérgica de diversas maneiras. Por exemplo, o uso crônico de antidepressivos está associado a uma redução da transmissão glutamatérgica, incluindo a liberação pré-sináptica de glutamato no hipocampo e nas áreas corticais. De modo semelhante, a administração crônica de antidepressivos reduz significativamente a liberação de glutamato evocada por despolarização em modelos animais. Sabe-se que o estresse aumenta a liberação de glutamato em roedores, e os antidepressivos revertem esse efeito em modelos animais em estresse.

Tendo em vista o efeito dos antidepressivos sobre o sistema glutamatérgico, há um interesse crescente no desenvolvimento de agentes farmacêuticos capazes de modular esse sistema. A cetamina e a escetamina (o enantiômero (*S*)+ da cetamina) são potentes antagonistas, de alta afinidade e não competitivos, do receptor *N*-metil-D-aspartato (NMDA), além de muitas outras propriedades farmacodinâmicas (ver adiante). A escetamina foi aprovada para o tratamento da depressão refratária nos Estados Unidos em 2019 (e no Brasil, em 2020). Adicionalmente, vários outros antagonistas dos receptores NMDA, antagonistas parciais e moduladores dos receptores de glutamato metabotrópicos (ver Capítulo 29) estão em fase de investigação como antidepressivos potenciais.

Fatores neuroendócrinos na fisiopatologia da depressão

A depressão está associada a uma série de anormalidades hormonais. Entre os mais importantes desses achados, estão anormalidades do eixo HHSR em pacientes com TDM. Por exemplo, o TDM está associado a concentrações elevadas de cortisol (ver Figura 30-1), não supressão da liberação do hormônio adrenocorticotrófico (ACTH) no teste de supressão com dexametasona e elevação crônica das concentrações do hormônio de liberação da corticotrofina. A importância dessas anormalidades do eixo HHSR não está bem esclarecida, porém acredita-se que indiquem uma alteração endócrina importante. Essas alterações são mais evidentes em quadros graves de depressão do que em quadros leves. A administração de glicocorticoides exógenos como a elevação do cortisol endógeno está associada a sintomas de humor e déficits cognitivos semelhantes àqueles observados no TDM.

Anormalidades na tireoide tem sido relatada em pacientes com depressão. Até 25% dos pacientes deprimidos apresentam função anormal da tireoide. Essas anormalidades incluem redução da resposta da tireotrofina ao hormônio de liberação da tireotrofina e elevações das concentrações circulantes de tiroxina durante um quadro depressivo. Com frequência, o hipotireoidismo clínico pode ocorrer concomitantemente com o episódio depressivo, o qual requer suplementação com hormônio tireoidiano. Os hormônios tireoidianos também são usados em associação aos antidepressivos convencionais para potencializar os efeitos terapêuticos desses últimos.

Finalmente, os esteroides sexuais também fazem parte da etiologia da depressão. Acredita-se que os estados de deficiência de estrogênio, que ocorrem nos períodos pós-parto e pós-menopausa, desempenham uma função na etiologia da depressão em algumas mulheres. De forma semelhante, a deficiência grave de testosterona nos homens está algumas vezes associada a sintomas depressivos. A terapia de reposição hormonal em homens e mulheres com hipogonadismo pode estar associada à melhoria do humor e à diminuição dos sintomas depressivos.

Integração das hipóteses sobre a fisiopatologia da depressão

As várias hipóteses fisiopatológicas descritas não são mutuamente exclusivas. É evidente que os sistemas monoaminérgico, neuroendócrino e neurotrófico estão inter-relacionados de maneira significativa. Por exemplo, as anormalidades do eixo HHSR e dos esteroides podem contribuir para a supressão da transcrição do gene *BDNF*. Receptores de glicocorticoides são encontrados em alta densidade no hipocampo. A ligação desses receptores de glicocorticoides no hipocampo pelo cortisol durante estados crônicos de estresse, como a depressão maior, pode diminuir a síntese de BDNF e resultar em perda de volume de regiões cerebrais sensíveis ao estresse, como o hipocampo. A ativação crônica dos receptores de monoaminas pelos antidepressivos parece ter o efeito oposto do estresse, resultando em aumento da transcrição do BDNF. Além disso, a ativação dos receptores de monoamina parece regular para baixo o eixo HHSR, podendo normalizar a função HHSR.

Um dos pontos fracos da hipótese monoaminérgica reside no fato de que as concentrações de aminas aumentam imediatamente com o uso de antidepressivos, porém os efeitos benéficos máximos dos fármacos não são observados por várias semanas. Uma das explicações para isto é o fato de que a síntese de neurotrofinas requer um tempo. Em geral, 2 semanas são necessárias para que ocorra esta síntese, mesmo período de tempo em que começa-se a notar os efeitos dos antidepressivos.

FARMACOLOGIA BÁSICA DOS ANTIDEPRESSIVOS

QUÍMICA E SUBGRUPOS

Os antidepressivos atualmente disponíveis compreendem uma notável variedade de estruturas químicas. Essas diferenças e os alvos moleculares correspondentes proporcionam a base para o entendimento dos mecanismos das várias classes de antidepressivos.

A. Inibidores seletivos da recaptação de serotonina

Os inibidores seletivos da recaptação de serotonina (ISRSs) representam uma classe quimicamente diversa de fármacos cuja principal ação consiste na inibição do transportador de serotonina (SERT; Figura 30-3). A fluoxetina foi introduzida nos Estados Unidos em 1988 e tornou-se rapidamente uma das medicações mais prescritas na prática clínica. O desenvolvimento da fluoxetina se deu por meio da busca por moléculas que apresentavam alta afinidade pelos receptores de monoaminas mas que careciam da afinidade com histamina, acetilcolina e receptores α-adrenérgicos observados com os antidepressivos tricíclicos (ADTs). Na atualidade, há seis ISRSs que constituem os antidepressivos mais comuns de uso clínico. Além de seu uso na depressão maior, os ISRSs têm indicações para TAG, TEPT, TOC, transtornos de pânico, TDPM e bulimia. A **fluoxetina**, a **sertralina** e o **citalopram** existem como isômeros e são formulados nas formas racêmicas, ao passo que a **paroxetina** e a **fluvoxamina** não são opticamente ativas. O **escitalopram** é o enantiômero (*S*) do citalopram. À semelhança de todos os antidepressivos, os ISRSs são altamente lipofílicos. A popularidade dos ISRSs deve-se, em grande parte, à facilidade de seu uso, segurança em sobredose, tolerabilidade relativa, custo (todos estão disponíveis em forma genérica) e amplo espectro de usos.

B. Inibidores seletivos da recaptação de serotonina e norepinefrina

Duas classes de antidepressivos atuam como inibidores combinados da recaptação de serotonina e norepinefrina: os **inibidores da recaptação de serotonina e norepinefrina (IRSNs)** e os **ADTs**.

1. *Inibidores seletivos da recaptação de serotonina e norepinefrina* Os IRSNs incluem a **venlafaxina**, o seu metabólito, a **desvenlafaxina**, a **duloxetina** e a **levomilnaciprana**. A levomilnaciprana é o enantiômero ativo de um IRSN racêmico, a **milnaciprana**. A **milnaciprana** foi aprovada para o tratamento da fibromialgia nos Estados Unidos e vem sendo usada na Europa para o tratamento da depressão há muitos anos (não disponível no Brasil). Além de seu uso na depressão maior, os IRSNs têm aplicações no tratamento dos distúrbios da dor, incluindo neuropatias e fibromialgia. Os IRSNs são usados, ainda, no tratamento da ansiedade generalizada, incontinência urinária por estresse e sintomas vasomotores da menopausa.

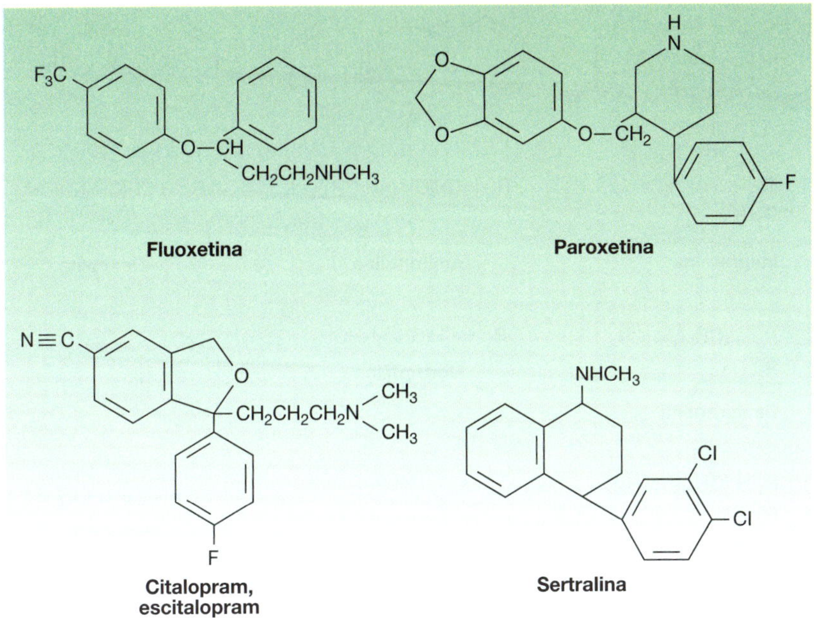

FIGURA 30-3 Estrutura de vários inibidores seletivos da recaptação de serotonina (ISRSs).

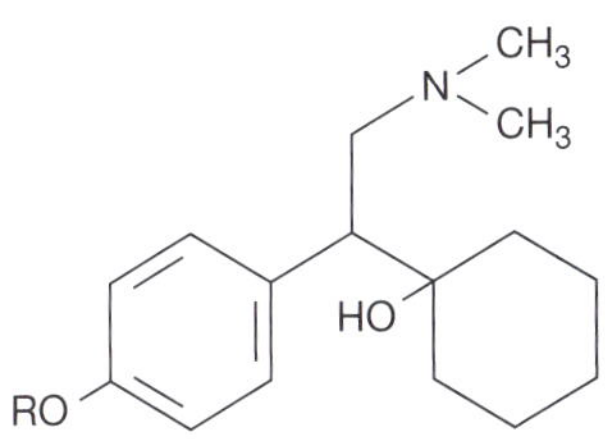

R = CH_3: **Venlafaxina**
R = H: **Desvenlafaxina**

Os IRSNs não são quimicamente relacionados entre si. A venlafaxina foi descoberta no processo de avaliação de substâncias químicas para inibir a ligação da imipramina. Os efeitos da venlafaxina *in vivo* assemelham-se aos da imipramina, porém com um perfil mais favorável de reações adversas. Todos os IRSNs ligam-se aos transportadores de serotonina (SERT) e de norepinefrina (NET), da mesma maneira que os ADTs. Entretanto, diferentemente dos ADTs, os IRSNs não exibem muita afinidade por outros receptores. A venlafaxina e a desvenlafaxina são compostos bicíclicos, já a duloxetina é uma estrutura em três anéis não relacionada com os ADTs. A milnaciprana contém um anel de ciclopropano e é apresentada como mistura racêmica.

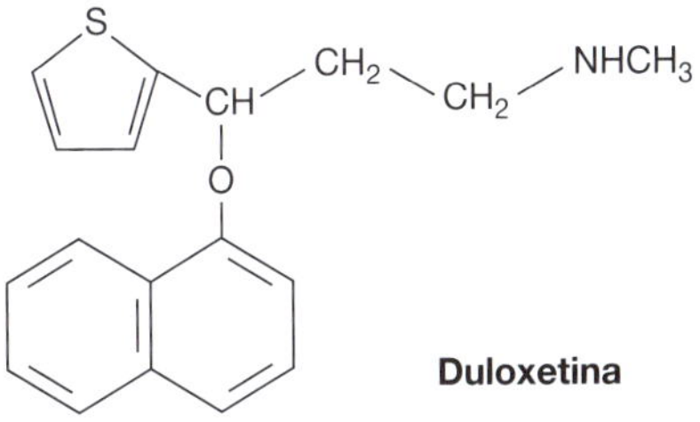

Duloxetina

2. *Antidepressivos tricíclicos* Os ADTs eram a classe dominante de antidepressivos até a introdução dos ISRSs nas décadas de 1980 e 1990. Atualmente, 7 ADTs estão disponíveis nos Estados Unidos (no Brasil, 7 ADTs estão disponíves), e todos apresentam um núcleo iminodibenzil (tricíclico) (Figura 30-4). As diferenças químicas entre os ADTs são relativamente sutis. Por exemplo, a **imipramina**, o protótipo dos ADTs, e o seu metabólito, a **desipramina**, diferem apenas por um grupo metila na cadeia lateral de propilamina. Todavia, essa diferença mínima resulta em uma mudança substancial do perfil farmacológico. A imipramina é bastante anticolinérgica e atua como inibidor relativamente forte da recaptação de serotonina, bem como de norepinefrina. Em contrapartida, a desipramina é muito menos anticolinérgica e atua como inibidor mais potente e ligeiramente mais seletivo da recaptação de norepinefrina em comparação com a imipramina.

Atualmente, os ADTs são usados principalmente na depressão que não responde aos antidepressivos ISRSs ou IRSNs. Sua perda de popularidade provém, em grande parte, de sua tolerabilidade relativamente menor em comparação com fármacos mais recentes, da dificuldade de seu uso e de sua letalidade em sobredose. Outras aplicações dos ADTs incluem o tratamento de distúrbios de dor, enurese e insônia.

C. Moduladores dos receptores 5-HT_2

Acredita-se que dois antidepressivos atuem principalmente com antagonistas do receptor 5-HT_2: a **trazodona** e a **nefazodona**. A estrutura da trazodona inclui uma porção triazol, responsável pelos efeitos antidepressivos. O principal metabólito, a m-clorfenilpiperazina (m-cpp), é um potente antagonista dos receptores 5-HT_2. A trazodona foi um dos antidepressivos mais prescritos até ser suplantada pelos ISRSs, no final da década de 1980. Na prática atual, a trazodona é mais usada como hipnótico em uso sem indicação em bula, por ser altamente sedativa e não estar associada a tolerância ou dependência.

A nefazodona é quimicamente relacionada com a trazodona. Seus principais metabólitos, a hidroxinefazodona e a m-cpp, são

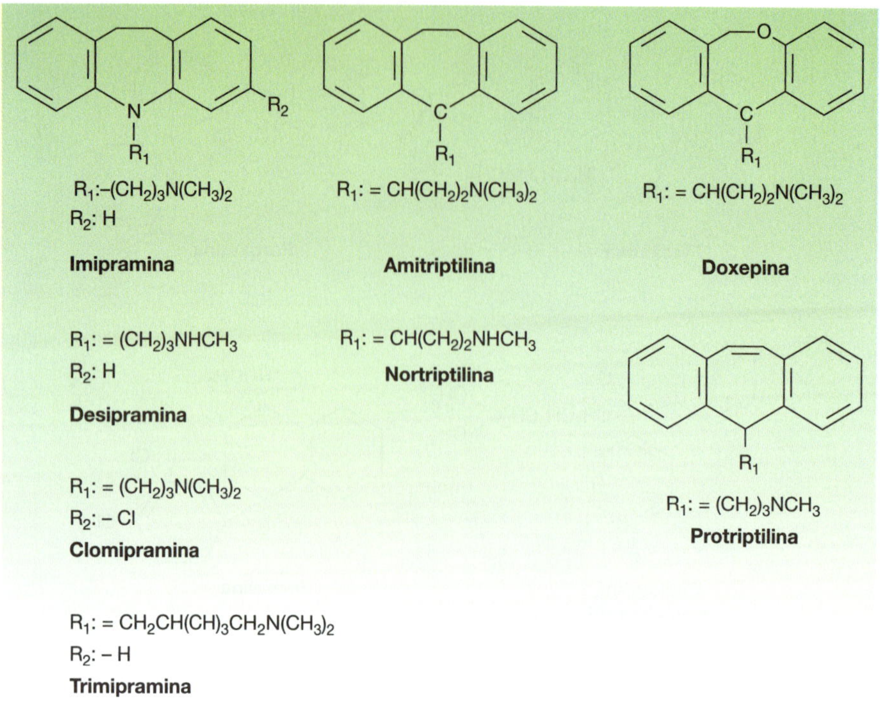

FIGURA 30-4 Estruturas de alguns antidepressivos tricíclicos (ADTs).

inibidores dos receptores 5-HT_2. A FDA estabeleceu uma tarja preta de alerta para a nefazodona, em 2001, em virtude da hepatotoxicidade do fármaco, incluindo casos letais de insuficiência hepática. Embora ainda disponível, a nefazodona não é mais comumente prescrita. As principais indicações para nefazodona e trazodona consistem em depressão maior, embora ambos os fármacos também tenham sido usados no tratamento de transtornos de ansiedade.

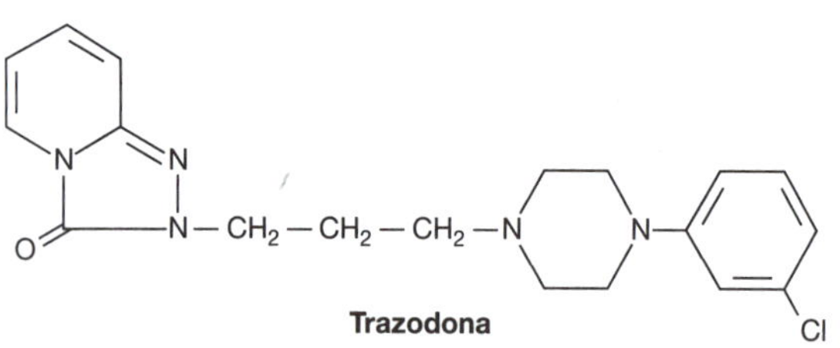

Trazodona

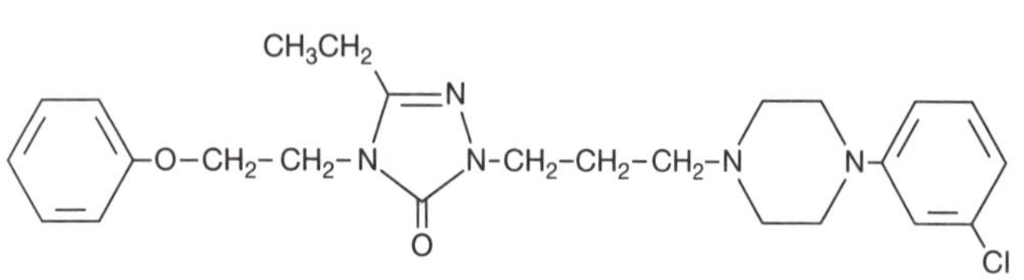

Nefazodona

A vortioxetina é um fármaco mais recente, que atua como antagonista dos receptores 5-HT_3, 5-HT_7 e 5-HT_{1D}, como agonista parcial do receptor 5-HT_{1B} e como agonista do receptor 5-HT_{1A}. Além disso, inibe o transportador de serotonina, porém suas ações não estão relacionadas principalmente com a inibição do SERT e, portanto, não é classificada como ISRS. A vortioxetina demonstrou ter eficácia na depressão maior em vários estudos clínicos controlados. Além disso, a vortioxetina é aprovada na Europa e nos Estados Unidos (assim como no Brasil) para tratar disfunções cognitivas associadas à depressão.

D. Antidepressivos tetracíclicos e unicíclicos

Vários antidepressivos não se encaixam perfeitamente nas outras classes. Entre esses fármacos estão a **bupropiona**, a **mirtazapina**, a **amoxapina** (não disponível no Brasil), a **vilazodona** e a **maprotilina** (Figura 30-5). A bupropiona tem uma estrutura de aminocetona unicíclica. Sua estrutura singular resulta em um perfil de efeitos colaterais diferente daquele da maioria dos antidepressivos (descritos adiante). A bupropiona assemelha-se à anfetamina na sua estrutura química e, tal como esse estimulante, apresenta propriedades ativadoras do sistema nervoso central (SNC).

A mirtazapina foi introduzida em 1994 e, como a bupropiona, é um dos poucos antidepressivos que não estão comumente associados a efeitos na função sexual. Possui uma estrutura química tetracíclica e pertence ao grupo compostos de piperazino-azepina.

A mirtazapina, a amoxapina e a maprotilina possuem estruturas tetracíclicas. A amoxapina é um metabólito *N*-metilado da loxapina, um fármaco antipsicótico mais antigo. A amoxapina e a maprotilina compartilham semelhanças estruturais e efeitos colaterais comparáveis aos dos ADTs. Em consequência, esses fármacos tetracíclicos não costumam ser prescritos na prática atual. São utilizados sobretudo no TDM que não responde a outros fármacos. A vilazodona possui uma estrutura em múltiplos anéis, que possibilita a sua forte ligação ao transportador de serotonina, porém com ligação mínima ao transportador de dopamina e norepinefrina.

E. Inibidores da monoaminoxidase

A classe mais antiga de antidepressivos, introduzida na década de 1950, é a dos inibidores da monoaminoxidase (IMAOs). Hoje, esses

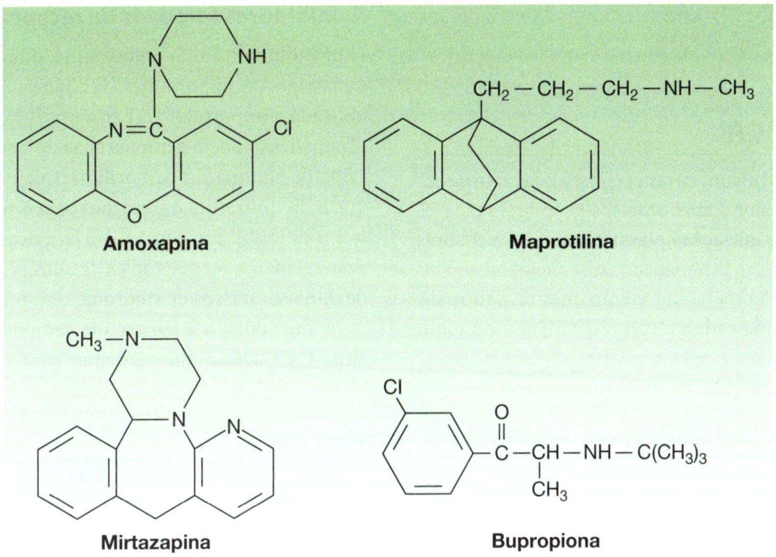

FIGURA 30-5 Estruturas dos fármacos tetracíclicos, amoxapina, maprotilina e mirtazapina, e do agente unicíclico, a bupropiona.

fármacos raramente são usados na prática clínica devido à sua toxicidade e interações alimentares e medicamentosas potencialmente letais. Esses fármacos são usados apenas para casos que não respondem a outros antidepressivos. Todavia, os IMAOs também têm sido usados historicamente no tratamento de estados de ansiedade, inclusive ansiedade social e transtorno de pânico. A selegilina também é usada no tratamento da doença de Parkinson (ver Capítulo 28).

Os IMAOs atuais incluem os derivados da hidrazina, a **fenelzina** e a **isocarboxazida** (não disponíveis no Brasil), e as não hidrazinas, a **tranilcipromina**, a **selegilina** e a **moclobemida** (essa última não está disponível nos Estados Unidos [disponível no Brasil]). As hidrazinas e a tranilcipromina ligam-se de modo irreversível e não seletivo à MAO-A e MAO-B, ao passo que outros IMAOs podem ter propriedades mais seletivas ou reversíveis. Alguns dos IMAOs, como a tranilcipromina, assemelham-se à anfetamina na sua estrutura química, já outros IMAOs, como a selegilina, apresentam metabólitos semelhantes à anfetamina. Em consequência, esses IMAOs tendem a exercer efeitos estimulantes significativos no SNC.

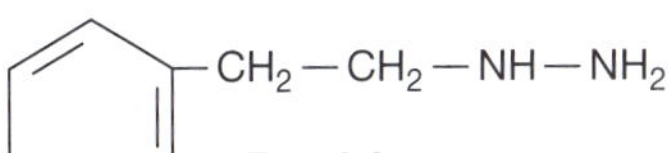

Fenelzina

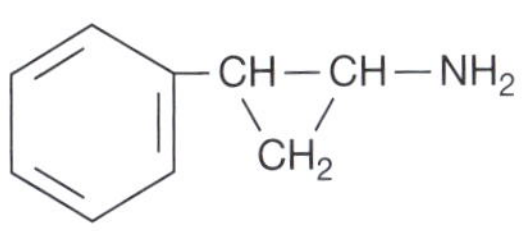

Tranilcipromina

F. Antagonistas dos receptores NMDA

A escetamina é o primeiro fármaco não monoaminérgico aprovado em 2019 (no Brasil foi aprovado pela Anvisa em 2021) para o tratamento da depressão maior. Escetamina é o enantiômero (S) da mistura racêmica usada desde os anos 1960. Já a cetamina foi desenvolvida em 1962 como um análogo de curta ação da fenciclidina. A fenciclidina foi imprópria para o uso como anestésico devido a tendência em produzir delírio. Assim, a fenciclidina nunca foi aprovada para uso em humanos, embora tenha se tornado uma droga de abuso (PCP, "pó de anjo").

Em contraste com a fenciclidina, a cetamina foi aprovada desde 1970 nos Estados Unidos e usada em anestesia e medicina intensiva para fornecer sedação sem o grau de supressão cardiorrespiratória encontrado em alguns anestésicos. Mais recentemente, a cetamina tem sido usada como antidepressivo (sem indicação em bula) em função do efeito promissor na depressão. As vantagens em relação aos demais antidepressivos é o início rápido de ação (muitas vezes dentro de 24 horas) e sua eficácia em pacientes que não responderam aos antidepressivos-padrão. As desvantagens são curta duração da ação (5-7 dias), a via de administração IV ou SC, tendência a produzir sintomas dissociativos e potecial de abuso. A escetamina foi desenvolvida como uma preparação intranasal para uso em depressão resistente ao tratamento. Pode ter menos efeitos dissociativos do que a cetamina, mas tem um perfil de efeitos colaterais semelhante. A escetamina também parece um fármaco promissor para intervenção na ideação suicida.

G. Moduladores alostéricos de $GABA_A$

A brexanolona (alopregnanolona) (não disponível no Brasil) é um neuroesteroide, membro da nova classe de antidepressivos, que atuam principalmente no sistema GABA. A alopregnanolona é um derivado da progesterona e, como outros fármacos $GABA_A$, acredita-se que tenha propriedades ansiolíticas e anticonvulsivantes. A brexanolona é um antidepressivo IV de ação rápida com benefício para mulheres com depressão pós-parto. É administrada como uma infusão IV de 60 horas.

Como a cetamina e a escetamina, a brexanolona atua rapidamente com resposta em 60 horas. Ao contrário da cetamina e da escetamina, o efeito parece durar pelo menos 30 dias após a infusão e não está associado a sintomas dissociativos ou risco de abuso. No final de 2018, o conselho consultivo da FDA votou por 17 a 1 para a aprovação da brexanolona como o primeiro fármaco a ser indicado para o tratamento da depressão pós-parto (não disponível no Brasil). Outros moduladores do $GABA_A$, como a zuranolona (Trial of SAGE-217), está sendo testada para depressão maior, e a ganaxolona, para o TEPT.

FARMACOCINÉTICA

Os antidepressivos compartilham várias características farmacocinéticas (Tabela 30-1). A maioria apresenta absorção oral razoavelmente rápida, alcança concentrações plasmáticas em 2 a 3 horas, liga-se fortemente às proteínas plasmáticas, sofre metabolismo hepático e apresenta depuração renal. Entretanto, mesmo dentro das classes, a farmacocinética de cada antidepressivo varia de modo considerável.

A. Inibidores seletivos da recaptação de serotonina

O protótipo do ISRS, a fluoxetina, difere dos outros ISRSs em alguns aspectos importantes (ver Tabela 30-1). A fluoxetina é metabolizada a um produto ativo, a norfluoxetina, cujas concentrações plasmáticas podem ser mais altas do que as da fluoxetina. A meia-vida de eliminação da norfluoxetina é cerca de 3 vezes maior do que a da fluoxetina e contribui para a meia-vida mais longa entre todos os ISRSs. Em consequência, é necessário suspender a fluoxetina 4 semanas ou mais antes da administração de um IMAO, a fim de diminuir o risco de síndrome serotonérgica.

A fluoxetina e a paroxetina são potentes inibidores da isoenzima CYP2D6, o que contribui para a ocorrência de interações

TABELA 30-1 Perfis farmacocinéticos de antidepressivos selecionados

Classe, fármaco	Biodisponibilidade (%)	$t_{1/2}$ plasmática (h)	$t_{1/2}$ do metabólito ativo (h)	Volume de distribuição (L/kg)	Ligação às proteínas (%)
ISRSs					
Citalopram	80	33-38	ND	15	80
Escitalopram	80	27-32	ND	12-15	80
Fluoxetina	70	48-72	180	12-97	95
Fluvoxamina	90	14-18	14-16	25	80
Paroxetina	50	20-23	ND	28-31	94
Sertralina	45	22-27	62-104	20	98
IRSNs					
Duloxetina	50	12-15	ND	10-14	97
Milnaciprana	85-90	6-8	ND	5-6	13
Venlafaxina[1]	45	8-11	9-13	4-10	27
Tricíclicos					
Amitriptilina	45	31-46	20-92	5-10	90
Clomipramina	50	19-37	54-77	7-20	97
Imipramina	40	9-24	14-62	15-30	84
Moduladores da 5-HT					
Nefazodona	20	2-4	ND	0,5-1	99
Trazodona	95	3-6	ND	1-3	96
Vortioxetina	75	66	ND	ND	98
Tetracíclicos e unicíclicos					
Amoxapina	ND	7-12	5-30	0,9-1,2	85
Bupropiona	70	11-14	15-25	20-30	85
Maprotilina	70	43-45	ND	23-27	88
Mirtazapina	50	20-40	20-40	3-7	85
Vilazodona	72	25	ND	ND	ND
IMAOs					
Fenelzina	ND	11	ND	ND	ND
Selegilina	4	8-10	9-11	8-10	99
Antagonistas NMDA					
Escetamina	48	7-12	8	709	45
Moduladores GABA$_A$					
Brexanolona	100 (IV)	12	ND	3	99

[1]A desvenlafaxina apresenta propriedades semelhantes, porém sofre metabolismo menos completo.

IMAOs, inibidores da monoaminoxidase; ND, nenhum dado encontrado; IRSNs, inibidores da recaptação de serotonina e noradrenaliana; ISRSs, inibidores seletivos da recaptação de serotonina.

medicamentosas potenciais (ver "Interações medicamentosas"). Por outro lado, a fluvoxamina é um inibidor de CYP3A4, ao passo que o citalopram, o escitalopram e a sertralina apresentam interações mais modestas com CYP.

B. Inibidores seletivos da recaptação de serotonina e norepinefrina

1. *Inibidores seletivos da recaptação de serotonina e norepinefrina* A venlafaxina é extensamente metabolizada no fígado pela isoenzima CYP2D6 em *O*-desmetilvenlafaxina (desvenlafaxina). Ambas apresentam meias-vidas semelhantes de cerca de 8 a 11 horas. Apesar das meias-vidas relativamente curtas, ambos os fármacos estão disponíveis em formulações que possibilitam a sua administração 1 vez ao dia. Entre todos os antidepressivos, a venlafaxina e a desvenlafaxina são as que apresentam menor ligação às proteínas (27-30%%). Diferentemente da maioria dos antidepressivos, a desvenlafaxina é conjugada e não sofre extenso metabolismo oxidativo. Pelo menos 45% da desvenlafaxina é excretada em sua forma inalterada na urina, em comparação com 4 a 8% da venlafaxina.

A duloxetina é bem absorvida e apresenta meia-vida de cerca de 12 a 15 horas, porém é administrada 1 vez ao dia. Liga-se fortemente às proteínas (97%) e sofre extenso metabolismo oxidativo por meio da CYP2D6 e CYP1A2. O comprometimento hepático altera significativamente as concentrações de duloxetina, ao contrário da desvenlafaxina.

Tanto a milnaciprana como a levomilnaciprana são bem absorvidas após a administração de uma dose oral. Ambas apresentam meias-vidas mais curtas e menor ligação às proteínas do que a venlafaxina (ver Tabela 30-1). A milnaciprana e a levomilnaciprana são excretadas, em grande parte, em sua forma inalterada na urina. A levomilnaciprana também sofre destilação por meio da 3A3/4.

2. *Antidepressivos tricíclicos* Os ADTs tendem a ser bem absorvidos e possuem tempo de meia-vida longa (ver Tabela 30-1). Em consequência, a maioria é administrada 1 vez ao dia, à noite, em virtude de seus efeitos sedativos. Os ADTs sofrem extenso metabolismo por desmetilação, hidroxilação aromática e conjugação com glicuronídeo. Apenas cerca de 5% dos ADTs são excretados em sua forma inalterada na urina. Os ADTs são substratos do sistema CYP2D6, e as concentrações séricas desses fármacos tendem a ser substancialmente influenciadas pela administração concomitante de fármacos, como a fluoxetina. Além disso, o polimorfismo genético de CYP2D6 pode resultar em metabolismo reduzido ou extenso dos ADTs.

Os ADTs de amina secundária, inclusive a desipramina e a nortriptilina, carecem de metabólitos ativos e apresentam uma cinética bastante linear. Esses ADTs têm uma ampla janela terapêutica, e as concentrações séricas são confiáveis na previsão de resposta e toxicidade.

C. Moduladores dos receptores 5-HT

A trazodona e a nefazodona são rapidamente absorvidas e sofrem metabolismo hepático. Ambos os fármacos ligam-se às proteínas e apresentam biodisponibilidade limitada, devido ao metabolismo extenso. Devido às suas meias-vidas curtas, é geralmente necessário fracionar a dose quando esses fármacos são usados como antidepressivos. Todavia, a trazodona é com frequência prescrita em dose única à noite como hipnótico, em doses mais baixas do que aquelas usadas no tratamento da depressão. Tanto a trazodona como a nefazodona apresentam metabólitos ativos que também exibem antagonismo dos receptores 5-HT_2. A nefazodona é um potente inibidor do sistema CYP3A4 e pode interagir com fármacos metabolizados por essa enzima (ver "Interações medicamentosas"). A vortioxetina não é um inibidor potente das isoenzimas CYP. Todavia, é extensamente metabolizada por meio de oxidação pela CYP2D6 e outros isoenzimas e, em seguida, sofre conjugação subsequente com ácido glicurônico. Liga-se fortemente às proteínas e apresenta uma farmacocinética linear e proporcional à dose.

D. Fármacos tetracíclicos e unicíclicos

A bupropiona é rapidamente absorvida e apresenta uma ligação média às proteínas de 85%. Sofre extenso metabolismo hepático e apresenta um efeito de primeira passagem substancial. Possui três metabólitos ativos, incluindo a hidroxibupropiona; essa última está sendo desenvolvida como antidepressivo. A bupropiona tem uma eliminação bifásica, em que a primeira fase dura cerca de 1 hora, e a segunda, 14 horas.

A amoxapina também é rapidamente absorvida, com ligação às proteínas de cerca de 85%. A meia-vida é variável, e o fármaco é com frequência administrado em doses fracionadas. A amoxapina sofre extenso metabolismo hepático. Um dos metabólitos ativos, a 7-hidroxiamoxapina, é um potente bloqueador D_2 que está associado a efeitos antipsicóticos. A maprotilina também é bem absorvida por via oral, cerca de 88% da dose administrada liga-se às proteínas, e também é um fármaco que sofre extenso metabolismo hepático.

A mirtazapina é desmetilada, seguida de hidroxilação e conjugação com glicuronídeo. Várias isozimas CYP estão envolvidas no metabolismo da mirtazapina, inclusive 2D6, 3A4 e 1A2. A meia-vida da mirtazapina é de 20 a 40 horas, e o fármaco é comumente administrado em uma única dose à noite, devido a seus efeitos sedativos.

A vilazodona é bem absorvida (ver Tabela 30-1), e a sua absorção aumenta quando administrada com uma refeição gordurosa. É extensamente metabolizada pela CYP3A4, com contribuição menor da CYP2C19 e da CYP2D6. Apenas 1% é excretado de modo inalterado na urina.

E. Inibidores da monoaminoxidase

Os diferentes IMAOs são metabolizados por vias distintas, porém tendem a apresentar extenso efeito de primeira passagem, o que pode diminuir substancialmente a sua biodisponibilidade. A tranilcipromina tem o seu anel hidroxilado e *N*-acetilado, ao passo que a acetilação parece constituir uma via menor para a fenelzina. A selegilina é *N*-desmetilada e, a seguir, hidroxilada. Os IMAOs são bem absorvidos pelo trato gastrintestinal.

Devido aos efeitos de primeira passagem proeminentes e à tendência desses fármacos a inibir a MAO no intestino (resultando em efeitos pressores da tiramina), estão sendo desenvolvidas vias alternativas de administração. Por exemplo, a selegilina está disponível em formas tanto transdérmicas como sublinguais, que evitam o intestino e o fígado. Essas vias diminuem o risco de interações alimentares e possibilitam um aumento substancial da biodisponibilidade.

F. Antagonistas dos receptores NMDA

A farmacocinética da mistura racêmica cetamina (geralmente usada por via IV) é similar a da escetamina (usada por via intranasal), porém diferem em parte devido as diferentes vias de administração. A escetamina intranasal tem biodisponibilidade de 48%, enquanto a da cetamina é completa. A escetamina tem meia-vida terminal de 7 a 12 horas, enquanto seu principal metabólito, a norescetamina, tem meia-vida de cerca de 8 horas. A cetamina intravenosa tem meia-vida de aproximadamente 3 horas. O tempo para atingir a concentração plasmática máxima para a escetamina intranasal é de 20 a 40 minutos, a partir do último *spray* nasal. Menos de 1% da escetamina é excretada inalterada, com 78% de todos os metabólitos encontrados na urina e 2% nas fezes. A cetamina racêmica IV é eliminada rapidamente (95 L/h/70 kg), com 91% da dose recuperada na urina e 3% nas fezes.

G. Moduladores $GABA_A$

A brexanolona IV é extensivamente metabolizada pelas enzimas CYP, incluindo glucuronidação, sulfatação e cetorredução. Apenas 1% da dose é excretada na forma inalterada, sendo 47% dos metabólitos encontrados na urina e 42% nas fezes. O fármaco se liga fortemente às proteínas (99%) e é amplamente distribuído aos tecidos, com um volume de distribuição de 3 L/kg. A meia-vida da brexanolona é cerca de 9 horas, com administração contínua por mais de 60 horas. No entanto, a meia-vida inicial da brexanolona é de apenas cerca de 40 minutos, o que é consistente com seus rápidos efeitos sedativos.

FARMACODINÂMICA

Conforme assinalado, todos os antidepressivos atualmente disponíveis aumentam a neurotransmissão monoamínica de distintos mecanismos. O mecanismo mais comum consiste na inibição da atividade do SERT, do NET ou de ambos os transportadores de monoaminas (Tabela 30-2). Os antidepressivos que inibem o SERT, o NET ou ambos incluem os ISRSs e os IRSNs (por definição), bem como os ADTs. Outro mecanismo que aumenta a disponibilidade de monoaminas é a inibição de sua degradação enzimática (pelos IMAOs). Além disso, estratégias para aumentar o tônus monoamínico incluem a ligação a autorreceptores pré-sinápticos (mirtazapina) ou a receptores pós-sinápticos específicos (antagonistas dos receptores $5\text{-}HT_2$ e mirtazapina). Por fim, a disponibilidade aumentada de monoaminas na fenda sináptica resulta em uma cascata de eventos que aumentam a transcrição de algumas proteínas e a inibição de outras. É a produção efetiva dessas proteínas, inclusive o BDNF, os receptores de glicocorticoides, os receptores β-adrenérgicos e outras proteínas, que parece determinar os benefícios, bem como a toxicidade de determinado fármaco.

A. Inibidores seletivos da recaptação de serotonina

O transportador de serotonina (SERT) é uma glicoproteína com 12 regiões transmembrana localizada na terminação axônica e membranas do corpo celular dos neurônios serotonérgicos. Quando a

TABELA 30-2 Efeitos de bloqueio de alguns medicamentos antidepressivos em vários receptores e transportadores

Antidepressivo	AChM	α_1	H_1	$5\text{-}HT_2$	NET	SERT
Amitriptilina	+++	+++	++	0/+	+	++
Amoxapina	+	++	+	+++	++	+
Bupropiona	0	0	0	0	0/+	0
Citalopram, escitalopram	0	0	0		0	+++
Clomipramina	+	++	+	+	+	+++
Desipramina	+	+	+	0/+	+++	+
Doxepina	++	+++	+++	0/+	+	+
Fluoxetina	0	0	0	0/+	0	+++
Fluvoxamina	0	0	0	0	0	+++
Imipramina	++	+	+	0/+	+	++
Maprotilina	+	+	++	0/+	++	0
Mirtazapina	0	0	+++	+	+	0
Nefazodona	0	+	0	++	0/+	+
Nortriptilina	+	+	+	+	++	+
Paroxetina	+	0	0	0	+	+++
Protriptilina	+++	+	+	+	+++	+
Sertralina	0	0	0	0	0	+++
Trazodona	0	++	0/+	++	0	+
Trimipramina	++	++	+++	0/+	0	0
Venlafaxina	0	0	0	0	+	++
Vortioxetina[1]	ND	ND	ND	ND	+	+++

[1]A vortioxetina é um agonista ou agonista parcial nos receptores $5\text{-}HT_{1A}$ e $5\text{-}HT_{1B}$, um antagonista nos receptores $5\text{-}HT_3$ e $5\text{-}HT_7$ e um inibidor do SERT.

AChM, receptor muscarínico de acetilcolina; α_1, receptor α_1-adrenérgico; H_1, receptor de histamina 1; $5\text{-}HT_2$, receptor $5\text{-}HT_2$ da serotonina; ND, nenhum dado encontrado; NET, transportador de norepinefrina; SERT, transportador de serotonina.

0, nenhuma afinidade; 0/+, afinidade mínima; + afinidade leve; ++, afinidade moderada; +++, alta afinidade.

serotonina extracelular liga-se a receptores no transportador, ocorrem alterações na conformação do transportador, e a serotonina, o Na^+ e o Cl^- são transferidos para o interior da célula. Em seguida, a ligação do K^+ intracelular resulta na liberação de serotonina dentro da célula e retorno do transportador à sua conformação original. Os ISRSs inibem alostericamente o transportador por meio da ligação do receptor do SERT em um sítio diferente do sítio de ligação da serotonina. Em doses terapêuticas, cerca de 80% da atividade do transportador é inibida. Existem polimorfismos funcionais para o SERT, que determinam a atividade do transportador (ver Tabela 30-2).

Os ISRSs possuem efeitos modestos sobre outros neurotransmissores. Diferentemente dos ADTs e dos IRSNs, há poucas evidências de que os ISRSs tenham efeitos proeminentes sobre os receptores β-adrenérgicos ou o NET. A ligação ao transportador de serotonina está associada a uma inibição tônica do sistema dopaminérgico, embora exista uma variabilidade interpessoal substancial nesse efeito. Os ISRSs não se ligam ativamente aos receptores de histamina, muscarínicos ou outros receptores.

B. Fármacos que bloqueiam os transportadores de serotonina e de norepinefrina

Inúmeros antidepressivos exercem efeitos inibitórios mistos sobre ambos os transportadores de serotonina e de norepinefrina. Os fármacos mais recentes dessa classe (venlafaxina e duloxetina) são denominados IRSNs. Já os do grupo mais antigo são designados como ADTs, com base em suas estruturas. O NET é muito semelhante estruturalmente ao transportador de 5-HT. Assim como o transportador de serotonina, é um complexo transmembrana de 12 domínios que se liga alostericamente aos IRSNs e ADTs. O NET também exibe afinidade moderada com a dopamina.

1. *Inibidores da recaptação de serotonina e norepinefrina*

Os IRSNs ligam-se aos transportadores de serotonina e de norepinefrina. A venlafaxina é um inibidor fraco do NET, ao passo que a desvenlafaxina, a duloxetina, a milnaciprana e a levomilnaciprana são inibidores mais balanceados do SERT e do NET. Entretanto, a afinidade da maioria dos IRSNs tende a ser muito maior com o SERT do que com o NET. Os IRSNs diferem dos ADTs, visto que carecem dos potentes efeitos anti-histamínicos, bloqueadores α-adrenérgicos e anticolinérgicos dos ADTs. Em consequência, os IRSNs tendem a ser preferidos aos ADTs no tratamento do TDM e das síndromes de dor, em virtude de sua melhor tolerabilidade.

2. *Antidepressivos tricíclicos* Os ADTs assemelham-se aos IRSNs na sua função, e acredita-se que a sua atividade antidepressiva esteja relacionada principalmente com a inibição da recaptação de 5-HT e norepinefrina. Dentro da classe dos ADTs, observa-se uma considerável variabilidade na afinidade com SERT *versus* NET. Por exemplo, a clomipramina apresenta uma afinidade relativamente muito pequena com NET, porém liga-se fortemente ao SERT. Essa seletividade quanto ao transportador de serotonina contribui para os benefícios conhecidos da clomipramina no tratamento do TOC. Por outro lado, os ADTs de aminas secundárias, a desipramina e a nortriptilina, são relativamente mais seletivos quanto ao NET. Embora a imipramina, um ADT de amina terciária, exerça mais efeitos serotonérgicos no início, o seu metabólito, a desipramina, equilibra esse efeito com maior inibição do NET.

As reações adversas comuns dos ADTs, incluindo boca seca e constipação intestinal, são atribuíveis aos potentes efeitos antimuscarínicos de muitos desses fármacos. Os ADTs também tendem a ser antagonistas potentes do receptor de histamina H_1. Algumas vezes, os ADTs, como a doxepina, são prescritos como hipnóticos e usados no tratamento do prurido, em virtude de suas propriedades anti-histamínicas. O bloqueio dos receptores α-adrenérgicos pode resultar em hipotensão ortostática significativa, particularmente em pacientes mais velhos.

C. Moduladores dos receptores 5-HT

A principal ação da nefazodona e da trazodona parece consistir em bloqueio do receptor $5\text{-}HT_{2A}$. A inibição desse receptor em estudos realizados em animais e seres humanos está associada a efeitos ansiolíticos, antipsicóticos e antidepressivos substanciais. Em contrapartida, os agonistas do receptor $5\text{-}HT_{2A}$, por exemplo, o ácido lisérgico (LSD) e a mescalina, com frequência são alucinógenos e ansiogênicos. O receptor $5\text{-}HT_{2A}$ é acoplado à proteína G e está distribuído por todo o neocórtex.

A nefazodona é um inibidor fraco do SERT e do NET, porém atua como potente antagonista do receptor $5\text{-}HT_{2A}$ pós-sináptico, assim como seus metabólitos. A trazodona também é um inibidor fraco, porém seletivo, do SERT, com pouco efeito sobre o NET. O seu principal metabólito, a m-cpp, é um potente antagonista $5\text{-}HT_2$, e grande parte dos benefícios da trazodona como antidepressivo pode ser atribuída a esse efeito. A trazodona também apresenta propriedades bloqueadoras α-adrenérgicas pré-sinápticas fracas a moderadas e atua como antagonista modesto do receptor H_1.

Conforme descrito anteriormente, a vortioxetina tem efeitos multimodais sobre uma variedade de receptores 5-HT e é um inibidor alostérico do SERT. Não apresenta nenhuma atividade direta conhecida sobre os receptores de norepinefrina ou de dopamina.

D. Antidepressivos tetracíclicos e unicíclicos

As ações da bupropiona ainda estão pouco elucidadas. A bupropiona e seu principal metabólito, a hidroxibupropiona, são inibidores modestos a moderados da recaptação de norepinefrina e de dopamina em estudos realizados em animais. Todavia, esses efeitos parecem menores do que aqueles associados ao benefício antidepressivo. Um efeito mais significativo da bupropiona consiste na liberação pré-sináptica das catecolaminas. Em estudos realizados em animais, a bupropiona parece aumentar substancialmente a disponibilidade pré-sináptica de norepinefrina e, em menor grau, de dopamina. A bupropiona praticamente não tem nenhum efeito direto sobre o sistema serotonérgico.

A mirtazapina possui uma farmacologia complexa. Atua como antagonista do autorreceptor α_2 pré-sináptico e aumenta a liberação tanto de norepinefrina quanto de 5-HT. Além disso, a mirtazapina é um antagonista dos receptores $5\text{-}HT_2$ e $5\text{-}HT_3$. Por fim, a mirtazapina atua como potente antagonista H_1, que está associado aos efeitos sedativos do fármaco.

As ações da amoxapina e da maprotilina assemelham-se àquelas dos ADTs, como a desipramina. Ambas são inibidores potentes do NET e menos potentes do SERT. Além disso, possuem propriedades anticolinérgicas. Diferentemente dos ADTs e de outros antidepressivos, a amoxapina é um inibidor moderado do receptor D_2 pós-sináptico. Com essa ação, a amoxapina possui algumas propriedades antipsicóticas.

A vilazodona é um potente inibidor da recaptação de serotonina e um agonista parcial do receptor $5\text{-}HT_{1A}$. Acredita-se que os agonistas parciais do receptor $5\text{-}HT_{1A}$, como a buspirona, tenham propriedades antidepressivas e ansiolíticas leves a moderadas.

E. Inibidores da monoaminoxidase

Os IMAOs atenuam as ações da monoaminoxidase no neurônio e aumentam o conteúdo de monoaminas. Existem duas formas de monoaminoxidase. A MAO-A é encontrada nos neurônios de dopamina e de norepinefrina e ocorre principalmente no cérebro, no intestino, na placenta e no fígado; seus principais substratos são a norepinefrina (noradrenalina), a epinefrina (adrenalina) e a serotonina. A MAO-B é encontrada sobretudo nos neurônios serotonérgicos e histaminérgicos e ocorre no cérebro, no fígado e nas plaquetas. A MAO-B atua principalmente sobre a dopamina, a tiramina, a feniletiramina e a benzilamina. Tanto a MAO-A como a MAO-B metabolizam a triptamina.

Os IMAOs são classificados de acordo com a sua especificidade em relação à MAO-A e à MAO-B e seus efeitos irreversíveis ou reversíveis. A fenelzina e a tranilcipromina são exemplos de IMAOs não seletivos irreversíveis. A moclobemida é um inibidor reversível e seletivo da MAO-A, que não está disponível nos Estados Unidos (nem no Brasil). A moclobemida pode ser deslocada da MAO-A pela tiramina, o que diminui o risco de interações alimentares. A selegilina é um fármaco irreversível e específico da MAO-B em baixas doses. A selegilina mostra-se útil no tratamento da doença de Parkinson nessas baixas doses. Entretanto, com doses mais altas, torna-se um IMAO não seletivo, semelhante a outros fármacos.

F. Antagonistas dos Receptores NMDA

Embora a cetamina e a escetamina atuem principalmente como antagonistas não competitivos do receptor NMDA, esses fármacos possuem outras propriedades farmacodinâmicas que devem contribuir para a eficácia na depressão e em outros transtornos. Isso inclui interações com receptores opioides, receptores monoaminérgicos, receptores colinérgicos e canais de Ca^{2+} sensíveis à voltagem. Apesar do seu uso como anestésico, a cetamina parece não atuar nos receptores GABA.

Os efeitos da cetamina e escetamina nas monoaminas assim como seus efeitos nos receptores NMDA ainda não estão bem estabelecidos. A maioria dos estudos, mas não todos, sugere que a cetamina aumenta a atividade dopaminérgica por meio da inibição da recaptura de dopamina. Os efeitos dopaminérgicos poderiam explicar a euforia e os efeitos psicomiméticos do fármaco. Além disso, evidências apontam que as propriedades antidepressivas e analgésicas da cetamina se devem ao aumento da atividade das vias serotonérgicas descendentes.

G. Moduladores dos receptores $GABA_A$

A proposta de uso da brexanolona é redefinir a função cerebral por meio da modulação do receptor $GABA_A$. Os receptores $GABA_A$ são canais iônicos condutores de cloreto controlados por ligante (Capítulo 22) que mostraram mediar a inibição de redes neurais, incluindo aquelas associadas à hiperatividade límbica na depressão maior. A brexanolona é um modulador alostérico positivo dos receptores $GABA_A$ tanto pré quanto pós-sinapticamente. Como tal, induz a inibição tônica e fásica rápida de várias redes GABA responsáveis por regular e manter essas redes. Acredita-se que a brexanolona também aumenta a inibição tônica por meio de efeitos nas vias do GABA de e para as superfícies neuronais e lateralmente entre os locais sinápticos e extrassinápticos. A **zuranolona** (Trial of SAGE-217) é similar e está em estudo de fase 2.

FARMACOLOGIA CLÍNICA DOS ANTIDEPRESSIVOS

Aplicações clínicas

A. Depressão

A indicação dos antidepressivos no tratamento da depressão maior é bastante ampla. Os antidepressivos estão aprovados, em sua maioria, para o tratamento tanto agudo como em longo prazo da depressão maior. Os episódios agudos de TDM tendem a durar cerca de 6 a 14 meses sem tratamento, porém pelo menos 20% dos episódios duram 2 anos ou mais.

O tratamento agudo do TDM tem por objetivo a remissão de todos os sintomas. No entanto, uma parte dos pacientes tratados com antidepressivos responde apenas parcialmente ao tratamento. Em geral, após a implementação do tratamento espera-se que o efeitos sejam percebidos em 1 a 2 meses. Quando os sintomas não melhoram no período de 8-12 semanas, estaria indicada a troca por outro antidepressivo. Usualmente, cerca de 30-40% dos pacientes respondem de forma satisfatória ao primeiro antidepressivo prescrito. Para aqueles cuja resposta antidepressiva não é satisfatória, é recomedada a troca por outro antidepressivo ou até mesmo associações farmacológicas. Por exemplo, a bupropiona, um antidepressivo atípico, ou a mirtazapina, podem ser adicionadas a um ISRS ou IRSN para aumentar o benefício antidepressivo quando a monoterapia não é bem-sucedida. Cerca de 70 a 80% dos pacientes podem apresentar remissão clínica com o uso de doses adequadas de antidepressivos ou pela substituição por um novo fármaco, quando necessário. Uma vez que se tenha a resposta adequada, recomenda-se a continuação do tratamento por um período mínimo de 6 a 12 meses a fim de reduzir o risco substancial de recidiva.

Cerca de 85% dos pacientes com TDM apresentarão uma recidiva ao longo da vida. A recidiva é bastante comum, podendo ocorrer em muitos pacientes, e pode evoluir para episódios mais graves, crônicos e resistentes ao tratamento. Por conseguinte, não é incomum que o paciente necessite de tratamento de manutenção para evitar recidivas. Embora estudos de tratamento de manutenção de mais de 5 anos sejam incomuns, os estudos em longo prazo com ADTs, IRSNs e ISRSs sugerem um benefício protetor significativo quando esses fármacos são administrados de modo crônico. Assim, para aqueles sujeitos que possuem histórico de dois ou mais episódios depressivos graves nos anos prescedentes ou três ou mais episódios ao longo da vida, recomenda-se o tratamento de manutenção com antidepressivos.

Ainda não foi estabelecido claramente se os antidepressivos são úteis para todos os tipos de depressão. Por exemplo, pacientes com depressão bipolar podem não obter muito benefício dos antidepressivos, mesmo quando acrescentados a estabilizadores do humor. Com efeito, os antidepressivos estão algumas vezes associados a virada maníaca ou a uma ciclagem mais rápida. Também existe alguma discussão sobre a eficácia global dos antidepressivos na depressão unipolar, já que algumas metanálises mostram grandes efeitos, enquanto outras revelam efeitos mais modestos. Apesar dessa controvérsia, há pouca discordância quanto ao fato de que os antidepressivos têm benefícios importantes para a maioria dos pacientes.

As intervenções de psicoterapia, como a terapia cognitivo-comportamental, parecem tão efetivas quanto o tratamento com antidepressivos nos casos de depressão leve a moderada. Entretanto, a terapia cognitivo-comportamental tende a levar mais tempo para ser efetiva e, em geral, é de custo mais alto do que o tratamento com antidepressivos. Com frequência, a psicoterapia é combinada com tratamento antidepressivo, e a associação parece ser mais efetiva do que uma das estratégias isoladas.

B. Transtornos de ansiedade

Depois da depressão maior, os transtornos de ansiedade representam a aplicação mais comum dos antidepressivos. Diversos ISRSs e IRSNs foram aprovados para todos os transtornos de ansiedade maior, inclusive TEPT, TOC, transtorno de ansiedade social, TAG e transtorno de pânico. O transtorno de pânico caracteriza-se por episódios recorrentes de ansiedade excessiva de curta duração, que com frequência ocorrem sem um fator precipitante. Os pacientes começam a temer um ataque ou evitam situações nas quais poderiam ter um ataque. Por sua vez, o TAG caracteriza-se por ansiedade flutuante crônica e excessiva preocupação, que tende a ser de natureza crônica. Embora os antidepressivos e os fármacos da classe dos sedativo-hipnóticos ainda sejam usados em certas ocasiões para o tratamento dos transtornos de ansiedade, atualmente, recomenda-se como primeira escolha de tratamento os ISRSs e IRSNs.

Os benzodiazepínicos (ver Capítulo 22) produzem um alívio muito mais rápido da ansiedade generalizada e do pânico do que qualquer um dos antidepressivos. Entretanto, os antidepressivos parecem mais efetivos do que os benzodiazepínicos no tratamento em longo prazo dos transtornos de ansiedade. Além disso, os antidepressivos não estão associados ao risco de dependência e de tolerância associado aos benzodiazepínicos.

Sabe-se que o TOC responde a antidepressivos serotonérgicos. Esse transtorno é caracterizado por pensamentos repetitivos que provocam ansiedade (obsessões) ou comportamentos repetitivos (compulsões) com o objetivo de reduzir a ansiedade. A clomipramina e vários dos ISRSs foram aprovados para o tratamento do TOC, com eficácia moderada. A terapia comportamental é geralmente associada ao antidepressivo com vistas à obtenção de benefícios adicionais.

O transtorno de ansiedade social é raramente diagnosticado, porém bastante comum – o paciente sente uma intensa ansiedade nas interações sociais. Essa ansiedade pode limitar sua capacidade de funcionamento adequado no emprego ou nas relações interpessoais. Vários ISRSs e a venlafaxina foram aprovados para o tratamento da ansiedade social. A eficácia dos ISRSs nesse transtorno é maior em alguns estudos do que a sua eficácia no tratamento do TDM.

O TEPT manifesta-se quando um evento traumático ou que comporta risco de vida resulta em pensamentos ou imagens intrusivos, que provocam ansiedade, hipervigilância, pesadelos e esquiva das situações que lembram ao paciente o trauma. Os ISRSs são considerados o tratamento de primeira escolha para o TEPT e podem ser benéficos para diversos sintomas, inclusive pensamentos ansiosos e hipervigilância. Outros tratamentos, como intervenções psicoterapêuticas, são geralmente necessários, além dos antidepressivos.

C. Distúrbios dolorosos

Antidepressivos possuem propriedades analgésicas que são independentes dos efeitos de humor. Os ADTs têm sido usados no tratamento de condições neuropáticas e outras condições de dor desde a década de 1960. Os medicamentos que apresentam propriedades bloqueadoras da recaptação de norepinefrina e 5-HT com frequência são úteis no tratamento dos distúrbios de dor. As vias monoaminérgicas corticospinais ascendentes parecem importantes no sistema analgésico endógeno. Além disso, as condições de dor crônica estão comumente associadas à depressão maior. Os ADTs continuam sendo prescritos comumente para algumas dessas condições, ao passo que os IRSNs estão sendo cada vez mais utilizados. Em 2010, a duloxetina foi aprovada para o tratamento da dor articular e muscular crônica. Conforme assinalado anteriormente, a milnaciprana foi aprovada para o tratamento da fibromialgia nos Estados Unidos e para o TDM em outros países (não disponível no Brasil). Outros IRSNs, como a desvenlafaxina, estão sendo investigados quanto ao seu uso no tratamento de uma variedade de condições de dor, desde neuralgia pós-herpética até dor lombar crônica.

D. Transtorno Disfórico Pré-menstrual

Aproximadamente 5% das mulheres em idade fértil terão alterações de humor e sintomas físicos proeminentes durante a fase lútea tardia de quase todos os ciclos, apresentando sintomas de ansiedade, humor deprimido, irritabilidade, insônia, fadiga e uma variedade de outros sintomas físicos. Esses sintomas são mais graves do que aqueles clinicamente observados na síndrome pré-menstrual (SPM) e podem ser muito prejudiciais para as atividades ocupacionais e interpessoais. Sabe-se que os ISRSs são benéficos para muitas mulheres com TDPM, e a fluoxetina e a sertralina foram aprovadas para essa indicação. O tratamento durante 2 semanas por mês na fase lútea é tão efetivo quanto o tratamento contínuo. O efeito rápido dos ISRSs no TDPM pode estar associado ao rápido aumento das concentraçoes de pregnenolona.

E. Tratamento do tabagismo

A bupropiona foi aprovada em 1997 para o tratamento do tabagismo. Cerca de 2 vezes mais pessoas tratadas com bupropiona do que as que receberam placebo apresentaram redução do desejo intenso de fumar. Além disso, pacientes em uso de bupropiona parecem ter menos sintomas de humor e possivelmente menos ganho de peso durante a abstinência de nicotina. A bupropiona parece aproximadamente tão efetiva quanto os adesivos de nicotina no abandono do tabagismo. O mecanismo pelo qual a bupropiona mostra-se útil nessa aplicação não é conhecido, porém o fármaco pode simular os efeitos da nicotina sobre a dopamina e sobre a norepinefrina e inibir os receptores nicotínicos. Sabe-se também que a nicotina possui efeitos antidepressivos em algumas pessoas e que a bupropiona pode substituir esse efeito.

Outros antidepressivos também atuam no tratamento do tabagismo. Foi demonstrada a utilidade da nortriptilina no abandono do tabagismo, porém os efeitos não foram tão consistentes quanto os observados com a bupropiona.

F. Transtornos Alimentares

A bulimia e a anorexia nervosa são transtornos potencialmente devastadores. A bulimia caracteriza-se pelo consumo episódico de grandes quantidades de alimento (ingestão compulsiva), seguido de purgação ritualística pela indução de vômito, uso de laxantes ou outros métodos. As complicações clínicas da purgação, como hipocalemia, são comuns e perigosas. A anorexia é um transtorno em que a redução da ingestão de alimento resulta em perda de 15% ou mais do peso corporal ideal, e a pessoa tem medo mórbido de ganhar peso, bem como uma imagem corporal altamente distorcida.

A anorexia com frequência é crônica e pode ser fatal em 10% ou mais dos casos.

Os antidepressivos parecem úteis no tratamento da bulimia, mas não no da anorexia. A fluoxetina foi aprovada para o tratamento da bulimia em 1996, e outros antidepressivos também demonstraram benefícios na redução do ciclo de compulsão alimentar-purgação. No momento, o principal tratamento para a anorexia consiste em realimentação, terapia familiar e terapia cognitivo-comportamental.

A bupropiona pode ter algum benefício no tratamento da obesidade. Pacientes obesos não deprimidos tratados com bupropiona foram capazes de perder um pouco mais de peso e manter essa perda em relação a uma população semelhante tratada com placebo. No entanto, a perda de peso não foi robusta e parece haver opções mais eficazes para a perda de peso (ver Capítulo 16).

G. Outros usos dos antidepressivos

Os antidepressivos são usados em muitas outras aplicações com e sem indicações em bula. A enurese em crianças constitui uma indicação oficial de alguns ADTs, porém esses fármacos são, hoje, menos usados em virtude de seus efeitos colaterais. A duloxetina, um IRSN, foi aprovada na Europa para o tratamento da incontinência urinária por estresse. Muitos dos antidepressivos serotonérgicos parecem úteis no tratamento dos sintomas vasomotores na perimenopausa. A desvenlafaxina está sendo considerada para aprovação pela FDA no tratamento desses sintomas vasomotores, e os estudos realizados sugeriram que os ISRSs, a venlafaxina e a nefazodona também podem proporcionar algum benefício. Embora os antidepressivos serotonérgicos estejam comumente associados a efeitos sexuais adversos, alguns desses efeitos poderiam ser úteis para alguns transtornos sexuais. Por exemplo, sabe-se que os ISRSs retardam o orgasmo em alguns pacientes. Por esse motivo, os ISRSs são algumas vezes usados no tratamento da ejaculação precoce. Além disso, a bupropiona vem sendo usada como substituta aos ISRS em pacientes que queixam-se de disfunção sexual.

ESCOLHENDO UM ANTIDEPRESSIVO

A escolha de um antidepressivo depende, em primeiro lugar, da indicação. Nem todas as condições respondem igualmente a todos os antidepressivos. Entretanto, no tratamento do TDM, é difícil demonstrar que determinado antidepressivo é mais efetivo do que outro. Por conseguinte, a escolha de um antidepressivo no tratamento da depressão baseia-se sobretudo em considerações práticas, como custo, disponibilidade, reações adversas, interações medicamentosas potenciais, história de resposta ou ausência de resposta do paciente e preferência dele. Outros fatores, como idade, sexo e condição clínica do paciente também podem orientar a seleção do antidepressivo. Por exemplo, pacientes idosos são particularmente sensíveis aos efeitos anticolinérgicos dos ADTs. Os efeitos inibitórios da fluvoxamina, um ISRS, sobre a CYP3A4 podem torná-la uma escolha problemática em alguns pacientes idosos, visto que esse fármaco interage com muitas outras medicações. Há indícios de que as mulheres respondem e toleram os antidepressivos serotonérgicos melhor do que os noradrenérgicos ou ADTs, porém faltam dados consistentes que corroborem essas diferenças de gênero. Pacientes com glaucoma de ângulo estreito podem sofrer exacerbação com o uso de antidepressivos noradrenérgicos e a bupropiona e outros antidepressivos reduzem comprovadamente o limiar convulsivo em pacientes com epilepsia.

No momento, os ISRSs são os fármacos de primeira escolha mais prescritos no tratamento do TDM e dos transtornos de ansiedade. Devem sua popularidade à facilidade de seu uso, à tolerabilidade e à segurança em sobredose. A dose inicial de ISRSs é geralmente igual à dose terapêutica para a maioria dos pacientes, de modo que talvez não haja necessidade de titulação. Além disso, os ISRSs estão disponíveis em sua maioria na forma de genéricos, de baixo custo. Outros fármacos, incluindo os IRSNs, a bupropiona e a mirtazapina, também são fármacos de primeira escolha para o tratamento de TDM. A bupropiona, a mirtazapina e a nefazodona são os antidepressivos que apresentam menor associação com efeitos adversos sexuais, razão pela qual são prescritos com frequência. Entretanto, não se acredita que a bupropiona seja efetiva no tratamento dos transtornos de ansiedade e pode ser pouco tolerada no paciente ansioso. A principal indicação da bupropiona consiste no tratamento da depressão maior, incluindo a sazonal (do inverno). Os usos sem indicação em bula da bupropiona incluem o tratamento do transtorno de déficit de atenção e hiperatividade (TDAH). A bupropiona é comumente combinada com outros antidepressivos para potencializar a resposta terapêutica. A principal indicação da mirtazapina consiste no tratamento da depressão maior. Entretanto, suas notáveis propriedades anti-histamínicas contribuíram para o seu uso ocasional como hipnótico e como tratamento adjuvante de antidepressivos mais ativos.

Na atualidade, os ADTs e os IMAOs estão relegados ao tratamento de segunda ou de terceira escolha do TDM. Tanto os ADTs como os IMAOs são potencialmente letais em sobredose, exigem titulação para a obtenção de uma dose terapêutica, apresentam graves interações medicamentosas e têm inúmeras reações adversas. Em consequência, o seu uso no tratamento do TDM ou da ansiedade é reservado a pacientes que não respondem a outros fármacos. Sabe-se que há pacientes cuja depressão só responde a IMAOs ou a ADTs. No entanto, em razão do que foi aqui exposto, é provável que esses medicamentos acabem por ser subutilizados no tratamento de pacientes com depressão resistente.

O uso de antidepressivos fora do tratamento do TDM tende a exigir fármacos específicos. Por exemplo, os ADTs e os IRSNs parecem úteis no tratamento de condições de dor, ao passo que outras classes de antidepressivos são bem menos efetivas. Os ISRSs e a clomipramina, um ADT altamente serotonérgico, mostram-se efetivos no tratamento do TOC, porém os antidepressivos noradrenérgicos não demonstraram ser tão úteis nesse transtorno. A bupropiona e nortriptilina mostram-se úteis no tratamento do tabagismo, porém os ISRSs não demonstraram ter utilidade. Por conseguinte, fora do tratamento da depressão, a escolha de um antidepressivo depende sobretudo do benefício conhecido de determinado antidepressivo ou classe para uma indicação específica.

POSOLOGIA

A dose ideal de um antidepressivo depende de sua indicação e do paciente. No caso dos ISRSs, dos IRSNs e de vários fármacos mais recentes, a dose inicial para o tratamento da depressão consiste geralmente em uma dose terapêutica (Tabela 30-3). Os pacientes que apresentam pouco ou nenhum benefício pelo menos 4 semanas de tratamento podem beneficiar-se de uma dose mais alta, embora tenha sido difícil demonstrar qualquer vantagem evidente de doses mais altas de ISRSs, IRSNs e outros antidepressivos mais recentes. Em geral, a dose é titulada até a dose máxima recomendada ou até

TABELA 30-3 Faixas posológicas dos antidepressivos

Fármaco	Dose terapêutica habitual (mg/dia)
ISRSs	
Citalopram	20-60
Escitalopram	10-30
Fluoxetina	20-60
Fluvoxamina	100-300
Paroxetina	20-60
Sertralina	50-200
IRSNs	
Venlafaxina	75-375
Desvenlafaxina	50-200
Duloxetina	40-120
Milnaciprana	100-200
Tricíclicos	
Amitriptilina	150-300
Clomipramina	100-250
Desipramina	150-300
Doxepina	150-300
Imipramina	150-300
Nortriptilina	50-150
Protriptilina	15-60
Maleato de trimipramina	150-300
Antagonistas dos 5-HT_2	
Nefazodona	300-500
Trazodona	150-300
Tetracíclicos e unicíclicos	
Amoxapina	150-400
Bupropiona	200-450
Maprotilina	150-225
Mirtazapina	15-45
IMAOs	
Isocarboxazida	30-60
Fenelzina	45-90
Selegilina	20-50
Tranilcipromina	30-60
Antagonistas NMDA	
Escetamina (intranasal)	56-84
Cetamina (IV)	0,5 mg/kg/h
Moduladores $GABA_A$	
Brexanolona (IV)	30-90 μg/kg/h

GABA, ácido γ-aminobutírico; IMAOs, inibidores da monoaminoxidase; IRSNs, inibidores da recaptação de serotonina e norepinefrina; ISRSs, inibidores seletivos de recaptação de serotonina; NMDA, *N*-metil-D-aspartato.

a maior dose tolerada se o paciente não responder a doses mais baixas. Alguns pacientes beneficiam-se de doses mais baixas do que a dose terapêutica mínima habitual recomendada. Em geral, os ADTs e os IMAOs exigem titulação para a dose terapêutica no decorrer de várias semanas. A dose dos ADTs pode ser orientada pelo monitoramento das concentrações séricas desses fármacos.

Alguns transtornos de ansiedade exigem doses mais altas de antidepressivos do que aquelas usadas no tratamento da depressão maior. Por exemplo, para obter benefícios ótimos, pacientes com TOC frequentemente necessitam de doses máximas ou um pouco mais altas do que a dose máxima recomendada para o TDM. De forma semelhante, a dose mínima de paroxetina usada no tratamento efetivo do transtorno de pânico é mais alta do que a dose mínima necessária ao tratamento efetivo da depressão.

No tratamento dos distúrbios de dor, doses modestas de ADTs costumam ser suficientes. Por exemplo, uma dose de 25 a 50 mg/dia de imipramina é benéfica no tratamento da dor associada a uma neuropatia, porém representa uma dose subterapêutica no tratamento do TDM. Por outro lado, os IRSNs são geralmente prescritos para distúrbios de dor nas mesmas doses empregadas no tratamento da depressão.

REAÇÕES ADVERSAS

Embora algumas sejam comuns a todos os antidepressivos, as reações adversas são, em sua maioria, específicas de uma subclasse de fármacos e de seus efeitos farmacodinâmicos. Embora o risco aumentado de suicídio associado ao uso de antidepressivos em jovens seja ainda controverso, existe uma advertência da FDA aplicada a todos os antidepressivos e a disfunção sexual que sugere que o uso de antidepressivos está associado à ideação e à tentativa de suicídio, mas não à sua execução, em até 4% dos pacientes com menos de 25 anos aos quais foram prescritos antidepressivos em estudos clínicos.* Essa taxa é cerca de 2 vezes aquela observada no tratamento com placebo. No caso de indivíduos com mais de 25 anos, não há nenhum risco aumentado nem reduzido de pensamentos suicidas e tentativa de suicídio durante o uso de antidepressivos, particularmente depois dos 65 anos. Embora uma pequena minoria de pacientes possa ter um aumento emergente associado ao tratamento na ideação suicida com o uso de antidepressivos, a *ausência* de tratamento de um episódio depressivo maior em todos os grupos etários representa um fator de risco particularmente importante de suicídio.

A. Inibidores seletivos da recaptação de serotonina

As reações adversas dos antidepressivos mais prescritos – os ISRSs – podem ser antecipados a partir da inibição potente do SERT. Os ISRSs aumentam o tônus serotonérgico, não apenas no cérebro, mas em todo o corpo. O aumento da atividade serotonérgica no trato gastrintestinal está comumente associado a náuseas, desconforto gastrintestinal, diarreia e outros sintomas gastrintestinais. Em geral, as reações adversas gastrintestinais surgem precocemente durante o início do tratamento e tendem a diminuir depois da primeira semana. O aumento do tônus serotonérgico ao nível da medula espinal e acima está associado a uma diminuição da função e interesse sexuais. Em consequência, pelo menos 30 a 40% dos pacientes tratados com ISRSs queixam-se de perda da libido, orgasmo tardio ou diminuição da excitação. Com frequência, a disfunção sexual persiste enquanto o paciente estiver tomando o antidepressivo, mas podem diminuir com o passar do tempo.

Outras reações adversas relacionadas com os efeitos serotonérgicos dos ISRSs e da vortioxetina incluem aumento das cefaleias e insônia ou hipersonia. Alguns pacientes ganham peso enquanto usam

*N. de. R.T. Essa advertência não é aplicada no Brasil pela Anvisa.

ISRSs, particularmente a paroxetina. A súbita interrupção de ISRSs de meia-vida curta, como a paroxetina e a sertralina, está associada a uma *síndrome de retirada abrupta* em alguns pacientes, que se caracteriza por tontura, parestesias e outros sintomas que surgem 1 ou 2 dias após a interrupção do fármaco e persistem por 1 semana ou mais.

Os antidepressivos são, em sua maioria, fármacos da categoria C de acordo com o sistema de classificação de teratógenos da FDA. Existe uma associação da paroxetina com defeitos dos septos cardíacos no primeiro trimestre. Por conseguinte, a paroxetina é um fármaco de categoria D. Outras associações possíveis do ISRSs com complicações pós-natais, incluindo hipertensão pulmonar, não foram claramente estabelecidas.

B. Inibidores da recaptação de serotonina e norepinefrina e antidepressivos tricíclicos

Os IRSNs apresentam muitas das reações adversas serotonérgicas associadas aos ISRSs. Além disso, os IRSNs também podem ter efeitos noradrenérgicos, incluindo aumento da pressão arterial e da função cardíaca, bem como ativação do SNC, como insônia, ansiedade e agitação. Os efeitos hemodinâmicos dos IRSNs não tendem a ser problemáticos na maioria dos pacientes. Foi observada uma elevação da pressão arterial relacionada com a dose mais comumente usada com a venlafaxina de liberação imediata do que com outros IRSNs. De forma semelhante, existem mais relatos de cardiotoxicidade com a sobredose de venlafaxina do que com outros IRSNs ou ISRSs. A duloxetina raramente está associada à hepatoxicidade em pacientes com história de lesão hepática. Todos os IRSNs foram associados a uma síndrome de retirada abrupta similar àquela observada com a interrupção dos ISRSs.

As principais reações adversas dos ADTs foram descritas anteriormente. Os efeitos anticolinérgicos são, talvez, os mais comuns. Esses efeitos incluem boca seca, constipação, retenção urinária, visão turva e confusão. São mais comuns com os ADTs de aminas terciárias, como a amitriptilina e a imipramina, do que com os ADTs de aminas secundárias, como a desipramina e a nortriptilina. O bloqueio dos receptores α-adrenérgicos dos ADTs frequentemente resulta em hipotensão ortostática. O antagonismo H_1 exercido pelos ADTs está associado a ganho de peso e sedação. Os ADTs são fármacos antiarrítmicos da classe 1A (ver Capítulo 14) e arritmogênicos em doses mais altas. É comum a ocorrência de disfunção sexual, em particular com os ADTs altamente serotonérgicos, como a clomipramina. Os ADTs estão associados a uma síndrome de retirada abrupta, caracterizada por rebote colinérgico e sintomas gripais.

C. Moduladores dos receptores 5-HT

As reações adversas mais comuns associadas aos antagonistas dos receptores 5-HT_2 consistem em sedação e distúrbios gastrintestinais. Os efeitos sedativos, particularmente com a trazodona, podem ser muito pronunciados. Por conseguinte, não surpreende que o tratamento da insônia seja, atualmente, a principal aplicação da trazodona. Os efeitos gastrintestinais parecem estar relacionados com a dose e são menos pronunciados do que aqueles observados com o uso de IRSNs ou de ISRSs. Os efeitos adversos na função sexual não são comuns no tratamento com nefazodona ou trazodona em consequência dos efeitos serotonérgicos relativamente seletivos desses fármacos no receptor 5-HT_2, e não no SERT. Todavia, a trazodona foi raramente associada à indução de priapismo. Tanto a nefazodona como a trazodona são fármacos alfabloqueadores, que podem produzir hipotensão ortostática relacionada com a dose em alguns pacientes. A nefazodona tem sido associada à hepatoxicidade, inclusive raros casos fatais e de insuficiência hepática fulminante, exigindo transplante. A taxa de hepatoxicidade grave com o uso de nefazodona foi estimada em 1 em 250.000 a 1 em 300.000 pacientes-ano tratados com nefazodona.

À semelhança dos ISRSs, as reações adversas mais comuns da vortioxetina são serotonérgicas e consistem em efeitos gastrintestinais dose-dependentes, particularmente náuseas, bem como disfunção sexual. A vortioxetina em doses mais altas tende a aumentar a taxa de efeitos colaterais gastrintestinais e sexuais. Os riscos teratogênicos da vortioxetina não são conhecidos. Todavia, à semelhança da maioria dos outros antidepressivos, é considerada como fármaco de categoria C.

D. Tetracíclicos e unicíclicos

A amoxapina está algumas vezes associada a uma síndrome parkinsoniana em virtude de sua ação bloqueadora D_2. A mirtazapina possui efeito sedativo significativo. A maprotilina exibe uma afinidade moderadamente alta com o NET e pode causar reações adversas semelhantes às dos ADTs e, às vezes, convulsões. A bupropiona está associada ocasionalmente a agitação, insônia e anorexia. A vilazodona pode apresentar taxas ligeiramente mais altas de desconforto gastrintestinal, incluindo diarreia e náuseas, em comparação com os ISRSs.

E. Inibidores da monoaminoxidase

As reações adversas mais comuns dos IMAOs que levam à interrupção desses fármacos consistem em hipotensão ortostática e ganho de peso. Além disso, os IMAOs não seletivos irreversíveis estão associados a maiores taxas de disfunção sexual entre todos os antidepressivos. A anorgasmia é bastante comum com o uso de doses terapêuticas de alguns IMAOs. As propriedades semelhantes às anfetaminas de alguns IMAOs contribuem para ativação, insônia e inquietação observadas em alguns pacientes. A fenelzina tende a ser mais sedativa do que a selegilina ou a tranilcipromina. Doses mais altas de IMAOs estão algumas vezes associadas à confusão. Tendo em vista a sua capacidade de bloquear o metabolismo da tiramina e de aminas semelhantes ingeridas, os IMAOs podem causar interações perigosas com certos alimentos e fármacos serotonérgicos (ver "Interações"). Por fim, os IMAOs têm sido associados a uma síndrome de retirada abrupta, manifestada por apresentação semelhante a delírio, com psicose, excitação e confusão.

F. Antagonistas dos receptores NMDA

As reações adversas da cetamina e da escetamina são consistentes com o perfil farmacológico. As reações adversas de curto prazo desses fármacos são sedação, dissociação, hipertensão, náusea, taquicardia e prejuízo cognitivo. A maioria desses efeitos ocorre próximo à administração do fármaco e geralmente se dissipam em minutos a horas. Nos ensaios de fase III da escetamina, 8 a 17% dos pacientes tiveram um aumento da pressão arterial sistólica de > 40 mmHg e > 25 mmHg diastólica na primeira 1,5 hora após a administração. Até 75% dos pacientes apresentaram sintomas dissociativos (p. ex., despersonalização, desrealização, experiências fora do corpo, distorções do tempo), embora estes tendessem a ser mais comuns nas primeiras 2 horas de administração. Portanto, o protocolo para prescrição de escetamina exigirá que os pacientes permaneçam em observação por pelo menos 2 horas após a administração.*

A cetamina tem sido usada como droga de abuso em algumas partes do mundo, principalmente em partes da China e no Sudeste da Ásia. O abuso de cetamina em longo prazo tem sido associado à dependência, efeitos psicomimético (incluindo alucinações auditivas e visuais e delírios paranoides), inflamação e ulcerações da bexiga. Nos ensaios clínicos de longo prazo que avaliaram a eficácia da escetamina intranasal na depressão, quando administrada de forma intermitente (2 vezes por semana por 4 semanas, 1 vez por semana por 4 semanas, e 1 vez a cada 2 semanas a partir de então), não houve casos de abuso, ulcerações da bexiga ou outros efeitos colaterais de longo prazo.

G. Moduladores dos receptores $GABA_A$

As reações adversas mais comuns da brexanolona IV observadas nos ensaios clínicos foram cefaleia, tontura e sonolência. Cerca de 27% das pacientes nos estudos de depressão pós-parto experimentaram sedação em comparação com 14% das pacientes tratadas com placebo. A brexanolona tem meia-vida terminal de cerca de 12 horas, e a sedação não parece persistir após a interrupção da infusão. Houve uma reação adversa rara de síncope e perda de consciência em 4 pacientes (1,4%) durante a infusão, que se resolveu com a descontinuação da infusão. Outros 4% dos pacientes tiveram sedação excessiva ou quase perda de consciência, a qual foi aliviada pela interrupção da infusão. Em geral, as taxas de eventos adversos foram similares entre o grupo brexanolona e placebo, e < 2% dos pacientes tratados com brexanolona interromperam o tratamento devido a efeitos colaterais. A brexanolona IV deverá ser administrada por enfermeiras domiciliares, médicos na clínica ou centros de infusão, que deverão estar disponíveis durante todo o procedimento de 60 horas para avaliar a sedação excessiva ou outros efeitos colaterais.

Vários moduladores do receptor $GABA_A$ estão atualmente em desenvolvimento por via oral para o tratamento de depressão maior e transtornos de ansiedade, o que poderia contornar a necessidade de infusão IV prolongada.

SOBREDOSE

As tentativas de suicídio constituem uma consequência comum e lamentável da depressão maior. O risco de suicídio em pacientes previamente hospitalizados com TDM pode alcançar 15%. A sobredose está entre os métodos mais comuns empregados nas tentativas de suicídio, e os antidepressivos, em particular os ADTs, com frequência estão envolvidos. A sobredose pode induzir arritmias letais, inclusive taquicardia ventricular e fibrilação. Além disso, alterações da pressão arterial e efeitos anticolinérgicos, como alteração do estado mental e convulsões, são algumas vezes observados nas superdosagens de ADT. Uma dose de 1.500 mg de imipramina ou de amitriptilina (menos de 7 dias de suprimento de doses antidepressivas) é suficiente para ser letal em muitos pacientes. Crianças de até 2 anos que tomam 100 mg provavelmente irão apresentar evidências de toxicidade. Em geral, o tratamento consiste em monitoração cardíaca, suporte das vias respiratórias e lavagem gástrica. Com frequência, administra-se bicarbonato de sódio para deslocar o ADT dos canais de sódio cardíacos.

Uma sobredose de IMAO pode produzir uma variedade de efeitos, inclusive instabilidade autônoma, sintomas hiperadrenérgicos, sintomas psicóticos, confusão, delírio, febre e convulsões. O tratamento das superdosagens de IMAO costuma envolver monitoramento cardíaco, suporte dos sinais vitais e lavagem.

Quando comparados com os ADTs e IMAOs, os outros antidepressivos geralmente são mais seguros quanto à sobredose. Os casos fatais com sobredose de ISRS são extremamente incomuns. De forma semelhante, os IRSNs tendem a ser muito mais seguros do que os ADTs. Entretanto, a venlafaxina tem sido associada a alguma cardiotoxicidade na sobredose e parece ser menos segura do que os ISRSs. A bupropiona está associada a convulsões em sobredose, e a mirtazapina, à sedação, à desorientação e à taquicardia. Com os fármacos mais recentes, as superdosagens fatais frequentemente envolvem a associação do antidepressivo com outros fármacos, inclusive com álcool. O tratamento da sobredose com os antidepressivos mais recentes consiste em esvaziamento do conteúdo gástrico e suporte dos sinais vitais como intervenção inicial.

INTERAÇÕES FARMACOLÓGICAS

Os antidepressivos são comumente prescritos com outros fármacos psicotrópicos e não psicotrópicos. Existe o potencial de interações medicamentosas com todos os antidepressivos, porém as mais graves envolvem os IMAOs e, em menor grau, os ADTs.

A. Inibidores seletivos da recaptação de serotonina

As interações mais comuns com os ISRSs são farmacocinéticas. Por exemplo, a paroxetina e a fluoxetina são potentes inibidores de CYP2D6 (Tabela 30-4). Por conseguinte, a sua administração com substratos de 2D6, como os ADTs, pode resultar em elevações pronunciadas e, algumas vezes, imprevisíveis da concentração dos antidepressivos tricíclicos. O resultado pode consistir em toxicidade do ADT. De forma semelhante, a fluvoxamina, um inibidor da CYP3A4, pode causar elevação das concentrações de substratos dessa enzima administrados concomitantemente, como diltiazem, e induzir bradicardia ou hipotensão. Outros ISRSs, como o citalopram e o escitalopram, são relativamente desprovidos de interações farmacocinéticas. As interações mais graves dos ISRSs consistem em interações farmacodinâmicas com os IMAOs, produzindo síndrome serotonérgica (ver adiante).

B. Inibidores seletivos da recaptação de serotonina e norepinefrina e antidepressivos tricíclicos

Os IRSNs têm relativamente menos interações com a CYP do que os ISRSs. A venlafaxina é um substrato, mas não um inibidor de CYP2D6 ou de outras isoenzimas, enquanto a desvenlafaxina é um substrato menor da CY3A4. A duloxetina é um inibidor moderado da CYP2D6 e, portanto, pode elevar os ADTs e as concentrações de outros substratos da CYP2D6. Como a milnaciprana não é um substrato nem um indutor potente das isoenzimas CYP, e tendo em vista que ela não se liga fortemente às proteínas e é excretada, em grande parte, de modo inalterado na urina, é pouco provável que tenha interações medicamentosas farmacocinéticas clinicamente significativas. Por outro lado, foi relatado que a levomilnaciprana é um substrato da CYP3A4, devendo a dose do fármaco ser reduzida

*N. de R.T. A cetamina e a escetamina deverão ser aplicadas por enfermeiros ou médicos na clínica ou em centros de infusão que possam monitorar os pacientes por 2 h após a administração do fármaco.

TABELA 30-4 Algumas interações antidepressivos-CYP

Enzima	Substratos	Inibidores	Indutores
1A2	Antidepressivos tricíclicos (ADTs) de aminas terciárias, duloxetina, teofilina, fenacetina, ADTs (desmetilação), clozapina, diazepam, cafeína	Fluvoxamina, fluoxetina, moclobemida, ramelteona	Tabaco, omeprazol
2C19	ADTs, citalopram (parcialmente), varfarina, tolbutamida, fenitoína, diazepam	Fluoxetina, fluvoxamina, sertralina, imipramina, cetoconazol, omeprazol	Rifampicina
2D6	ADTs, benzatropina, perfenazina, clozapina, haloperidol, codeína/oxicodona, risperidona, antiarrítmicos da classe I, betabloqueadores, trazodona, paroxetina, maprotilina, amoxapina, duloxetina, mirtazapina (parcialmente), venlafaxina, bupropiona	Fluoxetina, paroxetina, duloxetina, hidroxibupropiona, metadona, cimetidina, haloperidol, quinidina, ritonavir	Fenobarbital, rifampicina
3A4	Citalopram, escitalopram, ADTs, glicocorticoides, androgênios/estrogênios, carbamazepina, eritromicina, bloqueadores dos canais de Ca^{2+}, levomilnaciprana, inibidores da protease, sildenafila, alprazolam, triazolam, vincristina/vimblastina, tamoxifeno, zolpidem	Fluvoxamina, nefazodona, sertralina, fluoxetina, cimetidina, fluconazol, eritromicina, inibidores da protease, cetoconazol, verapamil	Barbitúricos, glicocorticoides, rifampicina, modafinila, carbamazepina

quando associado a inibidores potentes de CYP3A4, como o cetoconazol. A exemplo de todos os antidepressivos serotonérgicos, os IRSNs estão contraindicados em associação com IMAOs.

Podem ocorrer concentrações elevadas de ADT quando esses fármacos são associados a inibidores de CYP2D6 ou devido a fatores constitucionais. Nos Estados Unidos, cerca de 7% da população branca exibe um polimorfismo de CYP2D6 associado a um metabolismo lento dos ADTs e de outros substratos de 2D6.* A associação de um inibidor conhecido de CYP2D6 com um ADT em um paciente que é metabolizador lento pode resultar em efeitos acentuadamente aumentados. Essa interação foi implicada, ainda que raramente, em casos de toxicidade dos ADTs. Pode haver também efeitos anticolinérgicos ou anti-histamínicos aditivos quando os ADTs são associados a outros fármacos que compartilham essas propriedades, como a benzatropina ou a difenidramina. De forma semelhante, os fármacos anti-hipertensivos podem exacerbar a hipotensão ortostática induzida pelos ADTs.

C. Moduladores dos receptores 5-HT

A nefazodona é um inibidor da isoenzima CYP3A4, de modo que ela tem a capacidade de elevar as concentrações e, portanto, de exacerbar as reações adversas de muitos fármacos dependentes de 3A4. Por exemplo, as concentrações de triazolam são aumentadas pela administração concomitante de nefazodona, razão pela qual se recomenda uma redução de 75% na dose de triazolam. De forma semelhante, a administração de nefazodona com sinvastatina tem sido associada a um aumento de 20 vezes nas concentrações plasmáticas de sinvastatina.

A trazodona é um substrato, mas não um potente inibidor de CYP3A4. Em consequência, a associação da trazodona a inibidores potentes de CYP3A4, como o ritonavir ou o cetoconazol, pode resultar em elevações substanciais das concentrações de trazodona.

A vortioxetina é um substrato da CYP2D6 e 2B6, e recomenda-se que a dose seja reduzida à metade quando o fármaco é coadministrado com fluoxetina ou bupropiona. Os indutores das isoenzimas CYP, como a rifampicina, a carbamazepina e a fenitoína, irão reduzir as concentrações séricas de vortioxetina, podendo exigir um aumento da dose de vortioxetina.

D. Antidepressivos tetracíclicos e unicíclicos

A bupropiona é metabolizada principalmente pela CYP2B6, e seu metabolismo pode ser alterado por fármacos como a ciclofosfamida, que é um substrato da 2B6. O principal metabólito da bupropiona, a hidroxibupropiona, é um inibidor moderado da CYP2D6 e, portanto, pode causar elevação das concentrações de desipramina. Deve-se evitar a administração de bupropiona em pacientes que usam IMAOs.

A mirtazapina é um substrato de várias enzimas CYP, inclusive 2D6, 3A4 e 1A2. Por conseguinte, os fármacos que inibem essas isoenzimas podem causar elevação das concentrações de mirtazapina. Todavia, a mirtazapina não é um inibidor dessas enzimas. Os efeitos sedativos da mirtazapina podem ser aditivos com os dos depressores do SNC, como o álcool e os benzodiazepínicos.

A amoxapina e a maprotilina compartilham a maioria das interações medicamentosas observadas no grupo dos ADTs. Ambas são substratos da CYP2D6 e devem ser usadas com cautela em associação a inibidores, como a fluoxetina. A amoxapina e a maprotilina também possuem propriedades anticolinérgicas e anti-histamínicas, que podem ser aditivas com fármacos que compartilham um perfil semelhante.

Como a vilazodona é principalmente um substrato da CYP3A4, os inibidores potentes de CYP3A4, como o cetoconazol, podem aumentar em 50% ou mais a concentração sérica de vilazodona. Por outro lado, a vilazodona não é um inibidor potente nem um forte indutor de qualquer isoenzima CYP. Pode ser um leve indutor da CYP2C19.

*N. de R.T. No Brasil, um estudo com 105 pacientes identificou que o polimorfismo da CYP2D6, para o alelo 4 ocorre em cerca de 25% deles, enquanto que para o alelo 17, a prevalência é de 9,3%, em ambos os casos, sendo que todos os pacientes são heterozigotos para esse alelo (Fernandes MA. Prevalência de polimorfismos da enzima CYP2D6 em pacientes em terapia com psicotrópicos. [Dissertação]. São Luís: Universidade Federal da Bahia; 2017. 114 p).

E. Inibidores da monoaminoxidase

Os IMAOs estão associados a duas classes de interações medicamentosas graves. A primeira delas consiste na interação farmacodinâmica dos IMAOs com fármacos serotonérgicos, incluindo ISRSs, IRSNs e a maioria dos ADTs, juntamente com alguns analgésicos, como a petidina. Essas associações de IMAOs a um fármaco serotonérgico pode resultar em uma **síndrome serotonérgica** (ver Capítulo 16) potencialmente fatal. Acredita-se que a síndrome serotonérgica seja causada pela hiperestimulação dos receptores 5-HT nos núcleos cinzentos centrais e no bulbo. Os sintomas variam de leves a letais e consistem em uma tríade de efeitos cognitivos (delírio, coma), autônomos (hipertensão, taquicardia, diaforese) e somáticos (mioclonia, hiper-reflexia, tremores). Os antidepressivos serotonérgicos devem ser interrompidos, em sua maioria, pelo menos 2 semanas antes do início de um IMAO. A fluoxetina, em virtude de sua meia-vida longa, deve ser suspensa 4 a 5 semanas antes do início de um IMAO. Por outro lado, é preciso interromper o IMAO pelo menos 2 semanas antes de se iniciar a administração de um fármaco serotonérgico.

A segunda interação grave ocorre quando um IMAO é associado à tiramina na dieta ou a substratos simpatomiméticos de MAO. O IMAO impede a degradação da tiramina no intestino, resultando em concentrações séricas elevadas que intensificam os efeitos noradrenérgicos periféricos, incluindo elevação drástica da pressão arterial. Os pacientes que usam IMAO e ingerem grandes quantidades de tiramina na dieta podem apresentar hipertensão maligna e sofrer acidente vascular encefálico ou infarto do miocárdio. Por conseguinte, os pacientes que usam IMAO precisam consumir uma dieta com baixo conteúdo de tiramina e evitar alimentos como queijos envelhecidos, cerveja de máquinas, produtos de soja e salsichas secas, que contêm grandes quantidades de tiramina (ver Capítulo 9). Simpatomiméticos semelhantes também podem causar hipertensão significativa quando associados a IMAOs. Por conseguinte, as preparações de venda livre para resfriados que contêm pseudoefedrina e fenilpropanolamina estão contraindicadas para pacientes usuários de IMAOs.

F. Antagonistas dos receptores NMDA

A cetamina e a escetamina possuem modestas interações via CYP, porém inúmeras interações farmacodinâmicas. A escetamina é um indutor fraco da CYP2B6 e CYP3A4. Não é um substrato da glicoproteína P.

Entre as reações adversas da cetamina e da escetamina estão sedação, hipertensão e taquicardia. Os depressores do SNC, como álcool, benzodiazepínicos e barbitúricos, podem aumentar a sedação associada à escetamina e à cetamina. Estimulantes (metilfenidato, dextroanfetamina, modafinila, armodafinila), IMAOs e simpatomiméticos podem aumentar a pressão arterial e a frequência cardíaca quando combinados com cetamina e escetamina.

G. Moduladores dos receptores $GABA_A$

A brexanolona é metabolizada por várias vias alternativas e, portanto, não é provável que tenha interações farmacocinéticas significativas. Não é esperado que os indutores ou inibidores de CYP tenham efeito significativo nas concentrações de brexanolona. A brexanolona parece ser um inibidor fraco da CYP2C9 *in vitro*, mas os estudos clínicos não demonstraram tal efeito na farmacocinética da fenitoína quando administrada concomitantemente (um substrato da CYP2C9). Espera-se que a brexanolona seja frequentemente prescrita com outros antidepressivos. Nenhuma interação clinicamente significativa foi observada.

RESUMO Antidepressivos

Subclasse, fármaco	Mecanismo de ação	Efeitos	Aplicações clínicas	Farmacocinética, toxicidades, interações
INIBIDORES SELETIVOS DA RECAPTAÇÃO DE SEROTONINA (ISRSs)				
• Fluoxetina • Citalopram • Escitalopram • Paroxetina • Sertralina	Bloqueio altamente seletivo do transportador de serotonina (SERT) • pouco efeito sobre o transportador de norepinefrina (NET)	Aumento agudo da atividade sináptica serotonérgica • alterações mais lentas em várias vias de sinalização e atividade neurotrófica	Depressão maior, transtornos de ansiedade • transtorno de pânico • transtorno obsessivo-compulsivo (TOC) • transtorno de estresse pós-traumático • sintomas vasomotores perimenopausa • transtorno de alimentação (bulimia)	Tempo de meia-vida de 15-75 h • atividade oral • *Toxicidade:* bem tolerado, mas causa disfunção sexual • risco de síndrome serotonérgica com IMAOs • *Interações:* alguma inibição das CYP (fluoxetina 2D6, 3A4; fluvoxamina 1A2; paroxetina 2D6)
• *Fluvoxamina: semelhante aos demais do grupo, mas aprovada apenas para comportamento obsessivo-compulsivo*				
INIBIDORES DA RECAPTAÇÃO DE SEROTONINA E NOREPINEFRINA (IRSNs)				
• Duloxetina • Venlafaxina • Levomilnacipran	Bloqueio moderadamente seletivo do NET e do SERT	Aumento agudo da atividade simpática serotonérgica e adrenérgica • semelhante aos ISRSs	Depressão maior, distúrbios com dor crônica • fibromialgia, sintomas perimenopausa	*Toxicidade:* anticolinérgico, sedação, hipertensão (venlafaxina) • *Interações:* alguns inibidores de CYP2D6 (duloxetina, desvenlafaxina) • interações de CYP3A4 com levomilnaciprana
• *Desvenlafaxina: metabólito desmetil da venlafaxina, o metabolismo é pela fase II, em vez da fase I da CYP* • *Milnaciprana: aprovada apenas para fibromialgia nos Estados Unidos (não disponível no Brasil); significativamente mais seletiva para o NET do que para o SERT; pouco efeito sobre o DAT*				

(continua)

Subclasse, fármaco	Mecanismo de ação	Efeitos	Aplicações clínicas	Farmacocinética, toxicidades, interações
ANTIDEPRESSIVOS TRICÍCLICOS (ADTs)				
• Imipramina • Muitos outros	Bloqueio misto e variável do NET e do SERT	Semelhantes aos IRSNs, mais bloqueio significativo do sistema nervoso autônomo e dos receptores de histamina	Depressão maior que não responde a outros fármacos • distúrbio de dor crônica • incontinência • TOC (clomipramina)	Meias-vidas longas • substratos CYP • metabólitos ativos • *Toxicidade:* efeitos anticolinérgicos, alfabloqueadores, sedação, ganho de peso, arritmias e convulsões em sobredose • *Interações:* indutores e inibidores de CYP
MODULADORES DOS RECEPTORES 5-HT				
• Nefazodona • Trazodona	Inibição do receptor 5-HT_{2A} • a nefazodona também bloqueia fracamente o SERT	A trazodona forma um metabólito (m-cpp) que bloqueia os receptores $5\text{-HT}_{2A,2C}$	Depressão maior • sedação e hipnose (trazodona)	Meias-vidas relativamente curtas • metabólitos ativos • *Toxicidade:* bloqueio modesto dos receptores α e H_1 (trazodona) • *Interações:* nefazodona inibe CYP3A4
• Vortioxetina	Antagonista nos receptores 5-HT_3, 5-HT_7, 5-HT_{1D}; agonista parcial no receptor 5-HT_{1B}, agonista no receptor 5-HT_{1A}; inibe o SERT	Modulação complexa dos sistemas serotonérgicos	Depressão maior	Extensivamente metabolizado pela CYP2D6 e conjugação com ácido glucurônico • *Toxicidade:* distúrbios gastrintestinais, disfunção sexual • *Interações:* aditiva com fármacos serotonérgicos
TETRACÍCLICOS, UNICÍCLICOS				
• Bupropiona • Amoxapina • Maprotilina • Mirtazapina	Aumento da atividade da norepinefrina e dopamina (bupropiona) • inibição do NET > SERT (amoxapina, maprotilina) • liberação aumentada de norepinefrina, 5-HT (mirtazapina)	Liberação pré-sináptica de catecolaminas, porém sem efeito sobre a 5-TH (bupropiona) • a amoxapina e a maprotilina assemelham-se aos ADTs	Depressão maior • abandono do tabagismo (bupropiona) • sedação (mirtazapina) • a amoxapina e a maprotilina são usadas raramente	Extenso metabolismo hepático • *Toxicidade:* reduz o limiar de convulsão (amoxapina, bupropiona); sedação e ganho de peso (mirtazapina) • *Interações:* inibidor de CYP2D6 (bupropiona)
INIBIDORES DA MONOAMINOXIDASE (IMAOs)				
• Fenelzina • Tranilcipromina • Selegilina	Bloqueio da MAO-A e da MAO-B (fenelzina, não seletiva) • inibição seletiva irreversível da MAO-B (selegilina em baixa dose)	A formulação transdérmica da selegilina produz concentrações que inibem a MAO-A	Depressão maior que não responde a outros fármacos • doença de Parkinson (selegilina)	Eliminação muito lenta • *Toxicidade:* hipotensão, insônia • *Interações:* crise hipertensiva com tiramina, outros simpatomiméticos indiretos • síndrome serotonérgica com fármacos serotonérgicos, petidina
ANTAGONISTAS DOS RECEPTORES NMDA				
• Cetamina (uso sem indicação em bula) • Escetamina	Antagonismo não competitivo no receptor NMDA	Anestesia; possível aumento na atividade serotonérgica, atividade dopaminérgica	Cetamina: anestesia Escetamina: depressão refratária (fora dos Estados Unidos: anestesia)*	Cetamina: IV Escetamina: inalação nasal, início rápido de ação • *Toxicidade:* sintomas dissociativos, potencial para abuso, aumento da pressão arterial
MODULADORES DOS RECEPTORES $GABA_A$				
• Brexanolona	Modulador alostérico positivo do canal de cloreto $GABA_A$, sítio de ligação distinto do sítio do benzodiazepínico	Não está claro: possivelmente substitui a alopregnanolona endógena, que diminui acentuadamente após o parto	Depressão pós-parto apenas	Infusão IV durante 60 horas • *Toxicidade:* sedação excessiva, possível perda de consciência

*Nos Estados Unidos, Europa (e no Brasil) está aprovada para depressão refratária.

PREPARAÇÕES DISPONÍVEIS

NOMES GENÉRICOS
INIBIDORES SELETIVOS DA RECAPTAÇÃO DE SEROTONINA
Citalopram
Escitalopram
Fluoxetina
Fluvoxamina[1]
Paroxetina
Sertralina
INIBIDORES DA RECAPTAÇÃO DE SEROTONINA E NOREPINEFRINA
Desvenlafaxina
Duloxetina
Levomilnaciprana[1]
Milnaciprana[2]*
Venlafaxina
MODULADORES DOS RECEPTORES 5-HT
Nefazodona
Trazodona
Vortioxetina
TRICÍCLICOS
Amitriptilina
Amoxapina*
Clomipramina[1]

NOMES GENÉRICOS
Desipramina*
Doxepina
Imipramina
Nortriptilina
Protriptilina*
Trimipramina*
FÁRMACOS TETRACÍCLICOS E UNICÍCLICOS
Amoxapina*
Bupropiona
Maprotilina
Mirtazapina
Vilazodona
INIBIDORES DA MONOAMINOXIDASE
Isocarboxazida*
Fenelzina*
Selegilina
Tranilcipromina
MODULADORES DOS RECEPTORES NMDA
Escetamina
MODULADORES DOS RECEPTORES $GABA_A$
Brexanolona[3]*

[1]Indicada na bula apenas para transtorno obsessivo-compulsivo (no Brasil é indicada em bula também para transtorno depressivo maior).

[2]Aprovado apenas para fibromialgia.

[3]Aprovado apenas para depressão pós-parto.

*Não disponível no Brasil.

REFERÊNCIAS

Aan Het Rot M et al: Ketamine for depression: Where do we go from here? Biol Psychiatry 2012;72:537.

Alam MY et al: Safety, tolerability, and efficacy of vortioxetine (Lu AA21004) in major depressive disorder: Results of an open-label, flexible-dose, 52-week extension study. Int Clin Psychopharmacol 2014;29:39.

Alessandro S, Kato M: The serotonin transporter gene and effectiveness of SSRIs. Expert Rev Neurother 2008;8(1):111.

Bab I, Yirmiya R: Depression, selective serotonin reuptake inhibitors, and osteoporosis. Curr Osteoporos Rep 2010;8:185.

Barrera AZ, Torres LD, Munoz RF: Prevention of depression: The state of the science at the beginning of the 21st century. Int Rev Psychiatry 2007;19:655.

Bellingham GA, Peng PW: Duloxetine: A review of its pharmacology and use in chronic pain management. Reg Anesth Pain Med 2010;35:294.

Belmaker R, Agam G: Major depressive disorder. N Engl J Med 2008;358:55.

Bockting CL et al: Continuation and maintenance use of antidepressants in recurrent depression. Psychother Psychosom 2008;77:17.

Bonisch H, Bruss M: The norepinephrine transporter in physiology and disease. Handb Exp Pharmacol 2006;175:485.

Castren E, Voikar V, Rantamaki T: Role of neurotrophic factors in depression. Curr Opin Pharmacol 2007;7:18.

Chaki S et al: mGlu2/3 and mGlu5 receptors: Potential targets for novel antidepressants. Neuropharmacology 2013;66:40.

Chappell AS et al: A double-blind, randomized, placebo-controlled study of the efficacy and safety of duloxetine for the treatment of chronic pain due to osteoarthritis of the knee. Pain Pract 2011;11:33.

Chen G et al: Pharmacokinetic drug interactions involving vortioxetine (Lu AA21004), a multimodal antidepressant. Clin Drug Investig 2013; 33:727.

Cipriani A et al: Fluoxetine versus other types of pharmacotherapy for depression. Cochrane Database Syst Rev 2005;4:CD004185.

Cipriani A et al: Metareview on short-term effectiveness and safety of antidepressants for depression: An evidence-based approach to inform clinical practice. Can J Psychiatry 2007;52:553.

Citrome L: Vortioxetine for major depressive disorder: A systematic review of the efficacy and safety profile for this newly approved antidepressant—What is the number needed to treat, number needed to harm and likelihood to be helped or harmed? Int J Clin Pract 2014;68:60.

de Beaurepaire R: Questions raised by the cytokine hypothesis of depression. Brain Behav Immun 2002;16:610.

Dhillon S et al: Escitalopram: A review of its use in the management of anxiety disorders. CNS Drugs 2006;20:763.

Dhillon S et al: Bupropion: A review of its use in the management of major depressive disorder. Drugs 2008;68:653.

Duman RS, Monteggia LM: A neurotrophic model for stress-related mood disorders. Biol Psychiatry 2006;59:1116.

Dvir Y, Smallwood P: Serotonin syndrome: A complex but easily avoidable condition. Gen Hosp Psychiatry 2008;30:284.

Fontenelle LF et al: An update on the pharmacological treatment of obsessive-compulsive disorder. Expert Opin Pharmacother 2007;8:563.

Geisser ME et al: A pooled analysis of two randomized, double-blind, placebo-controlled trials of milnacipran monotherapy in the treatment of fibromyalgia. Pain Pract 2011;11:120.

Gether U et al: Neurotransmitter transporters: Molecular function of important drug targets. Trends Pharmacol Sci 2006;27:375.

Gillespie CF, Nemeroff CB: Hypercortisolemia and depression. Psychosom Med 2005;67(Suppl 1):S26.

Gillman PK: A review of serotonin toxicity data: Implications for the mechanisms of antidepressant drug action. Biol Psychiatry 2006;59:1046.

Gillman PK: Tricyclic antidepressant pharmacology and therapeutic drug interactions updated. Br J Pharmacol 2007;151:737.

Giner L et al: Selective serotonin reuptake inhibitors and the risk for suicidality in adolescents: An update. Int J Adolesc Med Health 2005;17:211.

Guay DR: Vilazodone hydrochloride, a combined SSRI and 5-HT1A receptor agonist for major depressive disorder. Consult Pharm 2012;27:857.

Gundaz-Bruce H et al: Trial of Sage-217 in patients with major depressive disorder. N Engl J Med 2019;381:903.

Gutman DA, Owens MJ: Serotonin and norepinephrine transporter binding profile of SSRIs. Essent Psychopharmacol 2006;7:35.

Harrison J et al: The effects of vortioxetine on cognitive function in patients with major depressive disorder (MDD): A meta-analysis of three randomized controlled trials. Int J Neuropsychopharmacol 2016;19:pyw055.

Hirschfeld RM: Antidepressants in long-term therapy: A review of tricyclic antidepressants and selective serotonin reuptake inhibitors. Acta Psychiatr Scand Suppl 2000;403:35.

Hirschfeld RM: History and evolution of the monoamine hypothesis of depression. J Clin Psychiatry 2000;61(Suppl 6):4.

Holma KM et al: Long-term outcome of major depressive disorder in psychiatric patients is variable. J Clin Psychiatry 2008;69:196.

Jann MW, Slade JH: Antidepressant agents for the treatment of chronic pain and depression. Pharmacotherapy 2007;27:1571.

Kalia M: Neurobiological basis of depression: An update. Metabolism 2005;54 (5 Suppl 1):24.

Kozisek ME et al: Brain-derived neurotrophic factor and its receptor tropomyosin-related kinase B in the mechanism of action of antidepressant therapies. Pharmacol Ther 2008;117:30.

Krystal JH et al: Rapid-acting glutamatergic antidepressants: The path to ketamine and beyond. Biol Psychiatry 2013;73:1133.

Laughren TP et al: Vilazodone: Clinical basis for the US Food and Drug Administration's approval of a new antidepressant. J Clin Psychiatry 2011; 72:1166.

Lesch KP, Gutknecht L: Pharmacogenetics of the serotonin transporter. Prog Neuropsychopharmacol Biol Psychiatry 2005;29:1062.

Mago R et al: Safety and tolerability of levomilnacipran ER in major depressive disorder: Results from an open-label, 48-week extension study. Clin Drug Investig 2013;33:761.

Maletic V et al: Neurobiology of depression: An integrated view of key findings. Int J Clin Pract 2007;61:2030.

Manji HK et al: The cellular neurobiology of depression. Nat Med 2001;7:541.

Mathews DC, Zarate CA Jr: Current status of ketamine and related compounds for depression. J Clin Psychiatry 2013;74:516.

McCleane G: Antidepressants as analgesics. CNS Drugs 2008;22:139.

McEwen BS: Glucocorticoids, depression, and mood disorders: Structural remodeling in the brain. Metabolism 2005;54(5 Suppl 1):20.

Montgomery SA et al: Efficacy and safety of levomilnacipran sustained release in moderate to severe major depressive disorder: A randomized, double-blind, placebo-controlled, proof-of-concept study. J Clin Psychiatry 2013; 74:363.

Nestler EJ et al: Neurobiology of depression. Neuron 2002;34:13.

Pace TW et al: Cytokine-effects on glucocorticoid receptor function: Relevance to glucocorticoid resistance and the pathophysiology and treatment of major depression. Brain Behav Immun 2007;21:9.

Pilc A et al: Glutamate-based antidepressants: Preclinical psychopharmacology. Biol Psychiatry 2013;73:1125.

Sakinofsky I: Treating suicidality in depressive illness. Part 2: Does treatment cure or cause suicidality? Can J Psychiatry 2007;52(6 Suppl 1):85S.

Schatzberg AF et al: *Manual of Clinical Psychopharmacology*, 6th ed. American Psychiatric Publishing, 2007.

Shapiro JR et al: Bulimia nervosa treatment: A systematic review of randomized controlled trials. Int J Eat Disord 2007;40:321.

Soomro GM et al: Selective serotonin reuptake inhibitors (SSRIs) versus placebo for obsessive compulsive disorder (OCD). Cochrane Database Syst Rev 2008;1:CD001765.

Stein MB, Stein DJ: Social anxiety disorder. Lancet 2008;371(9618):1115.

Stone EA et al: A final common pathway for depression? Progress toward a general conceptual framework. Neurosci Biobehav Rev 2008;32:508.

Thase ME et al: A meta-analysis of randomized, placebo-controlled trials of vortioxetine for the treatment of major depressive disorder in adults. Eur Neuropsychopharmacol 2016;26:979.

Tuccori M et al: Use of selective serotonin reuptake inhibitors during pregnancy and risk of major and cardiovascular malformations: An update. Postgrad Med 2010;122:49.

Warden D et al: The STAR*D Project results: A comprehensive review of findings. Curr Psychiatry Rep 2007;9:449.

Wheeler BW et al: The population impact on incidence of suicide and non-fatal self harm of regulatory action against the use of selective serotonin reuptake inhibitors in under 18s in the United Kingdom: Ecological study. Br Med J 2008;336(7643):542.

Wilson KL et al: Persistent pulmonary hypertension of the newborn is associated with mode of delivery and not with maternal use of selective serotonin reuptake inhibitors. Am J Perinatol 2011;28:19.

Yu S et al: Neuronal actions of glucocorticoids: Focus on depression. J Steroid Biochem Mol Biol 2008;108:300.

RESPOSTA DO ESTUDO DE CASO

O paciente respondeu anteriormente à fluoxetina, portanto, este medicamento é uma escolha óbvia. No entanto, ela está tomando outros medicamentos e a fluoxetina, o protótipo de ISRS, apresenta uma série de interações farmacocinéticas e farmacodinâmicas. A fluoxetina é um inibidor de CYP2D6 e, por isso, pode inibir o metabolismo dos substratos da CYP2D6, como o propranolol e outros betabloqueadores; antidepressivos tricíclicos; tramadol; opioides, como a metadona, codeína e oxicodona; antipsicóticos, como o haloperidol e a tioridazina; e muitos outros fármacos. Essa inibição do metabolismo pode resultar em concentrações plasmáticas mais altas do fármaco administrado concomitantemente, levando a um aumento das reações adversas associadas a ele.

Como potente inibidor do transportador de serotonina, a fluoxetina está associada a diversas interações farmacodinâmicas envolvendo a neurotransmissão serotonérgica. A associação de tramadol com fluoxetina tem sido associada, em certas ocasiões, a uma síndrome serotonérgica, caracterizada por diaforese, instabilidade autônoma, mioclonia, convulsões e coma. A associação da fluoxetina com um IMAO está contraindicada devido ao risco de síndrome serotonérgica fatal. Além disso, a petidina está especificamente contraindicada em associação com IMAO. Improvável interação com a hidroclorotiazida.

CAPÍTULO

31

Agonistas e antagonistas opioides*

Mark A. Schumacher, MD, PhD
Allan I. Basbaum, PhD
Ramana K. Naidu, MD

ESTUDO DE CASO

Um homem de 60 anos, com história de uso de metanfetaminas e doença pulmonar obstrutiva crônica moderada, dá entrada no departamento de emergência com fratura de fêmur sofrida em acidente automobilístico. O paciente queixa-se de dor intensa.

Qual é o tratamento imediato mais apropriado para essa dor? Existe a necessidade de qualquer precaução especial?

A morfina, um agonista opioide prototípico, tem sido usada ao longo da história para aliviar a dor aguda intensa com notável eficácia. A papoula constitui a fonte do ópio a partir do qual Sertürner, em 1803, isolou a morfina, o alcaloide puro, que recebeu esse nome em homenagem a Morfeu, o deus grego dos sonhos. A morfina continua sendo o padrão a partir do qual todos os fármacos com acentuada ação analgésica são comparados. Esses fármacos, coletivamente conhecidos como analgésicos opioides, que incluem não apenas os derivados alcaloides naturais e semissintéticos do ópio, mas também substitutos sintéticos, outros fármacos semelhantes aos opioides, cujas ações são bloqueadas pelo antagonista não seletivo naloxona, além de vários peptídeos endógenos, que interagem com os diferentes subtipos de receptores opioides.

■ FARMACOLOGIA BÁSICA DOS OPIOIDES

Fonte

O ópio, a fonte da morfina, é obtido da papoula, *Papaver somniferum* e *P. album*. Após a incisão, a casca da semente da papoula exsuda uma substância branca, a qual se transforma em uma goma marrom, que é o ópio em sua forma bruta. O ópio contém inúmeros alcaloides, dos quais o principal é a morfina, presente em uma concentração de cerca de 10%. A codeína também pode ser encontrada no ópio e é sintetizada comercialmente a partir da morfina.

Classificação e química

O termo **opioide** descreve todos os compostos que atuam nos receptores de opioides. O termo **opiáceo** descreve especificamente os alcaloides de ocorrência natural: a morfina, a codeína, a tebaína e a papaverina. Por outro lado, o termo **narcótico** foi originalmente usado para descrever medicamentos que induzem o sono, todavia, nos Estados Unidos, passou a ser usado como termo jurídico (assim como no Brasil).

Os opioides incluem agonistas integrais, agonistas parciais e antagonistas – constituindo medidas de atividade intrínseca ou eficácia. A morfina é um agonista integral no **receptor opioide μ (mu)**, o principal receptor de opioides analgésicos (Tabela 31-1). Os opioides também diferem na sua afinidade de ligação aos receptores. Por exemplo, a morfina exibe maior afinidade de ligação no receptor de opioides μ do que a codeína. Outros subtipos de receptores opioides, como o **δ (delta)** e o **κ (kappa)**, são **receptores de nocicepção do subtipo 1** (ORL-1). A simples substituição de um grupo alil no nitrogênio do *agonista* integral, a morfina, com a adição de um único grupo hidroxila resulta em naloxona, um forte *antagonista* dos receptores μ. As estruturas de alguns desses compostos são apresentadas posteriormente, neste capítulo. Alguns opioides, como a nalbufina, um **agonista-antagonista misto**, têm a capacidade de

*Em memória de Walter (Skip) Way, MD.

TABELA 31-1 Subtipos de receptores de opioides, suas funções e afinidades com peptídeos endógenos

Subtipo de receptor	Funções	Afinidade com peptídeos opioides endógenos
μ (mu)	Analgesia supraespinal e espinal; sedação; inibição da respiração; redução do trânsito gastrintestinal; modulação da liberação de hormônios e neurotransmissores	Endorfinas > encefalinas > dinorfinas
δ (delta)	Analgesia supraespinal e espinal; modulação da liberação de hormônios e neurotransmissores	Encefalinas > endorfinas e dinorfinas
κ (kappa)	Analgesia supraespinal e espinal; efeitos psicomimético; redução do trânsito gastrintestinal	Dinorfinas >> endorfinas e encefalinas

produzir um efeito agonista (ou agonista parcial) sobre um subtipo de receptor opioide, e um efeito antagonista em outro receptor. As propriedades de ativação dos receptores e as afinidades dos analgésicos opioides podem ser manipuladas por química farmacêutica. Além disso, certos analgésicos opioides são modificados no fígado, resultando em compostos com maior ação analgésica. Quimicamente, os opioides derivados do ópio derivam do fenantreno e incluem quatro ou mais anéis fundidos, ao passo que a maioria dos opioides sintéticos consiste em moléculas mais simples.

Peptídeos opioides endógenos

Os alcaloides opioides (p. ex., morfina) produzem analgesia por meio de suas ações em receptores do sistema nervoso central (SNC), que também respondem a certos peptídeos endógenos com propriedades farmacológicas semelhantes às dos opioides. O termo geral atualmente empregado para se referir a essas substâncias endógenas é **peptídeos opioides endógenos**.

Existem três famílias de peptídeos opioides endógenos: as **endorfinas**, os pentapeptídeos **encefalinas** (metionina-encefalina [**met-encefalina**] e leucina-encefalina [**leu-encefalina**]) e as **dinorfinas**. Essas três famílias de peptídeos opioides endógenos apresentam afinidades superpostas pelos receptores de opioides (ver Tabela 31-1).

Os peptídeos opioides endógenos derivam de três proteínas precursoras: a pré-promelanocortina (POMC), a pré-proencefalina (proencefalina A) e a pré-prodinorfina (proencefalina B). A POMC contém a sequência da met-encefalina, β-endorfina e vários peptídeos não opioides, inclusive o hormônio adrenocorticotrófico (ACTH), a β-lipotrofina e o hormônio estimulador de melanócito. A pré-proencefalina contém seis cópias de met-encefalina e uma cópia de leu-encefalina. A leu e a met-encefalina exibem uma afinidade ligeiramente maior com o receptor opioide δ do que com o receptor opioide μ (ver Tabela 31-1). A pré-prodinorfina produz vários peptídeos opioides ativos, que contêm a sequência da leu-encefalina. Esses peptídeos incluem a **dinorfina A**, a **dinorfina B** e as **neoendorfinas** α e β. Estímulos dolorosos podem induzir a liberação de peptídeos opioides endógenos sob o estresse associado à dor ou antecipação da dor, diminuindo a percepção de dor.

Em contraste com a função analgésica da leu e met-encefalina, a ação analgésica da dinorfina A – por sua ligação aos receptores opioides κ – permanece controvertida. A dinorfina A também é encontrada no corno dorsal da medula espinal. Ocorrem concentrações elevadas de dinorfina no corno dorsal após lesão tecidual e inflamação. Foi proposto que essas concentrações elevadas de dinorfina *aumentam* a dor e induzem um estado de *sensibilização* e hiperalgesia de longa duração. A ação pronociceptiva da dinorfina na medula espinal parece ser independente do sistema de receptores opioides. Além do seu papel na dor, os agonistas dos receptores κ também exercem efeitos antipruriginosos.

O principal receptor desse novo sistema é o **subtipo 1 da orfanina semelhante ao receptor opioide (ORL-1)**. Seu ligante endógeno foi denominado **nociceptina** por um grupo de pesquisadores e **orfanina FQ** por outro grupo. Esse sistema de ligante-receptor é atualmente conhecido como sistema *N/OFQ*. A nociceptina assemelha-se, em sua estrutura, à dinorfina, exceto pela ausência de uma tirosina *N*-terminal e atua apenas no receptor ORL-1, conhecido como **NOP**. O sistema N/OFQ é amplamente expresso no SNC e na periferia, refletindo a sua biologia e farmacologia igualmente diversas. Como resultado de experimentos que usaram ligantes altamente seletivos do receptor NOP, o sistema N/OFQ foi implicado tanto na atividade pró e antinociceptiva como na modulação dos processos de gratificação de drogas, aprendizagem, humor, ansiedade e tosse, bem como no parkinsonismo.

Farmacocinética dos opioides exógenos

As propriedades dos opioides clinicamente importantes estão resumidas na Tabela 31-2.

A. Absorção

Os analgésicos opioides são, em sua maioria, bem absorvidos quando administrados por via subcutânea (SC), intramuscular (IM) e oral (VO). Entretanto, devido ao efeito de primeira passagem, pode ser necessário que a dose oral do opioide (p. ex., morfina) seja muito mais alta do que a dose parenteral para produzir o efeito terapêutico. Existe uma considerável variabilidade de um paciente para outro no metabolismo de primeira passagem dos opioides, tornando difícil a previsão da dose oral efetiva. Certos analgésicos, como a codeína e a oxicodona, são efetivos por VO, em virtude de seu reduzido metabolismo de primeira passagem. Ao evitar o metabolismo de primeira passagem, a insuflação nasal de certos opioides pode resultar na rápida obtenção de concentrações sanguíneas terapêuticas. Outras vias de administração dos opioides incluem a mucosa oral com o uso de pastilhas (*lozenges*)* e a aplicação de adesivos transdérmicos. Esses últimos possibilitam a liberação de analgésicos potentes durante vários dias.

B. Distribuição

A captação de opioides por diversos órgãos e tecidos constitui uma função de fatores tanto fisiológicos quanto químicos. Embora todos os opioides se liguem às proteínas plasmáticas com afinidade variável, os fármacos abandonam rapidamente o compartimento sanguíneo e localizam-se em concentrações mais altas em tecidos com rica perfusão, como o cérebro, os pulmões, o fígado, os rins e o baço. As concentrações dos fármacos no músculo esquelético podem ser bem menores; todavia, esse tecido atua como principal reservatório

*N. de R.T. *Lozenges* são pequenos tabletes flavorizados feitos de açúcar ou xarope e, frequentemente, com medicamentos. Optou-se pelo termo pastilhas que é o que mais se aproxima da tradução de *lozenges*.

TABELA 31-2 Analgésicos opioides comuns

Nome genérico	Efeitos nos receptores[1] μ	δ	κ	Dose aproximadamente equivalente (mg)	Oral: índice de potência parenteral	Duração da analgesia (h)	Eficácia máxima
Morfina[2]	+++		+	10	Baixo	4-5	Alta
Hidromorfona	+++			1,5	Baixo	4-5	Alta
Oximorfona	+++			1,5	Baixo	3-4	Alta
Metadona	+++			10[3]	Alto	4-6	Alta
Petidina	+++			60-100	Médio	2-4	Alta
Fentanila	+++			0,1	Baixo	1-1,5	Alta
Sufentanila	+++	+	+	0,02	Apenas parenteral	1-1,5	Alta
Alfentanila	+++			Titulada	Apenas parenteral	0,25-0,75	Alta
Remifentanila	+++			Titulada[4]	Apenas parenteral	0,05[5]	Alta
Levorfanol	+++			2-3	Alto	4-5	Alta
Codeína	±			30-60	Alto	3-4	Baixa
Hidrocodona[6]	±			5-10	Médio	4-6	Moderada
Oxicodona[2,7]	++			4,5	Médio	3-4	Moderada a alta
Pentazocina	±		+	30-50	Médio	3-4	Moderada
Nalbufina	–		++	10	Apenas parenteral	3-6	Alta
Buprenorfina	±	–	–	0,3	Baixo	4-8	Alta
Butorfanol	±		+++	2	Apenas parenteral	3-4	Alta

[1]+++, ++, +, agonista forte; ±, agonista parcial ou fraco; –, antagonista.
[2]Disponível em formas de liberação prolongada.
[3]Nenhum consenso – pode ter maior potência.
[4]Administrada na forma de infusão 0,025-0,2 μg/kg/min.
[5]A duração depende de uma meia-vida de 3-4 minutos sensível ao contexto.
[6]Disponível em comprimidos contendo paracetamol.
[7]Disponível em comprimidos contendo paracetamol ou ácido acetilsalicílico.

em virtude de seu maior volume. Embora o fluxo sanguíneo para o tecido adiposo seja bem menor do que aquele para os tecidos muito perfundidos, o acúmulo desses fármacos pode ser muito importante, em particular a administração frequente de altas doses ou a infusão contínua de opioides altamente lipofílicos, metabolizados com lentidão, como a fentanila.

C. Metabolismo

Os opioides são convertidos, em grande parte, em metabólitos polares (principalmente glicuronídeos), e facilmente excretados pelos rins. Por exemplo, a morfina, que contém grupos hidroxila livres, é primariamente conjugada a morfina-3-glicuronídeo (M3G), um composto com propriedades neuroexcitatórias. Os efeitos neuroexcitatórios da M3G não parecem ser mediados pelos receptores μ e devem ser ainda estudados. Em contraste, cerca de 10% da morfina é metabolizada a morfina-glicuronídeo (M6G), um metabólito ativo com potência analgésica 4 a 6 vezes maior do que a do composto original. Entretanto, esses metabólitos relativamente polares têm uma capacidade limitada de atravessar a barreira hematencefálica e, provavelmente, não contribuem de modo significativo para os efeitos habituais de uma única dose de morfina no SNC. Todavia, o acúmulo desses metabólitos pode produzir reações adversas inesperados em pacientes com insuficiência renal, quando são administradas doses excepcionalmente grandes de morfina ou quando são usadas altas doses por longos períodos de tempo. Isso pode resultar em excitação do SNC (convulsões induzidas pela M3G) ou em ação aumentada e prolongada dos opioides produzida pela M6G. A captação de M3G e, em menor grau, de M6G pelo SNC pode ser intensificada pela coadministração de probenecida ou de fármacos que inibem o transportador glicoproteína P de fármacos.

1. *Metabolismo hepático pelo citocromo P450 (CYP)* O metabolismo oxidativo hepático constitui a principal via de degradação dos opioides fenilpiperidínicos (fentanila, petidina [meperidina], alfentanila, sufentanila) deixando eventualmente apenas pequenas quantidades do composto original em sua forma inalterada para excreção. Entretanto, pode ocorrer acúmulo de um metabólito desmetilado da petidina, a norpetidina, em pacientes com diminuição da função renal e naqueles que recebem múltiplas doses elevadas do fármaco. A norpetidina em altas concentrações pode causar convulsões. Não foi relatada a existência de nenhum metabólito ativo da fentanila. A isozima CYP3A4 metaboliza a fentanila por *N*-desalquilação no fígado. A CYP3A4 também é encontrada na mucosa do intestino delgado e contribui para o metabolismo de primeira passagem da fentanila quando administrada por via oral.

A codeína, a oxicodona e a hidrocodona sofrem metabolismo hepático pela isozima P450 CYP2D6, resultando na produção de metabólitos de maior potência. Por exemplo, a codeína é desmetilada a morfina, que é, então, conjugada. A hidrocodona é metabolizada a hidromorfona e, à semelhança da morfina, a hidromorfona é conjugada, produzindo hidromorfona-3-glicuronídeo (H3G), que possui propriedades excitatórias no SNC. A hidromorfona é incapaz de formar um metabólito 6-glicuronídeo. De modo semelhante, a oxicodona é metabolizada a oximorfona, que é, então, conjugada a oximorfona-3-glicuronídeo (O3G).

O polimorfismo genético da CYP2D6 foi documentado e associado à variação observada nas respostas analgésica e adversa observadas entre pacientes. Todavia, os metabólitos da oxicodona e da hidrocodona podem ter consequências menores. Atualmente, acredita-se que os compostos originais sejam diretamente responsáveis pela maioria das ações analgésicas. Entretanto, a oxicodona e seus metabólitos podem acumular-se em condições de insuficiência renal e foram associados a uma ação e sedação prolongadas. No caso da codeína, a conversão em morfina pode ser de maior importância, visto que a codeína em si tem uma afinidade relativamente baixa com receptores de opioide. Em consequência, alguns pacientes (os denominados metabolizadores fracos) podem não obter nenhum efeito analgésico significativo. Por outro lado, houve relatos de casos de uma resposta exagerada à codeína, devido à conversão metabólica aumentada em morfina (i.e., metabolizadores ultrarrápidos; ver Capítulos 4 e 5), resultando em depressão respiratória e morte. Por esse motivo, o uso rotineiro da codeína, particularmente em crianças, está sendo eliminado nos Estados Unidos (no Brasil é contra-indicado para crianças menores de 12 anos).

A metadona, que é um opioide sintético, é metabolizada por várias vias da CYP, o que justifica, em parte, sua biodisponibilidade altamente variável. A CYP2B6 é a enzima mais importante para o metabolismo.

Embora o teste genético das vias do CYP não seja comum, esses testes estão disponíveis, o que os torna cada vez mais baratos. Nas próximas décadas, a medicina personalizada ajudará os pacientes que precisam de opioides (e seus prescritores) a entender quais deles seriam as melhores opções para os pacientes.

2. *Metabolismo pelas esterases plasmáticas* Os ésteres (p. ex., heroína, remifentanila) sofrem hidrólise rápida por esterases teciduais e plasmáticas comuns. A heroína (diacetilmorfina) é hidrolisada a monoacetilmorfina e, por fim, a morfina, então conjugada com ácido glicurônico.

D. Excreção

Os metabólitos polares, inclusive conjugados de glicuronídeos dos analgésicos opioides, são excretados principalmente na urina. Pequenas quantidades do fármaco inalterado também são encontradas na urina. Além disso, são encontrados conjugados de glicuronídeo na bile, porém a circulação êntero-hepática representa apenas uma pequena parte do processo excretor desses metabólitos polares. Em pacientes com comprometimento renal, os efeitos dos metabólitos polares ativos devem ser considerados antes da administração de opioides potentes, como morfina ou hidromorfona – particularmente quando administrados em altas doses –, devido ao risco de sedação e depressão respiratória.

Farmacodinâmica

A. Mecanismo de ação

Os agonistas opioides produzem analgesia por meio de sua ligação a receptores específicos acoplados à proteína G (GPCRs, do inglês *G protein-coupled receptors*), que se localizam no cérebro e em regiões da medula espinal envolvidas na transmissão e na modulação da dor (Figura 31-1). Alguns efeitos são mediados por receptores opioides presentes nas terminações nervosas sensitivas periféricas.

1. *Tipos de receptores* Conforme assinalado anteriormente, foram identificadas três classes principais de receptores opioides (μ, δ e κ) em vários locais do sistema nervoso e em outros tecidos (ver Tabela 31-1). Cada um dos três principais receptores já foi clonado. Todos são membros da família de receptores acoplados à proteína G e apresentam homologias significativas na sequência de aminoácidos. Atualmente, estão descritos múltiplos subtipos de receptores com base em critérios farmacológicos, incluindo μ_1, μ_2; δ_1, δ_2; e κ_1, κ_2 e κ_3. Entretanto, foram isolados genes que codificam apenas um subtipo de cada uma das famílias de receptores μ, δ e κ, os quais foram caracterizados. Uma explicação plausível é a de que os subtipos dos receptores μ surgem a partir de variantes de um gene comum por *splice* alternado. Essa ideia foi sustentada pela identificação de variantes de receptores por *splice* em camundongos e seres humanos, e um relato recente apontou para a associação seletiva de uma variante por *splice* de receptor opioide μ (MOR1D), com indução de prurido, em lugar de supressão da dor.

Tendo em vista que um opioide pode atuar com diferentes potências como agonista, agonista parcial ou antagonista em mais de uma classe ou subtipo de receptores, não surpreende que esses fármacos exerçam efeitos farmacológicos diversos.

2. *Ações celulares* Em nível molecular, os receptores opioides formam uma família de proteínas que fisicamente se acoplam às proteínas G e, por meio dessa interação, afetam a regulação de canais iônicos, modulam o processamento intracelular do Ca^{2+} e alteram a fosforilação das proteínas (ver Capítulo 2). Os opioides exercem duas ações diretas bem estabelecidas acopladas à proteína $G_{i/0}$: (1) fecham os canais de Ca^{2+} regulados por voltagem nos terminais nervosos pré-sinápticos e, portanto, reduzem a liberação de transmissores, e (2) abrem os canais de K^+ e hiperpolarizam e, portanto, inibem os neurônios pós-sinápticos. A Figura 31-1 ilustra esquematicamente esses efeitos. A ação pré-sináptica – depressão da liberação de transmissores – foi demonstrada para a liberação de um grande número de neurotransmissores, inclusive o glutamato, o principal aminoácido excitatório liberado dos terminais nervosos nociceptivos, bem como a acetilcolina, a norepinefrina (noradrenalina), a serotonina e a substância P.

3. *Relação entre tipos de receptores e efeitos fisiológicos* Os analgésicos opioides atualmente disponíveis atuam, em sua maioria, principalmente nos receptores de opioides μ (ver Tabela 31-2). Tanto a analgesia como as propriedades euforizantes, depressoras respiratórias e de dependência física da morfina resultam principalmente de suas ações nos receptores μ. Com efeito, o receptor μ foi originalmente definido ao utilizar as potências relativas de uma série de alcaloides opioides para analgesia clínica. Todavia, os efeitos analgésicos dos opioides são complexos e incluem uma interação com os receptores δ e κ. Essa interação é sustentada, em parte, pelo estudo de nocautes (*knockouts*) genéticos dos genes μ, δ, e κ em camundongos. O desenvolvimento de agonistas seletivos dos receptores μ poderia ser clinicamente útil se o perfil de seus efeitos colaterais (depressão respiratória, risco de dependência) fosse mais favorável do que aquele observado com os agonistas atuais dos receptores μ, como a morfina. Apesar de a morfina atuar efetivamente em sítios dos receptores κ e δ, não se sabe ao certo até que ponto isso contribui para a ação analgésica do fármaco. Os peptídeos opioides endógenos diferem da maioria dos alcaloides na sua afinidade pelos receptores δ e κ (ver Tabela 31-1).

Em um esforço de desenvolver analgésicos opioides com incidência reduzida de depressão respiratória ou propensão à adição e dependência, foram produzidos compostos que demonstram preferência pelos receptores opioides κ. O butorfanol e a nalbufina

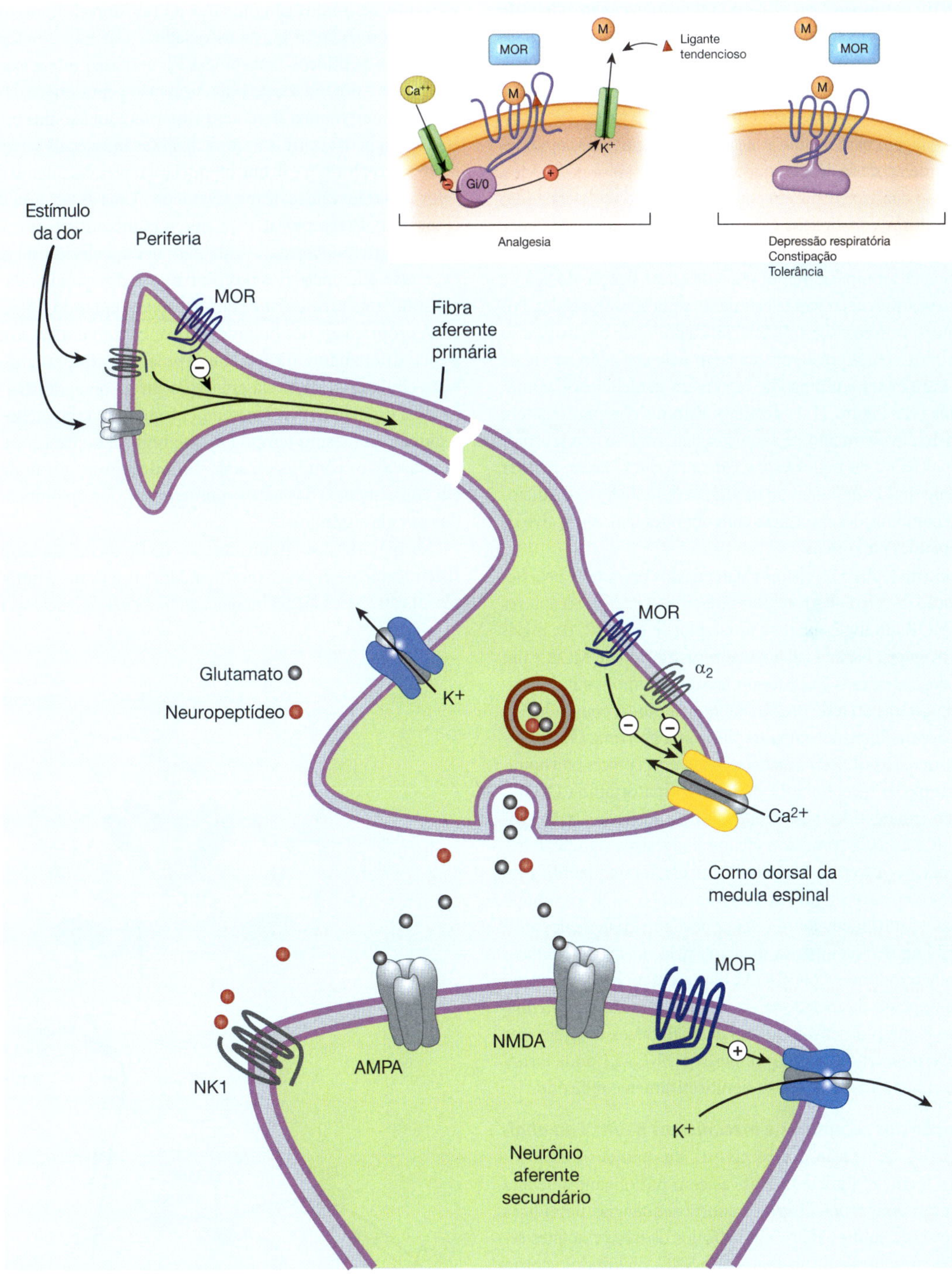

FIGURA 31-1 Mecanismos potenciais dos fármacos analgésicos nos receptores. O neurônio aferente primário (cujo corpo celular não está ilustrado) origina-se na periferia e transmite sinais de dor ao corno dorsal da medula espinal, onde faz sinapse, através do glutamato e transmissores neuropeptídicos, com o neurônio secundário. Os estímulos dolorosos podem ser atenuados na periferia (em condições inflamatórias) por opioides que atuam nos receptores de opioides μ (MOR, do inglês *μ-opioid receptors*) ou podem ser bloqueados no axônio aferente por anestésicos locais (não indicados). Os potenciais de ação que alcançam o corno dorsal são atenuados na terminação pré-sináptica por opioides e por bloqueadores do cálcio (ziconotida), α_2-agonistas e, possivelmente, fármacos que aumentam as concentrações sinápticas de norepinefrina por meio do bloqueio da recaptação (tapentadol). Os opioides também inibem o neurônio pós-sináptico, assim como certos antagonistas neuropeptídicos que atuam na taquicinina (NK1) e em outros receptores neuropeptídeos. A morfina (M), uma vez ligada aos receptores opioides μ (MOR), causa uma inibição dos canais de cálcio e ativação dos canais de potássio, via proteína $G_{i/o}$. Analgesia (esquerda) e efeitos colaterais mediados pela β-arrestina: depressão respiratória, constipação e tolerância (direita). Em relação à β-arrestina (efeitos colaterais), o ligante tendencioso (triângulo fechado) liga-se a um alvo da estrutura do MOR, causando o acoplamento $G_{i/o}$ (efeitos responsáveis pela analgesia). AMPA, ácido α-amino-3-hidroxi-5-metil-4-isoxazol propiônico; NMDA, *N*-metil-D-aspartato.

demonstraram algum sucesso clínico como analgésicos, além de ainda causarem reações disfóricas e potência limitada. O butorfanol, por sua vez, exerce maior analgesia nas mulheres que nos homens. Com efeito, diferenças na analgesia mediada pela ativação dos receptores μ e δ devem ocorrer em função do sexo.

Outra abordagem para melhorar a janela terapêutica dos opioides é o desenvolvimento de moléculas que atuem nos receptores opioides, exercendo efeito analgésico, porém com menos efeitos colaterais (depressão respiratória, constipação e dependência). Estudos centrados na estrutura molecular dos receptores opioides μ mostraram uma nova sequência de aminoácidos, por meio da qual a ligação do ligante aos GPCRs deve influenciar várias vias de sinalização intracelular. Por exemplo, a morfina exerce sua ação analgésica por meio da sinalização $G_{i/o}$, enquanto os efeitos colaterais ocorrem pela sua ação na via da β-arrestina. Para evitar a última via, "agonistas tendenciosos" foram desenvolvidos (ver Figura 31-1, detalhe). Estudos comparáveis têm como alvo o desenvolvimento de agonistas tendenciosos do receptor opioide kappa (KOR, do inglês *kappa opioid receptor*) visam manter a eficácia analgésica com pouco ou nenhum efeito disfórico. Adicionalmente, as combinações sinérgicas com opioides têm como alvo os receptores opioides periféricos.

Outro meio de reduzir os efeitos colaterais dos opioides é pela heterodimerização de diferentes receptores opioides, como os receptores opioides μ (MOR, do inglês *mu opioid receptor*) e δ (DOR, do inglês *delta opioid receptor*). Nesse caso, um agonista híbrido de MOR e um antagonista dos receptores DOR foram testados, demonstrando propriedades analgésicas no teste de movimento da cauda, com reduzida tolerância e dependência em comparação com a morfina. Outros estudos relataram heterodimerização entre MOR e receptores não opioides, por exemplo, o receptor F/Q de nociceptina/orfanina (NOP). Curiosamente, um peptídeo bifuncional híbrido que exerce ação agonista no MOR e no NOP produziu efeitos analgésicos significativos, com poucas reações adversas. Mais recentemente, foram identificados heterodímeros com os receptores de galanina entre o MOR e o subtipo GAL1, os quais contribuem como uma importante fonte de dopamina para o sistema de recompensa mediado pelo *nucleus accumbens* (NAc). Esses heterodímeros MOR-GAL1 apresentam baixas propriedades de recompensa da metadona em comparação com a morfina. A implicação é que o desenvolvimento de analgésicos opioides que têm como alvo preferencial o heterodímero MOR-GAL1 pode fornecer analgesia com potencial de abuso significativamente reduzido.

4. Distribuição dos receptores e mecanismos neurais da analgesia Os sítios de ligação dos receptores de opioides foram localizados por técnicas autorradiográficas com radioligantes de alta afinidade e com anticorpos dirigidos contra sequências peptídicas singulares em cada subtipo de receptor. Todos os três principais receptores estão presentes em sub-regiões do SNC, incluindo o corno dorsal da medula espinal. Existem receptores tanto em neurônios de transmissão da dor na medula espinal como nos aferentes primários que transmitem a mensagem da dor para eles (Figura 31-2, locais A e B). Embora inibam diretamente os neurônios de transmissão de dor no corno dorsal, os agonistas opioides também inibem a liberação de transmissores excitatórios dos aferentes primários. Embora haja relatos de que a heterodimerização dos receptores de opioides μ e δ contribua para a eficácia agonista μ (p. ex., inibição da atividade dos canais de cálcio pré-sinápticos regulados por voltagem), um estudo recente, utilizando um camundongo transgênico que expressa uma proteína de fusão, a proteína fluorescente verde intensificada pelo receptor δ (eGFP), demonstrou pouca sobreposição entre os receptores μ e δ nos neurônios ganglionares da raiz dorsal. É importante assinalar que o receptor μ está associado a TRPV1 e nociceptores que expressam peptídeos (substância P), ao passo que a expressão dos receptores δ predomina na população não peptidérgica de nociceptores, incluindo muitos aferentes primários com axônios mielinizados. Isso é compatível com a ação de ligantes intratecais seletivos em relação a receptores μ e δ, que bloqueiam o processamento da dor pelo calor *versus* mecânica, respectivamente. Uma associação do receptor δ, mas não do receptor μ, com aferentes mecanorreceptivos de grande diâmetro foi descrita. Ainda não foi estabelecido até que ponto a expressão diferencial dos receptores μ e δ dos gânglios da raiz dorsal constitui uma característica dos neurônios em todo o SNC.

A propriedade dos opioides de exercer um poderoso efeito analgésico diretamente na medula espinal foi explorada do ponto de vista clínico por meio da aplicação direta de agonistas opioides à medula espinal. Essa ação *espinal* proporciona um efeito analgésico regional, ao mesmo tempo em que reduz a depressão respiratória, as náuseas, os vômitos e a sedação indesejáveis que podem ocorrer em consequência das ações *supraespinais* dos opioides administrados por via sistêmica.

Na maioria das circunstâncias, os opioides são administrados sistemicamente e, desse modo, atuam ao mesmo tempo em múltiplos locais. Esses locais incluem não apenas as vias ascendentes de

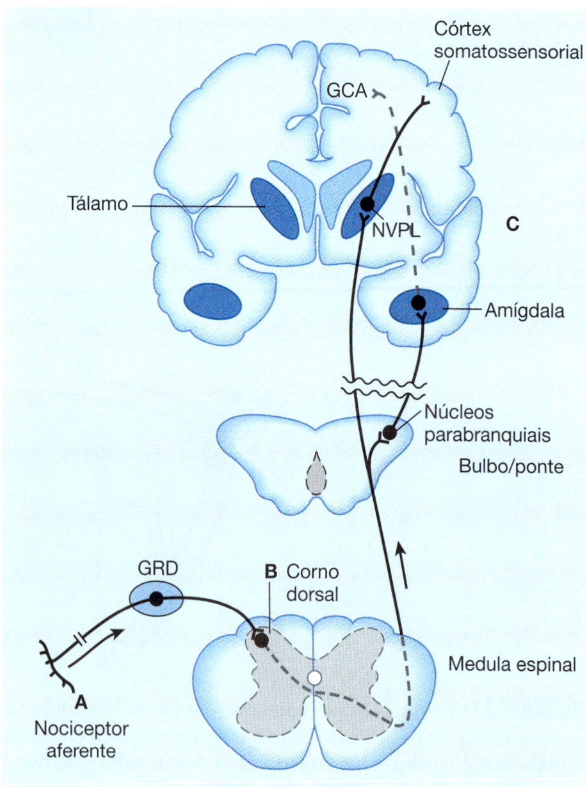

FIGURA 31-2 Supostos locais de ação dos analgésicos opioides. São mostrados os locais de ação sobre a via aferente de transmissão da dor, da periferia para os centros superiores. (**A**) Ação direta dos opioides sobre tecidos periféricos inflamados ou isolados (ver Figura 31-1 para mais detalhes). (**B**) Ocorre também inibição na medula espinal (ver Figura 31-1). (**C**) Possíveis sítios de ação na amígdala. GCA, giro cingulado anterior; GRD, gânglio da raiz dorsal; NVPL, núcleo ventral posterolateral do tálamo.

transmissão da dor, iniciando nos terminais sensitivos periféricos especializados que transduzem estímulos dolorosos (ver Figura 31-2), como também vias descendentes (moduladoras) (Figura 31-3). Nesses locais, bem como em outras regiões, os opioides inibem diretamente os neurônios. Contudo, essa ação resulta na *ativação* dos neurônios inibitórios descendentes, que enviam processos para a medula espinal e inibem os neurônios de transmissão da dor. Foi constatado que essa ativação resulta da inibição de neurônios inibitórios em vários locais (Figura 31-4). Em seu conjunto, as interações nesses locais aumentam o efeito analgésico global dos agonistas opioides.

Além disso, quando os analgésicos opioides são administrados sistemicamente, eles devem atuar nos circuitos neuronais normalmente regulados pelos opioides endógenos. No entanto, como a morfina exerce sua ação principalmente no receptor μ, ao contrário das encefalinas que atuam nos receptores μ e δ, é provável que diferentes circuitos mediadores da analgesia sejam ativados pelos opioides exógenos e endógenos.

Estudos em animais e estudos clínicos em seres humanos demonstraram que os opioides endógenos e exógenos também produzem analgesia mediada por opioides em locais *fora* do SNC. A dor associada à inflamação parece particularmente sensível a essas ações opioides periféricas. Essa hipótese é sustentada pela presença de receptores μ funcionais nos terminais periféricos de neurônios sensitivos. Além disso, a ativação dos receptores μ periféricos resulta em diminuição da atividade dos neurônios sensitivos e liberação de transmissor. A liberação endógena de β-endorfina produzida por células imunes dentro do tecido inflamado ou lesionado representa uma fonte de ativação periférica fisiológica dos receptores μ. A administração intra-articular de opioides, como após cirurgia artroscópica do joelho, demonstrou ter algum benefício clínico por um período de até 24 horas. Por esse motivo, os opioides seletivos para um sítio de ação periférico podem atuar como auxiliares no tratamento da dor inflamatória (ver Quadro "Canais iônicos e novos alvos analgésicos"). Esses compostos poderiam ter o benefício adicional de reduzir os efeitos indesejáveis, como constipação intestinal.

5. *Tolerância e dependência* Com a administração frequente e repetida de doses terapêuticas de morfina ou seus substitutos, observa-se uma perda gradual da eficiência, fenômeno conhecido como tolerância. Quando isto ocorre, as tentativas de reproduzir a resposta analgésica original requerem a administração de uma dose maior (com sucesso variável). Juntamente com a tolerância, ocorre desenvolvimento de dependência física. A dependência física é definida por uma **síndrome de abstinência** característica quando o fármaco é interrompido ou quando se administra um antagonista (ver também Capítulo 32).

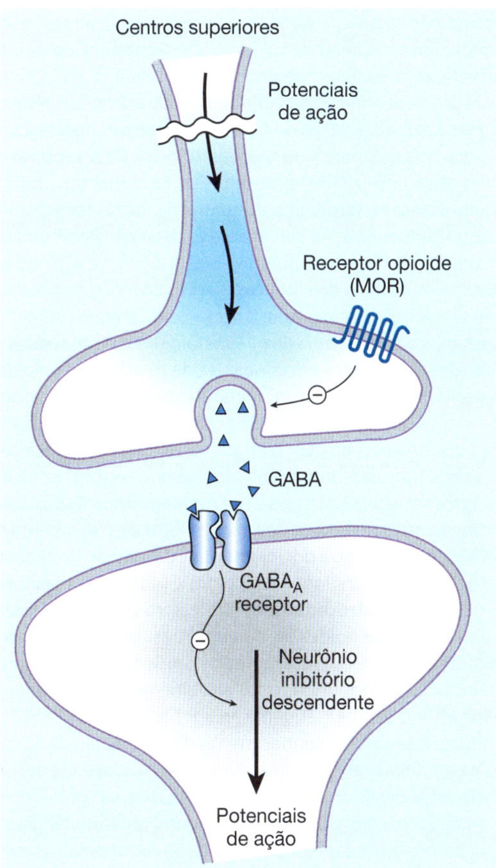

FIGURA 31-3 Circuito local do tronco encefálico subjacente ao efeito modulador da analgesia mediada por receptores opioides μ (MOR) sobre as vias descendentes. O neurônio inibitório da dor é indiretamente ativado por opioides (exógenos ou endógenos), que inibem um interneurônio inibitório (GABAérgico). Isso resulta em *aumento* da inibição do processamento nociceptivo no corno dorsal da medula espinal (ver Figura 31-4). GABA, ácido γ-aminobutírico.

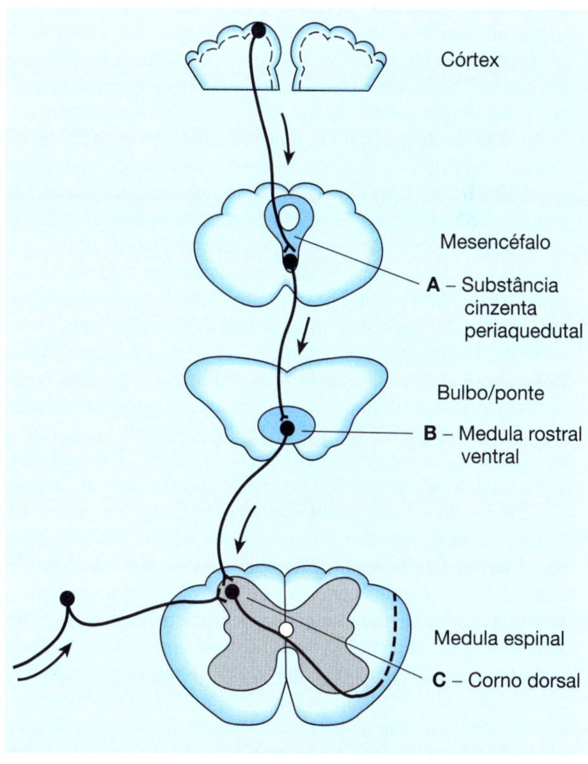

FIGURA 31-4 Ação dos analgésicos opioides sobre a via inibitória descendente. Os locais de ação dos opioides em neurônios moduladores da dor no mesencéfalo e bulbo, incluindo a área cinzenta periaquedutal do mesencéfalo **(A)**, a medula rostral ventral **(B)** e o *locus ceruleus*, controlam indiretamente as vias de transmissão da dor, aumentando a inibição descendente para o corno dorsal **(C)**.

O mecanismo de desenvolvimento da tolerância e da dependência física não está bem elucidado, porém a ativação persistente dos receptores μ, como a que ocorre com o tratamento da dor crônica intensa, parece desempenhar uma função primária na sua indução e manutenção. Os conceitos atuais afastaram-se da ideia de a tolerância ser impulsionada por uma simples regulação positiva do sistema de monofosfato de adenosina cíclico (AMPc). Embora esteja associado à tolerância, esse processo não é suficiente para explicá-la. Uma segunda hipótese para o desenvolvimento de tolerância e dependência aos opioides baseia-se no conceito de **reciclagem do receptor**. Normalmente, a ativação dos receptores μ por ligantes endógenos resulta em endocitose, seguida de ressensibilização e reciclagem do receptor para a membrana plasmática (ver Capítulo 2). Entretanto, com o uso de camundongos geneticamente modificados, as pesquisas mostram que a *incapacidade* da morfina de induzir a endocitose do receptor opioide μ constitui um importante componente da tolerância e da dependência. Para sustentar essa ideia, a metadona, um agonista dos receptores μ usado para o *tratamento* da tolerância e dependência de opioides, induz a endocitose dos receptores. Isso sugere que a manutenção da sensibilidade normal dos receptores μ exige uma reativação por endocitose e reciclagem.

O conceito de **desacoplamento do receptor** também adquiriu uma posição de destaque. De acordo com essa hipótese, a tolerância resulta de uma disfunção das interações estruturais entre o receptor μ e as proteínas G, os sistemas de segundos mensageiros e seus canais iônicos-alvo. O desacoplamento e o reacoplamento do receptor μ estão provavelmente ligados à reciclagem do receptor. Além disso,

Canais iônicos e novos alvos analgésicos

Até mesmo a dor aguda mais intensa (de algumas horas a vários dias de duração) geralmente pode ser controlada com reações adversas significativas, porém toleráveis – usando-se os analgésicos atualmente disponíveis, em particular os opioides. No entanto, a dor crônica (com duração de meses a anos) e especialmente aquela decorrente de causas neuropáticas não são tratadas de forma muito satisfatória com opioides. Hoje, sabe-se que, na dor crônica, os receptores nos terminais nervosos sensitivos na periferia contribuem para o aumento da excitabilidade dessas terminações sensitivas (sensibilização periférica). O neurônio sensitivo hiperexcitável bombardeia a medula espinal, resultando em aumento da excitabilidade e alterações sinápticas no corno dorsal (sensibilização central). Essas alterações contribuem provavelmente de maneira importante nos estados de dor inflamatória e neuropática.

No esforço de descobrir fármacos analgésicos mais apropriados para o alívio da dor crônica, estudos tem focado no melhor entendimento da base molecular da transdução sensitiva periférica. Os canais iônicos potencialmente importantes, associados ao nociceptor aferente primário, incluem membros da família potencial do receptor transitório, notavelmente o **receptor de capsaicina**, **TRPV1** (que é ativado por múltiplos estímulos nocivos, como calor, prótons e produtos da inflamação), bem como o **TRPA1**, ativado por mediadores inflamatórios, e os receptores **P2X** (que são responsivos às purinas liberadas em consequência de lesão tecidual). Subtipos especiais de canais de sódio regulados por voltagem (**Nav 1.7**, **1.8**, **1.9**) estão singularmente associados a neurônios nociceptivos nos gânglios da raiz dorsal. A **lidocaína** e a **mexiletina** (não disponível no Brasil), que são úteis em alguns estados de dor crônica, podem atuar ao bloquear essa classe de canais. Certas toxinas de centopeia parecem inibir seletivamente os canais Nav 1.7 e também podem ser úteis no tratamento da dor crônica. Polimorfismos genéticos de Nav 1.7 estão associados à ausência (insensibilidade congênita à dor) ou predisposição à dor (eritromelalgia ou distúrbio de dor extrema paroxística), e pode haver uma associação direta entre as concentrações de encefalina nos gânglios sensoriais e os de Nav 1.7. O Nav 1.9 também está em estudo como um alvo terapêutico. Devido à importância de seus locais de ação periféricos, foram introduzidas estratégias terapêuticas para administrar fármacos que bloqueiam a transdução ou transmissão da dor periférica na forma de adesivos transdérmicos e bálsamos. Além disso, estão sendo desenvolvidos produtos com ação nos canais de sódio, TRPV1 e TRPA1 periféricos.

A administração intratecal de **ziconotida** (não disponível no Brasil), um bloqueador dos canais de cálcio do tipo N dependentes de voltagem, está aprovada para analgesia em pacientes com dor crônica refratária. A ziconotida é um peptídeo sintético relacionado com a toxina do caramujo marinho, a Ω-conotoxina, que bloqueia de forma seletiva os canais de cálcio tipo N. **Gabapentina/pregabalina**, anticonvulsivantes que atuam na subunidade α2δ1 dos canais de cálcio dependentes de voltagem, são tratamentos eficazes para a dor neuropática (lesão do nervo) e reduzem as necessidades de opioides no pós-operatório (ver Capítulo 24). Os receptores de *N*-metil-D-aspartato (NMDA) parecem desempenhar uma função muito importante na sensibilização central em níveis tanto espinal como supraespinal. Embora certos antagonistas de NMDA tenham demonstrado atividade anti-hiperalgésica e analgésica (p. ex., **cetamina**), novos agentes com poucas reações adversas ou neurotoxicidade são difíceis de encontrar. Entretanto, a cetamina infundida em doses muito pequenas reduz a hiperalgesia e pode reduzir as necessidades de opioides em condições de tolerância a opioides, por exemplo, após cirurgia abdominal e espinal de grande porte. O ácido γ-aminobutírico (GABA) e a acetilcolina (por meio dos receptores nicotínicos) parecem controlar a liberação sináptica central de vários transmissores envolvidos na nocicepção. Estão em fase de aprovação pela Food and Drug Administration (FDA), novos anticorpos, como aqueles que se ligam ao fator de crescimento do nervo (NGF), bloqueando a dor inflamatória da lombar. Finalmente, o trabalho com canabinoides e vaniloides e seus receptores sugere que o **Δ9-tetra-hidrocanabinol** (THC), bem como o canabidiol (CBD) e outros canabinoides menores, que atuam nos receptores de canabinoides CB_1 e nos receptores de capsaicina TRPV1 em certas circunstâncias, podem exercer efeito sinérgico com os agonistas do receptor μ com consequente analgesia.

À medida que o nosso conhecimento da transdução da dor periférica e central aumenta, outros alvos terapêuticos e estratégias se tornam disponíveis. Juntamente com nosso atual conhecimento dos analgésicos opioides, uma abordagem "multimodal" ao tratamento da dor é fundamental. A analgesia multimodal envolve a administração de vários fármacos (p. ex., inibidores de COX ou anti-inflamatórios não esteroides [AINEs], gabapentinoides, inibidores seletivos do receptor de norepinefrina) com o intuito de potencializar a analgesia por meio de mecanismos de ação complementares. Outro benefício da analgesia multimodal é reduzir as necessidades de opioides, com menos reações adversas graves.

o complexo de canais iônicos-receptor NMDA parece exercer uma importante função no desenvolvimento e na manutenção da tolerância. De acordo com essa hipótese, os antagonistas dos receptores NMDA, como a cetamina, poderiam bloquear o desenvolvimento de tolerância. Embora não se tenha ainda definido com clareza um papel na endocitose, o desenvolvimento de novos antagonistas do receptor NMDA ou de outras estratégias para reacoplar os receptores μ a seus canais iônicos-alvo proporciona a esperança de se obter um meio clinicamente efetivo para impedir ou reverter a tolerância aos analgésicos opioides.

6. *Hiperalgesia induzida por opioides* Além do desenvolvimento de tolerância, a administração persistente de analgésicos opioides pode *aumentar* a sensação de dor, levando a um estado de hiperalgesia. Esse fenômeno pode ser produzido com vários analgésicos opioides, incluindo morfina, fentanila e remifentanila. A dinorfina espinal e a ativação dos receptores de bradicinina e NMDA emergiram como importantes candidatos na mediação da hiperalgesia induzida por opioides. Essa é mais uma razão pela qual opioides administrados de forma contínua para dor *crônica* não oncológica tem sido questionada.

B. Efeitos da morfina e seus substitutos em sistemas orgânicos

As ações descritas adiante para a morfina, o protótipo dos agonistas opioides, também são observadas com outros agonistas opioides, agonistas parciais e aqueles com efeitos mistos nos receptores. As características dos membros específicos desses grupos são discutidas adiante.

1. *Efeitos sobre o sistema nervoso central* Os principais efeitos dos analgésicos opioides com afinidade pelos receptores μ no SNC são analgesia, euforia, sedação e depressão respiratória. Com uso repetido, observa-se o aparecimento de um elevado grau de tolerância a todos esses efeitos (Tabela 31-3).

a. *Analgesia* A dor consiste em componentes sensitivos e afetivos (emocionais). Os analgésicos opioides são singulares em virtude de sua capacidade de reduzir ambos os aspectos da experiência da dor. Por outro lado, os analgésicos anti-inflamatórios não esteroide (AINEs), como o ibuprofeno, não exercem efeito significativo sobre os aspectos emocionais da dor.

b. *Euforia* Tipicamente, os pacientes ou os usuários de drogas intravenosas que recebem morfina intravenosa apresentam uma sensação flutuante agradável, com redução da ansiedade e do desconforto. No entanto, a disforia, uma sensação desagradável caracterizada por inquietação e mal-estar, também pode ocorrer.

c. *Sedação* A sonolência e o embotamento da atividade mental constituem efeitos comuns dos opioides. Ocorre pouca ou nenhuma amnésia. Os opioides causam sonolência mais frequentemente no indivíduo idoso do que nas pessoas jovens e sadias. Normalmente, o paciente é despertado com facilidade. Entretanto, a associação da morfina com outros depressores centrais, como fármacos sedativo-hipnóticos, pode resultar em sono muito profundo. Em doses-padrão, a morfina (um fenantreno) altera os padrões normais do sono com movimentos oculares rápidos (REM, do inglês *rapid eye movement*) e não REM. Esse efeito de ruptura é provavelmente característico de todos os opioides. Em contraste com os seres humanos, diversas espécies (gatos, cavalos, vacas, porcos) podem apresentar excitação, mais do que sedação, quando são administrados opioides. Esses efeitos paradoxais são, pelo menos em parte, dependentes da dose.

d. *Depressão respiratória* Todos os analgésicos opioides podem produzir depressão respiratória significativa ao inibirem os mecanismos respiratórios do tronco encefálico. A pressão parcial arterial de dióxido de carbono ($PaCO_2$) alveolar pode aumentar, porém o indicador mais confiável dessa depressão consiste em uma resposta deprimida a um teste de estimulação com dióxido de carbono. A depressão respiratória, que está relacionada com a dose, é influenciada significativamente pelo grau de estímulo sensitivo que ocorre no momento. Por exemplo, é possível superar, em parte, a depressão respiratória induzida por opioides por uma variedade de estímulos. Quando estímulos fortemente dolorosos que impediram a ação depressora de uma alta dose de opioide são retirados, a depressão respiratória pode tornar-se subitamente pronunciada. Uma diminuição pequena a moderada da função respiratória, medida pela elevação da $PaCO_2$, pode ser bem tolerada no paciente sem comprometimento respiratório anterior. Todavia, em indivíduos com pressão intracraniana elevada, asma, doença pulmonar obstrutiva crônica ou *cor pulmonale*, a redução da função respiratória pode não ser tolerada. A depressão respiratória induzida pelos opioides continua sendo um dos desafios clínicos mais difíceis no tratamento da dor intensa. Pesquisas em andamento, focadas na farmacologia do receptor μ, nas vias de sinalização da serotonina nos centros de controle respiratório do tronco cerebral e nos agonistas tendenciosos para o acoplamento $G_{i/o}$, visam corrigir esse problema.

e. *Supressão da tosse* A supressão do reflexo da tosse constitui uma ação bem conhecida dos opioides. A codeína, em particular, tem sido utilizada com proveito em indivíduos acometidos de tosse patológica. Todavia, a supressão da tosse pelos opioides pode propiciar o acúmulo de secreções e, assim, resultar em obstrução das vias respiratórias e atelectasia.

f. *Miose* Observa-se a ocorrência de constrição das pupilas com praticamente todos os agonistas opioides. A miose é uma ação farmacológica à qual ocorre pouca ou nenhuma tolerância, mesmo em adictos altamente tolerantes (ver Tabela 31-3). Por conseguinte, a sua presença é valiosa no diagnóstico de sobredose de opioides. Essa ação, que pode ser bloqueada por antagonistas dos opioides, é mediada por vias parassimpáticas, as quais, por sua vez, podem ser bloqueadas por atropina.

TABELA 31-3 Graus de tolerância que podem se desenvolver para alguns dos efeitos dos opioides

Alto	Moderado	Mínimo ou nenhum
Analgesia	Bradicardia	Miose
Euforia, disforia		Constipação intestinal
Embotamento mental		Convulsões
Sedação		
Depressão respiratória		
Antidiurese		
Náuseas e vômitos		
Supressão da tosse		

g. *Rigidez do tronco* Vários opioides podem intensificar o tônus nos grandes músculos do tronco. A rigidez muscular mais provavelmente ocorre por ações supraespinais do que na medula espinhal. A rigidez de tronco diminui a complacência torácica e, portanto, interfere na ventilação. O efeito torna-se mais aparente quando são administradas com rapidez altas doses dos opioides altamente lipossolúveis (p. ex., fentanila, sufentanila, alfentanila, remifentanila) por via intravenosa (IV). A rigidez de tronco pode ser superada pela administração de um antagonista opioide, que, naturalmente, irá antagonizar também a ação analgésica do opioide. A prevenção da rigidez de tronco com preservação da analgesia requer o uso concomitante de fármacos bloqueadores neuromusculares.

h. *Náusea e vômito* Os analgésicos opioides podem ativar a zona de gatilho quimiorreceptora, produzindo náuseas e vômitos. Como a deambulação parece aumentar a incidência de náuseas e vômitos, pode haver também um componente vestibular nesse efeito.

i. *Temperatura* A regulação homeostática da temperatura corporal é mediada, em parte, pela ação de peptídeos opioides endógenos no cérebro. Por exemplo, a administração de agonistas dos receptores de opioides μ, como a morfina, no hipotálamo anterior provoca hipertermia, ao passo que a administração de agonistas κ induz hipotermia.

j. *Arquitetura do sono* Embora o mecanismo pelo qual os opioides interagem com o ritmo circadiano ainda não esteja bem esclarecido, esses fármacos podem diminuir o período de sono dos estágios 3 e 4, resultando em fadiga e outros distúrbios do sono, incluindo respiração desordenada do sono e apneia central do sono.

2. *Efeitos periféricos*

a. *Sistema circulatório*

A maioria dos opioides não exerce efeitos diretos significativos sobre o coração, nem efeitos importantes sobre o ritmo cardíaco, à exceção da bradicardia. A petidina é uma exceção a essa generalização, uma vez que a sua ação antimuscarínica pode resultar em taquicardia. Em geral, a pressão arterial é bem mantida em indivíduos que recebem opioides, a não ser que o sistema circulatório esteja estressado, caso em que pode ocorrer hipotensão. Esse efeito hipotensor se deve provavelmente à dilatação arterial e venosa periférica, que tem sido atribuída a diversos mecanismos, inclusive depressão central dos mecanismos estabilizadores vasomotores e liberação de histamina. Não se observa nenhum efeito consistente sobre o débito cardíaco e o eletrocardiograma não é significativamente afetado. Todavia, é preciso ter cautela em pacientes com diminuição do volume sanguíneo, visto que os mecanismos citados tornam esses pacientes suscetíveis à hipotensão. Os analgésicos opioides afetam em grau mínimo a circulação cerebral, exceto quando a $PaCO_2$ aumenta em consequência de depressão respiratória. A elevação da $PaCO_2$ resulta em vasodilatação cerebral associada à diminuição da resistência vascular cerebral, aumento do fluxo sanguíneo cerebral e elevação da pressão intracraniana.

b. *Trato gastrintestinal* A constipação intestinal já é reconhecida, há muito tempo, como um efeito dos opioides, efeito esse que não diminui com o uso contínuo do fármaco, isto é, não ocorre desenvolvimento de tolerância à constipação intestinal induzida pelos opioides (ver Tabela 31-3). Existem receptores de opioides em alta densidade no trato gastrintestinal, e os efeitos de constipação intestinal dos opioides são mediados por uma ação sobre o sistema nervoso entérico (ver Capítulo 6), bem como sobre o SNC. No estômago, a motilidade (contração e relaxamento rítmicos) pode diminuir, porém o tônus (contração persistente) pode aumentar – sobretudo na parte central e ocorre diminuição da secreção gástrica de ácido clorídrico. O tônus do intestino delgado em repouso está aumentado com espasmos periódicos, enquanto a amplitude das contrações não propulsivas está acentuadamente diminuída. No intestino grosso, as ondas peristálticas propulsivas estão diminuídas, e o tônus, aumentado, como consequência disso, ocorre um retardo na passagem do bolo fecal e maior absorção de água resultam em constipação. As ações sobre o intestino grosso constituem a base para o uso dos opioides no tratamento da diarreia e a constipação intestinal representa um importante problema associado ao uso dos opioides no controle da dor intensa do câncer. Conforme descrito posteriormente, uma nova geração de fármacos capazes de bloquear ou reverter a constipação induzida por opioides está disponível.

c. *Trato biliar* Os opioides causam contração do músculo liso biliar, podendo resultar em cólica biliar. O esfíncter de Oddi pode sofrer contração, com consequente refluxo das concentrações biliares e pancreáticas e concentrações plasmáticas elevadas de amilase e lipase.

d. *Sistema renal* A função renal é deprimida pelos opioides. Nos seres humanos, acredita-se que essa ação seja principalmente devido a uma redução do fluxo plasmático renal. Além disso, opioides do receptor μ possuem efeito antidiurético em humanos. Os mecanismos podem envolver tanto o SNC como locais periféricos. Os opioides também intensificam a reabsorção tubular renal de sódio. A função das alterações na liberação de hormônio antidiurético (ADH) induzida pelos opioides é controversa. O tônus ureteral e o vesical são aumentados com doses terapêuticas de analgésicos opioides. O aumento do tônus do esfíncter pode precipitar retenção urinária, sobretudo em pacientes no período pós-operatório. Em certas ocasiões, a cólica ureteral provocada por um cálculo renal é agravada pelo aumento do tônus ureteral induzido pelos opioides.

e. *Útero* Os analgésicos opioides podem prolongar o trabalho de parto. Embora o mecanismo dessa ação ainda não esteja bem esclarecido, os receptores opioides tanto μ como κ são expressos no músculo uterino humano. A fentanila e a petidina inibem a contratilidade do útero, porém apenas em concentrações supraclínicas; a morfina não tem nenhum efeito relatado. Por outro lado, o agonista κ [3H]-D-ala2,L-met5-encefalinamida (DAMEA) inibe a contratilidade em tiras de músculo uterino humano.

f. *Sistema endócrino* Os opioides estimulam a liberação de ADH, prolactina e somatotrofina, porém inibem a liberação de hormônio luteinizante (ver Tabela 31-1). Esses efeitos sugerem que os peptídeos opioides endógenos, por meio de seus efeitos no hipotálamo, modulam esses sistemas. Pacientes que recebem tratamento crônico com opioides podem apresentar baixas concentrações de testosterona, resultando em diminuição da libido, da energia e do humor. As mulheres podem apresentar dismenorreia ou amenorreia.

g. *Prurido* Os opiáceos, como a morfina e a codeína, produzem rubor e calor na pele, acompanhados, algumas vezes, de sudorese, urticária e prurido. Embora a liberação periférica de histamina seja um importante fator contribuinte, todos os opioides podem causar prurido por meio de uma ação central (medula espinal e bulbo) nos circuitos neurais pruritoceptivos. Quando são administrados opioides ao neuroeixo por via espinal ou epidural, a sua utilidade pode ser limitada devido ao intenso prurido que ocorre nos lábios e no tronco. A incidência de prurido induzido por opioides pela via neuroaxial é alta, sendo estimada em 70 a 100%. No entanto, a nalbufina, uma agonista κ/antagonista parcial μ, e a nalfurafina, uma agonista κ-seletivo, mostraram eficácia e foram aprovadas para o tratamento do prurido em alguns países.

h. *Sistema imune* Os opioides modulam o sistema imune por meio de efeitos sobre a proliferação dos linfócitos, sobre a produção de anticorpos, angioneogênese e sobre a quimiotaxia. Além disso, os leucócitos migram para os locais de lesão tecidual e liberam peptídeos opioides, os quais, por sua vez, ajudam a aliviar a dor inflamatória. Entretanto, a atividade citolítica das células *natural killer* e as respostas proliferativas dos linfócitos a mitógenos são geralmente inibidas pelos opioides, que podem desempenhar uma função na progressão de tumores. Embora os mecanismos envolvidos sejam complexos, a ativação dos receptores opioides centrais podem mediar um componente significativo das alterações observadas na função imune periférica. Em geral, esses efeitos são mediados pelo sistema nervoso simpático no caso da administração aguda de opioides e pelo sistema hipotálamo-hipófise-suprarrenal no caso da administração prolongada desses fármacos.

FARMACOLOGIA CLÍNICA DOS ANALGÉSICOS OPIOIDES

O manejo bem-sucedido da dor é uma tarefa desafiadora que começa com uma extensiva avaliação na tentativa de compreender a origem e a magnitude da dor. A dor é uma experiência sensorial e emocional desagradável com muitas camadas de complexidade.

A quantidade de dor experimentada pelo paciente é frequentemente medida por meio de uma escala de avaliação numérica de dor (END) ou, menos frequentemente, por meio de uma escala visual analógica, que consiste em uma linha de 100 mm (EVA, que é mais comumente usada em pesquisas), ou ainda pela escala de classificação verbal (VRS, do inglês *verbal rating scale*), que possui descritores de palavras que variam de nenhuma dor a dor excruciante. Em cada caso, os valores indicam a magnitude da dor, da seguinte maneira: leve (1-3), moderada (4-6) ou intensa (7-10). Pode-se utilizar uma escala semelhante com crianças (face, pernas [*legs*], atividade, choro, grau de consolo [FLACC] ou escalas de Wong-Baker) e com pacientes incapazes de falar. A escala de Wong-Baker mostra cinco rostos que variam desde um sorriso (ausência de dor) até choro (dor máxima). O Brief Pain Inventory é um questionário que avalia a intensidade da dor. As escalas que avaliam funcionalidade incluem o Oswestry Disability Index ou a World Health Organization Disability Assessment Scale 2.0. Existem escalas especializadas para pacientes com condições específicas, incluindo artrite reumatoide e demência. Questionários mais abrangentes, como o Questionário de Dor McGill, contemplam múltiplas facetas da dor, incluindo a experiência afetiva e sensorial.

Para um paciente com forte dor aguda, a administração de um analgésico opioide é geralmente considerada como parte essencial do plano global de tratamento. Via de administração (oral, parenteral, neuraxial), tempo de ação do medicamento, efeito teto (atividade intrínseca máxima), duração da terapia, reações adversas comuns e a experiência anterior do paciente com opioides, incluindo sua genética, história social e história familiar, são fatores que deveriam ser abordados. Um dos princípios básicos desse processo é estabelecer os objetivos do tratamento analgésico ainda antes do início da terapia. Após a entrega do plano terapêutico, sua eficácia deve ser regularmente monitorada e reavaliada, bem como a necessidade de modificação do plano, como parte importante do protocolo.

O uso de opioides em situações agudas deve ser contrastado com seu uso no tratamento da dor crônica, em que uma infinidade de outros fatores devem ser considerados, incluindo o desenvolvimento de tolerância, dependência e, em casos mais raros, desvio e potencial para abuso.

Aplicação clínica dos analgésicos opioides

A. Analgesia

A dor constante e *intensa* é normalmente aliviada com analgésicos opioides dotados de alta atividade intrínseca (ver Tabela 31-2), enquanto a dor aguda e intermitente não parece tão efetivamente controlada.

A dor associada ao câncer e outras doenças terminais, geralmente envolve uma combinação de mecanismos, devendo ser tratada agressivamente, muitas vezes por meio de uma abordagem multidisciplinar para obtenção de um tratamento eficaz. Essas condições podem exigir o uso contínuo de analgésicos opioides potentes, em especial quando o câncer é ativo e/ou invasivo e quando as condições estão associadas a risco de tolerância e dependência. O uso de analgésicos multimodais é uma estratégia muito válida e pode reduzir os riscos. *Entretanto, isso não deve ser considerado como uma barreira a proporcionar ao paciente a melhor assistência e qualidade de vida possíveis.* A World Health Organization Ladder (ver http://www.who.int/cancer/palliative/painladder/en/) foi criada em 1986 para promover o reconhecimento do tratamento ideal da dor para indivíduos com câncer e ajudou a melhorar o alívio da dor de pacientes com câncer no mundo inteiro. Pesquisas envolvendo cuidados paliativos demonstraram que a administração de medicação opioide a intervalos fixos (i.e., em uma dose regular em horários específicos) é mais efetiva no alívio da dor do que a sua administração quando solicitada. As formulações de opioides de liberação controlada estão agora disponíveis, como as formulações de liberação sustentada de morfina e oxicodona. Sua suposta vantagem consiste na obtenção de um nível de analgesia mais prolongado e mais estável. No entanto, há pouca ou nenhuma evidência de longo prazo (> 3 a 6 meses) sobre a superioridade do uso de opioides de liberação controlada por um período de 12 meses, em comparação com analgésicos não opioides, no controle da dor não cancerígena ou dor crônica da lombar, quadril ou joelho. Como alternativa, as tentativas de controlar a dor crônica apenas com opioides podem levar ao uso excessivo, uso abusivo, dependência e risco de **transtorno por uso de opioides** (**OUD**, do inglês *opioid use disorder*), sobredose e morte (ver Quadro "A epidemia de opioides nos Estados Unidos – educando os prescritores").

Se houver distúrbios da função gastrintestinal impedindo o uso de morfina de liberação prolongada por VO, pode-se utilizar o sistema transdérmico de fentanila (adesivo de fentalina) por longos períodos de tempo. Além disso, a fentanila transmucosa bucal pode ser utilizada para episódios curtos de dor oncológica inesperada (ver "Vias alternativas de administração", adiante). A administração de opioides potentes por insuflação nasal também é eficaz e as preparações nasais estão agora disponíveis em alguns países. Os analgésicos opioides são frequentemente utilizados durante o trabalho de parto obstétrico. Como os opioides atravessam a barreira placentária e alcançam o feto, é preciso ter cuidado para minimizar a depressão neonatal. Caso ocorra, a depressão é revertida com injeção imediata do antagonista naloxona. Os fármacos fenilpiperidínicos (p. ex., petidina) parecem produzir menos depressão, sobretudo depressão respiratória, do que a morfina no recém-nascido, e isso pode justificar o seu uso na prática obstétrica.

A dor aguda e intensa da cólica renal e biliar com frequência exige um poderoso agonista opioide para alívio adequado. Entretanto, o aumento do tônus do músculo liso induzido pelo fármaco pode causar um *aumento* paradoxal da dor, em consequência do espasmo aumentado.

B. Edema agudo pulmonar

É notável o alívio produzido pela morfina intravenosa em pacientes com dispneia devido ao edema pulmonar associado à insuficiência cardíaca ventricular esquerda. Os mecanismos propostos incluem redução da ansiedade (*percepção* da dispneia) e diminuição da pré-carga cardíaca (redução do tônus venoso) e da pós-carga (diminuição da resistência periférica). No entanto, se a depressão respiratória for um problema, o uso de um diurético (furosemida) deveria ser priorizado para o tratamento do edema pulmonar. Por outro lado, a morfina pode ser particularmente útil no tratamento da isquemia miocárdica dolorosa com edema pulmonar.

C. Tosse

Pode-se obter uma supressão da tosse com doses mais baixas do que aquelas necessárias para a produção de analgesia. Entretanto, nos últimos anos, o uso de analgésicos opioides para alívio da tosse diminuiu, em grande parte devido à disponibilidade de vários compostos sintéticos efetivos que não são analgésicos nem causam adição. Esses fármacos são discutidos adiante.

D. Diarreia

A maioria dos casos de diarreia podem ser controlados pelo uso de opioides, exceto aqueles de causa infecciosa que deverão ser tratados com o fármaco adequado. Preparações à base de ópio (p. ex., paregóricas) eram usadas no passado para o controle da diarreia, tendo sido substituídas pelos fármacos sintéticos que possuem efeitos gastrintestinais mais seletivos e poucos ou nenhum efeito no SNC, como o difenoxilato ou a loperamida. Há várias preparações específicas para esse propósito (ver Capítulo 62).

E. Calafrios

Embora todos os agonistas opioides tenham alguma propensão a reduzir os calafrios, a petidina oferece melhores resultados contra os calafrios, bloqueando-os principalmente pela ação nos subtipos de receptores α_2-adrenérgicos.

F. Aplicações na anestesia

Os opioides são frequentemente usados como pré-medicação antes da anestesia e cirurgia, em virtude de suas propriedades sedativas, ansiolíticas e analgésicas. Também são usados no intraoperatório como parte da indução, manutenção e preparação para analgesia pós-operatória. Os opioides são mais usados em cirurgia cardiovascular e em outros tipos de cirurgia de alto risco em que a meta principal consiste em minimizar a depressão cardiovascular. Nessas situações, deve-se proporcionar uma assistência respiratória mecânica.

Em virtude de sua ação direta sobre os neurônios do corno dorsal superficial da medula espinal, os opioides também podem ser usados como analgésicos regionais, administrados nos espaços epidural e subaracnóideo da coluna vertebral. Diversos estudos demonstraram que é possível obter uma analgesia prolongada com reações adversas mínimas com a administração epidural de 3 a 5 mg de morfina, seguida de infusão lenta por um cateter colocado no espaço epidural. A princípio, acreditava-se que a aplicação epidural de opioides produziria analgesia seletiva, sem comprometimento das funções motoras, autônomas ou sensitivas, além da dor. Entretanto, pode ocorrer depressão respiratória após a injeção do fármaco no espaço epidural, o que exigiria reversão com naloxona. Outros efeitos, como prurido, náuseas e vômitos, são comuns após a administração epidural e subaracnóidea de opioides. Esses efeitos também são revertidos com naloxona, se necessário. O uso de opioide intratecal e epidural é uma prática comum para analgesia pós-operatória e pode reduzir a quantidade de opioide sistêmico, reduzindo, assim, outros efeitos colaterais relacionados aos opioides, como sedação ou constipação. Em raros casos, os especialistas em dor crônica podem optar por implantar, cirurgicamente, uma bomba de infusão programável ligada a um cateter espinal que permite a infusão contínua de opioides ou outros compostos analgésicos para o controle da dor crônica ou oncológica.

G. Vias Alternativas de Administração

A **analgesia controlada pelo paciente (ACP)** é amplamente usada no tratamento da dor inesperada. Com a ACP, o paciente controla um dispositivo de infusão parenteral (geralmente intravenoso) pressionando um botão para administrar uma dose pré-programada do analgésico opioide desejado, que é a denominada **dose por demanda**. Um **intervalo de bloqueio** programável impede a administração de outra dose por um período estabelecido de tempo. Além disso, as bombas podem ser programadas com uma **infusão contínua ou basal** (que geralmente deve ser evitada devido a questões de segurança) e com a **dose de bloqueio de 1 ou 4 horas** (a quantidade máxima de medicamento que pode ser administrada nesse período de tempo). A alegação de uma maior satisfação do paciente é sustentada por ensaios clínicos bem planejados, tornando essa abordagem de grande utilidade no controle da dor pós-operatória. Entretanto, os profissionais de saúde precisam estar muito familiarizados com o uso da ACP para evitar a sobredose em decorrência de superdosagem pelo uso incorreto ou de uma programação inapropriada. Existe um risco comprovado de depressão respiratória e hipoxia associadas à ACP, exigindo uma cuidadosa monitoração dos sinais vitais e nível de sedação, bem como a disponibilidade de oxigênio suplementar. A oximetria de pulso contínua é recomendada para pacientes que recebem opioides na forma de ACP. Não se trata de um método de segurança garantida para a detecção precoce de hipoventilação ou apneia, mas serve como rede de segurança para qualquer reação adversa não identificada. O monitoramento da ventilação é ideal, porém geralmente inadequado. O risco de sedação aumenta se for prescrito o uso concomitante de medicações com propriedades sedativas, como os benzodiazepínicos e certos tipos de antieméticos.

Os **supositórios retais** de morfina e de hidromorfona têm sido utilizados quando as vias oral e parenteral não são desejáveis. O **adesivo transdérmico de fentanila** (agonista opioide pleno) é o mais comum para aplicação transdérmica sendo especialmente indicado para o tratamento da dor persistente e dor oncológica. Pode fornecer concentrações sanguíneas mais consistentes do fármaco e potencialmente melhor controle da dor, evitando a necessidade de injeções parenterais (IV) repetidas ou contínuas. Isso pode ser especialmente importante em pacientes incapazes de receber opioides por via enteral devido à função gastrintestinal limitada. Devido as complicações, como a depressão respiratória induzida por fentanila, a FDA recomenda que o adesivo transdérmico de fentanila (25 mcg/h) seja utilizado apenas para pacientes que necessitem de pelo menos 60 mg/dia de morfina, VO, por 1 semana ou mais. É preciso ter extrema cautela com todo paciente que inicia a terapia, ou com o qual se efetua aumento da dose, uma vez que os efeitos máximos podem não ser percebidos até 24 a 48 horas após a aplicação do adesivo. Outra alternativa para a administração parenteral é a via **transmucosa bucal**, que usa uma pastilha de citrato de fentanila ou "pirulito" montado em um bastão para a dor oncológica progressiva. A inclusão do adesivo transdérmico de fentanila para o tratamento da dor crônica não oncológica está associada a um risco aumentado de depressão respiratória, tolerância, dependência e transtorno do uso de opioides, além de faltarem evidências de sua superioridade sobre as estratégias analgésicas não opioides no tratamento da dor crônica não oncológica.

O adesivo de buprenorfina é um exemplo de administração transdérmica de agonista-antagonista misto para o tratamento da dor crônica, além da manutenção ou desintoxicação de opioides. A via **intranasal** evita as injeções parenterais repetidas do fármaco, bem como o metabolismo de primeira passagem dos fármacos administrados por VO. O butorfanol é o único opioide atualmente disponível nos Estados Unidos em formulação nasal, porém espera-se a aprovação de mais fármacos que utilizam essa via.*

Toxicidade e efeitos indesejados

Os efeitos tóxicos diretos dos analgésicos opioides que representam extensões farmacológicas agudas consistem em depressão respiratória, náuseas, vômitos e constipação intestinal (Tabela 31-4). É preciso considerar a tolerância, a dependência, o diagnóstico e o tratamento da sobredose e as contraindicações.

A. Tolerância e dependência

A dependência farmacológica de opioides caracteriza-se por uma síndrome de abstinência relativamente específica. Assim como existem diferenças farmacológicas entre os vários opioides, há diferenças relatadas na dependência psicológica e na gravidade dos efeitos da abstinência. A administração de um *antagonista* opioide a uma pessoa dependente de opioides é seguida de sintomas de dependência de curta duração, porém graves (ver abstinência precipitada por antagonistas adiante). O potencial para dependência física e psicológica dos opioides agonistas parciais-antagonistas parece ser menor do que a dos agonistas potentes.

1. *Tolerância aos opioides* A tolerância aos opioides é o fenômeno pelo qual doses repetidas de opioides apresentam uma dimiuição no efeito analgésico. Clinicamente, tem sido descrita como uma necessidade de doses crescentes de opioides para obter a analgesia observada no início da administração de opioides. Embora o desenvolvimento de tolerância já comece com a primeira dose de um opioide, ela pode só se tornar clinicamente manifesta depois de 2 a 3 semanas de exposição frequente a doses terapêuticas habituais. Entretanto, foi constatado que o uso de analgésicos opioides ultrapotentes, como a remifentanila, em cuidados críticos e no perioperatório, provoca tolerância aos opioides dentro de poucas horas. A tolerância desenvolve-se mais rapidamente quando são administradas altas doses a intervalos curtos, enquanto é minimizada pela administração de baixas doses a intervalos maiores.

Pode haver desenvolvimento de um alto grau de tolerância aos efeitos analgésicos, sedativos e de depressão respiratória de agonistas opioides (ver Tabela 31-3). Parada respiratória pode ocorrer em um indivíduo não tolerante com uma dose de 60 mg de morfina. Todavia, em um paciente com dependência de opioides ou que exige um escalonamento dos opioides para controlar a dor refratária do câncer, doses de até 2.000 mg de morfina administradas no decorrer de um período de 2 ou 3 horas podem não resultar em depressão respiratória significativa. Ocorre também tolerância aos efeitos antidiurético, emético e hipotensivo, mas não às ações mióticas, convulsivas e constipantes. Após a interrupção do uso de opioides, a perda da tolerância aos efeitos sedativos e respiratórios desses fármacos é variável e difícil de prever. Entretanto, a tolerância aos efeitos eméticos pode persistir por vários meses após a interrupção do fármaco. Por conseguinte, a tolerância aos opioides difere de acordo com o efeito, o fármaco, o tempo e o indivíduo (fatores genéticos-epigenéticos).

Verifica-se também o desenvolvimento de tolerância a analgésicos com efeitos mistos nos receptores, porém em menor grau do que os agonistas. Certas reações adversas, como alucinações, sedação, hipotermia e depressão respiratória, diminuem após a administração repetida de fármacos com efeitos mistos nos receptores. Entretanto, a tolerância a esses últimos fármacos geralmente não inclui tolerância cruzada aos opioides agonistas. É também importante observar que não ocorre tolerância às ações antagonistas dos fármacos mistos, nem àquelas dos antagonistas puros.

A tolerância cruzada constitui uma característica extremamente importante dos opioides, isto é, pacientes com tolerância à morfina com frequência exibem redução da resposta analgésica a outros opioides agonistas. Isso é particularmente verdadeiro no caso de fármacos com atividade agonista sobretudo nos receptores μ. A morfina e seus congêneres exibem tolerância cruzada não apenas em relação às suas ações analgésicas, mas também a seus efeitos euforizantes, sedativos e respiratórios. Entretanto, a tolerância cruzada observada entre os agonistas dos receptores μ pode ser parcial ou incompleta. Essa observação clínica levou ao conceito de "revezamento de opioides", que tem sido utilizado durante muitos anos no tratamento da dor causada pelo câncer. Assim, em um paciente que apresenta redução da eficiência de um esquema de

*N. de R.T. No Brasil, uma formulação transdérmica de buprenorfina está disponível.

TABELA 31-4 Reações adversas dos analgésicos opioides

Reações adversas com uso agudo	Reações adversas com uso crônico
Depressão respiratória	Hipogonadismo
Náuseas/vômitos	Imunossupressão
Prurido	Aumento da ingestão de alimento
Urticária	Aumento da secreção de hormônio do crescimento
Constipação intestinal	Efeitos de abstinência
Retenção urinária	Tolerância, dependência
Delírio	Abuso, adição
Sedação	Hiperalgesia
Mioclonia	Comprometimento enquanto dirige veículos
Convulsões	–

analgésicos opioides, efetua-se um "revezamento" para um analgésico opioide diferente (p. ex., morfina substituída pela hidromorfona; hidromorfona substituída pela metadona); como resultado, o paciente normalmente exibe uma melhora significativa da analgesia com uma dose total equivalente reduzida. Outra abordagem consiste em reacoplar a função dos receptores de opioides, conforme descrito anteriormente, por meio do uso de fármacos não opioides adjuvantes. Antagonistas dos receptores NMDA (p. ex., **cetamina**) parecem promissores na prevenção ou reversão da hiperalgesia e da tolerância induzida por opioides em animais e humanos. O uso da cetamina está aumentando, pois estudos bem controlados demonstraram uma eficácia clínica na redução da dor no pós-operatório e das necessidades de opioides em pacientes com tolerância a esses fármacos. Os fármacos que aumentam independentemente a reciclagem dos receptores μ também podem ser promissores na melhora da analgesia em pacientes com tolerância a opioides.

2. *Dependência* O desenvolvimento de dependência física acompanha invariavelmente a tolerância à administração repetida de um opioide do tipo μ. A interrupção da administração do fármaco resulta em uma síndrome de abstinência característica, a qual reflete um efeito rebote exagerado dos efeitos farmacológicos agudos do opioide.

Os sinais e sintomas de abstinência consistem em rinorreia, lacrimejamento, bocejos, calafrios, arrepios (piloereção), hiperventilação, hipertermia, midríase, dores musculares, vômitos, diarreia, ansiedade e hostilidade. O número e a intensidade dos sinais e sintomas dependem, em grande parte, do grau de dependência física que se desenvolveu. A administração de um opioide nessa ocasião suprime quase que de imediato os sinais e sintomas de abstinência.

O momento de início, a intensidade e a duração da síndrome de abstinência dependem do fármaco previamente usado e podem estar relacionados com a sua meia-vida biológica. No caso da morfina ou da heroína, os sinais de abstinência surgem geralmente dentro de 6 a 10 horas após a última dose. Os efeitos máximos são observados em 36 a 48 horas, quando a maior parte dos sinais e sintomas começam a regredir de modo gradual. Em 5 dias, a maioria dos efeitos já desapareceu, porém alguns podem persistir por vários meses. No caso da petidina, a síndrome de abstinência regride, em grande parte, em 24 horas, ao passo que, com a metadona, são necessários vários dias para se alcançar o pico da síndrome de abstinência, cuja duração pode estender-se por até 2 semanas. O desaparecimento mais lento dos efeitos da metadona está associado a uma síndrome imediata de menor intensidade, que constitui a base de seu uso na desintoxicação de adictos de heroína. Todavia, apesar da perda da dependência física do opioide, o desejo compulsivo pode persistir. Além da metadona, a buprenorfina e a clonidina, um α_2-agonista, constituem tratamentos aprovados pela FDA para desintoxicação de analgésicos opioides (ver Capítulo 32).

É possível induzir uma síndrome de abstinência explosiva transitória – **abstinência precipitada por antagonistas** – em um indivíduo com dependência física de opioides por meio da administração de naloxona ou outro antagonista. Em 3 minutos após a injeção do antagonista, surgem sinais e sintomas semelhantes àqueles observados após a suspensão abrupta. Esses sinais e sintomas tornam-se máximos em 10 a 20 minutos e desaparecem, em grande parte, depois de 1 hora. Mesmo com a metadona, a síndrome de abstinência precipitada por antagonistas pode ser grave.

No caso de fármacos com efeitos mistos, os sinais e sintomas de abstinência podem ser induzidos após administração reduzida seguida de interrupção abrupta . Isso vale para a pentazocina, ciclazocina ou nalorfina, cujos sintomas de abstinência são um pouco distintos daqueles conferidos pela morfina e outros agonistas e incluem: sintomas de ansiedade, perda do apetite e peso corporal, taquicardia, calafrios, aumento da temperatura corporal e cólicas abdominais.

3. *Adição* Conforme definida pela American Society of Addiction Medicine, a adição é uma doença crônica primária que afeta os mecanismos de recompensa, motivação, memória e circuitos relacionados do cérebro. A disfunção nesses circuitos leva a manifestações biológicas, psicológicas e sociais características. Uma das características principais é a busca patológica do indivíduo por recompensa e alívio por meio do uso de substâncias e outros comportamentos. A adição caracteriza-se pela incapacidade de abstinência permanente, comprometimento no controle comportamental, fissura, reconhecimento diminuído de problemas significativos associado ao comportamento e relacionamentos interpessoais e o uso abusivo continua apesar das consequências e resposta emocional disfuncional (ver Capítulo 32).

O risco de indução de dependência e, potencialmente, de adição é claramente uma consideração importante no uso terapêutico dos opioides. Embora os opioides sejam amplamente aceitos para tratar condições dolorosas agudas, como trauma ou intervenção cirúrgica, dados atuais sugerem que, mesmo breves exposições aos opioides durante periprocedimentos, podem aumentar o risco de abuso em longo prazo. Portanto, a prescrição de opioides exige muita cautela dado o risco de depressão respiratória, uso abusivo ou dependência:

- Considere o uso de analgésicos não opioides sempre que possível. Especialmente para o tratamento crônico, o uso de outros tipos de analgésicos com menor risco de síndrome de abstinência deve ser priorizado.
- Avaliar com frequência a continuação da terapia analgésica e a necessidade de opioides do paciente.
- Estabelecer metas terapêuticas antes de iniciar a terapia com opioide. Isso tende a limitar o potencial de dependência física. O paciente e a sua família devem ser incluídos nesse processo.
- Uma vez estabelecida uma dose efetiva, deve-se procurar limitar a dose a esse nível. Essa meta é facilitada pelo uso de um contrato de tratamento rígido, que proíbe especificamente novas receitas antes da data estabelecida e vários médicos prescrevendo o medicamento.
- Discutir os direitos, responsabilidades e funções dos pacientes e dos prescritores em relação às substâncias controladas. Educar sobre o armazenamento e descarte seguro de opioides. Pode ser necessária a tomada de decisões difíceis em relação à disponibilidade e o uso de medicação de reversão do opioide (naloxona) em caso de sobredose, em relação a duração da terapia com opioide e da necessidade de redução gradual ou descontinuação da terapia.

B. Diagnóstico e tratamento da sobredose de opioides

A injeção IV de naloxona reverte radicalmente o coma produzido pela sobredose de opioides, mas não aquele ocasionado por outros depressores do SNC. Naturalmente, o uso do antagonista não deve adiar a implementação de outras medidas terapêuticas, em particular suporte respiratório. (Ver também "Antagonistas opioides", adiante, e o Capítulo 58.) A crescente epidemia de uso de opioides prescritos e de reações adversas relacionadas a esses medicamentos levou a um aumento ainda maior nas mortes relacionadas à heroína nos Estados Unidos, com uso abusivo muito impulsionado pelo uso dos produtos sintéticos, como a fentanila. Por esse motivo, os esforços têm sido para o desenvolvimento de formulações intramusculares e intranasais de naloxona, que possam estar amplamente disponíveis, inclusive como venda livre. Com taxas cada vez maiores de opioides sintéticos ultrapotentes, como produtos como a fentanila, sendo distribuídos de forma ilícita nos Estados Unidos, doses cada vez maiores (até 10 vezes) de naloxona são necessárias para reverter a depressão respiratória.*

C. Contraindicações e cuidados na terapia

1. *Uso de agonistas puros com agonistas parciais fracos* Quando um agonista parcial fraco, como a pentazocina, é administrada a um paciente que também está utilizando um agonista integral (p. ex., morfina), existe o risco de diminuição da analgesia ou até mesmo de indução de um estado de abstinência. Por conseguinte, deve-se evitar a associação de um agonista integral com opioides agonistas parciais.

2. *Uso em pacientes com traumatismo craniencefálico* A retenção de dióxido de carbono causada pela depressão respiratória resulta em vasodilatação cerebral. Em pacientes com elevação da pressão intracraniana, isso pode produzir alterações letais na pressão cerebral.

3. *Uso durante a gravidez* Em mulheres grávidas em uso crônico de opioides, o feto pode se tornar fisicamente dependente *in utero* e manifestar sintomas de abstinência no início do período pós-parto. O uso de uma dose diária pequena de apenas 6 mg de heroína (ou equivalente) pela mãe pode resultar em uma síndrome de abstinência leve no lactente, ao passo que uma dose 2 vezes maior pode resultar em sinais e sintomas graves, inclusive irritabilidade, choro agudo, diarreia ou até mesmo convulsões. Como resultado da epidemia de uso de opioides nos Estados Unidos e outros países, a incidência desses eventos aumentou consideravelmente. O reconhecimento da condição conhecida como síndrome de abstinência neonatal (NAS, do inglês *neonatal abstinence syndrome*) deve ser investigada por meio de uma anamnese cuidadosa, exame físico, uso de ferramentas validadas e escalas de gravidade. Os protocolos de tratamento evoluíram e incluem terapia de reposição de opioides com morfina, ou mais recentemente com metadona ou buprenorfina. Os adjuvantes não opioides, como a clonidina, também têm sido utilizados dado aos efeitos positivos demonstrados. Os cuidados com a NAS pode requerer ajustes farmacológicos, dependendo da exposição neonatal a vários medicamentos não opioides por parte da mãe.

4. *Uso em pacientes com comprometimento da função pulmonar* Em pacientes com reserva respiratória limítrofe, as propriedades depressoras dos analgésicos opioides podem levar à insuficiência respiratória aguda.

5. *Uso em pacientes com comprometimento da função renal ou hepática* Como a morfina e seus congêneres são metabolizados principalmente no fígado, o seu uso pode ser questionável em pacientes que se encontram em pré-coma hepático. A meia-vida desses fármacos encontra-se prolongada em pacientes com comprometimento da função renal, e pode ocorrer acúmulo de morfina e seu metabólito glicuronídeo ativo. Nesses pacientes, a dose deveria ser reduzida.

*N. de R.T. No Brasil, o uso abusivo de opioides ainda não é considerado um problema de saúde pública.

TABELA 31-5 Interações medicamentosas dos opioides

Grupo de fármacos	Interação com opioides
Sedativo-hipnóticos	Aumento da depressão do sistema nervoso central, particularmente depressão respiratória.
Fármacos antipsicóticos	Aumento da sedação. Efeitos variáveis sobre a depressão respiratória. Potencialização dos efeitos cardiovasculares (ações antimuscarínicas e α-bloqueadoras).
Inibidores da monoaminoxidase	Contraindicação relativa a todos os analgésicos opioides e antitussígenos devido à alta incidência de coma hiperpiréxico; hipertensão também foi relatada.

6. *Uso em pacientes com doença endócrina* Os pacientes com insuficiência suprarrenal (doença de Addison) e aqueles com hipotireoidismo (mixedema) podem ter respostas prolongadas e exageradas aos opioides.

Interações medicamentosas

Como os pacientes gravemente enfermos ou hospitalizados talvez necessitem de grandes quantidades de fármaco, existe a possibilidade de interações medicamentosas quando se administram analgésicos opioides. A Tabela 31-5 fornece uma relação de algumas dessas interações medicamentosas e as razões para não associar os fármacos citados com os opioides.

■ FÁRMACOS ESPECÍFICOS

A seção a seguir descreve os analgésicos opioides mais importantes e amplamente utilizados, bem como características peculiares de cada fármaco específico. A Tabela 31-2 fornece dados sobre doses aproximadamente equivalentes a 10 mg de morfina IM, eficácia oral *versus* parenteral, duração da analgesia e atividade intrínseca (eficácia máxima).

AGONISTAS FORTES

Fenantrenos

A **morfina**, a **hidromorfona** e a **oximorfona** (não disponível no Brasil) são agonistas fortes que têm utilidade no tratamento da dor intensa. Esses protótipos já foram descritos detalhadamente.

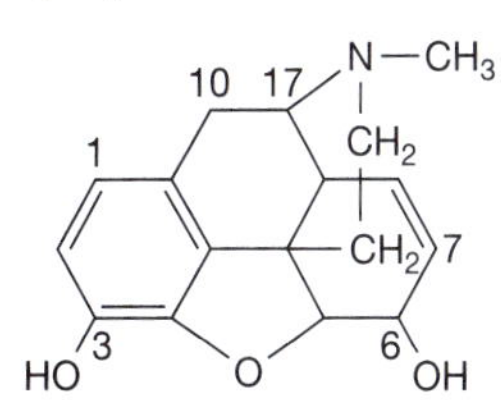

Morfina

A **heroína** (diamorfina, diacetilmorfina) é potente e de ação rápida, porém de uso proibido nos Estados Unidos e no Canadá (assim como no Brasil). Estudos duplo-cegos não sustentaram a alegação de que a heroína é mais efetiva do que a morfina no alívio da dor intensa, pelo menos quando administrada por IM.

Fenileptilaminas

A **metadona** passou por um notável renascimento como analgésico potente e clinicamente útil. Pode ser administrada pela VO, IV, subcutânea e retal. É bem tolerada pelo trato gastrintestinal, e sua biodisponibilidade, embora variável, excede em muito a da morfina.

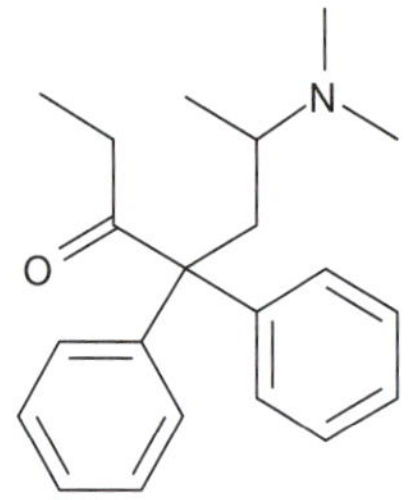

Metadona

A metadona não apenas é um potente agonista dos receptores μ, como também uma mistura racêmica dos isômeros D e L-metadona, capaz de bloquear tanto os receptores NMDA, bem como os transportadores de recaptação monoaminérgica. Essas propriedades dos receptores não opioides contribuem para explicar a sua capacidade de aliviar a dor de tratamento difícil (neuropática, dor causada por câncer), em particular quando a morfina foi testada e não obteve sucesso. Para o tratamento da dor progressiva do câncer, quando a tolerância a analgésicos ou efeitos colaterais intoleráveis ocorrem com o uso de doses crescentes de morfina ou hidromorfona, a "rotação de opioides" para metadona fornece analgesia superior em 10 a 20% da dose diária equivalente à morfina. O uso de metadona como analgésico geralmente requer administração em intervalos mais frequentes (p. ex., 8 horas), em contraposição ao seu uso na supressão dos sintomas de abstinência de opioides. No entanto, dada a farmacocinética altamente variável da metadona e sua meia-vida longa (~25-52 horas), o período de administração inicial (fase de carga) deve ser monitorado de perto para evitar reações adversas potencialmente prejudiciais, especialmente a depressão respiratória. Como a metadona é metabolizada por isoformas da CYP2B6 e da CYP3A4 no fígado, a inibição de sua via metabólica ou a presença de disfunção hepática também têm sido associadas a efeitos de sobredose, inclusive depressão respiratória ou arritmias cardíacas com QT prolongado.

A metadona tem sido amplamente usada no tratamento do transtorno por uso de opioides. A tolerância e a dependência física desenvolvem-se mais lentamente com a metadona do que com a morfina. Os sinais e sintomas de abstinência que surgem após a interrupção abrupta da metadona são frequentemente mais leves, embora mais prolongados do que os da morfina. Em muitos casos, essas propriedades validam o uso da metadona para quadros de desintoxicação e manutenção do transtorno por uso de opioides de recidiva crônica.

Para a desintoxicação de uma pessoa dependente de heroína, doses baixas de metadona (5-10 mg, VO) administradas 2 ou 3 vezes ao dia durante 2 ou 3 dias são usadas para diminuir a síndrome de abstinência subsequente.

Na terapia de manutenção de indivíduos com recidiva por opioides, pode-se produzir deliberadamente uma tolerância a 50 a 100 mg/dia de metadona, VO. Nesse estado, existe tolerância cruzada à heroína, com diminuição do desejo e da maior parte dos efeitos de reforço da dependência da heroína. Uma justificativa para programas de manutenção reside no fato de que o bloqueio do reforço obtido com opioides ilícitos remove o impulso em obtê-los, reduzindo, assim, a atividade criminosa e tornando o usuário mais acessível à terapia psiquiátrica e de reabilitação. A base farmacológica para o uso da metadona em programas de manutenção é consolidada na literatura, e a base sociológica é racional.

A administração concomitante de metadona a adictos de heroína que sofrem recidivas tem sido questionada, devido ao risco aumentado de morte por sobredose em consequência de parada respiratória. À medida que aumentou o número de pacientes que usam metadona prescrita para alívio da dor persistente, também houve um aumento na incidência de sobredose acidental e complicações relacionadas com a depressão respiratória. A variabilidade no metabolismo da metadona, na ligação às proteínas, na sua distribuição e conversão não linear em doses de opioides respondem pelas reações adversas. A buprenorfina, um agonista parcial dos receptores μ com propriedades de ação longa, é efetiva na desintoxicação de opioides e em programas de manutenção e esse fármaco está associado a menor risco de mortalidade por sobredose. Para aumentar o acesso de pessoas com transtorno por uso de opioides, nos Estados Unidos, mesmo prescritores isentos do visto para medicamentos controlados concedidos pela autoridade sanitária local podem prescrever buprenorfina.*

Com o aumento do acesso e legalização de produtos a base de *Cannabis* em muitos estados dos Estados Unidos, alguns especialistas sugeriram o uso desses como um tratamento para transtorno por uso de opioides ou para facilitar a redução gradual dos opioides. No entanto, não há fortes evidências que apoiem essas propostas.

Fenilpiperidinas

A **fentanila** é um dos fármacos mais utilizados da família de opioides sintéticos. Na atualidade, o subgrupo da fentanila inclui a **sufentanila**, a **alfentanila** e a **remifentanila**, além do composto original, fentanila. Um análogo extremamente potente, a **carfentanila**, é usado na medicina veterinária para sedar grandes mamíferos, como os elefantes. Formas adulteradas de heroína vendidas na rua e pílulas analgésicas falsificadas com fentanila, carfentanila ou produtos sintéticos relacionados têm causado um número ainda maior de superdosagens e mortes indesejadas.

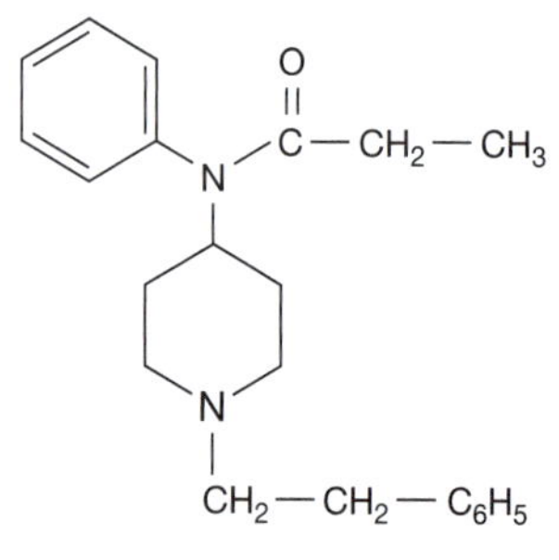

Fentanila

Entre as fenilpiperidinas, a principal diferença está na potência e biodisponibilidade. A sufentanila é 5 a 7 vezes mais potente do que a fentanila. A carfentanila é aproximadamente 100 vezes mais potente que a fentanila. A alfentanila é consideravelmente menos potente do que a fentanila, porém tem ação mais rápida e duração de ação bem mais curta. A remifentanila é metabolizada com muita rapidez por esterases sanguíneas e teciduais inespecíficas, tornando as suas meias-vidas farmacocinética e farmacodinâmica demasiado curtas. Essas propriedades são úteis quando esses fármacos são usados na

*N. de R.T. No Brasil, a prescrição de opioides é feita em um receituário especial, concedido aos prescritores pelas Secretarias de Saúde. Somente profissionais que possuem este receituário especial podem prescrever fármacos dessa classe.

prática anestésica. Embora a fentanila seja hoje o analgésico predominante da classe das fenilpiperidinas, a **petidina** (meperidina) continua sendo utilizada. Esse opioide mais antigo apresenta efeitos antimuscarínicos significativos, que podem constituir uma contraindicação na presença de taquicardia. Ela também possui uma ação inotrópica negativa da petidina sobre o coração. Além disso, a petidina tem o potencial de produzir convulsões em decorrência de seu metabólito, a norpetidina, em pacientes que recebem altas doses ou que apresentam insuficiência renal concomitante. Em virtude desse perfil indesejável, o uso da petidina como analgésico de primeira escolha está se tornando cada vez mais raro.

Morfinanos

O **levorfanol** é um analgésico opioide sintético, que se assemelha estreitamente à morfina e que apresenta ações agonistas opioides μ, δ e κ, inibição da recaptação de serotonina e norepinefrina e propriedades de antagonista dos receptores NMDA.

AGONISTAS LEVES A MODERADOS

Fenantrenos

A **codeína**, a **di-hidrocodeína** e a **hidrocodona** apresentam menos afinidade de ligação aos receptores de opioides μ do que a morfina e, com frequência, exibem reações adversas que limitam a dose máxima tolerada quando se procura obter uma analgesia comparável àquela produzida pela morfina.

A **oxicodona** é mais potente e prescrita como único fármaco em doses mais altas, como meio de liberação imediata ou de liberação controlada para o tratamento da dor moderada ou intensa. As associações de hidrocodona ou oxicodona com paracetamol constituem as formulações predominantes de analgésicos de administração oral nos Estados Unidos para o tratamento da dor leve a moderada.* Como cada comprimido de liberação controlada de oxicodona contém uma grande quantidade da substância para possibilitar uma ação prolongada, aqueles com intenção de abuso da formulação antiga extraíam a substância dos comprimidos esmagados e injetavam altas doses, resultando em uso abusivo e possível sobredose fatal. Em 2010, a FDA aprovou uma nova formulação de oxicodona de liberação controlada, que impede que os comprimidos sejam cortados, fragmentados, mastigados, triturados ou dissolvidos para liberar uma maior quantidade de oxicodona. Espera-se que essa nova formulação resulte em menor uso abusivo, especialmente por aspiração ou injeção. A FDA também está exigindo uma Risk Evaluation and Mitigation Strategy (REMS) que irá incluir a emissão de um guia de medicamentos a pacientes e uma exigência de orientação dos médicos sobre o uso apropriado aos analgésicos opioides no tratamento da dor. (Ver Quadro "A epidemia de opioides nos Estados Unidos – educando os prescritores".)

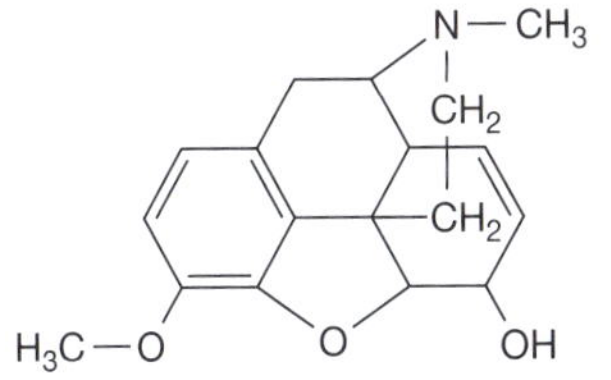

Codeína

*N. de R.T. No Brasil existem formulações de oxicodona com paracetamol ou com ibuprofeno, ambas usadas para dor leve a moderada.

Fenileptilaminas

O **propoxifeno** é quimicamente relacionado com a metadona, porém apresenta fraca atividade analgésica. Em virtude de sua baixa eficácia, é inapropriado para alívio da dor intensa, mesmo em associação com ácido acetilsalicílico. A incidência crescente de mortes associadas a seu uso e uso abusivo fez o fármaco ser retirado dos Estados Unidos (também em desuso no Brasil).

Fenilpiperidinas

O **difenoxilato** e seu metabólito, a **difenoxina** (não disponíveis no Brasil), não são utilizados para analgesia, mas para o tratamento da diarreia. Eles são programados para controle mínimo (difenoxina é Tabela IV ou V, dependendo da formulação; difenoxilato Tabela V; consulte a capa interna)** porque a probabilidade de seu uso abusivo é remota. A baixa solubilidade desses compostos limita o seu uso em injeção parenteral. Como fármacos antidiarreicos, são utilizados em associação com a atropina, a qual é adicionada em uma concentração demasiado baixa para exercer efeito antidiarreico significativo, porém acredita-se que reduza ainda mais a probabilidade de uso abusivo.

A **loperamida** é um derivado fenilpiperidínico utilizado no controle da diarreia. Devido à sua ação nos receptores opioides μ periféricos e à ausência de efeito nos receptores do SNC, seu uso como analgésico está em estudo. Por conta de seu baixo potencial para abuso pelo acesso limitado ao SNC, loperamida é vendida sem necessidade de prescrição.

A dose habitual de todos esses fármacos antidiarreicos é de 2 comprimidos no início e, a seguir, 1 comprimido a cada evacuação diarreica.

OPIOIDES COM AÇÕES MISTAS EM RECEPTORES

É preciso ter cuidado para não administrar qualquer agonista parcial ou fármaco com ações mistas sobre os receptores opioides a pacientes que utilizam agonistas puros, devido à falta de previsibilidade dos efeitos de ambos os fármacos, podendo ocorrer redução da analgesia ou precipitação de uma síndrome de abstinência explosiva.

Fenantrenos

Conforme assinalado anteriormente, a **buprenorfina** é um potente derivado do fenantreno de ação longa, que atua como agonista parcial dos receptores μ (baixa atividade intrínseca) e *antagonista* nos receptores δ e κ; por esse motivo, é designada como agonista-antagonista misto. Embora seja utilizada como analgésico, a buprenorfina pode antagonizar a ação de agonistas μ mais potentes, como a morfina. A buprenorfina liga-se também ao ORL1, o receptor de orfanina. A possível participação dessa propriedade no antagonismo da função μ está sendo estudada. A administração por via sublingual é preferida, a fim de evitar o efeito significativo de primeira passagem. A longa duração de ação da buprenorfina

**N. de R.T. No Brasil, as formulações à base de difenoxilato estão sujeitas à prescrição com Receita de Controle Especial, em duas vias e os dizeres de rotulagem e bula devem apresentar a seguinte frase: "VENDA SOB PRESCRIÇÃO MÉDICA – SÓ PODE SER VENDIDO COM RETENÇÃO DA RECEITA".

A epidemia de opioides nos Estados Unidos – educando os prescritores

O tratamento da dor crônica é um problema biopsicossocial de difícil manejo, e os prescritores de opioides tem lidado com múltiplos fatores em suas tentativas de aliviar a dor e o sofrimento. Os Estados Unidos, maior usuário de opioides prescritos no mundo, estão enfrentando uma epidemia com muitos danos e mortes relacionadas aos opioides. A sobredose é a principal causa de mortes por trauma nos Estados Unidos. Após uma onda de prescrições de opioides e subsequente transtorno por uso de opioides (OUD, do inglês *opioid use disorder*), mais de 67 mil pessoas morreram por sobredose em 2018, com aproximadamente 70% dessas mortes envolvendo uma prescrição ou opioide ilícito. (Em contraste, a prescrição de opioides é proibida ou muito limitada, o que resulta em dores não controladas após uma cirurgia ou trauma e ainda em fase terminal). O excesso de prescrição de opioides para tratar a dor crônica não oncológica nos Estados Unidos deve-se a vários fatores, entre eles: *marketing* agressivo de opioides, uma suposta e injustificada superioridade dos opioides sobre as terapias não opioides para o tratamento da dor crônica não cancerosa, uma escassez de produtos seguros, eficazes e acessíveis (coberto ou reembolsado pelo seguro) e estratégias analgésicas com baixo potencial de abuso. Essas descobertas levaram o Centers for Disease Control and Prevention (CDC) a criar as primeiras Diretrizes de prescrição de opioides para prescritores de cuidados primários que cuidam de pacientes com dor crônica não oncológica em 2016 (https://www.cdc.gov/mmwr/volumes/65/rr/rr6501e1.htm), seguido de um guia para sua implementação (https://www.cdc.gov/drugoverdose/prescribing/guideline.html) em 2018. Recentemente, a Health and Human Services Interagency dos Estados Unidos criou uma força-tarefa que consiste em um consórcio constituído por entidades governamentais e sociedades não governamentais de profissionais da saúde para a conclusão de um manual para "Melhores Práticas de Gerenciamento da Dor" (https://www.hhs.gov/ash/advisory-committees/pain/). A FDA também instituiu programas de treinamento, como um programa de Avaliação de Risco e Estratégia de Mitigação (Risk Evaluation and Mitigation Strategy – REMS) para todos os opioides potentes prescritos com o intuito de ajudar os prescritores a entender melhor os potenciais riscos *versus* benefícios dos opioides prescritos. Nos Estados Unidos, os conselhos estaduais de medicina estão estabelecendo seus próprios regulamentos, além de criar programas de monitoramento de medicamentos prescritos (PMMPs). A Drug Enforcement Agency dos Estados Unidos concentrou seus esforços em práticas ilícitas e nos padrões de distribuição que possam indicar possíveis desvios. Os principais esforços para expandir a pesquisa nessa área são atualmente apoiados pelo National Institutes of Health Helping End Addiction Long Term (HEAL). Está em andamento um litígio contra indústria de distribuição de opioides e medicamentos com potencial de abuso com o propósito de obter recursos para apoiar a prevenção e o tratamento de OUD nos Estados Unidos.

Recomenda-se que os prescritores conheçam as diretrizes e leis locais, estaduais e nacionais para a prescrição e monitoramento de pacientes que tomam opioides. Dados de 2015 a 2019 causaram uma grande preocupação pelo alto número de mortes relacionadas a heroína e opioides sintéticos, em pessoas que sofrem de OUD. Isso foi o resultado dos opioides (pílulas falsificadas, heroína) vendidos "na rua" que são adulterados com fentanila, um opioide mais potente, com o objetivo de aumentar o efeito. Embora as leis tenham reforçado a necessidade de reduzir a oferta, a redução da demanda pode ser mais eficaz. Estratégias multimodais não opioides no manejo da dor crônica não cancerosa, descontinuação adequada do uso dos opioides, acesso a programas de manutenção de opioides, investimento em medicamentos antidependência e desenvolvimento de analgésicos sem risco de abuso podem ser as principais estratégias para a redução dos danos.

deve-se à sua lenta dissociação dos receptores μ. Essa propriedade torna seus efeitos resistentes à reversão com a naloxona. A buprenorfina foi aprovada pela FDA em 2002 para o tratamento da dependência de opioides, e os estudos realizados sugerem que ela é tão efetiva quanto a metadona para o tratamento da abstinência e desintoxicação de opioides em programas que incluem aconselhamento, apoio psicossocial e orientação por médicos qualificados no Drug Addiction Treatment Act. Nos Estados Unidos, um visto especial da Drug Enforcement Administration (DEA) e um treinamento são necessários para prescrever legalmente a buprenorfina para o vício. Diferentemente da metadona, a administração da buprenorfina em altas doses resulta em uma ação *antagonista* nos receptores opioides μ, limitando as suas propriedades de analgesia e depressão respiratória. Entretanto, as formulações de buprenorfina ainda podem causar depressão respiratória grave e morte, particularmente quando extraídas e injetadas por IV em associação com benzodiazepínicos ou usadas com outros depressores do SNC (i.e., sedativos, antipsicóticos ou álcool). A buprenorfina também está disponível em associação com a naloxona, um antagonista opioide μ puro para ajudar a prevenir o uso abusivo ilícito. Uma formulação de adesivo transdérmico de buprenorfina de liberação controlada, com liberação do fármaco por um período igual a 1 semana também está disponível. A FDA também aprovou um bastão de buprenorfina (não disponível no Brasil), que dura 6 meses e visa impedir o uso abusivo. Foram relatados efeitos psicomiméticos, como alucinações, pesadelos e ansiedade, após o uso de fármacos com ações agonistas-antagonistas mistas.

O manejo da dor aguda pós-cirúrgica pode ser desafiador no paciente que está tomando buprenorfina de forma crônica, uma vez que os agonistas opioides comumente usados podem tornar-se ineficazes, devido à sua alta afinidade para o receptor opioide μ. A recomendação atual é que esses pacientes continuem com a buprenorfina e maximizem o emprego de fármacos não opioides, à medida que os pacientes são educados em relação as suas expectativas. Em certos casos, nos quais se espera dor pós-operatória intensa ou prolongada após uma intervenção cirúrgica, uma redução supervisionada com gradual redução da dose pode ser indicada antes da cirurgia. Em conjunto, doses mais altas de opioides podem ser necessárias em situações em que a dor é intensa e as técnicas de anestesia regional concomitante (bloqueios nervosos) não estão disponíveis. Os pacientes precisam ser monitorados quanto ao risco de recaída e, idealmente, acompanhados de perto por um especialista ou conselheiro em medicina antidependência.

O **kratom**, extrato das folhas de *Mitragyna speciosa*, parece ser eficaz na redução ou na terapia de reposição de opioides. Embora as pesquisas pré-clínicas sobre os componentes alcaloides, mitraginina e 7-hidroximitraginina, sejam escassas, elas sugerem que esses compostos poderiam atuar como agonistas parciais do receptor μ. No entanto, uma infinidade de outros efeitos e danos foram associados a esse fitoterápico (envenenamento bacteriano por *Salmonella*, alucinações, convulsões, coma e morte). Dada a falta de benefícios comprovados e o aumento de relatos de danos, o kratom não é considerado seguro nem eficaz. No entanto, estudos adicionais sobre este fitoterápico podem revelar mecanismos importantes para o desenvolvimento de outros fármacos.

A **pentazocina** (um benzomorfano; não disponível no Brasil) e a **nalbufina** são outros exemplos de analgésicos opioides com propriedades agonistas-antagonistas mistas. A nalbufina é um potente *agonista* dos receptores κ e um *antagonista* parcial dos receptores μ, sendo administrada por via parenteral. Em doses mais altas, parece haver um teto definido – não observado com o uso da morfina – para o efeito depressor respiratório. Infelizmente, quando ocorre depressão respiratória, ela pode ser relativamente resistente à reversão com naloxona, em virtude de sua maior afinidade pelo receptor em comparação com a naloxona. A nalbufina é equipotente à morfina para analgesia e, em doses mais baixas, às vezes pode ser eficaz para o prurido causado por opioides e não opioides.

Morfinanos

O **butorfanol** produz analgesia equivalente à nalbufina, porém parece produzir mais sedação em doses equianalgésicas. O butorfanol é considerado predominantemente um agonista dos receptores κ. Entretanto, também pode atuar como agonista parcial ou como antagonista nos receptores μ.

Benzomorfanos

A **pentazocina** é um κ-agonista com propriedades agonistas parciais ou μ-antagonistas fracas. Trata-se do fármacos misto mais antigo disponível. O fármaco pode ser administrado por VO ou parenteral. Entretanto, devido às suas propriedades irritantes, não se recomenda a injeção subcutânea de pentazocina.

MISCELÂNEA

O **tramadol** é um analgésico de ação central cujo mecanismo de ação depende da capacidade do fármaco e seus metabólitos em bloquear a recaptação de serotonina e norepinefrina. Como seu efeito analgésico é apenas fracamente antagonizado pela naloxona, acredita-se que a atividade terapêutica dependa pouco da baixa afinidade de ligação ao receptor μ. A dose recomendada é de 50 a 100 mg, VO, 4 vezes ao dia. Entretanto, sua concentração sistêmica e efeito analgésico dependem dos polimorfismos da CYP2D6. A toxicidade pode levar a convulsões. O fármaco é relativamente contraindicado em pacientes com história de epilepsia e ao uso com outros fármacos que reduzem o limiar convulsivo. Outro risco grave é de desenvolvimento da síndrome serotonérgica, em particular quando administrados antidepressivos inibidores seletivos da recaptação de serotonina (ver Capítulo 16). Outras reações adversas incluem náuseas e tontura, porém esses sintomas geralmente desaparecem depois de vários dias de terapia. O uso em monoterapia não causa efeito clinicamente significativo na respiração ou no sistema circulatório. Assim como a ação analgésica do tramadol é amplamente independente de sua ligação ao receptor μ, ele pode servir como um coadjuvante no tratamento da dor neuropática.

O **tapentadol** é um analgésico com afinidade modesta pelos receptores opioides μ e possui significativa inibição da recaptação de norepinefrina. Em modelos animais, seus efeitos analgésicos foram apenas moderadamente reduzidos pela naloxona, porém bastante reduzidos por um antagonista dos receptores α_2-adrenérgicos. Além disso, sua ligação ao transportador de norepinefrina (NET, ver Capítulo 6) foi mais forte do que a do tramadol, enquanto que sua ligação ao transportador de serotonina (SERT) foi menor do que a do tramadol. O tapentadol foi aprovado em 2008, e constatou-se que é tão efetivo quanto a oxicodona no tratamento da dor moderada a intensa, porém com perfil reduzido de queixas gastrintestinais, como náuseas. O tapentadol está associado a risco de convulsões em pacientes com distúrbios convulsivos e de desenvolvimento da síndrome serotonérgica. Não se sabe como comparar a utilidade clínica do tapentadol em relação ao tramadol ou outros analgésicos, cujo mecanismo de ação seja mediado pelos receptores opioides.

ANTITUSSÍGENOS

Os analgésicos opioides estão entre os fármacos mais efetivos disponíveis para a supressão da tosse. Esse efeito é frequentemente obtido com doses abaixo daquelas necessárias para a produção de analgesia. Os receptores envolvidos no efeito antitussígeno parecem diferir daqueles associados às outras ações dos opioides. Por exemplo, o efeito antitussígeno também é produzido por estereoisômeros das moléculas de opioides, que são desprovidos de efeitos analgésicos e tendência à adição (ver adiante).

O mecanismo fisiológico da tosse é complexo, e pouco se sabe a respeito do mecanismo específico de ação dos fármacos antitussígenos opioides. É provável que tanto os efeitos centrais como os periféricos tenham alguma relevância.

Os derivados opioides mais comumente usados como antitussígenos são o **dextrometorfano**, a **codeína**, o **levopropoxifeno** e a **noscapina** (o levopropoxifeno e a noscapina não estão disponíveis nos Estados Unidos [nem no Brasil]). Devem ser usados com cautela em pacientes que utilizam inibidores da monoaminoxidase (ver Tabela 31-5). As preparações de antitussígenos habitualmente contêm expectorantes para diluir e liquefazer as secreções respiratórias. É importante assinalar que, devido a relatos crescentes de casos de morte em crianças pequenas que tomaram dextrometorfano em formulações de medicamentos de venda livre para "resfriado e tosse", seu uso em crianças com menos de 6 anos foi proibido pela FDA. Além disso, devido a variações no metabolismo da codeína, seu uso para qualquer propósito em crianças pequenas está sendo reconsiderado.

O dextrometorfano é o estereoisômero dextrorrotatório de um derivado metilado do levorfanol. Praticamente não causa adição e provoca menos constipação intestinal do que a codeína. A dose antitussígena habitual é de 15 a 30 mg, 3 a 4 vezes ao dia. O fármaco está disponível em muitos produtos de venda livre. Foi também constatado que o dextrometorfano aumenta a ação analgésica da morfina e, presumivelmente, de outros agonistas dos receptores μ. Entretanto, foi relatado que o uso abusivo de sua forma purificada (em pó) tem levado a graves reações adversas, inclusive morte.

A codeína, conforme assinalado, possui ação antitussígena útil em doses inferiores àquelas necessárias à produção de analgesia. Por conseguinte, uma dose de 15 mg costuma ser suficiente para alívio da tosse.

O levopropoxifeno é o estereoisômero do agonista opioide fraco dextropoproxifeno. É desprovido de efeitos opioides, embora se tenha descrito a ocorrência de sedação como efeito colateral. A dose antitussígena é de 50 a 100 mg, a cada 4 horas.

ANTAGONISTAS OPIOIDES

Os antagonistas opioides puros **naloxona**, **naltrexona** e **nalmefeno** (não disponível no Brasil) são derivados da morfina, com substituintes mais volumosos na posição N_{17}. Esses fármacos apresentam afinidade relativamente alta com os sítios de ligação dos opioides μ. Apresentam menos afinidade com outros receptores, mas também podem reverter os agonistas nos sítios receptores δ e κ.

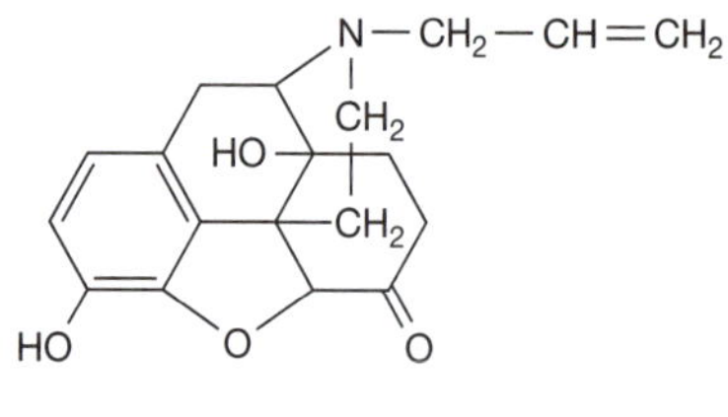

Naloxona

Farmacocinética

A naloxona é normalmente administrada por injeção e apresenta curta duração de ação (1-2 horas) quando administrada por essa via. O metabolismo ocorre, sobretudo, por conjugação com glicuronídeo, semelhante ao dos agonistas opioides com grupos hidroxila livres. A naltrexona é bem absorvida após administração oral, mas pode sofrer rápido metabolismo de primeira passagem. Apresenta meia-vida de 10 horas, e a administração de uma dose única oral de 100 mg bloqueia os efeitos da heroína injetada por um período de até 48 horas. O nalmefeno, o mais recente desses fármacos, deriva da naltrexona, mas é disponível apenas para administração intravenosa. À semelhança da naloxona, o nalmefeno é utilizado na sobredose de opioides, porém tem uma meia-vida mais longa (8-10 horas).

Farmacodinâmica

Quando administrados na ausência de agonistas, esses antagonistas são quase sempre inertes em doses que produzem acentuado antagonismo dos efeitos opioides agonistas.

Quando administrado por IV a um indivíduo tratado com morfina, o antagonista reverte radicalmente e por completo os efeitos opioides dentro de 1 a 3 minutos. Em indivíduos com depressão aguda em consequência de sobredose por opioide, o antagonista normaliza efetivamente a respiração, o nível de consciência, o tamanho das pupilas, a atividade intestinal e a percepção da dor. Em indivíduos dependentes que apresentam aparência normal enquanto utilizam opioides, a administração de naloxona ou de naltrexona precipita quase que instantaneamente uma síndrome de abstinência.

Não ocorre nenhuma tolerância à ação antagonista desses fármacos, e tampouco a sua suspensão após administração crônica precipita uma síndrome de abstinência.

Aplicações clínicas

A naloxona é um antagonista puro, preferido a fármacos antagonistas-agonistas fracos mais antigos, que eram usados principalmente como antagonistas, como a nalorfina e o levalorfano.

A principal aplicação da naloxona consiste no tratamento da sobredose aguda de opioides (ver também Capítulo 58). *É muito importante considerar a duração de ação relativamente curta da naloxona, visto que o paciente com depressão respiratória grave pode recuperar-se após uma dose única de naloxona e parecer normal, para novamente entrar em estado de coma depois de 1 a 2 horas.*

A dose inicial habitual de naxolona é de 0,1 a 0,4 mg, IV, no tratamento da depressão respiratória e do SNC potencialmente fatal. A manutenção é feita com 0,4-0,8 mg do mesmo medicamento, administrada por IV e repetida conforme necessidade - ou como infusão contínua sob condições monitoradas. Doses múltiplas de naloxona acima de 0,8 mg por dose são necessárias para reverter a depressão respiratória induzida pela sobredose de fentanila e seus análogos usados de forma ilícita. Ao utilizar a naloxona no recém-nascido com grave depressão por opioides, é importante iniciar com doses de 5 a 10 mcg/kg e considerar uma segunda dose, até um total de 25 mcg/kg, se não for observada nenhuma resposta.

A naloxona em dose baixa (0,04 mg) está desempenhando uma função crescente no tratamento das reações adversas comumente associadas ao uso de opioides por IV ou epidural. A cuidadosa titulação da dose de naloxona pode eliminar o prurido, as náuseas e os vômitos, ao mesmo tempo em que preserva a analgesia. Para esse propósito, a naloxona oral e análogos modificados da naloxona e naltrexona foram aprovados pela FDA. Análogos como o **brometo de metilnaltrexona** e a **naldemedina** (não disponíveis no Brasil) são usados para o tratamento da constipação em pacientes com constipação induzida por opioides (OIC, do inglês *opioid-induced constipation*) e dor crônica não cancerosa e doença em estágio avançado - e **naloxegol**, **naldemedina** e **alvimopam** (não disponíveis no Brasil) para o tratamento do íleo pós-operatório após cirurgia de ressecção intestinal. A metilnaloxona apresenta uma amina quaternária que impede a sua passagem através da barreira hematencefálica. O naloxegol é um derivado peguilado da naloxona, que limita a entrada no SNC e, por meio do antagonismo μ periférico, atenua a constipação. A naldemedina e o alvimopam são considerados antagonistas do receptor μ periférico. O principal mecanismo desses fármacos consiste em antagonismo dos receptores μ entéricos periféricos, com entrada mínima no SNC.

Em virtude de sua longa duração de ação, a naltrexona foi proposta como fármaco de manutenção para adictos em programas de tratamento. A administração de uma dose única em dias alternados bloqueia praticamente todos os efeitos de uma dose de heroína. Mais recentemente, uma formulação de depósito de naltrexona foi desenvolvida e oferece liberação prolongada de semanas a meses. Há evidências de que a naltrexona diminui o desejo compulsivo por álcool em alcoolistas crônicos ao aumentar a liberação basal de β-endorfinas, e o fármaco foi aprovado pela FDA com esse propósito (ver Capítulo 23). A naltrexona também facilita a abstinência da nicotina (tabagismo) com redução do ganho de peso. Com efeito, uma associação de naltrexona com bupropiona (Capítulo 16) também pode oferecer uma estratégia efetiva e sinérgica para a perda de peso.

RESUMO Opioides, substitutos opioides e antagonistas opioides

Subclasse, fármaco	Mecanismo de ação	Efeitos	Aplicações clínicas	Farmacocinética, toxicidades
AGONISTAS OPIOIDES				
• Morfina • Metadona • Fentanila	Agonistas fortes do receptor μ • afinidade variável para os receptores δ e κ	Analgesia • alívio da ansiedade • sedação • redução do trânsito gastrintestinal	Dor intensa • adjuvante na anestesia (fentanila, morfina) • edema pulmonar (apenas morfina) • manutenção em programas de reabilitação (apenas metadona)	Efeito de primeira passagem • duração de 1-4 h (exceto metadona, 4-6 h) • *Toxicidade:* depressão respiratória • constipação severa • risco de dependência • Convulsões
• *Hidromorfona, oximorfona: semelhante à morfina em eficácia, porém com maior potência* • *Petidina: agonista forte com efeitos anticolinérgicos* • *Oxicodona: analgesia dose-dependente* • *Sufentanila, alfentanila, remifentanila: semelhante à fentanila, porém com durações de ação mais curtas* • *Carfentanila: semelhante à fentanila, porém muito mais potente*				
• Codeína • Hidrocodona	Menos eficazes do que a morfina • podem antagonizar os agonistas fortes	Semelhantes aos dos agonistas fortes • efeitos mais fracos	Dor leve a moderada • tosse (codeína)	Semelhantes aos dos agonistas fortes, efeitos tóxicos dependentes da variação genética do metabolismo
AGONISTAS-ANTAGONISTAS OPIOIDES MISTOS				
• Buprenorfina	μ-Agonista parcial • κ-antagonista	Semelhante aos dos agonistas fortes, porém pode antagonizar seus efeitos • reduz também o desejo compulsivo por álcool	Dor moderada • alguns programas de reabilitação para manutenção	Duração de ação longa de 4-8 h • pode precipitar uma síndrome de abstinência
• Nalbufina	κ-Agonista • μ-antagonista	Semelhantes aos da buprenorfina	Dor moderada	Semelhantes aos da buprenorfina
ANTITUSSÍGENOS				
• Dextrometorfano	Pouco elucidado, porém os μ-agonistas fortes e parciais também são antitussígenos efetivos	Reduz o reflexo da tosse • o dextrometorfano e o levopropoxifeno não são analgésicos	Tosse debilitante aguda	Duração 30-60 min • *Toxicidade:* mínima quando tomado conforme as instruções
• *Codeína, levopropoxifeno: semelhantes ao dextrometorfano em efeito antitussígeno*				
ANTAGONISTAS OPIOIDES				
• Naloxona	Antagonista nos receptores μ, δ e κ	Antagoniza rapidamente todos os efeitos opioides	Sobredose de opioides	Duração 1-2 h (pode ter que ser repetido ao tratar sobredose) • *Toxicidade:* síndrome de abstinência precipitada em usuários dependentes
• *Naltrexona, nalmefeno: semelhantes à naloxona, porém com duração de ação mais longa (10 h); a naltrexona é usada em programas de manutenção e pode bloquear os efeitos da heroína por até 48 horas; a naltrexona é também usada no tratamento da dependência de álcool e nicotina; quando associada à bupropiona, pode ser efetiva em programas de perda de peso* • *Alvimopam, brometo de metilnaltrexona, naldemedina: potentes μ-antagonistas com pobre entrada no sistema nervoso central; podem ser usados para tratar constipação grave induzida por opioides sem precipitar uma síndrome de abstinência*				
OUTROS ANALGÉSICOS USADOS NA DOR DE INTENSIDADE MODERADA				
• Tapentadol	μ-Agonista moderado, forte inibidor NET	Analgesia	Dor moderada	Duração 4-6 h • *Toxicidade:* cefaleia; náusea e vômito; possível dependência
• Tramadol	Efeitos mistos: μ-agonista fraco, inibidor moderado de SERT, inibidor fraco de NET	Analgesia	Dor moderada • adjuvante dos opioides nas síndromes de dor crônica	Duração 4-6 h • *Toxicidade:* convulsões • risco de síndrome serotonérgica

NET, transportador de recaptação de norepinefrina; SERT, transportador de recaptação de serotonina.

PREPARAÇÕES DISPONÍVEIS[1]

NOMES GENÉRICOS
ANALGÉSICOS OPIOIDES
Acetato de levometadil[2]*
Alfentanila
Buprenorfina
Butorfanol
Codeína (sulfato ou fosfato)
Fentanila
Hidromorfona
Nalbufina
Oxicodona
Oximorfona*
Pentazocina*
Remifentanila
Sufentanila
Sulfato de morfina
Oral, retal, parenteral
Cápsulas orais de liberação prolongada
Cápsulas orais de liberação prolongada (sulfato de morfina/cloridrato de naltrexona)

NOMES GENÉRICOS
OUTROS ANALGÉSICOS
Tapentadol
Tramadol
Ziconotida*
ASSOCIAÇÕES ANALGÉSICAS[3]
Codeína + paracetamol
Codeína + ácido acetilsalicílico
Hidrocodona + paracetamol
Hidrocodona + ibuprofeno
Oxicodona + paracetamol
Oxicodona + ácido acetilsalicílico
ANTAGONISTAS OPIOIDES
Alvimopam*
Metilnaltrexona
Naldemedina*
Nalmefeno*
Naloxona
Naltrexona
ANTITUSSÍGENOS
Codeína
Dextrometorfano

[1]As preparações de opioides antidiarreicos estão listadas no Capítulo 62.

[2]Fármaco-órfão aprovado apenas para o tratamento da adição de narcóticos.

[3]Existem vários produtos de associação, mas apenas alguns dos mais prescritos estão listados aqui. Os produtos de associação com codeína, disponíveis em várias potências, estão geralmente designados por número 2 (15 mg de codeína), 3 (30 mg de codeína) e 4 (60 mg de codeína). Os médicos que prescrevem esses fármacos devem estar atentos para o possível perigo de lesão renal ou hepática provocada por paracetamol, ácido acetilsalicílico e anti-inflamatórios não esteroides contidos nessas associações analgésicas.

*Não disponível no Brasil.

REFERÊNCIAS

Angst MS, Clark JD: Opioid-induced hyperalgesia. Anesthesiology 2006;104:570.

Anton RF: Naltrexone for the management of alcohol dependence. N Engl J Med 2008;359:715.

Basbaum AI et al: Cellular and molecular mechanisms of pain. Cell 2009;139:267.

Basbaum AI, Jessel T: The perception of pain. In: Kandel ER et al (editors): *Principles of Neural Science*, 4th ed. McGraw Hill, 2000.

Benedetti C, Premuda L: The history of opium and its derivatives. In: Benedetti C et al (editors): *Advances in Pain Research and Therapy*, vol 14. Raven Press, 1990.

Bolan EA, Tallarida RJ, Pasternak GW: Synergy between mu opioid ligands: Evidence for functional interactions among mu opioid receptor subtypes. J Pharmacol Exp Ther 2002;303:557.

Brummett CM et al: New persistent opioid use after minor and major surgical procedures in US Adults. JAMA Surg 2017;152:e170504.

Brust TF et al: Biased agonists of the kappa opioid receptor suppress pain and itch without causing sedation or dysphoria. Sci Signal 2016;9:ra117.

Chu LF, Angst MS, Clark D: Opioid-induced hyperalgesia in humans: Molecular mechanisms and clinical considerations. Clin J Pain 2008;24:479.

Curran MP et al: Alvimopan. Drugs 2008;68:2011.

Dahan A et al: Sex-specific responses to opiates: Animal and human studies. Anesth Analg 2008;107:83.

Davis MP, Walsh D: Methadone for relief of cancer pain: A review of pharmacokinetics, pharmacodynamics, drug interactions and protocols of administration. Support Care Cancer 2001;9:73.

Ding H et al: A novel orvinol analog, BU08028, as a safe opioid analgesic without abuse liability in primates. Proc Natl Acad Sci (USA) 2016;113:E5511.

Ferner RE, Daniels AM: Office-based treatment of opioid-dependent patients. N Engl J Med 2003;348:81.

Ferrante FM: Principles of opioid pharmacotherapy: Practical implications of basic mechanisms. J Pain Symptom Manage 1996;11:265.

Fields HL, Basbaum AI: Central nervous system mechanisms of pain modulation. In: Wall PD, Melzack R (editors): *Textbook of Pain*. Churchill Livingstone, 1999.

Fillingim RB, Gear RW: Sex differences in opioid analgesia: Clinical and experimental findings. Eur J Pain 2004;8:413.

Fischer BD, Carrigan KA, Dykstra LA: Effects of *N*-methyl-D-aspartate receptor antagonists on acute morphine-induced and L-methadone-induced antinociception in mice. J Pain 2005;6:425.

Goldman D, Barr CS: Restoring the addicted brain. N Engl J Med 2002;347:843.

Hall ES et al: A cohort comparison of buprenorphine versus methadone treatment for neonatal abstinence syndrome. J Pediatr 2016;170:39.

Inui S: Nalfurafine hydrochloride for the treatment of pruritus. Expert Opin Pharmacother 2012;13:1507.

Joly V et al: Remifentanil-induced postoperative hyperalgesia and its prevention with small-dose ketamine. Anesthesiology 2005;103:147.

Julius D, Basbaum AI: Molecular mechanisms of nociception. Nature 2001;413:203.

Kalso E et al: No pain, no gain: Clinical excellence and scientific rigour—Lessons learned from IA morphine. Pain 2002;98:269.

Kharasch ED et al: Methadone pharmacogenetics: CYP2B6 polymorphisms determine plasma concentrations, clearance, and metabolism. Anesthesiology 2015;123:1142.

Kiefer BL: Opioids: First lessons from knockout mice. Trends Pharmacol Sci 1999;20:19.

Kim JA et al: Morphine-induced receptor endocytosis in a novel knockin mouse reduces tolerance and dependence. Curr Biol 2008;18:129.

Krebs EE et al: Effect of opioid vs nonopioid medications on pain-related function in patients with chronic back pain or hip or knee osteoarthritis pain: The SPACE randomized clinical trial. JAMA 2018;319:872.

Lai J et al: Pronociceptive actions of dynorphin via bradykinin receptors. Neurosci Lett 2008;437:175.

Lambert DG: The nociceptin/orphanin FQ receptor: A target with broad therapeutic potential. Nat Rev Drug Discov 2008;7:694.

Laughlin TM, Larson AA, Wilcox GL: Mechanisms of induction of persistent nociception by dynorphin. J Pharmacol Exp Ther 2001;299:6.

Lenard NR et al: Absence of conditioned place preference or reinstatement with bivalent ligands containing mu-opioid receptor agonist and delta-opioid receptor antagonist pharmacophores. Eur J Pharmacol 2007;566:75.

Liaw WI et al: Distinct expression of synaptic NR2A and NR2B in the central nervous system and impaired morphine tolerance and physical dependence in mice deficient in postsynaptic density-93 protein. Mol Pain 2008;4:45.

Liu XY et al: Unidirectional cross-activation of GRPR by MOR1D uncouples itch and analgesia induced by opioids. Cell 2011;147:447.

Manglik A et al: Structure-based discovery of opioid analgesics with reduced side effects. Nature 2016;537:185.

McGaraughty S, Heinricher MM: Microinjection of morphine into various amygdaloid nuclei differentially affects nociceptive responsiveness and RVM neuronal activity. Pain 2002;96:153.

Mercadante S, Arcuri E: Opioids and renal function. J Pain 2004;5:2.

Meunier J, Mouledous L, Topham CM: The nociceptin (ORL1) receptor: Molecular cloning and functional architecture. Peptides 2000;21:893.

Mitchell JM, Basbaum AI, Fields HL: A locus and mechanism of action for associative morphine tolerance. Nat Neurosci 2000;3:47.

Moreno E et al: Functional μ-opioid-galanin receptor heteromers in the ventral tegmental area. J Neurosci 2017;37:1176.

Pan YX: Diversity and complexity of the mu opioid receptor gene: Alternate pre-mRNA splicing and promoters. DNA Cell Biol 2005;24:736.

Reimann F et al: Pain perception is altered by a nucleotide polymorphism in SCN9A. Proc Natl Acad Sci USA 2010;107:5148.

Reynolds SM et al: The pharmacology of cough. Trends Pharmacol Sci 2004;25:569.

Rittner HL, Brack A, Stein C: Pain and the immune system. Br J Anaesth 2008;101:40.

Roeckel LA et al: Opioid-induced hyperalgesia: Cellular and molecular mechanisms. Neuroscience 2016;338:160.

Scherrer G et al: Dissociation of the opioid receptor mechanisms that control mechanical and heat pain. Cell 2009;137:1148.

Schuckit MA: Treatment of opioid use disorders. N Engl J Med 2016;375:357.

Skarke C, Geisslinger G, Lotsch J: Is morphine-3-glucuronide of therapeutic relevance? Pain 2005;116:177.

Smith MT: Differences between and combinations of opioids revisited. Curr Opin Anaesthesiol 2008;21:596.

Smith MT: Neuroexcitatory effects of morphine and hydromorphone: Evidence implicating the 3-glucuronide metabolites. Clin Exp Pharmacol Physiol 2000;27:524.

Spahn V et al: A nontoxic pain killer designed by modeling of pathological receptor conformations. Science 2017;355:966.

Stein C: Opioid receptors. Annu Rev Med 2016;67:433.

Valentino RJ, Volkow ND: Untangling the complexity of opioid receptor function. Neuropsychopharmacology 2018;43:2514.

Vanderah TW et al: Mechanisms of opioid-induced pain and antinociceptive tolerance: Descending facilitation and spinal dynorphin. Pain 2001;92:5.

Volkow ND, McLellan AT: Opioid abuse in chronic pain: Misconceptions and mitigation strategies. N Engl J Med 2016;374:1253.

Waldhoer M et al: A heterodimer-selective agonist shows in vivo relevance of G protein-coupled receptor dimers. Proc Natl Acad Sci USA 2005;102:9050.

Wang Z et al: Pronociceptive actions of dynorphin maintain chronic neuropathic pain. J Neurosci 2001;21:1779.

Wild JE et al: Long-term safety and tolerability of tapentadol extended release for the management of chronic low back pain or osteoarthritis pain. Pain Pract 2010;10:416.

Williams JT, Christie MJ, Manzoni O: Cellular and synaptic adaptations mediating opioid dependence. Physiol Rev 2001;81:299.

Woolf CJ, Salter MW: Neuronal plasticity: Increasing the gain in pain. Science 2000;288:1765.

Zhao GM et al: Profound spinal tolerance after repeated exposure to a highly selective mu-opioid peptide agonist: Role of delta-opioid receptors. J Pharmacol Exp Ther 2002;302:188.

Zubieta JK et al: Regional mu opioid receptor regulation of sensory and affective dimensions of pain. Science 2001;293:311.

RESPOSTA DO ESTUDO DE CASO

Nesse caso de dor intensa, o tratamento pode exigir a administração de um analgésico opioide intravenoso potente, como morfina, hidromorfona ou fentanila; entretanto, o uso concomitante de analgésicos não opioides (como cetamina ou bloqueio de nervos) com um anestésico local muitas vezes pode reduzir ou eliminar as necessidades de opioides e o risco de insuficiência respiratória. Antes da administração de uma dose adicional de analgésico opioide, espera-se que o paciente necessite de reavaliação frequente da intensidade da dor e do aparecimento de reações adversas potenciais. Tendo em vista a história de doença pulmonar, o paciente também corre risco aumentado de desenvolver depressão respiratória. Uma reavaliação do nível de consciência, frequência respiratória, saturação de oxigênio fracional e outros parâmetros vitais auxiliam a alcançar a meta de alívio da dor, minimizando a depressão respiratória. Se possível, o uso concomitante de fármacos sedativos, como benzodiazepínicos, deve ser evitado, pois aumentam muito o risco de depressão e insuficiência respiratória.

CAPÍTULO

32 Substâncias de uso abusivo

Christian Lüscher, MD

ESTUDO DE CASO

Um estudante de 15 anos, do ensino médio, foi levado ao pronto-socorro pelos pais ao apresentar um comportamento raro, como se estivesse muito assustado e com o olhar perdido, comportamento que vem se repetindo ao longo dos últimos meses. Mais cedo naquela noite, ele foi a uma festa, mas estava deprimido porque sua namorada havia acabado de terminar com ele. Também foi reprovado na escola e parou de jogar futebol. Ultimamente parece deprimido, sem interesse em estudar e diz aos pais não ter dinheiro suficiente. Questionado pelo profissional de saúde, ele relata que haviam biscoitos espaciais na festa. Também relata que fumar maconha se tornou um hábito (3-4 "baseados" por semana), mas nega o consumo de álcool e outras drogas.

Como se explica o estado dele? Qual é a diferença entre haxixe e maconha? O que justifica seu baixo desempenho na escola? Usuários de drogas necessariamente usam diversas drogas?

As drogas e algumas outras substâncias são usadas de modo abusivo (utilizadas de maneiras ilícitas) por sua capacidade de causar fortes sensações de euforia ou alterar a percepção. Entretanto, a exposição repetida provoca alterações adaptativas disseminadas no cérebro. Em consequência, o uso de drogas* pode tornar-se compulsivo – constituindo a marca da adição.

NEUROBIOLOGIA BÁSICA DO ABUSO DE DROGAS

DEPENDÊNCIA *VERSUS* ADIÇÃO

Há uma separação conceitual e mecanicista entre "vício" e "dependência". O termo mais antigo "dependência física" é, hoje, designado como **dependência**, ao passo que a "dependência psicológica" é simplesmente denominada **adição**.

Toda droga aditiva causa seu próprio espectro de efeitos agudos, mas todas induzem a sentimentos como euforia e recompensa. Com exposição repetida, as drogas que provocam adição induzem alterações adaptativas, como tolerância (i.e., escalonamento da dose para manutenção do efeito). Quando a droga de abuso não está mais disponível, os sinais de abstinência tornam-se aparentes. Uma combinação desses sinais, designada como **síndrome de abstinência**, define a *dependência*. A dependência nem sempre é um correlato do abuso de drogas – ela também pode ocorrer com muitas classes de fármacos não psicoativos, como vasoconstritores simpatomiméticos e broncodilatadores, bem como vasodilatadores de nitrato orgânico. A *adição*, por outro lado, consiste no uso compulsivo e recorrente de drogas, apesar das consequências negativas, às vezes desencadeado por desejos que ocorrem em resposta ao contexto (ver Quadro "Modelos animais na pesquisa sobre adição"). Embora ocorra invariavelmente dependência com exposição crônica, apenas uma pequena porcentagem de indivíduos desenvolverá uma compulsão, perderá o controle ou se tornará adicto. Por exemplo, poucos pacientes tratados com opioides como analgésicos desejam o fármaco após a sua interrupção. Apenas 1 pessoa em cada 6 torna-se adicta no decorrer de um período de 10 anos após o primeiro uso de cocaína. Em contrapartida, a recidiva é muito comum nos adictos após uma abstinência bem-sucedida quando, por definição, não são mais dependentes.

*N. T. Nesta obra, o termo drogas é reservado às de uso ilícito. Neste capítulo, no entanto, o termo engloba todas as substâncias que podem ser usadas de modo abusivo com o objetivo de causar sensação de euforia ou alterar a percepção.

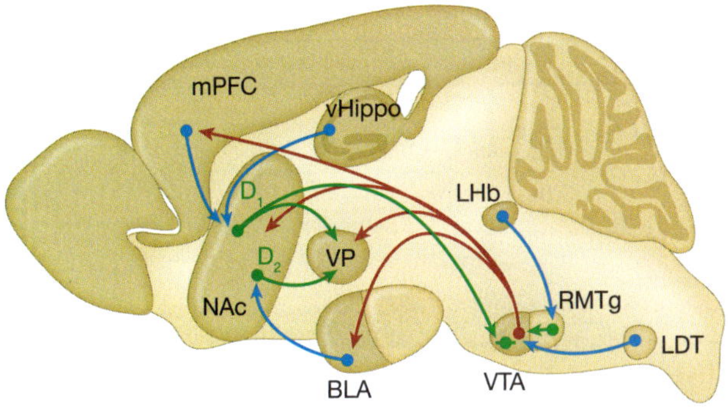

FIGURA 32-1 Principais conexões do sistema dopaminérgico mesolímbico no cérebro. Diagrama esquemático do cérebro ilustrando que as projeções de dopamina (*em vermelho*) se originam na área tegmental ventral (VTA) e têm como alvo o *nucleus accumbens* (NAc), córtex pré-frontal medial (mPFC, do inglês *medial prefrontal cortex*), amígdala basolateral (BLA, do inglês *basolateral amygdala*) e globo pálido ventral (VP, do inglês *ventral pallidum*). Os neurônios no NAc se dividem em duas classes, uma expressando receptores de dopamina tipo 1 (D_1) e a outra expressando receptores tipo 2 (D_2). Ambas as classes contêm neurônios de projeção GABAérgicos (*em verde*). Os neurônios D_1R enviam seus axônios para o VP e a área tegmentar ventral (VTA, do inglês *ventral tegmental area*) (onde têm como alvo principalmente os interneurônios GABA), enquanto os neurônios D_2R enviam seus axônios seletivamente para o VP. O NAc também é um local de convergência das projeções excitatórias do mCPF, do hipocampo ventral (vHippo, do inglês *ventral hippocampus*) e da BLA. Os neurônios dopaminérgicos do mesencéfalo recebem uma entrada excitatória direta (*em azul*) do tegmento dorsal lateral (LDT, do inglês *lateral dorsal tegmentum*), enquanto os neurônios GABA do tegmento rostromedial (RMTg, do inglês *rostromedial tegmentum*) na cauda da VTA são excitados pelos neurônios da habênula lateral (LHb, do inglês *lateral habenula*), normalmente quando ocorre um estímulo aversivo. GABA, ácido γ-aminobutírico.

AS DROGAS QUE PROVOCAM ADIÇÃO AUMENTAM O NÍVEL DE DOPAMINA: REFORÇO

Para compreender as alterações em longo prazo induzidas por drogas de abuso é necessário identificar seus alvos moleculares e celulares iniciais. Uma combinação de abordagens em animais e em seres humanos, incluindo exames de imagens funcionais, revelou que o sistema dopaminérgico mesolímbico constitui o principal alvo das drogas de abuso. Esse sistema origina-se na **área tegmentar ventral (VTA**, do inglês *ventral tegmental area*), uma minúscula estrutura na extremidade do tronco encefálico, que se projeta para o ***nucleus accumbens***, para a amígdala, para o hipocampo e para o córtex pré-frontal (Figura 32-1). Os neurônios de projeção da VTA são, em sua maioria, produtores de dopamina. Quando os neurônios de dopamina da VTA começam a disparar em salvas, ocorre a liberação de grandes quantidades de dopamina no *nucleus accumbens* e no córtex pré-frontal. Estudos iniciais realizados em animais, emparelhando a estimulação elétrica da VTA com respostas operantes (p. ex., pressionar uma alavanca) que resultam em forte reforço, estabeleceram a função central do sistema dopaminérgico mesolímbico no processo de recompensa. A aplicação direta de drogas na VTA também atua como poderoso reforço, e a administração sistêmica de drogas de abuso provoca liberação de dopamina. Mesmo a ativação seletiva dos neurônios dopaminérgicos é suficiente para impulsionar o reforço e provocar mudanças comportamentais adaptativas, tipicamente observadas com drogas aditivas. Essas intervenções muito seletivas utilizam métodos optogenéticos. Camundongos com liberdade de movimentação são expostos a uma luz azul por meio de condutores de luz para ativar a rodopsina do canal, um canal de cátions regulado pela luz, artificialmente expresso em neurônios dopaminérgicos. Como resultado, os ratos ficarão expostos a luz para ativar os neurônios de dopamina VTA. Após vários emparelhamentos com um ambiente específico, uma preferência de lugar duradoura é estabelecida. Uma vez que a luz não está mais disponível, um comportamento de busca é observado. Finalmente, alguns ratos se autoestimulam com a luz mesmo que tenham que suportar uma punição (choque elétrico leve). Por outro lado, a inibição de neurônios de dopamina VTA ou ativação de células inibidoras contra fluxo causa aversão. Classificar os neurônios de dopamina VTA com base em sua atividade em resposta a um estímulo gratificante ou aversivo sugere grupos distintos. Os neurônios de dopamina localizados na parte ventromedial do VTA projetando-se para a camada dorsomedial do *nucleus accumbens* respondem mais fortemente a uma recompensa inesperada e são o principal alvo das drogas aditivas.

Como regra, todas as drogas de adição ativam o sistema dopaminérgico mesolímbico. O significado desse aumento da dopamina no que concerne ao comportamento ainda é debatido. Uma hipótese atraente é que a dopamina mesolímbica codifica a diferença entre a recompensa esperada e a real e, portanto, constitui um forte sinal de aprendizagem (ver Quadro "Hipótese dopaminérgica da adição").

Três classes podem ser diferenciadas, uma vez que cada droga aditiva possui um alvo molecular específico que envolve mecanismos celulares distintos para ativar o sistema mesolímbico: um primeiro grupo se liga aos **receptores acoplados à proteína G_{io}**, um segundo grupo interage com os **receptores ionotrópicos ou canais iônicos**, e um terceiro grupo tem como alvo o **transportador de dopamina** (Tabela 32-1 e Figura 32-2). Os receptores acoplados à proteína G (GPCR, do inglês *G protein-coupled receptors*) da família G_{io} inibem os neurônios por meio de hiperpolarização pós-sináptica e regulação pré-sináptica da liberação do transmissor. Essas três classes de drogas atuam em três mecanismos celulares distintos a fim de aumentar as concentrações de dopamina. O primeiro é uma estimulação direta dos neurônios da dopamina (p. ex., nicotina). O segundo mecanismo é indireto, pelo qual as drogas inibem os neurônios do ácido γ-aminobutírico (GABA, do inglês *γ-aminobutyric acid*) que atuam como interneurônios inibitórios locais (p. ex., opioides). O terceiro mecanismo é a interferência na recaptação da dopamina ou na promoção da liberação não vesicular (p. ex., anfetaminas). Isso acontece nas regiões-alvo e também na própria VTA, porque os neurônios da dopamina também expressam transportadores somatodendríticos, que normalmente eliminam a dopamina liberada pelos dendritos. Embora as substâncias dessa classe afetem os transportadores de outras monoaminas (norepinefrina [noradrenalina], serotonina), a ação sobre o transportador dopaminérgico continua sendo central para a adição. Isso é compatível com as observações de que os antidepressivos que bloqueiam a captação de serotonina e de norepinefrina, mas não a da dopamina, não causam adição, mesmo após uso prolongado.

DEPENDÊNCIA: TOLERÂNCIA E ABSTINÊNCIA

Com exposição crônica a drogas de adição, o cérebro demonstra sinais de adaptação. Por exemplo, se a morfina for usada a intervalos

TABELA 32-1 Classificação mecanicista das drogas de abuso[1]

Nome	Principal alvo molecular	Farmacologia	Efeitos sobre os neurônios dopaminérgicos	RR[2]
Drogas que ativam os receptores acoplados à proteína G				
Opioides	μ-OR (G_{io})	Agonista	Desinibição	4
Canabinoides	CB_1R (G_{io})	Agonista	Desinibição	2
Ácido γ-hidroxibutírico (GHB)	$GABA_BR$ (G_{io})	Agonista fraco	Desinibição	?
LSD, mescalina, psilocibina	$5\text{-}HT_{2A}R$ (G_q)	Agonista parcial	–	1
Drogas que se ligam a receptores ionotrópicos e canais iônicos				
Nicotina	nAChR ($\alpha4\beta2$)	Agonista	Excitação	4
Álcool	$GABA_AR$, $5\text{-}HT_3R$, nAChR, NMDAR, canais Kir3	–	Excitação, desinibição (?)	3
Benzodiazepínicos	$GABA_AR$	Modulador positivo	Desinibição	3
Fenciclidina, cetamina	NMDAR	Antagonista	–	1
Drogas que se ligam a transportadores de aminas biogênicas				
Cocaína	DAT, SERT, NET	Inibidor	Bloqueia a captação de DA	5
Anfetamina	DAT, NET, SERT, VMAT	Reverte o transporte	Bloqueia a captação de DA, depleção sináptica	5
Ecstasy	SERT > DAT, NET	Reverte o transporte	Bloqueia a captação de DA, depleção sináptica	?

$5\text{-}HT_xR$, receptor de serotonina; CB_1R, receptor canabinoide-1; DAT, transportador de dopamina; GABA, ácido γ-aminobutírico; canais Kir3, canais de potássio que retificam internamente a proteína G; LSD, dietilamida do ácido lisérgico; nAChR, receptor nicotínico de acetilcolina; NET, transportador de norepinefrina; NMDAR, receptor de *N*-metil-D-aspartato; R, receptor; SERT, transportador de serotonina; VMAT, transportador vesicular de monoamina (do inglês *vesicular monoamine transporter*); μ-OR, receptor de opioide μ; ? indica que os dados não estão disponíveis.

[1]As drogas são classificadas em uma de três categorias, tendo como alvos receptores acoplados à proteína G, receptores ionotrópicos ou canais iônicos ou transportadores de aminas biogênicas.

[2]RR, risco relativo de adição; 1 = sem adição; 5 = com alta adição.

curtos, a dose precisa ser progressivamente aumentada no decorrer de vários dias para se manterem os efeitos analgésicos ou de recompensa. Esse fenômeno é denominado tolerância. Pode tornar-se um grave problema, devido aos efeitos colaterais crescentes – por exemplo, depressão respiratória –, que não apresentam tanta tolerância e que podem levar à morte por sobredose.

A tolerância a opioides pode ser causada pela redução da concentração de um fármaco ou duração de ação mais curta em um sistema-alvo (tolerância farmacocinética). De modo alternativo, pode envolver alterações na função dos receptores de opioides μ (tolerância farmacodinâmica). Com efeito, muitos agonistas dos receptores opioides μ promovem uma acentuada fosforilação dos receptores, que desencadeia o recrutamento da proteína adaptadora β-arrestina causando o desacoplamento das proteínas G do receptor e a sua internalização em poucos minutos (ver Capítulo 2). Como isso diminui a sinalização, é tentador explicar a tolerância por esse tipo de mecanismo. No entanto, a morfina, que induz fortemente a tolerância, não recruta β-arrestinas e não promove a internalização do receptor (ver

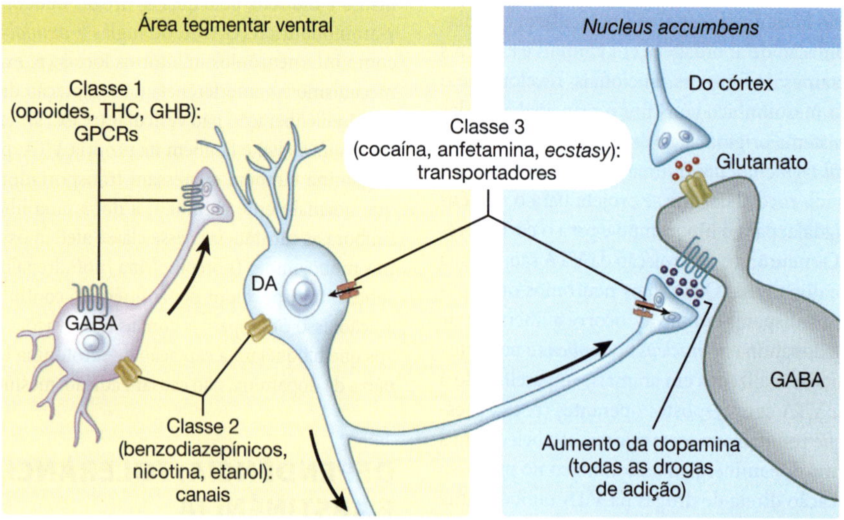

FIGURA 32-2 Classificação neurofarmacológica das drogas de adição por alvos primários (ver texto e Tabela 32-1). DA, dopamina; GABA, ácido γ-aminobutírico; GHB, ácido γ-hidroxibutírico; GPCR, receptores acoplados à proteína G; NAc, *nucleus accumbens*; THC, Δ^9-tetra-hidrocanabinol.

Modelos animais na pesquisa sobre adição

Muitos dos avanços recentes na pesquisa de adição tornaram-se possíveis em virtude do uso de modelos animais. Como as drogas de abuso não são apenas recompensadoras, mas também reforçadoras, um animal aprende determinado comportamento (p. ex., pressionar uma alavanca) quando associado à administração de uma droga. Nesse paradigma de autoadministração, o número de vezes que um animal pressiona a alavanca para obter uma única dose reflete a força do reforço e é, portanto, uma medida da motivação do animal. A observação de sinais de abstinência específicos em roedores (p. ex., pulos de fuga ou sacudidas de "cachorro molhado" após a interrupção abrupta da administração crônica de morfina) possibilita a quantificação da dependência. Os testes comportamentais para detecção de vício em roedores não captam totalmente a complexidade da doença. Entretanto, é possível modelar componentes centrais da adição; por exemplo, por meio de monitoração da sensibilização comportamental e preferência condicionada a determinado local. No primeiro teste, observa-se um aumento da atividade locomotora com a exposição intermitente à droga. No segundo teste, avalia-se a preferência por determinado ambiente associado à exposição à droga, medindo-se o tempo que um animal permanece no compartimento onde a droga foi recebida, em comparação com o período em que fica no compartimento onde foi injetado apenas soro fisiológico (preferência condicionada ao local). Ambos os testes compartilham uma sensibilidade a efeitos condicionados a um estímulo das drogas de adição. Exposições subsequentes ao ambiente na ausência da droga levam à extinção da preferência pelo local, a qual pode ser restabelecida com uma baixa dose da droga ou com a apresentação de um estímulo condicionado. Essas mudanças persistentes servem como um modelo de recaída e são associadas à plasticidade sináptica da transmissão excitatória na área tegmental ventral, *nucleus accumbens* e córtex pré-frontal (ver também Quadro "Hipótese dopaminérgica da adição"). Testes mais sofisticados dependem da autoadministração da droga. Por exemplo, aqueles em que o rato ou o camundongo precisa pressionar uma alavanca para obter uma injeção de cocaína. Quando o animal aprende a associação com um estímulo condicionado (p. ex., luz ou som breve), a simples apresentação da pista desencadeia o comportamento de busca da droga. A autoadministração prolongada de drogas aditivas durante meses leva os ratos a terem comportamentos que se assemelham muito à adição nos seres humanos. Esses roedores "viciados" têm uma forte motivação para buscar cocaína, continuam procurando a droga mesmo quando ela não está mais disponível, e continuam se autoadministrando cocaína, apesar das consequências negativas, como punição na forma de choque elétrico no pé. Esse último é reflexo da compulsão, que ocorre apenas em uma fração dos animais, lembrando que apenas alguns usuários de drogas se tornarão dependentes, enquanto muitos conseguem manter um consumo recreativo. Embora existam poucas evidências de animais viciados, ainda assim se considera que o vício é uma doença que não respeita os limites das espécies uma vez que existam drogas disponíveis.

Capítulo 31). Em contrapartida, outros agonistas que estimulam a internalização dos receptores com muita eficiência só induzem uma tolerância modesta. Com base nessas observações, foi aventada a hipótese de que a dessensibilização e a internalização dos receptores na verdade protegem a célula da superestimulação. Nesse modelo, a morfina, ao ser incapaz de desencadear a endocitose dos receptores, estimula de modo desproporcional os processos adaptativos que, finalmente, produzem tolerância. Embora ainda esteja em fase de investigação, a identidade molecular desses processos pode se assemelhar à daqueles envolvidos na abstinência (ver adiante).

As mudanças adaptativas tornam-se muito aparentes uma vez interrompida a exposição a determinada substância. Esse estado, denominado **abstinência**, é observado, em graus variados, após exposição crônica à maioria das drogas de abuso. A abstinência de opioides nos seres humanos é particularmente forte (descrita adiante). Estudos realizados em roedores contribuíram bastante para a compreensão dos mecanismos neurais e moleculares subjacentes à dependência. Por exemplo, sinais de dependência, bem como analgesia e recompensa, são abolidos em camundongos nocaute que carecem do receptor opioide μ (Capítulo 31), mas não em camundongos que carecem de outros receptores opioides (δ, κ). Embora a ativação do opioide μ, a princípio, iniba fortemente a adenililciclase, essa inibição torna-se mais fraca depois de vários dias de exposição repetida. A diminuição da inibição da adenililciclase decorre de uma contra-adaptação do sistema enzimático durante a exposição à droga que resulta em superprodução de monofosfato de adenosina cícilico (AMPc) durante a abstinência subsequente. Existem vários mecanismos para essa resposta compensatória à adenililciclase, incluindo a regulação positiva da transcrição da enzima. Por sua vez, as concentrações aumentadas de AMPc ativam com força o fator de transcrição proteína de ligação de elementos de resposta ao AMP cíclico (CREB), com consequente regulação dos genes distais. Desses poucos genes identificados até o momento, um dos mais interessantes é o do ligante de opioide κ endógeno, a dinorfina. Os principais alvos da dinorfina são os receptores opioides κ que regulam a liberação de dopamina no *nucleus accumbens*. Um circuito envolvido no reforço negativo associado (i.e., evitação do estado aversivo) que ocorre com a dependência de opioides pode ser as vias de entrada do tálamo periventricular para o *nucleus accumbens*.

ADIÇÃO: UMA DOENÇA DE APRENDIZAGEM MAL-ADAPTATIVA

A adição caracteriza-se por uma alta motivação em obter e usar uma droga apesar de suas consequências negativas. Com o passar do tempo, o uso da droga torna-se compulsivo ("querer sem gostar"). A adição é uma doença recalcitrante, crônica, com recidiva persistente e muito difícil de tratar.

O problema central reside no fato de que, até mesmo com abstinência bem-sucedida e períodos prolongados sem a droga, os indivíduos adictos correm alto risco de sofrer recidiva. Geralmente, a recidiva é desencadeada por uma das três condições seguintes: reexposição à droga de adição, estresse ou contexto que relembra o uso anterior da droga. Parece que, quando emparelhado com o uso de drogas, um estímulo neutro pode passar por uma mudança e motivar ("deflagrar") o comportamento relacionado com a adição. Esse fenômeno pode envolver a plasticidade sináptica nos núcleos-alvo da projeção mesolímbica (p. ex., projeções do córtex pré-frontal medial para os neurônios do *nucleus accumbens* que expressam os receptores D_1). Vários estudos recentes sugerem que o recrutamento do estriado dorsal é responsável pela compulsão. Esse deslocamento pode depender da plasticidade sináptica do *nucleus accumbens* do estriado ventral (Figura 32-3), para onde convergem aferentes dopaminérgicos mesolímbicos com aferentes glutamatérgicos para modular sua função. Se a liberação de dopamina codificar erro de previsão da recompensa (ver Quadro "Hipótese dopaminérgica da adição"), a estimulação farmacológica do sistema dopaminérgico mesolímbico irá gerar um sinal de aprendizagem excepcionalmente forte. Ao contrário das recompensas naturais, as drogas de adição continuam a aumentar a dopamina, mesmo quando se espera a recompensa. Essa sobreposição do sinal de erro de previsão pode ser responsável pela usurpação dos processos de memória pelas drogas de adição.

A participação dos sistemas de aprendizagem e memória na adição também é sugerida por estudos clínicos. Por exemplo, a função do contexto na recidiva é sustentada pelo fato de que soldados que se viciaram em heroína durante a Guerra do Vietnã apresentaram resultados significativamente melhores quando tratados após o seu retorno para casa, em comparação com adictos que permaneceram no ambiente onde haviam usado a substância. Em outras palavras, a fissura pode reaparecer por ocasião da apresentação de indícios contextuais (p. ex., pessoas, lugares ou parafernália da droga). A pesquisa atual, portanto, se concentra nos efeitos das drogas sobre as formas associativas de plasticidade sináptica, como a potencialização em longo prazo (PLP), que fundamenta o aprendizado e a memória (ver Quadro "Plasticidade sináptica, circuitos envolvidos e adição").

Transtornos que não dependem de substâncias, como o jogo patológico e a compra compulsiva, compartilham muitas das características clínicas da adição. Várias linhas de argumentos sugerem

Hipótese dopaminérgica da adição

Na versão mais antiga da hipótese descrita neste capítulo, acreditava-se que a dopamina mesolímbica era o correlato neuroquímico do prazer e da recompensa. Entretanto, nas últimas décadas, evidências experimentais levaram a várias revisões. A liberação fásica da dopamina pode, na verdade, codificar o *erro de previsão* da recompensa, em lugar da recompensa em si. Essa distinção baseia-se nas observações pioneiras feitas em macacos, em que os neurônios dopaminérgicos na área tegmentar ventral (VTA) são ativados de maneira mais eficiente por uma recompensa (p. ex., algumas gotas de suco de fruta) que não é antecipada. Quando o animal aprende a prever a ocorrência de uma recompensa (p. ex., associando-a a um estímulo, como um som), os neurônios dopaminérgicos cessam de responder à recompensa em si (suco), mas aumentam a sua frequência de disparo quando ocorre o estímulo condicionado (som). Por fim, se a recompensa for prevista, mas não recebida (som, porém sem suco), os neurônios dopaminérgicos são inibidos abaixo de sua atividade basal e tornam-se silenciosos. Em outras palavras, o sistema mesolímbico efetua uma varredura contínua da situação de recompensa. Ele aumenta sua atividade quando a recompensa é maior do que o esperado e deixa de ser ativo no caso oposto, codificando, assim, o erro de previsão da recompensa.

Em condições fisiológicas, o sinal dopaminérgico mesolímbico poderia representar um sinal de aprendizagem, responsável pelo reforço da adaptação comportamental construtiva (p. ex., aprender a pressionar uma alavanca para obter alimento). Na verdade, os animais que não conseguem sintetizar dopamina porque enzimas-chave foram geneticamente ablacionadas mostram reflexos não condicionados e podem executar comportamentos previamente aprendidos, mas dificilmente adquirem novas respostas. As substâncias que levam à adição, ao aumentarem diretamente a dopamina, devem gerar um sinal de aprendizagem forte, porém inapropriado, desviando, assim, o sistema de recompensa e levando a um reforço patológico. Em consequência, o comportamento torna-se compulsivo, isto é, as decisões não são mais planejadas e não estão sob controle, mas, sim, automáticas, o que constitui a característica essencial da adição.

Essa atraente hipótese foi contestada pela intrigante observação de que camundongos geneticamente modificados para ablação do alvo molecular primário da cocaína, o transportador de dopamina DAT, seguem autoadministrando a droga. Apenas quando transportadores de outras aminas biogênicas também são "eliminados" é que a cocaína perde por completo as suas propriedades de recompensa. Todavia, em camundongos $DAT^{-/-}$, em que as concentrações basais de dopamina sináptica estão elevadas, a cocaína ainda resulta em aumento da liberação de dopamina, presumivelmente devido à capacidade de outros transportadores de monoaminas sensíveis à cocaína (NET, SERT) removerem dopamina. Quando se administra cocaína, esses transportadores também são inibidos, e ocorre novamente aumento da dopamina. Em consequência dessa substituição entre transportadores de monoaminas, a fluoxetina (um inibidor seletivo da recaptação de serotonina, ver Capítulo 30) torna-se aditiva em camundongos $DAT^{-/-}$. Esse conceito é corroborado por evidências mais recentes mostrando que a supressão do sítio de ligação da cocaína no DAT deixa as concentrações basais de dopamina inalteradas, porém anula o efeito de recompensa da cocaína.

A hipótese dopaminérgica da adição também foi desafiada pela observação de que estímulos importantes não recompensadores (na verdade, eles podem até mesmo ser aversivos e, portanto, reforçadores negativos) também ativam uma subpopulação de neurônios dopaminérgicos na VTA. Os neurônios que são ativados por estímulos aversivos projetam-se preferencialmente para o córtex pré-frontal, já os neurônios dopaminérgicos, inibidos por estímulos aversivos, são aqueles cujo alvo principal é o *nucleus accumbens*. Esses achados recentes sugerem que, paralelamente ao sistema de recompensa, um sistema de aprendizagem de aversão origina-se na VTA.

Independentemente dos muitos papéis da dopamina em condições fisiológicas, todas as drogas aditivas aumentam significativamente sua concentração nas estruturas-alvo da projeção mesolímbica, em particular na camada dorsomedial do *nucleus accumbens*. Isso sugere que as concentrações elevadas de dopamina podem, na verdade, estar na origem das alterações adaptativas subjacentes à dependência e à adição, um conceito atualmente sustentado por novas técnicas que possibilitam o controle da atividade dos neurônios dopaminérgicos *in vivo*. Na verdade, as manipulações que conduzem a atividade sustentada dos neurônios dopaminérgicos na VTA causam as mesmas adaptações celulares e mudanças comportamentais tipicamente observadas com a exposição a drogas que causam dependência, incluindo sintomas de estágio avançado, como persistência de autoestimulação durante a punição.

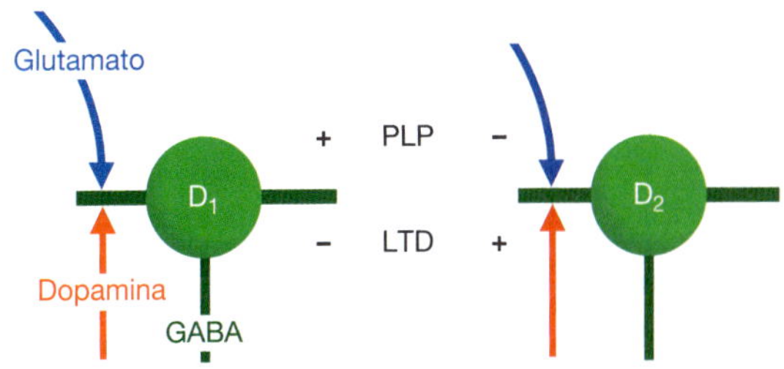

FIGURA 32-3 Papel da plasticidade sináptica no estriado. A sinapse tripartida entre os neurônios aferentes glutamatérgicos, espinhosos do meio GABAérgico e axônios ascendentes dos neurônios dopaminérgicos na área tegmentar ventral (VTA) podem sofrer várias formas de plasticidade sináptica. Em células que expressam o receptor D_1 acoplado a G_s, a dopamina favorece o aparecimento de potencialização em longo prazo (PLP), inibindo a depressão em longo prazo (LTD, [do inglês, *long-term depression*). Inversamente, nas células que expressam o receptor D_2, a dopamina, causa LTD e não PLP, quando liberada ao mesmo tempo que o glutamato. Essas regras se aplicam quando a dopamina é liberada ao mesmo tempo que o glutamato aferente e podem explicar o efeito predominante das drogas aditivas. GABA, ácido γ-aminobutírico. (Dados de Shen W, Flajolet M, Greengard P, Surmeier DJ: Dichotomous dopaminergic control of striatal synaptic plasticity, Science 2008 Aug 8;321(5890):848-851.)

que esses transtornos também compartilham os mecanismos neurobiológicos subjacentes. Essa conclusão é sustentada pela observação clínica de que pacientes com doença de Parkinson que usam agonistas dopaminérgicos podem tornar-se jogadores patológicos. Outros pacientes podem desenvolver um hábito por atividades recreativas, como fazer compras, alimentação compulsiva ou hipersexualidade. Embora estudos em grande escala ainda não estejam disponíveis, estima-se que 1 em cada 7 pacientes com doença de Parkinson desenvolva um comportamento semelhante ao da dependência aos agonistas da dopamina (ver Capítulo 28).

Existem grandes diferenças individuais na vulnerabilidade à adição. Enquanto uma pessoa pode se tornar "viciada" depois de apenas algumas doses, outras são capazes de fazer uso ocasional de uma droga durante toda a sua vida, sem nunca ter dificuldade em parar. Mesmo quando a dependência é induzida por exposição crônica, apenas uma pequena porcentagem dos usuários dependentes evolui para a adição. Por exemplo, uma análise retrospectiva mostra que apenas 20% dos usuários se tornam dependentes após várias décadas de abuso de cocaína. Com a *Cannabis*, a fração é de apenas 10%, enquanto com a heroína em torno de 30% dos usuários se tornam viciados. Uma porcentagem semelhante para a cocaína também é observada em ratos e camundongos que têm livre acesso à droga. Surpreendentemente, com a autoestimulação do neurônio dopaminérgico, a fração de camundongos que resistem à punição é > 50%. Estudos recentes realizados em ratos sugerem que a impulsividade ou a ansiedade excessiva são traços cruciais que representam um risco de adição. A transição da adição é determinada por uma combinação de fatores ambientais e genéticos. A hereditariedade da adição, conforme determinado pela comparação de gêmeos monozigóticos com dizigóticos, é relativamente modesta quanto aos canabinoides, porém muito alta em relação à cocaína. É interessante observar que o risco relativo de adição (tendência à adição) (ver Tabela 32-1) correlaciona-se com a sua hereditariedade, sugerindo que a base neurobiológica da adição, comum a todas as drogas, é o que está sendo herdado. Posteriormente, uma análise genômica indicou que numerosos talvez até centenas de alelos precisam funcionar em combinação para produzir o fenótipo. Entretanto, a identificação dos genes envolvidos continua indefinida. Embora alguns genes candidatos específicos para algumas drogas tenham sido identificados

Plasticidade sináptica, circuitos envolvidos e adição

A potencialização em longo prazo (PLP) e a depressão de longo prazo (LTD) são formas de plasticidade sináptica dependentes da experiência que é induzida pela ativação de receptores de glutamato do tipo *N*-metil-D-aspartato (NMDA). Como os receptores NMDA são bloqueados pelo magnésio nos potenciais negativos, a sua ativação requer a liberação concomitante de glutamato (atividade pré-sináptica) em um neurônio receptor despolarizado (atividade pós-sináptica). A atividade pré e pós-sináptica correlacionada aumenta de modo duradouro a eficácia sináptica e desencadeia a formação de novas conexões. Em contraste, existe uma atividade fraca correlacionada (p. ex., neurônios pós-sinápticos disparando antes da célula pré-sináptica) que leva à LTD. Como a associatividade é um componente crítico, a PLP e o LTD tornaram-se os principais candidatos a mecanismos subjacentes ao aprendizado e à memória. Eles podem ser elicitados nas sinapses glutamatérgicas do sistema de recompensa mesolímbico e modulados pela dopamina. Os receptores de dopamina ditam as regras da plasticidade sináptica. Em células que expressam D_1R, a presença de dopamina favorece a PLP de aferentes excitatórios, mas bloqueia a LTD. Por outro lado, nos neurônios que expressam D_2R, a liberação de dopamina concomitante à transmissão do glutamato, leva à depressão desta e inibe a PLP. Drogas de abuso, portanto, interferem na PLP e na LTD nos locais de convergência das projeções de dopamina e glutamato, levando à plasticidade sináptica evocada por drogas. Portanto, a exposição a uma droga viciante normalmente desencadeia uma potencialização de aferentes excitatórios em neurônios que expressam D_1R. A dopamina também potencializa a inibição mediada pelo receptor $GABA_A$ dos neurônios GABA na VTA e no pálido ventral (VP), ambos alvos primários dos neurônios espinhosos médios do *nucleus accumbens*. Em consequência, a excitabilidade dos neurônios dopaminérgicos aumenta, enquanto as fontes sinápticas de cálcio são alteradas e as regras para PLP são invertidas. No *nucleus accumbens*, a plasticidade sináptica evocada por drogas aparece com algum retardo nos neurônios que expressam o receptor D_1, que são aqueles que se projetam de volta para a VTA para controlar a atividade dos neurônios GABA e também do VP. As manipulações realizadas em camundongos, que impedem ou revertem a plasticidade induzida por droga *in vivo*, também exercem efeitos sobre alterações persistentes da sensibilização comportamental associada às drogas ou busca da droga induzida por pista, fornecendo uma evidência mais direta de uma função causal da plasticidade sináptica no comportamento adaptativo a drogas. A compulsão dos animais que permanecem autoestimulando os neurônios dopaminérgicos da VTA mesmo quando punidos parece estar envolvido com o fortalecimento da projeção do córtex orbitofrontal para o estriado dorsal. Assim, um modelo de circuito de plasticidade sináptica evocada por drogas está emergindo, por meio do qual vários sintomas são causados por mudanças em projeções específicas, eventualmente em combinação com o vício.

(p. ex., álcool desidrogenase, subunidades de receptores nicotínicos de acetilcolina), pesquisas estão estudando os genes envolvidos nos mecanismos neurobiológicos comuns a todas as drogas aditivas. Uma ideia atraente e apoiada por evidências experimentais é a contribuição da epigenética como uma forte determinante da vulnerabilidade ao vício. A cocaína regula as modificações pós-traducionais das histonas, a metilação do DNA e a sinalização por meio de RNAs não codificantes, fatores que podem exercer algum impacto no comportamento. O mecanismo celular envolvido e a relação com a plasticidade sináptica estão atualmente sob investigação.

DROGAS DE ABUSO NÃO ASSOCIADAS À ADIÇÃO

Algumas drogas de abuso não levam à adição. Esse é o caso das drogas que alteram a percepção sem causarem sensações de recompensa e de euforia, como os alucinógenos e os anestésicos dissociativos (ver Tabela 32-1). Diferentemente das drogas relacionadas com a adição, cujo principal alvo é o sistema dopaminérgico mesolímbico, essas substâncias têm como alvo principal os circuitos corticais e talâmicos. A dietilamida do ácido lisérgico (LSD), por exemplo, ativa o receptor 5-HT_{2A} de serotonina no córtex pré-frontal, aumentando agudamente a transmissão glutamatérgica para os neurônios piramidais. Esses aferentes excitatórios provêm, sobretudo, do tálamo e transportam a informação sensorial de diferentes modalidades, podendo constituir uma ligação com a percepção ampliada. A fenciclidina (PCP) e a cetamina produzem uma sensação de separação entre mente e corpo (razão pela qual são designadas como anestésicos dissociativos) e, em doses mais altas, estupor e coma. O principal mecanismo de ação consiste em inibição dependente do uso dos receptores de glutamato do tipo NMDA. O dextrometorfano, um supressor da tosse de venda livre, em altas doses também pode desencadear um estado dissociativo. Esse efeito é mediado por uma ação não seletiva sobre a recaptação de serotonina e receptores de opioides, acetilcolina e NMDA.

A classificação dos antagonistas do NMDA como substâncias que não causam adição foi baseada em medições iniciais, que, no caso da PCP, foram recentemente questionadas. Com efeito, a pesquisa realizada em animais mostra que a PCP pode aumentar as concentrações mesolímbicas de dopamina e exibe algumas propriedades de reforço em roedores. A cetamina também aumenta a dopamina causando um reforço fraco, sem causar uma adaptação de longa duração, provavelmente porque o bloqueio do receptor NMDA impede a indução de plasticidade sináptica. Os efeitos concomitantes nos sistemas tanto talamocortical como mesolímbico também existem no caso de outras drogas de adição. Podem ser observados sintomas semelhantes à psicose com canabinoides, anfetaminas e cocaína, que refletem seus efeitos nas estruturas talamocorticais. Por exemplo, os canabinoides, além de seus efeitos documentados sobre o sistema dopaminérgico mesolímbico, também intensificam a excitação nos circuitos corticais por meio da inibição pré-sináptica da liberação de GABA.

Os alucinógenos e os antagonistas de NMDA, mesmo quando não produzem dependência ou adição, ainda podem exercer efeitos em longo prazo. Podem ocorrer *flashbacks* da percepção alterada vários anos após o uso de LSD. Além disso, o uso crônico de PCP pode causar psicose irreversível semelhante à esquizofrenia.

FARMACOLOGIA BÁSICA DAS DROGAS DE ABUSO

Como todas as drogas de adição aumentam as concentrações de dopamina nas estruturas-alvo das projeções mesolímbicas, são classificadas com base em seus alvos moleculares e mecanismos subjacentes (ver Tabela 32-1 e Figura 32-2). O primeiro grupo contém os **opioides**, os **canabinoides** e o **ácido γ-hidroxibutírico (GHB)**, que atuam por meio dos receptores acoplados à proteína G_{io}, causando uma desinibição dos neurônios dopaminérgicos. O segundo grupo compreende a **nicotina**, o **álcool**, os **benzodiazepínicos**, os **anestésicos dissociativos** e alguns **inalantes**, que interagem com os receptores ionotrópicos ou canais iônicos. Os mecanismos deles são variados. O último grupo compreende a **cocaína**, as **anfetaminas** e o ***ecstasy***, que se ligam a transportadores de monoaminas, causando um aumento das concentrações de dopamina, independentemente de seu efeito no disparo dos neurônios. As drogas não viciantes, como os **alucinógenos**, são classificadas usando os mesmos critérios.

DROGAS QUE ATIVAM OS RECEPTORES ACOPLADOS À PROTEÍNA G_{IO}

OPIOIDES

Apesar de serem as primeiras drogas de abuso na história, os opioides ainda estão entre as mais comumente usadas para fins recreativos.

Farmacologia e aspectos clínicos

Conforme descrito no Capítulo 31, os opioides compreendem uma grande família de agonistas exógenos e endógenos em três receptores acoplados à proteína G: os receptores opioides μ, κ e δ. Embora todos os três receptores se acoplem às proteínas G inibitórias (ou seja, todos eles inibem a adenililciclase e ativam os canais de K^+), eles possuem efeitos distintos, às vezes até opostos, em função da expressão específica do tipo de célula em todo o cérebro. Por exemplo, na VTA, os receptores opioides μ são expressos nos neurônios GABA (que eles inibem) de forma seletiva, já os receptores opioides κ são expressos nos neurônios dopaminérgicos e os inibem. Isso explica por que os agonistas opioides μ causam euforia, ao passo que os agonistas κ induzem disforia.

De acordo com observações recentes, os efeitos de recompensa da morfina estão ausentes em camundongos nocaute que carecem de receptores μ, ao passo que persistem após ablação de qualquer um dos outros receptores opioides. Na VTA, os opioides μ causam uma inibição dos interneurônios inibitórios GABAérgicos, o que causa uma eventual desinibição dos neurônios dopaminérgicos, em especial daqueles que se projetam para a camada medial do *nucleus accumbens*.

Os opioides μ de uso abusivo mais comum incluem a **morfina**, a **heroína** (diacetilmorfina, que é rapidamente metabolizada a morfina), a **codeína** e a **oxicodona**. A **fentanila**, um opioide sintético muito potente (que em poucos minutos satura os receptores opioides em uma dose 100 vezes menor do que a morfina) tornou-se uma droga amplamente utilizada por causa de seu rápido início e facilidade de distribuição. Devido às suas propriedades farmacocinéticas, está entre os medicamentos mais perigosos, sendo responsável por muitas mortes por sobredose. A **petidina (meperidina)** é comumente usada por profissionais de saúde. Todas essas drogas induzem forte tolerância e dependência, o que aumenta o risco de transição para o vício por reforço negativo. A síndrome de abstinência pode ser muito grave (exceto para a codeína) e consiste em intensa disforia, náuseas ou vômitos, dores musculares, lacrimejamento, rinorreia, midríase, piloereção, sudorese, diarreia, bocejo e febre. Além da síndrome de abstinência, que geralmente não dura mais do que alguns dias, apenas alguns dos indivíduos que receberam opioides, como analgésicos para tratar a dor aguda, desenvolvem dependência. Apesar disso, a adição por opioides se tornou um grande problema de saúde pública em alguns países, como os Estados Unidos e o Canadá. A prescrição crônica irracional e generalizada de analgésicos como a oxicodona é uma das razões para essa epidemia, e fez alguns pacientes migrarem para o uso de heroína ou outros opioides ilícitos. O risco relativo de adição é de 4 em 5 em uma escala de 1 (não aditivo) até 5 (altamente aditivo).

Tratamento

A **naloxona**, um antagonista dos opioides, reverte os efeitos de uma dose de morfina ou de heroína em alguns minutos. Isso pode salvar vidas no caso de uma sobredose massiva (ver Capítulos 31 e 58). A administração de naloxona também provoca uma síndrome de abstinência aguda (abstinência precipitada) em uma pessoa dependente, o que limita sua adesão.

No tratamento da dependência de opioides, costuma-se utilizar um opioide de ação mais longa (p. ex., **metadona**, **buprenorfina**, **sulfato de morfina de liberação prolongada**) em substituição ao opioide de ação mais curta e gratificante (p. ex., heroína). Na terapia de substituição, a metadona é administrada por via oral (VO), 1 vez ao dia, facilitando a sua ingestão supervisionada. O uso de um agonista parcial (buprenorfina) e de meia-vida mais longa (metadona, sulfato de morfina de liberação prolongada e buprenorfina) também podem ter alguns efeitos benéficos (p. ex., sensibilização mais fraca à droga, que normalmente requer exposições intermitentes), mas é importante perceber que o término abrupto da administração de metadona pode precipitar uma síndrome de abstinência, isto é, o sujeito em terapia de substituição pode permanecer dependente. A levometadona (não disponível no Brasil), uma preparação que contém apenas o enantiômero ativo, tem cinética e efeitos semelhantes aos da metadona, porém efeitos colaterais menores, principalmente quando a repolarização cardíaca é perturbada (intervalo QT longo no eletrocardiograma). O uso de buprenorfina pode ser limitado pela síndrome de abstinência que se observa no início da terapia. Alguns países (p. ex., Canadá, Dinamarca, Holanda, Reino Unido, Suíça) permitem a substituição da heroína de rua pela heroína medicinal. Um acompanhamento de uma coorte de adictos que receberam injeções de heroína de maneira controlada e que tiveram acesso a aconselhamento indica que os adictos submetidos à substituição da heroína tiveram uma melhora do estado de saúde e estão mais integrados na sociedade. A atual crise de opioides nos Estados Unidos tornou-se uma das principais causas de morte em adultos jovens, tendo mais de 2 milhões de pessoas atualmente dependentes.*

*N. de R.T. No Brasil, ainda não é um problema de saúde pública.

CANABINOIDES

Canabinoides endógenos que agem como neurotransmissores incluem o 2-araquidonilglicerol (2-AG) e a anandamida. Ambos se ligam aos receptores CB_1 (ver também Capítulo 63). Esses compostos muito lipossolúveis são liberados na membrana somatodendrítica pós-sináptica, difundem-se pelo espaço extracelular para se ligarem aos receptores CB_1 pré-sinápticos, onde inibem a liberação de glutamato ou de GABA. Por causa dessa sinalização retrógrada, os endocanabinoides são denominados mensageiros retrógrados. No hipocampo, a liberação de endocanabinoides a partir dos neurônios piramidais afeta seletivamente a transmissão inibitória e pode contribuir para a indução da plasticidade sináptica durante a aprendizagem e a formação da memória.

Canabinoides endógenos, por exemplo, os contidos na **maconha**, quando fumados, contêm milhares de compostos químicos orgânicos e inorgânicos, mas os efeitos farmacológicos ocorrem por meio de substâncias ativas como o **Δ^9-tetra-hidrocanabinol (THC)**, uma substância psicoativa poderosa. À semelhança dos opioides, o THC provoca desinibição dos neurônios dopaminérgicos, principalmente por meio da inibição pré-sináptica dos neurônios GABA na VTA. A meia-vida do THC é de cerca de 4 horas. O início dos efeitos do THC após o uso de maconha ocorre em poucos minutos e alcança um máximo depois de 1 a 2 horas. Os efeitos mais proeminentes consistem em euforia e relaxamento. Os usuários também relatam sensações de bem-estar, grandiosidade e percepção alterada da passagem do tempo. Podem ocorrer alterações da percepção dependentes da dose (p. ex., distorções visuais), sonolência, diminuição da coordenação e prejuízo da memória. Os canabinoides também podem criar um estado disfórico e, em casos raros, após o uso de doses muito altas, por exemplo, com **haxixe**, resultam em alucinações visuais, despersonalização e episódios psicóticos francos. Outros efeitos do THC, como o aumento do apetite, a atenuação das náuseas, a diminuição da pressão intraocular e o alívio da dor crônica, levaram ao uso dos canabinoides na terapêutica clínica. A justificativa do uso medicinal da maconha vem sendo examinada há mais de 20 anos. Hoje, o uso medicinal da maconha botânica foi legalizado em 25 estados e no Distrito de Columbia nos Estados Unidos.** No entanto, essa continua sendo uma questão controversa, sobretudo devido ao receio de que os canabinoides possam servir como porta de entrada para o consumo de drogas "pesadas" ou causar esquizofrenia em indivíduos com predisposição.

A exposição crônica à maconha leva à dependência, que é revelada por uma síndrome de abstinência distinta, porém discreta e de curta duração, que consiste em inquietação, irritabilidade, agitação discreta, insônia, náuseas e cãibras. O risco relativo de adição é de 2.

O análogo sintético Δ^9-THC **dronabinol** é um agonista canabinoide aprovado pela Food and Drug Administration (FDA), atualmente comercializado nos Estados Unidos e em alguns países europeus (não disponível no Brasil). A **nabilona**, um análogo comercial mais antigo da Δ^9-THC, foi recentemente reintroduzida nos Estados Unidos para o tratamento dos vômitos induzidos pela quimioterapia. O **nabiximol** é um medicamento botânico obtido por extração-padrão. Seus princípios ativos são Δ^9-THC e canabidiol. Inicialmente foi comercializado apenas no Reino Unido, mas agora está

**N. de R.T. No Brasil, o uso recreativo da maconha não está legalizado. A Anvisa aprovou o uso do tetraidrocanabidiol em solução oral para o tratamento dos sintomas de pacientes adultos com espasticidade moderada a grave devido à esclerose múltipla (EM) que não responderam adequadamente a outra medicação antiespástica.

amplamente disponível para tratar os sintomas da esclerose múltipla. Nos Estados Unidos, os nabiximóis estão em estudos de fase III para dor oncológica. É provável que o sistema canabinoide venha a emergir como importante alvo farmacológico no futuro, em virtude de sua participação aparente em vários efeitos terapeuticamente desejáveis.

ÁCIDO γ-HIDROXIBUTÍRICO

O ácido γ-hidroxibutírico (GHB, ou oxibato de sódio na sua forma de sal) é produzido durante o metabolismo do GABA, porém a função desse agente endógeno não é atualmente conhecida. A farmacologia do GHB é complexa, devido à existência de dois sítios de ligação distintos. A proteína que contém um sítio de ligação de alta afinidade (1 μM) com o GHB foi clonada, porém a sua participação nos efeitos celulares do GHB em concentrações farmacológicas ainda não está bem esclarecida. O sítio de ligação de baixa afinidade (1 mM) foi identificado como o receptor $GABA_B$. Em camundongos que carecem de receptores $GABA_B$, mesmo a administração de doses muito altas de GHB não tem nenhum efeito; isso sugere que os receptores $GABA_B$ constituem os únicos mediadores da ação farmacológica do GHB.

O GHB foi sintetizado na França em 1960 e usado como um anestésico geral. Em virtude de sua estreita margem de segurança e potencial de adição, não está disponível nos Estados Unidos (nem no Brasil) para esse propósito. Todavia, o oxibato de sódio pode ser prescrito (com regras de acesso restrito) para o tratamento da narcolepsia, visto que o GHB diminui a sonolência diurna e os episódios de cataplexia por um mecanismo que não está relacionado com o sistema de recompensa. Antes de causar sedação e coma, o GHB provoca euforia, intensificação das percepções sensoriais, sensação de proximidade social e amnésia. Em virtude dessas propriedades, tornou-se uma "droga de festa" (do inglês *club drug*) popular, conhecida por nomes de rua pitorescos, como "*ecstasy* líquido" (do inglês *liquid ecstasy*), "grave prejuízo corporal"* ou "droga do estupro" (do inglês *date rape drug*). Como esse último nome sugere, o GHB tem sido utilizado em estupros por ser

*N. de R.T. Trocadilho com a sigla em inglês GHB (*grievous bodily harm*).

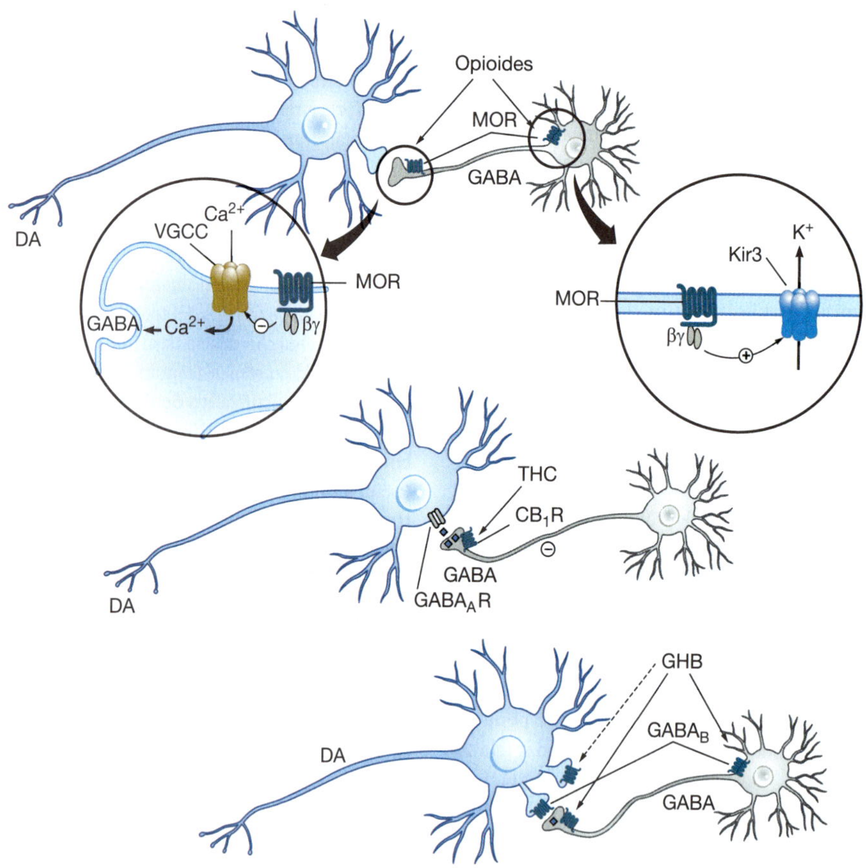

FIGURA 32-4 Desinibição dos neurônios dopaminérgicos (DA) na área tegmentar ventral (VTA) através de substâncias que atuam por meio de receptores acoplados à G_{io}. **No topo:** Os opioides têm como alvo receptores opioides μ (MORs, do inglês *μ-opioid receptors*), que na VTA são localizados somente nos neurônios do ácido γ-aminobutírico (GABA). Os MORs são expressos no terminal pré-sináptico dessas células e no compartimento somatodendrítico das células pós-sinápticas. Cada compartimento tem efetores distintos (*detalhes ampliados*). A inibição mediada pela proteína G βγ dos canais de cálcio regulados por voltagem (VGCCs) constitui o principal mecanismo no terminal pré-sináptico. Por outro lado, nos dentritos, os MORs ativam os canais de K. Juntos, os mecanismos pré e pós-sinápticos reduzem a liberação do transmissor e suprimem sua atividade, acabando com a inibição pelos neurônios GABA. **No meio:** O Δ^9-tetra-hidrocanabinol (THC) e outros canabinoides atuam principalmente por meio da inibição pré-sináptica. **Embaixo:** O ácido gama-hidroxibutírico (GHB) tem como alvo os receptores $GABA_B$, que estão localizados em ambos os tipos de células. Entretanto, os neurônios GABA são mais sensíveis ao GHB do que os neurônios DA, resultando em desinibição em concentrações normalmente obtidas com uso recreativo. CB_1R, receptores de canabinoides; Kir3, canais de potássio retificadores internos acoplados à proteína G.

inodoro e facilmente dissolvido em bebidas. É absorvido com rapidez e alcança uma concentração plasmática máxima dentro de 20 a 30 minutos após a ingestão de uma dose de 10 a 20 mg/kg. A meia-vida de eliminação é de cerca de 30 minutos, deixando o receptor amnésico para eventos durante a duração de ação do medicamento.

Embora os receptores $GABA_B$ sejam expressos em todos os neurônios da VTA, os neurônios de GABA são muito mais sensíveis ao GHB do que os dopaminérgicos (Figura 32-4). Isso é refletido pelos EC_{50}s,* que diferem em magnitude em cerca de uma ordem, como resultado da diferença na eficiência de acoplamento do receptor $GABA_B$ e dos canais de potássio responsáveis pela hiperpolarização. Como o GHB é um agonista fraco, apenas os neurônios GABA são inibidos nas concentrações normalmente obtidas com uso recreativo. Essa característica pode estar subjacente aos efeitos reforçadores do GHB, podendo constituir a base da adição da droga. Todavia, com doses mais altas, o GHB também hiperpolariza os neurônios dopaminérgicos, inibindo por completo a liberação de dopamina. Essa inibição da VTA pode, por sua vez, impedir a sua ativação por outras substâncias de adição e explicar por que o GHB teria alguma utilidade como composto "antifissura" (desejo insaciável [do inglês *anticraving*]).

LSD, MESCALINA E PSILOCIBINA

O LSD, a mescalina e a psilocibina são comumente denominados alucinógenos, em virtude de sua capacidade de alterar a consciência de modo que o indivíduo sinta coisas que não estão acontecendo. Essas substâncias induzem, de maneira imprevisível, sintomas perceptuais, inclusive distorção de cor e de forma. Manifestações semelhantes à psicose (despersonalização, alucinações, percepção distorcida do tempo) levaram alguns a classificar essas substâncias como psicomiméticas. Elas também produzem sintomas somáticos (tontura, náuseas, parestesias e visão turva). Alguns usuários relataram uma experiência repetida intensa de efeitos perceptuais (*flashbacks*) de até vários anos após a última exposição à droga.

Os alucinógenos diferem da maioria das outras substâncias descritas neste capítulo, visto que não induzem dependência nem adição. Entretanto, a exposição repetitiva ainda leva ao rápido desenvolvimento de tolerância (também denominada taquifilaxia). Os animais não se autoadministram alucinógenos, indício de que não os consideram recompensadores. Estudos adicionais mostram que essas drogas também são incapazes de estimular a liberação de dopamina, sustentando ainda mais a ideia de que apenas as substâncias que ativam o sistema dopaminérgico mesolímbico levam à adição. Em vez disso, os alucinógenos aumentam a liberação de glutamato no córtex, presumivelmente aumentando a aferência excitatória por meio dos receptores de serotonina pré-sinápticos (p. ex., $5\text{-}HT_{2A,B}$) do hipotálamo. Estudos de imagem com resolução 3D revelam uma ligação incomum do LSD aos receptores $5\text{-}HT_{2A,B}$, explicando a cinética lenta da molécula.

O LSD é um alcaloide do esporão do centeio (*ergot*). Após a sua síntese, o líquido é borrifado em papel mata-borrão ou torrões de açúcar que secam. Quando deglutido, os efeitos psicoativos do LSD aparecem normalmente depois de 30 minutos e duram de 6 a 12 horas. Durante esse tempo, os indivíduos têm a sua capacidade prejudicada para fazer qualquer julgamento racional e identificar perigos comuns, de modo que passam a correr mais risco de acidentes e dano pessoal.

Em adultos, a dose típica é de 20 a 30 mcg. O LSD não é considerado neurotóxico. Entretanto, à semelhança da maioria dos alcaloides do *ergot*, ele pode provocar fortes contrações uterinas, podendo induzir aborto (ver Capítulo 16).

O principal alvo molecular do LSD e de outros alucinógenos é o receptor $5HT_{2A}$. Esse receptor acopla-se a proteínas G do tipo G_q e gera trifosfato de inositol (IP_3), levando à liberação de cálcio intracelular. Embora os alucinógenos e o LSD em particular tenham sido propostos para várias indicações terapêuticas, a sua eficácia nunca foi demonstrada.

DROGAS QUE ATUAM NOS RECEPTORES IONOTRÓPICOS

NICOTINA

Em termos de números atingidos, o uso de nicotina excede todas as outras formas de adição, acometendo mais de 50% de todos os adultos em alguns países. A exposição à nicotina ocorre principalmente pelo fumo, podendo provocar várias doenças e mortes evitáveis. O uso crônico de tabaco mascado e inalado também provoca adição.

A nicotina é um agonista seletivo do receptor nicotínico de acetilcolina (nAChR, do inglês *nicotinic acetylcholine receptor*) normalmente ativado pela acetilcolina (ver Capítulos 6 e 7). Com base no aumento do desempenho cognitivo produzido pela nicotina e na associação da demência de Alzheimer com a perda de neurônios de liberação de ACh do núcleo basal de Meynert, acredita-se que os nAChR desempenham uma importante função em muitos processos cognitivos. O efeito da recompensa da nicotina exige a participação da VTA, onde os nAChR estão expressos nos neurônios dopaminérgicos. Quando a nicotina excita os neurônios de projeção, ocorre liberação de dopamina no *nucleus accumbens* e no córtex pré-frontal, satisfazendo, assim, a necessidade de dopamina das drogas de adição. Um trabalho recente identificou canais que contêm $\alpha4\beta2$ na VTA como os nAChR necessários aos efeitos de recompensa da nicotina. Essa afirmação baseia-se na observação de que camundongos nocaute com deficiência da subunidade $\beta2$ perdem o interesse em se autoadministrar nicotina e que, nesses animais, o comportamento pode ser restaurado pela transfecção *in vivo* da subunidade $\beta2$ nos neurônios da VTA. Evidências eletrofisiológicas sugerem que os nAChR homoméricos constituídos exclusivamente de subunidades $\alpha7$ também contribuem para os efeitos de reforço da nicotina. Esses receptores estão expressos sobretudo em terminais sinápticos de aferentes excitatórios que se projetam para os neurônios dopaminérgicos. Além disso, contribuem para a liberação de dopamina induzida pela nicotina e para as alterações em longo prazo induzidas por drogas relacionadas com adição (p. ex., potencialização sináptica em longo prazo de aferências excitatórias).

A abstinência da nicotina é discreta em comparação com a abstinência de opioides e envolve irritabilidade e problemas com o sono. Todavia, a nicotina está entre as substâncias com maior potencial de adição (risco relativo de 4), e a recidiva após tentativa de abandono é muito comum.

Tratamento

O tratamento da adição de nicotina consiste na administração da própria nicotina em formas que são absorvidas lentamente e alguns outros fármacos. A nicotina dos cigarros pode ser substituída por nicotina mascada, inalada ou liberada por via transdérmica, retardando, desse modo, a sua farmacocinética e eliminando as inúmeras

*N. de R.T. Concentração que produz 50% do efeito máximo.

complicações associadas às substâncias tóxicas encontradas na fumaça do tabaco. Recentemente, dois agonistas parciais dos nAChRs contendo $\alpha4\beta2$ foram caracterizados: o extrato vegetal **citisina** e o seu derivado sintético, **vareniclina**. Ambos atuam ao ocuparem os nAChRs nos neurônios dopaminérgicos da VTA, impedindo, assim, que a nicotina exerça sua ação. A vareniclina pode comprometer a capacidade de dirigir veículos, e tem sido associada à ideação suicida. O antidepressivo **bupropiona** foi aprovado na terapia de abandono da nicotina. É mais efetivo quando associado a terapias comportamentais.

Muitos países baniram o tabagismo em locais públicos para criarem ambientes livres de fumaça. Essa etapa importante não apenas reduz o tabagismo passivo e os seus perigos, como também o risco de que ex-fumantes sejam expostos à fumaça, a qual, como indício contextual, pode desencadear recidiva.

BENZODIAZEPÍNICOS

Os benzodiazepínicos são prescritos, em geral, como ansiolíticos e soníferos. Representam um risco moderado de uso abusivo, e isso deve ser ponderado com seus efeitos benéficos. Embora os efeitos de euforia ou excitação derivados do uso dos benzodiazepínicos propiciem o uso abusivo, na maioria das vezes, o abuso se deve pelo alívio da ansiedade ou para tratar abstinência dos opioides, muitas vezes em associação com outros fármacos.

A dependência de benzodiazepínicos é muito comum, e o diagnóstico de adição com frequência é omitido. A abstinência dos benzodiazepínicos ocorre poucos dias após a interrupção da medicação e varia em função da meia-vida de eliminação. Os sintomas consistem em irritabilidade, insônia, fonofobia e fotobia, depressão, cãibras musculares e até mesmo convulsões. Em geral, esses sintomas acabam desaparecendo no decorrer de 1 a 2 semanas.

Os benzodiazepínicos são moduladores positivos do receptor $GABA_A$, aumentando tanto a condutância em um canal único como a probabilidade de abertura de canal. Os receptores $GABA_A$ são estruturas pentaméricas, que consistem em subunidades α, β e γ (ver Capítulo 22). Os receptores GABA nos neurônios dopaminérgicos da VTA carecem de $\alpha1$, uma isoforma de subunidade encontrada em neurônios GABA adjacentes (i.e., interneurônios). Devido a essa diferença, as correntes sinápticas unitárias nos interneurônios são maiores do que as dos neurônios dopaminérgicos. Quando essa diferença é amplificada pelos benzodiazepínicos, os interneurônios tornam-se silenciosos, não havendo mais liberação de GABA, e os benzodiazepínicos perdem seus efeitos sobre os neurônios dopaminérgicos, levando, em última análise, à desinibição dos neurônios dopaminérgicos. Por conseguinte, os efeitos de recompensa dos benzodiazepínicos são mediados por receptores $GABA_A$ contendo $\alpha1$, expressos em neurônios da VTA. Os receptores que contêm subunidades $\alpha5$ parecem ser necessários para o desenvolvimento de tolerância aos efeitos sedativos dos benzodiazepínicos, e estudos realizados em seres humanos revelaram que receptores que contêm $\alpha2\beta3$ devem estar relacionados à dependência de álcool (o receptor $GABA_A$ também constitui um alvo do álcool, ver adiante). A isoforma $\alpha1$ também está associada aos quadros de adição. Por conseguinte, os compostos poupadores de $\alpha1$, que no momento ainda estão em fase experimental e não estão aprovados para uso humano, poderão ser eventualmente preferidos no tratamento dos transtornos de ansiedade, devido a seu risco reduzido de induzir adição.

Os **barbitúricos**, que precederam os benzodiazepínicos como os sedativo-hipnóticos de uso abusivo mais comum (depois do etanol), são, hoje, raramente prescritos para pacientes ambulatoriais e, por conseguinte, constituem um problema de prescrição farmacológica menos comum do que no passado. Entretanto, as vendas de barbitúricos na rua continuam. O tratamento da abstinência e adição de barbitúricos é semelhante ao dos benzodiazepínicos.

ÁLCOOL

O álcool (etanol, ver Capítulo 23) é regularmente usado pela maioria da população em muitos países ocidentais. Embora apenas uma minoria se torne dependente e com adição, o abuso constitui um problema de saúde pública muito grave, devido aos custos sociais e às numerosas doenças associadas ao alcoolismo.

Farmacologia

A farmacologia do álcool é complexa, e não existe nenhum receptor específico para mediar todos os seus efeitos. Pelo contrário, o álcool altera a função de vários receptores e funções celulares, incluindo os receptores $GABA_A$, os canais Kir3/GIRK, a recaptação de adenosina (por meio do transportador de nucleosídeo equilibrativo ENT1), o receptor de glicina, o receptor NMDA e o receptor $5\text{-}HT_3$. Todos, com exceção de ENT1, são receptores ionotrópicos ou canais iônicos. Não se sabe ao certo qual desses alvos é responsável pelo aumento da liberação de dopamina do sistema mesolímbico de recompensa. A inibição do ENT1 provavelmente não é responsável pelos efeitos de recompensa (camundongos deficientes em ENT1 bebem mais do que os controles), mas parece estar envolvida na dependência do álcool por acúmulo de adenosina, estimulação dos receptores de adenosina A_2 e consequente aumento da sinalização de CREB.

A dependência torna-se aparente em 6 a 12 horas após a interrupção do consumo abusivo de álcool como síndrome de abstinência, que pode consistir em tremor (principalmente das mãos), náuseas, vômitos, sudorese excessiva, agitação e ansiedade. Em alguns indivíduos, essa síndrome é acompanhada de alucinações visuais, táteis e auditivas 12 a 24 horas após a suspensão do consumo de álcool. Convulsões generalizadas podem manifestar-se depois de 24 a 48 horas. Por fim, 48 a 72 horas após a suspensão, um delírio por abstinência de álcool (*delirium tremens*) pode tornar-se aparente, em que o indivíduo apresenta alucinações, desorientação e evidências de instabilidade autônoma. O *delirium tremens* está associado a uma taxa de mortalidade de 5 a 15%.

Tratamento

O tratamento da abstinência de etanol é de suporte e baseia-se no uso de **benzodiazepínicos**, com o cuidado de se administrarem compostos como o oxazepam (não disponível no Brasil) e o lorazepam, que não são tão dependentes do metabolismo hepático quanto a maioria dos outros benzodiazepínicos. Em pacientes nos quais a monitoração não é confiável e a função hepática é adequada, prefere-se o uso de um benzodiazepínico de ação mais longa, como o clordiazepóxido.

Como no tratamento de todos os problemas de uso abusivo crônico de drogas, deposita-se uma grande confiança nas abordagens psicossociais da adição de álcool. Isso talvez seja ainda mais importante para o paciente alcoolista, devido à presença ubíqua do álcool em muitos contextos sociais.

O tratamento farmacológico da adição ao álcool é limitado, embora vários compostos, com diferentes objetivos, tenham sido usados. A terapia é discutida no Capítulo 23.

CETAMINA E FENCICLIDINA (PCP)

A cetamina e a PCP foram desenvolvidas como anestésicos gerais (ver Capítulo 25), mas apenas a cetamina ainda é usada para essa aplicação. Mais recentemente também tem sido usada como antidepressivo (ver Capítulo 30). Ambas as substâncias, assim como outras, são atualmente classificadas como "drogas de clube" e vendidas com nomes como "pó de anjo", "Hog" e "Special K." Seus efeitos devem-se ao antagonismo não competitivo e dependente dos receptores NMDA. Os efeitos dessas substâncias tornaram-se aparentes quando pacientes submetidos a cirurgia relataram sonhos vívidos desagradáveis e alucinações após a anestesia. A cetamina e a PCP são pós brancos cristalinos em suas formas puras. Todavia, nas ruas, são também vendidas como líquidos, cápsulas ou pílulas, que podem ser cheirados, ingeridos, injetados ou fumados. Os efeitos psicodélicos duram cerca de 1 hora e também incluem aumento da pressão arterial, prejuízo cognitivo, em especial, na memória e alterações visuais. Com altas doses, foram relatadas experiências desagradáveis, como a sensação de flutuar fora do corpo e de quase morte. Embora a cetamina e a fenciclidina não causem dependência nem adição (risco relativo = 1), a exposição crônica, particularmente à PCP, pode resultar em psicose de longa duração, que se assemelha muito com a esquizofrenia e pode persistir após a exposição à droga. De modo surpreendente, a administração intravenosa de cetamina tem sido usada para tratar a depressão, com resultados favoráveis em poucas horas após sua administração (ver Capítulo 30), em contraste aos inibidores seletivos da recaptação de serotonina e outros antidepressivos, que, em geral, levam várias semanas para atuar. Acredita-se que o mecanismo antidepressivo envolva o antagonismo dos receptores NMDA, favorecendo, assim, a via mTOR distalmente a outros receptores de glutamato. Novas evidências também sugerem que os receptores AMPA façam parte do mecanismo de ação antidepressivo da cetamina e do seu metabólito hidroxinorcetamina. Outra proposta de mecanismo poderia ser o efeito atenuador da cetamina nos neurônios da habênula lateral, com consequente disinibição da VTA. O enatiômero S da cetamina (escetamina), que foi introduzido na Alemanha, em 1997, está atualmente aprovado pela FDA (e pela Anvisa no Brasil) para tratar a depressão refratária em adultos. Mais detalhes do efeito antidepressivo da escetamina foram discutidos no Capítulo 30.

INALANTES

O uso abusivo de inalantes é definido como exposição recreativa a vapores químicos, como **nitratos**, **cetonas** e **hidrocarbonetos** alifáticos e aromáticos. Essas substâncias estão presentes em uma variedade de produtos domésticos e industriais, que são inalados por *sniffing*, *huffing* ou *bagging*. O *sniffing* refere-se à inalação a partir de um recipiente aberto, *huffing*, a embeber um pedaço de tecido na substância volátil antes de sua inalação e *bagging*, a inspirar e expirar dentro de um saco de papel ou de plástico cheio de vapores. É comum que o novato comece com o *sniffing*, progredindo para o *huffing* e o *bagging* à medida que evolui a adição. O abuso de inalantes é particularmente prevalente em crianças e adultos jovens.

O mecanismo exato de ação da maioria das substâncias voláteis continua desconhecido. No caso de algumas dessas substâncias, foi demonstrada uma alteração da função dos receptores ionotrópicos e dos canais iônicos em todo o sistema nervoso central (SNC). Por exemplo, o óxido nitroso liga-se aos receptores NMDA, ao passo que os aditivos de combustíveis aumentam a função dos receptores $GABA_A$. A maioria dos inalantes produz euforia. Foi documentado um aumento da excitabilidade da VTA com o tolueno, e isso pode estar subjacente a seu risco de adição. Outras substâncias, como o nitrito de anila ("*poppers*"), produzem primariamente relaxamento do músculo liso e aumentam a ereção, mas não induzem adição. Com exposição crônica aos hidrocarbonetos aromáticos (p. ex., benzeno, tolueno), podem ser observados efeitos tóxicos em muitos órgãos, inclusive lesões na substância branca no SNC. O tratamento da sobredose continua sendo de suporte.

DROGAS QUE SE LIGAM A TRANSPORTADORES DE AMINAS BIOGÊNICAS

Cocaína

A prevalência de uso abusivo de cocaína continua como um problema de saúde pública em nível mundial. A cocaína tem alto potencial de adição (risco relativo = 5), e o seu uso está associado a diversas complicações.

A cocaína é um alcaloide encontrado nas folhas de *Erythroxylon coca*, um arbusto natural dos Andes. Durante mais de 100 anos, foi extraído e usado na medicina clínica, principalmente como anestésico local e para dilatar as pupilas em oftalmologia. Sigmund Freud propôs o seu uso para o tratamento da depressão e dependência de álcool, porém a ocorrência de adição interrompeu seu uso para este fim.

O cloridrato de cocaína é um sal hidrossolúvel que pode ser injetado ou absorvido por qualquer mucosa (p. ex., aspiração nasal). Quando aquecido em solução alcalina, é transformado na base livre, o *crack*, que pode ser fumado. O *crack* inalado é absorvido com rapidez pelos pulmões e entra imediatamente no cérebro, produzindo "excitação" quase instantânea.

No sistema nervoso periférico, a cocaína inibe os canais de sódio regulados por voltagem, bloqueando, assim, a iniciação e a condução dos potenciais de ação (ver Capítulo 26). Esse mecanismo, subjacente ao seu efeito como anestésico local, não parece ser o responsável pelos efeitos recompensadores agudos nem pelos efeitos aditivos. No SNC, a cocaína bloqueia a captação de dopamina, norepinefrina e serotonina por meio de seus respectivos transportadores. O bloqueio do **transportador de dopamina (DAT)**, que aumenta as concentrações de dopamina no *nucleus accumbens*, foi implicado nos efeitos de recompensa da cocaína (Figura 32-5). De fato, os efeitos de recompensa da cocaína são anulados em camundongos mutantes com DAT insensível à droga. A ativação do sistema nervoso simpático resulta sobretudo do bloqueio do transportador de norepinefrina (NET) e leva à elevação aguda da pressão arterial, taquicardia e, com frequência, arritmias ventriculares. Em geral, os usuários perdem o apetite, são hiperativos e dormem pouco. A exposição à cocaína aumenta o risco de hemorragia intracraniana, acidente vascular encefálico isquêmico, infarto do miocárdio e convulsões. A sobredose de cocaína pode resultar em hipertermia, coma e morte. Na década de 1970, quando apareceu o *crack* da cocaína nos Estados Unidos, foi sugerido que a droga era particularmente prejudicial para o feto de mulheres grávidas adictas. O termo "bebê do *crack*" foi usado para descrever uma síndrome específica do recém-nascido, e as mães enfrentaram severas consequências legais. O acompanhamento das crianças, que agora são adultos, não confirma um prejuízo do

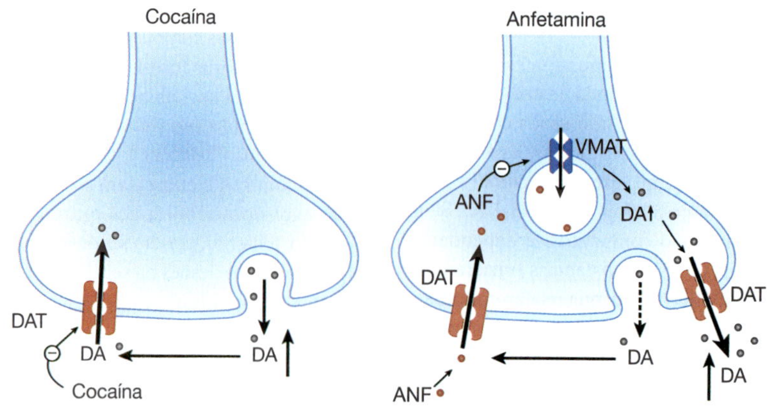

FIGURA 32-5 Mecanismo de ação da cocaína e da anfetamina sobre o terminal sináptico dos neurônios dopaminérgicos (DA). **À esquerda:** A cocaína inibe o transportador de dopamina (DAT), diminuindo a depuração de DA da fenda sináptica e causando aumento na concentração extracelular de DA. **À direita:** Como é um substrato do DAT, a anfetamina (ANF) inibe competitivamente o transporte de DA. Além disso, uma vez no interior da célula, a anfetamina interfere no transportador vesicular de monoamina (VMAT) e impede o enchimento das vesículas sinápticas. Em consequência, ocorre depleção das vesículas, e a DA citoplasmática aumenta. Isso leva a uma inversão de direção do DAT, aumentando bastante a liberação não vesicular de DA e ainda mais as suas concentrações extracelulares.

desempenho cognitivo específico da droga. Além disso, nessa população, a porcentagem de usuários de drogas é comparável a controles com o mesmo ambiente socioeconômico.

Indivíduos suscetíveis podem se tornar dependentes e adictos após algumas exposições à cocaína. Embora relatada, a síndrome de abstinência não é tão pronunciada quanto a observada no caso dos opioides. Pode haver desenvolvimento de tolerância. Em alguns usuários, observa-se uma tolerância reversa, isto é, esses indivíduos tornam-se sensibilizados a baixas doses de cocaína. Essa sensibilização comportamental é, em parte, dependente do contexto. A fissura é muito forte e está subjacente à alta probabilidade de adição. Até o momento, não se dispõe de nenhum antagonista específico, e o tratamento da intoxicação continua sendo de suporte. O desenvolvimento de um tratamento farmacológico para a adição da cocaína é de máxima prioridade.

ANFETAMINAS

As anfetaminas formam um grupo de fármacos simpatomiméticos sintéticos, de ação indireta, que causam a liberação de aminas biogênicas endógenas, como a dopamina e a norepinefrina (ver Capítulos 6 e 9). A anfetamina, a metanfetamina e seus inúmeros derivados exercem seus efeitos ao inibirem a ação dos transportadores de aminas biogênicas. As anfetaminas são substratos desses transportadores, que tem a função de recapturar essas substâncias para o interior da célula (ver Figura 32-5). Uma vez no interior da célula, as anfetaminas interferem no transportador vesicular de monoamina (VMAT; ver Figura 6-4), causando depleção do conteúdo de neurotransmissor das vesículas sinápticas. Em consequência, as concentrações de dopamina (ou de outro transmissor amina) citoplasmática aumentam, promovendo a inversão da direção do DAT com consequente aumento de DA extracelular. Por conseguinte, a liberação vesicular normal da dopamina diminui (visto que as vesículas sinápticas contêm menos transmissores), ao passo que aumenta a liberação não vesicular. Mecanismos semelhantes aplicam-se a outras aminas biogênicas (serotonina e norepinefrina).

Juntamente com o GHB e com o *ecstasy*, as anfetaminas são designadas como *club drugs*, por sua popularidade em festas e casas noturnas. Com frequência, são produzidas em pequenos laboratórios clandestinos, o que dificulta a sua identificação química precisa. Diferem do *ecstasy*, principalmente no contexto de seu uso: a administração intravenosa e a adição "pesada" são muito mais comuns com as anfetaminas, em particular com a metanfetamina. Em geral, as anfetaminas resultam em concentrações elevadas de catecolaminas, que aumentam o estado de vigília e reduzem o sono, ao mesmo tempo em que os efeitos sobre o sistema dopaminérgico medeiam a euforia, mas também podem causar distúrbios nos movimentos e precipitar episódios psicóticos. Os efeitos sobre a transmissão serotonérgica podem desempenhar algum papel nas funções alucinogênicas e anorexigênicas, bem como na hipertermia causada pelas anfetaminas.

Diferentemente de muitas outras drogas de uso abusivo, as anfetaminas são neurotóxicas. O mecanismo exato não é conhecido, porém a neurotoxicidade depende do receptor NMDA e afeta sobretudo os neurônios serotonérgicos e dopaminérgicos.

Geralmente, as anfetaminas começam a ser usadas na forma de pílulas, mas também podem ser fumadas ou injetadas. Com frequência, os usuários "pesados" progridem com rapidez para a administração intravenosa. Dentro de poucas horas após a sua ingestão oral, as anfetaminas aumentam o estado de vigília e causam euforia, agitação e confusão. Podem ocorrer bruxismo (ranger de dentes) e rubor da pele. Os efeitos sobre a frequência cardíaca podem ser mínimos com alguns compostos (p. ex., metanfetamina); todavia, com doses crescentes, esses agentes com frequência provocam taquicardia e arritmias. A crise hipertensiva e a vasoconstrição podem resultar em acidente vascular encefálico. A disseminação da infecção pelo vírus da imunodeficiência humana (HIV) e da hepatite em cidades do interior tem sido associada ao compartilhamento de agulhas por usuários de metanfetamina intravenosa.

Com uso crônico, pode haver desenvolvimento de tolerância às anfetaminas, levando a um escalonamento da dose. A abstinência consiste em disforia, sonolência (em alguns casos insônia) e irritabilidade geral.

ECSTASY (MDMA)

Ecstasy é o nome de uma classe de substâncias que compreende uma grande variedade de derivados da metilenodioximetanfetamina (MDMA). A MDMA foi inicialmente usada em algumas formas de psicoterapia, porém não se documentou nenhum efeito clinicamente útil. Isso talvez não surpreenda, visto que o principal efeito do *ecstasy* parece ser estimular sentimentos de intimidade e empatia, sem prejuízo das capacidades intelectuais. Hoje, a MDMA e seus inúmeros derivados são produzidos em pequenas quantidades em laboratórios *ad hoc* e distribuídos em festas ou *raves*, onde são tomados por VO. Por conseguinte, o *ecstasy* é o protótipo das **drogas projetadas** e, como tal, é cada vez mais popular.

À semelhança das anfetaminas, a MDMA provoca a liberação de aminas biogênicas ao reverter a ação de seus respectivos transportadores. Tem afinidade preferencial pelo **transportador de serotonina (SERT)** e, por conseguinte, aumenta a concentração extracelular de serotonina. Essa liberação é tão profunda que ocorre uma acentuada depleção intracelular durante 24 horas após uma única dose. Com a administração repetida, a depleção de serotonina pode tornar-se permanente, o que tem desencadeado controvérsias quanto à sua neurotoxicidade. Embora faltem estudos pré-clínicos que confirmem sua neurotoxicidade, existem relatos de prejuízo cognitivo em longo prazo nos usuários pesados de MDMA.

Em contrapartida, existe um amplo consenso de que a MDMA tem vários efeitos tóxicos *agudos*, em particular hipertermia, que, associada à desidratação (p. ex., causada por uma festa com dança durante toda a noite), pode ser fatal. Outras complicações incluem síndrome serotonérgica (alteração do estado mental, hiperatividade autônoma e anormalidades neuromusculares; ver Capítulo 16) e convulsões. Após advertências sobre os perigos da MDMA, alguns usuários procuraram compensar a hipertermia bebendo quantidades excessivas de água, com consequente intoxicação hídrica envolvendo hiponatremia grave, convulsões e até mesmo morte.

A abstinência caracteriza-se por uma "compensação" do humor, com depressão de várias semanas de duração. Houve também relatos de aumento da agressão durante os períodos de abstinência em usuários crônicos de MDMA.

Em seu conjunto, as evidências de lesão irreversível do cérebro, apesar de não serem totalmente convincentes, sugerem que até o uso recreativo ocasional de MDMA não pode ser considerado seguro.

FARMACOLOGIA CLÍNICA DA DEPÊNDENCIA E ADIÇÃO

Até o momento, nenhum tratamento farmacológico (mesmo em associação com intervenções comportamentais) elimina de modo eficiente a adição, o que não significa que a adição seja irreversível. As intervenções farmacológicas podem, de fato, ser úteis em todos os estágios da doença. Isso é particularmente importante em casos de sobredose massiva, em que a reversão da ação do medicamento pode ser uma medida que salva vidas. No entanto, os antagonistas aprovados pela FDA estão disponíveis apenas para opioides e benzodiazepínicos.

As intervenções farmacológicas também podem ter como meta o alívio da síndrome de abstinência, particularmente após exposição a opioides. Partindo da suposição de que a abstinência reflete, pelo menos em parte, uma hiperatividade dos sistemas adrenérgicos centrais, a clonidina (também usada como fármaco anti-hipertensivo de ação central, ver Capítulo 11), um agonista dos receptores α_2-adrenérgicos, tem sido usada com algum sucesso para atenuar a abstinência. Hoje, a maioria dos médicos prefere tratar a abstinência de opioides reduzindo muito lentamente a administração de opioides de ação longa.

Outro tratamento bastante aceito é a troca da substância usada de modo abusivo por um agonista legalmente disponível que atue no mesmo receptor da droga de abuso. Essa abordagem foi aprovada no caso de opioides e nicotina. Por exemplo, os adictos de heroína podem receber metadona para substituir a heroína, assim como os tabagistas podem receber nicotina continuamente por um sistema de adesivos transdérmicos para substituir o fumo. Em geral, uma substância de ação rápida é substituída por outra que atua ou que sofre absorção mais lenta. Algumas terapias de substituição empregam um agonista parcial (p. ex., buprenorfina), que também podem desencadear abstinência. Os tratamentos de substituição são, em grande parte, justificados pelos benefícios de redução dos riscos associados para a saúde, diminuição do crime associado a drogas e melhor integração social. Embora a dependência persista, o uso de intervenções comportamentais ajuda os usuários de drogas a reduzir gradativamente a dose e se tornarem abstinentes.

O maior desafio é o tratamento da adição em si. Várias abordagens foram propostas, porém todas elas continuam experimentais. Uma abordagem consiste em reduzir farmacologicamente o desejo insaciável. A **naltrexona**, um antagonista e agonista parcial dos receptores opioides μ, foi aprovada pela FDA para essa indicação na adição de opioides e do álcool. Seu efeito é modesto e pode envolver uma modulação dos sistemas opioides endógenos.

Na atualidade, estão sendo conduzidos estudos clínicos com diversos fármacos, incluindo o agonista do receptor $GABA_B$ de alta afinidade, o **baclofeno**, e os resultados iniciais mostraram uma redução significativa do desejo insaciável. Pela sua alta afinidade pelos receptores $GABA_B$, um dos mecanismos propostos para o baclofeno é a inibição dos neurônios dopaminérgicos da VTA.

O **rimonabanto** é um agonista inverso do receptor CB_1 que se comporta como um antagonista dos canabinoides. Foi desenvolvido para facilitar o abandono do tabagismo e a perda de peso. Devido às reações adversas frequentes – sobretudo depressão grave com risco substancial de suicídio – esse fármaco não é mais usado clinicamente. Foi inicialmente usado em conjunto com dieta e exercícios para pacientes obesos (índice de massa corporal acima de 30 kg/m^2). Embora o mecanismo celular do rimonabanto ainda não tenha sido elucidado, os dados obtidos em roedores demonstram de maneira convincente que esse composto pode reduzir a autoadministração em animais que nunca consumiram drogas, bem como naqueles que as experimentaram.

Embora ainda experimental, um modelo que permite avaliar o circuito da adição tem despertado o interesse para o teste com estratégias neuromodulatórias, como a estimulação cerebral profunda (ECP) ou estimulação magnética transcraniana (EMT). Inspirados por "tratamentos" optogenéticos em modelos de adição em roedores, novos protocolos para ECP no *nucleus accumbens* ou para EMT do córtex pré-frontal vêm sendo propostos. Os estudos de caso parecem confirmar o potencial de tais abordagens, mas faltam estudos clínicos controlados.

RESUMO Fármacos usados para tratar a adição e dependência às drogas

Subclasse, fármaco	Mecanismo de ação	Efeitos	Aplicações clínicas	Farmacocinética, toxicidades, interações
ANTAGONISTA DO RECEPTOR OPIOIDE				
• Naloxona	Antagonista não seletivo dos receptores opioides	Reverte os efeitos agudos dos opioides; pode precipitar uma síndrome de abstinência grave	Sobredose de opioides	Efeito muito mais curto do que a morfina (1-2 h); por conseguinte, são necessárias várias injeções
• Naltrexona	Antagonista dos receptores opioides	Bloqueia os efeitos de opioides ilícitos	Tratamento do alcoolismo, adição a opioides	Meia-vida de 10 h (VO); 5-10 dias (injeção de depósito)
OPIOIDE SINTÉTICO				
• Metadona	Agonista de ação lenta do receptor opioide μ	Tem efeitos agudos semelhantes aos da morfina (ver texto)	Terapia de substituição para adictos a opioides	Alta biodisponibilidade oral • meia-vida altamente variável entre os indivíduos (intervalo de 4-130 h) • *Toxicidade:* depressão respiratória, constipação, miose, tolerância, dependência, arritmia e sintomas de abstinência
• Levometadona*	Enantiômero (*R*) da metadona	Semelhante à morfina e à metadona, mas na metade da dose desta última	Terapia de substituição	Menos tóxico em comparação com metadona racêmica, particularmente em relação às reações adversas cardíacas (intervalo QT longo)
• Sulfato de morfina	Um sal contendo sulfato de morfina penta-hidratado	Uma formulação de liberação controlada com duração de ação mais longa que a morfina	Terapia de substituição	
ANTAGONISTAS PARCIAIS NOS RECEPTORES OPIOIDES μ				
• Buprenorfina	Agonista parcial nos receptores opioides μ	Atenua os efeitos agudos da morfina	Terapia de substituição oral para adictos a opioides	Meia-vida longa (40 h) • formulada em associação com naloxona para evitar injeções IV ilícitas
AGONISTA PARCIAL DO RECEPTOR NICOTÍNICO				
• Vareniclina	Agonista parcial do receptor nicotínico de acetilcolina do tipo α4β2	Impede os efeitos de "recompensa" do tabagismo • aumenta a percepção de cores	Abandono do tabagismo	*Toxicidade:* náuseas e vômitos, tonturas, alterações no comportamento
• *Citisina: análogo natural (extraído das flores do laburnum) ou vareniclina*				
BENZODIAZEPÍNICOS				
• Oxazepam,* outros	Moduladores positivos dos receptores $GABA_A$, aumento da frequência da abertura dos canais	Aumenta a transmissão sináptica GABAérgica; atenua os sintomas de abstinência (tremor, alucinações, ansiedade) em alcoolistas • impede as convulsões de abstinência	*Delirium tremens*	Meia-vida de 4-15 h • a farmacocinética não é afetada pela diminuição da função hepática
• *Lorazepam: alternativa ao oxazepam com propriedades similares*				
ANTAGONISTA DO *N*-METIL-D-ASPARTATO (NMDA)				
• Acamprosato	Antagonista dos receptores de glutamato NMDA	Pode interferir em formas de plasticidade sináptica que dependem dos receptores NMDA	Tratamento do alcoolismo • efetivo apenas em combinação com aconselhamento	*Toxicidade:* reações alérgicas, arritmias e pressão arterial baixa ou alta, cefaleias, insônia e impotência • alucinações, particularmente em pacientes idosos
AGONISTA INVERSO DO RECEPTOR DE CANABINOIDES				
• Rimonabanto	Agonista inverso do receptor CB_1	Diminui a liberação de neurotransmissor nas sinapses GABAérgicas e glutamatérgicas	Aprovado na Europa de 2006-2008 no tratamento da obesidade; em seguida, retirado do mercado devido a seus efeitos colaterais importantes • o abandono do tabagismo nunca foi aprovado, mas continua sendo uma indicação não listada na bula	*Toxicidade:* depressão maior, incluindo risco aumentado de suicídio

*Não disponível no Brasil.

REFERÊNCIAS

Gerais

Hancock DB et al: Human genetics of addiction: New insights and future directions. Current Psychiatry Rep 2018;20, doi:10.1007/s11920-018-0873-3.

Lüscher C: Emergence of circuit model for addiction. Annu Rev Neurosci 2016;39:257.

Lüscher C, Robbins TW, Everitt BJ: The transition to compulsion in addiction. Nat Rev Neurosci. 2020 doi: 10.1038/s41583-020-0289-z.

Nestler EJ, Lüscher C: The molecular basis of drug addiction: Linking epigenetic to synaptic and circuit mechanisms. Neuron 2019;102:48.

Pascoli V et al: Stochastic synaptic plasticity underlying compulsion in a model of addiction. Nature 2018;564:366.

Redish AD, Jensen S, Johnson A: A unified framework for addiction: Vulnerabilities in the decision process. Behav Brain Sci 2008;31:461.

Farmacologia das drogas de abuso

Benowitz NL: Nicotine addiction. N Engl J Med 2010;362:2295.

Corre J et al: Dopamine neurons projecting to medial shell of the nucleus accumbens drive heroin reinforcement. eLife 2018;7:e39945.

Maskos U et al: Nicotine reinforcement and cognition restored by targeted expression of nicotinic receptors. Nature 2005;436:103.

Morton J: Ecstasy: Pharmacology and neurotoxicity. Curr Opin Pharmacol 2005;5:79.

Nichols DE: Hallucinogens. Pharmacol Ther 2004;101:131.

Shen W et al: Dichotomous dopaminergic control of striatal synaptic plasticity. Science 2008;321:848.

Snead OC, Gibson KM: Gamma-hydroxybutyric acid. N Engl J Med 2005;352:2721.

Sulzer D et al: Mechanisms of neurotransmitter release by amphetamines: A review. Prog Neurobiol 2005;75:406.

Tan KR et al: Neural basis for addictive properties of benzodiazepines. Nature 2010;463:769.

RESPOSTA DO ESTUDO DE CASO

Ao ser encontrado pelos pais, o paciente apresentava alucinações visuais de insetos coloridos. As alucinações são frequentemente causadas por uma sobredose de *Cannabis*, especialmente se haxixe for ingerido. A cinética mais lenta da *Cannabis* oral é mais difícil de controlar em comparação com a maconha fumada. O baixo desempenho na aprendizagem pode ser devido à interferência da *Cannabis* exógena com os endocanabinoides, com consequente alteração na transmissão sináptica e na plasticidade. Embora provavelmente não preencha os critérios para dependência neste momento, é um paciente em risco, já que estudos epidemiológicos mostram que o uso de drogas geralmente começa no final da adolescência. O fato de ainda não usar outras drogas é um sinal positivo.

PARTE

VI Fármacos usados no tratamento de doenças do sangue, inflamação e gota

CAPÍTULO 33

Fármacos usados nas citopenias e fatores de crescimento hematopoiéticos

James L. Zehnder, MD*

ESTUDO DE CASO

Uma mulher de 25 anos que tem seguido uma dieta vegana estrita nos últimos 2 anos apresenta dormência e parestesias crescentes nas extremidades, fraqueza generalizada, língua dolorida e desconforto gastrintestinal. O exame físico revela uma mulher pálida, com sensação de vibração, reflexos espinais e reflexos plantares extensores diminuídos (sinal de Babinski). O exame da cavidade oral revela glossite atrófica, em que a língua tem uma cor vermelha intensa e aparece anormalmente lisa e brilhante, em virtude da atrofia das papilas linguais. Os exames laboratoriais revelam anemia macrocítica com base em hematócrito de 30% (normal para mulheres: 37 a 48%), concentração de hemoglobina de 9,4 g/dL, volume corpuscular médio (VCM) de eritrócitos de 123 fL (referência: 84-99 fL), concentração de hemoglobina corpuscular média (CHCM) em células eritrocitárias de 34% (referência: 31-36%) e baixa contagem de reticulócitos. Outros exames laboratoriais revelam concentração sérica de folato normal e de vitamina B_{12} (cobalamina) de 98 pg/mL (referência: 250-1.100 pg/mL).

Uma vez identificada a presença de anemia megaloblástica, por que foi importante medir as concentrações séricas de ácido fólico e de cobalamina? Essa paciente deve ser tratada com vitamina B_{12} oral ou parenteral?

A hematopoiese, produção de eritrócitos, plaquetas e leucócitos circulantes a partir de células-tronco indiferenciadas, é um processo notável que produz mais de 200 bilhões de novas células sanguíneas por dia em pessoas normais e um número ainda maior de células em pessoas com condições que causam perda ou destruição de células sanguíneas. A maquinaria hematopoiética reside principalmente na medula óssea em adultos e requer um fornecimento constante de três nutrientes essenciais – **ferro**, **vitamina B_{12}** e **ácido fólico** (também denominado vitamina B_9) –, bem como a presença de **fatores de crescimento hematopoiéticos** e proteínas que regulam a proliferação e a diferenciação das células hematopoiéticas. Quando inadequados, esses suprimentos de nutrientes essenciais ou dos fatores de crescimento resultam em deficiência de células sanguíneas funcionais. A **anemia**, deficiência de eritrócitos que transportam

*O autor agradece as contribuições da autora anterior deste capítulo, Susan B. Masters, PhD.

oxigênio, é a deficiência mais comum, e várias formas são facilmente tratadas. A anemia falciforme, que resulta de uma alteração genética na molécula de hemoglobina, é comum, porém não é tratada com facilidade. Isso é discutido no Quadro "Anemia falciforme e hidroxiureia". A **trombocitopenia** e a **neutropenia** não são raras e, em algumas formas, respondem à terapia farmacológica. Neste capítulo, consideraremos inicialmente o tratamento da anemia causada por deficiência de ferro, vitamina B_{12} ou ácido fólico e, a seguir, o uso médico dos fatores de crescimento hematopoiéticos no combate à anemia, à trombocitopenia e à neutropenia, e no suporte ao transplante de células-tronco hematopoiéticas.

AGENTES USADOS NAS ANEMIAS

FERRO

Farmacologia básica

A deficiência de ferro constitui a causa mais comum de anemia crônica. À semelhança de outras formas de anemia crônica, a anemia ferropriva resulta em palidez, fadiga, tontura, dispneia aos esforços e outros sintomas generalizados de hipoxia tecidual. As adaptações cardiovasculares à anemia crônica – taquicardia, aumento do débito cardíaco, vasodilatação – podem agravar o distúrbio em pacientes com doença cardiovascular subjacente.

O ferro forma o núcleo do anel heme de ferro-porfirina, que, junto com cadeias de globina, forma a hemoglobina. A hemoglobina liga-se reversivelmente ao oxigênio e fornece o mecanismo fundamental de transporte de oxigênio dos pulmões para outros tecidos. Na ausência de ferro em quantidades adequadas, ocorre a formação de pequenos eritrócitos com hemoglobina insuficiente, dando origem à **anemia microcítica hipocrômica**. O heme que contém ferro também constitui um componente essencial da mioglobina, dos citocromos e de outras proteínas com funções biológicas diversas.

Farmacocinética

O ferro inorgânico livre é extremamente tóxico, mas é necessário para proteínas essenciais como a hemoglobina; portanto, a evolução preparou um sistema elaborado para regular a absorção, o transporte e o armazenamento de ferro (Figura 33-1). O sistema utiliza proteínas especializadas de transporte, armazenamento, ferrirredutase e ferroxidase, cujas concentrações são controladas pela demanda do corpo para a síntese de hemoglobina e reservas adequadas de ferro (Tabela 33-1). Um peptídeo denominado **hepcidina**, produzido principalmente pelas células hepáticas, atua como regulador central do sistema. Quase todo o ferro utilizado no processo da hematopoiese é obtido da catálise da hemoglobina nos eritrócitos senescentes ou lesionados. Normalmente, o organismo perde apenas uma pequena quantidade de ferro por dia, de modo que as necessidades nutricionais são pequenas e facilmente supridas pelo ferro encontrado em uma ampla variedade de alimentos. Todavia, em populações especiais com necessidades aumentadas de ferro (p. ex., crianças em fase de crescimento, mulheres grávidas) ou com aumento das perdas de ferro (p. ex., mulheres durante a menstruação), as necessidades de ferro podem exceder os suprimentos nutricionais normais, com possível desenvolvimento de deficiência de ferro.

Anemia falciforme e hidroxiureia

A anemia falciforme é uma anemia hemolítica importante, de origem genética, que causa o aumento da *destruição* de eritrócitos, em vez de diminuir a *produção* de eritrócitos maduros, observada na deficiência de ferro, ácido fólico e vitamina B_{12}. Os pacientes com anemia falciforme são homozigotos para o alelo de β-hemoglobina S aberrante (*HbS*) (substituição do ácido glutâmico por valina no aminoácido 6 da β-globina), ou heterozigotos para a HbS e um segundo gene de β-hemoglobina que sofre mutação, como a hemoglobina C (*HbC*) ou a β-talassemia. Observa-se um aumento na prevalência da anemia falciforme em indivíduos de descendência africana, visto que o traço heterozigoto confere resistência à malária.

Na maioria dos pacientes com anemia falciforme, a anemia não representa o principal problema; em geral, a anemia é bem compensada, embora esses indivíduos tenham um hematócrito cronicamente baixo (20-30%), baixas concentrações séricas de hemoglobina (7-10 g/dL) e contagem elevada de reticulócitos. Com efeito, o principal problema reside nas cadeias de HbS desoxigenada, que formam estruturas poliméricas, as quais modificam drasticamente o formato do eritrócito, reduzem a sua deformabilidade e induzem alterações na permeabilidade da membrana, que promovem a polimerização da hemoglobina. Os eritrócitos anormais agregam-se na microvasculatura – onde a tensão de oxigênio é baixa, e a hemoglobina está desoxigenada –, causando lesão venoclusiva. No sistema musculoesquelético, isso resulta, em geral, em dores ósseas e articulares muito fortes. No sistema vascular cerebral, provoca acidente vascular encefálico isquêmico. A lesão do baço aumenta o risco de infecção, em particular por bactérias encapsuladas, como *Streptococcus pneumoniae*. No sistema pulmonar, observa-se um risco aumentado de infecção e, nos adultos, aumento na ocorrência de embolia e hipertensão pulmonares. O tratamento de suporte consiste em analgésicos, antibióticos, vacina pneumocócica e transfusões sanguíneas. Além disso, a **hidroxiureia** (hidroxicarbamida), um fármaco quimioterápico para o câncer, reduz os eventos venoclusivos. A hidroxiureia foi aprovada nos Estados Unidos para o tratamento de adultos com crises falciformes recorrentes e também aprovada na Europa para tratamento de adultos e crianças com eventos vasoclusivos recorrentes (na Brasil também é indicado para ambos os casos). Como fármaco antineoplásico usado no tratamento da leucemia mielocítica aguda e crônica, a hidroxiureia inibe a ribonucleotídeo redutase e, portanto, provoca depleção do trifosfato de desoxinucleosídeo e interrompe as células na fase S do ciclo celular (ver Capítulo 54). No tratamento da anemia falciforme, a hidroxiureia atua por meio de vias pouco definidas para aumento da produção da hemoglobina fetal γ (HbF), que interfere na polimerização da HbS. Os estudos clínicos conduzidos demonstraram que a hidroxiureia diminui as crises dolorosas em adultos e crianças com anemia falciforme grave. As reações adversas desse fármaco incluem depressão hematopoiética, efeitos gastrintestinais e teratogenicidade em mulheres grávidas. Mais recentemente, o **voxelotor**, um fármaco oral que se liga à HbS e reduz a deformação do eritrócito, aumentando sua afinidade pelo oxigênio, recebeu aprovação acelerada da Food and Drug Administration (FDA).

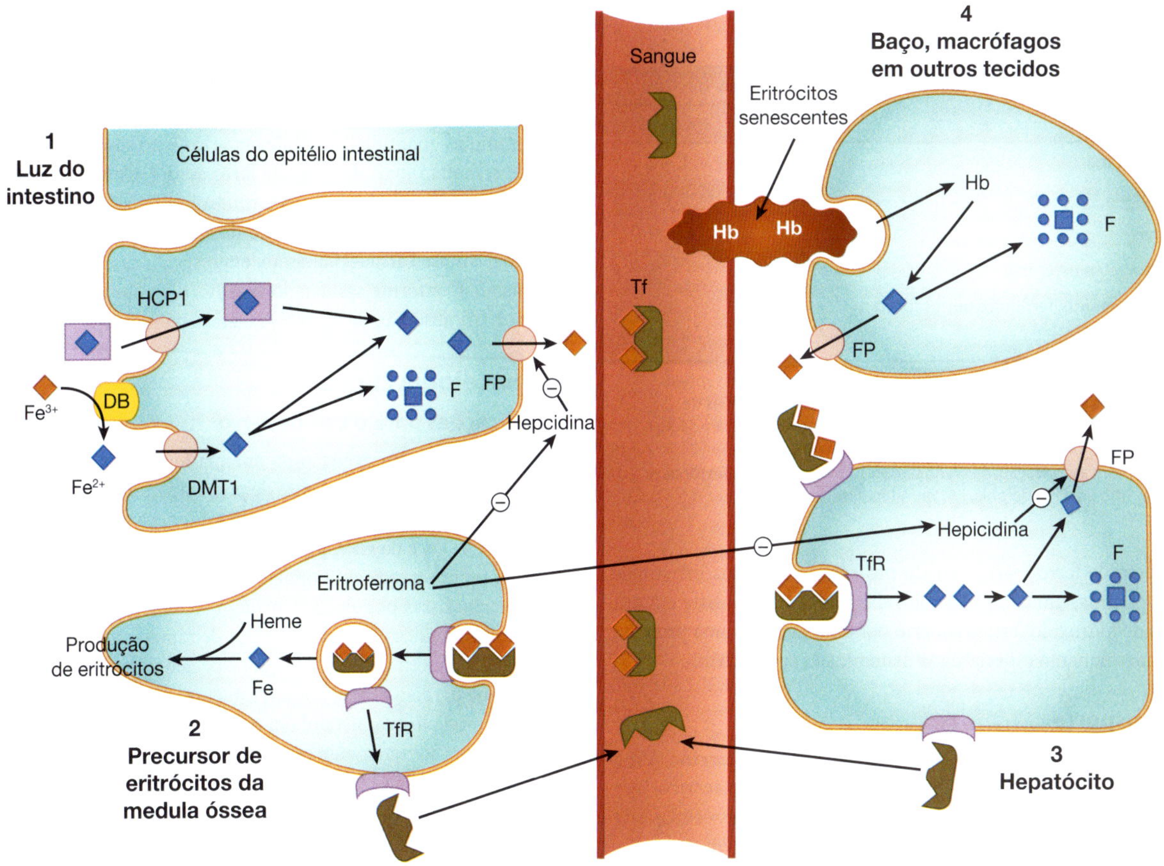

FIGURA 33-1 Absorção, transporte e armazenamento do ferro. As células epiteliais intestinais absorvem ativamente o ferro inorgânico por meio do transportador de metais divalentes 1 (DMT1) e o ferro do heme por intermédio da proteína transportadora de heme 1 (HCP1). O ferro que é absorvido ou liberado do ferro heme absorvido no intestino (**1**) é ativamente transportado para o sangue pela ferroportina (FP) e armazenado como ferritina (F). No sangue, o ferro é transportado pela transferrina (Tf) para os precursores eritroides na medula óssea para a síntese de hemoglobina (Hb) nos eritrócitos (**2**); ou para hepatócitos para armazenamento como ferritina (**3**). O complexo transferrina-ferro liga-se a receptores de transferrina (TfR) nos precursores eritroides e nos hepatócitos e é internalizado. Após a liberação do ferro, o complexo TfR-Tf é reciclado até a membrana plasmática, e ocorre liberação da Tf. Os macrófagos que fagocitam os eritrócitos senescentes recuperam o ferro da hemoglobina eritrocitária e o exportam ou o armazenam na forma de ferritina (**4**). Os hepatócitos utilizam vários mecanismos para captar o ferro e armazená-lo como ferritina. Os altos estoques de ferro hepático aumentam a síntese de hepcidina e a hepcidina inibe a ferroportina; o baixo teor de ferro nos hepatócitos e o aumento da eritroferrona inibem a hepcidina e aumentam a absorção de ferro via ferroportina. Ferro ferroso (Fe^{2+}), *losangos e quadrados azuis*; ferro férrico (Fe^{3+}), *vermelho*; DB, citocromo B duodenal; F, ferritina. (Modificada, com autorização, de Trevor A: *Pharmacology Examination & Board Review*, 9th ed. New York, NY: McGraw Hill; 2010.)

A. Absorção

Nos Estados Unidos, a dieta média contém 10 a 15 mg de ferro elementar ao dia. O indivíduo normal absorve de 5 a 10% desse ferro, ou seja, cerca de 0,5 a 1 mg/dia. O ferro é absorvido no duodeno e na porção proximal do jejuno, embora a parte mais distal do intestino delgado possa absorver ferro, se necessário. A absorção de ferro aumenta em resposta à presença de baixas reservas de ferro ou de aumento de suas necessidades. A absorção total de ferro aumenta para 1 a 2 mg/dia em mulheres que menstruam, podendo alcançar 3 a 4 mg/dia nas gestantes.

O ferro é encontrado em uma ampla variedade de alimentos, porém com particular abundância na carne. O ferro existente na proteína da carne é absorvido de modo eficiente, visto que o ferro heme na hemoglobina e na mioglobina da carne pode ser absorvido em sua forma intacta, sem antes sofrer dissociação em ferro elementar (ver Figura 33-1). O ferro encontrado em outros alimentos, particularmente vegetais e cereais, está, com frequência, ligado a compostos orgânicos, e uma quantidade muito menor está disponível para absorção. O ferro não heme presente nos alimentos, bem como o ferro encontrado em sais inorgânicos e complexos, precisa ser reduzido por uma ferrirredutase a ferro ferroso (Fe^{2+}) para que possa ser absorvido pelas células da mucosa intestinal.

O ferro atravessa a membrana luminal das células da mucosa intestinal por dois mecanismos: transporte ativo do ferro ferroso pelo transportador de metais divalentes, DMT1, e absorção do ferro complexado com heme (ver Figura 33-1). Junto com o ferro clivado do heme absorvido, o ferro recém-absorvido pode ser ativamente transportado no sangue através da membrana basolateral por um transportador, conhecido como ferroportina, e oxidado a ferro férrico (Fe^{3+}) pela ferroxidase hefaestina. A hepcidina derivada do fígado inibe a liberação do ferro das células intestinais por meio de sua ligação à ferroportina e desencadeia a sua internalização e destruição.

TABELA 33-1 Distribuição do ferro em adultos normais[1]

	Conteúdo de ferro (mg)	
	Homens	**Mulheres**
Hemoglobina	3.050	1.700
Mioglobina	430	300
Enzimas	10	8
Transporte (transferrina)	8	6
Armazenamento (ferritina e outras formas)	750	300
Totais	4.248	2.314

[1]Os valores baseiam-se em dados obtidos de várias fontes e pressupõem que os homens normais pesam 80 kg e apresentam concentrações de hemoglobina de 16 g/dL, ao passo que as mulheres normais pesam 55 kg e apresentam concentrações de hemoglobina de 14 g/dL.
Adaptada, com autorização, de Wyngaarden JB, Smith LH: *Cecil Textbook of Medicine*, 18th ed. Philadelphia, PA: Saunders/Elsevier; 1988.

O excesso de ferro é armazenado nas células epiteliais intestinais como ferritina, um complexo solúvel em água que consiste em um núcleo de hidróxido férrico coberto por uma casca de uma proteína de armazenamento especializada denominada **apoferritina**.

B. Transporte

No plasma, o ferro é transportado ligado à **transferrina**, uma β-globulina que pode ligar duas moléculas de ferro férrico (ver Figura 33-1). O complexo transferrina-ferro entra nas células eritroides em maturação por um mecanismo que envolve receptores específicos. Os receptores de transferrina – que consistem em glicoproteínas de membrana integrais presentes em grandes quantidades nas células eritroides em proliferação – ligam-se ao complexo de transferrina-ferro e o internalizam pelo processo de endocitose mediada por receptor. Nos endossomos, o ferro férrico é liberado, reduzido a ferro ferroso e transportado pelo DMT1 no citoplasma, onde é encaminhado para a síntese de hemoglobina ou armazenado como ferritina. O complexo transferrina-receptor de transferrina é reciclado para a membrana celular, onde a transferrina dissocia-se e retorna ao plasma. Esse processo fornece um mecanismo eficiente para suprir o ferro necessário aos eritrócitos em desenvolvimento.

O aumento da eritropoiese está associado a um aumento no número de receptores de transferrina nas células eritroides em desenvolvimento e a uma redução na liberação hepática de hepcidina. A depleção das reservas de ferro e a anemia ferropriva estão associadas ao aumento das concentrações séricas de transferrina.

C. Armazenamento

Além do armazenamento do ferro nas células da mucosa intestinal, o ferro também é armazenado, principalmente como ferritina, em macrófagos no fígado, no baço e nos ossos, bem como nas células hepáticas parenquimatosas (ver Figura 33-1). A mobilização do ferro dos macrófagos e dos hepatócitos é controlada sobretudo pela regulação da atividade da ferroportina pela hepcidina. A presença de baixas concentrações de hepcidina resulta em liberação de ferro desses locais de armazenamento; a hepcidina em altas concentrações inibe a liberação de ferro. A ferritina pode ser detectada no soro. Como a ferritina existente no soro está em equilíbrio com a ferritina de armazenamento nos tecidos reticuloendoteliais, a concentração sérica de ferritina pode ser utilizada para estimar as reservas corporais totais de ferro.

D. Eliminação

Não existe nenhum mecanismo de excreção do ferro. Ocorre perda de pequenas quantidades de ferro nas fezes em consequência da esfoliação das células da mucosa intestinal, ao passo que são excretadas diminutas quantidades na bile, na urina e no suor. Essas perdas não representam mais de 1 mg de ferro ao dia. Como a capacidade do corpo de excretar o ferro é muito limitada, a regulação do equilíbrio do ferro ocorre por meio de alterações na sua absorção intestinal e no seu armazenamento, em resposta às necessidades do organismo. Conforme assinalado adiante, o comprometimento da regulação da absorção de ferro leva a grave patologia.

Farmacologia clínica

A. Indicações para o uso de ferro

O tratamento ou a prevenção da anemia ferropriva constituem a única indicação clínica para o uso de preparações de ferro. A anemia manifesta-se como anemia microcítica hipocrômica, com baixos valores do VCM e da CHCM (Tabela 33-2). A deficiência de ferro costuma ser observada em populações com necessidades aumentadas de ferro. Essas populações incluem lactentes, particularmente prematuros; crianças durante períodos de rápido crescimento; mulheres grávidas e em fase de lactação; e pacientes com doença renal crônica que perdem eritrócitos em uma taxa relativamente alta durante a hemodiálise e que também os formam em uma elevada taxa como resposta ao tratamento com o fator de crescimento dos eritrócitos, a eritropoietina (ver adiante). A absorção inadequada de ferro também pode causar deficiência de ferro. Essa situação é observada após gastrectomia, bem como em pacientes com doença grave do intestino delgado, resultando em má absorção generalizada.

A causa mais comum de deficiência de ferro nos adultos consiste em perda de sangue. As mulheres que menstruam perdem cerca de 30 mg de ferro a cada período menstrual; as mulheres com sangramento menstrual volumoso podem perder quantidades muito maiores. Por conseguinte, muitas mulheres na pré-menopausa apresentam baixas reservas ou até mesmo deficiência de ferro.

TABELA 33-2 Características diferenciais das anemias nutricionais

Deficiência nutricional	Tipo de anemia	Anormalidades laboratoriais
Ferro	Microcítica, hipocrômica com VCM < 80 fL e CHCM < 30%	FS baixo < 30 μg/dL, com aumento da TIBC, resultando em saturação da transferrina (FS/TIBC) < 10%; baixas concentrações séricas de ferritina (< 20 μg/L)
Ácido fólico	Macrocítica normocrômica com VCM > 100 fL e CHCM normal ou elevada	Baixas concentrações séricas de ácido fólico (< 4 ng/mL)
Vitamina B_{12}	Igual à da deficiência de ácido fólico	Baixas concentrações séricas de cobalamina (< 100 pmol/L) acompanhadas de aumento da concentração sérica de homocisteína (> 13 μmol/L) e aumento do ácido metilmalônico sérico (> 0,4 μmol/L) e urinário (> 3,6 μmol/L de creatinina)

CHCM, concentração de hemoglobina corpuscular média; FS, ferro sérico; TIBC, capacidade de ligação do ferro à transferrina; VCM, volume corpuscular médio.

Nos homens e nas mulheres na pós-menopausa, o trato gastrintestinal constitui o local mais comum de perda de sangue. Os pacientes com anemia ferropriva inexplicada devem ser avaliados à procura de sangramento gastrintestinal oculto.

B. Tratamento

O tratamento da anemia ferropriva consiste em preparações de ferro por via oral ou parenteral. Na maioria dos casos, a administração oral de ferro corrige a anemia tão rápido e completamente quanto o ferro parenteral, se a absorção de ferro pelo trato gastrintestinal estiver normal. Uma exceção é representada pelas altas necessidades de ferro de pacientes com doença renal crônica avançada, que estão em hemodiálise e tratamento com eritropoietina; no caso desses pacientes, prefere-se a administração parenteral de ferro.

1. *Terapia oral com ferro* Dispõe-se de uma ampla variedade de preparações orais de ferro. Como o ferro ferroso é absorvido com mais eficiência, devem-se utilizar sais ferrosos. O sulfato ferroso, o gliconato ferroso e o fumarato ferroso são todos efetivos e de baixo custo, recomendados para o tratamento da maioria dos pacientes.

Os diferentes sais de ferro fornecem quantidades diversas de ferro elementar, como mostra a Tabela 33-3. No indivíduo com deficiência de ferro, cerca de 50 a 100 mg podem ser incorporados diariamente na hemoglobina, e pode ocorrer absorção de cerca de 25% do ferro oral administrado na forma de sal ferroso. Por conseguinte, devem-se administrar 200 a 400 mg de ferro elementar ao dia para corrigir com mais rapidez a deficiência de ferro. Os pacientes incapazes de tolerar essas altas doses de ferro podem receber doses menores, que resultam em correção mais lenta, porém igualmente completa da deficiência de ferro. O tratamento com ferro por via oral deve ser mantido por 3 a 6 meses após a correção da causa da perda desse mineral. Esse esquema corrige a anemia e reabastece as reservas de ferro.

As reações adversas comuns da ferroterapia oral consistem em náuseas, desconforto epigástrico, cólicas abdominais, constipação intestinal e diarreia. Em geral, esses efeitos estão relacionados com a dose e, com frequência, podem ser superados com redução da dose diária de ferro ou com a ingestão dos comprimidos durante ou imediatamente após as refeições. Alguns pacientes apresentam reações adversas gastrintestinais menos intensas com um sal de ferro do que com outro e beneficiam-se da troca de preparação. Os pacientes em uso de ferro por via oral evacuam fezes enegrecidas; esse fato em si carece de significado clínico, mas pode obscurecer o diagnóstico de perda contínua de sangue pelo trato gastrintestinal.

TABELA 33-3 Algumas preparações orais de ferro comumente usadas

Preparação	Dose por comprimido	Ferro elementar por comprimido	Dose habitual para adulto no tratamento da deficiência de ferro (comprimidos/dia)
Sulfato ferroso hidratado	325 mg	65 mg	2-4
Sulfato ferroso dessecado	200 mg	65 mg	2-4
Gliconato ferroso	325 mg	36 mg	3-4
Fumarato ferroso	325 mg	106 mg	2-3

2. *Terapia parenteral com ferro* A terapia parenteral deve ser reservada a pacientes com deficiência de ferro documentada, incapazes de tolerar ou de absorver o ferro oral, bem como a pacientes com anemia crônica extensa que não podem ser mantidos apenas com ferro oral. Isso inclui pacientes com doença renal crônica avançada, que exige hemodiálise e tratamento com eritropoietina, várias condições pós-gastrectomia e ressecção prévia do intestino delgado, doença intestinal inflamatória com comprometimento da porção proximal do intestino delgado e síndromes de má absorção.

O desafio com a terapia de ferro parenteral é que a administração parenteral de íon férrico inorgânico livre produz uma toxicidade grave dependendo da dose, que limita seriamente a dose que pode ser administrada. Entretanto, quando o ferro férrico é formulado como um coloide contendo partículas com um núcleo de oxi-hidróxido de ferro circundado por um envoltório de carboidrato, o ferro bioativo é liberado lentamente das partículas de coloide estáveis. Nos Estados Unidos (assim como no Brasil), as três formas tradicionais de ferro parenteral são **ferrodextrana**, **complexo de gliconato férrico de sódio** e **sacarato de hidróxido férrico**. Dispõe-se de duas preparações mais recentes (ver adiante).

A **ferrodextrana** é um complexo estável de oxi-hidróxido férrico e polímeros de dextrana contendo 50 mg de ferro elementar por mililitro de solução. Pode ser administrada por injeção intramuscular profunda ou por infusão intravenosa, embora a via intravenosa seja mais usada. A administração intravenosa elimina a dor local e a coloração dos tecidos que, com frequência, ocorrem com a via intramuscular e possibilita a administração de toda a dose de ferro necessária à correção da deficiência de ferro de uma vez. As reações adversas da terapia com ferrodextrana por via intravenosa incluem cefaleia, tontura, febre, artralgias, náuseas, vômitos, dor lombar, rubor, urticária, broncospasmo e, raramente, anafilaxia e morte. Devido ao risco de reação de hipersensibilidade, deve-se administrar sempre uma baixa dose-teste de ferrodextrana antes da administração das doses intramusculares ou intravenosas integrais. Os pacientes com forte história de alergia e aqueles que já receberam ferrodextrana por via parenteral têm mais tendência a apresentar reações de hipersensibilidade após tratamento com ferrodextrana por essa via. As formulações de ferrodextrana usadas clinicamente podem ser divididas em formas de alto e de baixo peso molecular (PM). Nos Estados Unidos, a preparação INFeD é uma forma de baixo PM, enquanto o Dexferrum® é uma forma de alto PM. Dados clínicos – principalmente de estudos de observação – indicam que o risco de anafilaxia está associado, em grande parte, às formulações de alto PM.

O **complexo de gliconato férrico de sódio** e o **complexo sacarato de hidróxido férrico** são preparações alternativas de ferro parenteral. A **carboximaltose férrica** é uma preparação de ferro coloidal imersa em um polímero de carboidrato. O **ferrumoxitol** (composto não disponível na forma de medicamento no Brasil) é uma nanopartícula de óxido de ferro superparamagnética revestida com carboidrato. O revestimento de carboidrato é removido no sistema reticuloendotelial, possibilitando o armazenamento de ferro na forma de ferritina ou a sua liberação na transferrina. O ferrumoxitol pode interferir no exame de ressonância magnética (RM). Por conseguinte, se houver necessidade desse exame, a RM deve ser realizada antes da terapia com ferrumoxitol ou deve-se usar uma modalidade de imagem alternativa pouco depois de sua administração. A FDA emitiu um alerta sobre o risco de reações alérgicas potencialmente fatais associadas ao uso de ferrumoxitol.

Para pacientes que recebem tratamento crônico com ferro parenteral, é importante observar as concentrações de ferro de armazenamento para evitar os efeitos tóxicos graves associados à sobrecarga de ferro. Diferentemente da ferroterapia oral, que está sujeita ao mecanismo regulador constituído pelo sistema de captação intestinal, a administração parenteral – que não é submetida a esse sistema regulador – pode fornecer uma maior quantidade de ferro passível de ser armazenada com segurança. As reservas de ferro podem ser estimadas com base nas concentrações séricas de ferritina e saturação de transferrina, que é a razão entre a concentração sérica total de ferro e a capacidade total de ligação do ferro (TIBC, do inglês *total iron-binding capacity*).

Toxicidade clínica

A. Toxicidade aguda do ferro

A toxicidade aguda do ferro é observada quase exclusivamente em crianças de pouca idade, que ingerem, por acidente, comprimidos de ferro. Apenas 10 comprimidos de qualquer uma das preparações orais de ferro comumente disponíveis podem ser letais em crianças pequenas. Os pacientes adultos que usam preparações orais de ferro devem ser instruídos no sentido de conservarem os comprimidos em embalagens à prova de crianças, fora do seu alcance. As crianças intoxicadas com ferro oral apresentam gastrenterite necrosante, com vômitos, dor abdominal e diarreia sanguinolenta, seguida de choque, letargia e dispneia. Posteriormente, observa-se com frequência uma melhora; todavia, pode ser seguida de acidose metabólica grave, coma e morte. É necessário um tratamento de urgência. Deve-se efetuar uma **irrigação intestinal completa** (ver Capítulo 58) para remover os comprimidos não absorvidos. A **desferroxamina**, um potente agente quelante do ferro, pode ser administrada por via intravenosa para ligar o ferro que já foi absorvido e promover a sua excreção na urina e nas fezes. O carvão ativado, um adsorvente altamente efetivo para a maioria das toxinas, ***não*** se liga ao ferro e, portanto, é ineficaz. Deve-se fornecer também uma terapia de suporte apropriada ao sangramento gastrintestinal, à acidose metabólica e ao choque.

B. Toxicidade crônica do ferro

A toxicidade crônica do ferro (sobrecarga de ferro), também conhecida como **hemocromatose**, surge quando ocorre depósito excessivo de ferro no coração, no fígado, no pâncreas e em outros órgãos. Pode resultar em falência de órgãos e morte. Com mais frequência, ocorre em pacientes com hemocromatose hereditária, uma doença caracterizada pela absorção excessiva de ferro, bem como em pacientes que recebem muitas transfusões de eritrócitos no decorrer de um longo período de tempo (p. ex., indivíduos com β-talassemia).

A sobrecarga crônica de ferro na ausência de anemia é tratada de modo mais eficiente com flebotomia intermitente. Pode-se remover 1 unidade de sangue a cada semana, aproximadamente, até que se remova todo o excesso de ferro. A terapia de sequestro do ferro com **desferroxamina** por via parenteral ou com agentes orais quelantes de ferro **deferasirox** ou **deferiprona** (ver Capítulo 57) é menos eficiente e também mais complicada, de elevado custo e perigosa; entretanto, pode constituir a única opção para a sobrecarga de ferro que não se corrige com flebotomia, como no caso de muitos indivíduos com causas hereditárias e adquiridas de anemia refratária, como talassemia *major*, anemia falciforme, anemia aplásica, etc. A deferiprona raramente está associada à agranulocitose; assim, o monitoramento semanal do hemograma completo é necessário para os pacientes tratados com esse medicamento.

VITAMINA B_{12}

A vitamina B_{12} (cobalamina) atua como cofator em diversas reações bioquímicas essenciais nos seres humanos. A deficiência de vitamina B_{12} provoca anemia megaloblástica (ver Tabela 33-2), sintomas gastrintestinais e anormalidades neurológicas. Embora a deficiência de vitamina B_{12} em decorrência de um suprimento inadequado na alimentação seja incomum, a deficiência em adultos – sobretudo idosos – devido à absorção inadequada de vitamina B_{12} nutricional constitui um distúrbio relativamente comum e de fácil tratamento.

Química

A vitamina B_{12} é constituída por um anel semelhante à porfirina, com um átomo de cobalto central ligado a um nucleotídeo. Vários grupos orgânicos podem ligar-se de modo covalente ao átomo de cobalto, formando diferentes cobalaminas. Nos seres humanos, a desoxiadenosilcobalamina e a metilcobalamina constituem as formas ativas da vitamina. A **cianocobalamina** e a **hidroxocobalamina** (ambas disponíveis para uso terapêutico) e outras cobalaminas encontradas em alimentos são convertidas nas formas ativas. A fonte final de vitamina B_{12} provém da síntese microbiana, visto que a vitamina não é sintetizada por animais nem por vegetais. A principal fonte nutricional de vitamina B_{12} é a vitamina de origem microbiana encontrada na carne (particularmente no fígado), ovos e derivados do leite. A vitamina B_{12} é algumas vezes denominada **fator extrínseco** para diferenciá-la do **fator intrínseco**, uma proteína secretada pelo estômago, que é necessária à captação gastrintestinal da vitamina B_{12} dietética.

Farmacocinética

Nos Estados Unidos, a dieta média contém 5 a 30 mcg/dia de vitamina B_{12}, dos quais 1 a 5 mcg são normalmente absorvidos. A vitamina é bem armazenada, sobretudo no fígado, de modo que o adulto médio apresenta um compartimento de reserva total de vitamina B_{12} da ordem de 3.000 a 5.000 mcg. Em condições normais, apenas diminutas quantidades de vitamina B_{12} são perdidas na urina e nas fezes. Como as necessidades diárias normais de vitamina B_{12} são de apenas cerca de 2 mcg, seriam necessários cerca de 5 anos para que houvesse depleção completa de toda a vitamina B_{12} armazenada e para o desenvolvimento de anemia megaloblástica, se a absorção da vitamina fosse interrompida. A vitamina B_{12} é absorvida após formar um complexo com o **fator intrínseco**, uma glicoproteína secretada pelas células parietais da mucosa gástrica. O fator intrínseco combina-se com a vitamina B_{12} liberada de fontes nutricionais no estômago e no duodeno, e o complexo fator intrínseco-vitamina B_{12} é absorvido depois na porção distal do íleo por um sistema de transporte mediado por receptor altamente seletivo. Nos seres humanos, a deficiência de vitamina B_{12} resulta, com mais frequência, de má absorção da vitamina, devido à ausência de fator intrínseco ou em consequência da perda ou disfunção do mecanismo de absorção no íleo distal. A deficiência nutricional é rara, mas pode ser observada em vegetarianos estritos depois de muitos anos de alimentação sem carne, ovos ou produtos derivados do leite.

Uma vez absorvida, a vitamina B_{12} é transportada para as numerosas células do corpo, ligada a uma família de glicoproteínas especializadas, as transcobalaminas I, II e III. O excesso de vitamina B_{12} é armazenado no fígado.

Farmacodinâmica

Nos seres humanos, duas reações enzimáticas essenciais exigem a presença de vitamina B_{12} (Figura 33-2). Em uma delas, a metilcobalamina atua como intermediário na transferência de um grupo metila do N^5-metiltetra-hidrofolato para a homocisteína, formando metionina (Figuras 33-2A e 33-3, seção 1). Na ausência de vitamina B_{12}, não ocorre a conversão do principal folato nutricional e de armazenamento – o N^5-metiltetra-hidrofolato – em tetra-hidrofolato, o precursor dos cofatores de folato. Em consequência, a deficiência de vitamina B_{12} leva a uma deficiência dos cofatores de folato necessários a várias reações bioquímicas envolvendo a transferência de grupos de um carbono. Em particular, a depleção de tetra-hidrofolato impede a síntese de suprimentos adequados de desoxitimidilato (dTMP) e purinas necessárias à síntese de DNA nas células em rápida divisão, como mostra a Figura 33-3, seção 2. O acúmulo de folato na forma de N^5-metiltetra-hidrofolato e a depleção associada dos cofatores de tetra-hidrofolato na deficiência de vitamina B_{12} foram descritos como "armadilha do metilfolato". Trata-se da etapa bioquímica em que o metabolismo da vitamina B_{12} e o do ácido fólico estão ligados, o que explica por que a anemia megaloblástica da deficiência de vitamina B_{12} pode ser parcialmente corrigida pela ingestão de grandes quantidades de ácido fólico. O ácido fólico pode ser reduzido a di-hidrofolato pela enzima di-hidrofolato redutase (ver Figura 33-3, seção 3) e, portanto, atua como fonte do tetra-hidrofolato necessário à síntese das purinas e do dTMP, cuja presença, por sua vez, é necessária à síntese de DNA.

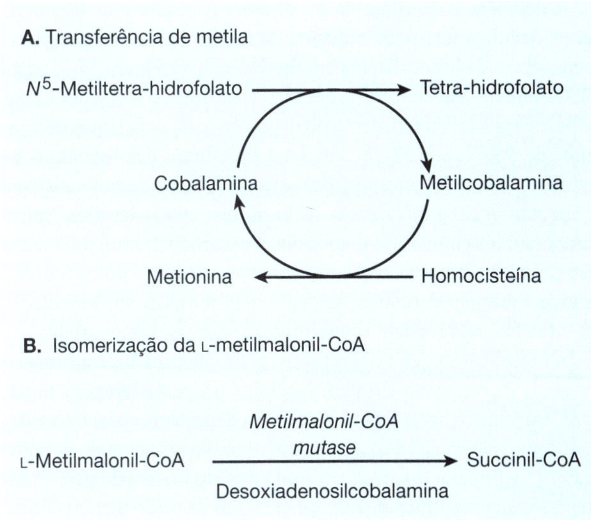

FIGURA 33-2 Reações enzimáticas que utilizam a vitamina B_{12}. Ver texto.

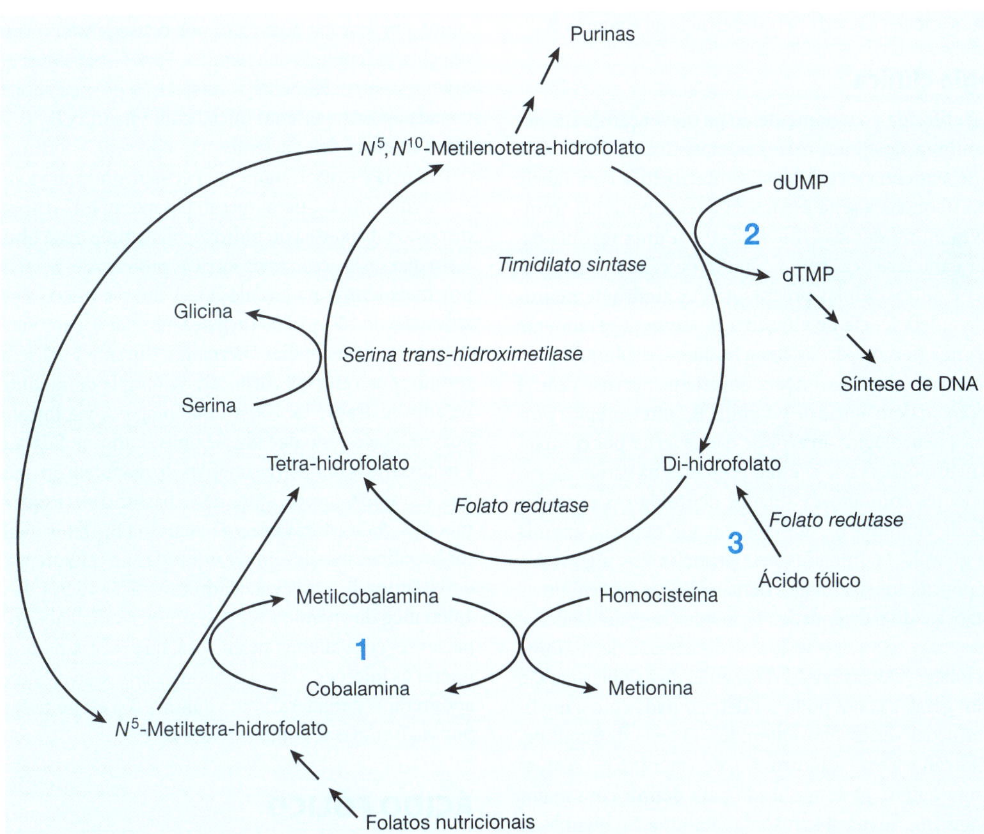

FIGURA 33-3 Reações enzimáticas que utilizam folatos. A **seção 1** mostra a reação dependente de vitamina B_{12}, que possibilita a entrada da maioria dos folatos nutricionais no reservatório de cofatores de tetra-hidrofolato, constituindo a "armadilha de folato" na deficiência de vitamina B_{12}. A **seção 2** mostra o ciclo do monofosfato de desoxitimidina (dTMP). A **seção 3** mostra a via de entrada do ácido fólico no reservatório de cofatores de tetra-hidrofolato. As *setas duplas* indicam as vias com mais de uma etapa intermediária. dUMP, monofosfato de desoxiuridina.

A deficiência de vitamina B_{12} provoca o acúmulo de homocisteína, devido à formação reduzida de metilcobalamina, necessária à conversão da homocisteína em metionina (ver Figura 33-3, seção 1). O aumento das concentrações séricas de homocisteína pode contribuir para o estabelecimento do diagnóstico de deficiência de vitamina B_{12} (ver Tabela 33-2). Com base em estudos de observação, há evidências de que concentrações séricas elevadas de homocisteína aumentam o risco de doença cardiovascular aterosclerótica. Entretanto, estudos clínicos randomizados não demonstraram uma redução definitiva dos eventos cardiovasculares (infarto do miocárdio, acidente vascular encefálico) em pacientes que usam suplementação da vitamina para reduzir a concentração sérica de homocisteína.

A outra reação que exige a presença de vitamina B_{12} é a isomerização da metilmalonil-CoA em succinil-CoA pela enzima metilmalonil-CoA mutase (ver Figura 33-2B). Na deficiência de vitamina B_{12}, essa conversão não pode ocorrer, com consequente acúmulo do substrato, a metilmalonil-CoA, bem como a ácido metilmalônico. O aumento das concentrações séricas e urinárias de ácido metilmalônico pode ser usado para corroborar o diagnóstico de deficiência de vitamina B_{12} (ver Tabela 33-2). No passado, acreditava-se que o acúmulo anormal de metilmalonil-CoA causasse as manifestações neurológicas da deficiência de vitamina B_{12}. Entretanto, evidências mais recentes apontam para a ruptura da via de síntese da metionina como causa dos problemas neurológicos. Qualquer que seja a explicação bioquímica fornecida para a lesão neurológica, o aspecto importante é que, na presença de deficiência de vitamina B_{12}, a administração de ácido fólico não impedirá as manifestações neurológicas, apesar de corrigir, em grande parte, a anemia causada pela deficiência de vitamina B_{12}.

Farmacologia clínica

A vitamina B_{12} é utilizada no tratamento ou na prevenção de sua deficiência. A manifestação clínica mais característica da deficiência de vitamina B_{12} é a anemia megaloblástica macrocítica (ver Tabela 33-2), que, com frequência, está associada a leucopenia ou trombocitopenia leves ou moderadas (ou ambas) e a uma medula óssea hipercelular característica, com acúmulo de células eritroides megaloblásticas e outras células precursoras. A síndrome neurológica associada à deficiência de vitamina B_{12} começa geralmente com parestesias nos nervos periféricos e fraqueza, evoluindo para espasticidade, ataxia e outras disfunções do sistema nervoso central (SNC). A correção da deficiência de vitamina B_{12} interrompe a progressão da doença neurológica, mas pode não reverter por completo os sintomas neurológicos que já estão presentes há vários meses. Embora os pacientes com anormalidades neurológicas causadas pela deficiência de vitamina B_{12} tenham, em sua maioria, anemia megaloblástica quando examinados pela primeira vez, alguns pacientes exibem poucas anormalidades hematológicas ou nenhuma.

Uma vez estabelecido o diagnóstico de anemia megaloblástica, é necessário determinar se a causa reside na deficiência de vitamina B_{12} ou de ácido fólico. (Outras causas de anemia megaloblástica são muito raras.) Em geral, a causa pode ser determinada com a medição das concentrações séricas das vitaminas. O teste de Schilling, que mede a absorção e a excreção urinária de vitamina B_{12} marcada com isótopo radiativo, pode ser usado para definir com maior precisão o mecanismo de má absorção da vitamina B_{12} quando se constata ser esta a causa da anemia megaloblástica.

As causas mais comuns de deficiência de vitamina B_{12} consistem em anemia perniciosa, gastrectomia parcial ou total e condições que afetam a porção distal do íleo, como síndromes de má absorção, doença inflamatória intestinal ou ressecção do intestino delgado. Os veganos estritos que ingerem uma dieta livre de alimentos de origem animal (carne e laticínios) podem se tornar deficientes em B_{12}.

A **anemia perniciosa** resulta da secreção deficiente do fator intrínseco pelas células da mucosa gástrica. Os pacientes com anemia perniciosa apresentam atrofia gástrica e não conseguem secretar o fator intrínseco (nem ácido clorídrico). Esses pacientes frequentemente apresentam autoanticorpos contra o fator intrínseco. Historicamente, o teste de Schilling demonstrou a redução da absorção de vitamina B_{12} marcada com isótopo radiativo, o que é corrigido quando se administra fator intrínseco com a vitamina B_{12} radiativa, visto que a vitamina pode ser, então, normalmente absorvida. Atualmente esse teste é raramente realizado devido ao uso de radiatividade no ensaio.

Ocorre também deficiência de vitamina B_{12} quando a região do íleo distal que absorve o complexo vitamina B_{12}-fator intrínseco sofre lesão, como nos casos em que o íleo é acometido por doença inflamatória intestinal ou é cirurgicamente ressecado. Nessas situações, a vitamina B_{12} marcada com isótopo radiativo não é absorvida no teste de Schilling, mesmo quando se acrescenta fator intrínseco. Foi constatado que raros casos de deficiência de vitamina B_{12} em crianças são secundários à deficiência congênita de fator intrínseco ou a defeitos dos locais receptores para o complexo vitamina B_{12}-fator intrínseco localizados na porção distal do íleo. As alternativas ao teste de Schilling incluem o teste de anticorpos do fator intrínseco e o teste de concentrações de homocisteína e ácido metilmalônico (ver Figura 33-2) para fazer um diagnóstico de anemia perniciosa com alta sensibilidade e especificidade.

Quase todos os casos de deficiência de vitamina B_{12} são provocados por sua má absorção; por conseguinte, o tratamento exige injeções parenterais da vitamina. Para os pacientes que apresentam doenças potencialmente reversíveis, a doença subjacente deve ser tratada após tratamento inicial com vitamina B_{12} parenteral. Todavia, a maioria dos pacientes não apresenta síndromes curáveis de deficiência e exige tratamento permanente com vitamina B_{12}.

A vitamina B_{12} para injeção parenteral está disponível na forma de cianocobalamina ou hidroxocobalamina. Esta última é preferida, visto que se liga com mais força às proteínas e, portanto, permanece por mais tempo na circulação. A terapia inicial deve consistir na aplicação de 100 a 1.000 mcg de vitamina B_{12} por via intramuscular, diariamente ou em dias alternados, durante 1 a 2 semanas, a fim de restaurar as reservas corporais. A terapia de manutenção consiste na administração de 100 a 1.000 mcg por via intramuscular, 1 vez por mês, pelo resto da vida. Se houver anormalidades neurológicas, é necessário administrar injeções de manutenção a cada 1 a 2 semanas, durante 6 meses, antes de se passar a um esquema de injeções mensais. As misturas orais de vitamina B_{12}-fator intrínseco e extratos hepáticos não devem ser utilizadas no tratamento da deficiência de vitamina B_{12}; todavia, a administração diária de doses orais de 1.000 mcg de vitamina B_{12} costuma ser suficiente no tratamento de pacientes com anemia perniciosa, que recusam ou não conseguem tolerar as injeções. Uma vez obtida a remissão da anemia perniciosa após terapia parenteral com vitamina B_{12}, ela pode ser administrada por via intranasal, como aerossol ou gel.

ÁCIDO FÓLICO

São necessárias formas reduzidas de ácido fólico para as reações bioquímicas essenciais que fornecem precursores para a síntese de aminoácidos, purinas e DNA. A deficiência de folato é relativamente comum, embora seja corrigida com facilidade pela administração de ácido fólico. As consequências da deficiência de folato

Suplementação de ácido fólico: um dilema de saúde pública

Desde janeiro de 1998, todos os produtos preparados a partir de cereais enriquecidos nos Estados Unidos e no Canadá devem ser suplementados com ácido fólico.* Essas exigências foram determinadas com vistas à redução da incidência de defeitos do tubo neural (DTNs) congênitos. Estudos epidemiológicos realizados mostram a existência de uma forte correlação entre a deficiência materna de ácido fólico e a incidência de DTN, como espinha bífida e anencefalia. A exigência de suplementação de ácido fólico é uma medida de saúde pública voltada ao número significativo de mulheres, nos Estados Unidos, que não recebem cuidados pré-natais e que não têm consciência da importância da ingestão adequada de ácido fólico para a prevenção de defeitos congênitos em seus filhos. Estudos de observação realizados em países que enriquecem os cereais com ácido fólico constataram que a suplementação está associada a uma redução significativa (20-25%) nas taxas de DTNs. Os estudos também sugerem que as taxas de outros tipos de anomalias congênitas (cardíacas e orofaciais) declinaram desde o início da suplementação.

Pode haver um benefício adicional para os adultos. O N^5-metiltetra-hidrofolato é necessário para a conversão da homocisteína em metionina (ver Figura 33-2; ver Figura 33-3, seção 1). O comprometimento da síntese de N^5-metiltetra-hidrofolato resulta em elevação das concentrações séricas de homocisteína. Os dados reunidos de diversas fontes sugerem a existência de uma correlação positiva entre baixas concentrações séricas elevadas de homocisteína e o desenvolvimento de doenças vasculares oclusivas, como cardiopatia isquêmica e acidente vascular encefálico. Os dados clínicos sugerem que o programa de suplementação de folato melhorou a condição do ácido fólico e reduziu a prevalência de hiper-homocisteinemia em uma população de adultos de meia-idade e idosos que não utilizavam suplementos da vitamina. Também há evidências de que o ácido fólico em quantidades adequadas fornece proteção contra vários cânceres, inclusive câncer colorretal, de mama e do colo do útero.

Embora os benefícios potenciais da suplementação de ácido fólico durante a gravidez sejam notáveis, a decisão quanto ao seu uso em cereais foi controvertida. Conforme descrito no texto, a ingestão de ácido fólico pode corrigir, de modo parcial ou total, a anemia causada por deficiência de vitamina B_{12}. Entretanto, a suplementação de ácido fólico não impede a lesão neurológica potencialmente irreversível provocada pela deficiência de vitamina B_{12}. Os indivíduos com anemia perniciosa e outras formas de deficiência de vitamina B_{12} são geralmente identificados devido a sinais e sintomas de anemia, que costumam ocorrer antes do aparecimento dos sintomas neurológicos. Alguns oponentes da suplementação de ácido fólico estavam preocupados com a possibilidade de que a sua ingestão aumentada na população em geral mascarasse a deficiência de vitamina B_{12} e aumentasse a prevalência de doença neurológica na população idosa. Para se ter uma visão geral da situação, cerca de 4 mil gestações anualmente nos Estados Unidos, incluindo 2,5 mil nascidos vivos, estão associadas à ocorrência de DTNs. Por outro lado, estima-se que mais de 10% da população idosa nos Estados Unidos, ou vários milhões de pessoas, correm risco de sofrer as complicações neuropsiquiátricas da deficiência de vitamina B_{12}. Ao reconhecer essa controvérsia, a FDA manteve a exigência de suplementação de ácido fólico, porém em nível ligeiramente mais baixo. Com base em estudos observacionais e clínicos prospectivos, existe também a preocupação de que a presença de concentrações elevadas de ácido fólico possa aumentar o risco de algumas doenças, como câncer colorretal, em que o ácido fólico pode exibir uma curva semelhante a um sino. Existe a necessidade de mais pesquisas para se definir de modo mais acurado o nível ideal de enriquecimento do alimento com ácido fólico e as recomendações de suplementação em diferentes populações e grupos etários.

*N. de R.T. No Brasil, a RDC nº 344, de 13 de dezembro de 2002, da Agência Nacional de Vigilância Sanitária (Anvisa), obriga a adição de ferro e ácido fólico em farinhas de trigo e milho. A RDC nº 150, de 13 de abril de 2017, da Anvisa (em vigor desde 2019), estabelece uma nova faixa de enriquecimento das farinhas de trigo e de milho com nível mínimo (140 mcg/100 g) e máximo (220 mcg/100 g) de adição de ácido fólico (D).

ultrapassam o problema da anemia, visto que essa deficiência está implicada como causa de malformações congênitas em recém-nascidos e pode desempenhar uma função na doença vascular (ver Quadro "Suplementação de ácido fólico: um dilema de saúde pública").

Química

O ácido fólico (ácido pteroilglutâmico) é composto por um heterociclo (pteridina), ácido *p*-aminobenzoico e ácido glutâmico (Figura 33-4). Vários radicais de ácido glutâmico estão fixados à porção pteroil da molécula, resultando na formação de monoglutamatos, triglutamatos ou poliglutamatos. O ácido fólico sofre redução, catalisada pela enzima di-hidrofolato redutase ("folato redutase"), produzindo ácido di-hidrofólico (ver Figura 33-3, seção 3). Em seguida, o tetra-hidrofolato é transformado em cofatores de folato, que apresentam unidades de um carbono ligadas ao nitrogênio-5, ao nitrogênio-10 ou a ambas as posições (ver Figura 33-3). Os cofatores de folato são convertidos entre si por meio de várias reações enzimáticas e desempenham a importante função bioquímica de doar unidades de um carbono em vários níveis de oxidação. Na maioria desses casos, o tetra-hidrofolato é regenerado e torna-se disponível para reutilização.

Farmacocinética

Nos Estados Unidos, a dieta média contém 500 a 700 mcg/dia de folatos, dos quais 50 a 200 mcg são habitualmente absorvidos, dependendo das necessidades metabólicas. As mulheres grávidas podem absorver até 300 a 400 mcg/dia de ácido fólico. São encontradas várias formas de ácido fólico em uma grande variedade de tecidos

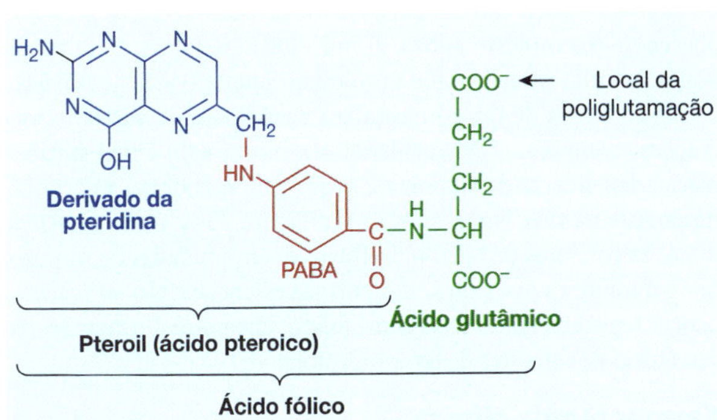

FIGURA 33-4 Estrutura do ácido fólico. (Reproduzida, com autorização, de Murray RK, Granner DK, Mayes PA, et al: Harper's Biochemistry, 24th ed. McGraw Hill, 1996.)

vegetais e animais, e as fontes mais ricas incluem levedura, fígado, rins e verduras. Em condições normais, são armazenados 5 a 20 mg de folatos no fígado e em outros tecidos. Os folatos são excretados na urina e nas fezes e também destruídos por catabolismo, de modo que as concentrações séricas declinam em poucos dias quando a ingestão da vitamina encontra-se diminuída. Como as reservas corporais de folatos são relativamente pequenas, e as necessidades diárias são altas, pode-se verificar o desenvolvimento de deficiência de ácido fólico e de anemia megaloblástica em 1 a 6 meses após a interrupção da ingestão de ácido fólico, dependendo do estado nutricional do paciente e da taxa de utilização do folato.

O ácido fólico em sua forma inalterada sofre absorção rápida e completa na porção proximal do jejuno. Todavia, os folatos nutricionais consistem principalmente em formas de poliglutamato do N^5-metiltetra-hidrofolato. Antes de sua absorção, todos os resíduos glutamil dos poliglutamatos precisam ser hidrolisados pela enzima α-1-glutamiltransferase ("conjugase") na borda em escova da mucosa intestinal. O monoglutamato N^5-metiltetra-hidrofolato é depois transportado na corrente sanguínea por transporte ativo e passivo e, a seguir, distribuído por todo o corpo. No interior das células, o N^5-metiltetra-hidrofolato é convertido em tetra-hidrofolato pela reação de desmetilação, que exige a presença de vitamina B_{12} (ver Figura 33-3, seção 1).

Farmacodinâmica

Os cofatores de tetra-hidrofolato participam das reações de transferência de um carbono. Conforme descrito na discussão sobre vitamina B_{12}, uma dessas reações essenciais produz o dTMP necessário à síntese de DNA. Nessa reação, a enzima timidilato sintase catalisa a transferência de uma unidade de um carbono do N^5, N^{10}-metilenotetra-hidrofolato para o monofosfato de desoxiuridina (dUMP), formando dTMP (ver Figura 33-3, seção 2). Ao contrário de todas as outras reações enzimáticas que utilizam cofatores de folato, o cofator nessa reação é oxidado a di-hidrofolato, e para cada mol de dTMP produzido ocorre consumo de 1 mol de tetra-hidrofolato. Nos tecidos em rápida proliferação, são consumidas quantidades consideráveis de tetra-hidrofolato nessa reação, e a síntese contínua de DNA exige uma regeneração constante de tetra-hidrofolato por meio da redução do di-hidrofolato, que é catalisada pela enzima di-hidrofolato redutase. O tetra-hidrofolato, assim produzido, pode então formar novamente o cofator N^5, N^{10}-metilenotetra-hidrofolato sob a ação da serina trans-hidroximetilase, possibilitando, assim, a síntese contínua de dTMP. As atividades catalíticas combinadas da dTMP sintase, da di-hidrofolato redutase e da serina trans-hidroximetilase são designadas como *ciclo de síntese do dTMP*. As enzimas do ciclo do dTMP constituem os alvos de dois fármacos antineoplásicos; o metotrexato inibe a di-hidrofolato redutase, e um metabólito da 5-fluoruracila inibe a timidilato sintase (ver Capítulo 54).

Os cofatores de tetra-hidrofolato participam de várias outras reações essenciais. O N^5-metilenotetra-hidrofolato é necessário à reação dependente de vitamina B_{12}, que gera metionina a partir da homocisteína (ver Figura 33-2A; ver Figura 33-3, seção 1). Além disso, os cofatores de tetra-hidrofolato doam unidades de um carbono durante a nova síntese das purinas essenciais. Nessas reações, ocorre regeneração do tetra-hidrofolato, que pode retornar ao reservatório de cofatores de tetra-hidrofolato.

Farmacologia clínica

A deficiência de folato resulta em anemia megaloblástica, que é microscopicamente indistinguível da anemia causada pela deficiência de vitamina B_{12} (ver anteriormente). Todavia, a deficiência de folato não provoca a síndrome neurológica característica observada na deficiência de vitamina B_{12}. Em pacientes com anemia megaloblástica, a condição do folato é avaliada pelas determinações das concentrações de folato sérico ou eritrocitário. As concentrações eritrocitárias de folato com frequência têm maior valor diagnóstico do que as séricas, visto que estas últimas tendem a ser lábeis e não refletem necessariamente os níveis teciduais.

A deficiência de ácido fólico com frequência é causada pela ingestão nutricional inadequada de folatos. Os pacientes com dependência de álcool e aqueles com doença hepática podem desenvolver deficiência de ácido fólico, devido à dieta inadequada e à diminuição das reservas hepáticas de folato. As mulheres grávidas e os pacientes com anemia hemolítica apresentam necessidades aumentadas de folato e podem se tornar deficientes em ácido fólico, sobretudo se a dieta for insuficiente. As evidências apontam para a deficiência materna de ácido fólico na ocorrência de DTNs no feto (ver Quadro "Suplementação de ácido fólico: um dilema de saúde pública"). Os pacientes com síndromes de má absorção também desenvolvem deficiência de ácido fólico. Os pacientes que necessitam de diálise renal correm risco de desenvolver deficiência de ácido fólico, visto que os folatos são removidos do plasma durante o procedimento de diálise.

A deficiência de ácido fólico pode ser causada por fármacos. O metotrexato e, em menor grau, a trimetoprima e a pirimetamina, inibem a di-hidrofolato redutase e podem levar a uma deficiência de cofatores de folato e, em última análise, ao desenvolvimento de anemia megaloblástica. A terapia de longo prazo com fenitoína também pode causar deficiência de folato, porém apenas em poucos casos provoca anemia megaloblástica.

A administração parenteral de ácido fólico raramente é necessária, visto que o ácido fólico por via oral é bem absorvido, mesmo em pacientes com síndromes de má absorção. A administração diária de uma dose de 1 mg de ácido fólico por via oral é suficiente para reverter a anemia megaloblástica, restaurar as concentrações séricas normais de folato e repor as reservas corporais de folatos em quase todos os pacientes. O tratamento deve ser mantido até a remoção ou correção da causa subjacente da deficiência. Pode ser necessário um tratamento permanente para pacientes com má absorção ou dieta inadequada. Deve-se considerar a suplementação de ácido fólico para evitar a deficiência de ácido fólico em pacientes de alto risco, inclusive mulheres grávidas, dependentes de álcool, pacientes com anemia hemolítica, doença hepática ou certas doenças da pele, e pacientes submetidos à diálise renal.

FATORES DE CRESCIMENTO HEMATOPOIÉTICOS

Os fatores de crescimento hematopoiéticos consistem em hormônios glicoproteicos, que regulam a proliferação e a diferenciação das células progenitoras hematopoiéticas na medula óssea. Os primeiros fatores de crescimento identificados foram denominados *fatores de estimulação de colônias*, em virtude de sua capacidade de estimular o crescimento *in vitro* de colônias de vários tipos de células progenitoras da medula óssea. Muitos desses fatores de crescimento foram purificados e clonados, e seus efeitos sobre a hematopoiese foram bastante estudados. São produzidas quantidades suficientes desses fatores de crescimento para uso clínico por meio da tecnologia do DNA recombinante.

Entre os fatores de crescimento hematopoiéticos conhecidos, a **eritropoietina** (**alfaepoetina** e **betaepoetina**), o **fator de estimulação de colônias de granulócitos** (**G-CSF**, do inglês *granulocyte* *colony-stimulating factor*), o **fator de estimulação de colônias de granulócitos-macrófagos** (**GM-CSF**, do inglês *granulocyte-macrophage colony-stimulating*), a **interleucina 11** (**IL-11**) e os agonistas do receptor de trombopoietina (**romiplostim** e **eltrombopague**) estão atualmente disponíveis para uso clínico.

Os fatores de crescimento hematopoiéticos e fármacos que simulam a sua ação exercem efeitos complexos sobre a função de uma ampla variedade de tipos de células, inclusive não hematológicas. Sua utilidade em outras áreas da medicina, particularmente como fármacos antineoplásicos e anti-inflamatórios potenciais, está sendo investigada.

ERITROPOIETINA

Química e farmacocinética

A eritropoietina, uma glicoproteína de 34 a 39 kDa, foi o primeiro fator de crescimento hematopoiético humano a ser isolado. A princípio, foi purificada da urina de pacientes com anemia grave. A eritropoietina humana recombinante (rHuEPO [do inglês *recombinant human erythropoietin*], alfaepoetina) é produzida em um sistema de expressão de células de mamífero. Após administração intravenosa, a eritropoietina apresenta meia-vida sérica de 4 a 13 horas em pacientes com insuficiência renal crônica. Ela não é eliminada por diálise. É medida em unidades internacionais (UI). A alfadarbepoetina é uma forma modificada de eritropoietina, mais intensamente glicosilada em consequência de modificações dos aminoácidos. A alfadarbepoetina tem uma meia-vida 2 a 3 vezes mais longa do que a alfaepoetina. A betaepoetina metoxipolietilenoglicol é uma isoforma da eritropoietina ligada de modo covalente a um longo polímero de polietilenoglicol. Esse produto recombinante de vida longa é administrado em uma dose única intravenosa ou subcutânea a intervalos de 2 semanas ou mensais, ao passo que a alfaepoetina é geralmente administrada 3 vezes por semana, e a darbepoetina, 1 vez por semana.

Farmacodinâmica

A eritropoietina estimula a proliferação e a diferenciação das células eritroides ao interagir com receptores de eritropoietina nos progenitores eritroides. O receptor de eritropoietina é um membro da superfamília JAK-STAT de receptores de citocinas, que utilizam a fosforilação proteica e a ativação de fatores de transcrição para regular a função celular (ver Capítulo 2). A eritropoietina também induz a liberação de reticulócitos da medula óssea. A eritropoietina endógena é produzida principalmente nos rins. Em resposta à hipoxia tecidual, ocorre maior produção de eritropoietina pelo aumento da taxa de transcrição do seu gene. Esse processo leva à correção da anemia, contanto que a resposta da medula óssea não esteja comprometida por alguma deficiência nutricional dos eritrócitos (particularmente deficiência de ferro), distúrbios primários da medula óssea (ver adiante) ou supressão da medula por fármacos ou doenças crônicas.

Normalmente, existe uma relação inversa entre o hematócrito ou a concentração de hemoglobina e as concentrações séricas de eritropoietina. Os indivíduos não anêmicos apresentam as concentrações séricas de eritropoietina inferiores a 20 UI/L. À medida que o hematócrito e as concentrações de hemoglobina declinam, e a anemia torna-se mais grave, e ocorre uma elevação exponencial nas concentrações séricas de eritropoietina. Em geral, os pacientes com anemia moderadamente grave apresentam concentrações de eritropoietina na faixa de 100 a 500 UI/L, ao passo que aqueles com anemia grave podem ter concentrações de milhares de UI/L. A exceção mais importante a essa relação inversa é observada na anemia da insuficiência renal crônica. Em pacientes com doença renal, as concentrações de eritropoietina estão habitualmente baixas, visto que os rins são incapazes de produzir o fator de crescimento. Esses pacientes têm mais tendência a responder ao tratamento com eritropoietina exógena. Na maioria dos distúrbios primários da medula óssea (anemia aplásica, leucemias, distúrbios mieloproliferativos e mielodisplásicos, etc.) e na maioria das anemias nutricionais e secundárias, as concentrações de eritropoietina endógena apresentam-se elevadas, de modo que existe menos probabilidade de ocorrer uma resposta à eritropoietina exógena (ver adiante).

Farmacologia clínica

A disponibilidade de agentes estimuladores da eritropoiese (AEEs) teve um impacto positivo significativo para pacientes com vários tipos de anemia (Tabela 33-4). Os AEEs melhoram o hematócrito e a

TABELA 33-4 Aplicações clínicas dos fatores de crescimento hematopoiéticos e agentes que simulam suas ações

Fator de crescimento hematopoiético	Condições clínicas para tratamento ou prevenção	Receptores
Eritropoietina, alfadarbepoetina	Anemia	Pacientes com insuficiência renal crônica
		Pacientes infectados pelo vírus da imunodeficiência humana (HIV) tratados com zidovudina
		Pacientes com câncer tratados com quimioterapia mielossupressora
		Pacientes programados para submeter-se à cirurgia eletiva não cardíaca não vascular
Fator de estimulação de colônias de granulócitos (G-CSF; filgrastim) e fator de estimulação de colônias de granulócitos-macrófagos (GM-CSF; sargramostim)	Neutropenia	Pacientes com câncer tratados com quimioterapia mielossupressora
		Pacientes com neutropenia crônica grave
		Pacientes em recuperação de transplante de medula óssea
	Transplante de células-tronco ou de medula óssea	Pacientes com neoplasias malignas não mieloides ou outras condições que estão sendo tratadas com transplante de células-tronco ou de medula óssea
	Mobilização de células progenitoras do sangue periférico (CPSP)	Doadores de células-tronco para transplante alogênico ou autólogo
Interleucina 11 (IL-11, oprelvecina)	Trombocitopenia	Pacientes com neoplasias malignas não mieloides que recebem quimioterapia mielossupressora
Romiplostim, eltrombopague	Trombocitopenia	Pacientes com púrpura trombocitopênica idiopática

concentração de hemoglobina, eliminam com frequência a necessidade de transfusões e produzem uma melhora confiável nos índices de qualidade de vida. Os AEEs são usados em pacientes com anemia secundária à doença renal crônica. Em pacientes tratados com AEEs, observa-se uma elevação da contagem de reticulócitos em cerca de 10 dias, com aumento do hematócrito e das concentrações de hemoglobina em 2 a 6 semanas. As doses de AEEs são ajustadas para manter uma meta de concentração de hemoglobina até 10 a 12 g/dL, sem, contudo, exceder esse valor. Para sustentar o aumento da eritropoiese, quase todos os pacientes com doença renal crônica necessitam de suplementação de ferro oral ou parenteral. A suplementação de folato também é necessária em alguns pacientes.

Uma abordagem alternativa para o tratamento da anemia causada por doença renal crônica pode ser disponibilizada no futuro como resultado de pesquisas que levaram ao prêmio Nobel de Fisiologia ou Medicina em 2019. Estudos da resposta à hipoxia resultaram na identificação de um fator regulador do DNA que foi denominado fator induzível por hipoxia (HIF, do inglês *hypoxia-inducible factor*). Verificou-se que o HIF foi inativado em níveis normais de oxigênio por um conjunto de enzimas denominadas prolil-hidroxilases (PHDs) e, quando não inativado (em condições de hipoxia), aumentou a eritropoiese. Foram descobertas moléculas pequenas inibidoras de PHD que aumentam a concentração de hemoglobina; uma delas, o **roxadustate**, já foi banida pelas autoridades esportivas profissionais. Esse medicamento está em testes clínicos para o tratamento da anemia causada por doença renal.

Em pacientes selecionados, a eritropoietina também é usada para reduzir a necessidade de transfusão de eritrócitos naqueles submetidos à quimioterapia mielossupressora para câncer, que apresentam concentrações de hemoglobina inferiores a 10 g/dL, bem como em pacientes selecionados com síndromes mielodisplásicas de baixo risco e anemia exigindo transfusões de eritrócitos. Os pacientes que apresentam as concentrações séricas desproporcionalmente baixas de eritropoietina para o grau de anemia tendem a responder ao tratamento. Os pacientes com concentrações de eritropoietina endógena inferiores a 100 UI/L têm mais probabilidade de responder, embora, em certas ocasiões, observe-se uma resposta em pacientes com concentrações de eritropoietina situadas entre 100 e 500 UI/L. A betaepoetina metoxipolietilenoglicol não deve ser usada para o tratamento da anemia causada por quimioterapia do câncer, visto que um estudo clínico conduzido verificou uma taxa significativamente maior de mortalidade entre pacientes que receberam essa forma de eritropoietina.

A eritropoietina é um dos fármacos comumente usados de modo ilegal por atletas de resistência para melhorar o seu desempenho. Outros métodos, como transfusão de eritrócitos autólogos ou uso de androgênios, também têm sido usados para aumentar a concentração de hemoglobina. O "*doping* sanguíneo" representa um sério risco à saúde dos atletas e, como fraude, é rotineiramente testado em competições atléticas, podendo até mesmo banir os competidores.

Toxicidade

As reações adversas mais comuns da eritropoietina consistem em hipertensão e complicações trombóticas. Os AEEs aumentam o risco de eventos cardiovasculares graves, acidente vascular encefálico e mortalidade em estudos clínicos quando administrados para manter as concentrações de hemoglobina acima de 11 g/dL. Além disso, uma metanálise com 51 estudos clínicos controlados por placebo de AEE em pacientes com câncer relatou uma taxa aumentada de mortalidade de todas as causas e trombose venosa nos pacientes aos quais foi administrado um AEE. Com base nas evidências acumuladas, recomenda-se que a concentração de hemoglobina não ultrapasse 11 g/dL em pacientes com doença renal crônica em uso de AEE, e que os AEEs sejam usados de modo conservador em pacientes com câncer (p. ex., quando há concentrações de hemoglobina < 10 g/dL), utilizando a menor dose necessária para evitar a administração de transfusão. Recomenda-se, ainda, que os AEEs não sejam usados quando uma terapia para câncer está sendo ministrada com intenção curativa.

As reações alérgicas aos AEEs têm sido infrequentes. Houve um pequeno número de casos de aplasia eritroide pura (AEP), acompanhada de anticorpos neutralizantes contra a eritropoietina. A AEP era mais comumente observada em pacientes submetidos à diálise, tratados por um longo período de tempo com uma forma particular de alfaepoetina por via subcutânea (com estabilizador de polissorbato 80, em lugar de albumina sérica humana), que não está disponível nos Estados Unidos (nem no Brasil). Após os órgãos reguladores terem exigido a administração intravenosa de alfapoetina, em lugar da via subcutânea, houve uma redução na taxa de AEP associada aos AEEs. Entretanto, raros casos são ainda registrados com todos os AEEs administrados por via subcutânea por longos períodos a pacientes com doença renal crônica.

FATORES DE CRESCIMENTO MIELOIDES

Química e farmacocinética

O **G-CSF** e o **GM-CSF**, os dois fatores de crescimento mieloides atualmente disponíveis para uso clínico, foram originalmente purificados de cultura de linhagens celulares humanas (ver Tabela 33-4). O G-CSF humano recombinante (**rHuG-CSF; filgrastim**) é produzido em um sistema de expressão bacteriano. Trata-se de um peptídeo não glicosilado de 175 aminoácidos, com PM de 18 kDa. **Tbo-filgrastim** é semelhante ao filgrastim, com pequenas diferenças estruturais e atividade equivalente. O GM-CSF humano recombinante (**rHuGM-CSF; sargramostim** [não disponível no Brasil]) é produzido em um sistema de expressão em levedura. Trata-se de um peptídeo parcialmente glicosilado de 127 aminoácidos, com três espécies moleculares com PMs de 15.500, 15.800 e 19.500. Essas preparações apresentam meias-vidas séricas de 2 a 7 horas após administração intravenosa ou subcutânea. O **pegfilgrastim**, um produto de conjugação covalente do filgrastim com uma forma de polietilenoglicol, tem uma meia-vida sérica muito mais longa do que a do G-CSF recombinante, de modo que pode ser injetado em dose única por ciclo de quimioterapia mielossupressora, em vez de diariamente, durante vários dias. O **lenograstim**, muito usado na Europa (não disponível no Brasil), é uma forma glicosilada do G-CSF recombinante.

Farmacodinâmica

Os fatores de crescimento mieloides estimulam a proliferação e a diferenciação ao interagirem com receptores específicos presentes nas células progenitoras mieloides. À semelhança do receptor de eritropoietina, esses receptores são membros da superfamília JAK-STAT (ver Capítulo 2). O G-CSF estimula a proliferação e a diferenciação de progenitores já comprometidos na linhagem dos neutrófilos. Além disso, ativa a atividade fagocítica dos neutrófilos maduros e prolonga a sua sobrevida na circulação. O G-CSF também tem uma notável capacidade de mobilizar as células-tronco hematopoiéticas, isto é, de aumentar a sua concentração no sangue periférico. Esse efeito biológico está na origem de um grande avanço nos transplantes – o uso de **células-tronco do sangue periférico** (**CTSPs**), em vez de células-tronco da medula óssea para transplante de células-tronco hematopoiéticas autólogas ou alogênicas (ver adiante).

O GM-CSF apresenta ações biológicas mais amplas do que o G-CSF. Trata-se de um fator de crescimento hematopoiético multipotencial, que estimula a proliferação e a diferenciação das células progenitoras granulocíticas imaturas e em fase final de maturação, bem como dos progenitores eritroides e megacariocíticos. À semelhança do G-CSF, o GM-CSF também estimula a função dos neutrófilos maduros. O GM-CSF atua em conjunto com a IL-2 para estimular a proliferação de células T, e parece atuar como fator ativo nos locais de inflamação. O GM-CSF mobiliza as células-tronco do sangue periférico, porém é significativamente menos eficaz e mais tóxico do que o G-CSF nesse aspecto.

Farmacologia clínica

A. Neutropenia induzida por quimioterapia antineoplásica

A neutropenia constitui uma reação adversa comum dos agentes citotóxicos usados no tratamento do câncer e aumenta o risco de infecção grave em pacientes submetidos à quimioterapia. Diferentemente do tratamento da anemia e da trombocitopenia, a transfusão em pacientes neutropênicos com granulócitos obtidos de doadores raramente é efetuada e tem sucesso limitado. A introdução do G-CSF, em 1991, representou um marco no tratamento da neutropenia induzida por quimioterapia. Esse fator de crescimento acelera acentuadamente a taxa de recuperação dos neutrófilos após quimioterapia mielossupressora em doses intensivas (Figura 33-5). Ele diminui a duração da neutropenia e, em geral, eleva a contagem mínima dos neutrófilos observada após um ciclo de quimioterapia.

A capacidade do G-CSF de aumentar as contagens de neutrófilos após quimioterapia mielossupressora é quase universal, porém o seu impacto sobre a evolução clínica varia. Muitos estudos clínicos

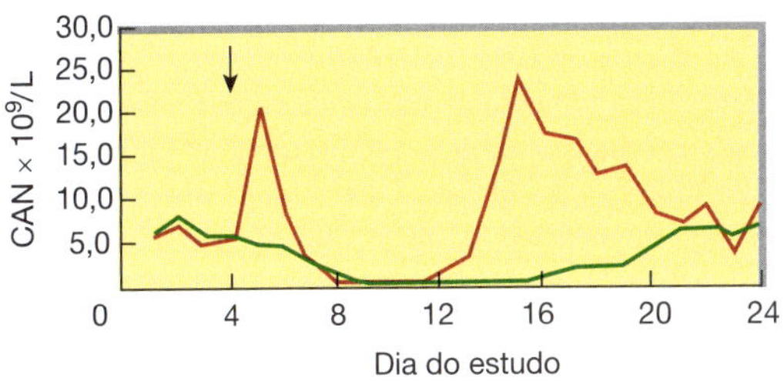

FIGURA 33-5 Efeitos do fator de estimulação de colônias de granulócitos (G-CSF; *linha vermelha*) ou do placebo (*linha verde*) sobre a contagem absoluta de neutrófilos (CAN) após quimioterapia citotóxica para câncer de pulmão. As doses dos fármacos quimioterápicos foram administradas nos dias 1 e 3. As injeções de G-CSF ou de placebo foram iniciadas no dia 4 e continuadas diariamente até o dia 12 ou 16. O primeiro pico na CAN reflete o recrutamento de células maduras pelo G-CSF. O segundo pico reflete um acentuado aumento na produção de novos neutrófilos pela medula óssea sob a estimulação do G-CSF. (A CAN normal é de 2,2-8,6 × 10^9/L.) (Reproduzida, com autorização, de Crawford J, Ozer H, Stoller R, et al: Reduction by granulocyte colony-stimulating factor of fever and neutropenia induced by chemotherapy in patients with small-cell lung cancer, N Engl J Med 1991 Jul 18;325(3):164-170.)

e metanálises, porém nem todos, demonstraram que o G-CSF reduz os episódios de neutropenia febril, as necessidades de antibióticos de amplo espectro, as infecções e os dias de hospitalização. Os estudos clínicos realizados não demonstraram qualquer melhora da sobrevida em pacientes com câncer tratados com G-CSF. As diretrizes clínicas para o uso do G-CSF após quimioterapia citotóxica recomendam que seja reservado para pacientes com alto risco de neutropenia febril com base na idade, na história clínica e nas características da doença; para pacientes submetidos a esquemas de quimioterapia intensiva que correm um risco de mais de 20% de neutropenia febril; para pacientes com episódio precedente de neutropenia febril após quimioterapia citotóxica; para pacientes com alto risco de neutropenia febril; e para aqueles que têm pouca probabilidade de sobreviver a um episódio de neutropenia febril. O pegfilgrastim constitui uma alternativa ao G-CSF na prevenção da neutropenia febril induzida por quimioterapia. O pegfilgrastim pode ser administrado em dose única por ciclo de quimioterapia e reduzir um pouco mais o período de neutropenia grave do que o G-CSF.

À semelhança do G-CSF e do pegfilgrastim, o GM-CSF também diminui a duração da neutropenia após quimioterapia citotóxica. Tem sido mais difícil mostrar que o GM-CSF reduz a incidência de neutropenia febril, provavelmente porque o próprio GM-CSF pode induzir febre. No tratamento da neutropenia induzida por quimioterapia, inicia-se a administração de G-CSF, 5 mcg/kg/dia, ou de GM-CSF, 250 mcg/m^2/dia, em 24 a 72 horas após completar a quimioterapia, sendo o seu uso mantido até que a contagem absoluta de neutrófilos ultrapasse 10.000 células/μL. O pegfilgrastim é administrado em dose única de 6 mg.

A utilidade e a segurança dos fatores de crescimento mieloides no tratamento de suporte pós-quimioterapia de pacientes com leucemia mielocítica aguda (LMA) têm sido objeto de vários estudos clínicos. Como as células leucêmicas surgem de progenitores, cujas proliferação e diferenciação são normalmente reguladas por fatores de crescimento hematopoiéticos, incluindo GM-CSF e G-CSF, houve certa preocupação de que os fatores de crescimento mieloides pudessem estimular o crescimento das células leucêmicas e aumentar a taxa de recidiva. Os resultados de estudos clínicos randomizados sugerem que tanto o G-CSF como o GM-CSF são seguros após tratamento de indução e de consolidação da leucemia mielocítica e linfocítica. Não houve nenhuma evidência de que esses fatores de crescimento reduzam a taxa de remissão ou aumentem a de recidiva. Pelo contrário, os fatores de crescimento aceleram a recuperação dos neutrófilos e reduzem as taxas de infecção e os dias de hospitalização do paciente. Tanto o G-CSF como o GM-CSF foram aprovados pela FDA para o tratamento de pacientes com LMA.

B. Outras aplicações

O G-CSF e o GM-CSF também demonstraram ser efetivos no tratamento da neutropenia associada à **neutropenia congênita**, à **neutropenia cíclica**, à **mielodisplasia** e à **anemia aplásica**. Muitos pacientes com esses distúrbios respondem com uma elevação imediata e algumas vezes notável da contagem de neutrófilos. Em alguns casos, essa resposta resulta em diminuição na frequência de infecções. Como nem o G-CSF nem o GM-CSF estimulam a formação de eritrócitos e plaquetas, são algumas vezes usados em associação com outros fatores de crescimento para o tratamento da pancitopenia.

Os fatores de crescimento mieloides desempenham um importante papel no **transplante de células-tronco autólogo** em pacientes submetidos à quimioterapia em altas doses. A quimioterapia em altas doses com suporte de células-tronco autólogo está sendo cada vez mais utilizada no tratamento de pacientes com tumores que se mostram resistentes a doses convencionais de fármacos quimioterápicos. Os esquemas em alta dose produzem mielossupressão extrema; a seguir, a mielossupressão é compensada pela reinfusão das próprias células-tronco hematopoiéticas do paciente (que são coletadas antes da quimioterapia). A administração de G-CSF ou de GM-CSF logo após transplante de células-tronco autólogo reduz o tempo necessário ao enxerto e à recuperação da neutropenia em pacientes que recebem células-tronco obtidas da medula óssea ou do sangue periférico. Esses efeitos são observados em pacientes tratados para linfomas ou tumores sólidos. O G-CSF e o GM-CSF também são utilizados para suporte de pacientes que foram submetidos a transplante de medula óssea alogênica para tratamento de neoplasias malignas hematológicas ou estados de insuficiência medular. Nesse contexto, os fatores de crescimento aceleram a recuperação da neutropenia, sem aumentar a incidência de doença aguda do enxerto contra o hospedeiro.

Talvez a função mais importante desempenhada pelos fatores de crescimento mieloide no transplante seja a mobilização de CTSPs. As células-tronco coletadas do sangue periférico quase substituíram a medula óssea como preparação hematopoiética utilizada para transplante autólogo e alogênico. As células podem ser coletadas de modo ambulatorial, por meio de um procedimento que evita grande parte dos riscos e o desconforto associados à coleta de medula óssea, inclusive a necessidade de anestesia geral. Além disso, há evidências de que o transplante de CTSPs resulta em enxerto mais rápido de todas as linhagens de células hematopoiéticas e em redução das taxas de falha do enxerto ou recuperação tardia das plaquetas.

O G-CSF é a citocina mais usada para mobilização de CTSPs, devido à sua maior eficácia e toxicidade reduzida, em comparação com o GM-CSF. Para mobilizar as células-tronco para transplante autólogo, os doadores recebem 5 a 10 mcg/kg/dia por via subcutânea, durante 4 dias. No quinto dia, efetua-se a leucaférese. O sucesso do transplante com CTSPs depende da transfusão de um número adequado de células-tronco. O CD34, um antígeno presente nas células progenitoras imaturas e ausente nas células comprometidas em estágio mais avançado de maturação, é utilizado como marcador para as células-tronco necessárias. A meta consiste na infusão de pelo menos 5×10^6 células CD34/kg; em geral, essa quantidade de células CD34 resulta em enxerto imediato e durável de todas as linhagens celulares. Podem ser necessárias várias leucaféreses separadas para a coleta de uma quantidade suficiente de células CD34, sobretudo de pacientes idosos ou expostos a radioterapia ou quimioterapia.

Para pacientes com mieloma múltiplo ou linfoma não Hodgkin que respondem de modo subótimo ao G-CSF isoladamente, pode-se acrescentar o novo mobilizador de células-tronco hematopoiéticas, o **plerixafor**, ao G-CSF. O plerixafor é uma molécula biciclam originalmente desenvolvida como fármaco anti-HIV, em virtude de sua capacidade de inibir o receptor de quimiocina CXC 4 (CXCR4), um correceptor para a entrada do HIV nos linfócitos T CD4+ (ver Capítulo 49). Os estudos clínicos preliminares do plerixafor revelaram uma notável capacidade de aumentar as células CD34 no sangue periférico. O plerixafor mobiliza as células CD34, evitando que a quimiocina estromal fator 1α (CXCL12) se ligue ao CXCR4 e direcionando as células CD34 para "casa" na medula óssea. O plerixafor é administrado por injeção subcutânea depois de 4 dias de tratamento com G-CSF e 11 horas antes da leucaférese; pode ser usado com o G-CSF por até 4 dias contínuos. O plerixafor é eliminado principalmente por via renal e precisa ter a sua dose ajustada em pacientes com comprometimento renal. O fármaco é bem tolerado; as reações adversas mais comuns associadas a seu uso consistem em reações no local de injeção, distúrbios gastrintestinais, tontura, fadiga e cefaleia.

Toxicidade

Embora os três fatores de crescimento exerçam efeitos semelhantes sobre as contagens de neutrófilos, o G-CSF e o pegfilgrastim são usados com mais frequência do que o GM-CSF, em virtude de sua melhor tolerância. O G-CSF e o pegfilgrastim podem causar dor óssea, que desaparece com a interrupção dos fármacos. O GM-CSF pode produzir efeitos colaterais mais graves, particularmente quando administrado em doses altas. Esses efeitos colaterais incluem febre, mal-estar, artralgias, mialgias e uma síndrome de extravasamento capilar, caracterizada por edema periférico e derrames pleurais ou pericárdicos. Podem ocorrer reações alérgicas, embora sejam infrequentes. A ruptura do baço é uma complicação rara, porém grave, do uso de G-CSF para mobilização de CTSPs.

FATORES DE CRESCIMENTO MEGACARIOCÍTICOS

Os pacientes com trombocitopenia correm alto risco de hemorragia. Embora a transfusão de plaquetas seja utilizada com frequência no tratamento da trombocitopenia, esse procedimento pode causar reações adversas no receptor; além disso, uma porcentagem significativa de pacientes não exibe o aumento esperado na contagem de plaquetas. A **trombopoietina** e a **IL-11** parecem constituir os principais reguladores endógenos da produção de plaquetas. Uma forma recombinante de IL-11 foi o primeiro agente a ter aprovação da FDA para o tratamento da trombocitopenia. A trombopoietina humana recombinante e uma forma peguilada de uma trombopoietina humana encurtada foram objetos de extensa investigação clínica na década de 1990. Entretanto, o desenvolvimento desses fármacos foi abandonado depois de verificada a formação de autoanticorpos contra a trombopoietina nativa em indivíduos saudáveis, causando trombocitopenia. Os esforços concentraram-se na investigação de novos agonistas peptídicos não imunogênicos do receptor de trombopoietina, conhecido como **MPL**. Três agonistas da trombopoietina (romiplostim, eltrombopague e avatrombopague [não disponível no Brasil]) são aprovados para o tratamento da trombocitopenia. Fostamatinibe (não disponível no Brasil) é um profármaco inibidor de tirosina cinase. O metabólito ativo tem como alvo a SYK cinase na via de sinalização a jusante do receptor de células B e do receptor Fc no sistema reticuloendotelial.

Química, farmacocinética e farmacodinâmica

A **interleucina 11** é uma proteína de 65 a 85 kDa produzida por fibroblastos e células do estroma na medula óssea. A **oprelvecina**, a forma recombinante da IL-11, aprovada para uso clínico (ver Tabela 33-4), é produzida por expressão em *Escherichia* *coli*. A meia-vida da IL-11 é de 7 a 8 horas quando o fármaco é injetado por via subcutânea. A IL-11 atua por meio de um receptor específico de citocina na superfície celular, estimulando o crescimento de múltiplas células linfoides e mieloides. Atua de modo sinérgico com outros fatores de crescimento para estimular o crescimento de progenitores megacariocíticos primitivos e, sobretudo, para aumentar o número de plaquetas e neutrófilos no sangue periférico.

O **romiplostim** é um peptídeo agonista da trombopoietina ligado de modo covalente a segmentos de anticorpos que servem para aumentar a meia-vida do peptídeo. O peptídeo de ligação de MPL não tem nenhuma homologia de sequência com a trombopoietina humana, e não há evidências, em estudos realizados em animais ou em seres humanos, de que o peptídeo de ligação de MPL ou romiplostim induza a formação de anticorpos contra a trombopoietina. Após a sua administração subcutânea, o romiplostim é eliminado pelo sistema reticuloendotelial, com meia-vida média de 3 a 4 dias. Sua meia-vida está inversamente relacionada com a contagem de plaquetas no soro; apresenta meia-vida mais longa em pacientes com trombocitopenia e mais curta naqueles cujas contagens de plaquetas se normalizaram. O romiplostim foi aprovado para o tratamento de pacientes com trombocitopenia imune crônica que tiveram uma resposta inadequada a outras terapias. Romiplostim tem alta afinidade para o receptor MPL humano e resulta em aumento na contagem de plaquetas que é dose-dependente. O romiplostim é administrado 1 vez por semana por injeção subcutânea.

O **eltrombopague** é uma pequena molécula agonista não peptídica da trombopoietina, ativa por via oral, aprovada para o tratamento de pacientes com trombocitopenia imune crônica que tiveram uma resposta inadequada a outras terapias, bem como para o tratamento da trombocitopenia em pacientes com hepatite C para permitir a instituição da terapia com interferona. Após administração oral, as concentrações máximas de eltrombopague são observadas dentro de 2 a 6 horas, com meia-vida de 26 a 35 horas. O eltrombopague é excretado principalmente nas fezes. Ele interage com o domínio transmembrana do receptor MPL e, assim como o romiplostim, resulta em aumento da contagem de plaquetas que é dose-dependente.

Avatrombopague é um agonista da trombopoietina oralmente ativo, aprovado para o tratamento de trombocitopenia em pacientes adultos com doença hepática crônica para aumentar a contagem de plaquetas para mais de 50 mil antes dos procedimentos e para tratar pacientes com trombocitopenia imune crônica que tiveram uma resposta inadequada a outras terapias. A dose na doença hepática é de 60 mg/dia, por via oral, por 5 dias, em pacientes com contagem de plaquetas inferior a 40.000, e 50 mg/dia, por 5 dias, para pacientes com contagem plaquetária de 40 a menos de 50.000, 10 a 13 dias antes do procedimento. Em estudos clínicos, a contagem de plaquetas aumentou a partir do dia 4 após a dose, com pico entre 10 a 13 dias e retornando aos valores basais em 4 a 5 semanas. Para pacientes com trombocitopenia imune com resposta inadequada à terapia anterior, a dose inicial é de 20 mg/dia.

O **fostamatinibe** é um profármaco ativo por via oral aprovado para uso em pacientes com trombocitopenia imune crônica que tiveram resposta inadequada a outras terapias. O metabólito ativo, R406, é um inibidor da tirosina cinase SYK que bloqueia as vias de sinalização Fc de ativação de células B, diminuindo a remoção de plaquetas mediada por anticorpos da circulação. O R406 é metabolizado por CYP3A4, e os inibidores fortes de CYP3A4, como o cetoconazol, aumentam o efeito do fármaco. A dose inicial é de 100 mg, 2 vezes ao dia.

Farmacologia clínica

A IL-11 foi aprovada para prevenção secundária da trombocitopenia em pacientes submetidos à quimioterapia com agentes citotóxicos para o tratamento de cânceres não mieloides. Os estudos clínicos realizados mostram que a IL-11 diminui a quantidade de transfusões de plaquetas necessárias para pacientes que desenvolvem trombocitopenia grave após um ciclo anterior de quimioterapia. Embora a IL-11 exerça amplos efeitos estimuladores sobre as linhagens de células hematopoiéticas *in vitro*, ela não parece ter efeitos significativos sobre a leucopenia causada por quimioterapia mielossupressora. A IL-11 é administrada por via subcutânea, em dose de 50 mcg/kg/dia. É iniciada dentro de 6 a 24 horas após o término da quimioterapia e mantida por 14 a 21 dias ou até que a contagem de plaquetas aumente para mais de 50.000/μL.

Em pacientes com trombocitopenia imune crônica que não responderam adequadamente ao tratamento anterior com esteroides, imunoglobulinas ou esplenectomia, podem ser usados romiplostim, eltrombopague, avatrombopague ou fostamatinibe para aumentar significativamente a contagem de plaquetas na maioria dos pacientes. Todos eles são usados nas doses mínimas necessárias para manter a contagem plaquetária acima de 50.000/μL.

Toxicidade

As reações adversas mais comuns da IL-11 consistem em fadiga, cefaleia, tontura e efeitos cardiovasculares. Os efeitos cardiovasculares incluem anemia (devido à hemodiluição), dispneia (causada pelo acúmulo de líquido nos pulmões) e arritmias atriais transitórias. Foi também observada a ocorrência de hipocalemia em alguns pacientes. Todas essas reações adversas parecem reversíveis.

O eltrombopague é potencialmente hepatotóxico, e é preciso monitorar a função hepática, particularmente quando usado em pacientes com hepatite C. Foi também relatada a ocorrência de trombose da veia porta com o uso do eltrombopague, romiplostim e avatrombopague na presença de doença hepática crônica. Em pacientes com síndromes mielodisplásicas, o romiplostim aumenta a contagem de blastos e o risco de progressão para a leucemia mielocítica aguda. Foi observada a ocorrência de fibrose medular com o uso de agonistas da trombopoietina, porém ela é geralmente reversível quando o fármaco é interrompido. Foi observada trombocitopenia de rebote após a suspensão de agonistas da trombopoietina. As toxicidades relatadas com fostamatinibe incluem diarreia, hipertensão, toxicidade hepática e neutropenia.

RESUMO Agentes usados nas anemias e fatores de crescimento hematopoiéticos

Subclasse, fármaco	Mecanismo de ação	Efeitos	Aplicações clínicas	Farmacocinética, toxicidades, interações
FERRO				
• Sulfato ferroso	Necessário para a biossíntese do heme e das proteínas contendo heme, inclusive hemoglobina e mioglobina	São necessários suprimentos adequados para síntese normal do heme • a deficiência resulta em produção inadequada do heme	Deficiência de ferro, que se manifesta na forma de anemia microcítica • preparação oral	Sistema endógeno complicado para absorção, armazenamento e transporte de ferro • *Toxicidade:* a sobredose aguda resulta em gastrenterite necrosante, dor abdominal, diarreia sanguinolenta, choque, letargia e dispneia • a sobrecarga crônica de ferro resulta em hemocromatose, com lesão do coração, fígado, pâncreas e outros órgãos • pode ocorrer falência de órgãos e morte
• *Gliconato ferroso e fumarato ferroso: preparações orais de ferro*				
• *Ferrodextrana, complexo sacarato de hidróxido férrico, complexo de gliconato férrico de sódio, carboximaltose férrica e ferrumoxitol: as preparações parenterais podem causar dor e reações de hipersensibilidade*				
QUELANTES DO FERRO				
• Desferroxamina (ver também Capítulos 57 e 58)	Quelação do excesso de ferro	Reduz a toxicidade associada à sobrecarga aguda ou crônica de ferro	Intoxicação aguda pelo ferro; hemocromatose hereditária ou adquirida	A via de administração preferida é intramuscular (IM) ou subcutânea (SC) • *Toxicidade:* a administração intravenosa (IV) rápida pode causar hipotensão • ocorreram neurotoxicidade e suscetibilidade aumentada a certas infecções com uso em longo prazo
• *Deferasirox: quelante de ferro administrado por via oral para o tratamento da hemocromatose*				
VITAMINA B_{12}				
• Cianocobalamina • Hidroxocobalamina	Cofator necessário a reações enzimáticas essenciais que formam o tetra-hidrofolato, convertem a homocisteína em metionina e metabolizam a L-metilmalonil-CoA	São necessários suprimentos adequados para o metabolismo dos aminoácidos e ácidos graxos, bem como para síntese de DNA	Deficiência de vitamina B_{12} que se manifesta na forma de anemia megaloblástica e constitui a base da anemia perniciosa; a hidroxocobalamina também é usada como antídoto para cianeto (ver Capítulo 58)	A vitamina B_{12} por via parenteral é necessária para a anemia perniciosa e outras síndromes de má absorção • *Toxicidade:* nenhuma toxicidade associada ao excesso de vitamina B_{12}
ÁCIDO FÓLICO				
• Folacina (ácido pteroilglutâmico)	Precursor de um doador essencial de grupos metila usados para síntese de aminoácidos, purinas e desoxinucleotídeo	São necessários suprimentos adequados para reações bioquímicas essenciais envolvendo o metabolismo dos aminoácidos e a síntese de purinas e DNA	Deficiência de ácido fólico, que se manifesta na forma de anemia megaloblástica, e prevenção de defeitos congênitos do tubo neural	Oral; bem absorvido; a necessidade de administração parenteral é rara • *Toxicidade:* o ácido fólico não é tóxico em sobredose; entretanto, o ácido fólico em grandes quantidades pode compensar parcialmente a deficiência de vitamina B_{12} e fazer indivíduos com deficiência de vitamina B_{12} não diagnosticada correrem o risco das consequências neurológicas da deficiência de vitamina B_{12}, que não são compensadas pelo ácido fólico
AGENTES ESTIMULADORES DOS ERITRÓCITOS				
• Alfaepoetina	Agonista dos receptores de eritropoietina expressos por progenitores dos eritrócitos	Estimula a proliferação e a diferenciação das células eritroides e induz a liberação de reticulócitos da medula óssea	Anemia, particularmente anemia associada à insuficiência renal crônica, à infecção pelo HIV, ao câncer e à prematuridade • prevenção da necessidade de transfusão em pacientes submetidos a determinados tipos de cirurgia eletiva	Administração IV ou SC, 1-3×/semana • *Toxicidade:* hipertensão, complicações trombóticas e, raramente, aplasia eritroide pura • para reduzir o risco de eventos vasculares encefálicos graves, as concentrações de hemoglobina devem ser mantidas em < 12 g/dL
• *Alfadarbepoetina: forma glicosilada de ação longa, administrada semanalmente*				
• *Betaepoetina metoxipolietilenoglicol: forma de ação prolongada administrada 1-2×/mês*				

(continua)

Subclasse, fármaco	Mecanismo de ação	Efeitos	Aplicações clínicas	Farmacocinética, toxicidades, interações
FATORES DE CRESCIMENTO MIELOIDES				
• Fator de estimulação de colônias de granulócitos (G-CSF; filgrastim)	Estimula os receptores de G-CSF expressos em neutrófilos maduros e seus progenitores	Estimula a proliferação e a diferenciação dos progenitores dos neutrófilos • ativa a atividade fagocítica dos neutrófilos maduros e aumenta o tempo de sua sobrevida • mobiliza as células-tronco hematopoiéticas	Neutropenia associada à neutropenia congênita, à neutropenia cíclica, à mielodisplasia e à anemia aplásica • prevenção secundária da neutropenia em pacientes submetidos à quimioterapia citotóxica • mobilização das células do sangue periférico na preparação de transplante de células-tronco autólogo e alogênico	Administração SC diária • *Toxicidade:* dor óssea • raramente, ruptura esplênica
• *Pegfilgrastim: forma de ação longa do filgrastim, ligado covalentemente a um tipo de polietilenoglicol* • *Tbo-filgrastim: semelhante ao filgrastim* • *GM-CSF (sargramostim): fator de crescimento mieloide que atua por meio de um receptor de GM-CSF distinto para estimular a proliferação e a diferenciação das células progenitoras granulocíticas imaturas e em fase avançada de maturação, e dos progenitores eritroides e megacariocíticos; as aplicações clínicas assemelham-se aos do G-CSF, porém o GM-CSF tende a causar febre, artralgia, mialgia e síndrome de extravasamento capilar* • *Plerixafor: antagonista de CXCR4, usado em associação ao G-CSF para a mobilização das células sanguíneas periféricas antes do transplante autólogo em pacientes com mieloma múltiplo ou linfoma não Hodgkin, cuja resposta é subótima ao G-CSF isoladamente*				
FATORES DE CRESCIMENTO MEGACARIOCÍTICOS				
• Oprelvecina (interleucina 11 [IL-11])	Forma recombinante de uma citocina endógena • ativa os receptores de IL-11	Estimula o crescimento de múltiplas células linfoides e mieloides, inclusive progenitores megacariocíticos • aumenta o número de plaquetas e neutrófilos circulantes	Prevenção secundária da trombocitopenia em pacientes submetidos à quimioterapia citotóxica para cânceres não mieloides	Administração SC diária • *Toxicidade:* fadiga, cefaleia, tontura, anemia, acúmulo de líquido nos pulmões e arritmias atriais transitórias
• *Romiplostim: agonista da trombopoietina, é administrado por via subcutânea, aprovado para o tratamento da trombocitopenia imune crônica com resposta insuficiente aos corticosteroides, imunoglobulina intravenosa ou esplenectomia* • *Eltrombopague: agonista da trombopoietina, ativo por via oral, aprovado para o tratamento da trombocitopenia imune crônica com resposta insuficiente aos corticosteroides, imunoglobulina intravenosa ou esplenectomia; e para o tratamento da trombocitopenia na hepatite C, para possibilitar o uso de terapias à base de interferona* • *Avatrombopague: agonista da trombopoietina, ativo por via oral, aprovado para o tratamento da trombocitopenia imune crônica com resposta insuficiente aos corticosteroides, imunoglobulina intravenosa ou esplenectomia; e para o tratamento da trombocitopenia na hepatite C, para possibilitar o uso de terapias à base de interferona*				
INIBIDOR DE CINASES				
• *Fostamatinibe: inibidor da tirosina cinase, oralmente ativo, inibe a sinalização celular por meio dos receptores Fc e em células B; resulta na diminuição da destruição de plaquetas mediada por anticorpos*				

PREPARAÇÕES DISPONÍVEIS

NOMES GENÉRICOS
Ácido fólico (folacina, ácido pteroilglutâmico)
Alfadarbepoetina*
Alfaepoetina
Avatrombopague*
Betaepoetina (betaepoetina metoxipolietilenoglicol)
Deferasirox
Desferroxamina
Eltrombopague
Ferro
Oral: ver Tabela 33-3
Ferrodextrana* (parenteral)
Complexo de gliconato férrico de sódio* (parenteral)
Sacarato de hidróxido férrico* (parenteral)
Carboximaltose férrica (parenteral)
Ferrumoxitol* (parenteral)
Filgrastim (G-CSF)
Oprelvecina* (IL-11)
Pegfilgrastim
Plerixafor
Romiplostim
Sargramostim* (GM-CSF)
Vitamina B_{12} (cianocobalamina)
Oral, parenteral
Nasal

*Não disponível no Brasil.

REFERÊNCIAS

Aapro MS et al, European Organisation for Research and Treatment of Cancer: 2010 update of EORTC guidelines for the use of granulocyte-colony stimulating factor to reduce the incidence of chemotherapy-induced febrile neutropenia in adult patients with lymphoproliferative disorders and solid tumours. Eur J Cancer 2011;47:8.

Albaramki J et al: Parenteral versus oral iron therapy for adults and children with chronic kidney disease. Cochrane Database Syst Rev 2012;1:CD007857.

Auerbach M, Al Talib K: Low-molecular weight iron dextran and iron sucrose have similar comparative safety profiles in chronic kidney disease. Kidney Int 2008;73:528.

Barzi A, Sekeres MA: Myelodysplastic syndromes: A practical approach to diagnosis and treatment. Cleve Clin J Med 2010;77:37.

Brittenham GM: Iron-chelating therapy for transfusional iron overload. N Engl J Med 2011;364:146.

Clark SF: Iron deficiency anemia: Diagnosis and management. Curr Opin Gastroenterol 2009;25:122.

Darshan D, Fraer DM, Anderson GJ: Molecular basis of iron-loading disorders. Expert Rev Mol Med 2010;12:e36.

Gertz MA: Current status of stem cell mobilization. Br J Haematol 2010;150:647.

Kessans MR, Gatesman ML, Kockler DR: Plerixafor: A peripheral blood stem cell mobilizer. Pharmacotherapy 2010;30:485.

McKoy JM et al: Epoetin-associated pure red cell aplasia: Past, present, and future considerations. Transfusion 2008;48:1754.

Rees DC, Williams TN, Gladwin MT: Sickle-cell disease. Lancet 2010;376:2018.

Rizzo JD et al: American Society of Clinical Oncology/American Society of Hematology clinical practice guideline update on the use of epoetin and darbepoetin in adult patients with cancer. J Clin Oncol 2010;28:4996.

Sauer J, Mason JB, Choi SW: Too much folate: A risk factor for cancer and cardiovascular disease? Curr Opin Clin Nutr Metab Care 2009;12:30.

Solomon LR: Disorders of cobalamin (vitamin B12) metabolism: Emerging concepts in pathophysiology, diagnosis and treatment. Blood Rev 2007;21:113.

Stasi R et al: Thrombopoietic agents. Blood Rev 2010;24:179.

Wolff T et al: Folic acid supplementation for the prevention of neural tube defects: An update of the evidence for the U.S. Preventive Services Task Force. Ann Intern Med 2009;150:632.

Vichinsky E et al: A phase 3 randomized trial of voxelotor in sickle cell disease. N Engl J Med 2019;381:509.

Zhang D-L et al: Erythrocytic ferroportin reduces intracellular iron accumulation, hemolysis, and malaria risk. Science 2018;359:1520.

RESPOSTA DO ESTUDO DE CASO

A anemia megaloblástica dessa paciente parece ser devida à deficiência de vitamina B_{12} (cobalamina) secundária à dieta inadequada. É importante determinar as concentrações séricas de ácido fólico e de cobalamina, visto que a anemia megaloblástica pode resultar da deficiência de qualquer um desses dois nutrientes. É de particular importância diagnosticar a deficiência de vitamina B_{12}, visto que, se não for tratada, pode levar a uma lesão neurológica irreversível. A suplementação de folato, que pode compensar a anemia causada pela deficiência de vitamina B_{12}, não impede o desenvolvimento de lesão neurológica em decorrência da deficiência de vitamina B_{12}. Para corrigir a deficiência dessa paciente, ela provavelmente seria tratada por via parenteral com cobalamina por causa de seus sintomas neurológicos, seguida de suplementação oral para manter seus estoques corporais de B_{12}.

CAPÍTULO

34

Fármacos usados nos distúrbios da coagulação

James L. Zehnder, MD

ESTUDO DE CASO

Uma mulher de 25 anos de idade chega ao serviço de emergência com queixa de início agudo de dispneia e dor pleurítica. Encontrava-se saudável até 2 dias atrás, quando percebeu que sua perna esquerda estava inchada e avermelhada. Tomava contraceptivos orais como única medicação. O histórico familiar demonstrou ser significativo o número de membros do lado materno da família com eventos de "coágulos sanguíneos". O exame físico revela uma mulher ansiosa com sinais vitais estáveis. O membro inferior esquerdo apresenta eritema e edema e é hipersensível à palpação. A saturação de oxigênio, de acordo com o oxímetro de ponta do dedo, ao respirar o ar ambiente é de 87% (normal > 90%). A ultrassonografia demonstra trombose venosa profunda (TVP) no membro inferior esquerdo, e a tomografia computadorizada do tórax confirma a presença de embolia pulmonar (EP). Os exames de sangue laboratoriais indicam concentrações elevadas de D-dímeros.

Qual a terapia indicada agudamente? Quais são as opções de terapia em longo prazo? Por quanto tempo essa paciente deve ser tratada? Ela deve usar contraceptivos orais?

A *hemostasia* refere-se ao processo dinâmico primorosamente regulado de manter a fluidez do sangue, visando ao reparo da lesão vascular e à limitação da perda de sangue, ao passo que evita a ocorrência de oclusão vascular (trombose) e a perfusão inadequada dos órgãos vitais. Ambos os extremos – sangramento excessivo ou trombose – representam um descontrole do mecanismo hemostático. As causas comuns de desregulação da hemostasia incluem defeitos hereditários ou adquiridos no mecanismo da coagulação e efeitos secundários da infecção ou do câncer. A fibrilação atrial está associada a estase de sangue nos átrios, formação de coágulos e aumento do risco de acidente vascular encefálico (AVE) oclusivo. Devido à alta prevalência de fibrilação atrial crônica, especialmente na população idosa, o uso de anticoagulantes é comum. As diretrizes para o uso de anticoagulantes orais (para pontuação **CHA_2DS_2-VASC**, consultar a referência January C e colaboradores*) são baseadas em vários fatores de risco (insuficiência cardíaca **c**ongestiva, **h**ipertensão, idade (***a**ge*), **d**iabetes, histórico de derrame (***s**troke*), doença **vasc**ular e sexo). Os fármacos usados para inibir a trombose e para limitar o sangramento anormal constituem o tema deste capítulo.

*N. de R.T. Disponível em https://www.jacc.org/doi/full/10.1016/j.jacc.2014.03.021.

MECANISMOS DA COAGULAÇÃO SANGUÍNEA

A camada de células endoteliais vasculares que reveste os vasos sanguíneos tem um fenótipo anticoagulante, de modo que as plaquetas circulantes e os fatores da coagulação normalmente não aderem de maneira apreciável a essas células. Na presença de lesão vascular, a camada de células endoteliais sofre rapidamente uma série de alterações, resultando em um fenótipo mais procoagulante. A lesão leva à exposição de proteínas reativas da matriz subendotelial, como o colágeno e o fator de von Willebrand, resultando em aderência e ativação das plaquetas, bem como na secreção e síntese de vasos constritores e de moléculas para recrutamento e ativação das plaquetas. Assim, o **tromboxano A_2 (TXA_2)** é sintetizado a partir do ácido araquidônico no interior das plaquetas e atua como ativador plaquetário e potente vasoconstritor. Os produtos secretados dos grânulos das plaquetas incluem **difosfato de**

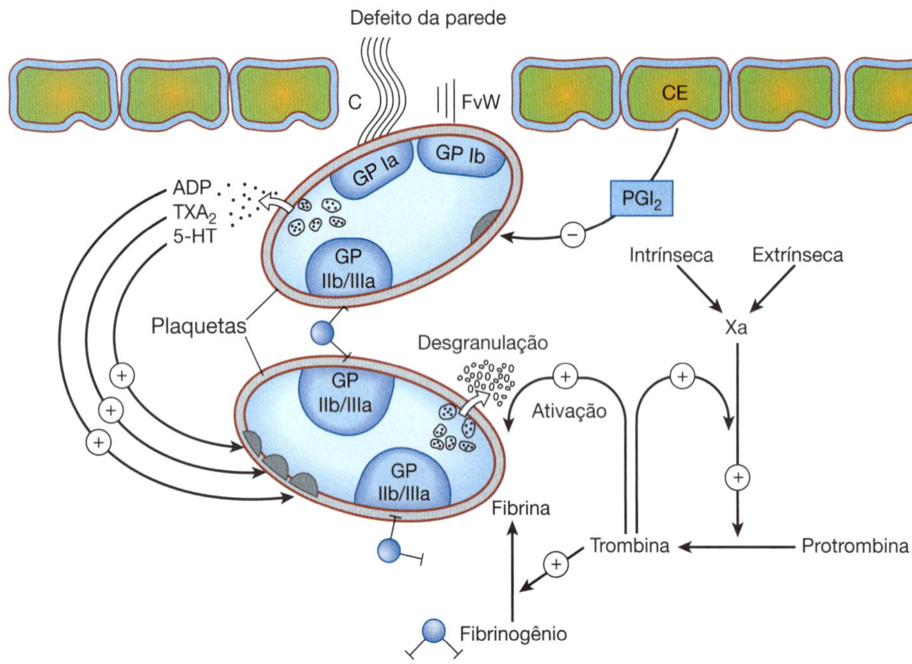

FIGURA 34-1 Formação de trombo no local de lesão da parede vascular (célula endotelial [CE]) e função das plaquetas e dos fatores de coagulação. Os receptores de membrana das plaquetas incluem o receptor de glicoproteína (GP) Ia, que se liga ao colágeno (C); o receptor GP Ib, que se liga ao fator de von Willebrand (FvW); e GP IIb/IIIa, que se liga ao fibrinogênio e a outras macromoléculas. A prostaciclina antiplaquetária (PGI_2) é liberada do endotélio. As substâncias de ligação liberadas pelas plaquetas no processo de desgranulação incluem o difosfato de adenosina (ADP), o tromboxano A_2 (TXA_2) e a serotonina (5-TH). A produção de fator Xa pelas vias intrínseca e extrínseca é mostrada detalhadamente na Figura 34-2.

adenosina (**ADP**, do inglês *adenosine diphosphate*), um poderoso indutor da agregação plaquetária, e **serotonina** (**5-HT**), que estimula a agregação e a vasoconstrição. A ativação das plaquetas resulta em uma mudança de conformação no receptor de integrina $\alpha_{IIb}\beta_{III}$ (IIb/IIIa), possibilitando a ligação do fibrinogênio, que estabelece ligações cruzadas entre plaquetas adjacentes, com consequente agregação e formação de um tampão plaquetário (Figura 34-1). Simultaneamente, a cascata do sistema da coagulação é ativada, levando à produção de trombina e formação de um coágulo de fibrina que estabiliza o tampão plaquetário (ver adiante). O conhecimento do mecanismo hemostático é importante para o diagnóstico dos distúrbios hemorrágicos. Os pacientes com defeitos na formação do tampão plaquetário primário (defeitos da hemostasia primária, como defeitos da função plaquetária, doença de von Willebrand) costumam apresentar sangramento de locais superficiais (gengiva, pele, menstruação acentuada) com a ocorrência de lesão. Por outro lado, os pacientes com defeitos no mecanismo da coagulação (hemostasia secundária [p. ex., hemofilia A]) tendem a sofrer hemorragia em tecidos profundos (articulações, músculo, retroperitônio), geralmente sem nenhum evento desencadeante aparente, podendo ocorrer recidiva imprevisível do sangramento.

As plaquetas são essenciais para a hemostasia normal e para as doenças tromboembólicas, constituindo o alvo de muitas terapias discutidas neste capítulo. Ocorre formação de trombos ricos em plaquetas (**trombos brancos**) no ambiente das artérias de alto fluxo e grande força de cisalhamento. Os trombos arteriais oclusivos causam doenças graves, produzindo isquemia distal dos membros ou de órgãos vitais, e podem levar à amputação do membro ou à falência de órgãos. Os coágulos venosos tendem a ser mais ricos em fibrina, contêm uma grande quantidade de eritrócitos retidos e são reconhecidos, patologicamente, como **trombos vermelhos**. A trombose venosa profunda (TVP) pode causar edema pronunciado e dor intensa no membro acometido, porém a consequência mais temida é a embolia pulmonar (EP). Ocorre EP quando parte do coágulo ou todo ele desprende-se de sua localização no sistema venoso profundo e dirige-se, na forma de êmbolo, pelo lado direito do coração até a circulação arterial pulmonar. A oclusão de uma grande artéria pulmonar por um coágulo embólico pode precipitar insuficiência cardíaca direita aguda e morte súbita. Além disso, ocorre isquemia ou infarto pulmonar distalmente ao segmento ocluído da artéria pulmonar. Esses êmbolos surgem geralmente do sistema venoso profundo dos membros inferiores ou da pelve. Embora todos os trombos sejam mistos, o ninho de plaquetas predomina nos trombos arteriais e a cauda de fibrina predomina nos trombos venosos.

CASCATA DA COAGULAÇÃO SANGUÍNEA

O sangue coagula em decorrência da transformação do fibrinogênio solúvel em fibrina insolúvel pela enzima trombina. Diversas proteínas circulantes interagem em uma série de reações proteolíticas limitadas em cascata (Figura 34-2). Em cada etapa, um zimogênio de fator da coagulação sofre proteólise limitada e transforma-se em protease ativa (p. ex., o fator VII é convertido em fator VIIa). Cada fator na forma de protease ativa o fator seguinte da coagulação na sequência, culminando na formação de trombina (fator IIa). Vários desses fatores constituem alvos para a terapia farmacológica (Tabela 34-1).

A trombina desempenha uma função central na hemostasia e exerce inúmeras funções. No processo da coagulação, a trombina cliva proteoliticamente pequenos peptídeos do fibrinogênio,

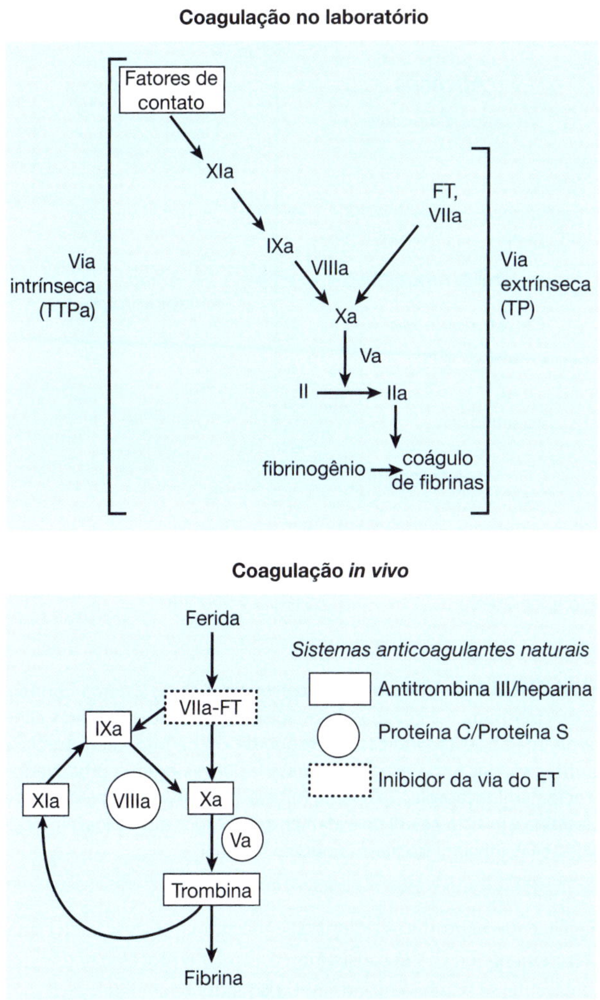

FIGURA 34-2 Modelo da coagulação sanguínea. Na presença de fator tecidual (FT), o fator VII forma um complexo ativado (VIIa-FT), que catalisa a ativação do fator IX em fator IXa. O fator ativado XIa também catalisa essa reação. O inibidor da via do FT inibe a ação catalítica do complexo VIIa-FT. A cascata prossegue como mostra a figura, resultando em conversão do fibrinogênio em fibrina, um componente essencial do coágulo funcional. Os dois principais anticoagulantes, a heparina e a varfarina, exercem ações muito diferentes. A heparina, ao atuar no sangue, ativa diretamente os fatores anticoagulantes, em específico a antitrombina, que inativa os fatores indicados nos retângulos. A varfarina, ao atuar no fígado, inibe a síntese dos fatores indicados *dentro dos círculos*. As proteínas C e S exercem efeitos anticoagulantes ao inativarem os fatores ativados Va e VIIIa. TTPa, tempo de tromboplastina parcial ativada; TP, tempo de protrombina.

TABELA 34-1 Fatores da coagulação sanguínea e fármacos que os afetam[1]

Componente ou fator	Sinônimo comum	Alvo para a ação de:
I	Fibrinogênio	
II	Protrombina	Heparina, dabigatrana (IIa); varfarina (síntese)
III	Tromboplastina tecidual	
IV	Cálcio	
V	Proacelerina	
VII	Proconvertina	Varfarina (síntese)
VIII	Fator anti-hemofílico (AHF)	
IX	Fator de Christmas, componente tromboplastínico plasmático (PTC)	Varfarina (síntese)
X	Fator Stuart-Prower	Heparina, rivaroxabana, apixabana, edoxabana (Xa); varfarina (síntese)
XI	Antecedente tromboplastínico plasmático (PTA)	
XII	Fator Hageman	
XIII	Fator estabilizador da fibrina	
Proteínas C e S		Varfarina (síntese)
Plasminogênio		Enzimas trombolíticas, ácido aminocaproico

[1]Ver a Figura 34-2 e o texto para mais detalhes.

possibilitando a polimerização do fibrinogênio e a formação de um coágulo de fibrina. A fibrina também ativa muitos fatores da coagulação proximais, levando à produção de mais trombina, e também ativa o fator XIII, uma aminotransferase que estabelece ligações cruzadas no polímero de fibrina e estabiliza o coágulo. A trombina é um potente ativador plaquetário e mitógeno. A trombina também exerce efeitos *anti*coagulantes, ativando a via da proteína C, que atenua a resposta da coagulação (ver Figura 34-2). Por conseguinte, pode-se perceber que a resposta à lesão vascular constitui um processo complexo e precisamente modulado que assegura, em circunstâncias normais, o reparo da lesão vascular sem trombose e isquemia distal – isto é, a resposta é proporcional e reversível. Finalmente, ocorrem remodelagem e reparo vasculares, com reversão para o fenótipo anticoagulante das células endoteliais em repouso.

Início da coagulação: o complexo fator tecidual-VIIa

O principal iniciador da coagulação sanguínea *in vivo* é a via do complexo fator tecidual (FT)-VIIa (ver Figura 34-2). O FT é uma proteína transmembrana de expressão ubíqua fora da rede vascular, porém normalmente não é expressa em sua forma ativa dentro dos vasos. A exposição do FT sobre o endotélio lesionado ou ao sangue que extravasou no tecido determina a sua ligação ao fator VIIa. Por sua vez, esse complexo ativa os fatores X e IX. O fator Xa, juntamente com o fator Va, forma o complexo da protrombinase na superfície das células ativadas, catalisando a conversão da protrombina (fator II) em trombina (IIa). Por sua vez, a trombina ativa os fatores da coagulação proximais, principalmente V, VIII e XI, resultando em amplificação da geração de trombina. A ativação do fator Xa, catalisada pelo complexo FT-fator VIIa, é regulada pelo inibidor da via do fator tecidual (TFPI, do inglês *tissue factor pathway inhibitor*). Assim, após a ativação inicial do fator X a Xa por FT-VIIa, a propagação adicional do coágulo é amplificada por retroalimentação pela trombina através dos fatores da via intrínseca VIII e IX. (Isso fornece uma explicação de por que os pacientes com deficiência de fator VIII ou IX – hemofilia A e hemofilia B respectivamente – têm um distúrbio hemorrágico grave.)

É também importante observar que o mecanismo da coagulação *in vivo* não ocorre em solução, porém está localizado em *superfícies celulares* ativadas, que expressam fosfolipídeos aniônicos, como a fosfatidilserina, sendo o processo mediado por uma ponte de Ca^{2+} entre os fosfolipídeos aniônicos e os resíduos de ácido γ-carboxiglutâmico dos fatores de coagulação. Esse mecanismo fornece a base para o uso de agentes quelantes do cálcio, como ácido etilenodiaminotetracético (EDTA) ou citrato, para impedir a coagulação do sangue em tubo de ensaio.

A **antitrombina** é um anticoagulante endógeno, membro da família de inibidores de serina protease (serpina). A antitrombina inativa as serinas protease IIa, IXa, Xa, XIa e XIIa. Os anticoagulantes endógenos, a **proteína C** e a **proteína S** atenuam a cascata da coagulação sanguínea por meio da proteólise dos dois cofatores Va e VIIIa. De uma perspectiva evolutiva, é interessante assinalar o fato de que os fatores V e VIII apresentam uma estrutura global idêntica de domínios e uma considerável homologia, em concordância com um gene ancestral comum. De forma semelhante, as serinas protease descendem de um ancestral comum semelhante à tripsina. Por conseguinte, o complexo iniciador FT-VIIa, as serinas protease e os cofatores apresentam, cada um deles, seu próprio mecanismo de atenuação específico da linhagem (ver Figura 34-2). A ocorrência de defeitos nos anticoagulantes naturais leva a um risco aumentado de trombose venosa. O defeito mais comum do sistema anticoagulante natural consiste em uma mutação do fator V (fator V de Leiden), que resulta em resistência à inativação pelo mecanismo da proteína C/proteína S.

Fibrinólise

A fibrinólise refere-se ao processo de digestão da fibrina pela protease específica de fibrina, a plasmina. O sistema fibrinolítico assemelha-se ao sistema da coagulação, uma vez que a forma precursora da serina protease, a plasmina, circula em uma forma inativa, como plasminogênio. Em resposta à lesão, as células endoteliais sintetizam e liberam o ativador do plasminogênio tecidual (t-PA, do inglês *tissue plasminogen activator*), que converte o plasminogênio em plasmina (Figura 34-3). A plasmina remodela o trombo e limita a sua extensão pela digestão proteolítica da fibrina.

Tanto o plasminogênio como a fibrina apresentam domínios proteicos especializados (*kringles*), que se ligam às lisinas expostas sobre o coágulo de fibrina, proporcionando a especificidade ao processo fibrinolítico para o coágulo. É preciso assinalar que essa especificidade de coágulos só é observada com concentrações *fisiológicas* de t-PA. Nas concentrações *farmacológicas* de t-PA usado na terapia trombolítica, a especificidade de coágulos é perdida, e cria-se um estado lítico sistêmico, com aumento concomitante do risco de sangramento. À semelhança da cascata da coagulação, existem reguladores negativos da fibrinólise: as células endoteliais sintetizam e liberam o inibidor do ativador do plasminogênio (PAI, do inglês *plasminogen activator inhibitor*), que inibe o t-PA. Além disso, a α_2 antiplasmina circula no sangue em altas concentrações e, em condições fisiológicas, inativa com rapidez qualquer plasmina que não esteja ligada a coágulos. Entretanto, esse sistema regulador é sobrepujado por doses terapêuticas de ativadores do plasminogênio.

Se os sistemas da coagulação e fibrinólise forem patologicamente ativados, o sistema hemostático pode escapar do controle, levando a uma coagulação intravascular generalizada e hemorragia. Esse processo, denominado **coagulação intravascular disseminada (CIVD)**, pode ocorrer após lesão tecidual maciça, câncer avançado, emergências obstétricas, como descolamento prematuro

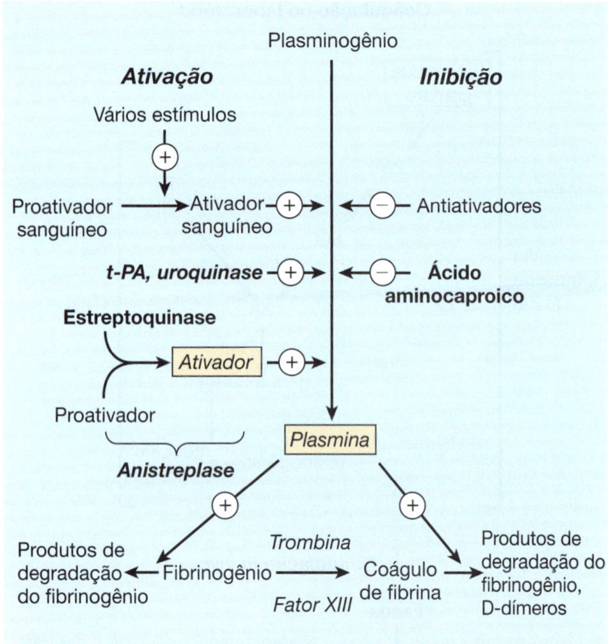

FIGURA 34-3 Representação esquemática do sistema fibrinolítico. A plasmina é a enzima fibrinolítica ativa. Vários ativadores clinicamente úteis estão indicados à esquerda em negrito. O anistreplase é uma associação de estreptoquinase e plasminogênio proativador. O ácido aminocaproico (*à direita*) inibe a ativação do plaminogênio a plasmina e mostra-se útil no tratamento de alguns distúrbios hemorrágicos. t-PA, ativador do plasminogênio tecidual.

da placenta ou produtos retidos da concepção, ou sepse bacteriana. O tratamento da CIVD consiste em controlar o processo patológico subjacente; se isso não for possível, ela tenderá a ser fatal.

A regulação do sistema fibrinolítico é útil do ponto de vista terapêutico. O aumento da fibrinólise constitui uma terapia efetiva para a doença trombótica. Os **ativadores de plasminogênio tecidual**, a **uroquinase** e a **estreptoquinase**, ativam o sistema fibrinolítico (ver Figura 34-3). Por outro lado, a diminuição da fibrinólise protege os coágulos contra a lise e reduz o sangramento que ocorre em consequência de insuficiência hemostática. O **ácido aminocaproico** é um inibidor clinicamente útil da fibrinólise. A heparina e os anticoagulantes orais não afetam o mecanismo fibrinolítico.

FARMACOLOGIA BÁSICA DOS FÁRMACOS ANTICOAGULANTES

Um anticoagulante, para ser ideal, deve impedir a ocorrência de trombose patológica e limitar a lesão por reperfusão. Contudo, ele também deve propiciar uma resposta normal à lesão vascular e limitar o sangramento. Teoricamente, essas ações podem ser exercidas pela preservação da fase de iniciação do mecanismo da coagulação pelo complexo FT-VIIa, com atenuação da fase de propagação da via intrínseca secundária de desenvolvimento do coágulo. Até esse momento, não existe um fármaco desse tipo. Todos os anticoagulantes e fármacos fibrinolíticos apresentam um risco aumentado de sangramento como principal efeito tóxico.

INIBIDORES INDIRETOS DA TROMBINA

Os inibidores indiretos da trombina são assim denominados por seu efeito antitrombótico, que é exercido por meio de sua interação com uma proteína distinta, a antitrombina. A **heparina não fracionada** (HNF), também conhecida como **heparina de alto peso molecular** (HAPM), a **heparina de baixo peso molecular** (HBPM) e o pentassacarídeo sintético **fondaparinux** ligam-se à trombina e aumentam a inativação do fator Xa (Figura 34-4). A HNF e, em menor grau, a HBPM também intensificam a inativação da trombina pela antitrombina.

HEPARINA

Química e mecanismo de ação

A heparina é uma mistura heterogênea de mucopolissacarídeos sulfatados. A heparina liga-se às superfícies das células endoteliais, bem como a uma variedade de proteínas plasmáticas, e sua atividade biológica depende de um anticoagulante endógeno: a **antitrombina**. A antitrombina inibe as proteases dos fatores de coagulação, em particular a trombina (IIa) e os fatores IXa e Xa, formando junto a eles complexos equimolares estáveis. Na ausência de heparina, essas reações são lentas, enquanto na sua presença, são aceleradas em até 1.000 vezes. Apenas cerca de ⅓ das moléculas nos preparados comerciais de heparina apresenta efeito acelerador, visto que o restante carece da sequência singular de pentassacarídeo necessária à ligação de alta afinidade à trombina. As moléculas ativas de heparina ligam-se com firmeza à antitrombina e produzem uma alteração na conformação desse inibidor. Essa alteração na conformação da antitrombina expõe o sítio ativo a uma interação mais rápida com as proteases (os fatores de coagulação ativados). A heparina funciona como cofator para a reação antitrombina protease, sem ser consumida. Uma vez formado o processo antitrombina antiprotease, a heparina é liberada intacta para ligar-se novamente a outra molécula de antitrombina.

A região de ligação à antitrombina da HNF comercial consiste em unidades repetidas de dissacarídeos sulfatados compostos por ácido D-glucosamina-L-idurônico e ácido D-glucosamina-D-glucurônico. As frações de HAPM com alta afinidade pela antitrombina inibem acentuadamente a coagulação sanguínea por meio da inibição de todos os três fatores, particularmente a trombina e o fator Xa. A HNF apresenta um peso molecular na faixa de 5.000 a 30.000 Da. Por outro lado, as frações de heparina de cadeias mais curtas e baixo peso molecular (HBPM) inibem o fator X ativado, porém exercem menos efeitos sobre a trombina do que a espécie de HAPM. Entretanto, vários estudos demonstraram que as HBPMs, como a **enoxaparina**, a **dalteparina** e a **tinzaparina** (não disponível no Brasil), são efetivas em diversas condições tromboembólicas. Com efeito, as HBPMs – em comparação com a HNF – apresentam eficácia igual, maior biodisponibilidade a partir do local de injeção subcutânea e necessidade de administração menos frequente (sendo suficiente a sua administração 1 ou 2 vezes ao dia).

A heparina USP* está de acordo com o sistema internacional de unidades (SI) da Organização Mundial da Saúde (OMS). A enoxaparina é obtida das mesmas fontes da HNF regular, porém as doses são expressas em miligramas. O fondaparinux também é expresso em miligramas. A dalteparina, a tinzaparina (não disponível no Brasil) e o danaparoide (não disponível no Brasil) (um heparanoide HBPM contendo sulfato de heparana, sulfato de dermatana e sulfato de condroitina) são expressos em unidades de antifator Xa.

Farmacologia clínica

A heparina é indicada para prevenção e tratamento de doença tromboembólica venosa, trombose arterial e prevenção de trombose em cirurgia arterial ou cardíaca. A heparina pode ser administrada por via parenteral (intravenosa ou subcutânea, mas não por injeção intramuscular). O fármaco se liga extensivamente às proteínas plasmáticas. A eliminação da heparina é complexa, com a fase de saturação das proteínas seguida de eliminação dose-dependente com meia-vida de 30 minutos a 2 horas.

Monitoração do efeito da heparina

É necessário proceder a uma monitoração rigorosa do **tempo de tromboplastina parcial ativada** (**TTPa**) nos pacientes em uso de HNF. As concentrações de HNF também podem ser determinadas por titulação da protamina (concentrações terapêuticas de 0,2-0,4 unidade/mL) ou unidades anti-Xa (concentrações terapêuticas de 0,3-0,7 unidade/mL). A dosagem das HBPMs em uma base

*N. de R.T. Heparina USP é o produto descrito na monografia da Farmacopeia Americana (United States Pharmacopeia).

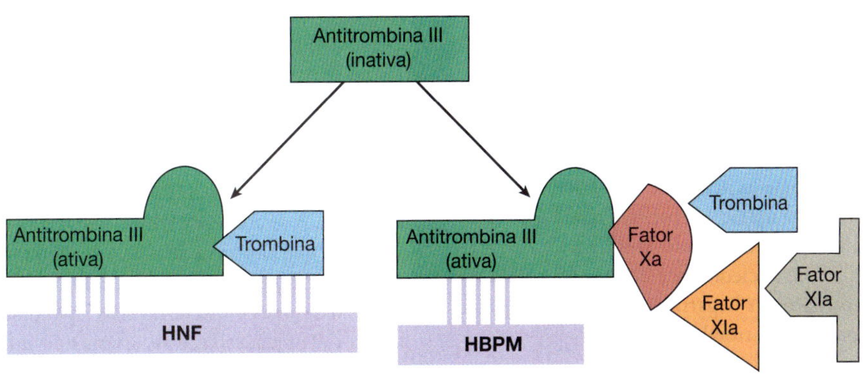

FIGURA 34-4 Diferenças entre as heparinas de baixo peso molecular (HBPM) e de alto peso molecular (heparina não fracionada [HNF]). O fondaparinux é um pequeno fragmento pentassacarídico da heparina. A antitrombina III ativada degrada a trombina, o fator X e vários outros fatores. A ligação desses fármacos à antitrombina III pode aumentar em 1.000 vezes a ação catalítica da antitrombina III. A associação da antitrombina III com a HNF aumenta a degradação tanto do fator Xa como da trombina, enquanto a associação com fondaparinux ou HBPM aumenta mais seletivamente a degradação do fator Xa.

ponderal resulta em farmacocinética e concentrações plasmáticas previsíveis em pacientes com função renal normal. Por conseguinte, as concentrações de HBPM geralmente não são determinadas, exceto nos casos de insuficiência renal, obesidade e gravidez. As concentrações de HBPM podem ser determinadas em unidades anti-Xa. No que concerne à enoxaparina, as concentrações máximas terapêuticas devem ser de 0,5 a 1 unidade/mL para uma posologia 2 vezes ao dia, determinadas dentro de 4 horas após a sua administração, e de cerca de 1,5 unidade/mL para uma dose única ao dia.

Reações adversas

A. Sangramento e outros efeitos

A principal reação adversa da heparina é o sangramento. Esse risco pode ser diminuído com seleção criteriosa dos pacientes, controle cuidadoso das doses e monitoração rigorosa. As mulheres idosas e os pacientes com insuficiência renal são mais propensos a hemorragia. A heparina é de origem animal e, portanto, deve ser usada com cautela em pacientes com alergia. Foi relatado aumento na queda dos cabelos, bem como ocorrência de alopecia reversível. A heparinoterapia em longo prazo está associada ao desenvolvimento de osteoporose e fraturas espontâneas. A heparina acelera a depuração da lipemia pós-prandial ao induzir a liberação de lipoproteína lipase dos tecidos, estando o seu uso em longo prazo associado a uma deficiência de mineralocorticoides.

B. Trombocitopenia induzida por heparina

A trombocitopenia induzida por heparina (TIH) é um estado hipercoagulável sistêmico, que ocorre em 1-4% dos indivíduos tratados com HNF. Os pacientes cirúrgicos são os que correm maior risco. A incidência relatada de TIH é mais baixa na população pediátrica que não se encontra em cuidados críticos e é relativamente rara em mulheres grávidas. O risco de TIH pode ser maior em indivíduos tratados por HNF de origem bovina, em comparação com a heparina suína, sendo mais baixo naqueles tratados exclusivamente com HBPM.

A morbidade e a mortalidade na TIH estão relacionadas com eventos trombóticos. Com mais frequência, ocorre trombose venosa, porém a oclusão das artérias periféricas ou centrais não é rara. Na presença de cateter de demora, o risco de trombose aumenta no membro. Foi descrita a ocorrência de necrose cutânea, sobretudo em indivíduos tratados com varfarina na presença de inibidor direto da trombina, presumivelmente devido à depleção aguda da proteína C, anticoagulante dependente da vitamina K, observada na presença de concentrações elevadas de proteínas procoagulantes e estado hipercoagulável ativo.

Os seguintes aspectos devem ser considerados em todos os pacientes que recebem heparina: as contagens de plaquetas devem ser obtidas com frequência, deve-se suspeitar de TIH em caso de desenvolvimento de trombocitopenia dentro de um período de tempo compatível com uma resposta imune à heparina e qualquer trombo novo que apareça em um paciente tratado com heparina deve levantar a suspeita de TIH. Os pacientes que desenvolvem TIH são tratados mediante interrupção de heparina e administração de argatrobana, um inibidor direto da trombina.

Contraindicações

A heparina está contraindicada para pacientes com TIH, hipersensibilidade ao fármaco, sangramento ativo, hemofilia, trombocitopenia significativa, púrpura, hipertensão grave, hemorragia intracraniana, endocardite infecciosa, tuberculose ativa, lesões ulcerativas do trato gastrintestinal, ameaça de aborto, carcinoma visceral ou doença hepática ou renal avançada. Deve-se evitar o uso de heparina em pacientes recentemente submetidos a cirurgia do cérebro, da medula espinal ou do olho, bem como naqueles submetidos a punção lombar ou bloqueio anestésico regional. Apesar da aparente ausência de transferência placentária, a heparina só deve ser usada em mulheres grávidas quando claramente indicada.

Administração e posologia

As indicações para o uso de heparina são descritas na seção sobre farmacologia clínica. Uma concentração plasmática de heparina de 0,2 a 0,4 unidade/mL (por titulação com protamina) ou de 0,3 a 0,7 unidade/mL (unidades anti-Xa) é considerada dentro da faixa terapêutica para o tratamento da doença tromboembólica venosa. Essa concentração geralmente corresponde a um TTPa de 1,5 a 2,5 vezes o valor basal. Entretanto, o uso do TTPa para monitoração da heparina é problemático. Não existe nenhum esquema padronizado de TTPa, como no caso do **tempo de protrombina** (**TP**) e seu índice normalizado internacional (INR, do inglês *international normalized ratio*) na monitoração da varfarina. O TTPa expresso em segundos para uma determinada concentração de heparina varia entre diferentes sistemas de reagentes/instrumentos. Por conseguinte, se o TTPa for utilizado para monitoração, o laboratório deve determinar o tempo de coagulação que corresponde à faixa terapêutica por titulação com protamina ou atividade anti-Xa, conforme já assinalado.

Além disso, alguns pacientes apresentam TTPa basal prolongado, devido à deficiência ou inibidores de fatores (podendo aumentar o risco de sangramento) ou anticoagulante do lúpus (que não está associado a um risco de sangramento, mas que pode estar associado a um risco de trombose). É problemático utilizar o TTPa para avaliar o efeito da heparina nesses pacientes. Uma alternativa consiste em utilizar a atividade anti-Xa para avaliar a concentração de heparina, um teste hoje disponível nos instrumentos automatizados para coagulação. Essa abordagem mede a concentração de heparina; entretanto, não fornece uma avaliação global da integridade da via intrínseca do TTPa.

Recomenda-se a seguinte estratégia: antes de iniciar qualquer tipo de terapia anticoagulante, deve-se avaliar a integridade do sistema hemostático do paciente por meio de uma cuidadosa anamnese de eventos hemorrágicos precedentes, assim como determinar TP e TTPa basais. Se houver prolongamento do tempo de coagulação, a sua causa (deficiência ou presença de inibidor) deve ser determinada antes de se iniciar a terapia, e as metas do tratamento devem ser estratificadas de acordo com a avaliação dos riscos e benefícios. Nos pacientes de alto risco, a determinação tanto do TTPa como da atividade anti-Xa pode ser útil. Quando se utiliza a administração *intermitente* de heparina, o TTPa ou a atividade anti-Xa devem ser medidos dentro de 6 horas após a dose administrada para manutenção do prolongamento do TTPa em 2 a 2,5 vezes o valor de controle. Todavia, a terapia com HBPM constitui a opção preferida nesse caso, visto que não há necessidade de monitoração dos pacientes.

A administração intravenosa contínua de heparina é efetuada por meio de uma bomba de infusão. Após uma injeção inicial direta de 80 a 100 unidades/kg, é necessária uma infusão contínua de cerca 15 a 22 unidades/kg/h para manter a atividade anti-Xa na faixa de 0,3 a 0,7 unidade/mL. A profilaxia com baixas doses é efetuada com a administração de heparina por via subcutânea, 5.000 unidades a cada 8 a 12 horas. Devido ao perigo de formação de hematoma no local de injeção, a heparina nunca deve ser administrada por via intramuscular.

A enoxaparina profilática é administrada por via subcutânea, em uma dose de 30 mg, 2 vezes ao dia, ou 40 mg, 1 vez ao dia. A terapia com enoxaparina em dose integral é de 1 mg/kg por via subcutânea, a cada 12 horas. Isso corresponde à concentração terapêutica de anti-fator Xa de 0,5 a 1 unidade/mL. Pacientes selecionados podem ser tratados com enoxaparina, 1,5 mg/kg, 1 vez ao dia, com concentração-alvo de anti-Xa de 1,5 unidade/mL. A dose profilática de dalteparina é de 5.000 unidades por via subcutânea, 1 vez ao dia. A dose terapêutica é de 200 unidades/kg, 1 vez ao dia, para a doença venosa, ou de 120 unidades/kg, a cada 12 horas, para a síndrome coronariana aguda. A HBPM deve ser usada com cautela em pacientes com insuficiência renal ou com peso corporal acima de 150 kg. A determinação da concentração de anti-Xa é útil para orientar a dose nesses indivíduos.

A molécula sintética de pentassacarídeo **fondaparinux** liga-se com alta afinidade à antitrombina e exibe alta atividade específica, resultando em inativação eficiente do fator Xa. O fondaparinux apresenta uma meia-vida longa de 15 horas, possibilitando a sua administração em dose única diária por via subcutânea. O fondaparinux mostra-se efetivo na prevenção e no tratamento da tromboembolia venosa e não parece exibir reação cruzada com anticorpos patológicos da TIH na maioria dos indivíduos.

Reversão da ação da heparina

A ação anticoagulante excessiva da heparina é tratada com a interrupção do fármaco. Se houver sangramento, indica-se a administração de um antagonista específico, como o **sulfato de protamina**. A protamina é um peptídeo altamente básico, de carga positiva, que se combina com a heparina de carga negativa, como par iônico, formando um complexo estável desprovido de atividade anticoagulante. Para cada 100 unidades de heparina remanescente no paciente, administra-se 1 mg de sulfato de protamina por via intravenosa. A velocidade da infusão não deve ultrapassar 50 mg em qualquer período de 10 minutos e deve-se evitar o uso da protamina em quantidades excessivas, visto que esses fármacos também exercem efeito anticoagulante. A neutralização da HBPM pela protamina é incompleta. A experiência limitada sugere que se pode administrar 1 mg de sulfato de protamina para neutralizar parcialmente 1 mg de enoxaparina. A protamina não reverte a atividade do fondaparinux. O danaparoide em excesso pode ser removido por plasmaférese.

VARFARINA E OUTROS ANTICOAGULANTES CUMARÍNICOS

Química e farmacocinética

A aplicação clínica dos anticoagulantes cumarínicos remonta à descoberta de uma substância anticoagulante formada na forragem de trevo-doce estragado, que causava doença hemorrágica no gado. A pedido dos fazendeiros locais, um químico da Universidade de Wisconsin identificou o agente tóxico como bis-hidroxicumarina. Um derivado sintetizado, o dicumarol, e seus congêneres, mais notavelmente a varfarina (do inglês *warfarin* – **W**isconsin **A**lumni **R**esearch **F**oundation, com sufixo "arina" de cumarina; Figura 34-5), foram inicialmente usados como rodenticidas. Na década de 1950, a varfarina foi introduzida como agente antitrombótico nos seres humanos. A varfarina é um dos medicamentos mais comumente prescritos.

Em geral, a varfarina é administrada na forma de sal sódico e apresenta uma biodisponibilidade oral de 100%. Mais de 99% da varfarina racêmica liga-se à albumina plasmática, o que pode contribuir para o seu pequeno volume de distribuição (o espaço albumínico), sua meia-vida longa no plasma (36 horas) e ausência de excreção urinária do fármaco inalterado. A varfarina usada para fins clínicos consiste em uma mistura racêmica composta de quantidades iguais de dois enantiomorfos. A varfarina levorrotatória *S* é 4 vezes mais potente do que a varfarina dextrorrotatória *R*. Essa observação é útil para a compreensão da natureza estereosseletiva de várias interações medicamentosas com a varfarina.

Mecanismo de ação

Os anticoagulantes cumarínicos bloqueiam a γ-carboxilação de vários resíduos de glutamato existentes na trombina e nos fatores VII, IX e X, bem como nas proteínas anticoagulantes endógenas C

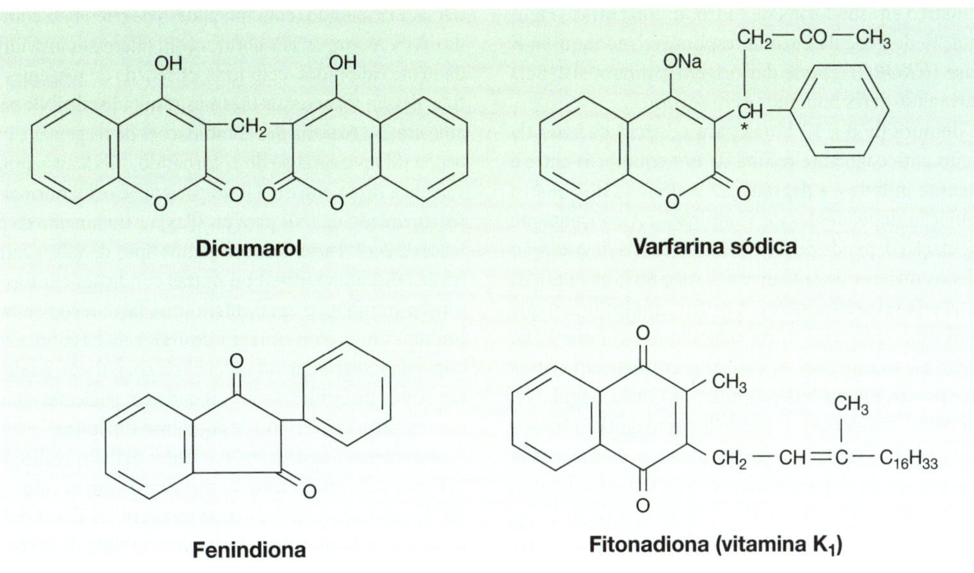

FIGURA 34-5 Fórmulas estruturais de vários anticoagulantes orais e da vitamina K. O átomo de carbono da varfarina com asterisco é um centro assimétrico.

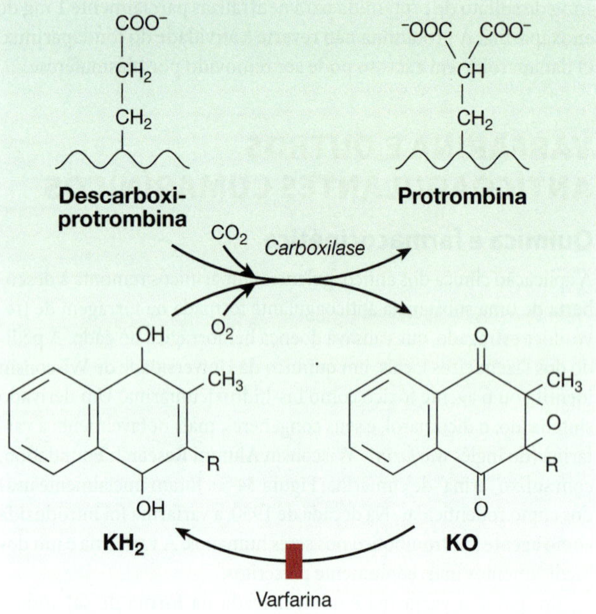

FIGURA 34-6 Ciclo da vitamina K – interconversões metabólicas da vitamina K associadas à síntese dos fatores de coagulação dependentes de vitamina K. A vitamina K_1 ou K_2 é ativada por meio de sua redução à forma hidroquinona (KH_2). A oxidação em etapas a epóxido de vitamina K (KO) está acoplada à carboxilação da protrombina pela enzima carboxilase. A reativação do epóxido de vitamina K constitui a etapa sensível à varfarina (varfarina). A letra R na molécula de vitamina K representa uma cadeia lateral fitil de 20 átomos de carbono na vitamina K_1 e uma cadeia lateral poliprenil de 30 a 65 átomos de carbono na vitamina K_2.

e S (ver Figura 34-2 e Tabela 34-1). O bloqueio resulta na formação de moléculas incompletas de fatores da coagulação, biologicamente inativas. A reação de carboxilação proteica está acoplada à oxidação da vitamina K. Em seguida, a vitamina K precisa ser reduzida para reativação. A varfarina impede o metabolismo redutor do epóxido da vitamina K inativo em sua forma de hidroquinona ativa (Figura 34-6). A mutação do gene da enzima responsável, a vitamina K epóxido redutase (*VKORC1*), pode dar origem a uma resistência genética à varfarina nos seres humanos e em roedores.

Existe uma demora de 8 a 12 horas para o início da ação da varfarina. O efeito anticoagulante resulta de um equilíbrio entre a síntese parcialmente inibida e a degradação inalterada dos quatro fatores da coagulação dependentes de vitamina K. A consequente inibição da coagulação depende de suas meias-vidas de degradação na circulação. Essas meias-vidas são de 6, 24, 40 e 60 horas para os fatores VII, IX, X e II respectivamente. Um fato importante é que a proteína C tem uma meia-vida curta semelhante ao fator VIIa. Por conseguinte, o efeito imediato da varfarina consiste em causar depleção do fator procoagulante VII e da proteína C anticoagulante, o que pode criar paradoxalmente um estado hipercoagulável transitório, devido à atividade residual dos procoagulantes de meia-vida mais longa na presença de depleção da proteína C (ver adiante). Por esse motivo, em pacientes com estados hipercoaguláveis ativos, como TVP ou EP, a HNF ou a HBPM são sempre usadas para obter uma anticoagulação imediata até que ocorra depleção dos fatores de coagulação procoagulantes induzida pela varfarina. A duração dessa terapia de sobreposição é geralmente de 5 a 7 dias.

Reações adversas

A varfarina atravessa facilmente a placenta e pode causar distúrbio hemorrágico no feto. Além disso, proteínas fetais com resíduos de γ-carboxiglutamato encontrados no osso e no sangue podem ser afetadas pela varfarina. O fármaco pode, ainda, causar um defeito de nascença grave caracterizado pela formação óssea anormal. Por esse motivo, a varfarina nunca deve ser administrada durante a gravidez. Durante as primeiras semanas de terapia em pacientes que apresentam deficiência hereditária da proteína C, ocorre algumas vezes necrose cutânea, com redução da atividade da proteína C. Raramente, esse mesmo processo provoca infarto franco da mama, dos tecidos adiposos, do intestino e dos membros. A lesão patológica associada ao infarto hemorrágico consiste em trombose venosa, compatível com um estado de hipercoagulabilidade devido à depleção da proteína C induzida pela varfarina.

Administração e posologia

O tratamento com varfarina deve ser iniciado com doses padrão de 5 a 10 mg. O ajuste inicial do TP leva cerca de 1 semana, o que geralmente resulta em uma dose de manutenção de 5 a 7 mg/dia. O TP deve aumentar até o nível correspondente à redução de 25% da atividade protrombínica normal, devendo ser mantido neste valor para tratamento em longo prazo. Quando a atividade é inferior a 20%, a dose de varfarina deve ser reduzida ou omitida até haver aumento da atividade acima de 20%. Polimorfismos hereditários em *2CYP2C9* e *VKORC1* possuem efeitos significativos sobre a posologia da varfarina. Entretanto, os algoritmos que incorporaram a informação genômica para prever a dose inicial de varfarina não foram superiores aos algoritmos clínicos padronizados em dois de três ensaios clínicos randomizados de grande porte que examinaram essa questão (ver Capítulo 5).

A faixa terapêutica para tratamento com anticoagulantes orais é definida em termos de seu INR. O INR refere-se à razão do TP (TP do paciente/média do TP normal para o laboratório)^{ISI}, em que o expoente ISI refere-se ao índice de sensibilidade internacional (do inglês *international sensitivity index*) e depende dos reagentes específicos e instrumentos usados para sua determinação. O ISI serve para relacionar os TPs medidos com um padrão de referência com tromboplastina da OMS. Assim, os TPs obtidos com diferentes instrumentos apropriadamente calibrados, com uma variedade de reagentes de tromboplastina, devem fornecer os mesmos resultados de INR para determinada amostra. Na maioria das combinações de reagentes e instrumentos em uso, o ISI aproxima-se de 1, tornando o INR aproximadamente equivalente à razão entre o TP do paciente e o TP normal médio. O valor recomendado de INR para profilaxia e tratamento da doença trombótica é de 2 a 3. Pacientes com alguns tipos de valvas cardíacas artificiais (p. ex., disco inclinável) ou outras condições clínicas que aumentam o risco trombótico apresentam uma faixa recomendada de 2,5 a 3,5. Embora um prolongamento do INR seja bastante usado como indicação da integridade do sistema da coagulação na doença hepática e em outros distúrbios, só foi validado em pacientes com terapia crônica com varfarina em estado de equilíbrio dinâmico.

Em certas ocasiões, os pacientes exibem resistência à varfarina, definida pela progressão ou recidiva de um evento trombótico, apesar de estarem dentro da faixa terapêutica. Esses indivíduos podem ter o seu INR-alvo elevado (acompanhado de aumento no risco de sangramento), ou a varfarina pode ser substituída por uma forma alternativa de anticoagulação (p. ex., injeções diárias de HBPM ou um dos novos anticoagulantes orais). A resistência à varfarina é mais comum em pacientes com câncer avançado, em geral de origem gastrintestinal (síndrome de Trousseau). A heparina BPM é superior à varfarina na prevenção de tromboembolismo venoso recorrente em pacientes com câncer.

Interações medicamentosas

Os anticoagulantes cumarínicos interagem frequentemente com outros fármacos e com estados mórbidos. Essas interações podem ser amplamente divididas em efeitos farmacocinéticos e farmacodinâmicos (Tabela 34-2). Os mecanismos farmacocinéticos que atuam na interação medicamentosa com a varfarina envolvem principalmente a indução da enzima do citocromo P450 (CYP) CYP2C9, a inibição enzimática e a redução da ligação às proteínas plasmáticas. Os mecanismos farmacodinâmicos envolvidos nas interações com a varfarina incluem sinergismo (comprometimento da hemostasia, síntese diminuída de fatores de coagulação, conforme observado na doença hepática), antagonismo competitivo (vitamina K) e alteração da alça de controle fisiológico da vitamina K (resistência hereditária aos anticoagulantes orais).

As interações mais graves com a varfarina são as que aumentam o efeito anticoagulante e o risco de sangramento. Entre essas interações, as mais perigosas são as interações farmacocinéticas com as pirazolonas, na maior parte obsoletas, fenilbutazona e sulfimpirazona. Esses fármacos não apenas intensificam a hipoprotrombinemia, como também inibem a função plaquetária e podem induzir o desenvolvimento de doença ulcerosa péptica (ver Capítulo 36). Os mecanismos da interação hipoprotrombinêmica consistem em inibição estereosseletiva da transformação metabólica oxidativa da varfarina *S* (o isômero mais potente) e deslocamento da varfarina ligada à albumina, com consequente aumento da fração livre. Por essa e outras razões, nem a fenilbutazona, nem a sulfimpirazona são de uso comum nos Estados Unidos.* O metronidazol, o fluconazol e a sulfametoxazol + trimetoprima também inibem de modo estereosseletivo a transformação metabólica da varfarina *S*, ao passo que a amiodarona, o dissulfiram e a cimetidina inibem o metabolismo de ambos os enantiomorfos da varfarina (ver Capítulo 4). O ácido acetilsalicílico, a doença hepática e o hipertireoidismo aumentam os efeitos da varfarina – o ácido acetilsalicílico, em virtude de seu efeito na função plaquetária, e a doença hepática e o hipertireoidismo por aumentarem a taxa de renovação dos fatores de coagulação. As cefalosporinas de terceira geração eliminam as bactérias do trato intestinal que produzem vitamina K e, como a varfarina, também inibem diretamente a vitamina K epóxido redutase.

Os barbitúricos e a rifampicina provocam uma acentuada *diminuição* do efeito anticoagulante ao induzirem as enzimas hepáticas que transformam a varfarina racêmica. A colestiramina liga-se à varfarina no intestino, reduzindo a sua absorção e biodisponibilidade.

Ocorrem reduções farmacodinâmicas do efeito anticoagulante com a vitamina K (síntese aumentada de fatores de coagulação), com os diuréticos clortalidona e espironolactona (concentração dos fatores de coagulação), resistência hereditária (mutação de moléculas do ciclo de reativação da vitamina K) e hipotireoidismo (diminuição da taxa de renovação dos fatores de coagulação).

Os fármacos que *não* exercem efeito significativo sobre a terapia anticoagulante incluem etanol, fenotiazinas, benzodiazepínicos, paracetamol, opioides, indometacina e a maioria dos antibióticos.

TABELA 34-2 Interações medicamentosas farmacocinéticas e farmacodinâmicas e interações corporais com anticoagulantes orais

Aumento do TP	Diminuição do TP
Farmacocinética	***Farmacocinética***
Amiodarona	Barbitúricos
Cimetidina	Colestiramina
Dissulfiram	Rifampicina
Fenilbutazona[1]	
Fluconazol[1]	
Metronidazol[1]	
Sulfimpirazona[1]	
Sulfametoxazol + trimetoprima	
Farmacodinâmica	***Farmacodinâmica***
Fármacos	**Fármacos**
Ácido acetilsalicílico (altas doses)	Diuréticos
Cefalosporinas de terceira geração	Vitamina K
Heparina, argatrobana, dabigatrana, rivaroxabana, apixabana	
Fatores corporais	**Fatores corporais**
Doença hepática	Resistência hereditária
Hipertireoidismo	Hipotireoidismo

[1]A estereosseletividade inibe o metabolismo oxidativo do enantiomorfo varfarina *S* da varfarina racêmica. TP, tempo de protrombina.

Reversão da ação da varfarina

O efeito anticoagulante excessivo e o sangramento em decorrência do uso da varfarina podem ser revertidos pela interrupção do fármaco e pela administração de vitamina K_1 (fitonadiona) por via oral ou parenteral, plasma fresco congelado, concentrados de complexo protrombínico e fator VIIa recombinante (rFVIIa). Está disponível um concentrado de quatro fatores contendo os fatores II, VII, IX e X (concentrado de complexo protrombínico [humano]) (4F PCC). O desaparecimento do efeito excessivo não está correlacionado com as concentrações plasmáticas de varfarina, mas com o restabelecimento da atividade normal dos fatores de coagulação. Um excesso moderado de efeito anticoagulante, na ausência de sangramento, pode exigir apenas a interrupção do fármaco. O efeito da varfarina pode ser rapidamente revertido em quadros de sangramento grave com a administração do complexo protrombínico ou rFVIIa juntamente com vitamina K intravenosa. É importante notar que, devido à longa meia-vida da varfarina, uma única dose de vitamina K ou rFVIIa pode não ser suficiente.

INIBIDORES ORAIS DIRETOS DO FATOR Xa

Os inibidores orais de Xa, incluindo **rivaroxabana**, **apixabana**, **edoxabana** e **betrixabana** (não disponível no Brasil), representam uma classe mais recente de fármacos anticoagulantes orais que não

*N. de R.T. A fenilbutazona e a sulfimpirazona são antinflamatórios não esteroides (AINEs) das primeiras gerações e inibidores da dor menos específicos. Atualmente, existem AINEs de última geração muito mais específicos para combater a dor e a inflamação, razão de estes medicamentos não serem de uso comum, inclusive no Brasil, embora conste um registro ativo para a fenilbutazona junto à Anvisa.

requerem monitoramento. Junto com os inibidores diretos de trombina oral (discutidos adiante), essa classe de fármacos anticoagulantes orais diretos (DOAC, do inglês *direct oral anticoagulant*) é cada vez mais usada na farmacoterapia antitrombótica.

Farmacologia

A rivaroxabana, a apixabana, a edoxabana e a betrixabana inibem fator Xa, a via comum final da coagulação (ver Figura 34-2). São administrados em doses fixas e não necessitam de monitoração. Apresentam rápido início de ação e meias-vidas mais curtas que a da varfarina.

A rivaroxabana apresenta alta biodisponibilidade oral quando tomada com alimentos. Após uma dose oral, a concentração plasmática máxima é alcançada em 2 a 4 horas; o fármaco liga-se extensamente às proteínas. Trata-se de um substrato do sistema CYP e um transportador de glicoproteína P. Os fármacos que inibem tanto a CYP3A4 como a glicoproteína P (p. ex., cetoconazol) resultam em aumento do efeito da rivaroxabana. Um terço do fármaco é excretado de modo inalterado na urina, ao passo que o restante é metabolizado e excretado na urina e nas fezes. A meia-vida é de 5 a 9 horas em pacientes entre 20 e 45 anos de idade e aumenta no idoso, bem como naqueles com comprometimento da função renal ou hepática.

A apixabana apresenta uma biodisponibilidade oral de 50% e absorção prolongada, resultando em meia-vida de 12 horas em doses crônicas. O fármaco é um substrato do sistema de enzimas CYP e da glicoproteína P e é excretado na urina e nas fezes. Tal como acontece com a rivaroxabana, os medicamentos que inibem CYP3A4 e glicoproteína P, bem como a diminuição da função renal ou hepática, resultam no aumento do efeito do medicamento.

Edoxabana é um inibidor de Xa que se toma 1 vez ao dia, com biodisponibilidade oral de 62%. As concentrações máximas do medicamento ocorrem 1 a 2 horas após a administração e não são afetadas por alimentos. A meia-vida do fármaco é de 10 a 14 horas. A edoxabana não induz as enzimas CYP. Não é necessário redução de dose com o uso concomitante de inibidores de glicoproteína P. A edoxabana é excretada principalmente em sua forma inalterada na urina.

A betrixabana também é um inibidor de Xa com dose de 1 vez ao dia, com biodisponibilidade oral de 34% e meia-vida de 19 a 27 horas. As concentrações máximas são alcançadas de 3 a 4 horas e são reduzidas em até 70% se ingeridos com alimentos. A redução da dose é necessária se usado com inibidores da glicoproteína P e na insuficiência renal. O fármaco é excretado principalmente pelo fígado e deve ser utilizado com cautela em pacientes com doença hepática.

Indicações e posologia

A **rivaroxabana** está aprovada para a prevenção do AVE embólico em pacientes com fibrilação atrial sem doença cardíaca valvar, para prevenção da tromboembolia venosa após cirurgia de quadril ou de joelho e para o tratamento da doença tromboembólica venosa (TEV). A dose profilática é de 10 mg/dia, VO, durante 35 dias, para substituição de quadril, ou de 12 dias para a do joelho. Para o tratamento da TVP/EP, a dose é de 15 mg, 2 vezes ao dia, durante 3 semanas, seguida de 20 mg/dia. Dependendo da apresentação clínica e dos fatores de risco, os pacientes com TEV são tratados por 3 a 6 meses; a rivaroxabana também está aprovada para terapia prolongada em pacientes selecionados para reduzir o risco de recorrência na dose de tratamento. A **apixabana** é aprovada para prevenção de AVE na fibrilação atrial não valvar, para prevenção de TEV após cirurgia de quadril ou joelho e para tratamento e prevenção de longo prazo de TEV. A dose para fibrilação atrial é de 5 mg, 2 vezes ao dia. A dose para TEV é de 10 mg, 2 vezes ao dia, durante a primeira semana, seguida de 5 mg, 2 vezes ao dia. A dose profilática para prevenção de TEV após cirurgia de quadril ou joelho ou prevenção de longo prazo de TEV após a terapia inicial é de 2,5 mg, 2 vezes ao dia. A duração recomendada da terapia para artroplastia de quadril e joelho é a mesma do rivaroxabana. A **edoxabana** é aprovada para prevenção de AVE na fibrilação atrial não valvar e para tratar TEV após tratamento com heparina ou HBPM por 5 a 10 dias. A dose para fibrilação atrial e tratamento de TEV é de 60 mg, 1 vez ao dia. Para pacientes com depuração da creatinina de 15 a 50 mL/min ou aqueles que tomam inibidores da glicoproteína P concomitantes, a dose é de 30 mg, 1 vez ao dia. A edoxabana é contraindicada em pacientes com fibrilação atrial e depuração de creatinina > 95 mL/min, devido ao aumento da taxa de AVE isquêmico neste grupo em comparação com pacientes em uso de varfarina. A **betrixabana** foi aprovada para profilaxia de TEV. A dose recomendada é uma dose única inicial de 160 mg, seguida por 80 mg, 1 vez ao dia, tomada à mesma hora todos os dias com alimentos (com reduções de dose para insuficiência renal grave ou uso concomitante de inibidor da glicoproteína P). A duração recomendada do tratamento é de 35 a 42 dias.

Avaliação e reversão do efeito do medicamento anti-Xa

O monitoramento do efeito do medicamento anti-Xa não é necessário na maioria das situações, mas pode ser realizado por ensaios anti-Xa calibrados para o medicamento em questão. **Andexanete alfa** (não disponível no Brasil) é uma molécula "dublê" do fator Xa sem atividade procoagulante que compete pela ligação aos medicamentos anti-Xa. Em ensaios clínicos envolvendo apixabana e rivaroxabana, o andexanete administrado por perfusão IV resulta e uma diminuição rápida do efeito anti-Xa. O fármaco foi aprovado pela Food and Drug Administration (FDA) em 2018 para reversão de sangramento com risco de vida em pacientes tratados com apixabana ou rivaroxabana. A estratégia terapêutica leva em consideração a dose usada de apixabana ou rivaroxabana e o tempo decorrido desde a última dose. A dose baixa é de 400 mg, IV, a uma taxa de 30 mg/min, seguida de 4 mg/min, por até 120 minutos. A dose alta é de 800 mg, em bólus administrado a 30 mg/min, seguido de 8 mg/min, por até 120 minutos. Complicações trombóticas foram relatadas, assim como parada cardíaca e morte súbita. O concentrado de quatro fatores pode ser considerado uma abordagem alternativa para sangramento com risco de vida causado por medicamentos anti-Xa.

INIBIDORES DIRETOS DA TROMBINA

Os inibidores diretos da trombina (IDTs) exercem seu efeito anticoagulante por meio de sua ligação direta ao sítio ativo da trombina, inibindo, assim, seus efeitos. Isso contrasta com os inibidores indiretos da trombina, como a heparina e a HBPM (ver anteriormente), que atuam por meio da antitrombina. A **hirudina** e a **bivalirudina** são IDTs bivalentes e grandes, que se ligam ao sítio catalítico ou ativo da trombina, bem como a um sítio de reconhecimento de substrato. A **argatrobana** (não disponível no Brasil) e a **melagatrana** são pequenas moléculas que se ligam apenas ao sítio ativo da trombina. Um inibidor de trombina oral (**dabigatrana**) está disponível.

INIBIDORES DIRETOS DA TROMBINA PARENTERAIS

As sanguessugas têm sido usadas para flebotomia desde a época de Hipócrates. Recentemente, os cirurgiões passaram a utilizar sanguessugas medicinais (*Hirudo medicinalis*) para evitar a trombose nos vasos finos de dedos reimplantados. A **hirudina** é um inibidor específico e irreversível da trombina, obtido da saliva de sanguessugas, que, por um tempo, esteve disponível na forma recombinante, como **lepirudina**. Sua ação não depende da antitrombina, e ela pode alcançar e inativar a trombina ligada à fibrina nos trombos. A lepirudina exerce pouco efeito nas plaquetas ou sobre o tempo de sangramento. À semelhança da heparina, a lepirudina deve ser administrada por via parenteral, com monitoramento por TTPa. A lepirudina foi aprovada pela FDA para uso em pacientes com trombose relacionada à TIH. A lepirudina é excretada pelo rim e deve ser usada com muita cautela em pacientes com insuficiência renal, visto que não existe nenhum antídoto. Até 40% dos pacientes que recebem infusões em longo prazo desenvolvem anticorpos dirigidos contra o complexo de trombina-lepirudina. Esses complexos de antígeno-anticorpo, que não são depurados pelo rim, podem resultar em aumento do efeito anticoagulante. Alguns pacientes expostos novamente ao fármaco desenvolveram reações anafiláticas potencialmente fatais. A produção de lepirudina foi interrompida pelo fabricante em 2012.

A **bivalirudina**, outro inibidor bivalente da trombina, é administrada por via intravenosa, com rápido início e término de ação. O fármaco tem meia-vida curta, com 20% de depuração renal, sendo a depuração restante metabólica. A bivalirudina também inibe a ativação das plaquetas e foi aprovada pela FDA para uso na angioplastia coronariana percutânea.

A **argatrobana** é uma pequena molécula de inibidor da trombina, que foi aprovada pela FDA para uso em pacientes com TIH, com ou sem trombose, bem como na angioplastia coronariana de pacientes com TIH. A argatrobana também apresenta meia-vida curta, é administrada na forma de infusão intravenosa contínua e monitorada pelo TTPa. A sua depuração não é afetada pela presença de doença renal, mas depende da função hepática. É necessário reduzir a dose em pacientes com doença hepática. Os pacientes tratados com argatrobana apresentam elevação do INR, dificultando a transição para a varfarina (i.e., o INR reflete contribuições tanto da varfarina como da argatrobana). (O INR é discutido em detalhe na seção sobre administração de varfarina.) O fabricante fornece um nomograma para auxiliar nessa transição.

INIBIDORES ORAIS DIRETOS DA TROMBINA

As vantagens da inibição direta da trombina por via oral incluem farmacocinética e biodisponibilidade previsíveis, que permitem dose fixa e resposta anticoagulante previsível e tornam desnecessária a monitoração de coagulação de rotina. Semelhante aos medicamentos anti-Xa orais descritos anteriormente, o rápido início e fim da ação desses agentes permitem a anticoagulação imediata.

O **mesilato de etexilato de dabigatrana** é o único inibidor oral direto de trombina aprovado pela FDA. A dabigatrana é aprovada para redução do risco de AVE e embolia sistêmica causados por fibrilação atrial não valvar, tratamento de TEV após 5 a 7 dias de terapia inicial com heparina ou HBPM, redução do risco de TEV recorrente e profilaxia de TEV após cirurgia de substituição do quadril ou joelho.

Farmacologia

A dabigatrana e seus metabólitos são inibidores diretos da trombina. Após administração oral, o mesilato de etexilato de dabigatrana, um profármaco, é convertido em dabigatrana. A biodisponibilidade oral é de 3 a 7% em voluntários normais. O fármaco é um substrato para a bomba de efluxo da glicoproteína P. Os inibidores da glicoproteína P, como o cetoconazol, devem ser evitados em pacientes com insuficiência renal. Em voluntários normais, a meia-vida do fármaco é de 12 a 17 horas. A insuficiência renal resulta na eliminação prolongada do medicamento.

Administração e posologia

Para prevenção de AVE e embolia sistêmica na fibrilação atrial não valvar, a dose é 150 mg, 2 vezes ao dia, para pacientes com depuração de creatinina maior que 30 mL/min. Na presença de depuração diminuída de creatinina, de 15 a 30 mL/min, a dose é de 75 mg, 2 vezes ao dia. Não há necessidade de monitoração.

Avaliação e reversão do efeito do fármaco antitrombina

À semelhança de qualquer fármaco anticoagulante, a principal toxicidade da dabigatrana consiste em sangramento. A dabigatrana prolonga o TTP, o TP e o tempo de coagulação da ecarina, que pode ser usado para estimar o efeito do medicamento, se necessário. (O tempo de coagulação da ecarina [TCE] é outro teste de coagulação baseado no uso de uma proteína isolada do veneno de uma serpente.) O **idarucizumabe** é um fragmento Fab de anticorpo monoclonal humanizado que se liga à dabigatrana e reverte o efeito anticoagulante. Esse medicamento reversível foi aprovado para uso em situações que requerem cirurgia emergente ou sangramento com risco de vida. A dose recomendada é 5 g, IV. Se o sangramento voltar, uma segunda dose pode ser administrada. O fármaco é excretado principalmente pelos rins. A meia-vida em pacientes com função renal normal é de aproximadamente 1 hora. Conforme discutido anteriormente para reverter a terapia anti-Xa, a reversão de dabigatrana expõe os pacientes à doença trombótica subjacente para a qual estão sendo tratados e o uso deve ser restrito àqueles com sangramento com risco de vida ou cirurgia.

Resumo dos medicamentos anticoagulantes orais diretos

Os medicamentos anticoagulantes orais diretos têm demonstrado consistentemente eficácia antitrombótica equivalente e taxas de sangramento mais baixas quando comparados com a terapia tradicional com varfarina. Além disso, esses fármacos oferecem as vantagens de rápido efeito terapêutico, ausência de necessidade de monitoração e menos interações medicamentosas, em comparação com a varfarina, que possui uma janela terapêutica estreita, é afetada pela dieta e por muitos fármacos e exige monitoração para otimização da dose. Entretanto, a meia-vida curta dos anticoagulantes mais recentes tem como importante consequência a falta de adesão do paciente ao tratamento, levando rapidamente a uma perda do efeito anticoagulante e ao risco de tromboembolia. Dada a conveniência da administração oral 1 ou 2 vezes ao dia, a falta de necessidade de monitoramento e menos interações medicamentosas e dietéticas documentadas até agora, os novos anticoagulantes orais diretos representam um avanço significativo na prevenção e terapia de doenças trombóticas.

FARMACOLOGIA BÁSICA DOS FÁRMACOS FIBRINOLÍTICOS

Os fármacos fibrinolíticos lisam com rapidez os trombos ao catalisar a formação da serina protease **plasmina** a partir de seu zimogênio precursor, o plasminogênio (ver Figura 34-3). Esses fármacos criam um estado lítico generalizado quando administrados por via intravenosa. Por conseguinte, ocorre degradação dos trombos hemostáticos protetores, bem como dos tromboêmbolos-alvo. O Quadro "Fármacos trombolíticos no infarto agudo do miocárdio" descreve o uso desses fármacos em uma importante aplicação.

Farmacologia

A **estreptoquinase** é uma proteína (mas não propriamente uma enzima) sintetizada por estreptococos, que se combina com o proativador plasminogênio. Esse complexo enzimático catalisa a conversão do plasminogênio inativo em plasmina ativa. A **uroquinase** é uma enzima humana sintetizada pelos rins, que converte diretamente o plasminogênio em plasmina ativa. A própria plasmina não pode ser usada, visto que os inibidores de ocorrência natural no plasma (antiplasminas) impedem seus efeitos. Todavia, a ausência de inibidores da uroquinase e do complexo estreptoquinase-proativador possibilita o seu uso clínico. A plasmina formada no interior de um trombo por esses ativadores é protegida das antiplasminas presentes no plasma, o que permite a lise do trombo a partir de seu interior.

O plasminogênio também pode ser ativado endogenamente por **ativadores do plasminogênio teciduais (t-PAs**, do inglês *tissue plasminogen activators*). Esses ativadores ativam sobretudo o plasminogênio ligado à fibrina, o que (teoricamente) limita a fibrinólise aos trombos formados e evita uma ativação sistêmica. O t-PA humano recombinante é produzido na forma de **alteplase**. O **reteplase** (não disponível no Brasil) é outro t-PA humano recombinante, do qual foram removidas várias sequências de aminoácidos. O **tenecteplase** é uma forma mutante de t-PA, que apresenta meia-vida mais longa e que pode ser administrado na forma de bólus intravenoso. O reteplase e o tenecteplase são tão efetivos quanto o alteplase e apresentam esquemas posológicos mais simples em virtude de suas meias-vidas longas.

Indicações e posologia

A administração de fármacos fibrinolíticos por via intravenosa está indicada em casos de **embolia pulmonar com instabilidade hemodinâmica**, **trombose venosa profunda** grave, como a síndrome da veia cava superior e **tromboflebite ascendente** da veia ileofemoral, com grave edema dos membros inferiores. Esses fármacos também são administrados por via intra-arterial, em especial no caso de doença vascular periférica.

A terapia trombolítica no tratamento do **infarto agudo do miocárdio** requer uma cuidadosa seleção dos pacientes, o uso de um fármaco trombolítico específico e os benefícios oferecidos pela terapia adjuvante. A estreptoquinase é administrada por infusão intravenosa, em uma dose de ataque de 250.000 unidades, seguida de 100.000 unidades/h, durante 24 a 72 horas. Os pacientes com anticorpos antiestreptocócicos podem desenvolver febre, reações alérgicas e resistência ao tratamento. A uroquinase requer uma dose de ataque de 300.000 unidades administrada durante 10 minutos e uma dose de manutenção de 300.000 unidades/h, durante 12 horas. O alteplase (t-PA) é administrado em injeção intravenosa de 15 mg, seguido de 0,75 mg/kg (até 50 mg), durante 30 minutos, e, em seguida, 0,5 mg/kg (até 35 mg), durante 60 minutos. O reteplase é administrado em 2 injeções intravenosas diretas de 10 unidades, sendo a segunda administrada 30 minutos depois da primeira. O tenecteplase é administrado na forma de injeção intravenosa única de 30 a 50 mg, dependendo do peso corporal. O t-PA recombinante também foi aprovado para uso no AVE isquêmico agudo, em até 3 horas após o aparecimento dos sintomas. Em pacientes sem infarto hemorrágico ou outras contraindicações, essa terapia demonstrou resultados melhores em vários estudos clínicos randomizados. A dose recomendada é de 0,9 mg/kg, sem ultrapassar 90 mg, sendo 10% administrados em bólus, e o restante, na forma de infusão durante 1 hora. A estreptoquinase tem sido associada a um risco de sangramento aumentado no AVE isquêmico agudo, quando administrada em uma dose de 1,5 milhão de unidades, e o seu uso não é recomendado nessa situação.

FARMACOLOGIA BÁSICA DOS FÁRMACOS ANTIPLAQUETÁRIOS

A função das plaquetas é regulada por três categorias de substância. O primeiro grupo consiste em agentes produzidos fora das plaquetas, que interagem com receptores existentes na membrana plaquetária, como catecolaminas, colágeno, trombina e prostaciclina. A segunda categoria inclui agentes produzidos no interior das plaquetas, que interagem com receptores de membrana, por exemplo, ADP,

Fármacos trombolíticos no infarto agudo do miocárdio

A mudança de paradigma, em 1980, quanto à etiologia do infarto agudo do miocárdio (IAM), apontando para a oclusão coronariana aguda por um trombo, criou a base racional da terapia trombolítica dessa doença letal comum. Naquele ano – pela primeira vez –, foi constatado, no estudo clínico *European Cooperative Study Group*, que a terapia trombolítica intravenosa no IAM reduziu significativamente a taxa de mortalidade. Estudos subsequentes, com milhares de pacientes recrutados em cada um deles, forneceram poder estatístico suficiente para que a redução de 20% na taxa de mortalidade fosse considerada estatisticamente significativa. Embora o padrão de assistência com áreas de recursos adequados e experiência na intervenção coronariana percutânea (ICP) favoreça hoje o cateterismo e a colocação de *stent*, a terapia trombolítica continua sendo muito importante nos locais onde a ICP não está disponível de imediato.

A seleção apropriada dos pacientes para a terapia trombolítica é fundamental. O diagnóstico do IAM é estabelecido clinicamente e confirmado por eletrocardiografia. Os pacientes com elevação do segmento ST e bloqueio de ramo na eletrocardiografia são os que apresentam os melhores resultados. Todos os ensaios clínicos conduzidos até o momento mostram um benefício máximo da terapia trombolítica *quando administrada precocemente, dentro de 6 horas* após o início sintomático do IAM.

Os fármacos trombolíticos reduzem a taxa de mortalidade por IAM. O uso precoce e apropriado de qualquer agente trombolítico provavelmente transcende as possíveis vantagens de determinado fármaco.

prostaglandina D_2, prostaglandina E_2 e serotonina. O terceiro grupo compreende agentes produzidos no interior das plaquetas, que atuam dentro da própria plaqueta, como endoperóxidos de prostaglandina e tromboxano A_2, nucleotídeos cíclicos AMPc e GMPc, e íons de cálcio. A partir dessa lista de fármacos, foram identificados diversos alvos para os agentes inibitórios das plaquetas (ver Figura 34-1): inibição da síntese de prostaglandinas (ácido acetilsalicílico), inibição da agregação plaquetária induzida por ADP (clopidogrel, prasugrel, ticlopidina) e bloqueio dos receptores de glicoproteína IIb/IIIa nas plaquetas (abciximabe, tirofibana e eptifibatida). O dipiridamol e o cilostazol também são fármacos antiplaquetários.

ÁCIDO ACETILSALICÍLICO

A prostaglandina **tromboxano A_2** é um produto do araquidonato que induz a mudança de forma das plaquetas, a liberação de seus grânulos e a sua agregação (ver Capítulo 18). Os fármacos que antagonizam essa via interferem na agregação plaquetária *in vitro* e prolongam o tempo de sangramento *in vivo*. O ácido acetilsalicílico é o protótipo dessa classe de fármacos.

Conforme descrito no Capítulo 18, o ácido acetilsalicílico inibe a síntese de tromboxano A_2 por meio da acetilação irreversível da enzima cicloxigenase. Outros salicilatos e anti-inflamatórios não esteroides também inibem a cicloxigenase, porém têm menor duração de ação inibitória, visto que são incapazes de acetilar a cicloxigenase – ou seja, sua ação é reversível.

Em 2014, após uma revisão dos dados disponíveis, a FDA reverteu o curso e concluiu que o ácido acetilsalicílico para profilaxia *primária* (pacientes sem história de infarto do miocárdio ou AVE) não era suportada pelos dados disponíveis, mas carregava um risco significativo de sangramento. Uma recomendação de 2019 do American College of Cardiology e do American Heart Association preconizou ácido acetilsalicílico em baixa dose (75-100 mg/dia) para prevenção primária em adultos de 40 a 70 anos de idade com alto risco de doença cardiovascular aterosclerótica e sem risco aumentado de sangramento. Por outro lado, metanálise de muitos ensaios publicados de ácido acetilsalicílico e outros fármacos antiplaquetários demonstrou a utilidade da ácido acetilsalicílico na prevenção *secundária* de eventos vasculares entre pacientes com história de eventos vasculares.

TIENOPIRIDINAS: TICLOPIDINA, CLOPIDOGREL E PRASUGREL

A ticlopidina, o clopidogrel e o prasugrel reduzem a agregação plaquetária ao inibirem a via de ADP das plaquetas. Esses fármacos bloqueiam de modo irreversível o receptor de ADP, $P2Y_{12}$, nas plaquetas. Diferentemente do ácido acetilsalicílico, não exercem nenhum efeito sobre o metabolismo das prostaglandinas. O uso da ticlopidina, do clopidogrel ou do prasugrel na prevenção da trombose é considerado prática-padrão em pacientes submetidos à colocação de *stent* coronariano. Como as indicações e reações adversas desses fármacos são diferentes, serão considerados em separado.

A **ticlopidina** foi aprovada para a prevenção de AVE em pacientes com história de ataque isquêmico transitório (AIT) ou AVE trombótico, bem como em associação com ácido acetilsalicílico para a prevenção da trombose em *stent* coronariano. As reações adversas da ticlopidina consistem em náuseas, dispepsia e diarreia em até 20% dos pacientes, hemorragia em 5% e, mais gravemente, leucopenia em 1%. A leucopenia é detectada por meio de monitoração regular da contagem de leucócitos durante os primeiros 3 meses de tratamento. O desenvolvimento de púrpura trombocitopênica trombótica também foi associado à ingestão de ticlopidina. A dose de ticlopidina é de 250 mg, 2 vezes ao dia, VO. Em virtude do perfil significativo de efeitos colaterais, o uso da ticlopidina na prevenção do AVE deve ser restrito a pacientes que não toleram ou que não responderam à terapia com ácido acetilsalicílico. A ticlopidina em doses inferiores a 500 mg/dia pode ser eficaz, com menos reações adversas.

O **clopidogrel** foi aprovado para pacientes com angina instável ou com IAM sem elevação do segmento ST (IAMSSST), em associação com ácido acetilsalicílico; para pacientes com IAM com elevação do segmento ST (IAMCSST) ou com infarto do miocárdio recente, AVE ou doença arterial periférica estabelecida. Para IAMSSST, é necessária uma dose de ataque de 300 mg, VO, seguida por 75 mg/dia de clopidogrel, com uma dose diária de ácido acetilsalicílico de 75 a 325 mg. Para pacientes com IAMCSST, a dose é de 75 mg/dia de clopidogrel, VO, também em associação com ácido acetilsalicílico na mesma dose (75-325 mg); e para infarto do miocárdio recente, AVE ou doença vascular periférica, a dose é de 75 mg/dia.

O clopidogrel tem menos reações adversas do que a ticlopidina e raramente está associado à neutropenia. Foi relatada a incidência de púrpura trombocitopênica trombótica. Por apresentar menos reações adversas e necessidades posológicas, com frequência se prefere o clopidogrel à ticlopidina. Os efeitos antitrombóticos do clopidogrel dependem da dose; dentro de 5 horas após uma dose de ataque oral de 300 mg, ocorre inibição de 80% da atividade plaquetária. A dose de manutenção do clopidogrel é de 75 mg/dia, que produz inibição máxima das plaquetas. A duração do efeito antiplaquetário é de 7 a 10 dias. O clopidogrel é um profármaco que requer ativação por isoforma enzimática da enzima CYP2C19. Dependendo do padrão de herança de polimorfismo do único nucleotídeo na CYP2C19, os indivíduos podem ser metabolizadores fracos do clopidogrel, e esses pacientes correm risco aumentado de eventos cardiovasculares, devido ao efeito inadequado do fármaco. A FDA recomendou a genotipagem da CYP2C19 para identificar esses pacientes e aconselha os médicos que o prescrevem a considerar terapias alternativas para os metabolizadores fracos (ver Capítulo 5). Entretanto, estudos mais recentes questionaram o impacto do estado de metabolizador da CYP2C19 sobre os resultados. Os fármacos que comprometem a função da CYP2C19, como o omeprazol, devem ser usados com cautela.

À semelhança do clopidogrel, o prasugrel foi aprovado para pacientes com síndrome coronariana aguda. O fármaco é administrado em uma dose de ataque de 60 mg, VO, e, a seguir, em dose de 10 mg/dia, em associação com ácido acetilsalicílico, conforme descrito no caso do clopidogrel. A avaliação da Improvement in Therapeutic Outcomes by Optimizing Platelet Inhibition with Prasugrel (TRITON-TIMI38) comparou prasugrel com clopidogrel em um estudo clínico duplo-cego randomizado com ácido acetilsalicílico e outras terapias convencionais, com intervenções coronarianas percutâneas. Esse ensaio clínico mostrou redução no parâmetro final cardiovascular primário (morte cardiovascular, AVE não fatal ou infarto do miocárdio não fatal) do prasugrel em comparação com o clopidogrel. Entretanto, houve um aumento no risco de sangramento grave e menor com o uso do prasugrel. O prasugrel está contraindicado para pacientes com história de AIT ou AVE, devido ao risco aumentado de sangramento. Diferentemente do clopidogrel, o estado do genótipo da enzima CYP não representa um fator importante na farmacologia do prasugrel.

O **ticagrelor** é um tipo mais recente de inibidor de ADP (ciclopentiltriazolopirimidina) e também está aprovado para uso oral em associação com ácido acetilsalicílico em pacientes com síndromes coronárias agudas. Já o **cangrelor** é um inibidor de $P2Y_{12}$ *parenteral*, aprovado para uso IV em intervenções coronárias em pacientes sem terapia prévia com inibidor de receptor de ADP $P2Y_{12}$.

O **vorapaxar** (não disponível no Brasil) é um antagonista do receptor de protease plaquetária 1 (PAR-1) indicado para redução de eventos recorrentes em pacientes com história de IM ou doença arterial periférica. Vorapaxar tem tempo de meia-vida longo, com 50% de inibição da agregação plaquetária após 1 mês da interrupção da terapia. A dose é 2,08 mg/dia, VO. As concentrações máximas ocorrem 1 a 2 horas após uma dose de 2,08 mg.

Resistência ao ácido acetilsalicílico e ao clopidogrel

A incidência de resistência relatada ao ácido acetilsalicílico e ao clopidogrel varia bastante, de menos de 5 a 75%. Em parte, essa variação reflete a definição de resistência (trombose recorrente enquanto o paciente recebe terapia antiplaquetária *versus* teste *in vitro*) e os métodos pelos quais a resposta ao fármaco e a adesão do paciente ao tratamento são medidas. Na atualidade, existem vários métodos aprovados pela FDA para testar a resistência *in vitro* ao ácido acetilsalicílico e ao clopidogrel. No entanto, as medidas de resistência aos medicamentos variam consideravelmente de acordo com o método de teste. Esses testes podem ser úteis em pacientes selecionados para avaliar a adesão ao tratamento ou identificar pacientes com risco aumentado de eventos trombóticos recorrentes. Todavia, a sua utilidade na tomada de decisão clínica de rotina for dos ensaios clínicos permanece controversa. Um ensaio clínico prospectivo randomizado não encontrou nenhum benefício em relação à terapia-padrão quando a informação obtida da monitoração do efeito antiplaquetário foi usada para modificar a terapia.

BLOQUEIO DOS RECEPTORES DE GLICOPROTEÍNA IIb/IIIa DAS PLAQUETAS

O receptor de GP IIb/IIIa plaquetário (integrina $\alpha_{IIb}\beta_{III}$) atua como receptor principalmente para o fibrinogênio e a vitronectina, mas também para fibronectina e o fator de von Willebrand. A ativação desse complexo receptor constitui a "via final comum" da agregação plaquetária. Os ligantes para a GP IIb/IIIa contêm um motivo de sequência Arg-Gly-Asp (RGD) importante para a ligação do ligante, e, portanto, a RGD constitui um alvo terapêutico. Existem aproximadamente 50 mil cópias desse complexo na superfície de cada plaqueta. Os indivíduos que carecem desse receptor são apresentam um distúrbio hemorrágico, a trombastenia de Glanzmann.

Os antagonistas da GP IIb/IIIa são usados em pacientes com síndromes coronarianas agudas. Esses fármacos são direcionados para o complexo de receptor de GP IIb/IIIa das plaquetas mostrado na Figura 34-1. O **abciximabe**, um anticorpo monoclonal quimérico dirigido contra o complexo IIb/IIIa, incluindo o receptor de vitronectina, foi o primeiro agente aprovado dessa classe de fármacos. Foi aprovado para uso na intervenção coronariana percutânea e nas síndromes coronarianas agudas. A **eptifibatida** é um peptídeo cíclico derivado do veneno da cascavel que contém uma variação do motivo RGD (KGD). A **tirofibana** é um inibidor peptidomimético com o motivo da sequência RGD. A eptifibatida e a tirofibana inibem a ligação do ligante ao receptor IIb/IIIa, ocupando o receptor, porém sem bloquear o receptor de vitronectina. Em virtude de suas meias-vidas curtas, precisam ser administrados por infusão contínua. As formulações orais de antagonistas da GP IIb/IIIa encontram-se em vários estágios de desenvolvimento.

OUTROS FÁRMACOS ANTIPLAQUETÁRIOS

O **dipiridamol** é um vasodilatador que também inibe a função plaquetária ao inibir a captação de adenosina e a atividade da GMPc fosfodiesterase. O dipiridamol em si tem pouco ou nenhum efeito benéfico. Por conseguinte, esse fármaco é usado sobretudo em associação com ácido acetilsalicílico na prevenção da isquemia vascular cerebral. Pode ser também usado com varfarina para profilaxia primária de tromboêmbolos em pacientes com próteses valvares cardíacas. Na atualidade, dispõe-se de uma associação de dipiridamol complexado com 25 mg de ácido acetilsalicílico para profilaxia secundária da doença vascular cerebral.

O **cilostazol** é um inibidor da fosfodiesterase, que promove vasodilatação e inibição da agregação plaquetária. O cilostazol é usado principalmente no tratamento da claudicação intermitente.

FARMACOLOGIA CLÍNICA DOS FÁRMACOS UTILIZADOS NA PREVENÇÃO DA COAGULAÇÃO

TROMBOSE VENOSA

Fatores de risco

A. Distúrbios hereditários

Os distúrbios hereditários caracterizados por tendência à formação de trombos (trombofilia) resultam de anormalidades quantitativas ou qualitativas do sistema anticoagulante natural. As deficiências (mutações com perda de função) dos anticoagulantes naturais antitrombina, proteína C e proteína S são responsáveis por cerca de 15% dos pacientes selecionados com trombose juvenil ou recorrente e por 5 a 10% dos casos não selecionados de trombose venosa aguda. Outras causas de trombofilia incluem mutações com ganho de função, como a mutação do fator V de Leiden e da protrombina 20210, concentrações elevadas de fatores de coagulação e cofatores e hiper-homocisteinemia, que, em seu conjunto, respondem pelo maior número de pacientes com estados hipercoaguláveis. Embora as mutações com perda de função sejam menos comuns, elas estão associadas a maior risco de trombose. Alguns pacientes apresentam múltiplos fatores de risco hereditários ou associações de fatores de risco hereditários e adquiridos, conforme discutido adiante. Esses indivíduos correm maior risco de eventos trombóticos recorrentes e, com frequência, precisam de terapia durante o restante da vida.

B. Doença adquirida

O risco aumentado de tromboembolia associada à fibrilação atrial e à colocação de valvas cardíacas mecânicas já é reconhecido há muito tempo. De forma semelhante, o repouso prolongado no leito, os procedimentos cirúrgicos de alto risco e a presença de câncer estão claramente associados a aumento na incidência de TVP e embolia. A síndrome do anticorpo antifosfolipídeo constitui outro fator de risco adquirido importante. Os fármacos podem atuar como fatores de risco sinérgicos com fatores de risco hereditários. Por exemplo, as mulheres que apresentam mutação do fator V de Leiden e que fazem uso de contraceptivos orais apresentam um aumento sinérgico de risco.

Tratamento antitrombótico

A. Prevenção

A prevenção primária da trombose venosa reduz a incidência e a taxa de mortalidade por EP. A heparina e a varfarina podem ser usadas para prevenir a trombose venosa. A administração subcutânea de HNF em baixa dose, de HBPM ou de fondaparinux proporciona uma profilaxia efetiva. A varfarina também é efetiva, porém exige monitoração laboratorial do TP.

B. Tratamento da doença estabelecida

O tratamento da trombose venosa estabelecida pode ser iniciado com rivaroxabana isoladamente. De modo alternativo, os pacientes podem ser tratados com HNF ou com HBPM nos primeiros 5 a 7 dias, com superposição com varfarina. Uma vez estabelecidos os efeitos terapêuticos da varfarina, o tratamento é mantido durante um período de 6 semanas a 6 meses ou mais, dependendo da apresentação clínica do paciente. Em geral, os pacientes com evento provocado (p. ex., TEV no contexto pós-operatório sem outros fatores de risco) devem ser tratados na extremidade mais curta do espectro, ao passo que um indivíduo com TEV recorrente ou múltiplos fatores de risco pode ser tratado indefinidamente. Os trombos superficiais confinados às veias da panturrilha respondem de modo satisfatório a ciclos curtos de HBPM.

A varfarina atravessa facilmente a placenta. O fármaco pode causar hemorragia a qualquer momento durante a gravidez, bem como defeitos de desenvolvimento no feto quando administrado durante o primeiro trimestre. Por conseguinte, a doença tromboembólica venosa em mulheres grávidas geralmente é tratada com heparina, administrada, de preferência, por via subcutânea.

TROMBOSE ARTERIAL

A ativação das plaquetas é considerada um processo essencial na trombose arterial. Dessa forma, o tratamento com fármacos inibidores das plaquetas, como ácido acetilsalicílico e clopidogrel ou ticlopidina, está indicado para pacientes com AIT e AVE ou com angina instável e infarto agudo do miocárdio. Conforme discutido anteriormente, o prasugrel e o ticagrelor constituem alternativas ao clopidogrel em pacientes com síndromes coronarianas agudas tratadas com intervenção coronariana percutânea. Na angina e no infarto, esses fármacos com frequência são usados em associação com betabloqueadores, bloqueadores dos canais de cálcio e fármacos fibrinolíticos.

FÁRMACOS USADOS NOS DISTÚRBIOS HEMORRÁGICOS

VITAMINA K

A vitamina K confere atividade biológica à protrombina e aos fatores VII, IX e X ao participar da sua modificação pós-ribossômica. A vitamina K é uma substância lipossolúvel, encontrada sobretudo nos vegetais verdes. As necessidades nutricionais são baixas, visto que a vitamina é sintetizada por bactérias que colonizam o intestino humano. Existem duas formas naturais: as vitaminas K_1 e K_2. A vitamina K_1 (fitonadiona; ver Figura 34-5) é encontrada nos alimentos. A vitamina K_2 (menaquinona) é encontrada nos tecidos humanos e sintetizada por bactérias intestinais.

As vitaminas K_1 e K_2 exigem a presença de sais biliares para a sua absorção pelo trato intestinal. A vitamina K_1 está disponível clinicamente em formas oral e parenteral. O início do efeito leva 6 horas, porém torna-se completo em 24 horas durante o tratamento da redução da atividade da protrombina causada por excesso de varfarina ou deficiência de vitamina K. A administração intravenosa de vitamina K_1 deve ser lenta, visto que a infusão rápida pode provocar dispneia, dor torácica e lombar e até mesmo morte. A reposição de vitamina K é mais bem efetuada pela sua administração intravenosa ou oral, pois a biodisponibilidade da vitamina após a administração subcutânea é errática. Na atualidade, a vitamina K_1 é administrada a todos os recém-nascidos para impedir a ocorrência de doença hemorrágica da deficiência de vitamina K, particularmente comum em prematuros.

O sal hidrossolúvel da vitamina K_3 (menadiona) nunca deve ser usado para fins terapêuticos. É ineficaz no tratamento da sobredose de varfarina. Com frequência, ocorre deficiência de vitamina K em pacientes hospitalizados em unidades de terapia intensiva, em virtude da dieta precária, nutrição parenteral, cirurgia recente, terapia com múltiplos antibióticos e uremia. A insuficiência hepática grave resulta em síntese diminuída de proteínas e diátese hemorrágica, que não responde à vitamina K.

FRAÇÕES PLASMÁTICAS

Fontes e preparações

A deficiência de fatores de coagulação plasmática pode provocar sangramento (Tabela 34-3). Ocorre sangramento espontâneo quando a atividade do fator é inferior a 5 a 10% do normal. A deficiência do fator VIII (**hemofilia clássica** ou **hemofilia A**) e a deficiência de fator IX (**doença de Christmas** ou **hemofilia B**) respondem pela maior parte dos defeitos hereditários da coagulação. Dispõe-se de frações plasmáticas concentradas e preparações de proteína recombinante para o tratamento dessas deficiências. A administração de concentrado de fatores derivados do plasma e tratados com calor ou com detergentes e de concentrado de fatores recombinantes constitui o tratamento-padrão para prevenção e tratamento de sangramento associado à hemofilia. Os concentrados de fator VIII liofilizados são preparados a partir de grandes misturas de plasma. A transmissão de doenças virais, como as hepatites B e C e o HIV, é reduzida ou eliminada por pasteurização e por extração do plasma com solventes e detergentes. Entretanto, esse tratamento não remove outras causas potenciais de doenças transmissíveis, como os príons. Por esse motivo, recomenda-se o uso de preparações de fatores de coagulação recombinantes, sempre que possível, para a reposição de fatores. A melhor utilização desses produtos terapêuticos requer uma especificidade diagnóstica do fator deficiente e a quantificação de sua atividade no plasma. Recentemente, várias preparações de fator VIII e IX de ação mais longa foram desenvolvidas. O **eloctate** é um conjugado de domínio do fator VIII-Fc, que prolonga a meia-vida do fator VIII e permite a dose 2 vezes por semana em muitos casos. Já o **idelvion** é um conjugado de albumina-fator IX com meia-vida de 100 horas (o fator IX nativo tem meia-vida de 16 horas) e é aprovado pela FDA para profilaxia ou tratamento de sangramento em pacientes com hemofilia B, oferecendo a possibilidade de administração 1 vez por semana. Os concentrados de fator VIII de pureza intermediárias (em contraste com os concentrados recombinantes ou de alta pureza) contêm quantidades significativas de fator de von Willebrand. O **humate-P**, por sua vez, é um concentrado de fator VIII, aprovado pela FDA para o tratamento do sangramento associado à doença de

TABELA 34-3 Produtos terapêuticos para o tratamento dos distúrbios da coagulação[1]

Fator	Estado de deficiência	Concentrações hemostáticas	Meia-vida do fator infundido	Fonte de reposição
I	Hipofibrinogenemia	1 g/dL	4 dias	Crioprecipitado, PFC
II	Deficiência de protrombina	30-40%	3 dias	Concentrados de complexo protrombínico (concentrados de fator IX de pureza intermediária)
V	Deficiência de fator V	20%	1 dia	PFC
VII	Deficiência de fator VII	30%	4-6 horas	PFC Concentrados do complexo protrombínico (concentrados de fator IX de pureza intermediária), fator VIIa recombinante
VIII	Hemofilia A	30-50% 100% para sangramento ou traumatismo significativos	12 h	Produtos de fator VIII recombinante Concentrados de alta pureza derivados do plasma Crioprecipitado[2] Alguns pacientes com deficiência leve respondem à DDAVP
IX	Hemofilia B (doença de Christmas)	30-50% 100% para sangramento ou traumatismo significativos	24 horas	Produtos de fator IX recombinante Concentrados de alta pureza derivados do plasma
X	Defeito de Stuart-Prower	25%	36 horas	PFC Concentrados de complexo protrombínico
XI	Hemofilia C	30-50%	3 dias	PFC
XII	Defeito de Hageman	Não necessários		Não há necessidade de tratamento
von Willebrand	Doença de von Willebrand	30%	~10 h	Concentrados de fator VIII de pureza intermediária que contêm fator de von Willebrand Pacientes de tipo I respondem à DDAVP Crioprecipitado[2]
XIII	Deficiência de fator XIII	5%	6 dias	PFC Crioprecipitado

PFC, plasma fresco congelado; DDAVP, 1-desamino-8-D-arginina vasopressina.

[1]Para a sobredose de varfarina ou envenenamento por rodenticidas cumarínicos, dispõe-se de um concentrado de quatro fatores (II, VII, IX, X). Dispõe-se de concentrados de antitrombina para pacientes com trombose na presença de deficiência de antitrombina. Os concentrados de proteína C ativados foram aprovados para o tratamento da sepse, porém foram retirados do mercado em 2011, após a publicação de um estudo que demonstrou não haver nenhum benefício na sepse, com aumento do risco de sangramento.

[2]Deve-se utilizar o crioprecipitado no tratamento do sangramento na presença de deficiência de fator VIII e doença de von Willebrand apenas em caso de emergência, quando não se dispõe de produtos com inativação de patógenos.

von Willebrand. Por fim, o **alfavonicogue** é um produto com fator de von Willebrand recombinante aprovado para o tratamento e controle de sangramento em adultos com doença de von Willebrand. O plasma fresco congelado é usado para deficiências de fatores para as quais não se dispõe de nenhuma forma recombinante da proteína. Uma preparação de reposição plasmática de quatro fatores contendo fatores II, VII, IX e X dependentes da vitamina K (**4F PCC**) está disponível nos Estados Unidos para reversão rápida da varfarina em pacientes com sangramento.

Aplicações clínicas

Os pacientes com hemofilia A e B recebem reposição com fator VIII e IX, respectivamente, como profilaxia para evitar a ocorrência de sangramento e, em doses maiores, para tratamento de eventos hemorrágicos ou preparação para cirurgia.

O **acetato de desmopressina** aumenta a atividade do fator VIII em pacientes com hemofilia A ou com doença de von Willebrand de grau leve. O fármaco pode ser usado na preparação de pequenas cirurgias, como extrações dentárias, sem necessidade de infusão de fatores de coagulação se o paciente tiver uma resposta adequada documentada. A desmopressina intranasal em altas doses (ver Capítulo 37) está disponível e demonstrou ser eficaz e bem tolerada pelos pacientes.

Os concentrados congelados-secos de plasma contendo protrombina, fatores IX e X e quantidades variáveis de fator VII estão comercialmente disponíveis para o tratamento das deficiências desses fatores (ver Tabela 34-3). Cada unidade de fator IX por quilograma de peso corporal eleva em 1,5% a atividade do fator no plasma. Com frequência, acrescenta-se heparina para inibição dos fatores de coagulação ativados pelo processo de fabricação. Entretanto, a adição de heparina não elimina todo o risco tromboembólico.

Algumas preparações de concentrado de fator IX contêm fatores de coagulação *ativados*, o que levou a seu uso no tratamento de pacientes com inibidores ou anticorpos dirigidos contra os fatores VIII ou IX. Há dois produtos para essa finalidade: **Autoplex** (com atividade corretiva para o fator VIII) e **FEIBA** (do inglês *factor eight* *inhibitor bypas activity*). Esses produtos não são uniformemente bem-sucedidos na interrupção da hemorragia, e os títulos de inibidores de fator IX com frequência aumentam após a sua administração. Os inibidores adquiridos dos fatores de coagulação também podem ser tratados com fator VIII suíno (para inibidores do fator VIII) e fator VII ativado recombinante. O fator VII ativado recombinante está sendo usado cada vez mais para tratar a coagulopatia associada a doença hepática e grande perda de sangue em trauma e cirurgia. Esses concentrados de fatores recombinantes e derivados do plasma são de custo muito elevado, e as indicações de uso, muito precisas. Por isso, é essencial a consulta com um hematologista experiente na área.

O **crioprecipitado** é uma fração proteica do plasma obtida do sangue total. O crioprecipitado é usado no tratamento da deficiência ou de anormalidades qualitativas do fibrinogênio, conforme observado na CIVD e na doença hepática. Uma única unidade de crioprecipitado contém 300 mg de fibrinogênio.

O crioprecipitado também pode ser usado em pacientes com deficiência de fator VIII e com doença de von Willebrand, quando a desmopressina não está indicada, e quando não se dispõe de um produto derivado do plasma ou recombinante com inativação de patógeno. A concentração do fator VIII e do fator de von Willebrand no crioprecipitado não é tão grande quanto aquela encontrada nas frações plasmáticas concentradas. Além disso, o crioprecipitado não é tratado por nenhum método para diminuir o risco de exposição viral. Para infusão, a unidade de crioprecipitado congelado é descongelada e dissolvida em um pequeno volume de soro fisiológico-citrato estéril e misturada com outras unidades. As mulheres Rh-negativo com possibilidade de engravidar devem receber apenas crioprecipitado Rh-negativo, em virtude da possível contaminação do produto com células sanguíneas Rh-positivo.

FATOR VIIa RECOMBINANTE

O fator VIIa recombinante foi aprovado para o tratamento da hemofilia A ou B hereditária ou adquirida com inibidores, tratamento do sangramento associado a procedimentos invasivos na hemofilia congênita ou adquirida ou da deficiência de fator VII. Na União Europeia, o fármaco também foi aprovado para o tratamento da trombastenia de Glanzmann.

O fator VIIa inicia a ativação da via da coagulação ao ativar os fatores IX e X em associação ao fator tecidual (ver Figura 34-2). O fármaco é administrado na forma de injeção em bólus. Para a hemofilia A ou B com inibidores e sangramento, a dose é de 90 mg/kg, a cada 2 horas, até se obter hemostasia. Em seguida, o fármaco é continuado a intervalos de 3 a 6 horas, até o paciente se tornar estável. Para a deficiência congênita do fator VII, a dose recomendada é de 15 a 30 mg/kg, a cada 4 a 6 horas, até se obter hemostasia.

O fator VIIa tem sido bastante utilizado sem indicação em bula, como sangramento com traumatismo, cirurgia, hemorragia intracerebral e toxicidade da varfarina. Uma importante preocupação relacionada com o uso não indicado em bula tem sido a possibilidade de aumento nos eventos trombóticos. Uma pesquisa recente examinou as taxas de eventos tromboembólicos em 35 estudos clínicos controlados por placebo, nos quais o fator VIIa foi administrado para indicações não aprovadas. Esse estudo constatou um aumento dos eventos trombóticos arteriais, mas não venosos, em particular entre indivíduos idosos.

FÁRMACO-ÓRFÃOS PARA TRATAMENTO DE TRANSTORNOS DE COAGULAÇÃO HEREDITÁRIA RAROS

O *status* de fármaco-órfão é uma designação dada pela FDA para promover o desenvolvimento de terapias para doenças raras (ver Capítulo 1).

O fator XIII é uma aminotransferase que reticula fibrina dentro de um coágulo, estabilizando-o. A deficiência congênita de fator XIII é um distúrbio hemorrágico raro. A **subunidade A do fator XIII recombinante** foi aprovada pela FDA para prevenção de sangramento em pacientes com deficiência de fator XIII.

O **concentrado de fator X** é uma preparação de fator X derivada do plasma, aprovada pela FDA para controle de sangramento em pacientes com deficiência de fator X e para o tratamento perioperatório de pacientes com deficiência leve de fator X.

O **concentrado de proteína C** é uma preparação de proteína C derivada do plasma aprovada para o tratamento de trombose com risco de vida ou púrpura fulminante, uma doença com risco de vida que envolve trombose cutânea e na circulação sistêmica.

A **antitrombina recombinante** é aprovada pela FDA para prevenção de eventos tromboembólicos perioperatórios e periparto em pacientes com deficiência hereditária de antitrombina.

O **emicizumabe** é um novo anticorpo monoclonal biespecífico para o fator IXa e o fator X que substitui a função do fator VIII. Os estudos clínicos demonstraram uma redução dramática nos eventos hemorrágicos em pacientes com hemofilia com ou sem inibidores do fator VIII. O medicamento foi aprovado pela FDA para prevenir ou reduzir a frequência de episódios hemorrágicos em pacientes adultos e pediátricos com hemofilia A (deficiência congênita de fator VIII) com ou sem inibidores de fator VIII. A dose é de 3 mg/kg por via subcutânea diariamente durante 1 semana (dose de ataque), seguida de 1,5 mg/kg toda semana, 3 mg/kg a cada 2 semanas ou 6 mg/kg mensalmente. A biodisponibilidade é de 80 a 90% após a injeção subcutânea, e a meia-vida é de aproximadamente 27 dias. Trombose foi relatada em pacientes que também receberam concentrado de complexo protrombínico. O emicizumabe interfere no TTPa-padrão e com os testes de fatores baseados no TTPa. Ensaios de fator VIII cromogênico usando componentes bovinos estão disponíveis para avaliar as concentrações de fator VIII endógeno em pacientes tratados com emicizumabe.

INIBIDORES FIBRINOLÍTICOS: ÁCIDO AMINOCAPROICO

O ácido aminocaproico (EACA), que se assemelha quimicamente ao aminoácido lisina, é um inibidor sintético da fibrinólise. Inibe competitivamente a ativação do plasminogênio (ver Figura 34-3). Sofre rápida absorção por via oral e é depurado no organismo pelos rins. A dose oral habitual de EACA é de 6 g, 4 vezes ao dia. Quando o fármaco é administrado por via intravenosa, deve-se infundir uma dose de ataque de 5 g durante 30 minutos, a fim de evitar a ocorrência de hipotensão. O **ácido tranexâmico** é um análogo do ácido aminocaproico que tem as mesmas propriedades. É administrado por via oral, com dose de ataque de 15 mg/kg, seguida de 30 mg/kg, a cada 6 horas.

O EACA é usado clinicamente como terapia adjuvante na hemofilia, como tratamento no sangramento decorrente da terapia fibrinolítica e como profilaxia contra o sangramento recorrente de aneurismas intracranianos. Foi também relatado um tratamento bem-sucedido em pacientes com sangramento gastrintestinal pós-operatório e sangramento pós-prostatectomia, bem como na hemorragia vesical secundária à cistite induzida por radiação e fármacos. As reações adversas do fármaco incluem trombose intravascular em consequência da inibição do ativador do plasminogênio, hipotensão, miopatia, desconforto abdominal, diarreia e congestão nasal. O ácido aminocaproico não deve ser administrado a pacientes com CIVD ou com sangramento geniturinário do trato superior, por exemplo, rins e ureteres, devido à possibilidade de coagulação excessiva.

MEDICAMENTOS REMOVIDOS DO MERCADO POR FALTA DE EFICÁCIA OU DE SEGURANÇA: APROTININA E PROTEÍNA C ATIVADA

A aprotinina é um inibidor da serina protease (serpina) que evita a fibrinólise pela plasmina livre, podendo exercer também outros efeitos anti-hemorrágicos. Além disso, inibe o complexo plasmina-estreptoquinase em pacientes que receberam o fármaco trombolítico. Foi constatado que aprotinina reduz o sangramento – em até 50% – que ocorre em muitos tipos de cirurgia, em particular as que envolvem circulação extracorpórea para procedimentos cardíacos a céu aberto e transplante de fígado. Todavia, os estudos clínicos realizados e os dados internos do fabricante sugeriram que o fármaco estava associado a risco aumentado de insuficiência renal, ataque cardíaco e AVE. Um estudo clínico prospectivo foi iniciado no Canadá, porém foi interrompido precocemente, devido à preocupação de uma associação do fármaco à taxa aumentada de mortalidade. O fármaco foi retirado do mercado em 2007.

A **alfadrotrecogina** é uma forma recombinante da proteína C ativada que foi inicialmente aprovada pela FDA em 2001 para redução da mortalidade em adultos com sepse associada a disfunção orgânica aguda e alta mortalidade. O medicamento foi retirado voluntariamente do mercado em 2011, depois que um estudo de acompanhamento não mostrou nenhum benefício de sobrevida na sepse.

PREPARAÇÕES DISPONÍVEIS

NOMES GENÉRICOS
Abciximabe
Ácido aminocaproico
Alteplase recombinante [t-PA]
Anisindiona*
Antitrombina III
Apixabana
Argatrobana*
Betrixabana*
Bivalirudina
Cilostazol
Clopidogrel
Concentrados de complexo protrombínico ativado
Dabigatrana
Dalteparina
Danaparoide sódico*
Desirudina
Dipiridamol
Edoxabana
Emicizumabe
Enoxaparina sódica (heparina de baixo peso molecular)
Fator anti-hemofílico [fator VIII, AHF]
Fator de coagulação VIIa recombinante

NOMES GENÉRICOS
Eptifibatida
Fator VIIa: ver Fator de coagulação VIIa recombinante
Fator VIII: ver Fator anti-hemofílico
Complexo de fator IX humano
4F PCC
Fondaparinux sódico
Heparina sódica
Cloridrato de prasugrel
Cloridrato de protamina
Reteplase*
Rivaroxabana
Estreptoquinase
Tenecteplase
Ticlopidina
Tinzaparina*
Tirofibana
Ácido tranexâmico
Uroquinase
Vitamina K
Vorapaxar*
Varfarina

*Não disponível no Brasil.

REFERÊNCIAS

Anticoagulantes orais diretos

Li A, Lopes RD, Garcia DA: Use of direct oral anticoagulants in special populations. Hematol Oncol Clin North Am 2016;30:1053.

Samuelson BT, Cuker A: Measurement and reversal of the direct oral anticoagulants. Blood Rev 2016;31:77.

Yasuda S et al: Antithrombotic therapy for atrial fibrillation with stable coronary disease. N Engl J Med 2019;381:1103.

Coagulação sanguínea e distúrbios hemorrágicos

Callaghan MU, Sidonio R, Pipe SW: Novel therapeutics for hemophilia and other bleeding disorders. Blood 2018;132:23.

Medicamentos usados no transtorno trombótico

Arnett DK et al: *2019 ACC/AHA Guideline on the Primary Prevention of Cardiovascular Disease. Circulation 2019*: *ePub ahead of print*; PMID: 30879355.

Kearon C et al: Antithrombotic therapy for VTE disease: Chest guideline and expert panel report. Chest 2016;149:315.

RESPOSTA DO ESTUDO DE CASO

Essa paciente apresenta embolia pulmonar secundária à TVP. As opções para o tratamento dessa paciente incluem heparina não fracionada ou heparina de baixo peso molecular seguida por varfarina, com meta de INR de 2 a 3; anticoagulação parenteral por 5 a 7 dias seguida de edoxabana ou dabigatrana; ou rivaroxabana, apixabana; ou edoxabana sozinha sem monitoramento. Como essa situação pode ser considerada um evento provocado devido ao histórico de uso de anticoncepcionais orais, a duração recomendada da terapia seria de 3 a 6 meses, dependendo dos fatores de risco e preferências individuais. A paciente deve ser aconselhada a usar uma forma alternativa de contracepção.

CAPÍTULO

35 Fármacos usados na dislipidemia

Mary J. Malloy, MD
John P. Kane, MD, PhD

ESTUDO DE CASO

Um homem de 36 anos apresenta colesterol LDL (lipoproteína de baixa densidade) de 190 mg/dL e triglicerídeos e HDL (lipoproteína de alta densidade) normais. A sua lipoproteína (a) está 4 vezes o valor de referência, e seu escore de cálcio coronário está apropriado para um homem de 60 anos. Ele não apresenta sintomas de doença vascular coronariana ou periférica. O exame físico está normal, exceto por sopro sistólico na válvula aórtica. A mãe do paciente teve um infarto agudo do miocárdio aos 51 anos e nenhum fator de risco conhecido além de colesterol elevado. Ele desenvolveu sintomas musculares com cada uma das três estatinas (atorvastatina, rosuvastatina e sinvastatina), mas as concentrações de creatina cinase permaneceram normais. Na análise genética, ele é heterozigoto para a mutação SLCO1B1 associada à miopatia por estatina e para uma mutação de perda de função no gene do receptor de LDL. Sua meta de LDL-C está na faixa de 40 a 50 mg/dL, em virtude de seus dois fatores de risco de lipoproteína, da calcificação da artéria coronária e da história materna de doença arterial coronariana prematura. Ele não tem outros fatores de risco, e sua dieta e hábitos de exercício são excelentes.

Como você lidaria com esse paciente?

Os lipídeos plasmáticos são transportados em complexos denominados **lipoproteínas**. Os distúrbios metabólicos que envolvem elevações em qualquer espécie de lipoproteína são denominados **hiperlipoproteinemia** ou **hiperlipidemia**. O termo **hiperlipemia** refere-se a concentrações elevadas de triglicerídeos.

A principal consequência clínica das hiperlipidemias consiste em pancreatite aguda e aterosclerose. A primeira ocorre em pacientes com hiperlipemia acentuada. O controle dos triglicerídeos pode evitar episódios recorrentes dessa doença que representa risco à vida.

A aterosclerose constitui a principal causa de morte em ambos os sexos nos Estados Unidos e em outros países ocidentais. As lipoproteínas que contêm **apolipoproteína (apo) B-100** transportam lipídeos na parede arterial, são elas as **lipoproteínas de baixa densidade** (**LDL**, do inglês *low-density lipoproteins*), as **lipoproteínas de intensidade intermediária** (**IDL**, do inglês *intermediate-density lipoproteins*), as **lipoproteínas de densidade muito baixa** (**VLDL**, do inglês *very-low-density lipoproteins*) e a **lipoproteína (a)** (**Lp[a]**). As lipoproteínas remanescentes, formadas durante o catabolismo dos quilomícrons que contêm a proteína B-48 (apo B-48), também podem entrar na parede arterial, contribuindo para a aterosclerose.

Os componentes celulares nas placas ateroscleróticas (ateromas) consistem em células espumosas, que são macrófagos transformados, e células musculares lisas repletas de **ésteres de colesteril**. Essas alterações celulares resultam da endocitose de lipoproteínas modificadas por, pelo menos, quatro espécies de **receptores de depuração**. A modificação química das lipoproteínas por radicais livres cria ligantes para esses receptores. O ateroma cresce com o acúmulo de células espumosas, colágeno, fibrina e, com frequência, cálcio. Enquanto essas lesões podem ocluir lentamente os vasos coronarianos, os sintomas clínicos costumam ser precipitados pela ruptura de placas ateromatosas instáveis, levando à ativação das plaquetas e à formação de trombos oclusivos.

Embora o tratamento da hiperlipidemia possa produzir uma regressão física lenta das placas, a redução bem documentada dos eventos coronarianos agudos, observada após tratamento hipolipêmico vigoroso, é atribuível principalmente ao declínio da atividade inflamatória dos macrófagos, tornando-se evidente dentro de 2 a 3 meses após o início da terapia.

As **lipoproteínas de alta densidade** (**HDL**, do inglês *high-density lipoproteins*) exercem vários efeitos *anti*aterogênicos. Elas participam na retirada do colesterol da parede arterial e inibem a oxidação das lipoproteínas aterogênicas. A presença de baixas concentrações de HDL (hipoalfalipoproteinemia) constitui um fator de risco independente de doença aterosclerótica e, portanto, representa um alvo de intervenção.

O tabagismo constitui um importante fator de risco para a doença coronariana. Ele está associado à redução das concentrações de HDL, ao comprometimento da recuperação do colesterol, aos efeitos citotóxicos no endotélio, à oxidação aumentada das lipoproteínas e à estimulação da trombogênese. O diabetes, que também representa um importante fator de risco, é outra fonte de estresse oxidativo. A hipertensão contribui significativamente para a doença vascular aterosclerótica.

As artérias coronárias normais têm a capacidade de sofrer dilatação em resposta à isquemia, aumentando a liberação de oxigênio no miocárdio. Esse processo é mediado pelo óxido nítrico, que atua sobre as células musculares lisas da média das artérias. A liberação de óxido nítrico do endotélio vascular é prejudicada pelas lipoproteínas aterogênicas, agravando a isquemia. A redução das concentrações de lipoproteínas aterogênicas e a inibição de sua oxidação restauram a função endotelial.

Como a aterogênese, um processo dinâmico, é multifatorial, a terapia deve ser direcionada para todos os fatores de risco modificáveis. Estudos clínicos com angiografia quantitativa demonstraram uma regressão efetiva das placas durante a terapia agressiva de redução dos lipídeos. Estudos clínicos de redução primária e secundária mostraram uma redução significativa na taxa de mortalidade por novos eventos coronarianos, bem como na taxa de mortalidade por todas as causas.

FISIOPATOLOGIA DA HIPERLIPOPROTEINEMIA

METABOLISMO NORMAL DAS LIPOPROTEÍNAS

Estrutura

As lipoproteínas têm regiões centrais hidrofóbicas contendo ésteres de colesterila e triglicerídeos, circundadas por colesterol não esterificado, fosfolipídeos e apoproteínas. Certas lipoproteínas contêm proteínas B de peso molecular muito alto, que ocorrem em duas formas: a **B-48**, que é formada no intestino e encontrada nos quilomícrons e seus remanescentes; e a **B-100**, que é sintetizada no fígado e encontrada nas **VLDL**, **remanescentes de VLDL** (**IDL**), **LDL** (formadas a partir das VLDL) e **lipoproteínas Lp(a)**. As HDL consistem em, pelo menos, 20 espécies moleculares distintas, que contêm apolipoproteína A-I (apo A-I). Cerca de cem outras proteínas são conhecidas por serem distribuídas de várias maneiras entre as espécies HDL, exibindo atividades antioxidantes, antimicrobianas, anti-inflamatórias e de sinalização molecular. Elas também transportam micro-RNAs.

SIGLAS

Apo	Apolipoproteína
CETP	Proteína de transferência de ésteres de colesterila (do inglês *cholesteryl ester transfer protein*)
CK	Creatina cinase (do inglês *creatine kinase*)
HDL	Lipoproteína de alta densidade (do inglês *high-density lipoprotein*)
HMG-CoA	3-Hidroxi-3-metilglutaril-coenzima A
IDL	Lipoproteína de densidade intermediária (do inglês *intermediate-density lipoprotein*)
LCAT	Lecitina:colesterol aciltransferase
LDL	Lipoproteína de baixa densidade (do inglês *low-density lipoprotein*)
Lp(a)	Lipoproteína (a)
LPL	Lipoproteína lípase
PCSK9	Pró-proteína convertase subtilisina/kexina tipo 9
PPAR	Receptor ativado pelo proliferador peroxissômico (do inglês *peroxisome proliferator-activated receptor*)
VLDL	Lipoproteína de densidade muito baixa (do inglês *very-low-density lipoprotein*)

Síntese e catabolismo

A. Quilomícrons

Os quilomícrons são formados no intestino e transportam **triglicerídeos** de origem nutricional, **colesterol não esterificado** e **ésteres de colesterila**. Eles percorrem o ducto torácico e dirigem-se para a corrente sanguínea.

Os triglicerídeos são removidos dos quilomícrons nos tecidos extra-hepáticos por uma via compartilhada com as VLDL que envolve hidrólise pelo sistema da **lipoproteína lipase** (**LPL**). O diâmetro das partículas diminui à medida que ocorre depleção dos triglicerídeos. Os lipídeos de superfície e as pequenas apoproteínas são transferidos para as HDL. Os remanescentes de quilomícrons assim formados são captados nos hepatócitos por endocitose mediada por receptores.

B. Lipoproteína de densidade muito baixa

As VLDL são secretadas pelo fígado e exportam triglicerídeos para os tecidos periféricos (Figura 35-1). Os triglicerídeos das VLDL são hidrolisados pela LPL, produzindo ácidos graxos livres para armazenamento no tecido adiposo e para oxidação em tecidos como o músculo cardíaco e o músculo esquelético. A depleção de triglicerídeos produz remanescentes (IDL), alguns dos quais sofrem endocitose diretamente nos hepatócitos. O restante é convertido em LDL pela redução adicional de triglicerídeos, em um processo mediado pela lipase hepática. Esse processo explica o fenômeno de "desvio β", que consiste em elevação das LDL (β-lipoproteínas) no soro, à medida que a hipertrigliceridemia regride. As concentrações elevadas de LDL também podem resultar da secreção aumentada de VLDL e do catabolismo diminuído da LDL.

C. Lipoproteínas de baixa densidade

As LDL são catabolizadas principalmente nos hepatócitos e em outras células por meio de endocitose mediada por receptores. Os ésteres de colesterila das LDL são hidrolisados, produzindo colesterol livre para a síntese de membranas celulares. As células também obtêm o colesterol pela síntese por uma via que envolve a formação de ácido mevalônico pela 3-hidroxi-3-metilglutaril-coenzima A (HMG-CoA) redutase. A produção dessa enzima e dos receptores de LDL é regulada, em nível de transcrição, pelo conteúdo de colesterol existente na célula. Normalmente, cerca de 70% das LDL são removidos do plasma pelos hepatócitos. O fígado recebe uma quantidade ainda maior de colesterol via IDL e quilomícrons. Diferentemente de outras células, os hepatócitos têm a capacidade de eliminar o colesterol ao secretá-lo na bile e ao convertê-lo em ácidos biliares.

D. Lipoproteína Lp(a)

A Lp(a) é formada a partir das LDL e da proteína (a), ligadas por uma ponte de dissulfeto. A proteína (a) é altamente homóloga ao plasminogênio, porém não é ativada pelo ativador do plasminogênio

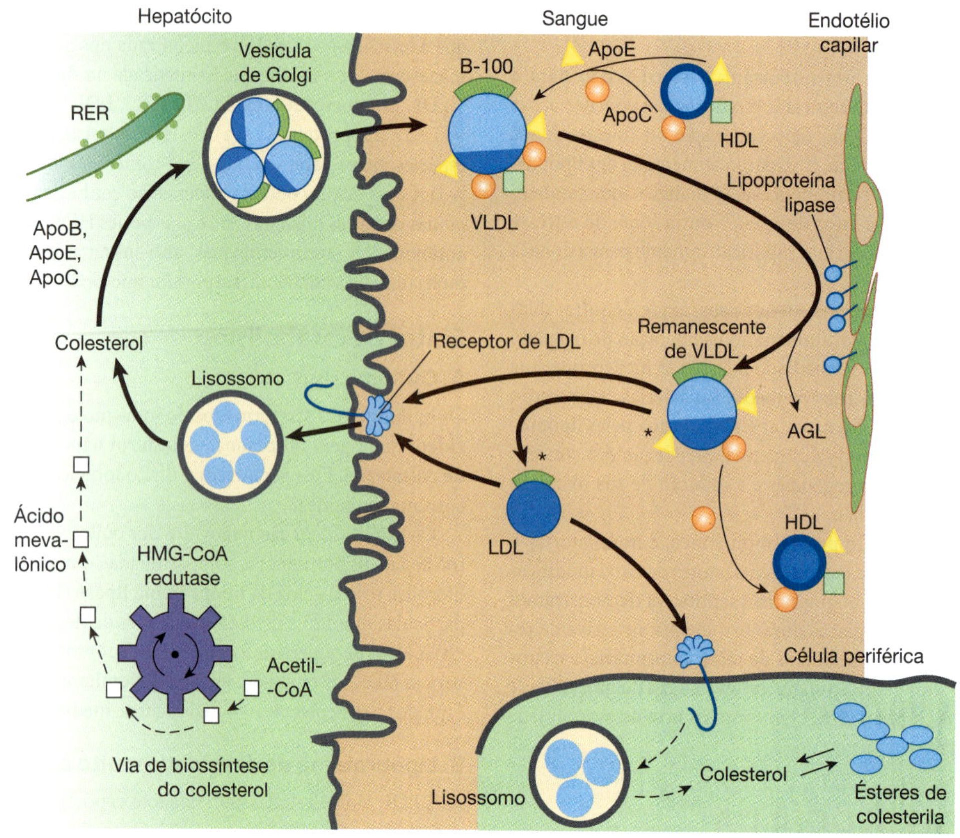

FIGURA 35-1 Metabolismo das lipoproteínas de origem hepática. As *setas largas* mostram as principais vias. As lipoproteínas de densidade muito baixa (VLDL) nascentes são secretadas pelo aparelho de Golgi. Elas adquirem lipoproteínas apo C adicionais e apo E das lipoproteínas de alta densidade (HDL). As VLDL são convertidas por remanescentes de VLDL (lipoproteínas de densidade intermediária [IDL]) por lipólise via lipoproteína lipase nos vasos dos tecidos periféricos. No processo, as apolipoproteínas C e uma porção da apo E são devolvidas às HDL. Parte dos remanescentes das VLDL é convertida em lipoproteína de baixa densidade (LDL) pela perda adicional de triglicerídeos e perda de apo E. Uma importante via de degradação das LDL envolve sua endocitose por receptores de LDL existentes no fígado e nos tecidos periféricos, cujo ligante é a apo B-100. A *cor escura* indica ésteres de colesterila, já a *cor clara* indica triglicerídeos; o asterisco refere-se a um ligante funcional dos receptores de LDL; os *triângulos* indicam apo E; e os *círculos* e os *quadrados* representam a apolipoproteína C. AGL, ácido graxo livre; RER, retículo endoplasmático rugoso. (Adaptada, com autorização, de Rosenberg RN, Prusiner S, DiMauro S, et al: The Molecular and Genetic Basis of Neurological Disease, 2nd ed. Philadelphia, PA: Butterworth-Heinemann; 1997.)

tecidual. Ocorre em várias isoformas de diferentes pesos moleculares. As concentrações de Lp(a) variam de 0 a mais de 2.000 nM/L e são determinadas principalmente por fatores genéticos. A Lp(a) é encontrada em placas ateroscleróticas e contribui para a doença coronariana ao inibir a trombólise. Ela está associada à estenose aórtica. As concentrações estão elevadas em certos estados inflamatórios. O risco de doença coronariana está fortemente relacionado com a concentração de Lp(a) e é parcialmente atenuado pelo ácido acetilsalicílico. Uma variante comum (14399M) na região de codificação está associada a concentrações elevadas.

E. Lipoproteínas de alta densidade

As apoproteínas das HDL são amplamente secretadas pelo fígado e pelo intestino. Grande parte do lipídeo provém das monocamadas superficiais de quilomícrons e VLDL durante a lipólise. A HDL também adquire colesterol a partir dos tecidos periféricos, protegendo a homeostasia do colesterol das células. O colesterol livre é exportado da membrana celular principalmente por um transportador, ABCA1, por uma pequena partícula denominada prebeta-1 HDL; a seguir, é esterificado pela lecitina:colesterol aciltransferase (LCAT), resultando na formação de espécies maiores de HDL. O colesterol também é exportado pelo transportador ABCG1 e pelo receptor SR-BI, de grandes partículas de HDL. Os ésteres de colesterila são transferidos para VLDL, IDL, LDL e remanescentes de quilomícrons com a ajuda da proteína de transferência de ésteres de colesterila (CETP, do inglês *cholesteryl ester transfer protein*). Grande parte dos ésteres de colesterila assim transferidos é fornecida finalmente ao fígado por endocitose das lipoproteínas aceptoras. As HDL também podem liberar ésteres de colesterila diretamente para o fígado por meio do receptor SR-BI, que não envolve endocitose das lipoproteínas. As concentrações do colesterol HDL (HDL-C) estão inversamente relacionadas com o risco de aterosclerose em nível populacional. Entre os indivíduos, a capacidade de aceitar o colesterol exportado pode variar amplamente com concentrações idênticas de HDL-C. A capacidade dos tecidos periféricos de exportar o colesterol pelo mecanismo transportador e a capacidade aceptora das HDL estão emergindo como importantes determinantes da aterosclerose coronariana.

DISTÚRBIOS DAS LIPOPROTEÍNAS

Os distúrbios das lipoproteínas são detectados pela determinação dos lipídeos no soro após um jejum de 10 horas. O risco de doença

TABELA 35-1 Hiperlipoproteinemias primárias e seu tratamento

Distúrbio	Manifestações	Dieta + fármaco isolado[1]	Associação de fármacos
Quilomicronemia primária (deficiência familiar de lipoproteína lipase, de cofator; outros)	Aumento de quilomícrons, VLDL	Tratamento nutricional; ácidos graxos ômega-3, fibrato ou niacina (Apo C-III antissentido)	Fibrato + niacina
Hipertrigliceridemia familiar	Aumento de VLDL; pode haver aumento de quilomícrons	Tratamento nutricional; ácidos graxos ômega-3, fibrato, niacina ou inibidor da redutase	Fibrato + niacina
Hiperlipoproteinemia combinada familiar	Aumento predominante de VLDL	Ácidos graxos ômega-3, fibrato, niacina	Dois ou três dos fármacos individuais**
	Aumento predominante de LDL	Inibidores da redutase ou ezetimiba	Inibidores da redutase + ezetimiba
	Aumento de VLDL, LDL	Ácidos graxos ômega-3, niacina, inibidor da redutase ou fibrato	Niacina ou fibrato + inibidor da redutase[2]
Disbetalipoproteinemia familiar	Aumento dos remanescentes de VLDL, remanescentes de quilomícrons	Fibrato, inibidor da redutase, niacina, ácidos graxos ômega-3	Inibidor da redutase + fibrato ou niacina
Hipercolesterolemia familiar			
Heterozigota	Aumento de LDL	Inibidor da redutase, ezetimiba, resina, niacina ou PCSK9 MAB	Dois ou três dos fármacos individuais
Homozigota	Aumento de LDL	Atorvastatina, rosuvastatina, ezetimiba, lomitapida ou PCSK9 MAB	Associações de alguns dos fármacos individuais
Defeito familiar do ligante da apo B-100	Aumento de LDL	Inibidor da redutase, niacina ou ezetimiba	Dois ou três dos fármacos individuais
Hiperlipoproteinemia Lp(a)	Aumento de Lp(a)	Niacina, PCSK9 MAB (uso não indicado em bula)	

[1]Monoterapia com suplemento nutricional de ômega-3 de origem marinha deve ser avaliada antes do uso de associação de fármacos.
[2]Selecionar um inibidor da redutase farmacologicamente compatível (ver texto).

cardíaca aumenta com as concentrações de lipoproteínas aterogênicas, está inversamente relacionado com as concentrações de HDL-C e é modificado por outros fatores de risco. Evidências de estudos clínicos sugerem que concentrações de colesterol LDL (LDL-C) de aproximadamente 50 mg/dL são ideais para pacientes com doença coronariana. Em condições ideais, as concentrações de triglicerídeos devem ser inferiores a 120 mg/dL. Embora o LDL-C continue sendo o principal alvo do tratamento, a redução das concentrações de VLDL e IDL também é importante. As lipoproteínas envolvidas em cada distúrbio são mostradas na Tabela 35-1. O diagnóstico de um distúrbio primário costuma exigir a obtenção de dados clínicos e genéticos adicionais, bem como a exclusão das hiperlipidemias secundárias (Tabela 35-2).

Os fenótipos de distribuição anormal das lipoproteínas são descritos nesta seção. Os fármacos mencionados para uso nessas condições são descritos adiante na seção sobre farmacologia básica e clínica.

TABELA 35-2 Causas secundárias de hiperlipoproteinemia

Hipertrigliceridemia	Hipercolesterolemia
Diabetes melito	Hipotireoidismo
Consumo de álcool	Nefrose em estágio inicial
Nefrose grave	Lipemia em fase de resolução
Estrogênios	Distúrbios por complexos de imunoglobulina-lipoproteína
Uremia	Anorexia nervosa
Infecção por HIV	Colestase
Mixedema	Hipopituitarismo
Doença do depósito de glicogênio	Excesso de corticosteroides
Hipopituitarismo	Sobredose de androgênios
Acromegalia	
Distúrbios por complexos de imunoglobulina-lipoproteína	
Lipodistrofia	
Inibidores da protease, tacrolimo, sirolimo (rapamicina), outros fármacos	

HIV, vírus da imunodeficiência humana.

HIPERTRIGLICERIDEMIAS PRIMÁRIAS

A hipertrigliceridemia está associada ao risco aumentado de doença coronariana. Quilomícrons, VLDL e IDL são encontrados nas placas ateroscleróticas. Esses pacientes tendem a apresentar VLDL ricas em colesterol de pequeno diâmetro e pequenas LDL densas. Os pacientes com hipertrigliceridemia que têm doença coronariana ou doenças equivalentes de risco devem ser tratados de modo agressivo. Os pacientes cujas concentrações de triglicerídeos são superiores a 700 mg/dL devem ser tratados para a prevenção da pancreatite aguda, visto que ocorre saturação do mecanismo de depuração de LDL aproximadamente nessa concentração.

A hipertrigliceridemia é um componente essencial da **síndrome metabólica**, que também inclui resistência à insulina, hipertensão e obesidade abdominal. Concentrações reduzidas de HDL-C são geralmente observadas devido à transferência de ésteres de colesterila para lipoproteínas ricas em triglicerídeos. Com frequência, ocorre hiperuricemia. Resistência à insulina ocorre na maioria dos pacientes. O tratamento frequentemente exige, além de um fibrato, o uso de metformina, outro fármaco antidiabético ou ambos (ver Capítulo 41). A gravidade da hipertrigliceridemia de qualquer etiologia é aumentada na presença de síndrome metabólica, diabetes melito tipo 2 ou ingestão de álcool.

Quilomicronemia primária

Indivíduos normais que permanecem em jejum por 10 horas não apresentam quilomícrons no soro. As características recessivas da LPL geneticamente comprometida, seu cofator Apo C-II e as proteínas LMF1 ou GPIHBP1 estão geralmente associadas à lipemia grave (2.000 mg/dL de triglicerídeos ou mais quando o paciente está consumindo uma dieta americana típica). Mutações em Apo A-V podem prejudicar a lipólise em ambos os estados, homozigoto e heterozigoto. Um grande número de outros genes foi implicado como causador de hipertrigliceridemia em pacientes, para os quais um escore de risco poligênico foi desenvolvido. A quilomicronemia familiar pode não ser diagnosticada até que ocorra um ataque de pancreatite aguda ou até que a mulher engravide. Os pacientes podem apresentar xantomas eruptivos, hepatoesplenomegalia, hiperesplenismo e células espumosas repletas de lipídeos na medula óssea, no fígado e no baço. A lipemia é agravada pelos estrogênios, visto que esses hormônios estimulam a produção de VLDL, e a gravidez pode provocar elevações pronunciadas dos triglicerídeos, a despeito de um controle nutricional estrito. Embora esses pacientes apresentem quilomicronemia predominante, também podem ter elevações das VLDL, exibindo um padrão denominado *lipemia mista* (quilomicronemia e concentrações elevadas de VLDL em jejum). A deficiência da atividade lipolítica pode ser diagnosticada após a injeção intravenosa de heparina. Um diagnóstico provável é feito pela demonstração da diminuição pronunciada dos triglicerídeos 72 horas após a eliminação da gordura da dieta. Restrição acentuada de gordura na dieta, controle de peso e abstenção de álcool são a base de um tratamento eficaz em longo prazo. A niacina, um fibrato, ou os ácidos graxos ômega-3 de origem marinha podem ser úteis na presença de concentrações elevadas de VLDL. Apo C-III antissentido, agora disponível na Europa como volanesorsena, é um adjunto potencial à terapia.

Hipertrigliceridemia familiar

As hipertrigliceridemias primárias provavelmente refletem uma variedade de determinantes genéticos. Muitos pacientes apresentam obesidade central com resistência à insulina. Outros fatores, incluindo álcool e estrogênios, aumentam a lipemia. A remoção prejudicada de lipoproteínas ricas em triglicerídeos com superprodução de VLDL pode resultar em lipemia mista. Verifica-se a presença variável de xantomas eruptivos, lipemia retiniana, dor epigástrica e pancreatite, dependendo da gravidade da lipemia. O tratamento é principalmente dietético, com restrição da gordura total, abstinência de álcool e estrogênios exógenos, redução do peso corporal, exercício e suplementação com ácidos graxos ômega-3 marinhos. A maioria dos pacientes também necessita de tratamento com fibrato. Se não houver resistência à insulina, a niacina pode ser útil. A metformina é útil em pacientes com resistência à insulina.

Hiperlipoproteinemia combinada familiar (HCF)

Nesse distúrbio comum, que é associado a uma incidência aumentada de doença coronariana, os indivíduos podem apresentar concentrações elevadas de VLDL, de LDL ou de ambas, podendo haver mudança do padrão com o passar do tempo. Concentrações elevadas de Apo B-100 são uma característica constante. A HCF envolve um aumento cerca de 2 vezes na secreção de VLDL e parece ser transmitida como caráter dominante. Os triglicerídeos podem ser aumentados pelos fatores citados anteriormente. Em geral, as elevações das concentrações de colesterol e de triglicerídeos são moderadas. A dieta como única medida não normaliza as concentrações de lipídeos. O uso de um inibidor da redutase, isoladamente ou em associação com niacina ou fenofibrato, costuma ser necessário para o tratamento desses pacientes. Quando o fenofibrato é associado a um inibidor da redutase, recomenda-se o uso de pravastatina ou rosuvastatina, visto que esses fármacos não são metabolizados pela CYP3A4. Os ácidos graxos ômega-3 de origem marinha podem ser úteis.

Disbetalipoproteinemia familiar

Nesse distúrbio, ocorre acúmulo de remanescentes de quilomícrons e VLDL, e as concentrações de LDL estão diminuídas. Como os remanescentes são ricos em ésteres de colesterila, a concentração de colesterol pode estar tão elevada quanto a dos triglicerídeos. O diagnóstico é confirmado pela ausência dos alelos ε3 e ε4 da apo E, o genótipo ε2/ε2. Outras isoformas da apo E raras, que carecem de propriedades de ligação aos receptores, também podem estar associadas a esse distúrbio. Com frequência, há desenvolvimento de xantomas tuberosos ou tuberoeruptivos, ou xantomas planares característicos dos sulcos palmares. Os pacientes tendem a ser obesos, e alguns apresentam comprometimento da tolerância à glicose. Esses fatores, bem como o hipotireoidismo, podem agravar a lipemia. Há aumento da ocorrência de aterosclerose coronariana e periférica. A perda de peso, com consumo diminuído de gordura, colesterol e álcool, pode ser suficiente; todavia, costuma ser necessária a administração de um fibrato para controlar o distúrbio. Os inibidores da redutase também são efetivos, visto que aumentam os receptores de LDL hepáticos e participam na remoção de remanescentes.

HIPERCOLESTEROLEMIAS PRIMÁRIAS

Hipercolesterolemia familiar (HF) por deficiência no receptor de LDL

Trata-se de um traço autossômico dominante. Apesar da tendência de as concentrações de LDL aumentarem durante a infância, o diagnóstico frequentemente pode ser estabelecido com base no achado de concentrações elevadas de colesterol no sangue do cordão umbilical. Na maioria dos heterozigotos, as concentrações de colesterol variam de 260 a 400 mg/dL. Em geral, os triglicerídeos estão normais. Com frequência, ocorrem xantomas tendíneos. *Arcus corneae* e xantelasma também podem estar presentes. A doença coronariana tende a ocorrer prematuramente. Na hipercolesterolemia familiar homozigótica, que pode levar à doença coronariana na infância, as concentrações de colesterol podem variar de 500 a mais de 1.000 mg/dL. Ocorrem xantomas tuberosos, tendinosos e planares, e a estenose aórtica é comum.

Alguns indivíduos apresentam heterozigosidade combinada para alelos, produzindo receptores de LDL não funcionais e cineticamente anormais. Nos pacientes heterozigotos, as concentrações de LDL podem ser normalizadas com esquemas de inibidores da redutase ou associação de fármacos (Figura 35-2). Os homozigotos e os indivíduos com heterozigosidade combinada cujos receptores ainda conservem uma função mínima podem responder parcialmente às associações de niacina, ezetimiba e inibidores da redutase. A lomitapida, uma pequena molécula inibidora da proteína de transferência microssômica (MTP) de triglicerídeos, e os anticorpos monoclonais direcionados ao PCSK9 (PCSK9 MABs) também têm alguma eficácia. A aférese de LDL é um tratamento definitivo em pacientes refratários a medicamentos.

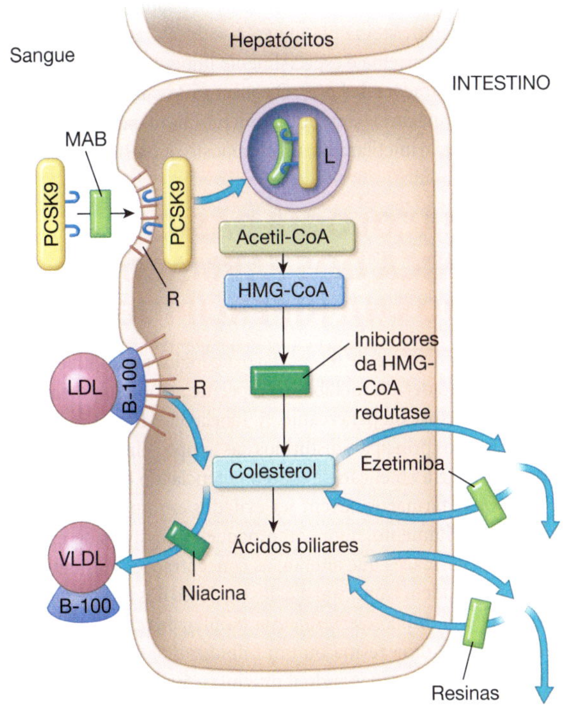

FIGURA 35-2 Sítios de ação dos inibidores da 3-hidroxi--3-metilglutaril-coenzima A (HMG-CoA) redutase, da PCSK9 MAB, da niacina, da ezetimiba e das resinas utilizadas no tratamento das hiperlipidemias. Os receptores de lipoproteína de baixa densidade (LDL) são aumentados pelo tratamento com resinas e inibidores da HMG-CoA redutase. PCSK9 MAB diminui a degradação de receptores de LDL por PCSK9. L, lisossomo; R, receptor de LDL; VLDL, lipoproteína de densidade muito baixa.

Defeito familiar do ligante da apolipoproteína B-100

Os defeitos no domínio da apo B-100 que se liga ao receptor de LDL comprometem a endocitose das LDL, resultando em hipercolesterolemia de gravidade moderada. Podem ocorrer xantomas tendíneos. A resposta a inibidores da redutase mostra-se variável. A regulação positiva dos receptores de LDL no fígado aumenta a endocitose dos precursores de LDL, mas não a captação de partículas de LDL com deficiência de ligantes. Fibratos ou niacina podem ter efeitos benéficos ao reduzir a produção de VLDL.

Hiperlipoproteinemia combinada familiar (HCF)

Como esse distúrbio parece envolver a superprodução de VLDL do fígado, os fibratos e os ácidos graxos ômega-3 constituem a principal modalidade terapêutica. Algumas pessoas com HCF têm apenas uma elevação no LDL, ou a elevação pode persistir com o tratamento com fibratos, necessitando da adição de uma estatina.

Hiperlipoproteinemia Lp(a)

Esse distúrbio genético, que está associado ao aumento da aterogênese e à formação de trombos arteriais, é determinado principalmente por alelos que impõem uma produção aumentada do componente proteico (a). A Lp(a) pode estar secundariamente elevada em pacientes com necrose grave ou outros estados inflamatórios. A niacina diminui as concentrações de Lp(a) em muitos pacientes. A redução das concentrações de LDL-C abaixo de 100 mg/dL diminui o risco atribuível à Lp(a), assim como a administração de ácido acetilsalicílico em dose baixa. PCSK9 MABs também reduzem as concentrações de Lp(a) em cerca de 25%.

Doença do depósito de ésteres de colesterila

Indivíduos sem atividade de lipase ácida lisossomal (LAL) acumulam ésteres de colesterila no fígado e macrófagos, levando à hepatomegalia com subsequente fibrose e aterosclerose. Eles têm concentrações elevadas de LDL-C, baixas concentrações de HDL-C e, com frequência, hipertrigliceridemia modesta. Raramente, ocorre uma forma fatal totalmente ablativa, a síndrome de Wolman, na lactância. Uma terapia de reposição enzimática recombinante, **sebelipase alfa**, administrada por via intravenosa semanal ou quinzenalmente, restaura efetivamente a hidrólise dos ésteres de colesterila no fígado, normalizando as concentrações de lipoproteína plasmática.

Outros distúrbios

A deficiência de colesterol 7α-hidroxilase pode aumentar as concentrações de LDL no estado heterozigoto. Os indivíduos homozigotos também podem apresentar concentrações elevadas de triglicerídeos, resistência aos inibidores da redutase como fármacos únicos e risco aumentado de cálculos biliares e doença coronariana. Uma associação de niacina com um inibidor da redutase parece ser eficaz.

Em geral, a chaperona de receptores PCSK9 conduz o receptor ao lisossomo para degradação (ver Figura 35-2). Mutações de ganho de função em PCSK9 estão associadas a concentrações elevadas de LDL-C e são gerenciadas com um anticorpo PCSK9.

Os meio-transportadores ABCG5 e ABCG8 atuam em conjunto nos enterócitos e hepatócitos para a exportação de fitoesteróis no lúmen intestinal e na bile, respectivamente. As mutações ablativas homozigotas ou heterozigotas combinadas em um dos transportadores resultam em concentrações elevadas de LDL enriquecidas em fitoesteróis, xantomas tendíneos e tuberosos e aterosclerose acelerada. A ezetimiba é o fármaco terapêutico específico para esse transtorno.

Deficiência de HDL

Certos distúrbios genéticos raros, incluindo a doença de Tangier e a deficiência de LCAT (lecitina:colesterol aciltransferase), estão associados a concentrações extremamente baixas de HDL. A hipoalfalipoproteinemia familiar é um distúrbio mais comum, com concentrações de HDL-colesterol geralmente inferiores a 35 mg/dL nos homens e 45 mg/dL nas mulheres, mais comumente atribuível a mutações no gene *ABCA1*. Esses pacientes tendem a apresentar aterosclerose prematura, e as baixas concentrações de HDL podem constituir o único fator de risco identificado. O tratamento deve incluir uma atenção especial para evitar ou tratar outros fatores de risco. A niacina aumenta o HDL em muitos desses pacientes, mas o desfecho clínico desse efeito é desconhecido. Os inibidores da redutase e os derivados do ácido fíbrico exercem efeitos menos acentuados. A redução agressiva de LDL e VLDL é indicada.

Na presença de hipertrigliceridemia, a concentração de HDL--colesterol está baixa, devido à troca de ésteres de colesterila das HDL em lipoproteínas ricas em triglicerídeos. O tratamento da hipertrigliceridemia aumenta a concentração de HDL-C.

HIPERLIPOPROTEINEMIA SECUNDÁRIA

Antes que se possa estabelecer o diagnóstico de distúrbios primários, é preciso considerar as causas secundárias do fenótipo lipídico. As condições mais comuns estão resumidas na Tabela 35-2. Em geral, a anormalidade das lipoproteínas regride quando o distúrbio subjacente pode ser tratado com sucesso. Essas entidades secundárias também podem amplificar um distúrbio genético primário.

TRATAMENTO NUTRICIONAL DA HIPERLIPOPROTEINEMIA

As medidas dietéticas são as primeiras a serem instituídas – a não ser que o paciente tenha doença coronariana ou vascular periférica evidente – e podem evitar a necessidade de medicamentos. Pacientes com hipercolesterolemias genéticas sempre requerem terapia medicamentosa além da dieta alimentar. O colesterol e as gorduras saturadas e *trans* são os principais fatores que aumentam o LDL.

A gordura total, a sacarose e, especialmente, a frutose aumentam o VLDL. O álcool pode causar hipertrigliceridemia significativa ao aumentar a secreção hepática de VLDL. A síntese e a secreção de VLDL são aumentadas pelo excesso de calorias. Durante a perda de peso, as concentrações de LDL e VLDL podem diminuir muito, ficando abaixo daquelas que podem ser mantidas durante o equilíbrio calórico neutro. A conclusão de que a dieta é suficiente para o tratamento só é possível após a estabilização do peso corporal durante pelo menos 1 mês.

As recomendações gerais consistem em limitar as calorias totais provenientes das gorduras a 20 a 25% do consumo diário, as gorduras saturadas a menos de 7%, e o colesterol a menos de 200 mg/dia. Com esse esquema, são obtidas reduções das concentrações séricas de colesterol na faixa de 10 a 20%. Os carboidratos complexos e as fibras são recomendados, e as gorduras *cis*-monoinsaturadas devem predominar. A redução do peso corporal, a restrição calórica e a abstinência de álcool são particularmente importantes em pacientes com concentrações elevadas de triglicerídeos.

O efeito das gorduras da dieta na trigliceridemia depende do processamento das ligações duplas dos ácidos graxos. Os ácidos graxos ômega-3 encontrados em óleos de peixe, mas não aqueles de fontes vegetais, ativam o receptor ativado do proliferador dos peroxissomos α (PPAR-α, do inglês *peroxisome proliferator-activated receptor-alpha*) e podem induzir uma redução acentuada dos triglicerídeos em alguns pacientes. Além disso, eles têm atividades anti-inflamatória e antitrombótica. Os ácidos graxos ômega-3 estão disponíveis como um medicamento vendido sob prescrição contendo ácido docosaexaenoico (DHA) e ácido eicosapentaenoico (EPA) de fontes marinhas. Uma formulação contendo EPA (icosapente de etila [não disponível no Brasil]) também está disponível e mostrou reduzir triglicerídeos elevados, lipoproteínas remanescentes e eventos cardiovasculares. Além disso, essa formulação reduz as concentrações de apolipoproteína C-III, que é um inibidor da lipase da lipoproteína.

Os pacientes com quilomicronemia primária e alguns indivíduos com lipemia mista precisam consumir uma dieta com rigorosa restrição de gordura total (10-20 g/dia, dos quais 5 g devem consistir de óleos vegetais ricos em ácidos graxos essenciais), e devem-se administrar vitaminas lipossolúveis.

A homocisteína que desencadeia alterações pró-aterogênicas no endotélio pode ser reduzida em muitos pacientes pela restrição da ingestão total de proteínas para a quantidade necessária para a reposição de aminoácidos. A suplementação com ácido fólico mais outras vitaminas B e a administração de betaína, um doador de metila, estão indicadas na homocisteinemia grave. A redução das concentrações elevadas de homocisteína é especialmente importante em indivíduos com altas concentrações de Lp(a). O consumo de carne vermelha deve ser reduzido ao máximo para diminuir a produção, pelo bioma intestinal, de óxido de trimetilamina, um composto que lesiona as artérias.

FARMACOLOGIA BÁSICA E CLÍNICA DOS FÁRMACOS USADOS NA HIPERLIPIDEMIA

A decisão quanto ao uso de terapia farmacológica para a hiperlipidemia baseia-se no defeito metabólico específico e no seu potencial de causar aterosclerose ou pancreatite. A Tabela 35-1 fornece esquemas sugeridos para os principais distúrbios das lipoproteínas. A dieta deve ser mantida para a obtenção de todo o potencial do esquema farmacológico. Esses fármacos devem ser evitados em mulheres grávidas e durante o aleitamento, bem como naquelas passíveis de engravidar. Todos os fármacos que alteram as concentrações plasmáticas de lipoproteínas podem exigir um ajuste das doses dos anticoagulantes. As crianças com hipercolesterolemia familiar heterozigota podem ser tratadas com uma resina ou um inibidor da redutase, em geral depois dos 7 ou 8 anos, quando a mielinização do sistema nervoso central está praticamente concluída. A decisão de tratar uma criança deve basear-se nas concentrações de LDL e em outros fatores de risco, incluindo o histórico familiar e a idade da criança. Os fármacos podem não ser indicados antes dos 16 anos de idade, na ausência de múltiplos fatores de risco ou dislipidemias genéticas. Crianças com hipercolesterolemia familiar homozigótica ou síndrome de quilomicronemia devem ser tratadas no momento do diagnóstico.

INIBIDORES COMPETITIVOS DA HMG-CoA REDUTASE (INIBIDORES DA REDUTASE: "ESTATINAS")

Esses compostos são análogos estruturais da 3-hidroxi-3-metilglutaril-coenzima A (HMG-CoA, Figura 35-3). A **lovastatina**, a **atorvastatina**, a **fluvastatina**, a **pravastatina**, a **sinvastatina**, a **rosuvastatina** e a **pitavastatina** pertencem a essa classe. Seu principal efeito é a redução do LDL. Outros efeitos observados incluem diminuição do estresse oxidativo e da inflamação vascular, com aumento da estabilidade das lesões ateroscleróticas. Tornou-se padrão iniciar a terapia com alta dose do inibidor da redutase logo após a ocorrência de síndromes coronarianas agudas, independentemente das concentrações de lipídeos.

Química e farmacocinética

A lovastatina e a sinvastatina são profármacos da lactona inativos, que são hidrolisados no trato gastrintestinal aos derivados β-hidroxila ativos, ao passo que a pravastatina tem um anel de lactona aberto e ativo. A atorvastatina, a fluvastatina e a rosuvastatina são congêneres que contêm flúor e são ativas quando administradas. A absorção das doses ingeridas dos inibidores da redutase varia de 40 a 75%, à exceção da fluvastatina, cuja absorção é quase completa. Todos esses fármacos sofrem elevada extração de primeira passagem pelo fígado. A maior parte da dose absorvida é excretada na bile; 5 a 20% são excretados na urina. A meia-vida plasmática desses fármacos varia de 1 a 3 horas, à exceção da atorvastatina (14 horas), da pitavastatina (12 horas) e da rosuvastatina (19 horas).

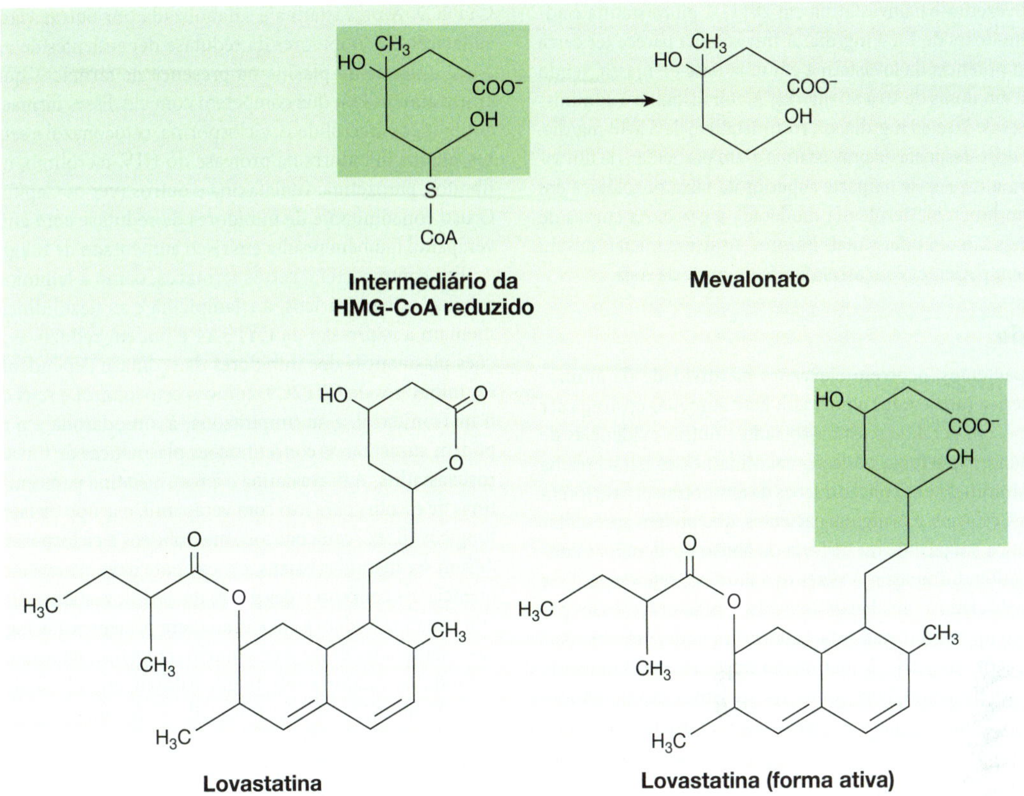

FIGURA 35-3 Inibição da 3-hidroxi-3-metilglutaril-coenzima A (HMG-CoA) redutase. **No topo**: intermediário da HMG-CoA, que é o precursor imediato do mevalonato, um composto essencial na síntese de colesterol. **Embaixo**: estrutura da lovastatina e sua forma ativa, mostrando semelhança com o intermediário da HMG-CoA normal (*áreas sombreadas*).

Mecanismo de ação

A HMG-CoA redutase medeia a primeira etapa comprometida da biossíntese de esteróis. As formas ativas dos inibidores da redutase consistem em análogos estruturais do intermediário da HMG-CoA (ver Figura 35-3), que é formado pela HMG-CoA redutase na síntese de mevalonato. Esses análogos causam inibição parcial da enzima e, portanto, podem comprometer a síntese de isoprenoides, como a ubiquinona e o dolicol, bem como a prenilação das proteínas. Não se sabe se esse processo tem algum significado biológico. Todavia, os inibidores da redutase induzem um aumento dos receptores de LDL de alta afinidade. Esse efeito aumenta tanto o catabolismo fracional das LDL como a extração hepática dos precursores das LDL (remanescentes de VLDL) do sangue, reduzindo, assim, as concentrações de LDL (ver Figura 35-2). Devido à acentuada excreção hepática de primeira passagem, o efeito principal é observado no fígado. A atividade preferencial de alguns congêneres no fígado parece ser atribuível a diferenças de captação específicas dos tecidos. Ocorre, também, uma redução modesta das concentrações plasmáticas de triglicerídeos e uma pequena elevação das HDL.

Estudos clínicos envolvendo muitas das estatinas demonstraram uma redução significativa de novos eventos coronarianos e acidente vascular encefálico aterotrombótico. Outros mecanismos, além da redução das concentrações de lipoproteína, parecem estar envolvidos. A disponibilidade de grupos isoprenila da via da HMG-CoA para a prenilação de proteínas é reduzida pelas estatinas, com consequente redução da prenilação das proteínas Rho e Rab. A proteína Rho prenilada ativa a Rho cinase, que medeia diversos mecanismos na biologia vascular. A observação de que a redução de novos eventos coronarianos ocorre com mais rapidez do que as alterações na morfologia das placas arteriais sugere que esses efeitos pleiotrópicos podem ser importantes. De forma semelhante, a prenilação diminuída da proteína Rab reduz o acúmulo de proteína Aβ nos neurônios, possivelmente reduzindo as manifestações da doença de Alzheimer. Também há evidências de estudos populacionais de que as estatinas podem inibir a progressão de alguns tipos de câncer.

Aplicações clínicas e posologia

Os inibidores da redutase mostram-se úteis isoladamente ou com PCSK9 MABs, resina, niacina ou ezetimiba na redução das concentrações de LDL. Esses fármacos não devem ser administrados a mulheres com hiperlipidemia que estejam grávidas, em fase de lactação ou que possam engravidar.

Como a síntese de colesterol ocorre predominantemente à noite, os inibidores da redutase – à exceção de atorvastatina, rosuvastatina e pitavastatina – devem ser administrados à noite. Em geral, a absorção (à exceção de pravastatina e pitavastatina) aumenta com a ingestão de alimentos. As doses diárias de lovastatina variam de 10 a 80 mg. A pravastatina é quase tão potente quanto a lovastatina em uma base de massa, com uma dose diária máxima recomendada de 80 mg. A sinvastatina é 2 vezes mais potente e é administrada em doses de 5 a 80 mg/dia. Em virtude do aumento do risco de miopatia com a dose de 80 mg/dia, a Food and Drug Administration (FDA) emitiu uma recomendação para a dosagem escalonada de sinvastatina e associação de ezetimiba/sinvastatina em 2011. A pitavastatina é administrada em doses de 1 a 4 mg/dia. A fluvastatina parece ter cerca da metade da potência da lovastatina em uma base de massa, sendo administrada em doses de 10 a 80 mg/dia. A atorvastatina é administrada em doses de 10 a 80 mg/dia, e a rosuvastatina, de 5 a 40 mg/dia. As curvas de dose-resposta da pravastatina e, em particular, da fluvastatina tendem a nivelar-se na parte superior da faixa posológica em pacientes com hipercolesterolemia moderada a grave. As curvas de outras estatinas são um pouco mais lineares. As doses iniciais devem ser menores em pacientes com ascendência do norte da Ásia.

Toxicidade

Em alguns pacientes, ocorrem elevações na atividade da aminotransferase sérica (até 3 vezes o normal). Esse aumento costuma ser intermitente e, em geral, não está associado a outras evidências de hepatotoxicidade. A terapia pode ser mantida nesses pacientes na ausência de sintomas se as concentrações de aminotransferase forem monitoradas e estáveis. Em alguns pacientes, que podem apresentar doença hepática subjacente ou história de abuso de álcool, as concentrações podem ultrapassar 3 vezes os valores de referência. Esse achado está associado a uma hepatotoxicidade mais grave. Esses pacientes podem apresentar mal-estar, anorexia e reduções abruptas das concentrações de LDL. A medicação deve ser imediatamente suspensa nesses pacientes, bem como nos pacientes assintomáticos cuja atividade de aminotransferase permanece persistentemente elevada acima de 3 vezes o limite superior da normalidade. Esses fármacos devem ser usados com cautela e em dose reduzida em pacientes com doença hepática parenquimatosa, asiáticos e idosos. A presença de doença hepática grave pode impedir o seu uso. Em geral, a atividade da aminotransferase deve ser medida em condições basais em 1 a 2 meses e, em seguida, a cada 6 a 12 meses (quando estável). A monitoração das enzimas hepáticas deve ser mais frequente se o paciente estiver em uso de outros fármacos que apresentam interações potenciais com as estatinas. O consumo excessivo de álcool tende a aumentar os efeitos hepatotóxicos das estatinas. As concentrações plasmáticas de glicose em jejum tendem a aumentar em 5 a 7 mg/dL com o tratamento com estatinas. Estudos de longo prazo mostraram um aumento pequeno, porém significativo, na incidência de diabetes melito tipo 2 em pacientes tratados com estatinas, em que muitos deles apresentavam achados de pré-diabetes antes do início do tratamento. Apesar da grande redução do risco cardiovascular, é notável que as estatinas também aumentem as concentrações de Lp(a).

São observados aumentos discretos da atividade da creatina cinase (CK, do inglês *creatine kinase*) no plasma de alguns pacientes em uso de inibidores da redutase, com frequência em associação com uma atividade física intensa. Raramente, os pacientes podem exibir elevações pronunciadas na atividade da CK, com frequência acompanhadas de desconforto generalizado ou fraqueza nos músculos esqueléticos. Se o fármaco não for interrompido, pode ocorrer rabdomiólise com mioglobinúria, levando à lesão renal. Pode ocorrer miopatia com a monoterapia, porém verifica-se uma incidência aumentada em pacientes também em uso de outros fármacos. A variação genética no transportador de ânions (proteína OATP1B1) está associada à miopatia e à rabdomiólise graves induzidas pelas estatinas. Variantes no gene (*SLCO1B1*) que codifica essa proteína, envolvido no metabolismo das estatinas, podem ser avaliadas para identificar alguns indivíduos intolerantes ao fármaco (ver Capítulo 5).

O catabolismo da lovastatina, da sinvastatina e da atorvastatina ocorre principalmente pela CYP3A4, ao passo que o da fluvastatina, da rosuvastatina e, em menor grau, da pitavastatina é mediado pela CYP2C9. A pravastatina é catabolizada por outras vias, incluindo sulfatação. Os inibidores da redutase dependentes de 3A4 tendem a acumular-se no plasma na presença de fármacos que inibem o citocromo 3A4 ou que competem com ele. Esses fármacos incluem antibióticos macrolídeos, ciclosporina, cetoconazol e seus congêneres, alguns inibidores da protease do HIV, tacrolimo, nefazodona, fibratos, paroxetina, venlafaxina e outros (ver os Capítulos 4 e 67). O uso concomitante de inibidores da redutase com amiodarona e verapamil também resulta em risco aumentado de miopatia.

Em contrapartida, certos fármacos, como a fenitoína, a griseofulvina, os barbitúricos, a rifampicina e as tiazolidinedionas, aumentam a expressão da CYP3A4 e podem reduzir as concentrações plasmáticas dos inibidores da redutase dependentes de 3A4. Os inibidores de CYP2C9, como o cetoconazol e seus congêneres, o metronidazol, a sulfimpirazona, a amiodarona e a cimetidina, podem aumentar as concentrações plasmáticas de fluvastatina e de rosuvastatina. A pravastatina e a rosuvastatina parecem ser as estatinas de escolha para uso com verapamil, o grupo de fármacos antifúngicos (p. ex., cetoconazol), macrolídeos e ciclosporina. As doses devem ser mantidas baixas, e o paciente deve ser avaliado com frequência. As concentrações plasmáticas de lovastatina, sinvastatina e atorvastatina podem estar elevadas em pacientes que ingerem grandes quantidades de suco de pomelo (*grapefruit* ou toranja) por dia.

Todas as estatinas sofrem glicosilação, criando, assim, uma potencial interação com a genfibrozila. O fenofibrato é preferido em associação a uma estatina.

Deve-se medir a atividade da CK em pacientes em uso de associações de fármacos com interação potencial. Em todos os pacientes, as concentrações de CK devem ser mantidas em condições basais. Se houver dor, hipersensibilidade ou fraqueza musculares, deve-se determinar a CK imediatamente, e o fármaco deve ser interrompido se for constatada uma elevação significativa da atividade enzimática acima dos valores basais. Em geral, a miopatia regride prontamente com a interrupção da terapia. Se a associação não estiver bem definida, o paciente pode receber de novo o fármaco sob estreita vigilância. Pode ocorrer miopatia na ausência de elevação da CK. Raramente, foram relatadas síndromes de hipersensibilidade, incluindo um distúrbio semelhante ao lúpus, dermatomiosite, neuropatia periférica e miopatia autoimune. Esta última se apresenta como dor intensa e fraqueza nos músculos proximais que não entra em remissão quando a estatina é descontinuada. Essa miopatia autoimune é um anticorpo HMG-CoA redutase positivo e requer tratamento imunossupressor.

Os inibidores da redutase podem ser temporariamente interrompidos em caso de doença grave, traumatismo ou cirurgia de grande porte para reduzir ao máximo o potencial de hepatotoxicidade e toxicidade muscular. O uso de **levedura vermelha de arroz**, um produto de fermentação que contém atividade de estatina, não é recomendado, visto que o conteúdo de estatina é muito variável, e algumas preparações contêm uma nefrotoxina, a citrinina. A segurança em longo prazo desses preparados, que frequentemente contêm um grande número de compostos orgânicos pouco estudados, ainda não foi estabelecida.

DERIVADOS DO ÁCIDO FÍBRICO (FIBRATOS)

A **genfibrozila** e o **fenofibrato** diminuem as concentrações de VLDL e, em alguns pacientes, de LDL. Outro fibrato, o **bezafibrato**, ainda não está disponível nos Estados Unidos (nem no Brasil).

água. Eles se ligam aos ácidos biliares no lúmen intestinal, impedindo a sua reabsorção. A própria resina não é absorvida.

Mecanismo de ação

Os ácidos biliares, os metabólitos do colesterol, normalmente são reabsorvidos de modo eficiente no jejuno e no íleo (ver Figura 35-2). Sua excreção aumenta até 10 vezes quando se administram resinas, resultando em redução aumentada de colesterol e ácidos biliares no fígado por 7α-hidroxilação, que costuma ser controlada pelos ácidos biliares por retroalimentação negativa. A ativação diminuída do receptor FXR pelos ácidos biliares pode resultar em elevação modesta das concentrações plasmáticas de triglicerídeos, mas também pode melhorar o metabolismo da glicose em pacientes com diabetes. Este último efeito decorre da secreção aumentada do peptídeo semelhante ao glucagon 1, a incretina, pelo intestino, aumentando, assim, a secreção de insulina. O aumento da captação das LDL e IDL do plasma resulta da regulação positiva dos receptores de LDL, em especial no fígado. Por conseguinte, as resinas carecem de efeitos em pacientes com hipercolesterolemia familiar homozigota que não apresentam receptores funcionais, ao mesmo tempo que podem ser úteis para pacientes com alguma função residual dos receptores, bem como naqueles com estados heterozigotos combinados com deficiência de receptores.

Aplicações clínicas e posologia

As resinas são usadas no tratamento de pacientes com hipercolesterolemia primária, produzindo uma redução de cerca de 20% nas concentrações de LDL e colesterol quando administradas em dose máxima. Se forem usadas no tratamento das elevações de LDL em indivíduos com hiperlipidemia combinada, podem causar aumento das VLDL, exigindo a adição de um segundo fármaco, como niacina. As resinas também são utilizadas em associação a outros fármacos para obter maior efeito hipercolesterolêmico (ver adiante). Podem ser úteis para aliviar o prurido em pacientes que apresentam colestase e acúmulo de sais biliares. Como as resinas se ligam aos glicosídeos digitálicos, podem ser úteis na intoxicação digitálica.

O colestipol e a colestiramina estão disponíveis em preparações granuladas. Recomenda-se o aumento gradual na dose de 4 ou 5 g/dia para 20 g/dia. Podem ser necessárias doses totais de 30 a 32 g/dia para a obtenção de um efeito máximo. A dose habitual para crianças é de 10 a 20 g/dia. As resinas granuladas são misturadas com suco ou com água, devendo-se esperar 1 minuto para sua hidratação. O colestipol também está disponível em comprimidos de 1 g, que devem ser engolidos inteiros, com dose máxima de 16 g/dia. O colesevelam está disponível em comprimidos de 625 mg e na forma de suspensão (envelopes de 1.875 mg ou 3.750 mg). A dose máxima é de 6 comprimidos ou 3.750 mg como suspensão, diariamente. As resinas devem ser ingeridas em 2 ou 3 doses com as refeições.

Toxicidade

As queixas comuns consistem em constipação intestinal de distensão abdominal, que geralmente são aliviadas com o aumento das fibras dietéticas. Deve-se evitar o uso de resinas em pacientes com diverticulite. Em certas ocasiões, foi relatada a ocorrência de pirose e diarreia. Em pacientes com doença intestinal preexistente ou com colestase, pode ocorrer esteatorreia. Raramente, verifica-se a ocorrência de má absorção de vitamina K, resultando em hipoprotrombinemia. O tempo de protrombina deve ser medido com frequência em pacientes em uso de resinas e anticoagulante. Raras vezes, foi relatada a ocorrência de má absorção de ácido fólico. A formação aumentada de cálculos biliares, em especial em indivíduos obesos, era uma reação adversa antecipada, mas que raramente tem ocorrido na prática.

As resinas podem comprometer a absorção de certos fármacos, incluindo os que têm carga neutra ou catiônica, bem como ânions. Esses fármacos incluem glicosídeos digitálicos, tiazídicos, varfarina, tetraciclina, tiroxina, sais de ferro, pravastatina, fluvastatina, ezetimiba, ácido fólico, fenilbutazona, ácido acetilsalicílico e ácido ascórbico, entre outros. Em geral, a medicação adicional (à exceção da niacina) deve ser administrada 1 hora antes ou pelo menos 2 horas depois da resina, de modo a assegurar uma absorção adequada. O colesevelam não se liga à digoxina, à varfarina ou aos inibidores da redutase.

INIBIDORES DA ABSORÇÃO INTESTINAL DE ESTERÓIS

A **ezetimiba** inibe a absorção intestinal de fitoesteróis e do colesterol. Aliada à terapia com estatinas, ela proporciona um efeito adicional, diminuindo as concentrações de LDL e reduzindo ainda mais as dimensões das placas ateroscleróticas.

Química e farmacocinética

A ezetimiba é absorvida com rapidez e conjugada no intestino a um glicuronídeo ativo, alcançando concentrações sanguíneas máximas em 12 a 14 horas. Ela sofre circulação entero-hepática, e sua meia-vida é de 22 horas. Cerca de 80% do fármaco é excretado nas fezes. As concentrações plasmáticas de ezetimiba aumentam de modo significativo quando o fármaco é administrado com fibratos e diminuem quando é administrado com colestiramina. Outras resinas também podem diminuir sua absorção. Não há qualquer interação significativa com a varfarina ou a digoxina.

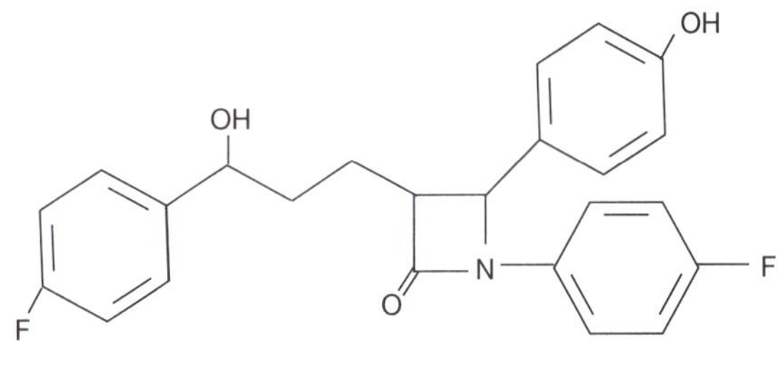

Ezetimiba

Mecanismo de ação

A ezetimiba inibe seletivamente a absorção intestinal de colesterol e de fitoesteróis. Uma proteína transportadora, a NPC1L1, constitui o alvo do fármaco. A ezetimiba é eficaz na ausência de colesterol na dieta, visto que ela também inibe a reabsorção do colesterol excretado na bile.

Aplicações clínicas e posologia

Utiliza-se uma dose diária de 10 mg. Em pacientes com hipercolesterolemia primária, a redução média do LDL-colesterol com a administração isolada de ezetimiba é de cerca de 18%, com aumentos mínimos do HDL-colesterol. É o fármaco de escolha para pacientes com fitosterolemia. O fármaco mostra-se sinérgico com inibidores da redutase, produzindo reduções de até 25% do LDL-colesterol além daquelas obtidas com o uso isolado de inibidores da redutase.

Toxicidade

A ezetimiba não parece ser um substrato das enzimas do citocromo P450 (CYP). A experiência até o momento revela uma baixa incidência de comprometimento reversível da função hepática, com pequeno aumento na incidência quando o fármaco é administrado com um inibidor da redutase. Raras vezes, foi relatada a incidência de miosite.

INIBIÇÃO DA PROTEÍNA DE TRANSFERÊNCIA MICROSSÔMICA DE TRIGLICERÍDEOS

A proteína de transferência microssômica (MTP, do inglês *microsomal transfer protein*) de triglicerídeos desempenha uma função essencial na adição de triglicerídeos às VLDL nascentes no fígado, bem como aos quilomícrons no intestino. A sua inibição diminui a secreção de VLDL e, consequentemente, o acúmulo de LDL no plasma. Dispõe-se de um inibidor da MTP, a **lomitapida**; todavia, esse fármaco é restrito a pacientes com hipercolesterolemia familiar homozigota. O fármaco provoca o acúmulo de triglicerídeos no fígado de alguns indivíduos. Podem ocorrer elevações das aminotransferases. Os pacientes precisam manter uma dieta com baixo teor de gordura para evitar a esteatorreia e devem tomar medidas para reduzir ao máximo a deficiência de nutrientes lipossolúveis essenciais. A lomitapida é administrada por via oral em doses gradualmente crescentes de 5 a 60 mg, 1 vez ao dia, 2 horas após a refeição da noite. Nos Estados Unidos, ela está disponível apenas por meio de um programa restrito e estratégico de avaliação e mitigação de riscos (REMS, do inglês *risk evaluation and mitigation strategy*).*

INIBIÇÃO DA PCSK9

O desenvolvimento de inibidores da pró-proteína convertase subtilisina/quexina tipo 9 (PCSK9, do inglês *proprotein convertase subtilisin/kexin type 9*) seguiu-se à observação de que a ocorrência de mutações com perda de função resulta em concentrações muito baixas de LDL, sem morbidade aparente. A proteína PCSK9 se liga ao receptor de LDL na superfície da célula hepática, conduzindo-o à destruição no lisossomo (ver Figura 35-2). A ligação é dependente de proteoglicanos de sulfato de heparana, fornecendo um local em potencial para a inibição da atividade de PCSK9, por pequenas moléculas, por análogos de heparana. Atualmente, estão disponíveis anticorpos anti-PCSK9 humanizado (**evolocumabe**, **alirocumabe**) que bloqueiam a interação de LDL com o receptor, permitindo que o receptor seja reciclado para a superfície da célula. Com esses fármacos, foram alcançadas reduções de LDL de até 70% nas doses mais altas, quando administrados por via subcutânea a cada 2 semanas. Ambos também podem ser administrados mensalmente em uma dose mais elevada. Os triglicerídeos e apo B-100 são reduzidos, e as concentrações de Lp(a) diminuem em cerca de 25%. Ambos os fármacos mostraram reduzir a incidência de novos eventos coronários nos ensaios de Fourier e Odyssey (ver as referências Murphy, 2019, e Jukema, 2019). Raramente, ocorreram reações de hipersensibilidade. Foram observados com mais frequência reações locais no local da injeção e sintomas semelhantes aos da gripe nas vias respiratórias superiores. O uso desses fármacos é restrito a pacientes com hipercolesterolemia familiar ou doença cardiovascular aterosclerótica clínica que requerem redução adicional de LDL. Eles são administrados com a dieta e com uma estatina ou ezetimiba na dose máxima tolerada. Estudos da inibição de PCSK9 devem ser abordados com cautela, devido ao seu papel estabelecido na biologia celular normal. A PCSK9 circula no plasma e até agora foi encontrada nos rins, nos macrófagos e no sistema nervoso central. Esses fármacos são muito caros.

*N. de R.T. Esse é um programa que existe nos Estados Unidos. No Brasil, esse medicamento, que tem registro junto à Anvisa, não é fornecido pelo Sistema Único de Saúde (SUS). O custo do tratamento com esse medicamento é de cerca de mil dólares por dia nos Estados Unidos e no Canadá.

FÁRMACOS EM DESENVOLVIMENTO

A. Inibidor da proteína de transferência de ésteres de colesterila

A proteína de transferência de ésteres de colesterila (CETP, do inglês *cholesteryl ester transfer protein*) transfere ésteres de colesterila de partículas maduras de HDL de grande diâmetro para lipoproteínas ricas em triglicerídeos, que, por fim, levam os ésteres ao fígado, de onde tanto o colesterol quanto os ácidos biliares podem ser eliminados para o intestino. A inibição da CETP leva ao acúmulo de partículas maduras de HDL e à diminuição do transporte de ésteres de colesterila para o fígado. O acúmulo de grandes partículas de HDL não tem o efeito cardioprotetor previsto com base em estudos epidemiológicos. Alguma redução de LDL-C pode ser alcançada, e a capacidade de efluxo de colesterol pode ser aumentada. Até agora, nenhum medicamento dessa classe foi aprovado.

B. Inibidor da ATP citrato liase

O **ácido bempedoico** (não disponível no Brasil), um inibidor da ATP citrato liase, recentemente aprovado para administração oral, inibe a síntese do colesterol no fígado pela via da HMG-CoA redutase, em um local próximo ao das estatinas. Ele atua sozinho e contribui para a redução adicional da síntese de LDL quando administrado com uma estatina. Como sua atividade é restrita ao fígado, não se espera que cause miopatia. Os resultados de um grande ensaio clínico são esperados para 2022.

C. RNA de interferência (RNAi) inibidor da PCSK9

Esse fármaco, denominado **inclisirana**, reduz o LDL-C em cerca de 50% e as concentrações plasmáticas de PCSK9.

D. Inibidor do oligonucleotídeo antissentido da Lp(a)

Uma redução significativa dependente da dose da lipoproteína Lp(a) e sua carga de lipídeos oxidados é alcançada com um novo fármaco, denominado **TQJ230**. Bem poucos efeitos colaterais foram observados até o momento. Os ensaios clínicos estão em andamento.

E. Inibidor do oligonucleotídeo antissentido de Apo C-III

Esse fármaco (denominado **volanesorsena**) já está aprovado na União Europeia e está em testes clínicos nos Estados Unidos. Ele exerce uma redução significativa das concentrações muito elevadas de triglicerídeos em pacientes com síndrome de quilomicronemia familiar. Trombocitopenia foi observada em alguns dos pacientes do estudo, exigindo medição frequente da contagem de plaquetas. Os trombócitos voltaram ao normal com a interrupção do tratamento.

F. Inibição da proteína semelhante à angiopoietina-3

O **evinacumabe**, um anticorpo monoclonal, liga-se à proteína semelhante à angiopoietina-3, um inibidor da lipase lipoproteica e da lipase endotelial. Os resultados de um estudo de fase 3 em pacientes hipercolesterolêmicos familiares homozigotos mostraram que ocorre um incremento de 49% na redução de LDL quando adicionado a outros tratamentos para essa doença.

TRATAMENTO COM ASSOCIAÇÃO DE FÁRMACOS

A terapia com associação de fármacos mostra-se útil quando: (1) as concentrações de VLDL estão significativamente elevadas durante o tratamento da hipercolesterolemia com resina; (2) as concentrações de LDL e VLDL estão elevadas a princípio; (3) as concentrações de LDL ou VLDL não se normalizam com a administração de um único fármaco; ou (4) observa-se a coexistência de concentrações elevadas de Lp(**a**) ou de deficiência de HDL com outras hiperlipidemias. As doses mais baixas efetivas devem ser usadas na terapia com associação de fármacos, e o paciente deve ser monitorado mais rigorosamente à procura de efeitos tóxicos. Em associações que incluem resinas, o outro fármaco (com exceção da niacina) deve ser separado temporalmente para garantir a absorção. Para pacientes com maior risco de doença cardiovascular, uma meta de concentração de LDL-C pode ser tão baixa quanto 30 a 40 mg/dL.

A. Derivados do ácido fíbrico e resinas de ligação de ácidos biliares

Algumas vezes, essa associação mostra-se útil no tratamento de pacientes com hiperlipidemia combinada familiar que não toleram a niacina ou as estatinas. Todavia, pode aumentar o risco de colelitíase.

B. Inibidores da HMG-CoA redutase e resinas de ligação de ácidos biliares

Essa associação sinérgica mostra-se útil no tratamento da hipercolesterolemia familiar, mas pode não controlar as concentrações de VLDL em alguns pacientes com HCF.

C. Niacina e resinas de ligação de ácidos biliares

Essa associação controla de forma efetiva as concentrações de VLDL durante a terapia com resinas para o tratamento de HCF ou de outros distúrbios envolvendo concentrações elevadas de VLDL e LDL. Quando as concentrações de VLDL e LDL estão inicialmente elevadas, a niacina em doses baixas de apenas 1 a 3 g/dia pode ser suficiente em associação com uma resina. A associação niacina + resina mostra-se efetiva no tratamento da hipercolesterolemia familiar heterozigota em pacientes intolerantes a estatinas.

D. Inibidores da redutase e niacina

Se a dose máxima tolerada de estatina não conseguir alcançar a meta do LDL colesterol em um paciente com hipercolesterolemia, a niacina pode ser útil. Essa associação pode ter utilidade no tratamento da HCF.

E. Inibidores da redutase e ezetimiba

Essa associação mostra-se sinérgica no tratamento da hipercolesterolemia primária e pode ser usada no tratamento de pacientes com hipercolesterolemia familiar homozigota que apresentam alguma função dos receptores.

F. Inibidores da redutase e fenofibrato

O fenofibrato é complementar com a maioria das estatinas no tratamento da HCF e de outras condições envolvendo elevações tanto das LDL como das VLDL. A associação de fenofibrato com rosuvastatina parece ser especialmente bem tolerada. Algumas outras estatinas podem não interagir de modo favorável, devido aos efeitos no metabolismo da CYP. De qualquer modo, indica-se uma vigilância cuidadosa para a hepatotoxicidade e a toxicidade muscular.

G. Associações de resinas, ezetimiba, niacina e inibidores da redutase

Esses fármacos atuam de modo complementar, normalizando as concentrações de colesterol em pacientes com distúrbios graves, envolvendo concentrações elevadas de LDL. Os efeitos são duradouros, e foi observada pouca toxicidade combinada. As doses eficazes dos medicamentos individuais podem ser menores do que quando cada um é usado sozinho.

H. Associações de anticorpo anti-PCSK9 com estatina e ezetimiba

Esses fármacos podem ser usados juntos para atingir a redução máxima de LDL. Devido à necessidade de administração parenteral do anticorpo anti-PCSK9 e seus custos, essa terapia é reservada para pacientes com hipercolesterolemia familiar ou doença vascular aterosclerótica que não respondem adequadamente a outros regimes.

RESUMO Fármacos usados na dislipidemia

Subclasse, fármaco	Mecanismo de ação	Efeitos	Aplicações clínicas	Farmacocinética, toxicidades, interações
ESTATINAS				
• Atorvastatina, sinvastatina, rosuvastatina, pitavastatina	Inibem a HMG-CoA redutase	Reduzem a síntese de colesterol e regulam para cima os receptores de LDL nos hepatócitos • reduzem de modo modesto os triglicerídeos	Doença vascular aterosclerótica (prevenção primária e secundária) • síndromes coronarianas agudas	Oral • duração 12-24 h • *Toxicidade:* miopatia, disfunção hepática • *Interações:* metabolismo dependente de CYP (3A4, 2C9); interagem com inibidores/competidores de CYP
• *Fluvastatina, pravastatina, lovastatina: semelhantes, mas um pouco menos eficazes*				
FIBRATOS				
• Fenofibrato, genfibrozila	Agonistas do PPAR-α	Diminuem a secreção das VLDL • aumentam a atividade da lipoproteína lipase • aumentam as HDL	Hipertrigliceridemia, baixas concentrações de HDL	Oral • duração 3-24 h • *Toxicidade:* miopatia, disfunção hepática

(continua)

Subclasse, fármaco	Mecanismo de ação	Efeitos	Aplicações clínicas	Farmacocinética, toxicidades, interações
SEQUESTRADORES DE ÁCIDOS BILIARES				
• Colestipol	Liga-se aos ácidos biliares no intestino • impede a absorção • aumenta o catabolismo do colesterol • regula para cima os receptores de LDL	Diminui as concentrações de LDL	Concentrações elevadas de LDL, toxicidade digitálica, prurido	Oral • ingerido com as refeições • não absorvido • *Toxicidade:* constipação, distensão abdominal • interfere na absorção de alguns medicamentos e vitaminas
• *Colestiramina, colesevelam: similares ao colestipol*				
INIBIDOR DA ABSORÇÃO DE ESTERÓIS				
• Ezetimiba	Bloqueia o transportador de esterol NPC1L1 na borda em escova do intestino	Inibe a reabsorção do colesterol excretado na bile • diminui as concentrações de LDL e fitoesteróis	Concentrações elevadas de LDL, fitosterolemia	Oral • duração 24 h • *Toxicidade:* baixa incidência de disfunção hepática, miosite
NIACINA				
	Diminui o catabolismo da apo A1 • reduz a secreção de VLDL do fígado	Aumenta as concentrações de HDL • diminui as concentrações de lipoproteína (a) [Lp(a)], LDL	Baixas concentrações de HDL • concentrações elevadas de VLDL, Lp(a); concentrações elevadas de LDL em pacientes que não respondem ou que são intolerantes à niacina	Oral • altas doses • *Toxicidade:* irritação gástrica, rubor, baixa incidência de toxicidade hepática • pode reduzir a tolerância à glicose, pode induzir ácido úrico elevado, trombocitopenia
• *Niacina de liberação prolongada: semelhante à niacina regular*				
• *Niacina de liberação sustentada (diferente do produto de liberação prolongada): seu uso deve ser evitado*				
ANTICORPOS MONOCLONAIS ANTI-PCSK9 HUMANIZADOS				
• Evolocumabe	Complexos PCSK9	Inibe o catabolismo do receptor de LDL	Hipercolesterolemia familiar não responsiva à terapia oral	Parenteral • alto custo • *Toxicidade:* reações no local da injeção, nasofaringite, sintomas semelhantes aos da gripe, raramente mialgia, eventos neurocognitivos e oftalmológicos
• *Alirocumabe: ou um semelhante ao evolocumabe*				

PREPARAÇÕES DISPONÍVEIS

NOMES GENÉRICOS
Ácido bempedoico*
Ácidos graxos ômega-3 marinhos
Alirocumabe
Atorvastatina
Colesevelam
Colestipol
Colestiramina
Evolocumabe
Ezetimiba
Fenofibrato
Fluvastatina
Genfibrozila

NOMES GENÉRICOS
Lomitapida
Lovastatina
Niacina, ácido nicotínico, vitamina B_3
Pitavastatina
Pravastatina
Rosuvastatina
Sinvastatina
COMPRIMIDOS COM ASSOCIAÇÃO DE FÁRMACOS
Ezetimiba + sinvastatina
Niacina + lovastatina de liberação prolongada
Niacina + sinvastatina de liberação prolongada

*Não disponível no Brasil.

REFERÊNCIAS

Berberich AJ, Hegele RA: Lomitapide for the treatment of hypercholesterolemia. Expert Opin Pharmacother 2017;18:1261.

Bhatt DL et al: Cardiovascular risk reduction with icosapent ethyl for hypertriglyceridemia. N Engl J Med 2019;380:11.

Bonow RO, Yancy CW: High-intensity statins for secondary prevention. JAMA Cardiol 2017;2:55.

Cannon CP et al: Ezetimibe added to statin therapy after acute coronary syndrome. N Engl J Med 2015;372:2387.

Chou R et al: Statins for prevention of cardiovascular disease in adults: Evidence report and systematic review for the US Preventive Services Task Force. JAMA 2016;316:2008.

D'Andrea E et al: Assessment of the role of niacin in managing cardiovascular disease outcomes: A systematic review and method analysis. JAMA Netw Open 2019; ahead of print.

Dron JS et al: Severe Hypertriglyceridemia is primarily polygenic. J Clin Lipidol 2019;13:80.

Dron JS, Hegele RA: Complexity of mechanisms among human proprotein convertase subtilisin-kexin type 9 variants. Curr Opin Lipidol 2017;28:161.

Fan W et al: Hypertriglyceridemia in statin-treated US adults: The National Health and Nutrition Examination Survey. J Clin Lipidol 2019;13:100.

Goldberg AC et al: Effect of bempedoic acid vs placebo added to maximally tolerated statins on low-density lipoprotein cholesterol in patients at high risk for cardiovascular disease: The CLEAR Wisdom randomized clinical trial. JAMA 2019;322:1780.

Gouni-Berthold I et al: Systematic review of published phase 3 data on anti-PCSK9 monoclonal antibodies in patients with hypercholesterolaemia. Br J Clin Pharmacol 2016;82:1412.

Hegele RA, Tsimikas S: Lipid-lowering agents: Targets beyond PCSK9. Circulation Research 2019;124:386.

Jukema JW et al: Patients with recent acute coronary syndromes and polyvascular disease derive large absolute benefit from alirocumab: ODYSSEY OUTCOMES Trial. J Am Coll Cardiol 2019; Epub ahead of print.

Levine GN et al: Recent innovations, modifications, and evolution of ACC-AHA Clinical Practice Guidelines: An update for our constituencies: A report of the American College of Cardiology/American Heart Association Task Force on Clinical Practice Guidelines. J Am Coll Cardiol 2019; Epub ahead of print.

Leiter LA et al: Inclisiran lowers LDL-C and PCSK9 irrespective of diabetes status: The ORION-1 randomized clinical trial. Diabetes Care 2019;42:173.

Murphy SA et al: Effect of the PCSK9 inhibitor evolocumab on total cardiovascular events in patients with cardiovascular disease: A pre-specified analysis from the Fourier Trial. JAMA Cardiol 2019; Epub ahead of print.

Nazir S et al: Statin-associated autoimmune myopathy: A systematic review of 100 cases. J Clin Rheumatol 2017;23:149.

Newman CB et al: Statin safety and associated adverse events: A scientific statement from the American Heart Association. Arterioscler Thromb Vasc Biol 2019;39:e38.

Ramms B et al: Apo C-III ASO promotes tissue LPL activity in absence of Apo E-mediated TRL clearance. J Lipid Res 2019; Epub ahead of print.

Ranniko J et al: Reduced plasma PCSK9 response in patients with bacteraemia is associated with mortality. J Intern Med 2019;286:553.

Ray KK et al: Safety and efficacy of bempedoic acid to reduce LDL cholesterol. N Engl J Med 2019;380:1022.

Rodriguez F: Association between intensity of statin therapy and mortality in patients with atherosclerotic cardiovascular disease. JAMA Cardiol 2016;2:47.

Silverman MG et al: Association between lowering LDL-C and cardiovascular risk reduction among different therapeutic interventions: A systematic review and meta-analysis. JAMA Cardiol 2016;316:1289.

Szarek M et al: Alirocumab reduces total nonfatal cardiovascular and fatal events: The ODYSSEY OUTCOMES Trial. J Amer Coll Cardiol 2019;73:387.

Tsimikas S: RNA-targeted therapeutics for lipid disorders. Curr Opin Lipidol 2018;29:459.

Tsimikas S et al: Statin therapy increases lipoprotein (a) levels. Eur Heart J 2019; Epub ahead of print.

Tsujita K et al: Impact of dual-lipid lowering with ezetimibe and atorvastatin on coronary plaque regression in patients with percutaneous coronary intervention: The randomized controlled PRECISE-IVUS trial. J Am Coll Cardiol 2015;66:495.

Verbeek R et al: Lipoprotein (a) improves cardiovascular risk prediction based on established risk algorithms. J Am Coll Cardiol 2017;69:1513.

Viney NJ et al: Antisense oligonucleotides targeting apolipoprotein (a) in people with raised lipoprotein (a): Two randomized, double blind, placebo controlled, dose ranging trials. Lancet 2016;388:2239.

Wiggins BS et al: Recommendations for management of clinically significant drug-drug interactions with statins and select agents used in patients with cardiovascular disease: A scientific statement from the American Heart Association. Circulation 2016;134:e468.

Wiggins BS et al: Recommendations for managing drug-drug interactions with statins and HIV medications. Am J Cardiovasc Drugs 2017;17:375.

Willett P et al: Baseline and on-statin treatment lipoprotein (a) levels for prediction of cardiovascular events: Individual patient-data meta-analysis of statin outcome trials. Lancet 2018;392:1311.

RESPOSTA DO ESTUDO DE CASO

Esse paciente tem hipercolesterolemia familiar heterozigótica e concentrações elevadas de Lp(a). Essa combinação de anormalidades lipoproteicas é altamente aterogênica. Como a ezetimiba é geralmente bem tolerada, ele pode começar a tomar esse fármaco ou ácido bempedoico, embora a redução esperada no LDL-C com qualquer um dos medicamentos seja modesta. Como ele é heterozigoto para a mutação SLCO1B1, a tolerância para uma estatina provavelmente será limitada, embora uma estatina hidrofílica possa ser tentada. A dose inicial deve ser baixa, e o medicamento deve ser administrado em dias alternados, aumentando-se a dose e a frequência até o tolerado. Outros medicamentos podem ser adicionados, incluindo uma resina de ligação ao ácido biliar ou niacina (monitoramento de ácido úrico, glicose, plaquetas e enzimas hepáticas). Se o objetivo do LDL-C não for alcançado, o tratamento com um anticorpo monoclonal anti-PCSK9 deve ser iniciado. A concentração de homocisteína do paciente deve ser medida, devido à sinergia entre o aminoácido e a Lp(a) com relação ao risco trombótico. Em virtude de seu sopro na válvula aórtica, ele deve ser avaliado para calcificação e estenose da válvula aórtica, frequentemente associada à elevação da Lp(a). Uma vez aprovado, o oligonucleotídeo antissentido ou o RNAi para a proteína (a) pode ser considerado para esse paciente.

CAPÍTULO

36 Fármacos anti-inflamatórios não esteroides, antirreumáticos modificadores da doença, analgésicos não opioides e fármacos usados na gota

T. Shagroni, MD
A. Ramirez Cazares, BS
J.A. Kim, BS
Daniel E. Furst, MD

ESTUDO DE CASO

Um homem de 48 anos procura atendimento médico com rigidez bilateral matinal nos punhos e nos joelhos, além de dor nessas articulações com o exercício físico. Ao exame físico, observa-se uma discreta tumefação das articulações. O resto do exame é inespecífico. Os achados laboratoriais também são negativos, exceto pela presença de anemia discreta, elevação da velocidade de hemossedimentação e fator reumatoide positivo. Com o diagnóstico de artrite reumatoide, o paciente começa um esquema de naproxeno, em uma dose de 220 mg, 2 vezes ao dia. Depois de 1 semana, aumenta-se a dose para 440 mg, 2 vezes ao dia. Os sintomas diminuem com essa dose, porém o paciente queixa-se de pirose significativa, que não é controlada com antiácidos. O medicamento é, então, substituído por celecoxibe, em uma dose de 200 mg, 2 vezes ao dia. Com esse esquema, ocorre resolução dos sintomas articulares e da pirose. Dois anos depois, o paciente retorna com aumento dos sintomas articulares. Nesse momento, as mãos, os punhos, os cotovelos, os pés e os joelhos estão acometidos e inchados, quentes e dolorosos à palpação. Ele recebe metotrexato oral semanalmente, e sua doença diminui em cerca de 20%, mas ele continua a ter múltiplas articulações doloridas e inchadas e rigidez matinal que dura 2 horas.

Que opções terapêuticas devem ser consideradas agora?

Quais as possíveis complicações?

SIGLAS

EA	Espondilite anquilosante
COX	Cicloxigenase
DMARD	Fármaco antirreumático modificador da doença (do inglês *disease-modifying antirheumatic drug*)
GPA	Poliangeíte granulomatosa (do inglês *granulomatous polyangiitis*)
IL	Interleucina
AIJ	Artrite idiopática juvenil
AINE	Anti-inflamatório não esteroide
OA	Osteoartrite
APs	Artrite psoriásica
AIJP	Artrite idiopática juvenil poliarticular
AR	Artrite reumatoide
AIJS	Artrite idiopática juvenil sistêmica
LES	Lúpus eritematoso sistêmico
ES	Esclerose sistêmica
TNF	Fator de necrose tumoral (do inglês *tumor necrosis factor*)

A RESPOSTA IMUNE

Ocorre resposta imune quando células imunologicamente competentes são ativadas em reação a organismos estranhos ou a substâncias antigênicas liberadas durante a resposta inflamatória aguda ou crônica. A inflamação crônica envolve a liberação de eicosanoides, lipoxigenases, leucotrienos, múltiplas citocinas e quimiocinas e uma interação muito complexa de células imunoativas, incluindo eosinófilos, neutrófilos, células dendríticas, linfócitos e seus subconjuntos e macrófagos. Esses são mais elucidados nos Capítulos 18 e 55.

As doenças autoimunes (p. ex., artrite reumatoide [AR], vasculite, lúpus eritematoso sistêmico [LES]) e as condições inflamatórias (p. ex., gota) derivam, em todo seu espectro, de anormalidades nessa cascata.

A lesão celular associada à inflamação atua sobre as membranas celulares, liberando enzimas lisossômicas dos leucócitos. Em seguida, ocorre a liberação de ácido araquidônico a partir de compostos precursores, e são sintetizados vários eicosanoides (ver Capítulo 18). A via da lipoxigenase do metabolismo do araquidonato produz leucotrienos, que exercem um poderoso efeito quimiotático nos eosinófilos, nos neutrófilos e nos macrófagos, e que também promovem broncoconstrição e alterações da permeabilidade vascular. Durante a inflamação, a estimulação das membranas dos neutrófilos produz radicais livres derivados do oxigênio e outras moléculas reativas, como peróxido de hidrogênio e radicais hidroxila. A interação dessas substâncias com o ácido araquidônico resulta na formação de substâncias quimiotáticas, perpetuando, assim, o processo inflamatório.

ESTRATÉGIAS TERAPÊUTICAS

O tratamento de pacientes com inflamação envolve dois objetivos primários: em primeiro lugar, aliviar os sintomas e preservar a função, que, em geral, constituem as principais queixas constantes do paciente. Para esse primeiro objetivo, os anti-inflamatórios não esteroides (AINEs) são a terapia primária. Fármacos antirreumáticos modificadores da doença (DMARDs) também podem ser necessários. Para um segundo objetivo, é desejável desacelerar ou interromper os processos que causam danos aos tecidos. Para o segundo objetivo, DMARDs são necessários.

Para monitorar os efeitos desses medicamentos na AR, foram desenvolvidos uma combinação de vários índices validados, que são usados para definir a resposta (p. ex., *Disease Activity Score 28* [DAS28], *American College of Rheumatology Response Index* [ACR Response], *Clinical Disease Activity Score* [CDAI], *Simplified Disease Activity Index* [SDAI], Remissão Booleana). Com frequência, esses índices combinam a presença de hipersensibilidade e tumefação articulares, a resposta do paciente e os dados laboratoriais.

ANTI-INFLAMATÓRIOS NÃO ESTEROIDES (AINEs)

Os salicilatos e outros fármacos semelhantes usados no tratamento da doença reumática compartilham a capacidade de suprimir os sinais e os sintomas da inflamação, incluindo dor. Esses fármacos também exercem efeitos antipiréticos.

Uma vez que o ácido acetilsalicílico, o AINE original, tem uma série de reações adversas, muitos outros AINEs foram desenvolvidos para melhorar o perfil de eficácia do ácido acetilsalicílico e diminuir sua toxicidade.

Química e farmacocinética

Os AINEs são divididos em várias classes químicas, como mostra a Figura 36-1. Essa diversidade química é responsável pela ampla variedade de características farmacocinéticas (Tabela 36-1). Embora existam muitas diferenças na cinética dos AINEs, esses fármacos possuem algumas propriedades gerais em comum. Todos os AINEs, com exceção de um, são ácidos orgânicos fracos; a exceção é a nabumetona, um profármaco de cetona que é metabolizado ao fármaco ativo ácido.

A maior parte desses fármacos é bem absorvida, e sua biodisponibilidade não é consideravelmente modificada pela presença de alimento. Os AINEs são, em sua maioria, altamente metabolizados, alguns pelos mecanismos de fase I, seguida de fase II, e outros por glicuronidação direta (fase II) apenas. O metabolismo dos AINEs ocorre, em grande parte, pelas famílias CYP3A ou CYP2C das enzimas do ditocromo 450 (CYP) do fígado (ver Capítulo 4). Embora a excreção renal seja a via mais importante de eliminação final, quase todos os AINEs sofrem graus variáveis de excreção biliar e reabsorção (circulação êntero-hepática). Com efeito, o grau de irritação do trato gastrintestinal (GI) inferior correlaciona-se com a extensão da circulação êntero-hepática. A maioria dos AINEs são altamente ligados às proteínas (~ 98%), geralmente à albumina. Em sua maior parte, os AINEs (p. ex., ibuprofeno, cetoprofeno) consistem em misturas racêmicas, ao passo que um deles, o naproxeno, é apresentado como enantiômero individual, e alguns não possuem centro quiral (p. ex., diclofenaco).

Todos os AINEs podem ser encontrados no líquido sinovial após administração repetida. Os fármacos com meia-vida curta permanecem nas articulações por mais tempo do que o previsto por sua meia-vida sérica, já os fármacos com meia-vida mais longa desaparecem do líquido sinovial em uma taxa proporcional à sua meia-vida sérica.

Farmacodinâmica

A atividade anti-inflamatória dos AINEs é mediada principalmente pela inibição da biossíntese de prostaglandinas (Figura 36-2). Vários AINEs apresentam possíveis mecanismos adicionais de ação, incluindo a inibição da quimiotaxia, a regulação negativa da produção de interleucina 1 (IL-1), a produção diminuída de radicais livres e superóxido e a interferência nos eventos intracelulares mediados pelo cálcio. O ácido acetilsalicílico acetila e bloqueia irreversivelmente a cicloxigenase (COX) das plaquetas, ao passo que os AINEs não seletivos da COX são inibidores reversíveis.

A seletividade para COX-1 *versus* COX-2 mostra-se variável e incompleta no caso dos AINEs mais antigos. Todavia, foram sintetizados fármacos inibidores seletivos *in vitro* da COX-2. Esses inibidores não afetam a função plaquetária quando administrados em doses habituais. A eficácia *in vivo* dos fármacos seletivos para a COX-2 é igual à dos AINEs mais antigos, embora a segurança GI possa estar melhorada. Por outro lado, os inibidores seletivos da COX-2 aumentam a incidência de edema, hipertensão e, possivelmente, infarto do miocárdio.

Os AINEs diminuem a sensibilidade dos vasos sanguíneos à bradicinina e à histamina, afetam a produção de linfocinas pelos linfócitos T e revertem a vasodilatação da inflamação. Todos os AINEs mais recentes são, em graus variáveis, analgésicos,

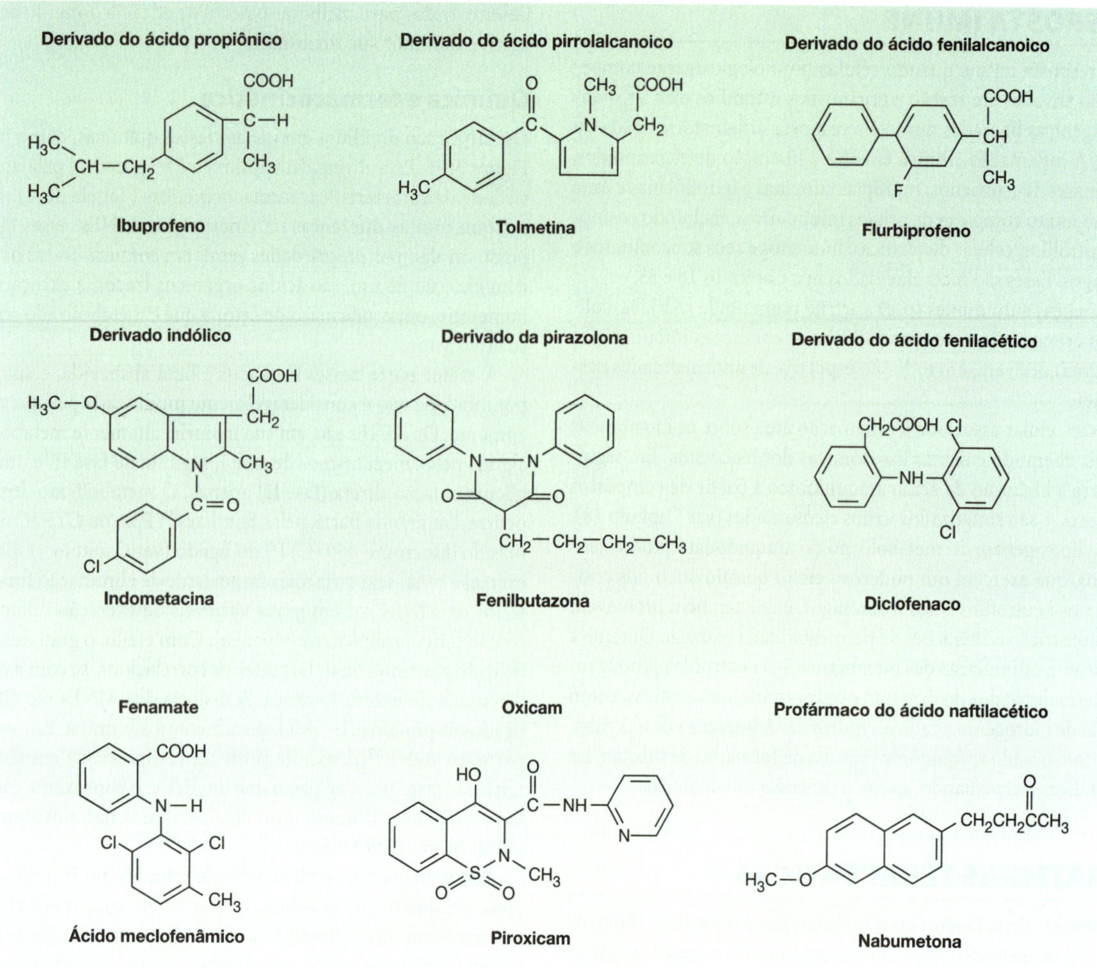

FIGURA 36-1 Estruturas químicas de alguns anti-inflamatórios não esteroides.

anti-inflamatórios e antipiréticos, e todos (à exceção dos fármacos seletivos da COX-2 e dos salicilatos não acetilados) inibem a agregação plaquetária. Todos os AINEs são irritantes gástricos e também podem estar associados a úlceras e sangramento GI, embora, como grupo, os fármacos mais recentes tenham tendência a causar menos irritação GI do que o ácido acetilsalicílico. A nefrotoxicidade, relatada com todos os AINEs, deve-se, em parte, à interferência na autorregulação do fluxo sanguíneo renal, que é modulada pelas prostaglandinas. Além disso, pode ocorrer hepatotoxicidade com qualquer AINE.

Embora esses fármacos inibam efetivamente a inflamação, não há evidências de que – em contraste com certos fármacos, como o metotrexato e outros DMARDs – possam alterar a evolução de qualquer distúrbio artrítico. Vários AINEs (incluindo o ácido acetilsalicílico) reduzem a incidência de câncer de cólon quando administrados cronicamente. Diversos estudos epidemiológicos de grande porte mostraram uma redução de 50% no risco relativo dessa neoplasia quando os fármacos são tomados durante 5 anos ou mais.

Embora nem todos os AINEs estejam aprovados pela Food and Drug Administration (FDA) para a ampla variedade de doenças reumáticas, a maioria provavelmente é efetiva para AR, espondiloartropatias soronegativas (SpAs, p. ex., artrite psoriásica [APs] e artrite associada a doença inflamatória intestinal), a osteoartrite (OA), as síndromes musculoesqueléticas localizadas (p. ex., distensão e entorse, dor lombar) e a gota (com exceção da tolmetina, que parece ser ineficaz nessa doença).

As reações adversas costumam ser bastante semelhantes para todos os AINEs:

1. **Sistema nervoso central:** cefaleias, zumbido, tontura e, raramente, meningite asséptica.
2. **Cardiovascular:** retenção hídrica, hipertensão, edema e, raramente, infarto do miocárdio e insuficiência cardíaca congestiva (ICC).
3. **Gastrintestinal:** dor abdominal, displasia, náuseas, vômitos e, raramente, úlceras ou sangramento.
4. **Hematológico:** raramente trombocitopenia, neutropenia ou até mesmo anemia aplásica.
5. **Hepáticas:** provas de função hepáticas anormais e, raramente, insuficiência hepática.
6. **Pulmonares:** asma.
7. **Cutâneas:** exantemas de todos os tipos, prurido.
8. **Renais:** insuficiência renal, falência renal, hipercalemia e proteinúria.

TABELA 36-1 Propriedades farmacocinéticas de alguns anti-inflamatórios não esteroides

Fármaco	Meia-vida (h)	Metabolismo via CYP	Dose anti-inflamatória recomendada
Ácido acetilsalicílico[1]	0,25	Sim[a]	1.200-1.500 mg, 3×/dia
Ácido salicílico[2]	1,9-12	Sim[b,c,d,e,f,g]	Ver nota[2]
Celecoxibe	11,2	Sim[c,h]	100-200 mg, 2×/dia
Diclofenaco	1,9-2,3	Sim[b,c,g]	50-75 mg, 2×/dia
Diflunisal	8-12	Não	250-500 mg, 2×/dia
Etodolaco	6,4	Não	300-500 mg, 2×/dia
Flurbiprofeno	3,8	Sim[c]	300 mg, 3×/dia
Ibuprofeno	2	Sim[c]	600 mg, 4×/dia
Indometacina	4-5	Sim[i]	25-50 mg, 3×/dia
Cetoprofeno	2,1 ± 1,2	Não	75 mg, 3×/dia
Meloxicam	20	Sim[c,g]	7,5-15 mg/dia
Nabumetona[3]	22,5-29,8	Sim[j]	1.000-2.000 mg/dia
Naproxeno	12-17	Sim[c,j]	375-750 mg, 2×/dia
Oxaprozina	54,9	Não	1.200-1.800 mg/dia
Piroxicam	50	Sim[c]	20 mg/dia
Sulindaco[4]	16,4	Sim	150-200 mg, 2×/dia
Tolmetina	1-2	Não	200-600 mg, 3×/dia

[1]O ácido acetilsalicílico é rapidamente hidrolisado em ácido salicílico e é indetectável 1 a 2 horas após a administração.
[2]Principal metabólito anti-inflamatório do ácido acetilsalicílico; a meia-vida ($t_{1/2}$) é dose-dependente.
[3]Nabumetona é um profármaco; meia-vida, ligação às proteínas, $T_{máx}$, depuração e excreção urinária são para seu metabólito ativo, 6MNA.
[4]Sulindaco é um profármaco; meia-vida, ligação às proteínas, $T_{máx}$, depuração e excreção urinária são para seu metabólito sulfeto ativo.
[a]CYP2C19 indutor; [b]CYP2C8 substrato; [c]CYP2C9 substrato; [d]CYP2C19 substrato; [e]CYP2D6 substrato; [f]CYP2E1 substrato; [g]CYP3A4 substrato; [h]CYP2D6 inibidor; [i]CYP2C19 inibidor; [j]CYP1A2 substrato.

ÁCIDO ACETILSALICÍLICO

Hoje, o ácido acetilsalicílico raramente é usado como anti-inflamatório e só será discutido em termos de seus efeitos antiplaquetários (i.e., em doses de 81 a 325 mg, 1 vez ao dia). **Mecanismo de ação:** O ácido acetilsalicílico inibe irreversivelmente a COX plaquetária, de modo que o efeito antiplaquetário tem duração de 8 a 10 dias (tempo de sobrevida da plaqueta). Em outros tecidos, a síntese de nova COX substitui a enzima inativada, de modo que as doses habituais têm uma duração de 6 a 12 horas. **Farmacocinética:** O ácido salicílico é um ácido orgânico simples com pK_a de 3,0. O ácido acetilsalicílico tem pK_a de 3,5 (ver Tabela 1-3). O ácido acetilsalicílico é absorvido em sua forma inalterada e sofre rápida hidrólise (meia-vida sérica de 15 minutos) a ácido acético e salicilato por esterases presentes nos tecidos e no sangue (Figura 36-3 e Tabela 36-1). O salicilato liga-se de modo não linear à albumina. A alcalinização da urina aumenta a taxa de excreção de salicilato livre e de seus conjugados hidrossolúveis. **Aplicação clínica e doses:** o ácido acetilsalicílico diminui a incidência de ataques isquêmicos transitórios, angina instável, trombose da artéria coronária com infarto do miocárdio e trombose após cirurgia de revascularização do miocárdio (ver Capítulo 34). O ticagrelor e o ácido acetilsalicílico são semelhantes em eficácia na redução do risco de infarto do miocárdio, acidente vascular encefálico (AVE) e morte cardiovascular. Em pacientes com doença arterial coronariana estável, a coadministração de 2,5 mg de rivaroxabana, 2 vezes ao dia, e 100 mg de ácido acetilsalicílico, 1 vez ao dia, também pode ser eficaz na redução de infarto do miocárdio, AVE e morte cardiovascular em comparação com ácido acetilsalicílico isolado. No entanto, está associado a um maior risco de sangramento importante. A coadministração de 75 mg de clopidogrel (dose inicial de 300 mg) e 75 mg de ácido acetilsalicílico pode ser mais eficaz na redução do AVE isquêmico recorrente em comparação com a ácido acetilsalicílico sozinho, mas está associado a um risco maior de hemorragia (1% aumentando para 5%). Como observado anteriormente, estudos epidemiológicos sugerem que o uso prolongado de ácido acetilsalicílico, em baixas doses, está associado a uma menor incidência de câncer de cólon, possivelmente relacionada com seus efeitos inibidores da COX. Embora, anteriormente, não fosse recomendado durante a gravidez, o ácido acetilsalicílico em baixas doses é eficaz na prevenção da pré-eclâmpsia pré-termo e é recomendado pelo American College of Obstetricians and Gynecologists para mulheres com histórico de pré-eclâmpsia. **Reações adversas:** Além dos efeitos colaterais comuns já mencionados, as principais reações adversas do ácido acetilsalicílico em doses antitrombóticas consistem em desconforto gástrico (intolerância) e úlceras gástricas e duodenais. A hepatotoxicidade, a asma, os exantemas, o sangramento GI e a toxicidade renal raramente ocorrem em doses antitrombóticas. A ação antiplaquetária do ácido acetilsalicílico contraindica seu uso por pacientes com hemofilia. O uso de ácido acetilsalicílico em baixa dose por longo período de tempo em pacientes com diabetes melito tipo 2 aumenta o risco de sangramento GI.

SALICILATOS NÃO ACETILADOS

Esses fármacos incluem o salicilato de colina e magnésio, o salicilato de sódio e o salicilsalicilato. Todos os salicilatos não acetilados são anti-inflamatórios eficazes e não inibem a agregação plaquetária. Embora raramente usados, eles podem ser preferíveis quando a inibição da COX é indesejável, como em pacientes com asma, aqueles com tendência a sangramento e mesmo (sob supervisão rigorosa) aqueles com disfunção renal.

Os salicilatos não acetilados são administrados em doses de até 3 a 4 g/dia de salicilato e podem ser monitorados pela determinação das concentrações séricas de salicilato.

INIBIDORES SELETIVOS DA COX-2

Os inibidores seletivos da COX-2, ou coxibes, foram desenvolvidos na tentativa de inibir a síntese de prostaglandinas pela isoenzima COX-2 induzida em locais de inflamação, sem afetar a ação da isoenzima COX-1 de "manutenção" constitutivamente ativa, encontrada no trato GI, nos rins e nas plaquetas. De forma semelhante, os inibidores da COX-2, em doses habituais, não têm impacto sobre a agregação plaquetária, que é mediada pelo tromboxano produzido pela isoenzima COX-1. Em contrapartida, eles inibem a síntese de prostaciclina mediada pela COX-2 no endotélio vascular. Em consequência, os inibidores da COX-2 não apresentam os efeitos cardioprotetores dos AINEs não seletivos tradicionais. As doses recomendadas de inibidores da COX-2 causam toxicidades renais semelhantes àquelas associadas a AINEs tradicionais.

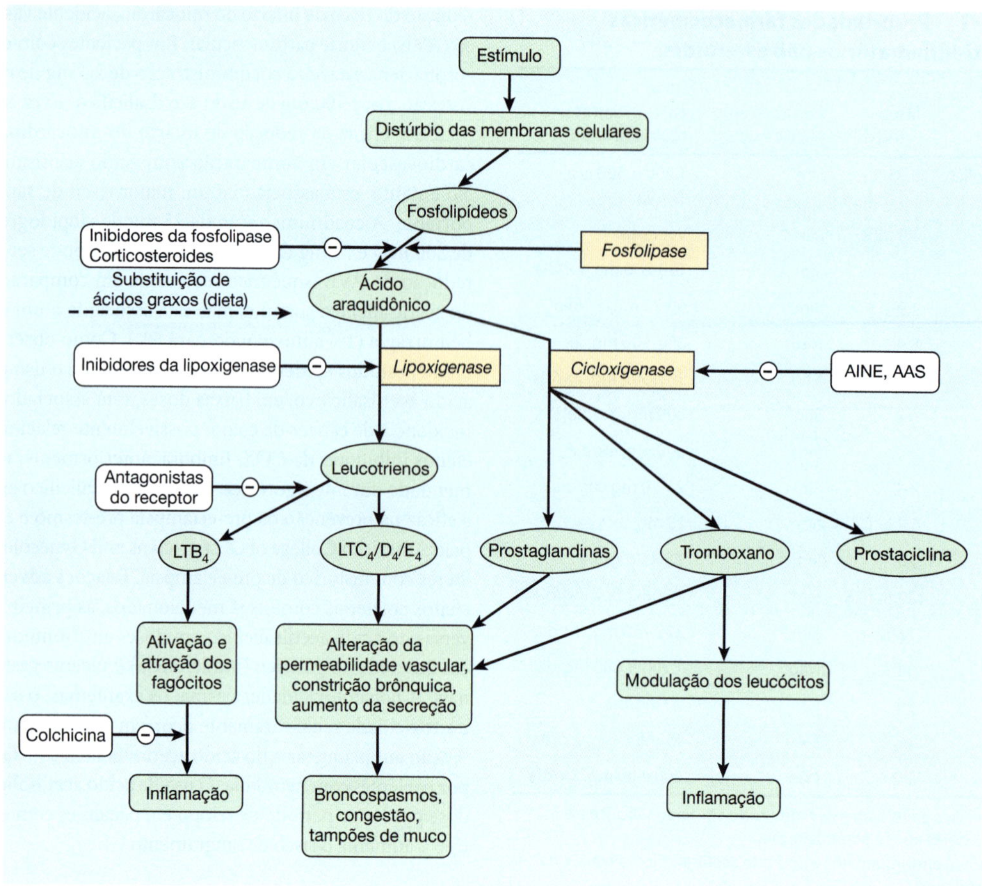

FIGURA 36-2 Mediadores prostanoides derivados do ácido araquidônico e locais de ação dos fármacos. AAS, ácido acetilsalicílico; LT, leucotrieno; AINE, anti-inflamatório não esteroide.

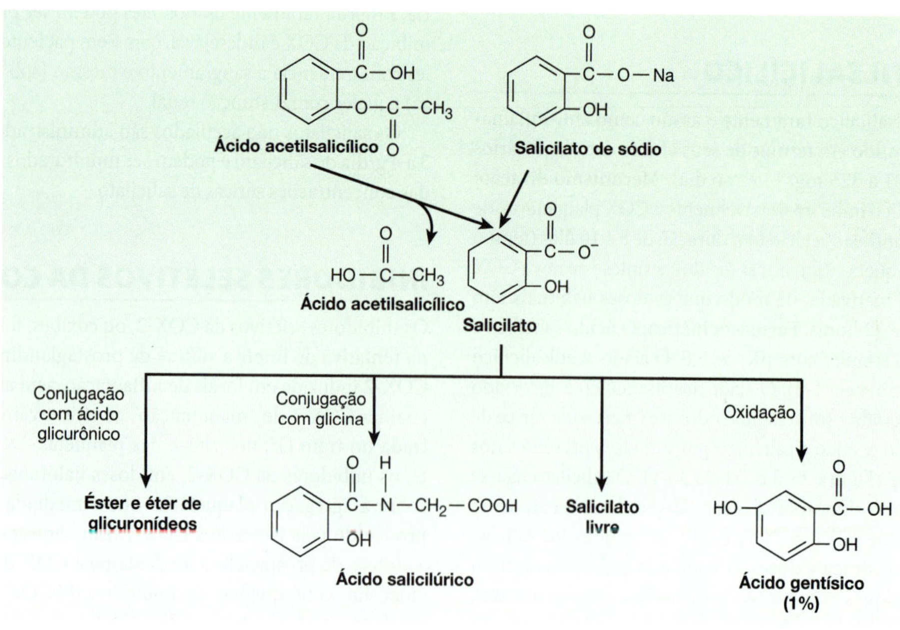

FIGURA 36-3 Estrutura e metabolismo dos salicilatos. (Reproduzida, com autorização, de Meyers FH, Jawetz E, Goldfien A: Review of Medical Pharmacology, 7th ed. New York, NY: McGraw Hill; 1980.)

Os dados clínicos disponíveis sugerem uma maior incidência de eventos trombóticos cardiovasculares associados aos inibidores da COX-2, como rofecoxibe e valdecoxibe, o que levou à sua retirada do mercado.

Celecoxibe

Mecanismo de ação: Celecoxibe, uma benzenossulfonamida, é inibidor seletivo de COX-2, cerca de 10 a 20 vezes mais seletivo para COX-2 do que para COX-1. **Farmacocinética:** Ver Tabela 36-1. **Indicações e doses:** O celecoxibe é indicado para o tratamento de OA, AR, artrite reumatoide juvenil (ARJ) e espondilite anquilosante (EA). A dose usual é 100 a 200 mg, 2 vezes ao dia. O celecoxibe, 400 mg/dia, também demonstrou eficácia como terapia adjuvante para melhorar os sintomas esquizofrênicos, muito provavelmente devido à suspeita de neuroinflamação no distúrbio. **Reações adversas:** O celecoxibe em doses usuais está associado a menos úlceras endoscópicas do que a maioria dos outros AINEs e não é inferior a naproxeno e ibuprofeno na maioria das reações adversas. Pode ter um efeito mínimo na agregação plaquetária. Ocasionalmente, ele interage com a varfarina e também aumenta as concentrações plasmáticas de lítio e fluconazol, como seria de se esperar de um medicamento metabolizado por CYP2C9.

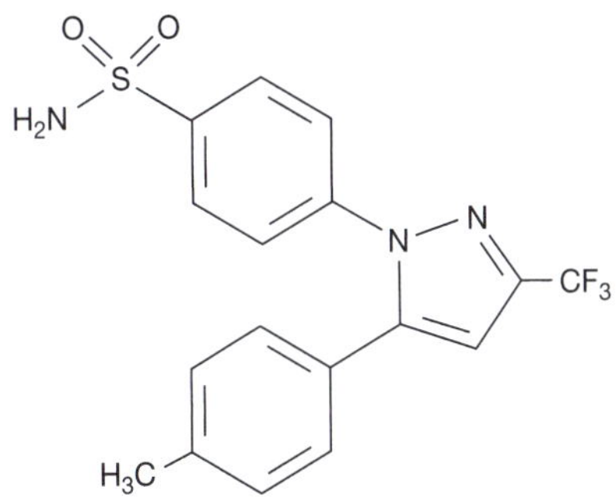

Celecoxibe

Etodolaco

Mecanismo de ação: O etodolaco é um derivado do ácido acético racêmico cujo mecanismo de ação foi descrito como relativamente seletivo para COX-2. **Farmacocinética:** O etodolaco tem meia-vida intermediária e é metabolizado principalmente por glucuronidação (ver Tabela 36-1). **Indicações e doses:** Etodolaco é indicado para o tratamento de OA, AR, ARJ e EA. A dose recomendada é 300 mg, 2 a 3 vezes ao dia, ou 500 mg, 2 vezes ao dia, inicialmente, seguida de 600 mg/dia. **Reações adversas:** O etodolaco pode estar associado a menos sintomas GIs clínicos do que os AINEs não seletivos. Um relatório associa o etodolaco a um aumento da incidência de pancreatite aguda. De outra forma, esse medicamento tem o mesmo espectro de reações adversas que outros AINEs (ver anteriormente).

Meloxicam

Mecanismo de ação: O meloxicam é uma enolcarboxamida relacionada ao piroxicam, é inibidor da COX-2 relativamente seletivo, particularmente a 7,5 mg/dia. Da mesma forma, enquanto o meloxicam inibe a síntese do tromboxano A2, mesmo em doses subterapêuticas, seu bloqueio do tromboxano A2 não atinge níveis que resultam na diminuição da função plaquetária *in vivo* (ver as reações adversas comuns listadas anteriormente). **Farmacocinética:** Ver Tabela 36-1. **Indicações e doses:** O fármaco é indicado para pacientes com OA, AR e ARJ. A dose é de 7,5 a 15 mg/dia. **Reações adversas:** O meloxicam está associado a menos sintomas GIs clínicos e complicações do que piroxicam, diclofenaco e naproxeno.

INIBIDORES NÃO SELETIVOS DA CICLOXIGENASE

Diclofenaco

Mecanismo de ação: O diclofenaco é um derivado do ácido fenilacético que é relativamente não seletivo como inibidor da COX. **Farmacocinética:** Ver Tabela 36-1. A coadministração de voriconazol pode aumentar a toxicidade do diclofenaco, uma vez que o voriconazol é um inibidor de CYP2C9. **Indicações e doses:** Ver Tabela 36-1 para informações sobre dosagens. O diclofenaco é indicado para OA, AR e EA. Ele está disponível como sais de sódio, potássio e epolamina, bem como combinado em preparações com misoprostol e omeprazol, os quais diminuem a lesão GI. Outras preparações incluem uma solução oftálmica a 0,1%, um gel tópico a 1%, um gel tópico a 3% e uma forma de supositório retal. Na Europa, o diclofenaco também está disponível na forma de enxaguante bucal e para administração intramuscular (IM). **Reações adversas:** A ulceração GI pode ocorrer menos frequentemente do que com alguns outros AINEs. A elevação das concentrações séricas das aminotransferases é mais comum com esse fármaco do que com outros AINEs. As reações adversas consistem nas toxicidades comuns já citadas.

Diflunisal

Mecanismo de ação: O diflunisal (não disponível no Brasil) é um derivado difluorofenil do ácido salicílico e é um inibidor não seletivo da COX. Hoje é raramente utilizado. **Farmacocinética:** Como o ácido salicílico, o diflunisal está sujeito a um metabolismo com capacidade limitada. Embora o diflunisal seja derivado do ácido salicílico, ele não é metabolizado em ácido salicílico ou salicilato e retém os átomos de flúor, resultando em sua meia-vida mais longa (ver Tabela 36-1). Durante a reciclagem êntero-hepática, a reabsorção de seu metabólito glicuronídeo é seguida pela clivagem do glicuronídeo para liberar novamente a porção ativa. **Indicações e doses:** O diflunisal é indicado para OA, AR e dor, na dose usual de 500 mg, 2 vezes ao dia. **Reações adversas:** Diflunisal, 1.000 mg, 2 vezes ao dia, inibe a agregação plaquetária e pode causar perda de sangue fecal, mas não tem efeito no tempo de sangramento. Seu efeito antiplaquetário é reversível e mínimo em comparação aos induzidos por ácido acetilsalicílico e piroxicam. As reações adversas comuns estão listadas anteriomente.

Flurbiprofeno

Mecanismo de ação: O flurbiprofeno é um derivado do ácido propiônico cujo enantiômero (*S*) (+) inibe a COX de forma não seletiva. **Farmacocinética:** Ver Tabela 36-1. Demonstra circulação êntero-hepática com extenso metabolismo hepático. Seus enantiômeros (*S*) (+) e (*R*) (−) são metabolizados de forma diferente e sofrem conversão quiral mínima, ao contrário de outros derivados de ácido propiônico. **Indicações e doses:** Ver Tabela 36-1 para informações sobre dosagens. O flurbiprofeno é aprovado para OA e AR. Também é usado para analgesia pós-operatória e indicações oftálmicas. O flurbiprofeno está disponível por via oral (VO) e como um sal de sódio em formulação oftálmica tópica para inibição da miose intraoperatória. Flurbiprofeno intravenoso, pastilha (*lozenge*)* e *spray* oral não são aprovados pela FDA, mas estão disponíveis na Europa. **Reações adversas:** Embora seu perfil de reações adversas seja semelhante ao de outros AINEs na maioria dos aspectos, o flurbiprofeno também raramente está associado a rigidez em roda dentada, ataxia, tremor e mioclonia.

Ibuprofeno

Mecanismo de ação: O ibuprofeno é um derivado simples do ácido fenilpropiônico e um inibidor COX não seletivo (ver Figura 36-1). **Farmacocinética:** Ver Tabela 36-1. Ele está disponível nas formas oral, tópica e intravenosa. **Indicações e doses:** O ibuprofeno oral é indicado para OA, AR e ARJ. Está disponível como medicamento de venda livre na forma de comprimidos de 200 mg. Em doses de 2.400 mg/dia, o ibuprofeno é equivalente a 4 g de ácido acetilsalicílico em efeito anti-inflamatório. Na dose de ≤ 1.600 mg/dia é analgésico, mas não anti-inflamatório. O ibuprofeno oral e intravenoso são eficazes no fechamento do canal arterial patente em bebês prematuros, com quase a mesma eficácia e segurança da indometacina, podendo, no entanto, levar a concentrações mais elevadas de bilirrubina. O ibuprofeno preventivo de 400 a 600 mg pode controlar com eficácia a dor pós-operatória, diminuir fator de necrose tumoral (TNF)-α e IL-1β e reduzir o consumo de opioides. Uma preparação tópica em creme é absorvida pela fáscia e pelo músculo. **Reações adversas:** Em comparação com a indometacina, o ibuprofeno diminui menos o débito urinário e também provoca menos retenção hídrica. O fármaco está relativamente contraindicado para indivíduos com pólipos nasais, angioedema e reatividade broncospástica ao ácido acetilsalicílico. Foi relatada a ocorrência de meningite asséptica, particularmente em pacientes com LES. Os efeitos hematológicos raros incluem agranulocitose e anemia aplástica. A administração concomitante de ibuprofeno e ácido acetilsalicílico antagoniza a inibição plaquetária irreversível induzida pelo ácido acetilsalicílico, limitando o efeito cardioprotetor do ácido acetilsalicílico. As reações adversas comuns estão listadas anteriormente.

Indometacina

Mecanismo de ação: A indometacina, introduzida em 1963, é um derivado do indol (ver Figura 36-1) e um potente inibidor não seletivo de COX, que também pode inibir as fosfolipases A e C, reduzir a migração de neutrófilos e diminuir a proliferação de células T e B. Devido à sua toxicidade, a indometacina é usada com menos frequência do que outros AINEs. **Farmacocinética:** Ver Tabela 36-1. **Indicações e doses:** Ver Tabela 36-1 para informações sobre dosagens. O fármaco é recomendado para OA, AR e EA. A indometacina também é indicada para bursite/tendinite e artrite gotosa aguda. A dose de 50 a 70 mg, 3 vezes ao dia, pode ser aumentada em 25 mg ou 50 mg, até 200 mg/dia, se necessário. A indometacina acelera o fechamento do canal arterial patente e controla a artrite reativa. A indometacina foi testada na síndrome de Sweet, ARJ, pleurisia, síndrome nefrótica, tocólise, diabetes insípido, vasculite urticariforme, dor pós-episiotomia e profilaxia de ossificação heterotópica em artroplastia. Uma preparação oftálmica está disponível no Canadá e mostra-se eficaz para o tratamento da inflamação conjuntival e para a redução da dor após abrasão traumática da córnea. A inflamação gengival é reduzida após o uso de enxaguante bucal de indometacina. As injeções peridurais produzem um grau de alívio da dor semelhante ao obtido com metilprednisona na síndrome pós-laminectomia. A indometacina também está disponível em uma formulação retal. Novas cápsulas de indometacina com baixas doses (20 e 40 mg) contendo partículas submicroscópicas fornecem eficácia analgésica e reduzem a absorção sistêmica geral em pacientes com dor pós-operatória aguda. **Reações adversas:** Com o uso de doses habituais, a indometacina apresenta as reações adversas comuns já citadas anteriormente. Os efeitos GIs podem incluir obstrução, colite ulcerativa e ileíte regional. Cefaleia é sentida por 11,7% dos pacientes. A indometacina pode agravar a depressão, a epilepsia e o parkinsonismo. Raramente está associada a depósitos na córnea e distúrbios retinianos. Foram relatadas diversas interações com outros fármacos.

*N. de R.T. *Lozenges* são pequenos comprimidos flavorizados feitos de açúcar ou xarope e, frequentemente, com medicamentos. Aqui, optou-se pelo termo pastilhas que é o que mais se aproxima da tradução do termo.

Cetoprofeno

Mecanismo de ação: O cetoprofeno é um derivado do ácido propiônico, que inibe tanto a COX (de modo não seletivo) como a lipoxigenase. **Farmacocinética:** Ver Tabela 36-1. A coadministração de tramadol e dexcetoprofeno, o enantiômero (*S*)(+) puro de cetoprofeno, é eficaz no alívio rápido e prolongado da dor dentária pós-cirúrgica, em comparação com dexcetoprofeno ou tramadol isoladamente. A administração concomitante de probenecida aumenta as concentrações de cetoprofeno e diminui sua ligação às proteínas. **Indicações e doses:** Ver Tabela 36-1 para informações sobre dosagens. O cetoprofeno é recomendado para OA e AR. A dose diária total não deve exceder 300 mg/dia. **Reações adversas:** As reações adversas comuns estão listadas anteriormente. O cetoprofeno raramente está associado a trombocitopenia, agranulocitose e hepatite colestática.

Nabumetona

Mecanismo de ação: A nabumetona é o único AINE não ácido em uso atualmente e se assemelha ao naproxeno na estrutura (ver Figura 36-1). É um inibidor não seletivo da COX. **Farmacocinética:** Ver Tabela 36-1. A nabumetona é administrada como uma cetona profármaco; 35% de uma dose de 1.000 mg são convertidos em seu metabólito ativo de ácido naftilacético. A presença de comprometimento renal resulta em um aumento de 2 vezes sua meia-vida, com aumento de 30% na área sob a curva. **Indicações e doses:** A dose inicial recomendada para OA e AR (p. ex., 1.500-2.000 mg/dia) geralmente precisa ser excedida, e este é um AINE com preço muito elevado. **Reações adversas:** Suas reações adversas são muito semelhantes às de outros AINEs. Embora diarreia, dispepsia e dor abdominal ocorram em 12 a 14% dos pacientes, a incidência de ulceração GI é menor do que com a maioria dos outros AINEs.

Naproxeno

Mecanismo de ação: O naproxeno é um derivado do ácido naftilpropiônico e é um inibidor não seletivo da COX. **Farmacocinética:** Ver Tabela 36-1. Naproxeno é o único AINE atualmente comercializado como enantiômero isolado. A fração livre do naproxeno é significativamente maior nas mulheres do que nos homens, porém sua meia-vida é semelhante em ambos os sexos (ver Tabela 36-1). **Indicações e doses:** Ver Tabela 36-1 para informações sobre dosagens. O naproxeno é eficaz para OA, AR, EA, dor e bursite/tendinite. Também é usado para tratar ARJ e gota aguda. Ele está disponível como uma formulação de liberação lenta (não disponível no Brasil), suspensão oral e comprimidos de 220 mg como medicamento de venda livre. Uma nova formulação que combina naproxeno sódico e sumatriptana está disponível para o tratamento agudo da enxaqueca e é mais eficaz do que a sumatriptana ou o naproxeno sódico isoladamente. Dispõe-se também de uma preparação tópica e de uma solução oftálmica. **Reações adversas:** As reações adversas comuns incluem sensações de pressão, náuseas, tonturas e sonolência. A incidência de sangramento GI superior com preparações de venda livre é baixa, porém ainda é 2 vezes maior que a do ibuprofeno de venda livre (talvez devido a um efeito da dose). Por outro lado, o naproxeno tem um perfil de risco cardiovascular mais favorável do que o ibuprofeno. Foram observados casos raros de pneumonite alérgica, vasculite leucocitoclástica e pseudoporfiria, bem como as reações adversas comuns associados aos AINEs. Ele está contraindicado para pacientes com disfunção hepática.

Oxaprozina

Mecanismo de ação: A oxaprozina (não disponível no Brasil), outro AINE derivado do ácido propiônico, é um inibidor não seletivo da COX. **Farmacocinética:** A oxaprozina tem meia-vida longa de 50 a 60 horas (ver Tabela 36-1) e não atinge as concentrações plasmáticas máximas por 3 horas, apesar de não passar por uma circulação êntero-hepática significativa. **Indicações e doses:** Ver Tabela 36-1 para informações sobre dosagens. É usado para tratar OA, AR e ARJ. Sua meia-vida longa permite a administração 1 vez ao dia. **Reações adversas:** Seu perfil de reações adversas é semelhante ao de outros derivados do ácido propiônico.

Piroxicam

Mecanismo de ação: O piroxicam, um derivado enolcarboxamida (ver Figura 36-1), é um inibidor não seletivo da COX que, em altas concentrações, também inibe a migração dos leucócitos polimorfonucleares, diminui a produção de radicais de oxigênio e inibe a função dos linfócitos. **Farmacocinética:** O piroxicam sofre ampla circulação êntero-hepática, conforme indicado por sua meia-vida longa de 57 horas; portanto, a dose de 1 vez ao dia é apropriada (ver Tabela 36-1). A concentração no estado estacionário é atingida dentro de 7 a 12 dias. **Indicações e doses:** A dose recomendada para OA e AR é de 20 mg, 1 vez ao dia. **Reações adversas:** Em dosagens superiores a 20 mg/dia, o piroxicam aumenta a incidência de úlcera péptica e hemorragia (risco relativo de até 9,5). Veja as reações adversas comuns listadas anteriormente.

Sulindaco

Mecanismo de ação: O sulindaco (não disponível no Brasil) é um sulfóxido profármaco não seletivo cujo metabólito ativo é um inibidor não seletivo da COX. **Farmacocinética:** O sulindaco é reversivelmente metabolizado no metabólito sulfeto ativo e tem ciclo êntero-hepático; isso prolonga a duração da ação para 12 a 16 horas (ver Tabela 36-1). Seu metabólito tem menos efeito sobre as prostaglandinas renais e, portanto, tem sido usado quando a função renal está de alguma forma comprometida. **Indicações e doses:** Ver Tabela 36-1 para informações sobre dosagens. É usado para tratar OA, AR, EA, bursite/tendinite e artrite gotosa aguda. O sulindaco suprime a polipose intestinal familiar e pode inibir o desenvolvimento de câncer de cólon, mama e próstata em humanos. **Reações adversas:** O sulindaco compartilha o perfil normal de reações adversas de AINEs. Como observado, às vezes é usado em caso de comprometimento renal moderado. As reações adversas graves raras incluem trombocitopenia, agranulocitose e síndrome nefrótica. Às vezes está associada a lesão hepática colestática, pancreatite e meningite asséptica em pacientes com LES e doença mista do tecido conectivo. A coadministração de dimetilsulfóxido (DMSO) pode causar neuropatia periférica.

Tolmetina

Mecanismo de ação: A tolmetina (não disponível no Brasil) é um derivado do ácido pirrol alcanoico (ver Figura 36-1) e um inibidor não seletivo de COX. É raramente utilizado atualmente. **Farmacocinética:** Tem meia-vida curta de 1 a 2 horas e atinge o pico de concentração plasmática em 0,5 a 1 hora. Ver Tabela 36-1. **Indicações e doses:** Ver Tabela 36-1 para informações sobre dosagens. Tolmetina é indicado para OA, AR e ARJ. **Reações adversas:** Náusea ocorre em 11% dos pacientes, e nefrite intersticial aguda foi observada. Reações adversas comuns estão listadas anteriormente.

Outros anti-inflamatórios não esteroides

Meclofenamato (não disponível no Brasil) e **tenoxicam** são raramente usados e não serão revisados aqui.

ESCOLHA DO ANTI-INFLAMATÓRIO NÃO ESTEROIDE

Todos os AINEs, incluindo o ácido acetilsalicílico, têm eficácia aproximadamente igual, com poucas exceções – a tolmetina não parece ser efetiva no tratamento da gota, já o ácido acetilsalicílico é menos efetivo do que outros AINEs (p. ex., indometacina) na EA. Portanto, os AINEs tendem a ser diferenciados com base em sua toxicidade e custo-benefício. Por exemplo, o uso do cetorolaco é limitado por seus efeitos colaterais GIs e renais. Alguns levantamentos sugerem que a indometacina e a tolmetina são os AINEs associados à maior toxicidade, ao passo que o salsalato, o ácido acetilsalicílico e o ibuprofeno são os menos tóxicos. Os inibidores seletivos da COX-2 não foram incluídos nessas pesquisas.

Para pacientes com insuficiência renal, pode ser mais apropriado o uso de salicilatos não acetilados. O diclofenaco e o sulindaco estão associados a mais anormalidades das provas de função hepática do que outros AINEs. É provável que o celecoxibe, um inibidor seletivo da COX-2 de custo relativamente alto, seja mais seguro para pacientes com alto risco de sangramento GI, contudo esse fármaco pode estar associado a maior risco de toxicidade cardiovascular. O celecoxibe ou um AINE não seletivo em associação com omeprazol ou misoprostol podem ser apropriados para pacientes com risco extremamente alto de sangramento GI. Nessa subpopulação de pacientes, esses fármacos mostram-se efetivos, apesar de seu custo elevado.

Por conseguinte, a escolha de um AINE exige a consideração de sua eficácia, custo-benefício, segurança e de vários fatores pessoais (p. ex., outros fármacos que também estejam sendo administrados, doença concomitante, adesão ao tratamento, cobertura pelo plano de saúde), de modo que não existe um AINE que seja o melhor para todos os pacientes. Entretanto, pode haver um ou dois AINEs mais apropriados para determinado indivíduo.

FÁRMACOS ANTIRREUMÁTICOS MODIFICADORES DA DOENÇA

A AR é uma doença imunológica progressiva, que provoca efeitos sistêmicos significativos, reduz o tempo de sobrevida e diminui a mobilidade e a qualidade de vida. O interesse vem sendo focado na descoberta de tratamentos passíveis de deter – ou, pelo menos, retardar – essa progressão ao modificar a própria doença. Os efeitos das terapias modificadoras da doença podem levar 2 semanas a 6 meses para se tornarem clinicamente evidentes.

Essas terapias incluem fármacos antirreumáticos modificadores da doença convencionais, sintéticos (cs) e biológicos (b) (designados **csDMARDs** e **bDMARDs**, respectivamente). Os fármacos convencionais sintéticos incluem pequenas moléculas, como metotrexato, azatioprina, cloroquina e hidroxicloroquina, ciclofosfamida, ciclosporina, leflunomida, micofenolato de mofetila e sulfassalazina. O tofacitinibe, apesar de ser comercializado como agente biológico, é, na verdade, uma pequena molécula DMARD sintética (tsDMARD). Os sais de ouro, anteriormente muito usados, não são mais recomendados, em virtude de seus efeitos tóxicos significativos e eficácia questionável. No entanto, eles encontraram uso limitado para AR no Canadá. Os fármacos biológicos são grandes moléculas de agentes terapêuticos, geralmente proteínas, que são produzidos, com frequência, pela tecnologia do DNA recombinante. Os bDMARDs aprovados para a AR incluem: um agente biológico modulador das células T (abatacepte), um agente citotóxico das células B (rituximabe), um anticorpo antirreceptor de IL-6 (tocilizumabe), inibidores da IL-1 (anacinra, rilonacepte, canaquinumabe) e bloqueadores do TNF-α (5 fármacos). bDMARDs são divididos em produtos biológicos originais (ou legados) e DMARDs biossimilares (boDMARDs e bsDMARDs respectivamente).

Os DMARDs convencionais sintéticos e os produtos biológicos são discutidos em ordem alfabética, independente da origem.

ABATACEPTE

Indicações e doses: O abatacepte pode ser usado como monoterapia ou em associação com metotrexato ou outro csDMARD em pacientes com artrite reumatoide, AIJ poliarticular grave e artrite psoriásica. O abatacepte também tem sido usado no LES, síndrome de Sjögren primária, diabetes melito tipo I, doença inflamatória intestinal, arterite de Takayasu, psoríase vulgar e dermatomiosite. A dose é ajustada pelo peso. As doses intravenosas são de 500 mg/mês para pessoas com peso entre 25 e < 59 kg; 750 mg/mês para pessoas com peso de 60 a 100 kg; e 1.000 mg para pacientes com peso > 100 kg. Para administração subcutânea, 50 mg são administrados semanalmente para pacientes com peso de 10 a < 24 kg; 87,5 mg para aqueles que pesam 25 a 50 kg; e 125 mg para pacientes com peso superior a 50 kg.

A associação de metotrexato e abatacepte na AR inicial rapidamente progressiva foi superior ao metotrexato sozinho para atingir a atividade mínima da doença em até 2 meses, inibindo significativamente a progressão radiográfica em 1 e 2 anos. O ensaio ADJUST mostrou que, para alguns parâmetros, o abatacepte evitou que os pacientes progredissem da artrite inflamatória indiferenciada para a artrite reumatoide de forma mais eficaz do que o placebo. O abatacepte intravenoso foi mais eficaz na AR soropositiva do que na AR soronegativa. O abatacepte foi associado a uma diminuição do risco de doença cardiovascular em comparação com os inibidores de TNF em pacientes com AR. Algumas evidências sugerem que o abatacepte em pacientes com AR pode estar associado à melhora na função da lipoproteína de alta densidade (HDL, do inglês *high-density lipoprotein*) e a alterações no proteoma de HDL. **Reações adversas:** Existe um risco ligeiramente aumentado de infecção (como com outros produtos biológicos), predominantemente do trato respiratório superior e urinário. O uso concomitante com inibidores de TNF ou outros produtos biológicos está provavelmente associado ao aumento de infecções graves. Todos os pacientes devem ser examinados para tuberculose latente e hepatite viral antes de iniciar, embora o risco de ativação da tuberculose latente possa ser ligeiramente menor com este medicamento do que com outros biológicos. As vacinas vivas devem ser evitadas até 3 meses após a descontinuação do abatacepte. Reações relacionadas à infusão, reações de hipersensibilidade e anafilaxia são raramente relatadas. A formação de anticorpos antiabatacepte é menor que 5% e não afeta os desfechos clínicos. Há controvérsias sobre se o abatacepte aumenta o risco de câncer em geral, mas o peso da evidência é contra essa associação, exceto por um possível risco aumentado de linfomas.

APREMILASTE

Mecanismo de ação: Apremilaste é uma molécula convencional sintética pequena, inibidora da fosfodiesterase 4 (PDE-4), uma PDE específica para monofosfato de adenosina cíclico (AMPc). A inibição de PDE-4 leva ao aumento do AMPc intracelular e à diminuição da produção de citocinas pró-inflamatórias, incluindo CX CL9 e CX CL10, gamainterferona (IFN-γ), alfainterferona (TNF-α) e IL-2, IL-12 e IL-23. **Farmacocinética:** A biodisponibilidade do apremilaste é de 73% e a meia-vida de eliminação é de aproximadamente 6 a 9 horas. É extensamente metabolizado por CYP3A4, levando a um grande número de potenciais interações medicamentosas, visto que cerca de 70% dos medicamentos são metabolizados por essa enzima. A excreção é pela urina e a redução da dose é recomendada se a depuração da creatinina for < 30 mL/min. **Indicações e doses:** O apremilaste é administrado por VO em um esquema de titulação de 5 dias para a dose recomendada de 30 mg, 2 vezes ao dia. É indicado para psoríase em placas, artrite psoriásica ativa e, possivelmente, para úlceras orais na doença de Behçet. **Reações adversas:** As principais reações adversas do apremilaste são GIs, com diarreia e náuseas, embora também ocorram infecções do trato respiratório. Perda de peso, depressão e ideias suicidas são relatadas, mas são raras.

AZATIOPRINA

Mecanismo de ação: A azatioprina é um csDMARD e é metabolizada em 6-mercaptopurina (6-MP) e, em seguida, em seu principal metabólito ativo, 6-tioguanina (6-TG). A 6-TG suprime a síntese de ácido inosínico, levando à supressão da função das células B e das células T, à produção de imunoglobulinas e à secreção de IL-2 (ver Capítulo 55). **Farmacocinética:** A azatioprina pode ser administrada por via oral ou subcutânea. Seu metabolismo é bimodal nos seres humanos, e os metabolizadores rápidos depuram o fármaco 4 vezes mais rapidamente do que os metabolizadores lentos. **Indicações e doses:** A azatioprina é aprovada para AR, na dose de 2 mg/kg/dia, VO. É usado para prevenir a rejeição do transplante renal em associação com outros imunossupressores. Ensaios controlados mostram eficácia na artrite psoriásica, artrite reativa, polimiosite, LES (incluindo nefrite), hepatite autoimune, manutenção da remissão na vasculite, doença de Behçet, esclerodermia, doença relacionada à IgG4 e miopatias inflamatórias. **Reações adversas:** A azatioprina causa supressão da medula óssea, distúrbios GIs, é cancerígena e aumenta o risco de infecção. O polimorfismo de *NUDT15* está fortemente associado à leucopenia induzida por azatioprina, assim como a homozigose tiopurina-S-metiltransferase (TPMT) (0,3% da população).

BARICITINIBE

Mecanismo de ação: O baricitinibe é uma pequena molécula sintética direcionada (tsDMARD) que inibe os membros da família Janus cinase. *In vitro*, inibe seletivamente e reversivelmente JAK1 e JAK3 mais do que JAK2, inibindo a via de sinalização JAK-STAT e levando a efeitos anti-inflamatórios. **Farmacocinética:** O baricitinibe tem uma biodisponibilidade absoluta de 79%. A meia-vida de eliminação é de aproximadamente 12 horas. Cerca de 10% é metabolizado via CYP3A4, portanto as interações medicamentosas podem ser significativas, não devendo esse medicamento ser usado rotineiramente em pessoas com doença hepática grave. É excretado principalmente pelos rins, portanto, deve ser usado com cautela em pacientes cuja taxa de filtração glomerular é < 60 mL/min/1,73 m^2. **Indicações e doses:** O baricitinibe é aprovado para pacientes com AR que respondem inadequadamente ao TNF-α. Em um ensaio clínico randomizado, o baricitinibe foi mais eficaz do que o adalimumabe no desfecho de ACR20 em 12 semanas. A dose de baricitinibe aprovada pela FDA para a AR é de 2 mg/dia nos Estados Unidos. Na Europa (assim como no Brasil), são usados 2 e 4 mg/dia. Pode ser usado como monoterapia ou em associação com metotrexato ou outros csDMARDs (p. ex., leflunomida, hidroxicloroquina). Um estudo recente de fase 2 demonstrou a eficácia do baricitinibe, 4 mg/dia, para pacientes com LES ativo, cuja doença não foi controlada com terapia-padrão. Também foi estudado na psoríase. **Reações adversas:** O baricitinibe aumenta o risco de infecção e de reativação do vírus do herpes. Os pacientes devem ser rastreados para tuberculose ativa e latente antes do início do tratamento. Foram observados linfoma e outras neoplasias, trombose venosa profunda e embolia pulmonar. Foram relatadas embolias arteriais, mas um grande estudo de pacientes que receberam baricitinibe não encontrou associação com eventos cardiovasculares maiores, eventos trombóticos arteriais ou ICC. Perfurações GIs também foram relatadas, e o baricitinibe deve ser usado com cautela em pacientes com história de diverticulite. Neutropenia, linfopenia, anemia, elevação das enzimas hepáticas e elevação dos lipídeos também foram associadas ao baricitinibe.

BELIMUMABE

Mecanismo de ação: O belimumabe é um anticorpo que inibe seletivamente o estimulador dos linfócitos B (BLyS). **Farmacocinética:** O belimumabe apresenta uma meia-vida de distribuição de 1,75 dia e uma meia-vida terminal de 19,4 dias. **Indicações e doses:** O belimumabe está aprovado apenas para o tratamento de pacientes adultos com LES soropositivo ativo que estejam recebendo tratamento convencional. O belimumabe está sendo testado em pacientes com doença renal com LES ativa. Um estudo recente de rituximabe seguido de belimumabe em pacientes com LES refratário grave demonstrou uma redução da formação excessiva de armadilhas extracelulares de neutrófilos e redução de anticorpos antinucleares, bem como diminuição das crises de lúpus. Não foi testado em associação com outros bDMARDs ou ciclofosfamida. O belimumabe é administrado como uma infusão intravenosa de 10 mg/kg nas semanas 0, 2 e 4, e então, a cada 4 semanas. Pode ser usado por via subcutânea na dose de 200 mg, 1 vez por semana. **Reações adversas:** As reações adversas mais comuns do belimumabe consistem em náuseas, diarreia e infecção das vias respiratórias. Tal como acontece com outros bDMARDs, há um ligeiro aumento no risco de infecções graves. Foram relatados casos de depressão e suicídio. Ocorrem reações à infusão, incluindo anafilaxia rara. Uma porcentagem muito pequena de pacientes desenvolve anticorpos antibelimumabe e seu significado clínico não é claro.

INIBIDORES DA CALCINEURINA: CICLOSPORINA E TACROLIMO

Mecanismo de ação: A ciclosporina se liga à ciclofilina, enquanto o tacrolimo se liga à proteína de ligação FK, ambos resultando na inibição da calcineurina. Esses fármacos inibem a produção de receptor de IL-1 e IL-2, as interações macrófago-célula T, a capacidade de resposta da célula T e a função da célula B dependente de célula T (ver Capítulo 55). **Farmacocinética:** A absorção de ciclosporina e tacrolimo é baixa (~ 3-5%) e errática, embora uma formulação em microemulsão de ciclosporina forneça 20 a 30% de biodisponibilidade. Ambos os medicamentos estão disponíveis para uso oral e intravenoso. Eles são metabolizados pela CYP3A4 e, consequentemente, estão sujeitos a numerosas interações medicamentosas (ver Capítulos 55 e 67). O suco de pomelo (toranja, *grapefruit*) aumenta a biodisponibilidade do fármaco em até 62%. **Indicações e doses:** A ciclosporina, 3 a 5 mg/kg/dia, divididos em 2 doses, é clinicamente ativa e retarda as erosões ósseas na AR. O tacrolimo também é útil na AR na dose de 2 a 4 mg/dia. Esses medicamentos também podem ser úteis no LES (incluindo nefrite), polimiosite, dermatomiosite, dermatomiosite clinicamente amiopática, poliangeíte granulomatosa, doença de Still do adulto, AIJ, colite ulcerativa refratária a esteroides e envolvimento ocular refratário na doença de Behçet. **Reações adversas:** A leucopenia, a trombocitopenia e a anemia são previsíveis. Doses altas podem ser cardiotóxicas, neurotóxicas e nefrotóxicas e podem induzir hipertensão. Esterilidade foi relatada. Câncer de bexiga é muito raro, mas deve ser avaliado até 5 anos após o uso.

CLOROQUINA E HIDROXICLOROQUINA

Mecanismo de ação: A cloroquina e a hidroxicloroquina são fármacos não biológicos usados no tratamento da malária (ver Capítulo 52) e nas doenças reumáticas. Seus mecanismos de ação não são bem compreendidos. Eles suprimem as respostas dos linfócitos T aos mitógenos, inibem a quimiotaxia dos leucócitos, estabilizam o processamento da enzima lisossômica pelo receptor Fc, inibem a síntese do DNA e do RNA, capturam os radicais livres e interferem na montagem da NADPH oxidase 2 endossômica (que está envolvida na sinalização inflamatória e protrombótica). **Farmacocinética:** Os antimaláricos são rapidamente absorvidos, e 50% se ligam às proteínas plasmáticas, no entanto são extensivamente ligados aos tecidos, particularmente aos tecidos que contêm melanina, como a retina. Esses fármacos são desaminados no fígado e apresentam meias-vidas de eliminação do sangue de até 45 dias. **Indicações e doses:** Os antimaláricos são aprovados para AR, mas não são considerados DMARDs muito eficazes. A dose de ataque pode aumentar a taxa de resposta. Eles não alteram as erosões em sua dose usual e leva de 3 a 6 meses para obter uma resposta clínica. Os antimaláricos são comumente usados no LES, visto que eles diminuem a mortalidade, as manifestações cutâneas, a serosite e a dor articular causada por essa doença. São também utilizados na síndrome de Sjögren. Com base em revisões sistemáticas da literatura e coortes populacionais, os antimaláricos reduzem o risco de doença cardiovascular em pacientes reumáticos. Embora sua eficácia na tromboflebite no LES não seja clara, eles melhoram o perfil lipídico na AR e no LES. Um estudo observacional retrospectivo no LES indicou que a hidroxicloroquina prolongou a gravidez na ameaça de parto prematuro. Os primeiros relatos anedóticos de benefícios em pacientes com **coronavírus (covid-19)** foram refutados. **Reações adversas:** Para evitar retinopatia, a American Academy of Ophthalmology recomenda o uso de ≤ 5 mg/kg/dia de peso magro para hidroxicloroquina ou ≤ 2,3 mg/kg/dia de peso magro para cloroquina. Nessas doses, a retinopatia é < 1% por até 5 anos e < 2% por até 10 anos. Aos 20 anos, porém, o risco sobe para quase 20%. Um exame oftalmológico inicial e triagens anuais após 5 anos são recomendados, usando imagens de tomografia computadorizada (TC) ocular. Outras toxicidades incluem dispepsia, náusea, vômito, dor abdominal, erupções cutâneas, fraqueza por miopatia, cardiomiopatia, pesadelos e distúrbios de condução. Esses medicamentos são relativamente seguros durante a gravidez.

CICLOFOSFAMIDA (CIC)

Mecanismo de ação: A ciclofosfamida é um csDMARD e seu principal metabólito, a mostarda de fosforamida, faz ligações cruzadas com o DNA para evitar a replicação celular (ver Capítulo 54). Assim, suprime a função das células T e B em 30 a 40%. A supressão de células T está correlacionada com a resposta clínica nas doenças reumáticas. A farmacocinética e as toxicidades são discutidas no Capítulo 54. **Indicações e doses:** A ciclofosfamida está disponível para uso oral e intravenoso. É indicado principalmente para LES (nefrite e lúpus do sistema nervoso central), vasculite, esclerose sistêmica (ES) e possivelmente miosite. A dose oral é de 2 mg/kg/dia, enquanto a intravenosa de CIC é de 0,5 (dose baixa) a 1,0 (dose alta) g/m^2/mês. Uma metanálise de 7 estudos randomizados e controlados mostrou taxas de remissão iguais após dose baixa intravenosa de ciclofosfamida em comparação com alta dose intravenosa, bem como menores taxas de infecção (na nefrite lúpica).* O *Scleroderma Lung Study* (SLS) demonstrou que a ciclofosfamida causou benefício modesto, mas significativo, no parâmetro de capacidade vital forçada na dispneia, espessamento da pele e qualidade de vida relacionada à saúde em 18 a 24 meses. Um estudo recente mostrou eficácia semelhante para ambos os regimes de ciclofosfamida, oral e intravenosa, e apenas um aumento mínimo na leucopenia após a ciclofosfamida oral *versus* intravenosa, apesar do fato de que a dose total do medicamento oral era o dobro da intravenosa. Na vasculite com anticorpo antinuclear, em uso de corticosteroides, o pulso intravenoso de CIC *versus* ciclofosfamida oral não mostrou diferença na remissão em 9 meses. Um estudo retrospectivo de acompanhamento de longo prazo, entretanto, mostrou aumento de neutropenia, morte e internação hospitalar com infecção, além de menor sobrevida em 1 ano e maiores taxas de recidiva após a dose oral.

INIBIDORES DE INTERLEUCINA 1

A IL-1α desempenha uma importante função na patogênese de várias doenças inflamatórias e autoimunes, incluindo AR. IL-1α, IL-1β e antagonista do receptor de IL-1 (IL-1RA) são outros membros da família IL-1. Três medicamentos se ligam aos receptores de IL-1 da mesma maneira (anacinra, canaquinumabe e rilonacepte). Entretanto, o IL-1RA não desencadeia a via de sinalização intracelular e, portanto, atua como inibidor competitivo da IL-1α e IL-β pró-inflamatórias.

Anacinra

Mecanismo de ação: A anacinra (não disponível no Brasil) é o fármaco mais antigo dessa família, porém, hoje em dia, é raramente utilizada no tratamento da AR. A anacinra é uma forma recombinante de IL-1RA e bloqueia o efeito de IL-1α e de IL-1β sobre os receptores de IL-1, diminuindo, assim, a resposta imune nas doenças inflamatórias. **Farmacocinética:** A anacinra é administrada por via subcutânea e alcança uma concentração plasmática máxima depois de 3 a 7 horas. A biodisponibilidade absoluta é de 95%, e o fármaco apresenta uma meia-vida terminal de 4 a 6 horas. **Indicações e doses:** A anacinra está aprovada para o tratamento da AR ativa de forma moderada a grave em pacientes adultos, porém é raramente usada para essa indicação. No entanto, a anacinra é o medicamento de escolha para a síndrome periódica associada à criopirina (CAPS, do inglês *cryopyrin-associated periodic syndrome*), principalmente o subtipo de doença inflamatória multissistêmica de início neonatal (NOMID, do inglês *neonatal-onset multisystem inflammatory disease*). A anacinra é eficaz na gota (ver adiante) e é usado para outras doenças, incluindo doença de Behçet, AIJ de início na idade adulta, febre familiar do Mediterrâneo (FFM), pericardite idiopática recorrente e artrite por cristal de pirofosfato de cálcio. Um ensaio clínico controlado e randomizado de fase 2 demonstrou que a anacinra reduz a resposta inflamatória periférica em pacientes com AVE isquêmico agudo. A dose recomendada no tratamento da AR é de 100 mg/dia. No tratamento da CAPS, a dose de anacinra depende do peso corporal, começando com 1 a 2 mg/kg/dia até um máximo de 8 mg/kg/dia. Recomenda-se uma redução na frequência de administração da anacinra para dias alternados em pacientes com insuficiência renal.

Canaquinumabe

Mecanismo de ação: O canaquinumabe é um anticorpo monoclonal IgG$_1$/κ humano dirigido contra a IL-1β. Forma um complexo com a IL-1β, impedindo a sua ligação aos receptores de IL-1. **Farmacocinética:** O canaquinumabe é administrado em injeção subcutânea. Alcança uma concentração sérica máxima 7 dias após uma única injeção subcutânea. O canaquinumabe apresenta uma biodisponibilidade absoluta de 66% e meia-vida terminal média de 26 dias. **Indicações e doses:** O canaquinumabe está indicado para a artrite idiopática juvenil sistêmica (AIJS) ativa em crianças a partir de 2 anos. É também usado no tratamento da CAPS, particularmente os subtipos de síndrome familiar autoinflamatória associada ao frio e da síndrome de Muckle-Wells. O canaquinumabe também é usado no tratamento da gota (ver adiante). Em um estudo duplo-cego randomizado com pacientes que sofreram infarto do miocárdio prévio, o canaquinumabe reduziu a taxa de eventos cardiovasculares recorrentes em comparação com o placebo. O ensaio também mostrou diminuição significativa na incidência e morte por câncer de pulmão. A dose recomendada para pacientes com AIJS com peso acima de 7,5 kg é de 4 mg/kg, a cada 4 semanas. Existe um algoritmo ajustado para o peso corporal para o tratamento da CAPS.

Rilonacepte

Mecanismo de ação: O rilonacepte (não disponível no Brasil) é uma forma recombinante do domínio de ligação ao ligante do receptor de IL-1. Liga-se principalmente à IL-1β e com menor afinidade à IL-1α

*N. de R.T. A nefrite lúpica é uma doença do rim causada por lúpus eritrematoso sistêmico (LES).

e IL-1RA. O rilonacepte, assim, neutraliza IL-1β e impede a sua ligação aos receptores de IL-1. **Farmacocinética:** A dose de rilonacepte por via subcutânea para a CAPS depende da idade. A concentração plasmática no estado de equilíbrio dinâmico é alcançada depois de 6 semanas. **Indicações:** O rilonacepte foi aprovado para tratar os subtipos de síndrome autoinflamatória familiar relacionada ao frio, da síndrome de Muckle-Wells e da CAPS em pacientes com 12 anos ou mais. O rilonacepte também é usado para tratar gota.

Reações adversas dos inibidores da interleucina 1

As reações adversas mais comuns dos inibidores de IL-1 discutidos anteriormente são reações no local da injeção (até 40%) e infecções do trato respiratório superior. Raramente, ocorrem infecções graves em pacientes tratados com inibidores da IL-1. Foi relatada a ocorrência de cefaleia, dor abdominal, náusea, diarreia, artralgia e doença semelhante à gripe, bem como reações de hipersensibilidade. Os pacientes em uso de inibidores da IL-1 podem apresentar neutropenia transitória, que exigem monitoração regular das contagens de neutrófilos.

IXEQUIZUMABE

Mecanismo de ação: Ixequizumabe é um anticorpo monoclonal IgG_4-κ humano que se liga à citocina IL-17A (encontrada particularmente na psoríase e artrite psoriásica) e aos heterodímeros IL17A/F, inibindo a interação com o receptor de IL-17A. **Farmacocinética:** O ixequizumabe é aplicado subcutaneamente. O pico de concentração plasmática após uma dose de 160 mg é atingido 4 dias após a dose. A meia-vida média de eliminação é de 13 dias. **Indicações e doses:** O ixequizumabe é indicado para adultos com psoríase em placas moderada a grave e adultos com APs. A dose de ataque para a psoríase é de 160 mg por via subcutânea na semana 0, seguida de 80 mg a cada 2 semanas, da semana 2 a semana 12 e, em seguida, 80 mg a cada 4 semanas. Para adultos com APs, a dose recomendada é de 160 mg na semana 0, seguida de 80 mg a cada 4 semanas. Pode ser administrado sozinho ou em associação com um csDMARD. Ensaios clínicos randomizados demonstraram eficácia de ixequizumabe no tratamento da espondiloartrite axial radiográfica. **Reações adversas:** Infecção é um efeito colateral comum, sendo as infecções do trato respiratório superior as mais comuns. O paciente deve ser avaliado para tuberculose antes do início da terapia. O ixequizumabe pode causar ou exacerbar síndrome do intestino irritável.

LEFLUNOMIDA

Mecanismo de ação: A leflunomida, outro csDMARD, é rapidamente convertida em seu metabólito ativo, A77 1726, nos intestinos e no plasma. A77 1726 inibe a di-hidrorotato desidrogenase, resultando em diminuição na síntese de ribonuclease e parada de células na fase G_1 de crescimento celular. A leflunomida, portanto, inibe a proliferação de células T, reduz a produção de anticorpos de células B, aumenta o RNA mensageiro (mRNA) do receptor de IL-10, diminui o mRNA do receptor de IL-8 e diminui a ativação do fator nuclear κβ (NFκβ) dependente de TNF-α. **Farmacocinética:** Os comprimidos orais de leflunomida são 80% absorvidos, com meia-vida plasmática média de 19 dias, tanto para o fármaco original quanto para seu metabólito ativo. Ele passa por recirculação êntero-hepática. A colestiramina diminui a meia-vida para cerca de 1 dia. **Indicações e doses:** A leflunomida é igual ao metotrexato em eficácia na AR, incluindo a inibição de erosões ósseas. A associação de metotrexato e leflunomida mais que dobrou a resposta ACR 20, quando comparado com pacientes que receberam metotrexato sozinho (46,2% *versus* 19,5%). Na nefrite lúpica, a ciclofosfamida e a leflunomida foram comparativamente eficazes, e a leflunomida foi relativamente segura. A leflunomida tem sido usada na arterite de células gigantes, arterite de Takayasu, dermatomiosite e miastenia grave. **Reações adversas:** Diarreia ocorre em 25% dos pacientes, embora apenas 3 a 5% descontinuem o medicamento devido à diarreia. A diarreia e as anomalias nos testes de função hepática são reduzidas com a diminuição da dose de leflunomida. A disfunção mitocondrial pode ser responsável pela hepatotoxicidade da leflunomida. Raramente, ocorrem leucopenia e trombocitopenia. Ocorrem alopecia leve, ganho de peso e aumento da pressão arterial. Uma metanálise não encontrou evidências do aumento relatado anteriormente em reações adversas respiratórias, infecciosas ou não infecciosas.

METOTREXATO (MTX)

O **metotrexato** é um csDMARD muito importante, usado em uma ampla variedade de condições (ver também Capítulos 54 e 55). **Mecanismo de ação:** O metotrexato em baixas doses inibe as enzimas aminoimidazol-carboxamida-ribonucleotídeo (AICAR) transformilase e timidilato sintetase. Em última análise, isso leva ao acúmulo de AMP extracelular, que inibe a inflamação, suprimindo a função de neutrófilos, macrófagos, células dendríticas e linfócitos. Afeta secundariamente a quimiotaxia polimorfonuclear. O MTX inibe diretamente a proliferação e estimula a apoptose em células imunoinflamatórias. Seus efeitos na di-hidrofolato redutase são relativamente menores em doses para doenças reumáticas. **Farmacocinética:** O MTX é administrado por VO, SC ou IM. É aproximadamente 70% absorvido após administração oral. O MTX e um metabólito menos ativo são poliglutamados e, então, retidos nas células por períodos prolongados. A meia-vida sérica do MTX é de 6 a 9 horas, embora a hidroxicloroquina possa reduzir a depuração do MTX. O MTX é excretado principalmente na urina, porém até 30% podem ser excretados na bile. **Indicações e doses:** O tratamento oral com MTX começa com 7,5 mg semanais e aumenta para 15 a 25 mg semanais. Embora haja um aumento do efeito de até 30 a 35 mg/semana, também há aumento da toxicidade. O fármaco diminui a taxa de aparecimento de novas erosões na AR. Ele efetivamente diminui o envolvimento da pele na ES. Algumas evidências apoiam seu uso na AIJ, psoríase, artrite psoriásica, doença articular periférica em EA (doença não axial), granulomatose com poliangeíte (anteriormente granulomatose de Wegener), polimiosite, arterite de células gigantes, LES e vasculite. Um ensaio clínico duplo-cego randomizado e controlado em pacientes com AR de alto risco não deu suporte para a afirmação anterior de que o MTX diminuiu o risco cardiovascular. A ausência de resposta na AR é prevista pela soronegatividade, alta atividade da doença de base e altos escores de ansiedade. Recentemente, assinaturas cromossômicas foram identificadas no início da AR que poderia distinguir os pacientes que respondem dos que não respondem ao MTX. **Reações adversas:** Os efeitos tóxicos mais comuns consistem em náuseas e estomatites. Outros efeitos colaterais, como leucopenia, anemia, ulceração GI e alopecia, resultam da inibição da proliferação celular. Ocorrem frequentemente elevações das enzimas hepáticas relacionadas com a dose. A estomatite e as anormalidades nos testes de função GI e hepática podem ser reduzidas com ácido folínico ou ácido fólico, embora isso possa diminuir a eficácia do MTX em 10 a 18%. A toxicidade do MTX na AR é aumentada em pacientes que apresentam maior número de mutações nos genes do citocromo P450 (*CYP20A1, CYP39A1*), genes transportadores de soluto (*SLC22A2, SLC7A7*) e no gene mitocondrial da aldeído desidrogenase (*ALDH2*). O MTX está contraindicado na gravidez.

MICOFENOLATO DE MOFETILA

Mecanismo de ação: O micofenolato de mofetila (MMF), um csDMARD é convertido em ácido micofenólico, a forma ativa do fármaco. O produto ativo inibe a inosina monofosfato desidrogenase, levando à supressão da proliferação dos linfócitos T e B. A jusante, o fármaco interfere na adesão dos leucócitos às células endoteliais por meio da inibição da selectina E, selectina P e molécula de adesão intercelular. **Farmacocinética:** A farmacocinética e as toxicidades do MMF são discutidas no Capítulo 55. **Indicações e doses:** O MMF é indicado no LES renal e não renal (possivelmente incluindo manifestações neuropsiquiátricas). É fornecido em comprimidos de 500 mg quando usado como MMF e 375 mg como ácido micofenólico; 375 mg do ácido equivalem a 500 mg de MMF. Como MMF, a dose é de 1.000 a 1.500 mg, 2 vezes ao dia. O MMF parece ser eficaz para doença pulmonar intersticial e anormalidades cutâneas na esclerodermia. Tem sido usado na vasculite, arterite de Takayasu, poliangeíte granulomatosa, polimiosite e dermatomiosite. Não há dados convincentes de que o MMF seja eficaz na artrite reumatoide. **Reações adversas:** O MMF está associado a sintomas GIs (náusea, dispepsia, dor abdominal), hepatotoxicidade, efeitos hematológicos (leucopenia, trombocitopenia, anemia) e infecções. Muito raramente está associado a neoplasia. Está contraindicado na gravidez.

RITUXIMABE (RTX)

Mecanismo de ação: O RTX é um agente biológico, um anticorpo monoclonal quimérico (bDMARD), que tem como alvo os linfócitos B CD20 (ver Capítulo 55) por meio de citotoxicidade mediada por células e dependente do sistema complemento e da estimulação de apoptose celular. A depleção dos linfócitos B reduz a inflamação ao diminuir a apresentação de antígenos aos linfócitos T e ao inibir a secreção de citocinas pró-inflamatórias. O RTX esgota rapidamente as células B periféricas (não correlacionadas com eficácia ou toxicidade) e as contagens de células B no tecido sinovial estão correlacionadas com a resposta na AR. **Farmacocinética:** Para artrite reumatoide, o RTX é administrado em duas infusões intravenosas de 1.000 mg, com intervalo de 2 semanas. Pode ser repetido a cada 6 a 9 meses e ciclos repetidos se mantêm eficazes. Para terapia de indução em poliangeíte granulomatosa (GPA) e poliangeíte microscópica, é administrado intravenoso, 375 mg/m^2, 1 vez por semana, por 4 doses. O pré-tratamento com paracetamol, um anti-histamínico, um bloqueador de receptores H_2, e glicocorticoides intravenosos (geralmente 100 mg de metilprednisolona) administrados 30 minutos antes da infusão, diminui a incidência e a gravidade das reações à infusão. **Indicações e doses:** RTX mais MTX tratam a AR ativa de moderada a grave. O RTX com glicocorticoides é aprovado para GPA e poliangeíte microscópica. Nas doenças reumáticas (embora diferente da prática oncológica), 1.000 mg de RTX é administrado com 100 mg de metilprednisona, infundidos durante várias horas. Um único ciclo consiste em 2 doses administradas com 2 semanas de intervalo, e os ciclos são administrados a cada 6 meses, embora o espaçamento das doses varie de 4 a 9 meses (ou até mais quando o controle da doença é alcançado). Os ensaios clínicos usaram doses únicas e doses mais baixas (tão baixas quanto 200 mg) após a remissão da AR ter sido alcançada. Doença pulmonar intersticial (DPI) induzida por AR foi estabilizada ou melhorou em um estudo observacional. É usado para nefrite lúpica refratária, síndrome de Sjögren, miosite inflamatória idiopática (incluindo com DPI), doença relacionada a IgG4 e esclerose sistêmica. **Reações adversas:** Cerca de 30% dos pacientes desenvolvem erupção cutânea (geralmente não requer descontinuação) com a primeira dose de RTX, mas a incidência de erupção diminui progressivamente com cada ciclo subsequente da terapia. Podem ocorrer urticária ou reações anafiláticas, assim como a síndrome de Stevens-Johnson fatal. Concentrações muito baixas de IgG/IgM podem estar associadas à infecção, e as concentrações de IgG/IgM devem ser monitoradas. Infecções bacterianas, fúngicas e virais graves e até fatais foram raramente relatadas. O rituximabe está associado à reativação da hepatite B, portanto, o monitoramento por vários meses após o tratamento é necessário. O rituximabe não foi associado à ativação da tuberculose ou à ocorrência de linfoma *de novo* ou outros tumores (ver Capítulo 55).

SARILUMABE

Mecanismo de ação: A IL-6 é uma citocina pró-inflamatória ativa na patogênese da AR. Sarilumabe (não disponível no Brasil) é um bDMARD, antagonista do receptor de IL-6, que se liga aos receptores de IL-6 solúveis e ligados à membrana, inibindo, assim, a sinalização mediada por IL-6. **Farmacocinética:** O sarilumabe tem meia-vida dependente da concentração de 8 a 10 dias. A dose usual é de 200 mg, via subcutânea, a cada 2 semanas. **Indicações e doses:** O sarilumabe é eficaz na artrite reumatoide, seja como monoterapia ou em associação com metotrexato ou outros csDMARDs. A monoterapia com sarilumabe parece ser superior à monoterapia com adalimumabe em pacientes com AR. **Reações adversas:** A reação adversa mais comum do sarilumabe é infecção. O uso de sarilumabe pode resultar em neutropenia, trombocitopenia e anemia, portanto, requer monitoramento regular. Aumento das aminotransferases > 1,5 vez maior que o normal pode ocorrer e também deve ser monitorada. Têm sido relatadas concentrações elevadas de triglicerídeos e LDL, e os lipídeos devem ser testados regularmente e tratados se estiverem anormais. Foi relatada perfuração com diverticulite, embora estudos cuidadosos atribuam a maior parte dessa reação adversa ao uso concomitante de corticosteroides. No entanto, pacientes com diverticulite não devem receber sarilumabe. Foram observadas neoplasias.

SECUQUINUMABE

Mecanismo de ação: O secuquinumabe é um bDMARD, um anticorpo monoclonal IgG_1 humano, que se liga seletivamente à citocina IL-17A, inibindo sua interação com o receptor IL-17A. A IL-17A está envolvida nas respostas inflamatórias e imunológicas normais. **Farmacocinética:** O secuquinumabe está disponível na forma de injeção subcutânea (SC) pré-preenchida ou pó liofilizado para injeção SC. A farmacocinética é linear, e a meia-vida de eliminação é de 22 a 31 dias. **Indicações e doses:** O secuquinumabe é indicado para psoríase em placas moderada a grave em pacientes candidatos à terapia sistêmica ou fototerapia ou para APs. Uma dose de ataque inicial é semanal de 300 mg, SC, durante as semanas 0 a 4, seguida por 150 a 300 mg, SC, mensal. Para pacientes com APs ou EA nenhuma dose de ataque é necessária e é recomendado 150 mg, SC, a cada 4 semanas, com ou sem MTX. Estudos demonstraram eficácia do secuquinumabe na AR. **Reações adversas:** Como para qualquer um desses biológicos, a infecção é um efeito colateral comum (28,7%). Nasofaringite ocorre em cerca de 12%. O paciente deve ser avaliado para tuberculose antes da terapia. Secuquinumabe pode causar ou exacerbar síndrome do intestino irritável.

SULFASSALAZINA

Mecanismo de ação: A sulfassalazina, um csDMARD, é metabolizada em sulfapiridina (que pode ser sua porção ativa na AR) e ácido 5-aminossalicílico (ver Capítulo 62 e Figura 62-8). Alguns estudiosos acreditam que o composto original, a sulfassalazina, também tem um efeito, embora o ácido 5-aminossalicílico seja considerado a porção ativa na doença inflamatória intestinal. A resposta das células T à concanavalina e a proliferação das células B são suprimidas *in vitro*. A sulfassalazina e seus metabólitos também inibem a produção e a liberação de citocinas inflamatórias por monócitos/macrófagos (p. ex., IL-1, IL-6, IL-12 e TNF-α) *in vitro*. **Farmacocinética:** Apenas 10 a 20% da sulfassalazina administrada por VO é absorvida. A sulfassalazina sofre recirculação êntero-hepática. A sulfapiridina é bem absorvida, ao passo que o ácido 5-aminossalicílico permanece não absorvido. Parte da sulfassalazina é excretada em sua forma inalterada na urina, ao passo que a sulfapiridina é excretada após acetilação e hidroxilação hepáticas. A meia-vida da sulfassalazina é de 6 a 17 horas. **Indicações e doses:** A sulfassalazina, 2 a 3 kg/dia, é efetiva na AR e diminui a progressão radiológica da doença. Também tem sido usada na artrite reativa, AIJ, APs, EA, doença inflamatória intestinal, doença GI de Behçet e uveíte anterior HLA-B27 positiva com EA. Ela reduz a agregação plaquetária. **Reações adversas:** Cerca de 30% dos pacientes em uso de sulfassalazina interrompem a medicação devido à ocorrência de toxicidade. As reações adversas comuns consistem em náuseas, vômitos, cefaleia e exantema. A anemia hemolítica e a metemoglobinemia também ocorrem raramente. A neutropenia ocorre em 1 a 5% dos pacientes, e até mesmo agranulocitose foi documentada (particularmente em pacientes HLA-B*08:01 e HLA-A*31:01). Em certas ocasiões, observa-se a ocorrência de toxicidade pulmonar e DNA de fita dupla (dsDNA, do inglês *double-stranded DNA*) positivo, porém o lúpus induzido por fármaco é raro. Ocorre infertilidade reversível nos homens, mas a sulfassalazina não afeta a fertilidade das mulheres. O fármaco parece relativamente seguro durante a gravidez.

FÁRMACOS BLOQUEADORES DO TNF-α

O TNF-α parece ser particularmente importante no processo inflamatório associado à AR. O TNF-α afeta a função celular pela ativação de receptores específicos de TNF ligados à membrana ($TNFR_1$, $TNFR_2$). Cinco bDMARDs que interferem no TNF-α foram aprovados para o tratamento de AR e outras doenças reumáticas (Figura 36-4). Produtos biológicos biossimilares (bsDMARDs) com custos mais baixos estão disponíveis em alguns países e estão sendo testados. Até agora, a eficácia, toxicidade e imunogenicidade dos biossimilares foram consideradas equivalentes aos compostos originais. Os inibidores de TNF-α têm muitas reações adversas em comum e serão tratados juntos, com comentários nas exceções (ver adiante).

Adalimumabe

Mecanismo de ação: O adalimumabe é um anticorpo monoclonal IgG_1 anti-TNF totalmente humano. Esse composto forma complexos com o TNF-α solúvel e impede sua interação com os receptores de superfície celular p55 e p75, regulando para baixo a função de macrófagos e de células T. **Farmacocinética:** O adalimumabe é administrado por via subcutânea e apresenta meia-vida de 10 a 20 dias. Sua depuração diminui em mais de 40% na presença de metotrexato, e os anticorpos antimonoclonais humanos (geralmente observados em 20-30%) diminuem quando administrados com metotrexato. **Indicações e doses:** O adalimumabe está aprovado para o tratamento da AR, EA, APs, AIJ, psoríase em placas, doença de Crohn e colite ulcerativa. O fármaco diminui a taxa de formação de novas erosões na AR. Mostra-se efetivo como monoterapia e em associação com metotrexato e outros csDMARDs. Com base apenas em relatos de casos e séries de casos, o adalimumabe também foi usado na doença de Behçet, sarcoidose e, principalmente, na uveíte não infecciosa. A dose usual na AR é de 40 mg em semanas alternadas, mas é frequentemente aumentada para 40 mg semanais (apesar do aumento do custo). Na psoríase, 80 mg são administrados na semana 0, 40 mg na semana 1 e, em seguida, 40 mg a cada 2 semanas. A dose inicial na doença inflamatória intestinal é mais alta. Os pacientes recebem 160 mg na semana 0, 80 mg 2 semanas depois e, em seguida, uma dose de manutenção de 40 mg a cada 2 semanas. Os pacientes com colite ulcerativa devem continuar o tratamento de manutenção depois de 8 semanas se eles estiverem em remissão. A dose de adalimumabe depende do peso corporal dos pacientes com AIJ: 20 mg, a cada 2 semanas, para pacientes com peso de 15 a 30 kg, e 40 mg, a cada 2 semanas, para pacientes com 30 kg ou mais.

Certolizumabe

Mecanismo de ação: O certolizumabe é um fragmento Fab de anticorpo humanizado recombinante, conjugado a um polietilenoglicol (PEG), com especificidade para o TNF-α humano. O fármaco neutraliza o TNF-α ligado à membrana solúvel de modo dose-dependente. Além disso, o certolizumabe não contém uma região F_c encontrada em um anticorpo completo e não fixa o complemento nem provoca citotoxicidade mediada por células dependente de anticorpo *in vitro*. **Farmacocinética:** O certolizumabe é administrado por via subcutânea e apresenta meia-vida de 14 dias. O metotrexato diminui o aparecimento de anticorpos dirigidos contra o certolizumabe. **Indicações e doses:** O certolizumabe é eficaz na AR ativa moderada a grave. Pode ser usado como monoterapia ou em associação com csDMARDs. Além disso, o certolizumabe é aprovado para pacientes adultos com doença de Crohn, psoríase em placas moderada a grave, APs e EA ativos. É o único inibidor de TNF aprovado para espondiloartrite axial não radiográfica. Um estudo clínico com pacientes com AR moderada e severa e com resposta incompleta a MTX, comparando adalimumabe + MTX com certolizumabe + MTX, mostrou resposta ACR20 em 3 meses e baixa atividade da patologia em 2 anos, mostrou também que foi comparável nos dois tratamentos. Infelizmente, fatores conflitantes impedem conclusões definitivas a partir desse estudo clínico. O certolizumabe não atravessa a barreira placentária da mãe

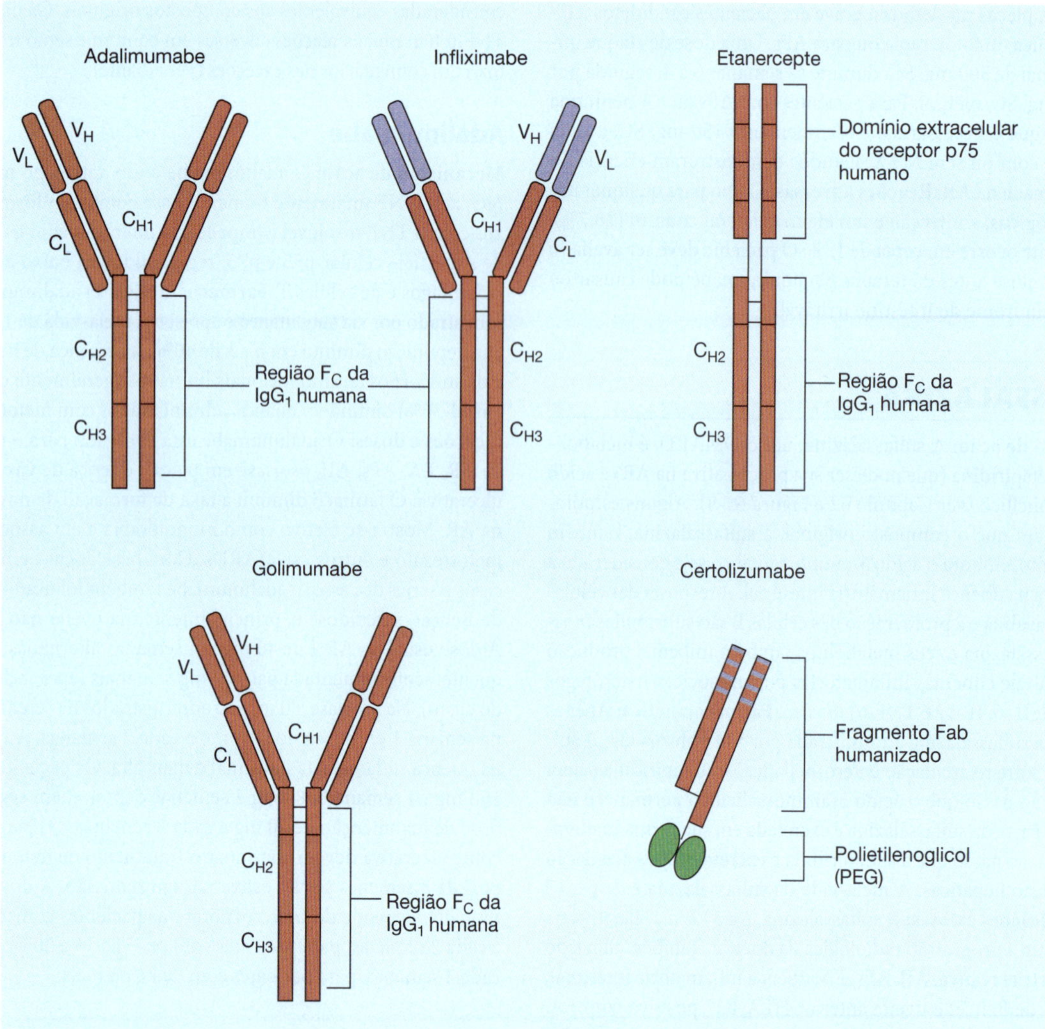

FIGURA 36-4 Estruturas dos antagonistas do TNF-α usados na artrite reumatoide. C_H, cadeia pesada constante; C_L, cadeia leve constante; F_c, região complexa da imunoglobulina; V_H, cadeia pesada variável; V_L, cadeia leve variável. *Regiões em vermelho*, de origem humana; *regiões em azul*, de origem murina; *regiões em verde*, polietilenoglicol (PEG).

para o feto, ou atravessa minimamente, sugerindo-o como um bom inibidor de TNF durante a gravidez. Ele também tem transferência de baixa a mínima do plasma para o leite materno. A dose habitual para a AR é de 400 mg inicialmente e nas semanas 2 e 4, seguida de 200 mg em semanas alternadas ou 400 mg a cada 4 semanas.

Etanercepte

Mecanismo de ação: O etanercepte é uma proteína de fusão recombinante que consiste em duas porções do receptor solúvel p75 de TNF ligados à porção F_c da IgG_1 humana (ver Figura 36-4). O fármaco liga-se a moléculas de TNF-α e também inibe a linfotoxina α. **Farmacocinética:** Após administração subcutânea, o fármaco é absorvido lentamente, com pico de concentração em 72 horas. O etanercepte apresenta uma meia-vida de eliminação sérica média de 4,5 dias. **Indicações e doses:** O etanercepte foi aprovado para o tratamento da AR, artrite crônica juvenil, psoríase, APs e EA. Pode ser usado como monoterapia, embora mais de 70% dos pacientes tratados com esse fármaco também utilizem o metotrexato. O etanercepte diminui a taxa de formação de novas erosões em comparação com o metotrexato isoladamente. É também usado em outras síndromes reumáticas, como esclerodermia, granulomatose com poliangeíte (granulomatose de Wegener), arterite de células gigantes, doença de Behçet, uveíte e sarcoidose. No entanto, o ustequinumabe (um bloqueador de IL-12 e IL-23), 45 ou 90 mg, foi superior ao etanercepte em altas doses (50 mg, 2 vezes por semana) durante um período de 12 semanas no tratamento da psoríase. Na espondiloartrite axial não radiográfica, o etanercepte diminuiu as erosões sacroilíacas nas imagens de ressonância magnética (RM), em comparação com o placebo. O etanercepte é administrado na forma de 25 mg, 2 vezes por semana, ou 50 mg/semana, na AR e reduz a progressão radiográfica. Na psoríase, são administrados 50 mg, 2 vezes por semana, durante 12 semanas, seguidos de 50 mg, semanalmente.

Golimumabe

Mecanismo de ação: O golimumabe é um anticorpo monoclonal humano com alta afinidade pelo TNF-α solúvel e ligado à membrana. O fármaco reduz efetivamente os efeitos inflamatórios produzidos pelo TNF-α observados em doenças como a AR. **Farmacocinética:**

O golimumabe é administrado por via subcutânea ou intravenosa e apresenta meia-vida de aproximadamente 14 dias. **Indicações e doses:** O golimumabe com metotrexato trata a AR ativa de moderada a grave. É usado em APs, EA e colite ulcerativa moderada a grave. O uso concomitante com metotrexato aumenta as concentrações séricas de golimumabe e diminui a produção de anticorpos antigolimumabe. A dose recomendada para AR, APs e EA é de 50 mg, administrados a cada 4 semanas, ou 2 mg/kg nas semanas 0, 4 e, em seguida, a cada 8 semanas. Uma dose maior de golimumabe é usada para o tratamento da colite ulcerativa: 200 mg inicialmente na semana 0, seguidos de 100 mg na semana 2 e, depois disso, a cada 4 semanas.

Infliximabe

Mecanismo de ação: O infliximabe (ver Figura 36-4) é um anticorpo monoclonal IgG_1 quimérico (25% de origem murina, 75% de origem humana) que se liga com alta afinidade ao TNF-α solúvel e, possivelmente, ligado à membrana. O mecanismo de ação provavelmente é idêntico ao do adalimumabe. **Farmacocinética:** Existe uma relação entre a concentração sérica e o efeito, embora a depuração, em cada caso, exiba uma acentuada variação. A meia-vida terminal é de 9 a 12 dias. Após terapia intermitente, o infliximabe induz a produção de anticorpos antiquiméricos humanos em até 62% dos pacientes. A terapia concomitante com metotrexato diminui acentuadamente a prevalência de anticorpos antiquiméricos humanos. **Indicações e doses:** O infliximabe é usado para tratar AR, EA, APs, doença de Crohn, colite ulcerativa, doença inflamatória intestinal pediátrica e psoríase. O fármaco está sendo usado sem indicação em bula em outras doenças, incluindo granulomatose com poliangeíte (granulomatose de Wegener), arterite de células gigantes, doença de Behçet, uveíte e sarcoidose. Na AR, o infliximabe com metotrexato diminui a taxa de formação de novas erosões. O infliximabe é administrado em forma de infusão intravenosa com "indução" nas semanas 0, 2 e 6 e infusões de manutenção a cada 8 semanas, posteriormente. O intervalo de dose é de 3 a 10 mg/kg, e a dose usual é de 3 a 5 mg/kg, a cada 8 semanas. Embora seja recomendado o uso concomitante do metotrexato com o infliximabe, vários outros csDMARDs, incluindo antimaláricos, azatioprina, leflunomida e ciclosporina, podem ser utilizados combinados a esse fármaco. O infliximabe também é usado como monoterapia.

Reações adversas dos fármacos bloqueadores de TNF-α

Os fármacos bloqueadores de TNF-α aumentam o risco de infecções bacterianas, e as infecções dependentes de macrófagos (incluindo tuberculose, infecções fúngicas e outras infecções oportunistas) aumentam, embora permaneçam muito baixas. A ativação da tuberculose latente é menor com o etanercepte do que com outros bloqueadores de TNF-α. Todavia, todos os pacientes devem ser submetidos à triagem para tuberculose latente ou ativa antes de iniciar um bloqueador do TNF-α. O uso desses fármacos também está associado a um risco aumentado de reativação do vírus da hepatite B (HBV). É importante efetuar uma triagem para HBV antes de iniciar o tratamento.

Os bloqueadores de TNF-α aumentam o risco de câncer de pele – incluindo melanoma –, exigindo um exame periódico da pele, particularmente em pacientes de alto risco. Por outro lado, não há evidências bem definidas de um risco aumentado de neoplasias malignas sólidas ou linfomas com o uso de bloqueadores de TNF-α, e a sua incidência pode não ser diferente em comparação com outros bDMARDs ou com a própria AR ativa. Uma baixa incidência de dsDNA recém-formado e anticorpos antinucleares está bem documentada para os inibidores de TNF-α, mas o lúpus clínico é extremamente raro, e a presença de tais anticorpos não contraindica seu uso. Foram relatados raros casos de leucopenia, neutropenia, trombocitopenia e pancitopenia. O fármaco responsável por esses efeitos deve ser interrompido nesses casos.

TOCILIZUMABE

Mecanismo de ação: O tocilizumabe (TCZ), outro bDMARD, liga-se aos receptores de IL-6 solúveis e ligados à membrana, semelhantes ao sarilumabe, mas com diferentes afinidades. Também inibe a sinalização mediada por IL-6. **Farmacocinética:** TCZ está disponível como formulações intravenosa e SC. A meia-vida do TCZ é de 11 dias (4 mg/kg) a 13 dias (8 mg/kg). Estimula CYP 450, que pode ser clinicamente relevante para medicamentos como a ciclosporina ou a varfarina, e pode ser necessário ajustar a dose desses medicamentos. **Indicações e doses:** O TCZ está disponível para artrite reumatoide e arterite de células gigantes, bem como AIJ sistêmica ativa em pacientes > 2 anos de idade. TCZ pode ser usado em associação com csDMARDs ou como monoterapia na AR. É clinicamente superior ao adalimumabe em pacientes com resposta incompleta ao metotrexato. Na arterite de células gigantes, TCZ, 162 mg, por via subcutânea, a cada 1-2 semanas, combinado com uma redução gradual da prednisona por 26 semanas, foi eficaz para manter a remissão livre de glicocorticoides. Em um estudo de fase 3 em pacientes com esclerose sistêmica, o TCZ não conseguiu melhorar a pontuação da pele, mas estabilizou a função pulmonar e foi mais eficaz do que o placebo, usando uma medida de resultado combinada validada. Nos Estados Unidos, a dose para AR começa com 4 mg/kg, intravenoso, e pode ser aumentada até 8 mg/kg (máximo de 800 mg).* Na Europa, a dose inicial é de 8 mg/kg com a mesma dose máxima. A dose subcutânea é de 162 mg, a cada 1 a 2 semanas. **Reações adversas:** As reações adversas mais comuns observadas consistiram em infecções das vias respiratórias superiores, cefaleia, hipertensão e elevação das enzimas hepáticas. Ocorreram infecções graves, incluindo tuberculose (para a qual é necessário rastreio), infecções fúngicas, virais e outras infecções oportunistas. Neutropenia e trombocitopenia ocorrem ocasionalmente e os lipídeos devem ser monitorados. Perfuração GI foi relatada ao usar tocilizumabe ou inibidores de TNF em pacientes com diverticulite, embora isso esteja mais associado aos corticosteroides do que ao TCZ ou aos inibidores de TNF. Doenças desmielinizantes, incluindo esclerose múltipla, raramente estão associadas ao uso de tocilizumabe. Menos de 1% dos pacientes em tratamento com tocilizumabe desenvolvem reações anafiláticas. Ocorre produção de anticorpos antitocilizumabe em 2% dos pacientes, e esses anticorpos estão associados a reações de hipersensibilidade que exigem a interrupção do fármaco.

TOFACITINIBE

Mecanismo de ação: O tofacitinibe é uma pequena molécula sintética direcionada ao alvo (tsDMARD), que inibe de forma seletiva todos os membros da família Janus cinase (JAK, ver Capítulo 2) em

*N. de R.T. No Brasil, a dose recomendada pela Comissão Nacional de Incorporação de Tecnologias no Sistema Único de Saúde (Conitec) para adultos é de 8 mg/kg, por infusão IV, 1 vez a cada 4 semanas. Não há menção no relatório sobre dose máxima.

graus variáveis. Em doses terapêuticas, o tofacitinibe exerce seu efeito principalmente pela inibição da JAK3 e, em menor grau, da JAK1, interrompendo, assim, a via de sinalização JAK-STAT. Essa via desempenha uma importante função na patogênese das doenças autoimunes, incluindo AR. O complexo JAK3/JAK1 é responsável pela transdução de sinais a partir do receptor de cadeia γ (IL-2RG) comum para IL-2, IL-4, IL-7, IL-9, IL-15 e IL-21, o que influencia subsequentemente a transcrição de vários genes de importância fundamental para a diferenciação, a proliferação e a função das células NK e dos linfócitos T e B. Além disso, a JAK1 (em associação com outras JAKs) controla a transdução de sinal a partir dos receptores de IL-6 e de interferona. Os pacientes com AR que recebem tratamento com tofacitinibe apresentam uma rápida redução da proteína C-reativa. **Farmacocinética:** O tofacitinibe apresenta uma biodisponibilidade oral absoluta de 74%, as refeições ricas em gordura não afetam a área sob a curva (AUC, do inglês *area under the curve*), e a meia-vida de eliminação é de cerca de 3 horas. O metabolismo (de 70%) ocorre no fígado, principalmente pela CYP3A4 e, em menor grau, pela CYP2C19. Os 30% remanescentes são excretados de modo inalterado pelos rins. Os pacientes em uso de inibidores das enzimas CYP e aqueles com comprometimento hepático ou renal moderado necessitam de uma redução da dose para 5 mg, 1 vez ao dia. Esse fármaco não deve ser administrado a pacientes com doença hepática grave. **Indicações e doses:** O tofacitinibe foi aprovado para uso em pacientes intolerantes ao metotrexato ou cujo tratamento com esse fármaco se mostrou ineficaz, e ainda, nos pacientes com colite ulcerativa moderada a grave ou artrite psoriásica ativa. Pode ser usado como monoterapia ou em associação com outros csDMARDs, incluindo o metotrexato. Tem sido usado, sem indicação em bula, para o tratamento da alopecia areata. A dose recomendada de tofacitinibe no tratamento da AR é 5 mg, 2 vezes ao dia. Recentemente, a FDA recomendou que 10 mg, 2 vezes ao dia, não fossem usados na AR. Em 2016, a FDA aprovou comprimidos de 11 mg de citrato de tofacitinibe de liberação prolongada (XR) para tratamento 1 vez ao dia. É aprovada a dose de 10 mg, 2 vezes ao dia, para a colite ulcerativa. **Reações adversas:** O tofacitinibe aumenta ligeiramente o risco de infecção e até agora não foi usado com imunossupressores potentes (p. ex., azatioprina, ciclosporina) ou bDMARDs biológicos (exceto em uma pequena série de casos). As infecções mais comuns consistem em infecção das vias respiratórias superiores e infecção do trato urinário. Foram também relatadas infecções mais graves, incluindo pneumonia, celulite, candidíase esofágica e outras infecções oportunistas. Tofacitinibe provavelmente aumenta o risco de herpes-zóster, particularmente em associação com prednisona. Todos os pacientes devem ser submetidos à triagem para tuberculose latente ou ativa antes de iniciar o tratamento. Foi relatada a ocorrência de linfomas ou de outras neoplasias malignas, como câncer de pulmão e de mama, embora alguns estudos discutam o uso potencial de inibidores da JAK no tratamento de certos linfomas. São observadas elevações dependentes da dose nas concentrações de lipoproteína de baixa densidade (LDL, do inglês *low-density lipoprotein*), lipoproteína de alta densidade (HDL) e colesterol total em pacientes tratados com tofacitinibe. Os dados de segurança de longo prazo mostraram taxas mais altas de embolia pulmonar e morte com o uso de doses mais altas de tofacitinibe (10 mg, 2 vezes ao dia) em pacientes com AR em comparação com aqueles tratados com um inibidor de TNF. Ocorrem neutropenia e anemia relacionadas com o fármaco, exigindo a sua interrupção. Outros efeitos relatados do tofacitinibe incluem cefaleia, diarreia, elevação das enzimas hepáticas e perfuração GI.

USTEQUINUMABE

Mecanismo de ação: O ustequinumabe é um anticorpo monoclonal IgG, completamente humano, antagonista da subunidade p40 de IL-12 e IL-23. O ustequinumabe impede a ligação da subunidade p40 de IL-12 e IL-23, encontradas na superfície das células T CD4 e células NK, e suprime a formação de células pró-inflamatórias TH1 e TH17. **Farmacocinética:** A biodisponibilidade do ustequinumabe é de 57% após a aplicação SC. O tempo para atingir a concentração plasmática máxima é de 7 a 13,5 dias, e a meia-vida de eliminação é de 21 dias. **Indicações e doses:** O ustequinumabe é indicado para o tratamento de pacientes adultos com APs como monoterapia ou em associação com metotrexato. Outras indicações incluem psoríase em placas e doença de Crohn. Um recente ensaio clínico randomizado de fase 2 mostrou benefício clínico quando o ustequinumabe foi adicionado ao tratamento-padrão no LES ativo. Também tem sido usado na arterite de células gigantes e na doença de Behçet. O ustequinumabe não foi eficaz na espondiloartrite axial. Ele é usado como uma injeção SC de 45 ou 90 mg para psoríase em placas. Para adultos com APs, uma dose de ataque de 90 mg nas semanas 0 e 4 é seguida por doses de manutenção de 45 a 90 mg, 1 vez a cada 12 semanas. Infusão intravenosa na dose de 130 mg está disponível para a doença de Crohn. **Reações adversas:** A infecção do trato respiratório superior é o efeito colateral mais comum, mas infecções graves raras, malignidade e síndrome de leucoencefalopatia posterior reversível foram relatadas. O ustequinumabe deve ser descontinuado ≥ 15 semanas antes da administração de vacinas vivas e pode ser reiniciado 2 semanas depois.

TERAPIA DE ASSOCIAÇÃO COM DMARDs

As diretrizes do ACR de 2015 para o tratamento da AR recomendam fortemente o uso de DMARDs tradicionais combinados (p. ex., metotrexato, hidroxicloroquina, azatioprina) ou adição de inibidores de TNF, produtos biológicos não TNF ou pequenas moléculas sintéticas para pacientes com AR e com atividade da doença moderada ou alta refratária à monoterapia com DMARD. Podem-se planejar racionalmente associações de DMARDs com base nos mecanismos complementares de ação e farmacocinética e toxicidade não superpostas. Quando acrescentados à terapia de base com metotrexato, a ciclosporina, a cloroquina, a hidroxicloroquina, a leflunomida, o infliximabe, o adalimumabe, o rituximabe e o etanercepte apresentam uma melhora de sua eficácia. A terapia tríplice com metotrexato, sulfassalazina e hidroxicloroquina parece ser tão efetiva clinicamente quanto o etanercepte e o metotrexato, mas os resultados radiológicos podem não ser tão bons. Por outro lado, a azatioprina ou a sulfassalazina em associação com metotrexato não resultam em qualquer benefício terapêutico adicional. Em certas ocasiões, foram usadas outras associações.

Embora se possa esperar que a terapia de combinação resulte em maior toxicidade, isso frequentemente não ocorre. O uso dessa terapia em pacientes que não respondem de modo adequado à monoterapia constitui, atualmente, a regra no tratamento da AR.

BIOSSIMILARES

Biossimilares são medicamentos biológicos muito semelhantes em propriedades e ações aos medicamentos biológicos existentes, ou seja, são projetados para serem versões genéricas da molécula biológica original. Esses medicamentos oferecem uma redução potencial no custo dos bDMARDs, melhorando assim o acesso desses medicamentos aos pacientes. Até agora, esses fármacos parecem ter a mesma eficácia e toxicidade dos compostos originais e também o mesmo grau de imunogenicidade.

GLICOCORTICOIDES

A farmacologia geral dos corticosteroides, incluindo seu mecanismo de ação, farmacocinética e outras aplicações, é discutida no Capítulo 39. **Indicações:** Os corticosteroides vêm sendo utilizados em 60 a 70% dos pacientes com AR. Seus efeitos são imediatos e notáveis, e esses fármacos têm a capacidade de retardar o aparecimento de novas erosões ósseas. Os corticosteroides podem ser administrados para algumas manifestações extra-articulares graves da AR, como pericardite ou comprometimento ocular, ou durante períodos de exacerbação. Quando a prednisona é necessária como terapia em longo prazo, a dose não deve ultrapassar 7,5 mg/dia, e deve-se incentivar sua redução gradual. Em geral, a terapia com corticosteroides em dias alternados não é bem-sucedida na AR. Outras doenças reumáticas para as quais os efeitos anti-inflamatórios potentes desses fármacos podem ser úteis incluem vasculite, LES, poliangeíte com granulomatose, asma persistente, arterite de células gigantes, sarcoidose e gota. Os corticosteroides intra-articulares costumam ser úteis para alívio dos sintomas dolorosos e, quando bem-sucedidos, são preferíveis a um aumento da dose da medicação sistêmica. Alguns dos sintomas da AR, particularmente rigidez matinal e dor articular, seguem um ritmo circadiano, provavelmente devido a um aumento das citocinas pró-inflamatórias nas primeiras horas da manhã. Uma abordagem recente utiliza a **prednisona de liberação retardada** para o tratamento da rigidez matinal e dor na AR. O comprimido contém uma camada externa inativa e um núcleo do fármaco ativo. A camada externa dissolve-se no decorrer de 4 a 6 horas, antes de liberar a prednisona. A administração do fármaco às 21-22 h resulta em um pequeno pulso de prednisona às 2-4 h da manhã, diminuindo as citocinas inflamatórias circadianas. Em baixas doses de 3 a 5 mg de prednisona, o eixo hipófise-suprarrenal não parece ser afetado. **Reações adversas:** O uso prolongado de corticosteroides resulta em efeitos tóxicos graves e incapacitantes, descritos no Capítulo 39. Muitas dessas reações adversas ocorrem com doses abaixo de 7,5 mg/dia de equivalente de prednisona, e muitos especialistas acreditam que a administração de até mesmo 3 a 5 mg/dia pode causar reações adversas em indivíduos suscetíveis, quando usada por períodos prolongados.

OUTROS ANALGÉSICOS

O **paracetamol** é um dos fármacos mais importantes utilizados no tratamento da dor leve a moderada, quando não há necessidade de efeito anti-inflamatório. A **fenacetina** (acetofenetidina), um profármaco que é metabolizado a paracetamol, é mais tóxica e não deve ser usada.

PARACETAMOL

Mecanismo de ação: O paracetamol é o metabólito ativo da fenacetina, sendo responsável por seu efeito analgésico. É um inibidor fraco da COX-1 e COX-2 em tecidos periféricos. Seus efeitos antinociceptivos também são devidos às interações com os sistemas opioide endógeno, canabinoide e serotonérgico. O paracetamol é antipirético, mas não possui efeitos anti-inflamatórios significativos. **Farmacocinética:** O paracetamol é administrado por VO e também está disponível para injeção intravenosa. Após a administração oral, as concentrações sanguíneas máximas são geralmente atingidas em 30 a 60 minutos. O paracetamol liga-se fracamente às proteínas plasmáticas e é metabolizado, em parte, por enzimas microssômicas hepáticas ao sulfato e glicuronídeo inativos (ver Figura 4-5). Menos de 5% são excretados de modo inalterado. Em altas doses, um metabólito menor, porém altamente reativo (*N*-acetil-*p*-benzoquinona), é importante porque é tóxico tanto para o fígado como para os rins (ver Capítulo 4). A meia-vida do paracetamol é de 2 a 3 horas e não é relativamente afetada pela função renal. Com o uso de doses tóxicas ou na presença de doença hepática, pode ocorrer um aumento de 2 vezes ou mais na meia-vida.

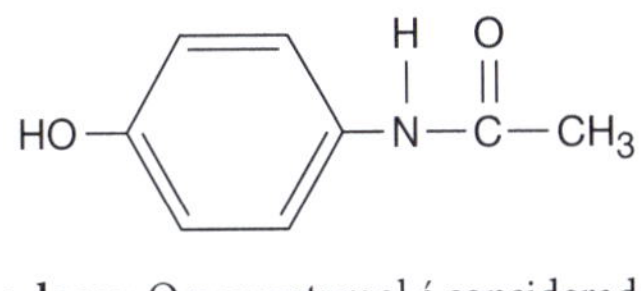

Indicações e doses: O paracetamol é considerado equivalente ao ácido acetilsalicílico como fármaco analgésico e antipirético. Esse fármaco não afeta as concentrações de ácido úrico e carece de propriedades inibidoras das plaquetas. Mostra-se útil no alívio da dor de intensidade leve a moderada, como cefaleia, mialgia, dor pós-parto e outras circunstâncias nas quais o ácido acetilsalicílico é um analgésico efetivo. O paracetamol como única medicação constitui um tratamento inadequado para condições inflamatórias, como a AR. Para a obtenção de uma analgesia leve, o paracetamol é o fármaco preferido para pacientes alérgicos ao ácido acetilsalicílico ou quando os salicilatos são pouco tolerados. Ele é preferível ao ácido acetilsalicílico em pacientes com hemofilia, naqueles com história de úlcera péptica e em indivíduos nos quais o ácido acetilsalicílico desencadeia broncospasmo. Diferentemente do ácido acetilsalicílico, o paracetamol não antagoniza os efeitos dos fármacos uricosúricos. Recentemente, o paracetamol foi associado com um AINE para melhor controle da dor. No entanto, isso pode potencializar a toxicidade GI do AINE. A dor aguda e a febre podem ser tratadas efetivamente com 325 a 500 mg, 4 vezes ao dia, com doses proporcionalmente menores para crianças. Recomenda-se que a dose para adultos não ultrapasse 4 g/dia na maioria dos casos. **Reações adversas:** Em doses terapêuticas, pode-se observar, em certas ocasiões, uma discreta elevação reversível das enzimas hepáticas. Com o uso de doses maiores, podem ocorrer tontura, excitação e desorientação. A ingestão de 15 g de paracetamol pode ser fatal, sendo a morte causada por hepatotoxicidade grave, com necrose centrilobular, algumas vezes associada a necrose tubular renal aguda (ver Capítulos 4 e 58). Dados atuais indicam que o paracetamol, até mesmo em uma dose de 4 g, está associado a um aumento nas anormalidades das provas de função hepática. Os sintomas iniciais de lesão hepática consistem em náuseas, vômitos, diarreia e dor abdominal. Ocorreram casos de lesão renal sem lesão hepática, mesmo após a administração de doses habituais de paracetamol. Altas doses de paracetamol podem promover estresse oxidativo e danificar células cerebrais. Para sobredose, além da terapia de suporte, deve-se fornecer grupos sulfidrílicos na forma de acetilcisteína para neutralizar os metabólitos tóxicos (ver Capítulo 58). Anemia hemolítica, metemoglobinemia, anafilaxia e reações cutâneas graves são reações adversas muito raras. Nefrite intersticial e necrose papilar – complicações graves da fenacetina – *não* ocorreram. É necessário cuidado em pacientes com qualquer tipo de doença hepática, consumo significativo de álcool ou desnutrição (jejum prolongado, anorexia).

CETOROLACO

Mecanismo de ação: O cetorolaco é um AINE analgésico que diminui a inflamação ao inibir a enzima COX; ao contrário dos AINEs discutidos anteriormente, é usado quase exclusivamente como analgésico. **Farmacocinética:** Pode ser administrado por via intravenosa, intramuscular, intranasal, oral ou oftálmica; tem meia-vida de 5 a 6 horas. O cetorolaco é parcialmente metabolizado pelo fígado, e cerca de 90% são excretados pelos rins, com 60% inalterados. **Indicações e doses:** Pode ser usado como adjuvante com opioides, outros analgésicos não opioides, anestésicos locais e outros AINEs para o alívio da dor. A dose inicial recomendada é de 30 mg, intravenoso, 60 mg, IM, ou um *spray* de 15,75 mg em cada narina, a seguir, 15 a 30 mg administrados a cada 6 a 8 horas e uma dose diária máxima de 120 mg. A dose inicial não deve ser administrada por VO. Uma dose intravenosa ou intramuscular deve ser administrada primeiro e, em seguida, 10 mg, VO, a cada 6 horas. Todas as doses devem ser reduzidas à metade em pessoas com mais de 65 anos, com massa corporal inferior a 50 kg ou com insuficiência renal. **Reações adversas:** Os efeitos tóxicos assemelham-se àqueles de outros AINEs (ver página 668), embora a toxicidade renal seja mais comum com o uso crônico. Possui menos toxicidade que a morfina, mas seu uso não deve ultrapassar 5 dias.

TRAMADOL

Mecanismo de ação: O tramadol é um analgésico sintético de ação central com fraca afinidade para os receptores opioides μ (ver também Capítulo 31). Também atua nos receptores da serotonina (5-HT) e na inibição da recaptação da norepinefrina (noradrenalina). **Indicações e doses:** O tramadol é usado no tratamento da dor aguda e crônica, mas não tem efeitos anti-inflamatórios significativos. A dose diária recomendada é de até 300 mg/dia e tem meia-vida de eliminação de cerca de 6 horas. **Reações adversas:** Tramadol tem menos efeitos colaterais e menor potencial de dependência do que os opioides clássicos. Os efeitos colaterais mais comuns do tramadol incluem náusea, vômito, vertigem, tontura, cansaço, sedação, boca seca, prisão de ventre e suor. Outras reações adversas incluem síndrome serotonérgica, convulsões, efeito anticoagulante exacerbado e angioedema.

FÁRMACOS USADOS NA GOTA

A gota é uma doença metabólica caracterizada por episódios recorrentes de artrite aguda, devido a depósitos de urato monossódico nas articulações e nas cartilagens. Além disso, podem ocorrer cálculos renais de ácido úrico, tofos e nefrite intersticial. Os efeitos cardiovasculares adversos também estão se tornando mais evidentes. A gota costuma estar associada a concentrações séricas elevadas de ácido úrico (hiperuricemia), uma substância pouco solúvel, que é o principal produto final do metabolismo das purinas. Na maioria dos mamíferos, a uricase converte o ácido em alantoína mais solúvel. Essa enzima está ausente nos seres humanos. Embora os episódios de gota clínica estejam associados à hiperuricemia, a maioria dos indivíduos com hiperuricemia nunca desenvolve um quadro clínico em decorrência da deposição de cristais de urato.

O tratamento da gota tem por objetivo aliviar os ataques agudos da doença e evitar episódios recorrentes de gota e litíase de urato. O tratamento da gota aguda baseia-se no conhecimento atual dos eventos fisiológicos que ocorrem nessa doença (Figura 36-5). A gota clínica depende de um complexo macromolecular de proteínas, denominado NLRP3, que regula a ativação da IL-1. Os cristais de urato ativam o NLRP3, resultando na liberação de prostaglandinas e enzimas lisossômicas pelos sinoviócitos. Atraídos por esses mediadores quimiotáticos, os leucócitos polimorfonucleares migram para o espaço articular e amplificam o processo inflamatório em curso. Nas fases mais avançadas da crise, aparecem números aumentados de fagócitos mononucleares (macrófagos), que ingerem os cristais de urato e liberam mais mediadores da inflamação.

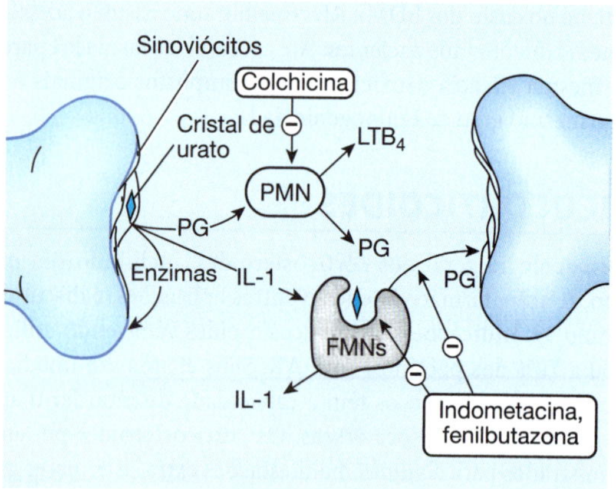

FIGURA 36-5 Eventos fisiopatológicos em uma articulação acometida pela gota. Os sinoviócitos fagocitam os cristais de urato e, em seguida, secretam mediadores da inflamação, que atraem e ativam os leucócitos polimorfonucleares (PMN) e os fagócitos mononucleares (FMNs) (macrófagos). Os fármacos ativos na gota inibem a fagocitose dos cristais e a liberação de mediadores inflamatórios pelos leucócitos PMN e macrófagos. PG, prostaglandina; IL-1, interleucina 1; LTB_4, leucotrieno B_4.

Antes do início da terapia crônica de redução do urato para a gota, os pacientes cuja hiperuricemia esteja associada à gota e litíase de urato precisam ser claramente diferenciados dos indivíduos que só apresentam hiperuricemia. A eficácia do tratamento farmacológico em longo prazo no indivíduo assintomático com hiperuricemia ainda não está comprovada. Embora existam dados sugerindo uma relação bem definida entre o grau de elevação do ácido úrico e a probabilidade de gota clínica, as concentrações de ácido úrico em alguns indivíduos podem estar elevadas até 2 desvios-padrão acima da média durante a vida, sem consequências adversas. Muitos fármacos diferentes já foram usados para o tratamento da gota aguda e crônica. Entretanto, a falta de adesão a esses fármacos é extremamente comum. Foi documentada uma adesão de 18 a 26% em pacientes mais jovens. Os profissionais de saúde devem estar atentos para a importância da adesão do paciente ao tratamento.

ALOPURINOL

Mecanismo de ação: A xantina oxidase é responsável pela conversão da xantina e da hipoxantina em ácido úrico. O alopurinol é um análogo da purina que inibe essa enzima, resultando em uma queda na concentração de urato plasmático e uma diminuição na carga geral de urato. O resultado da inibição da xantina oxidase é um acúmulo de seus substratos, a xantina e a hipoxantina mais solúveis. **Farmacocinética:** A estrutura do alopurinol, um isômero da hipoxantina, é apresentada na Figura 36-7. Após administração oral, ocorre absorção de cerca de 80% do fármaco, cuja meia-vida sérica terminal é de 1 a 2 horas. O alopurinol é metabolizado pela xantina oxidase em aloxantina (oxipurinol), que também inibe a xantina oxidase; sua duração de ação é > 24 horas, de modo que o alopurinol é administrado apenas 1 vez ao dia. **Indicações e doses:** O alopurinol com frequência é o fármaco de primeira escolha para o tratamento da gota crônica durante o período entre os ataques e tem por objetivo prolongar o período intercrítico. A terapia é continuada por anos, se não por toda a vida. Quando se inicia o alopurinol, a colchicina ou um AINE devem ser usados até que a concentração sérica de ácido úrico em estado de equilíbrio dinâmico seja normalizada ou reduzida para menos de 6 mg/dL, e a administração do AINE ou colchicina deve ser continuada por 6 meses ou mais. Posteriormente, a colchicina ou o AINE podem ser interrompidos com cautela, ao passo que a terapia com alopurinol é continuada. A dose inicial recomendada de alopurinol é de 100 mg/dia. Deve ser titulado para cima em 100 mg/dia, a cada 2 a 5 semanas, até que a concentração de ácido úrico sérico < 6 mg/dL ou até que a dose de 800 mg/dia seja atingida. Para aqueles com doença renal crônica, a dose inicial não deve ser > 50 mg/dia, e as titulações devem ser de 50 mg/dia. **Reações adversas:** Além de precipitar gota (o motivo do uso concomitante de colchicina ou AINE), podem ocorrer raramente intolerância GI (incluindo náuseas, vômitos e diarreia), neurite periférica e vasculite necrosante, supressão da medula óssea e anemia aplásica. Foi relatado o aparecimento de hepatotoxicidade e nefrite intersticial. Em 3% dos pacientes, verifica-se a ocorrência de uma reação cutânea alérgica, caracterizada por lesões maculopapulares pruriginosas. Foram relatados casos isolados de dermatite esfoliativa. Em ocasiões muito raras, o alopurinol liga-se ao cristalino, resultando em cataratas. A síndrome de hipersensibilidade ao alopurinol (SHA) é muito rara, mas pode ser letal. A SHA é caracterizada pela síndrome de Stevens-Johnson e necrólise epidérmica tóxica, eosinofilia, leucocitose, febre, hepatite e insuficiência renal. Esses sintomas geralmente ocorrem dentro de 2 a 4 semanas após o início da terapia, e a FDA recomenda que o alopurinol seja interrompido ao primeiro sinal de erupção cutânea. Os fatores que aumentam o risco de SHA são doses iniciais mais altas, disfunção renal, uso concomitante de diuréticos, amoxicilina ou ampicilina e genótipo HLA-B*5801. A FDA recomenda que os pacientes de ascendência chinesa, coreana ou tailandesa devem ser rastreados para o genótipo HLA-B*5801 (devido à alta prevalência nessas populações), e o alopurinol não deve ser usado naqueles com teste positivo. Quando são administradas purinas quimioterápicas (p. ex., azatioprina) concomitantemente com o alopurinol, é necessária a redução da dose em cerca de 75%. O alopurinol também pode aumentar o efeito da ciclofosfamida. O alopurinol inibe o metabolismo da probenecida e dos anticoagulantes orais e pode aumentar a concentração hepática de ferro. O alopurinol não deve ser interrompido durante uma crise, pois pode piorar o ataque e a recuperação pode demorar mais. A segurança do fármaco em crianças e durante a gravidez ainda não foi estabelecida.

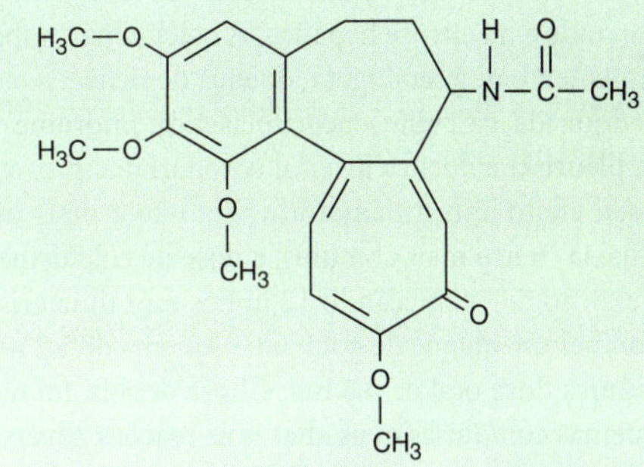

Colchicina

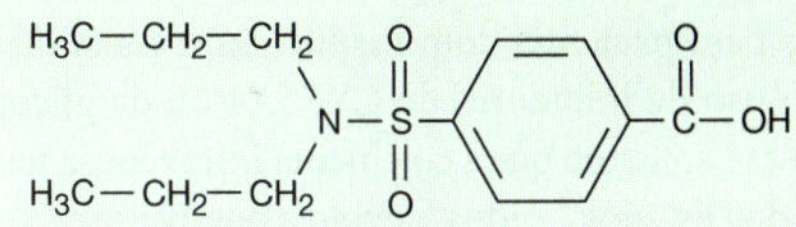

Probenecida

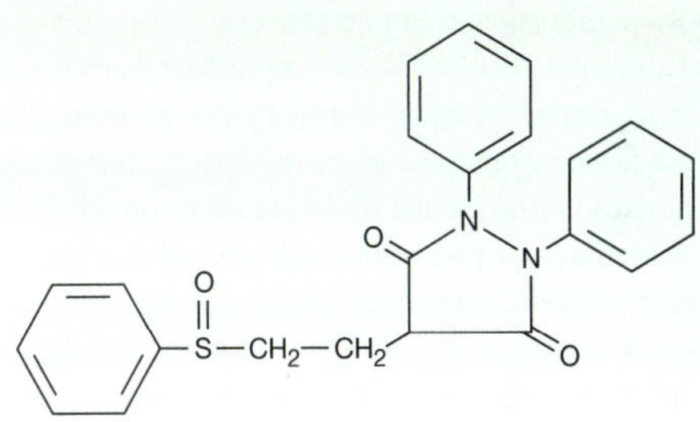

Sulfimpirazona

FIGURA 36-6 Colchicina e fármacos uricosúricos.

COLCHICINA

Embora os AINEs, os corticosteroides ou a colchicina sejam, atualmente, os fármacos de primeira escolha para a gota aguda, a colchicina foi o principal durante muitos anos devido à sua eficácia no tratamento e prevenção de crises agudas de gota. Ela pode ser tomada com ou sem alimentos e, às vezes, é administrada em associação com AINEs. A colchicina é um alcaloide isolado do açafrão-do-outono, *Colchicum autumnale*. Sua estrutura é apresentada na Figura 36-6. **Mecanismo de ação:** A colchicina alivia a dor e a inflamação da artrite gotosa em 12 a 24 horas, sem alterar o metabolismo ou a excreção dos uratos e sem exercer outros efeitos analgésicos. O fármaco produz seus efeitos anti-inflamatórios por meio de sua ligação à proteína intracelular, a tubulina, impedindo, assim, a polimerização em microtúbulos, resultando na inibição da migração e fagocitose dos leucócitos. Também interrompe a função da criopirina ativada por caspase-1 do inflamassoma (diminuindo, assim, a formação de IL-1β e IL-18), inibe a formação de leucotrieno B_4, diminui as concentrações de citocinas adicionais, como IFN-γ e IL-6, e diminui a expressão do receptor de TNF-α em macrófagos. Várias das reações adversas do fármaco são produzidas pela inibição da polimerização da tubulina e da mitose celular. **Farmacocinética:** A colchicina é absorvida rapidamente após administração oral e alcança concentrações plasmáticas máximas dentro de 2 horas, sendo eliminada com meia-vida sérica de 9 horas. Não é removida por hemodiálise porque está amplamente ligada aos tecidos (e tem um grande volume de distribuição), portanto, a redução da dose nesses pacientes com gota é recomendada. **Indicações e doses:** A colchicina está indicada para a gota aguda e também é utilizada entre os ataques (o "período intercrítico") para profilaxia prolongada (em doses pequenas) das exacerbações durante o início do tratamento para redução do urato. A colchicina atua na prevenção das crises de febre aguda do Mediterrâneo e pode exercer um leve efeito benéfico na artrite sarcoide e na cirrose hepática. A colchicina também é utilizada no tratamento de pseudogota, doença de Behçet, epidermólise bolhosa adquirida, vasculite leucocitoclástica, síndrome de Sweet, pericardite, pleurisia e doença arterial coronariana, provavelmente devido ao seu efeito anti-inflamatório. Ela não é mais usada por IV. Na profilaxia (o uso mais comum), a dose de colchicina é de 0,6 mg, 1 a 3 vezes ao dia, começando 12 horas após uma crise aguda. Para interromper um ataque de gota, um esquema de 1,2 mg, seguido de uma única dose oral de 0,6 mg, 1 hora depois, foi tão efetivo quanto esquemas com doses mais altas, e as reações adversas foram menos frequentes. As diretrizes do ACR sugerem a administração de colchicina dentro de 36 horas após um ataque gotoso, devido à sua eficácia diminuída após esse período. Reduções de dose são recomendadas para pacientes com insuficiência renal ou hepática e naqueles em uso de inibidores de CYP3A4 ou da glicoproteína P. Em 2009, a FDA solicitou que a colchicina intravenosa fosse retirada do mercado dos Estados Unidos, devido a possíveis reações adversas graves (também não está disponível no Brasil). Em 2015, a colchicina genérica voltou a ser disponibilizada nos Estados Unidos (após alguns anos, quando apenas uma marca estava disponível). **Reações adversas:** Com frequência, a colchicina provoca diarreia e, em certas ocasiões, pode causar náuseas, vômitos e dor abdominal. Foi também observada a ocorrência de necrose hepática, insuficiência renal aguda, coagulação intravascular disseminada e convulsões. Em raros casos, a colchicina pode provocar queda dos cabelos e mielodepressão, bem como neurite periférica, miopatia, rabdomiólise e mesmo morte. As reações adversas mais graves foram associadas à administração intravenosa de colchicina, embora essas reações também possam ocorrer (muito raramente) após o uso oral.

FEBUXOSTATE

Mecanismo de ação: O febuxostate (não disponível no Brasil) é um inibidor não purínico, potente e seletivo da xantina oxidase (ver Figura 36-7), diminuindo, assim, a formação de xantina e de ácido úrico, sem afetar outras enzimas envolvidas na via metabólica das purinas ou das pirimidinas. **Farmacocinética:** Mais de 80% do febuxostate é absorvido após a administração oral. A concentração máxima do fármaco é alcançada em cerca de 1 hora e, embora tenha meia-vida de 4 a 8 horas, sua administração em uma única dose ao dia é efetiva. O febuxostate é extensamente metabolizado no fígado. O fármaco e seus metabólitos inativos aparecem na urina, com menos de 5% aparecendo como fármaco inalterado. **Indicações e doses:** O febuxostate é aprovado em doses de 40 ou 80 mg/dia para tratar hiperuricemia crônica em pacientes com gota, com uma meta de concentração de ácido úrico sérico de < 6,0 mg/dL. Embora doses de 80 a 120 mg tenham sido mais eficazes do que 300 mg/dia de alopurinol como terapia de redução de urato, 300 mg/dia de alopurinol não refletem os regimes posológicos reais usados na prática clínica. No momento, a equivalência das doses de alopurinol e de febuxostate ainda não é conhecida. O efeito de redução das concentrações de urato foi similar, independente da causa da hiperuricemia (produção excessiva ou excreção deficiente). O febuxostate pode ser testado em pacientes com reação de hipersensibilidade anterior ao alopurinol, entretanto, ainda pode ocorrer uma reação com o febuxostate. Ao contrário do alopurinol, o febuxostate parece seguro em pacientes com doença renal crônica moderada. No entanto, não existem dados sobre a segurança do febuxostate em pacientes com insuficiência renal grave. É considerado principalmente uma alternativa para aqueles que são intolerantes ou não responderam ao alopurinol. Devido à preocupação com eventos cardiovasculares nos estudos originais de fase 3, a FDA aprovou apenas doses diárias de 40 mg e 80 mg (não a dose de 120 mg usada em alguns estudos). **Reações adversas:** À semelhança do alopurinol, o tratamento profilático com colchicina ou com um AINE deve ser instituído no início da terapia para evitar exacerbações da gota. Os eventos colaterais mais frequentes relacionados com o tratamento consistem em anormalidades da função hepática, diarreia, cefaleia e náuseas. O febuxostate é bem tolerado em pacientes com história de intolerância ao alopurinol. Podem ocorrer erupções cutâneas, mas são dependentes da dose. Não há risco aumentado de eventos cardiovasculares.

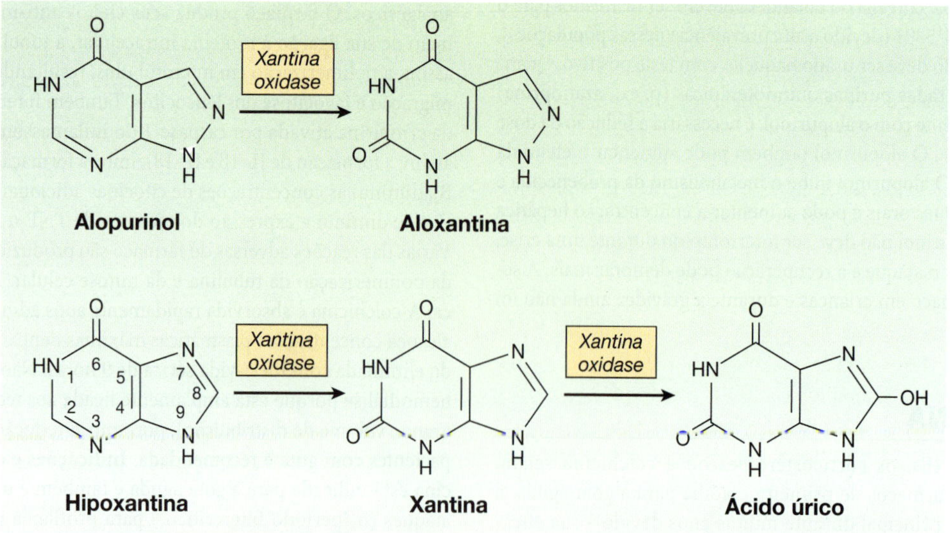

FIGURA 36-7 A inibição da síntese de ácido úrico pelo alopurinol ocorre devido à inibição da xantina oxidase pelo alopurinol e aloxantina. (Reproduzida, com autorização, de Meyers FH, Jawetz E, Goldfien A: Review of Medical Pharmacology, 7th ed. New York, NY: McGraw Hill; 1980.)

ANTI-INFLAMATÓRIOS NÃO ESTEROIDES NA GOTA

Mecanismo de ação: Além de inibir a prostaglandina sintase, os AINEs inibem a fagocitose do cristal de urato e reduzem a inflamação e a dor na crise aguda de gota. **Farmacocinética:** O ácido acetilsalicílico não é usado, visto que provoca retenção renal de ácido úrico em doses mais baixas (≤ 2,6 g/dia). É uricosúrico em doses > 3,6 g/dia. **Indicações e doses:** Todos os AINEs, à exceção do ácido acetilsalicílico, dos salicilatos e da tolmetina, têm sido usados com sucesso no tratamento dos episódios gotosos agudos. A oxaprozina, que também reduz o ácido úrico sérico, é teoricamente uma boa escolha, e todos os AINEs parecem ser tão eficazes e seguros quanto os medicamentos mais antigos, como a indometacina. **Reações adversas:** Os efeitos colaterais associados ao uso de AINEs incluem eventos GIs, cardiovasculares e renais. Os inibidores seletivos da COX-2 foram associados a menos reações adversas do que outros AINEs.

PEGLOTICASE

Mecanismo de ação: A pegloticase (não disponível no Brasil) é uma urato oxidase (uricase) recombinante de mamífero, fixada de modo covalente ao metoxipolietilenoglicol (mPEG) para prolongar a meia-vida circulante e diminuir a resposta imunogênica. A enzima urato oxidase, que está ausente nos seres humanos e em alguns primatas superiores, converte o ácido úrico em alantoína. A alantoína é altamente solúvel e pode ser facilmente eliminada pelos rins. **Farmacocinética:** Trata-se de um fármaco de ação rápida, que produz um declínio máximo das concentrações de ácido úrico em 24 a 72 horas. A meia-vida sérica varia de 6 a 14 dias. Vários estudos mostraram depuração precoce de PEG uricase (média de 11 dias *versus* 16 dias) devido à produção de anticorpos. **Indicações e doses:** A pegloticase constitui a terapia mais recente para redução das concentrações de urato aprovada para o tratamento da gota crônica refratária. Ela pode ser usada em associação com um fármaco uricosúrico ou naqueles que são intolerantes à terapia oral de redução de urato. Foi constatado que a pegloticase mantém baixas concentrações de urato por um período de até 21 dias após uma infusão intravenosa única, em doses de 4 a 12 mg, possibilitando a sua administração intravenosa a cada 2 semanas. A pegloticase não deve ser usada para a hiperuricemia assintomática. A dose recomendada é de 8 mg de pegloticase intravenosa a cada 2 semanas. Para prevenir reações à infusão, os pacientes devem ser medicados com um corticosteroide e anti-histamínico. **Reações adversas:** Pode ocorrer exacerbação da gota durante o tratamento com pegloticase, particularmente durante os primeiros 3 a 6 meses de tratamento, exigindo profilaxia com AINE ou colchicina. Muitos pacientes exibem uma resposta imune à pegloticase. A presença de anticorpos antipegloticase, formado em 40% dos pacientes, está associada a uma redução da meia-vida circulante, perda da resposta, com consequente elevação das concentrações plasmáticas de urato, e maior taxa de reações à infusão e anafilaxia. Ocorre anafilaxia em mais de 6 a 15% dos pacientes tratados com pegloticase. A monitoração das concentrações plasmáticas de ácido úrico, com níveis crescentes indicando produção de anticorpos, possibilita a administração mais segura do fármaco e a observação de sua eficácia. O uso de fármacos redutores de urato orais pode interferir na capacidade de saber quando os anticorpos se desenvolvem (e quando o ácido úrico sérico aumenta). Podem ocorrer nefrolitíase, artralgia, espasmo muscular, cefaleia, anemia e náuseas. Outros efeitos colaterais menos frequentes incluem infecção do trato respiratório superior, infecção do trato urinário, edema periférico e diarreia. Existe alguma preocupação quanto à ocorrência de anemia hemolítica em pacientes com deficiência de glicose-6-fosfato desidrogenase, devido à formação de peróxido de hidrogênio pela uricase. Por esse motivo, deve-se evitar o uso da pegloticase nesses casos.

PROBENECIDA E LESINURADE

A **probenecida** e o **lesinurade** (esse último retirado nos Estados Unidos em 2019 [também indisponível no Brasil]) são fármacos uricosúricos empregados para diminuir a reserva corporal de urato em pacientes com gota tofácea ou naqueles que apresentam ataques gotosos cada vez mais frequentes. Em pacientes que excretam grandes quantidades de ácido úrico, os fármacos uricosúricos não devem ser utilizados. **Sulfimpirazona**, outro fármaco uricosúrico, foi descontinuado nos Estados Unidos (indisponível no Brasil). Outros novos uricosúricos em desenvolvimento incluem verinurade e arhalofenato. **Mecanismo de ação:** A probenecida inibe os locais de transporte ativo para reabsorção e secreção no túbulo renal proximal, de modo que a reabsorção efetiva de ácido úrico no túbulo proximal encontra-se diminuída. Como o ácido acetilsalicílico em doses abaixo de 2,6 g/dia provoca retenção efetiva de ácido úrico ao inibir o transportador secretor, ele não deve ser usado para analgesia em pacientes com gota. A secreção de outros ácidos fracos (p. ex., penicilina) também é diminuída pelos uricosúricos. À medida que a excreção urinária de ácido úrico aumenta, o reservatório de urato diminui, embora a concentração plasmática possa não sofrer redução acentuada. Nos pacientes que respondem de modo favorável, ocorre reabsorção dos depósitos tofáceos de urato, com alívio da artrite e remineralização do osso. Com o consequente aumento da excreção de ácido úrico, a predisposição à formação de cálculos renais aumenta em vez de diminuir; por conseguinte, grande volume urinário deve ser mantido, e, pelo menos no início do tratamento, o pH da urina deve ser mantido acima de 6, por meio de administração de álcali. **Farmacocinética:** A probenecida é um ácido orgânico (ver Figura 36-6) e atua nos locais de transporte do ânion do túbulo renal (ver Capítulo 15). A probenecida é totalmente reabsorvida pelos túbulos renais e metabolizada lentamente, com meia-vida sérica terminal de 5 a 8 horas. **Indicações e doses:** Deve-se iniciar a terapia uricosúrica em pacientes com gota que apresentam excreção diminuída de ácido úrico, quando o alopurinol ou o febuxostate estão contraindicados ou quando se verifica a presença de tofos. O tratamento não deve ser iniciado antes que tenha decorrido um período de 2 a 3 semanas após um ataque agudo. A probenecida pode ser usada como monoterapia ou em associação com um inibidor da xantina oxidase (p. ex., alopurinol ou febuxostate). Em geral, a probenecida é iniciada em uma dose de 0,5 g/dia por VO, em doses fracionadas, aumentando-se para 1 g/dia depois de uma semana. É essencial manter um grande volume de urina para minimizar a possibilidade de formação de cálculos. **Reações adversas:** Ácidos orgânicos causam irritação do trato GI. Pode ocorrer erupção cutânea após o uso de probenecida, assim como síndrome nefrótica. Probenecida pode, raramente, causar anemia aplásica.

GLICOCORTICOIDES PARA GOTA

Mecanismo de ação: Conforme descrito no Capítulo 39, os corticosteroides diminuem a ativação, proliferação e sobrevivência de diversas células inflamatórias. Além disso, diminuem a migração de neutrófilos e inibem as prostaglandinas e citocinas pró-inflamatórias, como a IL-1β. **Indicações e doses:** Os corticosteroides são uma boa alternativa para pacientes nos quais AINEs ou colchicina são contraindicados e para aqueles com insuficiência renal ou doença renal crônica. Os corticosteroides algumas vezes são usados no tratamento da gota sintomática grave por VO, intra-articular, sistêmica ou subcutânea. A prednisona é o corticosteroide oral mais comumente usado. A dose oral recomendada é de 30 a 50 mg/dia, por 1 a 2 dias, reduzida gradualmente ao longo de 7 a 10 dias. A metilprednisolona também pode ser prescrita. Se o paciente não for capaz de tomar medicações orais, pode-se administrar uma injeção intra-articular de triancinolona acetonida ou de metilprednisolona de 10 mg (pequenas articulações), 30 mg (punho, tornozelo e cotovelo) e 40 mg (joelho). A infecção articular deve ser descartada, se possível, antes da administração de corticosteroides. **Reações adversas:** Os efeitos colaterais comuns incluem supressão do sistema imunológico (muito raro se administrado por < 7 dias), alterações de humor, retenção de líquidos e aumento do apetite, pressão arterial e concentrações de glicose.

INIBIDORES DE INTERLEUCINA 1 PARA GOTA

Mecanismo de ação: Conforme descrito anteriormente, canaquinumabe, anacinra e rilonacepte inibem a via do receptor de IL-1. A IL-1β é a principal citocina pró-inflamatória responsável pela inflamação induzida por cristais da gota. No entanto, esses fármacos ainda não foram aprovados pela FDA para o tratamento da gota. Embora os dados disponíveis sejam limitados, esses fármacos podem ser uma opção promissora para o tratamento da gota aguda em pacientes com contraindicações ou que sejam refratários aos tratamentos tradicionais. Todos os três inibidores de IL-1 são administrados por via subcutânea, e as diretrizes do ACR de 2012 recomendam anacinra, 100 mg/dia, por 3 dias consecutivos, ou canaquinumabe, 150 mg, em dose única, para o tratamento da gota aguda. Esses fármacos também estão sendo avaliados como terapia para a prevenção das exacerbações da gota ao mesmo tempo em que se inicia a terapia de redução das concentrações de urato.

PREPARAÇÕES DISPONÍVEIS

NOMES GENÉRICOS
PENICILINAS
ANTI-INFLAMATÓRIOS NÃO ESTEROIDES
Ácido acetilsalicílico
Ácido mefenâmico
Bronfenaco*
Celecoxibe
Cetoprofeno
Diclofenaco
Diflunisal*
Etodolaco
Fenoprofeno
Flurbiprofeno
Ibuprofeno
Indometacina
Meclofenamato de sódio monoidratado*
Meloxicam
Nabumetona
Naproxeno
Oxaprozina*
Piroxicam
Salicilato de colina
Salicilato de magnésio
Salicilato de sódio
Sulindaco*
Tiossalicilato de sódio*
Tolmetina*
FÁRMACOS ANTIRREUMÁTICOS MODIFICADORES DA DOENÇA
Abatacepte
Adalimumabe
Anacinra*
Auranofina*

NOMES GENÉRICOS
Aurotioglicose*
Baricitinibe
Belimumabe
Canaquinumabe pegol
Certolizumabe
Ciclofosfamida
Ciclosporina
Etanercepte
Golimumabe
Infliximabe
Leflunomida
Metotrexato
Micofenolato de mofetila
Rituximabe
Sarilumabe*
Sulfassalazina
Tiomalato sódico de ouro*
Tocilizumabe
Tofacitinibe
Ustequinumabe
PARACETAMOL E OUTROS ANALGÉSICOS
Paracetamol
Tramadol
Trometamol cetorolaco
FÁRMACOS USADOS NA GOTA
Alopurinol
Colchicina
Febuxostate*
Pegloticase*
Probenecida
Sulfimpirazona**

*Não disponível no Brasil.
**Não disponível nos Estados Unidos (nem no Brasil).

REFERÊNCIAS

Gerais

Hellman DB, Imboden JB Jr: Rheumatologic, immunologic, and allergic disorders. In: Papadakis MA, McPhee ST (editors). *Current Medical Diagnosis & Treatment*, 2019. McGraw Hill, 2019.

AINEs

Chan FK et al: Celecoxib versus diclofenac and omeprazole in reducing the risk of recurrent ulcer bleeding in patients with arthritis. N Engl J Med 2002;347:2104.

Clevers H: Colon cancer—Understanding how NSAIDs work. N Engl J Med 2006;354:761.

Deeks JJ et al: Efficacy, tolerability, and upper gastrointestinal safety of celecoxib for treatment of osteoarthritis and rheumatoid arthritis: Systematic review of randomised controlled trials. BMJ 2002;325:619.

Knijff-Dutmer EA et al: Platelet function is inhibited by non-selective non-steroidal anti-inflammatory drugs but not by cyclooxygenase-2-selective inhibitors in patients with rheumatoid arthritis. Rheumatology (Oxford) 2002;41:458.

Lago P et al: Safety and efficacy of ibuprofen versus indomethacin in preterm infants treated for patent ductus arteriosus: A randomized controlled trial. Eur J Pediatr 2002;161:202.

Moran EM: Epidemiological and clinical aspects of nonsteroidal anti-inflammatory drugs and cancer risks. J Environ Pathol Toxicol Oncol 2002;21:193.

Nissen SE et al: Cardiovascular safety of celecoxib, naproxen, or ibuprofen for arthritis. N Engl J Med 2016;375:2519.

Olsen AMS et al: Association of NSAID use with risk of bleeding and cardiovascular events in patients receiving antithrombotic therapy after myocardial infarction. JAMA 2015;313:805.

Solomon DH et al: The risk of major NSAID toxicity with celecoxib, ibuprofen, or naproxen: A secondary analysis of the PRECISION trial. Am J Med 2017;130:1415.

U.S. Food and Drug Administration: FDA Drug Safety Communication: FDA strengthens warning that non-aspirin nonsteroidal anti-inflammatory drugs (NSAIDs) can cause heart attacks or strokes. Available at: www.fda.gov/Drugs/DrugSafety/ucm451800.htm.

Zheng W et al: Adjunctive celecoxib for schizophrenia: A meta-analysis of randomized, double-blind, placebo-controlled trials. J Psychiatr Res 2017;92:139.

Fármacos antirreumáticos modificadores da doença e glicocorticoides

Atzeni F et al: Potential target of infliximab in autoimmune and inflammatory diseases. Autoimmun Rev 2007;6:8.

Bannwarth B et al: A pharmacokinetic and clinical assessment of tofacitinib for the treatment of rheumatoid arthritis. Expert Opin Drug Metab Toxicol 2013;9:6.

Bosello S et al: B cell depletion in diffuse progressive systemic sclerosis: Safety, skin score modification and IL-6 modulation in an up to thirty-six months follow-up open-label trial. Arthritis Res Ther 2010;12:R54.

Cronstein B: How does methotrexate suppress inflammation? Clin Exp Rheumatol 2010:28(Suppl 61):S21.

De Lauretis A et al: Serum interleukin 6 is predictive of early functional decline and mortality in interstitial lung disease associated with systemic sclerosis. J Rheumatol 2013;40:435.

Emery P et al: The impact of T-cell co-stimulation modulation in patients with undifferentiated inflammatory arthritis or very early rheumatoid arthritis: A clinical and imaging study of abatacept. Ann Rheum Dis 2010;69:510.

Feagan BG et al: The effects of infliximab therapy on health-related quality of life in ulcerative colitis patients. Am J Gastroenterol 2007;102:4.

Furst DE et al: Updated consensus statement on biological agents for the treatment of rheumatic diseases, 2012. Ann Rheum Dis 2013;72 (Suppl 2):ii2.

Gabay C et al: Tocilizumab monotherapy versus adalimumab monotherapy for treatment of rheumatoid arthritis (ADACTA): A randomised, double-blind, controlled phase 4 trial. Lancet 2013;4:381.

Genovese MC et al: Subcutaneous abatacept versus intravenous abatacept: A phase IIIb noninferiority study in patients with an inadequate response to methotrexate. Arthritis Rheum 2011;63:10.

Keystone E et al: Improvement in patient-reported outcomes in a rituximab trial in patients with severe rheumatoid arthritis refractory to anti-tumor necrosis factor therapy. Arthritis Rheum 2008;59:785.

Khanna D et al: Safety and efficacy of subcutaneous tocilizumab in adults with systemic sclerosis (faSScinate): A phase 2, randomised, controlled trial. Lancet 2016;387:2630.

Landewé R et al: Efficacy of certolizumab pegol on signs and symptoms of axial spondyloarthritis including ankylosing spondylitis: 24-week results of a double-blind randomised placebo-controlled Phase 3 study. Ann Rheum Dis 2014;73:1.

Mease PJ et al: Effect of certolizumab pegol on signs and symptoms in patients with psoriatic arthritis: 24-week results of a Phase 3 double-blind randomised placebo-controlled study (RAPID-PsA). Ann Rheum Dis 2014;73:1.

Papoutsaki M et al: Infliximab in psoriasis and psoriatic arthritis. BioDrugs 2013;27(Suppl 1):13.

Plosker G, Croom K: Sulfasalazine: A review of its use in the management of rheumatoid arthritis. Drugs 2006;65:1825.

Riese RJ et al: Inhibition of JAK kinases in patients with rheumatoid arthritis: Scientific rationale and clinical outcomes. Best Pract Res Clin Rheumatol 2010;24:4.

Shima Y et al: The skin of patients with systemic sclerosis softened during the treatment with anti-IL-6 receptor antibody tocilizumab. Rheumatology (Oxford) 2010;49:2408.

Spies CM et al: Prednisone chronotherapy. Clin Exp Rheumatol 2011;29(Suppl 68):5.

Tanaka T et al: Tocilizumab for the treatment of rheumatoid arthritis. Expert Rev Clin Immunol 2010;6:6.

Turner D: Severe acute ulcerative colitis: The pediatric perspective. Dig Dis 2009;27:3

Weinblatt ME et al: Head-to-head comparison of subcutaneous abatacept versus adalimumab for rheumatoid arthritis: Findings of a phase IIIb, multinational, prospective, randomized study. Arthritis Rheum 2013;65:1.

Westhovens R et al: Disease remission is achieved within two years in over half of methotrexate naive patients with early erosive rheumatoid arthritis (RA) treated with abatacept plus MTX: Results from the AGREE trial (abstract 638). Arthritis Rheum 2009;60:S239.

Zouali M, Uy EA: Belimumab therapy in systemic lupus erythematosus. BioDrugs 2013;27:3.

Outros analgésicos

Bravo L et al: Discovery and development of tramadol for the treatment of pain. Expert Opinion Drug Discov 12:1281, 2017.

Fármacos usados na gota

Abhishek A: New urate-lowering therapies. Curr Opin Rheumatol 2018;30:177.

Becker MA et al: Febuxostat compared with allopurinol in patients with hyperuricemia and gout. N Engl J Med 2005;353:2450.

Chenra YE et al: Cyclooxygenase 2 selective NSAID (etodolac, meloxicam, celecoxib, rofecoxib, etoricoxib, valdecoxib and lumiracoxib) for OA and RA: A systematic review and economic evaluation. Health Technol Assoc 2008;12:1-278.

Cronberg S et al: Effect on platelet aggregation of oral administration of 10 non-steroidal analgesics to humans. Scandinavian Journal of Haematology 1984;33:155.

Dalbeth N et al: Gout. Lancet 2016;388:2039.

Davies GD et al. Effects of diflunisal on platelet function and fecal blood loss. Clinical Pharmacology & Therapeutics 1981;30:378.

Liao KF et al: Etodolac and the risk of acute pancreatitis. Biomedicine (Taipei) 2017;7:4.

Pascual E et al: Severe gout: Strategies and innovations for effective management. Joint Bone Spine 84:541, 2017.

So A et al: A pilot study of IL-1 inhibition by anakinra in acute gout. Arthritis Res Ther 2007;9:R28.

Socking R et al: Updates on the treatment of gout, including a review of updated treatment guidelines and use of small molecule therapies for difficult-to-treat gout and gout flares. Expert Opin Pharmacother 18:1115, 2017.

Zhu Y et al: Comparison of the pharmacokinetics of subcutaneous ustekinumab between Chinese and non-Chinese healthy male subjects across two phase 1 Studies. Clin Drug Invest 2013;22:291.

RESPOSTA DO ESTUDO DE CASO

Esse paciente teve um bom controle dos sintomas durante 1 ano, todavia, no momento, está com uma exacerbação prolongada, indicando, provavelmente, um agravamento da doença (e não apenas uma exacerbação temporária). Além dos achados físicos e da determinação dos reagentes de fase aguda, como velocidade de hemossedimentação ou proteína C-reativa, seria aconselhável obter radiografias das mãos e dos pés para documentar a possível ocorrência de lesão articular. Pressupondo o achado dessa lesão, a conduta apropriada deve consistir em uma associação de DMARDs não biológicos (p. ex., sulfassalazina e hidroxicloroquina) ou a adição de um medicamento biológico, geralmente um inibidor do TNF seguido por biológicos não TNF ou inibidores de JAK. O acompanhamento deve ser feito a cada 1 a 3 meses para avaliar a resposta e a toxicidade. As reações adversas que exigem cautela consistem em risco aumentado de infecção, possível aparecimento de linfoma e, raramente, anormalidades hematológicas ou das provas de função hepática. É importante ressaltar a necessidade de acompanhamento rigoroso, incluindo mudança das medicações a cada 3 a 6 meses, se necessário, até a obtenção de um controle total da doença.

PARTE VII

Fármacos endócrinos

CAPÍTULO 37

Hormônios hipotalâmicos e hipofisários

Roger K. Long, MD
Hakan Cakmak, MD

ESTUDO DE CASO

Um menino de 7 anos de idade (altura de 113 cm, percentil 5; peso de 23 kg, aproximadamente percentil 50) apresenta baixa estatura. A análise da curva de crescimento demonstra peso, comprimento e velocidade de crescimento normais até a ocorrência de uma acentuada redução da velocidade de crescimento no decorrer dos últimos 10 anos e diminuição do percentil 50 de altura. A análise da história revela cefaleias, aumento da micção e ortostase com doenças febris. O exame físico revela baixa estatura, obesidade generalizada discreta, defeitos do campo visual e órgãos genitais masculinos externos pré-puberais normais. O paciente é diagnosticado com tumor hipotalâmico. Após completar o protocolo de tratamento, incluindo ressecção e radioterapia, a avaliação laboratorial revela deficiência de hormônio do crescimento (GH) e retardo da idade óssea de 18 meses. O paciente é tratado com GH humano recombinante, em uma dose de 40 mcg/kg/dia ao dia por via subcutânea. Depois de 1 ano de tratamento, a velocidade de crescimento aumentou de 5 cm/ano para 11 cm/ano.

Como o GH estimula o crescimento nas crianças? Quais outras deficiências hormonais são sugeridas pela história e pelo exame físico do paciente? Qual outra reposição hormonal é provavelmente necessária para esse paciente?

O controle do metabolismo, do crescimento e da reprodução é mediado por uma combinação dos sistemas neural e endócrino localizados no hipotálamo e na hipófise. A hipófise, cujo peso é de cerca de 0,6 g, repousa na base do cérebro, na sela turca óssea, próximo ao quiasma óptico e aos seios cavernosos. A hipófise é constituída por um lobo anterior (adeno-hipófise) e por um lobo posterior (neuro-hipófise) (Figura 37-1). A glândula está conectada ao hipotálamo sobrejacente por um pedículo de fibras neurossecretoras e vasos sanguíneos, incluindo um sistema venoso portal, que drena o hipotálamo e irriga a adeno-hipófise. O sistema venoso portal transporta hormônios reguladores (ver Figura 37-1 e Tabela 37-1) do hipotálamo para a adeno-hipófise.

Os hormônios do lobo posterior da hipófise são sintetizados no hipotálamo e transportados pelas fibras neurossecretoras do

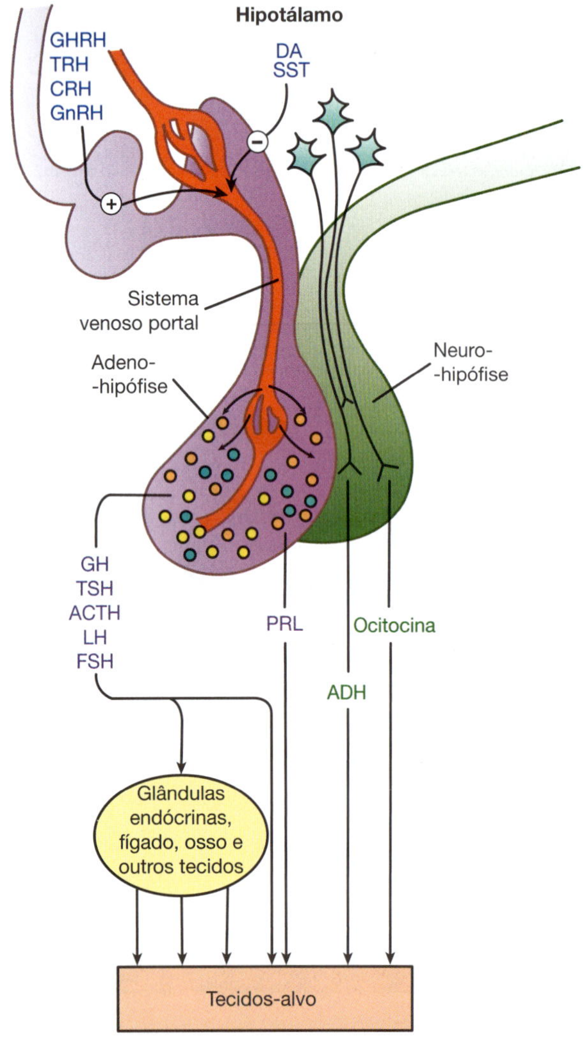

FIGURA 37-1 Sistema endócrino hipotalâmico-hipofisário. Os hormônios liberados pela adeno-hipófise estimulam a produção de hormônios por uma glândula endócrina periférica, pelo fígado ou por outros tecidos, ou atuam diretamente sobre os tecidos-alvo. A prolactina e os hormônios liberados da neuro-hipófise (vasopressina e ocitocina) atuam diretamente sobre os tecidos-alvo. Os fatores hipotalâmicos regulam a liberação dos hormônios adeno-hipofisários. ACTH, hormônio adrenocorticotrófico; ADH, hormônio antidiurético [vasopressina]; CRH, hormônio liberador de corticotrofina; DA, dopamina; FSH, hormônio folículo-estimulante; GH, hormônio do crescimento; GHRH, hormônio liberador do hormônio do crescimento; GnRH, hormônio liberador de gonadotrofinas; LH, hormônio luteinizante; PRL, prolactina; SST, somatostatina; TRH, hormônio liberador de tireotrofina; TSH, hormônio tireoestimulante.

pedículo hipofisário até o lobo posterior, a partir do qual são liberados na circulação.

Os fármacos que reproduzem ou que bloqueiam os efeitos dos hormônios hipotalâmicos e hipofisários têm aplicações farmacológicas em três áreas principais: (1) como terapia de reposição para estados de deficiência hormonal; (2) como antagonistas no tratamento de doenças causadas pela produção excessiva de hormônios hipofisários; e (3) como ferramentas diagnósticas para a identificação de anormalidades endócrinas.

HORMÔNIOS DA ADENO-HIPÓFISE E SEUS REGULADORES HIPOTALÂMICOS

Todos os hormônios produzidos pela adeno-hipófise, com exceção da prolactina, são componentes essenciais dos sistemas hormonais, nos quais regulam a produção de hormônios e de fatores autócrinos-parácrinos pelas glândulas endócrinas e outros tecidos periféricos. Nesses sistemas, a secreção do hormônio hipofisário é controlada por um ou mais hormônios hipotalâmicos. Cada sistema ou eixo hipotálamo-hipófise-glândula endócrina proporciona múltiplas oportunidades para a complexa regulação neuroendócrina do crescimento, do desenvolvimento, do metabolismo e da função reprodutora.

RECEPTORES DOS HORMÔNIOS DA ADENO-HIPÓFISE E DO HIPOTÁLAMO

Os hormônios da adeno-hipófise podem ser classificados em grupos de acordo com a estrutura hormonal e os tipos de receptores que eles ativam. O **hormônio do crescimento** (**GH**) e a **prolactina** (**PRL**), que são hormônios proteicos de cadeia simples com homologia significativa, formam um desses grupos. Ambos os hormônios ativam receptores da superfamília JAK-STAT (do inglês *Janus kinase* e *signal transducer and activator of transcription*) (ver Capítulo 2). Três hormônios hipofisários – o **hormônio tireoestimulante** (**TSH**), o **hormônio folículo-estimulante** (**FSH**) e o **hormônio luteinizante** (**LH**) – são proteínas diméricas que ativam receptores acoplados à proteína G (ver Capítulo 2). O TSH, o FSH e o LH compartilham

SIGLAS

ACTH	Hormônio adrenocorticotrófico (corticotrofina, adrenocorticotrofina) (do inglês *adrenocorticotropic hormone*)
ADH	Hormônio antidiurético (vasopressina) (do inglês *antidiuretic hormone*)
CRH	Hormônio liberador de corticotrofina (do inglês *corticotropin-releasing hormone*)
FSH	Hormônio folículo-estimulante (do inglês *follicle-stimulating hormone*)
GH	Hormônio do crescimento (do inglês *growth hormone*)
GHRH	Hormônio liberador do hormônio do crescimento (do inglês *growth hormone-releasing hormone*)
GnRH	Hormônio liberador de gonadotrofinas (do inglês *gonadotropin-releasing hormone*)
hCG	Gonadotrofina coriônica humana (do inglês *human chorionic gonadotropin*)
hMG	Gonadotrofina menopáusica humana (do inglês *human menopausal gonadotropin*)
IGF	Fator de crescimento semelhante à insulina (do inglês *insulin-like growth factor*)
LH	Hormônio luteinizante (do inglês *luteinizing hormone*)
PRL	Prolactina
rhGH	Hormônio do crescimento humano recombinante (do inglês *recombinant human growth hormone*)
SST	Somatostatina
TRH	Hormônio liberador de tireotrofina (do inglês *thyrotropin-releasing hormone*)
TSH	Hormônio tireoestimulante (tireotrofina) (do inglês *thyroid-stimulating hormone*)

TABELA 37-1 Relações entre os hormônios ou mediadores do hipotálamo, da adeno-hipófise e dos órgãos-alvo[1]

Hormônio adeno-hipofisário	Hormônio hipotalâmico	Órgãos-alvo	Hormônio ou mediador do órgão-alvo primário
Hormônio do crescimento (GH, somatotrofina)	Hormônio liberador de hormônio do crescimento (GHRH) (+), somatostatina (–)	Fígado, osso, músculo, rins e outros	Fator de crescimento semelhante à insulina I (IGF-I)
Hormônio tireoestimulante (TSH)	Hormônio liberador de tireotrofina (TRH) (+)	Tireoide	Tiroxina, tri-iodotironina
Hormônio adrenocorticotrófico (ACTH)	Hormônio liberador de corticotrofina (CRH) (+)	Córtex da glândula suprarrenal	Cortisol
Hormônio folículo-estimulante (FSH), hormônio luteinizante (LH)	Hormônio liberador de gonadotrofinas (GnRH) (+)[2]	Gônadas	Estrogênio, progesterona, testosterona
Prolactina (PRL)	Dopamina (–)	Mama	–

[1]Todos esses hormônios atuam por meio de receptores acoplados à proteína G, com exceção do GH e da PRL, que atuam por meio de receptores JAK-STAT.
[2]O GnRH endógeno, que é liberado em pulsos, estimula a liberação de LH e FSH. Quando administrados de modo contínuo como fármacos, o GnRH e seus análogos inibem a liberação de LH e de FSH por meio de regulação negativa do receptor de GnRH.
(+), estimulante; (–), inibidor.

uma subunidade α comum. Suas cadeias β, apesar de exibirem alguma semelhança entre si, diferem o suficiente para conferir especificidade aos receptores. Por fim, o **hormônio adrenocorticotrófico (ACTH)**, um peptídeo clivado a partir de um precursor maior, a pró-opiomelanocortina (POMC), representa uma terceira categoria. A POMC pode ser clivada em vários outros peptídeos biologicamente ativos, como o hormônio estimulador de α-melanócito (MSH, do inglês *α-melanocyte-stimulating hormone*) e a β-endorfina (ver Capítulo 31). À semelhança do TSH, do LH e do FSH, o ACTH atua por meio de um receptor acoplado à proteína G. Uma característica singular do receptor de ACTH (também conhecido como receptor de melanocortina 2) consiste na presença de uma proteína transmembrana, a proteína acessória do receptor de melanocortina 2, que é essencial para o trânsito e a sinalização normais do receptor de ACTH.

O TSH, o FSH, o LH e o ACTH compartilham semelhanças na regulação de sua liberação pela hipófise. Cada um desses hormônios encontra-se sob o controle de um peptídeo hipotalâmico distinto, que estimula sua produção, atuando sobre receptores acoplados à proteína G (ver Tabela 37-1). A liberação de TSH é regulada pelo **hormônio liberador de tireotrofina (TRH)**, enquanto a liberação de LH e de FSH (conhecidos coletivamente como gonadotrofinas) é estimulada por pulsos do **hormônio liberador de gonadotrofinas (GnRH)**. A liberação de ACTH é estimulada pelo **hormônio liberador de corticotrofina (CRH)**. Uma importante característica reguladora compartilhada por esses quatro hormônios estruturalmente relacionados reside no fato de que todos eles e seus respectivos fatores de liberação hipotalâmicos são submetidos a uma regulação inibitória por retroalimentação pelos hormônios cuja produção eles controlam. A produção de TSH e de TRH é inibida pelos dois hormônios essenciais da tireoide, a tiroxina e a tri-iodotironina (ver Capítulo 38). A produção de gonadotrofinas e do GnRH é inibida pelo estrogênio e pela progesterona nas mulheres e pela testosterona e por outros androgênios nos homens. A produção de ACTH e de CRH é inibida pelo cortisol. A regulação por retroalimentação é fundamental para o controle fisiológico da função tireoidiana, adrenocortical e gonadal, sendo também importante nos tratamentos farmacológicos que afetam esses sistemas.

O controle hormonal hipotalâmico do GH e da PRL difere dos sistemas reguladores para o TSH, o FSH, o LH e o ACTH. O hipotálamo secreta dois hormônios que regulam o GH; o **hormônio liberador de hormônio do crescimento (GHRH)** estimula a produção de GH, ao passo que o peptídeo **somatostatina (SST)** inibe a produção de GH. O GH e seu principal mediador periférico, o **fator de crescimento semelhante à insulina I (IGF-I)**, também exerce uma ação de retroalimentação para inibir a liberação de GH. A produção de PRL é inibida pela catecolamina dopamina, que atua por meio do subtipo D_2 de receptores de **dopamina**. O hipotálamo não produz um hormônio capaz de estimular especificamente a secreção de PRL, embora o TRH possa estimulá-la, particularmente quando as concentrações de TRH estão elevadas na presença de hipotireoidismo primário.

Ainda que todos os hormônios hipofisários e hipotalâmicos descritos anteriormente estejam disponíveis para uso nos seres humanos, apenas alguns têm importância clínica. Devido à maior facilidade de administração de hormônios das glândulas endócrinas-alvo ou de seus análogos sintéticos, os hormônios hipotalâmicos

TABELA 37-2 Aplicações clínicas dos hormônios hipotalâmicos e seus análogos

Hormônio hipotalâmico	Aplicações clínicas
Hormônio liberador de hormônio do crescimento (GHRH)	Usado raramente como teste diagnóstico para suficiência de GH e GHRH
Hormônio liberador de tireotrofina (TRH, protirrelina)	Pode ser utilizado para o diagnóstico de deficiências de TRH ou de TSH; atualmente, não está disponível para uso clínico nos Estados Unidos (nem no Brasil)
Hormônio liberador de corticotrofina (CRH)	Utilizado raramente para diferenciar a doença de Cushing da secreção de ACTH ectópico
Hormônio liberador de gonadotrofinas (GnRH)	Pode ser utilizado em dose única para avaliar o início da puberdade (resposta gonadotrófica puberal) Pode ser usado em pulsos no tratamento da infertilidade causada por deficiência de GnRH Análogos são utilizados em formulações de ação prolongada para inibir a função gonadal em crianças com puberdade precoce, em alguns adolescentes puberais precoces com variante transexual/sexual (para bloquear a puberdade endógena), em homens com câncer de próstata e mulheres submetidas à tecnologia de reprodução assistida (TRA), ou em mulheres que necessitam de supressão ovariana para um distúrbio ginecológico
Dopamina	Agonistas da dopamina (p. ex., bromocriptina, cabergolina) são utilizados no tratamento da hiperprolactinemia

TABELA 37-3 Usos diagnósticos do hormônio tireoestimulante e do hormônio adrenocorticotrófico

Hormônio	Uso diagnóstico
Hormônio tireoestimulante (TSH; tireotrofina)	Em pacientes que foram tratados cirurgicamente para o carcinoma de tireoide para investigar a recorrência de câncer por meio de avaliação da captação de iodo radiativo estimulada pelo TSH e concentração sérica de tireoglobulina (ver Capítulo 38)
Hormônio adrenocorticotrófico (ACTH)	Em pacientes com suspeita de insuficiência suprarrenal, seja ela central (deficiência de CRH/ACTH) ou periférica (deficiência de cortisol), particularmente em casos de suspeita de hiperplasia suprarrenal congênita (ver Figura 39-1 e Capítulo 39)

e hipofisários relacionados são utilizados raramente como tratamento. Entretanto, muitos deles (TRH, TSH, CRH, ACTH, GnRH, GHRH) são utilizados para exames complementares especializados. Esses agentes, que estão descritos nas Tabelas 37-2 e 37-3, não serão mais discutidos neste capítulo. Por outro lado, o GH, a SST, o LH, o FSH, o GnRH e a dopamina ou análogos desses hormônios são comumente usados e serão descritos a seguir.

HORMÔNIO DO CRESCIMENTO (SOMATOTROFINA)

O GH, um dos hormônios da adeno-hipófise, é necessário durante a infância e a adolescência para alcançar a estatura normal do adulto. Além disso, exerce efeitos importantes durante toda a vida pós-natal sobre o metabolismo dos lipídeos e dos carboidratos, bem como sobre a massa corporal magra e a densidade óssea. Seus efeitos de promoção do crescimento são mediados principalmente pelo **IGF-I** (também conhecido como **somatomedina C**). Os indivíduos com deficiência congênita ou adquirida de GH durante a infância ou a adolescência não alcançam a altura média esperada quando adultos, e apresentam aumento desproporcional da gordura corporal e diminuição da massa muscular. Os adultos com deficiência de GH também exibem massa corporal magra desproporcionalmente baixa.

Química e farmacocinética

A. Estrutura

O GH é um peptídeo de 191 aminoácidos, com duas pontes sulfidrilas. A estrutura do hormônio assemelha-se à da PRL. No passado, o GH medicinal era isolado da hipófise de cadáveres humanos. Entretanto, foi constatado que essa forma de GH era contaminada por príons passíveis de causar a doença de Creutzfeldt-Jakob. Por esse motivo, essa forma não é mais usada. A **somatotrofina**, a forma recombinante do GH, tem uma sequência de 191 aminoácidos, que é idêntica à forma nativa predominante do GH humano.

B. Absorção, metabolismo e excreção

O GH endógeno circulante apresenta uma meia-vida de cerca de 20 minutos e é predominantemente depurado pelo fígado. O GH humano recombinante (rhGH) é administrado por via subcutânea, 6 a 7 vezes por semana. As concentrações máximas são alcançadas em 2 a 4 horas, e as concentrações sanguíneas persistem por cerca de 36 horas.

Farmacodinâmica

O GH medeia seus efeitos por meio de receptores de membrana da superfamília de receptores de citocinas JAK-STAT. O hormônio possui dois sítios de ligação distintos para o receptor de GH. A dimerização de dois receptores de GH é estimulada por uma única molécula de GH, ativando cascatas de sinalização mediadas por tirosinas cinase JAKs associadas a receptor e STATs (ver Capítulo 2). O hormônio exerce efeitos sobre o crescimento, a composição corporal e o metabolismo dos carboidratos, das proteínas e dos lipídeos. A promoção do crescimento é mediada principalmente, mas não de modo exclusivo, pelo aumento da produção de IGF-I. Grande parte do IGF-I circulante é produzida pelo fígado. O GH também estimula a produção de IGF-I no osso, na cartilagem, no músculo, no rim e em outros tecidos, onde desempenha papéis autócrinos ou parácrinos. Estimula, ainda, o crescimento longitudinal dos ossos até o fechamento das placas epifisárias – perto do final da puberdade. Tanto em crianças como em adultos, o GH exerce efeitos anabólicos no músculo e efeitos catabólicos nas células adiposas, desviando o equilíbrio da massa corporal para aumento da massa muscular e redução da adiposidade. Os efeitos diretos e indiretos do GH no metabolismo dos carboidratos são mistos, em parte pelo fato de que o GH e o IGF-I possuem efeitos opostos na sensibilidade à insulina. O GH diminui a sensibilidade à insulina, resultando em hiperinsulinemia discreta e aumento da glicemia; já o IGF-I exerce efeitos semelhantes aos da insulina no transporte da glicose. Em pacientes que não são capazes de responder ao GH devido a uma grave resistência (causada por mutações nos receptores de GH, mutações de sinalização pós-receptor ou anticorpos anti-GH), a administração de IGF-I humano recombinante pode causar hipoglicemia, em virtude de seus efeitos semelhantes aos da insulina.

Farmacologia clínica

A. Deficiência de hormônio do crescimento

A deficiência de GH pode ter uma base genética, pode estar associada a síndromes com defeito de desenvolvimento na linha média (p. ex., displasia septo-óptica) ou pode ser adquirida, em consequência de lesão da hipófise ou do hipotálamo por algum evento traumático (incluindo parto pélvico ou traumático), tumores intracranianos, infecção, processos infiltrativos ou hemorrágicos ou irradiação. Os recém-nascidos com deficiência apenas de GH apresentam tamanho normal por ocasião do nascimento, visto que o crescimento pré-natal não depende do GH. Contudo, o IGF-I é essencial para o crescimento pré-natal e pós-natal normal. Por meio de mecanismos que ainda não estão bem elucidados, a expressão do IGF-I e o crescimento pós-natal tornam-se dependentes do GH durante o primeiro ano de vida. Na infância, a deficiência de GH causa baixa estatura, frequentemente com adiposidade leve. Outro sinal precoce de deficiência de GH é a hipoglicemia, devido à perda da resposta hormonal contrarreguladora do GH à hipoglicemia. Crianças menores apresentam maior risco de desenvolver essa condição, em virtude de sua alta sensibilidade à insulina. Os critérios para o diagnóstico de deficiência de GH habitualmente incluem (1) velocidade de crescimento subnormal para a idade e (2) resposta subnormal das concentrações séricas de GH após teste de estimulação com pelo menos dois secretagogos do GH. A clonidina (agonista α_2-adrenérgico), a levodopa (agonista dopaminérgico) e o exercício físico são fatores que aumentam as concentrações de GHRH. A arginina e a hipoglicemia induzida por insulina causam diminuição da SST, que aumenta a liberação de GH.

Os mecanismos pelos quais o glucagon estimula a secreção de GH ainda não estão bem definidos. A prevalência de deficiência de GH é de cerca de 1:5.000. Se a terapia com rhGH for iniciada em uma idade precoce, muitas crianças com baixa estatura em razão da deficiência de GH alcançarão uma estatura de adulto dentro da faixa-alvo média dos seus pais.

No passado, acreditava-se que os adultos com deficiência de GH não apresentavam síndrome significativa. Todavia, estudos mais detalhados sugerem que adultos com deficiência de GH frequentemente apresentam obesidade generalizada, redução da massa muscular, astenia, diminuição da densidade mineral óssea, dislipidemia e redução do débito cardíaco. Adultos com deficiência de GH que foram tratados com GH apresentam uma reversão de muitas dessas manifestações.

B. Tratamento de pacientes pediátricos com baixa estatura com hormônio do crescimento

Embora a melhora mais notável do crescimento seja observada em pacientes com deficiência de GH, o GH exógeno exerce algum efeito na altura de crianças com baixa estatura devido a outros fatores distintos da deficiência de GH. O GH foi aprovado para várias condições (Tabela 37-4) e tem sido usado experimentalmente ou sem indicação em bula para muitas outras. A **síndrome de Prader-Willi** é uma doença genética autossômica dominante, associada à deficiência do crescimento, à obesidade e à intolerância a carboidrato. Em crianças com síndrome de Prader-Willi e deficiência do crescimento, o tratamento com GH diminui a gordura corporal e aumenta a massa corporal magra, o crescimento linear e o consumo de energia.

Também constatou-se que o tratamento com GH possui um notável efeito benéfico sobre a estatura final de meninas com **síndrome de Turner** (cariótipo 45 X e variantes). Nos estudos clínicos conduzidos, foi constatado que o tratamento com GH aumenta a altura final de meninas com essa síndrome em 10 a 15 cm. Como as pacientes com síndrome de Turner também apresentam ovários rudimentares ou ausência dos ovários, o GH deve ser criteriosamente associado a hormônios gonadais para alcançar a altura máxima. Outras condições de interrupção do crescimento em pediatria para as quais o tratamento com GH está aprovado incluem insuficiência renal crônica pré-transplante e paciente pequeno para a idade gestacional ao nascer, com falha na recuperação do crescimento, cuja altura permanece mais de 2 desvios-padrão abaixo do normal aos 2 anos de idade.

Uma aplicação controversa do GH, porém aprovada, consiste no tratamento de crianças com **baixa estatura idiopática** (**BEI**). Esses pacientes constituem uma população heterogênea, tendo em comum o fato de não apresentarem qualquer causa identificável para a baixa estatura. A BEI é clinicamente definida como uma altura de pelo menos 2,25 desvios-padrão abaixo do normal para crianças da mesma idade e altura prevista no adulto < 2,25 desvios-padrão abaixo da média (< 150 cm em mulheres e <160 cm em homens). Nesse grupo de crianças, a terapia com GH durante muitos anos resulta em aumento médio da altura adulta de 4 a 7 cm, com custo de 5 mil a 40 mil dólares por ano. As questões complexas envolvidas na relação custo-risco-benefício desse uso do GH são importantes, visto que, nos Estados Unidos, estima-se que 400 mil crianças preencham os critérios diagnósticos de BEI.

O tratamento de crianças com baixa estatura deve ser efetuado por especialistas com experiência na indicação do GH. As necessidades de doses de GH variam com a condição que está sendo tratada, e as crianças com deficiência de GH costumam ser as que apresentam maior resposta. As crianças precisam ser observadas rigorosamente quanto à redução da velocidade de crescimento, que pode indicar a necessidade de aumento da dose ou a possibilidade de fusão das lâminas epifisiais ou problemas intercorrentes, como hipotireoidismo e desnutrição.

TABELA 37-4 Aplicações clínicas do hormônio do crescimento humano recombinante

Objetivo terapêutico primário	Condição clínica
Crescimento	Interrupção do crescimento em pacientes pediátricos associada a: Deficiência de hormônio do crescimento Insuficiência renal crônica pré-transplante Síndrome de Noonan Síndrome de Prader-Willi Deficiência do gene contendo o homeobox de estatura baixa (SHOX) Síndrome de Turner Bebê pequeno para a idade gestacional, sem recuperação até os 2 anos Baixa estatura idiopática
Melhora do estado metabólico, aumento da massa corporal magra, sensação de bem-estar	Deficiência de hormônio do crescimento em adultos
Aumento da massa corporal magra, do peso corporal e da resistência física	Emaciação em pacientes com infecção pelo HIV
Melhora da função gastrintestinal	Síndrome do intestino curto em pacientes que também estejam recebendo suporte nutricional especializado

Outros usos do hormônio do crescimento

O GH afeta muitos órgãos e também tem um efeito anabólico final. Foi testado em várias das condições associadas a estado catabólico grave, e seu uso foi aprovado para o tratamento da emaciação em pacientes com aids. Em 2004, o GH foi aprovado para o tratamento de pacientes com síndrome do intestino curto, que dependem de nutrição parenteral total (NPT). Após ressecção ou derivação intestinal, em muitos pacientes o intestino funcional remanescente sofre uma extensa adaptação para possibilitar uma absorção adequada de nutrientes. Entretanto, outros pacientes não conseguem se adaptar de modo adequado e desenvolvem uma síndrome de má absorção. Em animais de laboratório, foi constatado que o GH aumenta o crescimento do intestino e melhora a sua função. Os benefícios do tratamento com GH em pacientes com síndrome do intestino curto e dependentes de NPT foram, em sua maior parte, de curta duração nos estudos clínicos publicados até o momento.

O GH é um componente popular de programas de "antienvelhecimento". Normalmente, as concentrações séricas de GH declinam com a idade; os programas sustentam que a injeção de GH ou a administração de fármacos que supostamente aumentam a liberação de GH constituem fármacos efetivos para o antienvelhecimento. Essas alegações são, em grande parte, infundadas. Por outro lado, estudos realizados em camundongos e no nematódeo *Caenorhabditis elegans* demonstraram claramente que os análogos do GH humano e o IGF-I *reduzem* o tempo de sobrevida de modo consistente, ao passo que a ocorrência de mutações com perda de função nas vias de sinalização do GH e de análogos do IGF-I prolonga a sobrevida. O GH também é usado por atletas para obter um suposto aumento da massa muscular e do desempenho atlético. O GH é uma das substâncias proibidas pelo Comitê Olímpico Internacional.

Toxicidade e contraindicações

As crianças em geral toleram bem o tratamento com GH. Os eventos adversos são raros e consistem em pseudotumor cerebral (hipertensão intracraniana benigna), deslizamento da epífise da cabeça do fêmur, progressão da escoliose, edema e hiperglicemia. Também há risco aumentado de asfixia em pacientes com obesidade grave que apresentam síndrome de Prader-Willi e obstrução das vias respiratórias superiores ou apneia do sono. Pacientes com síndrome de Turner correm risco aumentado de otite média durante o tratamento com GH. Em crianças com deficiência de GH, a avaliação periódica dos outros hormônios da adeno-hipófise (i.e., hidrocortisona, levotiroxina ou hormônios gonadais) pode revelar deficiências concomitantes, que também exigem tratamento. Pode ocorrer pancreatite, ginecomastia e crescimento de nevos em pacientes tratados com GH. Os adultos tendem a apresentar mais reações adversas durante a terapia com esse hormônio. Edema periférico, mialgias e artralgias (em especial nas mãos e nos punhos) ocorrem comumente, porém regridem com a redução da dose. Também pode ocorrer síndrome do túnel do carpo. O tratamento com GH aumenta a atividade de isoformas do citocromo P450 (CYP), o que pode reduzir as concentrações séricas de fármacos metabolizados por esse sistema enzimático (ver Capítulo 4). Não foi observado qualquer aumento na incidência de neoplasias malignas entre pacientes que receberam terapia com GH. Todavia, o tratamento com esse hormônio está contraindicado para pacientes com neoplasia maligna ativa reconhecida. O tratamento com GH não aumenta a taxa de mortalidade em crianças. Entretanto, as taxas de mortalidade estão elevadas em crianças com história de neoplasia maligna anterior ou condições clínicas graves sem deficiência de GH. Essas taxas duplicaram em pacientes em estado crítico. Os efeitos em longo prazo do tratamento com GH sobre a saúde na infância não são conhecidos. Os resultados do estudo Safety and Appropriateness of GH in Europe (SAGHE) são controversos. Observou-se uma maior taxa de mortalidade por todas as causas (principalmente por doença cardiovascular) no grupo de tratamento com GH no braço francês do estudo. Entretanto, não foram observados riscos em longo prazo do tratamento com GH no braço do estudo de outras regiões da Europa – incluindo nenhum aumento da mortalidade na Suécia quando ajustada para os parâmetros de nascimento.

MECASERMINA

Um pequeno número de crianças com interrupção do crescimento apresenta grave deficiência de IGF-I que não responde ao GH exógeno. As causas incluem mutações no receptor de GH e na via de sinalização desse receptor, anticorpos neutralizantes contra o GH e defeitos do gene do IGF-I. Em 2005, a Food and Drug Administration (FDA) aprovou duas formas de IGF-I humano recombinante (rhIGF-I, do inglês *recombinant human IGF-I*) para o tratamento da deficiência grave de IGF-I que não responde ao GH: a **mecasermina** e o **rinfabato de mecasermina** (não disponíveis no Brasil). A mecasermina consiste apenas em rhIGF-I, enquanto o rinfabato de mecasermina é um complexo de rhIGF-I e da proteína-3 de ligação do fator de crescimento semelhante à insulina humana recombinante (rhIGFBP-3). Essa proteína de ligação aumenta de maneira significativa a meia-vida circulante do rhIGF-I. Normalmente, a grande maioria do IGF-I circulante está ligada à IGFBP-3, que é produzida principalmente pelo fígado sob o controle do GH. Devido a uma resolução de patente, o rinfabato de mecasermina não está disponível para tratamento da baixa estatura. A mecasermina é administrada por via subcutânea, 2 vezes ao dia, em dose inicial baixa, que é aumentada semanalmente de acordo com a tolerância, até alcançar uma dose máxima. A taxa de resposta do crescimento ao rhIGF-I é mais baixa do que aquela observada durante o tratamento com GH em crianças com deficiência de GH: uma velocidade de crescimento de 8 a 9 cm por ano, em comparação com 9 a 14 cm por ano, respectivamente. Durante o primeiro ano de tratamento com rhIGF-I, a velocidade de crescimento aumenta em aproximadamente 4 a 5 cm por ano. Contudo, o escore de desvio-padrão para altura aumenta em apenas 0,5 depois de 2 anos de tratamento.

A reação adversa mais importante observada com o uso da mecasermina é a hipoglicemia. Para evitá-la é indicado o consumo de uma refeição ou lanche contendo carboidratos 20 minutos antes da administração de mecasermina. Vários pacientes apresentaram hipertensão intracraniana, hipertrofia adenotonsilar, lipo-hipertrofia e elevação assintomática das enzimas hepáticas.

ANTAGONISTAS DO HORMÔNIO DO CRESCIMENTO

Antagonistas do GH são usados para reverter os efeitos das células produtoras de GH (somatotrofos) na adeno-hipófise, que tendem a formar tumores secretores de GH. Os adenomas hipofisários secretores de hormônio ocorrem mais comumente em adultos. Nestes indivíduos, os adenomas secretores de GH provocam **acromegalia**, que se caracteriza por crescimento anormal da cartilagem e do tecido ósseo, bem como de outros órgãos, incluindo pele, músculo, coração, fígado e trato gastrintestinal. Quando ocorre adenoma secretor de GH antes do fechamento das epífises dos ossos longos, ocorre uma condição rara denominada **gigantismo**. Os adenomas hipofisários de maior tamanho produzem maiores quantidades de GH e também podem comprometer a função visual e do sistema nervoso central (SNC) ao exercer compressão sobre as estruturas cerebrais adjacentes, como o óptico. A terapia inicial de escolha para adenomas secretores de GH é a cirurgia transesfenoidal endoscópica. A terapia clínica com antagonistas do GH é introduzida se a hipersecreção de GH persistir depois da cirurgia, conforme determinado por concentrações elevadas de IGF-I ou de GH não reduzir para concentrações < 1 mcg/L. Esses fármacos incluem análogos da somatostatina e agonistas do

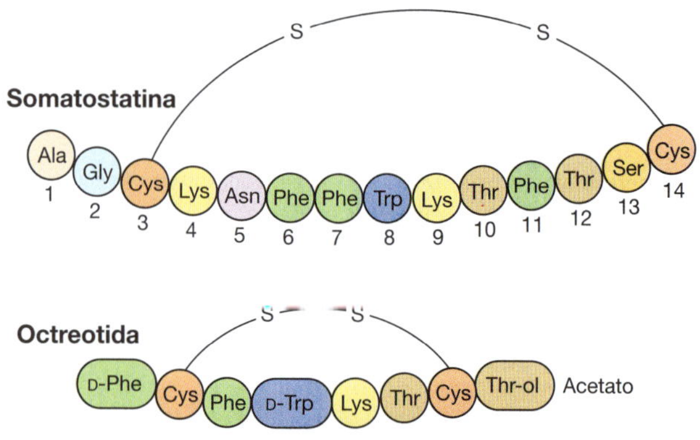

FIGURA 37-2 **No topo:** sequência de aminoácidos da somatostatina. **Abaixo:** sequência do análogo sintético, a octreotida.

receptor de dopamina, que reduzem a produção de GH, e o antagonista do receptor de GH, o **pegvisomanto**, que impede o GH de ativar as vias de sinalização do GH. A radioterapia é reservada para pacientes com resposta inadequada ao tratamento cirúrgico e aos fármacos.

Análogos da somatostatina

A somatostatina (SST), um peptídeo de 14 aminoácidos (Figura 37-2), é encontrada no hipotálamo, em outras áreas do SNC, no pâncreas e em outros locais do trato gastrintestinal. Atua principalmente como fator parácrino inibitório e inibe a liberação de GH, TSH, glucagon, insulina e gastrina. A somatostatina é depurada da circulação com rapidez, com meia-vida de 1 a 3 minutos. O rim parece desempenhar uma importante função no metabolismo e na excreção desse hormônio.

A somatostatina tem utilidade terapêutica limitada, em virtude de sua curta duração de ação e de seus múltiplos efeitos sobre inúmeros sistemas secretores. Foram desenvolvidos diversos análogos da somatostatina de ação mais longa, que conservam a atividade biológica. A **octreotida**, o análogo da somatostatina mais amplamente utilizado (ver Figura 37-2), é 45 vezes mais potente do que a somatostatina na inibição da liberação de GH, porém apenas 2 vezes mais potente para reduzir a secreção de insulina. Em virtude desse efeito relativamente reduzido nas células β do pâncreas, raras vezes ocorre hiperglicemia durante o tratamento. A meia-vida de eliminação plasmática da octreotida é de cerca de 80 minutos, ou seja, 30 vezes mais longa que a da somatostatina.

A octreotida, na dose de 50 a 200 mcg administrada por via subcutânea, a cada 8 horas, diminui os sintomas causados por uma variedade de tumores secretores de hormônio: acromegalia, tumor carcinoide, gastrinoma, glucagonoma, insulinoma, VIPoma e tumor secretor de ACTH. Outras indicações para uso terapêutico incluem diarreia secretora, associada ao vírus da imunodeficiência humana (HIV, do inglês *human immunodeficiency virus*), diarreia diabética, induzida por quimioterapia ou radioterapia, e hipertensão portal. A cintilografia para os receptores de somatostatina, que utiliza octreotida marcada radiativamente, mostra-se útil na localização de tumores neuroendócrinos que apresentam receptores de somatostatina e também ajuda a prever a resposta à terapia com octreotida. A octreotida também tem utilidade no controle agudo do sangramento de varizes esofágicas.

A suspensão de acetato de octreotida injetável de ação longa é uma formulação de microesferas de liberação lenta. Pode ser indicado para pacientes que apresentaram boa eficácia e tolerabilidade pelo uso de octreotida de curta duração. As injeções nos glúteos, alternadamente, são repetidas a intervalos de 4 semanas, em doses de 10 a 40 mg.

As reações adversas do tratamento com octreotida incluem náusea, vômitos, cólicas abdominais, flatulência e esteatorreia com evacuações volumosas. Podem ocorrer sedimento biliar e cálculos biliares depois de 6 meses de terapia em 20 a 30% dos pacientes. Entretanto, a incidência anual de cálculos biliares sintomáticos é de cerca de 1%. Os efeitos cardíacos consistem em bradicardia sinusal (25%) e distúrbios de condução (10%). É comum a ocorrência de dor no local da injeção, particularmente com a suspensão de octreotida de ação longa. Pode ocorrer deficiência de vitamina B_{12} com o uso prolongado da octreotida.

Uma formulação de ação longa de **lanreotida**, outro análogo octapeptídico da somatostatina, foi aprovada para o tratamento da acromegalia. A lanreotida parece exercer efeitos comparáveis aos da octreotida, com redução das concentrações de GH e normalização das concentrações de IGF-I. Ambos os análogos da somatostatina de ação longa podem causar redução dos adenomas hipofisários secretores de GH em alguns pacientes.

Pegvisomanto

O pegvisomanto é um antagonista dos receptores de GH usado no tratamento da acromegalia. Trata-se do derivado polietilenoglicol (PEG) de um GH mutante, o B2036. A peguilação diminui a sua depuração e melhora a sua eficácia clínica global. À semelhança do GH nativo, o pegvisomanto possui dois sítios de ligação para o receptor de GH. Entretanto, um dos sítios de ligação apresenta uma afinidade aumentada pelo receptor de GH, ao passo que o segundo sítio de ligação tem afinidade reduzida. Essa afinidade diferenciada pelo receptor promove sua dimerização (etapa inicial), porém bloqueia as alterações de conformação necessárias para a transdução de sinais. Nos ensaios clínicos realizados, o pegvisomanto foi administrado por via subcutânea a pacientes com acromegalia. O tratamento diário durante 12 meses ou mais reduziu as concentrações séricas de IGF-I para os níveis normais em 97% dos casos. O pegvisomanto não inibe a secreção de GH e pode promover aumentos das concentrações de GH e ao possível crescimento do adenoma, de modo que o monitoramento deve incluir medições do IGF-I e ressonâncias magnéticas (RMs) seriadas da hipófise. Não foi observado nenhum problema grave; todavia, foram relatadas elevações das enzimas hepáticas na ausência de insuficiência hepática.

GONADOTROFINAS (HORMÔNIO FOLÍCULO-ESTIMULANTE E HORMÔNIO LUTEINIZANTE) E GONADOTROFINA CORIÔNICA HUMANA

As gonadotrofinas são produzidas por gonadotrofos, que constituem 7 a 15% das células da hipófise. Esses hormônios desempenham funções complementares no processo reprodutor. Nas mulheres, a principal função do FSH consiste em estimular o desenvolvimento dos folículos ovarianos. Tanto o FSH como o LH são necessários para a esteroidogênese ovariana. No ovário, o LH estimula a produção de androgênios pelas células da teca na fase folicular do ciclo menstrual, ao passo que o FSH estimula a conversão dos androgênios em estrogênios pelas células da granulosa. Na fase lútea do ciclo menstrual, a produção de estrogênio e de progesterona encontra-se primariamente sob o controle do LH no início e, a seguir, se ocorrer gravidez, sob o controle da gonadotrofina coriônica humana (hCG, do inglês *human chorionic gonadotropin*). A hCG é uma proteína placentária quase idêntica ao LH; suas ações são mediadas por receptores de LH.

Nos homens, o FSH constitui o principal regulador da espermatogênese, já o LH é o principal estimulador para a síntese de testosterona nas células de Leydig. O FSH ajuda a manter concentrações locais de androgênio altas na vizinhança dos espermatozoides em desenvolvimento ao estimular a síntese da proteína de ligação dos androgênios nas células de Sertoli. O FSH também estimula a conversão da testosterona pelas células de Sertoli em estrogênio, que também é necessário para a espermatogênese.

O FSH, o LH e a hCG estão disponíveis em várias formas farmacêuticas. São usados nos casos de infertilidade para estimular a espermatogênese nos homens e para induzir o desenvolvimento dos folículos e a ovulação nas mulheres. Sua aplicação clínica mais comum consiste na estimulação ovariana controlada, que constitui a base das tecnologias reprodutivas assistidas, como a fertilização *in vitro* (FIV, ver adiante).

Química e farmacocinética

Todos os três hormônios – FSH, LH e hCG – são heterodímeros que compartilham uma subunidade α idêntica, além de uma subunidade β distinta que confere especificidade aos receptores. As cadeias β da hCG e do LH são quase idênticas, e esses dois hormônios são utilizados de modo intercambiável. Todas as preparações de gonadotrofinas são administradas por injeção subcutânea ou intramuscular, geralmente de uso diário. As meias-vidas variam de 10 a 40 horas de acordo com a preparação e com a via de administração.

A. Menotropinas

O primeiro produto comercial de gonadotrofinas contendo tanto FSH como LH foi extraído da urina de mulheres na pós-menopausa. O extrato purificado de FSH e de LH é conhecido como **menotropina**, ou gonadotrofina menopáusica humana (**hMG**, do inglês *human menopausal gonadotropin*). A partir do início da década de 1960, essas preparações foram usadas para a estimulação do desenvolvimento dos folículos nas mulheres. As primeiras técnicas de extração eram pouco refinadas, exigindo cerca de 30 L de urina para obter uma quantidade de hMG suficiente para um único ciclo de tratamento. Essas primeiras preparações também eram contaminadas com outras proteínas. Menos de 5% das proteínas presentes exibiam bioatividade. A razão de bioatividade FSH:LH dessas antigas preparações era de 1:1. À medida que a purificação foi melhorando, foi necessário adicionar hCG para manter essa razão de bioatividade.

B. Hormônio folículo-estimulante

Há três formas de FSH purificado. A **urofolitropina**, também conhecida como uFSH, é uma preparação purificada de FSH humano extraído da urina de mulheres na pós-menopausa. Praticamente toda a atividade de LH é removida por uma forma de cromatografia de imunoafinidade que utiliza anticorpos anti-hCG. Nos Estados Unidos, a venda da urofolitropina foi descontinuada em 2015 (disponível no Brasil). Dispõe-se também de duas formas recombinantes de FSH (**rFSH**): a **alfafolitropina** e a **betafolitropina**. As sequências de aminoácidos desses dois produtos são idênticas às do FSH humano. Essas preparações diferem entre si e da urofolitropina na composição das cadeias laterais de carboidrato. As preparações de rFSH apresentam meia-vida mais curta do que aquelas derivadas da urina humana, porém estimulam a secreção de estrogênio com eficiência semelhante e, em alguns estudos, até mesmo de maneira mais eficiente. Em comparação com as gonadotrofinas derivadas da urina, as preparações de rFSH apresentam pouca contaminação proteica e muito menos variabilidade entre os lotes, produzindo menos reação tecidual local. As preparações de rFSH são de custo consideravelmente mais alto.

C. Hormônio luteinizante

A **alfalutropina**, a primeira e a única forma recombinante do LH humano, foi introduzida nos Estados Unidos em 2004, porém a forma isolada foi retirada do mercado em 2012. Quando administrada por injeção subcutânea, apresenta meia-vida de cerca de 10 horas. A lutropina só foi aprovada para uso em associação à alfafolitropina para estimular o desenvolvimento folicular em mulheres inférteis com hipogonadismo hipogonadotrófico e deficiência profunda de LH (< 1,2 UI/L). A alfalutropina com alfafolitropina também pode ser benéfica em determinados subgrupos de mulheres normogonadotróficas (p. ex., aquelas com resposta inadequada à monoterapia anterior com alfafolitropina). A lutropina não foi aprovada para uso com as outras preparações de FSH, nem para induzir a ovulação.

D. Gonadotrofina coriônica humana

A hCG é produzida pela placenta humana e excretada na urina, a partir da qual pode ser extraída e purificada. Trata-se de uma glicoproteína constituída por uma cadeia α de 92 aminoácidos, praticamente idêntica à do FSH, do LH e do TSH, e por uma cadeia β de 145 aminoácidos, que se assemelha à do LH, exceto pela presença de uma sequência carboxiterminal de 30 aminoácidos ausentes no LH. A **alfacoriogonadotrofina** (rhCG) é uma forma recombinante da hCG. Em virtude da maior consistência em sua atividade biológica, a rhCG é apresentada e dosada com base no peso, e não em unidades de atividade. Todas as outras gonadotrofinas, incluindo o rFSH, são apresentadas e dosadas em unidades de atividade. Tanto a preparação de hCG, que é purificada a partir da urina humana, como a rhCG podem ser administradas por injeção subcutânea ou intramuscular.

Farmacodinâmica

As gonadotrofinas e a hCG exercem seus efeitos por meio de receptores acoplados à proteína G. O LH e o FSH possuem efeitos complexos sobre os tecidos reprodutores em ambos os sexos. Nas mulheres, esses efeitos modificam-se durante as fases do ciclo menstrual, em consequência de uma complexa interação entre os efeitos das gonadotrofinas dependentes da concentração, da comunicação cruzada entre o LH, o FSH e os hormônios gonadais e da influência de outros hormônios ovarianos. É necessário um padrão coordenado de secreção de FSH e de LH durante o ciclo menstrual (ver Figura 40-1) para o desenvolvimento folicular, a ovulação e a gravidez normais.

Durante as primeiras 8 semanas de gravidez, a progesterona e o estrogênio necessários para mantê-la são produzidos pelo corpo lúteo do ovário. Nos primeiros dias após a ovulação, o corpo lúteo é mantido pelo LH materno. Entretanto, à medida que a concentração materna de LH declina, devido às concentrações crescentes de progesterona e de estrogênio, o corpo lúteo continua ativo apenas se a função do LH materno for assumida pela hCG produzida pelas células do sinciciotrofoblasto na placenta.

Farmacologia clínica

A. Indução da ovulação

As gonadotrofinas são usadas para induzir o desenvolvimento dos folículos e a ovulação em mulheres com anovulação secundária ao hipogonadismo hipogonadotrófico, à síndrome do ovário policístico e outras causas. Em virtude de seu alto custo e da necessidade de rigorosa monitoração durante a administração, as gonadotrofinas costumam ser reservadas para mulheres anovulatórias que não conseguem responder a outras formas menos complicadas de tratamento (p. ex., clomifeno; ver Capítulo 40). As gonadotrofinas são usadas para a **estimulação ovariana controlada** nos procedimentos de tecnologia reprodutiva assistida. Atualmente, diversos protocolos diferentes utilizam as gonadotrofinas na indução da ovulação e na estimulação controlada da ovulação. Novos protocolos estão sendo continuamente desenvolvidos para melhorar os índices de sucesso e para diminuir os dois principais riscos da indução da ovulação: a gravidez múltipla e a **síndrome de hiperestimulação ovariana** (**SHEO**; ver adiante).

Apesar de existirem diferenças nos detalhes, todos esses protocolos baseiam-se na complexa fisiologia subjacente ao ciclo menstrual normal. À semelhança do ciclo menstrual, a estimulação da ovulação controlada é apresentada em relação a um ciclo, que começa no primeiro dia do sangramento menstrual (Figura 37-3). Pouco depois do primeiro dia (normalmente no dia 2), são administradas

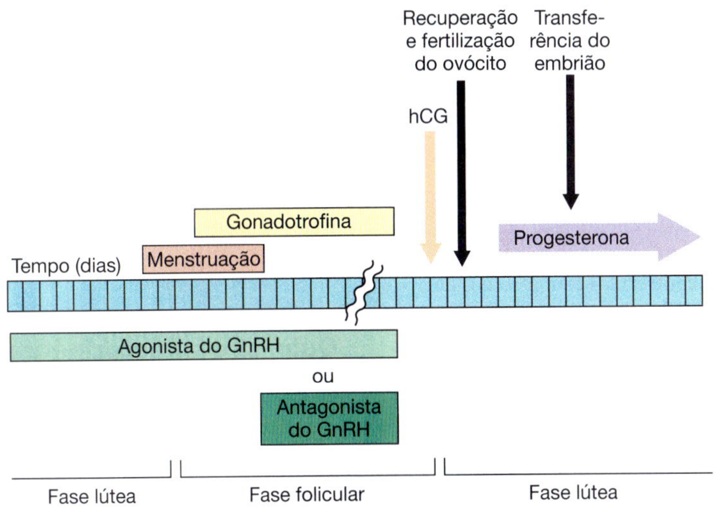

FIGURA 37-3 Estimulação ovariana controlada na preparação da tecnologia reprodutiva assistida, como fertilização *in vitro*. Fase folicular: o desenvolvimento folicular é estimulado com injeções de gonadotrofinas, que começam cerca de 2 dias após o início da menstruação. Quando os folículos estão prontos, com base na medida do tamanho dos folículos por ultrassonografia, a maturação final do ovócito é induzida por uma injeção de hCG. Fase lútea: pouco depois, os ovócitos são recuperados e fertilizados *in vitro*. A fase lútea da receptora é mantida com injeções de progesterona. Para evitar um surto prematuro de LH, a secreção endógena de LH é inibida agonista ou antagonista do GnRH. Na maioria dos protocolos, inicia-se o agonista do GnRH na metade do ciclo lúteo anterior.

injeções diárias de uma das preparações de FSH (hMG ou rFSH), mantidas por cerca de 8 a 12 dias. Em mulheres com hipogonadismo hipogonadotrófico, o desenvolvimento dos folículos exige tratamento com a associação de FSH e LH, visto que essas mulheres não produzem as concentrações basais de LH necessárias para a produção normal de folículos. A dose e a duração do tratamento com gonadotrofinas baseiam-se na resposta, que é medida pela concentração sérica de estradiol e pela avaliação ultrassonográfica do desenvolvimento folicular ovariano. Quando se utilizam gonadotrofinas exógenas para estimular o desenvolvimento folicular, existe o risco de um surto endógeno prematuro de LH, devido à rápida elevação das concentrações séricas de estradiol. Para evitar que isso ocorra, as gonadotrofinas são quase sempre administradas em associação a um fármaco capaz de bloquear os efeitos do GnRH endógeno – administração contínua de um agonista do GnRH, que regula para baixo os receptores de GnRH, ou de um antagonista dos receptores de GnRH (ver adiante e Figura 37-3).

Uma vez ocorrida a maturação folicular apropriada, as injeções de gonadotrofina e do agonista ou antagonista do GnRH são suspensas, e administra-se hCG (3.300-10.000 UI) por via subcutânea para induzir a maturação folicular final e, nos protocolos de indução, a ovulação. A administração de hCG é seguida de relação sexual programada ou de inseminação intrauterina no momento da indução da ovulação ou de recuperação de ovócito nos procedimentos de tecnologia reprodutiva assistida. Como o uso de agonistas ou de antagonistas do GnRH durante a fase folicular de indução da ovulação suprime a produção de LH endógeno, é importante fornecer um suporte hormonal exógeno na fase lútea. Nos estudos clínicos realizados, a progesterona exógena, a hCG ou uma associação desses dois hormônios têm sido efetivas para proporcionar um suporte lúteo adequado. Entretanto, prefere-se a progesterona para suporte lúteo, visto que a hCG está associada a um maior risco de SHEO em pacientes com alta resposta folicular às gonadotrofinas.

B. Infertilidade masculina

Os sinais e os sintomas de hipogonadismo em homens (p. ex., puberdade tardia, manutenção das características sexuais secundárias após a puberdade) podem ser, em sua maioria, tratados de forma adequada com androgênio exógeno; todavia, o tratamento da infertilidade nos homens hipogonadais exige a atividade do LH e do FSH. Durante muitos anos, a terapia convencional consistiu em tratamento inicial com injeções de 1.000 a 2.500 UI de hCG, várias vezes por semana, durante 8 a 12 semanas. Após a fase inicial, o hMG é administrado na dose de 75 a 150 UI, 3 vezes por semana. Nos homens com hipogonadismo hipogonadal, são necessários, em média, 4 a 6 meses desse tratamento para o aparecimento de espermatozoides no ejaculado em até 90% dos pacientes, porém frequentemente sem alcançar níveis normais. Mesmo se não houver gravidez espontânea, o número de espermatozoides com frequência não é suficiente para que possa ocorrer gravidez por meio de inseminação com o sêmen do paciente (inseminação intrauterina) ou com o auxílio de uma técnica reprodutiva assistida, como a fertilização *in vitro*, com ou sem injeção intracitoplasmática de espermatozoides (IICE). Por esta técnica, um único espermatozoide é injetado diretamente em um ovócito maduro que foi recuperado após estimulação ovariana controlada da parceira. Com o emprego da IICE, houve uma acentuada redução no limiar mínimo de espermatogênese necessária para a gravidez.

C. Usos obsoletos

A gonadotrofina coriônica foi aprovada para o tratamento da criptorquidia pré-puberal. Meninos pré-púberes eram tratados com injeções intramusculares de hCG durante 2 a 6 semanas. Entretanto, esse uso clínico não é mais recomendado, visto que a eficácia em longo prazo do tratamento hormonal da criptorquidia (~ 20%) é muito menor do que a eficácia em longo prazo do tratamento cirúrgico (> 95%), e devido à preocupação de que o tratamento com hCG no início da infância tenha um impacto negativo sobre as células germinativas, além de aumentar o risco de puberdade precoce.

Nos Estados Unidos, a gonadotrofina coriônica tem uma tarja preta de alerta contra o seu uso para aumentar a perda de peso. O uso da hCG associado a uma acentuada restrição calórica para perda de peso tornou-se popular com uma publicação, na década de 1950, declarando que a hCG tem a capacidade de mobilizar seletivamente as reservas de gordura corporal. Essa prática continua ainda hoje, apesar de uma preponderância de evidências científicas obtidas de ensaios clínicos controlados com placebos de que a hCG não proporciona qualquer benefício de perda de peso, além da perda de peso associada exclusivamente a uma rigorosa restrição calórica.

Toxicidade e contraindicações

Em mulheres tratadas com gonadotrofinas e hCG, as duas complicações mais graves consistem na **SHEO** e em **gravidez múltipla**. A estimulação do ovário durante a indução da ovulação costuma levar a um aumento dos ovários, que, em geral, regride de modo espontâneo. Entretanto, a SHEO pode ocorrer e pode estar associada a aumento de tamanho dos ovários, hipovolemia, ascite, disfunção hepática, edema pulmonar, desequilíbrio eletrolítico e eventos tromboembólicos. Embora a SHEO frequentemente seja autolimitada, com resolução espontânea dentro de poucos dias, a doença grave pode exigir hospitalização e tratamento na unidade de terapia intensiva. A estimulação da maturação final do ovócito com hCG está associada ao risco de induzir SHEO. Os agonistas do GnRH também induzem essa maturação final do ovócito ao promover a liberação das reservas endógenas de gonadotrofinas da hipófise e podem ser usados como alternativa da hCG. O uso da estimulação com agonista do GnRH diminui acentuadamente o risco de SHEO, devido à meia-vida curta do pico de LH endógeno induzido pelo agonista do GnRH.

A probabilidade de gravidez múltipla aumenta quando são utilizadas as tecnologias de indução da ovulação e reprodução assistida. Na indução da ovulação, o risco de gravidez múltipla é estimado em 5 a 10%, ao passo que a porcentagem na população geral se aproxima de 1%. A gravidez múltipla está associada a aumento no risco de complicações, como diabetes gestacional, pré-eclâmpsia, trabalho de parto e parto prematuros. Para procedimentos de fertilização *in vitro*, o risco de gravidez múltipla é determinado principalmente pelo número de embriões transferidos para a receptora. Nos últimos anos, uma forte tendência tem sido a transferência de um único embrião, de modo a evitar a gravidez múltipla.

Outras reações adversas relatadas do tratamento com gonadotrofinas consistem em cefaleia, depressão, edema, puberdade precoce e (raramente) produção de anticorpos anti-hCG. Nos homens tratados com gonadotrofinas, o risco de ginecomastia está diretamente relacionado com a quantidade de testosterona produzida em resposta ao tratamento.

HORMÔNIO LIBERADOR DE GONADOTROFINAS E SEUS ANÁLOGOS

O GnRH é secretado por neurônios no hipotálamo. É transportado pelo plexo portal venoso hipotalâmico-hipofisário até a adeno-hipófise, onde se liga a receptores acoplados à proteína G na membrana plasmática das células gonadotróficas. A secreção *pulsátil* de GnRH é necessária para estimular a célula gonadotrófica a produzir e liberar LH e FSH.

A administração *não pulsátil* contínua de GnRH ou de análogos do GnRH *inibe* a liberação de FSH e de LH pela hipófise em ambos os sexos, resultando em hipogonadismo. Os agonistas do GnRH são usados para induzir supressão gonadal em homens com câncer de próstata ou em crianças com puberdade precoce central. Esses agonistas também são usados em mulheres submetidas a procedimentos de tecnologia reprodutiva assistida ou que apresentam algum problema ginecológico beneficiado com a supressão ovariana.

Química e farmacocinética

A. Estrutura

O GnRH é um decapeptídeo encontrado em todos os mamíferos. A **gonadorrelina** é um sal acetato do GnRH humano sintético. A substituição de aminoácidos na posição 6 ou a substituição da glicina-amida C-terminal produz agonistas sintéticos. Ambas as modificações tornam esses análogos mais potentes e de ação mais longa do que o GnRH nativo e a gonadorrelina. Esses análogos do GnRH incluem a **gosserrelina**, a **busserrelina**, a **histrelina**, a **leuprorrelina** (leuprolida), a **nafarrelina** e a **triptorrelina**.

B. Farmacocinética

A gonadorrelina pode ser administrada por via intravenosa ou subcutânea. Outros agonistas do GnRH podem ser administrados por via subcutânea, intramuscular, como aerossol nasal (nafarrelina) ou como implante subcutâneo. A meia-vida da gonadorrelina intravenosa é de 4 minutos, ao passo que a dos análogos do GnRH por via subcutânea e intranasal é de aproximadamente 3 horas. A duração do uso clínico dos agonistas do GnRH varia de poucos dias para a estimulação ovariana controlada até vários anos para o tratamento do câncer de próstata metastático. Por conseguinte, foram desenvolvidas preparações com duração de ação de várias horas (para administração diária) até 1, 3, 6 ou 12 meses (formas de depósito).

Farmacodinâmica

As ações fisiológicas do GnRH exibem complexas relações de dose-resposta, que mudam notavelmente desde o período fetal até o final da puberdade. Isso não é surpreendente, tendo em vista a complexa função desempenhada pelo GnRH na reprodução normal, em especial na reprodução feminina. Durante o período fetal e neonatal ocorre liberação pulsátil de GnRH, que é responsável pela estimulação da produção de LH e de FSH. Subsequentemente, a partir dos 2 anos até o início da puberdade, a secreção de GnRH diminui, e a hipófise, de forma simultânea, exibe uma sensibilidade muito baixa ao GnRH. Imediatamente antes da puberdade, ocorre aumento na frequência e na amplitude de liberação do GnRH, e, em seguida, no início da puberdade, a sensibilidade da hipófise ao GnRH aumenta, devido, em parte, ao efeito das concentrações crescentes de esteroides gonadais. No sexo feminino, costumam ser necessários vários meses a 1 ano após o início da puberdade para que o sistema hipotalâmico-hipofisário produza um surto de LH e a ovulação. No final da puberdade, o sistema já está bem estabelecido, de modo que os ciclos menstruais ocorrem a intervalos relativamente constantes. A amplitude e a frequência dos pulsos de GnRH variam dentro de um padrão regular durante o ciclo menstrual, sendo a maior amplitude observada durante a fase lútea, e a maior frequência, no final da fase folicular. As frequências mais baixas de pulsos favorecem a secreção de FSH, já as frequências mais altas favorecem a secreção de LH. Os hormônios gonadais, bem como os hormônios peptídicos – ativina, inibina e folistatina –, exercem efeitos moduladores complexos na resposta das gonadotrofinas ao GnRH.

No uso farmacológico do GnRH e de seus análogos, a administração intravenosa pulsátil de gonadorrelina, a cada 1 a 4 horas, estimula a secreção de FSH e de LH. A administração contínua de gonadorrelina ou seus análogos de ação mais longa produz uma resposta bifásica. Durante os primeiros 7 a 10 dias, observa-se um efeito agonista, que resulta em aumento das concentrações dos hormônios gonadais em ambos os sexos; essa fase inicial é designada como *exacerbação*. Depois desse período, a presença contínua de GnRH resulta em uma ação inibitória, que se manifesta por uma redução na concentração de gonadotrofinas e hormônios gonadais (i.e., estado de hipogonadismo hipogonadotrófico). A ação inibitória deve-se a uma associação de regulação negativa dos receptores e alterações das vias de sinalização ativadas pelo GnRH.

Farmacologia clínica

Em certas ocasiões, os agonistas do GnRH são usados para estimular a produção de gonadotrofinas. Com muito mais frequência, são utilizados para supressão da liberação de gonadotrofinas.

A. Estimulação

1. *Infertilidade feminina* Na era atual de ampla disponibilidade de gonadotrofinas e da tecnologia reprodutiva assistida, o uso da administração pulsátil de GnRH para o tratamento da infertilidade tornou-se incomum. Embora o GnRH pulsátil tenha menos tendência do que as gonadotrofinas de produzir gravidez múltipla e SHEO, a inconveniência e o custo associados ao uso contínuo de uma bomba intravenosa e as dificuldades na obtenção de GnRH nativo (gonadorrelina) representam barreiras para o uso do GnRH pulsátil. Quando essa abordagem é utilizada, uma bomba programável portátil, movida a bateria, e um tubo intravenoso permitem a liberação de pulsos de gonadorrelina a cada 90 minutos.

A gonadorrelina ou um análogo agonista do GnRH podem ser usados para precipitar um surto de LH e a ovulação em mulheres com infertilidade, submetidas à indução da ovulação com gonadotrofinas. Tradicionalmente, a hCG tem sido usada para desencadear a ovulação nessa situação. Entretanto, a gonadorrelina ou um agonista do GnRH têm menos tendência do que a hCG de causar SHEO.

2. *Infertilidade masculina* É possível utilizar a gonadorrelina pulsátil para a infertilidade em homens com hipogonadismo hipogonadotrófico hipotalâmico. Utiliza-se uma bomba portátil para a infusão intravenosa de gonadorrelina a cada 90 minutos. É preciso determinar regularmente as concentrações séricas de testosterona e efetuar uma análise do sêmen. São necessários pelo menos 3 a 6 meses de infusão pulsátil para observar o aparecimento de um número significativo de espermatozoides. Conforme descrito anteriormente, o tratamento do hipogonadismo hipogonadotrófico costuma ser realizado com hCG ou hMG ou seus equivalentes recombinantes.

3. *Diagnóstico de responsividade do LH* O GnRH pode ser útil para estabelecer se a puberdade tardia em uma adolescente hipogonadotrófica é decorrente de um atraso constitucional ou da presença de hipogonadismo hipogonadotrófico. A resposta do LH (mas não a do FSH) a uma dose única de GnRH pode diferenciar essas duas condições; todavia, pode-se observar uma sobreposição individual significativa na resposta do LH entre os dois grupos. As concentrações séricas de LH são determinadas antes e em vários momentos após um bólus intravenoso ou subcutâneo de GnRH. Uma elevação nas concentrações séricas de LH com um pico > 5 a 8 mUI/mL sugere um estado de puberdade precoce. A obtenção de uma resposta inadequada do LH sugere hipogonadismo hipogonadotrófico, devido a uma doença hipofisária ou hipotalâmica, porém não descarta a possibilidade de atraso constitucional da puberdade.

B. Supressão da produção de gonadotrofinas

1. *Estimulação ovariana controlada* Na estimulação ovariana controlada, realizada por meio de tecnologias reprodutivas assistidas como a fertilização *in vitro*, que leva à produção de múltiplos ovócitos maduros, é fundamental suprimir o surto de LH endógeno que poderia desencadear prematuramente a ovulação. Essa supressão é obtida por meio de injeções subcutâneas diárias de leuprorrelina ou aplicações nasais diárias de nafarrelina. Para a leuprorrelina, o tratamento costuma ser iniciado com dose diária de 1 mg, durante cerca de 10 dias, ou até a ocorrência de sangramento menstrual. Nesse momento, a dose é reduzida para 0,5 mg/dia até a administração de hCG (ver Figura 37-3). Para a nafarrelina, a dose inicial geralmente é de 400 mcg, 2 vezes ao dia, reduzida para 200 mcg quando ocorre sangramento menstrual.

2. *Endometriose* A endometriose é definida como a presença de endométrio sensível ao estrogênio fora do útero, que resulta em dor abdominal cíclica em mulheres na pré-menopausa. Com frequência, a dor da endometriose é reduzida ao abolir a exposição às alterações cíclicas das concentrações de estrogênio e de progesterona, que constituem parte normal do ciclo menstrual. A supressão ovariana induzida por tratamento contínuo com um agonista do GnRH reduz acentuadamente as concentrações de estrogênio e de progesterona e impede as alterações cíclicas. A duração do tratamento com um agonista do GnRH limita-se a 6 meses, visto que a supressão ovariana além desse período pode resultar em diminuição da densidade óssea. Quando o alívio da dor obtido com o tratamento com um agonista do GnRH sustenta a manutenção da terapia por mais de 6 meses, a adição de terapia de inclusão (estrogênio ou progestinas) reduz ou elimina a perda óssea induzida por agonistas do GnRH e proporciona alívio sintomático, sem reduzir a eficácia do alívio da dor. A leuprorrelina e a gosserrelina são administradas na forma de preparações de depósito, que fornecem 1 ou 3 meses de atividade agonista contínua de GnRH. A nafarrelina é administrada 2 vezes ao dia, em aerossol nasal, na dose de 0,2 mg por jato.

3. *Leiomiomas uterinos (fibroides uterinos)* Os leiomiomas uterinos são tumores benignos de músculo liso do útero sensíveis ao estrogênio, que podem causar menorragia, com anemia e dor pélvica associadas. O tratamento com um agonista do GnRH, durante 3 a 6 meses, diminui o tamanho dos fibroides e, quando associado ao uso de ferro suplementar, melhora a anemia. Os efeitos dos agonistas do GnRH são temporários, com crescimento recorrente gradual dos leiomiomas para o tamanho anterior dentro de vários meses após a interrupção do tratamento. Os agonistas do GnRH têm sido utilizados amplamente para o tratamento pré-operatório dos leiomiomas uterinos, tanto para miomectomia quanto para histerectomia. Foi constatado que os agonistas do GnRH melhoram os parâmetros hematológicos, diminuem o tempo de internação e reduzem a perda de sangue, a duração da cirurgia e a dor pós-operatória quando administrados durante 3 meses no pré-operatório.

4. *Câncer de próstata* A terapia antiandrogênica constitui a principal terapia clínica para o câncer de próstata. A terapia antiandrogênica associada a um agonista do GnRH contínuo e um antagonista dos receptores de androgênio é tão efetiva quanto a castração cirúrgica para reduzir as concentrações séricas de testosterona e seus efeitos. A leuprorrelina, a gosserrelina, a histrelina, a busserrelina e a triptorrelina foram aprovadas para essa indicação. A formulação preferida é a de ação longa, que garante 1, 3, 4, 6 ou 12 meses de terapia ativa. Durante os primeiros 7 a 10 dias da terapia com análogo do GnRH, as concentrações séricas de testosterona aumentam, devido à ação agonista do fármaco. Isso pode produzir dor em pacientes com metástases ósseas e crescimento do tumor e sintomas neurológicos em pacientes com metástases vertebrais. Além disso, pode agravar temporariamente os sintomas de obstrução urinária. Essas exacerbações do tumor podem ser comumente evitadas com a administração concomitante de um antagonista dos receptores de androgênio (flutamida, bicalutamida ou nilutamida) (ver Capítulo 40). Dentro de cerca de 2 semanas, as concentrações séricas de testosterona caem para a faixa hipogonadal.

5. *Puberdade precoce central* Indica-se a administração contínua de um agonista do GnRH para o tratamento da puberdade precoce central (aparecimento de características sexuais secundárias antes de 7-8 anos nas meninas ou 9 anos nos meninos). Antes da administração de um agonista do GnRH, é preciso confirmar a presença de puberdade precoce central pela demonstração de uma resposta puberal das gonadotrofinas ao GnRH ou "dose-teste" de um análogo do GnRH. O tratamento está indicado para crianças cuja altura final estaria, de outro modo, significativamente comprometida (com base em uma idade óssea muito avançada), ou na qual o desenvolvimento das características sexuais secundárias puberais ou a ocorrência de menstruação causam sofrimento emocional significativo. Ainda que a puberdade precoce central seja, com mais frequência, idiopática, é importante excluir qualquer patologia do SNC por meio de ressonância magnética da área hipotalâmico-hipofisária.

O tratamento da puberdade precoce central consiste mais comumente em uma injeção mensal ou a cada 3 meses de depósito intramuscular de acetato de leuprorrelina ou em implante anual de acetato de histrelina (não disponível no Brasil). Dispõe-se também de administração diária por via subcutânea ou nasal (aerossol) de agonistas do GnRH, porém o seu uso não é recomendado devido à pouca adesão dos pacientes. Em geral, o tratamento é continuado por um período suficiente para otimizar a altura do adulto e possibilitar o desenvolvimento puberal que ocorre concomitantemente em colegas da mesma idade. Normalmente, o tratamento é continuado até os 11 anos nas meninas e até os 12 anos nos meninos.

6. *Outras condições* A supressão gonadal por meio de tratamento contínuo com agonista do GnRH é usada no tratamento do câncer avançado de mama e de ovário. Além disso, as diretrizes de prática clínica recentemente publicadas recomendam administração contínua de agonista do GnRH para adolescentes transexuais com puberdade precoce para bloquear a puberdade endógena antes do tratamento subsequente com hormônios gonadais sexuais cruzados.

Toxicidade

A gonadorrelina pode causar cefaleia, tontura, náuseas e rubor. Com frequência, ocorre edema nos locais de injeção subcutânea. Foi constatada a ocorrência de dermatite generalizada por hipersensibilidade após administração subcutânea prolongada. As reações de hipersensibilidade agudas raras incluem broncospasmo e anafilaxia. Foi relatada a ocorrência de apoplexia hipofisária súbita e cegueira após a administração de GnRH a uma paciente com tumor hipofisário secretor de gonadotrofinas.

O tratamento contínuo de mulheres com análogo do GnRH (leuprorrelina, nafarrelina, gosserrelina) produz sintomas típicos da menopausa, incluindo ondas de calor, sudorese e cefaleias. Também pode ocorrer depressão, redução do libido, dor generalizada, ressecamento vaginal e atrofia da mama. Pode ocorrer o desenvolvimento de cistos ovarianos no primeiro mês de terapia, devido ao seu efeito de exacerbação na secreção de gonadotrofinas. Em geral, há resolução depois de um período adicional de 6 semanas. O uso prolongado pode resultar em diminuição da densidade óssea e osteoporose, de modo que as pacientes devem ser monitoradas com densitometria óssea antes de repetir o ciclo de tratamento. Dependendo da afecção tratada com agonista do GnRH, é possível melhorar os sinais e os sintomas do estado hipoestrogênico sem perder a eficácia clínica com uma baixa dose de progestina de forma isolada ou em associação com uma baixa dose de estrogênio. As contraindicações para o uso de agonistas do GnRH em mulheres incluem gravidez e lactação.

Nos homens tratados com administração contínua de agonista do GnRH, as reações adversas consistem em ondas de calor e sudorese, edema, ginecomastia, diminuição da libido, redução do hematócrito, diminuição da densidade óssea, astenia e reações no local da injeção. O tratamento de crianças com análogos do GnRH costuma ser bem tolerado. Entretanto, pode ocorrer exacerbação temporária da puberdade precoce durante as primeiras semanas de tratamento. O aerossol nasal de nafarrelina pode causar sinusite ou agravá-la.

ANTAGONISTAS DOS RECEPTORES DO GnRH

Dispõe-se, para uso clínico, de quatro decapeptídeos sintéticos que atuam como antagonistas competitivos dos receptores de GnRH. O **ganirrelix** (não disponível no Brasil), o **cetrorrelix**, o **abarrelix** e o **degarrelix** inibem a secreção de FSH e de LH de modo dose-dependente. O ganirrelix e o cetrorrelix foram aprovados para uso em procedimentos de estimulação ovariana controlada, enquanto o degarrelix e o abarrelix foram aprovados para homens com câncer de próstata avançado.

Farmacocinética

O ganirrelix e o cetrorrelix são rapidamente absorvidos após injeção subcutânea. A administração de 0,25 mg/dia mantém o antagonismo do GnRH. Como alternativa, uma dose única de 3 mg de cetrorrelix suprime a secreção de LH durante 96 horas. A terapia com degarrelix é iniciada com 240 mg administrados em 2 injeções subcutâneas. A dose de manutenção é de 80 mg por injeção subcutânea, a cada 28 dias.

Farmacologia clínica

A. Supressão da produção de gonadotrofinas

Os antagonistas do GnRH estão aprovados para impedir o surto de LH durante a estimulação ovariana controlada. Eles oferecem várias vantagens em relação ao tratamento contínuo com um agonista do GnRH. Como os antagonistas do GnRH produzem um efeito antagonista imediato, seu uso pode ser adiado até os dias 6 a 8 do ciclo de fertilização *in vitro* (ver Figura 37-3), encurtando, assim, a duração de sua administração. Além disso, parecem ter menos efeito supressor sobre a resposta ovariana à estimulação das gonadotrofinas, possibilitando redução na duração total e na dose de gonadotrofina. Por outro lado, como a reversão de seus efeitos antagonistas é mais rápida após a interrupção, a adesão ao esquema de tratamento é de suma importância.

B. Câncer de próstata avançado

O degarrelix e o abarrelix foram aprovados para o tratamento do câncer de próstata avançado sintomático. Esse antagonista do GnRH reduz as concentrações de gonadotrofinas e de androgênios mais rapidamente do que os agonistas do GnRH e impede o surto de testosterona observado durante a terapia com agonistas do GnRH.

Toxicidade

Quando usados para estimulação ovariana controlada, o ganirrelix e o cetrorrelix são bem tolerados. As reações adversas mais comuns consistem em náuseas e cefaleia. Durante o tratamento de homens com câncer de próstata, o degarrelix provoca reações no local de injeção e aumentos das enzimas hepáticas. À semelhança do tratamento contínuo com agonista do GnRH, o degarrelix e o abarrelix resultam em sinais e sintomas de privação androgênica, incluindo ondas de calor e ganho de peso.

PROLACTINA

A prolactina é um hormônio peptídico de 198 aminoácidos produzido pela adeno-hipófise. Sua estrutura assemelha-se à do GH. A prolactina é o principal hormônio responsável pela lactação. A produção de leite é estimulada pela prolactina na presença de concentrações circulantes apropriadas de estrogênios, progestinas, corticosteroides e insulina. A deficiência de prolactina – que pode ocorrer em raros estados de deficiência hipofisária – manifesta-se pela falha da lactação. Não se dispõe de preparação de prolactina para uso em pacientes com deficiência desse hormônio.

Na secção do pedículo hipofisário por cirurgia ou traumatismo craniencefálico, compressão do pedículo em razão de uma massa selar, ou nos raros casos de destruição hipotalâmica, as concentrações de prolactina podem estar elevadas, em consequência do transporte prejudicado da dopamina (hormônio de inibição da prolactina) para a hipófise. Com muito mais frequência, as concentrações de prolactina estão elevadas em consequência de adenomas secretores de prolactina. Além disso, diversos fármacos causam elevação das concentrações de prolactina, incluindo antipsicóticos e fármacos para a motilidade gastrintestinal, que consistem em antagonistas dos receptores de dopamina, estrogênios e opiáceos. A hiperprolactinemia causa hipogonadismo, que se manifesta na forma de infertilidade, oligomenorreia ou amenorreia e galactorreia em mulheres na pré-menopausa e na forma de perda da libido, disfunção erétil e infertilidade nos homens. No caso de grandes tumores (macroadenomas), a hiperprolactinemia pode estar associada a sintomas de massa hipofisária, incluindo alterações visuais em consequência da compressão dos nervos ópticos. O hipogonadismo e a infertilidade associados à hiperprolactinemia resultam da inibição da liberação de GnRH. Para pacientes com hiperprolactinemia sintomática, a inibição da secreção de prolactina pode ser obtida com agonistas da dopamina, que atuam sobre a hipófise, inibindo a liberação de prolactina.

AGONISTAS DA DOPAMINA

Os adenomas que secretam prolactina em excesso habitualmente conservam a sensibilidade à inibição pela dopamina exibida pelos lactotrofos hipofisários normais, as células secretoras de prolactina. A **bromocriptina** e a **cabergolina** são derivadas do esporão do centeio (*ergot*) (ver Capítulos 16 e 28), com alta afinidade pelos receptores dopaminérgicos D_2. A **quinagolida** é um fármaco, aprovado na Europa, que não deriva do *ergot*, com alta afinidade semelhante pelos receptores D_2. A estrutura química e as características farmacocinéticas dos alcaloides do *ergot* são apresentadas no Capítulo 16.

Os agonistas da dopamina suprimem, de maneira muito efetiva, a liberação de prolactina em pacientes com hiperprolactinemia, e a liberação de GH é reduzida em pacientes com acromegalia, embora de modo não tão efetivo. A bromocriptina também tem sido utilizada na doença de Parkinson para melhorar a função motora e reduzir as necessidades de levodopa (ver Capítulo 28). Foi relatado que agonistas D_2 não derivados do *ergot* mais recentes, utilizados no tratamento da doença de Parkinson (pramipexol e ropinirol; ver Capítulo 28), interferem na lactação; porém, esses fármacos não estão aprovados para uso na hiperprolactinemia.

Farmacocinética

Todos os agonistas da dopamina disponíveis são ativos na forma de preparações orais, e todos são eliminados por metabolismo. Além disso, podem ser absorvidos sistemicamente após a inserção vaginal de óvulos para evitar a náusea devido à sua administração oral. A cabergolina, com meia-vida de cerca de 65 horas, é o agonista com maior duração de ação. A quinagolida apresenta meia-vida de cerca de 20 horas, enquanto a meia-vida da bromocriptina é de cerca de 7 horas. Após administração vaginal, as concentrações séricas atingem seu valor máximo mais lentamente.

Farmacologia clínica

A. Hiperprolactinemia

Um agonista da dopamina constitui o tratamento-padrão de primeira escolha para a hiperprolactinemia. Esses fármacos levam à regressão dos tumores hipofisários secretores de prolactina, reduzem as concentrações circulantes de prolactina e restauram a ovulação em cerca de 70% das mulheres com microadenomas e em 30% daquelas com macroadenomas (Figura 37-4). A cabergolina é iniciada em uma dose de 0,25 mg, 2 vezes por semana, por via oral ou vaginal. A dose pode ser aumentada de modo gradual, de acordo com as determinações das concentrações séricas de prolactina, até o máximo de 1 mg, 2 vezes por semana. Em geral, a bromocriptina é administrada diariamente após o jantar, na dose inicial de 1,25 mg; a seguir, a dose é aumentada de acordo com a tolerância. As pacientes necessitam, em sua maioria, de 2,5 a 7,5 mg/dia. Fora dos Estados Unidos, dispõe-se de formulações de bromocriptina de ação longa por via oral e de formulações intramusculares.

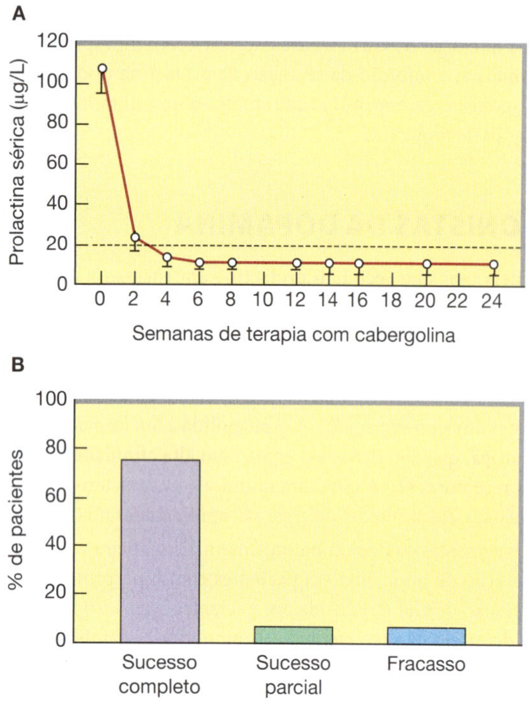

FIGURA 37-4 Resultados de um estudo clínico com cabergolina em mulheres com hiperprolactinemia e anovulação. (**A**) A *linha tracejada* indica o limite superior das concentrações séricas normais de prolactina. (**B**) O sucesso completo foi definido como a ocorrência de gravidez ou de pelo menos duas menstruações consecutivas, com evidência de ovulação em pelo menos uma delas. O sucesso parcial foi definido por dois ciclos menstruais sem evidência de ovulação ou por apenas um ciclo ovulatório. O motivo mais comum de interrupção do estudo clínico foi a ocorrência de náuseas, cefaleia, tontura, dor abdominal e fadiga. (Dados de Webster J, Piscitelli G, Polli A, Ferrari CI, Ismail I, Scanlon MF: A comparison of cabergoline and bromocriptine in the treatment of hyperprolactinemic amenorrhea. Cabergoline Comparative Study Group, N Engl J Med 1994 Oct 6;331(14):904-909.)

B. Lactação fisiológica

Os agonistas da dopamina eram usados para impedir o ingurgitamento das mamas, quando a mãe não desejava amamentar. O uso para esse propósito foi desencorajado, devido à sua toxicidade (ver "Toxicidade e contraindicações").

C. Acromegalia

Para o tratamento da acromegalia, pode-se utilizar um agonista da dopamina, isoladamente ou em associação com cirurgia da hipófise, radioterapia ou administração de um análogo da somatostatina. As doses necessárias são maiores do que aquelas usadas para o tratamento da hiperprolactinemia. Por exemplo, os pacientes com acromegalia necessitam de 20 a 30 mg/dia de bromocriptina e raramente respondem de modo adequado a esse fármaco apenas, a não ser que o tumor hipofisário secrete prolactina, bem como GH.

Toxicidade e contraindicações

Os agonistas da dopamina podem causar náuseas, cefaleia, tontura, hipotensão ortostática e fadiga. Em certas ocasiões, ocorrem manifestações psiquiátricas, até mesmo com doses mais baixas, e sua resolução pode levar vários meses. Raramente ocorre eritromelalgia. As preparações derivadas do *ergot*, quando administradas em altas doses, podem causar vasospasmo digital periférico induzido pelo frio. Ocorreram infiltrados pulmonares com terapia crônica em altas doses. O tratamento com cabergolina em altas doses para doença de Parkinson está associado a um maior risco de doença cardíaca valvar, porém é provável que isso não ocorra na dose mais baixa utilizada na hiperprolactinemia. A cabergolina parece causar náuseas com menos frequência do que a bromocriptina. A administração vaginal pode reduzir as náuseas, porém pode causar irritação local.

A terapia com agonistas da dopamina durante as primeiras semanas de gravidez não tem sido associada a qualquer risco aumentado de aborto espontâneo ou de malformações congênitas. Apesar da maior experiência com a segurança da bromocriptina no início da gestação, existem evidências crescentes de que a cabergolina também é segura para uso em mulheres com macroadenomas que precisam continuar o tratamento com um agonista da dopamina durante a gravidez. Em pacientes com adenomas hipofisários pequenos, a terapia com agonista da dopamina é interrompida se houver concepção, visto que o risco de crescimento de microadenomas é baixo durante a gravidez (2,7%). As pacientes com macroadenomas necessitam de vigilância, visto que o risco de progressão do tumor é alto (22,9%), e essas pacientes frequentemente necessitam de um agonista da dopamina durante toda a gestação. Há relatos raros de acidente vascular encefálico ou de trombose coronariana após o parto em mulheres em uso de bromocriptina para suprimir a lactação pós-parto.

HORMÔNIOS DA NEURO-HIPÓFISE

Os dois hormônios da neuro-hipófise – a vasopressina e a ocitocina – são sintetizados em corpos celulares neuronais do hipotálamo e, a seguir, transportados por seus axônios até a neuro-hipófise, onde são armazenados e, em seguida, liberados na circulação. Cada um apresenta usos clínicos limitados, porém importantes.

OCITOCINA

A ocitocina é um hormônio peptídico secretado pela neuro-hipófise. A ocitocina estimula as contrações musculares no útero e as contrações mioepiteliais na mama. Por conseguinte, esse hormônio está envolvido no parto e na ejeção do leite. Durante a segunda metade da gravidez, o músculo liso uterino exibe um aumento na expressão dos receptores de ocitocina e torna-se cada vez mais sensível à ação estimulante da ocitocina endógena.

Química e farmacocinética

A. Estrutura

A ocitocina é um peptídeo de 9 aminoácidos, com ligação cruzada de dissulfeto intrapeptídeo (Figura 37-5). Sua sequência de aminoácidos difere daquela da vasopressina nas posições 3 e 8.

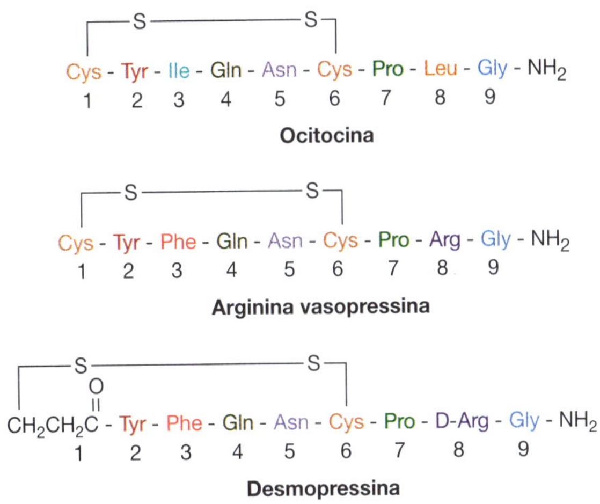

FIGURA 37-5 Hormônios da neuro-hipófise e desmopressina. (Adaptada, com autorização, de Ganong WF: Review of Medical Physiology, 21st ed. New York, NY: McGraw Hill; 2003.)

B. Absorção, metabolismo e excreção

A ocitocina é administrada por via intravenosa para iniciar e intensificar o trabalho de parto. É também administrada por via intramuscular para controle do sangramento pós-parto. A ocitocina não se liga às proteínas plasmáticas e é eliminada pelos rins e pelo fígado, com meia-vida circulante de 5 minutos.

Farmacodinâmica

A ocitocina atua sobre receptores acoplados à proteína G e pelo sistema de segundos mensageiros de fosfoinositídeo-cálcio, produzindo contração do músculo liso uterino. A ocitocina também estimula a liberação de prostaglandinas e leucotrienos, que aumentam a contração uterina. Em baixas doses, a ocitocina aumenta tanto a frequência como a força das contrações uterinas. Em doses mais altas, produz contração duradoura.

A ocitocina também provoca contração das células mioepiteliais que circundam os alvéolos mamários, resultando na ejeção de leite. Sem a contração induzida pela ocitocina, não pode ocorrer lactação normal. A ocitocina em altas concentrações possui fraca atividade antidiurética e pressora, devido à ativação dos receptores de vasopressina.

Farmacologia clínica

A ocitocina é usada para induzir o trabalho de parto em condições que necessitam de parto vaginal rápido, como diabetes materno não controlado, agravamento de pré-eclâmpsia, infecção intrauterina ou ruptura das membranas depois de 34 semanas de gestação. É também utilizada para acelerar o trabalho de parto prolongado. A ocitocina também pode ser usada no período pós-parto imediato para interromper o sangramento vaginal, devido à atonia uterina.

Antes do parto, a ocitocina costuma ser administrada por via intravenosa por uma bomba de infusão, com monitoração fetal e materna apropriada. Para a indução do trabalho de parto, a velocidade inicial de infusão de 0,5 a 2 mUI/min é aumentada a cada 30 a 60 minutos, até o estabelecimento de um padrão fisiológico de contração. A velocidade máxima de infusão é de 20 mUI/min. Para o sangramento uterino pós-parto, são adicionadas 10 a 40 unidades a 1 L de glicose a 5%, sendo a velocidade da infusão titulada para controlar a atonia uterina. De modo alternativo, podem ser administradas 10 unidades de ocitocina por injeção intramuscular.

Durante o período anteparto, a ocitocina induz contrações uterinas, que diminuem transitoriamente o fluxo sanguíneo placentário para o feto. O teste de estimulação com ocitocina mede a resposta da frequência cardíaca fetal a uma infusão padronizada e fornece informações sobre a reserva circulatória placentária. Uma resposta anormal, que consiste em desaceleração tardia da frequência cardíaca fetal, indica hipoxia do feto e pode justificar um parto imediato por cesariana.

Toxicidade e contraindicações

Quando a ocitocina é utilizada de modo criterioso, é raro haver toxicidade grave. Os efeitos tóxicos que ocorrem são decorrentes da estimulação excessiva das contrações uterinas ou da ativação inadvertida dos receptores de vasopressina. A estimulação excessiva das contrações uterinas antes do parto pode causar sofrimento fetal, descolamento prematuro da placenta ou ruptura uterina. Essas complicações podem ser detectadas precocemente por meio de monitoração fetal padrão. As altas concentrações de ocitocina com ativação dos receptores de vasopressina podem causar retenção excessiva de líquido ou intoxicação hídrica, resultando em hiponatremia, insuficiência cardíaca, convulsões e morte. As injeções intravenosas diretas de ocitocina podem causar hipotensão. Para evitar a ocorrência de hipotensão, a ocitocina é administrada por via intravenosa em solução diluída, em uma velocidade controlada.

As contraindicações para o uso da ocitocina incluem sofrimento fetal, apresentação anormal do feto, descolamento prematuro da placenta e outras predisposições à ruptura uterina, incluindo cirurgia extensa prévia do útero.

ANTAGONISTA DA OCITOCINA

A **atosibana** é um antagonista do receptor de ocitocina que foi aprovada fora dos Estados Unidos para o tratamento do trabalho de parto prematuro (tocólise). A atosibana, que é uma forma modificada da ocitocina, é administrada por infusão intravenosa durante 2 a 48 horas. Em pequeno número de estudos clínicos publicados, a atosibana parece ser tão efetiva quanto os tocolíticos agonistas dos receptores β-adrenérgicos, apresentando menos reações adversas. Entretanto, em 1998, a FDA decidiu não aprovar a atosibana, em razão das preocupações quanto à sua eficácia e segurança (disponível no Brasil).

VASOPRESSINA (HORMÔNIO ANTIDIURÉTICO, ADH)

A vasopressina é um hormônio peptídico liberado pela neuro-hipófise em resposta à tonicidade crescente do plasma ou a uma queda da pressão arterial. Possui propriedades antidiuréticas e vasopressoras. A deficiência desse hormônio resulta em diabetes insípido (DI) (ver Capítulos 15 e 17). O DI central é causado por uma variedade de condições adquiridas, incluindo tumores, trauma e procedimentos neurocirúrgicos, bem como condições congênitas que resultam em diminuição dos neurônios do eixo hipotálamo/neuro-hipófise e perda da secreção de vasopressina.

Química e farmacocinética

A. Estrutura

A vasopressina é um nonapeptídeo com anel de 6 aminoácidos e uma cadeia lateral de 3 aminoácidos. O resíduo na posição 8 é a arginina nos seres humanos e na maioria dos outros mamíferos, à exceção do porco e de espécies relacionadas, cuja vasopressina contém lisina na posição 8 (ver Figura 37-5). O acetato de desmopressina (DDAVP, 1-desamino-8-D-arginina vasopressina) é um análogo sintético de ação longa da vasopressina, com atividade pressora mínima e razão de atividade antidiurética-pressora de 4 mil vezes a da vasopressina. A **desmopressina** é modificada na posição 1 e contém um D-aminoácido na posição 8. À semelhança da vasopressina e da ocitocina, a desmopressina tem uma ligação de dissulfeto entre as posições 1 e 6.

B. Absorção, metabolismo e excreção

A vasopressina é administrada por injeção intravenosa ou intramuscular. A meia-vida da vasopressina circulante é de cerca de 15 minutos, com metabolismo renal e hepático pela redução da ligação de dissulfeto e clivagem peptídica.

A desmopressina pode ser administrada por via intravenosa, subcutânea, intranasal ou oral. A meia-vida da desmopressina circulante é de 1,5 a 2,5 horas. A desmopressina nasal está disponível na forma de aerossol de dose única, que fornece 10 mcg por jato; também está disponível com tubo nasal calibrado, que pode ser utilizado para fornecer uma dose mais precisa. A biodisponibilidade por via nasal é de 3 a 4%, já a oral é de menos de 1%.

Farmacodinâmica

A vasopressina ativa dois subtipos de receptores acoplados à proteína G (ver Capítulo 17). Os receptores V_1 são encontrados nas células musculares lisas vasculares e medeiam a vasoconstrição por meio da proteína G_q acoplada à fosfolipase C. Os receptores V_2 são encontrados nas células tubulares renais e reduzem a diurese por meio de aumento da permeabilidade à água e de sua reabsorção nos túbulos coletores por meio da proteína G_s acoplada à adenililciclase. Os receptores extrarrenais semelhantes ao receptor V_2 regulam a liberação do fator de coagulação VIII e do fator de von Willebrand, aumentando a agregação plaquetária.

Farmacologia clínica

A vasopressina e a desmopressina constituem tratamentos de escolha para o diabetes insípido hipofisário. A dose de desmopressina é de 10 a 40 mcg, em 2 a 3 doses fracionadas, na forma de aerossol nasal ou como comprimido oral, na dose de 0,1 a 0,2 mg, 2 a 3 vezes ao dia. Ocorre uma redução de 50% na absorção enteral de desmopressina quando administrada junto com refeições, de modo que pode ser necessária a sua administração em jejum se houver uma resposta insuficiente à dose oral do fármaco. A dose injetável é de 1 a 4 mcg, a cada 12 a 24 horas, quando necessário, para poliúria, polidipsia ou hipernatremia. A terapia com desmopressina antes de dormir, por administração intranasal, oral ou sublingual, melhora a enurese noturna por diminuir a produção noturna de urina. A infusão de vasopressina mostra-se efetiva em alguns casos de sangramento de varizes esofágicas e sangramento diverticular do cólon. A vasopressina em altas doses, em uma injeção intravenosa em bólus de 40 unidades, pode ser administrada em substituição à epinefrina (adrenalina) no protocolo de reanimação de Suporte Avançado de Vida em Cardiologia (ACLS, do inglês *Advanced Cardiovascular Life Support*) para parada cardíaca sem pulso.

A desmopressina também é usada para o tratamento da coagulopatia na hemofilia A e na doença de von Willebrand (ver Capítulo 34).

Toxicidade e contraindicações

Raramente, ocorrem cefaleia, náuseas, cólicas abdominais, agitação e reações alérgicas. A sobredose pode resultar em hiponatremia e convulsões.

A vasopressina (mas não a desmopressina) pode causar vasoconstrição e deve ser usada com cautela em pacientes com doença arterial coronariana. A insuflação nasal de desmopressina pode ser menos efetiva na presença de congestão nasal.

ANTAGONISTAS DO RECEPTOR DE VASOPRESSINA

Existem três receptores para a vasopressina: os receptores V_{1a}, V_{1b} e V_2. O receptor V_2 medeia a resposta antidiurética da vasopressina, enquanto os receptores V_{1a} e V_{1b} afetam principalmente a vasoconstrição e a liberação de ACTH, respectivamente. Um grupo de antagonistas não peptídicos dos receptores de vasopressina foi desenvolvido para uso em pacientes com hiponatremia ou insuficiência cardíaca aguda, que frequentemente está associada a concentrações elevadas de vasopressina. A **conivaptana** (não disponível no Brasil) possui alta afinidade pelos receptores V_{1a} e V_2. A **tolvaptana** (não disponível no Brasil) exibe uma afinidade 30 vezes maior pelos receptores V_2 do que pelos receptores V_1. Em vários ensaios clínicos, ambos os fármacos promoveram a excreção de água livre, a restauração da concentração sérica de sódio, o alívio dos sintomas e a redução dos sinais objetivos de hiponatremia e de insuficiência cardíaca. A conivaptana, administrada por via intravenosa, e a tolvaptana, administrada por via oral, foram aprovadas pela FDA para o tratamento da hiponatremia. A duração do tratamento com tolvaptana limita-se a 30 dias, em razão do risco de hepatotoxicidade, incluindo insuficiência hepática potencialmente fatal. Vários outros antagonistas não peptídicos dos receptores de vasopressina estão sendo investigados para essas condições.

RESUMO Hormônios hipotalâmicos e hipofisários[1]

Subclasse, fármaco	Mecanismo de ação	Efeitos	Aplicações clínicas	Farmacocinética, toxicidades, interações
HORMÔNIO DO CRESCIMENTO (GH)				
• Somatropina	Forma recombinante do GH humano • atua pelos receptores de GH para aumentar a produção de IGF-I	Restaura o crescimento normal e os efeitos metabólicos do GH em indivíduos com deficiência de GH • aumenta a altura final do adulto em algumas crianças com baixa estatura não causada por deficiência de GH	Reposição na deficiência de GH • aumento da altura final do adulto em crianças com certas condições associadas à baixa estatura (ver Tabela 37-4) • emaciação na infecção pelo HIV • síndrome do intestino curto	Injeção SC • *Toxicidade:* pseudotumor cerebral, deslizamento da epífise da cabeça do fêmur, edema, hiperglicemia, progressão da escoliose, risco de asfixia em pacientes com obesidade grave e com síndrome de Prader-Willi, obstrução das vias respiratórias superiores ou apneia do sono
AGONISTA DO IGF-I				
• Mecasermina	Forma recombinante do IGF-I que estimula os receptores de IGF-I	Melhora o crescimento e os efeitos metabólicos do IGF-I em indivíduos com deficiência de IGF-I devido a resistência grave ao GH	Reposição na deficiência de IGF-I que não responde ao GH exógeno	Injeção SC • *Toxicidade:* hipoglicemia, hipertensão intracraniana, lipo-hipertrofia, hipertrofia tonsilar, aumento das enzimas hepáticas
ANÁLOGOS DA SOMATOSTATINA (SST)				
• Octreotida	Agonista nos receptores de SST	Inibe a produção de GH e, em menor grau, de TSH, glucagon, insulina e gastrina	Acromegalia e vários outros tumores secretores de hormônio • controle agudo do sangramento de varizes esofágicas	Injeção SC ou IV • formulação de ação longa injetada por via IM, mensalmente • *Toxicidade:* distúrbios gastrintestinais, cálculos biliares, bradicardia, problemas de condução cardíaca
• *Lanreotida: semelhante à octreotida; disponível em formulação de ação longa para a acromegalia*				
ANTAGONISTA DOS RECEPTORES DE GH				
• Pegvisomanto	Bloqueia os receptores de GH	Melhora os efeitos da produção excessiva de GH	Acromegalia	Injeção SC • *Toxicidade:* aumento das enzimas hepáticas • necessidade de monitoramento para crescimento de adenoma hipofisário
GONADOTROFINAS: ANÁLOGOS DO HORMÔNIO FOLÍCULO-ESTIMULANTE (FSH)				
• Alfafolitropina	Ativa os receptores de FSH	Reproduz os efeitos do FSH endógeno	Estimulação ovariana controlada • infertilidade devido ao hipogonadismo hipogonadotrófico em homens	Injeção SC • *Toxicidade:* SHEO e gravidez múltipla em mulheres • ginecomastia em homens • cefaleia, depressão, edema em ambos os sexos
• *Betafolitropina: produto recombinante com a mesma sequência peptídica da alfafolitropina, mas que difere nas suas cadeias laterais de carboidrato* • *Urofolitropina: FSH humano purificado a partir da urina de mulheres na pós-menopausa* • *Menotropina (hMG): extrato da urina de mulheres na pós-menopausa que contém atividade tanto do FSH quanto do LH*				
GONADOTROFINAS: ANÁLOGOS DO HORMÔNIO LUTEINIZANTE (LH)				
• Gonadotrofina coriônica humana (hCG)	Agonista nos receptores de LH	Reproduz os efeitos do LH endógeno	Iniciação da maturação final do ovócito e ovulação durante a estimulação ovariana controlada • hipogonadismo hipogonadotrófico masculino	Injeção IM ou SC • *Toxicidade:* SHEO • cefaleia, depressão, edema em ambos os sexos
• *Alfacoriogonadotrofina: forma recombinante da hCG* • *Lutropina: forma recombinante do LH humano* • *Menotropina (hMG): extrato da urina de mulheres na pós-menopausa que contém atividade tanto do FSH quanto do LH*				

(continua)

Subclasse, fármaco	Mecanismo de ação	Efeitos	Aplicações clínicas	Farmacocinética, toxicidades, interações
ANÁLOGOS DO HORMÔNIO LIBERADOR DE GONADOTROFINAS (GnRH)				
• Leuprorrelina	Agonista nos receptores de GnRH	Secreção aumentada de LH e de FSH com administração intermitente • redução da secreção de LH e FSH com administração contínua prolongada	Supressão ovariana • hiperestimulação ovariana controlada • puberdade precoce central • bloqueio da puberdade endógena em alguns adolescentes transexuais/com variante de gênero e puberdade precoce • câncer de próstata avançado	Administrada por via IV, SC, IM ou intranasal • dispõe-se de formulações de depósito • *Toxicidade:* cefaleia, tontura, náusea, reações no local de injeção • sintomas de hipogonadismo com tratamento contínuo
• *Gonadorrelina: GnRH humano sintético*				
• *Outros análogos do GnRH: gosserrelina, busserrelina, histrelina, nafarrelina e triptorrelina*				
ANTAGONISTAS DO RECEPTOR DE GnRH				
• Ganirrelix	Bloqueia os receptores de GnRH	Reduz a produção endógena de LH e de FSH	Prevenção de surto prematuro de LH durante a estimulação ovariana controlada	Injeção SC • *Toxicidade:* náusea, cefaleia
• *Cetrorrelix: semelhante ao ganirrelix, aprovado para estimulação ovariana controlada*				
• *Degarrelix e abarrelix: aprovados para o câncer de próstata avançado*				
AGONISTAS DA DOPAMINA				
• Bromocriptina	Ativa os receptores de dopamina D_2	Suprime a secreção hipofisária de prolactina e, de modo menos efetivo, de GH • efeitos dopaminérgicos no controle motor do SNC e no comportamento	Tratamento da hiperprolactinemia • acromegalia • doença de Parkinson (ver Capítulo 28)	Administração por via oral ou, na presença de hiperprolactinemia, por via vaginal • *Toxicidade:* distúrbios gastrintestinais, hipotensão ortostática, cefaleia, transtornos psiquiátricos, vasospasmo e infiltrados pulmonares em altas doses
• *Cabergolina: outro derivado do* ergot *com efeitos semelhantes*				
OCITOCINA	Ativa os receptores de ocitocina	Aumenta as contrações uterinas	Indução e aumento do trabalho de parto • controle da hemorragia uterina após o parto	Infusão IV ou injeção IM • *Toxicidade:* sofrimento fetal, descolamento prematuro da placenta, ruptura uterina, retenção de líquido, hipotensão
ANTAGONISTA DO RECEPTOR DE OCITOCINA				
• Atosibana	Bloqueia os receptores de ocitocina	Diminui as contrações uterinas	Tocólise para trabalho de parto prematuro	Infusão IV • *Toxicidade:* preocupação quanto a um aumento nas taxas de mortalidade em lactentes
AGONISTAS DOS RECEPTORES DE VASOPRESSINA				
• Desmopressina	Agonista relativamente seletivo do receptor V_2 de vasopressina	Atua nas células do ducto coletor renal para diminuir a excreção de água • atua sobre os receptores V_2 extrarrenais aumentando o fator VIII e o fator de von Willebrand	Diabetes insípido central • enurese noturna primária • hemofilia A e doença de von Willebrand	Oral, IV, SC, sublingual ou intranasal • *Toxicidade:* distúrbios gastrintestinais, cefaleia, hiponatremia, reações alérgicas
• *Vasopressina: disponível para o tratamento do diabetes insípido e algumas vezes utilizada para o controle do sangramento de varizes esofágicas*				
ANTAGONISTA DO RECEPTOR DE VASOPRESSINA				
• Conivaptana	Antagonista dos receptores V_{1a} e V_2 de vasopressina	Aumenta a excreção renal de água em condições associadas a um aumento da vasopressina	Hiponatremia em pacientes hospitalizados	Infusão IV • *Toxicidade:* reações no local de infusão
• *Tolvaptana: semelhante, porém mais seletiva para os receptores V_2 de vasopressina; administração oral; indicações: doença renal policística autossômica dominante e hiponatremia; o ciclo de tratamento é iniciado no hospital e limitado a 30 dias, devido ao risco de hepatotoxicidade*				

[1]Ver Tabelas 37-2 e 37-3 para um resumo dos usos clínicos dos hormônios hipofisários e hipotalâmicos raramente usados e que não estão relacionados nesta tabela. SHEO, síndrome de hiperestimulação ovariana.

PREPARAÇÕES DISPONÍVEIS

NOMES GENÉRICOS
AGONISTAS E ANTAGONISTAS DOS FATORES DE CRESCIMENTO
Acetato de lanreotida
Acetato de octreotida
Mecasermina*
Pegvisomanto
Somatropina
AGONISTAS E ANTAGONISTAS DAS GONADOTROFINAS
Abarrelix
Acetato de cetrorrelix
Acetato de ganirrelix*
Acetato de gosserrelina
Acetato de histrelina*
Acetato de leuprorrelina
Acetato de nafarrelina
Alfacoriogonadotropina (rhCG)
Alfafolitropina (rFSH)
Alfalutropina (rLH)
Betafolitropina (rFSH)
Cloridrato de gonadorrelina (GnRH)
Degarrelix

NOMES GENÉRICOS
Gonadotrofina coriônica (hCG)
Menotropinas (hMG)
Pamoato de triptorrelina
Urofolitropina
ANTAGONISTAS DA PROLACTINA (AGONISTAS DA DOPAMINA)
Cabergolina
Mesilato de bromocriptina
OCITOCINA
Ocitocina
AGONISTAS E ANTAGONISTAS DA VASOPRESSINA
Acetato de desmopressina
Conivaptana HCl*
Tolvaptana*
Vasopressina
OUTROS
ACTH
Alfatirotropina
Corticorrelina
Corticotropina

*Não disponível no Brasil.

REFERÊNCIAS

Abramovici A et al: Tocolytic therapy for acute preterm labor. Obstet Gynecol Clin North Am 2012;39:77.

Al-Inany HG et al: Gonadotrophin-releasing hormone antagonists for assisted reproductive technology. Cochrane Database Syst Rev 2016;(4):CD001750.

Albertsson-Wikland K et al: Mortality is not increased in recombinant human growth hormone-treated patients when adjusting for birth characteristics. J Clin Endocrinol Metab 2016;101:2149.

Bang P et al: Effectiveness and safety of rhIGF-1 therapy in children: The European Increlex Growth Forum Database Experience. Horm Res Paed 2015;83:345.

Bayne AP, Skoog SJ: Nocturnal enuresis: An approach to assessment and treatment. Pediatr Rev 2014;35:327.

Beall SA, DeCherney A: History and challenges surrounding ovarian stimulation in the treatment of infertility. Fertil Steril 2012;97:795.

Bergan-Roller HE, Sheridan MA: The growth hormone signaling system: Insights into coordinating the anabolic and catabolic actions of growth hormone. Gen Comp Endo 2018;258:119.

Bhandari S et al: A systematic review of known interventions for the treatment of chronic nonhypovolaemic hypotonic hyponatraemia and a meta-analysis of the vaptans. Clin Endocrinol 2017;86:761.

Carel JC et al: Long-term mortality after recombinant growth hormone treatment for isolated growth hormone deficiency or childhood short stature: Preliminary report of the French SAGhE study. J Clin Endocrinol Metab 2012;97:416.

Deodati A, Cianfarani S: The rationale for growth hormone therapy in children with short stature. J Clin Res Ped Endo 2017;9:23.

Long RK, Rosenthal SM: Endocrine disorders of the hypothalamus and pituitary. In: Swaiman KF et al (editors): *Swaiman's Pediatric Neurology*, 6th ed. Mosby, Inc. (Elsevier, Inc.), 2017.

Dreicer R et al: New data, new paradigms for treating prostate cancer patients—VI: Novel hormonal therapy approaches. Urology 2011;78(5 Suppl):S494.

Gabe SG et al: Obstetrics: *Normal and Problem Pregnancies*, 6th ed. Churchill Livingstone, 2012.

Garrahy A et al: Diagnosis and management of central diabetes insipidus in adults. Clin Endocrinol 2019;90:23.

Hodson EM et al: Growth hormone for children with chronic kidney disease. Cochrane Database Syst Rev 2012;(2):CD003264.

Katznelson L et al: Acromegaly: An Endocrine Society clinical practice guideline. J Clin Endocrinol Metab 2014:99:3993.

Klein KO, Lee PA: Gonadotropin-releasing hormone (GnRHa) therapy for central precocious puberty (CPP): Review of nuances in assessment of height, hormonal suppression, psychosocial issues, and weight gain, with patient examples. Ped Endo Rev 2018;15:298.

Niederberger C et al: Forty years of IVF. Fertil Steril 2018;110:185.

Melmed S et al (eds): *Williams Textbook of Endocrinology*, 13th ed. Elsevier, 2016.

Papatsonis DN et al: Maintenance therapy with oxytocin antagonists for inhibiting preterm birth after threatened preterm labour. Cochrane Database Syst Rev 2013;(10):CD005938.

Penson D et al: Effectiveness of hormonal and surgical therapies for cryptorchidism: A systematic review. Pediatrics 2013;131:e1897.

Pfaffle R et al: Growth hormone treatment for short stature in the USA, Germany and France: 15 years of surveillance in the Genetics and Neuroendocrinology of Short-Stature International Study. Horm Res Paediatr 2018;90:169.

Quigley CA et al: Mortality in children receiving growth hormone treatment of growth disorders: Data from Genetics and Neuroendocrinology of Short Stature International Study. J Clin Endocrinol Metab 2017;102:3195.

Rosenfeld RG, Hwa V: The growth hormone cascade and its role in mammalian growth. Horm Res 2009;71(Suppl 2):36.

Salati JA et al: Prophylactic oxytocin for the third stage of labour to prevent postpartum haemorrhage. Cochrane Database Syst Rev 2019;(4):CD001808.

Sävendahl L et al: Long-term mortality and causes of death in isolated GHD, ISS, and SGA patients treated with recombinant growth hormone during childhood in Belgium, The Netherlands, and Sweden: Preliminary report of 3 countries participating in the EU SAGhE study. J Clin Endocrinol Metab 2012;97:E213.

Strauss JF, Barbieri RL: *Yen & Jaffe's Reproductive Endocrinology*, 8th ed. Elsevier, 2018.

Surrey ES: Gonadotropin-releasing hormone agonist and add-back therapy: What do the data show? Curr Opin Obstet Gynecol 2010;22:283.

Taylor HS et al: *Speroff's Clinical Gynecologic Endocrinology and Infertility*, 9th ed. Lippincott Williams & Wilkins, 2019.

Tena-Sempere M: Deciphering puberty: Novel partners, novel mechanisms. Eur J Endocrinol 2012;167:733.

Van Den Berghe G: On the neuroendocrinopathy of critical illness. Perspectives for feeding and novel treatments. Am J Respir Crit Care Med 2016:194: 1337.

Vroonen L et al: Epidemiology and management challenges in prolactinomas. Neuroendocrinology 2019;109:20.

Wales PW et al: Human growth hormone and glutamine for patients with short bowel syndrome. Cochrane Database Syst Rev 2010;(16):CD006321.

Yuen KCJ et al: American Association of Clinical Endocrinologists and American College of Endocrinology disease state clinical review: Update on growth hormone stimulation testing and proposed revised cut-point for the glucagon stimulation test in the diagnosis of adult growth hormone deficiency. Endocr Pract 2016;22:1235.

Youssef MA et al: Gonadotropin-releasing hormone agonist versus HCG for oocyte triggering in antagonist assisted reproductive technology cycles. Cochrane Database Syst Rev 2014;(10):CD008046.

RESPOSTA DO ESTUDO DE CASO

Embora o hormônio do crescimento (GH) possa ter alguns efeitos diretos na promoção do crescimento, acredita-se que ele seja mediador do crescimento esquelético, principalmente por meio da produção do fator de crescimento semelhante à insulina I (IGF-I) na lâmina epifisial, que atua principalmente de modo autócrino/parácrino. O IGF-I também pode promover o crescimento estatural por mecanismos endócrinos. Esse paciente corre risco de múltiplas deficiências hipotalâmicas/hipofisárias, devido à localização do tumor e aos efeitos dos tratamentos sobre o hipotálamo e a hipófise. Ele pode apresentar ou pode desenvolver subsequentemente deficiência de ACTH/cortisol e deficiência de TSH/hormônio tireoidiano e, portanto, pode necessitar de suplementação com hidrocortisona e levotiroxina, além da suplementação com GH. O paciente deve ser avaliado quanto à presença de diabetes insípido central, devido à micção aumentada e, se estiver presente, tratado com desmopressina, um análogo seletivo do receptor V_2 de vasopressina. O paciente provavelmente apresenta deficiência de gonadotrofinas, e não haverá início espontâneo da puberdade. Deve ser avaliado caso manifeste puberdade tardia no futuro e deve receber doses crescentes de testosterona para simular a puberdade.

CAPÍTULO

38

Tireoide e fármacos antitireoidianos*

Betty J. Dong, PharmD, FASHP, FCSHP, FCCP, FAPHA

ESTUDO DE CASO

J.P., uma mulher de 33 anos de idade, procura assistência com queixas de fadiga que exige cochilos durante o dia, ganho de peso, intolerância ao frio e fraqueza muscular nos últimos meses. Essas queixas são recentes, visto que ela sempre costumava sentir "calor", tinha dificuldade para dormir e podia comer qualquer coisa que quisesse sem ganhar peso. Ela também gostaria de engravidar em breve. Devido à sua pouca adesão ao tratamento, que consiste em tiamazol e propranolol, foi indicada para terapia com iodo radiativo (RAI, do inglês *radioactive iodine*). Após o tratamento, desenvolveu hipotireoidismo e começou a utilizar levotiroxina, 100 mcg/dia. Outros fármacos utilizados incluem carbonato de cálcio, 3 vezes ao dia, para "proteger os ossos" e omeprazol para a "azia". No exame físico, a pressão arterial é 130/89 mmHg, com pulso de 50 bpm. A paciente pesa 61,8 kg, com aumento de 4,5 kg no último ano. A glândula tireoide não está palpável, e os reflexos são tardios. Os achados laboratoriais incluem concentração de hormônio tireoestimulante (TSH, do inglês *thyroid-stimulating hormone*) de 24,9 μUI/mL (referência: 0,45-4,12 μUI/mL) e de tiroxina livre de 8 pmol/L (referência: 10-18 pmol/L).

Avalie o manejo da história pregressa de hipertireoidismo, bem como o estado atual da tireoide da paciente. Identifique as recomendações de tratamento para obter um controle máximo do estado atual de sua tireoide.

FISIOLOGIA DA TIREOIDE

A glândula tireoide normal secreta quantidades suficientes dos hormônios tireoidianos – **tri-iodotironina** (T_3) e **tetraiodotironina** (T_4, **tiroxina**) – para manter o crescimento e o desenvolvimento, a temperatura corporal e os níveis energéticos dentro de sua normalidade. Esses hormônios contêm 59 e 65% de iodo, respectivamente, como parte essencial da molécula. A calcitonina, outro tipo de hormônio tireoidiano, é importante na regulação do metabolismo do cálcio e é discutida no Capítulo 42.

*Este capítulo é dedicado ao Dr. Francis S. Greenspan, coautor, mentor, colega e amigo, cujos numerosos colegas e pacientes sentirão enormemente a sua falta por sua gentileza, generosidade e cuidado em assistência especializada como chefe da Thyroid Clinic (da University of California San Francisco).

Metabolismo do iodeto

A ingestão diária recomendada de iodeto (I^-)** para o adulto é de 150 mcg (200 mcg durante a gravidez e a lactação e até 250 mcg para crianças).

O iodeto, ingerido nos alimentos, na água ou a partir de fármacos, é rapidamente absorvido e entra no reservatório de líquido extracelular. A glândula tireoide remove cerca de 75 mcg/dia desse reservatório para a síntese de hormônios, e o restante é excretado na urina. Quando a ingestão de iodeto aumenta, verifica-se uma diminuição na captação fracional de iodo pela tireoide.

Biossíntese dos hormônios tireoidianos

Uma vez captado pela tireoide, o iodeto sofre uma série de reações enzimáticas que o incorporam ao hormônio tireoidiano ativo (Figura 38-1). A primeira etapa consiste no transporte de iodeto para dentro

**Neste capítulo, o termo *iodo* refere-se a todas as formas do elemento, enquanto o termo *iodeto* refere-se apenas à forma iônica, I^-.

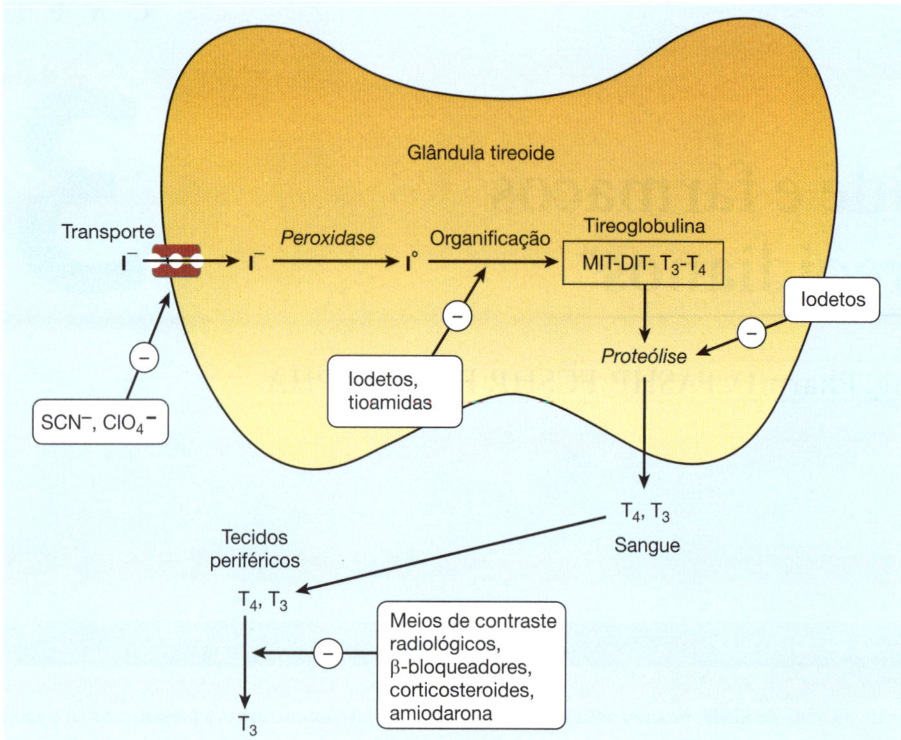

FIGURA 38-1 Biossíntese dos hormônios tireoidianos. São mostrados os locais de ação de vários fármacos que interferem na biossíntese dos hormônios tireoidianos. I^-, iodeto; I^0, iodo; MIT, monoiodotirosina; DIT, di-iodotirosina; T_3, tri-iodotironina; T_4, tetra-iodotironina (tiroxina); SCN^-, tiocianato; ClO_4^-, perclorato. (Adaptada, com autorização, de Gardner DG, Shoback D: Greenspan's Basic & Clinical Endocrinology, 8th ed. New York, NY: McGraw Hill; 2007.)

da glândula tireoide por uma proteína intrínseca da membrana basal das células foliculares, denominada simportador de sódio/iodeto (SNI). Esse processo pode ser inibido por concentrações elevadas de iodeto, bem como por ânions – por exemplo, tiocianato (SCN^-), pertecnetato (TcO_4^-) e perclorato (ClO_4^-). Na membrana celular apical, uma segunda enzima transportadora de I^-, denominada pendrina, controla o fluxo de iodeto pela membrana. Essa enzima também é encontrada na cóclea da orelha interna. Se a pendrina estiver deficiente ou ausente (mutação de SLC26A4), surge uma síndrome hereditária de bócio e surdez, denominada **síndrome de Pendred (SPD)**. Na membrana celular apical, o iodeto é oxidado pela tireoperoxidase (TPO, do inglês *thyroidal peroxidase*) a iodo, produzindo rápida iodação dos resíduos de tirosina existentes na molécula de tireoglobulina, formando **monoiodotirosina (MIT)** e **di-iodotirosina (DIT)**. Esse processo é denominado **organificação do iodeto**. A TPO é bloqueada transitoriamente pela presença de concentrações elevadas de iodeto intratireoidiano e bloqueada de modo mais persistente por fármacos da classe das tioamidas. A expressão gênica da TPO é estimulada pelo hormônio tireoestimulante (TSH).

Duas moléculas de DIT combinam-se dentro da molécula de tireoglobulina para formar a L-tiroxina (T_4). Uma molécula de MIT e uma molécula de DIT combinam-se para formar T_3. Além da tireoglobulina, outras proteínas dentro da glândula podem ser iodadas, porém essas iodoproteínas não exibem atividade hormonal. A tiroxina, T_3, MIT e DIT são liberadas por exocitose após a proteólise da tireoglobulina na borda coloide apical. Em seguida, MIT e DIT são desiodadas no interior da glândula, e o iodo é reutilizado. Esse processo de proteólise também é bloqueado por altas concentrações de iodeto intratireoidiano. A razão entre T_4 e T_3 dentro da tireoglobulina é de aproximadamente 5:1, de modo que a maior parte do hormônio liberado consiste em tiroxina. Cerca de 80% da T_3 que circula no sangue provêm do metabolismo periférico da tiroxina, enquanto o restante origina-se da secreção direta da tireoide (ver adiante e Figura 38-2).

Transporte dos hormônios tireoidianos

A tiroxina e a T_3 no plasma ligam-se de modo reversível às proteínas plasmáticas, principalmente à globulina de ligação da tiroxina (TBG, do inglês *thyroxine-binding globulin*). Apenas cerca de 0,04% da T_4 total e 0,4% da T_3 ocorre na forma livre (como T_4L e T_3L). Muitos estados fisiológicos e patológicos, bem como determinados fármacos, afetam T_4, T_3 e o transporte pela tireoide. Entretanto, as concentrações efetivas de hormônio livre geralmente permanecem normais, refletindo um controle por retroalimentação.

Metabolismo periférico dos hormônios tireoidianos

A principal via do metabolismo periférico da tiroxina é a desiodação por três enzimas 5′-desiodinase (D_1, D_2, D_3). A desiodação de T_4 pode ocorrer por monodesiodação do anel externo, produzindo 3,5,3′-tri-iodotironina (T_3), que é 3 a 4 vezes mais potente do que a T_4. A enzima D_1 é responsável por cerca de 24% da T_3 circulante, enquanto 64% da T_3 periférica são gerados pela D_2, que também regula as concentrações de T_3 no encéfalo e na hipófise. A desiodação pela D_3 produz a 3,3′,5′-tri-iodotironina metabolicamente inativa (T_3 reversa [T_3R]) (ver Figura 38-2). Nos indivíduos normais, as baixas concentrações séricas de T_3 e T_3R são decorrentes de elevada depuração metabólica desses dois compostos.

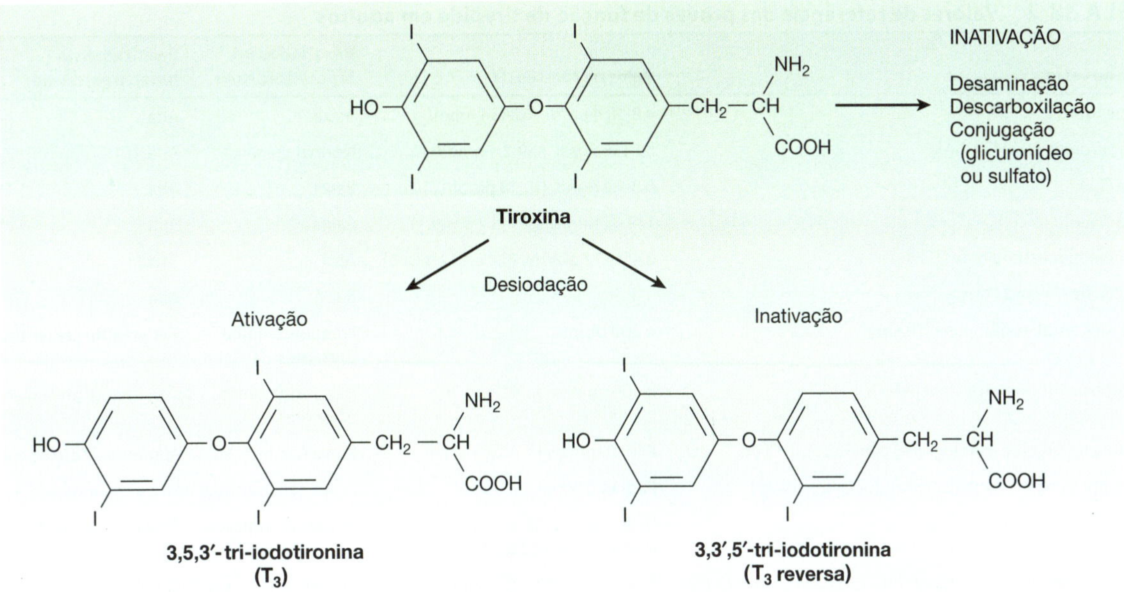

FIGURA 38-2 Metabolismo periférico da tiroxina. (Adaptada, com autorização, de Gardner DG, Shoback D: Greenspan's Basic & Clinical Endocrinology, 8th ed. New York, NY: McGraw Hill; 2007.)

Certos fármacos, como amiodarona, meios de contraste iodados, betabloqueadores e corticosteroides, bem como doenças graves ou inanição, inibem a 5′-desiodinase necessária para conversão de T_4 em T_3, resultando em baixas concentrações de T_3 e altas concentrações de T_3R no soro. O polimorfismo no gene D_2 pode reduzir a ativação da T_3 e comprometer a resposta do hormônio tireoidiano. A farmacocinética dos hormônios tireoidianos é apresentada na Tabela 38-1.

Avaliação da função tireoidiana

A Tabela 38-2 fornece uma lista das provas usadas para avaliar a função da tireoide.

TABELA 38-1 Resumo da cinética dos hormônios tireoidianos

Variáveis	T_4	T_3
Volume de distribuição	10 L	40 L
Reservatório extratireoidiano	800 µg	54 µg
Produção diária	75 µg	25 µg
Renovação fracional por dia	10%	60%
Depuração metabólica por dia	1,1 L	24 L
Meia-vida (biológica)	7 dias	1 dia
Concentrações séricas		
Totais	4,8-10,4 µg/dL	59-156 ng/dL
	(62-134 nmol/L)	(0,9-2,4 nmol/L)
Livres	0,8-1,4 ng/dL	169-371 pg/dL
	(10-18 pmol/L)	(2,6-5,7 pmol/L)
Quantidade ligada	99,96%	99,6%
Potência biológica	1	4
Absorção oral	70%	95%

A. Relações entre tireoide e hipófise

O controle da função tireoidiana por retroalimentação tireoide-hipófise também é discutido no Capítulo 37. As células hipotalâmicas secretam o hormônio liberador de tireotrofina (TRH, do inglês *thyrotropin-releasing hormone*) (Figura 38-3). O TRH é secretado nos capilares do sistema venoso portal hipofisário e, na hipófise, estimula a síntese e a liberação de TSH. Por sua vez, o TSH estimula um mecanismo mediado pela adenililciclase na célula tireoidiana, aumentando a síntese e a liberação de T_4 e T_3. A T_3, o mais ativo desses dois hormônios, atua por meio de retroalimentação negativa sobre a hipófise, bloqueando a ação do TSH, e sobre o hipotálamo, inibindo a síntese e a secreção de TRH. Outros hormônios ou fármacos também podem afetar a liberação de TRH ou TSH.

B. Autorregulação da glândula tireoide

A glândula tireoide também regula a captação de iodeto e a síntese dos hormônios tireoidianos por mecanismos intratireoidianos independentes do TSH. Esses mecanismos estão primariamente relacionados com as concentrações sanguíneas de iodo. O iodo em altas doses inibe a organificação do iodeto (bloqueio de Wolff-Chaikoff; ver Figura 38-1). Em certas doenças (p. ex., tireoidite de Hashimoto), esse processo pode inibir a síntese de hormônios tireoidianos e resultar em hipotireoidismo. O hipertireoidismo pode resultar da perda do bloqueio de Wolff-Chaikoff em indivíduos suscetíveis (p. ex., bócio multinodular).

C. Estimuladores anormais da tireoide

Na doença de Graves (ver adiante), os linfócitos secretam um anticorpo estimulante dos receptores de TSH (TSH-R Ab [*stim*] ou TRAb), também conhecido como imunoglobulina estimulante da tireoide (TSI, do inglês *thyroid-stimulating immunoglobulin*). Essa imunoglobulina liga-se ao receptor de TSH e estimula a glândula, exatamente da mesma maneira que o próprio TSH. Entretanto, a duração do efeito é muito mais longa que a do TSH. Também são encontrados receptores de TSH em fibrócitos orbitários, que podem ser estimulados por altas concentrações de TRAb, podendo causar oftalmopatia.

TABELA 38-2 Valores de referência das provas de função da tireoide em adultos

Nome do teste	Valor de referência[1]	Resultados no hipotireoidismo	Resultados no hipertireoidismo
Tiroxina total (T_4)	4,8-10,4 µg/dL (62-134 nmol/L)	Baixa	Alta
Tri-iodotironina total (T_3)	59-156 ng/dL (0,9-2,4 nmol/L)	Normal ou baixa	Alta
T_4 livre (T_4L)	0,8-1,4 ng/dL (10-18 pmol/L)	Baixa	Alta
T_3 livre (T_3L)	169-371 ng/dL (2,6-5,7 pmol/L)	Baixa	Alta
Hormônio tireoestimulante (TSH)	0,45-4,12 µUI/mL (0,45-4,12 mUI/L)	Alto[2]	Baixo
Captação de ^{123}I em 24 horas	5-35%	Baixa	Alta
Anticorpos antitireoglobulina (TRAb)	< 200 UI/mL	Frequentemente presentes	Geralmente presentes
Anticorpos antitireoperoxidase (ATPO)	≤ 100 unidades OMS	Frequentemente presentes	Geralmente presentes
Varredura da tireoide (cintilografia) com isótopo ^{123}I ou $^{99m}TcO_4$	Padrão normal	Prova não indicada	Aumento difuso da glândula
Biópsia por punção aspirativa com agulha fina (PAAF)	Padrão normal	Prova não indicada	Prova não indicada
Tireoglobulina sérica	Mulheres: 1,5-38,5 µg/L Homens: 1,4-29,2 µg/L	Prova não indicada	Prova não indicada
Anticorpo estimulante do receptor de TSH ou imunoglobulina estimulante da tireoide (TSI)	Negativo < 140% do valor basal	Prova não indicada	Elevado na doença de Graves

[1]Os resultados podem variar de acordo com o laboratório.
[2]A exceção é o hipotireoidismo central.

FARMACOLOGIA BÁSICA DOS FÁRMACOS TIREOIDIANOS E ANTITIREOIDIANOS

HORMÔNIOS TIREOIDIANOS

Química

As fórmulas estruturais da tiroxina e da tri-iodotironina, bem como da tri-iodotironina reversa (T_3R), são apresentadas na Figura 38-2. Todas essas moléculas de ocorrência natural são isômeros levo (L). O isômero dextro (D) sintético da tiroxina, a dextrotiroxina, possui cerca de 4% da atividade biológica do L-isômero, com base em sua menor capacidade de suprimir a secreção de TSH e de corrigir o hipotireoidismo.

Farmacocinética

A tiroxina é mais bem absorvida no duodeno e no íleo; a absorção é modificada por fatores intraluminais, como alimentos, fármacos, acidez gástrica e flora intestinal. A biodisponibilidade oral das preparações atuais de L-tiroxina em comprimidos é, em média, de 70 a 80% (ver Tabela 38-1) e é maior com determinadas formulações (ver adiante). Em contrapartida, a T_3 é quase totalmente absorvida (95%). A absorção de T_4 e T_3 não parece ser afetada pela presença de hipotireoidismo leve, mas pode estar comprometida no mixedema grave com íleo. Esses fatores são importantes na mudança da terapia oral para a terapia parenteral. Para uso parenteral, prefere-se a via intravenosa para ambos os hormônios.

Em pacientes com hipertireoidismo, a depuração metabólica de T_4 e de T_3 está aumentada, enquanto as meias-vidas dos hormônios estão diminuídas. A situação oposta é verdadeira para pacientes com hipotireoidismo. Os fármacos que induzem as enzimas microssômicas hepáticas (p. ex., rifampicina, fenobarbital, carbamazepina, fenitoína, inibidores da tirosina cinase, inibidores da protease do HIV) aumentam o metabolismo da T_4 e da T_3 (Tabela 38-3). A despeito dessa alteração na depuração, a concentração normal dos hormônios é mantida na maioria dos pacientes eutireoidianos, em consequência da hiperfunção compensatória da tireoide. Entretanto, os pacientes que dependem de fármacos para reposição de T_4 podem necessitar de doses aumentadas para manter a eficácia clínica. Verifica-se uma compensação semelhante se houver alteração dos sítios de ligação. Quando os sítios da TBG estão aumentados em consequência de gravidez ou uso de estrogênios ou contraceptivos orais, observa-se um desvio inicial do estado livre para a forma ligada do hormônio, com diminuição de sua taxa de eliminação até a restauração das concentrações normais de hormônio livre. Por conseguinte, ocorre aumento nas concentrações de hormônio total e hormônio ligado, porém a concentração de hormônio livre e a eliminação no estado de equilíbrio dinâmico permanecem normais. Verifica-se o processo inverso quando os sítios de ligação do hormônio tireoidiano estão diminuídos.

Mecanismo de ação

A Figura 38-4 ilustra um modelo de ação dos hormônios tireoidianos, mostrando as formas livres dos hormônios tireoidianos, T_4 e T_3, dissociadas das suas proteínas de ligação. Eles entram na célula por meio de transportadores ativos (p. ex., transportador de monocarboxilato 8 [MCT8], MCT10 e polipeptídeo transportador de ânions orgânicos [OATP1C1]). A ocorrência de mutações nos transportadores pode resultar em uma síndrome clínica de deficiência intelectual, miopatia e baixas concentrações séricas de T_4 (síndrome de Allan-Herndon-Dudley). Uma vez no interior da célula, T_4 é convertida em T_3 pela 5′-desiodinase, e T_3 entra no núcleo, onde se liga à proteína receptora específica de T_3, um membro da família do oncogene *c-erb*. (Essa família também inclui receptores de hormônios esteroides e receptores das vitaminas A e D.) O receptor de T_3 ocorre de duas formas, α e β. As diferentes concentrações de receptores encontradas em tecidos diferentes (p. ex., receptores α

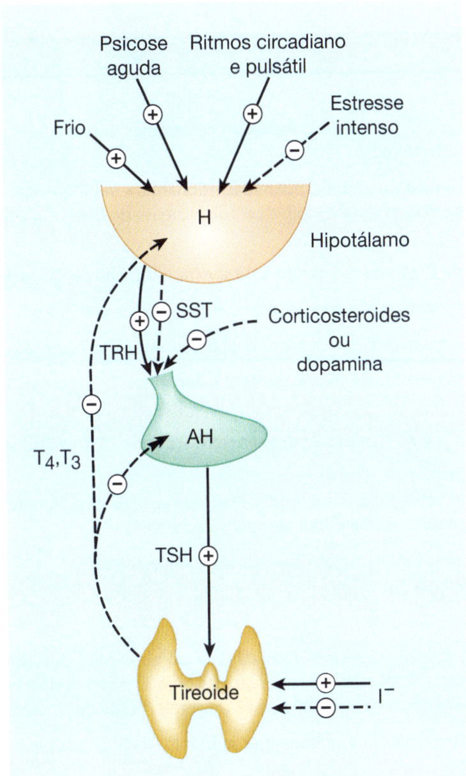

FIGURA 38-3 Eixo hipotálamo-hipófise-tireoide. O eixo pode ser ativado por psicose aguda ou exposição prolongada ao frio. O hormônio liberador de tireotrofina (TRH) do hipotálamo estimula a liberação do hormônio tireoestimulante (TSH) pela hipófise, enquanto a somatostatina e a dopamina o inibem. O TSH estimula a síntese e a liberação de T_4 e T_3 da tireoide, que, por sua vez, inibem tanto a síntese como a liberação de TRH e TSH. São necessárias pequenas quantidades de iodeto para a produção de hormônio; todavia, a presença de grandes quantidades inibe a produção e a liberação de T_3 e T_4. *Setas sólidas*, influência estimuladora; *setas tracejadas*, influência inibitória. H, hipotálamo; AH, adeno-hipófise; H, hipotálamo; SST, somatostatina.

no encéfalo e receptores β no fígado) podem ser responsáveis pelas variações nos efeitos da T_3 nesses tecidos. Mutações nos genes α e β foram associadas a uma resistência generalizada aos hormônios tireoidianos. O tabagismo e certos agentes ambientais (p. ex., bifenilas policloradas) também podem interferir na ação dos receptores.

Os efeitos da tireoide nos processos metabólicos parecem ser mediados, em sua maioria, pela ativação dos receptores nucleares, levando à formação aumentada de RNA e à síntese subsequente de proteínas (p. ex., formação aumentada de Na^+/K^+-ATPase). Esse aspecto é compatível com a observação de que a ação da tireoide se manifesta *in vivo* com um intervalo de várias horas ou dias após sua administração.

Inúmeros receptores de hormônios tireoidianos são encontrados na maioria dos tecidos sensíveis a esses hormônios (hipófise, fígado, rim, coração, sistema musculoesquelético, pulmão e intestino), ao passo que ocorrem poucos sítios receptores nos tecidos não responsivos aos hormônios (baço, testículos). O encéfalo, que carece de resposta anabólica à T_3, contém uma quantidade intermediária de receptores. Em concordância com suas potências biológicas, a afinidade do sítio receptor pela T_4 é cerca de 10 vezes menor que a afinidade pela T_3. Em certas condições, a quantidade de receptores nucleares pode ser alterada para preservar a homeostasia corporal. Assim, por exemplo, a inanição reduz tanto o hormônio T_3 circulante como os receptores celulares de T_3.

Efeitos dos hormônios tireoidianos

Os hormônios tireoidianos são responsáveis pelo crescimento, desenvolvimento, função e manutenção ideal de todos os tecidos corporais. As quantidades excessivas ou inadequadas resultam em sinais e sintomas de hipertireoidismo ou hipotireoidismo, respectivamente (Tabela 38-4). Visto que T_3 e T_4 são qualitativamente semelhantes, podem ser considerados como um único hormônio na discussão a seguir.

O hormônio tireoidiano é essencial para o desenvolvimento e funcionamento dos tecidos nervoso, esquelético e reprodutivo. Seus efeitos dependem da síntese de proteínas, bem como da potencialização da secreção e da ação do hormônio do crescimento. A privação de hormônio tireoidiano no início da vida resulta em deficiência intelectual irreversível e nanismo – que são típicos do cretinismo congênito.

Os efeitos observados no crescimento e na calorigênese são acompanhados de influência geral sobre o metabolismo de fármacos, bem como de carboidratos, lipídeos, proteínas e vitaminas. Muitas dessas alterações dependem da atividade de outros hormônios ou são modificadas por eles. Em contrapartida, as taxas de secreção e degradação de praticamente todos os outros hormônios, incluindo catecolaminas, cortisol, estrogênios, testosterona e insulina, são afetadas pelo estado da tireoide.

Muitas das manifestações da hiperatividade da tireoide assemelham-se às da hiperatividade do sistema nervoso simpático (particularmente no sistema circulatório), embora as concentrações de catecolaminas não estejam aumentadas. Na presença de alterações na atividade da tireoide, são observadas alterações na atividade da adenililciclase estimulada por catecolaminas, conforme determinado pelo AMPc. O hormônio tireoidiano aumenta o número de receptores β e amplifica o sinal desses receptores. Outros sintomas clínicos que lembram uma atividade excessiva da epinefrina (adrenalina) (e que são parcialmente aliviados com antagonistas dos receptores adrenérgicos) incluem retardo do piscar e retração das pálpebras, tremor, sudorese excessiva, ansiedade e nervosismo. Observa-se o conjunto oposto de efeitos no hipotireoidismo (ver Tabela 38-4).

Preparações de hormônios tireoidianos

Ver seção "Preparações disponíveis", no final do capítulo. Essas preparações podem ser sintéticas (levotiroxina, liotironina) ou de origem animal (tireoide dessecada).

Os hormônios tireoidianos não são efetivos e podem ser prejudiciais no tratamento da obesidade, sangramento vaginal anormal ou depressão se as concentrações desses hormônios estiverem normais. Uma análise da coadministração de T_3 com antidepressivos mostrou alguns benefícios promissores na depressão bipolar, porém é necessário uma maior confirmação de seu uso ideal.

A levotiroxina sintética é a preparação de escolha para a terapia de reposição e supressão tireoidiana, em virtude de sua estabilidade, uniformidade de conteúdo, baixo custo, ausência de proteína estranha alergênica, determinação laboratorial fácil das concentrações séricas e meia-vida longa (7 dias), possibilitando a administração 1 vez ao dia. Além disso, T_4 é convertido em T_3 no interior da célula. Por conseguinte, a administração de T_4 resulta na produção

TABELA 38-3 Efeitos farmacológicos e função da tireoide

Efeito farmacológico	Fármacos e outras substâncias
Alteração na síntese dos hormônios tireoidianos	
Inibição da secreção de TRH ou TSH sem indução de hipotireoidismo ou hipertireoidismo	Bexaroteno, dopamina, bromocriptina, cabergolina, levodopa, corticosteroides, somatostatina, octreotida, metformina, interleucina 6, heroína
Inibição da síntese e liberação dos hormônios tireoidianos com indução de hipotireoidismo (ou, em certas ocasiões, de hipertireoidismo)	Iodetos (incluindo amiodarona), lítio, aminoglutetimida, tioamidas, etionamida, inibidores da tirosina cinase (p. ex., sunitinibe, sorafenibe, imatinibe), inibidores da protease do HIV
Alteração no transporte dos hormônios tireoidianos e nas concentrações séricas totais de T_3 e T_4, porém geralmente sem modificação da T_4L ou do TSH	
Aumento da TBG	Estrogênios, tamoxifeno, raloxifeno, heroína, metadona, mitotano, 5-fluoruracila, perfenazina
Diminuição da TBG	Androgênios, esteroides anabólicos, glicocorticoides, danazol, L-asparaginase, ácido nicotínico
Descolamento da T_3 e da T_4 da TBG, com hipertiroxinemia transitória	Salicilatos, fenclofenaco, ácido mefenâmico, furosemida intravenosa, heparina
Alteração no metabolismo da T_4 e da T_3 com modificação das concentrações séricas de T_3 e de T_4, mas não das concentrações de TSH (exceto se terapia de reposição com tiroxina)	
Aumento do metabolismo hepático, degradação aumentada do hormônio tireoidiano	Nicardipino, fenitoína, carbamazepina, primidona, fenobarbital, rifampicina, rifabutina, inibidores da tirosina cinase (p. ex., sunitinibe, sorafenibe, imatinibe), sertralina, quetiapina
Inibição da 5′-desiodinase com diminuição da T_3 e aumento da T_3R	Ácido iopanoico, iopodato de sódio, amiodarona, betabloqueadores, corticosteroides, propiltiouracila, flavonoides, interleucina 6
Outras interações	
Interferência na absorção intestinal da T_4	Bifosfonatos orais, colestiramina, colesevelam, colestipol, picolinato de cromo, carvão, ciprofloxacino, inibidores da bomba de prótons, sucralfato, poliestirenossulfonato de sódio, raloxifeno, cloridrato de sevelâmer, hidróxido de alumínio, sulfato ferroso, carbonato de cálcio, farelo/fibra, soja, café, orlistate
Indução de doença autoimune da tireoide com hipotireoidismo ou hipertireoidismo	Alfainterferona, interleucina 2, betainterferona, lítio, amiodarona, inibidores da tirosina cinase (p. ex., sunitinibe, sorafenibe, imatinibe)
Função da tireoide sobre os efeitos farmacológicos	
Anticoagulação	Doses mais baixas de varfarina necessárias no hipertireoidismo, e doses mais altas no hipotireoidismo
Controle da glicose	Aumento da produção hepática de glicose e intolerância à glicose no hipertireoidismo; comprometimento da ação da insulina e processamento da glicose no hipotireoidismo
Fármacos cardíacos	Doses mais altas de digoxina necessárias no hipertireoidismo, e doses mais baixas no hipotireoidismo
Sedativos; analgésicos	Aumento dos efeitos sedativos e depressores respiratórios de sedativos e opioides no hipotireoidismo; efeito inverso no hipertireoidismo

de ambos os hormônios, e não há necessidade de administração de T_3. Os preparados de levotiroxina genéricos proporcionam uma eficácia comparável e são mais custo-efetivos do que as preparações comercializadas. É preferível que os pacientes continuem com uma preparação de levotiroxina consistente (de mesma marca, mesma forma farmacêutica) entre os reabastecimentos para evitar alterações na biodisponibilidade. Em comparação com a formulação em comprimido, a cápsula ou a solução apresentaram dissolução mais rápida e maior biodisponibilidade (98%). Também são menos afetadas pelo pH gástrico ou pelo café e produzem concentrações mais baixas de TSH. De acordo com as diretrizes da American Thyroid Association, essas formas farmacêuticas (cápsula e solução) poderiam ser consideradas para uso em indivíduos com alergia aos excipientes dos comprimidos.

Embora a liotironina (T_3) seja 3 a 4 vezes mais potente do que a levotiroxina, ela não é recomendada para terapia de reposição de rotina, devido à sua meia-vida mais curta (24 horas), necessidade de múltiplas doses diárias e dificuldade no monitoramento da adequação da reposição por meio de exames laboratoriais convencionais. A T_3 também deve ser evitada em pacientes com doença cardíaca, devido a elevações significativas das suas concentrações máximas e a um maior risco de cardiotoxicidade. A associação de tiroxina e liotironina em dose fixa, de maior custo e de tireoide dessecada não demonstrou ser mais efetiva do que a administração isolada de T_4. A T_3 é mais indicada para a supressão do TSH em curto prazo. Há pesquisas em andamento para esclarecer se T_3 poderia ser indicada para pacientes com polimorfismo no receptor D_2 ou para aqueles que continuam com queixa de fadiga, ganho de peso e comprometimento mental com o uso isolado de T_4.

O uso de tireoide dessecada, obtida da glândula tireoide de suínos e bovinos, em lugar de preparações sintéticas nunca se justifica, visto que as desvantagens da antigenicidade proteica, da instabilidade do produto, das concentrações variáveis do hormônio e da dificuldade de monitoração laboratorial superam, de longe, a vantagem de seu baixo custo. As quantidades significativas de T_3 encontradas em alguns extratos tireoidianos podem produzir elevações dos níveis de T_3 e toxicidade. Entretanto, uma avaliação em larga escala da satisfação dos pacientes com reposição hormonal constatou que os pacientes demonstraram maior satisfação com a tireoide dessecada, em lugar de T_4 ou de T_4 associado à T_3. Contudo, as diferentes preparações* podem não conter doses

*N. de R.T. Essas preparações não estão disponíveis para comercialização no Brasil.

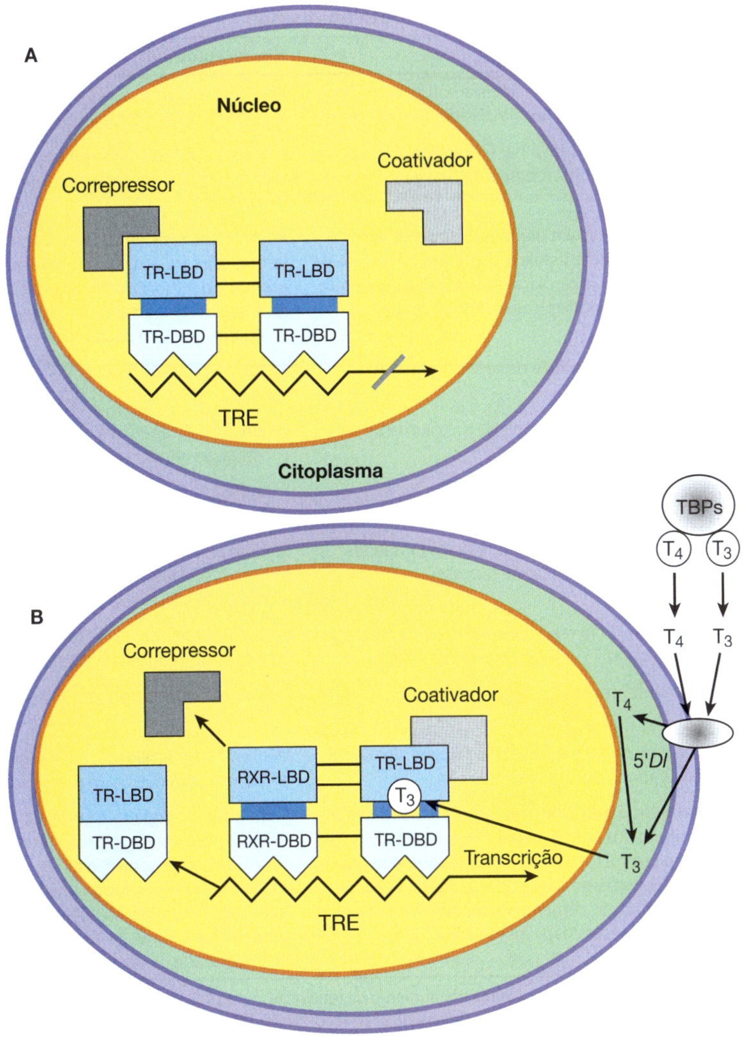

FIGURA 38-4 Modelo da interação da T_3 com seu receptor. (**A**) *Fase inativa* – o dímero do receptor de T_3 sem ligante ligado ao elemento de resposta do hormônio tireoidiano (TRE, do inglês *thyroid hormone response element*), juntamente com correpressores, atua como supressor da transcrição gênica. (**B**) *Fase ativa* – a T_3 e a T_4 circulam ligadas às proteínas de ligação do hormônio tireoidiano (TBPs, do inglês *thyroid-binding proteins*). Os hormônios livres são transportados para dentro da célula por um sistema de transporte específico. Dentro do citoplasma, T_4 é convertida em T_3 pela 5′-desiodinase (5′DI). Em seguida, T_3 move-se para dentro do núcleo. No interior do núcleo, liga-se ao domínio de ligação do ligante do monômero do receptor de hormônio tireoidiano (TR). Isso promove a ruptura do homodímero do TR e a heterodimerização com o receptor de retinoide X (RXR) no TRE, o deslocamento dos correpressores e a ligação dos coativadores. O complexo TR-coativador ativa a transcrição gênica, levando à alteração da síntese de proteínas e do fenótipo celular. TR-LBD, domínio de ligação de ligante do receptor de T_3; TR-DBD, domínio de ligação do DNA do receptor de T_3; RXR-LBD, domínio de ligação de ligante do receptor de retinoide X; RXR-DBD, domínio de ligação do DNA do receptor de retinoide X; T_3, tri-iodotironina; T_4, tetraiodotironina, L-tiroxina. (Adaptada, com autorização, de Gardner DG, Shoback D: Greenspan's Basic & Clinical Endocrinology, 8th ed. New York, NY: McGraw Hill; 2007.)

equivalentes aquelas de fármacos sintéticos. Uma preparação mostrou que 60 mg de tireoide dessecada continha 80 a 100 mcg de T_4 e cerca de 37,5 mcg de T_3. Qualquer conversão de doses deve ser novamente titulada com base nas respostas laboratoriais e clínicas.

O prazo de validade das preparações de hormônios sintéticos é de cerca de 2 anos, particularmente se armazenadas em frascos escuros para minimizar a desiodação espontânea. O prazo de validade da tireoide dessecada não está bem estabelecido, porém sua potência é mais bem preservada se o produto for mantido seco.

FÁRMACOS ANTITIREOIDIANOS

A redução da atividade da tireoide e dos efeitos de seus hormônios pode ser obtida por fármacos que interferem na produção dos hormônios tireoidianos, por agentes que modificam a resposta dos tecidos a esses hormônios ou pela destruição da glândula com radiação ou cirurgia. Bociogênicos são agentes que suprimem a secreção de T_3 e de T_4 para concentrações subnormais, aumentando, assim, o TSH, que, por sua vez, produz aumento de tamanho da glândula (bócio). Os compostos antitireoidianos usados clinicamente incluem tioamidas, iodetos e iodo radiativo.

TABELA 38-4 Manifestações da tireotoxicose e do hipotireoidismo

Sistema	Tireotoxicose	Hipotireoidismo
Pele e anexos	Pele quente e úmida; sudorese; intolerância ao calor; pelos finos; unhas de Plummer; dermatopatia pré-tibial (doença de Graves)	Pele, face e mãos pálidas, frias, intumescidas e amareladas; cabelos secos e quebradiços; unhas quebradiças
Olhos, face	Retração da pálpebra superior com olhar fixo arregalado; edema periorbitário; exoftalmia; diplopia (doença de Graves)	Pálpebras caídas; edema periorbitário; perda das sobrancelhas no lado temporal; face com edema não depressível; macroglossia, rouquidão
Sistema circulatório	Diminuição da resistência vascular periférica; aumento da frequência cardíaca, do volume sistólico, do débito cardíaco e da pressão do pulso; insuficiência cardíaca de alto débito; aumento dos efeitos inotrópicos e cronotrópicos; arritmias; angina	Aumento da resistência vascular periférica; diminuição da frequência cardíaca, do volume sistólico, do débito cardíaco e da pressão do pulso; insuficiência cardíaca de baixo débito; ECG: bradicardia, prolongamento do intervalo PR, onda T achatada, baixa voltagem; derrame pericárdico
Sistema respiratório	Dispneia; hipoventilação; diminuição da capacidade vital	Derrames pleurais; hipoventilação e retenção de CO_2; apneia do sono
Trato gastrintestinal	Aumento do apetite; frequência aumentada do trânsito intestinal; hipoproteinemia	Diminuição do apetite; frequência diminuída das evacuações, constipação intestinal; ascite
Sistema nervoso central	Nervosismo; hipercinesia; labilidade emocional, agitação	Letargia/fadiga; diminuição geral dos processos mentais; neuropatias; fraqueza e câibras musculares
Sistema musculoesquelético	Fraqueza e fadiga muscular; aumento dos reflexos tendíneos profundos; tremores; hipercalcemia; osteoporose	Rigidez e fadiga muscular; síndrome do túnel do carpo; diminuição dos reflexos tendíneos profundos; aumento da fosfatase alcalina, LDH, AST
Sistema renal	Poliúria leve; aumento do fluxo sanguíneo renal; aumento da taxa de filtração glomerular	Comprometimento da excreção de água; redução do fluxo sanguíneo renal; redução da taxa de filtração glomerular
Sistema hematopoiético	Aumento da eritropoiese; anemia[1]	Diminuição da eritropoiese; anemia[1]
Sistema reprodutor	Irregularidades menstruais; amenorreia; infertilidade; aumento do metabolismo dos hormônios gonadais	Menorragia; infertilidade; diminuição da libido; impotência; oligospermia; diminuição do metabolismo dos hormônios gonadais
Sistema metabólico	Aumento do metabolismo basal; balanço nitrogenado negativo; hiperglicemia; aumento dos ácidos graxos livres; diminuição das concentrações de colesterol total e triglicerídeos; aumento da degradação hormonal; aumento das necessidades de vitaminas lipossolúveis e hidrossolúveis; aumento do metabolismo dos fármacos; diminuição da necessidade de varfarina	Diminuição do metabolismo basal; balanço nitrogenado ligeiramente positivo; degradação tardia da insulina, com aumento da sensibilidade; aumento das concentrações de colesterol total e triglicerídeos; hiponatremia; diminuição da degradação hormonal; necessidades diminuídas de vitaminas lipossolúveis e hidrossolúveis; redução do metabolismo de fármacos; aumento da necessidade de varfarina

[1]A anemia do hipertireoidismo costuma ser normocrômica e causada por aumento da renovação dos eritrócitos. Já a anemia do hipotireoidismo pode ser normocrômica, hipercrômica ou hipocrômica e causada por redução da taxa de produção, diminuição da absorção de ferro e de ácido fólico ou presença de anemia perniciosa autoimune. LDH, desidrogenase láctica; AST, aspartato aminotransferase.

TIOAMIDAS

As tioamidas **tiamazol** (metimazol) e **propiltiouracila** constituem os principais fármacos para o tratamento da tireotoxicose. No Reino Unido, o **carbimazol**, que é convertido em tiamazol *in vivo*, é amplamente utilizado. O tiamazol é cerca de 10 vezes mais potente do que a propiltiouracila e constitui o fármaco de escolha em adultos e crianças. Em virtude da tarja preta alertando sobre a ocorrência de hepatite grave, a propiltiouracila deve ser reservada para uso durante o primeiro trimestre de gravidez, na tempestade tireoidiana e em pacientes que apresentam reações adversas ao tiamazol (outras que não agranulocitose ou hepatite). As estruturas químicas desses compostos são apresentadas na Figura 38-5. O grupo tiocarbamida é essencial para a atividade antitireoidiana.

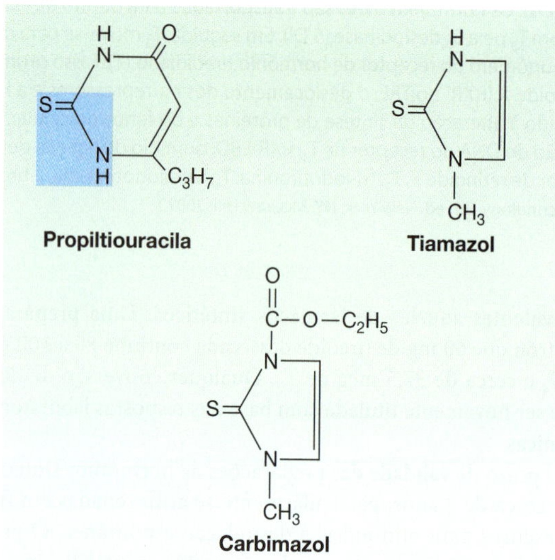

FIGURA 38-5 Estrutura das tioamidas. O componente tiocarbamida está destacado em *azul*.

Farmacocinética

O tiamazol é totalmente absorvido, porém em concentrações variáveis. Acumula-se rapidamente na glândula tireoide e apresenta um volume de distribuição semelhante ao da propiltiouracila. Sua excreção é mais lenta que a da propiltiouracila e 65 a 70% da dose é recuperada na urina em 48 horas.

Em contrapartida, a propiltiouracila é rapidamente absorvida, alcançando as concentrações séricas máximas depois de 1 hora. A biodisponibilidade de 50 a 80% é decorrente de sua absorção incompleta ou de acentuado efeito de primeira passagem no fígado. O volume de distribuição aproxima-se daquele da água corporal total, com acúmulo na glândula tireoide. A maior parte da dose ingerida de propiltiouracila é excretada pelos rins na forma de glicuronídeo inativo em 24 horas.

A meia-vida plasmática curta desses fármacos (1,5 hora para a propiltiouracila e 6 horas para o tiamazol) tem pouca influência sobre a duração da ação antitireoidiana ou sobre o intervalo entre as doses, visto que ambos os fármacos são acumulados pela glândula tireoide. No caso da propiltiouracila, é razoável administrar o fármaco a cada 6 a 8 horas, visto que uma dose única de 100 mg pode inibir a organificação do iodo em 60% durante 7 horas. Como o uso de uma dose única de 30 mg de tiamazol exerce um efeito antitireoidiano por mais de 24 horas, a administração de uma dose diária única é efetiva no tratamento do hipertireoidismo leve a grave.

Ambas as tioamidas atravessam a barreira placentária e são concentradas pela tireoide fetal, exigindo cautela quando esses fármacos são utilizados durante a gravidez. Devido ao risco de hipotireoidismo fetal, ambas as tioamidas são classificadas na antiga categoria D da Food and Drug Administration (FDA) para gravidez (evidências de risco para o feto humano, com base em dados de reações adversas em pesquisa ou experiência do produto comercializado; ver Capítulo 59). Das duas tioamidas, a propiltiouracila é de escolha preferível durante o primeiro trimestre de gravidez, uma vez que se liga mais fortemente às proteínas e, portanto, atravessa a placenta com menos facilidade. Além disso, o tiamazol tem sido associado, ainda que raramente, a malformações congênitas. Ambas as tioamidas são secretadas em baixas concentrações no leite materno e são consideradas seguras durante o aleitamento.

Farmacodinâmica

As tioamidas atuam por múltiplos mecanismos. A principal ação desses fármacos consiste em impedir a síntese de hormônio ao inibir as reações catalisadas pela TPO, bloqueando a organificação do iodo. Além disso, bloqueiam o acoplamento das iodotirosinas. Entretanto, elas não bloqueiam a captação de iodeto pela glândula. A propiltiouracila, mas não o tiamazol, também inibe a desiodação periférica da T_4 em T_3 (ver Figura 38-1). Como esses fármacos afetam mais a síntese do que a liberação dos hormônios tireoidianos, o início de ação é lento, com frequência exigindo 3 a 4 semanas para ocorrer depleção das reservas de T_4.

Toxicidade

Ocorrem reações adversas às tioamidas em 3 a 12% dos pacientes tratados. A maioria das reações é observada precocemente, em particular náuseas e desconforto gastrintestinal. Pode ocorrer sensação alterada do paladar ou do olfato com o tiamazol. A reação adversa mais comum consiste em exantema pruriginoso maculopapular (4-6%), algumas vezes acompanhado de sinais sistêmicos, como febre. As reações adversas raras incluem exantema urticariforme, vasculite, reação semelhante ao lúpus, linfadenopatia, hipoprotrombinemia, dermatite esfoliativa, polisserosite e artralgia aguda. Foi relatado risco aumentado de hepatite grave, algumas vezes levando à morte, com a propiltiouracila (tarja preta de alerta), de modo que seu uso deve ser evitado em crianças e adultos, a não ser que não se disponha de outra opção. A icterícia colestática é mais comum com o tiamazol do que com a propiltiouracila. Além disso, podem ocorrer elevações assintomáticas das concentrações de aminotransferases.

A complicação mais perigosa é a agranulocitose (contagem de granulócitos < 500 células/mm^3), uma reação adversa rara, porém potencialmente fatal. Ocorre em 0,1 a 0,5% dos pacientes em uso de tioamidas, porém o risco pode aumentar em pacientes de idade mais avançada e habitualmente nos primeiros 90 dias naqueles que recebem mais de 40 mg/dia de tiamazol. Em geral, a reação é rapidamente reversível com a interrupção do fármaco. Entretanto, pode ser necessário instituir uma terapia com antibióticos de amplo espectro para as infecções que ocorrem como complicação da agranulocitose. Os fatores de estimulação de colônias (p. ex., G-CSF; ver Capítulo 33) podem acelerar a recuperação dos granulócitos. A sensibilidade cruzada entre propiltiouracila e tiamazol é de cerca de 50%; por conseguinte, não se recomenda substituir um fármaco por outro em pacientes com reações graves.

INIBIDORES ANIÔNICOS

Os ânions monovalentes, como o perclorato (ClO_4^-), o pertecnetato (TcO_4^-) e o tiocianato (SCN^-), podem bloquear a captação de iodeto pela glândula por meio da inibição competitiva do mecanismo de transporte do iodeto. Como esses efeitos podem ser revertidos com o uso de altas doses de iodeto, sua eficácia é um tanto imprevisível.

A principal aplicação clínica do perclorato de potássio consiste em bloquear a recaptação de I^- pela tireoide em pacientes com hipertireoidismo induzido por iodeto (p. ex., hipertireoidismo induzido por amiodarona). Todavia, o perclorato de potássio raramente é usado para fins clínicos, visto que está associado ao desenvolvimento de anemia aplásica.

IODETOS

Antes da introdução das tioamidas na década de 1940, os iodetos eram os principais agentes antitireoidianos. Hoje são raramente usados como monoterapia.

Farmacodinâmica

Os iodetos exercem várias ações sobre a tireoide. Eles inibem a organificação e a liberação dos hormônios e também diminuem o tamanho e a vascularidade da glândula hiperplásica. Nos indivíduos suscetíveis, os iodetos podem induzir hipertireoidismo (fenômeno de Jod-Basedow) ou precipitar hipotireoidismo.

Em doses farmacológicas (> 6 mg/dia), a principal ação dos iodetos consiste em inibir a liberação de hormônio, possivelmente pela inibição da proteólise da tireoglobulina. Observa-se uma rápida melhora dos sintomas tireotóxicos – em 2 a 7 dias –, daí o valor da terapia com iodeto na tempestade tireoidiana. Além disso, os iodetos diminuem a vascularização, o tamanho e a fragilidade da glândula hiperplásica, o que torna esses fármacos valiosos na preparação pré-operatória do paciente para cirurgia.

Uso clínico do iodeto

As desvantagens da terapia com iodeto incluem o aumento das reservas intraglandulares de iodo, o que pode retardar o início da terapia com tioamidas ou impedir o uso de iodo radiativo durante várias semanas. Por conseguinte, os iodetos devem ser iniciados após a instituição da terapia com tioamidas e evitados se existir a possibilidade de tratamento com iodo radiativo. O iodeto não deve ser utilizado isoladamente, visto que a glândula escapará do bloqueio em 2 a 8 semanas, e sua suspensão pode provocar grave exacerbação da tireotoxicose em uma glândula com quantidade abundante de iodo. Deve-se evitar o uso crônico de iodetos durante a gravidez, visto que eles atravessam a placenta e podem causar bócio no feto. Nas emergências de radiação envolvendo a liberação de isótopos de iodo radiativo, os efeitos bloqueadores do iodeto de potássio sobre a tireoide podem proteger a glândula de lesão subsequente se for administrado antes da exposição à radiação.

Toxicidade

As reações adversas ao iodo (iodismo) são incomuns e, na maioria dos casos, reversíveis com a interrupção. Essas reações incluem erupção acneiforme (semelhante àquela do bromismo), aumento de volume das glândulas salivares, ulcerações das mucosas, conjuntivite, rinorreia, febre medicamentosa, gosto metálico, distúrbios hemorrágicos e, raramente, reações anafilactoides.

IODO RADIATIVO

O ^{131}I é o único isótopo utilizado para o tratamento da tireotoxicose (outros isótopos são utilizados apenas para diagnóstico). Quando administrado por via oral em solução na forma de ^{131}I de sódio, é rapidamente absorvido, concentrado pela tireoide e incorporado nos folículos de armazenamento. Seu efeito terapêutico depende da emissão de raios β, com meia-vida efetiva de 5 dias e faixa de penetração de 400 a 2.000 μm. Em poucas semanas após a sua administração, ocorre destruição do parênquima da tireoide, evidenciada por intumescimento e necrose do epitélio, desorganização folicular, edema e infiltração de leucócitos. As vantagens do iodo radiativo incluem administração fácil, eficácia, baixo custo e ausência de dor. A preocupação quanto à possibilidade de lesão genética induzida por radiação, leucemia e neoplasia não foi corroborada depois de mais de 50 anos de experiência clínica com a RAI para o hipertireoidismo. O iodo radiativo não deve ser administrado a mulheres grávidas ou mães durante lactação, visto que atravessa a placenta para destruir a glândula tireoide do feto e é excretado no leite materno.

FÁRMACOS BLOQUEADORES DOS RECEPTORES ADRENÉRGICOS

Os betabloqueadores sem atividade simpatomimética intrínseca (p. ex., metoprolol, propranolol, atenolol) constituem adjuvantes terapêuticos efetivos no tratamento da tireotoxicose, visto que muitos dos sintomas simulam aqueles associados à estimulação simpática. O propranolol tem sido o betabloqueador mais amplamente estudado e utilizado na terapia da tireotoxicose. Os betabloqueadores produzem melhora clínica dos sintomas hipertireoidianos, porém em geral não alteram as concentrações de hormônios tireoidianos. O propranolol em doses acima de 160 mg/dia também pode reduzir as concentrações de T_3 em cerca de 20% ao inibir a conversão periférica de T_4 em T_3.

FARMACOLOGIA CLÍNICA DOS FÁRMACOS TIREOIDIANOS E ANTITIREOIDIANOS

HIPOTIREOIDISMO

O hipotireoidismo é uma síndrome causada pela deficiência de hormônios tireoidianos, que se manifestam, em grande parte, por uma diminuição reversível de todas as funções corporais (ver Tabela 38-4). Em lactentes e crianças, ocorre acentuado retardo do crescimento e do desenvolvimento, resultando em nanismo e deficiência intelectual irreversível.

A etiologia e a patogênese do hipotireoidismo estão resumidas na Tabela 38-5. Pode ocorrer hipotireoidismo com ou sem aumento de tamanho da tireoide (bócio). O diagnóstico laboratorial de hipotireoidismo no adulto é facilmente estabelecido pela combinação de baixas concentrações de tiroxina livre e concentrações séricas elevadas de TSH (ver Tabela 38-2).

Nos Estados Unidos, a causa atual mais comum de hipotireoidismo é, provavelmente, a tireoidite de Hashimoto, um distúrbio imunológico que acomete indivíduos geneticamente predispostos. Nessa condição, há evidências de imunidade humoral na presença de anticorpos antitireoidianos e sensibilização dos linfócitos a antígenos da tireoide. As mutações genéticas, conforme discutido anteriormente, e certos fármacos também podem causar hipotireoidismo (ver Tabela 38-5).

TABELA 38-5 Etiologia e patogenia do hipotireoidismo

Causa	Patogênese	Bócio	Grau de hipotireoidismo
Tireoidite de Hashimoto	Destruição autoimune da tireoide	Presente em uma fase precoce, ausente posteriormente	Leve a grave
Induzido por fármacos[1]	Bloqueio da formação de hormônio[2]	Presente	Leve a moderado
Disormonogênese	Comprometimento da síntese de T_4 devido à deficiência enzimática	Presente	Leve a grave
Radiação, ^{131}I, raios-X, tireoidectomia	Destruição ou remoção da glândula	Ausente	Grave
Congênita (cretinismo)	Atireoidismo ou tireoide ectópica, deficiência de iodo; anticorpos bloqueadores dos receptores de TSH	Ausente ou presente	Grave
Secundária (deficiência de TSH)	Doença hipofisária ou hipotalâmica	Ausente	Leve

[1]Iodetos, lítio, fluoreto, tioamidas, ácido paraminossalicílico, fenilbutazona, amiodarona, perclorato, etionamida, tiocianato, citocinas (interferonas, interleucinas), bexaroteno, inibidores da tirosina cinase, etc.
[2]Ver Tabela 38-3 para a patogênese específica.

TRATAMENTO DO HIPOTIREOIDISMO

À exceção do hipotireoidismo causado por fármacos, que pode ser tratado, em alguns casos, pela simples remoção do fármaco depressor, a estratégia geral de terapia de reposição é apropriada. A preparação mais satisfatória é a levotiroxina, administrada como preparação comercial ou genérica. Diversos ensaios clínicos documentaram que a associação de levotiroxina com liotironina não é superior à levotiroxina isoladamente, embora alguns pacientes permaneçam doentes com o uso isolado de tiroxina. Variações genéticas nas desiodinases ou nos transportadores hormonais podem ser responsáveis por parte dessa falta de eficácia.

Observa-se alguma variabilidade na absorção da tiroxina. A dose também varia, dependendo da idade e do peso. Os lactentes e as crianças necessitam de quantidades maiores de T_4 por quilograma de peso corporal do que os adultos. A dose média para um lactente de 1 a 6 meses de idade é de 10 a 15 mcg/kg/dia, enquanto a dose média para um adulto é de cerca de 1,7 mcg/kg/dia ou 125 mcg/dia. Os indivíduos idosos (> 65 anos de idade) podem necessitar de menos tiroxina (1,6 mcg/kg/dia) para reposição, à medida que a massa corporal declina. Nos pacientes que necessitam de terapia de supressão após tireoidectomia para câncer de tireoide, a dose diária média de T_4 é de 2,2 mcg/kg. Foi também relatada uma maior necessidade de tiroxina em pacientes após cirurgia bariátrica ou com outros distúrbios de má absorção (p. ex., gastrite atrófica, gastrite por *Helicobacter pylori*, doença celíaca, intolerância à lactose); as doses de tiroxina podem ser menores após o tratamento.

Como as interações com determinados alimentos (p. ex., farelo, soja, café) e fármacos (Tabela 38-3) podem comprometer a sua absorção, a tiroxina deve ser administrada com estômago vazio (p. ex., 30-60 minutos antes das refeições, 4 horas depois das refeições ou antes de dormir), de modo a manter o TSH dentro de uma faixa ideal de 0,5 a 2,5 mUI/L. Devido à meia-vida longa de 7 dias, a tiroxina pode ser administrada 1 vez ao dia. As crianças devem ser monitoradas quanto ao crescimento e ao desenvolvimento normais. As concentrações séricas de TSH e de tiroxina livre sempre devem ser determinadas antes de mudanças na dose para evitar alterações transitórias nas concentrações séricas. São necessárias 6 a 8 semanas após o início de determinada dose de tiroxina para alcançar concentrações sanguíneas em estado de equilíbrio dinâmico. Por conseguinte, as mudanças nas doses devem ser feitas de forma lenta.

Em pacientes mais jovens ou naqueles com doença muito leve, pode-se iniciar imediatamente a terapia de reposição integral. Em pacientes de mais idade (> 50 anos) sem doença cardíaca, a levotiroxina pode ser iniciada na dose de 50 mcg/dia. No hipotireoidismo de longa duração e em pacientes idosos com doença cardíaca subjacente, é imperativo iniciar com dose reduzida de levotiroxina, 12,5 a 25 mcg/dia, durante 2 semanas, antes de aumentar em 12,5 a 25 mcg/dia, a cada 2 semanas, até obter um estado de eutireoidismo ou ocorrer toxicidade do fármaco. Nos pacientes cardíacos, o coração é muito sensível à concentração de tiroxina circulante, e, se houver desenvolvimento de angina de peito ou de arritmia cardíaca, é essencial interromper ou reduzir imediatamente a dose de tiroxina.

A toxicidade da tiroxina está diretamente relacionada com o nível do hormônio. Nas crianças, os sinais de toxicidade da tiroxina podem consistir em inquietação, insônia e aceleração na maturação e no crescimento dos ossos. Nos adultos, os sintomas podem consistir em aumento do nervosismo, intolerância ao calor, episódios de palpitação e taquicardia ou perda de peso inexplicável. Na presença desses sintomas, é importante monitorar as concentrações séricas de TSH e de T_4L (ver Tabela 38-2), que vão determinar se os sintomas são devidos a concentrações sanguíneas excessivas de tiroxina. O tratamento crônico em excesso com T_4, particularmente em pacientes idosos, pode aumentar o risco de fibrilação atrial e osteoporose acelerada.

Problemas especiais no tratamento do hipotireoidismo

A. Mixedema e doença arterial coronariana

Como o mixedema costuma ocorrer em indivíduos de mais idade, a doença muitas vezes está associada a doença arterial coronariana subjacente. Nessa situação, as baixas concentrações de hormônio tireoidiano circulante protegem efetivamente o coração contra as demandas crescentes que poderiam resultar em angina de peito, fibrilação atrial ou infarto do miocárdio. A correção do mixedema precisa ser feita com cautela, a fim de evitar esses eventos cardíacos. Quando indicada, a cirurgia de artéria coronária deve ser realizada em primeiro lugar, antes da correção do mixedema pela administração de tiroxina.

B. Coma mixedematoso

O coma mixedematoso representa um estado terminal do hipotireoidismo não tratado. Está associado a fraqueza progressiva, torpor, hipotermia, hipoventilação, hipoglicemia, hiponatremia, intoxicação hídrica, choque e morte.

O coma mixedematoso é uma emergência médica. O paciente deve ser tratado na unidade de terapia intensiva, visto que pode haver necessidade de intubação traqueal e ventilação mecânica. As doenças associadas, como infecção ou insuficiência cardíaca, devem ser tratadas com terapia apropriada. É importante administrar todas as preparações por via intravenosa, visto que os pacientes com coma mixedematoso absorvem inadequadamente os fármacos por outras vias. Devem-se administrar líquidos intravenosos com cautela, a fim de evitar um aporte excessivo de água. Esses pacientes apresentam grandes reservas de sítios de ligação de T_3 e T_4 não ocupados, que devem ser ocupados para que haja tiroxina livre adequada para afetar o metabolismo tecidual. Por conseguinte, o tratamento de escolha no coma mixedematoso consiste na administração de dose de ataque de levotiroxina por via intravenosa – em geral 300 a 400 mcg no início, seguidos de 50 a 100 mcg/dia. Pode-se acrescentar a T_3 por via intravenosa, na dose inicial de 5 a 20 mcg, seguida de 2,5 a 10 mcg, a cada 8 horas, embora possa ser mais cardiotóxica e mais difícil de monitorar. Deve-se considerar o uso de doses mais baixas de T_4 e de T_3 para pacientes de menor constituição ou de idade avançada ou para os que apresentam doença cardíaca ou arritmias concomitantes. A hidrocortisona intravenosa está indicada se o paciente apresenta insuficiência hipofisária ou suprarrenal associada, porém provavelmente não é necessária na maioria dos pacientes com mixedema primário. Os opioides e os sedativos devem ser utilizados com extrema cautela.

C. Hipotireoidismo e gravidez

As mulheres com hipotireoidismo com frequência apresentam ciclos anovulatórios e, portanto, são relativamente inférteis até o restabelecimento do estado eutireoidiano. Essa observação levou ao uso disseminado do hormônio tireoidiano para a infertilidade, embora não haja evidências de sua utilidade em pacientes eutireoidianas inférteis. Na mulher grávida com hipotireoidismo e em uso de tiroxina, é extremamente importante que a dose diária de tiroxina seja adequada, visto que o desenvolvimento inicial do cérebro fetal depende da tiroxina materna. Em muitas pacientes com hipotireoidismo, é necessário aumento da dose de tiroxina (~ 25-30%) para normalizar as concentrações séricas de TSH durante a gravidez. É razoável aconselhar as mulheres a utilizar uma dose adicional do comprimido de tiroxina, 2 vezes por semana, com intervalo de vários dias, assim que engravidarem. A tiroxina também deve ser administrada separadamente das vitaminas e do cálcio pré-natais, com intervalo de pelo menos 4 horas. Devido aos níveis maternos elevados de TBG e, portanto, às concentrações totais elevadas de T_4, as doses maternas adequadas de tiroxina exigem a manutenção de concentrações de TSH entre 0,1 e 3 mUI/L (p. ex., primeiro trimestre, 0,1-2,5 mUI/L; segundo trimestre, 0,2-3 mUI/L; terceiro trimestre, 0,3-3 mUI/L) com T_4 total no limite superior da normalidade ou acima.

D. Hipotireoidismo subclínico

O hipotireoidismo subclínico, definido por concentrações elevadas de TSH e concentrações normais de hormônio tireoidiano, é observado em 4 a 10% da população geral e aumenta para 20% em mulheres com mais de 50 anos. A levotiroxina deve ser individualizada, com base nos riscos e nos benefícios do tratamento. O consenso da maioria das organizações especializadas em tireoide concluiu que a terapia com hormônio tireoidiano deve ser considerada para pacientes com concentrações de TSH > 10 mUI/L, apesar dos resultados benéficos contraditórios, enquanto o monitoramento rigoroso do TSH é apropriado para pacientes com elevações menores do TSH.

E. Hipotireoidismo induzido por fármacos

O hipotireoidismo induzido por fármacos (ver Tabela 38-3) pode ser tratado de modo satisfatório por meio de terapia com levotiroxina se não for possível interromper o fármaco agressor. No caso do hipotireoidismo induzido por amiodarona, a terapia com levotiroxina pode ser necessária, mesmo após a suspensão da amiodarona, em razão de sua meia-vida muito longa.

HIPERTIREOIDISMO

O hipertireoidismo (tireotoxicose) é a síndrome clínica que surge quando os tecidos ficam expostos a concentrações elevadas de hormônio tireoidiano (ver Tabela 38-4).

DOENÇA DE GRAVES

A forma mais comum de hipertireoidismo é a doença de Graves, ou bócio tóxico difuso. A Tabela 38-4 fornece os sinais e os sintomas de apresentação da doença de Graves.

Fisiopatologia

A doença de Graves é considerada um distúrbio autoimune, em que um defeito nos linfócitos T supressores estimula os linfócitos B a sintetizar anticorpos (TRAb) dirigidos contra antígenos da tireoide. O TRAb liga-se ao receptor de TSH e o ativa na membrana da célula tireoidiana, além de estimular o crescimento e a atividade de biossíntese dessa célula. A genética, o período pós-parto, o tabagismo e o estresse físico e emocional aumentam o desenvolvimento do TRAb. Foi demonstrada uma predisposição genética com base em uma alta frequência de HLA-B8 e HLA-DR3 nos indivíduos brancos, HLA-Bw46 e HLA-B5 nos chineses e HLA-B17 nos afro-americanos. Raramente, ocorre remissão espontânea do hipertireodismo, porém alguns pacientes necessitam de anos de terapia com fármacos antitireoidianos.

Diagnóstico laboratorial

Na maioria dos pacientes com hipertireoidismo, as concentrações de T_3, T_4, T_4L e T_3L estão elevadas, ao passo que a concentração de TSH está suprimida (ver Tabela 38-2). Em geral, a captação de iodo radiativo também está acentuadamente elevada. Com frequência, verifica-se a presença de anticorpos antitireoglobulina, anti-TPO e TRAb.

Tratamento da doença de Graves

Os três métodos principais para controlar o hipertireoidismo consistem em terapia com fármacos antitireoidianos, destruição da glândula com iodo radiativo e tireoidectomia cirúrgica. Nenhum desses métodos altera a patogenia subjacente da doença.

A. Terapia com fármacos antitireoidianos

A terapia farmacológica é de grande utilidade em pacientes jovens com glândulas pequenas e doença leve. O tiamazol (de escolha) ou a propiltiouracila são administrados até que a doença sofra remissão espontânea. Esta é a única terapia que deixa a glândula tireoide intacta; entretanto, exige um longo período de tratamento e observação (12-18 meses), e há uma incidência de recidiva de 50 a 60% quando o tratamento é interrompido.

O tiamazol é preferível à propiltiouracila (exceto durante a gravidez e na tempestade tireoidiana), devido ao menor risco de lesão hepática grave e à possibilidade de administração 1 vez ao dia, o que pode aumentar a adesão do paciente ao tratamento. Em geral, a terapia com fármacos antitireoidianos é iniciada em doses fracionadas, passando para terapia de manutenção com doses diárias únicas quando o paciente se torna clinicamente eutireoidiano. Todavia, a tireotoxicose leve a moderadamente grave com frequência pode ser controlada com a administração inicial de tiamazol em dose única de 20 a 40 mg pela manhã, durante 4 a 8 semanas, para normalizar as concentrações hormonais. A terapia de manutenção requer 5 a 15 mg, 1 vez ao dia. Como alternativa, a terapia é iniciada com propiltiouracila, na dose de 100 a 150 mg, a cada 6 ou 8 horas, até o paciente se tornar eutireoidiano, seguida de redução gradual até a dose de manutenção de 50 a 150 mg, 1 vez ao dia. Além de inibir a organificação do iodo, a propiltiouracila também inibe a conversão de T_4 em T_3, de modo que o fármaco reduz a concentração de hormônio tireoidiano ativado com mais rapidez do que o tiamazol. A melhor orientação clínica indicando a ocorrência de remissão consiste na redução de tamanho do bócio. Os exames laboratoriais de maior utilidade na monitoração do curso da terapia incluem as concentrações séricas de T_3L, T_4L e TSH.

As reações aos fármacos antitireoidianos já foram descritas. Muitas vezes, a erupção cutânea menor pode ser controlada com anti-histamínico. Como a reação mais grave de agranulocitose costuma ser precedida de faringite ou febre alta, os pacientes em uso de fármacos antitireoidianos devem ser instruídos a suspender o fármaco e a procurar assistência médica imediata, se esses sintomas surgirem. Nessas circunstâncias, estão indicadas as contagens de leucócitos e a contagem diferencial, bem como a cultura de material da orofaringe, seguida de antibioticoterapia apropriada. O tratamento também deve ser interrompido se houver elevação significativa das aminotransferases (2-3 vezes o limite superior da normalidade).

B. Tireoidectomia

A tireoidectomia parcial constitui o tratamento de escolha para pacientes com glândulas muito volumosas ou bócios multinodulares. Os pacientes são tratados com fármacos antitireoidianos até alcançar o estado eutireoidiano (~ 6 semanas). Além disso, durante 10 a 14 dias antes da cirurgia, recebem uma solução saturada de iodeto de potássio, 5 gotas, 2 vezes ao dia, para diminuir a vascularização da glândula e simplificar a cirurgia. Cerca de 80 a 90% dos pacientes necessitam de suplementação com hormônio tireoidiano após tireoidectomia parcial.

C. Iodo radiativo

A terapia com iodo radiativo (RAI, do inglês *radioactive iodine*) utilizando ^{131}I constitui o tratamento de escolha para a maioria dos pacientes com mais de 21 anos. Nos pacientes que não apresentam doença cardíaca, pode-se administrar imediatamente a dose terapêutica, em uma faixa de 80 a 120 μCi/g de peso estimado da tireoide, corrigido para a captação. Em pacientes com doença cardíaca subjacente ou tireotoxicose grave, bem como nos pacientes idosos, é conveniente realizar o tratamento com fármacos antitireoidianos (de preferência tiamazol) até alcançar um estado de eutireoidismo. O tratamento é interrompido durante 2 a 3 dias durante a administração de RAI, de modo a não interferir na sua retenção. Entretanto, o tratamento pode ser reiniciado dentro de 3 a 5 dias e, em seguida, reduzido gradualmente no decorrer de 4 a 6 semanas com a normalização da função da tireoide. Os iodetos devem ser evitados, a fim de garantir captação máxima de ^{131}I. Dentro de 6 a 12 semanas após a administração de RAI, a glândula diminui de tamanho, e o paciente em geral torna-se eutireoidiano ou desenvolve hipotireoidismo. Pode ser necessária uma segunda dose se houver uma resposta mínima 3 meses. Ocorre hipotireoidismo em cerca de 80% dos paciente. As concentrações séricas de T_4L e TSH devem ser monitoradas regularmente. Quando se verifica o desenvolvimento de hipotireoidismo, deve-se instituir uma reposição imediata com levotiroxina oral, em uma dose de 50 a 150 mcg/dia.

D. Adjuvantes da terapia antitireoidiana

Durante a fase aguda da tireotoxicose, os bloqueadores dos receptores β-adrenérgicos sem atividade simpatomimética intrínseca são adequados para pacientes sintomáticos com 60 anos de idade ou mais, para pacientes com frequência cardíaca > 90 batimentos por minuto e para aqueles com doença cardiovascular. O propranolol, na dose de 20 a 40 mg por via oral, a cada 6 horas, ou o metoprolol, na dose de 25 a 50 mg por via oral, a cada 6 a 8 horas, controlam a taquicardia, a hipertensão e a fibrilação atrial. Os bloqueadores dos receptores β-adrenérgicos são retirados de modo gradual, à medida que se observa a normalização das concentrações séricas de tiroxina. O diltiazem, 90 a 120 mg, 3 ou 4 vezes ao dia, pode ser utilizado para controlar a taquicardia em pacientes para os quais o uso de betabloqueadores esteja contraindicado – por exemplo, pacientes com asma. Os bloqueadores dos canais de cálcio di-hidropiridínicos podem não ser tão efetivos quanto o diltiazem ou o verapamil. A nutrição adequada e os suplementos vitamínicos são essenciais. Os barbitúricos aceleram o metabolismo de T_4 (por indução das enzimas hepáticas) e podem ser úteis como sedativos e para reduzir as concentrações de T_4. Os sequestradores de ácidos biliares (p. ex., colestiramina) também podem reduzir rapidamente as concentrações de T_4 ao aumentar a excreção fecal de T_4.

BÓCIO UNINODULAR TÓXICO E BÓCIO MULTINODULAR TÓXICO

Essas formas de hipertireoidismo costumam ocorrer em mulheres de idade mais avançada portadoras de bócios nodulares. A concentração de tiroxina livre está moderadamente elevada ou, em certas ocasiões, normal, enquanto ocorre uma notável elevação das concentrações de T_3L ou T_3. Os adenomas tóxicos solitários podem ser tratados mediante excisão cirúrgica do adenoma ou RAI. Em geral, o bócio multinodular tóxico está associado a um bócio volumoso, e o melhor tratamento consiste na preparação com tiamazol (de escolha) ou propiltiouracila, seguida de tireoidectomia parcial.

TIREOIDITE SUBAGUDA

Durante a fase aguda de uma infecção viral da glândula tireoide, ocorre a destruição do parênquima tireoidiano, com liberação transitória dos hormônios tireoidianos armazenados. Pode-se observar um estado semelhante em pacientes com tireoidite de Hashimoto. Esses episódios de tireotoxicose transitória foram denominados *hipertireoidismo de resolução espontânea*. Em geral, a única medida necessária consiste em terapia de suporte, como uso de fármacos bloqueadores dos receptores β-adrenérgicos sem atividade simpatomimética intrínseca (p. ex., propranolol), para a taquicardia, bem como ácido acetilsalicílico ou outros anti-inflamatórios não esteroides para controlar a dor local e a febre. Pode ser necessário o uso de corticosteroides nos casos graves, a fim de controlar a inflamação.

PROBLEMAS ESPECIAIS

Tempestade tireoidiana

A tempestade tireoidiana, ou crise tireotóxica, que se manifesta na forma de síndrome potencialmente fatal, consiste em súbita exacerbação aguda de todos os sintomas de tireotoxicose. O tratamento vigoroso é indispensável. A administração de propranolol, 60 a 80 mg por via oral, a cada 4 horas, ou de propranolol por via intravenosa, 1 a 2 mg lentamente, a cada 5 a 10 minutos, até um total de 10 mg, ou de esmolol, 50 a 100 mg/kg/min, é útil para controlar as manifestações cardiovasculares graves. Se os betabloqueadores estiverem contraindicados devido à presença de insuficiência cardíaca grave ou asma, a hipertensão e a taquicardia podem ser controladas com diltiazem, 90 a 120 mg por via oral, 3 ou 4 vezes ao dia, ou 5 a 10 mg/h por infusão intravenosa (apenas para pacientes asmáticos). A liberação dos hormônios tireoidianos da glândula é retardada pela administração de solução saturada de iodeto de potássio, 5 gotas por via oral, a cada 6 horas, começando 1 hora após a administração de tioamidas. A síntese de hormônio é bloqueada pela administração de propiltiouracila, 500 a 1.000 mg como dose de ataque, seguida de 250 mg, VO, a cada 4 horas. Se o paciente for incapaz de ingerir a propiltiouracila por via oral, pode-se preparar uma formulação por via retal,* administrada

*Para a preparação de um enema de propiltiouracila em suspensão aquosa, triturar 8 comprimidos de 50 mg e misturar o pó em 90 mL de água estéril.

na dose de 400 mg, a cada 6 horas, na forma de enema de retenção. O tiamazol também pode ser preparado para administração retal, na dose de 60 a 80 mg/dia. A hidrocortisona, 50 mg por via intravenosa, a cada 6 horas, protege o paciente contra o choque e bloqueia a conversão de T_4 em T_3, induzindo uma rápida queda das concentrações sanguíneas de material tireoativo.

A terapia de suporte é essencial para o controle da febre, da insuficiência cardíaca e de qualquer processo mórbido subjacente passível de ter precipitado a tempestade tireoidiana aguda. Em situações raras, quando os métodos já descritos não são adequados para controlar o problema, os sequestradores de ácidos biliares orais (p. ex., colestiramina), a plasmaférese ou a diálise peritoneal têm sido usados para reduzir as concentrações de tiroxina circulante.

Oftalmopatia

A oftalmopatia grave é rara e difícil de ser tratada. Há risco de 15 a 20% de intensificação da doença ocular grave após RAI, particularmente em tabagistas. O controle requer tratamento efetivo da doença da tireoide, geralmente por excisão cirúrgica total ou ablação da glândula com ^{131}I, em conjunto com terapia com prednisona oral (ver adiante). Além disso, pode ser necessário instituir uma terapia local, como a elevação da cabeça para diminuir o edema periorbitário e uso de lágrimas artificiais para aliviar o ressecamento da córnea devido à exoftalmia. Deve-se aconselhar o abandono do tabagismo para impedir a progressão da oftalmopatia. Na presença de reação inflamatória aguda e grave, a prednisona pode ser efetiva, em uma dose diária de 60 a 100 mg por via oral, durante cerca de 1 semana, seguida de 60 a 100 mg em dias alternados, com redução gradual da dose no decorrer de 6 a 12 semanas. Se a esteroidoterapia falhar ou estiver contraindicada, a radiação da parte posterior da órbita, utilizando radioterapia de alta energia bem-colimada, costuma resultar em melhora acentuada do processo agudo. A ameaça de perda da visão constitui uma indicação para descompressão cirúrgica da órbita. A cirurgia das pálpebras ou dos músculos oculares pode ser necessária para corrigir os problemas residuais até a regressão do processo agudo.

Dermopatia

A dermopatia, ou mixedema pré-tibial, frequentemente responde aos corticosteroides tópicos aplicados na área acometida e recobertos com curativo oclusivo.

Tireotoxicose durante a gravidez

Idealmente, mulheres em idade fértil com hipertireodismo grave devem receber terapia definitiva com ^{131}I ou submeter-se à tireoidectomia parcial *antes* da gravidez, a fim de evitar qualquer exacerbação aguda da doença durante a gestação ou após o parto. Se houver desenvolvimento de tireotoxicose durante a gravidez, o RAI está contraindicado, visto que atravessa a placenta e pode causar lesão da tireoide do feto. A propiltiouracila (menos riscos teratogênicos do que o tiamazol) pode ser administrada no primeiro trimestre e, em seguida, substituída pelo tiamazol durante o resto da gestação, de modo a evitar a ocorrência de dano hepático potencial. A dose de propiltiouracila deve ser mantida dentro do mínimo necessário para controlar a doença (i.e., < 300 mg/dia), visto que o fármaco pode afetar a função da glândula tireoide do feto. De modo alternativo, a tireoidectomia parcial pode ser realizada com segurança durante o segundo trimestre. É essencial monitorar a função da tireoide durante o restante da gestação.

Doença de Graves neonatal

Pode ocorrer doença de Graves no recém-nascido, em consequência da passagem de TRAb materno pela placenta, estimulando a glândula tireoide do recém-nascido, ou devido à transmissão genética do traço ao feto. Os exames laboratoriais revelam concentrações elevadas de T_4 livre, concentrações acentuadamente elevadas de T_3 e baixa concentração de TSH – em contrapartida ao lactente normal, cujas concentrações de TSH estão elevadas ao nascimento. Em geral, detecta-se a presença de TRAb tanto no soro da criança como no da mãe.

Quando causada pela presença de TRAb materno, a doença costuma ser autolimitada e desaparece no decorrer de um período de 4 a 12 semanas, coincidindo com a queda das concentrações de TRAb do lactente. Entretanto, o tratamento é necessário, tendo em vista o estresse metabólico intenso ao qual está sujeito o lactente. A terapia consiste em propiltiouracila, em uma dose diária de 5 a 10 mg/kg, em doses fracionadas a intervalos de 8 horas; solução de iodeto de potássio (8 mg de iodeto por gota), 1 gota, a cada 8 horas; e propranolol; 2 mg/kg/dia, em doses fracionadas. É essencial instituir uma terapia de suporte cuidadosa. Se o lactente estiver muito doente, a prednisona oral, 2 mg/kg/dia em doses fracionadas, ajuda a bloquear a conversão de T_4 em T_3. Esses fármacos são gradualmente reduzidos com a melhora do quadro clínico, podendo ser suspensos em 6 a 12 semanas.

HIPERTIREOIDISMO SUBCLÍNICO

O hipertireoidismo subclínico é definido pela presença de concentrações suprimidas de TSH (abaixo dos valores de referência) em associação a concentrações normais de hormônios tireoidianos. A maior preocupação é a cardiotoxicidade (p. ex., fibrilação atrial), particularmente em indivíduos idosos e naqueles com doença cardíaca subjacente. O consenso de organizações especializadas concluiu que o tratamento do hipertireoidismo é apropriado para aqueles com concentrações de TSH inferiores a 0,1 mUI/L, ao passo que a monitoração rigorosa das concentrações de TSH é apropriada para aqueles com menor supressão de TSH.

Tireotoxicose induzida por amiodarona

Além dos pacientes que desenvolvem hipotireoidismo causado por amiodarona, cerca de 3% dos pacientes em uso desse fármaco desenvolvem hipertireoidismo. Foram relatados dois tipos de tireotoxicose induzida por amiodarona: a tireotoxicose induzida por iodo (tipo I), que frequentemente ocorre em indivíduos com doença subjacente da tireoide (p. ex., bócio multinodular, doença de Graves), e a tireoidite inflamatória (tipo II), que ocorre em pacientes sem doença da tireoide, devido ao extravasamento de hormônio tireoidiano na circulação. O tratamento do tipo I exige terapia com tioamidas, já o do tipo II responde de modo mais satisfatório aos glicocorticoides. Como nem sempre é possível diferenciar esses dois tipos, as tioamidas e os glicocorticoides costumam ser administrados em associação. Se possível, a amiodarona deve ser interrompida, porém não ocorre melhora rápida, em virtude de sua meia-vida longa.

BÓCIO ATÓXICO

O bócio atóxico é uma síndrome de aumento da glândula tireoide, sem produção excessiva de hormônios tireoidianos. Com frequência, o aumento da glândula tireoide deve-se à estimulação do TSH em decorrência da síntese inadequada de hormônio tireoidiano. A causa mais comum de bócio atóxico no mundo inteiro é a deficiência de iodo; entretanto, nos Estados Unidos, a causa mais comum é a tireoidite de Hashimoto. Outras causas incluem mutações de linhagem germinativa ou adquiridas em genes envolvidos na síntese hormonal, bociogênicos alimentares e neoplasias (ver adiante).

O bócio produzido por deficiência de iodeto é tratado de modo mais satisfatório com administração profilática de iodeto. O aporte diário ideal de iodeto é de 150 a 200 mcg. O sal iodado e o iodato utilizado como conservante na farinha e no pão constituem excelentes fontes de iodo na dieta. Nas áreas onde é difícil introduzir o sal iodado ou usar conservantes de iodato, tem sido administrada uma solução de óleo de semente de papoula iodado por via intramuscular, que fornece uma fonte de iodo inorgânico em longo prazo.

O bócio que se desenvolve em consequência da ingestão de bociogênicos na dieta é tratado com a suspensão do fármaco responsável ou com a adição de tiroxina em quantidade suficiente para neutralizar a estimulação do TSH. De modo semelhante, na tireoidite de Hashimoto e na disormonogênese, a terapia adequada com tiroxina – 150 a 200 mcg/dia por via oral – suprime o TSH hipofisário e resulta em regressão lenta do bócio, bem como na correção do hipotireoidismo.

NEOPLASIAS DA TIREOIDE

As neoplasias da glândula tireoide podem ser benignas (adenomas) ou malignas. O principal exame complementar consiste em biópsia por punção aspirativa com agulha fina (PAAF) e exame citológico. As lesões benignas podem ser monitoradas quanto ao seu crescimento ou ao aparecimento de sintomas de obstrução local, que exigem excisão cirúrgica. A terapia com levotiroxina não é recomendada para a supressão dos nódulos benignos, particularmente em regiões geográficas com quantidades suficientes de iodo. O tratamento do carcinoma da tireoide exige tireoidectomia total, terapia pós-operatória com iodo radiativo em casos selecionados e reposição permanente com levotiroxina. A avaliação da ocorrência de recidiva de algumas neoplasias da tireoide costuma envolver a interrupção da reposição de tiroxina durante 4 a 6 semanas – acompanhada de desenvolvimento de hipotireoidismo. É provável que haja recidiva do tumor se houver elevação das concentrações séricas de tireoglobulina (i.e., um marcador tumoral) ou cintilografia com ^{131}I positiva na presença de concentrações elevadas de TSH. Como alternativa, a administração de TSH humano recombinante pode produzir elevações comparáveis do TSH, sem interrupção da tiroxina, evitando-se, dessa maneira, o desenvolvimento de hipotireoidismo. O TSH humano recombinante é administrado por via intramuscular, 1 vez ao dia, durante 2 dias. A elevação das concentrações séricas de tireoglobulina ou uma cintilografia com ^{131}I positiva indicam recidiva do câncer de tireoide.

RESUMO Fármacos utilizados no tratamento das doenças da tireoide

Subclasse, fármaco	Mecanismo de ação e efeitos	Indicações	Farmacocinética, toxicidades, interações
PREPARAÇÕES DE HORMÔNIO TIREOIDIANO			
• Levotiroxina (T_4) • Liotironina (T_3)	Ativação dos receptores nucleares resulta em expressão gênica, com formação de RNA e síntese de proteínas	Hipotireoidismo	Ver Tabela 38-1 • efeito máximo observado depois de 6-8 semanas • *Toxicidade:* ver Tabela 38-4 para sintomas de excesso de hormônio tireoidiano
FÁRMACOS ANTITIREOIDIANOS			
TIOAMIDAS			
• Tiamazol • Propiltiouracila (PTU)	Inibem as reações da TPO • bloqueiam a organificação do iodo • inibem a desiodação periférica de T_4 em T_3 (principalmente PTU)	Hipertireoidismo	Via oral • duração de ação: 24 horas (tiamazol), 6-8 horas (PTU) • início tardio da ação • *Toxicidade:* náusea, desconforto gastrintestinal, exantema, agranulocitose, hepatite (PTU com tarja preta), hipotireoidismo, teratogenicidade (tiamazol > PTU)
IODETOS			
• Solução de iodeto de potássio (10%) • Iodeto de potássio	Inibem a organificação e a liberação dos hormônios • reduzem o tamanho e a vascularidade da glândula	Preparação para tireoidectomia cirúrgica	Oral • início agudo nos primeiros 2-7 dias • *Toxicidade:* rara
BETABLOQUEADORES			
• Propranolol, outros betabloqueadores que carecem de atividade agonista parcial	Inibição dos receptores β-adrenérgicos • inibição da conversão de T_4 em T_3 (apenas propranolol)	Hipertireoidismo, particularmente tempestade tireoidiana • adjuvante no controle da taquicardia, hipertensão e fibrilação atrial	Início em algumas horas • duração de 4-6 horas (propranolol oral) • *Toxicidade:* broncospasmo, bloqueio AV, hipotensão, bradicardia
IODO RADIATIVO ^{131}I (RAI)			
	Destruição do parênquima da tireoide por radiação	Hipertireoidismo • os pacientes devem ser eutireoidianos ou estar em uso de betabloqueadores antes do RAI • evitar durante a gravidez ou em mães que amamentam	Oral • meia-vida de 5 dias • início em 6-12 semanas • efeito máximo em 3-6 meses • *Toxicidade:* faringite, sialite, hipotireoidismo

PREPARAÇÕES DISPONÍVEIS

NOMES GENÉRICOS
FÁRMACOS TIREOIDIANOS
Levotiroxina oral (T_4)
Liotironina oral (T_3)
Liotrix oral (razão de T_4:T_3 de 4:1)*
Tireoide dessecada oral (USP)
FÁRMACOS ANTITIREOIDIANOS
Iodeto de potássio
Comprimidos
Solução oral
Iodo radiativo (^{131}I)
Propiltiouracila [PTU] oral
Tiamazol oral
AGENTE DIAGNÓSTICO
Tireotrofina; TSH humano recombinante

*Não disponível no Brasil.

REFERÊNCIAS

Gerais

American Thyroid Association: Professional Guidelines. Available at: www.thyroid.org/professionals/ata-professional-guidelines/.

American Thyroid Association Task Force on Radiation Safety et al: Radiation safety in the treatment of patients with thyroid diseases by radioiodine ^{131}I: Practice recommendations of the American Thyroid Association. Thyroid 2011;21:335.

Chen AY et al: American Thyroid Association statement on optimal surgical management of goiter. Thyroid 2014;24:181.

Cooper DS, Ladenson PW: The thyroid gland. In: Gardner DG et al (editors): *Greenspan's Basic & Clinical Endocrinology*, 10th ed. McGraw Hill, 2018.

Haugen BR et al: 2015 American Thyroid Association Management Guidelines for Adult Patients with Thyroid Nodules and Differentiated Thyroid Cancer: The American Thyroid Association Guidelines Task Force on Thyroid Nodules and Differentiated Thyroid Cancer. Thyroid 2016;26:1.

Luster M et al: European Perspective on 2015 American Thyroid Association Management Guidelines for Adult Patients with Thyroid Nodules and Differentiated Thyroid Cancer: Proceedings of an Interactive International Symposium. Thyroid 2019;29:7.

Mallya M, Ogilvy-Stuart AL: Thyrotropic hormones. Best Pract Res Clin Endocrinol Metab 2018;32:17.

Parmentier T, Sienaert P: The use of triiodothyronine (T3) in the treatment of bipolar depression: A review of the literature. J Affect Disord 2018;229:410. Epub 2018 Jan 9.

Rugge JB, Bougatsos C, Chou R: Screening and treatment of thyroid dysfunction: An evidence review for the U.S. Preventive Services Task Force. Ann Intern Med 2015;162:35.

U.S. Department of Health and Human Services: Potassium iodide as a thyroid blocking agent in radiation emergencies. Available at: www.fda.gov/downloads/Drugs/GuidanceComplianceRegulatoryInformation/Guidances/UCM080542.pdf.

Ação dos hormônios tireoidianos

Bernal J et al: Thyroid hormone transporters—functions and clinical implications. Nat Rev Endocrinol 2015;11:406.

Gereben B et al: Scope and limitations of iodothyronine deiodinases in hypothyroidism. Nat Rev Endocrinol 2015;11:642.

Hammes SR, Davis PJ: Overlapping nongenomic and genomic actions of thyroid hormone and steroids. Best Pract Res Clin Endocrinol Metab 2015;29:581.

Porcu E et al: A meta-analysis of thyroid-related traits reveals novel loci and gender-specific differences in the regulation of thyroid function. PLoS Genet 2013;9:e1003266.

Taylor PN, Peeters R, Dayan CM: Genetic abnormalities in thyroid hormone deiodinases. Curr Opin Endocrinol Diabetes Obes 2015;22:402.

Warner A, Mittag J: Thyroid hormone and the central control of homeostasis. J Mol Endocrinol 2012;49:R29.

Tratamento do hipotireoidismo

Akın O: Morning vs. bedtime levothyroxine administration: What is the ideal choice for children? J Pediatr Endocrinol Metab 2018;31:1249.

Arici M et al: Association between genetic polymorphism and levothyroxine bioavailability in hypothyroid patients. Endocr J 2018;65:317.

Bach-Huynh TG et al: Timing of levothyroxine administration affects serum thyrotropin concentration. J Clin Endocrinol Metab 2009;94:3905.

Bolk N et al: Effects of evening vs morning thyroxine ingestion on serum thyroid hormone profiles in hypothyroid patients. Clin Endocrinol (Oxf) 2007;66:43.

Chaker L et al: Hypothyroidism. Lancet 2017;390:1550.

Cherella C, Wassner AJ: Update on congenital hypothyroidism. Curr Opin Endocrinol Diabetes Obes 2020:27:63.

Chon DA et al: Concurrent milk ingestion decreases absorption of levothyroxine. Thyroid 2018;28:45.

Hennessey JV, Espaillat R: Current evidence for the treatment of hypothyroidism with levothyroxine/triiodothyronine combination therapy versus levothyroxine monotherapy. Int J Clin Pract 2018;72:e13062.

Jonklaas B et al: American Thyroid Association Task Force on Thyroid Hormone Replacement: Guidelines for the Treatment of Hypothyroidism. Thyroid 2014;24:1670.

Peterson SJ et al: An online survey of hypothyroid patients demonstrates prominent dissatisfaction. Thyroid 2018;28:707.

Skelin M et al: Effect of timing of levothyroxine administration on the treatment of hypothyroidism: A three-period crossover randomized study. Endocrine 2018;62:432.

Visser WE et al: Different causes of reduced sensitivity to thyroid hormone: Diagnosis and clinical management. Clin Endocrinol (Oxf) 2013;79:595.

Wiersinga WM: Paradigm shifts in thyroid hormone replacement therapies for hypothyroidism. Nat Rev Endocrinol 2014;10:164.

Hipotireoidismo e hipertireoidismo subclínicos

Biondi B: "Is there any reason to treat subclinical hypo and hyperthyroidism?" Ann Endocrinol (Paris) 2020 Mar 4. pii: S0003-4266(20)30038-X [Epub ahead of print]

Blum MR et al: Subclinical thyroid dysfunction and fracture risk: A meta--analysis. JAMA 2015;313:2055.

Bekkering GE et al: Thyroid hormones treatment for subclinical hypothyroidism: A clinical practice guideline. BMJ 2019;365:l2006. doi: 10.1136/bmj.l2006.

Leng O, Razvi S: Treatment of subclinical hypothyroidism: Assessing when treatment is likely to be beneficial. Expert Rev Endocrinol Metab 2020;27:1.[Epub ahead of print].

Mooijaart SP et al: Association between levothyroxine treatment and thyroid-related symptoms among adults aged 80 years and older with subclinical hypothyroidism. JAMA 2019;322:1.

Fármacos antitireoidianos e tratamento do hipertireoidismo

Antonelli A et al: Graves' disease: Epidemiology, genetic and environmental risk factors and viruses. Best Pract Res Clin Endocrinol Metab 2020 Feb 4:101387. [Epub ahead of print]

Burch HB, Cooper DS: ANNIVERSARY REVIEW: Antithyroid drug therapy: 70 years later. Eur J Endocrinol 2018;179:R261.

Chiha M et al: Thyroid storm: An updated review. J Intensive Care Med 2015;30:131.

Léger J, Carel JC: Diagnosis and management of hyperthyroidism from prenatal life to adolescence. Best Pract Res Clin Endocrinol Metab 2018;32:373.

Ma C et al: Radioiodine therapy versus antithyroid medications for Graves' disease. Cochrane Database Syst Rev 2016;2:CD010094.

Ross DS et al: 2016 American Thyroid Association Guidelines for Diagnosis and Management of Hyperthyroidism and Other Causes of Thyrotoxicosis. Thyroid 2016;26:1343.

Shi H et al: Risk factors for the relapse of Graves' disease treated with antithyroid drugs: A systematic review and meta-analysis. Clin Ther 2020 Mar 2. pii: S0149-2918(20)30061-8. Epub ahead of print

Sisson JC et al: Radiation safety in the treatment of patients with thyroid diseases by radioiodine 131I: practice recommendations of the American Thyroid Association. Thyroid 2011;21:335.

Wiersinga WM: Graves' disease: Can it be cured? Endocrinol Metab (Seoul) 2019;34:29.

Na gravidez

Alexander EK et al: 2017 Guidelines of the American Thyroid Association for the diagnosis and management of thyroid disease during pregnancy and the postpartum. Thyroid 2017;27:315.

Andersen SL, Knøsgaard L: Management of thyrotoxicosis during pregnancy. Best Pract Res Clin Endocrinol Metab 2020 Mar 5:101414.

Dhillon-Smith RK et al: Levothyroxine In women with thyroid peroxidase antibodies before conception. N Engl J Med 2019;380:1316.

Seo GH et al: Antithyroid drugs and congenital malformations a nationwide Korean cohort study. Ann Intern Med 2018;168:405.

Os efeitos dos fármacos na função tireoidiana

Elnaggar MN et al: Amiodarone-induced thyroid dysfunction: A clinical update. Exp Clin Endocrinol Diabetes 2018;126:333. Epub 2018 Mar 20. Erratum in: Exp Clin Endocrinol Diabetes 2018;126;e1.

Farebrother J, Zimmermann MB, Andersson M: Excess iodine intake: Sources, assessment, and effects on thyroid function. Ann N Y Acad Sci 2019;1446:44. Epub 2019 Mar 20.

Gabora K et al: Current evidence on thyroid related adverse events in patients treated with protein tyrosine kinase inhibitors. Drug Metab Rev 2019;51:562. Epub 2019 Nov 13.

Hamed SA: The effect of antiepileptic drugs on thyroid hormonal function: Causes and implications. Expert Rev Clin Pharmacol 2015:8:741.

Haugen BR: Drugs that suppress TSH or cause central hypothyroidism. Best Pract Res Clin Endocrinol Metab 2009;23:793.

Kraszewska A et al: Thyroid structure and function in long-term lithium-treated and lithium-naïve bipolar patients. Hum Psychopharmacol 2019;34:e2708. Epub 2019 Jul 11.

RESPOSTA DO ESTUDO DE CASO

O tratamento inicial com tiamazol foi apropriado e preferível à propiltiouracila, devido à sua duração de ação mais longa, permitindo administração de uma única dose ao dia, e ao seu melhor perfil de segurança. J.P. apresenta sinais e sintomas típicos de hipotireoidismo após RAI, apesar da reposição com levotiroxina. Tanto o iodo radiativo quanto a tireoidectomia constituem estratégias razoáveis e efetivas para o tratamento definitivo do hipertireoidismo, particularmente antes de engravidar, para evitar uma exacerbação aguda da doença durante a gravidez ou após o parto. Os sintomas de hipotireoidismo dessa paciente deveriam ter sido facilmente corrigidos pela adição de levotiroxina prescrita corretamente na dose de 1,7 mcg/kg/dia ou 100 mcg/dia. Como ela é jovem e não tem nenhuma doença cardíaca, o uso de doses de reposição totais foi apropriado para o início do tratamento. Entretanto, a concentração elevada de TSH indica reposição inadequada de levotiroxina, que pode estar relacionada com a falta de adesão da paciente ou com a coadministração de cálcio e omeprazol. Para uma absorção ideal, a levotiroxina deve ser administrada por via oral, 30 a 60 minutos antes das refeições (p. ex., com estômago vazio) ou antes de dormir, com intervalo de 4 horas para a administração de cálcio. Doses mais baixas de tiroxina também podem ser suficientes se o omeprazol for interrompido. As injeções de tiroxina, 1 vez por semana, podem ser efetivas para indivíduos com falta de adesão frequente. As provas de função tireoidiana devem ser monitoradas depois de 6 a 8 semanas de terapia, obtidas antes da administração de tiroxina para evitar alterações hormonais transitórias. A dose deve ser ajustada para alcançar concentração normal de TSH e a resolução dos sintomas de hipotireoidismo.

CAPÍTULO

39 Adrenocorticosteroides e antagonistas adrenocorticais

George P. Chrousos, MD

ESTUDO DE CASO

Um homem de 19 anos queixa-se de falta de apetite, fadiga, tontura e perda de peso nos últimos 8 meses. A médica que o examina constata hipotensão postural e vitiligo (áreas despigmentadas da pele) moderado e solicita exames de sangue de rotina. Os resultados revelam hiponatremia, hipercalemia e acidose, com suspeita de doença de Addison. O teste de estimulação padrão com ACTH 1-24 revela uma resposta insuficiente do cortisol plasmático, compatível com insuficiência suprarrenal primária. O diagnóstico de doença de Addison autoimune é confirmado, e o paciente inicia reposição hormonal.

Como esse paciente deveria ser tratado? Quais precauções ele deve tomar?

Os hormônios adrenocorticais de ocorrência natural consistem em moléculas de esteroides sintetizadas e liberadas pelo córtex da glândula suprarrenal. A deficiência desses hormônios resulta em sinais e sintomas de **doença de Addison**. A sua produção excessiva, por outro lado, provoca **síndrome de Cushing**. Tanto os corticosteroides naturais como os sintéticos são utilizados no diagnóstico e no tratamento de distúrbios da função suprarrenal. Também são administrados – com mais frequência e em doses muito mais altas – no tratamento de uma variedade de distúrbios inflamatórios, imunológicos e hematológicos.

A secreção dos esteroides adrenocorticais, particularmente os glicocorticoides, é controlada pela liberação de **hormônio adrenocorticotrófico** (**ACTH**, do inglês *adrenocorticotropic hormone*) pela hipófise (ver Capítulo 37). O ACTH deriva de uma proteína maior sintetizada na hipófise, a **pró-opiomelanocortina** (**POMC**). A secreção de aldosterona, o hormônio de retenção de sal, é influenciada principalmente pela angiotensina circulante e pelo potássio. O ACTH exerce algumas ações que não dependem de seu efeito na secreção adrenocortical. Entretanto, sua importância farmacológica como anti-inflamatório e seu uso na avaliação da função suprarrenal dependem de sua ação secretora. Aqui, a sua farmacologia é analisada apenas de modo sucinto.

Os inibidores da síntese ou os antagonistas da ação dos esteroides adrenocorticais são importantes no tratamento de várias condições. Esses fármacos são descritos ao final deste capítulo.

ADRENOCORTICOSTEROIDES

O córtex da suprarrenal libera uma grande quantidade de esteroides na circulação. Alguns apresentam atividade biológica mínima e atuam principalmente como precursores, ao passo que outros ainda não tiveram sua função estabelecida. Os esteroides hormonais podem ser classificados como esteroides que exercem efeitos importantes no metabolismo intermediário e na função imune (**glicocorticoides**), como esteroides que apresentam principalmente uma atividade de retenção de sal (**mineralocorticoides**) e como aqueles que apresentam atividade **androgênica** ou **estrogênica** (ver Capítulo 40). Nos humanos, o principal glicocorticoide é o **cortisol**, e o mineralocorticoide mais importante é a **aldosterona**. Do ponto de vista quantitativo, a desidroepiandrosterona (DHEA, do inglês *dehydroepiandrosterone*) em sua forma sulfatada (DHEAS) é o principal androgênio suprarrenal. Entretanto, a DHEA e dois outros androgênios suprarrenais, a androstenediona e o androstenediol, são androgênios fracos, já o androstenediol é um potente estrogênio. A androstenediona pode ser convertida em testosterona e estradiol nos tecidos extrassuprarrenais (Figura 39-1). Os androgênios suprarrenais constituem os principais precursores endógenos do estrogênio nas mulheres após a menopausa e em algumas pacientes mais jovens com deficiência ou ausência da função ovariana.

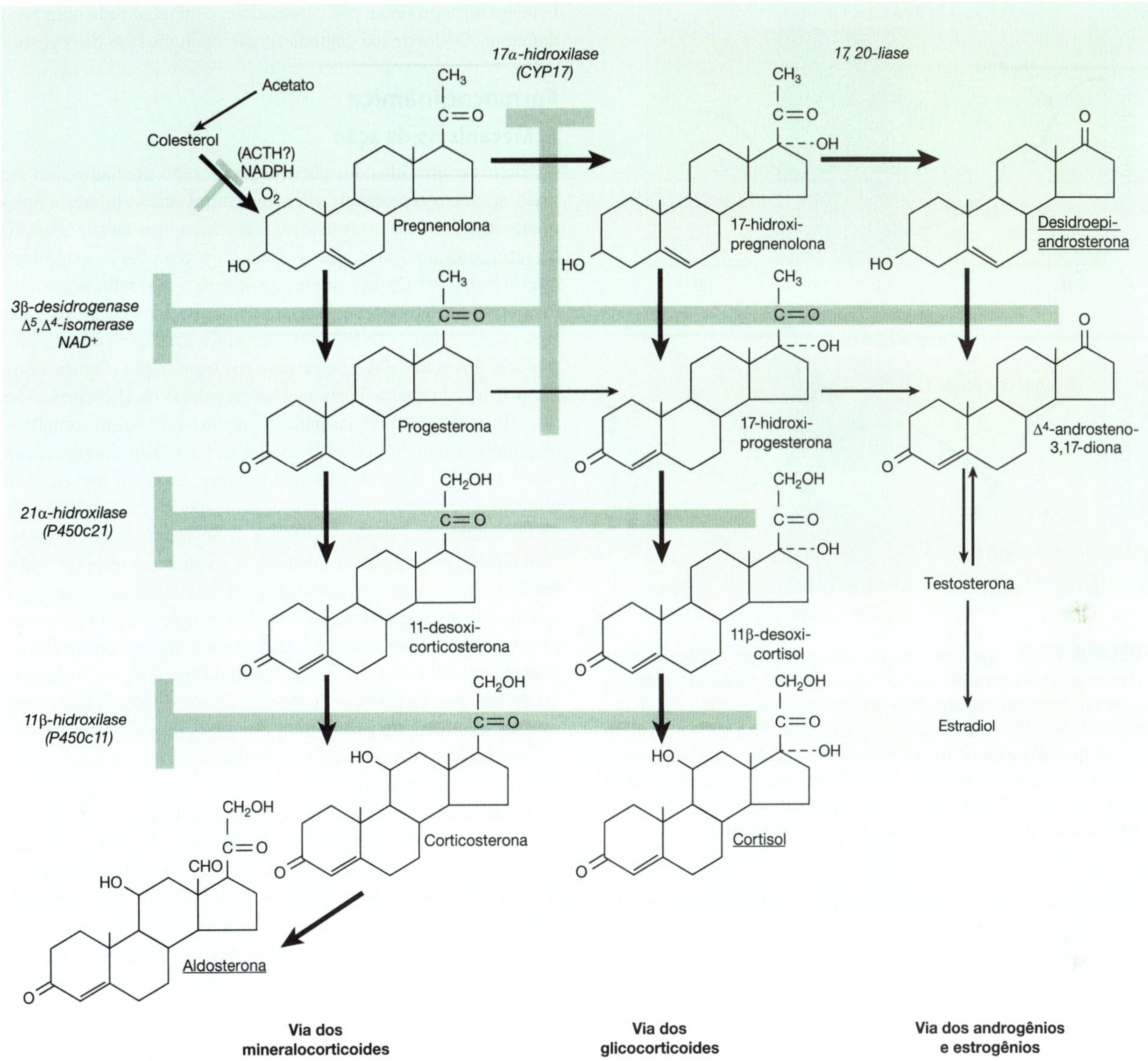

FIGURA 39-1 Principais vias na biossíntese dos hormônios adrenocorticais. Os principais produtos secretores estão sublinhados. A pregnenolona é o principal precursor da corticosterona e da aldosterona, e a 17-hidroxipregnenolona é o principal precursor do cortisol. As enzimas e os cofatores para as reações em cada uma das colunas estão indicados à esquerda e, a partir da primeira coluna, na parte superior da figura. Quando ocorre deficiência de determinada enzima, a produção de hormônio é bloqueada nos pontos indicados pelas barras sombreadas. (Reproduzida, com autorização, de Ganong WF: Review of Medical Physiology, 22nd ed. New York, NY: McGraw Hill; 2005.)

GLICOCORTICOIDES DE OCORRÊNCIA NATURAL; CORTISOL (HIDROCORTISONA)

Farmacocinética

O cortisol (também denominado hidrocortisona ou composto F) exerce uma ampla variedade de efeitos fisiológicos, incluindo regulação do metabolismo intermediário, função cardiovascular, crescimento e imunidade. Sua síntese e secreção estão estreitamente reguladas pelo sistema nervoso central (SNC), que é muito sensível à retroalimentação negativa das concentrações circulantes de cortisol e glicocorticoides exógenos (sintéticos). O cortisol é sintetizado a partir do colesterol (como mostra a Figura 39-1). Os mecanismos que controlam sua secreção são discutidos no Capítulo 37.

A velocidade de secreção segue o ritmo circadiano (Figura 39-2), controlado por pulsos de ACTH que alcançam um pico nas primeiras horas da manhã e após as refeições. No plasma, o cortisol liga-se às proteínas circulantes. A **globulina de ligação dos corticosteroides** (**CBG**, do inglês *corticosteroid-binding globulin*), uma α_2-globulina sintetizada pelo fígado, liga-se a cerca de 90% do hormônio circulante em circunstâncias normais. O restante encontra-se na forma livre (~ 5-10%) ou frouxamente ligada à albumina (~ 5%), estando disponível para exercer seus efeitos nas células-alvo.

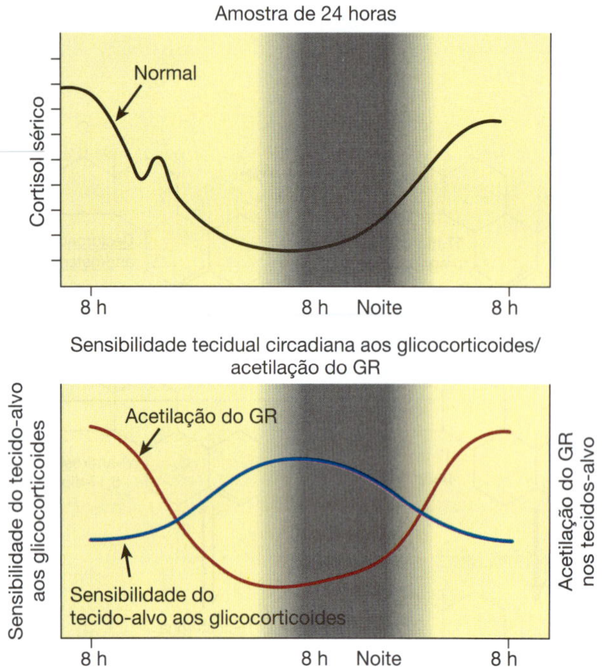

FIGURA 39-2 Variação circadiana do cortisol plasmático durante 24 horas (**painel superior**). A sensibilidade dos tecidos aos glicocorticoides também é circadiana, porém é inversa à do cortisol, com baixa sensibilidade no final da manhã e alta sensibilidade à tarde e no início da noite (**painel inferior**). A sensibilidade dos tecidos aos glicocorticoides está inversamente relacionada com a da acetilação do receptor de glicocorticoides (GR) pelo fator de transcrição CLOCK; o receptor acetilado apresenta uma diminuição de atividade transcricional.

Quando as concentrações plasmáticas de cortisol ultrapassam 20 a 30 mcg/dL, ocorre saturação da CBG, e a concentração de cortisol livre aumenta com rapidez. A CBG aumenta durante a gravidez, com a administração de estrogênios e no hipertireoidismo. Ocorre diminuição da CBG em consequência de hipotireoidismo, defeitos genéticos em sua síntese e estados de deficiência de proteína. A albumina tem grande capacidade de ligação, porém baixa afinidade pelo cortisol, e, para fins práticos, o cortisol ligado à albumina deve ser considerado livre. Os corticosteroides sintéticos, como a dexametasona, ligam-se, em grande parte, à albumina, e não à CBG.

A meia-vida do cortisol na circulação normalmente é de cerca de 60 a 90 minutos, podendo aumentar quando se administra hidrocortisona (a preparação farmacêutica do cortisol) em grandes quantidades, ou na presença de estresse, hipotireoidismo ou doença hepática. Apenas 1% do cortisol é excretado em sua forma inalterada na urina como cortisol livre; cerca de 20% do cortisol é convertido em cortisona pela 11-hidroxiesteroide desidrogenase no rim e em outros tecidos dotados de receptores de mineralocorticoides (ver adiante) antes de alcançar o fígado. A maior parte do cortisol é metabolizada no fígado. Cerca de um terço do cortisol produzido diariamente é excretado na urina como metabólitos de di-hidroxicetona e medido como 17-hidroxiesteroides (ver Figura 39-3 para a numeração dos carbonos). Muitos metabólitos do cortisol são conjugados com ácido glicurônico ou sulfato nas hidroxilas C_3 e C_{21}, respectivamente, no fígado; a seguir, são excretados na urina.

Em algumas espécies (p. ex., ratos), a corticosterona constitui o principal glicocorticoide. A corticosterona liga-se menos firmemente à proteína; por conseguinte, é metabolizada mais rapidamente. As vias de sua degradação assemelham-se às do cortisol.

Farmacodinâmica

A. Mecanismo de ação

Os efeitos conhecidos dos glicocorticoides são mediados, em sua maioria, por receptores de glicocorticoides intracelulares amplamente distribuídos. Essas proteínas são membros da superfamília de receptores nucleares, que incluem os receptores de esteroides, esterol (vitamina D), hormônio tireoidiano, ácido retinoico e muitos outros receptores com ligantes desconhecidos ou inexistentes (receptores-órfãos). Todos esses receptores interagem com os promotores dos genes-alvo e regulam a sua transcrição (Figura 39-4). Na ausência do ligante hormonal, os receptores de glicocorticoides são principalmente citoplasmáticos, encontrando-se em complexos oligoméricos com proteínas de choque térmico (hsp, do inglês *heat-shock proteins*). As proteínas mais importantes consistem em duas moléculas de hsp90, embora outras proteínas (p. ex., hsp40, hsp70, FKBP5) também estejam envolvidas. O hormônio livre no plasma e no líquido intersticial entra na célula e liga-se ao receptor, induzindo mudanças conformacionais que possibilitam a sua dissociação das hsp e sua dimerização. Então, o complexo ligante-receptor é transportado ativamente até o núcleo, onde interage com o DNA e as proteínas nucleares. Na forma de homodímero, liga-se a **elementos do receptor de glicocorticoides** (**GREs**, do inglês *glucocorticoid receptor elements*) nos promotores dos genes responsivos. O GRE é constituído de duas sequências palindrômicas que se ligam ao dímero hormônio-receptor.

Além de sua ligação aos GREs, a interação ligante-receptor também forma complexos com outros fatores de transcrição e influencia sua função, como o AP1 e o fator nuclear kappa-B (NF-κB), que atuam sobre promotores que não contêm GRE, contribuindo para a regulação da transcrição de seus genes responsivos. Esses fatores de transcrição exercem amplas ações sobre a regulação de fatores de crescimento, citocinas pró-inflamatórias, entre outros, e medeiam, em grande parte, os efeitos anticrescimento, anti-inflamatórios e imunossupressores dos glicocorticoides.

Foram identificados dois genes para o receptor de corticosteroides: um deles codifica o **receptor de glicocorticoides** (**GR**, do inglês *glucocorticoid receptor*) clássico, e o outro codifica o **receptor de mineralocorticoides** (**MR**, do inglês *mineralocorticoid receptor*). O *splicing* (junção) alternativo do pré-mRNA do receptor de glicocorticoides humano gera duas isoformas altamente homólogas, denominadas hGRα e hGRβ. O hGRα é o GR clássico ativado por ligante que, no estado ligado ao hormônio, modula a expressão dos genes responsivos aos glicocorticoides. Por outro lado, o hGRβ não se liga aos glicocorticoides e é inativo em nível transcricional. Todavia, o hGRβ é capaz de inibir os efeitos do hGRα ativado por hormônio sobre os genes responsivos a glicocorticoides, desempenhando a função de um inibidor endógeno fisiologicamente relevante da ação dos glicocorticoides. Recentemente, foi constatado que os dois transcritos alternativos do hGR apresentam oito sítios de iniciação de tradução distintos – isto é, em uma célula humana, pode haver até 16 isoformas de GRα e GRβ, que podem formar até 256 homodímeros e heterodímeros com diferentes atividades transcricionais e, possivelmente, não transcricionais. Essa variabilidade sugere que essa importante classe de receptores de esteroides tem atividades estocásticas complexas. Além disso, mutações raras no

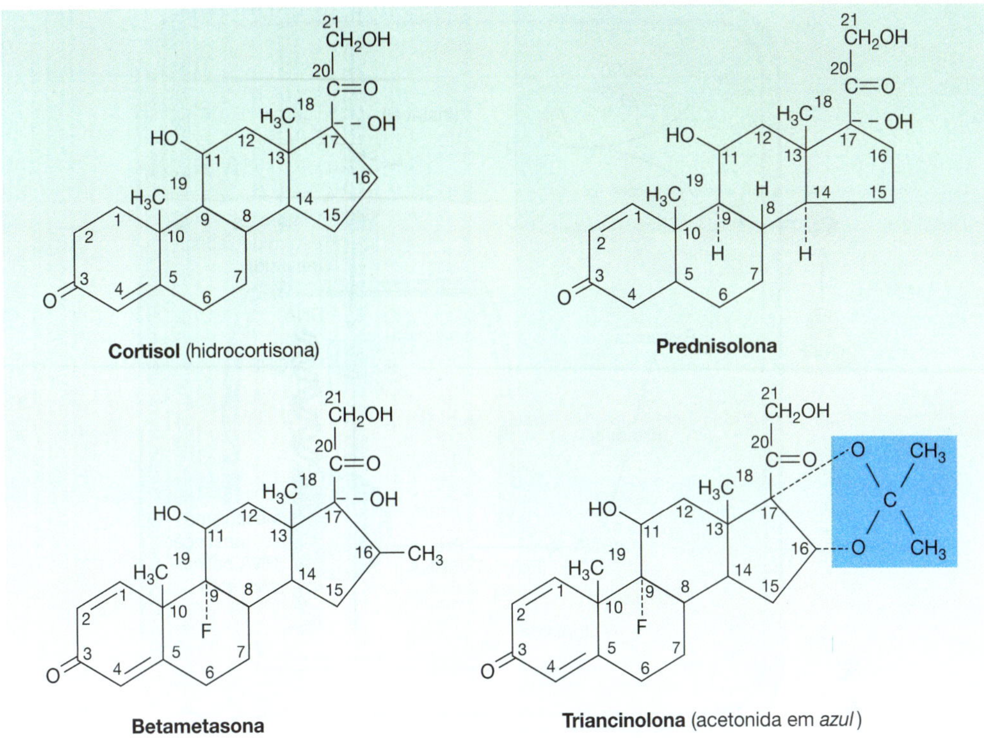

FIGURA 39-3 Estruturas químicas de vários glicocorticoides. Os derivados substitutos de acetonida (p. ex., triancinolona acetonida) apresentam atividade de superfície aumentada e mostram-se úteis na dermatologia. A dexametasona é idêntica à betametasona, exceto pela configuração do grupo metila em C_{16}: na betametasona, a configuração é β (projetando-se *para cima* a partir do plano dos anéis); na dexametasona, é α.

hGR podem resultar em resistência parcial aos glicocorticoides. Os indivíduos acometidos apresentam secreção aumentada de ACTH, devido à retroalimentação hipofisária reduzida e a anormalidades endócrinas adicionais (ver adiante).

A isoforma do GR, que é o protótipo, consiste em cerca de 800 aminoácidos e pode ser dividida em três domínios funcionais (ver Figura 2-6). O domínio de ligação dos glicocorticoides localiza-se na extremidade carboxiterminal da molécula. O domínio de ligação do DNA localiza-se no meio da proteína e contém nove resíduos de cisteína. Essa região dobra-se em uma estrutura em "dois dedos", estabilizada por íons zinco conectados às cisteínas, formando dois tetraedros. Essa parte da molécula liga-se aos GREs que regulam a ação dos glicocorticoides sobre os genes regulados por esses hormônios. Os dedos de zinco representam a estrutura básica por meio da qual o domínio de ligação do DNA reconhece sequências específicas de ácidos nucleicos. O domínio aminoterminal está envolvido na atividade de transativação do receptor e aumenta sua especificidade.

A interação dos GRs com os GREs ou outros fatores de transcrição é facilitada ou inibida por várias famílias de proteínas, denominadas *correguladores* de receptores de esteroides, divididos em *coativadores* e *correpressores*. Os correguladores desempenham essa função ao atuar como pontes entre os receptores e outras proteínas nucleares e ao expressar atividades enzimáticas, como histona acetilase ou histona desacetilase, que alteram a conformação de nucleossomos e o potencial de transcrição gênica.

Entre 10 e 20% dos genes expressos em uma célula são regulados pelos glicocorticoides. O número e a afinidade dos receptores do hormônio, o comprimento dos fatores de transcrição e dos correguladores e os eventos pós-transcrição determinam a especificidade relativa das ações desses hormônios em várias células. Os efeitos dos glicocorticoides são principalmente devidos a proteínas sintetizadas a partir do mRNA transcrito por seus genes-alvo.

Alguns dos efeitos dos glicocorticoides podem ser atribuídos à sua ligação aos MRs. Com efeito, os MRs ligam-se à aldosterona e ao cortisol com afinidade semelhante. O efeito mineralocorticoide das concentrações mais elevadas de cortisol é evitado em alguns tecidos (p. ex., rim, cólon, glândulas salivares) pela expressão da 11β-hidroxiesteroide desidrogenase tipo 2, a enzima responsável pela biotransformação ao derivado 11-ceto (cortisona), que possui ação mínima sobre os receptores de aldosterona.

O GR também interage com outros reguladores da função celular. Uma dessas moléculas é o CLOCK/BMAL-1, um dímero de fator de transcrição expresso em todos os tecidos, que gera o ritmo circadiano de secreção do cortisol (ver Figura 39-2) no núcleo supraquiasmático do hipotálamo. O CLOCK é uma acetiltransferase que acetila a região de dobradiça do GR, neutralizando a atividade de transcrição e tornando, dessa maneira, os tecidos-alvo resistentes aos glicocorticoides. Conforme ilustrado na Figura 39-2, no painel inferior, o ritmo de sensibilidade dos tecidos-alvo aos glicocorticoides gerado está em fase inversa ao das concentrações circulantes de cortisol, o que explica a maior sensibilidade do organismo à administração de glicocorticoides à tarde. O GR ativado também interage com o NF-κB, um regulador da produção de citocinas e de outras moléculas envolvidas na inflamação. Isso explica a variabilidade

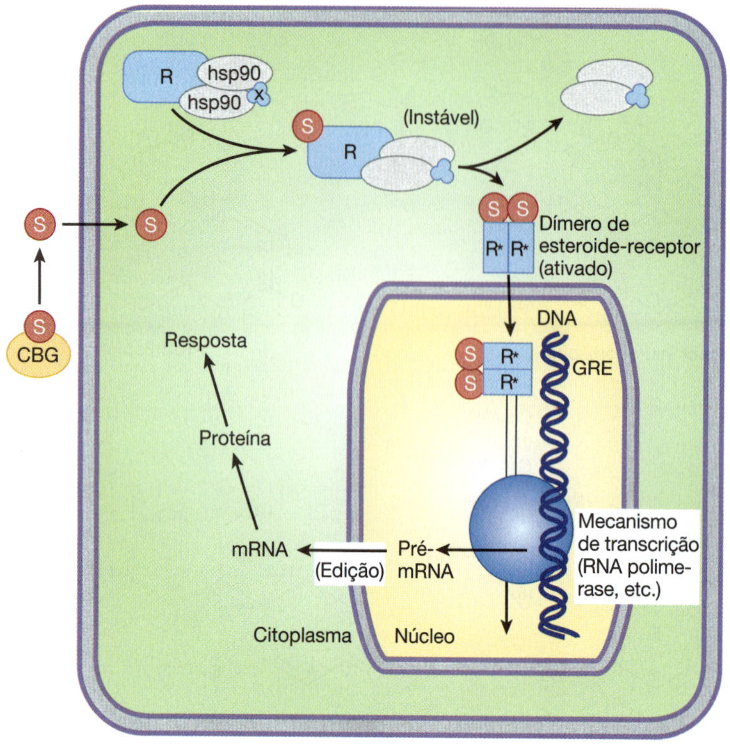

FIGURA 39-4 Modelo da interação de um esteroide, S (p. ex., cortisol), e seu receptor, R, com os eventos subsequentes observados em uma célula-alvo. O esteroide está presente no sangue na forma ligada à globulina de ligação dos corticosteroides (CBG), porém entra na célula como molécula livre. O receptor intracelular está ligado a proteínas estabilizadoras, incluindo duas moléculas de proteína de choque térmico 90 (hsp90) e várias outras, incluindo FKBP5, designada como "X" na figura. Esse complexo receptor é incapaz de ativar o processo de transcrição. Quando o complexo se liga a uma molécula de cortisol, forma-se um complexo instável, e hsp90 e as moléculas associadas são liberadas. Nesse estágio, o complexo esteroide-receptor sofre dimerização, entra no núcleo, liga-se ao elemento do receptor de glicocorticoides (GRE) na região reguladora do gene e regula a transcrição pela RNA polimerase II e por fatores de transcrição associados. Diversos fatores reguladores (que não estão ilustrados) podem participar, facilitando (coativadores) ou inibindo (correpressores) a resposta ao esteroide. O mRNA resultante é editado e exportado para o citoplasma para a produção de proteína, produzindo a resposta hormonal final. Uma alternativa para a interação do complexo esteroide-receptor com um GRE consiste na interação com a função de outros fatores de transcrição e sua alteração, como o NF-κB no núcleo das células.

circadiana da reação inflamatória, que é intensificada à tarde e no início da noite e suprimida pela manhã.

Os efeitos imediatos, como supressão inicial do ACTH hipofisário por retroalimentação, ocorrem dentro de poucos minutos e são muito rápidos para serem explicados com base na transcrição gênica e na síntese de proteínas. Não se sabe como esses efeitos são mediados. Entre os mecanismos propostos estão efeitos diretos nos receptores de membrana celular para os efeitos hormonais ou não genômicos do GR clássico ligado a hormônio. Os supostos receptores de membrana podem ser totalmente diferentes dos receptores intracelulares conhecidos. Por exemplo, estudos recentes implicaram os receptores de membrana acoplados à proteína G na resposta dos neurônios glutamatérgicos aos glicocorticoides em ratos. Além disso, foi constatado que todos os receptores de esteroides (com exceção dos MRs) apresentam modelos de palmitoilação, que possibilitam a adição enzimática de palmitato e a localização aumentada dos receptores na vizinhança das membranas plasmáticas. Esses receptores estão disponíveis para interações diretas com várias proteínas associadas à membrana ou citoplasmáticas e exercem efeitos sobre elas sem a necessidade de entrada no núcleo e indução de ações transcricionais.

B. Efeitos fisiológicos

Os glicocorticoides apresentam efeitos disseminados, visto que influenciam a função da maioria das células do organismo. As principais consequências metabólicas da secreção ou da administração de glicocorticoides decorrem das ações diretas desses hormônios na célula. Entretanto, alguns efeitos importantes resultam de respostas homeostáticas da insulina e do glucagon. Embora muitos desses efeitos dos glicocorticoides estejam relacionados com a dose e sejam intensificados quando se administram grandes quantidades para fins terapêuticos, existem também outros efeitos – denominados *permissivos* –, sem os quais muitas funções normais tornam-se deficientes. Assim, por exemplo, a resposta do músculo liso vascular e brônquico às catecolaminas apresenta-se diminuída na ausência de cortisol, sendo restaurada por quantidades fisiológicas desse glicocorticoide. De modo semelhante, as respostas lipolíticas das células adiposas às catecolaminas, ao ACTH e ao hormônio do crescimento (GH, do inglês *growth hormone*) são atenuadas na ausência de glicocorticoides.

C. Efeitos metabólicos

Os glicocorticoides exercem importantes efeitos relacionados com a dose sobre o metabolismo dos carboidratos, das proteínas e dos lipídeos. Os mesmos efeitos são responsáveis por algumas das reações adversas graves associadas ao uso desses hormônios em doses terapêuticas. Os glicocorticoides estimulam a gliconeogênese e a síntese de glicogênio em jejum e são necessários para a ocorrência de ambos os processos. Estimulam também a fosfoenolpiruvato carboxicinase, a glicose-6-fosfatase e a glicogênio sintase, bem como a liberação de aminoácidos durante o catabolismo muscular.

Os glicocorticoides aumentam as concentrações séricas de glicose estimulando, assim, a liberação de insulina. Porém, eles também inibem a captação de glicose pelas células musculares enquanto estimulam a lipase sensível a hormônio e, portanto, a lipólise. A secreção aumentada de insulina estimula a lipogênese e, em menor grau, inibe a lipólise, com consequente aumento efetivo na deposição de gordura, em conjunto com aumento na liberação de ácidos graxos e de glicerol na circulação.

Os resultados globais dessas ações são mais evidentes em jejum, quando o suprimento de glicose a partir da gliconeogênese, a liberação de aminoácidos pelo metabolismo muscular, a inibição da captação periférica de glicose e a estimulação da lipólise contribuem, todos eles, para a manutenção de um suprimento adequado de glicose para o encéfalo.

D. Efeitos catabólicos e antianabólicos

Apesar de os glicocorticoides estimularem a síntese de RNA e de proteínas no fígado, eles exercem efeitos catabólicos e antianabólicos nos tecidos linfoide e conectivo, no músculo, na gordura periférica e na pele. Em quantidades suprafisiológicas, os glicocorticoides promovem redução da massa muscular e fraqueza, bem como adelgaçamento da pele. Os efeitos catabólicos e antianabólicos sobre o osso constituem a causa de osteoporose na síndrome de Cushing e representam uma limitação significativa no uso terapêutico dos glicocorticoides em longo prazo. Nas crianças, os glicocorticoides reduzem o crescimento. Esse efeito pode ser parcialmente evitado pela administração de GH em altas doses, porém esse uso do hormônio não é recomendado, exceto em situações extremas.

E. Efeitos anti-inflamatórios e imunossupressores

Os glicocorticoides reduzem radicalmente as manifestações da inflamação. Essa ação resulta de seus efeitos profundos sobre a concentração, a distribuição e a função dos leucócitos periféricos, bem como de seus efeitos supressores sobre as citocinas e as quimiocinas inflamatórias e outras pequenas moléculas mediadoras da inflamação. A inflamação, independentemente de sua causa, caracteriza-se por extravasamento e infiltração de leucócitos no tecido afetado. Esses eventos são mediados por uma complexa série de interações de moléculas de adesão dos leucócitos com aquelas que se encontram nas células endoteliais, e que são inibidas pelos glicocorticoides. Após a administração de uma dose única de glicocorticoide de ação curta, a concentração de neutrófilos na circulação aumenta, ao passo que ocorre redução dos linfócitos (células T e B), monócitos, eosinófilos e basófilos. As alterações tornam-se máximas em 6 horas e dissipam-se em 24 horas. O aumento no número de neutrófilos é devido a um maior influxo para o sangue a partir da medula óssea e à sua migração diminuída a partir dos vasos sanguíneos, com consequente redução no número de células no local de inflamação. A redução das contagens de linfócitos, monócitos, eosinófilos e basófilos circulantes resulta de seu movimento do leito vascular para o tecido linfoide.

Os glicocorticoides também inibem as funções dos macrófagos teciduais, bem como das células dendríticas e de outras células apresentadoras de antígenos. Verifica-se redução na capacidade dessas células de responder a antígenos e mitógenos. O efeito sobre os macrófagos é particularmente acentuado e limita a sua capacidade de fagocitar e matar microrganismos, bem como de produzir o fator de necrose tumoral α, a interleucina 1 (IL-1), as metaloproteinases e o ativador do plasminogênio. Tanto os macrófagos quanto os linfócitos produzem menos IL-12 e gamainterferona, que são importantes indutores da atividade das células TH1 e da imunidade celular.

Além de seus efeitos na função dos leucócitos, os glicocorticoides influenciam a resposta inflamatória ao inibir a fosfolipase A_2 e, portanto, reduzir a síntese de ácido araquidônico, o precursor das prostaglandinas e dos leucotrienos, e do fator ativador de plaquetas. Por fim, os glicocorticoides diminuem a expressão da cicloxigenase-2, a forma induzível dessas enzimas nas células inflamatórias, com consequente redução da quantidade de enzima disponível para a produção de prostaglandinas (ver Capítulos 18 e 36).

Os glicocorticoides provocam vasoconstrição quando aplicados diretamente à pele, possivelmente ao suprimir a desgranulação dos mastócitos. Além disso, diminuem a permeabilidade capilar ao reduzir a quantidade de histamina liberada dos basófilos e dos mastócitos.

Os efeitos anti-inflamatórios e imunossupressores dos glicocorticoides decorrem, em grande parte, das ações anteriormente descritas. Nos seres humanos, a ativação do complemento não é alterada, porém seus efeitos são inibidos. A produção de anticorpos pode ser reduzida por altas doses de esteroides, embora não seja afetada por doses moderadas (p. ex., 20 mg/dia de prednisona).

Os efeitos anti-inflamatórios e imunossupressores desses fármacos são amplamente úteis do ponto de vista terapêutico, porém são também responsáveis por algumas de suas reações adversas mais graves (ver adiante).

F. Outros efeitos

Os glicocorticoides exercem efeitos importantes no sistema nervoso. A insuficiência suprarrenal provoca acentuada redução do ritmo α do eletrencefalograma e está associada à depressão. Os glicocorticoides em quantidades aumentadas costumam produzir distúrbios do comportamento dos seres humanos: no início, insônia e euforia; posteriormente, depressão. Além disso, em altas doses podem aumentar a pressão intracraniana (pseudotumor cerebral).

Os glicocorticoides, quando administrados de forma crônica, suprimem a liberação hipofisária de ACTH, GH, hormônio estimulante da tireoide e hormônio luteinizante.

Os glicocorticoides em doses elevadas têm sido associados ao desenvolvimento de úlcera péptica, possivelmente por meio de supressão da resposta imune local contra *Helicobacter pylori*. Além disso, promovem a redistribuição da gordura corporal, com aumento da gordura visceral, facial, da nuca e supraclavicular e ainda parecem antagonizar o efeito da vitamina D sobre a absorção de cálcio. Eles também exercem efeitos importantes no sistema hematopoiético. Além de seus efeitos nos leucócitos, eles aumentam o número de plaquetas e de eritrócitos.

A deficiência de cortisol resulta em comprometimento da função renal (particularmente da taxa de filtração glomerular), aumento da secreção de vasopressina e redução da capacidade de excretar água.

Os glicocorticoides também apresentam efeitos importantes no desenvolvimento dos pulmões no feto. Na verdade, as alterações estruturais e funcionais que ocorrem nos pulmões próximo do termo, incluindo a produção do material ativo sobre a superfície pulmonar necessário para a respiração (surfactante), são estimuladas pelos glicocorticoides.

Recentemente, foi constatado que os glicocorticoides exercem efeitos diretos na regulação epigenética de genes-alvo específicos, alterando as atividades das DNA metiltransferases e de outras enzimas que participam da epigênese. Essa ação possui importância particular no tratamento pré-natal de mulheres grávidas ou no tratamento de lactentes e crianças pequenas, quando os efeitos epigenéticos dos glicocorticoides podem ser prolongados ou até mesmo permanentes. Esses efeitos podem predispor esses pacientes a transtornos comportamentais ou a distúrbios somáticos, como depressão ou obesidade e síndrome metabólica.

CORTICOSTEROIDES SINTÉTICOS

Os glicocorticoides tornaram-se fármacos importantes no tratamento de inúmeros distúrbios inflamatórios, imunológicos, hematológicos, entre outros. Essa aplicação estimulou o desenvolvimento de muitos esteroides sintéticos com atividade anti-inflamatória e imunossupressora.

Farmacocinética

Os esteroides para uso clínico, em geral, são sintetizados a partir do ácido cólico obtido de bovinos ou de sapogeninas esteroides encontradas em plantas. Modificações adicionais desses esteroides levaram à comercialização de um grande grupo de esteroides sintéticos com características especiais, que são importantes tanto do ponto de vista farmacológico como terapêutico (Tabela 39-1 e Figura 39-3).

O metabolismo dos esteroides suprarrenais de ocorrência natural foi discutido anteriormente. Na maioria dos casos, os corticosteroides sintéticos (ver Tabela 39-1) sofrem absorção rápida e quase completa quando administrados por via oral. Embora sejam transportados e metabolizados de forma semelhante aos esteroides endógenos, existem diferenças importantes.

A introdução de alterações na molécula de glicocorticoide influencia sua afinidade pelos GRs e MRs, bem como a afinidade de ligação às proteínas, a estabilidade da cadeia lateral, a taxa de eliminação e os produtos metabólicos. A halogenação na posição 9, a insaturação da ligação Δ1-2 do anel A e a metilação na posição 2 ou 16 prolongam a

TABELA 39-1 Alguns corticosteroides naturais e sintéticos comumente prescritos para uso geral[1]

Fármaco	Atividade[2]			Dose oral equivalente (mg)	Formas disponíveis
	Anti-inflamatória	Tópica	Retenção de sal		
Glicocorticoides de ação curta a média					
Hidrocortisona (cortisol)	1	1	1	20	Oral, injetável, tópica
Cortisona	0,8	0	0,8	25	Oral
Prednisona	4	0	0,3	5	Oral
Prednisolona	5	4	0,3	5	Oral, injetável
Metilprednisolona	5	5	0,25	4	Oral, injetável
Meprednisona[3]	5		0	4	Oral, injetável
Glicocorticoides de ação intermediária					
Triancinolona	5	5[4]	0	4	Oral, injetável, tópica
Parametasona[3]	10		0	2	Oral, injetável
Fluprednisolona[3]	15	7	0	1,5	Oral
Glicocorticoides de ação longa					
Betametasona	25-40	10	0	0,6	Oral, injetável, tópica
Dexametasona	30	10	0	0,75	Oral, injetável, tópica
Mineralocorticoides					
Fludrocortisona	10	0	250	2	Oral
Acetato de desoxicortona[3]	0	0	20		Injetável, grânulos

[1]Ver Tabela 61-4 para corticosteroides dematológicos.
[2]Potência relativa à hidrocortisona.
[3]Não disponíveis nos Estados Unidos (nem no Brasil).
[4]Triancinolona acetonida: até 100.

meia-vida em mais de 50%. Os compostos Δ1 são excretados na forma livre. Em alguns casos, o fármaco é administrado como profármaco como, por exemplo, a prednisona, que é rapidamente convertida em seu produto ativo, a prednisolona, no organismo.

Farmacodinâmica

As ações dos esteroides sintéticos assemelham-se às do cortisol (ver anteriormente). Eles se ligam a proteínas receptoras intracelulares específicas e produzem os mesmos efeitos, porém apresentam diferentes razões entre potência de glicocorticoide e de mineralocorticoide (ver Tabela 39-1).

FARMACOLOGIA CLÍNICA

A. Diagnóstico e tratamento dos distúrbios da função suprarrenal

1. *Insuficiência adrenocortical*

a. *Crônica (doença de Addison)* A insuficiência adrenocortical crônica caracteriza-se por fraqueza, fadiga, perda de peso, hipotensão, hiperpigmentação e incapacidade de manter a glicemia de jejum. Nesses indivíduos, estímulos nocivos mínimos, traumáticos ou infecciosos podem produzir insuficiência suprarrenal aguda com choque circulatório e até mesmo morte.

Na insuficiência suprarrenal primária, devem-se administrar cerca de 20 a 30 mg/dia de hidrocortisona, com aumento da quantidade durante períodos de estresse. Embora a hidrocortisona exiba alguma atividade mineralocorticoide, isso deve ser suplementado por uma quantidade apropriada de hormônio de retenção de sal, como a fludrocortisona. Os glicocorticoides sintéticos de ação longa e desprovidos de atividade de retenção de sal não devem ser administrados a esses pacientes como substituição hormonal.

b. *Aguda* Quando há suspeita de insuficiência adrenocortical aguda, deve-se instituir o tratamento imediatamente. A terapia consiste em grandes quantidades de hidrocortisona por via parenteral, além de correção das anormalidades hidroeletrolíticas e tratamento dos fatores precipitantes.

O succinato ou fosfato sódico de hidrocortisona, em doses de 100 mg por via intravenosa, é administrado a cada 8 horas, até que o paciente fique estável. Em seguida, a dose é reduzida de modo gradual até ser alcançada uma dose de manutenção dentro de 5 dias.

A administração de hormônio de retenção de sal é reiniciada quando a dose total de hidrocortisona estiver reduzida para menos de 50 mg/dia.

2. *Hipofunção e hiperfunção adrenocorticais*

a. *Hiperplasia suprarrenal congênita* Esse grupo de distúrbios caracteriza-se por defeitos específicos na síntese de cortisol. Em gestações com alto risco de hiperplasia suprarrenal congênita, o feto pode ser protegido de anormalidades genitais pela administração de dexametasona à mãe.

O defeito mais comum consiste em diminuição ou ausência de atividade da P450c21 (21α-hidroxilase).* Como pode ser observado na Figura 39-1, esse distúrbio levaria a uma redução da síntese e da secreção de cortisol, produzindo, assim, um aumento compensatório na liberação de ACTH. A glândula suprarrenal torna-se hiperplásica e produz quantidades anormalmente grandes de precursores, como a 17-hidroxiprogesterona, que podem ser desviados para a via dos androgênios, levando à virilização e podendo resultar em genitália ambígua no feto de sexo feminino. O metabolismo hepático da 17-hidroxiprogesterona resulta resulta em pregnanetriol, que é, em geral, excretado em grandes quantidades na urina de pacientes com esse distúrbio, podendo ser utilizado para estabelecer o diagnóstico e monitorar a eficácia da reposição de glicocorticoide. Entretanto, o método mais confiável para a detecção do distúrbio consiste na resposta aumentada da 17-hidroxiprogesterona plasmática à estimulação do ACTH.

Se o defeito afetar a 11-hidroxilação, são produzidas grandes quantidades de desoxicortona (também conhecida como desoxicorticosterona), e, como esse esteroide possui atividade mineralocorticoide, pode ocorrer desenvolvimento de hipertensão, com ou sem alcalose hipocalêmica. Quando a 17-hidroxilação está deficiente nas glândulas suprarrenais e nas gônadas, também ocorre hipogonadismo. Entretanto, são formadas quantidades aumentadas de 11-desoxicortona, e são também observados sinais e sintomas associados ao excesso de mineralocorticoides – como hipertensão e hipocalemia.

Quando examinado pela primeira vez, o lactente com hiperplasia suprarrenal congênita pode apresentar crise suprarrenal aguda, devendo ser tratado conforme já descrito, com o uso de soluções eletrolíticas apropriadas e preparação intravenosa de hidrocortisona em doses para situações de estresse. Uma vez estabilizado o paciente, inicia-se administração oral de hidrocortisona, 12 a 18 mg/m^2/dia, em 2 doses diferentes fracionadas (⅔ pela manhã e ⅓ no final da tarde). A dosagem é ajustada para possibilitar o crescimento e a maturação óssea normais e evitar qualquer excesso de androgênios. A terapia com prednisona em dias alternados também tem sido usada para obter maior supressão do ACTH, sem aumentar a inibição do crescimento. Deve-se administrar também fludrocortisona por via oral, na dose de 0,05 a 0,2 mg por dia, com adição de sal para manter a normalidade da pressão arterial, da atividade da renina plasmática e dos eletrólitos.

b. *Síndrome de Cushing* A síndrome de Cushing habitualmente resulta de hiperplasia bilateral das glândulas suprarrenais, secundária a um adenoma hipofisário secretor de ACTH (doença de Cushing). Entretanto, em certas ocasiões, é causada por tumores ou por hiperplasia nodular da glândula suprarrenal ou pela produção ectópica de ACTH por outros tumores não adrenocorticais. As manifestações são aquelas associadas à presença crônica de glicocorticoides em excesso. Quando a hipersecreção de glicocorticoide é pronunciada e prolongada, os aspectos mais notáveis consistem em fácies pletórica e arredondada e obesidade do tronco. A perda proteica pode ser significativa e inclui debilitação muscular, adelgaçamento da pele, estrias de cor púrpura e equimoses cutâneas, cicatrização deficiente de feridas e osteoporose. Outros distúrbios graves incluem transtornos mentais, hipertensão e diabetes. Esse distúrbio é tratado por remoção cirúrgica do tumor produtor de ACTH ou cortisol, radiação do tumor hipofisário ou ressecção de uma ou de ambas as glândulas suprarrenais. Esses pacientes devem receber cortisol em doses elevadas durante e após o procedimento cirúrgico. No dia da cirurgia, podem ser administradas doses de até 300 mg de hidrocortisona solúvel, na forma de infusão intravenosa contínua. Há necessidade de redução lenta até alcançar doses normais de reposição, visto que uma rápida reposição da dose pode produzir sintomas de abstinência, incluindo náusea, vômitos, febre

*Os nomes dados às enzimas de síntese dos esteroides suprarrenais incluem: P450c11 (11β-hidroxilase), P450c17 (17α-hidroxilase) e P450c21 (21α-hidroxilase).

e dor articular. Caso o paciente tenha sido submetido à suprarrenalectomia, a manutenção em longo prazo assemelha-se àquela já descrita para a insuficiência suprarrenal.

c. *Resistência generalizada primária aos glicocorticoides (síndrome de Chrousos)* Essa condição genética rara esporádica ou familiar costuma ser causada por mutações inativadoras do gene do receptor de glicocorticoides. O eixo hipotálamo-hipófise-suprarrenal (HHSR) passa a hiperfuncionar na tentativa de compensar o defeito, e a produção aumentada de ACTH resulta em concentrações circulantes elevadas de cortisol e seus precursores, como corticosterona e 11-desoxicortona com atividade mineralocorticoide, bem como androgênios suprarrenais. Essas concentrações aumentadas podem resultar em hipertensão, com ou sem alcalose hipocalêmica, e hiperandrogenismo, expresso na forma de virilização e puberdade precoce em crianças e na forma de acne, hirsutismo, calvície de padrão masculino e irregularidades menstruais (principalmente oligoamenorreia e hipofertilidade) em mulheres. A terapia para essa síndrome consiste em altas doses de glicocorticoides sintéticos, como dexametasona, sem atividade mineralocorticoide inerente. Essas doses são tituladas para normalizar a produção de cortisol, seus precursores e androgênios suprarrenais.

d. *Aldosteronismo* Em geral, o aldosteronismo primário resulta da produção excessiva de aldosterona por adenoma suprarrenal. Entretanto, também pode resultar de secreção anormal por glândulas hiperplásicas ou de tumor suprarrenal maligno. Os achados clínicos de hipertensão, fraqueza e tetania estão relacionados com a perda renal contínua de potássio, que leva à hipocalemia, alcalose e elevação das concentrações séricas de sódio. Essa síndrome também pode ser produzida em distúrbios da biossíntese de esteroides suprarrenais devido à secreção excessiva de desoxicortona, corticosterona ou 18-hidroxicorticosterona – todos compostos com atividade mineralocorticoide inerente.

Diferentemente dos pacientes com aldosteronismo secundário (ver adiante), esses pacientes apresentam concentrações baixas (suprimidas) de atividade da renina plasmática e de angiotensina II. Quando tratados com acetato de fludrocortisona (0,2 mg por via oral, 2 vezes ao dia, durante 3 dias) ou acetato de desoxicortona (20 mg/dia por via intramuscular, durante 3 dias – não disponível nos Estados Unidos [nem no Brasil]), os pacientes não conseguem reter o sódio, e não há redução significativa na secreção de aldosterona. O distúrbio, quando leve, pode não ser detectado quando as concentrações séricas de potássio são usadas para triagem. Entretanto, pode ser detectado por uma razão aumentada entre aldosterona e renina plasmática. Em geral, os pacientes melhoram quando tratados com espironolactona, um diurético bloqueador dos receptores de aldosterona, sendo a resposta a esse fármaco de importância diagnóstica e terapêutica.

3. *Uso dos glicocorticoides para fins diagnósticos* Algumas vezes é necessário suprimir a produção de ACTH para identificar a fonte de determinado hormônio, ou para estabelecer se sua produção é influenciada pela secreção de ACTH. Nessas circunstâncias, é conveniente utilizar uma substância muito potente, como a dexametasona, visto que o uso de pequenas quantidades reduz a possibilidade de confusão na interpretação das dosagens hormonais no sangue ou na urina. Por exemplo, se for obtida uma supressão completa com a administração de 50 mg de cortisol, a excreção urinária de 17-hidroxicorticosteroides será de 15 a 18 mg/24 h, visto que um terço da dose administrada é recuperado na urina, na forma de 17-hidroxicorticosteroide. Se for utilizada uma dose equivalente de 1,5 mg de dexametasona, a supressão mais uma vez será completa, porém a excreção urinária será de apenas 0,5 mg/24 h e as concentrações sanguíneas estarão baixas.

O **teste de supressão com dexametasona**, utilizado para o diagnóstico da síndrome de Cushing, também tem sido usado para o diagnóstico diferencial de estados psiquiátricos depressivos. Como teste de rastreamento, administra-se 1 mg de dexametasona por via oral às 11 horas da noite, e obtém-se uma amostra de plasma na manhã seguinte. Nos indivíduos não doentes, a concentração de cortisol pela manhã é habitualmente < 2 mcg/dL, ao passo que, na síndrome de Cushing, a concentração é, em geral, > 5 mcg/dL. Os resultados não são confiáveis no paciente com depressão, ansiedade, doença concomitante e outras condições estressantes, ou nos casos em que o paciente faz uso de um fármaco que aumenta o catabolismo da dexametasona no fígado. Para diferenciar o hipercortisolismo causado por ansiedade, depressão e alcoolismo (pseudossíndrome de Cushing) da síndrome de Cushing genuína, efetua-se um teste combinado, que consiste em dexametasona (0,5 mg por via oral, a cada 6 horas, durante 2 dias) seguida de teste-padrão com hormônio liberador de corticotrofina (CRH, do inglês *corticotropin-releasing hormone*) (1 mg/kg por infusão intravenosa na forma de bólus, 2 horas após a última dose de dexametasona).

Em pacientes com diagnóstico de síndrome de Cushing clinicamente estabelecido e confirmado pelo achado de excreção urinária elevada de cortisol livre, a supressão com altas doses de dexametasona ajuda a distinguir os pacientes com doença de Cushing daqueles com tumores do córtex da suprarrenal produtores de esteroides ou com síndrome da ACTH ectópica. A dexametasona é administrada na dose de 0,5 mg por via oral, a cada 6 horas, durante 2 dias, seguida de 2 mg por via oral, a cada 6 horas, durante 2 dias. Em seguida, a urina é examinada para cortisol ou seus metabólitos (teste de Liddle), ou a dexametasona é administrada em dose única de 8 mg às 11 horas da noite, com determinação da concentração plasmática de cortisol às 8 horas da manhã seguinte. Em pacientes com síndrome de Cushing, o efeito supressor da dexametasona habitualmente produz redução de 50% nas concentrações hormonais. Nos pacientes em que não ocorre supressão, a concentração de ACTH estará baixa na presença de tumor suprarrenal produtor de cortisol, estando elevada em pacientes com tumor produtor de ACTH ectópico.

B. Corticosteroides e estimulação da maturação dos pulmões no feto

A maturação dos pulmões no feto é regulada pela secreção fetal de cortisol. O tratamento da mãe com altas doses de glicocorticoides reduz a incidência da síndrome do desconforto respiratório em prematuros. Quando o parto é antecipado antes de 34 semanas de gestação, utiliza-se comumente a betametasona por via intramuscular, na dose de 12 mg, seguida de dose adicional de 12 mg em 18 a 24 horas. A betametasona é o fármaco de escolha porque a ligação desse corticosteroide às proteínas maternas e seu metabolismo placentário são menores que os do cortisol, possibilitando uma maior transferência pela placenta para o feto. Um estudo com mais de 10 mil lactentes nascidos com 23 a 25 semanas de gestação indicou que a exposição aos corticosteroides exógenos antes do nascimento reduziu a taxa de mortalidade e as evidências de comprometimento do neurodesenvolvimento.

TABELA 39-2 Algumas indicações terapêuticas para uso de glicocorticoides em distúrbios não suprarrenais

Distúrbio	Exemplos
Reações alérgicas	Edema angioneurótico, asma, picadas de abelhas, dermatite de contato, reações medicamentosas, rinite alérgica, doença do soro, urticária
Distúrbios vasculares do colágeno	Arterite de células gigantes, lúpus eritematoso, esclerodermia, síndrome mista do tecido conectivo, polimiosite, artrite reumatoide, arterite temporal
Doenças oculares	Uveíte aguda, conjuntivite alérgica, coroidite, neurite óptica
Doenças gastrintestinais	Doença inflamatória intestinal, espru não tropical, necrose hepática subaguda
Distúrbios hematológicos	Anemia hemolítica adquirida, púrpura alérgica aguda, leucemia, linfoma, anemia hemolítica autoimune, púrpura trombocitopênica idiopática, mieloma múltiplo
Inflamação sistêmica	Síndrome do desconforto respiratório agudo (a terapia prolongada com dose moderada acelera a recuperação e diminui a mortalidade)
Infecções	Síndrome do desconforto respiratório agudo, sepse
Condições inflamatórias dos ossos e das articulações	Artrite, bursite, tenossinovite
Náuseas e vômitos	Doses elevadas de dexametasona reduzem os efeitos eméticos da quimioterapia e da anestesia geral
Distúrbios neurológicos	Edema cerebral (são administradas altas doses de dexametasona a pacientes após cirurgia encefálica, a fim de minimizar o edema encefálico no período pós-operatório), esclerose múltipla
Transplante de órgãos	Prevenção e tratamento da rejeição (imunossupressão)
Doenças pulmonares	Pneumonia por aspiração, asma brônquica, prevenção pré-natal da síndrome do desconforto respiratório do lactente, sarcoidose
Distúrbios renais	Síndrome nefrótica
Doenças da pele	Dermatite atópica, dermatoses, líquen simples crônico (neurodermatite localizada), micose fungoide, pênfigo, psoríase, dermatite seborreica, xerose
Doenças da tireoide	Exoftalmia maligna, tireoidite subaguda
Outros	Hipercalcemia, doença das montanhas

C. Corticosteroides e distúrbios não suprarrenais

Os análogos sintéticos do cortisol são úteis no tratamento de um grupo diversificado de doenças, que geralmente não estão relacionadas com qualquer distúrbio conhecido da função suprarrenal (Tabela 39-2). Nesses distúrbios, a utilidade dos corticosteroides é função de sua capacidade de suprimir as respostas inflamatórias e imunes e de alterar a função dos leucócitos, conforme descrito anteriormente (ver também Capítulo 55). Esses fármacos mostram-se úteis em distúrbios nos quais a resposta do hospedeiro constitui a causa das principais manifestações da doença. Nos casos em que a resposta inflamatória ou imune é importante para controlar o processo patológico, a terapia com corticosteroide pode ser perigosa, porém é justificada para impedir a ocorrência de lesão irreversível em consequência da resposta inflamatória – quando esses fármacos são usados em associação à terapia específica para a doença.

Como os corticosteroides em geral não são curativos, o processo patológico pode progredir, apesar da supressão das manifestações clínicas. Por conseguinte, a terapia sistêmica crônica com esses fármacos deve ser instituída com muita cautela e apenas quando a gravidade do distúrbio justificar o seu uso e após esgotar as medidas menos perigosas disponíveis.

Em geral, deve-se procurar controlar o processo mórbido com o uso de glicocorticoides de ação média a intermediária, como a prednisona e a prednisolona (ver Tabela 39-1), bem como com todas as medidas auxiliares possíveis para manter a dose baixa. Quando houver possibilidade, deve-se utilizar a terapia em dias alternados (ver adiante). O tratamento não deve ser reduzido nem interrompido abruptamente. Quando a necessidade de terapia prolongada for antecipada, é útil efetuar radiografias de tórax e teste tuberculínico, visto que a terapia com glicocorticoides pode reativar a tuberculose dormente. É preciso considerar a presença de diabetes, úlcera péptica, osteoporose e transtornos psicológicos, e deve-se avaliar a função cardiovascular.

O tratamento para a rejeição de transplante constitui uma aplicação muito importante dos glicocorticoides. A eficácia desses fármacos baseia-se em sua capacidade de reduzir a expressão de antígenos do tecido enxertado, retardar a revascularização e interferir na sensibilização dos linfócitos T citotóxicos e na geração de células formadoras de anticorpos.

Toxicidade

Os benefícios obtidos com o uso de glicocorticoides variam de modo considerável. Em cada paciente, o uso desses fármacos precisa ser cuidadosamente avaliado em relação aos efeitos disseminados. Os principais efeitos indesejáveis dos glicocorticoides resultam de suas ações hormonais, que levam ao quadro clínico de síndrome de Cushing iatrogênica (ver adiante).

Quando os glicocorticoides são utilizados por um curto período (< 2 semanas), é raro observar a ocorrência de reações adversas graves, mesmo com a administração de doses moderadamente elevadas. Entretanto, em certas ocasiões, observa-se a ocorrência de insônia, alterações do comportamento (principalmente hipomania) e úlceras pépticas agudas, mesmo depois de apenas alguns dias de tratamento. A pancreatite aguda constitui uma reação adversa aguda rara, porém grave, dos glicocorticoides em altas doses.

A. Efeitos metabólicos

Os pacientes aos quais são administradas doses diárias de 100 mg ou mais de hidrocortisona (ou a quantidade equivalente de esteroides sintéticos) por mais de 2 semanas apresentam, em sua maioria, uma série de alterações que foram denominadas **síndrome de Cushing iatrogênica**. A taxa de desenvolvimento da síndrome é uma função da dose e da constituição genética do paciente. Contorno arredondado do rosto, ocorrência de tumefação, depósito de gordura e pletora costumam ser observados (fácies de lua cheia). De modo semelhante, a gordura tende a ser redistribuída dos membros para o tronco, nuca e fossa supraclavicular. Ocorre maior crescimento de pelos finos na face, coxas e tronco. Pode-se verificar o aparecimento de acne comedônica induzida por esteroides e observa-se a ocorrência de insônia e aumento do apetite. No tratamento de doenças de alto risco ou incapacitantes, essas alterações podem não exigir a suspensão da terapia. Todavia, as alterações subjacentes que acompanham essas alterações metabólicas podem ser muito graves no momento de sua manifestação. A degradação contínua de proteínas e o desvio de aminoácidos para a produção de glicose aumentam as necessidades de insulina e, com o passar do tempo, resultam em ganho de peso, depósito de gordura visceral, miopatia e perda muscular, adelgaçamento da pele com estrias e equimoses, hiperglicemia e, por fim, osteoporose, diabetes e necrose asséptica do quadril. A cicatrização de feridas também está comprometida nessas circunstâncias. Quando presente, o diabetes é tratado com dieta e insulina. Com frequência, esses pacientes mostram-se resistentes à insulina, porém raramente desenvolvem cetoacidose. Em geral, os pacientes tratados com corticosteroides devem ter uma dieta hiperproteica, enriquecida com potássio e doses adequadas de vitamina D.

B. Outras complicações

Outras reações adversas graves dos glicocorticoides incluem úlceras pépticas e suas consequências. Os achados clínicos associados a determinados distúrbios, particularmente infecções bacterianas e micóticas, podem ser mascarados pelos corticosteroides, de modo que os pacientes devem ser monitorados com cuidado, a fim de evitar contratempos graves quando se administram doses elevadas. A miopatia grave é mais frequente em pacientes tratados com glicocorticoides de ação longa. A administração desses compostos tem sido associada a náusea, tontura e *perda* de peso em alguns pacientes. O tratamento desses efeitos consiste em mudar os fármacos, reduzir a dose e aumentar o aporte de potássio e de proteína.

Podem ocorrer hipomania ou psicose aguda, em particular nos pacientes que recebem doses muito elevadas de corticosteroides. A terapia em longo prazo com esteroides de ações intermediária e longa está associada à depressão e ao desenvolvimento de cataratas subcapsulares posteriores. Nesses pacientes, indica-se um acompanhamento psiquiátrico, bem como exame periódico com lâmpada de fenda (biomicroscópio ocular). É comum ocorrer elevação da pressão intraocular e pode haver desenvolvimento de glaucoma. Além disso, ocorre hipertensão intracraniana benigna. Com o uso de doses de 45 mg/m^2/dia ou mais de equivalente de hidrocortisona, ocorre retardo do crescimento em crianças. Os glicocorticoides de ações média, intermediária e longa exibem maior potência de supressão do crescimento do que o esteroide natural em doses equivalentes.

Quando administrados em doses superiores às quantidades fisiológicas, os esteroides como a cortisona e a hidrocortisona, que exercem efeitos mineralocorticoides além dos efeitos glicocorticoides, provocam certo grau de retenção de sódio e de líquido, bem como perda de potássio. Em pacientes com funções cardiovascular e renal normais, esses efeitos levam ao desenvolvimento de alcalose hipoclorêmica, hipocalêmica e, eventualmente, a elevação da pressão arterial. Em pacientes com hipoproteinemia, doença renal ou doença hepática, também pode ocorrer edema. Em pacientes com doença cardíaca, até mesmo um pequeno grau de retenção de sódio pode resultar em insuficiência cardíaca. Esses efeitos podem ser minimizados com o uso de esteroides sintéticos que não promovem retenção de sal, com restrição de sódio e uso criterioso de suplementos de potássio.

C. Supressão da suprarrenal

Quando se administram corticosteroides por mais de 2 semanas, pode ocorrer supressão da função da suprarrenal. Se o tratamento se estender por várias semanas a meses, o paciente deve receber terapia suplementar apropriada em caso de estresse menor (aumento de 2 vezes na dose, durante 24-48 horas) ou estresse intenso (aumento de até 10 vezes na dose, durante 48-72 horas), como traumatismo acidental ou cirurgia de grande porte. Se houver necessidade de reduzir a dose de corticosteroides, isso deve ser feito de modo lento e gradual. Se for necessário interromper o tratamento, o processo de redução deve ser muito lento quando se alcançar a dose de reposição. Podem ser necessários 2 a 12 meses para que o eixo HHSR funcione adequadamente, e a normalização das concentrações de cortisol pode exigir outros 6 a 9 meses. A supressão induzida por glicocorticoides não representa um problema hipofisário, e o tratamento com ACTH não diminui o tempo necessário para que ocorra normalização da sua função.

Se a dose de glicocorticoides for reduzida com muita rapidez em pacientes em tratamento de determinada doença, os sintomas do distúrbio podem reaparecer ou sua intensidade pode aumentar. Entretanto, os pacientes sem distúrbio subjacente (p. ex., pacientes cirurgicamente curados da doença de Cushing) também desenvolvem sintomas, com rápida redução nas concentrações de corticosteroides. Esses sintomas consistem em anorexia, náuseas, vômitos, perda de peso, letargia, cefaleia, dor articular ou muscular e hipotensão postural. Embora muitos desses sintomas possam refletir uma deficiência real de glicocorticoides, eles também podem ocorrer na presença de concentrações plasmáticas normais ou até mesmo elevadas de cortisol, sugerindo uma dependência de glicocorticoides.

Contraindicações e precauções

A. Precauções especiais

Os pacientes que recebem glicocorticoides devem ser cuidadosamente monitorados quanto ao possível desenvolvimento de hiperglicemia, glicosúria, retenção de sódio com edema ou hipertensão, hipocalemia, úlcera péptica, osteoporose e infecções ocultas.

A dose deve ser mantida a mais baixa possível, e deve-se utilizar uma administração intermitente (p. ex., em dias alternados) quando for possível obter resultados terapêuticos satisfatórios com esse esquema. Mesmo os pacientes mantidos com doses relativamente baixas de corticosteroides podem necessitar de terapia suplementar em situações de estresse, como a realização de procedimentos cirúrgicos, ocorrência de doenças intercorrentes ou acidentes.

B. Contraindicações

Os glicocorticoides devem ser usados com muita cautela em pacientes com úlcera péptica, doença cardíaca ou hipertensão com insuficiência cardíaca, certas doenças infecciosas, como varicela e tuberculose, psicose, diabetes, osteoporose ou glaucoma.

Seleção do fármaco e esquemas de dosagem

As preparações de glicocorticoides diferem nos efeitos anti-inflamatórios e mineralocorticoides relativos, na duração de ação, no custo e nas formulações disponíveis (ver Tabela 39-1). Esses fatores devem ser levados em consideração na escolha do fármaco que será utilizado.

A. ACTH *versus* esteroides adrenocorticais

Em pacientes com glândulas suprarrenais normais, o ACTH era usado para induzir a produção endógena de cortisol, a fim de obter efeitos semelhantes. Todavia, exceto nos casos em que se pretende obter um aumento dos androgênios, o uso do ACTH como agente terapêutico foi abandonado. As circunstâncias em que o ACTH foi considerado mais efetivo do que os glicocorticoides provavelmente foram decorrentes da administração de quantidades menores de corticosteroides do que as produzidas pelas doses de ACTH.

B. Dosagem

Ao determinar o esquema posológico a ser utilizado, o médico precisa considerar a gravidade da doença, quantidade do fármaco necessária para obter o efeito desejado e duração do tratamento. Em algumas doenças, a quantidade necessária para manter o efeito terapêutico desejado é menor do que a dose necessária para obter o efeito inicial. A menor dose possível capaz de produzir o efeito necessário deve ser determinada pela redução gradual da dose até a observação de um pequeno aumento nos sinais ou sintomas.

Quando há necessidade de manter as concentrações plasmáticas de corticosteroides continuamente elevadas para suprimir o ACTH, é imprescindível usar uma preparação parenteral de absorção lenta ou baixas doses orais a intervalos frequentes. Observa-se a situação oposta em relação ao uso de corticosteroide no tratamento de distúrbios inflamatórios e alérgicos. A mesma quantidade total administrada em algumas doses pode ser mais efetiva quando administrada em inúmeras doses menores ou na forma parenteral de absorção lenta.

Os distúrbios autoimunes graves que comprometem órgãos vitais precisam ser tratados de modo agressivo e um tratamento insuficiente é tão perigoso quanto um tratamento intensivo. Para minimizar a deposição de imunocomplexos e o influxo de leucócitos e macrófagos, é necessário administrar inicialmente 1 mg/kg/dia de prednisona em doses fracionadas. Essa dose é mantida até a obtenção da resposta das manifestações graves. Depois, a dose pode ser gradualmente reduzida.

Quando há necessidade de altas doses por períodos prolongados, pode-se tentar a administração do fármaco em dias alternados. Nos casos em que se utiliza esse esquema, quantidades muito grandes (p. ex., 100 mg de prednisona) algumas vezes podem ser administradas com reações adversas menos pronunciadas, devido a um período de recuperação entre cada dose. A transição para um esquema em dias alternados pode ser efetuada após obtenção do controle do processo mórbido. A transição deve ser feita de modo gradual, com medidas de suporte adicionais entre as doses.

Quando se escolhe um fármaco para uso em altas doses, é aconselhável administrar um esteroide sintético de ação média ou intermediária, com pouco ou nenhum efeito mineralocorticoide. Se possível, o fármaco deve ser administrado em dose única pela manhã.

C. Formas posológicas especiais

A terapia local, como preparações tópicas para doenças cutâneas, formas oftálmicas para doenças oculares, injeções intra-articulares para doenças articulares, esteroides inalados para asma e enemas de hidrocortisona para tratamento da colite ulcerativa, constitui uma maneira de fornecer grandes quantidades de esteroides ao tecido acometido, com redução dos efeitos sistêmicos.

Foi constatado que o dipropionato de beclometasona e vários outros glicocorticoides – principalmente budesonida, flunisolida (não disponível no Brasil) e furoato de mometasona, administrados na forma de aerossóis inalados – são extremamente úteis no tratamento da asma (ver Capítulo 20).

O dipropionato de beclometasona, a triancinolona acetonida, a budesonida, a flunisolida, a fluticasona e outros fármacos estão disponíveis em aerossóis nasais para o tratamento tópico da rinite alérgica. Esses fármacos são efetivos em doses (1 ou 2 aplicações de aerossol, 1, 2 ou 3 vezes ao dia) que, na maioria dos pacientes, resultam em concentrações plasmáticas muito baixas para influenciar a função suprarrenal ou exercer qualquer outro efeito sistêmico.

Os corticosteroides incorporados em pomadas, cremes, loções e aerossóis são extensamente usados em dermatologia. Essas preparações são discutidas de modo mais detalhado no Capítulo 61.

Recentemente, foram desenvolvidos novos comprimidos de hidrocortisona de liberação programada para o tratamento de reposição de pacientes addisonianos e com hiperplasia suprarrenal congênita. Esses comprimidos produzem concentrações plasmáticas de cortisol que se assemelham às secretadas, normalmente de modo circadiano.

MINERALOCORTICOIDES (ALDOSTERONA, DESOXICORTONA, FLUDROCORTISONA)

Nos seres humanos, a aldosterona é o mineralocorticoide mais importante. Entretanto, pequenas quantidades de 11-desoxicortona (11-DOC) também são formadas e liberadas. Embora a quantidade seja normalmente insignificante, a 11-DOC teve alguma importância terapêutica no passado. Suas ações, seus efeitos e seu metabolismo assemelham-se qualitativamente aos descritos mais adiante para a aldosterona. A fludrocortisona, um corticosteroide sintético, é o hormônio de retenção de sal mais comumente prescrito.

Aldosterona

A aldosterona é sintetizada principalmente na zona glomerular do córtex suprarrenal. Sua estrutura e síntese estão ilustradas na Figura 39-1. A taxa de secreção da aldosterona está sujeita a várias influências. O ACTH produz uma estimulação moderada de sua liberação, porém esse efeito não persiste por mais de alguns dias no indivíduo normal. As quantidades de testosterona produzidas pelo córtex da glândula suprarrenal e suas concentrações plasmáticas são insuficientes para exercer qualquer controle de retroalimentação significativo sobre a secreção de ACTH.

Na ausência de ACTH, a secreção de aldosterona diminui para cerca da metade da taxa normal, indicando que outros fatores, como a angiotensina, são capazes de manter e talvez regular sua secreção (ver Capítulo 17). Além disso, é possível demonstrar a existência de variações independentes entre a secreção de cortisol e de aldosterona por lesões no sistema nervoso, como a descerebração, que reduz a secreção de cortisol ao mesmo tempo em que aumenta a de aldosterona.

A. Efeitos fisiológicos e farmacológicos

A aldosterona e outros esteroides com propriedades mineralocorticoides promovem a reabsorção de sódio da parte distal do túbulo contorcido distal e dos túbulos coletores corticais, fracamente acoplados à excreção de íons potássio e hidrogênio. Em geral, ocorre também um aumento da reabsorção de sódio nas glândulas sudoríparas e salivares, mucosa gastrintestinal e membranas celulares. As concentrações excessivas de aldosterona produzidas por tumores ou em decorrência de sobredose com outros mineralocorticoides sintéticos resultam em hipocalemia, alcalose metabólica, aumento do volume plasmático e hipertensão.

Os mineralocorticoides atuam por meio de sua ligação ao receptor de mineralocorticoides no citoplasma das células-alvo, particularmente as células principais dos túbulos contorcidos distais e túbulos coletores do rim. O complexo fármaco-receptor ativa uma série de eventos semelhantes aos descritos anteriormente para os glicocorticoides e ilustrados na Figura 39-4. É importante assinalar que esse receptor tem a mesma afinidade pelo cortisol, que está presente em concentrações muito mais altas no líquido extracelular. A especificidade pelos mineralocorticoides no rim parece decorrer, pelo menos em parte, da presença da enzima 11β-hidroxiesteroide desidrogenase tipo 2, que converte o cortisol em cortisona. A cortisona apresenta baixa afinidade pelo receptor e é inativa como mineralocorticoide ou glicocorticoide no rim. O principal efeito da ativação do receptor de aldosterona consiste em aumento da expressão da Na^+/K^+-ATPase e do canal epitelial de sódio (CENa).

B. Metabolismo

Nos indivíduos não doentes, com ingestão moderada de sal na dieta, a aldosterona é secretada em uma taxa de 100 a 200 mcg/dia. As concentrações plasmáticas no homem (em repouso e decúbito dorsal) são de cerca de 0,007 mcg/dL. A meia-vida da aldosterona injetada em quantidades muito pequenas é de 15 a 20 minutos, e o hormônio não parece ligar-se firmemente às proteínas séricas.

O metabolismo da aldosterona assemelha-se ao do cortisol, e aparece na urina na concentração de cerca de 50 mcg/24 h na forma de tetra-hidroaldosterona conjugada. Cerca de 5 a 15 mcg/24 h são excretados na forma livre ou como 3-oxoglicuronídeo.

11-Desoxicortona (11-DOC)

A 11-DOC, que também é precursora da aldosterona (ver Figura 39-1), normalmente é secretada na quantidade de cerca de 200 mcg/dia. Quando injetada na circulação sanguínea, apresenta meia-vida de cerca de 70 minutos. As estimativas de sua concentração no plasma são de aproximadamente 0,03 mcg/dL. O controle da secreção de 1-DOC difere daquele da aldosterona, visto que está principalmente sob o controle do ACTH. Embora a resposta ao ACTH seja intensificada pela restrição dietética de sódio, devido a adaptações, uma dieta com baixo teor de sal não aumenta a secreção de 11-DOC. Essa secreção pode aumentar acentuadamente em certas condições, como carcinoma adrenocortical e hiperplasia suprarrenal congênita com atividade reduzida de P450c11 ou P450c17.

Fludrocortisona

A fludrocortisona, um potente esteroide com atividade tanto glicocorticoide como mineralocorticoide, é o fármaco mais amplamente usado. Doses orais de 0,1 mg, 2 a 7 vezes por semana, exercem poderosa atividade de retenção de sal e são usadas no tratamento da insuficiência adrenocortical associada à deficiência de mineralocorticoides. Essas doses são muito pequenas para exercer quaisquer efeitos anti-inflamatórios ou anticrescimento importantes.

ANDROGÊNIOS SUPRARRENAIS

O córtex da suprarrenal secreta grandes quantidades de DHEA e quantidades menores de androstenediona e testosterona. Embora se acredite que esses androgênios possam contribuir para o processo normal de maturação orgânica, eles não estimulam nem sustentam as principais alterações puberais dependentes de androgênios nos seres humanos. Os estudos realizados sugerem que a DHEA e o seu sulfato podem exercer outras ações fisiológicas importantes. Se isso for correto, esses resultados provavelmente decorrem da conversão periférica da DHEA em androgênios mais potentes ou em estrogênios e de uma interação direta desses produtos com receptores de androgênios e de estrogênios, respectivamente. Outros efeitos podem ser exercidos por uma interação direta desses produtos com os receptores $GABA_A$ e de glutamato no cérebro ou com receptores nucleares em vários tecidos centrais e periféricos. O uso terapêutico da DHEA tem sido explorado nos seres humanos, porém ela já foi adotada com entusiasmo por fisioculturistas e adeptos de suplementos vitamínicos e alimentares sem cuidadosa avaliação de sua eficácia e segurança.

Foram publicados resultados de estudos clínicos da DHEA comparada com placebo em pacientes com lúpus eritematoso sistêmico, bem como em mulheres com insuficiência suprarrenal. Em ambos os estudos, foi observado um pequeno efeito benéfico, com alguma melhora da doença no primeiro estudo e uma maior sensação de bem-estar no segundo. As ações androgênicas ou estrogênicas da DHEA poderiam explicar os efeitos do composto em ambas as situações. Por outro lado, não há evidências que sustentem o uso de DHEA para aumentar a força muscular e melhorar a memória.

■ FÁRMACOS ANTAGONISTAS ADRENOCORTICAIS

INIBIDORES DA SÍNTESE E ANTAGONISTAS DOS GLICOCORTICOIDES

Os inibidores da síntese de esteroides atuam em várias etapas diferentes, e antagonistas dos glicocorticoides atuam sobre receptores.

Aminoglutetimida

A aminoglutetimida (Figura 39-5) bloqueia a conversão do colesterol em pregnenolona (ver Figura 39-1) e promove redução da síntese de todos os esteroides hormonalmente ativos. Tem sido utilizada em associação com dexametasona ou hidrocortisona para reduzir

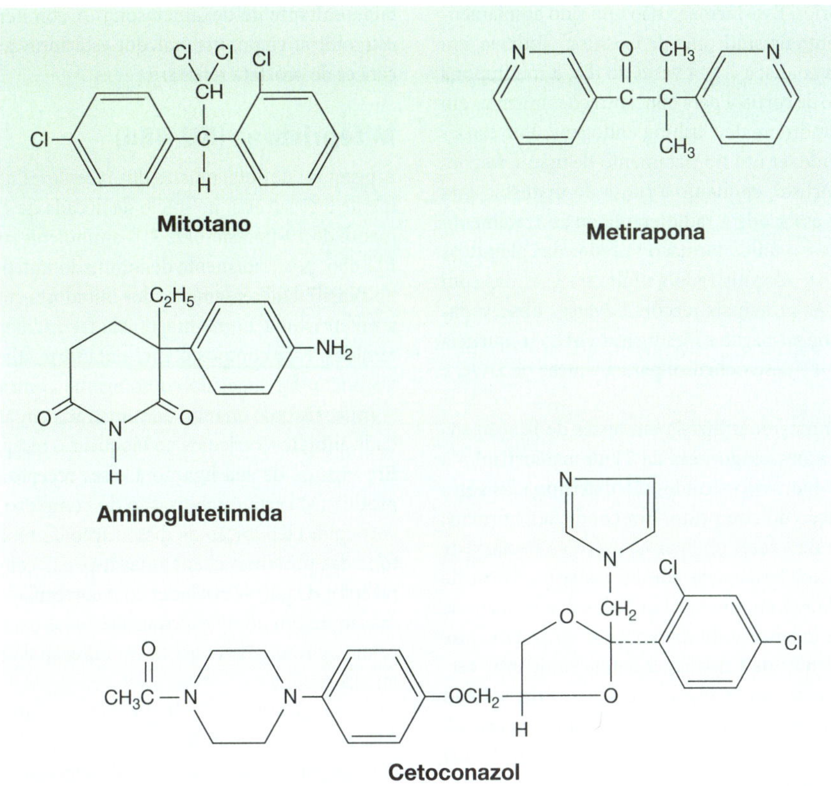

FIGURA 39-5 Alguns bloqueadores adrenocorticais. Em virtude de sua toxicidade, alguns desses compostos não estão mais disponíveis nos Estados Unidos (metirapona e aminoglutetimida não encontram-se disponíveis no Brasil).

ou eliminar a produção de estrogênios em pacientes com carcinoma de mama. O fármaco é bem tolerado na dose de 1 g/dia; entretanto, com doses mais altas, a letargia e a erupção cutânea são efeitos comuns. Atualmente o uso da aminoglutetimida em pacientes com câncer de mama foi suplantado pelo tamoxifeno ou por outra classe de fármacos, os inibidores da aromatase (ver Capítulos 40 e 54). A aminoglutetimida pode ser utilizada em associação com metirapona ou cetoconazol para reduzir a secreção de esteroides em pacientes com síndrome de Cushing causada por câncer adrenocortical, que não respondem ao mitotano.

A aminoglutetimida também aumenta aparentemente a depuração de alguns esteroides. Foi demonstrado que esse fármaco intensifica o metabolismo da dexametasona, reduzindo sua meia-vida de 4 a 5 horas para 2 horas.

Cetoconazol

O cetoconazol, um derivado imidazólico e antifúngico (ver Capítulo 48), é um inibidor potente e não seletivo da síntese de esteroides suprarrenais e gonadais. Esse composto inibe a clivagem da cadeia lateral do colesterol, bem como inibe as enzimas P450c17, C17, 20-liase, 3β-hidroxiesteroide desidrogenase e P450c11, necessárias para a síntese de hormônios esteroides. A sensibilidade das enzimas CYP ao cetoconazol em tecidos de mamíferos é bem menor do que a necessária para o tratamento de infecções fúngicas, de modo que seus efeitos inibitórios na biossíntese de esteroides são observados apenas em altas doses.

O cetoconazol tem sido utilizado no tratamento de pacientes com síndrome de Cushing de várias etiologias. O uso de doses de 200 a 1.200 mg/dia tem produzido redução das concentrações hormonais e melhora clínica em alguns pacientes. Esse fármaco produz certo grau de hepatotoxicidade e deve ser iniciado na dose de 200 mg/dia, que é lentamente aumentada em 200 mg/dia, a cada 2 a 3 dias, até uma dose diária total de 1.000 mg.

Etomidato

O etomidato [R-1-(1-etilfenil)imidazol-5-etil éster] é utilizado para indução de anestesia geral e sedação. Em doses sub-hipnóticas de 0,1 mg/kg por hora, esse fármaco inibe a esteroidogênese suprarrenal no nível da 11β-hidroxilase e tem sido utilizado como único fármaco disponível via parenteral para o tratamento da síndrome de Cushing grave.

Metirapona

A metirapona (ver Figura 39-5) é um inibidor relativamente seletivo da 11-hidroxilação de esteroides, que interfere na síntese de cortisol e de corticosterona. Na presença de hipófise normal, observa-se um aumento compensatório na liberação hipofisária de ACTH e secreção suprarrenal de 11-desoxicortisol. Essa resposta fornece uma medida da capacidade da adeno-hipófise de produzir ACTH e foi adaptada para uso clínico como exame complementar. Embora a toxicidade da metirapona seja bem menor que a do mitotano (ver adiante), o fármaco pode provocar tontura e distúrbios gastrintestinais transitórios. Esse fármaco não tem sido amplamente utilizado no tratamento da síndrome de Cushing. Todavia, em doses de 0,25 g, 2 vezes ao dia, a 1 g, 4 vezes ao dia, a metirapona pode reduzir a produção de cortisol para concentrações normais em alguns pacientes com síndrome de Cushing endógena. Por conseguinte, a metirapona pode ser útil no tratamento de manifestações graves de excesso de cortisol, enquanto a causa do distúrbio está sendo determinada, ou associada à radioterapia ou ao tratamento cirúrgico. A metirapona é o único fármaco inibidor das glândulas suprarrenais que pode ser administrado a mulheres grávidas com síndrome de Cushing. As principais reações adversas observadas consistem em retenção de sal e água e hirsutismo, em consequência do desvio do precursor 11-desoxicortisol para a síntese de DOC e androgênios.

A metirapona é comumente utilizada em testes de função suprarrenal. As concentrações sanguíneas de 11-desoxicortisol e a excreção urinária de 17-hidroxicorticoides são determinadas antes e depois da administração do composto. Em condições normais, verifica-se um aumento de 2 vezes ou mais na excreção urinária de 17-hidroxicorticoides. Com frequência, administra-se uma dose de 300 a 500 mg a cada 4 horas, em um total de 6 doses, e efetuam-se coletas de urina no dia anterior e no dia seguinte ao tratamento. Em pacientes com síndrome de Cushing, a obtenção de uma resposta normal à metirapona indica que o excesso de cortisol não resulta de carcinoma ou adenoma suprarrenal secretor de cortisol, visto que a secreção por esses tumores provoca supressão do ACTH e atrofia do córtex da glândula suprarrenal normal.

A função hipofisária também pode ser avaliada pela administração de metirapona, na dose de 2 a 3 g por via oral, à meia-noite, com determinação das concentrações de ACTH ou de 11-desoxicortisol em amostra de sangue coletada às 8 horas da manhã, ou pela comparação da excreção de 17-hidroxicorticosteroides na urina durante os períodos de 24 horas antes e depois da administração do fármaco. Em pacientes com lesões suspeitas ou comprovadas da hipófise, esse procedimento é uma maneira de avaliar a capacidade da glândula de produzir ACTH. A venda da metirapona foi descontinuada nos Estados Unidos, embora esteja disponível para uso compassivo (no Brasil, é utilizada para fins diagnósticos).

Trilostano

O trilostano é um inibidor da 3β-17-hidroxiesteroide desidrogenase que interfere na síntese dos hormônios suprarrenais e gonadais, sendo comparável à aminoglutetimida. As reações adversas do trilostano são predominantemente gastrintestinais. Ocorrem reações adversas em cerca de 50% dos pacientes em uso de trilostano e aminoglutetimida. Não há resistência cruzada nem superposição dos efeitos colaterais desses compostos. O trilostano não está disponível nos Estados Unidos.*

Abiraterona

A abiraterona é o mais recente inibidor da síntese de esteroides a ser aprovado. Bloqueia a 17α-hidroxilase (P450c17) e a 17,20-liase (ver Figura 39-1) e, de modo previsível, reduz a síntese de cortisol nas glândulas suprarrenais e de hormônios gonadais nas gônadas. Ocorre um aumento compensatório na síntese de ACTH e de aldosterona; porém, isso pode ser evitado pela administração concomitante de dexametasona. A abiraterona é um profármaco esteroide ativo por via oral, que está aprovado para o tratamento de câncer de próstata refratário.

Mifepristona (RU-486)

A pesquisa de antagonistas dos receptores de glicocorticoides finalmente teve sucesso no início da década de 1980, com o desenvolvimento do 19-noresteroide 11β-aminofenil-substituído, denominado RU-486, posteriormente denominado mifepristona (não disponível no Brasil). Diferentemente dos inibidores enzimáticos já discutidos, a mifepristona é um antagonista farmacológico do receptor de esteroides. Esse composto apresenta forte atividade antiprogestina e, no início, foi sugerido como agente contraceptivo-contragestivo. A mifepristona, quando administrada em altas doses, exerce atividade antiglicocorticoide ao bloquear o receptor de glicocorticoides. Em virtude de sua ligação a esses receptores com alta afinidade, produz (1) certa estabilização do complexo hsp-receptor de glicocorticoides e inibição da dissociação do receptor ligado a mifepristona das proteínas chaperonas hsp, e (2) alteração da interação do receptor de glicocorticoides com correguladores, favorecendo a formação de um complexo transcricionalmente inativo no núcleo da célula. O resultado consiste em inibição da ativação do receptor de glicocorticoides.

A meia-vida da mifepristona é, em média, de 20 horas. Essa meia-vida é mais longa que a de muitos agonistas glicocorticoides naturais e sintéticos (p. ex., dexametasona, com meia-vida de 4 a 5 horas). Ocorre excreção de menos de 1% da dose diária na urina, sugerindo um papel mínimo dos rins na depuração desse composto. A meia-vida plasmática longa da mifepristona resulta de sua ligação extensa e forte às proteínas plasmáticas. Menos de 5% do composto encontra-se na forma livre quando o plasma é analisado por diálise de equilíbrio. A mifepristona pode ligar-se à albumina e à glicoproteína ácida α_1, mas não exibe qualquer afinidade pela CBG.

A mifepristona produz resistência generalizada aos glicocorticoides. Administrada por via oral para pacientes com síndrome de Cushing causada por produção ectópica de ACTH ou carcinoma da suprarrenal, a mifepristona foi capaz de reverter o fenótipo cushingoide, eliminar a intolerância aos carboidratos, normalizar a pressão arterial, corrigir a supressão dos hormônios tireoidianos e gonadais e melhorar as sequelas psicológicas do hipercortisolismo nesses indivíduos. No momento, esse uso da mifepristona só pode ser recomendado para pacientes inoperáveis com secreção ectópica de ACTH ou com carcinoma suprarrenal que não conseguiram responder a outras manipulações terapêuticas. A farmacologia e o uso em mulheres como antagonista da progesterona são discutidos no Capítulo 40.

Mitotano

O mitotano (ver Figura 39-5), um fármaco relacionado com a classe de inseticidas do DDT, tem ação citotóxica não seletiva sobre o córtex suprarrenal de cães e, em menor grau, dos seres humanos. Esse fármaco é administrado por via oral, em doses fracionadas de até 12 g/dia. Verifica-se redução da massa tumoral em cerca de um terço dos pacientes com carcinoma suprarrenal. Em 80% dos pacientes, os efeitos tóxicos do mitotano são graves o suficiente para exigir redução da dose. Esses efeitos incluem diarreia, náuseas, vômitos, depressão, sonolência e exantemas. O fármaco foi retirado do mercado nos Estados Unidos (disponível no Brasil), porém está disponível para uso compassivo.

* N. de R.T. No Brasil, sua comercialização está restrita para uso veterinário.

ANTAGONISTAS DOS MINERALOCORTICOIDES

Além dos fármacos que interferem na síntese de aldosterona (ver anteriormente), existem esteroides que competem com a aldosterona pelos receptores, diminuindo seu efeito periférico. A progesterona é levemente ativa nesse aspecto.

A **espironolactona** é uma 7α-acetiltioespirolactona. Seu início de ação é lento e os efeitos persistem por 2 a 3 dias após a suspensão do fármaco. A espironolactona é utilizada no tratamento do aldosteronismo primário em doses de 50 a 100 mg/dia. Esse fármaco reverte muitas das manifestações do aldosteronismo. Ele tem sido útil para diagnóstico em pacientes, bem como na melhora dos sinais e sintomas quando a remoção cirúrgica de um adenoma é adiada. Quando a espironolactona é usada para fins diagnósticos na detecção de aldosteronismo em pacientes hipocalêmicos com hipertensão, a administração de doses de 400 a 500 mg/dia, durante 4 a 8 dias – com ingestão adequada de sódio e de potássio –, restaura as concentrações normais de potássio. A espironolactona também se mostra útil na preparação desses pacientes para cirurgia. Para essa finalidade, são administradas doses de 300 a 400 mg/dia, durante 2 semanas, e essas doses podem reduzir a incidência de arritmias cardíacas.

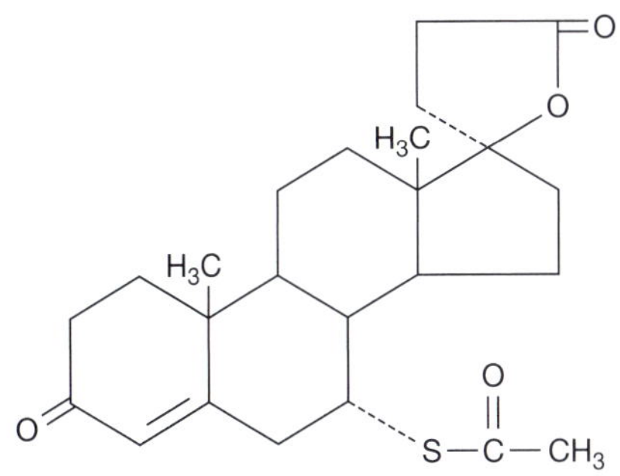

Espironolactona

A espironolactona atua como antagonista dos androgênios e, com base nesse efeito, é algumas vezes utilizada no tratamento do hirsutismo e da acne em mulheres. Em pacientes com hirsutismo idiopático ou com hirsutismo secundário a um excesso de androgênio, a administração de doses de 50 a 200 mg/dia produz redução na densidade, diâmetro e velocidade de crescimento dos pelos faciais. Em geral, o efeito pode ser observado em 2 meses e torna-se máximo em cerca de 6 meses.

A espironolactona como diurético é discutida no Capítulo 15. Este fármaco produz benefícios na insuficiência cardíaca que são maiores do que os esperados por seus efeitos diuréticos apenas (ver Capítulo 13). As reações adversas relatadas incluem hipercalemia, arritmia cardíaca, anormalidades menstruais, ginecomastia, sedação, cefaleia, distúrbios gastrintestinais e exantemas.

A **eplerenona**, outro antagonista da aldosterona, foi aprovada para o tratamento da hipertensão e da insuficiência cardíaca (ver Capítulos 11, 13 e 15). À semelhança da espironolactona, a eplerenona reduz a taxa de mortalidade na insuficiência cardíaca. Esse antagonista do receptor de aldosterona é ligeiramente mais seletivo do que a espironolactona, e não foi relatado qualquer efeito do fármaco sobre os receptores de androgênios. A dose-padrão na hipertensão é de 50 a 100 mg/dia. A toxicidade mais comum consiste em hipercalemia, que costuma ser leve.

PREPARAÇÕES DISPONÍVEIS

NOMES GENÉRICOS
GLICOCORTICOIDES PARA USO ORAL E PARENTERAL[1]
Acetato de hidrocortisona
Acetato de metilprednisolona
Acetato de prednisolona
Betametasona
Budesonida
Cortisona
Dexametasona
Fosfato dissódico de betametasona
Fosfato dissódico de dexametasona
Fosfato dissódico de hidrocortisona
Fosfato sódico de prednisolona
Hidrocortisona (cortisol)
Metilprednisolona
Prednisolona
Prednisona
Succinato sódico de hidrocortisona
Succinato sódico de metilprednisolona
Triancinolona acetonida
Triancinolona hexacetonida
MINERALOCORTICOIDES
Acetato de fludrocortisona
INIBIDORES DOS ESTEROIDES SUPRARRENAIS
Abiraterona
Cetoconazol
Etomidato
Mifepristona*
Mitotano

[1]Glicocorticoides para uso respiratório: ver Capítulo 20. Glicocorticoides para uso dermatológico: ver Capítulo 61. Glicocorticoides para uso gastrintestinal: ver Capítulo 62.
*Não disponível no Brasil.

A **drospirenona**, uma progestina, é um contraceptivo oral (ver Capítulo 40) e também antagoniza os efeitos da aldosterona.

REFERÊNCIAS

Agorastos A et al: Developmental trajectories of early life stress and trauma: A narrative review on neurobiological aspects beyond stress system dysregulation. Front Psychiatry 2019;10:118.

Alesci S et al: Glucocorticoid-induced osteoporosis: From basic mechanisms to clinical aspects. Neuroimmunomodulation 2005;12:1.

Alexopoulos A, Chrousos GP: Stress-related skin disorders. Rev Endocr Metab Disord 2016;17:295.

Bamberger CM et al: Molecular determinants of glucocorticoid receptor function and tissue sensitivity to glucocorticoids. Endocr Rev 1996;17:245.

Charmandari E et al: Peripheral CLOCK regulates target-tissue glucocorticoid receptor transcriptional activity in a circadian fashion in man. PLoS One 2011;6:e25612.

Charmandari E, Kino T: Chrousos syndrome: A seminal report, a phylogenetic enigma and the clinical implications of glucocorticoid signaling changes. Eur J Clin Invest 2010;40:932.

Charmandari E et al: Adrenal insufficiency. Lancet 2014;383:2152.

Charmandari E et al: Neuroendocrinology of stress. Ann Rev Physiol 2005;67:259.

Chrousos GP: Stress and disorders of the stress system. Nat Rev Endocrinol 2009;5:374.

Chrousos GP, Kino T: Glucocorticoid signaling in the cell: Expanding clinical implications to complex human behavioral and somatic disorders. In: Glucocorticoids and mood: clinical manifestations, risk factors, and molecular mechanisms. Proc NY Acad Sci 2009;1179:153.

Cutolo M et al: Special issue on glucocorticoid therapy in rheumatic diseases. Neuroimmunomodulation 2015;22:3.

Elenkov IJ, Chrousos GP: Stress hormones, TH1/TH2 patterns, pro/anti-inflammatory cytokines and susceptibility to disease. Trends Endocrinol Metab 1999;10:359.

Elenkov IJ et al: Cytokine dysregulation, inflammation, and wellbeing. Neuroimmunomodulation 2005;12:255.

Franchimont D et al: Glucocorticoids and inflammation revisited: The state of the art. Neuroimmunomodulation 2002–2003;10:247.

Graber AL et al: Natural history of pituitary-adrenal recovery following long-term suppression with corticosteroids. J Clin Endocrinol Metab 1965;25:11.

Hochberg Z et al: Endocrine withdrawal syndromes. Endocr Rev 2003;24:523.

Kalantaridou S, Chrousos GP: Clinical review 148: Monogenic disorders of puberty. J Clin Endocrinol Metab 2002;87:2481.

Kino T et al (editors): Glucocorticoid action: Basic and clinical implications. Ann NY Acad Sci 2004;1024.

Kino T et al: The GTP-binding (G) protein β interacts with the activated glucocorticoid receptor and suppresses its transcriptional activity in the nucleus. J Cell Biol 2005;20:885.

Koch CA, Chrousos GP (editors): Endocrine hypertension: Underlying mechanisms and therapy. In: *Contemporary Endocrinology*, vol XIII. Springer, 2013.

Koch CA et al: The molecular pathogenesis of hereditary and sporadic adrenocortical and adrenomedullary tumors. J Clin Endocrinol Metab 2002;87:5367.

Mao J et al: Molecular mechanism of RU 486 action: A review. Mol Cellular Biochem 1992;109:1.

Marik PE et al: Clinical practice guidelines for the diagnosis and management of corticosteroid insufficiency in critical illness: Recommendations of an international task force. Crit Care Med 2008;36:1937.

Markou A et al: Stress-induced aldosterone hyper-secretion in a substantial subset of patients with essential hypertension. J Clin Endocrinol Metab 2015;100:2857.

Meduri GU et al: Activation and regulation of systemic inflammation in ARDS: Rationale for prolonged glucocorticoid therapy. Chest 2009;136:1631.

Meduri GU et al: Steroid treatment in ARDS: A critical appraisal of the ARDS network trial and the recent literature. Intens Care Med 2008;34:61.

Merke DP et al: Future directions in the study and management of congenital adrenal hyperplasia due to 21-hydroxylase deficiency. Ann Intern Med 2002;136:320.

Nader N et al: Interactions of the circadian CLOCK system and the HPA axis. Trends Endocrinol Metab 2010;21:277.

Papanastasiou L et al: Primary aldosteronism in hypertensive patients: Clinical implications and target therapy. Eur J Clin Invest 2014;44:697.

Pervanidou P et al: Assessment of metabolic profile in a clinical setting. Curr Opin Clin Nutr Metab Care 2006;9:589.

Preda VA et al: Etomidate in the management of hypercortisolaemia in Cushing's syndrome: A review. Eur J Endocrinol 2012;167:137.

Stefanaki C et al: Chronic stress and body composition disorders: Implications for health and disease. Hormones (Athens) 2018;17:33.

Tsigos C, Chrousos GP: Differential diagnosis and management of Cushing's syndrome. Annu Rev Med 1996;47:443.

Wahrborg P et al: The physiology of stress and stress recovery. In: van der Bosch M, Bird W (editors): *Oxford Text book of Nature and Public Health: The Role of Nature in Improving the Health of a Population.* Oxford Univ Press, 2018:33–39.

Whitaker MJ et al: An oral multiparticulate, modified-release, hydrocortisone replacement therapy that provides physiological cortisol exposure. Clin Endocrinol (Oxf) 2014;80:554.

Zannas AS, Chrousos GP: Glucocorticoid signaling drives epigenetic and transcription factors to induce key regulators of human parturition. Sci Signal 2015;8:fs19.

Zannas AS, Chrousos GP: Epigenetic programming by stress and glucocorticoids along the human lifespan. Mol Psychiatry 2017;22:640.

RESPOSTA DO ESTUDO DE CASO

O paciente deve receber reposição de hidrocortisona oral, 10 mg/m^2/dia, e fludrocortisona, 75 mcg/dia. Ele deve utilizar pulseira de identificação do problema médico que o acomete e receber instruções para ajuste de dose, se necessário. Além disso, deve-se dobrar a sua dose padrão de hidrocortisona em caso de estresse leve durante 24 horas. No caso de estresse intenso, utilizar 10 vezes a sua dose de hidrocortisona durante 48 horas.

CAPÍTULO

40

Hormônios e inibidores gonadais

George P. Chrousos, MD

ESTUDO DE CASO

Uma mulher de 25 anos com menarca aos 13 anos e períodos menstruais regulares até 1 ano atrás queixa-se de ondas de calor (fogachos), ressecamento da pele e da vagina, fraqueza, sonolência e períodos menstruais escassos e infrequentes há um ano. Ela marca consulta com o ginecologista, que solicita determinação das concentrações plasmáticas de hormônio folículo-estimulante e hormônio luteinizante. Os resultados demonstram que ambos estão elevados e ela é diagnosticada com insuficiência ovariana prematura, sendo recomendada para a terapia de reposição com estrogênio e progesterona. Um exame adicional de absorciometria de dupla energia (DEXA, do inglês *dual-energy X-ray absorptiometry*) para avaliação da densidade óssea revela *T-escore* < 2,5 DP (desvio-padrão), indicando osteoporose leve.

Como proceder para a reposição dos hormônios ovarianos deficientes? Quais outras medidas ela deve adotar contra a osteoporose enquanto está sendo tratada?

OVÁRIO (ESTROGÊNIOS, PROGESTINAS, OUTROS HORMÔNIOS OVARIANOS, CONTRACEPTIVOS ORAIS, INIBIDORES E ANTAGONISTAS, E FÁRMACOS INDUTORES DA OVULAÇÃO)

O ovário desempenha funções gametogênicas importantes, que estão integradas com a sua atividade hormonal. Na mulher, a gônada permanece relativamente quiescente durante a infância, um período de rápido crescimento e de maturação. Na puberdade, o ovário inicia um período de função cíclica denominado **ciclo menstrual** que perdura por 30 a 40 anos. Este ciclo é caracterizado por episódios regulares de sangramento. Após esse período, o ovário deixa de responder às gonadotrofinas secretadas pela adeno-hipófise, e a cessação do sangramento cíclico é denominada **menopausa**.

Acredita-se que o mecanismo responsável pelo início da função ovariana no momento da puberdade seja de origem neural, visto que a gônada imatura pode ser estimulada por gonadotrofinas já presentes na hipófise, e visto que a hipófise responde ao **hormônio liberador de gonadotrofinas (GnRH) hipotalâmico** exógeno. Apesar das pesquisas realizadas nesse campo, o mecanismo de iniciação da puberdade continua sendo um enigma. A secreção pulsátil de gonadotrofinas pela hipófise sob o controle do GnRH constitui, definitivamente, uma condição indispensável para o início da puberdade. Entretanto, a secreção de GnRH no hipotálamo humano é regulada pela kisspeptina e seu receptor, bem como por sinais permissivos ou supressivos mediados pela neurocinina B e dinorfina, que atuam em seus respectivos receptores. Esses três reguladores supra-GnRH compõem o **sistema de neurônios de kisspeptina, neurocinina B e dinorfina (KNDy)**, um elemento-chave para o início e progressão da puberdade. Recentemente, a proteína makorin do dedo anular 3 (MKRN3, do inglês *makorin ring finger protein 3*) também foi implicada no início da puberdade pela sua contribuição na regulação do sistema KNDy. Entretanto, os sinais inibitórios (ácido gamaminobutírico [GABA], neuropeptídeo Y e peptídeo relacionado com a RFamida-3) e estimuladores (glutamato) que atuam anteriormente ao KNDy levaram a questionar o papel primário da MKRN3 como facilitador da puberdade. Recentemente, mecanismos epigenéticos envolvendo a supressão de genes, como o da kisspeptina, foram implicados no início da puberdade. Por fim, a retirada de efeito inibitório relacionado com a infância

SIGLAS

CBG	Globulina de ligação dos corticosteroides (transcortina) (do inglês *corticosteroid-binding globulin*)
DHEA	Desidroepiandrosterona (do inglês *dehydroepiandrosterone*)
DHEAS	Sulfato de desidroepiandrosterona (do inglês *dehydroepiandrosterone sulfate*)
ERE	Elemento de resposta aos estrogênios
FSH	Hormônio folículo-estimulante (do inglês *follicle-stimulating hormone*)
GnRH	Hormônio liberador de gonadotrofinas (do inglês *gonadotropin-releasing hormone*)
HDL	Lipoproteína de alta densidade (do inglês *high-density lipoprotein*)
LDL	Lipoproteína de baixa densidade (do inglês *low-density lipoprotein*)
LH	Hormônio luteinizante (do inglês *luteinizing hormone*)
ERP	Elemento de resposta à progesterona
SERM	Modulador seletivo do receptor de estrogênio (do inglês *selective estrogen receptor modulator*)
SHBG	Globulina de ligação dos hormônios sexuais (do inglês *sex hormone-binding globulin*)
TBG	Globulina de ligação da tiroxina (do inglês *thyroxine-binding globulin*)
TRH	Terapia de reposição hormonal (também denominada TH)

nos neurônios do núcleo arqueado do hipotálamo permite que esses neurônios produzam o GnRH em pulsos com amplitude apropriada, o que estimula a liberação do **hormônio folículo-estimulante** (**FSH**, do inglês *follicle-stimulating hormone*) e do **hormônio luteinizante** (**LH**, do inglês *luteinizing hormone*) (ver Capítulo 37). A princípio, ocorre liberação de pequenas quantidades desses dois hormônios durante a noite. Isso reduz a quantidade de estrogênio secretado e promove o desenvolvimento das mamas. Subsequentemente, FSH e LH são secretados também durante o dia, causando secreção de maiores quantidades de estrogênio, levando ao aumento adicional das mamas, a mudanças na distribuição da gordura corporal e ao estirão do crescimento, que culmina com o fechamento das epífises dos ossos longos. A mudança da função ovariana que ocorre na puberdade é denominada **gonadarca**.

Aproximadamente 1 ano depois do início da gonadarca, ocorre produção de estrogênio suficiente para induzir alterações endoteliais e sangramento periódico (**menarca**). Depois dos primeiros ciclos irregulares, que podem ser anovulatórios, verifica-se o estabelecimento da função cíclica normal.

No início de cada ciclo, um número variável de folículos (folículos vesiculares) contendo, cada um deles, um óvulo, começa a aumentar de tamanho em resposta ao FSH. Depois de 5 ou 6 dias, o folículo denominado dominante começa a desenvolver-se com mais rapidez. As células da teca externa e da granulosa interna desse folículo multiplicam-se e, sob a influência do LH, sintetizam e liberam estrogênios em taxa crescente. Os estrogênios inibem a liberação de FSH e promovem à regressão dos folículos menores e menos maduros. O folículo ovariano dominante e maduro consiste em um óvulo circundado por um antro repleto de líquido, revestido por células da granulosa e da teca. A secreção de estrogênio alcança o pico imediatamente antes da metade do ciclo. As células da granulosa começam a secretar progesterona. Essas alterações estimulam um breve surto de liberação de LH e de FSH que precede e causa a ovulação. Quando o folículo sofre ruptura, o óvulo é liberado na cavidade abdominal, próximo ao óstio da tuba uterina.

Após a ocorrência dos eventos anteriormente descritos, a cavidade do folículo roto é preenchida com sangue (corpo hemorrágico), e as células da teca e da granulosa luteinizadas proliferam e substituem o sangue, formando o corpo lúteo. As células dessa estrutura produzem estrogênios e progesterona durante a parte restante do ciclo – ou por mais tempo, caso ocorra gravidez.

Se não ocorrer gravidez, o corpo lúteo começa a degenerar, e a produção de hormônio cessa, transformando-se finalmente em corpo *albicans*. O endométrio, que proliferou durante a fase folicular e desenvolveu a sua função glandular durante a fase lútea, é eliminado no processo de menstruação. Esses eventos estão resumidos na Figura 40-1.

O ovário, em geral, interrompe sua função gametogênica e endócrina com o passar do tempo. Essa alteração é acompanhada de cessação do sangramento uterino (menopausa), que, nos Estados Unidos, ocorre em média aos 52 anos (no Brasil, ocorre em média aos 51,2 anos). Apesar de a secreção de estrogênio pelo ovário cessar,

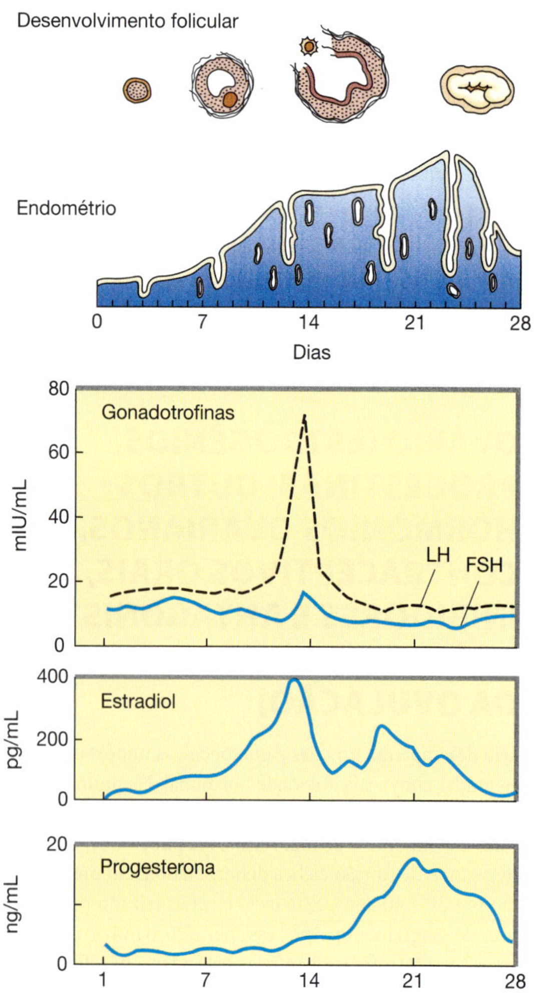

FIGURA 40-1 Ciclo menstrual, mostrando as alterações histológicas e as concentrações plasmáticas de hormônios hipofisários e ovarianos.

verifica-se a persistência de concentrações significativas desse hormônio em muitas mulheres, devido à conversão dos esteroides suprarrenais e ovarianos, como a androstenediona, em estrona e estradiol no tecido adiposo e, possivelmente, em outros tecidos não endócrinos.

Distúrbios da função ovariana

Os distúrbios da função cíclica são comuns, mesmo durante os anos de maior potencial de reprodução. A minoria desses distúrbios decorre de processos inflamatórios ou neoplásicos, que influenciam as funções do útero, dos ovários ou da hipófise. Muitos dos que resultam em períodos de amenorreia ou em ciclos anovulatórios são autolimitados. Com frequência, estão associados a estresse emocional ou físico e refletem alterações temporárias nos centros encefálicos que controlam a secreção de GnRH. Ciclos anovulatórios também estão associados a transtornos alimentares (bulimia, anorexia nervosa) e exercícios físicos intensos, como corrida de longa distância e natação. Entre as causas orgânicas mais comuns dos distúrbios ovulatórios persistentes, destacam-se prolactinomas hipofisários e síndromes ou tumores caracterizados pela produção ovariana ou suprarrenal excessiva de androgênios. A função ovariana normal pode ser modificada por androgênios produzidos pelo córtex da glândula suprarrenal ou por tumores que se originam nesse local. O ovário também dá origem a neoplasias produtoras de androgênios, como os arrenoblastomas, bem como a tumores de células da granulosa produtores de estrogênio.

ESTROGÊNIOS

A atividade estrogênica é compartilhada por grande número de substâncias químicas. Além da variedade de estrogênios esteroides derivados de fontes animais, foram sintetizados vários estrogênios não esteroides. Muitos fenóis são estrogênicos, e foi identificada uma atividade estrogênica em diversas formas de vida, como aquelas encontradas nos sedimentos dos oceanos. São encontrados compostos estrogênio-miméticos (flavonoides) em muitas plantas, como no palmito, na soja e em outros alimentos. Uma dieta rica nesses produtos vegetais pode produzir efeitos estrogênicos discretos. Além disso, alguns compostos usados na fabricação de plásticos (bifenóis, alquilfenóis, ftalatofenóis) demonstraram ser estrogênicos. Foi sugerido que esses agentes estão associados ao aumento da incidência de câncer de mama, tanto em mulheres como em homens, nos países industrializados.

Estrogênios naturais

Os principais estrogênios produzidos pela mulher são **estradiol** (17β-estradiol, E_2), **estrona** (E_1) e **estriol** (E_3) (Figura 40-2). O estradiol constitui o principal produto secretor do ovário. Embora

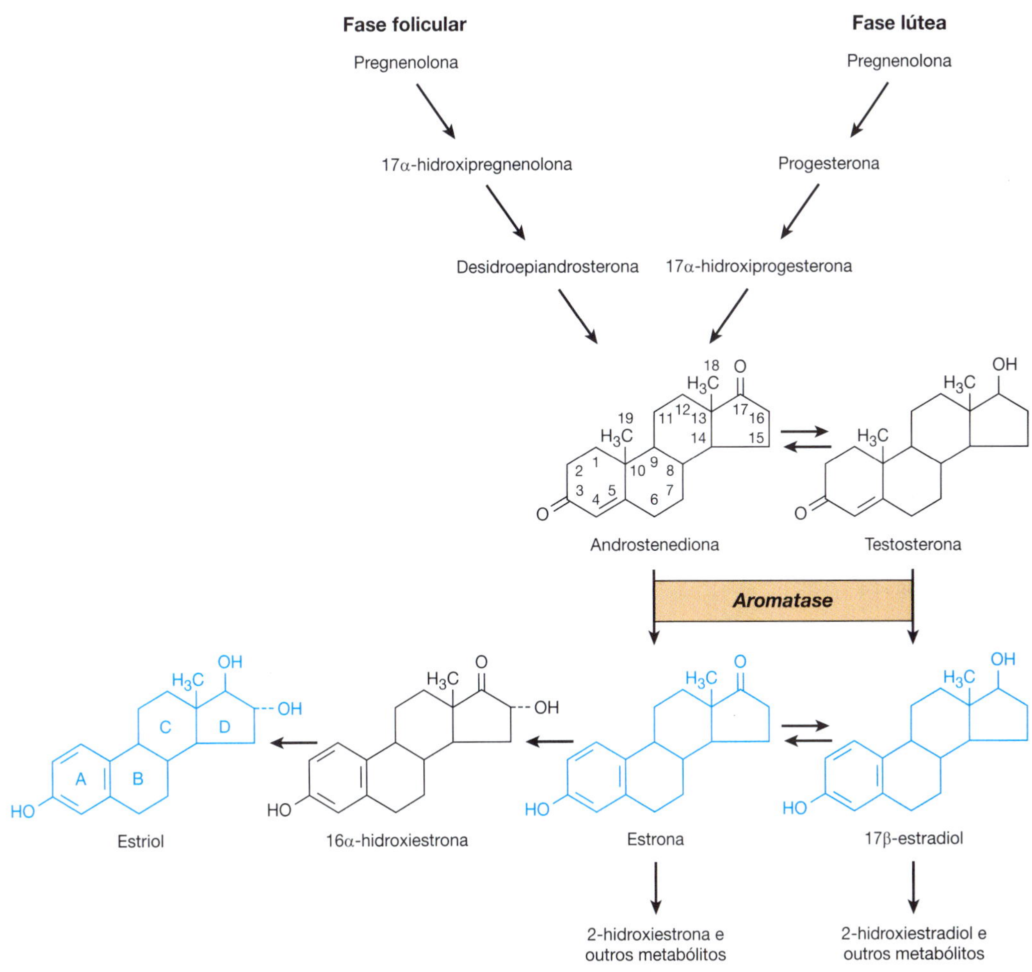

FIGURA 40-2 Biossíntese e metabolismo dos estrogênios e da testosterona.

certa quantidade de estrona seja produzida pelo ovário, a maior parte da estrona e do estradiol é sintetizada no fígado, a partir do estradiol, ou nos tecidos periféricos, a partir da androstenediona e outros androgênios (ver Figura 39-1). Conforme assinalado anteriormente, durante a primeira fase do ciclo menstrual, ocorre produção de estrogênios no folículo ovariano pelas células da teca e da granulosa. Após a ovulação, os estrogênios, bem como a progesterona, são sintetizados pelas células da granulosa e da teca luteinizadas do corpo lúteo, e as vias de biossíntese são um pouco diferentes.

Durante a gravidez, ocorre síntese de grande quantidade de estrogênio pela unidade fetoplacentária, que consiste na zona suprarrenal do feto, a qual secreta o precursor androgênico, e pela placenta, que o aromatiza em estrogênio. O estriol sintetizado pela unidade fetoplacentária é liberado na circulação materna e excretado na urina. Ensaios repetidos de excreção urinária materna de estriol têm sido utilizados na avaliação do bem-estar do feto.

Uma das fontes naturais mais abundantes de substâncias estrogênicas é o garanhão (cavalo reprodutor), que libera maiores quantidades desses hormônios do que a égua prenha ou a mulher grávida. Os estrogênios equinos – a equilenina e a equilina – e seus congêneres são insaturados no anel B, bem como no anel A, e excretados em grandes quantidades na urina, a partir da qual podem ser recuperados e usados para fins medicinais.

Nas mulheres saudáveis, o estradiol é produzido em taxa que varia durante o ciclo menstrual, resultando em concentrações plasmáticas baixas de apenas 50 pg/mL na fase folicular inicial até concentrações de 350 a 850 pg/mL por ocasião do pico pré-ovulatório (ver Figura 40-1).

Estrogênios sintéticos

Foram efetuadas diversas alterações químicas nos estrogênios naturais. O efeito mais importante dessas alterações consiste em aumentar a sua eficiência oral. Algumas estruturas são mostradas na Figura 40-3. A Tabela 40-1 fornece uma lista dos estrogênios de uso terapêutico.

Além dos estrogênios esteroides, diversos compostos não esteroides com atividade estrogênica foram sintetizados e são utilizados clinicamente. Esses compostos incluem dienestrol, dietilestilbestrol, benzestrol, hexestrol, metestrol, metalenestrila e clorotrianiseno.

Farmacocinética

Quando liberado na circulação, o estradiol liga-se fortemente à α_2-globulina (globulina de ligação dos hormônios sexuais [SHBG]) e com menor afinidade à albumina. O estrogênio ligado fica relativamente indisponível para difusão no interior das células, de modo que apenas a fração livre constitui a forma ativa, do ponto de vista

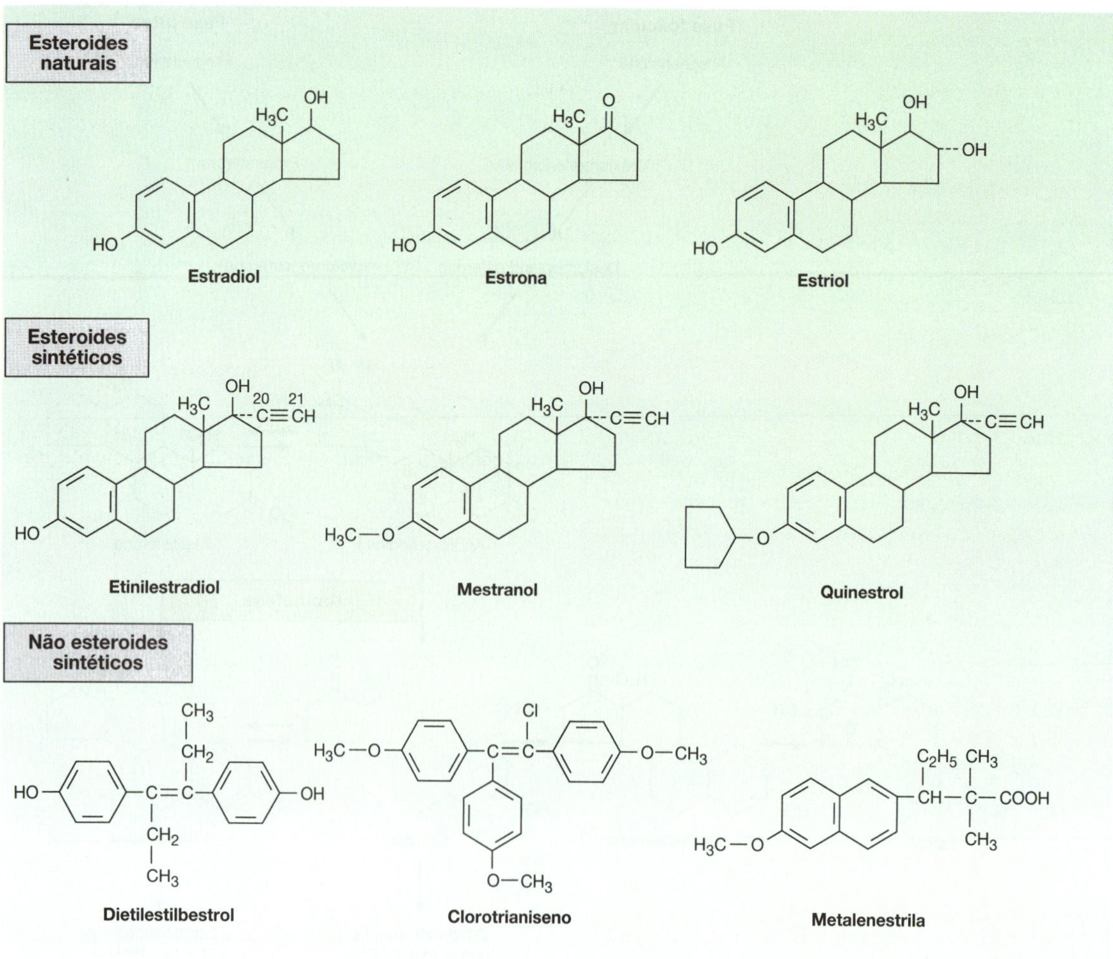

FIGURA 40-3 Compostos com atividade estrogênica.

TABELA 40-1 Estrogênios comumente utilizados

Preparação	Dose de reposição média
Cipionato de estradiol	2-5 mg a cada 3-4 semanas
Clorotrianiseno	12-25 mg/dia
Estradiol micronizado	1-2 mg/dia
Estropipato	1,25-2,5 mg/dia
Etinilestradiol	0,005-0,02 mg/dia
Metalenestrila	3-9 mg/dia
Quinestrol	0,1-0,2 mg/semana
Substâncias estrogênicas conjugadas, esterificadas ou mistas:	
Orais	0,3-1,25 mg/dia
Intramusculares	0,2-2 mg/dia
Transdérmicas	Adesivo
Valerato de estradiol	2-20 mg em semanas alternadas

fisiológico. O estradiol é convertido pelo fígado e por outros tecidos em estrona e estriol (ver Figura 40-2) e em seus derivados 2-hidroxilados e metabólitos conjugados (que são muito insolúveis em lipídeos para atravessar a membrana celular com facilidade) e excretados na bile. Estrona e estriol exibem baixa afinidade pelo receptor de estrogênio. Todavia, os conjugados podem ser hidroxilados no intestino em compostos ativos e reabsorvíveis. Os estrogênios também são excretados em pequenas quantidades no leite materno durante a lactação.

Como os estrogênios e seus metabólitos ativos são excretados em quantidades significativas na bile e reabsorvidos a partir do intestino, a circulação êntero-hepática resultante assegura que os estrogênios administrados por via oral apresentem elevado efeito sobre os tecidos hepático e periférico. Conforme assinalado adiante, acredita-se que os efeitos hepáticos sejam responsáveis por algumas ações indesejáveis, como aumento da síntese de fatores da coagulação e do substrato da renina plasmática. Os efeitos hepáticos dos estrogênios podem ser minimizados pelas vias que evitam a exposição hepática de primeira passagem, isto é, intravaginal, intramuscular ou transdérmica.

Efeitos fisiológicos

A. Mecanismo

No sangue e no líquido intersticial, os estrogênios ligam-se à SHBG, de onde se dissociam para atravessar a membrana, entrar no núcleo da célula e ligar-se a seu receptor. Dois genes codificam duas isoformas dos receptores de estrogênio, α e β. Eles são membros da superfamília de receptores de esteroides, esteróis, ácido retinoico e hormônios tireoidianos. Diferentemente dos receptores de glicocorticoides, os receptores de estrogênio são encontrados predominantemente no núcleo, onde estão ligados às proteínas de choque térmico (Hsp, do inglês *heat shock proteins*), que os estabilizam (ver Figura 39-4).

A ligação do hormônio ao seu receptor altera sua conformação e o libera das proteínas estabilizadoras (predominantemente ´Hsp90). O complexo receptor-hormônio forma dímeros (geralmente ERα-ERα, ERβ-ERβ ou ERα-ERβ) que se ligam a uma sequência específica de nucleotídeos, denominados **elementos de resposta aos estrogênios (EREs)**, nas regiões reguladoras de vários genes, controlando a sua transcrição. O ERE é constituído por duas metades dispostas como um palíndromo, separados por um pequeno grupo de nucleotídeos, denominado espaçador. A interação de um dímero do receptor com o ERE também envolve várias proteínas nucleares, os correguladores, bem como componentes do processo de transcrição. Interações complexas com vários correguladores parecem ser responsáveis por alguns dos efeitos específicos que controlam as ações dos **moduladores seletivos do receptor de estrogênio (SERMs**, ver adiante) sobre os tecidos. O receptor nuclear também pode ligar-se a outros fatores de transcrição para influenciar os efeitos desses sobre genes responsivos. É interessante assinalar que, embora o ERβ tenha suas próprias ações independentes do ERα, ele também atua como inibidor negativo dominante do ERα. Portanto, enquanto ERα promove crescimento, o ERβ exerce efeito contrário. Fitoestrógenos, por exemplo, atuam sobre ERβ protegendo as células dos efeitos pró-crescimento da ERα.

As concentrações relativas e os tipos de receptores, correguladores e fatores de transcrição conferem a especificidade celular das ações do hormônio. Os efeitos genômicos dos estrogênios são produzidos sobretudo por proteínas sintetizadas por meio da tradução do RNA transcrito a partir de um gene responsivo. Alguns dos efeitos dos estrogênios são indiretos e mediados pelas ações autócrinas e parácrinas de autacoides, como fatores de crescimento, lipídeos, glicolipídeos e citocinas, produzidos pelas células-alvo em resposta ao estrogênio.

Os efeitos rápidos induzidos pelos estrogênios, como captação de Ca^{2+} pelas células da granulosa e aumento do fluxo sanguíneo uterino, não exigem ativação gênica. Eles parecem ser mediados por efeitos não genômicos do complexo clássico receptor de estrogênio-estrogênio, influenciando diversas vias de sinalização intracelulares.

Recentemente, foi constatado que os receptores de esteroides, à exceção dos receptores de mineralocorticoides, apresentam um sítio de palmitoilação, que possibilita a adição enzimática de palmitato, aumentando a sensibilidade de receptores na vizinhança das membranas plasmáticas. Esses receptores estão disponíveis para interações diretas com várias proteínas associadas à membrana ou citoplasmáticas e exercem efeitos sobre elas, sem a necessidade de sua entrada no núcleo e indução de ações transcricionais.

B. Amadurecimento da mulher

Os estrogênios são necessários para a maturação sexual e crescimento normal da mulher. Eles estimulam o desenvolvimento da vagina, útero e tubas uterinas, bem como das características sexuais secundárias femininas. Estimulam também o desenvolvimento do estroma e o crescimento dos ductos das mamas, sendo responsáveis pela fase de crescimento acelerado e pelo fechamento das epífises dos ossos longos que ocorrem na puberdade. Contribuem para o crescimento dos pelos axilares e pubianos e alteram a distribuição da gordura corporal, produzindo os contornos típicos do corpo feminino. Em quantidades maiores, os estrogênios também estimulam o desenvolvimento da pigmentação da pele, mais proeminente na região dos mamilos e aréolas, bem como na região genital.

C. Efeitos endometriais

Além de seus efeitos sobre o crescimento do músculo uterino, os estrogênios desempenham função importante no desenvolvimento do revestimento endometrial. Quando a produção de estrogênio está adequadamente coordenada com a produção de progesterona durante o ciclo menstrual normal da mulher, ocorrem sangramento e eliminação do revestimento endometrial de modo periódico e regular. A exposição contínua a estrogênios durante períodos prolongados leva à hiperplasia do endométrio, em geral associada a padrões anormais de sangramento.

D. Efeitos metabólicos e cardiovasculares

Os estrogênios exercem vários efeitos metabólicos e cardiovasculares importantes. São responsáveis, em parte, pela manutenção da estrutura e da função normais da pele e dos vasos sanguíneos nas mulheres. Os estrogênios também diminuem a taxa de reabsorção óssea ao promover a apoptose dos osteoclastos e ao antagonizar os efeitos osteoclastogênicos e pró-osteoclásticos do paratormônio e da interleucina 6. Os estrogênios também estimulam a produção de leptina pelo tecido adiposo e são responsáveis, em parte, pelas concentrações mais elevadas desse hormônio nas mulheres em comparação com os homens.

Além de estimular a síntese das enzimas e dos fatores de crescimento, que resultam em crescimento e diferenciação do útero e das mamas, os estrogênios alteram a produção e a atividade de muitas outras proteínas no corpo. As alterações metabólicas que ocorrem no fígado são de particular importância, com aumento da circulação sanguínea de proteínas, como transcortina (globulina de ligação dos corticosteroides [CBG]), globulina de ligação da tiroxina (TBG), SHBG, transferrina, substrato da renina e fibrinogênio. Esse processo resulta em aumento das concentrações circulantes de tiroxina, estrogênio, testosterona, ferro, cobre e outras substâncias.

As alterações na composição dos lipídeos plasmáticos produzidas pelos estrogênios resultam em aumento das lipoproteínas de alta densidade (HDL), ligeira redução das lipoproteínas de baixa densidade (LDL) e diminuição das concentrações plasmáticas totais de colesterol. As concentrações de triglicerídeos são aumentadas, como consequência da redução da oxidação de lipídeos em cetonas pelo fígado e, portanto, aumento de sua síntese.

E. Efeitos sobre a coagulação sanguínea

Os estrogênios aumentam a coagulabilidade sanguínea. Foram relatadas inúmeras alterações nos fatores que influenciam a coagulação, inclusive aumento das concentrações circulantes dos fatores II, VII, IX e X, e diminuição da antitrombina III, devido, em parte, aos efeitos hepáticos já mencionados. Também foram observados aumentos nas concentrações de plasminogênio e redução da adesão plaquetária (ver "Contracepção hormonal", adiante).

F. Outros efeitos

Os estrogênios induzem a síntese dos receptores de progesterona. Eles são responsáveis pelo comportamento dos animais no cio e podem influenciar o comportamento e a libido nos seres humanos. A administração de estrogênios estimula os componentes centrais do sistema de estresse, inclusive a produção do hormônio liberador de corticotrofina (CRH, do inglês *corticotropin-releasing hormone*) e a atividade do sistema simpático; também promove sensação de bem-estar nas mulheres que apresentam deficiência de estrogênio. Além disso, facilitam a perda de líquido intravascular para o espaço extracelular, produzindo edema. A consequente diminuição do volume plasmático provoca retenção compensatória de sódio e de água pelos rins. Os estrogênios também modulam o controle da função do músculo liso pelo sistema nervoso simpático.

Aplicações clínicas*

A. Hipogonadismo primário

Os estrogênios têm sido extensamente utilizados como terapia de reposição em pacientes com deficiência de estrogênios. A deficiência de estrogênio pode resultar de insuficiência primária no desenvolvimento dos ovários, menopausa prematura, castração ou menopausa.

O tratamento do hipogonadismo primário é normalmente iniciado entre 11 e 13 anos para estimular o desenvolvimento das características sexuais secundárias e a menstruação, estimular o crescimento ideal, impedir a ocorrência de osteoporose e evitar as consequências psicológicas da puberdade tardia e da deficiência de estrogênio. O tratamento procura reproduzir a fisiologia da puberdade. É iniciado com baixas doses de estrogênio (0,3 mg de estrogênios conjugados ou 5-10 mcg de etinilestradiol) nos dias 1 a 21 de cada mês, com aumento lento para doses de adulto, que em seguida são mantidas até a idade da menopausa (~51 anos). Adiciona-se uma progestina depois do primeiro episódio de sangramento uterino. Concluído o crescimento, a terapia crônica consiste na administração de doses de estrogênios e progestinas para adultos, conforme descrito adiante.

B. Terapia hormonal pós-menopausa

Além dos sinais e sintomas que acompanham estreitamente a interrupção da função ovariana normal – como omissão de períodos menstruais, sintomas vasomotores, distúrbios do sono e atrofia genital –, são observadas alterações de maior duração, que influenciam tanto a saúde como o bem-estar das mulheres na pós-menopausa. Essas alterações incluem aceleração da perda óssea, que, em mulheres suscetíveis, pode resultar em fraturas vertebrais, dos quadris e dos punhos, bem como alterações dos lipídeos, que podem contribuir para a aceleração da doença cardiovascular aterosclerótica observada em mulheres após a menopausa. Os efeitos dos estrogênios sobre o osso foram extensamente estudados, e os efeitos da suspensão hormonal foram bem caracterizados. Todavia, ainda não está bem elucidada a função dos estrogênios e das progestinas na etiologia e na prevenção da doença cardiovascular, que é responsável por 350 mil mortes por ano, bem como do câncer de mama, que responde por 35 mil mortes por ano.

Quando a função ovulatória normal cessa e as concentrações de estrogênio caem após a menopausa, a ooforectomia ou a insuficiência ovariana prematura, verifica-se elevação acelerada nas concentrações plasmáticas de colesterol e de LDL, ao passo que os receptores de LDL diminuem. As HDL não são muito afetadas, e as concentrações permanecem mais elevadas do que nos homens. As concentrações de lipoproteínas de densidade muito baixa (VLDL, do inglês *very low-density lipoprotein*) e de triglicerídeos também não são muito afetadas. Como os distúrbios cardiovasculares são responsáveis pela maioria das mortes nessa faixa etária, o risco desses distúrbios constitui importante aspecto a ser considerado no momento de decidir se a terapia de "reposição" hormonal (TRH, também denominada como TH) está ou não indicada e influencia a seleção dos hormônios a serem administrados. A terapia de reposição com estrogênio apresenta efeito benéfico sobre lipídeos e lipoproteínas circulantes, e, antigamente, acreditava-se que esse efeito fosse acompanhado de redução do infarto do miocárdio em cerca de 50% e dos acidentes vasculares encefálicos (AVEs) fatais em até 40% das mulheres. Entretanto, esses achados foram questionados com os resultados de um grande estudo do projeto Women's Health Initiative (WHI), mostrando não haver nenhum benefício cardiovascular decorrente da terapia de reposição com estrogênio + progestina em mulheres na perimenopausa ou na pós-menopausa de idade mais avançada. Com efeito, parece haver um

*O uso de estrogênios na contracepção é discutido adiante, neste capítulo.

pequeno aumento nos problemas cardiovasculares, bem como no câncer de mama, em mulheres que receberam terapia de reposição. É interessante assinalar a observação de um pequeno efeito protetor contra o câncer de cólon. Embora as diretrizes clínicas atuais não recomendem a terapia hormonal de rotina em mulheres na pós-menopausa, a validade do relatório do WHI tem sido questionada. De qualquer modo, não há nenhum aumento no risco de câncer de mama se a terapia for iniciada imediatamente após a menopausa ou nos primeiros 7 anos. O risco cardiovascular, por outro lado, depende do grau de aterosclerose no início da terapia. A administração transdérmica ou vaginal de estrogênio parece estar associada à diminuição do risco cardiovascular, visto que transpõe a circulação hepática. Contudo, as mulheres com menopausa prematura devem receber terapia hormonal.

Em alguns estudos, foi observado efeito protetor da terapia de reposição com estrogênio na prevenção da doença de Alzheimer. Todavia, vários outros estudos não confirmaram esses resultados.

As progestinas antagonizam, em grau variável, os efeitos dos estrogênios sobre a LDL e a HDL. Entretanto, um estudo de grande porte mostrou que a adição de progestina à terapia de reposição com estrogênio não influencia o risco cardiovascular.

O tratamento ideal da paciente na pós-menopausa exige uma cuidadosa avaliação dos sintomas, além de considerar sua idade e presença (ou riscos) de doença cardiovascular, osteoporose, câncer de mama e câncer endometrial. Tendo em vista os efeitos dos hormônios gonadais sobre cada um desses distúrbios, as metas da terapia são, então, definidas, e os riscos do tratamento são avaliados e discutidos com a paciente.

Se a ocorrência de fogachos e distúrbios do sono constituir a principal indicação para a terapia, recomenda-se a menor dose de estrogênio necessária para o alívio dos sintomas. O tratamento pode ser necessário apenas durante um período limitado, e, assim, evita-se o possível aumento no risco de câncer de mama. Em mulheres submetidas à histerectomia, estrogênios isolados podem ser administrados 5 dias por semana ou de modo contínuo, visto que as progestinas não são necessárias para a redução do risco de hiperplasia e câncer endometrial nesses casos. Fogachos, sudorese, insônia e vaginite atrófica são geralmente aliviadas pelos estrogênios. Muitas pacientes passam a ter sensação aumentada de bem-estar, e depressão climatérica ou outros estados psicopatológicos diminuem. Recentemente, estudos de fase 3 avaliando o efeito de antagonistas do receptor de neurocinina (NK3R do inglês *neurokinin 3 receptor*) para prevenção de fogachos em mulheres na pós menopausa mostraram resultados promissores.

A função dos estrogênios na prevenção e no tratamento da osteoporose foi cuidadosamente estudada (ver Capítulo 42). A massa óssea corporal é máxima no adulto jovem ativo na terceira década de vida e começa a declinar rapidamente na meia-idade em ambos os sexos. O desenvolvimento de osteoporose também depende da massa óssea presente no início do processo, do aporte de vitamina D e de cálcio e da prática regular de atividade física. O risco de osteoporose é maior em fumantes magras, brancas e inativas, que apresentam baixa ingestão de cálcio e história familiar de osteoporose. A depressão também constitui um importante fator de risco para o desenvolvimento de osteoporose nas mulheres.

Os estrogênios devem ser utilizados na menor dose capaz de produzir alívio dos sintomas. Nas mulheres submetidas à histerectomia, é mais conveniente prescrever estrogênio nos primeiros 21 a 25 dias de cada mês. As doses recomendadas são de 0,3 a 1,25 mg/dia de estrogênio conjugado ou 0,01 a 0,02 mg/dia de etinilestradiol. Foi observada eficiência máxima das doses situadas no meio dessas faixas para impedir a redução da densidade óssea que ocorre na menopausa. Nessa perspectiva, é importante começar o tratamento o mais cedo possível após a menopausa, a fim de obter efeito máximo. Nessas pacientes e em outras que não usam estrogênio, os suplementos de cálcio são úteis para elevar a ingestão diária total de cálcio para 1.500 mg.

As pacientes com baixo risco de desenvolvimento de osteoporose, que só manifestam vaginite atrófica leve, podem ser tratadas com preparações tópicas. A via de aplicação vaginal também é útil no tratamento dos sintomas do trato urinário nessas pacientes. Entretanto, é importante ter em mente que, apesar dos estrogênios administrados localmente escaparem do efeito de primeira passagem (com consequente redução de alguns efeitos hepáticos indesejáveis), eles sofrem absorção quase completa na circulação, de maneira que essas preparações devem ser administradas de modo cíclico.

Conforme assinalado anteriormente, a administração de estrogênios está associada a risco aumentado de carcinoma endometrial. A administração de progestina com o estrogênio impede o desenvolvimento de hiperplasia endometrial e diminui bastante o risco desse câncer. Quando o estrogênio é administrado nos primeiros 25 dias de cada mês, e acrescenta-se a progestina medroxiprogesterona (10 mg/dia) nos últimos 10 a 14 dias, o risco é reduzido apenas à metade daquele observado em mulheres que não recebem TRH. Com esse esquema, algumas mulheres voltam a apresentar sintomas durante o período em que o estrogênio não é administrado. Nessas pacientes, o estrogênio pode ser administrado de modo contínuo. Se a progestina produzir sedação ou outros efeitos indesejáveis, a dose pode ser reduzida para 2,5 a 5 mg/dia nos últimos 10 dias de cada ciclo, com discreto aumento no risco de hiperplasia endometrial. Em geral, esses esquemas são acompanhados de sangramento no final de cada ciclo. Algumas mulheres apresentam enxaqueca nos últimos dias do ciclo. O uso de estrogênio contínuo com frequência evita a ocorrência de enxaqueca. As mulheres que relutam em aceitar o sangramento cíclico associado à terapia sequencial também podem considerar a terapia contínua. A terapia diária com 0,625 mg de estrogênios equinos conjugados e 2,5 a 5 mg de medroxiprogesterona elimina o sangramento cíclico, controla os sintomas vasomotores, impede a atrofia genital, mantém a densidade óssea e exibe um perfil lipídico favorável, com pequena diminuição nas concentrações de LDL e aumento de HDL. Sob esse regime, as mulheres apresentam atrofia endometrial na biópsia. Em cerca da metade delas, verifica-se a ocorrência de sangramento inesperado (escape) nos primeiros meses de terapia. Cerca de 70 a 80% das pacientes apresentam amenorreia depois dos primeiros 4 meses, e a maioria permanece com esse problema. A principal desvantagem da terapia contínua consiste na necessidade de biópsia uterina se ocorrer sangramento depois dos primeiros meses.

Ainda de acordo com o que foi destacado antes, os estrogênios também podem ser administrados por via vaginal ou transdérmica. Quando os estrogênios são administrados por essas vias, não ocorre a sua passagem pelo fígado na primeira circulação, de forma que a relação entre efeitos hepáticos e periféricos é reduzida.

Em pacientes para as quais a terapia de reposição com estrogênio está contraindicada, como as que apresentam tumores sensíveis ao estrogênio, pode-se obter alívio dos sintomas vasomotores com o uso de clonidina.

C. Outros usos

Os estrogênios associados a progestinas podem ser utilizados para suprimir a ovulação em pacientes com dismenorreia refratária, ou função ovariana no tratamento do hirsutismo e da amenorreia em decorrência da secreção excessiva de androgênios pelo ovário. Nessas circunstâncias, pode ser necessária maior supressão, e pode haver necessidade de contraceptivos orais contendo 50 mcg de estrogênio ou uma associação de pílula com baixo conteúdo de estrogênio para supressão do GnRH.

Reações adversas

Foram relatadas reações adversas de gravidade variável com o uso terapêutico dos estrogênios. Muitos outros efeitos adversos associados ao uso de contraceptivos hormonais podem estar relacionados ao seu conteúdo de estrogênio. Esses efeitos são discutidos adiante.

A. Sangramento uterino

A terapia com estrogênio constitui uma importante causa de sangramento uterino pós-menopausa. Infelizmente, o sangramento vaginal nesse período da vida também pode decorrer de carcinoma do endométrio. Para evitar qualquer confusão, as pacientes devem ser tratadas com a menor quantidade possível de estrogênios. O estrogênio deve ser administrado ciclicamente, de modo que o sangramento, caso ocorra, apareça durante o período de interrupção do fármaco. Conforme já mencionado, pode-se evitar o desenvolvimento de hiperplasia endometrial pela administração de progestina ao estrogênio em cada ciclo.

B. Câncer

A relação entre terapia com estrogênio e câncer continua sendo objeto de intensa investigação. Embora não tenha sido demonstrada nenhuma reação adversa da estrogenoterapia em curto prazo sobre a incidência do câncer de mama, pode ocorrer pequeno aumento na incidência desse tumor com a terapia prolongada. Apesar do fator de risco ser pequeno (1,25), o impacto pode ser significativo, uma vez que ele acomete 10% das mulheres, e a adição de progesterona não confere nenhum efeito protetor. Estudos realizados indicam que, após excisão unilateral do câncer de mama, as mulheres tratadas com tamoxifeno (um agonista parcial dos estrogênios; ver adiante) apresentam redução de 35% no câncer de mama contralateral, em comparação com os controles. Esses estudos também demonstraram que o tamoxifeno é bem tolerado pela maioria das pacientes, produz alterações semelhantes às do estrogênio nas concentrações plasmáticas de lipídeos e estabiliza a perda óssea. Estudos avaliando a eficácia do tamoxifeno e do raloxifeno em mulheres na pós-menopausa com alto risco de câncer de mama mostram redução do risco durante pelo menos 5 anos, porém a eficácia após esse tempo é desconhecida. Outro estudo mostrou que a TRH com estrogênios e progestinas na pós-menopausa foi associada ao aumento significativo da proliferação e densidade das células epiteliais da mama quando comparada ao uso de estrogênios isoladamente ou sem terapia de reposição. Além disso, com o uso de estrogênios e progestinas, a proliferação das células mamárias limitou-se à unidade ductolobular terminal, que constitui o principal local de desenvolvimento de câncer de mama. Por conseguinte, são necessários estudos adicionais para avaliar, de modo conclusivo, a possível associação entre progestinas e risco de câncer de mama.

Muitos estudos mostram risco aumentado de câncer de endométrio em pacientes tratadas apenas com estrogênios. O risco parece variar de acordo com a dose e a duração do tratamento: é 15 vezes maior em pacientes em uso de doses elevadas de estrogênio por 5 anos ou mais, em comparação com risco 2 a 4 vezes maior em pacientes que utilizam doses menores por um curto período. Todavia, conforme assinalado anteriormente, o uso concomitante de progestina evita esse risco aumentado e pode, de fato, reduzir a incidência de câncer do endométrio a valores abaixo daquele observado na população geral.

Há diversos relatos de câncer vaginal em mulheres jovens, cujas mães foram tratadas com doses elevadas de dietilestilbestrol no início da gravidez. Esses cânceres são mais comuns em mulheres jovens (14-44 anos). A incidência é inferior a 1 a cada 1.000 mulheres expostas – ou seja, muito baixa para estabelecer com certeza relação de causa e efeito. Entretanto, os riscos de infertilidade, gravidez ectópica e parto prematuro também estão aumentados. Na atualidade, sabe-se que não existe nenhuma indicação para o uso do dietilestilbestrol durante a gravidez, e a sua prescrição deve ser evitada. Não se sabe se outros estrogênios possuem efeito semelhante, ou se os fenômenos observados são peculiares ao dietilestilbestrol. Esse fármaco só deve ser utilizado no tratamento de câncer (p. ex., de próstata) ou como contraceptivo emergencial (ver página 761).

C. Outros efeitos

É comum a ocorrência de náuseas e hipersensibilidade das mamas, as quais podem ser minimizadas com o uso da menor dose efetiva de estrogênio. Também ocorre hiperpigmentação. A estrogenoterapia está associada ao aumento na frequência de enxaqueca, bem como de colestase, doença da vesícula biliar e hipertensão.

Contraindicações

Os estrogênios não devem ser administrados a pacientes com neoplasias dependentes de estrogênio, como carcinoma do endométrio, ou a pacientes com carcinoma de mama ou com alto risco de desenvolvê-lo. Seu uso deve ser evitado em pacientes com sangramento vaginal não diagnosticado, doença hepática ou história de distúrbio tromboembólico. Além disso, o uso de esteroides deve ser evitado por fumantes com elevado consumo.

Preparações e dosagens

As doses das preparações naturais e sintéticas de estrógenos de uso comum estão listadas na Tabela 40-1. Embora todos produzam quase os mesmos efeitos hormonais, suas potências variam e dependem da via de administração. Conforme mencionado, o estradiol é o estrogênio endógeno mais ativo, que exibe maior afinidade pelo receptor de estrogênio. Todavia, seus metabólitos estrona e estriol apresentam efeitos uterinos fracos.

Na dependência do nível de supressão das gonadotrofinas, as preparações orais de estrogênio exercem importante efeito sobre as concentrações circulantes de CBG, SHBG e várias outras proteínas hepáticas, inclusive angiotensinogênio, do que as preparações transdérmicas. A via de administração oral disponibiliza maior concentração de hormônio no fígado, aumentando, assim, a síntese dessas proteínas. Para evitar este efeito, estão disponíveis preparações transdérmicas. Quando administrados por essa via, uma dose de 50 a 100 mcg de estradiol, apresenta efeitos semelhantes aos de uma dose de 0,625 a 1,25 mg de estrogênios conjugados administrados por via oral sobre as concentrações de gonadotrofinas, sobre o endométrio e o epitélio vaginal. Além disso, as preparações transdérmicas de estrogênio não aumentam, de forma significativa, as concentrações do substrato de renina, CBG e TBG, e tampouco produzem alterações características nos lipídeos séricos. As preparações orais combinadas com 0,625 mg de estrogênios conjugados e 2,5 mg de acetato de medroxiprogesterona estão disponíveis para terapia de reposição na menopausa. Dispõe-se de comprimidos com 0,625 mg de estrogênios conjugados e 5 mg de acetato de medroxiprogesterona para uso em associação a estrogênios conjugados de modo sequencial. Os estrogênios isoladamente são administrados nos dias 1 a 14, e a associação, nos dias 15 a 28.

PROGESTINAS

Progestinas naturais: progesterona

A progesterona é a progestina mais importante nos seres humanos. Além de exercer efeitos hormonais, a progesterona atua como precursor dos estrogênios, androgênios e esteroides adrenocorticais. É sintetizada nos ovários, testículos e córtex da suprarrenal, a partir do colesterol circulante. Durante a gravidez, a placenta também sintetiza e libera grandes quantidades de progesterona.

No ovário, a progesterona é produzida principalmente pelo corpo lúteo. Homens saudáveis secretam de 1 a 5 mg/dia de progesterona, resultando em concentrações plasmáticas de cerca de 0,03 mcg/dL. Essa concentração é ligeiramente maior na mulher durante a fase folicular do ciclo, quando são secretados apenas alguns miligrama/dia de progesterona. Durante a fase lútea, as concentrações plasmáticas variam de 0,5 a mais de 2 mcg/dL (ver Figura 40-1). Tais concentrações aumentam ainda mais e alcançam o seu valor máximo no terceiro trimestre de gravidez.

Progestinas sintéticas

Foram sintetizados diversos compostos progestacionais. Alguns são ativos quando administrados por via oral. Não constituem um grupo uniforme de compostos, e todos diferem da progesterona em um ou mais aspectos. A Tabela 40-2 apresenta uma lista de alguns desses compostos e seus efeitos. Em geral, os compostos de 21 carbonos (hidroxiprogesterona, medroxiprogesterona, megestrol e dimetisterona) estão mais estreitamente relacionados, tanto de ponto de vista farmacológico como químico, com a progesterona. Foi introduzido um novo grupo de progestinas sintéticas de terceira geração, principalmente como componentes de contraceptivos orais. Esses compostos esteroides "19-nor, 13-etila" incluem o desogestrel (Figura 40-4), gestodeno e norgestimato. Estes possuem menor atividade androgênica do que as progestinas sintéticas mais antigas.

Farmacocinética

A progesterona é absorvida com rapidez após administração por qualquer via. A meia-vida no plasma é de cerca de 5 minutos, e ocorre armazenamento temporário de pequenas quantidades na gordura corporal. A progesterona é quase totalmente metabolizada na sua primeira passagem pelo fígado. Por esse motivo, perde sua eficácia rapidamente quando administrada por via oral. Entretanto, foram desenvolvidas preparações de progesterona micronizada por via oral em altas doses, que proporcionam um efeito adequado.

No fígado, a progesterona é metabolizada a pregnanediol e conjugada com ácido glicurônico. É excretada na urina como glicuronídeo de pregnanediol. A quantidade de pregnanediol na urina é utilizada como índice de secreção de progesterona. Essa medida

TABELA 40-2 Propriedades de alguns fármacos progestacionais

	Via	Duração de ação	Atividades[1]				
			Estrogênica	Androgênica	Antiestrogênica	Antiandrogênica	Anabólica
Progesterona e derivados							
Progesterona	IM	1 dia	–	–	+	–	–
Caproato de hidroxiprogesterona	IM	8-14 dias	±	±	–	–	–
Acetato de medroxiprogesterona	IM, VO	Comprimidos: 1-3 dias; injeção: 4-12 semanas	–	+	+	–	–
Acetato de megestrol	VO	1-3 dias	–	+	–	+	–
Derivados da 17-etiniltestosterona							
Dimetisterona*	VO	1-3 dias	–	–	±	–	–
Derivados da 19-nortestosterona							
Desogestrel	VO	1-3 dias	–	–	–	–	–
Noretinodrel	VO	1-3 dias	+	–	–	–	–
Linestrenol[2]	VO	1-3 dias	+	+	–	–	+
Noretisterona	VO	1-3 dias	±	+	+	–	+
Acetato de noretisterona	VO	1-3 dias	±	+	+	–	+
Diacetato de etinodiol*	VO	1-3 dias	±	+	+	–	–
L-norgestrel[2]	VO	1-3 dias	–	+	+	–	+

[1]+, ativo; –, inativo; ±, ligeiramente ativo. Foi relatada a ocorrência de atividade em diversas espécies utilizando vários parâmetros de avaliação final; essas atividades podem não se aplicar aos seres humanos.

[2]Não disponível nos Estados Unidos.

*Não disponível no Brasil.

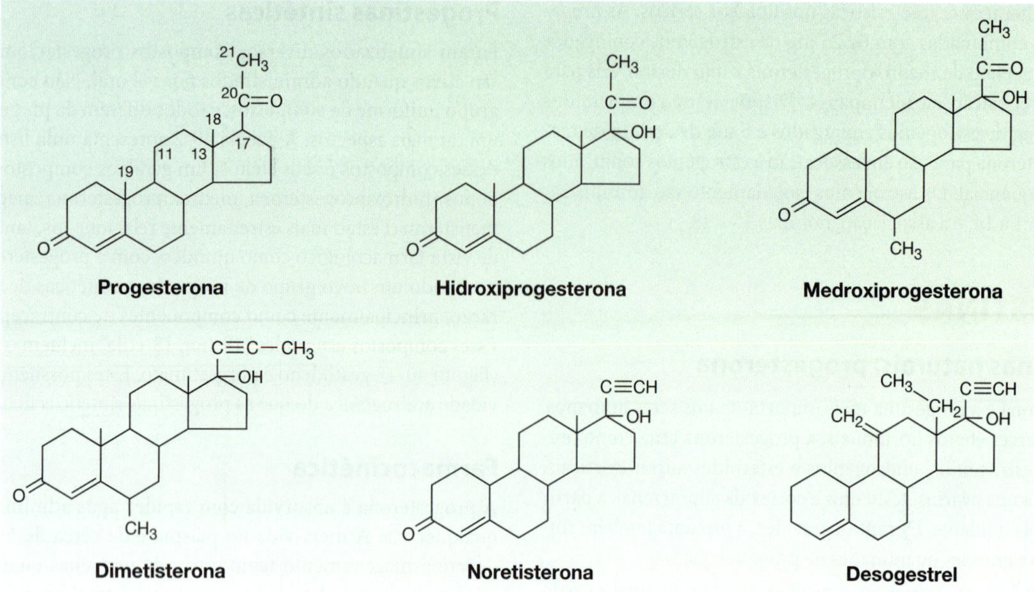

FIGURA 40-4 Progesterona e alguns fármacos progestacionais em uso clínico.

tem sido de grande utilidade, a despeito do fato de que a proporção de progesterona secretada e convertida nesse composto varia de dia para dia e de indivíduo para indivíduo. Além da progesterona, são também encontradas a 20α- e a 20β-hidroxiprogesterona (20α- e 20β-hidroxi-4-pregneno-3-ona). Esses compostos exibem cerca de 20% da atividade progestacional da progesterona nos seres humanos e em outras espécies. Pouco se sabe a respeito de sua função fisiológica; todavia, a 20α-hidroxiprogesterona é produzida em grandes quantidades por algumas espécies e pode ter alguma importância biológica.

As vias usuais de administração e a duração de ação das progestinas sintéticas estão relacionadas na Tabela 40-2. A maioria desses fármacos sofre extenso metabolismo a produtos inativos, excretados principalmente na urina.

Efeitos fisiológicos

A. Mecanismo

O mecanismo de ação da progesterona - descrito anteriormente de modo mais detalhado - assemelha-se ao de outros hormônios esteroides. As progestinas entram na célula e ligam-se a receptores de progesterona que estão distribuídos no núcleo e no citoplasma. O complexo ligante-receptor liga-se a um elemento de resposta à progesterona (PRE), ativando a transcrição gênica. O elemento de resposta à progesterona parece semelhante ao elemento de resposta aos corticosteroides, e a especificidade da resposta depende do tipo de receptor presente na célula, bem como de outros correguladores de receptores e fatores de transcrição específicos. O complexo progesterona-receptor forma um dímero antes de sua ligação ao DNA. À semelhança do receptor de estrogênio, pode formar heterodímeros, bem como homodímeros entre duas isoformas, A e B. Essas isoformas são produzidas por junção alternativa do mesmo gene.

B. Efeitos da progesterona

A progesterona exerce pouco efeito sobre o metabolismo das proteínas. O hormônio estimula a atividade da lipoproteína lipase e parece favorecer a deposição de gordura. Os efeitos sobre o metabolismo dos carboidratos são mais pronunciados. A progesterona aumenta as concentrações basais de insulina e sua resposta à glicose. Em geral, não há nenhuma alteração na tolerância aos carboidratos. No fígado, a progesterona promove o armazenamento de glicogênio, possivelmente ao facilitar o efeito da insulina. Ela também promove cetogênese.

A progesterona pode competir com a aldosterona pelo receptor de mineralocorticoides do túbulo renal, diminuindo a reabsorção de Na^+. Esse processo aumenta a secreção de aldosterona pelo córtex da suprarrenal (p. ex., durante a gravidez). Adicionalmente, a progesterona aumenta a temperatura corporal nos seres humanos, possivelmente associada à sua interação com o centro termorregulador no hipotálamo. Ela também altera a função dos centros respiratórios, aumentando a resposta ventilatória ao dióxido de carbono (CO_2). Porém, as progestinas sintéticas com grupo etinil não exercem efeitos respiratórios. Isso promove uma redução mensurável da pressão parcial arterial e alveolar de CO_2 (pCO_2) durante a gravidez, bem como na fase lútea do ciclo menstrual. A progesterona e os esteroides relacionados também exercem efeitos depressores e hipnóticos sobre o cérebro.

A progesterona é responsável pelo desenvolvimento alveololobular do aparelho secretor da mama. Participa também do surto pré-ovulatório do LH e induz a maturação e as alterações secretoras do endométrio, observadas após a ovulação (ver Figura 40-1).

A progesterona diminui as concentrações plasmáticas de muitos aminoácidos e, portanto, aumenta a excreção urinária de nitrogênio. Em animais de laboratório, o hormônio induz alterações na estrutura e na função do retículo endoplasmático liso.

TABELA 40-3 Associações contraceptivas de estrogênios e progestinas disponíveis no mercado para contracepção[1]

Estrogênio (mg)		Progestina (mg)		Dias
Comprimidos de associação monofásica				
Etinilestradiol	0,02	L-norgestrel	0,1	
Etinilestradiol	0,02	Drospirenona	3	
Etinilestradiol	0,02	Noretisterona	1	
Etinilestradiol	0,03	Desonorgestrel	0,15	
Etinilestradiol	0,03	L-norgestrel	0,15	
Etinilestradiol	0,03	Norgestrel	0,30	
Etinilestradiol	0,03	Drospirenona	3	
Etinilestradiol	0,03	Noretisterona	1,5	
Etinilestradiol	0,035	Noretisterona	1	
Etinilestradiol	0,035	Norgestimato	0,25	
Etinilestradiol	0,035	Noretisterona	1	
Etinilestradiol	0,035	Noretisterona	0,5	
Etinilestradiol	0,035	Noretisterona	0,4	
Etinilestradiol	0,05	D,L-norgestrel	0,5	
Mestranol	0,05	Noretisterona	1	
Comprimidos de combinação bifásica				
Etinilestradiol	0,02	Desogestrel	0,15	Dias 1-21
Etinilestradiol	0,01	Nenhum		Dias 22-27
Etinilestradiol	0,035	Noretisterona	0,5	Dias 1-10
Etinilestradiol	0,035	Noretisterona	1	Dias 11-21
Comprimidos de combinação trifásica				
Etinilestradiol	0,03	L-norgestrel	0,05	Dia 1-6
Etinilestradiol	0,04	L-norgestrel	0,075	Dia 7-11
Etinilestradiol	0,03	L-norgestrel	0,125	Dia 12-21
Etinilestradiol	0,025	Desogestrel	0,1	Dia 1-6
Etinilestradiol	0,025	Desogestrel	0,125	Dia 7-14
Etinilestradiol	0,025	Desogestrel	0,15	Dia 15-21
Etinilestradiol	0,035	Noretisterona	0,5	Dia 1-7
Etinilestradiol	0,035	Noretisterona	0,75	Dia 8-14
Etinilestradiol	0,035	Noretisterona	1	Dia 15-21
Etinilestradiol	0,035	Norgestimato	0,18	Dia 1-7
Etinilestradiol	0,035	Norgestimato	0,215	Dia 8-14
Etinilestradiol	0,035	Norgestimato	0,25	Dia 15-21
Comprimidos de combinação tetrafásica				
Valerato de estradiol	3	Nenhum	–	Dia 1-2
Valerato de estradiol	2	Dienogeste	2	Dia 3-8
Valerato de estradiol	2	Dienogeste	3	Dia 9-25
Valerato de estradiol	1	Nenhum	–	Dia 26-27

(continua)

TABELA 40-3 Associações contraceptivas de estrogênios e progestinas disponíveis no mercado para contracepção[1] *(continuação)*

Estrogênio (mg)		Progestina (mg)		Dias
Comprimidos diários de progestina				
Nenhum	-	Noretisterona	0,35	
Adesivo transdérmico (1 adesivo/semana)				
Etinilestradiol	0,02/24 h	Norelgestromina	0,150/24 h	
Implante				
Nenhum		Etonogestrel (1 tubo de 68 mg)		

[1]Os compostos que contêm estrogênio estão listados por ordem de conteúdo crescente desse hormônio. Há outras preparações disponíveis. (O etinilestradiol e o mestranol apresentam potências semelhantes.)

Outros efeitos da progesterona e seus análogos são descritos adiante, na seção "Contracepção hormonal".

C. Progestinas sintéticas

Os análogos da progesterona de 21 carbonos antagonizam os efeitos de retenção de sódio induzida pela aldosterona (ver anteriormente). Os demais compostos (fármacos "19-nortestosterona" de terceira geração) produzem alteração decisiva no estroma endometrial, interferem sobre a sustentação da gestação em animais de laboratório, atuam como inibidores mais efetivos das gonadotrofinas e exibem atividade estrogênica e androgênica ou anabólica mínima (ver Tabela 40-2 e Figura 40-4). Algumas vezes, são designados "limitadores androgênicos". As progestinas sem atividade androgênica incluem desogestrel, norgestimato e gestodeno. Os primeiros dois compostos estão disponíveis nos Estados Unidos (assim como no Brasil) em associação com etinilestradiol para contracepção oral (Tabela 40-3). Contraceptivos orais contendo a progestina acetato de ciproterona (que também é um antiandrogênio) em associação com etinilestradiol estão disponíveis no mercado.

Aplicações clínicas

A. Aplicações terapêuticas

Progestinas são principalmente utilizados na TRH (ver anteriormente) e na contracepção hormonal (ver adiante). Além disso, mostram-se úteis na promoção de supressão ovariana em longo prazo para outras finalidades. Quando administrados isoladamente em doses elevadas por via parenteral (p. ex., acetato de medroxiprogesterona, 150 mg por via intramuscular, a cada 90 dias), produzem anovulação e amenorreia prolongadas. Essa terapia tem sido utilizada no tratamento de dismenorreia, endometriose e distúrbios hemorrágicos, quando estrogênios estão contraindicados, bem como para contracepção. O principal problema associado a esse esquema consiste no tempo prolongado necessário para que haja retorno da função ovulatória em algumas pacientes após a interrupção da terapia. Não deve ser utilizado em pacientes que planejam gravidez em futuro próximo. Esquemas semelhantes produzem alívio dos fogachos em algumas mulheres na menopausa e podem ser utilizados se a estrogenoterapia estiver contraindicada.

O acetato de medroxiprogesterona, na dose de 10 a 20 mg por via oral, 2 vezes por semana – ou por via intramuscular, em doses de 100 mg/m^2, a cada 1 a 2 semanas –, impede a menstruação, porém não interrompe a maturação óssea acelerada em crianças com puberdade precoce.

As progestinas não parecem desempenhar nenhuma função no tratamento do risco de aborto ou aborto habitual. Os primeiros relatos sobre a utilidade desses fármacos resultaram da pressuposição não fundamentada de que, depois de vários abortos, a probabilidade de novos abortos ultrapassava 90%. Progestinas foram utilizadas experimentalmente em mulheres com histórico de aborto e demonstraram prevenção de 80% de novo evento. Contudo, essa diferença foi semelhante ao observado em estudos epidemiológicos que mostram risco global de aborto de 20% em mulheres não tratadas. Apesar disso, há resultados favoráveis ao uso de progesterona para retardo do trabalho de parto prematuro.

A progesterona e a medroxiprogesterona têm sido usadas no tratamento de mulheres com dificuldade em conceber e que apresentam elevação lenta da temperatura corporal basal. Não há evidências convincentes da efetividade desse tratamento.

Também foram utilizadas preparações de progesterona e de medroxiprogesterona no tratamento da síndrome pré-menstrual. Estudos controlados não confirmaram a eficiência dessa terapia, exceto quando foram administradas doses suficientes para suprimir a ovulação.

B. Usos diagnósticos

A progesterona pode ser utilizada como teste de secreção de estrogênio. A administração de progesterona na dose de 150 mg/dia, ou medroxiprogesterona, 10 mg/dia, durante 5 a 7 dias, é seguida de sangramento após suspensão em pacientes com amenorreia, apenas quando o endométrio foi estimulado por estrogênios. Pode-se administrar uma associação de estrogênio e progestina para avaliar a responsividade do endométrio em pacientes com amenorreia.

Contraindicações, precauções e reações adversas

Estudos realizados com progestinas isoladas ou em associação com contraceptivos orais indicam que elas podem aumentar a pressão arterial em algumas pacientes. As progestinas mais androgênicas também reduzem as concentrações plasmáticas de HDL nas mulheres. (Ver "Contracepção hormonal", adiante.) Dois estudos recentes sugerem que a terapia de reposição combinada de progestina e estrogênio para mulheres na pós-menopausa pode aumentar, de forma significativa, o risco de câncer de mama, em comparação com o risco observado em mulheres que só usam estrogênio. Esses achados necessitam de cuidadosa avaliação e, se forem confirmados, promoverão mudanças importantes na prática de reposição hormonal na pós-menopausa.

OUTROS HORMÔNIOS OVARIANOS

O ovário normal produz pequenas quantidades de **androgênios**, inclusive testosterona, androstenediona e desidroepiandrosterona. Desses androgênios, apenas a testosterona apresenta um grau significativo de atividade biológica, embora a androstenediona possa ser convertida em testosterona ou em estrona nos tecidos periféricos. A mulher saudável produz menos de 200 mcg de testosterona em 24 horas, e cerca de um terço dessa quantidade é formado provavelmente de modo direto no ovário. A importância fisiológica dessas pequenas quantidades de androgênios ainda não está estabelecida, mas talvez sejam responsáveis, em parte, pelo crescimento normal dos pelos na puberdade, pela estimulação da libido feminina e, possivelmente, por efeitos metabólicos. A produção de androgênios pelo ovário aumenta muito em algumas situações, associadas com hirsutismo e amenorreia, conforme já assinalado.

O ovário também produz **inibina** e **activina**. Esses peptídeos apresentam várias associações de subunidades α e β e são descritos de modo pormenorizado adiante. O dímero β (inibina) inibe a secreção de FSH, ao passo que o dímero ββ (activina) a aumenta. Estudos realizados em primatas indicam que a inibina não exerce nenhum efeito direto sobre a esteroidogênese ovariana; já a activina modula a resposta ao LH e ao FSH. Por exemplo, o tratamento simultâneo com activina e FSH humano estimula síntese de progesterona pelo FSH e a atividade da aromatase nas células da granulosa. Quando associada ao LH, a activina suprime a resposta da progesterona induzida pelo LH em 50%, ao mesmo tempo em que aumenta muito a atividade da aromatase no estado basal e estimulada pelo LH. A activina também pode atuar como fator de crescimento em outros tecidos. Todavia, a função fisiológica desses moduladores não está de todo elucidada.

A **relaxina** é outro peptídeo produzido no ovário. A estrutura tridimensional da relaxina está relacionada com a dos peptídeos promotores do crescimento. Apesar de sua sequência de aminoácidos ser diferente, a relaxina, à semelhança da insulina, apresenta duas cadeias unidas por ligações de dissulfeto, clivadas a partir de um pró-hormônio. Ela é encontrada no ovário, placenta, útero e sangue e sua síntese ocorre nas células da granulosa do corpo lúteo. Foi constatado que ela aumenta a síntese de glicogênio e a captação de água pelo miométrio, enquanto diminui a contratilidade do útero. Em algumas espécies, a relaxina altera as propriedades mecânicas do colo do útero e dos ligamentos púbicos, facilitando o parto.

Nas mulheres, a relaxina tem sido medida por imunoensaio. As concentrações apresentaram-se mais elevadas imediatamente após o surto do LH e durante a menstruação. Ainda não foi estabelecida a função fisiológica desse peptídeo.

A relaxina tem sido administrada a mulheres em trabalho de parto prematuro, bem como durante o trabalho de parto prolongado. Quando aplicada ao colo do útero de mulheres a termo, a relaxina facilita a dilatação e diminui o tempo de trabalho de parto.

Várias outras substâncias não esteroides são produzidas pelo ovário, como CRH, folistatina e prostaglandinas. Essas substâncias provavelmente exercem efeitos parácrinos sobre o ovário.

CONTRACEPÇÃO HORMONAL (CONTRACEPTIVOS ORAIS, PARENTERAIS E IMPLANTADOS)

Na atualidade, dispõe-se de um grande número de contraceptivos orais contendo estrogênios ou progestinas (ou ambos) para uso clínico (ver Tabela 40-3). Essas preparações variam tanto química como farmacologicamente e apresentam muitas propriedades em comum, bem como diferenças importantes para a escolha correta do melhor fármaco.

São utilizados dois tipos de preparações para contracepção oral: (1) associações de estrogênios e progestinas e (2) terapia contínua com progestina sem administração concomitante de estrogênios. Fármacos em associação são, ainda, divididos em formas **monofásicas** (dose constante de ambos os componentes durante o ciclo) e formas **multifásicas** (a dose de um ou de ambos os componentes é modificada uma ou mais vezes durante o ciclo). Todas as preparações para uso oral são adequadamente absorvidas, e, nas combinações, nenhum dos fármacos tem a sua farmacocinética alterada de forma significativa pelo outro.

Na atualidade, nos Estados Unidos (assim como no Brasil), dispõe-se de apenas um contraceptivo administrado por meio de implante. O etonogestrel, também usado em alguns contraceptivos orais, está disponível como implante subcutâneo (ver Tabela 40-3). Dispõe-se de vários contraceptivos hormonais na forma de anéis vaginais ou dispositivos intrauterinos. A injeção intramuscular de altas doses de medroxiprogesterona também proporciona contracepção de longa duração.

Efeitos farmacológicos

A. Mecanismo de ação

As associações de estrogênios e progestinas exercem seu efeito contraceptivo, em grande parte, pela inibição seletiva da função hipofisária, resultando em inibição da ovulação. Os fármacos associados também produzem alteração no muco cervical, no endométrio e na motilidade e secreção das tubas uterinas, diminuindo a probabilidade de concepção e implantação. O uso contínuo de progestinas como único fármaco nem sempre inibe a ovulação. Por conseguinte, outros fatores mencionados desempenham uma importante função na prevenção da gravidez quando esses fármacos são utilizados.

B. Efeitos sobre o ovário

O uso crônico de fármacos associados deprime a função ovariana. O desenvolvimento folicular é mínimo, e os corpos lúteos, os folículos maiores, o edema do estroma e outras características morfológicas, normalmente observadas em mulheres que ovulam, estão ausentes. Em geral, os ovários tornam-se menores, mesmo se estiverem aumentados antes da terapia.

A maioria das pacientes volta a ter um padrão menstrual normal quando esses fármacos são suspensos. Cerca de 75% ovulam no primeiro ciclo após a interrupção do tratamento, e 97% após o terceiro ciclo. Cerca de 2% das pacientes permanecem amenorreicas por períodos de até vários anos após a interrupção do tratamento.

Os achados citológicos nos esfregaços vaginais variam, dependendo da preparação utilizada. Entretanto, com quase todos os fármacos associados, verifica-se um baixo índice de maturação, devido à presença de compostos progestacionais.

C. Efeitos sobre o útero

Após uso prolongado, o colo do útero pode sofrer certo grau de hipertrofia, com formação de pólipos. Também são observados efeitos significativos sobre o muco cervical, tornando-o semelhante ao muco da pós-ovulação, isto é, mais espesso e menos copioso.

As preparações contendo estrogênios e progestinas produzem alterações morfológicas e bioquímicas adicionais no estroma endometrial sob a influência da progestina, que também estimula a secreção glandular durante a fase lútea. Os fármacos que contêm "19-nor" progestinas – particularmente aqueles com as menores quantidades de estrogênio – tendem a provocar atrofia glandular e, em geral, menos sangramento.

D. Efeitos sobre a mama

Ocorre estimulação das mamas na maioria das pacientes que usam anticoncepcionais com estrogênio. Em geral, observa-se um pequeno aumento de tamanho. A administração de estrogênios e de associações de estrogênios e progestinas tende a suprimir a lactação. Entretanto, quando as doses são pequenas, os efeitos sobre a amamentação não são relevantes. Estudos avaliando a transferência dos contraceptivos orais para o leite materno sugerem que apenas pequenas quantidades desses compostos passam para o leite, não sendo consideradas significativas.

E. Outros efeitos dos contraceptivos orais

1. *Efeitos sobre o sistema nervoso central* Os efeitos dos contraceptivos orais sobre o sistema nervoso central (SNC) ainda não foram bem elucidados nos humanos. Nos animais, foram observados diversos efeitos do estrogênio e da progesterona. Os estrogênios tendem a aumentar a excitabilidade do cérebro, ao passo que a progesterona tende a diminuí-la. Acredita-se também que ocorra uma ação termogênica da progesterona e de algumas das progestinas sintéticas no SNC.

É muito difícil avaliar quaisquer efeitos comportamentais ou emocionais desses compostos nos seres humanos. Embora a incidência de alterações pronunciadas no humor, afeto e comportamento pareça ser baixa, é comumente relatada a ocorrência de alterações mais discretas. De fato, os estrogênios estão sendo utilizados com sucesso no tratamento da síndrome de tensão pré-menstrual, depressão pós-parto e depressão climatérica.

2. *Efeitos sobre a o sistema endócrino* A inibição da secreção hipofisária de gonadotrofinas já foi mencionada. Os estrogênios também alteram a estrutura e a função das glândulas suprarrenais. Quando administrados por via oral ou em altas doses, os estrogênios aumentam a concentração plasmática da α_2-globulina que se liga ao cortisol (CBG). As concentrações plasmáticas podem ser mais de 2 vezes daquelas observadas em indivíduos não tratados, e a excreção urinária de cortisol livre apresenta-se elevada.

Essas preparações provocam alterações no sistema renina--angiotensina-aldosterona. Foi constatado um aumento na atividade da renina plasmática com aumento na secreção de aldosterona.

A concentração de TBG encontra-se elevada. Em consequência, as concentrações plasmáticas totais de tiroxina (T_4) estão aumentadas em relação às comumente observadas durante a gravidez. Devido à ligação de maior quantidade de T_4, a concentração de T_4 livre nessas pacientes apresenta-se normal. Os estrogênios também aumentam as concentrações plasmáticas de SHBG e diminuem as de androgênios livres por meio do aumento na sua ligação. Em grandes quantidades, os estrogênios podem diminuir os androgênios por supressão das gonadotrofinas.

3. *Efeitos sobre o sangue* Os fenômenos tromboembólicos graves observados em mulheres em uso de contraceptivos orais levaram à realização de numerosos estudos sobre os efeitos desses compostos na coagulação sanguínea. Contudo, ainda não surgiu um quadro bem-definido desses efeitos. Os contraceptivos orais não alteram consistentemente o tempo de sangramento ou de coagulação. As alterações observadas assemelham-se às relatadas durante a gravidez. Ocorrem aumento dos fatores VII, VIII, IX e X e diminuição da antitrombina III. Podem ser necessárias quantidades aumentadas de anticoagulantes cumarínicos para prolongar o tempo de protrombina em pacientes em uso de contraceptivos orais.

Verifica-se aumento nas concentrações séricas de ferro e na capacidade total de ligação do ferro, semelhante ao relatado em pacientes com hepatite.

Não foram relatadas alterações significativas com qualquer consistência nos componentes celulares do sangue. Em diversos pacientes, foi constatado o desenvolvimento de anemia por deficiência de ácido fólico.

4. *Efeitos sobre o fígado* Esses hormônios também exercem efeitos profundos sobre a função hepática. Alguns dos efeitos são deletérios, os quais abordaremos adiante, na seção sobre reações adversas. Os efeitos sobre as proteínas séricas resultam da ação dos estrogênios sobre a síntese das várias α_2-globulinas e do fibrinogênio. As haptoglobulinas séricas produzidas no fígado são diminuídas, em vez de aumentadas, pelo estrogênio. Alguns dos efeitos sobre o metabolismo dos carboidratos e dos lipídeos provavelmente são influenciados por alterações no metabolismo hepático (ver adiante).

Também ocorrem alterações significativas no metabolismo e na excreção de fármacos pelo fígado. Os estrogênios, nas quantidades observadas durante a gravidez ou naquelas obtidas pelo uso de contraceptivos orais, retardam a depuração da sulfobromoftaleína e reduzem o fluxo de bile. A proporção de ácido cólico nos ácidos biliares está aumentada; já a proporção de ácido quenodesoxicólico encontra-se diminuída. Essas alterações talvez sejam responsáveis pelo aumento observado na colelitíase associada ao uso desses fármacos.

5. *Efeitos sobre o metabolismo dos lipídeos* Conforme assinalado anteriormente, os estrogênios aumentam as concentrações séricas de triglicerídeos, bem como de colesterol livre e esterificado. Os fosfolipídeos também estão aumentados, assim como as HDL; em geral, observa-se redução das concentrações de LDL. Embora os efeitos sejam pronunciados com doses de 100 mcg de mestranol ou de etinilestradiol, a administração de doses de 50 mcg ou menos tem efeitos mínimos. As progestinas (particularmente os derivados da "19-nortestosterona") tendem a antagonizar os efeitos dos estrogênios. As preparações que contêm pequenas quantidades de estrogênio associado a uma progestina podem diminuir ligeiramente os triglicerídeos e as HDL.

6. *Efeitos sobre o metabolismo dos carboidratos* A administração de contraceptivos orais provoca alterações no metabolismo dos carboidratos semelhantes às observadas durante a gravidez. Ocorre redução na taxa de absorção de carboidratos a partir do trato gastrintestinal. A progesterona aumenta as concentrações basais de insulina e os de insulina induzida pela ingestão de carboidratos. As preparações com progestinas mais potentes, como o norgestrel, podem causar reduções progressivas da tolerância aos carboidratos no decorrer de vários anos. Entretanto, as alterações na tolerância à glicose são reversíveis com a suspensão da medicação.

7. *Efeitos sobre o sistema circulatório* Esses fármacos provocam pequenos aumentos do débito cardíaco associados à elevação das pressões sistólica e diastólica e da frequência cardíaca. A pressão normaliza-se para níveis de pré-tratamento quando o tratamento é concluído. Embora seja pequena na maioria das pacientes, a magnitude da alteração da pressão arterial é pronunciada em alguns casos. É importante acompanhar a pressão arterial em todas as pacientes. Há relatos de elevação da pressão arterial em algumas mulheres na pós-menopausa tratadas apenas com estrogênios.

8. *Efeitos sobre a pele* Foi constatado que os contraceptivos orais aumentam a pigmentação da pele (cloasma). Esse efeito parece ser intensificado em mulheres de pele escura e expostas à luz ultravioleta. Algumas das progestinas semelhantes aos androgênios podem aumentar a produção de sebo, causando acne em algumas pacientes. Entretanto, como o androgênio ovariano está suprimido, muitas pacientes percebem redução na produção de sebo, acne e crescimento terminal dos pelos. As preparações de contraceptivos orais sequenciais, bem como os estrogênios isoladamente, com frequência diminuem a produção de sebo.

Aplicações clínicas

A contracepção oral constitui a aplicação mais importante de estrogênios e progestinas associados. Dispõe-se de grande número de preparações para essa finalidade específica, algumas das quais estão relacionadas na Tabela 40-3. Elas são especialmente embaladas para facilitar a sua administração. Em geral, essas preparações são muito efetivas. Quando esses fármacos são administrados de acordo com as instruções, o risco de contracepção é muito pequeno. A taxa de gravidez com a associação é estimada em cerca de 5 a 12 a cada 100 mulheres-ano de risco. (Em condições de adesão perfeita da paciente, a taxa de gravidez é de 0,5-1 a cada 100 mulheres-ano.) Foi observada a ocorrência de falha contraceptiva em algumas pacientes quando uma ou mais doses foram omitidas, também quando utilizaram fenitoína (que pode aumentar o metabolismo dos compostos), ou nos casos de uso de antibióticos que alteram o ciclo êntero-hepático dos metabólitos.

As progestinas e os estrogênios também são úteis no tratamento da endometriose. Quando o principal sintoma consiste em dismenorreia grave, a supressão da ovulação com estrogênio isoladamente pode ser acompanhada de períodos sem dor. Entretanto, na maioria das pacientes, essa abordagem é inadequada. A administração em longo prazo de altas doses de progestinas ou associações de progestinas e estrogênios impede a eliminação periódica do tecido endometrial e, em alguns casos, leva ao desenvolvimento de fibrose endometrial e impede a reativação de implantes por períodos prolongados.

A exemplo da maioria das preparações hormonais, muitos dos efeitos indesejáveis consistem em ações fisiológicas ou farmacológicas, que são questionáveis apenas por não serem pertinentes à situação para a qual estão sendo usadas. Por conseguinte, deve-se escolher a preparação que contém as menores quantidades efetivas de hormônios.

Reações adversas

A incidência de toxicidades graves reconhecidas em associação ao uso desses fármacos é baixa – bem inferior aos riscos associados à gravidez. Ocorrem diversas alterações reversíveis no metabolismo intermediário. Reações adversas menores são frequentes, porém a maioria é discreta, e muitos delas, transitórias. Os problemas persistentes podem responder a uma simples mudança na formulação da pílula. Embora não costume haver necessidade de suspender a medicação por esses motivos, até um terço de todas as pacientes que começaram a utilizar contraceptivos orais suspende o seu uso por motivos diferentes do desejo de engravidar.

A. Reações adversas leves

1. Náuseas, mastalgia, sangramento inesperado e edema estão relacionados com a quantidade de estrogênio na preparação. Com frequência, esses efeitos podem ser aliviados por mudança da preparação, escolhendo-se um produto com menores quantidades de estrogênio, ou contraceptivos que contenham progestinas com efeitos mais androgênicos.
2. Alterações nas proteínas séricas e outros efeitos sobre a função endócrina (ver anteriormente) devem ser considerados quando se avalia a função tireoidiana, suprarrenal ou hipofisária da mulher. Acredita-se que os aumentos na velocidade de hemossedimentação decorram das concentrações aumentadas de fibrinogênio.
3. A cefaleia é discreta e, com frequência, transitória. Todavia, muitas vezes a enxaqueca se agrava, e foi relatada a sua associação com o aumento de acidentes vasculares encefálicos (AVEs). Quando isso ocorre ou quando a enxaqueca surge durante a terapia com esses fármacos, deve-se interromper o tratamento.
4. Algumas vezes, não ocorre sangramento por suspensão – mais frequentemente com preparações combinadas –, o que pode levar a uma certa confusão em relação à gravidez. Se isso estiver perturbando a paciente, pode-se recorrer a uma preparação diferente ou a outros métodos de contracepção.

B. Reações adversas moderadas

Qualquer uma delas pode exigir a interrupção dos contraceptivos orais:

1. O sangramento inesperado (escape) constitui o problema mais comum associado ao uso de progestinas isoladamente para contracepção. Ocorre em até 25% das pacientes. É observado com mais frequência em pacientes que utilizam preparações em baixas doses do que naquelas que usam pílulas combinadas com concentrações mais elevadas de progestina e estrogênio. Os contraceptivos orais bifásicos e trifásicos (ver Tabela 40-3) diminuem o sangramento inesperado, sem aumentar o conteúdo total de hormônio.
2. O ganho de peso é mais comum com o uso de fármacos combinados que contêm progestinas semelhantes aos androgênios. Em geral, pode ser controlado ao trocar o contraceptivo por uma preparação com menos efeito de progestina ou com dieta.
3. Pode ocorrer aumento da pigmentação cutânea, particularmente em mulheres de pele escura. Tende a aumentar com o passar do tempo, sendo a incidência de cerca de 5% no final do primeiro ano e de cerca de 40% depois de 8 anos. Acredita-se que o aumento da pigmentação seja exacerbado pela deficiência de vitamina B. Com frequência, é reversível com a interrupção da medicação, mas pode desaparecer muito lentamente.
4. A acne pode ser exacerbada por fármacos que contêm progestinas semelhantes aos androgênios (ver Tabela 40-2); já os fármacos com grandes quantidades de estrogênio geralmente produzem uma acentuada melhora da acne.

5. O hirsutismo pode ser agravado pelos derivados da "19-nortestosterona", e, nessas pacientes, prefere-se o uso de associações com progestinas não androgênicas.
6. Foi relatada a ocorrência de dilatação ureteral semelhante àquela observada durante a gravidez, sendo a bacteriúria mais frequente.
7. As infecções vaginais são mais comuns e de tratamento mais difícil em pacientes que usam contraceptivos orais.
8. Ocorre amenorreia em algumas pacientes. Após a interrupção da administração de contraceptivos orais, 95% das pacientes com história menstrual normal apresentam períodos regulares, e todas, à exceção de um pequeno número, voltam a ter ciclos normais em poucos meses. Todavia, algumas pacientes permanecem amenorreicas durante vários anos. Muitas dessas pacientes também apresentam galactorreia. As pacientes que tinham irregularidades menstruais antes do uso de contraceptivos orais mostram-se particularmente suscetíveis à amenorreia prolongada quando os fármacos são interrompidos. As concentrações de prolactina devem ser determinadas nessas pacientes, visto que muitas delas apresentam prolactinomas.

C. Reações adversas graves

1. *Distúrbios vasculares* A tromboembolia foi um dos primeiros efeitos graves não previstos a serem relatados e tem sido o mais estudado.

a. Doença tromboembólica venosa Em mulheres que não usam contraceptivos orais, ocorre doença tromboembólica superficial ou profunda em cerca de 1 a cada 1.000 mulheres-ano. A incidência global desses distúrbios em pacientes que utilizam contraceptivos orais em baixas doses é cerca de 3 vezes maior. O risco desse distúrbio aumenta durante o primeiro mês de uso dos contraceptivos orais e permanece constante por vários anos ou mais. O risco volta ao normal dentro de 1 mês quando se suspende o contraceptivo oral. O risco de trombose venosa ou de embolia pulmonar apresenta-se aumentado entre mulheres com predisposição, como estase, alteração dos fatores de coagulação, como antitrombina III, concentrações elevadas de homocisteína ou lesão. Os distúrbios genéticos, inclusive mutações nos genes que controlam a produção de proteína C (fator V de Leiden), proteína S, cofator hepático II e outros, aumentam muito o risco de tromboembolia venosa. A incidência desses distúrbios é muito baixa para que se efetue uma triagem por métodos atuais com relação custo-benefício favorável; todavia, a ocorrência pregressa de episódios ou a obtenção de uma história familiar podem ser úteis na identificação de pacientes com risco aumentado.

A incidência de tromboembolia venosa associada ao uso de contraceptivos orais parece estar relacionada com o conteúdo de estrogênio, mas não de progestina e não se relaciona com idade, número de partos, presença de obesidade leve ou tabagismo. A diminuição do fluxo sanguíneo venoso, a proliferação endotelial nas veias e nas artérias e o aumento da coagulabilidade do sangue em consequência de alterações nas funções plaquetárias e no sistema fibrinolítico contribuem para o aumento na incidência de trombose. O principal inibidor plasmático da trombina, a antitrombina III, está consideravelmente diminuído durante o uso de contraceptivos orais. Essa alteração, que já é observada no primeiro mês de tratamento, perdura enquanto o tratamento for mantido, porém desaparece dentro de 1 mês após a interrupção do fármaco.

b. Infarto do miocárdio O uso de contraceptivos orais está associado a risco ligeiramente maior de infarto do miocárdio em mulheres obesas, com história de pré-eclâmpsia ou de hipertensão, ou que apresentam hiperlipoproteinemia ou diabetes. Verifica-se um risco muito mais elevado nas mulheres que fumam. O risco atribuível aos contraceptivos orais em mulheres com 30 a 40 anos que não fumam é de cerca de 4 casos a cada 100 mil usuárias por ano, em comparação com 185 casos a cada 100 mil entre mulheres de 40 a 44 anos tabagistas. Acredita-se que a associação ao infarto do miocárdio envolve uma aceleração da aterogênese, devido à redução da tolerância à glicose, às concentrações diminuídas de HDL, às concentrações elevadas de LDL e a um aumento da agregação plaquetária. Além disso, a facilitação do espasmo arterial coronariano pode contribuir para desencadear um infarto do miocárdio em algumas dessas pacientes. O componente progestacional dos contraceptivos orais diminui as concentrações de colesterol HDL em proporção à atividade androgênica da progestina. Por conseguinte, o efeito global dependerá da composição específica da pílula utilizada e da suscetibilidade da paciente aos efeitos específicos. Estudos recentes sugerem que o risco de infarto não está aumentado em usuárias que abandonaram o uso de contraceptivos orais.

c. Doença vascular encefálica O risco de AVE é maior em mulheres com mais de 35 anos. Ele está aumentado em usuárias atuais de contraceptivos orais, mas não nas que deixaram de usá-los. Entretanto, foi constatado um aumento na incidência de hemorragia subaracnóidea entre usuárias tanto atuais como passadas, que pode aumentar com o passar do tempo. O risco de AVE trombótico ou hemorrágico atribuível ao uso de contraceptivos orais (com base em preparações mais antigas) com doses mais altas foi estimado em cerca de 37 casos a cada 100 mil usuárias por ano.

Em resumo, os dados disponíveis indicam que os contraceptivos orais aumentam o risco de vários distúrbios cardiovasculares em todas as idades, tanto em fumantes como em não fumantes. Todavia, esse risco parece concentrar-se em mulheres com 35 anos ou mais que fumam intensamente. É evidente que esses fatores de risco devem ser considerados em cada paciente para a qual se considera o uso de contraceptivos orais. Alguns especialistas sugerem que se faça uma triagem quanto à coagulopatia antes de iniciar o uso de contraceptivo oral.

2. *Distúrbios gastrintestinais* Foram relatados muitos casos de icterícia colestática em pacientes em uso de fármacos contendo progestina. As diferenças na incidência desses distúrbios de uma população para outra sugerem a participação de fatores genéticos. A icterícia causada por esses fármacos assemelha-se àquela produzida por outros esteroides 17-alquil-substituídos. Ocorre com mais frequência nos primeiros três ciclos de tratamento e é particularmente comum em mulheres com história de icterícia colestática durante a gravidez. A icterícia e o prurido desaparecem 1 a 8 semanas após a interrupção do fármaco.

Também foi constatado que esses fármacos aumentam a incidência de doença sintomática da vesícula biliar, inclusive colecistite e colangite. Isso provavelmente resulta das alterações associadas à icterícia e de alterações dos ácidos biliares já descritas.

Além disso, parece que a incidência de adenomas hepáticos aumenta em mulheres que usam contraceptivos orais. Também foi relatada a ocorrência de doença intestinal isquêmica secundária à trombose das artérias celíaca e mesentéricas superior e inferior em mulheres que utilizam esses fármacos.

3. *Depressão* Em cerca de 6% das pacientes tratadas com algumas preparações, ocorre depressão em grau suficiente para exigir a interrupção do tratamento.

4. *Câncer* A ocorrência de tumores malignos em pacientes em uso de contraceptivos orais foi muito estudada. Hoje, tornou-se claro que esses compostos *reduzem* o risco de câncer endometrial e ovariano. O risco de câncer de mama durante toda a vida, na população como um todo, não parece ser afetado pelo uso de contraceptivos orais. Alguns estudos mostraram risco aumentado em mulheres mais jovens, e é possível que os tumores que se desenvolvem nessas mulheres se tornem clinicamente aparentes em idade mais precoce. A relação entre o risco de câncer do colo do útero e o uso de contraceptivos orais continua controversa. Convém assinalar que vários estudos recentes associam o uso de contraceptivos orais em mulheres com infecção pelo papilomavírus humano a um risco aumentado de câncer do colo do útero.

5. *Outras reações* Além das reações já mencionadas, foram relatadas várias outras reações adversas, para as quais não se estabeleceu nenhuma relação causal. Nesse grupo estão incluídos alopecia, eritema multiforme, eritema nodoso e outros distúrbios da pele.

Contraindicações e precauções

Esses fármacos estão contraindicados para pacientes com tromboflebite, fenômenos tromboembólicos, bem como distúrbios cardiovasculares e vasculares encefálicos ou história pregressa desses distúrbios. Os contraceptivos orais não devem ser utilizados no tratamento do sangramento vaginal, quando a causa não é conhecida. Seu uso deve ser evitado em pacientes com tumores de mama suspeitos ou diagnosticados ou com outras neoplasias dependentes de estrogênio. Como essas preparações têm produzido agravamento dos distúrbios preexistentes, devem ser evitadas ou usadas com cautela em pacientes com doença hepática, asma, eczema, enxaqueca, diabetes, hipertensão, neurite óptica, neurite retrobulbar ou distúrbios convulsivos.

Os contraceptivos orais podem provocar edema; por esse motivo, devem ser utilizados com muita cautela em pacientes com insuficiência cardíaca ou nas quais o edema é indesejável ou perigoso.

Os estrogênios podem aumentar a velocidade de crescimento de fibroides. Por conseguinte, para mulheres portadoras desses tumores, devem-se escolher fármacos com as menores quantidades de estrogênio e as progestinas mais androgênicas. O uso de progestinas isoladamente para contracepção pode ser de particular utilidade nessas pacientes (ver adiante).

Contraceptivos orais são contraindicados para adolescentes nas quais o fechamento das epífises ainda não está completo.

As mulheres em uso de contraceptivos orais devem ser informadas quanto à ocorrência de importante interação com os fármacos antimicrobianos. Como a flora gastrintestinal normal aumenta o ciclo êntero-hepático (e a biodisponibilidade) dos estrogênios, os fármacos antimicrobianos que interferem nesses microrganismos podem reduzir a eficácia dos contraceptivos orais. Além disso, a coadministração com potentes indutores das enzimas do metabolismo microssômico hepático, como a rifampicina, pode aumentar o catabolismo hepático dos androgênios e das progestinas e diminuir a eficácia dos contraceptivos orais.

Contracepção apenas com progestinas

As progestinas em baixas doses, quando administradas por via oral ou na forma de implantes sob a pele, podem ser usadas para contracepção. Mostram-se particularmente apropriadas para uso em pacientes nas quais a administração de estrogênio não é indicada. São quase tão efetivas quanto os dispositivos intrauterinos ou as pílulas combinadas que contêm 20 a 30 mcg de etinilestradiol. Contudo, verifica-se alta incidência de sangramento anormal.

Pode-se obter também uma contracepção efetiva mediante a injeção de 150 mg de acetato de medroxiprogesterona de depósito (DMPA, do inglês *depot medroxyprogesterone acetate*), a cada 3 meses. Após a administração de uma dose de 150 mg, a ovulação é inibida durante pelo menos 14 semanas. Quase todas as usuárias apresentam episódios de perda de sangue e de sangramento imprevisíveis. A perda de sangue e o sangramento diminuem com o passar do tempo, sendo comum a ocorrência de amenorreia. Essa preparação não é desejável para mulheres que planejam uma gravidez pouco depois da interrupção do tratamento, visto que a supressão da ovulação pode persistir, algumas vezes, por um período de até 18 meses após a última injeção. O uso prolongado de DMPA diminui a perda de sangue menstrual e está associado a risco diminuído de câncer endometrial. A supressão da secreção endógena de estrogênio pode estar associada a redução reversível da densidade óssea, e as alterações nos lipídeos plasmáticos estão associadas a risco aumentado de aterosclerose.

O método de implante de progestina utiliza a implantação subcutânea de cápsulas com etonogestrel. Essas cápsulas liberam um quinto a um terço de esteroides em comparação com os fármacos orais, são muito efetivas e duram 2 a 4 anos. As baixas concentrações de hormônio de hormônio exercem pouco efeito sobre o metabolismo das lipoproteínas e dos carboidratos ou sobre a pressão arterial. As desvantagens incluem a necessidade de inserção e remoção cirúrgicas das cápsulas, bem como a ocorrência de sangramento irregular em lugar das menstruações previsíveis. Em um pequeno número de mulheres, foi observada uma associação entre a hipertensão intracraniana e um tipo mais antigo de implante contendo norgestrel. As pacientes que apresentam cefaleia ou distúrbios visuais devem ser avaliadas à procura de papiledema.

A contracepção com progestinas mostra-se útil em pacientes com doença hepática, hipertensão, psicose ou deficiência intelectual ou tromboembolia anterior. Os efeitos colaterais consistem em cefaleia, tontura, distensão e ganho de peso de 1 a 2 kg, bem como redução reversível da tolerância à glicose.

A. Contraceptivos pós-coito

É possível evitar a gravidez após o coito pela administração de estrogênio isoladamente, progestina também isoladamente ou em associação (**pílula do dia seguinte**). Quando o tratamento é iniciado dentro de 72 horas, mostra-se efetivo em 99% dos casos. A Tabela 40-4 fornece alguns esquemas efetivos. Com frequência, os hormônios são administrados com antieméticos, visto que 40% das pacientes apresentam náuseas ou vômitos. Outras reações adversas consistem em cefaleia, tontura, hipersensibilidade das mamas e cólicas abdominais e cãibras nas pernas. Nos Estados Unidos, gerou considerável controvérsia a proposta de comercialização desses fármacos sem a necessidade de prescrição.

A mifepristona, um antagonista dos receptores de progesterona e de glicocorticoides, exerce efeito luteolítico e mostra-se efetiva como contraceptivo pós-coito. Quando associada a uma prostaglandina, constitui também um abortivo efetivo.

Efeitos benéficos dos contraceptivos orais

Tornou-se evidente que a redução na dose dos componentes dos contraceptivos orais diminuiu acentuadamente os efeitos adversos

TABELA 40-4 Esquemas para uso de contraceptivos pós-coito

Estrogênios conjugados: 10 mg, 3×/dia, durante 5 dias
Etinilestradiol: 2,5 mg, 2×/dia, durante 5 dias
Dietilestilbestrol: 50 mg/dia, durante 5 dias
Mifepristona: 600 mg, dose única, com misoprostol, 400 μg, dose única[1]
L-norgestrel: 1,5 mg, dose única
L-norgestrel: 0,75 mg, 2×/dia, no dia 1
Norgestrel, 0,5 mg, com etinilestradiol, 0,05 mg:[2] Vendido como *kits* anticoncepcionais de emergência. 2 comprimidos e, a seguir, 2 em 12 horas

[1]Mifepristona administrada no dia 1; misoprostol, no dia 3.

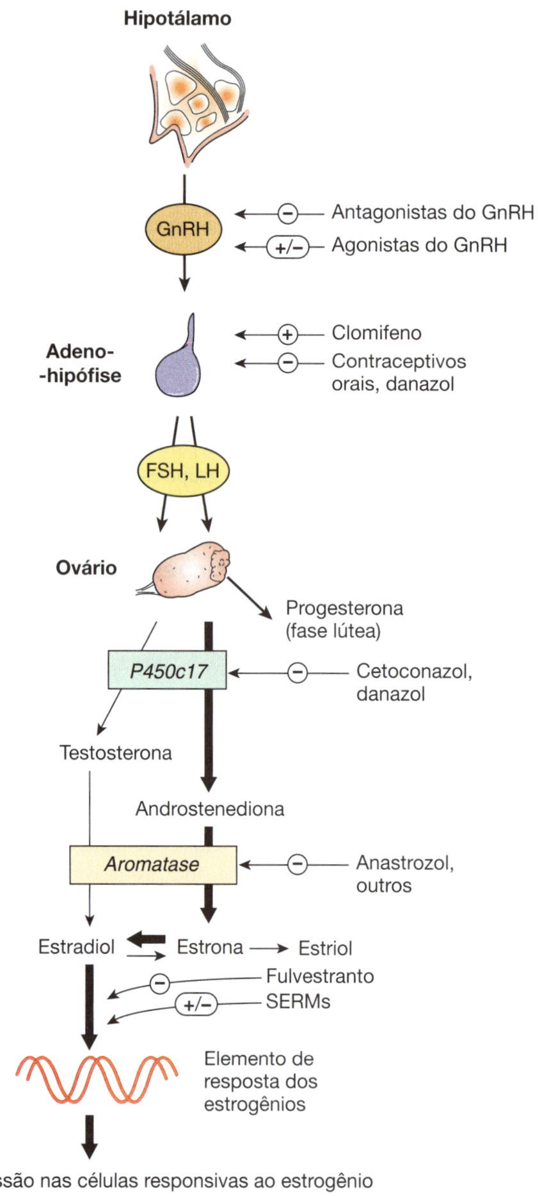

FIGURA 40-5 Controle da secreção ovariana e ações de seus hormônios. Na fase folicular, o ovário produz principalmente estrogênios; na fase lútea, estrogênios e progesterona. SERMs, moduladores seletivos do receptor de estrogênio. Ver texto.

leves e graves, proporcionando assim, um método relativamente seguro e conveniente de contracepção para muitas mulheres jovens. Também foi constatado que o tratamento com contraceptivos orais está associado a muitos benefícios não relacionados com a contracepção. Entre esses benefícios, destaca-se a redução no risco de cistos ovarianos, cânceres de ovário e endometrial e doença mamária benigna. Verifica-se, ainda, menor incidência de gravidez ectópica. A deficiência de ferro e a artrite reumatoide são menos comuns, e seu uso pode diminuir os sintomas pré-menstruais, a dismenorreia, a endometriose, a acne e o hirsutismo.

INIBIDORES E ANTAGONISTAS DOS ESTROGÊNIOS E DA PROGESTERONA

TAMOXIFENO E AGONISTAS PARCIAIS RELACIONADOS AOS ESTROGÊNIOS

O tamoxifeno, um inibidor agonista parcial e competitivo do estradiol no receptor de estrogênio (Figura 40-5), foi o primeiro **modulador seletivo do receptor de estrogênio (SERM)** a ser comercializado. Seu mecanismo de agonista/antagonista misto com o receptor de estrogênio foi intensamente estudado, porém ainda não está totalmente elucidado. As hipóteses incluem: recrutamento de diferentes correguladores para o receptor de estrogênio quando este se liga ao tamoxifeno em vez de se ligar ao estrogênio; ativação diferencial de heterodímeros (ERα-ERβ) *versus* homodímeros; competição do ER pelo ERβ e outros mecanismos possíveis. O tamoxifeno é bastante utilizado no tratamento paliativo do câncer de mama em mulheres na pós-menopausa e foi aprovado para a quimioprevenção do câncer de mama em mulheres de alto risco (ver Capítulo 54). Trata-se de um fármaco não esteroide (ver estrutura adiante), administrado por via oral. As concentrações plasmáticas máximas são alcançadas em poucas horas. O tamoxifeno tem meia-vida inicial de 7 a 14 horas na circulação e é excretado sobretudo pelo fígado. Um de seus metabólitos via CYP2D6 é o 4-hidroxitamoxifeno (endoxifeno), um SERM mais potente. Por conseguinte, deve-se evitar o uso de inibidores potentes de CYP2D6 em pacientes que recebem tamoxifeno. É administrado em doses de 10 a 20 mg, 2 vezes ao dia. Em 25% das pacientes, ocorrem fogachos, náuseas e vômitos, e são observadas muitas outras reações adversas menores. Estudos efetuados em pacientes tratadas com tamoxifeno como terapia adjuvante do câncer de mama em estágio inicial mostraram redução de 35% no câncer de mama contralateral. Todavia, a terapia adjuvante administrada depois de 5 anos a pacientes com câncer de mama não produziu qualquer melhora adicional no desfecho. De fato, as linhagens resistentes de células neoplásicas podem reconhecer o tamoxifeno como agonista, e não como antagonista, talvez devido a alterações nos correguladores que interagem com o receptor de estrogênio. O **toremifeno** (não disponível no Brasil) é um composto estruturalmente semelhante, com propriedades, indicações e toxicidades muito similares.

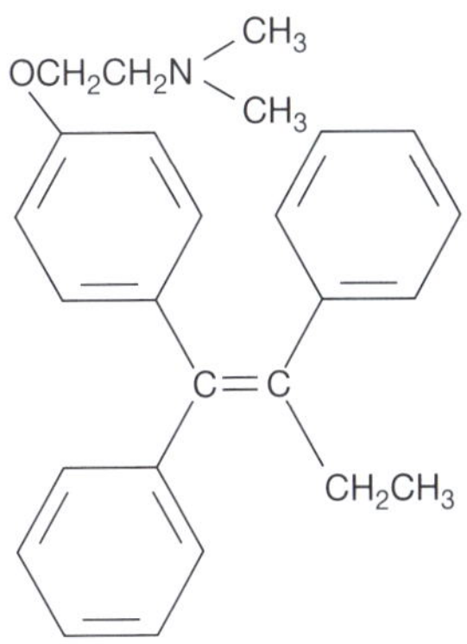

Tamoxifeno

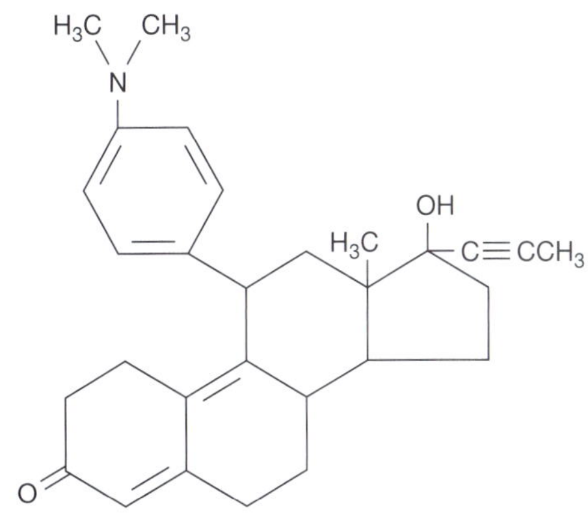

Mifepristona

Em pacientes tratadas com tamoxifeno após menopausa espontânea ou cirúrgica, também foi relatada a prevenção da perda esperada da densidade óssea da coluna lombar e das alterações dos lipídeos plasmáticos, compatível com uma redução no risco de aterosclerose. Todavia, essa atividade agonista também afeta o útero e pode aumentar o risco de câncer endometrial.

O **raloxifeno** é outro agonista-antagonista parcial dos estrogênios em alguns tecidos-alvo, mas não em todos eles. Possui efeitos semelhantes sobre os lipídeos e sobre o osso, mas não parece estimular o endométrio ou a mama. Embora esteja sujeito a elevado efeito de primeira passagem, o raloxifeno apresenta um volume de distribuição muito grande e uma meia-vida longa (> 24 horas), de modo que pode ser administrado 1 vez ao dia. O raloxifeno foi aprovado nos Estados Unidos (assim como no Brasil) para a prevenção da osteoporose na pós-menopausa e para profilaxia do câncer de mama em mulheres com fatores de risco. Foram desenvolvidos novos SERMs, e um deles, o **bazedoxifeno**, em associação com estrogênios conjugados, está aprovado para o tratamento dos sintomas da menopausa e para profilaxia da osteoporose pós-menopausa.

O **clomifeno**, um agonista parcial mais antigo, é um estrogênio fraco que também atua como inibidor competitivo dos estrogênios endógenos (ver Figura 40-5). É usado como indutor da ovulação (ver adiante).

MIFEPRISTONA (RU-486)

A mifepristona (não disponível no Brasil) é um "19-noresteroide" que se liga firmemente aos receptores de progesterona e de glicocorticoides, inibindo a atividade da progesterona e dos glicocorticoides (ver Capítulo 39). O fármaco tem propriedades luteolíticas em 80% das mulheres quando administrado na metade da fase lútea. O mecanismo desse efeito não é conhecido, mas pode fornecer a base para o uso da mifepristona como contraceptivo (em oposição a um abortivo). Entretanto, como o composto possui uma meia-vida longa de 20 a 40 horas, o uso de doses elevadas pode prolongar a fase folicular do ciclo subsequente e, desse modo, pode dificultar o seu uso contínuo para essa finalidade. A administração de 600 mg em dose única mostra-se efetiva como contraceptivo de emergência pós-coito, embora possa resultar em atraso da ovulação no ciclo seguinte. Conforme assinalado no Capítulo 39, o fármaco liga-se também ao receptor de glicocorticoides e atua como antagonista. Estudos clínicos limitados sugerem que a mifepristona ou outros análogos com propriedades semelhantes podem ser úteis no tratamento da endometriose, síndrome de Cushing, câncer de mama e, possivelmente, de outras neoplasias, como meningiomas que contêm receptores de glicocorticoides ou de progesterona.

Até o momento, o principal uso da mifepristona tem sido a interrupção da gravidez em seu estágio inicial. A administração de doses de 400 a 600 mg/dia, durante 4 dias, ou de 800 mg/dia, por 2 dias, resulta na interrupção bem-sucedida da gravidez em mais de 85% das mulheres estudadas. O principal efeito colateral consiste em sangramento prolongado, que, na maioria das ocasiões, não exige tratamento. Constatou-se, ainda, a eficácia da associação de dose única oral de 600 mg de mifepristona e de pessário vaginal contendo 1 mg de prostaglandina E_1 ou de misoprostol oral para interromper a gravidez em mais. A associação foi eficaz em mais de 95% das mulheres tratadas durante as primeiras 7 semanas após a concepção. As reações adversas dos fármacos consistem em vômitos, diarreia e dor abdominal ou pélvica. Até 5% das pacientes apresentaram sangramento vaginal, exigindo intervenção. Devido a essas reações adversas, a mifepristona só é administrada por médicos em centros de planejamento familiar (não disponível n no Brasil). *Nota:* em um número muito pequeno de casos, o uso do comprimido vaginal de prostaglandina foi associado à ocorrência de sepse, de modo que a recomendação é que *ambos* os fármacos sejam administrados por via oral a todas as pacientes.

A **ZK 98734** (**lilopristona**) é um potente inibidor da progesterona utilizado como abortivo na dose de 25 mg, 2 vezes ao dia. À semelhança da mifepristona, parece também exercer uma atividade antiglicocorticoide.

DANAZOL

O danazol, um derivado isoxazol da etisterona (17α-etiniltestosterona), com atividades progestacional, androgênica e glicocorticoide fracas, é utilizado para suprimir a função ovariana. Ele inibe o surto de LH e de FSH na metade do ciclo e pode impedir o aumento compensatório do LH e do FSH que ocorre após castração em animais. Todavia, não diminui, de forma significativa, nem suprime as concentrações basais de LH ou de FSH em mulheres saudáveis (ver Figura 40-5). O danazol liga-se aos receptores de androgênio, progesterona e glicocorticoides e pode translocar o receptor de androgênio para dentro do núcleo, dando início à síntese de RNA específica para androgênios. O danazol não se liga a receptores de estrogênio intracelulares, porém liga-se à SHBG e à CBG. Inibe a CYP11A1 (a enzima de clivagem da cadeia lateral do colesterol), a 3β-hidroxiesteroide desidrogenase, a 17α-hidroxiesteroide desidrogenase, a CYP17A1 (17α-hidroxilase), a CYP11B1 (11β-hidroxilase) e a CYP21A2 (21β-hidroxilase). Entretanto, não inibe a aromatase, enzima necessária para a síntese de estrogênio. O danazol aumenta a depuração da progesterona, provavelmente ao competir com o hormônio pelas proteínas de ligação e pode exercer efeitos semelhantes sobre outros hormônios esteroides ativos. A etisterona, um importante metabólito do danazol, exerce efeitos tanto progestacionais como androgênicos leves.

O danazol é lentamente metabolizado nos seres humanos, com meia-vida > 15 horas. Isso resulta em concentrações circulantes estáveis quando administrado 2 vezes ao dia. É muito concentrado no fígado, nas glândulas suprarrenais e nos rins, e é excretado tanto nas fezes como na urina.

O danazol tem sido usado como inibidor da função gonadal, e a sua principal aplicação é no tratamento da endometriose. Para essa finalidade, pode ser administrado na dose de 600 mg/dia. A dose é reduzida para 400 mg/dia depois de 1 mês e para 200 mg/dia em 2 meses. Cerca de 85% das pacientes exibem melhora acentuada em 3 a 12 meses.

O danazol também tem sido usado no tratamento da doença fibrocística da mama e em distúrbios hematológicos ou alérgicos, incluindo hemofilia, doença de Christmas, púrpura trombocitopênica idiopática e edema angioneurótico.

As principais reações adversas consistem em ganho de peso, edema, diminuição do tamanho das mamas, acne e pele oleosa, maior crescimento dos pelos, voz grave, cefaleia, fogachos, alterações da libido e cãibras musculares. Embora seja muito comum observar reações adversas leves, raramente é necessário interromper o uso do fármaco devido à ocorrência dessas reações. Em certas ocasiões, em virtude de sua atividade glicocorticoide inerente, o danazol pode causar supressão da glândula suprarrenal.

O danazol deve ser usado com muita cautela em pacientes com disfunção hepática, pois há relatos de que o fármaco provoca lesão hepatocelular leve a moderada em algumas pacientes, com base nas alterações enzimáticas observadas. Seu uso está contraindicado durante a gravidez e a amamentação, porque pode produzir anormalidades urogenitais na prole.

OUTROS INIBIDORES

O **anastrozol**, um inibidor não esteroide seletivo da aromatase (a enzima necessária para a síntese de estrogênio; ver Figuras 40-2 e 40-5), mostra-se efetivo em algumas mulheres cujos tumores de mama se tornaram resistentes ao tamoxifeno (ver Capítulo 54). O **letrozol** assemelha-se ao anastrozol. O **exemestano**, uma molécula esteroide, é um inibidor irreversível da aromatase. À semelhança do anastrozol e do letrozol, o exemestano foi aprovado para uso em mulheres com câncer de mama avançado (ver Capítulo 54).

Vários outros inibidores da aromatase estão sendo objeto de estudos clínicos em pacientes com câncer de mama. O **fadrozol** é um inibidor não esteroide (triazol) oral da atividade da aromatase. Esses compostos parecem ser tão efetivos quanto o tamoxifeno. Além de seu uso no câncer de mama, os inibidores da aromatase têm sido utilizados com sucesso como adjuvantes dos antagonistas dos estrogênios no tratamento da puberdade precoce e como tratamento primário na síndrome de aromatase excessiva.

O **fulvestranto** é um antagonista puro dos receptores de estrogênio, que tem sido um pouco mais efetivo do que os fármacos com efeitos agonistas parciais em algumas pacientes que se tornaram resistentes ao tamoxifeno, tendo seu uso consolidado para o tratamento do câncer de mama. O ICI 164384 é um antagonista mais recente; ele inibe a dimerização do receptor de estrogênio ocupado e interfere na sua ligação ao DNA.

O **GnRH** e seus análogos (**nafarrelina**, **busserrelina**, etc.) tornaram-se importantes tanto para estimular como para inibir a função ovariana. Esses fármacos são discutidos no Capítulo 37.

FÁRMACOS INDUTORES DA OVULAÇÃO

CLOMIFENO

O citrato de clomifeno, um agonista estrogênico parcial, está estreitamente relacionado com o estrogênio clorotrianiseno (ver Figura 40-3). Esse composto é bem absorvido quando administrado por via oral. Apresenta meia-vida de 5 a 7 dias e é excretado primariamente na urina. Além disso, possui ligação significativa às proteínas plasmáticas e circulação êntero-hepática e distribui-se no tecido adiposo.

Efeitos farmacológicos

A. Mecanismos de ação

O clomifeno é um agonista parcial nos receptores de estrogênio. Os efeitos agonistas estrogênicos são mais bem demonstrados em animais com deficiência gonadal pronunciada. Também foi constatado que o clomifeno inibe efetivamente a ação de estrogênios mais potentes. Nos seres humanos, esse efeito produz aumento na secreção de gonadotrofinas e estrogênios ao inibir o efeito de retroalimentação negativa do estradiol sobre a liberação de gonadotrofinas (ver Figura 40-5).

B. Efeitos

A importância farmacológica do clomifeno reside na sua capacidade de estimular a ovulação em mulheres com oligomenorreia ou amenorreia e com disfunção ovulatória. A maioria das pacientes apresenta síndrome do ovário policístico, um distúrbio comum que acomete 7% das mulheres em idade reprodutiva. A síndrome caracteriza-se por hiperandrogenismo ovariano dependente de gonadotrofinas, associado à anovulação e à infertilidade. Com frequência, o distúrbio é acompanhado de hiperandrogenismo suprarrenal. O clomifeno parece interferir nos mecanismo de retroalimentação dos estrogênios sobre o hipotálamo, produzindo um surto de gonadotrofinas, que resulta em ovulação.

Aplicações clínicas

O clomifeno é utilizado no tratamento de distúrbios da ovulação em pacientes que desejam engravidar. Em geral, uma única ovulação é induzida com ciclo único de terapia, e a paciente precisa ser tratada repetidamente até engravidar, visto que a função ovulatória cíclica normal habitualmente não é restabelecida. O composto não tem nenhum valor em pacientes com insuficiência ovariana ou hipofisária.

Quando se administra clomifeno em doses de 100 mg/dia durante 5 dias, observa-se uma elevação das concentrações plasmáticas de LH e de FSH depois de vários dias. Nas pacientes que ovulam, a elevação inicial é seguida de um segundo aumento das concentrações de gonadotrofinas, imediatamente antes da ovulação.

Reações adversas

As reações adversas mais comuns em pacientes tratadas com clomifeno consistem em fogachos, que se assemelham àquelas apresentadas na menopausa. Esses fogachos tendem a ser discretos e desaparecem com a suspensão do fármaco. Existem relatos ocasionais de sintomas oculares, devido à intensificação e ao prolongamento de pós-imagens. Em geral, esses sintomas são de curta duração. Também foi relatada a ocorrência de cefaleia, constipação intestinal, reações cutâneas alérgicas e queda reversível dos cabelos.

O uso efetivo do clomifeno está associado a alguma estimulação dos ovários e, em geral, ao aumento de seu tamanho. O aumento tende a ser maior, e a sua incidência é mais elevada em pacientes que já apresentam ovários aumentados no início da terapia.

Foram também relatados vários outros sintomas, como náuseas, vômitos, ansiedade, depressão, fadiga, hipersensibilidade das mamas, ganho de peso, aumento da frequência urinária e do sangramento menstrual. Todavia, esses sintomas parecem resultar das alterações hormonais associadas ao ciclo menstrual ovulatório, mais do que do fármaco. A incidência de gravidez múltipla é de cerca de 10%. Não se constatou nenhuma reação adversa do clomifeno quando administrado inadvertidamente a mulheres já grávidas.

Contraindicações e precauções

É preciso cuidados especiais em pacientes com ovários aumentados. Acredita-se que essas mulheres sejam mais sensíveis ao fármaco, devendo, portanto, receber doses reduzidas. Qualquer paciente que se queixe de sintomas abdominais deve ser examinada cuidadosamente. Ocorre aumento máximo do ovário após 5 dias de tratamento. Muitas pacientes podem exibir aumento palpável no tamanho do ovário em torno do 7º ao 10º dia. O tratamento com clomifeno por mais de 1 ano pode estar associado a risco aumentado de câncer ovariano de baixo grau de malignidade. Entretanto, a evidência desse efeito não é conclusiva.

Além disso, é preciso tomar precauções especiais com pacientes que apresentam sintomas visuais associados à terapia com clomifeno, pois esses sintomas podem tornar certas atividades mais perigosas, como dirigir automóveis.

OUTROS FÁRMACOS UTILIZADOS NOS DISTÚRBIOS DA OVULAÇÃO

Além do clomifeno, são usados vários outros fármacos hormonais e não hormonais no tratamento dos distúrbios anovulatórios. Esses fármacos são discutidos no Capítulo 37.

■ TESTÍCULOS (ANDROGÊNIOS E ESTEROIDES ANABÓLICOS, ANTIANDROGÊNIOS E CONTRACEPÇÃO MASCULINA)

O testículo, à semelhança do ovário, desempenha funções tanto gametogênicas como endócrinas. O início da função gametogênica dos testículos é controlado, em grande parte, pela secreção hipofisária de FSH. Também são necessárias concentrações elevadas de testosterona localmente para a produção contínua de espermatozoides nos túbulos seminíferos. As células de Sertoli nos túbulos seminíferos constituem a fonte do estradiol produzido pelos testículos por meio da aromatização da testosterona sintetizada localmente. Com a estimulação do LH, a testosterona é sintetizada pelas células intersticiais ou de Leydig que se encontram nos espaços entre os túbulos seminíferos.

As células de Sertoli no testículo sintetizam e secretam uma variedade de proteínas ativas, incluindo fator inibitório dos ductos de Müller, inibina e activina. Assim como no ovário, inibina e activina são produto de três genes, que produzem uma subunidade α comum e duas subunidades β, A e B. A activina é constituída de duas subunidades β ($\beta_A\beta_B$). Existem duas inibinas (A e B), as quais contêm a subunidade α e uma das subunidades β. A activina estimula a liberação hipofisária de FSH e assemelha-se estruturalmente ao fator transformador de crescimento β, que também aumenta o FSH. As inibinas, em associação à testosterona e à di-hidrotestosterona, são responsáveis pela inibição da secreção hipofisária de FSH por retroalimentação.

ANDROGÊNIOS E ESTEROIDES ANABÓLICOS

Nos seres humanos, a testosterona é o androgênio mais importante secretado pelo testículo. As vias de síntese da testosterona nos testículos assemelham-se àquelas anteriormente descritas para a glândula suprarrenal e para os ovários (ver Figuras 39-1 e 40-2).

Nos homens, são produzidos cerca de 8 mg/dia de testosterona. Cerca de 95% são sintetizados pelas células de Leydig, e apenas 5% pelas glândulas suprarrenais. O testículo também secreta pequenas quantidades de outro androgênio potente, a di-hidrotestosterona, bem como androstenediona e desidroepiandrosterona, que são androgênios fracos. A pregnenolona e a progesterona, bem como seus derivados 17-hidroxilados, também são liberados em pequenas quantidades. As concentrações plasmáticas de testosterona no homem são de cerca de 0,6 mcg/dL depois da puberdade e parecem declinar depois dos 50 anos. A testosterona também é encontrada no plasma de mulheres, em concentrações de cerca de 0,03 mcg/dL e provém, em proporções aproximadamente iguais, dos ovários e das glândulas suprarrenais, bem como da conversão periférica de outros hormônios.

Cerca de 65% da testosterona circulante está ligada à SHBG. As concentrações plasmáticas da SHBG são aumentadas pelo estrogênio, pelo hormônio tireoidiano e em pacientes com cirrose hepática. As concentrações apresentam-se diminuídas pelos estrogênios e pelo hormônio do crescimento, sendo mais baixas em indivíduos obesos. A maior parte da testosterona remanescente está ligada à albumina. Cerca de 2% permanecem livres e disponíveis para entrar nas células, onde se ligam a receptores intracelulares.

Metabolismo

Em muitos tecidos-alvo, a testosterona é convertida em di-hidrotestosterona pela 5α-redutase. Nesses tecidos, a di-hidrotestosterona constitui o principal androgênio ativo. A conversão da testosterona em estradiol pela aromatase CYP também ocorre em alguns tecidos, inclusive no tecido adiposo, no fígado e no hipotálamo, onde pode ser importante na regulação da função gonadal.

A principal via de degradação da testosterona nos seres humanos ocorre no fígado, com redução da dupla ligação e da cetona no anel A, conforme observado em outros esteroides com configuração

Δ^4-cetona nesse anel. Esse processo produz substâncias inativas, como androsterona e etiocolanolona, que são conjugadas e excretadas na urina.

A androstenediona, a desidroepiandrosterona (DHEA) e o sulfato de desidroepiandrosterona (DHEAS) também são produzidos em quantidades significativas nos seres humanos, embora a maior parte da síntese ocorra nas glândulas suprarrenais, e não nos testículos. Eles contribuem para o processo de maturação normal, sustentando outras alterações puberais dependentes de estrogênio no ser humano, primariamente o desenvolvimento dos pelos púbicos e axilares, além da maturação óssea. Conforme assinalado no Capítulo 39, alguns estudos sugerem que a DHEA e o DHEAS apresentam outros efeitos metabólicos e também efeitos sobre o SNC, prolongando a vida em coelhos. No homem, podem melhorar a sensação de bem-estar e inibir a aterosclerose. Estudo clínico controlado por placebo mostrou que a DHEA apresenta benefícios no controle do lúpus eritematoso sistemico (ver "Androgênios suprarrenais", no Capítulo 39). Os androgênios suprarrenais são, em grande parte, metabolizados da mesma forma que a testosterona. Ambos os esteroides – em particular a androstenediona – podem ser convertidos pelos tecidos periféricos em estrona em quantidades muito pequenas (1-5%). A enzima aromatase CYP, que é responsável por essa conversão, também é encontrada no cérebro, e acredita-se que desempenhe uma importante função no desenvolvimento.

Efeitos fisiológicos

No homem normal, a testosterona ou seu metabólito ativo, a 5α-di-hidrotestosterona, são responsáveis pelas inúmeras alterações que ocorrem na puberdade. Além das propriedades gerais dos androgênios na promoção do crescimento dos tecidos corporais, esses hormônios são responsáveis pelo crescimento do pênis e da bolsa escrotal. As alterações dérmicas incluem o aparecimento dos pelos púbicos e axilares, assim como da barba. As glândulas sebáceas tornam-se mais ativas, e a pele tende a tornar-se mais espessa e mais oleosa. A laringe cresce, e as pregas vocais tornam-se mais espessas, resultando em voz de timbre mais grave. Os androgênios estimulam o crescimento ósseo e aceleram o fechamento das epífises. Outros efeitos incluem crescimento da próstata e glândulas seminais, escurecimento da pele e aumento da circulação cutânea. Eles desempenham uma importante função na estimulação e na manutenção da função sexual no homem e também aumentam a massa corporal magra e estimulam o crescimento dos pelos corporais e a secreção de sebo. Os efeitos metabólicos consistem em redução das proteínas de ligação hormonal e outras proteínas transportadoras, bem como aumento da síntese hepática de fatores da coagulação, triglicerídeo lipase, α_1-antitripsina, haptoglobulina e ácido siálico. Além disso, estimulam a secreção renal de eritropoietina e diminuem as concentrações de HDL.

Esteroides sintéticos com ações androgênicas e anabólicas

A testosterona, quando administrada por via oral, é rapidamente absorvida. Todavia, é convertida, em grande parte, em metabólitos inativos, e apenas cerca de um sexto da dose administrada fica disponível na forma ativa. A testosterona pode ser administrada por via parenteral; neste caso, apresenta um tempo de absorção mais prolongado e maior atividade nas formas de propionato, enantato, decanoato ou cipionato. Esses derivados são hidrolisados, liberando testosterona livre no local de injeção. Os derivados da testosterona alquilados na posição 17, como a metiltestosterona e a fluoximesterona (não disponível no Brasil), são ativos quando administrados por via oral.

TABELA 40-5 Androgênios. Preparações disponíveis e atividade androgênica:anabólica relativa em animais

Fármaco	Atividade androgênica:anabólica
Testosterona	1:1
Cipionato de testosterona	1:1
Enantato de testosterona	1:1
Metiltestosterona	1:1
Fluoximesterona	1:2
Oximetolona	1:3
Oxandrolona	1:3-1:13
Decanoato de nandrolona	1:2,5-1:4

A testosterona e seus derivados têm sido utilizados em virtude de seus efeitos anabólicos, bem como no tratamento da deficiência de testosterona. Embora a testosterona e outros esteroides ativos conhecidos possam ser isolados na forma pura e medidos por peso, os ensaios biológicos ainda são utilizados na investigação de novos compostos. Em alguns desses estudos conduzidos em animais, os efeitos anabólicos do composto, medidos pelos efeitos tróficos sobre os músculos ou pela redução da excreção de nitrogênio, podem ser dissociados dos outros efeitos androgênicos. Isso levou à comercialização de compostos com provável atividade anabólica associada a efeitos androgênicos apenas fracos. Infelizmente, essa dissociação é menos pronunciada nos seres humanos do que nos animais utilizados para o teste (Tabela 40-5), e todos são poderosos androgênios.

Efeitos farmacológicos

A. Mecanismo de ação

À semelhança de outros esteroides, a testosterona tem uma ação intracelular nas células-alvo. Na pele, próstata, glândulas seminais e epidídimo, a testosterona é convertida em 5α-di-hidrotestosterona pela 5α-redutase. Nesses tecidos, a di-hidrotestosterona constitui o androgênio dominante. A distribuição dessa enzima no feto é diferente e possui importantes implicações no desenvolvimento.

A testosterona e a di-hidrotestosterona ligam-se ao receptor de androgênio intracelular, desencadeando uma série de eventos semelhantes aos descritos sobre o estradiol e sobre a progesterona, levando ao crescimento, à diferenciação e à síntese de uma variedade de enzimas e de outras proteínas funcionais.

B. Efeitos

Na puberdade, os androgênios desencadeiam o desenvolvimento dos caracteres sexuais secundários (ver anteriormente) nos indivíduos do sexo masculino. No homem adulto, a testosterona em altas doses – quando administrada isoladamente – ou seus derivados suprimem a secreção de gonadotrofinas e promovem atrofia leve do tecido intersticial e dos túbulos dos testículos. Em virtude da necessidade de doses elevadas de androgênios para suprimir a secreção das gonadotrofinas, foi postulado que a inibina, em associação com androgênios, é responsável pelo controle da sua secreção por retroalimentação. Nas mulheres, os androgênios produzem alterações semelhantes às observadas em meninos pré-puberais. Essas alterações consistem em crescimento dos pelos faciais e corporais, tonalidade mais grave da voz, aumento do clitóris, calvície frontal e musculatura proeminente. Os androgênios naturais estimulam a produção de eritrócitos.

A administração de androgênios diminui a excreção de nitrogênio na urina, indicando aumento da síntese de proteínas ou redução de sua degradação no corpo. Esse efeito é muito mais pronunciado nas mulheres e nas crianças do que nos homens saudáveis.

Aplicações clínicas

A. Terapia de reposição com androgênios nos homens

Os androgênios são utilizados para repor ou aumentar a secreção endógena desses hormônios em homens hipogonadais (Tabela 40-6). Mesmo na presença de deficiência hipofisária, os androgênios são usados em lugar das gonadotrofinas, exceto quando se pretende obter uma espermatogênese normal. Em pacientes com hipopituitarismo, os androgênios não são incluídos no esquema de tratamento até a puberdade, quando são, então, instituídos em doses gradualmente crescentes para induzir o estirão do crescimento e o desenvolvimento dos caracteres sexuais secundários. Nesses pacientes, a terapia deve ser iniciada com fármacos de ação longa, como o enantato ou o cipionato de testosterona por via intramuscular, em doses de 50 mg, inicialmente a cada 4 semanas, a seguir a cada 3 e, por fim, a cada 2 semanas, sendo cada uma das mudanças efetuada em intervalos de 3 meses. Em seguida, aumenta-se a dose para 100 mg a cada 2 semanas, até o processo de maturação se completar. Por fim, a dose é substituída pela dose de reposição do adulto de 200 mg, em intervalos de 2 semanas.

O propionato de testosterona, apesar de potente, possui curta duração de ação e não é conveniente para uso prolongado. O decanoato de testosterona pode ser administrado por via oral, utilizando doses elevadas do esteroide, 2 vezes ao dia (p. ex., 40 mg/dia). Todavia, essa via de administração não é recomendada visto que tem sido associada a tumores hepáticos. A testosterona também pode ser administrada por via transdérmica; existem discos cutâneos ou géis para aplicação na bolsa escrotal ou em outras áreas da pele. Em geral, são necessárias 2 aplicações ao dia para terapia de reposição. Implantação de grânulos (*pellets*) e outras preparações de longa ação estão sendo objeto de estudo. O desenvolvimento de policitemia ou de hipertensão pode exigir redução da dose.

TABELA 40-6 Preparações de androgênio para terapia de reposição

Fármaco	Via de administração	Posologia
Metiltestosterona	Oral	25-50 mg/dia
	Sublingual (bucal)	5-10 mg/dia
Fluoximesterona	Oral	2-10 mg/dia
Enantato de testosterona	Intramuscular	Ver o texto
Cipionato de testosterona	Intramuscular	Ver o texto
Testosterona	Transdérmica	2,5-10 mg/dia
	Gel tópico (1%)	5-10 g/dia

B. Distúrbios ginecológicos

Em certas ocasiões, os androgênios são utilizados no tratamento de distúrbios ginecológicos. Entretanto, os efeitos indesejáveis nas mulheres são tais que esses hormônios precisam ser usados com muita cautela. Os androgênios têm sido prescritos para reduzir o ingurgitamento das mamas durante o período pós-parto, geralmente em associação com estrogênios. Utiliza-se o danazol, um androgênio fraco, no tratamento da endometriose (ver anteriormente).

Algumas vezes, os androgênios são administrados em associação com estrogênios para terapia de reposição no período pós-menopausa, na tentativa de eliminar o sangramento endometrial que pode ocorrer quando se utilizam apenas estrogênios, bem como para aumentar a libido. Além disso, eles têm sido utilizados na quimioterapia de tumores de mama em mulheres na pré-menopausa.

C. Uso como agentes anabólicos proteicos

Os androgênios e esteroides anabólicos vêm sendo utilizados em associação a dietas e exercícios na tentativa de reverter a perda de proteína após traumatismo, cirurgia ou imobilização prolongada, bem como em pacientes com doenças debilitantes. As evidências que sustentam esse uso dos androgênios são fracas, exceto quando também há hipogonadismo.

D. Anemia

No passado, doses elevadas de androgênios eram utilizadas no tratamento de anemias refratárias, como anemia aplásica, anemia de Fanconi, anemia falciforme, mielofibrose e anemias hemolíticas. A eritropoietina recombinante substituiu, em grande parte, os androgênios para essa finalidade.

E. Osteoporose

Os androgênios e os agentes anabólicos têm sido usados no tratamento da osteoporose, como fármaco único ou em associação a estrogênios. Com exceção da terapia de substituição no hipogonadismo, os bifosfonatos substituíram, em grande parte, o uso dos androgênios para essa finalidade.

F. Uso como estimulantes do crescimento

Esses fármacos vêm sendo utilizados para estimular o crescimento em meninos com puberdade tardia. Se os fármacos forem utilizados com cuidado, as crianças provavelmente devem alcançar a altura esperada do adulto. Se o tratamento for demasiado vigoroso, o paciente pode crescer rapidamente no início, porém não alcançará a estatura final prevista, visto que o fechamento das epífises é acelerado. É difícil controlar adequadamente esse tipo de terapia, mesmo com exames radiográficos frequentes das epífises, visto que a ação dos hormônios sobre os centros epifisários pode prosseguir durante muitos meses após a interrupção da terapia.

G. Abuso de esteroides anabólicos e androgênios nos esportes

O uso de esteroides anabólicos por atletas recebeu atenção mundial. Muitos atletas e seus treinadores acreditam que os esteroides anabólicos – em doses 10 a 200 vezes maiores do que a produção fisiológica normal diária – aumentam a força e a agressividade, melhorando, assim, o desempenho competitivo. Esses efeitos foram demonstrados de modo inequívoco apenas em mulheres.

Além disso, as reações adversas desses fármacos tornam o seu uso claramente desaconselhável. Como resultado, a maioria das organizações esportivas desenvolveu exames extremamente sensíveis, realizam testes aleatórios e aplicam penalidades rigorosas se for detectada a presença dessas substâncias.

H. Envelhecimento

A produção de androgênios declina com a idade nos homens e pode contribuir para a diminuição da massa muscular, da força e da libido. Estudos preliminares de reposição androgênica em homens idosos com baixas concentrações de androgênio mostram aumento da massa corporal magra e do hematócrito, bem como diminuição da renovação óssea. Entretanto, muitos fatores, além da produção deficiente de androgênios, contribuem para esses efeitos do envelhecimento. Todavia, são necessários estudos de maior duração para avaliar a utilidade dessa terapia.

Reações adversas

As reações adversas desses compostos são causadas, em grande parte, por suas ações masculinizantes, mais notáveis em mulheres e crianças pré-puberais. Nas mulheres, a administração de mais de 200 a 300 mg/mês de testosterona está associada à ocorrência de hirsutismo, acne, amenorreia, aumento do clitóris e timbre mais grave da voz. Esses efeitos podem ser observados mesmo com o uso de doses menores. Alguns dos esteroides androgênicos exercem atividade progestacional, e sua suspensão resulta em sangramento endometrial. Esses hormônios também alteram os lipídeos séricos e podem aumentar a suscetibilidade à doença aterosclerótica em mulheres.

Exceto em circunstâncias bastante excepcionais, os androgênios não devem ser usados em lactentes. Estudos recentes realizados em animais sugerem que a administração de androgênios no início da vida pode ter efeitos profundos sobre a maturação de centros do SNC que controlam o desenvolvimento sexual, particularmente no sexo feminino. A administração desses fármacos a mulheres grávidas pode resultar em masculinização ou deficiência de masculinização da genitália externa do feto dos sexos feminino e masculino, respectivamente. Embora os efeitos anteriormente mencionados possam ser menos pronunciados com os agentes anabólicos, eles efetivamente ocorrem.

A retenção de sódio e o aparecimento de edema não são comuns, porém a sua ocorrência deve ser cuidadosamente investigada em pacientes com doença cardíaca e renal.

Os androgênios sintéticos e os agentes anabólicos são, em sua maioria, esteroides 17-alquil-substituídos. A administração de fármacos com essa estrutura frequentemente está associada a sinais de disfunção hepática. Em geral, a disfunção hepática surge no início do tratamento, sendo o seu grau proporcional à dose. As concentrações de bilirrubina podem aumentar até o aparecimento de icterícia clínica. A icterícia colestática é reversível com a suspensão da terapia, e não ocorrem alterações permanentes. Em homens mais velhos, pode-se verificar o desenvolvimento de hiperplasia prostática, causando retenção urinária.

A terapia de reposição nos homens pode causar acne, apneia do sono, eritrocitose, ginecomastia e azoospermia. A administração de doses suprafisiológicas de androgênios produz azoospermia e diminuição dos testículos, e a recuperação dessas condições pode levar vários meses após a suspensão da terapia. Os androgênios alquilados em altas doses podem produzir peliose hepática, colestase e insuficiência hepática. Eles diminuem as concentrações plasmáticas de HDL e podem aumentar as de LDL. Foi também relatado o desenvolvimento de adenomas e carcinomas hepáticos. Os efeitos sobre o comportamento incluem dependência psicológica, aumento da agressividade e sintomas psicóticos.

Contraindicações e precauções

O uso de esteroides androgênicos está contraindicado para mulheres grávidas ou que podem engravidar durante o tratamento.

Os androgênios não devem ser administrados a homens com carcinoma de próstata ou de mama. Até que sejam adquiridos mais conhecimentos acerca dos efeitos desses hormônios sobre o SNC de crianças em desenvolvimento, deve-se evitar o seu uso em lactentes e crianças de pouca idade.

É necessário ter cautela especial ao prescrever esses fármacos a crianças com o objetivo de produzir um estirão de crescimento. Na maioria dos pacientes, o uso de somatostatina é mais apropriado (ver Capítulo 37).

Deve-se ter cuidado na administração desses fármacos a pacientes que apresentam doença renal ou cardíaca, com predisposição à edema. Se houver retenção de sódio e de água, ela responde bem à terapia diurética.

A terapia com metiltestosterona está associada à creatinúria, porém a importância desse achado não é conhecida.

Precaução: foram relatados vários casos de carcinoma hepatocelular em pacientes com anemia aplásica tratados com terapia anabólica com androgênios. Em lugar desses fármacos, devem-se utilizar eritropoietina e fatores de estimulação de colônias (ver Capítulo 33).

SUPRESSÃO ANDROGÊNICA E ANTIANDROGÊNIOS

SUPRESSÃO ANDROGÊNICA

Em contrapartida à falta de indicações robustas para o uso da suplementação de androgênios (exceto no caso do hipogonadismo), o uso de inibidores da síntese de androgênios e de antagonistas dos androgênios tem várias aplicações bem-documentadas. O tratamento do carcinoma de próstata avançado com frequência exige orquiectomia ou doses elevadas de estrogênio para reduzir o androgênio endógeno disponível. Os efeitos psicológicos da orquiectomia e da ginecomastia produzida pelos estrogênios tornam ambas as abordagens inconvenientes. Conforme assinalado no Capítulo 37, os análogos do GnRH, como gosserrelina, nafarrelina, busserrelina e acetato de leuprorrelina (leuprolina), produzem supressão gonadal efetiva quando as concentrações sanguíneas são contínuas, em vez de pulsáteis (ver Capítulo 37 e Figura 40-6).

ANTIANDROGÊNIOS

A utilidade potencial dos antiandrogênios no tratamento de pacientes que produzem quantidades excessivas de testosterona levou à investigação de fármacos efetivos, passíveis de uso para essa finalidade. Várias abordagens do problema, em particular a inibição da síntese e o antagonismo dos receptores, tiveram algum sucesso.

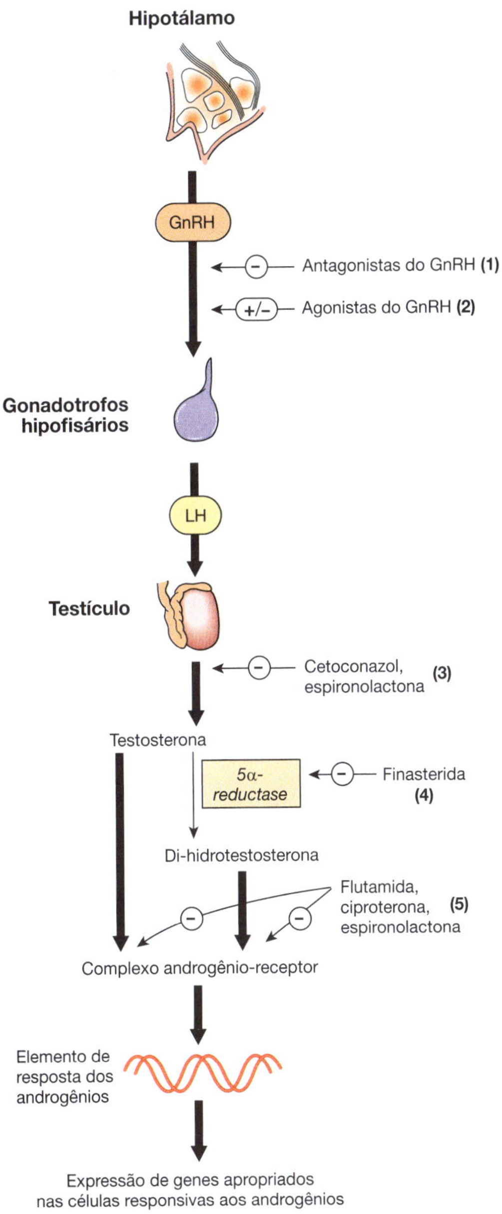

FIGURA 40-6 Controle da secreção e da atividade dos androgênios e alguns locais de ação dos antiandrogênios: (**1**) inibição competitiva dos receptores de GnRH; (**2**) estimulação (+, administração pulsátil) ou inibição por meio de dessensibilização dos receptores de GnRH (–, administração contínua); (**3**) síntese diminuída de testosterona do testículo; (**4**) síntese diminuída de di-hidrotestosterona pela inibição da 5α-redutase; (**5**) competição pela ligação aos receptores de androgênios no citosol.

Inibidores da síntese de esteroides

O **cetoconazol**, usado primariamente no tratamento de doenças fúngicas, é um inibidor da síntese de hormônios gonadais e suprarrenais, conforme descrito no Capítulo 39. Não afeta a aromatase ovariana, porém reduz a atividade da aromatase da placenta humana. O cetoconazol desloca o estradiol e a di-hidrotestosterona da proteína de ligação dos hormônios sexuais *in vitro* e aumenta a razão estradiol:testosterona no plasma *in vivo* por meio de um mecanismo diferente. Todavia, não parece clinicamente útil para mulheres com concentrações elevadas de androgênios, em virtude da toxicidade associada ao uso prolongado da dose necessária de 400 a 800 mg/dia. O fármaco também tem sido utilizado experimentalmente no tratamento do carcinoma de próstata, porém os resultados não foram alentadores. Os homens tratados com cetoconazol com frequência desenvolvem ginecomastia reversível durante o tratamento, que pode ocorrer em virtude do aumento demonstrado na razão estradiol:testosterona.

Inibição da conversão de precursores esteroides em androgênios

Foram desenvolvidos diversos compostos que inibem a 17-hidroxilação da progesterona ou da pregnenolona, impedindo, assim, a ação da enzima de clivagem da cadeia lateral e a consequente transformação desses precursores esteroides em androgênios ativos. Alguns desses compostos foram testados clinicamente, porém se constatou que são demasiadamente tóxicos para uso prolongado. Conforme assinalado no Capítulo 39, a **abiraterona**, um inibidor mais recente da 17α-hidroxilase, foi aprovada para uso no câncer de próstata metastático.

Como a di-hidrotestosterona, mas não a testosterona, parece ser o androgênio essencial na próstata, os efeitos androgênicos nesse tecido, bem como em tecidos semelhantes dependentes de di-hidrotestosterona, podem ser reduzidos por um inibidor da 5α-redutase (ver Figura 40-6). A **finasterida**, um inibidor dessa enzima semelhante aos esteroides, é ativa por via oral e promove redução das concentrações de di-hidrotestosterona, com inicio de ação dentro de 8 horas após a sua administração que perdura por cerca de 24 horas. A meia-vida é de cerca de 8 horas (mais prolongada em indivíduos idosos). Cerca de 40 a 50% da dose é metabolizada e mais de metade é excretada nas fezes. A finasterida é moderadamente efetiva na redução do tamanho da próstata em homens com hiperplasia prostática benigna, e o fármaco está aprovado para esse uso nos Estados Unidos (assim como no Brasil). A dose é de 5 mg/dia. A **dutasterida** é um derivado esteroide semelhante, ativo por via oral, com início de ação lento e meia-vida muito mais longa que a da finasterida. Foi aprovada para o tratamento da hiperplasia prostática benigna, na dose de 0,5 mg/dia. Esses fármacos não são aprovados para uso em mulheres ou em crianças, embora a finasterida tenha sido usada com sucesso no tratamento do hirsutismo em mulheres e esteja aprovada para o tratamento inicial da calvície de padrão masculino em homens (1 mg/dia). A toxicidade inclui diminuição da libido e possível disfunção erétil e ejaculatória. Um estudo recente sugeriu que, em comparação com fármacos antimuscarínicos (tansulosina), o uso de inibidores da 5α-redutase pode aumentar o risco de diabetes melito tipo 2.

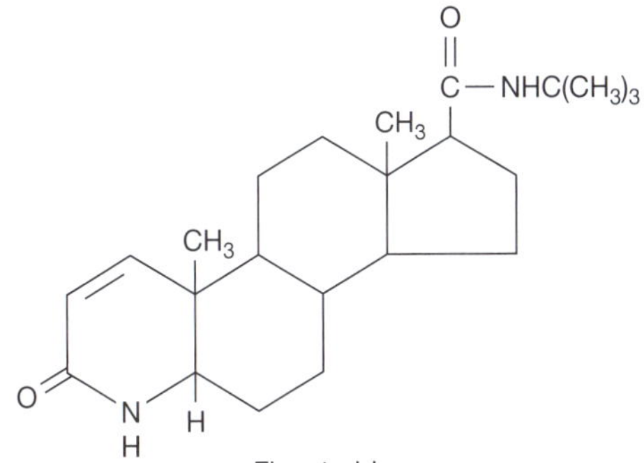

Finasterida

Inibidores dos receptores de esteroides

A **flutamida**, uma anilida substituída, é potente antiandrogênio que tem sido usado no tratamento do carcinoma de próstata. Apesar de não ser um esteroide, comporta-se como um antagonista competitivo no receptor de estrogênio. A flutamida é rapidamente metabolizada nos seres humanos. Com frequência, provoca ginecomastia leve (provavelmente por aumentar a produção testicular de estrogênio) e, em certas ocasiões, causa hepatotoxicidade discreta, porém reversível. A administração desse fármaco produz alguma melhora na maioria dos pacientes com carcinoma de próstata que não receberam anteriormente terapia endócrina. Os estudos preliminares indicam que a flutamida também tem utilidade no tratamento do efeito androgênico excessivo em mulheres.

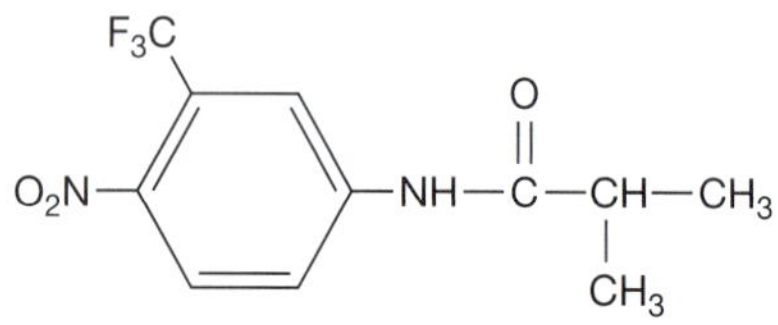

Flutamida

A **bicalutamida**, a **nilutamida** e a **enzalutamida** são potentes antiandrogênios ativos por via oral, que podem ser administrados em dose única diária e são usados em pacientes com carcinoma de próstata metastático. Estudos realizados em pacientes com carcinoma de próstata indicam que esses fármacos são bem tolerados. A bicalutamida é recomendada (reduz a exacerbação do tumor) para uso em associação com análogo do GnRH e apresenta menos efeitos colaterais gastrintestinais do que a flutamida. É necessária uma dose de 150 a 200 mg/dia (quando utilizada isoladamente) para reduzir as concentrações do antígeno prostático específico a valores obtidos com a castração; todavia, quando usada em associação a um análogo do GnRH, a dose de 50 mg/dia pode ser adequada. A nilutamida é administrada na dose de 300 mg/dia durante 30 dias, seguida de 150 mg/dia. A dose de enzalutamida é de 160 mg/dia por via oral.

A **ciproterona** e o **acetato de ciproterona** são antiandrogênios eficazes, que inibem a ação dos androgênios no órgão-alvo. A forma acetato possui acentuado efeito progestacional, que suprime o aumento do LH e do FSH por retroalimentação, resultando em efeito antiandrogênico mais efetivo. Esses compostos têm sido utilizados em mulheres para o tratamento do hirsutismo, bem como em homens para diminuir a impulsividade sexual, e estão sendo estudados para outras condições nas quais a redução dos efeitos androgênicos seria útil. O acetato de ciproterona, na dose de 2 mg/dia, administrada concomitantemente com um estrogênio, é utilizado no tratamento do hirsutismo em mulheres, duplicando-se a dose como contraceptivo oral; nos Estados Unidos, trata-se de um fármaco-órfão.

A **espironolactona**, um inibidor competitivo da aldosterona (ver Capítulo 15), também compete com a di-hidrotestosterona pelos receptores de androgênio nos tecidos-alvo. Também diminui a atividade da 17α-hidroxilase, reduzindo as concentrações plasmáticas de testosterona e de androstenediona. É prescrita nas doses de 50 a 200 mg/dia no tratamento do hirsutismo em mulheres e parece tão efetiva quanto a finasterida, flutamida ou ciproterona nessa condição.

CONTRACEPÇÃO QUÍMICA EM HOMENS

Embora vários estudos tenham sido conduzidos, ainda não foi encontrado um contraceptivo oral efetivo e atóxico para homens. Por exemplo, vários androgênios, inclusive a testosterona e o enantato de testosterona, na dose de 400 mg/mês, produziram azoospermia em pelo menos metade dos homens tratados. Foram observadas reações adversas menores, como ginecomastia e acne. A testosterona em associação ao danazol foi bem tolerada, porém não é mais efetiva do que a testosterona isoladamente. Os androgênios em associação a uma progestina, como o acetato de medroxiprogesterona, tampouco tiveram maior eficácia. Entretanto, estudos preliminares indicam que a administração intramuscular de 100 mg/semana de enantato de testosterona, com 500 mg/dia de levonorgestrel, por via oral, pode produzir azoospermia em 94% dos homens. O ácido retinoico é importante na maturação dos espermatozoides, e o testículo contém uma isoforma singular da enzima álcool desidrogenase, que converte o retinol em ácido retinoico; porém, não foi encontrado, até o momento, nenhum inibidor atóxico dessa enzima.

O acetato de ciproterona, um fármacos muito potente como progestina e antiandrogênio, também provoca oligospermia; todavia, não produz contracepção confiável.

No momento, os hormônios hipofisários – e os potentes análogos antagonistas do GnRH – estão recebendo maior atenção. Constatou-se que um antagonista do GnRH, em associação com testosterona, provoca azoospermia reversível em primatas não humanos.

GOSSIPOL

Foram conduzidos vários estudos clínicos desse derivado da semente do algodão na China. Esse composto destrói elementos do epitélio seminífero, mas não altera a função endócrina do testículo de forma significativa.

Nos estudos chineses, um grande número de homens recebeu tratamento com 20 mg/dia de gossipol ou ácido acético de gossipol durante 2 meses, seguidos de dose de manutenção de 60 mg/semana. Com esse esquema, 99% dos homens apresentaram contagens de espermatozoides inferiores a 4 milhões/mL. Os dados preliminares indicam que a recuperação (normalização da contagem de espermatozoides) após a suspensão do gossipol tem mais probabilidade de ocorrer nos homens cujas contagens não caem para valores extremamente baixos e quando a administração do fármaco não se estende por mais de 2 anos. A principal reação adversa consiste em hipocalemia, que pode levar à paralisia transitória. Em virtude de sua baixa eficácia e toxicidade significativa, o gossipol foi abandonado como candidato a contraceptivo masculino.

PREPARAÇÕES DISPONÍVEIS[1]

NOMES GENÉRICOS
ESTROGÊNIOS
Cipionato de estradiol em óleo
Dietilestilbestrol[2]*
Estradiol
Estradiol transdérmico
Estrogênios conjugados (equinos)
Estrogênios esterificados
Estropipato*
Valerato de estradiol em óleo
PROGESTINAS
Acetato de medroxiprogesterona
Acetato de megestrol
Acetato de noretisterona
Levonorgestrel
Progesterona
ANDROGÊNIOS E ESTEROIDES ANABÓLICOS
Cipionato de testosterona em óleo
Decanoato de nandrolona
Fluoximesterona*
Metiltestosterona
Oxandrolona
Oximetolona
Testosterona
Enantato de testosterona em óleo
Grânulos de testosterona*
Sistema transdérmico de testosterona
ANTAGONISTAS E INIBIDORES
Abiraterona
Anastrozol
Bazedoxifeno (em associação com estrogênios conjugados equinos)
Bicalutamida
Clomifeno
Danazol
Dutasterida
Enzalutamida
Exemestano
Finasterida
Flutamida
Fulvestranto
Letrozol
Mifepristona*
Nilutamida
Raloxifeno
Tamoxifeno
Toremifeno*
(Ver também Capítulo 37)

[1]Os contraceptivos orais estão relacionados na Tabela 40-3.
[2]Retirado do mercado nos Estados Unidos.
*Não disponível no Brasil.

REFERÊNCIAS

Acconcia F et al: Palmitoylation-dependent estrogen receptor alpha membrane localization: Regulation by 17beta-estradiol. Mol Biol Cell 2005;16:231.

Anderson GL et al for the Women's Health Initiative Steering Committee: Effects of conjugated equine estrogen in postmenopausal women with hysterectomy. JAMA 2004;291:1701.

Bacopoulou F, Greydanus DE, Chrousos GP: Reproductive and contraceptive issues in chronically ill adolescents. Eur J Contracept Reprod Health Care 2010;15:389.

Basaria S et al: Adverse events associated with testosterone administration. N Engl J Med 2010;363:109.

Baulieu E-E: Contragestion and other clinical applications of RU 486, an antiprogesterone at the receptor. Science 1989;245:1351.

Bechlioulis A et al: Endothelial function, but not carotid intima-media thickness, is affected early in menopause and is associated with severity of hot flushes. J Clin Endocrinol Metab 2010;95:1199.

Bhupathiraju SN et al: Exogenous hormone use: Oral contraceptives, postmenopausal hormone therapy, and health outcomes in the Nurses' Health Study. Am J Pub Health 2016;106:1631.

Binkhorst L et al: Augmentation of endoxifen exposure in tamoxifen-treated women following SSRI switch. Clin Pharmacokin 2016;55:259.

Böttner M, Thelen P, Jarry H: Estrogen receptor beta: Tissue distribution and the still largely enigmatic physiological function. J Steroid Biochem Mol Biol 2014;139:245.

Burkman R, Schlesselman JJ, Zieman M: Safety concerns and health benefits associated with oral contraception. Am J Obstet Gynecol 2004;190(Suppl 4):S5.

Chlebowski RT et al: Estrogen plus progestin and breast cancer incidence and mortality in postmenopausal women. JAMA 2010;304:1684.

Chrousos GP: Perspective: Stress and sex versus immunity and inflammation. Sci Signal 2010;3:pe36.

Chrousos GP, Torpy DJ, Gold PW: Interactions between the hypothalamic--pituitary-adrenal axis and the female reproductive system: Clinical implications. Ann Intern Med 1998;129:229.

Coomarasamy A et al: A randomized trial of progesterone in women with recurrent miscarriages. N Engl J Med 2015;373:2141.

Cui J, Shen Y, Li R: Estrogen synthesis and signaling pathways during aging: From periphery to brain. Trends Mol Med 2013;19:197.

Cuzick J et al: SERM Chemoprevention of Breast Cancer Overview Group: Selective oestrogen receptor modulators in prevention of breast cancer: An updated meta-analysis of individual participant data. Lancet 2013; 381:1827.

Diamanti-Kandarakis E et al: Pathophysiology and types of dyslipidemia in PCOS. Trends Endocrinol Metab 2007;18:280.

Finkelstein JS et al: Gonadal steroids and body composition, strength, and sexual function in men. N Engl J Med 2013;369:1011.

Fuqua SAW, Schiff R: Mechanisms of action of selective estrogen receptor modulators and down regulators. UpToDate 2016; topic 762.

Gomes MPV, Deitcher SR: Risk of venous thromboembolic disease associated with hormonal contraceptives and hormone replacement therapy: A clinical review. Arch Intern Med 2004;164:1965.

Hall JM, McDonnell DP, Korach KS: Allosteric regulation of estrogen receptor structure, function, and co-activator recruitment by different estrogen response elements. Mol Endocrinol 2002;16:469.

Harman SM et al: Longitudinal effects of aging on serum total and free testosterone levels in healthy men: Baltimore Longitudinal Study of Aging. J Clin Endocrinol Metab 2001;86:724.

Imai Y et al: Nuclear receptors in bone physiology and diseases. Physiol Rev 2013;93:481.

Kalantaridou S, Chrousos GP: Monogenic disorders of puberty. J Clin Endocrinol Metab 2002;87:2481.

Kalantaridou S et al: Premature ovarian failure, endothelial dysfunction, and estrogen-progesterone replacement. Trends Endocrinol Metab 2006;17:101.

Kalantaridou SN et al: Impaired endothelial function in young women with premature ovarian failure: Normalization with hormone therapy. J Clin Endocrinol Metab 2004;89:3907.

Kanaka-Gantenbein C et al: Assisted reproduction and its neuroendocrine impact on the offspring. Prog Brain Res 2010;182C:161.

Lidegaard Ø et al: Thrombotic stroke and myocardial infarction with hormonal contraception. N Engl J Med 2012;366:2257.

Livadas S, Chrousos GP: Control of the onset of puberty. Curr Opin Pediatr 2016;28:551.

Manson JE et al: Estrogen plus progestin and the risk of coronary heart disease. N Engl J Med 2003;349:523.

Martin KA, Barbieri RL: Menopausal hormone therapy: Benefits and risks. UpToDate 2016.

McDonnell DP, Wardell SE: The molecular mechanisms underlying the pharmacological actions of ER modulators: Implications for new drug discovery in breast cancer. Curr Opin Pharmacol 2010;10:620.

Merke DP et al: Future directions in the study and management of congenital adrenal hyperplasia due to 21-hydroxylase deficiency. Ann Intern Med 2002;136:320.

Naka KK et al: Effect of the insulin sensitizers metformin and pioglitazone on endothelial function in young women with polycystic ovary syndrome: A prospective randomized study. Fertil Steril 2011;95:203.

Nelson HD et al: Use of medication to reduce risk for primary breast cancer: A systematic review for the U.S. Preventive Services Task Force. Ann Intern Med 2013;158:604.

Paulmurugan R et al: In vitro and in vivo molecular imaging of estrogen receptor α and β homo- and heterodimerization: Exploration of new modes of receptor regulation. Mol Endocrinol 2011;25:2029.

Prague JK et al: Neurokinin 3 receptor antagonism as a novel treatment for menopausal hot flushes: A phase 2, randomised, double-blind, placebo-controlled trial. Lancet 2017;389:1809.

Price VH: Treatment of hair loss. N Engl J Med 1999;341:964.

Rossouw JE et al: Risks and benefits of estrogen plus progestin in healthy postmenopausal women: Principal results from the Women's Health Initiative randomized controlled trial. JAMA 2002;288:321.

Scher HI et al: Increased survival with enzalutamide in prostate cancer after chemotherapy. N Engl J Med 2012;367:1187.

Smith RE: A review of selective estrogen receptor modulators in national surgical adjuvant breast and bowel project clinical trials. Semin Oncol 2003; 30(Suppl 16):4.

Snyder PJ et al: Effect of testosterone replacement in hypogonadal men. J Clin Endocrinol Metab 2000;85:2670.

Stegeman BH et al: Different combined oral contraceptives and the risk of venous thrombosis: Systematic review and network meta-analysis. Brit Med J 2013; 347:f5298.

U.S. Preventive Services Task Force: Hormone therapy for the prevention of chronic conditions in postmenopausal women. Ann Intern Med 2005;142:855.

Valsamakis G et al: In pregnancy increased maternal STAI trait stress score shows decreased insulin sensitivity and increased stress hormones. Psychoneuroendocrinology. 2017;84:11.

Wehrmacher WH, Messmore H: Women's Health Initiative is fundamentally flawed. Gend Med 2005;2:4.

Zandi PP et al: Hormone replacement therapy and incidence of Alzheimer's disease in older women. JAMA 2002;288:2123.

RESPOSTA DO ESTUDO DE CASO

A paciente deve ser orientada a iniciar terapia diária com estradiol transdérmico (100 mcg/dia), em associação à progesterona oral (200 mg/dia) nos últimos 12 dias de cada ciclo de 28 dias. Com esse esquema, os sintomas devem desaparecer, normalizando-se o sangramento uterino. Além disso, a paciente deve ser aconselhada a praticar exercícios físicos adequados e aumentar a ingestão de cálcio e de vitamina D como tratamento adjuvante para a osteoporose.

CAPÍTULO

41

Hormônios pancreáticos e fármacos hipoglicemiantes

Umesh Masharani, MBBS, MRCP (UK)
Lisa Kroon, PharmD, CDE

ESTUDO DE CASO

Um homem branco, obeso, com 66 anos, procura serviço de saúde em seu bairro para aconselhamento sobre o tratamento do diabetes. O diabetes foi diagnosticado há 10 anos em exames de rotina. Inicialmente, o paciente utilizou metformina; entretanto, como não conseguiu mais alcançar suas metas glicêmicas, esta foi interrompida e iniciou-se tratamento com insulina. O paciente estava administrando 50 unidades de insulina glargina uma 1 ao dia e 25 unidades, em média, de insulina asparte antes das refeições. Ele nunca procurou um profissional de saúde para aconselhamento. Verificava a glicemia 4 vezes ao dia e fumava meio maço de cigarros ao dia. Durante o exame, seu peso corporal era de 132 kg (índice de massa corporal [IMC] = 39,5), pressão arterial de 145/71 e apresentava sinais de neuropatia periférica leve. Os exames laboratoriais revelaram valor de hemoglobina glicada (HbA_{1c}) = 8,1% (referência < 5,7%), albumina urinária = 3.007 mg/g de creatinina (referência < 30), creatinina sérica = 0,86 mg/dL, taxa de filtração glomerular estimada (TFGe) > 69 mL/min/1,73 m^2, colesterol total = 128 mg/dL, triglicerídeos = 86 mg/dL, colesterol HDL = 38 mg/dL e colesterol LDL = 73 mg/dL (com atorvastatina, 40 mg/dia).

Como você trataria esse paciente?

O PÂNCREAS ENDÓCRINO

No indivíduo adulto, o pâncreas endócrino consiste em aproximadamente 1 milhão de ilhotas de Langerhans distribuídas por toda a glândula. No interior das ilhotas, existem pelo menos quatro tipos de células produtoras de hormônios (Tabela 41-1). Os produtos hormonais incluem a **insulina**, que é o hormônio de armazenamento e anabólico do corpo; o **polipeptídeo amiloide das ilhotas** (**IAPP**, do inglês *islet amyloid polypeptide*; ou **amilina**), que modula o apetite, o esvaziamento gástrico e a secreção de glucagon e de insulina; o **glucagon**, o fator hiperglicemiante que mobiliza as reservas de glicogênio; a **somatostatina**, um inibidor global das células secretoras; o **peptídeo pancreático**, uma pequena proteína que facilita os processos digestórios por um mecanismo que ainda não está bem esclarecido; e a **grelina**, um peptídeo que aumenta a liberação do hormônio do crescimento da hipófise.

INSULINA

Química

A insulina humana é uma pequena proteína com peso molecular de 5.808, que contém 51 aminoácidos dispostos em duas cadeias (A e B) ligadas por pontes de dissulfeto. Existem diferenças entre espécies nos aminoácidos de ambas as cadeias. A proinsulina, uma longa molécula proteica de cadeia simples, é processada no interior do aparelho de Golgi das células β e armazenada em grânulos, onde é hidrolisada em insulina e em um segmento de conexão residual denominado peptídeo C, por meio de remoção de quatro aminoácidos (Figura 41-1).

A insulina e o peptídeo C são secretados em quantidades equimolares em resposta a todos os secretagogos de insulina. Ocorre também liberação de uma pequena quantidade de proinsulina não processada

TABELA 41-1 Células das ilhotas pancreáticas e seus produtos secretados

Tipos de células[1]	Porcentagem aproximada de massa das ilhotas	Produtos secretores
Célula α	20	Glucagon, pró-glucagon
Célula β	75	Insulina, peptídeo C, proinsulina, amilina
Célula δ	3-5	Somatostatina
Célula ε	< 1	Grelina

[1]Nos lóbulos pancreáticos de ilhotas adultas (ricas em polipeptídios), localizados apenas na porção posterior da cabeça do pâncreas humano, as células de glucagon são escassas (< 0,5%) enquanto as células F compõem até 80% do total.

ou parcialmente hidrolisada. Enquanto a proinsulina exibe alguma ação hipoglicemiante discreta, o peptídeo C não desempenha nenhuma função fisiológica conhecida. Os grânulos no interior das células β armazenam a insulina na forma de cristais hexaméricos que consistem em 2 átomos de zinco e 6 moléculas de insulina. O pâncreas humano contém até 8 mg de insulina, representando cerca de 200 unidades biológicas. Originalmente, a unidade era definida com base na atividade hipoglicemiante da insulina em coelhos. Com o aprimoramento das técnicas de purificação, a unidade é hoje definida com base no peso, e os padrões atuais de insulina utilizados para fins de dosagem contêm 28 unidades por miligrama.

Secreção da insulina

A insulina é liberada das células β do pâncreas em baixa taxa no estado basal e em uma taxa estimulada muito mais alta em resposta a uma variedade de estímulos, em particular a glicose. São também conhecidos outros estimulantes, como outros açúcares (p. ex., manose), aminoácidos (particularmente aminoácidos gliconeogênicos, como a leucina e a arginina), hormônios como o polipeptídeo semelhante ao glucagon 1 (GLP-1, do inglês *glucagon-like polypeptide 1*), polipeptídeo insulinotrópico dependente de glicose (GIP, do inglês *glucose-dependent insulinotropic polypeptide*), glucagon, colecistocinina, concentrações elevadas de ácidos graxos e atividade simpática β-adrenérgica. Os fármacos estimulantes incluem as sulfonilureias, as meglitinidas, os derivados da D-fenilalanina, a isoprenalina e a acetilcolina. Os sinais inibitórios consistem em hormônios, incluindo a própria insulina, o IAPP (amilina), a somatostatina e a leptina, a atividade simpática α-adrenérgica, a elevação crônica da glicose e as baixas concentrações de ácidos graxos. Os fármacos inibitórios incluem o diazóxido, a fenitoína, a vimblastina, a clonidina, o verapamil e a colchicina.

A Figura 41-2 apresenta um diagrama do mecanismo de liberação estimulada da insulina. Conforme ilustrado na figura, a glicose é captada pelas células β por meio do transportador GLUT2. O aumento da glicose sanguínea resulta em aumento das concentrações intracelulares de ATP, que fecham os canais de potássio dependentes de ATP. A diminuição do efluxo de potássio resulta de despolarização da célula β e abertura dos canais de cálcio regulados por voltagem. O consequente aumento do cálcio intracelular desencadeia a secreção do hormônio. O grupo de fármacos secretagogos da insulina (sulfonilureias, meglitinidas e derivados da D-fenilalanina) apresenta seus efeitos hipoglicemiantes por meio desse mecanismo.

Degradação da insulina

O fígado e os rins são os dois principais órgãos que removem a insulina da circulação. Em geral, o fígado depura cerca de 60% da insulina circulante liberada pelo pâncreas, em virtude de sua localização como sítio terminal do fluxo sanguíneo da veia porta, ao passo que os rins removem 35 a 40% do hormônio endógeno. Entretanto, em diabéticos tratados com insulina, que recebem injeções subcutâneas (SC) do hormônio, essa relação é invertida, de modo que até 60% da insulina exógena é depurada pelo rim. Já o fígado não remove mais do que 30 a 40%. A meia-vida da insulina circulante é de 3 a 5 minutos.

Insulina circulante

Em indivíduos não diabéticos são encontradas concentrações basais de insulina de 5 a 15 μU/mL (30-90 pmol/L), com elevação máxima para 60 a 90 μU/mL (360-540 pmol/L) durante as refeições.

Receptor de insulina

Após a sua entrada na circulação, a insulina sofre difusão nos tecidos, onde se liga a receptores especializados presentes nas membranas da maioria dos tecidos. As respostas biológicas promovidas por esses complexos insulina-receptor foram identificadas nos tecidos-alvo primários que regulam o metabolismo energético, isto é, no fígado, no músculo e no tecido adiposo. Os receptores ligam-se à

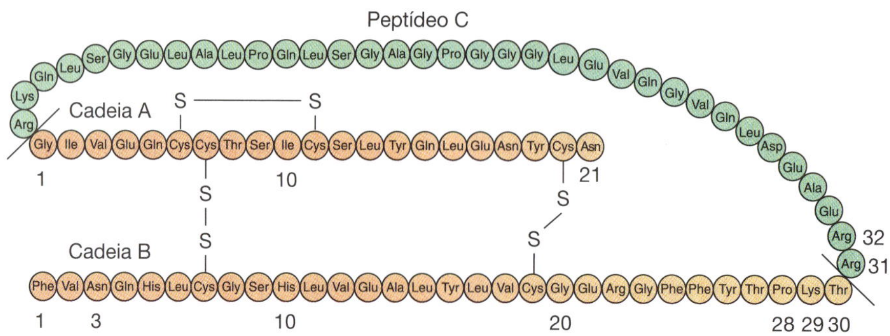

FIGURA 41-1 Estrutura da proinsulina humana (peptídeo C + cadeias A e B da insulina). A insulina é mostrada na forma de cadeias peptídicas (laranja) A e B. As diferenças nas cadeias A e B e as modificações de aminoácidos para os análogos da insulina de ação rápida (asparte, lispro e glulisina) e para os análogos da insulina de ação longa (degludeca, detemir e glargina) são discutidas no texto. (Adaptada, com autorização, de Gardner DG, Shoback D: Greenspan's Basic & Clinical Endocrinology, 9th ed. New York, NY: McGraw Hill; 2011.)

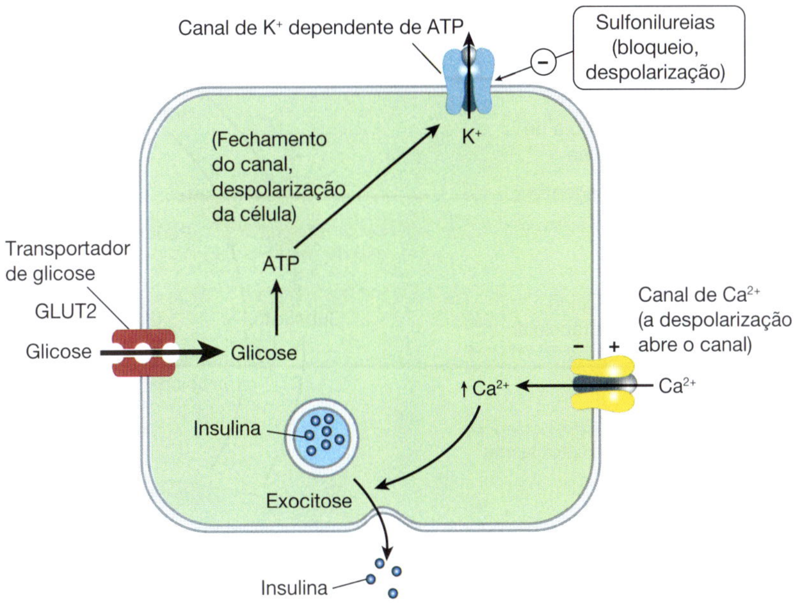

FIGURA 41-2 Controle da liberação de insulina da célula β do pâncreas pela glicose e pelas sulfonilureias. Na célula em repouso com concentrações normais (baixas) de ATP, o potássio sofre difusão ao longo de seu gradiente de concentração através dos canais de potássio regulados pelo ATP, mantendo o potencial intracelular em um nível negativo totalmente polarizado. A liberação da insulina é mínima. Se houver elevação das concentrações de glicose, a produção de ATP aumenta, ocorre fechamento dos canais de potássio, e as células sofrem despolarização. Conforme observado no músculo e no nervo, os canais de cálcio regulados por voltagem abrem-se em resposta à despolarização, possibilitando a entrada de mais cálcio dentro da célula. O aumento de cálcio intracelular resulta em secreção aumentada de insulina. Os secretagogos da insulina fecham os canais de potássio dependentes de ATP, com consequente despolarização da membrana e aumento da liberação de insulina por meio do mesmo mecanismo.

insulina com alta especificidade e afinidade, em quantidades da ordem de picomolares. O receptor de insulina consiste em dois heterodímeros ligados de modo covalente, contendo, cada um deles, uma subunidade α que é totalmente extracelular e constitui o sítio de reconhecimento, e uma subunidade β que se estende pela membrana (Figura 41-3). A subunidade β contém tirosina cinase. A ligação da molécula de insulina às subunidades α na superfície externa da célula ativa o receptor e, por meio de mudança de conformação, determina a aproximação das alças catalíticas opostas das subunidades β citoplasmáticas. Esse processo promove a fosforilação mútua de resíduos de tirosina nas subunidades e a ativação da tirosina cinase dirigida às proteínas citoplasmáticas.

As primeiras proteínas a serem fosforiladas pelas tirosinas cinases ativadas são as proteínas de atracagem: os substratos do receptor de insulina (IRSs, do inglês *insulin receptor substrates*). Após a fosforilação da tirosina em vários sítios críticos, as moléculas de IRS ligam-se a outras cinases ativas envolvidas no metabolismo energético – particularmente a fosfatidilinositol-3-cinase –, resultando em mais fosforilações. Como alternativa, podem estimular a via mitogênica e ligar-se a uma proteína adaptadora, como a proteína de ligação do receptor de fatores de crescimento 2. Esse sinal da insulina estimula o fator de liberação de nucleotídeo de guanina, que, em última análise, ativa a proteína de ligação do GTP, Ras, e o sistema de proteína cinase ativada por mitógeno (MAPK, do inglês *mitogen-activated protein kinase*). Cada uma das tirosinas cinases fosforiladas por IRS apresentam especificidade de ligação a moléculas distais, com base em suas sequências de 4 a 5 aminoácidos circundantes ou por meio de modelos que reconhecem domínios específicos de homologia Src 2 (SH2) na outra proteína. Essa rede de fosforilações dentro da célula representa o segundo mensageiro da insulina e resulta em múltiplos efeitos, inclusive translocação de transportadores da glicose (particularmente GLUT4, Tabela 41-2) para a membrana celular, com consequente aumento da captação de glicose, aumento da atividade da glicogênio sintase e da formação de glicogênio. Também interfere sobre a síntese de proteína, lipólise e lipogênese, e a ativação de fatores de transcrição, que aumentam a síntese de DNA, crescimento e divisão celular.

Vários hormônios (p. ex., glicocorticoides) diminuem a afinidade dos receptores pela insulina. Porém, o hormônio do crescimento em excesso aumenta um pouco essa afinidade. A fosforilação aberrante da serina e da treonina das subunidades β do receptor de insulina ou das moléculas de IRS pode resultar em resistência à insulina e regulação negativa do receptor funcional.

Efeitos da insulina sobre seus alvos

A insulina promove o armazenamento de gordura e de glicose (ambas fontes de energia) no interior das células-alvo especializadas (Figura 41-4) e influencia o crescimento celular e as funções metabólicas de uma ampla variedade de tecidos (Tabela 41-3).

GLUCAGON

Química e metabolismo

O glucagon é sintetizado pelas células α das ilhotas de Langerhans do pâncreas (ver Tabela 41-1). O glucagon é um peptídeo – idêntico em todos os mamíferos –, constituído de uma única cadeia de 29 aminoácidos, com peso molecular de 3.485. A clivagem proteolítica seletiva converte uma grande molécula precursora com peso molecular de cerca de 18 mil em glucagon. Um dos precursores

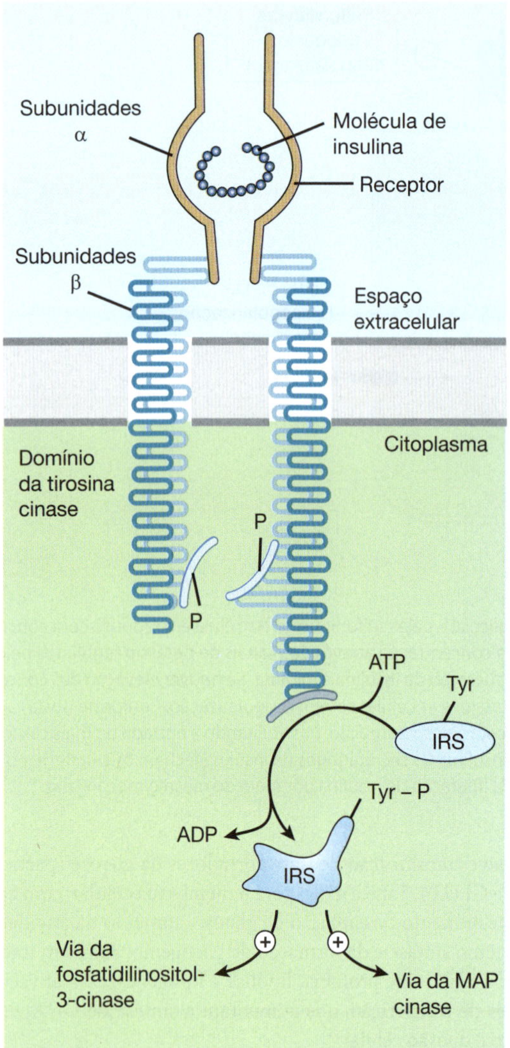

FIGURA 41-3 Diagrama esquemático do heterodímero do receptor de insulina no estado ativado. IRS, substrato do receptor de insulina; MAP, proteína ativada por mitógeno; P, fosfato; Tyr, tirosina.

intermediários consiste em um peptídeo de 69 aminoácidos, denominado **glicentina**, que contém a sequência do glucagon intercalada entre extensões peptídicas.

O glucagon sofre extensa metabolização no fígado e no rim, bem como no plasma e nos sítios receptores teciduais. A meia-vida do plasma é de 3 a 6 minutos, ou seja, semelhante à da insulina.

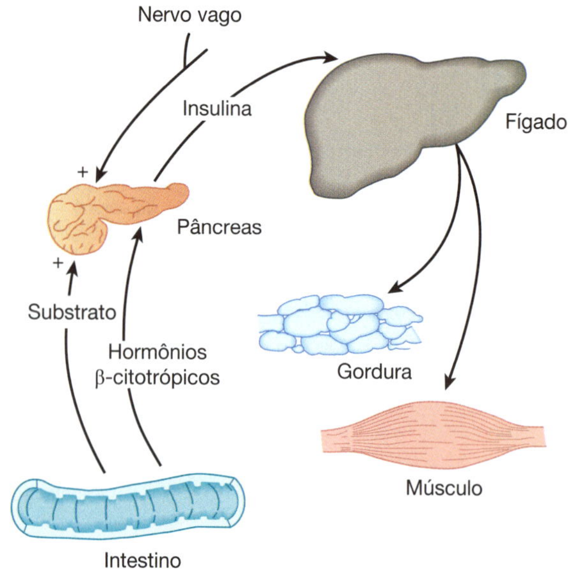

FIGURA 41-4 A insulina promove síntese (a partir de nutrientes circulantes) e armazenamento de glicogênio, triglicerídeos e proteínas em seus principais tecidos-alvo: fígado, tecido adiposo e músculo. A liberação de insulina pelo pâncreas é estimulada por concentrações aumentadas de glicose, incretina e estimulação nervosa vagal e outros fatores (ver o texto).

Efeitos farmacológicos do glucagon

Os primeiros seis aminoácidos na extremidade aminoterminal da molécula de glucagon ligam-se a receptores específicos acoplados à proteína G_s, presentes nas células hepáticas. Isso leva ao aumento de AMPc, que facilita o catabolismo do glicogênio armazenado, e aumenta a gliconeogênese e a cetogênese. O resultado farmacológico imediato da infusão de glucagon consiste em elevar a glicemia ao utilizar o glicogênio hepático armazenado. O hormônio não exerce nenhum efeito sobre o glicogênio musculoesquelético, presumivelmente em razão da ausência de receptores de glucagon. A administração de quantidades farmacológicas de glucagon provoca a liberação de insulina pelas células β pancreáticas normais, de catecolamina pelo feocromocitoma e de calcitonina pelas células do carcinoma medular.

O glucagon exerce um poderoso efeito inotrópico e cronotrópico sobre o coração, mediado pelo mecanismo de AMPc descrito anteriormente. Por isso, o hormônio produz um efeito muito semelhante aos agonistas dos receptores β-adrenérgicos, sem a necessidade de receptores β funcionais.

TABELA 41-2 Transportadores da glicose

Transportador	Tecidos	K_m da glicose (mmol/L)	Função
GLUT1	Todos os tecidos, particularmente eritrócitos e cérebro	1-2	Captação basal de glicose; transporte através da barreira hematencefálica
GLUT2	Células β do pâncreas; fígado, rins; intestino	15-20	Regulação da liberação de insulina, outros aspectos da homeostasia da glicose
GLUT3	Cérebro, placenta	< 1	Captação em neurônios, outros tecidos
GLUT4	Músculo, tecido adiposo	~5	Captação da glicose mediada pela insulina
GLUT5	Intestino, rim	1-2	Absorção da frutose

TABELA 41-3 Efeitos endócrinos da insulina

Efeito sobre o fígado:
Reversão das características catabólicas da deficiência de insulina
Inibe a glicogenólise
Inibe a conversão dos ácidos graxos e aminoácidos em cetoácidos
Inibe a conversão dos aminoácidos em glicose
Ação anabólica
Promove o armazenamento da glicose na forma de glicogênio (induz a glicocinase e a glicogênio sintase, inibe a fosforilase)
Aumenta a síntese de triglicerídeos e a formação de lipoproteínas de densidade muito baixa (VLDL)
Efeitos sobre o músculo:
Aumento da síntese de proteínas
Aumenta o transporte de aminoácidos
Aumenta a síntese ribossômica de proteínas
Aumento da síntese de glicogênio
Aumenta o transporte de glicose
Induz a glicogênio sintase e inibe a fosforilase
Efeitos sobre o tecido adiposo:
Aumento do armazenamento de triglicerídeos
A lipoproteína lipase é induzida e ativada pela insulina, hidrolisando triglicerídeos a partir de lipoproteínas
O transporte de glicose para dentro da célula fornece fosfato de glicerol, possibilitando a esterificação de ácidos graxos supridos pelo transporte de lipoproteínas
A lipase intracelular é inibida pela insulina

O glucagon em altas doses produz relaxamento profundo do intestino. Em contrapartida aos efeitos já citados do peptídeo, essa ação sobre o intestino pode ser causada por mecanismos distintos da ativação da adenililciclase.

Aplicações clínicas

A principal aplicação clínica do glucagon consiste no tratamento de emergência das reações hipoglicêmicas graves devido à terapia com insulina quando o indivíduo é incapaz de efetuar um autotratamento com glicose oral (p. ex., paciente inconsciente) e quando o tratamento com glicose intravenosa (IV) não é possível. Dispõe-se atualmente de glucagon recombinante em frasco de 1 mg para uso parenteral (IV, intramuscular [IM] ou SC) ou em 1 dose de 3 mg de pó nasal para inalação. A principal reação adversa consiste em náusea transitória e vômitos ocasionais. Por conseguinte, é importante colocar os pacientes inconscientes em decúbito lateral após a administração do fármaco.

O glucagon por via IV é comumente usado no procedimento de colangiopancreatografia retrógrada endoscópica para facilitar o relaxamento do esfíncter de Oddi. Algumas vezes, o glucagon é utilizado no tratamento da sobredose de betabloqueadores, em virtude de sua capacidade de aumentar a produção de AMPc no coração, independentemente da função dos receptores β.

O glucagon não deve ser administrado a pacientes com feocromocitoma, nos quais pode provocar a liberação de catecolaminas e aumentar a pressão arterial. Ele também não deve ser administrado a pacientes com insulinoma, nos quais pode causar hipoglicemia de rebote.

DIABETES MELITO

O **diabetes melito** é definido por glicemia elevada associada a uma secreção pancreática de insulina inadequada ou ausente, com ou sem comprometimento concomitante da ação da insulina. Na atualidade, os estados mórbidos subjacentes ao diagnóstico de diabetes melito são classificados em quatro categorias: **diabetes melito tipo 1 (DM1)**, **diabetes melito tipo 2 (DM2)**, **outros tipos específicos** e **diabetes melito gestacional** (**DMG**).

Diabetes melito tipo 1

O diabetes melito tipo 1 (DM1) caracteriza-se basicamente pela destruição seletiva das células β (células B) e por deficiência *grave* ou *absoluta* de insulina. O DM1 é, ainda, subdividido em causas imune (tipo 1a [DM1a]) e idiopática (tipo 1b [DM1b]). A forma imune representa a forma mais comum de DM1. Embora os pacientes tenham, em sua maioria, menos de 30 anos quando são diagnosticados, o início da doença pode ocorrer em qualquer idade. O DM1 é encontrado em todos os grupos étnicos, porém a sua maior incidência é observada em pessoas do norte da Europa e da Sardenha. A suscetibilidade parece envolver uma ligação genética multifatorial, porém apenas 10 a 15% dos pacientes apresentam história familiar positiva. Os pacientes com DM1 apresentam, em sua maioria, um ou mais anticorpos circulantes, incluindo anticorpos contra a ácido glutâmico descarboxilase 65 (GAD 65, do inglês *glutamic acid decarboxylase 65*), autoanticorpo anti-insulina, tirosina fosfatase IA2 (ICA 512) e transportador de zinco 8 (ZnT8) no momento do diagnóstico. Esses anticorpos facilitam o diagnóstico de DM1a, e também podem ser usados para rastreamento de familiares com risco de desenvolver a doença. A maioria dos pacientes com DM1 e apresentação sintomática aguda exibe perda significativa de células β, e a terapia com insulina é essencial para controlar as concentrações de glicose e prevenir a cetose.

Alguns pacientes apresentam um processo autoimune mais indolente e, inicialmente, conservam função suficiente das células β para evitar a cetose. Podem ser tratados inicialmente com fármacos hipoglicemiantes orais. Entretanto, em seguida, eles necessitam de insulina à medida que a função das células β declina. Estudos de anticorpos em pacientes do norte da Europa indicam que até 10 a 15% dos pacientes "tipo 2" podem, na verdade, apresentar essa forma mais leve de DM1 (diabetes autoimune latente do adulto [LADA, do inglês *latent autoimmune diabetes of adulthood*]).

Diabetes melito tipo 2

O diabetes melito tipo 2 (DM2) abrange um grupo heterogêneo de condições, que se caracterizam por resistência dos tecidos à ação da insulina, combinada com uma deficiência *relativa* da secreção do hormônio. Um indivíduo pode apresentar maior resistência à insulina ou maior deficiência de células β, e as anormalidades da glicose podem ser leves ou graves. Embora a insulina endógena circulante seja suficiente para prevenir o desenvolvimento de cetoacidose, ela é inadequada para a prevenção da hiperglicemia. Os pacientes com DM2 podem ser controlados inicialmente por meio de dieta, exercícios físicos e fármacos hipoglicemiantes (orais e injetáveis), porém sem insulina. Alguns pacientes apresentam insuficiência progressiva das células β e, por fim, também podem necessitar de terapia com insulina.

Outros tipos específicos de diabetes melito

A designação "outros" refere-se a múltiplas *outras* causas específicas de elevação da glicemia: pancreatectomia, pancreatite, doenças não pancreáticas, terapia farmacológica, etc. Para uma lista detalhada, o leitor deve consultar a referência American Diabetes Association, de 2014.

Diabetes melito gestacional

O diabetes melito gestacional (DMG) é definido como qualquer anormalidade das concentrações de glicose observada pela primeira vez durante a gravidez. Nos Estados Unidos, o DMG é diagnosticado em cerca de 7% de todas as gestações. Durante a gravidez, a placenta e os hormônios placentários criam uma resistência à insulina, que se torna mais pronunciada no último trimestre. Recomenda-se uma avaliação do risco de diabetes na primeira visita pré-natal. As mulheres de alto risco devem ser imediatamente submetidas à triagem. Nas mulheres que correm menos risco, a triagem pode ser adiada até as semanas 24 a 28 da gestação.

Achados laboratoriais

A. Concentração plasmática ou sérica de glicose

A obtenção de uma concentração plasmática de glicose de 126 mg/dL (7 mmol/L) ou mais elevada em mais de uma ocasião depois de um jejum de pelo menos 8 horas é diagnóstica de diabetes melito (Tabela 41-4). As concentrações plasmáticas de glicose em jejum de 100 a 125 mg/dL (5,6-6,9 mmol/L) estão associadas a um aumento no risco de diabetes melito (tolerância à glicose diminuída).

B. Medições da hemoglobina A_{1c}

Quando as concentrações plasmáticas de glicose estão na faixa normal, cerca de 4 a 6% da hemoglobina A têm uma ou ambas as valinas N-terminais de suas cadeias β irreversivelmente glicadas pela glicose – designada hemoglobina A_{1C} (HbA_{1c}). A fração HbA_{1c} está anormalmente elevada em indivíduos com diabetes que apresentam hiperglicemia crônica. Como os eritrócitos possuem um tempo de vida de até 120 dias, o valor da HbA_{1c} reflete as concentrações plasmáticas de glicose nas 8 a 12 semanas anteriores.

Em pacientes que monitoram sua glicose, o valor da HbA_{1c} fornece uma valiosa verificação da acurácia de seu monitoramento. Em pacientes que não monitoram sua glicose, as medições da HbA_{1c} são essenciais para ajustar o tratamento. A American Diabetes Association (ADA) aprovou o uso da HbA_{1c} como exame complementar para o diabetes melito. Foi escolhido um valor de corte de 6,5%, visto que o risco de retinopatia aumenta substancialmente acima desse valor. Um valor inferior a 5,7% é normal, e os pacientes com HbA1c de 5,7 a 6,4% são considerados de alto risco para desenvolver diabetes (ver Tabela 41-4).

C. Teste oral de tolerância à glicose

Se a HbA_{1c} for inferior a 6,5% ou se a concentração plasmática de glicose em jejum estiver abaixo de 126 mg/dL (7 mmol/L), mas mesmo assim houver suspeita de diabetes melito, pode-se efetuar um teste oral de tolerância à glicose padronizado (ver Tabela 41-4). O paciente não deve comer nada depois da meia-noite anterior ao dia do exame. No dia do teste, os adultos recebem 75 g de glicose em 300 mL de água, enquanto as crianças recebem 1,75 g de glicose por quilograma de peso corporal ideal. A carga de glicose deve ser consumida em 5 minutos. Os pacientes não devem fumar nem deambular durante o teste. São obtidas amostras de sangue para glicose plasmática 0 e 120 minutos após a ingestão de glicose. O teste oral de tolerância à glicose é normal se o valor da glicose plasmática no sangue venoso em jejum for inferior a 100 mg/dL (5,6 mmol/L) e o valor de 2 horas cair abaixo de 140 mg/dL (7,8 mmol/L). Um valor de jejum de 126 mg/dL (7 mmol/L) ou superior ou um valor de 2 horas superior a 200 mg/dL (11,1 mmol/L) são diagnósticos de diabetes melito. Os pacientes com valor de 2 horas de 140 a 199 mg/dL (7,8-11,1 mmol/L) apresentam tolerância à glicose diminuída.

D. Cetonas na urina ou no sangue

A detecção qualitativa de corpos cetônicos pode ser realizada com o teste de nitroprusseto. Embora esses testes não detectem o ácido β-hidroxibutírico, que carece de um grupo cetona, a estimativa semiquantitativa da cetonúria assim obtida é, entretanto, habitualmente adequada para fins clínicos. Na atualidade, muitos laboratórios medem o ácido β-hidroxibutírico, e dispõe-se de aparelhos para uso pelo paciente em amostras de glicose do sangue capilar. Concentrações de β-hidroxibutirato > 0,6 mmol/L exigem avaliação. Um nível > 3 mmol/L, que é equivalente a cetonas urinárias muito altas, exige hospitalização.

E. Automonitoramento da glicemia

As medições da glicose no sangue capilar ("punção digital"), que são realizadas pelos pacientes, são extremamente úteis. Em pacientes com DM1, nos quais se procura obter um controle metabólico

TABELA 41-4 Critérios diagnósticos para diabetes melito

	Tolerância à glicose normal, mg/dL (mMol/L)	Pré-diabetes	Diabetes melito[2]
Glicose plasmática em jejum – mg/dL (mmol/L)	< 100 (5,6)	100-125 (5,6-6,9) (glicemia em jejum alterada)	≥ 126 (7,0)
2 horas após sobrecarga de glicose[1] – mg/dL (mmol/L)	< 140 (7,8)	≥ 140-199 (7,8-11) (tolerância à glicose diminuída)	≥ 200 (11,1)
Hemoglobina glicada (HbA_{1c}) (%) (critérios da American Diabetes Association [ADA])	< 5,7	5,7-6,4	≥ 6,5

[1]Administrar 75 g de glicose dissolvidos em 300 mL de água após uma noite de jejum em indivíduos que receberam pelo menos 150 a 200 g de carboidratos diariamente durante 3 dias antes do exame.

[2]Glicose plasmática em jejum ≥ 126 mg/dL (7 mmol) ou HbA_{1c} ≥ 6,5% são diagnósticas de diabetes melito se forem confirmadas por um exame repetido. Os sintomas e concentrações de glicose aleatórias > 200 mg/dL (11,1 mmol/L) são diagnósticos, e não há necessidade de exames adicionais.

"rigoroso", elas são indispensáveis. Dispõe-se de muitos glicosímetros para medir a glicose em amostras de sangue capilar. Todos são acurados, porém variam quanto à velocidade, à conveniência, ao tamanho das amostras de sangue necessárias, à capacidade de relatório e ao custo. Alguns glicosímetros são projetados para se comunicar com uma bomba de insulina.

Dispõe-se também de vários sistemas de monitoramento contínuo de glicose (MCG) para uso clínico. Os sistemas utilizam um sensor subcutâneo que mede as concentrações de glicose no líquido intersticial durante 7 a 14 dias. Os estudos realizados mostram que os pacientes pediátricos e adultos com DM1 que utilizam o MCG apresentam uma melhora do controle da glicose, sem aumento na incidência de hipoglicemia.

FÁRMACOS PARA O TRATAMENTO DA HIPERGLICEMIA

Preparações de insulina

A insulina humana é dispensada em formulações regular (R) e protamina neutra de Hagedorn (NPH, do inglês *neutral protamine hagedorn*). Existem também seis análogos da insulina humana. Três desses análogos são de ação rápida – lispro, a insulina asparte e glulisina –, e três são de ação longa – glargina, detemir e degludeca. Nos Estados Unidos, não há insulinas animais disponíveis.* As preparações suína e bovina (isofana, neutra, 30/70 e lenta) ainda estão disponíveis e em outras partes do mundo (incluindo o Brasil). A maioria das insulinas está disponível em uma concentração de 100 unidades/mL (U100) e é dispensada em frascos de 10 mL ou cartuchos de 0,3 mL ou injetores descartáveis tipo caneta prontos para uso. Dispõe-se também de várias insulinas em concentrações mais altas na forma de injetores descartáveis tipo caneta prontos para uso: insulina glargina, 300 unidades/mL (U300); insulina degludeca, 200 unidades/mL (U200); insulina lispro, 200 unidades/mL (U200); e insulina regular, 500 unidades/mL (U500) (Tabelas 41-5 e 41-6).

A. Preparações de insulina de ação curta (ver Tabelas 41-5 e 41-6)

As preparações de ação curta incluem a insulina humana regular e os três análogos de insulina de ação rápida. Todas são soluções claras em pH neutro. As moléculas de insulina existem na forma de dímeros, que se agrupam em hexâmeros na presença de dois íons zinco. Os hexâmeros são ainda mais estabilizados por compostos fenólicos, como fenol e meta-Cresol. As alterações projetadas nos análogos de insulina de ação rápida são elaboradas para romper as interações intermoleculares de estabilização dos dímeros e dos hexâmeros, levando a uma absorção mais rápida na circulação após injeção SC.

*N. de R.T. No Brasil, ainda há insulinas animais disponíveis.

1. *Insulina regular* A insulina regular é uma insulina zíncica cristalina, solúvel, de ação curta, cujo efeito aparece nos primeiros 30 minutos após injeção SC, alcança pico em cerca de 2 horas e dura 5 a 7 horas quando as quantidades habituais (i.e., 5-15 U) são administradas. Para os indivíduos muito resistentes à insulina, que, de outro modo, necessitariam de grandes volumes de solução de insulina, dispõe-se de uma preparação U500 de insulina regular humana em frasco e em injetor descartável tipo caneta. Deve-se utilizar uma seringa de insulina U500 para medir a dose quando se utiliza o frasco. Se for utilizada uma seringa de insulina U100 ou uma seringa de tuberculina, o médico deve anotar cuidadosamente a dose tanto em unidades quanto em volume para evitar a sobredose. O injetor descartável tipo caneta evita esse problema de conversão e dispensa a insulina regular U500 em incrementos de 5 unidades.

Quando há necessidade de insulina IV (p. ex., em ambiente hospitalar), utiliza-se a insulina regular. Ela é particularmente útil no tratamento da cetoacidose diabética e durante o controle da glicose perioperatória.

2. *Análogos de insulina de ação rápida* A insulina lispro é um análogo da insulina, em que a prolina na posição B28 é permutada com a lisina em B29. A insulina asparte resulta da substituição da prolina por ácido aspártico na posição B28. A insulina glulisina difere da insulina humana, visto que o aminoácido asparagina na posição B3 é substituído por lisina, e a lisina na posição B29 pelo ácido glutâmico. Quando administrados por via SC, esses três análogos dissociam-se rapidamente em monômeros e sofrem absorção muito rápida, alcançando pico plasmático em apenas 1 hora. As alterações de aminoácidos nesses análogos não interferem na sua ligação ao receptor de insulina, na meia-vida circulante nem na sua imunogenicidade, que são todas idênticas às da insulina regular humana. Uma formulação de insulina asparte que contém niacinamida (vitamina B_3) apresenta absorção mais rápida, e seu início de ação é cerca de 10 minutos mais rápido do que a formulação-padrão de insulina asparte. De modo semelhante, existe uma formulação de insulina lispro cujo início de ação é 11 minutos mais rápido do que a formulação de insulina lispro. Essa formulação contém citrato e treprostinila. A primeira aumenta a permeabilidade vascular, enquanto a última induz vasodilatação.

Ensaios clínicos demonstraram que os tempos ideais dos análogos de insulina de ação rápida pré-prandial e de insulina humana regular são de 15 minutos e 45 minutos antes da refeição, respectivamente. Os análogos das insulinas de ação rápida são mais convenientes,

TABELA 41-5 Resumo das características de biodisponibilidade das insulinas

Preparações de insulina	Início da ação	Pico da ação	Duração efetiva
Insulinas lispro, asparte, glulisina	5-15 min	1-1,5 h	3-4 h
Insulina humana regular	30-60 min	2 h	6-8 h
Insulina inalatória em microesferas	5-15 min	1 h	3 h
Insulina NPH humana	2-4 h	6-7 h	10-20 h
Insulina glargina	0,5-1 h	sem pico	~ 24 h
Insulina detemir	0,5-1 h	sem pico	17 h
Insulina degludeca	0,5-1,5 h	sem pico	> 42 h

TABELA 41-6 Algumas preparações de insulina

Preparação	Espécie de origem	Concentração
Insulinas de ação curta		
Insulina lispro	Análoga humana	U100, U200
Insulina asparte	Análoga humana	U100
Insulina glulisina	Análoga humana	U100
Insulina regular	Humana	U100, U500
Insulina regular inalatória	Humana	–
Insulinas de ação longa		
Insulina NPH	Humana	U100
Insulina glargina	Análoga humana	U100, U300
Insulina detemir	Análoga humana	U100
Insulina degludeca	Análoga humana	U100, U200
Insulinas pré-misturadas		
70 NPH/30 regular	Humana	U100
75/25 NPL, lispro	Análoga humana	U100
50/50 NPL, lispro	Análoga humana	U100
70/30 NPA, asparte	Análoga humana	U100
70/30 degludeca/asparte	Análoga humana	U100

Todas as insulinas são atualmente produzidas por tecnologia recombinante; a insulina regular deve ser refrigerada (é termolábil) e levada à temperatura ambiente imediatamente antes de sua administração; análogos de insulina são termoestáveis e não necessitam refrigeração.
NPA, asparte protamina neutra; NPL, lispro protamina neutra.

visto que os pacientes podem injetá-los imediatamente antes de se alimentar e não precisam aguardar, como no caso da insulina regular. É importante que os pacientes tenham uma ingestão adequada de carboidratos no início da refeição para evitar hipoglicemia após a refeição. Esses análogos também apresentam a menor variabilidade de absorção: uma variação de cerca de 5%, em comparação com 25% para a insulina regular. Outra característica desejável dos análogos de insulina de ação rápida é que a sua duração de ação é de cerca de 4 horas para as dosagens utilizadas com mais frequência. Isso contrasta com a insulina regular, cuja duração de ação é significativamente prolongada quando são utilizadas doses maiores.

Os análogos de ação rápida são a insulina de escolha para bombas de insulina. Em um estudo cruzado duplo-cego comparando a insulina lispro com a insulina regular em bombas de insulina, os pacientes que utilizaram a insulina lispro tiveram valores mais baixos de HbA_{1c} e melhor controle da glicose pós-prandial com a mesma frequência de hipoglicemia.

B. Preparações de insulina de ação longa (ver Tabelas 41-5 e 41-6)

1. *Insulina NPH (protamina neutra de Hagedorn ou isofana)* A insulina NPH tem ação intermediária, com absorção e início de ação retardados pela associação de quantidades apropriadas de insulina e protamina, de modo que nenhum dos componentes está presente em uma forma não complexada ("isofana"). Após injeção SC, as enzimas teciduais proteolíticas degradam a protamina, possibilitando sua absorção. A insulina NPH tem início de ação de cerca de 2 a 4 horas, pico de ação de 6 a 7 horas e duração de 10 a 20 horas (Figura 41-5). Em geral, é misturada com insulina regular, lispro, asparte ou glulisina e administrada 2 a 4 vezes ao dia para reposição do hormônio. A dose regula o perfil de ação, isto é, baixas doses apresentam picos mais baixos e mais precoces e curta duração, observando-se o inverso com o uso de maiores doses. Tem como função suprir as concentrações basais de insulina.

2. *Insulina glargina* A insulina glargina é um análogo de insulina de ação longa, solúvel e "sem pico" (i.e., exibe um amplo platô de concentração plasmática). A fixação de duas moléculas de arginina à extremidade carboxiterminal da cadeia B e a substituição da asparagina por glicina na posição A21 criaram um análogo que é solúvel em solução ácida, mas que precipita no pH mais neutro do corpo após injeção SC. As moléculas individuais de insulina dissolvem-se lentamente do depósito cristalino e produzem baixas concentrações contínuas de insulina circulante. A insulina glargina tem início de ação lento (0,5-1 hora), e a duração de ação efetiva é de aproximadamente 24 horas. Em geral, a glargina é administrada 1 vez ao dia. Entretanto, alguns indivíduos muito sensíveis à insulina (que necessitam de baixas doses, inferiores a cerca de 20 unidades ao dia) ou os indivíduos resistentes à insulina (que necessitam de doses muito maiores) beneficiam-se de doses fracionadas (2 vezes ao dia). Para manter a solubilidade, a formulação é extremamente ácida (pH de 4), e, portanto, a glargina não deve ser misturada com outra insulina. Se for administrada com uma seringa, é preciso utilizar uma seringa separada para minimizar o risco de contaminação e perda subsequente da eficácia. O padrão de absorção da glargina parece não depender do local anatômico de injeção, e esse fármaco está associado a menor imunogenicidade do que a insulina humana em estudos realizados em animais. A interação da glargina com o receptor de insulina assemelha-se à da insulina nativa e não apresenta nenhum aumento de atividade mitogênica *in vitro*. Sua ligação é 6 a 7 vezes maior do que a insulina nativa ao receptor do fator de crescimento semelhante à insulina 1 (IGF-1, do inglês *insulin-like growth factor 1*), porém o significado clínico disso ainda não está bem esclarecido.

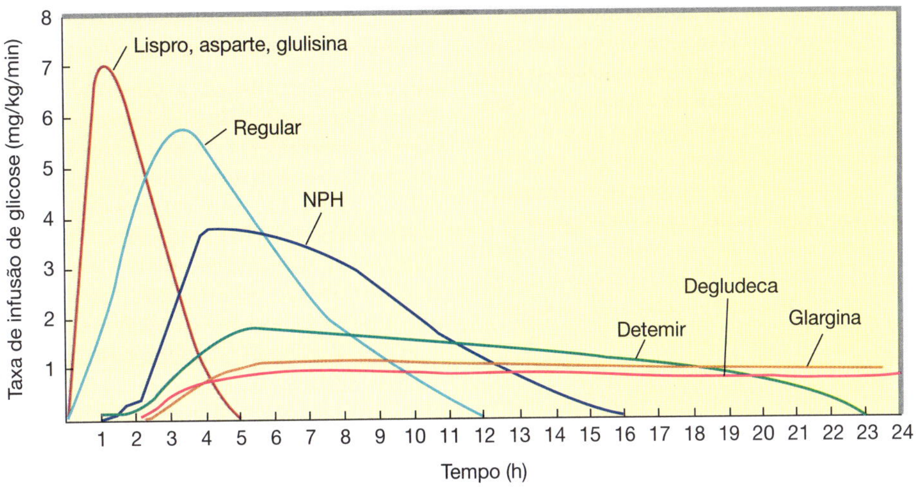

FIGURA 41-5 Extensão e duração de ação de vários tipos de insulina, conforme indicado pelas taxas de infusão de glicose (mg/kg/min) necessárias para manter uma concentração constante de glicose. As durações de ação mostradas são indicadas para uma dose média de 0,2 a 0,3 U/kg. As durações da insulina regular e da NPH aumentam consideravelmente quando se aumenta a dose.

3. *Insulina detemir* Nessa insulina, a treonina terminal é suprimida da posição B30, e o ácido mirístico (cadeia de ácidos graxos C-14) é fixado à lisina na posição B29. Essas modificações prolongam a disponibilidade do análogo administrado, aumentando tanto a autoagregação no tecido subcutâneo como a ligação reversível à albumina. A afinidade da insulina detemir é 4 a 5 vezes menor que a da insulina humana solúvel e, portanto, a formulação de insulina detemir U100 apresenta uma concentração de 2.400 nmol/mL, em comparação com 600 nmol/mL para a NPH. A duração de ação da insulina detemir é de cerca de 17 horas com doses terapeuticamente relevantes. Recomenda-se que a insulina seja injetada 1 ou 2 vezes ao dia para obter uma cobertura basal estável. Foi relatado que essa insulina apresenta menor variabilidade farmacodinâmica no indivíduo, em comparação com a insulina NPH e a insulina glargina.

4. *Insulina degludeca* Nesse análogo da insulina, a treonina na posição B30 foi removida, e a lisina na posição B29 foi conjugada ao ácido hexadecanoico por meio de um espaçador gama-L-glutamil. Em solução e na presença de fenol e zinco, a insulina está na forma de di-hexameros. Entretanto, quando injetada por via SC, ela se autoassocia em grandes cadeias multi-hexaméricas constituídas por milhares de di-hexâmeros. As cadeias dissolvem-se lentamente no tecido subcutâneo, e os monômeros de insulina são continuamente liberados na circulação sistêmica. A meia-vida da insulina é de 25 horas. O seu início de ação ocorre em 30 a 90 minutos, e a sua duração de ação é de mais de 42 horas. Recomenda-se que a insulina seja injetada 1 ou 2 vezes ao dia para que se obtenha uma cobertura basal estável. A insulina degludeca está disponível em duas concentrações, U100 e U200, e em injetores descartáveis tipo caneta prontos para uso.

5. *Misturas de insulina* Como as insulinas NPH de ação intermediária necessitam de várias horas para alcançar concentrações terapêuticas adequadas, seu uso em pacientes com diabetes melito habitualmente exige suplementos de insulina de ação rápida ou de ação curta antes das refeições. Para maior conveniência, essas insulinas são, com frequência, misturadas na mesma seringa antes da injeção. A insulina regular ou o análogo de insulina de ação rápida é retirado primeiro, em seguida a insulina NPH e, então, a mistura é injetada imediatamente.

Dispõe-se de insulinas pré-misturadas estáveis (NPH 70% e regular 30%) como conveniência para pacientes que têm dificuldade em misturar a insulina, devido a problemas visuais ou destreza manual insuficiente. As preparações pré-misturadas de análogos da insulina de ação rápida (lispro, asparte) e NPH não são estáveis, devido à troca do análogo de insulina de ação rápida pela insulina regular humana no complexo de protamina. Por conseguinte, com o tempo, o componente solúvel torna-se uma mistura de análogo de insulina regular e de ação rápida em proporções variáveis. Para remediar esse problema, foram desenvolvidas insulinas intermediárias compostas por complexos isofanas de protamina com os análogos de insulina de ação rápida (lispro protamina neutra [NPL, do inglês *neutral protamine lispro*]; asparte protamina). Atualmente, dispõe-se de associações pré-misturadas de NPL e insulina lispro para uso clínico. Essas misturas têm um início mais rápido de atividade hipoglicemiante, em comparação com a mistura de NPH 70% e insulina humana regular 30%, e podem ser administradas 15 minutos antes ou depois do início de uma refeição. Agora, dispõe-se de uma mistura semelhante de insulina asparte protamina 70% e insulina asparte 30%. As principais vantagens dessas novas misturas são que (1) elas podem ser administradas 15 minutos antes do início da refeição e (2) elas são superiores no controle da elevação da glicose pós-prandial depois de uma refeição rica em carboidratos.

A insulina glargina e a insulina detemir não podem ser misturadas na mesma seringa com outras insulinas. Entretanto, a insulina degludeca pode ser misturada e está disponível como insulina degludeca 70% e insulina asparte 30%, e é injetada 1 ou 2 vezes ao dia.

Sistemas de administração de insulina

A. Seringas e agulhas de insulina

Dispõe-se de seringas de plástico descartáveis com agulhas acopladas nos tamanhos de 1 mL (100 unidades), 0,5 mL (50 unidades) e 0,3 mL (30 unidades). As seringas de 0,3 mL "dose baixa" são populares, visto que muitos pacientes com diabetes não administram mais do que 30 unidades de insulina em uma única injeção, e a leitura das marcações é mais fácil. Elas também estão disponíveis em marcações de meia unidade. Dispõe-se de três comprimentos de agulhas e as agulhas mais longas são preferíveis em pacientes com sobrepeso/obesidade para garantir a absorção da insulina. Se a pele estiver limpa, não é necessário utilizar álcool. Recomenda-se o revezamento dos locais de injeção para evitar problemas de absorção, devido à lipo-hipertrofia em decorrência do uso excessivo de mesmo local de administração.

B. Injetores de insulina tipo caneta

Os injetores tipo caneta eliminam a necessidade de transportar frascos de insulina e seringas. Dispõe-se de cartuchos de insulina asparte e lispro para injetores tipo caneta reutilizáveis e injetores tipo caneta *Smart* que pareiam com o *smartphone* do paciente e o ajudam a calcular as doses e a controlar as administrações. Existem, ainda, injetores descartáveis tipo caneta prontos para uso para insulina regular (U100, U500), insulina lispro, insulina asparte, insulina glulisina, insulina detemir, insulina glargina, insulina degludeca, NPH, NPH 70% e regular 30%, NPL 75% e insulina lispro 25%, NPL 50% e insulina lispro 50%, insulina asparte protamina 70% e insulina asparte 30%, e insulina degludeca 70% e insulina asparte 30% (ver Tabela 41-6).

C. Dispositivos de infusão subcutânea contínua de insulina (ISCI, bombas de insulina)

Já estão disponíveis no mercado bombas operadas por bateria para a infusão subcutânea contínua de insulina (ISCI). As bombas de uso externo têm o tamanho aproximado de um *pager* e fornecem insulina de ação curta durante o dia e a noite. O cateter que conecta o reservatório de insulina à cânula subcutânea pode ser desconectado, permitindo ao paciente a remoção temporária da bomba (p. ex., para tomar banho). Também está disponível um modelo de bomba eletrônica descartável à prova d'água, em que o reservatório de insulina e o equipo de infusão estão integrados em uma unidade (cápsula), de modo que não há cateter. A cápsula, colocada sob a pele, fornece insulina basal subcutânea e em bólus, com base em instruções de transmissão sem fio a partir de um assistente digital pessoal.

Uma importante vantagem da bomba de insulina é que ela possibilita o estabelecimento de um perfil basal personalizado para o paciente, possibilitando um melhor controle da glicose durante a noite e entre as refeições e o manejo das excursões glicêmicas que ocorrem com o exercício físico. Um programa auxilia o paciente no cálculo dos bólus com base na leitura da glicose e carboidratos a serem consumidos. Ele controla o tempo decorrido desde o último bólus de insulina e reduz o risco de correção excessiva e hipoglicemia subsequente.

A terapia com ISCI é apropriada para pacientes com DM1 que são motivados, bem orientados sobre o diabetes (dieta, ação da insulina, tratamento da hipoglicemia e da hiperglicemia) e dispostos a monitorar a glicemia 4 a 6 vezes ao dia. As complicações conhecidas da ISCI incluem cetoacidose, que pode ocorrer quando a administração de insulina é interrompida, e infecções cutâneas. Outra desvantagem é o custo e o tempo adicional necessário para o médico e a equipe iniciarem a terapia. Quase todos os pacientes utilizam análogos de insulina de ação rápida em suas bombas.

Existe ainda uma bomba de infusão projetada especificamente para indivíduos com DM2 que utilizam um esquema de insulina basal/em bólus. O dispositivo é predefinido para fornecer 1 de 3 taxas basais fixas (20, 30 ou 40 unidades) por 24 horas (momento em que ela precisa ser substituída), e há um botão que fornece duas unidades para cada pressão para ajudar a cobrir as refeições.

D. Sistemas de alça fechada

Foram desenvolvidos algoritmos para utilizar os dados de glicose dos sistemas de MCG, de modo a administrar automaticamente a insulina por bombas de ISCI. Esses sistemas de alça fechada ("pâncreas artificial") demonstraram reduzir a hipoglicemia noturna. O sistema utiliza dados da glicose do sensor para o ajuste automático das doses de insulina basal a cada 5 minutos, tendo como alvo uma concentração de glicose de 120 mg/dL (6,7 mmol/L). A administração de insulina é suspensa quando a concentração de glicose medida pelo sensor cai abaixo ou previsivelmente cairá abaixo da meta. O paciente é responsável pela administração de bólus de insulina para cobrir as refeições e os lanches. Nos Estados Unidos, comunidades de pacientes com DM1 também desenvolveram algoritmos com código aberto para celulares mais modernos. Esse programa de acesso livre (Loop) utiliza dados do monitor contínuo de glicose para ajustar automaticamente a liberação de insulina pelas bombas (pâncreas artificial aberto [PAA]). O uso deste sistema ainda não foi aprovado pela Food and Drug Administration (FDA).

E. Insulina inalável

Uma formulação em pó seco de insulina regular humana está aprovada para uso em adultos com diabetes. Ela consiste de micropartículas de fumaril diacetopiperazina (2 a 2,5 μm), que fornece uma grande área de superfície para adsorção da insulina. Estudos de farmacocinética mostram que após sua inalação a partir de um pequeno aparelho de uso individual, as concentrações plasmáticas máximas de insulina são alcançados em 12 a 15 minutos e declinam para valores basais em 3 horas, com início significativamente mais rápido e duração mais curta do que a insulina SC desnecessário, pode apagar. O tempo médio para alcançar o efeito máximo com a insulina inalatória é de cerca de 1 hora e diminui para valores basais em cerca de 3 horas, diferente da insulina lispro SC, que alcança efeito máximo em cerca de 2 horas e decai às concentrações basais em 4 horas. Estudos clínicos mostram que o uso associado de insulina basal (p. ex. NPH, detemir, etc.) com a insulina inalatória é tão eficaz quanto o uso associado de insulina basal e insulinas de ação rápida SC (p. ex. regular, lispro, etc.). A insulina inalatória está disponível na forma de um cartucho com código de cores descartável, que fornece 4, 8 ou 12 unidades a serem administradas imediatamente antes da refeição. O fabricante fornece uma tabela de conversão de doses; os pacientes que administram até 4 unidades de análogo de insulina de ação rápida devem utilizar o cartucho de 4 unidades. Os que administram 5 a 8 unidades devem utilizar o cartucho de 8 unidades. Para 1 dose de 9 a 12 unidades de insulina de ação rápida antes da refeição, devem-se utilizar um cartucho de 4 unidades e um cartucho de 8 unidades ou um cartucho de 12 unidades. O efeito adverso mais comum da insulina inalatória tem sido a tosse, que afeta cerca de 27% dos pacientes. Estudos mostraram uma pequena diminuição da função pulmonar (volume expiratório forçado em 1 segundo [VEF_1]) nos primeiros 3 meses de uso, que persistiu no decorrer de 2 anos de acompanhamento. A insulina inalatória está contraindicada em fumantes e pacientes com doença pulmonar crônica, como asma e doença pulmonar obstrutiva crônica. Deve-se efetuar uma espirometria para identificar uma possível doença pulmonar antes de iniciar a terapia. Durante ensaios clínicos, ocorreram 2 casos de câncer de pulmão em pacientes que utilizavam insulina inalatória, porém não houve nenhum caso em pacientes tratados com a insulina de ação rápida SC.

Imunopatologia da insulinoterapia

Pelo menos cinco classes moleculares de anticorpos anti-insulina podem ser produzidas em pacientes durante a insulinoterapia: IgA, IgD, IgE, IgG e IgM. Nesses pacientes, são observados dois tipos principais de distúrbios imunes.

1. ***Alergia à insulina*** A alergia à insulina, que constitui uma reação de hipersensibilidade de tipo imediato, é uma condição rara, em que a urticária local ou sistêmica resulta da liberação de histamina por mastócitos teciduais sensibilizados por anticorpos IgE anti-insulina. Nos casos graves, ocorre anafilaxia. Como a sensibilidade resulta, com frequência, de contaminantes proteicos não insulínicos, as insulinas humanas e os análogos de insulina reduziram acentuadamente a incidência de alergia à insulina, particularmente as reações locais.

2. ***Resistência imune à insulina*** Na maioria dos pacientes tratados com insulina, observa-se o desenvolvimento de baixos títulos de anticorpos IgG anti-insulina circulantes, que neutralizam, em grau insignificante, a ação da insulina. Raramente os títulos de anticorpos anti-insulina resultam em resistência à insulina e podem estar associados a outros processos autoimunes sistêmicos, como lúpus eritematoso.

Lipodistrofia nos locais de injeção

A administração de preparações de insulina animal algumas vezes resultava em atrofia do tecido adiposo subcutâneo no local da injeção. Desde o desenvolvimento de preparações de insulinas humana e análogas com pH neutro, esse tipo de complicação imune quase nunca mais foi observado. A administração dessas preparações mais novas diretamente na área atrófica com frequência resulta em restauração dos contornos normais.

A hipertrofia do tecido adiposo subcutâneo continua sendo um problema se a insulina for injetada repetidamente no mesmo local. Todavia, esse problema pode ser corrigido ao evitar um local específico de injeção. O paciente deve ser orientado para não administrar a insulina sempre no mesmo local.

FÁRMACOS PARA O TRATAMENTO DO DIABETES MELITO TIPO 2 (DM2)

Dispõe-se de várias categorias de fármacos que reduzem as concentrações de glicose para pacientes com DM2: (1) fármacos que se ligam ao receptor de sulfonilureia e que estimulam a secreção de insulina (sulfonilureias, meglitinidas, derivados da fenilalanina); (2) fármacos que reduzem as concentrações de glicose decorrente de suas ações sobre o fígado, o músculo e o tecido adiposo (biguanidas, tiazolidinedionas); (3) fármacos que retardam a absorção intestinal da glicose (inibidores da α-glicosidase); (4) fármacos que simulam o efeito de incretinas ou que prolongam a sua ação (agonistas do receptor de GLP-1, inibidores da dipeptidil peptidase 4 [DPP-4]); (5) fármacos que inibem a reabsorção de glicose no rim (inibidores de cotransportador de sódio-glicose [SGLTs, do inglês *sodium-glucose co-transporter*]); e (6) fármacos que atuam por outros mecanismos ou por mecanismos pouco definidos (pranlintida, bromocriptina, colesevelam).

TABELA 41-7 Regulação da liberação de insulina em seres humanos

Estimulantes da liberação de insulina
Humorais: glicose, manose, leucina, arginina, outros aminoácidos, ácidos graxos (em altas concentrações)
Hormonais: glucagon, peptídeo semelhante ao glucagon 1 (GLP-1) (7-37), polipeptídeo insulinotrópico dependente de glicose (GIP), colecistocinina, gastrina
Neurais: estimulação β-adrenérgica, estimulação vagal
Fármacos: sulfonilureias, meglitinida, nateglinida, isoprenalina, acetilcolina
Inibidores da liberação da insulina
Hormonais: somatostatina, insulina, leptina
Neurais: efeito α-simpatomimético das catecolaminas
Fármacos: diazóxido, fenitoína, vimblastina, colchicina

Adaptada, com autorização, de Greenspan FS, Gardner DG: *Basic & Clinical Endocrinology*, 6th ed. New York, NY: McGraw Hill; 2001.

FÁRMACOS QUE ESTIMULAM A LIBERAÇÃO DE INSULINA POR MEIO DE LIGAÇÃO AO RECEPTOR DE SULFONILUREIAS

SULFONILUREIAS

Mecanismo de ação

A principal ação das sulfonilureias consiste em aumentar a liberação de insulina do pâncreas (Tabela 41-7). Elas ligam-se a um receptor de sulfonilureia de alta afinidade de 140 kDa que está associado a um canal de potássio sensível ao ATP, retificador interno da célula β (ver Figura 41-2). A ligação da sulfonilureia inibe o efluxo de íons potássio pelo canal, com consequente despolarização. Isto resulta na abertura de canais de cálcio regulados por voltagem, resultando em influxo de cálcio e liberação de insulina pré-formada.

Eficácia e segurança das sulfonilureias

As sulfonilureias são metabolizadas pelo fígado e, com exceção da acetoexamida (não disponível no Brasil), os metabólitos são fracamente ativos ou inativos. Os metabólitos são excretados pelos rins e, no caso das sulfonilureias de segunda geração, excretados parcialmente na bile. As reações idiossincrásicas são raras, ocorrendo erupções cutâneas ou toxicidade hematológica (leucopenia, trombocitopenia) em menos de 0,1% dos casos. As sulfonilureias de segunda geração exibem maior afinidade pelo seu receptor, em comparação com os fármacos de primeira geração. As doses efetivas e as concentrações plasmáticas correspondentemente mais baixas dos fármacos de segunda geração reduzem, portanto, o risco de interações medicamentosas com base na competição pelos sítios de ligação plasmáticos ou pela ação das enzimas hepáticas.

Em 1970, o *University Group Diabetes Program* (UGDP), nos Estados Unidos, relatou que o número de mortes causadas por doença cardiovascular em pacientes diabéticos tratados com tolbutamida foi excessivo, em comparação com pacientes tratados com insulina ou com aqueles que receberam placebo. Devido a falhas de planejamento, esse estudo e suas conclusões não foram, de modo geral, aceitos. No Reino Unido, o *United Kingdom Prospective Diabetes Study* (UKPDS) não identificou nenhum efeito cardiovascular adverso associado ao uso das sulfonilureias em seu estudo de grande porte em longo prazo. As sulfonilureias continuam sendo amplamente prescritas.

SULFONILUREIAS DE PRIMEIRA GERAÇÃO

A **tolbutamida** (não disponível no Brasil) é bem absorvida, porém metabolizada no fígado com rapidez. A duração do efeito é relativamente curta (6-10 horas), com meia-vida de eliminação de 4 a 5 horas, sendo mais bem administrada em doses fracionadas (p. ex., 500 mg antes de cada refeição). Alguns pacientes necessitam apenas de 1 ou 2 comprimidos ao dia. A dose máxima é de 3.000 mg/dia. Em virtude de sua meia-vida e inativação pelo fígado, a tolbutamida é relativamente segura para uso no idoso e em pacientes com comprometimento renal.

Hoje em dia, a clorpropamida, a tolazamida e a aceto-hexamida (que não estão mais disponíveis nos Estados Unidos [no Brasil encontra-se disponível somente a clorpropamida]) são raramente usadas na prática clínica e não são mais discutidas detalhadamente. Informações fornecidas no rótulo para a tolazamida podem ser encontradas em https://dailymed.nlm.nih.gov/dailymed/.

SULFONILUREIAS DE SEGUNDA GERAÇÃO

Glibenclamida (gliburida), glipizida, gliclazida e glimepirida são 100 a 200 vezes mais potentes do que a tolbutamida. Devem ser usadas com cautela em pacientes com doença cardiovascular ou idosos, nos quais a hipoglicemia seria particularmente perigosa.

A dose inicial habitual de **glibenclamida** é de 2,5 mg/dia ou menos, e a dose de manutenção média é de 5 a 10 mg/dia, administrada como dose única pela manhã. Não se recomenda o uso de doses de manutenção acima de 20 mg/dia. Dispõe-se de uma formulação de glibenclamida "micronizada" em comprimidos de diversas concentrações. Entretanto, há algumas dúvidas quanto à sua bioequivalência em relação a formulações não micronizadas, e a FDA recomenda monitoramento cuidadoso para retitulação da dose quando se efetua uma mudança de doses-padrão de glibenclamida ou de outras sulfonilureias.

A glibenclamida é metabolizada no fígado, e seus produtos metabólicos têm alguma atividade hipoglicemiante. Isso explica por que os ensaios específicos para o composto não metabolizado (glibenclamida) sugerem uma meia-vida plasmática de apenas 1 a 2 horas, embora os efeitos biológicos sejam persistentes 24 horas após 1 dose única pela manhã em pacientes com diabetes. A glibenclamida é única entre as sulfonilureias, visto que ela não apenas se liga ao receptor de sulfonilureia da membrana das células β do pâncreas, como também é sequestrada dentro da célula β. Isso também pode contribuir para o seu efeito biológico prolongado, apesar de sua meia-vida circulante relativamente curta.

A glibenclamida não deve ser usada por pacientes com insuficiência hepática e doença renal crônica, devido ao aumento no risco de hipoglicemia. Os pacientes idosos correm maior risco de hipoglicemia.

A **glipizida** é a que possui meia-vida mais curta (2-4 horas) entre as sulfonilureias mais potentes. O alimento pode retardar a absorção desse fármaco. Portanto, se possível, o paciente deve aguardar 30 minutos antes de ingerir qualquer alimento após a administração. Com uso crônico, a importância clínica dessa recomendação é menos clara, e o fármaco mostra-se efetivo até mesmo quando administrado imediatamente antes de uma refeição. A dose inicial recomendada é de 5 mg/dia, com administração de até 15 mg/dia em dose única. Quando há necessidade de doses diárias mais altas, elas devem ser fracionadas e administradas antes das refeições. A dose total máxima diária recomendada pelo fabricante é de 40 mg/dia, embora alguns estudos indiquem que o efeito terapêutico máximo é obtido com 15 a 20 mg do fármaco. Uma preparação com liberação prolongada proporciona ação de 24 horas após a administração diária de 1 dose única pela manhã (máximo de 20 mg/dia). Todavia, essa formulação parece ter sacrificado a sua menor tendência a causar hipoglicemia grave em comparação com a glibenclamida de ação mais longa, sem demonstrar qualquer vantagem terapêutica visível sobre esta última (que pode ser obtida como fármaco genérico). Pelo menos 90% da glipizida é metabolizada no fígado a produtos inativos, ao passo que o restante é excretado em sua forma inalterada na urina. Por conseguinte, a terapia com glipizida está contraindicada para pacientes com comprometimento hepático significativo. Em virtude de sua menor duração de ação e metabólitos totalmente inativos, prefere-se a glipizida à glibenclamida no indivíduo idoso e em pacientes com comprometimento renal.

A **glimepirida** foi aprovada para uso em dose única diária como monoterapia em associação à insulina. A glimepirida consegue reduzir a glicemia com a menor dose de todas as sulfonilureias. Uma única dose diária de 1 mg demonstrou ser efetiva, e a dose diária máxima recomendada é de 8 mg. A meia-vida da glimepirida em condições de múltiplas doses é de 5 a 9 horas. A glimepirida é totalmente metabolizada pelo fígado a metabólitos com atividade fraca ou sem atividade.

A **gliclazida** (não disponível nos Estados Unidos [mas disponível no Brasil]) tem meia-vida de 10 horas. A dose inicial recomendada é de 40 a 80 mg/dia, com dose máxima de 320 mg/dia. Doses mais altas são geralmente fracionadas e administradas 2 vezes ao dia. A gliclazida é totalmente metabolizada pelo fígado a metabólitos inativos.

A hipoglicemia e o ganho de peso constituem os efeitos adversos mais comuns das sulfonilureias. Algumas sulfonamidas (sulfafurazol) e os antifúngicos azólicos por via oral podem inibir o metabolismo da tolbutamida e resultar em hipoglicemia prolongada. Em certas ocasiões, a glibenclamida pode causar rubor após o consumo de etanol, e esse composto aumenta ligeiramente a depuração de água livre.

ANÁLOGOS DA MEGLITINIDA

A **repaglinida** é o primeiro membro do grupo de meglitinidas de secretagogos da insulina. Esses fármacos modulam a regulação da insulina pelas células β controlando o efluxo de potássio pelos canais correspondentes anteriormente discutidos. Observa-se uma sobreposição com as sulfonilureias no que concerne aos sítios moleculares de ação, visto que as meglitinidas apresentam dois sítios de ligação em comum com as sulfonilureias e um único sítio próprio de ligação.

A repaglinida apresenta início de ação rápido, com concentração máxima e efeito máximo aproximadamente 1 hora após a sua administração, porém a duração de sua ação é de 4 a 7 horas. É depurada pela CYP3A4 hepática, com meia-vida plasmática de 1 hora. Em virtude de seu rápido início de ação, a repaglinida está indicada para uso no controle das elevações de glicose pós-prandiais.

O fármaco deve ser administrado imediatamente antes de cada refeição, em doses de 0,25 a 4 mg (dose máxima de 16 mg/dia). A hipoglicemia a hipoglicemia representa um risco se a refeição for adiada ou omitida, ou se tiver um conteúdo inadequado de carboidratos. Ela pode ser usada em pacientes com comprometimento renal e no indivíduo idoso. Ela foi aprovada como monoterapia ou em associação com biguanidas. Não há enxofre na sua estrutura, de modo que o fármaco pode ser utilizado em pacientes com DM2 que apresentam alergia grave ao enxofre ou às sulfonilureias.

A **mitiglinida** (não disponível nos Estados Unidos [nem no Brasil]) é um derivado do ácido benzilsuccínico, que se liga ao receptor de sulfonilureias e assemelha-se à repaglinida quanto aos seus efeitos clínicos. Está disponível para uso no Japão.

DERIVADO DA D-FENILALANINA

A **nateglinida**, um derivado da D-fenilalanina, estimula a liberação rápida e transitória de insulina das células β por meio do fechamento dos canais de K^+ sensíveis ao ATP. É absorvida nos primeiros 20 minutos após administração oral e alcança uma concentração máxima em menos de 1 hora; é metabolizada no fígado por CYP2C9 e CYP3A4, com meia-vida de cerca de 1 hora. A duração global de sua ação é de cerca de 4 horas. É ingerida antes das refeições e diminui a elevação pós-prandial da glicemia. Está disponível em comprimidos de 60 e 120 mg. Utiliza-se doses menores em pacientes com elevações discretas da HbA_{1c}. A nateglinida mostra-se eficaz quando administrada isoladamente ou em associação com fármacos orais não secretagogos (como a metformina). A hipoglicemia constitui a principal reação adversa. A repaglinida pode ser usada em pacientes com comprometimento renal e em idosos.

FÁRMACOS QUE REDUZEM AS CONCENTRAÇÕES DE GLICOSE POR AÇÕES SOBRE FÍGADO, MÚSCULO E TECIDO ADIPOSO

BIGUANIDAS

A estrutura da **metformina** é mostrada abaixo. A fenformina (uma biguanida mais antiga) foi retirada do mercado (inclusive do mercado brasileiro) em virtude de sua associação à acidose láctica. A metformina é a única biguanida comercializada atualmente.

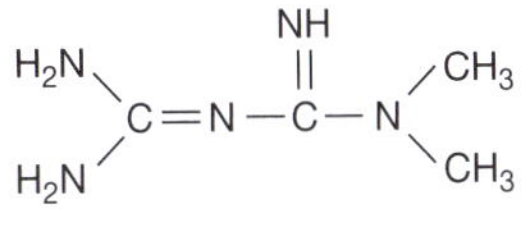

Metformina

Uma explicação completa do mecanismo de ação das biguanidas continua sendo investigada, porém seu principal efeito consiste em reduzir a gliconeogênese hepática. A metformina é um substrato para o transportador de cátions orgânicos 1, expresso em abundância nos hepatócitos e no intestino.

A metformina, cuja meia-vida é de 1,5 a 3 horas, não se liga às proteínas plasmáticas, não é metabolizada e é excretada pelos rins na forma ativa. Em consequência do bloqueio da gliconeogênese pela metformina, o fármaco pode comprometer o metabolismo hepático do ácido láctico. Em pacientes com insuficiência renal, a metformina acumula-se e, portanto, aumenta o risco de acidose láctica, que parece constituir uma complicação relacionada com a dose. A metformina pode ser usada de maneira segura em pacientes com taxas de filtração glomerular estimadas (TFGe) entre 60 e 45 mL/min/1,73 m^2. Deve ser utilizada com cautela em pacientes com TFGe estável entre 45 e 30 mL/min/1,73 m^2. Está contraindicada se TFGe < 30 mL/min/1,73 m^2.

A recomendação atual é iniciar a metformina por ocasião do diagnóstico de DM2. O UKPDS mostrou que, nos pacientes obesos com DM2, a metformina diminuiu o risco de doença cardiovascular, bem como de doença microvascular. A metformina também é utilizada em associação com fármacos não insulínicos (orais e injetáveis) e insulina quando a monoterapia é inadequada. A metformina mostra-se útil na prevenção do DM2. O *Diabetes Prevention Program*, usado como referência, concluiu que a metformina é eficaz na prevenção do DM2 de início recente em indivíduos obesos de meia-idade, já com comprometimento da tolerância à glicose e hiperglicemia em jejum. Estudos sugerem que o uso da metformina pode reduzir o risco de alguns tipos de câncer.

Embora a dose máxima recomendada seja de 2,55 g/dia, observa-se pouco benefício acima de 2.000 mg/dia. O tratamento normalmente é iniciado com 500 mg/dia junto à refeição e aumentado de modo gradual em doses fracionadas. Os esquemas posológicos comuns consistem em 500 mg, 1 ou 2 vezes ao dia, com aumento para 1.000 mg, 2 vezes ao dia. A dose máxima é de 850 mg, 3 vezes ao dia.

As reações adversas mais comuns da metformina são gastrintestinais (anorexia, náusea, vômitos, desconforto abdominal e diarreia) e ocorrem em até 20% dos pacientes. Estão relacionadas com a dose, tendem a ocorrer no início da terapia e, com frequência, são transitórias. Administrar o fármaco com alimentos ou utilizar uma formulação de liberação prolongada pode reduzir os efeitos adversos. Todavia, em 3 a 5% dos pacientes, pode ser necessário interromper a terapia, devido à ocorrência de diarreia persistente.

A metformina interfere na absorção do complexo vitamina B_{12}-fator intrínseco no íleo terminal de modo dependente de calcio. Portanto, pode ocorrer ocorrer deficiência de vitamina B_{12} depois de muitos anos de uso do fármaco. Deve-se considerar uma avaliação periódica para deficiência de vitamina B_{12}, particularmente em pacientes com neuropatia periférica ou anemia macrocítica. Um aumento no aporte de cálcio pode evitar a má absorção de vitamina B_{12} induzida pela metformina.

Raramente, ocorre acidose láctica durante terapia com metformina. É mais provável que isto ocorra em condições de hipoxia tecidual, quando há produção aumentada de ácido láctico, e na insuficiência renal, quando ocorre depuração diminuída da metformina. Quase todos os casos relatados envolvem pacientes com fatores de risco associados que deveriam ter contraindicado o seu uso (p. ex. insuficiência renal, hepática ou cardiorrespiratória; ou alcoolismo). Raramente, ocorre insuficiência renal aguda em pacientes que recebem contraste radiológico. Por conseguinte, a terapia com metformina deve ser interrompida temporariamente no dia da administração do meio de contraste radiológico e retomada 1 ou 2 dias após a confirmação da ausência de deterioração da função renal. A função renal deve ser verificada pelo menos 1 vez ao ano em pacientes tratados com metformina, e devem-se utilizar doses mais baixas (p. ex., 500 mg, 2 vezes ao dia) em indivíduos idosos com reserva renal limitada e naqueles com TFGe entre 30 e 45 mL/min/1,73 m^2.

TIAZOLIDINEDIONAS

As tiazolidinedionas, assim como a metformina, reduzem a resistência à insulina. São ligantes do **receptor γ ativado por proliferador peroxissômico** (**PPAR-γ**, do inglês *peroxisome proliferator-activated receptor gamma*), que são membros da superfamília de receptores nucleares de esteroides e hormônios tireoidianos. Esses receptores PPAR são encontrados no músculo, no tecido adiposo e no fígado. Os receptores PPAR-γ modulam a expressão dos genes envolvidos no metabolismo dos lipídeos e da glicose, na transdução de sinais de insulina e na diferenciação de adipócitos e outros tecidos. Os efeitos observados das tiazolidinedionas consistem em aumento da expressão do transportador de glicose (GLUT1 e GLUT4), diminuição das concentrações de ácidos graxos livres, diminuição do débito hepático de glicose, aumento da adiponectina, liberação diminuída de resistina dos adipócitos e diferenciação aumentada dos pré-adipócitos em adipócitos. As tiazolidinedionas também diminuem as concentrações do inibidor do ativador do plasminogênio tipo 1, da metaloproteinase 9 da matriz, da proteína C-reativa e da interleucina 6. Atualmente, dispõe-se de duas tiazolidinedionas: a pioglitazona e a rosiglitazona. Suas cadeias laterais distintas determinam diferenças na ação terapêutica, metabolismo, perfil de metabólitos e reações adversas. Um composto mais antigo, a troglitazona, foi retirado do mercado, em virtude de sua hepatotoxicidade, que pode estar relacionada com sua cadeia lateral.

A **pioglitazona** possui alguma atividade no PPAR-α, bem como no PPAR-γ. É absorvida nas primeiras 2 horas após sua administração. Embora o alimento possa retardar sua captação, a biodisponibilidade total não é afetada. Ocorre diminuição da absorção com o uso concomitante de sequestradores de ácidos biliares. A pioglitazona é metabolizada por CYP2C8 e CYP3A4 a metabólitos ativos. A biodisponibilidade de outros fármacos, que são também metabolizados por essas enzimas, pode ser afetada pela terapia com pioglitazona, incluindo contraceptivos orais com estrogênio. Nesses casos, são aconselhados métodos adicionais de contracepção. A pioglitazona pode ser administrada 1 vez ao dia; a dose inicial habitual é de 15 a 30 mg/dia com dose máxima de 45 mg/dia. A pioglitazona foi aprovada como monoterapia e na terapia de associação.

A **rosiglitazona** é rapidamente absorvida e apresenta elevada ligação às proteínas. É metabolizada no fígado a metabólitos com atividade mínima, predominantemente pela CYP2C8 e, em menor grau, pela CYP2C9. É administrada 1 ou 2 vezes ao dia; a dose total habitual é de 2 a 8 mg. A rosiglitazona foi aprovada para uso no DM2 como monoterapia e na terapia de associação. A associação de uma tiazolidinediona à metformina tem a vantagem de não causar hipoglicemia.

Esses fármacos também têm alguns efeitos adicionais, além de reduzir a glicose. A pioglitazona diminui as concentrações de triglicerídeos e aumenta o colesterol HDL (do inglês *high-density lipoprotein* [lipoproteína de alta densidade]), sem afetar o colesterol total e o colesterol LDL (do inglês *low-density lipoprotein* [lipoproteína de baixa densidade]). A rosiglitazona aumenta as concentrações de colesterol total, colesterol HDL e colesterol LDL, porém não apresenta efeito significativo sobre os triglicerídeos. Foi constatado que esses fármacos melhoram as manifestações bioquímicas e histológicas da esteatose hepática não alcoólica. Parecem exercer um efeito positivo sobre a função endotelial: a pioglitazona diminui a proliferação neointimal após colocação de *stent* coronariano, e foi demonstrado que a rosiglitazona diminui a microalbuminúria. Em pacientes não diabéticos resistentes à insulina que apresentaram uma história recente de acidente vascular encefálico (AVE) isquêmico ou ataque isquêmico transitório, a terapia com pioglitazona reduz o risco de AVE ou de infarto do miocárdio subsequentes.

As preocupações quanto à segurança e aos efeitos colaterais reduziram significativamente o uso dessa classe de fármacos. Uma metanálise de ensaios clínicos randomizados com rosiglitazona sugere que esse fármaco aumenta o risco de angina de peito ou de infarto do miocárdio. Em consequência, o seu uso foi suspenso na Europa, porém continuou sendo comercializado com algumas restrições nos Estados Unidos (assim como no Brasil). Um ensaio clínico prospectivo subsequente de grande porte (o estudo RECORD) não confirmou os achados da metanálise, de modo que as restrições foram retiradas nos Estados Unidos (assim como no Brasil). O fármaco continua indisponível na Europa.

Ocorre retenção hídrica em cerca de 3 a 4% dos pacientes em monoterapia com tiazolidinedionas e com mais frequência (10-15%) em pacientes com insulinoterapia concomitante. Pode ocorrer insuficiência cardíaca, e os fármacos estão contraindicados para pacientes com estado cardíaco de classes III e IV da New York Heart Association (NYHA) (ver Capítulo 13). O edema macular constitui uma reação adversa rara, que melhora quando o fármaco é interrompido. Com ambos os fármacos, foi descrita a ocorrência de perda da densidade mineral óssea e aumento de fraturas atípicas de ossos nos membros em mulheres. Foi postulado que esse problema decorre da diminuição na formação de osteoblastos. Outras reações adversas incluem anemia, que pode ser causada por efeito dilucional do volume plasmático aumentado, e não por uma redução da massa eritrocitária. Ocorre ganho de peso, particularmente quando esses fármacos são usados em associação com uma sulfonilureia ou com insulina. Parte do ganho de peso ponderal resulta de retenção hídrica, porém também há aumento da massa de gordura total. Nos ensaios pré-clínicos, foram observados tumores vesicais em ratos machos, aos quais foi administrada pioglitazona. Os relatórios clínicos iniciais indicaram que isso também pode ocorrer nos seres humanos. Entretanto, um estudo de coorte observacional de 10 anos de pacientes tratados com pioglitazona não conseguiu encontrar associação com o câncer de bexiga. Análise agrupada de múltiplas populações (dados foram coletados em 1,01 milhão de pessoas com mais de 5,9 milhões de pessoas-ano) tampouco identificou associação entre a exposição cumulativa à pioglitazona ou à rosiglitazona e a incidência de câncer de bexiga. Outro estudo de base populacional que gerou acompanhamento de 689.616 pessoas-ano constatou que a pioglitazona, mas não a rosiglitazona, estava associada a aumento do risco de câncer de bexiga.

A troglitazona, o primeiro fármaco dessa classe, foi retirado do mercado, em razão da ocorrência de casos fatais de insuficiência hepática. Embora não se tenha relatado que a rosiglitazona e a pioglitazona causem insuficiência hepática, não se recomenda o uso desses fármacos em pacientes com doença hepática ativa ou elevação da alanina aminotransferase (ALT) 2,5 vezes acima do normal antes do tratamento. Devem-se efetuar provas de função hepática antes de iniciar o tratamento e, em seguida, periodicamente.

FÁRMACOS QUE AFETAM A ABSORÇÃO DE GLICOSE

Os **inibidores da α-glicosidase** inibem competitivamente as enzimas α-glicosidase intestinais e reduzem a glicemia pós-prandiais ao retardar a digestão e a absorção de amido e dissacarídeos. A **acarbose** e o **miglitol** estão disponíveis nos Estados Unidos (no Brasil, somente a acarbose). A **voglibose** (não disponível no Brasil) está disponível no Japão, na Coreia e na Índia. A acarbose e o miglitol são potentes inibidores da glicoamilase, da α-amilase e da sacarase, porém têm menos efeito sobre a isomaltase e dificilmente exercem qualquer efeito sobre a tre-halase e a lactase. A acarbose tem peso molecular e características estruturais de um tetrassacarídeo e é muito pouco absorvida. Em contrapartida, o miglitol exibe semelhança estrutural com a glicose e é absorvido.

A acarbose é iniciada em 1 dose de 50 mg, 2 vezes ao dia, imediatamente antes da refeição, com aumento gradual para 100 mg, 3 vezes ao dia. Esse fármaco diminui em 30 a 50% as concentrações pós-prandiais de glicose. A terapia com miglitol é iniciada em 1 dose de 25 mg, 3 vezes ao dia. A dose de manutenção habitual é de 50 mg, 3 vezes ao dia, porém alguns pacientes podem necessitar de 100 mg, 3 vezes ao dia. O fármaco não é metabolizado e é depurado pelo rim. Não deve ser usado na presença de insuficiência renal.

As reações adversas proeminentes dos inibidores da α-glicosidase consistem em flatulência, diarreia e dor abdominal. Estes resultam do aparecimento de carboidratos não digeridos no cólon, que são fermentados em ácidos graxos de cadeia curta, com liberação de gases. Essas reações tendem a diminuir com o uso contínuo, visto que a exposição crônica a carboidratos induz a expressão da α-glicosidase no jejuno e no íleo, aumentando a absorção distal de glicose no intestino delgado e minimizando a passagem de carboidratos para o cólon. Embora não seja um problema com a monoterapia ou com a terapia de associação com biguanida, pode ocorrer hipoglicemia com tratamento concomitante com secretagogos da insulina. A hipoglicemia pode ser tratada com glicose, e não com sacarose, cuja degradação se bloqueia. Foi observada uma elevação das aminotransferases hepáticas nos ensaios clínicos com acarbose, particularmente com doses > 300 mg/dia. As anormalidades regridem com a interrupção do fármaco.

Esses fármacos são raramente prescritos em virtude de suas reações adversas gastrintestinais proeminentes e do benefício relativamente modesto da redução das concentrações de glicose.

FÁRMACOS QUE SIMULAM O EFEITO DA INCRETINA OU PROLONGAM SUA AÇÃO

Uma carga de glicose oral provoca uma maior resposta da insulina, em comparação com uma dose equivalente de glicose administrada por via IV. Isso porque a glicose oral promove liberação de hormônios intestinais ("incretinas"), principalmente o GLP-1 e o GIP, que amplificam a secreção de insulina induzida pela glicose. Quando o GLP-1 é infundido em pacientes com DM2, ele estimula a liberação de insulina e diminui a glicemia. O efeito do GLP-1 depende da glicose, visto que a liberação de insulina é mais pronunciada quando as concentrações de glicose estão elevadas, porém menos acentuada quando estão normais. Por esse motivo, o GLP-1 apresenta menor risco de causar hipoglicemia do que as sulfonilureias. Além de seu efeito estimulador sobre a insulina, o GLP-1 exerce vários outros efeitos biológicos. Suprime a secreção de glucagon, retarda o esvaziamento gástrico e reduz a apoptose das ilhotas humanas em cultura. Em animais, o GLP-1 inibe a ingestão de alimento por ação no sistema nervoso central (SNC). Os pacientes com DM2 tratados com GLP-1 têm menos fome. Ainda não foi esclarecido se esse efeito está relacionado com a desaceleração do esvaziamento gástrico, ou se também há algum efeito no SNC.

O GLP-1 é rapidamente degradado pela DPP-4 e por outras enzimas, como a endopeptidase 24.11, e também é depurado pelos rins. Por conseguinte, o peptídeo endógeno não pode ser usado terapeuticamente. Foram desenvolvidos análogos ou análogos ou derivados do GLP-1 metabolicamente estáveis, que não estão sujeitos à mesma degradação enzimática ou depuração renal. Para uso clínico, dispõe-se de cinco desses agonistas do receptor de GLP-1: dulaglutida, exenatida (e exenatida de liberação prolongada), liraglutida, lixisenatida e semaglutida. A outra abordagem consistiu em desenvolver inibidores da DPP-4 e prolongar a ação do GLP-1 e do GIP liberados de modo endógeno. Nos Estados Unidos, dispõe-se de quatro inibidores da DPP-4 orais: alogliptina, linagliptina, saxagliptina e sitagliptina. Outro inibidor, a vildagliptina, está disponível na Europa (os cinco fármacos estão disponíveis no Brasil). Outros inibidores da DPP-4 – gemigliptina, anagliptina, teneligliptina, trelagliptina, omarigliptina, evogliptina e gosogliptina – foram aprovados fora dos Estados Unidos e da União Europeia (Coreia, Índia, Tailândia, Japão, Rússia e vários países da América do Sul [incluindo o Brasil]).

AGONISTAS DO RECEPTOR DE PEPTÍDEO SEMELHANTE AO GLUCAGON 1 (GLP-1)

A **exenatida**, um derivado do peptídeo exendina-4 do veneno de um lagarto conhecido como monstro-de-Gila (*Heloderma suspectum*), tem uma homologia de 53% com o GLP-1 nativo e uma substituição de glicina para reduzir a degradação pela DPP-4. Está disponível em seringas tipo caneta em dose fixa (5 mcg e 10 mcg). É administrada por via SC 60 minutos antes do desjejum e do jantar. Atinge concentração máxima em cerca de 2 horas, com duração de ação de até 10 horas. A terapia é iniciada com 5 mcg, 2 vezes ao dia durante o primeiro mês e, se for tolerada, pode ser aumentada para 10 mcg, 2 vezes ao dia. A exenatida de liberação prolongada (XR) é uma preparação administrada 1 vez por semana também com caneta injetora, apresentada na forma de pó (2 mg). A suspensão é preparada no diluente fornecido imediatamente antes da administração. Quando se acrescenta a exenatida à terapia com sulfonilureia já instituída, pode ser necessário diminuir a dose de sulfonilureia para prevenir o desenvolvimento de hipoglicemia. A monoterapia e a terapia de associação com exenatida resultam em redução da HbA_{1c} de 0,2 a 1,2%. Ocorre perda de peso da ordem de 2 a 3 kg, que contribui para a melhora do controle da glicose. Em ensaios clínicos comparativos, a formulação de liberação prolongada reduz a HbA_{1c} um pouco mais do que a preparação administrada 2 vezes ao dia. A exenatida sofre filtração glomerular, e o fármaco não é recomendado para uso em pacientes com TFGe < 30 mL/min/1,73 m^2.

Em cerca de 6% dos pacientes, ocorre desenvolvimento de altos títulos de anticorpos contra a exenatida, e, em metade desses casos, foi observada uma atenuação da resposta glicêmica.

A **liraglutida** é um análogo solúvel do GLP-1 acilado com ácidos graxos. A lisina é substituída pela arginina na posição 34, e uma cadeia acil C16 é ligada a uma lisina na posição 26. O GLP-1 acil-ácido graxo conserva a afinidade pelos receptores de GLP-1, porém o acréscimo da cadeia acil C16 possibilita a ligação não covalente à albumina, o que dificulta o acesso da DPP-4 à molécula e contribui para uma meia-vida prolongada (~12 horas) e duração de ação longa. A meia-vida permite a administração de 1 dose, 1 vez ao dia. O tratamento é iniciado com 1 dose de 0,6 mg, aumentada depois de 1 semana para 1,2 mg/dia. Se necessário, pode-se aumentar a dose para 1,8 mg/dia.

Nos ensaios clínicos realizados, a liraglutida promoveu redução da HbA_{1c} de 0,8 a 1,5%; a perda de peso varia desde a sua ausência até 3,2 kg. A liraglutida na dose de 3 mg/dia foi aprovada para a perda de peso em pacientes sem diabetes.

Estudo multicêntrico, pós-comercialização com 9.340 pacientes com DM2 e doença cardiovascular conhecida, a adição de liraglutida foi associada a redução de morte por causas cardiovasculares, infarto do miocárdio não fatal ou AVE não fatal (razão de risco = 0,87; P = 0,01). Os pacientes que utilizaram liraglutida tiveram valores mais baixos de HbA_{1c}, perda de peso de mais de 2 kg, pressão arterial sistólica mais baixa e menos episódios de hipoglicemia grave.

A **dulaglutida** consiste em duas moléculas de análogo de GLP-1 ligadas de modo covalente a um fragmento Fc da IgG4 humana. A molécula de GLP-1 tem substituições de aminoácidos, que resistem à degradação pela DPP-4. A meia-vida da dulaglutida é de cerca de 5 dias. A dose habitual é de 0,75 mg/semana por injeção SC. A dose máxima recomendada é de 1,5 mg/semana. A **lixisenatida** é um análogo sintético da exendina-4 (deleção de uma prolina e adição de 6 lisinas à região C-terminal), com meia-vida de 3 horas. Está disponível em caneta injetora em dose fixa (10 mcg e 20 mcg). A dose de 10 mcg é injetada via SC 1 vez ao dia antes do desjejum, durante as primeiras 2 semanas, e, se for tolerada, a dose é aumentada para 20 mcg/dia. O efeito clínico desse fármaco é semelhante ao da exenatida, com redução da HbA_{1c} na faixa de 0,4 a 0,6%. A perda de peso varia de 1 a 3 kg. Os anticorpos contra a lixisenatida ocorrem com frequência (70%), e cerca de 2,4% dos pacientes com os títulos mais elevados de anticorpos apresentam uma resposta glicêmica atenuada.

A **semaglutida** é um análogo sintético do GLP-1, com meia-vida de cerca de 1 semana. Apresenta uma substituição de ácido α-aminoisobutírico na posição 8, que torna a molécula resistente à degradação pela DPP-4, e uma cadeia de diácido graxo C-18 ligada à lisina na posição 26, que se liga à albumina, que é responsável pela meia-vida longa do fármaco. A caneta injetora com dose baixa fornece 0,25 ou 0,5 mg, enquanto a caneta injetora de alta dose fornece 1 mg. A recomendação é começar com a dose de 0,25 mg nas primeiras 4 semanas e, se for tolerada, aumentar a dose para 0,5 mg/semana para redução adicional da glicose, a dose pode ser posteriormente titulada para 1 dose de 1 mg. A monoterapia ou a terapia de associação com semaglutida reduzem a HbA_{1c} de 1,5 para 1,8%. Foi observado um aumento da retinopatia diabética no grupo tratado com semaglutida em um dos ensaios clínicos. Acredita-se que isso possa ter sido secundário à rápida diminuição da glicose com o fármaco.

A semaglutida coformulada com *N*-[8(2-hidroxibenzoil) amino] caprilato de sódio (SNAC) resulta em um complexo que é lipofílico e resistente à proteólise. Por conseguinte, pode ser administrada por via oral. A biodisponibilidade oral é de apenas 0,4 a 1%; portanto, a semaglutida oral precisa ser administrada em jejum com um copo de água. O paciente deve aguardar meia hora para comer ou beber ou tomar outros fármacos. A dose inicial recomendada é de 3 mg/dia durante o primeiro mês; em seguida, é aumentada para 7 mg/dia. Para obter redução adicional da glicose, pode-se utilizar 1 dose de 14 mg/dia.

As reações adversas mais frequentes dos agonistas do receptor de GLP-1 consistem em náusea (11-40%%), vômitos (4-13%) e diarreia (9-17%). As reações são mais frequentes com doses mais elevadas. Todos os agonistas do receptor de GLP-1 podem aumentar o risco de pancreatite. Os pacientes em uso desses fármacos devem ser aconselhados a procurar assistência médica imediata se tiverem dor abdominal intensa, persistente e inexplicável. Foram relatados casos de comprometimento renal e lesão renal aguda em pacientes em uso de exenatida. Alguns desses pacientes tinham doença renal preexistente ou outros fatores de risco para lesão renal. Vários deles relataram a ocorrência de náusea, vômitos e diarreia, e é possível que a depleção de volume tenha contribuído para o desenvolvimento de lesão renal. Tanto a exenatida como a liraglutida estimulam o desenvolvimento de tumores de células C (parafoliculares) da tireoide em roedores. Nos seres humanos, as células C da tireoide expressam um número muito pequeno de receptores de GLP-1, e a relevância para a terapia em seres humanos não está bem esclarecida. Todavia, esses fármacos não devem ser usados em indivíduos com história clínica ou familiar pregressa de câncer medular de tireoide ou síndrome de neoplasia endócrina múltipla (NEM) tipo 2.

INIBIDORES DA DIPEPTIDIL PEPTIDASE 4 (DPP-4)

A **sitagliptina**, administrada por via oral em dose diária única de 100 mg, apresenta biodisponibilidade oral de mais de 85%, alcança concentrações máximas dentro de 1 a 4 horas e tem meia-vida de cerca de 12 horas. É excretada sobretudo na urina, em parte por secreção tubular ativa. O metabolismo hepático é limitado e mediado, em grande parte, pela isoforma CYP3A4 do citocromo e, em menor grau, pela CYP2C8. Os metabólitos exibem atividade insignificante. A dose deve ser reduzida em pacientes com comprometimento da função renal (50 mg em caso de TFGe = 30-50 mL/min/1,73 m^2, e 25 mg, em caso de TFGe < 30 mL/min/1,73 m^2). A terapia com sitagliptina resulta em redução da HbA_{1c} de 0,5 a 1%.

A **saxagliptina** é administrada por via oral, em 1 dose diária de 2,5 a 5 mg. O fármaco alcança concentrações máximas em 2 horas (4 horas para o metabólito ativo). Ocorre ligação mínima às proteínas, e o fármaco sofre metabolismo hepático pela CYP3A4/5. O principal metabólito é ativo, e a excreção ocorre tanto por via renal como hepática. A meia-vida plasmática terminal é de 2,5 horas para a saxagliptina e de 3,1 horas para o metabólito ativo. Recomenda-se um ajuste da dose para indivíduos com comprometimento renal e uso concomitante de inibidores ou indutores potentes da CYP3A4/5, como cetoconazol, alguns anticonvulsivantes, rifampicina e rifabutina. A **linagliptina** reduz a HbA_{1c} em 0,4 a 0,6% quando adicionada à terapia com metformina, sulfonilureias ou pioglitazona. A dose é de 5 mg/dia por via oral, e, como o fármaco é excretado principalmente na bile, não há necessidade de ajuste da dose na insuficiência renal.

A **alogliptina** reduz a HbA_{1c} em cerca de 0,5 a 0,6% quando acrescentada à metformina, a sulfonilureias ou à pioglitazona. A dose habitual é de 25 mg/dia por via oral. A dose de 12,5 mg é utilizada em pacientes com depuração calculada da creatinina de 30 a 60 mL/min, e a dose de 6,25 mg, para depuração < 30 mL/min. A **vildagliptina** (não disponível nos Estados Unidos [disponível no Brasil]) e reduz a HbA_{1c} em 0,5 a 1%, quando adicionada ao esquema terapêutico de pacientes com DM2. A dose é de 50 mg por via oral, 1 ou 2 vezes ao dia.

A principal reação adversa dos inibidores da DPP-4 parece ser uma predisposição à nasofaringite ou à infecção das vias respiratórias superiores. Foram relatadas reações de hipersensibilidade, incluindo anafilaxia, angioedema e doenças esfoliativas da pele, como síndrome de Stevens-Johnson. A frequência da pancreatite é incerta. Em ensaios clínicos com 5.902 pacientes em uso de alogliptina, ocorreu pancreatite em 11 (0,2%) e em 5 de 5.183 pacientes recebendo todos os comparadores (inferior a 0,1%). Foram relatados casos de insuficiência hepática com o uso de alogliptina, porém não se sabe ao certo se esse fármaco foi a causa. Entretanto, o fármaco deve ser interrompido em caso de insuficiência hepática. Foram relatados casos raros de disfunção hepática, incluindo hepatite, com o uso da vildagliptina. Recomenda-se um exame de função hepática a cada trimestre durante o primeiro ano de uso e periodicamente depois. A saxagliptina aumenta o risco de insuficiência cardíaca. Em estudo pós-comercialização (fase 4) de 16.492 pacientes com DM2, houve aumento da insuficiência cardíaca no grupo da saxagliptina, com razão de risco de 1,27. Em outro estudo pós-comercialização de grande porte, a alogliptina, à semelhança da saxagliptina, foi associada a um discreto aumento na taxa de insuficiência cardíaca. A FDA divulgou uma advertência em que declara que os inibidores da DPP-4 podem, em certas ocasiões, causar dores articulares, que desaparecem após a interrupção do fármaco.

INIBIDORES DO COTRANSPORTADOR DE SÓDIO-GLICOSE 2 (SGLT2)

A glicose é filtrada pelos glomérulos renais de forma livre, e sofre reabsorção nos túbulos proximais pela ação de transportadores de sódio-glicose (SGLTs, do inglês *sodium-glucose transporters*). O transportador de sódio-glicose 2 (SGLT2) é responsável por 90% da reabsorção de glicose, e a sua inibição provoca glicosúria, além de reduzir as concentrações de glicose em pacientes com DM2. Os inibidores do SGLT2 – **canagliflozina**, **dapagliflozina**, **empagliflozina** e **ertugliflozina** – foram aprovados para uso clínico nos Estados Unidos (assim como no Brasil). Esses fármacos reduzem o limiar para a glicosúria, de um limiar de glicose plasmática de cerca de 180 mg/dL para cerca de 40 mg/dL, e reduzem a HbA_{1c} em 0,5 a 1% quando usados isoladamente ou em associação com outros fármacos antidiabéticos. A eficácia é maior na presença de HbA_{1c} mais elevadas, quando ocorre excreção de mais glicose como resultado da inibição do SGLT2. A perda de calorias resulta em perda modesta de peso de 2 a 5 kg.

A dose usual de canagliflozina é de 100 mg/dia; todavia, podem ser utilizados até 300 mg/dia em pacientes com função renal normal. A dose de dapagliflozina é de 10 mg/dia, porém a dose inicial recomendada é de 5 mg/dia em pacientes com insuficiência renal. A dose usual de empagliflozina é de 10 mg/dia, porém pode-se utilizar uma dose mais alta, de 25 mg/dia. A dose inicial recomendada de ertugliflozina é de 5 mg, porém a dose pode ser aumentada para 15 mg/dia se houver necessidade de uma redução adicional da glicose.

Em estudo pós-comercialização em pacientes com DM2 com doença cardiovascular conhecida, a adição de empagliflozina foi associada a redução de morte por causas cardiovasculares, infarto do miocárdio não fatal ou AVE não fatal. Os mecanismos envolvidos no benefício permanecem indefinidos. A perda de peso, a redução da pressão arterial e a diurese podem ter desempenhado um papel importante, visto que houve menos mortes por insuficiência cardíaca no grupo tratado, enquanto as taxas de infarto do miocárdio permaneceram inalteradas. Outro estudo multicêntrico semelhante foi realizado com a canagliflozina em pacientes com DM2 com risco conhecido ou aumentado de doença cardiovascular. O grupo tratado com canagliflozina apresentou redução do risco de morte por causas cardiovasculares, infarto do miocárdio não fatal ou AVE não fatal (razão de risco = 0,86; P = 0,02). Os benefícios cardiovasculares foram observados principalmente em pacientes com doença aterosclerótica.

Os inibidores do SGLT2 também demonstraram benefício na redução da progressão da albuminúria. Em estudo de pacientes com DM2 e com doença renal crônica em estágio 2 a 3 (TFGe de 30 a menos de 90 mL/min/1,73 m^2) e excreção urinária de albumina que variou de 300 mcg de albumina/g de creatinina a 5.000 mcg/g de creatinina, e em uso de inibidor da enzima conversora da angiotensina (iECA) ou bloqueador do receptor da angiotensina (BRA), a canagliflozina reduziu o risco de doença renal terminal, o risco de duplicação da creatinina sérica e o risco de morte renal.

Conforme esperado, a eficácia dos inibidores do SGLT2 é reduzida na doença renal crônica. Esses fármacos também podem aumentar a creatinina e diminuir a TFGe, particularmente em pacientes com comprometimento renal. Em geral, o seu uso não é recomendado em pacientes com TFGe < 45 mL/min/1,73 m^2, e esses fármacos estão contraindicados para pacientes cuja TFGe < 30 mL/min/1,73 m^2.

As principais reações adversas consistem em aumento da incidência de infecções micóticas genitais e infecções do trato urinário, que afetam cerca de 8 a 9% dos pacientes. Houve também relatos de casos de pielonefrite e de septicemia que exigiram hospitalização. Foram relatados casos de fascite necrosante do períneo (gangrena de Fournier). A glicosúria pode causar contração do volume intravascular e hipotensão.

A canagliflozina e a empagliflozina produzem elevação modesta nas concentrações do colesterol LDL (4-8%). Nos ensaios clínicos, pacientes em uso de dapagliflozina tiveram taxas mais elevadas de câncer de mama (9 casos vs. nenhum caso nos braços de comparação) e câncer vesical (9 casos vs. 1 caso no braço placebo). Essas taxas de câncer excederam as taxas esperadas em uma população diabética de referência da mesma idade. Foi relatado que a canagliflozina reduz a densidade mineral óssea na coluna lombar e no quadril. Em análise agrupada de 8 ensaios clínicos (com duração média de 68 semanas), foi observado aumento das fraturas em cerca de 30% dos pacientes em uso de canagliflozina. É provável que o efeito nos ossos seja um efeito da classe e não se restrinja à canagliflozina. Também foi observado aumento modesto na incidência de fraturas dos membros superiores com a canagliflozina. Não se sabe se isso decorre de um efeito sobre a resistência dos ossos ou se está relacionado com quedas devido à hipotensão. O ensaio clínico *Canagliflozin Cardiovascular Assessment Study* mostrou aproximadamente o dobro de risco de amputações de perna e pé no braço da canagliflozina. Em 2017, a FDA divulgou uma comunicação de segurança do fármaco alertando sobre este risco.

Foram relatados casos de cetoacidose diabética euglicêmica com uso sem indicação em bula de inibidores do SGLT2 em pacientes com DM1. Os pacientes com DM1 são orientados a administrar menos insulina se as concentrações de glicose não estiverem elevados. Como os pacientes com DM1 tratados com um inibidor do SGLT2 podem apresentar concentrações normais de glicose, eles podem suspender ou reduzir as doses de insulina a ponto de induzir cetoacidose. Por conseguinte, os inibidores do SGLT2 não devem ser usados em pacientes com DM1 e naqueles com DM2, mas que apresentam deficiência acentuada de insulina e estão propensos à cetose.

OUTROS FÁRMACOS HIPOGLICEMIANTES

A **pranlintida** (não disponível no Brasil) é um análogo do polipeptídeo amiloide das ilhotas (IAPP, ou amilina). O IAPP é um peptídeo de 37 aminoácidos presente nos grânulos secretores de insulina e secretado com a insulina. Apresenta homologia de cerca de 46% com o peptídeo relacionado com o gene da calcitonina (CGRP, do inglês *calcitonin gene-related peptide*; ver Capítulo 17) e atua fisiologicamente como retroalimentação negativa na secreção de insulina. Em doses farmacológicas, o IAPP reduz a secreção de glucagon, retarda o esvaziamento gástrico por um mecanismo mediado pelo vago e produz diminuição central do apetite. A pranlintida é um análogo do IAPP, com substituições de prolina nas posições 25, 28 e 29. Em virtude dessas modificações, a pranlintida é solúvel, não sofre autoagregação e é apropriada para uso farmacológico. A pranlintida foi aprovada para uso em pacientes com DM1 tratados com insulina e DM2, que são incapazes de alcançar as metas de glicemia pós-prandiais. A pranlintida é absorvida com rapidez após administração SC; as concentrações alcançam seu valor máximo em 30 minutos, e a duração de ação não ultrapassa 150 minutos. É metabolizada e excretada pelos rins. Entretanto, mesmo na presença de uma baixa depuração de creatinina, não se observa nenhuma alteração significativa na sua biodisponibilidade. Ainda não foi avaliada em pacientes submetidos à diálise.

A pranlintida é administrada imediatamente antes da ingestão de alimentos; as doses variam de 15 a 60 mcg por via SC para pacientes com DM1 e de 60 a 120 mcg para pacientes com DM2. A terapia com esse fármaco deve ser iniciada na menor dose possível e titulada. Devido ao risco de hipoglicemia, as doses concomitantes de insulina de ação rápida ou de ação curta nas refeições devem ser reduzidas em 50% ou mais no início do tratamento. A pranlintida deve ser injetada em uma seringa separada, visto que ela não pode ser misturada com a insulina. Os principais efeitos colaterais da pranlintida consistem em hipoglicemia e sintomas gastrintestinais, como náuseas, vômitos e anorexia. Como o fármaco retarda o esvaziamento gástrico, a recuperação da hipoglicemia pode ser problemática, devido à demora na absorção de carboidratos de ação rápida.

Pacientes selecionados com DM1 que apresentam problemas com hiperglicemia pós-prandial podem usar efetivamente a pranlintida para controlar a elevação da glicose, em particular quando ingerem uma refeição rica em carboidratos. O fármaco não tem grande utilidade em pacientes com DM2, que podem utilizar, em seu lugar, agonistas do receptor de GLP-1 ou inibidores do SGLT2.

O **cloridrato de colesevelam** – sequestrador de ácidos biliares e fármaco de redução do colesterol – está aprovado como fármaco anti-hiperglicêmico para pacientes com DM2 que estão utilizando outros fármacos hipoglicemiantes ou que não conseguiram obter um controle adequado com dieta e exercício físico. O mecanismo de ação não é conhecido, porém acredita-se que envolva uma interrupção da circulação êntero-hepática e diminuição da ativação do receptor de farnesoide X (FXR, do inglês *farnesoid X receptor*). O FXR é um receptor nuclear com múltiplos efeitos sobre o metabolismo do colesterol, da glicose e dos ácidos biliares. Os ácidos biliares são ligantes naturais do FXR. Além disso, o fármaco pode reduzir a absorção de glicose. Nos ensaios clínicos realizados, o colesevelam reduziu a concentração de HbA_{1c} em 0,3 a 0,5%. As reações adversas consistem em distúrbios gastrintestinais (constipação, indigestão, flatulência). O fármaco também pode exacerbar a hipertrigliceridemia que ocorre comumente em pacientes com DM2.

Em estudos randomizados e controlados por placebo, a **bromocriptina**, agonista da dopamina, reduziu a HbA_{1c} em 0 a 0,2%, em comparação com valores basais, e em 0,4 a 0,5% em comparação com placebo. O mecanismo pelo qual a bromocriptina reduz as concentrações de glicose não é conhecido. As principais reações adversas consistem em náuseas, fadiga, tontura, vômitos e cefaleia.

O colesevelam e a bromocriptina possuem eficácia muito modesta na redução das concentrações de glicose, e o seu uso no diabetes é questionável.

MANEJO DO PACIENTE COM DIABETES MELITO

Dieta

Uma dieta nutritiva e bem-balanceada continua sendo elemento fundamental da terapia para o diabetes melito. Recomenda-se que as proporções de macronutrientes (carboidratos, proteínas e gorduras) sejam individualizadas, com base nos padrões de alimentação, preferências e metas do paciente. A maioria dos pacientes com diabetes consome cerca de 45% de suas calorias na forma de carboidratos, 25 a 35% na forma de gorduras e 10 a 35% na forma de proteínas. A restrição da ingestão de carboidratos e a substituição de algumas das calorias por gorduras monoinsaturadas, como azeite de oliva, óleo de canola, de nozes ou abacate, podem reduzir os triglicerídeos e aumentar o colesterol HDL. Foi observado que um padrão de alimentação no estilo Mediterrâneo (dieta suplementada com nozes, amêndoas, avelãs e azeite de oliva) melhora o controle glicêmico e reduz eventos cardiovasculares e AVE. A restrição calórica e a perda de peso são metas importantes para o paciente obeso com diabetes melito tipo 2.

Educação

A educação do paciente e da família representa um componente crítico dos cuidados com a doença. O paciente deve ser informados sobre o tipo de diabetes que ele tem e os fundamentos lógicos para o controle das concentrações de glicose (ver Quadro "Benefícios do controle glicêmico rigoroso no diabetes"). O automonitoramento das concentrações de glicose deve ser enfatizado, particularmente se o paciente estiver em uso de insulina ou secretagogos orais que possam causar hipoglicemia. O paciente com insulinoterapia deve compreender o perfil de ação das insulinas. Deve saber como determinar se a dose de insulina basal está correta e como ajustar a dose de insulina de ação rápida para o conteúdo de carboidratos das refeições. Os ajustes da insulina para o exercício físico e as infecções devem ser discutidos. O paciente e seus familiares também devem ser informados sobre os sinais e sintomas de hipoglicemia.

Metas glicêmicas

Os critérios da ADA (American Diabetes Association) para controle aceitável incluem HbA_{1c} inferior a 7% (53 mmol/mol), concentrações de glicose pré-prandial de 90 a 130 mg/dL (5-7,2 mmol/L) e pico de glicose pós-prandial inferior a 180 mg/dL (10 mmol/L). Embora o valor de referência HbA_{1c} seja apropriado para indivíduos tratados com intervenções no estilo de vida e terapia euglicêmica, pode ser necessário modificá-lo para indivíduos tratados com insulina ou com secretagogos da insulina, devido ao risco aumentado de hipoglicemia. Já um controle glicêmico menos rigoroso também é apropriado para crianças, bem como para pacientes com história de hipoglicemia grave, doença microvascular e macrovascular significativa, outras comorbidades (p. ex., coronariopatia) e expectativa de vida limitada. Para pacientes idosos e frágeis, uma HbA_{1c} próxima a 8% pode ser apropriada. Um controle glicêmico mais rigoroso é apropriado para pacientes adultos com diabetes recém-diagnosticado, comorbidades limitadas e expectativa de vida longa.

Tratamento

O tratamento precisa ser individualizado, com base no tipo de diabetes e nas necessidades específicas de cada paciente.

Benefícios do controle glicêmico rigoroso no diabetes

Um estudo prospectivo randomizado de longo prazo, envolvendo 1.441 pacientes com DM1, em 29 centros médicos, mostrou que "a quase normalização" da glicemia promoveu retardo no aparecimento e redução da progressão de complicações microvasculares e neuropáticas decorrentes da doença durante o período de acompanhamento de até 10 anos (Diabetes Control and Complications Trial [DCCT] Research Group, 1993). No grupo de diabéticos com tratamento intensivo, a média de hemoglobina glicada (HbA_{1c}) de 7,2% (referência < 6%) e a média de concentração de glicemia de 155 mg/dL foram alcançadas. No grupo de tratamento convencional, a HbA_{1c} foi, em média, de 8,9% e a glicemia de 225 mg/dL. No decorrer do estudo, que se estendeu por 7 anos, foi observada redução de cerca de 60% do risco de retinopatia, nefropatia e neuropatia diabéticas no grupo de tratamento intensivo, comparado ao grupo do tratamento convencional.

Além disso, o estudo DCCT introduziu o conceito de *memória glicêmica*, que compreende os benefícios em longo prazo de qualquer período significativo de controle glicêmico. Durante um período de acompanhamento de 6 anos, tanto o grupo de tratamento intensivo quanto o grupo de tratamento convencional apresentaram controle glicêmico semelhante, e ambos tiveram progressão na espessura das túnicas íntima e média da carótida. Todavia, no grupo de tratamento intensivo, a progressão da espessura da íntima foi significativamente menor.

O United Kingdom Prospective Diabetes Study (UKPDS) foi um estudo prospectivo randomizado de porte muito grande, conduzido para pesquisar os efeitos do controle intensivo da glicemia com vários tipos de terapias, bem como os efeitos do controle da pressão arterial em pacientes com DM2. Ao todo, foram estudados 3.867 pacientes com diagnóstico recente de DM2, por um período de 10 anos. Uma fração significativa desses pacientes apresentava sobrepeso e hipertensão. Os pacientes receberam tratamento dietético apenas ou terapia intensiva com insulina, clorpropamida, glibenclamida ou glipizida. A metformina foi uma opção para pacientes que tiveram resposta inadequada a outras terapias. O controle rígido da pressão arterial foi acrescentado como variável, com tratamento por um inibidor da enzima conversora da angiotensina, um betabloqueador ou, em alguns casos, um bloqueador dos canais de cálcio.

Foi constatado que o controle rigoroso do diabetes, com redução de HbA_{1c} de 9,1 para 7%, diminuiu o risco geral de complicações microvasculares em comparação com a terapia convencional (principalmente com dieta apenas, que diminuiu a HbA_{1c} para 7,9%). Não foram observadas quaisquer complicações cardiovasculares com qualquer tipo de terapia em particular. O tratamento com metformina de forma isolada reduziu o risco de doença macrovascular (infarto do miocárdio, AVE). A análise epidemiológica do estudo sugeriu que, para cada redução de 1% da HbA_{1c}, havia uma redução estimada de risco de 37% para complicações microvasculares, 21% para qualquer parâmetro final relacionado com diabetes e morte por diabetes e 14% para infarto do miocárdio.

O controle rigoroso da hipertensão também teve um efeito surpreendentemente significativo sobre a doença microvascular (bem como sobre as sequelas relacionadas com hipertensão mais convencional) nesses pacientes. A análise dos resultados sugeriu que cada redução de 10 mmHg na pressão sistólica produziu uma redução estimada de risco de 13% para as complicações microvasculares diabéticas, 12% para qualquer complicação relacionada com o diabetes, 15% para morte por diabetes e 11% para infarto do miocárdio.

O monitoramento após o estudo mostrou que, 5 anos depois da conclusão do UKPDS, os benefícios do tratamento intensivo sobre os parâmetros diabéticos foram mantidos, e a redução do risco de infarto do miocárdio tornou-se significativa. Os benefícios da terapia com metformina foram mantidos.

Esses estudos mostraram que o controle rigoroso da glicemia beneficia os pacientes com diabetes melito tanto tipo 1 quanto tipo 2.

A. Diabetes melito tipo 1 (DM1)

Para a maioria dos pacientes com DM1, são necessárias pelo menos 3 ou 4 administrações de insulina ao dia para um controle seguro e efetivo das concentrações de glicose. Uma associação de análogos de insulina de ação rápida e análogos de insulina de ação longa possibilita uma reposição mais fisiológica de insulina. Um paciente recém-diagnosticado pode necessitar de doses mínimas de insulina basal e em bólus, visto que ele ainda apresenta uma produção de insulina endógena. Em pacientes com diabetes de longa duração, as necessidades de insulina basal de 24 horas habitualmente baseiam-se na idade e no peso corporal. Um adolescente pode precisar de até 0,4 U/kg/dia; um adulto jovem (com menos de 25 anos de idade), 0,35 U/kg/dia; e indivíduos idosos, 0,25 U/kg/dia. O bólus administrado na refeição varia de acordo com a hora do dia e a idade do paciente. Adolescentes e adultos jovens habitualmente necessitam de 1 U para cada 10 g de carboidratos. Os adultos de mais idade necessitam, em geral, de cerca de 1 U para cada 15 g de carboidratos. O fator de correção – a quantidade necessária de insulina para reduzir as concentrações de glicose em 50 mg/dL – pode ser calculado a partir das razões insulina-carboidratos. Por exemplo, se houver necessidade de 1 U para 15 g de carboidratos, então 1 U reduzirá as concentrações de glicose em 50 mg/dL. Se houver necessidade de 1,5 U de insulina para 15 g de carboidratos (i.e., 1 U para 10 g de carboidratos), então 1,5 U de insulina reduzirá as concentrações de glicose em 50 mg/dL e 1 U reduzirá o nível de glicose em 33 mg/dL. Esses valores são aproximados e devem ser individualizados.

A Tabela 41-8 ilustra esquemas de análogos de insulina de ação rápida e análogos basais que podem ser apropriados para uma pessoa de 70 kg com DM1. Se o paciente utilizar uma bomba de insulina, ele pode precisar de uma taxa de infusão basal de 0,6 unidade por hora ao longo das 24 horas, com exceção das 4 às 8 horas da manhã, quando a administração de 0,7 unidade por hora pode ser apropriada (fenômeno do amanhecer). As razões podem ser de 1 U para 12 g de carboidratos mais 1 U para 50 mg/dL (2,8 mmol/L) de glicose no sangue acima do valor-alvo de 120 mg/dL (6,7 mmol/L).

B. Diabetes melito tipo 2 (DM2)

A normalização das concentrações de glicose pode ocorrer pela perda de peso e melhora da sensibilidade à insulina em pacientes obesos com DM2. É necessário uma combinação de restrição calórica e aumento do exercício físico para que um programa de redução de peso

TABELA 41-8 Exemplos de esquemas intensivos de insulina com análogos de insulina de ação rápida (insulinas lispro, asparte ou glulisina) e NPH, ou insulinas detemir, glargina ou degludeca em um homem de 70 kg com DM1[1-3]

	Antes do desjejum	Antes do almoço	Antes do jantar	Antes de dormir
Análogo de insulina de ação rápida	5 U	4 U	6 U	–
Insulina NPH	3 U	3 U	2 U	8-9 U
ou				
Análogo de insulina de ação rápida	5 U	4 U	6 U	–
Insulina glargina ou degludeca	–	–	–	15-16 U
Insulina detemir	6-7 U	–	–	8-9 U

[1]Presume-se que o paciente esteja consumindo aproximadamente 75 mg de carboidratos no desjejum, 60 g no almoço e 90 g no jantar.
[2]A dose de análogos de insulina de ação rápida pode ser aumentada em 1 ou 2 U se forem ingeridos carboidratos extras (15-30 g) ou se a glicemia antes da refeição for maior que 170 mg/dL. Os análogos de insulina de ação rápida podem ser misturados na mesma seringa com insulina NPH.
[3]A insulina glargina ou a insulina detemir precisam ser administradas como injeção separada.

seja bem sucedido. A compreensão das consequências do diabetes malcontrolado em longo prazo pode motivar alguns pacientes a perder peso. Para pacientes selecionados, devem-se considerar opções médicas ou cirúrgicas. O orlistate, a fentermina + topiramato, a lorcasserina (removida do mercado dos Estados Unidos em fevereiro de 2020 [assim como no Brasil] devido a um aumento na ocorrência de câncer), a naltrexona + bupropiona de liberação prolongada e a liraglutida em altas doses são fármacos aprovados para perda de peso, utilizados em associação com dieta e exercícios físicos. A cirurgia bariátrica (Y de Roux, banda gástrica, gastrectomia em manga, derivação biliopancreática/*switch* duodenal) normalmente resulta em perda de peso significativa e pode levar à remissão do diabetes.

Os pacientes não obesos com DM2 frequentemente apresentam aumento da adiposidade visceral – com peso normal e metabolicamente obeso. Nesses pacientes, há menos ênfase na perda de peso, porém o exercício físico é importante.

Podem ser necessários vários fármacos para obter o controle glicêmico (Figura 41-6) em pacientes com DM2. A não ser que haja alguma contraindicação, a terapia clínica deve ser iniciada com intervenções intensivas no estilo de vida (dieta e exercícios), educação no automanejo do diabetes e metformina. Se as metas glicêmicas não forem alcançadas com a monoterapia com metformina, deve-se acrescentar um segundo fármaco. As opções incluem sulfonilureias, repaglinida ou nateglinida, pioglitazona, agonistas do receptor de GLP-1, inibidores da DPP-4, inibidores do SGLT2 e insulina. Na escolha do segundo fármaco, deve-se considerar a eficácia do tratamento, risco de hipoglicemia, efeito sobre o peso, presença de doença cardiovascular ou de doença renal, efeitos adversos e custo. Os inibidores da DPP-4 e os inibidores do SGLT2 são de eficácia moderada, enquanto todos os outros fármacos são de alta eficácia. As sulfonilureias e as insulinas têm risco aumentado de hipoglicemia. Sulfonilureias, insulina e pioglitazona promovem ganho de peso. Metformina e inibidores da DPP-4 são neutros em relação ao peso corporal, enquanto agonistas do receptor de GLP-1 e os inibidores do SGLT2 produzem perda de peso. Os agonistas do receptor de GLP-1, inibidores do SGLT2 e a pioglitazona possuem benefícios cardiovasculares, enquanto os inibidores do SGLT2 retardam a progressão da nefropatia diabética. Os principais fatores de risco incluem a acidose láctica com a metformina; o risco de fraturas, insuficiência cardíaca e possível câncer de bexiga com a pioglitazona; efeitos colaterais gastrintestinais e pancreatite com agonistas do receptor de GLP-1; nasofaringite, dor articular e reações alérgicas com inibidores da DPP-4; infecção genital, infecções do trato urinário e cetoacidose com inibidores do SGLT2. Todos os fármacos são de alto custo, com exceção da metformina e das sulfonilureias. Em pacientes que apresentam hiperglicemia após uma refeição rica em carboidratos, um secretagogo de ação curta antes desse tipo de refeição pode ser suficiente para controlar as concentrações de glicose. Os pacientes com grave resistência à insulina podem ser candidatos à pioglitazona. Os pacientes que estão muito preocupados com o ganho de peso podem se beneficiar de um agonista do receptor de GLP-1 ou um inibidor do SGLT2, que causam perda de peso, ou um inibidor da DPP-4, que é neutro em relação ao peso. Deve-se considerar a presença de doença cardiovascular. A liraglutida, a empagliflozina e canagliflozina demonstraram melhorar

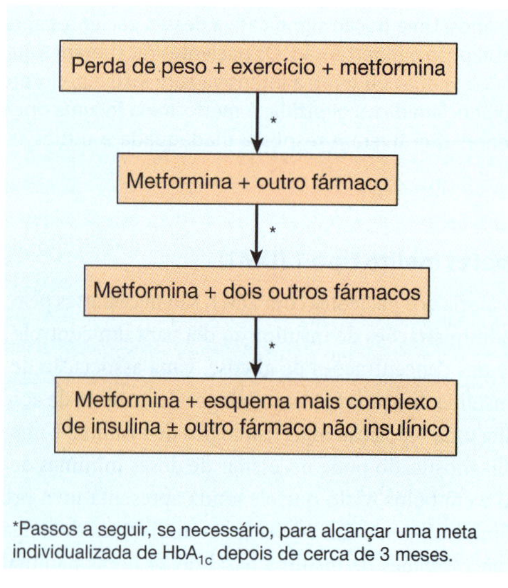

FIGURA 41-6 Algoritmo sugerido para o tratamento do DM2. As sete principais classes de fármacos são metformina, sulfonilureias (incluindo nateglinida, repaglinida), pioglitazona, agonistas do receptor de GLP-1, inibidores da DPP-4, inibidores do SGLT2 e insulinas. É preciso levar em consideração a eficácia, o risco de hipoglicemia, o efeito sobre o peso corporal, os benefícios cardiovasculares e renais, os principais efeitos colaterais e o custo. Os inibidores da α-glicosidase, colesevelam, pranlintida e bromocriptina não estão incluídos, em virtude de sua eficácia limitada e das reações adversas significativas. (Dados de Davies MJ, D'Alessio DA, Fradkin J, et al. Management of hyperglycaemia in type 2 diabetes, 2018. A consensus report by the American Diabetes Association (ADA) and the European Association for the Study of Diabetes (EASD), Diabetologia 2018 Dec;61(12):2461-2498.)

os resultados cardiovasculares. Os inibidores do SGLT2 devem ser considerados como segunda escolha em pacientes com nefropatia diabética ou com insuficiência cardíaca. Se dois fármacos forem ineficazes, acrescenta-se um terceiro fármaco, embora os dados sobre a eficácia dessa terapia associada sejam limitados.

Quando a associação de fármacos não insulínicos (agonistas dos receptores de GLP-1 orais e injetáveis) não consegue controlar adequadamente as concentrações de glicose, deve-se instituir a insulinoterapia. Vários esquemas de insulina podem ser efetivos. A simples adição de insulina de ação intermediária ou de ação longa à noite ao esquema de tratamento pode melhorar as concentrações de glicose em jejum e seu controle adequado durante o dia. Se as concentrações de glicose durante o dia forem problemáticas, insulinas pré-misturadas antes do desjejum e do jantar podem ser úteis. Se esse esquema não produzir um controle adequado ou se levar a taxas inaceitáveis de hipoglicemia, pode-se instituir um esquema mais intensivo de insulina em bólus basal (insulina basal de ação longa) em associação a um análogo de ação rápida antes das refeições. A metformina demonstrou ser efetiva quando associada com a insulinoterapia e deve ser continuada. A pioglitazona pode ser usada com insulina, porém essa associação está relacionada a um maior ganho de peso e edema periférico e macular. A manutenção de sulfonilureias, agonistas do receptor de GLP-1, inibidores da DPP-4 e inibidores do SGLT2 pode ser benéfica em pacientes selecionados. O custo, a complexidade e o risco de reações adversas devem ser considerados quando se decide sobre quais fármacos deverão ser mantidos após iniciar a insulinoterapia.

Complicações agudas do diabetes

A. Hipoglicemia

As reações hipoglicêmicas constituem a complicação mais comum da insulinoterapia. Também podem ocorrer em qualquer paciente que esteja utilizando fármacos secretagogos (p. ex., sulfonilureias, meglitinida, análogos da D-fenilalanina), particularmente se for idoso, tiver doença renal ou hepática ou estiver utilizando fármacos que alteram o metabolismo das sulfonilureias (p. ex., fenilbutazona, sulfonamidas, varfarina). Hipoglicemia é mais frequente pelo uso de sulfonilureias de ação longa.

O rápido desenvolvimento de hipoglicemia em indivíduos com integridade do mecanismo de percepção da hipoglicemia provoca sinais – simpáticos (taquicardia, palpitações, sudorese, tremor) e parassimpáticos (náuseas, fome) – de hiperatividade autônoma, podendo evoluir para convulsões e coma se o paciente não for tratado.

Em pacientes expostos a episódios frequentes de hipoglicemia durante o controle rigoroso da glicemia, os sinais autônomos de alerta da hipoglicemia são menos comuns ou até mesmo ausentes. Essa condição adquirida e perigosa é denominada *inconsciência hipoglicêmica*. Quando o paciente carece dos sinais de alerta precoces de hipoglicemia, podem não ser tomadas as medidas corretivas no momento necessário. Em pacientes com hipoglicemia não tratada e persistente, podem surgir as manifestações pelo excesso de insulina – confusão, fraqueza, comportamento bizarro, coma, convulsões –, quando não são mais capazes de procurar ou de consumir com segurança alimentos contendo glicose. A percepção de hipoglicemia pode ser restaurada ao evitar a ocorrência frequente de episódios hipoglicêmicos. Todo diabético em uso de fármacos hipoglicemiantes deve portar uma pulseira, um colar ou um cartão de identificação na carteira ou na bolsa, bem como alguma glicose de absorção rápida.

Todas as manifestações da hipoglicemia são aliviadas com a administração de glicose. Para acelerar a absorção, deve-se administrar açúcar simples ou glicose, de preferência na forma líquida. Para tratar a hipoglicemia leve em um paciente consciente e capaz de deglutir, podem-se fornecer comprimidos de glicose, gel de glicose ou qualquer líquido ou alimento contendo açúcar. Se a ocorrência de hipoglicemia mais grave produzir perda da consciência ou torpor, o tratamento de escolha consiste na administração de 1 mg de glucagon por via SC ou IM ou 3 mg de glucagon intranasal. Isso pode restabelecer a consciência em 15 minutos para permitir a ingestão de açúcar. Os serviços médicos de emergência devem ser procurados em caso de perda da consciência. Os profissionais de saúde na emergência podem restabelecer a consciência com a administração de 20 a 50 mL com solução de glicose a 50% por bólus IV durante um período de 2 a 3 minutos.

B. Coma diabético

1. *Cetoacidose diabética* A cetoacidose diabética (CAD) é uma emergência médica potencialmente fatal, causada por reposição inadequada ou ausente de insulina em indivíduos com DM1 e, raras vezes, naqueles com DM2. Em geral, surge em pacientes recém-diagnosticados com DM1 ou naqueles que tentaram interromper a reposição de insulina e, raramente, em pacientes com DM2 que apresentam condições concomitantes estressantes, como sepse ou pancreatite, ou que estão recebendo esteroidoterapia em altas doses. A CAD ocorre com mais frequência em pacientes em uso de bombas de insulina. A pouca adesão ao tratamento – seja por motivos psicológicos ou devido a uma educação inadequada – constitui uma das causas mais comuns de CAD, particularmente quando os episódios são recorrentes. Foram relatados casos de cetoacidose diabética euglicêmica com o uso sem indicação em bula de inibidores do SGLT2 em pacientes com DM1 e em pacientes com DM2 que provavelmente apresentam deficiência acentuada de insulina.

Os sinais e sintomas incluem náusea, vômitos, dor abdominal, respiração lenta e profunda (de Kussmaul), alteração do estado mental (incluindo coma), cetonas e glicose elevadas no sangue e na urina, pH do sangue arterial < 7,3 e baixa concentração de bicarbonato (15 mmol/L).

O tratamento fundamental para a CAD consiste em hidratação IV agressiva e insulinoterapia, além de manutenção das concentrações de potássio e de outros eletrólitos. A hidratação e a insulinoterapia baseiam-se nas necessidades individuais de cada paciente e exigem reavaliação e modificação frequentes. É preciso dispensar cuidadosa atenção para a hidratação e o estado renal, para as concentrações de sódio e de potássio e para a taxa de correção da glicose e da osmolalidade plasmáticas. Em geral, a hidratação começa com soro fisiológico normal. A insulina humana regular deve ser administrada por via IV, com uma dose inicial habitual de cerca de 0,1 U/kg/h.

2. *Síndrome hiperosmolar hiperglicêmica* A síndrome hiperosmolar hiperglicêmica (SHH) é diagnosticada em indivíduos com DM2 e caracteriza-se por hiperglicemia profunda e desidratação. A SHH está associada a uma hidratação oral inadequada, particularmente em pacientes idosos; a outras doenças; ao uso de fármacos que produzem hiperglicemia ou desidratação, como fenitoína, esteroides, diuréticos e bloqueadores dos canais de cálcio; bem como à diálise peritoneal e à hemodiálise. As características diagnósticas consistem em declínio do estado mental e até mesmo em convulsões, concentração plasmática de glicose > 600 mg/dL e osmolalidade sérica calculada > 320 mmol/L. Os indivíduos com SHH não apresentam acidose, a não ser que também ocorra CAD.

O tratamento da SHH consiste em reidratação intensiva e restauração da glicose e dos eletrólitos. A taxa de correção dessas variáveis precisa ser monitorada rigorosamente. Pode haver necessidade de insulinoterapia em baixas doses.

Complicações crônicas do diabetes

As manifestações clínicas tardias do diabetes melito incluem uma série de alterações patológicas que afetam os vasos sanguíneos de pequeno e grande calibres, os nervos cranianos e periféricos, a pele e o olho. Essas lesões levam à hipertensão, doença renal crônica terminal, cegueira, neuropatia autônoma e periférica, amputações dos membros inferiores, infarto do miocárdio e AVEs. Essas manifestações tardias correlacionam-se com a duração do estado diabético após o início da puberdade e com o controle glicêmico. No DM1, a doença renal crônica terminal desenvolve-se em até 40% dos pacientes, em comparação com menos de 20% dos pacientes com DM2. Por fim, ocorre desenvolvimento de retinopatia proliferativa em ambos os tipos de diabetes, porém com prevalência ligeiramente maior em pacientes com DM1 (25% após 15 anos de duração). Em pacientes com DM1, as complicações da doença renal crônica terminal constituem uma importante causa de morte, enquanto pacientes com DM2 têm mais tendência a apresentar doenças macrovasculares, que levam ao infarto do miocárdio e ao AVE como principais causas de morte. O tabagismo aumenta significativamente o risco de complicações tanto microvasculares quanto macrovasculares em pacientes diabéticos.

RESUMO Fármacos utilizados para tratamento do diabetes melito

Subclasse, fármaco	Mecanismo de ação	Efeitos	Aplicações clínicas	Farmacocinética, toxicidade, interações
INSULINAS				
• De ação rápida: lispro, asparte, glulisina, regular inalável, asparte + niacinamida • De ação curta: regular • De ação intermediária: NPH • De ação longa: detemir, glargina, degludeca	Ativam o receptor de insulina	Reduzem a glicose circulante	DM1 e DM2	Parenteral [SC ou IV (regular)] • a duração varia (ver o texto) • *Reações adversas:* hipoglicemia, ganho de peso, lipodistrofia (rara)
SULFONILUREIAS				
• Glipizida • Glibenclamida • Glimepirida • Gliclazida[1]	Secretagogos da insulina: fecham os canais de K^+ dependentes de ATP nas células β • aumentam a liberação de insulina	Reduzem a glicose circulante em pacientes com células β funcionais	DM2	Oral • duração de 10-24 h • *Reações adversas:* hipoglicemia, ganho de peso
• *Tolazamida, tolbutamida, clorpropamida, acetoexamida: sulfonilureias mais antigas, de menor potência e de maior toxicidade; raramente utilizadas*				
ANÁLOGOS DA MEGLITINIDA; DERIVADO DA D-FENILALANINA				
• Repaglinida, nateglinida • Mitiglinida[1]	Secretagogos da insulina: semelhantes às sulfonilureias, com alguma sobreposição nos sítios de ligação	Em pacientes com células β funcionais, reduzem a glicose circulante	DM2	Oral • início de ação muito rápido • duração de 5-8 h; nateglinida de 4 h • *Reações adversas:* hipoglicemia
BIGUANIDAS				
• Metformina	Ativa a AMP cinase • reduz a gliconeogênese hepática e renal	Diminui a glicose circulante	DM2	Oral • concentração plasmática máxima em 2 a 3 h • *Reações adversas:* sintomas gastrintestinais, acidose láctica (rara) • não pode ser usada se houver comprometimento da função renal/hepática • insuficiência cardíaca congestiva (ICC), estados de hipoxia/acidose, alcoolismo

(*continua*)

Subclasse, fármaco	Mecanismo de ação	Efeitos	Aplicações clínicas	Farmacocinética, toxicidade, interações
INIBIDORES DA α-GLICOSIDASE				
• Acarbose, miglitol • Voglibose[1]	Inibição das α-glicosidases intestinais	Reduz a conversão do amido e dissacarídeos a monossacarídeos • reduz a glicemia pós-prandial	DM2	Oral • início rápido • *Reações adversas:* sintomas gastrintestinais • não podem ser usados se houver comprometimento da função renal/hepática, distúrbios intestinais
TIAZOLIDINEDIONAS				
• Pioglitazona, rosiglitazona	Regula a expressão gênica por meio de sua ligação a PPAR-γ e PPAR-α	Reduzem a resistência à insulina	DM2	Oral • de ação longa (> 24 h) • *Reações adversas:* retenção hídrica, edema, anemia, ganho de peso, edema macular, fraturas ósseas, particularmente em mulheres • não podem ser usadas na presença de ICC, doença hepática
AGONISTAS DO RECEPTOR DE POLIPEPTÍDEO SEMELHANTE AO GLUCACON 1 (GLP-1)				
• Dulaglutida, exenatida (e exenatida LP), liraglutida, lixisenatida, semaglutida	Análogos do GLP-1: ligam-se aos receptores de GLP-1	Reduzem as excursões de glicose pós-prandiais: aumentam a liberação de insulina mediadas pela glicose, reduzem as concentrações de glucagon, retardam o esvaziamento gástrico, diminuem o apetite	DM2, liraglutida apenas: obesidade	Parenteral (SC), (oral: apenas a semaglutida) • *Reações adversas:* náusea, cefaleia, vômitos, anorexia, perda de peso discreta, pancreatite, tumores de células C em roedores
INIBIDORES DA DIPEPTIDIL-PEPTIDASE 4 (DPP-4)				
• Alogliptina, linagliptina, saxagliptina, sitagliptina, vildagliptina[1]	Bloqueiam a degradação do GLP-1, elevam as concentrações circulantes de GLP-1	Reduzem as excursões de glicose pós-prandiais: aumentam a liberação de insulina mediada pela glicose, reduzem as concentrações de glucagon, retardam o esvaziamento gástrico, diminuem o apetite	DM2	Oral • meia-vida de cerca de 12 h • duração de ação de 24 h • *Reações adversas:* rinite, infecções das vias respiratórias superiores, cefaleia, dor articular, pancreatite, raramente reações alérgicas
INIBIDORES DO COTRANSPORTADOR DE SÓDIO-GLICOSE 2 (SGLT2)				
• Canagliflozina, dapagliflozina, empagliflozina, ertugliflozina	Bloqueiam a reabsorção renal de glicose	Aumentam a glicosúria, reduzem as concentrações de glicose	DM2	Oral • meia-vida de cerca de 10-14 h • *Reações adversas:* infecções genitais e do trato urinário, poliúria, prurido, sede, diurese osmótica, constipação intestinal
ANÁLOGO DO POLIPEPTÍDEO AMILOIDE DAS ILHOTAS (IAPP)				
• Pranlintida	Análogo da amilina (IAPP): liga-se aos receptores de amilina	Reduz as excursões de glicose pós-prandiais: diminui as concentrações de glucagon, retarda o esvaziamento gástrico, diminui o apetite	DM1 e DM2	Parenteral (SC) • início rápido • meia-vida de cerca de 48 min • *Reações adversas:* náusea, anorexia, hipoglicemia, cefaleia
SEQUESTRADOR DE ÁCIDOS BILIARES				
• Cloridrato de colesevelam	Liga-se aos ácidos biliares: reduz a glicose por mecanismos desconhecidos	Reduz a glicemia	DM2	Oral • duração de ação de 24 h • *Reações adversas:* constipação intestinal, indigestão, flatulência
AGONISTA DA DOPAMINA				
• Bromocriptina	Agonista do receptor D_2: reduz a glicose por mecanismo desconhecido	Reduz glicemia	DM2	Oral • ação de 24 h • *Reações adversas:* náusea, vômitos, tontura, cefaleia

[1]Não disponível nos Estados Unidos (gliclazida e vildagliptina estão disponíveis no Brasil).

PREPARAÇÕES DISPONÍVEIS[1]

NOMES GENÉRICOS
SULFONILUREIAS
Acetoexamida[3]*
Clorpropamida
Gliclazida[3]
Glibenclamida
Glimepirida
Glipizida
Tolazamida*
Tolbutamida*
MEGLITINIDAS
Mitiglinida[3]*
Repaglinida
DERIVADO DA D-FENILALANINA
Nateglinida
BIGUANIDA
Metformina
ASSOCIAÇÕES COM METFORMINA[2]
Alogliptina + metformina
Canagliflozina + metformina
Dapagliflozina + metformina
Empagliflozina + metformina
Ertugliflozina + metformina
Glibenclamida + metformina
Glipizida + metformina
Linagliptina + metformina
Pioglitazona + metformina
Repaglinida + metformina
Rosiglitazona + metformina
Saxagliptina + metformina
Sitagliptina + metformina
DERIVADOS DA TIAZOLIDINEDIONA
Pioglitazona
Rosiglitazona
ASSOCIAÇÕES COM TIAZOLIDINEDIONA
Alogliptina + pioglitazona
Pioglitazona + glimepirida
Rosiglitazona + glimepirida

NOMES GENÉRICOS
INIBIDORES DA α-GLICOSIDASE
Acarbose
Miglitol*
Voglibose[3]*
AGONISTAS DOS RECEPTORES DO POLIPEPTÍDEO SEMELHANTE AO GLUCAGON 1 (GLP-1)
Dulaglutida
Exenatida
Liraglutida
Lixisenatida
Semaglutida
ASSOCIAÇÃO COM INIBIDORES AGONISTAS DO RECEPTOR DE GLP-1
Lixisenatida + insulina glargina
INIBIDORES DA DIPEPTIDIL-PEPTIDASE-4 (DPP-4)
Alogliptina
Linagliptina
Saxagliptina
Sitagliptina
Vildagliptina[3]
INIBIDORES DO COTRANSPORTADOR DE SÓDIO-GLICOSE 2 (SGLT2)
Canagliflozina
Dapagliflozina
Empagliflozina
Ertugliflozina
ASSOCIAÇÃO COM INIBIDORES DO SGLT
Empagliflozina + linagliptina
OUTRO FÁRMACO ANÁLOGO DO POLIPEPTÍDEO AMILOIDE DAS ILHOTAS (IAPP)
Pranlintida*
SEQUESTRADOR DE ÁCIDOS BILIARES
Cloridrato de colesevelam
AGONISTA DO RECEPTOR DE DOPAMINA
Bromocriptina
GLUCAGON
Glucagon

[1]Ver Tabela 41-5 para preparações de insulina.
[2]Outras associações estão disponíveis.
[3]Não disponível nos Estados Unidos.
*Não disponível no Brasil.

REFERÊNCIAS

Action to Control Cardiovascular Risks in Diabetes Study Group: Effects of intensive glucose lowering in type 2 diabetes. N Engl J Med 2008;358:2545.

Adler AI et al: Association of systolic blood pressure with macrovascular and microvascular complications of type 2 diabetes (UKPDS 36): Prospective observational study. Br Med J 2000;321:412.

ADVANCE Collaborative Group: Intensive blood glucose control and vascular outcomes in patients with type 2 diabetes. N Engl J Med 2008;358:2560.

American Diabetes Association: Diagnosis and classification of diabetes mellitus. Diabetes Care 2014;37(Suppl 1):S81.

Bailey CJ, Day C.: The future of new drugs for diabetes management. Diabetes Res Clin Pract 2019;155:107785.

Bekiari E et al: Artificial pancreas treatment for outpatients with type 1 diabetes: Systematic review and meta-analysis. BMJ 2018;361:k1310.

Davies MJ et al: Management of hyperglycaemia in type 2 diabetes, 2018: A consensus report by the American Diabetes Association (ADA) and the European Association for the Study of Diabetes (EASD). Diabetologia 2018;61:2461.

DeFronzo RA et al: Pioglitazone: The forgotten, cost-effective cardioprotective drug for type 2 diabetes. Diab Vasc Dis Res 2019;16:133.

Diabetes Prevention Program Research Group: Reduction in the incidence of type 2 diabetes with lifestyle intervention or metformin. N Engl J Med 2002;346:393.

Gaede P et al: Effect of a multifactorial intervention on mortality in type 2 diabetes. N Engl J Med 2008;358:580.

Kitabchi A et al: Thirty years of personal experience in hyperglycemic crises: Diabetic ketoacidosis and hyperglycemic hyperosmolar state. J Clin Endocrinol Metab 2008;93:1541.

Miyazaki Y, DeFronzo RA: Rosiglitazone and pioglitazone similarly improve insulin sensitivity and secretion, glucose tolerance and adipocytokines in type 2 diabetic patients. Diabetes Obes Metab 2008;10:1204.

Nauck M: Incretin therapies: Highlighting common features and differences in the modes of action of glucagon-like peptide-1 receptor agonists and dipeptidyl peptidase-4 inhibitors. Diabetes Obes Metab 2016;18:203.

Perkovic V et al: Canagliflozin and renal outcomes in type 2 diabetes and nephropathy. N Engl J Med 2019;380:2295.

Reitman ML et al: Pharmacogenetics of metformin response: A step in the path toward personalized medicine. J Clin Invest 2007;117:1226.

Ripamonti E et al. A systematic review of observational studies of the association between pioglitazone use and bladder cancer. Diabet Med 2019;36:22.

Rosenstock J, Ferrannini E: Euglycemic diabetic ketoacidosis: A predictable, detectable, and preventable safety concern with SGLT2 inhibitors. Diabetes Care 2015;38:1638.

Switzer SM et al: Intensive insulin therapy in patients with type 1 diabetes mellitus. Endocrinol Metab Clin North Am 2012;41:89.

United Kingdom Prospective Diabetes Study (UKPDS) Group: Glycemic control with diet, sulfonylurea, metformin, or insulin in patients with type 2 diabetes mellitus: Progressive requirement for multiple therapies: UKPDS 49. JAMA 1999;281:2005.

United Kingdom Prospective Diabetes Study (UKPDS) Group: Tight blood pressure control and risk of macrovascular and microvascular complications in type 2 diabetes: UKPDS 38. BMJ 1998;317:703.

Zelniker TA et al. SGLT2 inhibitors for primary and secondary prevention of cardiovascular and renal outcomes in type 2 diabetes: A systematic review and meta-analysis of cardiovascular outcome trials. Lancet 2019;393:31.

RESPOSTA DO ESTUDO DE CASO

Esse paciente apresenta resistência significativa à insulina, administrando cerca de 125 U de insulina ao dia (~1 U/kg). Ele recebeu poucas orientações sobre como manejar o diabetes. Tem neuropatia periférica, proteinúria, baixas concentrações de colesterol HDL e hipertensão. Foi submetido a uma intervenção multifatorial, tendo como meta seu peso, concentrações de glicose e pressão arterial. Foi aconselhado a parar de fumar. Assistiu a aulas estruturadas sobre diabetes e recebeu instruções individualizadas de um educador em diabetes e de um nutricionista. A terapia com metformina foi reiniciada, e as doses de insulina foram reduzidas. Em seguida, o paciente recebeu exenatida, um agonista do receptor de GLP-1. O paciente perdeu cerca de 8 kg de peso nos 3 anos seguintes e conseguiu interromper o uso da insulina. Obteve um excelente controle, com HbA_{1c} de 6,5%, com associação de metformina, exenatida e glimepirida. Entretanto, no seguimento recuperou parte do peso, e houve aumento da HbA_{1c}. A dose de glimepirida foi reduzida, e a terapia com inibidor do SGLT2 foi instituída, devido à nefropatia diabética. A terapia anti-hipertensiva foi otimizada, e a excreção urinária de albumina diminuiu para 1.569 mg/g de creatinina. Esse caso ilustra a importância da perda de peso no controle da glicemia em pacientes obesos com DM2. Também demonstra que o simples aumento da dose de insulina nem sempre é efetivo. A associação da metformina com outros fármacos orais e injetáveis não insulínicos pode ser uma melhor opção.

C A P Í T U L O

42 Fármacos que afetam a homeostasia mineral óssea

Daniel D. Bikle, MD, PhD

ESTUDO DE CASO

Um homem de 65 anos é encaminhado pelo médico da atenção primária a um especialista, a fim de avaliar e tratar possível osteoporose. O paciente procurou assistência médica em virtude de dor lombar. Radiografias mostraram algumas alterações degenerativas da coluna lombar, além de várias deformidades em cunha na coluna torácica. O paciente é fumante de longa data (até 2 maços ao dia) e toma de 2 a 4 taças de vinho no jantar, porém esse volume é maior nos fins de semana. Tem bronquite crônica, presumivelmente devido ao tabagismo, que foi tratada em várias ocasiões com prednisona oral para as exacerbações. No momento, está usando prednisona, 10 mg/dia. O exame revela cifose da coluna torácica, com alguma hipersensibilidade à punho-percussão sobre a mesma. A absorciometria por raios X de dupla energia (DEXA, do inglês *dual-energy x-ray absorptiometry*) da coluna lombar está "dentro dos limites de normalidaade", porém o radiologista observou que a leitura talvez esteja equivocada, devido à presença de alterações degenerativas. A medição do quadril mostra um escore T (número de desvios-padrão com que a densitometria óssea do paciente difere daquela de um adulto jovem normal) no colo do fêmur de –2,2.

Quais outras avaliações devem ser consideradas e qual tratamento deve ser iniciado?

FARMACOLOGIA BÁSICA

Cálcio e fosfato, principais componentes minerais do osso, também constituem dois dos minerais de maior importância para a função celular geral. Por conta disso, o organismo desenvolveu mecanismos complexos para manter cuidadosamente a homeostasia do cálcio e do fosfato (Figura 42-1). No adulto, que apresenta em média 1 a 2 kg de cálcio distribuído no organismo, 98% está armazenado no tecido ósseo. Do mesmo modo, do total de 1 kg de fósforo no adulto, 85% está armazenado no tecido ósseo. Esse reservatório é dinâmico, com constante remodelagem e rápida troca do mineral ósseo com aquele existente no líquido extracelular. O osso também atua como principal meio de sustentação estrutural do corpo, e fornece espaço para a hematopoiese. Essa relação é mais do que casual, visto que os elementos da medula óssea afetam os processos esqueléticos, assim como os elementos esqueléticos afetam os processos da hematopoiese. Durante o processo de envelhecimento e na presença de transtornos alimentares, como anorexia nervosa e obesidade, ocorre acúmulo de gordura na medula, sugerindo uma interação dinâmica entre a gordura medular e o osso. Além disso, o osso também desempenha papel endócrino, com liberação de osteocalcina, que, em sua forma não carboxilada, estimula a secreção de insulina, a função testicular e a resistência muscular. A ocorrência de anormalidades na homeostasia mineral óssea promove ampla variedade de disfunções celulares (p. ex., tetania, coma, fraqueza muscular), distúrbios de sustentação estrutural do corpo (p. ex., osteoporose com fraturas) e perda da capacidade hematopoiética (p. ex., osteopetrose infantil).

O cálcio e o fosfato entram no organismo a partir do intestino. Nos Estados Unidos, a dieta média fornece 600 a 1.000 mg/dia de cálcio, dos quais cerca de 100 a 250 mg são absorvidos.* Essa quantidade representa a absorção efetiva, visto que ocorrem tanto absorção (principalmente no duodeno, parte superior do jejuno e no ceco) quanto secreção (principalmente no íleo). A quantidade de fósforo presente na dieta norte-americana é aproximadamente igual à do cálcio. Entretanto, a eficácia de absorção (sobretudo no

*N. de R.T. No Brasil, estudos mostram que a dieta fornece de 400 a 500 mg/dia de cálcio.

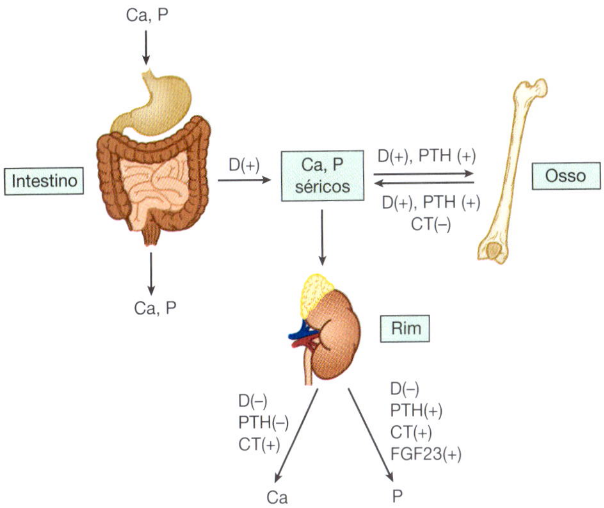

FIGURA 42-1 Mecanismos que contribuem para a homeostasia mineral óssea. As concentrações séricas de cálcio (Ca) e de fósforo (P) são controladas principalmente por três hormônios: 1,25-di-hidroxivitamina D (D), fator de crescimento dos fibroblastos 23 (FGF23) e paratormônio (PTH), por meio de suas ações sobre a absorção a partir do intestino e do osso e sobre a excreção renal. O PTH e a $1,25(OH)_2D$ aumentam a passagem de Ca e de P do osso para o soro e estimulam a formação óssea. A $1,25(OH)_2D$ também aumenta a absorção de Ca e de P pelo intestino. No rim, a $1,25(OH)_2D$ diminui a excreção tanto de Ca quanto de P, enquanto o PTH reduz a excreção de Ca, porém aumenta a do P. A FGF23 estimula a excreção renal de P. A calcitonina (CT) é um regulador menos essencial da homeostasia do Ca; todavia, em concentrações farmacológicas, pode reduzir as concentrações séricas de Ca e de P ao inibir a reabsorção óssea e ao estimular a sua excreção renal. A retroalimentação pode alterar os efeitos apresentados; por exemplo, a $1,25(OH)_2D$ aumenta indiretamente a excreção urinária de Ca por meio de um aumento da absorção de Ca pelo intestino e inibição da secreção de PTH. Também pode aumentar a excreção urinária de P, devido a um aumento da sua absorção pelo intestino e estimulação da produção de FGF23.

jejuno) é maior e varia de 70 a 90%, conforme a ingestão. No estado de equilíbrio dinâmico, a excreção renal de cálcio e de fosfato compensa a absorção intestinal. Em geral, mais de 98% do cálcio e 85% do fosfato filtrado são reabsorvidos pelos rins. O movimento do cálcio e do fosfato pelos epitélios intestinais e renais é rigorosamente controlado. A disfunção do intestino (p. ex., espru não tropical) ou dos rins (p. ex., insuficiência renal crônica) pode comprometer a homeostasia mineral óssea.

Três hormônios atuam como principais reguladores da homeostasia do cálcio e do fosfato: **paratormônio (PTH)**, **fator de crescimento dos fibroblastos 23** (**FGF23**) e **vitamina D** por meio de seu metabólito ativo, a **1,25-di-hidroxivitamina D (1,25[OH]2D)** (Figura 42-2). A função da **calcitonina** (CT) é menos importante na vida adulta, mas é relevante durante a gravidez e a lactação. O termo *vitamina D*, quando utilizado sem número subscrito, refere-se tanto à vitamina D_2 (ergocalciferol) quanto à vitamina D_3 (colecalciferol). Isso também se aplica aos metabólitos dessas vitaminas. A vitamina D_2 e seus metabólitos diferem da vitamina D_3 e seus metabólitos apenas na cadeia lateral, que apresenta uma dupla ligação entre C-22 e C-23 e um grupo metila em C-24 (Figura 42-3). A vitamina D é considerada um pró-hormônio, visto que ela ainda precisa ser metabolizada para adquirir atividade biológica (ver Figura 42-3). A vitamina D_3 é produzida na derme na presença de radiação ultravioleta B (UVB) (p. ex., luz solar) a partir de seu precursor, 7-desidrocolesterol. O produto inicial, a pré-vitamina D_3, sofre isomerização sensível à temperatura, resultando em vitamina D_3. O precursor da vitamina D_2 é o ergosterol, encontrado em plantas e fungos (cogumelos). Ele sofre uma transformação semelhante à da vitamina D_2 na presença de radiação UVB. Por conseguinte, a vitamina D_2 provém exclusivamente da dieta, ao passo que a vitamina D_3 provém da pele, dieta, ou ambas. O metabolismo subsequente dessas duas formas de vitamina D é essencialmente idêntico e ilustrado na Figura 42-3 para o metabolismo da vitamina D_3. A primeira etapa consiste na 25-hidroxilação da vitamina D em 25-hidroxivitamina D (25[OH]D). Essa função é desempenhada por diversas enzimas no fígado e em outros tecidos, das quais a CYP2R1 é a mais importante. Em seguida, a 25(OH)D é metabolizada no hormônio ativo 1,25-di-hidroxivitamina D ($1,25[OH]_2D$) no rim e em outros tecidos. O PTH estimula a produção de $1,25(OH)_2D$ no rim, já o FGF23 a inibe. A presença de concentrações sanguíneas elevadas de fosfato e de cálcio também inibe a produção de $1,25(OH)_2D$, em parte devido aos seus efeitos sobre o FGF23 (concentrações elevadas de fosfato estimulam a produção de FGF23) e sobre o PTH (concentrações elevadas de cálcio inibem a produção de PTH). A $1,25(OH)_2D$ regula a sua própria concentração ao estimular a enzima 24-hidroxilase (CYP24A1), que inicia o catabolismo da $1,25(OH)_2D$, suprime a produção de PTH e estimula a produção de FGF23. Todos esses efeitos combinam-se para reduzir as concentrações de $1,25(OH)_2D$. Outros tecidos também produzem $1,25(OH)_2D$; o controle dessa produção difere daquele nos rins, conforme discutido adiante. A complexa inter-relação entre PTH, FGF23 e $1,25(OH)_2D$ é abordada de modo detalhado a seguir.

Para resumir, a $1,25(OH)_2D$ suprime a produção de PTH, assim como o cálcio, porém estimula a produção de FGF23. O fosfato estimula a secreção tanto do PTH como do FGF23. Por sua vez, o PTH estimula a produção de $1,25(OH)_2D$, ao passo que o FGF23 a inibe. A $1,25(OH)_2D$ estimula a absorção intestinal de cálcio e de fosfato. A $1,25(OH)_2D$ e o PTH promovem tanto formação como reabsorção óssea, em parte ao estimularem a proliferação e a diferenciação dos osteoblastos e dos osteoclastos. Tanto o PTH quanto a $1,25(OH)_2D$ aumentam a retenção renal de cálcio, porém o PTH promove a excreção renal de fosfato, assim como o FGF23, enquanto a $1,25(OH)_2D$ promove a reabsorção renal de fosfato. Essas alças de retroalimentação combinam-se para manter a homeostasia do cálcio e do fosfato.

Outros hormônios – calcitonina, prolactina, hormônio do crescimento, insulina, fatores de crescimento semelhantes à insulina, hormônio tireoidiano, glicocorticoides e esteroides sexuais – influenciam a homeostasia do cálcio e do fosfato em determinadas circunstâncias fisiológicas e podem ser considerados como reguladores secundários. A deficiência ou o excesso desses reguladores secundários dentro de uma faixa fisiológica não produzem o distúrbio de homeostasia do cálcio e do fosfato que é observado em situações de deficiência ou de excesso de PTH, de FGF23 e de vitamina D. Entretanto, alguns desses reguladores secundários – particularmente a calcitonina, os glicocorticoides e os estrogênios – são terapeuticamente úteis e serão discutidos em seções posteriores.

Além desses reguladores hormonais, o próprio cálcio, o fosfato e outros íons como sódio e fluoreto, além de alguns fármacos (bifosfonatos, anticonvulsivantes antivirais e diuréticos) também alteram a homeostasia do cálcio e do fosfato.

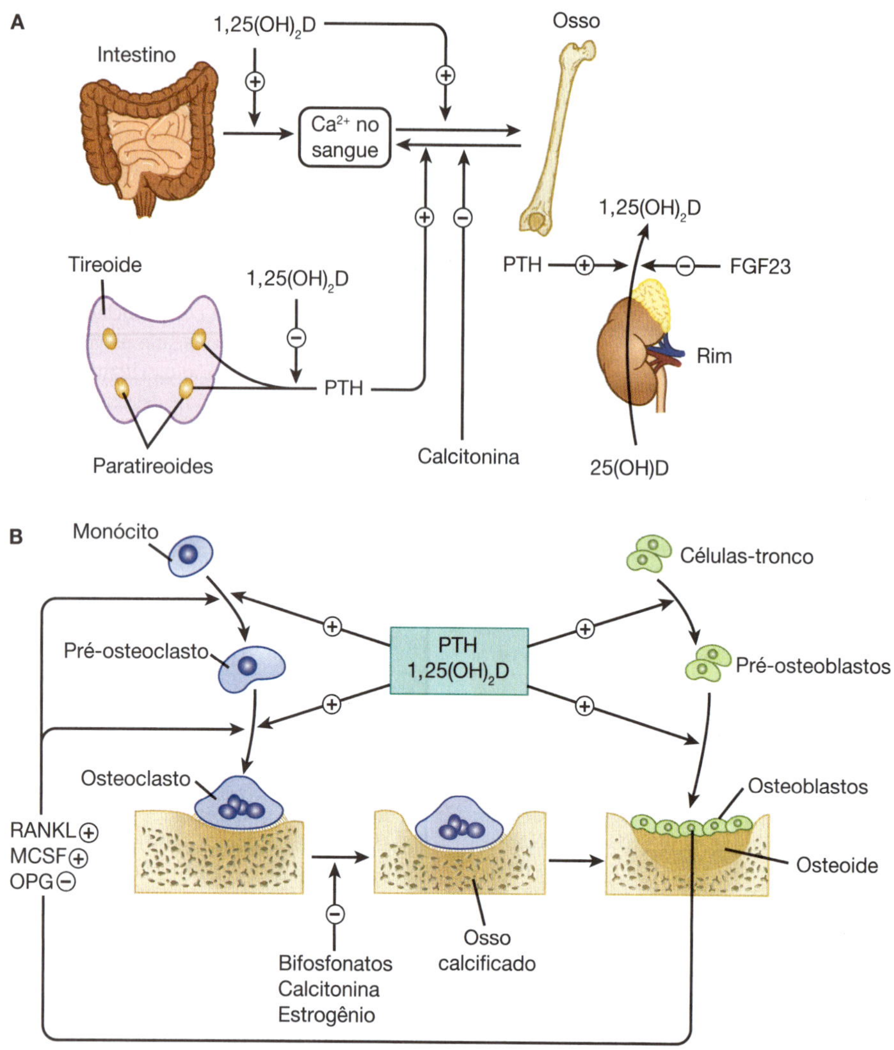

FIGURA 42-2 Interações hormonais no controle da homeostasia mineral óssea. No corpo **(A)**, a 1,25-di-hidroxivitamina D (1,25[OH]$_2$D) é produzida pelos rins sob o controle do paratormônio (PTH), que estimula a sua produção, e do fator de crescimento dos fibroblastos 23 (FGF23), que inibe a sua produção. Por sua vez, a 1,25(OH)$_2$D inibe a produção de PTH pelas glândulas paratireoides e estimula a liberação de FGF23 óssea. A 1,25(OH)$_2$D é a principal reguladora da absorção intestinal de cálcio e de fosfato. No osso **(B)**, tanto o PTH quanto a 1,25(OH)$_2$D regulam a formação e a reabsorção óssea, e cada um deles é capaz de estimular ambos os processos. Esses efeitos ocorrem pela estimulação da proliferação e diferenciação dos pré-osteoblastos em osteoblastos, as células formadoras de osso. O PTH também estimula indiretamente a formação dos osteoblastos pela inibição da produção da esclerostina, uma proteína que bloqueia a proliferação dos osteoblastos por meio da inibição da via wnt (não mostrada) pelos osteocitos. O PTH e a 1,25(OH)$_2$D estimulam a expressão do RANKL pelo osteoblasto, que, com o MCSF, estimula a diferenciação e a ativação subsequente dos osteoclastos, as células de reabsorção óssea. A OPG bloqueia a ação do RANKL e pode ser inibida pelo PTH e pela 1,25(OH)$_2$D. O FGF23 em excesso produz osteomalacia, indiretamente, pela inibição da produção de 1,25(OH)$_2$D e redução das concentrações de fosfato. MCSF, fator de estimulação de colônias de macrófagos; OPG, osteoprotegerina; RANKL, ligante do receptor da ativação do fator nuclear κB.

PRINCIPAIS REGULADORES HORMONAIS DA HOMEOSTASIA MINERAL ÓSSEA

PARATORMÔNIO

O paratormônio (PTH) é um hormônio peptídico de cadeia simples, constituído por 84 aminoácidos. É produzido pelas glândulas paratireoides na forma precursora de 115 aminoácidos, sendo os 31 aminoácidos aminoterminais clivados antes de sua secreção. No interior da glândula, uma protease sensível ao cálcio cliva o hormônio intacto em fragmentos, justificando o mecanismo pelo qual o cálcio limita a produção de PTH. Um segundo mecanismo envolve o receptor sensível ao cálcio (CaSR, do inglês *calcium-sensing receptor*) que, estimulado pelo cálcio, diminui a produção e a secreção de PTH. As glândulas paratireoides também contêm o receptor de vitamina D (VDR, do inglês *vitamin D receptor*) e a enzima CYP27B1, que produz 1,25(OH)$_2$D, permitindo, assim, que o 1,25(OH)$_2$D circulante ou produzido endogenamente suprima a produção de PTH. A 1,25(OH)$_2$D também induz o CaSR, tornando as glândulas paratireoides mais

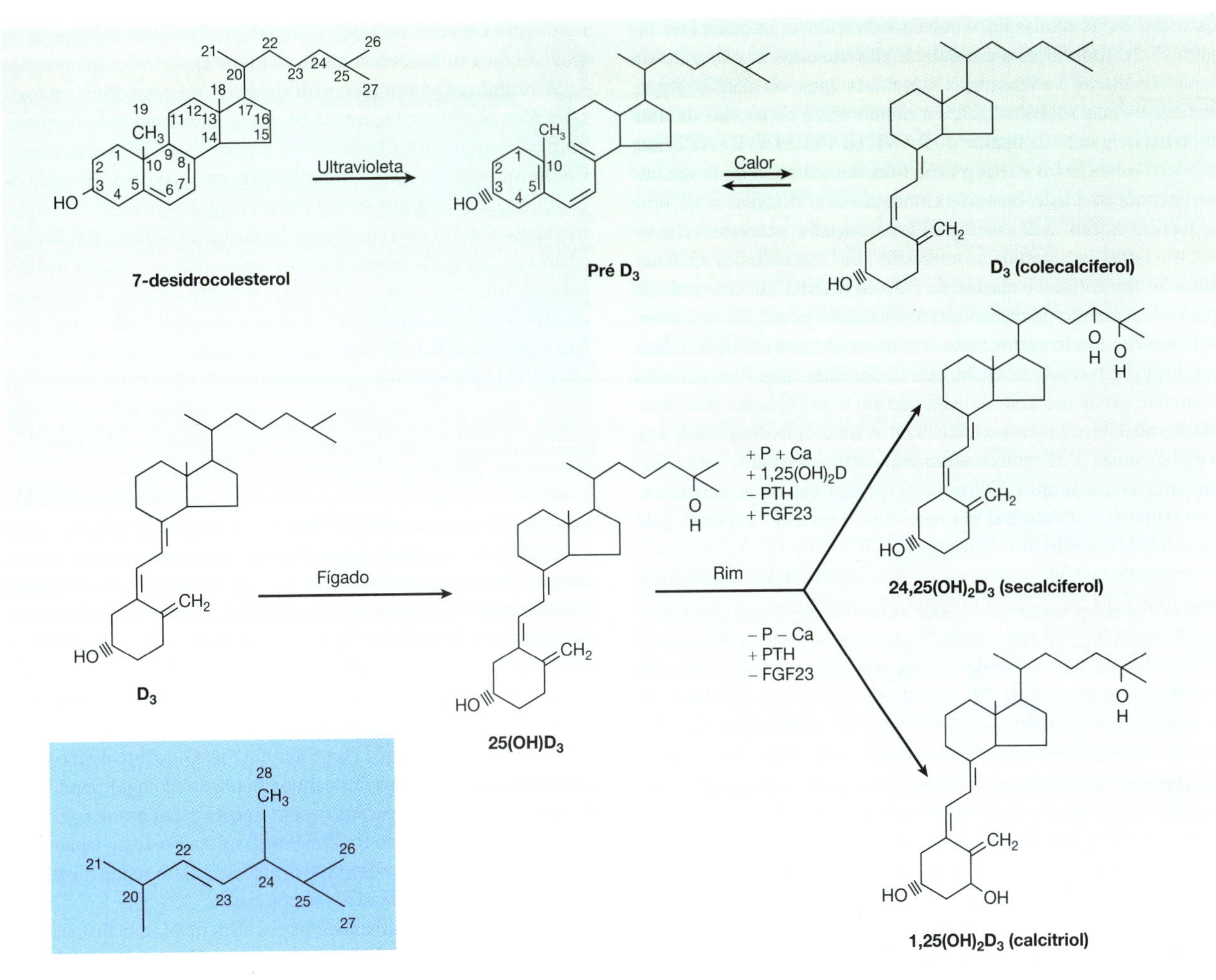

FIGURA 42-3 Conversão do 7-desidrocolesterol em vitamina D_3 na pele e seu metabolismo subsequente a 25-hidroxivitamina D_3 (25[OH]D_3) no fígado e a 1,25-di-hidroxivitamina D_3 (1,25[OH]$_2D_3$) e 24,25-di-hidroxivitamina D_3 (24,25[OH]$_2D_3$) no rim. O controle do metabolismo da vitamina D é exercido principalmente nos rins, onde as concentrações séricas elevadas de fósforo (P) e de cálcio (Ca), bem como o fator de crescimento dos fibroblastos 23 (FGF23), inibem a produção de 1,25(OH)$_2D_3$ (*indicada por um sinal negativo* [–]), porém estimulam a da 24,25(OH)$_2D_3$ (indicada por um sinal positivo [+]). Por outro lado, o paratormônio (PTH) estimula a produção de 1,25(OH)$_2D_3$, porém inibe a da 24,25(OH)$_2D_3$. O destaque (em azul) mostra a cadeia lateral do ergosterol, a vitamina D_2, e os metabólitos ativos da vitamina D_2. O ergosterol é convertido em vitamina D_2 (ergocalciferol) por radiação UV, de modo semelhante à conversão do 7-desidrocolesterol em vitamina D_3. Por sua vez, a vitamina D_2 é metabolizada a 25-hidroxivitamina D_2, 1,25-di-hidroxivitamina D_2 e 24,25-di-hidroxivitamina D_2 pelas mesmas enzimas que metabolizam a vitamina D_3. Nos seres humanos, os metabólitos correspondentes de D_2 e D_3 possuem efeitos biológicos equivalentes, embora sejam diferentes em sua farmacocinética. +, facilitação; –, inibição.

sensíveis à supressão pelo cálcio. A atividade biológica está localizada na região aminoterminal do PTH, de modo que o PTH 1-34 sintético (disponível como teriparatida) é totalmente ativo, sendo utilizado no tratamento da osteoporose. Entretanto, uma forma recombinante da molécula inteira (intacta) do PTH (rhPTH 1-84) humano recombinante foi aprovada para o tratamento do hipoparatireoidismo (não disponível no Brasil). Além disso, um análogo do PTHrP (**abaloparatida** [não disponível no Brasil]), que atua de modo muito semelhante à teriparatida, foi recentemente aprovado para o tratamento da osteoporose. A perda dos dois primeiros aminoácidos aminoterminais elimina a maior parte da atividade biológica.

A depuração metabólica do PTH intacto é rápida, com meia-vida de eliminação calculada em minutos. A maior parte da depuração ocorre no fígado e nos rins. Os fragmentos carboxiterminais inativos, produzidos pelo metabolismo do hormônio íntegro, apresentam uma depuração muito mais baixa, particularmente na presença de insuficiência renal. No passado, isso explicava as concentrações muito elevadas de PTH observadas em pacientes com insuficiência renal, quando o hormônio era determinado por radioimunoensaio dirigido à região carboxiterminal. Na atualidade, a maioria dos ensaios de PTH diferencia o PTH 1-34 intacto dos grandes fragmentos inativos, de modo que é possível avaliar de maneira mais precisa as concentrações de PTH do PTH biologicamente ativo em pacientes com insuficiência renal.

O PTH regula o fluxo de cálcio e fosfato através das membranas celulares nos ossos e rins, promovendo aumento aumento das concentrações séricas de cálcio e redução dos de potássio (ver Figura 42-1). No osso, o PTH aumenta a atividade dos osteoblastos, as células formadoras do osso, bem como a atividade e o número de osteoclastos, as células responsáveis pela reabsorção óssea (ver Figura 42-2). Todavia, essa estimulação dos osteoclastos não constitui um efeito direto. Na verdade, o PTH atua sobre os osteoblastos para induzir formas solúveis ligadas à membrana e secretadas de uma proteína denominada **ligante de RANK** (**RANKL**). O RANKL atua sobre os osteoclastos e seus precursores, aumentando tanto seu número como atividade. Essa ação aumenta a remodelagem óssea, uma sequência específica de eventos celulares iniciada pela reabsorção óssea osteoclástica e seguida de formação óssea osteoblástica. O **denosumabe**, um anticorpo que inibe a ação do RANKL, foi desenvolvido para o tratamento da reabsorção óssea excessiva em pacientes com osteoporose e com certos tipos de câncer. O PTH também inibe a produção e a secreção de esclerostina pelos osteócitos. A esclerostina é uma de várias proteínas que bloqueiam a proliferação dos osteoblastos ao inibir a via wnt. Recentemente, anticorpos dirigidos contra a esclerostina (p. ex., **romosozumabe**) foram aprovados para o tratamento da osteoporose. Diferentemente do PTH, o romosozumabe não estimula a atividade dos osteoclastos, mas sim a suprime, pelo menos inicialmente. Por conseguinte, o PTH, direta e indiretamente, aumenta a proliferação dos osteoblastos, as células responsáveis pela formação óssea. Embora tanto a formação como a reabsorção óssea sejam intensificadas pelo PTH, o efeito final do excesso de PTH endógeno promove aumento da reabsorção óssea. Entretanto, a administração de PTH exógeno em doses baixas e intermitentes aumenta a formação óssea, sem estimular inicialmente a reabsorção óssea. Essa ação anabólica efetiva pode ser indireta, envolvendo outros fatores de crescimento, como o fator de crescimento semelhante à insulina 1 (IGF1, do inglês *insulin-like growth factor 1*), bem como a inibição da esclerostina, conforme assinalado anteriormente. Essas ações anabólicas levaram à aprovação do PTH 1-34 recombinante e do seu análogo PTHrP, a **teriparatida** e a **abaloparatida**, respectivamente, para o tratamento da osteoporose. Nos rins, o PTH estimula a produção de $1,25(OH)_2D$ e aumenta a reabsorção tubular de cálcio e de magnésio, porém reduz a reabsorção de fosfato, aminoácidos, bicarbonato, sódio, cloreto e sulfato. Conforme assinalado anteriormente, o PTH intacto (**rhPTH 1-84**) foi aprovado, em parte, por esses efeitos renais, que de outro modo limitam o tratamento-padrão do hipoparatireoidismo com cálcio e calcitriol.

VITAMINA D

A vitamina D é um secosteroide produzido na pele a partir do 7-desidrocolesterol, sob a influência da radiação ultravioleta. A vitamina D também é encontrada em certos alimentos e é utilizada na suplementação de produtos derivados do leite e outros alimentos. Tanto a forma natural (vitamina D_3, colecalciferol) como a forma derivada de vegetais (vitamina D_2, ergocalciferol) estão presentes na dieta. Conforme discutido anteriormente, essas formas diferem, visto que o ergocalciferol contém uma dupla ligação e um grupo metila adicional na cadeia lateral (ver Figura 42-3). O ergocalciferol e seus metabólitos ligam-se menos firmemente do que o colecalciferol e seus metabólitos à proteína de ligação da vitamina D (DBP, do inglês *vitamin D-binding protein*), a principal proteína de transporte desses compostos no sangue. Eles também apresentam uma via de catabolismo ligeiramente diferente. Em consequência, suas meias-vidas são mais curtas do que as dos metabólitos do colecalciferol. Isso influencia as estratégias de tratamento, conforme discutido adiante. Todavia, as etapas essenciais no metabolismo e as atividades biológicas dos metabólitos ativos são comparáveis, de modo que, com essa exceção, os comentários a seguir aplicam-se de igual modo a ambas as formas de vitamina D.

A vitamina D é um precursor de diversos metabólitos biologicamente ativos (ver Figura 42-3). Ela é inicialmente hidroxilada no fígado e em outros tecidos para formar 25(OH)D (calcifediol). Conforme já assinalado, existem diversas enzimas com atividade de 25-hidroxilase. Esse metabólito é convertido nos rins em várias outras formas, das quais as mais bem estudadas são a $1,25(OH)_2D$ (calcitriol) e a 24,25-di-hidroxivitamina D (secalciferol, $24,25[OH]_2D$), pelas enzimas CYP27B1 e CYP24A1, respectivamente. A regulação do metabolismo da vitamina D é complexa, envolvendo cálcio, fosfato e uma variedade de hormônios, dos quais os mais importantes são o PTH, que estimula a produção de $1,25(OH)_2D$ pelos rins, e o FGF23, que a inibe, ao passo que, reciprocamente, inibem ou estimulam a produção de $24,25(OH)_2D$. A importância da CYP24A1, a enzima que realiza a 24-hidroxilação da 25(OH)D e da $1,25(OH)_2D$, é bem demonstrada em crianças e adultos com mutações inativadoras dessa enzima, que desenvolvem concentrações elevadas de cálcio e de $1,25(OH)_2D$, resultando em dano renal por nefrocalcinose e cálculos. Entre os metabólitos naturais da vitamina D_3, o $25(OH)D_3$ (**calcifediol**) e o $1,25(OH)_2D_3$ (**calcitriol**), estão disponíveis para uso clínico (Tabela 42-1). Diversos análogos da $1,25(OH)_2D$ foram sintetizados com a finalidade de estender a utilidade desse metabólito a uma variedade de condições não clássicas. O **calcipotriol**, por exemplo, está sendo usado no tratamento da psoríase, um distúrbio cutâneo hiperproliferativo (ver Capítulo 61). O **doxercalciferol** e o **paricalcitol** foram aprovados para o tratamento do hiperparatireoidismo secundário em pacientes com doença renal crônica (DRC). O **eldecalcitol** (não disponível no Brasil) foi aprovado no Japão para o tratamento da osteoporose. Outros análogos estão sendo investigados para o tratamento de várias neoplasias.

A vitamina D e seus metabólitos circulam no plasma firmemente ligados à DBP. Essa α-globulina liga-se à 25(OH)D e à $24,25(OH)_2D$, com alta afinidade comparável, e à vitamina D e à $1,25(OH)_2D$, com menor afinidade. Há evidências crescentes de que a forma livre ou não ligada desses metabólitos é que possui atividade biológica. Essa propriedade é de importância clínica, visto que pacientes com doença hepática ou síndrome nefrótica apresentam níveis mais baixos de DBP, enquanto há aumento de DBP com a terapia com estrogênio e nos estágios finais da gestação. Além disso, existem várias formas diferentes de DBP na população, com diferentes afinidades pelos metabólitos da vitamina D, e, conforme assinalado anteriormente, a afinidade da DBP pelos metabólitos D_2 é menor

TABELA 42-1 Vitamina D e seus principais metabólitos e análogos

Nomes químicos e genéricos	Abreviação
Vitamina D_3; colecalciferol	D_3
Vitamina D_2; ergocalciferol	D_2
25-Hidroxivitamina D_3; calcifediol	$25(OH)D_3$
1,25-Di-hidroxivitamina D_3; calcitriol	$1,25(OH)_2D_3$
24,25-Di-hidroxivitamina D_3; secalciferol	$24,25(OH)_2D_3$
Di-hidrotaquisterol	DHT
Calcipotriol	Nenhuma
1α-Hidroxivitamina D_2; doxercalciferol	$1\alpha(OH)D_2$
19-nor-1,25-Di-hidroxivitamina D_2; paricalcitol	$19\text{-nor-}1,25(OH)D_2$

do que a afinidade pelos metabólitos D_3. Por conseguinte, os indivíduos podem exibir variações em relação à fração do metabólito livre disponível, de modo que a determinação da concentração dos metabólitos totais pode ser enganosa apenas na avaliação do estado da vitamina D. Nos indivíduos saudáveis, a meia-vida do calcifediol (25[OH]D) administrado é de cerca de 23 dias, ao passo que, nos indivíduos anéfricos, alcança cerca de 42 dias. A meia-vida da $24,25(OH)_2D$ parece semelhante. Estudos com marcadores isotópicos com vitamina D demonstraram uma rápida depuração do sangue. O fígado parece ser o principal órgão de depuração. O excesso de vitamina D é armazenado no tecido adiposo. Nos seres humanos, a depuração metabólica do calcitriol($1,25[OH]_2D$) indica uma rápida renovação, com meia-vida terminal da ordem de horas. Vários dos análogos da $1,25(OH)_2D$ ligam-se fracamente à DBP. Em consequência, a sua depuração é muito rápida, com meia-vida de minutos. Esses análogos possuem menos efeito hipercalcêmico e hipercalciúrico do que o calcitriol, constituindo um importante aspecto de seu uso no tratamento de determinadas condições, como a psoríase e o hiperparatireoidismo secundário.

O mecanismo de ação dos metabólitos da vitamina D continua sendo objeto de investigação. Entretanto, já está bem estabelecido que a $1,25(OH)_2D$ é o estimulante mais potente para o transporte intestinal de cálcio e fosfato e para reabsorção óssea. A $1,25(OH)_2D$ parece atuar no intestino tanto por indução da síntese de novas proteínas (p. ex., proteína de ligação do cálcio e TRPV6, um canal de cálcio intestinal) quanto pela modulação do fluxo de cálcio através da borda em escova e das membranas basolaterais por processos que nem sempre requerem a síntese de novas proteínas. A ação molecular da $1,25(OH)_2D$ sobre o osso é mais complexa e controversa, visto que ela é tanto direta quanto indireta. Grande parte do efeito no esqueleto é atribuído ao fornecimento de cálcio e fosfato da dieta em quantidades adequadas pela estimulação de sua absorção intestinal. Todavia, à semelhança do PTH, a $1,25(OH)_2D$ pode induzir o RANKL nos osteoblastos para regular a atividade osteoclástica e as proteínas, como a osteocalcina e a fosfatase alcalina, que podem regular o processo de mineralização pelos osteoblastos. Os metabólitos 25(OH)D e $24,25(OH)_2D$ são estimuladores muito menos potentes do transporte intestinal de cálcio e de fosfato ou da reabsorção óssea.

Existem receptores específicos para $1,25(OH)_2D$ (VDR) em quase todos os tecidos, e não apenas no intestino, no osso e nos rins. Em consequência, muitos esforços foram feitos para desenvolver análogos da $1,25(OH)_2D$, que serão direcionados especificamente para esses tecidos-alvo não clássicos, sem aumentar a concentração sérica de cálcio. Essas ações não clássicas incluem a regulação da secreção de PTH, insulina e renina; a regulação da função imune inata e adaptativa por meio de ações sobre a diferenciação das células dendríticas e das células T; o aumento da função muscular; e a proliferação e a diferenciação de um certo número de células cancerosas. Em consequência, a utilidade clínica da $1,25(OH)_2D$ e de seus análogos está em expansão. Recentemente, foi identificado um receptor diferente para a $24,25(OH)_2D$. Todavia, a função fisiológica desse receptor ainda não está totalmente elucidada.

FATOR DE CRESCIMENTO DOS FIBROBLASTOS 23

O fator de crescimento dos fibroblastos 23 (FGF23) é uma proteína de cadeia simples com 251 aminoácidos, incluindo uma sequência-líder de 24 aminoácidos. Ele inibe a produção de $1,25(OH)_2D$ e a reabsorção de fosfato (por meio dos cotransportadores de fosfato de sódio NaPi 2a e 2c) nos rins e resulta em hipofosfatemia e concentrações circulantes inapropriadamente baixas de $1,25(OH)_2D$. Embora o FGF23 tenha sido originalmente identificado em certos tumores mesenquimatosos, os osteoblastos e os osteócitos no osso parecem constituir o seu principal local de produção. Outros tecidos também produzem o FGF23, embora em quantidades menores. O FGF23 exige *O*-glicosilação para a sua secreção, uma glicosilação mediada pela glicosiltransferase GALNT3. A ocorrência de mutações na GALNT3 resulta em depósito anormal de fosfato de cálcio nos tecidos periarticulares (calcinose tumoral), com concentrações elevadas de fosfato e de $1,25(OH)_2D$. O FGF23 normalmente é inativado por clivagem em um sítio RXXR (aminoácidos 176-179). A ocorrência de mutações nesse sítio leva a um excesso de FGF23, constituindo o problema subjacente ao raquitismo hipofosfatêmico autossômico dominante. Uma doença semelhante, o raquitismo hipofosfatêmico ligado ao X (XLH, do inglês *X-linked hypophosphatemic rickets*), é causada por mutações em PHEX, uma endopeptidase, que a princípio se acreditou estar envolvida na clivagem do FGF23. Entretanto, constatou-se que esse conceito é inválido, e o mecanismo pelo qual a ocorrência de mutações em PHEX leva a concentrações aumentadas de FGF23 permanece obscuro. O FGF23 liga-se a receptores de FGF (FGFR) 1 e 3c na presença do receptor acessório Klotho-α. Tanto o receptor Klotho quanto o FGFR precisam estar presentes para sinalização na maioria dos tecidos, embora o FGF23 em altas concentrações pareçam afetar os cardiomiócitos que carecem de Klotho. A ocorrência de mutações em Klotho interrompe a sinalização do FGF23, resultando em concentrações elevadas de fosfato e de $1,25(OH)_2D$, um fenótipo muito semelhante às mutações inativadoras de FGF23 ou GALNT3. A produção de FGF23 é estimulada pela $1,25(OH)_2D$ e pelo fosfato, e inibida direta ou indiretamente pela proteína da matriz da dentina DMP1, encontrada nos osteócitos. Além disso, a ocorrência de mutações na DMP1 leva a concentrações elevadas de FGF23 e ao desenvolvimento de osteomalacia. Recentemente, um anticorpo dirigido contra o FGF23, o **burosumabe**, foi aprovado para o tratamento do XLH, uma indicação que provavelmente se estenderá para outras doenças caracterizadas por concentrações elevadas de FGF23.

INTERAÇÃO DO PTH, DO FGF23 E DA VITAMINA D

A Tabela 42-2 fornece um resumo das principais ações do PTH, do FGF23 e da vitamina D sobre os três tecidos-alvo principais: intestino, rins e ossos. O efeito do PTH consiste em elevar as concentrações séricas de cálcio e reduzir os de fosfato; o efeito do FGF23 é diminuir a concentração sérica de fosfato; o efeito da vitamina D consiste em elevar ambas as concentrações. A regulação da homeostasia do cálcio e do fosfato é obtida por meio de importantes alças de retroalimentação. O cálcio é um dos dois principais reguladores da secreção de PTH. Liga-se a um novo local de reconhecimento de íons, que faz parte de um novo receptor acoplado à proteína G_q, denominado receptor sensível ao cálcio (CaSR, do inglês *calcium-sensing receptor*), que utiliza o sistema de segundo mensageiro de fosfoinositídeo para estabelecer uma ligação entre alterações na concentração extracelular de cálcio e alterações do cálcio livre intracelular. À medida que as concentrações séricas de cálcio aumentam e ativam esse receptor, as quantidades intracelulares de cálcio

TABELA 42-2 Ações do paratormônio (PTH), da vitamina D e do fator de crescimento dos fibroblastos 23 (FGF23) sobre o intestino, rins e ossos

	PTH	Vitamina D	FGF23
Intestino	Aumento da absorção de cálcio e de fosfato (por meio da produção aumentada de 1,25[OH]$_2$D)	Absorção aumentada de cálcio e de fosfato pela 1,25(OH)$_2$D	Absorção diminuída de cálcio e de fosfato pela produção diminuída de 1,25(OH)$_2$D
Rins	Excreção diminuída de cálcio, excreção aumentada de fosfato, estimulação da produção de 1,25(OH)$_2$D	A excreção de cálcio e de fosfato pode ser diminuída pela 25(OH)D e 1,25(OH)$_2$D[1]	Excreção aumentada de fosfato, produção diminuída de 1,25(OH)$_2$D
Ossos	Aumento da reabsorção de cálcio e de fosfato por altas doses; as doses baixas aumentam a formação óssea	Aumento da reabsorção de cálcio e de fosfato pela 1,25(OH)$_2$D; a formação óssea pode ser aumentada pela 1,25(OH)$_2$D	Diminuição da mineralização, devido à hipofosfatemia e às baixas concentrações de 1,25(OH)$_2$D
Efeito líquido sobre das concentrações séricas	Aumento das concentrações séricas de cálcio; diminuição das concentrações séricas de fosfato	Aumento das concentrações séricas de cálcio e de fosfato	Diminuição das concentrações séricas de fosfato

[1]Efeito direto. A vitamina D também aumenta indiretamente o cálcio urinário, devido ao aumento da absorção de cálcio pelo intestino e à diminuição do PTH.

aumentam e inibem a secreção de PTH. Essa inibição da secreção de PTH pelo cálcio, juntamente com inibição da secreção de renina e do peptídeo natriurético atrial, é o oposto do efeito do cálcio em outros tecidos, como as células β do pâncreas, em que o cálcio estimula a sua secreção. O fosfato regula a secreção de PTH direta e indiretamente. Suas ações indiretas resultam da formação de complexos com o cálcio no soro. Como a glândula paratireoide detecta a concentração de cálcio livre ionizado extracelular, o aumento nas concentrações séricas de fosfato reduzem as concentrações de cálcio ionizado, promovendo aumento da secreção de PTH. Não se sabe ao certo se a glândula paratireoide expressa receptores de fosfato para mediar a ação direta do fosfato sobre a secreção de PTH. Essa regulação por retroalimentação é apropriada para o efeito final do PTH, que consiste em elevar as concentrações séricas de cálcio e reduzir os de potássio. De forma semelhante, cálcio e fosfato em concentrações elevadas reduzem a quantidade de 1,25(OH)$_2$D produzida pelos rins e aumentam a quantidade de 24,25(OH)$_2$D sintetizada.

As concentrações séricas elevadas de cálcio atuam direta e indiretamente ao reduzir a secreção de PTH. As concentrações séricas elevadas de fosfato exercem uma ação direta e indireta, aumentando as concentrações de FGF23. A 1,25(OH)$_2$D aumenta as concentrações séricas de cálcio e de fosfato e, embora 24,25(OH)$_2$D exerça menos efeito, esse mecanismo de retroalimentação ainda é apropriado. A 1,25(OH)$_2$D inibe diretamente a secreção de PTH (independentemente de seu efeito sobre o cálcio sérico) por efeito inibitório direto sobre a transcrição do gene do PTH. A glândula paratireoide expressa tanto o VDR quanto a enzima CYP27B1, de modo que a produção endógena de 1,25(OH)$_2$D na glândula tireoide pode ser mais importante para a regulação da secreção de PTH do que as concentrações séricas de 1,25(OH)$_2$D. Esse processo fornece outra alça de retroalimentação negativa. Em pacientes com insuficiência renal crônica, que frequentemente apresentam produção deficiente de 1,25(OH)$_2$D, devido, em parte, às concentrações elevadas de FGF23, a perda dessa alça de retroalimentação mediada pela 1,25(OH)$_2$D, acoplada ao comprometimento da excreção de fosfato e absorção intestinal de cálcio, leva ao desenvolvimento de hiperparatireoidismo secundário. A capacidade da 1,25(OH)$_2$D de inibir a secreção de PTH está sendo explorada com o uso de calcitriol, que exerce menos efeito sobre a concentração sérica de cálcio, devido ao seu efeito menor sobre a absorção intestinal desse mineral. Esses fármacos são úteis no tratamento do hiperparatireoidismo secundário que acompanha a DRC. Também podem ter utilidade em casos selecionados de hiperparatireoidismo primário. A 1,25(OH)$_2$D também estimula a produção de FGF23. Isso completa a alça de retroalimentação negativa, visto que o FGF23 inibe a produção de 1,25(OH)$_2$D, ao mesmo tempo em que promove a hipofosfatemia, que, por sua vez, inibe a produção de FGF23 e estimula a produção de 1,25(OH)$_2$D. Entretanto, a elevação do FGF23 nos estágios iniciais da insuficiência renal continua sem explicação e não resulta de aumentos da 1,25(OH)$_2$D ou do fosfato. Além disso, variações do FGF23 parecem não estar sob o mesmo controle de retroalimentação que ocorre em condições fisiológicas normais. A interação entre o FGF23 e o PTH é obscura. O FGF23 suprime a secreção de PTH, embora aumente as ações do PTH nos rins, pelo menos em relação à excreção de fosfato. Por outro lado, foi relatado que o PTH aumenta a produção de FGF23 no osso.

REGULADORES HORMONAIS SECUNDÁRIOS DA HOMEOSTASIA ÓSSEA

Diversos hormônios modulam as ações do PTH, do FGF23 e da vitamina D no processo de regulação da homeostasia mineral óssea. Em comparação com o PTH, o FGF23 e a vitamina D, o impacto fisiológico dessa regulação secundária sobre a homeostasia óssea é de menor importância. Entretanto, quando presentes em quantidades suprafisiológicas, vários desses hormônios, inclusive a calcitonina, os glicocorticoides e os estrogênios, têm ações sobre os mecanismos homeostáticos do mineral ósseo passíveis de exploração terapêutica.

CALCITONINA

A calcitonina, secretada pelas células parafoliculares da glândula tireoide dos mamíferos, é um hormônio peptídico de cadeia simples, com 32 aminoácidos e peso molecular (PM) de 3.600. A presença de uma ponte de dissulfeto entre as posições 1 e 7 é essencial para a sua atividade biológica. A calcitonina é produzida a partir de um precursor com PM de 15.000. As formas circulantes de calcitonina são múltiplas, e seu tamanho varia desde o monômero (PM de 3.600) até formas com PM aparente de 60.000. Não se sabe se essa heterogeneidade inclui formas precursoras ou oligômeros de ligação covalente. Em virtude de sua heterogeneidade clínica, as preparações de calcitonina são padronizadas por bioensaio em roedores. A atividade é comparada com um padrão, mantido pelo British Medical Research Council (MRC), e expresso em unidades MRC.

Nos seres humanos, o monômero de calcitonina tem meia-vida de cerca de 10 minutos. A calcitonina sintética de salmão apresenta meia-vida mais longa, de 40 a 50 minutos, tornando-a mais apropriada como agente terapêutico. Grande parte do processo de depuração ocorre nos rins por metabolismo, e apenas uma pequena quantidade de calcitonina intacta aparece na urina.

Os principais efeitos da calcitonina consistem em reduzir as concentrações séricas de cálcio e fosfato por suas ações sobre o osso e rins. A calcitonina inibe a reabsorção óssea osteoclástica. Embora a formação do osso não seja afetada de início, após a administração de calcitonina, verifica-se uma redução na sua formação e reabsorção com o passar do tempo. Nos rins, a calcitonina reduz a reabsorção de cálcio e de fosfato, bem como a de outros íons, inclusive sódio, potássio e magnésio. A calcitonina também afeta outros tecidos, além de ossos e rins. Em quantidades farmacológicas, ela diminui a secreção de gastrina e reduz a secreção de ácido gástrico, ao mesmo tempo em que aumenta a secreção de sódio, potássio, cloreto e água no intestino. A pentagastrina é um potente estimulador da secreção de calcitonina (da mesma forma que a hipercalcemia), sugerindo uma relação fisiológica entre a gastrina e a calcitonina. No ser humano adulto, não há desenvolvimento de qualquer problema aparente na presença de deficiência (tireoidectomia) ou excesso (carcinoma medular da tireoide) de calcitonina. Entretanto, sua capacidade de bloquear a reabsorção óssea e de reduzir a concentração sérica de cálcio faz dela um fármaco útil no tratamento da doença de Paget, da hipercalcemia e da osteoporose, apesar de ser um fármaco menos eficaz do que outros disponíveis, como os bifosfonatos.

GLICOCORTICOIDES

Os hormônios glicocorticoides alteram a homeostasia mineral óssea ao antagonizar o transporte intestinal de cálcio estimulado pela vitamina D, ao estimular a excreção renal de cálcio, ao bloquear a formação óssea e, pelo menos inicialmente, ao estimular a reabsorção óssea. Embora esses efeitos evidenciem o impacto negativo dos glicocorticoides sobre a homeostasia óssea, esses hormônios são úteis na reversão da hipercalcemia associada a linfomas e doenças granulomatosas, como a sarcoidose (em que ocorre produção ectópica desregulada de $1,25[OH]_2D$), ou em casos de intoxicação pela vitamina D. A administração prolongada de glicocorticoides constitui uma causa comum de osteoporose em adultos e pode levar a um comprometimento no desenvolvimento esquelético de crianças (ver Capítulo 39).

ESTROGÊNIOS

Os estrogênios podem impedir a perda óssea acelerada durante o período inicial da pós-menopausa e, pelo menos transitoriamente, aumentar a massa óssea em mulheres na pós-menopausa.

A hipótese formulada para explicar as observações feitas é a de que os estrogênios reduzem a ação de reabsorção óssea de PTH. A administração de estrogênios aumenta as concentrações sanguíneas de $1,25(OH)_2D$; entretanto, esses hormônios não têm nenhum efeito direto sobre a produção de $1,25(OH)_2D$ *in vitro*. As concentrações elevadas de $1,25(OH)_2D$ *in vivo*, após tratamento com estrogênio, resultam da diminuição das concentrações séricas de cálcio e de fosfato, além do aumento do PTH. Entretanto, os estrogênios também aumentam a produção de DBP pelo fígado, o que aumenta as concentrações totais dos metabólitos da vitamina D na circulação, sem aumentar necessariamente as concentrações da sua forma livre. Foram encontrados receptores de estrogênio no tecido ósseo, sugerindo que esse hormônio apresenta efeitos diretos sobre a remodelagem óssea. Relatos de casos de homens que carecem do receptor de estrogênio ou que são incapazes de produzir estrogênio, em razão da deficiência de aromatase, evidenciam a ocorrência ocorrência de osteopenia pronunciada e ausência de fechamento das epífises. Isso reforça a função dos estrogênios no desenvolvimento ósseo, mesmo no sexo masculino. A principal aplicação terapêutica da administração de estrogênio em distúrbios da homeostasia mineral óssea consiste no tratamento ou na prevenção da osteoporose na pós-menopausa. Entretanto, o uso prolongado do estrogênio foi abandonado em virtude da preocupação acerca de suas reações adversas. Foram desenvolvidos moduladores seletivos dos receptores de estrogênio (SERMs, do inglês *selective estrogen receptor modulators*) para conservar os efeitos benéficos sobre o tecido ósseo, minimizando, ao mesmo tempo, os efeitos deletérios sobre as mamas, o útero e o sistema circulatório (ver Quadro "Novas terapias para a osteoporose" e Capítulo 40).

FÁRMACOS NÃO HORMONAIS QUE AFETAM A HOMEOSTASIA ÓSSEA

BIFOSFONATOS

Os bifosfonatos são análogos do pirofosfato, em que a ligação P-O-P foi substituída por uma ligação P-C-P não hidrolisável (Figura 42-4). Os bifosfonatos atualmente disponíveis incluem o **etidronato** (não disponível no Brasil), **pamidronato**, **alendronato** (não disponível no Brasil), **risedronato**, **ácido tiludrônico** (não disponível no Brasil), **ibandronato** e o **ácido zoledrônico**. Com o

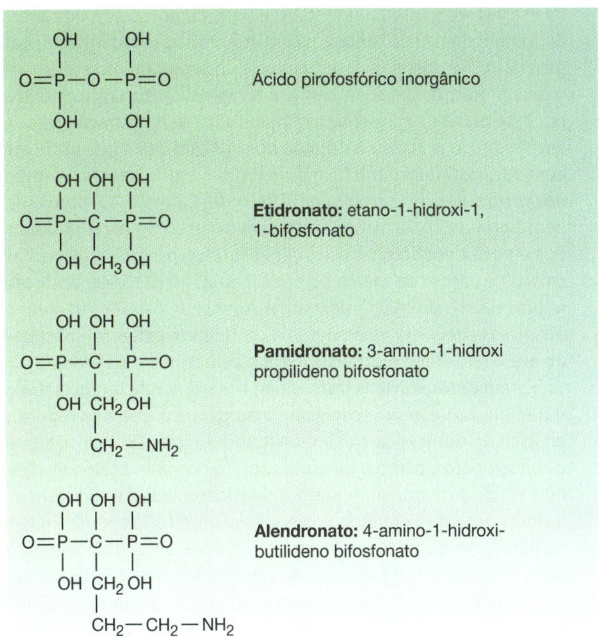

FIGURA 42-4 Estrutura do pirofosfato e dos primeiros três bifosfonatos – etidronato, pamidronato e alendronato – que foram aprovados para uso nos Estados Unidos.

desenvolvimento dos bifosfonatos mais potentes, o etidronato raramente é utilizado.

Resultados de pesquisas em animais e de estudos clínicos indicam que menos de 10% da dose oral desses fármacos são absorvidos. A presença de alimento reduz ainda mais sua absorção, exigindo administração com estômago vazio. Uma importante reação adversa das formas orais dos bifosfonatos (risedronato, alendronato, ibandronato) consiste em irritação esofágica e gástrica, que limita o uso dessa via por pacientes com distúrbios gastrintestinais altos. Essa complicação pode ser evitada com a administração intravenosa (IV) de pamidronato, ácido zoledrônico (zoledronato) e ibandronato. A via IV disponibiliza maior concentração do fármaco no organismo e reduz a frequência de administração (p. ex., ácido zoledrônico, 1 vez ao ano). Quase metade da dose do fármaco disponível na corrente sanguínea acumula-se nos ossos, sendo o restante excretado na urina de modo inalterado. A redução da função renal requer diminuição da dose. A concentração do fármaco retida no osso depende da taxa de renovação óssea. O fármaco incorporado ao tecido ósseo é retido por meses ou até mesmo por anos.

Os bifosfonatos exercem múltiplos efeitos sobre a homeostasia óssea, tornando-os úteis para o tratamento da hipercalcemia associada a neoplasias malignas, doença de Page e osteoporose (ver Quadro "Novas terapias para a osteoporose"). Pelo menos parte de sua utilidade clínica e toxicidade resulta da capacidade de retardar a formação e a dissolução dos cristais de hidroxiapatita dentro e fora do sistema esquelético, bem como de inibir a atividade dos osteoclastos. Alguns dos bifosfonatos mais recentes parecem aumentar a densidade mineral óssea (DMO) além do período de 2 anos previsto para um fármaco cujos efeitos se limitam a diminuir a reabsorção óssea. Talvez isso se deva a outros efeitos celulares, inclusive inibição da produção de $1,25(OH)_2D$, inibição do transporte intestinal de cálcio, alterações metabólicas das células ósseas, como inibição da glicólise, inibição do crescimento celular e alterações na atividade da fosfatase ácida e da fosfatase alcalina.

Os aminobifosfonatos, como o alendronato e o risedronato, inibem a farnesilpirofosfato sintase, uma enzima envolvida na via do mevalonato, que parece ser crítica para a sobrevida do osteoclasto. As estatinas, uma classe de fármacos que reduzem o colesterol (p. ex., lovastatina) por bloqueio da síntese do mevalonato (ver Capítulo 35), estimulam a

Novas terapias para a osteoporose

O osso sofre um processo de remodelagem contínua, que envolve reabsorção e formação ósseas. Qualquer processo capaz de afetar esse equilíbrio, aumentando a reabsorção em relação à formação óssea, leva ao desenvolvimento de osteoporose. A produção inadequada de hormônios gonadais constitui uma importante causa de osteoporose em homens e mulheres. A terapia de reposição com estrogênios na menopausa constitui uma forma bem-estabelecida de impedir a osteoporose em mulheres. Entretanto, muitas temem as reações adversas dos fármacos, em particular o risco aumentado de câncer de mama, em consequência do uso contínuo de estrogênio (o risco aumentado e bem-demonstrado de câncer endometrial é evitado pela associação do estrogênio com uma progestina), e não desejam a persistência do sangramento menstrual que com frequência acompanha a terapia. O entusiasmo médico por esse tipo de tratamento diminuiu com a demonstração de que ele não protege contra o risco de doença cardíaca e que pode até aumentá-lo. O raloxifeno foi o primeiro dos moduladores seletivos dos receptores de estrogênio (SERMs; ver Capítulo 40) aprovado para a prevenção da osteoporose. O raloxifeno compartilha alguns dos efeitos benéficos do estrogênio sobre o osso, sem aumentar o risco de câncer de mama ou endometrial (na verdade, pode até reduzir o risco de câncer de mama). Apesar de não ser tão efetivo quanto o estrogênio no aumento da densidade óssea, foi constatado que o raloxifeno reduz a incidência de fraturas vertebrais.

Foram desenvolvidas formas não hormonais de terapia para o tratamento da osteoporose com comprovada eficácia na redução do risco de fraturas. Já foi demonstrado de forma conclusiva que os bifosfonatos, como o alendronato, risedronato, ácido zoledrônico e zoledronato, aumentam a densidade óssea e reduzem as fraturas durante pelo menos 5 anos, quando utilizados de modo contínuo, na dose de 10 mg/dia ou 70 mg/semana de alendronato; 5 mg/ano ou 35 mg/semana de risedronato; 2,5 mg/dia ou 150 mg/mês de ibandronato e 5 mg ao ano de ácido zoledrônico IV. Estudos clínicos comparativos entre o alendronato e a calcitonina (outro fármaco não estrogênico aprovado para uso na osteoporose) indicaram maior eficácia do alendronato. Por serem pouco absorvidos, os bifosfonatos precisam ser administrados com o estômago vazio ou na forma de infusão IV. Nas doses orais mais altas utilizadas no tratamento da doença de Paget, o alendronato causa irritação gástrica, porém isso não representa um problema significativo nas doses recomendadas para osteoporose, quando os pacientes são orientados a administrar o fármaco com um copo de água e permanecer em pé. O denosumabe é um anticorpo monoclonal humano dirigido contra o RANKL, muito efetivo na inibição da osteoclastogênese e na sua atividade. O denosumabe é administrado na dose de 60 mg por via subcutânea (SC), a cada 6 meses. Todos esses fármacos inibem a reabsorção óssea, com efeitos secundários sobre mecanismos que inibem a formação óssea. Por outro lado, a teriparatida, uma forma recombinante do PTH 1-34, e a abaloparatida, um análogo do PTHrP, estimulam diretamente a formação óssea, bem como a sua reabsorção. Ambas são administradas diariamente por injeção SC. Sua eficácia na prevenção de fraturas é pelo menos tão boa quanto a dos bifosfonatos. Mais recentemente, foram desenvolvidos anticorpos contra a esclerostina, um inibidor da formação óssea que é produzido nos osteócitos. O **romosozumabe** está agora aprovado para o tratamento da osteoporose, e é provável que seja seguido em breve da aprovação do **blosozumabe**. O romosozumabe é injetado na dose de 210 mg mensalmente, por via SC, durante 1 ano. Não há necessidade de ajuste de acordo com a função renal. É importante que, depois de 1 ano de tratamento, os pacientes iniciem tratamento com fármaco antirreabsortivo para manter o osso formado. Também se recomenda manter aporte adequado de cálcio e vitamina D.

Adicionalmente, existem várias outras formas de terapia utilizadas em outros países, mas que não estão disponíveis nos Estados Unidos. Na Europa (assim como no Brasil), o **ranelato de estrôncio**, um fármaco que parece estimular a formação óssea e inibir a reabsorção óssea, tem sido utilizado há vários anos, com resultados favoráveis em ensaios clínicos de grande porte. Todavia, a sua aprovação para uso nos Estados Unidos ainda não foi obtida. No Japão, o **eldecalcitol**, um análogo da $1,25(OH)_2D$, foi aprovado para tratamento da osteoporose, com efeitos mínimos sobre a concentração sérica de cálcio. Esse fármaco ainda não está disponível nos Estados Unidos (nem no Brasil).

formação óssea, observado em estudos com animais. Por conseguinte, a via do mevalonato parece importante na função das células ósseas e proporciona novos alvos para o desenvolvimento de fármacos. Os efeitos na via do mevalonato variam, dependendo do bifosfonato utilizado (apenas os aminobifosfonatos possuem essa propriedade), e podem ser responsáveis por algumas das diferenças clínicas observadas nos efeitos dos vários bifosfonatos sobre a homeostasia óssea.

Com exceção da indução de um defeito de mineralização por doses de etidronato acima daquelas aprovadas e da ocorrência de irritação gástrica e esofágica com os bifosfonatos orais, esses fármacos demonstraram ser desprovidos de reações adversas quando usados nas doses recomendadas para o tratamento da osteoporose. A irritação esofágica pode ser minimizada ao ingerir o fármaco com água, não deitar-se até 30 minutos da administração, ou pelo uso de formas intravenosas desses fármacos. A primeira infusão de ácido zoledrônico está comumente associada a vários dias de uma síndrome do tipo gripal, que geralmente não apresenta recorrência com infusões subsequentes. Complicações como a osteonecrose da mandíbula são preocupantes, porém esta é rara em pacientes em uso de doses regulares de bifosfonatos (~ 1/100.000 pacientes-ano). Essa complicação é mais frequente quando são utilizadas altas doses IV de ácido zoledrônico para controle de metástases ósseas e da hipercalcemia induzida por câncer. Também há um aumento da preocupação relacionada à supressão excessiva da renovação óssea induzida por bifosfonatos. Isso pode estar na base da ocorrência de fraturas subtrocantéricas do fêmur em pacientes submetidos a tratamento em longo prazo com estes fármacos. Essa complicação parece rara, comparável à da osteonecrose da mandíbula, porém levou alguns especialistas a recomendarem a interrupção temporária do fármaco depois de 5 anos de tratamento se a condição clínica assim exigir (i.e., se o risco de fratura com a suspensão do bifosfonato não for considerado alto). O estímulo para a reavaliação dos resultados da terapia antirreabsortiva depois de 5 anos de tratamento (3 anos para o ácido zoledrônico) provém da observação de que esses efeitos colaterais relativamente raros tornam-se mais comuns à medida que o tratamento se estende além de 5 anos.

DENOSUMABE

O denosumabe é um anticorpo monoclonal totalmente humanizado, que se liga ao RANKL e impede a sua ação. Conforme descrito anteriormente, o RANKL é produzido pelos osteoblastos e por outras células, incluindo os linfócitos T. Esse anticorpo estimula a osteoclastogênese por meio do RANK, o receptor do RANKL presente nos osteoclastos e seus precursores. Ao interferir na função do RANKL, o denosumabe inibe a formação e a atividade dos osteoclastos. É pelo menos tão efetivo quanto os bifosfonatos mais potentes na inibição da reabsorção óssea. Recentemente este fármaco foi aprovado para o tratamento da osteoporose na pós-menopausa e de alguns cânceres (próstata e mama). Nesta última aplicação, o fármaco limita o desenvolvimento de metástases ou perda óssea em decorrência do uso de fármacos que suprimem a função gonadal. O denosumabe é administrado por via SC a cada 6 meses. O fármaco parece seguro, mas restam três preocupações. A primeira delas refere-se ao número de células no sistema imune que também expressam o RANKL, sugerindo um risco aumentado de infecção associado ao uso do denosumabe. Em segundo lugar, como a supressão da renovação óssea com o denosumabe assemelha-se à dos bifosfonatos potentes, o risco potencial de osteonecrose da mandíbula e de fraturas subtrocantéricas é comparável. Em terceiro lugar, o denosumabe pode resultar em hipocalcemia transitória, particularmente em pacientes com acentuada perda óssea (e fome óssea) ou comprometimento dos mecanismos reguladores do cálcio, incluindo DRC e deficiência de vitamina D. Por conseguinte, o denosumabe pode ser utilizado em pacientes com doença renal avançada, ao contrário dos bifosfonatos, pois ele não é eliminado pelos rins. Adicionalmente, seus efeitos são rapidamente revestidos, uma vez que, diferente dos bifosfonatos, não se deposita nos ossos. Entretanto, quando administrado a pacientes com insuficiência renal, é necessária uma atenção cuidadosa para as concentrações séricas de cálcio. Além disso, o denosumabe não resulta em morte dos osteoclastos, diferentemente dos bifosfonatos, de modo que, se a terapia com denosumabe for interrompida, pode ocorrer um surto de reabsorção óssea, colocando o paciente em risco de novas fraturas.

ANTICORPOS CONTRA A ESCLEROSTINA

A esclerostina é uma proteína produzida pelos osteócitos que bloqueia a ação do receptor wnt nos osteoblastos. O receptor wnt, quando ativado por wnts selecionados, promove a sinalização da β-catenina, estimulando a proliferação de osteoblastos. A esclerostina bloqueia a ativação do wnt, suprimindo a formação óssea. Foram desenvolvidos anticorpos dirigidos contra a esclerostina (romosozumabe e blosozumabe), que foram aprovados (**romosozumabe**) ou que aguardam a sua aprovação (**blosozumabe**) para o tratamento da osteoporose. Essa forma de terapia promove a formação óssea e inibe a reabsorção óssea, embora o mecanismo de seus efeitos sobre os osteoclastos não esteja bem elucidado. O uso do romosozumabe limita-se a 1 ano. Depois desse período, recomenda-se que os pacientes passem a utilizar um fármaco antirreabsortivo para prevenir a perda do osso formado. Em alguns ensaios clínicos com esse fármaco, houve um aumento aparente do risco de infarto do miocárdio (IM), acidente vascular encefálico (AVE) e morte cardiovascular, levando, assim, a uma advertência em tarja preta, contraindicando o seu uso em pacientes com IM anterior ou AVE no ano anterior.

CALCIMIMÉTICOS

O **cinacalcete** é o primeiro representante de uma nova classe de fármacos que ativam o receptor sensível ao cálcio (CaSR), descrito anteriormente. O CaSR exibe ampla distribuição, porém ocorre em maior concentração nas glândulas paratireoides. Ao ativar o CaSR das glândulas paratireoides, o cinacalcete inibe a secreção de PTH. Ele foi aprovado para o tratamento do hiperparatireoidismo secundário na DRC e do carcinoma das paratireoides. Além disso, estão sendo desenvolvidos antagonistas do CaSR, que podem ser úteis em determinadas condições de hipoparatireoidismo ou como meio de estimular a secreção intermitente de PTH no tratamento da osteoporose.

DIURÉTICOS TIAZÍDICOS

A química e a farmacologia da família dos tiazídicos são discutidas no Capítulo 15. A principal aplicação das tiazidas no tratamento do distúrbio mineral ósseo consiste em reduzir a excreção renal de cálcio. Os diuréticos tiazídicos podem aumentar a eficiência do PTH ao estimularem a reabsorção de cálcio pelos túbulos renais, ou atuarem secundariamente sobre a reabsorção de cálcio pelo aumento da reabsorção de sódio no túbulo proximal. No túbulo distal, os diuréticos tiazídicos bloqueiam a reabsorção de sódio na superfície luminal, aumentando a troca de cálcio e sódio na membrana basolateral, com consequente aumento da reabsorção de cálcio no sangue (ver Figura 15-4). As tiazidas são úteis na redução da hipercalciúria e da incidência de cálculos urinários em indivíduos com hipercalciúria idiopática. Parte de sua eficácia na redução da formação de cálculos pode decorrer de sua capacidade de diminuir a excreção urinária de oxalato e aumentar as concentrações urinárias de magnésio e zinco, que inibem a formação de cálculos de oxalato de cálcio.

FLUORETO

O fluoreto tem a sua eficácia bem-estabelecida na profilaxia das cáries dentárias e foi investigado para o tratamento da osteoporose. Ambas as aplicações terapêuticas tiveram a sua origem em observações epidemiológicas de que moradores de áreas com água naturalmente fluorada (1-2 ppm) apresentavam menos cáries dentárias e menos fraturas por compressão vertebral do que indivíduos residentes em áreas com abastecimento de água não fluorada. O fluoreto acumula-se nos ossos e nos dentes, onde pode estabilizar o cristal de hidroxiapatita. Esse mecanismo explica a eficiência do fluoreto no aumento da resistência dos dentes às cáries, porém não explica a capacidade de promover o crescimento do novo osso.

O fluoreto na água potável parece mais efetivo na prevenção da cárie dentária se consumido antes da erupção da dentição permanente. A concentração ideal na água potável é da ordem de 0,5 a 1 ppm. A aplicação tópica é mais efetiva se efetuada por ocasião da erupção dos dentes. Existe pouco benefício adicional quando o fluoreto é administrado após a formação completa da dentição permanente. O excesso de fluoreto na água potável resulta na pigmentação do esmalte e é proporcional à concentração acima de 1 ppm.

O fluoreto também foi avaliado para o tratamento da osteoporose. Resultados de estudos preliminares indicam que o fluoreto, quando usado de forma isolada, sem suplementação adequada de cálcio, produz osteomalacia. Estudos subsequentes, nos quais a suplementação de cálcio foi adequada, demonstraram uma melhora do equilíbrio do cálcio, bem como aumento do mineral ósseo e do volume de osso trabecular. Apesar desses efeitos promissores do fluoreto sobre a massa óssea, os estudos clínicos realizados não conseguiram demonstrar qualquer redução confiável nas fraturas, e alguns até indicaram um aumento da incidência de fraturas. Atualmente, o fluoreto não está aprovado pela Food and Drug Administration (FDA) para o tratamento ou a prevenção da osteoporose, e é provável que não receba aprovação.

As reações adversas observadas – nas doses mais altas empregadas para avaliação do efeito do fluoreto sobre o osso – consistem em náuseas, vômitos, perda de sangue gastrintestinal, artralgias e artrite em uma proporção significativa de pacientes. Em geral, essas reações respondem à redução da dose ou à administração do fluoreto com alimentos (ou a ambas as medidas).

RANELATO DE ESTRÔNCIO

O ranelato de estrôncio é composto por dois átomos de estrôncio ligados a um íon orgânico, o ácido ranélico. Embora não tenha sido aprovado para uso nos Estados Unidos, esse fármaco é utilizado na Europa para o tratamento da osteoporose (não disponível no Brasil). O ranelato de estrôncio parece bloquear a diferenciação dos osteoclastos, promovendo a sua apoptose, inibindo, assim, a reabsorção óssea. Ao mesmo tempo, o ranelato de estrôncio parece promover a formação óssea. Diferentemente dos bifosfonatos, do denosumabe ou da teriparatida, porém à semelhança do romosozumabe, o ranelato de estrôncio aumenta os marcadores de formação óssea, enquanto inibe os marcadores de reabsorção óssea. Estudos clínicos de grande porte demonstraram a sua eficácia no aumento na DMO e redução de fraturas de coluna e quadril. Até o momento, os efeitos tóxicos relatados assemelham-se aos do placebo.

FARMACOLOGIA CLÍNICA

Em geral, os indivíduos com distúrbios da homeostasia óssea apresentam anormalidades nas concentrações de cálcio séricos ou urinários (ou ambos), com frequência acompanhadas de concentrações séricas anormais de fosfato. Essas concentrações anormais de minerais podem, por si, causar sintomas, exigindo tratamento imediato (p. ex., coma na hipercalcemia maligna, tetania na hipocalcemia). Com mais frequência, servem como indicadores de distúrbio subjacente nos reguladores hormonais (p. ex., hiperparatireoidismo primário, deficiência de vitamina D), na resposta dos tecidos-alvo (p. ex., DRC) ou uso incorreto de fármacos (p. ex., intoxicação pela vitamina D). Nessas situações, o tratamento do distúrbio subjacente é de suma importância.

Como o osso, intestino e rins desempenham papéis centrais na homeostasia mineral óssea, as condições que alteram essa homeostasia habitualmente afetam secundariamente um ou mais desses tecidos. Os efeitos sobre o osso podem resultar em osteoporose (perda normal de osso, sendo o osso remanescente histologicamente normal), osteomalacia (formação anormal do osso, devido à mineralização inadequada) ou osteíte fibrosa (reabsorção óssea excessiva com substituição fibrótica das cavidades de reabsorção e medula óssea). Os marcadores bioquímicos de comprometimento ósseo incluem alterações nas concentrações séricas da isoenzima esquelética da fosfatase alcalina, osteocalcina, propeptídeos N- e C-terminais do colágeno tipo 1 (atividade osteoblástica) e concentrações séricas e urinárias de fosfatase ácida resistente ao tartarato e produtos de degradação do colágeno (atividade osteoclástica). Ocorre comprometimento renal quando o produto cálcio × fosfato no soro aumenta acima do ponto do risco de calcificação ectópica (nefrocalcinose) ou quando o produto cálcio × oxalato (ou fosfato) na urina excede o ponto de saturação, com consequente desenvolvimento de nefrolitíase. Os indicadores iniciais discretos desse comprometimento renal incluem poliúria, noctúria e hipostenúria. Em geral, as evidências radiológicas de nefrocalcinose e cálculos são observadas somente em estágio posterior. A melhor maneira de acompanhar o grau de insuficiência renal resultante consiste em monitorar o declínio da depuração de creatinina. Por outro lado, a DRC pode constituir a causa principal de doença óssea, devido ao processamento alterado do cálcio e do fosfato, à diminuição da produção de $1,25(OH)_2D$, ao aumento das concentrações de FGF23 e ao hiperparatireoidismo secundário. Como o intestino é fonte de cálcio e de fosfato, bem como de vitamina D dietética, para o corpo, várias doenças intestinais e procedimentos cirúrgicos levam à sua má absorção, com consequente desenvolvimento secundário de doença esquelética, como osteoporose e osteomalacia.

CONCENTRAÇÕES SÉRICAS ANORMAIS DE CÁLCIO E DE FOSFATO

HIPERCALCEMIA

A hipercalcemia provoca depressão do sistema nervoso central, incluindo coma. É potencialmente letal, e as principais causas (além da terapia com tiazídicos) consistem em hiperparatireoidismo e câncer, com ou sem metástases ósseas. As causas menos comuns incluem hipervitaminose D, sarcoidose, síndrome do leite-álcali, insuficiência suprarrenal e imobilização. Com a possível exceção da hipervitaminose D, esses últimos distúrbios raramente exigem uma redução emergencial das concentrações séricas de cálcio. São utilizadas diversas abordagens para o tratamento da crise hipercalcêmica, conforme apresentado a seguir.

Diurese salina

Na hipercalcemia de gravidade suficiente para produzir sintomas, é necessário efetuar rápida redução das concentrações séricas de cálcio. As primeiras etapas consistem em reidratação com soro fisiológico e diurese com furosemida, embora a eficácia da furosemida nessa situação não tenha sido comprovada. Os pacientes que apresentam hipercalcemia grave exibem, em sua maioria, azotemia pré-renal, devido à desidratação, que impede os rins de compensar a elevação sérica de cálcio ao excretarem maiores quantidades de cálcio na urina. Por conseguinte, a infusão inicial de 500 a 1.000 mL/h de soro fisiológico, para reverter a desidratação e restaurar o fluxo urinário, pode, por si só, baixar significativamente a concentração sérica de cálcio. A adição de diurético de alça, como a furosemida, após a reidratação, aumenta o fluxo urinário e também inibe a reabsorção de cálcio no ramo ascendente da alça de Henle (ver Capítulo 15). É importante observar a pressão venosa central, a fim de evitar o desenvolvimento de insuficiência cardíaca e edema pulmonar em indivíduos predispostos. Em muitos pacientes, a diurese salina é suficiente para reduzir as concentrações séricas de cálcio até um valor em que se pode estabelecer um diagnóstico mais definitivo, além de instituir o tratamento do distúrbio subjacente. Se este não for o caso, ou se houver necessidade de tratamento clínico mais prolongado da hipercalcemia, há outros fármacos, descritos a seguir (discutidos por ordem de preferência).

Bifosfonatos

O **pamidronato**, na dose de 60 a 90 mg, em infusão de 2 a 4 horas, e o **ácido zoledrônico (zoledronato)**, na dose de 4 mg, em infusão durante pelo menos 15 minutos, foram aprovados para o tratamento da hipercalcemia de processos malignos e substituíram o etidronato, menos efetivo para essa indicação. Em geral, os efeitos dos bifosfonatos persistem por várias semanas. Entretanto, pode-se repetir o tratamento depois de um intervalo de 7 dias, se houver necessidade, ou se a função renal não estiver comprometida. Alguns pacientes apresentam síndrome de tipo *influenza* autolimitada após a infusão inicial. Porém, as infusões subsequentes geralmente não provocam esse efeito adverso. Doses repetidas desses fármacos têm sido associadas à deterioração renal, fraturas subtrocantéricas atípicas do fêmur e osteonecrose da mandíbula, embora essas reações adversas sejam raras.

Calcitonina

A calcitonina tem-se mostrado útil como tratamento auxiliar em alguns pacientes. Ela, em si, raramente normaliza as concentrações séricas de cálcio, e, com frequência, há desenvolvimento de refratariedade. Todavia, a ausência de toxicidade possibilita a sua administração frequente em altas doses (200 unidades MRC ou mais). Observa-se um efeito sobre as concentrações séricas de cálcio dentro de 4 a 6 horas, com duração de 6 a 10 horas. A **calcitonina sintética de salmão** está disponível para administração parenteral e nasal.

Nitrato de gálio

O nitrato de gálio foi aprovado pela FDA para o tratamento da hipercalcemia dos processos malignos. Esse fármaco inibe a reabsorção óssea. Na dose diária de 200 mg/m^2 de área de superfície corporal, administrada na forma de infusão IV contínua em soro glicosado a 5%, durante 5 dias, o nitrato de gálio demonstrou ser superior à calcitonina na redução das concentrações séricas de cálcio em pacientes com câncer. Em virtude de sua nefrotoxicidade potencial, os pacientes devem ser bem hidratados e apresentar um débito renal adequado antes do início da infusão. Todavia, devido à sua toxicidade, o nitrato de gálio é raramente utilizado, particularmente devido à disponibilidade de métodos mais adequados e mais seguros para reduzir as concentrações de cálcio.

Fosfato

A administração IV de fosfato provavelmente constitui a maneira mais rápida e mais segura de reduzir a concentração sérica de cálcio, porém constitui um procedimento perigoso se não for efetuado adequadamente. O fosfato IV só deve ser usado depois que outros métodos de tratamento (bifosfonatos, calcitonina e diurese salina) não conseguirem controlar a hipercalcemia sintomática. O fosfato deve ser administrado de forma lenta (50 mmol ou 1,5 g de fósforo elementar, durante 6-8 horas), sendo substituído pelo fosfato oral (1-2 g/dia de fósforo elementar, na forma de um dos sais indicados adiante) tão logo desapareçam os sintomas de hipercalcemia. Os riscos da terapia com fosfato IV incluem hipocalcemia súbita, calcificação ectópica, insuficiência renal aguda e hipotensão. O fosfato por via oral também pode resultar em calcificação ectópica e insuficiência renal, se as concentrações séricas de cálcio e de fosfato não forem monitoradas com cuidado. Todavia, o risco é menor, e o tempo de início, mais prolongado. O fosfato está disponível nas formas oral e IV, como sais de sódio ou de potássio.

Glicocorticoides

Os glicocorticoides não desempenham uma função bem-definida no tratamento imediato da hipercalcemia. Entretanto, a hipercalcemia crônica na sarcoidose, intoxicação por vitamina D e certos cânceres pode responder à terapia com glicocorticoides dentro de vários dias. Em geral, prescreve-se prednisona por via oral, nas doses de 30 a 60 mg/dia, embora a administração de doses equivalentes de outros glicocorticoides também seja efetiva. Entretanto, a justificativa para o uso de glicocorticoides difere nessas doenças. A hipercalcemia na sarcoidose e em outras doenças granulomatosas é secundária à produção aumentada de $1,25(OH)_2D$ pelo próprio tecido anormal. A terapia com glicocorticoides direcionada para reduzir o tecido granulomatoso produz restabelecimento das concentrações séricas normais de cálcio e de $1,25(OH)_2D$. O tratamento da hipervitaminose D com glicocorticoides parece não alterar de modo significativo o metabolismo da vitamina D, porém acredita-se que reduza o transporte intestinal de cálcio mediado pela vitamina D e aumente sua excreção renal.

Entretanto, não foi excluída uma ação dos glicocorticoides na redução da reabsorção óssea mediada pela vitamina D. O efeito dos glicocorticoides sobre a hipercalcemia do câncer é provavelmente duplo. As neoplasias malignas que respondem de modo mais satisfatório aos glicocorticoides (i.e., mieloma múltiplo e doenças linfoproliferativas relacionadas) são sensíveis à ação lítica dos glicocorticoides. Portanto, parte do efeito parece relacionado à redução da atividade e da massa do tumor. Além disso, foi constatado que os glicocorticoides inibem a secreção ou a eficiência das citocinas produzidas pelo mieloma múltiplo e por cânceres relacionados. Estas citocinas estimulam a reabsorção óssea osteoclástica. Outras causas de hipercalcemia – em particular, o hiperparatireoidismo primário – não respondem à terapia com glicocorticoide.

HIPOCALCEMIA

As principais características da hipocalcemia são neuromusculares: tetania, parestesias, laringospasmo, cãibras musculares e convulsões. No adulto, as principais causas de hipocalcemia consistem em hipoparatireoidismo, deficiência de vitamina D, DRC e má absorção. A deficiência de magnésio constitui outra causa importante de hipocalcemia, devido ao seu impacto inibitório na secreção de PTH e na resposta dos tecidos. Pode ocorrer deficiência aguda de magnésio após consumo abusivo de álcool por usuários crônicos. A hipocalcemia também pode ocorrer pela infusão de bifosfonatos potentes e de denosumabe no tratamento da osteoporose, porém isso raramente tem importância clínica, a não ser que o paciente já apresente hipocalcemia no início da infusão ou tenha alguma doença, como insuficiência renal crônica, que impeça a regulação normal da homeostasia do cálcio. A hipocalcemia neonatal constitui um distúrbio comum, que tende a regredir sem qualquer terapia. A função do PTH, da vitamina D e da calcitonina na síndrome neonatal está em fase de investigação. A infusão de grandes volumes de sangue contendo citrato de sódio (anticoagulante) pode produzir hipocalcemia, em consequência da formação de complexos de citrato-cálcio. O cálcio e a vitamina D (ou seus metabólitos) constituem a base do tratamento da hipocalcemia. Todavia, em pacientes com hipoparatireoidismo, a teriparatida ou o rhPTH 1-84 podem ser úteis (apenas o rhPTH 1-84 foi aprovado pela FDA para essa condição [ainda não aprovado pela Anvisa]).

Cálcio

Existem várias preparações de cálcio para uso IV, intramuscular (IM) e oral. O gliceptato de cálcio (0,9 mEq de cálcio/mL) (não disponível no Brasil), o gliconato de cálcio (0,45 mEq de cálcio/mL) e o cloreto de cálcio (0,68-1,36 mEq de cálcio/mL) estão disponíveis para terapia IV. Prefere-se o gliconato de cálcio por ser menos irritante para as veias. As preparações orais incluem carbonato de cálcio (40% de cálcio), lactato de cálcio (13% de cálcio), fosfato de cálcio (25% de cálcio) e citrato de cálcio (21% de cálcio). O carbonato de cálcio com frequência constitui o tratamento de escolha, em virtude de sua alta concentração de cálcio, fácil biodisponibilidade, baixo custo e propriedades antiácidas. Em pacientes com acloridria, o carbonato de cálcio deve ser administrado nas refeições, para aumentar sua absorção, ou substituído pelo citrato de cálcio, que é absorvido mais adequadamente. Há associações de vitamina D e cálcio, porém o tratamento deve ser individualizado, de acordo com cada paciente e cada doença em particular, exigindo uma flexibilidade que se perde com as associações de doses fixas.

O tratamento da hipocalcemia sintomática grave consiste em infusão lenta de 5 a 20 mL de gliconato de cálcio a 10%. A infusão rápida pode provocar arritmias cardíacas. A hipocalcemia menos grave é melhor tratada com formas orais suficientes para fornecer cerca de 1.000 a 1.500 mg/dia de cálcio elementar. A dose deve ser ajustada para evitar o desenvolvimento de hipercalcemia e hipercalciúria.

Vitamina D

Nos casos em que há necessidade de ação rápida, a $1,25(OH)_2D_3$ (calcitriol), na dose diária de 0,25 a 1 mcg/dia, é o metabólito da vitamina D de escolha, em virtude de sua capacidade de elevar as concentrações séricas de cálcio dentro de 24 a 48 horas. O calcitriol também aumenta a concentração sérica de fosfato, embora essa ação não seja normalmente observada na fase inicial do tratamento. Os efeitos combinados do calcitriol e de todos os outros metabólitos e análogos da vitamina D sobre o cálcio e o fosfato exigem cuidadosa monitoração das concentrações desses minerais a fim de evitar a ocorrência de calcificação ectópica secundária a concentrações muito elevadas de cálcio × fosfato sérico. Como a escolha apropriada do metabólito ou do análogo da vitamina D para tratamento em longo prazo da hipocalcemia depende da natureza da doença subjacente, o leitor poderá encontrar uma discussão mais pormenorizada do tratamento com vitamina D nas doenças específicas.

HIPERFOSFATEMIA

A hiperfosfatemia, que representa uma complicação comum da insuficiência renal, também é observada em todos os tipos de hipotireoidismo (idiopático, cirúrgico e pseudo-hipoparatireoidismo), na intoxicação por vitamina D e na rara síndrome de calcinose tumoral (em geral, devido à deficiência do FGF23 bioativo). O tratamento de emergência da hiperfosfatemia raramente é necessário, mas pode ser efetuado por diálise ou infusões de glicose e insulina. Em geral, o controle da hiperfosfatemia envolve a restrição do fosfato dietético, bem como o uso de géis sequestradores do fosfato, como o **sevelâmer**, ou o **carbonato de lantânio** e suplementos de cálcio. Em virtude de seu potencial de induzir doença óssea associada ao alumínio, os antiácidos que contêm esse elemento devem ser usados de modo parcimonioso e apenas quando outras medidas não conseguirem controlar a hiperfosfatemia. Em pacientes com DRC, o entusiasmo com o uso de das concentrações de cálcio para controlar a hiperfosfatemia diminuiu, devido ao risco de calcificação ectópica.

HIPOFOSFATEMIA

A hipofosfatemia está associada a uma variedade de condições, incluindo hiperparatireoidismo primário, deficiência de vitamina D, hipercalciúria idiopática, condições associadas ao aumento do FGF23 bioativo (p. ex., raquitismo hipofosfatêmico ligado ao X e autossômico dominante e osteomalacia induzida por tumor), outras formas de perda renal de fosfato (p. ex., síndrome de Fanconi), uso excessivo de agentes de ligação do fosfato e nutrição parenteral com conteúdo inadequado de fosfato. A hipofosfatemia aguda pode resultar em diminuição das quantidades intracelulares de fosfatos orgânicos de alta energia (p. ex., ATP), interferir na transferência normal do oxigênio da hemoglobina para os tecidos ao diminuir as concentrações eritrocitárias de 2,3-difosfoglicerato e provocar rabdomiólise. Entretanto, raramente são observados efeitos clínicos agudos significativos da hipofosfatemia, e o tratamento de emergência geralmente não está indicado. Os efeitos em longo prazo incluem fraqueza muscular proximal e mineralização óssea anormal (osteomalacia). Por conseguinte, o desenvolvimento de hipofosfatemia deve ser evitado quando se usam formas de terapia passíveis de levar à hipofosfatemia (p. ex., agentes sequestradores do fosfato, certos tipos de nutrição parenteral), e devem ser tratadas as condições que causam hipofosfatemia, como as várias formas de raquitismo hipofosfatêmico. As formas orais de fosfato já foram mencionadas.

DISTÚRBIOS ESPECÍFICOS ENVOLVENDO OS HORMÔNIOS DE REGULAÇÃO DO MINERAL ÓSSEO

HIPERPARATIREOIDISMO PRIMÁRIO

Essa doença bastante comum, quando associada a sintomas como hipercalcemia significativa e hipercalciúria, osteoporose e doença renal, é mais bem tratada com cirurgia. O uso de fosfato oral e bifosfonatos não pode ser recomendado. Contudo, os bifosfonatos podem proteger o osso, embora não corrijam o hiperparatireoidismo, a hipercalcemia ou a hipercalciúria. Uma proporção substancial de pacientes assintomáticos com doença leve não apresenta agravamento e pode ser acompanhada sem tratamento, embora alguns desses pacientes necessitem de cirurgia no decorrer da doença. O fármaco calcimimético **cinacalcete**, discutido anteriormente, foi aprovado para hiperparatireoidismo secundário, carcinoma de paratireoide e hiperparatireoidismo primário em pacientes com hipercalcemia grave que não são candidatos a cirurgias. Em geral, o cinacalcete é iniciado na dose de 30 mg/dia, por via oral, aumentada para 90 mg conforme tolerado e necessário para que o PTH e de cálcio alcancem uma faixa aceitável. O hiperparatireoidismo primário frequentemente está associado a baixas concentrações de 25(OH)D, sugerindo que a deficiência leve de vitamina D pode contribuir para as concentrações elevadas de PTH, embora isso também possa ser devido à estimulação pelo PTH da produção de $1,25(OH)_2D$, que, por sua vez, induz a CYP24A1, que aumenta o catabolismo da 25(OH)D (e da $1,25[OH]_2D$). Nessas situações, a suplementação de vitamina D demonstrou ser segura com relação a elevações adicionais das concentrações séricas e urinárias de cálcio. Todavia, é necessário monitorar o cálcio quando da suplementação de vitamina D. A hipercalcemia hipocalciúrica familiar (HHF) é uma condição que pode ser confundida com o hiperparatireoidismo primário. Essa condição, geralmente benigna, pode se manifestar por as concentrações ligeiramente elevadas de PTH e de cálcio. Entretanto, a excreção urinária de cálcio é baixa, com razão de depuração de cálcio/creatinina quase sempre abaixo de 0,02. Esse baixo nível de depuração de cálcio/creatinina pode se sobrepor a achados semelhantes em alguns pacientes com hiperparatireoidismo primário, dificultando a distinção quando o hiperparatireoidismo primário é leve. Uma história de longa duração ou uma história familiar de hipercalcemia fornecem pistas importantes para estabelecer o diagnóstico de HHF. O aspecto fundamental é evitar a cirurgia nesses indivíduos, visto que a condição não será corrigida, a não ser que todas as glândulas paratireoides sejam removidas, induzindo, assim, hipoparatireoidismo.

HIPOPARATIREOIDISMO

Na deficiência de PTH (hipoparatireoidismo idiopático ou cirúrgico) ou em caso de resposta anormal dos tecidos-alvo ao PTH (pseudo-hipoparatireoidismo), as concentrações séricas de cálcio caem, enquanto aumentam as de fosfato. Nesses pacientes, as concentrações de $1,25(OH)_2D$ costumam estar baixos, refletindo, presumivelmente, a ausência de estímulo da produção de $1,25(OH)_2D$ pelo PTH. O esqueleto de pacientes com hipoparatireoidismo idiopático ou cirúrgico apresenta-se normal, exceto por uma taxa lenta de renovação. Alguns pacientes com pseudo-hipoparatireoidismo parecem apresentar osteíte fibrosa, o que sugere que concentrações normais ou elevadas de PTH encontradas nesses casos são capazes de atuar sobre o osso, mas não sobre os rins. A distinção entre pseudo-hipoparatireoidismo e hipoparatireoidismo idiopático é feita com base nos valores normais ou elevados de PTH, porém resposta renal deficiente (i.e., excreção diminuída de AMPc ou de fosfato) em pacientes com pseudo-hipoparatireoidismo.

A principal meta terapêutica para pacientes com hiperparatireoidismo consiste em restaurar a normocalcemia e a normofosfatemia. A terapia-padrão envolve o uso de calcitriol e suplementos dietéticos de cálcio. Entretanto, muitos pacientes desenvolvem hipercalciúria com esse esquema, o que limita a possibilidade de corrigir a hipocalcemia. O PTH intacto (rhPTH 1-84, **Natpara**) foi aprovado para o tratamento do hipoparatireoidismo e reduz a necessidade de altas doses de cálcio e calcitriol, com menos risco de hipercalciúria.

DEFICIÊNCIA OU INSUFICIÊNCIA NUTRICIONAL DE VITAMINA D

A concentração sérica de vitamina D considerada necessária para uma boa saúde é um tanto controverso. A vitamina D atua sobre vários tipos de células, além daquelas responsáveis pelo metabolismo ósseo e mineral, porém as concentrações ideais são incertas para esses tecidos não esqueléticos e permanecem controversas, até mesmo para a saúde óssea, para a qual foi gerada a maioria dos dados. É necessário concentração sérica de 25(OH)D acima de 12 ng/mL para a prevenção do raquitismo ou da osteomalacia. Entretanto, dados epidemiológicos substanciais e alguns dados de estudos clínicos prospectivos indicam a necessidade de concentração mais elevada, como 20 a 30 ng/mL, para otimizar a absorção intestinal de cálcio, o acréscimo e a manutenção da massa óssea, para reduzir quedas e fraturas, e para impedir o desenvolvimento de uma ampla variedade de doenças, inclusive diabetes melito, hiperparatireoidismo, doenças autoimunes e câncer. Um grupo de especialistas da National Academy of Medicine (NAM) recomendou 20 ng/mL (50 nM) como suficiente, embora concentração de até 50 ng/mL (125 nM) tenha sido considerada segura. Para indivíduos entre 1 e 70 anos, 600 UI/dia de vitamina D foram considerados suficientes para alcançar essas metas, embora até 4.000 UI tenham sido consideradas seguras. Essas recomendações baseiam-se principalmente em dados de ensaios clínicos randomizados (ECRs) e controlados por placebo, que avaliaram a ocorrência de quedas e fraturas. Os resultados que sustentam os efeitos não esqueléticos da vitamina D foram considerados muito preliminares para serem utilizados nas recomendações, devido à falta de ECRs para sustentar essas outras ações. Especialistas da Endocrine Society (Estados Unidos) consideraram o limite inferior demasiado baixos e o limite superior muito restritivo, sugerindo que o limite inferior mais apropriado para a 25(OH)D seria de 30 ng/mL. Desde o relato inicial da NAM, diversos ECRs de grande porte foram concluídos, conduzidos em populações de indivíduos com estado adequado da vitamina D (~ 30 ng/mL). Esses estudos indicam que indivíduos com concentrações suficientes de vitamina D não obtêm benefício pela suplementação de vitamina D em relação à redução do risco de doença cardiovascular, câncer ou diabetes melito, pelo menos ao longo do período do estudo (5 anos ou menos). O possível benefício para indivíduos com concentrações de 25(OH)D abaixo de 20 ng/mL ou estudados por períodos mais longos parece plausível, porém não foi adequadamente documentado por ECRs de tamanho e duração suficientes. Entretanto, esse assunto permanece controverso. As diretrizes da NAM – pelo menos no que diz respeito aos valores inferiores recomendados para suplementação de vitamina D – não recomendam corrigir a deficiência de vitamina D em indivíduos com obesidade, pele escura, pouca exposição ao sol ou má absorção. A deficiência ou a insuficiência de vitamina D podem ser tratadas com doses mais altas (D_2 ou D_3, 1.000 a 4.000 UI/dia ou 50.000 UI/semana durante várias semanas). Nenhum outro metabólito da vitamina D está indicado, embora se disponha de cápsulas de liberação prolongada com 30 mcg de calcifediol (25[OH]D), que parecem ser pelo menos tão eficazes quanto a vitamina D na restauração de concentrações adequadas de 25(OH)D. Como a meia-vida dos metabólitos da vitamina D_3 no sangue é mais longa que a da vitamina D_2, há vantagens no uso de vitamina D_3 em lugar de suplementos de vitamina D_2, embora, quando administrada em esquema diário ou semanal, essas diferenças possam ser discutíveis. A dieta também deve conter quantidades adequadas de cálcio, visto que diversos estudos indicam a existência de sinergismo entre o cálcio e a vitamina D no que diz respeito a várias de suas ações.

DOENÇA RENAL CRÔNICA

As principais sequelas da doença renal crônica (DRC) com impacto na homeostasia mineral óssea consistem em produção deficiente de $1,25(OH)_2D$, retenção de fosfato com redução associada das concentrações de cálcio ionizado e hiperparatireoidismo secundário. O hiperparatireodismo resulta da resposta das glândulas paratireoides a redução das concentrações séricas de cálcio ionizado e baixas concentrações de $1,25(OH)_2D$. As concentrações de FGF23 aumentam precocemente nesse distúrbio por motivos ainda não esclarecidos, e isso pode diminuir ainda mais a produção renal de $1,25(OH)_2D$. Além disso, o aumento do FGF23 está associado ao aumento da morbidade e da mortalidade na DRC, em parte devido ao seu impacto sobre o coração. Os anticorpos dirigidos contra o FGF23 nos estágios iniciais da insuficiência renal resultam na normalização das concentrações de $1,25(OH)_2D$, porém a inibição do FGF23 pode promover a elevação das concentrações séricas de fosfato, com potencial de aumento da calcificação vascular, um importante problema na DRC, de modo que o seu uso não está aprovado para essa doença. Com o comprometimento da produção de $1,25(OH)_2D$, menor quantidade de cálcio é absorvida pelo intestino, e ocorre menor reabsorção óssea sob a influência do PTH. Em consequência, verifica-se, comumente, o desenvolvimento de hipocalcemia, favorecendo o desenvolvimento de hiperparatireoidismo secundário. Os ossos exibem uma associação de osteomalacia e osteíte fibrosa.

Em contrapartida à hipocalcemia, com mais frequência associada à DRC, alguns pacientes podem desenvolver hipocalcemia em decorrência do tratamento excessivo com cálcio. Entretanto, a causa mais comum de hipocalcemia consiste no desenvolvimento de hiperparatireoidismo secundário grave (algumas vezes, designado como terciário). Nessas circunstâncias, as concentrações sanguíneas de PTH estão muito elevadas. As concentrações séricas de fosfatase alcalina também tendem a aumentar. Com frequência, o tratamento exige paratireoidectomia. Uma circunstância menos comum, que leva à hipercalcemia, consiste em uma forma de doença óssea, caracterizada por acentuada redução da atividade das células ósseas e perda da ação de tamponamento do cálcio do osso (doença óssea adinâmica). Na ausência de função renal, todo cálcio absorvido do intestino acumula-se no sangue. Esses pacientes mostram-se muito sensíveis à ação hipercalcêmica da $1,25(OH)_2D$. Em geral, esses indivíduos apresentam concentrações séricas elevadas de cálcio, porém concentrações quase normais de fosfatase alcalina e PTH. Nesses pacientes, os ossos podem apresentar elevado conteúdo de alumínio, especialmente na mineralização de frente, bloqueando a mineralização óssea normal, embora, com o uso de água deionizada durante a diálise, essa complicação tenha quase desaparecido. Entretanto, o osso adinâmico continua sendo um problema. Esses pacientes não respondem de modo favorável à paratireoidectomia. A desferroxamina, um fármaco utilizado na quelação do ferro (ver Capítulo 57), liga-se também ao alumínio e está sendo utilizada no tratamento desse distúrbio em pacientes com suposta sobrecarga de alumínio. Entretanto, com a redução no uso de fármacos sequestradores do fosfato contendo alumínio e o uso de água deionizada durante a diálise, a maioria dos casos de doença óssea adinâmica não está associada ao depósito de alumínio, porém atribuída, em alguns casos, a supressão excessiva da secreção de PTH.

Preparações de vitamina D

A escolha da preparação de vitamina D a ser utilizada no contexto da DRC depende do tipo e da extensão da doença óssea e do hiperparatireoidismo. Os indivíduos com deficiência ou insuficiência de vitamina D devem ter inicialmente suas concentrações de 25(OH)D normalizadas (20-30 ng/mL) com suplementação de vitamina D. O calcifediol ou a $1,25(OH)_2D_3$ (**calcitriol**) corrigem rapidamente a hipocalcemia e revertem parcialmente o hiperparatireoidismo secundário e a osteíte fibrosa. Muitos pacientes com fraqueza muscular e dor óssea percebem sensação de bem-estar.

Dois análogos do calcitriol – o **doxercalciferol** e o **paricalcitol** – foram aprovados nos Estados Unidos (assim como no Brasil) para o tratamento do hiperparatireoidismo secundário da DRC. (No Japão, o maxacalcitol [22-oxa-calcitriol] e o falecalcitriol [26,27 F_6-$1,25(OH)_2D_3$] foram aprovados para esse propósito [não disponíveis no Brasil].) Sua principal vantagem reside no fato de que ambos têm menos tendência do que o calcitriol de induzir hipercalcemia para qualquer redução do PTH (menos relevante para o falecalcitriol). O maior impacto dos análogos do calcitriol é observado em pacientes nos quais o uso de calcitriol pode levar a concentrações séricas de cálcio inaceitavelmente elevadas.

Independentemente do fármaco empregado, é necessária cuidadosa atenção às concentrações de cálcio e de fosfato. É conveniente ter um produto cálcio × fosfato (em mg/dL) inferior a 55, com o cálcio e o fosfato dentro da faixa de referência. Devem-se efetuar ajustes do cálcio na dieta e solução de diálise, bem como restrição de fosfato (dietética e com ingestão oral de agentes sequestradores de fosfato), juntamente com metabólitos da vitamina D. O monitoramento das concentrações séricas de PTH e de fosfatase alcalina é útil para determinar se a terapia está corrigindo ou prevenindo o hiperparatireoidismo secundário. Em pacientes submetidos à diálise, uma concentração de PTH de aproximadamente 2 vezes o limite superior da normalidade é considerado desejável para evitar a doença óssea adinâmica. Embora não sejam comuns, as biópsias ósseas percutâneas para histomorfometria quantitativa podem ajudar na escolha da terapia apropriada e no acompanhamento de sua eficiência, particularmente nos casos de suspeita de doença óssea adinâmica. Diferentemente das alterações rápidas observadas nos valores séricos, as mudanças morfológicas do osso levam meses a anos. A monitoração das concentrações séricas dos metabólitos da vitamina D mostra-se útil para determinar a adesão do paciente ao tratamento, bem como absorção e metabolismo do fármaco.

OSTEODISTROFIA INTESTINAL

Diversas doenças gastrintestinais e hepáticas promovem comprometimento da homeostasia do cálcio e do fosfato, levando ao desenvolvimento de doença óssea. Visto que a cirurgia bariátrica está sendo realizada com mais frequência, esse problema tende a aumentar. Nesses pacientes, os ossos exibem uma combinação de osteoporose e osteomalacia. Não ocorre osteíte fibrosa, em contrapartida à osteodistrofia renal. A característica comum importante nesse grupo de doenças parece ser a má absorção de cálcio e vitamina D. Além disso, a doença hepática pode reduzir a produção de 25(OH)D a partir da vitamina D, embora a sua importância nos pacientes, à exceção dos que apresentam insuficiência hepática terminal, permaneça controversa. Evidências indicam que, na obesidade, a enzima hepática CYP2R1 (hidroxila a vitamina D em 25(OH)D) está reduzida, contribuindo para a redução das concentrações de 25(OH)D nessa condição. Por conseguinte, a principal explicação para as baixas concentrações de 25(OH)D em pacientes com doença hepática consiste na redução da produção da proteína de ligação da vitamina D, o principal carreador de seu metabólitos no sangue. A 25(OH)D livre geralmente está normal em pacientes com doença hepática. A má absorção de vitamina D provavelmente não se limita à vitamina exógena, visto que o fígado secreta na bile quantidade substancial de seus metabólitos e conjugados, que normalmente são reabsorvidos na porção distal do jejuno e no íleo. Qualquer interferência nesse processo pode causar depleção dos metabólitos endógenos, além de limitar a absorção da vitamina D dietética.

Nas formas leves de má absorção de vitamina D, doses elevadas (25.000-50.000 UI, 1-3 vezes por semana) são suficientes para normalizar as concentrações séricas de 25(OH)D. Muitos pacientes com doença grave não respondem à administração de vitamina D. A experiência clínica com outros metabólitos é limitada, mas tanto o calcitriol como o calcifediol são usados com sucesso em doses semelhantes às recomendadas para o tratamento da osteodistrofia renal. Em tese, o calcifediol é o fármaco de escolha nessas condições, visto que não há comprometimento do metabolismo renal da 25(OH)D a $1,25(OH)_2D$ e a $24,25(OH)_2D$. Entretanto, o calcifediol está aprovado nos Estados Unidos apenas para uso na DRC e no hiperparatireoidismo secundário (não disponível no Brasil). Tanto o calcitriol como a $24,25(OH)_2D$ são importantes na reversão da doença óssea. As injeções IM de vitamina D deveriam constituir uma forma alternativa de terapia. Entretanto, atualmente, preparação IM aprovada pela FDA nos Estados Unidos (assim como no Brasil). A pele continua sendo uma boa fonte de produção de vitamina D, embora seja necessário cuidado para evitar a exposição excessiva à radiação UVB (i.e., evitar queimadura solar) para reduzir o risco de fotoenvelhecimento e câncer de pele.

Como no caso das outras doenças discutidas, o tratamento da osteodistrofia intestinal com vitamina D e seus metabólitos deve ser acompanhado de suplementação dietética apropriada de cálcio e monitoração das concentrações séricas de cálcio e de fosfato.

OSTEOPOROSE

A osteoporose é definida como uma perda anormal de osso, predispondo a fraturas. É mais comum em mulheres na pós-menopausa, mas também ocorre em homens. Nos Estados Unidos, o custo médico direto anual relacionado com fraturas em mulheres e homens idosos é estimado em pelo menos 20 bilhões de dólares por ano e está aumentando com o envelhecimento da população.* A osteoporose costuma estar associada a perda da função gonadal, como na menopausa, mas também pode ocorrer como reação adversa da administração em longo prazo de glicocorticoides e outros fármacos, incluindo os que inibem a produção de esteroides sexuais. A osteoporose também está associada a doença endócrina, como tireotoxicose ou hiperparatireoidismo; síndrome da má absorção; abuso de álcool e tabagismo ou sem nenhuma causa óbvia (idiopática). A Figura 42-5 ilustra a capacidade de alguns fármacos de reverter a perda óssea da osteoporose. A osteoporose da pós-menopausa pode ser acompanhada de concentrações diminuídas de $1,25(OH)_2D$ e de redução do transporte intestinal de cálcio. Essa forma de osteoporose é causada pela redução da produção de estrogênio e pode ser tratada com esse hormônio (associado a uma progestina em mulheres com útero, para evitar o desenvolvimento de carcinoma endometrial). Entretanto, a preocupação de que o estrogênio aumente o risco de câncer de mama e não reduza o desenvolvimento de doença cardíaca e possa, na realidade, aumentá-lo, diminuiu o entusiasmo por essa forma de terapia, pelo menos em indivíduos idosos.

Os bifosfonatos são potentes inibidores da reabsorção óssea. Eles aumentam a densidade do osso e reduzem o risco de fraturas no quadril, na coluna vertebral e em outros locais. **Alendronato**, **risedronato**, **ibandronato** e **ácido zoledrônico** estão aprovados para o tratamento da osteoporose, em esquemas de doses diárias de alendronato, 10 mg/dia, risedronato, 5 mg/dia, ou ibandronato, 2,5 mg ao dia; ou em esquemas semanais de alendronato, 70 mg/semana, ou risedronato, 35 mg/semana; ou em esquemas mensais de ibandronato, 150 mg/mês; ou em injeções trimestrais de ibandronato, 3 mg; ou em infusões anuais de ácido zoledrônico, 5 mg. Esses fármacos são efetivos tanto em homens quanto em mulheres, bem como para o tratamento de várias causas de osteoporose.

Conforme assinalado, foram desenvolvidos SERMs (moduladores seletivos dos receptores de estrogênio; ver Capítulo 40) semelhantes ao estrogênio, que evitam o aumento do risco de câncer de mama

* N. de R.T. No Brasil, o custo estimado é de 1,2 bilhão de reais ao ano.

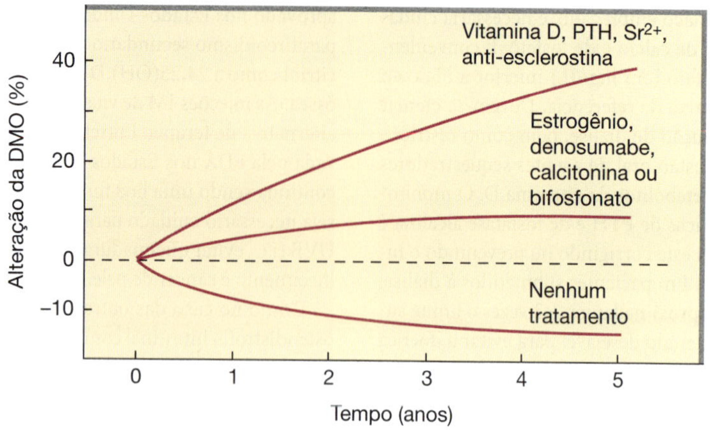

FIGURA 42-5 Alterações típicas na densidade mineral óssea (DMO) ao decorrer do tempo após o início da menopausa, com e sem tratamento. Na condição não tratada, ocorre perda óssea durante o processo de envelhecimento em ambos os sexos. O estrôncio (Sr^{2+}), o paratormônio (PTH) e a vitamina D promovem a formação de osso e podem aumentar a DMO em indivíduos que respondem a esses fármacos durante o tratamento, embora PTH e vitamina D em altas doses também ativem a reabsorção óssea. Os anticorpos dirigidos contra a esclerostina proporcionam uma ação anabólica pura no tratamento da osteoporose, visto que promovem a formação e inibem a reabsorção óssea. Em contrapartida, estrogênio, calcitonina, denosumabe e bifosfonatos bloqueiam a reabsorção óssea. Isso leva a um aumento transitório da DMO, visto que a formação óssea não é inicialmente diminuída. Todavia, com o passar do tempo, tanto a formação como a reabsorção óssea diminuem com esses fármacos antirreabsortivos puros, e a DMO alcança um novo platô.

e de útero associado ao estrogênio, ao passo que mantêm o benefício para o osso. O **raloxifeno** é um SERM aprovado para o tratamento da osteoporose. À semelhança do tamoxifeno, o raloxifeno reduz o risco de câncer de mama. O fármaco protege contra fraturas da coluna, mas não contra fraturas do quadril – ao contrário dos bifosfonatos, do denosumabe e da teriparatida, que protegem contra ambos os tipos de fraturas. O raloxifeno não impede a ocorrência de ondas de calor e está associado ao mesmo risco aumentado de tromboembolia venosa, em comparação com os estrogênios. Para contrabalançar o transporte intestinal reduzido do cálcio associado à osteoporose, a terapia com vitamina D deve ser utilizada em associação com suplementação dietética de cálcio. Em vários estudos de grande porte, foi constatado que a suplementação de vitamina D (800 UI/dia) com cálcio melhora a densidade óssea, diminui as quedas e evita as fraturas, embora o cálcio e a vitamina D geralmente sejam utilizados como suplementos com outros fármacos no tratamento da osteoporose. Foi também demonstrado que o calcitriol e seu análogo, a $1\alpha(OH)D_3$, aumentam a massa óssea e reduzem as fraturas. O uso desses agentes na osteoporose não está aprovado pela FDA, embora sejam utilizados com esse propósito em outros países. O análogo da $1,25(OH)_2D$, o eldecalcitol, está aprovado para uso no Japão, substituindo, em grande parte, o uso da $1\alpha(OH)D_3$ naquele país.

A **teriparatida**, uma forma recombinante do PTH 1-34, está aprovada para o tratamento da osteoporose. É administrada na dose de 20 mcg por via SC, diariamente. A teriparatida estimula a formação de novo osso; entretanto, diferentemente do fluoreto, esse novo osso parece ter uma estrutura normal e está associado à redução substancial na incidência de fraturas. O fármaco foi aprovado para uso máximo por 2 anos. As recomendações atuais consistem em utilizar um fármaco antirreabsortivo após o tratamento com teriparatida. Mais recentemente, o análogo do PTHrP, a **abaloparatida**, foi aprovado para o tratamento da osteoporose. Esse fármaco possui eficácia pelo menos comparável à da teriparatida para aumentar a DMO e prevenir a ocorrência de fraturas. À semelhança da teriparatida, a abaloparatida é administrada por via SC diariamente, porém em doses de 80 mcg. Outros sistemas de aplicação, como adesivos transdérmicos, estão sendo testados. Assim como a teriparatida, a abaloparatida foi aprovada para uso máximo por 2 anos, também com a recomendação de que o seu uso seja seguido de um agente antirreabsortivo.

O **romosozumabe**, um anticorpo dirigido contra a esclerostina, foi recentemente aprovado para o tratamento da osteoporose. É administrado mensalmente na dose de 210 mg por injeção SC. O romosozumabe possui importante eficácia sobre a DMO, visto que estimula a formação e também inibe a reabsorção óssea, além de reduzir o risco de fratura de modo substancial. O fármaco foi aprovado para uso máximo por 1 ano, com a recomendação de que seja seguido de um fármaco antirreabsortivo.

A **calcitonina** também foi aprovada para uso no tratamento da osteoporose na pós-menopausa. Ela aumenta a massa óssea e reduz fraturas, porém apenas aquelas localizadas nas vértebras. Não parece ser tão efetiva quanto os outros fármacos listados anteriormente.

O **denosumabe**, inibidor do RANKL, possui eficácia comparável à dos bifosfonatos no tratamento da osteoporose na pós-menopausa. É administrado por via SC, a cada 6 meses, em doses de 60 mg. À semelhança dos bifosfonatos, o denosumabe suprime a reabsorção óssea e, secundariamente, a formação óssea. O denosumabe diminui o risco de fraturas vertebrais e não vertebrais, com eficiência comparável à dos bifosfonatos potentes.

O **ranelato de estrôncio** não foi aprovado nos Estados Unidos para o tratamento da osteoporose, porém está sendo usado na Europa (assim como no Brasil), geralmente na dose de 2 g/dia.

HIPOFOSFATEMIA LIGADA AO X, HIPOFOSFATEMIA AUTOSSÔMICA DOMINANTE E DOENÇAS RELACIONADAS

Esses distúrbios manifestam-se geralmente na infância, na forma de raquitismo e hipofosfatemia, embora possam surgir pela primeira vez em adultos também. Na hipofosfatemia ligada ao cromossomo

X e na hipofosfatemia autossômica dominante, ocorre acúmulo do FGF23 biologicamente ativo, levando à perda de fosfato na urina e à hipofosfatemia. Na hipofosfatemia autossômica dominante, mutações no gene do FGF23 substituem uma arginina necessária à proteólise, resultando em aumento da estabilidade do FGF23. A hipofosfatemia ligada ao X é causada por mutações de um gene que codifica a proteína PHEX, uma endopeptidase. Inicialmente, acreditava-se que o FGF23 fosse um substrato direto da PHEX, mas isso já não parece o caso. A osteomalacia induzida por tumor é uma síndrome fenotipicamente semelhante, porém adquirida em adultos, que resulta da expressão excessiva do FGF23 nas células neoplásicas. O conceito atual em todas essas doenças é o de que o FGF23 bloqueia a captação renal de fosfato e a produção de 1,25$(OH)_2$D, produzindo raquitismo em crianças e osteomalacia em adultos. O fosfato é de grande importância para a mineralização óssea normal. Quando as reservas de fosfato estão deficientes, verifica-se o desenvolvimento de um quadro clínico e patológico que se assemelha ao raquitismo dependente de vitamina D. Todavia, as crianças acometidas não respondem às doses convencionais de vitamina D empregadas no tratamento do raquitismo nutricional. Um defeito na produção de 1,25$(OH)_2$D pelo rim contribui para o fenótipo, visto que as concentrações séricas de 1,25$(OH)_2$D estão baixos em relação ao grau observado de hipofosfatemia. Essa combinação de concentrações séricas baixas de fosfato e concentrações séricas baixas ou pouco abaixo do normal de 1,25$(OH)_2$D fornece a base racional para o tratamento dos pacientes com fosfato oral (1-3 g/dia) e calcitriol (0,25-2 mcg/dia). Os relatos sobre a terapia de associação nos demais aspectos são alentadores nessa doença debilitante, embora o tratamento prolongado, com frequência, leve ao desenvolvimento de hiperparatireoidismo secundário. Mais recentemente, o anticorpo burosumabe, contra o FGF23, foi aprovado para crianças e adultos com raquitismo hipofosfatêmico ligado ao X (XLH). Nas crianças, a dose varia de 0,8 a 2 mg/kg a cada 2 semanas via SC, com base nas concentrações séricas de fosfato. Nos adultos, a dose é de 1 mg/kg até um máximo de 90 mg a cada 4 semanas, ajustada com base nas concentrações séricas de fosfato.

RAQUITISMO POR PSEUDODEFICIÊNCIA DE VITAMINA D E RAQUITISMO HEREDITÁRIO RESISTENTE À VITAMINA D

Essas doenças autossômicas recessivas, distintamente diferentes, manifestam-se na forma de raquitismo infantil, que não responde a doses convencionais de vitamina D. O raquitismo por pseudodeficiência de vitamina D é causado por deficiência isolada da produção de 1,25$(OH)_2$D ocasionada por mutações na 25(OH)-D-1α-hidroxilase (CYP27B1). Essa condição é tratada com calcitriol (0,25-0,5 mcg/dia). O raquitismo hereditário resistente à vitamina D é causado por mutações no gene do receptor da vitamina D. As concentrações séricas de 1,25$(OH)_2$D estão muito elevadas no raquitismo hereditário, enquanto estão inapropriadamente baixas para a concentração de cálcio no raquitismo por pseudodeficiência de vitamina D. O tratamento com doses elevadas de calcitriol tem sido efetivo para restaurar a normocalcemia em alguns pacientes com raquitismo hereditário, presumivelmente aqueles com receptor de vitamina D parcialmente funcional, embora muitos pacientes tenham resistência completa a todas as formas de vitamina D. Foi constatado que infusões de cálcio e de fosfato corrigem o raquitismo em algumas crianças, de modo semelhante aos resultados de estudos realizados em camundongos, nos quais foi efetuada uma deleção do gene *VDR*. Após a puberdade, as necessidades de tratamento frequentemente são menores e podem não mais existir. Essas doenças são raras.

HIPERCALCEMIA IDIOPÁTICA INFANTIL

Recentemente, foi constatado que mutações em CYP24A1, a enzima que cataboliza a 25(OH)D e a 1,25$(OH)_2$D, são responsáveis por diversos casos de hipercalcemia idiopática infantil. Entretanto, essas mutações também foram descritas em adultos com hipercalcemia previamente inexplicada e concentrações elevadas de 1,25$(OH)_2$D. Em algumas mulheres, os sintomas surgem durante a gravidez, à medida que as concentrações de 1,25$(OH)_2$D aumentam. Neste momento, não foi estabelecida nenhuma terapia definitiva, porém é necessário evitar a suplementação de vitamina D. O diagnóstico pode ser estabelecido pelo achado de uma razão diminuída entre 24,25$(OH)_2$D e 25(OH)D no sangue.

SÍNDROME NEFRÓTICA

Os pacientes com síndrome nefrótica podem perder metabólitos da vitamina D na urina, presumivelmente por meio da perda da proteína de ligação da vitamina D. Esses pacientes podem apresentar as concentrações muito baixas de 25(OH)D. Alguns deles desenvolvem doença óssea. Ainda não está bem esclarecida a importância da terapia com vitamina D nesses pacientes, visto que ainda não foram conduzidos ensaios clínicos com vitamina D ou com qualquer metabólito. Como o problema não está relacionado com o metabolismo da vitamina D, não se pode antecipar qualquer vantagem no uso dos metabólitos da vitamina D de maior custo, em vez da própria vitamina D.

HIPERCALCIÚRIA IDIOPÁTICA

Os indivíduos com hipercalciúria idiopática, caracterizada por hipercalciúria e nefrolitíase com concentrações séricas normais de cálcio e de PTH, são divididos em três grupos: (1) pacientes com absorção intestinal aumentada de cálcio, resultando em concentrações séricas normais altos de cálcio, normais elevados de PTH e aumento secundário da calciúria; (2) pacientes com calciúria, que exibem redução da reabsorção primária do cálcio filtrado, resultando em concentrações séricas normais baixas de cálcio e normais altas de PTH; e (3) pacientes com perda renal de fosfato por redução da reabsorção renal, resultando em aumento da produção de 1,25$(OH)_2$D, aumento da absorção intestinal de cálcio, aumento da concentração sérica de cálcio ionizado, valores normais baixos de PTH e aumento secundário do cálcio urinário. Existem algumas divergências no que concerne a essa classificação, e, em muitos casos, os pacientes não são incluídos em uma das categorias. Muitos apresentam hipofosfatemia leve, e a administração de fosfato oral parece eficaz na redução da formação de cálculos. Entretanto, uma função bem-definida para o fosfato no tratamento desse distúrbio ainda não foi estabelecida e não é recomendada.

Para o tratamento da hipercalciúria recomenda-se terapia com hidroclorotiazida, na dose de até 50 mg, 2 vezes ao dia, ou clortalidona, 50 a 100 mg/dia. Diuréticos de alça, como a furosemida e o ácido etacrínico, não devem ser usados, pois aumentam a excreção urinária de cálcio. A principal toxicidade dos diuréticos tiazídicos, além de hipocalemia, hipomagnesemia e hiperglicemia, consiste no desenvolvimento de hipercalcemia. Isso raramente representa mais do que uma observação bioquímica, a não ser que o paciente tenha alguma doença em que a renovação óssea esteja acelerada, como hiperparatireoidismo. Por conseguinte, deve-se proceder à triagem dos pacientes com esses distúrbios antes do início da terapia com tiazídicos e monitorar as concentrações séricas e urinárias de cálcio, uma vez iniciado o tratamento.

O alopurinol constitui uma alternativa aos tiazídicos. Alguns estudos indicam que a hiperuricosúria está associada à hipercalciúria idiopática, e que a existência de um pequeno nicho de cristais de urato pode levar à formação de cálculos de oxalato de cálcio que é característica da hipercalciúria idiopática. O alopurinol, na dose diária de 100 a 300 mg, pode reduzir a formação de cálculos ao diminuir a excreção de ácido úrico.

OUTROS DISTÚRBIOS DA HOMEOSTASIA ÓSSEA

DOENÇA ÓSSEA DE PAGET

A doença de Paget é um distúrbio ósseo localizado, que se caracteriza por reabsorção óssea osteoclástica descontrolada, com aumento secundário na formação de osso pouco organizado. A causa da doença de Paget é obscura, porém alguns estudos sugerem a participação de um vírus relacionado com o sarampo. A doença é bastante comum, embora a sua manifestação óssea sintomática seja menos frequente. Estudos recentes indicam que essa infecção pode produzir um fator que aumenta a estimulação da reabsorção óssea pela $1,25(OH)_2D$. Os parâmetros bioquímicos de elevação das concentrações séricas de fosfatase alcalina e de hidroxiprolina urinária são úteis para o estabelecimento do diagnóstico. Juntamente com os achados radiológicos e de cintilografia óssea típicos, essas determinações bioquímicas constituem indicadores apropriados para a continuação da terapia.

O tratamento tem como metas reduzir a dor óssea e estabilizar ou evitar outros problemas, como deformidade progressiva, perda da audição, insuficiência cardíaca de alto débito e hipercalcemia por imobilização. A calcitonina e os bifosfonatos constituem os fármacos de primeira escolha para essa doença. A calcitonina é administrada por via SC ou IM, nas doses de 50 a 100 unidades MRC (Medical Research Council), diariamente ou em dias alternados. A inalação nasal de 200 a 400 unidades/dia também é eficaz. É recomendada a utilização de doses mais elevadas ou mais frequentes quando o esquema inicial não é eficaz. O alívio da dor óssea e a redução das concentrações séricas de fosfatase alcalina e da excreção urinária de hidroxiprolina exigem várias semanas a meses de tratamento. Com frequência, os pacientes que respondem inicialmente perdem a resposta à calcitonina. Essa refratariedade não está relacionada com o desenvolvimento de anticorpos.

Nos Estados Unidos, etidronato de sódio, alendronato, risedronato, ácido tiludrônico e ácido zoledrônico são os bifosfonatos atualmente aprovados para uso clínico na doença óssea de Paget, embora o etidronato raramente seja utilizado, visto que os outros bifosfonatos são mais efetivos (no Brasil, apenas o alendronato e o risedronato estão disponíveis). Outros bifosfonatos, inclusive pamidronato, são empregados em outros países, (incluindo o Brasil). As doses recomendadas de bifosfonato são: etidronato, 5 mg/kg/dia; alendronato, 40 mg/dia; risedronato, 30 mg/dia; e ácido tiludrônico, 400 mg/dia. Essas doses são mais altas do que aquelas utilizadas para a osteoporose. O ácido zoledrônico é administrado por via IM, na dose de 5 mg; se a fosfatase alcalina ainda estiver elevada depois de vários meses, a injeção pode ser repetida. Pode-se esperar uma remissão em longo prazo (meses a anos) em pacientes que respondem ao bifosfonato. O tratamento não deve ultrapassar 6 meses por ciclo, mas pode ser repetido depois de 6 meses, se houver necessidade. A principal toxicidade do etidronato consiste no desenvolvimento de osteomalacia e aumento na incidência de fraturas quando a dose é aumentada substancialmente acima de 5 mg/kg/dia. Os bifosfonatos mais recentes, como o risedronato e o alendronato, não compartilham esse efeito adverso. Alguns pacientes tratados com etidronato desenvolvem dor óssea de natureza semelhante à dor da osteomalacia. Essa complicação desaparece após a interrupção do uso do fármaco. O principal efeito adverso do alendronato e de bifosfonatos mais recentes é irritação gástrica quando esses fármacos são administrados em altas doses. Esse efeito adverso é reversível com a suspensão do fármaco.

OXALÚRIA ENTÉRICA

Os pacientes com síndromes do intestino curto associadas à má absorção de gordura podem apresentar cálculos renais compostos por cálcio e oxalato. Esses pacientes apresentam concentrações urinárias normais ou baixos de cálcio, porém elevados de oxalato. Acredita-se que existam duas razões para o desenvolvimento de oxalúria: em primeiro lugar, no lúmen intestinal, o cálcio (que está ligado à gordura) não consegue ligar-se ao oxalato e, por isso, não impede sua absorção; em segundo lugar, a flora entérica, ao atuar sobre o suprimento aumentado de nutrientes que chegam ao cólon, produz maiores quantidades de oxalato. Embora se evite tratar um paciente portador de cálculos de oxalato de cálcio com suplementação de cálcio, esta é precisamente a conduta seguida em pacientes com oxalúria entérica. O cálcio intestinal aumentado liga-se ao excesso de oxalato, impedindo a sua absorção. Pode-se administrar carbonato de cálcio (1-2 g) diariamente, em doses fracionadas, com cuidadoso monitoramento das concentrações urinárias de cálcio e de oxalato, de modo a assegurar uma redução do oxalato urinário, sem aumento perigoso do cálcio urinário.

RESUMO Principais fármacos utilizados em doenças da homeostasia mineral óssea

Subclasse, fármaco	Mecanismo de ação	Efeitos	Aplicações clínicas	Toxicidades
VITAMINA D, METABÓLITOS E ANÁLOGOS				
• Colecalciferol (D_3) • Ergocalciferol (D_2) • Calcitriol • Calcifediol • Doxercalciferol • Paricalcitol • Calcipotriol	Regulam a transcrição gênica por meio do receptor de vitamina D	Estimulam a absorção intestinal de cálcio, a reabsorção óssea e a reabsorção renal de cálcio e de fosfato • diminuem o paratormônio (PTH) • estimulam a imunidade inata • inibem a imunidade adaptativa	Osteoporose, osteomalacia, insuficiência renal, má absorção, psoríase	Hipercalcemia, hipercalciúria • as preparações de vitamina D têm meia-vida muito mais longa do que os metabólitos e análogos
BIFOSFONATOS				
• Alendronato • Risedronato • Ibandronato • Pamidronato • Ácido zoledrônico	Suprimem a atividade dos osteoclastos, em parte pela inibição da síntese de farnesil pirofosfato	Inibem a reabsorção e aumentam a formação óssea	Osteoporose, metástases ósseas, hipercalcemia	Osso adinâmico, possível insuficiência renal, osteonecrose rara da mandíbula, fraturas subtrocantéricas raras (fêmur)
HORMÔNIOS				
• Teriparatida • Abaloparatida • Calcitonina • rhPTH 1-84 (PTH 1-84 humano recombinante)	Esses hormônios atuam sobre receptores cognatos acoplados à proteína G • teriparatida, abaloparatida e rhPTH 1-84 compartilham o mesmo receptor	Teriparatida, abaloparatida e rhPTH 1-84 estimulam a renovação óssea, aumentam a produção de $1{,}25(OH)_2D$, aumentam o RANKL, diminuem a esclerostina, intensificam a reabsorção de cálcio pelos rins • a calcitonina suprime a reabsorção óssea e aumenta a excreção renal de cálcio	Teriparatida e abaloparatida são utilizadas na osteoporose • calcitonina é utilizada na hipercalcemia e na doença de Paget, enquanto rhPTH 1-84 é usado no hipoparatireoidismo	Teriparatida, abaloparatida e rhPTH 1-84 podem causar hipercalcemia e hipercalciúria
MODULADOR SELETIVO DOS RECEPTORES DE ESTROGÊNIO (SERMS)				
• Raloxifeno	Interage seletivamente com os receptores de estrogênio	Inibe a reabsorção óssea sem estimular hiperplasia endometrial ou da mama	Osteoporose	Não impede as ondas de calor • aumento do risco de tromboembolia venosa
INIBIDOR DO LIGANTE RANK (RANKL)				
• Denosumabe	Anticorpo monoclonal • liga-se ao RANKL e impede que ele estimule a diferenciação e a função dos osteoclastos	Bloqueia a reabsorção óssea	Osteoporose	Possível aumento do risco de infecções
AGONISTA DOS RECEPTORES DE CÁLCIO				
• Cinacalcete	Aumenta a sensibilidade do receptor ao cálcio extracelular	Inibe a secreção de PTH	Hiperparatireoidismo	Náuseas
MINERAIS				
• Cálcio, fosfato • Estrôncio	Realizam múltiplas ações fisiológicas por meio da regulação de múltiplas vias enzimáticas	Estrôncio suprime a reabsorção e aumenta a formação óssea • cálcio e fosfato são necessários para a mineralização óssea	Osteoporose • osteomalacia • deficiência de cálcio ou de fosfato	Calcificação ectópica
ANTICORPO DIRIGIDO CONTRA A ESCLEROSTINA				
• Romosozumabe	Inibe a esclerostina	Estimula a formação óssea	Osteoporose	Possível aumento no risco de eventos cardiovasculares
ANTICORPO ANTI-FGF23				
• Burosumabe	Bloqueia a ligação do FGF23	Aumenta as concentrações séricas de fosfato e $1{,}25(OH)_2D$ ao diminuir a inibição pelo FGF23 sobre a exceção renal de fosfato e a produção de $1{,}25(OH)_2D$	Raquitismo hipofosfatêmico ligado ao X (XLH)	Nefrocalcinose, hiperfosfatemia

PREPARAÇÕES DISPONÍVEIS

NOMES GENÉRICOS
VITAMINA D, METABÓLITOS E ANÁLOGOS
Calcifediol (25[OH]D_3)*
Calcitriol
Orais
Parenteral
Colecalciferol (D_3) (vitamina D_3)
Doxercalciferol*
Ergocalciferol (D_2) (vitamina D_2, calciferol)
Paricalcitol
CÁLCIO
Acetato de cálcio (25% de cálcio)*
Carbonato de cálcio (40% de cálcio)
Cloreto de cálcio (27% de cálcio)
Citrato de cálcio (21% de cálcio)
Fosfato de cálcio tribásico (39% de cálcio)
Gliceptato de cálcio (8% de cálcio)*
Gliconato de cálcio (9% de cálcio)
Glubionato de cálcio (6,5% de cálcio)*
Lactato de cálcio (13% de cálcio)
FOSFATO E AGENTES DE LIGAÇÃO DO FOSFATO
Carbonato de lantânio octaidratado*
Carbonato de sevelâmer ou HCl

NOMES GENÉRICOS
Fosfato
Orais: solução
BIFOSFONATOS
Ácido tiludrônico (tiludronato) dissódico*
Ácido zoledrônico (zoledronato)
Alendronato de sódio*
Etidronato dissódico*
Ibandronato de sódio
Pamidronato dissódico
Risedronato sódico
OUTROS FÁRMACOS
Abaloparatida*
Burosumabe
Calcitonina sintética de salmão
Cinacalcete
Denosumabe
Fluoreto de sódio
Nitrato de gálio**
PTH 1-84 humano recombinante*
Romosozumabe
Teriparatida (segmento 1-34 ativo do PTH)

*Não disponível no Brasil.
**No Brasil há registro para citrato de gálio e tricloreto de gálio.

REFERÊNCIAS

Bär L et al: Regulation of fibroblast growth factor 23 (FGF23) in health and disease. FEBS Lett 2019;593:1879.

Bikle DD: Extraskeletal actions of vitamin D. Ann NY Acad Sci 2016;1376:29.

Bikle DD, Schwartz J: Vitamin D binding protein, total and free vitamin D levels in different physiological and pathophysiological conditions. Front Endocrinol (Lausanne) 2019;10:317.

Bouillon R: Comparative analysis of nutritional guidelines for vitamin D. Nat Rev Endocrinol 2017;13:466.

Compston JE, McClung MR, Leslie WD: Osteoporosis. Lancet 2019;393:364.

Hagino H: Eldecalcitol: Newly developed active vitamin D(3) analog for the treatment of osteoporosis. Expert Opin Pharmacother 2013;14:817.

Holick MF et al: Evaluation, treatment, and prevention of vitamin D deficiency: An Endocrine Society Clinical Practice Guideline. J Clin Endocrinol Metab 2011;96:1911.

Karsenty G: Update on the biology of osteocalcin. Endocr Pract 2017;23:1270.

Imel EA, White KE: Pharmacological management of X-linked hypophosphataemia. Br J Clin Pharmacol 2019;85:1188.

Manson JE et al: VITAL Research Group. Vitamin D supplements and prevention of cancer and cardiovascular disease. N Engl J Med 2019;380:33.

Martin A, David V, Quarles LD: Regulation and function of the FGF23/Klotho endocrine pathways. Physiol Rev 2012;92:131.

Martineau C et al: Optimal bone fracture repair requires 24R,25-dihydroxyvitamin D3 and its effector molecule FAM57B2. J Clin Invest 2018;128:3546.

McClung MR: Romosozumab for the treatment of osteoporosis. Osteoporos Sarcopenia 2018;4:11.

Mirrakhimov AE: Hypercalcemia of malignancy: An update on pathogenesis and management. N Am J Med Sci 2015;7:483.

Mosekilde L, Vestergaard P, Rejnmark L: The pathogenesis, treatment, and prevention of osteoporosis in men. Drugs 2013;73:15.

Nemeth EF, Shoback D: Calcimimetic and calcilytic drugs for treating bone and mineral-related disorders. Best Pract Res Clin Endocrinol Metab 2013;27:373.

Nigwekar SU, Tamez H, Thadhani RI: Vitamin D and chronic kidney disease–mineral bone disease (CKD–MBD). Bonekey Rep 2014;3:498.

Pittas AG et al: D2d Research Group. Vitamin D supplementation and prevention of type 2 diabetes. N Engl J Med 2019;381:520.

Ross AC et al: The 2011 report on dietary reference intakes for calcium and vitamin D from the Institute of Medicine: What clinicians need to know. J Clin Endocrinol Metab 2011;96:53.

Thandrayen K, Pettifor JM: The roles of vitamin D and dietary calcium in nutritional rickets. Bone Rep 2018;8:81.

Zwolak P, Dudek AZ: Antineoplastic activity of zoledronic acid and denosumab. Anticancer Res 2013;33:2981.

RESPOSTA DO ESTUDO DE CASO

Existem várias possíveis razões para a osteoporose do paciente, incluindo história de tabagismo, risco de alcoolismo e doença inflamatória crônica tratada com glicocorticoides. As concentrações elevadas de citocinas em consequência da inflamação crônica ativam os osteoclastos. Os glicocorticoides aumentam as perdas urinárias de cálcio, suprimem a formação óssea e inibem a absorção intestinal de cálcio, além de diminuírem a produção de gonadotrofinas, levando ao desenvolvimento de hipogonadismo. Inicialmente, há a necessidade de determinar as concentrações séricas de testosterona, cálcio e 25(OH)D e as concentrações urinárias de cálcio e creatinina (urina de 24 horas). O tratamento inicial consiste no manejo dessas causas secundárias, juntamente com a instituição da terapia com bifosfonatos ou denosumabe como tratamento de escolha.

PARTE VIII Fármacos quimioterápicos

INTRODUÇÃO AOS FÁRMACOS ANTIMICROBIANOS

Os fármacos antimicrobianos são alguns dos exemplos mais relevantes dos avanços da medicina moderna. Atualmente, muitas doenças infecciosas que eram consideradas incuráveis e potencialmente letais podem ser tratadas de modo eficaz com antimicrobianos. A atividade notavelmente poderosa e específica dos antimicrobianos deve-se à sua seletividade para alvos que são exclusivos de microrganismos procariontes e fúngicos ou muito mais importantes nesses organismos do que em seres humanos. Entre esses alvos, estão enzimas que sintetizam a parede celular de bactérias e fungos (Capítulos 43 e 48), o ribossomo bacteriano (Capítulos 44 e 45), as enzimas necessárias para a síntese de nucleotídeos e a replicação do DNA (Capítulo 46) e o processo de replicação viral (Capítulo 49). O grupo especial de medicamentos utilizados em infecções micobacterianas é discutido no Capítulo 47. Os antissépticos e desinfetantes citotóxicos são discutidos no Capítulo 50. Os usos clínicos de muitos fármacos antimicrobianos estão resumidos no Capítulo 51.

O principal problema que ameaça o sucesso contínuo de fármacos antimicrobianos é o desenvolvimento de organismos resistentes. Os mecanismos de resistência aos antimicrobianos existiam muito antes do uso clínico desses medicamentos. Como esses mecanismos já estão presentes na natureza, uma consequência inevitável do uso de antimicrobianos é a seleção de microrganismos resistentes. Desde o início da era dos antimicrobianos, o seu uso em pacientes e animais acarretou o aumento da prevalência de patógenos resistentes a medicamentos. Nos últimos anos, organismos gram-negativos altamente resistentes com novos mecanismos de resistência têm sido cada vez mais relatados. Algumas dessas cepas se espalharam por vastas áreas geográficas, como resultado de pacientes que procuraram atendimento médico em diferentes países.

Muita atenção tem sido dada à eliminação do uso indevido de antimicrobianos para retardar a onda de resistência. Os antimicrobianos são mal utilizados de várias maneiras, incluindo uso em pacientes com pouca probabilidade de ter infecções bacterianas, uso por períodos desnecessariamente prolongados e uso de múltiplos fármacos ou fármacos de amplo espectro quando não são necessários. Grandes quantidades de antimicrobianos têm sido utilizadas na agricultura para estimular o crescimento e prevenir infecções no gado, o que aumentou a pressão de seleção, resultando em organismos resistentes. Em 2015, foi anunciado um plano para melhorar os esforços de administração antimicrobiana, as ferramentas para diagnosticar doenças infecciosas e a vigilância de organismos resistentes. Desde 2017, os Estados Unidos não permitem mais o uso de antimicrobianos que são medicamente importantes para a promoção do crescimento do gado. Na Assembleia Geral das Nações Unidas de 2018, o Centers for Disease Control and Prevention (CDC) lideraram uma iniciativa global de manejo antimicrobiano para incentivar organizações, incluindo empresas farmacêuticas e de seguros de saúde, a assumirem compromissos públicos que serão destacados ao longo do primeiro ano de desafio. No entanto, mesmo que esses programas sejam bem-sucedidos, levará anos até que os benefícios sejam aparentes.

A resistência aos antimicrobianos tem muitas consequências negativas. A prevalência de organismos resistentes impulsiona o uso de antimicrobianos de amplo espectro, menos eficazes ou mais tóxicos. Assim, não surpreende que as infecções causadas por patógenos resistentes a antimicrobianos estão associadas a custos, morbidade e mortalidade aumentados. O CDC dos Estados Unidos estima que, a cada ano, pelo menos 2 milhões de pessoas adquirem infecções e 23 mil pessoas morrem de infecções causadas por bactérias resistentes.

Infelizmente, como a necessidade cresceu nos últimos anos, o desenvolvimento de novos antimicrobianos não acompanhou o ritmo. Vários novos fármacos antimicrobianos foram aprovados desde 2013; no entanto, a maioria deles são pequenas modificações de fármacos existentes. Alguns novos alvos estão sob investigação. Por exemplo, descobriu-se que a **tarocina** inibe com sucesso o ácido teicoico, uma estrutura essencial para a síntese da parede celular bacteriana. Quando associada com um antimicrobiano betalactâmico em um modelo de camundongo, a tarocina efetivamente matou cepas de *Staphylococcus aureus* resistentes à meticilina que eram resistentes a qualquer fármaco isolado. Outro exemplo de uma nova classe potencial é a versão sinteticamente modificada do grupo natural de compostos denominados **arilomicinas**. Esses compostos inibem naturalmente uma enzima essencial localizada na membrana externa bacteriana gram-negativa, denominada peptidase sinal tipo I. Os compostos sintéticos foram modificados para permitir uma entrada mais fácil na célula bacteriana e mostraram atividade *in vitro* promissora contra bactérias gram-negativas, como *Escherichia coli*, *Klebsiella pneumoniae*, *Pseudomonas aeruginosa* e *Acinetobacter baumannii*.

Esses compostos ainda não foram estudados em seres humanos. Aguardando a identificação e o desenvolvimento de novos alvos e compostos, há de se contar com as classes de fármacos atualmente disponíveis. A fim de continuar o desenvolvimento de resistência, será necessário um esforço considerável para manter a eficácia desses grupos de fármacos.

Nos capítulos seguintes, será feita uma referência a fármacos que são "eficazes contra organismos sensíveis". Isso indica que algumas cepas de uma espécie bacteriana específica adquiriram resistência, mas outras cepas, não; ou seja, as últimas cepas ainda são sensíveis ao fármaco. Em infecções graves, o teste de sensibilidade a antimicrobianos é importante.

Antibióticos betalactâmicos e outros antibióticos ativos na parede e na membrana celulares

CAPÍTULO

43

Camille E. Beauduy, PharmD
Lisa G. Winston, MD*

ESTUDO DE CASO

Um homem de 45 anos é transportado de ambulância até o serviço de emergência do hospital local. A esposa relata que o marido estava com boa saúde até 3 dias atrás, quando apresentou febre e tosse produtiva. Nas últimas 24 horas, ele se queixou de cefaleia, e foi constatado um estado de confusão crescente. A esposa declara que, na história clínica do marido, o único dado significativo é a hipertensão, para a qual ele toma hidroclorotiazida e lisinopril; além disso, ele é alérgico à amoxicilina. Segundo o relato da esposa, o paciente apresentou exantema há muitos anos, quando foi prescrito o uso de amoxicilina para o tratamento de bronquite. No serviço de emergência, o paciente está febril (38,7 °C), hipotenso (90/54 mmHg), taquipneico (36/min) e taquicárdico (110/min). Ele não apresenta qualquer sinal de meningismo, porém está orientado apenas para pessoas. A radiografia de tórax revela consolidação na parte inferior do pulmão esquerdo, compatível com pneumonia. A tomografia computadorizada da cabeça não indica lesões ou pressão intracraniana aumentada. O plano é iniciar antibióticos empíricos e efetuar uma punção lombar para excluir a possibilidade de meningite bacteriana.

Qual é o esquema antibiótico a ser prescrito para os tratamentos da pneumonia e da meningite? A história de exantema causada pela amoxicilina afeta a escolha dos antibióticos? Por quê?

■ COMPOSTOS BETALACTÂMICOS

PENICILINAS

As penicilinas compartilham certas características químicas, mecanismo de ação, farmacologia e características imunológicas com as cefalosporinas, os monobactâmicos, os carbapenêmicos e os inibidores da betalactamase. Todos são compostos betalactâmicos, assim denominados em virtude de seu anel lactâmico de quatro membros.

Química

Todas as penicilinas apresentam a estrutura básica ilustrada na Figura 43-1. Um anel tiazolidínico (A) está fixado a um anel betalactâmico (B), que transporta um grupo amino secundário (RNH–). Substituintes (R; com exemplos na Figura 43-2) podem ser ligados ao grupo amino. A integridade estrutural do núcleo do ácido 6-aminopenicilânico (anéis A e B) é essencial para a atividade biológica desses compostos. A hidrólise do anel betalactâmico por betalactamase bacteriana produz o ácido peniciloico, que não tem atividade antibacteriana.

A. Classificação

Os substituintes do ácido 6-aminopenicilânico determinam as propriedades farmacológicas e antibacterianas essenciais das moléculas resultantes. As penicilinas podem ser divididas em três grupos (ver adiante). Dentro de cada um desses grupos, estão incluídos compostos relativamente estáveis ao ácido gástrico e apropriados para administração oral, como a penicilina V, a dicloxacilina (não disponível no Brasil) e a amoxicilina. As cadeias laterais de alguns representantes de cada grupo são mostradas na Figura 43-2.

*Os autores agradecem ao Dr. Henry F. Chambers e ao Dr. Daniel Deck por suas contribuições para as edições anteriores deste capítulo.

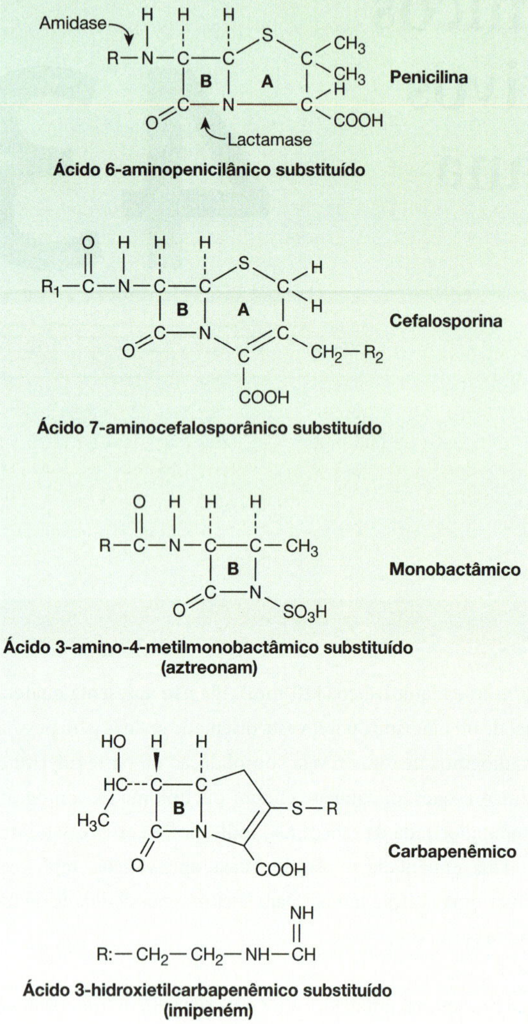

FIGURA 43-1 Principais estruturas das quatro famílias de antibióticos betalactâmicos. O anel indicado com B em cada estrutura é o anel betalactâmico. As penicilinas são sensíveis à inativação por amidases e lactamases nos pontos mostrados. Observe que os carbapenêmicos exibem uma configuração estereoquímica diferente no anel lactâmico, que confere resistência às betalactamases mais comuns. Os substituintes para as famílias das penicilinas e das cefalosporinas são mostrados nas Figuras 43-2 e 43-6, respectivamente.

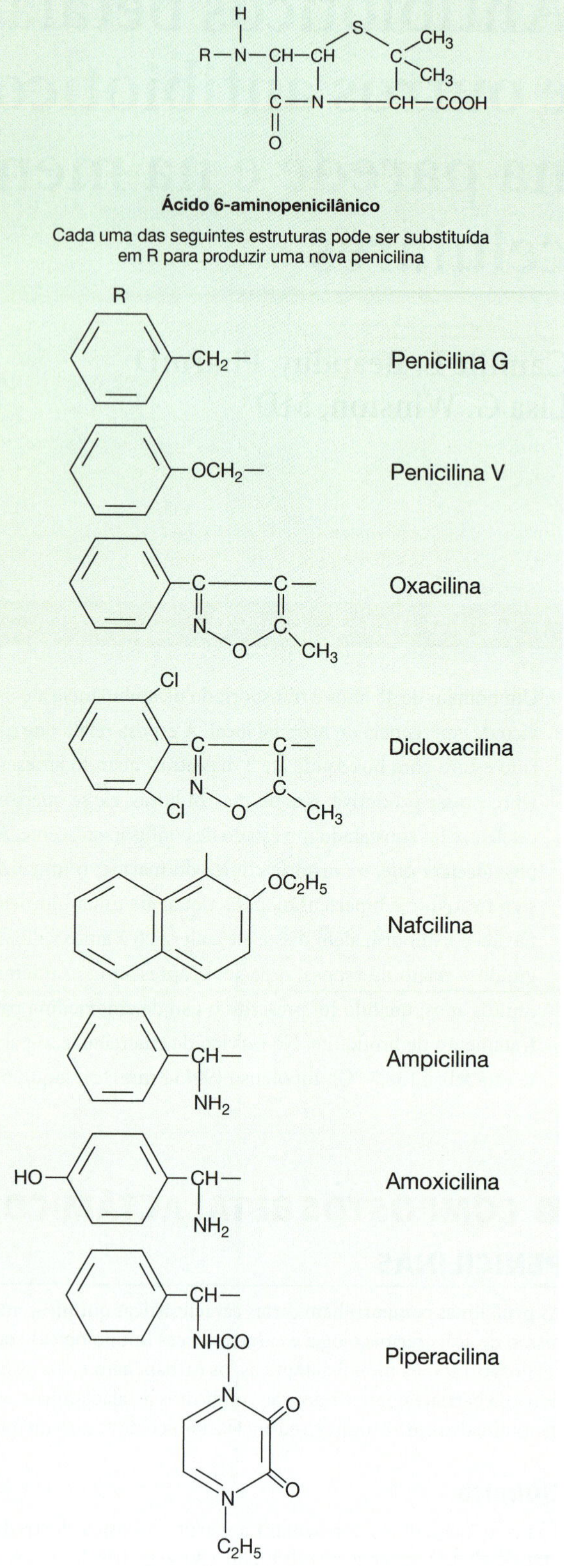

FIGURA 43-2 Cadeias laterais de algumas penicilinas (grupos R).

1. *Penicilinas (p. ex., penicilina G)* Elas têm maior atividade contra bactérias gram-positivas, cocos gram-negativos e anaeróbios não produtores de betalactamase. Entretanto, apresentam pouca atividade contra bacilos gram-negativos e são sensíveis à hidrólise pelas betalactamases.

2. *Penicilinas antiestafilocócicas (p. ex., nafcilina)* Essas penicilinas são resistentes às betalactamases estafilocócicas. Elas exibem atividade contra estafilococos e estreptococos, porém são inativas contra enterococos, bactérias anaeróbias e cocos e bacilos gram-negativos.

3. ***Penicilinas de amplo espectro (aminopenicilinas e penicilinas antipseudomonas)*** Esses antimicrobianos retêm o espectro antibacteriano da penicilina e melhoram a atividade contra os bacilos gram-negativos. Entretanto, à semelhança da penicilina, mostram-se relativamente sensíveis à hidrólise pelas betalactamases.

B. Unidades e formulações de penicilina

A atividade da penicilina G foi inicialmente definida em unidades. A penicilina G sódica cristalina contém cerca de 1.600 unidades por mg (1 unidade = 0,6 mcg; 1 milhão de unidades de penicilina = 0,6 g). As penicilinas semissintéticas são prescritas por peso, em vez de unidades. A **concentração inibitória mínima (CIM)** de qualquer penicilina (ou outro antimicrobiano) é expressa em mcg/mL. As penicilinas são formuladas, em sua maioria, como sal sódico ou potássico do ácido livre. A penicilina G potássica contém cerca de 1,7 mEq em K^+ por milhão de unidades de penicilina (2,8 mEq/g). A nafcilina (não disponível no Brasil) contém Na^+, 2,8 mEq/g. Os sais de procaína e os sais de benzatina da penicilina G proporcionam formulações para injeção intramuscular. Em sua forma cristalina seca, os sais de penicilina permanecem estáveis durante anos a 4 °C. As soluções perdem rapidamente a sua atividade (p. ex., no prazo de 24 horas a 20 °C), de modo que precisam ser preparadas pouco antes de sua administração.

Mecanismo de ação

As penicilinas, à semelhança de todos os antibióticos betalactâmicos, inibem o crescimento das bactérias ao interferir na **reação de transpeptidação** da síntese da parede celular bacteriana. A parede celular é uma camada externa rígida que circunda totalmente a membrana citoplasmática (Figura 43-3), mantém a integridade da célula e impede a sua lise em decorrência de pressão osmótica elevada. A parede celular é composta por um polímero reticulado complexo de polissacarídeos e peptídeos, denominado peptidoglicano. O polissacarídeo contém aminoaçúcares alternados, *N*-acetilglicosamina e ácido *N*-acetilmurâmico (Figura 43-4). Existe um peptídeo de 5 aminoácidos ligado ao açúcar do ácido *N*-acetilmurâmico. Esse peptídeo termina em D-alanil-D-alanina. A proteína de ligação da penicilina (PBP do inglês *penicillin-binding protein* –, uma enzima) remove a alanina terminal no processo de formação de uma ligação cruzada com um peptídeo adjacente. As ligações cruzadas conferem rigidez à parede celular. Os antibióticos betalactâmicos, análogos estruturais do substrato D-Ala-D-Ala natural, ligam-se de modo covalente ao sítio ativo das PBP. Essa ligação inibe a reação de transpeptidação (Figura 43-5) e interrompe a síntese de peptidoglicano, levando à morte da célula. O mecanismo exato da morte celular não é completamente compreendido, mas as autolisinas estão envolvidas, além da interrupção da ligação cruzada da parede celular. Os antibióticos betalactâmicos são bactericidas apenas quando as células bacterianas estão em crescimento ativo e sintetizando a sua parede celular.

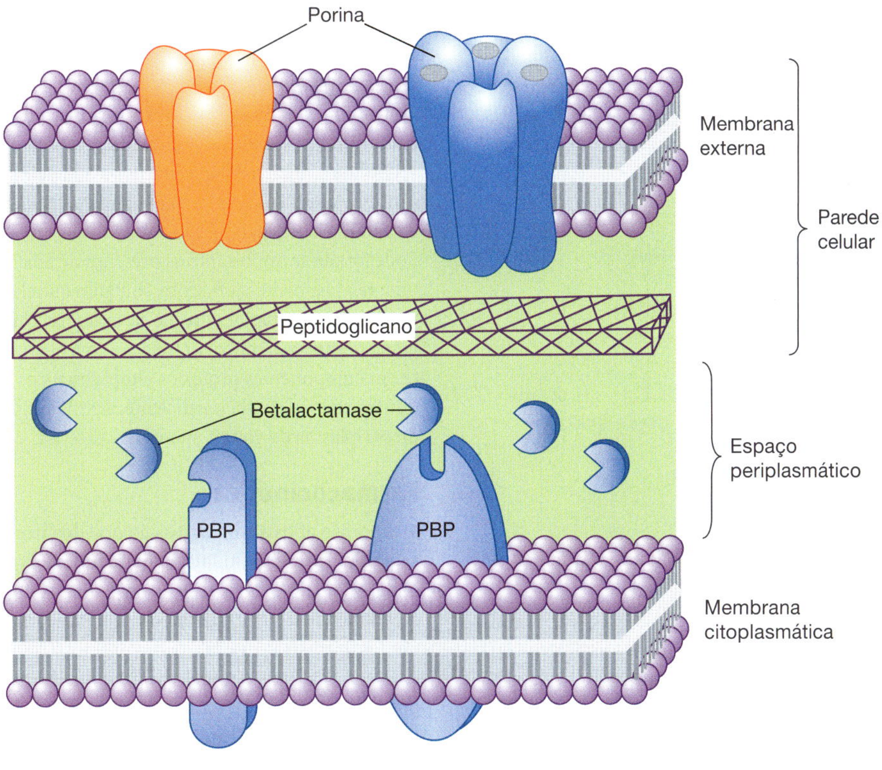

FIGURA 43-3 Diagrama simplificado do envoltório celular de uma bactéria gram-negativa. Existe uma membrana externa, que consiste em uma bicamada lipídica nos microrganismos gram-negativos, mas não nos gram-positivos. Essa membrana é atravessada por porinas, isto é, proteínas que formam canais que estabelecem um acesso hidrofílico para a membrana citoplasmática. A camada de peptidoglicano, peculiar às bactérias, é muito mais espessa nos microrganismos gram-positivos do que nos gram-negativos. Em seu conjunto, a membrana externa e a camada de peptidoglicano constituem a parede celular. As proteínas de ligação da penicilina (PBPs) são do tipo transmembrana e estabelecem ligações cruzadas com o peptidoglicano. As betalactamases, quando presentes, localizam-se no espaço periplasmático ou sobre a superfície externa da membrana citoplasmática, onde podem destruir os antibióticos betalactâmicos que adentram a membrana externa.

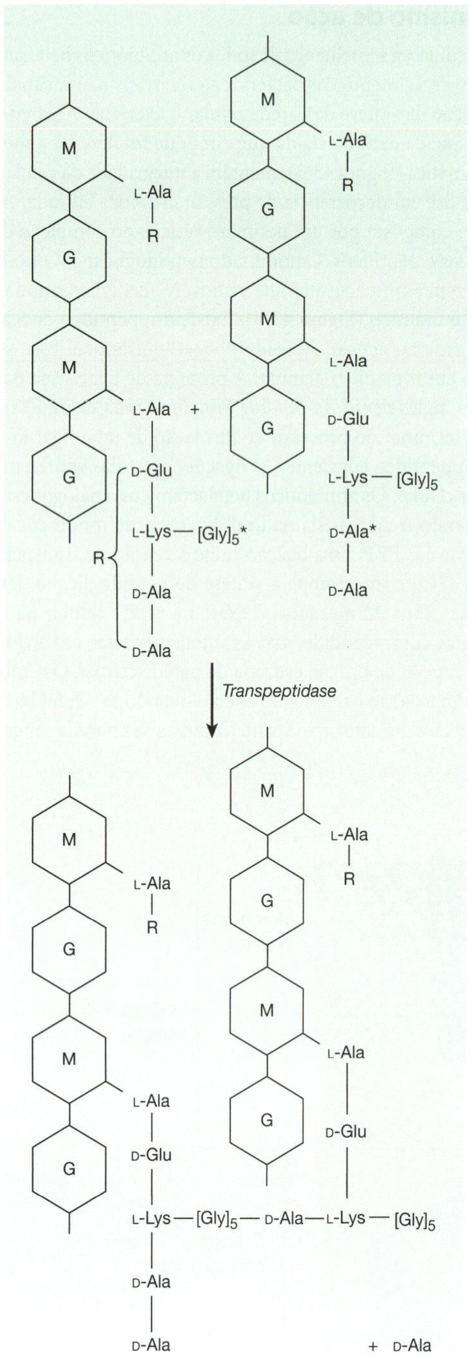

FIGURA 43-4 Reação de transpeptidação em *Staphylococcus aureus* inibida por antibióticos betalactâmicos. A parede celular das bactérias gram-positivas é constituída de longas cadeias de polímeros de peptidoglicanos, que consistem em amino-hexoses alternadas, *N*-acetilglicosamina (G) e ácido *N*-acetilmurâmico (M), com cadeias laterais pentapeptídicas ligadas (em *S. aureus*) por pontes de pentaglicina. A composição exata das cadeias laterais varia entre as espécies. O diagrama ilustra pequenos segmentos de duas dessas cadeias poliméricas e suas cadeias laterais de aminoácido. Esses polímeros lineares precisam ser ligados de modo cruzado por transpeptidação das cadeias laterais nos pontos assinalados pelos asteriscos, a fim de adquirirem a força necessária à viabilidade da célula.

Resistência

A resistência às penicilinas e a outros betalactâmicos é produzida por um dos quatro mecanismos gerais: (1) inativação do antibiótico pela betalactamase, (2) modificação das PBPs-alvo, (3) redução da entrada do fármaco até as PBPs-alvo e (4) efluxo do antibiótico. A produção de betalactamases constitui o mecanismo mais comum de resistência. Foram identificadas centenas de betalactamases diferentes. Algumas delas, como as produzidas por *Staphylococcus aureus*, *Haemophilus influenzae* e *Escherichia coli*, apresentam especificidade de substrato relativamente limitada, preferindo as penicilinas às cefalosporinas. Outras betalactamases, como a betalactamase AmpC produzida por *Pseudomonas aeruginosa* e *Enterobacter* sp. e as betalactamases de amplo espectro (ESBLs, do inglês *extended-spectrum β-lactamases*), hidrolisam as cefalosporinas e as penicilinas. Os carbapenêmicos são muito resistentes à hidrólise pelas penicilinases e cefalosporinases, porém são hidrolisados por metalobetalactamases e por carbapenemases.

As PBPs-alvo alteradas são a base da resistência à meticilina nos estafilococos e da resistência à penicilina nos pneumococos e na maioria dos enterococos resistentes. Esses microrganismos resistentes produzem PBPs, que exibem baixa afinidade de ligação aos antibióticos betalactâmicos, de modo que não são inibidos, exceto na presença de altas concentrações do fármaco, que, com frequência, não podem ser alcançadas clinicamente.

A resistência como resultado da redução da entrada do antibiótico só ocorre nas espécies gram-negativas, devido à membrana externa impermeável de sua parede celular, que está ausente nas bactérias gram-positivas. Os antibióticos betalactâmicos atravessam a membrana externa e entram nos microrganismos gram-negativos por meio de canais de proteína da membrana externa, denominados porinas. A ausência do canal apropriado ou a supressão de sua produção podem comprometer, de forma acentuada, a entrada do fármaco na célula. A entrada reduzida do fármaco por si só não é suficiente para conferir resistência, visto que uma quantidade adequada do antibiótico acaba entrando na célula, inibindo o seu crescimento. Todavia, essa barreira pode tornar-se importante na presença de uma betalactamase, mesmo uma relativamente ineficiente, contanto que ela possa hidrolisar o fármaco com mais rapidez do que ele entra na célula. Os microrganismos gram-negativos também produzem uma bomba de efluxo, que consiste em componentes proteicos citoplasmáticos e periplasmáticos que transportam, de maneira eficiente, alguns antibióticos betalactâmicos do periplasma de volta à membrana externa.

Farmacocinética

A absorção após a administração oral do fármaco difere muito entre as penicilinas individuais, dependendo, em parte, de sua estabilidade em ácido e da ligação às proteínas. A absorção gastrintestinal da nafcilina é errática, de modo que esse fármaco não é apropriado para administração oral. A dicloxacilina, a ampicilina e a amoxicilina são estáveis em meio ácido e relativamente bem absorvidas, produzindo concentrações séricas na faixa de 4 a 8 mcg/mL após uma dose oral de 500 mg. A absorção da maioria das penicilinas por via oral (à exceção da amoxicilina) é prejudicada pelos alimentos, de modo que esses fármacos devem ser administrados pelo menos 1 a 2 horas antes ou depois das refeições.

A administração intravenosa (IV) de penicilina G é preferida à via intramuscular, em virtude da irritação e da dor local produzidas pela injeção intramuscular de altas doses. As concentrações séricas dentro de 30 minutos após uma injeção intravenosa de 1 g de

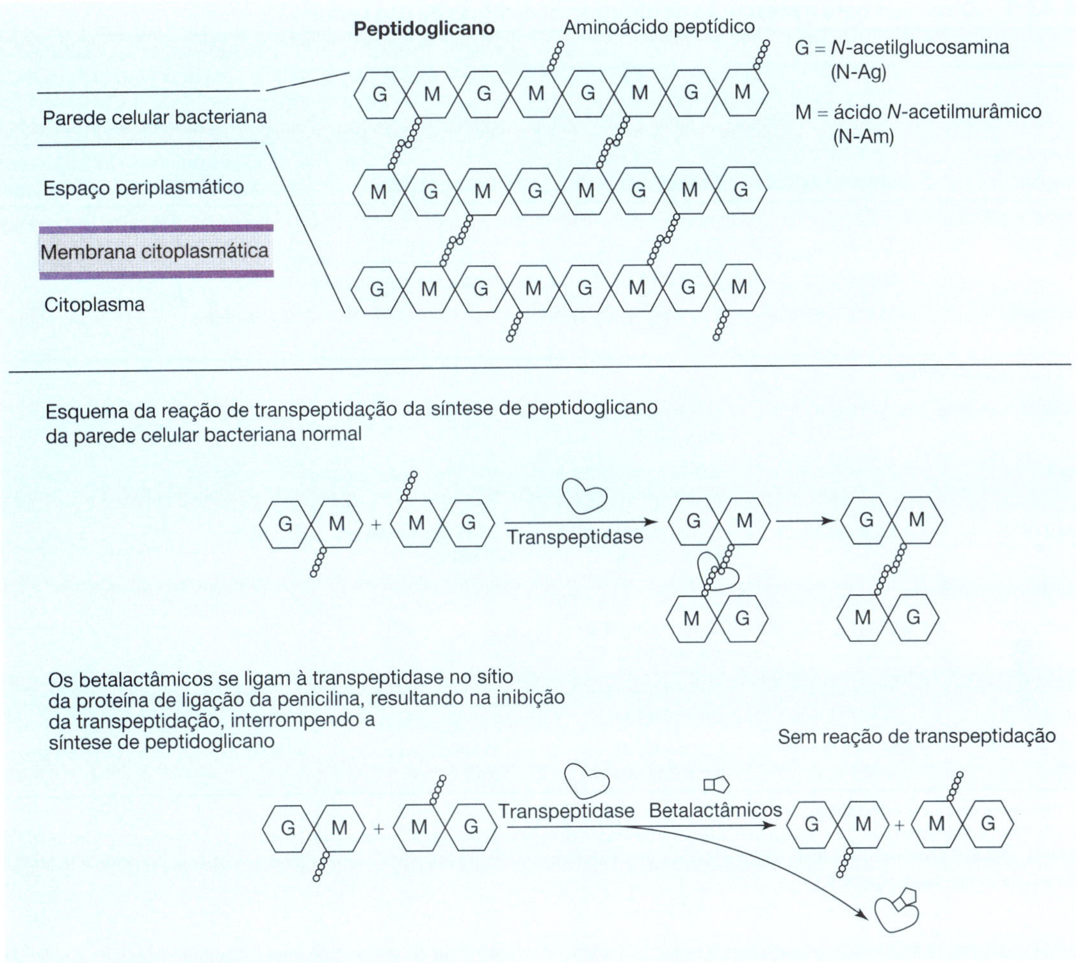

FIGURA 43-5 Esquema de uma parede celular bacteriana e síntese normal de peptidoglicano da parede celular via transpeptidação; M, ácido *N*-acetilmurâmico; Glc, glicose; NAcGlc ou G, *N*-acetilglucosamina. Os betalactâmicos atuam ligando-se à transpeptidase no sítio da proteína de ligação da penicilina, o que resulta na inibição da transpeptidação, interrompendo, assim, a síntese de peptidoglicano.

penicilina G (equivalente a cerca de 1,6 milhão de unidades) são de 20 a 50 mcg/mL. Apenas uma fração do fármaco total no soro está presente na forma livre, cuja concentração é determinada pela ligação às proteínas. As penicilinas altamente ligadas às proteínas (p. ex., nafcilina) geralmente alcançam concentrações mais baixas do fármaco livre no soro do que as penicilinas ligadas com menos força às proteínas (p. ex., penicilina G ou ampicilina). As penicilinas distribuem-se nos líquidos corporais e nos tecidos, com poucas exceções. Trata-se de moléculas polares, de modo que as concentrações intracelulares estão bem abaixo daquelas encontradas nos líquidos extracelulares.

As penicilinas benzatina e procaína são formuladas para retardar a absorção, resultando em concentrações prolongadas no sangue e nos tecidos. Uma única injeção intramuscular de 1,2 milhão de unidades de penicilina benzatina mantém as concentrações séricas acima de 0,02 mcg/mL por 10 dias, o suficiente para tratar infecções por estreptococos β-hemolíticos. Após 3 semanas, as concentrações ainda continuam superiores a 0,003 mcg/mL, o que é suficiente para prevenir a maioria das infecções por estreptococos β-hemolíticos. Uma dose de penicilina procaína de 600.000 unidades produz concentrações máximas de 1 a 2 mcg/mL e clinicamente úteis durante 12 a 24 horas após uma única injeção intramuscular.

As concentrações de penicilina na maioria dos tecidos são iguais às do soro. A penicilina também é excretada no escarro e no leite, em percentuais de 3 a 15% da concentração sérica. A entrada do fármaco no olho, na próstata e no sistema nervoso central (SNC) é precária. Todavia, na presença de inflamação ativa das meninges, como na meningite bacteriana, concentrações de penicilina de 1 a 5 mcg/mL podem ser alcançadas com uma dose parenteral diária de 18 a 24 milhões de unidades. Essas concentrações são suficientes para matar as cepas sensíveis de pneumococos e meningococos.

A penicilina é rapidamente excretada pelos rins, e pequenas quantidades são excretadas por outras vias. A secreção tubular responde por cerca de 90% da excreção renal, ao passo que a filtração glomerular é responsável pelo restante. A meia-vida normal da penicilina G é de aproximadamente 30 minutos, porém, na insuficiência renal, pode chegar a 10 horas. A ampicilina e as penicilinas de amplo espectro são secretadas mais devagar do que a penicilina G e apresentam meias-vidas de 1 hora. No caso das penicilinas depuradas pelos rins, a dose precisa ser ajustada de acordo com a função renal, com administração de aproximadamente 25 a 33% da dose normal se a depuração de creatinina for de 10 mL/min ou menos (Tabela 43-1).

TABELA 43-1 Diretrizes para a prescrição de algumas penicilinas de uso comum

Antibiótico (via de administração)	Dose para adultos	Dose pediátrica[1]	Dose neonatal[2]	Dose ajustada como porcentagem da dose normal na presença de insuficiência renal com base na depuração da creatinina (Cl_{cr})	
				Cl_{cr} de cerca de 50 mL/min	Cl_{cr} de cerca de 10 mL/min
Penicilinas					
Penicilina G (IV)	1-4 × 10^6 unidades, a cada 4-6 h	25.000-400.000 unidades/kg/dia em 4-6 doses	75.000-150.000 unidades/kg/dia em 2 ou 3 doses	50-75%	25%
Penicilina V (VO)	0,25-0,5 g, 4 ×/dia	25-75 mg/kg/dia em 4 doses		Nenhum	Nenhum
Penicilinas antiestafilocócicas					
Cloxacilina, dicloxacilina (VO)	0,25-0,5 g, 4 ×/dia	15-25 mg/kg/dia em 4 doses		100%	100%
Nafcilina (IV)	1-2 g, a cada 4-6 h	100-200 mg/kg/dia em 4-6 doses	50-75 mg/kg/dia em 2 ou 3 doses	100%	100%
Oxacilina (IV)	1-2 g, a cada 4-6 h	50-100 mg/kg/dia em 4-6 doses	50-75 mg/kg/dia em 2 ou 3 doses	100%	100%
Penicilinas de amplo espectro					
Amoxicilina (VO)	0,25-0,5 g, 3 ×/dia	20-40 mg/kg/dia em 3 doses		66%	33%
Amoxicilina + clavulanato de potássio (VO)	500/125 mg 3, ×/dia - 875/125 mg, 2 ×/dia	20-40 mg/kg/dia em 3 doses		66%	33%
Piperacilina + tazobactam (IV)	3,375-4,5 g, a cada 4-6 h	300 mg/kg/dia em 4-6 doses[3]	150 mg/kg/dia em 2 doses[3]	50-75%	25-33%

[1]A dose total não deve ultrapassar a do adulto.
[2]A dose indicada deve ser administrada durante a primeira semana de vida. A dose diária deve ser aumentada em cerca de 33 a 50% depois da primeira semana de vida. Deve-se usar a faixa de dose mais baixa para recém-nascido com peso inferior a 2 kg. Após o primeiro mês de vida, é possível usar doses pediátricas.
[3]A dose é baseada no componente piperacilina.

A nafcilina é depurada sobretudo por excreção biliar. A oxacilina, a dicloxacilina e a cloxacilina são eliminadas tanto pelos rins quanto pela excreção biliar, e nenhum ajuste de dose é necessário para esses medicamentos em pacientes com insuficiência renal. Como a depuração das penicilinas é menos eficiente no recém-nascido, a administração de doses ajustadas apenas para o peso corporal resulta em concentrações sistêmicas mais altas por períodos mais longos do que no adulto.

Aplicações clínicas

À exceção da amoxicilina oral, as penicilinas devem ser administradas 1 a 2 horas antes ou depois de uma refeição; não devem ser administradas com alimento, para minimizar a ligação às proteínas alimentares e a sua ativação por ácido. A amoxicilina pode ser administrada sem considerar os horários das refeições. As concentrações sanguíneas de todas as penicilinas podem ser aumentadas com a administração simultânea de probenecida, em uma dose de 0,5 g (10 mg/kg em crianças) a cada 6 horas, por via oral, que reduz a secreção tubular renal dos ácidos fracos, como os compostos betalactâmicos. As penicilinas, como todos os antibacterianos, nunca devem ser utilizadas para infecções virais e devem ser prescritas apenas quando houver suspeita razoável ou infecção documentada por organismos sensíveis.

A. Penicilina

A penicilina G constitui o fármaco de escolha para o tratamento de infecções causadas por estreptococos, meningococos, alguns enterococos, pneumococos sensíveis à penicilina, estafilococos confirmados como não produtores de betalactamase, *Treponema pallidum* e alguns outros espiroquetas, espécies de *Clostridium*, *Actinomyces* e outros bacilos gram-positivos e microrganismos gram-negativos anaeróbios não produtores de betalactamase. Dependendo do microrganismo, do local e da gravidade da infecção, as doses eficazes variam entre 4 e 24 milhões de unidades ao dia, administradas por via intravenosa, em 4 a 6 doses fracionadas. A penicilina G em altas doses também pode ser administrada em infusão intravenosa contínua.

A penicilina V, a forma oral de penicilina, só está indicada para infecções menores, em virtude da sua biodisponibilidade relativamente baixa, da necessidade de administração 4 vezes ao dia e do espectro de ação antibacteriano estreito. Em seu lugar, costuma-se utilizar a amoxicilina (ver adiante).

A penicilina G benzatina e a penicilina G procaína para injeção intramuscular produzem concentrações baixas, porém prolongadas, do fármaco. Uma única injeção intramuscular de penicilina benzatina de 1,2 milhão de unidades é o tratamento eficaz para a faringite estreptocócica β-hemolítica. Quando administrada por via intramuscular 1 vez a cada 3 a 4 semanas, ela evita a reinfecção. A penicilina G benzatina, na dose de 2,4 milhões de unidades por via intramuscular, 1 vez por semana, durante 1 a 3 semanas, mostra-se eficaz no tratamento da sífilis. A penicilina G procaína foi utilizada com frequência para o tratamento de pneumonia pneumocócica e gonorreia; entretanto, hoje em dia, é pouco prescrita, visto que muitas cepas gonocócicas são resistentes à penicilina, e numerosos pneumococos necessitam de doses mais altas de penicilina G ou do uso de betalactâmicos mais potentes.

B. Penicilinas resistentes a betalactamase de estafilococos (meticilina, nafcilina e isoxazolil-penicilinas)

Essas penicilinas semissintéticas são indicadas para infecções causadas por estafilococos produtores de betalactamase, embora cepas de estreptococos e pneumococos sensíveis à penicilina também sejam sensíveis a esses fármacos. *Listeria monocytogenes*, enterococos e cepas de estafilococos resistentes à meticilina são resistentes. Nos últimos anos, o uso empírico dessas penicilinas diminuiu significativamente, em virtude de taxas crescentes de resistência à meticilina nos estafilococos. Contudo, para infecções causadas por cepas de estafilococos sensíveis à meticilina e resistentes à penicilina, as penicilinas semissintéticas são consideradas fármacos de escolha.

Uma isoxazolil-penicilina, como a oxacilina ou a dicloxacilina, em uma dose de 0,25 a 0,5 g por via oral, a cada 4 a 6 horas (15-25 mg/kg/dia para crianças), é apropriada para o tratamento das infecções estafilocócicas localizadas leves a moderadas. Esses fármacos são relativamente estáveis em meio ácido e têm biodisponibilidade razoável. Todavia, o alimento interfere na sua absorção, de modo que eles devem ser administrados 1 hora antes ou depois das refeições.

A meticilina, a primeira penicilina antiestafilocócica a ser desenvolvida, não é mais utilizada clinicamente, devido às elevadas taxas de reações adversas. Oxacilina e nafcilina, 8 a 12 g/dia, administradas por infusão intravenosa intermitente de 1 a 2 g a cada 4 a 6 horas (50-200 mg/kg/dia para crianças), são consideradas medicamentos de escolha para infecções estafilocócicas graves, como endocardite.

C. Penicilinas de amplo espectro (aminopenicilinas, carboxipenicilinas e ureidopenicilinas)

Esses fármacos apresentam maior atividade do que a penicilina contra bactérias gram-negativas, em virtude de sua maior capacidade de atravessar a membrana externa dos microrganismos gram-negativos. À semelhança da penicilina G, essas penicilinas são inativadas por muitas betalactamases.

As aminopenicilinas, a ampicilina e a amoxicilina apresentam espectros de atividade muito semelhantes, porém a amoxicilina exibe melhor absorção oral. A amoxicilina em uma dose de 250 a 500 mg, 3 vezes ao dia, equivale à mesma quantidade de ampicilina administrada 4 vezes ao dia. A amoxicilina é administrada por via oral para tratar sinusite bacteriana, otite e infecções do trato respiratório inferior. A ampicilina e a amoxicilina são as mais ativas entre os antibióticos betalactâmicos orais contra pneumococos com CIM elevada para a penicilina e constituem os antibióticos betalactâmicos preferidos para o tratamento de infecções supostamente causadas por essas cepas. A ampicilina (mas não a amoxicilina) é eficaz contra cepas sensíveis de *Shigella*. A ampicilina, em doses de 4 a 12 g/dia por via intravenosa, é útil para tratar infecções graves causadas por organismos sensíveis, incluindo anaeróbios, enterococos, *L. monocytogenes* e cepas betalactamase-negativas de cocos gram-negativos e bacilos, como *E. coli* e *Salmonella* sp. As cepas de *H. influenzae* não produtoras de betalactamase são geralmente sensíveis, porém as cepas que são resistentes devido a PBPs alteradas estão surgindo. Em virtude da produção de betalactamases por bacilos gram-negativos, a ampicilina não pode mais ser utilizada no tratamento empírico das infecções do trato urinário e da febre tifoide. A ampicilina não é ativa contra *Klebsiella* sp., *Enterobacter* sp., *P. aeruginosa*, *Citrobacter* sp., *Serratia marcescens*, espécies de *Proteus* indol-positivas e outros aeróbios gram-negativos comumente encontrados em infecções hospitalares. Esses microrganismos produzem intrinsecamente betalactamases, que inativam a ampicilina.

As carboxipenicilinas (carbenicilina e ticarcilina) foram desenvolvidas para ampliar o espectro das penicilinas contra patógenos gram-negativos, incluindo *P. aeruginosa*; no entanto, nenhum fármaco está disponível nos Estados Unidos.* A piperacilina, uma ureidopenicilina, também é ativa contra muitos bacilos gram-negativos, como *Klebsiella pneumoniae* e *P. aeruginosa*. A piperacilina está disponível apenas como coformulação com o inibidor da betalactamase tazobactam. Devido à propensão da *P. aeruginosa* a desenvolver resistência durante a terapia, tem havido interesse no uso de um betalactâmico antipseudomonal associado a um aminoglicosídeo ou fluoroquinolona, particularmente em infecções fora do trato urinário; contudo, a maioria dos dados clínicos não apoia a terapia de associação em vez da monoterapia, uma vez que as culturas e os testes de sensibilidade estão disponíveis.

Ampicilina, amoxicilina e piperacilina estão disponíveis em associação a um dos vários inibidores da betalactamase: **sulbactam**, **ácido clavulânico** ou **tazobactam**. A adição de um inibidor da betalactamase amplia a atividade dessas penicilinas, incluindo cepas de *S. aureus* produtoras de betalactamase e algumas bactérias gram-negativas produtoras de betalactamase (ver "Inibidores de betalactamase", adiante).

Reações adversas

As penicilinas são geralmente bem toleradas, porém, infelizmente, isso pode encorajar o uso inadequado, uma das principais causas do desenvolvimento de resistência. As reações adversas devem-se, em sua maioria, à ocorrência de hipersensibilidade. Os determinantes antigênicos consistem em produtos de degradação das penicilinas, em particular o ácido peniciloico e produtos da hidrólise alcalina ligados às proteínas do hospedeiro. A história de um paciente de reação à penicilina não é confiável. Cerca de 5 a 8% das pessoas afirmam ter essa história, mas apenas um pequeno número delas terá uma reação grave ao receber penicilina. Em menos de 1% dos indivíduos que receberam penicilina de forma prévia sem qualquer incidência, observou-se a ocorrência de reação alérgica devido à administração de penicilina. Todavia, devido ao potencial de anafilaxia, a penicilina deve ser administrada com cautela, ou deve-se usar um fármaco substituto se houver história de alergia grave à penicilina. Além disso, pode-se utilizar o teste cutâneo de penicilina para avaliar a ocorrência de hipersensibilidade tipo I. Se o teste cutâneo for negativo, pode-se administrar penicilina com segurança à maioria dos pacientes.

As reações alérgicas consistem em choque anafilático (muito raro; 0,05% dos pacientes), reações do tipo doença do soro (atualmente raras; p. ex., urticária, febre, edema articular, edema angioneurótico, prurido e comprometimento respiratório que ocorrem dentro de 7 a 12 dias após a exposição) e uma variedade de exantemas cutâneos. Além disso, podem ocorrer lesões orais, febre, nefrite intersticial (reação autoimune a um complexo de penicilina-proteína), eosinofilia, anemia hemolítica, outros distúrbios hematológicos e vasculite. Na maioria dos casos, os pacientes alérgicos a penicilinas podem ser tratados com fármacos alternativos. Entretanto, se houver necessidade (p. ex., tratamento da endocardite enterocócica ou da neurossífilis em um paciente com alergia grave à penicilina), é possível proceder à dessensibilização com doses gradualmente crescentes de penicilina.

Em pacientes com insuficiência renal, a penicilina administrada em altas doses pode provocar convulsões. A nafcilina está associada a neutropenia e nefrite intersticial; a oxacilina pode causar hepatite;

*N. de R.T. No Brasil, a ticarcilina dissódica está disponível em associação com o clavulanato de potássio.

e a meticilina comumente causava nefrite intersticial (motivo pelo qual não é mais utilizada). Penicilinas administradas em altas doses por via oral podem provocar desconforto gastrintestinal, particularmente náuseas, vômitos e diarreia. As penicilinas, com muitos outros antibióticos, estão associadas ao desenvolvimento de colite, devido à infecção por *Clostridioides* (anteriormente *Clostridium*) *difficile.* Podem ocorrer infecções secundárias por cândida na orofaringe (aftas) e na vagina. A ampicilina e a amoxicilina podem estar associadas a exantemas cutâneos quando prescritas na presença de doenças virais, em particular durante a infecção aguda pelo vírus Epstein-Barr; todavia, a incidência de exantema pode ser menor do que aquela relatada primeiro. A piperacilina + tazobactam, quando associada à vancomicina, foi relacionada com maior incidência de lesão renal aguda em comparação com fármacos betalactâmicos alternativos em associação à vancomicina.

CEFALOSPORINAS E CEFAMICINAS

As cefalosporinas assemelham-se às penicilinas, porém são mais estáveis em relação a muitas betalactamases bacterianas; portanto, exibem um amplo espectro de atividade. Todavia, cepas de *E. coli* e *Klebsiella* sp. que expressam betalactamase de amplo espectro capazes de hidrolisar a maioria das cefalosporinas representam um problema clínico crescente. As cefalosporinas não são ativas contra *L. monocytogenes*, e, entre as cefalosporinas disponíveis, apenas a ceftarolina exibe alguma atividade contra enterococos.

Química

O núcleo das cefalosporinas, o ácido 7-aminocefalosporânico (Figura 43-6), exibe uma estreita semelhança com o ácido 6-aminopenicilânico (ver Figura 43-1). A atividade antimicrobiana intrínseca das cefalosporinas naturais é baixa, porém a ligação de vários grupos R_1 e R_2 produziu centenas de compostos potentes de baixa toxicidade. As cefalosporinas tradicionalmente têm sido classificadas em quatro grupos ou gerações principais, dependendo principalmente do espectro de atividade antimicrobiana. Várias cefalosporinas desenvolvidas mais recentemente não se enquadram nos grupos de classificação tradicionais. As características únicas e os espectros de atividade das cefalosporinas são descritos adiante.

CEFALOSPORINAS DE PRIMEIRA GERAÇÃO

As cefalosporinas de primeira geração são **cefazolina**, **cefadroxila**, **cefalexina**, **cefalotina**, **cefapirina** e **cefradina**. A cefazolina e a cefalexina são as únicas disponíveis nos Estados Unidos (no Brasil estão disponíveis cefazolina, cefadroxila, cefalexina e cefalotina). Esses fármacos são muito ativos contra cocos gram-positivos, como estreptococos e estafilococos. As cefalosporinas tradicionais não são ativas contra as cepas de estafilococos resistentes à meticilina; entretanto, foram desenvolvidos novos compostos que têm atividade contra cepas resistentes à meticilina (ver adiante). *Escherichia coli*, *K. pneumoniae* e *Proteus mirabilis* são frequentemente sensíveis às cefalosporinas de primeira geração, porém a atividade contra *P. aeruginosa*, espécies de *Proteus* indol-positivas, *Enterobacter* sp., *S. marcescens*, *Citrobacter* sp. e *Acinetobacter* sp. é fraca. Os cocos anaeróbios (p. ex., peptococos, peptoestreptococos) são geralmente sensíveis, com exceção de *Bacteroides fragilis*.

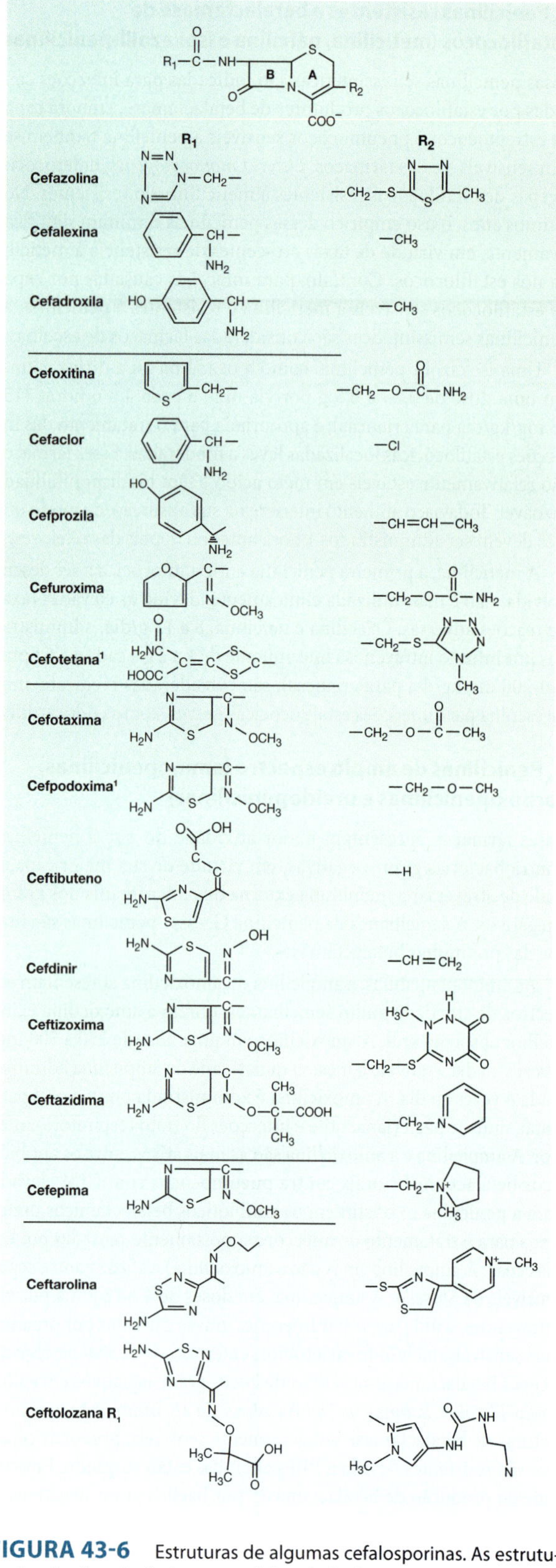

FIGURA 43-6 Estruturas de algumas cefalosporinas. As estruturas R_1 e R_2 são substituintes no núcleo de ácido 7-aminocefalosporânico, mostrado na parte superior. Outras estruturas (cefoxitina e outras abaixo) são completas. [1]Substituintes adicionais não indicados.

Farmacocinética e posologia

A. Oral

A cefalexina é o fármaco oral de primeira geração amplamente utilizado nos Estados Unidos. Após a administração de doses orais de 500 mg, as concentrações séricas máximas alcançam 15 a 20 mcg/mL. A concentração na urina costuma ser muito alta; todavia, na maioria dos tecidos, as concentrações são variáveis e, em geral, inferiores às do soro. A cefalexina normalmente é administrada em doses orais de 0,25 a 0,5 g, 4 vezes ao dia (15-30 mg/kg/dia). Esse fármaco é excretado sobretudo por filtração glomerular e secreção tubular na urina. Os fármacos que bloqueiam a secreção tubular, como a probenecida, podem aumentar consideravelmente as concentrações séricas. Em pacientes com comprometimento da função renal é necessário reduzir a dose (Tabela 43-2).

TABELA 43-2 Diretrizes para prescrição de algumas cefalosporinas e carbapenêmicos comumente utilizados

Antibiótico (via de administração)	Dose para adultos	Dose pediátrica[1]	Dose neonatal[2]	Dose ajustada como porcentagem da dose normal na presença de insuficiência renal com base na depuração da creatinina (Cl_{cr})	
				Cl_{cr} de cerca de 50 mL/min	Cl_{cr} de cerca de 10 mL/min
Cefalosporinas de primeira geração					
Cefalexina (VO)	0,25-0,5 g, 4 ×/dia	25-50 mg/kg/dia em 4 doses		50%	25%
Cefazolina (IV)	0,5-2 g, a cada 8 h	25-100 mg/kg/dia em 3 ou 4 doses		50%	25%
Cefalosporinas de segunda geração					
Cefoxitina (IV)	1-2 g a cada 6-8 h	75-150 mg/kg/dia em 3 ou 4 doses		50-75%	25%
Cefotetana (IV)	1-2 g, a cada 12 h			50%	25%
Cefuroxima (IV)	0,75-1,5 g, a cada 8 h	50-100 mg/kg/dia em 3 ou 4 doses		66%	25-33%
Cefalosporinas de terceira e quarta gerações, inclusive ceftarolina fosamila					
Cefotaxima (IV)	1-2 g, a cada 6-12 h	50-200 mg/kg/dia em 4-6 doses	100 mg/kg/dia em 2 doses	50%	25%
Ceftazidima (IV)	1-2 g, a cada 8-12 h	75-150 mg/kg/dia em 3 doses	100-150 mg/kg/dia em 2 ou 3 doses	50%	25%
Ceftriaxona (IV)	1-4 g, a cada 24 h	50-100 mg/kg/dia em 1 ou 2 doses	50 mg/kg/dia, 1 ×/dia	Nenhum	Nenhum
Cefepima (IV)	0,5-2 g, a cada 12 h	75-120 mg/kg/dia em 2 ou 3 doses fracionadas		50%	25%
Ceftarolina fosamila (IV)	600 mg, a cada 12 h			50-66%	33%
Associações entre cefalosporina e inibidor de betalactamase					
Ceftazidima + avibactam (IV)	2,5 g, a cada 8 h			25-50%	6,25-12,5%
Ceftolozana + tazobactam (IV)	1,5 g, a cada 8 h			25-50%	Não avaliado
Carbapenêmicos					
Ertapeném (IM ou IV)	1 g, a cada 24 h			100%[3]	50%
Doripeném	500 mg, a cada 8 h			50%	33%
Imipeném (IV)	0,25-0,5 g, a cada 6-8 h			75%	50%
Meropeném (IV)	1 g, a cada 8 h (2 g, a cada 8 h, em caso de meningite)	60-120 mg/kg/dia em 3 doses (máximo de 2 g a cada 8 h)		66%	50%
Meropeném + vaborbactam (IV)	4 g, a cada 8 h (2 g de meropeném + 2 g de vaborbactam)			50%	16%

[1]A dose total não deve ultrapassar a do adulto.
[2]A dose indicada deve ser administrada durante a primeira semana de vida. A dose diária deve ser aumentada em cerca de 33 a 50% depois da primeira semana de vida. Deve-se utilizar a faixa de dose mais baixa para recém-nascido com peso inferior a 2 kg. Após o primeiro mês de vida, é possível usar doses pediátricas.
[3]50% da dose para Cl_{cr} < 30 mL/min.

B. Parenteral

A **cefazolina** é a única cefalosporina parenteral de primeira geração ainda em uso geral. Após uma infusão intravenosa de 1 g, a concentração máxima de cefazolina é de aproximadamente 185 mcg/mL. A dose intravenosa habitual de cefazolina para adultos é de 0,5 a 2 g por via intravenosa, a cada 8 horas. A cefazolina também pode ser administrada por via intramuscular. A excreção ocorre pelo rim, e é preciso ajustar as doses em caso de comprometimento da função renal.

Aplicações clínicas

Os fármacos orais podem ser utilizados para o tratamento das infecções do sistema urinário e das infecções causadas por estafilococos ou estreptococos, incluindo celulite ou abscesso de tecidos moles. Entretanto, não se deve confiar nas cefalosporinas orais para o tratamento das infecções sistêmicas graves.

A cefazolina entra bem na maioria dos tecidos e é o medicamento de escolha para profilaxia cirúrgica e para muitas infecções estreptocócicas e estafilocócicas que requerem terapia intravenosa. A cefazolina pode ser utilizada para infecções causadas por *E. coli* ou *K. pneumoniae* quando o organismo estiver documentado como sensível. A cefazolina não entra no SNC, portanto não pode ser utilizada no tratamento da meningite. Ela é mais bem tolerada do que as penicilinas antiestafilocócicas e tem-se mostrado eficaz para infecções estafilocócicas graves, como bacteremia. A cefazolina também pode ser utilizada em pacientes com alergia leve à penicilina, exceto hipersensibilidade imediata.

CEFALOSPORINAS DE SEGUNDA GERAÇÃO

Os membros das cefalosporinas de segunda geração incluem **cefaclor**, **cefamandol**, **cefonicida**, **cefuroxima**, **cefprozila**, **loracarbefe** e **ceforanida** – dos quais **cefaclor**, **cefuroxima** e **cefprozila** estão disponíveis nos Estados Unidos (no Brasil estão disponíveis cefaclor e cefuroxima) – e as cefamicinas estruturalmente relacionadas, **cefoxitina** e **cefotetana** (não disponível no Brasil), que têm atividade contra anaeróbios. Esse é um grupo heterogêneo com diferenças na atividade, na farmacocinética e na toxicidade. Em geral, as cefalosporinas de segunda geração mostram-se relativamente ativas contra microrganismos inibidos por fármacos de primeira geração. Todavia, elas também proporcionam uma cobertura ampliada contra microrganismos gram-negativos. Cepas de *Klebsiella* sp. (incluindo aquelas resistentes às cefalosporinas de primeira geração) são geralmente sensíveis. A cefuroxima e o cefaclor são ativos contra *H. influenzae*, mas não contra *Serratia* ou *B. fragilis*. Em contrapartida, a cefoxitina e a cefotetana têm atividade contra *B. fragilis* e contra algumas cepas de *Serratia*, porém são menos ativas contra *H. influenzae*. À semelhança dos fármacos de primeira geração, nenhum membro desse grupo exibe atividade contra enterococos ou *P. aeruginosa*. Em comparação com outras cefalosporinas, a cefoxitina mostra maior estabilidade na presença de betalactamases de amplo espectro produzidas por *E. coli* e *Klebsiella* sp. Os dados clínicos são limitados, mas podem oferecer uma alternativa aos carbapenêmicos no tratamento de certas infecções causadas por esses organismos. As cefalosporinas de segunda geração podem exibir atividade *in vitro* contra *Enterobacter* sp.; entretanto, observa-se a rápida seleção de mutantes resistentes que expressam uma betalactamase cromossômica, que hidrolisa esses compostos (e as cefalosporinas de terceira geração); esses fármacos não devem ser utilizados no tratamento das infecções causadas por *Enterobacter*.

Farmacocinética e posologia

A. Oral

A axetilcefuroxima é comumente utilizada nos Estados Unidos. A dose usual para adultos é de 250 a 500 mg, por via oral, 2 vezes ao dia; as crianças devem receber de 20 a 40 mg/kg/dia até o máximo de 1 g/dia. Esse fármaco não é previsivelmente ativo contra pneumococos não sensíveis à penicilina.

B. Parenteral

Após uma infusão intravenosa de 1 g, as concentrações séricas alcançam 75 a 125 mcg/mL para a maioria das cefalosporinas de segunda geração. A administração intramuscular é dolorosa e deve ser evitada. As doses e os intervalos entre elas variam, dependendo do fármaco específico (ver Tabela 43-2). Existem diferenças na meia-vida, na ligação às proteínas e no intervalo entre as doses. Todas as cefalosporinas de segunda geração são depuradas pelos rins e exigem ajuste nas doses na presença de insuficiência renal.

Aplicações clínicas

As cefalosporinas orais de segunda geração são ativas contra *H. influenzae* ou *Moraxella catarrhalis* produtoras de betalactamase e têm sido utilizadas principalmente para tratar sinusite, otite e infecções do trato respiratório inferior. Devido à sua atividade contra anaeróbios (incluindo muitas cepas de *B. fragilis*), a cefoxitina e a cefotetana podem ser utilizadas para tratar infecções anaeróbias mistas, como peritonite, diverticulite e doença inflamatória pélvica. A cefuroxima é às vezes utilizada para tratar a pneumonia adquirida na comunidade, uma vez que é ativa contra *H. influenzae* produtor de betalactamase e contra muitos pneumococos. Apesar de a cefuroxima atravessar a barreira hematencefálica, ela é menos efetiva no tratamento da meningite do que a ceftriaxona e a cefotaxima, motivo pelo qual não deve ser utilizada.

CEFALOSPORINAS DE TERCEIRA GERAÇÃO

Os fármacos de terceira geração incluem **cefoperazona**, **cefotaxima**, **ceftazidima**, **ceftizoxima**, **ceftriaxona**, **cefixima**, **cefpodoxima proxetila**, **cefdinir**, **cefditoreno pivoxila**, **ceftibuteno** e **moxalactam**. **Cefoperazona**, **ceftizoxima** e **moxalactam** não estão mais disponíveis comercialmente nos Estados Unidos (nem no Brasil, assim como não estão disponíveis cefixima, cefpodoxima proxetila, cefdinir, cefditoreno pivoxila e ceftibuteno).

Atividade antimicrobiana

Em comparação com os fármacos de segunda geração, os fármacos de terceira geração proporcionam uma cobertura ampliada contra microrganismos gram-negativos, e alguns deles têm a capacidade de atravessar a barreira hematencefálica. Eles podem ser ativos contra *Citrobacter*, *S. marcescens* e *Providencia*. Essas cefalosporinas também são efetivas contra cepas de *Haemophilus* e *Neisseria* produtoras de betalactamase. A ceftazidima é o único fármaco com atividade útil contra *P. aeruginosa*. À semelhança dos fármacos de segunda geração, as cefalosporinas de terceira geração são hidrolisadas pela betalactamase AmpC constitutivamente produzida e não apresentam atividade confiável contra espécies de *Enterobacter*. As espécies de *Serratia*, *Providencia*, *Acinetobacter* e *Citrobacter* também produzem uma cefalosporinase codificada em nível cromossômico, que, quando expressa de modo constitutivo, confere resistência às cefalosporinas de terceira geração. A cefixima, o cefdinir, o ceftibuteno e a cefpodoxima proxetila são fármacos orais que apresentam atividades semelhantes, à exceção da cefixima e do ceftibuteno, que são muito menos ativos contra pneumococos e exibem pouca atividade contra *S. aureus*.

Farmacocinética e posologia

A infusão intravenosa de 1 g de uma cefalosporina parenteral produz concentrações séricas de 60 a 140 mcg/mL. As cefalosporinas de terceira geração entram bem nos fluidos nos tecidos corporais, e as cefalosporinas intravenosas atingem concentrações no líquido cerebrospinal suficientes para inibir a maioria dos patógenos sensíveis.

As meias-vidas desses fármacos e o intervalo necessário entre as doses variam muito: a ceftriaxona (meia-vida de 7-8 horas) pode ser injetada a cada 24 horas, em uma dose de 15-50 mg/kg/dia. Uma única dose diária de 1 g é suficiente para a maioria das infecções graves, com 2 g a cada 12 horas recomendadas para o tratamento da meningite e 2 g a cada 24 horas recomendadas para endocardite ou osteomielite. Os demais fármacos do grupo (meia-vida de 1-1,7 hora) podem ser infundidos a cada 6 a 8 horas, em doses de 2 a 12 g/dia, conforme a gravidade da infecção. A cefixima pode ser administrada por via oral (200 mg, 2 vezes ao dia, ou 400 mg, 1 vez ao dia) para o tratamento das infecções do trato urinário. Em virtude da resistência crescente, a cefixima não é mais recomendada para o tratamento da uretrite gonocócica e da cervicite não complicadas. A ceftriaxona intramuscular associada à azitromicina é o esquema de escolha para o tratamento da maioria das infecções gonocócicas. A dose para adultos de cefpodoxima proxetila ou cefditoreno pivoxila é de 200 a 400 mg, 2 vezes ao dia; para ceftibuteno, 400 mg, 1 vez ao dia; e para cefdinir, 300 mg a cada 12 horas. A excreção da ceftriaxona ocorre principalmente através do trato biliar, e não é necessário ajuste da dose no caso de insuficiência renal. As outras cefalosporinas de terceira geração são excretadas pelo rim, portanto requerem ajuste da dose na insuficiência renal.

Aplicações clínicas

As cefalosporinas de terceira geração são utilizadas no tratamento de uma ampla variedade de infecções graves causadas por microrganismos resistentes à maioria dos outros fármacos. Entretanto, as cepas que expressam betalactamases de amplo espectro não são sensíveis. Deve-se evitar o uso de cefalosporinas de terceira geração no tratamento das infecções por *Enterobacter*, mesmo se o microrganismo isolado clínico for sensível *in vitro* – devido à emergência de resistência. A ceftriaxona e a cefotaxima foram aprovadas para o tratamento da meningite, inclusive da meningite causada por pneumococos, meningococos, *H. influenzae* e bacilos gram-negativos entéricos sensíveis, mas não por *L. monocytogenes*. A ceftriaxona e a cefotaxima constituem as cefalosporinas mais ativas contra cepas de pneumococos não sensíveis à penicilina, e seu uso é recomendado para a terapia empírica de infecções graves que podem ser causadas por essas cepas. A meningite provocada por cepas de pneumococos com CIM superior a 1 mcg/mL para a penicilina pode não responder até mesmo a esses fármacos, e recomenda-se a adição de vancomicina. Outras indicações potenciais incluem a terapia empírica da sepse tanto no paciente imunocompetente como no imunocomprometido, bem como o tratamento de infecções para as quais uma cefalosporina constitui o fármaco menos tóxico disponível.

CEFALOSPORINAS DE QUARTA GERAÇÃO

A cefepima é a única cefalosporina de quarta geração disponível, e é mais resistente à hidrólise por betalactamases cromossômicas (p. ex., aquelas produzidas por *Enterobacter*). Entretanto, à semelhança dos compostos de terceira geração, ela é hidrolisada por betalactamase de amplo espectro. A cefepima tem boa atividade contra *P. aeruginosa*, Enterobacteriaceae, *S. aureus* sensível à meticilina e *Streptococcus pneumoniae*. Além disso, mostra-se altamente ativa contra *Haemophilus* sp. e *Neisseria* sp. e entra bem no líquido cerebrospinal. A cefepima é depurada pelos rins e apresenta meia-vida de 2 horas; suas propriedades farmacocinéticas assemelham-se bastante às da ceftazidima. Entretanto, ao contrário desta, a cefepima tem boa atividade contra a maioria das cepas de estreptococos não sensíveis à penicilina e mostra-se útil no tratamento das infecções causadas por *Enterobacter*. A dose-padrão de cefepima é de 1 a 2 g infundida a cada 12 horas; no entanto, ao tratar infecções mais complicadas devido a *P. aeruginosa* ou no contexto de imunocomprometimento, as doses são geralmente aumentadas para 2 g a cada 8 horas. Em virtude de sua atividade de amplo espectro, a cefepima costuma ser utilizada empiricamente em pacientes que apresentam neutropenia febril, em associação a outros fármacos.

Cefalosporinas ativas contra estafilococos resistentes à meticilina

Foram desenvolvidos antibióticos betalactâmicos com atividade contra estafilococos resistentes à meticilina. A **ceftarolina fosamila**, o profármaco do metabólito ativo ceftarolina, é o primeiro desses fármacos a receber aprovação para uso clínico nos Estados Unidos. A ceftarolina apresenta uma ligação aumentada à proteína de ligação da penicilina 2a, que medeia a resistência à meticilina nos estafilococos, resultando em atividade bactericida contra essas cepas. Ela tem alguma atividade *in vitro* contra enterococos e um amplo espectro de gram-negativos semelhante à ceftriaxona, porém não é ativa contra AmpC ou microrganismos produtores de betalactamase de amplo espectro. A ceftarolina está atualmente aprovada para o tratamento de infecções da pele e dos tecidos moles e de pneumonia adquirida na comunidade em uma dose de 600 mg infundida a cada 12 horas. Ela tem sido utilizada, mesmo não indicada na bula, para tratar infecções complicadas, como bacteremia, endocardite e osteomielite, às vezes em associação a outros fármacos, com frequência em uma dose aumentada de 600 mg a cada 8 horas. A meia-vida normal da ceftarolina é de cerca de 2,7 horas. Ela é excretada principalmente por via renal e requer ajuste da dose no comprometimento renal.

Cefalosporinas associadas a inibidores de betalactamase

Novas associações entre cefalosporinas e inibidores de betalactamase foram desenvolvidas para combater infecções resistentes por gram-negativos. Consulte a seção subsequente para obter mais informações sobre os inibidores de betalactamase. Ceftolozana + tazobactam e ceftazidima + avibactam são aprovados pela Food and Drug Administration (FDA) para o tratamento de infecções intra-abdominais complicadas e infecções do trato urinário. As duas associações têm atividade *in vitro* potente contra organismos gram-negativos, incluindo *P. aeruginosa* e AmpC e Enterobacteriaceae produtoras de betalactamase de amplo espectro. Embora nenhum dos fármacos seja ativo contra organismos produtores de metalobetalactamases, ceftazidima + avibactam pode ser uma opção para organismos produtores de carbapenemases. Devido à atividade limitada contra patógenos anaeróbios, esses fármacos devem ser associados ao metronidazol para o tratamento de infecções intra-abdominais complicadas. Ambos os fármacos têm meia-vida curta de 2 a 3 horas e são administrados a cada 8 horas. Além disso, ambos são excretados principalmente por via renal e requerem ajuste da dose em pacientes com depuração renal comprometida.

Cefalosporina sideróforo

Uma nova cefalosporina, denominada **cefiderocol** (não disponível no Brasil), está agora aprovada para o tratamento de organismos gram-negativos produtores de betalactamase resistentes. O cefiderocol, como outras cefalosporinas, atua ligando-se às proteínas de ligação à penicilina, inibindo, assim, a síntese da parede celular. Ele difere de outros betalactâmicos, que dependem do transporte passivo através de canais de porina em uma parede celular bacteriana, em que o cefiderocol é ligado por transportadores de ferro ativos e bombeado para a célula bacteriana em alta concentração. Além desse transporte ativo, o cefiderocol é estável na presença de todos os tipos de betalactamases, incluindo aquelas responsáveis por multirresistência, como as metalobetalactamases. Devido a essas características únicas, o cefiderocol tem atividade *in vitro* potente contra organismos gram-negativos aeróbios, incluindo Enterobacteriaceae resistente a fármacos, *P. aeruginosa* e *Acinetobacter baumannii.* Não se espera que ele tenha atividade contra organismos gram-positivos ou anaeróbios.

REAÇÕES ADVERSAS ÀS CEFALOSPORINAS

A. Alergia

Assim como as penicilinas, as cefalosporinas podem desencadear uma variedade de reações de hipersensibilidade, incluindo anafilaxia, febre, erupções cutâneas, nefrite, granulocitopenia e anemia hemolítica. Os pacientes com anafilaxia documentada à penicilina têm maior risco de apresentar reação às cefalosporinas, em comparação com pacientes sem história de alergia à penicilina. Todavia, o núcleo químico das cefalosporinas difere o suficiente daquele das penicilinas, de modo que muitos indivíduos com história de alergia à penicilina toleram as cefalosporinas. De modo geral, a frequência de alergenicidade cruzada entre os dois grupos de fármacos é baixa (~ 1%). A alergenicidade cruzada parece ser mais comum entre penicilina, aminopenicilinas e cefalosporinas de primeira geração, que compartilham cadeias laterais R-1 semelhantes. Os pacientes com história de anafilaxia às penicilinas não devem receber cefalosporinas de primeira e segunda gerações, ao passo que as cefalosporinas de terceira e quarta gerações devem ser administradas com cautela, de preferência em ambiente monitorado.

B. Toxicidade

A irritação local pode produzir dor após a injeção intramuscular e tromboflebite após a injeção intravenosa. A toxicidade renal, incluindo nefrite intersticial e necrose tubular, ocorre raramente.

As cefalosporinas que contêm um grupo metiltiotetrazol podem causar hipoprotrombinemia e distúrbios hemorrágicos. Historicamente, esse grupo incluiu cefamandol, cefmetazol e cefoperazona; no entanto, a cefotetana é o único fármaco que contém metiltiotetrazol utilizado nos Estados Unidos. A administração oral de vitamina K, 10 mg, 2 vezes por semana, pode impedir esse problema incomum. Os fármacos com o anel metiltiotetrazol também podem causar graves reações do tipo dissulfiram; por conseguinte, deve-se evitar o consumo de álcool, bem como o uso de medicações que contêm álcool.

OUTROS FÁRMACOS BETALACTÂMICOS

MONOBACTÂMICOS

Os monobactâmicos são fármacos com um anel betalactâmico monocíclico (ver Figura 43-1). O seu espectro de atividade limita-se a microrganismos gram-negativos aeróbios (incluindo *P. aeruginosa*). Diferentemente de outros antibióticos betalactâmicos, eles não apresentam atividade contra bactérias gram-positivas ou contra anaeróbios. O **aztreonam** é o único monobactâmico disponível nos Estados Unidos (assim como no Brasil). Ele apresenta semelhanças estruturais com a ceftazidima; por conseguinte, seu espectro contra microrganismos gram-negativos assemelha-se ao das cefalosporinas de terceira geração. O aztreonam mostra-se estável contra muitas betalactamases, com notáveis exceções das betalactamases AmpC e de amplo espectro. O fármaco tem boa entrada no líquido cerebrospinal. O aztreonam é administrado por via IV a cada 8 horas, em uma dose de 1 a 2 g, produzindo concentrações séricas máximas de 100 mcg/mL. A sua meia-vida é de 1 a 2 horas, sendo acentuadamente prolongada na presença de insuficiência renal.

Os pacientes alérgicos à penicilina toleram o aztreonam sem qualquer reação. Notavelmente, em virtude de sua semelhança estrutural com a ceftazidima, há potencial para reatividade cruzada. O aztreonam deve ser utilizado com precaução no caso de alergias graves documentadas à ceftazidima. Em certas ocasiões, ocorrem exantemas cutâneos e elevações das concentrações séricas das aminotransferases durante a administração do aztreonam, porém a ocorrência de toxicidade significativa é incomum. Em pacientes com história de anafilaxia à penicilina, o aztreonam pode ser utilizado para o tratamento de infecções graves, como pneumonia, meningite e sepse causada por patógenos gram-negativos sensíveis.

INIBIDORES DE BETALACTAMASE (ÁCIDO CLAVULÂNICO, SULBACTAM, TAZOBACTAM, AVIBACTAM E VABORBACTAM)

Os inibidores de betalactamase tradicionais (ácido clavulânico, sulbactam e tazobactam) se assemelham às moléculas de betalactama (Figura 43-7), mas têm ação antibacteriana muito fraca. Trata-se de potentes inibidores de muitas betalactamases bacterianas, mas não de todas, podendo proteger as penicilinas hidrolisáveis contra a inativação por essas enzimas. Os inibidores de betalactamase tradicionais são mais ativos contra betalactamases Ambler classe A (elemento transponível codificado por plasmídeo [TEM] betalactamases em particular), como aqueles produzidos por estafilococos, *H. influenzae*, *N. gonorrhoeae*, *Salmonella*, *Shigella*, *E. coli* e *K. pneumoniae*. Não são inibidores adequados das betalactamases da classe C, que geralmente

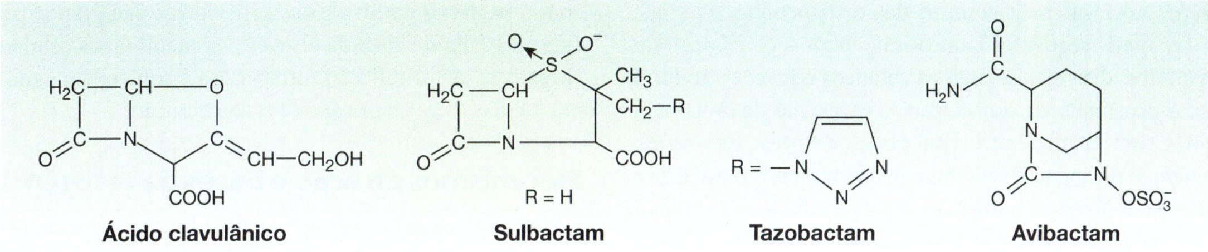

FIGURA 43-7 Inibidores de betalactamase.

são codificadas e induzíveis por cromossomos, produzidas por espécies de *Enterobacter* e *Citrobacter*, *S. marcescens* e *P. aeruginosa*; todavia, inibem as betalactamases cromossômicas de *B. fragilis* e *M. catarrhalis*. Os novos inibidores de betalactamase não betalactâmicos avibactam e vaborbactam (não disponível no Brasil) são ativos contra as betalactamases Ambler classe A e Ambler classe C. O avibactam tem atividade contra algumas betalactamases Ambler classe D, como OXA-48, que pode conferir resistência aos carbapenêmicos e foi identificada em isolados de *K. pneumoniae* altamente resistentes. O **relebactam** é outro inibidor de betalactamase e está aprovado para uso em uma associação de dose fixa ao carbapenêmico imipeném + cilastatina; espera-se que ele tenha atividade semelhante à do avibactam.

Os inibidores da betalactamase estão disponíveis apenas em associações fixas com penicilinas e cefalosporinas específicas. Um inibidor amplia o espectro de sua betalactama associada, desde que a inatividade contra um organismo particular seja devida à destruição por uma betalactamase e que o inibidor seja ativo contra a betalactamase que é produzida. Por conseguinte, a associação ampicilina + sulbactam mostra-se ativa contra *S. aureus* e *H. influenzae* produtores de betalactamase, mas não contra *Serratia*, que produz uma betalactamase que não é inibida pelo sulbactam. De forma semelhante, se uma cepa de *P. aeruginosa* for resistente à piperacilina, também o será à associação piperacilina + tazobactam, visto que o tazobactam não inibe a betalactamase cromossômica produzida por *P. aeruginosa*.

As associações betalactâmicos com inibidores de betalactamase são frequentemente utilizadas como terapia empírica para infecções causadas por uma ampla gama de patógenos potenciais em pacientes imunocomprometidos e imunocompetentes. Os ajustes de dose para insuficiência renal são feitos com base no componente betalactâmico.

CARBAPENÊMICOS

Os carbapenêmicos estão estruturalmente relacionados com outros antibióticos betalactâmicos (ver Figura 43-1). O **doripeném**, o **ertapeném**, o **imipeném** e o **meropeném** foram aprovados para uso nos Estados Unidos (doripeném não está disponível no Brasil). O imipeném, o primeiro fármaco dessa classe, exibe amplo espectro, com boa atividade contra a maioria dos bacilos gram-negativos, incluindo *P. aeruginosa*, microrganismos gram-positivos e anaeróbios. Ele mostra-se resistente à maioria das betalactamases, mas não às carbapenemases ou metalobetalactamases. *Enterococcus faecium*, as cepas de estafilococos resistentes à meticilina, *Clostridioides difficile*, *Burkholderia cepacia* e *Stenotrophomonas maltophilia* são resistentes. O imipeném é inativado por desidropeptidases nos túbulos renais, resultando em baixas concentrações urinárias. Por conseguinte, ele é administrado em associação a um inibidor de desidropeptidase renal, a **cilastatina**, para uso clínico. Doripeném e meropeném são semelhantes ao imipeném, mas têm atividade ligeiramente maior contra aeróbios gram-negativos e menor contra gram-positivos. Eles não sofrem degradação significativa pela desidropeptidase renal e não necessitam de inibidor. Apesar de sua atividade de amplo espectro, os carbapenêmicos podem ser degradados por organismos altamente resistentes, como os patógenos gram-negativos produtores de carbapenemase, frequentemente referidos como Enterobacteriaceae resistentes a carbapenêmicos, ou CREs. Como resultado, novos produtos de associação foram desenvolvidos. O primeiro a obter a aprovação da FDA foi o meropeném + vaborbactam (não disponível no Brasil), que pode restaurar a atividade do meropeném contra certos produtores de betalactamase. Uma associação de dose fixa de imipeném e relebactam retém a atividade contra esses organismos altamente resistentes aos medicamentos. Ao contrário dos outros carbapenêmicos, o ertapeném não tem atividade apreciável contra *P. aeruginosa* e *Acinetobacter* sp. e não é degradado pela desidropeptidase renal.

Os carbapenêmicos entram bem nos tecidos e nos fluidos corporais, incluindo o líquido cerebrospinal, exceto o ertapeném. Não há dados disponíveis sobre a entrada de meropeném + vaborbactam no SNC. Todos os carbapenêmicos sofrem depuração renal, e a sua dose precisa ser reduzida em pacientes com insuficiência renal. A dose inicial de imipeném é de 0,25 a 0,5 g, por via intravenosa, a cada 6 a 8 horas (meia-vida de 1 hora). A dose usual de meropeném para adultos é de 0,5 a 1 g, por via intravenosa, a cada 8 horas. Quando associado a vaborbactam, a dose usual é de 4 g (2 g de meropeném + 2 g de vaborbactam), administrada como uma infusão de 3 horas a cada 8 horas. A dose habitual de doripeném para adultos é de 0,5 g na forma de infusão, que deve durar de 1 a 4 horas, a cada 8 horas. O ertapeném, que apresenta a meia-vida mais longa (4 horas), é administrado em dose única diária por via intravenosa ou intramuscular. O ertapeném intramuscular é irritante, e o medicamento pode ser associado à lidocaína a 1% para administração por essa via.

Indica-se o uso de um carbapenêmico para o tratamento de infecções causadas por microrganismos sensíveis que são resistentes a outros fármacos disponíveis, como *P. aeruginosa*, e de infecções aeróbias e anaeróbias mistas. Os carbapenêmicos agem contra numerosas cepas de pneumococos não sensíveis à penicilina e são altamente ativos no tratamento de infecções por *Enterobacter*, visto que resistem à destruição por betalactamase produzida por esses microrganismos. A experiência clínica e os dados recentes sugerem que os carbapenêmicos também são o tratamento de escolha para infecções graves causadas por bactérias gram-negativas produtoras de betalactamase de amplo espectro. O ertapeném não é suficientemente ativo contra *P. aeruginosa* e não deve ser utilizado para tratar infecções causadas por esse microrganismo. Imipeném, meropeném ou doripeném, com ou sem um aminoglicosídeo, pode ser um tratamento eficaz para pacientes com neutropenia febril.

As reações adversas mais comuns dos carbapenêmicos – que tendem a ser mais frequentes com o imipeném – consistem em náuseas, vômitos, diarreia, exantemas cutâneos e reações no local de infusão. A ocorrência de concentrações excessivas de imipeném em pacientes com insuficiência renal pode provocar convulsões. O meropeném, o doripeném e o ertapeném têm menos tendência a causar convulsões do que o imipeném. Pacientes alérgicos a penicilinas podem ser alérgicos a carbapenêmicos, mas acredita-se que a incidência de reatividade cruzada seja inferior a 1%.

ANTIBIÓTICOS GLICOPEPTÍDICOS

VANCOMICINA

A vancomicina é um antibiótico isolado da bactéria atualmente conhecida como *Amycolatopsis orientalis*. Ela é ativa principalmente contra bactérias gram-positivas, devido ao seu grande peso molecular e à falta de entrada através das membranas celulares gram-negativas. A formulação intravenosa é solúvel em água e estável por 14 dias na geladeira após a reconstituição.

Mecanismos de ação e bases da resistência

A vancomicina inibe a síntese da parede celular por meio de sua ligação firme à extremidade terminal D-Ala-D-Ala do pentapeptídeo peptoglicano nascente (Figura 43-8). Essa ligação inibe a transglicosilase, impedindo o alongamento do peptidoglicano e a ligação cruzada. Em consequência, o peptidoglicano fica enfraquecido, e a célula torna-se suscetível à lise. A membrana celular também é danificada, o que contribui para o efeito antibacteriano.

A resistência à vancomicina nos enterococos deve-se a uma modificação D-Ala-D-Ala da unidade de formação do peptidoglicano, em que D-Ala terminal é substituída por D-lactato. Essa alteração resulta na perda de uma ligação de hidrogênio crítica, que facilita a ligação de alta afinidade da vancomicina ao seu alvo, com perda da

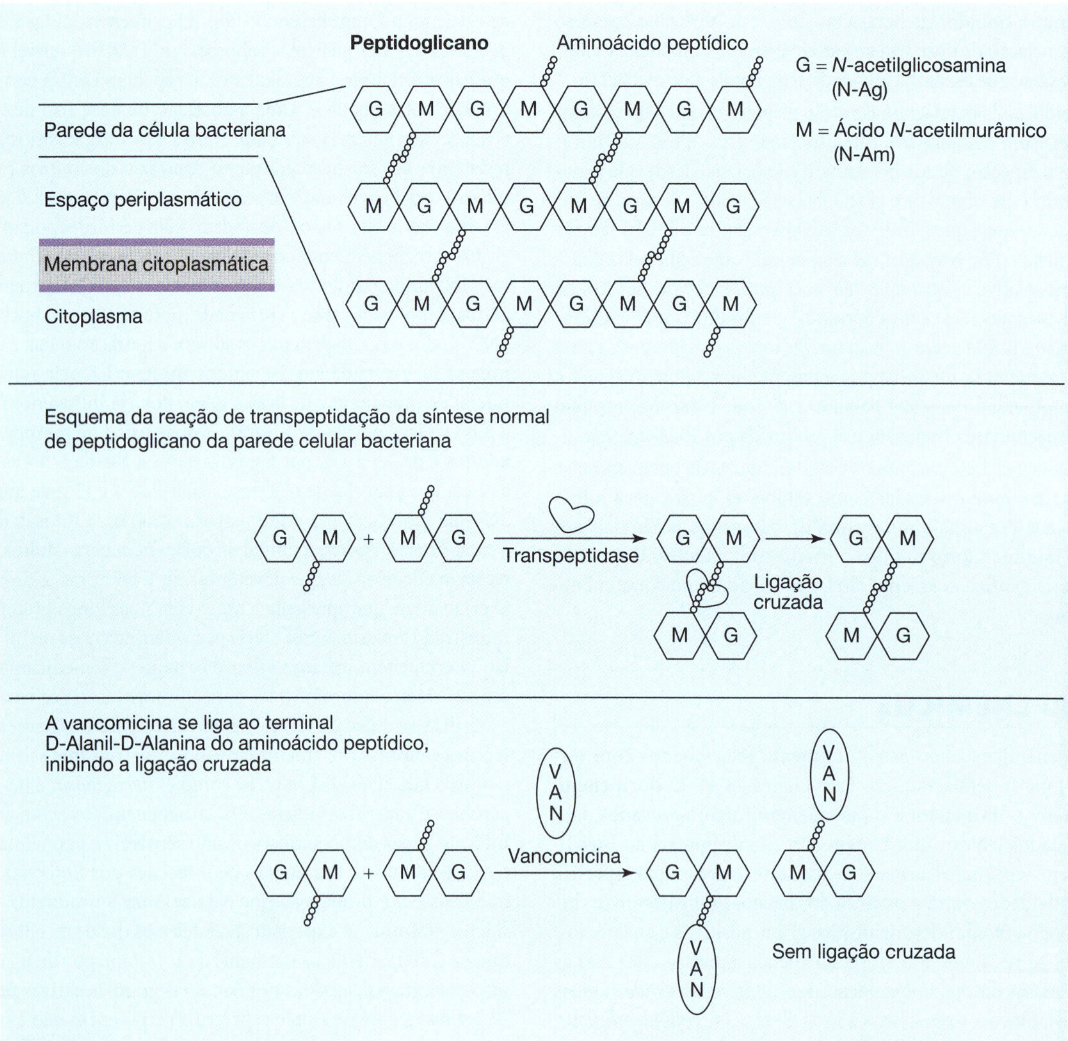

FIGURA 43-8 Esquema de uma parede celular bacteriana e síntese normal de peptidoglicano da parede celular via transpeptidação; M, ácido *N*-acetilmurâmico; Glc, glicose; NAcGlc ou G, *N*-acetilglucosamina. A vancomicina se liga ao terminal D-alanina (D-Ala-D-Ala) do aminoácido peptídico, inibindo a ligação cruzada da parede celular.

atividade. Esse mecanismo também é observado nas raras cepas de *S. aureus* resistentes à vancomicina (CIM ≥ 16 mcg/mL), que adquiriram os determinantes de resistência dos enterococos. O mecanismo subjacente na redução da sensibilidade à vancomicina em cepas de *S. aureus* de resistência intermediária (CIM = 4 a 8 mcg/mL) não está totalmente elucidado. Todavia, essas cepas apresentam uma alteração do metabolismo da parede celular, que resulta em espessamento dessa parede, com número aumentado de resíduos de D-Ala-D-Ala, que atuam como sítios de ligação de extremidade fechada para a vancomicina. A vancomicina é sequestrada dentro da parede celular pelos alvos falsos e pode ser incapaz de atingir o seu local de ação.

Atividade antibacteriana

A vancomicina é bactericida para bactérias gram-positivas em concentrações de 0,5 a 10 mcg/mL. Os estafilococos patogênicos, incluindo os que produzem betalactamase e aqueles resistentes à nafcilina e à meticilina, são, em sua maioria, destruídos por 2 mcg/mL ou menos. A vancomicina elimina os estafilococos de modo relativamente lento e apenas se as células estiverem em divisão ativa; a taxa é inferior à das penicilinas tanto *in vitro* como *in vivo*. A vancomicina é sinérgica *in vitro* com a gentamicina e a estreptomicina contra cepas de *Enterococcus faecium* e *Enterococcus faecalis*, que não exibem altas taxas de resistência aos aminoglicosídeos. A vancomicina é ativa contra numerosos anaeróbios gram-positivos, incluindo *C. difficile*.

Farmacocinética

A vancomicina é pouco absorvida pelo trato intestinal e administrada apenas por via oral para o tratamento da colite causada por *C. difficile*. As doses parenterais devem ser administradas por via intravenosa. Uma infusão intravenosa de 1 g com duração de 1 hora produz concentração sanguínea de 15 a 30 mcg/mL durante 1 a 2 horas. O fármaco é amplamente distribuído no corpo, incluindo o tecido adiposo. Se houver inflamação das meninges, são obtidas concentrações no líquido cerebrospinal de 7 a 30% das concentrações séricas simultâneas. Ocorre excreção de 90% do fármaco por filtração glomerular. Na presença de insuficiência renal, pode ocorrer acúmulo acentuado de vancomicina (Tabela 43-3). Em pacientes funcionalmente anéfricos, a meia-vida da vancomicina é de 6 a 10 dias. Uma quantidade significativa de vancomicina é removida durante uma sessão-padrão de hemodiálise com uma membrana de alto fluxo. Tradicionalmente, os médicos e as instituições empregam o monitoramento terapêutico para avaliar as concentrações mínimas. No entanto, a meta farmacocinética associada à eficácia clínica foi a razão área sob a curva (AUC):CIM superior ou igual a 400 mg-h/L. Isso tem sido difícil de medir na prática clínica; no entanto, mais ferramentas, como calculadoras *on-line* ou programas de farmacocinética, tornaram-se disponíveis. As diretrizes sugerem que o monitoramento de AUC pode ser preferido para otimizar o tempo em metas terapêuticas apropriadas, uma vez que diminui a probabilidade de o paciente desenvolver nefrotoxicidade (ver Tabela 43-3).

Aplicações clínicas

As principais indicações da vancomicina parenteral consistem em infecções da corrente sanguínea e endocardite causada por estafilococos resistentes à meticilina. Todavia, a vancomicina não é tão efetiva quanto a penicilina contra os estafilococos para o tratamento de infecções graves, como endocardite causada por cepas sensíveis à meticilina. A vancomicina em associação à gentamicina constitui um esquema alternativo para o tratamento da endocardite enterocócica em pacientes com alergia grave à penicilina. A vancomicina (em associação à cefotaxima, à ceftriaxona ou à rifampicina) também é recomendada para o tratamento de meningite suspeita ou sabidamente causada por uma cepa de pneumococo resistente à penicilina. A dose recomendada para um paciente com função renal normal é de 30 a 60 mg/kg/dia, em 2 ou 3 doses fracionadas. O esquema

TABELA 43-3 Diretrizes para a prescrição de outros antibióticos inibidores da parede celular comumente utilizados

Antibiótico (via de administração)	Dose para adultos	Dose pediátrica[1]	Dose neonatal[2]	Dose ajustada como porcentagem da dose normal na presença de insuficiência renal com base na depuração da creatinina (Cl_{cr})	
				Cl_{cr} de cerca de 50 mL/min	Cl_{cr} de cerca de 10 mL/min
Glicopeptídeos					
Vancomicina (IV)	30-60 mg/kg/dia em 2-3 doses	40 mg/kg/dia em 3 ou 4 doses	Dose de ataque de 15 mg/kg, seguida de 20 mg/kg/dia em 2 doses	40%	10%
Telavancina (IV)	10 mg/kg/dia			75%	50%
Dalbavancina (IV)	1.000 mg no dia 1, 500 mg no dia 8 Alternativa: 1.500 mg × 1			Nenhum > 30 mL/min	75%
Oritavancina (IV)	1.200 mg × 1			Nenhum > 30 mL/min	Não avaliado
Lipopeptídeos (IV)					
Daptomicina	4-6 mg/kg/dia, IV			Nenhum > 30 mL/min	50%

[1]A dose total não deve ultrapassar a do adulto.

[2]A dose indicada deve ser administrada durante a primeira semana de vida. A dose diária deve ser aumentada em cerca de 33 a 50% depois da primeira semana de vida. Deve-se utilizar a faixa de dose mais baixa para recém-nascido com peso inferior a 2 kg. Após o primeiro mês de vida, é possível usar doses pediátricas.

tradicional em adultos com função renal normal é de 1 g a cada 12 horas (~ 30 mg/kg/dia); todavia, essa dose geralmente não alcança as concentrações mínimas (15-20 mcg/mL) recomendadas para infecções graves. No caso de infecções graves (ver adiante), deve-se administrar uma dose inicial de 45 a 60 mg/kg/dia, com titulação para atingir concentrações mínimas de 15 a 20 mcg/mL. A dose para crianças é de 40 mg/kg/dia, em 3 ou 4 doses fracionadas. A depuração da vancomicina é diretamente proporcional à da creatinina, e deve-se reduzir a dose em pacientes com insuficiência renal. Para pacientes submetidos à hemodiálise, um esquema terapêutico comum consiste em uma dose de ataque de 1 g, seguida de 500 mg após cada sessão de diálise. Nos pacientes que recebem um ciclo prolongado de terapia, devem-se verificar as concentrações mínimas de vancomicina. Para infecções por *S. aureus*, as concentrações mínimas recomendadas são de 10 a 15 mcg/mL para infecções leves a moderadas e de 15 a 20 mcg/mL para infecções mais graves, como endocardite, meningite e pneumonia necrotizante.

A vancomicina oral, na dose de 0,125 a 0,5 g, a cada 6 horas, é utilizada para o tratamento da colite causada por *C. difficile*. Em virtude do surgimento de enterococos resistentes à vancomicina e da pressão seletiva potencial da vancomicina oral para esses organismos resistentes, o metronidazol é preferido como terapia inicial. Entretanto, o uso da vancomicina oral não parece constituir um fator de risco significativo para a aquisição de enterococos resistentes à vancomicina. Além disso, os dados clínicos sugerem que a vancomicina está associada a taxas de resposta inicial mais altas do que o metronidazol. Portanto, a vancomicina oral é agora preferida como terapia de primeira escolha em comparação com metronidazol oral como tratamento para a colite por *C. difficile*.

Reações adversas

As reações adversas à administração parenteral de vancomicina são frequentes. As reações são, em sua maioria, relativamente menores e reversíveis. A vancomicina é irritante para os tecidos, o que resulta em flebite no local de injeção, podendo ocorrer calafrios e febre. A ototoxicidade é rara, porém a nefrotoxicidade ainda é encontrada regularmente com as preparações atuais, sobretudo com altas concentrações mínimas. A administração da vancomicina com outro fármaco ototóxico ou nefrotóxico, como um aminoglicosídeo, aumenta o risco dessas toxicidades. É possível minimizar a ototoxicidade mantendo-se as concentrações séricas máximas abaixo de 60 mcg/mL. Entre as reações mais comuns, destaca-se a denominada síndrome do "homem vermelho", ruborização relacionada com a infusão causada pela liberação de histamina. Ela pode ser evitada, em grande parte, pelo prolongamento do período de infusão para 1 a 2 horas (preferido) ou por meio de pré-tratamento com anti-histamínico, como difenidramina.

TEICOPLANINA

A teicoplanina é um antibiótico glicopeptídico muito semelhante à vancomicina em relação ao seu mecanismo de ação e espectro antibacteriano. Ao contrário da vancomicina, ela pode ser administrada por via intramuscular, bem como por via intravenosa. A teicoplanina apresenta meia-vida longa (45-70 horas), o que possibilita a sua administração em dose única ao dia. Esse medicamento está disponível na Europa (assim como no Brasil), mas não foi aprovado para uso nos Estados Unidos.

TELAVANCINA

A telavancina (não disponível no Brasil) é um lipoglicopeptídeo semissintético derivado da vancomicina, mostra-se ativa contra bactérias gram-positivas e tem atividade *in vitro* contra numerosas cepas com sensibilidade reduzida à vancomicina. A telavancina apresenta dois mecanismos de ação. À semelhança da vancomicina, a telavancina inibe a síntese da parede celular por meio de sua ligação à extremidade terminal D-Ala-D-Ala do peptidoglicano na parede celular em crescimento. Além disso, ela aumenta a permeabilidade da membrana e interrompe o potencial de membrana da célula bacteriana. A meia-vida da telavancina é de aproximadamente 8 horas, o que permite a administração de uma dose intravenosa 1 vez ao dia. O fármaco foi aprovado para o tratamento das infecções complicadas da pele e dos tecidos moles e da pneumonia hospitalar, em uma dose de 10 mg/kg/dia, por via intravenosa. Diferentemente da terapia com vancomicina, não há necessidade de monitorar as concentrações séricas de telavancina. A telavancina foi associada à nefrotoxicidade substancial e à preocupação com o aumento da mortalidade associada à insuficiência renal em ensaios clínicos, motivo pelo qual há advertências quanto a isso na sua bula. Ela é potencialmente teratogênica, portanto a sua administração a mulheres grávidas deve ser evitada.

DALBAVANCINA E ORITAVANCINA

Dalbavancina e oritavancina (não disponíveis no Brasil) são lipoglicopeptídeos semissintéticos derivados da teicoplanina. Elas inibem a síntese da parede celular pelo mesmo mecanismo de ação da vancomicina e da teicoplanina; a oritavancina atua por mecanismos adicionais, incluindo a interrupção da permeabilidade da membrana celular e a inibição da síntese de RNA. Em comparação com a vancomicina, ambos os fármacos têm CIMs mais baixas contra muitas bactérias gram-positivas, incluindo *S. aureus* resistente à meticilina e intermediário à vancomicina. A dalbavancina não é ativa contra a maioria das cepas de enterococos resistentes à vancomicina (VREs, do inglês *vancomycin-resistant enterococci*). A oritavancina tem atividade *in vitro* contra VREs, porém a sua utilidade clínica no tratamento de infecções por VREs permanece obscura. Ambos os fármacos têm meias-vidas extremamente longas (mais de 10 dias), o que permite a administração intravenosa 1 vez por semana. A dalbavancina e a oritavancina foram aprovadas para o tratamento de infecções da pele e dos tecidos moles. Dados clínicos limitados apoiam o uso de dalbavancina para infecções sistêmicas não complicadas associadas a cateter, embora não seja aprovada para uso nesse cenário. A dalbavancina foi originalmente aprovada como esquema intravenoso de 2 doses, 1 vez por semana (1.000 mg infundidos no dia 1 e 500 mg, por via, infundidos no dia 8), porém um estudo subsequente de fase 3 que comparou o esquema de 2 doses com 1 única dose de 1.500 mg intravenosa, mostrou que o esquema terapêutico não é inferior. Os resultados desse estudo permitiram a atualização da bula, tornando a dalbavancina e a oritavancina adequadas para tratamentos de dose única para infecções complicadas da pele e dos tecidos moles. A dalbavancina foi estudada sem indicação em bula para o tratamento da osteomielite, incluindo um ensaio em que os pacientes receberam 2 doses intravenosas semanais de 1.500 mg e alcançaram uma taxa de cura de 97%. Uma diferença prática entre os dois antibióticos é o tempo de infusão: a dalbavancina pode ser administrada ao longo de 30 minutos, ao passo que a oritavancina deve ser infundida ao longo de 3 horas. Nenhum desses fármacos requer ajuste de dose no comprometimento renal ou hepático leve a moderado, e nenhum deles é removido por diálise.

OUTROS FÁRMACOS ATIVOS NA PAREDE OU NA MEMBRANA CELULARES

DAPTOMICINA

A daptomicina é um novo produto de fermentação do lipopeptídeo cíclico do *Streptomyces roseosporus* (Figura 43-9). O seu espectro de atividade assemelha-se ao da vancomicina, exceto pela possibilidade de ser ativa contra cepas de enterococos e *S. aureus* resistentes à vancomicina. *In vitro*, a daptomicina tem atividade bactericida mais rápida do que a vancomicina. O mecanismo preciso de ação não está totalmente elucidado, porém sabe-se que a daptomicina liga-se à membrana celular pela inserção dependente de cálcio em sua cauda lipídica. Isso resulta em despolarização da membrana celular, com efluxo de potássio e rápida morte celular (Figura 43-10). A daptomicina é depurada pelos rins. As doses aprovadas são de 4 mg/kg/dose para o tratamento das infecções da pele e dos tecidos moles e de 6 mg/kg/dose para o tratamento da bacteremia e da endocardite, 1 vez ao dia nos pacientes com função renal normal e em dias alternados em pacientes com depuração da creatinina inferior a 30 mL/min. Para as infecções graves, muitos especialistas recomendam o uso de uma dose de 8 a 10 mg/kg. As doses mais altas parecem ser seguras e bem toleradas, embora não haja evidências para sustentar uma maior eficácia. Em ensaios clínicos, a daptomicina não foi inferior em eficácia à vancomicina. A daptomicina pode causar miopatia, e a concentração sérica de creatina cinase deve ser monitorada semanalmente. O surfactante pulmonar antagoniza a daptomicina, razão pela qual ela não deve ser utilizada no tratamento da pneumonia. A daptomicina também pode causar pneumonite alérgica em pacientes que recebem terapia prolongada (mais de 2 semanas). Foram relatados casos de fracasso do tratamento em associação ao aumento da CIM da daptomicina durante a terapia. A daptomicina é frequentemente uma alternativa eficaz à vancomicina, às vezes como monoterapia, ou pode ser associada a um segundo antibacteriano, como um betalactâmico.

FOSFOMICINA

Fosfomicina trometamol, um sal estável de fosfomicina (fosfonomicina), inibe um estágio muito inicial da síntese da parede celular bacteriana. Trata-se de um análogo do fosfoenolpiruvato, que não tem nenhuma relação estrutural com qualquer outro fármaco antimicrobiano. A fosfomicina inibe a enzima citoplasmática enolpiruvato transferase por meio de sua ligação covalente ao resíduo de cisteína do sítio ativo e por meio do bloqueio da adição do fosfoenolpiruvato à UDP-*N*-acetilglicosamina. Essa reação constitui a primeira etapa da formação do ácido UDP-*N*-acetilmurâmico, o precursor do ácido *N*-acetilmurâmico, encontrado apenas nas paredes celulares bacterianas. O fármaco é transportado para dentro da célula bacteriana por sistemas de transporte de glicerofosfato ou de glicose-6-fosfato. A resistência deve-se ao transporte inadequado do fármaco para o interior da célula.

A fosfomicina mostra-se ativa contra microrganismos tanto gram-positivos como gram-negativos em concentrações iguais ou superiores a 125 mcg/mL. Devem-se efetuar testes de sensibilidade em meios de crescimento suplementados em glicose-6-fosfato, a fim de minimizar as indicações falso-positivas de resistência. Ocorre sinergismo *in vitro* quando a fosfomicina é associada a antibióticos betalactâmicos, aminoglicosídeos ou fluoroquinolonas.

A fosfomicina trometamol está disponível em formulações orais e parenterais. Atualmente, apenas a preparação oral é aprovada para uso nos Estados Unidos. No entanto, um pedido de formulação parenteral foi submetido à FDA com base em um ensaio que sugere a não inferioridade em comparação com piperacilina + tazobactam para pacientes com infecções complicadas do trato urinário ou pielonefrite. A biodisponibilidade oral é de cerca de 40%. As concentrações séricas máximas são de 10 e 30 mcg/mL após 1 dose oral de 2 ou 4 g, respectivamente. A meia-vida é de cerca de 4 horas. O fármaco ativo é excretado pelos rins, e a concentração urinária ultrapassa a CIM para a maioria dos patógenos do trato urinário.

A fosfomicina está aprovada para uso em dose única de 3 g no tratamento das infecções não complicadas do trato urinário (ITU) inferior em mulheres. Dados limitados em relatos de casos sugeriram eficácia em homens com ITU e prostatite. Nesses casos, 1 dose de 3 g foi administrada a cada 3 dias por 9 dias para o tratamento de ITU ou 21 dias para prostatite. Não há dados de suporte para o uso de fosfomicina para tratar a pielonefrite. O fármaco parece seguro para uso durante a gestação.

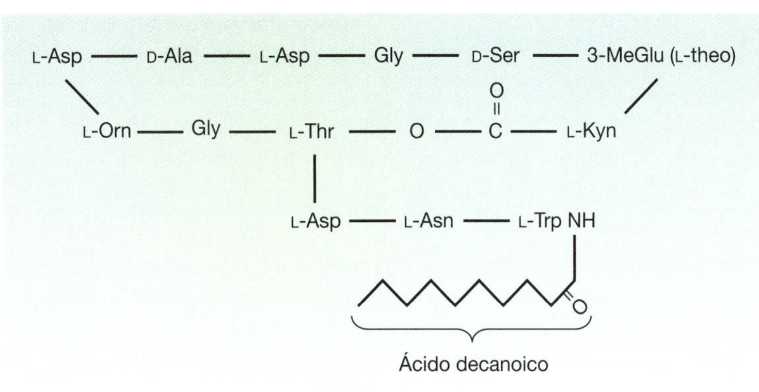

FIGURA 43-9 Estrutura da daptomicina. (Kyn, triptofano desaminado.)

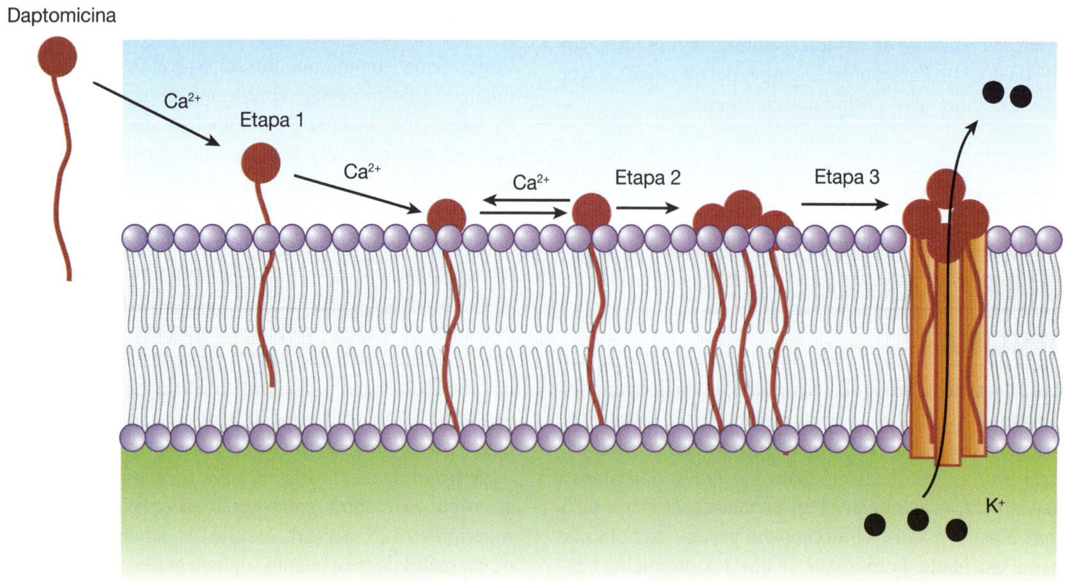

FIGURA 43-10 Mecanismo proposto de ação da daptomicina. Inicialmente, a daptomicina liga-se à membrana citoplasmática (etapa 1) e, em seguida, forma complexos de maneira dependente de cálcio (etapas 2 e 3). A formação de complexos provoca a rápida perda do potássio celular, possivelmente pela formação de poros, bem como a despolarização da membrana. Esse processo é seguido da interrupção da síntese de DNA, RNA e proteína, levando à morte celular. Não ocorre lise celular.

BACITRACINA

A bacitracina é uma mistura peptídica cíclica obtida da cepa Tracy do *Bacillus subtilis* em 1943 que se mostra ativa contra microrganismos gram-positivos. Ela inibe a formação da parede celular ao interferir na desfosforilação no ciclo do transportador lipídico, que transfere subunidades de peptidoglicano à parede celular em crescimento. Não há resistência cruzada entre a bacitracina e outros fármacos antimicrobianos.

A bacitracina é muito nefrotóxica quando administrada por via sistêmica, sendo utilizada apenas topicamente (ver Capítulo 61). A bacitracina é mal absorvida, e a aplicação tópica resulta em atividade antibacteriana local. A bacitracina, 500 unidades/g em uma base de pomada (frequentemente associada à polimixina ou à neomicina), é utilizada para o tratamento de infecções devido à flora bacteriana mista em lesões superficiais da pele ou nas membranas mucosas. Ela é comumente associada à hipersensibilidade e não deve ser aplicada em feridas com o objetivo de prevenir infecções.

CICLOSSERINA

A ciclosserina (não disponível no Brasil) é um antibiótico produzido por *Streptomyces orchidaceous*, sendo hidrossolúvel e muito instável em pH ácido. Ela inibe muitos organismos gram-positivos e gram-negativos, mas é utilizada quase exclusivamente para tratar a tuberculose causada por cepas de *Mycobacterium tuberculosis* resistentes aos fármacos de primeira escolha (ver Capítulo 47). A ciclosserina é um análogo estrutural da D-alanina e inibe a incorporação da D-alanina no pentapeptídeo proteoglicano ao inibir a alanina-racemase, que converte a L-alanina em D-alanina, e a D-alanil-D-alanina-ligase. Após a ingestão de 0,25 g de ciclosserina, as concentrações sanguíneas alcançam 20 a 30 mcg/mL – o suficiente para inibir muitas cepas de micobactérias e bactérias gram-negativas. O fármaco distribui-se de forma ampla pelos tecidos, e a maior parte é excretada na forma ativa na urina. A dose para o tratamento da tuberculose é de 0,5 a 1 g/dia, em 2 ou 3 doses fracionadas.

A ciclosserina provoca grave toxicidade do SNC relacionada com a dose, com cefaleias, tremores, psicose aguda e convulsões. Esses efeitos geralmente podem ser evitados quando são mantidas doses inferiores a 0,75 g/dia.

RESUMO Antibióticos betalactâmicos e outros antibióticos ativos na parede e na membrana celulares

Subclasse, fármaco	Mecanismo de ação	Efeitos	Aplicações clínicas	Farmacocinética, toxicidades, interações
PENICILINAS				
• Penicilina G	Impede a síntese da parede celular bacteriana por meio de sua ligação e inibição das transpeptidases da parede celular	Rápida atividade contra bactérias sensíveis	Infecções estreptocócicas e meningocócicas, neurossífilis	Administração intravenosa • depuração renal rápida (meia-vida de 30 min, portanto requer doses a cada 4 h) • *Toxicidade:* hipersensibilidade imediata, erupção cutânea, convulsões
• *Penicilina V: oral, concentração sistêmica baixa limita o uso generalizado* • *Penicilina benzatina, penicilina procaína: formulações intramusculares de longa ação* • *Nafcilina, oxacilina: via intravenosa, estabilidade adicionada à betalactamase estafilocócica, depuração biliar* • *Ampicilina, amoxicilina, piperacilina: maior atividade contra bactérias gram-negativas; a adição de um inibidor da betalactamase restaura a atividade contra muitas bactérias produtoras de betalactamase*				
CEFALOSPORINAS				
• Cefazolina	Impede a síntese da parede celular bacteriana por meio de sua ligação e inibição das transpeptidases da parede celular	Rápida atividade contra bactérias sensíveis	Infecções da pele e dos tecidos moles, infecções do trato urinário, profilaxia cirúrgica	Administração intravenosa • depuração renal (meia-vida de 1,5 h) • administrada a cada 8 horas • entrada insuficiente no sistema nervoso central (SNC) • *Toxicidade:* erupção cutânea, febre induzida por medicamento
• *Cefalexina: cefalosporina de primeira geração de uso oral, utilizada no tratamento de infecções da pele e dos tecidos moles e infecções do trato urinário* • *Cefuroxima: fármaco de segunda geração de usos oral e intravenoso; atividade melhorada contra pneumococo e* Haemophilus influenzae • *Cefotetana, cefoxitina: fármacos de segunda geração de uso intravenoso; a sua atividade contra* Bacteroides fragilis *permite o uso em infecções abdominais/pélvicas* • *Ceftriaxona: cefalosporina de terceira geração de uso intravenoso; depuração mista com meia-vida longa (6 horas), boa entrada no SNC, com muitas aplicações, incluindo pneumonia, meningite, pielonefrite e gonorreia* • *Cefotaxima: cefalosporina de terceira geração de uso intravenoso, semelhante à ceftriaxona; todavia, a depuração é renal, com meia-vida de 1 hora* • *Ceftazidima: fármaco de terceira geração de uso intravenoso, com baixa atividade gram-positiva e boa atividade contra* Pseudomonas aeruginosa • *Cefepima: fármaco de quarta geração de uso intravenoso, com ampla atividade e estabilidade aprimorada para betalactamases cromossômicas* • *Ceftarolina: de uso intravenoso, ativa contra estafilococos resistentes à meticilina e ampla atividade gram-negativa, não incluindo* Pseudomonas aeruginosa • *Ceftazidima + avibactam, ceftolozana + tazobactam: fármacos de associação entre cefalosporina e inibidores de betalactamase por via intravenosa, com ampla atividade e estabilidade melhorada para betalactamase cromossômica e algumas betalactamases de amplo espectro*				
CARBAPENÊMICOS				
• Imipeném + cilastatina	Impede a síntese da parede celular bacteriana por meio de sua ligação e inibição das transpeptidases da parede celular	Rápida atividade contra bactérias sensíveis	Infecções graves, como pneumonia e sepse	Administração intravenosa • depuração renal (meia-vida de 1 h), administrada a cada 6-8 h, cilastatina adicionada para prevenir a hidrólise por desidropeptidase renal • *Toxicidade:* convulsões, especialmente na insuficiência renal ou com altas doses (> 2 g/dia)
• *Meropeném, meropeném + vaborbactam, doripeném: de uso intravenoso, atividade semelhante ao imipeném; estável à desidropeptidase renal, menor incidência de convulsões* • *Ertapeném: administrado por via intravenosa; a meia-vida mais longa possibilita a administração de uma única dose ao dia; carece de atividade contra* Pseudomonas aeruginosa *e* Acinetobacter				
MONOBACTÂMICO				
• Aztreonam	Impede a síntese da parede celular bacteriana por meio de sua ligação e inibição das transpeptidases da parede celular	Rápida atividade contra bactérias sensíveis	Infecções causadas por bactérias gram-negativas em pacientes com hipersensibilidade imediata às penicilinas	Administração intravenosa • meia-vida de depuração renal de 1,5 h • administrada a cada 8 h • *Toxicidade:* sem alergenicidade cruzada com penicilinas

(*continua*)

Subclasse, fármaco	Mecanismo de ação	Efeitos	Aplicações clínicas	Farmacocinética, toxicidades, interações
GLICOPEPTÍDEOS				
• Vancomicina	Inibe a síntese da parede celular por meio de sua ligação à extremidade D-Ala-D-Ala do peptidoglicano nascente	Atividade contra bactérias sensíveis, destruição mais lenta do que os antibióticos betalactâmicos	Infecções causadas por bactérias gram-positivas, incluindo sepse, endocardite e meningite • colite causada por *C. difficile* (formulação oral)	Administração oral, intravenosa • depuração renal (meia-vida de 6 h) • dose inicial de 30 mg/kg/dia em 2 ou 3 doses fracionadas em pacientes com função renal normal • concentrações mínimas de 10-15 mcg/mL suficientes para a maioria das infecções • *Toxicidade*: síndrome do "homem vermelho" • nefrotoxicidade
• *Teicoplanina: administrada por via intravenosa, semelhante à vancomicina, exceto por sua meia-vida longa (45-70 h), que possibilita a administração de 1 dose ao dia* • *Dalbavancina: via intravenosa, meia-vida muito longa (> 10 dias) permite a dose 1 ×/semana* • *Oritavancina: via intravenosa; meia-vida muito longa (> 10 dias), que permite a dose 1 ×/semana* • *Telavancina: administração intravenosa, 1 ×/dia*				
LIPOPEPTÍDEO				
• Daptomicina	Liga-se à membrana celular, causando despolarização e rápida morte celular	Atividade contra bactérias sensíveis • ação bactericida mais rápida do que a da vancomicina	Infecções causadas por bactérias gram-positivas, incluindo sepse e endocardite	Administração intravenosa • depuração renal (meia-vida de 8 h) • administrada 1×/dia • inativada pelo surfactante pulmonar, portanto não pode ser utilizada para tratar pneumonia • *Toxicidade:* miopatia • recomenda-se monitoramento semanal das concentrações séricas de creatina cinase

PREPARAÇÕES DISPONÍVEIS

NOMES GENÉRICOS
PENICILINAS
Amoxicilina
Amoxicilina + clavulanato de potássio[1]
Ampicilina
Ampicilina + sulbactam sódico[2]
Dicloxacilina*
Nafcilina*
Oxacilina
Penicilina G
Penicilina G benzatina
Penicilina G procaína
Penicilina V
Piperacilina + tazobactam sódico[3]
CEFALOSPORINAS E OUTROS BETALACTÂMICOS
Cefalosporinas de espectro estreito (de primeira geração)
Cefadroxila
Cefazolina
Cefalexina
Cefalosporinas de espectro intermediário (de segunda geração)
Cefaclor
Cefotetana*
Cefoxitina
Cefprozila
Cefuroxima
Cefalosporinas de amplo espectro (de terceira e de quarta gerações)
Cefdinir*

NOMES GENÉRICOS
Cefditoreno pivoxila*
Cefepima
Cefixima*
Cefotaxima
Cefpodoxima proxetila*
Ceftarolina fosamila
Ceftazidima
Ceftazidima + avibactam[4]
Ceftibuteno*
Ceftolozana + tazobactam[5]
Ceftriaxona
Monobactâmicos e carbapenêmicos
Aztreonam
Doripeném
Ertapeném
Imipeném + cilastatina
Meropeném
Meropeném + vaborbactam[6]*
OUTROS FÁRMACOS DISCUTIDOS NESTE CAPÍTULO
Ciclosserina*
Dalbavancina8
Daptomicina
Fosfomicina
Oritavancina*
Telavancina*
Vancomicina

[1]O conteúdo de clavulanato varia de acordo com a formulação; ver a bula.
[2]O conteúdo de sulbactam é a metade do conteúdo de ampicilina.
[3]O conteúdo de tazobactam é 12,5% do conteúdo de piperacilina.
[4]O conteúdo de avibactam é 25% do conteúdo de ceftazidima.
[5]O conteúdo de tazobactam é metade do conteúdo de ceftolozana.
[6]O conteúdo de vaborbactam é igual ao conteúdo de meropeném.
*Não disponível no Brasil.

REFERÊNCIAS

Biek D et al: Ceftaroline fosamil: A novel broad-spectrum cephalosporin with expanded gram-positive activity. J Antimicrob Chemother 2010; 65(Suppl 4):iv9.

Billeter M et al: Dalbavancin: A novel once-weekly lipoglycopeptide antibiotic. Clin Infect Dis 2008;46:577.

Boucher HW et al: Once-weekly dalbavancin versus daily conventional therapy for skin infection. N Engl J Med 2014;370:2169.

Carpenter CF, Chambers HF: Daptomycin: Another novel agent for treating infections due to drug-resistant gram-positive pathogens. Clin Infect Dis 2004;38:994.

Castells M et al: Penicillin allergy. N Engl J Med 2019;381:2338.

Centers for Disease Control and Prevention (CDC): Antibiotic resistance threats in the United States, 2019. Available at https://www.cdc.gov/drugresistance/biggest-threats.html

Chang C et al: Overview of penicillin allergy. Clinic Rev Allerg Immunol 2012;43:84.

Chovel-Sella A et al: The incidence of rash after amoxicillin treatment in children with infectious mononucleosis. Pediatrics 2013;131:1424.

Corey GR et al: Single-dose oritavancin versus 7-10 days of vancomycin in the treatment of gram-positive acute bacterial skin and skin structure infections: The SOLO II noninferiority study. Clin Infect Dis 2015;60:254.

DePestel DD et al: Cephalosporin use in treatment of patients with penicillin allergies. J Am Pharm Assoc 2008;48:530.

Fowler VG et al: Daptomycin versus standard therapy for bacteremia and endocarditis caused by *Staphylococcus aureus*. N Engl J Med 2006;355:653.

Jacoby GA, Munoz-Price LS: The new beta-lactamases. N Engl J Med 2005;352:380.

Keating GM, Perry CM: Ertapenem: A review of its use in the treatment of bacterial infections. Drugs 2005;65:2151.

Kerneis S et al: Cefoxitin as a carbapenem-sparing antibiotic for infections caused by extended-spectrum beta-lactamase producing *Escherichia coli* and *Klebsiella pneumoniae*. Infect Dis 2015;47:789.

Lee SH et al: TarO-specific inhibitors of wall teichoic acid biosynthesis restore β-lactam efficacy against methicillin-resistant staphylococci. Sci Transl Med 2016;8:329.

Leonard SN, Rybak MJ: Telavancin: An antimicrobial with a multifunctional mechanism of action for the treatment of serious gram-positive infections. Pharmacotherapy 2008;28:458.

Mandell L: Doripenem: A new carbapenem in the treatment of nosocomial infections. Clin Infect Dis 2009;49(Suppl 1):S1.

Marston HD et al: Antimicrobial resistance. JAMA 2016;316:1193.

Noskin GA et al: National trends in *Staphylococcus aureus* infection rates: Impact on economic burden and mortality over a 6-year period. Clin Infect Dis 2007;45:1132.

Portsmouth S et al: Cefiderocol versus imipenem-cilastatin for the treatment of complicated urinary tract infections caused by Gram-negative uropathogens: A phase 2, randomised, double-blind, non-inferiority trial. Lancet Infect Dis 2018;18:1319.

Rappo U et al: Dalbavancin for the treatment of osteomyelitis in adult patients: A randomized clinical trial of efficacy and safety. Open Forum Infect Dis 2018;6:ofy331.

Rybak M et al: Therapeutic monitoring of vancomycin in adult patients: A consensus review of the American Society of Health-System Pharmacists, the Infectious Diseases Society of America, and the Society of Infectious Diseases Pharmacists. Am J Health Syst Pharm 2009;66:82.

Sievart DM et al: Vancomycin-resistant Staphylococcus aureus in the United States, 2002-2006. Clin Infect Dis 2008;46:668.

Tamma PD et al: The use of cefepime for treating AmpC β-lactamase-producing enterobacteriaceae. Clin Infect Dis 2013;57:781.

Van Duin D and Bonomo RA: Ceftazidime/avibactam and ceftolozane/tazobactam: Second-generation β-lactam/β-lactamase combinations. Clin Infect Dis 2016;63;234.

Zar FA et al: A comparison of vancomycin and metronidazole for the treatment of *Clostridium difficile*-associated diarrhea. Clin Infect Dis 2007;45:302

RESPOSTA DO ESTUDO DE CASO

Deve-se prescrever para o paciente uma cefalosporina de terceira geração por via IV (ceftriaxona ou cefotaxima), com entrada adequada nas meninges inflamadas e ativa contra as bactérias comuns que provocam pneumonia e meningite adquirida na comunidade (pneumococo, meningococo, *Haemophilus*). A vancomicina também deve ser administrada até que os resultados da cultura e do teste de sensibilidade a antibióticos estejam disponíveis, caso o paciente esteja infectado com um pneumococo resistente. Embora o paciente tenha história pregressa de exantema como reação à amoxicilina, o quadro clínico não é compatível com reação anafilática. As aminopenicilinas estão frequentemente associadas a exantemas que não são causados por hipersensibilidade tipo I. Nesse caso, é improvável a ocorrência de reatividade cruzada com uma cefalosporina – em particular com um fármaco de terceira geração –, e o paciente apresenta uma doença potencialmente fatal que exige cobertura antibiótica apropriada e comprovada.

CAPÍTULO

44 Tetraciclinas, macrolídeos, clindamicina, cloranfenicol, estreptograminas, oxazolidinonas e pleuromutilinas

Camille E. Beauduy, PharmD
Lisa G. Winston, MD

ESTUDO DE CASO

Uma mulher de 22 anos se apresenta à clínica médica da faculdade reclamando de história de corrimento vaginal há 2 semanas. Ela não teve febre ou dor abdominal, porém teve relações sexuais vaginais com dois homens nos últimos 6 meses e usou preservativos de forma intermitente. O exame pélvico dá positivo para secreção mucopurulenta a partir do canal endocervical. Não há dor com a movimentação do colo uterino. Uma amostra de urina de primeira coleta é obtida para teste de amplificação de ácido nucleico para clamídia e gonorreia. Também foi solicitado teste de gravidez, pois a paciente relata que está com atraso menstrual. Enquanto se aguarda esses resultados, é tomada a decisão de tratá-la presumivelmente para cervicite por clamídia.

Quais são as duas opções de tratamento para a possível infecção por clamídia? Como a possível gravidez dessa mulher afeta a decisão de tratamento?

Os medicamentos descritos neste capítulo inibem a síntese proteica bacteriana ao se ligarem e interferirem nos ribossomos. A maioria é bacteriostática, porém alguns são bactericidas contra determinados organismos. A resistência às tetraciclinas mais antigas e aos macrolídeos é comum. Exceto para tigeciclina, eravaciclina e estreptograminas, esses antibióticos podem ser administrados por via oral.

■ TETRACICLINAS

Todas as tetraciclinas têm a estrutura básica mostrada a seguir.

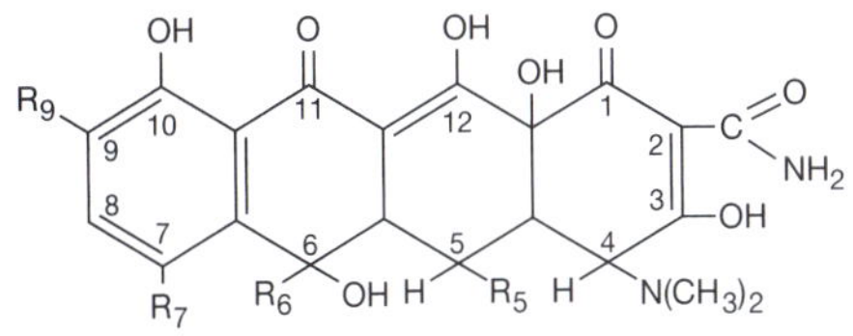

	R_7	R_6	R_5	R_9
Clortetraciclina	—Cl	$—CH_3$	—H	—H
Oxitetraciclina	—H	$—CH_3$	—OH	—H
Tetraciclinas	—H	$—CH_3$	—H	—H
Demeclociclina	—Cl	—H	—H	—H
Metaciclina	—H	$=CH_2$*	—OH	—H
Doxiciclina	—H	$—CH_3$*	—OH	—H
Minociclina	$—N(CH_3)_2$	$—H^+$	—H	—H

*Não há – OH na posição 6 na metaciclina e na doxiciclina.

Tigeciclina	$—N(CH_3)_2$	—H	—H	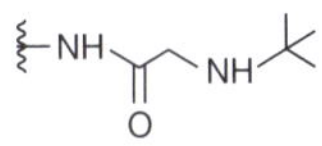
Eravaciclina	—F	—H	—H	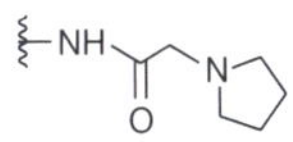
Omadaciclina	$—N(CH_3)_2$	—H	—H	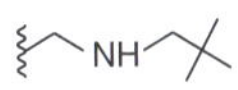

As tetraciclinas livres são substâncias anfotéricas e cristalinas de baixa solubilidade. Estão disponíveis como cloridratos, que são mais solúveis. Essas soluções são ácidas e razoavelmente estáveis. As tetraciclinas quelam íons metálicos bivalentes, o que pode interferir em sua absorção e atividade. A tigeciclina é uma glicilciclina e um derivado semissintético da minociclina; a omadaciclina é um derivado aminometilciclina sintético da minociclina; e a eravaciclina é um análogo estrutural da tigeciclina classificada como fluorociclina.

Mecanismo de ação e atividade antimicrobiana

As tetraciclinas são antibióticos bacteriostáticos de amplo espectro que inibem a síntese proteica. Elas entram nos microrganismos em parte por difusão passiva e em parte por um processo de transporte ativo dependente de energia. Os organismos sensíveis concentram o medicamento no nível intracelular. Uma vez dentro da célula, as tetraciclinas se ligam de maneira reversível à subunidade 30S do ribossomo bacteriano, bloqueando a ligação do aminoacil-tRNA ao sítio aceptor no complexo mRNA-ribossomo (Figura 44-1). Isso impede a adição de aminoácidos ao peptídeo em crescimento.

As tetraciclinas são ativas contra muitas bactérias gram-positivas e gram-negativas, incluindo determinados anaeróbios, riquétsias,

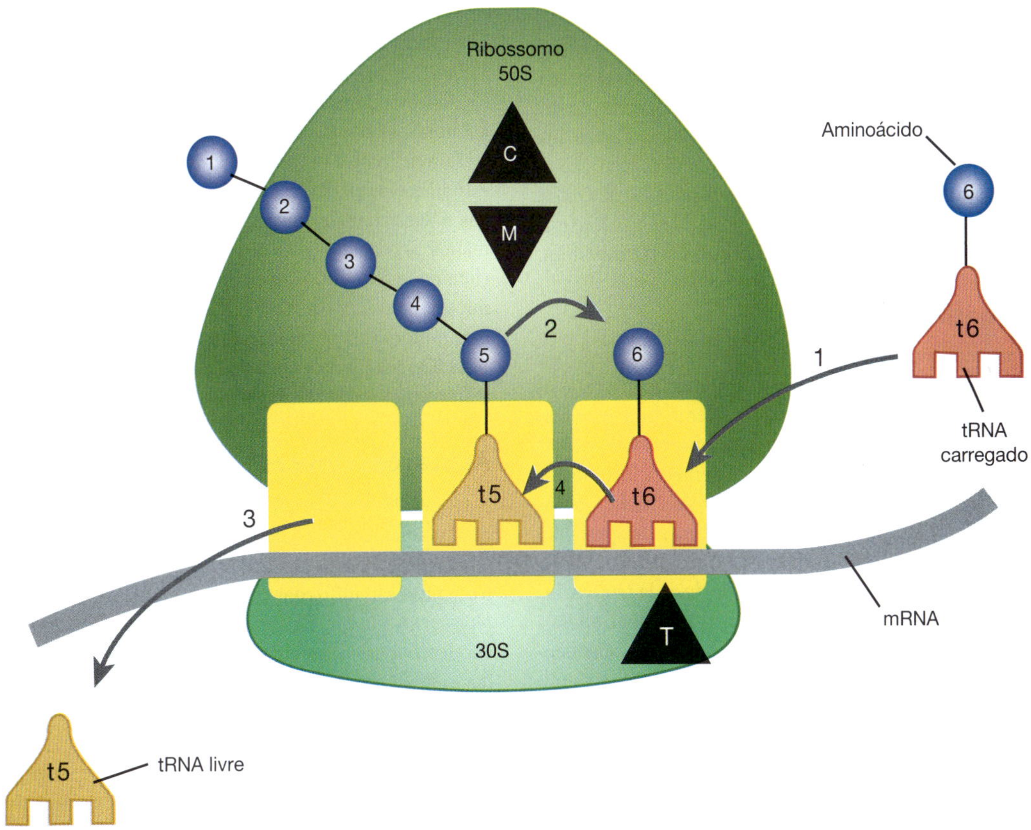

FIGURA 44-1 Etapas da síntese proteica bacteriana e alvos de diversos antibióticos. Os aminoácidos são apresentados como círculos numerados. O complexo 70S mRNA ribossomal está representado com as suas subunidades 50S e 30S. Na **etapa 1**, a unidade do tRNA carregada que transporta o aminoácido 6 liga-se ao sítio aceptor no ribossomo 70S. O peptidil-tRNA no sítio doador, com os aminoácidos 1 a 5, liga-se, então, à cadeia de aminoácidos em crescimento ao aminoácido 6 (formação de ligação peptídica, **etapa 2**). O tRNA livre, deixado no sítio doador, é liberado (**etapa 3**), e a nova cadeia de 6 aminoácidos com seu tRNA se desloca até o sítio peptidil (translocação, etapa 4). Os sítios de ligação de antibióticos são apresentados esquematicamente como triângulos. O cloranfenicol (C) e os macrolídeos (M) ligam-se à subunidade 50S e bloqueiam a formação da ligação peptídica (**etapa 2**). As tetraciclinas (T) ligam-se à subunidade 30S e impedem a ligação da próxima unidade tRNA carregada (**etapa 1**).

clamídias e micoplasmas. Para organismos sensíveis, as diferenças na eficácia clínica podem ser atribuídas a características de absorção, distribuição e excreção de fármacos individuais. As cepas resistentes à tetraciclina podem ser sensíveis à doxiciclina, à minociclina e à tigeciclina, todas elas substratos fracos para a bomba de efluxo, quando este é o mecanismo de resistência. Da mesma forma, os fármacos desenvolvidos mais recentemente, eravaciclina e omadaciclina, retêm atividade contra cepas resistentes à tetraciclina.

Resistência

Três mecanismos de resistência a análogos da tetraciclina foram descritos: (1) influxo comprometido ou efluxo aumentado por meio de uma bomba de proteína de transporte ativo; (2) proteção do ribossomo em razão da produção de proteínas que interferem na ligação da tetraciclina ao ribossomo; e (3) inativação enzimática. Os mais importantes são a expressão da bomba de efluxo e a proteção do ribossomo. As espécies gram-negativas que expressam a bomba de efluxo Tet(AE) são resistentes às antigas tetraciclinas, doxiciclina e minociclina. Entretanto, elas são sensíveis à tigeciclina, eravaciclina e omadaciclina, que não são substratos dessas bombas. Da mesma forma, uma bomba diferente [Tet(K)] de estafilococos confere resistência à tetraciclina, mas não à doxiciclina, à minociclina, à tigeciclina, à eravaciclina ou à omadaciclina, nenhuma das quais é um substrato da bomba. A proteína de proteção ribossômica Tet(M) expressa por gram-positivos produz resistência à tetraciclina, à doxiciclina e à minociclina, mas não à tigeciclina, à eravaciclina ou à omadaciclina – que, devido aos substituintes volumosos, têm um efeito de impedimento estérico na ligação de Tet(M) ao ribossomo. Tigeciclina, eravaciclina e omadaciclina são substratos de bombas de efluxo de múltiplos medicamentos cromossomicamente codificados de *Proteus* sp. e *Pseudomonas aeruginosa*, responsáveis pela resistência intrínseca desses organismos e sua resistência a todas as outras tetraciclinas.

Farmacocinética

As tetraciclinas diferem em sua absorção após a administração oral e em sua eliminação. A absorção após a administração oral é de aproximadamente 60 a 70% para tetraciclina e demeclociclina (normalmente não utilizada como antibiótico; ver adiante) e 95 a 100% para doxiciclina e minociclina. A tigeciclina e a eravaciclina são mal absorvidas por via oral, portanto devem ser administradas por via intravenosa. A biodisponibilidade da omadaciclina é de aproximadamente 35%, de modo que foi desenvolvida uma formulação oral que é 3 vezes a dose intravenosa. Uma parte da dose da tetraciclina administrada por via oral permanece no lúmen intestinal, altera a sua flora e é excretada nas fezes. A absorção ocorre principalmente no intestino delgado superior e é prejudicada por cátions multivalentes (Ca^{2+}, Mg^{2+}, Fe^{2+}, Al^{3+}), por laticínios e antiácidos, que contêm cátions multivalentes, e por pH alcalino. A tetraciclina, a demeclociclina e a omadaciclina devem ser administradas com o estômago vazio, ao passo que a absorção da doxiciclina e da minociclina não é prejudicada pelos alimentos. Soluções especialmente tamponadas de doxiciclina e minociclina são formuladas para administração intravenosa.

As tetraciclinas se ligam de 40 a 80% às proteínas séricas, com exceção da omadaciclina, que se liga apenas 20% às proteínas. Doses orais de 500 mg de cloridrato de tetraciclina a cada 6 horas produzem concentrações sanguíneas máximas de 4 a 6 mcg/mL. As concentrações máximas de 2 a 4 mcg/mL são alcançadas com uma dose de 200 mg de doxiciclina ou minociclina. A seguir, estão as concentrações séricas de pico no estado estacionário após as doses-padrão de outras tetraciclinas: tigeciclina, 0,6 mcg/mL; eravaciclina, 1,8 mcg/mL; e omadaciclina, 2 mcg/mL para administração intravenosa e 0,9 mcg/mL para administração oral. As tetraciclinas distribuem-se amplamente por tecidos e líquidos orgânicos, exceto pelo líquido cerebrospinal, no qual as concentrações representam 10 a 25% daquelas presentes no soro. As tetraciclinas atravessam a placenta e são excretadas no leite materno. Como resultado da quelação com cálcio, as tetraciclinas se ligam aos – e danificam – ossos e dentes em crescimento. A ingestão de carbamazepina, fenitoína, barbitúricos e uso frequente de álcool pode reduzir a meia-vida da tetraciclina, da doxiciclina e da eravaciclina em 50%, devido à indução das enzimas hepáticas que metabolizam os fármacos.

As tetraciclinas são excretadas principalmente na bile e na urina. As concentrações biliares excedem 10 vezes as do soro. Parte do fármaco excretado na bile é reabsorvido no intestino (circulação êntero-hepática) e pode contribuir para a manutenção das concentrações séricas. De 10 a 50% de diversas tetraciclinas são excretadas na urina, sobretudo por filtração glomerular. De 10 a 40% do fármaco é excretado nas fezes. A doxiciclina e a tigeciclina, ao contrário de outras tetraciclinas, são eliminadas por mecanismos não renais e não se acumulam significativamente na insuficiência renal, de modo que não necessitam de ajuste posológico.

As tetraciclinas são classificadas como de ação curta (tetraciclina, bem como os agentes agrícolas clortetraciclina e oxitetraciclina), de ação intermediária (demeclociclina) ou de ação longa (doxiciclina e minociclina) com base em meias-vidas séricas de 6 a 8 horas, 12 horas e 16 a 18 horas, respectivamente. A tigeciclina, a eravaciclina e a omadaciclina têm meias-vidas longas de 36, 20 e 16 horas, respectivamente. Apesar dessas meias-vidas prolongadas, a tigeciclina e a eravaciclina requerem doses 2 vezes ao dia para manter as concentrações séricas adequadas; no entanto, a omadaciclina pode ser administrada 1 vez ao dia após uma dose de ataque inicial. A absorção quase completa e a excreção lenta da doxiciclina e da minociclina permitem dose única diária em determinadas indicações, porém, por convenção, os dois fármacos são geralmente administrados 2 vezes ao dia.

Aplicações clínicas

A tetraciclina é o fármaco de escolha para o tratamento da maioria das infecções causadas por riquétsias e *Borrelia* sp., incluindo febre maculosa das montanhas rochosas e doença de Lyme. As tetraciclinas são utilizadas preferencialmente para tratar *Anaplasma phagocytophilum* e *Ehrlichia* sp. Elas também são medicamentos excelentes para o tratamento de *Mycoplasma pneumoniae*, clamídia e alguns espiroquetas, e são empregadas em associação a outros medicamentos no tratamento da doença ulcerosa gástrica e duodenal por *Helicobacter pylori*. As tetraciclinas podem ser utilizadas em diversas infecções por bactérias gram-positivas e gram-negativas, incluindo infecções por *Vibrio*, desde que o microrganismo não seja resistente. No cólera suscetível, as tetraciclinas interrompem rapidamente a liberação de vibriões, porém a resistência à tetraciclina é um problema crescente. As tetraciclinas permanecem eficazes na maioria das infecções por clamídia, inclusive as sexualmente transmissíveis. A **doxiciclina** também é um fármaco alternativo recomendado pelo Centers for Disease Control and Prevention (CDC) para sífilis primária e secundária em pacientes com alergia à penicilina. Uma tetraciclina – em associação a outros antibióticos – é indicada para peste, tularemia, brucelose e bartonelose. As tetraciclinas são, por vezes, utilizadas no tratamento ou na profilaxia de infecções por protozoários, como aquelas decorrentes de *Plasmodium falciparum* (ver Capítulo 52). Outros usos incluem o tratamento de acne, exacerbações de bronquite, pneumonia adquirida na comunidade, leptospirose e algumas infecções micobacterianas não tuberculosas (p. ex., *Mycobacterium marinum*). As tetraciclinas já foram utilizadas no tratamento de diversas infecções comuns, incluindo gastrenterite bacteriana e infecções do trato urinário. Contudo, muitas cepas de bactérias causadoras de infecções tornaram-se resistentes, e outros fármacos superaram em muito as tetraciclinas.

A **minociclina**, 100 mg, 2 vezes ao dia, por via oral, durante 5 dias, pode erradicar o estado de portador meningocócico; porém, em razão dos efeitos colaterais e da resistência de muitas cepas meningocócicas, dá-se preferência à rifampicina. A **demeclociclina** (não disponível no Brasil) é raramente utilizada como antibacteriano, mas tem sido usada sem indicação em bula no tratamento da secreção inadequada de hormônio antidiurético, em virtude de sua inibição do hormônio antidiurético no túbulo renal (ver Capítulo 15).

A **tigeciclina**, a primeira glicilciclina a chegar à prática clínica, e os análogos desenvolvidos subsequentemente, **eravaciclina** e **omadaciclina** (não disponíveis no Brasil), têm várias características únicas que justificam o seu uso além das tetraciclinas mais antigas. Seus espectros de atividade são muito amplos, e muitas cepas resistentes à tetraciclina são sensíveis porque não são afetadas pelos determinantes de resistência comuns. Os organismos sensíveis incluem estafilococos e *Staphylococcus aureus* coagulase-negativos, incluindo resistentes à meticilina, intermediários à vancomicina e cepas resistentes à vancomicina; estreptococos sensíveis e resistentes à penicilina; enterococos, incluindo cepas resistentes à vancomicina; bacilos gram-positivos; Enterobacteriaceae; cepas multirresistentes de *Acinetobacter* sp.; anaeróbios, gram-positivos e gram-negativos; riquétsias, *Chlamydia* sp. e *Legionella pneumophila*; e micobactérias de crescimento rápido. *Proteus*, *Providencia* sp. e *P. aeruginosa*, entretanto, são intrinsecamente resistentes.

A tigeciclina, formulada apenas para uso intravenoso, é administrada como dose de ataque de 100 mg e, em seguida, 50 mg a cada 12 horas. A eravaciclina está disponível nos Estados Unidos apenas para uso intravenoso (não disponível no Brasil), sendo administrada na dose de 1 mg/kg a cada 12 horas; ela deve ser ajustada para 1,5 mg/kg a cada 12 horas quando coadministrada com indutores potentes de CYP3A, como a rifampicina. A omadaciclina está disponível em formulações intravenosas e orais; a forma intravenosa deve ser administrada como 100 mg , 2 vezes ao dia no primeiro dia, e 1 vez ao dia depois disso. A forma oral pode ser administrada como 450 mg, 1 vez ao dia nos dias 1 e 2, e então como 300 mg/dia daí em diante. Como ocorre com todas as tetraciclinas, a entrada intracelular e nos tecidos com esses fármacos é excelente; consequentemente, o volume de distribuição é muito grande, e as concentrações séricas de pico são baixas. A eliminação ocorre sobretudo por via biliar, e não há necessidade de qualquer ajuste da dose para os pacientes com insuficiência renal. Além dos efeitos da classe das tetraciclinas, a principal reação adversa da tigeciclina é a náusea, que ocorre em até um terço dos pacientes, e ocasionalmente vômitos; a náusea foi a reação adversa mais comumente relatada para a eravaciclina e a omadaciclina, mas parece ser substancialmente menos comum. Em geral, nem náuseas nem vômitos requerem a descontinuação desses medicamentos.

A tigeciclina está aprovada para tratamento de infecção cutânea e da estrutura cutânea, infecções intra-abdominais e pneumonia adquirida na comunidade. Entretanto, em uma metanálise de ensaios clínicos, a tigeciclina foi associada ao aumento pequeno, porém significativo, do risco de morte em comparação com outros antibióticos utilizados para tratar essas infecções. O risco aumentado foi mais aparente na pneumonia adquirida em hospital e associada à ventilação mecânica, mas também foi observado em outras infecções. Isso levou a Food and Drug Administration (FDA) a emitir um aviso de tarja preta de que a tigeciclina deve ser reservada para situações em que os tratamentos alternativos não são adequados. Como as concentrações de fármacos ativos na urina e no soro são relativamente baixas, a tigeciclina pode não ser eficaz para infecções do trato urinário ou bacteremia primária. A tigeciclina demonstrou atividade *in vitro* contra uma variedade de patógenos multirresistentes (p. ex., *S. aureus* resistente à meticilina, gram-negativos produtores de betalactamase de amplo espectro e espécies de *Acinetobacter*); contudo, a sua eficácia clínica nas infecções por microrganismos multirresistentes em comparação com outros fármacos não foi comprovada.

A eravaciclina foi aprovada pela FDA em 2018 para o tratamento de infecções intra-abdominais complicadas depois que dois estudos de fase 3 mostraram não inferioridade com outros antibióticos (ertapeném em um estudo, meropeném no outro) para essa indicação. Assim como a tigeciclina, ela retém atividade contra muitos organismos multirresistentes. Os estudos *in vitro* sugerem que a eravaciclina pode ser 2 a 4 vezes mais potente do que a tigeciclina, porém os estudos clínicos não estão completos. É importante observar que a eravaciclina não deve ser utilizada para tratar infecções do trato urinário, pois não demonstrou não inferioridade em relação a outros antibióticos (levofloxacino ou ertapeném) em dois estudos de fase 3 independentes.

A omadaciclina foi aprovada em 2018 para duas indicações diferentes após os ensaios de fase 3 terem mostrado não inferioridade com relação ao moxifloxacino no tratamento da pneumonia bacteriana adquirida na comunidade e à linezolida no tratamento de infecções bacterianas agudas da pele e da estrutura da pele. Semelhante à tigeciclina e à eravaciclina, a omadaciclina não é afetada pelos mecanismos de resistência mais comuns, retendo, assim, a atividade contra uma ampla gama de patógenos resistentes aos medicamentos mais antigos. Ela difere da tigeciclina e da eravaciclina devido à sua ligação às proteínas muito mais baixa e à sua disponibilidade como formulação oral. É importante ressaltar que a sua coadministração com qualquer alimento reduz substancialmente a absorção da forma oral, motivo pelo qual a omadaciclina deve ser administrada pelo menos 4 horas depois e 2 horas antes de qualquer alimento ou líquido que não seja água. Como outras tetraciclinas, a sua absorção é diminuída pela coadministração de cálcio e de outros cátions metálicos; portanto, suplementos, como antiácidos ou multivitamínicos, devem ser administrados pelo menos 4 horas antes ou depois da omadaciclina.

A. Posologia oral

A dose oral do cloridrato de tetraciclina é de 0,25 a 0,5 g, 4 vezes ao dia, para adultos, e 25 a 50 mg/kg/dia para crianças (8 anos de idade ou mais). Nas infecções sistêmicas graves, indicam-se doses mais altas, pelo menos durante os primeiros dias. A dose de doxiciclina é de 100 mg 1 ou 2 vezes ao dia; a dose de minociclina é de 100 mg, 2 vezes ao dia; e a dose de manutenção da omadaciclina é de 300 mg, 1 vez ao dia. A doxiciclina é a tetraciclina oral de escolha para a maioria das indicações, uma vez que é geralmente bem tolerada, pode ser administrada 2 vezes ao dia e sua absorção não é significativamente afetada pelos alimentos. Todas as tetraciclinas quelam com metais e não devem ser administradas por via oral com leite, antiácidos ou sulfato ferroso. Para evitar a deposição em ossos ou dentes em crescimento, as tetraciclinas devem ser evitadas em mulheres grávidas e crianças com idade inferior a 8 anos, exceto em circunstâncias incomuns, como no tratamento da suspeita de febre maculosa das montanhas rochosas.

B. Posologia parenteral

A doxiciclina e a minociclina estão disponíveis para injeção intravenosa e são administradas nas mesmas doses das formulações orais. A dose de manutenção intravenosa da omadaciclina é de 100 mg/dia, o que é menor do que a sua dose oral, devido à biodisponibilidade oral limitada. Conforme descrito anteriormente, a tigeciclina e a eravaciclina estão disponíveis apenas como formas injetáveis intravenosas. A injeção intramuscular não é recomendada, em virtude da dor e da inflamação no local da aplicação.

Reações adversas

Reações de hipersensibilidade (febre medicamentosa, erupções cutâneas) às tetraciclinas são incomuns. Muitas reações adversas se devem à toxicidade direta do fármaco ou à alteração da flora microbiana.

A. Reações adversas gastrintestinais

Náuseas, vômitos e diarreia são os motivos mais comuns de interrupção das tetraciclinas. Esses efeitos são atribuíveis à irritação local direta do trato intestinal. As tetraciclinas orais raramente podem causar ulceração esofágica, portanto os pacientes devem ser instruídos a tomá-las com 1 copo de água e a não deitar-se por pelo menos 30 minutos após cada dose.

As tetraciclinas alteram a flora gastrintestinal normal, com supressão dos coliformes sensíveis e crescimento excessivo de *Pseudomonas*, *Proteus*, estafilococos, coliformes resistentes, clostrídeos e *Candida*. Isso pode resultar em distúrbios funcionais intestinais, prurido anal, candidíase vaginal ou oral ou colite associada a *Clostridioides difficile*. No entanto, o risco de colite por *C. difficile* talvez seja menor com as tetraciclinas do que com outros antibióticos.

B. Estruturas ósseas e dentes

As tetraciclinas ligam-se de imediato ao cálcio depositado no osso ou no dente recém-formado em crianças pequenas. Quando uma tetraciclina é administrada durante a gravidez, ela pode se depositar nos dentes fetais, causando fluorescência, alteração na cor e displasia de esmalte. Ela também pode se depositar nos ossos, onde pode causar deformidade ou inibição do crescimento. Em razão desses efeitos, as tetraciclinas geralmente são evitadas durante a gravidez. Quando o medicamento é administrado por longos períodos a crianças com idade inferior a 8 anos, podem ocorrer alterações similares.

C. Outras reações adversas

As tetraciclinas podem prejudicar a função hepática, sobretudo durante a gravidez, em pacientes com doença hepática preexistente e quando altas doses são administradas por via intravenosa. Há relatos de necrose hepática com doses diárias de 4 g ou mais por via intravenosa. Acidose tubular renal e síndrome de Fanconi foram atribuídas à administração de preparações de tetraciclina fora da validade. As tetraciclinas administradas com diuréticos podem causar nefrotoxicidade. A tetraciclina e a minociclina podem se acumular até concentrações tóxicas em pacientes com insuficiência renal. A injeção intravenosa pode causar trombose venosa, ao passo que a injeção intramuscular produz irritação local dolorosa e deve ser evitada. As tetraciclinas administradas sistemicamente geralmente induzem sensibilidade à luz solar ou ultravioleta, particularmente em pessoas de pele clara. Tontura, vertigem e zumbido foram observados, sobretudo com altas doses ou administração prolongada de minociclina. Esses sintomas também podem ocorrer com doses maiores de doxiciclina.

MACROLÍDEOS

Os macrolídeos formam um grupo de compostos intimamente correlacionados, caracterizados por um anel de lactona macrocíclico (geralmente com 14 ou 16 átomos), ao qual se ligam desoxiaçúcares. O fármaco-protótipo, a eritromicina, que consiste em duas metades de açúcar ligadas a um anel de lactona de 14 átomos, foi obtido em 1952 de *Streptomyces erythreus*, atualmente denominado *Saccharopolyspora erythraea*. A claritromicina e a azitromicina são derivados semissintéticos da eritromicina.

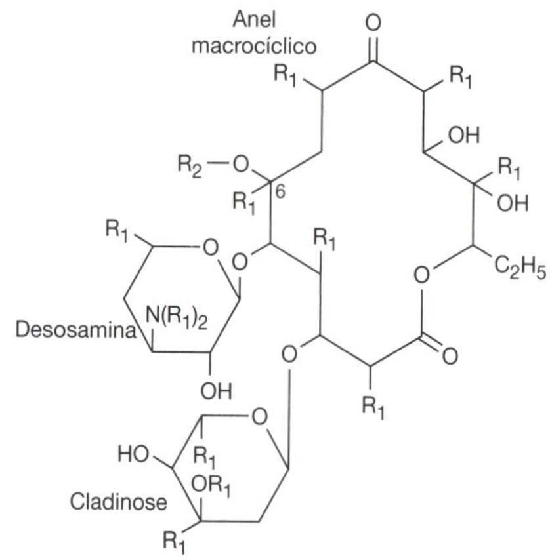

Eritromicina (R_1 = CH_3, R_2 = H)
Claritromicina (R_1, R_2 = CH_3)

ERITROMICINA

Química

A estrutura geral da eritromicina está ilustrada com o anel macrocíclico e com os açúcares desosamina e cladinose. Ela é pouco solúvel em água (0,1%), porém se dissolve de imediato em solventes orgânicos. As soluções são bastante estáveis a 4° C, porém perdem rapidamente a atividade a 20° C e em pH ácido. Em geral, as eritromicinas são dispensadas como ésteres e sais diversos.

Mecanismo de ação e atividade antimicrobiana

A ação antibacteriana da eritromicina e de outros macrolídeos pode ser inibitória ou bactericida, principalmente em concentrações mais elevadas, para os organismos sensíveis. A atividade dela é aumentada em pH alcalino. A inibição da síntese proteica ocorre por meio da ligação ao RNA ribossomal 50S. O sítio de ligação fica próximo ao centro da peptidiltransferase, sendo o alongamento da cadeia peptídica (i.e., transpeptidação) impedido pelo bloqueio do túnel de saída do polipeptídeo. Em consequência, o peptidil-tRNA é dissociado do ribossomo. A eritromicina também inibe a formação da subunidade ribossomal 50S (ver Figura 44-1).

A eritromicina é ativa contra as cepas sensíveis de organismos gram-positivos, principalmente pneumococos, estreptococos, estafilococos e corinebactérias. *Mycoplasma pneumoniae*, *L. pneumophila*, *Chlamydia trachomatis*, *Chlamydophila psittaci*, *Chlamydophila pneumoniae*, *H. pylori*, *Listeria monocytogenes* e certas micobactérias (*Mycobacterium kansasii*, *Mycobacterium scrofulaceum*) também são sensíveis. Organismos gram-negativos, como *Neisseria* sp., *Bordetella pertussis*, *Bartonella henselae* e *Bartonella quintana*, assim como algumas espécies de *Rickettsia*, *Treponema pallidum* e espécies de *Campylobacter*, são sensíveis. *Haemophilus influenzae* é um pouco menos sensível.

Em geral, a resistência à eritromicina é codificada por plasmídeo. Três mecanismos gerais foram identificados: (1) permeabilidade reduzida da membrana celular ou efluxo ativo; (2) produção (por enterobactérias) de esterases que hidrolisam macrolídeos; e (3) modificação do sítio de ligação ribossomal (denominada proteção ribossomal) por mutação cromossomal ou por metilase constitucional ou induzível por macrolídeo. O efluxo e a produção de metilase são os dois mecanismos de resistência mais importantes nos organismos gram-positivos. A resistência cruzada ocorre entre a eritromicina e os outros macrolídeos. A produção própria de metilase também confere resistência a compostos estruturalmente desconexos, porém similares do ponto de vista mecânico, como a clindamicina e a estreptogramina B (denominada resistência a macrolídeo-lincosamida-estreptogramina ou do tipo MLS-B), que compartilham o mesmo sítio de ligação ribossomal. Como os não macrolídeos são indutores fracos da metilase, as cepas que expressam uma metilase induzível parecem sensíveis *in vitro*. No entanto, mutantes constitucionais resistentes podem ser selecionados e surgir durante a terapia com clindamicina.

Farmacocinética

A eritromicina-base é destruída pelo ácido gástrico e deve ser administrada com revestimento entérico. O alimento interfere na absorção. As formulações de estearato e etilsuccinato são razoavelmente resistentes a ácidos e um pouco mais bem absorvidas. Uma dose intravenosa de 500 mg de lactobionato de eritromicina produz concentrações séricas de 10 mcg/mL, 1 hora após a administração. A meia-vida sérica é normalmente de cerca de 1 hora e meia, e de 5 horas em pacientes com anúria. Não há necessidade de ajuste na insuficiência renal. A eritromicina não é removida por diálise. Grandes quantidades da dose administrada são excretadas na bile, e apenas 5% são excretados na urina. O medicamento absorvido distribui-se amplamente, exceto para o cérebro e o líquido cerebrospinal. A eritromicina é capturada por leucócitos polimorfonucleares e macrófagos, atravessa a placenta e alcança o feto.

Aplicações clínicas

A eritromicina é o medicamento preferencial tradicional nas infecções por corinebactérias (difteria, sepse por corinebactéria, eritrasma) e nas infecções respiratória, neonatal, ocular ou genital por clamídias. Embora a eritromicina tenha sido utilizada no tratamento de pneumonia adquirida na comunidade, uma vez que seu espectro de atividade inclui pneumococos, *M. pneumoniae* e *L. pneumophila*, os macrolídeos mais novos são mais bem tolerados e mais comumente selecionados. A resistência aos macrolídeos está aumentando em pneumococos e *M. pneumoniae*. A eritromicina também foi utilizada em substituição à penicilina em indivíduos alérgicos à penicilina com infecção causada por estafilococos e estreptococos. O surgimento de resistência à eritromicina nos estafilococos e em cepas de estreptococos do grupo A tornou menos interessante o uso dos macrolídeos como fármacos de primeira escolha no tratamento de faringites e infecções da pele e dos tecidos moles. A eritromicina foi estudada como profilaxia contra endocardite durante procedimentos odontológicos em indivíduos com valvopatia que são incapazes de tolerar a amoxicilina de primeira escolha, porém a clindamicina, que é mais bem tolerada, a substituiu em grande parte.

A dose oral da eritromicina-base ou estearato é de 0,25 a 0,5 g a cada 6 horas (para crianças, 40 mg/kg/dia). A dose de etilsuccinato de eritromicina é de 0,4 a 0,8 g, a cada 6 horas. A eritromicina-base oral (1 g) é por vezes associada à neomicina ou à canamicina oral (não disponível no Brasil) para o preparo pré-operatório do cólon. A dose intravenosa de lactobionato de eritromicina é de 0,5 a 1 g a cada 6 horas para adultos e de 15 a 20 mg/kg/dia divididos a cada 6 horas para crianças. Recomenda-se a dose mais alta no tratamento de pneumonia causada por *L. pneumophila*.

Reações adversas

Anorexia, náuseas, vômitos e diarreia são comuns. A intolerância gastrintestinal, que se deve à estimulação direta da motilidade intestinal, é um motivo comum para a seleção de uma alternativa à eritromicina. Essa reação adversa pode realmente ser desejável em algumas circunstâncias, levando ao uso da eritromicina não indicado em bula para tratar pacientes com gastroparesia.

As eritromicinas, particularmente a formulação de estolato mais antiga, podem produzir hepatite colestática aguda (febre, icterícia, disfunção hepática), provavelmente como uma reação de hipersensibilidade. Muitos pacientes se recuperam, porém a hepatite reincide quando o fármaco é novamente administrado. As outras reações alérgicas são febre, eosinofilia e exantemas.

Os metabólitos da eritromicina inibem enzimas do citocromo P450 (CYP), aumentando, assim, as concentrações séricas de inúmeros fármacos, incluindo teofilina, varfarina, ciclosporina e metilprednisolona. A eritromicina aumenta as concentrações séricas da digoxina oral ao aumentar a sua biodisponibilidade.

CLARITROMICINA

A claritromicina é derivada da eritromicina por adição de um grupo metila, o que aumenta a estabilidade ácida e a absorção oral. O mecanismo de ação da claritromicina é idêntico ao da eritromicina, e ela está disponível como formulação oral. A claritromicina e a eritromicina assemelham-se em relação à atividade antibacteriana, exceto pelo fato de que a claritromicina é mais ativa contra o complexo *Mycobacterium avium* (ver Capítulo 47). A claritromicina também apresenta atividade contra *Mycobacterium leprae*, *Toxoplasma gondii* e *H. influenzae*. Os estreptococos e estafilococos resistentes à eritromicina também são resistentes à claritromicina.

Uma dose de 500 mg de claritromicina produz concentrações séricas de 2 a 3 mcg/mL. A meia-vida mais longa da claritromicina (6 horas) em comparação com a eritromicina permite a sua administração 2 vezes ao dia. A dose recomendada é de 250 a 500 mg, por via oral, 2 vezes ao dia, ou 1.000 mg da formulação de liberação prolongada, 1 vez ao dia. A claritromicina entra bem na maioria dos tecidos, com concentrações iguais ou superiores às séricas.

A claritromicina é metabolizada no fígado e parcialmente eliminada na urina. O principal metabólito, 14-hidroxiclaritromicina, também tem atividade antibacteriana e é eliminado na urina. A redução da dose (p. ex., uma dose de ataque de 500 mg, depois 250 mg, 1 ou 2 vezes ao dia) é recomendada para pacientes com depuração de creatinina inferior a 30 mL/min. A claritromicina tem interações medicamentosas similares às descritas para a eritromicina.

As vantagens da claritromicina em comparação com a eritromicina são menor incidência de intolerância gastrintestinal e administração menos frequente.

AZITROMICINA

A azitromicina, um composto macrolídeo com anel de lactona de 15 átomos, deriva da eritromicina por meio da adição de um nitrogênio metilado no anel de lactona. Os seus espectros de ação, mecanismo de ação e usos clínicos são similares aos da claritromicina. A azitromicina pode ser administrada por via oral ou intravenosa, e é ativa contra o complexo *M. avium* e contra *T. gondii*. Ela é um pouco menos ativa do que a eritromicina e a claritromicina contra estafilococos e estreptococos, porém um pouco mais ativa contra *H. influenzae*. A azitromicina é bastante ativa contra espécies de *Chlamydia*.

A azitromicina difere da eritromicina e da claritromicina principalmente nas propriedades farmacocinéticas. Uma dose de 500 mg de azitromicina produz concentrações séricas relativamente baixas, de aproximadamente 0,4 mcg/mL. No entanto, a azitromicina entra muito bem na maioria dos tecidos (exceto no líquido cerebrospinal) e nas células fagocíticas, e as concentrações no tecido excedem as do soro em 10 a 100 vezes. O fármaco é liberado lentamente dos tecidos (meia-vida tecidual de 2-4 dias), o que resulta em uma meia-vida de eliminação de cerca de 3 dias. Essas propriedades peculiares permitem a administração de dose única diária e, em muitos casos, o encurtamento da duração do tratamento. Por exemplo, uma única dose de 1 g de azitromicina é tão efetiva quanto uma série de 7 dias de doxiciclina no tratamento de uretrite e cervicite por clamídia. A azitromicina, com uma dose de ataque de 500 mg, seguida por uma dose única diária de 250 mg durante os próximos 4 dias, é comumente utilizada sozinha ou em associação a um antibiótico betalactâmico para tratar a pneumonia adquirida na comunidade.

A azitromicina é rapidamente absorvida e bem tolerada por via oral. Antiácidos à base de alumínio e magnésio não alteram a biodisponibilidade, porém retardam a absorção e reduzem as concentrações séricas máximas. Como tem um anel de lactona de 15 componentes (e não de 14), a azitromicina não inativa as enzimas CYP e, por conseguinte, está livre das interações medicamentosas que ocorrem com a eritromicina e com a claritromicina.

Os antibióticos macrolídeos prolongam o intervalo QT eletrocardiográfico devido ao efeito nos canais de potássio. O prolongamento do intervalo QT pode causar arritmia tipo *torsades de pointes*. Trabalhos recentes sugerem que a azitromicina pode estar associada a um pequeno aumento do risco de morte devido a condições cardíacas.

FIDAXOMICINA

A fidaxomicina, um macrolídeo minimamente absorvido utilizado para tratar infecções por *Clostridioides difficile* (anteriormente *Clostridium difficile*), é discutida no Capítulo 50.

CETOLÍDEOS

Os cetolídeos são macrolídeos semissintéticos com anel de 14 membros, que diferem da eritromicina pela substituição de um grupamento 3-ceto por um açúcar L-cladinose neutro. A **telitromicina** foi aprovada para pneumonia bacteriana adquirida na comunidade, mas não está mais disponível nos Estados Unidos (nem no Brasil). Ela é ativa *in vitro* contra *Streptococcus pyogenes*, *S. pneumoniae*, *S. aureus*, *H. influenzae*, *Moraxella catarrhalis*, *Mycoplasma* sp., *L. pneumophila*, *Chlamydia* sp., *H. pylori*, *Neisseria gonorrhoeae*, *B. fragilis*, *T. gondii* e algumas micobactérias não tuberculosas. Muitas cepas resistentes a macrolídeos são sensíveis aos cetolídeos, pois a modificação estrutural desses compostos os torna substratos pobres para a resistência mediada por bomba de efluxo. Eles ligam-se aos ribossomos de algumas espécies bacterianas com afinidade maior do que os macrolídeos.

A biodisponibilidade oral da telitromicina é de 57%; em geral, a entrada tecidual e intracelular é boa. Ela é metabolizada no fígado e eliminada por uma combinação das vias de excreção biliar e urinária. A telitromicina é administrada como uma dose única diária de 800 mg, o que resulta em concentrações séricas máximas de aproximadamente 2 mcg/mL. Ela é um inibidor reversível da enzima CYP3A4 e pode prolongar ligeiramente o intervalo QT_c. Nos Estados Unidos, a telitromicina foi indicada apenas para o tratamento de pneumonia bacteriana adquirida na comunidade, após o reconhecimento de que pode causar hepatite e insuficiência hepática. A telitromicina também está contraindicada em pacientes com *miastenia gravis*, já que pode agravar a doença.

A **solitromicina**, embora ainda não tenha sido aprovada, é um novo fluorocetolídeo que foi submetido à revisão da FDA depois que dois ensaios clínicos de fase 3 mostraram não inferioridade quando comparada com o moxifloxacino no tratamento de pneumonia adquirida na comunidade. Foi utilizada a dose de ataque de 800 mg por via oral ou intravenosa, seguida de 400 mg/dia por um total de 5 dias. A formulação intravenosa foi associada a taxas mais altas de reações relacionadas com a infusão em comparação com o moxifloxacino. Semelhantemente à telitromicina, a solitromicina mantém a atividade *in vitro* contra bactérias resistentes a macrolídeos, incluindo *S. pneumoniae*, estafilococos, enterococos, *C. trachomatis* e *N. gonorrhoeae*. A sua estrutura química não tem o grupo da cadeia lateral piridina-imidazol, que parece contribuir para a hepatotoxicidade da telitromicina. Embora a hepatotoxicidade grave não tenha sido demonstrada nos ensaios clínicos de fase 2 ou 3, o painel de revisão da FDA expressou preocupações de que essa potencial reação adversa tenha sido estudada de forma inadequada nos ensaios clínicos, e a aprovação da solitromicina para pneumonia adquirida na comunidade foi recusada até que outras análises de segurança sejam concluídas. Tem havido interesse adicional na eficácia da solitromicina no tratamento de infecções sexualmente transmissíveis; no entanto, os primeiros resultados de um estudo de fase 3 em pacientes com infecções causadas por *N. gonorrhoeae* com ou sem *C. trachomatis* concomitante não mostraram não inferioridade em relação ao regime-padrão de ceftriaxona com azitromicina. O futuro lugar da solitromicina na terapia permanece incerto.

CLINDAMICINA

A clindamicina é um derivado da **lincomicina** com substituição do cloro, um antibiótico que é produzido por *Streptomyces lincolnensis*.

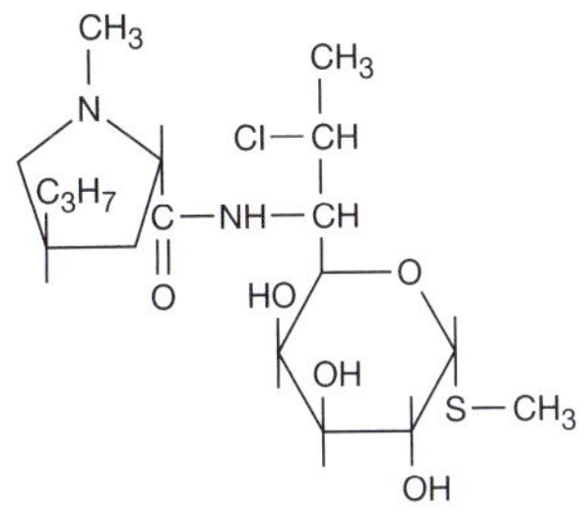

Clindamicina

Mecanismo de ação e atividade antibacteriana

A clindamicina, assim como a eritromicina, inibe a síntese proteica ao interferir na formação de complexos de iniciação e nas reações de translocações aminoacil. O sítio de ligação da clindamicina na subunidade 50S do ribossomo bacteriano é idêntico ao da eritromicina. Estreptococos, estafilococos e pneumococos são inibidos pela clindamicina em uma concentração de 0,5 a 5 mcg/mL. Enterococos e organismos aeróbios gram-negativos são resistentes. *Bacteroides* sp. e outros anaeróbios são frequentemente sensíveis, embora as taxas de resistência relatadas pareçam estar aumentando, particularmente em anaeróbios gram-negativos. A resistência à clindamicina, que geralmente confere resistência cruzada com os macrolídeos, deve-se (1) à mutação do sítio do receptor ribossomal, (2) à modificação do receptor por uma metilase expressa em nível constitucional (ver "informações sobre resistência à eritromicina discutidas anteriormente, p. 849) e (3) à inativação enzimática da clindamicina. Espécies aeróbias gram-negativas apresentam resistência intrínseca, em razão da baixa permeabilidade da membrana externa.

Farmacocinética

As doses orais de clindamicina, 0,15 a 0,3 g a cada 8 horas (10-20 mg/kg/dia para crianças), proporcionam concentrações séricas de 2 a 3 mcg/mL. Quando administrada por via intravenosa, 600 mg de clindamicina a cada 8 horas proporcionam concentrações de 5 a 15 mcg/mL. O fármaco apresenta ligação proteica de aproximadamente 90%. A clindamicina entra bem na maioria dos tecidos, sendo o cérebro e o líquido cerebrospinal importantes exceções. Ela entra bem em abscessos e é ativamente captada e concentrada por células fagocíticas. A clindamicina é metabolizada pelo fígado; o fármaco ativo e os metabólitos ativos são excretados na bile e na urina. A meia-vida desse fármaco é de cerca de 3 horas em adultos, aumentando para 6 horas em pacientes com anúria. Nenhum ajuste de dose é necessário em caso de insuficiência renal.

Aplicações clínicas

A clindamicina está indicada para o tratamento de infecções cutâneas e de tecidos moles provocadas por estreptococos e estafilococos. Ela pode ser ativa contra cepas adquiridas na comunidade de *S. aureus* resistente à meticilina, embora a resistência esteja aumentando. A clindamicina é comumente utilizada em conjunto com a penicilina G para tratar a síndrome do choque tóxico ou fasceíte necrosante causada por estreptococos do grupo A. Nesse cenário, o seu uso é normalmente limitado às 48 a 72 horas iniciais de tratamento, com o objetivo de inibir a produção de toxinas. Esse fármaco também está indicado para o tratamento de infecções causadas por *Bacteroides* sp. e outros anaeróbios sensíveis. A clindamicina, por vezes em associação a um aminoglicosídeo ou à cefalosporina, é empregada para tratar lesões perfurantes do abdome e do intestino, infecções do trato genital feminino (p. ex., aborto séptico, abscessos pélvicos ou doença inflamatória pélvica) e abscessos pulmonares e periodontais. Ela é recomendada para a profilaxia da endocardite em pacientes com valvopatia cardíaca específica submetidos a certos procedimentos odontológicos e com alergia significativa à penicilina. A clindamicina associada à primaquina é uma alternativa eficaz ao sulfametoxazol + trimetoprima para a pneumonia por *Pneumocystis jiroveci* moderada a moderadamente grave em pacientes com aids. Também é utilizada com a pirimetamina no tratamento da toxoplasmose cerebral relacionada com a aids.

Reações adversas

As reações adversas comuns são diarreia, náuseas e exantema cutâneo. Por vezes, ocorrem comprometimento da função hepática (com ou sem icterícia) e neutropenia. A administração de clindamicina representa um fator de risco de diarreia e colite causada por *C. difficile*.

ESTREPTOGRAMINAS

MECANISMO DE AÇÃO E ATIVIDADE ANTIBACTERIANA

A associação **quinupristina + dalfopristina** combina duas estreptograminas – quinupristina, uma estreptogramina B, e dalfopristina, uma estreptogramina A – na proporção de 30:70. As estreptograminas compartilham o mesmo sítio de ligação ribossomal com os macrolídeos e com a clindamicina; assim, inibem a síntese proteica de maneira idêntica. Essa associação forma um agente bactericida de ação rápida contra a maioria dos organismos sensíveis, com a exceção de *Enterococcus faecium*, que é eliminado lentamente. Ela é ativa contra cocos gram-positivos, incluindo cepas de estreptococos resistentes a diversos fármacos, cepas de *S. pneumoniae* resistentes à penicilina, cepas de estafilococos resistentes e sensíveis à meticilina, e *E. faecium* (mas não *Enterococcus faecalis*). A resistência deve-se à modificação do sítio de ligação da quinupristina (resistência do tipo MLS-B), à inativação enzimática da dalfopristina ou ao efluxo.

Farmacocinética

A associação quinupristina + dalfopristina é administrada por via intravenosa na dose de 7,5 mg/kg, a cada 8 a 12 horas. As concentrações séricas máximas após a infusão de 7,5 mg/kg durante 60 minutos são de 3 mcg/mL para a quinupristina e de 7 mcg/mL para a dalfopristina. A quinupristina e a dalfopristina são metabolizadas rapidamente, com meias-vidas de 0,85 e 0,7 hora, respectivamente. A eliminação ocorre sobretudo por via fecal. Não há necessidade de ajuste da dose em caso de insuficiência renal, diálise peritoneal ou hemodiálise. No entanto, pacientes com insuficiência hepática podem não tolerar o fármaco nas doses usuais, em razão do aumento da área sob a curva do fármaco principal e dos metabólitos.

Talvez isso exija a redução da dose para 7,5 mg/kg, a cada 12 horas, ou para 5 mg/kg, a cada 8 horas. A quinupristina e a dalfopristina inibem significativamente a CYP3A4, que metaboliza varfarina, diazepam, quetiapina, sinvastatina e ciclosporina, entre muitos outros fármacos. Talvez haja necessidade de reduzir a dose de ciclosporina.

Aplicações clínicas e reações adversas

A associação quinupristina + dalfopristina está aprovada para o tratamento das infecções provocadas por estafilococos ou por cepas de *E. faecium* resistentes à vancomicina, mas não por *E. faecalis*, que apresenta resistência intrínseca, provavelmente devido ao mecanismo de resistência do tipo efluxo. As principais toxicidades são os eventos relacionados com a infusão, como dor local e síndrome de artralgia-mialgia. A associação quinupristina + dalfopristina é utilizada de forma limitada nos Estados Unidos devido à disponibilidade de alternativas mais bem toleradas.

CLORANFENICOL

O cloranfenicol cristalino é um composto estável e neutro, com a seguinte estrutura:

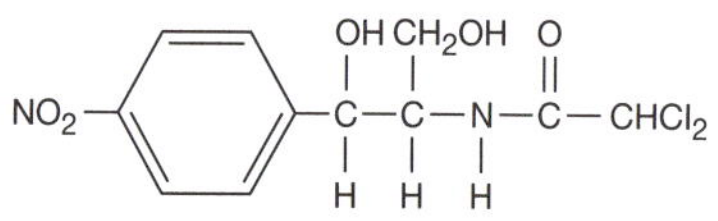

Cloranfenicol

Ele é solúvel em álcool, porém pouco solúvel em água. O succinato de cloranfenicol, empregado para a administração parenteral, é altamente hidrossolúvel. É hidrolisado *in vivo* com liberação de cloranfenicol livre.

Mecanismo de ação e atividade antimicrobiana

O cloranfenicol é um inibidor da síntese proteica microbiana e é bacteriostático contra a maioria dos organismos sensíveis. Ele se liga de forma reversível à subunidade 50S do ribossomo bacteriano (ver Figura 44-1) e inibe a formação da ligação peptídica (etapa 2). O cloranfenicol é um antibiótico de amplo espectro ativo contra organismos gram-positivos e gram-negativos aeróbios e anaeróbios. Ele também é ativo contra riquétsias, mas não contra clamídias. A maior parte das bactérias gram-positivas sofre inibição em concentrações de 1 a 10 mcg/mL, e muitas bactérias gram-negativas são inibidas por concentrações de 0,2 a 5 mcg/mL. *Haemophilus influenzae*, *Neisseria meningitidis* e algumas cepas de *Bacteroides* são altamente sensíveis; para esses organismos, o cloranfenicol pode ser bactericida.

É possível o surgimento de baixa resistência ao cloranfenicol a partir de grandes populações de células sensíveis ao fármaco por seleção de mutantes menos permeáveis ao fármaco. A resistência clinicamente significativa se deve à produção de cloranfenicol acetiltransferase, uma enzima codificada por plasmídeo que inativa o fármaco.

Farmacocinética

A dose-padrão de cloranfenicol é de 50 a 100 mg/kg/dia, divididos a cada 6 horas. Contudo, ele não está mais disponível nos Estados Unidos (nem no Brasil) como formulação oral e pode se tornar indisponível para uso intravenoso. A formulação parenteral é um profármaco, o succinato de cloranfenicol, que é hidrolisado, liberando cloranfenicol livre e produzindo concentrações sanguíneas um pouco mais baixas do que aquelas obtidas com a administração oral do medicamento. O cloranfenicol distribui-se amplamente em quase todos os tecidos e líquidos orgânicos, inclusive no sistema nervoso central e no líquido cerebrospinal, de modo que a sua concentração no tecido cerebral pode ser igual àquela no soro. O fármaco entra de imediato pelas membranas celulares.

A maior parte do fármaco é inativada por conjugação com o ácido glicurônico (principalmente no fígado) ou por redução para inativar as aril aminas. O cloranfenicol ativo (~ 10% da dose total administrada) e seus produtos de degradação inativos são eliminados na urina. Uma pequena quantidade do fármaco ativo é excretada na bile e nas fezes. Não há ajustes de dose específicos recomendados na insuficiência renal ou hepática; no entanto, o fármaco se acumula e deve ser utilizado com precaução nessas situações. Os neonatos com menos de 1 semana de vida e os lactentes prematuros também depuram o cloranfenicol de maneira menos apropriada, motivo pelo qual a dose deve ser reduzida para 25 mg/kg/dia.

Aplicações clínicas

Em virtude da toxicidade potencial, da resistência bacteriana e da disponibilidade de muitas outras alternativas eficazes, o cloranfenicol tem sido utilizado raramente nos Estados Unidos há muitos anos. O medicamento pode ser considerado no tratamento de infecções graves por riquétsias, como tifo e febre maculosa das montanhas rochosas. Ele é uma alternativa aos antibióticos betalactâmicos no tratamento da meningite bacteriana em pacientes que apresentam reações de hipersensibilidade graves à penicilina.

Reações adversas

Ocasionalmente, os adultos têm distúrbios gastrintestinais, incluindo náuseas, vômitos e diarreia. Esses sintomas são raros em crianças. É possível ocorrer candidíase oral ou vaginal em consequência da alteração na flora microbiana normal.

Em geral, o cloranfenicol produz uma supressão reversível da produção de eritrócitos relacionada com a dose, quando superior a 50 mg/kg/dia após 1 a 2 semanas. A anemia aplásica, uma consequência rara (1 a cada 24.000 a 40.000 séries de terapia) da administração de cloranfenicol por qualquer via, é uma reação idiopática não relacionada com a dose, embora ocorra com mais frequência em função do uso prolongado. A anemia aplásica tende a ser irreversível e pode ser fatal, embora possa responder ao transplante de medula óssea ou à terapia imunossupressora. Devido à gravidade dessa reação, uma nota de advertência foi adicionada à bula do medicamento nos Estados Unidos.

Os neonatos carecem do mecanismo de conjugação do ácido glicurônico efetivo para a degradação e a destoxificação do cloranfenicol. Por conseguinte, quando os lactentes recebem dosagens superiores a 50 mg/kg/dia, o fármaco pode se acumular, resultando na **síndrome do bebê cinzento**, com vômitos, flacidez, hipotermia, coloração acinzentada, choque e colapso vascular. Para evitar esse efeito tóxico, o cloranfenicol deve ser utilizado com cautela em bebês, com a dose limitada a 50 mg/kg/dia (ou menos, durante a primeira semana de vida) em bebês nascidos a termo e a 25 mg/kg/dia em bebês prematuros.

O cloranfenicol inibe as enzimas microssomais hepáticas que metabolizam diversos fármacos. As meias-vidas são prolongadas, ao passo que as concentrações séricas de fenitoína, tolbutamida (não disponível no Brasil), clorpropamida e varfarina são aumentadas.

OXAZOLIDINONAS

MECANISMO DE AÇÃO E ATIVIDADE ANTIMICROBIANA

A **linezolida** é um membro da classe oxazolidinona de antimicrobianos sintéticos. Ela é ativa contra microrganismos gram-positivos, incluindo estafilococos, estreptococos, enterococos, cocos anaeróbios gram-positivos e bacilos gram-positivos, como corinebactérias, *Nocardia* sp. e *L. monocytogenes*. Trata-se de um fármaco primariamente bacteriostático, porém com ação bactericida contra estreptococos. A linezolida também é ativa contra *Mycobacterium tuberculosis*.

A linezolida inibe a síntese proteica ao impedir a formação do complexo ribossomal que a inicia. O seu sítio de ligação peculiar, localizado no RNA ribossomal 23S da subunidade 50S, resulta em ausência de resistência cruzada com outras classes de fármacos. A resistência é causada por mutações do sítio de ligação da linezolida no RNA ribossomal 23S.

Farmacocinética

A linezolida apresenta biodisponibilidade de 100% após a administração oral, com meia-vida de 4 a 6 horas. Ela é metabolizada pela via oxidativa, proporcionando dois metabólitos inativos. Não é indutora nem inibidora das enzimas CYP. As concentrações séricas máximas são, em média, de 18 mcg/mL após uma dose oral de 600 mg. As concentrações do líquido cerebrospinal atingem aproximadamente 60 a 70% da concentração sérica. A dose recomendada para a maioria das indicações é de 600 mg, 2 vezes ao dia, por via oral ou intravenosa.

Aplicações clínicas

A linezolida está aprovada para as infecções por *E. faecium* resistentes à vancomicina, pneumonia associada aos serviços de saúde, pneumonia adquirida na comunidade e infecções de pele e tecidos moles complicadas ou não por bactérias gram-positivas sensíveis. Entre os usos não indicados na bula estão os tratamentos de tuberculose multirresistente e de infecções por *Nocardia*.

Reações adversas

A principal toxicidade da linezolida é hematológica; os efeitos são reversíveis e geralmente leves. A trombocitopenia é a manifestação mais comum (observada em cerca de 3% dos tratamentos), em particular quando o medicamento é administrado por mais de 2 semanas. Anemia e neutropenia também podem ocorrer, mais comumente em pacientes com predisposição à supressão da medula óssea ou subjacente. Casos de neuropatia óptica e periférica e de acidose láctica foram relatados com cursos prolongados de linezolida. Acredita-se que essas reações adversas estejam relacionadas com a inibição da síntese proteica mitocondrial induzida pela linezolida. Há relatos de síndrome serotoninérgica (ver Capítulo 16) em casos em que a linezolida foi administrada em associação a fármacos serotoninérgicos, mais comumente antidepressivos inibidores seletivos da recaptação de serotonina. A FDA publicou uma advertência acerca do uso da linezolida com fármacos serotoninérgicos.

A **tedizolida** é a porção ativa do profármaco fosfato de tedizolida, uma oxazolidinona de última geração, com alta potência contra bactérias gram-positivas, incluindo *S. aureus* resistente à meticilina, enterococos resistentes à vancomicina, estreptococos e anaeróbios gram-positivos. Ela tem 91% de biodisponibilidade oral e é aprovado pela FDA na dose de 200 mg, por via oral ou intravenosa, 1 vez ao dia, por 6 dias, para o tratamento de infecções de pele e tecidos moles. As vantagens potenciais sobre a linezolida incluem o aumento da potência contra estafilococos e meia-vida mais longa, de 12 horas, permitindo a sua administração 1 vez ao dia. Não há necessidade de ajuste da dose no comprometimento renal ou hepático. A tedizolida pode estar associada ao risco reduzido de supressão da medula óssea; no entanto, isso não foi estudado ao longo de uma terapia de duração prolongada. Pensa-se que ela apresenta um risco mais baixo de toxicidade serotonérgica, porém o seu uso concomitante com inibidores da recaptação de serotonina não foi formalmente avaliado. A tedizolida é mais altamente ligada às proteínas (70 a 90%) do que a linezolida (31%). As concentrações plasmáticas são um bom indicador das concentrações teciduais, pois ela entra bem nos tecidos muscular, adiposo e pulmonar. Não há dados sobre a entrada da tedizolida no líquido cerebrospinal.

PLEUROMUTILINAS

A **lefamulina** (não disponível no Brasil) é um novo fármaco antibacteriano, aprovado em 2019 para o tratamento da pneumonia. É o primeiro fármaco sistêmico disponível na classe das pleuromutilinas para uso humano. A classe das pleuromutilinas foi descoberta na década de 1950, mas antes era utilizada apenas na medicina veterinária.

MECANISMO DE AÇÃO E ATIVIDADE ANTIBACTERIANA

A lefamulina atua ligando-se ao ribossomo 50S, inibindo, assim, a síntese proteica bacteriana. O seu mecanismo é único, pois faz a bolsa de ligação se fechar em torno da molécula do medicamento, evitando que o tRNA bacteriano se ligue de maneira adequada. A lefamulina tem atividade bactericida contra organismos comumente vistos em infecções do trato respiratório inferior, como *Streptococcus pneumoniae*, *H. influenzae* e patógenos atípicos, como *L. pneumophila*, *M. pneumoniae* e *C. pneumoniae*. Ela também tem atividade *in vitro* contra a maioria dos organismos aeróbios gram-positivos, incluindo *S. pyogenes*, *S. aureus* e *E. faecium*. Além disso, pode ter atividade contra certos organismos que causam infecções sexualmente transmissíveis, como *Mycoplasma genitalium*, *N. gonorrhoeae* e *C. trachomatis*. Notavelmente, a lefamulina não tem atividade contra *E. faecalis*, *P. aeruginosa*, *Acinetobacter baumannii* e o grupo Enterobacteriaceae de organismos gram-negativos.

Resistência

Até agora, o risco de induzir mutações de resistência bacteriana com a lefamulina parece ser baixo, porém mutações de resistência foram observadas *in vitro*. Não está claro como a resistência clínica será comum, mas alguns mecanismos potenciais de resistência incluem alteração do sítio-alvo ribossômico e efluxo ativo do local de ação.

Farmacocinética e reações adversas

A lefamulina está disponível em formulações intravenosas e orais e tem 25% de biodisponibilidade; portanto, uma dose oral de 600 mg é aproximadamente equivalente a 150 mg administrados por via intravenosa, com absorção ideal em estado não alimentado (pelo menos 1 hora antes ou 2 horas após uma refeição). Ela é 95 a 97% ligada às proteínas e excretada principalmente por meio do metabolismo hepático pela via da enzima CYP3A4. A meia-vida de eliminação da lefamulina é de cerca de 8 horas, portanto a dose-padrão é administrada 2 vezes ao dia; a dose pode exigir ajuste para insuficiência hepática grave. As reações adversas comuns observadas em ensaios clínicos incluíram reações no local da infusão para a formulação intravenosa e distúrbios gastrintestinais, particularmente náuseas e diarreia, para a formulação oral. A lefamulina deve ser evitada durante a gestação, uma vez que os estudos em animais mostram risco aumentado de malformações congênitas. O fármaco não foi estudado em mulheres grávidas até o momento.

Aplicações clínicas

No momento em que este capítulo foi escrito, a lefamulina foi aprovada apenas para o tratamento de pacientes adultos com pneumonia adquirida na comunidade, com base nos resultados de dois ensaios clínicos randomizados nos quais ela foi considerada não inferior ao moxifloxacino. Há interesse em seu uso potencial para outras indicações, como infecções da pele e da estrutura da pele ou infecções sexualmente transmissíveis com base na atividade *in vitro* e algum sucesso nos ensaios de fase 2.

RESUMO Tetraciclinas, macrolídeos, clindamicina, cloranfenicol, estreptograminas, oxazolidinonas e pleuromutilinas

Subclasse, fármaco	Mecanismo de ação	Efeitos	Aplicações clínicas	Farmacocinética, toxicidades, interações
TETRACICLINAS				
• Tetraciclina	Impede a síntese proteica bacteriana ao se ligar com a subunidade ribossomal 30S	Atividade bacteriostática contra bactérias sensíveis	Infecções causadas por micoplasmas, clamídias, riquétsias, alguns espiroquetas • malária • *H. pylori* • acne	Oral • depuração mista (meia-vida de 8 h) • dose a cada 6 h • os cátions divalentes prejudicam a absorção oral • *Toxicidade:* problemas gastrintestinais, hepatotoxicidade, fotossensibilidade, deposição nos ossos e nos dentes
• *Doxiciclina: oral e IV; meia-vida mais longa (18 h), administrada 2×/dia; eliminação não renal; a absorção é minimamente afetada por cátions divalentes; utilizada para tratar pneumonia adquirida na comunidade e crises de bronquite*				
• *Minociclina: oral e IV; meia-vida mais longa (16 h), administrada 2×/dia; frequentemente causa toxicidade vestibular reversível*				
• *Tigeciclina: IV; administrada 2×/dia; não afetada por mecanismos comuns de resistência à tetraciclina; amplo espectro de atividade contra bactérias gram-positivas, gram-negativas e anaeróbias; náuseas e vômitos são as principais toxicidades*				
• *Eravaciclina: IV; administrada 2×/dia; não afetada por mecanismos comuns de resistência à tetraciclina; amplo espectro de atividade contra bactérias gram-positivas, gram-negativas e anaeróbias; náuseas e vômitos são as principais toxicidades*				
• *Omadaciclina: oral e IV; administrada 1×/dia após a dose inicial; absorção oral impedida por alimentos e cátions; deve ser administrada com o estômago vazio; não afetada por mecanismos comuns de resistência à tetraciclina; amplo espectro de atividade contra bactérias gram-positivas, gram-negativas e anaeróbias; náuseas e vômitos são as toxicidades primárias, mas acredita-se que sejam mais baixas do que com outras novas tetraciclinas*				
MACROLÍDEOS				
• Eritromicina	Impede a síntese proteica bacteriana ao se ligar à subunidade ribossomal 50S	Atividade bacteriostática contra bactérias sensíveis	Pneumonia adquirida na comunidade • coqueluche • infecções por corinebactérias e clamídias	Oral, IV • depuração hepática (meia-vida de 1,5 h) • dose a cada 6 h • inibe enzimas CYP • *Toxicidade:* desconforto gastrintestinal, hepatotoxicidade, prolongamento do QT_c
• *Claritromicina: oral; meia-vida mais longa (6 h), administrada 2×/dia; atividade aumentada contra complexo* M. avium, *toxoplasma e* M. leprae				
• *Azitromicina: oral, IV; a meia-vida muito longa (68 h) permite administração 1×/dia e curso de 5 dias para pneumonia adquirida na comunidade; não inibe enzimas CYP*				
LINCOSAMIDA				
• Clindamicina	Impede a síntese proteica bacteriana ao se ligar à subunidade ribossomal 50S	Atividade bacteriostática contra bactérias sensíveis	Infecções da pele e dos tecidos moles • infecções anaeróbias	Oral, IV • depuração hepática (meia-vida de 2,5 h) • administrada a cada 6-8 h • *Toxicidade:* desconforto gastrintestinal, colite

(continua)

Subclasse, fármaco	Mecanismo de ação	Efeitos	Aplicações clínicas	Farmacocinética, toxicidades, interações
ESTREPTOGRAMINAS				
• Quinupristina + dalfopristina	Impede a síntese proteica bacteriana ao se ligar à subunidade ribossomal 50S	Atividade bactericida rápida contra a maioria das bactérias sensíveis	Infecções causadas por estafilococos ou cepas de enterococos resistentes à vancomicina	IV • depuração hepática • administrada a cada 8-12 h • inibe enzimas CYP • *Toxicidade:* mialgias e artralgias graves relacionadas com a infusão
CLORANFENICOL	Impede a síntese proteica bacteriana ao se ligar à subunidade ribossomal 50S	Atividade bacteriostática contra bactérias sensíveis	O uso é raro em países desenvolvidos em razão das reações adversas graves	IV • depuração hepática (meia-vida de 2,5 h) • dose de 50-100 mg/kg/dia em 4 doses divididas • *Toxicidade:* anemia relacionada com a dose, anemia aplásica idiossincrásica, síndrome do bebê cinzento
OXAZOLIDINONAS				
• Linezolida	Impede a síntese proteica bacteriana ao se ligar com o RNA ribossomal 23S da subunidade 50S	Atividade bacteriostática contra bactérias sensíveis	Infecções provocadas por estafilococos resistentes à meticilina e enterococos resistentes à vancomicina	Oral, IV • depuração hepática (meia-vida de 6 h) • administrada 2×/dia • *Toxicidade:* supressão da medula óssea dependente da duração, neuropatia e neurite óptica • síndrome serotonérgica pode ocorrer quando coadministrada com outros medicamentos serotonérgicos (p. ex., inibidores seletivos da recaptação de serotonina)
• *Tedizolida: oral e IV; meia-vida mais longa (12 h), administrada 1×/dia; eficácia aumentada contra estafilococos; aprovada para uso em infecções de pele e tecidos moles*				
PLEUROMUTILINA				
• Lefamulina	Impede a síntese proteica bacteriana ao se ligar à subunidade ribossomal 50S	Atividade bactericida contra a maioria das bactérias sensíveis; bacteriostática contra algumas	Pneumonia adquirida na comunidade	Oral, IV • depuração hepática (meia-vida de 8 h) • administrada 2×/dia • substrato da enzima CYP3A4 • *Toxicidade:* reações adversas relacionadas com a infusão e distúrbios gastrintestinais

PREPARAÇÕES DISPONÍVEIS

NOMES GENÉRICOS
Cloranfenicol
TETRACICLINAS
Demeclociclina*
Doxiciclina
Eravaciclina*
Minociclina
Omadaciclina*
Tetraciclina
Tigeciclina
MACROLÍDEOS
Azitromicina
Claritromicina
Eritromicina
LINCOMICINA
Clindamicina
ESTREPTOGRAMINAS
Quinupristina e dalfopristina
OXAZOLIDINONAS
Linezolida
Tedizolida
PLEUROMUTILINA
Lefamulina*

*Não disponível no Brasil.

REFERÊNCIAS

Barrera CM et al: Efficacy and safety of oral solithromycin versus oral moxifloxacin for treatment of community-acquired bacterial pneumonia: A global, double-blind, multicenter, randomized, active-controlled, non-inferiority trial (SOLITAIRE-ORAL). Lancet 2016;16:421.

Chopra I, Roberts M: Tetracycline antibiotics: Mode of action, applications, molecular biology, and epidemiology of bacterial resistance. Microbiol Mol Biol Rev 2001;65:232.

De Vriese AS et al: Linezolid-induced inhibition of mitochondrial protein synthesis. Clin Infect Dis 2006;42:1111.

Dryden MS: Linezolid pharmacokinetics and pharmacodynamics in clinical treatment. J Antimicrob Chemother. 2011;66(Suppl 4):S7.

File Jr. TM et al: SOLITAIRE-IV: A randomized, double-blind, multicenter study comparing the efficacy and safety of intravenous-to-oral solithromycin to intravenous-to-oral moxifloxacin for treatment of community-acquired bacterial pneumonia. Clin Infect Dis 2016;63:1007.

Hancock RE: Mechanisms of action of newer antibiotics for gram-positive pathogens. Lancet Infect Dis 2005;5:209.

Leclerq R: Mechanisms of resistance to macrolides and lincosamides: Nature of the resistance elements and their clinical implications. Clin Infect Dis 2002;34:482.

Lee M et al: Linezolid for treatment of chronic extensively drug-resistant tuberculosis. N Engl J Med 2012;367:1508.

Livermore DM: Tigecycline: What is it, and where should it be used? J Antimicrob Chemother 2005;56:611.

Moran GJ et al: Methicillin-resistant *S aureus* infections among patients in the emergency department. N Engl J Med 2006;355:666.

Moran GJ et al: Tedizolid for 6 days versus linezolid for 10 days for acute bacterial skin and skin-structure infections (ESTABLISH-2): A randomized, double-blind, phase 3, non-inferiority trial. Lancet 2014;14:696.

O'Riordan W et al: Omadacycline for acute bacterial skin and skin structure infections. N Engl J Med 2019;380:528.

Prokocimer P et al: Tedizolid phosphate vs linezolid for treatment of acute bacterial skin and skin structure infections. JAMA 2013;309:559.

Solomkin J et al: Assessing the efficacy and safety of eravacycline vs ertapenem in complicated intra-abdominal infections in the Investigating Gram-Negative Infections Treated with Eravacycline (IGNITE 1) Trial: A Randomized Clinical Trial. JAMA Surg 2017;152:224.

Solomkin J et al: IGNITE4: Results of a phase 3, randomized, multicenter, prospective trial of eravacycline vs. meropenem in the treatment of complicated intra-abdominal infections. Clin Infect Dis 2019;69:921.

Stets R et al: Omadacycline for community-acquired bacterial pneumonia. N Engl J Med 2019;380:517.

Tasina E et al: Efficacy and safety of tigecycline for the treatment of infectious diseases: A meta-analysis. Lancet Infect Dis 2011;11:834.

Van Bambeke F: Renaissance of antibiotics against difficult infections: Focus on oritavancin and new ketolides and quinolones. Ann Med 2014;46:512.

Veve M, Wagner J: Lefamulin: Review of a promising novel pleuromutilin antibiotic. Pharmacother 2018;38:935.

Wayne RA et al: Azithromycin and risk of cardiovascular death. N Engl J Med 2012;366:1881.

Woytowish MR, Rowe AS: Clinical relevance of linezolid-associated serotonin toxicity. Ann Pharmacother 2013;47:388.

Zuckerman JM: Macrolides and ketolides: Azithromycin, clarithromycin, telithromycin. Infect Dis Clin North Am 2004;18:621.

RESPOSTA DO ESTUDO DE CASO

A cervicite por clamídia pode ser tratada efetivamente com uma tetraciclina ou com um macrolídeo. A doxiciclina na dose de 100 mg, por via oral, 2 vezes ao dia, por 7 dias, é a tetraciclina preferida, ao passo que a azitromicina em dose única de 1 g é o macrolídeo preferido. Em caso de paciente grávida, as tetraciclinas estão contraindicadas, e a gestante deve ser tratada com azitromicina, cujo uso é seguro durante a gestação.

CAPÍTULO

45

Aminoglicosídeos e espectinomicina

Camille E. Beauduy, PharmD
Lisa G. Winston, MD*

ESTUDO DE CASO

Um homem de 45 anos sem história clínica significativa foi admitido na unidade de terapia intensiva (UTI) há 10 dias, após sofrer queimaduras de terceiro grau em 40% de seu corpo. O paciente permaneceu relativamente estável até as últimas 24 horas. No momento, ele apresenta febre (39,5 °C), e sua contagem de leucócitos aumentou de 8.500 para 20.000/mm^3. Ele também teve um episódio de hipotensão (86/50 mmHg), que respondeu a uma infusão de líquido. Foram obtidas hemoculturas no momento da febre, e os resultados estão pendentes. O médico assistente da UTI está preocupado com uma infecção sistêmica e decide tratar o paciente com terapia combinada empírica dirigida contra *Pseudomonas aeruginosa*. A terapia combinada inclui tobramicina. O paciente pesa 70 kg e apresenta depuração de creatinina estimada de 90 mL/min.

Como a tobramicina deve ser administrada, utilizando uma dose única diária e estratégias de dose convencionais? Como cada esquema deve ser monitorado quanto à eficácia e às toxicidades?

Os fármacos descritos neste capítulo são inibidores da síntese proteica que interferem na função ribossomal. Esses fármacos são úteis principalmente contra microrganismos aeróbios gram-negativos.

AMINOGLICOSÍDEOS

Os aminoglicosídeos incluem **estreptomicina**, **neomicina**, **canamicina**, **amicacina**, **gentamicina**, **tobramicina**, **sisomicina**, **netilmicina**, **plazomicina** (canamicina, sisomicina, netilmicina e plazomicina não estão disponíveis no Brasil), entre outros. Eles são utilizados mais amplamente em associação a outros fármacos para tratar organismos resistentes a medicamentos; por exemplo, eles são utilizados com um antibiótico betalactâmico em infecções graves com bactérias gram-negativas, com um antibiótico betalactâmico ou vancomicina para endocardite gram-positiva e com um ou vários outros fármacos para o tratamento de infecções micobacterianas, como a tuberculose.

*Os autores agradecem a Henry F. Chambers, MD, e Daniel H. Deck, PharmD, por suas contribuições às edições anteriores deste capítulo.

Propriedades gerais dos aminoglicosídeos

A. Propriedades físico-químicas

Os aminoglicosídeos têm um anel de hexose, estreptidina (na estreptomicina) ou 2-desoxiestreptamina (nos outros aminoglicosídeos), ao qual diversos aminoaçúcares se conectam por ligações glicosídicas (Figuras 45-1 e 45-2). Eles são hidrossolúveis, estáveis em solução e mais ativos em pH alcalino do que em pH ácido.

B. Mecanismo de ação

O modo de ação da estreptomicina foi estudado mais detalhadamente do que o de outros aminoglicosídeos, porém acredita-se que todos os aminoglicosídeos atuem de forma semelhante. Os aminoglicosídeos são inibidores irreversíveis da síntese proteica. O evento inicial consiste na difusão passiva por meio dos canais de porina através da membrana externa (Figura 43-3). Em seguida, o fármaco é transportado de maneira ativa através da membrana celular para o citoplasma por meio de um processo dependente de oxigênio. O gradiente eletroquímico transmembrana fornece a energia para esse processo, e o transporte está acoplado a uma bomba de próton. O pH extracelular baixo e as condições anaeróbicas inibem o

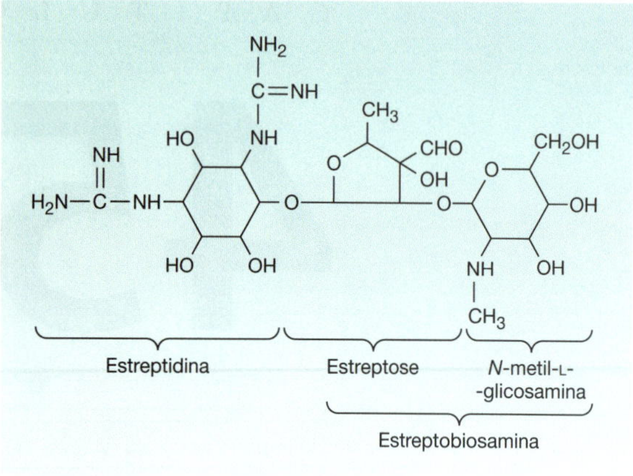

FIGURA 45-1 Estrutura da estreptomicina.

transporte, ao reduzirem o gradiente. O transporte pode ser estimulado por fármacos ativos na parede celular, como penicilina ou vancomicina; esse aumento pode ser a base do sinergismo desses antibióticos com os aminoglicosídeos.

Dentro da célula, os aminoglicosídeos se ligam às proteínas ribossomais da subunidade 30S. A síntese proteica é inibida por aminoglicosídeos por pelo menos três formas (ver Figura 45-3): (1) interferência no complexo de iniciação de formação do peptídeo; (2) leitura errônea do mRNA, o que provoca a incorporação de aminoácidos incorretos no peptídeo e resulta em uma proteína não funcional; e (3) clivagem dos polissomos em monossomos não funcionais. Essas atividades ocorrem de modo mais ou menos simultâneo, e o efeito global é irreversível e letal para a célula.

C. Mecanismos de resistência

Três mecanismos principais de resistência foram estabelecidos: (1) produção de uma enzima transferase que inativa o aminoglicosídeo

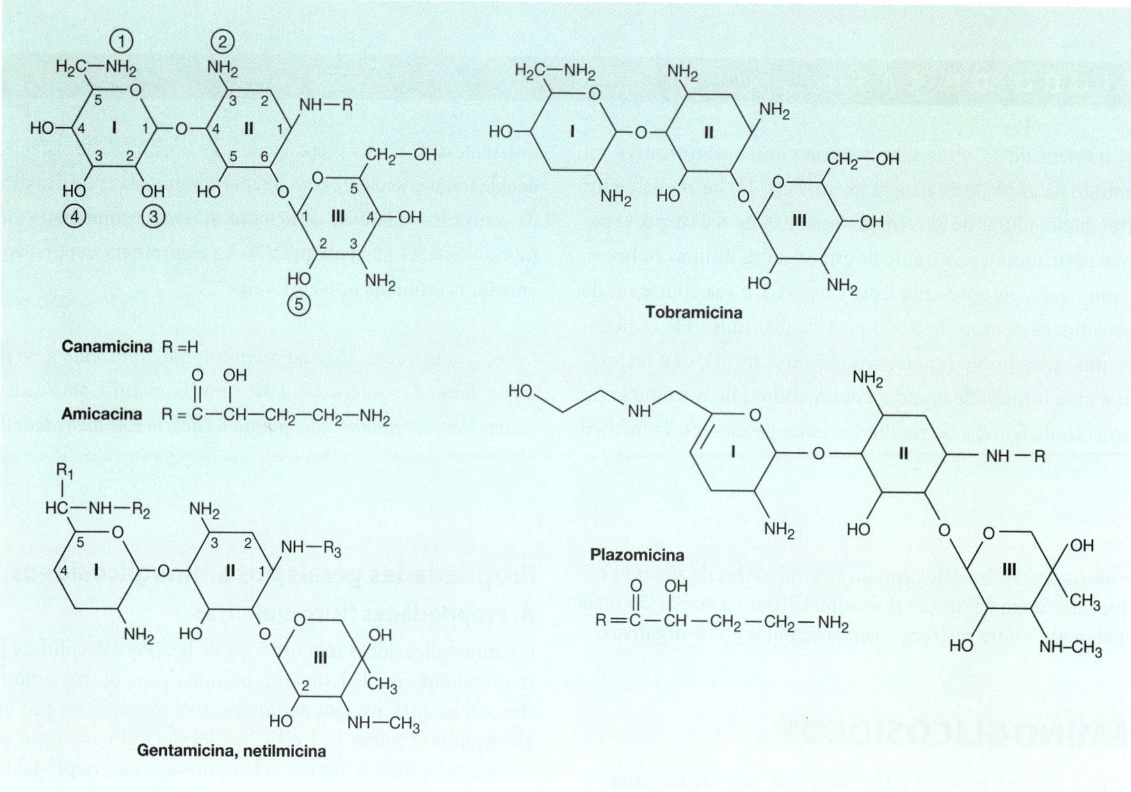

	Anel I			Anel II
	R_1	R_2	Ligação C4–C5	R_3
Gentamicina C_1	CH_3	CH_3	Única	H
Gentamicina C_2	CH_3	H	Única	H
Gentamicina C_{1a}	H	H	Única	H
Netilmicina	H	H	Dupla	C_2H_5

FIGURA 45-2 Estruturas de vários antibióticos aminoglicosídeos. O anel II é a 2-desoxiestreptamina. Observe a semelhança entre canamicina e amicacina, e entre gentamicina, netilmicina e tobramicina. Os anéis II e III da plazomicina são semelhantes às outras estruturas e compartilham o mesmo grupo R do ácido hidroxilaminobutírico que a amicacina. O seu anel I difere da amicacina, em virtude de ser insaturado. Os números circulados na molécula de canamicina indicam pontos de ataque de enzimas transferase bacterianas mediadas por plasmídeos que podem inativar esse fármaco. ①, ② e ③, acetiltransferase; ④, fosfotransferase; ⑤, adenilil transferase. A amicacina é resistente à modificação em ②, ③, ④ e ⑤, ao passo que a plazomicina é resistente à modificação em ①, ②, ④ e ⑤.

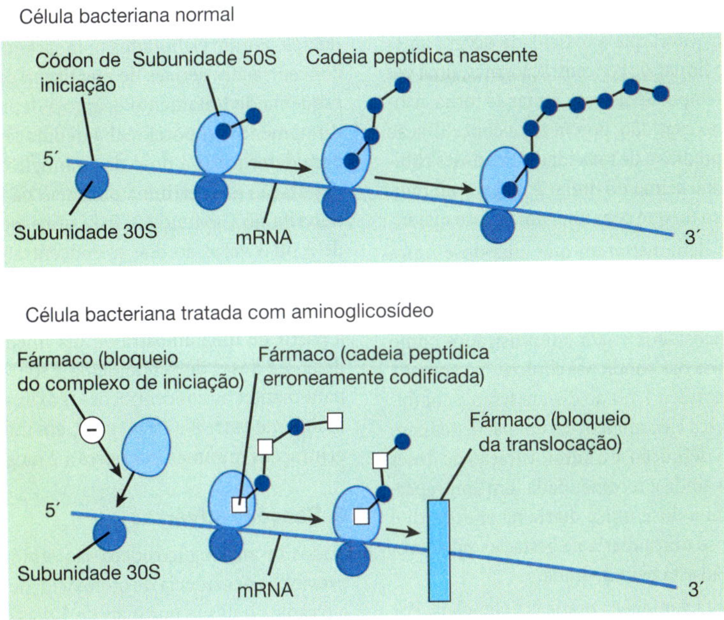

FIGURA 45-3 Supostos mecanismos de ação dos aminoglicosídeos nas bactérias. A síntese proteica normal é mostrada no painel superior. Pelo menos três efeitos dos aminoglicosídeos foram descritos, conforme mostrado no painel inferior: bloqueio da formação do complexo de iniciação; codificação errônea dos aminoácidos na cadeia peptídica em formação em razão da leitura errônea do mRNA; bloqueio da translocação no mRNA. O bloqueio do movimento do ribossomo pode ocorrer após a formação de um único complexo de iniciação, resultando em uma cadeia de mRNA com apenas um ribossomo, denominado monossomo. (Reproduzida, com autorização, de Trevor AT, Katzung, BG, Masters SB: Pharmacology: Examination & Board Review, 6th ed. New York, NY: McGraw-Hill; 2002.)

por adenililação, acetilação ou fosforilação (esse é o principal tipo de resistência encontrada clinicamente); (2) impedimento da entrada do aminoglicosídeo na célula, que pode resultar de mutação ou deleção de uma proteína porina envolvida no transporte e na manutenção do gradiente eletroquímico ou de condições de crescimento nas quais o processo de transporte dependente de oxigênio não é funcional; e (3) deleção ou alteração da proteína receptora na subunidade ribossomal 30S em decorrência de uma mutação.

D. Farmacocinética e posologia

Os aminoglicosídeos são muito mal absorvidos no trato gastrintestinal, e quase a totalidade da dose oral é excretada nas fezes após a administração oral. No entanto, os fármacos podem ser absorvidos quando há ulcerações. Os aminoglicosídeos geralmente são administrados por via intravenosa em infusão por 30 a 60 minutos. Após a injeção intramuscular, os aminoglicosídeos são bem absorvidos, proporcionando concentrações máximas no sangue em 30 a 90 minutos. Após uma breve fase de distribuição, as concentrações séricas máximas são idênticas àquelas encontradas após a injeção intravenosa. A meia-vida normal dos aminoglicosídeos no soro é de 2 a 3 horas, aumentando para 24 a 48 horas nos pacientes com comprometimento significativo da função renal. Os aminoglicosídeos são removidos de modo parcial e irregular por hemodiálise – por exemplo, 40 a 60% para a gentamicina – e, de maneira ainda menos efetiva, pela diálise peritoneal. Eles são compostos muito polarizados que não entram de imediato nas células. Além disso, são em grande parte excluídos do sistema nervoso central (SNC) e dos olhos. Na presença de inflamação ativa, no entanto, as concentrações no líquido cerebrospinal alcançam 20% das concentrações plasmáticas; na meningite neonatal, as concentrações podem ser mais altas. A injeção intratecal ou intraventricular se faz necessária para obter concentrações elevadas no líquido cerebrospinal. Mesmo após a administração parenteral, as concentrações dos aminoglicosídeos não são altas na maioria dos tecidos, excetuando-se o córtex renal. A concentração na maioria das secreções também é baixa; na bile, pode alcançar 30% da concentração sanguínea. Com terapia prolongada, a difusão para o interior do líquido pleural ou sinovial pode resultar em concentrações de 50 a 90% da concentração plasmática.

Tradicionalmente, os aminoglicosídeos têm sido administrados em 2 ou 3 doses distribuídas igualmente ao longo do dia nos pacientes com função renal normal. Contudo, a administração de toda a dose diária em uma única injeção pode ser preferida em diversas situações clínicas por, pelo menos, duas razões. Os aminoglicosídeos exibem **morte bacteriana dependente da concentração**; ou seja, concentrações mais altas matam uma proporção maior de bactérias e em uma taxa mais rápida. Eles também apresentam um **efeito pós-antibiótico** significativo, de forma que a atividade antibacteriana persiste além do período em que o fármaco está presente em quantidade mensurável. O efeito pós-antibiótico dos aminoglicosídeos pode durar várias horas. Devido a essas propriedades, uma determinada quantidade total de aminoglicosídeo pode ter melhor eficácia e menor toxicidade quando administrada como uma alta dose única do que quando administrada como várias doses menores.

Quando administrados com um antibiótico ativo contra a parede bacteriana (um betalactâmico ou a vancomicina), os aminoglicosídeos podem apresentar um **efeito letal sinérgico** contra determinadas bactérias. O efeito combinado dos fármacos é maior do que o previsto para cada fármaco isoladamente; isto é, o efeito mortal da associação é mais do que aditivo. Essa sinergia pode ser importante em certas condições clínicas, como a endocardite.

As reações adversas dos aminoglicosídeos dependem do tempo e da concentração. É pouco provável que a toxicidade ocorra antes do alcance de um determinado limiar de concentração, mas, uma vez atingida essa concentração, o tempo além desse limiar se torna crítico. O limiar não é definido com exatidão, porém uma concentração mínima acima de 2 mcg/mL é preditiva de toxicidade. Em doses clinicamente relevantes, o tempo total acima do limiar é maior com múltiplas doses menores do fármaco do que com uma única dose maior.

Inúmeros estudos clínicos demonstraram que uma dose única diária de aminoglicosídeo é tão efetiva – e provavelmente menos tóxica – do que múltiplas doses menores. Portanto, muitos especialistas recomendam que os aminoglicosídeos sejam administrados como uma dose única diária na maioria das condições clínicas. No entanto, a eficácia da dose de aminoglicosídeo 1 vez ao dia em terapia combinada de endocardite enterocócica e estafilocócica em pacientes com valva protética permanece sem definição, e a administração de doses mais baixas 2 ou 3 vezes ao dia ainda é recomendada. Em contrapartida, dados limitados suportam a dose única diária na endocardite estreptocócica. A função da dose única diária na gestação, no sobrepeso e em neonatos também não está bem definida.

A dose única diária apresenta vantagens práticas potenciais. Por exemplo, determinações repetidas de concentrações séricas são desnecessárias, a menos que um aminoglicosídeo seja administrado por mais de 3 dias. Administrar um medicamento 1 vez ao dia, em vez de 3 vezes ao dia, é menos trabalhoso, e a dose única diária é mais apropriada para a terapia ambulatorial.

Os aminoglicosídeos são depurados pelo rim, e a excreção é diretamente proporcional à depuração da creatinina. Para evitar acúmulo e concentrações tóxicas, geralmente se evita usar a dose única diária de aminoglicosídeos quando a função renal está comprometida. A modificação rápida da função renal, que pode ocorrer em caso de lesão renal aguda, também deve ser monitorada, a fim de evitar sobredose ou subdose. Desde que essas situações sejam evitadas, a dose única diária de aminoglicosídeo é segura e eficaz. Quando a depuração da creatinina é superior a 60 mL/min, recomenda-se uma dose única diária de 5 a 7 mg/kg de gentamicina ou tobramicina (15 mg/kg para a amicacina e a plazomicina). Para pacientes com depuração de creatinina inferior a 60 mL/min, recomenda-se a posologia tradicional, conforme descrito anteriormente. Ressalta-se que a plazomicina foi estudada utilizando-se apenas a estratégia de posologia prolongada ou 1 vez ao dia; informações específicas sobre doses e monitoramento dos fármacos são descritas na seção de plazomicina, a seguir. Com a dose única diária, não há necessidade de verificar rotineiramente as concentrações séricas até o segundo ou terceiro dia de terapia, dependendo da estabilidade da função renal e da duração prevista para o tratamento. Na maioria dos casos, não é necessário verificar as concentrações de pico. Uma exceção pode ser ao garantir concentrações de pico adequadamente altas para o tratamento de infecções causadas por patógenos resistentes a medicamentos. A finalidade é administrar o medicamento de forma que concentrações inferiores a 1 mcg/mL estejam presentes entre 18 e 24 horas após a dose, pois isso fornece tempo suficiente para que ocorra a eliminação do medicamento antes de ser administrada a próxima dose. Vários nomogramas foram desenvolvidos e validados para ajudar os médicos com a posologia de 1 vez ao dia (p. ex., referência de Freeman, nomograma de Hartford).

Com a posologia tradicional, devem ser feitos ajustes para prevenir o acúmulo do medicamento e a toxicidade em pacientes com insuficiência renal. Assim, a dose é mantida constante, e o intervalo entre as doses é aumentado, ou o intervalo é mantido, e a dose, reduzida. Foram elaborados nomogramas e fórmulas relacionando as concentrações séricas de creatinina com os ajustes necessários no esquema de tratamento. Como a depuração do aminoglicosídeo é diretamente proporcional à depuração da creatinina, um método para determinar a dose de aminoglicosídeo consiste em estimar a depuração da creatinina por meio da fórmula de Cockcroft-Gault, descrita no Capítulo 60. Para um esquema terapêutico tradicional de 2 ou 3 vezes ao dia, as concentrações séricas máximas devem ser determinadas a partir de uma amostra de sangue obtida 30 a 60 minutos após uma dose; as concentrações mínimas são obtidas a partir de uma amostra obtida imediatamente antes da próxima dose. As doses de gentamicina e tobramicina devem ser ajustadas para manter as concentrações máximas entre 5 e 10 mcg/mL (normalmente entre 8 e 10 mcg/mL em infecções mais graves) e as concentrações mínimas inferiores a 2 mcg/mL (< 1 mcg/mL é o ideal).

E. Reações adversas

Todos os aminoglicosídeos são ototóxicos e nefrotóxicos. É mais provável a ocorrência de ototoxicidade e de nefrotoxicidade quando a terapia continua por mais de 5 dias, em doses mais elevadas, nos idosos e no quadro de insuficiência renal. O uso concomitante com diuréticos de alça (p. ex., furosemida, ácido etacrínico) ou outros antimicrobianos nefrotóxicos (p. ex., vancomicina ou anfotericina) pode potencializar a nefrotoxicidade, devendo ser evitado, quando possível. A ototoxicidade pode manifestar-se como comprometimento auditivo, resultando, a princípio, em zumbido e perda da audição de alta frequência, ou como lesão vestibular, evidenciada por vertigem, ataxia e perda do equilíbrio. A nefrotoxicidade resulta em aumento das concentrações séricas de creatinina ou em depuração reduzida da creatinina, embora a indicação mais precoce possa ser o aumento das concentrações séricas mais baixas do aminoglicosídeo. Neomicina, canamicina e amicacina são os fármacos com maior probabilidade de causar danos auditivos. A estreptomicina e a gentamicina são os mais vestibulotóxicos, ao passo que neomicina, tobramicina e gentamicina são os mais nefrotóxicos. A plazomicina pode estar associada a taxas mais baixas de ototoxicidade e nefrotoxicidade em comparação com os aminoglicosídeos mais antigos; no entanto, a experiência clínica é limitada desde a sua aprovação pela Food and Drug Administration (FDA), em 2018.

Em doses muito altas, os aminoglicosídeos podem produzir um efeito semelhante ao do curare, com bloqueio neuromuscular, que resulta em paralisia respiratória. Essa paralisia é geralmente reversível por gliconato de cálcio, quando administrado imediatamente, ou por neostigmina. A hipersensibilidade não é frequente.

F. Aplicações clínicas

Os aminoglicosídeos são utilizados principalmente contra bactérias aeróbias gram-negativas, sobretudo quando há preocupação com patógenos resistentes a medicamentos ou em pacientes criticamente enfermos. A tobramicina e a gentamicina são quase sempre utilizadas em associação a um antibiótico betalactâmico para estender a cobertura empírica e aproveitar a sinergia potencial entre essas duas classes de fármacos. Amicacina e estreptomicina são frequentemente administradas em associação a outros antibacterianos para o tratamento de infecções por micobactérias. Ainda não está claro se a plazomicina deve ser administrada isoladamente ou em associação a outros antibacterianos. As associações penicilina + aminoglicosídeo também foram utilizadas para atingir a atividade bactericida no tratamento da endocardite enterocócica e para encurtar a duração da terapia para a endocardite estreptocócica *viridans*. Devido à toxicidade, essas associações são utilizadas com menos frequência quando regimes alternativos estão disponíveis. Por exemplo, no caso da endocardite enterocócica, estudos sugerem que a associação de ampicilina e ceftriaxona é um regime eficaz com menos risco de nefrotoxicidade. Quando os aminoglicosídeos são utilizados, a seleção do fármaco e da dose depende da infecção a ser tratada e da suscetibilidade do fármaco isolado.

ESTREPTOMICINA

A estreptomicina (ver Figura 45-1) foi isolada a partir de uma cepa de *Streptomyces griseus*. A atividade antimicrobiana da estreptomicina é típica daquela de outros aminoglicosídeos, assim como os mecanismos de resistência. Há resistência na maioria das espécies, limitando a atual utilidade da estreptomicina, com as exceções listadas adiante, neste capítulo. A resistência ribossomal à estreptomicina desenvolve-se com rapidez, limitando a sua função como fármaco isolado.

Aplicações clínicas

A. Infecções micobacterianas

A estreptomicina é utilizada principalmente como fármaco de segunda escolha para o tratamento da tuberculose. A dose é de 15 mg/kg/dia, com o máximo de 1 g/dia (20-40 mg/kg/dia para crianças), e pode ser administrada por via intramuscular ou intravenosa. Ela deve ser empregada apenas em associação a outros fármacos, de modo a impedir o surgimento da resistência. No Capítulo 47, há informações adicionais sobre o uso da estreptomicina nas infecções por micobactérias.

B. Infecções não tuberculosas

Na peste, na tularemia e, às vezes, na brucelose, a estreptomicina de 1 g, 2 vezes ao dia (15 mg/kg, 2 vezes ao dia para crianças), pode ser administrada por via intramuscular em associação a uma tetraciclina oral.

Penicilina + estreptomicina é eficaz para endocardite enterocócica e para o tratamento de 2 semanas de endocardite estreptocócica *viridans*; entretanto, para cepas sensíveis, a gentamicina é utilizada mais comumente quando um aminoglicosídeo é selecionado como terapia adjuvante. A estreptomicina retém atividade contra algumas espécies de enterococos que são resistentes à gentamicina (portanto, também resistentes à netilmicina, à tobramicina e à amicacina). Desse modo, ela permanece um fármaco útil para o tratamento de infecções enterocócicas não sensíveis à gentamicina em pacientes que não podem tolerar uma alternativa menos tóxica, como um regime duplo betalactâmico.

Reações adversas

Febre, erupções cutâneas e outras manifestações alérgicas podem resultar de hipersensibilidade à estreptomicina. Isso ocorre com mais frequência nos cursos prolongados de tratamento (p. ex., para tuberculose).

A dor no local da injeção é comum, mas, em geral, não é intensa. O efeito tóxico mais grave decorrente do uso de estreptomicina é o distúrbio da função vestibular – vertigem e perda do equilíbrio. A frequência e a gravidade dos distúrbios são proporcionais à idade do paciente, às concentrações sanguíneas do fármaco e à duração da administração. A disfunção vestibular pode ocorrer após algumas semanas de concentrações sanguíneas excepcionalmente altas (p. ex., nos indivíduos com função renal prejudicada) ou após meses com concentrações sanguíneas relativamente baixas. A toxicidade vestibular tende a ser irreversível. Quando administrada durante a gestação, a estreptomicina pode causar surdez no recém-nascido.

GENTAMICINA

A gentamicina é uma mistura de três componentes intimamente relacionados, os isolados C_1, C_{1a} e C_2 (ver Figura 45-2) de *Micromonospora purpurea*. Ela é ativa contra organismos gram-positivos e gram-negativos, e muitas de suas propriedades se assemelham às de outros aminoglicosídeos.

Atividade antimicrobiana

O sulfato de gentamicina de 2 a 10 mcg/mL inibe *in vitro* muitas cepas de estafilococos e bactérias gram-negativas, incluindo *P. aeruginosa* e *Enterobacteriaceae*. Como todos os aminoglicosídeos, a gentamicina não tem atividade contra anaeróbios.

Resistência

Os estreptococos e os enterococos são relativamente resistentes à gentamicina, em razão de sua incapacidade de entrar na célula. No entanto, a gentamicina, em associação a algumas penicilinas ou à vancomicina, produz um potente efeito bactericida, que, em parte, deve-se ao aumento da captação do fármaco, que ocorre com a inibição da síntese da parede celular. A resistência à gentamicina surge rapidamente nos estafilococos durante a monoterapia, em virtude da seleção de mutantes de permeabilidade. A resistência ribossomal é rara. Entre as bactérias gram-negativas, a resistência se deve mais comumente a enzimas modificadoras de aminoglicosídeo codificadas por plasmídeo. Em geral, as bactérias gram-negativas resistentes à gentamicina são sensíveis à amicacina, que é muito mais resistente à atividade da enzima modificadora. A enzima enterocócica que modifica a gentamicina é uma enzima bifuncional, que também inativa a amicacina, a netilmicina e a tobramicina, mas não a estreptomicina; esta última é modificada por outra enzima. Por esse motivo, alguns enterococos resistentes à gentamicina são sensíveis à estreptomicina.

Aplicações clínicas

A. Administrações intramuscular e intravenosa

A gentamicina é utilizada principalmente nas infecções graves causadas por bactérias gram-negativas com probabilidade de serem resistentes a outros fármacos, em particular *P. aeruginosa*, *Enterobacter* sp., *Serratia marcescens*, *Proteus* sp., *Acinetobacter* sp. e *Klebsiella* sp. Em geral, ela é empregada em associação a outro fármaco, pois um aminoglicosídeo isolado pode não ser efetivo para infecções fora do trato urinário. Os aminoglicosídeos não devem ser utilizados como fármacos únicos para a terapia da pneumonia, uma vez que a entrada no tecido pulmonar infectado é fraca, e as condições locais de baixo pH e baixa tensão de oxigênio contribuem para a atividade limitada. Costuma-se administrar a gentamicina de 5 a 7 mg/kg/dia, por via intravenosa, em 3 doses iguais, porém a dose única diária é igualmente efetiva em alguns organismos e menos tóxica (ver anteriormente).

A gentamicina, em associação a um antibiótico ativo na parede celular, também pode ser indicada para o tratamento da endocardite causada por bactérias gram-positivas (estreptococos, estafilococos e enterococos), conforme discutido anteriormente.

B. Administrações tópica e oftálmica

Cremes, pomadas e soluções com sulfato de gentamicina de 0,1 a 0,3% têm sido empregados para o tratamento de queimaduras, feridas ou lesões cutâneas infectadas para evitar infecções por cateter intravenoso. A efetividade das preparações tópicas para essas indicações é incerta, pois a gentamicina tópica é parcialmente inativada por exsudatos purulentos. A gentamicina pode ser injetada por via intraocular para o tratamento de certas infecções oculares.

C. Administração intratecal

A meningite causada por bactérias gram-negativas tem sido tratada com injeção intratecal de sulfato de gentamicina de 1 a 10 mg/dia. No entanto, nem a gentamicina intratecal nem a intraventricular foram benéficas nos neonatos com meningite; a gentamicina intraventricular foi tóxica, levantando dúvidas sobre a utilidade dessa terapia. Além disso, a disponibilidade das cefalosporinas de terceira geração para o tratamento da meningite por gram-negativos tornou a gentamicina obsoleta na maioria dos casos. Ela pode ser utilizada em casos de meningite resistente a medicamentos ou refratária ao tratamento e de alergia betalactâmica grave.

Reações adversas

A nefrotoxicidade geralmente é reversível com a descontinuação do tratamento, e ocorre em 5 a 25% dos pacientes tratados com gentamicina por mais de 3 a 5 dias. A toxicidade requer, no mínimo, o ajuste da posologia, e deve levar à reconsideração imediata da necessidade do fármaco se houver um medicamento alternativo menos tóxico. A determinação das concentrações séricas de gentamicina é essencial. A ototoxicidade, que tende a ser irreversível, manifesta-se principalmente como disfunção vestibular; também pode ocorrer perda auditiva. A ototoxicidade é, em parte, geneticamente determinada, tendo sido associada a mutações pontuais no DNA mitocondrial, e ocorre em 1 a 5% dos pacientes tratados com gentamicina por mais de 5 dias. As reações de hipersensibilidade à gentamicina são incomuns.

TOBRAMICINA

Esse aminoglicosídeo (ver Figura 45-2) tem espectro antibacteriano semelhante ao da gentamicina. Embora seja possível haver algum grau de resistência cruzada entre gentamicina e tobramicina, ela é imprevisível em cepas específicas. Como consequência, há necessidade de se realizar testes de sensibilidade individualizados.

A. Administrações intramuscular e intravenosa

As propriedades farmacocinéticas da tobramicina são quase idênticas às da gentamicina. A dose diária da tobramicina é de 5 a 7 mg/kg por via intramuscular ou intravenosa, tradicionalmente dividida em três quantidades iguais e administrada a cada 8 horas; contudo, atualmente, ela é mais administrada em uma única dose diária. O monitoramento das concentrações sanguíneas na insuficiência renal é uma diretriz essencial para uma posologia apropriada.

A tobramicina tem quase o mesmo espectro antimicrobiano que a gentamicina, com algumas exceções. A gentamicina é um pouco mais ativa contra *S. marcescens*; a tobramicina é um pouco mais ativa contra *P. aeruginosa*. *Enterococcus faecalis* é sensível à gentamicina e à tobramicina, porém *Enterococcus faecium* é resistente à tobramicina. A gentamicina e a tobramicina são, por conseguinte, clinicamente intercambiáveis.

Assim como outros aminoglicosídeos, a tobramicina é ototóxica e nefrotóxica. A nefrotoxicidade da tobramicina pode ser um pouco menor do que a da gentamicina.

B. Administrações inalatória e oftálmica

A tobramicina é formulada em solução inalante (300 mg em 5 mL) para o tratamento de infecções respiratórias baixas por *P. aeruginosa* que complicam a fibrose cística. O fármaco é recomendado na dose de 300 mg, independentemente da idade ou do peso do paciente, para administração 2 vezes ao dia em ciclos repetidos de 28 dias de tratamento, seguidos por 28 dias sem terapia. As concentrações séricas 1 hora após a inalação alcançam, em média, 1 mcg/mL; consequentemente, são raras as ocorrências de nefrotoxicidade e ototoxicidade. Deve-se ter cautela quando se administra a tobramicina a pacientes com distúrbios renais, vestibulares ou auditivos preexistentes. A tobramicina também está disponível como pomada oftálmica a 0,3% e gotas para o tratamento de infecções oculares superficiais. Essas formulações resultam em absorção sistêmica mínima e é improvável que causem reações adversas sistêmicas.

AMICACINA

A amicacina é um derivado semissintético da canamicina; é menos tóxica do que a molécula original (ver Figura 45-2). Ela resiste a muitas enzimas que inativam a gentamicina e a tobramicina e, consequentemente, pode ser utilizada contra alguns microrganismos resistentes a esses fármacos. Muitas bactérias gram-negativas, incluindo cepas de *Proteus*, *Pseudomonas*, *Enterobacter* e *Serratia*, são inibidas *in vitro* por 1 a 20 mcg/mL de amicacina. Após a injeção de 500 mg de amicacina a cada 12 horas (15 mg/kg/dia) por via intramuscular, as concentrações séricas máximas alcançam 10 a 30 mcg/mL.

As cepas de *Mycobacterium tuberculosis* multirresistentes, inclusive à estreptomicina, são geralmente sensíveis à amicacina. As cepas resistentes à canamicina podem apresentar resistência cruzada à amicacina. A dose de amicacina para tuberculose é de 10 a 15 mg/kg/dia em 1 injeção, 1 vez ao dia ou 2 ou 3 vezes por semana, sempre em associação a outros fármacos aos quais o isolado é sensível.

Assim como todos os aminoglicosídeos, a amicacina é nefrotóxica e ototóxica (principalmente para a porção auditiva do oitavo nervo – nervo vestibulococlear). As concentrações séricas devem ser monitoradas. As concentrações séricas máximas desejadas para um esquema terapêutico a cada 12 horas são de 20 a 40 mcg/mL, ao passo que as concentrações mínimas devem ser mantidas entre 4 e 8 mcg/mL.

NETILMICINA

A netilmicina compartilha muitas das características da gentamicina e da tobramicina. No entanto, a adição de um grupamento etila na posição 1-amino do anel 2-desoxiestreptamina (anel II; ver Figura 45-2) protege estericamente a molécula da netilmicina contra a degradação enzimática nas posições 3-amino (anel II) e 2-hidroxila (anel III). Desse modo, a netilmicina pode ser ativa contra algumas bactérias resistentes à gentamicina e à tobramicina.

A posologia (5 a 7 mg/kg/dia) e as vias de administração são idênticas às da gentamicina. A netilmicina é intercambiável, em grande parte, com a gentamicina e com a tobramicina, mas não está mais disponível nos Estados Unidos (disponível no Brasil).

NEOMICINA, CANAMICINA E PAROMOMICINA

A **neomicina**, a **canamicina** e a **paromomicina** (canamicina e paromomicina não estão disponíveis no Brasil) têm propriedades farmacológicas semelhantes.

Atividade antimicrobiana e resistência

Os fármacos do grupo da neomicina são ativos contra bactérias gram-positivas e gram-negativas e contra algumas micobactérias. Em geral, *P. aeruginosa* e os estreptococos são resistentes. Os mecanismos de ação antibacteriana e de resistência são idênticos aos de outros aminoglicosídeos. O antigo uso generalizado desses fármacos no preparo intestinal para cirurgias eletivas contribuiu para a seleção de organismos resistentes. A resistência cruzada entre a canamicina e a neomicina é completa, e pode resultar em resistência cruzada à amicacina.

Farmacocinética

Assim como todos os aminoglicosídeos, os fármacos do grupo da neomicina são mal absorvidos pelo trato gastrintestinal. Após a administração oral, a flora intestinal é suprimida ou modificada, e o fármaco é excretado nas fezes. A excreção de qualquer quantidade absorvida do fármaco ocorre principalmente na urina, por meio da filtração glomerular.

Aplicações clínicas

A neomicina é geralmente limitada ao uso tópico e oral, devido à toxicidade associada ao uso parenteral e às taxas de resistência mais altas em comparação com outros aminoglicosídeos. O uso da canamicina é limitado ao tratamento da tuberculose multirresistente, embora fármacos alternativos, como a amicacina, possam ser preferidos; não está mais disponível nos Estados Unidos (nem no Brasil). A paromomicina demonstrou ser eficaz contra a leishmaniose visceral quando administrada por via parenteral (ver Capítulo 52) e pode ser usada topicamente para a leishmaniose cutânea. A paromomicina pode ser utilizada para tratar a infecção intestinal por *Entamoeba histolytica* e, às vezes, é utilizada em infestação intestinal por outros parasitas.

A. Administração tópica

Soluções contendo 1 a 5 mg/mL de neomicina têm sido utilizadas em superfícies infectadas ou injetadas nas articulações, na cavidade pleural, nos espaços de tecido ou nas cavidades de abscesso em que há infecção. A quantidade total de medicamento assim administrada deve ser limitada a 15 mg/kg/dia, pois, em doses mais altas, é possível que ocorra a absorção do medicamento em quantidade suficiente para produzir toxicidade sistêmica. No entanto, a eficácia da aplicação tópica dessa maneira não foi demonstrada. As pomadas, com frequência formuladas como uma associação de neomicina + polimixina + bacitracina, podem ser aplicadas em lesões cutâneas infectadas ou nas narinas para a supressão de estafilococos, porém, em grande parte, não são eficazes.

B. Administração oral

Na preparação para cirurgia intestinal eletiva, 1 g de neomicina pode ser administrado por via oral a cada 6 a 8 horas por 1 a 2 dias, normalmente associada a 1 g de eritromicina base. Com isso, reduz-se a flora intestinal aeróbia com pouco efeito sobre os anaeróbios. Na encefalopatia hepática, a flora coliforme pode ser suprimida administrando-se 1 g a cada 6 a 8 horas, em associação à redução da ingestão de proteínas, diminuindo, assim, a produção de amônia. O uso da neomicina para encefalopatia hepática foi superado, em grande parte, pela lactulose e por outros medicamentos menos tóxicos. O uso da paromomicina no tratamento das infecções por protozoários será discutido no Capítulo 52.

C. Administrações intravenosa e intramuscular

Quando utilizada por via intravenosa, a dose-padrão para a canamicina é de 15 mg/kg/dia em 2 a 3 doses divididas, ao passo que, para o tratamento da tuberculose, 15 mg/kg são geralmente administrados por via intramuscular como dose única diária. No caso de administração 1 vez ao dia, as concentrações máximas de canamicina estão normalmente entre 35 e 45 mcg/mL, ao passo que as concentrações mínimas devem ser indetectáveis.

Reações adversas

Todos os membros do grupo da neomicina apresentam nefrotoxicidade e ototoxicidade significativas. A função auditiva é afetada mais do que a vestibular, e pode ocorrer surdez, principalmente nos adultos com função renal comprometida, e elevação prolongada das concentrações dos fármacos.

A absorção súbita da canamicina instilada no pós-operatório a partir da cavidade peritoneal (3 a 5 g) resultou em bloqueio neuromuscular semelhante ao curare e parada respiratória. O gliconato de cálcio e a neostigmina podem agir como antídotos.

A aplicação de pomadas que contêm neomicina na pele e nos olhos pode resultar em irritação ou reações alérgicas.

PLAZOMICINA

A plazomicina (não disponível no Brasil) é o mais novo aminoglicosídeo a obter a aprovação da FDA para o tratamento de infecções do trato urinário (ITUs) complicadas (não disponível no Brasil). Trata-se de uma molécula sintética derivada da sisomicina, um aminoglicosídeo que não está mais disponível. Várias modificações estruturais produziram um composto menos sensível à maioria das enzimas modificadoras de aminoglicosídeos, retendo, assim, a atividade contra patógenos resistentes a aminoglicosídeos. A plazomicina parece ter atividade *in vitro* potente contra *Enterobacteriaceae* e exibe concentração inibitória mínima (CIM) 2 a 4 vezes mais baixa contra bacilos gram-negativos não fermentadores (p. ex., *P. aeruginosa*) quando comparada com gentamicina, tobramicina e amicacina. Ela tem atividade semelhante à gentamicina contra estafilococos. Uma dose de 15 mg/kg produz concentrações médias de pico e vale de 113 e 0,43 mcg/mL, respectivamente. A meia-vida da plazomicina é de 3 a 4 horas, e ela é administrada como uma dose intravenosa única diária de 15 mg/kg, infundida durante 30 a 60 minutos. Os regimes tradicionais de 2 ou 3 vezes ao dia não são recomendados, mesmo em pacientes com insuficiência renal. Desse modo, o monitoramento terapêutico é mais direto, exigindo monitoramento apenas das concentrações mínimas, em vez de pico e vale. A concentração mínima desejada da plazomicina é inferior a 3 mcg/mL para evitar a nefrotoxicidade, que parece ser mais comum quando as concentrações mínimas excedem esse valor. Pacientes com função renal comprometida provavelmente necessitarão de ajustes de dose quando a depuração de creatinina estimada for menor do que 60 mL/min. Esses parâmetros de monitoramento são mais aplicáveis ao tratar a indicação aprovada pela FDA de ITUs complicadas. Devido à experiência limitada, não está claro se os alvos farmacocinéticos modificados serão necessários para o tratamento sem indicação em bula.

Um estudo-chave de fase 3 da plazomicina mostrou a sua não inferioridade clínica em comparação com o meropeném para o tratamento de ITUs complicadas, incluindo pielonefrite. Aproximadamente 30% dos participantes tinham organismos resistentes a pelo menos um fármaco em pelo menos três classes antibacterianas diferentes. Um pequeno ensaio clínico adicional de fase 3 comparou a plazomicina com a colistina em regimes de associação para várias infecções causadas por *Enterobacteriaceae* resistente a carbapenêmicos (CRE, do inglês *carbapenem-resistant Enterobacteriaceae*). O desfecho primário, uma combinação de morte e complicações relacionadas com a doença em 28 dias, ocorreu em menos pacientes que receberam plazomicina (4 de 17, ou 24%) em comparação com a colistina (10 de 20, ou 50%). Além disso, houve taxas mais baixas de lesão renal aguda com plazomicina em comparação com colistina. Embora esses dados sejam extremamente limitados, eles sugerem que a plazomicina pode ser uma alternativa útil para pacientes com poucas opções de tratamento antibacteriano devido à resistência a fármacos.

Em virtude da experiência clínica limitada, não está claro se o perfil de toxicidade da plazomicina será semelhante ao de outros aminoglicosídeos. No entanto, nenhuma ototoxicidade ou nefrotoxicidade foi observada nos primeiros ensaios. Em um estudo de fase 3, houve maiores taxas de reações adversas relacionadas com os rins no grupo que recebeu plazomicina em comparação com meropeném (3,6 e 1,3%, respectivamente), mas a maioria dos participantes com nefrotoxicidade teve recuperação renal completa no momento da última visita do seguimento.

ESPECTINOMICINA

A espectinomicina é um antibiótico aminociclitol estruturalmente relacionado com os aminoglicosídeos. Ela carece de aminoaçúcares e ligações glicosídicas.

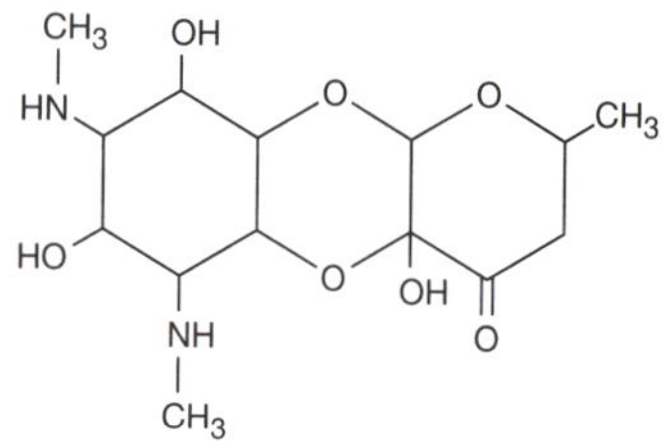

Espectinomicina

A espectinomicina é ativa *in vitro* contra muitos microrganismos gram-positivos e gram-negativos, mas é utilizada quase exclusivamente como tratamento alternativo para a gonorreia resistente a fármacos ou em pacientes alérgicos à penicilina. A maioria dos isolados gonocócicos é inibida por 6 mcg/mL de espectinomicina. As cepas de gonococos podem ser resistentes à espectinomicina, porém não há resistência cruzada com outros fármacos utilizados para o tratamento da gonorreia. Notavelmente, ela não é recomendada para o tratamento de infecções gonocócicas da faringe, devido às altas taxas de falha terapêutica, independentemente da suscetibilidade *in vitro*. A espectinomicina é rapidamente absorvida após a injeção intramuscular. O esquema-padrão é uma dose única de 2 a 4 g/dia (40 mg/kg, em crianças). A dor no local da injeção é comum e, ocasionalmente, ocorrem febre e náuseas. Raramente, ocorrem nefrotoxicidade e anemia. A espectinomicina não está mais disponível para uso nos Estados Unidos, mas ainda é recomendada em outros países (incluindo Brasil).

RESUMO Aminoglicosídeos

Subclasse, fármaco	Mecanismo de ação	Efeitos	Aplicações clínicas	Farmacocinética, toxicidades, interações
AMINOGLICOSÍDEOS E ESPECTINOMICINA				
• Gentamicina	Impede a síntese proteica bacteriana ao se ligar com a subunidade ribossomal 30S	Atividade bactericida contra bactérias sensíveis • efeitos sinérgicos contra bactérias gram-positivas quando associada a betalactâmicos ou à vancomicina • morte bacteriana dependente da concentração e efeito pós-antibiótico significativo	Sepse provocada por bactérias gram-negativas aeróbias • atividade sinérgica na endocardite provocada por estreptococos, estafilococos e enterococos	Administração IV • depuração renal (meia-vida de 2,5 h) • dose convencional de 1,3-1,7 mg/kg a cada 8 h, com concentração máxima desejável de 5-8 mcg/mL • concentração mínima < 2 mcg/mL • dose de 1×/dia de 5-7 mg/kg é eficaz e pode ter menor toxicidade do que a dose convencional • *Toxicidade:* nefrotoxicidade (reversível), ototoxicidade (irreversível), bloqueio neuromuscular

- *Tobramicina: uso intravenoso; mais ativa do que a gentamicina contra* Pseudomonas; *também pode ter menor nefrotoxicidade*
- *Amicacina: uso intravenoso; resistente a muitas enzimas que inativam a gentamicina e a tobramicina; metas de doses e concentrações máximas e mínimas mais elevadas do que as da gentamicina e da tobramicina*
- *Plazomicina: uso intravenoso; resistente a muitas enzimas que inativam a gentamicina e a tobramicina; mais ativa contra CRE; dose única diária; sem meta de concentrações de pico, meta de concentrações mínimas mais altas aceitáveis*
- *Estreptomicina: uso intramuscular; a ampla resistência limita o uso para indicações específicas, como tuberculose e endocardite por enterococos*
- *Neomicina: uso oral ou tópico, baixa biodisponibilidade; utilizada antes da cirurgia intestinal para diminuir a flora aeróbia*
- *Espectinomicina: uso intramuscular; o único uso é no tratamento de infecções gonocócicas resistentes a antibiótico ou gonocócicas em pacientes alérgicos à penicilina; indisponível nos Estados Unidos (assim como no Brasil)*

PREPARAÇÕES DISPONÍVEIS

NOMES GENÉRICOS
Amicacina
Canamicina*
Estreptomicina
Gentamicina
Neomicina
Paromomicina*
Plazomicina*
Tobramicina

*Não disponível no Brasil.

REFERÊNCIAS

Baddour L et al: Infective endocarditis in adults: Diagnosis, antimicrobial therapy, and management of complications. Circulation 2015;132:1435.

Busse H-J et al: The bactericidal action of streptomycin: Membrane permeabilization caused by the insertion of mistranslated proteins into the cytoplasmic membrane of *Escherichia coli* and subsequent caging of the antibiotic inside the cells due to degradation of these proteins. J Gen Microbiol 1992;138:551.

Cheer SM et al: Inhaled tobramycin (TOBI): A review of its use in the management of *Pseudomonas aeruginosa* infections in patients with cystic fibrosis. Drugs 2003;63:2501.

Freeman CD et al: Once-daily dosing of aminoglycosides: Review and recommendations for clinical practice. J Antimicrob Chemother 1997;39:677.

Jackson J et al: Aminoglycosides: How should we use them in the 21st century? Curr Opin Infect Dis 2013;26:516.

Le T, Bayer AS: Combination antibiotic therapy for infective endocarditis. Clin Infect Dis 2003;36:615.

McKinnell JA et al: Plazomicin for infections caused by carbapenem-resistant enterobacteriaceae. N Engl J Med 2019;380:791.

Olsen KM et al: Effect of once-daily dosing vs. multiple daily dosing of tobramycin on enzyme markers of nephrotoxicity. Crit Care Med 2004;32:1678.

Paul M et al: Beta-lactam monotherapy versus beta-lactam-aminoglycoside combination therapy in cancer patients with neutropenia. Cochrane Database Syst Rev 2013 Jun 29;6:CD003038.

Peña C et al: Effect of adequate single-drug versus combination antimicrobial therapy on mortality in *Pseudomonas aeruginosa* bloodstream infections. Clin Infect Dis 2013;57:208.

Poole K: Aminoglycoside resistance in *Pseudomonas aeruginosa*. Antimicrob Agents Chemother 2005;49:479.

Shaeer KM et al: Plazomicin: A next-generation aminoglycoside. Pharmacotherapy 2019;39:77.

Wagenlehner FME et al: Once-daily plazomicin for complicated urinary tract infections. N Engl J Med 2019;380:729.

Zhanel G et al: Comparison of the next generation aminoglycoside plazomicin to gentamicin, tobramycin, and amikacin. Expert Rev Anti Infect Ther 2012;10:459.

RESPOSTA DO ESTUDO DE CASO

O paciente apresenta função renal normal, de modo que se qualifica para receber uma dose única diária. A tobramicina poderia ser administrada como uma única injeção diária na dose de 350 a 490 mg (5-7 mg/kg). A concentração sérica de 1,5 a 6 mcg/mL determinada 8 horas após a infusão correlaciona-se com a concentração mínima apropriada. De forma alternativa, a mesma dose diária total poderia ser dividida e administrada a cada 8 horas, como uma estratégia de administração convencional. Com a forma de administração convencional, as concentrações máxima e mínima devem ser monitoradas, sendo que a concentração máxima deve ser de 5 a 10 mcg/mL, e a concentração mínima, inferior a 2 mcg/mL.

C A P Í T U L O

46 Sulfonamidas, trimetoprima e quinolonas

Camille E. Beauduy, PharmD
Lisa G. Winston, MD*

ESTUDO DE CASO

Uma mulher de 59 anos procura atendimento médico com história de micção frequente e dolorosa há 4 dias. Ela teve febre, calafrios e dor no flanco nos últimos 2 dias. O médico a aconselhou a procurar imediatamente uma clínica para avaliação. Na clínica, a paciente está febril (38,5 °C), porém estável, e diz que não apresenta náuseas ou vômitos. O teste de urina em fita é positivo para esterase leucocitária. São solicitados urinálise e cultura de urina. A história médica pregressa da paciente é significativa, já que ela apresentou três infecções urinárias no último ano. Os episódios não tiveram complicações e foram tratados com sulfametoxazol + trimetoprima, com resolução imediata. A paciente também apresenta osteoporose, para a qual toma um suplemento diário de cálcio. Opta-se por tratá-la com antibióticos orais para uma infecção complicada do trato urinário, com acompanhamento rigoroso.

Diante da história dessa paciente, qual antibiótico seria razoável escolher? Dependendo da escolha do antibiótico, há interações medicamentosas potenciais?

■ FÁRMACOS ANTIFOLATO

SULFONAMIDAS

Química

As fórmulas básicas das sulfonamidas e sua semelhança estrutural com o ácido *p*-aminobenzoico (PABA, do inglês *p-aminobenzoic acid*) são apresentadas na Figura 46-1. As sulfonamidas, com propriedades físicas, químicas, farmacológicas e antibacterianas diversas, são produzidas acoplando-se substituintes ao grupamento amido (—SO_2—NH—R) ou amino (—NH_2) no núcleo da sulfanilamida. As sulfonamidas tendem a ser muito mais solúveis em pH alcalino do que em pH ácido. A maior parte delas pode ser preparada como sais de sódio, empregados para administração intravenosa.

Mecanismo de ação e atividade antimicrobiana

Os organismos sensíveis à sulfonamida, diferentemente dos mamíferos, não podem utilizar o folato exógeno, porém devem sintetizá-lo a partir do PABA. Portanto, essa via (Figura 46-2) é essencial para a produção de purinas e para a síntese de ácido nucleico. Como análogos estruturais do PABA, as sulfonamidas inibem a di-hidropteroato sintase e a produção de folato. As sulfonamidas inibem tanto as bactérias gram-positivas, como *Staphylococcus* sp., quanto as bactérias entéricas gram-negativas, como *Escherichia coli*, *Klebsiella pneumoniae*, *Salmonella*, *Shigella* e *Enterobacter* sp., bem como *Nocardia* sp., *Chlamydia trachomatis* e alguns protozoários. Elas não inibem as riquétsias; ao contrário, estimulam o seu crescimento. A atividade das sulfonamidas é insuficiente contra anaeróbios. *Pseudomonas aeruginosa* apresenta resistência intrínseca aos antibióticos do tipo sulfonamida.

A associação de uma sulfonamida com um inibidor da di-hidrofolato redutase (trimetoprima ou pirimetamina) proporciona atividade sinérgica, em razão da inibição sequencial da síntese do folato (ver Figura 46-2).

*As autoras agradecem a Henry F. Chambers, MD, e Daniel H. Deck, PharmD, por suas contribuições às edições anteriores deste capítulo.

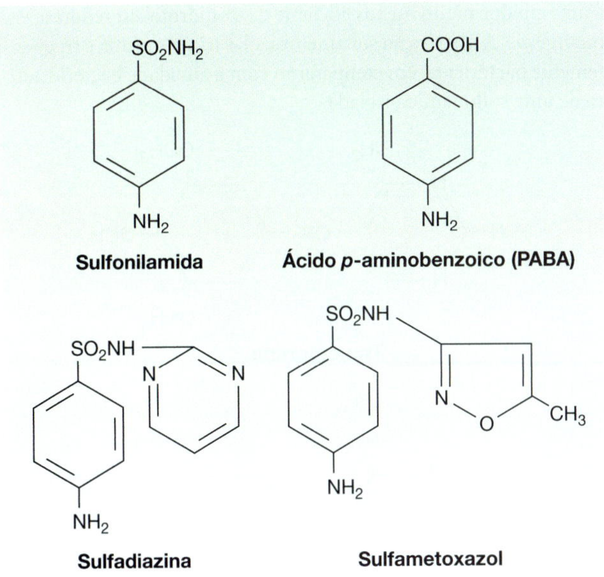

FIGURA 46-1 Estruturas de algumas sulfonamidas e do ácido *p*-aminobenzoico.

Resistência

Algumas bactérias não têm as enzimas necessárias para a síntese de folato a partir do PABA e, como os mamíferos, dependem de fontes exógenas de folato; consequentemente, elas não são sensíveis às sulfonamidas. A resistência à sulfonamida pode ocorrer em razão de mutações que (1) causam produção em excesso de PABA, (2) causam a produção de uma enzima sintetizadora de ácido fólico com baixa afinidade para as sulfonamidas ou (3) comprometem a permeabilidade à sulfonamida. A di-hidropteroato sintase de baixa afinidade por sulfonamida é frequentemente codificada em um plasmídeo que é transmissível e pode se disseminar rápida e amplamente. Mutantes de di-hidropteroato sintase resistentes à sulfonamida também podem surgir sob pressão seletiva.

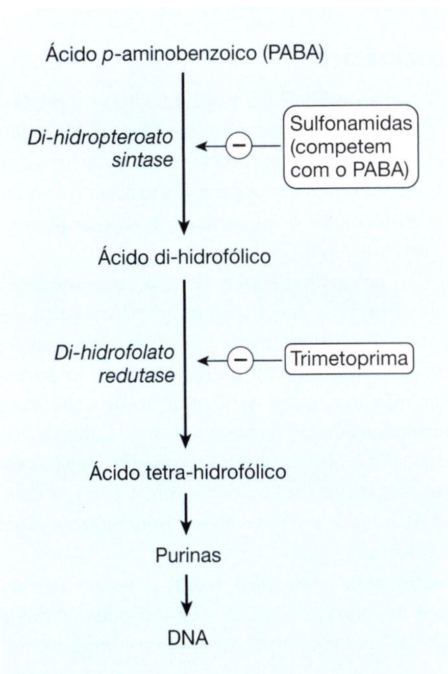

FIGURA 46-2 Ações das sulfonamidas e da trimetoprima.

Farmacocinética

As sulfonamidas podem ser divididas em três grupos principais: (1) oral, absorvível; (2) oral, não absorvível; e (3) tópica. As sulfonamidas orais são absorvidas do estômago e do intestino delgado, sendo amplamente distribuídas para os tecidos e fluidos corporais (incluindo o sistema nervoso central [SNC] e o líquido cerebrospinal), a placenta e o feto. A ligação às proteínas varia de 20 a mais de 90%. As concentrações terapêuticas estão na faixa de 40 a 100 mcg/mL de sangue. Em geral, as concentrações sanguíneas alcançam o máximo em 2 a 6 horas após a administração oral.

Uma parte do fármaco absorvido é acetilada ou glucuronada no fígado. As sulfonamidas e os metabólitos inativos são, então, excretados na urina, principalmente por filtração glomerular. A dose de sulfonamidas deve ser reduzida em pacientes com insuficiência renal significativa.

Aplicações clínicas

As sulfonamidas raramente são empregadas como fármacos isolados. Muitas cepas de espécies anteriormente sensíveis, incluindo meningococos, pneumococos, estreptococos, estafilococos e gonococos, são atualmente resistentes. A associação em doses fixas de sulfametoxazol + trimetoprima é o medicamento preferencial para infecções, como pneumonia por *Pneumocystis jiroveci* (originalmente *P. carinii*), toxoplasmose e nocardiose.

A. Fármacos absorvíveis orais

O **sulfametoxazol** é um fármaco absorvível comumente utilizado; no entanto, nos Estados Unidos (assim como no Brasil), ele está disponível apenas como a associação de **sulfametoxazol + trimetoprima** em dose fixa. As doses e indicações típicas são discutidas adiante.

A administração de **sulfadiazina** com pirimetamina é a terapia de primeira escolha para o tratamento da toxoplasmose aguda. O uso de sulfadiazina + pirimetamina, um potente inibidor da di-hidrofolato redutase, é sinérgico, pois esses fármacos bloqueiam etapas sequenciais na via de síntese de folato (ver Figura 46-2). No entanto, desde 2015, surgiram desafios com a produção, o fornecimento e o custo da pirimetamina nos Estados Unidos. Em alguns casos, os médicos obtêm um produto manipulado em farmácias especializadas ou prescrevem fármacos alternativos, como sulfametoxazol + trimetoprima. A **sulfadoxina** (não disponível no Brasil) é uma sulfonamida de ação longa formulada em associação à **pirimetamina**. Essa associação não está mais disponível comercialmente nos Estados Unidos, porém pode ser encontrada em outros países, onde tem sido utilizada como tratamento de segunda escolha para a malária (ver Capítulo 52).

B. Fármacos não absorvíveis orais

A **sulfassalazina** (salicilazossulfapiridina) é utilizada no tratamento da doença inflamatória intestinal (ver Capítulo 62).

C. Fármacos tópicos

A solução ou pomada oftálmica de **sulfacetamida** sódica é eficaz no tratamento da conjuntivite bacteriana, porém é considerada um fármaco de segunda escolha, devido ao potencial para reações alérgicas. Outra sulfonamida, o **acetato de mafenida**, está disponível para uso tópico (não disponível no Brasil), mas pode ser absorvida em locais de queimadura. O fármaco e seu principal metabólito inibem a anidrase carbônica e podem causar acidose metabólica, um efeito colateral que limita a sua utilização. A **sulfadiazina de prata** é uma sulfonamida tópica menos tóxica que tem sido amplamente utilizada para a prevenção de infecções em queimaduras; no entanto, ela pode retardar a cicatrização de feridas, e produtos que não contenham prata podem ser preferidos.

Reações adversas

Historicamente, os medicamentos que contêm uma porção sulfonamida, incluindo sulfas antimicrobianas, diuréticos, diazóxido e os fármacos hipoglicemiantes sulfanilureias, eram considerados alergênicos cruzados. No entanto, evidências mais recentes sugerem que a reatividade cruzada é incomum, e muitos pacientes que são alérgicos a sulfonamidas não antibióticas toleram antibióticos sulfonamidas. As reações adversas mais comuns são febre, erupções cutâneas, dermatite esfoliativa, fotossensibilidade, urticária, náuseas, vômitos, diarreia e dificuldades em relação ao trato urinário (ver adiante). A síndrome de Stevens-Johnson, embora relativamente incomum (menos de 1% dos cursos de tratamento), é um tipo de erupção cutânea e mucosa particularmente grave e potencialmente fatal associada ao uso de sulfonamidas. Os outros efeitos indesejáveis incluem estomatite, conjuntivite, artrite, distúrbios hematopoiéticos (ver adiante), hepatite e, raramente, poliarterite nodosa e psicose.

A. Distúrbios do trato urinário

As sulfonamidas podem sofrer precipitação na urina, em particular em pH neutro ou ácido, produzindo cristalúria, hematúria ou até mesmo obstrução. Contudo, isso raramente é um problema com as sulfonamidas mais solúveis (p. ex., sulfafurazol [também denominado sulfisoxazol]). A sulfadiazina e o sulfametoxazol são relativamente insolúveis na urina ácida e podem causar cristalúria, principalmente quando administrados em altas doses ou se a ingestão de líquidos for insuficiente. A cristalúria é tratada com a administração de bicarbonato de sódio para alcalinizar a urina e com oferta de líquidos, a fim de aumentar o fluxo urinário. As sulfonamidas também foram implicadas em diversos tipos de nefrose e na nefrite alérgica.

B. Distúrbios hematopoiéticos

As sulfonamidas podem provocar anemia hemolítica ou aplásica, granulocitopenia, trombocitopenia ou reações leucemoides. Além disso, elas podem provocar reações hemolíticas em pacientes com deficiência de glicose-6-fosfato desidrogenase. As sulfonamidas administradas próximo ao final da gestação aumentam o risco de *querníctero* em neonatos.

TRIMETOPRIMA E ASSOCIAÇÕES SULFAMETOXAZOL + TRIMETOPRIMA

Mecanismo de ação

A trimetoprima, uma trimetoxibenzilpirimidina, inibe seletivamente a di-hidrofolato redutase bacteriana, que converte o ácido di-hidrofólico em ácido tetra-hidrofólico, uma etapa que leva à síntese de purinas e, por fim, ao DNA (ver Figura 46-2). A trimetoprima é um inibidor muito menos eficiente da di-hidrofolato redutase em mamíferos. A associação sulfametoxazol + trimetoprima é frequentemente bactericida, em comparação com a atividade bacteriostática de uma sulfonamida isolada.

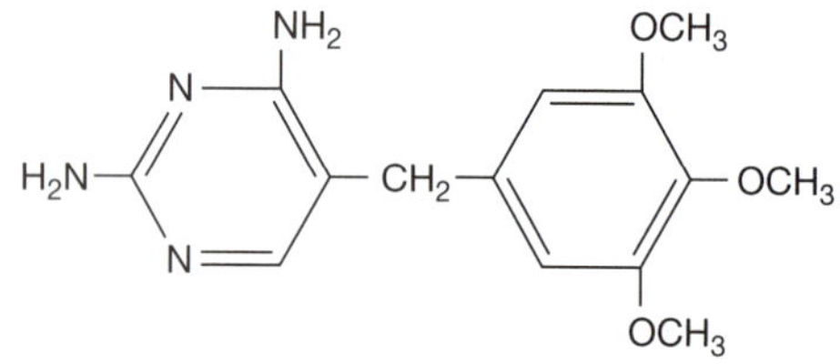

Trimetoprima

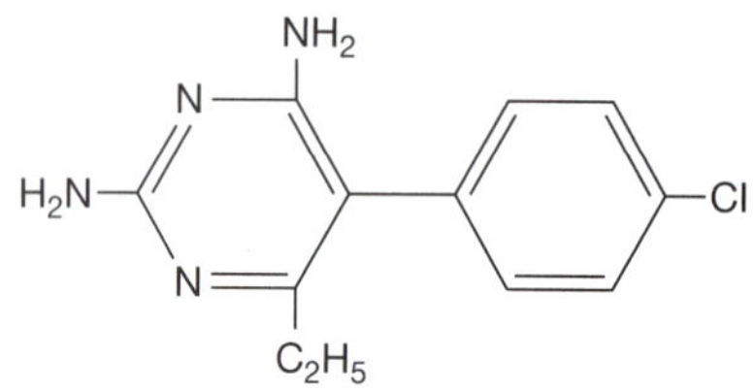

Pirimetamina

Resistência

A resistência à trimetoprima pode resultar da redução da permeabilidade celular, da produção excessiva da di-hidrofolato redutase ou da produção de uma redutase alterada com ligação reduzida ao fármaco. A resistência pode surgir por mutação, embora, mais comumente, origine-se de di-hidrofolato redutases resistentes à trimetoprima codificadas por plasmídeo. As enzimas resistentes podem ser codificadas em transpósons em plasmídeos conjugativos que apresentam uma ampla gama de hospedeiros, contribuindo para a disseminação rápida e ampla da resistência à trimetoprima entre inúmeras espécies bacterianas.

Farmacocinética

Em geral, a trimetoprima é administrada por via oral, isoladamente ou em associação ao sulfametoxazol, cuja meia-vida é similar. O sulfametoxazol + trimetoprima também pode ser administrado por via intravenosa. A trimetoprima é bem absorvida no intestino e se distribui amplamente nos líquidos e tecidos corporais, inclusive no líquido cerebrospinal.

Como a trimetoprima é mais lipossolúvel do que o sulfametoxazol, ela apresenta maior volume de distribuição. Portanto, quando 1 parte de trimetoprima é administrada com 5 partes de sulfametoxazol (a proporção na formulação), as concentrações plasmáticas máximas estão na proporção de 1:20, ideal para os efeitos combinados desses fármacos *in vitro*. Cerca de 30 a 50% da sulfonamida e 50 a 60% da trimetoprima (ou de seus respectivos metabólitos) são excretados na urina em 24 horas. A dose deve ser reduzida pela metade em pacientes com depuração da creatinina de 15 a 30 mL/min.

A trimetoprima (uma base fraca) concentra-se no líquido prostático e no líquido vaginal, que são mais ácidos do que o plasma. Como consequência, ela apresenta mais atividade antibacteriana nos líquidos prostático e vaginal do que muitos outros antibióticos.

Aplicações clínicas

A. Trimetoprima oral

A trimetoprima pode ser administrada isoladamente (100 mg, 2 vezes ao dia) nas infecções agudas do trato urinário. Muitos organismos adquiridos na comunidade são sensíveis a altas concentrações urinárias (200-600 mcg/mL).

B. Associação sulfametoxazol + trimetoprima (SMZ-TMP) oral

A associação sulfametoxazol + trimetoprima é um tratamento eficaz para uma ampla variedade de infecções, incluindo pneumonia por *P. jirovecii*, infecções do trato urinário, prostatite e algumas infecções causadas por cepas sensíveis de *Shigella*, *Salmonella* e micobactérias não tuberculosas. Ela também é ativa contra a maioria das cepas de *Staphylococcus aureus*, tanto sensíveis como resistentes à meticilina, e contra patógenos do trato respiratório, como *Haemophilus* sp., *Moraxella catarrhalis* e *K. pneumoniae* (mas não *Mycoplasma pneumoniae*). No entanto, a prevalência crescente de cepas de *E. coli* (até 30% ou mais) e pneumococos resistentes a sulfametoxazol + trimetoprima deve ser considerada antes de se usar essa associação como terapia empírica de infecções do trato urinário superior ou de pneumonia. A associação sulfametoxazol + trimetoprima é comumente utilizada para o tratamento de infecções não complicadas da pele e dos tecidos moles.

Um comprimido de dose dupla (contendo 800 mg de sulfametoxazol e 160 mg de trimetoprima) administrado a cada 12 horas é um tratamento eficaz para infecções do trato urinário, prostatite, infecções não complicadas da pele e dos tecidos moles e infecções causadas por cepas sensíveis de *Shigella* e *Salmonella*. Infecções ósseas e articulares causadas por *S. aureus* podem ser tratadas com eficácia, geralmente com doses de 8 a 10 mg/kg/dia do componente trimetoprima. Um comprimido de dose única (contendo 400 mg de sulfametoxazol e 80 mg de trimetoprima) administrado 3 vezes por semana pode ser indicado como profilaxia em infecções recorrentes do trato urinário em algumas mulheres. A dose para crianças tratadas para shigelose, infecção do trato urinário ou otite média é trimetoprima de 8 mg/kg/dia e sulfametoxazol de 40 mg/kg/dia a cada 12 horas.

As infecções por *P. jirovecii* e alguns outros patógenos, como *Nocardia* ou *Stenotrophomonas maltophilia*, podem ser tratadas com altas doses da associação oral ou intravenosa (administrada com base no componente trimetoprima de 15-20 mg/kg/dia). A infecção por *P. jirovecii* pode ser prevenida em pacientes imunossuprimidos por uma série de regimes de baixa dose, como 1 comprimido de dose dupla ao dia ou 3 vezes por semana.

C. Associação sulfametoxazol + trimetoprima intravenosa

Uma solução da associação contendo 400 mg de sulfametoxazol e 80 mg de trimetoprima por 5 mL diluídos em 125 mL de glicose a 5% em água pode ser administrada por infusão intravenosa durante 60 a 90 minutos. Essa é a terapia preferencial para o tratamento da pneumonia por *Pneumocystis* moderadamente grave a grave. Sulfametoxazol + trimetoprima também pode ser utilizado para tratar bacteremia gram-negativa causada por organismos sensíveis. Esta pode ser uma alternativa eficaz para infecções causadas por algumas espécies multirresistentes, como *Enterobacter* e *Serratia*, shigelose ou febre tifoide. É a terapia alternativa preferida para infecções graves por *Listeria* em pacientes intolerantes à ampicilina. A posologia é de 10 a 20 mg/kg/dia do componente trimetoprima.

D. Pirimetamina com sulfonamida oral

A pirimetamina e a sulfadiazina são utilizadas no tratamento da toxoplasmose. A dose de sulfadiazina é de 1 a 1,5 g, 4 vezes ao dia, com a pirimetamina administrada como uma dose de ataque de 200 mg, seguida por uma dose de 50 a 75 mg, 1 vez ao dia. O ácido folínico, também conhecido como leucovorina, 10 mg por via oral todos os dias, deve ser administrada para minimizar a supressão da medula óssea observada com a pirimetamina. Alguns médicos recomendam o uso de sulfametoxazol + trimetoprima como uma opção alternativa se a pirimetamina não estiver disponível.

Na malária *falciparum*, foi utilizada a associação pirimetamina + sulfadoxina (ver Capítulo 52), porém surgiu resistência em muitas partes do mundo; não está mais disponível comercialmente nos Estados Unidos (nem no Brasil).

Reações adversas

A trimetoprima produz as reações adversas previsíveis de um fármaco antifolato, em particular anemia megaloblástica, leucopenia e granulocitopenia. A associação sulfametoxazol + trimetoprima pode provocar todas as reações indesejadas associadas às sulfonamidas. Ocasionalmente, ocorrem náuseas e vômitos, febre induzida por medicamento, vasculite, comprometimento renal e distúrbios do SNC. Os pacientes com aids e pneumonia por *Pneumocystis* apresentam uma frequência particularmente elevada de reações adversas a sulfametoxazol + trimetoprima, sobretudo febre, exantemas, leucopenia, diarreia, elevações das aminotransferases hepáticas, hipercalemia e hiponatremia. A trimetoprima inibe a secreção de creatinina no túbulo renal distal, resultando em leve elevação da creatinina sérica sem prejuízo da taxa de filtração glomerular. Esse efeito não tóxico é importante para comparar com a verdadeira nefrotoxicidade que pode ser causada por sulfonamidas.

INIBIDORES DE DNA GIRASE

FLUOROQUINOLONAS

As quinolonas clinicamente relevantes são análogos fluorados sintéticos do ácido nalidíxico (Figura 46-3). Elas são ativas contra diversas bactérias gram-positivas e gram-negativas.

Mecanismo de ação

As quinolonas bloqueiam a síntese do DNA bacteriano ao inibirem a topoisomerase II (DNA girase) e a topoisomerase IV bacterianas. A inibição da DNA girase impede o relaxamento do DNA superespiralado positivamente, o que é necessário para a transcrição e a replicação normais. A inibição da topoisomerase IV interfere na separação do DNA cromossômico replicado nas respectivas células-filhas durante a divisão celular. Embora todas as quinolonas tenham atividade em ambos os sítios-alvo, a maioria tem maior afinidade por um ou outro. Isso pode explicar as diferenças nos espectros de atividade, uma vez que a DNA girase é o alvo primário para gram-negativos, ao passo que a topoisomerase IV é o alvo primário para organismos gram-positivos. O delafloxacino meglumina tem uma afinidade balanceada de forma única para ambos os

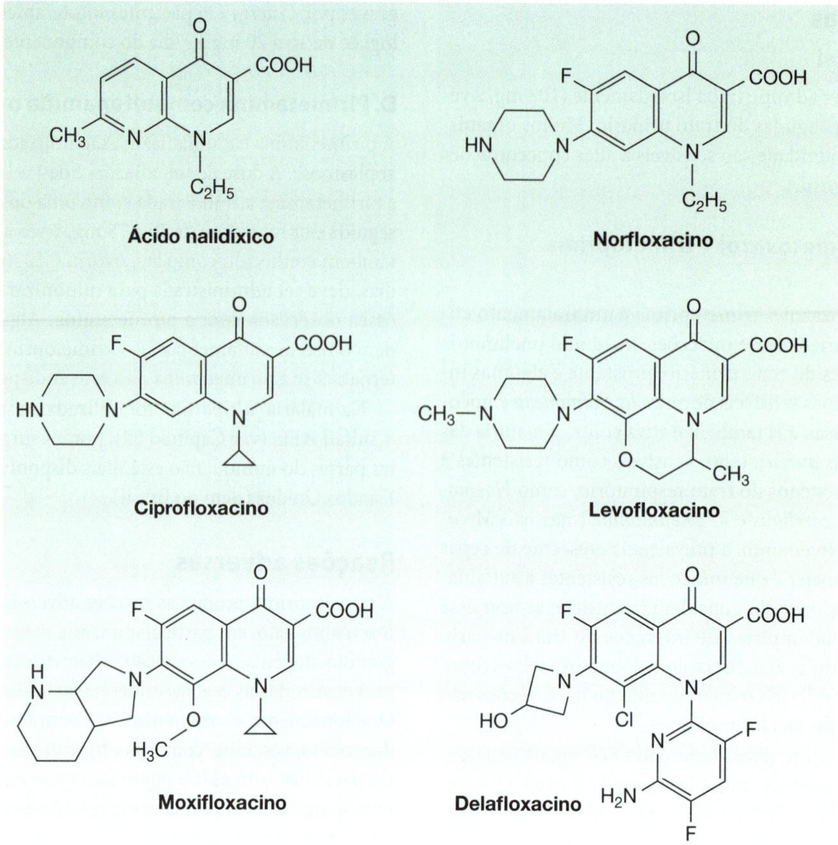

FIGURA 46-3 Estruturas do ácido nalidíxico e algumas fluoroquinolonas.

sítios-alvo, o que pode contribuir para o seu espectro mais amplo de atividade e probabilidade reduzida de indução de resistência; ambos os sítios são discutidos em mais detalhes adiante neste capítulo.

Atividade antibacteriana

As primeiras quinolonas, como o ácido nalidíxico, não alcançavam concentrações antibacterianas sistêmicas e eram úteis apenas no tratamento das infecções do trato urinário inferior. Os derivados fluorados (ciprofloxacino, levofloxacino, entre outros; ver Figura 46-3 e Tabela 46-1) melhoraram muito a atividade antibacteriana em comparação com o ácido nalidíxico e alcançaram concentrações bactericidas no sangue e nos tecidos. Enquanto a maioria das fluoroquinolonas existe em formas zwitteriônicas *in vivo*, o delafloxacino é aniônico em pH neutro e não tem carga em pH ácido. Isso parece contribuir para uma melhor penetração e atividade mais potente em ambientes ácidos, que são comumente encontrados em infecções com alta carga bacteriana, como fluido de abscesso.

As fluoroquinolonas foram originalmente desenvolvidas devido à sua excelente atividade contra bactérias aeróbias gram-negativas. Os primeiros fármacos tinham atividade limitada contra organismos gram-positivos. Os membros subsequentes do grupo melhoraram a atividade contra cocos gram-positivos. A atividade relativa contra

TABELA 46-1 Propriedades farmacocinéticas de algumas fluoroquinolonas

Fármaco	Meia-vida (h)	Biodisponibilidade oral (%)	Concentração sérica máxima (μg/mL)	Dose oral (mg)	Via de excreção primária
Ciprofloxacino	3-5	70	2,4	500, 2×/dia	Renal
Delafloxacino	4-8	59	7,5	450, 2×/dia	Renal e não renal
Gemifloxacino	8	70	1,6	320, 1×/dia	Renal e não renal
Levofloxacino	5-7	95	5,7	500, 1×/dia	Renal
Moxifloxacino	9-10	> 85	3,1	400, 1×/dia	Não renal
Norfloxacino	3,5-5	80	1,5	400, 2×/dia	Renal
Ofloxacino	5-7	95	2,9	400, 2×/dia	Renal

espécies gram-negativas comparada com gram-positivas é útil para diferenciar esses fármacos. O **norfloxacino**, que não está mais disponível nos Estados Unidos (disponível no Brasil), é a menos ativa das fluoroquinolonas contra organismos gram-negativos e gram-positivos, com concentrações inibitórias mínimas (CIMs) 4 a 8 vezes maiores do que as do ciprofloxacino. **Ciprofloxacino, enoxacino, lomefloxacino, levofloxacino, ofloxacino** e **pefloxacino** constituem um grupo de fármacos semelhantes que têm excelente atividade gram-negativa e atividade moderada a boa contra bactérias gram-positivas. O ciprofloxacino e o levofloxacino são os dois fármacos desse grupo utilizados de forma sistêmica nos Estados Unidos (assim como no Brasil). As CIMs para cocos e bacilos gram-negativos, incluindo *Enterobacter* sp., *P. aeruginosa*, *Neisseria meningitidis*, *Haemophilus* sp. e *Campylobacter jejuni*, normalmente são inferiores ou iguais a 1 a 2 mcg/mL. As cepas de *S. aureus* sensíveis à meticilina geralmente são sensíveis a essas fluoroquinolonas, porém as cepas de estafilococos resistentes à meticilina costumam ser resistentes. No tratamento de infecções estafilocócicas, as fluoroquinolonas são normalmente utilizadas em associação a um segundo fármaco ativo, como a rifampicina, para prevenir o surgimento de resistência durante a terapia. Os enterococos tendem a ser menos sensíveis do que os estafilococos, limitando a eficácia das fluoroquinolonas nas infecções causadas por esses organismos. O ciprofloxacino é o fármaco mais ativo desse grupo contra organismos gram-negativos, particularmente *P. aeruginosa*. O levofloxacino, o L-isômero do ofloxacino, tem maior atividade do que o ciprofloxacino contra organismos gram-positivos, sobretudo *Streptococcus pneumoniae*. Além de sua potente atividade contra organismos gram-positivos, discutida adiante, o delafloxacino tem atividade semelhante à do ciprofloxacino contra organismos gram-negativos, incluindo *P. aeruginosa*.

Gatifloxacino, gemifloxacino, moxifloxacino e **delafloxacino** constituem um grupo de fluoroquinolonas com atividade melhorada contra organismos gram-positivos, particularmente *S. pneumoniae* e alguns estafilococos. Embora as CIMs desses fármacos contra os estafilococos sejam inferiores às do ciprofloxacino (e dos demais compostos mencionados), não se sabe se a atividade aumentada é suficiente para permitir o uso desse grupo de antibióticos no tratamento de infecções causadas por cepas resistentes ao ciprofloxacino. Quando comparado com outras fluoroquinolonas, o delafloxacino tem 3 a 5 vezes atividade *in vitro* mais potente contra a maioria dos organismos gram-positivos, incluindo pneumococos, estreptococos β-hemolíticos e *S. aureus* sensível e resistente à meticilina. O delafloxacino é o único desses fármacos com atividade comparável à do ciprofloxacino contra organismos gram-negativos. As fluoroquinolonas também são ativas contra agentes da pneumonia atípica (p. ex., micoplasmas e clamídias) e contra patógenos intracelulares, como *Legionella* e algumas micobactérias, incluindo *Mycobacterium tuberculosis* e o complexo *Mycobacterium avium*. O moxifloxacino tem atividade modesta contra bactérias anaeróbias; o delafloxacino tem atividade *in vitro* contra anaeróbios, porém a sua eficácia clínica não foi comprovada. Ao contrário do delafloxacino, o moxifloxacino carece de atividade apreciável contra *P. aeruginosa*. Devido à sua toxicidade quando administrado sistemicamente, o gatifloxacino está disponível apenas como solução oftálmica nos Estados Unidos (assim como no Brasil).

Resistência

No tratamento com fluoroquinolona, os organismos resistentes surgem em cerca de 1 a cada 10^7 a 10^9 organismos, em particular entre estafilococos, *P. aeruginosa* e *Serratia marcescens*. A resistência emergente ao delafloxacino parece ocorrer em uma taxa mais baixa, aproximadamente 1 a cada 10^9 a 10^{11} organismos em um estudo de cepas de *S. aureus* resistente à meticilina (MRSA, do inglês *methicillin-resistant Staphylococcus aureus*). A resistência emergente é mais comumente devido a uma ou mais mutações pontuais no sítio de ligação da quinolona da enzima-alvo (DNA girase ou topoisomerase IV) ou a uma alteração na permeabilidade do organismo. O delafloxacino tem menor probabilidade do que outras fluoroquinolonas de desenvolver resistência clínica devido a mutações pontuais, uma vez que tem afinidade igual para ambas as enzimas topoisomerases. No entanto, mecanismos adicionais parecem explicar a relativa facilidade com que a resistência se desenvolve em bactérias altamente sensíveis. Foram descritos dois tipos de resistência mediada por plasmídeo. O primeiro tipo utiliza as proteínas Qnr, que protegem a DNA girase contra as fluoroquinolonas. O segundo é uma variante de uma aminoglicosídeo acetiltransferase capaz de modificar o ciprofloxacino. Ambos os mecanismos conferem resistência de baixo nível, que pode facilitar as mutações pontuais que conferem resistência de alto nível e também podem estar associados à resistência a outras classes de fármacos antibacterianos. Esses modos de resistência mediada por plasmídeo foram descritos para todas as fluoroquinolonas modernas, incluindo o delafloxacino. Dada a experiência limitada, não está claro como eles contribuirão para os desfechos clínicos com delafloxacino. A resistência a uma fluoroquinolona, principalmente se for de alto nível, geralmente confere resistência cruzada a todos os outros membros dessa classe; a principal exceção parece ser o delafloxacino, que manteve a atividade contra organismos gram-positivos resistentes à fluoroquinolona.

Farmacocinética

Após a administração oral, as fluoroquinolonas são bem absorvidas. A maioria tem biodisponibilidade entre 80 e 95%. O delafloxacino tem apenas 59% de biodisponibilidade; a dose oral (450 mg) é maior do que a intravenosa (300 mg). Todas as fluoroquinolonas são amplamente distribuídas nos fluidos e tecidos corporais (ver Tabela 46-1). As meias-vidas séricas variam de 3 a 10 horas. As meias-vidas relativamente longas de levofloxacino, gemifloxacino e moxifloxacino permitem uma dose única diária. A absorção oral é prejudicada por cátions bivalentes e trivalentes, inclusive aqueles nos antiácidos. Portanto, as fluoroquinolonas orais devem ser administradas 2 horas antes ou 4 a 6 horas após qualquer produto que contém esses cátions. As concentrações séricas do medicamento administrado por via intravenosa assemelham-se às do administrado por via oral. A maioria das fluoroquinolonas, sendo o moxifloxacino uma exceção importante, é eliminada por mecanismos renais, seja por secreção tubular, seja por filtração glomerular (ver Tabela 46-1). Faz-se necessário o ajuste da dose para os pacientes com depuração de creatinina inferior a 50 mL/min, e o ajuste exato depende do grau de comprometimento renal e da fluoroquinolona específica a ser utilizada. O delafloxacino requer ajuste de dose renal para a formulação intravenosa apenas quando a depuração da creatinina é inferior a 30 mL/min. Nem a formulação intravenosa nem a oral são recomendadas na insuficiência renal em estágio final (depuração da creatinina < 15 mL/min ou hemodiálise). O ajuste da dose para insuficiência renal não é necessário para o moxifloxacino, uma vez que ele é metabolizado no fígado; contudo, ele deve ser utilizado com cautela em pacientes com insuficiência hepática.

Aplicações clínicas

As fluoroquinolonas (com exceção do moxifloxacino, cujas concentrações urinárias são relativamente baixas) são efetivas no tratamento de infecções do trato urinário provocadas por muitos organismos, incluindo *P. aeruginosa*. Esses fármacos também são efetivos no tratamento de diarreia bacteriana causada por *Shigella*, *Salmonella*, *E. coli* toxigênico e *Campylobacter*. As fluoroquinolonas (excetuando-se o norfloxacino, que não alcança concentrações sistêmicas adequadas) são utilizadas em infecções de tecidos moles, ossos e articulações, bem como em infecções do trato respiratório e intra-abdominais, incluindo aquelas causadas por organismos multirresistentes, como *Pseudomonas* e *Enterobacter*. O ciprofloxacino é o medicamento de escolha para profilaxia e tratamento do antraz; as fluoroquinolonas mais novas são ativas *in vitro*, e o levofloxacino também é aprovado pela Food and Drug Administration (FDA) nos Estados Unidos para a profilaxia do antraz.

O ciprofloxacino e o levofloxacino não são mais recomendados para o tratamento da infecção gonocócica nos Estados Unidos, pois a resistência agora é comum. O gemifloxacino foi recomendado em associação à azitromicina como uma alternativa à ceftriaxona; entretanto, não está disponível nos Estados Unidos, devido a uma prolongada escassez de produção. Inicialmente, o delafloxacino pareceu promissor *in vitro* contra cepas gonocócicas resistentes ao ciprofloxacino; no entanto, em ensaios clínicos, ele não mostrou atividade comparável ao tratamento-padrão, a ceftriaxona. O levofloxacino e o ofloxacino são recomendados pelos Centers for Disease Control and Prevention (CDC) dos Estados Unidos como opções alternativas de tratamento para uretrite ou cervicite por clamídia. Ciprofloxacino, levofloxacino ou moxifloxacino são ocasionalmente utilizados como parte de um regime de tratamento para tuberculose e infecções micobacterianas não tuberculosas. Faltam dados clínicos para o delafloxacino contra micobactérias, porém ele mostra uma atividade *in vitro* promissora. Esses fármacos são adequados para a erradicação de meningococos de portadores e para a profilaxia de infecção bacteriana em pacientes com neutropenia devido à terapia do câncer.

Com a sua atividade gram-positiva aumentada e a atividade contra agentes de pneumonia atípica (clamídias, *Mycoplasma* e *Legionella*), levofloxacino, gemifloxacino e moxifloxacino – as denominadas fluoroquinolonas respiratórias – são eficazes para o tratamento de infecções do trato respiratório inferior. O delafloxacino não é aprovado pela FDA para essa indicação, porém, em comparação com as fluoroquinolonas respiratórias, tem atividade semelhante ou mais potente contra esses organismos atípicos.

Reações adversas

As reações adversas mais comuns das fluoroquinolonas são náuseas, vômitos e diarreia. Ocasionalmente, ocorrem cefaleia, tontura, insônia, exantemas cutâneos ou provas de função hepática anormais. Há relato de fotossensibilidade com o uso de lomefloxacino e de pefloxacino. É possível que haja prolongamento do intervalo QT_c com o uso de gatifloxacino, levofloxacino, gemifloxacino e moxifloxacino, que devem ser evitados ou utilizados com cautela nos pacientes que apresentam esse prolongamento ou hipocalemia não corrigida; naqueles sendo tratados com fármacos antiarrítmicos de classe 1A (p. ex., quinidina ou procainamida) ou de classe 3 (sotalol, ibutilida, amiodarona); e nos que recebem outros fármacos conhecidos por aumentarem o intervalo QT_c (p. ex., eritromicina, antidepressivos tricíclicos). O gatifloxacino foi associado à hiperglicemia em pacientes diabéticos e à hipoglicemia em pacientes que também estejam sendo tratados com fármacos hipoglicemiantes orais. Devido a esses efeitos graves (incluindo algumas fatalidades), o gatifloxacino foi retirado do mercado nos Estados Unidos em 2006 (disponível no Brasil).

Em modelos animais, as fluoroquinolonas podem danificar a cartilagem em crescimento e causar artropatia. Portanto, esses medicamentos não têm sido recomendados como fármacos de primeira escolha para pacientes menores de 18 anos. No entanto, há um consenso crescente de que as fluoroquinolonas podem ser utilizadas em crianças, se necessário (p. ex., para o tratamento de infecções por *Pseudomonas* em pacientes com fibrose cística). A tendinite, uma complicação em adultos, pode ser grave, devido ao risco de ruptura do tendão. Os fatores de risco para tendinite incluem idade avançada, insuficiência renal e uso concomitante de esteroide. As fluoroquinolonas devem ser evitadas durante a gestação, já que não há dados específicos que comprovem a sua segurança. Raramente, elas foram associadas à dissecção ou à ruptura da aorta, particularmente em pacientes com aterosclerose ou hipertensão. As fluoroquinolonas administradas por via oral ou intravenosa também foram associadas à neuropatia periférica e a neurotoxicidades centrais, como agitação ou comprometimento da memória ou da atenção. Essas neurotoxicidades podem ocorrer a qualquer momento durante o tratamento com fluoroquinolonas e podem persistir após a suspensão do medicamento; em alguns casos, podem ser permanentes. Embora muitas das reações adversas listadas sejam incomuns, a FDA solicitou alertas atualizados para todas as fluoroquinolonas em 2016 e 2018, afirmando que esses fármacos devem ser reservados para pacientes que não têm opções alternativas, particularmente em infecções menos graves, como infecções respiratórias superiores ou cistite não complicada.

RESUMO Sulfonamidas, trimetoprima e fluoroquinolonas

Subclasse, fármaco	Mecanismo de ação	Efeitos	Aplicações clínicas	Farmacocinética, toxicidades, interações
ANTAGONISTAS DO FOLATO				
• Sulfametoxazol + trimetoprima	A associação sinérgica de antagonistas do folato bloqueia a produção de purinas e a síntese de ácido nucleico	Atividade bactericida contra bactérias sensíveis	Infecções do trato urinário • infecções dos tecidos moles • infecções ósseas e articulares • pneumonia por *P. jirovecii* • toxoplasmose • nocardiose	Oral, IV • depuração renal (meia-vida de 8 h) • administrado a cada 8-12 h • formulado em uma proporção de 5:1 de sulfametoxazol para trimetoprima • *Toxicidade:* erupção cutânea, febre, supressão da medula óssea, hipercalemia, nefrotoxicidade

- *Sulfadiazina: oral; terapia de primeira escolha para toxoplasmose quando associada à pirimetamina*
- *Trimetoprima: oral; utilizada sozinha apenas para infecções do trato urinário inferior; pode ser prescrita com segurança para pacientes com alergia a sulfonamidas*
- *Pirimetamina: oral; terapia de primeira escolha para a toxoplasmose quando associada à sulfadiazina; administrar concomitantemente com ácido folínico para reduzir a toxicidade da medula óssea*
- *Pirimetamina + sulfadoxina: oral; alguma atividade contra a malária, porém a resistência limita o seu uso*

Subclasse, fármaco	Mecanismo de ação	Efeitos	Aplicações clínicas	Farmacocinética, toxicidades, interações
FLUOROQUINOLONAS				
• Ciprofloxacino	Inibe a replicação do DNA ao se ligar com a DNA girase e com a topoisomerase IV	Atividade bactericida contra bactérias sensíveis	Infecções do trato urinário • gastrenterite • osteomielite • antraz	Oral, IV • depuração mista (meia-vida de 4 h) • administrada a cada 12 h • cátions divalentes e trivalentes prejudicam a absorção oral • *Toxicidade:* desconforto gastrintestinal, neurotoxicidade, tendinite

- *Levofloxacino: oral, IV; L-isômero do ofloxacino; dose única diária; depuração renal; fluoroquinolona "respiratória" com atividade melhorada contra pneumococo*
- *Moxifloxacino: oral, IV; fluoroquinolona "respiratória"; dose única diária; atividade melhorada contra anaeróbios e* M. tuberculosis*; a depuração hepática resulta em concentrações urinárias menores, de modo que não se recomenda o uso nas infecções do trato urinário*
- *Gemifloxacino: oral; fluoroquinolona "respiratória"*
- *Delafloxacino: oral, IV; fluoroquinolona de "nova geração"; atividade mais potente contra organismos gram-positivos, incluindo pneumococos e estafilococos; atividade semelhante à do ciprofloxacino contra organismos gram-negativos, incluindo* P. aeruginosa

PREPARAÇÕES DISPONÍVEIS

NOMES GENÉRICOS
SULFONAMIDAS PARA FINS GERAIS
Sulfadiazina
SULFONAMIDAS PARA APLICAÇÕES ESPECIAIS
Mafenida*
Sulfacetamida sódica (oftálmica)
Sulfadiazina de prata
TRIMETOPRIMA
Sulfametoxazol + trimetoprima (SMZ-TMP)
Trimetoprima
PIRIMETAMINA
Pirimetamina
Pirimetamina + sulfadoxina
FLUOROQUINOLONAS
Ciprofloxacino
Delafloxacino
Gemifloxacino
Levofloxacino
Moxifloxacino
Norfloxacino
Ofloxacino

*Não disponível no Brasil.

REFERÊNCIAS

Briasoulis A et al: QT prolongation and torsade de pointes induced by fluoroquinolones: Infrequent side effects from commonly used medications. Cardiology 2011;120:103.

Cohen JS: Peripheral neuropathy associated with fluoroquinolones. Ann Pharmacother 2001;35:1540.

Davidson R et al: Resistance to levofloxacin and failure of treatment of pneumococcal pneumonia. N Engl J Med 2002;346:747.

Gupta K et al: International clinical practice guidelines for the treatment of acute uncomplicated cystitis and pyelonephritis in women. Clin Infect Dis 2011;52:103.

Jorgensen SCJ et al: Delafloxacin: Place in therapy and review of microbiologic, clinical, and pharmacologic properties. Infect Dis Ther 2018;7:197.

Keating GM, Scott LJ: Moxifloxacin: A review of its use in the management of bacterial infections. Drugs 2004;64:2347.

Mandell LA et al: Infectious Disease Society of America/American Thoracic Society consensus guidelines on the management of community-acquired pneumonia. Clin Infect Dis 2007;44:S27.

Mwenya DM et al: Impact of cotrimoxazole on carriage and antibiotic resistance of *Streptococcus pneumoniae* and *Haemophilus influenzae* in HIV-infected children in Zambia. Antimicrob Agents Chemother 2010;54:3756.

Nouira S et al: Standard versus newer antibacterial agents in the treatment of severe acute exacerbation of chronic obstructive pulmonary disease: A randomized trial of trimethoprim-sulfamethoxazole versus ciprofloxacin. Clin Infect Dis 2010;51:143.

Rodriguez-Martinez JM et al: Plasmid-mediated quinolone resistance: An update. J Infect Chemother 2011;17:149.

Scheld WM: Maintaining fluoroquinolone class efficacy: Review of influencing factors. Emerg Infect Dis 2003;9:1.

Schmitz GR et al: Randomized controlled trial of trimethoprim--sulfamethoxazole for uncomplicated skin abscesses in patients at risk for community-associated methicillin-resistant *Staphylococcus aureus* infection. Ann Emerg Med 2010;56:283.

Strom BL et al: Absence of cross-reactivity between sulfonamide antibiotics and sulfonamide nonantibiotics. N Engl J Med 2003;349:1628.

Talan DA et al: Prevalence of and risk factor analysis of trimethoprim-sulfamethoxazole- and fluoroquinolone-resistant *E. coli* infection among emergency department patients with pyelonephritis. Clin Infect Dis 2008;47:1150.

Workowski KA et al: Sexually transmitted diseases treatment guidelines, 2015. MMWR Recomm Rep 2015;64(RR-03):1.

Ziganshina LE et al: Fluoroquinolones for treating tuberculosis (presumed drug sensitive). Cochrane Database Syst Rev 2013;(6):CD004795.

RESPOSTA DO ESTUDO DE CASO

Uma fluoroquinolona que alcance boas concentrações urinárias e sistêmicas (ciprofloxacino ou levofloxacino) seria uma escolha razoável para o tratamento empírico da infecção complicada do trato urinário da paciente. Dada a possibilidade de um organismo resistente à fluoroquinolona, uma dose de um fármaco parenteral, como a ceftriaxona (administrada por via intravenosa ou intramuscular), seria razoável, dependendo dos resultados de cultura que confirmem a sensibilidade à fluoroquinolona.

A recente exposição da paciente a vários períodos de tratamento com sulfametoxazol + trimetoprima aumenta as chances de ela ter uma infecção do trato urinário com um isolado resistente a esses antibióticos. A paciente deve receber orientação para tomar fluoroquinolona 2 horas antes ou 4 horas após o seu suplemento de cálcio, já que os cátions bivalentes e trivalentes podem comprometer, de maneira significativa, a absorção das fluoroquinolonas administradas por via oral.

CAPÍTULO

47

Fármacos antimicobacterianos

Camille E. Beauduy, PharmD
Lisa G. Winston, MD*

ESTUDO DE CASO

Um homem de 60 anos dá entrada no pronto-socorro com história de fadiga há 2 meses, perda de peso (10 kg), febre, sudorese noturna e tosse produtiva. Atualmente, ele mora com amigos, porém passou um tempo em abrigos de sem-teto. Ele relata beber cerca de seis cervejas ao dia. No departamento de emergência, a radiografia de tórax revela um infiltrado apical direito. Diante da alta suspeita de tuberculose pulmonar, o paciente é colocado em isolamento respiratório. O seu primeiro esfregaço de escarro mostra muitos bacilos álcool-ácido resistentes, e um teste de HIV (vírus da imunodeficiência humana [do inglês *human immunodeficiency virus*]) retorna com resultado positivo.

Quais fármacos devem ser iniciados para o tratamento da suposta tuberculose pulmonar? O paciente apresenta risco aumentado de evoluir com intoxicação medicamentosa? Em caso positivo, qual(is) medicamento(s) poderia(m) provocar intoxicação?

As micobactérias são intrinsecamente resistentes à maioria dos antibióticos. Como elas crescem mais devagar do que outras bactérias, os antibióticos mais ativos contra as células de crescimento rápido se mostram relativamente ineficazes. As micobactérias também podem ficar latentes e, como consequência, resistentes a muitos fármacos ou morrer de modo muito lento. A parede celular das micobactérias rica em lipídeos é impermeável a muitos agentes. As espécies de micobactérias são patógenos intracelulares, e os microrganismos que residem dentro dos macrófagos são inacessíveis aos fármacos que entram pouco nessas células. Por fim, as micobactérias tem notória habilidade em desenvolver resistência. A associação de dois ou mais fármacos é necessária para que esses obstáculos sejam superados e para que se evite o surgimento de resistência durante o curso da terapia. A resposta às infecções por micobactérias a quimioterapia é lenta, e o tratamento deve ser mantido durante meses a anos, dependendo de quais fármacos forem empregados. Os fármacos utilizados no tratamento de tuberculose, infecções por micobactérias atípicas e hanseníase são descritos neste capítulo.

*Os autores agradecem a Henry F. Chambers, MD, e Daniel H. Deck, PharmD, por suas contribuições às edições anteriores deste capítulo.

■ FÁRMACOS UTILIZADOS NA TUBERCULOSE

Isoniazida (**INH**), **rifampicina** (ou outra **rifamicina**), **pirazinamida** e **etambutol** são os fármacos tradicionais de primeira escolha para o tratamento da tuberculose (Tabela 47-1). A isoniazida e a rifampicina são os fármacos mais ativos. A associação de isoniazida + rifampicina administrada durante 9 meses cura 95 a 98% dos casos de tuberculose causados por cepas sensíveis. Uma fase inicial intensiva de tratamento é recomendada durante os primeiros 2 meses, devido à prevalência de cepas resistentes. A adição da pirazinamida durante essa fase intensiva permite que a duração total da terapia seja reduzida para 6 meses sem perda de eficácia. Na prática, a terapia é iniciada com um esquema de quatro fármacos, com isoniazida, rifampicina, pirazinamida e etambutol, até que se tenha determinado a sensibilidade do isolado clínico. Em isolados sensíveis, a fase seguinte consiste em 4 meses adicionais com isoniazida e rifampicina (Tabela 47-2). Nem o etambutol, nem outros medicamentos, como a estreptomicina, aumentam substancialmente a atividade global do esquema (i.e., a duração do tratamento não é reduzida com o acréscimo de outro fármaco), porém o quarto fármaco proporciona uma cobertura adicional se o isolado se mostrar resistente à isoniazida, à rifampicina ou a ambas. Se a terapia for iniciada após o isolado ser

TABELA 47-1 Antimicrobianos utilizados no tratamento da tuberculose

Fármaco	Posologia típica em adultos[1]
Fármacos de primeira escolha	
Isoniazida	300 mg/dia
Rifampicina	600 mg/dia
Pirazinamida	25 mg/kg/dia
Etambutol	15-25 mg/kg/dia
Fármacos de segunda escolha	
Amicacina	15 mg/kg/dia
Ácido paraminossalicílico	8-12 g/dia
Bedaquilina	400 mg/dia
Capreomicina	15 mg/kg/dia
Clofazimina	200 mg/dia
Ciclosserina	500-1.000 mg/dia, divididos
Etionamida	500-750 mg/dia
Levofloxacino	500-750 mg/dia
Linezolida	600 mg/dia
Moxifloxacino	400 mg/dia
Pretomanida	200 mg/dia
Rifabutina[2]	300 mg/dia
Rifapentina[3]	600 mg, 1×/semana
Estreptomicina	15 mg/kg/dia

[1]Considerando-se uma função renal normal.
[2]150 mg/dia, se utilizado concomitantemente com um inibidor da protease ou cobicistate; 600 mg/dia com efavirenz.
[3]Não é mais recomendado, mas pode ser considerado em casos selecionados se não infectado pelo HIV sem cavitação na radiografia de tórax.

conhecido como sensível à isoniazida e à rifampicina, o etambutol não precisa ser adicionado. A prevalência de isolados clínicos com resistência à isoniazida nos Estados Unidos é de aproximadamente 10%. A prevalência de resistência tanto à isoniazida quanto à rifampicina (denominada multirresistência) foi de 1,9% nos Estados Unidos em 2017 e permaneceu estável por aproximadamente 20 anos.* A multirresistência a fármacos é muito mais prevalente em outras partes do mundo. A resistência específica à rifampicina é rara.

ISONIAZIDA

A isoniazida é o fármaco mais ativo no tratamento da tuberculose causada por cepas sensíveis. Trata-se de uma pequena molécula (peso molecular de 137) que é livremente solúvel em água. A semelhança estrutural com a piridoxina é demonstrada a seguir.

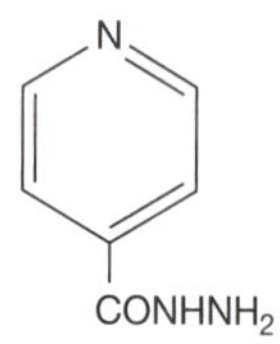

Isoniazida

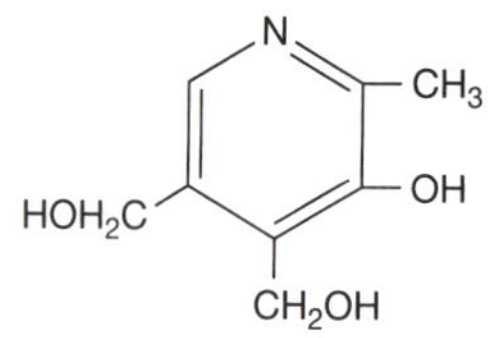

Piridoxina

In vitro, a isoniazida inibe a maior parte dos bacilos da tuberculose em concentrações iguais ou inferiores a 0,2 mcg/mL e é ativa contra os bacilos da tuberculose com crescimento ativo. É menos eficaz contra micobactérias não tuberculose. A isoniazida entra nos macrófagos e é eficaz contra organismos extracelulares e intracelulares.

Mecanismo de ação e bases da resistência

A isoniazida inibe a síntese de ácidos micólicos, componentes essenciais das paredes celulares das micobactérias. A isoniazida é um profármaco ativado por KatG, a catalase peroxidase micobacteriana. A forma ativada da isoniazida produz um complexo covalente com uma proteína transportadora de acil (AcpM) e com a KasA, uma sintetase da proteína transportadora betacetoacil, que bloqueia a síntese de ácido micólico. A resistência à isoniazida está associada a: mutações que resultam em expressão excessiva de *inhA*, que codifica uma proteína transportadora acil-redutase dependente de NADH; mutação ou deleção do gene *katG*; mutações promotoras que resultam na expressão excessiva de *ahpC*, gene envolvido na proteção da célula contra o estresse oxidativo; e mutações no *kasA*. Os bacilos produtores excessivos de *inhA* expressam resistência de baixo nível à isoniazida e resistência cruzada à etionamida. Os mutantes de *katG* expressam resistência de alto nível à isoniazida e, com frequência, não apresentam resistência cruzada à etionamida.

Em geral, mutantes resistentes a fármacos estão presentes em populações de micobactérias sensíveis em proporção aproximada de 1 bacilo em 10^6. Como as lesões tuberculosas com frequência contêm mais de 10^8 bacilos, os mutantes resistentes são selecionados de imediato quando a isoniazida, ou qualquer outro medicamento, é administrada como único fármaco. O uso associado de dois fármacos de ação independente é muito mais eficaz. A probabilidade de que um bacilo seja inicialmente resistente a ambos os fármacos é de cerca de 1 em $10^6 \times 10^6$ ou 1 em 10^{12}, várias ordens de magnitude maior do que o número de organismos infectantes. Assim, pelo menos dois (ou mais, em determinados casos) fármacos ativos sempre devem ser empregados no tratamento da tuberculose ativa, a fim de evitar resistência durante a terapia.

Farmacocinética

A isoniazida é prontamente absorvida pelo trato gastrintestinal, preferencialmente com o estômago vazio. As concentrações máximas podem diminuir até 50% quando ingerida com uma refeição gordurosa. Uma dose oral de 300 mg (5 mg/kg em crianças) atinge o pico de concentração plasmática de 3 a 5 mcg/mL dentro de 1 a 2 horas. A isoniazida difunde-se rapidamente para todos os líquidos e tecidos orgânicos. A concentração desse fármaco no sistema nervoso central e no líquido cerebrospinal alcança entre 20 e 100% da concentração sérica simultânea.

O metabolismo da isoniazida, sobretudo a acetilação pela *N*-acetiltransferase hepática, tem variabilidade genética (ver Capítulo 4). A concentração plasmática média da isoniazida nos acetiladores

*N. de R.T. No Brasil, em 2017, foram diagnosticados e acompanhados no Sistema de Informação de Tratamentos Especiais de Tuberculose (SITE-TB), 246 casos novos de monorresistência, 80 de polirresistência, 713 de multidrogarresistência ou resistência à rifampicina e 2 casos de resistência extensiva.

TABELA 47-2 Tratamento recomendado para tuberculose sensível a medicamentos

Regime (em ordem de preferência)	Fase intensiva (duração mínima = 8 semanas)		Fase de seguimento (duração mínima = 18 semanas)[1]		
	Fármacos	**Intervalo de dose**	**Fármacos**	**Intervalo de dose**	**Comentários**
1	INH RIF PZA EMB	7 dias por semana[2]	INH RIF	7 dias por semana[2]	Regime preferido.
2	INH RIF PZA EMB	7 dias por semana[2]	INH RIF	3 dias por semana	Alternativa preferida se um TDO menos frequente for necessário.
3	INH RIF PZA EMB	3 dias por semana	INH RIF	3 dias por semana	Cuidado em pacientes com HIV e/ou doença cavitária, devido a preocupações com falha terapêutica, recidiva e resistência aos medicamentos.
4	INH RIF PZA EMB	7 dias por semana × 2 semanas, então 2 dias por semana × 6 semanas	INH RIF	2 dias por semana	Evite em pacientes com HIV ou com baciloscopia positiva e/ou doença cavitária.

[1]Os especialistas recomendam a fase de seguimento prolongado (31 semanas) para pacientes com cavitação na radiografia de tórax inicial e culturas positivas no final da fase de tratamento intensivo.
[2]Pode-se considerar 5 dias por semana para TDO, se necessário. Nenhum estudo compara 5 *versus* 7 doses por semana, porém uma vasta experiência sugere a eficácia desse regime.
TDO, terapia diretamente observada; EMB, etambutol; HIV, vírus da imunodeficiência humana; INH, isoniazida; PZA, pirazinamida; RIF, rifampicina.

rápidos é de cerca de um terço até metade daquela dos acetiladores lentos, e as meias-vidas médias são inferiores a 1 e 3 horas, respectivamente. Em geral, a depuração mais rápida da isoniazida pelos acetiladores rápidos não tem consequência terapêutica, porém podem ocorrer concentrações subterapêuticas quando o fármaco é administrado em dose única semanal ou em caso de má absorção.

Os metabólitos da isoniazida e uma pequena quantidade do fármaco inalterado são excretados na urina A dose não precisa ser ajustada quando há insuficiência renal. O ajuste da dose não está bem definido nos pacientes com insuficiência hepática grave preexistente, de modo que deve ser considerado com base nas concentrações séricas quando se considera a redução da dose. A isoniazida inibe várias enzimas do citocromo P450 (CYP), levando ao aumento das concentrações de fármacos, como fenitoína, carbamazepina e benzodiazepínicos. No entanto, quando utilizados em associação à rifampicina, um potente indutor de enzimas CYP, as concentrações desses fármacos geralmente diminuem.

Aplicações clínicas

A posologia típica da isoniazida é de 5 mg/kg/dia. A dose normal para um adulto é de 300 mg, administrada 1 vez ao dia. Até 10 mg/kg/dia podem ser utilizados em quadros de infecção grave ou quando a má absorção é um problema. Uma dose de 15 mg/kg, ou 900 mg, pode ser utilizada em um esquema terapêutico de 2 a 3 vezes por semana em associação a um segundo fármaco antituberculose (p. ex., rifampicina, 600 mg). Recomenda-se o uso de piridoxina, 25 a 50 mg/dia, para aqueles com condições que predisponham à neuropatia, uma reação adversa da isoniazida. Em geral, a isoniazida é administrada por via oral, mas também pode ser administrada por via parenteral com a mesma dose.

A isoniazida, como fármaco único, também é indicada para o tratamento de tuberculose latente. A posologia é de 300 mg/dia (5 mg/kg ao dia) ou de 900 mg, 2 vezes por semana, e o tratamento geralmente dura 9 meses.

Reações adversas

A incidência e a gravidade das reações adversas à isoniazida estão relacionadas com a dose e com a duração da administração.

A. Reações imunes

Febre e erupções cutâneas são observadas ocasionalmente. Há relato de lúpus eritematoso sistêmico induzido por fármaco.

B. Toxicidade direta

A hepatite induzida por isoniazida é mais comum, sendo o principal efeito tóxico. Ela difere dos menores aumentos nas aminotransferases hepáticas (até 3 ou 4 vezes do normal), que não requerem a suspensão do uso do fármaco e são observados em 10 a 20% dos pacientes, que, em geral, são assintomáticos. A hepatite clínica com perda de apetite, náuseas, vômitos, icterícia e dor no quadrante superior direito ocorre em 1% dos pacientes tratados com isoniazida e pode ser fatal, principalmente quando o fármaco não é interrompido de imediato. A hepatite induzida por isoniazida está associada às evidências histológicas de dano hepatocelular e necrose. O risco de hepatite depende da idade. Raramente, ocorre em pacientes com idade inferior a 20 anos; ocorre em 0,3% das pessoas com idade entre 21 e 35 anos, em 1,2% entre 36 e 50 anos e em 2,3% das pessoas com 50 anos ou mais. O risco de hepatite é maior em indivíduos com transtornos por uso de álcool e, possivelmente, durante a gravidez e o período pós-parto. O desenvolvimento de hepatite por isoniazida contraindica o uso do fármaco.

Neuropatia periférica é observada em 10 a 20% dos pacientes que recebem doses > 5 mg/kg ao dia, porém raramente é observada com a dose padrão de 300 mg para adultos. É mais provável que a neuropatia periférica ocorra em acetiladores lentos e em pacientes com condições predisponentes, como desnutrição, transtorno por uso de álcool, diabetes, aids e doença renal em estágio terminal. A neuropatia decorre de deficiência relativa de piridoxina.

A isoniazida promove a excreção de piridoxina, e essa reação adversa é revertida de imediato por meio da administração de piridoxina em baixa dose de 10 mg/dia. A toxicidade no sistema nervoso central, menos comum, inclui perda de memória, psicose, ataxia e crises. Esses efeitos também podem responder à piridoxina.

Outras reações incluem anormalidades hematológicas, indução de anemia por deficiência de piridoxina, zumbido e desconforto gastrintestinal.

RIFAMPICINA

A rifampicina é um derivado semissintético da rifamicina, um antibiótico produzido pela *Amycolatopsis rifamycinica*, anteriormente denominada *Streptomyces mediterranei*. Ela é ativa *in vitro* contra organismos gram-positivos, alguns organismos gram-negativos, como as espécies *Neisseria e Haemophilus*, micobactérias e clamídias. Os organismos sensíveis são inibidos por < 1 mcg/mL. Os mutantes resistentes estão presentes em todas as populações microbianas na proporção aproximada de 1 em cada 10^6 organismos, sendo rapidamente selecionados quando a rifampicina é utilizada como fármaco único, principalmente em pacientes com infecção ativa. Não há resistência cruzada com outras classes de fármacos antimicrobianos, mas sim com outros derivados da rifamicina, como rifabutina e rifapentina.

Mecanismo de ação, resistência e farmacocinética

A rifampicina liga-se à subunidade β da RNA polimerase dependente do DNA bacteriano e, assim, inibe a síntese de RNA. A resistência resulta de qualquer uma das várias mutações pontuais possíveis em *rpoB*, o gene para a subunidade β da RNA polimerase. Essas mutações resultam na redução da ligação da rifampicina à RNA polimerase. A RNA polimerase humana não se liga à rifampicina e não é inibida por ela. A rifampicina é bactericida para micobactérias e entra rapidamente na maioria dos tecidos e as células fagocíticas. Ela pode matar organismos pouco acessíveis a muitos outros fármacos, como as bactérias intracelulares e aquelas sequestradas em abscessos e nas cavidades pulmonares.

A rifampicina é bem absorvida após a administração oral e é excretada principalmente via fígado na bile. Ela segue a recirculação êntero-hepática, sendo a maior parte excretada como metabólito deacilado nas fezes e uma pequena quantidade na urina. O ajuste da dose em quadros de insuficiência renal ou hepática não é necessário. As doses usuais resultam em concentrações séricas de 5 a 7 mcg/mL. A rifampicina distribui-se amplamente em tecidos e líquidos orgânicos. O fármaco está altamente ligado às proteínas plasmáticas, e concentrações adequadas no líquido cerebrospinal são obtidas apenas quando há inflamação meníngea.

A rifampicina induz fortemente a maioria das isoformas de enzimas CYP (CYP1A2, 2C9, 2C19, 2D6 e 3A4), o que aumenta a eliminação de vários outros medicamentos, incluindo metadona, anticoagulantes, ciclosporina, alguns anticonvulsivantes, inibidores da protease, alguns inibidores de transcriptase reversa não nucleosídeos, inibidores de transferência de fita da integrase, anticoncepcionais e uma série de outros (ver Capítulos 4 e 67). A administração concomitante de rifampicina resulta em uma concentração sérica muito menor desses fármacos.

Aplicações clínicas

A. Infecção por micobactérias

Em pacientes com tuberculose ativa, deve-se administrar rifampicina, em geral de 600 mg/dia (10 mg/kg/dia) por via oral, com isoniazida ou outros fármacos antituberculose, visando a evitar o surgimento das micobactérias resistentes ao tratamento. Em algumas terapias de séries curtas, administram-se 600 mg de rifampicina, 2 vezes por semana. Em algumas infecções por micobactérias atípicas e na hanseníase, a rifampicina de 600 mg/dia ou 2 vezes por semana durante 6 meses também é eficaz em associação a outros fármacos. A rifampicina de 600 mg/dia durante 4 meses como medicamento único é um tratamento eficaz para a tuberculose latente.

B. Outras indicações

A rifampicina tem outros usos em infecções bacterianas. Com a administração por via oral de 600 mg, 2 vezes ao dia, durante 2 dias, pode-se eliminar o estado de portador meningocócico. A rifampicina de 20 mg/kg (máximo de 600 mg) 1 vez ao dia, por 4 dias, é utilizada como profilaxia nos contatos de crianças com a doença por *Haemophilus influenzae* tipo b. Às vezes, a rifampicina associada a um segundo fármaco é utilizada para erradicar o estado de portador estafilocócico. A terapia associada com rifampicina também é utilizada para o tratamento de infecções estafilocócicas graves, como osteomielite, infecções articulares protéticas e endocardite de valva protética.

Reações adversas

A rifampicina confere uma cor de laranja inofensiva à urina, ao suor e às lágrimas. (As lentes de contato gelatinosas podem estar permanentemente manchadas.) As reações adversas incluem erupções cutâneas, trombocitopenia e nefrite. A rifampicina pode causar icterícia colestática e, ocasionalmente, hepatite. Geralmente, ela provoca proteinúria de cadeia leve. Quando administrada com frequência inferior a 2 vezes por semana, a rifampicina pode causar uma síndrome semelhante à gripe, caracterizada por febre, calafrios, mialgias, anemia e trombocitopenia. A sua utilização foi associada à necrose tubular aguda.

ETAMBUTOL

O etambutol é um composto sintético, hidrossolúvel, termoestável; trata-se do dextroisômero da estrutura mostrada a seguir, dispensado como o sal di-hidrocloridrato.

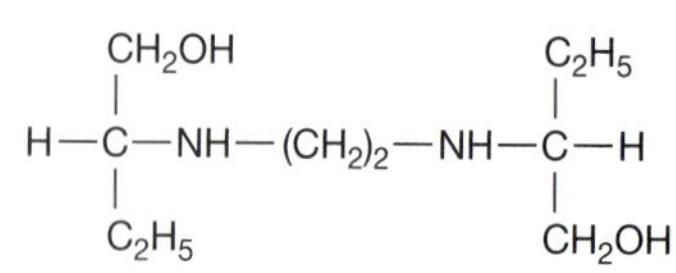

Etambutol

Mecanismo de ação e aplicações clínicas

O etambutol inibe as arabinosil transferases das micobactérias, que são codificadas pelo óperon *embCAB*. As arabinosil transferases estão envolvidas na reação de polimerização do arabinoglicano, um componente essencial da parede celular das micobactérias. A resistência ao etambutol é causada por mutações que resultam em expressão excessiva dos produtos do gene *embB* ou dentro do gene estrutural *embB*. As cepas sensíveis de *Mycobacterium tuberculosis* e de outras micobactérias são inibidas *in vitro* pelo etambutol de 1 a 5 mcg/mL.

O etambutol é bem absorvido no intestino. Após a ingestão de 25 mg/kg, obtém-se uma concentração sanguínea máxima de 2 a 5 mcg/mL em 2 a 4 horas. Cerca de 20% do fármaco é excretado nas fezes, ao passo que 50% é excretado na urina na forma inalterada. O etambutol acumula-se na insuficiência renal, e a dose diária deve ser reduzida para 3 vezes por semana se a depuração da creatinina for < 30 mL/min. O etambutol atravessa a barreira hematencefálica apenas quando as meninges estão inflamadas. As concentrações no líquido cerebrospinal mostram-se bastante variáveis, oscilando de 4 a 64% da concentração sérica no quadro de inflamação meníngea.

Assim como ocorre com todos os fármacos antituberculose, a resistência ao etambutol surge rapidamente quando o fármaco é empregado de forma isolada. Portanto, o etambutol sempre deve ser administrado em associação a outros fármacos antituberculose. O cloridrato de etambutol de 15 a 25 mg/kg geralmente é administrado em dose única diária em associação à isoniazida, rifampicina e pirazinamida durante a fase inicial intensiva do tratamento ativo da tuberculose. A dose mais elevada é recomendada para o tratamento da meningite tuberculosa. Doses mais altas têm sido utilizadas com regimes de dosagem intermitente para terapia diretamente observada – por exemplo, 25 a 30 mg/kg, 3 vezes por semana, ou 50 mg/kg administrados 2 vezes por semana. O etambutol também é utilizado em associação a outros fármacos para o tratamento de infecções micobacterianas não tuberculose, como o complexo *Mycobacterium avium* (MAC) ou *M. kansasii*. A dose típica para essas infecções é de 15 mg/kg, 1 vez ao dia.

Reações adversas

A hipersensibilidade ao etambutol é rara. O evento adverso grave mais comum é a neurite retrobulbar, que resulta em perda da acuidade visual e em cegueira para as cores vermelho e verde. Essa reação adversa relacionada com a dose tem maior probabilidade de ocorrer com doses de 25 mg/kg ao dia mantidas por vários meses. Com 15 mg/kg ao dia ou menos, distúrbios visuais ocorrem em cerca de 2% dos pacientes, geralmente após pelo menos 1 mês de tratamento. Especialistas recomendam testes de acuidade visual e de discriminação de cores basais e mensais, com atenção especial para pacientes em doses mais altas ou com função renal prejudicada. O etambutol é relativamente contraindicado em crianças muito jovens cuja idade não permita a avaliação da acuidade visual e da discriminação das cores vermelho e verde.

PIRAZINAMIDA

A pirazinamida é um análogo estrutural da nicotinamida, sendo utilizada apenas para o tratamento da tuberculose. Ela é estável e levemente hidrossolúvel. A pirazinamida é inativa em pH neutro, porém, em pH 5,5, ela inibe os bacilos da tuberculose em concentrações de aproximadamente 20 mcg/mL. Esse fármaco é captado por macrófagos e exerce a sua atividade contra as micobactérias que residem no ambiente ácido dos lisossomos.

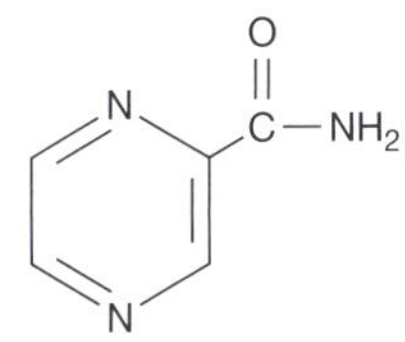

Pirazinamida (PZA)

Mecanismo de ação e aplicações clínicas

A pirazinamida é convertida em ácido pirazinoico – a forma ativa do fármaco – pela pirazinamidase micobacteriana, codificada pelo gene *pncA*. O ácido pirazinoico age nas micobactérias, interrompendo o metabolismo da membrana celular e sua função de transporte. A resistência pode decorrer do comprometimento da captação da pirazinamida ou de mutações no gene da *pncA*, que comprometem a conversão da pirazinamida à sua forma ativa.

Concentrações séricas de 30 a 50 mcg/mL são alcançadas em 1 a 2 horas após a administração oral da dose de 25 mg/kg/dia. A pirazinamida é bem absorvida no trato gastrintestinal, com ampla distribuição nos tecidos do corpo, inclusive nas meninges inflamadas. A sua meia-vida é de 8 a 11 horas. O composto original é metabolizado pelo fígado, porém os metabólitos são eliminados pelos rins. Portanto, a pirazinamida deve ser administrada na proporção de 25 a 35 mg/kg, 3 vezes por semana (não diariamente), nos pacientes em hemodiálise e naqueles em que a depuração da creatinina seja < 30 mL/min. Nos pacientes com função renal normal, a dose de 30 a 50 mg/kg é utilizada para esquemas de tratamento 2 ou 3 vezes por semana.

A pirazinamida é um importante fármaco de primeira escolha, junto à isoniazida e à rifampicina, para os esquemas de tratamento curto (i.e., 6 meses) como fármaco de "esterilização" ativo contra os organismos intracelulares residuais, que podem provocar recidiva. Os bacilos da tuberculose desenvolvem resistência à pirazinamida com bastante rapidez, mas não há resistência cruzada com a isoniazida ou com outros fármacos antimicobacterianos.

Reações adversas

Os principais efeitos adversos da pirazinamida incluem hepatotoxicidade (em 1 a 5% dos pacientes), náuseas, vômitos, febre medicamentosa, fotossensibilidade e hiperuricemia. O último ocorre rotineiramente e não é motivo para interromper a terapia se os pacientes forem assintomáticos.

FÁRMACOS DE SEGUNDA ESCOLHA UTILIZADOS NA TUBERCULOSE

Os medicamentos alternativos listados a seguir são geralmente considerados apenas: (1) em caso de resistência aos fármacos de primeira escolha; (2) em caso de falha de resposta clínica à terapia convencional; e (3) em caso de reações adversas medicamentosas graves que limitem o tratamento. A fluoroquinolona ou linezolida é frequentemente selecionada como alternativa ao fármaco de primeira escolha, em virtude de ter um perfil mais favorável de toxicidade. A orientação de um especialista é desejável se a terapia com fármacos de segunda escolha for necessária. Para muitos dos fármacos listados no texto a seguir, dose, surgimento de resistência e toxicidade em longo prazo não foram totalmente estabelecidos.

Estreptomicina

O mecanismo de ação e outras características farmacológicas da estreptomicina, um aminoglicosídeo, são discutidos no Capítulo 45. A dose típica no adulto é de 1 g/dia (15 mg/kg/dia). Quando a depuração da creatinina for < 30 mL/min ou se o paciente estiver em hemodiálise, a dose passa a ser de 15 mg/kg, 2 ou 3 vezes por semana. A maioria dos bacilos da tuberculose são inibidos pela estreptomicina de 1 a 10 mcg/mL *in vitro*. As espécies não tuberculose das micobactérias diferentes do complexo *Mycobacterium avium* (MAC) e *Mycobacterium kansasii* são resistentes. Todas as grandes populações de bacilos da tuberculose contêm alguns mutantes resistentes à estreptomicina. Em média, espera-se que 1 em 10^8 bacilos da tuberculose sejam resistente à estreptomicina nas concentrações de 10 a 100 mcg/mL. A resistência pode ser causada por mutação base única no gene *rpsL*, que codifica a proteína ribossomal S12, ou no gene *rrs*, que codifica o RNA ribossomal 16S, o que modifica o sítio de ligação ribossomal.

A estreptomicina entra mal nas células e é ativa principalmente contra os bacilos extracelulares da tuberculose. O fármaco atravessa a barreira hematencefálica e alcança concentrações terapêuticas com as meninges inflamadas.

Aplicação clínica na tuberculose

O sulfato de estreptomicina é utilizado quando um fármaco injetável é necessário ou desejável, bem como no tratamento de infecções resistentes a outros fármacos. A dose usual é de 15 mg/kg/dia por via intramuscular ou intravenosa para adultos (20 a 40 mg/kg/dia para crianças, não deve exceder 1 g) por várias semanas, seguida por 15 mg/kg, 2 ou 3 vezes por semana durante vários meses. As concentrações séricas de aproximadamente 40 mcg/mL são obtidas 30 a 60 minutos após a injeção intramuscular de uma dose de 15 mg/kg. Os demais fármacos sempre são administrados em associação, a fim de evitar o surgimento de resistência.

Reações adversas

A estreptomicina é ototóxica e nefrotóxica. A vertigem e a perda da audição são as reações adversas mais comuns e podem ser permanentes. A toxicidade mantém relação com a dose, e o risco aumenta nos idosos. Assim como ocorre em todos os aminoglicosídeos, a dose deve ser ajustada de acordo com a função renal (ver Capítulo 45). A toxicidade pode ser reduzida limitando-se a terapia a não mais do que 6 meses, sempre que possível.

Etionamida

A etionamida está quimicamente relacionada com a isoniazida e bloqueia, de modo similar, a síntese dos ácidos micólicos. Ela é pouco solúvel em água e está disponível apenas para uso oral. É metabolizada pelo fígado.

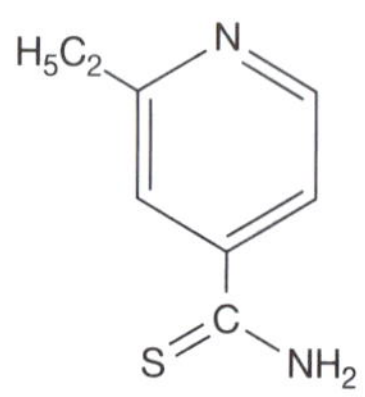

Etionamida

A maioria dos bacilos da tuberculose é inibida *in vitro* com 2,5 mcg/mL ou menos de etionamida. Algumas outras espécies de micobactérias também são inibidas pela etionamida, 10 mcg/mL. Concentrações plasmáticas e nos tecidos de aproximadamente 1 a 5 mcg/mL são alcançadas com a administração de 1 g/dia. As concentrações no líquido cerebrospinal são iguais àquelas no soro.

A etionamida é administrada inicialmente na dose de 250 mg, 1 vez ao dia, sendo aumentada em acréscimos de 250 mg até a dose recomendada de 1 g ao dia (ou 15 mg/kg/dia), quando possível. Embora teoricamente desejável, a dose de 1 g/dia é pouco tolerada, devido à irritação gástrica e aos sintomas neurológicos, que muitas vezes limitam a dose diária tolerável a 500 a 750 mg. A etionamida também é hepatotóxica. Os sintomas neurológicos podem ser aliviados pela piridoxina.

A resistência à etionamida como fármaco único desenvolve-se com rapidez *in vitro* e *in vivo*. Pode haver resistência cruzada de baixo nível entre isoniazida e etionamida.

Capreomicina

A capreomicina (não disponível no Brasil) é um antibiótico inibidor da síntese do peptídeo proteico obtido a partir do *Streptomyces capreolus*. A injeção diária de 15 mg/kg por via intramuscular resulta em concentração sérica de pico entre 35 e 45 mcg/mL em 2 horas após uma dose. Essas concentrações *in vitro* inibem muitas micobactérias, incluindo cepas multirresistentes de *M. tuberculosis*.

A capreomicina (15 mg/kg/dia) é um importante fármaco injetável para o tratamento da tuberculose resistente a fármacos. As cepas de *M. tuberculosis* que são resistentes à estreptomicina geralmente são sensíveis à capreomicina, embora alguns dados sugiram resistência cruzada com cepas resistentes à amicacina e à canamicina. A resistência à capreomicina, quando ocorre, foi associada a mutações nos genes *rrs*, *eis* ou *tlyA*.

A capreomicina é nefrotóxica e ototóxica. Ocorrem zumbido, surdez e distúrbios vestibulares. A injeção causa dor local significativa, podendo ocorrer abscessos estéreis.

A dose típica de capreomicina inicial é de 15 mg/kg/dia, que, então, é reduzida para 2 ou 3 vezes por semana após uma resposta inicial ter sido alcançada com um esquema terapêutico diário. O esquema terapêutico intermitente pode minimizar o risco de toxicidade.

Ciclosserina

A ciclosserina – um análogo estrutural da D-alanina – inibe a síntese da parede celular, conforme discutido no Capítulo 43. Concentrações de 15 a 20 mcg/mL inibem muitas cepas de *M. tuberculosis*. A posologia usual para ciclosserina na tuberculose é de 0,5 a 1 g/dia, fracionado em 2 doses via oral. O fármaco é amplamente distribuído aos tecidos, incluindo o sistema nervoso central. Esse medicamento é eliminado por via renal, e a dose deve ser reduzida pela metade se a depuração da creatinina for < 50 mL/min. De modo alternativo, a dose pode ser reduzida para 500 mg, 3 vezes por semana.

As reações adversas mais graves são neuropatia periférica e disfunção do sistema nervoso central, incluindo depressão e psicose. A piridoxina de 100 mg ou mais ao dia deve ser administrada com a ciclosserina, pois isso reduz as reações adversas neurológicas. As reações adversas, que são mais comuns durante as primeiras 2 semanas de terapia, ocorrem em 25% ou mais dos pacientes, principalmente em doses mais altas, levando a concentrações máximas

> 35 mcg/mL. As reações adversas podem ser minimizadas com a monitoração das concentrações séricas máximas. A concentração máxima é atingida 2 a 4 horas após a administração. A faixa recomendada para as concentrações máximas é entre 20 e 35 mcg/mL.

Ácido paraminossalicílico

O ácido paraminossalicílico (PAS) é um antagonista da síntese de folato ativo quase exclusivamente contra o *M. tuberculosis*. Ele é estruturalmente semelhante ao ácido *p*-aminobenzoico (PABA), e acredita-se que tenha um mecanismo de ação semelhante ao das sulfonamidas (ver Capítulo 46). Nos Estados Unidos (assim como no Brasil), o ácido paraminossalicílico está disponível comercialmente como um pacote de 4 g de grânulos de liberação prolongada. A fim de proteger a integridade do revestimento de liberação prolongada, os grânulos devem ser administrados polvilhados sobre compota de maçã ou iogurte ou misturados com suco de fruta e engolidos inteiros.

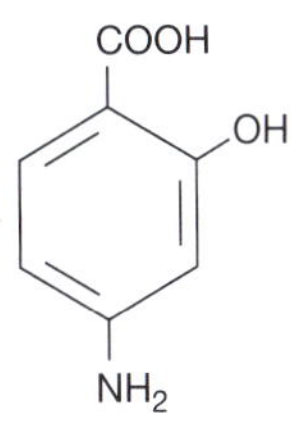

Ácido paraminossalicílico (PAS)

Em geral, os bacilos da tuberculose são inibidos *in vitro* pelo ácido paraminossalicílico de 1 a 5 mcg/mL. A formulação granulada de ácido paraminossalicílico resulta na melhor absorção do trato gastrintestinal. Espera-se que concentrações séricas máximas sejam de 20 a 60 mcg/mL 6 horas após uma dose oral de 4 g. A dose é de 8 a 12 g/dia, por via oral, para adultos e de 300 mg/kg ao dia para crianças, administrada em 2 ou 3 doses divididas. O fármaco distribui-se amplamente nos tecidos e líquidos orgânicos, exceto no líquido cerebrospinal. O ácido paraminossalicílico é rapidamente excretado na urina, em parte como ácido paraminossalicílico ativo, em parte como composto acetilado e outros produtos metabólicos. Para evitar o acúmulo e o comprometimento renal, a dose máxima é de 4 g, 2 vezes ao dia, quando a depuração da creatinina é < 30 mL/min. Concentrações muito altas de ácido paraminossalicílico são alcançadas na urina, o que pode resultar em cristalúria.

O ácido paraminossalicílico é utilizado com pouca frequência nos Estados Unidos, uma vez que outros fármacos orais são mais bem tolerados. Os sintomas gastrintestinais são comuns, porém ocorrem com menos frequência com os grânulos de liberação prolongada. Eles podem ser reduzidos administrando-se o medicamento às refeições e com antiácidos. Pode ocorrer úlcera péptica e hemorragia. As reações de hipersensibilidade se manifestam por febre, dores articulares, exantemas cutâneos, hepatoesplenomegalia, hepatite, adenopatia e granulocitopenia, que ocorrem com frequência após 3 a 8 semanas de tratamento com ácido paraminossalicílico, tornando necessária a suspensão temporária ou permanente do medicamento.

Canamicina e amicacina

Os antibióticos aminoglicosídeos foram discutidos no Capítulo 45. A canamicina era utilizada para o tratamento da tuberculose causada por cepas resistentes à estreptomicina, mas não está mais disponível nos Estados Unidos (nem no Brasil), pois alternativas menos tóxicas (p. ex., capreomicina e amicacina) substituíram essa conduta.

A amicacina tem uma função mais importante no tratamento da tuberculose, em razão da prevalência de cepas multirresistentes. A prevalência de cepas resistentes à amicacina é baixa (< 5%), e a maioria das cepas multirresistentes permanece sensível à amicacina. O *M. tuberculosis* é inibido em concentrações de 1 mcg/mL ou menos. A amicacina também é ativa contra micobactérias atípicas. Não há resistência cruzada entre estreptomicina e amicacina, porém a resistência à canamicina frequentemente indica resistência também à amicacina. As concentrações séricas máximas de 30 a 45 mcg/mL são alcançadas 30 a 60 minutos após a infusão intravenosa de 15 mg/kg ou da injeção intramuscular. A amicacina está indicada para o tratamento da tuberculose suspeita ou sabidamente causada por cepas resistentes à estreptomicina ou multirresistentes. Esse medicamento deve ser utilizado em associação a pelo menos 1, e preferivelmente 2 ou 3, fármaco para o qual o isolado clinico seja sensível no tratamento dos casos resistentes a medicamentos. A dose inicial recomendada é de 15 mg/kg, 1 vez ao dia, seguida por uma dose intermitente 2 ou 3 vezes por semana.

Fluoroquinolonas

Além de sua atividade contra muitas bactérias gram-positivas e gram-negativas (discutida no Capítulo 46), o ciprofloxacino, o levofloxacino, o gatifloxacino e o moxifloxacino inibem cepas de *M. tuberculosis* em concentrações < 2 mcg/mL. Eles também são ativos contra micobactérias atípicas. O moxifloxacino é o mais ativo contra o *M. tuberculosis in vitro*. O levofloxacino tende a ser um pouco mais ativo do que o ciprofloxacino contra *M. tuberculosis*, ao passo que o ciprofloxacino é ligeiramente mais ativo contra as micobactérias atípicas. Faltam dados clínicos em relação ao delafloxacino; no entanto, a sua atividade *in vitro* contra micobactérias parece ser maior do que a do levofloxacino.

As fluoroquinolonas são uma adição importante aos medicamentos disponíveis para o tratamento da tuberculose, sobretudo para as cepas resistentes aos fármacos de primeira escolha. A Organização Mundial da Saúde (OMS) recomenda o uso de fluoroquinolonas de última geração, como o moxifloxacino e o levofloxacino. A resistência, que pode resultar de qualquer uma das várias mutações pontuais no gene da subunidade A da girase, desenvolve-se rapidamente quando uma fluoroquinolona é utilizada como fármaco isolado; assim, o medicamento deve ser utilizado em associação a dois ou mais fármacos ativos adicionais. Em geral, a resistência a uma fluoroquinolona indica resistência de classe. No entanto, o moxifloxacino pode apresentar alguma atividade em cepas resistentes ao ofloxacino. A dose de levofloxacino é de 500 a 750 mg, 1 vez ao dia, e alguns médicos aumentam para 1.000 mg/dia, se tolerado. A posologia do moxifloxacino é de 400 mg, 1 vez ao dia. Alguns especialistas recomendam verificar as concentrações séricas de pico. A concentração esperada em cerca de 2 horas após a dose é de 12 mcg/mL para levofloxacino e de 3 a 5 mcg/mL para moxifloxacino.

Linezolida

A linezolida (discutida no Capítulo 44) inibe as cepas de *M. tuberculosis in vitro* em concentrações de 4 a 8 mcg/mL. Ela alcança boas concentrações intracelulares e é ativa nos modelos murinos de tuberculose. A linezolida tem sido utilizada em associação a outros fármacos de segunda e terceira escolhas para o tratamento de pacientes com tuberculose provocada por cepas multirresistentes a fármacos. As culturas ficaram negativas, o que foi associado ao uso de linezolida nesses casos. Reações adversas graves, incluindo supressão da medula óssea e neuropatia óptica e periférica irreversível, foram relatadas nas séries de terapia prolongadas necessárias no tratamento da tuberculose. Uma dose de 600 mg (adultos), administrada 1 vez ao dia (metade da utilizada para o tratamento de outras infecções bacterianas), parece ser suficiente e pode limitar a ocorrência dessas reações adversas. Os especialistas recomendam suplementar com piridoxina para pacientes tratados com linezolida. Em geral, a linezolida é evitada em pacientes sob terapia com serotoninérgicos concomitantes, devido à preocupação com a ocorrência da síndrome serotonérgica.

Rifabutina

A rifabutina deriva da rifamicina e está relacionada com a rifampicina. Ela tem atividade significativa contra *M. tuberculosis*, MAC e *Mycobacterium fortuitum* (ver adiante). A sua atividade é similar à da rifampicina, sendo que a resistência cruzada com a rifampicina é virtualmente completa. Algumas cepas resistentes à rifampicina podem parecer sensíveis à rifabutina *in vitro*, porém é pouco provável que haja resposta clínica, uma vez que a base molecular da resistência, a mutação em *rpoB*, é a mesma. A rifabutina é tanto substrato como indutor de enzimas CYP. Em virtude de ser um indutor menos potente, a rifabutina é frequentemente utilizada no lugar da rifampicina para o tratamento da tuberculose em pacientes com infecção por HIV que estão recebendo terapia antirretroviral com inibidor da protease, inibidor da transcriptase reversa não nucleosídeo (p. ex., efavirenz) ou inibidor da transferência de cadeia da integrase (p. ex., dolutegravir), fármacos que também são substratos da enzima CYP ou UDP-glucuronosil transferase (UGT).

A dose típica de rifabutina é de 300 mg/dia, a menos que o paciente esteja recebendo um inibidor de protease, caso em que a dose deve ser reduzida, normalmente pela metade. Se o efavirenz (um indutor da enzima CYP) for utilizado, a posologia recomendada para a rifabutina é de 600 mg/dia. A rifabutina pode se acumular no comprometimento renal grave, e a dose deve ser reduzida pela metade se a depuração da creatinina for < 30 mL/min. Ela está associada à hepatotoxicidade ou à erupção cutânea similar se comparada com a rifampicina, e pode causar leucopenia, trombocitopenia e neurite óptica.

Rifapentina

A rifapentina, outro análogo da rifampicina, é ativa contra *M. tuberculosis* e MAC. Assim como ocorre com todas as rifamicinas, trata-se de um inibidor da RNA polimerase bacteriana, e a resistência cruzada entre rifampicina e rifapentina é completa. Como a rifampicina, a rifapentina é um indutor potente das enzimas CYP e tem o mesmo perfil de interação medicamentosa. Entretanto, quando a rifapentina é administrada intermitentemente, a indução do metabolismo de outros medicamentos é menos pronunciada em comparação com a rifampicina. A toxicidade é similar à da rifampicina. A rifapentina e seu metabólito microbiologicamente ativo, a 25-desacetilrifapentina, têm meia-vida de eliminação de 13 horas. A rifapentina de 600 mg (10 mg/kg) 1 ou 2 doses por semana tem sido utilizada para o tratamento da tuberculose causada por cepas sensíveis à rifampicina durante a fase de seguimento do tratamento (i.e., após os primeiros 2 meses de terapia e, idealmente, após a conversão das culturas de escarro para negativas). No entanto, esse regime diminuiu a eficácia em comparação com o regime-padrão baseado em rifampicina. As diretrizes revisadas para o tratamento da tuberculose sensível a medicamentos, publicadas em 2016, são contra essa recomendação. Em particular, o uso da rifapentina deve ser evitado em pacientes com maior risco de falha, incluindo aqueles com culturas positivas no final da fase de tratamento intensivo e aqueles com evidência de cavitação em radiografias de tórax. A rifapentina não deve ser utilizada para tratar a tuberculose ativa em pacientes com infecção por HIV, devido a uma taxa de recaída inaceitavelmente alta com organismos resistentes à rifampicina. A rifapentina em associação à isoniazida, normalmente ambas administradas em doses de 900 mg, 1 vez por semana, durante 3 meses (12 doses cada, no total), é um tratamento de curta duração eficaz para a infecção tuberculosa latente (ILTB). A rifapentina associada à isoniazida, ambas administradas diariamente durante 1 mês, demonstrou eficácia contra ILTB em pacientes com HIV. Deve-se ter cuidado especial para evitar interações medicamentosas, uma vez que a coadministração de rifapentina pode levar à concentração subterapêutica de vários fármacos antirretrovirais.

Bedaquilina

Quando aprovada pela Food and Drug Administration (FDA), em 2012, a bedaquilina, uma diarilquinolina, foi o primeiro fármaco com um novo mecanismo de ação contra o *M. tuberculosis* a ser aprovada desde 1971. A bedaquilina inibe a ATP sintase nas micobactérias, e tem atividade *in vitro* contra bacilos replicantes e não replicantes e atividade bactericida e esterilizante em modelos de tuberculose em murinos. A resistência cruzada foi relatada entre bedaquilina e clofazimina, provavelmente por meio da regulação positiva da bomba de efluxo de múltiplos substratos, MmpL5.

A concentração plasmática máxima da bedaquilina e sua exposição aumentam cerca de 2 vezes quando ela é administrada com alimentos ricos em gordura. A bedaquilina circula no plasma principalmente ligada a proteínas (> 99%) e é metabolizada, sobretudo pelo sistema CYP, sendo excretada principalmente nas fezes. A meia-vida terminal média da bedaquilina e de seu principal metabólito (M2), que é 4 a 6 vezes menos ativo em termos de potência antimicobacteriana, é de aproximadamente 5,5 meses. A fase de eliminação longa provavelmente reflete a liberação lenta da bedaquilina e do M2 dos tecidos periféricos. A CYP3A4 é a principal isoenzima envolvida no metabolismo da bedaquilina, e os inibidores ou os indutores potentes dessa enzima causam interações medicamentosas clinicamente significativas.

As recomendações atuais determinam que a bedaquilina pode ser utilizada, em associação a, no mínimo, três outros medicamentos ativos, por 24 semanas em adultos com tuberculose pulmonar confirmada laboratorialmente, caso o isolado seja resistente à isoniazida e à rifampicina. A posologia preconizada para a bedaquilina é de 400 mg, VO, 1 vez ao dia, por 2 semanas, seguidos de 200 mg, 3 vezes por semana, durante 22 semanas, administrados por via oral junto a alimentos, para maximizar a absorção. As reações adversas mais comuns, que ocorrem em taxas de 25% ou mais, são náuseas, artralgia e cefaleia. A bedaquilina foi associada à hepatotoxicidade e à toxicidade cardíaca. A FDA emitiu um alerta de caixa preta quanto ao risco de prolongamento do QT_c e à mortalidade associada. Esse fármaco deve ser reservado para pacientes que não têm outras opções de tratamento e utilizado com cautela em pacientes com outros fatores de risco para anormalidades da condução cardíaca.

Pretomanida

Aprovada pela FDA em 2019, a pretomanida é um composto nitroimidazoloxazina e membro da classe dos nitroimidazol. Ela está relacionada com o **delamanide**, medicamento aprovado em vários países, mas não nos Estados Unidos atualmente, para o tratamento da tuberculose multirresistente (não disponível no Brasil). Os nitroimidazóis requerem a redução química para serem ativos, e a ativação seletiva em microrganismos é responsável pela relativa falta de toxicidade para as células hospedeiras. O *M. tuberculosis* parece reduzir a pretomanida em condições aeróbias e anaeróbias, e a pretomanida tem atividade contra a replicante ativa e a tuberculose latente do *M. tuberculosis*. Quando o organismo está se replicando ativamente em condições aeróbias, a pretomanida inibe a produção da parede celular ao bloquear a síntese de ácido micólico. Quando o *M. tuberculosis* não se replica em condições anaeróbias, a morte parece ser mediada pela liberação de óxido nítrico, que tem múltiplos efeitos tóxicos potenciais sobre as micobactérias intracelulares. A pretomanida é administrada por via oral na dose de 200 mg/dia, com meia-vida de aproximadamente 16 horas. Ela é metabolizada por múltiplas vias, em parte pela CYP3A4. A coadministração com indutores potentes de CYP3A4 deve ser evitada, devido ao risco de ocorrer concentrações subterapêuticas. A pretomanida é excretada tanto na urina quanto nas fezes.

A pretomanida foi desenvolvida especificamente para tratar a tuberculose resistente a medicamentos em associação a outros fármacos. Em um estudo com linezolida, bedaquilina e pretomanida administrados em associação por 6 meses para a tuberculose extensivamente resistente e multirresistente, a maioria dos pacientes teve um resultado de tratamento bem-sucedido. A experiência clínica é limitada neste momento. Quando administrada como único fármaco a voluntários saudáveis, a pretomanida parece ser bem tolerada, ocorrendo mais comumente cefaleia e efeitos colaterais gastrintestinais. Quando administrada em associação à bedaquilina e à linezolida, os eventos adversos incluíram neuropatia, cefaleia, acne, anemia, sintomas gastrintestinais, enzimas hepáticas elevadas, erupção cutânea e hiperamilasemia. Acreditava-se que a linezolida fosse responsável por muitos desses efeitos. No entanto, a pretomanida também foi associada à elevação de enzimas hepáticas. Outros eventos adversos observados incluem distúrbios da lente ocular, crises e prolongamento do intervalo QT. Contudo, eles foram relatados apenas em estudos com animais até agora e têm relevância clínica incerta no momento.

FARMACOS ATIVOS CONTRA MICOBACTÉRIAS NÃO TUBERCULOSE

Muitas infecções micobacterianas vistas na prática clínica nos Estados Unidos são causadas por micobactérias não tuberculose (MNTs), anteriormente conhecidas como micobactérias atípicas. Esses organismos têm características laboratoriais distintas, estão presentes no meio ambiente e, em geral, não são transmissíveis de uma pessoa para outra. Normalmente, as espécies micobacterianas são menos sensíveis do que o *M. tuberculosis* aos fármacos antituberculose. Em contrapartida, fármacos como macrolídeos, sulfonamidas ou tetraciclinas, que não são ativos contra o *M. tuberculosis*, podem ser efetivos nas infecções causadas por MNTs. O surgimento de resistência durante a terapia também é um problema no caso dessas espécies de micobactérias, razão pela qual a infecção ativa deve ser tratada com associações de fármacos. Alguns patógenos representativos, com suas manifestações clínicas e fármacos aos quais geralmente são sensíveis, estão listados na Tabela 47-3. O *M. kansasii* é sensível à rifampicina e ao etambutol, parcialmente resistente à isoniazida e totalmente resistente à pirazinamida. Uma associação de três fármacos, com isoniazida, rifampicina e etambutol, é o tratamento convencional para a infecção por *M. kansasii*.

O complexo *M. avium* (MAC), que inclui tanto o *M. avium* como o *M. intracellulare*, é uma causa importante de doença disseminada nos estágios tardios da aids (contagem de CD4 < 50/μL). O MAC é muito menos sensível do que o *M. tuberculosis* à maioria dos medicamentos antituberculose. São necessárias associações de fármacos para suprimir a infecção. Azitromicina de 500 a 600 mg, 1 vez ao dia, ou claritromicina de 500 mg, 2 vezes ao dia, mais etambutol de 15 mg/kg/dia é um regime eficaz e bem tolerado para o tratamento da doença disseminada. Alguns especialistas recomendam o uso de um terceiro fármaco, particularmente a rifabutina, de 300 mg em dose única diária. Outros fármacos úteis estão listados na Tabela 47-3. Azitromicina e claritromicina são os medicamentos profiláticos de escolha para prevenir o MAC disseminado em pacientes com aids e contagens de células CD4 < 50/μL se a contagem de CD4 não aumentar rapidamente com a terapia antirretroviral. A rifabutina em dose única diária de 300 mg reduziu a incidência de bacteremia por MAC, mas é menos efetiva que os macrolídeos.

TABELA 47-3 Manifestações clínicas e opções de tratamento para infecções por micobactérias não tuberculose

Espécie	Manifestações clínicas	Opções de tratamento
M. kansasii	Assemelha-se à tuberculose	Amicacina, claritromicina, etambutol, isoniazida, moxifloxacino, rifampicina, estreptomicina, trimetoprima + sulfametoxazol
M. marinum	Doença cutânea granulomatosa	Amicacina, claritromicina, etambutol, doxiciclina, levofloxacino, minociclina, rifampicina, trimetoprima + sulfametoxazol
M. scrofulaceum	Adenite cervical em crianças	Amicacina, eritromicina (ou outro macrolídeo), rifampicina, estreptomicina (A excisão cirúrgica com frequência cura e constitui o tratamento de escolha.)
Complexo *M. avium* (MAC)	Doença pulmonar em pacientes com doença pulmonar crônica; infecção disseminada na aids	Amicacina, azitromicina, claritromicina, etambutol, moxifloxacino, rifabutina
M. chelonae	Abscesso, trato sinusal, úlcera; infecção óssea, tendinosa, articular	Amicacina, doxiciclina, imipeném, linezolida, macrolídeos, tobramicina
M. fortuitum	Abscesso, trato sinusal, úlcera; infecção óssea, tendinosa, articular	Amicacina, cefoxitina, ciprofloxacino, doxiciclina, imipeném, minociclina, moxifloxacino, ofloxacino, trimetoprima-sulfametoxazol
M. ulcerans	Úlceras cutâneas	Claritromicina, isoniazida, estreptomicina, rifampicina, minociclina, moxifloxacino (A excisão cirúrgica pode ser eficaz.)

FÁRMACOS UTILIZADOS NA HANSENÍASE

O *Mycobacterium leprae* jamais foi cultivado *in vitro*, porém modelos em animais, como o crescimento em patas de camundongos injetados, permitiram a avaliação laboratorial dos medicamentos. Apenas os medicamentos mais utilizados na clínica serão apresentados aqui. Devido aos relatos de resistência à dapsona, o tratamento da hanseníase com associação dos medicamentos listados a seguir é recomendado.

DAPSONA E OUTRAS SULFONAS

Diversos fármacos intimamente relacionados com as sulfonamidas têm sido empregados de forma efetiva no tratamento em longo prazo da hanseníase. O mais utilizado é a dapsona (diaminodifenilsulfona), que, como as sulfonamidas, inibe a síntese de folato. A resistência pode surgir em grandes populações de *M. leprae*, como na hanseníase lepromatosa, particularmente quando são administradas doses muito baixas. Assim, recomenda-se a associação de dapsona, rifampicina e clofazimina para a terapia inicial. A associação de dapsona e rifampicina é comumente utilizada para os casos de hanseníase com carga bacilar menor. A dapsona também pode ser utilizada para prevenir e tratar a pneumonia por *Pneumocystis jiroveci* em pessoas com aids e outros tipos de imunocomprometimentos.

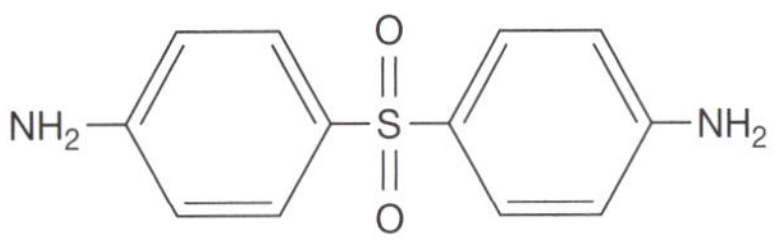

Dapsona

As sulfonas são bem absorvidas no intestino e se distribuem por todos os tecidos e líquidos orgânicos. A meia-vida da dapsona é de 1 a 2 dias, e o fármaco tende a ficar retido na pele, no músculo, no fígado e nos rins. A pele intensamente infectada pelo *M. leprae* pode conter muito mais fármaco do que a pele normal. As sulfonas são excretadas na bile e reabsorvidas no intestino. A excreção na urina é variável, sendo que a maior parte do fármaco excretado está acetilada. Na insuficiência renal, pode haver a necessidade de ajustar a dose. Para adultos, a dose utilizada na hanseníase é de 100 mg/dia. Para crianças, a dose é proporcionalmente menor, dependendo do peso.

Em geral, a dapsona é bem tolerada. Muitos pacientes desenvolvem hemólise, em particular aqueles com deficiência de glicose-6-fosfato desidrogenase. A meta hemoglobinemia é comum, mas, em geral, não é clinicamente significativa. Podem ocorrer intolerância gastrintestinal, febre, prurido e erupção cutânea. Durante a terapia com dapsona para a hanseníase virchowiana, com frequência se desenvolve eritema nodoso hansênico, uma reação inflamatória imunomediada. Por vezes, é difícil diferenciar as reações adversas à dapsona de manifestações da doença subjacente. O eritema nodoso da hanseníase pode ser suprimido com o uso da **talidomida** (ver Capítulo 55).

RIFAMPICINA

A rifampicina (ver discussão anterior) na posologia de 600 mg/dia é altamente efetiva na hanseníase, porém deve ser administrada com pelo menos mais um fármaco para a prevenção do surgimento de resistência. Até mesmo uma dose de 600 mg/mês pode ser benéfica na terapia associada.

CLOFAZIMINA

A clofazimina é um corante fenazínico utilizado no tratamento da hanseníase multibacilar, definida pela presença de esfregaço positivo de qualquer local de infecção. O seu mecanismo de ação não está claramente definido. A absorção intestinal da clofazimina é variável, e uma parcela importante do medicamento é excretada nas fezes. A clofazimina é armazenada nos tecidos reticuloendoteliais e na pele, e seus cristais podem ser observados dentro das células reticuloendoteliais fagocíticas. Ela é lentamente liberada desses depósitos, de modo que a meia-vida sérica pode alcançar 2 meses. Uma dose comum de clofazimina é de 100 a 200 mg/dia, VO. A reação adversa mais evidente é a alteração na coloração da pele e das conjuntivas. Os efeitos colaterais gastrintestinais são comuns. Esse medicamento não está mais disponível comercialmente, mas pode ser obtido por meio de programas estabelecidos. Por exemplo, um programa de investigação de novos medicamentos (IND, do inglês *investigational new drug*) é estabelecido nos Estados Unidos por meio do Programa Nacional de Doença de Hansen. Para outras infecções, os provedores devem entrar em contato com a FDA para solicitar um IND individual. Internacionalmente, os Ministérios da Saúde podem fazer solicitações diretamente à Organização Mundial da Saúde.

RESUMO Fármacos antimicobacterianos de primeira escolha

Subclasse, fármaco	Mecanismo de ação	Efeitos	Aplicações clínicas	Farmacocinética, toxicidades, interações
ISONIAZIDA	Inibe a síntese dos ácidos micólicos, componentes essenciais das paredes celulares das micobactérias	Atividade bactericida contra cepas sensíveis do *M. tuberculosis*	Fármaco de primeira escolha para a tuberculose • tratamento da infecção latente • menos ativo contra micobactérias não tuberculose	Oral, IV • depuração hepática (meia-vida de 1 h) • reduz a concentração de fenitoína • *Toxicidade:* hepatotóxico, neuropatia periférica (dar piridoxina para prevenir)
RIFAMICINAS				
• Rifampicina	Inibe a RNA polimerase dependente de DNA, bloqueando, assim, a produção de RNA	Atividade bactericida contra bactérias e micobactérias sensíveis • a resistência surge com rapidez quando utilizada como fármaco único no tratamento da infecção ativa	Fármaco de primeira escolha para a tuberculose • infecções por micobactérias não tuberculose • erradicação de colonização meningocócica, infecções estafilocócicas	Oral, IV • depuração hepática (meia-vida de 3,5 h) • potente indutor de enzimas CYP • confere cor alaranjada aos líquidos orgânicos • *Toxicidade:* erupção cutânea, nefrite, trombocitopenia, colestase, síndrome semelhante à gripe com dose intermitente
• *Rifabutina: oral; semelhante à rifampicina, porém causa menor indução de enzimas CYP e menos interações medicamentosas*				
• *Rifapentina: oral; análogo de longa ação da rifampicina que pode ser administrado 1×/semana em casos selecionados, durante a fase de continuação do tratamento da tuberculose ou para o tratamento da tuberculose latente*				
PIRAZINAMIDA	Não totalmente compreendido; ver texto • a pirazinamida é convertida em ácido pirazinoico ativo sob condições ácidas nos lisossomos de macrófagos	Atividade bacteriostática contra cepas sensíveis de *M. tuberculosis* • pode ser bactericida contra organismos com divisão rápida	Fármaco "esterilizante" utilizado durante os 2 primeiros meses de terapia • permite que a duração total da terapia seja reduzida para 6 meses	Oral • depuração hepática (meia-vida de 9 h), porém os metabólitos são eliminados por via renal, então, usar doses 3×/semana quando a depuração da creatinina for < 30 mL/min • *Toxicidade:* hepatotoxicidade, hiperuricemia
ETAMBUTOL	Inibe as arabinosil transferases micobacterianas que estão envolvidas na reação de polimerização do arabinoglicano, componente essencial da parede celular das micobactérias	Atividade bacteriostática contra micobactérias sensíveis	Administrado na terapia combinada inicial com quatro fármacos para tuberculose até que as sensibilidades dos fármacos sejam conhecidas • também é utilizado para infecções por micobactérias não tuberculose	Oral • depuração mista (meia-vida de 4 h) • a dose deve ser reduzida na insuficiência renal • *Toxicidade:* neurite retrobulbar

PREPARAÇÕES DISPONÍVEIS[1]

NOMES GENÉRICOS
FÁRMACOS UTILIZADOS NA TUBERCULOSE
Ácido paraminossalicílico
Capreomicina*
Estreptomicina
Etambutol
Etionamida
Fumarato de bedaquilina
Isoniazida
Pirazinamida
Pretomanida*
Rifabutina
Rifampicina
Rifapentina
FÁRMACOS UTILIZADOS NA HANSENÍASE
Clofazimina
Dapsona

[1]Os medicamentos utilizados contra micobactérias não tuberculose estão listados nos Capítulos 43 a 46.
*Não disponível no Brasil.

REFERÊNCIAS

Centers for Disease Control and Prevention (CDC): Provisional CDC Guidelines for the use and safety monitoring of bedaquiline fumarate (Sirturo) for the treatment of multidrug-resistant tuberculosis. MMWR Morb Mortal Wkly Rep 2013;62:1.

Centers for Disease Control and Prevention (CDC): Recommendations for use of an isoniazid-rifapentine regimen with direct observation to treat latent *Mycobacterium tuberculosis* infection. MMWR Morb Mortal Wkly Rep 2011;60:1650.

Centers for Disease Control and Prevention (CDC): Update: Adverse event data and revised American Thoracic Society/CDC recommendations against the use of rifampin and pyrazinamide for treatment of latent tuberculosis infection—United States, 2003. MMWR Morb Mortal Wkly Rep 2003;52:735.

Curry International Tuberculosis Center and California Department of Public Health, 2016: Drug-Resistant Tuberculosis: A Survival Guide for Clinicians, Third Edition [1-305].

Gillespie SH et al: Early bactericidal activity of a moxifloxacin and isoniazid combination in smear-positive pulmonary tuberculosis. J Antimicrob Chemother 2005;56:1169.

Griffith DE et al: An official ATS/IDSA statement: Diagnosis, treatment, and prevention of nontuberculous mycobacterial disease. Am J Respir Crit Care Med 2007;175:367.

Hugonnet J-E et al: Meropenem-clavulanate is effective against extensively drug-resistant *Mycobacterium tuberculosis*. Science 2009;323:1215.

Jasmer RM et al: Latent tuberculosis infection. N Engl J Med 2002;347:1860.

Kinzig-Schippers M et al: Should we use N-acetyltransferase type 2 genotyping to personalize isoniazid doses? Antimicrob Agents Chemother 2005;49:1733.

Lee M et al: Linezolid for treatment of chronic extensively drug-resistant tuberculosis. N Engl J Med 2012;367:1508.

Mitnick CD et al: Comprehensive treatment of extensively drug-resistant tuberculosis. N Engl J Med 2008;359:563.

Nahid P et al: Official American Thoracic Society/Centers for Disease Control and Prevention/Infectious Diseases Society of America Clinical Practice Guidelines: Treatment of Drug-Susceptible Tuberculosis. Clin Infect Dis 2016;63:e147.

Sulochana S et al: In vitro activity of fluoroquinolones against *Mycobacterium tuberculosis*. J Chemother 2005;17:169.

Targeted tuberculin testing and treatment of latent tuberculosis infection. Am J Respir Crit Care Med 2000;161(4 Part 2):S221.

Zhang Y, Yew WW: Mechanisms of drug resistance in *Mycobacterium tuberculosis*. Int J Tuberc Lung Dis 2009;13:1320.

Zumla A et al: Current concepts—tuberculosis. N Engl J Med 2013;368:745.

RESPOSTA DO ESTUDO DE CASO

O paciente deve ser tratado com um esquema de quatro fármacos: rifampicina, isoniazida, pirazinamida e etambutol. Além disso, ele deve iniciar a terapia antirretroviral para o HIV. Quando se utiliza um esquema antirretroviral à base de inibidor da protease para o tratamento do HIV, a rifabutina deve substituir a rifampicina, devido à grave interação medicamentosa entre a rifampicina e os inibidores da protease. Se o dolutegravir for escolhido, ele deve ser administrado 2 vezes ao dia, em virtude da interação com a rifampicina. Como alternativa, a rifabutina pode ser utilizada no lugar da rifampicina, e o dolutegravir pode ser administrado 1 vez ao dia. O paciente apresenta risco aumentado de desenvolver hepatotoxicidade tanto pela isoniazida quanto pela pirazinamida, devido ao seu histórico de uso de álcool.

CAPÍTULO

48

Fármacos antifúngicos

Harry W. Lampiris, MD
Daniel S. Maddix, PharmD†

ESTUDO DE CASO

O paciente é um homem afro-americano de 37 anos que mora em San José, Califórnia, Estados Unidos. Ele foi preso recentemente próximo a Bakersfield, Califórnia, e retornou para Oakland há cerca de 3 meses. O paciente relatou ter uma forte cefaléia e visão dupla há 1 mês. Ele tem temperatura de 38,6 °C, e o exame físico revelou rigidez da nuca e paralisia do sexto nervo craniano do lado direito. A ressonância magnética do cérebro está normal, e a punção lombar revelou 330 leucócitos, com 20% de eosinófilos, proteínas 75 e glicose 20. O teste de HIV e o teste cutâneo de tuberculose (TB) são negativos. No líquido cerebrospinal, o antígeno criptocócico é negativo, assim como a coloração de gram. O paciente recebe terapia empírica para meningite bacteriana com vancomicina e ceftriaxona, porém não melhora após 72 horas de tratamento. Após 3 dias, um fungo branco é identificado na cultura do líquido cerebrospinal.

Qual farmacoterapia seria mais apropriada agora?

As infecções por fungos em seres humanos aumentaram drasticamente em incidência e gravidade nos últimos anos, sobretudo em razão dos avanços obtidos nos tratamentos cirúrgicos, oncológicos, de pacientes com transplante de órgãos sólidos e de medula óssea, da epidemia de HIV, além do uso crescente da antibioticoterapia de amplo espectro em pacientes criticamente enfermos. Essas mudanças resultaram em um maior número de pacientes com risco de infecções fúngicas.

Durante muitos anos, a **anfotericina B** foi o único medicamento antifúngico eficaz disponível para uso sistêmico. Embora altamente eficaz em muitas infecções graves, ela também é bastante tóxica. Nas últimas décadas, a farmacoterapia das doenças fúngicas sofreu uma revolução com a introdução dos fármacos **azóis** relativamente atóxicos (formulações orais e parenterais) e das **equinocandinas** (disponíveis apenas para administração parenteral). Os novos fármacos dessas classes proporcionam uma terapia mais direcionada e menos tóxica do que os antigos fármacos, como a anfotericina B, para pacientes com infecções fúngicas sistêmicas. A terapia associada está sendo reconsiderada, e novas formulações com antigos fármacos estão sendo disponibilizadas. Infelizmente, o aparecimento de organismos resistentes ao azol e à equinocandina, bem como o aumento do número de pacientes em risco de infecções micóticas, criou novos desafios.

Os antifúngicos atualmente disponíveis estão categorizados da seguinte forma: fármacos sistêmicos (orais ou parenterais) para infecções sistêmicas, fármacos sistêmicos orais para infecções mucocutâneas e fármacos tópicos para infecções mucocutâneas.

†*In memoriam*, 1962-2020.

■ FÁRMACOS ANTIFÚNGICOS SISTÊMICOS PARA INFECÇÕES SISTÊMICAS

ANFOTERICINA B

As anfotericinas A e B são antifúngicos produzidos por *Streptomyces nodosus*. A anfotericina A não é utilizada clinicamente.

Química e farmacocinética

A anfotericina B é um polieno macrolídeo anfotérico (polieno = contém muitas ligações duplas; macrolídeo = contém um grande anel de lactona de 12 ou mais átomos). Ela é quase insolúvel

TABELA 48-1 Propriedades da anfotericina B convencional e de algumas formulações lipídicas[1]

Fármaco	Forma física	Dose (mg/kg/dia)	$C_{máx}$	Depuração	Nefrotoxicidade	Toxicidade infusional	Custo diário (US$)
Formulação convencional							
Anfotericina B	Micelas	1	–	–	–	–	24
Formulações lipídicas							
Anfotericina B lipossomal	Esferas	3-5	↑	↓	↓	↓	1.300
Anfotericina B, dispersão coloidal	Discos	5	↓	↑	↓	↑(?)	660
Anfotericina B, complexo lipídico	Fitas	5	↓	↑	↓	↓(?)	570

[1]As alterações em concentração plasmática máxima ($C_{máx}$), depuração, nefrotoxicidade e toxicidade infusional estão relacionadas com a anfotericina B convencional.

em água e, por isso, é preparada como uma suspensão coloidal de anfotericina B e desoxicolato sódico para injeção intravenosa. Várias formulações foram desenvolvidas, nas quais a anfotericina B é preparada em um sistema de liberação associado a lipídeos (Tabela 48-1 e Quadro "Formulação lipídica de anfotericina B").

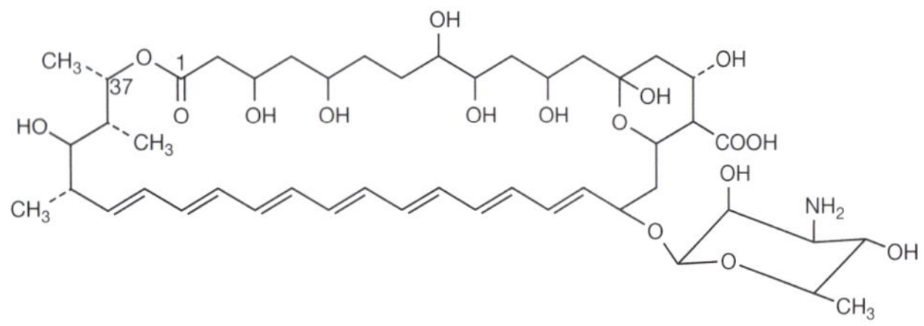

Anfotericina B

A anfotericina B é mal absorvida no trato gastrintestinal. Assim, a sua apresentação oral é eficaz apenas contra fungos dentro do lúmen do trato gastrintestinal e não pode ser utilizada no tratamento de doença sistêmica. A injeção intravenosa de 0,6 mg/kg/dia de anfotericina B resulta em concentrações sanguíneas médias de 0,3 a 1 mcg/mL. O fármaco encontra-se ligado em > 90% a proteínas séricas. Embora metabolizada em sua maior parte, um pouco da anfotericina B é excretado lentamente na urina ao longo de vários dias. A sua meia-vida sérica é de aproximadamente 15 dias. Comprometimento hepático, comprometimento renal e diálise têm pouco impacto sobre as concentrações do fármaco; portanto, não há necessidade de qualquer ajuste da dose. O fármaco distribui-se amplamente na maioria dos tecidos, mas apenas 2 a 3% da concentração sanguínea é obtida no líquido cerebrospinal, o que exige, ocasionalmente, terapia intratecal para determinados tipos de meningite fúngica.

Mecanismos de ação e resistência

A anfotericina B é seletiva em seu efeito antifúngico, uma vez que explora a diferença na composição lipídica das membranas celulares de fungos e mamíferos. O **ergosterol**, um esterol da membrana celular, é encontrado na membrana celular dos fungos, ao passo que o esterol, predominante nas células de bactérias e seres humanos, é o **colesterol**. A anfotericina B liga-se ao ergosterol e altera a permeabilidade da célula ao formar poros associados à anfotericina B na membrana celular (Figura 48-1). Conforme sugerido por sua bioquímica, a anfotericina B se liga avidamente com os lipídeos (ergosterol) ao longo do lado rico em ligações duplas de sua estrutura e se associa a moléculas de água ao longo do lado rico em hidroxila. Essa característica anfipática facilita a formação do poro por múltiplas moléculas de anfotericina, com as porções lipofílicas ao redor do lado externo do poro e as regiões hidrofílicas revestindo o interior. O poro permite o extravasamento de íons intracelulares e de macromoléculas, levando, por fim, à morte celular. Há algum nível de ligação com os esteróis da membrana humana, o que provavelmente contribui para a toxicidade proeminente do fármaco.

Formulação lipídica da anfotericina B

Com frequência, a terapia com anfotericina B é limitada por sua toxicidade, em particular pelo comprometimento renal induzido pelo fármaco. Isso levou ao desenvolvimento de formulações de fármacos lipídicos, sob o pressuposto de que o fármaco envolto em lipídeos iria se ligar à membrana dos mamíferos de forma menos imediata, permitindo o uso das doses eficazes com menor toxicidade. As preparações de anfotericina lipossomal envolvem o fármaco ativo em veículos lipídicos de liberação, em contraste com as suspensões coloidais, que, outrora, eram as únicas formas disponíveis. A anfotericina liga-se aos lipídeos nesses veículos com afinidade entre a do ergosterol fúngico e a do colesterol humano. Então, o veículo lipídico serve como reservatório de anfotericina, reduzindo a ligação inespecífica às membranas celulares humanas. A ligação preferencial permite reduzir a toxicidade sem sacrificar a eficácia e possibilita a utilização de doses maiores. Além disso, alguns fungos contêm lipases que podem liberar a anfotericina B livre diretamente no local da infecção.

Três dessas formulações estão atualmente disponíveis e apresentam propriedades farmacológicas distintas, conforme resumido na Tabela 48-1. Embora os ensaios clínicos tenham demonstrado diferentes graus de toxicidade renal relacionada com a infusão em comparação com a anfotericina B regular, não há estudos que tenham comparado diretamente as diferentes formulações. Estudos limitados sugeriram, na melhor das hipóteses, uma melhora moderada na eficácia clínica das formulações lipídicas em comparação com a anfotericina B convencional. Em ambientes com recursos limitados, as preparações de anfotericina lipídica podem não estar disponíveis, devido ao custo, e o uso de produtos de anfotericina B diminuiu em virtude da disponibilidade de equinocandinas e fármacos azólicos ativos para fungos, que são extremamente eficazes e mais bem tolerados, principalmente em pacientes oncológicos em quimioterapia e em pacientes submetidos a transplante (órgão sólido ou medula óssea).

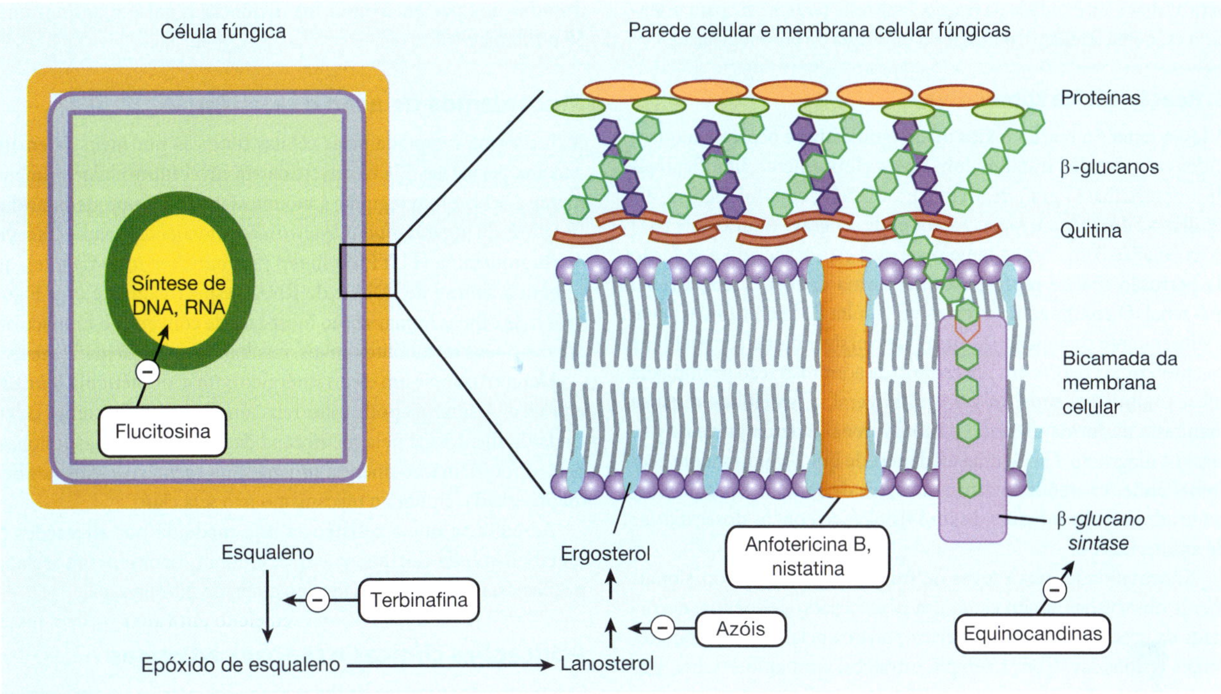

FIGURA 48-1 Alvos dos fármacos antifúngicos. Todos os antifúngicos atualmente disponíveis têm como alvo a membrana celular ou a parede celular fúngica, exceto a flucitosina (e, possivelmente, a griseofulvina, não representada).

A resistência à anfotericina B ocorre quando a ligação com o ergosterol é prejudicada, quer por redução da concentração de ergosterol da membrana, quer por modificação da molécula de esterol-alvo para reduzir a sua afinidade com o fármaco.

Atividade antifúngica e aplicações clínicas

A anfotericina B continua sendo o antifúngico com maior espectro de ação. Ela tem atividade contra: leveduras clinicamente significativas, incluindo *Candida albicans* e *Cryptococcus neoformans*; organismos causadores de micoses endêmicas, incluindo *Histoplasma capsulatum*, *Blastomyces dermatitidis* e *Coccidioides immitis*; fungos patogênicos, como *Aspergillus fumigatus*; e fármacos da mucormicose. Alguns organismos fúngicos, como *Candida lusitaniae* e *Pseudallescheria boydii* apresentam resistência intrínseca à anfotericina B.

Em razão de seu amplo espectro de atividade e ação fungicida, a anfotericina B continua a ser um fármaco útil para quase todas as infecções micóticas com risco de morte, embora os fármacos mais modernos e menos tóxicos a tenham substituído na maioria das condições. Com frequência, a anfotericina B é utilizada como esquema de indução inicial para reduzir rapidamente a carga fúngica, para, em seguida, ser substituída por um dos fármacos azóis mais modernos (descritos adiante) para terapia crônica ou prevenção de recidiva. Essa terapia de indução é particularmente importante em pacientes imunossuprimidos ou com pneumonia fúngica grave, meningite criptocócica grave ou infecções disseminadas de uma das micoses endêmicas, como histoplasmose ou coccidioidomicose. Uma vez desencadeada a resposta clínica, com frequência, os pacientes prosseguem com terapia de manutenção utilizando um azol. O tratamento pode durar o restante da vida nos pacientes com alto risco de recidiva da doença. No tratamento da doença fúngica sistêmica, a anfotericina B é administrada por infusão intravenosa lenta na dose de 0,5 a 1 mg/kg/dia. A terapia intratecal para meningite fúngica é mal tolerada e temida, devido às dificuldades relacionadas com a manutenção do acesso ao líquido cerebrospinal. Assim, a terapia intratecal com anfotericina B tem sido crescentemente suplantada por outras terapias, embora permaneça como opção nos casos de infecções fúngicas do sistema nervoso central (SNC) que não respondam a outros fármacos.

A administração local ou tópica de anfotericina B tem sido utilizada com sucesso. Úlceras de córnea e ceratite micóticas podem ser curadas com gotas tópicas, bem como por injeção subconjuntival direta. A artrite fúngica foi tratada com infiltração local adjunta diretamente na articulação. A candidúria responde à irrigação vesical com anfotericina B, e demonstrou-se que essa via não produz toxicidade sistêmica significativa.

Reações adversas

A toxicidade da anfotericina B pode ser dividida em duas grandes categorias: reações imediatas, relacionadas com a infusão do medicamento, e aquelas que ocorrem mais lentamente.

A. Reações relacionadas com a infusão

As reações relacionadas com a infusão são quase universais e consistem em febre, calafrios, espasmos musculares, vômitos, cefaleia e hipotensão. Elas diminuem quando se reduz a velocidade de infusão ou a dose diária. A pré-medicação com antitérmicos, anti-histamínicos, petidina ou corticosteroides pode ajudar. Ao se iniciar a terapia, muitos médicos administram uma dose teste de 1 mg por via intravenosa para avaliar a intensidade da reação. Esse teste pode servir para orientar o esquema terapêutico inicial e a estratégia de pré-medicação.

B. Reação tóxica cumulativa

A lesão renal é a reação tóxica mais significativa e ocorre em quase todos os pacientes tratados com doses clinicamente significativas de anfotericina. O grau de uremia é variável e, com frequência, estabiliza-se durante a terapia, porém pode ser grave o suficiente para exigir diálise. Um componente reversível está associado à redução da perfusão renal e representa uma forma de insuficiência renal pré-renal. O componente irreversível resulta de lesão tubular renal e subsequente disfunção. A forma irreversível da nefrotoxicidade da anfotericina ocorre em um cenário de administração prolongada (dose cumulativa superior a 4 g). Em geral, a toxicidade renal se manifesta na forma de acidose tubular renal e perda grave de potássio e magnésio. Há alguma evidência de que o componente pré-renal pode ser atenuado com uma carga de sódio, e é prática corrente administrar infusões de soro fisiológico com as doses diárias de anfotericina B.

Anormalidades nas provas de função hepática são ocasionalmente observadas, assim como um grau variado de anemia, decorrente da produção reduzida de eritropoietina pelas células tubulares renais lesionadas. Com a terapia intratecal com anfotericina, podem ocorrer crises e uma aracnoidite química, frequentemente com sequelas neurológicas graves.

FLUCITOSINA

Química e farmacocinética

A flucitosina (5-FC) (não disponível no Brasil) foi descoberta em 1957 durante uma pesquisa por novos fármacos antineoplásicos. Embora a flucitosina seja desprovida de propriedades antineoplásicas, ficou evidente que se trata de um fármaco antifúngico potente. A flucitosina é um análogo hidrossolúvel da pirimidina relacionado com o fármaco quimioterápico 5-fluoruracila (5-FU). O seu espectro de ação é muito menor do que o da anfotericina B.

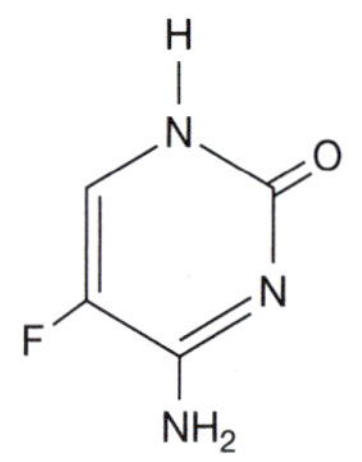

Flucitosina

A flucitosina está disponível na América do Norte apenas em apresentação oral. A posologia é de 100 mg/kg/dia em doses divididas em pacientes com função renal normal. O fármaco é bem absorvido (> 90%), e as concentrações séricas alcançam seu valor máximo em 1 a 2 horas após a dose oral. A flucitosina liga-se pouco às proteínas e entra bem todos os compartimentos de fluido corporal, inclusive no líquido cerebrospinal. Ela é eliminada por filtração glomerular com meia-vida de 3 a 4 horas e removida por hemodiálise. Quando há comprometimento renal, as suas concentrações aumentam com rapidez e podem causar toxicidade. É mais provável que ocorra toxicidade em pacientes com aids ou com insuficiência renal. As concentrações séricas máximas devem ser periodicamente dosadas nos pacientes com insuficiência renal e mantidas entre 50 e 100 mcg/mL.

Mecanismos de ação e resistência

A flucitosina é captada pelas células fúngicas por meio da enzima citosina permease. Ela é convertida em nível intracelular primeiramente a 5-FU e, em seguida, a monofosfato de 5-fluorodeoxiuridina (FdUMP, do inglês *5-fluorodeoxyuridine monophosphate*) e trifosfato de fluorouridina (FUTP, do inglês *fluorouridine triphosphate*), que inibem a síntese de DNA e de RNA, respectivamente (ver Figura 48-1). As células humanas são incapazes de converter o fármaco original em seus metabólitos ativos, resultando em toxicidade seletiva.

Demonstrou-se um efeito sinérgico com a anfotericina B *in vitro* e *in vivo*. A sinergia pode estar relacionada com o aumento da entrada da flucitosina pela membrana das células fúngicas lesionada pela anfotericina. A sinergia *in vitro* com fármacos azóis também foi observada, embora o mecanismo não seja claro.

Acredita-se que a resistência seja mediada por alterações no metabolismo da flucitosina e que, embora incomum em isolados primários, ocorra com rapidez no curso de monoterapia.

Aplicações clínicas e reações adversas

O espectro de atividade da flucitosina está restrito a *C. neoformans*, algumas espécies de *Candida* e aos fungos demáceos que causam a cromoblastomicose. A flucitosina raramente é empregada como fármaco isolado, em razão do efeito sinérgico demonstrado com outros fármacos e para evitar o desenvolvimento de resistência secundária. Atualmente, o uso clínico está restrito à terapia de associação com anfotericina B para meningite criptocócica ou com itraconazol para cromoblastomicose. A flucitosina também tem utilidade limitada como monoterapia para infecções do trato urinário por candidíase resistente ao fluconazol.

As reações adversas da flucitosina resultam do metabolismo (provavelmente pela flora intestinal) para formar o composto antineoplásico tóxico fluoruracila. A toxicidade da medula óssea, que produz anemia, leucopenia e trombocitopenia, é a reação adversa mais comum. Alterações nas enzimas hepáticas ocorrem com menor frequência. É possível que haja uma forma de enterocolite tóxica. Parece haver uma janela terapêutica estreita, com aumento do risco de toxicidade nas concentrações maiores do medicamento e desenvolvimento rápido de resistência em concentrações subterapêuticas. As determinações da concentração do fármaco podem ser úteis para reduzir a incidência de reações tóxicas, em particular quando a flucitosina é associada a fármacos nefrotóxicos, como a anfotericina B.

AZÓIS

Química e farmacocinética

Os azóis são compostos sintéticos que podem ser classificados como imidazóis ou triazóis de acordo com o número de átomos de nitrogênio no anel azólico de cinco membros, conforme indicado adiante. O grupo dos imidazóis é formado por cetoconazol, miconazol e clotrimazol (Figura 48-2). Os dois últimos fármacos são utilizados apenas para tratamento tópico. Os triazóis incluem itraconazol, fluconazol, voriconazol, isavuconazol e posaconazol. Outros triazóis estão sendo investigados.

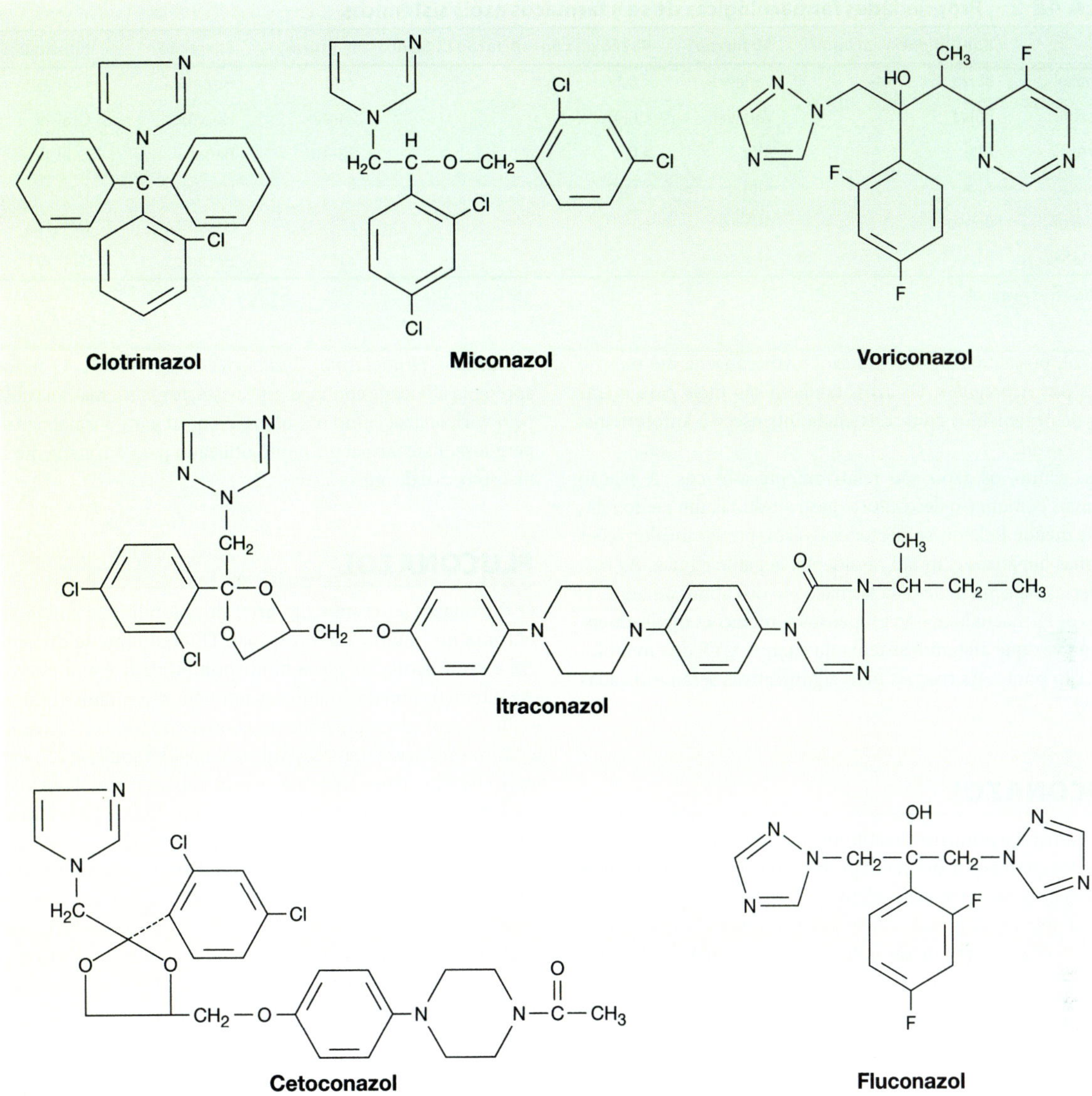

FIGURA 48-2 Fórmulas estruturais de alguns azóis antifúngicos.

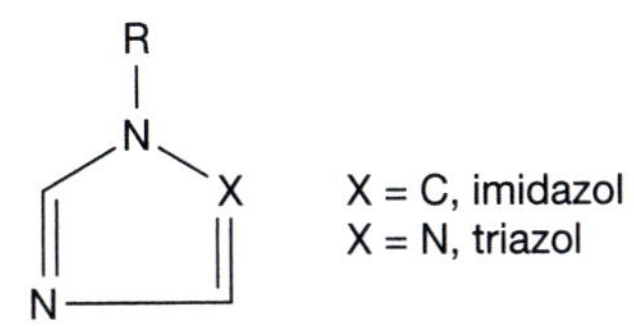

Núcleo azólico

A farmacologia de cada um dos azóis é própria e contribui para algumas das variações no uso clínico. A Tabela 48-2 resume as diferenças entre seis dos fármacos azóis.

Mecanismos de ação e resistência

A atividade antifúngica dos azóis resulta da redução da síntese do ergosterol por meio da inibição de enzimas do citocromo P450 (CYP) fúngicas (ver Figura 48-1). A toxicidade seletiva dos fármacos azóis resulta de sua maior afinidade pelas enzimas CYP fúngicas do que pelas humanas. Os imidazóis têm menor grau de seletividade do que os triazóis, contribuindo para a maior incidência de interações medicamentosas e reações adversas.

A resistência aos azóis ocorre por meio de múltiplos mecanismos. Outrora raras, cepas resistentes têm sido cada vez mais relatadas, o que sugere que o uso crescente desses fármacos para profilaxia e terapia talvez esteja selecionando organismos com resistência clinicamente evidente aos fármacos em determinados ambientes.

Aplicações clínicas, reações adversas e interações medicamentosas

O espectro de ação dos azóis é amplo, incluindo muitas espécies de *Candida*, *C. neoformans*, micoses endêmicas (blastomicose, coccidioidomicose, histoplasmose), dermatófitos e, no caso de

TABELA 48-2 Propriedades farmacológicas de seis fármacos azóis sistêmicos

	Solubilidade em água	Absorção	Razão da concentração LCE:soro	$t_{1/2}$ (horas)	Excreção	Formulações
Cetoconazol	Baixa	Variável	< 0,1	7-10	Hepática	Oral
Itraconazol	Baixa	Variável	< 0,01	24-42	Hepática	Oral, IV
Fluconazol	Alta	Alta	> 0,7	22-31	Renal	Oral, IV
Voriconazol	Alta	Alta	> 0,21	6	Hepática	Oral, IV
Posaconazol	Baixa	Alta	–	25	Hepática	Oral, IV
Isavuconazol	Alta	Alta	–	130	Hepática	Oral, IV

LCE, líquido cerebrospinal.

itraconazol, posaconazol, isavuconazol e voriconazol, até mesmo infecções por *Aspergillus*. Os azóis também são úteis para o tratamento de organismos com resistência intrínseca à anfotericina, como o *P. boydii*.

Como grupo, os azóis são relativamente atóxicos. A reação adversa mais comum é o desconforto gastrintestinal, um efeito relativamente menor. Relatou-se que todos os azóis provocam alterações nas enzimas hepáticas e, muito raramente, hepatite clínica. As reações adversas específicas de cada fármaco são discutidos adiante.

Todos os fármacos azóis são propensos a interações medicamentosas, uma vez que afetam o sistema da enzima CYP dos mamíferos até certo ponto. As reações mais significativas serão indicadas adiante.

CETOCONAZOL

O cetoconazol foi o primeiro azol introduzido na prática clínica. Diferencia-se dos triazóis por sua maior propensão para inibir as enzimas CYP dos mamíferos – é menos seletivo em relação às enzimas CYP fúngicas do que os azóis mais modernos. Em consequência, o cetoconazol sistêmico deixou de ser utilizado clinicamente nos Estados Unidos e não será discutido aqui (no Brasil há várias formulações de cetoconazol com registro válido junto à Anvisa). Ele já não é recomendado para o tratamento de infecções fúngicas das unhas ou da pele.

ITRACONAZOL

O itraconazol está disponível em apresentações oral e intravenosa e é utilizado em uma dose que varia de 100 a 400 mg/dia. A absorção oral do fármaco em cápsulas é aumentada pelos alimentos e pelo baixo pH gástrico. Assim como outros azóis lipossolúveis, o itraconazol interage com enzimas microssomais hepáticas, embora menos do que o cetoconazol. Uma interação medicamentosa importante é a menor biodisponibilidade do itraconazol quando administrado com as rifamicinas (rifampicina, rifabutina, rifapentina). Ele não afeta a síntese de esteroides nos mamíferos, e seus efeitos no metabolismo de outros medicamentos depurados por via hepática são muito menores do que os do cetoconazol. Embora o itraconazol apresente atividade antifúngica potente, a sua efetividade pode ser limitada pela biodisponibilidade reduzida. As formulações mais recentes, inclusive uma apresentação oral líquida e uma intravenosa, utilizaram a ciclodextrina como molécula transportadora para aumentar a solubilidade e a biodisponibilidade do fármaco. Assim como o cetoconazol, o itraconazol entra mal no líquido cerebrospinal. O itraconazol é o azol preferencial para o tratamento de doenças causadas pelos fungos dimórficos *Histoplasma*, *Blastomyces* e *Sporothrix*. O itraconazol apresenta atividade contra as espécies *Aspergillus*, mas foi substituído pelo voriconazol como o azol preferencial para o tratamento da aspergilose. Esse fármaco é muito utilizado para o tratamento de dermatofitoses e da onicomicose.

FLUCONAZOL

O fluconazol apresenta alto grau de solubilidade em água e boa entrada no líquido cerebrospinal. Diferentemente do cetoconazol e do itraconazol, a sua biodisponibilidade é alta por via oral. As interações medicamentosas também são menos comuns, pois o fluconazol apresenta o menor efeito entre todos os azóis sobre as enzimas microssomais hepáticas. Considerando-se o menor número de interações com enzimas hepáticas e a melhor tolerância gastrintestinal, o fluconazol tem o maior índice terapêutico entre os azóis, permitindo posologias mais agressivas em diversas infecções por fungos. O fármaco está disponível em apresentações de uso oral e intravenoso e é administrado em doses entre 100 e 800 mg/dia.

O fluconazol é o azol preferencial para o tratamento e a profilaxia secundária da meningite criptocócica. Demonstrou-se que o fluconazol intravenoso é equivalente à anfotericina B no tratamento de candidemia em pacientes internados na unidade de terapia intensiva (UTI) com contagem normal de leucócitos, embora as equinocandinas possam ter atividade superior para essa indicação. O fluconazol é o fármaco mais empregado no tratamento da candidíase mucocutânea. A atividade contra os fungos dimórficos é principalmente limitada à doença coccidioidal e, em particular, à meningite, em que altas doses de fluconazol frequentemente evitam a necessidade de anfotericina B. O fluconazol não apresenta atividade contra *Aspergillus* ou outros fungos filamentosos.

Demonstrou-se que o uso profilático do fluconazol reduziu a doença fúngica em receptores de transplante de medula óssea e nos pacientes com aids, porém o surgimento de fungos resistentes ao medicamento levantou preocupações quanto à sua indicação.

VORICONAZOL

O voriconazol está disponível em apresentações de uso oral e intravenoso. A dose recomendada é de 400 mg/dia. O fármaco é bem absorvido por via oral. Sua biodisponibilidade supera 90%, e ele apresenta menos ligação a proteínas do que o itraconazol. O metabolismo é predominantemente hepático. O voriconazol é um inibidor clinicamente relevante da CYP3A4 dos mamíferos, e há necessidade de redução da dose de inúmeros fármacos quando

Candida auris, um patógeno nosocomial emergente multirresistente a fármacos

A *Candida auris* é um patógeno emergente multirresistente a fármacos (MDR, do inglês *multidrug-resistant*) que causou infecções graves, incluindo candidemia e outras infecções invasivas por *Candida*. Ela está associado a surtos nosocomiais em todo o mundo, incluindo leste e sul da Ásia, América do Sul, África do Sul, Reino Unido e Estados Unidos. O microrganismo pode persistir no ambiente, e os pacientes podem continuar a abrigar o patógeno em sua pele por longos períodos após a aquisição (talvez indefinidamente), o que torna a contenção de surtos (em geral, em unidades de terapia intensiva) um desafio. O patógeno é geralmente resistente a todos os fármacos azóis; muitos isolados também são resistentes à anfotericina B. O tratamento de escolha para infecções graves por *Candida auris* é uma equinocandina, embora a resistência a equinocandinas tenha sido descrita.

o voriconazol é iniciado, como ciclosporina, tacrolimo e inibidores da HMG-CoA redutase. Os efeitos tóxicos observados são exantema e elevação das enzimas hepáticas. Os distúrbios visuais são comuns e ocorrem em até 30% dos pacientes tratados com voriconazol intravenoso, incluindo turvação e alterações na visão em cores ou luminosidade. As alterações costumam ocorrer imediatamente após a dose de voriconazol e desaparecem dentro de 30 minutos. Dermatite por fotossensibilidade é comumente observada em pacientes, e câncer de pele foi relatado em pacientes recebendo terapia oral crônica. Toxicidades raras incluem fluorose (inflamação óssea dolorosa associada a concentrações elevadas de flúor no sangue).

O voriconazol é similar ao itraconazol em seu espectro de ação, tendo excelente atividade contra espécies de *Candida* (inclusive algumas espécies resistentes ao fluconazol, como a *Candida krusei*) e fungos dimórficos. Ele é menos tóxico do que a anfotericina B e é o tratamento de escolha para aspergilose invasiva e alguns fungos ambientais. A posologia do voriconazol pode ser preditiva de toxicidade e de eficácia clínica, principalmente em pacientes imunocomprometidos. As concentrações terapêuticas mínimas devem estar entre 1 e 5 mcg/mL.

POSACONAZOL

O posaconazol estava originalmente disponível apenas em uma formulação oral líquida e é utilizado na posologia de 800 mg/d, dividida em 2 ou 4 doses. A absorção aumenta quando ele é administrado com refeições ricas em lipídeos. Uma forma intravenosa de posaconazol e uma forma de comprimido de ação prolongada com maior biodisponibilidade estão agora disponíveis. O posaconazol distribui-se com rapidez para os tecidos, o que resulta em altas concentrações teciduais, porém concentrações sanguíneas relativamente baixas. Recomenda-se dosar o posaconazol nos pacientes com infecções fúngicas invasivas graves (sobretudo infecções por fungos filamentosos); as concentrações de posaconazol no estado de equilíbrio devem estar entre 0,5 e 1,5 mcg/mL. Foram documentadas interações com medicamentos com concentrações aumentadas de substratos para a CYP3A4, como tacrolimo e ciclosporina.

O posaconazol é o membro da família dos azóis com o maior espectro, tendo atividade contra a maioria das espécies de *Candida* e *Aspergillus*. Ele é o primeiro fármaco com atividade significativa contra os agentes da mucormicose. Atualmente, está aprovado para uso na terapia de resgate em casos de aspergilose invasiva, bem como na profilaxia de infecções fúngicas durante a quimioterapia de indução para leucemia e para pacientes com transplante de medula óssea alogênico com doença do enxerto contra o hospedeiro. Um efeito secundário raro do posaconazol é o hiperaldosteronismo, que pode causar hipertensão e hipocalemia.

ISAVUCONAZOL (SULFATO DE ISAVUCONAZÔNIO)

O sulfato de isavuconazônio é um profármaco do mais novo triazol, o isavuconazol; 186 mg do profármaco solúvel em água é equivalente a 100 mg de isavuconazol. Ele está disponível em cápsulas orais de alta biodisponibilidade e em formulação intravenosa. Após uma dose de ataque de 2 dias de 372 mg, administrada a cada 8 horas, o sulfato de isavuconazônio é administrado como uma dose única diária de 372 mg. Os alimentos não afetam significativamente a absorção oral do sulfato de isavuconazônio. A determinação das concentrações de isavuconazol não demonstrou ser benéfica. A coadministração com inibidores fortes de CYP3A4 (p. ex., ritonavir) ou indutores (p. ex., rifampicina) não é recomendada.

O isavuconazol tem um espectro antifúngico semelhante ao do posaconazol. Atualmente, ele está aprovado para o tratamento de aspergilose e mucormicose invasivas. Os dados de ensaios clínicos publicados são limitados. Evidências preliminares indicam que ele é mais bem tolerado do que o voriconazol.

EQUINOCANDINAS

Química e farmacocinética

As equinocandinas formam a classe mais nova de fármacos antifúngicos a ser desenvolvida. Trata-se de peptídeos cíclicos grandes ligados a um ácido graxo de cadeia longa. **Caspofungina**, **micafungina** e **anidulafungina** são os únicos fármacos aprovados nessa categoria de antifúngicos, embora outros fármacos estejam sob pesquisa ativa. Esses fármacos são ativos contra *Candida* e *Aspergillus*, mas não contra *C. neoformans* ou os patógenos da zigomicose e da mucormicose.

As equinocandinas estão disponíveis apenas em apresentações de uso intravenoso. A caspofungina é administrada como dose de ataque única de 70 mg, seguida por uma dose diária de 50 mg. Ela é solúvel em água e altamente ligada às proteínas. A meia-vida da caspofungina é de 9 a 11 horas, e seus metabólitos são excretados pelos rins e pelo trato gastrintestinal. Ajustes da dose são necessários apenas quando há insuficiência hepática grave. A micafungina tem propriedades similares com meia-vida de 11 a 15 horas e é utilizada em uma dose de 150 mg/dia no tratamento da candidíase esofágica, 100 mg/dia no tratamento da candidemia e de 50 mg/dia na profilaxia das infecções fúngicas. A anidulafungina tem meia-vida de 24 a 48 horas. Na candidíase esofágica, ela é administrada por via intravenosa, com 100 mg no primeiro dia e 50 mg/dia a seguir, durante 14 dias. Na candidemia, recomenda-se uma dose de ataque de 200 mg e, a seguir, 100 mg/dia por, no mínimo, 14 dias após a última hemocultura positiva.

Mecanismo de ação

As equinocandinas agem ao nível da parede celular fúngica inibindo a síntese do β (1-3)-glicano (ver Figura 48-1). Isso resulta em ruptura da parede celular fúngica e morte celular.

Aplicações clínicas e reações adversas

A caspofungina está aprovada para uso no tratamento das infecções por *Candida* disseminadas e mucocutâneas, bem como na terapia antifúngica empírica em caso de neutropenia febril, tendo, em grande parte, substituído a anfotericina B para esta última indicação. Vale ressaltar que a caspofungina está aprovada para uso na aspergilose invasiva apenas como terapia de resgate nos pacientes que não respondem à anfotericina B, e não como terapia primária. A micafungina está aprovada para uso no tratamento da candidíase mucocutânea e da candidemia, bem como na profilaxia das infecções por *Candida* em pacientes submetidos a transplante de medula óssea. A anidulafungina está aprovada para uso na candidíase esofágica e na candidíase invasiva, inclusive na candidemia.

Os fármacos equinocandinos são muito bem tolerados, com reações adversas gastrintestinais menores e poucos relatos de rubor. Observou-se elevação das enzimas hepáticas em diversos pacientes que receberam caspofungina em associação à ciclosporina, razão pela qual essa associação deve ser evitada. Demonstrou-se que a micafungina aumenta as concentrações de nifedipino, ciclosporina e sirolimo (rapamicina). A anidulafungina não parece ter interações medicamentosas significativas, porém é possível que haja a liberação de histamina durante a infusão intravenosa. A resistência à equinocandina clinicamente significativa é uma preocupação emergente, principalmente com infecções invasivas por *Candida glabrata* em pacientes imunocomprometidos.

NOVOS FÁRMACOS ANTIFÚNGICOS SISTÊMICOS SOB INVESTIGAÇÃO

Os fármacos a seguir estão nos primeiros testes pré-clínicos ou clínicos. **Ibrexafungerp** e **olorofim** estão em estudos pré-clínicos. O **fosmanogepix**, um profármaco do **manogepix**, está na fase 2 dos ensaios clínicos. A **rezafungina** é um novo fármaco equinocandina de ação muito longa, atualmente programado para os ensaios clínicos de fase 3.

FÁRMACOS ANTIFÚNGICOS SISTÊMICOS ORAIS PARA INFECÇÕES MUCOCUTÂNEAS

GRISEOFULVINA

A griseofulvina é um fármaco fungistático muito insolúvel derivado de uma espécie de *Penicillium*. O seu único uso é no tratamento sistêmico da dermatofitose (ver Capítulo 61). Esse fármaco é administrado na forma oral microcristalina na dose de até 1 g/dia. A absorção aumenta quando a griseofulvina é ingerida com alimentos gordurosos. O mecanismo de ação da griseofulvina em nível celular é desconhecido, mas ela se deposita na pele recém-formada, onde se liga à queratina, protegendo a pele de novas infecções. Como a sua ação consiste em evitar a infecção das novas estruturas cutâneas, a griseofulvina deve ser administrada por 2 a 6 semanas em casos de infecções cutâneas e dos pelos para permitir a substituição da queratina infectada por estruturas resistentes. As infecções das unhas podem necessitar de terapia por meses para permitir o crescimento da nova unha protegida e, com frequência, são seguidas por recidiva. As reações adversas incluem uma síndrome alérgica muito semelhante à doença do soro, reações cutâneas graves, uma síndrome semelhante ao lúpus, hepatotoxicidade e interações medicamentosas com varfarina e fenobarbital. A griseofulvina foi substituída, em grande, parte por fármacos antifúngicos mais modernos, como itraconazol e terbinafina.

TERBINAFINA

A terbinafina é uma alilamina sintética disponível em apresentação oral, utilizada na dose de 250 mg/dia. Ela é utilizada no tratamento de dermatofitoses, em particular onicomicose (ver Capítulo 61). Assim como a griseofulvina, a terbinafina é um medicamento queratofílico, porém, diferentemente daquela, é fungicida. Como os fármacos azóis, ela interfere na biossíntese do ergosterol. Contudo, em vez de interagir com o sistema CYP, a terbinafina inibe a enzima fúngica esqualeno epoxidase (ver Figura 48-1), o que leva ao acúmulo do esterol esqualeno, que é tóxico para o fungo. Com a administração de um comprimido (250 mg) ao dia durante 12 semanas, obtém-se uma taxa de cura de até 90% da onicomicose, com maior efetividade que a griseofulvina ou que o itraconazol. As reações adversas são raras, consistindo principalmente em distúrbios gastrintestinais e cefaleia, porém hepatotoxicidade grave foi relatada. A terbinafina não parece afetar o sistema CYP e não demonstrou interações medicamentosas até o momento.

TERAPIA ANTIFÚNGICA TÓPICA

NISTATINA

A nistatina é um macrolídeo de polieno muito parecido com a anfotericina B. Ela é muito tóxica para administração parenteral e é utilizada apenas topicamente. A nistatina está disponível em cremes, pomadas, supositórios e outras formas para aplicação na pele e nas mucosas. Não é absorvida em grau significativo pela pele, pelas mucosas ou trato pelo gastrintestinal. Em consequência, a nistatina apresenta pouca toxicidade, embora o uso oral com frequência seja limitado pelo sabor desagradável.

A nistatina é ativa contra a maior parte de *Candida* sp. e bastante utilizada para a supressão de infecções locais. Algumas indicações comuns incluem monilíase orofaríngea, candidíase vaginal e infecções intertriginosas por *Candida*.

AZÓIS TÓPICOS

Os dois azóis mais empregados por via tópica são o clotrimazol e o miconazol, embora vários outros estejam disponíveis (ver "Formulações disponíveis"). Ambos têm venda livre e, com frequência, são utilizados para o tratamento da candidíase vulvovaginal. As pastilhas de clotrimazol oral estão disponíveis para o tratamento da monilíase oral e constituem uma alternativa palatável à nistatina.

Na forma de creme, ambos os fármacos são úteis para as infecções dermatofíticas, incluindo tínea do corpo, tínea do pé e tínea crural. A absorção é desprezível, e as reações adversas são raras.

A forma tópica e o xampu de cetoconazol também estão disponíveis e são úteis no tratamento da dermatite seborreica e da pitiríase versicolor. Vários outros azóis estão disponíveis para uso tópico (ver "Formulações disponíveis").

ALILAMINAS TÓPICAS

A terbinafina e a naftifina são as alilaminas disponíveis como cremes tópicos (ver Capítulo 61). Ambas são efetivas no tratamento da tinha do corpo e da tinha crural. A terbinafina está disponível sem prescrição. A naftifina é um fármaco prescrito nos Estados Unidos (não disponível no Brasil).

RESUMO Fármacos antifúngicos

Subclasse, fármaco	Mecanismo de ação	Efeitos	Aplicações clínicas	Farmacocinética, toxicidades, interações
MACROLÍDEO POLIÊNICO				
• Anfotericina B	Forma poros nas membranas fúngicas (que contêm ergosterol), mas não nas membranas de mamíferos (que contêm colesterol)	A perda do conteúdo intracelular pelos poros é fungicida • amplo espectro de ação	Candidemia localizada e sistêmica • *Cryptococcus* • *Histoplasma* • *Blastomyces* • *Coccidioides* • *Aspergillus*	A forma oral não é absorvida • IV para uso sistêmico • intratecal para meningite fúngica • tópica para infecções oculares e da bexiga • duração, dias • *Toxicidade:* reações à infusão • insuficiência renal • *Interações:* aditiva com outros medicamentos tóxicos renais
• *Formulações lipídicas: toxicidade mais baixa, doses mais altas podem ser utilizadas*				
ANÁLOGO DA PIRIMIDINA				
• Flucitosina	Interfere na síntese de DNA e RNA seletivamente nos fungos	Sinérgica com a anfotericina • toxicidade sistêmica no hospedeiro, em razão dos efeitos sobre DNA e RNA	Infecções por *Cryptococcus* e cromoblastomicose	Oral • duração, horas • excreção renal • *Toxicidade:* mielossupressão
AZÓIS				
• Cetoconazol	Bloqueia as enzimas CYP fúngicas e interfere na síntese do ergosterol	Pouco seletivo • também interfere na função de CYP de mamíferos	Amplo espectro, porém a toxicidade restringe o uso à terapia tópica	Oral, tópico • *Toxicidade e interações:* interfere na síntese de hormônios esteroides e no metabolismo de fármacos de fase I
• Itraconazol	O mesmo que para o cetoconazol	Muito mais seletivo do que o cetoconazol	Amplo espectro: *Candida*, *Cryptococcus*, blastomicose, coccidioidomicose, histoplasmose	Oral e IV • duração de 1 a 2 dias • pouca interação com o SNC • *Toxicidade e interações:* baixa toxicidade
• *Fluconazol, voriconazol, posaconazol, isavuconazol: o fluconazol tem excelente entrada no SNC, sendo utilizado na meningite fúngica*				
EQUINOCANDINAS				
• Caspofungina	Bloqueia a β-glicano sintase	Impede a síntese da parede celular fúngica	Fungicida para espécies de *Candida* • também utilizada na aspergilose	IV apenas • duração, 11 a 15 h • *Toxicidade:* efeitos gastrintestinais menores, rubor • *Interações:* aumenta as concentrações de ciclosporina (evitar associação)
• *Micafungina, anidulafungina: a micafungina aumenta as concentrações de nifedipino, ciclosporina, sirolimo. A anidulafungina é relativamente livre dessa interação*				
ALILAMINA				
• Terbinafina	Inibe a epoxidação do esqualeno nos fungos • concentrações aumentadas são tóxicas para fungos	Reduz o ergosterol • impede a síntese da membrana celular fúngica	Infecções fúngicas mucocutâneas	Oral • duração, dias • *Toxicidade:* desconforto gastrintestinal, cefaleia, hepatotoxicidade • *Interações:* nenhuma relatada

PREPARAÇÕES DISPONÍVEIS

NOMES GENÉRICOS	NOMES GENÉRICOS
Anfotericina B	Micafungina
Formulação convencional	Miconazol
Formulações lipídicas	Naftifina*
Anidulafungina	Natamicina*
Butenafina	Nistatina
Butoconazol*	Oxiconazol
Caspofungina	Posaconazol
Cetoconazol	Sulconazol*
Clotrimazol	Terbinafina
Econazol*	Terconazol
Flucitosina*	Tioconazol
Fluconazol	Tolnaftato**
Griseofulvina	Voriconazol
Itraconazol	

*Não disponível no Brasil.

**Disponível no Brasil em associação a outros fármacos.

REFERÊNCIAS

Ashbee HR et al: Therapeutic drug monitoring (TDM) of antifungal agents: Guidelines from the British Society for Medical Mycology. J Antimicrob Chemother 2014;69:1162.

Cornely OA et al: Posaconazole vs. fluconazole or itraconazole prophylaxis in patients with neutropenia. N Engl J Med 2007;356:348.

Diekema DJ et al: Activities of caspofungin, itraconazole, posaconazole, ravuconazole, voriconazole, and amphotericin B against 448 recent clinical isolates of filamentous fungi. J Clin Microbiol 2003;41:3623.

Eyre DW et al: A *Candida auris* outbreak and its control in an intensive care setting. N Engl J Med 2018;379:1322.

Felton T et al: Tissue penetration of antifungal agents. Clin Microbiol Rev 2014:27:68.

Herbrecht R et al: Voriconazole versus amphotericin B for primary therapy of invasive aspergillosis. N Engl J Med 2002;347:408.

Lewis RE: Current concepts in antifungal pharmacology. Mayo Clin Proc 2011;86:805.

Maertens JA et al: Isavuconazole versus voriconazole for primary treatment of invasive mold disease caused by *Aspergillus* and other filamentous fungi. Lancet 2016;387:760.

Nett JE, Andes DR: Antifungal agents: Spectrum of activity, pharmacology, and clinical indications. Infect Dis Clin North Am 2016;30:51.

Pasqualotto AC, Denning DW: New and emerging treatments for fungal infection. J Antimicrob Chemother 2008;61(Suppl 1):i19.

Perlin DS: Echinocandin resistance, susceptibility testing and prophylaxis: Implications for patient management. Drugs 2014;74:1573.

Rogers TR: Treatment of zygomycosis: Current and new options. J Antimicrob Chemother 2008;61(Suppl 1):i35.

Van Daele R et al: Antifungal drugs: What brings the future? Med Mycol 2019;57 (Suppl 3):S328.

Wong-Beringer A et al: Lipid formulations of amphotericin B: Clinical efficacy and toxicities. Clin Infect Dis 1998;27:603.

RESPOSTA DO ESTUDO DE CASO

O fungo posteriormente isolado do líquido cerebrospinhal do paciente foi identificado como *Coccidioides immitis*. Pacientes de ascendência afro-americana e do sudeste asiático, bem como pacientes imunocomprometidos, apresentam risco aumentado de desenvolver formas crônicas de coccidioidomicose, como meningite. *C. immitis* é um fungo dimórfico que cresce no solo do Vale de São Joaquim, na Califórnia, ao passo que *C. posadasii*, intimamente relacionado, é encontrado em outras regiões desérticas do sudoeste dos Estados Unidos, partes do México e da América Central e do Sul. A terapia oral com fluconazol foi iniciada na dose de 800 mg/dia, e a cefaleia, a febre e a visão dupla do paciente se resolveram em 7 dias. Os pacientes que apresentam falha no tratamento com fluconazol podem requerer tratamento com anfotericina B intratecal. Em geral, a meningite coccidioidal requer terapia para toda a vida, devido à alta incidência de recidiva da doença com a descontinuação do tratamento, e é 100% fatal sem tratamento antifúngico.

CAPÍTULO

49

Fármacos antivirais

Sharon Safrin, MD

ESTUDO DE CASO

Uma mulher branca de 35 anos, que recentemente realizou testes soropositivos para HIV e para o antígeno de superfície do vírus da hepatite B, é encaminhada para avaliação. Ela se sente bem no geral, mas relata história de tabagismo de 25 maços/ano. Ela bebe de 3 a 4 cervejas por semana e não tem alergia conhecida a medicamentos. Ela tem histórico de uso de heroína e atualmente está recebendo metadona. O exame físico revelou sinais vitais normais, sem qualquer anormalidade. A contagem de leucócitos é de 5.800 células/mm^3, com contagem diferencial normal; a hemoglobina é de 11,8 g/dL; todas as provas de função hepática estão dentro dos limites de referência; a contagem de células CD4 é de 278 células/mm^3, e a carga viral (RNA do HIV), de 110.000 cópias/mL.

Quais outros exames laboratoriais devem ser solicitados? Quais medicamentos antirretrovirais você prescreveria inicialmente?

Os vírus são patógenos intracelulares obrigatórios, e a sua replicação depende primariamente dos processos de síntese da célula hospedeira. Por isso, para serem eficazes, os fármacos antivirais devem bloquear a entrada ou a saída do vírus na célula, ou ser ativos no interior da célula hospedeira. Assim, os inibidores não seletivos da replicação viral podem interferir na função da célula hospedeira, o que resulta em toxicidade.

Os progressos na quimioterapia antiviral começaram no início da década de 1950, quando a pesquisa de fármacos antineoplásicos levou ao desenvolvimento de vários compostos novos capazes de inibir a síntese de DNA viral. Os dois fármacos antivirais de primeira geração, a idoxuridina (5-iododesoxiuridina) e a trifluridina (trifluorotimidina), tinham pouca especificidade (i.e., inibiam o DNA tanto do vírus como da célula hospedeira), tornando-os muito tóxicos para uso sistêmico. Entretanto, ambos são eficazes quando utilizados topicamente para o tratamento da ceratite herpética.

O conhecimento dos mecanismos envolvidos na replicação viral forneceu uma compreensão das etapas críticas do ciclo de vida dos vírus, que podem atuar como alvos potenciais da terapia antiviral. Recentemente, as pesquisas têm sido direcionadas para a identificação de fármacos com maior seletividade, maior potência, maior estabilidade *in vivo* e menor toxicidade. Atualmente, a terapia antiviral está disponível para herpes-vírus simples (HSV), citomegalovírus (CMV), vírus varicela-zóster (VZV), vírus da hepatite C (HCV), vírus da hepatite B (HBV), gripe, vírus da imunodeficiência humana (HIV) e vírus sincicial respiratório (RSV). Os fármacos antivirais compartilham a propriedade comum de serem virustáticos; mostram-se ativos apenas contra o vírus em replicação e não afetam os vírus latentes. Enquanto algumas infecções requerem monoterapia por breves períodos (p. ex., HSV, *influenza*), outras requerem terapia com múltiplos fármacos por períodos indefinidos (HIV). Em doenças crônicas, como a hepatite viral e a infecção pelo HIV, a inibição potente da replicação viral é crucial para limitar a extensão da lesão sistêmica.

A replicação viral requer várias etapas (ver Figura 49-1), e os fármacos antivirais podem atuar potencialmente em qualquer uma delas.

SIGLAS

3TC	Lamivudina
AZT	Zidovudina (anteriormente, azidotimidina)
CMV	Citomegalovírus
CYP	Citocromo P450
d4T	Estavudina
ddC	Zalcitabina
ddI	Didanosina
EBV	Vírus Epstein-Barr
FTC	Entricitabina
HBeAg	Antígeno E da hepatite (do inglês *Hepatitis e antigen*)
HBV, HCV	Vírus das hepatites B e C
HHV-6, -8	Herpes-vírus humano-6 e 8
HIV	Vírus da imunodeficiência humana (do inglês *human immunodeficiency virus*)
HSV	Herpes-vírus simples (do inglês *herpes simplex virus*)
InSTI	Inibidor da transferência de cadeia da integrase (do inglês *integrase strand transfer inhibitor*)
NNRTI	Inibidor de transcriptase reversa não nucleosídeo (do inglês *nonnucleoside reverse transcriptase inhibitor*)
NRTI	Inibidor de transcriptase reversa nucleosídeo/nucleotídeo (do inglês *nucleoside/nucleotide reverse transcriptase inhibitor*)
IP	Inibidor da protease
RSV	Vírus sincicial respiratório (do inglês *respiratory syncytial virus*)
RVS	Resposta viral sustentada
UGT1A1	UDP-glucuronosil transferase 1A1
VZV	Vírus varicela-zóster

FÁRMACOS UTILIZADOS NAS INFECÇÕES POR HERPES-VÍRUS SIMPLES (HSV) E VÍRUS VARICELA-ZÓSTER (VZV)

Três análogos de nucleosídeos orais foram aprovados para o tratamento das infecções por HSV e VZV: aciclovir, valaciclovir e fanciclovir. Eles têm mecanismos de ação semelhantes e indicações comparáveis para uso clínico (Tabela 49-1); todos são bem tolerados.

Ensaios comparativos demonstraram eficácias semelhantes desses três fármacos para o tratamento do HSV. Nos primeiros episódios de herpes genital, o tratamento encurta a duração dos sintomas em aproximadamente 2 dias, o tempo para cicatrização da lesão em 4 dias e a duração da eliminação do vírus em 7 dias. No herpes genital recorrente, o tratamento encurta o curso geral de tempo em 1 a 2 dias. O tratamento do primeiro episódio de herpes genital não altera a frequência nem a intensidade dos surtos recorrentes. A supressão em longo prazo com fármacos anti-herpéticos em pacientes com recidivas frequentes do herpes genital diminui a frequência de recidivas sintomáticas e de disseminação assintomática do vírus, reduzindo, assim, a taxa de transmissão sexual. No entanto, os surtos podem recomeçar com a interrupção da supressão. A eficácia dos antivirais no herpes orolabial é geralmente menor do que no herpes anogenital.

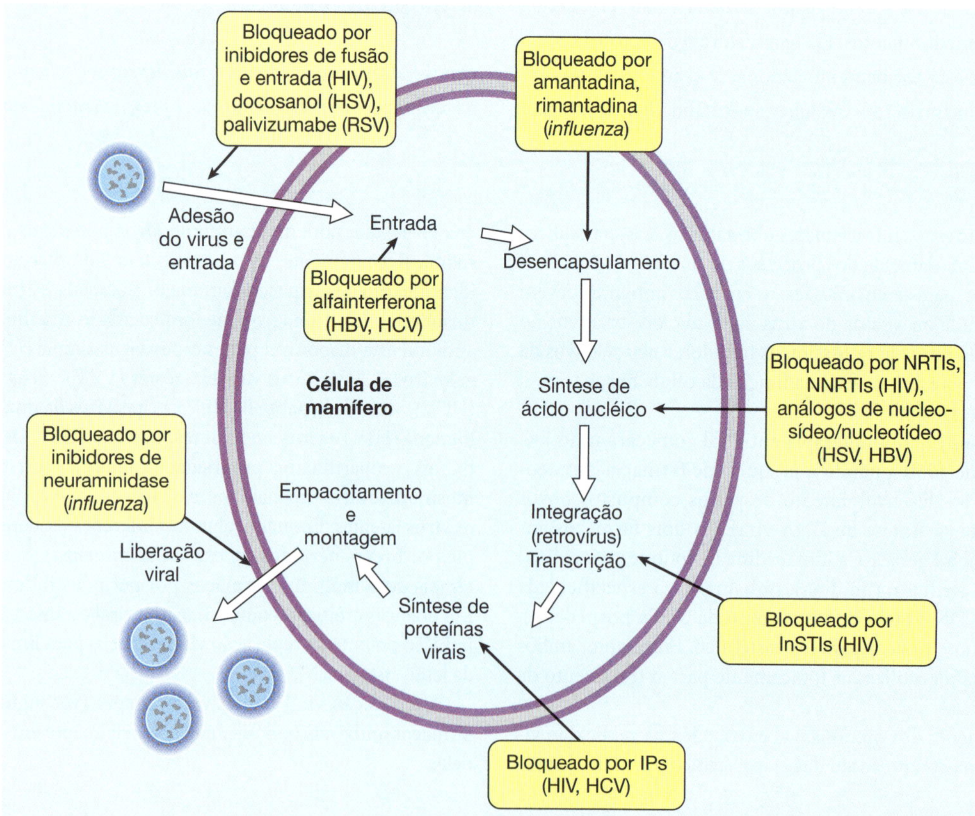

FIGURA 49-1 Principais sítios de ação dos fármacos antivirais. *Nota*: especula-se que a alfainterferona tem múltiplos sítios de ação. (Modificada, com autorização, de Trevor AJ, Katzung BG, Masters SB: Pharmacology: Examination & Board Review, 9th ed. New York, NY: McGraw-Hill, 2010.)

TABELA 49-1 Fármacos utilizados no tratamento ou na prevenção das infecções por herpes-vírus simples (HSV) e vírus varicela-zóster (VZV)

Fármaco	Tratamento do primeiro episódio	Tratamento de episódios recorrentes	Supressão
Herpes genital			
Aciclovir, oral[1]	400 mg, 3×/dia ou 200 mg, 5×/dia por 7-10 dias	800 mg, 3×/dia por 2 dias ou 800 mg, 2×/dia por 5 dias ou 400 mg, 3×/dia por 5 dias	400-800 mg, 2 a 3×/dia[2,3]
Fanciclovir, oral[1]	250 mg, 3×/dia por 7-10 dias	1.000 mg, 2×/dia por 1 dia ou 125 mg, 2×/dia por 5 dias ou 500 mg, 1×/dia, depois 250 mg, 2 ×/dia por 2 dias[2]	250–500 mg, 2×/dia[2,3]
Valaciclovir, oral[1]	1.000 mg, 2×/dia por 7-10 dias	500 mg, 2×/dia por 3 dias ou 1 g/dia por 5 dias	500-1.000 mg, 1 a 2×/dia[2]
Herpes orolabial			
Aciclovir, oral[1]	400 mg, 3×/dia por 7-10 dias ou 200 mg, 5×/dia	200-400 mg, 5×/dia por 5 dias	400-800 mg, 2-3×/dia[2]
Fanciclovir, oral[1]	500 mg, 3×/dia por 7-10 dias	1.500 mg/dia ou 750 mg, 2×/dia	500 mg, 2×/dia
Valaciclovir, oral[1]	1 g, 2×/dia por 7-10 dias	2 g, 2×/dia por 1 dia	500-1.000 mg/dia
Aciclovir, tópico (creme a 5%)		5×/dia por 4 dias	
Aciclovir, comprimido bucal muco-adesivo		1× durante o pródromo	
Docosanol, tópico (creme a 10%)		5×/dia	
Penciclovir, tópico (creme a 1%)		A cada 2 h enquanto está acordado	
Tratamento da proctite herpética			
Aciclovir, oral[1]	400 mg, 5×/dia até a cicatrização		
Tratamento de infecção grave por HSV ou infecção por HSV em paciente imunocomprometido			
Aciclovir, IV[1]	5-10 mg/kg a cada 8 h por 7-14 dias		
Tratamento da encefalite herpética			
Aciclovir, IV[1]	10 mg/kg a cada 8 h por 14-21 dias		
Tratamento da infecção neonatal pelo HSV			
Aciclovir, IV[1]	20 mg/kg a cada 8 h por 14-21 dias		
Tratamento da ceratoconjuntivite herpética			
Ganciclovir, tópico (gel a 0,15%)	5×/dia		
Trifluridina, tópica (solução a 1%)	A cada 2 h enquanto está acordado		
Tratamento da infecção por varicela			
Aciclovir, oral[1]	20 mg/kg/dia (máximo de 800 mg) por 5 dias		
Valaciclovir, oral[1]	20 mg/kg (máximo, 1 g) 3×/dia por 5 dias		
Tratamento da infecção por zóster			
Aciclovir, oral[1]	800 mg, 5×/dia por 7-10 dias		
Fanciclovir, oral[1]	500 mg, 3×/dia por 7 dias		
Valaciclovir, oral[1]	1 g, 3×/dia por 7 dias		
Tratamento de infecção grave por VZV ou infecção por VZV em paciente imunocomprometido			
Aciclovir, IV[1]	10-15 mg/kg a cada 8h por ≥ 7 dias		
Tratamento de infecção por HSV ou VZV resistente ao aciclovir			
Foscarnete, IV[1]	40-60 mg/kg a cada 8h até a cura[2]		

[1]O ajuste da dose é necessário para a insuficiência renal.
[2]Doses mais altas podem ser necessárias em pacientes infectados pelo HIV.
[3]A terapia supressora para mulheres grávidas com herpes genital recorrente deve começar na 36ª semana de gestação e consiste em aciclovir, 400 mg, 3×/dia ou valaciclovir, 500 mg, 2×/dia.
HIV, vírus da imunodeficiência humana; HSV, herpes-vírus simples; IV, intravenoso; VZV, vírus varicela-zóster.

Os fármacos anti-herpéticos diminuem significativamente o número total de lesões, a duração dos sintomas e a eliminação viral em pacientes com varicela (se iniciada dentro de 24 horas do início do exantema) ou zóster cutâneo (se iniciada dentro de 72 horas). O risco de neuralgia pós-herpética também é reduzido se o tratamento for iniciado precocemente. Em ensaios comparativos para o tratamento do zóster, as taxas de cura cutânea com valaciclovir ou fanciclovir foram semelhantes às do aciclovir, porém a duração da dor associada ao zóster foi encurtada. Como o VZV é menos sensível aos fármacos anti-herpéticos do que o HSV, são necessárias doses mais altas (ver Tabela 49-1).

Os fármacos anti-herpéticos podem ser administrados profilaticamente para a prevenção da infecção por HSV ou VZV em pacientes submetidos a transplante de órgãos, bem como para o tratamento dessas infecções, caso ocorram.

ACICLOVIR

O aciclovir é um derivado acíclico da guanosina com atividade clínica contra HSV-1, HSV-2 e VZV, mas é aproximadamente 10 vezes mais potente contra HSV-1 e HSV-2 do que contra VZV. Ele tem atividade *in vitro* contra o vírus Epstein-Barr (EBV), o citomegalovírus (CMV) e o vírus herpes humano-6 (HHV-6), porém com intensidade mais fraca.

São necessárias três etapas de fosforilação para a ativação do aciclovir. Inicialmente, o aciclovir é convertido no derivado monofosfato pela timidina cinase específica do vírus e, a seguir, nos compostos di e trifosfato pelas enzimas celulares do hospedeiro (Figura 49-2). Devido à necessidade da cinase viral para a sua fosforilação inicial, o aciclovir é seletivamente ativado – e o metabólito ativo acumula-se – somente nas células infectadas. O trifosfato de aciclovir inibe a síntese de DNA viral por dois mecanismos: competição com o desoxiGTP pela DNA polimerase viral, resultando em ligação ao molde de DNA na forma de complexo irreversível, e interrupção da cadeia após a incorporação no DNA viral.

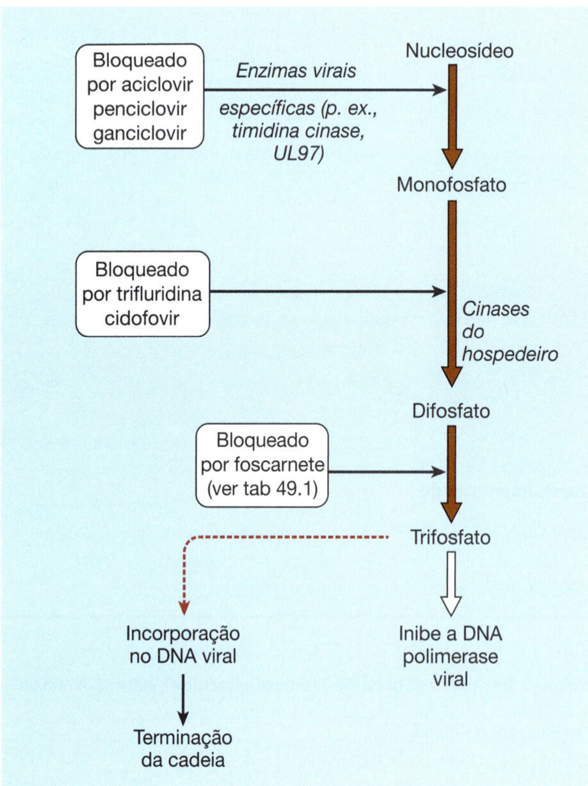

FIGURA 49-2 Mecanismo de ação dos fármacos anti-herpéticos.

A biodisponibilidade do aciclovir oral é baixa (15-20%) e não é afetada pela presença de alimento. As formulações tópicas produzem altas concentrações nas lesões herpéticas, porém as concentrações sistêmicas do fármaco são indetectáveis por essa via.

O aciclovir é depurado principalmente por filtração glomerular e secreção tubular. A sua meia-vida é de 2,5 a 3 horas em pacientes com função renal normal e de 20 horas em pacientes com anúria. O aciclovir sofre rápida difusão na maioria dos tecidos e fluidos corporais. As concentrações no líquido cerebrospinal são de 20 a 50% das concentrações séricas.

O aciclovir é o único dos três fármacos anti-herpéticos disponíveis para uso intravenoso nos Estados Unidos (assim como no Brasil). O aciclovir intravenoso constitui o tratamento de escolha para a encefalite por herpes simples, infecção neonatal por HSV e infecções graves por HSV ou VZV (ver Tabela 49-1). Nos recém-nascidos com HSV no sistema nervoso central (SNC), a supressão com aciclovir oral durante 6 meses após o tratamento agudo melhora os resultados do neurodesenvolvimento. Nos pacientes imunocomprometidos com infecção por VZV, o aciclovir em administração intravenosa diminui a incidência de disseminação cutânea e visceral.

O creme de aciclovir tópico é substancialmente menos eficaz do que a terapia oral na infecção primária por HSV. Ele não tem nenhum benefício no tratamento do herpes genital recorrente. O aciclovir na forma de comprimido bucal mucoadesivo demonstrou encurtar a duração do episódio em aproximadamente meio dia, aumentar a taxa de episódios abortivos e prolongar o tempo até a próxima recorrência em comparação com o placebo quando iniciado durante um episódio prodrômico.

A resistência ao aciclovir pode se desenvolver no HSV ou no VZV por meio da alteração da timidina cinase viral ou da DNA polimerase. Embora raras no indivíduo imunocompetente, infecções clinicamente resistentes foram relatadas em até 10% dos pacientes imunocomprometidos. A maioria dos isolados clínicos são resistentes com base em mutações no gene *UL23* que codifica a timidina cinase viral e, portanto, apresentam resistência cruzada a valaciclovir, fanciclovir e ganciclovir. Fármacos como foscarnete, cidofovir e trifluridina não requerem a ativação pela timidina cinase viral e, portanto, mantêm a sua atividade contra cepas resistentes ao aciclovir mais prevalentes (ver Figura 49-2).

O aciclovir é geralmente bem tolerado, embora possam ocorrer náuseas, diarreia e cefaleia. A infusão intravenosa pode estar associada à toxicidade renal reversível (i.e., nefropatia cristalina ou nefrite intersticial) ou efeitos neurológicos (p. ex., tremores, delírios, convulsões). Todavia, esses efeitos são incomuns quando há hidratação adequada e se evita a administração de infusão rápida. O aciclovir em altas doses provoca lesão cromossômica e atrofia testicular em ratos, porém não há evidências de teratogenicidade, redução da produção de espermatozoides ou alterações citogenéticas dos linfócitos do sangue periférico em pacientes submetidos à supressão diária do herpes genital por mais de 10 anos. O início da terapia supressiva com aciclovir na 36ª semana de gestação em mulheres grávidas com herpes genital recorrente é recomendado para reduzir o risco de recorrência no parto e, possivelmente, a necessidade de cesariana.

O uso concomitante de fármacos nefrotóxicos pode aumentar o potencial de nefrotoxicidade. A probenecida e a cimetidina diminuem a depuração do aciclovir e aumentam a exposição. Podem ocorrer sonolência e letargia em pacientes em uso concomitante de zidovudina e aciclovir.

VALACICLOVIR

O valaciclovir é o éster L-valil do aciclovir. Ele é rapidamente convertido em aciclovir após a administração oral por hidrólise enzimática de primeira passagem no fígado e no intestino, resultando em concentrações séricas 3 a 5 vezes maiores do que as obtidas com o aciclovir oral, aproximando-se daquelas alcançadas com a administração intravenosa de aciclovir. A biodisponibilidade oral é de 54 a 70%, e as concentrações no líquido cerebrospinal correspondem a cerca de 50% das concentrações séricas. A meia-vida de eliminação é de 2,5 a 3,3 horas.

Em geral, o valaciclovir é bem tolerado, embora possam ocorrer náuseas, cefaleia, vômitos ou exantema. Em doses altas, foram relatadas ocorrências de confusão, alucinações e convulsões. Os pacientes com aids em uso crônico de valaciclovir em altas doses (i.e., 8 g/dia) apresentaram uma incidência aumentada de intolerância gastrintestinal, bem como púrpura trombocitopênica trombótica/síndrome urêmica-hemolítica. Essa dose também esteve associada a confusão e alucinações em pacientes submetidos a transplante.

A terapia supressiva com valaciclovir é recomendada a partir da 36ª semana de gestação em mulheres grávidas com herpes genital recorrente.

FANCICLOVIR

O fanciclovir é o profármaco do éster diacetílico do 6-desoxipenciclovir, um análogo acíclico da guanosina. Após a administração oral, o fanciclovir sofre rápida desacetilação e é oxidado a penciclovir pelo metabolismo de primeira passagem. Mostra-se ativo *in vitro* contra HSV-1, HSV-2, VZV, EBV e HBV. À semelhança do aciclovir, a ativação do penciclovir por fosforilação é catalisada pela timidina cinase específica do vírus nas células infectadas, seguida de inibição competitiva da DNA polimerase viral para bloquear a síntese de DNA. Entretanto, ao contrário do aciclovir, o penciclovir não produz interrupção da cadeia. O trifosfato de penciclovir exibe menor afinidade para a DNA polimerase viral do que o trifosfato de aciclovir, porém alcança concentrações intracelulares mais altas. Os mutantes clínicos do HSV mais comumente encontrados apresentam deficiência de timidina cinase; eles exibem resistência cruzada ao aciclovir e ao fanciclovir.

A biodisponibilidade do penciclovir com a administração oral de fanciclovir é de 70%. A meia-vida intracelular do trifosfato de penciclovir é prolongada de 7 a 20 horas. O penciclovir é excretado principalmente na urina.

Em geral, o fanciclovir oral é bem tolerado, embora possam ocorrer cefaleia, náuseas ou diarreia. À semelhança do aciclovir, foi demonstrada a ocorrência de toxicidade testicular em animais aos quais foram administradas doses repetidas do fármaco. Entretanto, homens em uso de fanciclovir diariamente (250 mg a cada 12 horas), durante 18 semanas, não apresentaram nenhuma alteração na morfologia ou na motilidade dos espermatozoides. Em um estudo, não houve evidência de aumento de defeitos congênitos em bebês expostos ao fanciclovir durante o primeiro trimestre. A incidência de adenocarcinoma de mama também aumentou em fêmeas de ratos tratadas com fanciclovir durante 2 anos.

PENCICLOVIR

O penciclovir, um análogo da guanosina, é o metabólito ativo do fanciclovir e está disponível para uso tópico. O creme de penciclovir (1%) reduziu a duração mediana do herpes labial recorrente em cerca de 17 horas, em comparação com placebo, quando aplicado dentro de 1 hora após o início dos sintomas prodrômicos, com aplicação contínua a cada 2 horas durante o dia, por um período de 4 dias. As reações adversas são raras, a não ser a ocorrência de reações no local de aplicação em cerca de 1% dos pacientes.

DOCOSANOL

O docosanol é um álcool alifático de 22 carbonos saturados que inibe a fusão entre a membrana plasmática da célula hospedeira e o envelope do HSV, impedindo, assim, a entrada do vírus nas células e a replicação viral subsequente. O docosanol tópico em creme a 10% está disponível sem a necessidade de prescrição. Quando aplicado 12 horas após o início dos sintomas prodrômicos, 5 vezes ao dia, o tempo mediano de cicatrização foi reduzido em 18 horas em comparação com o do placebo no herpes orolabial recorrente. Ocorrem reações no local de aplicação em cerca de 2% dos pacientes.

TRIFLURIDINA

A trifluridina (trifluorotimidina) é um nucleosídeo de pirimidina fluorado que inibe a síntese de DNA viral em HSV-1, HSV-2, CMV, vírus da vaccínia e alguns adenovírus. Ela é fosforilada no interior da célula por enzimas celulares do hospedeiro e, a seguir, compete com o trifosfato de timidina por sua incorporação por meio da ação da DNA polimerase viral (ver Figura 49-2). A incorporação do trifosfato de trifluridina ao DNA viral e ao hospedeiro impede o seu uso sistêmico. A aplicação de uma solução a 1% mostra-se efetiva no tratamento da ceratoconjuntivite e da ceratite epitelial recorrente causada por HSV-1 ou HSV-2. A aplicação cutânea de uma solução de trifluridina, de modo isolado ou em associação com alfainterferona, tem sido utilizada com sucesso no tratamento de infecções por HSV resistentes ao aciclovir.

FÁRMACOS EM FASE DE INVESTIGAÇÃO

Dois compostos (**pritelivir** e **amenamevir**) pertencem à nova classe de inibidores da helicase primase e estão em desenvolvimento para infecção por HSV e infecção por VZV, respectivamente. O **valomaciclovir**, um inibidor da DNA polimerase viral, está atualmente em avaliação clínica para o tratamento de pacientes com infecção aguda por EBV (mononucleose infecciosa).

FÁRMACOS UTILIZADOS NAS INFECÇÕES POR CITOMEGALOVÍRUS (CMV)

As infecções por CMV ocorrem principalmente na presença de imunossupressão avançada e, em geral, resultam da reativação de infecção latente. A disseminação da infecção leva ao desenvolvimento de doenças de órgãos terminais, inclusive retinite, colite, esofagite, doença do sistema nervoso central e pneumonite. Embora a incidência em pacientes infectados pelo HIV tenha diminuído bastante com o advento da potente terapia antirretroviral, a reativação clínica da infecção por CMV após o transplante de órgãos continua prevalente.

A disponibilidade do valganciclovir oral diminuiu o uso do ganciclovir intravenoso, do foscarnete intravenoso e do cidofovir intravenoso para a profilaxia e o tratamento da doença de órgãos terminal por CMV (Tabela 49-2). O valganciclovir oral substituiu o ganciclovir oral, em virtude da menor quantidade necessária de comprimidos. O letermovir foi recentemente aprovado para a profilaxia do CMV em populações específicas.

GANCICLOVIR

O ganciclovir é um análogo acíclico da guanosina que requer ativação por trifosforilação antes de inibir a DNA polimerase viral. A fosforilação inicial é catalisada pela proteína cinase específica do vírus, a fosfotransferase UL97, nas células infectadas pelo CMV. O composto ativado inibe competitivamente a DNA polimerase viral e provoca o término do alongamento do DNA viral (ver Figura 49-2). O ganciclovir apresenta atividade *in vitro* contra CMV, HSV, VZV, EBV, HHV-6 e HHV-8. A sua atividade contra o CMV é até 100 vezes maior do que a do aciclovir.

O ganciclovir é administrado por via intravenosa. A biodisponibilidade do ganciclovir oral é baixa e não está mais disponível nos Estados Unidos (disponível no Brasil). O gel de ganciclovir está disponível para o tratamento da ceratite herpética aguda. As concentrações no líquido cerebrospinal correspondem a cerca de 50% das concentrações séricas do fármaco. A meia-vida de eliminação é de 4 horas, e a intracelular é prolongada até 16 a 24 horas. A depuração do fármaco está relacionada linearmente com a da creatinina. O ganciclovir é depurado de imediato por hemodiálise.

Constatou-se que o ganciclovir por via intravenosa retarda a progressão da retinite por CMV em pacientes imunocomprometidos. A terapia dupla com foscarnete e ganciclovir é mais efetiva para retardar a evolução da retinite do que a administração isolada de cada fármaco em pacientes com aids (ver "Foscarnete"), embora as reações adversas sejam combinadas. O ganciclovir por via intravenosa também é utilizado no tratamento da colite, esofagite e pneumonite por CMV (com frequência, esta última é tratada em associação com imunoglobulina anticitomegalovírus intravenosa) em pacientes imunocomprometidos. O ganciclovir intravenoso, seguido de ganciclovir oral ou de altas doses de aciclovir oral, diminui o risco de infecção por CMV em receptores de transplante. Dados limitados obtidos de lactentes com doença neurológica congênita sintomática por CMV sugerem que o tratamento com ganciclovir IV pode reduzir a perda auditiva. O risco de sarcoma de Kaposi é reduzido em pacientes com aids submetidos a tratamento em longo prazo com ganciclovir, presumivelmente em razão de sua atividade contra o HHV-8.

As injeções intravítreas de ganciclovir ou o implante intraocular de ganciclovir podem ser utilizados para tratar a retinite por CMV. Recomenda-se a terapia concomitante com um fármaco anti-CMV sistêmico para evitar o desenvolvimento de doença de órgãos terminal por CMV em outros locais.

A resistência ao ganciclovir aumenta com a duração de seu uso. A mutação mais comum, que ocorre no gene da fosfotransferase UL97, resulta em concentrações diminuídas da forma trifosforilada (i.e., ativa) do ganciclovir. A mutação menos comum no gene da DNA polimerase UL54 resulta em taxas mais altas de resistência e em resistência cruzada potencial com cidofovir e foscarnete. Recomenda-se a realização de um teste de sensibilidade antiviral em pacientes com suspeita clínica de resistência.

A reação adversa mais comum do tratamento com ganciclovir intravenoso é a mielossupressão, que pode limitar a dose. Outras reações adversas potenciais incluem náuseas, diarreia, febre, exantema, cefaleia, insônia e neuropatia periférica. Raramente, foi relatada a ocorrência de toxicidade do sistema nervoso central (confusão, convulsões, transtorno psiquiátrico) e hepatotoxicidade. O ganciclovir intravítreo tem sido associado à hemorragia vítrea e ao deslocamento da retina. O ganciclovir é mutagênico em células de mamíferos, carcinogênico e embriotóxico em altas doses em animais e causa aspermatogênese. O significado clínico destes dados pré-clínicos não está claro.

TABELA 49-2 Fármacos utilizados no tratamento da infecção pelo citomegalovírus (CMV)

Fármaco	Via de administração	Indicação	Dose recomendada para adultos
Valganciclovir[1]	Oral	Tratamento da retinite por CMV	Indução: 900 mg, 2×/dia por 21 dias
			Manutenção: 900 mg/dia
	Oral	Profilaxia contra o CMV (pacientes transplantados)	900 mg/dia
Letermovir	Oral, intravenosa	Profilaxia contra o CMV (pacientes transplantados)	480 mg 1×/dia, VO ou IV, durante 1 hora
Ganciclovir[1]	Intravenosa	Tratamento da retinite por CMV	Indução: 5 mg/kg a cada 12 h por 14-21 dias
			Manutenção: 5 mg/kg/dia ou 6 mg/kg 5×/semana
Foscarnete[1]	Intravenosa	Tratamento da retinite por CMV	Indução: 60 mg/kg a cada 8 h ou 90 mg/kg a cada 12 h por 14-21 dias
			Manutenção: 90-120 mg/kg/dia
Cidofovir[1]	Intravenosa	Tratamento da retinite por CMV	Indução: 5 mg/kg/semana por 2 semanas
			Manutenção: 5 mg/kg a cada semana

[1]A dose deve ser reduzida em pacientes com insuficiência renal.

As concentrações de ganciclovir podem aumentar em pacientes em uso concomitante de probenecida ou trimetoprima. A administração concomitante de ganciclovir com didanosina pode resultar em concentrações elevadas de didanosina.

VALGANCICLOVIR

O valganciclovir é um profármaco éster L-valil do ganciclovir, que existe como uma mistura de dois diastereômeros. Após a administração oral, ambos os diastereômeros são hidrolisados com rapidez a ganciclovir por esterases presentes na parede intestinal e no fígado.

O valganciclovir tem uma biodisponibilidade de 60% e deve ser ingerido com alimentos. A $AUC_{0\text{-}24h}$, que resulta do valganciclovir oral (900 mg 1 vez ao dia), assemelha-se àquela observada após a administração de 5 mg/kg de ganciclovir, IV, 1 vez ao dia, sendo aproximadamente 1,65 vez a do ganciclovir oral. A principal via de eliminação é renal, por filtração glomerular e secreção tubular ativa. As concentrações plasmáticas de valganciclovir são reduzidas em cerca de 50% por hemodiálise.

O valganciclovir é tão eficaz quanto o ganciclovir intravenoso para o tratamento da retinite por CMV e está indicado para a prevenção da doença por CMV em receptores de transplante de órgãos sólidos e de medula óssea de alto risco. As reações adversas, as interações medicamentosas e os padrões de resistência são iguais àqueles associados ao ganciclovir.

FOSCARNETE

O foscarnete (ácido fosfonofórmico; não disponível no Brasil) é um análogo do pirofosfato inorgânico que inibe a DNA polimerase do herpes vírus, a RNA polimerase e a transcriptase reversa do HIV diretamente, sem exigir ativação por fosforilação. Ele bloqueia o sítio de ligação de pirofosfato dessas enzimas e inibe a clivagem do pirofosfato de trifosfatos de desoxinucleotídeo. O foscarnete presenta atividade *in vitro* contra HSV, VZV, CMV, EBV, HHV-6, HHV-8, HIV-1 e HIV-2.

O foscarnete está disponível apenas em formulação intravenosa. Sua baixa biodisponibilidade oral e a ocorrência de intolerância gastrintestinal impedem o seu uso oral. As concentrações no líquido cerebrospinal são de 43 a 67% das concentrações séricas no estado de equilíbrio dinâmico. Embora a meia-vida plasmática média do foscarnete seja de 3 a 7 horas, até 30% do fármaco podem depositar-se no osso, com meia-vida de vários meses. As repercussões clínicas dessa deposição não são conhecidas. A depuração do foscarnete é sobretudo renal e diretamente proporcional à depuração da creatinina. As concentrações séricas do fármaco são reduzidas em cerca de 50% por hemodiálise.

O foscarnete mostra-se eficaz no tratamento da doença de órgãos terminal por CMV (i.e., retinite, colite e esofagite), incluindo a resistência ao ganciclovir. Ele também é eficaz contra as infecções por HSV e VZV resistentes ao aciclovir. A dose de foscarnete precisa ser titulada de acordo com a depuração da creatinina calculada antes de cada infusão. O uso de uma bomba de infusão para controlar a velocidade de infusão é importante, a fim de impedir a ocorrência de toxicidade, e são necessários grandes volumes de líquido, devido à pouca solubilidade do fármaco. A associação de ganciclovir e foscarnete é sinérgica *in vitro* contra o CMV e demonstrou ser superior a qualquer um dos fármacos isoladamente no retardo da progressão da retinite. No entanto, a toxicidade também aumenta quando esses fármacos são administrados concomitantemente. À semelhança do ganciclovir, foi observada uma redução da incidência de sarcoma de Kaposi em pacientes que receberam tratamento em longo prazo com foscarnete.

O foscarnete tem sido administrado por via intravítrea no tratamento da retinite por CMV em pacientes com aids, porém os dados sobre a sua eficácia e segurança estão incompletos.

A resistência ao foscarnete no HSV e no CMV isolados deve-se a mutações pontuais no gene da DNA polimerase e está associada à exposição prolongada ou repetida ao fármaco. Também foram descritas mutações no gene da transcriptase reversa do HIV-1. Embora os isolados de CMV resistentes ao foscarnete tenham resistência cruzada ao ganciclovir, a atividade do foscarnete é mantida contra isolados de CMV resistentes ao ganciclovir e ao cidofovir.

As reações adversas potenciais do foscarnete consistem em comprometimento renal, hipo ou hipercalcemia, hipo ou hiperfosfatemia, hipocalemia e hipomagnesemia. A administração prévia de soro fisiológico ajuda a evitar a nefrotoxicidade. Deve-se evitar também a administração concomitante de fármacos com potencial nefrotóxico (p. ex., anfotericina B, pentamidina, aminoglicosídeos). O risco de hipocalcemia grave, em decorrência da quelação de cátions divalentes, aumenta com o uso concomitante de pentamidina. As úlceras genitais associadas à terapia com foscarnete podem ser produzidas pelas concentrações elevadas do fármaco ionizado na urina. Foi relatada a ocorrência de náuseas, vômitos, anemia, elevação das enzimas hepáticas e fadiga. O risco de anemia pode ser aditivo em pacientes em uso concomitante de zidovudina. Os efeitos tóxicos sobre o sistema nervoso central consistem em cefaleia, alucinações e convulsões e o risco de crises pode aumentar com o uso concomitante de imipeném. Em estudos pré-clínicos, o foscarnete provocou lesão cromossômica.

CIDOFOVIR

O cidofovir é um análogo de nucleotídeo de citosina acíclico com atividade *in vitro* contra CMV, HSV-1, HSV-2, VZV, EBV, HHV-6, HHV-8, adenovírus, poxvírus, poliomavírus e papilomavírus humano. Ao contrário do ganciclovir, a fosforilação do cidofovir ao difosfato ativo não depende de enzimas virais (ver Figura 49-2). Por isso, a atividade é mantida contra cepas de CMV ou HSV com alteração ou deficiência da timidina cinase. O difosfato de cidofovir atua como potente inibidor e como substrato alternativo da DNA polimerase viral, inibindo competitivamente a síntese de DNA e incorporando-se à cadeia de DNA viral. Os vírus isolados com resistência ao cidofovir tendem a exibir resistência cruzada com o ganciclovir, porém conservam a sua sensibilidade ao foscarnete.

Embora a meia-vida terminal do cidofovir seja de cerca de 2,6 horas, o metabólito ativo, o difosfato de cidofovir, apresenta meia-vida intracelular prolongada de 17 a 65 horas, possibilitando, assim, um grande intervalo entre as doses. Um metabólito separado, a fosfocolina de cidofovir, apresenta meia-vida de pelo menos 87 horas e pode atuar como reservatório intracelular do fármaco ativo. A entrada no líquido cerebrospinal é baixa. A eliminação ocorre por secreção tubular renal ativa. A hemodiálise de alto fluxo reduz as concentrações séricas de cidofovir em aproximadamente 75%.

O cidofovir por via intravenosa é efetivo no tratamento da retinite por CMV e é utilizado experimentalmente no tratamento de infecções por adenovírus, papilomavírus humano, poliomavírus BK, vaccínia e poxvírus. O cidofovir por via intravenosa deve ser administrado com probenecida em altas doses (2 g, 3 horas antes da infusão, e 1 g, 2 e 8 horas depois), que bloqueia a secreção tubular ativa e diminui a nefrotoxicidade do fármaco. Antes de cada infusão, a posologia de cidofovir deve ser ajustada de acordo com a depuração de creatinina calculada ou a presença de proteína na urina, sendo necessária hidratação adjuvante agressiva. A instituição da terapia com cidofovir está contraindicada para pacientes com insuficiência renal. A administração direta intravítrea de cidofovir não é recomendada, devido à toxicidade ocular.

A principal reação adversa do cidofovir intravenoso é uma nefrotoxicidade tubular proximal dose-dependente, que pode ser reduzida com a pré-hidratação com solução salina normal. Podem ocorrer proteinúria, uremia, acidose metabólica e síndrome de Fanconi. Deve-se evitar a administração concomitante de outros fármacos potencialmente nefrotóxicos (p. ex., anfotericina B, aminoglicosídeos, fármacos anti-inflamatórios não esteroides, pentamidina, foscarnete). A administração prévia de foscarnete pode aumentar o risco de nefrotoxicidade. Outras reações adversas potenciais incluem uveíte, hipotonia ocular e neutropenia (15 a 24%). O uso concomitante de probenecida pode resultar em outras toxicidades ou interações medicamentosas (ver Capítulo 36). O cidofovir é mutagênico, gonadotóxico e embriotóxico e provoca hipospermia e adenocarcinomas mamários em animais.

LETERMOVIR

O letermovir é indicado para a profilaxia do CMV em adultos soropositivos para o CMV receptores de um transplante alogênico de células-tronco hematopoiéticas. Ele está disponível em formulações orais e intravenosas e tem um novo mecanismo de ação, inibindo o complexo CMV DNA terminase necessário para o empacotamento e processamento do DNA e, portanto, a replicação viral. A atividade antiviral do letermovir é altamente específica para o CMV. Atualmente, ele é a molécula mais ativa contra o CMV, com atividade preservada contra os isolados do CMV que são resistentes a outros fármacos antivirais. As reações adversas potenciais incluem taquicardia, fibrilação atrial, náuseas e diarreia. Uma vez que o letermovir é um inibidor moderado da enzima CYP3A4 e dos transportadores OATP1B1/3 e um substrato dos transportadores OATP1B1/3, existem múltiplas interações medicamentosas potenciais. A coadministração com fármacos que são inibidores dos transportadores OATP1B1/3 pode resultar em aumentos das concentrações plasmáticas de letermovir, ao passo que a coadministração com substratos OATP1B1/3 pode resultar em aumentos clinicamente relevantes das concentrações desses fármacos. A administração concomitante com pimozida e alcaloides do esporão do centeio (*ergot*) é contraindicada. A dose de letermovir deve ser diminuída se ele for administrado concomitantemente com ciclosporina.

FÁRMACOS EXPERIMENTAIS

O **brincidofovir** (não disponível no Brasil) é um fármaco nucleosídeo com atividade contra HSV, CMV, adenovírus, vírus BK, ebolavírus e poxvírus. Como profármaco lipofílico do cidofovir, ele tem um mecanismo de ação semelhante. Há menos nefrotoxicidade, entretanto, a toxicidade do trato gastrintestinal pode limitar seu uso. Atualmente, o brincidofovir está sendo avaliado para o tratamento de varíola e adenoviremia. O **maribavir** tem atividade específica contra isolados de CMV via inibição da enzima proteína cinase UL97, incluindo cepas resistentes, e está sendo avaliado para o tratamento de infecção por CMV resistente.

FÁRMACOS ANTIRRETROVIRAIS

Foram realizados avanços significativos na terapia antirretroviral desde a introdução do primeiro fármaco, a zidovudina, em 1987. Seis classes de fármacos antirretrovirais estão atualmente disponíveis para uso: inibidores de transcriptase reversa nucleosídeos/nucleotídeos (NRTIs), inibidores de transcriptase reversa não nucleosídeos (NNRTIs), inibidores da protease IPs (como na Figura 49-3), inibidores da fusão, antagonistas do correceptor CCR5 e inibidores da transferência de cadeia da integrase (InSTI) (Tabela 49-3). Esses fármacos inibem a replicação do HIV em diferentes etapas do ciclo (Figura 49-3).

Com a aquisição de conhecimentos da dinâmica viral por meio do uso de testes de carga e resistência virais, ficou evidente que a terapia de associação com fármacos de potência máxima reduz a replicação viral para o menor nível possível, diminuindo, assim, o número de mutações cumulativas e a probabilidade de surgimento de resistência. Assim, a administração de terapia antirretroviral associada tornou-se o padrão de prescrição. A sensibilidade viral a fármacos específicos varia entre pacientes e pode mudar com o passar do tempo. Por conseguinte, essas associações precisam ser escolhidas com cuidado e individualizadas de acordo com paciente, assim como as mudanças em determinado esquema terapêutico. Além da potência e da suscetibilidade, fatores importantes na seleção de fármacos para qualquer paciente são tolerabilidade, conveniência, otimização da adesão e interações medicamentosas (Tabela 49-4). Novos fármacos com alta potência, baixa toxicidade e boa tolerabilidade aumentam a viabilidade do tratamento precoce e vitalício. À medida que novos fármacos se tornaram disponíveis, vários dos mais antigos tiveram seu uso diminuído, devido a segurança subótima, eficácia inferior, alta carga de comprimidos ou problemas farmacológicos. Esses fármacos mais antigos incluem delavirdina, didanosina (ddI), indinavir, nelfinavir e estavudina (d4T). A zalcitabina (ddC; didesoxicitidina) não é mais comercializada.

A diminuição da carga viral circulante por terapia antirretroviral está correlacionada com o aumento da sobrevida e a redução da morbidade. Além disso, o uso de terapia antirretroviral reduz significativamente o risco de transmissão do HIV tanto entre heterossexuais como entre parceiros do mesmo sexo.

A discussão dos fármacos antirretrovirais neste capítulo é específica quanto ao HIV-1. Os perfis de sensibilidade do HIV-2 a esses fármacos podem variar. No entanto, existe resistência inata aos NNRTIs e à enfuvirtida, bem como uma barreira de resistência mais baixa aos NRTIs e aos IPs.

INIBIDORES DE TRANSCRIPTASE REVERSA NUCLEOSÍDEO/ NUCLEOTÍDEO (NRTIs)

Os NRTIs atuam por inibição competitiva da transcriptase reversa do HIV-1. Sua incorporação à cadeia de DNA viral em crescimento provoca a interrupção prematura da cadeia devido à inibição da ligação ao nucleotídeo (ver Figura 49-3). Cada um desses fármacos exige ativação intracitoplasmática por meio de fosforilação por enzimas celulares, produzindo a forma trifosfato.

Mutações de resistência típicas incluem M184V, K65R/K e K70E. A terapia com lamivudina ou entricitabina tende a selecionar rapidamente para a mutação M184V em esquemas que não são totalmente supressivos. Essa mutação também é frequentemente encontrada em pacientes tratados com abacavir. A mutação M184V confere

TABELA 49-3 Fármacos antirretrovirais atualmente disponíveis

Fármaco	Classe do fármaco	Dose recomendada para adultos	Recomendação para administração	Reações adversas características	Comentários
Abacavir	NRTI[1]	300 mg, 2×/dia, ou 600 mg/dia	Testar para detectar a presença do alelo HLA-B5701 antes do início da terapia	Erupção cutânea, reação de hipersensibilidade, náusea; possível aumento no risco de infarto agudo do miocárdio	Evitar o consumo de álcool
Atazanavir	PI[2]	400 mg/dia isolado; 300 mg/dia com ritonavir de 100 mg/dia ou cobicistate de 150 mg/dia; ajustar a dose na insuficiência hepática	Tomar com alimentos. Evitar uso concomitante de antiácidos. Estabelecer um intervalo de 10 h com fármacos redutores de ácido	Náuseas, erupção cutânea, hiperbilirrubinemia não conjugada, diarreia, ↑ enzimas hepáticas, intervalo PR prolongado	Ver a nota de rodapé 4. Evitar elvitegravir/cobicistate, etravirina, fosamprenavir, nevirapina, tipranavir. Evitar na presença de insuficiência hepática grave. O pó oral contém fenilalanina
Bictegravir	InSTI	Em um comprimido de associação de dose fixa diária: bictegravir de 50 mg + TAF de 25 mg + entricitabina de 200 mg	Estabelecer um intervalo de ≥ 2 h com antiácidos	Náuseas, diarreia, cefaleia, erupção cutânea, ↑ bilirrubina total e creatinina sérica	Ver a nota de rodapé 4
Darunavir	PI[2]	Sem tratamento prévio: 800 mg/dia, com ritonavir de 100 mg/dia ou cobicistate de 150 mg/dia Previamente tratado: 600 mg, 2×/dia, com ritonavir de 100 mg, 2×/dia	Tomar com alimentos	Diarreia, cefaleia, náuseas, exantema, hiperlipidemia, ↑ enzimas hepáticas, ↑ amilase sérica	Ver a nota de rodapé 4. Evitar elvitegravir + cobicistate e simeprevir. Evitar administração a pacientes com alergia às sulfonamidas
Delavirdina	NNRTI	400 mg, 3×/dia	Estabelecer um intervalo de ≥ 1 h com didanosina (ddI) ou antiácidos	Exantema, ↑ enzimas hepáticas, cefaleia, náuseas, diarreia	Ver a nota de rodapé 4. Evitar fosamprenavir concomitante Teratogênico em ratos
Didanosina (ddI)	NRTI[1]	Comprimidos, 400 mg/dia ou 200 mg, 2×/dia,[3] ajustados para o peso corporal Pó tamponado, 250 mg, 2×/dia[3]	Tomar com o estômago vazio	Neuropatia periférica, pancreatite, diarreia	Evitar medicamentos neuropáticos concomitantes (p. ex., estavudina, zalcitabina, isoniazida), ribavirina ou alopurinol Os comprimidos mastigáveis contêm fenilalanina
Dolutegravir	InSTI	Sem tratamento prévio com InSTI 50 mg/dia Se coadministrado com efavirenz, fosamprenavir + ritonavir, tipranavir + ritonavir ou rifampicina ou se certas mutações InSTI: 50 mg, 2×/dia	Estabelecer um intervalo de ≥ 2 h com antiácidos e cátions polivalentes	Insônia, cefaleia, reação de hipersensibilidade, ↑ enzimas hepáticas	Evitar carbamazepina, dofetilida, nevirapina, fenobarbital, fenitoína
Doravirina	NNRTI	100 mg/dia		Cefaleia, náuseas, diarreia, erupção cutânea, ↑ enzimas hepáticas	Ver a nota de rodapé 4
Efavirenz	NNRTI	600 mg/dia	Tomar com o estômago vazio, na hora de dormir	Sintomas neuropsiquiátricos, erupção cutânea, ↑ enzimas hepáticas, cefaleia, náuseas	Ver a nota de rodapé 4. Evitar elvitegravir + cobicistate, etravirina, indinavir, simeprevir. Teratogênico em primatas
Elvitegravir	InSTI	Sem tratamento prévio: 150 mg/dia com cobicistate de 150, entricitabina 200 e tenofovir Previamente tratado: 85 mg a 150 mg/dia com um inibidor de protease	Tomar com alimentos. Estabelecer um intervalo de ≥ 2 h com antiácidos	Diarreia, erupção cutânea, ↑ enzimas hepáticas	Ver a nota de rodapé 4 Evitar efavirenz e nevirapina

(*continua*)

TABELA 49-3 Fármacos antirretrovirais atualmente disponíveis *(continuação)*

Fármaco	Classe do fármaco	Dose recomendada para adultos	Recomendação para administração	Reações adversas características	Comentários
Entricitabina	NRTI[1]	200 mg/dia[3]		Cefaleia, diarreia, náuseas, erupção cutâneas, hiperpigmentação	Evitar lamivudina concomitante
Enfuvirtida	Inibidor de fusão	90 mg por via subcutânea, 2×/dia		Reações no local da injeção, reação de hipersensibilidade, insônia, cefaleia, tontura, náuseas, eosinofilia; possível aumento de pneumonia bacteriana	
Etravirina	NNRTI	200 mg, 2×/dia	Tomar com alimentos	Exantema, náuseas, diarreia	Ver a nota de rodapé 4. Evitar atazanavir, efavirenz, elvitegravir + cobicistate, fosamprenavir, indinavir, inibidores da protease não potenciados
Fosamprenavir	PI[2]	1.400 mg, 2×/dia ou 700 mg, 2×/dia, com ritonavir 100 mg, 2×/dia ou 1.400 mg/dia com ritonavir 100 a 200 mg/dia; ajustar a dose na insuficiência hepática		Erupção cutânea, diarreia, náuseas, cefaleia, ↑ enzimas hepáticas	Ver a nota de rodapé 4. Evitar elvitegravir + cobicistate, etravirina, lopinavir + ritonavir, nevirapina. Evitar em pacientes com alergia à sulfa ou insuficiência hepática grave. Evitar cimetidina, dissulfiram, metronidazol, vitamina E, ritonavir em solução oral e álcool com solução oral
Ibalizumabe	Inibidor de entrada	Dose de carga única de 2.000 mg, IV, em seguida, dose de manutenção de 800 mg a cada 2 semanas		Diarreia, tontura, náusea e erupção cutânea	
Indinavir	PI[2]	800 mg, 3×/dia ou 800 mg, 2×/dia com ritonavir 100 a 200 mg, 2×/dia; ajustar a dose na cirrose	Melhor com estômago vazio Ingerir pelo menos 1.500 mL de líquido diariamente. Estabelecer um intervalo de ≥ 1 h com ddI	Nefrolitíase, náusea, hiperbilirrubinemia não conjugada, cefaleia, diarreia; possível aumento de risco de infarto agudo do miocárdio	Ver a nota de rodapé 4. Evitar efavirenz e etravirina
Lamivudina	NRTI[1]	150 mg, 2×/dia, ou 300 mg/dia[3]		Náuseas, cefaleia, tontura, fadiga	Não administrar com entricitabina ou zalcitabina
Lopinavir + ritonavir	IP/IP[2]	400/100 mg, 2×/dia ou 800/200 mg/dia	Estabelecer um intervalo de 1 h com ddI	Diarreia, náuseas, hipertrigliceridemia, ↑ enzimas hepáticas, ↑ colesterol	Ver a nota de rodapé 4. Evitar darunavir, fosamprenavir, tipranavir. Evitar o uso de dissulfiram e metronidazol com a solução oral
Maraviroque	Inibidor de CCR5	300 mg, 2×/dia; 150 mg, 2×/dia com inibidores de CYP3A; 600 mg, 2×/dia com indutores de CYP3A		Tosse, dor muscular, diarreia, distúrbio do sono, ↑ enzimas hepáticas; possível aumento de risco de infarto agudo do miocárdio	Ver a nota de rodapé 4. Não administrar em pacientes com disfunção renal grave
Nelfinavir	PI[2]	750 mg, 3×/dia, ou 1.250 mg, 2×/dia	Tomar com alimentos	Diarreia, náuseas, flatulência	Ver a nota de rodapé 4. O pó oral contém fenilalanina
Nevirapina	NNRTI	200 mg, 2×/dia de liberação imediata ou 400 mg/dia de liberação prolongada	Escalonar a dose no início ao longo de 14 dias	Exantema, hepatite (ocasionalmente fulminante), náuseas, cefaleia	Ver a nota de rodapé 4. Evitar atazanavir, dolutegravir, elvitegravir + cobicistate, fosamprenavir. Contraindicado na insuficiência hepática moderada ou grave

(continua)

TABELA 49-3 Fármacos antirretrovirais atualmente disponíveis *(continuação)*

Fármaco	Classe do fármaco	Dose recomendada para adultos	Recomendação para administração	Reações adversas características	Comentários
Raltegravir	InSTI	400 mg, 2×/dia		Náuseas, cefaleia, fadiga, dores musculares, ↑ concentrações de amilase, ↑ enzimas hepáticas	Os comprimidos mastigáveis contêm fenilalanina
Rilpivirina	NNRTI	25 mg/dia	Tomar com alimentos. Estabelecer um intervalo de ≥ 4 h com antiácidos e bloqueadores H_2	Cefaleia, insônia, depressão, erupção cutânea, ↑ enzimas hepáticas	Ver a nota de rodapé 4
Ritonavir	PI[2]	600 mg, 2×/dia isolado ou 100 a 200 mg, 2×/dia quando associado a outro inibidor de protease	Tomar 2 horas após uma refeição completa. Escalonar a dose na iniciação ao longo de 7 a 10 dias	Náusea, diarreia, dor abdominal, dispepsia, erupção cutânea	Ver a nota de rodapé 4. Evitar darunavir, cápsulas de alho, tipranavir e medicamentos que aumentam o intervalo QT. Evitar na presença de insuficiência hepática grave
Estavudina	NRTI[1]	30-40 mg, 2×/dia, dependendo do peso[3]		Neuropatia periférica, pancreatite, fraqueza neuromuscular ascendente rapidamente progressiva (raro)	Evitar zidovudina e fármacos neuropáticas (p. ex., ddI, zalcitabina, isoniazida)
Tenofovir alafenamida (TAF)	NRTI[1]	10 mg/dia com entricitabina mais elvitegravir/cobicistate; 25 mg/dia com entricitabina ± rilpivirina		Sintomas gastrintestinais, cefaleia, ↑ creatinina, proteinúria, perda óssea	Evitar indutores de glicoproteína P (rifampicina, rifabutina, fenitoína, fenobarbital, erva-de-são-joão, tipranavir + ritonavir). Evitar em casos de insuficiência renal grave
Fumarato de tenofovir desoproxila	NRTI[1]	300 mg/dia[3]		Náuseas, diarreia, vômito, flatulência, cefaleia, insuficiência renal, perda óssea	Evitar atazanavir, didanosina, probenecida
Tipranavir	PI[2]	500 mg, 2×/dia, com ritonavir, 200 mg, 2×/dia	Tomar com alimentos Estabelecer um intervalo de ≥ 2 h com ddI. Evitar antiácidos	Diarreia, náuseas, vômito, dor abdominal, erupção cutânea, ↑ enzimas hepáticas, hiperlipidemia	Ver a nota de rodapé 4. Evitar atazanavir concomitante, elvitegravir + cobicistate, etravirina, fosamprenavir, lopinavir + ritonavir, saquinavir Evitar em pacientes com insuficiência hepática grave, que apresentam risco de sangramento ou com alergia à sulfa Evitar a vitamina E com a solução oral
Zidovudina	NRTI[1]	200 mg, 3×/dia, ou 300 mg, 2×/dia[3]		Anemia macrocítica, neutropenia, náuseas, cefaleia, insônia, miopatia	Evitar o uso concomitante de estavudina e fármacos mielossupressores (p. ex., ganciclovir, ribavirina)

[1]Todos os fármacos NRTI apresentam o risco de acidose láctica com esteatose hepática como um evento adverso potencial.

[2]Todos os fármacos IPs apresentam o risco de hiperlipidemia, lipodistrofia, hiperglicemia e resistência à insulina como possíveis eventos adversos.

[3]Ajustar a dose na presença de insuficiência renal.

[4]Devido às exposições sistêmicas alteradas, os fármacos concomitantes que interagem com a enzima CYP3A4 devem ser utilizados com cautela, incluindo alfuzosina, amiodarona, aprepitanto, arteméter/lumefantrina, astemizol, atovaquona, benzodiazepínicos (diazepam, midazolam, triazolam), bexaroteno, bepridil, bozentona, bupropiona, bloqueadores dos canais de cálcio (diltiazem, felodipino, nifedipino, nimodipino, verapamil), carbamazepina, ceritinibe, cimetidina, cisaprida, clopidogrel, colchicina, conivaptana, corticosteroides, ciclosporina, dabrafenibe, dapsona, desipramina, inibidores diretos do fator Xa (apixabana, rivaroxabana), disopiramida, dofetilida, dronedarona, enzalutamida, derivados de alcaloide de *ergot*, acetato de etinilestradiol/noretindrona, flecainida, fluticasona, gestodeno, idelalisibe, irinotecano, ivacaftor, levodopa, lidocaína, lumacaftor, lurasidona, fármacos macrolídeos (claritromicina, telitromicina), metadona, mitotano, nafcilina, inibidores de PDE5, fenobarbital, fenitoína, pimozida, primidona, propafenona, inibidores de bomba de prótons, quinidina, ranolazina, rifabutina, salmeterol, espironolactona, estatinas, erva-de-são-joão, tacrolimo, fármacos antifúngicos triazólicos (itraconazol, cetoconazol, posaconazol, voriconazol), terfarina e varfarina.

ddI, didanosina; InSTI, inibidor de transferência de cadeia da integrass; IV, intravenoso; NNRTI, inibidor de transcriptase reversa não nucleosídeo; NRTI, inibidor de transcriptase reversa nucleosídeo/nucleotídeo; IP, inibidor da protease; TAF, tenofovir alafenamida.

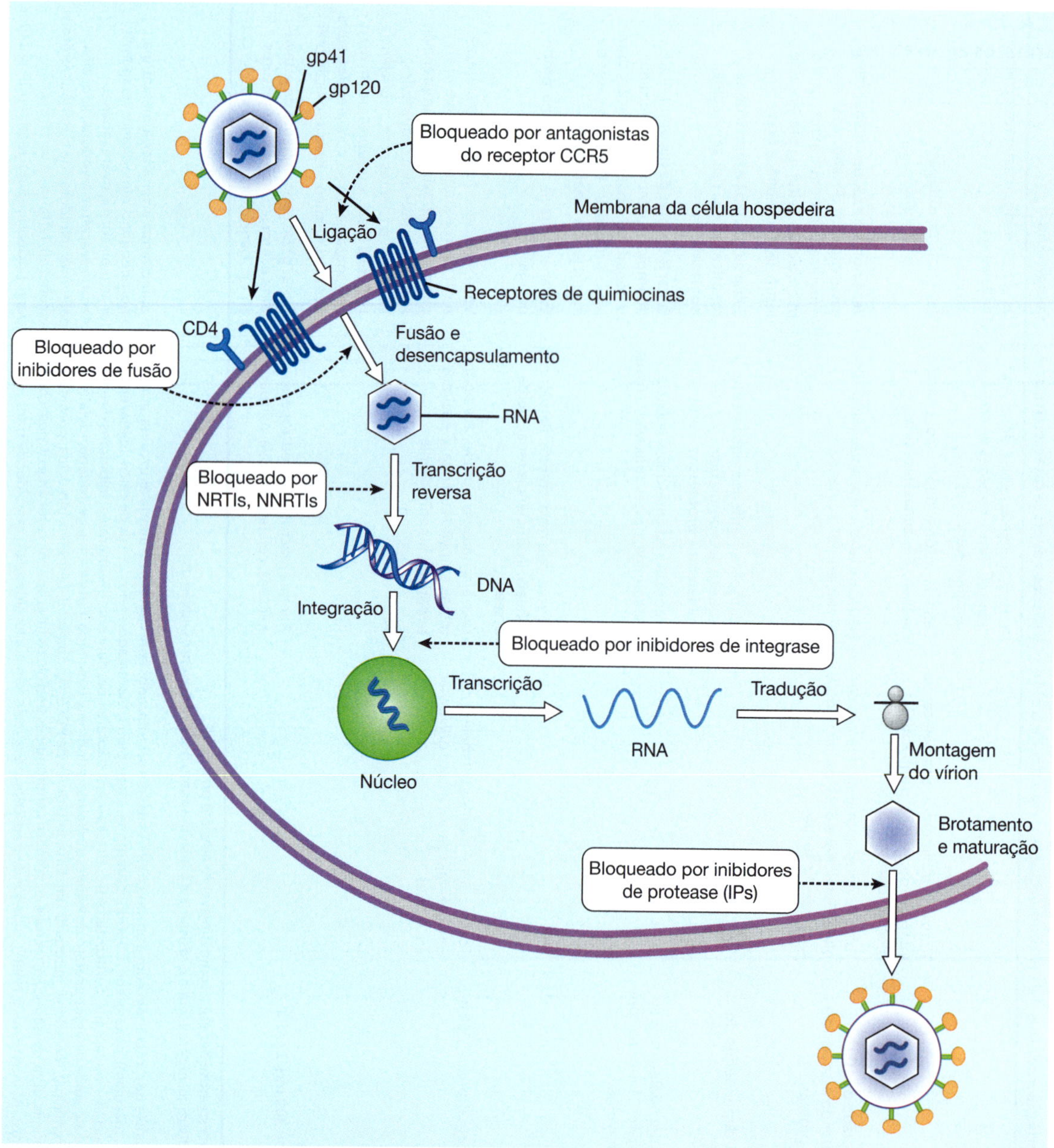

FIGURA 49-3 Ciclo de vida do HIV. A ligação das glicoproteínas virais aos receptores CD4 e de quimiocinas da célula do hospedeiro leva à fusão das membranas celulares do vírus e do hospedeiro por meio da gp41, com entrada do vírion na célula. Após o desencapsulamento, a transcrição reversa faz uma cópia do genoma de RNA do HIV de fita simples em DNA de fita dupla, que é integrado no genoma da célula hospedeira. A transcrição gênica pelas enzimas da célula hospedeira produz RNA mensageiro, que é traduzido em proteínas, que passam pelo processo de montagem em vírions não infecciosos imaturos, que brotam a partir da membrana da célula hospedeira. A maturação em vírions totalmente infecciosos ocorre por clivagem proteolítica. NNRTIs, inibidores de transcriptase reversa não nucleosídeo; NRTIs, inibidores de transcriptase reversa nucleosídeo/nucleotídeo.

sensibilidade reduzida à lamivudina e à entricitabina; a sua presença pode restaurar a sensibilidade fenotípica ao tenofovir e à zidovudina.

Todos os NRTIs podem estar associados à toxicidade mitocondrial, que pode se manifestar como neuropatia periférica, pancreatite, lipoatrofia ou esteatose hepática. Menos comumente, pode ocorrer acidose láctica, que pode ser fatal. O tratamento com NRTIs deve ser suspenso na presença de concentrações rapidamente crescentes de aminotransferases, hepatomegalia progressiva ou acidose metabólica de causa desconhecida. A lipoatrofia e a resistência à insulina podem ocorrer com mais frequência com o uso de análogos da timidina, estavudina e zidovudina, e menos comumente com o uso de tenofovir, lamivudina, entricitabina e abacavir.

ABACAVIR

O abacavir é um análogo da guanosina bem absorvido após a administração oral (83%) e que não é afetado pela presença de alimento. A sua meia-vida sérica é de 1,5 hora. O fármaco sofre

TABELA 49-4 Interações medicamentosas clinicamente significativas envolvendo associações de dois fármacos antirretrovirais[1]

Fármaco	Fármacos que aumentam suas concentrações séricas	Fármacos que diminuem suas concentrações séricas
Amprenavir		Didanosina
Atazanavir	Ritonavir	Didanosina, efavirenz, elvitegravir/cobicistate, etravirina, fosamprenavir, nevirapina, estavudina, tenofovir
Bictegravir	Atazanavir	
Darunavir	Indinavir, nevirapina, tenofovir	Efavirenz, lopinavir + ritonavir, saquinavir
Delavirdina		Didanosina, fosamprenavir
Didanosina	Tenofovir	Atazanavir
Dolutegravir		Efavirenz, etravirina, nevirapina
Doravirina		Efavirenz, nevirapina
Efavirenz	Darunavir, doravirina	Nevirapina
Elvitegravir[2]	Ritonavir	Efavirenz, nevirapina
Etravirina	Atazanavir, indinavir	Delavirdina, efavirenz, nevirapina, ritonavir, tipranavir
Fosamprenavir	Atazanavir, etravirina, ritonavir	Efavirenz, lopinavir + ritonavir, nevirapina
Indinavir	Darunavir, delavirdina, nelfinavir, ritonavir	Efavirenz, etravirina, nevirapina
Lopinavir + ritonavir	Darunavir, delavirdina	Didanosina, efavirenz, fosamprenavir, nelfinavir, nevirapina, tipranavir
Maraviroque	Atazanavir, darunavir, lopinavir + ritonavir, nevirapina, saquinavir, ritonavir	Efavirenz, etravirina, tipranavir
Nelfinavir	Delavirdina, indinavir, ritonavir, saquinavir	
Nevirapina	Atazanavir, darunavir, fosamprenavir	
Raltegravir	Atazanavir	Etravirina, tipranavir
Saquinavir	Atazanavir, delavirdina, indinavir, lopinavir + ritonavir, nelfinavir, ritonavir	Efavirenz, etravirina, nevirapina, tipranavir
Tenofovir alafenamida	Ritonavir	Darunavir
Fumarato de tenofovir desoproxila	Atazanavir, ritonavir + cobicistate	
Tipranavir		Efavirenz

[1]O ajuste da dose pode ser necessário se coadministrado.
[2]As interações medicamentosas são raras com elvitegravir como fármaco único, mas são mais frequentes se coadministrado com cobicistate ou ritonavir.

glicuronidação e carboxilação hepáticas. A redução da dose é recomendada em casos de insuficiência hepática leve; recomenda-se evitar o uso em pacientes com doença hepática moderada a grave. Como o fármaco é metabolizado pela álcool desidrogenase, as concentrações séricas de abacavir podem ser aumentadas com a ingestão concomitante de álcool (i.e., etanol). As concentrações no líquido cerebrospinal correspondem a cerca de um terço das concentrações plasmáticas. O abacavir é um dos fármacos NRTIs recomendados para uso na gravidez (Tabela 49-5).

Foram relatadas reações de hipersensibilidade, às vezes fatais, em até 8% dos pacientes que recebem abacavir. Essas reações podem ser mais graves com uma única dose ao dia. Os sintomas, que geralmente aparecem nas primeiras 6 semanas de terapia, consistem em febre, fadiga, náuseas, vômitos, diarreia e dor abdominal. Dispneia, faringite, tosse e elevações nas concentrações séricas de aminotransferases ou creatina cinase também podem estar presentes, com erupção cutânea em cerca de 50% dos pacientes. A reintrodução é contraindicada. O teste de HLA-B*5701 antes do início da terapia com abacavir é importante para identificar pacientes com risco aumentado de reação de hipersensibilidade associada ao abacavir (ver Tabela 5-4). Embora o valor preditivo positivo desse teste seja de apenas cerca de 50%, o seu valor preditivo negativo aproxima-se de 100%.

A erupção cutânea ocorre em aproximadamente 5% dos pacientes, normalmente nas primeiras 6 semanas de tratamento. As reações adversas menos frequentes são febre, náuseas, vômito, diarreia, cefaleia, dispneia, fadiga e pancreatite. Em alguns estudos, mas não em outros, o abacavir foi associado ao risco aumentado de infarto agudo do miocárdio. A toxicidade mitocondrial e os distúrbios do metabolismo lipídico parecem ser menos comuns com o abacavir do que com outros análogos de nucleosídeos.

DIDANOSINA

A didanosina (ddI) é um análogo sintético da desoxiadenosina. A sua biodisponibilidade oral é de cerca de 40%. As formulações tamponadas ou com revestimento entérico são necessárias para prevenir a inativação pelo ácido gástrico. As concentrações do fármaco no líquido cerebrospinal são de aproximadamente 20% das concentrações séricas. A meia-vida sérica é de 1,5 hora, mas a meia-vida intracelular do composto ativado é de 20 a 24 horas. O fármaco é eliminado por metabolismo celular e excreção renal.

As principais toxicidades associadas à terapia com didanosina são a neuropatia sensorial distal periférica e a pancreatite dose-dependente. Portanto, a coadministração com fármacos ou condições que aumentam o risco de ambos (p. ex., abuso de álcool, hipertrigliceridemia, gravidez, zalcitabina, estavudina, isoniazida, vincristina, ribavirina e hidroxiureia) deve ser evitada. Outras reações adversas relatadas incluem diarreia (particularmente com a formulação tamponada), hepatite, ulceração do esôfago, miocardiopatia, toxicidade do sistema nervoso central (cefaleia, irritabilidade, insônia) e hipertrigliceridemia. O uso de estavudina concomitantemente aumenta o risco de acidose láctica. A observação de alterações da retina e a ocorrência de neurite óptica em pacientes em uso de didanosina, particularmente em adultos aos quais são administradas altas doses e em crianças, exigem exames periódicos da retina.

O aumento das concentrações de didanosina quando administrada com tenofovir ou alopurinol requer a redução da dose. O uso de ribavirina concomitantemente é contraindicado. Os comprimidos mastigáveis contêm fenilalanina, que pode ser prejudicial para pacientes com fenilcetonúria.

ENTRICITABINA

A entricitabina (FTC) é um análogo fluorado da lamivudina, com meia-vida intracelular longa (> 24 horas), possibilitando a administração de uma única dose ao dia. A biodisponibilidade oral das cápsulas é de 93% e não é afetada pela presença de alimento, porém a entrada no líquido cerebrospinal é baixa. A eliminação ocorre por filtração glomerular e secreção tubular ativa. A meia-vida sérica do fármaco é de cerca de 10 horas.

A entricitabina é um dos fármacos NRTIs recomendados para uso na gravidez (ver Tabela 49-5). A associação de entricitabina e fumarato de tenofovir desoproxila é a única formulação aprovada pela FDA para profilaxia pré-exposição para reduzir a aquisição de HIV em pessoas de alto risco.

TABELA 49-5 Uso de fármacos antirretrovirais durante a gravidez

Fármacos recomendados	Fármacos alternativos
Inibidores de transcriptase reversa nucleosídeo/nucleotídeo (NRTIs)	
Abacavir, entricitabina, lamivudina, fumarato de tenofovir desoproxila	Zidovudina
Inibidores de transcriptase reversa não nucleosídeo (NNRTIs)	
Ver nota de rodapé 1	Efavirenz, rilpivirina
Inibidores da protease (IPs)	
Atazanavir/ritonavir, darunavir/ritonavir	Lopinavir + ritonavir
Inibidores da integrase	
Dolutegravir[2]	Raltegravir

[1]Nenhum dos NNRTIs são componentes preferidos de um esquema antirretroviral durante a gravidez devido a reações adversas ou dados insuficientes.
[2]Dolutegravir não deve ser utilizado durante o primeiro trimestre de gestação, devido ao risco possivelmente aumentado de defeitos do tubo neural; no entanto, é o inibidor da integrase preferido para uso em gestantes após o primeiro trimestre.

A entricitabina e a lamivudina podem selecionar a mutação M184V/I e, portanto, não devem ser utilizadas em associação.

As reações adversas mais comuns observadas em pacientes em uso de entricitabina consistem em cefaleia, diarreia, náuseas e exantema. Pode ocorrer hiperpigmentação das palmas das mãos ou das plantas dos pés (~ 3%), particularmente em afro-americanos (até 13%). Não foram identificadas interações medicamentosas clinicamente significativas envolvendo a entricitabina. Devido à sua atividade contra o HBV, pode ocorrer exacerbação do HBV se a terapia for interrompida ou descontinuada em pacientes coinfectados com o HIV.

LAMIVUDINA

A lamivudina (3TC) é um análogo da citosina com atividade *in vitro* contra o HIV-1 e o HBV. A sua biodisponibilidade oral ultrapassa 80% e não depende da presença de alimento. A proporção média do líquido cerebrospinal: plasma da lamivudina é de 0,1 a 0,2. A sua meia-vida sérica é de 2,5 horas, ao passo que a meia-vida intracelular do composto trifosforilado é de 11 a 14 horas. A lamivudina é eliminada predominantemente na urina por secreção ativa de cátions orgânicos.

A lamivudina é um dos fármacos NRTIs recomendados para uso em mulheres grávidas (ver Tabela 49-5).

As reações adversas são incomuns, mas incluem cefaleia, tontura, insônia, fadiga, boca seca e desconforto gastrintestinal. Devido à atividade da lamivudina contra o HBV, a exacerbação do HBV pode ocorrer se a terapia for interrompida ou descontinuada em pacientes coinfectados com HIV e HBV. Uma vez que a entricitabina e a lamivudina podem selecionar a mutação M184V/I, esses fármacos não devem ser utilizados em associação. As concentrações de lamivudina podem aumentar quando administrada com sulfametoxazol-trimetoprima. A lamivudina e a zalcitabina podem inibir a fosforilação intracelular uma da outrae, por isso, deve-se evitar o seu uso concomitante, se possível.

ESTAVUDINA

A estavudina (d4T), um análogo da timidina, tem alta biodisponibilidade oral (86%), que não depende da presença de alimento. A meia-vida sérica é de 1,1 hora, a meia-vida intracelular é de 3 a 3,5 horas, e as concentrações médias no líquido cerebrospinal correspondem a 55% das concentrações plasmáticas. A excreção da estavudina ocorre por secreção tubular ativa e filtração glomerular.

A principal toxicidade da estavudina é uma neuropatia sensorial periférica relacionada com a dose. A incidência pode aumentar com fármacos neurotóxicos concomitantes, como didanosina, vincristina, isoniazida ou ribavirina, ou em pacientes com imunossupressão avançada. Outras reações adversas potenciais incluem pancreatite, artralgias e elevação das concentrações séricas de aminotransferases. Recomenda-se cautela em pacientes com disfunção hepática. Uma reação adversa rara consiste em fraqueza neuromuscular ascendente rapidamente progressiva. A acidose láctica com esteatose hepática, bem como a lipodistrofia, parece ocorrer com mais frequência em pacientes em uso de estavudina do que naqueles recebendo outros NRTIs. A estavudina não deve ser administrada com didanosina, devido ao risco aumentado de acidose láctica e pancreatite. Essa associação foi implicada em várias mortes de mulheres grávidas infectadas por HIV. Como a zidovudina pode reduzir a fosforilação intracelular da estavudina, esses dois fármacos não devem ser administrados concomitantemente.

FUMARATO DE TENOFOVIR DESOPROXILA

O tenofovir é um fosfonato de nucleosídeo acíclico (i.e., nucleotídeo) análogo da adenosina com atividade contra HIV e HBV. À semelhança dos análogos dos nucleosídeos, o tenofovir inibe competitivamente a transcriptase reversa do HIV e causa a interrupção da cadeia após a sua incorporação ao DNA. Entretanto, apenas duas fosforilações intracelulares, em vez de três, são necessárias para a inibição ativa da síntese de DNA.

O fumarato de tenofovir desoproxila é um profármaco hidrossolúvel do tenofovir ativo. A biodisponibilidade oral aumenta de 25% em jejum para 39% após uma refeição rica em gordura. As meias-vidas sérica (12 a 17 horas) e intracelular prolongadas possibilitam a sua administração em uma única dose ao dia. A eliminação ocorre por meio de filtração glomerular e secreção tubular ativa, e recomenda-se um ajuste da dose em pacientes com insuficiência renal.

O fumarato de tenofovir desoproxila é um dos fármacos NRTIs recomendados para uso na gravidez (ver Tabela 49-5). A associação de fumarato de tenofovir desoproxila e entricitabina é a única formulação aprovada pela FDA para profilaxia pré-exposição para reduzir a aquisição de HIV em pessoas de alto risco.

As queixas gastrintestinais (p. ex., náuseas, diarreia, vômitos e flatulência) constituem as reações adversas mais comuns, porém raramente exigem a interrupção do fármaco. Como o tenofovir é formulado com lactose, essas queixas podem ser observadas com mais frequência em pacientes intolerantes à lactose. Foi observada perda cumulativa da função renal, possivelmente aumentada com o uso concomitante de esquemas com IPs potenciados ou em pacientes com doença renal preexistente. Também foi relatada a ocorrência de insuficiência renal aguda e síndrome de Fanconi. Por esse motivo, o tenofovir deve ser utilizado com cautela em pacientes com risco de disfunção renal. As concentrações séricas de creatinina devem ser monitoradas durante a terapia, e o tenofovir deve ser descontinuado quando ocorrer proteinúria, glicosúria ou depuração de creatinina estimada < 30 mL/min. A tubulopatia renal proximal associada ao tenofovir causa perdas renais excessivas de fosfato e cálcio e defeitos de 1-hidroxilação da vitamina D. Foram relatadas perdas de densidade mineral óssea e osteomalácia, portanto, o tenofovir não é recomendado em indivíduos com ou em risco de desmineralização óssea. O tenofovir pode competir com outros fármacos ativamente secretados pelos rins, como cidofovir, aciclovir e ganciclovir. O uso concomitante de probenecida é contraindicado. As concentrações de tenofovir podem aumentar, ao passo que as concentrações de telaprevir diminuem, quando esses fármacos são coadministrados. Devido à sua atividade contra o HVB, a exacerbação do HBV pode ocorrer se a terapia for interrompida ou descontinuada em pacientes coinfectados com HIV e HBV.

TENOFOVIR ALAFENAMIDA

O tenofovir alafenamida é um profármaco de fosfonoamidato de tenofovir que está atualmente disponível apenas em coformulação com outros fármacos antirretrovirais (com entricitabina, com elvitegravir + cobicistate + entricitabina e com rilpivirina + entricitabina). As concentrações plasmáticas de tenofovir ativo são aproximadamente 90% mais baixas com tenofovir alafenamida do que com tenofovir desoproxila, uma vez que o metabolismo ocorre em linfócitos e macrófagos (bem como em hepatócitos e em algumas outras células), em vez de no sangue.

O tenofovir alafenamida tem menos toxicidade renal e óssea do que o fumarato de tenofovir desoproxila, provavelmente devido às concentrações plasmáticas mais baixas de tenofovir e às concentrações intracelulares mais elevadas do antiviral tenofovir difosfato ativo. Ele não requer ajuste de dose em pacientes com depuração de creatinina > 30 mL/min.

As reações adversas parecem ser incomuns, mas podem incluir sintomas gastrintestinais ou cefaleia. O tenofovir alafenamida também foi aprovado para o tratamento da infecção por HBV.

O tenofovir alafenamida é um substrato da glicoproteína P, e as concentrações de tenofovir podem ser afetadas por inibidores ou indutores da glicoproteína P. O ritonavir e cobicistate podem aumentar as concentrações plasmáticas de tenofovir alafenamida, ao passo que darunavir pode diminuir as concentrações de tenofovir.

ZIDOVUDINA

A zidovudina (azidotimidina; AZT) é um análogo da desoxitimidina, que é bem absorvida (63%) e se distribui na maioria dos tecidos e líquidos corporais, incluindo o líquido cerebrospinal, no qual as concentrações do fármaco correspondem a 60 a 65% das concentrações séricas. Embora a meia-vida sérica da zidovudina seja, em média, de 1 hora, a meia-vida intracelular do composto fosforilado é de 3 a 4 horas, possibilitando a sua administração 2 vezes ao dia. A zidovudina é eliminada principalmente por excreção renal após a glicuronidação hepática.

A zidovudina foi o primeiro fármaco antirretroviral a ser aprovado e tem sido bem estudada. Os estudos que avaliaram o uso de zidovudina durante a gravidez, o parto e o pós-parto mostraram reduções significativas na taxa de transmissão vertical, e a zidovudina é um dos fármacos NRTIs recomendados como componente alternativo de um esquema antirretroviral durante a gravidez (ver Tabela 49-5). A zidovudina também é recomendada como uma opção para profilaxia pós-exposição em indivíduos expostos ao HIV.

As reações adversas mais comuns da zidovudina são anemia macrocítica (1-4%) e neutropenia (2-8%). Podem ocorrer intolerância gastrintestinal, cefaleia e insônia, que tendem a regredir durante a terapia. Uma miopatia sintomática pode ocorrer com o uso prolongado. A lipoatrofia parece mais comum em pacientes em uso de zidovudina ou outros análogos da timidina. A administração de altas doses pode causar ansiedade, confusão e tremor.

A indução ou inibição da glucuronidação pode alterar as concentrações séricas de zidovudina quando coadministrada com atovaquona, lopinavir + ritonavir, probenecida ou ácido valproico. O uso concomitante de estavudina é contraindicado, devido à inibição competitiva da fosforilação intracelular.

INIBIDORES DE TRANSCRIPTASE REVERSA NÃO NUCLEOSÍDEO (NNRTIs)

Os NNRTIs ligam-se diretamente à transcriptase reversa do HIV-1 (ver Figura 49-3), resultando em inibição alostérica da atividade da DNA polimerase dependente de RNA e DNA. O sítio de ligação dos NNRTIs situa-se próximo ao dos NRTIs, porém é distinto deste último. Ao contrário dos NRTIs, os NNRTIs não competem com trifosfatos de nucleosídeos nem necessitam de fosforilação para a sua atividade.

Os NNRTIs de segunda geração (doravirina, etravirina, rilpivirina) têm maior potência, meias-vidas mais longas e perfis de toxicidade reduzidos em comparação com os NNRTIs mais antigos (delavirdina, efavirenz, nevirapina).

O teste genotípico do HIV é recomendado antes de se iniciar o tratamento com NNRTIs, uma vez que as taxas de resistência primária variam de cerca de 2 a 8%. A resistência aos NNRTIs ocorre rapidamente com a monoterapia e pode resultar de uma única mutação. As mutações K103N e Y181C conferem resistência aos NNRTIs de primeira geração, mas normalmente não à etravirina ou à rilpivirina. Outras mutações (p. ex., L100I, Y188C, G190A) também podem conferir resistência cruzada entre a classe dos NNRTIs. No entanto, não existe resistência cruzada entre os NNRTIs e os NRTIs. Na verdade, alguns vírus resistentes a nucleosídeos exibem hipersensibilidade aos NNRTIs, e vice-versa.

Como classe, os NNRTIs tendem a estar associados a taxas variáveis de intolerância gastrintestinal e exantema cutâneo, o último dos quais pode ser, com baixa frequência, grave (p. ex., síndrome de Stevens-Johnson). Outra limitação para o uso de fármacos NNRTIs como componentes da terapia antirretroviral é o seu metabolismo pelo sistema CYP, que resulta em inúmeras interações medicamentosas potenciais (Tabelas 49-3 e 49-4). Todos os fármacos NNRTIs são substratos da CYP3A4 e podem atuar como indutores (nevirapina), inibidores (delavirdina) ou indutores e inibidores mistos (efavirenz, etravirina). Tendo em vista os inúmeros fármacos não HIV que também são metabolizados por essa via (ver Capítulo 4), espera-se a ocorrência de interações medicamentosas, que devem ser investigadas. Com frequência, é necessário efetuar um ajuste da dose, e algumas associações estão contraindicadas.

DELAVIRDINA

A delavirdina (não disponível no Brasil) apresenta biodisponibilidade oral de cerca de 85%, reduzida por antiácidos e bloqueadores H_2. O fármaco liga-se (~ 98%) às proteínas plasmáticas e apresenta concentrações correspondentemente baixas no líquido cerebrospinal. A meia-vida sérica é de cerca de 6 horas.

Ocorre exantema cutâneo em até 38% dos pacientes tratados com delarvidina e geralmente, o exantema aparece durante as primeiras 1 a 3 semanas de terapia e não impede a reintrodução do fármaco. Existem relatos de exantema grave, embora raros, como eritema multiforme e síndrome de Stevens-Johnson. Outras reações adversas possíveis incluem cefaleia, fadiga, náuseas, diarreia e concentrações séricas elevadas de aminotransferases. Constatou-se que a delavirdina é teratogênica em ratos, causando defeitos do septo ventricular e outras malformações em doses que não diferem daquelas observadas em seres humanos. Por conta disso, durante o uso de delavirdina, a gravidez deve ser evitada.

A delavirdina é extensamente metabolizada pelas enzimas CYP3A e CYP2D6, com numerosas interações medicamentosas potenciais a serem consideradas (Tabelas 49-3 e 49-4). O uso concomitante de delavirdina com fosamprenavir não é recomendado, devido às interações bidirecionais; rifampicina ou rifabutina concomitantes também são contraindicadas. A coadministração de delavirdina com indinavir ou saquinavir prolonga a meia-vida de eliminação destes últimos fármacos, permitindo, assim, que sejam administrados 2 vezes ao dia, em vez de 3 vezes.

DORAVIRINA

A piridinona doravirina pode ser tomada com ou sem alimentos. A biodisponibilidade absoluta da doravirina é relatada como sendo de 64% com um $T_{máx}$ de 2 horas; é 76% ligada às proteínas, e a sua meia-vida é de 15 horas.

A doravirina tem uma via de resistência única, com a maioria dos mutantes em ensaios clínicos apresentando substituições V106 ou F227, em vez dos mais típicos E138K ou K103N nessa classe de fármacos. No entanto, a maioria desses mutantes mostrou baixa capacidade de replicação até o momento. Além disso, os mutantes com a substituição F227C são hipersensíveis a alguns NRTIs (AZT, tenofovir, lamivudina).

As reações adversas mais comuns são cefaleia, náuseas, diarreia e erupção cutânea. A terapia com doravirina tem menos reações adversas no sistema nervoso central e menos efeitos negativos no perfil lipídico do que o efavirenz e o darunavir potenciado com ritonavir.

A doravirina é metabolizada pelo sistema CYP3A hepático, resultando em algumas interações medicamentosas clinicamente significativas. Indutores do sistema CYP3A, como rifampicina, rifapentina, efavirenz, certos anticonvulsivantes (p. ex., carbamazepina, fenobarbital e fenitoína) e erva-de-são-joão podem diminuir substancialmente as concentrações de doravirina e são contraindicados. A dose de doravirina deve ser aumentada se coadministrada com rifabutina.

EFAVIRENZ

O efavirenz pode ser administrado 1 vez ao dia, em virtude de sua meia-vida longa (40 a 55 horas). Ele tem absorção moderada após a administração oral (45%). Devido ao aumento variável da biodisponibilidade após uma refeição rica em gorduras, o efavirenz deve ser ingerido com o estômago vazio. O efavirenz é metabolizado principalmente por CYP3A4 e CYP2B6 a metabólitos hidroxilados inativos e o restante é eliminado nas fezes, na forma inalterada. O fármaco liga-se intensamente à albumina (~ 99%), e as concentrações no líquido cerebrospinal variam de 0,3 a 1,2% daquelas alcançadas no plasma.

As principais reações adversas do efavirenz envolvem o sistema nervoso central. A tontura, a sonolência, a insônia, os pesadelos e a cefaleia tendem a diminuir com a continuação da terapia; a administração da dose antes de dormir também pode ser útil. Sintomas psiquiátricos, como depressão, mania e psicose, foram observados nas semanas após o início da terapia e podem exigir a descontinuação do fármaco. Foi relatada a ocorrência de exantema cutâneo no início da terapia em até 28% dos pacientes. Em geral, o exantema é de intensidade leve a moderada e regride, mesmo com a continuação da medicação. Em casos raros, o exantema foi intenso ou potencialmente fatal. Outras reações adversas potenciais incluem náuseas, vômitos, diarreia, cristalúria, elevação das enzimas hepáticas e aumento das concentrações séricas de colesterol em 10 a 20%. Taxas elevadas de anomalias fetais, como defeitos do tubo neural, ocorreram em macacas grávidas expostas ao efavirenz, entretanto, essa toxicidade não foi observada em metanálises de seres humanos tratados com efavirenz. O efavirenz é recomendado como componente alternativo de um esquema antirretroviral durante a gravidez (ver Tabela 49-5).

Como indutor ou inibidor de CYP3A4, o efavirenz induz o seu próprio metabolismo e interage com o metabolismo de muitos outros fármacos (Tabelas 49-3 e 49-4). A sua coadministração com boceprevir, doravirina, elvitegravir + cobicistate, elbasvir +

grazoprevir, etravirina, indinavir, itraconazol, cetoconazol, simeprevir, sofosbuvir + velpatasvir e erva-de-são-joão é contraindicada. As concentrações de efavirenz podem ser reduzidas pelo uso concomitente de nevirapina, fenobarbital e fenitoína. As concentrações de atazanavir, daclatasvir, doravirina, dolutegravir, etravirina, fosamprenavir, lopinavir + ritonavir, maraviroque, metadona, rifabutina, saquinavir, estatinas e telaprevir podem ser reduzidas quando esses fármacos forem administrados com efavirenz.

ETRAVIRINA

A etravirina, uma diarilpirimidina, foi projetada para ser eficaz contra cepas de HIV que desenvolveram resistência aos NNRTIs de primeira geração devido a mutações como K103N e Y181C. Embora a etravirina tenha maior barreira genética à resistência do que os outros NNRTIs, as mutações selecionadas por ela estão geralmente associadas a uma resistência ao efavirenz e à nevirapina.

A etravirina deve ser tomada com uma refeição para aumentar a exposição sistêmica. Ela se liga altamente às proteínas e é metabolizada principalmente pelo fígado. A meia-vida final média é de cerca de 41 horas.

As reações adversas mais comuns da etravirina consistem em exantema, náuseas e diarreia. Em geral, o exantema é leve e regride depois de 1 a 2 semanas, sem interrupção da terapia. Em casos raros, o exantema foi intenso ou potencialmente fatal. As anormalidades laboratoriais incluem elevações das concentrações séricas de colesterol, triglicerídeos, glicose e aminotransferases hepáticas. As elevações das aminotransferases são mais comuns em pacientes com coinfecção por HBV ou HCV.

A etravirina é um substrato, bem como um indutor de CYP3A4 e um inibidor de CYP2C9 e CYP2C19 e, portanto, tem potencial para inúmeras interações medicamentosas (Tabelas 49-3 e 49-4). Contudo, é difícil prever algumas das interações. Por exemplo, a etravirina pode diminuir as concentrações de itraconazol e de cetoconazol, mas aumentar as de voriconazol. A etravirina não deve ser administrada com atazanavir, carbamazepina, fenitoína, fenobarbital, clopidogrel, efavirenz, elvitegravir/cobicistate, fosamprenavir, indinavir, outros NNRTIs, rifampicina, rifapentina, erva-de-são-joão, inibidores da protease não potenciados e vários fármacos anti-HCV. A coadministração com claritromicina, estatinas ou o fármaco antimalárico arteméter/lumefantrina deve ser evitada, se possível.

NEVIRAPINA

A biodisponibilidade oral da nevirapina é excelente (> 90%) e não depende da presença de alimento. O fármaco é altamente lipofílico e alcança concentrações no líquido cerebrospinal que correspondem a 45% das concentrações plasmáticas. A meia-vida plasmática é de 25 a 30 horas. A nevirapina é extensamente metabolizada pelo sistema CYP3A a metabólitos hidroxilados e, a seguir, é excretada, principalmente na urina.

Uma dose única de nevirapina (200 mg) é eficaz para a prevenção da transmissão do HIV da mãe para o recém-nascido quando administrada no início do trabalho de parto e seguida por uma dose de 2 mg/kg ao recém-nascido nos 3 dias seguintes ao parto. No entanto, a nevirapina não é mais recomendada para uso na gravidez, devido ao potencial de reações adversas e à baixa barreira à resistência.

Em até 20% dos pacientes, ocorre exantema, que geralmente consiste em uma erupção maculopapular que não acomete as palmas das mãos e as plantas dos pés, em geral nas primeiras 4 a 6 semanas de terapia. O aumento gradual da dose ao longo de 14 dias no início da terapia é recomendado para diminuir a frequência da erupção. O exantema, apesar de ser geralmente leve e autolimitado, restringe a dose administrada em cerca de 7% dos pacientes. As mulheres parecem ter uma incidência aumentada de exantema. Erupções cutâneas graves e com risco de vida, incluindo síndrome de Stevens-Johnson e necrólise epidérmica tóxica, são raras, mas são mais comuns do que com outros NNRTIs. A terapia com nevirapina deve ser imediatamente interrompida em pacientes com exantema grave e naqueles com sintomas constitucionais associados; como o exantema pode acompanhar a hepatotoxicidade, devem ser efetuados testes de função hepática. A hepatotoxicidade sintomática, que pode ocorrer em até 4% dos pacientes, pode ser grave e é mais frequente naqueles com contagens mais altas de células CD4 antes da terapia (i.e., acima de 250 células/mm^3 em mulheres e acima de 400 células/mm^3 em homens), em mulheres e em pacientes com coinfecção por HBV ou HCV. Foi relatada a ocorrência de hepatite fulminante e potencialmente fatal, em geral nas primeiras 18 semanas de terapia. Outras reações adversas incluem febre, náuseas, cefaleia e sonolência.

A nevirapina é um indutor moderado do metabolismo por CYP3A, resultando em numerosas interações medicamentosas potenciais (ver Tabelas 49-3 e 49-4). Os fármacos que induzem o sistema CYP3A, como rifampicina e rifabutina, podem diminuir as concentrações de nevirapina, ao passo que aqueles que inibem a atividade de CYP3A, como cetoconazol, cimetidina e antibióticos macrolídeos, podem aumentar as concentrações de nevirapina. A coadministração de arteméter/lumefantrina, atazanavir, dolutegravir, elvitegravir/cobicistate, fosamprenavir, cetoconazol, rifampicina e erva-de-são-joão deve ser evitada.

RILPIVIRINA

A rilpivirina, uma diarilpirimidina, deve ser administrada com uma refeição (de preferência com alto teor de gordura ou > 400 kcal). A sua biodisponibilidade oral depende de um ambiente gástrico ácido para a absorção ideal. Assim, deve-se estabelecer maiores intervalos com fármacos antiácidos, e os antagonistas dos receptores H_2 e os inibidores da bomba de prótons são contraindicados. O fármaco liga-se altamente às proteínas, e a sua meia-vida de eliminação final é de 50 horas.

A rilpivirina é recomendada como um componente alternativo de um esquema antirretroviral durante a gravidez (ver Tabela 49-5).

As reações adversas mais comuns associadas à terapia com rilpivirina consistem em exantema, depressão, cefaleia, insônia e aumento das concentrações séricas de aminotransferases. Aumento do colesterol sérico e síndrome lipodistrófica também foram relatados. Uma vez que altas doses foram associadas ao prolongamento do intervalo QT, a coadministração com fármacos que podem prolongar o intervalo QT deve ser evitada. A inibição da secreção tubular renal da creatinina causa a elevação reversível da creatinina sérica, porém a taxa de filtração glomerular não é afetada.

A rilpivirina é metabolizada principalmente pela CYP3A4, e os fármacos que induzem ou inibem a CYP3A4 podem, portanto, afetar a biodisponibilidade da rilpivirina (ver Tabela 49-3). A coadministração de rifampicina ou rifabutina é contraindicada.

INIBIDORES DA PROTEASE (IPs)

Durante os estágios finais do ciclo de vida do HIV, os produtos gênicos *gag* e *gag-pol* são traduzidos em poliproteínas, que se tornam partículas de brotamento imaturas. A protease do HIV é responsável pela clivagem dessas moléculas precursoras, produzindo as proteínas estruturais finais do núcleo do vírion maduro. Ao impedir a clivagem pós-tradução da poliproteína gag-pol, os inibidores da protease (IPs) impedem o processamento das proteínas virais em conformações funcionais, resultando na produção de partículas virais imaturas e não infecciosas (ver Figura 49-3). Ao contrário dos NRTIs, os IPs não necessitam de ativação intracelular.

Alterações genotípicas específicas que conferem resistência fenotípica são bastante comuns com esses fármacos, contraindicando, assim, a monoterapia. Algumas das mutações mais comuns que conferem uma ampla resistência aos IPs consistem em substituições nos códons 32, 33, 46, 54, 82, 84 e 90; o número de mutações pode prever a taxa de resistência fenotípica. A nova substituição I50L que surge durante a terapia com atazanavir foi associada ao *aumento* da sensibilidade a outros IPs. O darunavir e o tipranavir parecem exibir melhor atividade virológica em pacientes portadores de HIV-1 resistente a outros IPs.

Como classe, os IPs estão associados à intolerância gastrintestinal, que pode ser limitante da dose, e à lipodistrofia, que inclui distúrbios metabólicos (hiperglicemia, hiperlipidemia) e morfológicos (lipoatrofia, deposição de gordura). Foi observada uma síndrome lipodistrófica e o acúmulo de gordura corporal, que resulta em obesidade central, aumento da gordura dorsocervical (corcunda de búfalo), atrofia periférica e facial, aumento das mamas e aparência cushinoide, menos comumente com atazanavir. Os IPs podem estar associados a anormalidades de condução cardíaca, incluindo prolongamento dos intervalos PR e QT. Deve-se considerar um eletrocardiograma basal e evitar o uso de outros fármacos que causam prolongamento do intervalo PR ou QT. O abacavir, o lopinavir/ritonavir e o fosamprenavir + ritonavir foram associados ao risco aumentado de doença cardiovascular em alguns estudos, mas não em todos eles. Foi relatada a ocorrência de hepatite induzida por fármacos e hepatotoxicidade grave rara em graus variáveis com todos os IPs. A frequência de eventos hepáticos é maior com o tipranavir/ritonavir do que com outros IPs. A hiperbilirrubinemia não conjugada pode ocorrer com atazanavir ou indinavir. A associação dos IPs à ocorrência de perda óssea e de osteoporose após o uso prolongado está em fase de investigação. Os IPs têm sido associados ao aumento do sangramento espontâneo em pacientes com hemofilia A ou B. Foi relatado o risco aumentado de hemorragia intracraniana em pacientes em uso de tipranavir/ritonavir. Darunavir, amprenavir, fosamprenavir e tipranavir são sulfonamidas; deve-se ter cautela em pacientes com histórico de alergia à sulfa.

Todos os IPs antirretrovirais são metabolizados pela CYP3A4, tendo o ritonavir o efeito inibitório mais pronunciado, e o saquinavir, o menos pronunciado. Alguns IPs, como o amprenavir e o ritonavir, também são indutores de isoformas específicas de CYP. Como resultado, há um enorme potencial para interações medicamentosas com outros fármacos antirretrovirais e outros medicamentos comumente utilizados (Tabelas 49-3 e 49-4; consultar a seção sobre fármacos anti-HCV para uma descrição das interações medicamentosas com inibidores da protease). Fontes especializadas sobre interações medicamentosas devem ser consultadas, visto que há a frequente necessidade de se proceder a um ajuste da dose, e algumas associações estão contraindicadas. É interessante assinalar que as propriedades inibitórias potentes do ritonavir para a CYP3A4 são utilizadas com vantagem clínica por terem "impulsionado" as concentrações de outros IPs, quando administrados em associação, de modo que ele atua como potenciador farmacocinético mais do que como fármaco antirretroviral. O reforço do ritonavir aumenta a exposição ao fármaco, prolongando, assim, a sua meia-vida e possibilitando a redução da frequência de sua administração; além disso, há o aumento da barreira genética à resistência.

ATAZANAVIR

O atazanavir é um azapeptídeo IP com um perfil farmacocinético que permite a administração 1 vez ao dia. O atazanavir requer um meio ácido para absorção e tem solubilidade aquosa dependente do pH e, portanto, deve ser ingerido com as refeições. Recomenda-se estabelecer intervalos para a ingestão de fármacos redutores de ácido, e os inibidores da bomba de prótons concomitantes são contraindicados. O atazanavir é capaz de entrar nos líquidos cerebrospinal e seminal. A sua meia-vida plasmática é de 6 a 7 horas, porém aumenta para 8 a 9 horas quando coadministrado com ritonavir. A principal via de eliminação é a biliar e esse fármaco não deve ser administrado a pacientes com insuficiência hepática grave.

O atazanavir potenciado (atazanavir + ritonavir) é um dos fármacos IPs recomendados para uso em mulheres grávidas (ver Tabela 49-5).

As reações adversas mais comuns em pacientes que recebem atazanavir são diarreia e náuseas, mas também podem ocorrer vômitos, dor abdominal, cefaleia e neuropatia periférica. A erupção cutânea, relatada em cerca de 20% dos pacientes, é geralmente leve, entretanto, erupções cutâneas graves e síndrome de Stevens-Johnson foram relatadas. À semelhança do indinavir, pode ocorrer hiperbilirrubinemia não conjugada com icterícia evidente em cerca de 10% dos pacientes, em razão da inibição da enzima de glicuronidação UGT1A1. A elevação das aminotransferases séricas foi observada separadamente, com frequência em pacientes com coinfecção por HBV ou HCV subjacente. Também foram relatados cálculos renais, cálculos biliares, prolongamento do intervalo PR e diminuição da densidade mineral óssea. Ao contrário dos outros IPs, o atazanavir não parece estar associado à dislipidemia ou à hiperglicemia. O pó oral contém fenilalanina, que pode ser prejudicial para pacientes com fenilcetonúria.

Em virtude de ser um inibidor de CYP3A4, CYP2C9 e UGT1A1, o potencial de interações medicamentosas com o atazanavir é grande (Tabelas 49-3 e 49-4). Devido à redução das concentrações de atazanavir, o atazanavir não potenciado não deve ser administrado com cisaprida, ergotamina, etravirina, fosamprenavir, nevirapina, inibidores da bomba de prótons ou tipranavir. Além disso, a coadministração com outros fármacos que inibem a UGT1A1, como o irinotecano, pode aumentar as concentrações de atazanavir. As concentrações de atavaquona e voriconazol podem ser diminuídas com a coadministração, ao passo que as concentrações de maraviroque e ranolazina podem ser aumentadas.

DARUNAVIR

O darunavir deve ser coadministrado com ritonavir ou cobicistate e deve ser ingerido com as refeições, para melhorar a sua biodisponibilidade. Ele se liga altamente às proteínas e é metabolizado principalmente pelo fígado.

O darunavir potenciado é um dos fármacos IPs recomendados para uso na gravidez (ver Tabela 49-5).

As reações adversas incluem diarreia, náuseas, cefaleia e aumento das concentrações de amilase e de aminotransferases hepáticas. A erupção cutânea ocorre em 2 a 7% dos pacientes e pode ocasionalmente ser grave. Foi relatada toxicidade hepática, incluindo hepatite grave, de modo que os testes de função hepática devem ser monitorados. O risco pode ser maior para pessoas com HBV, HCV ou outra doença hepática crônica. O darunavir contém uma sulfonamida e pode causar uma reação de hipersensibilidade, particularmente em pacientes com alergia às sulfonamidas.

O darunavir é metabolizado pelo sistema enzimático CYP3A e também o inibe, o que resulta em inúmeras interações medicamentosas possíveis (Tabelas 49-3 e 49-4). Além disso, o ritonavir coadministrado é um inibidor potente de CYP3A e CYP2D6, bem como um indutor de outros sistemas enzimáticos hepáticos. As concentrações de claritromicina, colchicina, ciclofosfamida e digoxina podem aumentar quando administradas com darunavir, ao passo que as concentrações de paroxetina e sertralina podem diminuir.

FOSAMPRENAVIR

O fosamprenavir é um profármaco do amprenavir hidrolisado com rapidez por enzimas no epitélio intestinal. Em virtude do número de comprimidos diários significativamente menor, o fosamprenavir substituiu as cápsulas de amprenavir para adultos. O fosamprenavir é administrado com mais frequência em associação com ritonavir em uma baixa dose.

Após a hidrólise do fosamprenavir, o amprenavir é rapidamente absorvido pelo trato gastrintestinal, e o profármaco pode ser ingerido com ou sem alimento. No entanto, as refeições com alto teor de gordura diminuem a absorção e devem ser evitadas. A meia-vida plasmática do fármaco é relativamente longa (7 a 11 horas). O amprenavir é metabolizado no fígado e deve ser utilizado com cautela na presença de insuficiência hepática.

As reações adversas mais comuns do fosamprenavir consistem em cefaleia, náuseas, diarreia, parestesias periorais e depressão. O fosamprenavir contém uma metade sulfa e pode causar exantema em até 19% dos pacientes, às vezes grave o suficiente para justificar a interrupção do fármaco.

O amprenavir é um indutor e um inibidor de CYP3A4 (Tabelas 49-3 e 49-4). A coadministração de atazanavir, etravirina, lopinavir/ritonavir, posaconazol e ranolazina é contraindicada. A suspensão oral, que contém propilenoglicol, está contraindicada para crianças pequenas, mulheres grávidas, pacientes com insuficiência renal ou hepática e aqueles em uso de metronidazol ou dissulfiram. Além disso, as soluções orais de amprenavir e ritonavir não devem ser coadministradas, visto que o propilenoglicol existente em uma delas e o etanol na outra podem competir pela mesma via metabólica, levando ao acúmulo de um deles. Como a solução oral contém vitamina E em várias vezes a dose diária recomendada, deve-se evitar qualquer suplementação dessa vitamina.

INDINAVIR

O indinavir exige um ambiente ácido para solubilidade máxima e, portanto, deve ser consumido com o estômago vazio ou com uma pequena refeição pobre em gordura e proteína para absorção máxima do fármaco (60 a 65%). A sua meia-vida sérica é de 1,5 a 2 horas; a ligação às proteínas é de aproximadamente 60%, e o fármaco exibe uma alta taxa de entrada no líquido cerebrospinal (até 76% das concentrações séricas). A excreção é principalmente fecal. O aumento da area sobre a curva (AUC, do inglês *area under de curve*) de 60% e da meia-vida para 2,8 horas na presença de insuficiência hepática exige a redução da dose.

As reações adversas mais comuns do indinavir consistem em hiperbilirrubinemia não conjugada e nefrolitíase, devido à cristalização do fármaco na urina. Pode ocorrer nefrolitíase em poucos dias após o início da terapia, com incidência estimada em cerca de 10%. Também foram relatadas insuficiência renal aguda e fibrose intersticial. O consumo de pelo menos 1,5 L/dia de água é importante para manter a hidratação adequada, e as concentrações de creatinina sérica devem ser monitoradas. Náuseas, diarreia, síndrome *sicca*, cefaleia, visão turva e elevações das concentrações séricas de aminotransferases também foram relatadas. A resistência à insulina pode ser mais comum com o indinavir do que com os outros IPs, ocorrendo em 3 a 5% dos pacientes. Em alguns estudos, mas não em outros, o indinavir foi associado ao maior risco de infarto agudo do miocárdio. Além disso, foram relatados casos raros de anemia hemolítica aguda.

Como o indinavir é um inibidor de CYP3A4, podem ocorrer inúmeras interações medicamentosas complexas (Tabelas 49-3 e 49-4). O reforço com ritonavir permite a administração de 2 vezes ao dia, em vez de 3 vezes ao dia, e elimina a restrição alimentar associada ao uso de indinavir. Entretanto, existe o potencial de aumento da nefrolitíase com essa associação, em comparação com o indinavir isoladamente; por esse motivo, aconselha-se um alto consumo de líquido (1,5 a 2 L/dia). O indinavir não deve ser coadministrado com astemizol, cerivastatina, efavirenz, ergotamina, etravirina, lovastatina, pimozida, rifampicina, sinvastatina, terfenadina ou triazolam. As concentrações de anlodipino, levodopa e trazodona podem ser aumentadas com a administração concomitante de indinavir.

LOPINAVIR

O lopinavir está disponível apenas em associação com ritonavir em baixa dose como um "reforço" farmacológico via inibição do seu metabolismo mediado pelo sistema CYP3A, resultando em aumento da exposição e redução da carga de comprimidos.

O lopinavir liga-se altamente às proteínas (98 a 99%), e a sua meia-vida é de 5 a 6 horas. Ele é extensamente metabolizado pelo sistema CYP3A, que é inibido pelo ritonavir. O lopinavir + ritonavir é recomendado como um componente alternativo de um esquema antirretroviral durante a gravidez (ver Tabela 49-5).

As reações adversas mais comuns do lopinavir são diarreia, náuseas, vômitos, aumento das concentrações séricas de lipídeos e aminotransferases (mais comuns em pacientes com coinfecção por HBV ou HCV). Pode ocorrer prolongamento do intervalo PR e/ou QT. Em alguns estudos, mas não em outros, o lopinavir + ritonavir foi associado ao maior risco de infarto agudo do miocárdio. Pancreatite raramente foi relatada. O lopinavir reforçado com ritonavir pode ser mais comumente associado a reações adversas gastrintestinais do que outros IPs.

As interações medicamentosas potenciais são extensas (Tabelas 49-3 e 49-4). As concentrações de lamotrigina e metadona podem ser reduzidas com a coadministração, ao passo que as concentrações de bosentana podem ser aumentadas. O uso concomitante de darunavir, fosamprenavir ou tipranavir é contraindicado. Como a solução oral de lopinavir + ritonavir contém álcool, a administração concomitante de dissulfiram e metronidazol está contraindicada.

A solução oral também contém propilenoglicol, o que contraindica a coadministração de outros fármacos contendo propilenoglicol.

NELFINAVIR

O nelfinavir sofre alta absorção quando ingerido com alimento (70 a 80%), sendo metabolizado pelo sistema CYP3A e excretado principalmente nas fezes. Nos seres humanos, a meia-vida plasmática desse fármaco é de 3,5 a 5 horas, e a ligação dele às proteínas é de mais de 98%.

As reações adversas mais comuns associadas ao nelfinavir (10 a 30%) são diarreia e flatulência. A diarreia pode ser um fator limitante da dose. O nelfinavir é um inibidor do sistema CYP3A, e podem ocorrer numerosas interações medicamentosas (Tabelas 49-3 e 49-4). Recomenda-se o aumento da dose de nelfinavir quando ele é coadministrado com rifabutina (com diminuição da dose de rifabutina), ao passo que uma redução da dose de saquinavir é sugerida com o uso concomitante de nelfinavir. Não coadministrar com astemizol, cerivastatina, cisaprida, ergotamina, lovastatina, omeprazol, pimozida, quinidina, rifampicina, sinvastatina ou terfenadina. O pó oral contém fenilalanina, que pode ser prejudicial para pacientes com fenilcetonúria.

RITONAVIR

O ritonavir tem uma alta biodisponibilidade (~ 75%), que aumenta com os alimentos. A ligação às proteínas alcança 98%, e o fármaco tem meia-vida sérica de 3 a 5 horas. Ocorre metabolização a um metabólito ativo por meio de enzimas CYP3A e CYP2D6, e a excreção ocorre sobretudo pelas fezes. O ritonavir como um reforço farmacológico é um dos antirretrovirais recomendados para uso em mulheres grávidas (ver Tabela 49-5).

As reações adversas da dose completa de ritonavir incluem astenia, distúrbios gastrintestinais e hepatite; essas reações são bastante reduzidas com as doses mais baixas utilizadas para reforço. O aumento da dose em 1 a 2 semanas diminui as reações adversas. Outras reações adversas potenciais incluem alteração do paladar, parestesias (circum-orais ou periféricas), cefaleia, concentrações séricas elevadas de aminotransferases, lipídeos, creatina cinase e pancreatite. A inibição da secreção tubular renal da creatinina causa uma elevação reversível da creatinina sérica, porém a taxa de filtração glomerular não é afetada.

O ritonavir é um potente inibidor de CYP3A4, resultando em numerosas interações medicamentosas potenciais (Tabelas 49-3 e 49-4). No entanto, essa característica tem sido utilizada com grande vantagem quando o ritonavir é administrado em baixas doses (100 a 200 mg, 2 vezes ao dia) em associação com qualquer um dos outros fármacos IPs, para permitir uma dose mais baixa ou menos frequente (ou ambas) com maior tolerabilidade, bem como o potencial de maior eficácia contra vírus resistentes. As concentrações terapêuticas de digoxina e teofilina devem ser monitoradas quando coadministradas com ritonavir. O uso concomitante de saquinavir e ritonavir está contraindicado, devido ao risco aumentado de prolongamento do QT (com arritmia *torsades de pointes*) e prolongamento do intervalo PR.

SAQUINAVIR

Em sua formulação original como uma cápsula de gel duro, o saquinavir oral era pouco biodisponível (cerca 4% após a alimentação). Entretanto, a reformulação do saquinavir para dose única diária em associação com ritonavir em baixa dose melhorou a eficácia antiviral e diminuiu as reações adversas gastrintestinais. Não se dispõe mais de uma formulação anterior de saquinavir em cápsulas de gel mole.

O saquinavir deve ser ingerido dentro de 2 horas após uma refeição gordurosa para melhor absorção do fármaco. A ligação do saquinavir às proteínas alcança 97%, e a meia-vida sérica do fármaco é de aproximadamente 2 horas. O saquinavir apresenta um grande volume de distribuição, porém a sua entrada no líquido cerebrospinal é insignificante. A excreção ocorre principalmente nas fezes. Pode ocorrer desconforto gastrintestinal (náuseas, diarreia, desconforto abdominal, dispepsia). Quando administrado em associação com ritonavir em baixa dose, parece haver menos dislipidemia ou toxicidade gastrintestinal do que com alguns dos outros esquemas reforçados com IPs. Uma vez que prolongamento do intervalo QT e *torsades de pointes* raramente foram relatados, o saquinavir não deve ser utilizado em pacientes com síndrome do QT longo congênita, bloqueio AV, hipocalemia refratária ou hipomagnesemia, ou em associação com fármacos que prolongam o intervalo QT. O uso concomitante de saquinavir e ritonavir pode aumentar o risco de prolongamento do intervalo QT ou PR.

O saquinavir sofre extenso metabolismo de primeira passagem pela CYP3A4 e atua como inibidor e substrato da CYP3A4. Por conseguinte, existem inúmeras interações medicamentosas potenciais (Tabelas 49-3 e 49-4). As concentrações elevadas de saquinavir quando coadministrado com omeprazol exigem um rigoroso monitoramento quanto à ocorrência de toxicidade. As concentrações de digoxina devem ser monitoradas. Os testes de função hepática devem ser monitorados se o saquinavir for coadministrado com delavirdina ou rifampicina. O uso concomitante com darunavir ou tipranavir está contraindicado.

TIPRANAVIR

O tipranavir é um IP mais recente indicado para uso em pacientes previamente tratados que abrigam cepas resistentes a outros fármacos IPs. Ele é utilizado em associação com ritonavir para obter concentrações séricas efetivas.

A biodisponibilidade é baixa (embora mal quantificada), mas aumenta quando ingerida com uma refeição rica em gordura. O tipranavir é metabolizado pelo sistema microssomal hepático e está contraindicado para pacientes com insuficiência hepática. Ele contém uma metade sulfonamida e não deve ser administrado a pacientes com alergia conhecida às sulfonamidas.

As reações adversas mais comuns ao tipranavir consistem em diarreia, náuseas, vômitos e dor abdominal. Uma erupção urticariforme ou maculopapular ocorre em 10 a 14% dos pacientes e pode ser mais comum com a coadministração de etinilestradiol. Foi observada a ocorrência de hepatotoxicidade, incluindo descompensação hepática potencialmente fatal, que pode ser mais comum do que com outros IPs, particularmente em pacientes com infecção por HBV ou HCV. Devido ao risco aumentado de hemorragia intracraniana em pacientes em uso de tipranavir/ritonavir, o fármaco deve ser evitado em pacientes com traumatismo craniencefálico ou diátese hemorrágica. Outras reações adversas potenciais incluem depressão, elevação das concentrações séricas de amilase e lipídeos e diminuição da contagem de leucócitos.

O tipranavir inibe e induz a enzima CYP3A4. Quando utilizado em associação com ritonavir, seu efeito final consiste em inibição. O tipranavir também induz o transportador glicoproteína P e, portanto, pode alterar a disposição de muitos outros fármacos (Tabelas 49-3 e 49-4). O uso concomitante com atazanavir, elvitegravir/

cobicistate, etravirina, fosamprenavir, lopinavir + ritonavir e saquinavir deve ser evitado. A vitamina E suplementar é contraindicada em pacientes que recebem a solução oral.

INIBIDORES DE FUSÃO

O processo de entrada do HIV-1 nas células hospedeiras é complexo, e cada etapa apresenta um alvo potencial de inibição. A fixação do vírus à célula hospedeira requer a ligação do complexo glicoproteico do envelope viral gp160 (que consiste em gp120 e gp41) ao seu receptor celular CD4. Essa ligação induz alterações na conformação da gp120, que permitem o acesso aos receptores de quimiocinas CCR5 ou CXCR4. A ligação ao receptor de quimiocinas induz alterações adicionais à conformação da gp120, possibilitando a exposição à gp41 e resultando na fusão do envelope viral com a membrana celular do hospedeiro, com entrada subsequente do núcleo viral no citoplasma celular.

ENFUVIRTIDA

A enfuvirtida é um peptídeo sintético de 36 aminoácidos, inibidor de fusão, que bloqueia a entrada do HIV na célula (ver Figura 49-3). Ela se liga à subunidade gp41 da glicoproteína do envelope viral, impedindo as alterações de conformação necessárias à fusão das membranas viral e celular.

A enfuvirtida, que deve ser administrada por injeção subcutânea, é o único fármaco antirretroviral de administração parenteral. O metabolismo parece envolver hidrólise proteolítica sem a participação do sistema CYP. A sua meia-vida de eliminação é de 3,8 horas.

Pode ocorrer resistência à enfuvirtida em consequência de mutações na gp41; tanto a frequência como a importância desse fenômeno estão sendo investigadas. Todavia, a enfuvirtida carece de resistência cruzada com as outras classes de fármacos antirretrovirais atualmente aprovadas.

As reações adversas mais comuns são reações no local da injeção, que consistem em nódulos eritematosos dolorosos. Embora frequentes, são geralmente de gravidade leve a moderada e raramente levam à interrupção da terapia. Outras reações adversas potenciais incluem insônia, cefaleia, tontura e náuseas. Raras vezes, ocorrem reações de hipersensibilidade de gravidade variável, com possível recidiva devido a uma nova exposição ao fármaco. A eosinofilia constitui a principal anormalidade laboratorial observada com a administração de enfuvirtida. Nos estudos de fase 3, a pneumonia bacteriana foi observada em uma taxa mais elevada em pacientes tratados com enfuvirtida do que naqueles não tratados. Nenhuma interação medicamentosa foi observada em virtude da qual houvesse necessidade de alteração da dose de fármacos antirretrovirais ou de outros fármacos administrados concomitantemente.

INIBIDORES DE ENTRADA

IBALIZUMABE

O ibalizumabe (anteriormente TNX-355) (não disponível no Brasil) é um anticorpo monoclonal que se liga ao receptor CD4 e bloqueia a entrada do HIV nas células CD4. É indicado para uso em pacientes com HIV multirresistente que não respondem a um esquema antirretroviral e é ativo contra isolados de HIV com tropismo para CCR5 e CXCR4. O ibalizumabe é administrado por via intravenosa. Assim como ocorre com outros fármacos antirretrovirais, ele deve ser associado a outros fármacos ativos para ser eficaz.

As reações adversas mais comumente relatadas em pacientes que receberam ibalizumabe foram diarreia, tontura, náuseas e erupção cutânea. Não são esperadas interações medicamentosas devido ao mecanismo de ação do ibalizumabe.

MARAVIROQUE

O maraviroque está aprovado para uso em associação com outros fármacos antirretrovirais em pacientes adultos infectados apenas com HIV-1 com tropismo para CCR5. O maraviroque liga-se de modo específico e seletivamente à proteína do hospedeiro CCR5, um dos dois receptores de quimiocinas necessários para a entrada do HIV nas células CD4+. Uma vez que o maraviroque é ativo contra o HIV que usa o correceptor CCR5 exclusivamente, e não contra cepas de HIV com CXCR4, tropismo duplo ou misto, o tropismo do correceptor deve ser determinado por testes específicos antes do início da terapia com maraviroque. Proporções substanciais de pacientes, particularmente aqueles com infecção avançada pelo HIV, tendem a apresentar um vírus que não é exclusivamente trópico para CCR5.

A absorção do maraviroque é rápida, porém variável, com o tempo necessário para a sua absorção máxima geralmente de 1 a 4 horas após a ingestão do fármaco. A maior parte do fármaco (≥ 75%) é excretada nas fezes, ao passo que cerca de 20% são excretados na urina. A dose recomendada de maraviroque varia de acordo com a função renal e o uso concomitante de indutores ou inibidores de CYP3A (ver Tabela 49-3). O maraviroque é contraindicado em pacientes com insuficiência renal grave e recomenda-se cautela quando utilizado em pacientes com insuficiência hepática preexistente e nos coinfectados com HBV ou HCV. O maraviroque exibe uma excelente entrada no líquido cervicovaginal, com concentrações quase 4 vezes maiores do que as concentrações correspondentes no plasma sanguíneo.

A resistência ao maraviroque está associada a uma ou mais mutações na alça V3 da gp120. Entretanto, o surgimento de vírus CXCR4 (previamente não detectado ou recém-desenvolvido) parece ser uma causa mais comum de falha virológica do que o desenvolvimento de mutações de resistência. Não parece haver resistência cruzada com fármacos de qualquer outra classe, incluindo o inibidor de fusão, a enfuvirtida.

O maraviroque é um substrato da CYP3A4 e, portanto, exige um ajuste da dose na presença de fármacos que interagem com essa enzima (Tabelas 49-3 e 49-4). Trata-se, também, de um substrato para a glicoproteína P, o que limita as concentrações intracelulares do fármaco. A dose de maraviroque precisa ser diminuída se o fármaco for coadministrado com inibidores potentes de CYP3A (p. ex., delavirdina, cetoconazol, itraconazol, claritromicina ou qualquer inibidor da protease diferente do tipranavir), ao mesmo tempo que precisa ser aumentada quando coadministrado com indutores de CYP3A (p. ex., efavirenz, etravirina, carbamazepina, fenitoína ou erva-de-são-joão). O uso concomitante de rifampicina é contraindicado.

As reações adversas potenciais do maraviroque incluem infecção do trato respiratório superior, tosse, pirexia, erupção cutânea, tontura, dores musculares e articulares, diarreia, distúrbios do sono e elevações nas aminotransferases séricas. Foi relatada a ocorrência de hepatotoxicidade, que pode ser precedida de reação alérgica sistêmica (i.e., exantema pruriginoso, eosinofilia ou concentração elevada de IgE). Deve-se considerar a interrupção imediata do maraviroque se esse conjunto de sinais aparecer. Foi observada a ocorrência de isquemia e infarto agudo do miocárdio em pacientes em uso de maraviroque. Por esse motivo, aconselha-se ter cautela em pacientes com risco cardiovascular aumentado. Existe um risco aumentado de hipotensão postural em pacientes com insuficiência renal grave.

Há alguma preocupação de que o bloqueio do receptor CCR5 de quimiocinas – uma proteína humana – possa resultar em vigilância imunológica diminuída, com aumento subsequente do risco de neoplasia ou infecção. Todavia, até o momento, não houve nenhuma evidência de qualquer risco aumentado de neoplasia ou infecção em pacientes tratados com maraviroque.

INIBIDORES DA TRANSFERÊNCIA DE CADEIA DA INTEGRASE (InSTIs)

Essa classe de fármacos liga-se à integrase, uma enzima viral essencial para a replicação do HIV-1 e do HIV-2. Por meio dessa ligação, esses fármacos inibem a transferência de cadeia, a terceira e última etapa de integração do provírus, interferindo, assim, na integração do DNA do HIV transcrito reversalmente nos cromossomos das células hospedeiras (ver Figura 49-3). Como classe, esses fármacos tendem a ser bem tolerados, e as reações adversas mais comumente relatadas consistem em cefaleia e distúrbios gastrintestinais. Além disso, vários InSTIs (p. ex., dolutegravir e bictegravir) têm uma alta barreira genética à resistência, o que os torna escolhas frequentes como parte dos esquemas terapêuticos de primeira escolha. No entanto, seu uso em esquemas antirretrovirais coformulados (p. ex., bictegravir) ou com cobicistate (i.e., elvitegravir) indica que reações adversas adicionais e/ou interações medicamentosas também precisam ser consideradas. Os dados disponíveis sugerem que os efeitos sobre o metabolismo dos lipídeos são favoráveis em comparação com o efavirenz e os IPs. Eventos graves raros incluem reações de hipersensibilidade sistêmica e rabdomiólise.

BICTEGRAVIR

O bictegravir está disponível apenas na forma de comprimido formulado em conjunto com tenofovir alafenamida e entricitabina, administrados 1 vez ao dia. Os cátions polivalentes (p. ex., cátions de alumínio, cálcio, ferro e magnésio), incluindo aqueles contidos em alguns antiácidos, laxantes, medicamentos tamponados e suplementos minerais, podem interferir na absorção gastrintestinal de bictegravir e, portanto, devem ser separados por pelo menos 2 horas de ingestão. As reações adversas mais comuns são náuseas, diarreia e cefaleia.

O bictegravir tem uma alta barreira genética à resistência. Ele é um substrato de CYP3A4 e UGT1A1 e, portanto, está sujeito a muitas interações medicamentosas potenciais. Rifampina, rifapentina, carbamazepina, fenitoína, fenobarbital e erva-de-são-joão podem diminuir substancialmente as concentrações plasmáticas de bictegravir. O atazanavir pode aumentar significativamente as concentrações plasmáticas de bictegravir.

O bictegravir também inibe o transportador de cátions orgânicos 2 (OCT2, do inglês *organic cation transporter 2*) e o transportador de efluxo de fármacos e toxinas 1 (MATE1, do inglês *multidrug and toxin extrusion transporter 1*) e pode aumentar as concentrações dos fármacos que são substratos desses transportadores, como a metformina.

DOLUTEGRAVIR

A frequência da administração de dolutegravir depende da presença ou da ausência de mutações de resistência associadas ao inibidor de integrase e do uso concomitante de efavirenz, fosamprenavir/ritonavir, tipranavir/ritonavir ou rifampicina (ver Tabela 49-3). O dolutegravir deve ser ingerido 2 horas antes ou 6 horas após os antiácidos contendo cátions ou laxantes, sucralfato, suplementos de ferro orais, suplementos de cálcio orais ou medicamentos tamponados. As concentrações plasmáticas máximas ocorrem 2 a 3 horas após a ingestão. O dolutegravir tem alta ligação às proteínas (99%). A sua meia-vida final é de cerca de 14 horas. As concentrações séricas podem ser reduzidas em pacientes com insuficiência renal grave.

As reações adversas do dolutegravir são infrequentes, mas podem incluir insônia, cefaleia, aumento das concentrações séricas de aminotransferases e, raramente, erupção cutânea. Foi relatada uma reação de hipersensibilidade, incluindo erupção cutânea e sintomas sistêmicos. O fármaco deve ser interrompido imediatamente se isso ocorrer e não deve ser reiniciado. O dolutegravir aumenta a creatinina sérica ao inibir a secreção tubular de creatinina, mas não tem efeito na taxa de filtração glomerular real. Um relatório preliminar de defeitos do tubo neural entre bebês nascidos de mulheres tomando esquemas contendo dolutegravir na concepção resultou em uma recomendação para evitar esse medicamento em mulheres em idade fértil que podem engravidar ou durante o primeiro trimestre da gravidez. No entanto, o dolutegravir é o InSTI de escolha após o primeiro trimestre da gravidez.

O dolutegravir é metabolizado principalmente por UGT1A1, com alguma contribuição de CYP3A. Portanto, podem ocorrer múltiplas interações medicamentosas (Tabelas 49-3 e 49-4). As concentrações de dolutegravir podem diminuir quando coadministrado com efavirenz, etravirina, nevirapina, rifampicina ou rifapentina, em alguns casos exigindo doses aumentadas de dolutegravir ou o reforço ou ambos. A coadministração com os indutores metabólicos oxcarbazepina, fenitoína, fenobarbital, carbamazepina e erva-de-são-joão deve ser evitada. O dolutegravir inibe o transportador renal de cátions orgânicos OCT2, aumentando, assim, as concentrações plasmáticas de fármacos eliminados pelo OCT2, como a dofetilida e a metformina. Por esse motivo, a coadministração com dofetilida está contraindicada, e recomenda-se o monitoramento rigoroso, com possibilidade de ajuste da dose, para a coadministração com metformina.

ELVITEGRAVIR

O elvitegravir deve ser ingerido com alimentos e 2 horas antes ou 6 horas depois de antiácidos ou laxantes contendo cátions, sucralfato, suplementos orais de ferro, suplementos orais de cálcio ou medicamentos tamponados. As concentrações máximas ocorrem dentro de 4 horas após a ingestão. O elvitegravir liga-se fortemente às proteínas (> 98%).

O elvitegravir exige reforço com um fármaco adicional, como cobicistate (um intensificador farmacocinético que inibe a CYP3A4, bem como certas proteínas de transporte intestinais) ou ritonavir. O cobicistate inibe a secreção tubular renal de creatinina e, portanto, as associações de dose fixa precisam ser ajustadas para a função renal.

Parece haver poucas reações adversas associadas ao elvitegravir *per se*, mas essas podem incluir diarreia, erupção cutânea e elevação das aminotransferases hepáticas.

O elvitegravir é metabolizado principalmente pelo sistema CYP3A, de modo que os fármacos que induzem ou inibem CYP3A podem afetar as concentrações séricas de elvitegravir (Tabelas 49-3 e 49-4). Além disso, o cobicistate e o ritonavir inibem fortemente o sistema CYP3A. As concentrações de elvitegravir podem ser reduzidas pelo uso concomitante de efavirenz ou nevirapina, rifampicina, rifabutina, carbamazepina, fenitoína ou erva-de-são-joão. O uso concomitante de antifúngicos azólicos é contraindicado, devido ao aumento potencial das concentrações de elvitegravir. As concentrações de rifabutina também podem ser aumentadas pelo uso concomitante de elvitegravir. O elvitegravir também induz a CYP2D9 e pode diminuir as concentrações dos substratos dessa enzima. Com a associação de dose fixa, o uso concomitante de alfuzosina ou atazanavir, cisaprida, darunavir, efavirenz, etravirina, fosamprenavir, ledipasvir, lopinavir + ritonavir, metilprednisolona, midazolam, nevirapina, pimozida, prednisolona, rifampina ou rifabutina é contraindicado. Como o elvitegravir tem uma barreira de resistência menor do que os InSTIs mais recentes, como dolutegravir e bictegravir, bem como maior risco de interações medicamentosas devido ao seu metabolismo pelo sistema CYP, não é recomendado com tanta frequência em um esquema terapêutico de primeira escolha.

A dose padrão de elvitegravir e cobicistate durante a gravidez resulta em exposição significativamente menor, o que pode aumentar o risco de falha virológica e transmissão de mãe para filho. Por isso, não é recomendado para uso em mulheres grávidas.

RALTEGRAVIR

A biodisponibilidade absoluta do raltegravir, um análogo da pirimidinona, não foi estabelecida, mas não parece depender da presença de alimento. A sua meia-vida final é de cerca de 9 horas. O fármaco não interage com o sistema CYPP, porém é metabolizado por glicuronidação, em particular pela UGT1A1. Portanto, o uso concomitante de indutores ou inibidores de UGT1A1, como rifampicina e rifapentina, pode exigir o ajuste da dose de raltegravir. Os comprimidos mastigáveis contêm fenilalanina, que pode ser prejudicial para pacientes com fenilcetonúria. Como o raltegravir tem uma barreira de resistência menor do que os InSTIs mais recentes, como dolutegravir e bictegravir, bem como uma carga maior de comprimidos, ele não é recomendado com tanta frequência em um esquema terapêutico de primeira escolha.

O raltegravir é recomendado como componente alternativo de um esquema antirretroviral durante a gravidez (ver Tabela 49-5).

As reações adversas ao raltegravir são incomuns, mas incluem náuseas, cefaleia, fadiga, dores musculares e aumento das concentrações séricas de amilase e aminotransferases. Foram relatadas reações cutâneas graves, potencialmente fatais e fatais, incluindo síndrome de Stevens-Johnson, reação de hipersensibilidade e necrólise epidérmica tóxica.

FÁRMACOS EXPERIMENTAIS

O **fostensavir** é o primeiro inibidor da ligação de CD4, ativo independentemente do tropismo viral, sem resistência cruzada a qualquer um dos compostos antirretrovirais existentes. O **cabotegravir** é um inibidor da integrase injetável de ação prolongada que está atualmente em estudos de estágio avançado em associação com rilpivirina. A associação é administrada por via intramuscular 1 vez ao mês.

FÁRMACOS ANTI-HEPATITE

O desenvolvimento de análogos de nucleosídeo/nucleotídeo eficazes para o tratamento da hepatite diminuiu muito o uso da terapia com interferona, devido a menos reações adversas e à administração oral 1 vez ao dia. Embora as interferonas não tenham resistência conhecida, elas devem ser administradas por injeção, são mais caras do que os fármacos orais e têm várias reações adversas potenciais. Além disso, menos de 50% das pessoas tratadas responderão às interferonas, e existem várias contraindicações relativas e absolutas, incluindo a presença de cirrose descompensada e hiperesplenismo, doença tireoidiana, doenças autoimunes, doença arterial coronariana grave, doença do transplante renal, gravidez, convulsões e doença psiquiátrica, uso concomitante de certos medicamentos, retinopatia, trombocitopenia e leucopenia. As interferonas não podem ser utilizadas em bebês com menos de 1 ano e em mulheres grávidas.

ALFAINTERFERONA

As interferonas são citocinas hospedeiras que exercem complexas ações antivirais, imunomoduladoras e antiproliferativas (ver Capítulo 55). A alfainterferona parece atuar por meio da indução de sinais intracelulares após a ligação a receptores específicos da membrana celular, resultando em inibição da entrada, tradução, transcrição, processamento de proteína, maturação e liberação dos vírus, bem como em aumento da expressão de antígenos do complexo principal de histocompatibilidade do hospedeiro, maior atividade fagocítica dos macrófagos e aumento da proliferação e da sobrevida das células T citotóxicas.

A **alfainterferona 2b** é aprovada para o tratamento da infecção crônica por HBV (Tabela 49-6). A **alfainterferona 2a**, a **alfainterferona 2b** e a **interferona 1 alfacona** são aprovadas para o tratamento da infecção crônica por HCV. No entanto, a disponibilidade de fármacos antivirais mais novos e altamente eficazes para a infecção por HCV diminuiu muito o uso de interferonas para essa indicação.

TABELA 49-6 Fármacos utilizados para tratar a infecção crônica por vírus da hepatite B

Fármaco	Dose recomendada para adultos	Reações adversas potenciais
Preferencial		
Entecavir[1]	500 ou 1.000 mg/dia, VO	Cefaleia, fadiga, dor abdominal superior, acidose láctica
Tenofovir alafenamida	25 mg/dia, VO	Náuseas, dor abdominal, diarreia, tontura, fadiga, nefropatia, acidose láctica
Tenofovir desoproxila[1]	300 mg/dia, VO	Náuseas, dor abdominal, diarreia, nefropatia, síndrome de Fanconi, osteomalácia, acidose láctica
Alfainterferona 2a peguilada (adultos)[1]	180 mcg, 1 vez por semana por via subcutânea	Sintomas semelhantes aos da gripe, fadiga, distúrbios do humor, citopenias, distúrbios autoimunes
Não preferencial		
Adefovir dipivoxila[1]	10 mg/dia, VO	Disfunção renal, síndrome de Fanconi, acidose láctica
Lamivudina[1]	100 mg/dia, VO	Cefaleia, náuseas, diarreia, tontura, mialgia, pancreatite, acidose láctica
Telbivudina[1]	600 mg/dia, VO	Fadiga, cefaleia, tosse, náuseas, diarreia, miopatia, neuropatia periférica, acidose láctica

[1]A dose precisa ser reduzida em pacientes com insuficiência renal.

A alfainterferona 2a e a alfainterferona 2b podem ser administradas por via subcutânea ou intramuscular. A meia-vida desses fármacos é de 2 a 5 horas, dependendo da via de administração. As alfainterferonas são filtradas no glomérulo e sofrem rápida degradação proteolítica durante a reabsorção tubular, de modo que a sua detecção na circulação sistêmica é insignificante. O metabolismo hepático e a excreção biliar subsequente são considerados vias secundárias.

A peguilação (a ligação do polietilenoglicol a uma proteína) reduz a taxa de absorção após a injeção subcutânea, reduz a depuração renal e celular e diminui a imunogenicidade da proteína, resultando em uma meia-vida mais longa e em concentrações plasmáticas mais estáveis. A eliminação renal da alfainterferona 2a peguilada e da alfainterferona 2b peguilada é responsável por cerca de 30% da depuração. A dose deve ser ajustada em caso de insuficiência renal, devido à eliminação deficiente. A molécula de polietilenoglicol é um polímero atóxico, excretado imediatamente na urina.

As reações adversas da alfainterferona incluem uma síndrome semelhante à gripe (i.e., cefaleia, febre, calafrios, mialgias e mal-estar) que ocorre 6 horas após a administração em mais de 30% dos pacientes; tende a se resolver com a continuação da administração. Ocorrem elevações transitórias das enzimas hepáticas nas primeiras 8 a 12 semanas de terapia, que parecem mais comuns em pacientes que respondem ao tratamento. As reações adversas potenciais durante a terapia crônica incluem neurotoxicidade (transtornos do humor, depressão, sonolência, confusão, convulsões), mielossupressão, fadiga profunda, perda de peso, exantema, tosse, mialgia, alopecia, zumbido, perda reversível da audição, retinopatia, pneumonite e, possivelmente, cardiotoxicidade. Pode ocorrer indução de autoanticorpos, causando exacerbação ou revelação de uma doença autoimune (sobretudo tireoidite).

As contraindicações para a terapia com alfainterferona incluem descompensação hepática, doença autoimune e história de arritmia cardíaca. Aconselha-se cautela na presença de doença psiquiátrica, epilepsia, doença tireoidiana, cardiopatia isquêmica, insuficiência renal grave e citopenia. As alfainterferonas são abortivas em primatas e não devem ser administradas durante a gravidez. As interações medicamentosas potenciais incluem aumento das concentrações de teofilina e metadona. A administração concomitante com didanosina não é recomendada, devido ao risco de insuficiência hepática, e a coadministração com zidovudina pode exacerbar as citopenias.

TRATAMENTO DA INFECÇÃO PELO VÍRUS DA HEPATITE B

Nenhuma terapia específica está disponível para o tratamento da infecção aguda pelo HBV, que, na maioria das vezes, se resolve espontaneamente.

As metas da terapia para a infecção crônica pelo HBV consistem em supressão do DNA do HBV para concentrações indetectáveis, soroconversão do HBeAg (ou, mais raramente, do HBsAg) de positiva para negativa e redução das concentrações séricas elevadas de aminotransferases. Esses desfechos estão correlacionados com melhora na doença necroinflamatória hepática, diminuição do risco de cirrose e carcinoma hepatocelular e diminuição da necessidade de transplante de fígado. Todas as terapias atualmente aprovadas alcançam essas metas. Em contraste com o tratamento da infecção por HCV (ver adiante), a cura é rara. Além disso, como as terapias atuais suprimem a replicação do HBV sem erradicar o vírus, as respostas iniciais podem não ser duráveis. O DNA circular covalentemente fechado (cccDNA) do vírus existe indefinidamente em uma forma estável dentro da célula, atuando como reservatório do HBV ao longo da vida da célula, com consequente capacidade de reativação. A recidiva é mais comum em pacientes coinfectados com o vírus da hepatite D.

Em 2018, oito medicamentos foram aprovados para o tratamento da infecção crônica por HBV nos Estados Unidos: seis análogos de nucleosídeo/nucleotídeo orais (lamivudina, adefovir depivoxila, tenofovir desoproxila, tenofovir alafenamida, entecavir, telbivudina) e duas interferonas injetáveis (alfainterferona 2b e alfainterferona 2a peguilada) (ver Tabela 49-6). O uso da interferona padrão foi suplantado pelo interferona peguilada de ação longa, possibilitando a sua administração 1 vez por semana, em vez da administração de doses diárias ou 3 vezes por semana. As vantagens da interferona são sua duração finita de tratamento e a ausência de seleção de variantes resistentes. No entanto, as reações adversas da interferona são mais frequentes e podem ser graves. Além disso, a interferona não pode ser utilizada em pacientes com doença descompensada. Em geral, as terapias com análogos de nucleosídeo/nucleotídeo têm melhor tolerabilidade e produzem uma taxa mais alta de resposta do que as interferonas e, atualmente, elas são consideradas como terapia de primeira escolha. As terapias de associação podem reduzir o desenvolvimento de resistência. A duração ideal da terapia é variável e é influenciada pelo título de HBeAg, duração da supressão do DNA do HBV e presença de cirrose e/ou descompensação.

Vários fármacos anti-HBV também têm atividade anti-HIV, incluindo tenofovir desoproxila, tenofovir alafenamida, lamivudina e adefovir dipivoxila. Embora os fármacos com atividade dupla de HBV e HIV sejam particularmente úteis como parte de um esquema terapêutico de primeira escolha em pacientes coinfectados, é importante observar que a exacerbação aguda da hepatite pode ocorrer após a descontinuação ou interrupção desses fármacos; isso pode ser grave ou até mesmo fatal.

ADEFOVIR DIPIVOXILA

Embora tenha sido desenvolvido inicialmente e de modo infrutífero para o tratamento da infecção pelo HIV, o adefovir dipivoxila foi aprovado, em doses mais baixas e menos tóxicas, para o tratamento da infecção pelo HBV. Ele é o profármaco diéster de adefovir, um análogo de nucleotídeo de adenina fosfonado acíclico. O adefovir dipivoxila é fosforilado por cinases celulares ao metabólito difosfato ativo e, a seguir, inibe competitivamente a DNA polimerase do HBV para determinar a interrupção da cadeia após a sua incorporação ao DNA viral. O adefovir é ativo *in vitro* contra uma ampla variedade de vírus de DNA e de RNA, incluindo HBV, HIV e herpes-vírus.

A biodisponibilidade oral do adefovir dipivoxila, que é de cerca de 59%, não é afetada pelas refeições. Ele sofre hidrólise rápida e completa ao composto original por esterases intestinais e sanguíneas. A sua ligação às proteínas é baixa (< 5%). A meia-vida intracelular do difosfato é prolongada, variando de 5 a 18 horas em várias células, tornando possível a administração de uma única dose ao dia. O adefovir é excretado por filtração glomerular e secreção tubular ativa e requer o ajuste da dose para disfunção renal. No entanto, pode ser administrado a pacientes com doença hepática descompensada.

Entre os fármacos orais, o adefovir pode ser o mais lento na supressão das concentrações de DNA do HBV e o que tem menor probabilidade de induzir soroconversão do HBeAg. O surgimento de resistência é de até 29% após 5 anos de uso. No entanto, não existe resistência cruzada entre adefovir e lamivudina ou entecavir.

O adefovir é bem tolerado em doses utilizadas para tratar a infecção pelo HBV. Um aumento reversível da creatinina sérica foi relatado em 3 a 9% dos pacientes após 4 a 5 anos de tratamento. Outras reações adversas potenciais incluem cefaleia, diarreia, astenia e dor abdominal. Assim como para outros fármacos NRTIs, a acidose láctica e a esteatose hepática são riscos, devido à disfunção mitocondrial. O ácido piválico, um subproduto do metabolismo do adefovir dipivoxila, pode esterificar a carnitina livre, resultando em diminuição das concentrações de carnitina. Entretanto, acredita-se não ser necessario administrar uma suplementação de carnitina com as baixas doses utilizadas no tratamento de pacientes com HBV (10 mg/dia). O adefovir é embriotóxico em altas doses em ratos e genotóxico em estudos pré-clínicos.

ENTECAVIR

O entecavir é um análogo do nucleosídeo ciclopentilguanosina administrado por via oral que inibe competitivamente todas as três funções da DNA polimerase do HBV, incluindo iniciação (*priming*) de base, transcrição reversa da cadeia negativa e síntese da cadeia positiva do DNA do HBV. A sua biodisponibilidade oral aproxima-se de 100%, porém é reduzida pela presença de alimento; por esse motivo, o entecavir deve ser ingerido com o estômago vazio. A meia-vida intracelular do composto fosforilado ativo é de 15 horas, e a meia-vida plasmática é prolongada em 128 a 149 horas, possibilitando a administração de uma única dose ao dia. O entecavir é excretado pelo rim, passando por filtração glomerular e secreção tubular líquida, e a dose deve ser ajustada em caso de insuficiência renal.

A supressão das concentrações de DNA do HBV foi maior com o entecavir do que com a lamivudina ou o adefovir em ensaios clínicos comparativos. O entecavir parece ter uma barreira mais alta ao surgimento de resistência do que a lamivudina. Embora se tenha documentado uma seleção de isolados resistentes com a mutação S202G durante a terapia, a resistência clínica é rara (< 1% dentro de 5 anos). No entanto, a resistência é mais frequente em pacientes refratários à lamivudina (~ 50% em 5 anos). O entecavir tem fraca atividade anti-HIV e pode induzir o desenvolvimento da variante M184V em pacientes coinfectados pelo HBV/HIV, resultando em resistência à entricitabina e à lamivudina.

O entecavir é bem tolerado. As reações adversas potenciais são cefaleia, fadiga, tontura, náuseas e dor abdominal superior. A coadministração do entecavir com fármacos que reduzem a função renal ou que competem para a secreção tubular ativa pode aumentar as concentrações séricas de entecavir ou do fármaco coadministrado. Acidose láctica grave foi relatada em uma série de casos de entecavir, por isso, recomenda-se cautela no cenário de descompensação hepática grave. Adenomas e carcinomas pulmonares em camundongos, adenomas e carcinomas hepáticos em ratos e camundongos, tumores vasculares em camundongos e gliomas cerebrais e fibromas cutâneos em ratos foram observados em exposições variadas, embora a relevância clínica seja desconhecida.

LAMIVUDINA

A farmacocinética da lamivudina foi descrita anteriormente neste capítulo (ver "Inibidores de transcriptase reversa nucleosídeo/nucleotídeo"). A meia-vida intracelular mais prolongada observada nas linhagens de células infectadas pelo HBV (17 a 19 horas), em comparação com linhagens de células infectadas pelo HIV (10,5 a 15,5 horas), possibilita o uso de doses mais baixas administradas a intervalos menos frequentes. A lamivudina pode ser administrada com segurança a pacientes com doença hepática descompensada. O tratamento prolongado demonstrou diminuir a progressão clínica do HBV e inibir o desenvolvimento de câncer hepatocelular em aproximadamente 50%. Além disso, a lamivudina foi efetiva para a prevenção da transmissão vertical do HBV da mãe para o recém-nascido quando administrada nas últimas quatro semanas de gestação.

A lamivudina inibe a DNA polimerase do HBV e a transcriptase reversa do HIV ao competir com o trifosfato de desoxicitidina pela sua incorporação ao DNA viral, resultando em interrupção da cadeia. Apesar de a lamivudina produzir uma supressão rápida e potente do vírus, a terapia crônica pode ser limitada pelo surgimento de isolados de HBV resistentes à lamivudina (p. ex., L180M ou M204I/V), que ocorre, segundo estimativas, em 15 a 30% dos pacientes em 1 ano, e em 65% após 5 anos de terapia. A resistência tem sido associada a exacerbações da hepatite e à doença hepática progressiva. Pode ocorrer resistência cruzada entre a lamivudina e a entricitabina ou o entecavir; todavia, o adefovir e o tenofovir mantêm a sua atividade contra cepas de HBV resistentes à lamivudina.

Nas doses utilizadas para a infecção pelo HBV, a lamivudina apresenta um excelente perfil de segurança. Cefaleia, náuseas, diarreia, tontura, mialgia e mal-estar são raros. A coinfecção pelo HIV pode aumentar o risco de pancreatite.

TELBIVUDINA

A telbivudina é um nucleosídeo análogo da timidina com atividade contra a DNA polimerase do HBV. É fosforilada por cinases celulares à forma ativa de trifosfato, cuja meia-vida intracelular é de 14 horas. O composto fosforilado inibe competitivamente a DNA polimerase do HBV, resultando na incorporação ao DNA viral e na interrupção da cadeia. O fármaco não é ativo *in vitro* contra o HIV-1.

A biodisponibilidade oral da telbivudina não é afetada por alimento. A ligação às proteínas plasmáticas é baixa (3%), e o fármaco apresenta ampla distribuição. A meia-vida sérica da telbivudina é de cerca de 15 horas, e a excreção é renal. Não há metabólitos conhecidos, nem interações identificadas com o sistema CYP ou outros fármacos.

A telbivudina induziu maiores taxas de resposta virológica do que a lamivudina ou o adefovir em ensaios clínicos comparativos. Entretanto, o surgimento de resistência, geralmente decorrente da mutação M204I, pode ser observada em até 22% dos pacientes com terapia de mais de 1 ano de duração, podendo resultar em falha virológica. A telbivudina não é efetiva em pacientes com HBV resistente à lamivudina.

As reações adversas são leves, incluindo fadiga, cefaleia, tosse, náuseas e diarreia. Mialgia não complicada e miopatia com concentrações elevadas de creatina cinase foram relatadas, assim como neuropatia periférica. À semelhança de outros análogos de nucleosídeos, podem ocorrer acidose láctica e hepatomegalia grave com esteatose durante a terapia, bem como exacerbações da hepatite após a sua interrupção.

TENOFOVIR DESOPROXILA E TENOFOVIR ALAFENAMIDA

O tenofovir, um análogo nucleotídeo da adenosina em uso como fármaco antirretroviral, tem atividade potente contra o HBV. As características do tenofovir desoproxila e do tenofovir alafenamida são descritas anteriormente neste capítulo (ver "Inibidores de transcriptase reversa nucleosídeo/nucleotídeo"). O tenofovir mantém a atividade contra isolados de vírus da hepatite resistentes à lamivudina e ao entecavir. Ensaios comparativos mostraram uma taxa mais alta de resposta virológica e melhora histológica com tenofovir do que com adefovir, bem como uma taxa mais baixa de surgimento de resistência em pacientes com infecção crônica por HVB. A resistência ao tenofovir não foi documentada em estudos clínicos, mesmo entre pacientes que foram tratados com tenofovir por até 8 anos. No entanto, a sua eficácia é menor em pacientes que apresentam resistência ao adefovir e mutações duplas (A181T/V e N236T).

O tenofovir alafenamida é mais estável do que o tenofovir desoproxila no plasma e libera o metabólito ativo aos hepatócitos de forma mais eficiente, permitindo que uma dose mais baixa seja utilizada com atividade antiviral semelhante e menos exposição sistêmica. As reações adversas mais comuns do tenofovir em pacientes com infecção pelo HBV são náuseas, dor abdominal, diarreia, tontura e fadiga. Tubulopatia renal proximal com insuficiência renal subsequente e densidade mineral óssea diminuída são potenciais reações adversas da terapia com tenofovir. No entanto, em ensaios comparativos, o tenofovir alafenamida foi associado a menos toxicidade renal e óssea do que o tenofovir desoproxila.

FÁRMACOS EXPERIMENTAIS

O NRTI utilizado na infecção pelo HIV, a **entricitabina**, está sob investigação clínica para o tratamento da infecção pelo HBV. O inibidor de entrada **myrcludex B** está sendo avaliado. Além disso, pesquisas estão em andamento para desenvolver e testar novos fármacos que possam"curar"o HBV, eliminando todas as formas replicativas, incluindo o cccDNA. Estratégias antivirais amplamente curativas incluem fármacos que podem ter como alvo direto as células infectadas, bem como novas estratégias imunoterapêuticas que aumentem as respostas imunes adaptativas específicas do HBV ou ativem a imunidade intra-hepática inata. Novas moléculas sob investigação incluem inibidores de entrada, RNAs curtos de interferência (siRNAs) e inibidores da cápside.

TRATAMENTO DA INFECÇÃO PELO VÍRUS DA HEPATITE C

Diferentemente do tratamento de pacientes com infecção crônica pelo HBV, a principal meta do tratamento de pacientes com infecção pelo HCV consiste na erradicação do vírus. Nos estudos clínicos realizados, o principal desfecho de eficácia consiste na obtenção de resposta viral sustentada (RVS), definida como a ausência de viremia detectável durante 24 semanas após a conclusão da terapia. A RVS está associada a melhora da histologia hepática, redução do risco de doença hepática em estágio terminal, carcinoma hepatocelular e, ocasionalmente, regressão da cirrose. Ocorre recidiva tardia em menos de 5% dos pacientes que alcançam a RVS.

Na hepatite C aguda, a taxa de eliminação do vírus sem terapia é estimada em 20 a 35%. Portanto, a maioria dos médicos opta por adiar a terapia por, no mínimo, 6 meses após a infecção inicial. Se o tratamento for iniciado posteriormente devido à viremia RNA do HCV persistente, os esquemas terapêuticos são iguais aos administrados para a infecção HCV crônica.

O advento dos fármacos antivirais de ação direta (AADs) de primeira geração boceprevir e telaprevir alterou significativamente o cenário para o tratamento ideal da infecção crônica por HCV, que era previamente tratada com a associação de alfainterferona (substituída por alfainterferona peguilada) e ribavirina. Uma vez que os regimes contendo interferona tendem a estar associados a taxas mais altas de reações adversas graves (incluindo anemia e erupção cutânea), durações de tratamento mais longas, doses mais frequentes e interações medicamentosas clinicamente significativas, eles estão sendo substituídos por esquemas de associação de AADs orais (Tabela 49-7). Os inibidores da protease do HCV de primeira geração (boceprevir, telaprevir) foram substituídos por AADs mais novos nos últimos anos, com eficácia e tolerabilidade aprimoradas, esquemas de posologia aprimorados, menos especificidade do genótipo e menos interações medicamentosas potenciais. No entanto, os esquemas de AADs são caros.

Existem quatro classes atuais de AADs, que são definidas por seu mecanismo de ação e alvo terapêutico: inibidores da proteína não estrutural (NS, do inglês *nonstructural*) 5A, inibidores da polimerase do nucleosídeo NS5B, inibidores da polimerase não nucleosídeo NS5B e inibidores da protease NS3/4A. Os principais alvos dos AADs são as proteínas codificadas pelo HCV, vitais para a replicação do vírus (Figura 49-4).

Os perfis de segurança de todos os esquemas de associação (ver Tabela 49-7) são geralmente excelentes, com reações adversas de gravidade leve e taxas muito baixas de descontinuação devido a eventos adversos em ensaios clínicos na ausência do uso concomitante de ribavirina. Todos os pacientes devem ser testados para infecção por HBV atual ou anterior antes do início dos AADs para HCV, uma vez que a reativação do HBV foi relatada em pacientes coinfectados com HCV/HBV durante a terapia com AADs. Alguns casos resultaram em hepatite fulminante, insuficiência hepática e morte.

INIBIDORES NS5A

A proteína NS5A desempenha um papel na replicação viral e na montagem do HCV, entretanto, o mecanismo de ação exato dos inibidores do complexo de replicação NS5A do HCV permanece incerto.

Daclatasvir

O daclatasvir é utilizado em associação com sofosbuvir para o tratamento dos genótipos 1 e 3 do HCV. Ele pode ser ingerido com ou sem alimentos e não requer ajuste para insuficiência renal ou hepática. A exposição ao daclatasvir foi semelhante entre indivíduos saudáveis e infectados pelo HCV. A ligação às proteínas é de cerca de 99%. O fármaco é metabolizado via CYP3A e excretado principalmente nas fezes. A sua meia-vida de eliminação final é de 12 a 15 horas.

O daclatasvir é geralmente bem tolerado. As reações adversas mais comuns em pacientes recebendo daclatasvir + sofosbuvir foram cefaleia e fadiga, geralmente de gravidade leve a moderada.

TABELA 49-7 Esquemas de associação de antivirais de ação direta para o tratamento da infecção crônica por hepatite C em pacientes adultos sem cirrose[1]

Esquema	Classe(s) de fármaco(s)	Genótipo(s) de HCV
Paritaprevir de 150 mg + ritonavir de 100 mg + ombitasvir de 25 mg, 1×/dia, mais dasabuvir de 250 mg, 2×/dia, mais ribavirina com base no peso, durante 12 semanas[3]	Inibidor da protease NS3/4A /inibidor de NS5A mais inibidor da polimerase NS5B + análogo de guanosina	1
Simeprevir de 150 mg + sofosbuvir de 400 mg, 1×/dia, durante 12 semanas[3]	Inibidor da protease NS3/4A/inibidor da polimerase NS5B	1
Daclatasvir de 60 mg + sofosbuvir de 400 mg, 1×/dia, durante 12 semanas[3]	Inibidor NS5A mais inibidor da polimerase NS5B	1, 3
Elbasvir de 50 mg + grazoprevir de 100 mg, 1×/dia, durante 12 semanas[2,3]	Inibidor NS5A/inibidor da protease NS3/4A	1, 4
Ledipasvir de 90 mg + sofosbuvir de 400 mg, 1×/dia, durante 12 semanas	Inibidor NS5A/inibidor da polimerase NS5B	1, 4, 5, 6
Sofosbuvir de 400 mg, 1×/dia + ribavirina, com base no peso, durante 12 semanas	Inibidor da polimerase NS5B mais análogo de guanosina	2, 3
Paritaprevir de 150 mg + ritonavir de 100 mg + ombitasvir de 25 mg, 1×/dia + ribavirina, com base no peso, durante 12 semanas[3]	Inibidor da protease NS3/4A/inibidor de NS5A mais análogo de guanosina	4
Glecaprevir de 300 mg + pibrentasvir de 120 mg, 1×/dia, durante 12 semanas	Inibidor da protease NS3/4A/inibidor NS5A	1, 2, 3, 4, 5, 6
Velpatasvir de 100 mg + sofosbuvir de 400 mg, 1×/dia, durante 12 semanas[3]	Inibidor NS5A/inibidor da polimerase NS5B	1, 2, 3, 4, 5, 6
Voxilaprevir de 100 mg + sofosbuvir de 400 mg + velpatasvir de 100 mg, 1×/dia, durante 12 semanas	Inibidor da protease NS3/4A/inibidor da polimerase NS5B/inibidor NS5A	1, 2, 3, 4, 5, 6

[1]Os esquemas terapêuticos podem diferir na presença de cirrose.
[2]Como um esquema alternativo, elbasvir 50 mg/grazoprevir de 100 mg, 1×/dia, pode ser administrado em associação com ribavirina com base no peso por 16 semanas.
[3]O ajuste da dose pode ser necessário se coadministrado com um substrato do sistema CYP3A.

Foi notificada bradicardia sintomática grave em pacientes recebendo daclatasvir + sofosbuvir e amiodarona.

O daclatasvir é metabolizado principalmente pelo sistema CYP3A e não deve ser administrado com indutores fortes desse sistema. Além disso, é necessário o ajuste da dose quando coadministrado com inibidores fortes de CYP3A ou indutores moderados de CYP3A, incluindo atazanavir potenciado com cobicistate ou ritonavir, elvitegravir/cobicistate, efavirenz e etravirina. O daclatasvir é um inibidor do transportador glicoproteína P, polipeptídeo transportador de ânions orgânicos (OATP, do inglês *organic anion transporting polypeptide*) 1B1 e 1B3 e proteína de resistência ao câncer de mama (BCRP, do inglês *breast cancer resistance protein*).

Elbasvir

O elbasvir tem atividade *in vitro* contra a maioria dos principais genótipos de HCV, bem como algumas variantes virais resistentes aos inibidores NS5A anteriores. Ele está disponível apenas como uma associação de dose fixa com grazoprevir, recomendada para o tratamento dos genótipos 1 e 4 do HCV (ver Tabela 49-7).

A absorção não depende de alimentos. As concentrações máximas após a ingestão ocorrem em uma média de 3 horas. O elbasvir liga-se extensamente às proteínas plasmáticas (> 99,9%), é parcialmente eliminado pelo metabolismo oxidativo e é excretado principalmente nas fezes. O elbasvir + grazoprevir não deve ser administrado a pacientes com insuficiência hepática moderada a grave ou em conjunto com inibidores dos transportadores OATP1B1 e OATP1B3 ou fortes indutores ou inibidores de CYP3A. Também não deve ser coadministrado com cobicistate, efavirenz, etravirina, nevirapina ou qualquer um dos inibidores da protease do HIV.

A presença de variantes basais associadas à resistência aos inibidores NS5A reduz significativamente as taxas de RVS em 12 semanas com o uso do esquema de elbasvir + grazoprevir em pacientes com genótipo 1a. Uma vez que 10 a 15% dos pacientes sem exposição prévia terão variantes associadas à resistência aos inibidores NS5A, o teste basal deve ser considerado antes do início da terapia.

As reações adversas mais comumente relatadas durante a terapia com elbasvir + grazoprevir são fadiga, cefaleia e náuseas. Podem ocorrer elevações nas aminotransferases séricas.

Ledipasvir

O ledipasvir foi o primeiro inibidor NS5A disponível nos Estados Unidos. Está disponível em uma associação de dose fixa com sofosbuvir para o tratamento dos genótipos 1, 4, 5 e 6 do HCV.

O ledipasvir não é afetado pela ingestão de alimentos. As concentrações plasmáticas máximas médias ocorrem 4 a 4,5 horas após a administração oral de ledipasvir + sofosbuvir. Ele se liga fortemente (> 99,8%) às proteínas plasmáticas. O ledipasvir inalterado é a principal forma presente nas fezes. A meia-vida final média do ledipasvir após a administração de ledipasvir + sofosbuvir é de 47 horas. Não é necessário ajuste da dose em caso de insuficiência renal leve a moderada ou insuficiência hepática leve, moderada ou grave. A dose em pacientes com insuficiência renal grave ainda não foi determinada.

As reações adversas mais comuns em pacientes que recebem ledipasvir + sofosbuvir são fadiga, cefaleia, náuseas e insônia. Foi notificada bradicardia sintomática grave em pacientes em uso de ledipasvir com sofosbuvir e amiodarona.

O ledipasvir é um inibidor dos transportadores glicoproteína P e BCRP e pode aumentar a absorção intestinal de substratos coadministrados por esses transportadores. Além disso, a coadministração de indutores de glicoproteína P (p. ex., rifampicina ou erva-de-são-joão) com ledipasvir + sofosbuvir pode diminuir as concentrações plasmáticas de ambos os fármacos. A função renal deve ser monitorada em pacientes que tomam ledipasvir + sofosbuvir em associação com tenofovir desoproxila e essa associação deve ser evitada em pacientes com depuração da creatinina < 60 mL/min.

Ombitasvir

O ombitasvir está disponível como uma associação de dose fixa com paritaprevir e ritonavir (não disponível no Brasil) para o tratamento do genótipo 4 do VHC e é administrado em associação com dasabuvir, paritaprevir e ritonavir para tratar o genótipo 1 (ver Tabela 49-7). Assim como na infecção pelo HIV, o ritonavir é administrado como reforço farmacológico para aumentar as concentrações plasmáticas de paritaprevir por meio de seu efeito no sistema CYP3A, embora não tenha atividade contra o HCV.

A biodisponibilidade absoluta do ombitasvir é de 48%. As concentrações plasmáticas máximas são atingidas 5 horas após a ingestão da associação. Ele é fortemente ligado (99,9%) às proteínas e a via de eliminação é biliar. O ombitasvir + paritaprevir + ritonavir é contraindicado em pacientes com insuficiência hepática moderada a grave.

As reações adversas notificadas com mais frequência em pacientes que tomaram ombitasvir foram náuseas, prurido e insônia. O aumento das aminotransferases séricas também foi relatado, particularmente em mulheres que usam concomitantemente medicamentos contraceptivos contendo etinilestradiol.

O ombitasvir é um inibidor da enzima UGT1A1. Embora o ombitasvir não seja metabolizado pelo sistema CYP3A, paritaprevir, ritonavir e dasabuvir são, com o potencial resultante para múltiplas interações medicamentosas. A coadministração da associação com fármacos que são altamente dependentes de CYP3A para depuração, indutores moderados ou fortes de CYP3A e indutores ou inibidores fortes de CYP2C8 é contraindicada.

Pibrentasvir

O pibrentasvir está disponível apenas em comprimidos de associação de dose fixa com glecaprevir, um inibidor da protease NS3/4a, administrado 1 vez ao dia. Os dois antivirais têm atividade sinérgica *in vitro* com alta barreira à resistência e atividade potente contra polimorfismos comuns do vírus. Ambos os componentes são pangenotípicos; portanto, a indicação é para o tratamento dos genótipos 1, 2, 3, 4, 5 ou 6 do HCV. O pibrentasvir não é recomendado em pacientes com insuficiência hepática moderada (*Child-Pugh B*) e é contraindicado em pacientes com insuficiência hepática grave (*Child-Pugh* C). A principal via de excreção do pibrentasvir é a via biliar e a excreção renal é insignificante.

As reações adversas mais comuns são cefaleia, fadiga e náuseas.

O glecaprevir e o pibrentasvir são inibidores de glicoproteína-P, BCRP, OATP1B1 e OATP1B3. A coadministração com fármacos que são substratos de glicoproteína P, BCRP, OATP1B1 ou OATP1B3 pode aumentar suas concentrações plasmáticas. Já a coadministração com fármacos que inibem glicoproteína-P, BCRP, OATP1B1 ou OATP1B3 hepáticos pode aumentar as concentrações plasmáticas de glecaprevir e/ou pibrentasvir. A associação pibrentasvir + glecaprevir inibe OATP1B1 e OATP1B3, é um inibidor fraco de UGT1A1, CYP3A e CYP1A2 e pode afetar o transporte e o metabolismo das bilirrubinas conjugada e não conjugada. É contraindicado para uso com atazanavir ou rifampicina. A carbamazepina, o efavirenz e a erva-de-são-joão podem diminuir significativamente as concentrações plasmáticas de glecaprevir e pibrentasvir – inversamente, as suas concentrações podem aumentar quando coadministrados com darunavir, lopinavir, ritonavir ou ciclosporina.

Velpatasvir

O velpatasvir está disponível apenas em uma associação de dose fixa com o sofosbuvir, inibidor da polimerase NS5B. É o primeiro esquema de comprimido único 1 vez ao dia com atividade pangenotípica. Nenhum ajuste de dose é necessário para pacientes com insuficiência renal leve a moderada, ou qualquer grau de insuficiência hepática. A exposição ao sofosbuvir é aumentada em pacientes com insuficiência renal grave, incluindo aqueles em diálise. O teste basal para variantes resistentes de NS5A é recomendado em pacientes com genótipo 3 e cirrose. Se a variante resistente Y93H estiver presente, um esquema diferente deve ser escolhido.

O velpatasvir é administrado independentemente dos alimentos; as concentrações plasmáticas máximas são observadas 3 horas após a administração. Ele está fortemente ligado (> 99%) às proteínas plasmáticas, e a sua meia-vida terminal média é de 15 horas.

As reações adversas mais comuns em pacientes que recebem velpatasvir + sofosbuvir são cefaleia, fadiga, náuseas, astenia e insônia.

O metabolismo do velpatasvir ocorre por CYP2B6, CYP2C8 e CYP3A4. O velpatasvir e o sofosbuvir são substratos de glicoproteína P e BCRP e o velpatasvir também é transportado por OATP1B1 e OATP1B3. Os indutores de glicoproteína P e/ou indutores moderados ou potentes de CYP2B6, CYP2C8 ou CYP3A4 (p. ex., rifampicina, erva-de-são-joão, carbamazepina) podem diminuir as concentrações plasmáticas de velpatasvir e/ou sofosbuvir. A coadministração com fármacos que inibem glicoproteína P e/ou BCRP pode aumentar as concentrações de velpatasvir e/ou sofosbuvir, ao passo que os fármacos que inibem CYP2B6, CYP2C8 ou CYP3A4 podem aumentar a concentração plasmática de velpatasvir. A função renal deve ser monitorada em pacientes tratados com velpatasvir concomitantemente com tenofovir desoproxila, devido ao aumento das concentrações séricas deste último fármaco; essa associação deve ser evitada em pacientes com depuração da creatinina inferior a 60 mL/min.

INIBIDORES DA RNA POLIMERASE NS5B

A NS5B é uma RNA polimerase dependente de RNA envolvida no processamento pós-tradução, necessário para a replicação do HCV. A enzima tem um sítio catalítico para a ligação de nucleosídeos e pelo menos quatro outros sítios, nos quais um composto não nucleosídeo pode se ligar e causar alteração alostérica. A estrutura da enzima é altamente conservada em todos os genótipos de HCV, resultando em compostos que inibem eficazmente a NS5B contra todos os seis genótipos.

Existem duas classes de inibidores da RNA polimerase que atuam em estágios distintos da síntese de RNA. Os análogos de nucleosídeo/nucleotídeo (p. ex., sofosbuvir) têm como alvo o sítio catalítico de NS5B e são ativados dentro do hepatócito por meio da fosforilação em trifosfato de nucleosídeo, que compete com os nucleotídeos e resulta na interrupção da cadeia. Os análogos não nucleosídeo (p. ex., dasabuvir) atuam como inibidores alostéricos de NS5B.

Dasabuvir

O dasabuvir é um inibidor da polimerase NS5B não nucleosídeo, disponível apenas como uma associação de dose fixa com ombitasvir + paritaprevir + ritonavir para o tratamento do genótipo 1 do

HCV. O ritonavir funciona como reforço farmacológico para aumentar as concentrações plasmáticas de paritaprevir.

A biodisponibilidade absoluta do dasabuvir é de 70%. As concentrações plasmáticas máximas são atingidas 4 horas após a ingestão da associação. Ele é fortemente ligado (> 99,5%) às proteínas. A principal via de metabolismo é por CYP2C8 e CYP3A. Essa associação é contraindicada em pacientes com insuficiência hepática moderada a grave.

As reações adversas notificadas com mais frequência em pacientes que tomam dasabuvir foram náuseas, prurido e insônia. O aumento das aminotransferases séricas também foi relatado, particularmente em mulheres que usam concomitantemente medicamentos contraceptivos contendo etinilestradiol.

O metabolismo de paritaprevir, ritonavir e dasabuvir pelo sistema CYP3A causa múltiplas interações medicamentosas potenciais. A coadministração da associação com fármacos que são altamente dependentes de CYP3A para depuração, indutores moderados ou fortes de CYP3A, indutores ou inibidores fortes de CYP2C8 é contraindicada.

Sofosbuvir

O análogo de nucleotídeo sofosbuvir é administrado em associação com vários outros fármacos anti-HCV, incluindo daclatasvir, velpatasvir, ledipasvir, simeprevir, alfapeginterferona mais ribavirina ou ribavirina isoladamente. Também está disponível em uma associação de dose fixa com ledipasvir para o tratamento dos genótipos 1, 4, 5 e 6 do HCV (ver Tabela 49-7).

O sofosbuvir é um profármaco rapidamente convertido após a ingestão em GS-331007, eficientemente captado pelos hepatócitos e convertido pela cinase celular em sua forma 5'-trifosfato de análogo de uridina farmacologicamente ativo, GS-461203. O trifosfato é incorporado pela RNA polimerase do HCV na cadeia de RNA *primer* em alongamento, resultando na interrupção da cadeia.

O sofosbuvir é administrado independentemente dos alimentos; as concentrações plasmáticas máximas são observadas 0,5 a 1 hora após a dose. Ele se liga 61 a 65% às proteínas plasmáticas e é metabolizado no fígado. A depuração renal é a principal via de eliminação do GS-331007. A meia-vida final média do sofosbuvir e do GS-331007 é de 0,4 e 27 horas, respectivamente. Nenhum ajuste de dose é necessário para pacientes com insuficiência renal leve a moderada, ou qualquer grau de insuficiência hepática. A exposição ao sofosbuvir é aumentada em pacientes com insuficiência renal grave, incluindo aqueles em diálise.

O sofosbuvir é geralmente bem tolerado. As reações adversas específicas do fármaco são difíceis de diferenciar, uma vez que ele é sempre administrado com outros fármacos antivirais. Em pacientes tratados com sofosbuvir e ledipasvir, as reações adversas mais comumente relatadas foram fadiga, cefaleia e astenia. Foram notificados casos raros de bradicardia sintomática em pacientes que tomam sofosbuvir e amiodarona em associação com outros AADs, particularmente em pacientes que tomam betabloqueadores ou naqueles com comorbidades cardíacas subjacentes e/ou doença hepática avançada.

O sofosbuvir é um substrato de glicoproteína P, portanto, indutores potentes da glicoproteína P no intestino podem diminuir as concentrações sanguíneas de sofosbuvir e não devem ser coadministrados. O sofosbuvir não deve ser coadministrado com tipranavir. A associação sofosbuvir + velpatasvir não deve ser utilizado com efavirenz, etravirina, nevirapina ou atazanavir potenciado com ritonavir. A função renal deve ser monitorada em pacientes tratados com sofosbuvir + velpatasvir concomitantemente com tenofovir desoproxila; essa associação deve ser evitada em pacientes com depuração da creatinina < 60 mL/min.

INIBIDORES DA PROTEASE NS3/4A

Os inibidores da protease NS3/4A são inibidores da serina protease NS3/4A, uma enzima envolvida no processamento pós-tradução e na replicação do HCV (ver Figura 49-4).

Glecaprevir

O glecaprevir está disponível apenas em um esquema de associação de dose fixa com pibrentasvir, um inibidor NS5A, para o tratamento dos genótipos 1, 2, 3, 4, 5 e 6 do HCV. Ver discussão sobre pibrentasvir anteriormente.

Grazoprevir

O grazoprevir é um potente inibidor da protease pangenotípica, que se liga reversivelmente à protease NS3/4A do HCV. Ele é distinto dos inibidores da protease de geração anterior, devido à sua atividade pangenotípica, bem como à sua atividade contra algumas das principais variantes (R155K e D168Y) que incorreram em resistência aos inibidores da protease de primeira geração. O grazoprevir só está disponível em associação com elbasvir para o tratamento dos genótipos 1 e 4 do HCV.

O grazoprevir pode ser ingerido independentemente dos alimentos. As exposições orais são cerca de 2 vezes maiores em indivíduos infectados com HCV do que em indivíduos saudáveis. As concentrações plasmáticas máximas são atingidas em média 2 horas após a ingestão. O grazoprevir liga-se extensamente às proteínas plasmáticas (98,8%) e distribui-se predominantemente no fígado, provavelmente facilitado pelo transporte ativo através dos transportadores hepaticos OATP1B1 e OATP1B3. Ele é parcialmente eliminado pelo metabolismo oxidativo, sobretudo pelo sistema CYP3A, e é eliminado principalmente nas fezes. A sua meia-vida final média geométrica é de 31 horas.

As reações adversas mais comumente relatadas durante a terapia com elbasvir + grazoprevir foram fadiga, cefaleia e náuseas. Podem ocorrer elevações nas aminotransferases séricas.

A associação elbasvir + grazoprevir não deve ser administrada a pacientes com insuficiência hepática moderada a grave, ou em conjunto com inibidores OATP1B1 ou OATP1B3, indutores fortes ou inibidores de CYP3A ou efavirenz.

Paritaprevir

O paritaprevir está disponível como uma associação de dose fixa com ombitasvir e ritonavir para o tratamento do genótipo 4 do VHC e é coembalado com dasabuvir para o tratamento da infecção do genótipo 1 (não disponível no Brasil). O ritonavir atua como um impulsionador farmacológico das concentrações de paritaprevir por meio de seu efeito no metabolismo de CYP, embora não tenha atividade contra o HCV.

A biodisponibilidade absoluta do paritaprevir é de 53%. As concentrações plasmáticas máximas são atingidas 4 a 5 horas após a

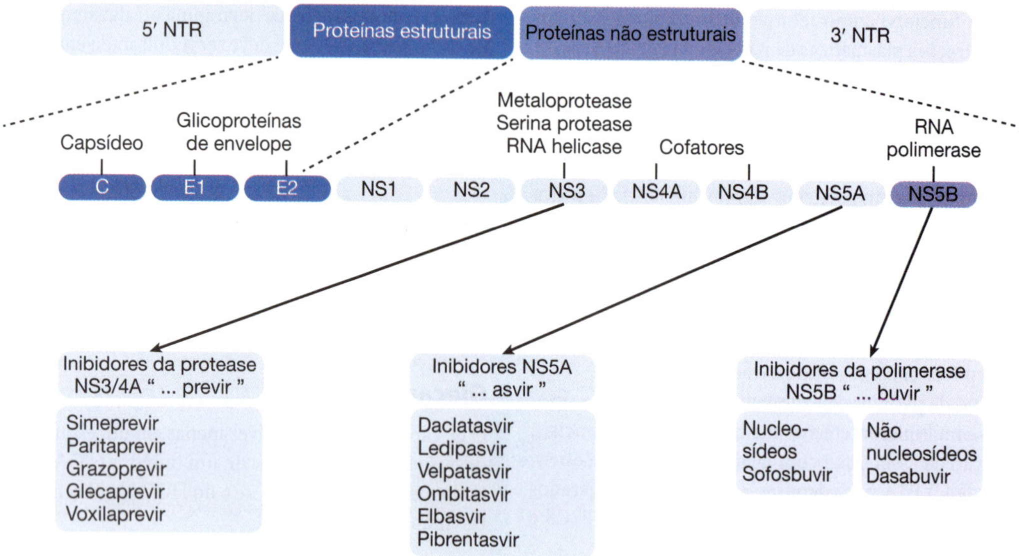

FIGURA 49-4 Genoma do HCV e potenciais alvos de ação de fármacos. C, E1, E2, etc., produtos proteicos de genes específicos.

ingestão da associação. Ele é cerca de 98% ligado às proteínas. A principal via de metabolismo é por CYP3A4 e CYP3A5. O ombitasvir + paritaprevir + ritonavir é contraindicado em pacientes com insuficiência hepática moderada a grave.

As reações adversas mais comumente relatadas ao paritaprevir foram náuseas, prurido e insônia. Aumento das aminotransferases séricas também foi relatado, particularmente em mulheres que tomam concomitantemente medicamentos contraceptivos que contêm etinilestradiol.

O metabolismo de paritaprevir, ritonavir e dasabuvir pelo sistema CYP3A causa múltiplas interações medicamentosas potenciais. A coadministração da associação com fármacos altamente dependentes de CYP3A para depuração, indutores moderados ou fortes de CYP3A, indutores ou inibidores fortes de CYP2C8 é contraindicada. A associação ombitasvir + paritaprevir + ritonavir não deve ser coadministrada com cobicistate, darunavir, efavirenz, etravirina, lopinavir + ritonavir, nevirapina, rilpivirina ou tipranavir potenciado com ritonavir.

Simeprevir

O simeprevir foi um dos primeiros inibidores da protease disponíveis; no entanto, é considerado um inibidor da protease do HCV de segunda geração, devido à sua afinidade de ligação e especificidade aumentadas para NS3/4A. É utilizado em associação com sofosbuvir, com ou sem ribavirina, para o tratamento do genótipo 1 do VHC, ou pode ser administrado em associação com alfainterferona peguilada e ribavirina. O simeprevir precisa ser ingerido com alimento para maximizar a sua absorção. A biodisponibilidade absoluta média é de 62%. As concentrações plasmáticas máximas são atingidas 4 a 6 horas após a ingestão. O simeprevir liga-se extensamente às proteínas plasmáticas (> 99%), é metabolizado no fígado pelo sistema CYP3A e sofre excreção biliar. O simeprevir não é recomendado em pacientes com insuficiência hepática moderada a grave devido, ao aumento de 2 a 5 vezes na exposição. Além disso, as exposições médias ao simeprevir são mais de 3 vezes mais altas em pacientes de ascendência do Leste Asiático em comparação com os caucasianos, o que leva a frequências potencialmente mais altas de reações adversas.

Em pacientes com HCV genótipo 1a, a presença da variante NS3A Q80K basal foi associada a uma redução significativa da RVS em 12 semanas em pacientes tratados com simeprevir mais peginterferona e ribavirina. Portanto, a triagem basal para a variante Q80K é recomendada antes do início da terapia.

O simeprevir é geralmente bem tolerado. A fotossensibilidade e erupção cutânea foram relatadas, sendo ocasionalmente graves; prurido ou náuseas também podem ocorrer. Foram observadas elevações transitórias e discretas da bilirrubina com simeprevir devido à diminuição da eliminação da bilirrubina relacionada com a inibição dos transportadores hepáticos OATP1B1 e proteína de resistência múltipla 2 (MRP2), mas não foi observada toxicidade hepática. Como o simeprevir contém uma metade sulfa, é preciso ter cautela em pacientes com história de alergia às sulfonamidas.

O simeprevir é um substrato e inibidor fraco de CYP3A e um substrato e inibidor de glicoproteína P, OATP1B1 e OATP1B3. A coadministração com inibidores moderados ou potentes ou indutores de CYP3A pode aumentar ou diminuir, de forma significativa, a concentração plasmática de simeprevir. O simeprevir não deve ser utilizado em associação com cobicistate, efavirenz, etravirina, nevirapina ou qualquer inibidor da protease do HIV.

Voxilaprevir

O voxilaprevir está disponível em associação de dose fixa com o inibidor NS5B do sofosbuvir e o inibidor NS5A do velpatasvir. Essa associação de pangenótipo é a primeira opção de retratamento aprovada para pacientes que receberam anteriormente, e falharam, um esquema com um inibidor NS5A para o tratamento de infecção crônica por HCV ou para pacientes com genótipos 1a ou 3 que foram previamente tratados com um esquema anti-HCV contendo sofosbuvir sem um inibidor NS5A. No entanto, não deve ser utilizado em pacientes previamente tratados que tenham doença hepática moderada a grave (i.e., cirrose *Child-Turcotte-Pugh B* ou C).

As reações adversas mais comuns são cefaleia, fadiga, diarreia e náuseas.

Quando administrado em associação com sofosbuvir + velpatasvir, o pico de concentração do voxilaprevir é atingido em 4 horas. Ele é fortemente ligado (> 99%) às proteínas e é eliminado principalmente por excreção biliar. A sua meia-vida é de 33 horas. O voxilaprevir é metabolizado principalmente pela CYP3A4 e, em menor extensão, por CYP2C8 e CYP1A, de modo que o seu potencial para interações medicamentosas é grande. Foi notificada bradicardia sintomática grave em pacientes tratados com a associação voxilaprevir + sofosbuvir + velpatasvir e amiodarona. O uso concomitante com indutores de glicoproteína P e/ou indutores moderados a potentes de CYP2B6, CYP2C8 ou CYP3A4 (p. ex., erva-de-são-joão e carbamazepina) é contraindicado, devido ao potencial para concentrações séricas mais baixas de sofosbuvir, velpatasvir e voxilaprevir. Também estão contraindicados fenitoína, fenobarbital, oxcarbazepina, rifabutina, rifapentina, atazanavir, lopinavir, tipranavir/ritonavir, efavirenz, rosuvastatina, pitavastatina e ciclosporina.

RIBAVIRINA

A ribavirina é um análogo da guanosina que sofre fosforilação intracelular por enzimas da célula hospedeira. Embora seu mecanismo de ação ainda não tenha sido totalmente elucidado, o fármaco parece interferir na síntese de trifosfato de guanosina, inibir o encapamento do RNA mensageiro viral e inibir a polimerase dependente de RNA viral de certos vírus. O trifosfato de ribavirina inibe a replicação de uma ampla variedade de DNA e RNA vírus, inclusive vírus *influenza* A e B, vírus *parainfluenza*, vírus sincicial respiratório, paramixovírus, HCV e HIV-1.

A biodisponibilidade oral absoluta da ribavirina, que é de 45 a 64%, aumenta com refeições ricas em gordura e diminui com a coadministração de antiácidos. A ligação às proteínas plasmáticas é insignificante, o volume de distribuição do fármaco é grande, e as concentrações no líquido cerebrospinal correspondem a cerca de 70% das concentrações plasmáticas. A eliminação da ribavirina é principalmente renal e, portanto, a depuração é diminuída em pacientes com depuração de creatinina < 30 mL/min.

Doses mais altas de ribavirina (i.e., 1.000 a 1.200 mg/d, em vez de 800 mg/d) e/ou uma terapia de duração mais longa podem ser mais eficazes, porém o risco de toxicidade também é aumentado. Anemia hemolítica dose-dependente ocorre em 10 a 20% dos pacientes, geralmente nas primeiras semanas de terapia. Outras reações adversas potenciais incluem depressão, fadiga, irritabilidade, exantema, tosse, insônia, náuseas e prurido. As contraindicações incluem anemia, insuficiência renal em estágio terminal, doença vascular isquêmica e gravidez. A ribavirina é teratogênica e embriotóxica em animais, bem como mutagênica em células de mamíferos. Assim sendo, duas formas eficazes de contracepção devem ser utilizadas por ambos os parceiros sexuais durante o tratamento e por vários meses depois disso.

A coadministração de ribavirina com didanosina causa concentrações significativamente aumentadas de didanosina. A coadministração com azatioprina pode resultar em mielotoxicidade, devido ao acúmulo de azatioprina.

FÁRMACOS ANTI-*INFLUENZA*

As cepas dos vírus *influenza* são classificadas por suas proteínas do núcleo (i.e., A, B ou C), espécie de origem (p. ex., aviária, suína) e local geográfico de isolamento. A *influenza* A, a única cepa que causa pandemias, é classificada em 16 subtipos H (hemaglutinina) e 9 N (neuraminidase), com base nas proteínas de superfície. Embora os vírus da *influenza* B geralmente infectem apenas pessoas, os vírus da *influenza* A podem infectar uma variedade de hospedeiros animais, incluindo pássaros, fornecendo um extenso reservatório. Os subtipos atuais de *influenza* A que estão circulando entre populações no mundo inteiro incluem H1N1, H1N2 e H3N2. Apesar de bastante específicos quanto à espécie, os subtipos de *influenza* aviária atravessam a barreira da espécie em algumas raras ocasiões, infectando seres humanos e gatos. Os vírus dos subtipos H5 e H7 (p. ex., H5N1, H7N9) podem sofrer mutações rapidamente em bandos de aves domésticas de uma forma patogênica baixa para alta e, recentemente, expandiram a sua gama de hospedeiros para causar doenças aviárias e humanas. No entanto, até o momento, a disseminação de pessoa para pessoa desses vírus aviários tem sido rara, limitada e não sustentada.

Até 2018, apenas cinco fármacos anti-*influenza* foram aprovados para uso nos Estados Unidos: três inibidores de neuraminidase (oseltamivir oral, zanamivir inalado, peramivir IV [não disponível no Brasil]) e dois adamantanos (amantadina, rimantadina [não disponível no Brasil]). A recente disponibilidade de baloxavir, um inibidor seletivo de endonuclease dependente de *cap* de *influenza*, oferece uma opção adicional para o tratamento da *influenza*. O advento de inibidores da neuraminidase com atividade contra *influenza* A e B (em comparação com a atividade contra *influenza* A apenas pelos adamantanos), bem como o baixo nível de resistência (comparado com > 99% de resistência aos adamantanos para *influenza* H3N2 e H1N1), fez os adamantanos caírem em desuso. Embora as taxas de resistência a oseltamivir, zanamivir e peramivir sejam atualmente baixas, o surgimento de resistência mais disseminada aos inibidores de neuraminidase é preocupante. O baloxavir retém atividade *in vitro* contra os vírus resistentes aos inibidores de neuraminidase, bem como contra os vírus da *influenza* aviária altamente patogênicos.

BALOXAVIR MARBOXILA

O baloxavir marboxila é um profármaco de primeira classe que é convertido por hidrólise no baloxavir ativo, um inibidor de endonuclease dependente de *cap* que interfere na transcrição de RNA viral e bloqueia a replicação do vírus. Portanto, ele atua mais precocemente no ciclo de replicação viral do que o oseltamivir. Além disso, uma vez que ele se liga a uma parte diferente do vírus que os inibidores de neuraminidase, a eficácia aumentada com associações desse fármaco é uma possibilidade e está em estudo. O fármaco tem atividade contra as *influenzas* A e B.

Devido à sua meia-vida longa de 80 horas, o baloxavir é administrado por via oral com uma posologia de dose única. O tratamento deve ser iniciado dentro de 48 horas do início dos sintomas com uma dose de 40 ou 80 mg, dependendo do peso corporal do indivíduo.

O uso de baloxavir resultou na diminuição da duração dos sintomas em uma média de 24 a 28 horas em comparação com o placebo em dois ensaios clínicos. Quando comparado com o oseltamivir, houve um tempo semelhante para o alívio dos sintomas, porém uma redução superior da carga viral em 1 dia pelo baloxavir.

O baloxavir foi bem tolerado. Mutações virais que conferem sensibilidade reduzida ao baloxavir foram detectadas em 2 a 10% dos pacientes nos ensaios clínicos até o momento, mas o significado clínico disso ainda não é conhecido. O baloxavir permanece eficaz contra os vírus resistentes ao oseltamivir; inversamente, o oseltamivir é eficaz contra os vírus resistentes ao baloxavir.

O baloxavir pode ser ingerido com ou sem alimentos e 93% do fármaco liga-se às proteínas plasmáticas. Ele é metabolizado por UGT1A3 com uma pequena contribuição da CYP3A4. A coadministração de baloxavir com produtos contendo cátions polivalentes (p. ex., laxantes, antiácidos, suplementos de cálcio) é contraindicada, devido à diminuição resultante das concentrações plasmáticas de baloxavir. Ele não deve ser ingerido com produtos lácteos.

OSELTAMIVIR E ZANAMIVIR

Os inibidores de neuraminidase, oseltamivir e zanamivir, análogos do ácido siálico, interferem na liberação da progênie de vírus *influenza* A e B das células hospedeiras infectadas, detendo, assim, a disseminação da infecção dentro do trato respiratório. Esses fármacos interagem competitiva e reversivelmente com o sítio ativo da enzima para inibir a atividade da neuraminidase viral em baixas concentrações nanomolares, resultando na agregação de vírions da *influenza* recém-liberados entre si e na membrana da célula infectada. A administração precoce é crucial, visto que a replicação do vírus *influenza* alcança um pico dentro de 24 a 72 horas após o início da doença. Embora a resistência ao oseltamivir e ao zanamivir possa surgir durante a terapia e ser transmissível, mais de 98% das cepas H1N1 e H3N2, bem como 100% do vírus *influenza* B testado pelos Centers for Disease Control na temporada de 2014 a 2015, mantiveram a suscetibilidade a ambos os fármacos.

O **oseltamivir** é um profármaco administrado por via oral que é ativado por esterases hepáticas e tem ampla distribuição corporal. A biodisponibilidade oral do fármaco é de cerca de 80%, a ligação às proteínas plasmáticas é baixa, e as concentrações alcançadas na orelha média e no líquido sinusal assemelham-se às concentrações plasmáticas. A meia-vida do oseltamivir é de 6 a 10 horas, e a excreção do fármaco ocorre por filtração glomerular e secreção tubular. A probenecida reduz a depuração renal em 50%.

O início de um curso de 5 dias de terapia dentro de 48 horas após o início da doença (75 mg, 2 vezes ao dia) diminui modestamente a duração dos sintomas, bem como a duração da eliminação viral e do título viral. Alguns estudos também mostraram a diminuição da incidência de complicações. A profilaxia 1 vez ao dia (75 mg, 1 vez ao dia) é 70 a 90% eficaz para a prevenção da doença após a exposição.

As concentrações séricas de carboxilato de oseltamivir, o metabólito ativo do oseltamivir, aumentam com o declínio da função renal; por conseguinte, deve-se ajustar a dose em pacientes com insuficiência renal. As reações adversas potenciais consistem em náuseas, vômitos e cefaleia. O uso do oseltamivir com alimentos não interfere na sua absorção e pode diminuir as náuseas e os vômitos. Também foi relatada a ocorrência de fadiga e diarreia, que parecem ser mais comuns com uso profilático. É raro haver exantema. Foram relatados eventos neuropsiquiátricos transitórios (autolesão ou delírio), particularmente em adolescentes e adultos que residem no Japão.

O **zanamivir** é administrado diretamente no trato respiratório por inalação. Do composto ativo, 10 a 20% alcança os pulmões; o restante é depositado na orofaringe. A concentração do fármaco no trato respiratório é estimada em mais de 1.000 vezes a concentração inibitória de 50% para a neuraminidase, e a meia-vida pulmonar é de 2,8 horas. Da dose total (10 mg, 2 vezes ao dia, durante 5 dias para tratamento, ou 10 mg, 1 vez ao dia para prevenção), 5 a 15% é absorvida e excretada na urina com metabolismo mínimo. As reações adversas potenciais consistem em tosse, broncospasmo (às vezes grave), diminuição reversível da função pulmonar e desconforto nasal e orofaríngeo transitório. Não é recomendado o uso do zanamivir para pacientes com doença respiratória subjacente.

PERAMIVIR

O inibidor de neuraminidase peramivir, um análogo do ciclopentano, tem atividade contra os vírus *influenza* A e B e é aprovado como dose única IV de 600 mg para o tratamento da *influenza* aguda não complicada em adultos. Assim como para os outros inibidores da neuraminidase, o tratamento precoce é ideal (i.e., dentro de 48 horas).

Menos de 30% do peramivir está ligado às proteínas. O peramivir não é significativamente metabolizado em seres humanos, e a principal via de eliminação é renal. O ajuste da dose é necessário para a insuficiência renal. A meia-vida de eliminação após a administração IV é de aproximadamente 20 horas.

A principal reação adversa é diarreia, embora reações cutâneas graves ou de hipersensibilidade (p. ex., síndrome de Stevens-Johnson, eritema multiforme) tenham sido raramente relatadas. Além disso, como com outros inibidores da neuraminidase, foi relatado risco aumentado de alucinações, delírio e comportamento anormal em pacientes com *influenza* tratados com peramivir.

AMANTADINA E RIMANTADINA

A amantadina (cloridrato de 1-aminoadamantana) e seu derivado α-metil, a rimantadina (não disponível no Brasil), são aminas tricíclicas da família da adamantana que bloqueiam o canal iônico de prótons M2 da partícula viral e inibem o desencapsulamento do RNA viral dentro da célula hospedeira infectada, impedindo, assim, a sua replicação. São ativas apenas contra a *influenza* A. A rimantadina é 4 a 10 vezes mais ativa do que a amantadina *in vitro*. A amantadina é bem absorvida e 67% ligada às proteínas, com meia-vida plasmática de 12 a 18 horas, que varia de acordo com a depuração da creatinina. A rimantadina, cuja ligação às proteínas é de cerca de 40%, apresenta meia-vida de 24 a 36 horas. As concentrações de rimantadina no muco nasal são, em média, 50% maiores do que as do plasma, e as concentrações do líquido cerebrospinal são de 52 a 96% as do plasma. A amantadina é excretada de modo inalterado na urina, ao passo que a rimantadina sofre metabolismo extenso por hidroxilação, conjugação e glicuronidação antes de sua excreção urinária. É necessário reduzir as doses de ambos os fármacos no indivíduo idoso e em pacientes com insuficiência renal. No caso da rimantadina, também é necessário reduzir a dose em pacientes com insuficiência hepática grave.

Na ausência de resistência, tanto a amantadina quanto a rimantadina são 70 a 90% protetoras na prevenção de doenças clínicas quando iniciadas antes da exposição e reduzem a duração em 1 a 2 dias quando administradas como terapia. Entretanto, devido às taxas de resistência altas nos vírus H1N1 e H3N2, esses fármacos não são mais recomendados para a prevenção ou o tratamento da *influenza*.

As reações adversas mais comuns são gastrintestinais (náuseas, anorexia) e no sistema nervoso central (nervosismo, dificuldade de concentração, insônia, tontura). As reações adversas graves (p. ex., alterações acentuadas do comportamento, delírio, alucinações, agitação e convulsões) podem se originar de uma alteração da neurotransmissão dopamínica (ver Capítulo 28). Essas reações menos frequentes com a rimantadina do que com a amantadina. Ambos os fármacos estão associados a concentrações plasmáticas elevadas, que ocorrem com mais frequência em pacientes com insuficiência renal, distúrbios convulsivos ou idade avançada, podendo aumentar com o uso concomitante de anti-histamínicos, anticolinérgicos, hidroclorotiazida e sulfametoxazol-trimetoprima. As manifestações clínicas da atividade anticolinérgica estão geralmente presentes na sobredose aguda de amantadina. Ambos os fármacos são teratogênicos e embriotóxicos em roedores, e foram relatados defeitos congênitos após a exposição ao fármaco durante a gravidez.

FÁRMACOS EM FASE DE INVESTIGAÇÃO

Uma formulação IV de **zanamivir** está sendo avaliada em ensaios clínicos e está disponível para uso compassivo junto ao fabricante. Um inibidor da neuraminidase de ação longa, o **octanoato de laninamivir**, pode reter a sua atividade contra o vírus resistente ao oseltamivir. O **DAS181** é um fármaco antiviral direcionado ao hospedeiro com atividade contra *influenza* e *parainfluenza* que atua removendo o receptor do vírus, o ácido siálico, de estruturas de glicano adjacentes.

OUTROS FÁRMACOS ANTIVIRAIS

INTERFERONAS

As interferonas foram estudadas para inúmeras indicações clínicas. Além das infecções por HBV e HCV (ver "Fármacos anti-hepatite"), a injeção intralesional de alfainterferona 2b ou n3 pode ser utilizada no tratamento do condiloma acuminado (ver Capítulo 61).

RIBAVIRINA

Além de ser administrada por via oral para o tratamento de infecção por HCV em associação à alfainterferona (ver "Fármacos anti-hepatite"), a ribavirina em aerossol é administrada por meio de nebulizador (20 mg/mL durante 12-18 horas continuamente ao dia) a crianças e lactentes com bronquiolite ou pneumonia graves causadas pelo vírus sincicial respiratório (RSV), a fim de reduzir a gravidade e a duração da doença. A absorção sistêmica é baixa (inferior a 1%). A ribavirina em aerossol pode causar irritação conjuntival ou brônquica, e o fármaco aerossolizado pode precipitar nas lentes de contato. A ribavirina é teratogênica e embriotóxica. Os profissionais de saúde e as mulheres grávidas devem ser protegidos contra a exposição extensa à inalação.

A ribavirina tem atividade *in vitro* contra vários vírus, incluindo Lassa, Nilo Ocidental, sarampo, *influenza* e *parainfluenza*. No entanto, faltam dados clínicos sobre a sua eficácia.

PALIVIZUMABE

O palivizumabe é um anticorpo monoclonal humanizado dirigido contra um epítopo no sítio antigênico A da proteína de superfície F do RSV. Foi aprovado para a prevenção da infecção por RSV em lactentes e crianças de alto risco, como prematuros e aqueles com displasia broncopulmonar ou cardiopatia congênita. Um estudo clínico controlado por placebo, que utilizou injeções intramusculares (15 mg/kg) 1 vez por mês durante 5 meses, no início da estação do RSV, demonstrou uma redução de 55% no risco de hospitalização devido ao RSV em pacientes tratados, bem como a redução da necessidade de oxigênio suplementar, do escore de gravidade da doença e da terapia intensiva. Embora cepas resistentes tenham sido isoladas no laboratório, ainda não foi identificado nenhum isolado clínico resistente. As reações adversas potenciais consistem em infecção do trato respiratório alto, febre, rinite, exantema, diarreia, vômitos, tosse, otite média e elevação das aminotransferases séricas.

Os fármacos sob investigação para o tratamento ou profilaxia de pacientes com infecção por RSV incluem inibidores de pequenas moléculas que interferem na fusão do RSV por meio da interação com a proteína F do RSV (p. ex., **GS-5806**) e o análogo de nucleosídeo oral **ALS-008176**.

IMIQUIMODE

O imiquimode é um modificador da resposta imune que demonstrou eficácia no tratamento tópico das verrugas genitais externas e perianais (i.e., condiloma acuminado; ver Capítulo 61). O creme a 5% é aplicado 3 vezes por semana e removido 6 a 10 horas após cada aplicação. As recidivas parecem menos comuns do que após o uso de terapia ablativa. O imiquimode também pode ser eficaz contra o molusco contagioso, mas não está licenciado nos Estados Unidos para essa indicação. As reações cutâneas locais constituem as reações adversas mais comuns, porém tendem a regredir semanas após a terapia. Todavia, as alterações cutâneas pigmentares podem persistir. Em certas ocasiões, foram relatadas reações adversas sistêmicas, como fadiga e síndrome semelhante a *influenza*.

DOENÇA DO CORONAVÍRUS 2019 (COVID-19)

A covid-19 é uma doença respiratória causada pelo coronavírus da síndrome respiratória aguda grave 2 (SARS-CoV-2). A doença foi identificada pela primeira vez em dezembro de 2019, em Wuhan, na China, e desde então se espalhou pelo mundo todo para causar uma pandemia global contínua desde 2019. Embora ainda não existam fármacos antivirais aprovados para tratar a covid-19, vários fármacos estão sob avaliação clínica, incluindo o análogo de nucleotídeo rendesivir experimental. O **rendesivir**, um inibidor de RNA polimerase, está aprovado para uso IV de emergência nos Estados Unidos em pacientes hospitalizados infectados com covid-19 que apresentam doença grave (asim como no Brasil). A dexametasona tem algum benefício para complicações pulmonares graves ("tempestade de citocinas") de covid-19. No entanto, azitromicina e hidroxicloroquina não são recomendadas pela Organização Mundial da Saúde (OMS) ou pelo CDC (Estados Unidos).

PREPARAÇÕES DISPONÍVEIS

NOMES GENÉRICOS
Abacavir
Abacavir + lamivudina
Abacavir + lamivudina + zidovudina
Aciclovir
Aciclovir em comprimidos bucais mucoadesivos
Adefovir
Alfainterferona 2a
Alfainterferona 2b
Alfainterferona 2b + ribavirina
Alfainterferona n3
Alfapeginterferona 2a (alfainterferona 2a peguilada)
Alfapeginterferona 2b (alfainterferona 2b peguilada)
Amantadina
Atazanavir
Baloxavir marboxila
Bictegravir
Boceprevir
Cidofovir
Daclatasvir
Darunavir
Dasabuvir
Delavirdina*
Didanosina (didesoxinosina, ddI)
Docosanol
Dolutegravir
Doravirina
Doravirina + lamivudina + tenofovir desoproxila
Efavirenz
Elbasvir + grazoprevir
Elvitegravir
Enfuvirtida
Entecavir
Entricitabina
Entricitabina + tenofovir
Entricitabina + tenofovir + efavirenz
Estavudina
Etravirina
Fanciclovir
Fosamprenavir
Foscarnete*
Fumarato de tenofovir desoproxila
Ganciclovir
Ibalizumabe*

NOMES GENÉRICOS
Imiquimode
Indinavir
Interferona 1 alfacona
Lamivudina
Lamivudina + abacavir + zidovudina
Lamivudina + zidovudina
Ledipasvir + sofosbuvir
Letermovir
Lopinavir + ritonavir
Maraviroque
Nelfinavir
Nevirapina
Ombitasvir + paritaprevir + ritonavir*
Oseltamivir
Palivizumabe
Penciclovir
Peramivir*
Pibrentasvir + glecaprevir
Raltegravir
Ribavirina
Ribavirina + alfainterferona 2b
Ribavirina aerossol
Rilpivirina
Rilpivirina + entricitabina + tenofovir
Rimantadina*
Ritonavir
Saquinavir
Sofosbuvir
Sofosbuvir + velpatasvir
Telaprevir
Telbivudina
Tenofovir alafenamida
Tipranavir
Trifluridina
Valaciclovir
Valganciclovir
Voxilaprevir + sofosbuvir + velpatasvir
Zalcitabina (didesoxicitidina, ddC)
Zanamivir
Zidovudina (azidotimidina, AZT)
Zidovudina + lamivudina
Zidovudina + lamivudina + abacavir

*Não disponível no Brasil

REFERÊNCIAS

American Association for the Study of Liver Diseases (AASLD)-Infectious Diseases Society of America (IDSA): HCV Guidance: Recommendations for testing, managing, and treating hepatitis C. Last updated May 24, 2018. www.hcvguidelines.org.

Terrault NA et al: Update on prevention, diagnosis, and treatment of chronic hepatitis B: AASLD 2018 hepatitis B guidance. Hepatology 2018;67:1560.

Saag MS et al: Antiretroviral drugs for treatment and prevention of HIV in adults: 2018 Recommendations of the International Antiviral Society–USA Panel. JAMA 2018;320(4):379-396.

U.S. Department of Health and Human Services: Guidelines for the Use of Antiretroviral Agents in Adults and Adolescents with HIV. Last updated July 10, 2019. https://www.aidsinfo.nih.gov/guidelines.

U.S. Department of Health and Human Services: Recommendations for the Use of Antiretroviral Drugs in Pregnant Women with HIV Infection and Interventions to Reduce Perinatal HIV Transmission in the United States. Last updated December 7, 2018. https://www.aidsinfo.nih.gov/guidelines.

Sites relevantes

www.aidsinfo.nih.gov
www.hiv-druginteractions.org
www.hivinsite.ucsf.edu/
www.iasusa.org
www.hepatitisc.uw.edu/page/treatment/drugs

RESPOSTA DO ESTUDO DE CASO

A terapia antiviral de associação contra o HIV e contra o vírus da hepatite B (HBV) está indicada para essa paciente, tendo em vista a elevada carga viral e a baixa contagem de células CD4. Entretanto, o uso de metadona e, possivelmente, o consumo excessivo de álcool exigem cautela. O tenofovir alafenamida e a entricitabina (dois inibidores de transcriptase reversa nucleosídeo/nucleotídeo) seriam excelentes escolhas como suporte principal de NRTI de um esquema totalmente supressor, uma vez que ambos são ativos contra HIV-1 e HBV, não interagem com metadona e estão disponíveis em uma associação de dose fixa 1 vez ao dia. Um inibidor da integrase, como o bictegravir ou o dolutegravir, pode ser adicionado. Contudo, existem outras alternativas. Antes do início desse esquema terapêutico, as funções renal e hepática devem ser verificadas, a concentração de DNA do HBV deve ser avaliada, a paciente deve ser testada para hepatite A e infecção por HCV e um teste de densidade mineral óssea deve ser considerado. A possibilidade de uma gravidez também deve ser descartada. Recomenda-se evitar o consumo de álcool. O potencial para concentrações reduzidas de metadona com darunavir, se utilizado, requer monitoramento rigoroso e, possivelmente, o aumento da dose de metadona. Por fim, a paciente deve estar ciente de que a interrupção abrupta dessas medicações pode precipitar uma exacerbação aguda da hepatite.

CAPÍTULO

50 Fármacos antimicrobianos diversos; desinfetantes, antissépticos e esterilizantes

Camille E. Beauduy, PharmD
Lisa G. Winston, MD*

ESTUDO DE CASO

Um homem de 56 anos é admitido na unidade de terapia intensiva (UTI) de um hospital para tratamento de pneumonia adquirida na comunidade. Ele recebeu ceftriaxona e azitromicina na admissão, melhorou rapidamente e foi transferido para a enfermaria. No sétimo dia de sua hospitalização, o paciente desenvolveu diarreia abundante, com oito evacuações naquele dia; sob outros aspectos, ele encontra-se clinicamente estável. A infecção por *Clostridioides difficile* é confirmada por teste de fezes.

Qual tratamento é aceitável para a diarreia do paciente? O paciente é transferido para um quarto particular. Quando a equipe de limpeza chega, surge a seguinte questão: qual produto deve ser utilizado para a desinfecção do antigo quarto desse paciente?

METRONIDAZOL, FIDAXOMICINA, RIFAXIMINA, MUPIROCINA, POLIMIXINAS E ANTISSÉPTICOS URINÁRIOS

METRONIDAZOL

O metronidazol é um medicamento antiprotozoário nitroimidazol (ver Capítulo 52) que também tem atividade antibacteriana potente contra anaeróbios, incluindo espécies *Bacteroides* e *Clostridioides* (anteriormente, *Clostridium*). Ele é seletivamente absorvido por bactérias anaeróbias e por protozoários sensíveis. Quando absorvido por anaeróbios, o metronidazol é reduzido por meios não enzimáticos ao reagir com a ferredoxina reduzida. Essa redução resulta em produtos que se acumulam e são tóxicos para as células anaeróbias. Os metabólitos do metronidazol são incorporados ao DNA bacteriano, formando moléculas instáveis. Essa ação ocorre somente quando o metronidazol é parcialmente reduzido. Como essa redução geralmente ocorre apenas em células anaeróbias, o fármaco tem relativamente pouco efeito sobre células humanas ou bactérias aeróbias.

O metronidazol é bem absorvido com administração oral, distribui-se amplamente nos tecidos e atinge concentrações séricas de 4 a 6 mcg/mL após dose oral de 250 mg. Ele também pode ser administrado por via intravenosa. O medicamento entra bem no líquido cerebrospinal e o cérebro, atingindo concentrações semelhantes àquelas no soro. O metronidazol é metabolizado no fígado e pode acumular-se em quadros de insuficiência hepática.

O metronidazol é indicado para o tratamento de infecções intra-abdominais anaeróbias ou mistas (em associação a outros fármacos com atividade contra organismos aeróbios), vaginite (infecção por tricomonas, vaginose bacteriana) e abscesso cerebral. Embora não seja mais um tratamento de primeira escolha para a infecção por *Clostridioides difficile* quando administrado sozinho, pode ser administrado por via intravenosa associado à vancomicina oral, para pacientes com infecção grave por *C. difficile*. A posologia típica é de 500 mg, 3 vezes ao dia, VO ou IV (30 mg/kg/dia). A vaginite pode responder a uma única dose de 2 g. Há um gel vaginal para uso tópico.

As reações adversas incluem náuseas, diarreia, estomatite e neuropatia periférica decorrentes do uso prolongado. O metronidazol tem efeito semelhante ao do dissulfiram, e os pacientes devem ser instruídos a evitar álcool. Embora teratogênico em alguns animais,

*Os autores agradecem a Henry F. Chambers, MD, e Daniel H. Deck, PharmD, por suas contribuições às edições anteriores deste capítulo.

o metronidazol não foi associado a esse efeito em seres humanos. Outras propriedades do metronidazol serão discutidas no Capítulo 52.

O **tinidazol**, um fármaco estruturalmente semelhante, é um medicamento de dose única diária aprovado para o tratamento de infecção por *Trichomonas*, giardíase e amebíase. Ele também é ativo contra bactérias anaeróbias, mas não foi aprovado nos Estados Unidos para o tratamento de infecções anaeróbias (no Brasil há indicação em bula para infecções anaeróbias além das demais indicadas).

FIDAXOMICINA

A **fidaxomicina** é um antibiótico macrocíclico de espectro estreito que é ativo contra aeróbios e anaeróbios gram-positivos, mas não tem atividade contra bactérias gram-negativas (Figura 50-1). Esse fármaco inibe a síntese proteica bacteriana ao se ligar à subunidade σ (sigma) da RNA polimerase. Quando administrada por via oral, a absorção sistêmica da fidaxomicina é insignificante, porém as concentrações fecais são altas. Por isso, esse fármaco não está associado a muitas toxicidades sistêmicas e deve ser utilizado apenas para tratar infecções confinadas ao trato gastrintestinal. A fidaxomicina foi aprovada pela Food and Drug Administration (FDA) para o tratamento da infecção por *C. difficile* em adultos. Ela é tão eficaz quanto a vancomicina oral e está associada a taxas menores de recidiva da doença. Tanto a vancomicina quanto a fidaxomicina orais são recomendadas como opções de tratamento de primeira escolha para o tratamento do *C. difficile*. A fidaxomicina é administrada em comprimido de 200 mg, VO, 2 vezes ao dia durante 10 dias.

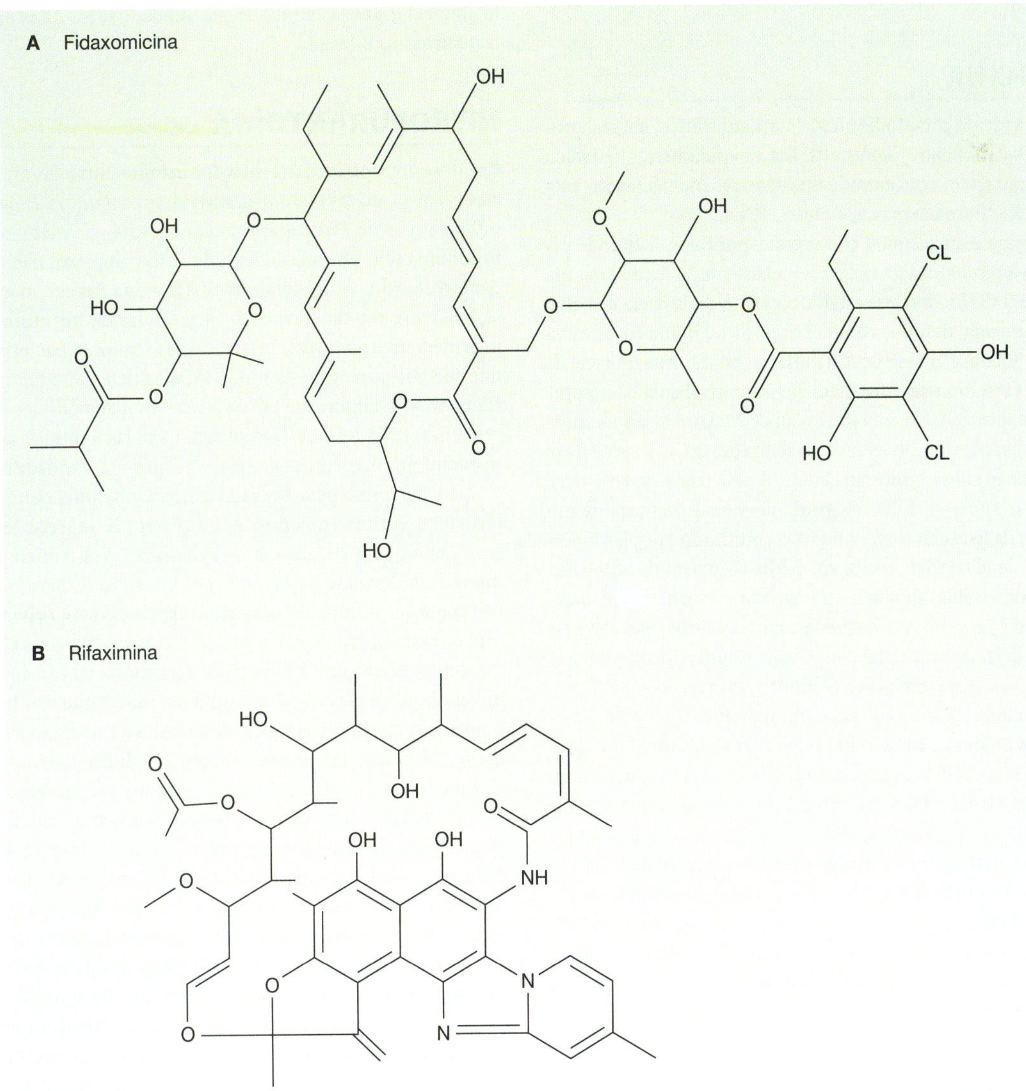

FIGURA 50-1 Exemplos de fármacos antibacterianos mal absorvidos incluem fidaxomicina (**A**) e rifaximina (**B**). Ambos os fármacos têm alto peso molecular e baixa solubilidade em água, o que contribui para a sua absorção sistêmica mínima. Isso resulta em altas concentrações do fármaco no lúmen gastrintestinal, permitindo a eficácia terapêutica em infecções gastrintestinais locais.

RIFAXIMINA

A **rifaximina** é um derivado da rifampicina. Ela é ativa contra aeróbios e anaeróbios gram-positivos e gram-negativos. A rifaximina inibe a síntese de proteínas bacterianas ao se ligar à subunidade β da RNA polimerase dependente de DNA. Quando administrada por via oral, a absorção sistêmica da rifaximina é < 0,5%, porém as concentrações fecais são altas; após um curso de 3 dias para diarreia de viajantes, as concentrações fecais são de 8.000 mcg/g (ver Figura 50-1). A rifaximina foi originalmente aprovada pela FDA para o tratamento da diarreia de viajantes e agora é utilizada no tratamento de encefalopatia hepática, síndrome do intestino irritável com diarreia e, ocasionalmente, como adjunto em casos de infecção recorrente ou refratária por *C. difficile* em adultos. Doses típicas de rifaximina variam de 200 a 550 mg, VO, administradas 2 a 3 vezes ao dia, dependendo da indicação. Devido à sua absorção limitada, a rifaximina não está associada a interações medicamentosas mediadas por enzimas do citocromo P450 (CYP), ao contrário de outras rifamicinas.

MUPIROCINA

A mupirocina (ácido pseudomônico) é uma substância natural produzida por *Pseudomonas fluorescens*. Ela é rapidamente inativada após a absorção e tem concentrações sistêmicas indetectáveis. Está disponível como pomada para aplicação tópica.

A mupirocina é ativa contra cocos gram-positivos, incluindo cepas de *Staphylococcus aureus* sensíveis e resistentes à meticilina. Ela inibe a isoleucil tRNA sintetase estafilocócica. A resistência de baixo nível da mupirocina, definida como concentração inibitória mínima (CIM) de até 100 mcg/mL, se deve à mutação puntiforme no gene da enzima-alvo. Observou-se resistência de baixo nível com o uso prolongado desse fármaco. No entanto, as concentrações locais alcançadas com as aplicações tópicas estão bem acima dessa CIM, e esse nível de resistência não causa insucesso clínico. A resistência de alto nível, com CIMs que superam 1.000 mcg/mL, deve-se à presença de um segundo gene da isoleucil tRNA sintetase, codificado por plasmídeo. A resistência de alto nível resulta em perda completa da atividade. As cepas com resistência de alto nível provocaram surtos hospitalares de infecção e colonização estafilocócicas. Embora taxas mais elevadas de resistência sejam encontradas com o uso extensivo da mupirocina, a maioria dos isolados estafilocócicos ainda é sensível.

A mupirocina está indicada para o tratamento tópico de infecções cutâneas menores, como o impetigo (ver Capítulo 61). A aplicação tópica em grandes áreas abertas, como úlceras de pressão ou feridas cirúrgicas, é um fator importante que leva ao surgimento de cepas resistentes à mupirocina, não sendo recomendada. A mupirocina elimina efetivamente o estado de portador nasal de *S. aureus* em pacientes ou profissionais de saúde, porém os resultados são mistos com relação à capacidade de se evitar a subsequente infecção estafilocócica. Os pacientes com maior probabilidade de se beneficiar da descolonização são aqueles submetidos a procedimentos ortopédicos ou cardiotorácicos.

POLIMIXINAS

As polimixinas formam um grupo de peptídeos básicos ativos contra bactérias gram-negativas, no qual estão incluídas a **polimixina B** e a **polimixina E (colistina)**. As polimixinas são detergentes catiônicos que se fixam às membranas celulares bacterianas, rompendo-as. Elas também se ligam à e inativam a endotoxina. Os organismos gram-positivos, *Proteus* sp. e *Neisseria* sp. são resistentes.

Em razão das toxicidades significativas decorrentes de sua administração sistêmica (principalmente nefrotoxicidade), até recentemente, as polimixinas estavam em grande parte restritas ao uso tópico. Pomadas contendo polimixina B, 5.000 unidades/g, em misturas com bacitracina ou neomicina (ou ambas) são comumente aplicadas em lesões cutâneas superficiais infectadas. O aparecimento de cepas de *Acinetobacter baumannii*, *Pseudomonas aeruginosa* e enterobactérias resistentes a todos os outros fármacos renovou o interesse pelas polimixinas como fármacos parenterais para terapia de resgate de infecções provocadas por esses organismos.

ANTISSÉPTICOS URINÁRIOS

Os antissépticos urinários são agentes administrados por via oral com atividade antibacteriana na urina, mas pouco ou nenhum efeito antibacteriano sistêmico. A sua utilidade se limita às infecções do trato urinário inferior.

NITROFURANTOÍNA

Em doses terapêuticas, a **nitrofurantoína** combate muitas bactérias gram-positivas e gram-negativas; no entanto, a *P. aeruginosa* e muitas cepas de *Proteus* apresentam resistência inerente. A nitrofurantoína tem um mecanismo de ação complexo, não totalmente compreendido. A atividade antibacteriana parece manter correlação com a rápida conversão intracelular da nitrofurantoína em intermediários altamente reativos pelas redutases bacterianas. Esses intermediários reagem de modo inespecífico com muitas proteínas ribossômicas e interrompem os processos metabólicos e a síntese de proteínas, RNA e DNA. Não se sabe qual das múltiplas ações da nitrofurantoína é a principal responsável por sua atividade bactericida.

Não há resistência cruzada entre a nitrofurantoína e outros fármacos antimicrobianos, e a resistência aparece lentamente. À medida que a resistência ao sulfametoxazol-trimetoprima e às fluoroquinolonas se torna mais comum com a *Escherichia coli*, a nitrofurantoína passa a ser um agente alternativo importante para uso oral no tratamento de infecção não complicada do trato urinário.

A nitrofurantoína é bem absorvida após a administração. Ela é metabolizada e excretada de forma tão rápida que não há qualquer ação antibacteriana sistêmica. O fármaco é excretado na urina por meio de filtração glomerular e secreção tubular. Com as doses diárias médias, concentrações de 200 mcg/mL são atingidas na urina. Na insuficiência renal, as concentrações urinárias são insuficientes para a ação antibacteriana, porém as concentrações sanguíneas elevadas podem provocar toxicidade. A nitrofurantoína é contraindicada em pacientes com insuficiência renal significativa. As recomendações tradicionais são evitar o uso em pacientes com depuração da creatinina < 60 mL/min. No entanto, alguns dados sugerem que o tratamento em curto prazo com nitrofurantoína é aceitável em pacientes com depuração da creatinina > 30 mL/min.

A posologia para infecção do trato urinário em adultos é de 100 mg, VO, administrados 4 vezes ao dia. Uma apresentação de ação prolongada pode ser administrada 2 vezes ao dia. Cada cápsula de ação prolongada contém duas formas de nitrofurantoína. A nitrofurantoína macrocristalina, que tem dissolução e absorção mais lentas do que a nitrofurantoína monoidratada, constitui 25% da cápsula. Os 75% restantes são formados por nitrofurantoína monoidratada contida na mistura, que, quando exposta aos sucos gástrico e intestinal, forma uma matriz em gel que libera a nitrofurantoína ao longo do tempo.

O fármaco não deve ser utilizado no tratamento de infecção do trato urinário superior. É desejável manter o pH urinário abaixo de 5,5, o que aumenta bastante a atividade do fármaco. Uma dose única diária de 100 mg de nitrofurantoína pode evitar infecções recorrentes do trato urinário em algumas mulheres.

Anorexia, náuseas e vômitos são os principais efeitos colaterais da nitrofurantoína. Podem ocorrer neuropatias e toxicidades pulmonares, particularmente com o uso prolongado ou em pacientes com insuficiência renal. A anemia hemolítica pode ocorrer em pacientes com deficiência de glicose-6-fosfato desidrogenase. A nitrofurantoína antagoniza a ação do ácido nalidíxico. Exantemas, infiltração e fibrose pulmonar e outras reações de hipersensibilidade foram reportadas.

MANDELATO DE METENAMINA E HIPURATO DE METENAMINA

O mandelato de metenamina é o sal do ácido mandélico e metenamina, com propriedades desses dois antissépticos urinários. Já o hipurato de metenamina é o sal do ácido hipúrico e metenamina. Abaixo do pH de 5,5, a metenamina libera formaldeído, que é antibacteriano (ver "Aldeídos", adiante). O ácido mandélico oral ou ácido hipúrico é absorvido e excretado inalterado na urina. Esses medicamentos são bactericidas para algumas bactérias gram-negativas quando o pH da urina é inferior a 5,5.

O mandelato de metenamina de 1 g, 4 vezes ao dia, ou o hipurato de metenamina de 1 g, 2 vezes ao dia, VO (em crianças de 6 a 12 anos, 500 mg, 4 vezes ao dia ou 2 vezes ao dia, respectivamente), é utilizado apenas como um antisséptico urinário para prevenir, e não tratar, a infecção sintomática do trato urinário. Agentes acidificantes (p. ex., ácido ascórbico, 4 a 12 g/dia) podem ser administrados para reduzir o pH urinário abaixo de 5,5. As sulfonamidas não devem ser administradas ao mesmo tempo, pois podem formar um composto insolúvel com o formaldeído liberado pela metenamina. Os pacientes tratados com mandelato de metenamina podem apresentar testes falsamente elevados para os metabólitos da catecolamina.

DESINFETANTES, ANTISSÉPTICOS E ESTERILIZANTES

Os desinfetantes são agentes químicos ou procedimentos físicos que inibem ou matam microrganismos (Tabela 50-1). Os antissépticos são agentes desinfetantes com toxicidade suficientemente baixa para as células hospedeiras, de modo que podem ser utilizados diretamente sobre a pele, as mucosas ou as feridas. Já os esterilizantes matam células vegetativas e esporos quando aplicados a materiais por intervalos de tempo e temperatura apropriados. Alguns dos termos empregados nesse contexto estão definidos na Tabela 50-2.

A desinfecção impede a infecção ao reduzir a quantidade de organismos potencialmente infecciosos matando-os, removendo-os ou diluindo-os. Ela pode ser feita por meio da aplicação de agentes químicos ou do uso de agentes físicos, como radiação ionizante, calor seco ou úmido, ou vapor superaquecido (autoclave, 120 °C) para matar microrganismos. Com frequência, utiliza-se uma combinação de agentes como, por exemplo, água e calor moderado durante um tempo (pasteurização), óxido de etileno e calor úmido (um esterilizante) ou adição de desinfetante a um detergente. A prevenção da infecção também pode ser alcançada pela lavagem, que dilui o organismo potencialmente infeccioso.

A **higiene das mãos** é o meio mais importante de se evitar a transmissão de agentes infecciosos de uma pessoa para outra ou de regiões com alta carga microbiana, como boca, nariz ou intestino, para locais potenciais de infecção. Produtos para esfregar as mãos à base de álcool, sabão e água morna são utilizados para matar ou remover bactérias. Desinfetantes de pele, juntamente a detergente e água, são geralmente utilizados no pré-operatório como esfoliantes cirúrgicos para as mãos e os braços dos membros da equipe cirúrgica.

TABELA 50-1 Atividades dos desinfetantes

	Bactérias			Vírus			Outras condições		
	Gram-positivas	*Gram-negativas*	*Álcool-ácido resistentes*	*Esporos*	*Lipofílicos*	*Hidrofílicos*	*Fungos*	*Cistos amebianos*	*Príons*
Alcoóis (isopropanol, etanol)	AS	AS	S	R	S	V	–	–	R
Aldeídos (glutaraldeído, formaldeído)	AS	AS	MS	S (lento)	S	MS	S	–	R
Fenóis, compostos de amônio quaternário	AS	AS	MS	R	S	R	S	–	R
Gliconato de clorexidina	AS	MS	R	R	V	R	–	–	R
Hexaclorofeno	S (lento)	R	R	R	R	R	R	R	R
Hipoclorito de sódio, dióxido de cloro	AS	AS	MS	S (pH 7,6)	S	S (em altas concentrações)	MS	S	MS (em altas concentrações)
Iodopovidona	AS	AS	S	S (em altas concentrações)	S	R	S	S	R

AS, altamente sensível; MS, moderadamente sensível; R, resistente; S, sensível; V, variável; –, sem dados.

TABELA 50-2 Termos comumente utilizados relacionados com a morte química e física de microrganismos

Antissepsia	Aplicação de um agente em um tecido vivo com a finalidade de evitar infecção
Descontaminação	Processo que produz a redução acentuada do número ou da atividade de microrganismos
Desinfecção	Tratamento químico ou físico que destrói a maioria dos microrganismos vegetativos e vírus, mas não os esporos, em ou sobre superfícies inanimadas
Higienização	Redução da carga microbiana sobre uma superfície inanimada até um nível considerado aceitável para fins de saúde pública
Esterilização	Processo destinado a matar ou remover todos os tipos de microrganismos, inclusive esporos, geralmente incluindo vírus, com probabilidade aceitavelmente baixa de sua sobrevida
Pasteurização	Processo que mata os microrganismos não esporulantes por meio de água quente ou vapor entre 65 e 100 °C

A avaliação da eficácia de antissépticos, desinfetantes e esterilizantes, embora aparentemente simples em princípio, é muito complexa. Os fatores a serem considerados em qualquer avaliação são: resistência intrínseca do microrganismo, quantidade de microrganismos existente, populações mistas de organismos, quantidade de material orgânico presente (p. ex., sangue, fezes, urina), concentração e estabilidade do desinfetante e do esterilizante, tempo e temperatura de exposição, pH, hidratação e ligação do agente à superfície. Há ensaios de atividade padronizados e definidos para cada uso específico. A toxicidade para os seres humanos também deve ser avaliada. Nos Estados Unidos, a Agência de Proteção Ambiental (EPA, do inglês *Environmental Protection Agency*) regulamenta desinfetantes e esterilizantes, ao passo que a FDA regulamenta os antissépticos.*

Os usuários de antissépticos, desinfetantes e esterilizantes precisam considerar suas toxicidades em curto e longo prazos, uma vez que eles podem ter atividade biocida geral e se acumular no ambiente ou no organismo. Os desinfetantes e os antissépticos também podem ser contaminados por microrganismos resistentes – como esporos, *P. aeruginosa* ou *Serratia marcescens* –, passando, assim, a transmitir infecção. Muitos antissépticos tópicos interferem na cura de feridas em algum grau. A limpeza simples de feridas com água e sabão pode ser menos lesiva do que a aplicação de antissépticos.

Algumas das classes químicas de antissépticos, desinfetantes e esterilizantes serão brevemente descritas adiante. O leitor pode consultar as referências gerais para a descrição dos métodos de desinfecção física e esterilização.

ALCOÓIS

Os dois alcoóis mais empregados para antissepsia e desinfecção são o **etanol** e o **álcool isopropílico (isopropanol)**. Eles atuam rapidamente matando bactérias vegetativas, *Mycobacterium tuberculosis* e muitos fungos, além de inativarem os vírus lipofílicos. A concentração bactericida ideal é de 60 a 90% por volume em água. Os alcoóis provavelmente atuam por meio da desnaturação das proteínas. Eles não são utilizados como esterilizantes, uma vez que não são esporicidas, não penetram em material orgânico contendo proteína, podem não ser ativos contra vírus hidrofílicos. O seu efeito secante sobre a pele pode ser parcialmente aliviado com a adição de emolientes à formulação. Demonstrou-se que a higiene das mãos à base de álcool reduz a transmissão de patógenos associados aos cuidados de saúde, incluindo a covid-19, e é recomendada pelo *Centers for Disease Control and Prevention* (CDC) como o método preferencial de descontaminação das mãos em ambientes de atenção à saúde. Os produtos contendo álcool são ineficazes contra os esporos do *C. difficile*, e a lavagem das mãos com água e sabão é necessária para a descontaminação após cuidar de um paciente com infecção por *C. difficile*.

Os alcoóis são inflamáveis, por isso devem ser armazenados em áreas frias e bem ventiladas. Deve-se permitir que evaporem antes de cauterização, eletrocirurgia ou cirurgia a *laser*. Os alcoóis podem ser lesivos quando aplicados diretamente no tecido corneal. Por conseguinte, instrumentos como tonômetros desinfetados em álcool devem ser enxaguados com água estéril, ou o álcool deve evaporar antes de sua utilização.

*N. de R.T. No Brasil, a Anvisa é a responsável pela regulamentação desses agentes.

CLOREXIDINA

A clorexidina é uma biguanida catiônica com solubilidade muito baixa em água. O digliconato de clorexidina hidrossolúvel é empregado como antisséptico nas formulações à base de água. A clorexidina é ativa contra bactérias vegetativas e micobactérias e apresenta atividade moderada contra fungos e vírus. Ela é fortemente adsorvida às membranas bacterianas, causando extravasamento de pequenas moléculas e precipitação de proteínas citoplasmáticas. É ativa em pH de 5,5 a 7,0. O gliconato de clorexidina tem ação mais lenta que os alcoóis, porém, em virtude de sua persistência, tem atividade residual, produzindo ação bactericida equivalente à dos alcoóis. A clorexidina é mais efetiva contra cocos gram-positivos e menos ativa contra bacilos gram-positivos e gram-negativos. A germinação do esporo é inibida pela clorexidina. O digliconato de clorexidina é resistente à inibição pelo sangue e por materiais orgânicos. Contudo, os agentes aniônicos e não iônicos em hidratantes, sabões neutros e surfactantes podem neutralizar a sua ação. As formulações de digliconato de clorexidina com concentração de 4% apresentam atividade antibacteriana um pouco maior do que as formulações a 2% mais modernas. A associação de gliconato de clorexidina + álcool 70%, disponível em alguns países, inclusive nos Estados Unidos, é o agente preferencial para a antissepsia cutânea em muitos procedimentos cirúrgicos e percutâneos. A vantagem dessa associação em relação à iodopovidona advém de sua ação mais rápida após a aplicação, da manutenção da atividade depois de exposição a líquidos orgânicos e da persistência da atividade sobre a pele. A clorexidina tem ação irritativa ou sensibilizante da pele muito baixa. A toxicidade oral também é baixa, pois a clorexidina é muito mal absorvida no trato alimentar. Ela não deve ser empregada durante cirurgia na orelha média, visto que provoca surdez neurossensorial. Há toxicidade neural similar em neurocirurgias.

HALOGÊNIOS

Iodo

O iodo em solução de 1:20.000 é bactericida em 1 minuto e mata esporos em 15 minutos. A tintura de iodo USP contém 2% de iodo e 2,4% de iodeto de sódio em álcool. É o antisséptico mais ativo para a pele intacta. Não é comumente utilizado devido a reações de hipersensibilidade graves e manchas em roupas e curativos.

Iodóforos

Os iodóforos são complexos de iodo com um agente de superfície ativo, como a **polivinilpirrolidona** (**PVP**; **iodopovidona**). Os iodóforos conservam a atividade do iodo e matam bactérias vegetativas, micobactérias, fungos e vírus lipofílicos. Eles podem ser esporicidas com exposição prolongada. Os iodóforos são empregados como antissépticos ou desinfetantes, contendo mais iodo no caso da última função. A quantidade de iodo livre é baixa, porém é liberada à medida que a solução se dilui. Uma solução iodófora deve ser diluída de acordo com as orientações do fabricante para que se obtenha a atividade plena.

Os iodóforos são menos irritantes e têm menor probabilidade de produzir hipersensibilidade cutânea do que a tintura de iodo. Eles precisam de tempo de secagem sobre a pele antes que se tornem ativos, o que pode ser uma desvantagem. Embora tenham espectro de atividade mais amplo do que a clorexidina, inclusive ação esporicida, os iodóforos não têm atividade persistente sobre a pele.

Cloro

O cloro é um agente oxidante forte e desinfetante universal muito utilizado na forma de solução de **hipoclorito de sódio** a 5,25%, formulação típica da **água sanitária**. Como as fórmulas podem variar, a concentração exata deve ser verificada no rótulo. A diluição de 1:10 de água sanitária (produzindo uma concentração de 0,525%) proporciona 5.000 ppm de cloro disponível. O CDC recomenda essa concentração para desinfecção de sangue derramado. Menos de 5 ppm matam as bactérias vegetativas, ao passo que até 5.000 ppm são necessários para a eliminação de esporos bacterianos. Uma concentração entre 1.000 e 10.000 ppm é tuberculocida. A concentração de 100 ppm mata células vegetativas de fungos em uma hora, porém os esporos de fungos requerem 500 ppm. Os vírus são inativados por 200 a 500 ppm. As diluições de hipoclorito de sódio a 5,25% feitas em pH de 7,5 a 8,0 em água corrente mantêm suas atividades por meses quando armazenadas em recipientes opacos e fechados. A abertura e o fechamento frequentes do recipiente reduzem bastante a sua atividade.

Como o cloro é inativado por sangue, soro, fezes e materiais que contêm proteína, as superfícies devem estar limpas antes de se aplicar o desinfetante à base de cloro. O ácido hipocloroso não dissociado (HOCl) é o agente biocida ativo. Quando se aumenta o pH, forma-se o íon hipoclorito menos ativo, OCl^-. Quando as soluções de hipoclorito entram em contato com o formaldeído, o carcinogênico bis (clorometil) é formado. A rápida evolução do gás de cloro irritante ocorre quando soluções de hipoclorito são misturadas ao ácido ou à urina. As soluções são corrosivas para alumínio, prata e aço inoxidável.

Compostos liberadores de cloro alternativos incluem **dióxido de cloro** e **cloramina-T**. Esses agentes têm ação bactericida prolongada.

FENÓLICOS

O próprio **fenol** (talvez o mais antigo dos antissépticos cirúrgicos) deixou de ser empregado, mesmo como desinfetante, devido ao seu efeito corrosivo sobre os tecidos, à sua toxicidade quando absorvido e ao seu efeito carcinogênico. As reações adversas são reduzidas com a formação de derivados, nos quais um grupamento funcional substitui um átomo de hidrogênio no anel aromático. Os agentes fenólicos mais usados são ***o*-fenilfenol**, ***o*-benzil-*p*-clorofenol** e ***p*-amilfenol terciário**. Além disso, podem ser utilizadas misturas de derivados fenólicos. Algumas delas derivam de destilados de alcatrão de carvão, como cresóis e xilenos. A absorção e a irritação cutâneas ainda ocorrem com esses derivados, sendo necessário cuidado em sua utilização. Com frequência, são adicionados detergentes para limpeza e remoção de material orgânico, que podem reduzir a atividade do composto fenólico.

Os compostos fenólicos rompem as membranas e paredes celulares, precipitam proteínas e inativam enzimas. São bactericidas (inclusive contra micobactérias) e fungicidas capazes de inativar os vírus lipofílicos. Não são esporicidas. As recomendações dos fabricantes para diluição e tempo de exposição devem ser respeitadas.

Os desinfetantes fenólicos são utilizados para descontaminação pesada de superfícies em hospitais e laboratórios, como assoalhos, leitos e bancadas. Não são recomendados para uso em berçários, sobretudo na proximidade de lactentes, pois sua utilização foi associada à hiperbilirrubinemia. O emprego do **hexaclorofeno** como desinfetante cutâneo provocou edema cerebral e convulsões em lactentes prematuros e, ocasionalmente, em adultos. Ele não está mais disponível nos Estados Unidos (nem no Brasil).

COMPOSTOS DE AMÔNIO QUATERNÁRIO

Os compostos de amônio quaternário ("*quats*") são detergentes catiônicos ativos em superfície. O cátion ativo tem pelo menos uma cadeia longa de hidrocarbonetos que repele a água, o que concentra as moléculas em uma camada disposta sobre a superfície de soluções e de partículas coloidais ou suspensas. A porção de nitrogênio carregada do cátion tem alta afinidade com a água e impede a separação da solução. A ação bactericida dos compostos quaternários foi atribuída à inativação das enzimas produtoras de energia, à desnaturação de proteínas e à ruptura da membrana celular. Esses agentes são fungistáticos e esporostáticos e inibem algas. Eles são bactericidas para bactérias gram-positivas e têm atividade moderada contra gram-negativas. Os vírus lipofílicos são inativados. Não são tuberculicidas ou esporicidas, e não inativam vírus hidrofílicos. Os compostos de amônio quaternário se ligam à superfície da proteína coloidal no sangue, no soro e no leite e às fibras em algodão, esfregões, tecidos e toalhas de papel utilizados para sua aplicação, o que pode provocar a inativação do agente quando retirado da solução. São inativados por detergentes aniônicos (sabões), por muitos detergentes não iônicos e por íons de cálcio, magnésio, ferro e alumínio.

Os compostos quaternários são utilizados para a higienização de superfícies não críticas (assoalhos, bancadas, etc.). Em razão da sua baixa toxicidade, eles passaram a ser empregados como higienizantes em instalações de produtos alimentares. O CDC recomenda que os compostos de amônio quaternário, como o **cloreto de benzalcônio**, *não* sejam utilizados como antissépticos, pois ocorreram vários surtos de infecções provocadas pelo crescimento de *Pseudomonas* e outras bactérias gram-negativas em soluções antissépticas de amônio quaternário.

ALDEÍDOS

O **formaldeído** e o **glutaraldeído** são utilizados para desinfecção ou esterilização de instrumentos, como endoscópios de fibra óptica, equipamentos de terapia respiratória, hemodialisadores e instrumentais dentários que não suportam exposição às temperaturas altas da esterilização por vapor. Eles não corroem metal, plástico ou borracha. Esses agentes têm amplo espectro de atividade contra microrganismos e vírus e agem por alquilação de grupamentos químicos em proteínas e ácidos nucleicos. Falhas de desinfecção ou de esterilização podem ocorrer em consequência de diluição abaixo da concentração sabidamente efetiva, de presença de material orgânico e de impossibilidade de o líquido entrar nos pequenos canais dos instrumentos. Estão disponíveis banhos de circulação automática que aumentam a entrada da solução de aldeído no instrumento ao mesmo tempo que diminuem a exposição do operador aos vapores irritantes.

O formaldeído encontra-se disponível na forma de uma solução de 40% do peso por volume em água (**formalina** a 100%). Uma solução de formaldeído a 8% em água tem amplo espectro de atividade contra bactérias, fungos e vírus. A atividade esporicida pode durar até 18 horas. A rapidez de sua ação aumenta quando em solução de isopropanol a 70%. As soluções de formaldeído são utilizadas para desinfecção de alto nível de hemodialisadores, preparação de vacinas e preservação e embalsamamento de tecidos. As soluções de formaldeído a 4% (formalina a 10%) utilizadas para fixação e embalsamamento de tecidos podem não ser micobactericidas.

O glutaraldeído é um dialdeído (1,5-pentanedial). As soluções de glutaraldeído a 2% de peso por volume são utilizadas com maior frequência. A solução deve ser alcalinizada até atingir um pH entre 7,4 e 8,5 para a sua ativação. As soluções ativadas eliminam bactérias, esporos, fungos e vírus hidrofílicos e lipofílicos. O glutaraldeído tem maior atividade esporicida do que o formaldeído, mas pode ter menor atividade tuberculocida. A ação letal contra micobactérias e esporos pode exigir exposição prolongada. Uma vez ativadas, as soluções têm vida de armazenamento de 14 dias. Após esse período, a polimerização reduz a sua atividade. Outros meios de ativação e estabilização podem aumentar a vida útil de armazenamento. Como as soluções de glutaraldeído são reutilizadas com frequência, a razão mais comum para a perda da atividade é a diluição e a exposição a material orgânico. Recomenda-se o uso de fitas de teste para medir a atividade residual.

O formaldeído tem odor pungente característico e é altamente irritante para as mucosas respiratórias e os olhos nas concentrações de 2 a 5 ppm. A United States Occupational Safety and Health Administration (OSHA) declarou que o formaldeído é um carcinógeno potencial e estabeleceu um padrão para exposição ocupacional, com limite de exposição média ponderada no tempo de 0,75 ppm em 8 horas.* Aconselham-se medidas de proteção para os profissionais de saúde expostos a concentrações de glutaraldeído acima de 0,2 ppm. Aumento da renovação do ar, confinamento em gabinetes com exaustão, tampas herméticas nos aparelhos de exposição e uso de equipamentos de proteção individual, como óculos, respiradores e luvas, podem ser necessários para que não se ultrapassem os limites de exposição.

O **ortoftalaldeído (OPA)** é um esterilizante químico dialdeído fenólico com espectro de atividade comparável ao do glutaraldeído, embora seja um bactericida de ação bem mais rápida. Em geral, a solução contém OPA a 0,55%. Uma desinfecção de alto nível pode ser obtida em 12 minutos na temperatura ambiente, em comparação com 45 minutos no caso de glutaraldeído a 2,4%. Diferentemente do glutaraldeído, o OPA não requer ativação, irrita menos as mucosas e não exige monitoração da exposição. Ele tem boa compatibilidade com materiais e perfil de segurança ambiental aceitável. O OPA é útil para desinfecção ou esterilização de endoscópios, instrumentos cirúrgicos e outros equipamentos médicos.

*N. de R.T. No Brasil, a RDC 15 de 2013 [https://bvsms.saude.gov.br/bvs/saudelegis/anvisa/2013/rdc0015_26_03_2013.html] permite o uso de 0,1% de formaldeído como conservante de produtos orais, 0,2% em outros produtos e proíbe o uso em aerossóis ou *sprays*.

ÁGUA SUPEROXIDADA

A eletrólise do soro fisiológico fornece uma mistura de oxidantes, principalmente ácido hipocloroso e cloro, com potentes propriedades desinfetantes e esterilizantes. A solução produzida no processo, que tem sido anunciada e comercializada para desinfecção de endoscópios e materiais dentários, tem rápida ação bactericida, fungicida, tuberculicida e esporicida. Obtém-se desinfecção de alto nível com contato por 10 minutos. A solução é atóxica e não causa irritação, não exigindo precauções de descarte especiais.

COMPOSTOS DE PEROXIGÊNIO

Os compostos de peroxigênio, **peróxido de hidrogênio** e **ácido peracético**, têm grande atividade letal e amplo espectro contra bactérias, esporos, vírus e fungos quando utilizados na concentração apropriada. Eles apresentam a vantagem de que seus produtos de decomposição não são tóxicos e não prejudicam o ambiente. Consistem em oxidantes poderosos, empregados sobretudo como desinfetantes e esterilizantes.

O peróxido de hidrogênio é um desinfetante muito eficaz quando utilizado para objetos inanimados ou materiais com baixo conteúdo orgânico. Sistemas que produzem vapor de peróxido de hidrogênio ou névoa seca estão agora disponíveis para descontaminação de salas em instalações de saúde. Os organismos que produzem as enzimas catalase e peroxidase degradam rapidamente o peróxido de hidrogênio. Os produtos de degradação inócuos são oxigênio e água. As soluções concentradas contendo H_2O_2 a 90% em peso por volume são preparadas por meios eletroquímicos. Quando diluídos em água deionizada de alta qualidade a 6 e 3% e colocados em recipientes limpos, os produtos permanecem estáveis. As concentrações de peróxido de hidrogênio entre 10 e 25% são esporicidas. O peróxido de hidrogênio em fase de vapor (VPHP) é um esterilizante gasoso frio com potencial de substituir os gases tóxicos ou carcinogênicos óxido de etileno e formaldeído. O VHPH não precisa de compartimento pressurizado e é ativo em temperaturas maiores que 4 °C e em concentrações maiores que 4 mg/L. Ele é incompatível com líquidos e produtos da celulose e penetra a superfície de alguns plásticos. Um equipamento automático, que emprega peróxido de hidrogênio vaporizado ou peróxido de hidrogênio misturado com ácido fórmico, está disponível para a esterilização de endoscópios.

O ácido peracético (CH_3COOOH) é preparado comercialmente a partir de peróxido de hidrogênio, ácido acético e um catalisador, como o ácido sulfúrico. Em sua forma pura, ele é explosivo e costuma ser empregado em solução diluída e transportado em recipientes com tampas ventiladas para evitar o aumento da pressão quando o oxigênio é liberado. O ácido peracético é mais ativo do que o peróxido de hidrogênio como agente bactericida e esporicida. As concentrações de 250 a 500 ppm são eficazes contra uma ampla gama de bactérias em 5 minutos em pH 7,0, a 20 °C. Os esporos bacterianos são inativados por 500 a 30.000 ppm de ácido peracético. Na presença de matéria orgânica, há necessidade de concentrações apenas um pouco maiores. Os vírus exigem exposições variáveis. Os enterovírus requerem 2.000 ppm durante 15 a 30 minutos para que sejam inativados.

Um aparelho automático, que emprega ácido peracético líquido tamponado com concentração de 0,1 a 0,5%, foi desenvolvido para a esterilização de instrumentos médicos, cirúrgicos e odontológicos. Os sistemas de esterilização com ácido peracético também foram adotados para hemodialisadores. As indústrias de processamento de alimentos e bebidas empregam muito o ácido peracético, uma vez que os produtos de clivagem em alta diluição não produzem odor, sabor ou toxicidade questionáveis, e não há necessidade de enxaguar.

O ácido peracético é um potente promotor tumoral, mas um carcinógeno fraco. Não é mutagênico no teste de Ames.

IRRADIAÇÃO ULTRAVIOLETA

A irradiação ultravioleta é utilizada em alguns estabelecimentos de saúde como modo alternativo de desinfecção para áreas de atendimento ao paciente. Em geral, ela é implantada por meio de um sistema automatizado, permitindo menos exposição da equipe aos produtos de descontaminação. A radiação ultravioleta tem rápida atividade bactericida contra vários patógenos, proporcionando uma descontaminação eficaz para a maioria das bactérias vegetativas em menos de 25 minutos e contra o *C. difficile* em menos de 1 hora.

METAIS PESADOS

Atualmente, os metais pesados, sobretudo o mercúrio e a prata, raramente são empregados como desinfetantes. O mercúrio é um perigo ambiental, e algumas bactérias patogênicas desenvolveram resistência mediada por plasmídeo. A hipersensibilidade ao timerosal é comum, possivelmente em até 40% da população. Esses compostos são absorvidos da solução por tampas de borracha e plástico. O **timerosal** de 0,001 a 0,004% é utilizado com segurança como conservante de certas vacinas, antitoxinas e soros imunes.

Os sais de prata inorgânicos são fortemente bactericidas. O **nitrato de prata**, 1:1.000, foi utilizado com frequência principalmente para a prevenção de oftalmite gonocócica em neonatos. As pomadas de antibiótico substituíram o nitrato de prata para essa indicação. A **sulfadiazina de prata** libera prata lentamente e tem sido utilizada para suprimir o crescimento bacteriano em queimaduras (ver Capítulo 46).

ESTERILIZANTES

Durante muitos anos, o **vapor** pressurizado (**autoclavagem**) a 120 °C durante 30 minutos foi o método básico de esterilização de instrumentos e outros materiais resistentes ao calor. Quando a autoclavagem não é possível, como é o caso de instrumentos com lentes e materiais que contêm plástico e borracha, o **óxido de etileno** – diluído com fluorocarbono ou dióxido de carbono para reduzir o risco de explosão – é utilizado na concentração de 440 a 1.200 mg/L, entre 45 e 60 °C, com umidade relativa de 30 a 60%. As concentrações mais altas aumentam a entrada.

O óxido de etileno é classificado como mutagênico e carcinogênico. O limite de exposição permitido (PEL, do inglês *permissible exposure limit*) pela OSHA para o óxido de etileno é de 1 ppm, calculado como média ponderada no tempo. Os esterilizantes alternativos, atualmente cada vez mais utilizados, são peróxido de hidrogênio em fase de vapor, ácido peracético, ozônio, plasma gasoso, dióxido de cloro, formaldeído e oxido de propileno. Cada um desses esterilizantes apresenta vantagens e desvantagens potenciais. Os sistemas automatizados com ácido peracético são geralmente empregados para descontaminação de alto nível e esterilização de endoscópios e hemodialisadores, devido à sua efetividade, aos seus componentes automatizados e à baixa toxicidade dos produtos residuais de esterilização.

CONSERVANTES

Os desinfetantes são empregados como conservantes para evitar o crescimento excessivo de bactérias e fungos em produtos farmacêuticos, soros e reagentes laboratoriais, produtos cosméticos e lentes de contato. Frascos multiuso de medicamentos que podem ser reinseridos através de um diafragma de borracha, colírios e gotas nasais requerem conservantes. Os conservantes não devem ser irritantes ou tóxicos para os tecidos aos quais serão aplicados. Eles devem ser eficazes na prevenção do crescimento de microrganismos que possam contaminá-los e devem ter solubilidade e estabilidade suficientes para que permaneçam ativos.

Os agentes conservantes mais utilizados são os ácidos orgânicos, como o **ácido benzoico** e seus sais, os **parabenos** (alquil ésteres do ácido *p*-hidroxibenzoico), o ácido sórbico e seus sais, os compostos fenólicos, os compostos de amônio quaternário, alcoóis e mercuriais, como o timerosal em concentrações de 0,001 a 0,004%.

RESUMO Diversos antimicrobianos

Subclasse, fármaco	Mecanismo de ação	Efeitos	Aplicações clínicas	Farmacocinética, toxicidades, interações
NITROIMIDAZOL				
• Metronidazol	Ruptura da cadeia de transporte de elétrons	Atividade bactericida contra bactérias anaeróbias e protozoários sensíveis	Infecções por anaeróbios • vaginite • colite por *C. difficile*	Oral ou IV • depuração hepática ($t_{1/2}$, 8 h) • reação semelhante à do dissulfiram quando administrado com álcool • *Toxicidade:* desconforto gastrintestinal • gosto metálico • neuropatia • convulsões
• *Tinidazol oral: semelhante ao metronidazol, mas administrado 1×dia; aprovado para* Trichomonas, *giardíase e amebíase*				
MACROLÍDEO				
• Fidaxomicina	Inibe a RNA polimerase bacteriana	Bactericida para bactérias gram-positivas	Colite por *C. difficile*	Oral • concentrações sanguíneas insignificantes • *Toxicidade:* transtorno gastrintestinal inespecífico

(*continua*)

Subclasse, fármaco	Mecanismo de ação	Efeitos	Aplicações clínicas	Farmacocinética, toxicidades, interações
RIFAMICINA				
• Rifaximina	Inibe a RNA polimerase bacteriana	Atividade bactericida em bactérias gram-positivas e gram-negativas	Diarreia do viajante, encefalopatia hepática, síndrome do intestino irritável	Oral • concentração plasmática negligível • *Toxicidade:* náuseas
ANTISSÉPTICOS URINÁRIOS				
• Nitrofurantoína	Não inteiramente esclarecido • interrompe a síntese proteica e inibe múltiplos sistemas enzimáticos bacterianos	Atividade bacteriostática ou bactericida contra bactérias sensíveis	Infecções não complicadas do trato urinário • profilaxia em longo prazo	Oral • depuração renal rápida ($t_{1/2}$, 0,5 h) • concentrações sanguíneas desprezíveis • contraindicada na insuficiência renal • *Toxicidade:* transtornos gastrintestinais • neuropatias • pneumonite por hipersensibilidade
• *Hipurato e mandelato de metenamina: oral; libera formaldeído em pH ácido na urina; utilizado apenas para profilaxia de infecções do trato urinário, e não para seu tratamento*				

PREPARAÇÕES DISPONÍVEIS

NOMES GENÉRICOS
ANTIMICROBIANOS DIVERSOS
Colistimetato de sódio
Fidaxomicina
Hipurato de metenamina
Mandelato de metenamina
Metronidazol
Mupirocina
Nitrofurantoína
Polimixina B (sulfato)
Rifaximina
DESINFETANTES, ANTISSÉPTICOS E ESTERILIZANTES
Benzalcônio
Gliconato de clorexidina, colutório: 0,12%
Gliconato de clorexidina tópico
Glutaraldeído
Iodo aquoso (solução de Lugol)
Iodopovidona
Nitrato de prata
Nitrofurazona
Ortoftalaldeído
Peróxido de benzoíla
Timerosal*
Tintura de iodo

*N. de R.T. Utilizado como conservante em vacinas.

REFERÊNCIAS

Bischoff WE et al: Handwashing compliance by health care workers: The impact of introducing an accessible, alcohol-based hand antiseptic. Arch Intern Med 2000;160:1017.

Gordin FM et al: Reduction in nosocomial transmission of drug-resistant bacteria after introduction of an alcohol-based hand-rub. Infect Control Hosp Epidemiol 2005;26:650.

Hoonmo LK, DuPont HL: Rifaximin: A unique gastrointestinal-selective antibiotic for enteric diseases. Curr Opin Gastroenterol 2010;26:17.

Humphreys PN: Testing standards for sporicides. J Hosp Infect 2011;77:193.

Louie TJ et al: Fidaxomicin versus vancomycin for *Clostridium difficile* infection. N Engl J Med 2011;364:422.

Medical Letter: Tinidazole (Tindamax)—a new anti-protozoal drug. Med Lett Drugs Ther 2004;46:70.

Meyer GW: Endoscope disinfection. UpToDate 2019. www.uptodate.com/contents/endoscope-disinfection.

Noorani A et al: Systematic review and meta-analysis of preoperative antisepsis with chlorhexidine versus povidone-iodine in clean-contaminated surgery. Br J Surg 2010;97:1614.

Rutala WA, Weber DJ: Disinfection and sterilization in health care facilities: An overview and current issues. Infect Dis Clin N Am 2016;30:609.

Rutala WA, Weber DJ: New disinfection and sterilization methods. Emerg Infect Dis 2001;7:348.

Widmer AF, Frei R: Decontamination, disinfection, and sterilization. In: Murray PR et al (editors): *Manual of Clinical Microbiology*, 7th ed. American Society for Microbiology, 1999.

RESPOSTA DO ESTUDO DE CASO

O paciente pode ser tratado com fidaxomicina oral, um medicamento apropriado para a infecção por *C. difficile*. A vancomicina oral é o outro fármaco de primeira escolha, e costuma ser utilizada preferencialmente, devido ao custo mais baixo em comparação com a fidaxomicina. O metronidazol demonstrou inferioridade clínica em relação à vancomicina oral e deve ser reservado para casos leves de infecção por *C. difficile* em pacientes que são incapazes de tolerar as opções preferidas, ou como fármaco adicional na infecção grave por *C. difficile*. O quarto deve ser limpo com solução de água sanitária (5.000 ppm), em virtude de ser esporicida. Outros desinfetantes esporicidas também podem ser eficazes.

CAPÍTULO

51

Aplicação clínica dos fármacos antimicrobianos

Harry W. Lampiris, MD
Daniel S. Maddix, PharmD†

ESTUDO DE CASO

Um homem de 65 anos é submetido à nefrostomia percutânea por nefrolitíase aguda e urossepsia durante uma viagem pela Índia. Ele recebe terapia antimicrobiana sistêmica com ciprofloxacino por 7 dias e se recupera completamente. Duas semanas depois, no entanto, ele retorna aos Estados Unidos e se apresenta ao pronto-socorro com confusão, disúria e calafrios. O exame físico revela pressão arterial de 90/50, pulso de 120 bpm, temperatura de 38,5 °C e frequência respiratória de 24 rpm. O paciente está desorientado, porém o exame físico é normal. O exame laboratorial mostra leucócitos 24.000/mm^3 e lactato sérico elevado; o exame de urina mostra 300 leucócitos por campo de grande aumento e 4+ bactérias.

Quais são os possíveis organismos responsáveis pelos sintomas do paciente? Qual(is) antibiótico(s) você escolheria para a terapia inicial dessa infecção potencialmente fatal?

O desenvolvimento de fármacos antimicrobianos representa um dos avanços mais importantes na terapêutica, tanto no controle como na cura de infecções graves, como na prevenção e no tratamento de complicações infecciosas de outras modalidades terapêuticas, como quimioterapia do câncer, imunossupressão e cirurgia. No entanto, é avassaladora a evidência de que os fármacos antimicrobianos são prescritos em excesso nos ambientes ambulatoriais nos Estados Unidos, e a disponibilidade desses fármacos sem prescrição em muitos países em desenvolvimento já limitou muito as opções terapêuticas do tratamento de infecções com risco à vida, em virtude de facilitar o desenvolvimento da resistência.

A ameaça da resistência antimicrobiana e seu impacto no tratamento de infecções graves são urgentes. Bactérias resistentes a antibióticos, principalmente os patógenos "ESKAPE" (*Enterococcus faecium*, *Staphylococcus aureus*, *Klebsiella pneumoniae*, *Acinetobacter baumannii*, *Pseudomonas aeruginosa* e outras espécies de Enterobacteriaciae), foram identificadas como patógenos MDR (resistentes a vários fármacos) específicos pelos Centers for Disease Control and Prevention dos Estados Unidos e pela Organização Mundial da Saúde. A Infection Disease Society of America lançou a "iniciativa 10 × '20", incentivando o desenvolvimento de dez novos fármacos antibacterianos administrados sistemicamente, eficazes e seguros até 2020. Em 2019, sete novos fármacos receberam a aprovação da Food and Drug Aministration (FDA), e nove estão em desenvolvimento clínico avançado.

Por conseguinte, o médico deve determinar, em primeiro lugar, se a terapia antimicrobiana é justificada para determinado paciente. As perguntas específicas que devem ser feitas incluem as seguintes:

1. Há indicação de uso de fármaco antimicrobiano com base nas manifestações clínicas? Ou é prudente aguardar até que essas manifestações se evidenciem?
2. Amostras clínicas apropriadas foram obtidas para estabelecer um diagnóstico microbiológico?
3. Quais são os prováveis agentes etiológicos para a doença do paciente?
4. Quais medidas devem ser tomadas para proteger os indivíduos expostos ao caso-índice para evitar casos secundários? Quais medidas devem ser implementadas para evitar exposição adicional?
5. Há evidência clínica (p. ex., a partir de estudos clínicos bem executados) de que a terapia antimicrobiana produzirá benefício clínico para o paciente?

† *In memorian*, 1962-2020.

Uma vez identificada uma etiologia específica com base nos exames microbiológicos, as seguintes perguntas adicionais devem ser consideradas:

1. Se um determinado patógeno microbiano tiver sido identificado, é possível substituir o fármaco empírico inicial por um fármaco com espectro mais restrito?
2. Um único fármaco é suficiente ou há necessidade de associação de fármacos?
3. Quais são a dose, a via de administração e a duração da terapia ideais para o caso?
4. Quais exames específicos (p. ex., teste de sensibilidade) devem ser realizados para identificar os pacientes que não responderão ao tratamento?
5. Quais medidas auxiliares podem ser realizadas para erradicar a infecção? Por exemplo, há indicação de cirurgia para a remoção de tecido desvitalizado ou de corpos estranhos – ou drenagem de abscesso – nos quais os fármacos antimicrobianos podem ser incapazes de entrar? É possível reduzir a dose da terapia imunossupressora nos pacientes submetidos a transplante de órgão? É possível reduzir a morbidade ou a mortalidade decorrente da infecção diminuindo-se a resposta imunológica do hospedeiro à infecção (p. ex., com o uso de corticosteroides para o tratamento da pneumonia grave por *Pneumocystis jirovecii* ou de meningite por *Streptococcus pneumoniae*)?

TERAPIA ANTIMICROBIANA EMPÍRICA

Com frequência, os fármacos antimicrobianos são utilizados antes que se conheça o patógeno responsável por determinada doença ou a sensibilidade a determinado fármaco antimicrobiano. Esse uso de fármaco antimicrobiano é denominado terapia empírica (ou presuntiva), e se baseia na experiência acumulada com cada entidade clínica. A justificativa para a terapia empírica costuma ser a esperança de que a intervenção precoce melhore o resultado. Na melhor das situações, isso foi estabelecido por estudos clínicos prospectivos controlados por placebo e duplos-cegos. Por exemplo, o tratamento de episódios febris nos pacientes com câncer neutropênico com terapia antimicrobiana empírica mostrou ter importantes benefícios nas avaliações de morbidade e mortalidade, ainda que o bacteriano específico responsável pela febre seja determinado apenas na minoria desses episódios.

Por fim, há muitas patologias, como determinados episódios de pneumonia adquirida na comunidade, em que é difícil identificar um patógeno específico. Nesses casos, uma resposta clínica à terapia empírica pode ser um importante indício do possível patógeno.

Com frequência, os sinais e sintomas da infecção são reduzidos como consequência da terapia empírica, e os resultados dos exames microbiológicos, quando disponíveis, estabelecem um diagnóstico microbiológico específico. No momento em que o organismo patogênico responsável pela doença é identificado, a terapia empírica ideal deve ser modificada para a **terapia definitiva**, cuja cobertura tende a ser mais estrita, e a administração deve ser feita por um período apropriado, com base nos resultados dos ensaios clínicos ou na experiência acumulada, quando não há dados de ensaios clínicos disponíveis.

Abordagem à terapia empírica

O início da terapia empírica deve seguir uma abordagem específica e sistemática.

A. Formulação de um diagnóstico clínico para a infecção microbiana

Utilizando todos os dados disponíveis, o médico deve estabelecer que há uma síndrome clínica compatível com uma infecção (p. ex., pneumonia, celulite, sinusite).

B. Obtenção de amostra para avaliação laboratorial

O exame de amostras coradas por microscopia ou o exame simples de uma amostra de urina não centrifugada para leucócitos e bactérias podem proporcionar imediatamente indícios etiológicos importantes. As culturas de sítios anatômicos selecionados (sangue, escarro, urina, líquido cerebrospinal e fezes) e os métodos sem cultura (testes de antígenos, reação em cadeia de polimerase e sorologia) também podem confirmar os agentes etiológicos específicos.

C. Formulação de um diagnóstico microbiológico

A história, o exame físico e os resultados laboratoriais imediatamente disponíveis (p. ex., coloração de gram da urina ou do escarro) podem fornecer informações altamente específicas. Por exemplo, em um homem jovem com uretrite e esfregaço corado por gram coletado do meato uretral demonstrando diplococos gram-negativos intracelulares, o patógeno mais provável é a *Neisseria gonorrhoeae*. No último caso, no entanto, o médico deve estar ciente de que uma quantidade significativa de pacientes com uretrite gonocócica apresenta colorações de gram negativas para o organismo, e que um número significativo de pacientes com uretrite gonocócica apresenta infecção concomitante por clamídias, que não são demonstradas no esfregaço corado por gram.

D. Determinação da necessidade da terapia empírica

Uma decisão clínica importante é iniciar ou não a terapia empírica, com base, em parte, na experiência e, em parte, nos dados de ensaios clínicos. A terapia empírica está indicada em caso de risco significativo de morbidade grave se a terapia for postergada até que se detecte um patógeno específico com as análises laboratoriais.

Em outros cenários, a terapia empírica pode estar indicada por motivos de saúde pública, e não por desfechos superiores da terapia demonstrados em pacientes específicos. Por exemplo, a uretrite em um jovem sexualmente ativo normalmente requerer tratamento para *N. gonorrhoeae* e *Chlamydia trachomatis* independentemente de haver confirmação microbiológica no momento do diagnóstico. Justifica-se a terapia empírica em razão do risco de não adesão às consultas de acompanhamento nessa população, o que poderia levar à transmissão desses patógenos sexualmente transmissíveis.

E. Instituição de tratamento

A seleção da terapia empírica pode se basear no diagnóstico microbiológico ou em um diagnóstico clínico sem indícios microbiológicos disponíveis. Quando não há informação microbiológica disponível, o espectro antimicrobiano do fármaco ou dos fármacos escolhidos necessariamente deve ser mais amplo, levando em consideração os patógenos mais provavelmente responsáveis pela doença do paciente.

Escolha do fármaco antimicrobiano

A seleção entre vários fármacos depende de **fatores do hospedeiro**, que incluem: (1) estados patológicos concomitantes (p. ex., aids, neutropenia em razão do uso de quimioterapia citotóxica, transplante de órgão, doença renal ou hepática crônica grave) ou uso de medicamentos imunossupressores; (2) reações medicamentosas adversas prévias; (3) eliminação ou destoxificação prejudicada do fármaco (pode ser geneticamente predeterminada, porém, com maior frequência, está associada à função renal ou hepática prejudicada em razão de doença subjacente); (4) idade do paciente; (5) gravidez; e (6) exposição epidemiológica (p. ex., exposição a animal de estimação ou familiar doente, hospitalização recente, viagem recente, exposição ocupacional ou novo parceiro sexual).

Os **fatores farmacológicos** incluem: (1) cinética de absorção, distribuição e eliminação; (2) capacidade do fármaco de ser liberado no local da infecção; (3) toxicidade potencial do fármaco; e (4) interações farmacocinéticas ou farmacodinâmicas com outros fármacos.

O conhecimento da **sensibilidade** de um organismo a um fármaco específico em um ambiente hospitalar ou comunitário é importante para a seleção da terapia empírica. Diferenças farmacocinéticas entre fármacos com espectros antimicrobianos similares podem ser exploradas para reduzir a frequência de administração (p. ex., a ceftriaxona, ertapeném ou daptomicina podem ser convenientemente administrados 1 vez a cada 24 horas). Por fim, existem cada vez mais considerações referentes ao custo da terapia antimicrobiana, principalmente quando múltiplos fármacos com eficácia e toxicidade comparáveis estão disponíveis para uma infecção específica. A mudança de antibióticos intravenosos para orais em caso de administração prolongada pode ser particularmente custo-efetiva.

Nas Tabelas 51-1 e 51-2, encontram-se orientações resumidas sobre a terapia empírica com base no suposto diagnóstico microbiano e no sítio da infecção.

TERAPIA ANTIMICROBIANA DE INFECÇÕES COM ETIOLOGIA CONHECIDA

INTERPRETAÇÃO DOS RESULTADOS DA CULTURA

As amostras adequadamente obtidas e processadas para cultura costumam fornecer informações confiáveis sobre a etiologia da infecção. A falta de diagnóstico microbiológico confirmatório pode decorrer do seguinte:

1. Erro de amostragem; por exemplo, obtenção de culturas após iniciar antibioticoterapia, ou contaminação das amostras enviadas para cultura.
2. Organismos não cultiváveis ou de crescimento lento (*Histoplasma capsulatum*, *Bartonella* ou espécies de *Brucella*), para os quais as culturas costumam ser descartadas antes que tenha ocorrido crescimento suficiente para a detecção.
3. Solicitação de cultura para *bactérias* quando a infecção é causada por outros organismos.
4. Não reconhecimento da necessidade de meios especiais ou de técnicas de isolamento (p. ex., ágar com carvão para extrato de levedura para o isolamento de espécies de *Legionella*, sistema de cultura em tecidos em frasco-prateleira para isolamento rápido do citomegalovírus).

Mesmo em um cenário de doença infecciosa clássica para a qual as técnicas de isolamento estão estabelecidas há décadas (p. ex., pneumonia pneumocócica, tuberculose pulmonar, faringite estreptocócica), a sensibilidade da técnica de cultura pode ser inadequada para identificar todos os casos da doença.

ORIENTAÇÃO DA TERAPIA ANTIMICROBIANA PARA INFECÇÕES ESTABELECIDAS

Testes de sensibilidade

O teste de sensibilidade a fármacos antimicrobianos é extremamente valioso para a confirmação da sensibilidade de microorganismos *in vitro*, sendo ideal para um fármaco antimicrobiano atóxico com espectro restrito. Os testes medem a concentração do fármaco necessária para inibir o crescimento do organismo (**concentração inibitória mínima** [**CIM**]) ou para matar o organismo (**concentração bactericida mínima** [**CBM**]). Então, os resultados desses exames podem ser correlacionados com as concentrações medicamentosas conhecidas nos diversos compartimentos orgânicos. Apenas as CIMs são rotineiramente medidas na maioria das infecções, ao passo que, nas infecções em que a terapia bactericida se faz necessária para a erradicação da infecção (p. ex., meningite, endocardite, sepse em hospedeiro granulocitopênico), as determinações da CBM às vezes podem ser úteis.

Métodos de exames especializados

A. Ensaio betalactamase

Para algumas bactérias (p. ex., espécies de *Haemophilus*), os padrões de sensibilidade das cepas são similares, exceto pela produção de betalactamase. Nesses casos, talvez não haja necessidade de testes de sensibilidade extensos, que podem ser substituídos por um teste direto para betalactamase com o uso de um substrato betalactâmicos cromogênico (disco de nitrocefina).

B. Estudos de sinergia

Os estudos de sinergia são testes *in vitro* que tentam medir interações medicamentosas sinérgicas, aditivas, indiferentes ou antagônicas. Em geral, esses testes não foram padronizados e não mantiveram uma boa correlação com o desfecho clínico. (Ver seção "Associação de fármacos antimicrobianos" para mais detalhes.)

MONITORAMENTO DA RESPOSTA TERAPÊUTICA: DURAÇÃO DA TERAPIA

A resposta terapêutica pode ser monitorada por meios microbiológicos ou clínicos. As culturas das amostras coletadas a partir de sítios infectados devem se tornar estéreis ou demonstrar a erradicação do patógeno, sendo úteis para documentar recidiva ou recorrência. As culturas de acompanhamento também podem ser úteis para detectar superinfecções ou o desenvolvimento de resistência. Do ponto de vista clínico, as manifestações sistêmicas da infecção do paciente (mal-estar, febre, leucocitose) devem diminuir, e as

TABELA 51-1 Terapia antimicrobiana empírica com base na etiologia microbiológica

Patógeno ou doença suspeita ou comprovada	Fármacos de primeira escolha	Fármacos alternativos
Cocos gram-negativos (aeróbios)		
Moraxella (Branhamella) catarrhalis	SMZ-TMP,[1] cefalosporinas (segunda ou terceira geração)[2]	Quinolona,[3] macrolídeo[4]
Neisseria gonorrhoeae	Ceftriaxona, cefixima	Espectinomicina, azitromicina
Neisseria meningitidis	Penicilina G	Cloranfenicol, ceftriaxona, cefotaxima
Bacilos gram-negativos (aeróbios)		
E. coli, Klebsiella, Proteus	Cefalosporinas (primeira ou segunda geração),[2] SMZ-TMP[1]	Quinolona,[3] aminoglicosídeo[5]
Enterobacter, Citrobacter, Serratia	SMZ-TMP,[1] quinolonas,[3] carbapenêmicos[6]	Penicilina antipseudomona,[7] aminoglicosídeo,[5] cefepima
Shigella	Quinolona[3]	SMZ-TMP,[1] ampicilina, azitromicina, ceftriaxona
Salmonella	Quinolona,[3] ceftriaxona	Cloranfenicol, ampicilina, SMZ-TMP[1]
Campylobacter jejuni	Eritromicina ou azitromicina	Tetraciclina, quinolona[3]
Espécies de *Brucella*	Doxiclina + rifampicina ou aminoglicosídeo[5]	Cloranfenicol + aminoglicosídeo[5] ou SMZ-TMP[1]
Helicobacter pylori	Inibidor da bomba de prótons + amoxicilina + claritromicina	Bismuto + metronidazol + tetraciclina + inibidor da bomba de prótons
Espécies de *Vibrio*	Tetraciclina	Quinolona,[3] SMZ-TMP[1]
Pseudomonas aeruginosa	Penicilina antipseudomona + aminoglicosídeo[5]	Penicilina antipseudomona ± quinolona,[3] cefepima, ceftazidima, carbapenêmico antipseudomona,[6] ou aztreonam ± aminoglicosídeo[5]
Burkholderia cepacia (anteriormente denominado *Pseudomonas cepacia*)	SMZ-TMP[1]	Ceftazidima, cloranfenicol
Stenotrophomonas maltophilia (anteriormente *Xanthomonas maltophilia*)	SMZ-TMP[1]	Minociclina, ticarcilina-clavulanato, tigeciclina, ceftazidima, quinolona[3]
Espécies de *Legionella*	Azitromicina ou quinolona[3]	Claritromicina, eritromicina
Cocos gram-positivos (aeróbios)		
Streptococcus pneumoniae	Penicilina[8]	Doxiciclina, ceftriaxona, quinololona antipneumococos,[3] macrolídeo,[4] linezolida
Streptococcus pyogenes (grupo A)	Penicilina, clindamicina	Eritromicina, cefalosporina (primeira geração)[2]
Streptococcus agalactiae (grupo B)	Penicilina (± aminoglicosídeo[5])	Vancomicina
Estreptococos viridans	Penicilina	Cefalosporina (primeira ou terceira geração),[2] vancomicina
Staphylococcus aureus		
Betalactamase negativa	Penicilina	Cefalosporina (primeira geração),[2] vancomicina
Betalactamase positiva	Penicilinase resistente à penicilina[9]	Iguais aos da betalactamase negativa
Resistente à meticilina	Vancomicina	SMZ-TMP,[1] minociclina, linezolida, daptomicina, tigeciclina
Espécies de *Enterococcus*[10]	Penicilina ± aminoglicosídeo[5]	Vancomicina + aminoglicosídeo[5]
Bacilos gram-positivos (aeróbios)		
Espécies *Bacillus* (não-*anthracis*)	Vancomicina	Imipeném, quinolona,[3] clindamicina
Espécies de *Listeria*	Ampicilina (+ aminoglicosídeo[5])	SMZ-TMP[1]
Espécies de *Nocardia*	Sulfadiazina, SMZ-TMP[1]	Minociclina, imipeném, amicacina, linezolida
Bactérias anaeróbias		
Gram-positivas (clostrídeos, *Peptococcus, Actinomyces, Peptostreptococcus*)	Penicilina, clindamicina	Vancomicina, carbapenêmico,[6] cloranfenicol
Clostridium difficile	Metronidazol	Vancomicina, bacitracina
Bacteroides fragilis	Metronizadol	Cloranfenicol, carbapenêmicos,[6] combinações de betalactâmico e inibidor da betalactamase, clindamicina
Fusobacterium, Prevotella, Porphyromonas	Metronidazol, clindamicina, penicilina	Iguais aos da *B. fragilis*

(*continua*)

TABELA 51-1 Terapia antimicrobiana empírica com base na etiologia microbiológica (*continuação*)

Patógeno ou doença suspeita ou comprovada	Fármacos de primeira escolha	Fármacos alternativos
Micobactérias		
Mycobacterium tuberculosis	Isoniazida + rifampicina + etambutol + pirazinamida	Estreptomicina, moxifloxacino, amicacina, etionamida, ciclosserina, ácido paraminossalicílico (PAS), linezolida
Mycobacterium leprae		
Multibacilar	Dapsona + rifampicina + clofazimina	–
Paucibacilar	Dapsona + rifampicina	–
Mycoplasma pneumoniae	Tetraciclina, eritromicina	Azitromicina, claritromicina, quinolona[3]
Chlamydia		
C. trachomatis	Tetraciclina, azitromicina	Clindamicina, ofloxacino
C. pneumoniae	Tetraciclina, eritromicina	Claritromicina, azitromicina
C. psittaci	Tetraciclina	Cloranfenicol
Espiroquetas		
Borrelia recurrentis	Doxiciclina	Eritromicina, cloranfenicol, penicilina
Borrelia burgdorferi		
Inicial	Doxiciclina, amoxicilina	Axetilcefuroxima, penicilina
Tardia	Ceftriaxona	–
Espécies de *Leptospira*	Penicilina	Tetraciclina
Espécies de *Treponema*	Penicilina	Tetraciclina, azitromicina, ceftriaxona
Fungos		
Espécies de *Aspergillus*	Voriconazol	Amfotericina B, itracoinazol, caspofungina, isavuconazol
Espécies de *Blastomyces*	Anfotericina B	Itraconazol, fluconazol
Espécies de *Candida*	Anfotericina B, equinocandina[11]	Fluconazol, itraconazol, voriconazol
Cryptococcus neoformans	Anfotericina B ± flucitosina (5-FC)	Fluconazol, voriconazol
Coccidioides immitis	Anfotericina B	Fluconazol, itraconazol, voriconazol, posaconazol
Histoplasma capsulatum	Anfotericina B	Itraconazol
Mucoraceae (*Rhizopus, Absidia*)	Anfotericina B	Posaconazol, isavuconazol
Sporothrix schenckii	Anfotericina B	Itraconazol

[1]O sulfametoxazol-trimetoprima (SMZ-TMP) é uma mistura de uma parte de trimetoprima com cinco de sulfametoxazol.

[2]Cefalosporinas de primeira geração: cefazolina para administração parenteral; cefadroxila ou cefalexina para administração oral. Cefalosporinas de segunda-geração: cefuroxima para administração parenteral; cefaclor, axetilcefuroxima, cefprozila para administração oral. Cefalosporinas de terceira geração: ceftazidima, cefotaxima, ceftriaxona para administração parenteral; cefixima, cefpodoxima, ceftibuteno, cefdinir, cefditoreno para administração oral. Cefalosporina de quarta geração: cefepima para administração parenteral. Cefamicinas: cefoxitina e cefotetana para administração parenteral.

[3]Quinolonas: ciprofloxacino, gemifloxacino, levofloxacino, moxifloxacino, norfloxacino, ofloxacino. O norfloxacino não é efetivo para o tratamento de infecções sistêmicas. Gemifloxacino, levofloxacino e moxifloxacino têm excelente atividade contra pneumococos. Ciprofloxacino e levofloxacino apresentam boa atividade contra *Pseudomonas aeruginosa*.

[4]Macrolídeos: azitromicina, claritromicina, diritromicina, eritromicina.

[5]Em geral, a estreptomicina e a gentamicina são empregadas para tratar infecções por organismos gram-positivos, ao passo que a gentamicina, a tobramicina e a amicacina são utilizadas para tratar infecções por gram-negativos.

[6]Carbapenêmicos: doripeném, ertapeném, imipeném, meropeném. O ertapeném não tem atividade contra enterococos, *Acinetobacter* e *P. aeruginosa*.

[7]Penicilinas antipseudomonas: piperacilina, piperacilina/tazobactama, ticarcilina/ácido clavulânico.

[8]Ver nota 3 na Tabela 51-2 para as orientações sobre o tratamento da meningite pneumocócica resistente à penicilina.

[9]Nafcilina ou oxacilina parenteral; oral, dicloxacilina.

[10]Não há esquema que seja confiavelmente bactericida para o enterococo resistente à vancomicina, para o qual há extensa experiência clínica; a daptomicina tem atividade bactericida *in vitro*. Os esquemas reportados como eficazes incluem a nitrofurantoína (para infecção do trato urinário); os possíveis esquemas para bacteremia incluem: daptomicina, linezolida e dalfopristina/quinupristina.

[11]Equinocandinas: anidulafungina, caspofungina, micafungina.

TABELA 51-2 Terapia antimicrobiana empírica com base no local da infecção

Suposto local de infecção	Patógenos comuns	Fármacos de primeira escolha	Fármacos alternativos
Endocardite bacteriana			
Aguda	*Staphylococcus aureus*	Vancomicina + ceftriaxona	Penicilina resistente à penicilinase[1] + gentamicina
Subaguda	*Estreptococos viridans*, enterococos	Penicilina + gentamicina	Vancomicina + gentamicina
Artrite séptica			
Criança	*Haemophilus influenzae*, *S. aureus*, *Streptococcus* β-hemolítico	Vancomicina + ceftriaxona	Vancomicina + ampicilina-sulbactam ou ertapeném
Adulto	*S. aureus*, Enterobacteriaceae, *Neisseria gonorrhoeae*	Vancomicina + ceftriaxona	Vancomicina + ertapeném ou quinolona
Otite média aguda, sinusite	*H. influenzae*, *Streptococcus pneumoniae*, *Moraxella catarrhalis*	Amoxicilina	Amoxicilina-clavulanato, axetilcefuroxima, SMZ-TMP
Celulite	*S. aureus*, *estreptococos* do grupo A	Penicilina resistente à penicilinase, cefalosporina (primeira geração)[2]	Vancomicina, clindamicina, linezolida, daptomicina
Meningite			
Neonato	*Estreptococos* do grupo B, *Escherichia coli*, *Listeria*	Ampicilina + cefalosporina (terceira geração)	Ampicilina + aminoglicosídeo, cloranfenicol, meropeném
Criança	*H. influenzae*, pneumococo, meningococo	Ceftriaxona ou cefotaxima ± vancomicina[3]	Cloranfenicol, meropeném
Adulto	Pneumococo, meningococo	Ceftriaxona, cefotaxima	Vancomicina + ceftriaxona ou cefotaxima[3]
Peritonite por víscera rompida	Coliformes, *Bacteroides fragilis*	Metronidazol + cefalosporina (terceira geração), piperacilina/tazobactam	Carbapenêmico, tigeciclina
Pneumonia			
Neonato	Idêntico à meningite neonatal		
Criança	Pneumococo, *S. aureus*, *H. influenzae*	Ceftriaxona, cefuroxima, cefotaxima	Ampicilina-sulbactam
Adulto (adquirida na comunidade)	*Pneumococcus*, *Mycoplasma*, *Legionella*, *H. influenzae*, *S. aureus*, *Chlamydophila pneumonia*, coliformes	**Pacientes externos**: macrolideo,[4] amoxicillina, tetraciclina	**Pacientes externos**: quinolona
		Pacientes internos: macrolideo[4] + cefotaxima, ceftriaxona, ertapeném ou ampicillina	**Pacientes internos**: doxiciclina + cefotaxima, ceftriaxona, ertapeném ou ampicilina; quinolona[5] respiratória
Septicemia[6]	Quaisquer	Vancomicina + cefalosporina (terceira geração) ou piperacilina/tazobactam ou imipeném ou meropeném	
Septicemia com granulocitopenia	Quaisquer	Penicilina antipseudomonas + aminoglicosídeo; ceftazidima; cefepima; imipeném ou meropeném. Considerar adição de terapia antifúngica sistêmica quando a febre persistir mais de cinco dias com terapia empírica	

[1]Ver nota 9, Tabela 51-1.
[2]Ver nota 2, Tabela 51-1.
[3]Quando há suspeita de meningite por pneumococo resistente à penicilina, recomenda-se a terapia empírica com esse esquema.
[4]Podem ser utilizadas eritromicina, claritromicina ou azitromicina (um azalídeo).
[5]As quinolonas empregadas para tratar as infecções pneumocócicas incluem levofloxacino, moxifloxacino e gemifloxacino.
[6]Medicamentos imunomoduladores auxiliares, como a alfadrotrecogina, também podem ser considerados para pacientes com sepse grave.

manifestações clínicas devem melhorar (p. ex., conforme demonstrado pela depuração dos infiltrados radiográficos ou pela diminuição da hipoxemia na pneumonia).

A duração da terapia definitiva necessária para a cura depende do patógeno, do local da infecção e de condições do hospedeiro (os pacientes imunocomprometidos geralmente requerem cursos de tratamento mais longos). Existem dados precisos sobre a duração da terapia para algumas infecções (p. ex., faringite estreptocócica, sífilis, gonorreia, tuberculose e meningite criptocócica). Em muitas outras situações, a duração da terapia é determinada de forma empírica. Minimizar a duração da terapia antimicrobiana para infecções específicas é uma intervenção que pode ajudar a prevenir o desenvolvimento de resistência antimicrobiana. Para muitas infecções, uma abordagem médico-cirúrgica combinada pode ser necessária para a cura clínica.

Insucesso clínico da terapia antimicrobiana

Quando o paciente apresenta uma resposta clínica ou microbiológica inadequada à terapia antimicrobiana selecionada por testes de sensibilidade *in vitro*, deve ser realizada uma investigação sistemática para determinar a causa do fracasso. Erros nos testes de sensibilidade são raros, porém os resultados originais devem ser confirmados por testes repetidos. A dose e a absorção do fármaco devem ser verificadas e testadas diretamente, com determinações séricas, contagem de comprimidos ou terapia diretamente observada.

Os dados clínicos devem ser revistos para determinar se a função imune do paciente está adequada e, quando não estiver, o que pode ser feito para maximizá-la. Por exemplo, há granulócitos em quantidade suficiente e há infecção por HIV, desnutrição ou neoplasia não diagnosticada? A presença de abscessos ou corpos estranhos também deve ser considerada. Por fim, a cultura e os testes de sensibilidade devem ser repetidos para determinar se ocorreu superinfecção por outro organismo ou se o patógeno original desenvolveu resistência medicamentosa.

FARMACODINÂMICA ANTIMICROBIANA

O tempo de concentração do fármaco está intimamente relacionado com o efeito antimicrobiano no local da infecção e com quaisquer efeitos tóxicos. Os fatores farmacodinâmicos incluem testes de sensibilidade do patógeno, atividade bactericida *versus* bacteriostática do fármaco, sinergismo, antagonismo e efeitos pós-antibióticos dos medicamentos. Junto à farmacocinética, as informações farmacodinâmicas permitem a seleção dos esquemas posológicos ideais dos antimicrobianos.

Atividade bacteriostática *versus* bactericida

Os fármacos antibacterianos podem ser classificados como bacteriostáticos ou bactericidas (Tabela 51-3). Para os fármacos principalmente bacteriostáticos, as concentrações inibitórias são muito menores que as concentrações bactericidas. Em geral, os fármacos ativos contra a parede celular são bactericidas e os fármacos que inibem a síntese proteica são bacteriostáticos.

A classificação dos fármacos antibacterianos como bactericidas ou bacteriostáticos tem limitações. Alguns fármacos que são considerados bacteriostáticos podem ser bactericidas contra determinados organismos. Em contrapartida, os enterococos são inibidos, mas não mortos, por vancomicina, penicilina ou ampicilina utilizadas como fármacos únicos.

TABELA 51-3 Fármacos bactericidas e bacteriostáticos

Fármacos bactericidas	Fármacos bacteriostáticos
Aminoglicosídeos	Clindamicina
Antibióticos glicopeptídeos	Cloranfenicol
Antibióticos betalactâmicos	Etambutol
Bacitracina	Macrolídeos
Cetolídeos	Nitrofurantoína
Daptomicina	Novobiocina*
Estreptograminas	Oxazolidinonas
Fosfomicina	Sulfonamidas
Isoniazida	Tetraciclinas
Metronizadol	Tigeciclina
Pirazinamida	Trimetoprima
Polimixinas	
Quinolonas	
Rifampicina	

*Não disponível no Brasil.

Os fármacos bacteriostáticos e bactericidas são equivalentes para o tratamento da maioria das doenças infecciosas em hospedeiros imunocompetentes. Os fármacos bactericidas devem ser selecionados, em vez dos bacteriostáticos, nas circunstâncias em que as defesas locais ou sistêmicas do hospedeiro estiverem comprometidas. Esses fármacos são necessários para o tratamento de endocardite e de outras infecções endovasculares, meningite e infecções em pacientes neutropênicos com câncer.

Os fármacos bactericidas podem ser divididos em dois grupos: fármacos que produzem **morte dependente da concentração** (p. ex., aminoglicosídeos e quinolonas) e fármacos que produzem **morte dependente do tempo** (p. ex., betalactâmicos e vancomicina). Para os medicamentos cuja ação letal seja dependente da concentração, a velocidade e a extensão da morte aumentam em razão direta da concentração do fármaco. A morte dependente da concentração é um dos fatores farmacodinâmicos responsáveis pela eficácia da administração única diária dos aminoglicosídeos. Para os fármacos cuja ação letal depende do tempo, a atividade bactericida persiste enquanto as concentrações séricas forem maiores que a CBM.

Efeito pós-antibiótico

A supressão persistente do crescimento bacteriano após a exposição limitada a um fármaco antimicrobiano é conhecida como efeito pós-antibiótico (PAE, do inglês *postantibiotic effect*). O PAE pode ser expresso matematicamente, como se segue:

$$\text{PAE} = \text{T} - \text{C}$$

em que T é o tempo necessário para que a contagem viável na cultura de teste (*in vitro*) aumente dez vezes acima da contagem observada imediatamente antes da suspensão do fármaco, e C é o tempo necessário para que a contagem em uma cultura não tratada aumente dez vezes acima da contagem observada imediatamente após o término do mesmo procedimento empregado na cultura de teste. O PAE reflete o tempo necessário para que as bactérias voltem ao crescimento logarítmico.

Os mecanismos propostos incluem: (1) recuperação lenta após a lesão não letal reversível das estruturas celulares; (2) persistência do fármaco em um sitio de ligação ou dentro do espaço periplasmático; e (3) necessidade de sintetizar novas enzimas antes de retomar o crescimento. A maioria dos antimicrobianos apresenta PAE *in vitro* significativo ($\geq$ 1,5 hora) contra cocos gram-positivos sensíveis (Tabela 51-4). Os antimicrobianos com PAE significativos contra bacilos gram-negativos limitam-se aos carbapenêmicos e aos fármacos que inibem a síntese proteica ou do DNA.

Os PAEs *in vivo* geralmente são muito maiores que os *in vitro*. Acredita-se que isso decorra do **aumento leucocitário pós-antibiótico** (**PALE**, do inglês *postantibiotic leukocyte enhancement*) e à exposição das bactérias a concentrações de antibióticos subinibitórias. A eficácia dos esquemas de dose única diária se deve, em parte, ao PAE. Os aminoglicosídeos e as quinolonas têm PAEs dependentes de concentração e, assim, as doses altas de aminoglicosídeos administradas 1 vez ao dia resultam em atividade bactericida aumentada e em PAEs estendidos. Essa associação dos efeitos farmacodinâmicos permite que concentrações séricas de aminoglicosídeos abaixo das CIM dos organismos-alvo se mantenham efetivas por períodos longos.

TABELA 51-4 Fármacos antibacterianos com efeitos pós-antibióticos *in vitro* ≥ 1,5 hora

Contra cocos gram-positivos	Contra bacilos gram-negativos
Aminoglicosídeos	Aminoglicosídeos
Antibióticos glicopeptídeos	Carbapenêmicos
Carbapenêmicos	Cloranfenicol
Cefalosporinas	Quinolonas
Cetolídeos	Rifampicina
Clindamicina	Tetraciclinas
Cloranfenicol	Tigeciclina
Daptomicina	
Estreptograminas	
Macrolídeos	
Oxazolidinonas	
Penicilinas	
Quinolonas	
Rifampicina	
Sulfonamidas	
Tetraciclinas	
Tigeciclina	
Trimetoprima	

CONSIDERAÇÕES FARMACOCINÉTICAS

Via de administração

Muitos fármacos antimicrobianos têm propriedades farmacocinéticas similares quando administrados por via oral ou parenteral (i.e., tetraciclinas, sulfametoxazol-trimetoprima, quinolonas, cloranfenicol, metronidazol, clindamicina, rifampicina, linezolida e fluconazol). Na maioria dos casos, a terapia oral com esses fármacos é igualmente eficaz, menos dispendiosa e resulta em menos complicações que a parenteral.

A via intravenosa é a preferida nas seguintes situações: (1) pacientes em estado crítico; (2) pacientes com meningite ou endocardite bacteriana; (3) pacientes com náuseas, vômitos, gastrectomia ou doenças que possam comprometer a absorção oral; e (4) nos casos de antimicrobianos mal absorvidos com a administração oral.

Condições que modificam a farmacocinética do antimicrobiano

Diversas doenças e estados fisiológicos alteram a farmacocinética de fármacos antimicrobianos. O comprometimento da função renal ou hepática pode resultar em redução da eliminação. A Tabela 51-5 lista os fármacos que requerem redução da dose nos pacientes com insuficiência renal ou hepática. A não redução da dose do fármaco antimicrobiano nesses pacientes pode provocar efeitos tóxicos. Em contrapartida, os pacientes com queimaduras, fibrose cística ou trauma podem necessitar de aumento da dose de determinados fármacos. A farmacocinética dos antimicrobianos também está alterada em idosos (ver Capítulo 60), neonatos (ver Capítulo 59) e gestantes.

Concentrações medicamentosas nos líquidos orgânicos

A maioria dos fármacos antimicrobianos se distribui bem na maior parte dos líquidos e tecidos orgânicos. A entrada no líquido cerebrospinal é uma exceção. Muitos não entram nas meninges não inflamadas em extensão significativa. No entanto, na presença de meningite, as concentrações de muitos antimicrobianos no líquido cerebrospinal aumentam (Tabela 51-6).

Monitoramento das concentrações séricas de fármacos antimicrobianos

Para muitos fármacos antimicrobianos, a relação entre dose e resultado terapêutico está bem estabelecida, sendo que o monitoramento das concentrações séricas é desnecessário para esses fármacos. Para justificar o monitoramento da concentração sérica de rotina, deve-se estabelecer: (1) que existe uma relação direta entre as concentrações do fármaco e a eficácia ou toxicidade; (2) que existe uma variabilidade interpaciente substancial nas concentrações séricas em doses-padrão; (3) que existe uma pequena diferença entre as concentrações séricas terapêuticas e tóxicas; (4) que a eficácia clínica ou toxicidade do medicamento é prolongada ou difícil de medir; e (5) que um ensaio preciso está disponível.

Na prática clínica, o monitoramento da concentração sérica é rotineiramente realizado nos pacientes tratados com aminoglicosídeos ou vancomicina. Demonstrou-se que o monitoramento da concentração sérica de flucitosina reduz a toxicidade quando as doses são ajustadas para manter concentrações máximas inferiores a 100 mcg/mL.

TABELA 51-5 Fármacos antimicrobianos que requerem ajuste da dose ou que estão contraindicados nos pacientes com comprometimento renal ou hepático

Ajuste de dose necessário no comprometimento renal	Contraindicados no comprometimento renal	Ajuste de dose necessário no comprometimento hepático
Aciclovir, amantadina, aminoglicosídeos, aztreonam, carbapenêmicos, cefalosporinas,[1] claritromicina, colistina, ciclosserina, dalbavancina, daptomicina, didanosina, entricitabina, etambutol, etionamida, fanciclovir, fluconazol, flucitosina, foscarnete, ganciclovir, lamivudina, oseltamivir, penicilinas,[2] peramivir, polimixina B, pirazinamida, quinolonas,[3] ribavirina, rifabutina, rimantadina, estavudina, telavancina, telbivudina, telitromicina, tenofovir, terbinafina, trimetoprima-sulfametoxazol, valaciclovir, vancomicina, zidovudina	Cidofovir, metenamina, ácido nalidíxico, nitrofurantoína, sulfonamidas (ação longa), tetraciclinas[4]	Abacavir, atazanavir, caspofungina, cloranfenicol, clindamicina, eritromicina, fosamprenavir, indinavir, metronidazol, rimantadina, tigeciclina

[1]Exceto ceftriaxona.
[2]Exceto penicilinas antiestafilocócicas (p. ex., nafcilina e dicloxacilina).
[3]Exceto moxifloxacino.
[4]Exceto doxiciclina e minociclina.

TABELA 51-6 Entrada de antimicrobianos selecionados no líquido cerebrospinal (LCS)

Fármaco antimicrobiano	Concentração no LCS como % da concentração sérica	
	Meninges não inflamadas	Meninges inflamadas
Ampicilina	2-3	2-100
Aztreonam	2	5
Cefepima	0-2	4-12
Cefotaxima	22,5	27-36
Ceftazidima	0,7	20-40
Ceftriaxona	0,8-1,6	16
Cefuroxima	20	17-88
Ciprofloxacino	6-27	26-37
Imipeném	3,1	11-41
Meropeném	0-7	1-52
Nafcilina*	2-15	5-27
Penicilina G	1-2	8-18
Sulfametoxazol	40	12-47
Trimetoprima	< 41	12-69
Vancomicina	0	1-53

*Não disponível no Brasil.

MANEJO DA TOXICIDADE DO FÁRMACO ANTIMICROBIANO

Considerando-se o grande número de antibióticos disponíveis, geralmente é possível selecionar uma alternativa efetiva para os pacientes que evoluem com toxicidade medicamentosa grave (ver Tabela 51-1). Contudo, para algumas infecções, não há alternativas efetivas ao fármaco preferencial. Por exemplo, nos pacientes com neurossífilis e história de anafilaxia à penicilina, é necessário realizar testes cutâneos e dessensibilização para a penicilina. Portanto, é importante obter uma história clara de alergia ao fármaco e de outras reações medicamentosas adversas. O paciente com alergia documentada a antibióticos deve portar um cartão com o nome do fármaco e a descrição da reação. A reatividade cruzada entre penicilinas e cefalosporinas é inferior a 10%. As cefalosporinas podem ser administradas aos pacientes com erupções maculopapulares induzidas por penicilina, mas devem ser evitadas naqueles com história de reações de hipersensibilidade imediata induzidas por penicilina. Em contrapartida, o aztreonam não apresenta reação cruzada com as penicilinas e pode ser administrado com segurança para pacientes com história de anafilaxia induzida por penicilina. Para reações leves, talvez seja possível manter a terapia com o uso de fármacos auxiliares ou com redução da dose.

As reações adversas aos antimicrobianos ocorrem com maior frequência em diversos grupos, incluindo neonatos, pacientes geriátricos, com insuficiência renal e com aids. O ajuste da dose dos fármacos listados na Tabela 51-5 é essencial para a prevenção das reações adversas nos pacientes com insuficiência renal. Além disso, vários fármacos estão contraindicados nos pacientes com comprometimento renal, em razão do aumento da frequência de toxicidade grave (ver Tabela 51-5). Ver capítulos anteriores para discussões sobre fármacos específicos.

ASSOCIAÇÃO DE FÁRMACOS ANTIMICROBIANOS

JUSTIFICATIVA PARA A TERAPIA ANTIMICROBIANA COMBINADA

Muitas infecções devem ser tratadas com um único fármaco antimicrobiano. Embora haja indicações para terapia combinada, na prática clínica, as associações antimicrobianas com frequência são utilizadas de forma excessiva. O uso desnecessário dessas associações aumenta a toxicidade e os custos, podendo, ocasionalmente, resultar em redução da eficácia em razão de antagonismo entre os fármacos. As associações antimicrobianas devem ser selecionadas por um ou mais dos seguintes motivos:

1. Prover terapia empírica de amplo espectro nos pacientes em estado grave.
2. Tratar infecções polimicrobianas (como os abscessos intra-abdominais, que costumam ser causados por uma combinação de organismos gram-negativos aeróbios e anaeróbios e enterococos). A associação antimicrobiana escolhida deve cobrir os patógenos mais comuns conhecidos ou suspeitos, mas não precisa cobrir todos os possíveis patógenos. A disponibilidade de antimicrobianos com excelente cobertura polimicrobiana (p. ex., associações com inibidores da betalactamase ou carbapenêmicos) pode reduzir a necessidade de terapia combinada em cenário de infecção polimicrobiana.
3. Reduzir o surgimento de cepas resistentes. O valor da terapia combinada nesse cenário foi demonstrado claramente para a tuberculose.
4. Reduzir a toxicidade relacionada com a dose ao empregar doses menores de um ou mais componentes do esquema medicamentoso. O uso da flucitosina em associação com a anfotericina B para tratamento de meningite criptocócica em pacientes não infectados por HIV permite reduzir a dose de anfotericina B, com redução da nefrotoxicidade induzida pelo medicamento.
5. Obter aumento da ação bactericida ou inibitória. Esse uso das associações antimicrobianas será discutido a seguir.

SINERGISMO E ANTAGONISMO

Quando os efeitos inibitórios ou letais de dois ou mais antibióticos utilizados em conjunto são muito maiores que os observados quando os medicamentos são utilizados individualmente, diz-se que ocorreu sinergismo. O sinergismo é marcado por redução de 4 vezes ou mais na CIM ou na CBM de cada fármaco quando utilizados em associação *versus* quando usados isoladamente. Ocorre antagonismo quando os efeitos inibitórios ou letais combinados de dois ou mais fármacos antimicrobianos são muito menores que os observados quando os fármacos são utilizados individualmente.

Mecanismos de ação sinérgica

A necessidade de associações sinérgicas de fármacos antimicrobianos foi claramente estabelecida para o tratamento da endocardite enterocócica. A atividade bactericida é essencial para o tratamento ideal da endocardite bacteriana. Penicilina ou ampicilina em associação com gentamicina ou estreptomicina é superior à monoterapia com penicilina ou vancomicina. Quando testadas separadamente, as penicilinas e a vancomicina são apenas bacteriostáticas contra os isolados enterocócicos sensíveis. Entretanto, quando esses fármacos são associados com um aminoglicosídeo, o resultado é atividade bactericida. A adição de gentamicina ou estreptomicina à penicilina permite reduzir a duração da terapia para pacientes selecionados com endocardite por *Streptococcus viridans*.

Outras associações antimicrobianas sinérgicas mostraram-se mais efetivas que a monoterapia com cada componente. Sulfametoxazol-trimetoprima tem sido utilizado com sucesso no tratamento de infecções bacterianas e pneumonia por *P. jirovecii* (*carinii*).* Os inibidores da betalactamase restauram a atividade de betalactâmicos intrinsecamente ativos, mas hidrolisáveis, contra organismos como *Staphylococcus aureus* e *Bacteroides fragilis*. Foram estabelecidos três mecanismos principais de sinergismo antimicrobiano:

1. **Bloqueio de etapas sequenciais em uma via metabólica:** sulfametoxazol-trimetoprima é o exemplo mais conhecido desse mecanismo de sinergia (ver Capítulo 46). O bloqueio de duas etapas sequenciais na via do ácido fólico pelo sulfametoxazol-trimetoprima resulta em inibição muito mais completa do crescimento que a alcançada por qualquer um dos componentes isoladamente.
2. **Inibição da inativação enzimática:** a inativação enzimática de antibióticos betalactâmicos é um mecanismo importante de resistência. A inibição da betalactamase por seus fármacos inibidores (p. ex., sulbactam) resulta em sinergismo.
3. **Aumento da captação dos fármacos antimicrobianos:** as penicilinas e outros fármacos ativos na parede celular podem aumentar a captação de aminoglicosídeos por inúmeras bactérias, incluindo estafilococos, enterococos, estreptococos e *P. aeruginosa*. Acredita-se que os enterococos sejam intrinsecamente resistentes aos aminoglicosídeos em razão das barreiras de permeabilidade. De modo similar, acredita-se que a anfotericina B aumente a captação de flucitosina pelos fungos.

Mecanismos de ação antagonista

Há poucos exemplos clinicamente relevantes de antagonismo antimicrobiano. O exemplo mais evidente foi reportado em um estudo de pacientes com meningite pneumocócica. Os pacientes que foram tratados com a associação de penicilina e clortetraciclina tiveram taxa de mortalidade de 79%, em comparação com 21% nos pacientes que receberam monoterapia com penicilina (ilustrando o primeiro mecanismo definido adiante).

O uso de uma associação antimicrobiana antagônica não impede outras interações benéficas potenciais. Por exemplo, a rifampicina pode antagonizar a ação de penicilinas antiestafilocócicas contra os estafilococos. No entanto, os mesmos antibióticos podem impedir o surgimento de resistência à rifampicina.

Dois mecanismos principais de antagonismo antimicrobiano foram estabelecidos:

1. **Inibição da atividade bactericida por fármacos bacteriostáticos**: os fármacos bacteriostáticos, como as tetraciclinas e o cloranfenicol, podem antagonizar a ação de fármacos bactericidas ativos na parede celular, uma vez que esses fármacos precisam que as bactérias estejam crescendo e se dividindo ativamente.
2. **Indução da inativação enzimática**: alguns bacilos gram-negativos, incluindo espécies de *Enterobacter*, *P. aeruginosa*, *Serratia marcescens* e *Citrobacter freundii*, têm betalactamase induzíveis. Os antibióticos betalactâmicos, como imipeném, cefoxitina e ampicilina, são indutores potentes da produção de betalactamase. Quando um fármaco indutor é associado a um betalactâmicos intrinsecamente ativo, porém hidrolisável, como a piperacilina, o resultado pode ser antagonismo.

Pneumocystis jirovecii é um fungo encontrado em seres humanos (*P. carinii* infecta animais) que responde a fármacos antiprotozoários. Ver Capítulo 52.

PROFILAXIA ANTIMICROBIANA

Os fármacos antimicrobianos são eficazes para a prevenção de infecções em muitos cenários. A profilaxia antimicrobiana deve ser utilizada nas circunstâncias em que a eficácia tenha sido demonstrada e os benefícios superarem os riscos. A profilaxia antimicrobiana pode ser dividida em cirúrgica e não cirúrgica.

Profilaxia cirúrgica

As infecções de feridas cirúrgicas formam uma das principais categorias das infecções hospitalares. O custo anual estimado das infecções da ferida cirúrgica nos Estados Unidos é de mais de US$ 1,5 bilhão.

Os critérios de classificação de feridas (*Wound Classification Criteria*) do National Research Council (NRC) serviram como base para a recomendação da profilaxia antimicrobiana. Os critérios do NRC consistem em quatro classes (ver quadro "Critérios de classificação de feridas do National Research Council [NRC]").

O Study of the Efficacy of Nosocomial Infection Control (SENIC) identificou quatro fatores de risco independentes para infecções de feridas pós-operatórias: operações no abdome, operações que durem mais de 2 horas, classificação de ferida contaminada ou suja e pelo menos três diagnósticos clínicos. Os pacientes com pelo menos dois fatores de risco SENIC submetidos a procedimentos cirúrgicos limpos têm maior risco de desenvolver infecções de feridas cirúrgicas e devem receber profilaxia com antibióticos.

Os procedimentos cirúrgicos que exigem profilaxia antimicrobiana incluem as operações contaminadas e limpas-contaminadas, operações específicas, como a cirurgia cardíaca com o tórax aberto, em que a infecção pós-operatória pode ser catastrófica, os procedimentos limpos que envolvam a aplicação de próteses e qualquer procedimento em hospedeiro imunocomprometido. A operação deve implicar risco significativo de infecção no local pós-operatório ou causar contaminação bacteriana significativa.

Os princípios gerais da profilaxia cirúrgica antimicrobiana são os seguintes:

1. O antibiótico deve ser ativo contra os patógenos de feridas cirúrgicas; deve-se evitar cobertura desnecessariamente ampla.
2. O antibiótico deve ter eficácia comprovada em ensaios clínicos.
3. O antibiótico deve alcançar concentrações maiores que a CIM para os patógenos suspeitos, sendo que essas concentrações devem estar presentes no momento da incisão.
4. Deve-se empregar o menor curso possível – idealmente uma dose única – do antibiótico mais eficaz e menos tóxico.
5. Os antibióticos de amplo espectro mais modernos devem ser reservados para o tratamento das infecções resistentes.

Critérios de classificação de feridas do National Research Council (NRC)

Limpa: procedimento eletivo, com fechamento primário; tratos respiratório, gastrintestinal, biliar, urogenital ou orofaríngeo não penetrados; nenhuma inflamação aguda e nenhuma ruptura na técnica; porcentagem de infecção esperada: ≤ 2%.
Limpa contaminada: caso urgente ou de emergência que, de outra forma, seria limpo; abertura eletiva e controlada dos tratos respiratório, gastrintestinal, biliar ou orofaríngeo; extravasamento mínimo ou ruptura menor na técnica; porcentagem de infecção esperada: ≤ 10%.
Contaminada: inflamação não purulenta aguda; ruptura maior na técnica ou extravasamento maior de órgão oco; traumatismo perfurante ocorrido há menos de 4 horas; feridas abertas crônicas a serem enxertadas ou cobertas; porcentagem de infecção esperada: cerca de 20%.
Suja: purulência ou abscesso, perfuração pré-operatória dos tratos respiratório, gastrintestinal, biliar ou orofaríngeo; traumatismo perfurante ocorrido há mais de 4 horas; porcentagem de infecção esperada: cerca de 40%.

6. Quando todos os demais fatores forem iguais, deve-se utilizar o fármaco de menor custo.

A seleção adequada e a administração de profilaxia antimicrobiana são muito importantes. As indicações comuns para profilaxia cirúrgica são mostradas na Tabela 51-7. A cefazolina é o fármaco profilático preferencial para procedimentos de cabeça e pescoço, gastroduodenais, do trato biliar, ginecológicos e limpos. Os padrões de infecção local de ferida devem ser considerados quando se seleciona a profilaxia antimicrobiana. A seleção da vancomicina, em vez da cefazolina, pode ser necessária nos hospitais com altas taxas de infecções por *S. aureus* resistente à meticilina ou *S. epidermidis*. O antibiótico deve estar presente em concentrações adequadas no local da cirurgia antes da incisão e durante todo o procedimento; a dose inicial depende do volume de distribuição, das concentrações máximas, da depuração, da ligação a proteínas e da biodisponibilidade. Os fármacos parenterais devem ser administrados no intervalo que se inicia 60 minutos antes da incisão. Na cesariana, o antibiótico é administrado após o clampeamento do cordão umbilical. Para muitos antimicrobianos, a dose deve ser repetida caso o procedimento tenha duração acima de 2 a 6 horas. A profilaxia em dose única é eficaz para a maioria dos procedimentos e resulta em redução da toxicidade e da resistência.

A administração inadequada da profilaxia antimicrobiana leva a taxas excessivas de infecção da ferida cirúrgica. Entre os erros comuns na profilaxia antibiótica, estão seleção do antibiótico errado, administração muito precoce ou muito tardia da primeira dose, não repetição da dose durante procedimentos prolongados, duração excessiva da profilaxia e uso inadequado de antibióticos de amplo espectro.

Profilaxia não cirúrgica

A profilaxia não cirúrgica inclui a administração de antimicrobianos para evitar a colonização ou a infecção assintomática, bem como a administração de fármacos após a colonização ou a inoculação de patógenos antes do desenvolvimento da doença. A profilaxia não cirúrgica está indicada nos indivíduos que apresentem alto risco de exposição temporária a

TABELA 51-7 Recomendações para profilaxia antimicrobiana cirúrgica

Tipo de operação	Patógenos comuns	Fármaco de escolha
Cardíaca (com esternotomia mediana)	Estafilococos, bacilos gram-negativos entéricos	Cefazolina
Não cardíaca, torácica	Estafilococos, estreptococos, bacilos gram-negativos entéricos	Cefazolina
Vascular (abdominal e membro inferior)	Estafilococos, bacilos gram-negativos entéricos	Cefazolina
Neurocirúrgica (craniotomia)	Estafilococos	Cefazolina
Ortopédica (com inserção de próteses)	Estafilococos	Cefazolina
Cabeça e pescoço (com entrada na orofaringe)	*Staphylococcus aureus*, flora oral	Cefazolina + metronidazol
Gastroduodenal	*S. aureus*, flora oral, bacilos gram-negativos	Cefazolina
Trato biliar	*S. aureus*, enterococos, bacilos gram-negativos entéricos	Cefazolina
Colorretal (cirurgia eletiva)	Bacilos gram-negativos entéricos, anaeróbios	Eritromicina oral + neomicina[1]
Colorretal (cirurgia de emergência ou obstrução)	Bacilos gram-negativos entéricos, anaeróbios	Cefoxitina, cefotetana,* ertapeném ou cefazolina + metronidazol
Apendicectomia, não perfurada	Bacilos gram-negativos entéricos, anaeróbios	Cefoxitina, cefotetana ou cefazolina + metronidazol
Histerectomia	Bacilos gram-negativos entéricos, anaeróbios, enterococos, estreptococos do grupo B	Cefazolina, cefotetana ou cefoxitina
Cesariana	Bacilos gram-negativos entéricos, anaeróbios, enterococos, estreptococos do grupo B	Cefazolina

[1]Em conjunto com preparo intestinal mecânico.
*Não disponível no Brasil.

TABELA 51-8 **Recomendações para profilaxia antimicrobiana não cirúrgica**

Infecção a ser evitada	Indicações	Fármaco de escolha	Eficácia
Antraz	Suspeita de exposição	Ciprofloxacino ou doxiciclina	Proposta como efetiva
Cólera	Contatos próximos	Tetraciclina	Proposta como efetiva
Difteria	Contatos não imunizados	Penicilina ou eritromicina	Proposta como efetiva
Endocardite	Procedimentos dentários, orais ou do trato respiratório superior[1] em pacientes em risco[2]	Amoxicilina ou clindamicina	Proposta como efetiva
Herpes simples genital	Infecção recorrente (≥ 4 episódios por ano)	Aciclovir	Excelente
Infecção perinatal por herpes simples do tipo 2	Mães com HSV primário ou HSV genital recorrente frequente	Aciclovir	Proposta como efetiva
Infecção por estreptococo do grupo B (GBS)	Mães com colonização cervical ou vaginal por GBS e seus neonatos com um ou mais dos seguintes: (a) início do trabalho de parto ou ruptura de membranas antes da 37ª semana de gestação; (b) ruptura prolongada das membranas (> 12 horas); (c) febre materna intraparto; (d) história de bacteriúria por GBS durante a gravidez; (e) mães de lactentes que apresentaram doença por GBS precoce ou com história de bacteriúria estreptocócica durante a gravidez	Ampicilina ou penicilina	Excelente
Infecção por *H. influenzae* do tipo B	Contatos próximos em crianças imunizadas de maneira incompleta (> 48 meses de idade)	Rifampicina	Excelente
Infecção por HIV	Profissionais de saúde expostos a sangue em caso de lesão por punção com agulha	Tenofovir/entricitabina e raltegravir	Boa
	Mulheres grávidas infectadas pelo HIV que estejam com ≥ 14 semanas de gestação; neonatos de mulheres infectadas pelo HIV durante as seis primeiras semanas de vida, começando 8 a 12 horas após o nascimento	HAART[3]	Excelente
Influenza A e B	Pacientes geriátricos não vacinados, hospedeiros imunocomprometidos e profissionais de saúde durante surtos	Oseltamivir	Boa
Malária	Viajantes para regiões endêmicas da doença sensível à cloroquina	Cloroquina	Excelente
	Viajantes para regiões endêmicas da doença resistente à cloroquina	Mefloquina, doxiciclina ou atovaquona/proguanil	Excelente
Infecção meningocócica	Contatos próximos	Rifampicina, ciprofloxacino ou ceftriaxona	Excelente
Complexo *Mycobacterium avium*	Pacientes HIV-positivos com contagem de CD4 < 75/μL	Azitromicina, claritromicina ou rifabutina	Excelente
Otite média	Infecção recorrente	Amoxicilina	Boa
Pertússis	Contatos próximos de um caso	Azitromicina	Excelente
Peste	Contatos próximos de um caso	Tetraciclina	Proposta como efetiva
Pneumococcemia	Crianças com asplenia ou anemia falciforme	Penicilina	Excelente
Pneumonia por *P. jirovecii*	Pacientes de alto risco (p. ex., aids, leucemia, transplante)	Sulfametoxazol-trimetoprima, dapsona ou atovaquona	Excelente
Febre reumática	História de febre reumática ou cardiopatia reumática conhecida	Penicilina benzatina	Excelente
Toxoplasmose	Pacientes HIV-positivos com anticorpos IgG para *Toxoplasma* e contagem de CD4 < 100/μL	Sulfametoxazol-trimetoprima	Boa
Tuberculose	Indivíduos com testes cutâneos positivos para a tuberculina e uma ou mais das seguintes situações: (a) infecção por HIV; (b) contatos próximos com doença recém-diagnosticada; (c) conversão recente do teste cutâneo; (d) condições clínicas que aumentem o risco de desenvolver tuberculose; (e) idade < 35 anos	Isoniazida ou rifampicina ou isoniazida + rifapentina	Excelente
Infecções do trato urinário	Infecção recorrente	Sulfametoxazol-trimetoprima	Excelente

[1]A profilaxia é recomendada para os seguintes casos: procedimentos dentários que envolvam manipulação de tecido gengival ou região periapical dos dentes ou perfuração da mucosa oral, bem como procedimentos invasivos do trato respiratório que envolvam incisão da mucosa respiratória, como tonsilectomia e adenoidectomia.

[2]A profilaxia deve ser direcionada para aqueles pacientes com os seguintes fatores de risco: prótese cardíaca, endocardite bacteriana prévia, malformações cardíacas congênitas, pacientes de transplante cardíaco que evoluam com valvopatia cardíaca.

[3]Terapia antirretroviral altamente ativa (HAART, do inglês *highly active antiretroviral therapy*). Consulte aidsinfo.nih.gov/ para diretrizes atualizadas.

determinados patógenos virulentos e naqueles com risco aumentado de desenvolvimento de infecção em razão de doença subjacente (p. ex., hospedeiros imunocomprometidos). A profilaxia é mais efetiva quando direcionada contra organismos previsivelmente sensíveis aos fármacos antimicrobianos. As indicações comuns e os fármacos utilizados na profilaxia não cirúrgica estão listados na Tabela 51-8.

REFERÊNCIAS

Baddour LM et al: Infective endocarditis: Diagnosis, antimicrobial therapy, and management of complications. Circulation 2015;132:1435.

Baron EJ et al: Guide to utilization of the microbiology laboratory for diagnosis of infectious diseases: 2013 recommendations by the Infectious Diseases Society of America (IDSA) and the American Society for Microbiology (ASM). Clin Infect Dis 2013;57:e22.

Bratzler DW et al: Clinical practice guidelines for antimicrobial prophylaxis in surgery. Am J Health Syst Pharm 2013;70:195.

Chow AW et al: IDSA clinical practice guideline for acute bacterial rhinosinusitis in children and adults. Clin Infect Dis 2012;54:e72.

Elbadawi LI et al: Carbapenem-resistant enterobacteriaciae transmission in health care facilities - Wisconsin, February-May 2015. MMWR Morb Mortal Wkly Rep 2016;65:906.

Holmes AH et al: Understanding the mechanisms and drivers of antimicrobial resistance. Lancet 2016;387:176.

Kalil AC et al: Management of adults with hospital-acquired and ventilator-associated pneumonia: 2016 Clinical practice guidelines by the Infectious Disease Society of America and the American Thoracic Society. Clin Infect Dis 2016;63:e61.

Kaye KS, Kaye D: Antibacterial therapy and newer agents. Infect Dis Clin North Am 2009;23:757.

Mandell LA et al: Infectious Diseases Society of America/American Thoracic Society Consensus guidelines on the management of community--acquired pneumonia in adults. Clin Infect Dis 2007;44:S27.

Martin RF: Surgical infections. Surg Clin North Am 2014;94:1135.

Nahid P et al: Official American Thoracic Society/Centers for Disease Control and Prevention/Infectious Diseases Society of America Clinical Practice Guidelines: Treatment of drug-susceptible tuberculosis. Clin Infect Dis 2016;63:e147.

National Nosocomial Infections Surveillance System: National Nosocomial Infections Surveillance (NNIS) System Report, Data Summary from January 1992–June 2004, issued October 2004. Am J Infect Control 2004;32:470.

Panel on Opportunistic Infections in HIV-Infected Adults and Adolescents: Guidelines for the prevention and treatment of opportunistic infections in HIV-infected adults and adolescents: Recommendations from the Centers for Disease Control and Prevention, the National Institutes of Health, and the HIV Medicine Association of the Infectious Diseases Society of America. Available at: https://aidsinfo.nih.gov/contentfiles/lvguidelines/adult_oi.pdf.

Peleg AY et al: Hospital-acquired infections due to gram negative bacteria. N Engl J Med 2010;362:1804.

Simons FE: Anaphylaxis. J Allergy Clin Immunol 2010;125(Suppl 2):S161.

Shenoy ES: Evaluation and management of penicillin allergy: A review. JAMA 2019:321:188.

Spellberg B et al: The future of antibiotics and resistance. N Engl J Med 2013;368:299.

Talbot GH et al: The Infectious Disease Society of America's 10 × '20 Initiative (10 new systemic antibacterial agents US Food and Drug Administration approved by 2020): Is 20 × '20 a possibility? Clin Infect Dis 2019; 69:1.

Tunkel AR et al: Practice guidelines for the management of bacterial meningitis. Clin Infect Dis 2004;39:1267.

Wilson W et al: Prevention of infective endocarditis: Guidelines from the American Heart Association. Circulation 2007;116:1736.

Workowski KA, Bolan GA: Sexually transmitted diseases treatment guidelines 2015. Centers for Disease Control and Prevention. MMWR Morb Mortal Wkly Rep 2015;64(RR-3):1.

RESPOSTA DO ESTUDO DE CASO

Esse paciente apresenta uma infecção do trato urinário associada aos cuidados de saúde, que pode ter resultado de nefrolitíase recorrente, apesar de seu tratamento inicial na Índia. É provável que ele tenha uma síndrome semelhante à sepse e uma infecção sistêmica por um uropatógeno resistente ao antibiótico que recebeu. Possíveis bactérias que podem ser responsáveis pelos sintomas do paciente são: *Staphylococcus aureus* resistente à meticilina, *Enterococcus* sp. e bacilos gram-negativos entéricos resistentes ao ciprofloxacino, como *E. coli* ESBL-positiva ou *Klebsiella pneumoniae*, *Enterobacteriaciae* resistente às carbapenemases produtoras de carbapenêmicos (CPCRE), ou outros organismos gram-negativos adquiridos em hospitais, como *Pseudomonas aeruginosa*. O paciente foi tratado com vancomicina e meropeném, e as culturas de sangue e urina foram positivas para *E. coli* ESBL-positivas resistentes ao ciprofloxacino. Ele apresentou defervescência e estabilização hemodinâmica nas 48 horas subsequentes. A *E. coli* ESBL-positiva é um patógeno emergente do trato urinário que pode ser adquirido em ambulatório, e a antibioticoterapia oral pode não ser confiável. A terapia empírica com um carbapenêmico (ertapeném, doripeném, meropeném, imipeném) é recomendada para infecções graves causadas por esse organismo. Infelizmente, isolados de *E. coli* e *Klebsiella pneumoniae*, que são resistentes aos carbapenêmicos (CPCRE), também causaram infecção em associação com viagens internacionais e, ocasionalmente, causaram infecções graves em pacientes hospitalizados.

CAPÍTULO

52 Fármacos antiprotozoários

Philip J. Rosenthal, MD

ESTUDO DE CASO

Uma menina norte-americana de 5 anos se apresenta com história de 1 semana de calafrios, febre e sudorese intermitentes. Ela retornou para casa 2 semanas mais cedo após sair dos Estados Unidos pela primeira vez para passar 3 semanas com seus avós na Nigéria. A menina recebeu todas as vacinas recomendadas na infância, mas nenhum tratamento adicional antes da viagem, já que seus pais costumavam visitar seu país nativo sem consequências médicas. Três dias atrás, a menina foi examinada em uma clínica ambulatorial e diagnosticada com uma síndrome viral. O exame revela uma criança letárgica, com temperatura de 39,8 °C e esplenomegalia. Ela não apresenta exantema cutâneo ou linfadenopatia. Os dados laboratoriais relevantes são hematócrito de 29,8%, plaquetas de 45.000/mm^3, creatinina de 2,5 mg/dL (220 µmol/L) e discreto aumento da bilirrubina e das aminotransferases. A análise da extensão sanguínea revelou formas anelares de *Plasmodium falciparum* com parasitemia de 1,5%.

Qual tratamento deve ser iniciado?

MALÁRIA

A malária é a doença parasitária mais importante dos seres humanos e causa centenas de milhões de adoecimentos e cerca de meio milhão de mortes por ano. A malária humana é comumente causada por quatro espécies de plasmódio: *Plasmodium falciparum*, *P. vivax*, *P. malariae* e *P. ovale*. Uma quinta espécie, *P. knowlesi*, é principalmente um patógeno de macacos, mas pode causar doenças, incluindo doenças graves, em seres humanos no Sudeste Asiático. Embora todas as últimas espécies possam provocar doença significativa, o *P. falciparum* é responsável pela maioria das complicações graves e mortes. A resistência medicamentosa é um problema terapêutico importante, principalmente com o *P. falciparum*.

CICLO DE VIDA DO PARASITA

Um mosquito anofelino inocula esporozoítos do plasmódio para iniciar a infecção humana (Figura 52-1). Os esporozoítos circulantes invadem rapidamente as células hepáticas e esquizontes teciduais e, no estágio exoeritrocitário, amadurecem no fígado. Os merozoítos são subsequentemente liberados do fígado e invadem os eritrócitos. Apenas os parasitas eritrocitários causam doença clínica. Os repetidos ciclos de infecção podem levar à infecção de muitos eritrócitos e à doença grave. Os gametófitos em estágio sexual também se desenvolvem em eritrócitos antes de serem captados pelos mosquitos, quando se desenvolvem em esporozoítos infectantes.

Na infecção por *P. falciparum* e *P. malariae*, ocorre apenas um ciclo de invasão das células hepáticas e de multiplicação, sendo que a infecção hepática cessa de forma espontânea em menos de 4 semanas. Dessa forma, o tratamento que elimina os parasitas eritrocitários irá curar essas infecções. Nas infecções por *P. vivax* e *P. ovale*, um estágio hepático latente, o hipnozoíto, não é erradicado pela maioria dos fármacos, de modo que recidivas subsequentes podem ocorrer após a terapia direcionada contra os parasitas eritrocitários. A erradicação de ambos os parasitas, eritrocitários e hepáticos, faz-se necessária para curar essas infecções.

CLASSIFICAÇÃO DOS FÁRMACOS

Diversas classes de fármacos antimaláricos estão disponíveis (Tabela 52-1 e Figura 52-2). Os fármacos que eliminam as formas hepáticas latentes ou em desenvolvimento são denominados como

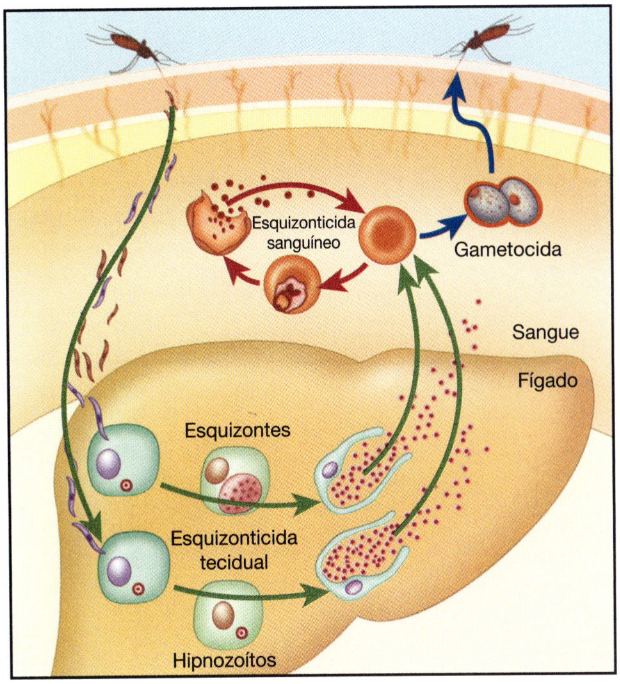

FIGURA 52-1 Ciclo de vida dos parasitas da malária. Apenas o estágio eritrocitário assexuado da infecção causa malária clínica. Todos os tratamentos antimaláricos eficazes são esquizonticidas sanguíneos que matam o parasita nesse estágio. (Reproduzida, com autorização, de Baird JK. Effectiveness of antimalarial drugs. N Engl J Med 2005, 14 de abril; 352 (15): 1565-1577.)

esquizonticidas teciduais; aqueles que atuam sobre os parasitas eritrocitários são **esquizonticidas sanguíneos**; e aqueles que matam os estágios sexuais e impedem a transmissão para os mosquitos são **gametocidas**. Não há qualquer fármaco disponível que possa, isoladamente, realizar com segurança a **cura radical**, isto é, eliminar tanto os estágios hepáticos quanto os eritrocitários. Poucos fármacos disponíveis são **profiláticos causais**, isto é, capazes de evitar a infecção eritrocitária. No entanto, todos os fármacos quimioprofiláticos efetivos matam os parasitas eritrocitários antes que eles aumentem o suficiente em número para provocar uma doença clínica.

QUIMIOPROFILAXIA E TRATAMENTO

Quando os pacientes são aconselhados sobre a prevenção da malária, é primordial enfatizar as medidas que impedem as picadas de mosquito (p. ex., uso de repelentes de inseto, inseticidas e mosquiteiros), uma vez que os parasitas estão cada vez mais resistentes a múltiplos fármacos e nenhum esquema quimioprofilático é totalmente protetor. As recomendações atuais dos Centers for Disease Control and Prevention (CDC) dos Estados Unidos incluem o uso de cloroquina para quimioprofilaxia nas poucas áreas infestadas apenas por parasitas da malária sensíveis à cloroquina (principalmente na ilha de São Domingos e na América Central, a oeste do Canal do Panamá) e atovaquona + proguanil (não disponível no Brasil), mefloquina ou doxiciclina para a maioria das outras áreas maláricas (Tabela 52-2). Fármacos quimioprofiláticos alternativos são primaquina e tafenoquina. As recomendações do CDC devem ser verificadas regularmente (*e-mail*: malaria@cdc.gov; *site*: www.cdc.gov/malaria), pois podem mudar em resposta às mudanças nos padrões de resistência e ao aumento da experiência com novos fármacos. Em algumas circunstâncias, justifica-se que os viajantes carreguem consigo suprimentos de medicamentos para o caso de apresentarem doença febril em situação em que não haja cuidado

TABELA 52-1 Principais fármacos antimaláricos

Fármaco	Classe	Indicação
Cloroquina	4-aminoquinolina	Tratamento e quimioprofilaxia da infecção por parasitas sensíveis
Amodiaquina[1]	4-aminoquinolina	Tratamento da infecção por algumas cepas de *P. falciparum* resistentes à cloroquina e em associação fixa com o artesunato
Piperaquina[1]	Bisquinolina	Tratamento da infecção por *P. falciparum* em associação fixa com a di-hidroartemisinina
Quinina	Quinolina-metanol	Tratamento oral e intravenoso[1] das infecções por *P. falciparum*
Mefloquina	Quinolina-metanol	Quimioprofilaxia e tratamento das infecções por *P. falciparum*
Primaquina	8-aminoquinolina	Cura radical e profilaxia terminal das infecções por *P. vivax* e *P. ovale*; quimioprofilaxia alternativa para todas as espécies
Tafenoquina	8-aminoquinolina	Cura radical e profilaxia terminal das infecções por *P. vivax* e *P. ovale*; quimioprofilaxia alternativa para todas as espécies
Sulfadoxina + pirimetamina*	Associação de antagonistas do folato	Tratamento das infecções por algum *P. falciparum* resistente à cloroquina, inclusive em associação com o artesunato; terapia preventiva intermitente nas regiões endêmicas
Atovaquona + proguanil*	Associação de quinina e antagonista do folato	Tratamento e quimioprofilaxia da infecção por *P. falciparum*
Doxiciclina	Tetraciclina	Tratamento (com quinina) das infecções por *P. falciparum*; quimioprofilaxia
Lumefantrina[2]	Álcool amílico	Tratamento da malária por *P. falciparum* em associação fixa com o arteméter
Pironaridina	Acridina base de Mannich	Tratamento da malária *P. falciparum* em associação fixa com artesunato
Artemisininas (artesunato, arteméter,[2] di-hidroartemisinina[1])	Endoperóxidos sesquiterpenos lactônicos	Tratamento das infecções por *P. falciparum*; terapias de associação por via oral para doença não complicada; artesunato intravenoso para a doença grave

[1]Não disponível nos Estados Unidos (nem no Brasil).
[2]Disponível nos Estados Unidos apenas como associação fixa de lumefantrina + arteméter (assim como no Brasil).
*N. de R.T. Associações não disponíveis no Brasil. Pirimetamina encontra-se disponível.

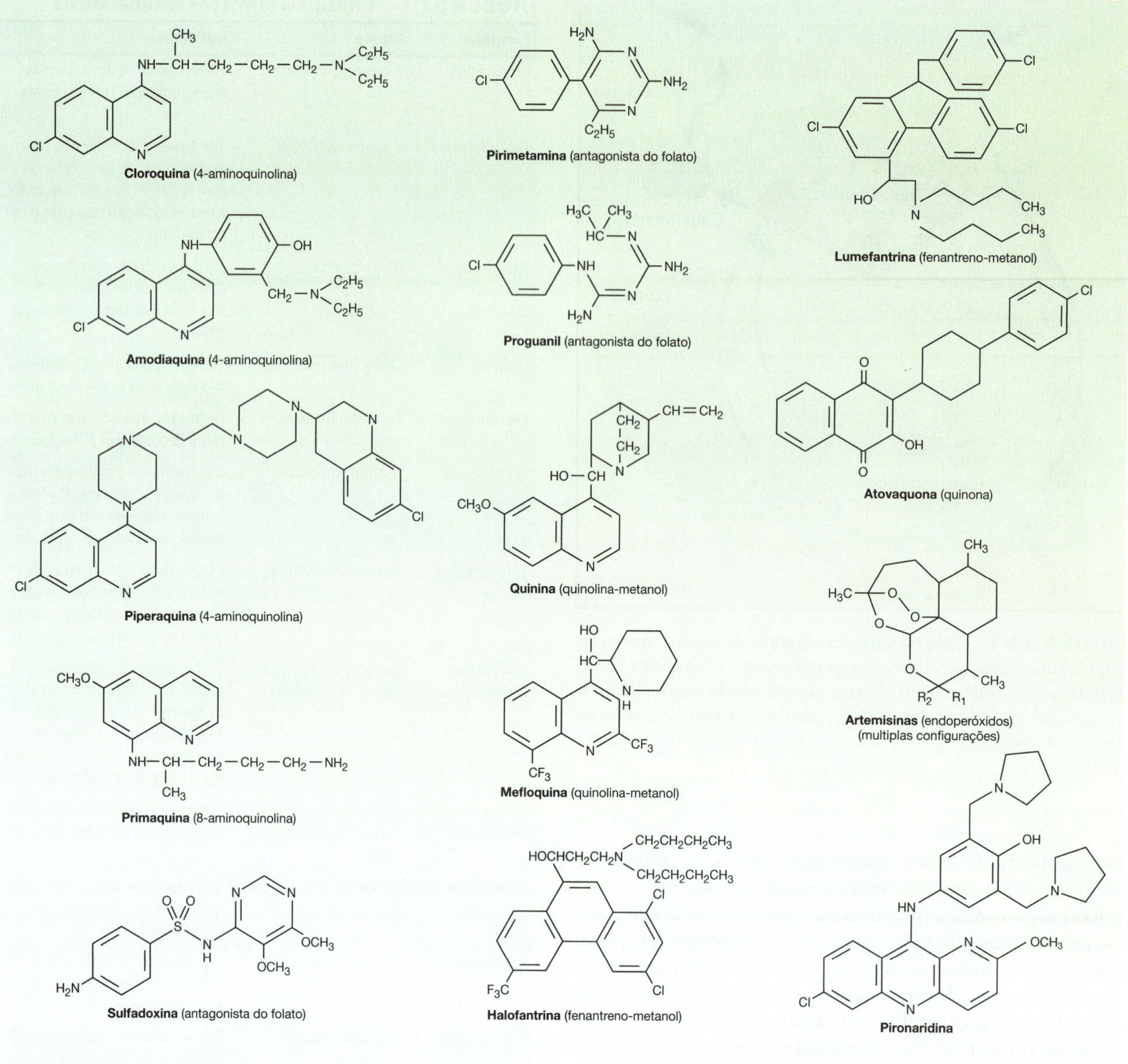

FIGURA 52-2 Fórmulas estruturais de alguns fármacos antimaláricos.

médico disponível. Os esquemas de automedicação incluem as novas terapias de associação à base de artemisinina (ver adiante), amplamente disponíveis internacionalmente (e, no caso do arteméter + lumefantrina, nos Estados Unidos [assim como no Brasil]); atovaquona + proguanil; mefloquina e quinina. A maioria dos especialistas não recomenda a quimioprofilaxia terminal rotineira com primaquina para erradicar os estágios hepáticos latentes de *P. vivax* e *P. ovale* após uma viagem. Contudo, essa conduta pode se justificar em algumas circunstâncias, em particular ou tafenoquina para viajantes com alta exposição a esses parasitas.

Há muitos fármacos disponíveis para o tratamento da malária nos Estados Unidos (assim como no Brasil) (Tabela 52-3). As infecções não *P. falciparum* e a malária por *P. falciparum* de regiões sem resistência conhecida devem ser tratadas com cloroquina. Para a malária por *P. vivax* de regiões com suspeita de resistência à cloroquina, incluindo Indonésia e Papua-Nova Guiné, devem ser empregadas outras terapias eficazes contra a malária por *P. falciparum*. As malárias *P. vivax* e *P. ovale* devem ser subsequentemente tratadas com primaquina ou tafenoquina para erradicar as formas hepáticas. A malária *P. falciparum* não complicada da maioria das áreas é mais frequentemente tratada nos Estados Unidos com arteméter + lumefantrina ou atovaquona + proguanil. Outras associações à base de artemisinina são utilizadas internacionalmente (no Brasil, estão disponíveis artesunato + mefloquina e arteméter + lumefrantrina). Outros fármacos que geralmente são eficazes contra a malária *P. falciparum* resistente incluem a mefloquina e a quinina, que apresentam problemas de toxicidade nas doses de tratamento. A malária *P. falciparum* grave é tratada com artesunato intravenoso.

TABELA 52-2 Fármacos para a prevenção da malária em viajantes[1]

Fármaco	Uso[2]	Dose em adultos[3]
Cloroquina	Áreas sem *P. falciparum* resistente	500 mg/semana
Atovaquona + proguanil*	Áreas com *P. falciparum* resistente à cloroquina	1 comprimido/dia (250 mg de atovaquona + 100 mg de proguanil)
Mefloquina	Áreas com *P. falciparum* resistente à cloroquina	250 mg/semana
Doxiciclina	Áreas com *P. falciparum* multirresistente	100 mg/dia
Primaquina[4]	Profilaxia terminal das infecções por *P. vivax* e *P. ovale*; alternativa para prevenção primária	52,6 mg (30 mg de base)/dia durante 14 dias após a viagem; para prevenção primária, 52,6 mg (30 mg de base)/dia
Tafenoquina[4]	Profilaxia terminal das infecções por *P. vivax* e *P. ovale*; alternativa para prevenção primária	200 mg, 1×/dia, durante 3 dias e depois semanalmente até 1 semana após a última exposição

[1]As recomendações podem mudar, uma vez que a resistência a todos os fármacos disponíveis está aumentando. Ver texto para informações adicionais sobre toxicidades e precauções. Para obter detalhes adicionais e posologia pediátrica, consulte as diretrizes do CDC (*site*: www.cdc.gov). Os viajantes para regiões distantes devem considerar levar consigo os medicamentos para terapia efetiva (ver texto) para serem utilizados em caso de desenvolvimento de doença febril e impossibilidade de acesso rápido aos cuidados médicos.
[2]As regiões sem *P. falciparum* resistente à cloroquina são América Central a oeste do Canal do Panamá, Haiti, República Dominicana, Egito e a maioria dos países com malária no Oriente Médio. A associação atovaquona + proguanil ou a mefloquina atualmente são recomendadas para as outras regiões de malária, com exceção daquelas fronteiriças da Tailândia, onde se recomenda a doxiciclina.
[3]Para outros fármacos que não a primaquina, deve-se iniciar a administração 1 a 2 semanas antes da partida (exceto para a doxiciclina e a atovaquona + proguanil com início 2 dias antes) e manter por 4 semanas após a saída da região endêmica (exceto atovaquona + proguanil, mantida por 1 semana). Todas as doses se referem aos sais.
[4]Rastrear a deficiência de glicose-6-fosfato desidrogenase (G6PD) antes de usar primaquina ou tafenoquina.
*Não disponível no Brasil.

CLOROQUINA

A cloroquina tem sido o medicamento preferencial para o tratamento e a quimioprofilaxia da malária desde a década de 1940, porém sua utilidade contra o *P. falciparum* foi gravemente comprometida pela resistência medicamentosa. Ela permanece sendo o medicamento preferencial para tratamento do *P. falciparum* sensível e de outras espécies de malária humana.

Química e farmacocinética

A cloroquina é uma 4-aminoquinolina sintética (ver Figura 52-2) formulada como sal de fosfato para uso oral. Ela é absorvida rapidamente e quase por completo no trato gastrintestinal, atinge concentrações plasmáticas máximas em cerca de 3 horas e é rapidamente distribuída para os tecidos. A cloroquina tem volume de distribuição aparente muito grande, de 100 a 1.000 L/kg, e é lentamente liberada dos tecidos e metabolizada. Ela é excretada principalmente na urina, com meia-vida inicial de 3 a 5 dias, mas com meia-vida de eliminação terminal muito mais longa, de 1 a 2 meses.

Ação antimalárica e resistência

Quando não limitada pela resistência, a cloroquina é um esquizonticida altamente efetivo no sangue. A cloroquina não é confiavelmente ativa contra parasitas ou gametócitos do estágio hepático. Ela provavelmente age concentrando-se nos vacúolos alimentares do parasita, impedindo a biocristalização do produto de clivagem da hemoglobina, o heme, em hemozoína e provocando toxicidade para o parasita por acúmulo do heme livre.

Atualmente, a resistência à cloroquina é muito comum entre as cepas de *P. falciparum* e incomum, porém crescente, para o *P. vivax*. Em *P. falciparum*, mutações em um suposto transportador, PfCRT, são os mediadores primários de resistência. A resistência à cloroquina pode ser revertida por determinados fármacos, incluindo verapamil, desipramina e clorfeniramina, porém o valor clínico dos fármacos para reversão da resistência não está estabelecido.

Aplicações clínicas

1. *Tratamento* A cloroquina é o fármaco preferencial no tratamento das malárias não *P. falciparum* não complicada e *P. falciparum* sensível. Ela resolve rapidamente a febre (entre 24 e 48 horas) e depura a parasitemia (entre 48 e 72 horas) provocada por parasitas sensíveis. A cloroquina foi substituída por outros medicamentos, principalmente terapias de associação à base de artemisinina, como padrão de cuidado para malária *P. falciparum* na maioria dos países endêmicos. Ela não elimina as formas hepáticas latentes do *P. vivax* e do *P. ovale*, motivo pelo qual se deve acrescentar a primaquina para a cura radical dessas espécies.

2. *Quimioprofilaxia* A cloroquina é o fármaco quimioprofilático preferencial nas regiões maláricas sem malária por *P. falciparum* resistente. A erradicação do *P. vivax* e do *P. ovale* requer um ciclo de primaquina para depurar os estágios hepáticos.

3. *Abscesso hepático amebiano* A cloroquina alcança concentrações elevadas no fígado e pode ser utilizada para tratar abscessos hepáticos amebianos que tenham sido resolvidos com a terapia inicial com metronidazol (ver adiante).

Reações adversas

A cloroquina costuma ser muito bem tolerada, mesmo com uso prolongado. O prurido é comum, principalmente nos africanos. Náuseas, vômitos, dor abdominal, cefaleia, anorexia, mal-estar, turvação da visão e urticária são raros. A administração após as

TABELA 52-3 Tratamento da malária

Quadro clínico	Doses[1]	Fármacos alternativos
Infecções por *P. falciparum* e *P. malariae* sensíveis à cloroquina	Fosfato de cloroquina, 1 g, seguido por 500 mg em 6, 24 e 48 horas *ou* Fosfato de cloroquina, 1 g, em 0 e 24 h, depois 0,5 g, em 48 horas	
Infecção por *P. vivax* e *P. ovale*	Cloroquina (como acima), então (se G6PD normal) primaquina, 52,6 mg (30 mg de base) por 14 dias ou tafenoquina 300 mg, dose única	Para infecções originárias de Indonésia, Papua-Nova Guiné e outras regiões com suspeita de resistência: terapias listadas para infecções por *P. falciparum* resistente à cloroquina não complicadas mais primaquina
Infecções por *P. falciparum* resistente à cloroquina não complicadas	Arteméter 20 mg + lumefantrina 120 mg, 4 comprimidos, 2×/dia durante 3 dias	Atovaquona + proguanil, 4 comprimidos (total de 1 g de atovaquona, 400 mg de proguanil) diariamente durante 3 dias *ou* Mefloquina, 15 mg/kg, dose única, ou 750 mg e, a seguir, 500 mg em 6-8 horas *ou* Sulfato de quinina, 650 mg, 3×/dia por 3 dias, mais doxiciclina, 100 mg, 2 ×/dia durante 7 dias, ou clindamicina, 600 mg, 2×/dia durante 7 dias *ou* Outros esquemas com base em associações com artemisinina (ver Tabela 52-4)
Infecções por *P. falciparum* graves ou complicadas	Artesunato,[2] 2,4 mg/kg IV, a cada 12 horas durante 1 dia, depois diariamente por mais 2 dias; seguir com série oral por 7 dias com doxiciclina ou clindamicina, ou série de tratamento plena de associação arteméter + lumefantrina, ou atovaquona + proguanil, ou mefloquina	Arteméter,[3] 3,2 mg/kg IM, depois 1,6/kg/dia IM; seguidos por terapia oral como descrita para o artesunato *ou* Dicloridrato de quinina,[3-5] 20 mg/kg IV, depois 10 mg/kg a cada 8 horas

[1]Todas as doses são orais e se referem aos sais, exceto quando especificado. Consulte o texto para informações adicionais sobre todos os fármacos, inclusive toxicidades e precauções. Consulte as diretrizes do CDC (*site*: www.cdc.gov) para obter informações adicionais e posologia pediátrica.
[2]Aprovado pela Food and Drug Administration (FDA) em 2020 para uso nos Estados Unidos.
[3]Não disponível nos Estados Unidos (nem no Brasil).
[4]A monitoração cardíaca deve ser realizada durante a administração intravenosa de quinino. Mudar para administração oral assim que o paciente for capaz de tolerar.
[5]Evitar as doses de ataque nos indivíduos que tiverem recebido quinina, quinidina ou mefloquina nas últimas 24 horas.
G6PD, glicose-6-fosfato desidrogenase.

refeições pode reduzir algumas das reações adversas. Reações raras incluem hemólise em pessoas com deficiência de glicose-6-fosfato desidrogenase (G6PD), deficiência auditiva, confusão, psicose, crises, agranulocitose, dermatite esfoliativa, alopecia, clareamento do cabelo, hipotensão e alterações eletrocardiográficas. A administração em longo prazo de doses altas de cloroquina para doenças reumatológicas (ver Capítulo 36) pode resultar em ototoxicidade irreversível, retinopatia, miopatia e neuropatia periférica, porém essas reações raramente são observadas com a dose padrão semanal para quimioprofilaxia. Injeções intramusculares ou infusões intravenosas de cloridrato de cloroquina podem resultar em hipotensão grave e paradas respiratória e cardíaca, e devem ser evitadas.

Contraindicações e precauções

A cloroquina é contraindicada em pacientes com psoríase ou porfiria. Em geral, ela não deve ser utilizada em pacientes com anormalidades retinais ou de campo visual ou miopatia, e deve ser utilizada com cautela em pacientes com distúrbios hepáticos, neurológicos ou hematológicos. O fármaco antidiarreico caulim e os antiácidos com cálcio e magnésio interferem na absorção da cloroquina e não devem ser administrados juntos. A cloroquina é considerada segura na gravidez e para crianças pequenas.

OUTRAS 4-AMINOQUINOLONAS

A **amodiaquina** está intimamente relacionada com a cloroquina, sendo provável que ambas compartilhem mecanismos de ação e resistência. A amodiaquina tem sido amplamente utilizada para tratar a malária, em razão de seu baixo custo, toxicidade limitada e, em algumas regiões, efetividade contra as cepas de *P. falciparum* resistentes à cloroquina, porém efeitos tóxicos, como agranulocitose, anemia aplásica e hepatotoxicidade, limitaram seu uso. Contudo, em uma reavaliação recente, demonstrou-se que efeitos tóxicos graves são raros com a amodiaquina. O uso atual mais importante da amodiaquina é na terapia de associação. A Organização Mundial de Saúde (OMS) lista a associação de artesunato + amodiaquina (não disponível no Brasil) como a terapia recomendada para a malária por *P. falciparum* (Tabela 52-4). Atualmente, essa associação está disponível em comprimido único e é considerada a terapia de primeira escolha para malária por *P. falciparum* não complicada em muitos países da África. Deve-se evitar a quimioprofilaxia em longo prazo com amodiaquina, em razão do aparente aumento da toxicidade com o uso continuado. No entanto, atualmente, a OMS recomenda quimioprevenção sazonal em curto prazo com amodiaquina mais sulfadoxina + pirimetamina (doses mensais de tratamento por 3 a 4 meses durante a estação de transmissão) para a sub-região de Sahel, na África.

TABELA 52-4 Recomendações da OMS para o tratamento da malária por *P. falciparum*

Esquema	Notas
Arteméter + lumefantrina	Formulado em conjunto; terapia de primeira escolha em muitos países; aprovado nos Estados Unidos (e no Brasil)
Artesunato + amodiaquina	Formulado em conjunto; terapia de primeira escolha em muitos países africanos
Artesunato + mefloquina	Formulado em conjunto; terapia de primeira escolha em regiões do Sudeste Asiático e da América do Sul
Di-hidroartemisinina + piperaquina	Formulado em conjunto; terapia de primeira escolha em alguns países no Sudeste Asiático
Artesunato + pironaridina	Formulado em conjunto; eficácia semelhante à de outros principais antimaláricos
Artesunato + sulfadoxina + pirimetamina	Terapia de primeira escolha em alguns países, porém com eficácia menor que a observada com outros esquemas na maioria das regiões

Dados da Organização Mundial da Saúde (OMS): Guidelines for the Treatment of Malaria, 3rd ed. World Health Organization. Geneva, 2015.

A **piperaquina** é uma biquinolina que foi amplamente utilizada para tratar a malária por *P. falciparum* resistente à cloroquina na China nos anos de 1970 a 1980, mas cujo uso decaiu com o aumento da resistência. Posteriormente, a piperaquina associada com di-hidroartemisinina mostrou excelente eficácia e segurança para o tratamento da malária por *P. falciparum*, embora a eficácia diminuída tenha sido observada recentemente no Sudeste Asiático, associada à diminuição da atividade de ambos os componentes da associação. A piperaquina tem meia-vida mais longa (~ 28 dias) que a amodiaquina (~ 14 dias), a mefloquina (~ 14 dias) ou a lumefantrina (~ 4 dias), levando a um maior período de profilaxia pós-tratamento com di-hidroartemisinina-piperaquina do que com outras associações importantes à base de artemisinina; esse aspecto deve ser particularmente vantajoso nas regiões de alta transmissão. A di-hidroartemisinina-piperaquina é atualmente a terapia de primeira escolha para a malária sem complicações em alguns países da Ásia. Como a di-hidroartemisinina-piperaquina oferece proteção estendida contra a malária, há interesse na quimioprevenção com posologia mensal do medicamento, que tem demonstrado excelente eficácia em crianças e mulheres grávidas na África.

ARTEMISINA E SEUS DERIVADOS

A artemisinina (***qinghaosu*** [não disponível no Brasil]) é um endoperóxido lactônico sesquiterpeno (ver Figura 52-2), o componente ativo de um medicamento à base de ervas que tem sido utilizado como antitérmico na China há mais de 2 mil anos. A artemisinina é insolúvel e somente pode ser utilizada por via oral. Foram sintetizados análogos para aumentar a solubilidade e melhorar a eficácia antimalárica. Os análogos mais importantes são o **artesunato** (hidrossolúvel; para administração oral, intravenosa, intramuscular e retal), o **arteméter** (lipossolúvel; para administração oral, intramuscular e retal) e a **di-hidroartemisinina** (hidrossolúvel; para administração oral).

Química e farmacocinética

A artemisinina e seus análogos são estruturas complexas de 3 e 4 anéis (ver Figura 52-2). Eles são rapidamente absorvidos, com a concentração plasmática máxima ocorrendo imediatamente. A meia-vida após a administração oral é de 30 a 60 minutos para artesunato e di-hidroartemisinina, e de 2 a 3 horas para arteméter. A artemisinina, o artesunato e o arteméter são rapidamente metabolizados até o metabólito ativo di-hidroartemisinina. A concentração do medicamento parece diminuir após vários dias de terapia.

Ação antimalárica e resistência

Atualmente, as artemisininas estão bastante disponíveis, porém a monoterapia para tratamento de malária não complicada é fortemente *desestimulada*. Em vez da monoterapia, são recomendadas as terapias de associação à base de artemisinina com formulação conjunta para melhorar a eficácia e evitar a seleção de parasitas resistentes à artemisinina. O esquema de associação oral arteméter + lumefantrina foi aprovado pela FDA em 2009 e pode ser considerado a terapia de primeira escolha nos Estados Unidos para malária *P. falciparum* não complicada, embora possa não estar amplamente disponível.* O artesunato intravenoso foi recentemente aprovado pela FDA e é o padrão de tratamento para malária grave.

A artemisinina e seus análogos são esquizonticidas com ação sanguínea muito rápida contra todos os parasitas da malária humana. As artemisininas não têm efeito sobre os estágios hepáticos. Elas são ativas contra gametócitos jovens, mas não maduros. A atividade antimalárica das artemisininas parece resultar da produção de radicais livres, que se segue à clivagem catalisada pelo ferro da ponte de endoperóxido da artemisinina. A eliminação tardia de infecções por *P. falciparum* após o tratamento com artemisininas e a redução da eficácia do tratamento de alguns esquemas de associação à base de artemisinina em partes do Sudeste Asiático demonstraram um foco preocupante de resistência.

Aplicações clínicas

A terapia de associação à base de artemisinina é agora o padrão de tratamento da malária por *P. falciparum* não complicada em quase todas as áreas endêmicas. Os principais esquemas são bastante eficazes, seguros e bem tolerados. Esses esquemas foram desenvolvidos porque as meias-vidas plasmáticas curtas da artemisinina levaram a taxas de recidiva inaceitavelmente altas após a terapia de

*N. de R.T. Para informações sobre o tratamento da malária no Brasil, consulte o Guia de tratamento da malária no Brasil, produzido pelo Ministério da Saúde (2020), disponível em https://bvsms.saude.gov.br/bvs/publicacoes/guia_tratamento_malaria_brasil.pdf (capturado em 23/03/2023).

curta duração, as quais foram revertidas pela inclusão de fármacos de ação mais prolongada. A terapia de associação também ajuda a proteger contra a seleção de resistência à artemisinina. No entanto, com a suspensão da administração após 3 dias, os componentes da artemisinina são eliminados com rapidez, de modo que a seleção da resistência aos fármacos auxiliares é preocupante.

A OMS recomenda várias associações à base de artemisinina para o tratamento da malária por *P. falciparum* não complicada; todas estão disponíveis em formulações combinadas (ver Tabela 52-4). Arteméter + lumefantrina ou artesunato + amodiaquina é o tratamento padrão para a malária por *P. falciparum* não complicada na maioria dos países da África e em alguns países adicionais em outros continentes. A associação artesunato + mefloquina é altamente efetiva no Sudeste Asiático, onde a resistência a muitos antimaláricos é comum. Essa é a terapia de primeira escolha em alguns países no Sudeste Asiático e na América do Sul. O esquema é menos prático para outras áreas, particularmente a África, devido à sua tolerabilidade relativamente baixa. A di-hidroartemisinina-piperaquina demonstrou excelente eficácia e é a terapia de primeira escolha para a malária por *P. falciparum* em alguns países. Contudo, altas taxas de falha para artesunato + mefloquina e di-hidroartemisinina + piperaquina foram relatadas recentemente em partes do Sudeste Asiático, no contexto de diminuição da atividade de ambos os componentes dos esquemas terapêuticos. Artesunato + pironaridina (não disponível no Brasil) parece oferecer eficácia semelhante à de outras associações, porém os dados são limitados. Artesunato + sulfadoxina + pirimetamina não é recomendado em muitas áreas, devido à quantidade inaceitável de resistência à sulfadoxina + pirimetamina, porém é a terapia de primeira escolha em alguns países.

As artemisininas também têm excelente eficácia no tratamento da malária por *P. falciparum* complicada. Ensaios clínicos randomizados de grande porte e metanálises demonstraram que o arteméter intramuscular tem eficácia equivalente à da quinina, ao passo que o arteméter intravenoso é superior à quinina intravenosa em relação ao tempo de depuração do parasita e – ainda mais importante – à sobrevida do paciente. O artesunato intravenoso também tem perfil de reações adversas superior quando comparado com a quinina intravenosa (ou quinidina, agora obsoleta). Assim, o artesunato intravenoso substituiu a quinina como padrão de tratamento para o tratamento da malária por *P. falciparum* grave. O artesunato e o arteméter também se mostraram efetivos no tratamento da malária grave quando administrados por via retal, oferecendo uma modalidade de tratamento valiosa quando a terapia parenteral não estiver disponível.

Reações adversas e precauções

Em geral, as artemisininas são muito bem toleradas. As reações adversas mais comumente reportadas são náuseas, vômitos, diarreia e tontura, as quais, com frequência, podem ser geradas pela malária subjacente, e não pelos fármacos. As raras toxicidades graves incluem neutropenia, anemia, hemólise, aumento das enzimas hepáticas e reações alérgicas. Além disso, a hemólise prolongada após as artemisininas para malária grave parece ser bastante comum (estimada em 13% dos casos), normalmente se iniciando 2 a 3 semanas após a terapia, com 73% dos casos identificados exigindo transfusão. Observou-se neurotoxicidade irreversível em animais, porém apenas após doses muito superiores àquelas empregadas para tratar a malária. As artemisininas foram embriotóxicas em estudos com animais, mas as taxas de anomalias congênitas, natimortos e abortos não foram elevadas em mulheres que receberam artemisininas durante a gravidez, em comparação com as dos controles. Com base nessas informações e no risco significativo de malária durante a gravidez, a OMS recomenda terapias de associação à base de artemisinina para o tratamento da malária por *P. falciparum* não complicada durante o segundo e terceiro trimestres da gestação (quinina mais clindamicina ou mefloquina é recomendada durante o primeiro trimestre), e artesunato intravenoso para o tratamento da malária grave durante todas as fases da gravidez.

QUININA

A quinina continua sendo uma terapia importante para a malária por *P. falciparum* – especialmente doença grave –, embora a toxicidade possa complicar a terapia.

Química e farmacocinética

A quinina é derivada da casca da árvore cinchona, sendo um medicamento tradicional para as febres intermitentes da América do Sul. O alcaloide quinina foi purificado em 1820 e tem sido utilizado no tratamento e na prevenção da malária desde então. A quinidina, o estereoisômero dextrogiro da quinina, é pelo menos tão eficaz quanto a quinina parenteral no tratamento da malária por *P. falciparum* grave, mas não é mais utilizada. Após a administração oral, a quinina é rapidamente absorvida, alcança concentrações plasmáticas máximas em 1 a 3 horas e é bem distribuída nos tecidos orgânicos. O uso de uma dose de ataque na malária grave permite a obtenção de valores máximos em algumas horas. Indivíduos com malária desenvolvem concentração plasmática mais elevadas de quinina do que controles saudáveis, porém a toxicidade não aumenta, aparentemente devido ao aumento da ligação às proteínas. A meia-vida da quinina também é mais longa naqueles indivíduos com malária grave (18 horas) do que nos controles saudáveis (11 horas). A quinidina apresenta meia-vida mais curta que a quinina, em grande parte como resultado de menor ligação a proteínas. A quinina é metabolizada principalmente no fígado e excretada na urina.

Ação antimalárica e resistência

A quinina é um esquizonticida altamente efetivo no sangue e de ação rápida contra as quatro espécies de parasitas da malária humana. O fármaco é gametocida para *P. vivax* e *P. ovale*, mas não para o *P. falciparum*. Não há atividade contra os parasitas no estágio hepático. O mecanismo de ação da quinina é desconhecido. A resistência à quinina já é comum em algumas regiões do Sudeste Asiático, principalmente nas regiões fronteiriças da Tailândia, onde o fármaco pode falhar quando utilizado de forma isolada para tratar a malária por *P. falciparum*. No entanto, a quinina ainda proporciona um efeito terapêutico no mínimo parcial na maioria dos pacientes.

Aplicações clínicas

1. *Tratamento parenteral de malária grave por* P. falciparum Durante muitos anos, o cloridrato de quinina ou o gliconato de quinidina foram os medicamentos preferenciais para malária por *P. falciparum*, porém, atualmente, o artesunato por via intravenosa é a melhor opção. A quinina pode ser administrada de forma lenta por via intravenosa ou, em solução diluída, por via intramuscular, mas as preparações parenterais desse fármaco não estão disponíveis nos Estados Unidos (nem no Brasil). A disponibilidade de quinidina nos Estados Unidos terminou em 2019. A terapia deve ser mudada para um fármaco oral eficaz assim que o paciente tiver melhorado o suficiente.

2. *Tratamento oral de malária por* P. falciparum O sulfato de quinina é uma terapia apropriada para a malária por *P. falciparum* não complicada, exceto quando a infecção tenha sido transmitida em região sem comprovação de malária resistente à cloroquina. A quinina costuma ser utilizada com um segundo fármaco (com frequência, doxiciclina ou, em crianças, clindamicina) para reduzir o tempo de uso (comumente até 3 dias) e limitar a toxicidade. A quinina geralmente não é utilizada para tratar a malária não *P. falciparum*.

3. *Babesiose* A quinina é a terapia de primeira escolha, em associação com a clindamicina, no tratamento da infecção por *Babesia microti* ou de outras infecções babesiais humanas.

Reações adversas

As doses terapêuticas da quinina (e da quinidina) comumente causam zumbido, cefaleia, náuseas, tontura, rubor e distúrbios visuais, conjunto de sintomas denominado **cinchonismo**. Os sintomas leves do cinchonismo não determinam a interrupção da terapia. Os achados mais graves, com frequência com terapia prolongada, incluem anormalidades visuais e auditivas mais acentuadas, vômitos, diarreia e dor abdominal. As reações de hipersensibilidade incluem exantemas cutâneos, urticária, angiedema e broncospasmo. As anormalidades hematológicas incluem hemólise (principalmente com deficiência de G6PD), leucopenia, agranulocitose e trombocitopenia. As doses terapêuticas podem provocar hipoglicemia pela estimulação da liberação de insulina; esse é um problema particular nas infecções graves e nas pacientes grávidas, que apresentam sensibilidade aumentada à insulina. A quinina pode estimular as contrações uterinas, em particular no terceiro trimestre. No entanto, esse efeito é leve, e a quinina continua apropriada para o tratamento da malária por *P. falciparum* grave durante a gravidez. As infusões intravenosas desses fármacos podem causar tromboflebite.

A hipotensão grave pode suceder as infusões intravenosas muito rápidas de quinina (ou quinidina). Anormalidades eletrocardiográficas (prolongamento do intervalo QT) são bastante comuns com a quinidina intravenosa, mas arritmias graves são raras quando o fármaco é administrado da forma adequada em ambiente monitorado.

A **febre hemoglobinúrica** é uma doença grave e rara que inclui hemólise acentuada e hemoglobinúria em cenário de terapia com quinina para malária. Parece ocorrer em razão da reação de hipersensibilidade ao fármaco, embora sua patogênese seja incerta.

Contraindicações e precauções

A quinina deve ser descontinuada se ocorrerem sinais de cinchonismo grave, hemólise ou hipersensibilidade. Se possível, deve ser evitada em pacientes com problemas visuais ou auditivos subjacentes. Deve ser utilizada com grande cautela naqueles com anormalidade cardíacas subjacentes. A quinina não deve ser administrada junto à mefloquina e deve ser utilizada com cautela em pacientes com malária que tenham recebido quimioprofilaxia anterior com mefloquina. A absorção pode ser bloqueada por antiácidos com alumínio. A quinina pode elevar a concentração plasmática da varfarina e da digoxina. A dose deve ser reduzida na insuficiência renal.

MEFLOQUINA

A mefloquina é eficaz contra muitas cepas de *P. falciparum* resistentes à cloroquina e contra outras espécies. Embora a toxicidade seja preocupante, a mefloquina é um dos fármacos quimioprofiláticos recomendados para uso na maioria das regiões endêmicas para malária com cepas resistentes à cloroquina.

Química e farmacocinética

O cloridrato de mefloquina é uma quinolina-metanol sintética quimicamente correlacionada com a quinina. Ela só pode ser administrada por via oral, uma vez que há irritação local grave com o uso parenteral. O medicamento é bem absorvido, e concentrações plasmáticas máximas são alcançadas em cerca de 18 horas. A mefloquina se liga fortemente às proteínas, distribui-se de forma extensiva nos tecidos e é eliminada lentamente, o que permite um esquema de tratamento com dose única. A sua meia-vida de eliminação terminal é de cerca de 20 dias, o que permite o uso de doses semanais para quimioprofilaxia. Com administração semanal, obtêm-se concentrações terapêuticas no estado de equilíbrio em algumas semanas. A mefloquina e seus metabólitos são excretados lentamente, principalmente nas fezes.

Ação antimalárica e resistência

A mefloquina tem forte atividade esquizonticida sanguínea contra *P. falciparum* e *P. vivax*, mas não é ativa contra os estágios hepáticos ou gametócitos. O seu mecanismo de ação é desconhecido. Resistência esporádica à mefloquina foi relatada em muitas áreas, mas a resistência parece ser incomum, exceto em regiões do Sudeste Asiático com altas taxas de multirresistência. A resistência à mefloquina não parece estar associada à resistência à cloroquina.

Aplicações clínicas

1. *Quimioprofilaxia* A mefloquina é efetiva na profilaxia contra a maioria das cepas de *P. falciparum* e, provavelmente, contra todas as outras espécies de malária humana. Portanto, está entre os fármacos recomendados pelo CDC para quimioprofilaxia em todas as regiões com malária, exceto naquelas sem resistência à cloroquina (onde a cloroquina é o fármaco preferencial) e em algumas áreas rurais do Sudeste Asiático com alta prevalência de resistência à mefloquina. Da mesma forma que ocorre com a cloroquina, a erradicação de *P. vivax* e *P. ovale* requer uma série de primaquina.

2. *Tratamento* A mefloquina é efetiva no tratamento da maioria dos casos de malária por *P. falciparum*. O fármaco não é apropriado para tratar indivíduos com malária grave ou complicada, uma vez que a quinina, a quinidino e a artemisina têm ação mais rápida e menor probabilidade de induzir resistência. A associação de artesunato + mefloquina é uma das terapias recomendadas pela OMS e é de primeira escolha em alguns países para o tratamento da malária por *P. falciparum* não complicada (ver Tabela 52-4).

Reações adversas

A dose semanal de mefloquina para quimioprofilaxia pode causar náuseas, vômitos, tontura, transtornos do sono e de comportamento, dor epigástrica, diarreia, dor abdominal, cefaleia, exantema e vertigem. As reações neuropsiquiátricas receberam grande publicidade, porém, apesar dos relatos anedóticos frequentes de convulsão e psicose, alguns estudos controlados demonstraram que a frequência de reações adversas graves com o uso de mefloquina não é maior que a de outros esquemas quimioprofiláticos antimaláricos comuns. Entretanto, preocupações acerca de reações tardias produzidas pelo uso breve da mefloquina levaram a FDA a adicionar, em 2013, uma tarja preta de aviso na embalagem sobre a possibilidade de efeitos tóxicos neurológicos e psiquiátricos. Também houve relatos de leucocitose, trombocitopenia e aumento das aminotransferases.

As reações adversas são mais comuns com as doses mais altas de mefloquina necessárias para o tratamento. Essas reações podem ser reduzidas administrando-se o fármaco em duas doses com intervalo de 6 a 8 horas. A incidência de sintomas neuropsiquiátricos parece ser aproximadamente dez vezes maior do que com a dose utilizada para quimioprofilaxia, com relatos de frequências variadas, chegando até a 50%. Toxicidades neuropsiquiátricas graves (depressão, confusão, psicose aguda ou crises) foram relatadas em menos de 1 em 1.000 tratamentos, mas alguns especialistas acreditam que essas toxicidades sejam, na verdade, mais comuns. A mefloquina também pode alterar a condução cardíaca, tendo sido relatadas arritmias e bradicardia.

Contraindicações e precauções

A mefloquina está contraindicada em pacientes com história de epilepsia, transtornos psiquiátricos, arritmia e defeitos da condução cardíaca ou sensíveis a substâncias correlatas. Não deve ser administrada em conjunto com quinina, quinidina ou halofantrina, e é necessário ter cuidado se a quinina for utilizada para tratar a malária após a quimioprofilaxia com mefloquina. O CDC não faz recomendações contra o uso da mefloquina nos pacientes que estejam sendo tratados com antagonista do receptor β-adrenérgico. Atualmente, a mefloquina também é considerada segura para uso em crianças, e é o único fármaco, além da cloroquina, aprovado para quimioprofilaxia em crianças com peso inferior a 5 kg e em gestantes. Os dados disponíveis sugerem que a mefloquina é segura durante a gravidez. Uma antiga recomendação para evitar o uso da mefloquina naqueles que necessitem de habilidades motoras finas (p. ex., pilotos de avião) é controversa. A quimioprofilaxia com mefloquina deve ser interrompida quando ocorrerem sintomas neuropsiquiátricos significativos.

PRIMAQUINA E TAFENOQUINA

A primaquina é o medicamento preferencial para a erradicação das formas hepáticas latentes de *P. vivax* e *P. ovale*, e também pode ser empregada para quimioprofilaxia contra todas as espécies de malária. A tafenoquina, que tem as mesmas indicações e posologia simplificada, foi aprovada pela FDA em 2018. A tafenoquina está disponível em diferentes formulações de doses para erradicação das formas hepáticas e quimioprofilaxia. A primaquina e a tafenoquina são contraindicadas em pessoas com deficiência de G6PD.

Química e farmacocinética

Esses fármacos são 8-aminoquinolinas relacionadas (ver Figura 52-2). A primaquina é bem absorvida por via oral, atingindo concentrações plasmáticas máximas em 1 a 2 horas. A sua meia-vida plasmática é de 3 a 8 horas. A primaquina tem distribuição ampla nos tecidos, mas apenas uma pequena quantidade fica retida neles. Ela é rapidamente metabolizada e excretada na urina. A tafenoquina é absorvida lentamente, com concentrações máximas atingidas em 12 a 15 horas; a coadministração com alimentos aumenta a exposição. A sua meia-vida é de aproximadamente 2 semanas. A tafenoquina é excretada lentamente na urina.

Ação antimalárica e resistência

A primaquina e a tafenoquina são ativas contra os estágios hepáticos de todos os parasitas da malária humana, incluindo os estágios de hipnozoíto dormente de *P. vivax* e *P ovale*. Os fármacos também são gametocidas e têm atividade modesta contra parasitas assexuados em estágio eritrocítico. Os mecanismos de ação antimalárica são desconhecidos.

Algumas cepas de *P. vivax* parecem ser relativamente resistentes à primaquina, e a terapia repetida pode ser necessária para eliminar os hipnozoítos.

Aplicações clínicas

1. *Terapia aguda (cura radical) de malária por* P. vivax *e* P. ovale A terapia padrão para essas infecções inclui cloroquina, para erradicar formas eritrocitárias, e primaquina, para erradicar os hipnozoítos hepáticos e evitar recidiva subsequente. A cloroquina (ou outro antimalárico) é administrada de forma aguda, e a terapia com primaquina ou tafenoquina é suspensa até que o *status* G6PD do paciente seja conhecido. Se a concentração de G6PD for normal, administra-se um curso de 14 dias de primaquina ou uma dose única de tafenoquina. A determinação imediata da concentração de G6PD é útil, uma vez que a primaquina parece ser mais efetiva quando iniciada antes do término da administração da cloroquina.

2. *Profilaxia terminal de malária por* P. vivax *e* P. ovale A quimioprofilaxia padrão não evita a recidiva da malária por *P. vivax* ou *P. ovale*, pois as formas hipnozoíta desses parasitas não são erradicadas pelos esquizonticidas sanguíneos disponíveis. Para reduzir acentuadamente a probabilidade de recidiva, alguns especialistas defendem a utilização da primaquina no retorno de viagem para região endêmica.

3. *Quimioprofilaxia da malária* tratamento de base diário com 30 mg (0,5 mg/kg) de primaquina forneceu boa proteção contra malária por *P. falciparum* e *P. vivax*, e o fármaco agora está listado como um esquema quimioprofilático alternativo pelo CDC. A tafenoquina foi aprovada em 2018 como outro esquema quimioprofilático, com posologia simplificada (200 mg ao por 3 dias e depois semanalmente).

4. *Ação gametocida* A primaquina torna os gametócitos do *P. falciparum* não infecciosos para os mosquitos. A inclusão de primaquina no tratamento para malária *P. falciparum* é utilizada em algumas áreas para diminuir a transmissão, e a inclusão de rotina de baixas doses únicas de primaquina (que pode ser segura sem o teste para deficiência de G6PD) está em estudo e é recomendada em algumas regiões.

5. *Infecção por* Pneumocystis jirovecii A associação de clindamicina e primaquina é um esquema alternativo para o tratamento da pneumocistose, principalmente em casos de doença leve a moderada. Esse esquema oferece maior tolerância em comparação com a pentamidina ou o sulfametoxazol-trimetoprima em doses altas, embora sua eficácia contra a pneumonia grave por *Pneumocystis* não esteja bem estudada.

Reações adversas

A primaquina nas doses recomendadas costuma ser bem tolerada. Raramente, ela causa náuseas, dor epigástrica, cólicas abdominais e cefaleia, sendo que esses sintomas são mais comuns com as doses mais altas e quando o fármaco é administrado com o estômago vazio. As reações adversas mais graves são raras, e incluem leucopenia, agranulocitose, leucocitose e arritmias cardíacas. A tafenoquina também é bem tolerada; as reações adversas relatadas incluem cefaleia, diarreia, tontura, náuseas e vômitos. As doses-padrão de primaquina podem provocar hemólise ou metemoglobinemia (manifestada por cianose), em particular nos indivíduos com deficiência de G6PD ou outros defeitos metabólicos hereditários.

Contraindicações e precauções

A primaquina e a tafenoquina devem ser evitadas em pacientes com história de granulocitopenia ou metemoglobinemia, naqueles que recebem medicamentos potencialmente mielossupressores e naqueles com distúrbios que comumente incluem mielossupressão.

Os pacientes devem ser testados para deficiência de G6PD antes da prescrição de primaquina ou tafenoquina. Quando o paciente é deficiente em G6PD, a tafenoquina deve ser evitada (sua meia-vida longa aumenta os potenciais riscos), e as estratégias de tratamento para a primaquina podem incluir a suspensão da terapia e o tratamento de recaídas subsequentes, se ocorrerem, com cloroquina; tratamento de pacientes com posologia-padrão, prestando-se muita atenção ao seu estado hematológico; ou tratamento com primaquina semanal (45 mg de base) durante 8 semanas. Os indivíduos deficientes em G6PD de origem mediterrânea e asiática têm maior probabilidade de deficiência grave, ao passo que aqueles de origem africana geralmente têm defeito bioquímico mais leve. Essa diferença pode ser levada em consideração na escolha da estratégia de tratamento. Em qualquer caso, a primaquina e a tafenoquina devem ser descontinuadas se houver evidência de hemólise ou anemia. Além disso, elas devem ser evitadas na gravidez, uma vez que o feto é relativamente deficiente em G6PD e, portanto, corre risco de hemólise.

ATOVAQUONA

A atovaquona, uma hidroxinaftoquinona (ver Figura 52-2), é um componente da associação **atovaquona + proguanil**, que é recomendada para o tratamento e a prevenção da malária. A atovaquona também foi aprovada pela FDA para o tratamento da pneumonia leve a moderada por *P. jirovecii*.

O fármaco é administrado somente por via oral. A sua biodisponibilidade é baixa e errática, porém a absorção aumenta com alimentos gordurosos. O fármaco é fortemente ligado às proteínas, tem meia-vida de 2 a 3 dias e é principalmente eliminado inalterado nas fezes. A atovaquona age contra plasmódios rompendo o transporte de elétrons mitocondrial. Ela é ativa contra os esquizontes teciduais e eritrocitários, permitindo que a quimioprofilaxia seja suspensa apenas 1 semana após o fim da exposição (em comparação com 4 semanas para mefloquina ou doxiciclina, que carecem de atividade contra os esquizontes teciduais).

O uso inicial da atovaquona para o tratamento de malária produziu resultados decepcionantes, com insucessos frequentes em razão da seleção de parasitas resistentes durante a terapia. Em contrapartida, a associação fixa de atovaquona (250 mg) + proguanil (100 mg) (não disponível no Brasil) é altamente eficaz no tratamento e na quimioprofilaxia da malária por *P. falciparum*, e está aprovada para ambas as indicações nos Estados Unidos. Para a quimioprofilaxia, a associação deve ser administrada diariamente (ver Tabela 52-2). A atovaquona tem vantagem em relação à mefloquina e à doxiciclina, em virtude de requerer períodos mais curtos de tratamento antes e após o período de risco de transmissão da malária, porém tem custo mais elevado em comparação com os outros fármacos. O fármaco deve ser ingerido com alimento.

A atovaquona é uma alternativa terapêutica para pacientes com infecção por *P. jirovecii*, embora sua eficácia seja menor do que a da associação sulfametoxazol-trimetoprima. A dose-padrão é de 750 mg, administrados com alimento, 2 vezes ao dia, durante 21 dias. A atovaquona também foi eficaz em um pequeno número de pacientes imunocomprometidos com toxoplasmose que não respondiam a outros fármacos.

Em geral, a associação atovaquona + proguanil é bem tolerada. As reações adversas incluem dor abdominal, náuseas, vômitos, diarreia, cefaleia e exantema, sendo que esses efeitos são mais comuns com as doses mais elevadas necessárias para o tratamento. Foram relatadas elevações reversíveis nas enzimas hepáticas. Não se conhece a segurança do uso de atovaquona na gravidez e não se recomenda seu uso em gestantes. O fármaco é considerado seguro para uso em crianças com menos de 5 kg de peso corporal. As concentrações plasmáticas desse fármaco são reduzidas em cerca de 50% pela administração concomitante de tetraciclina ou rifampicina.

INIBIDORES DA SÍNTESE DE FOLATO

Os inibidores das enzimas envolvidas no metabolismo do folato são utilizados no tratamento e na prevenção da malária, geralmente em esquemas combinados.

Química e farmacocinética

A **pirimetamina** é uma 2,4-diaminopirimidina relacionada com a trimetoprima (ver Capítulo 46). O **proguanil** é um derivado biguanida (ver Figura 52-2). Ambos são absorvidos de forma lenta, mas adequada, no trato gastrintestinal. A pirimetamina atinge a concentração plasmática máxima 2 a 6 horas após a administração oral, circula ligada a proteínas plasmáticas e tem meia-vida de eliminação de cerca de 3,5 dias. O proguanil alcança concentração plasmática máxima aproximadamente 5 horas após administração oral e tem meia-vida de eliminação de cerca de 16 horas. Portanto, o proguanil deve ser administrado diariamente para quimioprofilaxia, ao passo que a pirimetamina pode ser tomada 1 vez por semana. A pirimetamina é extensamente metabolizada antes da excreção. O proguanil é um profármaco para seu metabólito ativo de triazina, o cicloguanil, uma associação fixa de sulfonamida **sulfadoxina** (500 mg por comprimido) + **pirimetamina** (25 mg por comprimido), é bem absorvido. Seus componentes demonstram concentrações plasmáticas máximas em 2 a 8 horas e são excretados principalmente pelos rins. A meia-vida média da sulfadoxina é de cerca de 170 horas.

Ação antimalárica e resistência

A pirimetamina e o proguanil agem lentamente contra as formas eritrocitárias de cepas sensíveis de todas as quatro espécies de malária humana. O proguanil também tem atividade contra as formas hepáticas. Nenhum dos fármacos é adequadamente gametocida ou eficaz contra hipnozoítos de *P. vivax ou P. ovale*. As sulfonamidas e as sulfonas são pouco ativas contra esquizontes eritrocitários, mas não contra os estágios hepáticos ou gametófitos.

A pirimetamina e o proguanil inibem a di-hidrofolato redutase do *Plasmodium*, uma enzima-chave na via de síntese do folato. As sulfonamidas e as sulfonas inibem outra enzima na via do folato, a di-hidropteroato sintetase. Conforme descrito no Capítulo 46, as associações de inibidores dessas duas enzimas têm atividade sinérgica (ver Figura 46-2).

A resistência do *P. falciparum* aos antagonistas do folato e às sulfonamidas é comum em muitas áreas. A resistência se deve principalmente a mutações na di-hidrofolato redutase e na di-hidropteroato sintetase, com números crescentes de mutações levando a níveis crescentes de resistência. A resistência limita seriamente a eficácia da sulfadoxina + pirimetamina para o tratamento da malária na maioria das áreas, porém, na África, a maioria dos parasitas exibe um quantidade intermediária de resistência, de modo que os antifolatos podem continuar a oferecer alguma eficácia preventiva.

Aplicações clínicas

1. ***Quimioprofilaxia*** A quimioprofilaxia com antagonistas únicos de folato não é recomendada, devido à frequente resistência. No entanto, a associação de antifolato trimetoprima-sulfametoxazol é comumente utilizada como terapia profilática diária para pacientes infectados pelo HIV, oferecendo eficácia preventiva parcial contra a malária na África.

2. ***Terapia preventiva intermitente*** Uma nova estratégia para o controle de malária é a terapia preventiva intermitente, na qual pacientes de alto risco recebem tratamento intermitente para malária, independentemente do seu estado de infecção. Na gravidez, três ou mais doses (até mensais) de sulfadoxina + pirimetamina após o primeiro trimestre são, agora, a política padrão na África, embora a eficácia seja limitada pela resistência. Em crianças, a terapia preventiva intermitente não foi amplamente aceita, mas a OMS recomenda a quimioprevenção sazonal da malária com amodiaquina mais sulfadoxina + pirimetamina na sub-região do Sahel, na África, onde a malária é altamente sazonal e a resistência de alta quantia aos antifolatos é incomum. Na maioria das outras áreas, a resistência aos medicamentos limita seriamente a eficácia preventiva dos antifolatos.

3. ***Tratamento de malária por* P. falciparum *resistente a cloroquina*** O sulfadoxina + pirimetamina já não é uma terapia recomendada para a malária e, em particular, não deve ser utilizado para a malária grave, uma vez que tem uma ação mais lenta do que outros fármacos disponíveis. A associação também não é seguramente eficaz na malária por *P. vivax*, sendo que sua utilidade contra o *P. ovale* e o *P. malariae* não está suficientemente estudada. Artesunato associado com sulfadoxina + pirimetamina é listado pela OMS para tratar malária *P. falciparum* (ver Tabela 52-4), mas outras associações à base de artemisinina são geralmente preferidas.

4. ***Toxoplasmose*** A pirimetamina, em associação com a sulfadiazina, forma a primeira escolha de tratamento da toxoplasmose, incluindo infecção aguda, infecção congênita e a doença em pacientes imunocomprometidos. Para os pacientes imunocomprometidos, é necessário que a terapia com dose alta seja seguida por terapia supressiva crônica. O ácido folínico (derivado do ácido fólico) deve ser administrado para limitar a mielossupressão. A substituição da sulfadiazina pela clindamicina resulta em um esquema alternativo eficaz. Problemas recentes com preços e disponibilidade de pirimetamina nos Estados Unidos dificultaram o uso desse fármaco.

5. ***Pneumocistose*** O *P. jirovecii* é a causa da pneumocistose humana e, atualmente, é reconhecido como um fungo; contudo, o organismo será discutido neste capítulo porque responde aos antiprotozoários, e não aos antifúngicos. A terapia de primeira escolha da pneumocistose é a associação sulfametoxazol-trimetoprima (ver também Capítulo 46). O tratamento padrão inclui terapia intravenosa ou oral em dose alta (15 mg/kg de trimetoprima e 75 mg/kg de sulfametoxazol ao dia, fracionados em 3 ou 4 doses) durante 21 dias. A terapia em dose alta apresenta toxicidade significativa, principalmente nos pacientes com aids. As reações adversas importantes incluem náuseas, vômitos, febre, exantema, leucopenia, hiponatremia, elevação das enzimas hepáticas, uremia, anemia e trombocitopenia. Entre as reações menos comuns, estão reações cutâneas graves, alterações do estado mental, pancreatite e hipocalcemia. A associação sulfametoxazol-trimetoprima também é o tratamento quimioprofilático padrão para infecção por *P. jirovecii* em indivíduos imunocomprometidos. A dose é um comprimido de dupla-força diariamente ou 3 vezes por semana. O esquema terapêutico quimioprofilática é muito mais bem tolerado do que a terapia com altas doses, mas erupção cutânea, febre, leucopenia ou hepatite podem exigir a mudança para outro medicamento.

Reações adversas e precauções

A maioria dos pacientes tolera bem a pirimetamina e o proguanil. Sintomas gastrintestinais, exantema cutâneo e prurido são raros. Úlceras da mucosa oral e alopecia foram descritas com o uso de proguanil. Sulfadoxina + pirimetamina raramente causa reações cutâneas graves, incluindo eritema multiforme, síndrome de Stevens-Johnson e necrólise epidérmica tóxica. As reações adversas graves parecem ser muito menos comuns com a terapia de dose única ou intermitente, em comparação com a quimioprofilaxia regular, e o uso do fármaco foi justificado pelos riscos associados à malária por *P. falciparum*.

As reações adversas raras com sulfadoxina + pirimetamina são aquelas associadas a outras sulfonamidas, incluindo efeitos hematológicos, gastrintestinais, do sistema nervoso central, dermatológicos e renais. Os antagonistas do folato devem ser utilizados com cautela na presença de disfunção renal ou hepática. Embora a pirimetamina seja teratogênica em animais, a associação sulfadoxina + pirimetamina tem sido utilizada com segurança em gestantes. O proguanil é considerado seguro na gravidez. Em grávidas recebendo terapia preventiva com sulfadoxina + pirimetamina, a suplementação de folato em altas doses (p. ex., 5 mg/dia) deve ser substituída pela profilaxia-padrão recomendada (0,4 a 0,6 mg/dia) para evitar a perda potencial de eficácia protetora.

ANTIBIÓTICOS

Vários antibióticos são antimaláricos modestamente ativos. Os inibidores da síntese de proteínas bacterianas parecem agir contra os parasitas da malária ao inibir a síntese de proteínas em uma organela semelhante a procariotos plasmódicos, o apicoplasto. Nenhum dos antibióticos deve ser empregado como fármaco isolado no tratamento da malária, uma vez que sua ação é muito mais lenta que a dos antimaláricos preconizados.

A tetraciclina e a doxiciclina (ver Capítulo 44) são ativas contra esquizontes eritrocitários de todos os parasitas da malária em seres humanos. Elas não são ativas contra os estágios hepáticos. A doxiciclina é utilizada no tratamento da malária por *P. falciparum* em conjunto com a quinina, possibilitando um curso mais curto e mais bem tolerado. A doxiciclina também passou a ser considerada um fármaco quimioprofilático padrão, principalmente para uso nas regiões do Sudeste Asiático, com altas taxas de resistências a outros antimaláricos, incluindo mefloquina. As reações adversas da doxiciclina incluem sintomas gastrintestinais, esofagite, vaginite por *Candida* e fotossensibilidade. A clindamicina (ver Capítulo 44) é lentamente ativa contra os esquizontes eritrocíticos e pode substituir a doxiciclina em crianças e em grávidas. Também foi demonstrada atividade antimalárica das fluoroquinolonas e da azitromicina, porém sua eficácia para o tratamento ou para a quimioprofilaxia de malária foi subideal.

Os antibióticos também são ativos contra outros protozoários. A tetraciclina e a eritromicina são terapias alternativas para o tratamento da amebíase intestinal. A clindamicina, em associação com outros fármacos, é eficaz para toxoplasmose, pneumocistose e babesiose. A espiramicina é um antibiótico macrolídeo empregado para tratar a toxoplasmose primária adquirida durante a gravidez. O tratamento reduz o risco de toxoplasmose congênita.

LUMEFANTRINA E PIRONARIDINA

A **lumefantrina**, um álcool arílico, está disponível apenas como uma associação de dose fixa com arteméter, que agora é a terapia de primeira escolha para a malária por *P. falciparum* não complicada em muitos países endêmicos. Além disso, a associação está aprovada em muitos países não endêmicos, inclusive nos Estados Unidos (assim como no Brasil). A meia-vida da lumefantrina, quando empregada em associação, é de 3 a 4 dias. As concentrações de fármaco podem ser modificadas por interações com outros fármacos, incluindo aqueles que afetam o metabolismo pela CYP3A4. A absorção oral é variável e melhora quando o medicamento é administrado com alimentos. A associação arteméter + lumefrantina deve ser administrada com alimentos gordurosos para maximizar a eficácia antimalárica. Ele é muito bem tolerado. As reações adversas mais relatadas nos ensaios sobre o fármaco foram distúrbios gastrintestinais, cefaleia, tontura, exantema e prurido, sendo que, em muitos casos, essas toxicidades podem ter sido decorrentes da malária subjacente ou de fármacos concomitantes, e não da associação. A associação arteméter + lumefrantina pode, ainda, causar um pequeno prolongamento do intervalo QT, mas parece ser clinicamente insignificante.

A **pironaridina**, uma acridina base de Mannich, foi estudada como um antimalárico por muitos anos e utilizada como monoterapia na China. Agora, ela está disponível em associação com artesunato. A pironaridina é bem absorvida por via oral, sem efeitos alimentares importantes. Tem meia-vida de cerca de 8 dias, com eliminação principalmente renal. Em geral, o artesunato + pironaridina demonstrou excelente eficácia contra as malárias *P. falciparum* e *P. vivax* e foi bem tolerado. As reações adversas incluíram eosinofilia e aumento de aminotransferases. Estudos recentes sugerem que o artesunato + pironaridina é tão seguro e eficaz quanto outras associações à base de artemisinina para o tratamento da malária *P. falciparum*.

AMEBÍASE

A amebíase é a infecção por *Entamoeba histolytica*. Esse organismo pode provocar infecção intestinal assintomática, colite leve a moderada, infecção intestinal grave (disenteria), ameboma, abscesso hepático e outras infecções extraintestinais. A escolha dos fármacos para o tratamento da amebíase depende da apresentação clínica (Tabela 52-5).

Tratamento de formas específicas de amebíase

1. *Infecção intestinal assintomática* Em geral, os indivíduos assintomáticos não são tratados nas regiões endêmicas. Porém, em áreas não endêmicas, são tratados com um amebicida luminal. O uso de fármaco amebicida tecidual é desnecessário. Os amebicidas luminais preconizados são o furoato de diloxanida, o iodoquinol e a paromomicina. Cada medicamento erradica o transporte em cerca de 80 a 90% dos pacientes. A terapia com um amebicida luminal também é necessária para o tratamento de todas as outras formas de amebíase.

2. *Colite amebiana* O metronidazol mais amebicida luminal é o tratamento preferencial para a colite e a disenteria amebianas. As tetraciclinas e a eritromicina são medicamentos alternativos para a colite moderada, mas não são eficazes contra a doença extraintestinal.

3. *Infecções extraintestinais* O tratamento preferencial para as infecções extraintestinais é metronidazol mais amebicida luminal. Uma série de 10 dias de metronidazol cura mais de 95% dos abscessos hepáticos não complicados. Para os casos incomuns em que a terapia inicial com metronidazol tenha fracassado, a aspiração do abscesso e a adição de cloroquina a uma nova série de metronidazol devem ser consideradas.

METRONIDAZOL E TINIDAZOL

Os nitroimidazóis metronidazol e tinidazol (Figura 52-3) são os fármacos de escolha para o tratamento da amebíase extraluminal. Eles matam os trofozoítos, mas não os cistos de *E. histolytica*, e erradicam efetivamente as infecções teciduais intestinais e extraintestinais. O tinidazol parece ter atividade similar e melhor perfil de toxicidade do que o metronidazol. Ele proporciona esquemas com administração mais simples e pode ser o fármaco substituto para as indicações listadas adiante.

Farmacocinética e mecanismo de ação

O metronidazol e o tinidazol orais são rapidamente absorvidos e permeiam todos os tecidos por difusão simples. As concentrações intracelulares se aproximam das concentrações extracelulares com rapidez. As concentrações plasmáticas máximas são atingidas em 1 a 3 horas. A ligação a proteínas de ambos os fármacos é baixa (10-20%); a meia-vida do fármaco inalterado é de 7,5 horas para o metronidazol e de 12 a 24 horas para o tinidazol. O metronidazol e seus metabólitos são excretados principalmente na urina. A depuração plasmática do metronidazol é reduzida nos pacientes com função hepática comprometida. O grupamento nitro do metronidazol é quimicamente reduzido nas bactérias anaeróbias e nos protozoários sensíveis. Os produtos de redução reativa parecem ser

TABELA 52-5 Tratamento da amebíase[1]

Quadro clínico	Fármacos preferenciais e posologia no adulto	Fármacos alternativos e posologia no adulto
Infecção intestinal assintomática	Fármaco luminal: paromomicina,* 10 mg/kg, 3×/dia, durante 7 dias *ou* Furoato de diloxanida,[2]* 500 mg, 3×/dia, durante 10 dias *ou* Iodoquinol,* 650 mg, 3×/dia, durante 21 dias	
Infecção intestinal leve a moderada	Metronidazol, 750 mg, 3×/dia (ou 500 mg, IV, a cada 6 horas), durante 10 dias *ou* Tinidazol, 2 g/dia, durante 3 dias *mais* Fármaco luminal (ver acima)	Fármaco luminal (ver acima) *e* Tetraciclina, 250 mg, 3×/dia, durante 10 dias *ou* Eritromicina, 500 mg, 4×/dia, durante 10 dias
Infecção intestinal grave	Metronidazol, 750 mg, 3×/dia (ou 500 mg, IV, a cada 6 horas), durante 10 dias *ou* Tinidazol, 2 g/dia, durante 3 dias *mais* Fármaco luminal (ver acima)	Fármaco luminal (ver acima) *mais* Tetraciclina, 250 mg, 3×/dia, durante 10 dias
Abscesso hepático, ameboma e outras doenças extraintestinais	Metronidazol, 750 mg, 3×/dia (ou 500 mg, IV, a cada 6 horas), durante 10 dias *ou* Tinidazol, 2 g/dia, durante 5 dias *mais* Fármaco luminal (ver acima)	Cloroquina, 500 mg, 2×/dia, durante 2 dias, depois 500 mg/dia, durante 21 dias *mais* Fármaco luminal (ver acima)

[1]A via é oral, a não ser que indicado de outra maneira. Ver texto para detalhes adicionais e precauções. Nem todas as preparações estão disponíveis nos Estados Unidos
[2]Indisponível nos Estados Unidos.
*Não disponível no Brasil.

responsáveis pela atividade antiprotozoária e antibacteriana. Supõe-se que o mecanismo do tinidazol seja idêntico.

Aplicações clínicas

1. *Amebíase* O metronidazol ou o tinidazol são os fármacos preferenciais para o tratamento de todas as infecções teciduais por *E. histolytica*. Nenhuma medicação é seguramente eficaz contra os parasitas luminais, de modo que os fármacos devem ser utilizados com um amebicida luminal para garantir a erradicação da infecção.

2. *Giardíase* O metronidazol é o fármaco preferencial para o tratamento de giardíase. A dose para giardíase é muito menor do que a da amebíase, portanto o fármaco é mais bem tolerado. A eficácia depois de um único tratamento é de cerca de 90%. O tinidazol tem eficácia pelo menos igual e pode ser utilizado em dose única.

3. *Tricomoníase* O metronidazol é o tratamento preferencial. Uma dose única de 2 g é eficaz. A resistência de microrganismos ao metronidazol pode levar ao insucesso no tratamento. O tinidazol pode ser efetivo contra alguns desses organismos resistentes.

Reações adversas e precauções

Com o metronidazol, comumente ocorrem náuseas, cefaleia, boca seca e gosto metálico na boca. Entre as reações adversas pouco frequentes, estão vômitos, diarreia, insônia, fraqueza, tontura, monilíase oral, exantema, disúria, urina escura, vertigem, parestesias e neutropenia. A administração do fármaco com as refeições diminui a irritação gastrintestinal. Pancreatite e toxicidade grave no sistema nervoso central (ataxia, encefalopatia, convulsões) são raras. O metronidazol tem efeito semelhante ao dissulfiram, de modo que é possível que haja náuseas e vômitos se o paciente consumir bebida alcoólica durante a terapia. O fármaco deve ser utilizado com cautela nos pacientes com doença do sistema nervoso central. Infusões intravenosas raramente causam crises ou neuropatia periférica. A posologia deve ser ajustada para os pacientes com doença hepática ou renal grave. O tinidazol tem perfil de reações adversas similar, embora pareça ser mais bem tolerado que o metronidazol.

Relatou-se que o metronidazol potencializa o efeito de anticoagulantes cumarínicos. A fenitoína e o fenobarbital podem acelerar a eliminação do fármaco, ao passo que a cimetidina pode diminuir a depuração plasmática. É possível que haja intoxicação por lítio quando o fármaco é utilizado com metronidazol. Metronidazol e seus metabólitos são mutagênicos em bactérias e tumorigênicos em camundongos. Os dados sobre teratogenicidade são inconsistentes. Assim, é melhor evitar o metronidazol em gestantes ou amamentadoras, embora anormalidades congênitas não tenham sido claramente associadas ao uso em seres humanos.

SULFATO DE PAROMOMICINA

O sulfato de paromomicina (não disponível no Brasil) é um antibiótico aminoglicosídeo (ver também Capítulo 45) que não é absorvido

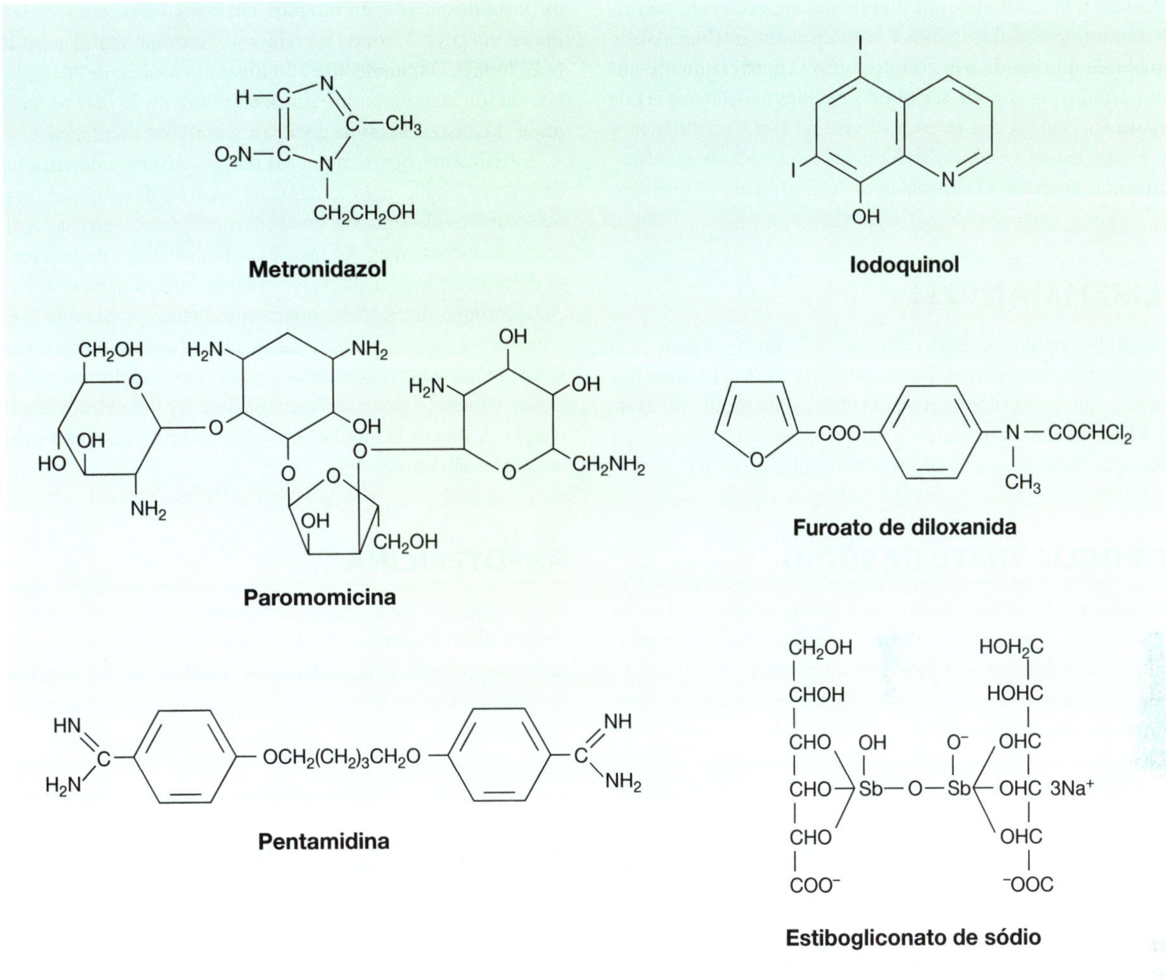

FIGURA 52-3 Fórmulas estruturais de outros fármacos antiprotozoários.

de forma significativa no trato gastrintestinal. Ele é utilizado como amebicida luminal e não tem efeito contra as infecções amebianas extraintestinais. A pequena quantidade absorvida é lentamente excretada inalterada, principalmente por filtração glomerular. No entanto, o fármaco pode se acumular nos pacientes com insuficiência renal e contribuir para a toxicidade renal. A paromomicina parece ter eficácia similar e menor toxicidade que outros fármacos luminais. Em um estudo recente, a paromomicina foi superior ao furoato de diloxanida na resolução das infecções assintomáticas. Como é facilmente disponível, a paromomicina pode ser considerada o fármaco amebicida luminal preferencial nos Estados Unidos. As reações adversas incluem desconforto abdominal ocasional e diarreia. A paromomicina parenteral é atualmente empregada para tratar leishmaniose visceral e será discutida separadamente no texto a seguir.

IODOQUINOL

O iodoquinol (di-iodo-hidroxiquina; não disponível no Brasil), uma hidroxiquinolina halogenada, é um amebicida luminal eficaz. Os dados farmacocinéticos são incompletos, mas 90% do fármaco fica retido no intestino e é excretado nas fezes. O restante entra na circulação, com meia-vida de 11 a 14 horas e é excretado na urina como glicuronídeos. O iodoquinol é eficaz contra organismos no lúmen intestinal, mas não contra trofozoítos. As reações adversas infrequentes incluem diarreia, anorexia, náuseas, vômito, dor abdominal, cefaleia, erupção cutânea e prurido. O iodoquinol deve ser administrado com as refeições para limitar a toxicidade gastrintestinal. Deve ser utilizado com cautela nos pacientes com neuropatia óptica, doença renal ou tireoidiana, ou doença hepática não amebiana. O medicamento deve ser suspenso quando produzir diarreia persistente ou sinais de intoxicação por iodo (dermatite, urticária, prurido, febre). Ele está contraindicado nos pacientes com intolerância ao iodo.

FUROATO DE DILOXANIDA

O furoato de diloxanida (não disponível no Brasil) é um derivado da dicloroacetamida. Trata-se de um amebicida luminal eficaz, mas não ativo contra os trofozoítos. No intestino, o furoato de diloxanida é desdobrado em diloxanida e ácido furoico; cerca de 90% da diloxanida é rapidamente absorvida e, em seguida, conjugada para formar o glicuronídeo, que é prontamente excretado na urina. A diloxanida não absorvida é a substância antiamebiana ativa. O furoato de diloxanida não está disponível comercialmente nos Estados Unidos, mas pode ser obtido em algumas farmácias de manipulação. Não produz reações adversas graves. A flatulência é comum, mas náuseas e cólicas abdominais são pouco frequentes, e os exantemas são raros. O fármaco não é recomendado na gravidez.

LEISHMANIOSE

A infecção por muitas espécies diferente de *Leishmania* pode causar: leishmaniose visceral, geralmente fatal sem terapia; leishmaniose cutânea, que causa úlceras crônicas no local da picada do mosquito; e leishmaniose mucocutânea, na qual as úlceras cutâneas são seguidas por lesões orais e nasais destrutivas (Tabela 52-6).

ESTIBOGLICONATO DE SÓDIO

Antimoniais pentavalentes, incluindo o estibogluconato de sódio (pentostam; ver Figura 52-3) (não disponível no Brasil) e o antimoniato de meglumina, são fármacos de primeira escolha para leishmaniose cutânea e visceral, porém foram substituídos por outros fármacos em algumas regiões, principalmente na Índia, onde a eficácia diminuiu muito. Os fármacos são rapidamente absorvidos e distribuídos após administração intravenosa (preferencial) ou intramuscular e eliminados em duas fases, com meia-vida inicial curta (~ 2 horas) e meia-vida terminal muito mais longa (> 24 horas). O tratamento é administrado na dose de 20 mg/kg/dia por via intravenosa ou intramuscular durante 20 dias na leishmaniose cutânea e 28 dias na doença visceral e mucocutânea.

Inicialmente, ocorrem poucas reações adversas, porém a toxicidade do estibogliconato aumenta no decorrer da terapia. As reações mais comuns são sintomas gastrintestinais, febre, cefaleia, mialgias, artralgias e exantemas. As injeções intramusculares podem ser muito dolorosas e levar a abscessos estéreis. Podem ocorrer alterações eletrocardiográficas, mais comumente alterações da onda T e prolongamento do intervalo QT. Essas alterações costumam ser reversíveis, mas a terapia continuada pode causar arritmias perigosas. Dessa maneira, o eletrocardiograma deve ser monitorado durante a terapia. A anemia hemolítica e os efeitos hepáticos, renais e cardíacos graves são raros.

ANFOTERICINA

Esse importante medicamento antifúngico (ver Capítulo 48) é uma terapia alternativa para a leishmaniose visceral e tornou-se o tratamento preferencial na Índia, onde há alto grau de resistência ao estibogluconato de sódio. A anfotericina lipossomal demonstrou excelente eficácia em vários regimes, incluindo 3 mg/kg/dia por via intravenosa nos dias 1 a 5, 14 e 21; 4 doses de 5 mg/kg em 4 a 10 dias; e, notavelmente, uma dose única de 10 mg/kg. Recentemente, a

TABELA 52-6 Tratamento de outras infecções por protozoários[1]

Organismo ou quadro clínico	Fármacos de escolha[2]	Fármacos alternativos
Espécies de *Babesia*	Clindamicina, 600 mg, 3×/dia, durante 7 dias *mais* Quinina, 650 mg, 3×/dia, durante 7 dias (preferido para doença grave)	Atovaquona, 750 mg, 2×/dia, durante 7 dias *mais* Azitromicina, 600 mg, 1×/dia, durante 7 dias (preferido para doença leve)
Balantidium coli	Tetraciclina, 500 mg, 4×/dia, durante 10 dias	Metronidazol, 750 mg, 3×/dia, durante 5 dias
Espécies de *Cryptosporidium*	Paromomicina, 500 a 750 mg, 3 ou 4×/dia, durante 10 dias	Azitromicina, 500 mg/dia, durante 21 dias
Cyclospora cayetanensis	Sulfametoxazol-trimetoprima, um comprimido de força dupla 4×/dia, durante 7 a 14 dias	
Dientamoeba fragilis	Iodoquinol, 650 mg, 3×/dia, durante 20 dias	Tetraciclina, 500 mg, 4×/dia, durante 10 dias *ou* Paromomicina, 500 mg, 3×/dia, durante 7 dias
Giardia lamblia	Metronidazol, 250 mg, 3×/dia ou 500 mg 2×/dia, durante 5 dias *ou* Tinidazol, 2 g em dose única	Furazolidona, 100 mg, 4×/dia, durante 7 dias *ou* Albendazol, 400 mg/dia, durante 5 dias
Isospora belli	Sulfametoxazol-trimetoprima, um comprimido de força dupla 4×/dia, durante 10 dias, depois 2×/dia, durante 21 dias	Pirimetamina, 75 mg/dia, durante 14 dias *mais* Ácido folínico, 10 mg/dia, durante 14 dias
Microsporidia	Albendazol, 400 mg, 2×/dia, durante 20 a 30 dias	

(*continua*)

TABELA 52-6 Tratamento de outras infecções por protozoários[1] (*continuação*)

Organismo ou quadro clínico	Fármacos de escolha[2]	Fármacos alternativos
Leishmaniose[3]		
Visceral (*L. donovani, L. chagasi, L. infantum*) ou da mucosa (*L. braziliensis*)	Estibogliconato de sódio, 20 mg/kg/dia, IV ou IM, durante 28 dias *ou* Anfotericina (de preferência, preparações lipossomais [3 mg/kg/d IV nos dias 1 a 5, 14 e 21]); outros esquemas posológicos, incluindo dose única *ou* Miltefosina, 2,5 mg/kg/d, durante 28 dias *ou* Paromomicina, 15 mg/kg, durante 21 dias	Antimoniato de meglumina *ou* Pentamidina, 2 a 4 mg/kg, IM, diariamente ou em dias alternados para até 15 doses *ou* Associações de medicamentos listados
Cutânea (*L. major, L. tropica, L. mexicana, L. braziliensis*)	Estibogliconato de sódio, 20 mg/kg/dia, IV ou IM, durante 20 dias	Antimoniato de meglumina *ou* Miltefosina *ou* Terapias tópicas ou intralesionais
Pneumocystis jirovecii, P. carinii[4]	Sulfametoxazol-trimetoprima, 15 a 20 mg do componente trimetoprima/kg/dia, IV, ou 2 comprimidos de força dupla a cada 8 h, durante 21 dias	Pentamidina *ou* Trimetoprima + dapsona *ou* Clindamicina *mais* primaquina *ou* Atovaquona
Toxoplasma gondii		
Doença aguda, congênita, em imunocomprometidos	Pirimetamina *mais* clindamicina *mais* ácido folínico	Pirimetamina *mais* sulfadiazina *mais* ácido folínico
Na gravidez	Espiramicina, 3 g/dia até o parto	
Trichomonas vaginalis	Metronidazol, 2 g, em dose única ou 250 mg, 3×/dia, durante 7 dias *ou* Tinidazol, 2 g, em dose única	
Trypanosoma cruzi	Nifurtimox *ou* Benznidazol	

[1] Nem todas as preparações estão disponíveis nos Estados Unidos. Informações adicionais podem ser obtidas no *Parasitic Disease Drug Service, Parasitic Diseases Branch*, CDC, Atlanta, Georgia, Estados Unidos; *site*: www.cdc.gov/laboratory/drugservice/ (no Brasil, consulte o site da Anvisa – https://consultas.anvisa.gov.br/#/medicamentos).
[2] Administram-se esquemas de doses estabelecidos relativamente simples. A via é oral, a menos que indicado de outra forma. Ver texto para informações adicionais, toxicidades, precauções e discussões da posologia para os medicamentos utilizados com menor frequência, muitos dos quais são altamente tóxicos.
[3] As recomendações específicas para leishmaniose variam geograficamente. Os esquemas de associação são cada vez mais utilizados.
[4] *P. jirovecii* (*carinii*, em animais) tradicionalmente era considerado um protozoário, em razão de sua morfologia e sensibilidade a fármacos, porém análises moleculares recentes mostraram que ele está mais intimamente relacionado aos fungos.

terapia de dose única tornou-se padrão na Índia, porém a eficácia tem sido menor em outras regiões, em particular na África. Desse modo, regimes de dose múltipla podem ser necessários nessas áreas e para outras formas de leishmaniose. Outras formulações de anfotericina B também são eficazes, incluindo emulsões lipídicas e desoxicolato de anfotericina B.

MILTEFOSINA

A miltefosina é um análogo alquilfosfocolina, o primeiro fármaco oral eficaz contra a leishmaniose visceral. Recentemente, demonstrou-se excelente eficácia no tratamento da leishmaniose visceral na Índia, onde é administrada por via oral (2,5 mg/kg/dia, com esquemas de administração variados) durante 28 dias. Além disso, ela se mostrou eficaz em esquemas que incluem uma dose única de anfotericina lipossomal seguida por 7 a 14 dias de miltefosina. A terapia de associação com cursos mais longos de ambos os fármacos demonstrou boa eficácia contra a leishmaniose visceral africana. Uma série de 28 dias de miltefosina (2,5 mg/kg/dia) também foi eficaz para o tratamento da leishmaniose cutânea do Novo Mundo. Vômitos e diarreia são comuns, mas as reações tóxicas costumam ser de curta duração. Também foram observadas elevações transitórias nas enzimas hepáticas e nefrotoxicidade. O fármaco deve ser evitado na gravidez (ou em mulheres que possam engravidar nos dois meses seguintes ao tratamento), devido aos seus efeitos teratogênicos. A resistência à miltefosina se desenvolve rapidamente *in vitro*, e a resistência pode limitar o papel desse medicamento, especialmente como monoterapia.

PARAMOMICINA

O sulfato de paromomicina, um antibiótico aminoglicosídeo que é um amebicida luminal eficaz quando fornecido por via oral, foi desenvolvido como tratamento parenteral para a leishmaniose visceral. Seu custo é menor do que o da anfotericina ou o da miltefosina. Em um ensaio na Índia, demonstrou-se excelente eficácia para essa doença com a administração intramuscular diária de 11 mg/kg durante 21 dias, proporcionando uma taxa de cura de 95% e igualdade na comparação com a anfotericina. Contudo, em um ensaio recente, a eficácia da paromomicina foi inferior na África, com taxa de cura muito abaixo daquela observada com o estibogliconato de sódio. Nos estudos iniciais, a paromomicina foi bem tolerada, com dor leve comum no sítio da injeção, ototoxicidade incomum, elevações reversíveis das enzimas hepáticas e ausência de nefrotoxicidade. A paromomicina também demonstrou boa eficácia quando aplicada topicamente, isoladamente ou com gentamicina para o tratamento da leishmaniose cutânea.

Associações de fármacos utilizadas no tratamento da leishmaniose visceral

O uso de associações de fármacos para aumentar a eficácia, reduzir o tempo de tratamento e a seleção de parasitas resistentes é uma área ativa de pesquisa. Em um ensaio recente na Índia, na comparação com o tratamento padrão de 30 dias (em dias alternados) com anfotericina, observaram-se eficácia semelhante e menos reações adversas com uma dose única de anfotericina lipossomal mais curso de 7 dias de miltefosina, com dose única de anfotericina lipossomal mais curso de 10 dias de paromomicina, ou com curso de 10 dias de miltefosina + paromomicina. Os esquemas de associação podem não ser necessários na Índia, onde a anfotericina lipossomal de dose única mostra excelente eficácia, mas podem ter papéis importantes em outros lugares, onde a eficácia da anfotericina lipossomal é menor. Uma associação de estibogluconato de sódio (20 mg/kg/dia, IV) mais paromomicina (15 mg/kg/dia, IM) durante 17 dias mostrou-se segura e eficaz para a leishmaniose visceral na África Oriental.

TRIPANOSSOMÍASE AFRICANA

As tripanossomíases da África Ocidental e Oriental, causadas por organismos relacionados, causam doenças sistêmicas e neurológicas progressivas que são comumente fatais. O tratamento difere para as duas síndromes e para doenças não neurológicas e infecções que avançaram para o sistema nervoso central (SNC) (Tabela 52-7).

PENTAMIDINA

A pentamidina tem atividade contra protozoários tripanossomatídeos e contra *P. jirovecii*, mas apresenta toxicidade significativa.

Química e farmacocinética

A pentamidina é uma diamidina aromática (ver Figura 52-3) formulada como um sal isetionato. O fármaco é administrado por via parenteral. Ele deixa a circulação com rapidez, com meia-vida inicial de cerca de 6 horas, mas se liga avidamente nos tecidos. Assim, a pentamidina se acumula e é eliminada de maneira muito lenta, com meia-vida de eliminação terminal de cerca de 12 dias. Quantidades apenas residuais da pentamidina aparecem no SNC, de modo que ela não é eficaz contra a tripanossomíase africana nesse sistema. O mecanismo de ação da pentamidina é desconhecido.

Aplicações clínicas

1. *Pneumocistose* A pentamidina é uma terapia alternativa bem estabelecida para a doença pulmonar e extrapulmonar causada por *P. jirovecii*. O fármaco apresenta eficácia um pouco menor e toxicidade maior que a observada para sulfametoxazol-trimetoprima. A posologia-padrão é de 3 mg/kg/dia por via intravenosa durante 21 dias. Reações adversas significativas são comuns e, como existem múltiplos esquemas atualmente disponíveis para tratar a infecção por *P. jirovecii*, é melhor reservar a pentamidina para os pacientes com doença grave que não toleram outros medicamentos ou que não tenham tido sucesso com outros fármacos.

A pentamidina também é um fármaco alternativo para profilaxia primária ou secundária contra pneumocistose em indivíduos

TABELA 52-7 Tratamento da tripanossomíase africana

Doença	Estágio	Fármacos de primeira escolha	Fármacos alternativos
África Ocidental	Inicial	Pentamidina	Suramina,[1] eflornitina,[1] fexinidazol
	Envolvimento do SNC	Eflornitina[1]	Melarsoprol,[1] eflornitina + nifurtimox,[1] fexinidazol
África Oriental	Inicial	Suramina[1]	Pentamidina
	Envolvimento do SNC	Melarsoprol[1]	

[1]Disponível nos Estados Unidos no Drug Service, CDC, Atlanta, Georgia, Estados Unidos; *site*: www.cdc.gov/laboratory/drugservice/.
SNC, sistema nervoso central.

imunocomprometidos, incluindo pacientes com aids avançada. Para essa indicação, a pentamidina é administrada como aerossol inalado (300 mg inalados por mês). O fármaco é bem tolerado nessa forma. A sua eficácia é boa, mas claramente menor que aquela do sulfametoxazol-trimetoprima diário.

2. *Tripanossomíase africana (doença do sono)* A pentamidina é utilizada desde 1940 e é o medicamento preferencial para tratar o estágio hemolinfático inicial da doença provocada pelo *Trypanosoma brucei gambiense* (doença do sono da África Ocidental). O fármaco é inferior à suramina para o tratamento da fase inicial da doença do sono da África Oriental. A pentamidina não deve ser utilizada para tratar a tripanossomíase tardia com envolvimento do SNC. Foram descritos inúmeros esquemas posológicos, geralmente administrando-se 1 a 4 mg/kg/dia ou em dias alternados até o total de 10 a 15 doses. A pentamidina também tem sido utilizada para quimioprofilaxia contra a tripanossomíase africana, com dose de 4 mg/kg a cada 3 a 6 meses.

3. *Leishmaniose* A pentamidina é uma alternativa ao estibogliconato de sódio e a fármacos mais recentes para o tratamento da leishmaniose visceral. O fármaco foi bem-sucedido em alguns casos que não haviam tido sucesso com a terapia com antimoniais. A posologia é de 2 a 4 mg/kg/dia por via intramuscular ou em dias alternados por até 15 doses, podendo haver necessidade de uma segunda série. A pentamidina também teve sucesso contra a leishmaniose cutânea, mas não é rotineiramente empregada para essa finalidade.

Reações adversas e precauções

A pentamidina é uma substância altamente tóxica, com reações adversas observadas em cerca de 50% dos pacientes que recebem 4 mg/kg/dia. A administração intravenosa rápida pode levar à hipotensão grave, taquicardia, tontura e dispneia, de modo que o fármaco deve ser administrado lentamente (durante 2 horas), e os pacientes devem ficar em decúbito dorsal e ser monitorados rigorosamente durante o tratamento. Com a administração intramuscular, a dor no local da injeção é comum, podendo haver o desenvolvimento de abscesso estéril.

A toxicidade pancreática é comum. Com frequência, a hipoglicemia decorrente da liberação inadequada de insulina surge 5 a 7 dias após o início do tratamento, podendo persistir durante dias a várias semanas e ser seguida por hiperglicemia. Insuficiência renal reversível também é comum. As outras reações adversas incluem exantema, paladar metálico, febre, sintomas gastrintestinais, provas de função hepática anormais, pancreatite aguda, hipocalcemia, trombocitopenia, alucinações e arritmias cardíacas. A pentamidina inalada costuma ser bem tolerada, porém pode provocar tosse, dispneia e broncospasmo.

SURAMINA

A suramina (não disponível no Brasil) é uma naftilamina sulfatada introduzida nos anos 1920. É a terapia de primeira escolha para a fase inicial da tripanossomíase hemolinfática da África Oriental (infecção por *T. brucei rhodesiense*). Contudo, como não entra o SNC, o fármaco não é efetivo contra a doença avançada. A suramina é menos eficaz que a pentamidina para a fase inicial da tripanossomíase da África Ocidental. O seu mecanismo de ação é desconhecido. O fármaco é administrado por via intravenosa e tem farmacocinética complexa com ligação a proteínas muito intensa. A suramina tem meia-vida inicial curta, porém a sua meia-vida terminal é de cerca de 50 dias. O fármaco é lentamente depurado por excreção renal.

A suramina deve ser administrada após uma dose de teste intravenosa de 200 mg. Os esquemas que têm sido utilizados incluem 1 g nos dias 1, 3, 7, 14 e 21 ou 1 g a cada semana durante 5 semanas. A terapia de associação com pentamidina pode aumentar a eficácia. A suramina também pode ser utilizada para quimioprofilaxia contra a tripanossomíase africana. As reações adversas são comuns. As reações imediatas podem incluir fadiga, náuseas, vômitos e, mais raramente, crises, choque e morte. As reações tardias incluem febre, exantema, cefaleia, parestesias, neuropatias, anormalidades renais, incluindo proteinúria, diarreia crônica, anemia hemolítica e agranulocitose.

MELARSOPROL

O melarsoprol (não disponível no Brasil) é um arsênico trivalente que está disponível desde 1949 e é a terapia de primeira escolha para a tripanossomíase avançada do SNC da África Oriental e a terapia de segunda escolha (após eflornitina) para a tripanossomíase avançada da África Ocidental. Após a administração intravenosa, ele é excretado rapidamente, mas concentrações clinicamente relevantes acumulam-se no SNC em 4 dias. O melarsoprol é administrado em propilenoglicol por infusão intravenosa lenta na posologia de 3,6 mg/kg/dia durante 3 a 4 dias, com séries repetidas em intervalos semanais, quando necessário. A terapia de 2,2 mg/kg/dia durante 10 dias teve eficácia e toxicidade semelhantes às de três cursos ao longo de 26 dias. O melarsoprol é extremamente tóxico. O emprego desse fármaco tóxico é justificado apenas pela gravidade da tripanossomíase avançada e pela falta de alternativas disponíveis. As reações adversas imediatas incluem febre, vômitos, dor abdominal e artralgias. A toxicidade mais importante é uma encefalopatia reativa, que costuma aparecer na primeira semana de tratamento (em 5 a 10% dos pacientes) e, provavelmente, se deve à ruptura dos tripanossomos no SNC. A coadministração de corticosteroides pode diminuir a probabilidade de encefalopatia. As consequências comuns da encefalopatia incluem edema cerebral, crises, coma e morte. Outras toxicidades graves são doença renal e cardíaca e reações de hipersensibilidade. As taxas de insucesso com o melarsoprol parecem ter aumentado recentemente em regiões da África, o que sugere a possibilidade de resistência medicamentosa.

EFLORNITINA

A eflornitina (difluorometilornitina), um inibidor da ornitina descarboxilase, é o fármaco de primeira escolha para tripanossomíase avançada da África Ocidental, geralmente em associação com nifurtimox; contudo, ela não é eficaz para doenças da África Oriental. A eflornitina é administrada por via intravenosa, e boas concentrações do fármaco são alcançados no SNC. A sua meia-vida de eliminação é de cerca de 3 horas. O esquema costuma ser de 100 mg/kg por via intravenosa a cada 6 horas durante 7 a 14 dias (14 dias teve melhor resultado para uma infecção recentemente diagnosticada). A eflornitina parece ser tão eficaz quanto o melarsoprol contra a tripanossomíase avançada da África Ocidental, mas sua eficácia contra a doença da África Oriental é limitada pela resistência aos medicamentos. A associação de eflornitina com uma sequência de 10 dias de nifurtimox mostrou eficácia contra a tripanossomíase da África Ocidental similar ao esquema de 14 dias apenas com a eflornitina, com um tratamento mais simples e mais curto (injeções a cada 12 horas, durante 7 dias). A toxicidade decorrente da eflornitina é significativa, porém é consideravelmente menor que aquela do melarsoprol. As reações adversas incluem diarreia, vômitos, anemia, trombocitopenia, leucopenia e crises. Esses efeitos geralmente são reversíveis.

FEXINIDAZOL

O fexinidazol (não disponível no Brasil) é um inibidor da síntese de DNA que foi aprovado pela Agência Europeia de Medicamentos, em 2018, para o tratamento da tripanossomíase da África Ocidental precoce e avançada (SNC) em pacientes com idade ≥ 6 anos e peso ≥ 20 kg. Esse fármaco oferece a primeira terapia oral para a tripanossomíase. É administrado 1 vez ao dia durante 10 dias. O fexinidazol é rapidamente absorvido, com exposição aumentada quando administrado com alimentos. A eliminação é feita por vias não renais, com meia-vida de eliminação terminal de 9 a 15 horas. O fexinidazol demonstrou eficácia equivalente à eflornitina + nifurtimox para o tratamento da doença avançada, com sucesso em mais de 90% dos indivíduos tratados. O medicamento tem um perfil de segurança aceitável, em particular em comparação com terapias mais antigas, porém as reações adversas incluem cefaleia, náuseas, vômitos, insônia, ansiedade, fraqueza, tremor e diminuição do apetite. É provável que o fexinidazol desempenhe um papel importante na simplificação do tratamento da tripanossomíase da África Ocidental.

TRIPANOSSOMÍASE AMERICANA

A tripanossomíase americana (doença de Chagas) é endêmica em grande parte da América do Sul e da América Central e causa geralmente doença aguda leve, seguida, anos depois, de anormalidades graves dos músculos liso e cardíaco.

BENZNIDAZOL

O benznidazol é um nitroimidazol administrado por via oral que provavelmente melhorou a eficácia e a segurança em comparação com o nifurtimox. Esses medicamentos podem eliminar parasitas e prevenir a progressão quando utilizados para tratar infecções agudas, porém a sua atividade contra a doença de Chagas crônica é subótima. Em um estudo randomizado recente, o tratamento da cardiomiopatia chagásica com benznidazol não ofereceu benefício clínico. A posologia-padrão é de 5 mg/kg/dia, fracionados em 2 ou 3 doses administradas com as refeições, durante 60 dias. Os efeitos tóxicos mais importantes, geralmente reversíveis, são exantema (20 a 30% dos tratados), neuropatia periférica, sintomas gastrintestinais e mielossupressão.

NIFURTIMOX

O nifurtimox (não disponível no Brasil), um nitrofurano, é um medicamento padrão para a doença de Chagas, além de ser utilizado no tratamento da tripanossomíase da África Ocidental em associação com eflornitina. O nifurtimox é bem absorvido após a administração oral e eliminado com meia-vida plasmática de cerca de 3 horas. O fármaco é administrado com posologia de 8 a 10 mg/kg/dia, fracionados em 3 doses administradas com as refeições durante 60 a 90 dias. A toxicidade relacionada com o fármaco é comum. Entre os as reações adversas, estão náuseas, vômitos, dor abdominal, febre, exantemas, inquietação, insônia, neuropatias e crises. As reações geralmente são reversíveis, mas costumam levar à suspensão da terapia antes do término da série padronizada.

GIARDÍASE E CRIPTOSPORIDIOSE

A giardíase é tratada com metronidazol, tinidazol (ver acima) ou nitazoxanida. A criptosporidiose responde mal à terapia, sobretudo em hospedeiros imunocomprometidos, porém a nitazoxanida é aprovada para esse propósito.

NITAZOXANIDA

A nitazoxanida é um profármaco nitrotiazolil-salicilamida aprovado nos Estados Unidos (assim como no Brasil) para uso contra *Giardia lamblia* e *Cryptosporidium parvum*. Ela é rapidamente absorvida e convertida em tizoxanida e conjugados da tizoxanida, que são subsequentemente excretados na urina e nas fezes. O metabólito ativo, a tizoxanida, inibe a via da piruvato-ferredoxina oxidorredutase. A nitazoxanida parece ter atividade contra as cepas de protozoários resistentes ao metronidazol e é bem tolerada. Diferentemente do metronidazol, a nitazoxanida e seus metabólitos parecem livres de efeitos mutagênicos. Os outros organismos que podem ser sensíveis à nitazoxanida são *E. histolytica*, *Helicobacter pylori*, *Ascaris lumbricoides*, diversas tênias e *Fasciola hepatica*. A posologia recomendada para adultos é de 500 mg, 2 vezes ao dia, durante 3 dias.

PREPARAÇÕES DISPONÍVEIS

NOMES GENÉRICOS
Arteméter + lumefantrina
Artesunato (IV)*
Artesunato + amodiaquina*
Artesunato + mefloquina
Artesunato + pironaridina[1]*
Atovaquona
Atovaquona + proguanil*
Benznidazol[1]
Clindamicina
Cloroquina
Doxiciclina
Eflornitina[2]*
Estibogliconato de sódio[2]*
Fexinidazol[1]*
Iodoquinol*
Mefloquina
Melarsoprol[2]*
Metronidazol
Nifurtimox[2]*
Nitazoxanida
Paromomicina*
Pentamidina*
Primaquina
Pirimetamina
Quinina
Sulfadoxina + pirimetamina*
Suramina[2]*
Tafenoquina
Tinidazol

[1]Não disponível nos Estados Unidos.
[2]Disponível nos Estados Unidos apenas no Drug Service, CDC, Atlanta, Georgia, Estados Unidos; *site*: www.cdc.gov/laboratory/drugservice/.
*Não disponível no Brasil.

REFERÊNCIAS

Malária

Amaratunga C et al: Dihydroartemisinin-piperaquine resistance in *Plasmodium falciparum* malaria in Cambodia: A multisite prospective cohort study. Lancet Infect Dis 2016;16:357.

Ashley EA et al: Tracking Resistance to Artemisinin Collaboration (TRAC): Spread of artemisinin resistance in *Plasmodium falciparum* malaria. N Engl J Med 2014;371:411.

Ashley EA, Pyae Phyo A, Woodrow CJ: Malaria. Lancet 2018;391:1608.

Baird JK: 8-Aminoquinoline therapy for latent malaria. Clin Microbiol Rev 2019;32:e00011.

Conrad MD, Rosenthal PJ: Antimalarial drug resistance in Africa: The calm before the storm? Lancet Infect Dis 2019;19:e338.

D'Alessandro U et al: Treatment of uncomplicated and severe malaria during pregnancy. Lancet Infect Dis 2018;18:e133.

Desai M, et al: Prevention of malaria in pregnancy. Lancet Infect Dis 2018; 18:e119.

Dondorp AM et al: Artesunate versus quinine in the treatment of severe falciparum malaria in African children (AQUAMAT): An open-label, randomised trial. Lancet 2010;376:1647.

Efferth T, Kaina B: Toxicity of the antimalarial artemisinin and its derivatives. Crit Rev Toxicol 2010;40:405.

Frampton JE: Tafenoquine: First global approval. Drugs 2018;78:1517.

German PI, Aweeka FT: Clinical pharmacology of artemisinin-based combination therapies. Clin Pharmacokinet 2008;47:91.

McGready R et al: Adverse effects of falciparum and vivax malaria and the safety of antimalarial treatment in early pregnancy: A population-based study. Lancet Infect Dis 2012;12:388.

Moore BR, Davis TME: Pharmacotherapy for the prevention of malaria in pregnant women: Currently available drugs and challenges. Expert Opin Pharmacother 2018;19:1779.

Morris CA et al: Review of the clinical pharmacokinetics of artesunate and its active metabolite dihydroartemisinin following intravenous, intramuscular, oral or rectal administration. Malar J 2011;10:263.

Rehman K et al: Haemolysis associated with the treatment of malaria with artemisinin derivatives: A systematic review of current evidence. Int J Infect Dis 2014;29:268.

Rosenthal PJ: Artesunate for the treatment of severe falciparum malaria. N Engl J Med 2008;358:1829.

Rosenthal PJ: The interplay between drug resistance and fitness in malaria parasites. Mol Microbiol 2013;89:1025.

Saito M et al: Antimalarial drugs for treating and preventing malaria in pregnant and lactating women. Expert Opin Drug Saf 2018;17:1129.

Stepniewska K, White NJ: Pharmacokinetic determinants of the window of selection for antimalarial drug resistance. Antimicrob Agents Chemother 2008;52:1589.

Tilley L et al: Artemisinin action and resistance in *Plasmodium falciparum*. Trends Parasitol 2016;32:682.

West African Network for Clinical Trials of Antimalarial Drugs (WANECAM): Pyronaridine-artesunate or dihydroartemisinin-piperaquine versus current first-line therapies for repeated treatment of uncomplicated malaria: A randomised, multicentre, open-label, longitudinal, controlled, phase 3b/4 trial. Lancet 2018;391:1378.

World Health Organization: Guidelines for the treatment of malaria. Geneva. 2015. www.who.int/malaria/publications/atoz/9789241549127/en/.

Infecções intestinais por protozoários

Granados CE et al: Drugs for treating giardiasis. Cochrane Database Syst Rev 2012;12:CD007787.

Marcos LA, Gotuzzo E: Intestinal protozoan infections in the immunocompromised host. Curr Opin Infect Dis 2013;26:295.

Pasupuleti V et al: Efficacy of 5-nitroimidazoles for the treatment of giardiasis: A systematic review of randomized controlled trials. PLoS Negl Trop Dis 2014;8:e2733.

Shirley DT et al: A review of the global burden, new diagnostics, and current therapeutics for amebiasis. Open Forum Infect Dis 2018;5:ofy161.

Tripanossomíase e leishmaniose

Aronson N et al: Diagnosis and treatment of leishmaniasis: Clinical practice guidelines by the Infectious Diseases Society of America (IDSA) and the American Society of Tropical Medicine and Hygiene (ASTMH). Clin Infect Dis 2016;63:1539.

Ben Salah A et al: Topical paromomycin with or without gentamicin for cutaneous leishmaniasis. N Engl J Med 2013;368:524.

Berman J: Liposomal amphotericin B treatment and the leishmaniases. Am J Trop Med Hyg 2019;101:727.

Bern C: Chagas' disease. N Engl J Med 2015;373:456.

Burza S et al: Five-year field results and long-term effectiveness of 20 mg/kg liposomal amphotericin B (Ambisome) for visceral leishmaniasis in Bihar, India. PLoS Negl Trop Dis 2014;8:e2603.

Burza S et al: Leishmaniasis. Lancet 2018;392:951.

Büscher P et al: Human African trypanosomiasis. Lancet 2017;390:2397.

Deeks ED: Fexinidazole: First global approval. Drugs 2019;79:215.

Diro E et al: A randomized trial of AmBisome monotherapy and AmBisome and miltefosine combination to treat visceral leishmaniasis in HIV co-infected patients in Ethiopia. PLoS Negl Trop Dis 2019;13:e0006988.

Jackson Y et al: Tolerance and safety of nifurtimox in patients with chronic Chagas disease. Clin Infect Dis 2010;51:e69.

Kimutai R, et al: Safety and effectiveness of sodium stibogluconate and paromomycin combination for the treatment of visceral leishmaniasis in eastern Africa: Results from a pharmacovigilance programme. Clin Drug Investig 2017;37:259.

Mesu VKBK et al: Oral fexinidazole for late-stage African *Trypanosoma brucei gambiense* trypanosomiasis: A pivotal multicentre, randomised, non-inferiority trial. Lancet 2018;391:144.

Morillo CA et al: Randomized trial of benznidazole for chronic Chagas' cardiomyopathy. N Engl J Med 2015;373:1295.

Musa A et al: Sodium stibogluconate (SSG) & paromomycin combination compared to SSG for visceral leishmaniasis in East Africa: A randomised controlled trial. PLoS Negl Trop Dis 2012;6:e1674.

Pérez-Molina JA, Molina I: Chagas disease. Lancet 2018; 391:82.

Ponte-Sucre A et al: Drug resistance and treatment failure in leishmaniasis: A 21st century challenge. PLoS Negl Trop Dis 2017;11:e0006052.

Priotto G et al: Nifurtimox-eflornithine combination therapy for second-stage African *Trypanosoma brucei gambiense* trypanosomiasis: A multicentre, randomised, phase III, non-inferiority trial. Lancet 2009;374:56.

Rubiano LC et al: Noninferiority of miltefosine versus meglumine antimoniate for cutaneous leishmaniasis in children. J Infect Dis 2012;205:684.

Sundar S, Singh A: Recent developments and future prospects in the treatment of visceral leishmaniasis. Ther Adv Infect Dis 2016;3:98.

Sundar S et al: Comparison of short-course multidrug treatment with standard therapy for visceral leishmaniasis in India: An open-label, non-inferiority, randomised controlled trial. Lancet 2011;377:477.

Sundar S et al: Efficacy and safety of amphotericin B emulsion versus liposomal formulation in Indian patients with visceral leishmaniasis: A randomized, open-label study. PLoS Negl Trop Dis 2014;8:e3169.

Sundar S et al: Efficacy of miltefosine in the treatment of visceral leishmaniasis in India after a decade of use. Clin Infect Dis 2012;55:543.

Sundar S et al: Single-dose liposomal amphotericin B for visceral leishmaniasis in India. N Engl J Med 2010;362:504.

van Griensven J et al: Combination therapy for visceral leishmaniasis. Lancet Infect Dis 2010;10:184.

Vélez I et al: Efficacy of miltefosine for the treatment of American cutaneous leishmaniasis. Am J Trop Med Hyg 2010;83:351.

RESPOSTA DO ESTUDO DE CASO

Essa criança apresenta malária aguda por *P. falciparum*, e sua letargia e seus exames laboratoriais anormais são compatíveis com a evolução para doença grave. Ela deve ser hospitalizada e tratada com urgência com artesunato intravenoso. Além disso, deve ser acompanhada de perto quanto à progressão da malária grave, em particular complicações neurológicas, renais ou pulmonares.

CAPÍTULO

53

Fármacos anti-helmínticos

Philip J. Rosenthal, MD

ESTUDO DE CASO

Um homem peruano de 29 anos apresenta achado incidental de um cisto hepático de 10 × 8 × 8 cm em uma tomografia computadorizada (TC) abdominal. O paciente teve 2 dias de dor abdominal e febre, e sua avaliação clínica e TC foram compatíveis com apendicite. Seus achados clínicos foram resolvidos com apendicectomia laparoscópica. O paciente imigrou para os Estados Unidos há 10 anos de uma área rural do Peru, onde sua família comercializa peles de carneiro. Seu pai e sua irmã sofreram ressecções de massas abdominais, porém os detalhes de seus diagnósticos não estão disponíveis.

Qual é o diagnóstico diferencial desse paciente? Quais seriam suas estratégias diagnósticas e terapêuticas?

QUIMIOTERAPIA DAS INFECÇÕES HELMÍNTICAS

Os helmintos ("vermes") são organismos multicelulares que infectam um número elevado de seres humanos e provocam diversas doenças. Mais de 1 bilhão de pessoas estão infectadas com nematoides intestinais, e muitos milhões estão infectadas com nematoides filariais, vermes e tênias. Muitos fármacos direcionados contra inúmeros alvos distintos estão disponíveis para tratar as infecções helmínticas. Em vários casos, principalmente em países em desenvolvimento, a meta consiste em controlar a infestação, com a eliminação da maioria dos parasitas para o controle dos sintomas da doença e a redução da transmissão. Em outros casos, a eliminação total dos parasitas é a meta da terapia, embora esse objetivo possa ser difícil com determinadas infecções helmínticas, em razão da limitada eficácia dos fármacos e da frequente reinfestação após o tratamento em regiões endêmicas.

A Tabela 53-1 lista as principais infestações por helmintos e fornece uma orientação para o fármaco de escolha e os fármacos alternativos para cada uma delas. No texto a seguir, esses fármacos são organizados em ordem alfabética. Em geral, os parasitas devem ser identificados antes que se inicie o tratamento.

ALBENDAZOL

O albendazol, um anti-helmíntico oral de amplo espectro, é o fármaco de escolha aprovado nos Estados Unidos (assim como no Brasil) para o tratamento da hidatidose e da cisticercose. Também é empregado no tratamento da oxiuríase e de infecções por ancilóstomos, ascaridíase, tricuríase e estrongiloidíase.

Farmacologia básica

O albendazol é um carbamato de benzimidazol. Após a administração oral, ele é absorvido de forma errática (maior absorção com refeição rica em gordura) para, em seguida, sofrer rápido metabolismo de primeira passagem no fígado, gerando o metabólito ativo sulfóxido de albendazol. Ele alcança concentrações plasmáticas máximas variáveis cerca de 3 horas após uma dose oral de 400 mg e tem meia-vida plasmática de 8 a 12 horas. O sulfóxido, em sua maioria, circula ligado à proteínas, distribui-se bem pelos tecidos e entra na bile, o líquido cerebrospinal e os cistos hidáticos. Os metabólitos do albendazol são excretados na urina.

Acredita-se que os benzimidazóis atuem contra os nematódeos inibindo a síntese de microtúbulos. O albendazol também apresenta ação larvicida na hidatidose, na cisticercose, na ascaridíase e nas infecções por ancilóstomos, bem como ação ovicida na ascaridíase, na ancilostomíase e na tricuríase.

TABELA 53-1 Fármacos para o tratamento de infestações por helmintos[1]

Organismo	Fármaco de escolha	Fármacos alternativos
Nematódeos		
Ascaris lumbricoides (lombriga)	Albendazol ou pamoato de pirantel ou mebendazol	Ivermectina, piperazina
Trichuris trichiura (verme)	Mebendazol ou albendazol	Ivermectina, pamoato de oxantel, associações de fármacos
Necator americanus; Ancylostoma duodenale (ancilóstomos)	Albendazol ou mebendazol ou pamoato de pirantel	
Strongyloides stercoralis (verme filiforme)	Ivermectina	Albendazol ou tiabendazol
Enterobius vermicularis (oxiúros)	Mebendazol ou pamoato de pirantel	Albendazol
Trichinella spiralis (triquinose)	Mebendazol ou albendazol; acrescentar corticosteroides para a infecção grave	
Espécies de *Trichostrongylus*	Pamoato de pirantel ou mebendazol	Albendazol
Larva *migrans* cutânea (erupção serpiginosa)	Albendazol ou ivermectina	Tiabendazol (tópico)
Larva *migrans* visceral	Albendazol	Mebendazol
Angiostrongylus cantonensis	Albendazol ou mebendazol	
Wuchereria bancrofti (filariose); *Brugia malayi* (filariose); eosinofilia tropical; *Loa loa* (loíase)	Dietilcarbamazina (no Brasil, não é comercializado, mas distribuído pelo SUS)	Ivermectina
Onchocerca volvulus (oncocercose)	Ivermectina	Moxidectina
Dracunculus medinensis (verme-da-guiné)	Metronidazol	Tiabendazol ou mebendazol
Capillaria philippinensis (capilaríase intestinal)	Albendazol	Mebendazol
Trematódeos		
Schistosoma haematobium (bilharzíase)	Praziquantel	Metrifonato
Schistosoma mansoni	Praziquantel	Oxamniquina
Schistosoma japonicum	Praziquantel	
Clonorchis sinensis (fascíola hepática); espécies de *Opisthorchis*	Praziquantel	Albendazol
Paragonimus westermani (fascíola pulmonar)	Praziquantel	Bitionol
Fasciola hepatica (fascíola hepática de caprinos)	Triclabendazol	Bitionol
Fasciolopsis buski (fascíola do intestino grosso)	Praziquantel ou niclosamida	
Heterophyes heterophyes; Metagonimus yokogawai (fascíola do intestino delgado)	Praziquantel ou niclosamida	
Cestódeos		
Taenia saginata (tênia do boi)	Praziquantel ou niclosamida	Mebendazol
Diphyllobothrium latum (tênia do peixe)	Praziquantel ou niclosamida	
Taenia solium (tênia do porco)	Praziquantel ou niclosamida	
Cisticercose (estágio larvar da tênia do porco)	Albendazol	Praziquantel
Hymenolepis nana (tênia anã)	Praziquantel	Niclosamida, nitazoxanida
Echinococcus granulosus (hidatidose); *Echinococcus multilocularis*	Albendazol	

[1]Informações adicionais podem ser obtidas em Parasitic Disease Drug Service, Parasitic Diseases Branch, Centers for Disease Control and Prevention, Atlanta, Georgia, Estados Unidos (www.cdc.gov). Alguns dos fármacos listados geralmente não estão disponíveis nos Estados Unidos.

Aplicações clínicas

O albendazol deve ser administrado em jejum quando empregado contra parasitas intraluminais, porém com uma refeição gordurosa quando utilizado contra parasitas teciduais.

1. *Ascaríase, tricuríase e infecções por ancilóstomos e oxiúros* Para adultos e crianças com idade superior a 2 anos com ascaridíase e infecções por oxiúros, o tratamento consiste em uma dose única de 400 mg por via oral (repetida por 2 a 3 dias para infecções intensas por áscaris e em 2 semanas para infecções por oxiúros). Em geral, esses tratamentos alcançam boas taxas de cura e acentuada redução nas contagens de ovos naqueles não curados. Para infestações por ancilóstomos e tricuríase, atualmente, recomenda-se 400 mg por via oral de albendazol 1 vez ao dia durante 3 dias, pois há maior eficácia do albendazol em comparação com o mebendazol. Para a tricuríase, a associação de mebendazol ou albendazol com ivermectina e a associação de albendazol com pamoato de oxantel melhorou significativamente os resultados do tratamento.

2. *Hidatidose* O albendazol é o fármaco preferencial para o tratamento clínico e um auxiliar útil para a remoção cirúrgica ou a aspiração de cistos. Ele é mais ativo contra o *Echinococcus granulosus* do que contra o *Echinococcus multilocularis*. A posologia é de 400 mg, 2 vezes ao dia, junto às refeições, durante 1 mês ou mais. A terapia diária por até 6 meses foi bem tolerada. Uma estratégia terapêutica publicada consiste em tratar com albendazol e praziquantel, avaliar a resposta após 1 mês ou mais e, dependendo da resposta, tratar o paciente com quimioterapia continuada ou com uma associação de terapia cirúrgica e medicamentosa.

3. *Neurocisticercoses* As indicações para o tratamento clínico da neurocisticercose são controversas, uma vez que a terapia anti-helmíntica não se mostrou claramente superior à terapia apenas com corticosteroides e pode agravar a doença neurológica. É provável que a terapia seja mais apropriada para os cistos intraventriculares ou parenquimatosos sintomáticos. Os corticosteroides geralmente são administrados com o fármaco anti-helmíntico para diminuir a inflamação causada pelos organismos em fase terminal. Hoje, o albendazol é considerado o fármaco preferencial em detrimento do praziquantel, em virtude de o tratamento ser mais curto, ter menor custo, maior entrada no espaço subaracnóideo e maiores concentrações do fármaco (em oposição as concentrações reduzidas do praziquantel) quando administrado com corticosteroides. O albendazol é administrado em uma dose de 400 mg, 2 vezes ao dia, por até 21 dias. O albendazol associado com praziquantel melhora a eficácia em pacientes com múltiplos cistos cerebrais.

4. *Outras infecções* O albendazol é o medicamento preferencial para o tratamento da larva *migrans* cutânea (400 mg/dia, durante 3 dias), da larva *migrans* visceral (400 mg, 2 vezes ao dia, durante 5 dias), da capilaríase intestinal (400 mg/dia, durante 10 dias), das infecções por microsporídeos (400 mg, 2 vezes ao dia, durante 2 semanas ou mais) e da gnatostomíase (400 mg, 2 vezes ao dia, durante 3 semanas). Ele também se mostrou ativo contra a triquinose (400 mg, 2 vezes ao dia, durante 1 a 2 semanas) e a clonorquíase (400 mg, 2 vezes ao dia, durante 1 semana). Há relatos de efetividade no tratamento de opistorquíase, toxocaríase e loíase. O albendazol faz parte dos programas para controle da filariose linfática. Ele parece ser menos ativo que a dietilcarbamazina ou que a ivermectina para essa indicação, mas está incluído em associação com um desses fármacos nos programas de controle. O albendazol tem sido recomendado como terapia empírica para tratar aqueles que voltam dos trópicos com eosinofilia inexplicável persistente. O albendazol tem atividade contra a giardíase, mas com eficácia diminuída em comparação com o tinidazol.

Reações adversas, contraindicações e precauções

Quando utilizado durante 1 a 3 dias, o albendazol é praticamente isento de reações adversas significativas. Desconforto epigástrico leve e transitório, diarreia, cefaleia, náuseas, tontura, mal-estar e insônia podem ocorrer. No uso em longo prazo para hidatidose, o albendazol é bem tolerado, porém pode provocar desconforto abdominal, cefaleia, febre, fadiga, alopecia, aumento das enzimas hepáticas e pancitopenia.

As contagens sanguíneas e as provas de função hepática devem ser monitoradas durante a terapia em longo prazo. O fármaco não deve ser administrado para pacientes com hipersensibilidade conhecida a outros fármacos benzimidazólicos ou para aqueles com cirrose. A segurança do albendazol na gravidez e em crianças com idade inferior a 2 anos não foi estabelecida. A exposição ao albendazol é aumentada por dexametasona, praziquantel e cimetidina e diminuída por fenitoína, fenobarbital, carbamazepina e ritonavir.

BITIONOL

O bitionol (não disponível no Brasil) é uma alternativa ao triclabendazol para o tratamento da fasciolíase (fascíola hepática de caprinos) e ao praziquantel para o tratamento da paragonimíase.

Farmacologia básica e aplicações clínicas

Após a ingestão, o bitionol alcança concentrações sanguíneas máximas em 4 a 8 horas. A excreção parece ocorrer principalmente pelos rins.

Para o tratamento da paragonimíase e da fasciolíase, a posologia do bitionol é de 30 a 50 mg/kg, fracionados em 2 ou 3 doses, administradas por via oral após as refeições em dias alternados até o total de 10 a 15 doses. Para a paragonimíase pulmonar, as taxas de cura são superiores a 90%. Para a paragonimíase cerebral, talvez haja necessidade de ciclos repetidos.

Reações adversas, contraindicações e precauções

As reações adversas, que ocorrem em até 40% dos pacientes, costumam ser leves e transitórias, mas, ocasionalmente, a sua gravidade requer a interrupção da terapia. Essas reações incluem diarreia, cólicas abdominais, anorexia, náuseas, vômitos, tontura e cefaleia. Erupções cutâneas podem ocorrer após 1 semana ou mais de terapia, sugerindo uma reação aos antígenos liberados a partir dos trematódeos em fase terminal. O bitionol deve ser empregado com cautela em crianças com idade inferior a 2 anos, considerando-se a experiência limitada e os raros relatos de crises nessa faixa etária.

CITRATO DE DIETILCARBAMAZINA

A dietilcarbamazina é o fármaco preferencial para o tratamento da filariose, da loíase e da eosinofilia tropical. Ela foi substituída pela ivermectina no tratamento da oncocercose.

Farmacologia básica

A dietilcarbamazina, um derivado sintético da piperazina, é rapidamente absorvida pelo trato gastrintestinal; após uma dose de 0,5 mg/kg, as concentrações plasmáticas máximas são atingidas em 1 a 2 horas. A sua meia-vida plasmática é de 2 a 3 horas quando a urina está ácida, mas de cerca de 10 horas quando a urina está alcalina, um efeito de retenção de Henderson-Hasselbalch (ver Capítulo 1). O fármaco alcança rapidamente um estado de equilíbrio em todos os tecidos, exceto o adiposo. Ele é excretado principalmente na urina, inalterado e como o metabólito *N*-óxido. A dose deve ser reduzida em pacientes com disfunção renal.

A dietilcarbamazina imobiliza as microfilárias e altera a sua estrutura de superfície, deslocando-as dos tecidos e tornando-as mais suscetíveis à destruição pelos mecanismos de defesa do hospedeiro. O modo de ação contra os vermes adultos é desconhecido.

Aplicações clínicas

O fármaco deve ser administrado após as refeições.

1. Wuchereria bancrofti, Brugia malayi, Brugia timori e Loa loa A dietilcarbamazina é o fármaco preferencial para o tratamento de infecções por esses parasitas, considerando-se a sua eficácia e a ausência de reações adversas graves. As microfilárias de todas as espécies são mortas com rapidez, ao passo que os parasitas adultos são mortos mais lentamente, exigindo, com frequência, vários ciclos de tratamento. A filariose linfática é tratada com 2 mg/kg, 2 vezes ao dia, durante 12 dias. A loíase é tratada com o mesmo esquema durante 2 a 3 semanas. Os anti-histamínicos podem ser administrados nos primeiros dias da terapia para reduzir as reações alérgicas. Os corticosteroides devem ser iniciados, e a dietilcarbamazina deve ter sua dose reduzida ou ser suspensa quando ocorrem reações graves. Para a cura, talvez sejam necessários diversos ciclos de tratamento. Para a filariose linfática, estudos recentes demonstraram que uma dose única de uma associação tripla de dietilcarbamazina, albendazol e ivermectina oferece excelente eficácia na eliminação da microfilaremia. Para pacientes com cargas de vermes *L. loa* muito elevadas (mais de 2.500 parasitas circulantes/mL), as estratégias para reduzir os riscos de toxicidade grave incluem aférese, quando disponível, para remoção de microfilárias antes do tratamento com dietilcarbamazina, ou terapia com albendazol, cuja ação é mais lenta e bem tolerada, antes da terapia com dietilcarbamazina ou ivermectina. A dietilcarbamazina também pode ser empregada para a quimioprofilaxia contra infecção por filária (300 mg por semana ou 300 mg em 3 dias sucessivos a cada mês para loíase; 50 mg/mês para a filariose bancroftiana ou *Malaiana*).

2. *Outras indicações* Para a eosinofilia tropical, a dietilcarbamazina é administrada por via oral na dose de 2 mg/kg, 3 vezes ao dia, durante 2 a 3 semanas. A dietilcarbamazina é eficaz nas infecções por *Mansonella streptocerca*, uma vez que elimina as formas adultas e microfilárias. Contudo, informações limitadas sugerem que esse fármaco não é efetivo contra formas adultas de *Mansonella ozzardi* ou *Mansonella perstans* e que sua ação é limitada contra as microfilárias desses parasitas. Uma importante aplicação da dietilcarbamazina foi o tratamento em massa para reduzir a prevalência da infecção por *W. bancrofti*, geralmente em associação com ivermectina ou albendazol. Essa estratégia produziu um grande aumento do controle da doença em muitos países.

Reações adversas, contraindicações e precauções

As reações adversas à dietilcarbamazina, que costumam ser leves e transitórias, incluem cefaleia, mal-estar, anorexia, fraqueza, náuseas, vômitos e tontura. Essas reações também ocorrem como consequência da liberação de proteínas de microfilárias ou vermes adultos mortos. As reações adversas, em geral, são intensas com a oncocercose, porém a dietilcarbamazina não é mais utilizada para essa infecção, uma vez que a ivermectina é igualmente eficaz e menos tóxica. As reações às microfilárias mortas costumam ser leves com a *W. bancrofti*, mais intensas com a *B. malayie* e ocasionalmente graves nas infecções por *L. loa*. As reações adversas incluem febre, mal-estar, exantema papular, cefaleia, sintomas gastrintestinais, tosse, dor torácica e dor muscular ou articular. A leucocitose é comum, e a eosinofilia pode aumentar com o tratamento. Proteinúria também pode ocorrer. Há maior probabilidade de ocorrerem sintomas nos pacientes com infestações intensas de microfilárias. Foram descritas hemorragias retinianas e, raramente, encefalopatia. É possível que haja reações locais na proximidade de adultos ou formas imaturas que estão morrendo. Essas reações incluem linfangite com edema localizado na infecção por *W. bancrofti* e *B. malayi*, pequenas pápulas cutâneas na infecção por *L. loa* e pápulas planas nas infecções por *M. streptocerca*. Os pacientes com crises de linfangite causadas por infecção por *W. bancrofti* ou *B. malayi* devem ser tratados durante o período quiescente entre as crises. Aconselha-se cautela quando se emprega a dietilcarbamazina nos pacientes com hipertensão ou doença renal.

DOXICICLINA

Essa tetraciclina é descrita com mais detalhes no Capítulo 44. Recentemente, demonstrou-se que a doxiciclina tem atividade macrofilaricida significativa contra a *W. bancrofti*, sugerindo melhor atividade que qualquer outro fármaco disponível contra os vermes adultos. Também foi demonstrada atividade contra a oncocercose. A doxiciclina atua de maneira indireta eliminando a *Wolbachia*, um simbionte bacteriano intracelular dos parasitas filariais. Ela pode ser um fármaco importante para filariose e oncocercose, tanto para o tratamento da doença ativa quanto em campanhas de quimioterapia em massa.

IVERMECTINA

A ivermectina é o fármaco preferencial na estrongiloidíase e na oncocercose. Também é um fármaco alternativo para várias outras infecções por helmintos (ver Tabela 53-1).

Farmacologia básica

A ivermectina, uma lactona macrocíclica semissintética derivada do actinomiceto *Streptomyces avermitilis* do solo, é uma mistura das avermectinas B_{1a} e B_{1b}. A ivermectina está disponível apenas em apresentação para uso oral em seres humanos. O fármaco é rapidamente absorvido, atingindo concentrações plasmáticas máximas 4 horas após a dose de 12 mg. A ivermectina tem ampla distribuição tecidual e volume de distribuição de cerca de 50 L. A sua meia-vida é de cerca de 16 horas. A excreção do fármaco e de seus metabólitos é quase exclusivamente por via fecal.

A ivermectina parece paralisar os nematódeos e os artrópodes ao intensificar a transmissão de sinais nos nervos periféricos mediada pelo ácido γ-aminobutírico (GABA, do inglês *γ-aminobutyric acid*). Na oncocercose, a ivermectina é microfilaricida. Ela não mata efetivamente os vermes adultos, porém bloqueia a liberação de microfilárias durante alguns meses após a terapia. Após uma única dose padronizada, as microfilárias na pele diminuem com rapidez, em 2 a 3 dias, mantêm-se baixas por meses e, em seguida, aumentam gradualmente. Na câmara anterior do olho, as microfilárias diminuem devagar com o passar dos meses e, por fim, desaparecem, para, então, reaparecem de forma gradual. Com doses repetidas de ivermectina, o fármaco parece ter ação macrofilaricida de baixo nível e reduzir permanentemente a produção de microfilárias.

Aplicações clínicas

1. *Oncocercoses* O tratamento é realizado com uma dose única oral de ivermectina, 150 mcg/kg em água com o estômago vazio. Após a terapia aguda, o tratamento é repetido com intervalos de 12 meses até que os vermes adultos morram, o que pode levar 10 anos ou mais. Exclusivamente no primeiro tratamento, os pacientes com microfilárias na córnea ou na câmara anterior do olho podem ser tratados com corticosteroides para evitar reações oculares inflamatórias.

A ivermectina também tem participação importante no controle da oncocercose. Os tratamentos em massa anuais levaram a importantes reduções na transmissão da doença. Contudo, a evidência de redução da responsividade após a administração em massa de ivermectina tem gerado preocupação em relação à seleção de parasitas resistentes a fármacos.

2. *Estrongiloidiáse* O tratamento é feito com 200 mcg/kg, 1 vez ao dia, durante 2 dias. Nos pacientes imunossuprimidos com infecção disseminada, com frequência há necessidade de repetição do tratamento, e a cura talvez não seja possível. Nesse caso, a terapia supressiva (i.e., 1 vez por mês) pode ajudar.

3. *Outros parasitas* A ivermectina reduz as microfilárias nas infecções por *B. malayi* e *M. ozzardi*, mas não nas infecções por *M. perstans*. Ela tem sido utilizada com a dietilcarbamazina e o albendazol para o controle da *W. bancrofti*, mas não mata os vermes adultos. Na loíase, embora reduza as concentrações de microfilárias, ocasionalmente o fármaco pode induzir reações graves e parece ser mais perigoso nesse sentido que a dietilcarbamazina. A ivermectina também é eficaz para o controle de escabiose, piolhos e larva *migrans* cutânea, bem como para a eliminação de uma grande proporção de áscaris. Além disso, a ivermectina está em estudo para o controle da transmissão da malária, devido à atividade contra os mosquitos que se alimentam de indivíduos tratados.

Reações adversas, contraindicações e precauções

No tratamento da estrongiloidíase, as reações adversas infrequentes da ivermectina incluem fadiga, tontura, náuseas, vômito, dor abdominal e erupções cutâneas. No tratamento da oncocercose, as reações adversas decorrem principalmente da morte de microfilárias e podem incluir febre, cefaleia, tontura, sonolência, fraqueza, exantema, prurido aumentado, diarreia, dores articulares e musculares, hipotensão, taquicardia, linfadenite, linfangite e edema periférico. Essas reações começam no primeiro dia e atingem o máximo no segundo dia após o tratamento. Elas ocorrem em 5 a 30% dos indivíduos tratados e geralmente são leves, mas podem ser mais frequentes e graves naqueles que não residam há muito tempo em regiões endêmicas para a oncocercose. Reações mais intensas ocorrem em 1 a 3% das pessoas, e graves em 0,1%, incluindo febre alta, hipotensão e broncospasmo. Os corticosteroides estão indicados nesses casos, por vezes durante vários dias. A toxicidade é reduzida com doses repetidas. Edemas e abscessos ocasionalmente ocorrem em 1 a 3 semanas, presumivelmente nos locais de vermes adultos. Alguns pacientes desenvolvem opacificações da córnea e outras lesões oculares vários dias após o tratamento. Essas reações raramente são graves e, em geral, são resolvidas sem tratamento com corticosteroide. É melhor evitar o uso concomitante de ivermectina com outros fármacos que aumentem a atividade do GABA, como barbitúricos, benzodiazepínicos e ácido valproico. A ivermectina não deve ser utilizada durante a gravidez. A segurança em crianças com idade inferior a 5 anos não foi estabelecida.

MEBENDAZOL

O mebendazol é um benzimidazol sintético que apresenta amplo espectro de atividade anti-helmíntica e baixa incidência de reações adversas.

Farmacologia básica

Menos de 10% do mebendazol administrado por via oral é absorvido. O fármaco absorvido se liga à proteínas (> 90%), é convertido em metabólitos inativos com rapidez (principalmente durante a sua primeira passagem pelo fígado) e tem meia-vida de 2 a 6 horas. Ele é excretado de forma predominante na urina, principalmente como derivados descarboxilados. A absorção aumenta quando é ingerido com uma refeição gordurosa.

O mebendazol provavelmente atua inibindo a síntese de microtúbulos; o fármaco original parece ser a forma ativa. A sua eficácia varia com o tempo do trânsito gastrintestinal, com a intensidade da infecção e, talvez, com a cepa do parasita. O fármaco mata os ovos da ancilostomíase, *Ascaris* e *Trichuris*.

Aplicações clínicas

O mebendazol está indicado para uso na ascaridíase, na tricuríase, nas infecções por ancilóstomos e oxiúros e em outras infecções helmínticas determinadas. Pode ser administrado antes ou após as refeições. Os comprimidos devem ser mastigados antes da deglutição. Para a infecção por oxiúros, a posologia é de 100 mg em dose única, repetida após 2 semanas. Para ascaridíase, tricuríase, ancilostomíase e infecções por *Tricoestrongilos*, uma dose de 100 mg, 2 vezes ao dia, durante 3 dias, é utilizada para adultos e crianças com idade superior a 2 anos. As taxas de cura são eficazes para infecções por oxiúros e ascaridíase, mas foram desapontadoras em estudos recentes para tricuríase, embora a eficácia para tricuríase seja maior do que a do albendazol. Essas taxas também são menores para as infecções por ancilóstomos, mas ocorre redução acentuada na carga de vermes naqueles não curados. Para a capilaríase intestinal, o mebendazol é utilizado na dose de 200 mg, 2 vezes ao dia, durante 21 dias ou mais. Na triquinose, relatos limitados sugerem eficácia contra vermes adultos no trato intestinal e contra larvas teciduais. O tratamento consiste na administração do fármaco 3 vezes ao dia, com alimentos gordurosos, 200 a 400 mg por dose, durante 3 dias, e, em seguida, doses de 400 a 500 mg, durante 10 dias; corticosteroides devem ser administrados ao mesmo tempo para as infecções graves.

Reações adversas, contraindicações e precauções

A terapia com mebendazol por curto prazo para nematódeos intestinais é quase isenta de reações adversas. Há relatos raros de náuseas leves, vômitos, diarreia e dor abdominal. Os efeitos adversos raros, que geralmente ocorrem com o tratamento em doses altas, são reações de hipersensibilidade (exantema, urticária), agranulocitose, alopecia e elevação das enzimas hepáticas.

O mebendazol é teratogênico em animais e, por conseguinte, está contraindicado durante a gravidez. Ele deve ser empregado com cautela em crianças com idade inferior a 2 anos, em razão da experiência limitada e dos raros relatos de crises nesse grupo etário. A concentração plasmática pode ser diminuída pelo uso concomitante de carbamazepina, fenitoína ou ritonavir e aumentada pela cimetidina. O mebendazol deve ser utilizado com cautela nos pacientes com cirrose.

METRIFONATO

O metrifonato é um fármaco alternativo seguro e de baixo custo para o tratamento das infecções por *Schistosoma haematobium*. Não é ativo contra *S. mansoni* ou *S. japonicum*. Não está disponível nos Estados Unidos (nem no Brasil).

Farmacologia básica

O metrifonato, um organofosforado, é rapidamente absorvido após a administração oral. Depois da dose oral habitual, concentrações sanguíneas máximas são atingidos em 1 a 2 horas. Sua meia-vida é de cerca de 1,5 hora. A depuração parece ocorrer por meio da transformação não enzimática em diclorvós, seu metabólito ativo. O metrifonato e o diclorvós são bem distribuídos para os tecidos e eliminados por completo em 24 a 48 horas.

Acredita-se que o modo de ação seja a inibição da colinesterase, paralisando temporariamente os vermes adultos, resultando em seu trânsito da vasculatura da bexiga para pequenas arteríolas nos pulmões, onde são mortos. O fármaco não é eficaz contra ovos do *S. haematobium*. Ovos vivos continuam a ser eliminados na urina durante vários meses após a morte de todos os vermes adultos.

Aplicações clínicas

No tratamento do *S. haematobium*, uma dose oral de 7,5 a 10 mg/kg é administrada 3 vezes em intervalos de 14 dias. As taxas de cura nesse esquema são de 44 a 93%, com reduções acentuadas nas contagens de ovos naqueles não curados. O metrifonato também tem sido eficaz como fármaco profilático quando administrado mensalmente em crianças em regiões altamente endêmicas, tendo sido utilizado em programas de tratamento em massa. Nas infecções mistas por *S. haematobium* e *S. mansoni*, o metrifonato tem sido associado com sucesso com a oxamniquina.

Reações adversas, contraindicações e precauções

Alguns estudos observaram sintomas colinérgicos leves e transitórios, incluindo náuseas e vômitos, diarreia, dor abdominal, broncospasmo, cefaleia, sudorese, fadiga, fraqueza, tontura e vertigem. O metrifonato não deve ser utilizado após a exposição recente a inseticidas ou a fármacos que possam potencializar a inibição da colinesterase. É contraindicado durante a gravidez.

MOXIDECTINA

A moxidectina (não disponível no Brasil), uma lactona macrocíclica, foi aprovada pela Food and Drug Administration (FDA) em 2018 para o tratamento da oncocercose em pessoas ≥ 12 anos de idade. O fármaco também demonstrou atividade para estrongiloidíase e tricuríase, embora não tenha sido superior aos tratamentos-padrão para essas infecções. A dose para a oncocercose é de 8 mg, VO, em dose única. Após a administração oral, o fármaco tem meia-vida de 3 a 4 semanas. Em um estudo recente para o tratamento da oncocercose, a moxidectina (não disponível no Brasil) diminuiu as cargas microfilariais da pele de forma mais eficaz do que a ivermectina, sugerindo um impacto melhorado na transmissão da doença. As reações adversas com moxidectina em pacientes com oncocercose incluem prurido, dor musculoesquelética, cefaleia, taquicardia e erupção cutânea.

NICLOSAMIDA

A niclosamida é um fármaco de segunda escolha para o tratamento da maioria das infecções por cestódeos, mas não está disponível nos Estados Unidos (nem no Brasil).

Farmacologia básica

A niclosamida é um derivado da salicilamida. Parece ser minimamente absorvida no trato gastrintestinal – nem o fármaco, nem seus metabólitos foram recuperados no sangue ou na urina. Os vermes adultos (mas não os ovos) são mortos com rapidez, presumivelmente em razão da inibição da fosforilação oxidativa ou pela estimulação da atividade da ATPase.

Aplicações clínicas

A posologia da niclosamida em adultos é de 2 g em dose única, administrados pela manhã com o estômago vazio. Os comprimidos devem ser totalmente mastigados e, em seguida, deglutidos com água.

1. Taenia saginata *(tênia do boi)*, Taenia solium *(tênia do porco)* e Diphyllobothrium latum *(tênia do peixe)* Uma única dose de 2 g de niclosamida resulta em taxas de cura de > 85% para o *D. latum* e de cerca de 95% para *T. saginata*. É provável que seja igualmente eficaz contra a *T. solium*. Teoricamente, é possível que haja cisticercose após o tratamento de infecções por *T. solium*, já que ovos viáveis são liberados no lúmen intestinal após a digestão dos segmentos, mas nenhum caso foi relatado.

2. *Outros cestódeos* A maioria dos pacientes tratados com niclosamida para infecções por *Hymenolepsis diminuta* e *Dipylidium caninum* é curada com curso de 7 dias de tratamento, e poucos requerem um segundo ciclo. O praziquantel é superior para a infecção por *Hymenolepis nana* (tênia anã). A niclosamida não é efetiva contra cisticercose ou hidatidose.

3. *Fascíolas intestinais* A niclosamida pode ser empregada como um fármaco alternativo no tratamento das infecções por *Fasciolopsis buski*, *Heterophyes heterophyes* e *Metagonimus yokogawai*. A dose-padrão é administrada em 3 doses em dias alternados.

Reações adversas, contraindicações e precauções

As reações adversas infrequentes, leves e transitórias incluem náuseas, vômitos, diarreia e desconforto abdominal. O álcool não deve ser consumido durante ou 1 dia após o tratamento. A segurança não foi estabelecida na gravidez ou em crianças com idade inferior a 2 anos.

OXAMNIQUINA

A oxamniquina é uma alternativa ao praziquantel para o tratamento das infecções por *S. mansoni*. O fármaco tem sido extensivamente utilizado para tratamento em massa. Ele não é eficaz contra *S. haematobium* ou *S. japonicum*. Não está disponível nos Estados Unidos (disponível no Brasil).

Farmacologia básica

A oxamniquina, uma tetra-hidroquinolina semissintética, é prontamente absorvida por via oral; deve ser administrada com alimentos. A sua meia-vida plasmática é de cerca de 2,5 horas. O fármaco é extensivamente metabolizado em produtos inativos e excretado na urina – até 75% nas primeiras 24 horas. Foram observadas variações interpessoais na concentração sérica, o que pode explicar algumas falhas de tratamento.

A oxamniquina é ativa contra os estágios maduro e imaturo do *S. mansoni*, mas não parece ser cercaricida. O mecanismo de ação é desconhecido. A contração e a paralisia dos vermes resultam em descolamento das vênulas terminais no mesentério e em trânsito até o fígado, onde muitos morrem. As fêmeas sobreviventes voltam aos vasos mesentéricos, porém param de depositar ovos. As cepas de *S. mansoni*, nas diferentes regiões do mundo, variam em sensibilidade. A oxamniquina tem sido efetiva em casos de resistência ao praziquantel.

Aplicações clínicas

A oxamniquina é segura e eficaz em todos os estágios da doença por *S. mansoni*, inclusive com hepatoesplenomegalia avançada. Em geral, o fármaco é menos eficaz em crianças, que requerem doses maiores que os adultos. Ele é melhor tolerado quando administrado com alimentos.

Os esquemas posológicos ideais variam para as diferentes regiões do mundo. No hemisfério ocidental e no oeste da África, a posologia para oxamniquina oral é de 12 a 15 mg/kg, administrados de uma só vez. No norte e no sul da África, o esquema-padrão é de 15 mg/kg, 2 vezes ao dia, durante 2 dias. No leste da África e na Península Arábica, a posologia preconizada é de 15 a 20 mg/kg, 2 vezes em um dia. As taxas de cura são de 70 a 95%, com redução acentuada na excreção de ovos naqueles que não são curados. Nas infecções mistas por esquistossomo, a oxamniquina tem sido utilizada com sucesso em associação com o metrifonato.

Reações adversas, contraindicações e precauções

Sintomas leves ocorrem em mais de um terço dos pacientes que recebem oxamniquina. É comum que haja sintomas do sistema nervoso central (tontura, cefaleia, sonolência); também ocorrem náuseas e vômitos, diarreia, cólica, prurido e urticária. As reações adversas infrequentes são febre baixa, descoloração da urina de cor de laranja a vermelho, proteinúria, hematúria microscópica e leucopenia transitória. Raramente, foram relatadas crises.

Como o fármaco pode causar tontura ou sonolência em muitos pacientes, ele deve ser empregado com cautela naqueles que trabalhem ou cuja atividade exija alerta mental (p. ex., não dirigir por 24 horas). A oxamniquina deve ser utilizada com cautela nos pacientes com história de epilepsia. A oxamniquina está contraindicada na gravidez.

PIPERAZINA

A piperazina é uma alternativa para o tratamento da ascaridíase, com taxas de cura superiores a 90%, quando administrada por 2 dias, mas não é recomendada para infecções por outros helmintos. A piperazina está disponível como hexa-hidrato e como diversos sais. Ela é prontamente absorvida, e concentrações plasmáticas são alcançadas em 2 a 4 horas. Uma grande parte do fármaco é excretada inalterada na urina em 2 a 6 horas, sendo que a excreção é total em 24 horas. A piperazina causa paralisia do áscaris ao bloquear a acetilcolina na junção mioneural. Os vermes vivos são expelidos pela peristalse normal.

Para a ascaridíase, a posologia para a piperazina (como hexa-hidrato) é de 75 mg/kg (dose máxima de 3,5 g) por via oral, 1 vez ao dia, durante 2 dias. Para as infecções intensas, o tratamento deve ser mantido por 3 a 4 dias ou repetido após 1 semana.

As reações adversas leves ocasionais incluem náuseas, vômitos, diarreia, dor abdominal, tontura e cefaleia. Neurotoxicidade e reações alérgicas são raras. A piperazina não deve ser administrada a gestantes, a pacientes com função renal ou hepática comprometida ou para aqueles com história de epilepsia ou doença neurológica crônica.

PRAZIQUANTEL

O praziquantel é eficaz no tratamento das infecções por esquistossomos de todas as espécies e da maior parte das infecções por trematódeos e cestódeos, inclusive cisticercose. A segurança e a efetividade do medicamento em dose oral única também o tornaram útil no tratamento em massa de várias infecções.

Farmacologia básica

O praziquantel é um derivado sintético da isoquinolina-pirazina. Ele é rapidamente absorvido, com biodisponibilidade de cerca de 80% após a administração oral. Concentrações séricas máximas são alcançadas em 1 a 3 horas após a dose terapêutica. As concentrações de praziquantel no líquido cerebrospinal atingem 14 a 20% da concentração plasmática do fármaco. Cerca de 80% do praziquantel circula ligado às proteínas plasmáticas. Uma grande parte do fármaco é metabolizada com rapidez nos produtos mono e poli-hidroxilados inativos após a primeira passagem no fígado. A meia-vida é de 0,8 a 1,5 hora. A excreção é feita principalmente pelos rins (60-80%) e na bile (15-35%). As concentrações plasmáticas de praziquantel aumentam quando o medicamento é administrado com uma refeição rica em carboidratos ou com cimetidina; a biodisponibilidade é acentuadamente reduzida por fenitoína, carbamazepina ou corticosteroides.

O praziquantel parece aumentar a permeabilidade das membranas celulares de trematódeos e cestódeos ao cálcio, o que resulta em paralisia, deslocamento e morte. Nas infecções de cobaias por esquistossomos, o praziquantel é efetivo contra vermes adultos e estágios imaturos, além de ter efeito profilático contra a infecção por cercárias.

Aplicações clínicas

Os comprimidos de praziquantel são administrados com líquido após a refeição. Devem ser deglutidos sem mastigar, pois seu sabor amargo pode induzir ânsia de vômito e vômito.

1. ***Esquistossomíase*** O praziquantel é o fármaco preferencial para todas as formas de esquistossomíase. A posologia é de 20 mg/kg por dose, por 2 (*S. mansoni* e *S. haematobium*) ou 3 (*S. japonicum* e *S. mekongi*) doses em intervalos de 4 a 6 horas. Altas taxas de cura (75 a 95%) foram alcançadas nos pacientes avaliados em 3 e 6 meses; houve redução acentuada na contagem de ovos naqueles não curados. O medicamento é efetivo em adultos e crianças, sendo, em geral, bem tolerado por pacientes no estágio hepatoesplênico da doença avançada. Não há esquema-padrão para a esquistossomíase aguda (síndrome de Katayama), mas recomendam-se as doses-padrão conforme descrito anteriormente, com frequência com corticosteroides, visando a limitar a inflamação decorrente da resposta imune aguda e dos vermes mortos. Há evidências crescentes indicando a resistência rara do *S. mansoni* aos fármacos, que pode ser encontrada com séries prolongadas de terapia (p. ex., 3 a 6 dias na posologia-padrão) ou no tratamento com oxamniquina. A eficácia do praziquantel para quimioprofilaxia não foi estabelecida.

2. ***Clonorquíase, opistorquíase e paragonimíase*** A posologia-padrão é de 25 mg/kg, 3 vezes ao dia, durante 2 dias, para cada uma dessas infecções por trematódeo.

3. ***Teníase e difilobotríase*** Uma dose única de praziquantel, de 5 a 10 mg/kg, resulta em taxas de cura de quase 100% para as infecções por *T. saginata*, *T. solium* e *D. latum*. Como o praziquantel não mata os ovos, é teoricamente possível que as larvas de *T. solium* liberadas a partir dos ovos no intestino grosso possam entrar na parede intestinal e originar a cisticercose, mas é provável que esse risco seja mínimo.

4. ***Neurocisticercose*** Atualmente, o albendazol é o fármaco preferido, porém, quando ele não é apropriado ou não está disponível, o praziquantel tem eficácia similar. As indicações para o praziquantel são semelhantes àquelas para o albendazol. A posologia do praziquantel é de 100 mg/kg/dia, fracionados em 3 doses no primeiro dia, seguidos por 50 mg/kg/dia para completar uma série de 2 a 4 semanas. O praziquantel, mas não o albendazol, apresenta biodisponibilidade reduzida quando ingerido ao mesmo tempo com um corticosteroide. A associação de albendazol e praziquantel aumenta os efeitos parasiticidas em pacientes com múltiplos cistos cerebrais. As recomendações variam quanto ao uso de anti-helmínticos e corticosteroides na neurocisticercose.

5. ***Hymenolepis nana*** O praziquantel é o fármaco preferencial para as infecções por *H. nana* e o primeiro a ser altamente eficaz. Uma dose única de 25 mg/kg é administrada inicialmente e repetida em uma semana.

6. ***Hidatidose*** Na hidatidose, o praziquantel mata os protoescóleces, mas não afeta a membrana germinativa. O praziquantel pode ser utilizado como um adjuvante com albendazol pré e pós-cirurgia. Além de sua ação direta, o praziquantel aumenta a concentração plasmática do albendazol.

7. ***Outros parasitas*** Ensaios limitados demonstraram efetividade com posologia de 25 mg/kg, 3 vezes ao dia, durante 1 a 2 dias, contra fasciolopsíase, metagonimíase e outras formas de heterofíases. No entanto, o praziquantel não foi efetivo para a fasciolíase, mesmo em doses tão altas quanto 25 mg/kg, 3 vezes ao dia, durante 3 a 7 dias.

Reações adversas, contraindicações e precauções

São comuns reações adversas leves e transitórias. Essas reações começam algumas horas após a ingestão do praziquantel e podem persistir durante cerca de um dia. As reações mais comuns são cefaleia, tontura, sonolência e mal-estar. Outras reações incluem náuseas, vômitos, dor abdominal, fezes amolecidas, prurido, urticária, artralgia, mialgia e febre baixa. Foram descritas elevações leves e transitórias das enzimas hepáticas. Vários dias após o início da administração do praziquantel, é possível que haja febre baixa, prurido e erupções cutâneas (maculares e urticariformes), provavelmente mais em decorrência da liberação de proteínas dos vermes mortos, e não da toxicidade medicamentosa direta. A intensidade e a frequência das reações adversas aumentam com a dose, de modo que ocorrem em até 50% dos pacientes que recebem 25 mg/kg, 3 vezes ao dia.

Na neurocisticercose, as alterações neurológicas podem ser agravadas por reações inflamatórias em torno dos parasitas mortos. As manifestações comuns nos pacientes não tratados com corticosteroide e que, em geral, surgem durante ou logo após a terapia são cefaleia, meningismo, náuseas, vômitos, alterações mentais e crises (com frequência, acompanhadas por pleocitose no líquido cerebrospinal). Reações mais graves, incluindo aracnoidite, hipertermia e hipertensão intracraniana, também podem ocorrer. Os corticosteroides costumam ser utilizados com o praziquantel no tratamento da neurocisticercose, com o objetivo de reduzir a reação inflamatória, porém essa conduta é controversa e complicada, pelo fato de os corticosteroides diminuírem em até 50% a concentração plasmática do praziquantel. O praziquantel está contraindicado na cisticercose ocular, uma vez que a destruição do parasita no olho pode provocar dano irreparável. Alguns pesquisadores também advertem contra o uso do fármaco na neurocisticercose medular.

O praziquantel é seguro e bem tolerado para uso em crianças. Dados recentes sugerem que esse medicamento também pode ser administrado com segurança durante a gravidez. Como o praziquantel induz tontura e sonolência, os pacientes não devem dirigir durante a terapia e devem ser avisados sobre atividades que requerem coordenação física particular ou estado de alerta.

PAMOATO DE PIRANTEL

O pamoato de pirantel (não disponível no Brasil) é um anti-helmíntico de amplo espectro bastante eficaz para o tratamento de infecções por oxiúros, ascaridíase e *Trichostrongylus orientalis*. O fármaco é moderadamente eficaz contra ambas as espécies de ancilóstomos. Ele não é efetivo na tricuríase ou na estrongiloidíase. O pamoato de oxantel, um análogo do pirantel não disponível nos Estados Unidos (nem no Brasil para uso humano), mostrou melhor eficácia contra a tricuríase do que qualquer outro fármaco único e atividade promissora em associação com albendazol ou ivermectina para essa indicação. As associações de pamoato de oxantel + pamoato de pirantel são amplamente utilizadas na medicina veterinária e foram estudadas para algumas indicações em seres humanos.

Farmacologia básica

O pamoato de pirantel é um derivado tetra-hidropirimidínico. É mal absorvido no trato gastrintestinal e ativo contra organismos luminais. As concentrações plasmáticas máximas são alcançadas em 1 a 3 horas. Mais da metade da dose administrada é recuperada inalterada nas fezes. O pirantel é eficaz contra as formas madura e imatura dos helmintos sensíveis no interior do trato intestinal, mas não contra os estágios migratórios nos tecidos ou contra os ovos. O fármaco é um bloqueador neuromuscular que provoca a liberação de acetilcolina e a inibição da colinesterase; isso resulta em paralisia dos vermes, o que é seguido por sua expulsão.

Aplicações clínicas

A dose-padrão é de 11 mg kg (máximo de 1 g), VO, 1 vez ao dia, com ou sem alimento. Para o oxiúro, a dose é repetida em 2 semanas, e as taxas de cura são > 95%. O fármaco está disponível nos Estados Unidos sem prescrição para essa indicação. Para a ascaridíase, uma dose única proporciona taxas de cura de 85 a 100%. O tratamento deve ser repetido quando ovos são encontrados 2 semanas após o tratamento. Para as infecções por ancilóstomos, uma dose única é eficaz contra os casos leves; contudo, para infestações intensas, principalmente por *Necator americanus*, um ciclo de 3 dias é necessária para alcançar taxas de cura de 90%. O tratamento pode ser repetido em 2 semanas. A associação tripla de albendazol, pamoato de pirantel e pamoato de oxantel parece ser superior aos regimes de dois medicamentos para o tratamento de infecções por ancilostomídeos.

Reações adversas, contraindicações e precauções

As reações adversas do pirantel são infrequentes, leves e transitórias. Elas incluem náuseas, vômitos, diarreia, cólicas abdominais, tontura, sonolência, cefaleia, insônia, exantema, febre e fraqueza. O pirantel deve ser utilizado com cautela nos pacientes com disfunção hepática, uma vez que foram observadas elevações transitórias nas aminotransferases. A experiência com o fármaco em mulheres grávidas e em crianças com idade inferior a 2 anos é limitada.

TIABENDAZOL

O tiabendazol é uma alternativa para a ivermectina ou para o albendazol no tratamento de estrongiloidíase e larva *migrans* cutânea.

Farmacologia básica

O tiabendazol é um composto benzamidazólico. Embora seja um fármaco quelante que forma complexos estáveis com inúmeros metais, ele não se liga ao cálcio. O tiabendazol é rapidamente absorvido. Com a dose-padrão, o fármaco atinge concentrações plasmáticas máximas em 1 a 2 horas; a meia-vida é de 1,2 horas. O fármaco é quase totalmente metabolizado no fígado para a forma 5-hidroxi; 90% são excretados na urina em 48 horas, em grande parte como conjugado glicuronídeo ou sulfonato. O tiabendazol também pode ser absorvido pela pele. O mecanismo de ação do tiabendazol provavelmente é idêntico ao de outros benzamidazóis (inibição da síntese dos microtúbulos). O fármaco apresenta efeitos ovicidas contra alguns parasitas.

Aplicações clínicas

A dose-padrão, de 25 mg/kg (máximo de 1,5 g), 2 vezes ao dia, deve ser administrada após as refeições. Os comprimidos devem ser mastigados. Para a infecção por estrongiloides, o tratamento é feito por 2 dias. As taxas de cura relatadas são de 93%. O tratamento pode ser repetido em uma semana, quando indicado. Nos pacientes com síndrome de hiperinfecção, a dose-padrão é mantida 2 vezes ao dia, durante 5 a 7 dias. Para a larva *migrans* cutânea, o creme de tiabendazol pode ser aplicado por via tópica, ou o fármaco oral pode ser administrado por 2 dias (embora o albendazol seja menos tóxico e, portanto, preferido).

Reações adversas, contraindicações e precauções

O tiabendazol é muito mais tóxico que outros benzamidazóis e que a ivermectina, de modo que, atualmente, dá-se preferência a outros fármacos para a maioria das indicações. As reações adversas comuns incluem tontura, anorexia, náuseas e vômitos. Os problemas menos comuns são dor epigástrica, cólicas abdominais, diarreia, prurido, cefaleia, sonolência e sintomas neuropsiquiátricos. Foram relatadas insuficiência hepática irreversível e síndrome de Stevens-Johnson fatal. A experiência com o tiabendazol é limitada em crianças com menos de 15 kg. O fármaco não deve ser utilizado na gravidez ou na presença de doença hepática ou renal.

TRICLABENDAZOL

O benzamidazol, ou triclabendazol (não disponível no Brasil), tem sido o fármaco de escolha para tratar a fasciolíase por muitos anos. Ele foi aprovado pela FDA em 2019 para esse propósito em pessoas ≥ 6 anos de idade. O triclabendazol também é uma terapia alternativa para a paragonimíase. O fármaco é bem absorvido por via oral, com meia-vida de cerca de 8 horas e excreção principalmente nas fezes. O esquema recomendado é de 2 doses de 10 mg/kg com alimentos, com 12 horas de intervalo. As reações adversas mais comuns são dor abdominal, hiperidrose, vertigem, náuseas, urticária, vômitos e cefaleia. O medicamento pode prolongar o intervalo QT. O triclabendazol tem sido muito utilizado para tratar o gado, e o surgimento de resistência nesse contexto ameaça sua eficácia para doenças humanas.

PREPARAÇÕES DISPONÍVEIS

NOMES GENÉRICOS
Albendazol
Bitionol*
Dietilcarbamazina
Ivermectina
Mebendazol
Metrifonato
Moxidectina*
Niclosamida
Oxamniquina
Pamoato de oxantel*
Pamoato de oxantel + pamoato de pirantel*
Pamoato de pirantel*
Piperazina
Praziquantel
Tiabendazol
Triclabendazol*

*Não disponível no Brasil.

REFERÊNCIAS

Bagheri H et al: Adverse drug reactions to anthelmintics. Ann Pharmacother 2004;38:383.

Barda B et al: Efficacy of moxidectin versus ivermectin against *Strongyloides stercoralis* infections: A randomized, controlled noninferiority trial. Clin Infect Dis 2017;65:276.

Colley DG et al: Human schistosomiasis. Lancet 2014;383:2253.

Debrah AY et al: Doxycycline leads to sterility and enhanced killing of female *Onchocerca volvulus* worms in an area with persistent microfilaridermia after repeated ivermectin treatment: A randomized, placebo-controlled, double-blind trial. Clin Infect Dis 2015;61:517.

Del Brutto OH: Clinical management of neurocysticercosis. Expert Rev Neurother 2014;14:389.

Fürst T et al: Manifestation, diagnosis, and management of foodborne trematodiasis. BMJ 2012;344:e4093.

Garcia HH et al: Cysticidal efficacy of combined treatment with praziquantel and albendazole for parenchymal brain cysticercosis. Clin Infect Dis 2016;62:1375.

Garcia HH et al: Efficacy of combined antiparasitic therapy with praziquantel and albendazole for neurocysticercosis: A double-blind, randomised controlled trial. Lancet Infect Dis 2014;14:687.

Henriquez-Camacho C et al: Ivermectin versus albendazole or thiabendazole for *Strongyloides stercoralis* infection. Cochrane Database Syst Rev 2016:CD007745.

Jourdan PM et al: Soil-transmitted helminth infections. Lancet 2018;391:252.

King CL et al: A trial of a triple-drug treatment for lymphatic filariasis. N Engl J Med 2018;379:1801.

Levecke B et al: Assessment of anthelmintic efficacy of mebendazole in school children in six countries where soil-transmitted helminths are endemic. PLoS Negl Trop Dis 2014;8:e3204.

Mejia R, Nutman TB: Screening, prevention, and treatment for hyperinfection syndrome and disseminated infections caused by *Strongyloides stercoralis*. Curr Opin Infect Dis 2012;25:458.

Metzger WG, Mordmüller B: *Loa loa*-does it deserve to be neglected? Lancet Infect Dis 2014;14:353.

Moser W et al: Efficacy and safety of oxantel pamoate in school-aged children infected with *Trichuris trichiura* on Pemba Island, Tanzania: A parallel, randomised, controlled, dose-ranging study. Lancet Infect Dis 2016;16:53.

Moser W et al: Efficacy and tolerability of triple drug therapy with albendazole, pyrantel pamoate, and oxantel pamoate compared with albendazole plus oxantel pamoate, pyrantel pamoate plus oxantel pamoate, and mebendazole plus pyrantel pamoate and oxantel pamoate against hookworm infections in school-aged children in Laos: A randomised, single-blind trial. Lancet Infect Dis 2018;18:729.

Moser W et al: Efficacy of recommended drugs against soil transmitted helminths: Systematic review and network meta-analysis. BMJ 2017;358:j4307.

Nash TE, Garcia HH: Diagnosis and treatment of neurocysticercosis. Nat Rev Neurol 2011;7:584.

Olveda RM et al: Efficacy and safety of praziquantel for the treatment of human schistosomiasis during pregnancy: A phase 2, randomised, double-blind, placebo-controlled trial. Lancet Infect Dis 2016;16:199.

Opoku NO et al: Single dose moxidectin versus ivermectin for *Onchocerca volvulus* infection in Ghana, Liberia, and the Democratic Republic of the Congo: A randomised, controlled, double-blind phase 3 trial. Lancet 2018;392:1207.

Palmeirim MS et al: Efficacy and safety of co-administered ivermectin plus albendazole for treating soil-transmitted helminths: A systematic review, meta-analysis and individual patient data analysis. PLoS Negl Trop Dis 2018;12:e0006458.

Pawluk SA et al: A review of pharmacokinetic drug-drug interactions with the anthelmintic medications albendazole and mebendazole. Clin Pharmacokinet 2015;54:371.

Soukhathammavong PA et al: Low efficacy of single-dose albendazole and mebendazole against hookworm and effect on concomitant helminth infection in Lao PDR. PLoS Negl Trop Dis 2012;6:e1417.

Speich B et al: Efficacy and safety of albendazole plus ivermectin, albendazole plus mebendazole, albendazole plus oxantel pamoate, and mebendazole alone against *Trichuris trichiura* and concomitant soil-transmitted helminth infections: A four-arm, randomised controlled trial. Lancet Infect Dis 2015;15:277.

Speich B et al: Oxantel pamoate-albendazole for *Trichuris trichiura* infection. N Engl J Med 2014;370:610.

Steinmann P et al: Efficacy of single-dose and triple-dose albendazole and mebendazole against soil-transmitted helminths and *Taenia* spp.: A randomized controlled trial. PLoS One 2011;6:e25003.

Tamarozzi F et al: Acceptance of standardized ultrasound classification, use of albendazole, and long-term follow-up in clinical management of cystic echinococcosis: A systematic review. Curr Opin Infect Dis 2014;27:425.

White AC et al: Diagnosis and treatment of Neurocysticercosis: 2017 clinical practice guidelines by the Infectious Diseases Society of America (IDSA) and the American Society of Tropical Medicine and Hygiene (ASTMH). Am J Trop Med Hyg 2018;98:945.

Zwang J, Olliaro PL: Clinical efficacy and tolerability of praziquantel for intestinal and urinary schistosomiasis: A meta-analysis of comparative and non-comparative clinical trials. PLoS Negl Trop Dis 2014;8:e3286.

RESPOSTA DO ESTUDO DE CASO

A apresentação é altamente sugestiva de hidatidose cística (infecção por *Echinococcus granulosus*), transmitida por ovos originários de fezes de cão em contato com gado. Entre as demais causas de coleções líquidas hepáticas, estão os abscessos amebiano e piogênico, mas estes não costumam apresentar aspecto cístico. Para a equinococose, uma lesão cística típica e sorologia positiva confirmam o diagnóstico, e o tratamento, em geral, envolve albendazol em conjunto com cirurgia ou aspiração percutânea cautelosas. Uma abordagem possível é o tratamento com albendazol seguido de aspiração para confirmar o diagnóstico e, se confirmado, aspiração dos vermes infectantes.

CAPÍTULO

54

Quimioterapia do câncer

Edward Chu, MD

ESTUDO DE CASO

Um homem de 55 anos apresenta-se com fadiga crescente, perda de peso de 7 kg e anemia microcítica. A colonoscopia identifica uma massa no cólon ascendente, e as amostras de biópsia revelam a presença de câncer colorretal (CCR) bem diferenciado. O paciente é submetido à ressecção cirúrgica, e constata-se que ele apresenta CCR de estágio III de alto risco, com cinco linfonodos positivos. Após a cirurgia, o paciente sente-se bem, sem qualquer sintoma. É importante observar que ele não tem outras doenças.

Qual é o prognóstico geral desse paciente? Com base em seu prognóstico, quais são os possíveis benefícios da quimioterapia adjuvante? Por quanto tempo ele deve receber quimioterapia adjuvante? O paciente recebeu uma associação de 5-fluoruracila (5-FU), ácido folínico e oxaliplatina como terapia adjuvante. Uma semana após ter recebido o primeiro ciclo de terapia, ele apresenta efeitos tóxicos significativos, como mielossupressão, diarreia e alteração do estado mental.

Qual é a explicação mais provável para essa toxicidade aumentada? Existe alguma importância do teste genético para determinar a etiologia do aumento da toxicidade?

Em 2020, aproximadamente 1,8 milhão de novos casos de câncer serão diagnosticados nos Estados Unidos, e espera-se que cerca de 606.000 pessoas morram dessa doença. O câncer é a segunda causa mais comum de morte nos Estados Unidos, sendo responsável por 1 em cada 4 mortes.* Trata-se de uma doença caracterizada por um defeito nos mecanismos normais de controle que governam a sobrevida, a proliferação e a diferenciação celulares. As células que sofreram transformação neoplásica geralmente expressam antígenos de superfície celular, que podem ser do tipo fetal normal e apresentar outros sinais de imaturidade aparente. Eles podem exibir anormalidades cromossômicas qualitativas ou quantitativas, incluindo várias translocações, fusões e o aparecimento de sequências de genes amplificados. Na atualidade, já está bem estabelecida a existência de uma pequena subpopulação de células, denominadas *células-tronco tumorais*, que residem no interior da massa tumoral. Essas células conservam a capacidade de realizar ciclos repetidos de proliferação e migrar para locais distantes no corpo, colonizando diversos órgãos por meio de um processo denominado *metástase*. Essas células-tronco tumorais têm capacidade clonogênica (formadora de colônias) e são caracterizadas por anormalidades cromossômicas, que refletem a sua instabilidade genética, o que leva à seleção progressiva de subclones que podem sobreviver mais prontamente no ambiente multicelular do hospedeiro. Essa instabilidade genética fornece às células cancerosas a capacidade de se tornarem resistentes à radioterapia e às terapias sistêmicas, incluindo quimioterapia citotóxica, terapia direcionada e imunoterapia. Os processos invasivos e metastáticos, bem como uma série de anormalidades metabólicas associadas ao câncer, resultam em sintomas relacionados com o tumor e levam, por fim, à morte do paciente, a não ser que a neoplasia possa ser erradicada com tratamento.

*N. de R.T. No Brasil, de acordo com projeções do Instituto Nacional do Câncer (Inca), estimou-se que ocorreriam 625 mil novos casos de câncer a cada ano para o triênio 2020-2022. Segundo o Datasus, em 2020 ocorreram 227.519 óbitos por neoplasias no Brasil, sendo, segundo essa base de dados, a segunda causa de morte tambem no Brasil, atrás das doenças do aparelho circulatório.

SIGLAS

ABVD	Doxorrubicina (adriamicina, hidroxidaunorrubicina), bleomicina, vimblastina, dacarbazina
BCNU	Carmustina
CCNU	Lomustina
CCR	Câncer colorretal
CHOP	Ciclofosfamida, doxorrubicina (adriamicina, hidroxidaunorrubicina), vincristina, prednisona
CMF	Ciclofosfamida, metotrexato, fluoruracila
COP	Ciclofosfamida, vincristina, prednisona
CPCNP	Câncer de pulmão de células não pequenas
CPCP	Câncer de pulmão de células pequenas
FAC	5-fluoruracila, doxorrubicina (adriamicina, hidroxidaunorrubicina), ciclofosfamida
FEC	5-fluoruracila, epirrubicina, ciclofosfamida
5-FU	5-fluoruracila
FOLFIRI	5-fluoruracila, ácido folínico, irinotecano
FOLFOX	5-fluoruracila, ácido folínico, oxaliplatina
LLA, LLC	Leucemia linfoblástica aguda, leucemia linfoblástica crônica
LMA, LMC	Leucemia mieloide aguda, leucemia mieloide crônica
MP	Melfalana, prednisona
6-MP	6-mercaptopurina
MOPP	Mecloretamina, vincristina, procarbazina, prednisona
MTX	Metotrexato
PCV	Procarbazina, lomustina, vincristina
PEB	Cisplatina (platina), etoposídeo, bleomicina
6-TG	6-tioguanina
VAD	Vincristina, doxorrubicina (adriamicina, hidroxidaunorrubicina), dexametasona
CAPOX	Capecitabina, oxaliplatina

CAUSAS DO CÂNCER

A incidência, a distribuição geográfica e o comportamento dos tipos específicos de câncer estão relacionados com múltiplos fatores, incluindo sexo, idade, etnia, predisposição genética e exposição a carcinógenos ambientais. Entre esses fatores, a **exposição ambiental** é, provavelmente, a mais importante. A exposição à radiação ionizante demonstrou ser um fator de risco significativo para vários tipos de câncer, incluindo leucemias agudas, câncer de tireoide, câncer de mama, câncer de pulmão, sarcoma de tecidos moles e câncer de pele de células basais e de células escamosas. Os carcinógenos químicos (particularmente aqueles na fumaça do tabaco), bem como corantes azo, aflatoxinas, amianto, benzeno e radônio, foram associados a uma ampla gama de neoplasias humanas, incluindo câncer de pulmão e câncer de bexiga.

Diversos **vírus** foram implicados na etiologia de várias neoplasias humanas. Por exemplo, a infecção crônica com hepatite B (HBV) e hepatite C (HCV) leva ao desenvolvimento de câncer hepatocelular. O HIV está associado a linfomas de Hodgkin e não Hodgkin, bem como a uma série de outros tumores sólidos. O papilomavírus humano (HPV) está associado a câncer cervical, câncer anal e peniano e câncer orofaríngeo de cabeça e pescoço. O vírus Epstein-Barr (EBV), também conhecido como herpes-vírus humano 4 (HHV-4), está associado a câncer nasofaríngeo, linfoma de Burkitt e linfoma de Hodgkin. Por fim, o poliomavírus das células de Merkel (MCV, do inglês *Merkel cell polyomavirus*) causa o câncer de células de Merkel, uma forma rara, mas agressiva, de câncer de pele. A expressão da neoplasia induzida por vírus certamente depende de fatores ambientais e do hospedeiro adicionais que modulam o processo de transformação. Foram identificados genes celulares que são homólogos aos genes de transformação dos retrovírus, uma família de vírus RNA, e induzem transformação oncogênica. Esses genes celulares de mamíferos são denominados como **oncogenes**, e foi demonstrado que eles codificam fatores de crescimento específicos e seus receptores correspondentes. Esses genes podem ser amplificados (aumento do número de cópias do gene) ou sofrer mutação, podendo ambos os processos levar a uma hiperexpressão constitutiva em células malignas. A família de genes *bcl-2* constitui uma série de genes de pró-sobrevida, que promovem a sobrevida ao inibir diretamente a apoptose, uma via essencial de morte celular programada.

Os **genes supressores de tumor** previnem o desenvolvimento de câncer, porém, quando deletados ou mutados, seus produtos proteicos estão ausentes ou disfuncionais, o que dá origem ao fenótipo neoplásico. O gene *p53* é o gene supressor de tumor mais bem estabelecido e identificado até o momento, e a proteína normal codificada por esse gene desempenha um papel crítico na supressão da transformação maligna. É interessante assinalar a ocorrência de mutação do *p53* em até 50% de todos os tumores sólidos humanos, incluindo tumores de fígado, mama, cólon, pulmão, colo do útero, bexiga, próstata e pele.

MODALIDADES DE TRATAMENTO DO CÂNCER

Com os métodos atuais de tratamento, quando o tumor permanece localizado no momento do diagnóstico, obtém-se uma cura em cerca de um terço dos pacientes, por meio de estratégias de tratamento local, como cirurgia ou radioterapia. Todavia, nos casos remanescentes, a ocorrência precoce de micrometástases constitui um aspecto característico, indicando a necessidade de uma abordagem sistêmica com quimioterapia para o tratamento efetivo do câncer. Em pacientes com doença localmente avançada, a quimioterapia costuma ser associada com radioterapia para possibilitar uma ressecção cirúrgica, e essa abordagem de modalidade combinada tem levado a uma melhora dos desfechos clínicos. No momento, é possível curar cerca de 50% dos pacientes com diagnóstico inicial de câncer. Em contrapartida, a quimioterapia isoladamente consegue curar menos de 10% de todos os pacientes com câncer quando o tumor é diagnosticado em um estágio avançado.

Atualmente, a quimioterapia é utilizada em três situações clínicas principais: (1) tratamento de indução primária para a doença avançada ou para cânceres para os quais não existe outra abordagem efetiva; (2) tratamento neoadjuvante para pacientes que apresentam doença localizada, para os quais as formas locais de terapia, como cirurgia, radioterapia ou ambas, não se mostram adequadas; e (3) tratamento adjuvante para métodos locais de tratamento, incluindo cirurgia, radioterapia ou ambas.

A **quimioterapia primária** refere-se à quimioterapia administrada como tratamento primário a pacientes que apresentam câncer avançado para os quais não existe tratamento alternativo. A quimioterapia de indução primária tem sido a principal conduta no tratamento de pacientes com doença metastática avançada; na maioria dos casos, ela tem por objetivo avaliar os sintomas relacionados com o tumor, melhorar a qualidade global de vida e prolongar o tempo de progressão do tumor. Estudos realizados com uma ampla variedade de tumores sólidos mostraram que a quimioterapia em pacientes com doença avançada confere um benefício de sobrevida quando comparada com os cuidados de suporte, o que fornece uma justificativa fundamentada para a instituição precoce do tratamento farmacológico. Todavia, a quimioterapia do câncer pode proporcionar cura em apenas um subgrupo de pacientes que apresentam doença avançada. Nos adultos, esses cânceres passíveis de cura incluem linfoma de Hodgkin e não Hodgkin, leucemia mieloide aguda (LMA), câncer de células germinativas e coriocarcinoma. Já os cânceres infantis curáveis incluem leucemia linfoblástica aguda (LLA), linfoma de Burkitt, tumor de Wilms e rabdomiossarcoma embrionário.

A **quimioterapia neoadjuvante** refere-se ao uso de quimioterapia em pacientes que apresentam câncer localizado para os quais existem terapias locais alternativas, como cirurgia, mas que se mostrou menos do que completamente eficaz. Atualmente, a terapia neoadjuvante é administrada principalmente no tratamento de câncer anal, câncer de bexiga, câncer de mama, câncer gastresofágico, câncer de laringe, câncer de pulmão de células não pequenas (CPCNP) localmente avançado, sarcoma osteogênico e câncer retal localmente avançado. Para doenças como câncer anal, câncer gastresofágico, câncer de laringe, CPCNP e câncer retal, o benefício clínico ideal é derivado quando a quimioterapia é administrada com radioterapia de modo simultâneo ou sequencial. O objetivo da abordagem neoadjuvante é reduzir o tamanho do tumor primário, para que a ressecção cirúrgica seja mais fácil e eficaz. Além disso, com câncer retal e câncer de laringe, a administração de terapia de modalidade combinada antes da cirurgia pode resultar na preservação de órgãos normais vitais, como reto ou laringe. Em geral, a quimioterapia adicional é administrada por um período definido, geralmente de 3 a 4 meses, após a cirurgia ter sido realizada.

Um dos papéis mais importantes para a quimioterapia do câncer é como adjuvante para modalidades de tratamento locais, como cirurgia, o que tem sido denominado **quimioterapia adjuvante**. Nesse cenário, a quimioterapia é administrada após a ressecção cirúrgica, com o objetivo de reduzir a incidência de recorrência local e sistêmica e melhorar a sobrevida geral dos pacientes. Em geral, os esquemas quimioterápicos com atividade clínica contra a doença avançada podem ter potencial curativo após a ressecção cirúrgica do tumor primário, contanto que se administrem a dose e o esquema apropriados. A quimioterapia adjuvante mostra-se efetiva para prolongar tanto a sobrevida sem doença (SSD) como a sobrevida global (SG) em pacientes com câncer de mama, câncer de cólon, câncer gástrico, CPCNP, tumor de Wilms, astrocitoma anaplásico e sarcoma osteogênico. Pacientes com melanoma maligno primário com alto risco de recorrência local ou sistêmica obtêm benefício clínico do tratamento adjuvante com o fármaco biológico alfainterferona (IFN-α), embora esse tratamento deva ser administrado durante 1 ano para eficácia clínica máxima. Por fim, os fármacos anti-hormonais tamoxifeno, anastrozol e letrozol mostram-se efetivos na terapia adjuvante de mulheres na pós-menopausa com câncer de mama em estágio inicial, cujos tumores expressam o receptor de estrogênio (para mais detalhes, ver Capítulo 40). Entretanto, como esses fármacos são mais citostáticos do que citocidas, eles precisam ser administrados em longo prazo, com duração de 5 anos como recomendação-padrão.

FUNÇÃO DA CINÉTICA DO CICLO CELULAR E EFEITO ANTINEOPLÁSICO

Os princípios básicos da cinética do ciclo celular foram inicialmente estabelecidos utilizando-se a leucemia murina L1210 como modelo de sistema experimental (Figura 54-1). Entretanto, o tratamento farmacológico das neoplasias exige uma clara compreensão das diferenças entre as características dessa leucemia de roedores e as das neoplasias humanas, bem como o conhecimento das diferenças nas taxas de crescimento dos tecidos-alvo normais entre camundongos e seres humanos. Por exemplo, a L1210 é uma leucemia de crescimento rápido, com alta porcentagem de células que sintetizam DNA, de acordo com a medição da captação da timidina tritiada (o índice marcador). Como a leucemia L1210 apresenta uma taxa de crescimento de 100% (i.e., todas as células estão ativamente progredindo pelo ciclo celular), seu ciclo de vida é consistente e previsível. O modelo murino L1210 prevê que os efeitos citotóxicos de fármacos antineoplásicos seguem a cinética de log de morte de células. Dessa maneira, pode-se prever que um determinado fármaco matará uma fração constante de células, em contraposição a um número constante.

Por conseguinte, se uma determinada dose de um fármaco leva à morte de três logs de células cancerosas e diminui a carga

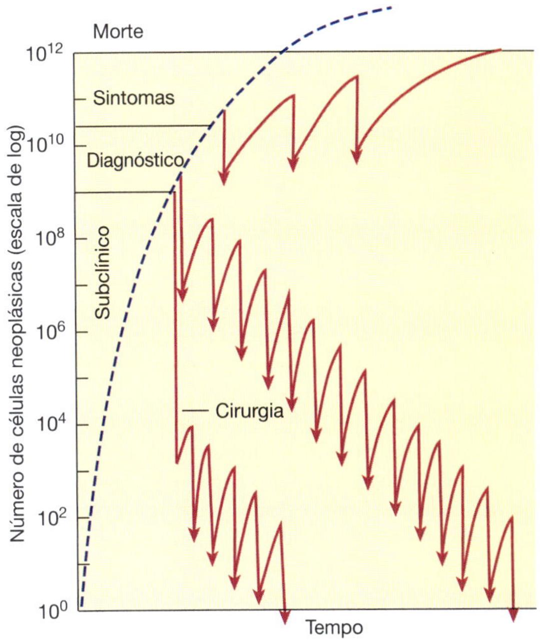

FIGURA 54-1 Hipótese de morte celular logarítmica: relação do número de células neoplásicas com a época do diagnóstico, os sintomas, o tratamento e a sobrevida. São apresentadas três abordagens alternativas de tratamento farmacológico, comparadas com a evolução do crescimento tumoral quando não se administra qualquer tratamento (*linha tracejada*). No protocolo esquematizado, na parte superior do gráfico, o tratamento (indicado pelas setas) é administrado com pouca frequência, e o resultado consiste em prolongamento da sobrevida, porém com recidivas dos sintomas entre os ciclos de tratamento e morte eventual do paciente. O tratamento de quimioterapia combinada apresentado no meio do gráfico é iniciado mais cedo, e vários ciclos são administrados em intervalos consistentes. A destruição das células neoplásicas ultrapassa o seu novo crescimento, não há desenvolvimento de resistência a fármacos e obtém-se uma "cura". Nesse exemplo, o tratamento foi continuado até que não houvesse mais evidência clínica de câncer. Essa abordagem foi considerada eficaz no tratamento da leucemia aguda infantil, dos cânceres testiculares e do linfoma de Hodgkin. No tratamento esquematizado, na parte inferior do gráfico, recorreu-se à cirurgia precoce para remover o tumor primário, e administrou-se quimioterapia adjuvante intensiva por tempo suficiente (até 1 ano) para erradicar as células neoplásicas remanescentes que formavam as micrometástases ocultas.

tumoral de 10^{10} para 10^7 células, a mesma dose empregada na presença de uma carga tumoral de 10^5 células reduzirá a massa tumoral para 10^2 células. Portanto, a destruição celular é proporcional, independentemente da carga tumoral. A regra fundamental da quimioterapia – a relação inversa invariável entre o número de células e a possível cura – foi estabelecida com o modelo de leucemia murina L1210, e essa relação é claramente aplicável a neoplasias hematológicas, como leucemias agudas e linfomas.

Embora o crescimento das leucemias murinas simule a cinética celular exponencial, os dados de modelos matemáticos sugerem que a maioria dos tumores sólidos humanos não cresce de maneira exponencial. Em vez disso, os dados experimentais em cânceres sólidos humanos suportam um modelo gompertziano de crescimento e regressão tumoral. A distinção fundamental entre o crescimento gompertziano e o exponencial é que a fração de crescimento do tumor não é constante na cinética gompertziana, porém diminui de modo exponencial com o passar do tempo (o crescimento exponencial é equilibrado pelo atraso exponencial de crescimento, devido às limitações do suprimento sanguíneo e a outros fatores). A fração de crescimento alcança um pico quando o tumor tem cerca de um terço de seu tamanho máximo. No modelo gompertziano, quando um paciente com câncer avançado é tratado, a massa tumoral é maior e a sua fração de crescimento é baixa, de modo que a fração de células destruídas é pequena. Um importante aspecto do crescimento gompertziano é o fato de que a resposta à quimioterapia nos tumores sensíveis a fármacos depende, em grande parte, do ponto onde se encontra o tumor em sua curva de crescimento particular.

As informações sobre a cinética celular e populacional das células cancerosas explicam, em parte, a eficiência limitada da maioria dos fármacos antineoplásicos disponíveis. A Figura 54-2 fornece um resumo esquemático da cinética do ciclo celular. Essa informação é relevante para o modo de ação, as indicações e os esquemas

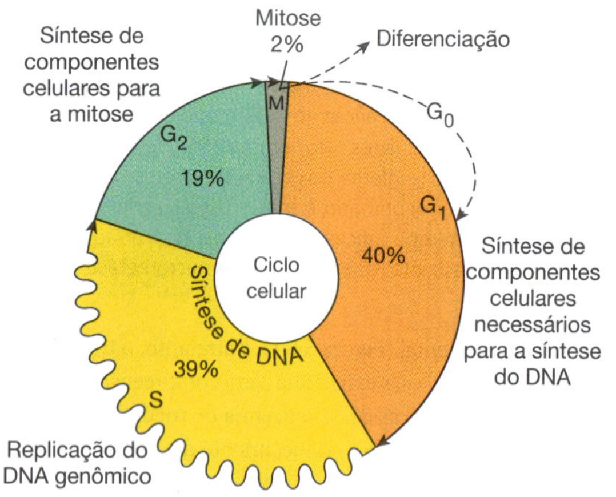

FIGURA 54-2 Ciclo celular e câncer. As porcentagens fornecidas representam o valor aproximado de tempo gasto em cada fase pelas células normais e pelas células neoplásicas; a duração do G_1, entretanto, pode variar acentuadamente. Muitos dos fármacos antineoplásicos eficazes exercem a sua ação sobre as células que se encontram em um ciclo celular, razão pela qual são denominados fármacos específicos do ciclo celular (ver Tabela 54-1). Um segundo grupo de fármacos, denominados fármacos inespecíficos do ciclo celular, tem a capacidade de esterilizar as células neoplásicas, independentemente de estarem atravessando o ciclo ou se encontrarem em repouso no compartimento G_0. Os fármacos inespecíficos do ciclo celular são capazes de destruir tanto as células que se encontram em G_0 como as que estão no ciclo (embora as células no ciclo celular sejam mais sensíveis).

TABELA 54-1 Efeitos no ciclo celular das principais classes de fármacos antineoplásicos

Fármacos específicos do ciclo celular	Fármacos inespecíficos do ciclo celular
Antimetabólitos (fase S)	**Fármacos alquilantes**
Capecitabina	Altretamina*
Cladribina	Bendamustina
Clofarabina	Bussulfano
Citarabina (ara-C)	Carmustina
Fludarabina	Clorambucila
5-fluoruracila (5-FU)	Ciclofosfamida
Gencitabina	Dacarbazina
6-mercaptopurina (6-MP)	Lomustina
Metotrexato (MTX)	Mecloretamina*
Nelarabina*	Melfalana
Pralatrexato	Temozolomida
TAS-102 (cloridrato de tipiracila + trifluridina)	Tiotepa
6-tioguanina (6-TG)	**Antibióticos antitumorais**
Inibidor da topoisomerase II (fase G_1–S)	Dactinomicina
Etoposídeo	Mitomicina
Inibidores da topoisomerase I (camptotecinas, G_2-M)	**Análogos da platina**
Irinotecano	Carboplatina
Topotecana	Cisplatina
Taxanos (fase M)	Oxaliplatina
Paclitaxel ligado à albumina (nab-paclitaxel)	**Antraciclinas**
Cabazitaxel	Daunorrubicina
Docetaxel	Doxorrubicina
Paclitaxel	Epirrubicina
Alcaloides da vinca (fase M)	Idarrubicina
Vimblastina	Mitoxantrona
Vincristina	
Vinorelbina	
Inibidor antimicrotúbulo (fase M)	
Ixabepilona	
Eribulina	
Antibióticos antitumorais (fase G_2-M)	
Bleomicina	

*Não disponível no Brasil.

dos fármacos específicos e inespecíficos do ciclo celular. Os fármacos que pertencem a essas duas grandes classes estão relacionados na Tabela 54-1.

O papel da quimioterapia de associação

Com raras exceções (p. ex., coriocarcinoma e linfoma de Burkitt), os fármacos isolados são incapazes de curar o câncer em estágio avançado. Na década de 1960 e no início da década de 1970, foram desenvolvidos esquemas de associações de fármacos com base nas ações bioquímicas conhecidas dos fármacos antineoplásicos disponíveis, mais do que em sua eficácia clínica. Todavia, esses esquemas foram, em grande parte, ineficazes. A era da poliquimioterapia efetiva começou quando diversos fármacos ativos de diferentes classes se tornaram disponíveis para uso em associação para o tratamento das leucemias agudas e dos linfomas. Após o sucesso inicial obtido nas neoplasias hematológicas, a poliquimioterapia foi aplicada ao tratamento de tumores sólidos.

O uso da poliquimioterapia é importante por vários motivos. Em primeiro lugar, possibilita uma destruição máxima das células dentro da faixa de toxicidade tolerada pelo hospedeiro para cada fármaco, contanto que a posologia não seja comprometida. Em segundo lugar, proporciona uma maior faixa de interação entre fármacos e células neoplásicas com diferentes anormalidades genéticas em uma população tumoral heterogênea. Por fim, pode impedir ou prolongar o desenvolvimento subsequente de resistência celular aos fármacos. É importante observar que esses mesmos conceitos se aplicam à terapia de infecções crônicas, como HIV e tuberculose.

Certos princípios têm orientado a seleção dos fármacos nas associações mais eficazes e fornecem um paradigma para o desenvolvimento de novos programas terapêuticos farmacológicos.

1. **Eficácia**: apenas fármacos conhecidos por terem algum grau de eficácia clínica quando utilizados sozinhos contra um determinado tumor devem ser selecionados para uso em associação. Quando disponíveis, os fármacos que produzem remissão completa em alguma proporção de pacientes são preferidos aos que produzem respostas apenas parciais.
2. **Toxicidade**: quando vários fármacos de determinada classe estão disponíveis e são igualmente efetivos, deve-se selecionar um fármaco com base na toxicidade, para que ela não se sobreponha àquela dos outros fármacos na associação. Embora essa escolha possa levar a uma variedade mais ampla de reações adversas, ela minimiza o risco de um efeito letal causado por múltiplas agressões ao mesmo sistema orgânico por diferentes fármacos e possibilita o uso de uma intensidade máxima de dose.
3. **Programação ideal do esquema de tratamento**: os fármacos devem ser utilizados em doses e esquema ideais, e as associações de fármacos devem ser administradas a intervalos consistentes. Como os intervalos longos entre os ciclos têm um efeito negativo sobre a intensidade da dose, o intervalo sem tratamento entre os ciclos deve ser o mais curto possível para a recuperação do tecido-alvo normal mais sensível, que costuma ser a medula óssea.
4. **Mecanismo de interação**: é preciso ter uma clara compreensão dos mecanismos bioquímicos, moleculares e farmacocinéticos de interação entre os fármacos e determinada associação, a fim de obter um efeito máximo. A omissão de um fármaco de determinada associação pode propiciar o crescimento excessivo de um clone tumoral sensível a esse fármaco isoladamente e resistente aos outros fármacos da associação.
5. **Prevenção de mudanças arbitrárias nas doses**: uma redução arbitrária na dose de um fármaco efetivo para acrescentar outros fármacos menos efetivos pode reduzir a dose do fármaco mais efetivo abaixo do limiar de eficácia e anular a capacidade da associação de curar a doença de determinado paciente.

Intensidade da dose

A intensidade da dose é um dos principais fatores que limitam a capacidade da quimioterapia ou da radioterapia de produzir a cura. Conforme descrito no Capítulo 2, a curva de dose-resposta nos sistemas biológicos tem normalmente um formato sigmoide, com um limiar, uma fase linear e uma fase de platô. Para a quimioterapia, a seletividade terapêutica depende da diferença entre as curvas de dose-resposta dos tecidos normais e tumorais. Em modelos de animais de laboratório, a curva de dose-resposta costuma ser íngreme na fase linear, e uma redução da dose quando o tumor se encontra na fase linear da curva de dose-resposta quase sempre resulta em perda da capacidade de curar efetivamente o tumor antes da observação de uma redução na atividade antitumoral. Embora remissões completas continuem sendo observadas com uma redução da dose de até 20% da dose ideal, as células neoplásicas residuais podem não ser totalmente eliminadas, possibilitando, assim, a ocorrência de recidiva. É importante que os médicos previnam a toxicidade aguda simplesmente reduzindo a dose ou aumentando o intervalo de tempo entre cada ciclo de tratamento (ou ambos). Entretanto, essas modificações empíricas na dose representam uma importante causa de fracasso do tratamento em pacientes com tumores sensíveis a fármacos.

Foi documentada uma relação positiva entre a intensidade da dose e a eficácia clínica em diversos tumores sólidos, incluindo cânceres avançados de ovário, mama, pulmão e cólon, bem como em neoplasias hematológicas, como os linfomas. No momento, são utilizadas três condutas principais para a intensidade da dose na quimioterapia. A primeira estratégia, no **aumento da dose**, envolve o acréscimo das doses dos respectivos fármacos antineoplásicos. A segunda estratégia é a administração de fármacos antineoplásicos de forma dose intensa, **reduzindo o intervalo** entre os ciclos de tratamento. Por fim, a terceira conduta envolve a **programação sequencial** de fármacos únicos ou esquemas de associação. Cada uma dessas estratégias está sendo aplicada atualmente ao tratamento de uma ampla gama de cânceres sólidos, incluindo mama, colorretal e CPCNP. Em geral, esses esquemas de dose intensa melhoraram significativamente os desfechos clínicos.

RESISTÊNCIA AOS FÁRMACOS

Um problema fundamental na quimioterapia do câncer consiste no desenvolvimento de resistência celular aos fármacos. A *resistência primária* ou *herdada* refere-se à resistência a fármacos na ausência de exposição prévia aos fármacos-padrão disponíveis. A presença de resistência herdada a fármacos foi proposta pela primeira vez por Goldie e Coleman, no início da década de 1980, e acredita-se que possa resultar da instabilidade genômica associada ao desenvolvimento da maioria dos cânceres. Conforme observado anteriormente neste capítulo, as mutações no gene supressor de tumor *p53* ocorrem em até 50% de todos os tumores humanos. Estudos pré-clínicos e clínicos mostraram que a perda da função do *p53* resulta em resistência à radioterapia, bem como resistência a muitos fármacos antineoplásicos. Defeitos na família de enzimas de reparo de não pareamento (de DNA), que estão intimamente ligados ao desenvolvimento de câncer colorretal familiar e esporádico, estão associados à resistência a vários fármacos antineoplásicos não relacionados, incluindo fluoropirimidinas, tiopurinas e cisplatina/carboplatina. Em contraste com a resistência primária, a *resistência adquirida* desenvolve-se em resposta à exposição a um determinado fármaco antineoplásico. Do ponto de vista experimental, a resistência a fármacos pode ser bastante específica para um único fármaco e, em geral, baseia-se em uma alteração específica na sequência dos genes de determinadas células neoplásicas, com amplificação ou aumento da expressão de um ou mais genes. Em outros casos, ocorre um fenótipo resistente a múltiplos fármacos, associado a uma expressão aumentada do gene *MDR1* (*ABCB1*), que codifica o transportador de membrana glicoproteína P (ver Capítulo 5). Essa forma de resistência a fármacos leva ao maior efluxo do fármaco e à redução do acúmulo intracelular de uma ampla variedade de fármacos antineoplásicos não relacionados do ponto de vista estrutural, incluindo antraciclinas, alcaloides da vinca, taxanos, camptotecinas, epipodofilotoxinas e até mesmo pequenas moléculas inibidoras, como o imatinibe.

FARMACOLOGIA BÁSICA DOS FÁRMACOS ANTINEOPLÁSICOS

FÁRMACOS ALQUILANTES

Os principais fármacos alquilantes clinicamente úteis (Figura 54-3) têm uma estrutura que contém uma bis(cloroetil)amina, uma etilenoimina ou uma nitrosureia. Esses fármacos são classificados em vários grupos diferentes. Entre as bis(cloroetil)aminas, as de maior utilidade são a ciclofosfamida, a mecloretamina, a melfalana e a clorambucila. A ifosfamida está relacionada com a ciclofosfamida, porém exibe um espectro de atividade e toxicidade um pouco diferente. A tiotepa e o bussulfano são utilizados no tratamento dos cânceres de mama e ovariano e da leucemia mieloide crônica (LMC), respectivamente. As principais nitrosureias são a carmustina (BCNU) e a lomustina (CCNU), que têm atividade em cânceres cerebrais e neoplasias hematológicas.

Mecanismo de ação

Os fármacos alquilantes, como classe, exercem seus efeitos citotóxicos pela transferência de seus grupos alquila para vários constituintes celulares. A alquilação do DNA dentro do núcleo provavelmente representa a principal interação que leva à morte celular. Entretanto, esses fármacos também reagem quimicamente com grupos sulfidrila, amino, hidroxila, carboxila e fosfato de outros nucleófilos celulares. O mecanismo geral de ação desses fármacos envolve uma ciclização intramolecular para formar um íon etilenoimônio, que pode, diretamente ou pela formação de um íon carbônio, transferir um grupo alquila para um constituinte celular (Figura 54-4). Além da alquilação, existe um mecanismo secundário para as nitrosureias, que envolve a carbamoilação de resíduos de lisina de proteínas pela formação de isocianatos.

O principal local de alquilação no DNA é a posição N7 da guanina; no entanto, outros locais também são alquilados, embora em graus menores, incluindo N1 e N3 de adenina, N3 de citosina e O6 de guanina. Essas interações podem ocorrer em uma única fita ou em ambas as fitas de DNA, por meio de ligação cruzada, visto que os principais fármacos alquilantes são, em sua maioria, bifuncionais, apresentando dois grupos reativos. A alquilação da guanina pode resultar em codificação defeituosa, por meio do emparelhamento

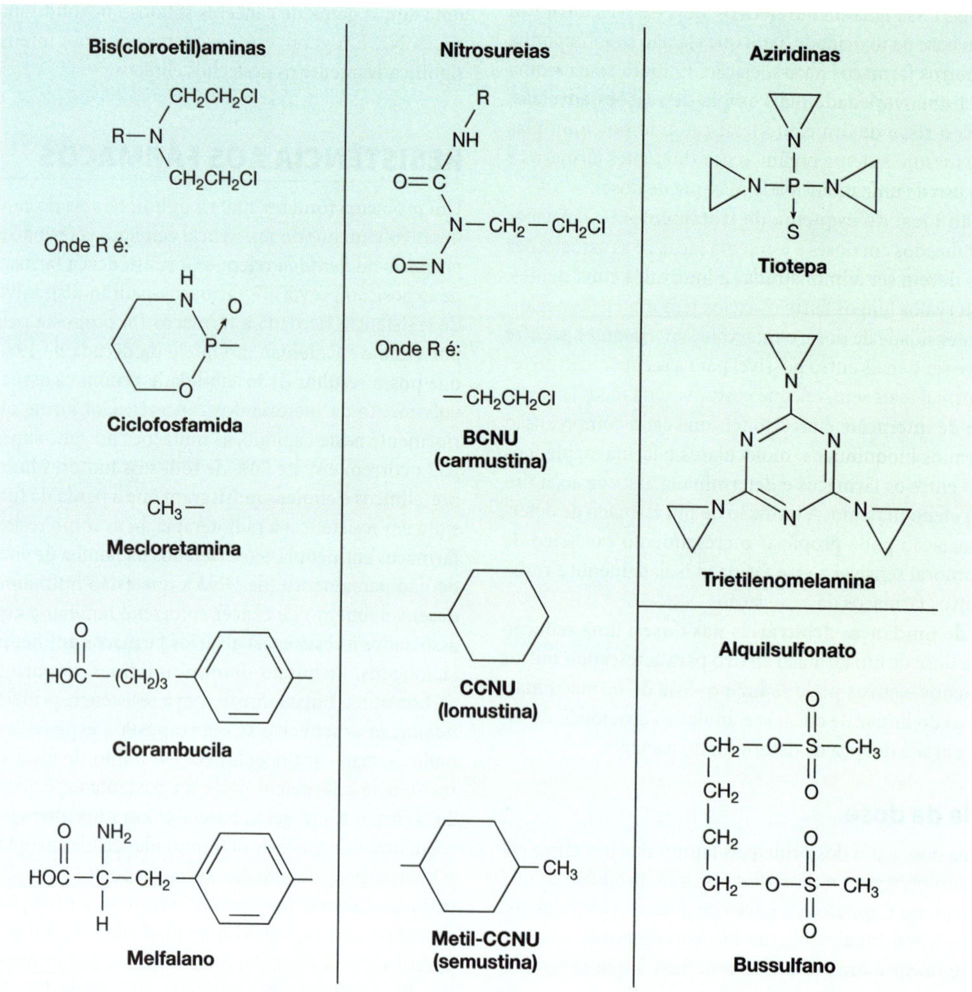

FIGURA 54-3 Estruturas das principais classes de fármacos alquilantes.

anormal de bases com timina, ou em despurinização, por meio da excisão de resíduos de guanina. Este último efeito leva à ruptura da fita de DNA pela clivagem do esqueleto de açúcar-fosfato do DNA. A ligação cruzada do DNA parece desempenhar um papel fundamental na ação citotóxica dos fármacos alquilantes, e as células em replicação são mais sensíveis a esses fármacos. Assim, embora os fármacos alquilantes não sejam específicos do ciclo celular, as células cancerosas são mais sensíveis a essa classe de fármacos nas fases finais G_1 e S do ciclo celular.

Resistência

O mecanismo de resistência adquirida aos fármacos alquilantes pode envolver o aumento da capacidade de reparo das lesões do DNA por meio de expressão e atividade aumentadas das enzimas de reparo do DNA, diminuição do transporte do fármaco alquilante para dentro da célula e aumento da expressão e da atividade da glutationa e das proteínas associadas à glutationa, que são necessárias para conjugar o fármaco alquilante, ou o aumento da atividade da glutationa *S*-transferase, que catalisa a conjugação.

Reações adversas

Em geral, as toxicidades associadas aos fármacos alquilantes são relacionadas com a dose e ocorrem principalmente em tecidos de crescimento rápido, como medula óssea (mielossupressão), trato gastrintestinal (diarreia, mucosite) e sistema reprodutor (infertilidade, esterilidade e ausência de menstruação). As náuseas e os vômitos podem representar um problema grave com vários desses fármacos. Além disso, são potentes vesicantes e podem causar lesão dos tecidos no local de administração, além de produzir toxicidade sistêmica. Os fármacos alquilantes, como classe, são de natureza carcinogênica, e observa-se um risco aumentado de neoplasias secundárias, em particular a LMA.

A ciclofosfamida é um dos fármacos alquilantes mais utilizados. Uma vantagem significativa desse composto refere-se à sua alta biodisponibilidade oral. Em consequência, a ciclofosfamida pode ser administrada por via oral e por via intravenosa, com igual eficácia clínica. Ela é inativa em sua forma original e precisa ser ativada a formas citotóxicas pelas enzimas microssômicas hepáticas (ver Figura 54-4). O sistema de oxidase de função mista do citocromo P450 (CYP) converte a ciclofosfamida em 4-hidroxiciclofosfamida, que fica em equilíbrio com a aldofosfamida. Esses metabólitos ativos são transportados até o tumor e os tecidos normais, onde ocorre clivagem não enzimática da aldofosfamida às formas citotóxicas – mostarda de fosforamida e acroleína. O fígado parece ser protegido pela formação enzimática dos metabólitos inativos, a 4-cetociclofosfamida e a carboxifosfamida.

Os principais efeitos tóxicos dos fármacos alquilantes estão relacionados na Tabela 54-2 e são discutidos adiante.

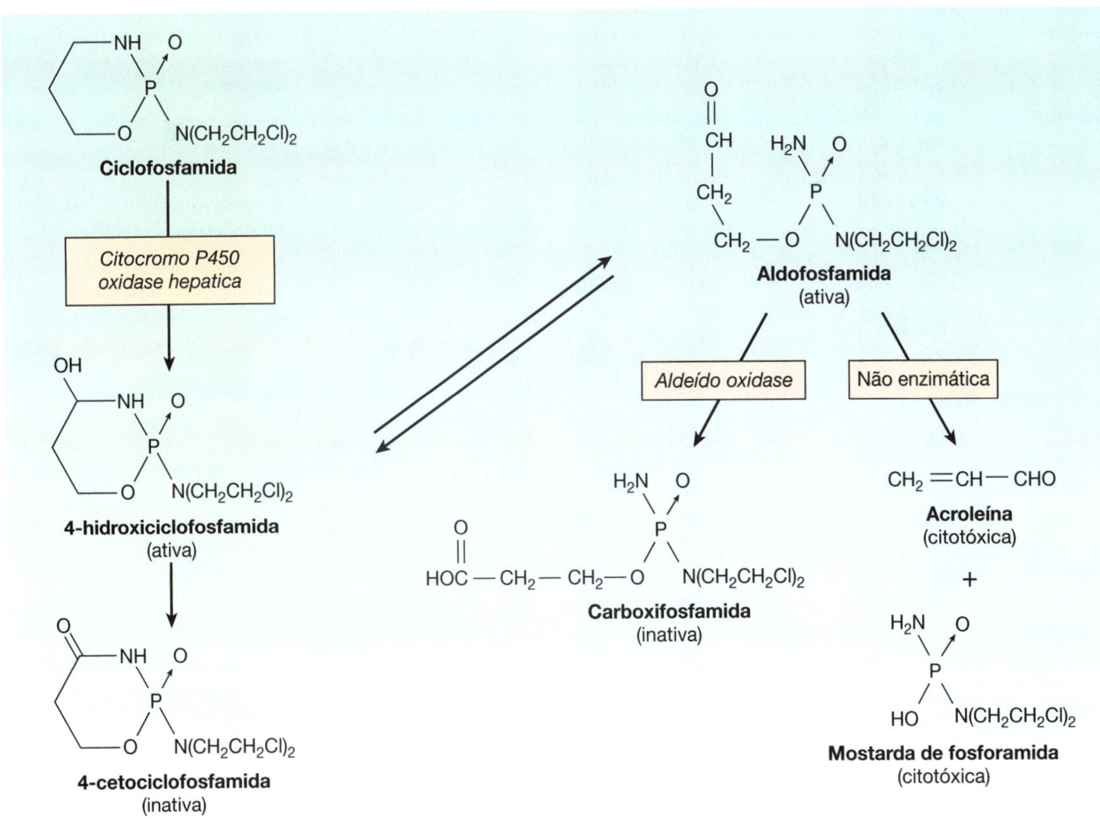

FIGURA 54-4 Metabolismo da ciclofosfamida.

TABELA 54-2 Fármacos alquilantes e análogos de platina: atividade clínica e reações adversas

Fármaco alquilante	Mecanismo de ação	Aplicações clínicas	Reação adversa aguda	Reação adversa tardia
Mecloretamina	Forma ligações cruzadas com o DNA, resultando em inibição da síntese e da função do DNA	Linfoma de Hodgkin e não Hodgkin	Náuseas e vômitos	Depressão moderada das células do sangue periférico; doses excessivas produzem depressão grave da medula óssea, com leucopenia, trombocitopenia e sangramento
Clorambucila	Igual ao anterior	LLC e linfoma não Hodgkin	Náuseas e vômitos	
Ciclofosfamida	Igual ao anterior	Câncer de mama, câncer de ovário, linfoma não Hodgkin, LLC, sarcoma de tecidos moles, neuroblastoma, tumor de Wilms, rabdomiossarcoma	Náuseas e vômitos	Ocasionalmente, ocorrem alopecia e cistite hemorrágica. A cistite pode ser prevenida com hidratação adequada
Bendamustina	Igual ao anterior	LLC e linfoma não Hodgkin	Náuseas e vômitos	–
Melfalana	Igual ao anterior	Mieloma múltiplo, câncer de mama, câncer de ovário	Náuseas e vômitos	–
Tiotepa	Igual ao anterior	Câncer de mama, câncer de ovário, câncer de bexiga superficial	Náuseas e vômitos	–
Bussulfano	Igual ao anterior	LMC	Náuseas e vômitos	Associada à pigmentação da pele, fibrose pulmonar e insuficiência adrenal
Carmustina	Igual ao anterior	Câncer cerebral, linfomas de Hodgkin e não Hodgkin	Náuseas e vômitos	Mielossupressão; raramente, doença pulmonar intersticial e nefrite intersticial
Lomustina	Igual ao anterior	Câncer cerebral	Náuseas e vômitos	
Altretamina*	Igual ao anterior	Câncer de ovário	Náuseas e vômitos	Mielossupressão, neuropatia periférica, síndrome semelhante à gripe
Temozolomida	Metila o DNA e inibe sua síntese e função	Câncer cerebral, melanoma	Náuseas e vômitos, cefaleia e fadiga	Mielossupressão, elevação discreta das provas de função hepática, fotossensibilidade
Procarbazina	Metila o DNA e inibe sua síntese e função	Linfoma de Hodgkin e não Hodgkin, tumores cerebrais	Depressão do sistema nervoso central	Mielossupressão, reações de hipersensibilidade
Dacarbazina	Metila o DNA e inibe sua síntese e função	Linfoma de Hodgkin, melanoma, sarcoma de tecidos moles	Náuseas e vômitos	Mielossupressão, toxicidade para o sistema nervoso central, com neuropatia, ataxia, letargia e confusão
Cisplatina	Forma ligações cruzadas intra e entre fitas do DNA; ligação a proteínas nucleares e citoplasmáticas	CPCNP, CPCP, câncer de mama, câncer de bexiga, colangiocarcinoma, câncer gastresofágico, câncer de cabeça e pescoço, câncer de ovário, câncer de células germinativas	Náuseas e vômitos	Nefrotoxicidade, neuropatia sensorial periférica, ototoxicidade, disfunção nervosa
Carboplatina	Igual ao anterior	CPCNP, CPCP, câncer de mama, câncer de bexiga, câncer de cabeça e pescoço, câncer de ovário; linfoma não Hodgkin	Náuseas e vômitos	Mielossupressão; raramente, neuropatia periférica, toxicidade renal, disfunção hepática
Oxaliplatina	Igual ao anterior	Câncer colorretal, câncer gastresofágico, câncer pancreático, linfoma não Hodgkin	Náuseas e vômitos, disestesia laringofaríngea	Mielossupressão, neuropatia sensorial periférica, toxicidade gastrintestinal com diarreia e/ou mucosite

LLC, leucemia linfocítica crônica; LMC, leucemia mieloide crônica; CPCP, câncer de pulmão de células pequenas; CPCNP, câncer de pulmão de células não pequenas.
*Não disponível no Brasil.

NITROSUREIAS

Esses medicamentos geralmente não apresentam resistência cruzada com outros fármacos alquilantes; todos requerem biotransformação, que ocorre por decomposição não enzimática, em metabólitos com atividades alquilantes e carbamoilantes. As nitrosureias são altamente lipossolúveis e têm a capacidade de atravessar a barreira hematencefálica, o que as torna efetivas no tratamento de tumores cerebrais. Embora a maior parte das alquilações pelas nitrosureias ocorra na posição N7 da guanina no DNA, a alquilação crítica responsável pela citotoxicidade parece estar na posição O6 da guanina, resultando em ligações cruzadas G-C no DNA. Após a administração oral de lomustina, as concentrações plasmáticas máximas dos metabólitos aparecem dentro de 1 a 4 horas. As concentrações no sistema nervoso central (SNC) alcançam 30 a 40% da atividade presente no plasma. A excreção urinária parece constituir a principal via de eliminação no corpo. Uma nitrosureia que contém açúcar e é de ocorrência natural, a estreptozocina, é interessante em virtude de sua toxicidade medular mínima. Esse fármaco tem atividade no tratamento do carcinoma de células das ilhotas do pâncreas secretor de insulina.

FÁRMACOS ALQUILANTES NÃO CLÁSSICOS

Vários outros compostos apresentam mecanismos de ação que envolvem a alquilação do DNA como mecanismo citotóxico de ação. Esses fármacos incluem a procarbazina, a dacarbazina e a bendamustina. Suas atividades clínicas e toxicidades estão relacionadas na Tabela 54-2.

Procarbazina

A procarbazina é um derivado de metil-hidrazina oralmente ativo utilizado em esquemas de associação para linfoma de Hodgkin e não Hodgkin, bem como para tumores cerebrais.

O mecanismo de ação preciso da procarbazina não foi bem definido; ela inibe a biossíntese de DNA, RNA e proteínas, prolonga a interfase e produz quebras cromossômicas. O metabolismo oxidativo da procarbazina por enzimas microssômicas gera azoprocarbazina e H_2O_2, que podem ser responsáveis pela clivagem das fitas de DNA. São formados vários outros metabólitos do fármaco, que podem ser citotóxicos. Um dos metabólitos é um inibidor fraco da monoaminoxidase (MAO), e podem ocorrer reações adversas quando a procarbazina é administrada com outros inibidores da MAO, bem como com fármacos simpatomiméticos, antidepressivos tricíclicos, anti-histamínicos, depressores do SNC, fármacos antidiabéticos, álcool e alimentos contendo tiramina.

Assim como acontece com outros fármacos alquilantes, a procarbazina está associada ao aumento do risco de cânceres secundários na forma de LMA. Além disso, acredita-se que seu potencial carcinogênico seja maior do que o de outros fármacos alquilantes.

Dacarbazina

A dacarbazina é um composto sintético que atua como fármaco alquilante após a ativação metabólica no fígado por *N*-desmetilação oxidativa do derivado monometílico. Esse metabólito sofre decomposição espontânea em diazometano, gerando um íon metilcarbônio, que se acredita que seja a espécie citotóxica essencial. A dacarbazina é administrada por via parenteral e utilizada no tratamento de melanoma maligno, linfoma de Hodgkin, sarcoma de tecidos moles e neuroblastoma. A principal toxicidade que limita a dose administrada é a mielossupressão; entretanto, as náuseas e os vômitos podem ser intensos em alguns casos. Trata-se de um potente vesicante, e é preciso ter cuidado para evitar o extravasamento do fármaco durante a sua administração.

Bendamustina

A bendamustina é um fármaco alquilante bifuncional que consiste em um anel benzimidazol de purina e uma mostarda nitrogenada. Ela forma ligações cruzadas com o DNA, resultando em quebras de fita simples e dupla, levando à inibição da síntese e da função do DNA. Esse fármaco também inibe os pontos de controle mitóticos e induz a catástrofe mitótica, que leva à morte celular. Convém ressaltar que a resistência cruzada entre a bendamustina e outros fármacos alquilantes é apenas parcial, o que proporciona uma base racional para a sua atividade clínica, apesar do desenvolvimento de resistência a outros fármacos alquilantes. Esse fármaco está aprovado para uso no tratamento da leucemia linfoblástica crônica (LLC), e observa-se também uma atividade em linfomas de Hodgkin e não Hodgkin, mieloma múltiplo e câncer de mama. Os principais efeitos tóxicos que limitam a dose incluem mielossupressão, náuseas discretas e vômitos. Raramente, ocorrem reações de hipersensibilidade à infusão, exantema cutâneo e outras reações cutâneas.

ANÁLOGOS DA PLATINA

Atualmente, são utilizados três análogos da platina na prática clínica: a cisplatina, a carboplatina e a oxaliplatina. A cisplatina é um complexo de metal inorgânico que foi inicialmente descoberto por meio de uma observação fortuita de que os complexos de platina neutros inibem a divisão e o crescimento filamentoso de *Escherichia coli*. Embora o mecanismo de ação preciso dos análogos da platina não seja claro, eles exercem seus efeitos citotóxicos da mesma maneira que os fármacos alquilantes. Desse modo, os análogos da platina matam as células neoplásicas em todas as fases do ciclo celular e ligam-se ao DNA por meio da formação de ligações cruzadas dentro das fitas e entre elas, levando, assim, à inibição da síntese e da função do DNA. O principal local de ligação no DNA é na posição N7 da guanina, porém a interação covalente com a posição N3 da adenina e a posição O6 da citosina também pode ocorrer. Além de direcionar o DNA, os análogos da platina são capazes de se ligar a proteínas citoplasmáticas e nucleares, o que também pode contribuir para seus efeitos antitumorais. Os análogos da platina parecem ter sinergismo com outros fármacos antineoplásicos, incluindo fármacos alquilantes, fluoropirimidinas e taxanas. As principais toxicidades dos análogos da platina estão relacionadas na Tabela 54-2.

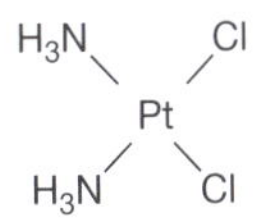

Cisplatina

A cisplatina tem atividade antitumoral importante contra uma ampla variedade de tumores sólidos, como o CPCNP e o CPCP, os cânceres esofágico e gástrico, o colangiocarcinoma, o câncer de cabeça e pescoço e os cânceres urogenitais, particularmente os cânceres testicular, de ovário e de bexiga. Quando utilizada em esquema de associação, a terapia à base de cisplatina tem produzido a cura do câncer testicular não seminomatoso. A cisplatina e os outros análogos da platina são eliminados pelos rins e excretados na urina. Em consequência, é necessário efetuar uma modificação da dose em pacientes com disfunção renal.

A carboplatina é um análogo da platina de segunda geração que têm mecanismos de ação citotóxica e de resistência e farmacologia clínica idênticos aos descritos para a cisplatina. À semelhança da cisplatina, a carboplatina tem atividade de amplo espectro contra uma grande variedade de tumores sólidos. No entanto, ao contrário da cisplatina, ela exibe significativamente menos toxicidade renal e gastrintestinal, e sua principal toxicidade dose-limitante é a mielossupressão. Esse fármaco tem sido amplamente utilizado em esquemas de transplante para o tratamento de neoplasias hematológicas refratárias. Além disso, como não há necessidade de hidratação intravenosa durante a terapia, a carboplatina é considerada um fármaco de administração mais fácil, motivo pelo qual tem substituído a cisplatina em diversos esquemas de poliquimioterapia.

A oxaliplatina é um análogo da platina diaminociclo-hexano de terceira geração. O seu mecanismo de ação e a sua farmacologia clínica são idênticos aos da cisplatina e da carboplatina. Entretanto, os tumores que são resistentes à cisplatina ou à carboplatina com base em defeitos de reparo de não pareamento não exibem resistência cruzada à oxaliplatina, e esse achado pode explicar a atividade desse composto de platina no câncer colorretal. A oxaliplatina foi inicialmente aprovada para uso como terapia de segunda escolha em associação com 5-fluorouracila (5-FU) e ácido folínico, denominado esquema FOLFOX, para câncer colorretal (CCR) metastático. Existem várias interações do esquema FOLFOX, que agora se tornou a associação mais amplamente utilizada no tratamento de primeira escolha de CCR avançado. Esse esquema também desempenha um papel importante na terapia adjuvante do câncer de cólon em estágio III e no câncer de cólon em estágio II de alto risco. Os esquemas baseados em oxaliplatina mostraram atividade clínica em outros cânceres gastrintestinais, como câncer pancreático, gastresofágico e hepatocelular. A neurotoxicidade constitui a principal reação adversa que limita a dose administrada, e manifesta-se na forma de neuropatia sensorial periférica. Existem duas formas de neurotoxicidade, uma aguda, que, com frequência, é desencadeada e agravada pela exposição ao frio, e uma crônica, que depende da dose. Embora a toxicidade crônica da oxaliplatina seja dose-dependente cumulativa do fármaco, ela tende a ser mais facilmente reversível do que a neuropatia observada com a neurotoxicidade induzida pela cisplatina.

ANTIMETABÓLITOS

Os antimetabólitos representam uma importante classe de fármacos que foram racionalmente projetados e sintetizados com base na compreensão dos processos celulares críticos envolvidos na biossíntese do DNA. Os antimetabólitos e seus respectivos espectros clínicos e toxicidades são apresentados na Tabela 54-3 e discutidos a seguir.

ANTIFOLATOS

Metotrexato

O metotrexato (MTX) é um análogo do ácido fólico que se liga com alta afinidade ao sítio catalítico ativo da di-hidrofolato redutase (DHFR). Isso resulta em inibição da síntese de tetra-hidrofolato (THF), o importante transportador de carbono para processos enzimáticos da síntese original do timidilato, da purina e dos aminoácidos serina e metionina. Por conseguinte, a inibição desses vários processos metabólicos interfere na formação do DNA, do RNA e de proteínas-chave celulares (ver Figura 33-3). A formação intracelular de metabólitos de poliglutamato, com a adição de até 5 a 7 resíduos de glutamato, é de grande importância para a ação terapêutica do MTX, e esse processo é catalisado pela enzima folilpoliglutamato sintase (FPGS). Os poliglutamatos do MTX são seletivamente retidos no interior das células cancerosas e exercem efeitos inibitórios aumentados sobre as enzimas envolvidas na biossíntese *de novo* de nucleotídeos de purina e timidilato, tornando-os importantes determinantes da ação citotóxica do MTX.

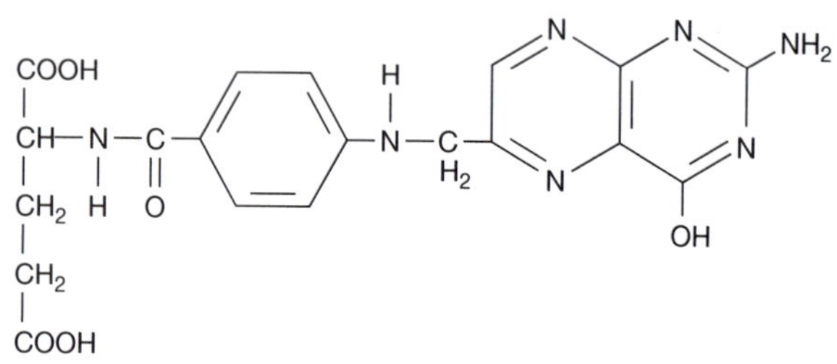

Ácido fólico

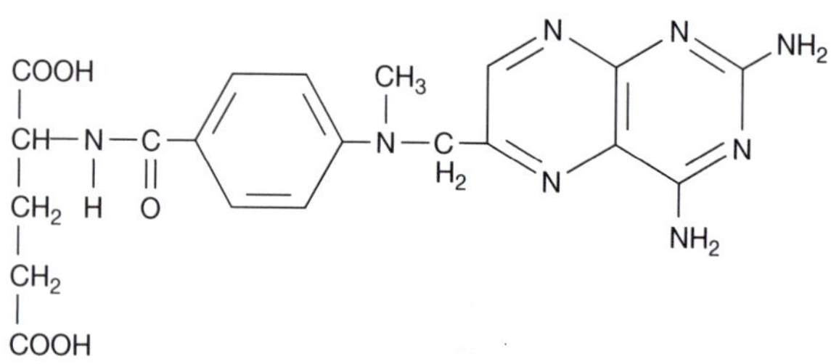

Metotrexato

Vários mecanismos de resistência ao MTX foram identificados, incluindo: (1) diminuição do transporte do fármaco através do transportador de folato reduzido (RFC) ou da proteína receptora de folato; (2) redução da formação de poliglutamatos citotóxicos de MTX; (3) aumento da atividade da enzima-alvo DHFR por meio da amplificação de genes e outros mecanismos genéticos; e (4) alteração da proteína DHFR com afinidade reduzida para MTX. Estudos recentes sugeriram que a diminuição do acúmulo do fármaco por meio da ativação do transportador de multirresistência glicoproteína P170 também pode resultar em resistência ao fármaco.

O MTX é administrado por via intravenosa, intratecal ou oral. Entretanto, a biodisponibilidade oral é saturável e errática em doses acima de 25 mg/m^2. A excreção renal constitui a principal via de eliminação, mediada por filtração glomerular e secreção tubular. Em consequência, é necessário efetuar uma modificação da dose em pacientes com disfunção renal. Além disso, é preciso ter cuidado quando o MTX é administrado na presença de fármacos como o ácido acetilsalicílico, fármacos anti-inflamatórios não esteroides, penicilina e cefalosporinas, visto que esses fármacos inibem a excreção renal do MTX. Os efeitos biológicos do MTX podem

TABELA 54-3 Antimetabólitos: atividade clínica e reações adversas

Fármaco	Mecanismo de ação	Aplicações clínicas	Reação adversa
Capecitabina	Inibe a TS; incorporação de FUTP ao RNA, resultando em alteração no processamento de RNA; incorporação de FdUTP ao DNA, resultando na inibição da síntese e da função do DNA	Câncer de mama, câncer colorretal, câncer gastresofágico, câncer hepatocelular, câncer pancreático	Diarreia, síndrome mão-pé, mielossupressão, náuseas e vômitos
5-Fluoruracila	Inibe a TS; incorporação de FUTP ao RNA, resultando em alteração no processamento de RNA; incorporação de FdUTP ao DNA, resultando na inibição da síntese e da função do DNA	Câncer colorretal, câncer anal, câncer de mama, câncer gastresofágico, câncer de cabeça e pescoço, câncer hepatocelular	Náuseas, mucosite, diarreia, mielossupressão, neurotoxicidade
TAS-102	Inibe a TS; incorporação de trifosfato de trifluridina ao DNA, resultando na inibição da síntese e da função do DNA	Câncer colorretal, câncer gástrico ou gastresofágico	Mielossupressão, diarreia, fadiga, anorexia, astenia
Metotrexato	Inibe a DHFR; inibe a TS; inibe a síntese *de novo* de nucleotídeos de purina	Câncer de mama, câncer de cabeça e pescoço, sarcoma osteogênico, linfoma primário do sistema nervoso central, linfoma não Hodgkin, câncer de bexiga, coriocarcinoma	Mucosite, diarreia, mielossupressão com neutropenia e trombocitopenia
Pemetrexede	Inibe a TS, a DHFR e a síntese de purina	Mesotelioma, câncer de pulmão de células não pequenas	Mielossupressão, erupção cutânea, mucosite, diarreia, fadiga, síndrome mão-pé
Citarabina	Inibe o alongamento da cadeia de DNA, a síntese e o reparo de DNA; inibe a ribonucleotídeo redutase com formação reduzida de dNTPs; incorporação de trifosfato de citarabina ao DNA	LMA, LLA, LMC em crise blástica	Náuseas e vômitos, mielossupressão com neutropenia e trombocitopenia, ataxia cerebelar
Gencitabina	Inibe a síntese e o reparo do DNA; inibe a ribonucleotídeo redutase com formação reduzida de dNTPs; incorporação de trifosfato de gencitabina ao DNA, resultando na inibição da síntese e da função do DNA	Câncer de pâncreas, câncer de bexiga, câncer de mama, câncer de pulmão de células não pequenas, câncer de ovário, linfoma não Hodgkin, sarcoma de tecidos moles	Náuseas, vômitos, diarreia, mielossupressão
Fludarabina	Inibe a síntese e o reparo do DNA; inibe a ribonucleotídeo redutase; incorporação de trifosfato de fludarabina ao DNA; indução de apoptose	Linfoma não Hodgkin, LLC	Mielossupressão, imunossupressão, náuseas e vômitos, febre, mialgias, artralgias
Cladribina	Inibe a síntese e o reparo do DNA; inibe a ribonucleotídeo redutase; incorporação de trifosfato de cladribina ao DNA; indução de apoptose	Leucemia de células pilosas, LLC, linfoma não Hodgkin	Mielossupressão, náuseas e vômitos e imunossupressão
6-mercaptopurina (6-MP)	Inibe a síntese *de novo* da purina; incorporação de trifosfato ao RNA; incorporação de trifosfato ao DNA	LMA	Mielossupressão, imunossupressão e hepatotoxicidade
6-tioguanina	Igual à 6-MP	LLA, LMA	Igual à 6-MP

LLA, leucemia linfoblástica aguda; LMA, leucemia mieloide aguda; LLC, leucemia linfocítica crônica; LMC, leucemia mieloide crônica; DHFR, di-hidrofolato redutase; dNTP, trifosfato de desoxirribonucleotídeo; FdUTP, 5-fluorodeoxiuridina-5′-trifosfato; FUTP, 5-fluorouridina-5′-trifosfato; TS, timidilato sintase.

ser revertidos pela administração do folato reduzido ácido folínico (5-formiltetra-hidrofolato), ou pelo L-ácido folínico, que é o enantiômero ativo. O ácido folínico, como resgate, é utilizado em associação com a terapia com MTX em altas doses para resgatar as células normais de uma toxicidade excessiva, além de ser utilizado em casos de sobredose acidental do fármaco. Os principais efeitos adversos do MTX estão listados na Tabela 54-3.

Pemetrexede

O pemetrexede é um análogo antifolato pirrolopirimidina com atividade na fase S do ciclo celular. Como ocorre com o MTX, ele é transportado para a célula através do RFC e requer ativação por FPGS para produzir formas de poliglutamato superiores. Embora esse fármaco tenha como alvo a DHFR e as enzimas envolvidas na biossíntese original de nucleotídeos de purina, seu principal mecanismo de ação consiste na inibição da timidilato sintase (TS). Atualmente, esse antifolato está aprovado para uso em associação com cisplatina para o tratamento do mesotelioma, isolado na terapia de segunda escolha do CPCNP, em associação com a cisplatina para o tratamento de primeira escolha do CPCNP e, mais recentemente, como terapia de manutenção de pacientes com CPCNP, cuja doença não evoluiu após quatro ciclos de quimioterapia à base de platina. Assim como ocorre com todos os antifolatos, o pemetrexedo é excretado principalmente na urina, e é necessária a modificação da dose em doentes com disfunção renal. As principais reações adversas incluem mielossupressão, exantema cutâneo, mucosite, diarreia, fadiga e síndrome da mão-pé. É importante ressaltar que a suplementação de vitaminas com ácido fólico e vitamina B_{12} demonstrou reduzir significativamente as toxicidades associadas ao pemetrexedo, não interferindo na sua eficácia clínica. A síndrome mão-pé se manifesta por eritema doloroso e inchaço das mãos e dos pés, e o tratamento com esteroide dexametasona é eficaz na redução da incidência e da gravidade dessa toxicidade cutânea.

Pralatrexato

O pralatrexato, um análogo antifolato de 10-deaza-aminopterina, é transportado para a célula por meio do RFC e requer ativação por FPGS para produzir formas de poliglutamato superiores. Essa molécula foi racionalmente projetada para ser um substrato mais potente para a proteína transportadora RFC-1 e para servir como um substrato melhorado para FPGS. Esse fármaco inibe a DHFR, as enzimas envolvidas na biossíntese *de novo* de nucleotídeos de purina e a TS. O pralatrexato está aprovado para uso no tratamento de linfoma de células T periférico recidivante ou refratário. Consistente com outros análogos do antifolato, o pralatrexato é excretado principalmente na urina, e é necessária modificação da dose na disfunção renal. As principais toxicidades incluem mielossupressão, erupção cutânea, mucosite, diarreia e fadiga. Assim como com o pemetrexede, a suplementação de vitaminas com ácido fólico e vitamina B_{12} parece reduzir as toxicidades associadas ao pralatrexato, sem interferir na sua eficácia clínica.

FLUOROPIRIMIDINAS

5-fluoruracila

A 5-fluoruracila (5-FU) é inativa em sua forma original e exige ativação, por uma complexa série de reações enzimáticas, aos metabólitos ribosil e desoxirribosil nucleotídeos. Um desses metabólitos, o 5-fluoro-2′-desoxiuridina-5′-monofosfato (FdUMP), forma um complexo ternário de ligação covalente com a enzima TS e o folato reduzido 5,10-metilenotetra-hidrofolato, uma reação fundamental para a síntese original do timidilato. A formação desse complexo ternário resulta na inibição da síntese de DNA por meio de "morte sem timina". A 5-FU é convertida em 5-fluoruridina-5′-trifosfato (FUTP), que, então, é incorporada ao RNA, onde interfere no processo do RNA e na tradução do mRNA. Além disso, a 5-FU é convertida em 5-fluorodesoxiuridina-5′-trifosfato (FdUTP), que pode ser incorporada ao DNA celular, resultando em inibição da síntese e da função do DNA. Assim, acredita-se que a citotoxicidade do 5-FU seja mediada pelos efeitos combinados de eventos mediados por DNA e RNA. Além disso, a 5-FU e todas as outras fluoropirimidinas exercem seus efeitos citotóxicos na fase S do ciclo celular.

A 5-FU é administrada apenas por via IV, em virtude da rápida degradação do fármaco pela enzima catabólica di-hidropirimidina desidrogenase (DPD) no trato gastrintestinal. Devido à sua meia-vida extremamente curta no sangue periférico, aproximadamente 10 a 15 minutos, os esquemas de administração de infusão têm sido geralmente preferidos em relação aos esquemas de bólus, pois tempos de administração mais longos estão associados à melhora da eficácia clínica. Até 80 a 85% de uma dose administrada de 5-FU é catabolizada pela enzima DPD. Um estudo farmacogenético mostrou que há uma síndrome autossômica recessiva envolvendo deficiência parcial ou completa da enzima DPD, que é observada em até 5% de pacientes oncológicos. Nesse cenário, uma toxicidade excessiva e grave é observada com a tríade clássica de mielossupressão, toxicidade gastrintestinal, na forma de diarreia, mucosite ou ambos, e neurotoxicidade. No entanto, a deficiência de DPD não precisa se apresentar com essa tríade clássica, e os pacientes podem apresentar apenas uma dessas toxicidades principais.

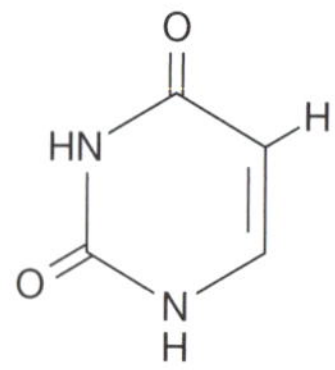

Uracila

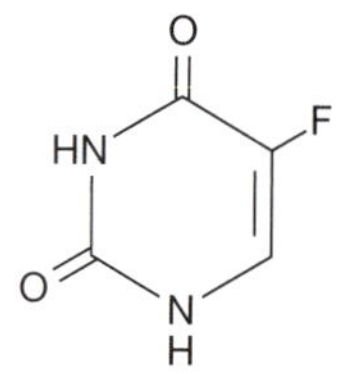

5-FU

A 5-FU permanece sendo o fármaco mais amplamente utilizado no tratamento do CCR, tanto como terapia adjuvante quanto para doença avançada. Além disso, ela tem atividade contra uma ampla variedade de tumores sólidos, incluindo cânceres de mama, estômago, pâncreas, esôfago, fígado, cabeça e pescoço e ânus. Os principais efeitos tóxicos consistem em mielossupressão, toxicidade gastrintestinal na forma de mucosite e diarreia, toxicidade cutânea manifestada pela síndrome da mão-pé e neurotoxicidade. Observou-se, também, efeito tóxico cardíaco, na forma de doença isquêmica do coração.

Capecitabina

A capecitabina é um carbamato de fluoropirimidina, um profármaco com biodisponibilidade oral de 70 a 80%. À semelhança da 5-FU, a capecitabina é inativa em sua forma original e sofre extenso metabolismo no fígado pela enzima carboxilesterase a um intermediário, a 5′-desoxi-5-fluorocitidina. Em seguida, esse metabólito é convertido em 5′-desoxi-5-fluoruridina pela enzima citidina desaminase. Essas duas etapas iniciais ocorrem principalmente no fígado. O metabólito 5′-desoxi-5-fluoruridina é finalmente hidrolisado pela timidina fosforilase em 5-FU diretamente no tumor. Constatou-se que a expressão da timidina fosforilase (TP) se apresenta significativamente maior em uma ampla variedade de tumores sólidos do que no tecido normal correspondente, particularmente no câncer de mama e no câncer colorretal.

A capecitabina foi inicialmente aprovada para o tratamento do câncer de mama metastático como fármaco único ou em associação com outros fármacos antineoplásicos, incluindo docetaxel, paclitaxel, lapatinibe, ixabepilona e trastuzumabe. Também está aprovada para uso na terapia adjuvante do câncer de cólon em estágios II e III, e é utilizada no tratamento de CCR metastático como monoterapia ou em associação com outros fármacos citotóxicos ativos, incluindo irinotecano e oxaliplatina. O esquema de capecitabina/oxaliplatina (CAPOX) é agora amplamente utilizado para o tratamento de primeira escolha de CCR metastático, bem como no cenário adjuvante para pacientes com câncer de cólon em estágio III e de alto risco em estágio II. Os principais efeitos tóxicos da capecitabina consistem em diarreia e na síndrome da mão-pé. Embora mielossupressão, náuseas e vômitos, mucosite e alopecia sejam observados com capecitabina, a sua incidência é muito menor do que a observada com 5-FU intravenosa.

TAS-102

O TAS-102 é um análogo da fluoropirimidina oral aprovado para o tratamento de CCR metastático progressivo e refratário. Assim como ocorre com a 5-FU, o TAS-102 está inativo em sua forma original. É composto de trifluridina, um análogo do nucleosídeo pirimidina fluorado, e tipiracila, um inibidor na proporção de 1/0,5.

A trifluridina é metabolizada na forma monofosfato, que inibe a TS, embora seja um inibidor da TS muito mais fraco do que o metabólito 5-FU FdUMP, e também na forma trifosfato, que é diretamente incorporada ao DNA, levando à inibição da síntese e da função do DNA. O papel da tipiracila é inibir o TP, uma enzima-chave que degrada a trifluridina em formas inativas. Assim, a tipiracila permite concentrações mais elevadas de trifluridina, que, então, pode ser ativada nas formas de metabólitos ativos. As vantagens do TAS-102 são que ele retém a atividade clínica em tumores resistentes à 5-FU e tem atividade clínica semelhante no cenário de câncer colorretal com mutações ou não no gene *RAS*. A principal toxicidade limitante da dose é a mielossupressão, com neutropenia mais comumente observada do que anemia e trombocitopenia. As outras reações adversas comumente observadas com essa fluoropirimidina oral são toxicidade gastrintestinal com diarreia e náuseas/vômitos, fadiga e anorexia.

ANÁLAGOS DA DESOXICITIDINA

Citarabina

A citarabina (ara-C) é um antimetabólito específico da fase S que é convertido pela desoxicitidina cinase no 5′-mononucleotídeo (ara-CMP). A ara-CMP é metabolizada a difosfato e trifosfato (ara-CTP), e acredita-se que o ara-CTP seja o principal metabólito citotóxico. A ara-CTP inibe, de forma competitiva, a DNA α-polimerase e a DNA β-polimerase, resultando, assim, em bloqueio da síntese e do reparo do DNA, respectivamente. Esse metabólito também é incorporado ao RNA e ao DNA. A incorporação ao DNA resulta em interferência no alongamento da cadeia e em ligação defeituosa de seguimentos de DNA recém-sintetizado. A retenção celular de ara-CTP parece estar correlacionada com a sua citotoxicidade em células malignas.

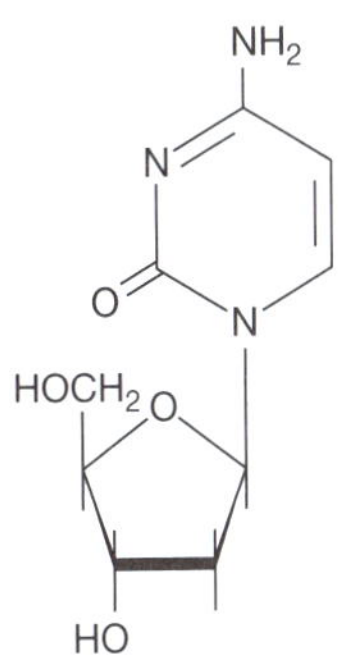

Citosina desoxirribosídeo

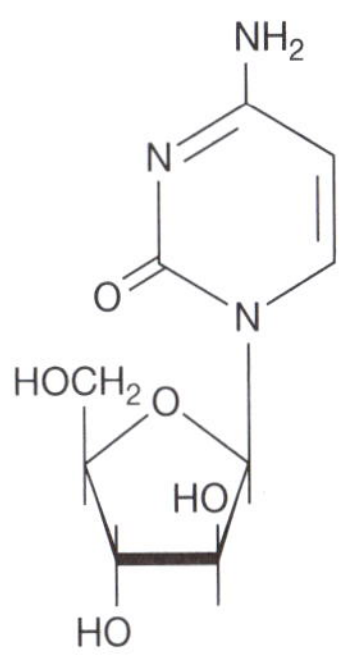

Citosina arabinosídeo (citarabina)

Após a administração IV, a citarabina é eliminada rapidamente, com a maior parte da dose administrada sendo desaminada em metabólitos inativos. O equilíbrio estequiométrico entre a quantidade de ativação e o catabolismo da citarabina é importante para determinar a sua eventual citotoxicidade. A atividade clínica da citarabina depende muito de seu esquema de administração, e, em virtude de sua rápida degradação, o fármaco costuma ser administrado por infusão contínua durante um período de 5 a 7 dias. A sua atividade limita-se exclusivamente ao tratamento de neoplasias hematológicas, como a LMA e o linfoma não Hodgkin. Esse fármaco não apresenta qualquer atividade contra os tumores sólidos. As principais reações adversas associadas à terapia com citarabina consistem em mielossupressão, mucosite, náuseas, vômitos e neurotoxicidade com a terapia em altas doses.

Gencitabina

A gencitabina, um análogo da desoxicitidina com flúor substituído, é inicialmente fosforilada pela enzima desoxicitidina cinase na forma monofosfato e, em seguida, por outras nuleosídeos cinase nas formas difosfato e trifosfato de nucleotídeo. Acredita-se que o seu efeito antitumoral resulte de vários mecanismos: inibição da ribonucleotídeo redutase pelo difosfato de gencitabina, que diminui a concentração de trifosfatos de desoxirribonucleotídeos necessários à síntese do DNA; inibição da DNA α-polimerase e da DNA β-polimerase pelo trifosfato de gencitabina, com consequente bloqueio da síntese e do reparo do DNA; e incorporação do trifosfato de gencitabina ao DNA, resultando em inibição da síntese e da função do DNA.

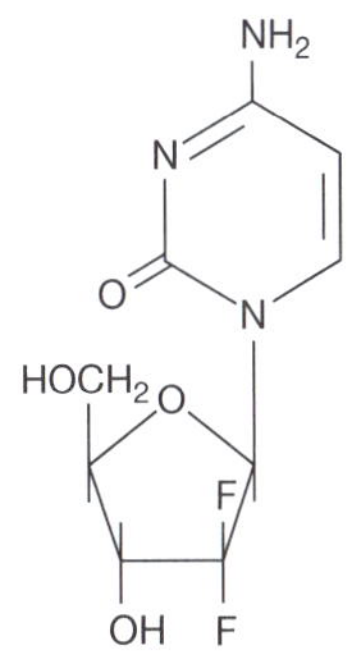

Gencitabina

Em contraste com a citarabina, que não tem atividade em tumores sólidos, a gencitabina tem atividade de amplo espectro contra tumores sólidos e hematológicos. Esse análogo de nucleosídeo foi inicialmente aprovado para o tratamento do câncer de pâncreas avançado; todavia, atualmente, ele é amplamente utilizado no tratamento de uma grande variedade de neoplasias malignas, incluindo CPCNP, câncer de bexiga, câncer de ovário, sarcoma de tecidos moles e linfoma não Hodgkin. A mielossupressão na forma de neutropenia constitui o principal efeito adverso que limita a dose do fármaco. Náuseas e vômitos ocorrem em 70% dos pacientes, e também foi observada uma síndrome semelhante à gripe. Em casos raros, foram relatadas síndromes de microangiopatia renal, incluindo síndrome hemolítico-urêmica e púrpura trombocitopênica trombótica.

ANTAGONISTAS DAS PURINAS

6-tiopurinas

A **6-mercaptopurina** (**6-MP**) foi o primeiro dos análogos de tiopurina com eficácia clínica na terapia do câncer. Esse fármaco é utilizado principalmente no tratamento da leucemia aguda infantil, e um análogo estreitamente relacionado, a azatioprina, é utilizado como fármaco imunossupressor (ver Capítulo 55). A exemplo de outras tiopurinas, a 6-MP é inativa em sua forma original e precisa ser metabolizada pela hipoxantina-guanina fosforribosil transferase para formar o monofosfato nucleotídeo ácido 6-tioinosínico, que, por sua vez, inibe várias enzimas envolvidas na síntese *de novo* da purina (Figura 54-6). A forma monofosfato é finalmente metabolizada à forma trifosfato, que, então, pode ser incorporada ao RNA e ao DNA. Concentrações significativas de ácido tioguanílico e ribotídeo 6-metilmercaptopurina também são formadas a partir da 6-MP. Esses metabólitos podem contribuir para a sua ação citotóxica.

A **6-tioguanina** (**6-TG**) também inibe várias enzimas na via biossintética *de novo* da purina. Em consequência, são produzidas diversas alterações metabólicas, incluindo: inibição da interconversão da purina; redução intracelular da guanina, resultando em inibição da síntese de glicoproteínas; interferência na formação do DNA e do RNA; e incorporação de nucleotídeos de tiopurina tanto no DNA como no RNA. A 6-TG tem ação sinérgica quando utilizada em associação com citarabina no tratamento da leucemia aguda do adulto.

A 6-MP é convertida em um metabólito inativo (ácido 6-tioúrico) por uma reação de oxidação catalisada pela xantina oxidase, ao passo que a 6-TG sofre desaminação. Isso representa um problema importante, visto que o análogo da purina, o alopurinol, um potente inibidor da xantina oxidase, com frequência é utilizado como medida de suporte no tratamento das leucemias agudas, a fim de evitar o desenvolvimento de hiperuricemia, que costuma ocorrer com a lise das células neoplásicas. Como o alopurinol inibe a xantina oxidase, a terapia simultânea com alopurinol e 6-MP leva a uma concentração aumentada de 6-MP, causando toxicidade excessiva. Nessa situação, é preciso reduzir a dose de mercaptopurina em 50 a 75%. Em contrapartida, essa interação fármaco-fármaco não ocorre com a 6-TG, que pode ser utilizada em doses completas com o alopurinol.

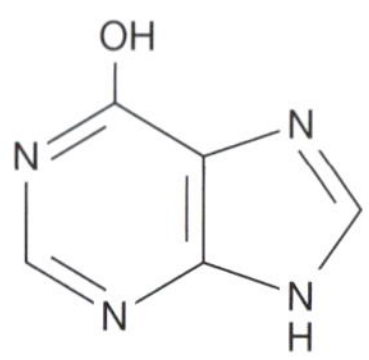
Hipoxantina

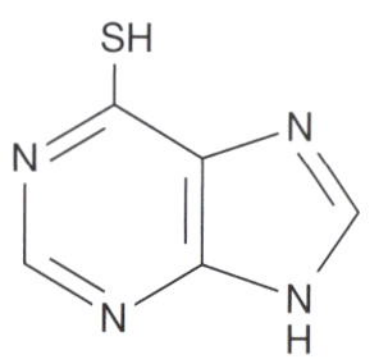
6-mercaptopurina

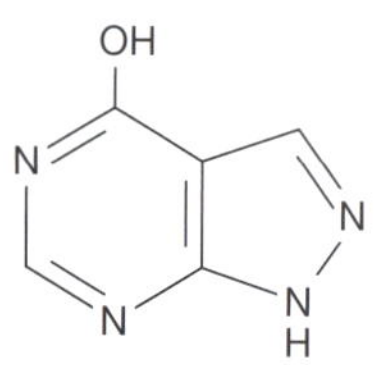
Alopurinol

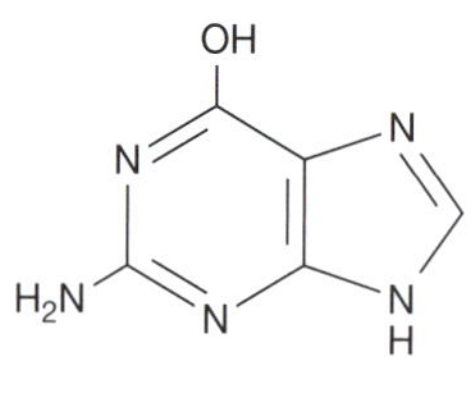
Guanina

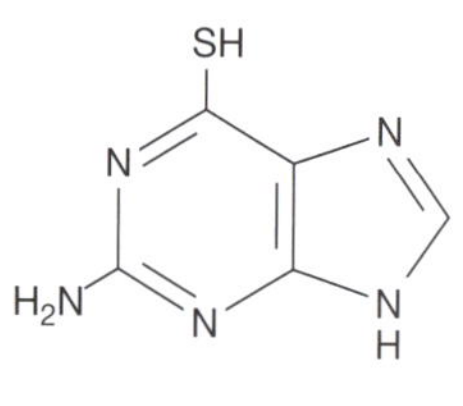
6-tioguanina

As tiopurinas também são metabolizadas pela enzima tiopurina metiltransferase (TPMT), em que um grupo metila está ligado ao anel tiopurina. Existe uma síndrome autossômica recessiva farmacogenética que resulta em deficiência parcial ou total da TPMT. Esses pacientes apresentam risco aumentado de desenvolver toxicidades graves na forma de mielossupressão e toxicidade gastrintestinal, com mucosite e diarreia.

Fludarabina

O fosfato de **fludarabina** sofre rápida desfosforilação a 2-flúor-arabinofuranosiladenosina e, em seguida, fosforilação intracelular pela desoxicitidina cinase a monofosfato, que, por fim, é convertido em trifosfato. O trifosfato de fludarabina interfere nos processos de síntese e de reparo do DNA por meio da inibição da DNA α-polimerase e da DNA β-polimerase. A forma trifosfato também pode ser diretamente incorporada ao DNA, resultando em inibição da síntese e da função do DNA. O metabólito difosfato de fludarabina inibe a ribonucleotídeo redutase, com inibição dos trifosfatos de desoxirribonucleotídeos essenciais. Por fim, a fludarabina leva ao processo de apoptose nas células sensíveis por mecanismos que ainda não foram elucidados. Esse análogo da purina é utilizado principalmente no tratamento do linfoma não Hodgkin de baixo grau e da LLC. A fludarabina é administrada por via parenteral, e 25 a 30% do fármaco original é excretado na urina. A mielossupressão constitui a principal toxicidade que limita a dose administrada. A fludarabina é um potente imunossupressor com efeitos inibitórios sobre as células T CD4 e CD8. Os pacientes apresentam risco aumentado de infecções oportunistas, incluindo fungos, herpes e pneumonia por *Pneumocystis jirovecii* (PCP). Os pacientes devem receber profilaxia para PCP com sulfametoxazol-trimetoprima (dose dupla) pelo menos 3 vezes por semana, e isso deve continuar por até 1 ano, mesmo após o término da terapia com fludarabina.

Cladribina

A **cladribina** (2-cloro-deoxiadenosina) é um análogo da purina com alta especificidade para as células linfoides. A cladribina, que é inativa em sua forma original, é inicialmente fosforilada pela desoxicitidina cinase na forma monofosfato e metabolizada à forma trifosfato, que, então, pode ser incorporada ao DNA. O metabólito trifosfato também pode interferir na síntese e no reparo do DNA pela inibição da DNA α-polimerase e da DNA β-polimerase, respectivamente. A cladribina está indicada para o tratamento da leucemia de células pilosas e apresenta atividade contra outras neoplasias linfoides de baixo grau, como LLC e linfoma não Hodgkin de baixo grau. Em geral, esse fármaco é administrado em infusão contínua durante 7 dias. Nessas condições, ele apresenta um perfil de segurança muito controlável, e a principal reação adversa consiste em mielossupressão transitória. Semelhante aos outros análogos da purina, a cladribina tem efeitos imunossupressores e causa diminuição nas células T CD4 e CD8, com duração > 1 ano.

PRODUTOS NATURAIS COMO FÁRMACOS QUIMIOTERÁPICOS PARA O CÂNCER

ALCALOIDES DA VINCA

Os alcaloides da vinca inibem o processo de polimerização da tubulina, que interrompe a montagem dos microtúbulos, principalmente aqueles envolvidos no aparelho do fuso mitótico. Esse efeito inibitório resulta em parada da mitose na metáfase, interrompendo a divisão celular, com consequente morte da célula. Assim, os alcaloides da vinca atuam na fase M do ciclo celular. Os microtúbulos também desempenham um papel importante na manutenção da forma e da motilidade celular e facilitam o transporte intracelular de proteínas celulares. A inibição da formação de microtúbulos tem consequências importantes que podem levar à morte celular.

Vimblastina

A **vimblastina** é um alcaloide derivado da planta pervinca *Vinca rosea*. A vimblastina e outros alcaloides da vinca são metabolizados pelo sistema CYP hepático, e a maior parte do fármaco é excretada nas fezes pelo sistema hepatobiliar. Como tal, a modificação da dose é necessária em pacientes com disfunção hepática. As principais reações adversas estão relacionados na Tabela 54-4 e consistem em náuseas, vômitos, mielossupressão e alopecia. A vimblastina também é um potente vesicante, de modo que é preciso ter cuidado em sua administração. O fármaco tem atividade clínica no tratamento de linfomas Hodgkin e não Hodgkin, câncer de mama e câncer de células germinativas.

Vincristina

A **vincristina** é outro derivado alcaloide da *V. rosea*, estreitamente relacionada com a vimblastina em sua estrutura. O mecanismo de ação, o mecanismo de resistência e a farmacologia clínica desse fármaco são idênticos aos da vimblastina. Apesar dessas semelhanças com a vimblastina, a vincristina tem um espectro notavelmente diferente de atividade clínica e perfil de segurança, o que resulta, em grande parte, de sua maior afinidade por microtúbulos axonais.

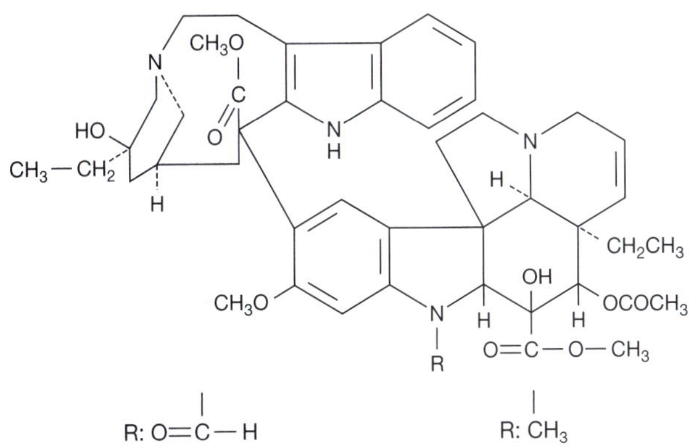

Vincristina — Vimblastina

A vincristina tem sido eficaz em associação com a prednisona para a indução de remissão na leucemia linfoblástica aguda (LLA) em crianças. Também é ativa em diversas neoplasias hematológicas, como os linfomas de Hodgkin e não Hodgkin e o mieloma múltiplo, bem como em vários tumores pediátricos, como o rabdomiossarcoma, o neuroblastoma, o sarcoma de Ewing e o tumor de Wilms.

O principal efeito tóxico que limita a dose do fármaco consiste em neurotoxicidade, que costuma se manifestar na forma de neuropatia sensorial periférica, embora se tenha observado a ocorrência de disfunção do sistema nervoso autônomo com hipotensão ortostática, retenção urinária, íleo paralítico ou constipação intestinal, paralisia de nervos cranianos, ataxia, crises e coma. Apesar de sua ocorrência, a mielossupressão é, em geral, mais discreta e muito menos significativa do que a observada com o uso da vimblastina. Outra reação adversa que pode se desenvolver é a síndrome de secreção inadequada de hormônio antidiurético (SIADH), que também pode ser observada com os outros alcaloides da vinca.

Vinorelbina

A **vinorelbina** é um derivado semissintético da vinblastina cujo mecanismo de ação é idêntico ao da vinblastina e da vincristina, ou seja, a inibição da mitose das células na fase M. Esse fármaco tem atividade no CPCNP, no câncer de mama e no câncer de ovário. A mielossupressão com neutropenia constitui o efeito tóxico que limita a dose do fármaco; entretanto, outras reações adversas incluem náuseas e vômitos, elevações transitórias das provas de função hepática, neurotoxicidade e SIADH.

TAXANOS E OUTROS FÁRMACOS ANTIMICROTÚBULOS

O **paclitaxel** é um éster alcaloide derivado do teixo do Pacífico (*Taxus brevifolia*) e do teixo europeu (*Taxus baccata*). Trata-se de um veneno do fuso mitótico que atua por meio da ligação de alta afinidade aos microtúbulos, com o aumento da polimerização da tubulina. Essa promoção da montagem de microtúbulos pelo paclitaxel resulta na inibição da mitose e na divisão celular. Portanto, o paclitaxel e os outros taxanos são mais ativos na fase M do ciclo celular.

O paclitaxel tem atividade significativa em uma ampla variedade de tumores sólidos, incluindo câncer de ovário, câncer de mama avançado, CPCNP e CPCP, cânceres de cabeça e pescoço, de esôfago, de próstata e de bexiga, bem como sarcoma de Kaposi relacionado com a aids. O fármaco é extensamente metabolizado pelo sistema CYP hepática, e quase 80% do fármaco são excretados nas fezes por via hepatobiliar. Por esse motivo, é necessário efetuar uma redução da dose em pacientes com disfunção hepática. Os principais efeitos tóxicos que limitam a dose do fármaco estão relacionados na Tabela 54-4. Podem ser observadas reações de hipersensibilidade em até 5% dos pacientes. Todavia, a incidência é significativamente reduzida por pré-medicação com dexametasona, difenidramina e bloqueador H_2.

Uma **formulação de nanopartículas de paclitaxel ligada à albumina (nab-paclitaxel)** é aprovada para vários tumores sólidos, incluindo câncer de mama, câncer de pâncreas e câncer de pulmão de células não pequenas. Em contraste com o paclitaxel, essa formulação de nanopartículas não está associada a reações de hipersensibilidade, e a pré-medicação para prevenir tais reações não é necessária. Além disso, esse fármaco apresenta efeitos mielossupressores significativamente reduzidos em comparação com o paclitaxel, e a neurotoxicidade observada parece ser mais facilmente reversível do que aquela observada com o paclitaxel.

O **docetaxel** é um taxano semissintético derivado do teixo europeu que parece ser mais potente do que o paclitaxel. Seu mecanismo de ação, metabolismo, eliminação e mecanismos de resistência são idênticos aos do paclitaxel O fármaco foi aprovado para uso como terapia de segunda escolha no câncer de mama avançado e no CPCNP. Além disso, ele apresenta atividade significativa no câncer de cabeça e pescoço, CPCP, câncer gástrico, câncer de ovário avançado refratário à platina e câncer de bexiga. Os principais efeitos tóxicos estão relacionados na Tabela 54-4.

TABELA 54-4 Produtos naturais como fármacos antineoplásicos: atividade clínica e reações adversas

Fármaco	Mecanismo de ação	Aplicações clínicas	Reações adversas agudas	Reações adversas tardias
Bleomicina	Ligação de radicais livres de oxigênio ao DNA, causando rupturas de fitas simples e duplas do DNA	Linfoma de Hodgkin e não Hodgkin, câncer de células germinativas, câncer de cabeça e pescoço	Reações alérgicas, febre, hipotensão	Toxicidade cutânea, fibrose pulmonar, mucosite, alopecia
Daunorrubicina	Ligação de radicais livres de oxigênio ao DNA, causando rupturas de fitas simples e duplas do DNA; inibe a topoisomerase II; intercala-se no DNA	LMA, LLA	Náuseas e vômitos, febre, urina vermelha (sem hematúria)	Cardiotoxicidade (ver texto), alopecia, mielossupressão
Docetaxel	Inibe a mitose	Câncer de mama, CPCNP, câncer de próstata, câncer gástrico, câncer de cabeça e pescoço, câncer de ovário, câncer de bexiga	Hipersensibilidade	Neurotoxicidade, retenção de líquido, mielossupressão com neutropenia
Doxorrubicina	Ligação de radicais livres de oxigênio ao DNA, causando rupturas de fitas simples e duplas do DNA; inibe a topoisomerase II; intercala-se no DNA	Câncer de mama, linfoma de Hodgkin e não Hodgkin, sarcoma de tecidos moles, câncer de ovário, CPCNP e CPCP, câncer de tireoide, tumor de Wilms, neuroblastoma	Náuseas, urina vermelha (sem hematúria)	Cardiotoxicidade (ver texto), alopecia, mielossupressão, estomatite
Etoposídeo	Inibe a topoisomerase II	CPCNP e CPCP; linfoma não Hodgkin, câncer gástrico	Náuseas, vômitos, hipotensão	Alopecia, mielossupressão
Idarrubicina	Ligação de radicais livres de oxigênio ao DNA, causando rupturas de fitas simples e duplas do DNA; inibe a topoisomerase II; intercala-se no DNA	LMA, LLA, LMC em crise blástica	Náuseas e vômitos	Mielossupressão, mucosite, cardiotoxicidade
Irinotecano	Inibe a topoisomerase I	Câncer colorretal, câncer gastresofágico, CPCNP e CPCP	Diarreia, náuseas, vômitos	Diarreia, mielossupressão, náuseas e vômitos
Mitomicina	Atua como fármaco alquilante e forma ligações cruzadas com o DNA; formação de radicais livres de oxigênio, que têm como alvo o DNA	Câncer de bexiga superficial, câncer gástrico, câncer de mama, CPCNP, câncer de cabeça e pescoço (em associação com radioterapia)	Náuseas e vômitos	Mielossupressão, mucosite, anorexia e fadiga, síndrome hemolítico-urêmica
Paclitaxel	Inibe a mitose	Câncer de mama, CPCNP e CPCP, câncer de ovário, câncer gastresofágico, câncer de próstata, câncer de bexiga, câncer de cabeça e pescoço	Náuseas, vômitos, hipotensão, arritmias, hipersensibilidade	Mielossupressão, neuropatia sensorial periférica
Topotecana	Inibe a topoisomerase I	CPCP, câncer de ovário	Náuseas e vômitos	Mielossupressão
Vimblastina	Inibe a mitose	Linfoma de Hodgkin e não Hodgkin, câncer de células germinativas, câncer de mama, sarcoma de Kaposi	Náuseas e vômitos	Mielossupressão, mucosite, alopecia, SIADH, eventos vasculares
Vincristina	Inibe a mitose	LLA, linfoma de Hodgkin e não Hodgkin, rabdomiossarcoma, neuroblastoma, tumor de Wilms	Nenhum	Neurotoxicidade com neuropatia periférica, íleo paralítico, mielossupressão, alopecia, SIADH
Vinorelbina	Inibe a mitose	CPCNP, câncer de mama, câncer de ovário	Náuseas e vômitos	Mielossupressão, constipação intestinal, SIADH

CPCP, câncer de pulmão de células pequenas; CPCNP, câncer de pulmão de células não pequenas; LLA, leucemia linfoblástica aguda; LMA, leucemia mieloide aguda; LMC, leucemia mieloide crônica; SIADH, síndrome de secreção inapropriada de hormônio antidiurético.

O **cabazitaxel** é outro taxano semissintético, e seu mecanismo de ação, metabolismo e eliminação são idênticos aos dos outros taxanos. Todavia, diferentemente dos demais taxanos, o cabazitaxel é um substrato fraco para a glicoproteína P, transportador de efluxo de resistência a múltiplos fármacos, de modo que pode ser útil no tratamento de tumores resistentes a múltiplos fármacos. O cabazitaxel está aprovado em associação com prednisona na terapia de segunda escolha do câncer de próstata metastático refratário a hormônios, previamente tratado com esquemas contendo docetaxel. Os principais efeitos tóxicos consistem em mielossupressão, neurotoxicidade e reações alérgicas.

A **ixabepilona** não é um taxano, mas sim um análogo da epotilona B. No entanto, como os taxanos, ela funciona como um inibidor dos microtúbulos e se liga diretamente às subunidades da β-tubulina nos microtúbulos, levando à inibição da dinâmica normal dos microtúbulos. Portanto, ela é ativa na fase M do ciclo celular. Atualmente, esse fármaco está aprovado para o tratamento do câncer de mama metastático em associação com fluoropirimidina oral, capecitabina ou como monoterapia. É importante ressaltar que esse fármaco tem atividade em tumores resistentes a fármacos que superexpressam mutações da glicoproteína P ou da tubulina. As principais reações adversas incluem mielossupressão, reações de hipersensibilidade e neurotoxicidade na forma de neuropatia sensorial periférica.

A **eribulina** é um análogo sintético da halicondrina B que inibe a função dos microtúbulos, com consequente bloqueio na fase G_2-M do ciclo celular. Esse fármaco parece ser menos sensível à resistência a múltiplos fármacos mediada pelo transportador de efluxo glicoproteína P, e uma de suas vantagens é a sua atividade em tumores resistentes a fármacos que superexpressam a glicoproteína P. O fármaco está aprovado para o tratamento de pacientes com câncer de mama metastático e lipossarcoma irressecável ou metastático.

EPIPODOFILOTOXINAS

O **etoposídeo** é um derivado semissintético da podofilotoxina, que é extraída da raiz do podófilo (*Podophyllum peltatum*). Nos Estados Unidos, formulações intravenosas e orais do etoposídeo estão aprovadas para uso clínico (assim como no Brasil). A biodisponibilidade oral é de cerca de 50%, o que exige que a dose oral seja o dobro da dose IV. Até 30 a 50% de uma dose administrada do medicamento é excretada na urina, e a redução da dose é necessária em pacientes com disfunção renal. O etoposídeo forma um complexo com a topoisomerase II, a enzima responsável por cortar e religar o DNA de fita dupla, e o DNA, levando à inibição da atividade funcional da topoisomerase II com inibição da síntese e da função do DNA. O etoposídeo apresenta atividade clínica no câncer de células germinativas, no CPCP e no CPCNP, nos linfomas de Hodgkin e não Hodgkin e no câncer gástrico. Os principais efeitos tóxicos estão relacionados na Tabela 54-4.

CAMPTOTECINAS

As camptotecinas são produtos naturais derivados da árvore *Camptotheca acuminata*, originalmente encontrada na China; elas inibem a atividade da topoisomerase I, a principal enzima responsável por cortar e religar as fitas simples de DNA. A inibição da enzima resulta em lesão do DNA. A **topotecana** e o **irinotecano** são dois análogos das camptotecinas utilizados na prática clínica nos Estados Unidos (assim como no Brasil). Apesar de ambos inibirem o mesmo alvo molecular, seu espectro de atividade clínica é muito diferente.

A topotecana está indicada para o tratamento do câncer de ovário avançado como terapia de segunda escolha após o tratamento inicial com terapia à base de platina. Ela também foi aprovada como terapia de segunda escolha do CPCP. A principal via de excreção é a renal em pacientes com comprometimento renal. O irinotecano é um profármaco convertido principalmente no fígado pela enzima carboxilesterase no metabólito **SN-38**, que é mil vezes mais potente como inibidor da topoisomerase I do que o composto original. Diferentemente da topotecana, o irinotecano e o metabólito SN-38 são eliminados principalmente na bile e nas fezes, e é necessário efetuar uma redução da dose na presença de disfunção hepática. O irinotecano foi originalmente aprovado como terapia de segunda escolha em pacientes com câncer colorretal metastático que não responderam à terapia à base de fluoruracila. Ele é aprovado como terapia de primeira escolha quando utilizado em associação com 5-FU e ácido folínico, e essa associação é conhecida como FOLFIRI. A mielossupressão e a diarreia constituem as duas reações adversas mais comuns (ver Tabela 54-4). Existem duas formas de diarreia: uma forma precoce, que ocorre dentro de 24 horas após a administração do fármaco e que se acredita ser um evento colinérgico, tratado de forma efetiva com atropina, e uma forma tardia, que costuma surgir dentro de 2 a 10 dias após o tratamento. A diarreia tardia pode ser intensa, resultando em desequilíbrio eletrolítico significativo e desidratação em alguns casos.

O **irinotecano lipossomal** é aprovado em associação com 5-FU e ácido folínico para o tratamento de adenocarcinoma metastático do pâncreas após a progressão da doença depois da terapia à base de gencitabina. As principais toxicidades associadas à formulação lipossomal são mielossupressão e toxicidade gastrintestinal, com diarreia e náuseas/vômitos. Sabe-se relativamente pouco sobre a farmacologia clínica e o metabolismo da formulação lipossomal de irinotecano.

ANTIBIÓTICOS ANTITUMORAIS

A triagem de produtos microbianos levou à descoberta de diversos compostos inibidores do crescimento, que demonstraram ser clinicamente úteis na quimioterapia do câncer. Muitos desses antibióticos ligam-se ao DNA por sua intercalação entre bases específicas, bloqueiam a síntese de RNA, DNA ou ambos, produzem clivagem das fitas de DNA e interferem na replicação celular. Todos os antibióticos antitumorais agora utilizados na prática clínica são produtos de várias cepas do microrganismo do solo *Streptomyces*, e isso inclui várias antraciclinas, bleomicina e mitomicina.

ANTRACICLINAS

Os antibióticos antraciclinas, isolados do *Streptomyces peucetius* var *caesius*, estão entre os fármacos antineoplásicos citotóxicos mais utilizadas. As estruturas das duas antraciclinas originais, **doxorrubicina** e **daunorrubicina**, são mostradas a seguir. Vários outros análogos das antraciclinas passaram a ser utilizados na prática clínica, como a **idarrubicina**, a **epirrubicina** e a **mitoxantrona**. As antraciclinas exercem a sua ação citotóxica por meio de quatro mecanismos principais: (1) inibição da topoisomerase II; (2) geração de radicais livres de semiquinona e radicais livres de oxigênio, por meio de um processo redutor dependente de ferro e mediado por enzimas; (3) ligação de alta afinidade ao DNA por intercalação, com consequente bloqueio da síntese de DNA e RNA e cisão da fita de DNA; e (4) ligação às membranas celulares para alterar a fluidez e o transporte de íons. Enquanto os mecanismos precisos pelos quais as antraciclinas exercem seus efeitos citotóxicos ainda precisam ser definidos no cenário clínico, o mecanismo do radical livre está bem estabelecido como a causa da cardiotoxicidade associada às antraciclinas (ver Tabela 54-4).

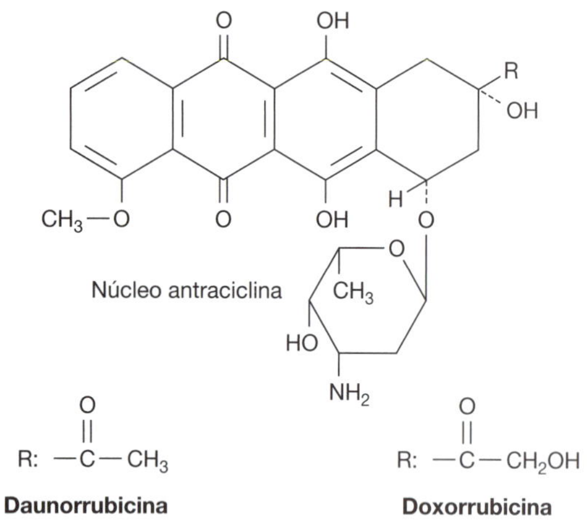

As antraciclinas são administradas por via intravenosa. Esses fármacos são metabolizados extensamente no fígado, com redução e hidrólise dos substituintes dos anéis. O metabólito hidroxilado é uma espécie ativa, ao passo que a aglicona é inativa. Até 50% do fármaco é eliminado nas fezes por excreção biliar, e é necessário reduzir a dose em pacientes com disfunção hepática. Embora as antraciclinas geralmente sejam administradas em um esquema a cada 3 semanas, constatou-se que esquemas alternativos de administração, como uma baixa dose por semana ou infusões contínuas de 72 a 96 horas, produzem uma eficácia clínica equivalente, com redução da toxicidade.

A **doxorrubicina** é um dos fármacos antineoplásicos de maior importância na prática clínica, com acentuada atividade clínica nos cânceres de mama, endométrio, ovário, testículo, tireoide, estômago, bexiga, fígado e pulmão, nos sarcomas de tecido mole e em vários cânceres infantis, incluindo neuroblastoma, sarcoma de Ewing, osteossarcoma e rabdomiossarcoma. Além disso, ela tem atividade clínica em neoplasias hematológicas, como a LLA, o mieloma múltiplo e os linfomas de Hodgkin e não Hodgkin. Em geral, a doxorrubicina é utilizada em associação com outros fármacos antineoplásicos (p. ex., ciclofosfamida, cisplatina e 5-FU), e verifica-se uma melhor atividade clínica com os esquemas de associação do que com a monoterapia.

A **daunorrubicina** foi o primeiro fármaco dessa classe a ser isolado e ainda é utilizada em associação com a citarabina para o tratamento da LMA. Em comparação com a doxorrubicina, a sua eficácia em tumores sólidos é limitada.

A **idarrubicina** é um análogo de glicosídeo antraciclínico semissintético da daunorrubicina. O fármaco está aprovado para uso em associação com a citarabina na terapia de indução da LMA. Quando associada com a citarabina, a idarrubicina parece ser mais ativa do que a daunorrubicina na produção de remissões completas e na melhora da sobrevida em pacientes com LMA.

A **epirrubicina** é um análogo da antraciclina com mecanismo de ação e farmacologia clínica idênticos aos de todas as outras antraciclinas. Inicialmente, ela foi aprovada para uso como um componente da terapia adjuvante no câncer de mama de nódulo positivo, em estágio inicial, mas também é utilizada no tratamento de câncer de mama metastático e no câncer gástrico e gastresofágico metastático.

A **mitoxantrona** (di-hidroxiantracenediona) é um composto do antraceno cuja estrutura assemelha-se ao anel da antraciclina. Ela se liga ao DNA, produzindo a quebra das cadeias, e inibe a síntese tanto do DNA como do RNA. Atualmente, a mitoxantrona é utilizada no tratamento do câncer de próstata avançado, refratário a hormônios, e do linfoma não Hodgkin de baixo grau. A mitoxantrona também está indicada para o tratamento do câncer de mama, bem como da LMA infantil e do adulto. A mielossupressão com leucopenia constitui o efeito tóxico que limita a dose do fármaco, e também ocorrem náuseas, vômitos, mucosite e alopecia. Embora se acredite que a mitoxantrona seja menos cardiotóxica do que a doxorrubicina, foi relatada a ocorrência de cardiotoxicidade tanto aguda como crônica. Observa-se uma coloração azulada das unhas dos dedos das mãos, da esclera e da urina em 1 a 2 dias após a administração do fármaco.

O principal efeito tóxico de todas as antraciclinas que limita a sua dose é a mielossupressão, sendo que a neutropenia é mais comumente observada que a trombocitopenia. Em alguns casos, a mucosite é limitante da dose. Foram observadas duas formas de cardiotoxicidade. A forma aguda ocorre durante os primeiros 2 a 3 dias e apresenta-se como arritmias e anormalidades na condução, outras alterações eletrocardiográficas, pericardite e miocardite. Essa forma é geralmente transitória e, na maioria dos casos, assintomática. A forma crônica é uma cardiomiopatia dilatada dose-dependente associada à insuficiência cardíaca. A toxicidade cardíaca crônica parece ser o resultado da produção aumentada de radicais livres de oxigênio no miocárdio. Esse efeito é raramente visto com doses totais de doxorrubicina inferiores a 400 a 450 mg/m^2. O uso de doses mais baixas semanais ou de infusão contínua de doxorrubicina parece reduzir a incidência de toxicidade cardíaca. Além disso, o tratamento com o **dexrazoxano**, um fármaco quelante do ferro, está aprovado para a prevenção ou redução da cardiotoxicidade induzida por antraciclinas em mulheres com câncer de mama metastático que tenham recebido uma dose cumulativa total de doxorrubicina de 300 mg/m^2. As antraciclinas também podem produzir uma "reação de memória à radiação", com ocorrência de eritema e descamação da pele nos locais de radioterapia anterior.

MITOMICINA

A **mitomicina** (mitomicina C) é um antibiótico isolado do *Streptomyces caespitosus.* Ela sofre ativação metabólica pela redução mediada por enzima, gerando um fármaco alquilante que estabelece ligações cruzadas com o DNA. As células-tronco tumorais hipóxicas dos tumores sólidos encontram-se em um ambiente favorável a reações redutoras e são mais sensíveis aos efeitos citotóxicos da mitomicina do que as células normais e as células neoplásicas oxigenadas. A mitomicina mostra-se ativa em todas as fases do ciclo celular e é o melhor fármaco disponível para uso em associação à radioterapia para atacar as células neoplásicas hipóxicas. O seu uso clínico é principalmente limitado ao tratamento do câncer de células escamosas do ânus em associação com 5-FU e radioterapia. Uma aplicação especial da mitomicina consiste no tratamento intravesical do câncer de bexiga superficial. Como praticamente nenhum fármaco é absorvido, há pouca ou nenhuma toxicidade sistêmica quando a mitomicina é administrada por via intravesical.

As reações adversas comuns da mitomicina estão descritas na Tabela 54-4. Foi relatada a ocorrência de síndrome hemolítico-urêmica manifestada na forma de anemia hemolítica microangiopática, trombocitopenia e insuficiência renal, bem como casos esporádicos de pneumonite intersticial.

BLEOMICINA

A **bleomicina** é um pequeno peptídeo que contém uma região de ligação ao DNA e um domínio de ligação do ferro nas extremidades opostas da molécula. Ela atua por sua ligação ao DNA, resultando em rupturas de fitas simples e duplas após a formação de radicais livres, com inibição da biossíntese do DNA. A fragmentação do DNA deve-se à oxidação de um complexo de DNA-bleomicina-Fe (II), resultando em aberrações cromossômicas. A bleomicina é um fármaco específico do ciclo celular que provoca o acúmulo de células na fase G_2 do ciclo celular.

A bleomicina está indicada para o tratamento dos linfomas de Hodgkin e não Hodgkin, do tumor de células germinativas, do câncer de cabeça e pescoço e do câncer de células escamosas da pele, do colo do útero e da vulva. Uma vantagem da bleomicina é que ela pode ser administrada pelas vias subcutânea, intramuscular ou intravenosa. A sua eliminação ocorre principalmente por excreção renal, e recomenda-se uma modificação da dose em pacientes com disfunção renal. Outra vantagem potencial desse fármaco é que ele pode ser associado com segurança com outros fármacos citotóxicos mielossupressores, devido aos seus efeitos relativamente mínimos na medula óssea.

A toxicidade pulmonar limita a dose de bleomicina e, em geral, manifesta-se na forma de pneumonite, com tosse, dispneia, estertores respiratórios secos ao exame físico e infiltrados na radiografia do tórax. A incidência de toxicidade pulmonar aumenta em pacientes com idade superior a 70 anos, nos que recebem doses cumulativas de mais de 400 unidades, em pacientes com doença pulmonar subjacente e nos indivíduos anteriormente submetidos à radiação do mediastino ou do tórax. Em casos raros, a toxicidade pulmonar pode ser fatal. Outros efeitos tóxicos estão relacionados na Tabela 54-4.

FÁRMACOS ANTINEOPLÁSICOS DIVERSOS

Atualmente, existe uma lista crescente de fármacos antineoplásicos que foram aprovados para uso clínico e que não se enquadram nas categorias tradicionais; alguns desses fármacos estão listados na Tabela 54-5.

INIBIDORES DE TIROSINA CINASE BCR-ABL (TKIs)

O **imatinibe** é um inibidor do domínio tirosina cinase da oncoproteína Bcr-Abl, que impede a fosforilação do substrato de cinase pelo ATP. Seu uso está indicado para o tratamento da LMC, um distúrbio das células-tronco hematopoiéticas pluripotentes caracterizado pela translocação cromossômica t(9:22) Filadélfia (Ph). Essa translocação resulta na proteína de fusão Bcr-Abl, o agente etiológico da LMC, presente em até 95% dos pacientes com essa doença. Esse fármaco também inibe outras tirosinas cinases receptoras para o receptor do fator de crescimento derivado de plaquetas (PDGFR, do inglês *platelet-derived growth factor receptor*) e c-kit.

O imatinibe é bem absorvido por via oral e é metabolizado no fígado, com eliminação dos metabólitos principalmente nas fezes por excreção biliar. O fármaco foi aprovado para uso como terapia de primeira escolha na fase crônica da LMC, na crise blástica e como terapia de segunda escolha na fase crônica da LMC que tenha evoluído durante a terapia anterior com alfainterferona. O imatinibe também é eficaz no tratamento dos tumores de células estrômicas gastrintestinais (GISTs, do inglês *gastrointestinal stromal tumors*) que expressam a tirosina cinase c-kit. As principais reações adversas estão relacionadas na Tabela 54-5.

O **dasatinibe** é um inibidor oral de várias tirosinas cinases, incluindo Bcr-Abl, Src, c-kit e PDGFR-α. Ele difere do imatinibe por sua ligação às conformações ativa e inativa do domínio Abl cinase e supera a resistência ao imatinibe, em consequência de mutações na Bcr-Abl cinase. O fármaco é aprovado para uso na LMC e na LLA positiva para o cromossomo Filadélfia (Ph+) com resistência ou intolerância à terapia com imatinibe. Recentemente, foi aprovado para LMC em fase crônica Ph+ recém-diagnosticada.

O **nilotinibe** é uma molécula de fenilaminopirimidina de segunda geração que inibe as tirosinas cinases Bcr-Abl, c-kit e PDGFR-β. Ele apresenta maior afinidade de ligação (até 20-50 vezes) pela Abl cinase, em comparação com o imatinibe, e supera a resistência ao imatinibe em decorrência de mutações Bcr-Abl. O fármaco foi originalmente aprovado para a fase crônica e a fase acelerada da LMC, com resistência ou intolerância à terapia anterior, incluindo o imatinibe; recentemente, foi aprovado como terapia de primeira escolha da fase crônica da LMC.

O **bosutinibe** (não disponível no Brasil) é um potente inibidor da tirosina cinase Bcr-Abl e mantém a sua atividade em 16 das 18 mutações de *BCR-ABL* resistentes ao imatinibe. Todavia, ele não é eficaz contra as mutações T315I e V299L, localizadas no domínio de ligação do ATP da Abl tirosina cinase. Atualmente, está aprovado para o tratamento de pacientes adultos com LMC cromossomo Ph+ crônica, acelerada ou na fase blástica, com resistência ou intolerância à terapia prévia.

O **ponatinibe** é um inibidor potente da tirosina cinase Bcr-Abl e inibe todas as formas mutantes conhecidas de *BCR-ABL*, incluindo a mutação *gatekeeper* T315I. Ele inibe outras cinases, incluindo membros de VEGFR, PDGF, FGF, Flt3, TIE-2, cinases da família Src, Kit, TET e EPH. Esse fármaco é aprovado pela Food and Drug Administration (FDA) para pacientes adultos com LMC crônica, acelerada ou em fase blástica que é resistente ou intolerante à terapia anterior com inibidor de tirosina cinase (TKI). Além disso, ele é aprovado para LLA Ph+ resistente ou intolerante à terapia anterior com TKI.

O imatinibe e os outros TKIs são metabolizados no fígado, principalmente pela enzima microssomal hepática CYP3A4 e, em seguida, eliminados nas fezes pela via hepatobiliar. É importante rever a lista atual de fármacos de prescrição e de venda livre do paciente, visto que esses fármacos apresentam interações medicamentosas iniciais, particularmente com aqueles que também são metabolizados pela enzima CYP3A4. Além disso, os pacientes devem evitar produtos de toranja, carambola e pomelos, pois eles podem inibir o metabolismo desses inibidores de pequenas moléculas, levando ao aumento da concentração do fármaco e à toxicidade (ver Capítulo 4).

INIBIDORES DE RECEPTORES DE FATORES DE CRESCIMENTO

Receptor do fator de crescimento epidérmico

O **receptor do fator de crescimento epidérmico** (**EGFR**, do inglês *epidermal growth factor receptor*) é um membro da família erb-B de receptores do fator de crescimento e é superexpresso em diferentes tumores sólidos, incluindo CCR, câncer de cabeça e pescoço, CPCNP e câncer pancreático. A ativação da via de sinalização do EGFR resulta em ativação distal de vários eventos celulares

TABELA 54-5 Fármacos antineoplásicos diversos: atividade clínica e reações adversas

Fármaco	Mecanismo de ação	Aplicações clínicas	Reação adversa aguda	Reação adversa tardia
Bortezomibe	Inibidor do proteossoma 26S; resulta em regulação negativa da via de sinalização do NF-κB	Mieloma múltiplo, linfoma de células do manto	Náuseas e vômitos, febre	Neuropatia sensorial periférica, diarreia, hipotensão ortostática, febre, toxicidade pulmonar, leucoencefalopatia posterior reversível, insuficiência cardíaca congestiva (ICC), raros casos de prolongamento QT
Carfilzomibe	Inibidor do proteossoma 26S; resulta em regulação negativa da via de sinalização do NF-κB; mantém a atividade nos tumores resistentes ao bortezomibe	Mieloma múltiplo	Febre	Fadiga, toxicidade cardíaca com ICC e infarto agudo do miocárdio, mielossupressão, toxicidade pulmonar, hepatotoxicidade, hipotensão ortostática
Ixazomibe	Inibidor do proteossoma 26S; resulta em regulação negativa da via de sinalização do NF-κB; mantém a atividade nos tumores resistentes ao bortezomibe	Mieloma múltiplo	Fadiga	Mielossupressão, toxicidade neurológica com neuropatia sensorial periférica, diarreia, hepatotoxicidade, exantema cutâneo
Erlotinibe	Inibe a deleção do éxon 19 do *EGFR* ou as mutações de substituição do éxon 21 (L858R); também inibe o *EGFR* não mutado, levando à inibição da sinalização de EGFR	CPCNP, câncer de pâncreas	Diarreia	Exantema cutâneo, diarreia, anorexia, doença pulmonar intersticial
Afatinibe	Inibe os domínios cinase de EGFR, HER2 e HER4, levando à inibição da sinalização de ErbB a jusante	CPCNP	Diarreia	Exantema cutâneo, anorexia, doença pulmonar intersticial, hepatotoxicidade, ceratite
Osimertinibe	Inibe formas mutantes específicas de *EGFR*, incluindo a deleção do éxon 19 ou as mutações de substituição do éxon 21 (T790M, L858R)	CPCNP	Diarreia	Exantema cutâneo, fadiga, anorexia, toxicidade pulmonar na forma de doença pulmonar intersticial, cardiomiopatia e ICC, prolongamento do intervalo QT
Imatinibe	Inibe a tirosina cinase Abl-Bcr e outros receptores tirosina cinase, incluindo PDGFR e c-kit	LMC, tumor de células estrômicas gastrintestinal (GIST), LLA com cromossomo Filadélfia positivo (Ph+)	Náuseas e vômitos	Retenção de líquido com edema do tornozelo e periorbitário, diarreia, mialgias, insuficiência cardíaca congestiva
Dasatinibe	Inibe a tirosina cinase Bcr-Abl e a família Src de tirosina cinase	LMC, LLA Ph+	Fadiga e anorexia	Complicações de sangramento, mielossupressão, retenção de líquidos, diarreia, ICC, hepatotoxicidade, prolongamento do intervalo QT
Nilotinibe	Inibe a tirosina cinase Abl-Bcr e outros receptores tirosina cinase, incluindo PDGFR e c-kit	LMC	Fadiga e anorexia	Mielossupressão, prolongamento do intervalo QT, anormalidades eletrolíticas com hipofosfatemia, hipocalemia, hipocalcemia e hiponatremia e hepatotoxicidade
Bosutinibe	Inibe a tirosina cinase Abl-Bcr e mantém a sua atividade nas mutações de *BCR-ABL* resistentes ao imatinibe, exceto para as mutações T315I e V299L. Inibe a família Src de tirosinas cinases	LMC	Náuseas e vômitos	Diarreia, retenção hídrica, mielossupressão, exantema cutâneo, hepatotoxicidade
Ponatinibe	Inibe a tirosina cinase Bcr-Abl e retém a atividade em mutações *BCR-ABL* resistentes ao imatinibe, incluindo a mutação do *gatekeeper* T315I; inibe outras tirosinas cinases, incluindo VEGFR, PDGFR, FGFR, Flt3, cinases da família Src, Kit, Ret e EPH	LMC, LLA Ph+	Hipertensão	Hepatotoxicidade, complicações hemorrágicas, eventos tromboembólicos arteriais, arritmias cardíacas, retenção de líquidos, perfurações gastrintestinais, complicações na cicatrização de feridas, exantema cutâneo
Cetuximabe	O anticorpo IgG1 liga-se ao EGFR e inibe a sinalização de EGFR a jusante; melhora a resposta à quimioterapia e à radioterapia	Câncer colorretal, câncer de cabeça e pescoço (utilizado em associação com radioterapia), CPCNP	Reação à infusão	Exantema cutâneo, hipomagnesemia, fadiga, doença pulmonar intersticial
Panitumumabe	O anticorpo IgG2 liga-se ao EGFR e inibe a sinalização de EGFR a jusante; melhora a resposta à quimioterapia e à radioterapia	Câncer colorretal	Reação à infusão (raramente)	Exantema cutâneo, hipomagnesemia, fadiga, doença pulmonar intersticial

(continua)

TABELA 54-5 Fármacos antineoplásicos diversos: atividade clínica e reações adversas *(continuação)*

Fármaco	Mecanismo de ação	Aplicações clínicas	Reações adversas agudas	Reações adversas tardias
Necitumumabe	O anticorpo IgG1 liga-se ao EGFR e inibe a sinalização de EGFR a jusante; melhora a resposta à quimioterapia e à radioterapia	CPCNP (escamoso)	Reação à infusão	Exantema cutâneo, hipomagnesemia, fadiga, doença pulmonar intersticial, eventos tromboembólicos venosos e arteriais
Trastuzumabe	O anticorpo IgG1 se liga ao domínio extracelular (subdomínio IV) do receptor do fator de crescimento HER2 e inibe a sinalização intracelular de HER2	Câncer de mama, câncer gástrico e gastresofágico	Reação à infusão	Cardiotoxicidade com redução da função do VE levando à ICC, toxicidade gastrintestinal leve com náuseas/vômitos e diarreia e casos raros de toxicidade pulmonar
Pertuzumabe	O anticorpo IgG1 se liga ao domínio extracelular (subdomínio II) do receptor do fator de crescimento HER2 e inibe a sinalização intracelular de HER2	Câncer de mama	Reação à infusão	Cardiotoxicidade com função VE reduzida, levando à ICC e à toxicidade gastrintestinal leve, com náuseas/vômitos, diarreia e fadiga
Lapatinibe	Inibe a molécula pequena de tirosina cinase associadas a EGFR e HER2, resultando na inibição da sinalização ErbB intracelular	Câncer de mama	Diarreia	Cardiotoxicidade com disfunção VE, mielossupressão, fadiga e anorexia, hepatotoxicidade, síndrome mão-pé e exantema cutâneo
Bevacizumabe	Inibe a ligação do VEGF ao VEGFR, resultando em inibição da sinalização do VEGF; inibe a permeabilidade vascular do tumor; aumenta o fluxo sanguíneo tumoral e a liberação de fármacos	Câncer colorretal, câncer de mama, CPCNP, câncer de células renais, glioblastoma multiforme	Hipertensão, reação à infusão	Eventos tromboembólicos arteriais, perfuração gastrintestinal, complicações da cicatrização de feridas, complicações hemorrágicas, proteinúria
Ziv-aflibercepte	Inibe a ligação do VEGF-A, VEGF-B e PIGF ao VEGFR, levando à inibição da sinalização do VEGF; inibe a permeabilidade vascular do tumor; aumenta o fluxo sanguíneo tumoral e a liberação de fármacos	Câncer colorretal	Hipertensão	Eventos tromboembólicos arteriais, perfuração gastrintestinal, complicações da cicatrização de feridas, complicações hemorrágicas, diarreia, mucosite, proteinúria
Ramucirumabe	Anticorpo IgG1 dirigido contra VEGFR-2; evita a ligação de ligantes VEGF-A, VEGF-C e VEGF-D ao VEGFR-2-alvo; inibe a permeabilidade vascular do tumor; aumenta o fluxo sanguíneo do tumor e a liberação de fármacos	Câncer colorretal, câncer gástrico ou gastresofágico, CPCNP	Hipertensão	Eventos tromboembólicos arteriais, perfuração gastrintestinal, complicações da cicatrização de feridas, complicações hemorrágicas, diarreia, mucosite, proteinúria
Sorafenibe	Inibe múltiplos receptores tirosina cinase, incluindo raf cinase, VEGFR-2, VEGFR-3 e PDGFR-β, resultando em inibição da angiogênese, invasão e metástase	Câncer de células renais, câncer hepatocelular	Náuseas, hipertensão	Exantema cutâneo, fadiga e astenia, complicações hemorrágicas, hipofosfatemia
Sunitinibe, pazopanibe	Inibe múltiplos receptores tirosina cinase, incluindo raf cinase, VEGFR-1, VEGFR-2, VEGFR-3, PDGFR-α e PDGFR-β, resultando em inibição da angiogênese, invasão e metástase	Câncer de células renais, GIST	Hipertensão	Exantema cutâneo, fadiga e astenia, complicações hemorrágicas, cardiotoxicidade resultando em ICC em casos raros

CPCNP, câncer de pulmão de células não pequenas; EGFR, receptor do fator de crescimento epidérmico; GIST, tumores de células estrômicas gastrintestinais; ICC, insuficiência cardíaca congestiva; LLA, leucemia linfoblástica aguda; LMC, leucemia mieloide crônica; PDGFR, receptor do fator de crescimento derivado das plaquetas.

essenciais, que estão envolvidos no crescimento e na proliferação celulares, na invasão e nas metástases, bem como na angiogênese. Além disso, essa via inibe a atividade citotóxica de vários fármacos antineoplásicos e da radioterapia, presumivelmente pela supressão dos mecanismos apoptóticos importantes, com consequente desenvolvimento de resistência celular a fármacos.

O **cetuximabe** é um anticorpo monoclonal quimérico dirigido contra o domínio extracelular do EGFR. Atualmente, está aprovado para uso em associação com o irinotecano para casos refratários de câncer de cólon metastático, ou como monoterapia para pacientes considerados refratários ao irinotecano. Como o cetuximabe é do isótipo G_1, a sua atividade antitumoral também pode ser mediada, em parte, por mecanismos imunologicamente mediados. O cetuximabe pode ser associado de forma eficaz e segura com a quimioterapia baseada em irinotecano e oxaliplatina no tratamento de primeira escolha de CCR metastático. É importante ressaltar que a eficácia do cetuximabe é restrita apenas aos pacientes cujos tumores expressam o gene *RAS* não mutado, que inclui *KRAS* e *NRAS*. Os esquemas de associação de cetuximabe com quimioterapia citotóxica podem ser particularmente benéficos na terapia neoadjuvante de pacientes com doença limitada ao fígado. Embora esse anticorpo tenha sido inicialmente aprovado para administração semanal, estudos farmacocinéticos demonstraram que um esquema a cada 2 semanas fornece o mesmo nível de atividade clínica que a administração 1 vez por semana. O cetuximabe também está aprovado para uso em associação com a radioterapia em pacientes com câncer de cabeça e pescoço localmente avançado. Esse fármaco é bem tolerado, e as principais reações adversas consistem em exantema cutâneo acneiforme, reação de hipersensibilidade à infusão e hipomagnesemia. No entanto, quando o cetuximabe é associado com a radioterapia para câncer de cabeça e pescoço, há um risco muito baixo, porém aumento real (1%) de morte súbita, o que resultou em uma tarja preta de advertência para o fármaco.

O **panitumumabe** é um anticorpo monoclonal totalmente humano dirigido contra o EGFR que atua pela inibição da via de sinalização do EGFR. Diferentemente do cetuximabe, esse anticorpo é do isótipo G_2, de modo que não se deve esperar que exerça qualquer efeito imunologicamente mediado. O panitumumabe foi originalmente aprovado para pacientes com CCR metastático refratário. No entanto, agora também está aprovado para uso em associação com a quimioterapia FOLFOX no tratamento de primeira escolha de CCR metastático. Assim como ocorre com o cetuximabe, esse anticorpo é eficaz apenas em pacientes cujos tumores expressam *RAS* não mutado. Estudos clínicos recentes demonstraram que esse anticorpo também pode ser associado de forma eficaz e segura com quimioterapia baseada em irinotecano no tratamento de segunda escolha de CCR metastático. O exantema acneiforme e a hipomagnesemia constituem as duas reações adversas principais associadas ao seu uso. Apesar de ser um anticorpo totalmente humano, reações relacionadas com a infusão ainda podem ser observadas, embora muito menos comumente do que as observadas com cetuximabe.

O **necitumumabe** (não disponível no Brasil) é um anticorpo monoclonal IgG1 totalmente humano dirigido contra EGFR. Assim como o cetuximabe e o panitumumabe, ele atua por meio da inibição da via de sinalização do EGFR. O necitumumabe é do isótipo G_1, e sua atividade antitumoral também pode ser mediada, pelo menos em parte, por mecanismos mediados imunologicamente. A sua atividade clínica é diferente da de outros anticorpos anti-EGFR, e é aprovado para uso em associação com quimioterapia com gencitabina e cisplatina para o tratamento de CPCNP escamoso metastático. As principais reações adversas são as descritas anteriormente para outros anticorpos anti-EGFR. No entanto, ao contrário de outros anticorpos anti-EGFR aprovados nos Estados Unidos, esse fármaco está associado a um risco aumentado de eventos venotrombólicos e arterioembólicos.

O **erlotinibe** é uma pequena molécula inibidora do domínio tirosina cinase associada ao EGFR. Atualmente, ele está aprovado como tratamento de primeira escolha do CPCNP metastático em pacientes cujos tumores apresentam deleções do éxon 19 do *EGFR* ou mutações do éxon 21 (L858R) que são refratárias a pelo menos um esquema de quimioterapia anterior. O erlotinibe também está aprovado para terapia de manutenção de pacientes com CPCNP metastático, cuja doença não evoluiu após quatro ciclos de quimioterapia à base de platina. Os pacientes que não são fumantes e os que apresentam um subtipo histológico broncoalveolar parecem ser mais responsivos a esses fármacos. Além disso, o erlotinibe foi aprovado para uso em associação com a gencitabina para o tratamento do câncer de pâncreas avançado. O fármaco é metabolizado no fígado pela enzima CYP3A4, e a sua eliminação é principalmente hepática, com excreção nas fezes. É preciso ter cautela quando esses fármacos são administrados com medicamentos que também são metabolizados pela enzima hepática CYP3A4, como a fenitoína e a varfarina, e deve-se evitar o consumo de produtos contendo pomelo (toranja). As reações adversas mais comuns observadas com essas pequenas moléculas consistem em exantema acneiforme, diarreia, anorexia e fadiga (ver Tabela 54-5).

O **afatinibe** é uma pequena molécula inibidora dos domínios tirosina cinase associados ao EGFR, HER2 e HER4 e causa a inibição da sinalização ErbB a jusante. Ele está aprovado para o tratamento de primeira escolha de CPCNP metastático com deleções do éxon 19 do *EGFR* ou mutações de substituição do éxon 21. As toxicidades associadas a esse fármaco são semelhantes às observadas com erlotinibe.

O **osimertinibe** é uma molécula pequena inibidora inicialmente aprovada para o tratamento de CPCNP metastático com mutação *EGFR* T790M depois de progressão durante ou após a terapia com TKI EGFR. Além da variante T790M, esse fármaco tem como alvo as mutações L858R e do éxon 19 do *EGFR*. Recentemente, ele foi aprovado para o tratamento de primeira escolha de pacientes com CPCNP metastático cujos tumores têm deleções do éxon 19 do *EGFR* ou mutações L858R do éxon 21. O perfil de reações adversas é semelhante ao do erlotinibe e do afatinibe, porém as toxicidades cardíacas únicas estão associadas ao osimertinibe, incluindo prolongamento do QT_c e cardiomiopatia.

Fator de crescimento endotelial vascular

O **fator de crescimento endotelial vascular** (**VEGF**, do inglês *vascular endothelial growth factor*) é um dos fatores de crescimento angiogênicos mais importantes. O crescimento de tumores sólidos primários e metastáticos requer uma vasculatura intacta; assim, a via de sinalização VEGF representa um alvo atraente para quimioterapia. Foram desenvolvidas várias estratégias para inibir a sinalização do VEGF, como a inibição das interações do VEGF com seu receptor pelo uso de anticorpos ou receptores quiméricos solúveis dirigidos para o ligante do VEGF, ou a inibição direta da atividade tirosina cinase associada ao receptor de VEGF por pequenas moléculas inibidoras.

O **bevacizumab**e (**BV**) é um anticorpo monoclonal humanizado recombinante que tem como alvo todas as formas do ligante VEGF-A. Esse anticorpo se liga e impede que o ligante VEGF-A interaja com os receptores-alvo de VEGF. O BV pode ser associado com segurança e eficácia com quimioterapia baseada em 5-FU, irinotecano e oxaliplatina no tratamento de CCR metastático. O BV é aprovado pela FDA para vários tumores sólidos no cenário de doença metastática avançada, incluindo CCR, CPCNP, glioblastoma, câncer de células renais, câncer cervical e câncer de ovário, trompa de Falópio ou câncer peritoneal primário. Uma vantagem potencial do BV é que ele não parece exacerbar as toxicidades geralmente observadas com a quimioterapia citotóxica. As principais preocupações quanto à segurança do BV incluem hipertensão, incidência aumentada de eventos tromboembólicos arteriais (ataque isquêmico transitório, acidente vascular encefálico, angina e infarto agudo do miocárdio), complicações de cicatrização de feridas, perfurações gastrintestinais e proteinúria.

O **ziv-aflibercepte** (não disponível no Brasil) é uma proteína de fusão recombinante composta de porções dos domínios extracelulares dos receptores de VEGF (VEGFR) humanos 1 e 2 fundidas com a porção Fc da molécula de IgG1 humana. Essa molécula atua como receptor solúvel do VEGF-A, do VEGF-B e do fator de crescimento placentário (PIGF), e liga-se com afinidade significativamente maior ao VEGF-A do que ao bevacizumabe. Presume-se que a ligação dos ligantes do VEGF impede as suas interações subsequentes com os receptores-alvo do VEGF, resultando em inibição da sinalização do VEGFR distal. Esse fármaco foi aprovado pela FDA em associação com o esquema FOLFIRI para pacientes com CCR metastático que evoluiu com quimioterapia à base de oxaliplatina. As principais reações adversas são semelhantes às observadas com BV.

O **ramucirumabe** (não disponível no Brasil) é um anticorpo IgG1 que tem como alvo direto o receptor VEGFR-2. Esse fármaco inibe a ligação dos ligantes VEGF, VEGF-A, VEGF-C e VEGF-D ao receptor VEGF-R2-alvo, o que resulta na inibição da sinalização

VEGFR a jusante. O ramucirumabe é aprovado pela FDA para adenocarcinoma gástrico ou de junção gastresofágica avançado, CPCNP metastático, CCR metastático e câncer hepatocelular. As principais reações adversas são semelhantes às observadas com BV e outros inibidores anti-VEGF.

O **sorafenibe** é uma pequena molécula que inibe múltiplos receptores tirosina cinase (RTKs, do inglês *receptor tyrosine kinases*), particularmente VEGFR-2 e VEGFR-3, fator de crescimento derivado de plaquetas β (PDGFR-β, do inglês *platelet-derived growth factor-β*) e raf cinase. O fármaco foi inicialmente aprovado para o tratamento do câncer de células renais avançado, estando também aprovado para o câncer hepatocelular avançado.

O **sunitinibe** assemelha-se ao sorafenibe, visto que inibe múltiplos RTK, embora os tipos específicos sejam um pouco diferentes, incluindo PDGFR-α e PDGFR-β, VEGFR-1, VEGFR-2, VEGFR-3 e c-kit. O sunitinibe está aprovado para o tratamento do câncer de células renais avançado e dos GIST após a evolução da doença ou em caso de intolerância ao imatinibe.

O **pazopanibe** é uma pequena molécula que inibe múltiplos RTK, particularmente VEGFR-2 e VEGFR-3, PDGFR-β e raf cinase. Esse fármaco oral está aprovado para o tratamento do câncer de células renais avançado.

O sorafenibe, o sunitinibe e o pazopanibe são metabolizados no fígado pela enzima CYP3A4, e a sua eliminação é principalmente hepática, com excreção do fármaco nas fezes. Cada um desses fármacos apresenta interações potenciais com os fármacos que também são metabolizados pela enzima CYP3A4, em particular a varfarina. Além disso, os pacientes devem evitar produtos de toranja, carambola, pomelos e erva-de-são-joão, pois podem alterar o metabolismo desses fármacos. As reações adversas mais comuns observadas com esses fármacos consistem em hipertensão, complicações hemorrágicas e fadiga. Quanto ao sorafenibe, observa-se a ocorrência de exantema cutâneo e síndrome da mão-pé em até 30 a 50% dos pacientes. No que concerne ao sunitinibe, observa-se, também, risco aumentado de disfunção cardíaca, o que, em alguns casos, pode levar à insuficiência cardíaca congestiva.

FARMACOLOGIA CLÍNICA DOS FÁRMACOS ANTINEOPLÁSICOS

O uso de fármacos citotóxicos e biológicos específicos para cada um dos principais tipos de câncer é discutido nas seções seguintes.

LEUCEMIAS

LEUCEMIA AGUDA

Leucemia infantil

A leucemia linfoblástica aguda (LLA) é a principal leucemia na infância e é o câncer mais comum em crianças. As crianças com essa doença agora têm um prognóstico relativamente bom. Um subgrupo de pacientes com linfócitos neoplásicos que expressam características antigênicas de superfície dos linfócitos T apresenta mau prognóstico (ver Capítulo 55). Uma enzima citoplasmática expressa nos timócitos normais, a desoxicitidil transferase terminal (transferase terminal), também está expressa em muitos casos de LLA. A LLA de células T também expressa altos níveis da enzima adenosina desaminase (ADA). Esse fato despertou interesse quanto ao uso do inibidor da ADA, a pentostatina (desoxicoformicina), para o tratamento desses casos de células T. Até 1948, a sobrevida mediana na LLA era de 3 meses. Com o advento do metotrexato, o tempo de sobrevivência aumentou muito. Corticosteroides, 6-mercaptopurina, ciclofosfamida, vincristina, daunorrubicina e asparaginase também são ativos contra essa doença. Atualmente, utiliza-se uma associação de vincristina e prednisona mais outros fármacos para induzir a remissão. Mais de 90% das crianças entram em remissão completa com essa terapia, apenas com toxicidade mínima. Entretanto, as células leucêmicas circulantes com frequência migram para locais de santuário no cérebro e nos testículos. O valor da terapia intratecal profilática com metotrexato na prevenção da leucemia do sistema nervoso central (um importante mecanismo de recidiva) foi claramente demonstrado. Por conseguinte, a terapia intratecal com metotrexato deve ser considerada como componente-padrão do esquema de indução para crianças com LLA. Para pacientes com LLA precursora de células B que é refratária à terapia de primeira escolha ou em uma segunda recaída ou posterior, o tisagenlecleucel é uma opção de tratamento potencial. Essa é uma imunoterapia de células T autólogas geneticamente modificadas dirigida a CD19 (**terapia de células CAR T**) que se liga a células neoplásicas que expressam CD19. Como parte desse tratamento, os pacientes entram em um esquema de depleção de linfócitos com ciclofosfamida e fludarabina, o que resulta em valores sistêmicos aumentados de IL-15 e outras citocinas e quimiocinas pró-inflamatórias ("tempestade de citocinas") que aumentam a atividade das células CAR T. O esquema de condicionamento também pode reduzir o número de células T reguladoras imunossupressoras, ativar células apresentadoras de antígeno e induzir danos a células neoplásicas pró-inflamatórias.

Leucemia do adulto

A leucemia mieloide aguda (LMA) é a leucemia mais comum que acomete adultos. O fármaco isoladamente mais ativo contra a LMA é a citarabina, entretanto, esse fármaco é mais bem utilizado em associação com uma antraciclina, o que leva a remissões completas em cerca de 70% dos pacientes. Embora se disponha de várias antraciclinas que podem ser efetivamente associadas com a citarabina, prefere-se a idarrubicina. Uma abordagem alternativa para LMA recém-diagnosticada é administrar uma formulação lipossomal que contém daunorrubicina e citarabina em uma proporção molar fixa de 1:5. Uma vez obtida a remissão da LMA, a quimioterapia de consolidação é necessária para manter uma remissão durável e induzir a cura.

LEUCEMIA MIELOIDE CRÔNICA

A leucemia mieloide crônica (LMC) surge a partir de uma célula-tronco hematopoiética com anormalidade cromossômica, na qual se verifica uma translocação equilibrada entre os braços longos dos cromossomos 9 e 22, t(9:22), em 90 a 95% dos casos. Essa translocação resulta na expressão constitutiva da oncoproteína de fusão Bcr-Abl, com peso molecular de 210 kDa. Os sintomas clínicos e a evolução estão relacionados com a contagem de leucócitos e a taxa de aumento. A maioria dos pacientes com contagem de leucócitos acima de 50.000/μL deve ser tratada. Desde que foi desenvolvido pela primeira vez, o TKI imatinibe tem sido considerado a terapia de primeira escolha padrão em pacientes não tratados previamente com LMC em fase crônica. Quase todos os pacientes tratados com imatinibe apresentam uma resposta hematológica completa, e até 40 a 50% dos pacientes exibem uma resposta citogenética completa. Esse medicamento é geralmente bem tolerado e está associado a reações adversas relativamente menores. Inicialmente, dasatinibe e nilotinibe foram aprovados para pacientes intolerantes ou resistentes ao imatinibe. No entanto, esses dois análogos de segunda geração também são indicados como tratamento de primeira escolha da LMC em fase crônica. Bosutinibe e ponatinibe são utilizados apenas no cenário de doença refratária, com atividade de retenção do ponatinibe contra todas as mutações *BCR-ABL* conhecidas, incluindo a mutação do *gatekeeper* T315I.

LINFOMAS DE HODGKIN E NÃO HODGKIN

LINFOMA DE HODGKIN

O tratamento do linfoma de Hodgkin tem progredido de modo notável no decorrer dos últimos 40 anos. Hoje, esse linfoma é amplamente reconhecido como uma neoplasia de células B em que as células de Reed-Sternberg apresentam um rearranjo dos genes *VH*. Além disso, o genoma do vírus Epstein-Barr tem sido identificado em até 80% das amostras do tumor.

É necessário proceder a uma avaliação completa de estadiamento para que se possa fazer um plano definitivo de tratamento. Para os pacientes com a doença nos estágios I e IIA, houve mudanças significativas na conduta terapêutica. A princípio, esses pacientes eram tratados com radioterapia de campo extenso. Todavia, em virtude dos efeitos tardios bem documentados da radioterapia, que incluem hipotireoidismo, risco aumentado de cânceres secundários e doença arterial coronariana, a conduta atual recomendada consiste em terapia de modalidade associada, com um breve ciclo de poliquimioterapia e radioterapia de campo. O principal progresso para os pacientes com linfoma de Hodgkin avançado nos estágios III e IV provém do desenvolvimento da quimioterapia MOPP (mecloretamina, vincristina, procarbazina e prednisona) na década de 1960. A princípio, esse esquema produziu uma elevada taxa de resposta completa, da ordem de 80 a 90%, com cura em até 60% dos pacientes. Recentemente, constatou-se que o esquema contendo antraciclina, denominado ABVD (doxorrubicina, bleomicina, vimblastina e dacarbazina), é mais eficaz e menos tóxico do que o MOPP, particularmente no que concerne à incidência de infertilidade e neoplasias secundárias. Em geral, são administrados quatro ciclos de ABVD. Um esquema alternativo, denominado Stanford V, utiliza um ciclo de 12 semanas de poliquimioterapia (doxorrubicina, vimblastina, mecloretamina, vincristina, bleomicina, etoposídeo e prednisona), seguida de radioterapia.

Com todos esses esquemas, espera-se que mais de 80% dos pacientes previamente não tratados com linfoma de Hodgkin avançado (estágios III e IV) tenham uma remissão completa, com o desaparecimento de todos os sintomas relacionados com a doença e das evidências objetivas dela. Em geral, cerca de 50 a 60% dos pacientes com linfoma de Hodgkin são curados.

Para pacientes com doença refratária, os inibidores de ponto de verificação imunológico nivolumabe e pembrolizumabe foram aprovados. Cada um desses fármacos tem como alvo o receptor de morte celular programada 1 (PD-1) expresso em células T, o que leva a respostas imunes aumentadas de células T com ativação e proliferação de células T no microambiente tumoral.

LINFOMA NÃO HODGKIN

O linfoma não Hodgkin é uma doença heterogênea, e as características clínicas dos subgrupos desse linfoma estão relacionadas com as manifestações histopatológicas subjacentes e a extensão do comprometimento da doença. Em geral, os linfomas nodulares (ou foliculares) apresentam prognóstico muito mais satisfatório, com sobrevida mediana de até 7 anos, em comparação com os linfomas difusos, cuja sobrevida mediana é de cerca de 1 a 2 anos.

A poliquimioterapia constitui o tratamento-padrão para os pacientes com linfoma não Hodgkin difuso. O esquema contendo antraciclina CHOP (ciclofosfamida, doxorrubicina, vincristina e prednisona) é considerado o melhor tratamento em termos de terapia inicial. Estudos clínicos de fase III randomizados mostraram que a associação de CHOP com o anticorpo anti-CD20 rituximabe resulta em melhores taxas de resposta, sobrevida livre de doença e sobrevida geral em comparação com a quimioterapia CHOP isolada. Para o linfoma de células B grandes difuso recidivante ou refratário que progrediu após duas ou mais linhas de terapia sistêmica, as terapias de células CAR T tisagenlecleucel e axicabtageno ciloleucel, que têm como alvo células de linfoma que expressam CD19, são aprovadas, devido à sua atividade clínica significativa nessa doença. Essas terapias especializadas são complexas e extremamente caras.

Os linfomas foliculares nodulares são tumores de baixo grau e de crescimento considerado lento que tendem a se manifestar em um estágio avançado e costumam estar confinados aos linfonodos, à medula óssea e ao baço. Essa forma de linfoma não Hodgkin, quando manifestada em um estágio avançado, é considerada incurável, sendo o tratamento geralmente paliativo. Até o momento, não há evidências de que o tratamento imediato com poliquimioterapia possa oferecer qualquer benefício clínico em relação à observação rigorosa e à "espera vigilante", com instituição de quimioterapia por ocasião do aparecimento dos sintomas da doença.

MIELOMA MÚLTIPLO

Essa neoplasia de plasmócitos constitui um dos modelos de doença neoplásica nos seres humanos, visto que se origina de uma única célula-tronco tumoral. O mieloma múltiplo acomete principalmente a medula óssea e o osso, provocando dor óssea, lesões líticas, fraturas ósseas e anemia, bem como aumento da suscetibilidade à infecção. A maioria dos pacientes com mieloma múltiplo é sintomática no momento do diagnóstico inicial e requer tratamento com terapia sistêmica. Durante quase 30 anos, a associação do fármaco alquilante melfalana com a prednisona (MP) foi considerada o tratamento de primeira escolha padrão para essa doença. No entanto, nos últimos 10 a 15 anos, uma evolução drástica ocorreu no tratamento dessa doença, devido à explosão de novos medicamentos que têm atividade clínica documentada. Os inibidores de proteassomo e análogos imunomoduladores (IMiDs) agora desempenham um papel importante no tratamento de primeira escolha. Atualmente, os tratamentos mais ativos são um esquema triplo que inclui um inibidor de proteassomo mais um IMiD, geralmente lenalidomida e dexametasona, ou um esquema duplo de um inibidor de proteassomo mais dexametasona.

O **bortezomibe** foi o primeiro fármaco aprovado para uso no mieloma múltiplo refratário ou que sofreu recidiva. Hoje em dia, é amplamente utilizado como terapia de primeira escolha. Acredita-se que esse fármaco exerça seus principais efeitos citotóxicos por meio da inibição do proteassomo 26S, resultando em regulação negativa da via de sinalização do fator nuclear kappa B (NF-κB), que é considerada uma importante via de sinalização nessa doença. É importante ressaltar que a inibição do NF-κB também demonstrou restaurar a quimiossensibilidade. Uma vantagem potencial do bortezomibe é que ele pode ser administrado por via intravenosa ou subcutânea. O **carfilzomibe** é um inibidor do proteassomo 26S epoxicetona, que foi aprovado para pacientes com mieloma múltiplo que receberam anteriormente pelo menos dois tratamentos, incluindo o bortezomibe e um fármaco imunomodulador. Esse fármaco é importante, pois é capaz de superar a resistência ao bortezomibe, e estudos pré-clínicos e clínicos sugerem que ele tem atividade de amplo espectro em neoplasias hematológicas e tumores sólidos. O **ixazomibe** é o mais novo inibidor de proteossomo a ser aprovado para mieloma múltiplo e, ao contrário de outros inibidores de proteossomo, é administrado por via oral com boa biodisponibilidade oral. Esse fármaco pode causar neuropatia sensorial periférica e está associado à toxicidade gastrintestinal na forma de diarreia, náuseas e vômitos, trombocitopenia e hepatotoxicidade.

A **talidomida** é um fármaco bem estabelecido para o tratamento da doença refratária ou com recidiva, e cerca de 30% dos pacientes respondem a essa terapia. A talidomida foi utilizada em associação com a dexametasona, resultando em taxas de resposta de aproximadamente 65%. A **lenalidomida** e a **pomalidomida** são IMiDs da talidomida. A lenalidomida foi inicialmente aprovada em associação com dexametasona para pacientes com mieloma múltiplo que receberam pelo menos uma terapia anterior, mas agora é amplamente utilizada como parte de vários esquemas de associação na terapia de primeira escolha. A pomalidomida é o IMiD mais recente a receber aprovação, e uma das vantagens potenciais desse fármaco é que ele parece superar a resistência à talidomida e à lenalidomida. Os perfis de reações adversas desses IMiDs são semelhantes, embora a neurotoxicidade seja observada mais comumente com a talidomida, um pouco menos frequentemente com a pomalidomida e raramente com a lenalidomida.

CÂNCER DE MAMA

DOENÇA NO ESTÁGIO II

O tratamento do câncer de mama primário tem evoluído de modo notável em decorrência dos esforços envidados para o estabelecimento precoce do diagnóstico (pelo incentivo do autoexame, bem como pela procura de centros de detecção do câncer) e a implantação de abordagens de modalidade combinada, incorporando a quimioterapia sistêmica como adjuvante da cirurgia e da radioterapia.

As mulheres com doença com linfonodos positivos apresentam alto risco de recidiva, tanto local como sistêmica. A positividade do linfonodo indica diretamente o risco de micrometástases ocultas a distância. Nessa situação, foi constatado que o uso pós-operatório de quimioterapia adjuvante sistêmica com seis ciclos de ciclofosfamida, metotrexato e fluoruracila (protocolo CMF) ou de fluoruracila, doxorrubicina e ciclofosfamida (FAC) reduz de forma significativa a taxa de recidiva e prolonga a sobrevida. Os esquemas alternativos com benefício clínico equivalente incluem quatro ciclos de doxorrubicina e ciclofosfamida, bem como seis ciclos de fluoruracila, epirrubicina e ciclofosfamida (FEC). Cada um desses esquemas quimioterápicos tem sido benéfico para mulheres com câncer de mama no estágio II, com um ou mais linfonodos acometidos. As mulheres com quatro ou mais linfonodos acometidos têm tido benefício limitado até o momento com a quimioterapia adjuvante. Uma análise em longo prazo demonstrou claramente a melhora das taxas de sobrevida em mulheres na pré-menopausa com linfonodos positivos que foram tratadas de modo agressivo com poliquimioterapia utilizando múltiplos fármacos. Os resultados de ensaios clínicos randomizados mostraram claramente que a adição de **trastuzumabe**, um anticorpo monoclonal dirigido contra o receptor HER2, à quimioterapia adjuvante contendo antraciclina e taxano beneficia mulheres com câncer de mama com superexpressão de HER2 em relação à sobrevida livre de doença e global. O neratinibe é uma molecula pequena inibidora de tirosinas cinases associadas com EGFR, HER2 e HER4. Esse fármaco é aprovado para a terapia adjuvante estendida de pacientes com câncer de mama superexpresso de HER2 em estágio inicial após a terapia adjuvante à base de trastuzumabe.

O câncer de mama foi a primeira neoplasia que demonstrou ser responsiva à manipulação hormonal. O **tamoxifeno** é benéfico em mulheres na pós-menopausa quando administrado isoladamente ou em associação com quimioterapia citotóxica. A recomendação atual consiste em administrar tamoxifeno durante 5 anos de terapia contínua após a ressecção cirúrgica. Uma duração mais longa da terapia com tamoxifeno não parece oferecer qualquer benefício clínico adicional. As mulheres na pós-menopausa que completarem 5 anos de terapia com tamoxifeno devem receber um inibidor da aromatase, como o **anastrozol**, durante pelo menos 2,5 anos, embora a duração ideal não seja conhecida. Em mulheres que completarem 2 a 3 anos de terapia com tamoxifeno, recomenda-se, atualmente, o tratamento com um inibidor da aromatase, durante um período total de 5 anos de terapia hormonal (ver Capítulo 40).

DOENÇA NOS ESTÁGIOS III E IV

A abordagem a mulheres com câncer de mama avançado continua sendo um grande desafio, visto que as opções atuais de tratamento são apenas paliativas. A poliquimioterapia, a terapia endócrina ou uma associação de ambas resultam em taxas globais de resposta de 40 a 50%, com taxa de resposta completa de apenas 10 a 20%. Os cânceres de mama que expressam receptores de estrogênio (ER, do inglês *estrogen receptors*) ou receptores de progesterona (PR, do inglês *progesterone receptors*) conservam as sensibilidades hormonais intrínsecas da mama normal, incluindo a resposta de estimulação do crescimento aos hormônios ovarianos, suprarrenais e hipofisários. As pacientes que apresentam melhora com procedimentos de ablação hormonal também respondem à adição de tamoxifeno. Atualmente, os inibidores da aromatase anastrozol e letrozol estão aprovados como terapia de primeira escolha para mulheres com câncer de mama avançado cujos tumores apresentam receptores de hormônios. O **fulvestranto** é um antagonista ER indicado para o tratamento do câncer de mama avançado HER2-negativo, receptor hormonal (HR-positivo), em mulheres pós-menopáusicas não previamente tratadas com terapia endócrina. Os inibidores da cinase dependente de ciclina (CDK, do inglês *cyclin-dependent kinase*) 4/6, incluindo **palbociclibe**, **ribociclibe** e **abemaciclibe**, melhoram a atividade clínica quando associação com fulvestranto como terapias de primeira escolha ou subsequentes.

Os pacientes com envolvimento visceral significativo do pulmão, do fígado ou do cérebro ou aqueles com doença rapidamente progressiva raramente se beneficiam de terapias hormonais. Nesse cenário, a quimioterapia sistêmica geralmente é indicada. Para 25 a 30% dos pacientes cujos tumores expressam o receptor do fator de crescimento HER2, o trastuzumabe está disponível para uso terapêutico único ou em associação com quimioterapia citotóxica. Outros fármacos que têm como alvo a sinalização de HER2 incluem o pertuzumabe, o ado-trastuzumabe emtansina e o TKI lapatinibe. O **pertuzumabe** é um anticorpo IgG1 humanizado que tem como alvo um epítopo diferente no receptor HER2 do trastuzumabe; esse anticorpo inibe a heterodimerização de HER2 com outros membros da família HER, incluindo EGFR, HER3 e HER4. Esse fármaco é utilizado em associação com trastuzumabe e docetaxel para câncer de mama metastático HER2-positivo em pacientes que não receberam anteriormente quimioterapia anti-HER2 para doença metastática. O **ado-trastuzumabe entansina** é um conjugado anticorpo-fármaco composto de trastuzumabe e da molécula pequena inibidora de microtúbulos DM1. Ele é aprovado para mulheres com câncer de mama metastático HER2-positivo que receberam terapia anterior com trastuzumabe e quimioterapia à base de taxano. Por fim, o **lapatinibe** é uma molécula pequena inibidora de tirosinas cinases associadas com EGFR (ErbB1) e HER2 (ErbB2), resultando na inibição da sinalização a jusante. Esse fármaco é utilizado em associação com a fluoropirimidina capecitabina oral para câncer de mama metastático cujos tumores superexpressam HER2 e para mulheres que receberam terapia anterior com antraciclina, taxano e trastuzumabe.

Cerca de 50 a 60% das pacientes com doença metastática respondem à quimioterapia inicial. Uma ampla gama de fármacos antineoplásicos tem atividade nessa doença, incluindo as antraciclinas (doxorrubicina, mitoxantrona e epirrubicina) e os taxanos (docetaxel, paclitaxel e nab-paclitaxel), bem como o inibidor de microtúbulos, ixabepilona, navelbina, capecitabina, gencitabina ciclofosfamida, metotrexato e cisplatina. As antraciclinas e os taxanos são duas das classes mais ativas de fármacos citotóxicas para o câncer de mama metastático. Foi constatado que a poliquimioterapia induz remissões de maior duração em até 50 a 80% das pacientes; hoje, os esquemas que contêm antraciclina são considerados o padrão de tratamento na terapia de primeira escolha. Com a maioria dos esquemas de associação, as remissões parciais têm duração média de cerca de 10 meses, ao passo que as remissões completas apresentam duração de cerca de 15 meses. Infelizmente, apenas 10 a 20% das pacientes obtêm remissões completas com qualquer um desses esquemas, e, conforme assinalado, as remissões completas não costumam ser prolongadas.

O câncer de mama triplo-negativo é uma forma especialmente agressiva de câncer de mama que se caracteriza por doenças ER, PR e HER2-negativas. Historicamente, a doença metastática foi tratada com taxanos de fármaco único ou análogos de platina, bem como com quimioterapia associada. No entanto, a associação de nab-paclitaxel mais o antiligante de morte programada 1 (PD-L1, do inglês *anti–programmed death ligand 1*) inibidor do ponto de verificação imunológico **atezolizumabe** demonstrou melhorar a sobrevida livre de progressão em mulheres com câncer de mama triplo-negativo avançado cujos tumores expressam PD-L1 $\geq$ 1% por imuno-histoquímica.

CÂNCER DE PRÓSTATA

O câncer de próstata foi o segundo tipo de câncer a demonstrar uma resposta à manipulação hormonal. O tratamento de escolha para a doença em estágio avançado consiste em eliminar a produção de testosterona pelos testículos por meio de castração cirúrgica ou química. A orquiectomia bilateral ou a estrogenioterapia na forma de dietilestilbestrol eram utilizadas como terapia de primeira escolha. Atualmente, a abordagem preferida consiste no uso de agonistas do hormônio liberador do hormônio luteinizante (LHRH, do inglês *luteinizing hormone-releasing hormone*), incluindo agonistas da **leuprorrelina (leuprolida)** e **gosserrelina**, isoladamente ou em associação com um antiandrogênio (p. ex., **flutamida**, **bicalutamida** ou **nilutamida**) (ver Capítulo 40). Não parece haver qualquer vantagem de sobrevida com bloqueio androgênico total pelo uso de uma associação de agonista do LHRH e fármaco antiandrogênico, em comparação com a monoterapia*. A **abiraterona**, um inibidor da síntese de esteroides (ver Capítulo 39), é aprovada em associação com prednisona para câncer de próstata metastático de alto risco sensível à castração, bem como no cenário de câncer de próstata metastático resistente à castração após quimioterapia anterior contendo docetaxel. O tratamento hormonal diminui os sintomas, particularmente a dor óssea, em 70 a 80% dos pacientes e pode produzir uma redução significativa das concentrações de antígeno prostático específico (PSA, do inglês *prostate specific antigen*), amplamente aceito como marcador substituto da resposta ao tratamento no câncer de próstata. Embora a manipulação hormonal inicial seja capaz de controlar os sintomas por um período de até 2 anos, os pacientes costumam apresentar doença progressiva. As terapias hormonais de segunda escolha consistem em aminoglutetimida mais hidrocortisona, o fármaco antifúngico cetoconazol mais hidrocortisona ou hidrocortisona como medicação única. A **apalutamida** é um fármaco antiandrogênico não esteroide que se liga ao receptor de androgênio (AR) e inibe a transcrição mediada pelo AR. Esse fármaco é aprovado para câncer de próstata não metastático resistente à castração.

Infelizmente, quase todos os pacientes com câncer de próstata avançado se tornam refratários à terapia hormonal. Um esquema de mitoxantrona e prednisona foi aprovado para os casos de câncer de próstata refratário a hormônios, visto que proporciona paliação efetiva nos pacientes que apresentam dor óssea significativa. A **estramustina** é um fármaco antimicrotubular que produz uma taxa de resposta de quase 20% como fármaco isolado. Entretanto, quando utilizada em associação com etoposídeo ou com um taxano, como o docetaxel ou o paclitaxel, as taxas de resposta aumentam em mais de 2 vezes, alcançando 40 a 50%. Recentemente, foi constatado que a associação de docetaxel e prednisona confere uma vantagem em termos de sobrevida, quando comparada com o esquema de mitoxantrona-prednisona. Atualmente, essa associação é o padrão de tratamento para o câncer de próstata refratário a hormônios.

O **sipuleucel-T** é uma vacina de células dendríticas aprovada para pacientes com câncer de próstata metastático minimamente sintomático resistente à quimioterapia ou à castração (CRPC, do inglês *castration-resistant prostate cancer*). Essa vacina é preparada a partir de células mononucleares do sangue periférico (CMSPs) obtidas por leucoferese, e as CMSPs são, então, expostas *ex vivo* a um novo imunógeno de proteína recombinante, que consiste em fosfatase ácida prostática (PAP, do inglês *prostatic acid phosphatase*) fusionada ao fator de estimulação de colônia de granulócitos-macrófagos humanos (GM-CSF, do inglês *granulocyte-macrophage colony-stimulating factor*). Essas células ativadas são infundidas de volta ao paciente aproximadamente 3 dias após a colheita original. O seu uso é restrito a pacientes com doença de progressão lenta, quando uma resposta relativamente rápida ao tratamento não é necessária.

*N. de R.T. No Brasil, de acordo com dados do Inca, são aproximadamente 40 mil novos casos por ano.

CÂNCERES GASTRINTESTINAIS

O câncer colorretal (CCR) é a neoplasia gastrintestinal mais comum. Nos Estados Unidos, quase 150 mil novos casos são diagnosticados a cada ano.* No mundo inteiro, são diagnosticados quase 1,2 milhão de casos anualmente. Por ocasião de sua manifestação inicial, apenas cerca de 40 a 45% dos casos são potencialmente curáveis com a cirurgia. Os pacientes com doença nos estágios II e III de alto risco são candidatos à quimioterapia adjuvante com um esquema à base de oxaliplatina, em associação com 5-FU mais ácido folínico (FOLFOX ou FLOX) ou com capecitabina oral (CAPOX), sendo geralmente tratados por um período de 6 meses após a ressecção cirúrgica. Dados recentes de vários grandes ensaios clínicos randomizados sugerem que 3 meses de terapia adjuvante podem ser tão eficazes quanto 6 meses de terapia. O tratamento com esses esquemas de associação à base de oxaliplatina reduz a taxa de recorrência após a cirurgia em 35% e melhora claramente a sobrevida geral do paciente em comparação com a cirurgia isolada.

No decorrer dos últimos 10 a 15 anos, houve avanços significativos no tratamento do CCR metastático. Cinco fármacos citotóxicos ativos foram aprovados durante esse período de tempo: 5-FU, os análogos orais da fluoropirimidina capecitabina e TAS-102, oxaliplatina e irinotecano. Além disso, cinco novos fármacos biológicos e uma molecula pequena inibidora foram aprovados, incluindo o anticorpo anti-VEGF bevacizumabe; a proteína de fusão recombinante ziv-aflibercept, que tem como alvo VEGF-A, VEGF-B e PlGF; o anticorpo anti-VEGFR-2 ramucirumabe, que inibe a ligação dos ligantes VEGF VEGF-A, VEGF-C e VEGF-D; os dois anticorpos anti-EGFR cetuximabe e panitumumabe; e a molécula pequena TKI regorafenibe. No cenário de CCR metastático de alta instabilidade de microssatélites (MSI-H, do inglês *microsatellite instability-high*), os inibidores do ponto de verificação imunológico **pembrolizumabe** e **nivolumabe** foram aprovados. Para pacientes que podem tolerar um tratamento mais agressivo, a associação de **nivolumabe** mais **ipilimumabe**, um anticorpo que tem como alvo o antígeno 4 associado ao linfócito T citotóxico (CTLA-4) e é expresso em células T CD4 e CD8, é aprovada, devido à melhora clínica da atividade quando comparada com o nivolumabe como fármaco único.

Em geral, uma fluoropirimidina (5-FU intravenosa ou capecitabina oral) serve como a base principal dos esquemas de quimioterapia citotóxica para CCR. Para pacientes cujos tumores expressam *KRAS/NRAS* não mutado, os esquemas de FOLFOX/FOLFIRI em associação com o anticorpo anti-VEGF bevacizumabe ou com os anticorpos anti-EGFR cetuximabe ou panitumumabe fornecem eficácia clínica significativamente melhor em comparação com a quimioterapia citotóxica. Para que os pacientes obtenham o máximo benefício da terapia sistêmica, eles devem ser tratados com cada um desses fármacos ativos em uma abordagem contínua de cuidados. O regorafenibe e o TAS-102 são aprovados para o cenário de doença quimiorrefratária, mas, infelizmente, cada medicamento está associado a toxicidades significativas e apenas eficácia clínica limitada, com taxas de resposta geral muito baixas; a sobrevida livre de progressão mediana é de cerca de 2 meses. Considerando-se todos os esquemas de tratamento disponíveis, a sobrevida global mediana para CCR metastático está agora na faixa de 30 meses ou mais e, em alguns casos, aproxima-se ou mesmo excede 3 anos.

*N. de R.T. No Brasil, de acordo com dados do Inca, são aproximadamente 40 mil novos casos por ano.

O câncer hepatocelular (CHC) tem sido um tumor relativamente difícil de tratar, pois ocorre com frequência no contexto de doença hepática crônica e cirrose. Em geral, ele é diagnosticado no final do curso da doença hepática crônica, e a grande maioria dos pacientes apresenta função hepática deficiente e apenas reserva hepática limitada. Essa doença foi considerada relativamente resistente à quimioterapia, de modo que a quimioterapia paliativa geralmente não é recomendada como terapia de primeira escolha em pacientes com CHC avançado ou irressecável. Desde a sua aprovação original em 2008, o sorafenibe tem sido o único fármaco usado no tratamento de primeira escolha de CHC avançado ou irressecável. A molécula pequena TKI **lenvatinibe** também foi aprovada como terapia de primeira escolha e é considerada um tratamento alternativo razoável para pacientes que são incapazes de tolerar o sorafenibe. No cenário de segunda escolha, os pacientes com bom desempenho e função hepática intacta podem ser tratados com o inibidor multicinase **regorafenibe** ou os inibidores do ponto de verificação imunológico **pembrolizumabe** e **nivolumabe**. Para pacientes com doença hepática Child-Pugh A e um valor de α-fetoproteína > 400 ng/mL, o anticorpo anti-VEGFR-2 **ramucirumabe** é uma terapia de segunda escolha apropriada.

CÂNCER DE PULMÃO

O câncer de pulmão é dividido em dois subtipos histopatológicos principais: de células não pequenas (CPCNP) e de células pequenas (CPCP). O CPCNP responde por cerca de 75 a 80% de todos os casos de câncer de pulmão. Nesse grupo, estão incluídos o adenocarcinoma, o câncer de células escamosas e o câncer de grandes células; o CPCP é responsável pelos 20 a 25% restantes. Quando o CPCNP é diagnosticado em estágio avançado com doença metastática e deixado sem tratamento, o prognóstico é extremamente ruim, com sobrevida média de cerca de 8 meses. É evidente que a prevenção (principalmente ao se evitar o tabagismo) e a detecção precoce continuam sendo a maneira mais importante de controle. Quando diagnosticado em estágio inicial, a ressecção cirúrgica leva à cura do paciente. Além disso, estudos recentes mostraram que a quimioterapia adjuvante à base de platina proporciona um benefício em termos de sobrevida para os pacientes com a doença nos estágios patológicos IB, II e IIIA. Entretanto, na maioria dos casos, já ocorreram metástases distantes por ocasião do diagnóstico. Em certas ocasiões, a radioterapia pode ser utilizada para a paliação da dor, da obstrução das vias respiratórias ou do sangramento, bem como para o tratamento dos pacientes cujo estado de desempenho não permita um tratamento mais agressivo.

Em pacientes com doença avançada, em geral, recomenda-se a quimioterapia sistêmica. Os esquemas de associação que incluem um fármaco de platina (*platinum doublets*; ou "dupletos de platina") parecem ser superiores aos esquemas com *doublets* sem platina, e tanto a cisplatina como a carboplatina constituem fármacos de platina apropriados para esses esquemas. Paclitaxel e vinorelbina parecem ter atividade independente da histologia quando utilizados como segundo fármaco, ao passo que o antifolato pemetrexede deve ser utilizado para câncer de células não escamosas, e a gencitabina, para câncer de células escamosas. Para os pacientes com bom estado de desempenho e para aqueles com histologia não escamosa, a associação do anticorpo anti-VEGF bevacizumabe com carboplatina e paclitaxel constitui a opção de tratamento padrão. Em pacientes que não são considerados candidatos apropriados à terapia com bevacizumabe e naqueles com histologia de células escamosas, uma estratégia de tratamento razoável consiste em um esquema de quimioterapia à base de platina, em associação com o anticorpo anti-EGFR cetuximabe. Atualmente, a quimioterapia de manutenção com pemetrexede é utilizada em pacientes com CPCNP não escamoso cuja doença não tenha progredido depois de quatro ciclos de quimioterapia de primeira escolha à base de platina. Em pacientes com CPCNP não escamoso metastático e tumores sem alterações nos genes EGFR ou ALK, o tratamento associado com pemetrexede e quimioterapia de platina com o inibidor do ponto de controle imunológico **pembrolizumabe** está agora aprovado como tratamento de primeira escolha.

Em geral, recomenda-se que os pacientes com CPCNP avançado façam o teste molecular de seu tumor. Os pacientes cujos tumores contêm uma mutação acionável devem, então, receber um fármaco especificamente direcionado a esse alvo molecular. Por exemplo, a terapia de primeira escolha com **erlotinibe** melhora significativamente os resultados em pacientes com CPCNP avançado com mutações de *EGFR* de sensibilização, que incluem deleções do éxon 19 ou mutações de substituição do éxon 21 (L858R). O **afatinibe** é uma molécula pequena inibidora de EGFR, HER2 e HER4 e está aprovado para o tratamento de primeira escolha de CPCNP metastático cujos tumores têm deleções no éxon 19 do *EGFR* ou mutações no éxon 21. O **osimertinibe** foi originalmente aprovado para o tratamento de CPCNP metastático com mutação *EGFR* T790M após a progressão ou após a terapia com TKI EGFR, porém agora está aprovado para o tratamento de primeira escolha de CPCNP metastático com mutações *EGFR* sensibilizantes, que incluem deleções do éxon 19 ou mutações de substituição no éxon 21 (L858R). Esse fármaco é capaz de superar a resistência que surge da mutação do *gatekeeper* T790M *de novo* ou após terapia anterior com TKI EGFR. Quando comparado com outros TKIs, o osimertinibe está associado a taxas mais altas de cardiotoxicidade, que incluem fibrilação atrial, prolongamento do intervalo QT e insuficiência cardíaca congestiva.

No CPCNP que é ALK-positivo, cinco fármacos de pequenas moléculas estão disponíveis: **crizotinibe**, **ceritinibe**, **alectinibe**, **brigatinibe** e **lorlatinibe**. O crizotinibe é o inibidor de ALK de primeira geração, ao passo que ceritinibe, alectinibe, brigatinibe e lorlatinibe têm eficácia clínica em pacientes cuja doença progrediu ou que se tornaram intolerantes ao crizotinibe. O **lorlatinibe** tem atividade clínica significativa no CPCNP ROS1-positivo. Além disso, ele tem atividade intracraniana impressionante, independentemente da exposição anterior ao crizotinibe, pois mais da metade dos pacientes exibirá uma resposta intracraniana significativa e durável à terapia com lorlatinibe.

O CPCNP de células escamosas constitui aproximadamente 30% do CPCNP. Essa forma de CPCNP responde à quimioterapia à base de platina com cisplatina ou carboplatina em associação com gencitabina. Estudos recentes demonstraram atividade clínica superior quando a cisplatina e a gencitabina são associadas com o anticorpo anti-EGFR necitumumabe em comparação com a associação cisplatina-gencitabina no tratamento de primeira escolha da doença metastática. Em 2015, o inibidor do ponto de controle imunológico nivolumabe foi aprovado para tratar CPCNP de células escamosas metastático cujo câncer progrediu durante ou após a quimioterapia padrão à base de platina. Esse fármaco se liga ao receptor PD-1 e inibe a via de sinalização imune PD-1, que, então, leva à ativação e proliferação de células T, bem como à inibição de células T reguladoras. A associação de **pembrolizumabe** mais carboplatina e paclitaxel ou nab-paclitaxel mostrou atividade clínica significativa no cenário de primeira escolha. Como resultado, essa associação é agora aprovada como tratamento de primeira escolha de pacientes com CPCNP escamoso metastático.

O câncer de pulmão de células pequenas (CPCP) é a forma mais agressiva de câncer de pulmão. Em geral, é muito sensível, pelo menos no início, a esquemas de associação à base de platina, incluindo cisplatina e etoposídeo ou cisplatina e irinotecano. A associação de carboplatina mais etoposídeo com o inibidor anti-PD-L1 **atezolizumabe** tem atividade clínica significativa contra CPCP em estágio extenso, e esse esquema foi aprovado para uso como terapia de primeira escolha. Infelizmente, quase todos os pacientes com doença extensa acabam desenvolvendo resistência aos fármacos. Quando diagnosticada em um estágio inicial, essa doença é potencialmente curável com a associação de quimioterapia e radioterapia. A topotecana, inibidor da topoisomerase I, é recomendada como monoterapia de segunda escolha em pacientes que falharam em um esquema à base de platina. O inibidor anti-PD1 **nivolumabe** é uma alternativa à topotecana.

CÂNCER DE OVÁRIO

Na maioria das pacientes, o câncer de ovário permanece oculto e torna-se sintomático somente após sofrer metástases para a cavidade peritoneal. Nesse estágio, o câncer costuma manifestar-se na forma de ascite maligna. É importante efetuar um estadiamento acurado desse câncer com laparoscopia, ultrassonografia e tomografia computadorizada. As pacientes com a doença no estágio I parecem se beneficiar de radioterapia de todo o abdome e podem obter benefício adicional com a poliquimioterapia utilizando cisplatina e ciclofosfamida.

A poliquimioterapia é a abordagem-padrão para a doença nos estágios III e IV. Estudos clínicos randomizados mostraram que a associação com paclitaxel e cisplatina proporciona um benefício em termos de sobrevida, em comparação com a associação-padrão anterior de cisplatina e ciclofosfamida. Recentemente, a associação de carboplatina e paclitaxel tornou-se o tratamento de escolha. Em pacientes que apresentam doença recorrente, a topotecana, a altretamina ou a doxorrubicina lipossomal são utilizadas como monoterapia.

Olaparibe, **niraparibe** e **rucaparibe** são moléculas pequenas inibidoras das enzimas poli-(ADP-ribose) polimerase (PARP), incluindo PARP1, PARP2 e PARP3. Esses fármacos apresentam atividade antitumoral aumentada em tumores deficientes em *BRCA*. Portanto, eles são aprovados para o tratamento de câncer de ovário avançado com mutação deficiente *BRCA* da linha germinativa deletéria após o tratamento com linhas anteriores de quimioterapia citotóxica. Eles também são aprovados para a terapia de manutenção do câncer epitelial de ovário recorrente em resposta completa ou parcial à quimioterapia à base de platina.

CÂNCER DE TESTÍCULO

A introdução da quimioterapia associada à base de platina deu origem ao tratamento curativo de pacientes com câncer de testículo avançado. Atualmente, recomenda-se a quimioterapia para os pacientes com seminomas nos estágios IIC e III e doença não seminomatosa. Mais de 90% dos pacientes respondem à quimioterapia, e, dependendo da extensão e da gravidade da doença, são obtidas remissões completas em até 70 a 80% dos casos. Mais de 50% dos pacientes que atingem a remissão completa são curados com quimioterapia. Nos pacientes com características de risco satisfatórias, o uso de três ciclos de cisplatina, etoposídeo e bleomicina (protocolo PEB) ou de quatro ciclos de cisplatina e etoposídeo fornece resultados praticamente idênticos. Em pacientes com doença de alto risco, pode-se utilizar a associação de cisplatina, etoposídeo e ifosfamida, bem como etoposídeo e bleomicina com cisplatina em altas doses.

MELANOMA MALIGNO

O melanoma maligno é curável com ressecção cirúrgica quando se manifesta localmente (ver também Capítulo 61). Por quase 25 anos, a alfainterferona (IFN-α) em altas doses foi a única opção para o tratamento adjuvante do melanoma de alto risco após a ressecção cirúrgica. O desenvolvimento de inibidores do ponto de controle imunológico mudou a abordagem da terapia adjuvante do melanoma de alto risco e, atualmente, **nivolumabe**, **pembrolizumabe** e **ipilimumabe** são aprovados como fármacos únicos nesse cenário. Para pacientes com melanoma em estágio inicial com mutações *BRAF* V600E ou V600K com envolvimento de linfonodos, a associação de **dabrafenibe** mais **trametinibe** é a indicada.

Historicamente, uma vez que a doença metastática era diagnosticada, o melanoma maligno era considerado um dos cânceres mais difíceis de tratar. No entanto, o panorama do tratamento mudou significativamente com o desenvolvimento de imunoterapias eficazes e fármacos direcionados. Embora a dacarbazina, a temozolomida e a cisplatina continuem sendo os fármacos citotóxicos mais ativos para essa doença, as taxas de resposta geral a esses fármacos permanecem terrivelmente baixas, e seu uso diminuiu drasticamente. Os agentes biológicos, incluindo a alfainterferona e a interleucina 2 (IL-2), exibem maior atividade do que os fármacos citotóxicos tradicionais, e o tratamento com IL-2 em altas doses tem produzido curas, ainda que em um subgrupo relativamente pequeno de pacientes. O **ipilimumabe** se liga ao antígeno 4 associado ao linfócito T citotóxico (CTLA-4, do inglês *cytotoxic T-lymphocyte-associated antigen 4*), que é expresso na superfície das células T CD4 e CD8 ativadas, e a inibição da sinalização de CTLA-4 leva a respostas imunes aumentadas com ativação e proliferação das células T. Este fármaco está aprovado para o tratamento de melanoma metastático. O **nivolumabe** e o **pembrolizumabe** são anticorpos IgG4 que se ligam ao receptor PD-1, que é expresso nas células T, e inibem a interação entre os ligantes PD-L1 e PD-L2 e o receptor PD-1. A via de sinalização PD-1 medeia um mecanismo de escape imunológico, e a inibição dessa via aumenta a resposta imune das células T, levando à ativação e à proliferação das células T. Cada um desses fármacos é aprovado para melanoma irressecável ou metastático como monoterapia. O nivolumabe também foi aprovado em associação com o ipilimumabe para melanoma irressecável ou metastático.

A mutação *BRAF* V600E está presente na grande maioria dos melanomas. Essa mutação resulta em ativação constitutiva da BRAF cinase, levando à ativação das vias de sinalização distais envolvidas no crescimento e na proliferação celulares. Três pequenas moléculas inibidoras orais e altamente seletivos de *BRAF* V600E e V600K são aprovadas para melanoma metastático: **vemurafenibe**, **dabrafenibe** e **encorafenibe**. Estudos estão sendo realizados para determinar a sua atividade em associação com outros fármacos citotóxicos e biológicos para o melanoma metastático, bem como a sua potencial função na terapia adjuvante e neoadjuvante do melanoma no estágio inicial.

Trametinibe, **cobimetinibe** e **binimetinibe** são inibidores reversíveis da cinase 1 regulada por sinal extracelular ativada por mitogênio (MEK1) e da cinase 2 (MEK2). Em associação com uma molécula inibidora de BRAF, eles são aprovados para pacientes com melanoma metastático cujos tumores expressam a mutação *BRAF* V600E ou V600K. Embora esses fármacos tenham atividade clínica como monoterapias, estudos clínicos sugerem que a atividade clínica mais promissora é observada quando eles são utilizados em associação com um inibidor de BRAF.

CÂNCER DE CÉREBRO

Em geral, a quimioterapia tem sido apenas de eficácia limitada no tratamento dos gliomas malignos. Devido à sua capacidade de cruzar a barreira hematencefálica, as nitrosureias têm sido historicamente os fármacos mais ativos nessa doença. A carmustina (BCNU) tem sido utilizada como fármaco isolado, e a lomustina (CCNU) pode ser utilizada em associação com procarbazina e vincristina (esquema PCV). Além disso, o fármaco alquilante **temozolomida** apresenta atividade quando associado à radioterapia. Esse fármaco também é utilizado em pacientes com diagnóstico recente de glioblastoma multiforme (GBM), bem como naqueles com doença recorrente. Foi constatado que o subtipo histopatológico oligodendroglioma é particularmente quimiossensível, e o esquema PCV constitui o tratamento de escolha para essa doença. Atualmente, ficou bem estabelecido que o anticorpo anti-VEGF bevacizumabe, isoladamente ou em associação com quimioterapia, apresenta atividade clínica documentada no GBM do adulto. O bevacizumabe está aprovado como monoterapia para o GBM do adulto na presença de doença progressiva após quimioterapia de primeira escolha.

NEOPLASIAS SECUNDÁRIAS E QUIMIOTERAPIA DO CÂNCER

O desenvolvimento de neoplasias secundárias constitui uma complicação tardia dos fármacos alquilantes e da epipodofilotoxina etoposídeo. Para ambas as classes de fármacos, a neoplasia maligna secundária mais frequente é a leucemia mieloide aguda (LMA). Em geral, ocorre desenvolvimento de LMA em até 15% dos pacientes com linfoma de Hodgkin submetidos à radioterapia mais quimioterapia MOPP, bem como em pacientes com mieloma múltiplo, carcinoma de ovário ou carcinoma de mama tratados com melfalana. Observa-se risco aumentado de LMA apenas 2 a 4 anos após o início da quimioterapia, que se torna máximo em 5 e 9 anos. Com a melhora da eficácia clínica de vários esquemas de poliquimioterapia resultando em sobrevida prolongada e, em alguns casos, em uma verdadeira cura do câncer, o problema de como os segundos cânceres podem afetar a sobrevida em longo prazo assume maior importância. Certos fármacos alquilantes (p. ex., ciclofosfamida) podem ser menos cancerígenos do que outros (p. ex., melfalana). Além da LMA, foram descritas outras neoplasias malignas secundárias, incluindo linfoma não Hodgkin e câncer de bexiga, sendo este último geralmente mais associado à terapia com ciclofosfamida. O etoposídeo pode dar origem a uma translocação de 11:23, que tem sido associada ao desenvolvimento dos subtipos histológicos de LMA M4 e M5.

A síndrome mielodisplásica (SMD) e a LMA também foram relatadas em pacientes recebendo inibidores de PARP, incluindo **olaparibe**, **rucaparibe**, **niraparibe** e **talazoparibe**. Um potencial fator de confusão é que a maioria desses pacientes havia sido tratada anteriormente com quimioterapia à base de platina ou outros fármacos que danificam o DNA. Além disso, a maioria dos casos de SMD e LMA ocorreu no contexto de mutações no gene *BRCA*. Por fim, cânceres cutâneos de células escamosas secundários e ceratoacantomas foram observados com o tratamento com os inibidores BRAF vemurafenibe, dabrafenibe e encorafenibe.

RESUMO Fármacos antineoplásicos

Ver Tabelas 54-2 a 54-5.

PREPARAÇÕES DISPONÍVEIS

O leitor deve consultar a *internet* e a literatura dos fabricantes para obter as informações mais recentes sobre as preparações disponíveis.

REFERÊNCIAS

Livros e monografias

Abeloff MD et al: *Clinical Oncology*, 6th ed. Elsevier, 2019.

Chabner BA, Longo DL: *Cancer Chemotherapy and Biotherapy: Principles and Practice*, 5th ed. Lippincott Williams & Wilkins, 2011.

Chu E, DeVita VT Jr: *Cancer Chemotherapy Drug Manual 2019*, 19th ed. Jones & Bartlett.

DeVita VT Jr et al: *Cancer: Principles and Practice of Oncology*, 11th ed. Lippincott Williams & Wilkins, 2018.

Harris JR et al: *Diseases of the Breast*, 5th ed. Wolters Kluwer Health, 2014.

Mendelsohn J et al: *The Molecular Basis of Cancer*, 4th ed. Saunders, 2014.

Pass HI et al: *Principles and Practice of Lung Cancer: The Official Reference Text of the International Association for the Study of Lung Cancer (IASLC)*, 4th ed. Lippincott Williams & Wilkins, 2010.

Pizzo PA, Poplack AG: *Principles and Practice of Pediatric Oncology*, 7th ed. Wolters Kluwer, 2016.

Artigos e revisões

DeVita VT, Chu E: The history of cancer chemotherapy. Cancer Res 2008;68:8643.

Pan ST et al: Molecular mechanisms for tumour resistance to cancer chemotherapy. Clin Exp Pharmacol Physiol 2016;43:723.

Sharma P et al: Primary, adaptive, and acquired resistance to cancer immunotherapy. Cell 2017;168:707.

RESPOSTA DO ESTUDO DE CASO

A taxa de sobrevida em 5 anos para pacientes com câncer de cólon em estágio III de alto risco é da ordem de 25 a 30%. Como o paciente não apresentou sintomas após a cirurgia e não tem qualquer comorbidade, ele seria um candidato apropriado à quimioterapia adjuvante agressiva. A quimioterapia adjuvante costuma ser iniciada dentro de 4 a 6 semanas após a cirurgia, visando a propiciar um tempo suficiente para a cicatrização da ferida cirúrgica. A recomendação habitual consiste na administração, durante 6 meses, de quimioterapia à base de oxaliplatina, com infusão de 5-FU ou capecitabina oral, como a fluoropirimidina básica em associação com oxaliplatina. Estudos recentes sugerem que 3 meses de quimioterapia à base de oxaliplatina podem fornecer o mesmo nível de benefício clínico que 6 meses de terapia em pacientes com câncer de cólon em estágio III. No entanto, nesse paciente com câncer de cólon em estágio III de alto risco (5 linfonodos positivos), a recomendação seria tratar por um total de 6 meses.

Pacientes com deficiência parcial ou completa da enzima di-hidropirimidina desidrogenase (DPD) apresentam aumento da incidência de toxicidade grave para fluoropirimidinas na forma de mielossupressão, toxicidade gastrintestinal com mucosite e diarreia e neurotoxicidade. Essa é uma síndrome autossômica recessiva farmacogenética que está presente em até 10% da população norte-americana (ver Capítulo 5). Embora a ocorrência de mutações na DPD possa ser identificada em células mononucleares do sangue periférico, quase 50% dos pacientes que apresentam efeitos tóxicos graves da 5-FU não têm uma mutação definida no gene *DPD*. Além disso, as mutações no gene *DPD* podem não resultar na expressão reduzida da proteína DPD ou na atividade enzimática alterada. Por esse motivo, o teste genético não é recomendado nesse momento como parte da prática clínica de rotina. Atualmente, existe um imunoensaio que mede as concentrações do fármaco 5-FU no sangue periférico, que pode ajudar a orientar a dose de 5-FU, mesmo no cenário de deficiência de DPD.

CAPÍTULO

55

Imunofarmacologia

Douglas F. Lake, PhD
Adrienne D. Briggs, MD

ESTUDO DE CASO

Uma mulher de 59 anos com síndrome mielodisplásica é submetida à quimioterapia de alta dose seguida por um transplante alogênico de células-tronco de um doador não aparentado. Ela recebe tacrolimo e metotrexato em baixa dose como profilaxia para doença do enxerto contra hospedeiro (DEVH). Um mês após a recuperação do hemograma, ela desenvolve exantema cutâneo, apesar da terapia em andamento com tacrolimo. Uma biópsia de pele confirma DEVH aguda grau II. Ela recebe 1 mg/kg ao dia de prednisona, porém, 1 semana depois, o exantema piora. As suas enzimas hepáticas estão elevadas e ela está tendo diarreia volumosa com sangue. A biópsia endoscópica do intestino superior e inferior mostra DEVH aguda grau IV. A paciente recebe altas doses de metilprednisolona por 5 dias sem melhora dos sintomas.

Qual é a próxima etapa no tratamento dessa paciente complexa?

Os fármacos que suprimem o sistema imune desempenham uma função importante na prevenção da rejeição de órgãos e tecidos, bem como no tratamento de determinadas doenças que ocorrem devido ao descontrole da resposta imune. Embora os detalhes exatos dos mecanismos de ação de vários desses fármacos ainda sejam desconhecidos, o conhecimento dos elementos do sistema imune é útil para a compreensão de seus efeitos. Os fármacos que aumentam a resposta imune ou alteram seletivamente o equilíbrio de vários componentes do sistema imune também estão se tornando importantes para o controle de determinadas patologias, como câncer, aids e doenças autoimunes ou inflamatórias. Um número crescente de outras condições (infecções, doenças cardiovasculares, transplante de órgãos) também são áreas de controle imunológico.

■ ELEMENTOS DO SISTEMA IMUNE

RESPOSTAS IMUNES NORMAIS

O sistema imune evoluiu para proteger o hospedeiro contra patógenos invasores e para eliminar doenças. Em seu funcionamento ideal, o sistema imune é extremamente responsivo aos patógenos invasores, ao mesmo tempo que mantém a capacidade de reconhecer os próprios tecidos e os antígenos aos quais é tolerante. A proteção contra infecções e doenças é provida por meio de esforços de colaboração dos sistemas imunes inato e adaptativo.

Sistema imune inato

O sistema imune inato é a primeira escolha de defesa contra patógenos invasores (p. ex., bactérias, vírus, fungos, parasitas) e consiste em componentes mecânicos, bioquímicos e celulares. Os componentes mecânicos incluem pele/epiderme e muco. Já os componentes bioquímicos compreendem peptídeos e proteínas antimicrobianas (p. ex., defensinas), complemento, enzimas (p. ex., lisozima, hidrolases ácidas), interferonas, pH ácido e radicais livres (p. ex., peróxido de hidrogênio, ânions superóxido). Por fim, os componentes celulares englobam neutrófilos, monócitos, macrófagos, células *natural killer* (NK) e células *natural killer* T (NKT). Diferentemente da imunidade adaptativa, a resposta imune inata existe antes da infecção, não é aumentada por infecção repetida e geralmente não é antígeno-específica. A pele ou mucosa intacta é a primeira barreira para a infecção. Quando essa barreira é rompida, uma resposta imune inata imediata, referida como "inflamação", é provocada, o que leva, por fim, à destruição do patógeno. O processo de destruição do patógeno pode ser efetuado, por exemplo, por componentes bioquímicos, como a lisozima (que rompe a parede celular protetora composta de peptideoglicanos), e pela ativação do complemento. Os componentes do

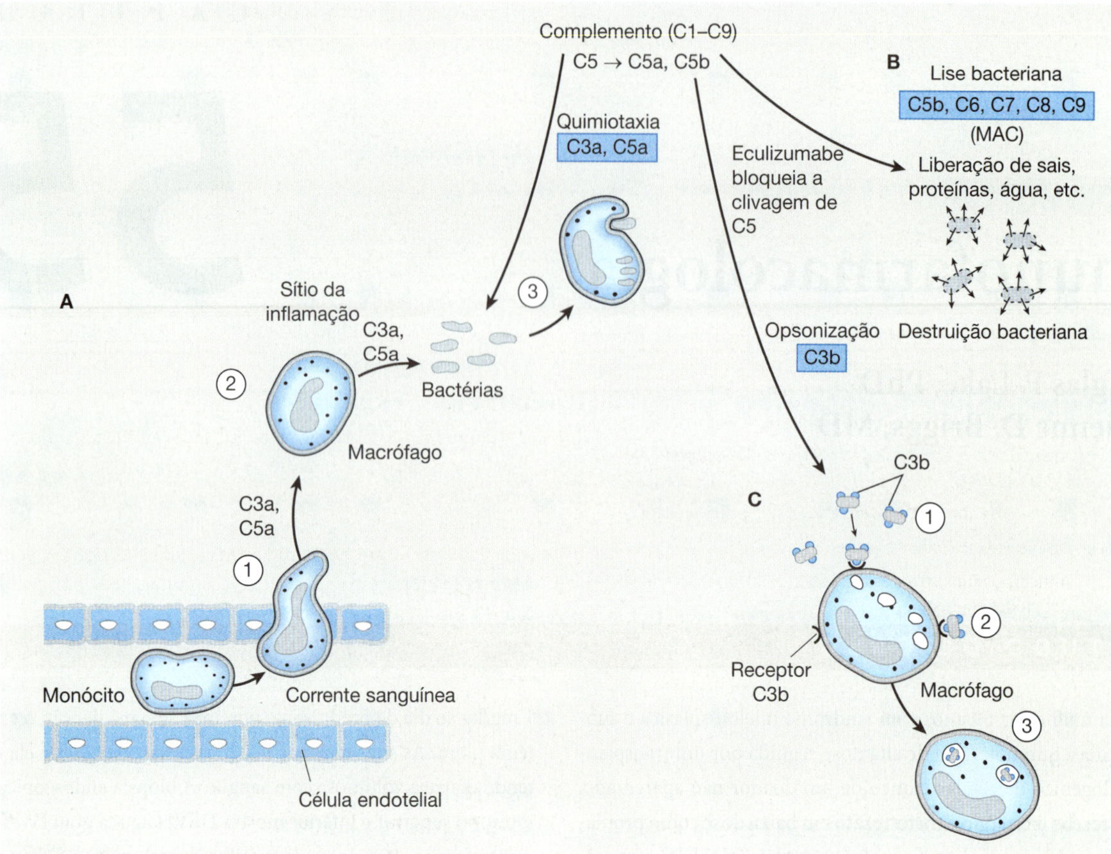

FIGURA 55-1 Função do complemento na imunidade inata. O complemento é formado por nove proteínas (C1-C9), desdobradas em fragmentos durante a ativação. **(A)** Os componentes do complemento (C3a, C5a) atraem fagócitos (1) até os locais inflamatórios (2), onde ingerem e degradam os patógenos (3). **(B)** Os componentes do complemento C5b, C6, C7, C8 e C9 se associam para formar um complexo de ataque de membrana (MAC) que lisa as bactérias, causando a sua destruição. Eculizumabe e ravulizumabe são anticorpos monoclonais que bloqueiam a clivagem de C5. **(C)** O componente do complemento C3b é uma opsonina que reveste as bactérias (1) e facilita a sua ingestão (2) e digestão (3) pelos fagócitos.

complemento (Figura 55-1) aumentam a fagocitose por macrófagos e neutrófilos ao agirem como opsoninas (C3b) e quimiotáticos (C3a, C5a), que recrutam células imunes da corrente sanguínea até o sítio da infecção. A ativação do complemento finalmente leva à lise do patógeno, por meio da geração de um complexo de ataque da membrana, que cria orifícios na membrana e resulta em extravasamento dos componentes celulares. Embora a cascata do complemento ajude a eliminar os patógenos invasores do hospedeiro, em alguns indivíduos com deficiência do inibidor do complemento, o complemento pode lisar os eritrócitos do hospedeiro e causar uma doença denominada hemoglobinúria paroxística noturna. Esses pacientes podem ser tratados com um **anticorpo monoclonal** (**Mab**) que se liga ao componente C5 do complemento (ver seção Mab, a seguir), interrompendo a cascata lítica. No entanto, os pacientes que tomam um inibidor de C5 correm o risco de infecções meningocócicas, com risco à vida.

Na resposta inflamatória deflagrada por infecção, neutrófilos e monócitos vindos da circulação periférica entram nos tecidos. Esse influxo celular é mediado pela ação das **citocinas quimiotáticas** (**quimiocinas**) (p. ex., interleucina 8 [IL-8; CXCL8], proteína quimiotática de macrófago 1 [MCP-1, do inglês *macrophage chemotatic protein 1*; CCL2] e proteína inflamatória de macrófago 1α [MIP-1α, do inglês *macrophage inflammatory protein 1α*; CCL3]) liberadas de células endoteliais ativadas e de células imunes (em sua maioria, macrófagos teciduais) no sítio da inflamação. A saída das células imunes dos vasos sanguíneos para o sítio inflamatório é mediada por interações adesivas entre receptores da superfície celular (p. ex., L-selectina, integrinas) nas células imunes e ligantes (p. ex., sialil-Lewis x, molécula de adesão intercelular 1 [ICAM-1]) na superfície da célula endotelial ativada. Os macrófagos teciduais, assim como as células dendríticas, expressam receptores de reconhecimento de padrão (PRRs, do inglês *pattern recognition receptors*) que incluem os receptores semelhantes a Toll (TLRs, do inglês *Toll-like receptors*), os receptores semelhantes ao domínio de oligomerização de ligação de nucleotídeo (NOD, do inglês *nucleotide-binding oligomerization domain*) (NLRs, do inglês *NOD-like receptors*), os receptores de eliminação (do inglês *scavenger receptors*), os receptores de manose e a proteína de ligação de lipopolissacarídeos (LPS), que reconhecem componentes importantes do patógeno conservados pela evolução referidos como padrões moleculares associados a patógeno (PAMP, do inglês *pathogen-associated molecular paterns*). São exemplos de PAMP: o DNA CpG não metilado derivado de microrganismos, a flagelina, o RNA de fita dupla, os peptideoglicanos e a LPS. Os PRRs reconhecem os PAMP em diversos componentes dos patógenos e estimulam a liberação de citocinas pró-inflamatórias, quimiocinas e interferonas. Quando a resposta imune inata é executada com sucesso, o patógeno invasor é ingerido, degradado e eliminado, e a doença é prevenida ou de curta duração.

SIGLAS

ADA	Adenosina desaminase
ADC	Conjugado anticorpo-fármaco (do inglês *antibody-drug conjugate)*
ALG	Globulina antilinfocitária (do inglês *antilymphocyte globulin)*
APC	Célula apresentadora de antígeno (do inglês *antigen-presenting cell*)
ATG	Globulina antitimocitária (do inglês *antithymocyte globulin*)
CD	Agrupamento de diferenciação (do inglês *cluster of differentiation*)
CSF	Fator de estimulação de colônias (do inglês *colony-simulating factor*)
CTL	Linfócito T citotóxico (do inglês *cytotoxic T lymphocyte*)
DC	Célula dendrítica (do inglês *dendritic cell*)
DTH	Hipersensibilidade do tipo tardia (do inglês *delayed-type hypersensitivity*)
FKBP	Proteína de ligação de FK (do inglês *FK-binding protein*)
DEVH	Doença enxerto contra hospedeiro
HAMA	Anticorpo humano anticamundongo (do inglês *human antimouse antibody*)
HLA	Antígeno leucocitário humano (do inglês *human leukocyte antigen*)
IFN	Interferona
IgIV	Imunoglobulina intravenosa
IL	Interleucina
LFA	Antígeno associado à função leucocitária (do inglês *leukocyte function-associated antigen*)
Mab	Anticorpo monoclonal (do inglês *monoclonal antibody*)
MHC	Complexo de histocompatibilidade principal (do inglês *major histocompatibility complex*)
NK (Célula)	Célula *natural killer* (destruidora natural)
IDCG	Imunodeficiência combinada grave
TCR	Receptor da célula T (do inglês *T-cell receptor*)
TGF-β	Fator transformador de crescimento β (do inglês *transforming growth fator β*)
TH1, TH2	Células T auxiliares dos tipos 1 e 2
TNF	Fator de necrose tumoral (do inglês *tumor necrosis factor*)

Além de monócitos e neutrófilos, as células NK, NKT e gama-delta T (γδ T) recrutadas para o sítio inflamatório contribuem para a resposta inata secretando gamainterferona (IFN-γ) e interleucina 17 (IL-17),* que ativam macrófagos teciduais residentes e células dendríticas e recrutam neutrófilos, respectivamente, para eliminar com sucesso os patógenos invasores. As células NK são assim denominadas por serem capazes de reconhecer e destruir células normais infectadas por vírus e células neoplásicas, sem estimulação prévia. Essa atividade é regulada por "receptores semelhantes à imunoglobulina da célula destruidora" (KIRs, do inglês *killer cell immunoglobulin-like receptors*) na superfície da célula NK, específicos para as moléculas de classe I do complexo de histocompatibilidade principal (MHC, do inglês *major histocompatibility complex*). Quando as células NK se ligam às proteínas de classe I do MHC (expressas em todas as células nucleadas), esses receptores liberam sinais inibitórios, impedindo que elas matem as células normais do hospedeiro. As células neoplásicas ou as células infectadas por vírus que apresentam expressão diminuída do MHC classe I não se acoplam a esses KIRs, resultando na ativação das células NK e na subsequente destruição da célula-alvo. As células NK matam células-alvo liberando grânulos citotóxicos, como perforinas e granzimas, que induzem a morte celular programada.

*As interferonas e as interleucinas são citocinas, discutidas adiante neste capítulo.

As células NKT expressam receptores de célula T, bem como receptores comumente encontrados nas células NK. As células NKT reconhecem os antígenos lipídicos microbianos apresentados por uma classe única de moléculas semelhantes a MHC, conhecidas como CD1, que foram implicadas na defesa do hospedeiro contra agentes microbianos, doenças autoimunes e tumores.

Sistema imune adaptativo

O sistema imune adaptativo é mobilizado a partir de indícios advindos da resposta inata, quando os processos inatos são incapazes de lidar com a infecção. Esse sistema tem algumas características que contribuem para o seu sucesso na eliminação de patógenos, como: capacidade de (1) responder a uma variedade de antígenos, cada um de uma maneira específica; (2) discriminar entre antígenos estranhos ("não próprios") (patógenos) e antígenos próprios do hospedeiro; e (3) responder a um antígeno encontrado anteriormente de uma maneira aprendida, iniciando uma resposta de memória vigorosa. Essa resposta adaptativa culmina na produção de **anticorpos**, que são os efetores da **imunidade humoral**, e na ativação de **linfócitos T**, que são os efetores da **imunidade mediada por células**.

A indução de resposta imune adaptativa específica requer a participação das **células apresentadoras de antígenos (APCs)**, incluindo as células dendríticas (DCs), os macrófagos e os linfócitos B. Essas células têm participação central na indução de resposta imune adaptativa, em razão de sua capacidade de fagocitar antígenos particulares (p. ex., patógenos) ou de realizar a endocitose de antígenos proteicos e digeri-los enzimaticamente para gerar peptídeos, que são, então, carregados nas proteínas MHC classe I ou classe II e "apresentados" ao receptor de células T (TCR) de superfície celular

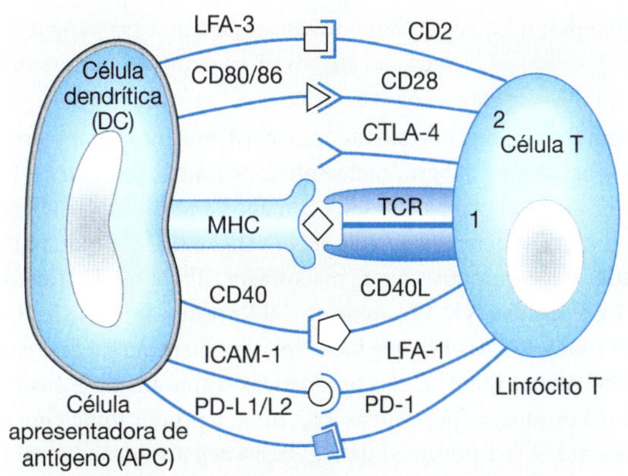

FIGURA 55-2 A ativação da célula T por uma APC requer engajamento do receptor da célula T pelo complexo MHC-peptídeo (sinal 1) e ligação das moléculas coestimuladoras (CD80, CD86) na DC com o CD28 na célula T (sinal 2). Os sinais de ativação são fortalecidos pelas interações CD40/CD40L e ICAM-1/LFA-1. Em uma resposta imune normal, a ativação de células T é regulada por CTLA-4 e PD-1 derivados de células T. CTLA-4 se liga a CD80 ou CD86 com maior afinidade do que CD28 e envia sinais inibitórios para o núcleo da célula T, enquanto a ligação de PD-1 por PD-L1 ou PD-L2 também inibe a proliferação de células T.

(Figura 55-2). As células T CD8 reconhecem os complexos de peptídeo MHC classe I, ao passo que as células T CD4 reconhecem os complexos de peptídeo MHC classe II. Pelo menos dois sinais são necessários para a ativação de células T. O primeiro sinal é produzido após o acoplamento do TCR a moléculas MHC ligadas a peptídeos. Na ausência de um segundo sinal, as células T se tornam não responsivas (anérgicas) ou sofrem apoptose. O segundo sinal envolve a ligação de moléculas coestimuladoras (CD40, CD80 [também conhecida como B7-1] e CD86 [também conhecida como B7-2]) com as APCs aos seus respectivos ligantes (CD40L para CD40, CD28 para CD80 ou CD86). A ativação das células T é regulada por uma alça de retroalimentação negativa envolvendo outra molécula, conhecida como antígeno 4 associado a linfócitos T citotóxicos (CTLA-4). Após o acoplamento da CD28 com CD80 ou CD86, o CTLA-4 no citoplasma é mobilizado até a superfície da célula, onde, em decorrência de sua maior afinidade de ligação com a CD80 e a CD86, supera ou desloca a CD28, resultando em supressão da ativação e da proliferação das células T. Essa propriedade do CTLA-4 foi explorada como estratégia para manter respostas imunes desejáveis, como aquela direcionada contra o câncer. Um anticorpo humanizado recombinante (ipilimumabe) liga-se ao CTLA-4 e impede a sua associação com CD80/CD86. Ao fazer isso, o estado ativado das células T é mantido. A proteína 1 de morte celular programada (PD-1) é outro regulador negativo das células T. A ligação de PD-1 com seus ligantes (PD-L1 ou PD-L2) suprime a atividade das células T. Como CTLA-4, Mabs foram desenvolvidos para bloquear a interação de PD-1 com PD-L1, tendo o efeito de ativação sustentada de células T. Mabs para CTLA-4 e PD-1/PD-L1 são inibidores do ponto de verificação imunológicos. Em alguns pacientes, eles foram associados ao desenvolvimento de toxicidade autoimune, que diminui com a descontinuação da terapia com Mab.

Os linfócitos T desenvolvem-se e reconhecem os antígenos próprios e não próprios no timo. As células T que se ligam com alta afinidade aos antígenos próprios no timo sofrem apoptose (seleção negativa), ao passo que aquelas capazes de reconhecer os antígenos estranhos na presença das moléculas MHC próprias são retidas e expandidas (seleção positiva), para serem enviadas para a periferia (linfonodos, baço, tecido linfoide associado à mucosa, sangue periférico), onde são ativadas ao encontrar os peptídeos apresentados pelo MHC (ver Figuras 55-2 e 55-3).

Estudos empregando clones de célula T murinas demonstraram a presença de dois subgrupos de linfócitos T auxiliares (**TH1** e **TH2**) com base nas citocinas que secretam após a ativação. O subgrupo TH1 produz caracteristicamente IFN-γ, IL-2 e IL-12, e induz a imunidade celular por ativação de macrófagos, linfócitos T citotóxicos (CTLs) e células NK. O subgrupo TH2 produz IL-4, IL-5, IL-6 e IL-10 (por vezes, IL-13), que induzem a proliferação e a diferenciação das células B em células plasmáticas secretoras de anticorpos. A IL-10 produzida por células TH2 inibe a produção de citocinas pelas células TH1 por meio da regulação negativa da expressão de MHC por APCs. Em contrapartida, a IFN-γ produzida pelas células TH1 inibe a proliferação das células TH2 (Figura 55-3). Embora esses subgrupos tenham sido bem descritos *in vitro*, a natureza do desafio antigênico que desperta um fenótipo TH1 ou TH2 é menos clara. Em geral, as bactérias extracelulares causam a produção de citocinas TH2, culminando na produção de anticorpos neutralizantes ou opsonizantes. Em contrapartida, os organismos intracelulares (p. ex., micobactérias) geram a produção de citocinas TH1, que levam à ativação de células efetoras, como os macrófagos.

Outro subconjunto de células T CD4 que secretam IL-17 (TH17) é importante no recrutamento de leucócitos para locais de patógenos bacterianos e fúngicos. As células TH17 também contribuem para a patogênese de doenças autoimunes, como **psoríase**, **doença inflamatória intestinal**, **artrite reumatoide** e **esclerose múltipla**. De tato, novos Mabs para algumas dessas doenças que neutralizam a IL-17 pela ligação à própria citocina ou ao seu receptor (ver seção Mab, adiante) foram recentemente aprovados pela Food and Drug Administration (FDA).

As células T reguladoras (Treg) formam uma população de células T CD4 essencial para evitar autoimunidade e alergia, bem como para manter a homeostasia e a tolerância aos antígenos próprios. Essa população celular existe como células Treg naturais (nTreg), derivadas diretamente do timo, e como células Treg induzidas (adaptativas) (iTreg), geradas a partir de células T CD4 primitivas na periferia. Demonstrou-se que ambas as populações inibem as respostas imunes antitumorais e estão implicadas no favorecimento do crescimento e da progressão tumoral. Tentativas recentes para diferenciar ambas as populações resultaram na descoberta de um fator de transcrição, Helios, nas células nTreg, mas não nas iTreg.

Os linfócitos T CD8 reconhecem os peptídeos processados endogenamente e apresentados por células infectadas por vírus ou por células neoplásicas. Esses peptídeos geralmente são fragmentos de nove aminoácidos derivados do vírus ou de antígenos tumorais proteicos no citoplasma e são carregados em moléculas MHC classe I (ver Figura 55-2) no retículo endoplasmático. Em contrapartida, as moléculas MHC classe II apresentam peptídeos (geralmente com 11-12 aminoácidos) derivados de patógenos extracelulares (exógenos) às células T auxiliares CD4. Em alguns casos, os antígenos exógenos, após a ingestão pelas APCs, podem ser apresentados em moléculas MHC classe I para as células T CD8. Esse fenômeno, conhecido como "apresentação cruzada", envolve a retrotranslocação dos antígenos do endossomo para o citosol para a produção do peptídeo no proteossomo, e acredita-se que seja útil na geração de respostas imunes efetivas contra células do hospedeiro infectadas que sejam incapazes de ativar linfócitos T. Após a ativação, as células T CD8 induzem a morte da célula-alvo por meio de enzimas de grânulos líticos ("granzimas"), perforinas e vias de apoptose do ligante Fas-Fas (Fas-FasL).

Os linfócitos B sofrem seleção na medula óssea, na qual os clones autorreativos são deletados, ao passo que os clones de células B específicas para antígenos não próprios são preservados e expandidos. O repertório de especificidades antigênicas pelas células T é geneticamente determinado e tem origem no rearranjo do gene *receptor de células T*, ao passo que as especificidades das células B surgem do rearranjo do gene *imunoglobulina*. Para ambos os tipos de células, essas determinações ocorrem antes de encontros com os antígenos. Após o encontro com um antígeno, uma célula B madura se liga a ele, internalizando e processando o antígeno, e apresenta seus peptídeos – ligados ao MHC classe II – às células auxiliares CD4, que, por sua vez, secretam IL-4 e IL-5. Essas interleucinas estimulam a proliferação e a diferenciação das células B em células B de memória e em células plasmáticas secretoras de anticorpo. A resposta de anticorpo primária consiste, em sua maior parte, em imunoglobulinas da classe IgM. A estimulação antigênica subsequente resulta em uma vigorosa resposta de "reforço", acompanhada por mudança da classe (isótipo) para produzir anticorpos IgG, IgA e IgE com diversas funções efetoras (ver Figura 55-3). Esses anticorpos também sofrem maturação de afinidade, o que permite que se liguem de modo mais eficiente ao antígeno. Com o passar do tempo, isso resulta em eliminação acelerada de microrganismos nas infecções subsequentes. Os anticorpos

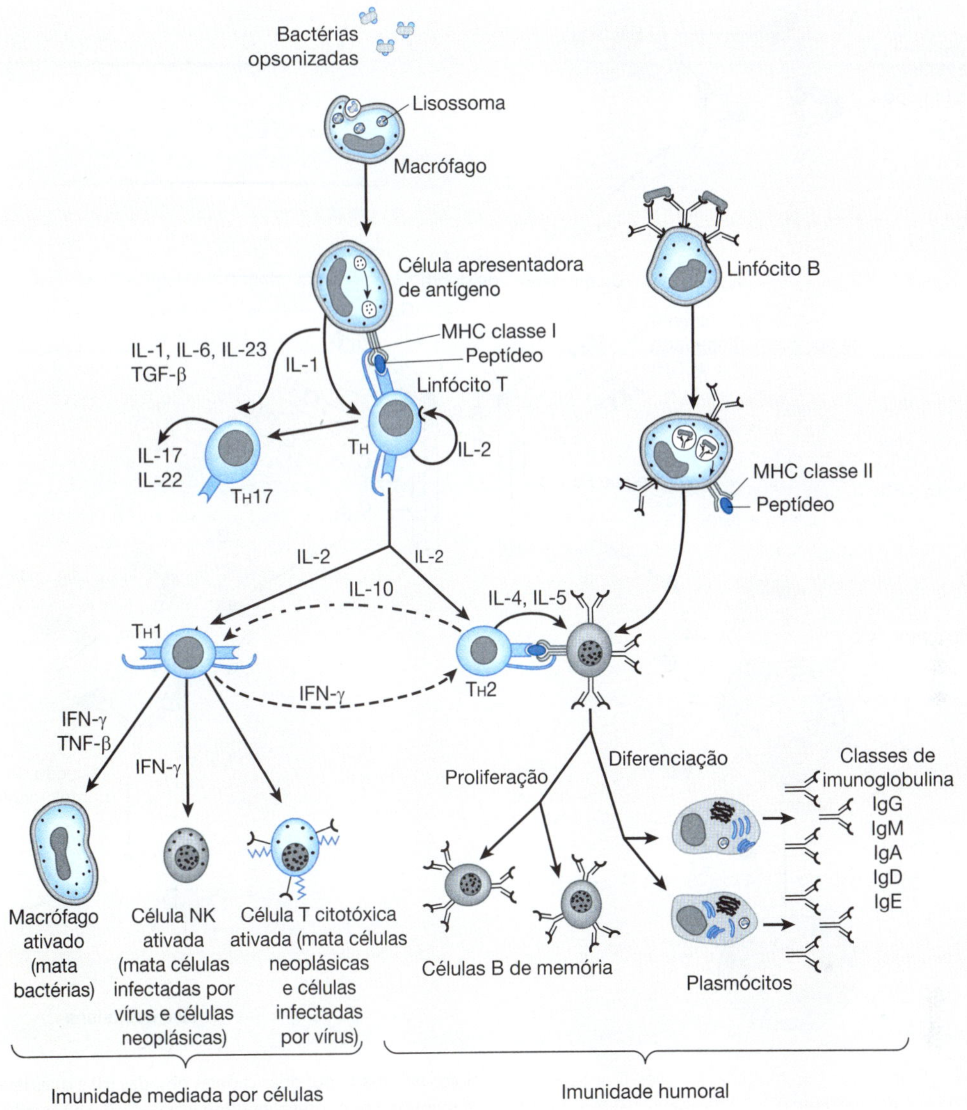

FIGURA 55-3 Esquema de interações celulares durante a geração de respostas imunes humorais e mediadas por células (ver texto). O ramo celular da resposta imune envolve a ingestão e a digestão do antígeno por APCs, como os macrófagos. As células TH ativadas secretam IL-2, causando a proliferação e a ativação de linfócitos T citotóxicos, bem como de subconjuntos de células TH1 e TH2. As células TH1 também produzem IFN-γ e TNF-β, capazes de ativar diretamente macrófagos e células NK. As células TH17 podem ser induzidas por secreção de IL-1, 6, 23 ou TGF-β por APCs. As células TH17 são inflamatórias e secretam IL-17 e IL-22. A resposta humoral é deflagrada quando os linfócitos B se ligam ao antígeno por meio de sua imunoglobulina de superfície. Então, eles são induzidos pela IL-4 derivada da TH2 e pela IL-5 a proliferar e a se diferenciar em células de memória e células plasmáticas (plasmócitos) secretoras de anticorpo. Citocinas regulatórias, como IFN-γ e IL-10, regulam negativamente as respostas de TH2 e TH1, respectivamente (*setas tracejadas*).

medeiam as suas funções ao atuarem como opsoninas para aumentar a fagocitose e a citotoxicidade celular, bem como ao ativarem o complemento para gerar uma resposta inflamatória e induzir a lise bacteriana (Figura 55-4). As tecnologias de engenharia de anticorpos podem substituir certos aminoácidos na porção Fc das moléculas de IgG, de modo que a citotoxicidade celular dependente do anticorpo e a lise dependente do complemento sejam aumentadas ou suprimidas.

RESPOSTAS IMUNES ANORMAIS

Embora a resposta imune com funcionamento normal possa neutralizar com sucesso toxinas, inativar vírus, destruir células transformadas e eliminar patógenos, respostas inadequadas podem levar à extensa lesão tecidual (hipersensibilidade) ou à reatividade contra os próprios antígenos (autoimunidade). Em contrapartida, é possível que haja o comprometimento da reatividade aos alvos adequados (imunodeficiência) com a abolição dos mecanismos de defesa essenciais.

Hipersensibilidade

A hipersensibilidade pode ser classificada como mediada por anticorpos ou mediada por células. Três tipos de hipersensibilidade são mediados por anticorpos (tipos I a III), ao passo que o quarto é mediado por células (tipo IV). A hipersensibilidade ocorre em duas fases: a fase de sensibilização e a fase efetora. A sensibilização

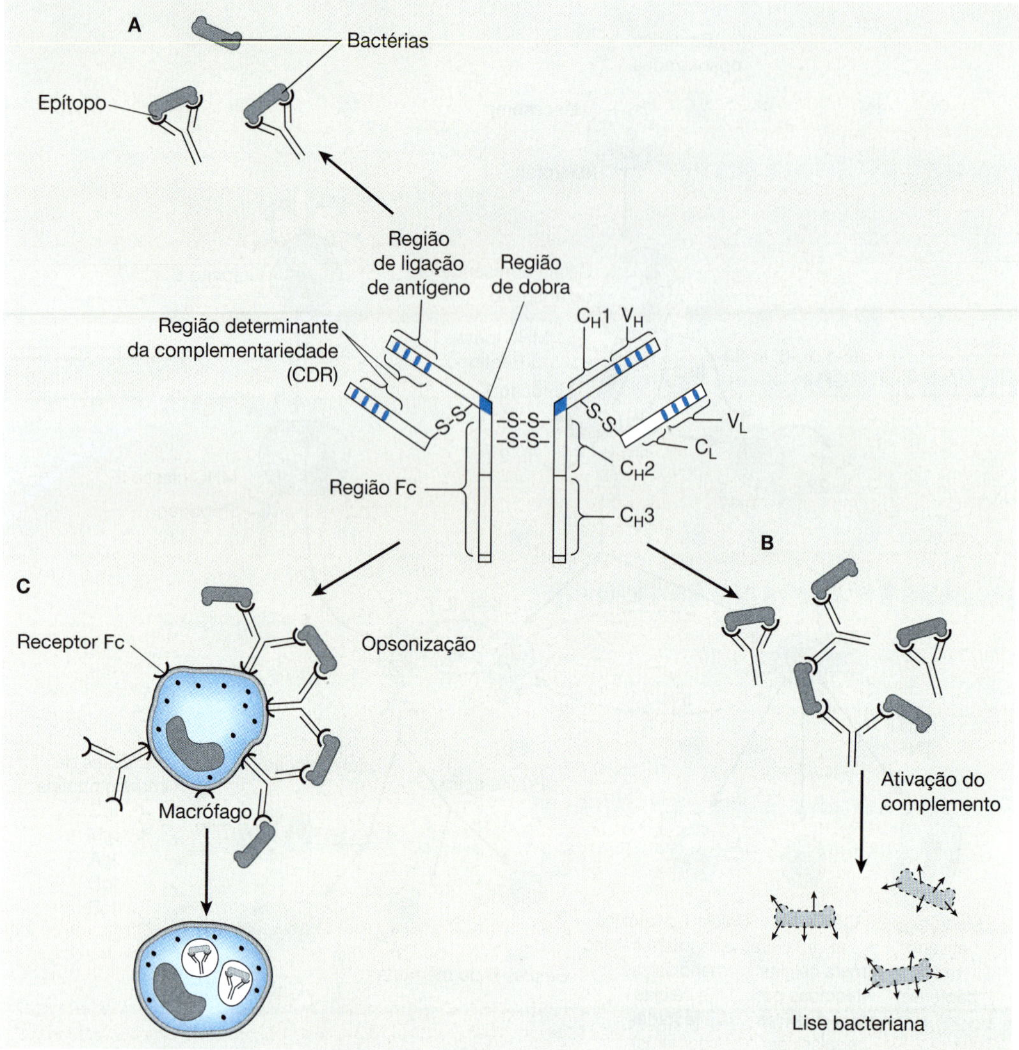

FIGURA 55-4 O anticorpo tem múltiplas funções. O anticorpo prototípico é formado por duas cadeias pesadas (H) e duas leves (L), cada qual subdividida nos domínios constante (C_L, C_H) e variável (V_L, V_H). A estrutura é mantida por pontes dissulfeto intracadeia e intercadeia. **(A)** A CDR da porção de ligação ao antígeno do anticorpo une-se ao determinante antigênico (epítopo) de forma análoga à chave e à fechadura. **(B)** Os complexos antígeno-anticorpo ativam o complemento para produzir componentes de complemento desdobrados que causam a lise bacteriana. **(C)** A porção Fc dos anticorpos se liga aos receptores Fc nos fagócitos (p. ex., macrófagos, neutrófilos) e facilita a captação das bactérias (opsonização).

ocorre após o encontro inicial com um antígeno; a fase efetora envolve a memória imunológica e resulta em patologia tecidual após o encontro subsequente com o mesmo antígeno.

1. ***Tipo I*** A hipersensibilidade imediata, ou tipo I, é mediada pela IgE, com os sintomas geralmente ocorrendo minutos após o reencontro do paciente com o antígeno. A hipersensibilidade do tipo I resulta da ligação cruzada da IgE ligada à membrana nos basófilos sanguíneos ou mastócitos teciduais com o antígeno. Essa ligação cruzada causa a desgranulação celular, liberando substâncias como histamina, leucotrienos e fator quimiotático do eosinófilos, que induzem anafilaxia, asma, febre do feno ou urticária nos indivíduos afetados (Figura 55-5). Uma reação de hipersensibilidade grave do tipo I, como a anafilaxia sistêmica (p. ex., a partir de picada de inseto, ingestão de determinados alimentos ou hipersensibilidade a fármacos) requer intervenção médica imediata.

2. ***Tipo II*** A hipersensibilidade do tipo II resulta da formação de complexos antígeno-anticorpo entre o antígeno estranho e as imunoglobulinas IgM ou IgG. Um exemplo desse tipo de hipersensibilidade é a reação à transfusão de sangue, que pode ocorrer quando o sangue não é adequadamente testado. Os anticorpos pré-formados se ligam aos antígenos da membrana do eritrócito que ativam a cascata do complemento, gerando um complexo de ataque da membrana que lisa os eritrócitos transfundidos. Na doença hemolítica do recém-nascido, os anticorpos IgG anti-Rh produzidos por uma mãe Rh-negativa atravessam a placenta, ligam-se aos eritrócitos de um feto Rh-positivo e os danificam. A doença é evitada nas gestações subsequentes pela administração de anticorpos anti-Rh para a mãe no prazo de 24 a 48 horas a partir do parto (ver Anticorpos imunossupressores, adiante). A hipersensibilidade do tipo II também pode ser induzida por medicamentos e pode ocorrer durante a administração de penicilina para pacientes alérgicos, por exemplo.

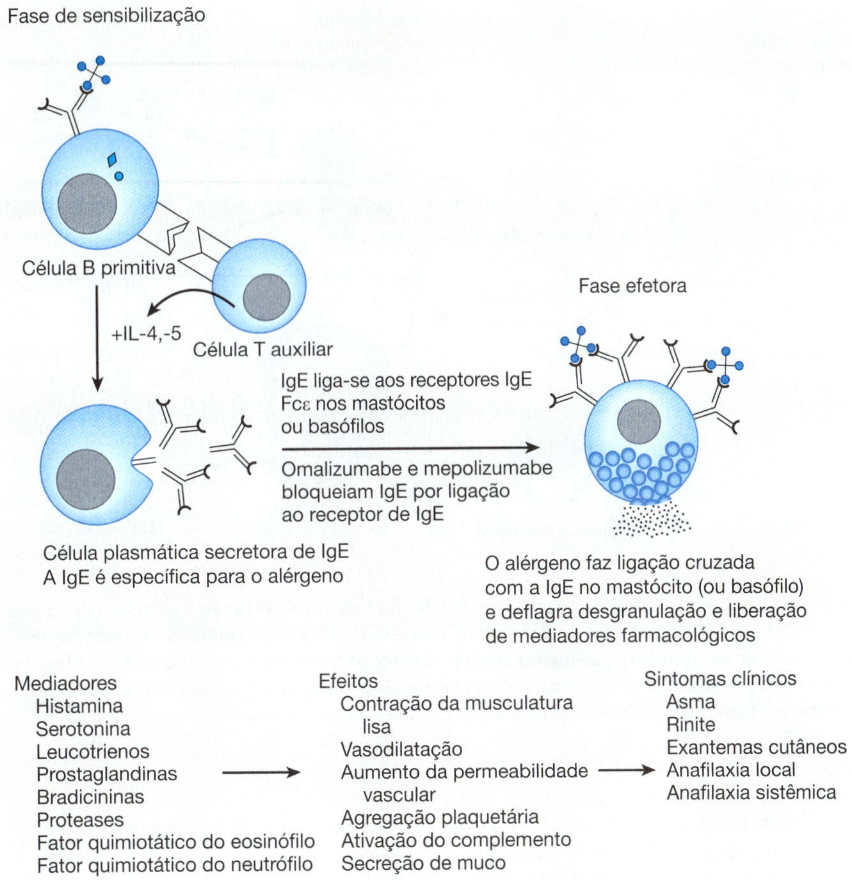

FIGURA 55-5 Mecanismo da hipersensibilidade de tipo I. A exposição inicial ao alérgeno (**fase de sensibilização**) leva à produção de IgE por plasmócitos diferenciados de células B específicas para o alérgeno (não representadas). A IgE secretada liga-se aos receptores IgE-específicos (FcεR) nos basófilos sanguíneos e mastócitos teciduais. A reexposição ao alérgeno leva à ligação cruzada da IgE ligada à membrana (**fase efetora**). Essa ligação cruzada causa a desgranulação dos grânulos citoplasmáticos e a liberação de mediadores que induzem vasodilatação, contração da musculatura lisa e aumento da permeabilidade vascular. Esses efeitos levam aos sintomas clínicos característicos da hipersensibilidade do tipo I. O omalizumabe impede que a IgE se ligue aos receptores de IgE nos mastócitos e basófilos, evitando a desgranulação.

Nesses pacientes, a penicilina se liga aos eritrócitos ou a outros tecidos do hospedeiro para formar um neoantígeno, que provoca a produção de anticorpos capazes de induzir lise eritrocitária mediada por complemento. Em algumas circunstâncias, a administração subsequente do medicamento pode levar à anafilaxia sistêmica (hipersensibilidade do tipo I).

3. *Tipo III* A hipersensibilidade do tipo III se deve à presença de concentrações elevadas de complexos antígeno-anticorpo na circulação, que, por fim, se depositam nas membranas basais dos tecidos e dos vasos. O depósito de imunocomplexos ativa o complemento para produzir componentes com atividades anafilotóxicas e quimiotáticas (C5a, C3a, C4a), que aumentam a permeabilidade vascular e recrutam neutrófilos para o sítio com depósito do complexo. A deposição de complexo e a ação das enzimas líticas liberadas por neutrófilos podem gerar exantemas cutâneos, glomerulonefrite e artrite nesses indivíduos. Quando os pacientes apresentam hipersensibilidade do tipo III contra um determinado antígeno, os sintomas clínicos costumam ocorrer 3 a 4 dias após a exposição ao antígeno.

4. *Tipo IV: hipersensibilidade do tipo tardia* Diferentemente das hipersensibilidades de tipo I, II e III, a hipersensibilidade do tipo tardia (DTH, do inglês *delayed-type hypersensitivity*) é mediada por células, e as respostas ocorrem 2 a 3 dias após a exposição ao antígeno sensibilizador. A DTH é provocada por células TH1 DTH antígeno-específicas e induz resposta inflamatória local, que causa lesão tecidual caracterizada por influxo de células inflamatórias *inespecíficas* para o antígeno, principalmente macrófagos. Essas células são recrutadas sob a influência de citocinas produzidas pelas células TH1 (Figura 55-6), que são quimiotáticas para monócitos e para neutrófilos circulantes, induzem mielopoiese e ativam os macrófagos. Os macrófagos ativados são os principais responsáveis pela lesão tecidual associada à DTH. Embora sejam consideradas deletérias, as respostas de DTH são muito efetivas para a eliminação de infecções causadas por patógenos intracelulares, como *Mycobacterium tuberculosis* e espécies de *Leishmania*. As manifestações clínicas da DTH incluem **hipersensibilidades à tuberculina** e **de contato**. Confirma-se exposição à tuberculose com um teste cutâneo de DTH. As respostas são consideradas positivas quando há eritema e induração causados por acúmulo dos macrófagos e de

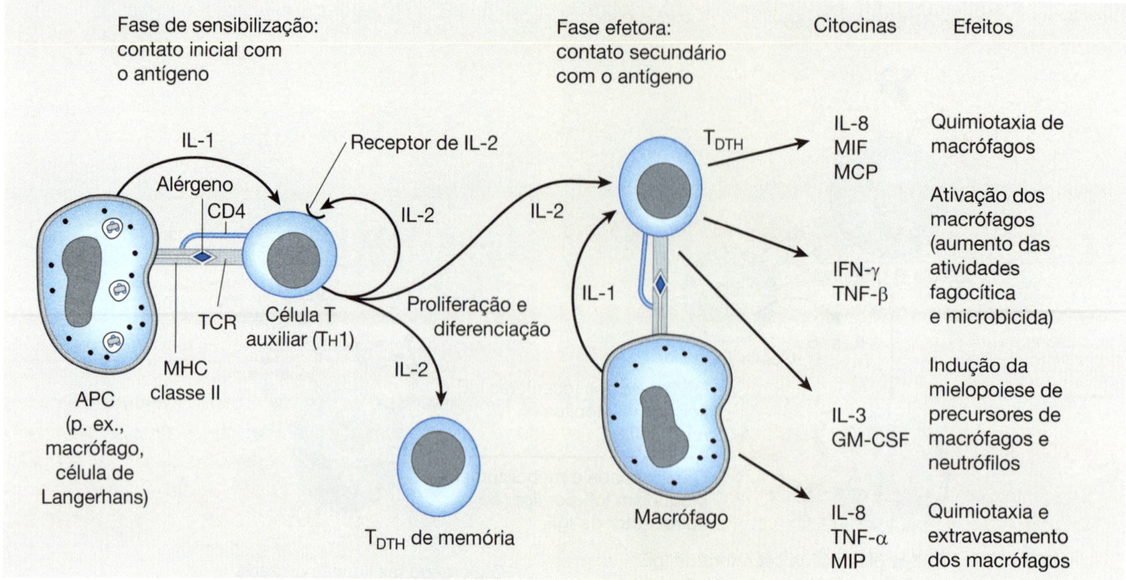

FIGURA 55-6 Mecanismo da hipersensibilidade de tipo IV (DTH). Na **fase de sensibilização**, o alérgeno processado (p. ex., toxicodendro) é apresentado às células TH1 CD4 por APCs em associação com o MHC classe II. As células T são induzidas a expressar os receptores IL-2 e são estimuladas a proliferar e a se diferenciar em células T_{DTH} de memória. O contato secundário com o antígeno deflagra a **fase efetora**, em que as células T_{DTH} liberam citocinas, que atraem e ativam macrófagos e neutrófilos inflamatórios inespecíficos. Essas células apresentam aumento de atividades fagocítica e microbicida e liberam grandes quantidades de enzimas líticas, que causam extensa lesão tecidual.

células T DTH (T_{DTH}) no local de injeção da tuberculina. O **toxicodendro** (hera venenosa) é a causa mais comum de hipersensibilidade de contato, em que o pentadecacatecol, a substância química lipofílica no toxicodendro, modifica o tecido celular e resulta em resposta de célula T DTH.

Autoimunidade

A doença autoimune surge quando o corpo desenvolve uma resposta imune contra si próprio devido à falha em diferenciar os tecidos próprios e as células de antígenos estranhos (não próprios) ou à perda da autotolerância. Esse fenômeno deriva da ativação de linfócitos T e B autorreativos, que geram respostas imunes humorais ou mediadas por células direcionadas contra antígenos próprios. As consequências patológicas dessa reatividade são diversos tipos de doenças autoimunes. As doenças autoimunes são altamente complexas, em razão da genética do MHC, das condições ambientais, das patologias infecciosas e da regulação imune disfuncional. Entre os exemplos dessas doenças, estão artrite reumatoide, lúpus eritematoso sistêmico, esclerose múltipla e diabetes melito tipo 1 [DM1]). Na artrite reumatoide, são produzidos anticorpos IgM (fatores reumatoides) que reagem com a porção Fc da IgG e podem formar imunocomplexos que ativam a cascata do complemento, provocando a inflamação crônica das articulações e dos rins. No lúpus eritematoso sistêmico, são produzidos anticorpos contra DNA, histonas, eritrócitos, plaquetas e outros componentes celulares. Na esclerose múltipla e no DM1, o ataque autoimune celular destrói, respectivamente, a mielina que circunda as células nervosas e as células β da ilhota pancreática produtoras de insulina. No DM1, acredita-se que as células T CD4 DTH ativadas, que se infiltram nas ilhotas de Langerhans e reconhecem os próprios peptídeos da célula β da ilhota, produzem citocinas que estimulam os macrófagos a produzir enzimas líticas, que destroem as células β da ilhota. Autoanticorpos direcionados contra antígenos da célula β da ilhota são produzidos, porém não contribuem de maneira significativa para a doença.

Doenças de imunodeficiência

As doenças de imunodeficiência resultam de função inadequada no sistema imune. As consequências incluem aumento da suscetibilidade às infecções e maior duração e gravidade da doença. Elas são congênitas ou surgem de fatores extrínsecos, como infecções bacterianas ou virais ou tratamento com fármacos. Os indivíduos afetados, com frequência, sucumbem às infecções provocadas por organismos oportunistas de baixa patogenicidade para o hospedeiro imunocompetente. Os exemplos de doenças de imunodeficiência congênita adquiridas incluem agamaglobulinemia ligada ao X, síndrome de DiGeorge e imunodeficiência combinada grave (IDCG) devido à deficiência de adenosina deaminase (ADA).

A agamaglobulinemia ligada ao X é uma doença que afeta o sexo masculino e se caracteriza por falha dos linfócitos B imaturos em amadurecer em plasmócitos produtores de anticorpos. Esses indivíduos são suscetíveis a infecções bacterianas recorrentes, embora as respostas celulares contra vírus e fungos estejam preservadas. A síndrome de DiGeorge decorre da ausência de desenvolvimento do timo, o que resulta em redução das respostas de células T (T_{DTH}, CTLs), ao passo que a resposta humoral permanece funcional, mas não se beneficia da ajuda das células T.

A enzima ADA normalmente impede o acúmulo da desoxi-ATP tóxica nas células. A desoxi-ATP é particularmente tóxica para os linfócitos e leva à morte das células T e B. A ausência da enzima, portanto, resulta em IDCG. A infusão da enzima purificada (**pegademase**, de fontes bovinas [não disponível no Brasil]) e a transferência de linfócitos modificados para o gene *ADA* foram utilizadas com sucesso para tratar essa doença.

A aids representa o exemplo clássico de doença de imunodeficiência causada por infecção viral extrínseca. Nesse caso, o vírus da imunodeficiência humana (HIV). Esse vírus apresenta forte tropismo pelas células T auxiliares CD4 e essas células são depletadas, desencadeando o aumento da frequência de infecções oportunistas e neoplasias nos indivíduos afetados. A aids também se caracteriza por desequilíbrio nas células TH1 e TH2, e as proporções das células e suas funções são desviadas no sentido da TH2, resultando em perda da atividade do linfócito T citotóxico, perda da hipersensibilidade tardia e hipergamaglobulinemia.

TERAPIA IMUNOSSUPRESSORA

Os fármacos imunossupressores se mostraram muito úteis para minimizar a ocorrência ou o impacto dos efeitos deletérios das respostas imunes exageradas ou inadequadas. Infelizmente, esses fármacos também têm potencial de causar doença e de aumentar o risco de infecção e de neoplasias.

GLICOCORTICOIDES

Os glicocorticoides (corticosteroides) foram os primeiros fármacos hormonais reconhecidos como portadores de propriedades linfolíticas. A administração de qualquer glicocorticoide reduz o tamanho e o conteúdo tumoral dos linfonodos e do baço, embora esses fármacos não tenham qualquer efeito tóxico sobre as células-tronco mieloides ou eritroides em proliferação na medula óssea.

Acredita-se que os glicocorticoides interfiram com o ciclo celular das células linfoides ativadas. O seu mecanismo de ação é descrito no Capítulo 39. Os glicocorticoides são bastante citotóxicos para determinados subgrupos de células T, mas seus efeitos imunes provavelmente ocorrem devido à sua capacidade de modificar as funções celulares, e não à citotoxicidade direta. Embora a imunidade celular seja mais afetada que a humoral, a resposta primária de anticorpos pode ser reduzida; com o uso continuado, as respostas de anticorpos estabelecidas de forma prévia também são diminuídas. Além disso, a administração contínua de corticosteroides aumenta a taxa catabólica fracionada da IgG, a principal classe de anticorpos imunoglobulínicos, reduzindo, assim, a concentração efetiva de anticorpos específicos. A hipersensibilidade de contato mediada por células T DTH, por exemplo, costuma ser suprimida pela terapia com glicocorticoides.

Os glicocorticoides são utilizados em uma ampla variedade de doenças (Tabela 55-1). Acredita-se que as propriedades imunossupressoras e anti-inflamatórias desses fármacos contribuam para os seus efeitos benéficos em doenças como púrpura trombocitopênica idiopática e artrite reumatoide. Os glicocorticoides modulam as reações alérgicas e são úteis no tratamento de doenças como asma ou para pré-medicação de outros fármacos (p. ex., hemoderivados, quimioterapia) que poderiam causar respostas imunes indesejáveis. Os glicocorticoides representam a terapia imunossupressora de primeira escolha para receptores de transplante de órgão sólido e de células-tronco hematopoiéticas, com resultados variáveis. As toxicidades da terapia com glicocorticoides em longo prazo podem ser graves, e são discutidas no Capítulo 39.

INIBIDORES DA CALCINEURINA

Ciclosporina

A ciclosporina (ciclosporina A, CSA) é um fármaco imunossupressor com eficácia no transplante de órgãos humanos, no tratamento da doença do enxerto contra hospedeiro (DEVH) após transplante de células-tronco hematopoiéticas e no tratamento de distúrbios autoimunes selecionados. A ciclosporina é um antibiótico peptídico que parece atuar em um estágio inicial na diferenciação das células T induzida por receptor de antígeno e que bloqueia a sua ativação. A ciclosporina se liga à ciclofilina, membro de uma classe de proteínas intracelulares denominada imunofilinas. A ciclosporina e a ciclofilina formam um complexo que inibe a fosfatase citoplasmática, calcineurina, necessária para a ativação de um fator de transcrição específico para células T. Esse fator de transcrição, NF-AT, está envolvido na síntese de interleucinas (p. ex., IL-2) por células T ativadas. Estudos *in vitro* indicaram que a ciclosporina inibe a transcrição dos genes da IL-2, da IL-3, da IFN-γ e de outros fatores produzidos pelas células T estimuladas por antígeno, mas não bloqueia o efeito desses fatores sobre as células T estimuladas, tampouco bloqueia a interação com o antígeno.

A ciclosporina pode ser administrada por via intravenosa ou oral, embora seja absorvida de forma lenta e incompleta (20-50%). O fármaco absorvido é metabolizado principalmente pelo sistema enzimático do citocromo P540 3A (CYP3A) no fígado, o que resulta em múltiplas interações medicamentosas. Essa propensão à interação medicamentosa contribui para a significativa variabilidade da biodisponibilidade interpacientes, de modo que a ciclosporina requer ajustes de dose a cada paciente com base nas concentrações sanguíneas no estado de equilíbrio e nas faixas terapêuticas desejadas para o fármaco. Atualmente, a solução oftálmica de ciclosporina está disponível para tratar a síndrome do olho seco grave, bem como a DEVH ocular. A ciclosporina inalada está sendo investigada para uso no transplante de pulmão.

As toxicidades são numerosas e incluem nefrotoxicidade, hipertensão, hiperglicemia, disfunção hepática, hipercalemia, alteração do estado mental, convulsões e hirsutismo. A ciclosporina causa poucos efeitos tóxicos na medula óssea. Embora se tenha observado aumento da incidência de linfoma e de outros cânceres (sarcoma de Kaposi, câncer de pele) nos receptores de transplante tratados com ciclosporina, outros fármacos imunossupressores também podem predispor receptores ao câncer. Algumas evidências sugerem que tumores podem surgir após o tratamento com ciclosporina, pois o fármaco induz o TGF-β, que promove invasão e metástase tumoral.

A ciclosporina pode ser utilizada de forma isolada ou em associação com outros imunossupressores, principalmente os glicocorticoides. Ela tem sido utilizada como imunossupressor único para transplante cadavérico de rim, pâncreas e fígado, tendo se mostrado muito útil também no transplante cardíaco. Em associação com metotrexato, a ciclosporina forma o esquema profilático padrão para evitar a DEVH após o transplante de células-tronco alogênico. A ciclosporina também se mostrou útil em várias doenças autoimunes, incluindo uveíte, artrite reumatoide, psoríase e asma. A sua associação com fármacos mais modernos tem demonstrado considerável eficácia em quadros clínicos e experimentais nos quais se faz necessária uma imunossupressão efetiva e menos tóxica. As formulações mais recentes de ciclosporina estão melhorando a adesão do paciente (pílulas menores e de melhor sabor) e aumentando a biodisponibilidade.

TABELA 55-1 Indicações clínicas dos fármacos imunossupressores

Fonte	Fármacos imunofarmacológicos utilizados	Resposta
Doenças autoimunes		
Púrpura trombocitopênica idiopática (PTI)	Prednisona,[1] vincristina, ocasionalmente, ciclofosfamida, mercaptopurina ou azatioprina; comumente, gamaglobulina em dose alta, imunoadsorção plasmática ou plasmaférese	Geralmente boa
Anemia hemolítica autoimune	Prednisona,[1] ciclofosfamida, clorambucila, mercaptopurina, azatioprina, gamaglobulina em dose alta	Geralmente boa
Glomerulonefrite aguda	Prednisona,[1] mercaptopurina, ciclofosfamida	Geralmente boa
Anticorpos adquiridos para o fator XIII	Ciclofosfamida mais fator XIII	Geralmente boa
Distúrbios teciduais autorreativos (doenças autoimunes)[2]	Prednisona, ciclofosfamida, metotrexato, alfainterferona e betainterferona, azatioprina, ciclosporina, infliximabe, etanercepte, adalimumabe	Frequentemente boa, variável
Doença isoimune		
Doença hemolítica do recém-nascido	Imunoglobulina $Rh_0(D)$	Excelente
Transplante de órgão		
Renal	Ciclosporina, azatioprina, prednisona, ALG, OKT3, tacrolimo, basiliximabe,[3] daclizumabe,[3] sirolimo	Muito boa
Coração	Ciclosporina, azatioprina, prednisona, ALG, OKT3, tacrolimo, basiliximabe,[3] daclizumabe,[3] sirolimo	Boa
Fígado	Ciclosporina, prednisona, azatioprina, tacrolimo, sirolimo	Razoável
Medula óssea	Ciclosporina, ciclofosfamida, prednisona, metotrexato, ALG	Boa
Prevenção da proliferação celular		
Stents coronarianos	Sirolimo (*stent* impregnado)	Boa
Degeneração macular neovascular	Ranibizumabe (aprovado), bevacizumabe (não indicado em bula para esta finalidade)	Razoável

[1]Fármacos de escolha.
[2]Incluindo lúpus eritematoso sistêmico, artrite reumatoide, esclerodermia, dermatomiosite, doença do tecido misto, esclerose múltipla, granulomatose de Wegener, hepatite ativa crônica, nefrose lipoide e doença inflamatória intestinal.
[3]Basiliximabe e daclizumabe estão aprovados apenas para uso em transplante renal.
ALG, globulina antilinfocitaria heterologa (do inglês *heterologous antilymphocyte globulin*); OKT3, muromonabe CD3.

Tacrolimo

O tacrolimo (FK506) é um antibiótico macrolídeo imunossupressor produzido pelo *Streptomyces tsukubaensis*. O medicamento não está quimicamente relacionado com a ciclosporina, porém seus mecanismos de ação são similares. Ambos os fármacos se ligam às peptidil-propil isomerases citoplasmáticas, que são abundantes em todos os tecidos. Enquanto a ciclosporina se liga à ciclofilina, o tacrolimo se liga à imunofilina proteína de ligação FK (FKBP, do inglês *FK-binding protein*). Ambos os complexos inibem a calcineurina, necessária para a ativação do fator de transcrição específico para a célula T NF-AT.

Com base no peso, o tacrolimo é 10 a 100 vezes mais potente que a ciclosporina na inibição das respostas imunes. O tacrolimo é utilizado para as mesmas indicações que a ciclosporina, em particular no transplante de órgãos e de células-tronco. Estudos multicêntricos nos Estados Unidos e na Europa indicaram que as sobrevidas tanto do enxerto como do paciente são similares para os dois fármacos. O tacrolimo provou ser uma terapia eficaz para prevenir a rejeição em pacientes com transplante de órgãos sólidos, mesmo após o fracasso da terapia de rejeição padrão, incluindo anticorpos anticélulas T. Atualmente, ele é considerado um fármaco profilático padrão (em geral, em associação com metotrexato ou micofenolato de mofetila) para a DEVH.

O tacrolimo pode ser administrado por via oral ou intravenosa. A meia-vida da forma intravenosa é de cerca de 9 a 12 horas. Assim como a ciclosporina, o tacrolimo é metabolizado principalmente por enzimas CYP no fígado, com potencial para interações medicamentosas. A dose é determinada pela concentração sanguínea mínima no estado de equilíbrio. Os seus efeitos tóxicos são semelhantes àqueles da ciclosporina e incluem nefrotoxicidade, neurotoxicidade, hiperglicemia, hipertensão, hipercalemia e queixas gastrintestinais.

Em razão da efetividade do tacrolimo sistêmico em algumas doenças dermatológicas, atualmente, está disponível uma preparação tópica. A pomada de tacrolimo é utilizada na terapia da dermatite atópica e da psoríase.

INIBIDORES DO SINAL DE PROLIFERAÇÃO

Em uma nova classe de fármacos imunossupressores, denominada inibidores do sinal de proliferação (PSIs, do inglês *proliferation-signal inhibitors*), estão incluídos o **sirolimo** (rapamicina) e seu derivado, **everolimo**. O mecanismo de ação dos PSIs difere daquele dos inibidores da calcineurina. Os PSI se ligam à imunofilina circulante proteína 12 de ligação do FK506, resultando em um complexo ativo que bloqueia o alvo molecular da rapamicina (mTOR, do inglês *molecular target of rapamycin*). O mTOR é um componente essencial de uma complexa via de sinalização intracelular envolvida em processos celulares, como crescimento e proliferação celular, angiogênese e metabolismo. Dessa maneira, o bloqueio do mTOR pode, por fim, levar à inibição da proliferação de células T induzida por interleucinas. Tanto o everolimo como o sirolimo podem inibir a proliferação de células B e a produção de imunoglobulinas.

O sirolimo está disponível apenas em apresentação de uso oral. A sua meia-vida é de aproximadamente 60 horas, ao passo que a do everolimo é de cerca de 43 horas. Ambos os fármacos são rapidamente absorvidos, e a sua eliminação é semelhante à da ciclosporina e à do tacrolimo, sendo substratos tanto de enzimas CYP3A quanto da glicoproteína-P. Em consequência, podem ocorrer interações medicamentosas significativas. Por exemplo, o uso com ciclosporina pode aumentar as concentrações plasmáticas do sirolimo e do everolimo, de modo que essas substâncias precisam ser monitoradas. Os limites para a dose-alvo desses fármacos variam em função da indicação clínica.

O sirolimo tem sido utilizado efetivamente isolado e em associação com outros imunossupressores (corticosteroides, ciclosporina, tacrolimo e micofenolato de mofetila) para evitar a rejeição de aloenxertos de órgãos sólidos. Ele é empregado para profilaxia e tratamento da DEVH aguda e crônica refratária a esteroides em receptores de transplante de células-tronco hematopoiéticas. O sirolimo tópico também é empregado em algumas doenças dermatológicas e, em associação com a ciclosporina, no tratamento da uveorretinite. Recentemente, demonstrou-se que os *stents* coronarianos com eluição de sirolimo reduzem a taxa de reestenose e outros eventos cardíacos adversos em pacientes com doença arterial coronariana grave. O everolimo é o fármaco que, mais recentemente, demonstrou eficácia clínica semelhante à do sirolimo em receptores de transplante de órgão sólido. Ele está sendo investigado como fármaco terapêutico adicional para o tratamento da vasculopatia crônica de aloenxerto cardíaco.

Entre as possíveis toxicidades dos PSI, estão mielossupressão profunda (principalmente trombocitopenia), hepatotoxicidade, diarreia, hipertrigliceridemia, pneumonite e cefaleia. Como a nefrotoxicidade é uma grande preocupação quando se administram inibidores da calcineurina, e considerando que a toxicidade renal é menos comum com os PSI, tem havido interesse crescente no uso precoce desses fármacos. No entanto, o seu uso crescente nos esquemas de transplante de células-tronco para profilaxia da DEVH revelou maior incidência de síndrome hemolítico-urêmica, principalmente quando associados com o tacrolimo.

O **tofacitinibe** inibe as enzimas JAK que estimulam a hematopoiese e a função das células imunológicas em resposta à sinalização de citocinas ou de fator de crescimento. Ele reduz as células NK circulantes, as imunoglobulinas séricas e a proteína C reativa. É aprovado para adultos com artrite reumatoide moderada a grave. O tofacitinibe tem uma tarja preta de advertência para infecções graves e neoplasias, semelhantes aos Mabs anti-TNF-α (ver adiante).

MICOFENOLATO DE MOFETILA

O micofenolato de mofetila é um derivado semissintético do ácido micofenólico, isolado a partir do fungo *Penicillium glaucus. In vitro*, o medicamento inibe as respostas dos linfócitos T e B, incluindo as respostas mitogênica e linfocitária mista, provavelmente por meio de inibição da síntese de purinas. O micofenolato de mofetila é hidrolisado em ácido micofenólico, a molécula imunossupressora ativa, e é sintetizado e administrado como micofenolato de mofetila para aumento da biodisponibilidade.

O micofenolato de mofetila está disponível nas formas oral e intravenosa. A forma oral é rapidamente metabolizada em ácido micofenólico. Embora o sistema de enzimas CYP3A não esteja envolvido, ainda ocorrem algumas interações medicamentosas. As concentrações plasmáticas do medicamento devem ser monitoradas com frequência.

O micofenolato de mofetila é utilizado em pacientes de transplante de órgãos sólidos para rejeição refratária e, em associação com a prednisona, como alternativa para a ciclosporina ou o tacrolimo nos pacientes que não toleram esses fármacos. As suas propriedades antiproliferativas o tornam o fármaco de primeira escolha para prevenção ou redução da vasculopatia crônica em aloenxerto nos receptores de transplante cardíaco. O micofenolato de mofetila é utilizado para profilaxia e tratamento da DEVH, tanto aguda como crônica, nos pacientes de transplante de células-tronco hematopoiéticas. As aplicações imunossupressoras mais modernas para o micofenolato de mofetila incluem nefrite lúpica, artrite reumatoide, doença inflamatória intestinal e alguns distúrbios dermatológicos.

As toxicidades incluem distúrbios gastrintestinais (náuseas e vômitos, diarreia, dor abdominal), cefaleia, hipertensão e mielossupressão reversível (principalmente neutropenia).

TALIDOMIDA

A talidomida é um fármaco sedativo por via oral que foi retirado do mercado na década de 1960 em razão dos seus desastrosos efeitos teratogênicos quando utilizada durante a gravidez. No entanto, ela tem ações imunomodulatórias significativas e está atualmente em uso ativo ou em ensaios clínicos para mais de 40 doenças diferentes. A talidomida inibe a angiogênese e tem efeitos anti-inflamatórios e imunomoduladores. Ela inibe o TNF-α, reduz a fagocitose por neutrófilos, aumenta a produção de IL-10, altera a expressão de moléculas de adesão e aumenta a imunidade celular por meio de interações com as células T. As complexas ações da talidomida continuam a ser estudadas, à medida que sua utilização clínica evolui.

Atualmente, a talidomida é utilizada para o tratamento de mieloma múltiplo no diagnóstico inicial e para doença refratária recorrente (ver Capítulo 54). Em geral, os pacientes mostram sinais de resposta em 2 a 3 meses a partir do início da administração, com taxas de resposta de 20 a 70%. Quando associada com a dexametasona, as taxas de resposta no mieloma chegam a 90% ou mais em alguns estudos. Muitos pacientes apresentam respostas duradouras, de até 12 a 18 meses na doença refratária e por mais tempo em alguns pacientes tratados por ocasião do diagnóstico. O sucesso da talidomida no mieloma levou a inúmeros ensaios clínicos em outras patologias, como síndrome mielodisplásica, leucemia mieloide aguda e DEVH, bem como em tumores sólidos, como câncer de cólon, carcinoma de células renais, melanoma e câncer de próstata, com resultados variados até o momento. A talidomida foi utilizada por muitos anos para o tratamento de algumas manifestações da hanseníase, e foi reintroduzida nos Estados Unidos para tratar eritema nodoso hansênico. Ela também é útil no controle das manifestações cutâneas do lúpus eritematoso.*

O perfil de reações adversas da talidomida é extenso. A toxicidade mais importante é a teratogenicidade. Em virtude desse efeito, a prescrição e o uso desse fármaco são rigorosamente regulados pelo fabricante. As outras reações adversas da talidomida incluem neuropatia periférica, constipação, exantemas, fadiga, hipotireoidismo

*N. de R.T. No Brasil, as indicações em bula aprovadas pela Anvisa são eritema nodoso hansênico ou reação tipo II, úlcera aftoide idiopática em pacientes que convivem com HIV, doença do enxerto contra o hospedeiro, lúpus eritematoso (em qualquer de suas formas clínicas), mieloma múltiplo refratário à quimioterapia e síndrome mielodisplásica.

e risco aumentado de trombose venosa profunda. A trombose é suficientemente frequente, em particular em pessoas com neoplasia hematológica, para que a maioria dos pacientes receba algum tipo de anticoagulante quando se inicia o tratamento com a talidomida.

Em razão do perfil grave de toxicidade desse fármaco, esforços têm sido envidados para o desenvolvimento de análogos. Os derivados imunomoduladores da talidomida são denominados **IMiDs**. Alguns IMiDs são muito mais potentes que a talidomida na regulação de citocinas e nos efeitos sobre a proliferação de células T. A **lenalidomida** é um IMiD de uso oral que, nos estudos em animais e *in vitro*, mostrou-se semelhante à talidomida em sua ação, porém com menor toxicidade, em particular quanto à teratogenicidade. A lenalidomida foi aprovada pela FDA quando ensaios demonstraram a sua efetividade no tratamento da síndrome mielodisplásica com a deleção do cromossomo 5q31. Ensaios clínicos usando lenalidomida no tratamento de mieloma múltiplo demonstraram eficácia semelhante, levando à sua aprovação para uso no mieloma primário e recorrente/refratário. A **pomalidomida** (originalmente denominada CC-4047) é o IMiD oral mais recente aprovado pela FDA. Assim como os demais IMiDs, ela tem diversos mecanismos de ação, incluindo atividade antiangiogênica, inibição do TNF-α e estimulação da apoptose e da atividade citotóxica de células T. A maior parte dos ensaios clínicos com a pomalidomida teve como alvo pacientes com mieloma múltiplo recorrente-refratário, indicação para a qual o fármaco foi aprovado pela FDA em 2013. Tanto a lenalidomida quanto a pomalidomida têm perfis de efeitos colaterais semelhantes aos da talidomida.

FÁRMACOS CITOTÓXICOS

Azatioprina

A azatioprina é um profármaco da mercaptopurina e, assim como esta, funciona como antimetabólito (ver Capítulo 54). Embora a sua ação seja presumivelmente mediada pela conversão em mercaptopurina e metabólitos adicionais, a azatioprina tem sido mais utilizada do que a mercaptopurina para a imunossupressão em humanos. Esses fármacos representam protótipos do grupo antimetabólito dos fármacos imunossupressores citotóxicos. Muitos outros fármacos que matam células proliferativas parecem funcionar em um nível semelhante na resposta imune.

A azatioprina é bem absorvida no trato gastrintestinal e é metabolizada principalmente em mercaptopurina. A xantina oxidase desdobra uma grande parte do componente ativo em ácido 6-tioúrico para excreção na urina. Após a administração da azatioprina, pequenas quantidades do fármaco inalterado e de mercaptopurina também são excretadas pelo rim, e é possível que haja aumento de até 2 vezes na toxicidade nos pacientes anéfricos ou anúricos. Como uma grande parte da inativação do fármaco depende da xantina oxidase, os pacientes que também estejam sendo tratados com alopurinol (ver Capítulos 36 e 54) para controle de hiperuricemia devem ter a dose de azatioprina reduzida para um quarto a um terço da quantidade usual, a fim de evitar toxicidade excessiva.

A azatioprina e a mercaptopurina parecem produzir imunossupressão por interferência com o metabolismo de purina de ácido nucleico nas etapas que são necessárias para a onda de proliferação de células linfoides que sucede a estimulação antigênica. Assim, os análogos da purina são fármacos citotóxicos que destroem as células linfoides estimuladas. Embora a síntese continuada de RNA mensageiro seja necessária para a síntese sustentada de anticorpos pelos plasmócitos, esses análogos parecem ter menos efeito sobre esse processo do que sobre a síntese de ácido nucleico nas células em proliferação. A imunidade celular e as respostas primária e secundária de anticorpos séricos podem ser bloqueadas por esses fármacos.

A azatioprina e a mercaptopurina parecem ser benéficas para a manutenção de aloenxertos renais, e talvez tenham valor no transplante de outros tecidos. Esses antimetabólitos também têm sido utilizados com algum sucesso no tratamento de pacientes com glomerulonefrite aguda, no componente renal do lúpus eritematoso sistêmico e em alguns casos de artrite reumatoide, doença de Crohn e esclerose múltipla. Ocasionalmente, os fármacos foram utilizados na púrpura trombocitopênica idiopática resistente à prednisona e nas anemias hemolíticas autoimunes.

O principal efeito tóxico da azatioprina e da mercaptopurina é a supressão da medula óssea, em geral manifestada como leucopenia, embora possam ocorrer anemia e trombocitopenia. Ocorrem exantemas cutâneos, febre, náuseas, vômitos e, por vezes, diarreia, com os sintomas gastrintestinais sendo percebidos principalmente com doses mais altas. A disfunção hepática, manifesta por concentrações séricas muito elevadas de fosfatase alcalina e icterícia leve, ocorre ocasionalmente, em particular nos pacientes com disfunção hepática preexistente.

Ciclofosfamida

O fármaco alquilante ciclofosfamida é um dos fármacos imunossupressores mais eficazes disponíveis. A ciclofosfamida destrói as células linfoides em proliferação (ver Capítulo 54), mas também parece alquilar algumas células em repouso. Observou-se que doses muito altas (p. ex., > 120 mg/kg por via intravenosa durante vários dias) podem induzir uma aparente tolerância específica a um novo antígeno quando o fármaco é administrado junto ou pouco tempo após esse antígeno. Em doses menores, a ciclofosfamida tem sido eficaz contra doenças autoimunes (inclusive lúpus eritematoso sistêmico) e nos pacientes com anticorpos adquiridos para o fator XIII e síndromes hemorrágicas, anemia hemolítica autoimune, aplasia pura da série vermelha induzida por anticorpo e granulomatose de Wegener.

O tratamento com doses altas de ciclofosfamida implica risco considerável de pancitopenia, de modo que geralmente é associado com procedimentos de resgate de células-tronco (transplante). Embora a ciclofosfamida pareça induzir tolerância para enxertos de medula ou de células imunes, a sua utilização não impede a DEVH subsequente, que pode ser grave ou letal quando o doador apresenta histocompatibilidade cruzada inadequada (apesar da imunossupressão intensa induzida por altas doses de ciclofosfamida). O fármaco também pode causar cistite hemorrágica, que pode ser prevenida ou tratada com **mesna**. As demais reações adversas da ciclofosfamida são náuseas, vômitos, toxicidade cardíaca e distúrbios eletrolíticos.

Inibidores da síntese de pirimidina

A **leflunomida** é um profármaco de um inibidor da síntese de pirimidina. A **teriflunomida** é o principal metabólito ativo da leflunomida. Ambas inibem, de forma reversível, a enzima mitocondrial di-hidrorotato desidrogenase envolvida na síntese de pirimidina, o que, em última análise, resulta em redução da ativação de linfócitos. Ambas têm atividade anti-inflamatória, além de propriedades imunomoduladoras.

A leflunomida é ativa por via oral, e o metabólito ativo apresenta meia-vida longa de várias semanas. Assim, o fármaco deve ser iniciado com uma dose de ataque, porém pode ser administrado 1 vez ao dia depois de atingir o estado de equilíbrio. No momento, a leflunomida está aprovada apenas para o tratamento de artrite reumatoide, embora haja estudos em andamento associando a leflunomida com o micofenolato de mofetila para vários distúrbios cutâneos autoimunes e inflamatórios, assim como para a preservação de aloenxertos em transplante de órgão sólido. A leflunomida também parece (a partir de dados em murinos) ter atividade antiviral. As reações adversas incluem elevação das enzimas hepáticas com algum risco de lesão hepática e de comprometimento renal. Os pacientes com doença hepática grave não devem ser tratados com leflunomida. Esse fármaco é teratogênico e contraindicado na gravidez. Foram relatados efeitos cardiovasculares (angina, taquicardia) com baixa frequência.

A teriflunomida está aprovada pela FDA para o tratamento de **esclerose múltipla recorrente-remitente**. Embora tenha efeito imunomodulador, o mecanismo de ação exato no tratamento da esclerose múltipla não está esclarecido. A hipótese é de que a teriflunomida reduza o número de linfócitos ativados no sistema nervoso central. Trata-se de um medicamento para administração oral, 1 vez ao dia, que, diferentemente da leflunomida, não requer dose de ataque. O perfil de efeitos colaterais da teriflunomida é semelhante ao da leflunomida, e o medicamento está contraindicado em gestantes e em pacientes com doença hepática grave. A incidência de neutropenia em pacientes que fazem uso do medicamento é de 15%, e 10% dos pacientes apresentam redução na contagem de plaquetas.

Hidroxicloroquina

A hidroxicloroquina é um fármaco antimalárico com propriedades imunossupressoras. Acredita-se que ela suprima o processamento de antígeno intracelular e o carreamento de peptídeos nas moléculas MHC classe II ao aumentar o pH dos compartimentos lisossomal e endossomal, reduzindo, assim, a ativação de células T.

Em razão dessas atividades imunossupressoras, a hidroxicloroquina é utilizada para tratar algumas doenças autoimunes (ver Capítulo 36), como artrite reumatoide e lúpus eritematoso sistêmico. Ela também tem sido utilizada para tratar e evitar a DEVH após transplante de células-tronco alogênicas. A hidroxicloroquina não demonstrou beneficiar o tratamento da covid-19.

Outros fármacos citotóxicos

Outros fármacos citotóxicos, incluindo **metotrexato**, **vincristina** e **citarabina** (ver Capítulo 54), também têm propriedades imunossupressoras. O metotrexato tem sido extensivamente utilizado na artrite reumatoide (ver Capítulo 36) e no tratamento da DEVH. Embora os outros fármacos possam ser utilizados para a imunossupressão, a sua utilização não foi tão ampla quanto a dos antagonistas da purina, e suas indicações para imunossupressão são menos definidas. O uso do metotrexato (que pode ser administrado por via oral) parece justificado nos pacientes com reações idiossincrásicas aos antagonistas da purina. O antibiótico dactinomicina também tem sido empregado com algum sucesso em caso de rejeição iminente de transplante renal. A **vincristina** parece ser bastante útil na púrpura trombocitopênica idiopática refratária à prednisona. Demonstrou-se que o alcaloide da vinca correlato **vimblastina** previne a desgranulação de mastócitos *in vitro* ao se ligar com unidades de microtúbulos no interior da célula e evitar a liberação de histamina e outros compostos vasoativos.

A **pentostatina** é um inibidor de ADA utilizado principalmente como fármaco antineoplásico para as neoplasias linfoides; ela produz linfopenia intensa. Atualmente, esse fármaco é utilizado com frequência para a DEVH resistente a esteroides após o transplante de células-tronco alogênico, bem como nos esquemas preparatórios antes desses transplantes, de modo a produzir imunossupressão intensa e evitar a rejeição do aloenxerto.

Outros fármacos

Há três outros imunomoduladores aprovados pela FDA que são utilizados exclusivamente no tratamento de esclerose múltipla recorrente-remitente.

O **fumarato de dimetila** é o metil éster do ácido fumárico. O seu mecanismo de ação exato é desconhecido, mas parece ativar a via de transcrição do fator nuclear (derivado de eritroide 2) tipo 2 (NRF-2). A ativação da via do NRF-2 resulta em redução do estresse oxidativo, o que contribui para a desmielinização; também parece ajudar a proteger as células nervosas da inflamação. O fumarato de dimetila é administrado por via oral. A linfopenia pode ser significativa e, portanto, deve-se manter a monitoração regular da contagem de células sanguíneas, e o medicamento deve ser evitado em caso de infecção ativa. No início do tratamento, é comum haver rubor, que tende a ceder com o tempo. Outras reações adversas menos comuns são náuseas, diarreia, dor abdominal, elevação das enzimas hepáticas e eosinofilia.

O **acetato de glatirâmer** é uma mistura de polipeptídeos sintéticos e quatro aminoácidos (L-ácido glutâmico, L-alanina, L-lisina e L-tirosina) em proporção molar fixa. O seu mecanismo de imunomodulação na esclerose múltipla não está esclarecido. Há estudos que sugerem que o acetato de glatirâmer regula negativamente a resposta imune a antígenos mielínicos por meio de indução e ativação de células T supressoras que migram para o sistema nervoso central. É administrado na forma de injeção subcutânea (não intravenosa) com doses e esquemas variados. Entre os efeitos tóxicos, estão hipersensibilidade e, raramente, lipoatrofia e necrose cutânea no local da injeção. Outras possíveis reações adversas são rubor, dor torácica, dispneia, constrição da garganta e palpitação, todas leves e autolimitadas.

O **cloridrato de fingolimode** é um modulador do receptor de esfingosina 1-fosfato (S1P, do inglês *sine 1-phosphate*) ativo por via oral derivado do metabólito fúngico miriocina. O receptor de S1P (subtipo 1) controla a liberação de linfócitos dos linfonodos e do timo. O cloridrato de fingolimode é metabolizado a fosfato de fingolimode, que, em seguida, se liga ao receptor S1P e, eventualmente, reduz o número de linfócitos circulantes na periferia e no sistema nervoso central. Os receptores de S1P também estão expressos em neurônios, de modo que talvez o fingolimode afete também os processos de neurodegeneração e gliose, além de mecanismos de reparo endógeno, assim como pode resultar em linfopenia para modificar a atividade da doença em pacientes com esclerose múltipla. O fingolimode pode causar toxicidade cardíaca grave, incluindo bradicardia, prolongamento do intervalo QT e outras arritmias. Em razão dessas possíveis complicações, o fármaco requer monitoração cardíaca por 6 horas após a primeira dose administrada. O fingolimode está contraindicado em pacientes com alguns quadros preexistentes, como bloqueio cardíaco de grau II ou III, prolongamento de QT_c, infarto agudo do miocárdio recente ou insuficiência cardíaca. Outras reações adversas menos comuns são edema macular, aumento das enzimas hepáticas, cefaleia, diarreia e tosse. O medicamento é metabolizado principalmente pelo sistema

CYP; assim, é preciso cautela ao utilizá-lo em associação com outros fármacos metabolizados da mesma maneira.

O **siponimode** é um novo fármaco oral para o tratamento da esclerose múltipla progressiva secundária. Ele se liga aos receptores de esfingosina-1-fosfato, que são encontrados em linfócitos e outros tipos de células, e inibe a migração de linfócitos para o sistema nervoso central.

ANTICORPOS IMUNOSSUPRESSORES

O desenvolvimento da tecnologia do hibridoma por Milstein e Köhler, em 1975, revolucionou o campo dos anticorpos e aumentou, de forma radical, a pureza e a especificidade dos anticorpos empregados na clínica e para exames diagnósticos laboratoriais. Os hibridomas são células B fundidas a plasmocitomas imortais que secretam anticorpos monoclonais específicos para um antígeno-alvo. A indústria farmacêutica emprega equipamentos de cultura em larga escala de hibridomas para a produção de anticorpos monoclonais para a utilização em exames diagnósticos e na clínica.

Recentemente, a biologia molecular vem sendo empregada para o desenvolvimento de anticorpos monoclonais. Bibliotecas combinatoriais de cDNAs que codificam as cadeias leve e pesada de imunoglobulina expressas nas superfícies de bacteriófagos são triadas contra antígenos purificados. O resultado é um segmento de anticorpo com especificidade e alta afinidade pelo antígeno de interesse. Essa tecnologia tem sido utilizada para desenvolver anticorpos específicos para vírus (p. ex., HIV), proteínas bacterianas, antígenos tumorais e até mesmo citocinas. Diversos anticorpos desenvolvidos dessa maneira estão aprovados pela FDA para uso em seres humanos.

Outras tecnologias de engenharia genética envolvem a produção de versões quiméricas e humanizadas de anticorpos monoclonais murinos, a fim de reduzir a sua antigenicidade e aumentar a meia-vida do anticorpo no paciente. Os anticorpos murinos, administrados como tais para pacientes humanos, geram produção de anticorpos humanos anticamundongos (HAMAs), que eliminam as proteínas murinas originais com muita rapidez. A humanização envolve substituir a maior parte do anticorpo murino por regiões equivalentes humanas, ao mesmo tempo que mantêm intactas apenas as regiões antígeno-específicas variáveis. Os anticorpos quiméricos murino-humanos têm propriedades similares com substituição menos completa dos componentes murinos. *A atual convenção de denominação para essas substâncias elaboradas utiliza o sufixo "-umabe" ou "-zumabe" para os anticorpos humanizados e "-imabe" ou "-ximabe" para os produtos quiméricos.* Esses procedimentos de engenharia molecular foram bem-sucedidos na redução ou prevenção da produção de HAMAs para muitos dos anticorpos discutidos a seguir.

Anticorpos antilinfócito e antitimócito e moléculas quiméricas

Os antissoros direcionados contra linfócitos têm sido preparados esporadicamente há mais de 100 anos. Com o advento do transplante de órgãos humanos como opção terapêutica, a globulina antilinfócito heteróloga (ALG, do inglês *heterologous antilymphocyte globulin*) ganhou nova importância. A ALG e a globulina antitimócito (ATG, do inglês *antithymocyte globulin*) já estão sendo utilizadas clinicamente em muitos centros médicos, principalmente em programas de transplante (não disponíveis no Brasil). O antissoro costuma ser obtido por imunização de cavalos, carneiros ou coelhos com células linfoides humanas.

A ALG age principalmente sobre pequenos linfócitos periféricos de vida longa que circulam entre o sangue e a linfa. Com a administração continuada, os linfócitos "dependentes do timo" (T) dos folículos linfoides também são reduzidos, pois normalmente participam do *pool* de recirculação. Em consequência da destruição ou da inativação de células T, ocorre o comprometimento da hipersensibilidade tardia e da imunidade celular, ao passo que a formação de anticorpos humorais permanece relativamente intacta. ALG e ATG são úteis para suprimir determinados compartimentos principais (i.e., células T) do sistema imune e desempenham uma função bem definida no tratamento dos transplantes de órgãos sólidos e de medula óssea.

Os anticorpos monoclonais dirigidos contra proteínas específicas da superfície celular, como CD2, CD3, CD25 ou receptores de citocinas e várias integrinas, influenciam muito mais seletivamente a função do subconjunto de células T. A alta especificidade desses anticorpos aumenta a seletividade e reduz a toxicidade do tratamento, além de alterar o curso de diversas doenças autoimunes distintas.

No tratamento de transplantes, a ALG e os anticorpos monoclonais podem ser utilizados para a indução de imunossupressão, tratamento da rejeição inicial e tratamento da rejeição resistente a esteroides. Houve algum sucesso no uso de ALG e ATG mais ciclosporina para a preparação de receptores de transplante de medula óssea. Nesse procedimento, o receptor é tratado com ALG ou ATG em doses elevadas durante 7 a 10 dias antes do transplante das células da medula óssea do doador. A ALG parece destruir as células T no enxerto de medula do doador, com redução da probabilidade de síndrome do DEVH grave.

As reações adversas da ALG são, em sua maioria, aquelas associadas à injeção de uma proteína estranha. Com frequência, ocorrem dor e eritema no local da injeção (hipersensibilidade do tipo III). Como a resposta humoral se mantém ativa no receptor, é possível que haja reação cutânea e formação de anticorpos precipitantes contra a ALG estranha. Reações similares ocorrem com anticorpos monoclonais de origem murina causadas por liberação de citocinas por células T e monócitos.

Têm-se observado reações anafiláticas e doença do soro contra ALG e anticorpos monoclonais murinos, que, em geral, requerem suspensão do tratamento. Complexos de anticorpos do hospedeiro com a ALG equina podem sofrer precipitação nos glomérulos e causar doença renal.

Imunoglobulina intravenosa (IgIV)

Outra abordagem para imunomodulação consiste no uso intravenoso de imunoglobulina humana policlonal. Essa preparação de imunoglobulina (comumente, IgG) é feita de *pools* de milhares de doadores saudáveis, sendo que nenhum antígeno específico é o alvo do "anticorpo terapêutico". Em vez disso, espera-se que o *pool* de diferentes anticorpos tenha efeito normalizador sobre a rede imune do paciente.

A IgIV em doses altas (2 g/kg) se mostrou efetiva para diversas aplicações distintas, variando desde deficiência de imunoglobulina a doenças autoimunes, doença por HIV e transplante de medula óssea. Nos pacientes com doença de Kawasaki, demonstrou-se que a IgIV é segura e efetiva, reduzindo a inflamação sistêmica e evitando os aneurismas de artéria coronária. O tratamento também produziu boas respostas clínicas no lúpus eritematoso sistêmico e na púrpura trombocitopênica idiopática refratária. Os possíveis mecanismos de ação da IgIV incluem redução de células T auxiliares, diminuição da produção espontânea de imunoglobulina, bloqueio do receptor Fc, aumento do catabolismo de anticorpos e interações idiotípicas/anti-idiotípicas com "anticorpos patológicos". Embora seu mecanismo exato de ação ainda seja desconhecido, a IgIV traz benefícios clínicos inegáveis para muitos pacientes com diversas síndromes imunes.

Imunoglobulina anti-Rh_0(D)

Um dos primeiros avanços importantes na imunofarmacologia foi o desenvolvimento da tecnologia para evitar a doença hemolítica do Rh do neonato. A tecnologia tem como base a observação de que uma resposta *primária* de anticorpos a um antígeno estranho pode ser bloqueada quando se administram passivamente anticorpos específicos para aquele antígeno no momento da exposição. A imunoglobulina Rh_0(D) é uma solução concentrada (15%) de IgG humana que contém título mais alto de anticorpos contra o antígeno Rh_0(D) do eritrócito.

A sensibilização de mães Rh-negativas ao antígeno D costuma ocorrer no momento do nascimento de lactente Rh_0(D)-positivo ou D^u-positivo, quando os eritrócitos fetais extravasam para a corrente sanguínea da mãe. A sensibilização também pode ocorrer às vezes com abortos ou gestações ectópicas. Nas gestações subsequentes, o anticorpo materno contra as células Rh-positivas é transferido para o feto durante o terceiro trimestre, levando ao desenvolvimento da eritroblastose fetal (doença hemolítica do recém-nascido).

Quando uma injeção de anticorpo Rh_0(D) é administrada para a mãe nas primeiras 24 a 72 horas após o nascimento do lactente Rh-positivo, a resposta própria de anticorpos da mãe às células Rh_0(D)-positivas estranhas é suprimida, uma vez que os eritrócitos do lactente são depurados da circulação antes que a mãe possa gerar uma resposta de células B contra o Rh_0(D). Portanto, a mãe não produz células B de memória que possam ser ativadas em gestações subsequentes de feto Rh_0(D)-positivo.

Nos casos em que a mãe foi tratada dessa maneira, não se observou doença hemolítica do recém-nascido em gestações subsequentes. Para que esse tratamento profilático seja bem-sucedido, a mãe deve ser Rh_0(D)-negativa e D^u-negativa e não deve ter sido imunizada antes para o fator Rh_0(D). O tratamento também costuma ser aconselhado para mães Rh-negativas antes do parto, com 26 a 28 semanas de gestação, que tenham tido sangramentos, gestações ectópicas ou abortos, quando o tipo sanguíneo do feto não é conhecido. *Nota: a imunoglobulina Rh_0(D) é administrada para a mãe e não deve ser fornecida ao lactente.*

A dose usual de imunoglobulina Rh_0(D) é de 2 mL por via intramuscular, contendo cerca de 300 mcg de IgG anti-Rh_0(D). As reações adversas são raras e consistem em desconforto local no área da injeção ou, raramente, elevação discreta da temperatura.

Imunoglobulinas hiperimunes

As imunoglobulinas hiperimunes são preparações de IgIV feitas a partir de conjunto de doadores humanos ou animais selecionados com altos títulos de anticorpos contra determinados antígenos de interesse, como vírus ou toxinas (ver também Apêndice I). Diversas IgIV hiperimunes estão disponíveis para o tratamento de **vírus sincicial respiratório, citomegalovírus, varicela-zóster, herpes-vírus humano 3, vírus da hepatite B, raiva, tétano** e **sobredose de digoxina**. A administração intravenosa de globulinas hiperimunes é a transferência passiva de altos títulos de anticorpos que reduzem o risco ou a gravidade da infecção. A globulina hiperimune para a raiva é injetada ao redor da ferida e administrada por via intramuscular. A globulina hiperimune para o tétano é administrada por via intravenosa quando indicada para a profilaxia. As globulinas hiperimunes para **cascavel** e **cobra coral** (antivenenos) são de origem equina ou ovina e são efetivas para as cascavéis das Américas do Norte e do Sul e algumas cobras corais (mas não para a cobra coral do Arizona). Os antivenenos equinos e ovinos estão disponíveis para acidentes ofídicos por cascavéis, mas somente o antiveneno equino está disponível para a picada de cobra coral. Há disponível um antiveneno equino para o **escorpião casca do Arizona** (*Centruroides sculpturatus*) (Fab)'2. Essa preparação previne as manifestações neurológicas produzidas pela toxina do escorpião e geralmente é utilizada em crianças menores e lactentes.

ANTICORPOS MONOCLONAIS

Avanços na capacidade de isolar geneticamente e sintetizar genes de imunoglobulina resultaram no desenvolvimento de anticorpos monoclonais (Mabs) humanizados e quiméricos dirigidos contra uma ampla gama de alvos terapêuticos. Como descrito anteriormente, os únicos elementos murinos dos anticorpos monoclonais (Mabs) humanizados são as regiões determinantes da complementaridade nos domínios variáveis das cadeias pesada e leve de imunoglobulina. Essas regiões são responsáveis principalmente pela capacidade de ligação ao antígeno dos anticorpos. Em geral, os anticorpos quiméricos contêm regiões variáveis murinas de ligação ao antígeno e regiões constantes humanas. A seguir, estão breves descrições de alguns anticorpos projetados que foram aprovados para uso clínico. Curiosamente, alguns Mabs desenvolvidos inicialmente para certos tipos de leucemias também podem ser utilizados em doenças autoimunes como a esclerose múltipla. Os Mabs são discutidos a seguir pelo alvo molecular que eles reconhecem.

Mabs diversos

O **alentuzumabe** é uma IgG1 humanizada que se liga ao CD52. O CD52 é encontrado em linfócitos B e T normais e neoplásicos, células NK, monócitos, macrófagos e uma pequena população de granulócitos. O alentuzumabe foi previamente aprovado para o tratamento da leucemia linfocítica crônica (LLC) de células B, em pacientes tratados com fármacos alquilantes e que não obtiveram sucesso com a terapia com fludarabina. O alentuzumabe parece depletar as células leucêmicas e normais por lise direta dependente de anticorpo. Mais recentemente, o alentuzumabe foi aprovado para o tratamento de pacientes com diagnóstico de esclerose múltipla remitente recorrente, em que ele esgota as células T e B inflamatórias autoimunes. Os linfócitos repopulantes parecem reequilibrar temporariamente o sistema imune. Os pacientes que recebem esse anticorpo se tornam linfopênicos, podendo também ficar neutropênicos, anêmicos e trombocitopênicos. Em consequência disso, os pacientes devem ser monitorados com rigor para infecções oportunistas e para toxicidade hematológica.

O **daratumumabe** se liga ao CD38, que é superexpresso nas células do mieloma. A ligação de daratumumabe ao CD38 em células de mieloma provavelmente induz a morte celular por apoptose, citotoxicidade dependente de complemento ou citotoxicidade dependente de anticorpos. Ele é aprovado pela FDA para uso em pacientes com mieloma múltiplo que são refratários aos tratamentos padrão, isoladamente ou em associação com outros medicamentos para mieloma, como inibidores de proteassomo. O **elotuzumabe** é aprovado pela FDA para o tratamento de mieloma múltiplo recorrente em associação com outros medicamentos para mieloma. Esse Mab se liga à molécula de ativação linfocítica de sinalização F7 (SLAMF7, do inglês *signaling lymphocytic activation molecule F7*) em células de mieloma. Ele permite a morte de células neoplásicas de mieloma múltiplo por citotoxicidade mediada por células dependente de anticorpos.

O **dinutuximabe** é um Mab de ligação a gangliosídeo D_2 (GD2) aprovado para pacientes pediátricos com neuroblastoma de alto risco em associação com fator de estimulação de colônia de granulócitos-macrófagos (GM-CSF, do inglês *granulocyte-macrophage colony-stimulating factor*), interleucina 2 (IL-2) e ácido 13-*cis*-retinoico (RA), que atinge pelo menos uma resposta parcial à terapia multiagente e multimodalidade de primeira escolha anterior. Ele tem uma tarja preta de advertência para reações graves à infusão e neurotoxicidade na maioria dos pacientes.

Mabs antifator de crescimento endotelial vascular (VEGF) e receptor de VEGF (VEGFR)

Os Mabs anti-VEGF e VEGFR são fármacos antiangiogênicos que inibem a ligação do VEGF ao seu receptor, principalmente nas células endoteliais, inibindo, assim, o crescimento dos vasos sanguíneos (angiogênese). O **bevacizumabe** é um anticorpo monoclonal IgG_1 humanizado aprovado para o tratamento de primeira e segunda escolhas de vários tipos de câncer. É aprovado para pacientes com câncer colorretal metastático em associação com quimioterapia apropriada. Também está aprovado para o tratamento de câncer de pulmão de células não pequenas não escamosas, glioblastoma multiforme que progrediu após o tratamento anterior, câncer de rim metastático quando utilizado com IFN-α, câncer cervical persistente, recorrente ou metastático e de ovário, tubo falópio ou câncer peritoneal primário de origem epitelial em associação com quimioterapia apropriada. Como o bevacizumabe é antiangiogênico, ele não deve ser administrado até que os pacientes tenham se recuperado da cirurgia. Os pacientes tratados com o fármaco devem ser observados quanto a hemorragia, perfurações gastrintestinais e problemas de cicatrização da ferida. O bevacizumabe também foi utilizado sem indicação em bula por injeção intravítrea para retardar a progressão da degeneração macular neovascular (ver Ranibizumabe, a seguir).

O **ranibizumabe** é um Fab IgG_1 humanizado recombinante que se liga ao VEGF-A. Ele está aprovado para injeção intravítrea em pacientes com degeneração macular neovascular relacionada com idade, edema macular diabético e embaçamento súbito ou perda de visão secundária a edema macular após a oclusão da veia retiniana. O **pegaptanibe** (não disponível no Brasil) é um oligonucleotídeo peguilado que se liga ao VEGF extracelular. Ele também é administrado por injeção intravítrea, para retardar a degeneração macular.

O **ramucirumabe** (não disponível no Brasil) é um Mab humano que se liga ao receptor 2 de VEGF (VEGFR2) em células neoplásicas como um antagonista do receptor, bloqueando a ligação de VEGF a VEGFR2. É aprovado pela FDA para as seguintes indicações: câncer de cólon metastático em associação com um regime de quimioterapia FOLFIRI (ácido folínico, fluoruracila e irinotecano), câncer de pulmão de pequenas células metastático resistente à platina em associação com docetaxel, adenocarcinoma gástrico avançado ou junção gastresofágica com ou sem paclitaxel e carcinoma hepatocelular como fármaco único em pacientes com alfafetoproteína > 400 ng/mL que foram tratados com sorafenibe.

Mabs antirreceptor do fator de crescimento epidérmico (EGFR)

O **cetuximabe** é um Mab quimérico humano-camundongo que bloqueia a ligação de ligantes do EGF ao EGFR. Ele inibe o crescimento de células neoplásicas por uma variedade de mecanismos, incluindo diminuições na atividade da cinase, atividade da metaloproteinase de matriz e produção do fator de crescimento, bem como aumento da apoptose. Ele está aprovado para uso em pacientes com carcinoma espinocelular de cabeça e pescoço EGFR-positivo junto à radioterapia ou quimioterapia apropriada. Também está aprovado para o tratamento de câncer colorretal metastático *KRAS*-negativo, *EGFR*-positivo em associação com radioterapia ou quimioterapia apropriada, ou como fármaco único em pacientes que não tolerem determinadas quimioterapias. O cetuximabe pode ser administrado em associação com o irinotecano ou isoladamente em pacientes que não toleram esse quimioterápico. HAMAs são gerados em cerca de 4% dos pacientes tratados com cetuximabe.

O **necitumumabe** (não disponível no Brasil) é outro Mab anti-EGFR indicado para uso em pacientes com câncer de pulmão de células não pequenas metastático em associação com gencitabina e cisplatina. Ao contrário do cetuximabe, é um anticorpo monoclonal totalmente humano com o mesmo mecanismo de ação e toxicidades semelhantes, incluindo hipomagnesemia em 83% dos pacientes que receberam o medicamento e parada cardiorrespiratória em 3% dos pacientes. Embora as toxicidades dermatológicas e relacionadas com a infusão sejam comuns, a vantagem distinta do cetuximabe é que ele é totalmente humano (i.e., não provoca HAMAs) e, portanto, tem uma meia-vida prolongada na circulação.

O **panitumumabe** é outro Mab IgG_2 totalmente humano. É aprovado para o tratamento de carcinoma colorretal metastático que expressa EGFR em pacientes cuja doença progrediu enquanto tomavam ou seguiram regimes de quimioterapia contendo fluoropirimidina, oxaliplatina e irinotecano. Como outros Mabs anti-EGFR, ele inibe o crescimento celular, induz a apoptose, diminui a produção do fator de crescimento vascular e suprime a internalização do EGFR. Esse é o primeiro Mab aprovado pela FDA produzido a partir de camundongo transgênico que expressa *loci* do gene da imunoglobulina humana.

Mabs inibidores do ponto de verificação imunológico

Os Mabs inibidores do ponto de verificação imunológico mudaram o tratamento de muitos tipos de câncer. Eles ultrapassaram os medicamentos citotóxicos e agora são considerados opções de tratamento de primeira escolha para alguns tipos de câncer. Uma vez que as células T são ativadas, seu mecanismo geral de ação evita que as células T antitumorais sejam suprimidas ou desativadas por tumores ou células reguladoras do sistema imune. Isso permite que eles destruam mais completamente os tumores, mas também pode levar a uma **síndrome de liberação de citocinas**, que pode ser fatal, dependendo da gravidade.

O **ipilimumabe** liga-se ao CTLA-4 nas células T, evitando que o CD80/86 entregue um sinal supressor às células T. Isso tem o efeito de manter a ativação das células T. Ele está aprovado para o tratamento de pacientes pediátricos e adultos (> 12 anos) com melanoma irressecável ou metastático, melanoma cutâneo com nódulos regionais em ambiente cirúrgico adjuvante, carcinoma de células renais em associação com nivolumabe e pacientes com câncer colorretal cujos tumores têm defeitos de reparo de DNA.

Nivolumabe, **pembrolizumabe**, **avelumabe**, **atezolizumabe** e **durvalumabe** permitem que as células T antitumorais, em potencial, permaneçam ativadas. O nivolumabe e o pembrolizumabe se ligam ao receptor de morte programada (PD-1), bloqueando a interação de PD-1 com o ligante 1 de DP (PD-L1) nas células T que atacam as células neoplásicas. O bloqueio dessa interação permite que as células T permaneçam ativadas. Atezolizumabe, avelumabe e durvalumabe se ligam ao PD-L1 nas células neoplásicas, também interferindo na sinalização supressiva de PD-1 nas células T.

O nivolumabe foi aprovado para linfoma de Hodgkin, carcinoma de células renais, câncer de pulmão de células não pequenas (CPCNP), melanoma, carcinoma de células escamosas metastático ou recorrente de cabeça e pescoço, carcinoma de células uroteliais metastático, carcinoma hepatocelular após progressão com sorafenibe e câncer colorretal metastático em pacientes que apresentam mutações de reparo de DNA e progrediram com outros antineoplásicos. Semelhante ao nivolumabe, o pembrolizumabe foi aprovado para o tratamento de câncer de cabeça e pescoço, CPCNP, câncer de pulmão de células pequenas (CPCP), linfoma de Hodgkin, melanoma, carcinoma de células Merkel, linfoma de células B grandes mediastinal primário, carcinoma de células uroteliais, carcinoma de células renais, cânceres de esôfago, estômago e colo do útero, carcinoma hepatocelular e pacientes cujos tumores têm defeitos de reparo de DNA.

O atezolizumabe, um Mab anti-PD-L1 de IgG1 humanizado, está aprovado para carcinoma urotelial, CPCNP, CPCP e câncer de mama triplo negativo metastático. O avelumabe é aprovado para pacientes adultos e pediátricos (≥ 12 anos de idade) com carcinoma de células de Merkel e carcinoma urotelial localmente avançado ou metastático cuja doença progrediu com terapia à base de platina. Também foi aprovado para o tratamento de primeira escolha em associação com axitinibe para pacientes com carcinoma de células renais avançado. O durvalumabe foi aprovado para o tratamento de pacientes com carcinoma urotelial localmente avançado ou metastático que progrediram com terapia à base de platina. Também é aprovado para pacientes com CPCNP de estágio III irressecável cuja doença não progrediu com terapia à base de platina ou radioterapia.

O **pertuzumabe** é um anticorpo monoclonal IgG_1 recombinante humanizado. Ele está aprovado para o tratamento de pacientes com câncer de mama HER-2/*neu*-positivo precoce com alto risco de ocorrência em associação com trastuzumabe (ver a seguir) e docetaxel como terapia neoadjuvante. Esse anticorpo impede o crescimento do tumor, prevenindo a heterodimerização do receptor do crescimento epidérmico humano HER-2/*neu* com outros membros da família HER, inibindo, assim, a sinalização intracelular mediada por ligante pelas vias da MAP cinase e da PI3 cinase. O pertuzumabe também medeia a citotoxicidade dependente de anticorpo e mediada por células sobre as células neoplásicas HER-2/*neu*-positivas.

O **trastuzumabe** é um Mab humanizado derivado de DNA recombinante que se liga ao domínio extracelular do HER-2/*neu*. Esse anticorpo bloqueia a ligação do ligante natural e regula negativamente o receptor HER-2/*neu*. O trastuzumabe está aprovado para o tratamento de tumores HER-2/*neu*-positivos em pacientes com câncer de mama e naqueles com adenocarcinoma da junção gastresofágica ou gástrico metastático. Como fármaco isolado, ele induz remissão em cerca de 15 a 20% dos casos de câncer de mama. Em associação com a quimioterapia, ele aumenta as taxas de resposta e sua duração, bem como a sobrevida em 1 ano. Outra formulação de trastuzumabe inclui hialuronidase, que pode ser administrada por via subcutânea, ao contrário do trastuzumabe sozinho, que deve ser administrado por via intravenosa. Os pacientes devem ser monitorados quanto à cardiomiopatia potencial enquanto tomam esses medicamentos.

O **rituximabe** é um IgG_1 monoclonal murino-humano quimérico (Fc humano) que se liga à molécula CD20 em linfócitos B normais e neoplásicos. Foi um dos primeiros Mabs aprovados para o tratamento do câncer. É aprovado para a terapia de pacientes com linfoma não Hodgkin difuso de grandes células B CD20 positivo e linfoma não Hodgkin de células B de baixo grau ou folicular recidivante ou refratário como fármaco único ou em associação com quimioterapia apropriada. Também é aprovado para o tratamento da LLC em associação com quimioterapia, bem como para o tratamento da artrite reumatoide em associação com metotrexato nos pacientes nos quais a terapia anti-TNF-α tenha fracassado. As indicações recentes do rituximabe são para o tratamento da granulomatose de Wegener e da poliangeíte microscópica e do pênfigo vulgar moderado a grave. O mecanismo de ação inclui lise mediada por complemento, citotoxicidade dependente de anticorpo e indução de apoptose de células de linfoma maligno e de células B envolvidas na patogênese da artrite reumatoide e na granulomatose e poliangeíte. No linfoma, esse fármaco parece ter efeito sinérgico ao da quimioterapia (p. ex., fludarabina, CHOP, ver Capítulo 54). Um grande número de reações adversas está associado ao tratamento com rituximabe, dependendo da população de pacientes.

Obinutuzumabe e **ofatumumabe** são Mabs de IgG humanizados/humanos dirigidos contra CD20 em linfócitos B. O obinutuzumabe está aprovado para o tratamento de pacientes com LLC não tratados anteriormente em associação com clorambucila. Ele também está aprovado para o tratamento de pacientes com linfoma folicular que (1) são refratários a um esquema contendo rituximabe, (2) alcançaram remissão parcial com quimioterapia ou (3) têm doença volumosa, III ou IV em estágio II não tratada anteriormente. O ofatumumabe está aprovado para uso em pacientes com LLC refratários ao tratamento com fludarabina e alentuzumabe. Assim como o rituximabe e o obinutuzumabe, o ofatumumabe se liga a todas as células B, incluindo LLC-B. Acredita-se que ele produza lise de células LLC-B na presença de complemento e que medeie a citotoxicidade dependente de anticorpo. O ofatumumabe também parece ter benefícios significativos na esclerose múltipla recorrente. Existe um ligeiro risco de reativação do vírus da hepatite B em pacientes que estão tomando obinutuzumabe e ofatumumabe.

O **ocrelizumabe** é um Mab IgG humanizado que tem como alvo o CD20 em linfócitos B. É indicado para o tratamento de adultos com esclerose múltipla recidivante ou primária progressiva. O ocrelizumabe atua ligando-se ao CD20 em linfócitos B e pré-B, seguido por citotoxicidade celular dependente de anticorpos e lise de células CD20+ mediada por complemento. Como se trata de um depletor de Mab de células B, os pacientes devem ser monitorados quanto ao risco aumentado de infecção, incluindo infecções do trato respiratório superior. A terapia de reposição de imunoglobulina deve ser utilizada quando os pacientes se tornam hipogamaglobulinêmicos.

O **blinatumomabe** é um engajador de células T CD3 biespecífico dirigido por CD19 (BiTE) que é aprovado para crianças e adultos com leucemia linfoblástica aguda (LLA) precursora de células B refratária ao tratamento ou recidivante. Ele também está aprovado para adultos e crianças que estão em remissão da LLA, mas com doença residual mínima de 0,1% ou mais. A estratégia da terapia BiTE é aproximar as células T CD3+ das células leucêmicas CD19+, de modo que as células T possam matar as células LLA. Os pacientes devem ser monitorados quanto a síndrome de liberação de citocinas, toxicidades neurológicas e infecções.

Mabs utilizados para liberar isótopos e toxinas para tumores

A **trastuzumabe entansina** é um conjugado anticorpo-fármaco no qual o anticorpo anti-HER-2/*neu*, trastuzumabe (ver anteriormente), está quimicamente ligado ao fármaco citotóxico mertansina, um disruptor de microtúbulos. O trastuzumabe entansina está aprovado para pacientes com câncer de mama HER-2/*neu*-positivo que tenham sido tratadas com trastuzumabe e um taxano, separadamente ou em associação, e cuja doença tenha recidivado ou progredido durante o tratamento prévio. As toxicidades incluem apenas as do trastuzumabe, bem como a hepatotoxicidade devido à entansina.

O **arcitumomabe** (não disponível no Brasil) é um segmento Fab murino oriundo de um anticorpo antiantígeno carcinoembrionário (CEA) marcado com tecnécio 99m (^{99m}Tc) que é utilizado para a realização de exames de imagem nos pacientes com carcinoma colorretal metastático (imunocintilografia) para determinar a extensão da doença. Com frequência, o CEA é regulado positivamente em pacientes com carcinomas gastrintestinais. A utilização do segmento Fab reduz a imunogenicidade do fármaco, de modo que ele pode ser administrado mais de uma vez; os Mab murinos intactos gerariam HAMAs mais intensos.

O **brentuximabe vedotina** é um novo conjugado anticorpo-fármaco que se liga ao CD30, um marcador na superfície celular na superfamília do receptor de TNF-α expresso nas células de linfomas de grandes células T e nas células de Reed-Sternberg no linfoma de Hodgkin; ele também pode estar expresso em leucócitos ativados. O brentuximabe vedotina é uma IgG_1 quimérica (camundongo-humana) ligada à monometilauristatina E, um agente disruptor de microtúbulos indutor de parada do ciclo celular e de apoptose. Quando esse conjugado anticorpo-fármaco se liga ao CD30 na superfície celular, o complexo é internalizado, e segue-se clivagem proteolítica da monometilauristatina E a partir da IgG. O brentuximabe está aprovado para o tratamento de pacientes com linfoma de Hodgkin que não tenham tido sucesso com transplante autólogo de células-tronco ou após insucesso de, no mínimo, dois esquemas quimioterápicos. Ele também está aprovado para pacientes com linfoma anaplásico de grandes células após insucesso de, no mínimo, um esquema quimioterápico multifármacos. Os pacientes tratados com brentuximabe vedotina devem ser monitorados principalmente para neutropenia e neuropatia sensorial periférica.

O **capromabe pendetida** (não disponível no Brasil) é um Mab murino para antígeno de membrana específico para a próstata. Ele é acoplado a um isótopo do índio (^{111}In) e utilizado em imunocintilografia para pacientes com câncer de próstata confirmado por biópsia e após prostatectomia nos pacientes com concentração de anticorpo próstata-específico crescente para determinar a extensão da doença.

O **ibritumomabe tiuxetana (^{111}In)** (não disponível no Brasil) é um Mab murino anti-CD20 marcado com o isótopo do ítrio (^{90}Y) ou com ^{111}In. A radiação do isótopo acoplado ao anticorpo proporciona a principal atividade antitumoral desse fármaco. O ibritumomabe está aprovado para uso em pacientes com linfoma não Hodgkin de células B ou folicular de baixo grau e refratário, incluindo pacientes com doença folicular refratária ao rituximabe. O fármaco é utilizado em conjunto com o rituximabe em um esquema terapêutico de duas etapas.

O **inotuzumabe ozogamicina** é um conjugado anticorpo-fármaco (ADC) dirigido contra o CD22. Ele é destinado ao uso em adultos com LLA de células B (LLA-B) recorrente ou refratária ao tratamento. Quando o ADC se liga ao CD22 nas células B CD22+ leucêmicas (e não neoplásicas), ele é internalizado em uma vesícula ácida em que a *N*-acetil-gama-caliqueamicina é clivada do Mab; em seguida, a caliqueamicina causa ruptura da fita dupla de DNA, o resulta em morte celular.

O **moxetumomabe pasudotox** é outro ADC anti-CD22; é indicado para o tratamento de pacientes adultos com leucemia de células pilosas recidivante ou refratária que receberam duas terapias sistêmicas anteriores, incluindo um análogo de purina. Quando o pasudotox é liberado do Mab, ele ADP-ribosila o fator de alongamento 2 na célula, inibindo a síntese de proteínas e causando a morte celular por apoptose.

O **polatuzumabe vedotina** é um ADC IgG humano que tem como alvo o CD79b nas células B em divisão ativa. Ele está aprovado para uso em pacientes adultos com linfomas difusos de grandes células B recidivantes ou refratários ao tratamento em associação com bendamustina e um produto de rituximabe. Uma vez internalizado pela célula B, ele mata a célula da mesma maneira que o brentuximabe vedotina (fármaco de desregulação dos microtúbulos).

Mabs e proteínas de fusão utilizados como fármacos imunomoduladores e anti-inflamatórios

Adalimumabe, **certolizumabe pegol**, **etanercepte**, **golimumabe** e **infliximabe** são anticorpos que se ligam e neutralizam a atividade biológica de TNF-α, uma citocina pró-inflamatória que é importante na artrite reumatoide juvenil e adulta e em doenças inflamatórias semelhantes, como psoríase em placas, artrite psoriática, anquiloses espondilite, doença de Crohn e colite ulcerativa. Pacientes que tomam medicamentos anti-TNF-α devem ser monitorados para infecções anteriores, bem como para reativação de tuberculose, febre do vale e linfoma, Os pacientes não devem receber vacinas vivas enquanto tomam medicamentos anti-TNF-α.

O **abatacepte** e o **belatacepte** (não disponível no Brasil) são proteínas de fusão recombinantes compostas do domínio extracelular do CTLA-4, fundido aos domínios Fc da IgG_1 humana (Figura 55-7). O abatacepte foi aprovado para uso na artrite reumatoide e em outras formas de artrite e é discutido no Capítulo 36. O belatacepte é aprovado para ajudar a prevenir a rejeição em transplantes renais. Ambas as proteínas de fusão bloqueiam a ativação das células T ligando-se ao CD80 e bloqueando o sinal de ativação do CD28 nas células T.

A **anacinra** (não disponível no Brasil) é uma forma recombinante do antagonista do receptor de IL-1 de ocorrência natural que impede que a IL-1 se ligue a seu receptor, bloqueando a cascata de citocinas que seria liberada. Anacinra foi aprovada para uso em pacientes adultos com artrite reumatoide que não tiveram sucesso no tratamento com um ou mais medicamentos antirreumáticos modificadores da doença. Ela também está indicada para pacientes com síndrome periódica associada à criopirina (CAPS, do inglês *cryopyrin-associated periodic syndrome*). O **rilonacepte** (não disponível no Brasil) é uma proteína de fusão dimérica, que consiste em domínios de ligação de ligante das porções extracelulares do componente do receptor da IL-1 humana (IL-1RI) e da proteína acessória do receptor de IL-1 (IL-1RAcP) fundidos com a porção Fc da IgG_1 humana. Ele está indicado para o tratamento de CAPS, síndrome

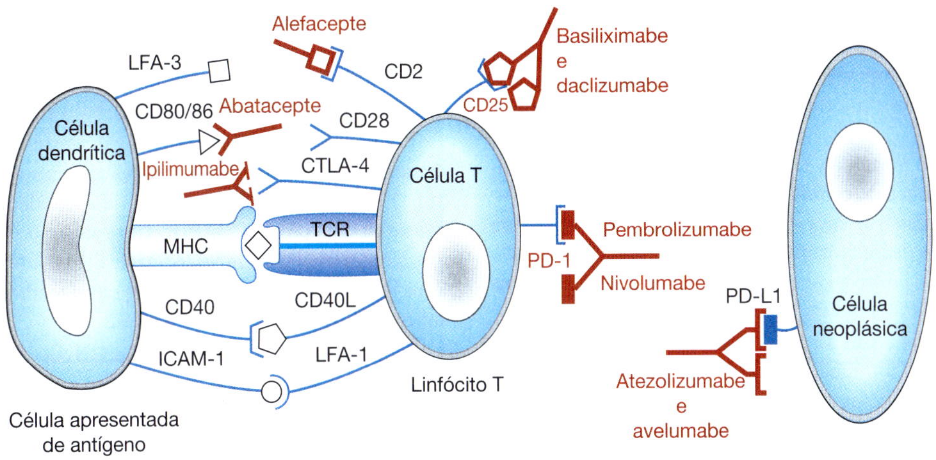

FIGURA 55-7 Ações de alguns anticorpos monoclonais (*em vermelho*). A proteína de fusão CTLA-4-IgFc (CTLA-4-Ig, abatacepte) liga-se a CD80/86 na célula dendrítica e inibe a coestimulação de células T. O alefacepte inibe a ativação de células T ao bloquear a interação entre LFA-3 e CD2. O basiliximabe e o daclizumabe impedem a IL-2 de se ligar ao receptor de IL-2 (CD25) nas células T, evitando sua ativação. O CD25 também é importante para a sobrevida das células T reguladoras. A ativação da célula T pode ser mantida ou restaurada quando a interação do CTLA-4 com o CD80/86 é bloqueada com o uso de um anticorpo anti-CTLA-4 (ipilimumabe). O ipilimumabe inibe a sinalização do CTLA-4 e prolonga sua ativação. Pembrolizumabe e nivolumabe se ligam a PD-1, ao passo que atezolizumabe, avelumabe e durvalumabe se ligam a PD-L1. Os Mabs anti-PD-1 e anti-PD-L1 inibem a entrega do sinal negativo por PD-1, prolongando a ativação das células T.

autoinflamatória familiar pelo frio e síndrome de Muckle-Wells em crianças > 12 anos e adultos. Essas doenças são causadas por mutações no gene que codifica a criopirina (*NLRP-3*), um componente importante do inflamassomo. Mutações no *NLRP-3* causam aumento na liberação de IL-1β, produzindo inflamação imune, que resulta em febre, exantema urticariforme, artralgia, mialgia, fadiga e conjuntivite.

O **canacinumabe** (não disponível no Brasil) é um Mab IgG humano que impede a IL-1β de se ligar ao seu receptor. Ele está aprovado para adultos e crianças a partir de 4 anos com CAPS. Também está aprovado para o tratamento da artrite idiopática juvenil sistêmica em crianças ≥ 2 anos de idade e para a síndrome periódica associada ao receptor de TNF-α, síndrome de hiperimunoglobulina D/deficiência de mevalonato cinase e febre familiar do Mediterrâneo em pacientes adultos e pediátricos.

O **dupilumabe** é um Mab humano que se liga à cadeia α (alfa) do receptor IL-4. Uma vez que a IL-4 e a IL-13 compartilham o mesmo receptor de cadeia α, o dupilumabe inibe a ligação de IL-4 e IL-13 a seus receptores em uma variedade de células, incluindo mastócitos, eosinófilos, macrófagos, células epiteliais e células caliciformes. O dupilumabe é indicado para dermatite atópica moderada a grave em pacientes > 12 anos e como tratamento de manutenção complementar para pacientes que sofrem de asma eosinofílica moderada a grave ou rinossinusite crônica inadequadamente controlada com polipose nasal.

Benralizumabe, **mepolizumabe** e **reslizumabe** se ligam à IL-5 e neutralizam a sua atividade biológica, suprimindo, assim, a produção e a sobrevivência de eosinófilos. Eles são aprovados para pacientes com asma eosinofílica grave. o **Mepolizumabe** também é indicado para pacientes com granulomatose eosinofílica com poliangeíte.

Ixequizumabe, **secuquinumabe** e **brodalumabe** (não disponível no Brasil) são aprovados pela FDA para o tratamento de pacientes com psoríase em placas moderada a grave. Secuquinumabe tem indicações adicionais para pacientes com artrite psoriática e espondilite anquilosante. O ixequizumabe e o secuquinumabe se ligam à citocina IL-17 e evitam que ela se ligue ao seu receptor, ao passo que o brodalumabe bloqueia a IL-17 ao se ligar ao próprio receptor da IL-17.

Risanquizumabe e **tildrakizumabe** (não disponível no Brasil) são aprovados para o tratamento de adultos com psoríase em placas moderada a grave. Esses Mabs têm como alvo a IL-23 e bloqueiam a sua ligação ao receptor da IL-23. Assim como o ixequizumabe e o secuquinumabe, a administração do risanquizumabe e do tildrakizumabe é subcutânea, e os pacientes podem autoadministrar o Mab após o treinamento. Os pacientes que recebem Mabs que neutralizam as atividades de IL-17 e IL-23 devem ser avaliados para infecção por tuberculose ativa ou prévia antes do tratamento. Vacinas vivas devem ser evitadas durante o tratamento.

O **siltuximabe** é um Mab quimérico que se liga e impede a IL-6 de se ligar ao seu receptor celular. Ele está aprovado para o tratamento de pacientes com doença de Castleman multicêntrica que são HIV-negativos e HHV-8-negativos.

O **tocilizumabe** é a IgG1 humanizada recombinante que se liga aos receptores IL-6 solúvel associados à membrana. Ele inibe a sinalização mediada pela IL-6 em linfócitos, suprimindo os processos inflamatórios. Semelhante aos Mabs anti-TNF-α, os pacientes que recebem tocilizumabe devem ser monitorados de perto para doenças infecciosas, como tuberculose e outras infecções invasivas bacterianas, fúngicas e virais. O tocilizumabe também é utilizado para tratar a síndrome de liberação de citocinas que resulta da imunoterapia com células CAR T (ver a seguir).

O **emapalumabe** (não disponível no Brasil) é um Mab IgG1 humano que se liga e neutraliza a IFN-γ. Ele está aprovado para uso em pacientes pediátricos (incluindo bebês) e adultos com linfo-histiocitose hemofagocítica. Trata-se de uma doença genética rara na qual muitos linfócitos ativados estão presentes e secretam citocinas de forma aberrante. Uma vez que a IFN-γ estimula a liberação de muitas outras citocinas e quimiocinas, a neutralização da atividade da IFN-γ fornece algum benefício terapêutico.

O **basiliximabe** é uma IgG_1 quimérica murina humana que se liga ao CD25, a cadeia α do receptor de IL-2 nos linfócitos ativados. Ele funciona como um antagonista da IL-2, bloqueando a ligação de IL-2 aos linfócitos ativados. Portanto, é imunossupressor. Esse fármaco está indicado para profilaxia de rejeição aguda de órgãos em pacientes com transplante renal e pode ser utilizado como parte de um regime imunossupressor que também inclui glicocorticoides e ciclosporina.

O **belimumabe** é um Mab que inibe o fator de ativação de células B, também conhecido como estimulador de linfócitos B, impedindo que as células B sejam estimuladas. Ele está aprovado para pacientes > 5 anos de idade com lúpus eritematoso sistêmico ativo com autoanticorpo positivo que também estejam recebendo terapia padrão.

O **omalizumabe** é um Mab humanizado recombinante anti-IgE aprovado para o tratamento da asma alérgica em adultos e adolescentes cujos sintomas sejam refratários aos corticosteroides inalados (ver Capítulo 20). Esse Mab também é aprovado para urticária crônica. O anticorpo bloqueia a ligação da IgE com o receptor Fcε de alta afinidade nos basófilos e mastócitos, o que suprime a liberação de mediadores de alergia tipo I mediada por IgE, como a histamina e os leucotrienos. As concentrações séricas totais de IgE podem permanecer elevadas nos pacientes por até um ano após a administração do omalizumabe.

Guselcumabe e **ustequinumabe** são Mabs IgG_1 humanos que se ligam à IL-23 e são aprovados para pacientes com psoríase em placas moderada a grave. O guselcumabe liga-se à subunidade p19 da IL-23, impedindo-a de se ligar ao seu receptor e reduzindo as concentrações das citocinas inflamatórias IL-17 e IL-22. O ustequinumabe liga-se à subunidade p40 das citocinas IL-12 e IL-23. Ele impede que essas interleucinas se liguem a seus receptores, inibindo, por conseguinte, a sinalização mediada por receptor nos linfócitos. O ustequinumabe é indicado para pacientes pediátricos e adultos (≥ 12 anos de idade) com psoríase em placas moderada a grave, pacientes com artrite psoriática ativa, isoladamente ou com metotrexato, e pacientes com doença de Crohn moderada a grave que falharam com os medicamentos anti-TNF-α. A vantagem desse Mab em relação aos outros fármacos anti-TNF-α para a psoríase é a melhora mais rápida e mais duradoura nos sintomas, além da administração menos frequente.

O **natalizumabe** é um anticorpo monoclonal IgG_4 humanizado que se liga à subunidade α4 das integrinas α4β1 e α4β7 expressas nas superfícies de todos os leucócitos, exceto nos neutrófilos. Ele inibe a adesão de leucócitos mediada por α4 ao seu receptor cognato. O natalizumabe está indicado para pacientes com esclerose múltipla e doença de Crohn que não tenham tolerado ou respondido de maneira adequada aos tratamentos convencionais. Esse fármaco não deve ser utilizado junto a nenhum dos fármacos anti-TNF-α listados anteriormente. O natalizumabe aumenta o risco de leucoencefalopatia multifocal progressiva.

O **vedolizumabe** é um Mab com alvo na integrina α4β7 no trato gastrintestinal. Ele não parece induzir imunossupressão sistêmica de outros anticorpos ligados à integrina α4β7, como o natalizumabe, pois não se liga à maioria das integrinas α4β7 nos linfócitos. Ele foi recomendado para aprovação para o tratamento de adultos com doença de Crohn e colite ulcerativa.

Outros Mabs

O **burosumabe** é um Mab humano que neutraliza a atividade do fator de crescimento de fibroblastos 23 (FGF23; ver Capítulo 42) e é aprovado para pacientes pediátricos e adultos com hipofosfatemia ligada ao X. Essa doença é causada pela produção de FGF23 em excesso, que suprime a reabsorção de fosfato tubular renal e a produção de 1,25-di-hidroxivitamina D pelos rins. O tratamento com burosumabe tem o efeito de restaurar a reabsorção renal de fosfato e aumentar as concentrações de 1,25-di-hidroxivitamina D.

Erenumabe, **fremanezumabe** e **galcanezumabe** são Mabs humanos utilizados para tratar pacientes com enxaqueca (ver Capítulo 16). O erenumabe se liga ao receptor do peptídeo relacionado com o gene da calcitonina (CGRP) e evita a ativação. O fremanezumabe e a galcanezumabe ligam-se ao ligante do peptídeo CGRP, inibindo a sua ligação ao receptor. Esses Mabs são autoadministrados por via subcutânea para prevenir enxaquecas.

O **idarucizumabe** é um segmento Fab cujo alvo é o inibidor da trombina dabigatrana, uma pequena molécula. Ele é utilizado em doentes em uso de dabigatrana que apresentam risco de hemorragia devido à atividade anticoagulante excessiva desse fármaco.

O **ibalizumabe** (não disponível no Brasil) é um Mab IgG4 humano cujo alvo é o CD4. Ele é utilizado em pacientes com infecção por HIV multirresistente em associação com outros antirretrovirais (ver Capítulo 49). Ele bloqueia a entrada do HIV nas células T CD4 sem causar imunossupressão ou interferir na função normal das células T auxiliares.

O **muromonabe CD3** (não disponível no Brasil) foi o primeiro Mab aprovado para uso humano pela FDA. É um Mab murino aprovado para o tratamento de rejeição renal aguda, cardíaca resistente a esteroides ou de aloenxerto hepático resistente a esteroides. O muromonabe CD3 suprime a função das células T. Como o Mab é de origem murina, os pacientes geralmente são pré-tratados com imunossupressores antes da terapia de muromonabe CD3.

O **abciximabe** é um fragmento Fab de um Mab murino humano que se liga ao receptor da integrina GPIIb/IIIa nas plaquetas ativadas e inibe a ligação do fibrinogênio, do fator de von Willebrand e de outras moléculas de adesão às plaquetas ativadas, evitando, assim, a sua agregação. Ele está indicado como adjunto à intervenção coronariana percutânea em associação com ácido acetilsalicílico e heparina para a prevenção de complicações isquêmicas cardíacas. Para detalhes adicionais, consultar Capítulo 34.

Alirocumabe e **evolocumabe** são Mabs anticolesterol (ver Capítulo 35). Eles reduzem a concentração de lipoproteína de baixa densidade (LDL) bloqueando a pró-proteína convertase subtilisina/kexina tipo 9 (PCSK9) de se ligar aos receptores de LDL (LDRL) e causando a degradação do LDLR. Portanto, esses Mabs têm o efeito de aumentar o LDLR nos hepatócitos, o que reduz a concentração de colesterol LDL na circulação. Eles são aprovados como complemento à dieta e à terapia com estatina tolerada ao máximo em adultos com hipercolesterolemia familiar homozigótica ou doença cardiovascular aterosclerótica que requerem redução adicional do colesterol LDL.

O **denosumabe** é um Mab humano do tipo IgG_2 específico para o RANKL (ligante do receptor ativador nuclear kappa-B; ver Capítulo 42) humano. Ao se ligar ao RANKL, ele inibe a maturação dos osteoclastos, as células responsáveis pela reabsorção óssea. O denosumabe está indicado para o tratamento de mulheres pós-menopáusicas com osteoporose e alto risco de fratura. Também está indicado em homens e mulheres com alto risco de fratura óssea como resultado de osteoporose induzida por glicocorticoides, terapia de privação de androgênio (homens) e terapia com inibidor de aromatase para câncer de mama. Antes do início da administração, as pacientes devem ser avaliadas para se certificar de que não estejam hipocalcêmicas. Durante o tratamento, as pacientes devem receber suplementos de cálcio e vitamina D.

Eculizumabe e **ravulizumabe** são Mabs IgG humanizados que se ligam ao componente C5 do complemento e inibem a sua clivagem em C5a e C5b, inibindo, assim, a atividade lítica de formação de poro terminal do complemento. O eculizumabe está aprovado para pacientes com hemoglobinúria paroxística noturna e síndrome hemolítico-urêmica atípica. Ele reduz consideravelmente a necessidade de transfusão de eritrócitos, além de prevenir sintomas da hemoglobinúria paroxística noturna, como anemia, fadiga, trombose e hemoglobinemia, ao inibir a hemólise intravascular. De forma semelhante, o eculizumabe previne a microangiopatia trombótica mediada pelo complemento na síndrome hemolítico-urêmica atípica. Os pacientes devem ser imunizados ou reforçados com vacinas meningocócicas antes de receberem esses Mabs, uma vez que o complemento C5 é um fator imune inato chave para neutralizar as bactérias meningocócicas. O ravulizumabe é semelhante, com uma ação de maior duração.

O **lanadelumabe** se liga à calicreína plasmática e inibe a sua atividade proteolítica. Esse Mab foi aprovado para a prevenção de angioedema hereditário em pacientes $\geq$ 12 anos. Em pacientes com angioderma hereditário, as concentrações de calicreína plasmática não são reguladas, devido à ausência de inibidor de C1 (ver Capítulo 17). A calicreína plasmática cliva o cininogênio de alto peso molecular, o que leva ao aumento da concentração de bradicinina, resultando em inchaço e dor observados em pacientes com angioderma hereditário. Após o treinamento, os pacientes podem autoadministrar esse medicamento por via subcutânea.

O **palivizumabe** é um Mab humano tipo IgG_1 que se liga à proteína de fusão do vírus sincicial respiratório, prevenindo doenças respiratórias graves do trato inferior. O fármaco é empregado em neonatos em risco para essa infecção viral e reduz a frequência da infecção e de hospitalização em cerca de 50% (ver Capítulo 49).

Obiltoxaximabe e **raxibacumabe** (não disponíveis no Brasil) são Mabs aprovados pela FDA para o tratamento de pacientes após a exposição por inalação a esporos de *Bacillus anthracis*. Ambos os Mabs bloqueiam a ligação do "antígeno protetor" do *B. anthracis* ao seu receptor celular, evitando a entrada de fatores letais e de edema do antraz nas células. Eles são aprovados para o tratamento ou a profilaxia de adultos e crianças com antraz por inalação em associação com medicamentos antibacterianos apropriados. Curiosamente, esses Mabs não foram testados em seres humanos, uma vez que expor uma coorte de controle ao antraz por inalação é antiético e há muito poucas pessoas vivas infectadas naturalmente para conduzir um ensaio clínico adequado.

IMUNOTERAPIAS CELULARES: CÉLULAS T RECEPTORAS DE ANTÍGENOS QUIMÉRICOS (CÉLULAS CAR T)

As células CAR T são uma terapia celular composta de células T vivas que foram "redirecionadas" para um antígeno de superfície celular de interesse nas células neoplásicas. Embora a pesquisa esteja avançando em direção às células CAR T "prontas para uso", elas atualmente requerem leucócitos do sangue periférico de cada paciente. Após as células T serem purificadas de leucócitos periféricos, elas são transfectadas com um lentivírus (retrovírus) projetado para expressar as regiões variáveis de cadeias pesada e leve do anticorpo. Essas regiões são geneticamente fundidas com domínios de sinalização intracelular de células T que ativam essas células quando as regiões variáveis se ligam ao antígeno. Uma vez que as células T são tranfectadas, elas são expandidas em número e, finalmente, infundidas de volta no mesmo paciente (uma terapia autóloga), onde matam as células que expressam o alvo pretendido.

Dois produtos de células CAR T estão atualmente aprovados para doenças neoplásicas de células B. O **axicabtageno ciloleucel** (não disponível no Brasil) é um produto anti-CD19 de células CAR T indicado para adultos com linfoma de células B grandes recidivante ou refratário, linfoma de células B grandes difuso decorrente de linfoma folicular, ou inespecífico, e linfoma de células B grandes mediastinal primário. O **tisagenlecleucel** é outro produto anti-CD19 CAR de células T indicado para pacientes de até 25 anos de idade com LLA de células B refratária ou recidivante e adultos com linfoma de células B grandes recidivante ou refratário, incluindo linfoma de células B grandes difuso decorrente de linfoma folicular ou linfoma de células B e de alto grau. Essas terapias são extraordinariamente caras.

Os pacientes são frequentemente pré-tratados com ciclofosfamida antes da terapia com células CAR T para acomodar um grande número de células T na infusão. A administração dessas terapias de células CAR T autólogas pode resultar na síndrome de liberação de citocinas, que é fatal. Essa síndrome pode ser tratada com tocilizumabe com ou sem corticosteroides. Toxicidades neurológicas também podem ocorrer e o tratamento é de suporte. A hipogamaglobulinemia prolongada pode ocorrer, devido à destruição das células B por anti-CD19 de células CAR T. O tratamento para essa hipogamaglobulinemia é IgIV.

APLICAÇÕES CLÍNICAS DOS FÁRMACOS IMUNOSSUPRESSORES

Os fármacos imunossupressores costumam ser utilizados em duas circunstâncias clínicas: transplante e doenças autoimunes. Os fármacos empregados diferem um pouco para as condições clínicas a serem tratadas (ver fármacos específicos e Tabela 55-1), assim como os esquemas de administração. Como as doenças autoimunes são muito complexas, em muitas delas, os esquemas de tratamento ideais ainda precisam ser estabelecidos.

TRANSPLANTE DE ÓRGÃOS SÓLIDOS E DE MEDULA ÓSSEA

No transplante de órgãos, há necessidade de tipagem tecidual com base na comparação da histocompatibilidade entre doador e receptor com o sistema de haplótipo do antígeno leucocitário humano (HLA). A rigorosa adequação da histocompatibilidade reduz a probabilidade de rejeição do enxerto e pode reduzir a necessidade de terapia imunossupressora intensiva. Antes do transplante, os pacientes podem receber um esquema imunossupressor, incluindo globulina antitimocitária, daclizumabe ou basiliximabe. Quatro tipos de rejeição podem ocorrer em receptor de transplante de órgão sólido: **hiperaguda**, **acelerada**, **aguda** e **crônica**. A rejeição hiperaguda deve-se aos anticorpos pré-formados contra o órgão doador, como os anticorpos antigrupo sanguíneo. Essa rejeição ocorre horas após o transplante e não pode ser interrompida com fármacos imunossupressores. Ela resulta em necrose rápida e falência do órgão transplantado. A rejeição acelerada é mediada por anticorpos e células T, e não pode ser interrompida por fármacos imunossupressores. A rejeição aguda de um órgão ocorre no prazo de dias a meses e envolve principalmente a imunidade celular. A reversão da rejeição aguda costuma ser possível com fármacos imunossupressores gerais, como azatioprina, micofenolato de mofetila, ciclosporina, tacrolimo, glicocorticoides, ciclofosfamida, metotrexato e sirolimo. Recentemente, agentes biológicos, como os Mabs anti-CD3, têm sido utilizados para conter a rejeição aguda. Em geral, a rejeição crônica ocorre meses ou mesmo anos após o transplante. Essa rejeição caracteriza-se por espessamento e fibrose da vasculatura do órgão transplantado, envolvendo tanto a imunidade celular como a humoral. A rejeição crônica é tratada com os mesmos fármacos utilizados para a rejeição aguda.

O transplante de células-tronco hematopoiéticas alogênico é um tratamento bem estabelecido para muitas doenças neoplásicas e não neoplásicas. Um doador HLA-compatível, normalmente um membro da família, é localizado, o paciente é condicionado com quimioterapia em dose alta ou radioterapia, e, em seguida, são infundidas as células-tronco doadoras. O esquema de condicionamento é utilizado não somente para matar as células cancerosas no caso da doença neoplásica, como também para suprimir totalmente o sistema imune, de modo que o paciente não rejeite as células-tronco doadoras. À medida que as contagens sanguíneas do paciente se recuperam (após a redução pelo esquema de condicionamento), elas desenvolvem um novo sistema imune, criado a partir das células-tronco doadoras. A rejeição de células-tronco do doador é incomum e pode ser tratada apenas pela infusão de mais células-tronco do doador.

Contudo, a DEVH é muito comum, ocorrendo na maioria dos pacientes que recebem transplante alogênico. Essa doença ocorre quando as células T do doador não reconhecem a pele, o fígado e o intestino (geralmente) do paciente como próprios e atacam esses tecidos. Embora os pacientes recebam terapia imunossupressora (ciclosporina, metotrexato, etc.) precocemente no curso do transplante para tentar evitar essa evolução, o problema geralmente ocorre apesar desses medicamentos. A DEVH aguda ocorre nos primeiros cem dias e, em geral, se manifesta como exantema cutâneo, diarreia grave ou hepatotoxicidade. Medicamentos adicionais são utilizados, começando invariavelmente com corticosteroides em doses altas e complementando com fármacos como micofenolato de mofetila, sirolimo, tacrolimo, daclizumabe, entre outros, com taxas de sucesso variáveis. Em geral, os pacientes evoluem para DEVH crônica (após 100 dias) e requerem terapia por períodos variáveis, a partir de então. Entretanto, diferentemente daqueles tratados com transplante de órgão sólido, muitos pacientes transplantados de células-tronco podem, por fim, suspender o uso de fármacos imunossupressores quando a DEVH é resolvida (em geral, 1-2 anos após o transplante).

DOENÇAS AUTOIMUNES

A eficácia dos fármacos imunossupressores nas doenças autoimunes varia muito. De qualquer forma, com a terapia imunossupressora, é possível obter remissão em muitos casos de anemia hemolítica autoimune, púrpura trombocitopênica idiopática, diabete tipo 1, tireoidite de Hashimoto e arterite temporal. Também é possível observar melhora nos pacientes com lúpus eritematoso sistêmico, glomerulonefrite aguda, inibidores adquiridos (anticorpos) do fator VIII, artrite reumatoide, miopatia inflamatória, esclerodermia e alguns outros estados autoimunes. A esclerose múltipla é uma doença autoimune importante que responde de forma variável aos fármacos dessa classe (ver quadro "Tratamento da esclerose múltipla").

A terapia imunossupressora também é utilizada na asma crônica grave, em que a ciclosporina costuma ser eficaz, e o sirolimo é outra alternativa (ver Capítulo 20). O omalizumabe (anticorpo anti-IgE) foi aprovado para o tratamento da asma grave (ver seção anterior). O tacrolimo atualmente está sendo avaliado em ensaios clínicos para o tratamento da hepatite ativa crônica autoimune e da esclerose múltipla, quadros em que a IFN-β tem papel definido.

Tratamento da esclerose múltipla

A esclerose múltipla (EM) é uma doença autoimune desmielinizante que afeta o sistema nervoso central. São reconhecidos três tipos gerais de EM: recorrente-remitente, progressiva secundária e progressiva primária. Por razões desconhecidas, a incidência de EM é maior em populações que vivem ao norte do Paralelo 37 do que em populações que vivem ao sul desse paralelo, e é 2 vezes mais comum em mulheres do que em homens. A EM é causada por células T CD4 positivas (T_H1 e T_H17), reagindo com mielina e secretando citocinas que atraem células inflamatórias, como macrófagos, ao redor dos nervos, da medula espinal e do cérebro. Os pacientes podem demonstrar fraqueza, paralisia, visão dupla, problemas de equilíbrio e bexiga e neuropatias periféricas. Não há cura para a EM, mas estão disponíveis tratamentos aprovados para prevenir ou aumentar o tempo entre os episódios/crises de EM recorrente-remitente. Eles estão listados a seguir e são mencionados nas seções que cobrem os fármacos relevantes. Muitos fármacos, além do ofatumumabe, podem ser utilizados mesmo não havendo indicação em bula para EM devido à sua natureza refratária.

Farmacos infundidos	Farmacos injetáveis	Farmacos orais
Alentuzumabe	Betainterferona 1a e betainterferona 1a peguilada	Prednisona em alta dose
Mitoxantrona	Acetato de glatirâmero	Teriflunomida
Ocrelizumabe	Ofatumumabe (uso não indicado em bula)	Fingolimode
Natalizumabe		Cladribina
		Siponimode
		Fumarato de dimetila
		Fumarato de diroximel

TERAPIA IMUNOMODULADORA

O desenvolvimento de fármacos que modulam a resposta imune, em vez de suprimi-la, tornou-se uma área importante da farmacologia. A justificativa para essa abordagem é que esses fármacos podem *aumentar* a responsividade imune dos pacientes com imunodeficiência seletiva ou generalizada. Os principais usos potenciais estão em doenças de imunodeficiência, doenças infecciosas crônicas e câncer. A epidemia da aids aumentou muito o interesse no desenvolvimento de fármacos imunomoduladores mais efetivos.

CITOCINAS

As citocinas constituem um grupo grande e heterogêneo de proteínas com funções diversas. Algumas são proteínas imunorreguladoras sintetizadas por leucócitos e desempenham vários papéis interativos na função do sistema imune e no controle da hematopoiese. As citocinas que foram claramente identificadas estão resumidas na Tabela 55-2. Na maioria dos casos, as citocinas medeiam os seus efeitos por receptores em células-alvo relevantes e parecem atuar de forma similar ao mecanismo de ação dos hormônios. Em outros casos, as citocinas podem ter efeitos antiproliferativos, antimicrobianos e antitumorais.

O primeiro grupo de citocinas descoberto, as interferonas (IFNs), foi seguido pelos fatores estimuladores de colônia (CSFs, do inglês *colony-stimulating factors*, discutidos no Capítulo 33). Estes últimos regulam a proliferação e a diferenciação das células progenitoras da medula óssea. Muitas das citocinas descobertas mais recentemente foram classificadas como interleucinas (IL) e numeradas na ordem de sua descoberta. As citocinas de uso farmacêutico são produzidas por tecnologias de clonagem de genes.

Muitas citocinas, incluindo TNF-α, IFN-γ, IL-2, G-CSF e fator de estimulação de colônia de granulócito-macrófago (GM-CSF), apresentam meias-vidas séricas muito curtas (minutos). A via de administração subcutânea usual proporciona liberação mais lenta para a circulação e maior duração de ação. Cada citocina tem sua própria toxicidade peculiar, mas algumas são compartilhadas. Por exemplo, IFN-α, IFN-β, IFN-γ, IL-2 e TNF-α induzem, sem exceção, febre, sintomas semelhantes à gripe, anorexia, fadiga e mal-estar.

As interferonas (IFNs) são proteínas que, atualmente, estão agrupadas em três famílias: **IFN-α**, **IFN-β** e **IFN-γ**. As famílias das IFN-α e das IFN-β compreendem as IFN tipo I, ou seja, proteínas ácido-estáveis que agem sobre o mesmo receptor nas células-alvo. A IFN-γ, uma IFN tipo II, é ácido-lábil e se liga a um receptor diferente nas células-alvo. As IFNs tipo I geralmente são induzidas por infecções virais, com os leucócitos produzindo IFN-α. Os fibroblastos e as células epiteliais produzem IFN-β. A IFN-γ comumente é o produto dos linfócitos T ativados.

As interferonas interagem com receptores celulares para produzir uma ampla variedade de efeitos que dependem dos tipos de célula e de IFNs. As IFNs, principalmente a IFN-γ, apresentam propriedades de acentuação da imunidade, que incluem aumento da apresentação de antígeno e ativação de macrófagos, células NK e CTLs. As IFNs também inibem a proliferação celular. Nesse sentido, a IFN-α e a IFN-β são mais potentes que a IFN-γ. Outra ação evidente da IFN é o aumento da expressão de moléculas MHC nas superfícies celulares. Embora todos os três tipos de IFNs induzam moléculas MHC classe I, apenas a IFN-γ induz a expressão de MHC classe II. Nas células gliais, a IFN-β antagoniza esse efeito e pode, na verdade, reduzir a apresentação de antígeno no sistema nervoso.

A IFN-α está aprovada para o tratamento de diversas neoplasias, incluindo leucemia de células pilosas, LMC, melanoma maligno e sarcoma de Kaposi, e para o uso nas infecções por hepatite B e C. Ela também mostrou atividade como fármaco antineo antineoplásico no carcinoma de células renais, na síndrome carcinoide e na leucemia de células T. A IFN-β está aprovada para uso na esclerose múltipla do tipo recidivante. Já a IFN-γ está aprovada para o tratamento de doença granulomatosa crônica, e a IL-2, para carcinoma de células renais metastático e para melanoma maligno. Pesquisas clínicas de outras citocinas, incluindo IL-1, IL-3, IL-4, IL-6, IL-10, IL-11 e IL-12, estão em andamento. As toxicidades das IFNs, que incluem febre, calafrios, mal-estar, mialgias, mielossupressão, cefaleia e depressão, podem restringir bastante o seu uso clínico.

O TNF-α foi extensivamente testado no tratamento de diversas neoplasias, porém os resultados foram desapontadores, em razão das toxicidades limitadoras de dose. Uma exceção é o uso do TNF-α em dose alta intra-arterial para melanoma maligno e sarcoma de tecidos moles de membros. Nessas configurações, taxas de resposta superiores a 80% foram relatadas.

A denileucina diftitox (não disponível no Brasil) é o resultado da fusão da IL-2 à toxina diftérica, sendo utilizada para tratar pacientes com linfoma cutâneo de células T CD25+. A IL-12 e o GM-CSF também demonstraram efeitos adjuvantes com vacinas. O GM-CSF é de particular interesse, em virtude de promover o recrutamento de células apresentadoras de antígeno especializadas, como as células dendríticas necessárias para a geração de respostas de linfócitos T antígeno-específicos puros. Há algumas alegações de que o GM-CSF poderia estimular, por si só, uma resposta imune antitumoral, resultando em regressão tumoral no melanoma e no câncer de próstata.

É importante enfatizar que as interações das citocinas com as células-alvo costumam resultar na liberação de uma cascata de diferentes citocinas endógenas, que exercem seus efeitos de forma sequencial ou simultânea. Por exemplo, a exposição à IFN-γ aumenta o número de receptores de superfície celular nas células-alvo para o TNF-α. A terapia com IL-2 induz a produção de TNF-α, ao passo que a terapia com IL-12 induz a produção de IFN-γ.

REAÇÕES IMUNES E ALERGIA A FÁRMACOS

O mecanismo imune básico e as formas pelas quais ele pode ser suprimido ou estimulado por fármacos foram discutidos nas seções anteriores deste capítulo. Alguns fármacos também ativam o sistema imune de formas indesejáveis, que se manifestam como reações adversas. Em geral, essas reações são agrupadas em uma classificação ampla como "alergia medicamentosa". De fato, muitas reações medicamentosas, como aquelas à penicilina, ao iodo, à fenitoína e às sulfonamidas, são de natureza alérgica. Essas reações manifestam-se como exantemas cutâneos, edema, reações anafilactóides, glomerulonefrite, febre e eosinofilia.

As reações medicamentosas mediadas por respostas imunes podem ter vários mecanismos diferentes. Dessa maneira, qualquer um dos quatro tipos principais de hipersensibilidade anteriormente discutidos neste capítulo pode estar associado às reações alérgicas a fármacos:

- **Tipo I**: reações alérgicas agudas mediadas pela IgE a picadas de insetos, pólens e fármacos, incluindo anafilaxia, urticária e angioedema. A IgE é fixada nos mastócitos teciduais e nos

TABELA 55-2 As citocinas

Citocina	Propriedades
Alfainterferona (IFN-α)	Antiviral, oncostática, ativa as células NK
Betainterferona (IFN-β)	Antiviral, oncostática, ativa as células NK
Gamainterferona (IFN-γ)	Antiviral, oncostática, secretada por e ativa ou regula positivamente células TH1, células NK, CTLs e macrófagos
Interleucina 1 (IL-1)	Ativação da célula T, proliferação e diferenciação de células B
Interleucina 2 (IL-2)	Proliferação de células T, TH1 e NK, ativação de células LAK
Interleucina 3 (IL-3)	Proliferação e diferenciação de precursor hematopoiético
Interleucina 4 (IL-4)	Ativação de TH2 e CTLs, proliferação de células B
Interleucina 5 (IL-5)	Proliferação de eosinófilos, proliferação e diferenciação de células B
Interleucina 6 (IL-6)	Proliferação de HCF, TH2, CTLs e células B
Interleucina 7 (IL-7)	Proliferação de CTLs, NK, células LAK e células B, estimulação do precursor tímico
Interleucina 8 (IL-8)	Quimiotaxia de neutrófilos, pró-inflamatória
Interleucina 9 (IL-9)	Proliferação das células T
Interleucina 10 (IL-10)	Supressão de TH1, ativação de CTLs, proliferação de células B
Interleucina 11 (IL-11)	Proliferação de megacariócitos, diferenciação de células B
Interleucina 12 (IL-12)	Proliferação e ativação de TH1 e CTLs
Interleucina 13 (IL-13)	Modulação de função de macrófagos, proliferação de células B
Interleucina 14 (IL-14)	Proliferação e diferenciação de células B
Interleucina 15 (IL-15)	Ativação de TH1, CTLs e NK/LAK, expansão de *pool* de células T de memória
Interleucina 16 (IL-16)	Quimiotaxia de linfócitos T, suprime a replicação do HIV
Interleucina 17 (IL-17)	Produção de citocinas pelas células do estroma
Interleucina 18 (IL-18)	Indução de respostas TH1
Interleucina 19 (IL-19)	Pró-inflamatória
Interleucina 20 (IL-20)	Promoção da diferenciação cutânea
Interleucina 21 (IL-21)	Promoção da proliferação das células T ativadas, maturação das células NK
Interleucina 22 (IL-22)	Regulação das células TH2
Interleucina 23 (IL-23)	Promoção da proliferação de células de memória TH1
Interleucina 24 (IL-24)	Indução da apoptose tumoral e das respostas TH1
Interleucina 27 (IL-27)	Estimulação das células CD4 puras para a produção de IFN-γ
Interleucinas 28 e 29 (IL-28, IL-29)	Antiviral, propriedades semelhantes à interferona
Interleucina 30 (IL-30)	Subunidade p28 da IL-27
Interleucina 31 (IL-31)	Contribuição para a hipersensibilidades do tipo I e as respostas TH2
Interleucina 32 (IL-32)	Envolvida na inflamação
Interleucina 34 (IL-34)	Estimulação da proliferação de monócitos por meio do receptor CSF-1 (CSF-1R)
Interleucina 35 (IL-35)	Indução das células T reguladoras (iT_R35)
Fator de necrose tumoral-α (TNF-α)	Oncostático, ativação de macrófagos, pró-inflamatório
Fator de necrose tumoral β (TNF-β)	Oncostática, pró-inflamatório, quimiotático
Fator de estimulação de colônias de granulócitos (G-CSF)	Produção de granulócitos
Fator de estimulação de colônias de granulócito-macrófago (GM-CSF)	Produção de granulócitos, monócitos, eosinófilos
Fator de estimulação de colônias de macrófagos (M-CSF)	Produção de monócitos, ativação
Eritropoietina (epoetina, EPO)	Produção de eritrócitos
Trombopoietina (TPO)	Produção de plaquetas

Nota: muitas atividades da interleucina sobrepõem-se, e elas são influenciadas umas pelas outras.
HCF, cofator hematopoiético; LAK, células assassinas ativadas por linfocina (do inglês *lymphokine-activated killer cell*).

basófilos sanguíneos, e, após a interação com o antígeno, as células liberam mediadores potentes.

- **Tipo II**: com frequência, alguns fármacos modificam proteínas do hospedeiro, gerando, assim, respostas de anticorpo contra a proteína modificada. Essas respostas alérgicas envolvem IgG ou IgM, com fixação do anticorpo a uma célula do hospedeiro, que fica, então, sujeita à lise dependente do complemento ou à citotoxicidade dependente de anticorpo.
- **Tipo III:** alguns fármacos podem causar doença do soro, que envolve imunocomplexos contendo IgG e antígeno não próprio, que nada mais é do que uma vasculite multissistêmica dependente do complemento que também é capaz de produzir urticária.
- **Tipo IV**: a alergia mediada por células é o mecanismo envolvido na dermatite de contato alérgica a partir de fármacos aplicados por via tópica ou da induração da pele no local de injeção de um antígeno por via intradérmica.

Em algumas reações medicamentosas, várias dessas respostas de hipersensibilidade podem ocorrer ao mesmo tempo.

Algumas reações adversas a fármacos podem ser erroneamente classificadas como alérgicas ou imunes quando, na verdade, são estados de deficiência genética ou são idiossincrásicas e não mediadas por mecanismos imunes (p. ex., hemólise causada por primaquina na deficiência de glicose-6-fosfato-desidrogenase ou na anemia aplásica causada por cloranfenicol). Ver Figura 55-6.

ALERGIA AOS FÁRMACOS IMEDIATA (TIPO I)

A alergia por sensibilidade tipo I (imediata) a determinados medicamentos ocorre quando o fármaco, incapaz de induzir uma resposta imune por si mesmo, liga-se de maneira covalente a uma proteína transportadora (hapteno) do hospedeiro. Quando isso ocorre, o sistema imune detecta o conjugado fármaco-hapteno como "próprio modificado" e responde produzindo anticorpos IgE-específicos para o fármaco-hapteno. Não se sabe por que algumas pessoas produzem uma resposta de IgE para um fármaco, ao passo que outras produzem respostas de IgG. Sob a influência de IL-4, IL-5 e IL-13, secretadas pelas células TH2, as células B específicas para o fármaco secretam anticorpo IgE. O mecanismo para a hipersensibilidade imediata mediada por IgE está representado na Figura 55-5.

A fixação do anticorpo IgE a receptores Fc de alta afinidade (FcεRs) nos basófilos sanguíneos ou em seus equivalentes teciduais (mastócitos) prepara o cenário para uma reação alérgica aguda. Os locais mais importantes para a distribuição dos mastócitos são pele, epitélio nasal, pulmão e trato gastrintestinal. Quando o fármaco agressor é reintroduzido no organismo, ele se liga e faz ligação cruzada com a IgE de superfície de basófilos e mastócitos para sinalizar a liberação dos mediadores (p. ex., histamina, leucotrienos; ver Capítulos 16 e 18) a partir dos grânulos. A liberação do mediador está associada ao influxo de cálcio e à redução do AMPc intracelular nos mastócitos. Muitos dos fármacos que bloqueiam a liberação de mediador parecem atuar via AMPc (p. ex., catecolaminas, glicocorticoides, teofilina), ao passo que alguns bloqueiam a liberação de histamina, e outros, ainda, bloqueiam os receptores de histamina. Outras substâncias vasoativas, como as cininas, também podem ser geradas durante a liberação de histamina. Esses mediadores desencadeiam relaxamento imediato da musculatura lisa vascular, aumento da permeabilidade vascular, hipotensão, edema e broncoconstrição.

Terapia farmacológica da alergia imediata

Pode-se testar um indivíduo para uma possível sensibilidade a um medicamento por meio de um simples teste cutâneo, ou seja, pela aplicação de uma solução extremamente diluída do fármaco na pele e pela realização de arranhadura com a extremidade de uma agulha. Se houver alergia, ocorrerá imediatamente (em 10 a 15 minutos) uma reação formada por pápula (edema) e rubor (fluxo sanguíneo aumentado). No entanto, os testes cutâneos podem ser negativos apesar de haver hipersensibilidade por IgE para um hapteno ou para um produto metabólico do fármaco, em particular quando o paciente estiver fazendo uso de corticosteroides ou de anti-histamínicos.

Os fármacos que modificam as respostas alérgicas atuam em vários pontos nessa cadeia de eventos. A prednisona, com frequência empregada nas reações alérgicas graves, é imunossupressora. Ela bloqueia a proliferação de clones produtores de IgE e inibe a produção de IL-4 pelas células T auxiliares na resposta de IgE, uma vez que os glicocorticoides costumam ser tóxicos para linfócitos. No ramo eferente da resposta alérgica, a isoprenalina, a epinefrina e a teofilina reduzem a liberação de mediadores de mastócitos e basófilos e produzem broncodilatação. A epinefrina faz oposição à histamina; ela relaxa a musculatura lisa bronquiolar e contrai a musculatura vascular, aliviando o broncospasmo e a hipotensão. *Como observado no Capítulo 9, a epinefrina é o fármaco preferencial para o tratamento de reações anafiláticas.* Os anti-histamínicos inibem competitivamente a histamina, que, caso contrário, produziria broncoconstrição e aumento da permeabilidade capilar nos órgãos-alvo. Os glicocorticoides também podem atuar para reduzir a lesão tecidual e o edema no tecido inflamado, assim como para facilitar as ações das catecolaminas nas células que podem ter ficado refratárias à epinefrina ou isoprenalina. Diversos fármacos inibidores dos leucotrienos podem ser úteis nos processos inflamatórios e alérgicos agudos (ver Capítulo 20).

Dessensibilização aos fármacos

Quando alternativas razoáveis não estão disponíveis, determinados fármacos (p. ex., penicilina, insulina) devem ser utilizados para tratar doenças potencialmente letais, mesmo na presença de sensibilidade alérgica conhecida. Nesses casos, a dessensibilização (também denominada hipossensibilização), por vezes, pode ser obtida iniciando-se a administração com doses muito pequenas do fármaco e aumentando-se gradualmente a dose ao longo de horas, até se chegar à faixa terapêutica plena (ver Capítulo 43). Essa prática é perigosa e deve ser realizada sob supervisão médica direta, com epinefrina disponível para aplicação imediata, uma vez que é possível ocorrer anafilaxia antes que a dessensibilização tenha sido alcançada. Acredita-se que a administração lenta e progressiva do fármaco produza uma ligação gradual de todas as IgE disponíveis nos mastócitos, deflagrando a liberação também gradual dos grânulos. Quando toda a IgE na superfície dos mastócitos tiver sido ligada e as células tiverem sofrido desgranulação, as doses terapêuticas do fármaco agressor poderão ser administradas com reação imune adicional mínima. Portanto, o paciente é dessensibilizado apenas durante a administração do medicamento.

REAÇÕES AUTOIMUNES (TIPO II) AOS FÁRMACOS

Determinadas síndromes autoimunes podem ser induzidas por fármacos. Os exemplos incluem: lúpus eritematoso sistêmico, após a terapia com hidralazina ou procainamida; "hepatite lupoide", causada por sensibilidade a catárticos; anemia hemolítica autoimune, resultante da administração de metildopa; púrpura trombocitopênica, causada por quinidina; e agranulocitose, decorrente de diversos fármacos. Conforme indicado em outros capítulos deste livro, inúmeros fármacos estão associados a reações tipo I e tipo II. Nesses estados autoimunes induzidos por fármaco, os anticorpos IgG se ligam ao tecido modificado pelo fármaco e são destruídos pelo sistema complemento ou por células fagocíticas com receptores Fc. Felizmente, as reações autoimunes aos fármacos costumam diminuir alguns meses após a suspensão do fármaco agressor. A terapia imunossupressora está indicada apenas quando a resposta autoimune é anormalmente grave.

DOENÇA DO SORO E REAÇÕES VASCULÍTICAS (TIPO III)

As reações imunes aos fármacos que resultam em doença do soro são mais comuns do que as respostas anafiláticas imediatas, mas, com frequência, há sobreposição das hipersensibilidades tipos II e III. As manifestações clínicas da doença do soro incluem exantemas cutâneos urticariformes e eritematosos, artralgia ou artrite, linfadenopatia, glomerulonefrite, edema periférico e febre. Em geral, as reações duram de 6 a 12 dias e costumam diminuir quando o fármaco agressor é eliminado. Anticorpos das classes IgM ou IgG geralmente estão envolvidos. O mecanismo de lesão tecidual é formação e deposição de imunocomplexos sobre a membrana basal (p. ex., pulmão, rim), seguidas por ativação do complemento e infiltração de leucócitos, causando a destruição tecidual. Os glicocorticoides são úteis na atenuação das reações graves da doença do soro por fármacos. Nos casos graves, pode-se empregar plasmaférese para remover o fármaco agressor e os imunocomplexos da circulação.

A vasculite imune também pode ser induzida por fármacos. Sulfonamidas, penicilina, tiouracila, anticonvulsivantes e iodetos foram todos implicados no início da angeíte de hipersensibilidade. O eritema multiforme é um distúrbio cutâneo vasculítico relativamente leve que pode ser secundário à hipersensibilidade a fármacos. É provável que a síndrome de Stevens-Johnson seja uma forma mais grave dessa reação de hipersensibilidade, a qual é formada por eritema multiforme, artrite, nefrite, anormalidades do sistema nervoso central e miocardite. Com frequência, essa síndrome tem sido associado à terapia com sulfonamida. A administração de anticorpos monoclonais ou policlonais não humanos, como o antídoto para o veneno da cobra cascavel, pode provocar doença do soro.

REAÇÕES MEDIADAS POR CÉLULAS (TIPO IV)

A hipersensibilidade tipo IV ocorre 24 a 48 horas após a exposição ao alérgeno, portanto é denominada hipersensibilidade do tipo tardia (DTH). Como em outras hipersensibilidades a medicamentos, o fármaco pode reagir quimicamente com o tecido do hospedeiro para criar um novo antígeno. Após a primeira exposição ao alérgeno (fármaco), as células apresentadoras de antígeno estimulam uma resposta da célula T específica para aquele alérgeno. Isso leva de 1 a 2 semanas. Na segunda e em todas as exposições subsequentes, as células apresentadoras de antígenos derivadas de tecido que entram em contato com o novo antígeno (proteína hospedeira modificada por alergênio) secretam quimiocinas e citocinas que atraem células T de memória para o local de reexposição ao alérgeno. Isso leva apenas 24 a 48 horas. Linfócitos e células apresentadoras de antígenos, como macrófagos, se acumulam no local, causando endurecimento, eritema e edema. A hipersensibilidade de contato é uma forma de DTH e ocorre quando um alérgeno desencadeia DTH cutânea, resultando em espongiose, como quando uma pomada contendo um alérgeno é aplicada na pele.

PREPARAÇÕES DISPONÍVEIS[1]

NOMES GENÉRICOS
Abatacepte
Abciximabe
Acetato de glatirâmer
Adalimumabe
Alefacepte
Alentuzumabe
Alfainterferona 2a
Alfainterferona 2b
Alfapeginterferona 2a
Alfapeginterferona 2b
Alirocumabe
Anacinra*
Antiveneno de escorpião (equino(Fab)'2)
Arcitumomabe*
Atezolizumabe
Avelumabe

NOMES GENÉRICOS
Axicabtageno ciloleucel*
Azatioprina
Basiliximabe
Belatacepte*
Belimumabe
Benralizumabe
Betainterferona 1a
Betainterferona 1b
Bevacizumabe
Blinatumomabe
Brentuximabe vedotina
Brodalumabe*
Burosumabe
Canaquinumabe
Capromabe pendetida*
Certolizumabe pegol

NOMES GENÉRICOS	NOMES GENÉRICOS
Cetuximabe	Microdose de imunoglobulina Rh_0(D)
Ciclofosfamida	Moxetumomabe pasudotox
Ciclosporina	Muromonabe CD3*
Cloridrato de fingolimode	Natalizumabe
Daratumumabe	Necitumumabe*
Denileucina diftitox*	Nivolumabe
Denosumabe	Obiltoxaximabe*
Dinutuximabe	Ocrelizumabe
Dupilumabe	Ofatumumabe
Durvalumabe	Omalizumabe
Eculizumabe	Palivizumabe
Elotuzumabe	Panitumumabe
Emapalumabe-lzsg*	Pegademase bovina (adenosina desaminase bovina)*
Erenumabe	Pegaptanibe sódico
Etanercepte	Pembrolizumabe
Everolimo	Pertuzumabe
Evolocumabe	Polatuzumabe vedotina
Fremanezumabe	Pomalidomida
Fumarato de dimetila	Ramucirumabe*
Galcanezumabe	Ranibizumabe*
Gamainterferona 1b	Ravulizumabe
Globulina antitimócito*	Raxibacumabe*
Golimumabe	Reslizumabe
Guselcumabe	Rilonacepte*
Ibalizumabe*	Risanquizumabe
Ibritumomabe tiuxetana*	Rituximabe
Idarucizumabe	Secuquinumabe
Imunoglobulina antilinfócito*	Siltuximabe
Imunoglobulina intravenosa (IgIV)	Sirolimo
Infliximabe	Tacrolimo (FK506)
Inotuzumabe ozogamicina	Talidomida
Interleucina 2 (IL-2)	Teriflunomida
Ipilimumabe	Tildrakizumabe
Ixequizumabe	Tisagenlecleucel
Lanadelumabe	Tocilizumabe
Leflunomida	Trastuzumabe
Lenalidomida	Trastuzumabe entansina
Mepolizumabe	Ustequinumabe
Micofenolato de mofetila	Vedolizumabe

[1]Vários fármacos discutidos neste capítulo estão disponíveis como fármacos isolados, mas não estão listados aqui. Os não listados serão encontrados em outros capítulos (ver Índice).

*Não disponível no Brasil.

REFERÊNCIAS

Imunologia geral

Levinson WE: *Review of Medical Microbiology and Immunology*, 14th ed. McGraw Hill, 2018.

Murphy KM et al (editors): *Janeway's Immunobiology*, 9th ed. Garland Science, 2017.

Wei SC et al: Fundamental mechanisms of immune checkpoint blockade therapy. Cancer Discov 2018;8:1069.

Hipersensibilidade

Busse WW: Biological treatment for severe asthma: A major advance in asthma care. Allergol Int 2019;68:158.

Napolitano M et al: Adult atopic dermatitis: New and emerging therapies. Expert Rev Clin Pharmacol 2018;11:867.

Autoimunidade

Ishii M: Immunology proves a great success for treating systemic autoimmune diseases—a perspective on immunopharmacology: IUPHAR Review 23. Br J Pharmacol 2017;174:1875.

Sarzi-Puttini P et al: Systemic rheumatic diseases: From biological agents to small molecules. Autoimmun Rev 2019;18:583.

Doenças de imunodeficiência

Joao C et al: Passive serum therapy to immunomodulation by IVIG: A fascinating journey of antibodies. J Immunol 2019;200:1957.

Fármacos imunossupressores

Holt CD: Overview of immunosuppressive therapy in solid organ transplantation. Anesthesiol Clin 2017;35:365.

Sabino J et al: New biologics and small molecules in inflammatory bowel disease: An update. Therap Adv Gastroenterol 2019;12:1.

Zaza G et al: mTOR inhibition role in cellular mechanisms. Transplantation 2018;102:S3.

Zeiser R, Blazar BR: Acute graft-versus-host disease—biologic process, prevention and therapy. N Engl J Med 2017;377:2167.

Globulina antilinfocitária e anticorpos monoclonais

Ali R et al: The role of anti-thymocyte globulin or alemtuzumab-based serotherapy in the prophylaxis and management of graft-versus-host disease. Biomedicines 2017;5:67.

Khan S, Gerber DE: Autoimmunity, checkpoint inhibitor therapy and immune-related adverse events: A review. Semin Cancer Biol 2019;64:93.

Tepper SJ: CGRP and headache: A brief review. Neurol Sci 2019;40 (Suppl 1):99.

Citocinas

Akdis M et al: Interleukins (from IL-1 to IL-38), interferons, transforming growth factor β and TNF-α: Receptors, functions and roles in diseases. J Allergy Clin Immunol 2016;138:984.

Karan D: Inflammasomes: Emerging central players in cancer immunology and immunotherapy. Front Immunol 2018;9:3028.

Lubberts E: The IL-23–IL-17 axis in inflammatory arthritis. Nat Rev Rheumatol 2015:11:415.

Alergia a fármacos

Blumental KG et al: Antibiotic allergy. Lancet 2019;393:183.

Patel SV, Khan DA: Adverse reactions to biologic therapy. Immunol Allergy Clin North Am 2017;37:397.

Imunoterapia celular

Semer D, Brentjens R: CAR T-cell therapy: Full speed ahead. Hematol Oncol 2019;37(Suppl 1):95.

RESPOSTA DO ESTUDO DE CASO

Essa paciente tem DEVH aguda refratária a esteroides. O manejo farmacológico incluiria terapia imunossupressora adicional. O padrão de cuidado não é estabelecido nessa condição gravíssima. Vários ensaios clínicos em andamento estão avaliando várias terapias. Nesse momento, muitos centros iniciariam a terapia para DEVH aguda refratária a esteroides com infliximabe e fotoforese, além de continuar com o tacrolimo.

PARTE

IX Toxicologia

CAPÍTULO 56

Introdução à toxicologia: ocupacional e ambiental

Daniel T. Teitelbaum, MD*

ESTUDO DE CASO

Uma menina de 6 anos é levada à emergência pelos pais. Ela está comatosa, taquipneica (25 respirações por minuto [rpm]) e taquicárdica (150 batimentos por minuto [bpm]), mas parece ruborizada e com oximetria de pulso normal (97%), respirando o ar ambiental da sala. Após questionamento, os pais relatam que estão em situação de rua, vivendo dentro do seu carro (uma pequena van). As noites têm estado frias, e eles têm usado um pequeno queimador de carvão para manter o interior do veículo aquecido.

Qual o diagnóstico mais provável? Qual tratamento deve ser iniciado imediatamente? Se a mãe da paciente estiver grávida, quais medidas adicionais devem ser tomadas?

Os humanos vivem em um mundo químico. Eles inalam, ingerem e absorvem pela pele essas substâncias químicas. O toxicologista ocupacional-ambiental está inicialmente preocupado com o reconhecimento, a prevenção e o tratamento de efeitos tóxicos em humanos, decorrentes da exposição a agentes químicos encontrados no local de trabalho ou no ambiente em geral. Na prática clínica, o toxicologista ocupacional-ambiental deve identificar e tratar efeitos deletérios à saúde produzidos por essas exposições. Além disso, o toxicologista ocupacional-ambiental treinado será chamado a identificar perigos associados a agentes químicos presentes no ambiente de trabalho ou introduzidos no ambiente humano, e a desenvolver estratégias e procedimentos para prevenir os efeitos tóxicos dos agentes químicos identificados.

Os casos de toxicologia ocupacional e ambiental apresentam problemas complexos. A exposição raramente estará restrita a uma única substância. A maioria dos materiais presentes no local de trabalho ou no meio ambiente são misturas de compostos. Os ingredientes são, em grande parte das vezes, mal descritos nos documentos disponíveis para revisão. Além disso, embora as agências reguladoras de muitos países tenham normas para divulgação de materiais perigosos e seus impactos sobre a saúde, exceções em razão de informações protegidas por patente frequentemente dificultam a compreensão daqueles que tratam pacientes intoxicados no trabalho ou no meio ambiente sobre a natureza e a extensão do quadro em questão.

*O autor agradece a Gabriel L. Plaa (*in memoriam*), PhD, autor anterior deste capítulo, por suas contribuições.

Como muitas das doenças associadas à exposição ocupacional ou ambiental possuem um grande período de latência antes das primeiras manifestações, muitas vezes é um trabalho de detetive descobrir e caracterizar os processos originais e as causas materiais. O monitoramento dos níveis de exposição, tanto no local de trabalho como no meio ambiente, tem sido mais comum. No entanto, os registros de monitoramento costumam ser difíceis de localizar e de relacionar a um indivíduo ou a um pequeno grupo de indivíduos expostos. Os registros disponíveis muitas vezes são inadequados para estabelecer a extensão da exposição, de um indivíduo ou um grupo, a duração e a dose. Essas informações podem ser cruciais para a identificação clínica e forense da toxíndrome e o manejo do paciente.

Toxicologia ocupacional

A toxicologia ocupacional está relacionada aos efeitos de agentes químicos encontrados no ambiente de trabalho. A principal ênfase da toxicologia ocupacional é identificar os agentes preocupantes, identificar os quadros agudos e crônicos que eles podem produzir, definir as condições em que podem ser usados com segurança e prevenir a absorção de quantidades nocivas dessas substâncias químicas. O médico toxicologista ocupacional também é chamado a tratar as doenças causadas por esses agentes. O toxicologista ocupacional também pode definir e liderar programas de vigilância em saúde dos trabalhadores expostos e do ambiente em que trabalham. Eles normalmente trabalham junto dos higienistas ocupacionais, profissionais de segurança certificados e enfermeiros ocupacionais.

Limites regulamentares e diretrizes voluntárias têm sido elaborados para estabelecer limites "seguros" de exposição a produtos químicos para trabalhadores. Nos Estados Unidos, esses limites são promulgados pela Occupational Safety and Health Administration (OSHA).* Eles são indicados como **Limites de Exposição Permitidos (PELs**, do inglês *Permissible Exposure Limits*). Além dos PELs encontrados em tabelas nas publicações da OSHA e em seu *site*, a OSHA divulga padrões para materiais específicos com toxicidade particularmente grave. Essas normas são desenvolvidas a partir de estudos científicos extensos, manifestações de interessados em audiências públicas, comentários públicos e outras etapas, como publicação no registro federal (*Federal Register*). Tais normas têm força de lei nos Estados Unidos, e os empregadores que usam esses materiais são obrigados a cumprir as normas. O não cumprimento das normas pode resultar em uma série de penalidades civis. A OSHA não tem autoridade para processar violações criminais de suas regras e normas. As normas da OSHA podem ser encontradas em sua página em http://www.osha.gov. Cópias dos padrões da U.S. Mine Safety and Health Administration (MSHA) podem ser encontradas em http://www.msha.gov.

Organizações voluntárias, como a Conferência Americana de Higienistas Industriais Governamentais (ACGIH, do inglês *American Conference of Governmental Industrial Hygienists*), periodicamente preparam listas de suas versões consensuais de **valores-limite (TLVs**, do inglês *threshold limit values*) "seguros" para muitos agentes químicos. Estes não são executáveis e têm validade legal apenas em circunstâncias limitadas. Nos Estados Unidos, as normas imperativas também podem ser atualizadas de tempos em tempos quando novas informações sobre toxicidade são disponibilizadas.** Esse processo é lento e requer informações de muitas fontes, exceto em certas circunstâncias extraordinárias. Nesses casos, podem ser feitas alterações emergenciais nas normas e uma norma temporária emergencial pode ser promulgada após os procedimentos regulatórios apropriados. As diretrizes da ACGIH para TLVs são úteis como pontos de referência na avaliação de potenciais exposições no local de trabalho na ausência dos requisitos da OSHA. A conformidade com essas normas voluntárias, entretanto, não substitui a conformidade com as exigências da OSHA nos Estados Unidos. As listas atuais de TLVs podem ser obtidas no *site* da ACGIH em http://www.acgih.org.

Toxicologia ambiental

A toxicologia ambiental, agora frequentemente denominada *ecotoxicologia*, lida com o impacto deletério de produtos químicos, presentes como *poluentes* no meio ambiente, sobre os organismos vivos. A ecotoxicologia se preocupa com os efeitos tóxicos de agentes químicos e físicos em populações e comunidades de organismos vivos em ecossistemas definidos. Inclui o estudo das vias de transferência desses agentes e suas interações com o meio ambiente. A toxicologia ambiental tradicional ocupa-se dos efeitos tóxicos sobre indivíduos; já a ecotoxicologia ocupa-se do impacto sobre populações de organismos vivos ou sobre ecossistemas. A pesquisa em ecotoxicologia se tornou uma das principais áreas de estudo para os toxicologistas.

Alterações nas condições do ar e da água em nosso planeta se tornaram uma grande preocupação internacional. Os tratados negociados entre muitas nações destinados a controlar os poluentes que afetam as mudanças climáticas estão em vigor. As mudanças climáticas tornaram-se uma das prioridades mais importantes para os cientistas ambientais. Os Acordos Climáticos de Paris buscam controlar o aumento da temperatura do planeta devido à poluição do ar, grande parte da qual é gerada pelo uso de combustíveis fósseis. A administração dos Estados Unidos compreendida entre os anos 2016 a 2020 retirou seu apoio e sua participação nesses acordos. Essa ação e outras empreendidas pelo governo da época ameaçaram aumentar a carga de poluentes que influenciam o clima.*** Alguns desses poluentes são discutidos a seguir.

O termo *ambiente* inclui todo o entorno dos organismos, mas, particularmente, o ar, o solo e a água. Embora os humanos sejam considerados uma espécie-alvo de interesse particular, outras espécies têm grande importância como possíveis alvos ecotoxicológicos. Estudos científicos sobre eventos sinalizadores em animais frequentemente proporcionam avisos precoces de eventos iminentes em humanos resultantes de impactos ecotóxicos. Nos Estados Unidos, a poluição ambiental é regulada pela Environmental Protecion Agency (EPA).****

A poluição do ar geralmente é produto de industrialização, desenvolvimento tecnológico e aumento da urbanização. Raramente, fenômenos naturais, como erupções vulcânicas, resultam em poluição do ar com gases, vapores ou partículas nocivas aos humanos. Os humanos também podem ser expostos a agentes químicos usados na agricultura, como os agrotóxicos, ou no processamento de alimentos, permanecendo como agrotóxicos ou ingredientes nos produtos alimentares. Os contaminantes do ar são regulamentados nos Estados Unidos pela EPA com base em considerações sobre a saúde (primárias) e estéticas (secundárias). Tabelas com os contaminantes

*N. de R.T. No Brasil, estão descritos em Normas Regulamentadoras (NRs) do Ministério do Trabalho.

**N. de R.T. No Brasil, as NRs também são atualizadas de tempos em tempos. A última atualização da NR-7 – Programa de Controle Médico de Saúde Ocupacional (PCMSO) ocorreu em 2019.

***N. de R.T. Em 2021 os Estados Unidos retomaram o Acordo de Paris.

**** N. de R.T. No Brasil, a regulamentação fica a cargo de órgãos ligados ao Ministério do Meio Ambiente. Os agentes da EPA têm poderes semelhantes aos de policiais e podem impor penalidades civis e criminais por violações aos regulamentos da EPA.

primários e secundários do ar e outras questões regulatórias relacionadas com contaminantes do ar nos Estados Unidos podem ser encontradas em http://www.epa.gov.* Muitos Estados norte-americanos têm normas específicas sobre contaminação do ar que podem ser mais rigorosas do que as da EPA. Muitas outras nações e algumas organizações supragovernamentais regulam os contaminantes do ar. No caso dos países vizinhos, problemas de poluição do ar e da água ultrapassando as fronteiras têm sido uma questão debatida nos últimos anos. Substâncias particuladas, produtos radiativos, chuva ácida e problemas semelhantes resultaram em contaminação cruzada do ar e da água em diversos países. A contaminação do mar também tem produzido preocupação acerca da poluição oceânica com impacto sobre a pesca de alguns países. Esse tipo de poluição é atualmente objeto de muitas pesquisas e de tratados internacionais recentes.

Uma Comissão Conjunta de Peritos sobre Aditivos Alimentares da Food and Agriculture Organization das Nações Unidas e da Organização Mundial da Saúde (FAO/OMS) adotou o conceito de **ingestão diária aceitável (IDA)** que denota a ingestão diária de um agente químico junto com o alimento que, considerado todo o período de vida, parece não implicar risco relevante. Essas diretrizes são reavaliadas quando novas informações são disponibilizadas. Nos Estados Unidos, a Food and Drug Administration (FDA) e o Departamento de Agricultura são responsáveis pela regulamentação de contaminantes como agrotóxicos, fármacos e produtos químicos em alimentos.** Ocorreram grandes problemas internacionais em razão do comércio entre nações de alimentos contaminados ou adulterados vindos de países cujas normas e fiscalização sobre a pureza dos alimentos são permissivas ou inexistentes. Recentemente, por exemplo, ocorreram doenças em humanos e em animais em razão da ingestão de produtos importados da China contendo melamina.

TERMOS E DEFINIÇÕES EM TOXICOLOGIA

Perigo e risco

Perigo é a capacidade que um agente químico tem de causar lesão em uma determinada situação ou ambiente; as condições de uso e exposição são as principais considerações. Para avaliar o perigo, há necessidade de conhecer a toxicidade inerente da substância e as quantidades a que os indivíduos podem ser expostos. O perigo frequentemente é uma descrição com base em uma estimativa subjetiva e não em uma avaliação objetiva.

O risco é definido como a frequência esperada de ocorrência de um efeito indesejado, em razão da exposição a um agente químico ou físico. Para a estimativa de risco utilizam-se dados de dose-resposta e extrapolação das relações observadas para as respostas esperadas nas doses ocorrendo nas situações reais de exposição. A qualidade e a adequabilidade dos dados biológicos usados nessas estimativas são grandes fatores limitantes. A avaliação de risco se tornou parte integrante do processo de regulamentação na maioria dos países. Contudo, muitas das pressuposições dos cientistas da avaliação de risco ainda não foram comprovadas, e apenas com a observação em longo prazo de causas e resultados em populações será possível obter as bases para validar as novas tecnologias para avaliação de risco.

*N. de R.T. No Brasil, informações semelhantes podem ser encontradas em http://conama.mma.gov.br/

**N. de R.T. No Brasil, a regulamentação de contaminantes como agrotóxicos, fármacos e produtos químicos em alimentos é de responsabilidade do Ministério da Agricultura.

Vias de exposição

As vias de entrada de agentes químicos no organismo diferem nas diferentes situações de exposição. No ambiente industrial, a inalação é a principal via de entrada. A via transdérmica também é muito importante, mas a ingestão oral tem relevância relativamente menor. Consequentemente, a prevenção primária deve ser planejada para reduzir ou eliminar a absorção por inalação ou por contato com a pele. Os poluentes atmosféricos entram no organismo por inalação e por contato dérmico. Poluentes da água e do solo são absorvidos por inalação, ingestão e contato dérmico.

Quantidade, duração e intensidade da exposição

As reações tóxicas diferem dependendo da quantidade da exposição, sua duração e velocidade com que ocorre. A exposição a uma substância tóxica que é absorvida pelo humano ou animal alvo constitui o que é denominado dose. Uma exposição aguda indica uma exposição única ou múltipla que ocorreu em um breve período de segundos até 1 a 2 dias. Doses agudas, intensas e rapidamente absorvidas de substâncias que, em doses baixas, normalmente podem ser desintoxicadas por mecanismos enzimáticos, talvez ultrapassem a capacidade de desintoxicação do organismo resultando em toxicidade grave ou fatal. A mesma quantidade da substância absorvida lentamente pode resultar em baixa toxicidade ou em nenhum efeito tóxico. Esse é o caso da exposição ao cianeto. Quando o cianeto ocorre em pequenas quantidades, a rodanese, uma enzima mitocondrial presente em humanos, o transforma no relativamente atóxico tiocianato, mas a enzima é sobrepujada por doses altas de cianeto e absorvidas com rapidez, com efeito letal.

A exposição única ou múltipla em um período longo é dita crônica. No ambiente ocupacional, ocorre exposição tanto aguda (p. ex., vazamento acidental) quanto crônica (p. ex., manipulação repetida de um agente químico). Exposições a agentes químicos através do ar e da água são frequentemente crônicas. Elas podem causar doenças crônicas, como na Baía de Minamata, no Japão, onde efluentes industriais geraram o desastre do metilmercúrio. A doença de Itai-itai no Japão, causada pela exposição crônica a efluentes industriais contendo cádmio, começou em 1912, mas só foi oficialmente reconhecida como uma doença ambiental pelo governo japonês em 1968. Vazamentos súbitos e em grande quantidade de produtos químicos podem resultar em exposição massiva da população com consequências graves ou letais. O disastre de Bhopal, na Índia, foi um desses eventos. O metilisotiocianato foi liberado em uma área de grande densidade populacional. Aproximadamente 4 mil mortes e mais de meio milhão de danos a saúde foram causados. O vazamento de dioxina em Seveso, na Itália, contaminou uma área populosa com um agente químico persistente, que produz efeitos agudos e crônicos em longo prazo. O enorme derramamento de óleo causado pela explosão da plataforma de perfuração Deepwater Horizon da BP no Golfo do México destacou o potencial de impactos ecotóxicos de longo prazo em uma ampla área geográfica. Um extenso estudo dos efeitos desse desastre ambiental está em andamento e as consequências ambientais totais ainda precisam ser determinadas.

CONSIDERAÇÕES AMBIENTAIS

Algumas características químicas e físicas são importantes para estimar o potencial de perigo dos tóxicos ambientais. Dados sobre efeitos tóxicos em organismos diferentes, além do conhecimento acerca de

Bioacumulação e biomagnificação

Se a ingestão de um contaminante de longa duração por um organismo excede sua capacidade de metabolizar ou excretar a substância, o agente químico se acumula nos tecidos do organismo, processo denominado como **bioacumulação**.

Embora a concentração de um contaminante possa ser praticamente indetectável na água, ela é amplificada de centenas a milhares de vezes quando o contaminante passa à cadeia alimentar, etapa denominada de **biomagnificação**.

A biomagnificação de bifenilas policloradas (PCBs, do inglês *polychlorinated biphenyls*) nos Grandes Lagos da América do Norte é ilustrada, a seguir, pelos valores residuais disponíveis em um relatório clássico do *Environment Canada*, publicado pelo governo canadense e em outros locais.

A biomagnificação dessa substância na cadeia alimentar, iniciando no fitoplâncton e terminando na gaivota prateada, se aproxima de 50 mil vezes. Animais domésticos e humanos podem comer peixes com origem nos Grandes Lagos, resultando em resíduos de PCB nessas espécies.

Fonte	Concentração de PCB (ppm)[1]	Concentração relativa ao fitoplâncton
Fitoplâncton	0,0025	1
Zooplâncton	0,123	49,2
Eperlano arco-íris* (*Osmerus mordax*)	1,04	416
Truta do lago	4,83	1932
Gaivota prateada	124	49.600

[1]Dados da *Environment Canada, The State of Canada's Environment*, 1991, Governo do Canadá, Ottawa; e outras publicações.
*N. de R.T. Espécie de salmão parecida com a truta.

degradabilidade, bioacumulação, transporte e biomagnificação nas cadeias alimentares, ajudam nessa estimativa. (Ver Quadro "Bioacumulação e biomagnificação" para um exemplo clássico envolvendo os Grandes Lagos.) Os agentes químicos insuficientemente degradados (por via abiótica ou biótica) apresentam persistência ambiental e podem se acumular. Entre esses agentes químicos estão poluentes orgânicos persistentes (POPs), bifenilas policloradas, dioxinas e furanos e substâncias semelhantes. Descargas de metilmercúrio de fábricas de papel na Escandinávia têm sido responsáveis pela bioacumulação de compostos de mercúrio em mamíferos marinhos superiores e peixes em níveis superiores da cadeia alimentar. Esses compostos têm sido responsáveis por neurotoxicidade em populações humanas cujas dietas incluem esses organismos como fontes de alimento. Substâncias lipofílicas, como os largamente banidos ou abandonados agrotóxicos organoclorados, tendem a sofrer bioacumulação na gordura corporal, resultando em resíduos teciduais que são lentamente liberados ao longo do tempo. Esses resíduos e seus metabólitos podem ter efeitos tóxicos crônicos, como desregulação endócrina, distúrbios neurológicos e carcinogênese. Quando um tóxico persistente entra na cadeia alimentar, ocorre biomagnificação à medida que uma espécie se alimenta de outras, concentrando a substância química nos organismos superiores na cadeia alimentar. Os humanos encontram-se no alto da cadeia alimentar, estando, assim, expostos a cargas altamente concentradas de poluentes biacumulados e biomagnificados. Os poluentes com o maior impacto sobre o ambiente são aqueles degradados de forma insuficiente, sendo relativamente móveis no ar, na água e no solo e apresentando bioacumulação e biomagnificação.

SUBSTÂNCIAS QUÍMICAS ESPECÍFICAS

POLUENTES DO AR

A poluição do ar pode resultar de vapores, aerossóis, fumaças, substâncias particuladas e agentes químicos específicos. Diz-se que cinco substâncias principais respondem por cerca de 98% da poluição do ar: monóxido de carbono (~ 52%); óxido de enxofre (~14%); hidrocarbonetos (~ 14%); óxido de nitrogênio (~ 14%) e ozônio, seu produto de decomposição; e material particulado (~ 4%). A agricultura, especialmente nas propriedades em escala industrial, contribui com diversos poluentes do ar: poeiras na forma de partículas, agroquímicos, sulfeto de hidrogênio e outros. Entre as fontes de poluentes estão a queima de combustíveis fósseis, o transporte, a manufatura e outras atividades industriais, a geração de energia elétrica, o aquecimento do espaço, a coleta e armazenamento de lixo e outros. Estudos realizados em Helsinque e outras cidades demonstraram que a emissão de automóveis sem catalisador é uma grande contribuinte para a poluição do ar ambiental ao nível do solo, maior do que qualquer outra fonte. A introdução de catalisadores nos automóveis e seu uso obrigatório em muitos países reduziu muito a poluição do ar com origem em automóveis. Infelizmente, eventos políticos recentes enfraqueceram a ênfase e o consenso alcançado no controle da poluição do ar causada por combustíveis fósseis, e o progresso que havia sido previsto na redução desses poluentes foi retardado. O banimento do chumbo tetraetila da gasolina eliminou uma grande fonte de contaminação por chumbo e de intoxicação de crianças por chumbo em ambientes urbanos. Nas economias emergentes, o uso de transporte com base em motores de dois tempos produz um grande nível de poluição do ar ao nível do solo em cidades com alta densidade populacional. A introdução de diesel "limpo e com baixos teores de enxofre" está ajudando a reduzir poluentes, como o óxido de enxofre, em zonas urbanas e estradas. Estudos intensivos recentes de uma variedade mais ampla de impactos de poluentes do ar tão variados como dióxido de nitrogênio, material particulado e dióxido de enxofre demonstraram efeitos adversos estatisticamente significativos no desfecho da gravidez, aumento da incidência de pré-eclâmpsia, desfechos cardiovasculares insatisfatórios, exacerbação dos sintomas em casos de doença pulmonar obstrutiva crônica (DPOC) e agravamento dos sintomas em pacientes com fibrose pulmonar idiopática. Muitas outras alterações fisiológicas significativas em humanos, especialmente em crianças, são suspeitas de serem resultantes da exposição a poluentes atmosféricos.

O dióxido de enxofre e a fumaça com origem na combustão incompleta de carvão foi associada a efeitos adversos agudos em crianças, idosos e indivíduos com doença cardíaca ou respiratória preexistente. A poluição do ar ambiente foi implicada como causa de doença cardíaca, bronquite, doença pulmonar obstrutiva, enfisema pulmonar, asma brônquica e câncer de vias respiratórias. Há uma vasta literatura publicada em ciências básicas e em epidemiologia clínica sobre toxicologia dos poluentes do ar, que levou a modificações nas normas reguladoras para estes poluentes. As normas da EPA para essas substâncias aplicam-se ao ambiente em geral, e as normas da OSHA aplicam-se à exposição no ambiente de trabalho. Os padrões do ar ambiental para monóxido de carbono e cinco outros poluentes nocivos – material particulado, dióxido de nitrogênio, ozônio, dióxido de enxofre e chumbo – podem ser encontrados em http://www.epa.gov/criteria-air-pollutants.

Monóxido de carbono

O monóxido de carbono (CO) é um gás incolor, insípido, inodoro e não irritante, subproduto de combustão incompleta. A concentração média de CO na atmosfera é cerca de 0,1 ppm; em locais com tráfego pesado, a concentração pode passar de 100 ppm. Os valores de limite de exposição permitidos (PEL, do inglês *permissible exposure limit*) recomendados atualmente são mostrados na Tabela 56-1 (ver também http://www.osha.gov, Standard Number 1910.1000, Tabela Z-1).

1. *Mecanismo de ação* O CO combina-se forte, mas reversivelmente, com os locais de ligação do oxigênio da hemoglobina e tem uma afinidade pela hemoglobina que é cerca de 220 vezes maior que o oxigênio. O produto formado – a carboxiemoglobina – não transporta oxigênio. Além disso, a presença de carboxiemoglobina interfere na dissociação do oxigênio na oxiemoglobina remanescente, como consequência do efeito Bohr, reduzindo a transferência de oxigênio para os tecidos. Os órgãos com a maior demanda de oxigênio (cérebro, coração e rins) são os mais afetados. Adultos normais não tabagistas apresentam concentrações de carboxiemoglobina inferiores a 1% da saturação (1% da hemoglobina total encontra-se na forma de carboxiemoglobina), sendo esse fato atribuído à formação endógena de CO a partir do catabolismo do heme. Os tabagistas podem apresentar saturação de CO de 5 a 10%. A saturação depende do grau de tabagismo. Um indivíduo que respira ar contendo 0,1% de CO (1.000 ppm) evoluiria com concentração de carboxiemoglobina em torno de 50% em pouco tempo.

TABELA 56-1 Exemplos de valores de limites de exposição permitidos (PELs) de alguns poluentes comuns do ar e solventes em partes por milhão (ppm)[1]

Composto	PEL[2] (ppm)
Benzeno	1,0
Monóxido de carbono	50
Tetracloreto de carbono	10
Clorofórmio	50
Dióxido de nitrogênio	5
Ozônio	0,1
Dióxido de enxofre	5
Tetracloroetileno	100
Tolueno	200
1,1,1-tricloroetano	350
Tricloroetileno	100

[1]Esses limites de exposição podem ser encontrados em http://www.osha.gov, 1910.1000, Tabelas Z-1 e Z-2. As normas da OSHA são frequentemente atualizadas, e os leitores devem consultar a página na internet para obter a informação atual.

[2]Os PELs são valores para 8 horas de TWA (do inglês *time weighted average*, média ponderada no tempo) considerando uma jornada de trabalho normal de 8 horas por dia, tempo durante o qual os trabalhadores podem ser repetidamente expostos sem efeitos adversos.

2. *Efeitos clínicos* Os principais sinais da intoxicação por CO estão relacionados à hipoxia. Eles evoluem na seguinte sequência: (1) disfunção psicomotora; (2) cefaleia e sensação de constrição na região temporal; (3) confusão e perda de acuidade visual; (4) taquicardia, taquipneia, síncope e coma; e (5) coma profundo, convulsões, choque e insuficiência respiratória. Há grande variabilidade nas respostas individuais à concentração de carboxiemoglobina. Concentrações de carboxiemoglobina abaixo de 15% podem produzir cefaleia e mal-estar; com 25%, muitos trabalhadores se queixam de cefaleia, fadiga, redução da capacidade de atenção e perda de coordenação motora fina. Colapso e síncope podem ocorrer ao redor de 40%; e acima de 60% é possível haver morte como resultado de danos irreversíveis ao cérebro e ao miocárdio. Os efeitos clínicos podem ser agravados por trabalho pesado, grandes altitudes e temperatura ambiente elevada. A intoxicação por CO geralmente é considerada como uma forma de intoxicação aguda. Há evidências de que a exposição crônica a concentrações baixas de CO podem causar efeitos adversos cardíacos, distúrbios neurológicos e transtornos emocionais. O feto em desenvolvimento é muito sensível aos efeitos da exposição ao CO. A exposição de uma gestante a concentrações elevadas de CO nos períodos críticos do desenvolvimento fetal pode causar morte fetal ou malformações graves e irreversíveis, mas com sobrevida ao nascer. Estudos recentes sobre exposição a baixas doses de monóxido de carbono em mulheres grávidas indicaram menores pesos ao nascer e resultados de gravidez menos bem-sucedidos quando a concentração de monóxido de carbono no início do pré-natal estão elevadas. Essas concentrações podem estar associadas a tabagismo não relatado ou exposição ambiental. Estudos sugerem a triagem de CO na primeira consulta pré-natal para detectar e mitigar esse risco.

3. *Tratamento* Os pacientes que tenham sido expostos ao CO devem ser imediatamente afastados da fonte de exposição. A ventilação deve ser mantida e iniciada terapia com alto fluxo e alta concentração de oxigênio – o antídoto específico do CO – rapidamente. Se a falência respiratória estiver presente, a ventilação mecânica será necessária. Altas concentrações de oxigênio podem ser tóxicas e podem contribuir para o desenvolvimento da síndrome da angústia respiratória aguda. Portanto, os pacientes devem ser tratados com alta concentração apenas por um período curto. Com ar ambiente a 1 atm, a meia-vida de eliminação do CO é cerca de 320 minutos; com oxigênio a 100%, a meia-vida é reduzida para cerca de 80 minutos; e com oxigênio hiperbárico (2-3 atm), a meia-vida pode ser reduzida para cerca de 20 minutos. Embora haja controvérsia sobre o uso de oxigênio hiperbárico para tratamento de intoxicação por CO, essa terapia pode ser usada se estiver imediatamente disponível. Ela é particularmente recomendada para o tratamento de gestantes expostas ao CO. A terapia com hipotermia, para reduzir a demanda metabólica do cérebro, também tem sido usada. O edema cerebral que resulta da intoxicação por CO não parece responder ao uso de manitol ou à terapia com esteroide e pode ser persistente. A recuperação progressiva com o tratamento da intoxicação por CO, mesmo quando grave, pode ser total, mas alguns pacientes manifestam disfunção neuropsicológica e motora por longo período após terem se recuperado de intoxicação aguda.

Dióxido de enxofre

O dióxido de enxofre (SO_2) é um gás incolor irritante gerado principalmente pela combustão de combustíveis fósseis contendo enxofre. O PEL atual da OSHA (ver Tabela 56-1) é fornecido no próprio *site* (ver http://www.osha.gov, Standard Number 1910.1000, Tabela Z-1).

1. *Mecanismo de ação* Em temperatura ambiente, a solubilidade do SO_2 é de aproximadamente 200 g SO_2/L de água. Em razão de sua alta solubilidade, quando em contato com as mucosas, o SO_2 forma transitoriamente ácido sulfuroso. Esse ácido tem efeitos irritantes graves sobre olhos, mucosas e pele. Aproximadamente 90% do SO_2 inalado é absorvido pelo trato respiratório, onde produz seus principais efeitos. A inalação de SO_2 produz constrição dos brônquios e broncorreia abundante; reflexos parassimpáticos e alteração do tônus da musculatura lisa parecem estar envolvidos. O desfecho clínico é uma crise aguda de asma irritativa. A exposição a 5 ppm de SO_2 por 10 minutos causa aumento da resistência das vias respiratórias na maioria dos humanos. Há relatos de que a exposição de 5 a 10 ppm causa broncospasmo grave e estima-se que 10 a 20% da população de adultos jovens e saudáveis sejam reativos a concentrações ainda menores. Há relato do fenômeno de adaptação a concentrações normalmente irritantes em trabalhadores. Entretanto, os estudos mais recentes não confirmaram esse fenômeno. Indivíduos asmáticos são particularmente sensíveis ao SO_2.

2. *Efeitos clínicos e tratamento* Os sinais e sintomas da intoxicação incluem irritação dos olhos, nariz e garganta, reflexo de broncoconstrição e aumento de secreções brônquicas. Em asmáticos, a exposição ao SO_2 pode resultar em crise aguda de asma. Quando ocorre uma exposição aguda severa ao SO_2, edema pulmonar de início tardio pode ser observado. Os efeitos cumulativos da exposição crônica a concentrações baixas de SO_2 não são impressionantes, particularmente em humanos, mas esses efeitos foram associados a agravamento de doença cardiopulmonar crônica. Quando ocorre exposição combinada a cargas elevadas de partículas no ar respirado e SO_2, a sobrecarga mista de irritantes pode aumentar a resposta respiratória tóxica. O tratamento não é específico para SO_2 e depende das manobras terapêuticas usadas para irritação do trato respiratório e asma. Em algumas áreas urbanas intensamente poluídas, concentrações elevadas de SO_2 combinadas com cargas elevadas de partículas em suspensão no ar levaram a situações críticas de poluição com grande aumento dos casos de bronquite asmática aguda. Crianças e idosos parecem ter os maiores riscos. Em Detroit, nos Estados Unidos, muitos dias de sintomas respiratórios e internações relacionados à asma ocorrem por ano em crianças em populações desfavorecidas devido à exposição ao dióxido de enxofre. A principal fonte urbana de SO_2 é a queima de carvão, tanto para aquecimento doméstico quanto para produção de energia em usinas termelétricas a carvão. Combustíveis para transporte com alto teor de enxofre também contribuem. Ambos também contribuem para a carga de partículas finas em suspensão no ar respirado e para aumentar a morbidade e a mortalidade cardiorrespiratórias nos centros urbanos.

Óxidos de nitrogênio

O dióxido de nitrogênio (NO_2) é um gás irritante marrom, algumas vezes associado à combustão. Também é formado em silos de armazenamento. A exposição de fazendeiros ao NO_2 no interior de silos pode levar à doença do enchedor de silo, uma forma grave e potencialmente letal de síndrome da angústia respiratória aguda (SARA). Essa doença é rara atualmente. Mineiros expostos à exaustão de equipamentos a diesel com regularidade têm sido particularmente afetados por emissão de óxido de nitrogênio com efeitos respiratórios graves. Hoje, a fonte mais comum de exposição humana ao nitrogênio, incluindo NO_2, são as emissões de automóveis e caminhões. Os inventários recentes de poluição do ar em cidades com grandes congestionamentos de tráfego demonstraram a função importante dos motores de combustão interna na crescente poluição do ar urbano por NO_2. Diversos distúrbios dos sistemas respiratório e cardiovascular, além de outros problemas de saúde foram associados à exposição ao NO_2.

1. *Mecanismo de ação* O NO_2 é um irritante pulmonar profundo relativamente insolúvel. É capaz de produzir edema pulmonar e SARA. A inalação danifica a infraestrutura dos pulmões, responsável pela produção do surfactante necessário para permitir a expansão suave e sem esforço dos alvéolos pulmonares. As células tipo I dos alvéolos parecem ser as mais afetadas pela exposição aguda por inalação leve a moderada. Com níveis maiores de exposição, células alveolares de ambos os tipos I e II são danificadas. Se apenas células do tipo I forem danificadas é provável que, com tratamento usando equipamentos modernos de ventilação e medicamentos, haja recuperação após um período agudo de desconforto intenso. Após esse tipo de agressão respiratória, alguns pacientes evoluem com asma não alérgica ou "vias respiratórias hiper-responsivas". A substituição das células tipo I pode ser difícil em caso de lesão grave das células alveolares tipos I e II. É possível haver fibrose progressiva, que, finalmente, levará a ablação brônquica e colapso alveolar. Isso pode resultar em doença pulmonar permanente do tipo restritivo. Além do efeito direto profundo na árvore pulmonar, a exposição em longo prazo a concentrações baixas de dióxido de nitrogênio foi associada a doença cardiovascular, aumento da incidência de acidente vascular encefálico e outras doenças crônicas.

O PEL atual para o NO_2 encontra-se na Tabela 56-1. A exposição a 25 ppm de NO_2 produz irritação em alguns indivíduos; 50 ppm é moderadamente irritante aos olhos e ao nariz. A exposição por 1 hora a 50 ppm pode causar edema pulmonar e, talvez, lesões pulmonares subagudas ou crônicas; 100 ppm podem causar edema pulmonar e morte.

2. *Efeitos clínicos* Os sinais e sintomas de exposição aguda ao NO_2 incluem irritação nos olhos e nariz, tosse, produção mucoide ou de escarro espumoso, dispneia e dor torácica. O edema pulmonar pode aparecer em 1 a 2 horas. Em alguns indivíduos, os sinais clínicos podem ocorrer em cerca de 2 semanas; o paciente pode, então, passar para um segundo estágio com gravidade abruptamente crescente, incluindo edema pulmonar recorrente e destruição fibrótica dos bronquíolos terminais (bronquiolite obliterante). A exposição crônica de animais de laboratório a 10 a 25 ppm de NO_2 resultou em alterações enfisematosas; assim, os efeitos crônicos em humanos são preocupantes.

3. *Tratamento* Não há tratamento específico para intoxicação aguda por NO_2; utilizam-se medidas terapêuticas para condução dos casos de irritação pulmonar profunda e edema pulmonar não cardiogênico. Essas medidas incluem manutenção da troca gasosa com oxigenação e ventilação alveolar adequada. A terapia medicamentosa inclui broncodilatadores, sedativos e antibióticos. Foram desenvolvidas novas abordagens para condução dos casos de SARA induzida por NO_2 e há muita controvérsia sobre o protocolo respiratório preciso a ser usado em cada paciente.

Ozônio e outros óxidos

O ozônio (O_3) é um gás azulado irritante encontrado na atmosfera da Terra, onde atua como absorvente importante da luz ultravioleta em grandes altitudes. Ao nível do solo, o ozônio é um poluente importante. A poluição atmosférica por ozônio tem origem na fotólise dos óxidos de nitrogênio, compostos orgânicos voláteis e CO. Esses compostos são produzidos principalmente quando combustíveis fósseis, como gasolina, óleo ou carvão, são queimados, ou pela evaporação de algumas substâncias químicas (p. ex., solventes). Os óxidos de nitrogênio são emitidos de usinas ou centrais energéticas, veículos automotores e outras fontes de combustão de alto calor. Compostos orgânicos voláteis são emitidos de motores de veículos, fábricas de produtos químicos, refinarias, fábricas, postos de combustível, tintas e outras fontes. Mais informações sobre o ozônio no nível do solo e suas fontes e consequências podem ser encontradas em https://www.epa.gov/arc-x/climate-adaptation-ground-level-ozone-and-health.

O ozônio pode ser gerado no ambiente de trabalho por equipamentos elétricos de alta voltagem e ao redor de ozonizadores usados para purificação de ar e água. As fontes de ozônio na agricultura também são importantes. Há um gradiente quase linear entre exposição ao ozônio (1 hora, 20-100 ppb) e resposta da musculatura lisa brônquica. Ver Tabela 56-1 para o atual PEL para ozônio.

1. *Mecanismo de ação e efeitos clínicos* O ozônio é um irritante das membranas mucosas. A exposição leve produz irritação do trato respiratório superior. A exposição grave pode causar irritação pulmonar profunda, com edema pulmonar quando são inaladas concentrações suficientes. A entrada do ozônio nos pulmões depende do volume corrente; consequentemente, o exercício pode aumentar a quantidade de ozônio alcançando os segmentos distais dos pulmões. Alguns dos efeitos do O_3 lembram aqueles encontrados em casos de radiação, sugerindo que a toxicidade do O_3 pode resultar da formação de radicais livres reativos. O gás causa respiração superficial e acelerada e redução da complacência pulmonar. Também se observa aumento da sensibilidade dos pulmões aos broncoconstritores. A exposição ao redor de 0,1 ppm de O_3, por 10 a 30 minutos, causa irritação e secura da garganta; acima de 0,1 ppm ocorrem alterações na acuidade visual, dor retroesternal e dispneia. A função pulmonar é prejudicada nas concentrações excedendo 0,8 ppm.

Hipersensibilidade e inflamação das vias respiratórias foram observadas em humanos. A reação pulmonar ao O_3 é dinâmica. As alterações morfológicas e bioquímicas são resultado de lesão direta e de reações secundárias à lesão inicial. Em animais, a exposição em longo prazo resulta em alterações morfológicas e funcionais nos pulmões. Bronquite crônica, bronquiolite, fibrose e alterações enfisematosas foram relatados em diversas espécies, incluindo a humana, expostas a concentrações acima de 1 ppm. Há relatos de aumento das consultas em atendimentos de emergência para doença cardiopulmonar durante alertas de ozônio. Estudos em áreas de alta concentração de ozônio na China mostraram uma perda significativa de anos de vida e um grande impacto econômico em pacientes com doença pulmonar obstrutiva crônica (DPOC) devido a concentrações crônicas de ozônio elevadas. Os impactos foram mais significativos nas estações frias do que nos meses mais quentes. Um estudo das respostas fisiológicas básicas de humanos à exposição ao ozônio e dos biomarcadores evocados produz informações úteis sobre os impactos toxicológicos fundamentais do ozônio.

2. *Tratamento* Não há tratamento específico para intoxicação aguda por O_3. A conduta está pautada pelas medidas terapêuticas usadas para irritação pulmonar profunda e edema pulmonar não cardiogênico que tenha resultado em SARA. Os padrões atuais sobre qualidade do ar ambiente para ozônio nos Estados Unidos estão listados em http://www.epa.gov/criteria-air-pollutants.

SOLVENTES

Hidrocarbonetos alifáticos halogenados

Esses agentes "halo-hidrocarbonetos" já foram amplamente utilizados como solventes industriais, agentes desengordurantes e agentes de limpeza. As substâncias são tetracloreto de carbono, clorofórmio, tricoloroetileno, tetracloroetileno (percloroetileno) e 1,1,1-tricloroetano (metilclorofórmio). Muitos hidrocarbonetos alifáticos halogenados são classificados como carcinógenos humanos conhecidos ou prováveis. O tetracloreto de carbono e o tricloroetileno foram em grande parte removidos dos locais de trabalho. Percloroetileno e tricloroetano ainda são usados para lavagem a seco e como solvente desengordurante, mas é provável que seu uso seja muito restrito no futuro. Em 2016, o National Institute of Environmental Sciences (NIEHS) listou o tricloroetileno como um carcinógeno conhecido por todas as vias de exposição. A EPA considera o percloroetileno um provável carcinógeno humano. Os dados da EPA pode ser encontrados em https://www.epa.gov/haps/health-effects-notebook-hazardous-air-pollutants. A lavagem a seco é ocupação listada como atividade carcinogênica classe 2B pela International Agency for Research on Cancer (IARC). O Canadian Center for Occupational Health and Safety lista profissões e exposições a carcinógenos ocupacionais em http://www.ccohs.ca/oshanswers/diseases/carcinogen_occupation.html.

Os alifáticos fluorados como o freon e compostos intimamente relacionados também foram usados em ambientes de trabalho, em produtos de consumo e em sistemas de condicionadores de ar fixos e móveis. Em razão do grande dano que causam na camada de ozônio na troposfera, seu uso foi restrito ou eliminado em tratados internacionais. Os solventes alifáticos halogenados comuns também causam problemas graves como poluentes persistentes da água. Eles são amplamente encontrados nos lençóis freáticos e na água de beber como resultado de práticas indevidas de descarte.

Na Tabela 56-1, estão os PELs recomendados pela OSHA para diversos desses compostos (ver também http://www.osha.gov, Tabela Z-1).

1. *Mecanismo de ação e efeitos clínicos* Em animais de laboratório, os hidrocarbonetos halogenados causam depressão do sistema nervoso central (SNC), lesão hepática, lesão renal e algum grau de cardiotoxicidade. Diversos deles também são carcinogênicos em animais e considerados prováveis carcinógenos em humanos. O tricloroetileno e o tetracloroetileno estão classificados como "previsão justificada de que sejam carcinógenos em humanos" pelo U.S. National Toxicology Program, e na classe 2A da IARC como prováveis carcinógenos para humanos. Essas substâncias atuam como depressores do SNC em humanos. A exposição crônica no ambiente de trabalho a esses solventes hidrocarbonetos halogenados pode causar neurotoxicidade significativa com prejuízo da memória e neuropatia periférica. Todos os solventes halo-hidrocarbonetos podem causar arritmias cardíacas em humanos, particularmente em situações envolvendo estimulação simpática e liberação de norepinefrina (noradrenalina).

Outro efeito tóxico comum é sobre o fígado, que pode ocorrer em humanos após exposição aguda ou crônica aos halo-hidrocarbonetos. É possível haver nefrotoxicidade em humanos expostos a tetracloreto de carbono, clorofórmio e tricloroetileno. Observou-se efeito carcinogênico com clorofórmio, tetracloreto de carbono, tricloroetileno e tetracloroetileno em estudos sobre exposição em toda a vida realizados em ratos e camundongos e em alguns estudos epidemiológicos em humanos. O diclorometano (cloreto de metileno) é uma neurotoxina potente, gerador de CO em humanos e um provável carcinógeno em humanos. Foi amplamente usado como removedor de tinta, cola plástica e para outras finalidades. Estudos epidemiológicos com trabalhadores expostos a solventes hidrocarbonetos alifáticos, inclusive diclorometano, tricloroetileno e tetracloroetileno, encontraram associações significativas entre os agentes e câncer de rim, próstata e testículo. O tricloroetileno atualmente é considerado carcinógeno classe 1 em humanos pela IARC. Há relatos de câncer renal e de linfoma não Hodgkin. Observou-se aumento de outros cânceres, mas sua incidência não alcançou significância estatística.

2. *Tratamento* Não há tratamento específico para a intoxicação aguda por exposição aos hidrocarbonetos halogenados. A conduta depende do sistema orgânico afetado.

Hidrocarbonetos aromáticos

O **benzeno** é usado como solvente e como intermediário na síntese de outros produtos químicos e ele continua sendo um componente importante da gasolina. Nas gasolinas *premium*, o benzeno é encontrado em concentração de cerca de 1,5%. Em regiões de clima frio, como o Alasca, a concentração de benzeno na gasolina chega a 5% a fim de aumentar a octanagem. Trata-se de um dos compostos mais utilizados nas indústrias químicas em todo o mundo. O PEL atual é 1 ppm no ar (ver Tabela 56-1 e http://www.osha.gov, Tabela Z-1), com limite de 5 ppm recomendado para exposição cutânea. O National Institute for Occupational Safety and Health (NIOSH), entre outros, recomendou que os limites de exposição para o benzeno fossem reduzidos para 0,1 ppm, uma vez que houve um número excessivo de cânceres sanguíneos com o PEL atual.

O efeito tóxico agudo do benzeno é a depressão do SNC. A exposição a 7.500 ppm por 30 minutos pode ser fatal. A exposição a concentrações acima de 3.000 ppm pode causar euforia, náuseas, problemas locomotores e coma. Vertigem, tontura, cefaleia e náuseas podem ocorrer em concentrações entre 250 e 500 ppm. Não há tratamento específico para os efeitos agudos tóxicos do benzeno.

A exposição crônica ao benzeno pode resultar em efeitos tóxicos graves. O efeito mais significativo é o dano à medula óssea. Anemia aplásica, leucopenia, pancitopenia e trombocitopenia ocorrem, assim como diversos cânceres sanguíneos, incluindo leucemia mieloide aguda. A exposição crônica a concentrações baixas de benzeno foi associada a diversos outros tipos de leucemia, assim como linfoma, mieloma e síndrome mielodisplásica. Vários estudos mostraram aumento da ocorrência de leucemia após exposições de trabalhadores a concentrações tão baixas quanto 2 ppm-anos. As células-tronco pluripotentes da medula óssea parecem ser alvos do benzeno ou de seus metabólitos e outras células-tronco talvez sejam alvos também.

Há muito se sabe que o benzeno tem atividade clastogênica potente, sendo um mutagênico que atua causando quebra de cromossomos. Estudos recentes sugeriram reorganização de cromossomo e padrões genômicos específicos associados à leucemia induzida por benzeno. Evidências sugerem que os padrões de genes específicos são específicos para a exposição ao benzeno. Um estudo que examinou a expressão gênica em células do sangue periférico de trabalhadores expostos ao petróleo concluiu que os padrões de expressão gênica diferiam significativamente entre os trabalhadores expostos ao benzeno em concentrações bem abaixo de 0,5 ppm de benzeno e trabalhadores não expostos (ver, nas Referências, Jørgensen et al). Avaliações da carcinogenicidade fornecem visões gerais do benzeno como agente causador de câncer. Dados epidemiológicos confirmam a associação causal entre exposição ao benzeno e leucemia e outros cânceres de medula óssea em trabalhadores. A IARC classifica o benzeno como carcinógeno classe 1 em humanos. A maioria das organizações nacionais e internacionais classifica o benzeno como um notório carcinógeno humano.

O **tolueno** (metilbenzeno) não tem as propriedades mielotóxicas do benzeno, nem foi associado à leucemia. Não é considerado carcinogênico e está listado como classe 3 pela IARC. Contudo, é um depressor do SNC e irritante da pele e dos olhos. Também é neurotóxico e fetotóxico. Para os PELs, veja a Tabela 56-1 e as Tabelas Z-1 e Z-2 da OSHA (http://www.osha.gov). A exposição a 800 ppm pode causar fadiga intensa e ataxia; 10.000 ppm podem rapidamente causar perda de consciência. Os efeitos crônicos da exposição em longo prazo ao tolueno não estão esclarecidos porque nos estudos realizados em humanos que indicam efeitos comportamentais geralmente há exposição a vários solventes. Entretanto, em estudos ocupacionais de pequeno porte, não se observaram interações metabólicas ou modificação dos efeitos do tolueno em trabalhadores expostos a outros solventes. Graus menos refinados de tolueno contêm benzeno. Se for usado tolueno de grau técnico em ambiente com possibilidade de contato ou exposição de humanos, é prudente analisar o conteúdo de benzeno no material. Se o benzeno estiver presente, o seu monitoramento deve ser instituído imediatamente.

O **xileno** (dimetilbenzeno) substituiu o benzeno em muitas operações utilizando solvente como desengordurante. Assim como o tolueno, os três xilenos não têm as propriedades mielotóxicas do benzeno, nem estão associados à leucemia. O xileno é depressor do SNC e irritante da pele. Graus menos refinados de xileno contêm benzeno. Necessidade semelhante de monitoramento da exposição ao benzeno é indicada se o xileno de grau técnico estiver contaminado com benzeno. A média ponderada de tempo do TLV estimado e o limite de exposição de curto prazo do TLV são 100 e 150 ppm respectivamente. Os PELs atuais da OSHA podem ser encontrados em http://www.osha.gov, Tabela Z-1.

AGROTÓXICOS

Agrotóxicos organoclorados

Esses agentes geralmente são classificados em quatro grupos: DDT (clorofenotano) e seus análogos, hexacloreto de benzeno, ciclodienos e toxafenos (Tabela 56-2). Trata-se de compostos aril, carbocíclicos ou heterocíclicos com substituição por cloro. Cada composto difere substancialmente nas propriedades de biotransformação e capacidade de armazenamento nos tecidos; toxicidade e armazenamento nem sempre mantêm correlação direta. Eles podem ser absorvidos pela pele assim como por inalação ou ingestão por via oral. Contudo, há

TABELA 56-2 Agrotóxicos organoclorados

Classe química	Compostos	Classificação da toxicidade[1]	IDA[2]
DDT e análogos	Diclorodifeniltricloroetano (DDT)	4	0,005
	Metoxicloro	3	0,1
	Tetraclorodifeniletano (TDE)	3	-
Hexacloretos de benzeno	Hexacloreto de benzeno (BHC; hexaclorocicloexano)	4	0,008
	Lindano	4	0,008
Ciclodienos	Aldrina	5	0,0001
	Clordano	4	0,0005
	Dieldrina	5	0,0001
	Heptacloro	4	0,0001
Toxafenos	Toxafeno (canfecloro)	4	-

[1]Grau de toxicidade: provável dose letal oral humana para a classe 3 = 500-5.000 mg/kg, classe 4 = 50-500 mg/kg e classe 5 = 5-50 mg/kg. (Ver Gosselin et al, 1984.)
[2]IDA, ingestão diária aceitável (mg/kg/dia).

diferenças quantitativas importantes entre os diversos derivados; o DDT em solução é pouco absorvido pela pele, ao passo que a absorção cutânea da dieldrina é bem eficiente. Os agrotóxicos organoclorados foram em grande parte banidos em razão dos graves danos ambientais que causam. Sabe-se que produzem distúrbios endócrinos em animais e em humanos. O DDT continua tendo uso restrito para eliminação de mosquitos domésticos em regiões da África endêmicas para malária. Esse uso é controverso, mas muito efetivo e é provável que continue sendo indicado no futuro próximo. Os resíduos dos agrotóxicos organoclorados em humanos, animais e meio ambiente estão relacionados com problemas de longo prazo não inteiramente conhecidos. Uma grande preocupação não resolvida é a degradação metabólica de resíduos armazenados em gordura em compostos que são potencialmente mais tóxicos do que o composto original.

1. *Toxicologia humana* As propriedades tóxicas agudas de todos os agrotóxicos organoclorados em humanos são qualitativamente semelhantes. Esses agentes interferem com a inativação do canal de sódio em membranas excitáveis e causam disparos repetitivos rápidos na maioria dos neurônios. Ocorre inibição do transporte de cálcio. Esses eventos afetam a repolarização e aumentam a excitabilidade de neurônios. O principal efeito é a estimulação do SNC. Com o DDT, o tremor pode ser a primeira manifestação, possivelmente evoluindo com convulsões, ao passo que, com os outros compostos, as convulsões são o primeiro sinal de intoxicação. Não há terapia específica para o estado de intoxicação aguda, e o tratamento é sintomático.

O potencial carcinogênico dos agrotóxicos organoclorados foi extensamente estudado e os resultados indicam que a administração crônica em animais de laboratório por períodos longos resultou em aumento da carcinogênese. O mecanismo postulado foi ruptura da via endócrina. Foram postulados mecanismos do tipo xenoestrogênio (semelhante aos estrogênios) para explicar a carcinogênese. Contudo, até o momento, os grandes estudos epidemiológicos realizados em humanos não encontraram associação significativa entre risco de câncer e compostos específicos ou concentrações séricas de metabólitos de agrotóxicos organoclorados. Vários estudos recentes demonstram concentrações elevadas de metabólitos de agrotóxicos organoclorados em vários tecidos cancerígenos humanos, mas a causalidade é incerta. Várias vias pelas quais esses metabólitos podem iniciar ou promover tumores humanos estão em estudo, mas nenhum consenso foi alcançado. Os resultados de um estudo tipo caso-controle conduzido para investigar a relação entre as concentrações de diclorodifenildicloroetileno (DDE, o principal metabólito do DDT) e de DDT no tecido adiposo mamário e risco de câncer de mama não confirmaram uma associação positiva. Por outro lado, em um trabalho recente confirmou-se associação entre exposição pré-puberal ao DDT e câncer de cérebro. Trabalhos recentes também sugerem que o risco de câncer de testículo e de linfoma não Hodgkin é maior em indivíduos com concentrações elevadas de organoclorados. Os desfechos não neoplásicos também são preocupantes. Criptorquidismo e hipospadias em recém-nascidos foram relacionados às concentrações de metabólitos do clordano no tecido adiposo materno. Esses resíduos também estão associados ao câncer de testículo.

2. *Toxicologia ambiental* Os agrotóxicos organoclorados são considerados compostos químicos persistentes. Sua degradação é muito lenta quando comparada com a de outros pesticidas, e sua bioacumulação, particularmente nos ecossistemas aquáticos, está bem documentada. Sua mobilidade no solo depende da composição do solo; a presença de matéria orgânica favorece a adsorção desses compostos químicos pelas partículas do solo, ao passo que a adsorção é pobre nos solos arenosos. Uma vez adsorvidos, não são facilmente removidos. Esses compostos induzem anormalidades significativas no equilíbrio endócrino de animais e espécies de pássaros sensíveis, além do impacto adverso em humanos. Desde o início dos anos 1960, quando o trabalho e o livro subsequente de Rachel Carson, *Primavera Silenciosa*, chamaram atenção para o problema, os agrotóxicos organoclorados passaram a ser reconhecidos como toxinas perniciosas ao meio ambiente. Seu uso foi banido na maioria das jurisdições.

Agrotóxicos organofosforados (OF)

Esses agentes, alguns dos quais estão listados na Tabela 56-3, são usados no combate a uma grande variedade de pragas. Eles são agrotóxicos úteis quando em contato direto com insetos ou quando usados no **sistema vegetal**, ou seja, transportados para o interior da planta onde produzem seus efeitos sobre os insetos que dela se alimentam. As diversas variedades atualmente em uso são aplicadas com técnicas de dispersão manual, com trator e métodos aéreos. Frequentemente, são espalhados pelo vento e por condições climáticas e estão sujeitos a ampla dispersão. Os agrotóxicos

TABELA 56-3 Inseticidas organofosforados

Composto	Classificação da toxicidade[1]	IDA
Clorfenvinfós	-	0,002
Diazinon	4	0,002
Diclorvós	-	0,004
Dimetoato	4	0,01
Fenitrotiona	-	0,005
Malationa	4	0,02
Metilazinfós	5	0,005
Parationa metílica	5	0,02
Parationa	6	0,005
Triclorfon	4	0,01

[1]Classificação da toxicidade: dose letal oral humana provável para a classe 4 = 50-500 mg/kg, classe 5 = 5-50 mg/kg e classe 6 = ≤ 5 mg/kg; –, dados não encontrados. (Ver Gosselin et al, 1984.)
IDA, ingestão diária aceitável (mg/kg/dia).

organofosforados são baseados em compostos como o soman, o sarin e o tabun, geralmente denominados compostos G, que foram desenvolvidos na Alemanha como inseticidas e posteriormente transformados em armas para uso como gases de guerra. Mais tarde, cientistas britânicos desenvolveram o VX, um gás neurotóxico 20 vezes mais potente do que os compostos da série G. Muitos desses compostos também foram fabricados nos Estados Unidos.

Parationa, malationa, azinfós e outros compostos OF que são menos tóxicos do que os compostos de grau militar são amplamente usados na agricultura em todo o mundo. Nos Estados Unidos, esforços têm sido feitos para reduzir o uso de compostos OF devido a questões de contaminação de alimentos e questões de saúde e segurança ocupacional.* Várias leis regulam o uso desses produtos. Seu efeito foi reduzir o uso geral dos compostos OF mais tóxicos em plantações de alimentos nos Estados Unidos. No entanto, problemas contínuos com o bicudo-do-algodoeiro fizeram alguns agricultores dependerem mais da aplicação da parationa pulverizada por via respiratória e seus derivados nos últimos anos. Alguns dos compostos organofosforados menos tóxicos são usados em medicina humana e veterinária como antiparasitários tópicos ou sistêmicos (ver Capítulos 7 e 53). Os organofosforados são absorvidos pela pele, bem como pelos tratos respiratório e gastrintestinal. A biotransformação é rápida, particularmente quando comparada com a velocidade observada com os agrotóxicos organoclorados. Storm et al revisaram os limites de exposição ocupacional atuais e sugeridos de 30 pesticidas organofosforados para humanos.

1. *Toxicologia humana* Em mamíferos, assim como em insetos, o principal efeito desses agentes é a inibição da acetilcolinesterase por meio da fosforilação do sítio esterásico. Os sinais e sintomas que caracterizam a intoxicação aguda são causados pela inibição da enzima e acúmulo de acetilcolina. Alguns dos agentes também apresentam atividade colinérgica direta. Há tratamento específico com antídotos e antagonistas úteis. Ademais, o pré-tratamento com fisostigmina e outros compostos de ação breve, desde que utilizados oportunamente, fornece proteção contra esses agrotóxicos ou contra seus análogos, gases usados como armas químicas. Esses efeitos e seu tratamento estão descritos nos Capítulos 7 e 8 deste livro. A exposição a esses agrotóxicos foi associada à alteração de funções neurológicas e cognitivas, assim como a sintomas psicológicos de duração variável. Além disso, há alguma indicação de associação entre baixa atividade da arilesterase e sintomas neurológicos complexos em veteranos da Guerra do Golfo.

Adicionalmente à – e independentemente da – inibição da acetilcolinesterase, alguns desses agentes são capazes de fosforilar outra enzima presente no tecido neural, a denominada **esterase-alvo das neuropatias** (NTE, do inglês *neuropathy target esterase*). O resultado é a desmielinização progressiva dos maiores nervos. Associada a paralisia e degeneração axonal, essa lesão é algumas vezes denominada polineuropatia retardada induzida por organofosforados (OPIDP, do inglês *organophosphorus ester-induced delayed polyneuropathy*). Em alguns pacientes intoxicados é possível haver neuropatia central e autônoma retardada. As galinhas são particularmente sensíveis a essas propriedades e se mostraram muito úteis para o estudo da patogênese da lesão e para identificar derivados organofosforados potencialmente tóxicos. Não há tratamento específico para toxicidade da NTE.

Em humanos, observou-se neurotoxicidade axonal progressiva crônica com **fosfato de triortocresil (TOCP**, do inglês *triorthocresyl phosphate*), um composto organofosforado não inseticida. Também se acredita que ocorra com os agrotóxicos diclorvós, triclorfon, leptofós, metamidofós, mipafox, tricloronato e outros. A polineuropatia geralmente se inicia com sensações de queimação e formigamento, em particular nos pés, evoluindo com perda de força motora alguns dias depois. As dificuldades sensitivas e motoras podem se estender às pernas e às mãos. A marcha é afetada e é possível haver ataxia. Alterações no SNC e sistema nervoso autônomo podem ocorrer mais tarde. Não há tratamento específico para essa forma de neurotoxicidade retardada. O prognóstico em longo prazo para inibição da NTE é altamente variável. Foram publicados relatórios sobre esse tipo de neuropatia (e outros efeitos tóxicos) em trabalhadores na produção de agrotóxicos e em seus aplicadores na agricultura (ver Referências).

Observações clínicas recentes também definiram uma síndrome intermediária em pacientes gravemente intoxicados por organofosforados. Essa síndrome é caracterizada por disfunção da transmissão neuromuscular e insuficiência cardíaca, mais típicas da intoxicação nicotínica do que da muscarínica. A insuficiência neuromuscular progressiva leva à perda de força dos músculos da respiração e, eventualmente, a óbito. As anormalidades fisiológicas são complexas, mas envolvem decréscimo progressivo da eficiência da transmissão na junção neuromuscular. Os pacientes que desenvolvem essa síndrome intermediária têm grande risco de insuficiência cardiorrespiratória e podem necessitar de ventilação mecânica. Como a intoxicação por organofosforados frequentemente ocorre em regiões menos desenvolvidas do planeta, onde os recursos médicos são muito limitados, a evolução com a síndrome intermediária frequentemente é uma complicação fatal. Ela não é tratada de forma efetiva com o protocolo convencional para intoxicação por agrotóxico OF.

2. *Toxicologia ambiental* Os inseticidas OFs não são considerados agrotóxicos persistentes. Eles são relativamente instáveis e decompõem-se no ambiente como resultados de hidrólise e fotólise. Como categoria, são considerados como produtores de pequeno impacto permanente no ambiente, a despeito dos seus efeitos agudos sobre o organismo.

*N. de R.T. No Brasil não há limitação ao uso de OF.

TABELA 56-4 Inseticidas carbamatos

Composto	Classificação da toxicidade[1]	IDA
Aldicarbe	6	0,005
Aminocarbe	5	–
Carbarila	4	0,01
Carbofurano	5	0,01
Dimetano	4	–
Dimetilano	4	–
Isolan	5	–
Metomil	5	–
Mexacarbato (Zectran)	5	–
Piramat	4	–
Pirolan	5	–
Propoxur	4	0,02

[1]Grau de toxicidade: dose letal oral humana provável para a classe 4 = 50-500 mg/kg, classe 5 = 5-50 mg/kg e classe 6 = ≤ 5 mg/kg. (Ver Gosselin et al, 1984.) IDA, ingestão diária aceitável (mg/kg/dia); –, dados não encontrados.

Agrotóxicos carbamatos

Esses compostos (Tabela 56-4) inibem a acetilcolinesterase do sítio esterásico. Consequentemente, eles têm propriedades tóxicas associadas à inibição dessa enzima conforme descrito para os agrotóxicos organofosforados. Entretanto, como descrito nos Capítulos 7 e 8, a ligação é relativamente fraca, ocorrendo dissociação em minutos a horas, e os efeitos clínicos têm duração menor do que aqueles observados com os compostos organofosforados. A reativação espontânea da colinesterase é mais rápida em caso de inibição por carbamatos. O índice terapêutico, ou relação entre as doses que causam toxicidade grave ou morte e aquelas que resultam em intoxicação menor, é maior com os carbamatos do que com os agentes organofosforados. Embora a abordagem clínica ao paciente com intoxicação por carbamato seja semelhante à daquele com intoxicação por organofosforado, o uso de pralidoxima não é recomendado.

Os carbamatos são considerados agrotóxicos não persistentes. Seu impacto sobre o ambiente é pequeno.

Agrotóxicos botânicos

Os agrotóxicos derivados de fontes naturais incluem **nicotina**, **rotenona** e **piretrina**. A nicotina é obtida de folhas secas de *Nicotiana tabacum* e *N. rustica*. Ela é absorvida com rapidez pelas superfícies mucosas; o alcaloide livre, mas não seu sal, é rapidamente absorvido pela pele. A nicotina reage com o receptor de acetilcolina na membrana pós-sináptica (gânglios simpáticos e parassimpáticos, junção neuromuscular), resultando em despolarização da membrana. Doses tóxicas causam estimulação, seguida por bloqueio da transmissão. Essas ações foram descritas no Capítulo 7. O tratamento é direcionado à manutenção dos sinais vitais e à supressão das convulsões. Os análogos de nicotina (**neonicotinoides**) foram desenvolvidos para uso como inseticidas agrícolas e têm sido implicados no colapso de colônias de abelhas.

A rotenona (Figura 56-1) é obtida a partir de *Derris elliptica*, *D. mallaccensis*, *Lonchocarpus utilis* e *L. urucu*. A ingestão oral da rotenona produz irritação gastrintestinal. Também podem ocorrer conjuntivite, dermatite, faringite e rinite. O tratamento é sintomático.

A piretrina é formada por seis ésteres inseticidas conhecidos: piretrina I (ver Figura 56-1), piretrina II, cinerina I, cinerina II, jasmolina I e jasmolina II. Os piretroides sintéticos respondem pelo aumento na porcentagem de uso de agrotóxicos em todo o mundo. A piretrina pode ser absorvida por inalação ou ingestão. Quando absorvida em quantidade suficiente, o principal local de ação tóxica é o SNC; podem ocorrer excitação, convulsões e paralisia tetânica. Os canais de sódio, cálcio e cloreto dependentes de voltagem são considerados alvos, assim como os receptores benzodiazepínicos de tipo periférico. O tratamento da exposição geralmente é direcionado ao controle dos sintomas. Os anticonvulsivantes não são consistentemente efetivos. O agonista do canal de cloreto ivermectina pode ser útil, assim como o pentobarbital e a mefenesina. Os piretroides são altamente irritantes para olhos, pele e vias respiratórias. Eles causam asma irritativa e, possivelmente, síndrome de disfunção reativa da vias respiratórias (RADS, do inglês *reactive airways dysfunction syndrome*) e, até mesmo, anafilaxia. As lesões mais comumente relatadas em humanos resultam de seus efeitos alergênicos e irritativos sobre as vias respiratórias e a pele. Foram relatadas parestesias cutâneas em trabalhadores que aplicam piretroides sintéticos. O uso de piretroide sintéticos persistentes para eliminação de insetos em aeronaves causou problemas respiratórios e cutâneos, assim como queixas neurológicas em comissários de bordo e funcionários que trabalham nas aeronaves. Exposições ocupacionais graves aos piretroides sintéticos na China resultaram em efeitos evidentes sobre o SNC, incluindo convulsões. Outras manifestações tóxicas previamente não relatadas foram observadas em indivíduos expostos à piretrina.

HERBICIDAS

Herbicidas clorofenóxi

O **ácido 2,4-diclorofenoxiacético (2,4-D)**, o **ácido 2,4,5-triclorofenoxiacético (2,4,5-T)** e seus sais e ésteres têm sido usado como herbicidas para a destruição de ervas daninhas (ver Figura 56-1). Esses compostos apresentam toxicidade relativamente baixa para humanos. Entretanto, apesar de pouco perigosos em caso de exposição aguda, eles causam toxicidade grave em longo prazo aos humanos e ao meio ambiente. O 2,4-D continua sendo muito usado e comercializado para controle de ervas daninhas. O 2,4,5-T tinha utilização semelhante, mas foi vergonhosamente incorporado ao agente laranja, utilizado como desfolhante durante a guerra do Vietnã. O agente laranja foi contaminado com o 2,3,7,8-tetraclorodibenzo-*p*-dioxina (um potente carcinógeno em animais e um provável carcinógeno em humanos) e outros compostos policlorados tóxicos, persistentes e nefastos. Quando essa toxicidade foi descoberta, o Departamento de Agricultura dos Estados Unidos cancelou o registro para uso como herbicida doméstico dos compostos triclorofenóxi, e esses compostos não são mais utilizados.* Contudo, outros compostos menos estudados, como xantenos clorados, estão presentes nos herbicidas diclorofenóxi e triclorofenóxi (ver adiante).

Em humanos, o 2,4-D em altas doses pode causar coma e hipotonia muscular generalizada. Raramente, a perda de força muscular e a hipotonia acentuada podem persistir por várias semanas.

*N. de R.T. No Brasil, os triclorofenóxis não têm autorização para uso doméstico, mas têm uso agrícola permitido.

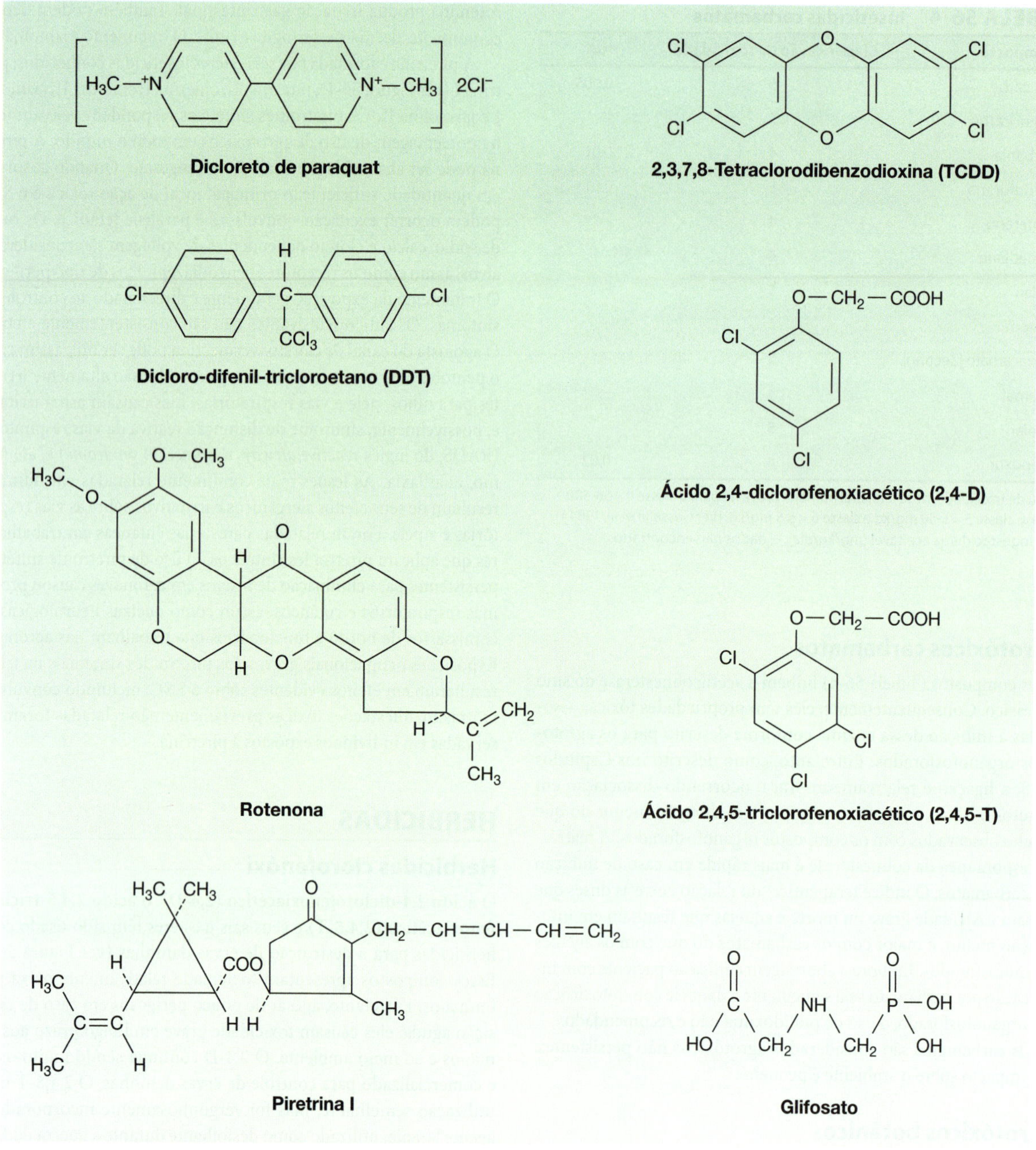

FIGURA 56-1 Estruturas químicas de alguns herbicidas e inseticidas.

Em animais de laboratório, foram relatados sinais de disfunção hepática e renal com herbicidas clorofenóxi. Diversos estudos epidemiológicos realizados pelo National Cancer Institute dos Estados Unidos confirmaram ligação causal entre 2,4-D e linfoma não Hodgkin. As evidências para ligação causal com sarcoma de tecidos moles são consideradas duvidosas.

Descobriu-se que o diclorofenóxi e os herbicidas relacionados contêm e geram dimetilnitrosamina (*N*-nitrosodimetilamina; NDMA), um potente carcinógeno em humanos, durante sua transformação no meio ambiente assim como na desinfecção da água sem cloro. Estudos realizados pela Environment Canada e outros questionaram o uso desse composto em razão da contaminação da água. Estudos sobre compostos herbicidas formadores de nitrosamina levantaram questão sobre a conveniência desses compostos para controle geral de ervas daninhas. Contudo, em razão do elevadíssimo valor econômico dos herbicidas para a comunidade que vive da agricultura, decisões de longo prazo sobre seu uso foram postergadas.

Glifosato

O glifosato (*N*-[fosfonometil] glicina, ver Figura 56-1) é um herbicida amplamente utilizado, sendo fabricado e vendido sob vários nomes comerciais. Os herbicidas contendo glifosato são agora os herbicidas mais amplamente utilizados no mundo. O glifosato funciona como um herbicida de contato. É absorvido pelas folhas e raízes das plantas. Geralmente, é formulado com surfactante para amplificar o efeito desejado sobre plantas nocivas. Como não é seletivo, pode danificar a própria colheita e plantas ornamentais, mesmo quando usado segundo as instruções. Para reduzir o impacto econômico em plantas valiosas, espécies geneticamente modificadas, como soja, milho e algodão, que são resistentes ao glifosato, foram desenvolvidas e patenteadas. Elas agora crescem em todo o mundo. Quase todas as plantações de soja e muitas das de milho atualmente são do tipo resistente ao glifosato. Essas safras geneticamente modificadas (OGM) são cultivadas a partir de sementes patenteadas e têm grande valor econômico para os produtores, contribuindo significativamente para o abastecimento de alimentos. Entretanto, em algumas jurisdições, seu uso é altamente controverso. Embora não haja evidências de que a safra modificada seja tóxica ou perigosa aos humanos ou aos animais, o impacto em longo prazo para a agricultura com o uso disseminado de herbicidas contendo glifosato sobre as safras resistentes ainda precisa ser determinado. Além disso, o impacto produzido pela eliminação efetiva das ervas daninhas sobre o hábitat alimentar de espécies essenciais de insetos, como as abelhas, as borboletas e alguns pássaros migratórios, têm sido fonte de preocupações crescentes.

Em razão da ampla disponibilidade e uso desse herbicida, é comum a ocorrência de intoxicação por glifosato-surfactante. Muitos dos relatos de ingestão e intoxicação têm origem nos países em desenvolvimento, onde é comum o suicídio por agrotóxicos. Muitas lesões são menores, mas foram relatadas algumas intoxicações graves e letais. O glifosato é muito irritante para olhos e pele. Quando ingerido pode causar erosão leve a moderada do esôfago. Também causa pneumonia por aspiração e insuficiência renal. Houve alguns relatos de efeitos teratogênicos em trabalhadores que manipulavam e que aplicavam o glifosato, mas as evidências epidemiológicas não são definitivas. Há literatura crescente sobre a condução em caso de intoxicação aguda por glifosato. O tratamento é sintomático e não há um protocolo específico indicado. Em caso de insuficiência renal, tem-se usado hemodiálise com sucesso.

Embora o glifosato pareça ter persistência e toxicidade menores que outros herbicidas, as formulações comercializadas frequentemente contêm surfactantes e outros compostos ativos que complicam a toxicidade do produto. Alguns dos efeitos tóxicos estão relacionados com o material surfactante.

As preocupações sobre o potencial efeito carcinogênico da exposição a herbicidas contendo glifosato aumentaram nos últimos anos. Embora as evidências científicas tanto em animais quanto em humanos sejam incertas, várias interpretações e reinterpretações das evidências disponíveis em animais e humanos levaram à listagem do glifosato como provavelmente carcinogênico para humanos. Essa classificação é amplamente baseada em estudos animais e mecanísticos. A classificação 2A tem sido usada como base para vários processos judiciais contra os fabricantes de glifosato e tem sido convincente para vários júris como prova de que o herbicida foi a causa do linfoma do requerente. Zhange et al demonstraram uma associação estatisticamente significativa entre a exposição ao glifosato e o linfoma não Hodgkin em humanos. A questão da carcinogenicidade do glifosato ainda está ativamente em estudo.

Herbicidas bipiridilos

O **paraquat** é o agente mais importante dessa categoria (ver Figura 56-1). Diz-se que seu mecanismo de ação é semelhante em plantas e animais e envolve a redução de um único elétron do herbicida para radicais livres. A ingestão (acidental ou suicida) provoca uma das intoxicações por agrotóxicos mais graves e potencialmente letais. Muitas das exposições graves ocorrem em países em desenvolvimento onde os recursos disponíveis para tratamento são limitados. O paraquat acumula-se lentamente nos pulmões por um processo ativo e causa edema pulmonar, alveolite e fibrose progressiva. Ele provavelmente inibe a superóxido dismutase, resultando em toxicidade intracelular por radicais livres.

Em humanos, os primeiros sinais e sintomas após exposição oral são hematêmese e fezes sanguinolentas. Contudo, em poucos dias, ocorre toxicidade retardada, com desconforto respiratório e desenvolvimento de edema pulmonar hemorrágico congestivo acompanhado por proliferação celular disseminada. No período agudo, a oxigenoterapia deve ser usada com cautela, para atenuar a dispneia ou a cianose, porque ela pode agravar as lesões pulmonares. É possível haver envolvimento hepático, renal ou miocárdico. O intervalo entre ingestão e morte pode ser de várias semanas.

Considerando a toxicidade pulmonar retardada, a imobilização imediata do paraquat para prevenir sua absorção é muito importante. Adsorventes (p. ex., carvão ativado, terra de Fuller) são administrados rotineiramente para que se liguem ao paraquat, a fim de minimizar sua absorção. Não se recomenda lavagem gástrica já que pode causar aspiração do estômago para os pulmões. Uma vez que o paraquat tenha sido absorvido, o tratamento é bem-sucedido em menos de 50% dos casos. A monitoração das concentrações plasmáticas e urinárias do paraquat é útil para avaliação prognóstica. A tomografia computadorizada também tem sido usada para acompanhar as lesões pulmonares à medida que se desenvolvem e para ajudar no prognóstico. A fase proliferativa pulmonar se inicia 1 a 2 semanas após a ingestão do paraquat. Embora alguns relatos indiquem algum sucesso com o uso de diálise, hemodiálise e hemoperfusão, elas raramente alteram a evolução clínica. Muitas abordagens foram testadas para interromper ou retardar a fibrose pulmonar progressiva. A imunossupressão com corticosteroides e ciclofosfamida é amplamente praticada, mas as evidências de eficácia são fracas. Antioxidantes como acetilcisteína e salicilatos podem ser benéficos por eliminação de radicais livres, efeito anti-inflamatório e inibição do fator de transcrição nuclear kappa (κ)-B. Entretanto, não há ensaios com humanos publicados. A taxa de casos/fatalidade é alta em todos os centros a despeito das grandes variações no tratamento. Os pacientes requerem observação prolongada e tratamento para insuficiência respiratória e renal, caso sobrevivam à fase aguda da intoxicação.

POLUENTES AMBIENTAIS

Bifenilas policloradas e polibromadas

Compostos de tipo bifenila altamente halogenados, com propriedades desejáveis para isolamento, retardo do fogo e muitas outras utilidades, foram produzidos em grandes quantidades em meados do século XX. As quantidades produzidas e a dispersão quase universal dos materiais em que foram incorporados resultaram em um imenso problema ambiental. As bifenilas cloradas e bromadas são perigosas para o ambiente e significativamente tóxicas, e seu uso está banido.

As **bifenilas policloradas (PCBs**, do inglês *polychlorinated biphenyls* – **bifenilas coplanares)** eram usadas como soluções dielétricas e transmissoras de calor, óleo lubrificante, plastificante, diluentes de cera e retardantes de chama. Nos Estados Unidos, seu uso industrial e venda foram proibidos em 1977.* Os produtos clorados usados comercialmente eram de fato misturados a isômeros de PCBs e homólogos contendo 12 a 68% de cloro. Esses compostos químicos são muito estáveis, altamente lipofílicos, insuficientemente metabolizados e muito resistentes à degradação no ambiente; assim, sofrem bioacumulação na cadeia alimentar.

Os alimentos são a principal fonte de resíduos de PCBs em humanos. O acúmulo de PCB em espécies de peixes levou o Canadá e os Estados Unidos a restringir a pesca comercial e limitar o consumo de peixes dos Grandes Lagos da América do Norte (ver Quadro "Bioacumulação e biomagnificação"). Além disso, contaminação industrial, despejo ilegal, migração de locais altamente contaminados e outras fontes em larga escala, assim como uso disseminado das PCBs em transformadores elétricos, levaram à ocorrência de diversas áreas localizadas de contaminação e exposição humana. O vazamento de solução dielétrica de transformadores em ruas e quintais causou um número significativo de episódios graves, mas muito localizados, de exposição a PCBs.

Há vários relatos de exposição de grandes populações às PCBs. Um episódio grave de exposição a PCBs – durante vários meses – ocorreu no Japão em 1968, como resultado de contaminação de óleo de cozinha com PCB (doença de Yusho). Um surto semelhante, denominado doença de Yucheng, ocorreu quase ao mesmo tempo em Taiwan. Foram relatados efeitos sobre fetos e sobre o desenvolvimento das proles de mulheres. Sabe-se atualmente que o óleo de cozinha contaminado continha não apenas PCB, mas também dibenzofuranos policlorados (PCDFs) e tetrafenis policlorados (PCQs, do inglês *polychlorinated quaterphenyls*). É provável que os efeitos inicialmente atribuídos às PCBs tenham, na verdade, sido causados pela mistura de contaminantes. Os trabalhadores com exposição ocupacional às PCBs desenvolveram problemas dermatológicos, incluindo cloracne, foliculite, eritema, secura, exantema, hiperceratose e hiperpigmentação. Algumas anormalidades hepáticas foram encontradas em casos de intoxicação por PCB com aumento dos triglicerídeos plasmáticos.

As informações sobre os efeitos das PCBs sobre a reprodução e o desenvolvimento estão se acumulando. Os agrotóxicos halogenados são disruptores endócrinos potentes, e há grande preocupação acerca dos efeitos estrogênicos persistentes desses agentes químicos. Em muitos estudos com animais, foram observados efeitos adversos sobre a função reprodutora com o uso de PCB. Efeitos teratogênicos diretos em humanos ainda não foram definidos: os estudos com trabalhadores e na população geral de indivíduos expostos a concentrações moderadas a muito elevadas de PCB não foram conclusivos. Foram relatados efeitos adversos sobre o comportamento em lactentes. Descreveu-se uma associação entre exposição pré-natal a PCBs e déficits na função intelectual na infância para crianças nascidas de gestantes que ingeriram grandes quantidades de peixe contaminado. Estudos epidemiológicos detectaram aumento em vários tipos de câncer, incluindo melanoma, câncer de mama, de pâncreas e de tireoide. Esses achados e estudos realizados em animais forneceram base suficiente para a IARC classificar algumas PCBs coplanares como substância de classe 1, carcinogênicas para humanos, no volume 100 das suas monografias. Um relatório abrangente da EPA sobre as PCBs pode ser encontrado em https://www.epa.gov/pcbs.

As bifenilas polibromadas (PBBs) e seus éteres (PBDEs) compartilham muitas das qualidades persistentes tóxicas e ambientalmente danosas das PCBs. Elas foram introduzidas como retardantes de fogo nos anos 1950 e têm sido usados em quantidades massivas desde então. As bifenilas não são mais produzidas e não devem mais ser usadas, mas os seus ésteres continuam em uso como retardantes de fogo em plásticos para colchões e em estofamento de carros. A contaminação por PBB retardante de fogo foi extensa na região dos Grandes Lagos, tendo resultado em grande exposição da população. As PBBs são consideradas de classe 2a pela IARC: prováveis carcinógenos em humanos. PBDEs não foram classificadas. Um relatório técnico da EPA sobre PBBs e PBDEs pode ser acessado em http://www2.epa.gov/fedfac/technical-fact-sheet-polybrominated-diphenyl-ethers-pbdes-and-polybrominated-biphenyls-pbbs.

As **dibenzo-*p*-dioxinas policloradas (PCDDs**, do inglês *polychlorinated dibenzo-p-dioxins*), ou ***dioxinas***, formam um grupo de congêneres halogenados dos quais a tetraclorobenzodioxina (**TCDD**) é a mais estudada. Há um grande grupo de compostos semelhantes à dioxina, incluindo **dibenzofuranos policlorados (PCDFs**, do inglês *polychlorinated dibenzofurans*) e as **bifenilas coplanares**. Embora as PCBs fossem usadas comercialmente, PCDDs e PCDFs eram subprodutos indesejados que surgiam no ambiente e nos produtos manufaturados como contaminantes em razão de processos de combustão controlados inapropriadamente. Eles também são produzidos quando ocorre aquecimento inesperado a temperaturas acima de 600°C, como em descargas de raio ou em fogo elétrico em transformadores que contêm PCB. Assim como as PCBs, esses compostos químicos são muito estáveis e altamente lipofílicos. Também são insuficientemente metabolizados e muito resistentes à degradação no ambiente. Ocorreram vários episódios significativos de contaminação ambiental envolvendo dioxinas e furanos em plantas industriais. Publicações recentes demonstraram aumento na incidência de doenças crônicas (p. ex., diabetes melito, síndrome metabólica e obesidade) em indivíduos expostos. Dosagens laboratoriais de TCDD e seus metabólitos no sangue deram pistas sobre a persistência e o metabolismo dos contaminantes.

Em animais de laboratório, a TCDD produziu diversos efeitos tóxicos. Foram produzidos síndrome consumptiva (perda de peso intensa acompanhada por redução da massa muscular e de tecido adiposo), atrofia do timo, alterações epidérmicas, hepatotoxicidade, imunotoxicidade, efeitos sobre a reprodução e o desenvolvimento, teratogenicidade e carcinogenicidade. Os efeitos observados em trabalhadores envolvidos na produção do 2,4,5-T (e, assim, presumivelmente expostos à TCDD) foram dermatite de contato e cloracne. Em pacientes gravemente intoxicados por TCDD, a cloracne pode ser a única manifestação isolada.

Supôs-se que a presença de TCDD no 2,4,5-T tenha sido responsável por outros efeitos tóxicos em humanos associados ao uso do herbicida. Não há evidências epidemiológicas de associação entre exposição ocupacional dos herbicidas fenóxi e aumento na incidência de linfoma não Hodgkin. A TCDD contaminante nesses herbicidas parece ter participação em alguns cânceres, como sarcomas de tecidos moles, câncer de pulmão, linfoma de Hodgkin, entre outros. A TCDD é considerada de classe 1 pela IARC, um carcinógeno reconhecido em humanos. Outros compostos halogenados desse tipo não estão atualmente classificados quanto à carcinogenicidade; estão listados como IARC classe 3.

*N. de R.T. No Brasil, a eliminação controlada das PCBS foi prevista na Lei n. 14.250, de 25 de novembro de 2021. Anteriormente, uma portaria do governo, de 1981, proibiu o uso desses compostos, mas a medida acabou não surtindo efeito devido à vida útil dos equipamentos que utilizam PCBs, que pode chegar a 60 anos.

Compostos perfluorados (PFCs, PFOA)

Há interesse comercial nos hidrocarbonetos fluorados desde meados do século XX. Entre seus usos estão material de resfriamento em sistemas de condicionadores de ar, substâncias artificiais transportadoras de oxigênio em ensaios clínicos experimentais e cobertura antiaderente resistente a calor e mancha para panelas, tecidos e outros materiais. Os fluorocarbonos foram produzidos em grandes quantidades e se tornaram comuns no meio ambiente. Posteriormente, quando se tornou evidente que a migração de fluorocarbonos de baixo peso molecular para a troposfera tinha efeito deletério sobre a camada de ozônio, seu uso foi banido. Os compostos mais fluorados e de maior peso molecular, atualmente denominados *substâncias perfluoradas* (p. ex., Teflon), continuaram sendo usados. Assim como ocorreu com os hidrocarbonetos altamente clorados e bromados, sua utilidade comercial foi complicada pelo reconhecimento de impactos negativos para o ambiente e pela suspeita de efeitos tóxicos para humanos que lembram algumas das características danosas dos outros hidrocarbonetos halogenados. Uma referência útil é o folheto informativo do Centro para Controle e Prevenção de Doenças (CDC) sobre PFCs. Ele pode ser encontrado em https://www.cdc.gov/biomonitoring/pdf/PFCs_FactSheet.pdf.

1. *Toxicologia humana* As preocupações com a toxicologia dos PFCs têm se centrado em suas propriedades estrogênicas e acúmulo e persistência em humanos. A exposição humana aos compostos perfluorados ocorre por ingestão e inalação. Como esses compostos entram na cadeia alimentar e em fontes de água e são persistentes, a ingestão de alimentos e água contaminados representa uma grande fonte de acumulação em humanos. A meia-vida do ácido perfluoro-octanoico (PFOA, do inglês *perfluorooctanoic acid*) em humanos é estimada em cerca de 3 anos. Como composto químico persistente e disruptor endócrino, é provável que produza efeitos deletérios em longo prazo sobre função reprodutiva, proliferação celular e outros mecanismos da homeostase celular. Concluiu-se que diversos PFCs (mas não os compostos perfluorados derivados do PFOA) atuam como proliferadores de células cancerígenas mamárias. Contudo, em um grande estudo epidemiológico demonstrou-se recentemente uma associação estatisticamente significativa entre concentrações séricas altas a muito altas de PFOA em trabalhadores e câncer de rim, câncer de ovário e linfoma não Hodgkin. Também foram observadas associações discretas com elevação do colesterol e anormalidades no ácido úrico. Finalmente, um quadro pulmonar agudo, a **febre do vapor de polímero**, é causada pela pirólise do PFOA. Semelhante à febre de vapor de metal, encontrada em soldadores como resultado da vaporização do cádmio, a febre do vapor de polímero tem instalação aguda horas após a exposição ao PFOA vaporizado e pode causar desconforto respiratório grave. A ocorrência de sintomas sistêmicos, como mal-estar, calafrios e febre, além do desconforto respiratório, é característica das febres por vapores. Embora a febre de vapor de polímero geralmente seja leve e autolimitada, houve relatos de edema pulmonar não cardiogênico. Sempre que o PFOA é aquecido além de 350 a 400 °C, há emissão de vapores capazes de causar febre de vapor de polímero. O hiperaquecimento de panelas de cozinha ou a queima de tecidos revestidos implicam esse risco.

Outros efeitos em humanos não estão claramente definidos, embora estudos em animais tenham demonstrado efeitos tóxicos sobre as funções imune, hepática e endócrina, e algum aumento nos tumores e nas mortes neonatais. Há um relatório interessante da American Cancer Society sobre o assunto que pode ser acessado em https://www.cancer.org/cancer/cancer-causes/teflon-and-perfluorooctanoic-acid-pfoa.html.

2. *Toxicologia ambiental* Os compostos perfluorados são produtos químicos persistentes ambientais com amplo impacto. O PFOA e os compostos relacionados atualmente são encontrados em abundância na água, no solo e em muitas espécies de animais terrestres e aves. Os organismos aquáticos acumularam cargas significativas de PFC. O Environment Canada realizou uma ampla avaliação de risco dos compostos perfluorados e foram editadas diretrizes para o manejo do PFOA e compostos relacionados. Essas diretrizes podem ser consultadas em http://www.ec.gc.ca/ese-ees/default.asp?lang=En&n=451C95ED-1.

As preocupações sobre a persistência do PFOA na água e sua transmissão para as plantações, leite e outros alimentos aumentaram à medida que os compostos persistentes generalizados foram encontrados em muitos suprimentos de água. Recentemente, foi financiado um estudo para avaliar a eficácia dos procedimentos de rotina de tratamento de água para a remoção de PFOAs.

Disruptores endócrinos

Como descrito anteriormente, os possíveis efeitos perigosos de alguns compostos químicos no meio ambiente têm recebido grande atenção em razão de suas propriedades semelhantes ao estrogênio ou antiandrogênicas. Os compostos que afetam a função tireoidiana também são preocupantes. Desde 1998, os processos de priorização, triagem e testes de compostos químicos para essas ações têm se desenvolvido em todo o mundo. Esses agentes químicos imitam, amplificam ou inibem uma ação hormonal. Entre esses compostos estão constituintes de plantas (fitoestrogênios) e alguns micoestrogênios, assim como compostos químicos industriais, agentes organoclorados persistentes (p. ex., DDT), PCBs e retardantes de chama bromados. Há preocupação em razão do grau crescente de contaminação do ambiente, surgimento de bioacumulação e seu potencial de toxicidade. Ensaios *in vitro* isoladamente não são confiáveis para propósitos regulatórios, e estudos em animais são considerados indispensáveis. Foram observadas modificações das respostas endócrinas em répteis e invertebrados marinhos. Entretanto, em humanos, não foi possível estabelecer uma relação causal entre um agente específico no ambiente e o efeito adverso na saúde causado por modulação endócrina. Estão em curso estudos epidemiológicos de populações expostas a altas concentrações de compostos químicos disruptores endócrinos encontrados no ambiente. Há indicações de que cânceres de mama e outros do sistema reprodutor sejam mais frequentes nesses pacientes. É prudente que a exposição a esses compostos químicos no ambiente seja reduzida.

Cianotoxinas

As cianotoxinas compreendem uma grande família de peptídeos cíclicos, alcaloides e lipopolissacarídeos; são produtos de algas verde-azuladas amplamente distribuídas em lagos e na água salgada, onde, em altas temperaturas, formam flores. Se ingeridas em altas concentrações, as cianotoxinas podem causar envenenamento e morte rápida por insuficiência respiratória. Em concentrações mais baixas, elas podem causar problemas gastrintestinais ou cutâneos e disfunções neurológicas, hepáticas e de outros sistemas de órgãos. A neurotoxina de cianobactérias BMAA tem sido implicada como causa de doenças neurodegenerativas.

Asbesto

O asbesto, em muitas de suas formas, tem sido amplamente utilizado na indústria por mais de 100 anos. Demonstrou-se que todas as formas de asbesto causam fibrose pulmonar progressiva (asbestose), câncer de pulmão e mesotelioma. Todas as formas de asbesto, incluindo o amianto crisotila, causam aumento na frequência de câncer de pulmão e de mesotelioma. O câncer de pulmão ocorre em indivíduos expostos a concentrações bem abaixo daquelas que causam asbestose. Estudos em larga escala com trabalhadores em isolamento demonstraram que o tabagismo e a exposição a produtos de decomposição do radônio aumentam, de forma sinérgica, a incidência de câncer de pulmão causado por asbesto. Exposição ao asbesto e tabagismo é uma associação muito perigosa.

Todas as formas de asbesto causam também mesotelioma de pleura ou de peritônio em doses muito baixas. Outros cânceres (cólon, laringe, estômago e, talvez, linfoma) têm maior incidência em pacientes expostos ao asbesto. O mecanismo por meio do qual o asbesto produz câncer não está esclarecido. Os argumentos de que a crisotila não causaria mesotelioma foram rechaçados por diversos estudos epidemiológicos com populações de trabalhadores. O reconhecimento de que todas as formas de asbesto são perigosas e carcinogênicas levou muitos países a banir todos os usos da substância. Países como Canadá, Zimbábue, Rússia, Brasil, entre outros, que ainda permitem a produção de asbesto argumentam que é possível utilizá-lo com segurança desde que haja controle rigoroso do ambiente de trabalho. Entretanto, os estudos realizados sobre as práticas industriais tornam muito pouco provável o "uso seguro" do asbesto. As tentativas recentes de limitar o comércio internacional de asbesto foram frustradas pela forte pressão da indústria e dos países produtores. Informações sobre os países que já baniram o asbesto e sobre o movimento internacional Ban Asbestos podem ser encontradas em http://ibasecretariat.org/alpha_ban_list.php.

METAIS

Intoxicações ambientais e ocupacionais com metais, metaloides e compostos metálicos é um grande problema de saúde. A exposição a metais tóxicos ocorre em muitas indústrias, em domicílios e em outros ambientes não ocupacionais. Os metais tóxicos clássicos (arsênico, chumbo e mercúrio) continuam a ser amplamente usados. (O tratamento de intoxicações é discutido no Capítulo 57.) A exposição e a intoxicação ocupacionais a metais como **berílio**, **cádmio**, **manganês** e **urânio** representam problemas ocupacionais relativamente recentes. Em 2016, o **cobalto** e os compostos liberadores de cobalto foram listados pelo Instituto Nacional de Ciências da Saúde Ambiental como "razoavelmente previsíveis" de serem carcinógenos humanos.

Berílio

O berílio (Be) é um metal leve alcalino que confere propriedades especiais a ligas e cerâmicas às quais seja incorporado. As ligas de berílio-cobre são usadas em componentes de computador, no invólucro do primeiro estágio de armas nucleares, em dispositivos que requeiram têmpera, como os cones das ogivas de mísseis, e no revestimento de blindagem de calor usado em veículos espaciais. Em razão do uso de berílio em instrumentos odontológicos, os odontólogos e os fabricantes desses instrumentos frequentemente são expostos à poeira de berílio em concentrações tóxicas, e podem desenvolver a doença do berílio.

O berílio é altamente tóxico por inalação e é classificado pela IARC na classe 1, carcinogênico humano comprovado. A inalação de partículas de berílio produz doença do berílio tanto aguda como crônica, caracterizada por fibrose pulmonar progressiva. Os trabalhadores expostos ao berílio também desenvolvem doença de pele. A doença pulmonar é denominada doença crônica por berílio (DCB) e é uma fibrose granulomatosa crônica. Nos 5 a 15% da população imunologicamente sensível ao berílio, a DCB resulta da ativação de ataque autoimune contra a pele e os pulmões. A doença é progressiva e pode levar a incapacidade grave, câncer e morte. Embora haja algumas abordagens terapêuticas promissoras para a DCB, o prognóstico é reservado na maioria dos casos.

As concentrações de exposição ao berílio atualmente permitidas de 0,01 mcg/m^3 distribuídas ao longo de 30 dias, ou de 2 mcg/m^3 ao longo de 8 horas, não conferem proteção suficiente para prevenção de DCB. Tanto o NIOSH como a ACGIH recomendaram que o PEL para 8 horas e o TLV fossem reduzidos para 0,05 mcg/m^3. Essas recomendações ainda não foram implementadas. As informações atuais da OSHA sobre o berílio estão disponíveis em https://www.osha.gov/SLTC/beryllium/index.html.

A exposição ambiental ao berílio não costuma ser considerada uma ameaça à saúde humana, exceto nas vizinhanças de parques industriais onde tenha havido contaminação do ar, água e solo.

Cádmio

O cádmio (Cd) é um metal de transição amplamente usado na indústria. Trabalhadores são expostos ao cádmio na produção de baterias de níquel-cádmio, pigmentos, misturas eutéticas* com baixo ponto de fusão, soldas, telas de televisão e em operações de revestimento. Também é muito utilizado em semicondutores e em plásticos como estabilizador. A fundição de cádmio geralmente é feita a partir de poeira residual das operações de fundição de chumbo, e os trabalhadores da fundição de cádmio costumam enfrentar a toxicidade do chumbo e do cádmio.

O cádmio é tóxico por inalação e por ingestão. Quando metais que tenham sido laminados ou soldados com matérias contendo cádmio são vaporizados pelo calor de maçarico ou de instrumentos cortantes, a poeira e os vapores liberados produzem um distúrbio respiratório denominado **febre do vapor de cádmio**. Esse distúrbio, comum em soldadores, geralmente é caracterizado por calafrios com tremores, tosse, febre e mal-estar. Embora possa produzir pneumonia, em geral é transitório. Contudo, a exposição crônica à poeira de cádmio produz uma fibrose pulmonar progressiva muito mais grave. Se a exposição permanece, o cádmio também produz lesão renal grave, incluindo insuficiência renal. O cádmio é carcinogênico para humanos e está classificado pela IARC no grupo 1, carcinogênico humano comprovado.

Atualmente, o PEL da OSHA para o cádmio é 5 mcg/m^3, mas confere proteção insuficiente para a saúde do trabalhador. Os limites da OSHA para o cádmio podem ser encontrados em https://www.osha.gov/pls/oshaweb/owadisp.show_document?p_table=STANDARDS&p_id=10036.

*N. de R.T. Misturas de dois sólidos que, em uma dada composição e temperatura, fundem-se sem que haja alteração na composição da fase líquida durante o processo de fusão.

Nanomateriais

Os nanomateriais são definidos como qualquer material, natural ou manufaturado, cuja menor dimensão fique entre 1 e 100 namômetros (nm). O Stanford University Health and Safety Department apresenta uma definição mais precisa em http://ehs.stanford.edu/topic/hazardous-materials/nanomaterials.

Os nanomateriais têm despertado crescente interesse comercial e atualmente estão sendo usados para uma extraordinária variedade de propósitos. Na indústria farmacêutica, as nanopartículas estão sendo testadas para a administração de quimioterapia para câncer e outros medicamentos. Entre os nanomateriais atualmente produzidos estão nanofios de ouro, prata, cádmio, germânio, cerâmica e óxido de alumínio; nanotubos de carbono, sílica e germânio; nanocristais de óxido de zinco; e nanocubos de óxido de cobre. O uso crescente de nanomateriais levou à liberação dessas substâncias em nanoescala nos ambientes de trabalho e no meio ambiente em geral. Como os nanomateriais se comportam de forma peculiar no que se refere à reatividade química e física, sua toxicologia frequentemente é uma novidade e as informações disponíveis são insuficientes para determinar a probabilidade de haver impacto negativo sobre os humanos e sobre o ambiente em função de sua dispersão no meio ambiente. O manual de segurança e saúde do laboratório da University of North Carolina lista os problemas do trabalho com nanomateriais em laboratório e discorre sobre seu uso seguro em http://ehs.unc.edu/manuals/laboratory/chapter-18/.

1. *Toxicologia humana* A inalação, a ingestão oral, a absorção dérmica e a administração parenteral de nanomateriais têm sido as fontes de exposição humana. Em razão de suas propriedades físico-químicas únicas, sua toxicidade pode ser semelhante ou muito diferente daquela encontrada em materiais maiores nos estudos toxicológicos clássicos. A natureza da exposição influencia a probabilidade de os nanomateriais alcançarem órgãos e células-alvos. Os nanomateriais podem atravessar membranas celulares, entrar no material nuclear e na informação genética e impactar a resposta celular em nanoescala. Demonstrou-se que nanopartículas de sílica causam toxicidade renal em humanos e que nanoparticulas de óxido de zinco são tóxicas para hepatócitos. Os nanotubos de carbono de paredes múltiplas mostraram-se citotóxicos para células pulmonares humanas. Já as nanopartículas de dióxido de titânio, amplamente utilizadas em filtros solares, produtos cosméticos e farmacêuticos e em muitos outros produtos, se mostraram tóxicas para os pulmões e outros órgãos.

2. *Toxicologia ambiental* Os nanomateriais podem entrar no meio ambiente em todos os estágios de seu ciclo de vida industrial, incluindo fabricação, entrega, uso e descarte. Quando colocados em correntes de despejo, os nanomateriais podem chegar ao sistema aquático ou ser transportados por vento ou solo e ingressar na cadeia alimentar. Há um relatório da EPA sobre nanomateriais no meio ambiente disponível em https://www.epa.gov/sites/production/files/2014-03/documents/ffrrofactsheet_emergingcontaminant_nanomaterials_jan2014_final.pdf.

A crescente produção de nanomateriais e suas múltiplas utilizações levaram à contaminação do ambiente. Muitas espécies, incluindo bactérias, pequenos mamíferos e peixes e outros organismos aquáticos, foram estudadas em avaliações laboratoriais sobre a toxicidade dos nanomateriais. A ecotoxicologia dos nanomateriais continua sendo uma área de muita preocupação e pesquisas contínuas.

REFERÊNCIAS

Anonymous: Acute illnesses associated with insecticides used to control bed bug—seven states, 2003-2010. MMWR 2011;60:1269.

Brandt A et al: The neonicotinoids thiacloprid, imidacloprid, and clothianidin affect the immunocompetence of honey bees (Apis mellifera L.). J Insect Physiol 2016;86:40.

Bräuner EV et al: A prospective study of organochlorines in adipose tissue and risk of non-Hodgkin lymphoma. Environ Health Perspect 2012;120:105.

Buckley A et al: Hyperbaric oxygen for carbon monoxide poisoning: A systematic review and critical analysis of the evidence. Toxicol Rev 2005;24:75.

Carlsen HK et al: Ozone is associated with cardiopulmonary and stroke emergency hospital visits in Reykjavík, Iceland 2003–2009. Environ Health 2013;12:28.

Cattani D et al: Mechanisms underlying the neurotoxicity induced by glyphosate-based herbicide in immature rat hippocampus: Involvement of glutamate excitotoxicity. Toxicology 2014;320:34.

Cha YS et al: Pyrethroid poisoning: Features and predictors of atypical presentations. Emerg Med J 2014;31:899.

Cummings KJ et al: A reconsideration of acute beryllium disease. Environ Health Perspect 2009;117:1250.

Dockery DW et al: Effect of air pollution control on mortality and hospital admissions in Ireland. Res Rep Health Eff Inst 2013;176:3.

Fanelli V et al: Acute respiratory distress syndrome: New definition, current and future therapeutic options. J Thorac Dis 2013;5:326.

Fucic A et al: Environmental exposure to xenoestrogens and oestrogen related cancers: Reproductive system, breast, lung, kidney, pancreas, and brain. Environ Health 2012;11(Suppl 1):S8.

Gawarammana IB, Buckley NA: Medical management of paraquat ingestion. Br J Clin Pharmacol 2011;72:745.

Geusau A et al: Severe 2,3,7,8-tetrachlorodibenzo-p-dioxin (TCDD) intoxication: Clinical and laboratory effects. Environ Health Perspect 2001;109:865.

Gosselin RE, Smith RP, Hodge HC: Clinical Toxicology of Commercial Products, 5th ed. Williams & Wilkins, 1984.

Goyal P, Mishra D, Kumar A: Vehicular emission inventory of criteria pollutants in Delhi. Springerplus 2013;2:216.

Haley RW et al: Association of low PON1 type Q (type A) arylesterase activity with neurologic symptom complexes in Gulf War veterans. Toxicol Appl Pharmacol 1999;157:227.

Hamm JI, Chen CY, Birnbaum LS: A mixture of dioxin, furans, and non-ortho PCBs based upon consensus toxic equivalency factors produces dioxin-like reproductive effects. Toxicol Sci 2003;74:182.

Hatch GE et al: Biomarkers of dose and effect of inhaled ozone in resting versus exercising human subjects: Comparison with resting rats. Biomark Insights 2013;8:53.

Heinrich J et al: Long-term exposure to NO2 and PM10 and all-cause and cause-specific mortality in a prospective cohort of women. Occup Environ Med 2013;70:179.

Jacobson JL, Jacobson SW: Association of prenatal exposure to an environmental contaminant with intellectual function in childhood. J Toxicol Clin Toxicol 2002;40:467.

Järvholm B, Reuterwall C: A comparison of occupational and non-occupational exposure to diesel exhausts and its consequences for studying health effects. Occup Environ Med 2012;69:851.

Jørgensen KM et al: Gene expression response in peripheral blood cells of petroleum workers exposed to sub-ppm benzene levels. Int J Environ Res Public Health 2018;15:2385.

Kao JW, Nanagas KA: Carbon monoxide poisoning. Emerg Med Clin North Am 2004;22:985.

Kelleher P, Pacheco K, Newman LS: Inorganic dust pneumonias: The metal-related parenchymal disorders. Environ Health Perspect 2000;108 (Suppl 4):685.

Loomis D et al: Carcinogenicity of benzene. Lancet Oncol 2017;18:1574.

Lorenzoni PJ et al: An electrophysiological study of the intermediate syndrome of organophosphate poisoning. J Clin Neurosci 2010;17:1217.

Lotti M, Moretto A: Organophosphate-induced delayed polyneuropathy. Toxicol Rev 2005;24:37.

Mann A, Early GL: Acute respiratory distress syndrome. Mo Med 2012;109:371.

Maras M et al: Estrogen-like properties of fluorotelemer alcohols as revealed by mcg-7 breast cancer cell proliferation. Environ Health Perspect 2006;114:100.

Mrema EJ et al: Persistent organochlorinated pesticides and mechanisms of their toxicity. Toxicology 2013;307:74.

Nowack B et al: Analysis of the occupational, consumer and environmental exposure to engineered nanomaterials used in 10 technology sectors. Nanotoxicology 2013;7:1152.

Rappaport SM et al: Human benzene metabolism following occupational and environmental exposures. Chem Biol Interact 2010;184:189.

Raub JA et al: Carbon monoxide poisoning—a public health perspective. Toxicology 2000;145:1.

Ray DE, Fry JR: A reassessment of the neurotoxicity of pyrethroid insecticides. Pharmacol Ther 2006;111:174.

Rusyn I et al: Trichloroethylene: Mechanistic, epidemiologic and other supporting evidence of carcinogenic hazard. Pharmacol Ther 2014;141:55.

Sadasivaiah S, Tozan Y, Breman JG: Dichlorodiphenyltrichloroethane (DDT) for indoor residual spraying in Africa: How can it be used for malaria control? Am J Trop Med Hyg 2007;77(6 Suppl):249.

Sharifi S et al: Toxicity of nanomaterials. Chem Soc Rev 2012;41:2323.

Shusterman DJ: Polymer fume fever and other fluorocarbon pyrolysis-related syndromes. Occup Med 1993;8:519.

Soderlund DM et al: Mechanisms of pyrethroid neurotoxicity: Implications for cumulative risk assessment. Toxicology 2002;171:3.

St Hilaire S et al: Estrogen receptor positive breast cancers and their association with environmental factors. Int J Health Geogr 2011;10:10.

Storm JE, Rozman KK, Doull J: Occupational exposure limits for 30 organophosphate pesticides based on inhibition of red blood cell acetylcholinesterase. Toxicology 2000;150:1.

Svirčev Z et al: Global geographical and historical overview of cyanotoxin distribution and cyanobacterial poisonings. Arch Toxicol 2019;93:2429.

Trabert B et al: Maternal pregnancy levels of trans-nonachlor and oxychlordane and prevalence of cryptorchidism and hypospadias in boys. Environ Health Perspect 2012;120:478.

U.S. Department of Health and Human Services, National Institute of Environmental Health Services, National Toxicology Program: 14th Report on Carcinogens. 2016. http://ntp.niehs.nih.gov/go/roc14.

Vieira VM et al: Perfluorooctanoic acid exposure and cancer outcomes in a contaminated community: A geographic analysis. Environ Health Perspect 2013;121:318.

Warheit DB: How to measure hazards/risks following exposures to nanoscale or pigment-grade titanium dioxide particles. Toxicol Lett 2013;220:193.

Warner M et al: Diabetes, metabolic syndrome, and obesity in relation to serum dioxin concentrations: The Seveso women's health study. Environ Health Perspect 2013;121:906.

Wigfield YY, McLenaghan CC: Levels of N-nitrosodimethylamine in nitrogen fertilizers/herbicide mixtures containing 2,4-D present as dimethylamine salt. Bull Environ Contam Toxicol 1990;45:847.

Zhang L et al: Exposure to glyphosate-based herbicides and risk for non-Hodgkin lymphoma: A meta-analysis and supporting evidence. Mutat Res 2019;781:186.

RESPOSTA DO ESTUDO DE CASO

A criança apresenta sinais clássicos (e história) de exposição ao monóxido de carbono (CO). A oximetria de pulso não é confiável na intoxicação por CO, embora instrumentos mais novos possam distinguir entre carboxiemoglobina (CO-Hgb) e oxiemoglobina. Os ABCDs de intoxicação (ver Capítulo 58) devem ser instituídos. O oxigênio de alto fluxo imediato é obrigatório e deve ser administrado por meio de uma máscara facial bem ajustada ou cateter endotraqueal. Uma amostra de sangue para gasometria e conteúdo de carboxiemoglobina deve ser obtida. Se a carboxiemoglobina for maior que 50%, o tratamento com oxigênio hiperbárico (se disponível) pode ser considerado. O eletrocardiograma deve ser monitorado continuamente para arritmias. Podem ser necessários medicamentos anticonvulsivantes se ocorrerem convulsões. O dano neurológico devido à exposição ao CO pode ser sutil e de longa duração e a criança deve ser acompanhada por anos, se necessário. O feto é particularmente sensível à hipoxia e, se a mãe estiver grávida, seus gases sanguíneos e carboxiemoglobina devem ser medidos. Se o último for elevado, a oxigenoterapia hiperbárica deve ser considerada.

CAPÍTULO

57

Intoxicação por metais e quelantes

Michael J. Kosnett, MD, MPH

ESTUDO DE CASO

Após os cultos matinais de domingo, 27 pessoas compareceram a uma reunião social da igreja, onde foram servidos café, salgados assados e sanduíches. Em 15 a 60 minutos, 13 pessoas apresentaram vômitos e desconforto abdominal, acompanhados nas horas seguintes por diarreia não sanguinolenta. Em 12 horas, sete desses indivíduos foram hospitalizados com sintomas gastrintestinais em curso, hipotensão e acidose metabólica com alteração de intervalo aniônico (*anion gap*). A administração de fluidos e vasopressores foi acompanhada por um débito urinário adequado.

Qual diagnóstico deve ser considerado? Quais testes devem ser realizados e qual terapia deve ser considerada?

Alguns metais, como o ferro, são essenciais à vida, ao passo que outros, como o chumbo, estão presentes em todos os organismos sem servir a qualquer propósito biológico. Algumas das doenças mais antigas da humanidade estão relacionadas com intoxicação por metais associada a mineração, refino e utilização destes. Mesmo com o atual reconhecimento dos perigos associados aos metais, a incidência de intoxicação se mantém significativa, e a necessidade de estratégias preventivas e de tratamento efetivo permanece alta. Metais tóxicos interferem na função de cátions essenciais, causam inibição enzimática, geram estresse oxidativo, alteram a expressão gênica e perturbam a sinalização celular. Como resultado, sinais e sintomas multissistêmicos são a marca da intoxicação por metais.

Quando ocorre intoxicação, é possível utilizar moléculas quelantes (de *chela*, "garra"), ou produtos de sua biotransformação *in vivo*, para ligação com esses metais, a fim de facilitar sua excreção. Os fármacos quelantes serão discutidos na segunda parte deste capítulo.

TOXICOLOGIA DOS METAIS TÓXICOS

CHUMBO

A intoxicação por chumbo é uma das doenças ocupacionais e ambientais mais antigas no planeta. A despeito dos perigos reconhecidos, o chumbo continua a ter grande aplicação comercial, incluindo produção de baterias (quase 90% do consumo nos Estados Unidos), munição de armas, ligas metálicas, solda, vidro, plástico, pigmentos e cerâmica. A corrosão de encanamentos de chumbo em construções antigas ou linhas de suprimento aumenta a concentração desse metal na água encanada. A exposição ambiental ao chumbo, onipresente em razão da distribuição antropogênica no ar, na água, no solo e nos alimentos, tem sido reduzida nas últimas quatro décadas, em razão de sua eliminação como aditivo na gasolina e da redução do contato com tintas à base de chumbo e outros produtos contendo esse metal, como soldas de chumbo em recipientes usados para conter alimentos enlatados. Em 2011, a legislação dos Estados Unidos reduziu ainda mais o conteúdo máximo permitido de chumbo em produtos infantis para 100 ppm.* O chumbo continua a ser usado em algumas fórmulas de gasolina específicas para aeronaves movidas a motor de pistão. A presença de chumbo em algumas preparações de medicina popular (p. ex., as preparações da medicina popular mexicana azarcon e greta e certas preparações aiurvédicas) e em cosméticos (p. ex., o kohl usado ao redor dos olhos em algumas comunidades africanas e asiáticas) tem contribuído para a exposição de crianças e adultos ao chumbo. Embora medidas de saúde pública associadas a melhorias

*N. de R.T. No Brasil, o conteúdo máximo de chumbo permitido varia de 0,01 a 0,15 mg/kg, dependendo do tipo de produto infantil, conforme informação divulgada pela Anvisa (disponível em: https://www.gov.br/anvisa/pt-br/assuntos/noticias-anvisa/2017/definidos-limites-de-contaminantes-em-alimento-infantil).

nas condições de trabalho tenham reduzido a incidência de intoxicação grave por chumbo, ainda há muita preocupação com os efeitos da exposição a baixas concentrações. Há evidências contundentes de que concentrações baixas de chumbo podem produzir efeitos tóxicos subclínicos sobre a função neurocognitiva e contribuir para a ocorrência de hipertensão arterial e doenças cardiovasculares em adultos. Esse metal não tem qualquer utilidade no corpo humano. Nos órgãos-alvo principais, como o sistema nervoso central (SNC) em desenvolvimento, nenhum nível de exposição ao chumbo se mostrou inofensivo.

Toxicocinética

O chumbo inorgânico é absorvido pelos tratos respiratório e gastrintestinal de forma lenta, mas consistente. Ele é mal absorvido pela pele. A causa mais comum de intoxicação industrial é a absorção de poeira de chumbo pela via respiratória. O trato intestinal é a principal via de entrada nos casos de exposição não industrial (Tabela 57-1). A absorção pelo trato gastrintestinal varia com a natureza do composto de chumbo, mas, de forma geral, os adultos absorvem cerca de 10 a 15% da quantidade ingerida, ao passo que as crianças absorvem até 50%. Uma dieta deficiente em cálcio e ferro e a ingestão com estômago vazio foram associadas ao aumento da absorção de chumbo.

Uma vez absorvido por via respiratória ou pelo trato gastrintestinal, o chumbo entra na corrente sanguínea, onde cerca de 99% ficam ligados aos eritrócitos e 1% encontra-se presente no plasma. Subsequentemente, esse metal é distribuído aos tecidos moles na medula óssea, cérebro, rins, fígado, músculos e gônadas; a seguir, é distribuído à superfície subperiosteal dos ossos e, mais tarde, à matriz óssea. O chumbo atravessa a barreira placentária e representa perigo potencial para o feto. A cinética da depuração desse metal segue um modelo de múltiplos compartimentos, composto predominantemente de sangue e tecidos moles, com meia-vida de 1 a 2 meses, e de esqueleto ósseo, com meia-vida de anos ou décadas. Cerca de 70% do chumbo eliminado aparecem na urina, com quantidades menores excretadas pela bile, pele, pelos, unhas, suor e leite materno. A fração não excretada de imediato (cerca da metade do chumbo absorvido), pode ser incorporada ao esqueleto ósseo, o repositório de mais de 90% da carga de chumbo corporal em adultos. Nos pacientes com carga de chumbo elevada nos ossos, a liberação lenta a partir do esqueleto talvez eleve a concentração sanguínea por anos após ter cessado a exposição, e, nos estados patológicos que levam ao aumento da renovação óssea, como hipertireoidismo ou imobilização prolongada, é possível que haja intoxicação aguda franca. A migração de fragmentos de projéteis de arma de fogo retidos para o espaço articular ou para uma região adjacente ao osso tem sido associada ao desenvolvimento de sinais de intoxicação por chumbo anos ou décadas após a lesão por arma de fogo.

Toxicodinâmica

O chumbo produz efeitos tóxicos multissistêmicos que são mediados por diversos modos de ação, incluindo inibição de função enzimática; interferência na ação de cátions essenciais, particularmente cálcio, ferro e zinco; geração de estresse oxidativo; alterações na expressão gênica; alterações na sinalização celular; e rompimento de membranas de células e organelas intracelulares.

TABELA 57-1 Toxicologia de alguns compostos de arsênio, chumbo e mercúrio

	Forma de entrada no organismo	Principal via de absorção	Distribuição	Principais efeitos clínicos	Mecanismo de ação	Metabolismo e eliminação
Arsênio	Sais inorgânicos de arsênio	Gastrintestinal, respiratória (todas as superfícies mucosas)	Predominantemente tecidos moles (maior no fígado e nos rins). Liga-se avidamente à pele, aos pelos e às unhas	Cardiovasculares: choque, arritmias. SNC: encefalopatia, neuropatia periférica. Gastrenterite; pancitopenia; câncer (muitos locais)	Inibição enzimática; interferência na fosforilação oxidativa; alteração da sinalização celular e da expressão gênica	Metilação. Renal (principal); suor e fezes (secundários)
Chumbo	Compostos inorgânicos (óxidos e sais de chumbo)	Gastrintestinal, respiratória	Tecidos moles; redistribuído para o esqueleto (> 90% da carga corporal do adulto)	Déficits do SNC; neuropatia periférica; anemia; nefropatia; hipertensão; toxicidade reprodutiva	Inibição de enzimas; interferência em cátions essenciais; alteração da estrutura da membrana	Renal (principal); fezes e leite materno (secundários)
	Orgânico (chumbo tetraetílico)	Pele, gastrintestinal, respiratória	Tecidos moles, especialmente fígado, SNC	Encefalopatia	Desalquilação hepática (rápida) → trialquil metabólitos (lenta) → dissociação a chumbo	Urina e fezes (principais); suor (secundário)
Mercúrio	Mercúrio elementar	Trato respiratório	Tecidos moles, especialmente rins, SNC	SNC: tremor, comportamental (eretismo); gengivoestomatite; neuropatia periférica; acrodinia; pneumonite (dose alta)	Inibição de enzimas; alteração de membrana	Hg elementar convertido em Hg^{2+}. Urina (principal); fezes (secundário)
	Inorgânico: Hg^{+} (menos tóxico); Hg^{2+} (mais tóxico)	Gastrintestinal, pele (secundária)	Tecidos moles, especialmente rins	Necrose tubular renal aguda; gastrenterite; efeitos no SNC (raros)	Inibição de enzimas; alteração de membrana	Urina
	Orgânico: alquil, aril	Gastrintestinal, pele, respiratória (secundária)	Tecidos moles	Efeitos no SNC, defeitos congênitos	Inibição de enzimas; alteração de microtúbulos, estrutura neuronal	Desalquilação. Fecal (alquil, principal); urina (Hg^{2+} após desalquilação, secundária)

SNC, sistema nervoso central.

A. Sistema nervoso

O SNC em desenvolvimento do feto e da criança pequena é o órgão-alvo mais sensível aos efeitos tóxicos do chumbo. Estudos epidemiológicos sugerem que concentrações sanguíneas desse metal inferiores a 5 mcg/dL podem resultar em déficits subclínicos na função neurocognitiva em crianças expostas, sem qualquer limiar demonstrável ou concentração "sem qualquer efeito". A função dose-resposta entre concentração sanguínea de chumbo e cognição em crianças não é linear, de forma que a perda de inteligência associada ao aumento do chumbo sanguíneo de um valor < 1 para 10 mcg/dL (6,2 pontos no quociente de inteligência [QI]) excede aquela associada a variações de 10 para 30 mcg/dL (3 pontos no QI).

Os adultos são menos sensíveis aos efeitos do chumbo no SNC, mas a exposição em longo prazo a concentrações de chumbo no sangue na faixa de 10 a 30 mcg/dL pode estar associada a efeitos subclínicos na função neurocognitiva. Nas concentrações acima de 30 mcg/dL, podem surgir gradualmente sinais ou sintomas comportamentais e neurocognitivos, incluindo irritabilidade, fadiga, redução da libido, anorexia, distúrbios do sono, redução da coordenação visuomotora e lentificação das reações. Cefaleia, artralgias e mialgias são queixas menos frequentes. Ocorrem tremores, porém mais raramente. A encefalopatia por chumbo, que costuma ocorrer com concentrações acima de 100 mcg/dL, é acompanhada por aumento da pressão intracraniana, podendo causar ataxia, estupor, coma, convulsões e morte. Estudos epidemiológicos recentes sugerem que, em adultos idosos, esse metal talvez acentue o declínio da função cognitiva relacionado com o envelhecimento. Em experimentos com animais, a exposição ao chumbo na fase de desenvolvimento, possivelmente atuando por mecanismos epigenéticos, foi associada a aumento na expressão de amiloide β, aumento na proteína tau fosforilada, lesão oxidativa no DNA e aspecto patológico semelhante ao da doença de Alzheimer no cérebro envelhecido. Há grande variabilidade individual no grau de exposição ao chumbo necessário para causar sinais e sintomas francos relacionados com o metal.

É possível surgir neuropatia periférica evidente após exposição crônica a doses elevadas de chumbo, em geral após meses a anos com concentrações sanguíneas acima de 100 mcg/dL. De caráter predominantemente motor, a neuropatia pode se apresentar, do ponto de vista clínico, com fraqueza indolor dos extensores, em especial nos membros superiores, resultando no clássico sinal de queda do punho ("mão em gota"). É possível identificar sinais pré-clínicos da disfunção de nervo periférico induzida por chumbo por meio de testes eletrodiagnósticos.

B. Sangue

O chumbo pode induzir anemia normocítica ou microcítica e hipocrômica. Esse metal interfere na síntese do heme, bloqueando a incorporação do ferro à protoporfirina IX e inibindo a função de enzimas na via de síntese do heme, incluindo a ácido aminolevulínico-desidratase e a ferroquelatase. Em 2 a 8 semanas após elevação na concentração sanguínea de chumbo (em geral para 30-50 mcg/dL ou mais), é possível detectar aumento nos precursores do heme, em particular de protoporfirina eritrocitária livre ou ligada ao zinco, zincoprotoporfirina, no sangue total. O chumbo também contribui para a anemia, aumentando a fragilidade da membrana eritrocitária e reduzindo o tempo de vida dos eritrócitos. Com a exposição a concentrações elevadas, pode haver hemólise franca. A identificação de pontilhado basofílico no esfregaço de sangue periférico, que se acredita ser consequência da inibição pelo chumbo da 3′,5′-pirimidina-nucleotidase, é um indicador sugestivo – ainda que insensível e inespecífico – de intoxicação por chumbo.

C. Rins

A exposição crônica a doses altas de chumbo, em geral associada a meses ou anos com concentrações sanguíneas > 80 mcg/dL, pode resultar em fibrose intersticial renal e nefrosclerose. A nefropatia por chumbo pode ter período de latência de anos. Esse metal pode alterar a excreção renal de ácido úrico, resultando em crises recorrentes de gota ("gota saturnínica"). A exposição aguda a doses altas pode produzir uremia transitória, possivelmente como consequência de vasoconstrição intrarrenal. Pesquisas conduzidas em amostras da população geral comprovaram associação entre concentração sanguínea de chumbo e medidas para avaliação da função renal, incluindo creatinina sérica e depuração da creatinina. A presença de outros fatores de risco de insuficiência renal, como hipertensão e diabetes, aumenta a suscetibilidade à disfunção renal induzida por chumbo.

D. Órgãos reprodutores

A exposição a doses elevadas de chumbo é reconhecidamente um fator de risco para natimortalidade ou abortamento espontâneo. Nos estudos epidemiológicos que avaliaram o impacto da exposição a baixas concentrações de chumbo sobre desfechos reprodutivos, como baixo peso ao nascer, parto prematuro ou aborto espontâneo, os resultados obtidos foram inconclusivos. Contudo, em um estudo caso-controle bem delineado e estabelecido, detectou-se uma razão de probabiilidade para aborto espontâneo de 1,8 (IC de 95% entre 1,1 e 3,1) para cada 5 mcg/dL de aumento na concentração sanguínea de chumbo na mãe para limites aproximados de 5 a 20 mcg/dL. Pesquisas recentes associaram exposição pré-natal a concentrações baixas de chumbo (p. ex., concentrações sanguíneas maternas entre 5 e 15 mcg/dL) a prejuízos no desenvolvimento físico e cognitivo avaliados no período neonatal e na primeira infância. No sexo masculino, concentrações sanguíneas acima de 40 mcg/dL têm sido associadas à produção aberrante ou reduzida de espermatozoides.

E. Trato gastrintestinal

A intoxicação moderada causa perda de apetite, constipação intestinal e, mais raramente, diarreia. Concentrações mais altas podem causar episódios intermitentes de cólica abdominal intensa ("cólica saturnina"). O mecanismo por trás da cólica saturnina não foi esclarecido, mas acredita-se que envolva a contração espasmódica de músculos lisos da parede intestinal mediada por alterações na transmissão sináptica na junção neuromuscular da musculatura lisa. Em indivíduos muito expostos e com higiene dental precária, a reação do metal circulante com íons de enxofre liberados pela ação microbiana pode produzir depósitos escuros de sulfato de chumbo na borda gengival ("linha de chumbo gengival"). Embora no passado fosse mencionada como um sinal diagnóstico importante, atualmente, essa linha gengival é um sinal considerado raro da exposição ao chumbo.

F. Sistema circulatório

Dados epidemiológicos, experimentais e mecanicistas *in vitro* indicam que a exposição ao chumbo aumenta a pressão arterial em animais de experimentação e em seres humanos suscetíveis. O efeito do chumbo sobre a pressão arterial talvez seja mediado por interação com a contração da musculatura lisa vascular mediada por cálcio, assim como por geração de estresse oxidativo e interferência associada nas vias de sinalização do óxido nítrico. Em populações submetidas à exposição ambiental ou ocupacional, a concentração sanguínea desse metal está associada ao aumento das pressões sistólica e diastólica arteriais. Em pesquisas realizadas com homens e mulheres de meia-idade ou idosos, observou-se que a exposição a concentrações de chumbo relativamente baixas na população geral seriam fatores de risco independentes para hipertensão. A exposição ao chumbo também foi associada a prolongamento do intervalo QT_c no eletrocardiograma. Estudos epidemiológicos relacionaram a exposição ambiental crônica ao chumbo associada às concentrações de chumbo no sangue da população na faixa de 10 a 25 mcg/dL a um risco significativamente aumentado de mortalidade cardiovascular. Isso é uma preocupação considerável para a saúde pública porque essas concentrações eram prevalentes nos Estados Unidos antes da década de 1980. Embora as concentrações de chumbo no sangue na população geral tenham caído consideravelmente (ver a seguir), a exposição associada ao chumbo no sangue nessa faixa persiste em ambientes ocupacionais em todo o mundo.

Principais formas de intoxicação por chumbo

A. Intoxicação por chumbo inorgânico

1. *Aguda* A intoxicação aguda por chumbo inorgânico é incomum hoje (ver Tabela 57-1). Ela costuma resultar de inalação industrial de grandes quantidades de óxido de chumbo na forma de fragmentos de tinta com base em chumbo; pequenos objetos, como brinquedos pintados ou fabricados com chumbo, ou alimentos e bebidas contaminados. Em geral, a instalação de sintomas graves em geral requer vários dias ou semanas de exposição recorrente, e os sinais e sintomas manifestados são cólica ou aqueles típicos de encefalopatia. É possível encontrar evidências de anemia hemolítica (ou anemia com pontilhado basofílico, caso a exposição tenha sido subaguda) e aumento das aminotransferases hepáticas.

O diagnóstico de intoxicação aguda por chumbo inorgânico pode ser difícil e, dependendo dos sintomas de apresentação, essa condição pode ser confundida com apendicite, úlcera péptica, cólica biliar, pancreatite ou meningite infecciosa. Os quadros subagudos com cefaleia, fadiga, cólicas abdominais intermitentes, mialgia e artralgia com frequência são confundidos com doença viral tipo *influenza*. Nos casos em que houve ingestão de fragmentos de tinta, verniz, projéteis ou pesos contendo chumbo, será possível identificar opacidades na radiografia do abdome.

2. *Crônica* O paciente com intoxicação crônica sintomática por chumbo caracteristicamente apresenta achados multissistêmicos, incluindo queixas de anorexia, fadiga e mal-estar; queixas neurológicas, incluindo cefaleia, dificuldade de concentração e irritabilidade ou depressão; fraqueza, artralgia ou mialgia; e sintomas gastrintestinais. Deve-se suspeitar desse tipo de intoxicação sempre que um paciente se apresentar com cefaleia, dor abdominal e anemia; e, menos frequentemente, com neuropatia motora, gota e insuficiência renal. O diagnóstico de intoxicação crônica por chumbo deve ser considerado em qualquer criança com déficit neurocognitivo, retardo no crescimento ou atraso do desenvolvimento. É importante ressaltar que as reações adversas produzidas pelo chumbo com grande importância para a saúde pública, como redução subclínica no desenvolvimento neurológico de crianças e hipertensão em adultos, geralmente são inespecíficos e talvez não chamem a atenção do médico.

O diagnóstico de intoxicação deve ser confirmado com dosagem de chumbo no sangue total. Embora esse exame reflita a concentração do metal contida no momento no sangue e nos tecidos moles, a maioria dos pacientes com doença relacionada com chumbo apresenta concentrações acima da variação normal. As concentrações sanguíneas médias na América do Norte e na Europa foram reduzidas em 90% nas últimas décadas, e estimou-se a média geométrica da concentração sanguínea de chumbo no período entre 2015 e 2016 nos Estados Unidos em 0,820 mcg/dL. Embora seja fundamentalmente um instrumento de pesquisa, a concentração de chumbo nos ossos, avaliada pela quantificação de linhas K com fluorescência de raios X, tem sido correlacionada com exposição cumulativa em longo prazo, e sua relação com diversas doenças associadas ao chumbo vem sendo objeto de pesquisas em andamento. A medição da excreção desse metal na urina após dose única de fármaco quelante (o assim denominado "teste de provocação com quelante") reflete principalmente o conteúdo de chumbo em tecidos moles e talvez não seja um marcador confiável de exposição em longo prazo, exposição remota ou carga de chumbo no esqueleto ósseo. Em consequência, esse exame raramente é indicado na prática clínica. Em razão do período de latência para elevação dos precursores de heme na circulação induzida por chumbo, o achado de concentração sanguínea do metal igual ou superior a 30 mcg/dL sem aumento concomitante na zincoprotoporfirina sugere exposição recente.

B. Intoxicação por chumbo orgânico

A intoxicação por compostos orgânicos de chumbo atualmente é muito rara, em grande parte em razão da abolição mundial do uso de chumbo tetraetílico e tetrametílico como aditivos antidetonantes na gasolina. Entretanto, compostos orgânicos de chumbo, como estearato de chumbo ou naftenato de chumbo, ainda estão em uso em alguns processos comerciais. Em razão de sua volatilidade ou lipossolubilidade, esses compostos tendem a ser bem absorvidos pelo trato respiratório ou pela pele. Os compostos orgânicos de chumbo atingem predominantemente o sistema nervoso central, produzindo efeitos dependentes da dose, incluindo déficit neurocognitivo, insônia, delírio, alucinações, tremores, convulsão e morte.

Tratamento

A. Intoxicação por chumbo inorgânico

O tratamento da intoxicação por chumbo inorgânico requer interrupção imediata da exposição, cuidados de suporte e uso judicioso de terapia com quelante. (A quelação será discutida mais adiante neste capítulo.) A encefalopatia por chumbo é uma emergência médica que requer atenção em unidade intensiva. O edema cerebral pode melhorar com corticosteroides e manitol ou solução salina hipertônica, e podem ser necessários anticonvulsivantes para tratar convulsões. A presença de opacidades à radiografia do abdome sugere a presença de objetos de chumbo retidos, o que implica procedimento de descontaminação gastrintestinal. Deve-se manter débito urinário adequado, mas evitando super-hidratação. Administra-se **edetato de cálcio dissódico ($CaNa_2EDTA$)** com posologia de 1.000 a 1.500 mg/m^2/dia (~ 30-50 mg/kg/dia) em infusão contínua por até 5 dias. Alguns médicos defendem que o tratamento com quelação para encefalopatia por chumbo seja iniciado com injeção intramuscular de **dimercaprol** (não disponível no Brasil), seguida em 4 horas pela administração concomitante do mesmo dimercaprol e ácido etilenodiaminotetracético (EDTA). A quelação parenteral deve ser limitada a 5 dias (ou menos), momento em que será substituída por outro quelante administrado por via oral, como o **succímero (DMSA)**. Em situações nas quais $CaNa_2EDTA$ não estava disponível, o tratamento da encefalopatia por chumbo com succímero oral

Prevenção da intoxicação por chumbo: um esforço contínuo

Exposição: fontes	Exemplo de medidas preventivas
Exposição doméstica: a Consumer Product Safety Commission (Comissão de Segurança de Produtos de Consumo) dos Estados Unidos adotou as principais restrições ao uso de chumbo em tintas residenciais em 1977. Antes disso, milhares de toneladas de pigmentos de chumbo eram aplicados em milhões de lares. A American Healthy Homes Survey (2005-2006) estimou que 35% das casas tinham alguma tinta à base de chumbo, e 22% tinham um ou mais perigos relacionados com a tinta à base de chumbo.	A Norma de Renovação, Reparo e Pintura da Environmental Protection Agency (EPA) dos Estados Unidos exige que as empresas que executam projetos de renovação, reparo e pintura que afetam a tinta à base de chumbo em casas, creches e pré-escolas construídas antes de 1978 tenham sua empresa certificada pela EPA (ou um estado autorizado pela EPA), usem renovadores certificados, que são treinados por provedores de treinamento aprovados pela EPA e sigam as práticas de trabalho seguro com chumbo.* [https://www.epa.gov/lead/renovation-repair-and-painting-program]
Exposição ocupacional: a Occupational Health and Safety Administration (OSHA) dos Estados Unidos estima que mais de 1,6 milhão de trabalhadores estão potencialmente expostos ao chumbo. Os programas da OSHA estabeleceram concentrações de exposição permitidas para chumbo no ar do local de trabalho, bem como requisitos de vigilância médica para trabalhadores que podem exigir monitoramento periódico de chumbo no sangue.	As regras atuais da OSHA com relação à exposição ao chumbo no ambiente de trabalho e à proteção contra remoção médica datam do final dos anos 1970 e não oferecem mais proteção adequada. O Programa de Prevenção de Envenenamento por Chumbo Ocupacional do Departamento de Saúde Pública da Califórnia oferece orientações de proteção à saúde atualizadas.** [https://www.cdph.ca.gov/Programs/CCDPHP/DEODC/OHB/OLPPP/Pages/OLPPP.aspx]
Água: o chumbo pode entrar na água potável quando os encanamentos de serviço ou encanamentos, conexões ou torneiras internas contêm chumbo, especialmente quando a água tem alta acidez ou baixo teor de minerais que corroem encanamentos e acessórios.	De acordo com o Regulamento para Chumbo e Cobre da EPA [https://www.epa.gov/dwreginfo/lead-and-copper-rule], se mais de 10% das amostras de água da torneira em locais com probabilidade de encanamento de chumbo excederem o nível de ação do chumbo de 15 partes por bilhão, os sistemas de água devem instituir o controle da corrosão e outras medidas. A Lei de Água Potável Segura, alterada pela Lei de Redução de Chumbo na Água Potável de 2011 dos Estados Unidos, estabelece limites para o teor de chumbo de novos materiais de encanamento para água potável.*** [https://www.epa.gov/dwstandardsregulations/use-lead-free-pipes-fittings-fixtures-solder-and-flux-drinking-water]
Crianças: devido ao comportamento normal de mão-boca, as crianças correm um risco aumentado de exposição ao chumbo presente em brinquedos, joias, material impresso e outros produtos de consumo.	A Comissão de Segurança de Produtos de Consumo dos Estados Unidos promulgou regras que limitam a quantidade de chumbo que pode estar presente em produtos infantis.**** [https://www.cpsc.gov/Business-Manufacturing/Business-Education/Lead/Lead-in-Paint] [https://www.cpsc.gov/Business-Manufacturing/Business-Education/Lead/Total-Lead-Content]

A produção de chumbo começou há 6 mil anos, e a intoxicação por chumbo é uma das doenças ocupacionais mais antigas conhecidas. Em todo o mundo, a produção de chumbo dobrou nas últimas duas décadas, em parte devido à crescente demanda por baterias de armazenamento de chumbo ácido. Os esforços para prevenir a intoxicação por chumbo de múltiplas fontes industriais, comerciais e ambientais permanecem um foco ativo da saúde pública nos Estados Unidos.

*N. de R.T. O marco regulatório brasileiro que estabelece restrições à presença de chumbo nas tintas é a Lei nº 11.762, de 1º de agosto de 2008, que fixou o limite máximo de chumbo permitido nas tintas comercializadas no Brasil para uso imobiliário, infantil e escolar e em vernizes e materiais similares de revestimento de superfície. A restrição entrou em vigor a partir de um ano da publicação da lei (portanto, em agosto de 2009). Não há legislação que normatize o limite de chumbo em outros tipos de tintas, como as de uso gráfico e industriais.

**N. de R.T. No Brasil, a exposição a agentes químicos no ambiente de trabalho é definida pela Norma Regulamentadora 7 (NR7) do Ministério do Trabalho.

***N. de R.T. No Brasil, o limite para chumbo na água potável é de 0,01 mg/L, de acordo com a Portaria MS 2914/2011.

**** N. de R.T. No Brasil, o Inmetro estabelece o limite de 90 mg/kg para chumbo em brinquedos.

foi iniciado com sucesso através de uma sonda nasogástrica. O desfecho esperado para a quelação é a resolução dos sintomas ou o retorno à concentração sanguínea normal de chumbo. Nos pacientes com exposição crônica, a suspensão da quelação pode ser seguida por efeito rebote na concentração sanguínea de chumbo à medida que ocorre redistribuição a partir das reservas ósseas.

Embora a maioria dos médicos seja favorável à quelação de pacientes sintomáticos com elevação na concentração sanguínea de chumbo, a decisão sobre quelação em pacientes assintomáticos é controversa. Desde 1991, o Centers for Disease Control and Prevention (CDC) tem recomendado que se proceda à quelação de todas as crianças com chumbo sanguíneo igual ou superior a 45 mcg/dL. Contudo, em um ensaio randomizado duplo-cego controlado por placebo que avaliou o uso de succímero em crianças com chumbo sanguíneo entre 25 e 44 mcg/dL, não foram constatados benefícios sobre a função neurocognitiva ou redução do chumbo sanguíneo em longo prazo. O uso profilático de fármacos quelantes em locais de trabalho não deve substituir a redução ou a prevenção de exposição em excesso.

A condução de casos de crianças e adultos com elevação na concentração sanguínea de chumbo deve incluir esforços para identificar e reduzir possíveis fontes de exposição futura. Muitas agências locais, estaduais e federais mantêm programas de prevenção de intoxicação por chumbo que podem auxiliar na condução dos casos. Indica-se o rastreamento de familiares e colegas de trabalho dos pacientes com intoxicação por esse metal para investigação do alcance da exposição. Em 2012, o CDC adotou uma nova política que definia como elevadas quaisquer concentrações de chumbo no sangue na infância que excedam um valor de referência correspondente ao percentil 97,5 dos relatórios quadrienais do National Health and Nutrition Examination Survey (NHANES). O valor de referência do chumbo no sangue estabelecido em 2012 foi de 5 mcg/dL. Como não há concentração de chumbo no sangue conhecida como isenta de efeitos deletérios, o achado de uma concentração de chumbo no sangue que exceda o valor de referência (i.e., elevada em relação à população em geral) deve ser investigada clínica e ambientalmente (https://www.cdc.gov/nceh/lead/acclpp/final_document_030712.pdf). Embora o percentil 97,5 tenha diminuído para 3,5 mcg/dL em 2016, o CDC adiou a alteração na concentração de referência de chumbo no sangue enquanto se determina que os ensaios laboratoriais amplamente disponíveis para quantificação sanguínea do chumbo tenham uma precisão adequada para um valor inferior. Os regulamentos da Occupational Safety and Health Administration (OSHA) dos Estados Unidos, introduzidos no final dos anos 1970, determinam que os trabalhadores sejam removidos da exposição ao chumbo por concentrações de chumbo no sangue superiores a 50 a 60 mcg/dL. Esse regulamento está desatualizado, e, em 2007, um painel de especialistas recomendou que a remoção fosse iniciada para uma única concentração de chumbo no sangue > 30 mcg/dL ou quando as concentrações sucessivas de chumbo no sangue medidas em um intervalo de 4 semanas fossem 20 mcg/dL ou mais (https://www.ncbi.nlm.nih.gov/pmc/articles/PMC1849937/pdf/ehp0115-000463.pdf). As metas em longo prazo estabelecidas para trabalhadores são para manter as concentrações de chumbo < 10 mcg/dL e para gestantes evitarem exposição ocupacional ou relacionada com lazer que resulte em concentrações sanguíneas > 5 mcg/dL. As normas da Environmental Protection Agency (EPA) vigentes desde 2010 determinam que os construtores que realizem reformas, consertos e pinturas em residências construídas antes de 1978 e em locais ocupados por crianças devem ser certificados e seguir normas específicas de trabalho para prevenção de contaminação por chumbo (ver Quadro "Prevenção da intoxicação por chumbo: um esforço contínuo").

B. Intoxicação por chumbo orgânico

O tratamento inicial consiste em descontaminação da pele e prevenção de exposição adicional. O tratamento das convulsões requer o uso de anticonvulsivantes apropriados. Pode-se tentar quelação empírica caso haja concentrações altas de chumbo no sangue.

ARSÊNIO

O arsênio é um elemento que ocorre naturalmente na crosta terrestre, com longa história de uso como constituinte de produtos comerciais e industriais, como componente de produtos farmacêuticos e como agente de intoxicação intencional. As aplicações comerciais recentes do arsênio incluem seu uso na fabricação de semicondutores, preservativos de madeira para aplicações industriais (p. ex., madeiras marinhas ou postes de serviços públicos), ligas não ferrosas, vidro e o herbicida metanarsenato ácido monossódico (MSMA, do inglês *monosodium methane arsonate*). O uso de compostos fenilarsenicais como aditivos para rações para aves e suínos foi abolido nos Estados Unidos em 2015. Em algumas regiões do mundo, a água do solo pode conter concentrações elevadas de arsênio que tenham vazado de depósitos minerais naturais. A presença de arsênio na água potável no delta do Ganges, na Índia e em Bangladesh, atualmente é reconhecida como um dos maiores problemas ambientais do mundo. Avaliações de risco ambiental sugeriram que o arsênio com origem nos resíduos da combustão de carvão (p. ex., cinzas de carvão) em depósito de lixo não pavimentado pode contaminar o lençol freático. A Food and Drug Administration (FDA) propôs recentemente níveis de ação para o arsênio no suco de maçã e no arroz em um esforço para reduzir a exposição ao arsênio na dieta, especialmente para crianças pequenas (https://www.fda.gov/food/metals/arsenic-food-and-dietary-supplements). A arsina, um gás hidreto arsenioso (AsH_3) com potentes efeitos hemolíticos, é fabricada predominantemente para uso na indústria de semicondutores, mas também pode ser gerada acidentalmente quando minérios contendo arsênio ou resíduos de semicondutores de arseneto de gálio entram em contato com soluções ácidas.

É de interesse histórico que a solução de Fowler, que contém 1% de arsenito de potássio, tenha sido muito utilizada como medicamento para diversas doenças entre o século XVIII e meados do século XX. Os compostos orgânicos de arsênio foram os primeiros antimicrobianos,* tendo sido amplamente usados na primeira metade do século XX, até serem suplantados pelas sulfonamidas e por outros fármacos mais efetivos e menos tóxicos.

Outros arsênios orgânicos, em especial a lewisita (dicloro-[2-clorovinil]arsina), foram desenvolvidos no início do século XX como arma química. O trióxido de arsênio foi reintroduzido na farmacopeia dos Estados Unidos no ano 2000 como fármaco-órfão para tratar recidiva de leucemia promielocítica aguda, e seu uso tem aumentado em protocolos experimentais para tratamento de câncer.** O melarsoprol (não disponível no Brasil), outro arsênio trivalente, é usado no tratamento da tripanossomíase africana avançada (ver Capítulo 52).

Toxicocinética

Os compostos solúveis de arsênio são bem absorvidos pelos tratos respiratório e gastrintestinal (ver Tabela 57-1). A absorção percutânea é limitada, mas pode ser clinicamente significativa após exposição intensa a reagentes de arsênio concentrado. A maior parte do arsênio inorgânico absorvido é submetida à metilação, principalmente no fígado, a ácido monometilarsínico (MMA) e ácido dimetilarsínico (DMA) que são secretados, junto ao arsênio inorgânico residual, pela urina. Quando a absorção crônica diária é inferior a 1.000 mcg de arsênio inorgânico insolúvel, cerca de dois terços da dose absorvida são excretados na urina em 2 a 3 dias. Após ingestões maciças, a meia-vida de eliminação é prolongada. A inalação de compostos de arsênio de baixa solubilidade pode resultar em retenção prolongada nos pulmões e talvez não se reflita em maior excreção urinária de arsênio. Esse elemento se liga a grupos sulfidrila presentes em tecidos queratinizados e, cessada a exposição, é possível encontrar concentrações elevadas em pelos, unhas e pele, mesmo após os valores urinários terem voltado ao normal. Entretanto, a presença de arsênio em pelos e unhas como resultado de deposição externa talvez seja indistinguível daquela decorrente de absorção interna.

*A "bala mágica" (*magic bullet*) de Paul Ehrlich para sífilis (arsfenamina, Salvarsan®) era um composto arsenical.

**N. de R.T. O trióxido de arsênio é aprovado no Brasil nas mesmas condições que nos Estados Unidos.

Toxicodinâmica

Acredita-se que os compostos de arsênio exerçam seus efeitos tóxicos por diversos modos de ação. A interferência na função enzimática pode resultar de ligação com grupo sulfidrila por arsênio trivalente ou por substituição de fosfato. O arsênio inorgânico ou seus metabólitos podem induzir estresse oxidativo, alterar a expressão gênica e interferir na transdução de sinal celular. Embora em uma base molar, o arsênio inorgânico trivalente (As^{3+}, arsenito) é geralmente 2 a 10 vezes mais tóxico agudamente do que o arsênio inorgânico pentavalente (As^{5+}, arsenato), a interconversão *in vivo* é conhecida por ocorrer, e todo o espectro de toxicidade do arsênio ocorre após exposição suficiente a qualquer uma das formas. A forma trivalente dos metabólitos metilados (p. ex., MMA^{III}) é mais tóxica do que os compostos inorgânicos originais. A menor eficiência na metilação de MMA a DMA, resultando em maior porcentagem de MMA na urina, tem sido associada a aumento do risco de reações adversas crônicas. A metilação do arsênio requer a presença de *S*-adenosilmetionina, um doador universal de metila no organismo, e os distúrbios associados ao arsênio no metabolismo do carbono podem ressaltar alguns efeitos epigenéticos induzidos pelo arsênio, como alteração na expressão gênica.

O gás arsina é oxidado *in vivo* e produz efeito hemolítico potente associado à alteração no fluxo iônico pela membrana dos eritrócitos; também prejudica a respiração celular em outros tecidos. O arsênio é comprovadamente carcinogênico em seres humanos e tem sido associado a câncer de pulmão, pele e bexiga. Os organismos marinhos podem conter grandes quantidades do arsênio orgânico trimetilado, arsenobetaína, assim como grande variedade de arsenoaçúcares e arsenolipídeos. A arsenobetaína não produz efeitos tóxicos conhecidos quando ingerida por mamíferos e é excretada inalterada na urina; os arsenoaçúcares são parcialmente metabolizados a DMA. Os compostos de tioarsenita que ocorrem como metabólitos menores de arsênio inorgânico e compostos de arsênio metilado *in vivo* podem contribuir para a toxicidade.

Principais formas de intoxicação por arsênio

A. Intoxicação aguda por arsênio inorgânico

Minutos a horas após a exposição a altas doses (dezenas a centenas de miligramas) de compostos de arsênio inorgânico insolúveis, muitos sistemas são afetados. Os sinais e sintomas gastrintestinais iniciais incluem náuseas, vômitos, diarreia e dor abdominal. Derrame capilar difuso e perda gastrintestinal de líquidos podem causar hipotensão, choque e morte. A toxicidade cardiopulmonar, incluindo cardiomiopatia congestiva, edema pulmonar cardiogênico ou não cardiogênico e arritmias ventriculares (particularmente em associação com prolongamento QT_c no eletrocardiograma), pode ocorrer imediatamente ou após um atraso de vários dias. A pancitopenia costuma ocorrer em 1 semana, e o pontilhado basofílico de eritrócitos surge logo após. Os efeitos sobre o SNC, incluindo delírio, encefalopatia e coma, podem ocorrer nos primeiros dias de intoxicação. Após 2 a 6 semanas, é possível surgir neuropatia periférica sensório-motora ascendente. Essa neuropatia pode envolver a musculatura proximal e causar insuficiência respiratória neuromuscular. Meses após uma intoxicação aguda, é possível identificar estrias brancas (linhas de Aldrich-Mees) nas unhas.

A possibilidade de intoxicação aguda por arsênio inorgânico deve ser considerada em indivíduos que se apresentem com gastrenterite de instalação súbita associada à hipotensão e acidose metabólica. As suspeitas crescem quando, a esses achados iniciais, são acrescentadas disfunção cardíaca, pancitopenia e neuropatia periférica. O diagnóstico pode ser confirmado com a demonstração de quantidades aumentadas de arsênio inorgânico e seus metabólitos na urina (caracteristicamente na ordem de vários milhares de microgramas nos primeiros 2 a 3 dias após a intoxicação aguda sintomática). O arsênio desaparece com rapidez do sangue, e, exceto em pacientes anúricos, as concentrações sanguíneas não devem ser usadas com propósitos diagnósticos. O tratamento é feito com base em descontaminação intestinal, cuidados intensivos de suporte e quelação imediata com **unitiol**, 3 a 5 mg/kg, por via intravenosa, a cada 4 a 6 horas, ou **dimercaprol**, 3 a 5 mg/kg, por via intramuscular, a cada 4 a 6 horas. Em pesquisas realizadas em animais, a eficácia da quelação foi maior quando administrada minutos após a exposição; portanto, se a suspeita for grande, o tratamento não deve ser postergado por dias a semanas até que se possa obter confirmação laboratorial.

O succímero também se mostrou efetivo em modelos animais e tem maior índice terapêutico que o dimercaprol. Entretanto, como nos Estados Unidos (assim como no Brasil) só se encontra disponível para administração oral, seu uso não é aconselhável para tratamento inicial de intoxicação aguda por arsênio, uma vez que a gastrenterite intensa e o edema esplênico provavelmente limitariam a absorção por essa via de administração.

B. Intoxicação crônica por arsênio inorgânico

A intoxicação crônica por arsênio inorgânico também resulta em sinais e sintomas multissistêmicos. Efeitos não carcinogênicos podem ser evidenciados após absorção crônica de mais de 0,01 mg/kg/dia (~ 500-1.000 mcg/dia em adultos). O período até o aparecimento dos sintomas varia com a dose e com a tolerância interindividual. Sintomas constitucionais de fadiga, perda de peso e fraqueza podem estar presentes, assim como anemia, queixas gastrintestinais inespecíficas e neuropatia periférica sensório-motora, particularmente disestesia com distribuição em meia e luva. As alterações cutâneas – entre os efeitos mais característicos – se desenvolvem anos após a exposição e incluem hiperpigmentação com padrão em "pingos de chuva" e hiperqueratoses envolvendo mãos e pés (Figura 57-1). Também podem ocorrer doença vascular periférica e hipertensão portal não cirrótica. Estudos epidemiológicos sugerem uma possível ligação entre hipertensão, mortalidade por doença cardiovascular, diabetes, doença respiratória crônica não maligna e resultados adversos na reprodução. Câncer de pulmão, pele, bexiga e possivelmente outros locais, incluindo rim e fígado, podem aparecer anos após a exposição a doses de arsênio que não são altas o suficiente para provocar outros efeitos agudos ou crônicos. Algumas pesquisas sugerem que a fumaça de tabaco pode interagir de forma sinérgica com o arsênio, aumentando o risco de alguns resultados adversos para a saúde.

A administração de arsenito em esquemas quimioterápicos contra câncer, frequentemente em doses diárias de 10 a 20 mg durante semanas a poucos meses, foi associada a prolongamento do intervalo QT no eletrocardiograma e, às vezes, a arritmias ventriculares malignas, como *torsades de pointes*.

O diagnóstico de intoxicação crônica por arsênio envolve a integração de achados clínicos com a confirmação de exposição. A concentração urinária somada de arsênio inorgânico e seus metabólitos primários MMA e DMA é inferior a 20 mcg/L na população geral. A elevação na concentração urinária associada a reações adversas fracas pode retornar ao normal dias após a cessação da exposição. Como podem conter grandes quantidades de compostos organoarsenicais não tóxicos, como arsenobetaína, ou arsenossugares, que são metabolizados em DMA, todos os frutos do mar devem ser evitados por pelo menos 3 dias antes do envio de uma amostra

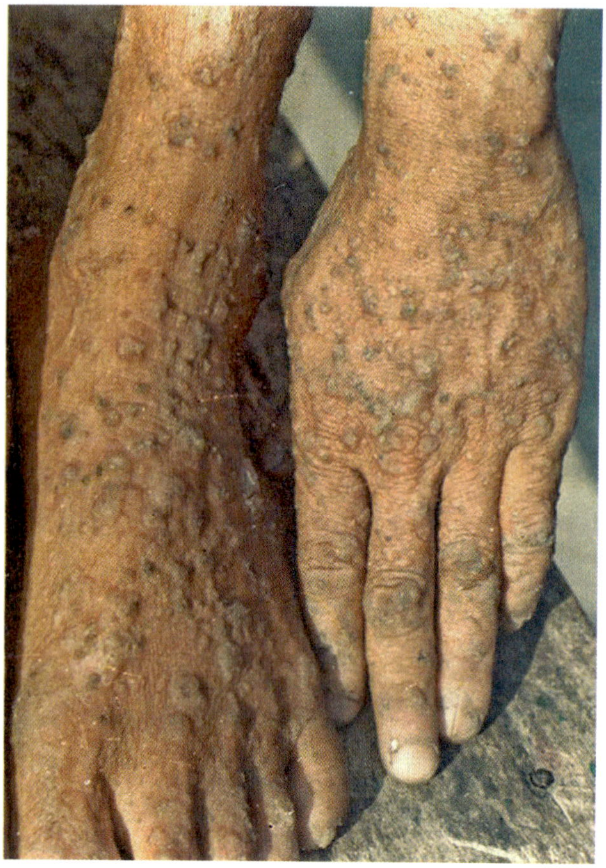

FIGURA 57-1 Lesões dermatológicas associadas à ingestão crônica de arsênio na água. (Utilizada, com autorização, de Dipankar Chakraborti, PhD.)

de urina para fins diagnósticos. O conteúdo de arsênio em pelos e unhas (normalmente inferior a 1 ppm) algumas vezes revela exposição passada, mas os resultados devem ser interpretados com cautela, tendo-se em vista a possibilidade de contaminação externa. A análise segmentar de cabelos ou unhas usando métodos sensíveis, como análise de ativação de nêutrons ou fontes de radiação síncrotron, às vezes pode ter valor forense para investigação do padrão temporal de envenenamento por arsênio.

O tratamento de pacientes com intoxicação crônica por arsênio consiste primariamente na interrupção da exposição e em cuidados inespecíficos de suporte. Embora nos pacientes sintomáticos com concentração urinária alta de arsênio seja possível considerar a utilização empírica de quelação oral de curto prazo com **unitiol** ou com **succímero**, não foram comprovados benefícios adicionais em comparação com suspensão isolada da exposição. Estudos preliminares sugerem que a suplementação dietética com folato – que se acredita ser um cofator na metilação do arsênio – tenha algum valor em indivíduos expostos, particularmente do sexo masculino e com deficiência de folato.

C. Intoxicação por gás arsina

O envenenamento por gás arsina produz um padrão distintivo de intoxicação dominado por efeitos hemolíticos profundos. Após o período de latência, que pode variar de 2 a 24 horas desde a inalação (dependendo do grau de exposição), ocorre hemólise intravascular maciça. Os sintomas iniciais incluem mal-estar, cefaleia, dispneia, fraqueza, náuseas, vômitos, dor abdominal, icterícia e hemoglobinúria. A insuficiência renal oligúrica, consequência de depósito de hemoglobina nos túbulos renais, frequentemente surge em 1 a 3 dias. Nas exposições maciças, podem ocorrer efeitos letais sobre a respiração celular antes do desenvolvimento de insuficiência renal. As concentrações urinárias de arsênio aumentam, mas raramente há oportunidade de confirmar o diagnóstico durante o período crítico de doença. O tratamento se baseia em cuidados intensivos de suporte – incluindo exsanguineotransfusão, hidratação agressiva e, nos casos com insuficiência renal, hemodiálise. Os fármacos quelantes disponíveis atualmente não se mostraram úteis, do ponto de vista clínico, nos casos de envenenamento por arsina.

MERCÚRIO

Desde a Antiguidade, mercúrio metálico, o único metal que se encontra na forma líquida em condições normais, vem atraindo o interesse acadêmico e científico. Logo se descobriu que a mineração de mercúrio era uma atividade perigosa para a saúde. Como a utilização industrial de mercúrio se tornou comum nos últimos 200 anos, novas formas de toxicidade foram sendo identificadas em associação a diversas transformações do metal. No início dos anos 1950, uma misteriosa epidemia de malformações congênitas e de doenças neurológicas ocorreu na vila de pescadores de Minamata, no Japão. Descobriu-se que o agente causador foi o metilmercúrio, que contaminou frutos do mar a partir da descarga industrial de uma fábrica localizada nas proximidades. Além do mercúrio elementar e do alquilmercúrio (incluindo o metilmercúrio), outros mercuriais importantes são sais de mercúrio inorgânico e compostos de aril mercúrio, cada um deles com padrão clínico relativamente peculiar de toxicidade.

O mercúrio é minerado predominantemente como HgS em combinação natural no cinábrio, para, então, ser convertido em diversas formas químicas comerciais. As principais aplicações comerciais e industriais do mercúrio são encontradas em: produção eletrolítica de cloro e soda cáustica; manufatura de equipamentos elétricos, termômetros e outros instrumentos; lâmpadas fluorescentes; e amálgama dentário. A utilização ampla do mercúrio elementar na produção artesanal de ouro é um problema em diversos países em desenvolvimento. O uso de mercúrio em produtos farmacêuticos e biocidas diminuiu substancialmente nos últimos anos, mas o uso ocasional em antissépticos, medicamentos populares e cremes clareadores cosméticos ainda é encontrado. O timerosal, um conservante organomercurial, em parte metabolizado a etilmercúrio, foi removido de quase todas as vacinas em que era utilizado. A liberação ambiental do mercúrio a partir da queima de combustíveis fósseis, que contribui para a bioacumulação de metilmercúrio em peixes, continua sendo fonte de preocupação em algumas regiões do mundo. Há exposição a baixas concentrações de mercúrio a partir de restaurações dentárias feitas com amálgama, mas não se confirmou toxicidade sistêmica a partir dessa fonte.

Os Estados Unidos (assim como o Brasil) proibiram a exportação de mercúrio elementar em 2013. Uma vez totalmente implementada, a Convenção Internacional de Minamata sobre Mercúrio, assinada por 128 países desde 2013, resultará em uma eliminação progressiva mundial até 2020 de mercúrio em vários produtos, incluindo baterias, interruptores, lâmpadas fluorescentes, agrotóxicos, biocidas e antissépticos, instrumentos de medição (p. ex., termômetros, esfigmomanômetros) e processos de fabricação, como a produção de cloroalcalino (até 2025).

Toxicocinética

A absorção de mercúrio varia consideravelmente dependendo da forma química do metal. O mercúrio elementar é muito volátil e pode ser absorvido pelos pulmões (ver Tabela 57-1). O metal é mal absorvido pelo trato gastrintestinal íntegro. A inalação de mercúrio é a principal forma de exposição ocupacional. Os compostos orgânicos de alquilmercúrio de cadeia curta são voláteis e de potencial maléfico, tanto por inalação como por ingestão. A absorção percutânea do mercúrio metálico e do mercúrio inorgânico pode representar um problema clínico após exposição maciça aguda ou crônica em longo prazo. Os compostos de alquilmercúrio parecem ser bem absorvidos pela pele, e o contato agudo com poucas gotas de dimetilmercúrio tem resultado em toxidade tardia grave. Após a absorção, o mercúrio é distribuído aos tecidos em poucas horas, sendo que a concentração máxima ocorre nos rins. O mercúrio inorgânico é excretado na urina e nas fezes. A excreção segue um modelo de multicompartimentos: a maior parte é excretada em semanas a meses, mas uma fração pode ficar retida nos rins e no cérebro por anos. Após inalação de vapor de mercúrio elementar, as concentrações urinárias de mercúrio declinam, com meia-vida de cerca de 1 a 3 meses. A concentração de mercúrio na urina é < 1,5 mcg/L na maioria dos indivíduos sem exposição ocupacional, e a concentração média de mercúrio na urina da população geral no estudo NHANES 2015-2016 foi inferior ao limite de detecção de 0,13 mcg/L. O metilmercúrio, com meia-vida total no sangue e no corpo de cerca de 50 dias, é excretado na bile e na circulação entero-hepática, com mais de dois terços posteriormente excretados nas fezes. A média geométrica da concentração total de mercúrio no sangue na população dos Estados Unidos no NHANES 2015-2016 foi de 0,678 mcg/L; o percentil 95 foi de 4,25 mcg/L (~ 90% presentes como metilmercúrio). O mercúrio se liga a grupos sulfidrila nos tecidos queratinizados e, assim como ocorre com o chumbo e o arsênio, são encontrados traços nos pelos e nas unhas. O mercúrio no cabelo tem servido como um biomarcador válido de exposição ao metilmercúrio em um intervalo de semanas a meses em estudos epidemiológicos.

Principais formas de intoxicação por mercúrio

O mercúrio interage com grupos sulfidrila *in vivo*, inibindo enzimas e alterando membranas celulares. O padrão clínico de intoxicação por mercúrio depende, em grande parte, da forma química do metal e da via e intensidade da exposição.

A. Aguda

A inalação aguda de vapores de mercúrio elementar pode causar pneumonite química e edema pulmonar não cardiogênico. É possível haver gengivoestomatite aguda e sequelas neurológicas (ver texto adiante). A ingestão aguda de sais de mercúrio inorgânico, como cloreto de mercúrio, pode resultar em gastrenterite hemorrágica corrosiva potencialmente letal, seguida em horas ou dias por necrose tubular aguda e insuficiência renal oligúrica.

B. Crônica

A intoxicação crônica por inalação de vapor de mercúrio resulta na tríade clássica formada por tremor, distúrbios neuropsiquiátricos e gengivoestomatite. O tremor costuma se iniciar como tremor intencional fino das mãos, mas a face também pode estar envolvida, podendo evoluir para movimentos coreiformes dos membros. As manifestações neuropsiquiátricas são comuns e incluem perda de memória, fadiga, insônia e anorexia. É possível haver mudanças insidiosas no humor, como acanhamento, isolamento e depressão juntamente a raiva explosiva ou rubor (padrão de comportamento referido como **eretismo**). Pesquisas recentes sugerem que a exposição a doses baixas pode produzir efeitos neurológicos subclínicos. Após exposição a doses altas, pode ocorrer gengivoestomatite, algumas vezes acompanhada por amolecimento dos dentes. Com testes eletrodiagnósticos, é possível detectar lesão de nervo periférico, mas é raro que haja neuropatia periférica franca. A acrodinia é uma reação idiossincrásica rara à exposição subaguda ou crônica ao mercúrio e ocorre principalmente em crianças. Caracteriza-se por eritema doloroso dos membros e pode estar associada a hipertensão, diaforese, anorexia, insônia, irritabilidade ou apatia e exantema miliar. A exposição crônica a sais de mercúrio inorgânico, algumas vezes via aplicação tópica em cremes cosméticos, tem sido associada a sintomas neurológicos e toxicidade renal em relatos e séries de casos. Foi relatada intoxicação grave com metilmercúrio a partir de cremes clareadores da pele produzidos ilegalmente.

A intoxicação por metilmercúrio afeta principalmente o SNC e resulta em parestesias faciais e periféricas, ataxia, deficiência auditiva, disartria, distúrbios neuropsiquiátricos e constrição progressiva dos campos visuais. Os sinais e sintomas da intoxicação podem surgir várias semanas a meses após o início da exposição. O metilmercúrio é uma toxina que afeta a função reprodutiva. A exposição pré-natal a altas doses de metilmercúrio pode produzir deficiência intelectual grave e uma síndrome semelhante à paralisia cerebral na prole. A exposição pré-natal a baixas concentrações de metilmercúrio tem sido associada a risco de déficit subclínico no desenvolvimento neurológico.

Em um relatório publicado em 2004 pelo Immunization Safety Review Committee do Instituto de Medicina, concluiu-se que as evidências disponíveis seriam favoráveis à rejeição de relação causa-efeito entre as vacinas contendo timerosal e o autismo. De forma semelhante, em um estudo de coorte retrospectivo conduzido pelo CDC, não se confirmou associação causal entre exposição precoce pré-natal ou pós-natal a vacinas contendo timerosal e distúrbios neuropsicológicos tardios na infância.

Dimetilmercúrio é uma forma raramente encontrada, mas extremamente neurotóxica de organomercúrio, que pode resultar em letalidade retardada após a exposição a quantidades mínimas.

O diagnóstico de intoxicação por mercúrio envolve a integração dos dados obtidos com anamnese, exame físico e exames laboratoriais confirmatórios ou outras evidências de exposição. Na ausência de exposição ocupacional, a concentração de mercúrio na urina é geralmente < 1,5 mcg/L, e o mercúrio no sangue total é < 5 mcg/L. Em 2013, a American Conference of Governmental Industrial Hygienists (ACGIH) revisou seu Índice de Exposição Biológica para o mercúrio elementar para um valor de urina pré-jornada de trabalho de 20 mcg/g de creatinina com base na toxicidade neurológica e renal. Na abordagem diagnóstica inicial de um paciente com potencial intoxicação por mercúrio, é aconselhável a dosagem de mercúrio na urina e no sangue total. Para minimizar o risco de neurotoxicidade do desenvolvimento do metilmercúrio, a FDA e a EPA aconselharam mulheres grávidas, mulheres que podem engravidar, mães que amamentam e crianças pequenas a evitar o consumo de peixes com altas concentrações de mercúrio (p. ex., peixe-espada), para limitar o consumo de atum e outros peixes selecionados com quantidades moderadas de mercúrio a 120 g/semana e para consumir de 220 a 340 g de uma variedade de peixes com baixo teor de mercúrio por semana (consultar http://www.fda.gov/Food/FoodborneIllnessContaminants/Metals /ucm393070.htm).

Tratamento

A. Exposição aguda

Além dos cuidados de suporte intensivos, a quelação imediata com **unitiol**, pelas vias oral ou intravenosa, **dimercaprol** oral ou intramuscular ou **succímero** oral pode ser útil para reduzir a nefrotoxicidade após superexposição aguda a sais de mercúrio inorgânico. A hidratação agressiva ajuda a manter o débito urinário, mas, se houver insuficiência renal aguda, é possível que haja necessidade de hemodiálise ou de hemodiafiltração em conjunto com quelação. Considerando-se que a eficácia da quelação declina com o tempo decorrido desde a exposição, o tratamento não deve ser postergado até que se instale oligúria ou outros efeitos sistêmicos importantes.

B. Exposição crônica

O **unitiol** e o **succímero** aumentam a excreção urinária de mercúrio após inalação aguda ou crônica de mercúrio elementar, mas o impacto desse tratamento sobre a evolução clínica não foi determinado. Demonstrou-se que o dimercaprol redistribui o mercúrio a partir de outros tecidos para o SNC e, como o cérebro é um órgão-alvo importante, o dimercaprol não deve ser usado no tratamento de indivíduos cronicamente expostos a mercúrio elementar ou orgânico. Dados limitados sugerem que succímero, unitiol e *N*-acetil-L-cisteína (NAC) aumentam a depuração do metilmercúrio.

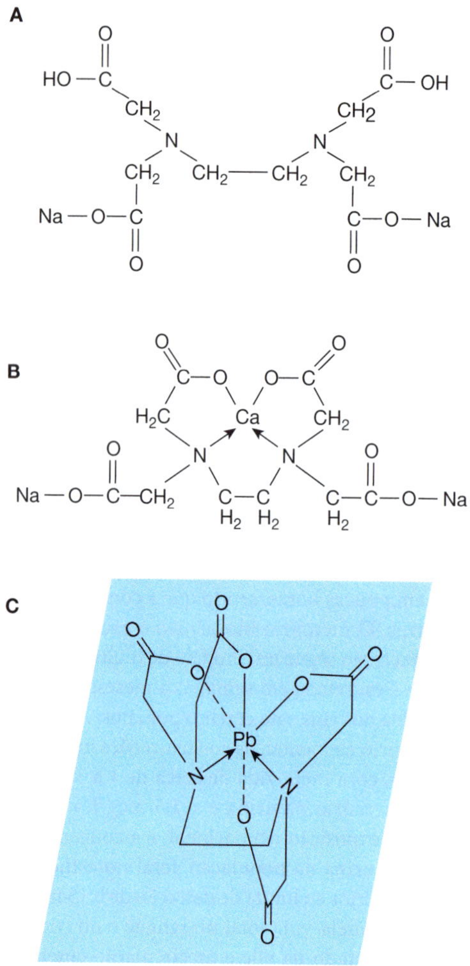

FIGURA 57-2 Formação de sal e quelato com edetato (ácido etilenodiaminotetracético [EDTA]). **(A)** Em uma solução com sal dissódico de EDTA, os íons sódio e hidrogênio encontram-se química e biologicamente disponíveis. **(B)** Em soluções de edetato de cálcio dissódico, o cálcio se encontra ligado ao nitrogênio por ligações covalentes coordenadas e por ligações iônicas usuais. **(C)** No quelato chumbo-edetato, o chumbo é incorporado a cinco anéis heterocíclicos. (Adaptada, com autorização, de Meyers FH, Jawetz E, Goldfien A: *Review of Medical Pharmacology*, 7th ed. New York, NY: McGraw-Hill, 1980.)

FARMACOLOGIA DOS QUELANTES

Os fármacos quelantes são fármacos para prevenir ou reverter os efeitos tóxicos de um metal tóxico sobre uma enzima ou outro alvo celular, ou para acelerar a eliminação de metal do organismo. Ao formar um complexo com o metal tóxico, o fármaco quelante o deixa indisponível para interações com grupos de enzimas funcionais ou outras proteínas, coenzimas, nucleófilos celulares e membranas. Os fármacos quelantes contêm um ou mais átomos coordenados, geralmente oxigênio, enxofre ou nitrogênio, que doam um par de elétrons a um íon metal catiônico para formar uma ou mais ligações covalentes coordenadas. Dependendo do número de ligações, o complexo pode ser denominado mono, bi ou polidentado. A Figura 57-2 apresenta o quelante hexadentado formado pela interação de edetato (ácido etilenodiaminotetracético) com um átomo de metal, como o chumbo.

Em alguns casos, o efeito mobilizador de metal de um fármaco quelante terapêutico pode não apenas aumentar a excreção do metal – um efeito desejável –, mas também redistribuí-lo a outros órgãos vitais. Essa possibilidade foi demonstrada para o dimercaprol, que redistribui mercúrio e arsênio ao cérebro, ao mesmo tempo que aumenta sua excreção urinária. Embora diversos fármacos quelantes tenham capacidade de mobilizar cádmio, sua tendência a redistribuí-lo aos rins e aumentar sua nefrotoxicidade impede que tenham valor terapêutico nos casos de intoxicação por esse metal.

Além de remover do organismo o metal-alvo com efeitos tóxicos, alguns fármacos quelantes podem aumentar a excreção de cátions essenciais, como zinco, nos casos do EDTA de cálcio e do ácido dietilenotriaminopentacético (DTPA), e de zinco e cobre, nos casos do succímero. Não se comprovou a importância clínica desse efeito, embora dados de pesquisas com animais sugiram a possibilidade de impacto adverso no desenvolvimento. Se houver necessidade de quelação prolongada durante o período pré-natal ou na primeira infância, deve-se considerar suplementação judiciosa de zinco na dieta.

Quanto maior for a meia-vida do metal em um determinado órgão, menor será a efetividade da quelação para sua remoção. Por exemplo, no caso de quelação de chumbo com EDTA de cálcio ou com succímero, ou de quelação de plutônio com DTPA, o metal será mais efetivamente removido dos tecidos moles do que dos ossos, onde a incorporação à matriz óssea resulta em retenção prolongada.

Na maioria dos casos, a capacidade dos fármacos quelantes de evitar ou reduzir as reações adversas dos metais tóxicos parece ser maior quando esses fármacos são administrados logo após a exposição aguda ao metal. O uso de fármacos quelantes dias a semanas após a suspensão da exposição aguda – ou seu uso no tratamento de intoxicação crônica – ainda pode ser associado ao aumento na excreção do metal. Contudo, nesse ponto da evolução, a capacidade dessa maior excreção de mitigar o efeito patológico da exposição ao metal talvez esteja reduzida.

Os fármacos quelantes mais importantes atualmente em uso nos Estados Unidos são descritos a seguir.*

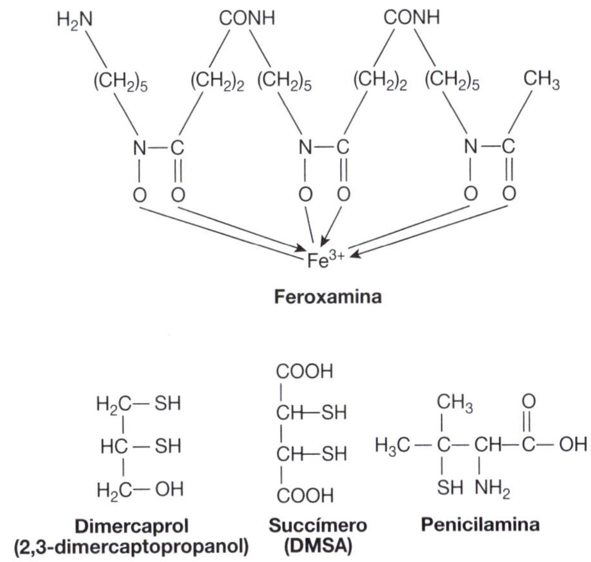

FIGURA 57-3 Estrutura química de diversos quelantes. A ferroxamina (ferrioxamina) sem o ferro quelado é a desferroxamina. Aqui, é representada para mostrar os grupos funcionais; o ferro é, na realidade, mantido em um sistema de aprisionamento. As estruturas *in vivo* dos complexos metal-quelante para dimercaprol, succímero, penicilamina e unitiol (ver texto) não são conhecidas e talvez envolvam a formação de ligações dissulfeto com aminoácidos. (Adaptada, com autorização, de Meyers FH, Jawetz E, Goldfien A: *Review of Medical Pharmacology*, 7th ed. New York, NY: McGraw-Hill, 1980.)

DIMERCAPROL (2,3-DIMERCAPTOPROPANOL, BAL)

O dimercaprol (Figura 57-3), um líquido oleoso, incolor e com odor intenso semelhante ao de mercaptano, foi desenvolvido no Reino Unido durante a Segunda Guerra Mundial como antídoto terapêutico contra a intoxicação produzida pela arma química lewisita contendo arsênio. Ficou conhecido, então, como British anti-Lewisite, ou BAL. Considerando-se que as soluções aquosas de dimercaprol são instáveis e sofrem oxidação rapidamente, o medicamento é dispensado em solução de óleo de amendoim a 10% e deve ser administrado por injeção intramuscular, frequentemente dolorosa.

Em modelos animais, o dimercaprol evita e reverte a inibição pelo arsênio das enzimas que contêm sulfidrila e, quando administrado logo após a exposição, tem capacidade de proteger contra os efeitos letais de arsênios inorgânicos e orgânicos. Os dados obtidos em seres humanos indicam que o medicamento pode aumentar a taxa de excreção de arsênio e de chumbo, com possível benefício terapêutico no tratamento de intoxicação aguda por arsênio, chumbo e mercúrio.

Indicações e reações adversas

O dimercaprol está aprovado pela FDA para tratamento de intoxicação aguda por arsênio e mercúrio inorgânicos como fármaco único e para tratamento de intoxicação grave por chumbo quando usado em associação com edetato de cálcio dissódico (EDTA; ver adiante). Embora os estudos sobre seu metabolismo em seres humanos sejam limitados, o dimercaprol parece ser absorvido com rapidez e metabolizado após administração intramuscular, sendo excretado pelos rins em 4 a 8 horas. Os modelos animais indicam que talvez haja excreção biliar, mas o papel dessa via de excreção em seres humanos e outros detalhes de sua biotransformação seguem sem esclarecimento.

Quando usado em doses terapêuticas, o dimercaprol foi associado à alta incidência de reações adversas, incluindo hipertensão, taquicardia, náuseas, vômitos, lacrimejamento, salivação, febre (particularmente em crianças) e dor no local da injeção. Seu uso também foi associado à trombocitopenia e ao aumento do tempo de protrombina – fatores que podem limitar as injeções intramusculares em razão do risco de formação de hematoma no local de aplicação. Apesar de seus efeitos protetores em animais bastante intoxicados, o dimercaprol pode provocar redistribuição de arsênio e mercúrio para o SNC, não estando indicado para tratamento dos casos com intoxicação crônica. Os análogos hidrossolúveis do dimercaprol – unitiol e succímero – apresentam maiores índices terapêuticos e o substituíram em vários cenários.

SUCCÍMERO (ÁCIDO DIMERCAPTOSSUCCÍNICO, DMSA)

O succímero é um análogo hidrossolúvel do dimercaprol e, assim como esse fármaco, em pesquisas com animais, mostrou-se capaz de prevenir e reverter a inibição induzida pelo metal de enzimas contendo sulfidrila e proteger contra os efeitos letais do arsênio. Em seres humanos, o tratamento com succímero está associado ao aumento na excreção urinária e à redução na concentração sanguínea de chumbo. Também é capaz de reduzir o conteúdo de mercúrio nos rins, principais órgãos-alvo dos sais de mercúrio inorgânico. Nos Estados Unidos, o succímero é formulado apenas para uso por via oral, mas há relatos de sucesso com formulações por via intravenosa em outros países.** Após administração oral, sua absorção é rápida, porém um pouco variável. As concentrações máximas de succímero ocorrem em cerca de 3 horas. O fármaco se liga *in vivo* ao aminoácido cisteína para formar dissulfetos mistos 1:1 e 1:2, possivelmente nos rins, e talvez sejam esses complexos que atuem como quelantes. Dados experimentais sugerem que a proteína de resistência a multifármacos 2 (Mrp2, do inglês *multidrug-resistance protein-2*), parte de um grupo de proteínas envolvidas na excreção

*N. de R.T. No Brasil, há alguma dificuldade de acesso aos quelantes, pois eles estão disponíveis apenas via importação.

**N. de R.T. No Brasil, o succímero está disponível apenas via importação.

celular de xenobióticos, facilita a excreção renal de compostos de mercúrio ligados ao succímero transformado e ao unitiol. A meia-vida de eliminação do succímero transformado é de cerca de 2 a 4 horas.

Indicações e reações adversas

O succímero é atualmente aprovado pela FDA para o tratamento de crianças com concentrações de chumbo no sangue > 45 mcg/dL, mas também é comumente usado em adultos. A posologia é de 10 mg/kg, por via oral, 3 vezes ao dia. A administração oral de succímero produz efeitos comparáveis aos do EDTA parenteral na redução da concentração sanguínea de chumbo e superou o EDTA no tratamento em regime ambulatorial de pacientes capazes de absorver o fármaco por via oral. Contudo, a despeito da capacidade demonstrada do succímero e do EDTA de aumentar a eliminação de chumbo, seu valor na reversão de toxicidade estabelecida por esse metal ou sua capacidade de melhorar os desfechos clínicos ainda deverão ser confirmados por ensaio clínico controlado com placebo. Em um trabalho recente realizado em ratos jovens expostos ao chumbo, doses elevadas de succímero reduziram a disfunção neurocognitiva produzida pelo chumbo quando administrado a animais com exposição a doses moderadas e doses elevadas do metal. Em contrapartida, quando administrado ao grupo-controle não exposto ao chumbo, o succímero foi associado à redução no desempenho neurocognitivo. Com base em sua ação protetora contra os efeitos do arsênio em animais e em sua capacidade de mobilizar mercúrio dos rins, o succímero também tem sido usado no tratamento de intoxicações por arsênio e por mercúrio.

Em ensaios clínicos restritos, o succímero foi bem tolerado. Ele produz impacto desprezível nas reservas de cálcio, ferro e magnésio do organismo e induz aumento leve na excreção urinário de zinco e, de forma menos consistente, de cobre. Esse efeito sobre o equilíbrio de oligoelementos não tem sido associado a reações adversas francas, mas seu impacto em longo prazo sobre o desenvolvimento nervoso não foi determinado. Os distúrbios gastrintestinais, incluindo anorexia, náuseas, vômitos e diarreia, são os efeitos colaterais mais comuns, ocorrendo em < 10% dos pacientes. Erupções cutâneas, às vezes exigindo a descontinuação do medicamento, foram relatadas em < 5% dos pacientes. Observaram-se elevações leves e reversíveis nas aminotransferases em < 5% dos pacientes, além de casos isolados de neutropenia leve a moderada.

EDETATO DE CÁLCIO DISSÓDICO (ÁCIDO ETILENODIAMINOTETRACÉTICO, EDTA)

O ácido etilenodiaminotetracético (ver Figura 57-2) é um quelante eficiente *in vitro* de muitos metais divalentes e trivalentes. Para prevenção de depleção de cálcio potencialmente letal, o tratamento da intoxicação pelo metal só deve ser realizado com a forma dissódica de cálcio do EDTA (edetato de cálcio dissódico).

O EDTA entra relativamente mal na membrana celular e, portanto, sua ação como quelante é muito melhor para íons de metais extracelulares do que para íons intracelulares.

O caráter iônico altamente polar do EDTA limita sua absorção quando administrado por via oral. Além disso, a administração oral pode aumentar a absorção de chumbo nos intestinos. Consequentemente, o EDTA deve ser administrado via infusão intravenosa. Em pacientes com função renal preservada, o EDTA é excretado com rapidez por filtração glomerular, com 50% da dose injetada aparecendo na urina em 1 hora. O EDTA mobiliza chumbo de tecidos moles, causando aumento marcante em sua excreção urinária e declínio correspondente em sua concentração sanguínea. Nos pacientes com insuficiência renal, a excreção do fármaco – e seus efeitos de mobilização do metal – pode ser retardada.

Indicações e reações adversas

O edetato de cálcio dissódico está indicado principalmente para quelação de chumbo, mas pode ser usado também em casos de intoxicação por zinco, manganês e alguns radionuclídeos tóxicos. Em um ensaio prospectivo, randomizado, duplo-cego, controlado por placebo que avaliou o *edetato dissódico* (e não o edetato de cálcio dissódico), observou-se redução significativa nos eventos cardiovasculares em um subgrupo de pacientes diabéticos com histórico de infarto agudo do miocárdio. Um estudo randomizado de acompanhamento, controlado por placebo, de quelação de *edetato dissódico* em uma coorte maior de diabéticos pós-infarto agudo do miocárdio está em andamento.

Considerando-se que o fármaco e os metais mobilizados são excretados pela urina, o fármaco é contraindicado em pacientes anúricos. Nesses casos, foi descrito o uso de doses baixas de EDTA em associação com hemodiálise de alto fluxo ou hemofiltração. Há relatos de nefrotoxicidade do EDTA, mas, na maioria dos casos, esse efeito pode ser prevenido mantendo-se débito urinário adequado, evitando-se dose excessiva e limitando-se o curso de tratamento a 5 dias consecutivos ou menos. O EDTA pode resultar em depleção temporária de zinco com importância clínica não esclarecida. Análogos do EDTA, os sais dissódicos de cálcio e zinco do pentetato de DTPA, têm sido usados para remover certos radioisótopos transurânicos, de terras raras e de metais da transição e, em 2004, foram aprovados pela FDA para tratamento de contaminação por plutônio, amerício e cúrio.

Embora o EDTA de cálcio seja um medicamento genérico introduzido pela primeira vez no formulário da Farmacopeia Norte-Americana (USP, do inglês United States Pharmacopea) na década de 1950, o único distribuidor dos Estados Unidos de ampolas pré-misturadas de 1 g para injeção aumentou drasticamente o custo médio de atacado de um pacote de cinco ampolas de aproximadamente $ 950 para $ 27.000 em 2014 (ver: https://www.statnews.com/pharmalot/2016/10/11/valeant-drug-prices-lead-poisoning/). Consequentemente, bem poucas farmácias hospitalares nos Estados Unidos continuam a estocar ampolas pré-misturadas para tratamento de emergência de intoxicação grave por chumbo. O EDTA está disponível nas farmácias de manipulação 503B nos Estados Unidos (no Brasil, apenas via importação).

UNITIOL (ÁCIDO DIMERCAPTOPROPANOSSULFÔNICO, DMPS)

O unitiol (não disponível no Brasil), um fármaco quelante dimercapto, hidrossolúvel, análogo ao dimercaprol, está disponível na Rússia e em outros antigos países soviéticos desde 1958 e na Alemanha desde 1976. Ele está legalmente disponível em farmácias de manipulação nos Estados Unidos desde 1999, e uma decisão provisória foi reafirmada em 2019, quando foi incluído na lista 503[a], Categoria 1 de "Bulk Substances Under Evaluation". O unitiol pode ser administrado por via oral ou intravenosa. Sua biodisponibilidade por via oral é de cerca de 50%, com concentrações sanguíneas máximas em aproximadamente 4 horas. Mais de 80% da dose intravenosa são excretados na urina, em geral como sulfetos cíclicos de DMPS. A meia-vida média de eliminação de unitiol total (fármaco original e produtos de sua transformação) é de cerca de 20 horas. O unitiol apresenta efeitos protetores contra a ação tóxica do mercúrio e do arsênio em modelos animais, e aumenta a excreção de mercúrio, arsênio e chumbo em seres humanos. Pesquisas com animais e alguns relatos de caso sugerem que o unitiol possa ser útil no tratamento de intoxicação por compostos de bismuto.

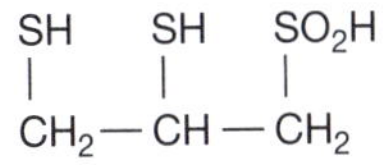

Unitiol

Indicações e reações adversas

O unitiol não tem indicações aprovadas pela FDA, mas as pesquisas experimentais e a análise de seu perfil farmacológico e farmacodinâmico sugerem que a administração intravenosa desse fármaco seja vantajosa em comparação com o dimercaprol intramuscular ou com succímero oral para o tratamento inicial de intoxicação aguda grave por mercúrio ou arsênio inorgânicos. As formulações aquosas de unitiol (geralmente 50 mg/mL em água destilada) podem ser administradas na dose de 3 a 5 mg/kg, a cada 4 horas, por infusão intravenosa lenta, ao longo de 20 minutos. Se, após alguns dias de tratamento, for observada estabilização dos estados cardiovascular e gastrintestinal, talvez seja possível mudar para administração oral de 4 a 8 mg/kg, a cada 6 a 8 horas. O unitiol oral também é considerado uma alternativa ao succímero oral no tratamento de intoxicação por chumbo. O unitiol intravenoso em conjunto com hemodiálise de alto fluxo ou hemodiafiltração pode ser útil no tratamento de pacientes com insuficiência renal anúrica causada por sais de mercúrio e bismuto.

O unitiol está associado à baixa incidência global de reações adversas (< 4%). Reações dermatológicas autolimitadas (exantema ou urticária) são as reações adversas mais comumente relatadas, embora tenham sido publicados casos isolados de reações alérgicas maiores, incluindo eritema multiforme e síndrome de Stevens-Johnson. Considerando-se que a infusão intravenosa rápida pode produzir vasodilatação e hipotensão, o unitiol deve ser administrado em infusão lenta ao longo de 15 a 20 minutos.

PENICILAMINA (D-DIMETILCISTEÍNA)

A penicilamina (ver Figura 57-3) é um derivado hidrossolúvel da penicilina, de cor branca e cristalina. A D-penicilamina é menos tóxica do que o L-isômero e, consequentemente, é a forma terapêutica preferencial. A penicilamina é absorvida com rapidez no intestino e é resistente à degradação metabólica.

Indicações e reações adversas

A penicilamina é usada principalmente para tratar intoxicação por cobre ou evitar acúmulo de cobre, como ocorre na doença de Wilson (degeneração hepatocelular). Também é utilizada no tratamento de artrite reumatoide grave (ver Capítulo 36). Sua capacidade de aumentar a excreção urinária de chumbo e mercúrio levou a seu uso no tratamento ambulatorial de pacientes com intoxicação por esses metais, mas o succímero, com seu maior poder de mobilização de metais e melhor perfil de reações adversas, tem substituído a penicilamina para essas indicações.

Observam-se reações adversas em até um terço dos pacientes tratados com penicilamina. As reações de hipersensibilidade incluem exantema, prurido e febre, e o fármaco deve ser usado com extrema cautela, ou não ser usado, no caso de pacientes com história de alergia à penicilina. Também há relatos de nefrotoxicidade com proteinúria, e o uso prolongado pode causar insuficiência renal. A pancitopenia tem sido associada à ingestão do fármaco por período prolongado. A deficiência de piridoxina é um efeito tóxico frequente relacionado com outras formas da substância, mas raramente é encontrada com o isômero D. Um derivado acetilado, a *N*-acetilpenicilamina, tem sido usada de forma experimental em casos de intoxicação por mercúrio e talvez tenha maior capacidade de mobilização de metal, mas não está comercialmente disponível.

DESFERROXAMINA

A desferroxamina é isolada a partir do *Streptomyces pilosus*. Liga-se avidamente ao ferro (ver Figura 57-3), mas pouco a oligoelementos metálicos essenciais. Além disso, embora compita por ferro livre em proteínas carreadoras (hemossiderina e ferritina), ela não compete por ferro biologicamente quelado, como o encontrado em citocromos e hemoproteínas microssômicas e mitocondriais. Em consequência, é o quelante parenteral preferencial para os casos de intoxicação por ferro (ver Capítulos 33 e 58). A deferroxamina foi recentemente investigada como um meio potencial para reduzir a lesão neuronal secundária pelo ferro liberado de hematomas após hemorragia cerebral espontânea. O tratamento com desferroxamina mais hemodiálise pode ser útil para toxicidade por alumínio em pacientes com insuficiência renal. A desferroxamina é mal absorvida quando administrada por via oral, podendo aumentar a absorção de ferro quando administrada por essa via. Portanto, deve ser usada por via intramuscular ou, preferencialmente, intravenosa. Acredita-se que seja metabolizada, mas a via não foi determinada. O complexo quelante de ferro é excretado na urina, frequentemente tornando-a laranja-avermelhada.

A administração intravenosa rápida pode resultar em hipotensão. Reações idiossincrásicas adversas, como rubor, desconforto abdominal e exantema, também têm sido observadas. Complicações pulmonares (p. ex., síndrome de desconforto respiratório agudo) foram relatadas em alguns pacientes tratados com infusão de desferroxamina por mais de 24 horas, e neurotoxicidade e maior suscetibilidade a algumas infecções (p. ex., *Yersinia enterocolitica*) foram descritas após tratamento em longo prazo de doenças com sobrecarga de ferro (p. ex., talassemia maior).

DEFERASIROX E DEFERIPRONA

O deferasirox é um quelante tridentado com alta afinidade por ferro e baixa afinidade por outros metais, como zinco e cobre. É ativo e bem absorvido por via oral. Na circulação, liga-se ao ferro, e o complexo é excretado na bile. O deferasirox foi aprovado pela FDA em 2005 para tratamento oral de sobrecarga de ferro causada por transfusões de sangue, um problema relacionado com o tratamento de talassemia e de síndrome mielodisplásica. Mais de 5 anos de experiência clínica sugerem que o uso diário em longo prazo é geralmente bem tolerado, com as reações adversas mais comuns consistindo em distúrbios gastrintestinais leves a moderados e erupção cutânea. A monitoração da função hepática e renal foi aconselhada porque foram notificados casos de insuficiência renal e hepática e insuficiência associada ao deferasirox durante o tratamento de adultos mais velhos com síndromes mielodisplásicas.

A deferiprona, um quelante de ferro bidentado liberado predominantemente por via renal, foi aprovada pela FDA em 2011 como quelante oral de segunda escolha para pacientes com sobrecarga de ferro transfusional devido à talassemia. Em comparação com o deferasirox, a deferiprona parece ser relativamente mais eficiente na redução do ferro cardíaco, mas menos eficiente na redução do ferro hepático. Como a neutropenia ocorreu em 5 a 10% dos pacientes, com agranulocitose em aproximadamente 1%, o monitoramento hematológico regular é recomendado.

A ressonância magnética tem sido cada vez mais usada para avaliar a carga de ferro cardíaca e hepática e para orientar a terapia de quelação de ferro. Os esquemas que associam fármacos quelantes de ferro têm sido usados em casos em que a monoterapia produziu resultados abaixo do ideal.

AZUL DA PRÚSSIA (HEXACIANOFERRATO FÉRRICO)

O hexacianoferrato férrico (azul da Prússia insolúvel) é um composto cristalino hidratado no qual átomos de Fe^{2+} e Fe^{3+} são coordenados com grupos cianetos em estrutura molecular cúbica. Embora tenha sido usado como pigmento comercial azul-escuro por quase 300 anos, apenas há três décadas sua possível utilidade como quelante farmacológico foi reconhecida. Primeiro por troca iônica e, então, por aprisionamento mecânico ou adsorção, o composto tem alta afinidade para determinados cátions univalentes, particularmente césio e tálio. Utilizado por via oral, o azul da Prússia insolúvel tem absorção gastrintestinal mínima (< 1%). Considerando-se que os complexos que ele forma com césio ou tálio não são absorvíveis, a administração oral do quelante reduz a absorção intestinal ou interrompe a circulação entero-hepática ou enteroentérica desses cátions, acelerando, então, sua eliminação nas fezes. Nas séries de casos clínicos, o uso do azul da Prússia foi associado a declínio na meia-vida biológica (i.e., retenção *in vivo*) de césio radiativo e tálio.

Indicações e reações adversas

Em 2003, o azul da Prússia foi aprovado pela FDA para o tratamento de contaminação com césio radiativo (^{137}Cs) e intoxicação com sais de tálio. A aprovação foi acelerada por preocupações quanto à possibilidade de disseminação de contaminação por césio radiativo por ação de terroristas usando dispositivos de dispersão ("bomba suja"). O fármaco é parte da *Strategic National Stockpile* (Estratégia Nacional de Estocagem) de matéria-prima farmacêutica e material médico mantida pelo CDC (https://www.cdc.gov/phpr/stockpile/). (*Nota:* embora formas solúveis de azul da Prússia, como hexacianoferrato férrico de potássio, possam ser mais úteis nos casos de intoxicação por tálio, apenas a forma insolúvel está atualmente disponível como fármaco.)

Após exposição ao ^{137}Cs ou a sais de tálio, a dose aprovada para tratamento de adultos é de 3 g, por via oral, 3 vezes ao dia; a dose pediátrica correspondente (2-12 anos) é de 1 g por via oral 3 vezes ao dia. O acompanhamento seriado da radiatividade urinária e fecal (^{137}Cs) e da concentração urinária de tálio determina a duração do tratamento. Medidas adjuntas de suporte para possível doença aguda causada por radiação (^{137}Cs) ou para toxicidade sistêmica do tálio devem ser instituídas de acordo com a necessidade.

O azul da Prússia não foi associado a reações adversas significativas. A constipação, que pode ocorrer em alguns casos, deve ser tratada com laxantes ou dieta com maior teor de fibras dietéticas.

PREPARAÇÕES DISPONÍVEIS

NOMES GENÉRICOS
Azul da Prússia
Deferasirox
Deferiprona
Desferroxamina
Dimercaprol*
Edetato cálcico dissódico (EDTA de cálcio)
Penicilamina
Pentetato de cálcio trissódico (DTPA cálcico) e pentetato de zinco trissódico (DTPA zíncico)*
Succímero
Unitiol*

*Não disponível no Brasil.

REFERÊNCIAS

Chumbo

Advisory Committee on Childhood Lead Poisoning Prevention of the Centers for Disease Control and Prevention: Low Level Lead Exposure Harms Children: A Renewed Call for Primary Prevention. CDC: Atlanta, GA. 2012. http://www.cdc.gov/nceh/lead/ACCLPP/Final_Document_030712.pdf.

Burns MS et al: Implications of the new Centers for Disease Control and Prevention blood lead reference value. Am J Publ Health 2014;104:e27.

Centers for Disease Control and Prevention (CDC): Guidelines for the Identification and Management of Lead Exposure in Pregnant and Lactating Women. CDC, 2010. http://www.cdc.gov/nceh/lead/publications/LeadandPregnancy2010.pdf.

Environmental Protection Agency: Integrated Science Assessment for Lead. EPA: Research Triangle Park, NC. 2013. https://www.epa.gov/isa/integrated-science-assessment-isa-lead.

Kosnett MJ et al: Recommendations for medical management of adult lead exposure. Environ Health Perspect 2007;115:463.

Lanphear BP et al: Low-level environmental lead exposure and children's intellectual development: An international pooled analysis. Environ Health Perspect 2005;113:894.

Reuben A: Childhood lead exposure and adult neurodegenerative disease. J Alzheimers Dis 2018;64:17.

Weisskopf MG et al: Biased exposure-health effect estimates from selection in cohort studies: Are environmental studies at particular risk? Environ Health Perspect 2015;123:1113. [Note: Study reports relationship between bone lead concentration and cardiovascular mortality.]

Arsênio

Baker BA et al: Arsenic exposure, assessment, toxicity, diagnosis and management: Guidance for occupational and environmental physicians. J Occup Env Med 2018;60:e634.

Carlin DJ et al: Arsenic and environmental health: State of the science and future research opportunities. Environ Health Perspect 2016;124:890.

James KA et al: Association between lifetime exposure to inorganic arsenic in drinking water and coronary heart disease in Colorado residents. Environ Health Perspect 2015;123:128.

Kuo CC et al: The association of arsenic metabolism with cancer, cardiovascular disease, and diabetes: A systematic review of the epidemiological evidence. Environ Health Perspect 2017;125:087001.

National Research Council: Critical Aspects of EPA's IRIS Assessment of Inorganic Arsenic: Interim Report. Washington, DC: The National Academies Press, 2013.

Quansah R et al: Association of arsenic with adverse pregnancy outcomes/infant mortality: A systematic review and meta-analysis. Environ Health Perspect 2015;123:412.

Sanchez TR et al: A meta-analysis of arsenic exposure and lung function: Is there evidence of restrictive or obstructive lung disease? Curr Environ Health Rep 2018;5:244.

Mercúrio

Agency for Toxic Substances and Disease Registry (ATSDR): Action Levels for Elemental Mercury Spills. ATSDR: Atlanta, GA 2012. http://www.atsdr.cdc.gov/emergency_response/action_levels_for_elemental_mercury_spills_2012.pdf.

Al-Saleh I: Potential health consequences of applying mercury-containing skin-lightening creams during pregnancy and lactation periods. Int J Hyg Environ Health 2016;219:468.

Beasley DMG et al: Full recovery from a potentially lethal dose of mercuric chloride. J Med Toxicol 2014;10:40.

Bellinger DC et al: Dental amalgam restorations and children's neuropsychological function: The New England Children's Amalgam Trial. Environ Health Perspect 2007;115:440.

Bose-O'Reilly S et al: Signs and symptoms of mercury-exposed gold miners. Int J Occ Med Environ Health 2017;30:249.

Environmental Protection Agency: EPA-FDA advice about eating fish and shellfish. 2019. https://www.epa.gov/fish-tech/epa-fda-advice-about-eating-fish-and-shellfish.

Franzblau A et al: Low-level mercury exposure and peripheral nerve function. Neurotoxicology 2012;33:299.

Grandjean P et al: Adverse effects of methylmercury: Environmental health research implications. Environ Health Perspect 2010;118:1137.

McKean SJ et al: Prenatal mercury exposure, autism, and developmental delay, using pharmacokinetic combination of newborn blood concentrations and questionnaire data: A case control study. Environ Health 2015;14:62.

Yorifuji T et al: Long-term exposure to methylmercury and neurologic signs in Minamata and neighboring communities. Epidemiology 2008;19:3.

Fármacos quelantes

Bradberry S, Vale A: A comparison of sodium calcium edetate (edetate calcium disodium) and succimer (DMSA) in the treatment of inorganic lead poisoning. Clin Toxicol 2009;47:841.

Dargan PI et al: Case report: Severe mercuric sulphate poisoning treated with 2,3-dimercaptopropane-1-sulphonate and haemodiafiltration. Crit Care 2003;7:R1.

Escolar E et al: The effect of an EDTA-based chelation regimen on patients with diabetes mellitus and prior myocardial infarction in the Trial to Assess Chelation Therapy (TACT). Circ Cardiovasc Qual Outcomes 2014;7(1):15.

Hider RC, Hoffbrand AV: The role of deferiprone in iron chelation. N Engl J Med 2018; 379:2140.

Kosnett MJ: Chelation for heavy metals (arsenic, lead, and mercury): Protective or perilous? Clin Pharmacol Ther 2010;88:412.

Kosnett MJ: The role of chelation in the treatment of arsenic and mercury poisoning. J Med Toxicol 2013;9:347.

Pelclova D et al: Is chelation therapy efficient for the treatment of intravenous metallic mercury intoxication? Basic Clin Pharmacol Toxicol 2017; 120:628.

Sakthithasan K et al: A comparative study of edetate calcium disodium and dimercaptosuccinic acid in the treatment of lead poisoning in adults. Clin Toxicol 2018;56:1143.

Thompson DF, Called ED: Soluble or insoluble Prussian blue for radiocesium and thallium poisoning? Ann Pharmacother 2004;38:1509.

Thurtle N et al: Description of 3,180 courses of chelation with dimercaptosuccinic acid in children ≤ 5 y with severe lead poisoning in Zamfara, Northern Nigeria: A retrospective analysis of programme data. PLOS Med 2014;11:e1001739.

RESPOSTA DO ESTUDO DE CASO

A intoxicação alimentar bacteriana é a causa mais comum de sinais e sintomas gastrintestinais que aparecem em um grupo de indivíduos algumas horas após uma refeição comum. O consumo de alimentos contaminados com toxinas bacterianas pré-formadas, como toxinas de *Staphylococcus* ou *Bacillus cereus*, pode resultar em vômitos após um intervalo de incubação de apenas 1 a 2 horas. No entanto, o início do vômito em alguns indivíduos dentro de 15 minutos e a progressão para hipotensão e acidose metabólica em vários indivíduos *não* são típicos de intoxicação alimentar bacteriana e são mais sugestivos de intoxicação por certos produtos químicos tóxicos ou fármacos, incluindo arsênio inorgânico e sais de mercúrio (p. ex., arsenito de sódio ou cloreto mercúrico). A ausência de hematêmese, diarreia com sangue ou insuficiência renal diminuiu a probabilidade de o mercúrio inorgânico ser o responsável. Uma investigação epidemiológica posteriormente revelou que todos os indivíduos afetados haviam consumido o café deliberadamente adulterado, que continha 6.300 ppm de arsênio inorgânico. A análise da urina para arsênio e mercúrio e fezes e êmese para patógenos bacterianos seriam testes diagnósticos iniciais razoáveis. Enquanto os resultados desses testes estão pendentes, o tratamento empírico imediato desses achados com os fármacos quelantes unitiol, succímero ou dimercaprol seria apropriado. [Baseado em um incidente real, consultar: Gensheimer KF et al: Arsenic poisoning caused by intentional contamination of coffee at a church gathering: An epidemiological approach to a forensic investigation. J Forensic Sci 2010;55:1116].

CAPÍTULO

58 Tratamento do paciente intoxicado

Kent R. Olson, MD
Craig Smollin, MD

ESTUDO DE CASO

Uma senhora de 62 anos com história de depressão é encontrada em seu apartamento em estado letárgico. Há um vidro vazio de bupropiona sobre a mesa de cabeceira. Ao chegar ao setor de emergência, a paciente não responde a estímulos verbais ou dolorosos. Ela apresenta uma breve convulsão generalizada, seguida por parada respiratória. O médico da emergência procede à entubação endotraqueal e administra fármacos por via intravenosa (IV), seguidos por outra substância via tubo nasogástrico. A paciente é admitida na unidade de tratamento intensivo e se recupera na manhã seguinte.

Que fármaco deve ser usado por IV para prevenir outras convulsões? Que substância costuma ser usada para adsorver fármacos ainda presentes no trato gastrintestinal?

Ocorrem cerca de 1 milhão de casos de intoxicação anualmente nos Estados Unidos, mas o número de casos fatais é pequeno.* A maioria das mortes ocorre por sobredose intencional suicida em adultos ou adolescentes. O número de mortes de crianças por ingestão acidental de fármaco ou produto doméstico tóxico foi bastante reduzido nos últimos 50 anos, como resultado de embalagens mais seguras e de programas educacionais de prevenção efetivos.

Mesmo com exposição grave, a intoxicação raramente é fatal se a vítima receber atenção médica imediata e cuidados de suporte de boa qualidade. Uma abordagem cuidadosa em caso de insuficiência respiratória, hipotensão, convulsões e distúrbios termorreguladores tem resultado em melhora da sobrevida dos pacientes que chegam vivos ao hospital.

Este capítulo revisa os princípios básicos das intoxicações, da condução inicial e do tratamento especializado, incluindo os métodos usados para aumentar a eliminação dos fármacos e das toxinas.

*N. de R.T. No Brasil, são estimados cerca de 80 mil casos de intoxicação por ano.

TOXICOCINÉTICA E TOXICODINÂMICA

O termo **toxicocinética** inclui absorção, distribuição, excreção e metabolismo de toxinas, de doses tóxicas de agentes terapêuticos e de seus metabólitos. O termo **toxicodinâmica** é usado para os efeitos deletérios dessas substâncias sobre as funções corporais. Embora haja algumas semelhanças entre a farmacocinética e a toxicocinética da maioria das substâncias, há também diferenças importantes. A mesma cautela se aplica à farmacodinâmica e à toxicodinâmica.

ASPECTOS ESPECIAIS DA TOXICOCINÉTICA

Volume de distribuição

O volume de distribuição (V_d) é definido pelo volume aparente no qual uma substância é distribuída no organismo (ver Capítulo 3). É uma representação matemática que descreve, inversamente, quanto do fármaco permanece no sistema vascular. Um V_d alto indica que a substância não é facilmente acessível a medidas visando à purificação do sangue, como a hemodiálise. Um V_d baixo implica que o fármaco é retido no sangue ou fluido extracelular em vez de distribuído para os tecidos. Exemplos de medicamentos com volumes de distribuição altos (> 5 L/kg) que às vezes estão envolvidos em superdosagens perigosas incluem antidepressivos, antipsicóticos, antimaláricos, opioides, propranolol e verapamil. Aqueles com V_d considerados baixos (< 1 L/kg) incluem salicilatos, paracetamol, etanol, fenobarbital, lítio, ácido valproico e fenitoína (ver Tabela 3-1).

Depuração

A depuração é uma medida do volume de plasma depurado de uma substância por unidade de tempo (Capítulo 3). A depuração total para a maioria dos fármacos é a soma das depurações obtidas via excreção renal e via metabolismo hepático. Ao planejar uma estratégia de desintoxicação, é importante conhecer a contribuição de cada órgão para a depuração total. Por exemplo, se um fármaco é 95% depurado pelo metabolismo hepático e apenas 5% por excreção renal, o aumento, mesmo que drástico, na concentração urinária da substância, terá pouco efeito sobre a eliminação global.

A sobredose de medicamentos pode alterar os processos farmacocinéticos usuais e deve ser considerada ao aplicar-se a cinética em pacientes intoxicados. Por exemplo, a dissolução de comprimidos ou a velocidade de esvaziamento gástrico podem se tornar mais lentas, de modo que a absorção e os efeitos tóxicos máximos sejam retardados. Xenobióticos, especialmente venenos, podem lesar a barreira epitelial do trato gastrintestinal e, assim, aumentar a absorção. Se a capacidade do fígado de metabolizar a substância for ultrapassada, o efeito de primeira passagem será reduzido e maior quantidade da substância será disponibilizada à circulação. Se houver um aumento substancial na concentração do fármaco no sangue, a capacidade de ligação proteica será ultrapassada, resultando em aumento da fração livre e maior efeito tóxico. Em dosagens normais, a maioria dos fármacos é eliminada com velocidade proporcional à concentração plasmática (cinética de primeira ordem). Se a concentração plasmática for muito alta e o metabolismo normal estiver saturado, a velocidade de eliminação pode se tornar fixa (cinética de ordem zero). Essa alteração na cinética pode prolongar substancialmente a meia-vida sérica e aumentar a toxicidade.

ASPECTOS ESPECIAIS DA TOXICODINÂMICA

Os princípios gerais de dose-resposta descritos no Capítulo 2 são relevantes quando se quer estimar a gravidade potencial de uma intoxicação. Quando se ponderam os dados de dose-resposta, tanto o índice terapêutico como a sobreposição das curvas das respostas terapêutica e tóxica devem ser considerados. Por exemplo, dois fármacos podem ter o mesmo índice terapêutico, mas faixas de segurança de dose distintas caso suas curvas de dose-resposta não sejam iguais. Para alguns fármacos, como os sedativo-hipnóticos, o principal efeito tóxico é uma extensão direta de sua ação terapêutica, o que pode ser observado em sua curva graduada de dose-resposta (ver Figura 22-1). No caso de um fármaco com curva de dose-resposta linear (fármaco A), os efeitos letais podem ocorrer com 10 vezes a dose terapêutica normal. Por outro lado, um fármaco cuja curva alcance um platô (fármaco B) pode não ser letal com 100 vezes a dose normal.

Para muitos fármacos, ao menos parte dos efeitos tóxicos difere de sua ação terapêutica. Por exemplo, a intoxicação por fármacos que apresentam efeitos semelhantes aos da atropina (p. ex., antidepressivos tricíclicos) reduz a transpiração, dificultando a dissipação de calor. Na intoxicação por antidepressivos tricíclicos, é possível que haja aumento da atividade muscular ou convulsões; como consequência, a produção de calor pelo corpo é aumentada, podendo haver hiperpirexia letal. A sobredose de fármacos que produzem depressão do sistema circulatório, como betabloqueadores ou bloqueadores dos canais de cálcio, pode alterar profundamente não apenas a função cardíaca, mas todas aquelas que dependam do fluxo sanguíneo. Entre essas funções estão eliminação renal e hepática da toxina e de qualquer outro fármaco que esteja sendo administrado.

ABORDAGEM AO PACIENTE INTOXICADO

COMO MORRE O PACIENTE INTOXICADO?

Uma compreensão dos mecanismos comuns de morte por intoxicação pode ajudar a preparar o profissional da saúde para tratar os pacientes com eficácia. Muitas toxinas deprimem o sistema nervoso central (SNC), resultando em obnubilação ou coma. Os pacientes comatosos frequentemente perdem os reflexos de proteção de suas vias respiratórias, assim como o impulso respiratório. Desse modo, como resultado de obstrução das vias respiratórias pela língua flácida, podem morrer por aspiração de conteúdo gástrico para a árvore traqueobrônquica ou por parada respiratória. Essas são as causas mais comuns de morte por sobredose de narcóticos e sedativo-hipnóticos (p. ex., barbitúricos e álcool).

Em casos de intoxicação, também é frequente a ocorrência de toxicidade cardiovascular. A hipotensão pode ser causada por depressão da contratilidade cardíaca, hipovolemia por vômitos e diarreia ou por sequestro de volume, colapso vascular periférico por bloqueio de receptores α-adrenérgicos responsáveis por manter o tônus vascular ou arritmias cardíacas. A hipotermia ou a hipertermia causadas por exposição, assim como por efeitos desreguladores da temperatura de muitos fármacos, também podem produzir hipotensão. Arritmias letais, como taquicardia e fibrilação ventriculares, podem ocorrer com sobredose de muitos fármacos cardioativos, como efedrina, anfetaminas, cocaína, digitálicos e teofilina, e de fármacos geralmente não considerados cardioativos, como antidepressivos tricíclicos, anti-histamínicos e alguns análogos opioides.

É possível haver hipoxia celular a despeito de ventilação adequada e administração de oxigênio quando a intoxicação é por cianeto, sulfeto de hidrogênio, monóxido de carbono e outros tóxicos que interfiram no transporte ou na utilização do oxigênio. Esses pacientes podem não estar cianóticos, mas a hipoxia celular será evidente pelo desenvolvimento de taquicardia, hipotensão, acidose láctica grave e sinais de isquemia ao eletrocardiograma (ECG).

Convulsões, hiperatividade muscular e rigidez podem resultar em morte. As convulsões podem causar aspiração pulmonar, hipoxia e lesão cerebral. A hipertermia pode resultar em hiperatividade muscular sustentada, podendo levar a colapso muscular e mioglobinúria, insuficiência renal, acidose láctica e hipercalemia. Entre os fármacos e agentes tóxicos que comumente causam convulsão estão antidepressivos, isoniazida (INH), difenidramina, cocaína e anfetaminas.

Outras lesões orgânicas podem ocorrer após intoxicação e algumas vezes com instalação tardia. O paraquat ataca o tecido pulmonar, resultando em fibrose pulmonar que se inicia vários dias após a ingestão. Necrose hepática maciça causada por intoxicação por paracetamol ou por certos cogumelos resulta em encefalopatia hepática e morte 48 a 72 horas ou mais após a ingestão.

Finalmente, alguns pacientes podem morrer antes de chegar ao hospital em razão dos efeitos comportamentais da substância ingerida resultando em lesão traumática. A intoxicação por álcool ou fármacos sedativo-hipnóticos é um fator contribuinte comum para acidentes automobilísticos. Os pacientes sob influência de alucinógenos como fenciclidina (PCP) ou dietilamida do ácido lisérgico (LSD , do inglês *lysergic acid diethylamide*) estão sujeitos a traumatismo quando se tornam agressivos ou quando sofrem queda de altura.

TRATAMENTO INICIAL DO PACIENTE INTOXICADO

A condução inicial de pacientes em coma, apresentando convulsão ou com outra alteração do nível de consciência, deve seguir a mesma abordagem independentemente da substância envolvida: as medidas de suporte são o tratamento básico (**"ABCDs"**) das intoxicações.

Primeiro, as **vias respiratórias** devem estar desimpedidas, sem vômito ou qualquer tipo de obstrução. Se necessário, deve-se estabelecer acesso oral ou endotraqueal às vias respiratórias. Para muitos pacientes, o simples posicionamento na posição lateral esquerda para baixo ou a implementação de uma manobra de "impulso da mandíbula" é suficiente para mover a língua flácida para fora das vias respiratórias. A **respiração** deve ser avaliada por observação, oximetria de pulso, monitoramento do dióxido de carbono expirado e, em caso de dúvida, medição da gasometria arterial. Os pacientes com insuficiência respiratória devem ser entubados e ventilados mecanicamente. A **circulação** deve ser avaliada por observação contínua da frequência cardíaca, da pressão arterial, do débito urinário e da perfusão periférica. Deve-se instalar linha de acesso intravenoso e coletar amostra de sangue para determinação da glicemia e outros exames de rotina.

Nesse ponto, todos os pacientes com alterações do nível de consciência devem receber uma carga de glicose (**dextrose**) concentrada, a não ser que um teste rápido de glicose feito à beira do leito demonstre ausência de hipoglicemia. Os adultos devem receber 25 g (50 mL de solução de glicose a 50%), IV, e as crianças, 0,5 g/kg (2 mL/kg de glicose a 25%). Os pacientes com hipoglicemia podem parecer intoxicados e não há meio rápido e confiável para distingui-los dos pacientes que realmente estão intoxicados. Pacientes alcoolizados ou desnutridos também devem receber 100 mg de tiamina por via intramuscular ou em infusão intravenosa para prevenir a síndrome de Wernicke.

O antagonista opioide **naloxona** pode ser administrado na dose de 0,4 a 2 mg, IV. A naloxona reverte a depressão respiratória e do SNC causada por todas as variedades de fármacos opioides (ver Capítulo 31). Vale lembrar que esses fármacos causam morte principalmente por depressão respiratória e, assim, se já tiverem sido instituídos acesso às vias respiratórias e assistência ventilatória, talvez não haja necessidade de administrar naloxona. Para os pacientes com sobredose de fentanila, codeína e alguns outros opioides, pode ser necessário administrar doses maiores de naloxona. O antagonista dos benzodiazepínicos **flumazenil** (ver Capítulo 22) pode ser útil em pacientes com suspeita de sobredose de benzodiazepínicos, mas não deve ser utilizado se houver história de sobredose de antidepressivo tricíclico ou algum distúrbio convulsivo, uma vez que tem potencial de induzir convulsões nesses pacientes.

História e exame físico

Uma vez que as intervenções essenciais iniciais que compõem o ABCD tenham sido instituídas, é possível realizar uma avaliação mais detalhada para um diagnóstico específico. Aqui estão incluídas a obtenção da história disponível e a realização de exame físico orientado pelos aspectos toxicológicos. Outras causas de coma ou convulsão, como traumatismo craniano, meningite ou anormalidades metabólicas, devem ser investigadas e tratadas. Algumas intoxicações comuns estão descritas em "Síndromes tóxicas comuns".

A. História

Afirmativas acerca da quantidade e mesmo do tipo de substância ingerida em casos de emergência toxicológica podem não ser confiáveis. Ainda assim, familiares, policiais e bombeiros ou paramédicos devem ser solicitados a descrever o ambiente em que a emergência toxicológica ocorreu e orientados a levar ao setor de atendimento qualquer seringa, frasco vazio, produtos de limpeza ou medicamentos de venda livre que tenham sido encontrados próximo ao paciente intoxicado.

B. Exame físico

Deve-se proceder a um breve exame, com ênfase nas áreas com maior probabilidade de fornecer pistas para o diagnóstico toxicológico. Aqui estão incluídos sinais vitais, olhos, boca, pele, abdome e sistema nervoso.

1. *Sinais vitais* A avaliação cuidadosa dos sinais vitais (pressão arterial, pulso, respiração e temperatura) é essencial em todas as emergências toxicológicas. Hipertensão arterial e taquicardia são típicas de intoxicação por anfetaminas, cocaína e antimuscarínicos (anticolinérgicos). Hipotensão e bradicardia são características de sobredose por bloqueadores dos canais de cálcio, betabloqueadores, clonidina e sedativo-hipnóticos. Hipotensão com taquicardia é comum com antidepressivos tricíclicos, trazodona, quetiapina, vasodilatadores e β-agonistas. A aceleração da respiração é típica de salicilatos, monóxido de carbono e outras toxinas que produzem acidose metabólica ou asfixia celular. A hipertermia pode estar associada a simpatomiméticos, anticolinérgicos, salicilatos e fármacos que causem convulsões ou rigidez muscular. A hipotermia pode ser causada por qualquer agente depressor do SNC, em especial quando acompanhada por exposição a ambiente frio.

2. *Olhos* Os olhos representam uma fonte inestimável de informações toxicológicas. A constrição das pupilas (miose) é típica de opioides, clonidina, fenotiazínicos e inibidores da colinesterase (p. ex., inseticidas organofosforados) e coma profundo provocado por sedativos. A dilatação pupilar (midríase) é comum com anfetaminas, cocaína, LSD, atropina e outros anticolinérgicos. O nistagmo horizontal é característico de intoxicação por fenitoína, álcool, barbitúricos e outros sedativos. A presença de nistagmo vertical e horizontal sugere enfaticamente intoxicação por fenciclidina. Ptose e oftalmoplegia são características de botulismo.

3. *Boca* A boca pode apresentar sinais de queimadura por substâncias corrosivas ou fuligem de fumaça inalada. É possível perceber odores característicos de álcool, solventes à base de hidrocarbonetos ou amônia. A intoxicação por cianeto pode ser reconhecida por alguns examinadores como um odor semelhante ao da amêndoa.

4. *Pele* A pele com frequência aparece ruborizada, quente e seca nos casos de intoxicação por atropina e outros antimuscarínicos. Há sudorese excessiva com organofosforados, nicotina e simpatomiméticos. A cianose pode ser causada por hipoxemia ou metemoglobinemia. A icterícia pode indicar necrose hepática causada por paracetamol ou por intoxicação pelo cogumelo *Amanita phalloides*.

5. *Abdome* O exame do abdome pode revelar íleo paralítico, típico da intoxicação por antimuscarínicos, opioides e sedativos. Ruídos intestinais hiperativos, cólicas abdominais e diarreia são comuns nas intoxicações por organofosforados, ferro, arsênio, teofilina, *A. phalloides* e *A. muscaria*.

6. *Sistema nervoso* Um exame neurológico minucioso é essencial. Convulsão focal ou déficit motor sugerem lesão estrutural (p. ex., hemorragia intracraniana causada por traumatismo) e não encefalopatia tóxica ou metabólica. Nistagmo, disartria e ataxia são característicos de fenitoína, carbamazepina, álcool e outros sedativos. Fasciculações e hiperatividade muscular são comuns com atropina e outros anticolinérgicos, além de cocaína e outros simpatomiméticos. Rigidez muscular pode ser causada por haloperidol e outros antipsicóticos e por estricnina ou tétano. A hipertonicidade generalizada de músculos e o clônus de membro inferior são típicos da síndrome serotonérgica. As convulsões, com frequência, são causadas por sobredose de antidepressivos (em especial antidepressivos tricíclicos e bupropiona [como no "Estudo de caso"]), cocaína, anfetaminas, teofilina, isoniazida e difenidramina. Coma flácido com abolição de reflexos e, até mesmo, eletrencefalograma isoelétrico podem ser encontrados nos casos de coma profundo causado por sedativo-hipnótico ou outro depressor do SNC, podendo haver confusão com morte cerebral.

Laboratórios e procedimentos de imagem

A. Gasometria arterial

A hipoventilação resulta em aumento da PCO_2 (hipercapnia) e redução da PO_2 (hipoxia). A PO_2 também pode estar baixa em pacientes com pneumonia de aspiração ou edema pulmonar induzido por fármaco. A oxigenação tecidual insuficiente causada por hipoxia, hipotensão ou intoxicação por cianeto resulta em acidose metabólica. A PO_2 mede apenas o oxigênio dissolvido no plasma, e não o conteúdo de oxigênio no sangue total ou a saturação de oxiemoglobina, podendo parecer normal em pacientes com intoxicação grave por monóxido de carbono. O oxímetro de pulso também pode fornecer leituras falsamente normais nos casos de envenenamento por monóxido de carbono.

B. Eletrólitos

Devem ser medidos sódio, potássio, cloro e bicarbonato. O intervalo aniônico (*ânion gap*) é, então, calculado subtraindo-se os ânions dos cátions medidos:

$$\text{Intervalo aniônico} = (Na^+ + K^+) - (HCO_3^- + Cl^-)$$

Normalmente, a soma dos cátions excede a soma dos ânions em não mais de 12 a 16 mEq/L (ou 8 a 12 mEq/L se a fórmula usada para estimar o intervalo aniônico omitir a concentração de potássio). Um intervalo aniônico acima do esperado é causado pela presença de ânions não medidos (lactato, etc.), acompanhando a acidose metabólica. Isso pode ocorrer em diversas situações, como cetoacidose diabética, insuficiência renal ou acidose láctica induzida por choque. Entre os fármacos com capacidade de induzir elevação no intervalo aniônico (Tabela 58-1) estão ácido acetilsalicílico, metformina, metanol, etilenoglicol, isoniazida e ferro.

TABELA 58-1 Exemplos de acidose com aumento do intervalo aniônico induzida por fármaco

Tipo de elevação do intervalo aniônico	Agentes causadores
Metabólitos de ácidos orgânicos	Metanol, etilenoglicol, dietilenoglicol, oxoprolinúria (complicação rara do paracetamol)
Acidose láctica	Cianeto, monóxido de carbono, ibuprofeno, isoniazida, metformina, salicilatos, ácido valproico; convulsão, hipoxia ou hipotensão induzidas por qualquer fármaco

Nota: O intervalo aniônico normal calculado a partir de $(Na^+ + K^+) - (HCO_3^- + Cl^-)$ fica entre 12 e 16 mEq/L; calculado a partir de $(Na^+) - (HCO_3^- + Cl^-)$, fica entre 8 e 12 mEq/L.

Alterações na concentração sérica de potássio são perigosas porque podem causar arritmias cardíacas. Entre os fármacos capazes de causar hipercalemia a despeito de função renal normal estão o próprio potássio, betabloqueadores, glicosídeos digitálicos, diuréticos poupadores de potássio e flúor. Os fármacos associados à hipocalemia são bário, β-agonistas, cafeína, teofilina e diuréticos tiazídicos e de alça.

C. Provas de função renal

Algumas toxinas têm efeitos nefrotóxicos diretos, mas em outros casos, a falência renal é causada por choque ou mioglobinúria. Há indicação para dosagem de ureia e creatinina e de exame de urina. O aumento da creatina cinase (CK, do inglês *creatine kinase*) sérica e da mioglobina urinária sugere necrose muscular causada por convulsão ou rigidez muscular. Cristais de oxalato em grande número na urina sugerem intoxicação por etilenoglicol.

D. Osmolalidade sérica

A osmolalidade sérica calculada varia principalmente em função do sódio e da glicose séricos e do nitrogênio ureico sanguíneo (BUN, do inglês *blood urea nitrogen*)* e pode ser estimada a partir da seguinte fórmula:

$$2 \times Na^+ (\text{mEq/L}) + \frac{\text{Glicose (mg/dL)}}{18} + \frac{\text{BUN (mg/dL)}}{3}$$

Esse valor calculado é normal entre 280 e 290 mOsm/L. O etanol e outros alcoóis podem contribuir de forma significativa para a osmolalidade sérica medida, mas, como não estão incluídos no cálculo, produzem um intervalo osmolar:

$$\text{Intervalo osmolar} = \text{Osmolalidade medida} - \text{Osmolalidade calculada}$$

As substâncias frequentemente associadas a um intervalo osmolar anormal incluem **acetona, etanol, etilenoglicol, álcool isopropílico, metanol** e **propilenoglicol**.

*N. de R.T. "Ureia sérica" é a forma comumente usada no Brasil, com valores de referência de 15 a 45 mg/dL. A literatura mundial geralmente descreve resultados sob a forma de nitrogênio ureico sanguíneo (BUN, de *blood urea nitrogen*), cujos valores correspondem a cerca de metade da ureia sérica (8-25 mg/dL).

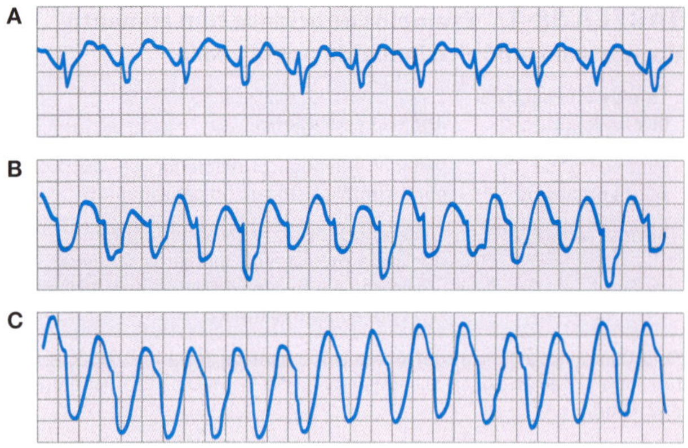

FIGURA 58-1 Alterações no eletrocardiograma causadas por sobredose de antidepressivos tricíclicos. **(A)** A condução intraventricular prolongada resulta em intervalo QRS prolongado (0,18 segundo; normal, 0,08 segundo). **(B** e **C)** Taquicardia supraventricular com alargamento progressivo dos complexos QRS simula taquicardia ventricular. (Reproduzida, com autorização, de Haddad LM, Shannon MW, Winchester JF: *Clinical Management of Poisoning and Drug Overdose*, 3rd ed. Philadelphia, PA: WB Saunders; 1998.)

E. Eletrocardiograma

O aumento da duração do complexo QRS (para mais de 100 milissegundos) é típico de sobredose de antidepressivos tricíclicos e outros fármacos que bloqueiam o canal de sódio no tecido condutor cardíaco (Figura 58-1). O intervalo QT_c pode ser prolongado em muitas intoxicações, incluindo antidepressivos e antipsicóticos, metadona, lítio e arsênio (ver também https://www.crediblemeds.org/everyone/composite-list-all-qtdrugs/). Bloqueio atrioventricular (AV) variável e diversas arritmias atriais e ventriculares são comuns nos casos de intoxicação por digoxina ou outros glicosídeos cardíacos. A hipoxemia causada pela intoxicação por monóxido de carbono pode resultar em alterações isquêmicas identificadas no ECG.

F. Exames de imagem

A radiografia simples do abdome pode ser útil porque alguns comprimidos, particularmente de ferro e de potássio, podem ser radiopacos. A radiografia de tórax pode revelar pneumonia por aspiração, pneumonia por hidrocarboneto ou edema pulmonar. Quando houver suspeita de traumatismo craniano, recomenda-se a realização de tomografia computadorizada.

Testes toxicológicos de triagem

É um equívoco comum supor que um *screening* toxicológico amplo seja a melhor maneira de diagnosticar e conduzir um caso de intoxicação aguda. Infelizmente, os testes de triagem para "drogas de abuso" em urina são limitados a algumas classes de drogas e estão sujeitos a muitos resultados falso-positivos e falso-negativos, e um exame toxicológico abrangente mais confiável é demorado e caro e os resultados dos testes podem não estar disponíveis por dias. Além disso, muitos fármacos altamente tóxicos, como bloqueadores dos canais de cálcio, betabloqueadores e isoniazida, não estão incluídos no processo de rastreamento. O exame clínico do paciente e alguns exames laboratoriais de rotina geralmente são suficientes para um diagnóstico presuntivo e um plano apropriado de tratamento. Embora os testes de triagem (denominados painéis de drogas de abuso) possam ser úteis na confirmação de uma suspeita de intoxicação, eles não devem atrasar o tratamento necessário. Além disso, eles são indicativos de exposição, mas não fornecem informações sobre o tempo de exposição ou a quantidade de droga presente no organismo do paciente. Uma triagem mais formal e abrangente pode ser necessária em casos de suspeita de morte encefálica (para descartar drogas como causa do coma), abuso infantil ou como parte de um exame *post-mortem*.

Quando um antídoto específico ou outro tratamento está sendo considerado, é possível que haja indicação de exames laboratoriais quantitativos. Por exemplo, a dosagem da concentração de paracetamol é útil para avaliar a necessidade de terapia antidotal com acetilcisteína. As concentrações séricas de salicilato (ácido acetilsalicílico), etilenoglicol, metanol, teofilina, carbamazepina, lítio, ácido valproico e outros fármacos e agentes tóxicos podem indicar se há necessidade de hemodiálise (Tabela 58-2).

Descontaminação

Os procedimentos de descontaminação devem ser realizados simultaneamente com estabilização inicial, investigação diagnóstica e avaliação laboratorial. A descontaminação envolve a remoção de toxinas da pele e do trato gastrintestinal.

A. Pele

Roupas contaminadas devem ser removidas por completo e embaladas duplamente para prevenção de intoxicação dos profissionais de saúde e possível análise laboratorial. Deve-se lavar a pele contaminada com água e sabão.

B. Trato gastrintestinal

A controvérsia permanece em relação à eficácia da descontaminação gastrintestinal, especialmente quando o tratamento é iniciado

TABELA 58-2 Hemodiálise em casos de sobredose de fármacos ou de intoxicação[1]

A hemodiálise pode ser indicada dependendo da gravidade da intoxicação ou da concentração sanguínea:
Carbamazepina
Etilenoglicol
Lítio
Metanol
Metformina
Fenobarbital
Salicilato
Teofilina
Ácido valproico
A hemodiálise não é eficaz ou não é útil:
Anfetaminas
Antidepressivos
Antipsicóticos
Benzodiazepínicos
Bloqueadores dos canais de cálcio
Digoxina
Metoprolol e propranolol
Opioides

[1]Esta listagem não é abrangente.

mais de 1 hora após a ingestão. Na maioria dos casos, os toxicologistas clínicos recomendam a administração simples de carvão ativado para adsorção da substância tóxica ingerida antes que seja absorvida no intestino (como no "Estudo de caso"). Em circunstâncias incomuns, a lavagem gástrica ou a irrigação de todo o intestino também podem ser usadas. A indução de vômitos é ineficaz e potencialmente prejudicial, não sendo mais recomendada.

1. *Lavagem gástrica* Se o paciente estiver desperto ou se suas vias respiratórias estiverem protegidas por tubo endotraqueal, pode-se realizar lavagem gástrica com o uso de tubo oro ou nasogástrico – com o maior calibre possível. As soluções para lavagem (geralmente soro fisiológico a 0,9%) devem estar na temperatura do corpo para evitar hipotermia.

2. *Carvão ativado* Em razão de sua grande área de superfície, o carvão ativado pode adsorver muitos fármacos e substâncias tóxicas. É mais eficaz quando aplicado na razão de 10:1 entre carvão e dose estimada da toxina pelo peso. O carvão não se liga a ferro, lítio ou potássio, e se liga mal a alcoóis e cianeto. Não parece ser útil em intoxicações por ácidos e álcalis minerais corrosivos. Doses repetidas de carvão ativado administradas via oral (VO) oral talvez aumentem a eliminação sistêmica de algumas substâncias (inclusive carbamazepina, dapsona e fenobarbital) por um mecanismo conhecido como "diálise intestinal", contudo, o benefício clínico não foi comprovado.

3. *Catárticos* A administração de um agente catártico (laxante) talvez acelere a remoção das toxinas do trato gastrintestinal e reduza a absorção, no entanto não foram realizados estudos controlados. A irrigação de todo o intestino com solução balanceada de eletrólito e polietilenoglicol pode aumentar a descontaminação intestinal após a ingestão de comprimidos de ferro, fármacos com cobertura entérica, pacotes de drogas ilícitas e corpos estranhos. A solução é administrada por VO na velocidade de 1 a 2 L/h (500 mL/h em crianças) durante várias horas até que o efluente pelo reto esteja claro.

Antídotos específicos

Há uma ideia popular equívoca de que haveria um antídoto específico para cada agente tóxico. Na realidade, apenas para algumas classes de toxinas existem antídotos específicos. Os principais antídotos e suas características estão listados na Tabela 58-3.

Métodos para aumentar eliminação das toxinas

Após ter procedido ao diagnóstico apropriado e implementado os procedimentos de descontaminação e administração de antídotos, é importante considerar se medidas que aumentam a eliminação, como hemodiálise ou alcalinização da urina, podem ser benéficas. A Tabela 58-2 lista as intoxicações em que a diálise pode ser benéfica.

A. Procedimentos de diálise

1. *Diálise peritoneal* Embora seja uma técnica relativamente simples e disponível, a diálise peritoneal é ineficiente para a remoção da maioria dos xenobióticos.

2. *Hemodiálise* Esse procedimento é mais efetivo que a diálise peritoneal e tem sido bem estudado. Ela auxilia na correção do desequilíbrio de fluidos e eletrólitos, estado ácido-básico e também pode aumentar a remoção de metabólitos tóxicos (p. ex., ácido fórmico na intoxicação por metanol; ácidos oxálico e glicólico na intoxicação por etilenoglicol). A eficiência da diálise peritoneal e da hemodiálise varia em função de peso molecular, solubilidade na água, ligação a proteínas, depuração endógena e distribuição corporal da toxina em questão. A hemodiálise é particularmente útil nos casos de sobredose nos quais a substância desencadeadora possa ser removida e em que haja desequilíbrio hidreletrolítico a ser corrigido (p. ex., intoxicação por salicilato).

B. Diurese forçada e manipulação do pH urinário

Uma medida anteriormente muito usada, mas sem valor comprovado, a diurese forçada pode causar sobrecarga de volume e alterações eletrolíticas, não sendo recomendada. A eliminação renal de algumas poucas toxinas pode ser aumentada por alterações no pH urinário. Por exemplo, a alcalinização da urina é útil nos casos de sobredose de salicilato. A acidificação pode aumentar a concentração urinária de algumas substâncias, como fenciclidina e anfetaminas, mas não é recomendada pelo risco de agravamento de complicações renais causadas por rabdomiólise, que costuma acompanhar a intoxicação.

SÍNDROMES TÓXICAS COMUNS

PARACETAMOL

O paracetamol é um dos fármacos comumente envolvidos em tentativas de suicídio e intoxicações acidentais, tanto como agente único como em associação com outros fármacos. A ingestão aguda de mais de 150 a 200 mg/kg (crianças) ou de 7 g (adultos) é considerada potencialmente tóxica. Um metabólito altamente tóxico é produzido no fígado (ver Figura 4-5).

No início, o paciente é assintomático ou apresenta sintomas gastrintestinais leves (náuseas, vômitos). Após 24 a 36 horas, surgem evidências de lesão hepática, com aumento da aminotransferase e hipoprotrombinemia. Pode ocorrer insuficiência hepática fulminante, levando a acidose metabólica, hipoglicemia, encefalopatia e morte. Também pode haver insuficiência renal. Com ingestão maciça aguda e concentrações séricas muito elevadas, pode ocorrer acidose metabólica na ausência de insuficiência hepática. Raramente, a ingestão de paracetamol pode causar 5-oxoprolinúria devido à depleção de glutationa.

A gravidade da intoxicação é estimada pela dosagem da concentração sérica do paracetamol. Se a concentração estiver acima de 150 mg/L cerca de 4 horas após a ingestão, o paciente apresenta risco de lesão hepática. (Alcoolistas crônicos ou pacientes tomando fármacos que aumentam a produção de metabólitos tóxicos a partir do citocromo P450 (CYP) podem estar em risco com concentrações mais baixas). O antídoto acetilcisteína atua como um substituto da glutationa, ligando-se ao metabólito tóxico à medida que é produzido. Sua efetividade é maior quando administrado de forma precoce, devendo ser iniciado, se possível, nas primeiras 8 a 10 horas. Nos pacientes com insuficiência hepática fulminante, pode haver necessidade de transplante de fígado.

ANFETAMINAS E OUTROS ESTIMULANTES

As drogas estimulantes comumente usadas de forma abusiva nos Estados Unidos incluem metanfetamina (*crank*, "cristal"), metilenodioximetanfetamina (MDMA, *ecstasy*) e cocaína (*crack*), além de alguns fármacos como pseudoefedrina e efedrina (como

TABELA 58-3 **Exemplos de antídotos específicos**

Antídoto	Agente tóxico	Comentários
Acetilcisteína	Paracetamol	Melhores resultados quando administrada nas 8-10 h seguintes à sobredose. Acompanhar com provas de função hepática e dosagem das concentrações sanguíneas de paracetamol. Pode ser administrada pelas vias intravenosa (IV) e oral (VO).
Anticorpos antidigoxina	Digoxina e glicosídeos cardíacos relacionados	Um frasco neutraliza 0,5 mg de digoxina. Entre as indicações estão arritmias graves e hipercalemia.
Atropina	Intoxicação com instalação rápida por cogumelos com predominância de sintomas muscarínicos	Útil para controle dos sintomas muscarínicos. *Nota:* sem valor na intoxicação por cogumelo de início prolongado.
Atropina	Intoxicação por anticolinesterásicos: organofosforados, carbamatos	Uma dose inicial de 1-2 mg (para crianças, 0,05 mg/kg) é administrada via IV e, se não houver resposta, deve ser dobrada a cada 10-15 min, sendo a redução do sibilo e da secreção pulmonar o desfecho terapêutico esperado.
Bicarbonato de sódio	Fármacos cardiotóxicos depressores de membrana (antidepressivos tricíclicos, quinidina, etc.)	Com 1-2 mEq/kg, em bólus, IV, geralmente revertem-se os efeitos cardiotóxicos (alargamento de QRS, hipotensão). Administrar com cautela nos casos com insuficiência cardíaca (evitar sobrecarga de sódio).
Cálcio	Fluoreto; bloqueadores dos canais de cálcio	Nos casos com sobredose grave de bloqueador dos canais de cálcio, podem ser necessárias altas doses. Iniciar com 15 mg/kg, IV.
Desferroxamina	Sais de ferro	Se o envenenamento for grave, administrar 15 mg/kg/h, IV. Um total de 100 mg de desferroxamina elimina 8,5 mg de ferro.
Esmolol	Teofilina, cafeína, orciprenalina (metaproterenol)	Betabloqueador de ação breve. Realizar infusão de 25-50 mcg/kg/min, IV.
Etanol	Metanol, etilenoglicol	Calcula-se uma dose de ataque a fim de proporcionar concentração sanguínea de, no mínimo, 100 mg/dL (42 g/70 kg em adultos). O fomepizol (ver adiante) é mais fácil de ser administrado.
Fisostigmina	Sugerida nos casos de delírio causado por anticolinérgicos	Dose em adultos de 0,5-1 mg, IV, administrada lentamente. Os efeitos são transitórios (30-60 min), e a dose mínima efetiva pode ser repetida quando os sintomas retornarem. Pode causar bradicardia, aumento de secreções brônquicas e convulsão. Manter atropina pronta para reverter efeitos excessivos. *Não utilizar em casos de sobredose por antidepressivos tricíclicos.*
Flumazenil	Benzodiazepínicos	A dose para adultos é de 0,2 mg, IV, repetida, se necessário, até o máximo de 3 mg. *Não administrar a pacientes com convulsão, dependência de benzodiazepínico ou sobredose de tricíclicos.*
Fomepizol	Metanol, etilenoglicol	Mais conveniente que o etanol. Administrar 15 mg/kg. Repetir a cada 12 h.
Glucagon	Betabloqueadores	A administração de 5-10 mg em bólus, IV, pode reverter hipotensão e bradicardia.
Hidroxocobalamina	Cianeto	Dose para adultos de 5 g, IV, sendo administrados durante 15 min. Converte cianeto em cianocobalamina (vitamina B_{12}).
Naloxona	Narcóticos, outros derivados opioides	Antagonista específica de opioides. Administrar 0,4-2 mg, inicialmente por via IV, IM ou subcutânea (SC). Podem ser necessárias doses maiores para reverter os efeitos das superdosagens de propoxifeno, codeína ou fentanila. A duração da ação (2-3 h) pode ser significativamente menor do que a do opioide sendo antagonizado.
Oxigênio	Monóxido de carbono	Administrar a 100% com alto fluxo em máscara sem reinalação. O uso de câmara hiperbárica é controverso, mas frequentemente recomendado nas intoxicações graves.
Pralidoxima (2-PAM)	Organofosforados inibidores da colinesterase	Dose em adultos de 1 g, IV, a ser repetida a cada 3-4 h, de acordo com a necessidade, ou, preferencialmente, em infusão constante de 250-400 mg/h. Não foram comprovados benefícios na intoxicação por carbamatos. Na intoxicação por organofosforados, os benefícios são incertos.

no fitoterápico *Ma-huang*)* (ver Capítulo 32). A cafeína costuma ser adicionada a suplementos dietéticos como "acelerador do metabolismo" ou para "queimar gorduras". Análogos sintéticos mais recentes de anfetaminas (frequentemente vendidos nas ruas como "sais de banho") e agonistas sintéticos dos receptores canabinoides endógenos (vendidos como "*research chemicals*" ou "*spice*") estão se tornando drogas de abuso populares.

Nas doses geralmente utilizadas como estimulante por dependentes, euforia e vivacidade são acompanhadas por sensação de poder e bem-estar. Em doses maiores, podem ocorrer inquietação, agitação e psicose aguda, acompanhadas por hipertensão e taquicardia. Hiperatividade muscular prolongada ou convulsões podem contribuir para hipertermia e rabdomiólise. Foram relatadas temperaturas corporais de até 42 °C. A hipertermia pode causar lesão cerebral, hipotensão, coagulopatia e insuficiência renal.

*N. de R.T. No Brasil, além de metanfetamina, MDMA e cocaína (*crack*), também são consumidos de forma abusiva derivados anfetamínicos, como o metilfenidato.

O tratamento para a toxicidade do estimulante inclui medidas gerais de suporte, conforme descrito anteriormente. Não há antídoto específico. As convulsões e a hipertermia são as manifestações mais perigosas e devem ser tratadas de modo agressivo. As convulsões costumam ser tratadas com benzodiazepínicos intravenosos (p. ex., lorazepam). A hipertermia grave é uma emergência com risco de morte e deve ser tratada rapidamente. A temperatura é reduzida removendo a roupa, borrifando água morna e estimulando o resfriamento evaporativo com ventilação ou imersão em gelo. Para temperaturas corporais muito altas (p. ex., > 40 a 41°C), a paralisia neuromuscular (p. ex., com vecurônio) é usada para abolir a atividade muscular rapidamente.

FÁRMACOS ANTICOLINÉRGICOS

Um grande número de fármacos de venda livre ou sob prescrição médica, assim como diversas plantas e cogumelos, inibe os efeitos da acetilcolina nos receptores colinérgicos. Alguns fármacos usados com outros objetivos (p. ex., anti-histamínicos) também possuem efeitos anticolinérgicos, além de outras ações tóxicas potenciais. Por exemplo, anti-histamínicos, como a difenidramina, podem causar convulsões. Antidepressivos tricíclicos, que possuem efeitos anticolinérgicos, compostos semelhantes a quinidina e alfabloqueadores, podem causar toxicidade cardiovascular significativa.

A síndrome anticolinérgica (tecnicamente "antimuscarínica") pode ser relembrada pelas expressões "vermelho como beterraba" (rubor cutâneo), "quente como uma lebre" (hipertermia), "seco como um osso" (membranas mucosas secas, ausência de sudorese), "cego como um morcego" (visão embaçada, cicloplegia) e "louco como um chapeleiro" (confusão, delírio).* Os pacientes em geral apresentam taquicardia sinusal e pupilas dilatadas (ver Capítulo 8). É possível que haja delírio com agitação ou coma. É comum haver miofasciculações, mas convulsões são raras, a menos que o paciente tenha tomado anti-histamínico ou antidepressivo tricíclico. A retenção urinária é comum, especialmente em homens idosos.

O tratamento da síndrome anticolinérgica é, em grande parte, de suporte. Pacientes agitados podem requerer sedação com um benzodiazepínico ou um fármaco antipsicótico (p. ex., haloperidol ou olanzapina). O antídoto específico para a síndrome anticolinérgica central e periférica é a fisostigmina, com efeito rápido e drástico, sendo útil especialmente para os pacientes que estejam muito agitados. Esse antídoto é administrado em baixas doses intravenosas (0,5 a 1 mg) com monitoramento cuidadoso, uma vez que pode causar bradicardia e convulsão caso seja administrado muito rápido. A fisostigmina não deve ser administrada a paciente sob suspeita de sobredose de antidepressivo tricíclico, uma vez que pode agravar os efeitos cardiotóxicos, resultando em bloqueio cardíaco ou assistolia. A cateterização da bexiga pode ser necessária para evitar distensão excessiva.

*N. de R.T. No original, "*red as a beet*", "*hot as a hare*", "*dry as a bone*", "*blind as a bat*" e "*mad as a hatter*". A graça das expressões, que facilita a memorização dos sintomas, se perde na tradução. A última expressão refere-se ao Chapeleiro Louco, personagem do livro Alice no País das Maravilhas, de Lewis Carroll.

ANTIDEPRESSIVOS

Os **antidepressivos tricíclicos** (p. ex., amitriptilina, desipramina, doxepina e muitos outros; ver Capítulo 30) podem causar intoxicações com risco de morte. A ingestão de mais de 1 g (ou cerca de 15 a 20 mg/kg) é considerada potencialmente letal.

Os antidepressivos tricíclicos são antagonistas competitivos atuando nos receptores colinérgicos muscarínicos, e é comum encontrar sinais anticolinérgicos (taquicardia, dilatação de pupilas, boca seca) mesmo com doses moderadas. Alguns tricíclicos também são alfabloqueadores potentes, o que pode levar à vasodilatação. Agitação central e convulsão podem ser seguidas por depressão e hipotensão. O mais importante é o fato de que os tricíclicos inibem o canal de sódio cardíaco, causando lentidão na condução com um amplo intervalo QRS e redução da contratilidade cardíaca. Esses efeitos tóxicos cardíacos podem resultar em arritmias graves (ver Figura 58-1), incluindo bloqueio da condução ventricular e taquicardia ventricular.

O tratamento da sobredose de antidepressivos tricíclicos inclui cuidados gerais de suporte, conforme já descrito. É possível que haja necessidade de entubação endotraqueal e ventilação assistida. Administram-se líquidos intravenosos para a hipotensão adicionando-se dopamina ou norepinefrina (noradrenalina) quando necessário. Muitos toxicologistas recomendam a norepinefrina como fármaco inicial preferencial para tratar a hipotensão induzida por tricíclicos. O antídoto para toxicidade cardíaca semelhante à da quinidina (manifesta por alargamento do complexo QRS) é bicarbonato de sódio: bólus de 50 a 100 mEq (ou 1 a 2 mEq/kg) proporciona aumento rápido do sódio extracelular, que ajuda a sobrepujar o bloqueio dos canais de sódio. Embora a fisostigmina reverta com eficácia os sinais anticolinérgicos, ela pode agravar a depressão da condução cardíaca e causar convulsões, não sendo recomendada.

Os **inibidores da monoaminoxidase (IMAOs)** (p. ex., tranilcipromina, fenelzina) são antidepressivos mais antigos utilizados ocasionalmente para casos resistentes de depressão. Podem causar reação hipertensiva grave quando interagem com alimentos ou fármacos (ver Capítulos 9 e 30), e interagir com inibidores seletivos da recaptação de serotonina (ISRSs).

Os **novos antidepressivos** (p. ex., fluoxetina, paroxetina, citalopram, venlafaxina), em sua maioria, são ISRSs e costumam ser mais seguros que os antidepressivos tricíclicos e que os IMAOs, embora possam causar convulsões. Os ISRSs podem interagir entre si ou, especialmente, com IMAOs, causando a **síndrome serotonérgica**, caracterizada por agitação, hiperatividade muscular e hipertermia (ver Capítulo 16). A **bupropiona** (não é um ISRS) pode causar convulsão mesmo em doses terapêuticas. Alguns antidepressivos têm sido associados a prolongamento de QT e arritmia tipo *torsades de pointes*.

ANTIPSICÓTICOS

Os fármacos antipsicóticos incluem as fenotiazinas e butirofenonas mais antigas, bem como os denominados fármacos "atípicos" mais recentes. Todos podem causar depressão do SNC, convulsões e hipotensão. Alguns podem causar prolongamento de QT. Os bloqueadores potentes dos receptores D_2 dopaminérgicos também estão associados a distúrbios parkinsonianos do movimento (reações distônicas) e, em raros casos, à síndrome neuroléptica maligna, caracterizada por rigidez em "cano de chumbo", hipertermia e instabilidade autonômica (ver Capítulos 16 e 29).

ÁCIDO ACETILSALICÍLICO (SALICILATOS)

A intoxicação por salicilatos (ver Capítulo 36) passou a ser uma causa muito menos comum de morte por intoxicação na infância desde a introdução de recipientes resistentes a crianças e da redução no uso de ácido acetilsalicílico infantil. Esse fármaco ainda é responsável por muitos casos de intoxicação acidental ou tentativas de suicídio nos Estados Unidos.* A ingestão aguda de mais de 200 mg/kg provavelmente produzirá intoxicação. Também é possível haver intoxicação por sobredose crônica. Isso ocorre principalmente em idosos que utilizam salicilatos para dor crônica e que ficam confusos sobre a posologia. A intoxicação produz desacoplamento da fosforilação oxidativa e distúrbio do metabolismo celular normal.

O primeiro sinal de toxicidade por salicilatos com frequência inclui hiperventilação e alcalose respiratória causadas por estimulação bulbar. Seguem-se acidose metabólica e aumento do intervalo aniônico (ânion *gap*) por acúmulo de lactato, assim como por excreção de bicarbonato pelos rins para compensar a alcalose respiratória. A gasometria arterial revela alcalose respiratória e acidose metabólica. A temperatura corporal pode estar elevada em razão do desacoplamento da fosforilação oxidativa. Nos casos mais graves, a hipertermia pode ser intensa. Vômitos, diarreia e hipertermia contribuem para a perda de líquidos e desidratação. Nas intoxicações muito graves, é possível haver acidose metabólica profunda, convulsões, coma, edema pulmonar e colapso cardiovascular. A absorção de salicilatos e os sinais de toxicidade podem ser tardios quando são ingeridas altas doses de comprimidos com cobertura entérica.

Os cuidados gerais de suporte são essenciais. Após ingestão maciça de ácido acetilsalicílico (p. ex., mais de 100 comprimidos), aconselha-se descontaminação gastrintestinal agressiva, incluindo lavagem gástrica e doses repetidas de carvão ativado, devendo-se considerar a realização de irrigação intestinal. Líquidos intravenosos são usados para repor o volume perdido por taquipneia, vômitos e febre. Para a intoxicação moderada, administra-se bicarbonato de sódio por IV para alcalinizar a urina e promover a excreção de salicilatos aprisionando-os em sua forma ionizada polar. Para os casos de intoxicação grave (p. ex., pacientes com acidose grave, coma e concentração sérica de salicilato > 90 a 100 mg/dL), indica-se hemodiálise de emergência para retirada mais rápida e restauração do equilíbrio acidobásico e hidreletrolítico.

BETABLOQUEADORES

Nos casos de sobredose, os betabloqueadores inibem os receptores adrenérgicos β_1 e β_2; com doses elevadas, a seletividade, se havia, deixa de existir. O betabloqueador mais tóxico é o propranolol. Quantidades de 2 a 3 vezes a dose terapêutica podem causar toxicidade grave. Isso pode ser porque o propranolol em altas doses causa efeitos bloqueadores dos canais de sódio semelhantes aos observados com os antidepressivos tricíclicos e é lipofílico, permitindo que entre no SNC (ver Capítulo 10).

*N. de R.T. No Brasil, outros medicamentos, como o paracetamol, tem maior importância toxicológica do que os salicilatos.

Bradicardia e hipotensão são as manifestações mais comuns de toxicidade. Os fármacos com atividade agonista parcial (p. ex., pindolol) podem causar taquicardia e hipertensão arterial. Na sobredose de propranolol, é possível haver convulsões e bloqueio da condução cardíaca (alargamento do QRS).

Cuidados gerais de suporte devem ser administrados conforme descrito anteriormente. As medidas usuais para elevação da pressão arterial e da frequência cardíaca, como administração intravenosa de fluidos, fármacos β-agonistas e atropina, em geral não são eficazes. O glucagon é um antídoto utilizado que – assim como os β-agonistas – atua sobre as células cardíacas aumentando o monofosfato de adenosina cíclico (AMPc) intracelular, mas de forma independente dos receptores β-adrenérgicos. O glucagon aumenta a frequência cardíaca e a pressão arterial quando administrado em doses elevadas (5 a 10 mg, IV).

BLOQUEADORES DOS CANAIS DE CÁLCIO

Os bloqueadores dos canais de cálcio podem causar toxicidade grave ou morte com sobredose relativamente baixa. Esses fármacos deprimem a automaticidade do nó sinoatrial e retardam a condução no nó AV (ver Capítulo 12). Também reduzem o débito cardíaco e a pressão arterial. Superdosagens de verapamil e diltiazem são geralmente mais perigosas, resultando em bradicardia, hipotensão e choque cardiogênico. As di-hidropiridinas (p. ex., nifedipino e anlodipino) são mais seletivas para os canais de cálcio vascular, resultando em vasodilatação, hipotensão e taquicardia reflexa. Na sobredose massiva, essa seletividade pode ser perdida e todos os efeitos cardiovasculares listados podem ocorrer com qualquer um dos bloqueadores dos canais de cálcio.

O tratamento requer cuidados gerais de suporte. Considerando que a maioria dos antagonistas do cálcio é ingerida em formas farmacêuticas de liberação lenta, talvez seja possível eliminar os antagonistas antes que sejam absorvidos completamente. Deve-se iniciar irrigação intestinal total e administração oral de carvão ativado assim que possível, antes que ocorra íleo paralítico causado pelo antagonista do cálcio. A administração intravenosa de cálcio na dose de 2 a 10 g é um antídoto eficaz para a redução da contratilidade cardíaca, mas menos efetivo para o bloqueio nodal ou para o colapso vascular periférico. Outros tratamentos relatados como úteis no controle da hipotensão associada à intoxicação por bloqueadores dos canais de cálcio incluem altas doses de insulina (0,5 a 1 unidade/kg/h) + suplementação de glicose para manter a euglicemia, glucagon, oxigenação por membrana extracorpórea venoarterial (ECMO-VA, do inglês *veno-arterial extracorporeal membrane oxygenation*) e azul de metileno. Alguns relatos de caso sugeriram benefício da administração de emulsão lipídica (normalmente usada como suplemento de gordura na dieta intravenosa) em casos de sobredose grave de verapamil.

MONÓXIDO DE CARBONO E OUTROS GASES TÓXICOS

O monóxido de carbono (CO) é um gás incolor, inodoro e onipresente porque é formado sempre que há queima de material contendo carbono. A maioria dos casos de intoxicação por CO ocorre em vítimas de incêndios, mas exposições acidentais e suicidas também são comuns. O diagnóstico e o tratamento da intoxicação por monóxido de carbono foram descritos no Capítulo 56. Muitos outros gases tóxicos são produzidos em incêndios ou liberados em acidentes industriais (Tabela 58-4).

INIBIDORES DA COLINESTERASE

Os organofosforados e os carbamatos inibidores da colinesterase (ver Capítulo 7) são bastante usados como inseticidas. A maioria dos casos graves de envenenamento por esses agentes resulta de ingestão intencional por suicidas, mas há relatos de casos ocorrendo no trabalho (aplicação de agrotóxicos ou envasamento) ou, raramente, como resultado de contaminação de alimentos ou ataque terrorista (p. ex., a liberação da arma química sarin no metrô de Tóquio em 1995).

A estimulação dos receptores muscarínicos causa cólica abdominal, diarreia, salivação excessiva, transpiração, frequência urinária e aumento de secreções brônquicas (ver Capítulos 6 e 7). A estimulação de receptores nicotínicos causa ativação ganglionar generalizada, que pode levar a hipertensão e taquicardia ou bradicardia. Tremores e miofasciculações podem evoluir para fraqueza e paralisia dos músculos respiratórios. Os efeitos no SNC incluem agitação, confusão e convulsão. O mnemônico DUMBELS (diarreia, diurese [urina], miose e fraqueza muscular, broncospasmo, excitação, lacrimejamento e convulsões, sudorese e salivação [do inglês *diarrhea, urination, miosis and muscle weakness, bronchospasm, excitation, lacrimation and seizures, sweating and salivation*]) ajuda a lembrar os achados comuns. Podem-se realizar testes sanguíneos para comprovar redução na atividade dos eritrócitos (acetilcolinesterase) e das enzimas plasmáticas (butirilcolinesterase), com estimativa indireta da atividade da colinesterase nas sinapses.

Devem-se prover cuidados gerais de suporte, conforme descrito anteriormente. Estão indicadas precauções para assegurar que a equipe de resgate e os profissionais de saúde não tenham sido intoxicados por exposição a roupas ou pele contaminadas. Essa precaução é muito importante para as substâncias mais potentes, como parationa ou gases neurotóxicos. Os antídotos são atropina e pralidoxima (ver Tabela 58-3). A atropina é um inibidor muscarínico competitivo eficaz, mas sem efeito nos sítios nicotínicos. A pralidoxima administrada precocemente pode ser capaz de restaurar a atividade da colinesterase e é ativa tanto nos sítios muscarínicos quanto nos nicotínicos; no entanto, os estudos são conflitantes quanto ao seu efeito no desfecho clínico.

CIANETO

Sais de cianeto (CN^-) e cianeto de hidrogênio (HCN) são produtos químicos altamente tóxicos usados em síntese química, como rodenticidas, anteriormente como um método de execução, e como agentes de suicídio ou homicídio. O cianeto de hidrogênio é formado a partir da queima de plásticos, lã e muitos outros produtos sintéticos e naturais. O cianeto também é liberado após a ingestão de diversas plantas (p. ex., mandioca) e sementes (p. ex., maçã, pêssego e damasco).

O cianeto liga-se rapidamente à citocromo oxidase, inibindo a utilização de oxigênio pelas células e levando à hipoxia celular e à acidose láctica. Os sintomas da intoxicação por cianeto incluem respiração curta, agitação e taquicardia, seguidas por convulsão, coma, hipertensão e morte. A acidose metabólica grave é característica. A concentração venosa de oxigênio pode estar aumentada em razão da não utilização pelas células.

O tratamento da intoxicação por cianeto inclui a administração oral rápida de antídoto, carvão ativado (embora o carvão não se ligue ao cianeto, ele pode reduzir a absorção) e cuidados gerais de suporte. Existem dois antídotos aprovados pela Food and Drug Administration para o tratamento da toxicidade do cianeto. A hidroxocobalamina é uma forma de vitamina B_{12} que se combina rapidamente com a CN^- para formar cianocobalamina não tóxica (outra forma de vitamina B_{12}). Existem *kits* de tratamento de cianeto mais antigos que contêm nitrito de sódio e tiossulfato de sódio.

TABELA 58-4 Características da intoxicação por alguns gases

Gás	Mecanismo de toxicidade	Características clínicas e tratamento
Gases irritantes (p. ex., cloro, amônia, dióxido de enxofre, óxidos de nitrogênio)	Efeito corrosivo sobre as vias respiratórias superiores e inferiores	Tosse, estridor, sibilos, pneumonia *Tratamento:* oxigênio umidificado, broncodilatadores
Monóxido de carbono	Liga-se à hemoglobina, reduz o fornecimento de oxigênio aos tecidos	Cefaleia, tontura, náuseas, vômitos, convulsão, coma *Tratamento:* 100% de oxigênio; considerar oxigênio hiperbárico
Cianeto	Liga-se ao citocromo, bloqueia o uso do oxigênio celular	Cefaleia, náuseas, vômitos, síncope, convulsão, coma *Tratamento:* o *kit* antídoto convencional é formado por nitritos (que se ligam ao cianeto) para induzir metemoglobinemia e tiossulfato (que acelera a conversão de cianeto em tiocianato, menos tóxico). Um novo *kit* antídoto consiste em hidroxocobalamina concentrada, que converte diretamente cianeto em cianocobalamina
Sulfeto de hidrogênio	Semelhante ao cianeto	Semelhante ao cianeto. Odor de ovo podre *Tratamento:* não há antídoto específico; alguns autores recomendam a parte nitrito do *kit* convencional de antídoto para cianeto
Oxidantes (p. ex., óxidos de nitrogênio)	Podem causar metemoglobinemia	Dispneia, cianose (causada pela cor marrom da metemoglobinemia), síncope, convulsão, coma *Tratamento:* azul de metileno (que acelera a conversão de volta à hemoglobina normal)

O nitrito de sódio induz metemoglobinemia, que se liga ao CN^-, criando a cianometemoglobina menos tóxica. O tiossulfato de sódio é um cofator na conversão enzimática de CN^- no produto muito menos tóxico tiocianato (SCN^-).

DIGOXINA

Os digitálicos e outros glicosídeos e cardenolídeos cardíacos são encontrados em várias plantas (ver Capítulo 13) e na pele de alguns sapos. É possível haver toxicidade como resultado de sobredose ou por acúmulo de digoxina em paciente com insuficiência renal ou por administração de fármaco que interfira em sua eliminação.

É comum haver vômitos nos pacientes com sobredose de digitálicos. A hipercalemia pode ser causada por sobredose aguda de digitálicos ou intoxicação grave, enquanto a hipocalemia pode estar presente em pacientes que estão em tratamento diurético de longo prazo. (Os digitálicos não causam hipocalemia.) Diversos distúrbios do ritmo cardíaco podem ocorrer, incluindo bradicardia sinusal, bloqueio AV, taquicardia atrial com bloqueio, ritmo juncional acelerado, batimentos ventriculares prematuros, taquicardia ventricular bidirecional e outras arritmias ventriculares.

Devem-se instituir os cuidados gerais de suporte. A atropina costuma ser efetiva para bradicardia ou bloqueio AV. O uso de **anticorpos antidigoxina** (ver Capítulo 13) revolucionou o tratamento da intoxicação por digoxina; esses anticorpos devem ser administrados por IV na dose recomendada na embalagem. Os sintomas geralmente melhoram em 30 a 60 minutos. Os anticorpos antidigoxina também podem ser usados em casos de intoxicação por outros glicosídeos cardíacos (p. ex., digitoxina, oleandro), embora, talvez, em doses maiores em razão de reatividade cruzada parcial.

ETANOL E FÁRMACOS SEDATIVO-HIPNÓTICOS

As superdosagens por etanol e fármacos sedativo-hipnóticos (p. ex., benzodiazepínicos, barbitúricos, γ-hidroxibutirato [GHB], carisoprodol; ver Capítulos 22 e 23) ocorrem com frequência em razão de sua disponibilidade fácil e uso comum.

Os pacientes com sobredose de etanol ou outros fármacos sedativo-hipnóticos podem se apresentar eufóricos ou brigões ("embriagados") ou em estado de estupor ou coma. Os pacientes comatosos com frequência apresentam depressão do impulso respiratório. A depressão dos reflexos de proteção das vias respiratórias pode resultar em aspiração pulmonar do conteúdo gástrico, levando à pneumonia. É possível que haja hipotermia causada por exposição ao ambiente e à diminuição dos tremores. Concentrações sanguíneas de etanol acima de 300 mg/dL em geral causam coma profundo, mas os usuários regulares frequentemente desenvolvem tolerância ao etanol e podem estar deambulando apesar de concentrações ainda maiores. Os pacientes com sobredose de GHB com frequência mantêm-se em coma profundo por 3 a 4 horas para, então, despertar completamente em minutos.

Devem-se instituir os cuidados gerais de suporte. Com proteção cuidadosa das vias respiratórias (incluindo entubação endotraqueal), a maioria dos pacientes se recupera quando os efeitos do fármaco desaparecem. A hipotensão geralmente responde a fluidos intravenosos, aquecimento do corpo se houver frio e, se necessário, um vasopressor. Os pacientes com sobredose apenas de benzodiazepínico talvez despertem após a administração de flumazenil, um antagonista dos benzodiazepínicos. Contudo, esse fármaco não é muito utilizado como terapia empírica para sobredose, uma vez que pode desencadear convulsão em pacientes dependentes de benzodiazepínicos ou que tenham ingerido fármaco com efeito convulsivante (p. ex., antidepressivo tricíclico). Não há antídotos para o etanol, barbitúricos ou a maioria dos outros sedativo-hipnóticos; os cuidados de suporte são essenciais.

ETILENOGLICOL E METANOL

Etilenoglicol e metanol são alcoóis e toxinas importantes em razão do seu metabolismo a ácidos orgânicos altamente tóxicos (ver Capítulo 23). Eles são capazes de causar depressão do SNC e um estado de embriaguez semelhante ao etanol, acompanhado por um intervalo osmolar. Além disso, seus produtos metabólicos – ácido fórmico (metanol) ou ácidos hipúrico, oxálico e glicólico (etilenoglicol) – causam acidose metabólica grave e podem levar ao coma e causar cegueira (no caso do ácido fórmico) ou insuficiência renal (ácido oxálico e ácido glicólico). Inicialmente, o paciente aparenta estar embriagado, mas, após algumas horas, evidencia-se acidose metabólica com grande intervalo aniônico, acompanhada por hiperventilação e alteração do estado mental. Os pacientes com intoxicação por metanol podem apresentar distúrbios visuais variando de borramento da visão até cegueira.

O metabolismo do etilenoglicol a seus produtos tóxicos pode ser bloqueado inibindo-se a enzima álcool desidrogenase com um fármaco competitivo como o fomepizol (4-metilpirazol). O etanol também é um antídoto eficaz, mas pode haver dificuldade de se alcançar concentrações sanguíneas efetivas e seguras. A hemodiálise pode remover o álcool original e os metabólitos tóxicos e geralmente é indicada em pacientes com acidose ou sinais de disfunção de órgão terminal (coma, insuficiência renal [etilenoglicol] ou alterações visuais [metanol]).

FERRO E OUTROS METAIS

O ferro é amplamente utilizado em preparações vitamínicas de venda livre. Até 10 a 12 multivitamínicos contendo ferro utilizados no pré-natal podem causar quadros graves em um lactente. A intoxicação por outros metais (chumbo, mercúrio, arsênio) também é importante, em especial na indústria. Para uma discussão detalhada sobre intoxicação por ferro e outros metais, ver Capítulos 33, 56 e 57.

MACONHA

O **tetra-hidrocanabinol (THC)** é o constituinte da maconha responsável pela maioria de seus efeitos de alteração do humor (ver Capítulo 63). A exposição ao THC é cada vez mais comum devido à legalização para uso médico e recreativo. A indústria da *cannabis* produz uma variedade de alimentos, bebidas e doces contendo THC adicionado, o que pode levar a exposições acidentais e infantis. Canabinoides sintéticos comercializados como "incensos herbais" ou "*spices*" podem causar efeitos estimulantes marcados, psicose e convulsões. O **canabidiol**, outro componente importante da *cannabis*, parece ser desprovido da maioria dos efeitos de alteração do humor do THC. Para uma discussão detalhada sobre o uso de maconha, sobredose e tratamento, ver Capítulos 24, 32 e 63.

OPIOIDES

Os opioides (ópio, morfina, heroína, petidina, metadona, etc.) são substâncias comumente consumidas de forma abusiva (ver Capítulos 31 e 32), e superdosagens são comuns em razão do uso das formulações não padronizadas vendidas nas ruas. Nos últimos anos, houve um aumento nas exposições à fentanila, devido à adulteração de heroína e metanfetamina, bem como o surgimento de pílulas falsas vendidas no mercado paralelo como "Norco" e "Xanax" para consumidores desatentos. Para uma discussão detalhada sobre sobredose de opioides e seu tratamento, ver Capítulo 31.

INTOXICAÇÃO POR CASCAVEL

Nos Estados Unidos, a cascavel é o réptil venenoso mais comum.* As picadas raramente são fatais, e em 20% dos casos não há veneno envolvido. Entretanto, cerca de 60% das picadas causam morbidade significativa em razão das enzimas digestivas destrutivas encontradas na peçonha. Entre os sinais da intoxicação por cascavel estão dor intensa, edema, hematoma, formação de bolhas hemorrágicas e as evidentes marcas das presas. Entre os efeitos sistêmicos estão náuseas, vômitos, miofasciculações, dormência e gosto metálico na boca, choque e coagulopatia sistêmica com aumento do tempo de coagulação e redução na contagem de plaquetas.

Estudos demonstraram que medidas emergenciais populares, como incisão e sucção, torniquete e compressa de gelo são muito mais lesivas do que úteis. Por outro lado, evitar movimentos desnecessários ajuda a reduzir a disseminação da peçonha. O tratamento definitivo tem como base a administração intravenosa de soro específico, que deve ser iniciada assim que possível.

*N. de R.T. No Brasil, as serpentes do gênero *Bothrops* são responsáveis pela maior parte dos acidentes com serpentes peçonhentas.

TEOFILINA

Embora tenha sido amplamente substituída pelos β-agonistas inalados, a teofilina continua sendo usada para tratamento de broncospasmo por alguns pacientes com asma e bronquite (ver Capítulo 20). Uma dose de 20 a 30 comprimidos pode causar intoxicação grave ou fatal em um adulto. Também é possível haver intoxicação subaguda ou crônica como resultado de dose excessiva acidental ou de uso de fármaco que interfira no metabolismo da teofilina (p. ex., cimetidina, ciprofloxacino, eritromicina; ver Capítulo 4). A cafeína produz efeitos tóxicos semelhantes e está disponível em vários suplementos "energéticos".

Além de taquicardia sinusal e tremor, é comum haver vômitos após sobredose. Hipotensão, taquicardia, hipocalemia e hiperglicemia podem ocorrer, provavelmente em razão de ativação β_2-adrenérgica. A causa dessa ativação não foi totalmente esclarecida, mas os efeitos são amenizados com o uso de betabloqueadores (ver adiante). As arritmias cardíacas incluem taquicardias atriais, contrações ventriculares prematuras e taquicardia ventricular. Nos casos de intoxicação grave (p. ex., sobredose aguda com concentração sérica > 100 mg/L), com frequência ocorrem convulsões, que, em geral, são resistentes aos anticonvulsivantes habituais. Os efeitos tóxicos podem ser retardados em várias horas após a ingestão de comprimidos com formulações de liberação prolongada.

Devem-se instituir os cuidados gerais de suporte. Há indicação para descontaminação gastrintestinal agressiva utilizando doses repetidas de carvão ativado e irrigação de todo o intestino. O propranolol e outros betabloqueadores (p. ex., esmolol) são antídotos úteis para os casos com hipotensão e taquicardia mediada por receptores β. A hemodiálise é indicada para concentrações séricas > 100 mg/L e para convulsões intratáveis em pacientes com níveis mais baixos.

REFERÊNCIAS

Dart RD (editor): *Medical Toxicology*, 3rd ed. Lippincott Williams & Wilkins, 2004.

Goldfrank LR et al (editors): *Goldfrank's Toxicologic Emergencies*, 11th ed. McGraw-Hill, 2019.

Olson KR et al (editors): *Poisoning & Drug Overdose*, 8th ed. McGraw-Hill, Forthcoming 2021.

POISINDEX. (Revised Quarterly.) Thomson/Micromedex.

RESPOSTA DO ESTUDO DE CASO

A sobredose de bupropiona pode causar convulsões frequentemente recorrentes ou prolongadas. As crises induzidas pelo fármaco devem ser tratadas com um benzodiazepínico intravenoso, como lorazepam ou diazepam. Caso o tratamento não seja efetivo, pode-se usar fenobarbital ou outro depressor mais potente do sistema nervoso central. Para evitar que fármacos e tóxicos sejam absorvidos sistemicamente, com frequência administra-se uma pasta de carvão ativado por VO ou por tubo nasogástrico.

PARTE X

Tópicos especiais

CAPÍTULO 59

Aspectos especiais das farmacologias perinatal e pediátrica

Gideon Koren, MD, FRCPC, FACMT

Os efeitos dos fármacos sobre o feto e o recém-nascido são baseados em princípios gerais, apresentados nos Capítulos 1 a 4 deste livro. Entretanto, os contextos fisiológicos nos quais as leis farmacológicas operam são diferentes em gestantes e em neonatos em rápido desenvolvimento. Atualmente, as variações de parâmetros farmacocinéticos específicos que ocorrem nesses pacientes estão começando a ser compreendidas, ao passo que as informações acerca de diferenças farmacodinâmicas (p. ex., características e respostas de receptores) ainda são escassas.

FARMACOTERAPIA NA GRAVIDEZ

Farmacocinética

A maioria dos fármacos administrados em gestantes atravessa a barreira placentária e expõe o embrião e o feto aos seus efeitos farmacológicos e, eventualmente, teratogênicos. Contudo, muitos fármacos, a despeito de entrarem no compartimento fetal, não colocam o feto em perigo quando são administrados nas doses recomendadas. A Tabela 59-1 lista os fármacos teratogênicos em seres humanos. Entre os fatores mais importantes que afetam a transferência placentária e o efeito dos fármacos sobre o feto estão: (1) as propriedades físico-químicas do fármaco; (2) a velocidade com que o fármaco atravessa a barreira placentária e a quantidade dele que chega ao feto; (3) a duração da exposição ao fármaco; (4) as características de distribuição nos diferentes tecidos fetais; (5) o estágio dos desenvolvimentos placentário e fetal no momento da exposição ao fármaco; e (6) os efeitos dos fármacos utilizados em associação.

A. Solubilidade lipídica

Assim como ocorre com outras membranas biológicas, a passagem de fármacos pela placenta depende da lipossolubilidade e do grau de ionização. Substâncias lipofílicas tendem a se difundir pela placenta e a entrar rapidamente na circulação fetal. Por exemplo, o tiopental, um fármaco utilizado em cesarianas, atravessa a placenta quase imediatamente e pode produzir sedação ou apneia no recém-nascido. Fármacos altamente ionizados, como o suxametônio e a tubocurarina, também utilizados em cesarianas, atravessam lentamente a placenta e atingem baixas concentrações no feto. A impermeabilidade da placenta a compostos polares é relativa. Se o gradiente de concentração materno-fetal é suficientemente elevado, compostos polares também podem atravessar a placenta em quantidades mensuráveis. O salicilato, que é ionizado quase por completo em pH fisiológico, atravessa rapidamente a placenta. Isso ocorre porque a pequena quantidade de salicilato não ionizada é altamente lipossolúvel.

B. Tamanho molecular e pH

O peso molecular (PM) do fármaco também influencia a velocidade de transferência e a quantidade dele que atravessa a placenta. Fármacos com PM entre 250 e 500 D (Dáltons) atravessam facilmente a placenta, dependendo de sua lipossolubilidade e do grau de ionização; aqueles com PM entre 500 e 1.000 D têm mais dificuldade, ao passo que aqueles com PM acima de 1.000 D dificilmente atravessam a placenta. Uma aplicação clínica importante dessa propriedade é a escolha da heparina como anticoagulante a ser utilizado em gestantes. Em virtude de ser uma molécula muito grande (e polar), a heparina não atravessa a placenta, assim como as heparinas de baixo peso molecular, também polares. Ao contrário da varfarina, que é teratogênica e deve ser evitada no primeiro trimestre da gestação e mesmo depois, uma vez que o cérebro continua a se desenvolver. Portanto, a heparina pode ser administrada com segurança em gestantes que necessitem de anticoagulação. Todavia, a placenta contém transportadores de substâncias capazes de levar moléculas maiores até o feto. Por exemplo, diversos anticorpos maternos atravessam a placenta e podem causar morbidade fetal, como na incompatibilidade de Rh. A partir do segundo trimestre de gestação, a placenta desenvolve transportadores que permitem a passagem de imunoglobulinas da mãe para o feto, embora estas sejam moléculas de elevado PM. Isso tem importantes implicações clínicas, uma vez que um crescente número de fármacos biológicos (p. ex., terapia com fator de necrose antitumoral) demonstrou capacidade de atravessar a placenta. Além da detecção de produtos biológicos no cordão umbilical, foram relatados casos de neutropenia neonatal grave e disseminação fetal do bacilo Calmette-Guérin (BCG). Com o aumento do número de fetos expostos às imunoglobulinas biológicas no útero, faz-se necessário enfrentar os desafios da vacinação desses bebês.

Considerando-se que o sangue materno tem pH de 7,4, ao passo que o pH do sangue fetal é de 7,3, os fármacos que forem bases fracas com pK_a acima de 7,4 estarão mais ionizados no compartimento fetal, levando ao aprisionamento iônico e, consequentemente, a maiores concentrações no feto (ver Capítulo 1, Ionização de ácidos fracos e bases fracas).

C. Transporte placentário

Ao longo da última década, foram identificados muitos transportadores na placenta, bem como seu papel sobre o transporte de fármacos para o feto. Por exemplo, o transportador glicoproteína P, codificado pelo gene *MDR1*, bombeia diversas substâncias de volta à circulação materna, incluindo fármacos utilizados no tratamento de câncer (p. ex., vimblastina e doxorrubicina), entre outros. De forma semelhante, os inibidores das proteases virais, que são substratos para a glicoproteína P, atingem baixas concentrações no feto – um efeito que pode aumentar o risco de transmissão vertical de HIV da mãe para o feto. O hipoglicemiante glibenclamida apresenta concentração plasmática menor no feto do que na mãe. Em uma pesquisa recente, comprovou-se que esse fármaco é eliminado da circulação fetal pelo transportador BCRP, assim como pelo transportador MRP3, localizado na borda em escova da membrana placentária. Além disso, o elevado percentual de ligação da glibenclamida à proteína plasmática da mãe (> 98,8%) contribui para menores concentrações no feto do que na mãe.

D. Ligação à proteína

O grau com que um fármaco se liga às proteínas plasmáticas (particularmente à albumina) também afeta a sua taxa e a quantidade transferida. Contudo, se um fármaco for muito lipossolúvel (p. ex., alguns gases anestésicos), a sua transferência não será muito afetada pelo grau de ligação às proteínas. A transferência desses fármacos mais lipossolúveis e suas taxas globais de equilíbrio são mais dependentes do (e proporcionais ao) fluxo sanguíneo placentário. Isso ocorre porque fármacos muito lipossolúveis se difundem pela placenta tão rapidamente que as suas taxas globais de equilíbrio não dependem das concentrações iguais de fármaco livre em ambos os lados. Se um fármaco for pouco lipossolúvel e estiver ionizado, a sua transferência para a placenta será lenta e provavelmente bloqueada, em virtude de ele estar ligado a proteínas maternas. O diferencial na capacidade de ligação à proteína plasmática também é importante, considerando-se que alguns fármacos apresentam maior ligação a proteínas na mãe do que no feto, em razão da menor afinidade à ligação a proteínas fetais. Esse fato foi demonstrado para sulfonamidas, barbitúricos, fenitoína e fármacos anestésicos locais.

E. Metabolismos placentário e fetal de fármacos

Dois mecanismos ajudam a proteger o feto de fármacos na circulação materna. (1) A própria placenta exerce a função de barreira semipermeável e local de metabolização de alguns fármacos que passam para ela. Foram mostrados diversos tipos de reação de oxidação aromática (p. ex., hidroxilação, *N*-desalquilação, desmetilação) no tecido placentário. O pentobarbital é oxidado dessa forma. Em contrapartida, é possível que a capacidade metabólica da placenta leve à produção de metabólitos tóxicos, de modo que a placenta pode aumentar a toxicidade de alguns fármacos (p. ex., etanol, benzopirenos). (2) Uma vez que a placenta converte a prednisolona ao seu metabólito inativo prednisona, a prednisolona pode ser utilizada em gestantes que necessitem de tratamento com corticosteroides, sem o risco de exposição fetal a corticosteroides ativos. Fármacos que atravessam a placenta alcançam a circulação fetal por meio da veia umbilical. Cerca de 40 a 60% do fluxo de sangue venoso umbilical entra no fígado fetal; o restante é desviado do fígado e entra na circulação fetal geral. Um fármaco que entra pelo fígado pode ser parcialmente metabolizado antes de alcançar a circulação fetal. Além disso, uma grande proporção do fármaco presente na artéria umbilical (retornando à placenta) pode sofrer desvio através da placenta, retornando à veia umbilical e, novamente, ao fígado. Deve-se observar que os metabólitos de alguns fármacos podem ser mais ativos que o composto original, podendo afetar o feto de modo adverso.

Farmacodinâmica

A. Ação de fármacos na gestante

Os efeitos dos fármacos sobre os tecidos reprodutores (mamas, útero, etc.) da gestante às vezes são alterados pelo ambiente endócrino próprio ao estágio gestacional. Os efeitos sobre outros tecidos maternos (coração, pulmões, rins, sistema nervoso central [SNC], etc.) não são significativamente alterados, embora o contexto fisiológico (débito cardíaco, fluxo sanguíneo renal, etc.) possa estar alterado, requerendo a utilização de fármacos que não seriam necessários para a mesma mulher quando não gestante. Por exemplo, glicosídeos cardíacos e diuréticos podem ser necessários para tratar a insuficiência cardíaca desencadeada pelo aumento da sobrecarga cardíaca devido à gestação, assim como a insulina pode ser necessária para o controle da glicemia no diabetes gestacional.

B. Ações terapêuticas de fármacos no feto

A terapêutica fetal é uma área emergente da farmacologia perinatal, que envolve a administração de fármacos, na maioria das vezes para a gestante, tendo como alvo o feto. Atualmente, são utilizados corticosteroides para estimular a maturação pulmonar fetal quando há a expectativa de parto prematuro. A administração de fenobarbital à grávida com gestação próxima ao termo pode induzir a atividade das enzimas hepáticas responsáveis pela glicuronidação da bilirrubina. A incidência de icterícia é menor em neonatos cujas mães foram tratadas com fenobarbital em comparação com as que não foram tratadas. Antes de a fototerapia ter se tornado o tratamento preferencial da hiperbilirrubinemia não conjugada no neonato, o fenobarbital era utilizado com essa indicação. A administração de fenobarbital para a mãe foi recentemente sugerida como estratégia para reduzir o risco de sangramento intracraniano em prematuros; contudo, estudos randomizados falharam em confirmar esse efeito. Os fármacos antiarrítmicos também são administrados para a mãe no tratamento de arritmias cardíacas fetais. Embora a sua eficácia ainda não tenha sido comprovada por pesquisas controladas, digoxina, flecainida, procainamida, verapamil e outros antiarrítmicos mostraram-se eficazes em estudos de casos. De modo semelhante, tem sido mostrado que o uso de zidovudina e outros fármacos para o tratamento da aids reduz substancialmente a transmissão da doença da mãe para o feto. O uso associado de três antirretrovirais pode eliminar a infecção fetal quase totalmente (ver Capítulo 49).

C. Ações tóxicas previsíveis de fármacos no feto

Com frequência, o uso crônico de opioides pela gestante produz dependência no feto e no recém-nascido. Essa dependência pode se manifestar após o nascimento na forma de síndrome de abstinência no neonato. Um efeito tóxico sobre o feto não muito bem compreendido é aquele causado pelo uso de inibidores da enzima conversora da angiotensina durante a gravidez. Na fase final da gestação, esses fármacos podem produzir dano renal significativo e irreversível no feto e são, portanto, contraindicados no segundo e no terceiro trimestres. As reações adversas também podem ser retardadas, como no caso de fetos do sexo feminino expostos ao dietilestilbestrol, com maior risco de adenocarcinoma vaginal após a puberdade.

D. Ação de fármacos teratogênicos

Uma única exposição a um dado fármaco pode afetar a estrutura fetal, que se encontra em rápido desenvolvimento no momento da exposição. A talidomida é um exemplo clássico de fármaco que pode afetar profundamente o desenvolvimento dos membros após uma breve exposição. Contudo, essa exposição deve ocorrer no momento crítico do desenvolvimento dos membros. A focomelia induzida pela talidomida ocorre da quarta até a sétima semana de gestação, uma vez que é durante esse período que os braços e as pernas do feto se desenvolvem (Figura 59-1).

1. *Mecanismos teratogênicos* Os mecanismos pelos quais diferentes fármacos produzem efeitos teratogênicos não estão esclarecidos por completo e, provavelmente, são multifatoriais. Por exemplo, os fármacos podem ter efeito direto sobre os tecidos maternos e efeitos indiretos ou secundários sobre os tecidos fetais. Além disso, eles podem interferir na passagem de oxigênio ou de nutrientes para a placenta e, dessa forma, produzir efeitos sobre os tecidos fetais com metabolismo mais acelerado. Por fim, os fármacos podem ter ações diretas importantes sobre os processos de diferenciação dos tecidos

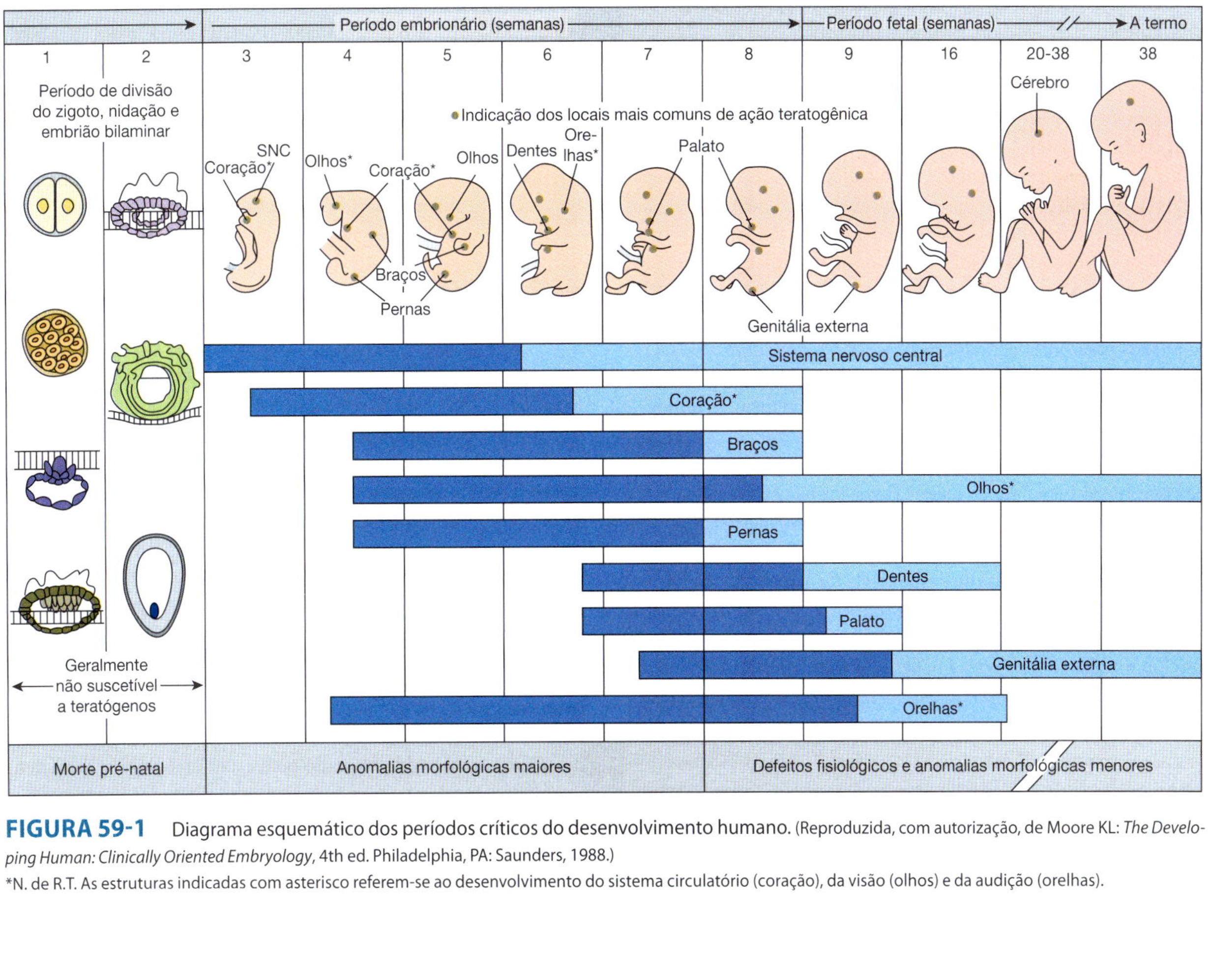

FIGURA 59-1 Diagrama esquemático dos períodos críticos do desenvolvimento humano. (Reproduzida, com autorização, de Moore KL: *The Developing Human: Clinically Oriented Embryology*, 4th ed. Philadelphia, PA: Saunders, 1988.)

*N. de R.T. As estruturas indicadas com asterisco referem-se ao desenvolvimento do sistema circulatório (coração), da visão (olhos) e da audição (orelhas).

em desenvolvimento. Por exemplo, demonstrou-se que a vitamina A (retinol) tem ações relevantes na diferenciação/destinação de tecidos normais. Vários análogos da vitamina A (isotretinoína, etretinato) são fármacos teratogênicos poderosos em seres humanos, pois alteram processos normais de diferenciação. A deficiência de substâncias essenciais parece ter uma função em alguns tipos de anomalia. Por exemplo, a suplementação com ácido fólico antes e no período inicial da gestação reduz a incidência de defeitos no tubo neural em até 75% (ver Capítulo 33, Quadro "Suplementação com ácido fólico", p. 621).

A exposição contínua a um teratogênico pode produzir efeitos cumulativos ou afetar vários órgãos em diversos estágios do desenvolvimento. O consumo crônico de altas doses de álcool durante a gestação, particularmente durante os dois primeiros trimestres, pode resultar na síndrome alcoólica fetal (ver Capítulo 23), em que são afetados o SNC, o crescimento e o desenvolvimento facial.

2. *Definição de teratógeno* Para ser considerada teratogênica, uma substância ou um processo deve: (1) produzir um conjunto característico de malformações, indicando seletividade para determinados órgãos-alvo; (2) produzir seus efeitos em um estágio específico do desenvolvimento fetal, como durante o período limitado de organogênese dos órgãos-alvo (ver Figura 59-1); e (3) apresentar incidência dose-dependente. Um fármaco ou uma doença pode produzir teratogenicidade por afetar adversamente os processos placentários. Por exemplo, a hipertensão não tratada durante a gestação está associada ao aumento da incidência de malformações. Alguns fármacos sabidamente com efeitos teratogênicos ou outras reações adversas durante a gestação estão listados na Tabela 59-1. Os efeitos teratogênicos não estão limitados apenas às principais malformações, pois também incluem restrição ao crescimento fetal (p. ex., tabagismo), abortamento (p. ex., álcool), natimortalidade (p. ex., fumaça de cigarro) e retardo neurocognitivo (p. ex., álcool, ácido valproico).

Além de fármacos, a teratogenicidade pode ser induzida por um grande grupo de patógenos infecciosos, incluindo alguns vírus, como rubéola, citomegalovírus, herpes e, recentemente, o vírus zika. Da mesma forma, vários produtos químicos, como metais pesados (p. ex., mercúrio, chumbo), e fatores ambientais (p. ex., radiação, hipertermia) podem causar danos ao feto. É importante considerar esses fatores não medicamentosos no diagnóstico diferencial de reações adversas sobre o feto.

A Food and Drug Administration (FDA) implementou novos requisitos para bulas de todos os novos fármacos submetidos a registro nos Estados Unidos, com avisos específicos para gestantes e nutrizes, a partir de 30 de junho de 2015. O novo formato removeu a categorização de risco baseada em letras (A, B, C, D, X) (Tabela 59-2) e forneceu informações mais completas relativas à avaliação de risco *versus* benefício do uso de fármacos na gestação e na amamentação e para homens e mulheres com potencial reprodutivo. As mudanças nas bulas de medicamentos após 30 de junho de 2001 foram implementadas gradualmente. Os fármacos aprovados antes de 30 de junho de 2001 tiveram prazo até 30 de junho de 2018 para a remoção da categoria por letra, porém sem a necessidade de adicionar texto sobre riscos e benefícios às novas bulas. A bula de fármacos isentos de prescrição não foi afetada pela nova legislação.*

*N. de R.T. No Brasil, ainda está e vigor a Resolução da Diretoria Colegiada (RDC) nº 60, da Agência Nacional de Vigilância Sanitária (Anvisa), publicada no Diário Oficial da União em 17 de outubro de 2010, normatizando a apresentação dos riscos de uso de fármacos na gestação de acordo com as cinco categorias – A, B, C, D e X.

O novo formato de informação normatizado pela FDA inclui, pela primeira vez, dados de registros específicos de exposição durante a gestação, que coletam e mantêm informações sobre fármacos aprovados prescritos para mulheres grávidas. Esse formato consiste nos Resumos de Risco, Considerações Clínicas e Dados. Trata-se de narrativas que detalham o que foi descrito sobre segurança fetal e materna, as quais serão atualizadas à medida que novas informações surgirem. Esse formato está mais de acordo com a maneira como é utilizada para outros reações adversas de fármacos; portanto, substitui o antigo sistema, em que quase três quartos de todos os fármacos eram designados como categoria "C", o que apresentava redundância e falta de clareza. As narrativas detalhadas permitem aos clínicos tomarem decisões mais específicas sobre a prescrição durante a gestação, considerando a incidência de riscos específicos e seu significado clínico.

3. *Orientações às pacientes sobre o risco teratogênico* Desde o desastre da talidomida, a medicina tem sido praticada como se todos os fármacos fossem potencialmente teratogênicos para seres humanos, quando, na verdade, menos de 30 fármacos foram identificados como tal, com centenas deles tendo sido comprovados como seguros para o concepto. Considerando-se o alto nível de ansiedade entre as gestantes – e tendo-se em vista que metade das gestações na América do Norte não são planejadas –, milhares de mulheres solicitam orientações sobre a exposição fetal a fármacos, produtos químicos e radiação. Os médicos que desejarem prestar aconselhamento a gestantes sobre riscos de aborto pelo uso de fármacos devem estar seguros de que a informação dada esteja atualizada, que tenha base em evidências científicas e que a mulher compreenda que o risco de teratogenicidade basal de qualquer gestação (i.e., o risco de anomalia neonatal sem exposição a qualquer teratogênico conhecido) é de cerca de 3%. Também é muito importante abordar os riscos materno-fetais das doenças mantidas sem tratamento, a fim de evitar o uso de fármacos. Estudos recentes mostraram morbidade grave em mulheres que descontinuaram a terapia com inibidores seletivos da recaptação de serotonina para depressão na gravidez devido ao medo de teratogenicidade.

FARMACOTERAPIA EM LACTENTES E CRIANÇAS

Os processos fisiológicos que influenciam as variáveis farmacocinéticas em lactentes são alterados de forma significativa no primeiro ano de vida, particularmente nos primeiros meses. Portanto, deve-se dar atenção especial à farmacocinética nessa faixa etária. As diferenças farmacodinâmicas entre pacientes pediátricos e outros não foram exploradas em detalhes, mas provavelmente são importantes para os tecidos-alvo específicos que amadurecem no nascimento ou imediatamente após (p. ex., o ducto arterial).

Absorção do fármaco

A absorção de fármacos em lactentes e crianças segue os mesmos princípios gerais observados em adultos. Os fatores específicos que influenciam a absorção de fármacos são o fluxo de sangue no local da administração (determinado pelo estado fisiológico do lactente ou da criança) e, para os fármacos administrados por via oral, a função gastrintestinal (que se altera rapidamente nos primeiros dias após o nascimento). A idade após o nascimento também influencia a taxa de absorção de fármacos.

TABELA 59-1 Fármacos com efeitos teratogênicos ou outras reações adversas significativos sobre o feto

Fármaco	Trimestre	Efeitos
Ácido valproico	Todos	Defeitos no tubo neural, malformações cardíacas e nos membros; retardo do desenvolvimento; risco de autismo
Aminopterina	Primeiro	Malformações congênitas múltiplas
Androgênios	Segundo e terceiro	Masculinização de fetos femininos
Anfetaminas	Todos	Suspeita de padrões anormais de desenvolvimento, desempenho escolar deficiente
Antidepressivos tricíclicos	Terceiro	Sintomas de abstinência neonatal foram relatados com o uso de clomipramina, desipramina e imipramina
Barbitúricos	Todos	Uso crônico pode causar dependência neonatal
Bussulfano	Todos	Malformações congênitas múltiplas
Carbamazepina	Primeiro	Defeitos do tubo neural
Ciclofosfamida	Primeiro	Malformações congênitas múltiplas
Citarabina	Primeiro e segundo	Malformações congênitas múltiplas
Clomipramina	Terceiro	Letargia neonatal, hipotonia, cianose e hipotermia
Clorpropamida	Todos	Hipoglicemia neonatal sintomática prolongada
Cocaína	Todos	Aumento do risco de aborto espontâneo, descolamento da placenta e parto prematuro; infarto cerebral neonatal, aumento do risco de transtornos de déficit de atenção/hiperatividade
Diazepam	Todos	O uso crônico pode causar dependência neonatal
Didrogesterona	Primeiro	Hipospadias, malformações cardiovasculares, espinha bífida
Dietilestilbestrol	Todos	Adenose vaginal, adenocarcinoma de células claras da vagina
Etanol	Todos	Risco de transtornos do espectro do alcoolismo fetal
Etretinato	Todos	Risco elevado de malformação congênita maior
Fenciclidina	Todos	Exame neurológico anormal, reflexo de sucção e alimentação comprometidos
Fenitoína	Todos	Síndrome fetal pela hidantoína
Heroína	Todos	Uso crônico leva à síndrome de abstinência neonatal
Inibidores da ECA	Todos, especialmente o segundo e o terceiro	Dano renal, hipocalvaria
Inibidores da recaptação de serotonina	Terceiro	Síndrome de abstinência neonatal, hipertensão pulmonar persistente no neonato
Iodeto	Todos	Bócio congênito, hipotireoidismo
Isotretinoína	Todos	Risco elevado de malformações no SNC, na face, no ouvido, entre outras
Lítio	Primeiro e terceiro	Anomalia de Ebstein e outras malformações cardíacas, toxicidade neonatal por exposição após o terceiro trimestre
Metadona	Todos	O uso crônico pode causar síndrome de abstinência neonatal
Metotrexato	Primeiro	Malformações congênitas múltiplas
Micofenolato de mofetila	Primeiro	Malformações graves na face, nos membros e em outros órgãos
Misoprostol	Primeiro	Síndrome de Moebius
Penicilamina	Primeiro	Cútis laxa, outras malformações congênitas
Propiltiouracila	Todos	Bócio congênito
Solventes orgânicos	Primeiro	Efeitos sobre o neurodesenvolvimento, daltonismo
Tabagismo (constituintes da fumaça de tabaco)	Todos	Restrição de crescimento intrauterino; parto prematuro; síndrome de morte súbita em lactentes; complicações perinatais, fissura labial (lábio leporino)
Talidomida	Primeiro	Focomelia (encurtamento ou ausência dos ossos longos dos membros) e várias malformações internas
Tamoxifeno	Todos	Risco elevado de aborto espontâneo ou de lesão fetal
Tetraciclina	Todos	Descoloração e defeitos nos dentes e alteração no crescimento ósseo
Topiramato	Primeiro	Fissura labial
Trimetadiona	Todos	Malformações congênitas múltiplas
Varfarina	Primeiro	Ponte nasal hipoplásica, condrodisplasia *punctata*
	Segundo	Malformações do SNC
	Terceiro	Risco de sangramento – suspender o uso 1 mês antes do parto

TABELA 59-2 Classificação de risco de teratogenicidade pelo uso de fármacos na gestação com base em letras e apresentada em bulas de fármacos*[1]

Categoria	Descrição
A	Estudos controlados em mulheres não demonstraram risco para o feto no primeiro trimestre (não há evidências de risco nos demais trimestres), e a possibilidade de dano fetal parece ser remota
B	Estudos em animais não demonstraram risco fetal, porém não foram realizados estudos controlados em gestantes, ou revelaram reações adversas (além de redução da fertilidade; não há estudos controlados em mulheres no primeiro trimestre, e não há evidência de risco nos demais trimestres
C	Estudos em animais revelaram reações adversas sobre o feto (teratogênico, embriocida, etc.), mas não foram realizados estudos controlados em mulheres, ou não há estudos disponíveis em mulheres ou em animais; os fármacos devem ser administrados apenas se os benefícios potenciais justificarem o possível risco para o feto
D	Há evidências de risco para fetos humanos, porém os benefícios em gestantes talvez tornem seu uso aceitável apesar do risco (p. ex., se o fármaco for necessário em situação potencialmente letal ou para tratar uma doença grave para a qual fármacos mais seguros não possam ser utilizados ou não sejam efetivos)
X	Estudos realizados em animais ou em seres humanos demonstraram anormalidades fetais ou há evidências de risco fetal com base na experiência humana, ou ambos. O risco de usar o fármaco em gestantes não se justifica em função de qualquer possível benefício; o fármaco é contraindicado em mulheres gestantes ou que possam engravidar

[1]Esse sistema de classificação da FDA para risco teratogênico foi alterado a partir de 2014, eliminando as qualificações A, B e C e substituindo-as por narrativas estruturadas específicas para cada fármaco.
*N. de R.T. Essa classificação ainda é utilizada no Brasil.

A. Fluxo sanguíneo no local da administração

A absorção após a injeção intramuscular ou subcutânea depende, principalmente, tanto em neonatos como em adultos, da taxa de fluxo sanguíneo no local da administração. As condições patológicas que podem reduzir o fluxo sanguíneo nessas regiões são choque cardiovascular, vasoconstrição por fármacos simpatomiméticos e insuficiência cardíaca. Contudo, lactentes prematuros enfermos que necessitam de injeções intramusculares têm pouca massa muscular, o que implica menor perfusão periférica nessas regiões. Nesses casos, a absorção torna-se irregular e difícil de predizer, pois o fármaco pode permanecer no músculo e ser absorvido mais lentamente do que seria esperado. Se a perfusão melhora subitamente, é possível que haja o aumento imediato e imprevisível da quantidade de fármaco que entra na circulação, resultando em concentrações altas e potencialmente tóxicas. São exemplos de fármacos perigosos nessas situações: glicosídeos cardíacos, antibióticos aminoglicosídeos e anticonvulsivantes.

B. Função gastrintestinal

Ocorrem alterações bioquímicas e fisiológicas significativas no trato gastrintestinal do neonato logo após o nascimento. Em lactentes nascidos a termo, a secreção ácida gástrica se inicia logo após o nascimento e aumenta gradualmente ao longo de várias horas. Nos prematuros, a secreção ácida gástrica ocorre de forma mais lenta, com concentrações maiores surgindo no quarto dia de vida.

O tempo de esvaziamento gástrico é prolongado (até 6 a 8 horas) nos primeiros dias após o nascimento. Portanto, fármacos que sejam absorvidos principalmente pelo estômago podem ter absorção mais completa do que o esperado. No caso de fármaco com absorção no intestino delgado, o efeito terapêutico pode ser retardado. No neonato, a peristalse é irregular e pode ser menor do que o esperado. Portanto, a fração de fármaco absorvido no intestino delgado pode ser imprevisível. Uma quantidade de fármaco maior que a usual pode ser absorvida se a peristalse estiver reduzida, o que poderia resultar em toxicidade mesmo com dose-padrão. A Tabela 59-3 resume os dados da biodisponibilidade oral de vários fármacos, comparando neonatos com crianças maiores e adultos. O aumento da peristalse, como costuma ocorrer nas diarreias, tende a reduzir a extensão da absorção, pois o tempo de contato com a grande área de absorção intestinal é reduzido.

A atividade das enzimas gastrintestinais tende a ser menor no neonato em comparação com adultos. A atividade da α-amilase e de outras enzimas pancreáticas no duodeno é menor em lactentes com até 4 meses de idade. Os neonatos também apresentam baixas concentrações de ácidos biliares e de lipase, o que pode reduzir a absorção de fármacos lipossolúveis.

Distribuição do fármaco

À medida que a composição do corpo se altera com o desenvolvimento, também são alterados os volumes de distribuição. O neonato apresenta maior percentual de água na composição de seu peso corporal (70-75%) em comparação com os adultos (50-60%). Além disso, podem ser observadas diferenças entre o neonato a termo (a água representa 70% do peso corporal) e o neonato prematuro (a água representa 85% do peso corporal). De forma semelhante, a água extracelular representa 40% do peso corporal nos neonatos, contra 20% nos adultos. A maioria dos neonatos apresenta diurese nas primeiras 24 a 48 horas de vida. Considerando-se que muitos fármacos são distribuídos por todo o volume do espaço extracelular, o tamanho (volume) do compartimento de água extracelular pode ser um fator importante que determina a concentração do fármaco nos sítios de ação. Isso é particularmente importante para os fármacos hidrossolúveis (como os aminoglicosídeos) e menos relevante para os fármacos lipossolúveis.

Os lactentes prematuros têm muito menos gordura corporal que os nascidos a termo. A gordura corporal total em lactentes prematuros compõe cerca de 1% do peso corporal total, contra 15% nos neonatos a termo. Assim, os órgãos que normalmente acumulam

TABELA 59-3 Absorção oral (biodisponibilidade) de vários fármacos em neonatos em comparação com crianças maiores e adultos

Fármaco	Absorção oral
Ampicilina	Aumentada
Diazepam	Normal
Digoxina	Normal
Fenobarbital	Reduzida
Fenitoína	Reduzida
Paracetamol	Reduzida
Penicilina G	Aumentada
Sulfonamidas	Normal

alta concentração de fármacos lipossolúveis nos adultos e em outras crianças apresentam quantidades menores desses fármacos em lactentes imaturos.

Outro fator importante que determina a distribuição do fármaco é a sua ligação a proteínas plasmáticas. A albumina é a proteína plasmática com maior capacidade de ligação. Globalmente, a ligação de fármacos à proteína está reduzida em neonatos, como observado por fármacos como anestésicos locais, diazepam, fenitoína, ampicilina e fenobarbital. Portanto, a concentração de fármaco livre (não ligado) no plasma é inicialmente maior. Considerando-se que o fármaco livre exerce seu efeito farmacológico, é possível que haja maior efeito ou efeito tóxico a despeito de concentração plasmática total (ligado mais livre) normal ou até mesmo reduzida. Como exemplo, considere que uma dose terapêutica de um fármaco administrado ao paciente (p. ex., diazepam) atinja concentração plasmática de 300 mcg/L. Em crianças maiores ou em adultos, o fármaco encontra-se 98% ligado a proteínas; portanto, a concentração do fármaco livre é de 6 mcg/L. Suponha que essa concentração do fármaco livre produza o efeito desejado sem toxicidade. Entretanto, se o mesmo fármaco for administrado a um lactente prematuro, em dose ajustada ao peso corporal, ele produzirá uma concentração plasmática total de 300 mcg/L – considerando-se que apenas 90% do fármaco estará ligado a proteínas –, de modo que a concentração de fármaco livre será de 30 mcg/L, ou 5 vezes mais alta. Embora a concentração mais alta de fármaco livre resulte em eliminação mais rápida (ver Capítulo 3), essa concentração pode ser inicialmente muito tóxica.

Alguns fármacos competem com a bilirrubina sérica na ligação com a albumina. Os fármacos administrados a neonatos com icterícia podem deslocar a bilirrubina da albumina. Em razão da maior permeabilidade da barreira hematencefálica (BHE) no neonato, quantidades substanciais de bilirrubina podem entrar no cérebro e causar querníctero. Esse fato foi observado quando se administrou sulfonamida a neonatos prematuros como profilaxia para sepse. Em contrapartida, à medida que a bilirrubina sérica aumenta por razões fisiológicas ou por haver incompatibilidade sanguínea, a bilirrubina pode deslocar um fármaco da sua ligação à albumina e aumentar de forma substancial a concentração de fármaco livre. Isso pode ocorrer sem que haja alteração da concentração total do fármaco, resultando em maior efeito terapêutico ou toxicidade em doses usuais, como foi demonstrado com a fenitoína.

A distribuição do fármaco no cérebro do neonato depende da permeabilidade através da BHE. Por exemplo, o neonato é muito mais sensível que crianças mais velhas ou adultos para os efeitos depressores do SNC pela morfina. Estudos recentes mostraram que a BHE do neonato tem substancialmente menos transportadores de glicoproteína P (PgP), que bombeia morfina de volta à circulação sistêmica. Portanto, mesmo com concentrações séricas semelhantes, o cérebro do neonato é exposto a uma maior concentração de morfina do que se observa em crianças 2 ou 3 meses mais tarde.

Metabolismo do fármaco

O metabolismo da maioria dos fármacos ocorre no fígado (ver Capítulo 4). As atividades metabólicas do complexo enzimático citocromo P450 (CYP) e de enzimas de conjugação são substancialmente mais baixas (50-70% dos valores dos adultos) no início da vida neonatal do que mais tarde. O período do desenvolvimento em que a atividade enzimática atinge as concentrações observadas em adultos depende de cada sistema enzimático específico. A formação de glicuronídeo atinge os valores de adultos (por quilograma de peso corporal) entre o terceiro e o quarto anos de vida. Uma vez que neonatos apresentam menor capacidade de metabolização de fármacos, muitos deles têm taxas de depuração lenta e meia-vida de eliminação prolongada no início da vida. Se as doses e a posologia não forem alteradas apropriadamente, a imaturidade predisporá o neonato a reações adversas de fármacos que sejam metabolizados no fígado. A Tabela 59-4 demonstra como a meia-vida de eliminação do fármaco em neonatos e adultos pode diferir e como a meia-vida do fenobarbital e da fenitoína é reduzida à medida que o neonato cresce. O processo de maturação deve ser considerado quando se administram fármacos nessa faixa etária, principalmente no caso de fármacos administrados por longos períodos.

Outra consideração a ser feita no tratamento de neonatos é se a mãe estava ou não recebendo fármacos (p. ex., fenobarbital) que possam ter induzido a maturação precoce de enzimas hepáticas. Nesse caso, a capacidade do neonato de metabolizar determinados fármacos será maior do que a esperada, e haverá menos efeito terapêutico e menor concentração plasmática quando a dose utilizada para neonatos for administrada. No período entre 12 e 36 meses de vida, a taxa metabólica de muitos fármacos excede os valores para adultos, o que implica a necessidade de doses maiores por quilograma do que em períodos posteriores.

Excreção do fármaco

A taxa de filtração glomerular é muito menor em neonatos do que em crianças maiores ou em adultos, e essa limitação persiste durante os primeiros dias de vida. Calculada com base na área de superfície corporal, a taxa de filtração glomerular no neonato é apenas 30 a 40% do valor encontrado em adultos. Essa taxa é ainda menor em neonatos nascidos antes de 34 semanas de gestação. A função melhora substancialmente durante a primeira semana de vida. Ao final da primeira semana, a taxa de filtração glomerular e o fluxo plasmático renal terão aumentado 50% a partir do primeiro dia. Ao final da terceira semana, a taxa de filtração glomerular será 50 a 60% do valor encontrado em adultos; após 6 a 12 meses, serão alcançados os valores observados em adultos (por unidade de área de superfície corporal). De modo subsequente, na idade entre 12 e 36 meses, a taxa de eliminação excede os valores de adultos e, com frequência, são necessárias doses maiores por quilograma do que em adultos, como descrito anteriormente para a taxa metabólica. Portanto, os

TABELA 59-4 Comparação da meia-vida de eliminação de diversos fármacos em neonatos e adultos

Fármaco	Idade neonatal	Neonatos $t_{1/2}$ (horas)	Adultos $t_{1/2}$ (horas)
Diazepam		25-100	40-50
Digoxina		60-70	30-60
Fenobarbital	0-5 dias	200	64-140
	5-15 dias	100	
	1-30 meses	50	
Fenitoína	0-2 dias	80	12-18
	3-14 dias	18	
	14-50 dias	6	
Paracetamol		2,2-5	0,9-2,2
Salicilato		4,5-11	10-15
Teofilina	Neonato	13-26	5-10
	Criança	3-4	

fármacos que dependem da função renal para a sua eliminação do organismo são depurados de forma muito lenta nas primeiras semanas de vida.

As penicilinas, por exemplo, são depuradas em lactentes prematuros com 17% da taxa de adultos com base na comparação das áreas de superfície corporal e com 34% da taxa de adultos quando ajustada ao peso corporal. A posologia da ampicilina para neonatos com menos de 7 dias de vida é de 50 a 100 mg/kg/dia fracionados em 2 doses, com intervalo de 12 horas. A posologia para neonatos com mais de 7 dias de vida é de 100 a 200 mg/kg/dia fracionados em 3, com intervalos de 8 horas. Também se observa redução da taxa de eliminação renal de antibióticos aminoglicosídeos (canamicina, gentamicina, neomicina e estreptomicina) em neonatos. A posologia para gentamicina em neonatos com menos de 7 dias de vida é de 5 mg/kg/dia em 2 doses, com intervalo de 12 horas. A posologia para neonatos com mais de 7 dias de vida é de 7,5 mg/kg/dia em 3 doses, com intervalos de 8 horas. A depuração corporal total de digoxina depende diretamente da função renal adequada, e é possível que haja o acúmulo de digoxina quando há redução da taxa de filtração glomerular. Considerando-se que a função renal em um lactente enfermo talvez não melhore na velocidade prevista para as primeiras semanas e meses de vida, os ajustes necessários da posologia e da forma de administração podem ser muito difíceis. Nessa situação, é melhor fazer os ajustes com base nas concentrações plasmáticas do fármaco dosadas em intervalos regulares ao longo do tratamento.

Embora, naturalmente, muita atenção seja dada ao neonato, é importante ressaltar que crianças entre 1 e 3 anos podem ter meia-vida de eliminação de fármacos *menor* do que crianças mais velhas e adultos, provavelmente em razão da *maior* eliminação renal e do seu metabolismo. Por exemplo, a dose por quilograma de digoxina é muito maior em crianças nessa faixa etária (12-36 meses) do que em adultos. Os mecanismos envolvidos nessas alterações no desenvolvimento não estão bem compreendidos.

Características farmacodinâmicas específicas do neonato

O uso apropriado de fármacos possibilitou a sobrevida de neonatos com anomalias graves, que, de outra forma, morreriam em dias ou semanas. Por exemplo, a administração de indometacina (ver Capítulo 36) produz o fechamento rápido de canal arterial patente, evitando, assim, a necessidade de fechamento cirúrgico em lactentes com coração normal. Em contrapartida, a infusão de prostaglandina E_1 faz o canal se manter pérvio, o que pode salvar a vida de um lactente com transposição dos grandes vasos ou com tetralogia de Fallot (ver Capítulo 18). Um efeito inesperado dessa infusão foi descrito quando o fármaco causou hiperplasia do antro com obstrução de saída do trato gástrico como manifestação clínica em 6 dos 74 lactentes tratados. Esse fenômeno parece ser dose-dependente. Os neonatos também são mais sensíveis aos efeitos depressores centrais dos opioides em comparação com crianças maiores e adultos, o que requer cautela adicional quando expostos a algum narcótico (p. ex., codeína) com transmissão por leite materno.

No nascimento, a função dos transportadores de fármacos pode estar muito reduzida, como a da glicoproteína P, que bombeia morfina da BHE para a circulação sistêmica. Como descrito, a menor função da glicoproteína P ao nascimento pode explicar por que os neonatos são muito mais sensíveis do que crianças mais velhas aos efeitos depressores do SNC pela morfina.

POSOLOGIA PEDIÁTRICA E ADESÃO AO TRATAMENTO

A forma de apresentação de um fármaco e o modo como os pais o administram à criança determinam a dose real utilizada. Muitos fármacos são preparados para crianças nas formas de elixir ou de suspensão. O **elixir** é uma solução alcoólica em que as moléculas do fármaco estão dissolvidas e igualmente distribuídas. Não há necessidade de agitar antes de usar, e, a menos que tenha havido evaporação do veículo, a primeira e a última dose do frasco devem conter quantidades equivalentes do fármaco. As **suspensões** contêm partículas não dissolvidas do fármaco, que devem ser distribuídas pelo veículo agitando-se o frasco antes de usar. Se a agitação do frasco não for completada a cada dose administrada, as primeiras doses podem conter menos fármaco do que as últimas; consequentemente, no início do tratamento, a concentração plasmática e o efeito obtido podem ser menores do que o esperado. Em contrapartida, é possível que haja efeitos tóxicos inesperados no final do tratamento. Essa distribuição desigual é uma possível causa de ineficácia ou de toxicidade em crianças que estejam sendo tratadas com suspensão de fenitoína. Portanto, é essencial que o médico, ao prescrever o fármaco, conheça sua forma de apresentação e forneça instruções apropriadas ao farmacêutico e ao paciente ou aos seus pais.

A adesão ao tratamento pode ser mais difícil de alcançar na prática pediátrica, uma vez que envolve não apenas o esforço dos pais para seguir as instruções, mas também questões práticas, como erros de medição, maior risco de derramamento de formas líquidas e possibilidade de a criança cuspir o medicamento. Por exemplo, a medida de volume de "1 colher de chá" pode variar de 2,5 a 7,8 mL. Os pais devem adquirir na farmácia uma colher dosadora calibrada para medicamentos ou uma seringa para melhorar a acurácia da administração de fármacos para as crianças.

Ao avaliar a adesão, é importante perguntar aos pais se houve tentativa de administração de nova dose após a criança ter derramado metade do que foi oferecido. Nem sempre os pais serão capazes de afirmar com segurança a dose realmente recebida pela criança. Os pais devem ser instruídos sobre se devem ou não despertar o lactente a cada 6 horas, dia ou noite. Essas questões devem ser discutidas e compreendidas, sem que reste qualquer dúvida acerca do que os pais podem ou não fazer. É comum que haja falta de adesão quando se administram antibióticos para tratar otite média ou infecção do trato urinário e a criança se sente melhor após 4 ou 5 dias de tratamento. Os pais podem supor que não há razão para continuar administrando o fármaco, mesmo ele tendo sido prescrito por 10 ou 14 dias. Essa situação é comum e deve ser prevista, de modo que os pais sejam informados sobre a importância de manter o tratamento por todo o período prescrito, mesmo quando a criança parece estar "curada".

Deve-se optar por formas de administração e esquemas posológicos práticos e convenientes sempre que possível. Quanto mais fácil for a forma de administração do medicamento e quanto mais simples de seguir for o esquema terapêutico, maior será a chance de obter adesão ao tratamento.

De acordo com a sua capacidade de compreender e cooperar, deve ser dada à criança alguma responsabilidade sobre o cuidado de sua própria saúde e sobre a administração do fármaco. Essa questão deve ser discutida em termos apropriados com a criança e com os pais. Também devem ser discutidas as possíveis reações adversas e interações farmacológicas com fármacos de venda livre ou alimentos. Sempre que não se observar o efeito terapêutico desejado com um fármaco, deve-se considerar a possibilidade de não adesão ao tratamento. Há evidências de que, nesses casos, os relatos dos pais e das crianças podem ser totalmente imprecisos. A contagem randômica de comprimidos e as medições das concentrações séricas podem auxiliar a identificar casos de não adesão. O uso de frascos eletrônicos de comprimidos, que registram cada abertura da tampa, mostrou-se muito efetivo para a aferição da adesão.

Considerando-se que muitas doses pediátricas são calculadas – por exemplo, usando o peso corporal –, e não simplesmente reproduzidas a partir de uma listagem, é possível que haja grandes erros de dose a partir de cálculos incorretos. Ocorrem, comumente, erros de 10 vezes devido ao posicionamento incorreto da vírgula decimal. No caso da digoxina, por exemplo, quando a dose pretendida de 0,1 mL contendo 5 mcg do fármaco é substituída por uma dose de 1,0 mL – ainda um volume pequeno –, o resultado pode ser uma sobredose fatal. Diferentes estratégias têm sido desenvolvidas para a prevenção de erros potencialmente fatais. Para fármacos com janela terapêutica estreita (p. ex., digoxina, insulina, potássio), a dupla checagem da dose e do volume calculado é uma prática corrente. Uma boa regra para evitar erros da "casa decimal" é usar um "0" inicial antes da vírgula ao lidar com doses inferiores a "1" e evitar usar zeros após a vírgula (ver Capítulo 66).

USO DE FÁRMACOS DURANTE A LACTAÇÃO

Apesar de a maioria dos fármacos ser excretado no leite materno em quantidades muito pequenas para afetar adversamente a saúde do recém-nascido, milhares de mulheres que utilizam fármacos não amamentam, pois acreditam, de modo equivocado, que seu uso pode prejudicar o bebê. Infelizmente, os médicos costumam contribuir para esse viés. É importante destacar que, em comparação com a amamentação, as fórmulas infantis estão associadas à maior morbidade e mortalidade em todos os grupos socioeconômicos.

Em sua maioria, os fármacos administrados a mães que estejam amamentando aparecem no leite materno. Felizmente, as concentrações dos fármacos no leite materno costumam ser baixas (Tabela 59-5). Portanto, para a maioria dos fármacos, a quantidade total que a criança deveria receber em um dia é substancialmente menor do que seria considerada a "dose terapêutica". Há um limitado número de fármacos para os quais a exposição neonatal pelo leite materno teria magnitude clínica, incluindo alguns casos de uso de lítio, amiodarona e atenolol pela mãe. Como regra geral, se a dose oferecida ao lactente for inferior a 10% da dose corrigida pelo peso materno, a probabilidade de toxicidade neonatal é insignificante. Se a nutriz tiver de fazer uso de um fármaco e ele for relativamente seguro, o ideal é que a dose seja administrada 30 a 60 minutos após a amamentação, ou 3 a 4 horas antes da próxima mamada. Em alguns casos, isso pode dar tempo para que os fármacos sejam parcialmente eliminados do sangue materno; consequentemente, a concentração no leite será relativamente baixa. A maioria dos antibióticos administrados à mãe é detectada no leite materno. As concentrações de tetraciclina no leite correspondem a cerca de 70% da concentração sérica e representam risco de manchas permanentes nos dentes do lactente. A isoniazida atinge rapidamente o equilíbrio entre o sangue e o leite materno. As concentrações alcançadas no leite são suficientemente elevadas para causar sinais de deficiência de piridoxina no lactente caso a mãe não esteja recebendo suplementação.

A maioria dos sedativos e hipnóticos atinge concentrações no leite materno capazes de produzir efeitos farmacológicos nos lactentes. Os barbitúricos administrados em doses hipnóticas à mãe produzem letargia, sedação e redução do reflexo de sucção no lactente. O hidrato de cloral pode produzir sedação se o lactente for alimentado no momento de concentração máxima no leite materno. O diazepam pode produzir efeito sedativo sobre o lactente amamentado no seio, mas o mais importante é a possibilidade de haver acúmulo significativo em razão de sua meia-vida longa.

Os opioides, como heroína, metadona e morfina, chegam ao leite materno em quantidades potencialmente suficientes para prolongar o estado neonatal de dependência a narcóticos se a mãe tiver feito uso crônico durante a gestação. Se as condições forem bem controladas e houver uma boa relação entre a mãe e o médico, o lactente pode ser amamentado enquanto a mãe estiver tomando metadona. Entretanto, ela não poderá suspender o fármaco abruptamente; o lactente deverá ter a dose de metadona reduzida de modo progressivo junto com a mãe. A criança deve ser observada, buscando-se por sinais de abstinência de narcótico. Embora se acreditasse que a codeína fosse segura, um caso de morte neonatal por toxicidade com opioides revelou que a mãe era uma metabolizadora ultrarrápida de substratos do citocromo 2D6, produzindo quantidades substancialmente maiores de morfina. Assim, o polimorfismo no metabolismo materno de fármacos pode afetar a exposição e a segurança do neonato. Um estudo de caso-controle subsequente demonstrou que essa situação não é rara. A FDA publicou um aviso a mães lactantes para que tenham extrema cautela ao usar analgésicos que contenham codeína. Estudos mais recentes também mostram que as concentrações de glicoproteína P são menores na BHE ao nascimento, permitindo que mais morfina permaneça no cérebro do neonato do que em crianças mais velhas. Isso pode explicar a sedação de neonatos após a mamada, quando não há variabilidade genética associada a CYP2D6.

Doses mínimas de álcool consumidas pela mãe não parecem causar malefícios ao lactente sendo amamentado. Contudo, a quantidade excessiva de álcool pode produzir efeito sedativo na criança. A concentração de nicotina no leite materno de mães fumantes é baixa e não produz efeito sobre os lactentes. A cafeína é excretada em quantidades muito pequenas no leite materno das mães que bebem café.

O lítio aparece no leite materno em concentração igual à encontrada no soro da mãe. A depuração dessa substância é quase totalmente dependente de eliminação renal, e as mulheres que estão sendo tratadas com lítio podem expor seus filhos lactentes a grandes quantidades do fármaco.

Substâncias radiativas, como albumina com iodo^{125} e iodo radiativo, podem causar supressão tireoidiana em lactentes e aumentar em até 10 vezes o risco de câncer da tireoide subsequente. O aleitamento materno está contraindicado após altas doses dessas substâncias, devendo ser suspenso por dias a semanas após doses menores. De forma semelhante, deve-se evitar o aleitamento materno em casos de mães que estejam recebendo quimioterapia contra câncer ou sendo tratadas com citotóxicos ou imunomoduladores para doenças do colágeno, como lúpus eritematoso, ou após transplante de órgão.

POSOLOGIA PEDIÁTRICA

Em razão das diferenças na farmacocinética observadas em lactentes e crianças, a simples redução proporcional da dose aplicada a adultos talvez não seja adequada para determinar a posologia

TABELA 59-5 Fármacos frequentemente utilizados durante a lactação e possíveis efeitos sobre o lactente amamentado

Fármaco	Efeitos sobre o lactente	Comentários
Ácido acetilsalicílico	Mínimos	Doses ocasionais são seguras
Álcool	Moderados	O consumo moderado pela mãe provavelmente não produz efeitos no lactente; o consumo em grande quantidade pela mãe pode produzir efeitos do álcool sobre o lactente
Ampicilina	Mínimos	Sem reações adversas significativas; possível ocorrência de diarreia ou sensibilização alérgica
Cafeína	Mínimos	A ingestão moderada é segura; baixa concentração no leite materno
Cloranfenicol	Significativos	Concentrações muito baixas para causar síndrome do bebê cinzento; há possibilidade de supressão da medula óssea; recomenda-se não tomar cloranfenicol na fase de aleitamento
Clorotiazida*	Mínimos	Não há relato de reações adversas
Clorpromazina	Mínimos	Parece ser insignificante
Codeína	Variáveis, com base em polimorfismo genético	Segura, na maioria dos casos; toxicidade neonatal descrita quando a mãe é metabolizadora ultrarrápida do citocromo 2D6, produzindo mais morfina a partir da codeína
Contraceptivos orais	Mínimos	Em doses elevadas, podem suprimir a lactação
Dicumarol	Mínimos	Não há relato de reações adversas; talvez haja indicação para acompanhar o tempo de protrombina do lactente
Digoxina	Mínimos	Quantidades desprezíveis entram no leite materno
Espironolactona	Mínimos	Quantidades muito pequenas presentes no leite materno
Fenitoína	Moderados	As quantidades presentes no leite materno não são suficientes para causar reações adversas no lactente
Fenobarbital	Moderados	Doses hipnóticas podem causar sedação do lactente
Heroína	Significativos	Transferida para o leite materno, podendo prolongar a dependência neonatal a opioides
Hidrato de cloral	Significativos	Pode causar sonolência se o lactente for amamentado no pico da concentração no leite
Iodo (radiativo)	Significativos	Presente no leite materno em quantidade suficiente para a supressão da tireoide do lactente
Isoniazida	Mínimos	Concentração no leite materno igual à concentração plasmática; possibilidade de deficiência de piridoxina no desenvolvimento do lactente
Lítio	Variáveis	Em alguns casos, porém não em todos, grandes quantidades chegam ao leite materno
Metadona	Significativos	(Ver "Heroína".) Sob supervisão próxima do médico, é possível manter o aleitamento materno; pode haver sinais de abstinência no lactente se a mãe suspender abruptamente o uso de metadona ou a amamentação
Nuclídeos radiativos	Variáveis	O bebê será exposto à radiatividade; certificar-se de que a mãe eliminou a radiatividade
Penicilina	Mínimos	Concentrações muito baixas no leite materno
Prednisona	Moderados	A administração de doses baixas (5 mg/dia) provavelmente é segura; doses 2 ou mais vezes maiores do que a quantidade fisiológica (> 15 mg/dia) provavelmente devem ser evitadas
Propiltiouracila	Variáveis	Raramente suprime a função tireoidiana dos lactentes
Propranolol	Mínimos	Quantidades muito pequenas presentes no leite materno
Teofilina	Moderados	Presente no leite materno em quantidade moderada, mas é improvável que produza reações adversas
Tetraciclina	Moderados	Pode causar manchas permanentes nos dentes em desenvolvimento do lactente; deve ser evitada durante a lactação
Tiroxina	Mínimos	Nenhuma reação adversa nas doses terapêuticas
Tolbutamida**	Mínimos	Baixa concentração no leite materno
Varfarina	Mínimos	Quantidades muito baixas no leite materno

*No Brasil está disponível apenas a hidroclorotiazida.
**Não disponível no Brasil.

segura e efetiva para a população pediátrica. A informação mais confiável sobre a posologia pediátrica é aquela fornecida pelo fabricante na embalagem do produto. Entretanto, essa informação não está disponível na maioria dos produtos, mesmo quando há estudos publicados na literatura médica, o que reflete a relutância por parte da indústria farmacêutica de comercializar seus produtos para uso em crianças. Recentemente, de acordo com a Regra Pediátrica (1998) para testes pediátricos, a FDA adotou medidas mais explícitas para que os fabricantes testem seus novos produtos em bebês e crianças. Ainda assim, a maioria dos fármacos relacionados nos formulários que costumam ser utilizados por médicos, como o *Physicians' Desk Reference*, não está aprovada especificamente para crianças, em parte porque falta aos fabricantes incentivo econômico para avaliar esses fármacos para uso pediátrico.

Em sua maioria, os fármacos aprovados para uso em crianças apresentam posologia pediátrica recomendada, em geral formulada em miligramas por quilograma. Na ausência de recomendações explícitas sobre a dose pediátrica, é possível fazer o cálculo aproximado com base em um dos diversos métodos que consideram idade, peso ou área de superfície corporal. No entanto, essas fórmulas não são precisas e não devem ser utilizadas nas situações em que o fabricante forneceu a posologia pediátrica. Quando a dose pediátrica é calculada (seja por um dos métodos descritos adiante, seja de acordo com as instruções fornecidas pelo fabricante), ela jamais deve ser maior do que a dose para adultos.

A atual proporção epidêmica da obesidade infantil demanda atenção particular às posologias pediátricas. Estudos realizados em adultos indicam que a posologia com base no peso corporal em quilogramas pode produzir sobredose, uma vez que, em indivíduos obesos, os fármacos são distribuídos com base no peso corporal magro.

Área de superfície, idade e peso

Os cálculos de dose realizados com base em idade ou peso (ver adiante) são conservadores e tendem a subestimar a dose necessária. As doses calculadas com base na área de superfície (Tabela 59-6) têm maior chance de serem adequadas.

Idade (fórmula de Young):

$$Dose = \text{Dose para adultos} \times \frac{\text{Idade (anos)}}{\text{Idade} + 12}$$

Peso (a fórmula de Clark é um pouco mais precisa):

$$Dose = \text{Dose para adultos} \times \frac{\text{Peso (kg)}}{70}$$

ou

$$Dose = \text{Dose para adultos} \times \frac{\text{Peso (lb)}}{150}$$

TABELA 59-6 Determinação da dose dos fármacos com base na superfície corporal[1]

Peso (kg)		Idade aproximada	Superfície corporal (m^2)	Percentual da dose de adultos
(kg)	(lb)			
3	6,6	Recém-nascido	0,2	12
6	13,2	3 meses	0,3	18
10	22	1 ano	0,45	28
20	44	5,5 anos	0,8	48
30	66	9 anos	1	60
40	88	12 anos	1,3	78
50	110	14 anos	1,5	90
60	132	Adulto	1,7	102
70	154	Adulto	1,76	103

[1]Por exemplo, se a dose para o adulto for de 1 mg/kg, a dose para um lactente de 3 meses será de 0,18 mg/kg, ou 1,1 mg no total.

Reproduzida, com autorização, de Silver HK, Kempe CH, Bruyn HB: *Handbook of Pediatrics*, 14th ed. New York, NY: McGraw Hill; 1983.

Apesar dessas aproximações, somente por meio da realização de estudos clínicos em crianças é que podem ser determinadas as doses seguras e eficazes para uma determinada faixa etária e condição.

REFERÊNCIAS

Briggs GG, Freeman RK, Yaffe SJ: *Drugs in Pregnancy and Lactation: A Reference Guide to Fetal and Neonatal Risk*, 10th ed. Wolters Kluwer/ Lippincott Williams & Wilkins, 2015.

de Wildt SN et al: Ontogeny of midazolam glucuronidation in preterm infants. Eur J Clin Pharmacol 2010;66:165.

Gavin PJ, Yogev R: The role of protease inhibitor therapy in children with HIV infection. Paediatr Drugs 2002;4:581.

Hansten PD, Horn JR: *Drug Interactions, Analysis and Management*. Facts & Comparisons. [Quarterly.]

International Liaison Committee on Resuscitation: The International Liaison Committee on Resuscitation (ILCOR) consensus on science with treatment recommendations for pediatric and neonatal patients: Pediatric basic and advanced life support. Pediatrics 2006;117:e955.

Iqbal MM, Sohhan T, Mahmud SZ: The effects of lithium, valproic acid, and carbamazepine during pregnancy and lactation. J Toxicol Clin Toxicol 2001;39:381.

Ito S: Drug therapy for breast feeding women. N Engl J Med 2000;343:118.

Kearns GL et al: Developmental pharmacology—drug disposition, action and therapy in infants and children. N Engl J Med 2003;349:1157.

Koren G: *Medication Safety during Pregnancy and Breastfeeding: A Clinician's Guide*, 4th ed. McGraw-Hill, 2006.

Koren G, Nordeng H: Antidepressant use during pregnancy: The benefit--risk ratio. Am J Obstet Gynecol 2012;207:157.

Koren G, Pariente G: Pregnancy-associated changes in pharmacokinetics and their clinical implications. Pharm Res 2018;35:61.

Koren G, Pastuszak A: Prevention of unnecessary pregnancy terminations by counseling women on drug, chemical, and radiation exposure during the first trimester. Teratology 1990;41:657.

Koren G, Pastuszak A, Ito E: Drugs in pregnancy. N Engl J Med 1998;338:1128.

Koren G et al: Sex differences in the pharmacokinetics and bioequivalence of the delayed-release combination of doxylamine succinate-pyridoxine hydrochloride: Implications for pharmacotherapy in pregnancy. J Clin Pharmacol 2013;53:1268.

Lam J et al: The ontogeny of P-glycoprotein in the developing human blood--brain barrier: Implication for opioid toxicity in neonates. Pediatr Res 2015;78:417.

Madadi P et al: Pharmacogenetics of neonatal opioid toxicity following maternal use of codeine during breastfeeding: A case control study. Clin Pharmacol Ther 2009;85:31.

Namouz-Haddad S, Koren G: Fetal pharmacotherapy 2: Fetal arrhythmia. J Obstet Gynaecol Can 2013;35:1023.

Pauwels S, Allegaert K: Therapeutic drug monitoring in neonates. Arch Dis Child 2016;101:377.

Peled N et al: Gastric-outlet obstruction induced by prostaglandin therapy in neonates. N Engl J Med 1992;327:505.

SickKids Drug Handbook and Formulary 2015/2016. The Hospital for Sick Children, Toronto.

Tetelbaum M et al: Back to basics: Understanding drugs in children: Pharmacokinetic maturation. Pediatr Rev 2005;26:321.

Van Lingen RA et al: The effects of analgesia in the vulnerable infant during the perinatal period. Clin Perinatol 2002;29:511.

CAPÍTULO

60 Aspectos especiais da farmacologia geriátrica

Bertram G. Katzung, MD, PhD

ESTUDO DE CASO

Um homem de 77 anos procurou atendimento médico por insistência da esposa. Ele tem hipertensão moderada documentada há 18 anos, porém "não gosta de tomar as medicações" O paciente relata não ter qualquer queixa real, porém a esposa comenta que, ultimamente, ele está ficando muito mais esquecido e quase deixou de ler o jornal e de assistir à televisão. O miniexame do estado mental (MEM) revela que ele está orientado quanto ao nome e ao local, porém é incapaz de dizer o mês ou o ano em que se encontra. Ele não consegue lembrar dos nomes dos três filhos adultos, nem de três palavras aleatórias (p. ex., árvore, bandeira, cadeira) depois de 2 minutos. Não há catarata visível, porém ele é incapaz de ler um jornal sem uma lupa.

Por que ele não ingere os fármacos anti-hipertensivos? Quais medidas terapêuticas estão disponíveis para o tratamento da doença de Alzheimer? Como a degeneração macular poderia ser tratada?

A sociedade tradicionalmente classifica as pessoas com idade superior a 65 anos como "idosas". Contudo, na maioria dos países, especialistas consideram idoso aqueles com idade superior a 75 anos – embora essa também seja uma definição arbitrária. Além disso, a idade cronológica é apenas um determinante indireto das alterações relacionadas com a terapia farmacológica e observadas em indivíduos idosos. Além das doenças crônicas do adulto, o idoso apresenta maior incidência de: doença de Alzheimer; doença de Parkinson; demência vascular; acidente vascular encefálico (AVE); comprometimento visual, particularmente catarata e degeneração macular; aterosclerose, doença coronariana e insuficiência cardíaca; diabetes; artrite, osteoporose e fraturas; câncer; e incontinência. Em consequência, existe uma grande necessidade de tratamento farmacológico nesse grupo etário. À medida que a sobrevida se aproxima dos 80 anos (em alguns países, já ultrapassa essa idade), essa necessidade aumenta de forma acentuada.

Quando todos os fatores geradores de confusão são considerados, a idade em si continua sendo o fator de risco mais importante para doenças cardiovasculares e neurodegenerativas, bem como para a maior parte dos tipos de câncer. As pesquisas relacionadas com as bases moleculares do envelhecimento responderam a algumas questões e levaram à formulação de muitas outras. Sabe-se, há muito tempo, que a restrição calórica por si só pode prolongar o tempo de vida dos animais, incluindo os mamíferos. Algumas evidências sugerem que os camundongos com restrições calóricas também permanecem mais saudáveis por mais tempo. Fármacos que simulam a restrição calórica aumentaram o tempo de vida do nematódeo *Caenorhabditis elegans*, bem como de outras espécies, incluindo camundongos. A **metformina** e o **sirolimo** (**rapamicina**) aumentam a expectativa de vida nessas espécies e parecem exercer efeitos sinérgicos quando são administradas em associação. As sirtuínas, uma classe de enzimas desacetilases endógenas, podem estar associadas ao tempo de vida em algumas espécies, porém não foi demonstrado que ativadores de certas sirtuínas (como o resveratrol) podem prolongar a vida em camundongos. Pressupondo-se que sejam encontradas alternativas mais seguras para a metformina ou o sirolimo, alguém com mais de 40 ou 60 anos deveria utilizar esse tipo de fármaco? Alguns sustentam que um simples aumento do número de anos de vida (tempo de vida) só é desejável quando acompanhado por um aumento nos anos de vida saudável (tempo de vida saudável). O exercício físico regular é reconhecido por contribuir para o aumento do tempo de vida saudável. Isso parece justificar, em parte, a razão pela qual o plasma de animais mais jovens ou mais velhos exercitados tem um efeito benéfico sobre a capacidade cognitiva quando infundido em animais mais velhos e sedentários. Pesquisas intrigantes sugerem que variáveis como o comprimento do telômero nos cromossomos poderiam prever a expectativa de vida e que proteínas no sangue de animais jovens poderiam "rejuvenescer" animais idosos. Porém, esses estudos não suportam as diretrizes atuais para o tratamento de doenças em indivíduos idosos.

Em muitos indivíduos, surgem alterações importantes nas respostas a alguns fármacos com o aumento da idade. Para outros fármacos, as alterações relacionadas com a idade são mínimas, em particular no "idoso sadio". Os padrões de uso de fármacos também sofrem alterações em decorrência da incidência crescente de doença com a idade e da tendência a uma prescrição maciça para pacientes de clínicas geriátricas. As mudanças gerais na vida dos indivíduos mais idosos exercem efeitos significativos sobre o modo como os fármacos são utilizados. Entre essas mudanças, estão o aumento da incidência de comorbidades, problemas nutricionais, redução dos recursos financeiros e – para alguns pacientes – diminuição da adesão ao tratamento (também denominada aderência) por razões diversas. O profissional de saúde deve estar consciente das alterações que podem ocorrer nas respostas farmacológicas de indivíduos idosos e saber lidar com essas mudanças. Por fim, idosos dependentes às vezes são abusados física ou financeiramente por cuidadores, em casa ou em asilos, e o profissional de saúde deve investigar o abuso como causa da não adesão, bem como hematomas, desidratação e outras morbidades.

ALTERAÇÕES FARMACOLÓGICAS ASSOCIADAS AO ENVELHECIMENTO

Na população geral, a capacidade funcional a capacidade funcional da maioria dos principais sistemas orgânicos sofre um declínio, que começa no adulto jovem e prossegue durante toda a vida do indivíduo. Como mostra a Figura 60-1, não existe um "platô de meia-idade", mas sim um declínio linear, que começa a partir dos 45 anos. Todavia, esses dados refletem a média e não se aplicam a todas as pessoas depois de uma certa idade. Por exemplo, um terço dos indivíduos sadios não exibe qualquer redução da depuração da creatinina relacionada com a idade até os 75 anos. Algumas dessas mudanças resultam em alterações da farmacocinética.

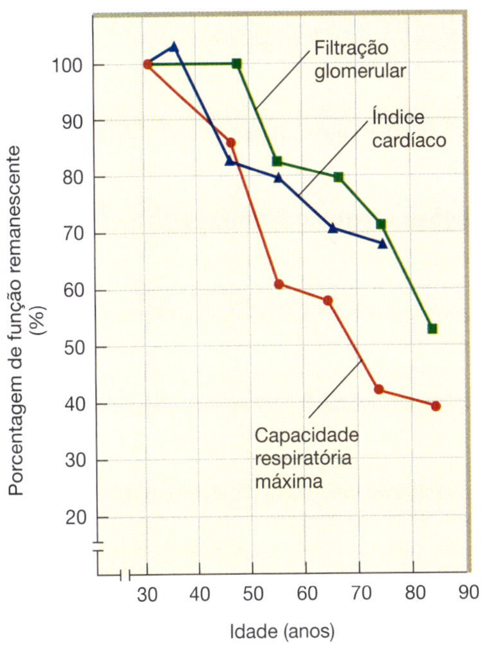

FIGURA 60-1 Efeito da idade sobre algumas funções fisiológicas. (Adaptada, com autorização, de Kohn RR: Principles of Mammalian Aging. Upper Sanddle River, NJ: Prentice-Hall; 1978.)

Para o farmacologista e o médico, a mais importante dessas alterações consiste na redução da função renal. Outras alterações e doenças concomitantes podem alterar as características farmacodinâmicas de determinados fármacos em certos pacientes.

Alterações farmacocinéticas

A. Absorção

Existem poucas provas da ocorrência de qualquer alteração significativa na absorção de fármacos com o envelhecimento. Entretanto, as condições associadas à idade podem modificar a taxa de absorção de alguns fármacos. Essas condições incluem alterações dos hábitos nutricionais, maior consumo de fármacos vendidos sem prescrição médica (p. ex., antiácidos e laxativos) e alterações na velocidade do esvaziamento gástrico, que, com frequência, é mais lenta nos indivíduos idosos, particularmente em diabéticos.

B. Distribuição

Em comparação com adultos jovens, os idosos apresentam redução da massa magra e aumento de gordura corporal, bem como diminuição da água corporal. Algumas dessas alterações estão indicadas na Tabela 60-1. Em geral, observa-se uma diminuição da albumina sérica, que se liga a muitos fármacos, em particular a ácidos fracos. Pode ocorrer *aumento* concomitante do orosomucoide (α-glicoproteína ácida) sérico, uma proteína que se liga a muitos fármacos básicos. Por conseguinte, a razão entre fármaco ligado e fármaco livre pode estar significativamente alterada. Conforme explicado no Capítulo 3, essas alterações podem modificar a dose de ataque apropriada de um fármaco. Entretanto, uma vez que tanto a depuração como os efeitos dos fármacos estão relacionados com a sua concentração livre, os efeitos no estado de equilíbrio de um esquema de manutenção não devem ser alterados com base nesses fatores de modo isolado. Por exemplo, a dose de ataque da digoxina em um paciente idoso com insuficiência cardíaca deve ser reduzida (ou não utilizada), devido à diminuição do volume aparente de distribuição. Além disso, pode ser necessário reduzir a dose de manutenção, em virtude da depuração diminuída do fármaco.

C. Metabolismo

A capacidade do fígado de metabolizar fármacos diminui com a idade, mas não para todos os fármacos. Estudos realizados em animais e alguns estudos clínicos sugeriram que certos fármacos são

TABELA 60-1 Algumas alterações relacionadas com o envelhecimento que afetam a farmacocinética dos fármacos

Variáveis	Adultos jovens (20-30 anos)	Adultos idosos (60-80 anos)
Água corporal (% do peso corporal)	61	53
Massa corporal magra (% do peso corporal)	19	12
Gordura corporal (% do peso corporal)	26-33 (mulheres)	38-45
	18-20 (homens)	36-38
Albumina sérica (g/dL)	4,7	3,8
Peso do rim (% do adulto jovem)	100	80
Fluxo sanguíneo hepático (% do adulto jovem)	100	55-60

metabolizados mais lentamente no idoso. Alguns desses fármacos estão relacionados na Tabela 60-2. As maiores alterações são observadas nas reações de fase I, isto é, naquelas efetuadas pelos sistemas do citocromo P450 (CYP) microssomais. São observadas alterações muito menores na capacidade do fígado de efetuar reações de conjugação (fase II) (ver Capítulo 4). Algumas dessas alterações podem ser induzidas pela redução do fluxo sanguíneo hepático (ver Tabela 60-1), uma variável importante na depuração de fármacos que apresentam uma elevada razão de extração hepática. Além disso, com a idade, verifica-se o declínio da capacidade do fígado de se recuperar de alguma lesão, como aquela causada pelo álcool ou pela hepatite viral. Por conseguinte, uma história de doença hepática recente em uma pessoa idosa exige cautela na dosagem de fármacos que são depurados principalmente pelo fígado, mesmo após a recuperação aparentemente completa da doença hepática. Por fim, a desnutrição e as doenças que afetam a função hepática (p. ex., insuficiência cardíaca) são mais comuns nos indivíduos idosos. A insuficiência cardíaca pode alterar radicalmente a capacidade do fígado de metabolizar os fármacos ao reduzir o fluxo sanguíneo hepático. De modo semelhante, as deficiências nutricionais graves, que ocorrem com mais frequência na idade avançada, podem comprometer a função hepática.

D. Excreção

Como o rim é o principal órgão de depuração dos fármacos do corpo, o declínio da sua capacidade funcional relacionada com a idade é muito importante. Com o envelhecimento, ocorre o declínio da depuração da creatinina (Cl_{cr}, do inglês *creatinin clearance*) – medida usual para a determinação da taxa de filtração glomerular estimada (TFGe) – em cerca de dois terços da população. É importante observar que esse declínio não se reflete em aumento equivalente da creatinina sérica, uma vez que a produção de creatinina também é reduzida de acordo com a diminuição da massa muscular que ocorre com a idade. Portanto, a creatinina sérica isolada não é uma medida adequada da função renal. O resultado prático dessa alteração

TABELA 60-2 Efeitos da idade sobre a depuração hepática de alguns fármacos

Diminuição da depuração hepática relacionada com a idade	Nenhuma diferença observada relacionada com a idade
Alprazolam	Etanol
Barbitúricos	Isoniazida
Carbenoxolona*	Lidocaína
Clobazam	Lorazepam
Clometiazol*	Nitrazepam
Clordiazepóxido	Oxazepam
Desmetildiazepam	Prazosina
Diazepam	Salicilato
Fenilbutazona	Varfarina
Flurazepam	
Imipramina	
Petidina (meperidina)	
Nortriptilina	
Propranolol	
Quinidina, quinina	
Teofilina	
Tolbutamida*	

*Não disponível no Brasil.

consiste no prolongamento acentuado da meia-vida de muitos fármacos e na possibilidade de acúmulo em concentrações tóxicas se não for realizada uma redução da dose ou na frequência das administrações. As recomendações posológicas para indivíduos idosos costumam apresentar ajuste para a depuração renal reduzida. Se apenas a dosagem para um adulto jovem for conhecida para determinado fármaco que requer depuração renal, é possível fazer um ajuste grosseiro utilizando-se a **fórmula de Cockcroft-Gault**, para estimar a taxa de depuração renal no idoso. Nesse caso, multiplica-se a dose recomendada para o adulto jovem pela TFGe do paciente dividida por 100 (TFGe/100). A fórmula de Cockcroft-Gault é aplicável para pacientes com idade entre 40 e 80 anos:

$$\text{Depuração estimada da creatinina (mL/min)} = \frac{(140 - \text{idade}) \times (\text{peso em kg})}{72 \times \text{creatinina sérica em mg/dL}}$$

Para as mulheres, o resultado deve ser multiplicado por 0,85 (devido à menor massa muscular). É preciso ressaltar que esse valor constitui, na melhor das hipóteses, uma estimativa em relação à *população*, podendo não se aplicar a determinados pacientes. Se o paciente tiver uma função renal normal (até um terço dos pacientes idosos), a dose ajustada com base nessa estimativa será excessivamente baixa – todavia, é desejável a administração de uma dose inicial baixa se houver incerteza quanto à função renal do paciente. Calculadoras *on-line* disponibilizam uma fórmula mais moderna de modificação da dieta na doença renal (MDRD, do inglês *modification of diet in renal disease*), como as encontradas em http://nkdep.nih.gov/lab-evaluation/gfr-calculators.shtml.

Se houver necessidade de uma medida precisa, deve-se determinar a depuração-padrão de creatinina de 12 ou de 24 horas. Conforme mencionado anteriormente, as mudanças nutricionais alteram os parâmetros farmacocinéticos. O paciente gravemente desidratado (o que não é incomum em pacientes que sofreram AVE ou têm outro comprometimento motor) pode apresentar uma redução acentuada na depuração renal de fármacos, que é totalmente reversível com a reidratação.

Os pulmões são importantes para a excreção de fármacos voláteis. Em decorrência da redução da capacidade respiratória (ver Figura 60-1) e do aumento da incidência de doença pulmonar ativa no idoso, o uso de anestesia por via inalatória é menos recomendado, sendo mais frequente o uso de fármacos parenterais nesse grupo etário.

Alterações farmacodinâmicas

Durante muito tempo, acreditou-se que os pacientes geriátricos fossem muito mais "sensíveis" à ação de diversos fármacos, o que implicava alteração na interação farmacodinâmica dos fármacos com seus receptores. Hoje, sabe-se que muitas – e talvez a maioria – dessas mudanças aparentes resultam da alteração da farmacocinética ou da diminuição das respostas homeostáticas. Estudos clínicos sustentam a hipótese de que o indivíduo idoso é mais sensível a *alguns* sedativo-hipnóticos e analgésicos. Além disso, resultados de estudos em animais sugerem a ocorrência de alterações nas características ou no número de alguns receptores relacionadas com a idade. Estudos mais longos sugerem a redução da responsividade a agonistas dos receptores β-adrenérgicos. Outros exemplos são discutidos adiante.

Mecanismos homeostáticos importantes são frequentemente atenuados em idosos. Uma vez que as respostas homeostáticas contribuem de modo significativo para a resposta geral a muitos fármacos, essas alterações fisiológicas podem alterar o padrão ou a intensidade de resposta a eles. No circulatório, o aumento do débito cardíaco necessário em razão de um exercício físico leve ou moderado é suprido de forma adequada até pelo menos 75 anos (nos indivíduos sem doença cardíaca evidente). Todavia, o aumento resulta principalmente do acréscimo do volume sistólico no idoso, e não de taquicardia, como ocorre nos adultos jovens. A pressão arterial média aumenta com a idade (na maioria dos países ocidentais), porém a incidência de *hipotensão* ortostática sintomática também aumenta de modo acentuado. Portanto, é particularmente importante verificar a hipotensão ortostática (queda > 20 mmHg na pressão arterial sistólica em pé) em todas as consultas. De modo semelhante, a concentração média de glicemia pós-prandial em 2 horas aumenta em cerca de 1 mg/dL a cada ano após os 50 anos. A regulação da temperatura também está comprometida, e a hipotermia é pouco tolerada pelo indivíduo idoso.

Alterações no comportamento e no estilo de vida

O processo de envelhecimento é acompanhado por importantes mudanças nas condições de vida diária, o que exerce um impacto sobre a saúde. Algumas delas (p. ex., esquecer de tomar os medicamentos) resultam de alterações cognitivas associadas a alguma doença vascular ou outra. Uma das mudanças mais importantes é a perda do cônjuge. Outras mudanças decorrem de problemas econômicos relacionados com importante redução da renda e, possivelmente, o aumento dos gastos em decorrência da doença.

PRINCIPAIS GRUPOS DE FÁRMACOS

FÁRMACOS COM AÇÃO NO SISTEMA NERVOSO CENTRAL

Sedativo-hipnóticos

As meias-vidas de muitos benzodiazepínicos e barbitúricos aumentam de 50 a 150% entre os 30 e os 70 anos. Grande parte dessa alteração ocorre por volta dos 60 anos. No caso de alguns benzodiazepínicos, tanto a molécula original como seus metabólitos (produzidos no fígado) são farmacologicamente ativos (ver Capítulo 22). O declínio da função renal relacionado com a idade e a presença de doença hepática contribuem para a redução da eliminação desses compostos. Além disso, há um aumento do volume de distribuição para alguns desses fármacos. O lorazepam e o oxazepam (não disponível no Brasil) podem ser menos afetados por essas alterações do que os outros benzodiazepínicos. Além desses fatores farmacocinéticos, acredita-se, de modo geral, que o indivíduo idoso mostre uma sensibilidade mais variável aos fármacos sedativo-hipnóticos em uma base farmacodinâmica. Entre os efeitos tóxicos desses fármacos, a ataxia e outros distúrbios da estabilidade levam ao aumento do número de quedas e fraturas.

Analgésicos

Os analgésicos opioides exibem alterações farmacocinéticas variáveis com a idade. Todavia, os indivíduos idosos são, com frequência, mais sensíveis aos efeitos respiratórios desses fármacos, devido às alterações da função respiratória relacionadas com a idade. Por conseguinte, esse grupo de fármacos deve ser utilizado com cautela, até que se tenha avaliado a sensibilidade particular do paciente, estabelecendo-se, então, a dose apropriada para obter o efeito integral do fármaco. Os opioides não são tão efetivos no tratamento da dor crônica quanto na dor aguda, como aquela associada à fratura. Infelizmente, estudos mostraram que opioides são frequentemente *subutilizados* nos pacientes que necessitam de analgésicos fortes para tratamento de dor crônica ou intensa, como no câncer. Em contrapartida, os opioides têm sido prescritos em excesso em muitos países para indicações mal-documentadas, resultando em uma epidemia amplamente relatada de dependência de opioides e mortes por sobredose. Já estão disponíveis boas estratégias para o tratamento da dor (ver Morrison, 2006; Rabow e Pantilat, 2017).

Fármacos antipsicóticos e antidepressivos

Os fármacos antipsicóticos clássicos (fenotiazinas e haloperidol) têm sido muito utilizados (provavelmente, de modo incorreto) no tratamento de uma variedade de doenças psiquiátricas no idoso. Não há dúvida de que esses fármacos são úteis no tratamento da esquizofrenia na idade avançada, sendo também eficazes no tratamento de alguns sintomas associados ao *delirium*, à demência, à agitação e à agressividade, bem como à síndrome paranoide que ocorre em alguns pacientes geriátricos (ver Capítulo 29). Todavia, eles não são totalmente satisfatórios nessas condições geriátricas, e a dose não deve ser aumentada com base na suposição de que seja possível obter um controle completo. Não há provas de que esses fármacos tenham qualquer efeito benéfico na doença de Alzheimer, e, teoricamente, pode-se esperar que os efeitos antimuscarínicos das fenotiazinas agravem o déficit de memória e a disfunção intelectual (ver adiante).

Muito da melhora aparente produzida por esses fármacos em pacientes agitados e agressivos pode refletir simplesmente seu efeito sedativo. Quando se deseja utilizar um sedativo antipsicótico, é apropriado administrar uma fenotiazina, como a tioridazina. Se houver necessidade de evitar a sedação, o uso de haloperidol ou de um antipsicótico de segunda geração (atípico) é mais apropriado. Entretanto, o haloperidol apresenta maior toxicidade extrapiramidal, de modo que seu uso deve ser evitado em pacientes com doença extrapiramidal preexistente. As fenotiazinas, particularmente os fármacos mais antigos, como a clorpromazina, costumam induzir hipotensão ortostática, em virtude de seus efeitos de bloqueio dos receptores α-adrenérgicos. Esses efeitos são ainda mais prováveis no indivíduo idoso. Se eles forem utilizados, a dose desses fármacos deveria ser ajustada para uma fração daquela usada em adultos jovens. A segunda geração de antipsicóticos (clozapina, olanzapina, quetiapina, risperidona, aripiprazol) não parece ter eficácia superior à dos fármacos clássicos, embora tenha menos reações adversas autonômicas. Evidências confirmam que os benefícios da olanzapina são superiores aos de outros fármacos de segunda geração.

Com frequência, utiliza-se o lítio no tratamento da mania do indivíduo idoso. Como esse fármaco é depurado pelos rins, é preciso fazer um ajuste apropriado das doses, devendo-se monitorar a concentração sanguínea. O uso concomitante de diuréticos tiazídicos diminui a depuração do lítio e deve ser acompanhado da redução adicional da dose e de uma determinação mais frequente da concentração sanguínea de lítio.

Acredita-se que o transtorno depressivo maior seja subdiagnosticado e subtratado em idosos. A incidência de suicídio no grupo etário com idade superior a 65 anos (2 vezes maior que a média nos Estados Unidos) sustenta esse ponto de vista. Infelizmente, a apatia, a prostração afetiva e o isolamento social da depressão maior podem ser confundidos com a demência senil. As evidências clínicas sugerem que os indivíduos idosos são tão responsivos aos antidepressivos (de todos os tipos) quanto os pacientes mais jovens, porém têm mais tendência a apresentar os efeitos tóxicos. Esse fator, junto com a redução da depuração de alguns desses fármacos, ressalta a importância de cuidados com a dose e o monitoramento dos efeitos tóxicos. Alguns prescritores preferem os inibidores seletivos da recaptação de serotonina (ISRSs) aos antidepressivos tricíclicos, visto que os ISRSs apresentam menos reações adversas autônomas. Se houver necessidade de utilizar um antidepressivo tricíclico, deve-se escolher um fármaco com efeitos antimuscarínicos reduzidos, como a nortriptilina ou a desipramina (ver Tabela 30-2).

Tremor

O **tremor essencial** é caracterizado como tremores em idosos. Os tremores de repouso e intencional podem estar presentes e ser graves, de modo a limitar atividades da vida diária (AVDs). Os fármacos que têm se mostrado úteis para essas manifestações incluem betabloqueadores, como o propranolol, e alguns benzodiazepínicos, como o alprazolam (ver Capítulo 28).

Fármacos utilizados na doença de Alzheimer

A doença de Alzheimer é caracterizada por comprometimento progressivo da memória, demência e déficit cognitivo e pode levar a um estado completamente vegetativo, resultado em morte precoce. A prevalência aumenta com a idade e pode chegar a mais de 20% em indivíduos com mais de 85 anos, embora estudos epidemiológicos de longa duração sugiram que a prevalência da demência *diminuiu* nos Estados Unidos e na Europa nos últimos 15 a 30 anos (ver Langa, 2017; Arvanitakis, 2019). O custo anual com casos de demência nos Estados Unidos é estimado em 150 a 215 bilhões de dólares por ano. Foram identificadas as formas familiar e esporádica. O início precoce da doença de Alzheimer está associado a vários defeitos gênicos, incluindo trissomia do 21 (cromossomo 21), mutação do gene da presenilina-1 no cromossomo 14, e no alelo anormal, ε4, para a proteína associada a lipídeos, ApoE, no cromossomo 19. Diferentemente das formas comuns (ApoE ε2 e ε3), a forma ε4 correlaciona-se fortemente com a formação de depósitos de **amiloide β (Aβ)** (ver adiante). Estão sendo feitos esforços consideráveis para desenvolver testes laboratoriais que, em um estágio inicial, prevejam o aparecimento tardio da doença de Alzheimer. As medidas de alta sensibilidade sérica de Aβ são um desses testes (ver Schindler, 2019).

As alterações observadas consistem em aumento dos depósitos do peptídeo Aβ no córtex cerebral, que, por fim, leva à formação de placas extracelulares e lesões vasculares cerebrais, bem como de emaranhados fibrilares interneuronais compostos por **proteína tau** (Figura 60-2). Ocorre perda progressiva dos neurônios, particularmente os colinérgicos, bem como adelgaçamento do córtex. Um processo inflamatório envolvendo o inflamassoma NLRP3 parece contribuir para essa doença. Os anti-inflamatórios não esteroides (AINEs), como o ácido mefenâmico, revertem alguns dos marcadores da doença de Alzheimer em modelos animais. A perda dos neurônios colinérgicos resulta em diminuição acentuada da colina acetiltransferase e de outros marcadores da atividade colinérgica. Com frequência, pacientes com doença de Alzheimer mostram-se extremamente sensíveis aos efeitos tóxicos de fármacos com efeitos antimuscarínicos no sistema nervoso central (SNC). Também há algumas evidências que mostram que a excitação excessiva pelo glutamato pode contribuir para a morte neuronal. Fyn, uma proteína da família das Src-cinases, é ativada pela Aβ, promovendo disfunção sináptica. A Fyn pode ser inibida pelo **saracatinibe**, uma pequena molécula que foi desenvolvida como um fármaco antineoplásico. Estudos anteriores sugerem que o sacaratinibe pode melhorar a função sináptica em camundongos com um padrão de disfunção

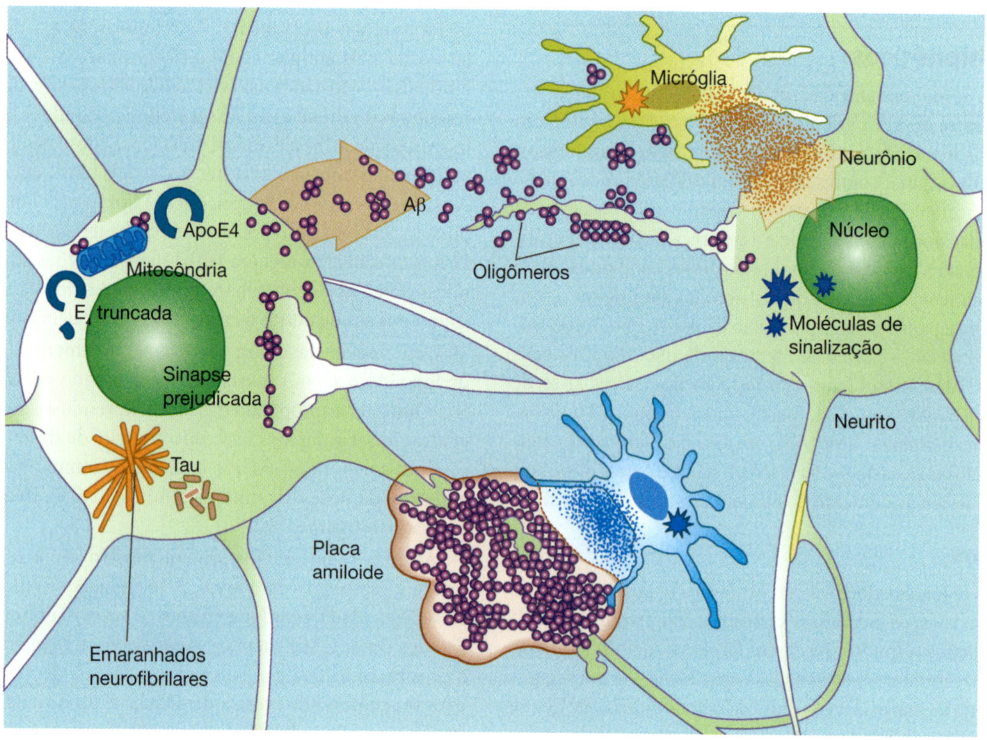

FIGURA 60-2 Processos envolvidos na doença de Alzheimer. A partir da esquerda: disfunção mitocondrial envolvendo, possivelmente, a utilização da glicose; síntese da proteína tau e agregação em emaranhados filamentosos; síntese de amiloide β (Aβ) e secreção no espaço extracelular, onde pode interferir na sinalização sináptica, acumulando-se em placas. (Reproduzida, com autorização, de Roberson ED, Mucke L: 100 years and counting: prospects for defeating Alzheimer's disease, *Science* 2006;314(5800):781-784.)

semelhante ao Alzheimer. Além disso, anormalidades da função mitocondrial podem contribuir para a morte neuronal.

Muitas estratégias de tratamento da doença de Alzheimer têm sido exploradas (Tabela 60-3). Tem sido dada uma maior atenção aos fármacos colinomiméticos, pois a perda de neurônios colinérgicos é evidenciada precocemente. Foi sugerido que inibidores da monoaminoxidase (MAO) tipo B, como a selegilina (L-deprenil), apresentam alguns efeitos benéficos. Encontra-se disponível um fármaco que inibe receptores *N*-metil-D-aspartato (NMDA) do glutamato (ver adiante), e estão em fase de estudos as "ampacinas", substâncias que facilitam a atividade sináptica nos receptores AMPA de glutamato. Algumas evidências sugerem que as estatinas que reduzem os lipídeos exercem um efeito benéfico. Os fármacos denominados vasodilatadores encefálicos *não* são efetivos.

A **tacrina** (tetra-hidroaminoacridina [THA]) (não disponível no Brasil), um inibidor da colinesterase de ação longa e modulador muscarínico, foi o primeiro fármaco a apresentar efeito benéfico na doença de Alzheimer. Em virtude de sua hepatotoxicidade, a tacrina foi substituída por inibidores da colinesterase mais recentes: **donepezila**, **rivastigmina** e **galantamina**. Esses fármacos, que são ativos por via oral, apresentam entrada adequada no SNC e são muito menos tóxicos do que a tacrina. Embora as evidências do benefício dos inibidores da colinesterase (e da memantina; ver adiante) sejam significativas, a magnitude do efeito é modesta e não impede a evolução da doença. Os inibidores da colinesterase produzem reações adversas significativas, incluindo náuseas, vômitos e outros efeitos colinomiméticos periféricos. Esses fármacos devem ser utilizados com cautela em pacientes em uso de outros fármacos que inibem as enzimas CYP (p. ex., cetoconazol, quinidina; ver Capítulo 4). As preparações disponíveis estão relacionadas no Capítulo 7.

Postula-se que a ativação da excitotoxicidade pela transmissão glutamatérgica via receptores NMDA contribui para a fisiopatologia da doença de Alzheimer. A **memantina** liga-se ao canal de receptores tipo NMDA de modo dependente de uso e produz um bloqueio não competitivo. A sua modesta eficácia na doença de Alzheimer moderada a severa é semelhante ou menor do que a dos inibidores da colinesterase. Porém, esse fármaco pode ser mais bem tolerado e menos tóxico do que esses inibidores. Um pequeno estudo avaliando o uso da memantina na doença de Alzheimer em pessoas com síndrome de Down não mostrou benefícios. A terapia de associação com memantina e um dos inibidores da colinesterase produziu resultados mistos. Nos Estados Unidos, a memantina está disponível em comprimidos de 5 e 10 mg (no Brasil há outras apresentações).

Pesquisas recentes focam no peptídeo Aβ, uma vez que as placas características são constituídas principalmente por ele. Infelizmente, dois anticorpos antiamiloides, o **solanezumabe** e o **bapineuzumabe**, não produziram nenhuma melhora da cognição, tampouco retardaram a progressão da doença em ensaios clínicos recentes de fase 2. Contudo, uma análise posterior de resultados de ensaio clínico com o **aducanumabe**, outro anticorpo Aβ, sugeriu que esse fármaco, de fato, poderia ter algum benefício. O desenvolvimento desse produto biológico foi interrompido quando os resultados iniciais mostraram falha em interromper o acúmulo de Aβ. Mais recentemente, ensaios clínicos de seguimento sugeriram que, em doses mais elevadas, o aducanumabe retarda o declínio cognitivo e melhora as funções de memória, orientação e linguagem dos pacientes com Alzheimer. Esse resultado reforçou o interesse pela abordagem com anticorpos Aβ. O **verubecestate**, um inibidor da enzima de clivagem da proteína precursora de amiloide (APP) no sítio β (BACE1), reduz a produção de amiloide β. Esse fármaco mostrou segurança nos

TABELA 60-3 Estratégias potenciais para a prevenção ou o tratamento da doença de Alzheimer

Terapia	Comentário
Inibidores da colinesterase	Aumento da atividade colinérgica, com resultados positivos confirmados; quatro fármacos aprovados
Antagonistas dos receptores *N*-metil-D-aspartato do glutamato	Inibidores da excitotoxicidade glutamatérgica; um fármaco aprovado (memantina)
Modificadores da utilização da glicose	Agonistas do PPAR-γ
Fármacos hipolipemiantes	Estatinas (uso sem indicação em bula)
Receptor de retinoide X	Redução transitória do bexaroteno Aβ em camundongos
Anti-inflamatórios não esteroides	Resultados decepcionantes com inibidores da cicloxigenase (COX)-2, porém o interesse continua
Vacinas antiamiloides	Em fase de estudo clínico
Anticorpos antiamiloides	O bapineuzumabe e o solanezumabe não tiveram sucesso em ensaios clínicos, porém modificaram a cinética Aβ; o tratamento deveria ser iniciado *antes* do aparecimento dos sintomas? O aducanumabe não interrompeu o acúmulo de Aβ em seres humanos, porém os resultados tardios sugerem desaceleração do declínio cognitivo (ver texto)
Inibidores da síntese de Aβ	Estudos de moduladores da γ-secretase estão em andamento
Estabilizadores dos microtúbulos	Os fármacos que inibem a desmontagem dos microtúbulos reduzem o acúmulo de emaranhados da proteína tau em camundongos
Anticorpos anticitocinas	Anticorpos anti-IL-12 e anti-IL-23 reverteram o declínio cognitivo e o acúmulo de Aβ relacionados com a idade em camundongos
Fármacos anti-FYN	A pequena molécula do saracatinibe, um inibidor de cinase, mostra resultados positivos em camundongos
Fármacos anti-TNFα	Resultados variados com talidomida e com etanercepte em ensaios clínicos; mais estudos são necessários
Antioxidantes	Resultados decepcionantes
Fator de crescimento dos nervos	Um estudo clínico de porte muito pequeno
Inibidor da PERK GSK2606414	Estudo preliminar em camundongos

Aβ, amiloide β; IL, interleucina; PERK, ER-cinase semelhante à proteína cinase RNA; PPAR-γ, receptor gama ativado por proliferador peroxissômico.

resultados de ensaios clínicos iniciais, porém um ensaio randomizado e controlado, de fase 3, não mostrou benefícios.

Em adição ao papel do Aβ, sugere-se que o acúmulo de emaranhados filamentosos de proteína tau constitui um componente crítico da lesão neuronal na doença de Alzheimer e em várias outras doenças neurodegenerativas. O acúmulo de tau parece estar associado à dissociação dos microtúbulos nos neurônios, o que estimulou o interesse por fármacos que estabilizam os microtúbulos, como a **epotilona-D**. A falha de tantos fármacos em ensaios clínicos foi atribuída ao fato de que esses estudos foram realizados em pacientes que apresentavam sinais de doença de Alzheimer e poderiam, portanto, já apresentar alterações irreversíveis. Espera-se que métodos aprimorados possam prever a condição da doença e permitam estudos em um estágio anterior, enquanto a reversão ainda é possível.

FÁRMACOS CARDIOVASCULARES

Fármacos anti-hipertensivos

A pressão arterial, particularmente a pressão sistólica, aumenta com a idade nos países ocidentais e na maioria das culturas em que a ingestão de sal é elevada. Nas mulheres, o aumento observado é mais pronunciado após os 50 anos. Embora tenha sido ignorada muitas vezes no passado, atualmente, acredita-se que a hipertensão deve ser tratada em idosos. De fato, o tratamento mais agressivo da hipertensão é um fator que pode contribuir para o declínio da incidência de demência.

Os princípios básicos do tratamento não diferem no grupo etário geriátrico daqueles descritos no Capítulo 11; todavia, devem-se tomar as precauções habituais em relação à farmacocinética alterada e aos mecanismos compensatórios atenuados. Em função da segurança dos pacientes, recomenda-se estimular a terapia não farmacológica (p. ex., redução do peso corporal em obesos e restrição de sal). Os diuréticos tiazídicos constituem uma primeira escolha razoável no tratamento farmacológico. A hipocalemia, a hiperglicemia e a hiperuricemia causadas por esses fármacos são mais relevantes nos idosos, devido à maior incidência de arritmias, diabetes melito tipo 2 e gota. Por conseguinte, é importante utilizar doses baixas de fármacos anti-hipertensivos – em vez de doses máximas de diuréticos. Os bloqueadores dos canais de cálcio mostram-se efetivos e seguros quando titulados para a resposta apropriada, e são particularmente úteis para pacientes que também apresentam angina aterosclerótica (ver Capítulo 12). Os betabloqueadores são potencialmente perigosos para pacientes com doença obstrutiva das vias respiratórias e são considerados menos úteis do que os bloqueadores dos canais de cálcio em pacientes com idade mais avançada, exceto se o idoso também apresenta insuficiência cardíaca. Os inibidores da enzima conversora da angiotensina também são considerados menos úteis no idoso, exceto se apresentarem insuficiência cardíaca ou diabetes. Raramente, há necessidade de fármacos mais potentes, como o minoxidil. Todo paciente idoso em uso de fármacos anti-hipertensivos deve ser submetido a uma avaliação regular à procura de hipotensão ortostática, devido ao risco de isquemia cerebral e quedas.

Fármacos inotrópicos positivos

A insuficiência cardíaca é uma doença comum e particularmente letal no indivíduo idoso. O medo dessa afecção é uma das razões pelas quais os médicos utilizam os glicosídeos cardíacos em excesso nesse grupo etário. Os efeitos tóxicos da digoxina são perigosos na população geriátrica, visto que o indivíduo idoso é mais suscetível a arritmias. Em geral, a depuração da digoxina está diminuída no grupo etário mais avançado, e, enquanto o volume de distribuição com frequência também está reduzido, a meia-vida desse fármaco pode aumentar em 50% ou mais. Como o fármaco é depurado, em sua maior parte, pelos rins, é preciso considerar o estado da função renal quando se planeja um esquema terapêutico. Não há evidências de que ocorra qualquer aumento da sensibilidade farmacodinâmica aos efeitos terapêuticos dos glicosídeos cardíacos. De fato, estudos realizados em animais sugerem uma possível diminuição da sensibilidade terapêutica. Em contrapartida, é provável que ocorra o aumento da sensibilidade às ações tóxicas arritmogênicas. A hipocalemia, a hipomagnesemia, a hipoxemia (em decorrência de doença pulmonar) e a aterosclerose coronariana contribuem para a elevada incidência de arritmias induzidas por digitálicos em pacientes geriátricos. Os efeitos tóxicos menos comuns dos digitálicos, como delírio, alterações visuais e anormalidades endócrinas (ver Capítulo 13), também ocorrem com mais frequência nos indivíduos idosos do que nos pacientes mais jovens.

Fármacos antiarrítmicos

O tratamento das arritmias no idoso é particularmente desafiador, devido à perda da boa reserva hemodinâmica, aos distúrbios eletrolíticos frequentes e à elevada prevalência de doença coronariana. As depurações da quinidina e da procainamida diminuem, e suas meias-vidas aumentam com a idade do paciente. A disopiramida deve ser evitada na população geriátrica, visto que seus principais efeitos tóxicos – ação antimuscarínica, resultando em problemas de micção nos homens, e efeitos cardíacos inotrópicos negativos, com consequente desenvolvimento de insuficiência cardíaca – são indesejáveis nesses pacientes. A depuração da lidocaína parece ser pouco alterada; todavia, a meia-vida desse fármaco está aumentada no indivíduo idoso. Recomenda-se que a dose de ataque desses fármacos seja reduzida em pacientes geriátricos, devido à sua maior sensibilidade aos efeitos tóxicos.

Evidências recentes indicam que muitos pacientes com fibrilação atrial – uma arritmia muito comum no indivíduo idoso – respondem igualmente ao simples controle da frequência ventricular e à conversão para um ritmo sinusal normal. É necessário adotar medidas para reduzir o risco de tromboembolismo (como o uso de anticoagulantes) na fibrilação atrial crônica.

TERAPIA ANTIMICROBIANA

Diversas alterações relacionadas com a idade contribuem para a elevada incidência de infecções em pacientes geriátricos. A redução das defesas do hospedeiro em idosos é manifestada pelo aumento de infecções graves e câncer, o que pode causar uma alteração da função dos linfócitos T. Nos pulmões, a redução da depuração mucociliar dependente da idade e do tabagismo aumenta, de forma significativa, a suscetibilidade à infecção. No sistema urinário, a incidência de infecção grave é acentuadamente aumentada pela retenção urinária e pelo uso de cateterização nos homens. As vacinações preventivas devem ser mantidas: a vacina contra *influenza* deve ser administrada anualmente; o toxoide tetânico, a cada 10 anos; e as vacinas pneumocócica e contra herpes-zóster, 1 vez por ano.

Desde 1940, os fármacos antimicrobianos têm contribuído mais do que qualquer outro grupo de fármacos para o prolongamento da vida, devido à sua capacidade de compensar, em certo grau, a deterioração das defesas naturais. Os princípios básicos do tratamento do paciente idoso com esses fármacos não diferem daqueles aplicados a pacientes mais jovens, e foram descritos no Capítulo 51.

As principais alterações farmacocinéticas relacionam-se com a diminuição da função renal. Como os antibióticos betalactâmicos, os aminoglicosídeos e as fluoroquinolonas são excretados, em sua maioria, por essa via, pode-se esperar a ocorrência de alterações importantes na meia-vida desses fármacos. Esse aspecto é bastante importante no caso dos aminoglicosídeos, visto que eles produzem toxicidade nos rins e em outros órgãos, que depende da concentração e do tempo. Ocorre o aumento de mais de 2 vezes nas meias-vidas da gentamicina, da canamicina e da netilmicina. O aumento pode ser menos acentuado no caso da tobramicina.

FÁRMACOS ANTI-INFLAMATÓRIOS

A osteoartrite é uma doença muito comum nos idosos. A artrite reumatoide é um problema menos exclusivamente geriátrico, porém a mesma terapia farmacológica é geralmente utilizada em ambos os tipos de doença. Os princípios básicos e as propriedades dos fármacos anti-inflamatórios descritos no Capítulo 36 aplicam-se aqui.

Os fármacos anti-inflamatórios não esteroides (AINEs) devem ser utilizados com cuidado especial em pacientes geriátricos, visto que provocam efeitos tóxicos aos quais o paciente idoso é muito suscetível. No caso do ácido acetilsalicílico, os efeitos mais importantes consistem em irritação e sangramento gastrintestinais. No caso dos AINEs mais recentes, o maior problema consiste em lesão renal, que pode ser irreversível. Como a sua depuração é efetuada principalmente pelos rins, esses fármacos acumulam-se de modo mais rápido no paciente geriátrico e, sobretudo, no paciente cuja função renal já está comprometida além da faixa média para a sua idade. Um círculo vicioso é estabelecido com facilidade, em que o acúmulo de AINE provoca mais lesão renal, que, por sua vez, causa maior acúmulo. Não há evidências de que os AINEs cicloxigenase (COX)-2 seletivos sejam mais seguros em relação à função renal. Os pacientes idosos aos quais são administradas altas doses de qualquer AINE devem ser cuidadosamente monitorados quanto a alterações da função renal.

Os corticosteroides são bastante úteis em pacientes idosos que não podem tolerar doses integrais de AINEs. Todavia, eles aumentam de forma consistente o risco de osteoporose relacionado com a dose e a duração do tratamento, um efeito tóxico particularmente perigoso no indivíduo idoso. Não se sabe ao certo se esse efeito induzido pelo fármaco pode ser reduzido pela suplementação com cálcio e vitamina D. Contudo, parece prudente considerar esses suplementos (e de bifosfonatos, se já houver osteoporose), além de estimular a prática frequente de exercício físico em qualquer paciente em uso de corticosteroides.

FÁRMACOS OFTÁLMICOS

Fármacos utilizados no glaucoma

O glaucoma é mais comum no idoso, porém o seu tratamento não difere daquele do glaucoma de início mais precoce. O tratamento do glaucoma é discutido no Capítulo 10.

Degeneração macular

A degeneração macular relacionada com a idade (DMRI) constitui a causa mais comum de cegueira no idoso nos países desenvolvidos. São reconhecidas duas formas de DMRI avançada: a forma "úmida" neovascular, que está associada à intrusão de novos vasos sanguíneos no espaço sub-retiniano; e uma forma "seca", mais comum, que não está associada à vascularização anormal. Embora se desconheça a causa da DMRI, o tabagismo constitui um fator de risco documentado, e acredita-se, há muito tempo, que o estresse oxidativo desempenhe uma função em sua etiologia. Com base nessa premissa, antioxidantes têm sido utilizados para prevenir ou retardar o início da DMRI. Dispõe-se de formulações orais comerciais de vitaminas C e E, betacaroteno, óxido de zinco e óxido cúprico. Alguns incluem os carotenoides luteína e zeaxantina e ácidos graxos poli-insaturados de cadeia longa ômega-3. As evidências da eficácia desses antioxidantes é modesta.

Na DMRI neovascular avançada, o tratamento apresenta sucesso moderado. Essa forma de DMRI pode ser tratada com fototerapia a *laser* ou com anticorpos contra o fator de crescimento endotelial vascular (VEGF, do inglês *vascular endothelial growth factor*). Dois anticorpos estão disponíveis – bevacizumabe (uso sem indicação em bula) e ranibizumabe – bem como o aflibercepte (um receptor de proteína atrativa que liga VEGF) e o oligopeptídeo pegaptanibe. O aflibercepte também está aprovado para o tratamento da degeneração macular diabética. Esses fármacos são injetados no humor vítreo para efeito local. O ranibizumabe é de custo extremamente elevado. Outros fármacos que se ligam ao VEGF estão sendo estudados.

REAÇÕES ADVERSAS MEDICAMENTOSAS NO IDOSO

A relação entre o número de fármacos administrados e a incidência de reações adversas ao medicamento (RAMs) já está bem documentada. Em instituições de assistência, em que a maioria da população consiste em idosos, o número médio de prescrições por paciente varia de 6 a 8. Estudos mostraram que a porcentagem de pacientes com RAMs aumenta cerca de 10%, quando o paciente está utilizando apenas um fármaco, para quase 100%, quando são utilizados 10 fármacos. Por conseguinte, pode-se esperar que cerca da metade dos pacientes institucionalizados por longo tempo apresente RAMs, reconhecidas ou não, em algum momento. Os pacientes que vivem em casa podem consultar vários médicos diferentes para condições distintas, acumulando múltiplas prescrições de fármacos com ações superpostas. Nesses pacientes, é conveniente efetuar um exame do tipo "sacola de compras". Esse exame consiste em pedir ao paciente que leve ao consultório uma sacola contendo *todas* as medicações, suplementos, vitaminas, entre outros, que esteja utilizando atualmente. Algumas prescrições serão encontradas duplicadas, e outras, desnecessárias. Com frequência, o número total de fármacos pode ser reduzido em 30 a 50%.

Estima-se que a incidência geral de RAMs em pacientes geriátricos seja pelo menos o dobro daquela da população jovem. Os motivos dessa incidência elevada incluem erros de prescrição por parte do prescritor e erros na utilização dos fármacos pelo paciente. Às vezes, ocorrem erros profissionais pelo fato de o médico não perceber a importância das alterações da farmacocinética e das doenças relacionadas com a idade. Alguns erros cometidos devem-se ao fato de o médico desconhecer os fármacos incompatíveis prescritos por outros profissionais para o mesmo paciente. Por exemplo, a cimetidina, um fármaco bloqueador H_2 prescrito para indivíduos idosos (ou recomendado em sua forma de venda livre), produz maior incidência de reações adversas (p. ex., confusão, fala arrastada) na população geriátrica do que em pacientes mais jovens. Além disso, a cimetidina inibe o metabolismo hepático de muitos fármacos, incluindo fenitoína, varfarina, betabloqueadores e outros fármacos. O paciente que esteve utilizando um desses últimos fármacos sem qualquer reação adversa pode desenvolver concentração sanguínea acentuadamente elevada e toxicidade grave se a cimetidina for adicionada ao esquema sem qualquer ajuste na dosagem dos outros fármacos. Outros exemplos de fármacos que inibem as enzimas microssomais hepáticas e que resultam em reações adversas são apresentados nos Capítulos 4 e 67.

Os erros cometidos pelos pacientes podem resultar da não adesão ao tratamento, por razões descritas adiante. Além disso, com frequência, eles resultam do uso de fármacos de venda livre, que são utilizados sem o conhecimento do médico. Conforme assinalado nos Capítulos 64 e 65, muitos fármacos de venda livre e fitoterápicos contêm "ingredientes ocultos" com efeitos farmacológicos potentes. Por exemplo, muitos anti-histamínicos presentes em formulações de venda livre apresentam efeitos sedativos significativos, que são mais perigosos em pacientes com função cognitiva comprometida. De modo semelhante, a sua ação antimuscarínica pode produzir retenção urinária em homens idosos ou glaucoma em pacientes com ângulo estreito da câmara anterior. Se o paciente também estiver utilizando um inibidor do metabolismo, como a cimetidina, a probabilidade de uma reação adversa aumenta muito. O paciente em uso de fitoterápico contendo gingko tem maior tendência de apresentar sangramento se estiver utilizando ácido acetilsalicílico em baixas doses.

ASPECTOS PRÁTICOS DA FARMACOLOGIA GERIÁTRICA

A qualidade de vida dos pacientes idosos pode ser consideravelmente melhorada e prolongada pelo uso racional dos fármacos. Entretanto, existem vários obstáculos práticos à adesão do paciente ao tratamento, os quais devem ser identificados pelo médico.

O preço dos fármacos pode representar um importante desestímulo para pacientes que recebem aposentadorias insuficientes e que não estão cobertos ou que estão inadequadamente cobertos pelo seguro-saúde. O médico que prescreve precisa conhecer o custo da prescrição e indicar tratamentos alternativos mais acessíveis. Por exemplo, o custo mensal do tratamento da artrite com AINEs mais recentes nos Estados Unidos pode ultrapassar 100 dólares, ao passo que o custo do ibuprofeno e do naproxeno genéricos, dois AINEs mais antigos, porém igualmente eficazes, é de cerca de 20 dólares.

A não adesão do paciente ao tratamento pode resultar de esquecimento ou de confusão, em particular quando existem várias prescrições e diferentes intervalos entre as doses. Uma pesquisa realizada em 1986 mostrou que a população com idade superior a 65 anos foi responsável por 32% dos fármacos prescritos nos Estados Unidos, apesar de representar apenas 11 a 12% da população naquela época. Como as prescrições costumam ser feitas por diferentes prescritores, geralmente não há qualquer empenho em planejar esquemas "integrados", utilizando fármacos com intervalos de doses semelhantes para as diferentes doenças que estão sendo tratadas. O paciente pode esquecer as instruções sobre a necessidade de completar o período estabelecido do tratamento quando um curso de fármacos anti-infecciosos está sendo administrado. O desaparecimento dos sintomas com frequência é considerado a melhor razão para suspender o fármaco, sobretudo se a prescrição for de alto custo.

A não adesão ao tratamento também pode ser deliberada. A decisão de não utilizar um fármaco pode basear-se em experiências anteriores. Pode haver excelentes motivos para essa não adesão "racional", de modo que o médico deve procurar investigá-los. Esses esforços também podem melhorar a aceitação de esquemas de fármacos alternativos, visto que a participação do paciente nas decisões terapêuticas aumenta a sua motivação.

Alguns erros na administração de fármacos são causados por incapacidades físicas. A artrite, o tremor e os problemas visuais podem contribuir para esses erros. Em geral, as medicações líquidas que precisam ser medidas com "colheres" são inapropriadas para pacientes com qualquer tipo de tremor ou incapacidade motora. O uso de seringas para dosagem é essencial nesses casos. Devido à produção diminuída de saliva, os pacientes idosos costumam ter dificuldade de deglutir comprimidos grandes. Os frascos "à prova de crianças" frequentemente são "à prova de idosos" caso o paciente tenha artrite. Ocorrem cataratas e degeneração macular em um grande número de pacientes com mais de 70 anos. Por conseguinte, as letras dos rótulos devem ser grandes o suficiente para que o paciente com visão reduzida possa ler, ou devem ser coloridas, caso o paciente possa enxergar, mas não consiga ler. Em virtude da audição diminuída, até mesmo as instruções cuidadosamente fornecidas quanto ao uso dos fármacos podem não ser compreendidas pelo paciente; pode ser útil fornecer instruções por escrito.

O tratamento farmacológico tem um potencial considerável de produzir efeitos tanto úteis como prejudiciais ao paciente geriátrico. O equilíbrio pode ser direcionado para o caminho correto se forem seguidos alguns princípios:

1. Obter uma história medicamentosa cuidadosa. A doença a ser tratada pode ser induzida por fármacos, ou os fármacos em uso podem resultar em interações com os fármacos a serem prescritos.
2. Prescrever apenas para uma indicação específica e racional. Não prescrever omeprazol para "dispepsia". Diretrizes revisadas por especialistas são publicadas regularmente por organizações nacionais e *sites*, como www.uptodate.com.
3. Definir o objetivo do tratamento farmacológico. Então, iniciar com baixas doses e titular para a resposta desejada. Aguardar pelo menos três meias-vidas (ajustadas para a idade) antes de aumentar a dose. Se não ocorrer a resposta esperada com a dose normal para adultos, verificar a concentração sanguínea. Se não for observada a resposta esperada na presença de concentração sanguínea apropriada, mudar para outro fármaco.
4. Manter um índice de suspeita elevado quanto a reações e interações medicamentosas. É preciso saber quais outros fármacos o paciente está utilizando, incluindo aqueles de venda livre e fitoterápicos.
5. Simplificar o esquema o máximo possível. Quando são prescritos múltiplos fármacos, procurar utilizar aqueles que podem ser administrados no mesmo horário. Sempre que possível, reduzir o número de fármacos prescritos.

REFERÊNCIAS

American College of Cardiology Foundation Task Force: ACCF/AHA 2011 Expert consensus document on hypertension in the elderly. J Am Coll Cardiol 2011;57:2037.

American Geriatrics Society 2015 Beers Update Expert Panel: American Geriatrics Society 2015 updated Beers criteria for potentially inappropriate medication use in older adults. J Am Geriatr Soc 2015;63:2227.

Ancolli-Israel S, Ayalon L: Diagnosis and treatment of sleep disorders in older adults. Am J Geriatr Psychiatry 2006;14:95.

Aronow WS: Drug treatment of systolic and diastolic heart failure in elderly persons. J Gerontol A Biol Med Sci 2005;60:1597.

Arvanitakis Z, Shah RC, Bennett DA: Diagnosis and management of dementia: Review. JAMA 2019;322:1589.

Blackburn EH, Epel ES, Liu J: Human telomere biology: A contributory and interactive factor in aging, disease risks, and protection. Science 2015;350:1193.

Calcado RT, Young NS: Telomere diseases. N Engl J Med 2009;361:2353.
Cockcroft DW, Gault MH: Prediction of creatinine clearance from serum creatinine. Nephron 1976;16:31.
Coupland CAC et al: Anticholinergic drug exposure and the risk of dementia: A nested case-control study. JAMA Intern Med 2019:179:1084.
Dergal JM et al: Potential interactions between herbal medicines and conventional drug therapies used by older adults attending a memory clinic. Drugs Aging 2002;19:879.
Docherty JR: Age-related changes in adrenergic neuroeffector transmission. Auton Neurosci 2002;96:8.
Drugs for cognitive loss and dementia. Treat Guidelines Med Lett 2013;11:95.
Epstein NU et al: Medication for Alzheimer's disease and associated fall hazard: A retrospective cohort study from the Alzheimer's disease neuroimaging initiative. Drugs Aging 2014;31:125.
Ferrari AU: Modifications of the cardiovascular system with aging. Am J Geriatr Cardiol 2002;11:30.
Gandy S: Lifelong management of amyloid-beta metabolism to prevent Alzheimer's disease. N Engl J Med 2012;367:864.
Guarente L: Sirtuins, aging, and medicine. N Engl J Med 2011;364:2235.
Hartholt KA et al: Mortality from falls in US adults aged 75 years or older, 2000-2016. JAMA 2019;321:2131.
Horowitz AL, et al: Blood factors transfer beneficial effects of exercise on neurogenesis and cognition to the aged brain. Science 2020;369:167.
Hubbard BP, Sinclair DA: Small molecule SIRT1 activators for the treatment of aging and age-related diseases. Trends Pharmacol Sci 2014;35:146.
Jager RD, Mieler WF, Miller JW: Age-related macular degeneration. N Engl J Med 2008;358:2606.
Japp D et al: Mineralocorticoid receptor antagonists in elderly patients with heart failure: A systematic review and meta-analysis. Age Ageing 2017;46:18.
Kaufman AC et al: Fyn inhibition rescues established memory and synapse loss in Alzheimer mice. Ann Neurol 2015;77:953.
Kelly AS, Morrison RS: Palliative care for the seriously ill. N Engl J Med 2015;373:747.
Kennedy BK, Pennypacker JK: Drugs that modulate aging: The promising yet difficult path ahead. Translat Res 2013;163:1.
Kirby J et al: A systematic review of the clinical and cost-effectiveness of memantine in patients with moderately severe to severe Alzheimer's disease. Drugs Aging 2006;23:227.
Lachs MS, Pillemer KA: Elder abuse. N Engl J Med 2015;373:1947.
Lamming DW et al: Rapamycin-induced insulin resistance is mediated by mTORC2 loss and uncoupled from longevity. Science 2012;335:1638.
Langa KM et al: A comparison of the prevalence of dementia in the United States in 2000 and 2012. JAMA Intern Med 2017;177:51.
Levey AS et al: Using standardized serum creatinine values in the modification of diet in renal disease study equation for estimating glomerular filtration rate. Ann Int Med 2006;145:247.
Lipska KJ et al: Polypharmacy in the aging patient. A review of glycemic control in older adults with type 2 diabetes. JAMA 2016;315:1034.
Mangoni AA: Cardiovascular drug therapy in elderly patients: Specific age-related pharmacokinetic, pharmacodynamic and therapeutic considerations. Drugs Aging 2005;22:913.
Marcantonio ER: Delirium in hospitalized older patients. N Engl J Med 2017;377:1456.
Moreno JA et al: Oral treatment targeting the unfolded protein response prevents neurodegeneration and clinical disease in prion-infected mice. Sci Transl Med 2013;5:206ra138.
Morrison LJ, Morrison RS: Palliative care and pain management. Med Clin N Am 2006;90:983.
Palmer AM: Neuroprotective therapeutics for Alzheimer's disease: Progress and prospects. Trends Pharmacol Sci 2011;32:141.
Qaseem A et al: Treatment of low bone density or osteoporosis to prevent fractures in men and women: A clinical practice guideline update from the American College of Physicians. Ann Int Med 2017; doi: 10.7326/M15-1361.
Qato DM et al: Use of prescription and over-the-counter medications and dietary supplements among older adults in the United States. JAMA 2008;300:2867.
Rabow MW, Pantilat SZ: Palliative care and pain management. In: Papadakis MA, McPhee SJ, (editors): *Current Medical Diagnosis & Treatment* 2017, McGraw-Hill, 2017.
Roberson ED, Mucke L: 100 years and counting: Prospects for defeating Alzheimer's disease. Science 2006;314:781.
Satizabal CL et al: Incidence of dementia over three decades in the Framingham Heart Study. N Engl J Med 2016;374:523.
Sawhney R, Sehl M, Naeim A: Physiologic aspects of aging: Impact on cancer management and decision making, part I. Cancer J 2005;11:449.
Schindler SE et al: High-precision plasma β-amyloid 42/40 predicts current and future brain amyloidosis. Neurology 2019;93:e1647. Epub ahead of print.
Shamim D1, Laskowski M1: Inhibition of inflammation mediated through the tumor necrosis factor α biochemical pathway can lead to favorable outcomes in Alzheimer disease. J Cent Nerv Syst Dis 2017;9:1179573517722512.
Staskin DR: Overactive bladder in the elderly: A guide to pharmacological management. Drugs Aging 2005;22:1013.
Steinman MA, Hanlon JT: Managing medications in clinically complex elders. JAMA 2010;304:1592.
Teixeira A et al: Management of acute heart failure in elderly patients. Arch Cardiovasc Dis 2016;109:422.
Tweedie D, Sambamurti K, Greig NH: TNF-alpha inhibition as a treatment strategy for neurodegenerative disorders: New drug candidates and targets. Curr Alzheimer Res 2007;4:378.
Vaillaint GE: *Aging Well*. Little, Brown, 2002.
Vandenberghe R et al: Bapineuzumab for mild to moderate Alzheimer's disease in two global, randomized, phase 3 trials. Alzheimers Res Ther 2016;8:18.
Vik SA et al: Medication nonadherence and subsequent risk of hospitalisation and mortality among older adults. Drugs Aging 2006;23:345.
Wright JT Jr et al: A randomized trial of intensive versus standard blood-pressure control. N Engl J Med 2015;373:2103.

RESPOSTA DO ESTUDO DE CASO

Esse paciente apresenta várias condições que necessitam de tratamento cuidadoso. A hipertensão é eminentemente tratável. As etapas descritas no Capítulo 11 são apropriadas e eficazes para o idoso, bem como para pacientes jovens. A educação do paciente é de suma importância para vencer a sua relutância em ingerir as medicações. A doença de Alzheimer poderia responder a um fármaco anticolinesterásico (donepezila, rivastigmina, galantamina). Como alternativa, pode-se tentar a memantina. Infelizmente, a degeneração macular relacionada com a idade (a causa mais provável das dificuldades visuais) não é facilmente tratada; entretanto, a variedade "úmida" (neovascular) pode responder de modo satisfatório a um dos fármacos disponíveis no momento (bevacizumabe, ranibizumabe, pegaptanibe). Todavia, essas terapias são de custo elevado.

C A P Í T U L O

61 Farmacologia dermatológica

Dirk B. Robertson, MD
Howard I. Maibach, MD

ESTUDO DE CASO

Uma paciente de 43 anos apresenta queixa de piora da psoríase. Inicialmente, ela respondeu bem ao tratamento com metronidazol tópico de 0,75% em gel, 1 vez ao dia, com excelente eliminação do componente papulopustular da acne rosácea. No entanto, recentemente, ela percebeu um aumento persistente do eritema facial.

Quais opções terapêuticas estão disponíveis?

As doenças cutâneas representam oportunidades especiais para o médico clínico. Em particular, a administração por via tópica é apropriada para as doenças de pele, embora alguns quadros dermatológicos respondam bem ou melhor à administração sistêmica.

Os princípios farmacocinéticos gerais que norteiam o uso de fármacos aplicados à pele são os mesmos envolvidos com as outras vias de administração (ver Capítulos 1 e 3). Embora, com frequência, seja descrita como uma estrutura simples em três camadas, a pele forma uma série complexa de barreiras à difusão (Figura 61-1). A quantificação do fluxo de fármacos e seus veículos por essas barreiras constitui a base da análise farmacocinética que interessa à terapêutica dermatológica, e as técnicas para essas medições vêm se desenvolvendo com rapidez em número e em sensibilidade.

Entre as principais variáveis que determinam a resposta aos fármacos aplicados à pele estão as seguintes:

1. **Variação regional na entrada do fármaco**: por exemplo, saco escrotal, face, axila e couro cabeludo são mais permeáveis do que o antebraço, motivo pelo qual pode ser necessária uma menor quantidade de medicamento para se obter o efeito equivalente.
2. **Gradiente de concentração**: quanto maior for o gradiente de concentração, maior será a massa de fármaco transferida por unidade de tempo, exatamente como ocorre no processo de difusão por meio de outras barreiras (ver Capítulo 1). Assim, a resistência aos corticosteroides tópicos às vezes pode ser sobrepujada com o uso de uma maior concentração do fármaco.
3. **Esquema de administração**: em função de suas propriedades físicas, a pele age como um reservatório para muitos fármacos. Em consequência, a "meia-vida local" pode ser suficientemente longa para permitir a aplicação 1 vez ao dia em casos de fármacos com meia-vida sistêmica curta. Por exemplo, em muitos quadros, a aplicação de corticosteroides 1 vez ao dia parece tão eficaz quanto diversas aplicações.
4. **Veículo e oclusão**: o uso de veículo apropriado maximiza a possibilidade de o fármaco entrar nas camadas externas da pele. Além disso, por meio de suas propriedades físicas (ação de hidratação ou de ressecamento), os veículos podem ter, eles próprios, efeitos terapêuticos. A oclusão (aplicação de envoltório plástico para manter o fármaco e seu veículo em contato direto com a pele) é extremamente efetiva na maximização da eficácia.

REAÇÕES AOS MEDICAMENTOS DERMATOLÓGICOS

A pele reage a muitos fármacos administrados por via sistêmica de modo variado, com possibilidade de respostas geradoras de sintomas. Além disso, alguns medicamentos dermatológicos causam, eles próprios, reações cutâneas. Os principais tipos de reação estão resumidos na Tabela 61-1.

VEÍCULOS DERMATOLÓGICOS

Em geral, os fármacos tópicos são formados por ingredientes ativos incorporados a um veículo que facilita a aplicação cutânea. As considerações mais importantes acerca da escolha do veículo incluem:

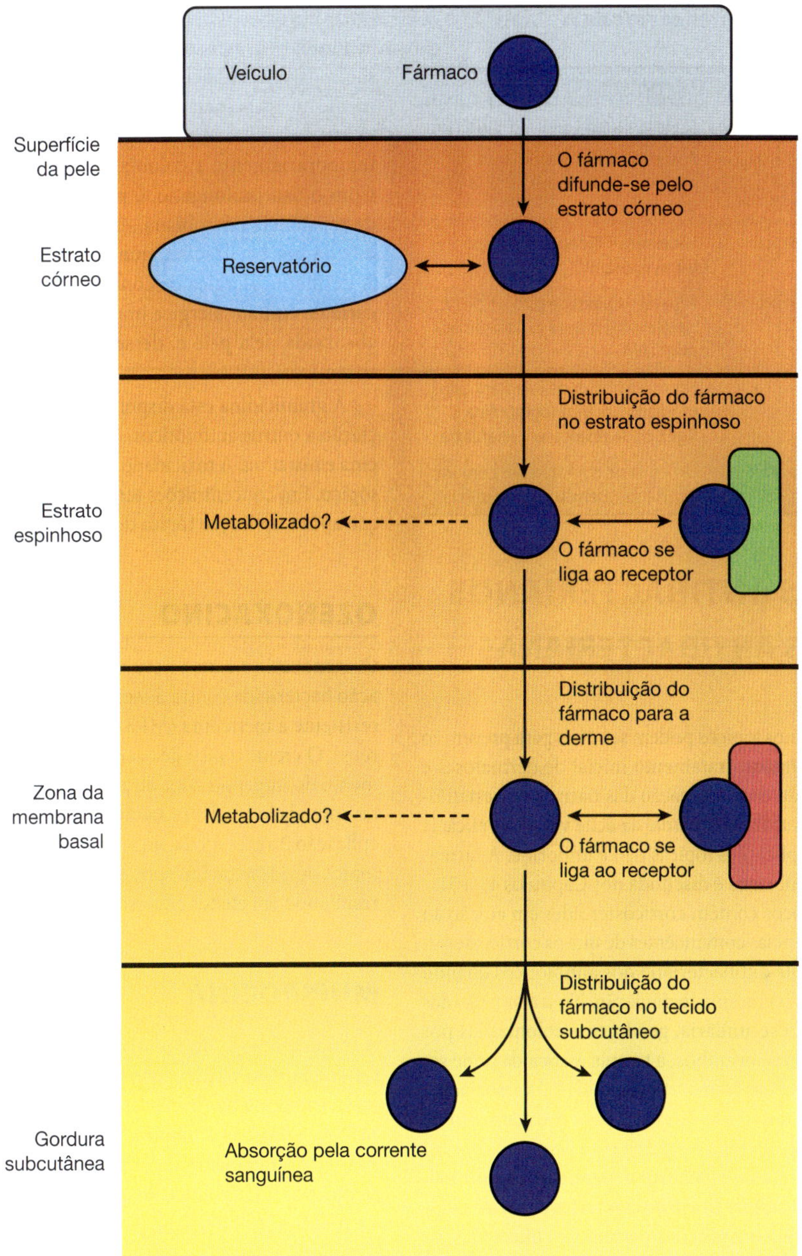

FIGURA 61-1 Diagrama esquemático da absorção percutânea. (Reproduzida, com autorização, de Orkin M, Maibach HI, Dahl MV: Dermatology. New York, NY: McGraw-Hill, 1991).

solubilidade do fármaco; taxa de liberação pelo veículo; capacidade do veículo de hidratar o estrato córneo, aumentando, assim, a entrada; estabilidade do fármaco no veículo; interações químicas e físicas entre veículo, estrato córneo e fármaco.

Dependendo do veículo, as formulações dermatológicas podem ser classificadas em tinturas, curativos úmidos, loções, géis, aerossóis, pós, pastas, cremes, espumas e pomadas. A capacidade do veículo de retardar a evaporação a partir da superfície da pele aumenta sequencialmente, sendo menor nas tinturas e nos curativos úmidos e maior nas pomadas. De modo geral, a inflamação aguda com secreção, vesículas e crostas é mais bem tratada com preparações que produzem ressecamento, como tinturas, curativos úmidos e loções, ao passo que a inflamação crônica com xerose, descamação e liquenificação é mais bem tratada com preparações lubrificantes, como cremes e pomadas. Tinturas, loções, géis, espumas e aerossóis são convenientes para aplicação no couro cabeludo ou em outras regiões com pelos. Os cremes emulsificados evanescentes podem ser utilizados nas regiões intertriginosas sem causar maceração.

Os fármacos emulsificadores asseguram formulações estáveis quando misturas de líquidos imiscíveis, como óleo e água, são associadas. Alguns pacientes desenvolvem irritação causada por esses fármacos. A substituição por uma formulação que não os contenha ou a redução da sua concentração são medidas que talvez resolvam o problema.

TABELA 61-1 Reações cutâneas locais a medicações tópicas

Tipo de reação	Mecanismo	Comentário
Irritação	Não alérgico	É a reação local mais comum
Fotoirritação	Não alérgico	Fototoxicidade; geralmente requer exposição aos raios ultravioleta A (UVA)
Dermatite de contato alérgica	Alérgico	Hipersensibilidade tardia tipo intravenosa (IV)
Dermatite de contato fotoalérgica	Alérgico	Hipersensibilidade tardia tipo IV; geralmente requer exposição aos raios UVA
Urticária de contato imunológica	Alérgico	Hipersensibilidade imediata tipo I mediada por imunoglobulina E (IgE); pode resultar em anafilaxia
Urticária de contato não imunológica	Não alérgico	Urticária de contato mais comum; ocorre sem sensibilização prévia

FÁRMACOS ANTIBACTERIANOS

PREPARAÇÕES ANTIBACTERIANAS TÓPICAS

Os fármacos antibacterianos tópicos podem ser úteis para prevenção de infecção em feridas limpas, tratamento inicial de dermatoses e feridas infectadas, redução da colonização das narinas por estafilococos, desodorização das axilas e controle da acne vulgar. A eficácia dos antibióticos nessas aplicações tópicas não é uniforme. A farmacologia geral de antimicrobianos é discutida nos Capítulos 43 a 51.

Alguns fármacos tópicos contêm corticosteroides em adição ao antibiótico. Não há evidências convincentes de que os corticosteroides tópicos inibam o efeito antibacteriano dos antibióticos quando ambos são incorporados na mesma formulação. No tratamento das dermatoses com infecção secundária, geralmente colonizadas por estreptococos, estafilococos ou ambos, a terapia associada pode ser superior ao tratamento apenas com corticosteroides. As associações entre antibiótico e corticosteroide são úteis para o tratamento de dermatite das fraldas, otite externa e eczema com impetigo.

A escolha de um antibiótico específico depende do diagnóstico e, quando apropriado, da cultura *in vitro* e dos testes de sensibilidade de amostras clínicas. Na maioria das dermatoses infectadas, os patógenos isolados são os estreptococos β-hemolíticos do grupo A, o *Staphilococcus aureus* ou ambos. Os patógenos presentes nas feridas operatórias serão aqueles residentes no ambiente. Portanto, as informações sobre os padrões regionais de resistência farmacológica são importantes para a seleção do fármaco terapêutico. Formulações tópicas pré-embaladas contendo múltiplos antibióticos estão disponíveis em doses fixas bem acima do limiar terapêutico. Essas formulações oferecem vantagens, como eficácia nas infecções mistas, cobertura mais ampla para infecções causadas por patógenos indeterminados e retardo na resistência do microrganismo a qualquer componente isolado.

BACITRACINA E GRAMICIDINA

A bacitracina e a gramicidina são antibióticos peptídicos ativos contra microrganismos gram-positivos, como estreptococos, pneumococos e estafilococos. Além disso, a maioria dos cocos anaeróbios, as neisserias, o bacilo do tétano e o bacilo da difteria são sensíveis. A bacitracina é formulada como pomada isoladamente ou em associação à neomicina, à polimixina B, ou a ambas. O uso de bacitracina na região anterior das narinas pode reduzir temporariamente a colonização por estafilococos patogênicos. Com o uso prolongado, é possível que haja o desenvolvimento de resistência microbiana. A síndrome da urticária de contato induzida por bacitracina, que inclui anafilaxia, ocorre raramente. A dermatite alérgica de contato ocorre com frequência, e a urticária de contato alérgica imunológica é rara. A bacitracina é mal absorvida pela pele e, desse modo, é raro haver efeitos tóxicos sistêmicos.

A gramicidina está disponível apenas para uso tópico, em associação a outros antibióticos, como neomicina, polimixina, bacitracina e nistatina. A toxicidade sistêmica limita a sua aplicação ao uso tópico. Em concentrações terapêuticas, a incidência de sensibilização após a aplicação tópica de gramicidina é extremamente baixa.

OZENOXACINO

O ozenoxacino é uma nova quinolona não fluorada que apresenta ação bactericida contra *S. aureus* e *S. pyogenes*, incluindo *S. aureus* resistente à meticilina (MRSA, do inglês *methicillin-resistant* S *aureus*). O creme tópico de ozenoxacino a 1% é indicado para o tratamento do impetigo causado por *S. aureus* ou *S. pyogenes* em pacientes com idade igual ou superior a 2 meses de idade. Recomenda-se a aplicação 2 vezes ao dia na área afetada durante 5 dias. A aplicação tópica de ozenoxacino apresenta absorção sistêmica insignificante, resultando em efeitos adversos mínimos.

MUPIROCINA

A mupirocina (ácido pseudomônico A) não é estruturalmente relacionada com outros fármacos antibacterianos tópicos disponíveis. A maioria das bactérias aeróbias gram-positivas, incluindo o MRSA, é sensível à mupirocina (ver Capítulo 50). Esse fármaco é efetivo no tratamento do impetigo causado por *S. aureus* e por estreptococo β-hemolítico do grupo A.

A aplicação intranasal da pomada de mupirocina para o tratamento do estado de portador de *S. aureus* pode estar associada à irritação da mucosa, causada pelo polietilenoglicol existente no veículo. Após a aplicação tópica à pele intacta, a absorção sistêmica da mupirocina é desprezível.

RETAPAMULINA

A retapamulina é um derivado semissintético da pleromutilina eficaz no tratamento de infecção cutânea não complicada causada por estreptococo β-hemolítico do grupo A e por *S. aureus*, exceto o MRSA. O uso tópico de retapamulina em pomada a 1% está indicado em pacientes adultos ou pediátricos a partir dos 9 meses para o tratamento de impetigo. O esquema recomendado é de 2 aplicações diárias durante 5 dias. A retapamulina é bem tolerada, com possibilidade apenas de irritação ocasional no local do tratamento. Embora incomum, foi relatada dermatite de contato alérgica.

SULFATO DE POLIMIXINA B

A polimixina B é um peptídeo antibiótico efetivo contra microrganismos gram-negativos, incluindo *Pseudomonas aeruginosa*, *Escherichia coli*, *Enterobacter* e *Klebsiella*. Em sua maioria, as cepas de *Proteus* e *Serratia* são resistentes, assim como todos os gram-positivos. As formulações tópicas podem ser feitas em solução ou pomada. Várias associações de antibióticos comercializados contêm polimixina B na sua formulação. É difícil detectar concentrações séricas desse fármaco na aplicação tópica. Contudo, a sua aplicação diária sobre a pele descoberta ou ferida aberta não deve exceder 200 mg, a fim de reduzir a probabilidade de neurotoxicidade e nefrotoxicidade. É rara a ocorrência de dermatite de contato alérgica com o uso tópico de sulfato de polimixina B.

NEOMICINA E GENTAMICINA

A neomicina e a gentamicina são antibióticos aminoglicosídeos ativos contra microrganismos gram-negativos, incluindo *E. coli*, *Proteus*, *Klebsiella* e *Enterobacter*. A gentamicina geralmente apresenta maior atividade contra a *P. aeruginosa* do que a neomicina. Ela também é mais ativa contra estafilococos e contra o estreptococo β-hemolítico do grupo A. Deve-se evitar o uso amplo de gentamicina tópica, sobretudo no ambiente hospitalar, a fim de reduzir o surgimento de organismos resistentes.

A neomicina está disponível em diversas formulações tópicas, isoladamente e em associação à polimixina, à bacitracina e a outros antibióticos. Ela também está disponível em pó estéril para uso tópico. A gentamicina encontra-se disponível como pomada ou creme.

Raramente, a aplicação tópica de neomicina resulta em concentrações séricas detectáveis. Entretanto, no caso da gentamicina, é possível haver concentração sérica entre 1 e 18 mcg/mL quando o fármaco é aplicado por meio de preparação miscível em água a grandes áreas de pele exposta, como ocorre em pacientes com queimaduras. Ambos os fármacos são hidrossolúveis e excretados primariamente na urina. Nos pacientes com insuficiência renal, há o acúmulo desses antibióticos, com possibilidade de haver nefrotoxicidade, neurotoxicidade e ototoxicidade.

Com frequência, a neomicina causa dermatite de contato alérgica, particularmente se aplicada a dermatoses eczematosas ou se formulada em veículo oleoso. Quando ocorre sensibilização, é possível que haja reação cruzada com estreptomicina, canamicina, paromomicina e gentamicina.

ANTIBIÓTICOS TÓPICOS NA ACNE

Os antibióticos sistêmicos, tradicionalmente utilizados no tratamento da acne vulgar, têm se mostrado eficazes em uso tópico. Atualmente, dois antibióticos são utilizados topicamente para essa indicação: fosfato de clindamicina e eritromicina base. A eficácia da terapia tópica é menor do que a alcançada por sua administração oral. Portanto, o tratamento tópico é indicado apenas para os casos leves a moderados de acne inflamatória.

Clindamicina

A clindamicina tem ação *in vitro* contra o *Propionibacterium acnes*, por isso, postulou-se que esse seria o mecanismo de sua ação benéfica no tratamento da acne. Aproximadamente 10% da dose aplicada é absorvida, e são observados casos raros de diarreia com sangue e colite pseudomembranosa após a aplicação tópica. A preparação em veículo hidroalcoólico e em espuma pode causar ressecamento e irritação da pele, com queixas de queimação e sensação de picadas. As formulações em gel e loção à base de água são bem toleradas e têm menor probabilidade de causarem irritação. A ocorrência de dermatite de contato alérgica é rara. A clindamicina também está disponível na forma de géis tópicos em associação fixa ao peróxido de benzoíla e à tretinoína.

Eritromicina

Nas preparações tópicas, utiliza-se eritromicina base, e não seus sais, para facilitar a entrada. O mecanismo de ação da eritromicina tópica na acne vulgar inflamatória é desconhecido, mas presume-se que esteja relacionado com seus efeitos inibitórios sobre o *P. acnes*. Uma complicação da terapia tópica é o desenvolvimento de cepas resistentes aos antibióticos, incluindo estafilococos. Se isso ocorrer em associação à infecção clínica, deve-se suspender a eritromicina tópica e iniciar o tratamento sistêmico apropriado. As reações adversas à solução de eritromicina local podem incluir sensação de queimação no momento da aplicação, ressecamento e irritação da pele. O gel à base de água resseca menos e é mais bem tolerado. É raro haver dermatite de contato alérgica. A eritromicina também está disponível em preparações em associação a peróxido de benzoíla para o tratamento tópico da acne vulgar.

Metronidazol

O metronidazol tópico é eficaz para o tratamento da rosácea. O seu mecanismo de ação é desconhecido, mas talvez esteja relacionado com seus efeitos inibitórios sobre o *Demodex brevis*. De modo alternativo, o fármaco talvez atue como anti-inflamatório por efeito direto sobre a função dos neutrófilos. O metronidazol oral mostrou-se carcinogênico em roedores e, portanto, não se recomenda seu uso tópico durante a gravidez nem em mães que estejam amamentando ou em crianças.

Entre as reações adversas locais da formulação em gel à base de água estão ressecamento, queimação e ardência. As formulações que produzem menos ressecamento talvez sejam mais bem toleradas. Deve-se ter cautela ao aplicar o metronidazol próximo aos olhos, a fim de se evitar lacrimejamento excessivo.

Ivermectina

A ivermectina tópica está disponível como creme a 1% para o tratamento de lesões inflamatórias da rosácea, porém o seu mecanismo de ação é desconhecido. A ivermectina oral tem atividade antiparasitária contra ácaros *Demodex* e, possivelmente, apresenta efeito anti-inflamatório. A aplicação tópica é bem tolerada, com queixas ocasionais de queimação e irritação local.

Sulfacetamida sódica

A sulfacetamida está disponível para uso tópico isoladamente na forma de loção a 10% ou solução a 10%, bem como em várias formulações associadas a enxofre para o tratamento de acne vulgar e rosácea. Acredita-se que o seu mecanismo de ação consista na inibição do *P. acnes* por competição inibitória para utilização do ácido *p*-aminobenzoico. Cerca de 4% da sulfacetamida aplicada topicamente é absorvida por via percutânea, e seu uso, portanto, está contraindicado nos pacientes com hipersensibilidade conhecida às sulfonamidas.

Dapsona

A dapsona tópica está disponível em gel a 5 e 7,5% para o tratamento da acne vulgar, porém o seu mecanismo de ação é desconhecido. Seu uso tópico em pacientes com deficiência de glicose-6-fosfato desidrogenase (G6PD) não causou hemólise ou anemia clinicamente relevante. Contudo, foi observada uma ligeira diminuição da concentração de hemoglobina em pacientes com deficiência de G6PD, o que sugere hemólise leve. Foram relatados casos de metemoglobinemia associados ao uso de gel para aplicação tópica com dapsona, de modo que seu uso deve ser evitado em pacientes com metemoglobinemia congênita ou idiopática. As reações adversas locais incluem secura leve, vermelhidão, oleosidade e descamação da pele. A aplicação de gel de dapsona seguida por peróxido de benzoíla pode resultar em coloração amarelada temporária da pele e do cabelo.

FÁRMACOS ANTIFÚNGICOS

O tratamento de infecções fúngicas superficiais causadas por fungos dermatofíticos pode ser realizado com: (1) fármacos antifúngicos tópicos, como clotrimazol, efinaconazol, econazol, cetoconazol, luliconazol, miconazol, oxiconazol, sertaconazol, sulconazol, ciclopirox olamina, naftifina, terbinafina e tolnaftato (efinaconazol e luliconazol não estão disponíveis no Brasil); ou (2) fármacos administrados por via oral, como griseofulvina, terbinafina, fluconazol e itraconazol. Os seus mecanismos de ação são descritos no Capítulo 48. As infecções superficiais causadas por espécies de *Candida* podem ser tratadas com aplicações tópicas de clotrimazol, miconazol, econazol, cetoconazol, oxiconazol, ciclopirox olamina, nistatina ou anfotericina B.

PREPARAÇÕES ANTIFÚNGICAS TÓPICAS

DERIVADOS AZÓLICOS TÓPICOS

Os imidazois tópicos, que incluem clotrimazol, econazol, cetoconazol, luliconazol, miconazol, oxiconazol, sertaconazol e sulconazol, têm uma ampla gama de atividade contra dermatófitos (*Epidermophyton*, *Microsporum* e *Trichophyton*) e leveduras, incluindo *Candida albicans* e *Pityrosporum orbiculare* (ver Capítulo 48).

O miconazol está disponível na forma de creme ou loção para aplicação tópica e de cremes ou óvulos vaginais para uso nas vulvovaginites causadas por *C. albicans*. O clotrimazol está disponível para aplicação tópica como creme ou loção e na forma de creme ou comprimidos vaginais para uso nos casos de vulvovaginites causadas por *C. albicans*.

O efinaconazol está disponível como solução a 10% para o tratamento da onicomicose das unhas dos pés, e a aplicação diária nas unhas afetadas deve ser continuada por 48 semanas. As taxas de cura completa em estudos clínicos estão entre 15 e 18%. O econazol está disponível na forma de creme para uso tópico. Já o oxiconazol encontra-se na forma de creme e loção para uso tópico. O cetoconazol está disponível na forma de creme para o tratamento tópico de dermatofitoses ou candidíase e de xampu ou espuma para o tratamento de dermatite seborreica. O luliconazol e o sertaconazol estão disponíveis na forma de creme. O sulconazol encontra-se na forma de creme ou solução, enquanto o sertaconazol está disponível em creme. Associações fixas de antifúngico tópico e corticosteroides foram introduzidas visando à melhora sintomática mais rápida do que a alcançada com fármaco antifúngico de modo isolado. O creme de clotrimazol-dipropionato de betametasona é uma dessas associações.

A aplicação 1 ou 2 vezes ao dia na região afetada geralmente resulta no desaparecimento da infecção superficial por dermatófito em 2 a 3 semanas, embora a medicação deva ser mantida até que se confirme a erradicação no organismo. A paroníquia e a candidíase intertriginosas podem ser tratadas efetivamente com qualquer um desses fármacos quando aplicados 3 ou 4 vezes ao dia. A dermatite seborreica deve ser tratada com aplicações de cetoconazol 2 vezes ao dia até que se obtenha a cura clínica.

As reações adversas locais aos imidazólicos incluem ardência, prurido, eritema e irritação local. É rara a ocorrência de dermatite de contato alérgica.

CICLOPIROX OLAMINA

O ciclopirox olamina é um fármaco antifúngico sintético de amplo espectro com atividade inibitória contra dermatófitos, espécies de *Candida* e *P. orbiculare*. Esse fármaco parece inibir a recaptação de precursores da síntese de macromoléculas, agindo provavelmente na membrana celular do fungo.

Estudos farmacocinéticos indicam que 1 a 2% da dose são absorvidos quando ela é aplicada em solução sobre o dorso com curativo oclusivo. O ciclopirox olamina está disponível em creme e loção a 1% para o tratamento tópico de dermatomicose, candidíase e pitiríase versicolor. A incidência de reações adversas é baixa. Foram relatados prurido e agravamento de doença clínica. A possibilidade de ocorrer dermatite de contato alérgica é baixa.

A ciclopirox olamina a 8% para uso tópico (esmalte de unha) está aprovada para o tratamento de onicomicose leve a moderada das unhas das mãos e dos pés. Embora bem tolerada e com efeitos colaterais mínimos, as taxas de cura completa em ensaios clínicos estão entre 5,5 e 8,5%.

TAVABOROLA

O tavaborola é o primeiro fármaco antifúngico da classe do oxaborol aprovado pela Food and Drug Administration (FDA) para o tratamento tópico da onicomicose de unha. A sua ação resulta do bloqueio da síntese de proteínas fúngicas, ao inibir a síntese de ácido ribonucleico de transferência de aminoacil sintetase. O tavaborola está disponível nos Estados Unidos (não disponível no Brasil) como uma solução a 5% que deve ser aplicada nas unhas afetadas, uma 1 ao dia, durante 48 semanas. Estudos clínicos mostraram que a taxa de cura completa é de 6,5 a 9,1%.

ALILAMINAS: NAFTIFINA E TERBINAFINA

O cloridrato de naftifina e a terbinafina são alilaminas altamente ativas contra dermatófitos, porém menos ativas contra leveduras. A atividade antifúngica deriva da inibição seletiva da esqualeno-epoxidase, uma enzima-chave para a síntese de ergosterol (ver Figura 48-1).

As alilaminas estão disponíveis para o tratamento de dermatofitose como cremes e outras formas farmacêuticas para uso tópico na concentração de 1%, sendo indicado o uso de 2 vezes ao dia por 1 a 2 semanas. Entre as reações adversas, estão irritação local, queimação e eritema. Deve-se evitar contato com mucosas.

BUTENAFINA

O cloridrato de butenafina é uma benzilamina com estrutura relacionada com as alilaminas. Assim como ocorre com as alilaminas, a butenafina inibe a epoxidação do esqualeno, bloqueando, assim, a síntese de ergosterol, um componente essencial da membrana celular dos fungos. A butenafina está disponível em creme a 1%, devendo ser aplicada 1 vez ao dia para o tratamento de dermatofitoses superficiais.

TOLNAFTATO

O tolnaftato é um composto antifúngico sintético eficaz topicamente contra infecções por dermatófitos causadas por *Epidermophyton*, *Microsporum* e *Trichophyton*. Também é efetivo contra *P. orbiculare*, mas não contra *Candida*.

O tolnaftato está disponível em creme, solução, pó ou pó aerossol para aplicação 2 vezes ao dia nas regiões infectadas. É comum que haja a recorrência após a suspensão do tratamento, e as infecções de palmas, solas e unhas geralmente não respondem ao tratamento apenas com tolnaftato. O pó e o pó aerossol podem ser utilizados cronicamente após o tratamento inicial em pacientes suscetíveis a infecções por tinha. Em geral, o tolnaftato é bem tolerado e raramente causa irritação ou dermatite de contato alérgica.

NISTATINA E ANFOTERICINA B

A nistatina e a anfotericina B são úteis para o tratamento tópico de infecções por *C. albicans*, mas ineficazes contra dermatófitos. O uso de nistatina está limitado ao tratamento tópico de infecções cutâneas e da mucosa por *Candida* em razão do seu espectro de ação restrito e da absorção desprezível pelo trato gastrintestinal quando administrada por via oral. A anfotericina B tem espectro de ação antifúngica mais amplo e pode ser utilizada por via intravenosa para o tratamento de diversas micoses sistêmicas (ver Capítulo 48) e, em menor extensão, de infecções cutâneas por *Candida*.

O esquema recomendado para as formulações tópicas de nistatina no tratamento da paroníquia por *Candida* e candidíase intertriginosa é a aplicação 2 a 3 vezes ao dia. A candidíase oral (sapinho) é tratada mantendo-se 5 mL de nistatina oral (2 mL em lactentes) na boca por vários minutos antes de engoli-la, 4 vezes ao dia. Uma forma alternativa de tratamento é manter um comprimido vaginal na boca até que esteja totalmente dissolvido, 4 vezes ao dia. Os casos recalcitrantes ou recorrentes de candidíase perianal, vaginal, vulvar e na região da fralda talvez respondam ao uso de nistatina oral, 0,5 a 1 milhão de unidades em adultos (100.000 unidades nas crianças) 4 vezes ao dia, além da terapia local. A candidíase vulvovaginal pode ser tratada com a inserção de um comprimido vaginal 2 vezes ao dia durante 14 dias e, a seguir, 1 vez à noite por mais 14 a 21 dias.

A anfotericina B encontra-se disponível para uso tópico na forma de creme ou de loção. A posologia recomendada para o tratamento de paroníquia por *Candida* e candidíase intertriginosa é uma aplicação 2 a 4 vezes ao dia na região afetada.

Entre as reações adversas associadas à administração oral de nistatina, estão náuseas leves, diarreia e, ocasionalmente, vômitos. A aplicação tópica não produz irritação, e a dermatite de contato alérgica é rara. A anfotericina B tópica é bem tolerada e apenas ocasionalmente causa irritação local. O fármaco pode causar manchas cutâneas amareladas temporárias, sobretudo quando utilizado na forma de creme.

FÁRMACOS ANTIFÚNGICOS ORAIS

DERIVADOS AZÓLICOS POR VIA ORAL

Os derivados azólicos atualmente disponíveis para o tratamento de infecções por *Candida* e dermatófitos por via oral são fluconazol e itraconazol. Conforme discutido no Capítulo 48, os derivados imidazólicos atuam alterando a permeabilidade da membrana celular das células sensíveis por meio de modificações na biossíntese de lipídeos, sobretudo esteroides, na célula fúngica.

O fluconazol e o itraconazol são efetivos no tratamento de infecções cutâneas por espécies de *Epidermophyton*, *Microsporum* e *Tricophyton*, assim como de *Candida*. A pitiríase versicolor responde a cursos breves de azóis por via oral.

O fluconazol é bem absorvido após a administração oral, com meia-vida plasmática de 30 horas. Considerando-se essa meia-vida longa, doses diárias de 100 mg serão suficientes para o tratamento de candidíase cutâneo-mucosa e na infecção por dermatófitos, será suficiente a mesma dose em dias alternados. A meia-vida plasmática do itraconazol é semelhante à do fluconazol, e as concentrações terapêuticas são mantidas no estrato córneo por até 28 dias após o término do tratamento. O itraconazol é efetivo no tratamento de onicomicoses na dose de 200 mg/dia, devendo ser ingerido com alimentos para assegurar a absorção máxima, durante 3 meses consecutivos. Relatos recentes de insuficiência cardíaca em pacientes tratados com itraconazol em casos de onicomicose resultaram na recomendação de não se utilizar o medicamento para essa finalidade em pacientes com disfunção ventricular. Além disso, recomenda-se a avaliação rotineira da função hepática de pacientes com onicomicose tratados com itraconazol.

A administração de azóis por via oral junto a midazolam ou triazolam resultou no aumento de sua concentração plasmática e em possível potencialização e prolongamento dos seus efeitos hipnóticos e sedativos. Demonstrou-se que a administração junto a inibidores da hidroximetilglutaril coenzima A redutase (HMG-CoA redutase) está associada a risco significativo de rabdomiólise. *Consequentemente, a administração de azóis por via oral junto a midazolam, triazolam ou inibidores da HMG-CoA está contraindicada.*

TERBINAFINA

A terbinafina (descrita anteriormente) é muito eficaz quando administrada por via oral no tratamento de onicomicoses. A posologia recomendada por via oral é de 250 mg/dia durante 6 semanas em casos de infecções nas unhas das mãos, e durante 12 semanas para infecções nas unhas dos pés. Os pacientes tratados com terbinafina devem ser monitorados e realizar exames laboratoriais periódicos a fim de detectar disfunção hepática. Casos raros de insuficiência hepática ocorreram com o uso de terbinafina oral e, portanto, seu uso não é recomendado em indivíduos com doença hepática crônica ou ativa.

GRISEOFULVINA

Embora a griseofulvina seja eficaz por via oral para o tratamento de infecções por dermatófitos causadas por *Epidermophyton*, *Microsporum* e *Trichophyton*, ela é ineficaz contra *Candida* e *P. orbiculare*. O mecanismo da ação antifúngica da griseofulvina não está totalmente esclarecido, porém o medicamento é ativo apenas contra células em crescimento.

Após a administração oral de 1 g de griseofulvina micronizada, é possível detectá-la no estrato córneo em 4 a 8 horas. A redução do tamanho das partículas do fármaco aumenta muito a sua absorção. Formulações que contêm partículas menores são identificadas como "ultramicronizadas". A forma ultramicronizada da gliseofulvina atinge concentrações plasmáticas bioequivalentes com metade da dose utilizada do fármaco micronizado. Além disso, a solubilização da griseofulvina em polietilenoglicol aumenta ainda mais a absorção. A griseofulvin micronizada está disponível na forma de comprimidos de 250 mg e 500 mg. A forma ultramicronizada está disponível como comprimidos de 125 mg, 165 mg, 250 mg e 330 mg ou cápsulas de 250 mg.

A posologia comum da forma micronizada do fármaco para adultos é de 500 mg/dia, em dose única, ou em frações administradas durante as refeições. Ocasionalmente, indica-se 1 g/dia para o tratamento de infecções recalcitrantes. A posologia pediátrica é de 10 mg/kg de peso corporal/dia, em dose única, ou em frações tomadas durante as refeições. O medicamento está disponível em suspensão oral para uso pediátrico.

A griseofulvina é mais eficaz no tratamento de infecções por tinha do couro cabeludo e da pele glabra (sem pelos). Em geral, as infecções do couro cabeludo respondem ao tratamento durante 4 a 6 semanas, e aquelas em pele glabra, em 3 ou 4 semanas. As infecções dermatófitas das unhas respondem apenas à administração prolongada. Nas unhas das mãos, a resposta terapêutica pode ser alcançada em 6 meses, ao passo que, nas unhas dos pés, em virtude de serem muito resistentes, são necessários de 8 a 18 meses de tratamento, o que resulta quase que invariavelmente em recidiva.

Entre as reações adversas observadas com o uso de griseofulvina, destacam-se cefaleia, náuseas, vômitos, diarreia, fotossensibilização, neurite periférica e, ocasionalmente, confusão mental. A griseofulvina é derivada do bolor de *Penicillium*, podendo haver sensibilidade cruzada com a penicilina. Ela está contraindicada em pacientes com porfiria ou insuficiência hepática ou naqueles que tiveram reações de hipersensibilidade no passado. A segurança da utilização durante a gravidez não foi estabelecida. Houve relatos ocasionais de leucopenia e proteinúria. Dessa forma, os pacientes submetidos a tratamento em longo prazo devem ter suas funções renais e hepáticas avaliadas rotineiramente, assim como seu sistema hematopoiético. A atividade anticoagulante da cumarina pode ser alterada pela griseofulvina, havendo necessidade de ajuste da dose do anticoagulante.

FÁRMACOS ANTIVIRAIS TÓPICOS

ACICLOVIR, VALACICLOVIR, PENCICLOVIR E FANCICLOVIR

Aciclovir, valaciclovir, penciclovir e fanciclovir são análogos sintéticos de guanina com ação inibitória contra membros da família do herpes-vírus, incluindo do herpes simples dos tipos 1 e 2. Os seus mecanismos de ação, indicações e uso oral no tratamento de infecções cutâneas são discutidos no Capítulo 49.

O aciclovir tópico está disponível como pomada a 5% e tablete bucal de 50 mg (não disponível no Brasil). O penciclovir tópico está disponível como creme a 1% para o tratamento da infecção recorrente do vírus do herpes simples orolabial em adultos imunocompetentes. As reações adversas locais ao aciclovir e ao penciclovir incluem prurido e dor leve, com queimação ou ardência transitória.

IMUNOMODULADORES

IMIQUIMODE

O imiquimode está disponível como creme a 5% para o tratamento de verrugas perianais e genitais em adultos, ceratose actínica da face e do couro cabeludo e carcinoma basocelular de tronco, pescoço e membros, comprovados por biópsia. Estão disponíveis cremes com concentrações menores de 2,5 e 3,75% para o tratamento das ceratoses actínicas da face e do couro cabeludo. Acredita-se que o mecanismo de ação do imiquimode esteja relacionado com a sua capacidade de estimular células mononucleares periféricas a liberar alfainterferona e a estimular macrófagos a produzir interleucina 1 (IL-1), IL-6 e IL-8 e fator de necrose tumoral α (TNF-α).

O imiquimode deve ser aplicado na verruga 3 vezes por semana e deixado sobre a pele por 6 a 10 horas antes de ser lavado com água e sabão neutro. O tratamento deve prosseguir até o desaparecimento total das verrugas, mas sem exceder 16 semanas. O tratamento recomendado para ceratose actínica consiste na aplicação de creme a 5% na região contígua, 2 vezes por semana, ou aplicação noturna diária de creme a 3,75%. O creme deve ser removido após aproximadamente 8 horas com água e sabão neutro. O tratamento do carcinoma basocelular superficial consiste na aplicação de creme a 5% no tumor, incluindo margem de 1 cm da pele ao redor, 5 vezes por semana, por um curso de terapia de 6 semanas.

A absorção percutânea é mínima, inferior a 0,9%, após aplicação em dose única. Entre as reações adversas estão inflamação local com prurido, eritema e erosão superficial.

TACROLIMO E PIMECROLIMO

O tacrolimo e o pimecrolimo são inibidores tópicos da calcineurina que demonstraram ter benefício significativo no tratamento da dermatite atópica. Ambos inibem a ativação de linfócitos T e previnem a liberação de citocinas e mediadores inflamatórios por mastócitos após a estimulação *in vitro* com complexos de antígeno IgE. O tacrolimo está disponível na forma de pomada a 0,03 e 0,1%, e o pimecrolimo, na forma de creme a 1%. Ambos são indicados em casos de dermatite atópica leve a moderada para tratamento em curto prazo ou intermitente em longo prazo. A pomada com tacrolimo a 0,03% e o creme com pimecrolimo a 1% são aprovados para uso em crianças com idade superior a 2 anos. Outras concentrações são aprovadas para uso em adultos. Para ambos os fármacos, recomenda-se aplicações cutâneas 2 vezes ao dia na região afetada até que se evidencie o desaparecimento da lesão. Nenhum dos medicamentos deve ser utilizado com curativo oclusivo. O efeito colateral mais comum para ambos os fármacos é a sensação de queimação na região tratada, que melhora com o uso continuado. A FDA exige que as caixas de tacrolimo e pimecrolimo para uso tópico apresentem um alerta em um quadro preto sobre a segurança em longo prazo devido aos resultados de tumorigenicidade em animais.

DUPILUMABE

O dupilumabe é um anticorpo monoclonal que se liga e inibe o receptor da interleucina IL-4, reduzindo, indiretamente, a atividade da IL-13. Ele é indicado para o tratamento de indivíduos adultos com dermatite atópica moderada a grave e pode ser utilizado em associação a corticosteroides tópicos. A terapia recomendada é uma dose inicial de 600 mg, dividida em duas administrações por via subcutânea, seguidas da administração de 300 mg em semanas alternadas. As reações adversas mais comuns incluem reações no local da injeção, bem como conjuntivite e ceratite. Pacientes com recidiva ou piora dos sintomas oculares devem notificar seu médico.

ECTOPARASITICIDAS

PERMETRINA

A permetrina é tóxica para *Pediculus humanus*, *Pthirus pubis* e *Sarcoptes scabiei*. Menos de 2% da dose aplicada é absorvida pela pele. Resíduos do fármaco persistem por até 10 dias após a aplicação, e a resistência à permetrina tem aumentado.

Recomenda-se a aplicação de creme de permetrina a 1% não diluído nas regiões afetadas por pediculose durante 10 minutos e somente depois enxaguar com água morna. Para o tratamento de escabiose, recomenda-se a aplicação de creme a 5% no corpo, do pescoço para baixo, que deve ser mantido por 8 a 14 horas e lavado após esse período. Entre as reações adversas, estão queimação, ardência e prurido transitórios. Há relato inadequadamente documentado de sensibilidade cruzada entre piretrinas e crisântemos.

ESPINOSADE

A suspensão de espinosade (não disponível no Brasil) foi aprovada para o tratamento tópico da pediculose em pacientes com idade igual ou superior a 4 anos. O espinosade é derivado da fermentação de uma bactéria do solo (*Actinomyces*) e é tóxico para *P. humanus*, sem absorção apreciável após a aplicação tópica. Recomenda-se que a suspensão a 0,9% seja aplicada aos cabelos e ao couro cabeludo por 10 minutos, para, então, ser enxaguada. Pode-se repetir a aplicação uma semana depois caso sejam encontrados piolhos vivos.

IVERMECTINA

A loção de ivermectina a 0,5% é aprovada para o tratamento de piolhos em pacientes com 6 meses de idade ou mais. A ivermectina é tóxica para o *P. humanus*, resultando em paralisia e morte do parasita e sua farmacologia é discutida no Capítulo 53. A loção deve ser aplicada aos cabelos e ao couro cabeludo e enxaguada após 10 minutos. A ivermectina deve ser utilizada em aplicação única e não deve ser repetida sem recomendação de profissional de saúde.

LINDANO (HEXACLOROCICLOEXANO)*

O isômero gama do hexaclorocicloexano era comumente denominado hexacloreto de gama benzeno, um termo equivocado, considerando-se que o composto não contém anel benzeno. Em pesquisas sobre a absorção percutânea com solução de lindano em acetona, demonstrou-se que quase 10% da dose aplicada no antebraço é absorvida e depois excretada na urina ao longo de 5 dias. Após a absorção, o lindano concentra-se no tecido gorduroso, inclusive no cerebral.

O lindano está disponível nos Estados Unidos na forma de xampu ou loção a 1%. Para o tratamento de pediculose do couro cabeludo ou pubiana, aplicam-se 30 mL do xampu ao cabelo seco no couro cabeludo ou aos pelos pubianos, deixando agir por 4 minutos antes do enxágue. Não é recomendada a aplicação do lindano mais de 1 vez para tratar infestação de piolhos.

Relatos acerca da toxicidade do lindano alteraram as diretrizes de tratamento em casos de escabiose. As recomendações atuais são para aplicação única da loção em todo o corpo, do pescoço para baixo, deixando o fármaco agir por 8 a 12 horas, para posterior remoção com água. Não é recomendado o uso de lindano mais de 1 vez no tratamento da escabiose.

Preocupações com a neurotoxicidade resultaram em advertências de que o lindano deve ser utilizado com cautela em bebês, crianças, idosos, indivíduos com doenças de pele e naqueles que pesam menos de 50 kg. A bula atual do lindano nos Estados Unidos informa que ele é contraindicado em bebês prematuros e em pacientes com convulsões não controladas. Além disso, o lindano deve ser utilizado para o tratamento de sarnas e piolhos apenas em indivíduos que não o toleram ou naqueles que não responderam ao tratamento de primeira escolha com fármacos mais seguros.

CROTAMITONA

A crotamitona, ou *N*-etil-*o*-crotonotoluidida, é um escabicida com algumas propriedades antipruriginosas. O seu mecanismo de ação ainda não é conhecido. Pesquisas sobre a absorção percutânea revelaram concentrações detectáveis de crotamitona na urina após uma única aplicação no antebraço.

A crotamitona está disponível na forma de creme ou de loção a 10%. Para o tratamento de escabiose, recomendam-se duas aplicações em todo o corpo a partir do queixo para baixo, com intervalo de 24 horas, e banho de limpeza 48 horas após a última aplicação. A crotamitona é um fármaco eficaz que pode ser utilizado alternativamente ao lindano. É possível que ocorra dermatite de contato e

*N. de R.T. O uso de lindano é proibido no Brasil por meio de Resolução da Anvisa, RDC nº 62, de 3 de julho de 2000.

irritação primária, implicando a suspensão do tratamento. Deve-se evitar a aplicação à pele muito inflamada, aos olhos ou, ainda, às mucosas.

ENXOFRE

O enxofre tem uma longa história como escabicida. Embora não cause irritação, ele tem odor repulsivo, produz manchas e, portanto, é desagradável de usar. Ele foi substituído por escabicidas mais eficazes e aceitáveis, porém se mantém como possível alternativa para uso em lactentes e gestantes. A formulação frequente é enxofre precipitado a 5% em vaselina (no Brasil é usado na forma de pasta d'água com enxofre).

MALATIONA

A malationa é um inseticida organofosforado inibidor da colinesterase, hidrolisado e inativado no plasma por carboxilesterases muito mais rapidamente em seres humanos do que em insetos, o que representa uma vantagem terapêutica no tratamento de pediculose (Capítulo 7). A malationa está disponível em loção a 0,5%, que deve ser aplicada ao cabelo ainda seco; 4 a 6 horas depois, o cabelo deve ser penteado para a remoção de piolhos e lêndeas.*

ÁLCOOL BENZÍLICO

O álcool benzílico está disponível na forma de loção a 5% para o tratamento de pediculose do couro cabeludo em pacientes com mais de 6 anos. A loção deve ser aplicada ao cabelo seco e deixada agir por 10 minutos antes de ser retirada com água. Como o fármaco não é ovicida, o tratamento deve ser repetido após 1 semana. Há relatos de irritação nos olhos e dermatite de contato.

MIRISTATO DE ISOPROPILA

O miristato de isopropila foi aprovado pela FDA para venda livre como pediculicida não pesticida em formulação contendo 50% de miristato de isopropila e 50% de ciclometicona. A solução é aplicada nos cabelos secos, massageando-os até que estejam completamente umedecidos. Para cabelos curtos, recomenda-se de 30 a 60 mL, e para cabelos longos, de 60 a 90 mL. Após 10 minutos, o cabelo deve ser enxaguado com água morna. Esse tratamento é repetido após 7 dias para matar qualquer piolho recém-eclodido. Esse fármaco recobre o exoesqueleto do piolho, dissolvendo a camada cerosa, produzindo desidratação e morte do parasita.

FÁRMACOS QUE AFETAM A PIGMENTAÇÃO

HIDROQUINONA, MONOBENZONA E MEQUINOL

A hidroquinona, a monobenzona (éter monobenzílico de hidroquinona) e o mequinol (éter monometílico de hidroquinona) são utilizados para reduzir a hiperpigmentação da pele. O uso tópico de hidroquinona e mequinol geralmente resulta em clareamento temporário, ao passo que a monobenzona produz despigmentação irreversível.

O mecanismo de ação desses compostos parece estar relacionado com a inibição da enzima tirosinase, interferindo, assim, na biossíntese da melanina. Além disso, a monobenzona talvez seja tóxica aos melanócitos, resultando em perda permanente dessas células. Há algum grau de absorção percutânea desses compostos, considerando-se que a monobenzona pode causar hipopigmentação em locais distantes do ponto de aplicação. Tanto a hidroquinona como a monobenzona podem causar irritação local. É possível que haja dermatite de contato alérgica com esses compostos. As associações entre hidroquinona, fluocinolona acetonida e ácido retinoico e mequinol e ácido retinoico são mais efetivas do que cada componente individualmente.

TRIOXISALENO E METOXISALENO

O trioxisaleno e o metoxisaleno são psoralenos utilizados para a repigmentação do vitiligo e tratamento da psoríase. A fotoquimioterapia com o emprego de lâmpadas fluorescentes com emissão de radiação ultravioleta de alta intensidade, associada ao metoxisaleno oral para psoríase e ao trioxisaleno oral para vitiligo, tem se mostrado eficaz.

Os psoralenos devem ser fotoativados por luz ultravioleta de comprimento de onda longo na faixa de 320 a 400 nm (ultravioleta A [UVA]) para que produzam efeitos benéficos. Eles se intercalam com o DNA, e, após a radiação subsequente com UVA, forma-se adutos de ciclobutano com bases pirimídicas. Podem ser produzidos adutos monofuncionais ou bifuncionais, sendo que os últimos promovem ligações cruzadas entre os filamentos. Esses fotoprodutos de DNA inibem a síntese de DNA. Os principais riscos do uso da fototerapia com psoralenos em longo prazo são catarata e câncer de pele.

PROTETORES SOLARES

Os filtros solares para uso tópico, úteis para a proteção contra a luz solar, contêm compostos químicos que absorvem a luz ultravioleta ou contêm minerais opacos, como dióxido de titânio e óxido de zinco, que refletem a luz. As três classes de compostos químicos mais utilizados como filtro solar são o ácido *p*-aminobenzoico (PABA) e seus ésteres, as benzofenonas e os dibenzoilmetanos.

A maioria das formulações de filtro solar é criada para absorver a luz ultravioleta no espectro B (UVB) de comprimento de onda na faixa entre 280 e 320 nm, responsável pela maior parte dos eritemas e das queimaduras associados à exposição ao sol e ao bronzeamento. A exposição crônica à luz nessa faixa de ondas induz ao envelhecimento da pele e à fotocarcinogênese. O ácido *p*-aminobenzoico e seus ésteres são os absorventes mais eficazes na região B disponíveis. A luz ultravioleta no intervalo UVA mais longo, 320 a 400 nm, também está associada ao envelhecimento da pele e a câncer.

Entre as benzofenonas, estão a oxibenzona, a dioxibenzona e a sulisobenzona. Esses compostos fornecem um espectro mais amplo de absorção entre 250 e 360 nm, porém a sua efetividade na faixa do UVB é inferior à do PABA. Alguns dibenzoilmetanos incluem o Parsol e o Eusolex. Eles absorvem comprimentos de onda no espectro do UVA, com absorção máxima em 360 nm. Entre os pacientes particularmente sensíveis ao espectro dos raios UVA estão aqueles com erupção polimorfa à luz, lúpus eritematoso cutâneo e

*N. de R.T. No Brasil, a malationa é usada como inseticida agrícola e também em formulações magistrais para pediculose.

fotossensibilidade induzida por fármaco. Nesses pacientes, os filtros solares que contêm dibenzoilmetanos garantem uma melhor fotoproteção. O ecansule parece prover maior proteção contra a UVA do que os dibenzoilmetanos e tem menor tendência à fotodegradação.

O fator de proteção solar (FPS) é uma medida da eficácia da absorção da luz ultravioleta eritrogênica de um determinado filtro solar. Ele é determinado pela medição da dose mínima capaz de produzir eritema com e sem o filtro solar em um grupo de pessoas normais. O FPS é, então, fornecido pela razão entre a dose mínima de eritema (DME) com e sem filtro solar.

A regulamentação recente da FDA limitou o valor máximo para o FPS nos rótulos dos filtros solares a 50+, uma vez que os dados disponíveis são insuficientes para demonstrar que produtos com FPS acima de 50 produzam maior proteção aos usuários. Essas normas requerem que os filtros solares rotulados como de amplo espectro sejam aprovados em teste-padrão, comparando o grau de proteção contra a radiação UVA com o grau de proteção contra a radiação UVB. Os filtros solares de amplo espectro com FPS 15 ou superior, quando utilizados de acordo com as instruções, protegem não apenas contra queimaduras solares, mas também contra câncer de pele e fotoenvelhecimento. Os filtros solares com FPS entre 2 e 14 previnem apenas a queimadura de sol. Além disso, produtos que afirmam ter resistência à água devem indicar, no rótulo, se permanecem efetivos por 40 ou 80 minutos quando da imersão em água ou transpiração, com base em testes padronizados. Contudo, essas regulamentações são pouco aplicadas.

Estudos recentes mostrando a absorção percutânea de ingredientes ativos presentes em filtros solares comercializados nos Estados Unidos levaram a FDA a emitir uma nota com o objetivo de atualizar os requisitos para a regulamentação da maioria dos protetores solares. Entretanto, a FDA recomenda a continuação do uso de filtros solares enquanto aguarda a avaliação de novos dados de segurança e eficácia dos seus constituintes.

Estudos ambientais demonstraram efeitos prejudiciais de filtros solares contendo oxibenzona e octinoxato em recifes de coral. O uso de filtros solares "amigáveis ao ambiente" contendo óxido de zinco e dióxido de titânio são recomendados atualmente pelo Serviço Nacional de Parques dos Estados Unidos para ajudar a proteger o ecossistema dos recifes de coral.

FORMULAÇÕES PARA ACNE

ÁCIDO RETINOICO E DERIVADOS

O ácido retinoico, também conhecido como *tretinoína* ou ácido *all-trans*-retinoico, é a forma ácida da vitamina A. Trata-se de um produto efetivo para o tratamento tópico da acne vulgar. Diversos análogos da vitamina A, como o ácido 13-*cis*-retinoico (isotretinoína), mostraram-se efetivos em várias doenças dermatológicas quando administrados por via oral. O álcool da vitamina A é sua forma fisiológica. O fármaco terapêutico tópico, o **ácido retinoico**, é formado pela oxidação do grupo álcool com todas as quatro ligações duplas na cadeia lateral na configuração *trans*, como mostrado a seguir.

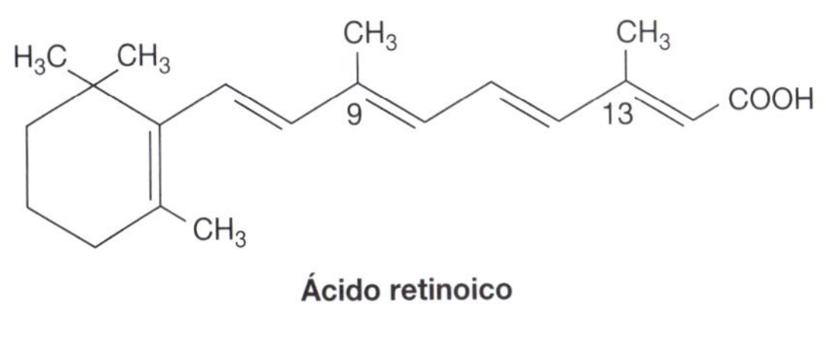

Ácido retinoico

O ácido retinoico é insolúvel em água, mas solúvel em muitos solventes orgânicos. Quando aplicado topicamente, o ácido retinoico permanece principalmente na epiderme, e menos de 10% é absorvido para a circulação. A pequena quantidade absorvida após aplicações tópicas é metabolizada no fígado e excretada na bile e na urina.

O ácido retinoico produz diversos efeitos sobre os tecidos epiteliais. Além disso, ele estabiliza lisossomos, aumenta a atividade da ácido ribonucleico polimerase, aumenta as concentrações de prostaglandina E_2, AMPc e GMPc e aumenta a incorporação de timidina ao DNA. A sua ação na acne foi atribuída à redução da coesão entre as células epidérmicas e ao aumento da renovação das células epidérmicas. Supõe-se que isso resulte em expulsão dos comedões abertos e em transformação de comedões fechados em abertos.

Inicialmente, o ácido retinoico tópico é aplicado em concentração suficiente para induzir eritema e descamação leves. A concentração e a frequência das aplicações podem ser reduzidas se houver irritação excessiva. A aplicação tópica de ácido retinoico deve ser feita apenas sobre a pele seca, com cuidado, para evitar contato com os ângulos do nariz, os olhos, a boca e as membranas mucosas. Nas primeiras 4 a 6 semanas de tratamento, comedões anteriormente não evidentes podem surgir, dando a impressão de agravamento da acne. Contudo, mantido o tratamento, as lesões irão desaparecer e, em 8 a 12 semanas, chegar-se-á à melhoria clínica ideal. Para pacientes mais sensíveis, há uma formulação de liberação controlada contendo microesferas de tretinoína liberando a medicação progressivamente.

Os efeitos da tretinoína sobre a ceratinização e a descamação são benéficos para pacientes cuja pele apresente lesões causadas pela luz. O uso prolongado de tretinoína estimula a síntese do colágeno dérmico, a formação de novos vasos sanguíneos e o espessamento da epiderme, o que reduz rugas e linhas de expressão. Cremes hidratantes especialmente formulados a 0,05% são vendidos com esse objetivo.

As reações adversas mais comuns do uso tópico do ácido retinoico são eritema e secura, que ocorrem nas primeiras semanas de uso, porém, espera-se que sejam resolvidos, mantendo-se o tratamento. Estudos em animais sugerem que esse fármaco talvez aumente o potencial tumorigênico da radiação ultravioleta. Em razão disso, os pacientes em uso do ácido retinoico devem ser orientados a evitar ou reduzir a exposição ao sol e a utilizar filtro solar como proteção. É raro que haja dermatite de contato produzida por ácido retinoico tópico.

O **adapaleno** é um derivado do ácido naftoico, semelhante ao ácido retinoico em estrutura e efeitos. Encontra-se disponível para aplicação diária na forma de gel, creme ou loção a 0,1% e em gel a 0,3%. O gel a 0,1% foi recentemente aprovado pela FDA para venda livre. Ao contrário da tretinoína, o adapaleno é fotoquimicamente estável e apresenta pequena redução de eficácia quando utilizado em associação a peróxido de benzoíla. O adapaleno produz menos irritação do que a tretinoína e é mais eficaz em pacientes com acne vulgar leve a moderada. Ele também está disponível em dose fixa como gel em associação a peróxido de benzoíla.

O **tazaroteno** é um retinoide acetilênico disponível na forma de gel ou creme a 0,1% para tratamento de acne facial leve a moderadamente grave. Nas mulheres em idade fértil, o tazaroteno somente deve ser utilizado após aconselhamento de métodos contraceptivos. Não se recomenda o uso de tazaroteno em gestantes.

ISOTRETINOÍNA

A isotretinoína é um retinoide sintético restrito ao uso oral para tratamento de acne cística grave que seja recalcitrante às terapias convencionais. O mecanismo de ação preciso da isotretinoína na acne cística não está esclarecido, embora pareça atuar inibindo a função e reduzindo o tamanho das glândulas sebáceas. O fármaco é bem absorvido, amplamente ligado a proteínas plasmáticas e tem meia-vida de eliminação de 10 a 20 horas. Uma formulação lipossolubilizada, CIP-isotretinoína, fornece uma absorção mais consistente e pode ser administrada com ou sem alimentos.

A maioria dos pacientes com acne cística responde a 1 a 2 mg/kg fracionados em duas doses diárias durante 4 a 5 meses. Se a acne cística grave persistir após o tratamento inicial durante dois meses, um segundo curso pode ser iniciado. As reações adversas mais comuns são semelhantes às da hipervitaminose A, com secura e prurido cutâneo e nas mucosas. Entre às reações adversas menos comuns estão cefaleia, opacidade da córnea, pseudotumor cerebral, doença inflamatória intestinal, anorexia, alopecia e dor nos músculos e nas articulações. Essas reações são todas reversíveis com a suspensão do tratamento. Observou-se hiperostose esquelética em pacientes tratados com isotretinoína e fechamento prematuro das epífises em crianças que utilizaram o medicamento. Anormalidades lipídicas (triglicerídeos, lipoproteínas de alta densidade) são frequentes, porém a sua importância clínica não foi determinada.

A teratogenicidade é um risco significativo em pacientes em uso de isotretinoína. Portanto, a FDA determina que mulheres com potencial para engravidar *devem* usar uma forma eficaz de contracepção por pelo menos um mês antes, durante a terapia e por um ou mais ciclos menstruais após a interrupção do tratamento com isotretinoína. Além disso, a paciente *deve* ter um teste de gravidez negativo 2 semanas antes de iniciar o tratamento, o que deve ocorrer apenas no segundo ou terceiro dia da menstruação seguinte. Nos Estados Unidos, profissionais de saúde, farmacêuticos e pacientes devem utilizar o registro obrigatório iPLEDGE, além do sistema de acompanhamento.*

PERÓXIDO DE BENZOÍLA

O peróxido de benzoíla, um fármaco tópico eficaz no tratamento da acne vulgar, entra no estrato córneo ou as aberturas foliculares, de modo inalterado, sendo convertido em ácido benzoico na epiderme e na derme. Menos de 5% da dose aplicada é absorvida pela pele em um período de 8 horas. Postulou-se que o mecanismo de ação do peróxido de benzoíla na acne esteja relacionado com a sua atividade antimicrobiana contra o *P. acnes*, além dos seus efeitos descamativos e comedolíticos.

Para reduzir a probabilidade de irritação, a aplicação deve se limitar a formulações com baixa concentração (2,5%), 1 vez ao dia na primeira semana de tratamento, com aumento da intensidade e da frequência caso o medicamento seja bem tolerado. As formulações contendo associação de peróxido de benzoíla a 5% à eritromicina base a 3% ou à clindamicina a 1%, ou 3,75% de peróxido de benzoíla com 1,2% de clindamicina, 2,5% de peróxido de benzoíla com 1,2% de clindamicina ou 0,1% de adapaleno, parecem ser mais eficazes do que a aplicação dos fármacos isolados.

Em estudos experimentais, o peróxido de benzoíla mostrou-se um sensibilizante potente de contato, e essa reação adversa pode ocorrer em até 1% dos pacientes com acne. Deve-se ter cuidado para evitar contato com olhos e as mucosas. O peróxido de benzoíla é um oxidante e raramente causa branqueamento do cabelo ou de tecidos coloridos.

ÁCIDO AZELAICO

O ácido azelaico, um ácido dicarboxílico saturado de cadeia linear, é eficaz para o tratamento da acne vulgar e acne rosácea. O seu mecanismo de ação não foi totalmente determinado, porém os estudos preliminares demonstraram atividade antimicrobiana para *P. acnes*, assim como efeitos inibitórios *in vitro* sobre a conversão de testosterona a di-hidrotestosterona. A terapia é iniciada com aplicações do creme 20%, gel 15% ou espuma 15% nas áreas afetadas, 1 vez ao dia, durante 1 semana, seguida de aplicações 2 vezes ao dia. A maioria dos pacientes se queixa de irritação leve com hiperemia e secura da pele na primeira semana de tratamento. Observa-se melhora clínica em 6 a 8 semanas de tratamento contínuo.

BRIMONIDINA E OXIMETAZOLINA

A brimonidina, um agonista seletivo do receptor α_2-adrenérgico, e a oximetazolina, um agonista seletivo do receptor α_{1a}-adrenérgico, são indicadas para o tratamento tópico do eritema facial persistente da rosácea em adultos com idade igual ou superior a 18 anos. A aplicação tópica diária de gel de brimonidina a 0,33% ou creme de oximetazolina a 1% pode reduzir o eritema por meio de vasoconstrição direta. A exacerbação do eritema facial e o rubor podem ocorrer com a brimonidina, perdurando por cerca de 30 minutos a várias horas após a aplicação. Os agonistas α-adrenérgicos podem afetar a pressão arterial (ver Capítulo 11). Portanto, a brimonidina e a oximetazolina devem ser utilizadas com cautela em pacientes com doença cardiovascular grave, instável ou não controlada.

FÁRMACOS PARA PSORÍASE

ACITRETINA

A acitretina, um metabólito do retinoide aromático etretinato, é eficaz no tratamento de psoríase, sobretudo das formas pustulosas. Ela deve ser administrada na dose de 25 a 50 mg/dia, por via oral. As reações adversas atribuídas à acitretina assemelham-se às observadas com a isotretinoína e lembram as da hipervitaminose A. Observa-se aumento do colesterol e dos triglicerídeos com a acitretina, e há relato de hepatotoxicidade com elevação das enzimas hepáticas. Nos estudos em animais, a acitretina mostrou-se mais teratogênica do que a isotretinoína, o que causa preocupação quando se considera seu longo período de eliminação (mais de 3 meses) após a administração crônica. Nos casos em que há formação de etretinato por administração concomitante de acitretina e etanol, o etretinato pode ser encontrado no plasma e na gordura subcutânea durante muitos anos.

A acitretina não deve ser utilizada por gestantes ou mulheres que possam engravidar durante o tratamento ou, ainda, a qualquer momento nos três anos seguintes após a sua suspensão. O consumo de etanol deve ser estritamente proibido durante o tratamento

*N. de R.T. No Brasil, a Portaria nº 1159, de 18 de novembro de 2015, do Ministério da Saúde, aprovou o Protocolo de uso da isotretinoína no tratamento da acne grave. Nessa Portaria, o Anexo traz orientações sobre o uso da isotretinoína, incluindo o Termo de esclarecimento e responsabilidade que deve ser preenchido e assinado pela paciente que for fazer uso deste medicamento.

com acitretina e nos dois meses que se seguem ao final da terapia. Os pacientes não devem doar sangue durante o tratamento e nos três anos seguintes à sua suspensão.

TAZAROTENO

O tazaroteno é um profármaco retinoide acetilênico tópico, hidrolisado à sua forma ativa por uma esterase. O metabólito ativo, o ácido tazarotênico, se liga a receptores do ácido retinoico e produz modificações da expressão gênica. O seu mecanismo de ação preciso na psoríase não é conhecido, mas talvez esteja relacionado com as suas ações anti-inflamatória e antiproliferativa. O tazaroteno é absorvido por via percutânea, sendo possível atingir a concentração sistêmica teratogênica caso aplicado a mais de 20% da área corporal total. Portanto, as mulheres em idade fértil devem ser avisadas sobre o risco antes de iniciarem o tratamento, assim como devem ser utilizadas medidas de controle de natalidade durante o curso da terapia.

Para o tratamento da psoríase, deve ser feita apenas uma aplicação ao dia de gel a 0,05 ou a 0,1%, sem exceder 20% da área corporal total. As reações adversas locais incluem queimação ou ardência (irritação sensitiva) e descamação, eritema e edema localizado da pele (dermatite irritativa). É possível que haja a potencialização da fotossensibilização do medicamento, de modo que os pacientes devem ser alertados a reduzir a exposição ao sol e a usar filtro solar e roupas protetoras. O tazaroteno também está disponível em associação ao propionato de halobetasol.

CALCIPOTRIOL E CALCITRIOL

O calcipotriol (calcipotrieno) é um derivado sintético da vitamina D_3 (disponível na forma de creme, loção capilar e espuma a 0,005%) efetivo no tratamento de psoríase vulgar em placa de intensidade moderada. A melhora da psoríase é geralmente observada após 2 semanas de tratamento, sendo contínua por até 8 semanas. Entretanto, menos de 10% dos pacientes apresenta desaparecimento total das lesões com uso apenas de calcipotriol. As reações adversas incluem queimação, prurido e irritação leve, com secura e eritema na região tratada. Deve-se ter cuidado para evitar contato com a face, pois isso pode causar irritação ocular. Pomada ou espuma contendo a associação de calcipotriol e dipropionato de betametasona estão disponíveis para uso 1 vez ao dia. Essa associação é mais eficaz do que cada componente de forma isolada, e é bem tolerada, com perfil de segurança semelhante ao do dipropionato de betametasona.

O calcitriol contém a 1,25-di-hidroxicolecalciferol, a forma hormonal ativa da vitamina D_3. A pomada contendo 3 mcg/g de calcitriol tem eficácia semelhante à contendo calcipotriol a 0,005% no tratamento da psoríase com placa e é mais bem tolerada na região intertriginosa e em áreas sensíveis da pele. Nos ensaios clínicos, os dados sobre segurança comparando as reações adversas cutâneas e as reações sistêmicas de calcitriol tópico e pomada de calcipotriol foram semelhantes.

TABELA 61-2 Fármacos biológicos para psoríase

Fármacos biológicos
Inibidores de TNF-α
Adalimumabe
Certolizumabe
Etanercepte
Infliximabe
Inibidores IL-17 e IL-17A
Brodalumabe*
Ixequizumabe
Secuquinumabe
Inibidores da IL-23
Guselcumabe
Risanquizumabe
Tildrakizumabe*
Inibidores de IL-12 e IL-23
Ustequinumabe

*Não disponível no Brasil.

FÁRMACOS BIOLÓGICOS

Os fármacos biológicos utilizados no tratamento de psoríase moderada a grave em placas crônicas em adultos incluem os inibidores TNF-α (adalimumabe, etanercepte, infliximabe e certolizumabe) e os inibidores de citocinas (ixequizumabe, secuquinumabe, brodalumabe, ustequinumabe, guselcumabe, tildrakizumabe e risanquizumabe; Tabela 61-2). A farmacologia desses fármacos é discutida nos Capítulos 36 e 55.

APREMILASTE

O apremilaste é um inibidor da fosfodiesterase 4 (PDE4), de uso oral, eficaz no tratamento da psoríase em placas moderada a grave. A inibição seletiva de PDE4, específica para monofosfato de adenosina cíclico (AMPc), aumenta a concentração de AMPc intracelular. O mecanismo específico pelo qual o apremilaste exerce o seu efeito terapêutico na psoríase não é conhecido. A Tabela 61-3 apresenta a titulação de dose inicial do dia 1 ao dia 5 e tem como propósito reduzir os sintomas gastrintestinais associados ao início da terapia. Após 5 dias, utiliza-se uma dose de manutenção de 30 mg, 2 vezes ao dia.

O tratamento com apremilaste está associado ao aumento da incidência de depressão. Os pacientes devem ter seu peso monitorado regularmente, devido à possível perda de peso associada à terapia. O uso de indutores enzimáticos do citocromo P450 (CYP) (ver Capítulo 4) pode resultar em perda de eficácia, não sendo recomendado. O apremilaste é geralmente bem tolerado, com queixas gastrintestinais leves no início do curso do tratamento, porém que desaparecem com o tempo.

TABELA 61-3 Esquema de titulação da dose de apremilaste

Dia 1	Dia 2		Dia 3		Dia 4		Dia 5		Dia 6 e posteriores	
AM	AM	PM	AM	PM	AM	PM	AM	PM	AM	PM
10 mg	10 mg	10 mg	10 mg	20 mg	20 mg	20 mg	20 mg	30 mg	30 mg	30 mg

ÉSTERES DO ÁCIDO FUMÁRICO

Os ésteres de ácido fumárico são licenciados na Alemanha e na União Europeia para o tratamento da psoríase por via oral. Nos Estados Unidos, eles são considerados tratamento homeopático e não estão aprovados ou regulamentados pela FDA para o tratamento da psoríase. O fumarato de dimetila foi recentemente aprovado pela FDA para o tratamento da esclerose múltipla (ver Capítulo 55) (também disponível no Brasil). O seu mecanismo de ação na psoríase parece estar relacionado com efeitos imunomoduladores sobre linfócitos e ceratinócitos, resultando em mudança do perfil de citocinas na psoríase. Vários casos de leucoencefalopatia multifocal progressiva foram identificados em pacientes com psoríase tratados com ésteres de ácido fumárico.

FÁRMACOS ANTI-INFLAMATÓRIOS

CORTICOSTEROIDES TÓPICOS

A impressionante eficácia dos corticosteroides tópicos no tratamento de dermatoses inflamatórias foi percebida logo após a introdução da hidrocortisona, em 1952. Atualmente, há diversos análogos disponíveis que oferecem muitas opções de potência, concentração e veículos. A efetividade terapêutica dos corticosteroides tópicos baseia-se principalmente em sua atividade anti-inflamatória. Contudo, ainda não há esclarecimentos experimentais definitivos acerca dos efeitos dos corticosteroides sobre os mediadores endógenos. Os efeitos antimitóticos dos corticosteroides na epiderme humana talvez façam parte do mecanismo de ação na psoríase e em outras doenças dermatológicas associadas ao aumento da renovação celular. A farmacologia geral desses fármacos endócrinos é discutida no Capítulo 39.

Química e farmacocinética

O glicocorticoide tópico original foi a hidrocortisona, o glicocorticoide natural produzido pelo córtex da suprarrenal. O derivado 9α-fluoro da hidrocortisona mostrou-se ativo para uso tópico, porém suas propriedades retentoras de sal o tornaram impróprio até mesmo para esse uso. A prednisolona e a metilprednisolona são tão ativas topicamente quanto a hidrocortisona (Tabela 61-4). Os esteroides 9α-fluorados dexametasona e betametasona não apresentaram qualquer vantagem sobre a hidrocortisona. Entretanto, a triancinolona e a fluocinolona, derivados acetonida dos esteroides fluorados, apresentam eficácia com vantagem distinta para tratamento tópico. Da mesma forma, a betametasona não é muito ativa topicamente, mas a ligação de um valerato com uma cadeia de 5 carbonos na hidroxila de posição 17 resulta em um composto 300 vezes mais ativo para uso tópico do que a hidrocortisona. A fluocinonida é um derivado com acetato na posição 21 da fluocinolona acetonida; a adição do acetato na posição 21 aumenta a atividade tópica em cerca de 5 vezes. Não há necessidade de fluoração do corticosteroide para se aumentar a potência.

Após a aplicação sobre a pele normal, a absorção dos corticosteroides é mínima. De fato, apenas 1% do total de um solução de hidrocortisona aplicada à face ventral do antebraço é absorvida. A oclusão da área aplicada com um filme impermeável, como um envoltório plástico, é um método efetivo para aumentar a entrada, permitindo o incremento de 10 vezes na absorção. Há variações anatômicas regionais notáveis na entrada dos corticosteroides. Comparada com a absorção no antebraço, a hidrocortisona é absorvida 0,14 vezes mais no arco plantar do pé, 0,83 na palma da mão e 3,5 no couro cabeludo, 6 vezes mais na região da fronte, 9 na região cutânea vulvar e 42 na região cutânea do saco escrotal. A entrada aumenta várias vezes na região cutânea inflamada pela dermatite atópica. Em doenças esfoliativas graves, como a psoríase eritrodérmica, parece haver poucas barreiras para a entrada.

Estudos sobre a absorção percutânea de hidrocortisona não revelaram aumento significativo na absorção quando o fármaco é aplicado de forma repetitiva. Uma aplicação diária única pode ser eficaz na maioria dos casos. As pomadas parecem produzir maior atividade do corticosteroide do que veículos como cremes ou loções. O aumento da concentração de corticosteroides aumenta a absorção, mas não de forma proporcional. Por exemplo, aproximadamente 1% de solução de hidrocortisona a 0,25% é absorvida no antebraço. Um aumento de 10 vezes na concentração aplicada promove o aumento de apenas 4 vezes na absorção. A solubilidade no veículo é um determinante importante para a absorção percutânea de corticosteroides tópicos. Observa-se aumento acentuado da eficácia quando são utilizados veículos ideais, como demonstrado com as novas formulações de dipropionato de betametasona e diacetato de diflorasona.

A Tabela 61-4 agrupa as formulações de corticosteroides de acordo com a sua eficácia relativa aproximada. A Tabela 61-5 lista as principais doenças dermatológicas na ordem de sua responsividade a esses fármacos. No primeiro grupo de doenças, os corticosteroides de eficácia baixa a média com frequência produzem remissão clínica. No segundo grupo, geralmente há a necessidade de preparações de alta eficácia, terapia oclusiva ou ambas. Uma vez obtida a remissão, todos os esforços devem ser envidados para se manter a melhora com corticosteroides de baixa eficácia.

A entrada limitada dos corticosteroides tópicos pode ser sobrepujada em determinadas circunstâncias clínicas pela injeção intralesional de corticosteroides relativamente insolúveis, como triancinolona acetonida, diacetato de triancinolona, triancinolona hexacetonida e acetato-fosfato de betametasona. Quando esses fármacos são injetados no interior da lesão, quantidades mensuráveis permanecem no local e são gradualmente liberadas ao longo de 3 a 4 semanas. Com frequência, essa forma de tratamento é efetiva nas lesões listadas na Tabela 61-5, que geralmente não apresentam resposta ao uso tópico de corticosteroides. A dose dos sais de triancinolona deve ser limitada a 1 mg por local de aplicação, ou seja, 0,1 mL de suspensão com 10 mg/mL, para reduzir a incidência de atrofia local.

Reações adversas

Todos os corticosteroides tópicos absorvíveis têm potencial de supressão do eixo hipófise-suprarrenal (ver Capítulo 39). Embora a maioria dos pacientes com supressão do eixo hipófise-suprarrenal apresente apenas alteração laboratorial, é possível que haja casos de supressão grave da reação ao estresse. Além disso, pode haver síndrome de Cushing iatrogênica como resultado do uso prolongado

TABELA 61-4 Eficácia relativa de alguns corticosteroides tópicos em diversas formulações

Concentração nas preparações comumente usadas	Fármaco	Concentração nas preparações comumente usadas	Fármaco
Menor eficácia		**Eficácia intermediária**	
0,25-2,5%	Hidrocortisona	0,05%	Propionato de fluticasona
0,25%	Acetato de metilprednisolona	0,05%	Desonida
0,1%	Dexametasona[1]	0,025%	Halcinonida[1]*
1,0%	Acetato de metilprednisolona	0,05%	Desoximetasona[1]
0,5%	Prednisolona	0,05%	Flurandrenolida[1]*
0,2%	Betametasona[1]	0,1%	Triancinolona acetonida[1]
		0,025%	Fluocinolona acetonida[1]
Baixa eficácia		**Eficácia elevada**	
0,01%	Fluocinolona acetonida[1]	0,05%	Fluocinonida[1]*
0,01%	Valerato de betametasona[1]	0,05%	Dipropionato de betametasona[1]
0,025%	Fluormetoloa	0,1%	Ancinonida[1]*
0,05%	Dipropionato de alclometasona*	0,25%	Desoximetasona[1]
0,025%	Triancinolona acetonida[1]	0,5%	Triancinolona acetonida[1]
0,1%	Pivalato de clocortolona[1]*	0,2%	Fluocinolona acetonida[1]
0,03%	Pivalato de flumetasona[1]*	0,05%	Diacetato de diflorasona[1]*
		0,1%	Halcinonida[1]*
Eficácia intermediária		**Eficácia elevada**	
0,2%	Valerato de hidrocortisona*	0,05%	Dipropionato de betametasona em veículo otimizado[1]
0,1%	Furoato de mometasona	0,05%	Diacetato de diflorasona[1]* em veículo otimizado
0,1%	Butirato de hidrocortisona*	0,05%	Propionato de halobetasol[1]
0,1%	Buteprato de hidrocortisona*	0,05%	Propionato de clobetasol[1]
0,025%	Benzoato de betametasona[1]*		
0,025%	Flurandrenolida[1]*		
0,1%	Valerato de betametasona[1]		
0,1%	Prednicarbato		

[1]Corticosteroides fluorados.
*Não disponível no Brasil.

de corticosteroides tópicos em grande quantidade. A aplicação de corticosteroides potentes a grandes áreas do corpo por períodos prolongados, com ou sem oclusão, aumenta a probabilidade de efeitos sistêmicos. Em crianças, poucos desses fatores são necessários para que haja sintomas adversos sistêmicos, e o retardo no crescimento é uma preocupação específica na população pediátrica.

As reações adversas pelo uso tópico de corticosteroides incluem atrofia, que se apresenta com aspecto debilitado, brilhante, frequentemente como um "papel de cigarro" amassado (i.e., pele com telangiectasias proeminentes e tendência a desenvolver púrpura e equimoses); rosácea, com eritema persistente, telangiectasias, pústulas e pápulas, com distribuição na região central da face; dermatite perioral, acne, infecções cutâneas, hipopigmentação e hipertricose; aumento da pressão intraocular; e dermatite de contato alérgica. Esta última pode ser confirmada por teste cutâneo com altas concentrações de corticosteroides, isto é, a 1% em vaselina, pois os corticosteroides tópicos não são irritantes. A triagem quanto à dermatite de contato alérgica é feita com pivalato de tixocortol, budesonida e valerato ou butirato de hidrocortisona. Os corticosteroides tópicos estão contraindicados em pacientes com hipersensibilidade a essas substâncias. Alguns indivíduos sensibilizados desenvolvem exantema generalizado quando recebem doses de hormônio adrenocorticotrófico ou prednisona oral. O uso de corticosteroides sistêmicos é discutido no Capítulo 39.

CRISABOROL

O **crisaborol** é um benzoxaborol não esteroide inibidor de PDE4 tópico, com propriedade anti-inflamatória. Esse fármaco está aprovado para administração como pomada a 2% no tratamento de dermatite atópica leve a moderada em pacientes com idade igual ou superior a 2 anos. A reação adversa mais frequente é a queimação ou ardência no local da aplicação. O mecanismo de ação específico

TABELA 61-5 Distúrbios dermatológicos responsivos a corticosteroides tópicos distribuídos segundo a ordem de sensibilidade

Muito responsivos
Dermatite atópica
Dermatite seborreica
Líquen simples crônico
Prurido anal
Fase tardia da dermatite de contato alérgica
Fase tardia da dermatite irritante
Dermatite eczematosa numular
Dermatite de estase
Psoríase, principalmente na genitália e na face
Menos responsivos
Lúpus eritematoso discoide
Psoríase das palmas das mãos e das plantas do pé
Necrobiose lipoídica do diabetes
Sarcoidose
Líquen estriado
Pênfigo
Pênfigo benigno familiar
Penfigoide bolhoso
Vitiligo
Granuloma anular
Menos responsivo: necessidade de injeção intralesional
Queloide
Cicatriz hipertrófica
Líquen plano hipertrófico
Alopecia areata
Acne cística
Prurigo nodular
Condrodermatite nodular crônica da hélice

na dermatite atópica é desconhecido. Estudos recentes mostraram um perfil de segurança favorável para o tratamento de longo prazo da dermatite atópica com esse fármaco.

COMPOSTOS DE ALCATRÃO

As formulações à base de alcatrão são utilizadas principalmente no tratamento de psoríase, dermatite e líquen simples crônico. Os constituintes fenólicos dotam esses compostos de ação antipruriginosa, tornando-os particularmente valiosos no tratamento de dermatite crônica com liquenificação. Nos casos de dermatite aguda com vesículas e secreção, é possível que haja irritação até mesmo com formulações fracas de alcatrão, que devem ser evitadas. Contudo, nos estágios subagudo e crônico de dermatite e psoríase, essas formulações são muito úteis e são alternativas aos corticosteroides tópicos.

A reação adversa mais comum ao uso do alcatrão de carvão é uma foliculite irritativa, com necessidade de suspensão do tratamento nas regiões afetadas por 3 a 5 dias. Também podem ocorrer fotoirritação e dermatite alérgica de contato. As formulações com alcatrão devem ser evitadas nos pacientes que têm sensibilidade à substância.

FÁRMACOS CERATOLÍTICOS E DESTRUTIVOS

ÁCIDO SALICÍLICO

O ácido salicílico tem sido bastante utilizado em terapia dermatológica como fármaco ceratolítico. O mecanismo por meio do qual ele produz seus efeitos ceratolíticos e outros efeitos terapêuticos não está bem compreendido. O ácido salicílico talvez solubilize as proteínas na superfície celular que mantêm o estrato córneo intacto, produzindo, assim, a descamação de restos ceratóticos. O ácido salicílico é ceratolítico em concentrações entre 3 e 6%. Em concentrações acima de 6%, ele é capaz de destruir tecidos.

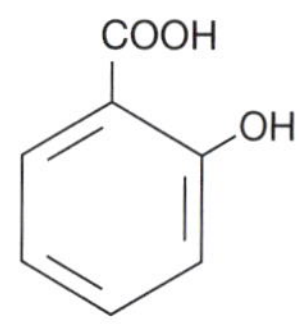

Ácido salicílico

Há relatos de salicilismo e morte após a aplicação tópica. Em um adulto, 1g de ácido salicílico a 6% aplicado topicamente aumentará em não mais de 0,5 mg/dL a concentração sérica de salicilato; o limiar de toxicidade é de 30 a 50 mg/dL. Podem ocorrer concentrações séricas mais altas em crianças, que, portanto, correm mais risco de salicilismo. Nos casos de intoxicação grave, a hemodiálise é o tratamento preferencial (ver Capítulo 58). É prudente limitar a quantidade total de ácido salicílico aplicado e a frequência de aplicação. Podem ocorrer reações urticariformes e anafiláticas, além de eritema multiforme, em pacientes alérgicos a salicilatos. O uso tópico pode estar associado à irritação local em inflamações agudas e até mesmo à ulceração com o uso em altas concentrações. Deve-se ter cuidado especial ao se utilizar o fármaco nos membros de pacientes com diabetes melito ou doença vascular periférica.

PERÓXIDO DE HIDROGÊNIO

A solução tópica de peróxido de hidrogênio a 40% foi recentemente aprovada para o tratamento de ceratose seborreica elevada. Como essa solução concentrada é cáustica, ela deve ser aplicada apenas por profissionais de saúde. O contato direto com os olhos pode causar lesões permanentes, incluindo cegueira. O tratamento da ceratose seborreica dentro da borda orbital é contraindicado. As reações cutâneas locais graves incluem erosão, ulceração e cicatrizes. O peróxido de hidrogênio não deve ser aplicado em ceratose seborreica aberta ou infectada.

PROPILENOGLICOL

O propilenoglicol é bastante utilizado em formulações tópicas, em virtude de ser um veículo excelente para compostos orgânicos. Ele tem sido utilizado isoladamente como fármaco ceratolítico em concentrações entre 40 e 70%, com oclusão plástica ou em gel com ácido salicílico a 6%.

Quantidades mínimas da dose aplicada topicamente são absorvidas pelo estrato córneo normal. O propilenoglicol absorvido por via percutânea é oxidado no fígado a ácido láctico e pirúvico, com utilização subsequente no metabolismo geral do organismo. Aproximadamente 12 a 45% do fármaco absorvido é excretado inalterado na urina.

O propilenoglicol é um ceratolítico eficaz para a remoção de fragmentos hiperceratóticos. Também é um umectante efetivo e aumenta a proporção de água no estrato córneo. As características higroscópicas do propilenoglicol o ajudam a produzir um gradiente osmótico no estrato córneo, proporcionando, assim, maior hidratação das camadas mais externas e retirando água das camadas mais internas da pele.

O propilenoglicol é aplicado sob oclusão por polietileno ou com ácido salicílico a 6% para tratamento de ictiose, ceratodermias palmar e plantar, psoríase, pitiríase rubra pilar, ceratose pilar e líquen plano hipertrófico.

Em concentrações acima de 10%, o propilenoglicol pode ter efeito irritante em alguns pacientes. Aqueles com dermatite eczematosa talvez sejam mais sensíveis. É possível que haja dermatite de contato alérgica com o propilenoglicol, motivo pelo qual se recomenda solução aquosa a 4% de propilenoglicol para teste cutâneo.

UREIA

A ureia preparada na forma de creme ou de pomada tem efeito amaciante e hidratante sobre o estrato córnea e torna cremes e loções menos oleosos. Essa propriedade tem sido utilizada em fórmulas dermatológicas para reduzir a sensação de oleosidade que, de outra forma, as tornaria desagradáveis. Trata-se de pó branco cristalino com odor de amônia quando umedecido.

A ureia é absorvida por via percutânea, embora em quantidade mínima. Ela distribui-se predominantemente no espaço extracelular e é excretada na urina. A ureia é um produto natural do metabolismo, e não há possibilidade de toxicidade sistêmica com a sua aplicação tópica.

A ureia aumenta o conteúdo de água no estrato córneo, presumivelmente como resultado de características higroscópicas dessa molécula de ocorrência natural. A ureia também é ceratolítica. O seu mecanismo de ação parece envolver alterações na pré-ceratina e na ceratina, levando ao aumento da solubilização. Além disso, a ureia é capaz de quebrar ligações de hidrogênio que mantêm intacto o estrato córneo.

Como umectante, a ureia é utilizada em concentrações entre 2 e 20% na forma de creme ou loção. Como fármaco ceratolítico, ela é utilizada a 20% em doenças como ictiose vulgar, hiperceratose das palmas das mãos e das solas dos pés, xerose e ceratose pilar. A ureia tem sido aplicada à lâmina ungueal em concentrações entre 30 e 50% para amolecimento da unha antes de avulsão.

RESINA PODOFÍLICA E PODOFILOX

A resina podofílica, um extrato alcoólico de *Podophyllum peltatum*, também conhecida como raiz de mandrágora ou maçã-de-maio, é utilizada para o tratamento do condiloma acuminado e de outras verrugas. Trata-se de uma mistura de podofilotoxina, peltatina-α e β, desoxipodofilotoxina, di-hidropodofilotoxina e outros compostos. É solúvel em álcool, éter, clorofórmio e no composto tintura de benjoim.

A absorção percutânea da resina podofílica ocorre particularmente nas áreas intertriginosas e quando aplicada em grandes condilomas úmidos. Ela é lipossolúvel e, portanto, distribuída em todo o organismo, inclusive no sistema nervoso central.

A principal utilidade da resina podofílica é no tratamento do condiloma acuminado. A podofilotoxina e seus derivados são fármacos citotóxicos ativos com afinidade específica para a proteína dos microtúbulos do fuso mitótico. A formação normal do fuso é impedida, e a mitose é suspensa na metáfase. Para o tratamento do condiloma acuminado, recomenda-se a concentração de 25% da resina podofílica em tintura de benjoim. A aplicação deve ser restrita às verrugas, para limitar a quantidade total de medicamento utilizada e evitar que haja erosão intensa nos tecidos adjacentes. Ao se tratar casos com condilomas volumosos, é prudente limitar a aplicação a seções da área afetada, para reduzir a absorção sistêmica. O paciente deve ser orientado a remover a formulação 2 a 3 horas após a aplicação, uma vez que a reação irritante varia. Dependendo da reação individual, esse período poderá ser estendido a 6 ou 8 horas nas aplicações subsequentes. Se com 3 a 5 aplicações não se tiver obtido uma resolução significativa, deve-se considerar outros métodos de tratamento.

Os sintomas tóxicos associados a aplicações muito amplas incluem náuseas, vômitos, alterações sensoriais, fraqueza muscular, neuropatia com redução dos reflexos tendíneos e coma, podendo chegar à morte. A irritação local é comum, e o contato inadvertido com os olhos pode causar conjuntivite grave. A utilização durante a gravidez está contraindicada, tendo-se em vista os possíveis efeitos citotóxicos sobre o feto.

A podofilotoxina pura está aprovada para uso em solução ou gel a 5% para aplicação pelo próprio paciente no tratamento de condiloma genital. A sua baixa concentração reduz significativamente o risco de toxicidade sistêmica. A maioria dos homens com verrugas no pênis pode ser tratada com menos de 70 μL por aplicação. Nessa dose, o podofilox não é rotineiramente detectado no soro. O tratamento é autoadministrado em ciclos de aplicações 2 vezes ao dia por 3 dias consecutivos, seguidos por 4 dias sem tratamento. Entre as reações adversas locais, estão inflamação, erosão, dor em queimação e prurido.

SINECATEQUINAS

A pomada com sinecatequina a 15% é um produto fitoterápico, constituído por uma fração parcialmente purificada do extrato aquoso de folhas do chá verde (*Camellia sinensis*) contendo uma mistura de catequinas (não disponivel no Brasil – disponível apenas como extrato de *Camelia sinensis*, mas para outras indicações). A pomada de sinecatequina é indicada para o tratamento tópico de verrugas genitais e perianais externas em pacientes imunocompetentes com idade igual ou superior a 18 anos. O seu mecanismo de ação é desconhecido. A pomada deve ser aplicada 3 vezes ao dia às verrugas até seu total desaparecimento, sem que ultrapasse 16 semanas de tratamento.

FLUORURACILA

A fluoruracila é um antimetabólito pirimidínico fluorado semelhante à uracila, com um átomo de flúor substituindo um grupo metila na posição 5. A sua farmacologia sistêmica é descrita no Capítulo 54. A fluoruracila é utilizada topicamente para o tratamento de ceratose actínica múltipla.

Cerca de 6% da dose aplicada topicamente é absorvida, quantidade insuficiente para produzir efeitos colaterais sistêmicos. A maior parte do fármaco absorvido é metabolizada e excretada na forma de dióxido de carbono, ureia e α-fluoro-β-alanina. Uma pequena porcentagem é eliminada inalterada na urina. A fluoruracila inibe a atividade de timidilato sintetase, interferindo na síntese de DNA e, em menor extensão, de RNA. Esses efeitos são mais acentuados em células atípicas com proliferação rápida.

A fluorouracila está disponível em várias formulações contendo concentrações de 0,5, 1, 2, 4 e 5%. A resposta ao tratamento inicia-se com eritema e evolui com vesículas, erosão, ulceração superficial, necrose e, finalmente, reepitelização. O tratamento com fluoruracila deve ser mantido até que a reação inflamatória atinja os estágios de ulceração e necrose, geralmente após 3 a 4 semanas, quando as aplicações são suspensas. O processo de cicatrização persiste por 1 a 2 meses após a suspensão das aplicações. As reações adversas locais podem incluir dor, prurido, queimação, sensibilidade à palpação e hiperpigmentação pós-inflamatória residual. A exposição excessiva à luz do sol durante o tratamento pode aumentar a intensidade da reação, razão pela qual deve ser evitada. Há relatos de dermatite de contato alérgica decorrente da fluoruracila, e seu uso está contraindicado em pacientes com hipersensibilidade conhecida.

MEBUTATO DE INGENOL

O mebutato de ingenol é derivado da seiva da planta *Euphorbia peplus* e foi recentemente aprovado para o tratamento tópico da ceratose actínica. O mecanismo por meio do qual o mebutato de ingenol induz à morte de ceratinócitos não foi esclarecido. Para o tratamento da ceratose actínica na face e no couro cabeludo, o gel a 0,015% deve ser aplicado 1 vez ao dia durante 3 dias consecutivos. Para a ceratose actínica em tronco e membros, o gel a 0,05% deve ser aplicado à área afetada diariamente por 2 dias consecutivos. Esperam-se reações cutâneas locais, com formação de crostas, edema, vesículas e, possivelmente, ulceração. Deve-se ter cautela para prevenir a exposição ocular. Os pacientes devem lavar bem as mãos após aplicar o gel e evitar transferir o medicamento à região periocular durante e após a aplicação.

ANTI-INFLAMATÓRIOS NÃO ESTEROIDES

Uma formulação em gel a 3% de diclofenaco, um anti-inflamatório não esteroide (AINE), mostrou eficácia moderada no tratamento tópico de ceratose actínica. O seu mecanismo de ação é desconhecido. Assim como com outros AINEs, podem ocorrer reações anafilactoides em decorrência do diclofenaco, que deve ser utilizado com cautela em pacientes com hipersensibilidade conhecida ao ácido acetilsalicílico (ver Capítulo 36).

ÁCIDO AMINOLEVULÍNICO

O ácido aminolevulínico (ALA) é um precursor endógeno dos metabólitos fotossensibilizantes da porfirina (Tabela 61-6). Quando se administra ALA exógeno à célula por meio de aplicação tópica, há o acúmulo de protoporfirina IX (PpIX) na célula. Quando exposta à luz com comprimento de onda e energia apropriados, a PpIX acumulada produz uma reação fotodinâmica que resulta na formação de superóxido e radicais hidroxilas citotóxicos. A base para a terapia fotodinâmica com ALA é a fotossensibilização de ceratoses actínicas usando ALA e fonte de luz azul (BLU-U) ou gel com nanoemulsão de ALA e fonte de luz vermelha de banda estreita.

O tratamento consiste na aplicação do ALA em solução tópica a 20% a cada lesão, seguida por iluminação fotodinâmica com luz azul após 14 a 18 horas. Durante o período de exposição à luz, é possível que haja queimação ou ardência transitórias no local tratado. Os pacientes *devem* evitar exposição à luz solar ou artificial intensa no mínimo por 40 horas após a aplicação de ALA. Ocorrem eritema, edema e crostas nas lesões de ceratose actínica, com resolução gradual ao longo de 3 a 4 semanas. É possível que haja dermatite de contato alérgica ao éster metílico.

FÁRMACOS ANTIPRURIGINOSOS

DOXEPINA

O uso tópico de creme com cloridrato de doxepina a 5% apresenta atividade antipruriginosa significativa quando no tratamento de prurido associado à dermatite atópica ou ao líquen simples crônico. O seu mecanismo exato de ação é desconhecido, mas talvez esteja relacionado com a potente propriedade antagonista dos receptores H_1 e H_2 dos compostos tricíclicos dibenzoxepinas. A absorção percutânea é variável e pode resultar em sonolência significativa. Em virtude dos efeitos anticolinérgicos da doxepina, seu uso tópico está contraindicado em pacientes com glaucoma de ângulo fechado não tratado ou que tenham tendência à retenção urinária.

As concentrações plasmáticas de doxepina semelhantes às atingidas com o tratamento oral podem ser obtidas com aplicação

TABELA 61-6 Formulações com ácido aminolevulínico (ALA)

Apresentação	Tempo entre a aplicação e o TFD	TFD de cor clara	Duração do TFD
Gel a 10%	3 horas	Vermelho (~635 nm)	10 minutos
Solução a 20%	14-18 horas	Azul (~410 nm)	16,7 minutos

TFD, terapia fotodinâmica.

tópica; é possível que ocorram interações medicamentosas associadas aos antidepressivos tricíclicos. Portanto, os inibidores da monoaminoxidase devem ser suspensos no mínimo 2 semanas antes de se iniciar a aplicação de creme de doxepina. A aplicação tópica do creme deve ser feita 4 vezes ao dia por até 8 dias. A segurança e a eficácia da terapia crônica não foram estabelecidas. Entre as reações adversas locais, estão queimação e ardência intensas, com possível necessidade de suspensão do uso do creme em alguns pacientes. A dermatite de contato alérgica parece frequente, e os pacientes devem ser acompanhados, buscando-se por sintomas de hipersensibilidade.

PRAMOCAÍNA

O cloridrato de pramocaína (também denominado cloridrato de pramoxina) (não disponível no Brasil) é um anestésico tópico com o qual se obtém alívio temporário do prurido associado à dermatose eczematosa leve. A pramocaína está disponível na forma de creme, loção ou gel a 1% e em associação a acetato de hidrocortisona. A aplicação na região afetada 2 a 4 vezes ao dia proporciona alívio do prurido em curto prazo. As reações adversas locais incluem queimação e ardência transitórias. Deve-se ter cuidado para evitar contato com os olhos.

FÁRMACOS ANTISSEBORREICOS

A Tabela 61-7 lista as formulações tópicas para o tratamento da dermatite seborreica. A sua eficácia é variável, e, nos casos mais graves, pode haver necessidade de tratamento concomitante com corticosteroides tópicos.

FÁRMACOS TRICOGÊNICOS E ANTITRICOGÊNICOS

MINOXIDIL

O minoxidil tópico é eficaz para a reversão da miniaturização do terminal capilar do couro cabeludo associada à alopecia androgênica. A alopecia no vértice é mais responsiva do que a frontal. O mecanismo de ação do minoxidil sobre os folículos pilosos é desconhecido. Estudos de aplicação crônica demonstraram que o efeito do fármaco não é permanente, e a interrupção do tratamento leva à perda de cabelo em 4 a 6 meses. A absorção percutânea do minoxidil no couro cabeludo normal é mínima; contudo, em pacientes cardíacos, os possíveis efeitos sistêmicos sobre a pressão arterial (ver Capítulo 11) devem ser monitorados.

TABELA 61-7 Fármacos antisseborreicos

Ingrediente ativo
Espuma de valerato de betametasona
Xampu de clorexidina
Xampu de alcatrão de carvão
Xampu de fluocinolona acetonida
Xampu e gel de cetoconazol
Xampu de sulfeto de selênio
Xampu de piritiona zíncica (piritionato de zinco)

FINASTERIDA

A finasterida é um inibidor da 5α-redutase que bloqueia a conversão de testosterona a di-hidrotestosterona (ver Capítulo 40), o androgênio responsável pela alopecia androgênica em homens geneticamente predispostos. A finasterida oral, a 1 mg/dia, promove o crescimento capilar e previne a queda de cabelo em uma proporção significativa de homens com alopecia androgênica. Há necessidade de tratamento pelo período mínimo de 3 a 6 meses para se perceber o aumento do crescimento capilar ou para prevenir a queda adicional. Além disso, é necessário tratamento continuado para se manter o benefício. Entre as reações adversas relatadas, estão redução da libido, distúrbios da ejaculação e disfunção erétil, que se resolvem na maioria dos pacientes que persistem no tratamento e em todos aqueles que suspendem a finasterida.

Não há dados que corroborem o uso de finasterida em mulheres com alopecia androgênica. As gestantes não devem se expor à finasterida, seja para uso, seja para manuseio de comprimidos esmagados, em razão do risco de hipospadia em fetos masculinos.

BIMATOPROSTA

A bimatoprosta é um análogo da prostaglandina disponível como solução oftálmica a 0,03% para tratar a hipotricose dos cílios. O seu mecanismo de ação é desconhecido. O tratamento consiste em aplicações noturnas cutâneas na margem palpebral superior e na base dos cílios, utilizando um aplicador descartável específico para cada pálpebra. As lentes de contato devem ser removidas antes de sua aplicação. Os efeitos colaterais incluem prurido, hiperemia conjuntival, pigmentação da pele e eritema das pálpebras. Embora não haja relato de escurecimento da íris com a aplicação limitada à pálpebra superior, observou-se pigmentação castanha da íris, provavelmente permanente, quando a solução oftálmica de bimatoprosta foi instilada no olho para o tratamento de glaucoma.

EFLORNITINA

A eflornitina é um inibidor irreversível da ornitina descarboxilase, enzima que catalisa a etapa limitante da velocidade da biossíntese de poliaminas. As poliaminas são necessárias para a divisão e a diferenciação celulares, e a inibição da ornitina descarboxilase afeta a velocidade de crescimento capilar. A eflornitina tópica é efetiva na redução de pelos faciais em aproximadamente 30% das mulheres quando aplicada 2 vezes ao dia, durante 6 meses. Observou-se retorno do crescimento capilar às concentrações pré-tratamento 8 semanas após a sua suspensão. Entre as reações adversas locais, estão ardência, queimação e foliculite.

FÁRMACOS ANTINEOPLÁSICOS

O tratamento do melanoma é discutido no Capítulo 54.

A **alitretinoína** é uma formulação tópica para o ácido 9-*cis*-retinoico aprovada para o tratamento de lesões cutâneas em pacientes

TABELA 61-8 Miscelânea de medicamentos e condições dermatológicas em que são utilizados

Fármaco ou grupo	Condições	Para mais detalhes, ver
Anti-histamínicos	Prurido (qualquer causa), urticária	Capítulo 16
Antimaláricos	Lúpus eritematoso, fotossensibilização	Capítulos 36 e 52
Antimetabólitos	Pênfigos, penfigoide	Capítulo 54
Becaplermina*	Úlcera neuropática do diabetes	Capítulo 41
Belimumabe	Lúpus eritematoso sistêmico	Capítulos 36 e 55
Capsaicina	Neuralgia pós-herpética	Capítulo 31
Corticosteroides	Pênfigo, penfigoide, lúpus eritematoso, dermatose de contato alérgica e algumas outras dermatoses	Capítulo 39
Ciclosporina	Psoríase	Capítulo 55
Dapsona	Dermatite herpetiforme, eritema *elevatum diutinum*, pênfigo, penfigoide, lúpus eritematoso bolhoso	Capítulo 47
Denileucina diftitox*	Linfomas cutâneos de células T	Capítulos 54 e 55
Diacereína	Epidermólise bolhosa	
Drospirenona + etinilestradiol	Acne moderada no sexo feminino	Capítulo 40
Ipilimumabe	Linfoma cutâneo de células T	Capítulo 54
Metotrexato	Psoríase	Capítulo 54
Micofenolato de mofetila	Doença bolhosa	Capítulo 55
Rituximabe	Pênfigo vulgar	Capítulo 55
Talidomida	Eritema nodoso da hanseníase	Capítulos 54 e 55
Ubidecarenona*	Epidermólise bolhosa	

*Não disponível no Brasil.

com sarcoma de Kaposi relacionado com a aids. As reações locais podem incluir eritema intenso, edema e vesículas com necessidade de interrupção do tratamento. Os pacientes tratados com alitretinoína não devem usar concomitantemente produtos com N,N-dietil-m-toluamida (DEET), um componente comum nos produtos repelentes de insetos.

O **bexaroteno**, membro de uma subclasse de retinoides, se liga e ativa seletivamente os subtipos de receptor de retinoide X. Está disponível em formulação oral e como gel para uso tópico no tratamento de linfoma cutâneo de células T. A teratogenicidade é um risco significativo relacionado com os tratamentos sistêmico e tópico com bexaroteno, e as pacientes em idade fértil devem evitar engravidar durante todo o período de tratamento e no mínimo por 1 mês após a suspensão do medicamento. O bexaroteno pode aumentar as concentrações de triglicerídeos e do colesterol; portanto, os lipídeos devem ser monitorados durante o tratamento.

O **vismodegibe** e o **sonidegibe** são inibidores da via *hedgehog* para o tratamento oral de carcinoma basocelular metastático ou carcinoma basocelular localmente avançado em adultos que não são candidatos à cirurgia ou radiação. Eles são altamente eficazes em pacientes com síndrome do nevo basocelular. A dose recomendada de vismodegibe é de 150 mg/dia, ao passo que a de sonidegibe é de 200 mg/dia. As reações adversas mais comuns são disgeusia e ageusia, alopecia, fadiga e espasmos musculares.

As concentrações basais de creatina cinase sérica e creatinina antes do início da terapia e durante o tratamento podem ser indicadores de sintomas musculoesqueléticos significativos.

Os inibidores da via *hedgehog* são embriotóxicos, fetotóxicos e teratogênicos em animais. Deve ser investigada a possibilidade de gravidez em mulheres com potencial reprodutivo nos 7 dias anteriores ao início da terapia. A exposição pode ocorrer através do fluido seminal.

O **vorinostate** e a **romidepsina** (não disponível no Brasil) são inibidores da histona-deacetilase aprovados para o tratamento do linfoma cutâneo de células T em pacientes com doença progressiva, persistente ou recorrente após o tratamento sistêmico. Entre as reações adversas, estão trombocitopenia, anemia e distúrbios gastrintestinais. A embolia pulmonar foi uma complicação relatada com o uso de vorinostate, porém, até o momento, não foi associada ao uso de romidepsina.

MISCELÂNEA

Os fármacos utilizados primariamente para outras doenças também podem ser utilizados como fármacos terapêuticos para condições dermatológicas. Algumas dessas formulações estão listadas na Tabela 61-8.

REFERÊNCIAS

Gerais

Bronaughs R, Maibach HI: *Percutaneous Penetration: Principles and Practices*, 4th ed. Taylor & Francis, 2005.

Lebwohl MG et al: *Treatment of Skin Disease*, 4th ed. Elsevier-Saunders, 2014.

Maibach HI, Gorouhi F: *Evidence-Based Dermatology*, 2nd ed. Peoples Medical Publishing, 2012.

Wakelin S et al: *Systemic Drug Treatment in Dermatology*, 2nd ed. CRC Press, 2015.

Wilhem KP et al: *Marzulli & Maibach Dermatotoxicology*, 8th ed. Informa Healthcare, 2012.

Wolverton S: *Comprehensive Dermatologic Drug Therapy*, 2nd ed. Saunders, 2007.

Fármacos antibacterianos, antifúngicos e antivirais

Baddour LM: Skin abscesses, furuncles, and carbuncles. UpToDate 2014; topic 7656.

James WD: Clinical practice. Acne. N Engl J Med 2005;352:1463.

Ectoparasiticidas

Leone PA: Scabies and pediculosis pubis: An update of treatment regimens and general review. Clin Infect Dis 2007;44(Suppl 3):S153.

Fármacos que afetam a pigmentação

Levitt J: The safety of hydroquinone. J Am Acad Dermatol 2007;57:854.

Stolk LML, Siddiqui AH: Biopharmaceutics, pharmacokinetics, and pharmacology of psoralens. Gen Pharmacol 1988;19:649.

Retinoides e outras preparações para acne

Shalita AR et al: Tazarotene gel is safe and effective in the treatment of acne vulgaris. A multicenter, double-blind, vehicle-controlled study. Cutis 1999;63:349.

Thami GP, Sarkar R: Coal tar: Past, present and future. Clin Exp Dermatol 2002;27:99.

Tzellos T et al: Topical retinoids for the treatment of acne vulgaris. Cochrane Database Syst Rev 2013;8:CD009470.

Fármacos anti-inflamatórios

Brazzini B, Pimpinelli N: New and established topical corticosteroids in dermatology: Clinical pharmacology and therapeutic use. Am J Clin Dermatol 2002;3:47.

Williams JD, Griffiths CE: Cytokine blocking agents in dermatology. Clin Exp Dermatol 2002;27:585.

Fármacos para psoríase

Drugs for psoriasis. Med Lett Drugs Ther 2019;61:89.

Feldman SR: Treatment of psoriasis in adults. UpToDate 2019; topic 5666.

Korman NJ: Management of psoriasis as a systemic disease: What is the evidence? Br J Dermatol 2019;182:840.

Ceratolíticos e fármacos destrutivos

Bhutani T et al: *Contemporary Diagnosis and Management of Psoriasis*, 5th ed. Handbooks in Healthcare, 2011.

Samarasekera EJ et al: Topical therapies for the treatment of plaque psoriasis: Systematic review and network meta-analyses. Br J Dermatol 2013;168:954.

RESPOSTA DO ESTUDO DE CASO

O início da terapia com doxiciclina oral foi discutido com a paciente. Ela expressou preocupação com relação às possíveis reações adversas da terapia sistêmica prolongada. Em função disso, a aplicação matinal diária de creme com oximetazolina a 1% foi adicionada ao seu esquema de tratamento. A paciente notou resposta imediata, com melhora significativa da vermelhidão facial.

CAPÍTULO

62 Fármacos usados nas doenças gastrintestinais

Kenneth R. McQuaid, MD

ESTUDO DE CASO

Uma mulher de 21 anos procura atendimento médico, acompanhada dos pais, para discutir opções terapêuticas para o tratamento da doença de Crohn. Ela foi diagnosticada há 2 anos com comprometimento do íleo terminal e da porção proximal do cólon, confirmado por colonoscopia e radiografia do intestino delgado. A paciente foi inicialmente tratada com mesalazina e budesonida, com resposta satisfatória; entretanto, nos últimos 2 meses, sofreu recidiva dos sintomas. Ela está com queixas de fadiga, cólica, dor abdominal e diarreia não sanguinolenta com até 10 evacuações ao dia, tendo perdido 6,8 kg de peso.

A paciente não apresenta nenhuma outra história clínica ou cirúrgica significativa. As medicações atuais consistem em mesalazina, 2,4 g/dia, e budesonida, 9 mg/dia. Ela está magra e com aparência cansada. O exame abdominal revelou sensibilidade dolorosa à palpação sem defesa no quadrante inferior direito; não há massas palpáveis. No exame perianal, não há sensibilidade dolorosa à palpação, nem fissuras ou fístulas. Os exames laboratoriais são notáveis pela presença de anemia e concentrações elevadas de proteína C-reativa.

Quais são as opções para o controle imediato dos sintomas e da doença? Quais são as opções de tratamento em longo prazo?

INTRODUÇÃO

Muitos dos grupos de fármacos discutidos em outros capítulos deste livro têm aplicações importantes no tratamento de doenças do trato gastrintestinal e de outros órgãos. Outros grupos são utilizados quase que exclusivamente pelos seus efeitos sobre o trato gastrintestinal; esses fármacos são discutidos a seguir, de acordo com seus usos clínicos.

■ FÁRMACOS UTILIZADOS PARA TRATAR DOENÇAS ÁCIDO-PÉPTICAS

As doenças ácido-pépticas incluem o refluxo gastresofágico, a úlcera péptica (gástrica e duodenal) e a lesão da mucosa relacionada com o estresse. Em todas essas afecções, surgem erosões ou ulceração da mucosa quando os efeitos cáusticos dos fatores agressivos (ácido, pepsina, bile) sobrepujam os fatores de defesa da mucosa gastrintestinal (secreção de muco e de bicarbonato, prostaglandinas, fluxo sanguíneo e processos de restauração e regeneração após a lesão celular). Mais de 90% das úlceras pépticas decorrem da infecção pela bactéria *Helicobacter pylori* ou do uso de fármacos anti-inflamatórios não esteroides (AINEs). Os fármacos usados no tratamento dos distúrbios ácido-pépticos podem ser divididos em duas classes: fármacos que reduzem a acidez intragástrica e fármacos que promovem a defesa da mucosa.

FÁRMACOS QUE REDUZEM A ACIDEZ INTRAGÁSTRICA

FISIOLOGIA DA SECREÇÃO ÁCIDA

A célula parietal contém receptores de gastrina (colecistoquinina-B [CCK-B]), histamina (H_2) e acetilcolina (ACh) (muscarínicos, M_3) (Figura 62-1). Quando a acetilcolina (dos nervos pós-ganglionares vagais) ou a gastrina (liberada no sangue pelas células G do antro gástrico) se ligam aos receptores das células parietais, elas

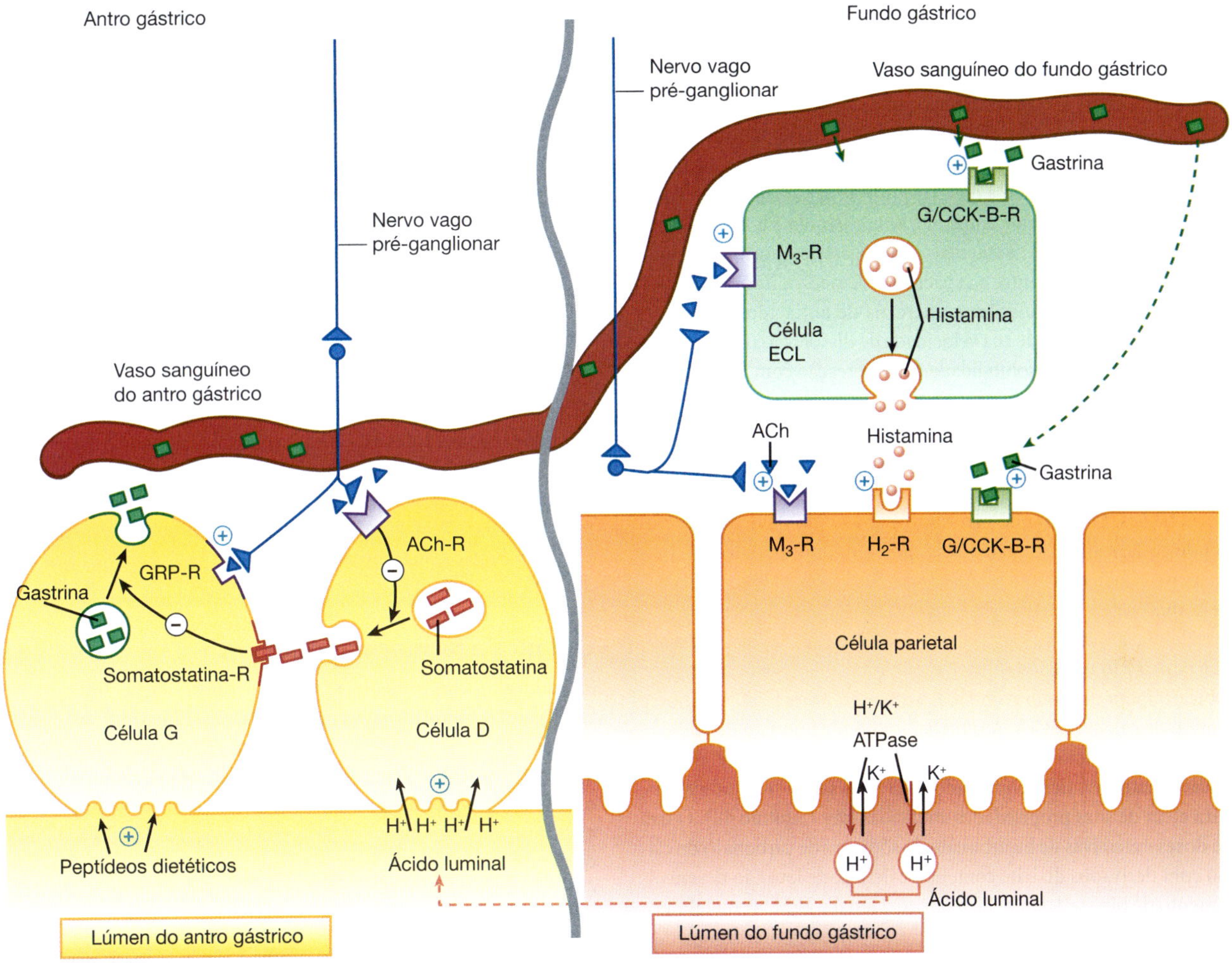

FIGURA 62-1 Modelo esquemático do controle fisiológico da secreção de íons de hidrogênio (ácido) pelas células parietais das glândulas do fundo gástrico. As células parietais são estimuladas a secretar ácido (H^+) pela gastrina (que atua no receptor de gastrina/CCK-B), acetilcolina (receptor M_3) e histamina (receptor H_2). O ácido é secretado por meio da membrana canalicular da célula parietal pela bomba de prótons H^+/K^+-ATPase no lúmen gástrico. A gastrina é secretada pelas células G do antro gástrico nos vasos sanguíneos, em resposta à presença de peptídeos dietéticos intraluminais. No corpo gástrico, a gastrina passa dos vasos sanguíneos para o tecido submucoso das glândulas do fundo gástrico, onde se liga a receptores de gastrina/CCK-B nas células parietais e nas células semelhantes às enterocromafins (ECL). O nervo vago estimula os neurônios pós-ganglionares do sistema nervoso entérico para a liberação de acetilcolina (ACh), que se liga aos receptores M_3 existentes nas células parietais e nas células ECL. A estimulação das células ECL pela gastrina (receptor de CCK-B) ou pela acetilcolina (receptor de M_3) estimula a liberação de histamina. No antro gástrico, a estimulação vagal dos neurônios entéricos pós-ganglionares intensifica a liberação de gastrina diretamente pela estimulação das células G do antro (por meio do peptídeo de liberação de gastrina, GRP [do inglês *gastrin-releasing peptide*]) e indiretamente pela inibição da secreção de somatostatina das células D do antro. A secreção de ácido deve ser finalmente suspensa. As células D do antro são estimuladas a liberar somatostatina por intermédio da elevação da concentração intraluminal de H^+ e da liberação de CCK na corrente sanguínea pelas células I duodenais, em resposta à presença de proteínas e gorduras (não ilustradas). A ligação da somatostatina aos receptores nas células G adjacentes do antro inibe a liberação adicional de gastrina. ATPase, bomba de prótons H^+/K^+-ATPase; CCK, colecistocinina; M_3-R, receptores muscarínicos.

provocam o aumento do cálcio citosólico, que, por sua vez, estimula as proteínas cinases que promovem a secreção de ácido a partir de uma H^+/K^+-ATPase (bomba de prótons) na superfície canalicular.

Em estreita proximidade com as células parietais, encontram-se as células endócrinas intestinais, denominadas **células semelhantes às enterocromafins** (**ECL**, do inglês *enterochromaffin-like cells*). As células ECL também têm receptores de gastrina e de acetilcolina, que estimulam a liberação de histamina. A histamina liga-se ao receptor H_2 sobre a célula parietal, resultando em ativação da adenililciclase, o que aumenta a concentração intracelular de monofosfato de adenosina cíclico (AMPc) e ativa proteínas cinases, que, por sua vez, estimulam a secreção de ácido pela H^+/K^+. Nos seres humanos, acredita-se que o principal efeito da gastrina sobre a secreção ácida seja mediado, indiretamente, pela liberação de histamina das células ECL, mais do que pela estimulação direta das células parietais. Além disso, a acetilcolina proporciona uma poderosa estimulação direta das células parietais.

ANTIÁCIDOS

Os **antiácidos** são utilizados há séculos para o tratamento de pacientes com dispepsia e doenças ácido-pépticas. Eles constituíram a base do tratamento dos distúrbios ácido-pépticos até o advento dos antagonistas dos receptores H_2 e dos inibidores da bomba de prótons (IBP), e continuam sendo utilizados como medicamentos de venda livre para o tratamento da pirose e da dispepsia intermitentes.

Os antiácidos são bases fracas que reagem com o ácido clorídrico gástrico, formando sal e água. O seu principal mecanismo de ação consiste em reduzir a acidez intragástrica. Depois de uma refeição, são secretados cerca de 45 mEq/h de ácido clorídrico. Uma dose única de 156 mEq de antiácido, administrada 1 hora após uma refeição, neutraliza efetivamente o ácido gástrico por um período de até 2 horas. Entretanto, a capacidade de neutralização do ácido entre diferentes formulações comerciais de antiácidos é bastante variável, dependendo de sua velocidade de dissolução (comprimido *versus* líquido), hidrossolubilidade, taxa de reação com ácido e taxas de esvaziamento gástrico.

O **bicarbonato de sódio** reage rapidamente com o ácido clorídrico (HCl), produzindo dióxido de carbono e cloreto de sódio. A formação de dióxido de carbono resulta em distensão gástrica e eructações. O álcali que não reage é absorvido de imediato, podendo causar alcalose metabólica quando administrado em altas doses ou a pacientes com insuficiência renal. A absorção de cloreto de sódio pode exacerbar a retenção de líquido em pacientes com insuficiência cardíaca, hipertensão e insuficiência renal. O **carbonato de cálcio** é menos solúvel e reage com mais lentidão do que o bicarbonato de sódio com HCl, formando dióxido de carbono e cloreto de cálcio ($CaCl_2$). À semelhança do bicarbonato de sódio, o carbonato de cálcio pode causar eructação ou alcalose metabólica. O carbonato de cálcio é utilizado para diversas outras indicações, para além de suas propriedades antiácidas (ver Capítulo 42). O uso de doses excessivas de bicarbonato de sódio ou de carbonato de cálcio com derivados do leite contendo cálcio pode levar ao desenvolvimento de hipercalcemia, insuficiência renal e alcalose metabólica (síndrome do leite-álcali).

As formulações que contêm **hidróxido de magnésio** ou **hidróxido de alumínio** reagem lentamente com o HCl, formando cloreto de magnésio ou cloreto de alumínio e água. Como não há produção de gás, não ocorre eructação. A alcalose metabólica também é incomum, devido à eficiência da reação de neutralização. Como os sais de magnésio não absorvidos podem causar diarreia osmótica e os sais de alumínio podem provocar constipação intestinal, esses fármacos costumam ser administrados juntos em formulações comerciais para minimizar o impacto sobre a função intestinal. Tanto o magnésio como o alumínio são absorvidos e excretados pelos rins. Portanto, pacientes com insuficiência renal não devem utilizar esses fármacos cronicamente.

Todos os antiácidos podem afetar a absorção de outras medicações devido à sua ligação ao fármaco (reduzindo a sua absorção) ou ao aumento do pH intragástrico, com consequente alteração da dissolução ou da solubilidade do fármaco (em particular dos fármacos pouco básicos ou ácidos). Por conseguinte, não se deve administrar antiácidos dentro de 2 horas após a ingestão de doses de tetraciclinas, fluoroquinolonas, itraconazol e ferro.

ANTAGONISTAS DOS RECEPTORES H_2

Desde a sua introdução, na década de 1970, até o início da década de 1990, os antagonistas dos receptores H_2 (comumente denominados bloqueadores H_2) foram os fármacos mais prescritos no mundo inteiro (ver "Aplicações clínicas"). Com o reconhecimento da função desempenhada pela *H. pylori* na doença ulcerosa (que pode ser tratada com terapia antibacteriana apropriada) e o advento dos IBPs, houve um acentuado declínio na prescrição dos bloqueadores H_2.

Química e farmacocinética

São utilizados clinicamente quatro antagonistas H_2: a **cimetidina**, a **ranitidina**, a **famotidina** e a **nizatidina**. Esses quatro fármacos são absorvidos com rapidez pelo intestino. A cimetidina, a ranitidina e a famotidina sofrem metabolismo hepático de primeira passagem, o que resulta em biodisponibilidade de cerca de 50%. A nizatidina exibe pouco metabolismo de primeira passagem. A meia-vida sérica dos quatro fármacos varia de 1,1 a 4 horas; entretanto, a duração de ação depende da dose administrada (Tabela 62-1). Os antagonistas H_2 são depurados por uma associação de metabolismo hepático, filtração glomerular e secreção tubular renal. É necessário reduzir a dose em pacientes com insuficiência renal moderada a grave (e, possivelmente, insuficiência hepática grave). No indivíduo idoso, observa-se um declínio de até 50% na depuração dos fármacos, bem como uma redução significativa do volume de distribuição.

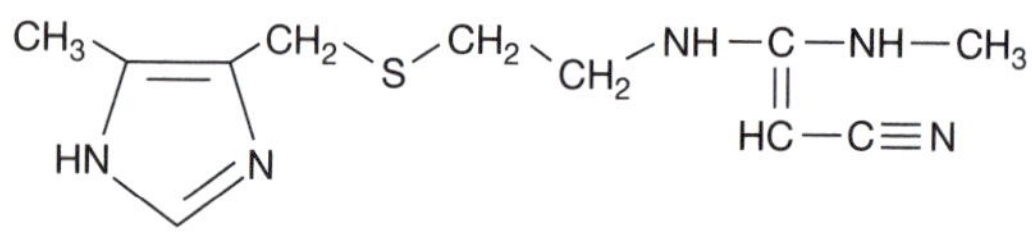

Cimetidina

TABELA 62-1 Comparações clínicas entre bloqueadores dos receptores H_2

Fármaco	Potência relativa	Dose para alcançar > 50% de inibição ácida por 10 horas	Posologia usual para úlcera duodenal ou gástrica agudas	Posologia usual para doença do refluxo gastresofágico	Posologia usual para prevenção de sangramento relacionado com o estresse
Cimetidina	1	400-800 mg	800 mg, dose única antes de dormir ou 400 mg, 2×/dia	800 mg, 2×/dia	50 mg/h em infusão contínua
Famotidina	20-50	20 mg	40 mg, dose única antes de dormir, ou 20 mg, 2×/dia	20 mg , 2×/dia	20 mg , IV, 12/12 h
Nizatidina	4-10	150 mg	300 mg, dose única antes de dormir ou 150 mg, 2×/dia	150 mg, 2×/dia	Não disponível
Ranitidina	4-10	150 mg	300 mg, dose única antes de dormir ou 150 mg, 2×/dia	150 mg, 2×/dia	6,25 mg/h em infusão contínua ou 50 mg , IV, a cada 6-8 h

Farmacodinâmica

Os antagonistas dos receptores H_2 exibem inibição competitiva nos receptores H_2 das células parietais e suprimem a secreção ácida tanto basal como estimulada por uma refeição (Figura 62-2) de modo linear e dose-dependente. Eles são altamente seletivos e não afetam os receptores H_1 ou H_3 (ver Capítulo 16). Além disso, ocorre a redução do volume de secreção gástrica e da concentração de pepsina.

Os antagonistas dos receptores H_2 reduzem a secreção de ácido estimulada pela histamina, bem como pela gastrina e pelos fármacos colinomiméticos, por meio de dois mecanismos. Em primeiro lugar, a histamina liberada das células ECL pela gastrina ou por estimulação vagal tem a sua ligação ao receptor H_2 da célula parietal bloqueada. Em segundo lugar, a estimulação direta da célula parietal pela gastrina ou pela ACh exerce um efeito diminuído sobre a secreção de ácido na presença de bloqueio dos receptores H_2.

A potência dos quatro antagonistas dos receptores H_2 varia em mais de 50 vezes (ver Tabela 62-1). Entretanto, quando administrados em doses usuais, todos inibem 60 a 70% da secreção total de ácido em 24 horas. Os antagonistas H_2 mostram-se particularmente efetivos na inibição da secreção ácida noturna (que depende, em grande parte, da histamina), ao passo que exercem um impacto moderado sobre a secreção de ácido estimulada pelo alimento (que é estimulada pela gastrina, pela acetilcolina e pela histamina). Por conseguinte, o pH intragástrico noturno e em jejum aumenta para 4 a 5, porém o impacto sobre o pH diurno estimulado por alimento é menor. As doses recomendadas mantêm uma inibição do ácido de mais de 50% durante 10 horas; por esse motivo, esses fármacos costumam ser administrados 2 vezes ao dia. Nas doses disponíveis para venda livre, sem prescrição médica, a duração da inibição da secreção ácida é de 6 a 10 horas.

Aplicações clínicas

Os antagonistas dos receptores H_2 continuam sendo indicados, porém os IBPs (ver adiante) são mais comumente prescritos para a maioria das indicações clínicas. No entanto, a sua venda livre e o uso pelo público em geral são bastante elevados.

1. *Doença do refluxo gastresofágico (DRGE)* Os pacientes com pirose ou dispepsia pouco frequentes (menos de 3 vezes por semana) podem tomar antiácidos ou antagonistas H_2 de modo intermitente. Como proporcionam uma rápida neutralização do ácido, os antiácidos produzem alívio sintomático mais rápido do que os antagonistas dos receptores H_2. Todavia, o efeito dos antiácidos é de curta duração (1-2 horas) em comparação com os antagonistas H_2 (6-10 horas). Os antagonistas dos receptores H_2 podem ser tomados de modo profilático antes das refeições, com o intuito de reduzir a probabilidade de pirose. A pirose de ocorrência frequente é mais bem tratada com antagonistas H_2, 2 vezes ao dia (ver Tabela 62-1), ou IBP. Em pacientes com esofagite erosiva (~ 50% dos pacientes com DRGE), os antagonistas dos receptores H_2 produzem cicatrização em menos de 50% dos pacientes. Por esse motivo, os IBPs são preferidos, devido à sua inibição ácida superior.

2. *Úlcera péptica* Os IBPs substituíram, em grande parte, os antagonistas dos receptores H_2 no tratamento da úlcera péptica aguda. Contudo, os antagonistas H_2 ainda são utilizados algumas vezes. A supressão noturna da secreção de ácido pelos antagonistas H_2 permite uma cicatrização efetiva da úlcera na maioria dos pacientes com úlceras gástricas e duodenais não complicadas. Portanto, todos os fármacos podem ser administrados 1 vez ao dia antes de dormir, resultando em taxas de cura da úlcera > 80 a 90% após 6 a

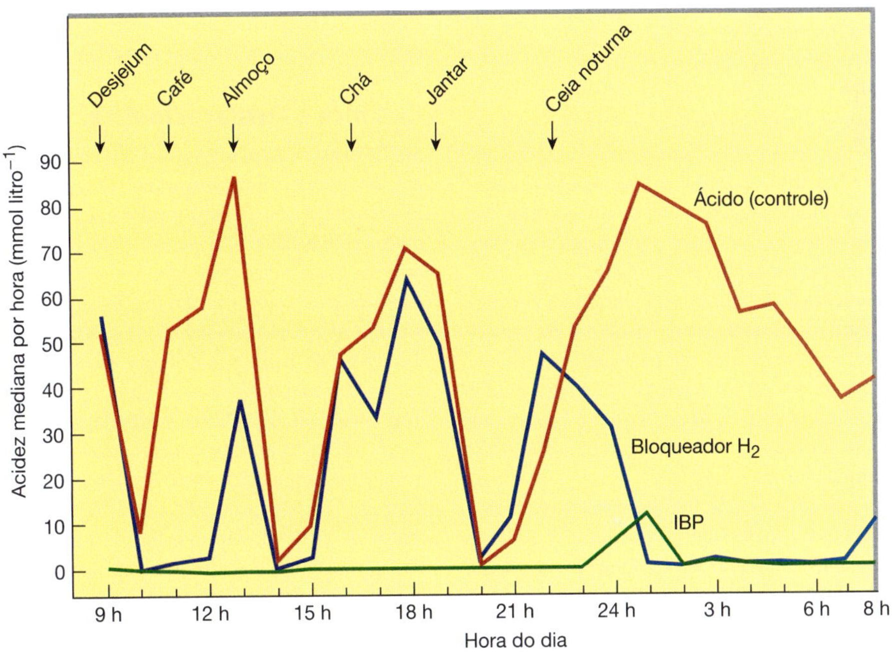

FIGURA 62-2 Acidez intragástrica mediana de 24 horas antes do tratamento (*em vermelho*) e após 1 mês de tratamento com ranitidina, 150 mg, 2 vezes ao dia (*em azul*, bloqueador H_2), ou omeprazol, 20 mg, 1 vez ao dia (*em verde*, IBP). Os antagonistas dos receptores H_2 exercem um acentuado efeito sobre a secreção noturna de ácido, porém têm apenas efeito modesto sobre a secreção estimulada por uma refeição. Os inibidores da bomba de prótons (IBP) suprimem significativamente a secreção de ácido estimulada por refeições e a basal noturna. (Dados de Lanzon-Miller S, Pounder RE, Hamilton MR, et al. Twenty-four-hour intragastric acidity and plasma gastrin concentration before and during treatment with either ranitidine or omeprazole, Aliment Pharmacol Ther 1987;1(3):239-251).

8 semanas de tratamento. Para os pacientes com úlceras causadas por ácido acetilsalicílico ou outros AINEs, o AINE deve ser interrompido. Se houver a necessidade de continuar a administração de AINE por razões clínicas, a despeito da ulceração ativa, deve-se administrar um IBP, em vez de um antagonista H_2, para promover a cicatrização da úlcera de modo mais seguro. Para pacientes com úlceras pépticas agudas causadas pelo *H. pylori*, os antagonistas dos receptores H_2 não desempenham mais uma função terapêutica significativa. O *H. pylori* deve ser tratado com curso de terapia de 14 dias, incluindo IBP e 2 ou 3 antibióticos (ver adiante).

3. *Dispepsia não ulcerosa* Os antagonistas dos receptores H_2 são comumente utilizados como fármacos de venda livre ou adquiridos com prescrição para o tratamento da dispepsia intermitente não causada por úlcera péptica. Entretanto, nunca foi possível demonstrar de modo convincente o benefício desses fármacos em comparação com o placebo.

4. *Prevenção de sangramento por gastrite relacionada com o estresse* Ocorre sangramento clinicamente importante de erosões ou úlceras do trato gastrintestinal superior em 1 a 5% dos pacientes em estado crítico, devido ao comprometimento dos mecanismos de defesa da mucosa causado pela perfusão deficiente. Embora a maioria dos pacientes em estado crítico tenha secreção de ácido normal ou diminuída, vários estudos mostraram que os fármacos que aumentam o pH intragástrico (antagonistas H_2 ou IBP) reduzem a incidência de sangramento clinicamente significativo e devem ser administrados a pacientes com alto risco de sangramento gastrintestinal. Contudo, o fármaco de escolha é incerto. Para pacientes que não podem receber fármacos por via enteral, é possível a administração de antagonistas H_2 ou IBP via intravenosa. As infusões contínuas de antagonistas dos receptores H_2 são, em geral, preferidas às infusões em bólus, visto que produzem uma elevação mais consistente e duradoura do pH intragástrico.

Reações adversas

Os antagonistas dos receptores H_2 são fármacos extremamente seguros. São observadas reações adversas em menos de 3% dos pacientes, que consistem em diarreia, cefaleia, fadiga, mialgias e constipação intestinal. Alguns estudos sugerem que os antagonistas dos receptores H_2 intravenosos (ou os IBPs) podem aumentar o risco de pneumonia hospitalar em pacientes em estado crítico.

Podem ocorrer alterações do estado mental (confusão, alucinações, agitação) com a administração de antagonistas dos receptores H_2 por via intravenosa, particularmente em pacientes na unidade de terapia intensiva, em idosos ou em pacientes que apresentam disfunção renal ou hepática. Esses eventos podem ser mais comuns com o uso de cimetidina. Raramente, ocorrem alterações do estado mental em pacientes ambulatoriais.

A cimetidina inibe a ligação da di-hidrotestosterona aos receptores de androgênio e o metabolismo do estradiol e aumenta as concentrações séricas de prolactina. Quando utilizada em longo prazo ou em altas doses, ela pode causar ginecomastia ou impotência nos homens e galactorreia nas mulheres. Esses efeitos são específicos da cimetidina e não ocorrem com os outros antagonistas dos receptores H_2.

Embora não exerçam nenhum efeito prejudicial conhecido sobre o feto, os antagonistas H_2 atravessam a placenta. Por conseguinte, eles não devem ser administrados a mulheres grávidas, a não ser que isso seja absolutamente necessário. Os antagonistas dos receptores H_2 são secretados no leite materno e, por isso, podem afetar os lactentes amamentados ao seio.

Os antagonistas dos receptores H_2 raramente podem causar discrasias sanguíneas. O bloqueio dos receptores H_2 cardíacos pode causar bradicardia, porém esse evento raras vezes tem importância clínica. A infusão intravenosa rápida pode causar bradicardia e hipotensão por meio do bloqueio dos receptores H_2 cardíacos. Por esse motivo, as injeções intravenosas devem ser administradas durante 30 minutos. Os antagonistas dos receptores H_2 quase nunca causam anormalidades reversíveis na bioquímica hepática.

Interações medicamentosas

A cimetidina interfere em diversas vias hepáticas importantes do metabolismo de fármacos pelo citocromo P450 (CYP), incluindo as catalisadas por CYP1A2, CYP2C9, CYP2D6 e CYP3A4 (ver Capítulo 4). Por conseguinte, as meias-vidas dos fármacos metabolizados por essas vias podem ser prolongadas. A ranitidina liga-se com uma afinidade 4 a 10 vezes menor do que a cimetidina à CYP. As interações da nizatidina e da famotidina com a CYP são desprezíveis.

Os antagonistas dos receptores H_2 competem com a creatinina e com certos fármacos (p. ex., procainamida) por sua secreção tubular renal. Todos esses fármacos, à exceção da famotidina, inibem o metabolismo gástrico de primeira passagem do etanol, particularmente nas mulheres. Embora a importância disso seja controversa, o aumento da biodisponibilidade do etanol pode resultar em concentrações sanguíneas aumentadas de etanol.

INIBIDORES DA BOMBA DE PRÓTONS (IBPs)

Desde a sua introdução, no final da década de 1980, esses fármacos inibidores eficazes da secreção de ácido assumiram a principal função no tratamento dos distúrbios ácido-pépticos. Agora, os IBPs estão entre os fármacos mais prescritos em todo o mundo.

Química e farmacocinética

Seis IBPs estão disponíveis para uso clínico: **omeprazol**, **esomeprazol**, **lansoprazol**, **dexlansoprazol**, **rabeprazol** e **pantoprazol**. Todos são benzimidazólicos substituídos e se assemelham aos antagonistas dos receptores H_2 na sua estrutura (Figura 62-3), porém apresentam um mecanismo de ação totalmente diferente. O omeprazol e o lansoprazol são misturas racêmicas de isômeros *R* e *S*. O esomeprazol é um isômero *S* do omeprazol, ao passo que o dexlansoprazol é um isômero *R* do lansoprazol. Todos esses fármacos estão disponíveis em formulações orais. O esomeprazol e o pantoprazol também estão disponíveis em formulações intravenosas (Tabela 62-2).

Os IBPs são administrados como profármacos inativos. Para proteger o profármaco ácido-lábil de sua rápida destruição no lúmen gástrico, os produtos orais são formulados para liberação tardia, na forma de cápsulas ou comprimidos de revestimento entérico, resistentes a ácido. Após passar pelo estômago e alcançar o lúmen intestinal alcalino, o revestimento entérico dissolve-se, e o profármaco é absorvido. Para crianças ou pacientes com disfagia ou com sondas de alimentação enteral, as formulações em cápsulas (mas não em comprimidos) podem ser abertas, e os microgránulos, misturados com suco de maçã ou de laranja ou com alimentos moles. O esomeprazol, o omeprazol e o pantoprazol também estão disponíveis em suspensões orais. O lansoprazol está disponível na forma de comprimido, que se desintegra na boca; já o rabeprazol está disponível em uma formulação que pode ser polvilhada no

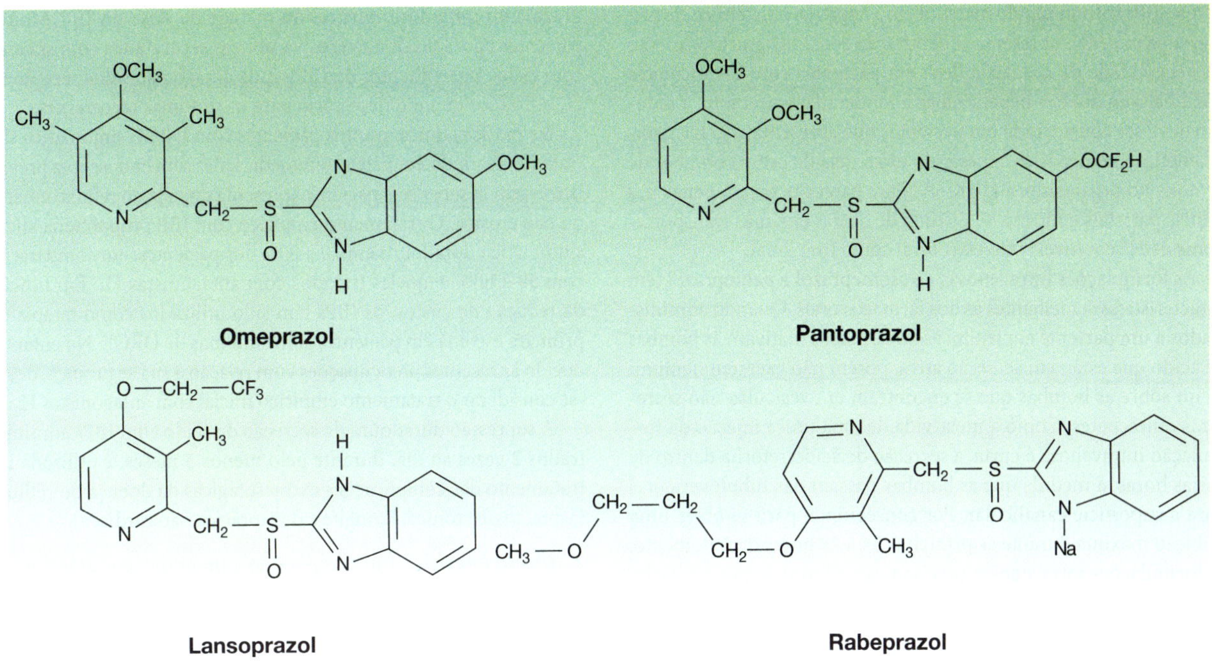

FIGURA 62-3 Estrutura molecular dos inibidores da bomba de prótons: omeprazol, lansoprazol, pantoprazol e sal sódico do rabeprazol. O omeprazol e o esomeprazol têm a mesma estrutura química (ver texto).

alimento. O omeprazol também está disponível em pó (cápsula ou envelope) contendo bicarbonato de sódio (1.100-1680 de $NaHCO_3$; 304 a 460 mg de sódio) para proteger o fármaco desnudo (sem revestimento entérico) da degradação pelo ácido. Quando administrada com estômago vazio por via oral ou tuboenteral, essa suspensão tem "liberação imediata", resultando na rápida absorção do omeprazol ($T_{máx}$ < 30 minutos) e no início da inibição do ácido.

Os IBPs são bases fracas lipofílicas (pK_a de 4-5) que, após a absorção intestinal, sofrem rápida difusão pelas membranas lipídicas para dentro dos compartimentos acidificados (p. ex., canalículo das células parietais). O profármaco é protonado com rapidez no interior do canalículo e concentrado em mais de mil vezes por retenção de Henderson-Hasselbalch (ver Capítulo 1). Nesse local, ele sofre rápida conversão molecular na forma ativa, um cátion de sulfonamida tiofílico reativo, que estabelece uma ligação de dissulfeto covalente com a H^+/K^+-ATPase, inativando de modo irreversível a enzima.

A farmacocinética dos IBPs disponíveis é apresentada na Tabela 62-2. O omeprazol de liberação imediata tem um início mais rápido de inibição do ácido do que outras formulações orais. Embora as diferenças nos perfis farmacocinéticos possam afetar a velocidade de início e a duração da inibição do ácido nos primeiros dias de terapia, são de pouca importância clínica com a administração diária contínua. A biodisponibilidade de todos os fármacos é reduzida a aproximadamente 50% pelo alimento; por conseguinte, os fármacos devem ser administrados com o estômago vazio. Em jejum, apenas 10% das bombas de prótons secretam ativamente ácido e são suscetíveis à inibição. Os IBPs devem ser administrados cerca de 1 hora antes da refeição (normalmente, no desjejum), de modo que a concentração sérica máxima coincida com a atividade máxima de secreção da bomba de prótons. Os fármacos apresentam meia-vida sérica curta de cerca de 1,5 hora; todavia, a duração da inibição da secreção de ácido alcança 24 horas, em virtude da inativação irreversível da bomba de prótons. São necessárias pelo menos 18 horas para a síntese de novas moléculas da bomba de H^+/K^+-ATPase. Como nem todas as bombas de prótons são inativadas com a primeira dose da medicação, são necessários 3 a 4 dias de medicação diária para se alcançar todo o potencial inibidor do ácido. De forma semelhante, após a interrupção do uso do fármaco, o retorno completo da secreção de ácido leva 3 a 4 dias.

TABELA 62-2 Farmacocinética dos inibidores da bomba de prótons

Fármaco	pK_a	Biodisponibilidade (%)	$t_{½}$(h)	$T_{máx}$(h)	Posologia usual para úlcera péptica ou DRGE
Dexlansoprazol	4	ND	1,0-2,0	5,0	30-60 mg, 1×/dia
Esomeprazol	4	> 80	1,5	1,6	20-40 mg, 1×/dia
Lansoprazol	4	> 80	1,0-2,0	1,7	30 mg, 1×/dia
Omeprazol	4	4-65	0,5-1,0	1-3	20-40 mg, 1×/dia
Pantoprazol	3,9	77	1,0-1,9	2,5-4,0	40 mg, 1×/dia
Rabeprazol	5	52	1,0-2,0	3,1	20 mg, 1×/dia

DRGE, doença do refluxo gastresofágico; ND, não disponível.

Os IBPs sofrem rápido metabolismo hepático e sistêmico de primeira passagem e apresentam depuração renal insignificante. Não há necessidade de reduzir a dose em pacientes com insuficiência renal ou com doença hepática leve a moderada; entretanto, a redução deve ser considerada em pacientes que apresentam grave comprometimento hepático. Apesar da existência de outras bombas de prótons no organismo, a H^+/K^+-ATPase parece ocorrer apenas nas células parietais e mostra-se distinta de outras enzimas transportadoras de H^+ em nível tanto estrutural como funcional.

As formulações intravenosas de esomeprazol e pantoprazol têm características semelhantes às dos fármacos orais. Quando administrados a um paciente em jejum, esses fármacos inativam as bombas de ácido que estão em secreção ativa, porém não exercem nenhum efeito sobre as bombas que se encontram em vesículas não secretoras quiescentes. Como a meia-vida de uma única injeção da formulação intravenosa é curta, a secreção de ácido retorna dentro de várias horas, à medida que as bombas passam das tubulovesículas para a superfície canalicular. Por conseguinte, para se obter uma inibição máxima durante as primeiras 24 a 48 horas de tratamento, as formulações intravenosas precisam ser administradas na forma de infusão contínua ou de injeções intravenosas diretas repetidas. Ainda não foi estabelecida a dose ideal dos IBPs por via intravenosa para se obter um bloqueio máximo nos pacientes em jejum.

Do ponto de vista farmacocinético, os IBPs são fármacos ideais: apresentam meia-vida sérica curta, são concentrados e ativados próximo ao seu local de ação e têm longa duração de ação.

Farmacodinâmica

Diferentemente dos antagonistas dos receptores H_2, os IBPs inibem a secreção tanto em jejum como estimulada por uma refeição, visto que eles bloqueiam a via comum final de secreção de ácido, a bomba de prótons. Quando administrados em doses convencionais, os IBPs inibem 90 a 98% da secreção de ácido em 24 horas (ver Figura 62-2). Quando administrados em doses equivalentes, os diferentes fármacos exibem pouca diferença na sua eficácia clínica. Em um estudo cruzado com pacientes submetidos à terapia de longa duração com cinco IBPs, o pH intragástrico médio de 24 horas variou de 3,3 (pantoprazol, 40 mg) a 4 (esomeprazol, 40 mg), e o número médio de horas durante as quais o pH foi superior a 4 variou de 10,1 (pantoprazol, 40 mg) a 14 (esomeprazol, 40 mg). Embora se disponha de uma formulação de liberação tardia do dexlansoprazol que resulta em $T_{máx}$ mais longo e maior área sob a curva (AUC, do inglês *area under the curve*) do que outros IBPs, ele parece ser comparável a outros fármacos quanto à sua capacidade de suprimir a secreção de ácido. Isso se deve ao fato de que a supressão de ácido depende mais da inativação irreversível da bomba de prótons do que da farmacocinética dos diferentes fármacos.

Aplicações clínicas

1. *Doença do refluxo gastresofágico* Os IBPs são os fármacos mais eficazes para o tratamento da doença do refluxo erosiva, das complicações esofágicas da doença do refluxo (estenose péptica ou esôfago de Barrett) e das manifestações extraesofágicas da DRGE. A administração de uma única dose ao dia proporciona alívio efetivo dos sintomas e leva à cicatrização tecidual em 85 a 90% dos pacientes. Até 15% dos pacientes necessitam de dose 2 vezes ao dia.

Os sintomas da DRGE sofrem recidiva em mais de 80% dos pacientes dentro de 6 meses após a interrupção de um IBP. Para pacientes com esofagite erosiva ou com complicações esofágicas, é geralmente necessária uma terapia de manutenção diária em longo prazo com uma dose integral ou metade da dose do IBP. Muitos pacientes com DRGE não erosiva podem ser tratados com sucesso com ciclos intermitentes de IBP ou de antagonistas dos receptores H_2 utilizados quando necessário para os sintomas recorrentes.

Na prática clínica, muitos pacientes com DRGE sintomática são tratados de modo empírico com medicações sem endoscopia prévia, isto é, sem se saber se o paciente apresenta doença do refluxo erosiva ou não erosiva. O tratamento empírico com IBP proporciona alívio sintomático duradouro em 70 a 80% dos pacientes, em comparação com 50 a 60% daqueles tratados com antagonistas H_2. Em função da redução de custos, os IBPs têm sido utilizados como terapia de primeira escolha em pacientes com sintomas de DRGE. No entanto, devido às recentes preocupações com relação à sua segurança, deve-se considerar o tratamento empírico inicial com antagonistas H_2.

A supressão duradoura da secreção de ácido com IBPs administrados 2 vezes ao dia, durante pelo menos 3 meses, é utilizada no tratamento das complicações extraesofágicas da doença do refluxo (asma, tosse crônica, laringite e dor torácica não cardíaca).

2. *Úlcera péptica* Em comparação com os antagonistas dos receptores H_2, os IBPs proporcionam alívio mais rápido dos sintomas e cicatrização também mais rápida das úlceras no caso das úlceras duodenais e, em menor grau, das úlceras gástricas. Todos os IBPs produzem cicatrização de mais de 90% das úlceras duodenais dentro de 4 semanas e cicatrização de uma porcentagem semelhante de úlceras gástricas em 6 a 8 semanas.

***a. Úlceras associadas a* H. pylori** Para as úlceras associadas a *H. pylori*, existem duas metas terapêuticas: a cicatrização da úlcera e a erradicação do microrganismo. Os esquemas mais efetivos para a erradicação da *H. pylori* consistem em associações de dois antibióticos e um IBP. Os IBPs promovem a erradicação da *H. pylori* por meio de vários mecanismos, como propriedades antimicrobianas diretas (de menor importância) e – por elevação do pH intragástrico – redução das concentrações inibitórias mínimas dos antibióticos contra *H. pylori*. Até recentemente, a terapia mais recomendada consistia em um esquema de tratamento de 14 dias com terapia tripla: IBP, 2 vezes ao dia; claritromicina, 500 mg, 2 vezes ao dia; e amoxicilina, 1 g, 2 vezes ao dia, ou metronidazol, 500 mg, 2 vezes ao dia. Devido ao aumento da falha no tratamento, atribuída ao aumento da resistência à claritromicina, atualmente se recomenda a terapia quádrupla como tratamento de primeira escolha para pacientes que possivelmente têm resistência à claritromicina, devido à exposição anterior ou por serem residentes em regiões com alta resistência a esse antibiótico. São recomendados dois cursos de tratamento de 14 dias; cada um inclui: IBP, 2 vezes ao dia, associado a: (a) salicilado de bismuto (também denominado subsalicilato de bismuto), 524 mg, metronidazol, 500 mg, e tetraciclina, 500 mg, todos administrados 4 vezes ao dia; ou (b) amoxicilina, 1 g, claritromicina, 500 mg, e metronidazol, 500 mg, todos administrados 2 vezes ao dia. Também está disponível no mercado uma cápsula contendo a associação de salicilato de bismuto, metronidazol e tetraciclina. Após completada a antibioticoterapia, o IBP deve ser mantido 1 vez ao dia por 4 a 6 semanas, a fim de assegurar a cicatrização completa da úlcera. A erradicação deve ser confirmada em todos os pacientes por teste de antígeno fecal, teste respiratório da ureia ou endoscopia digestiva alta com biópsia 4 semanas após a antibioticoterapia. Para reduzir o risco de resultados falso-negativos, a terapia com IBP deve ser interrompida 2 semanas antes do teste.

b. Úlceras associadas a AINEs Para pacientes com úlceras causadas por ácido acetilsalicílico ou outros AINEs, os antagonistas dos receptores H_2 ou os IBPs proporcionam uma rápida cicatrização das úlceras, contanto que o AINE seja suspenso. Todavia, o uso contínuo do AINE compromete a cicatrização da úlcera. Em pacientes com úlceras induzidas por AINEs que requerem terapia contínua com esses fármacos, o tratamento com IBP promove a cicatrização da úlcera de forma mais confiável.

Verifica-se o desenvolvimento de ulceração péptica assintomática em 10 a 20% dos indivíduos em uso frequente de AINEs, e surgem complicações relacionadas com a úlcera (sangramento, perfuração) em 1 a 2% dos indivíduos por ano. Os IBPs, quando administrados 1 vez ao dia, são efetivos para a redução da incidência de úlceras e suas complicações em pacientes em uso de ácido acetilsalicílico ou de outros AINEs.

c. Prevenção da recorrência de sangramento de úlceras pépticas Em pacientes que apresentam sangramento gastrintestinal agudo em decorrência de úlceras pépticas, ocorre o aumento do risco de sangramento recorrente de úlceras que têm um vaso sanguíneo visível ou um coágulo aderente. A recorrência do sangramento nesse subgrupo de úlceras de alto risco é significativamente reduzida com IBPs administrados durante 3 a 5 dias, na forma de terapia oral em altas doses (p. ex., omeprazol, 40 mg, por via oral, 2 vezes ao dia) ou de infusão intravenosa contínua. Acredita-se que a presença de pH intragástrico acima de 6 possa aumentar a coagulação e a agregação plaquetária. A dose ideal do IBP por via intravenosa para alcançar e manter esse nível de inibição quase completa de ácido não é conhecida; entretanto, recomenda-se comumente a administração inicial de injeção intravenosa direta de esomeprazol ou pantoprazol (80 mg), seguida de infusão constante (8 mg/h).

3. *Dispepsia não ulcerosa* Os IBPs exibem eficácia modesta no tratamento da dispepsia não ulcerosa, produzindo resultados benéficos em 10 a 20% mais pacientes do que o placebo. Apesar de seu uso para essa indicação, a superioridade dos IBPs em relação aos antagonistas dos receptores H_2 (ou até mesmo ao placebo) não foi demonstrada de modo conclusivo.

4. *Prevenção de sangramento da mucosa induzido por estresse* Conforme discutido anteriormente (ver "Antagonistas dos receptores H_2"), os IBPs (administrados por via oral, por sonda nasogástrica ou por infusão intravenosa) podem ser utilizados para reduzir o risco de sangramento clinicamente significativo da mucosa relacionado com estresse em pacientes em estado crítico. O único IBP aprovado pela Food and Drug Administration (FDA) dos Estados Unidos para essa indicação é uma formulação oral de omeprazol de liberação imediata, administrada por sonda nasogástrica 2 vezes ao dia no primeiro dia e depois 1 vez ao dia. Embora não sejam aprovadas pela FDA para essa indicação, outras formulações de suspensão de IBPs (esomeprazol, omeprazol, pantoprazol) também podem ser utilizadas. Para pacientes com sondas nasoentéricas, as suspensões de IBP podem ser preferidas aos antagonistas dos receptores H_2 intravenosos ou aos IBPs, devido à sua eficácia comparável, ao seu menor custo e à facilidade de administração.

No caso de pacientes sem sonda nasoentérica ou com íleo significativo, os antagonistas dos receptores H_2 por via intravenosa são preferidos aos IBPs intravenosos, em virtude de sua eficácia comprovada. Embora os IBPs sejam cada vez mais utilizados, não foram conduzidos ensaios clínicos controlados para demonstrar a sua eficácia ou dose ideal.

5. *Gastrinoma e outras condições hipersecretórias* Os pacientes com gastrinomas isolados são mais bem tratados com ressecção cirúrgica. Em pacientes com gastrinomas metastáticos ou não ressecáveis, a hipersecreção maciça de ácido resulta em ulceração péptica, esofagite erosiva e má absorção. Com os IBPs, é possível obter uma excelente supressão do ácido em todos os pacientes. A dose é titulada para reduzir o débito de ácido basal a menos de 5 a 10 mEq/h. As doses típicas de omeprazol são de 60 a 120 mg/dia.

Reações adversas

1. *Gerais* Embora os IBPs tenham sido considerados extremamente seguros, recentemente, foram levantadas várias questões sobre a sua segurança. Os estudos que geraram essa preocupação são, em grande parte, de desenho observacional retrospectivo. Portanto, é difícil determinar se as associações modestas identificadas são devidas a uma relação causal ou a variáveis e vieses de confusão. Como acontece com a maioria dos fármacos, os IBPs devem ser prescritos na menor dose eficaz, e os riscos e benefícios de seu uso prolongado devem ser cuidadosamente avaliados. Foi relatada a ocorrência de diarreia, cefaleia e dor abdominal em 1 a 5% dos pacientes, embora a frequência desses eventos esteja apenas um pouco aumentada em comparação com o placebo. Em grandes estudos observacionais, os IBPs foram associados a risco aumentado de nefrite intersticial aguda e doença renal crônica em comparação com não usuários ou usuários de antagonistas dos receptores H_2. O mecanismo envolvido no dano renal não foi determinado. Embora alguns estudos epidemiológicos tenham detectado risco aumentado de demência em usuários crônicos de IBPs, uma metanálise não confirmou tais achados. Os IBPs não são teratogênicos em modelos animais; entretanto, a sua segurança durante a gravidez ainda não foi estabelecida.

2. *Nutrição* O ácido é importante para a liberação da vitamina B_{12} dos alimentos. Observa-se uma pequena redução da absorção oral de cianocobalamina durante a inibição da bomba de prótons, o que resulta, potencialmente, em concentrações subnormais de vitamina B_{12} com tratamento prolongado. O ácido também promove a absorção de minerais ligados a alimentos (ferro não hêmico, sais insolúveis de cálcio, magnésio). Metanálises de estudos de coorte e casos-controle detectaram um aumento modesto do risco de fratura de quadril em pacientes que utilizaram IBPs em longo prazo. Embora não se tenha comprovado uma relação causal, os IBPs podem reduzir a absorção de cálcio ou inibir a função dos osteoclastos. Nos Estados Unidos, todos os IBPs trazem um aviso exigido pela FDA sobre um possível aumento do risco de fraturas de quadril, coluna e punho pelo uso crônico desses medicamentos. Pacientes que precisam utilizar IBPs em longo prazo – sobretudo aqueles com fatores de risco para osteoporose – devem ser monitorados quanto à densidade óssea e receber suplementos de cálcio. A FDA também emitiu um alerta sobre o risco de hipomagnesemia pelo uso de IBPs, com risco de vida por hipocalcemia secundária, possivelmente devido à diminuição da absorção intestinal, que se normaliza após a interrupção do uso. A monitoração do magnésio sérico deve ser considerada em pacientes em terapia com diuréticos.

3. *Infecções respiratórias e entéricas* O ácido gástrico atua como uma importante barreira à colonização e à infecção do estômago e do intestino por bactérias ingeridas. São detectados aumentos nas concentrações gástricas de bactérias em pacientes em uso de IBPs, porém a sua importância clínica não é conhecida. Alguns estudos relataram risco aumentado de infecções respiratórias adquiridas na comunidade e de pneumonia hospitalar entre pacientes em uso de IBPs.

Existe um aumento de 2 a 3 vezes do risco de infecção por *Clostridium difficile* hospitalar e adquirida na comunidade em pacientes em uso de IBPs. Observa-se, também, um pequeno aumento do risco de outras infecções entéricas (p. ex., *Salmonella*, *Shigella*, *E. coli*, *Campylobacter*), que deve ser considerado quando o indivíduo viaja para países em desenvolvimento.

4. ***Problemas potenciais devido ao aumento da gastrina sérica*** As concentrações de gastrina são reguladas pela acidez intragástrica. A supressão de ácido altera a inibição normal por retroalimentação, de modo que ocorre um aumento mediano de 1,5 a 2 vezes nas concentrações séricas de gastrina em pacientes que utilizam IBPs. Embora as concentrações de gastrina permaneçam dentro dos limites de referência na maioria dos pacientes, elas podem ultrapassar 500 pg/mL (referência, < 100 pg/mL) em 3% dos casos. Com a interrupção do fármaco, as concentrações normalizam-se dentro de 4 semanas. A elevação das concentrações séricas de gastrina estimula a hiperplasia das células ECL e parietais, o que pode causar hipersecreção de rebote transitória de ácido, com aumento da dispepsia ou pirose após a interrupção do fármaco, que regride dentro de 2 a 4 semanas após a normalização da secreção de gastrina e de ácido. Em fêmeas de ratos às quais se administram IBP por períodos prolongados, a hipergastrenemia levou ao desenvolvimento de tumores carcinoides gástricos em áreas de hiperplasia das células ECL. Embora os seres humanos que tomam IBP por um longo período também possam exibir hiperplasia das células ECL, não foi documentada a formação de tumores carcinoides. No momento, não se recomenda a monitoração rotineira das concentrações séricas de gastrina em pacientes submetidos à terapia prolongada com IBPs.

5. ***Outros problemas potenciais devido à redução da acidez gástrica*** Entre pacientes infectados por *H. pylori*, a supressão de ácido em longo prazo resulta no aumento da inflamação crônica do corpo gástrico e na diminuição da inflamação do antro. Surgiram preocupações quanto à possibilidade de a inflamação gástrica aumentada acelerar a atrofia das glândulas gástricas (gastrite atrófica) e o desenvolvimento de metaplasia intestinal – fatores de risco conhecidos em caso de adenocarcinoma gástrico. O Gastrointestinal Advisory Committee especial da FDA concluiu que não há evidências de que a terapia prolongada com IBPs possa produzir o tipo de gastrite atrófica (gastrite atrófica multifocal) ou de metaplasia intestinal que é associado ao risco aumentado de adenocarcinoma. Não se recomenda a realização de um teste de rotina para *H. pylori* em pacientes que necessitam de tratamento prolongado com IBPs. A terapia em longo prazo com IBPs está associada ao desenvolvimento de pequenos pólipos benignos nas glândulas do fundo gástrico em um número reduzido de pacientes, que podem desaparecer após a interrupção do fármaco e cuja importância clínica é incerta.

Interações medicamentosas

A redução da acidez gástrica pode alterar a absorção dos fármacos cuja biodisponibilidade é afetada pela acidez intragástrica, como cetoconazol, itraconazol, digoxina e atazanavir. Todos os IBPs são metabolizados pelas CYPs hepáticas, incluindo CYP2C19 e CYP3A4. Em virtude das meias-vidas curtas dos IBPs, as interações medicamentosas clinicamente significativas são raras. O omeprazol pode inibir o metabolismo de clopidogrel, varfarina, diazepam e fenitoína. O esomeprazol também diminui o metabolismo do diazepam. O lansoprazol pode intensificar a depuração da teofilina. O rabeprazol e o pantoprazol não têm interações medicamentosas significativas.

A FDA divulgou um alerta sobre uma interação adversa potencialmente importante entre o clopidogrel e os IBPs. O clopidogrel é um profármaco cuja ativação exige a isoenzima hepática CYP2C19, que também está envolvida, em graus variáveis, no metabolismo dos IBPs (particularmente o omeprazol, o esomeprazol, o lansoprazol e o dexlansoprazol). Por conseguinte, os IBPs podem reduzir a ativação do clopidogrel (e sua ação antiplaquetária) em alguns pacientes. Vários estudos retrospectivos de grande porte relataram uma incidência aumentada de eventos cardiovasculares graves em pacientes em uso de clopidogrel e IBP. Em contrapartida, três estudos clínicos randomizados prospectivos de menor porte não detectaram risco aumentado. Quando os IBPs são prescritos para pacientes em uso de clopidogrel, os fármacos com inibição mínima da CYP2C19 (pantoprazol ou rabeprazol) devem ser preferidos.

FÁRMACOS PROTETORES DA MUCOSA

A mucosa gastroduodenal desenvolveu vários mecanismos de defesa para se proteger contra os efeitos nocivos do ácido e da pepsina. Tanto o muco como as junções firmes das células epiteliais restringem a difusão retrógrada de ácido e de pepsina. A secreção epitelial de bicarbonato estabelece um gradiente de pH dentro da camada mucosa, em que o pH varia de 7, na superfície da mucosa, até 1 a 2, no lúmen gástrico. O fluxo sanguíneo transporta o bicarbonato e os nutrientes essenciais para as células da superfície. As áreas de lesão do epitélio são rapidamente reparadas por restituição, processo em que a migração de células do colo da glândula leva ao fechamento de pequenas erosões, restabelecendo a integridade do epitélio. As prostaglandinas da mucosa parecem importantes ao estimularem a secreção de muco e de bicarbonato, bem como o fluxo sanguíneo da mucosa. Dispõe-se de diversos fármacos que potencializam esses mecanismos de defesa da mucosa para a prevenção e o tratamento dos distúrbios ácido-pépticos.

SUCRALFATO

Química e farmacocinética

O sucralfato é um sal de sacarose complexado com hidróxido de alumínio sulfatado. Em água ou soluções ácidas, ele forma uma pasta viscosa e de consistência firme, que se liga seletivamente às úlceras e erosões por um período de até 6 horas. O sucralfato apresenta solubilidade limitada e sofre decomposição em sulfato de sacarose (de carga fortemente negativa) e sal de alumínio. Menos de 3% do fármaco intacto e do alumínio são absorvidos pelo trato intestinal, ao passo que o restante é excretado nas fezes.

Farmacodinâmica

Diversos efeitos benéficos foram atribuídos ao sucralfato, porém o mecanismo preciso de ação ainda não está bem esclarecido. Acredita-se que o sulfato de sacarose de carga negativa liga-se a proteínas de carga positiva na base das úlceras ou das erosões, formando uma barreira física que restringe qualquer lesão cáustica adicional e que estimula a secreção de prostaglandinas e de bicarbonato pela mucosa.

Aplicações clínicas

O sucralfato é administrado em uma dose de 1 g, 4 vezes ao dia, com o estômago vazio (pelo menos 1 hora antes das refeições). No momento, os usos clínicos do fármaco são limitados. O sucralfato (administrado na forma de massa semifluida por meio de sonda nasogástrica) diminui a incidência de sangramento gastrintestinal superior clinicamente significativo em pacientes em estado crítico hospitalizados na unidade de terapia intensiva (UTI), embora seja um pouco menos efetivo do que os antagonistas dos receptores H_2 por via intravenosa. O sucralfato continua sendo utilizado por muitos médicos para a prevenção do sangramento relacionado com estresse, devido à preocupação de que os tratamentos inibidores da secreção de ácido (antiácidos, antagonistas dos receptores H_2 e IBPs) possam aumentar o risco de pneumonia hospitalar.

Reações adversas

Como não é absorvido, o sucralfato é praticamente desprovido de reações adversas sistêmicas. Ocorre constipação intestinal em 2% dos pacientes, em razão do sal de alumínio. Devido à absorção de uma pequena quantidade de alumínio, o sucralfato não deve ser utilizado por períodos prolongados em pacientes com insuficiência renal.

Interações medicamentosas

O sucralfato pode ligar-se a outros fármacos, comprometendo a sua absorção.

ANÁLOGOS DAS PROSTAGLANDINAS

Química e farmacocinética

A mucosa gastrintestinal humana sintetiza várias prostaglandinas (ver Capítulo 18), principalmente PGE e PGF. O **misoprostol**, um análogo metílico da PGE_1, foi aprovado para condições gastrintestinais. Após a administração oral, ele sofre rápida absorção e metabolismo a um ácido livre metabolicamente ativo. A meia-vida sérica do misoprostol é de menos de 30 minutos; por conseguinte, o misoprostol precisa ser administrado 3 a 4 vezes ao dia. Ele é excretado na urina; entretanto, não há necessidade de se reduzir a dose em pacientes com insuficiência renal.

O misoprostol tem propriedades inibidoras da secreção de ácido e protetoras da mucosa. Acredita-se que o fármaco estimula a secreção de muco e de bicarbonato, além de aumentar o fluxo sanguíneo da mucosa. O misoprostol diminui a incidência de úlceras induzidas por AINE para menos de 3%, bem como a incidência de complicações da úlcera em 50%. Ele foi aprovado para a prevenção de úlceras induzidas por AINE em pacientes de alto risco. Todavia, o misoprostol nunca chegou a ser amplamente utilizado, em virtude de seu elevado perfil de reações adversas e da necessidade de múltiplas doses diárias.

COMPOSTOS DE BISMUTO

Química e farmacocinética

Dispõe-se de dois compostos de bismuto: o **salicilato de bismuto**, uma formulação de venda livre que contém bismuto e salicilato, e o **subcitrato de bismuto potássico**. Nos Estados Unidos, o subcitrato só está disponível em um produto de associação adquirido com prescrição, que também contém metronidazol e tetraciclina para o tratamento do *H. pylori*.* O salicilato de bismuto sofre rápida dissociação no estômago, possibilitando a absorção do salicilato. Mais de 99% do bismuto aparece nas fezes. Embora em quantidade mínima (< 1%), o bismuto é absorvido, armazenado em vários tecidos e tem excreção renal lenta. O salicilato (à semelhança do ácido acetilsalicílico) é absorvido com rapidez e excretado na urina.

*N. de R.T. No Brasil, os produtos com subcitrato de bismuto potássico estão com registros cancelados. No entanto, a matéria-prima está disponível para formulações magistrais.

Farmacodinâmica

Os mecanismos precisos de ação do bismuto permanecem desconhecidos. O bismuto recobre as úlceras e as erosões, criando uma camada protetora contra o ácido e a pepsina. Além disso, ele pode estimular a secreção de prostaglandinas, de muco e de bicarbonato. O salicilato de bismuto diminui a frequência das evacuações e as evacuações líquidas na diarreia infecciosa aguda, devido à inibição da secreção intestinal de prostaglandinas e de cloreto pelo salicilato. O bismuto exerce efeitos antimicrobianos diretos e liga-se às enterotoxinas, o que explica o seu benefício na prevenção e no tratamento da diarreia do viajante. Os compostos de bismuto apresentam atividade antimicrobiana direta contra a *H. pylori*.

Aplicações clínicas

Apesar da falta de estudos comparativos, os compostos de bismuto não prescritos são amplamente utilizados por pacientes para o tratamento não específico de dispepsia e diarreia aguda. O salicilato de bismuto também é utilizado para a prevenção da diarreia do viajante (30 mL ou 2 comprimidos, 4 vezes ao dia).

Os compostos de bismuto são utilizados no esquema quádruplo para erradicação da infecção por *H. pylori* (ver discussão anterior sobre úlceras associadas a *H. pylori*). Um esquema consiste em IBP, 2 vezes ao dia, associado ao salicilato de bismuto (2 comprimidos, 262 mg cada), tetraciclina (250-500 mg) e metronidazol (500 mg), 4 vezes ao dia, durante 10 a 14 dias. Outro esquema consiste em IBP, 2 vezes ao dia, associado a três cápsulas compostas por uma preparação combinada (cada cápsula contém 140 mg de subcitrato de bismuto + 125 mg de metronidazol + 125 mg de tetraciclina), 4 vezes ao dia, durante 10 dias.

Reações adversas

Todas as formulações de bismuto apresentam um excelente perfil de segurança. O bismuto provoca o enegrecimento inócuo das fezes, que pode ser confundido com sangramento gastrintestinal. As formulações líquidas também podem causar o escurecimento inócuo da língua. Os fármacos que contêm bismuto só devem ser utilizados por um curto período e devem ser evitados em pacientes com insuficiência renal. O uso prolongado de alguns compostos de bismuto raramente pode provocar toxicidade, resultando em encefalopatia (ataxia, cefaleia, confusão e convulsões). Todavia, essa toxicidade não é relatada com o uso do salicilato de bismuto ou de citrato de bismuto. O salicilato de bismuto em altas doses pode resultar em toxicidade do salicilato.

FÁRMACOS QUE ESTIMULAM A MOTILIDADE GASTRINTESTINAL

Os fármacos capazes de estimular seletivamente a função motora do intestino (fármacos **procinéticos**) apresentam significativa utilidade clínica potencial. Os fármacos que aumentam a pressão do esfíncter esofágico inferior são úteis na DRGE. Os fármacos que melhoram o esvaziamento gástrico são úteis na gastroparesia e no retardo do esvaziamento gástrico pós-cirúrgico. Os fármacos que estimulam o intestino delgado são benéficos para o íleo pós-operatório ou para a pseudo-obstrução intestinal crônica. Por fim, os fármacos que intensificam o trânsito colônico podem ser úteis no tratamento da

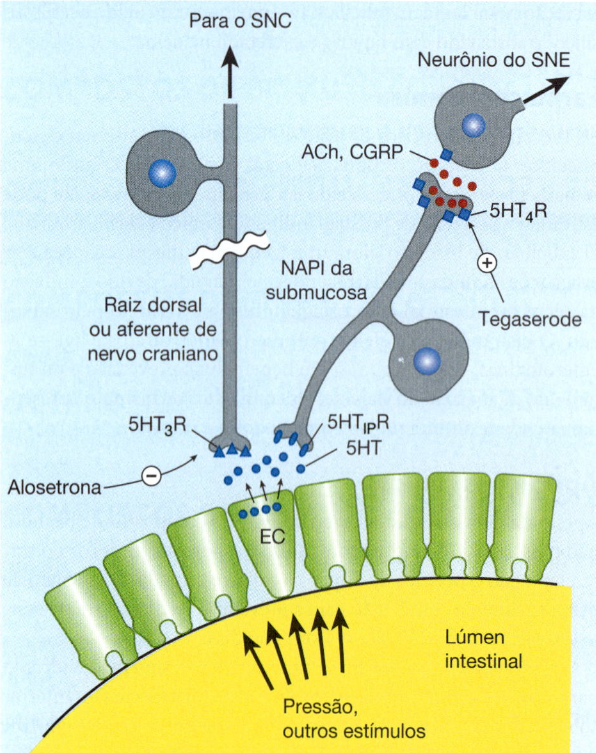

FIGURA 62-4 A liberação de 5-HT pelas células enterocromafins (EC) em decorrência da distensão intestinal estimula os neurônios aferentes primários intrínsecos (NAPI) da submucosa por meio dos receptores 5-HT_{1P}, bem como os neurônios aferentes primários extrínsecos por intermédio dos receptores 5-HT_3 (5-HT_{1P}R, 5-HT_3R). Os NAPIs da submucosa ativam os neurônios entéricos responsáveis pelas atividades peristáltica e reflexa secretora. A estimulação dos receptores 5-HT_4 (5-HT_4R) nos terminais pré-sinápticos dos NAPIs intensifica a liberação de acetilcolina (ACh) e do peptídeo relacionado com o gene da calcitonina (CGRP), promovendo a atividade reflexa. SNC, sistema nervoso central; SNE, sistema nervoso entérico. (Dados de Gershon MD: Serotonin and its implication for the management of irritable bowel syndrome, Rev Gastroenterol Disord 2003;3 Suppl 2:S25-S34.)

constipação. Infelizmente, dispõe-se, no momento atual, de apenas um número limitado de fármacos nesse grupo para uso clínico.

Fisiologia do sistema nervoso entérico

O sistema nervoso entérico (ver também Capítulo 6) é constituído de redes interconectadas de células ganglionares e fibras nervosas localizadas principalmente na submucosa (plexo submucoso) e entre as camadas musculares circular e longitudinal (plexo mioentérico). Essas redes dão origem a fibras nervosas, que se conectam com a mucosa e com o músculo. Embora os nervos simpáticos e parassimpáticos extrínsecos se projetem nos plexos submucoso e mioentérico, o sistema nervoso entérico pode regular, de modo independente, a motilidade e a secreção gastrintestinais. Os neurônios aferentes primários extrínsecos projetam-se através dos gânglios das raízes dorsais ou do nervo vago para o sistema nervoso central (Figura 62-4). A liberação de serotonina (5-HT) das células enterocromafins (EC, do inglês *enterochromaffin cells*) da mucosa intestinal estimula os receptores 5-HT_3 nos nervos aferentes extrínsecos, estimulando a ocorrência de náuseas, vômitos ou dor abdominal. A serotonina também estimula os receptores 5-HT_{1P} submucosos dos nervos aferentes primários intrínsecos (NAPI), que contêm o peptídeo relacionado com o gene da calcitonina (CGRP, do inglês *calcitonin gene-related peptide*) e a acetilcolina e que se projetam para os interneurônios do plexo mioentérico. Os receptores 5-HT_4 sobre os terminais pré-sinápticas dos NAPIs parecem intensificar a liberação de CGRP ou de acetilcolina. Os interneurônios mioentéricos são importantes para o controle do reflexo peristáltico, uma vez que promovem a liberação de mediadores excitatórios proximalmente e de mediadores inibitórios distalmente. A motilina pode estimular diretamente os neurônios excitatórios ou as células musculares. A dopamina atua como neurotransmissor inibitório no trato gastrintestinal, diminuindo a intensidade das contrações esofágicas e gástricas.

Apesar da existência de pelo menos 14 subtipos de receptores 5-HT, o desenvolvimento de fármacos 5-HT para aplicação gastrintestinal concentrou-se, até o momento, em **antagonistas dos receptores 5-HT_3** e **agonistas dos receptores 5-HT_4**. Esses fármacos – que exercem efeitos sobre a motilidade gastrintestinal e sobre a sensação aferente visceral – são discutidos nas seções "Fármacos utilizados na síndrome do intestino irritável" e "Fármacos antieméticos". Os outros fármacos que atuam nos receptores 5-HT são discutidos nos Capítulos 16, 29 e 30.

FÁRMACOS COLINOMIMÉTICOS

Os agonistas colinomiméticos, como o betanecol, estimulam os receptores M_3 muscarínicos nas células musculares e nas sinapses do plexo mioentérico (ver Capítulo 7). O betanecol foi utilizado no passado para o tratamento da DRGE e da gastroparesia. Em virtude dos múltiplos efeitos colinérgicos e como resultado do advento de fármacos menos tóxicos, hoje, o betanecol é raramente utilizado. O inibidor da acetilcolinesterase neostigmina pode aumentar o esvaziamento gástrico, do intestino delgado e do cólon. A **neostigmina** intravenosa é utilizada para o tratamento de pacientes hospitalizados com distensão aguda do intestino grosso (conhecida como pseudo-obstrução colônica aguda ou síndrome de Ogilvie). A administração de 2 mg resulta em evacuação colônica imediata de flato e fezes na maioria dos pacientes. Os efeitos colinérgicos incluem salivação excessiva, náuseas, vômitos, diarreia e bradicardia.

METOCLOPRAMIDA E DOMPERIDONA

Metoclopramida e domperidona são antagonistas dos receptores D_2 de dopamina. No trato gastrintestinal, a ativação dos receptores de dopamina inibe a estimulação colinérgica do músculo liso. Acredita-se que o bloqueio desse efeito é o principal mecanismo de ação procinético desses fármacos. A metoclopramida e a domperidona aumentam a amplitude peristáltica do esôfago, elevam a pressão do esfíncter esofágico inferior e aceleram o esvaziamento gástrico, porém não exercem nenhum efeito sobre a motilidade do intestino delgado ou do cólon. Esses fármacos também bloqueiam os receptores dopamínicos D_2 na zona de gatilho quimiorreceptora do bulbo (área postrema), resultando em uma poderosa ação antináusea e antiemética.

Aplicações clínicas

1. *Doença do refluxo gastresofágico* A metoclopramida está disponível para uso clínico nos Estados Unidos (assim como no Brasil); a domperidona é encontrada em muitos outros países (também no Brasil). Às vezes, esses fármacos são utilizados no tratamento da DRGE sintomática, porém não se mostram efetivos para pacientes com esofagite erosiva. Em virtude da eficácia e segurança superiores dos fármacos antissecretores no tratamento da pirose, os procinéticos são utilizados sobretudo em associação a antissecretores em casos de pacientes com regurgitação ou pirose refratária.

2. *Comprometimento do esvaziamento gástrico* Esses fármacos são amplamente utilizados no tratamento de pacientes com retardo do esvaziamento gástrico, devido a distúrbios pós-cirúrgicos (vagotomia, antrectomia) e gastroparesia diabética. A metoclopramida pode ser administrada a pacientes hospitalizados para facilitar a introdução de sondas de alimentação nasoentéricas do estômago para o duodeno.

3. *Dispepsia não ulcerosa* Esses fármacos levam à melhora sintomática em um pequeno número de pacientes com dispepsia crônica.

4. *Prevenção do vômito* Em virtude de sua poderosa ação antiemética, a metoclopramida e a domperidona são utilizadas para a prevenção e o tratamento dos vômitos.

5. *Estimulação da lactação pós-parto* Às vezes, a domperidona é recomendada para promover a lactação pós-parto (ver também "Reações adversas").

Reações adversas

As reações adversas mais comuns da metoclopramida envolvem o sistema nervoso central. Em 10 a 20% dos pacientes, em particular nos indivíduos idosos, ocorrem inquietação, sonolência, insônia, ansiedade e agitação. Verifica-se a ocorrência aguda de efeitos extrapiramidais (distonia, acatisia, manifestações parkinsonianas), devido ao bloqueio dos receptores dopamínicos centrais, em 25% dos pacientes aos quais se administram doses altas e em 5% dos pacientes submetidos à terapia de longo prazo. Foi constatado o desenvolvimento de discinesia tardia, às vezes irreversível, em pacientes tratados com metoclopramida durante um período prolongado. Por esse motivo, deve-se evitar o uso em longo prazo, a não ser que isso seja absolutamente necessário, sobretudo no indivíduo idoso. As concentrações elevadas de prolactina (produzidos pela metoclopramida e pela domperidona) podem causar galactorreia, ginecomastia, impotência e distúrbios menstruais.

A domperidona é muito bem tolerada. Como ela não atravessa a barreira hematencefálica em grau significativo, os efeitos neuropsiquiátricos e extrapiramidais são raros.

MACROLÍDEOS

Os antibióticos macrolídeos, como a **eritromicina**, estimulam diretamente os receptores de motilina no músculo liso gastrintestinal e promovem o início de um complexo motor migratório. A eritromicina por via intravenosa (3 mg/kg) é benéfica em alguns pacientes com gastroparesia; todavia, verifica-se o rápido desenvolvimento de tolerância. Ela pode ser utilizada em pacientes com hemorragia digestiva alta aguda para promover o esvaziamento gástrico de sangue antes da endoscopia.

LAXATIVOS

A grande maioria dos indivíduos não necessita de laxativos; contudo, eles são autoprescritos por uma grande proporção da população. Para a maioria dos indivíduos, é mais apropriado evitar a constipação intermitente por meio de uma dieta rica em fibras, ingestão adequada de líquidos e exercício físico regular, dando atenção para a necessidade natural do organismo. Os pacientes que não respondem a mudanças alimentares ou a suplementos de fibras devem ser submetidos à avaliação médica antes de iniciar um tratamento em longo prazo com laxantes. Os laxativos podem ser classificados com base no seu principal mecanismo de ação; todavia, muitos deles atuam por meio de mais de um mecanismo.

LAXATIVOS FORMADORES DE MASSA

Os laxativos formadores de massa são coloides hidrofílicos não digeríveis que absorvem água, formando um gel emoliente e volumoso, que provoca a distensão do cólon e promove a peristalse. As preparações comuns incluem produtos vegetais naturais (**psílio**, **metilcelulose**) e fibras sintéticas (**policarbofila**). A digestão bacteriana das fibras vegetais no interior do cólon pode resultar em aumento da distensão e flatulência.

FÁRMACOS SURFACTANTES FECAIS (AMOLECEDORES)

Esses fármacos amolecem o material fecal, permitindo a entrada de água e lipídeos. Eles podem ser administrados por via oral ou retal. Os fármacos comuns incluem o **docusato** (oral ou enema) e os **supositórios de glicerina**. Em pacientes hospitalizados, o docusato costuma ser prescrito para evitar a constipação e minimizar o esforço à defecação. O **óleo mineral** é um óleo viscoso claro que lubrifica o material fecal, retardando a absorção de água das fezes. Ele é utilizado para a prevenção e o tratamento da impactação fecal em crianças de pouca idade e em adultos debilitados. Não é saboroso, mas pode ser misturado com sucos. A aspiração pode resultar em pneumonite grave por lipídeo. O uso em longo prazo pode comprometer a absorção das vitaminas lipossolúveis (A, D, E, K).

LAXATIVOS OSMÓTICOS

O cólon é incapaz de concentrar ou de diluir o líquido fecal: a água fecal é isotônica em toda a extensão do cólon. Os laxativos osmóticos são compostos solúveis, porém não absorvíveis, que resultam em aumento da liquefação das fezes, devido ao aumento obrigatório da água fecal.

Açúcares ou sais não absorvíveis

Esses fármacos podem ser utilizados para o tratamento da constipação aguda ou a prevenção da constipação crônica. O **hidróxido de magnésio** (**leite de magnésia**) é um laxativo osmótico de uso comum. Contudo, não deve ser administrado por períodos prolongados a pacientes com insuficiência renal, devido ao risco de hipermagnesemia. O **sorbitol** e a **lactulose** são açúcares não absorvíveis que podem ser utilizados para a prevenção ou o tratamento da constipação intestinal crônica. Esses açúcares são metabolizados por bactérias colônicas, produzindo intensa flatulência e cólicas.

Os fármacos osmoticamente ativos, quando administrados em altas doses, produzem evacuação imediata (purgação) dentro de 1 a 3 horas. O rápido movimento de água na porção distal do intestino delgado e do cólon resulta em um grande volume de fezes líquidas, seguido de evacuação intestinal. Vários purgativos podem ser utilizados para o tratamento da constipação intestinal aguda ou para a limpeza do intestino antes de procedimentos médicos (p. ex., colonoscopia), como o **citrato de magnésio**, uma **solução de sulfato** e uma associação de óxido de magnésio, picossulfato de sódio e citrato. É muito importante que os pacientes em uso desses fármacos mantenham uma hidratação adequada, ingerindo uma quantidade aumentada de líquido para compensar a perda de líquido fecal. Dispõe-se, também, de **fosfato de sódio** por prescrição, em formulação de comprimidos; todavia, ele é raramente utilizado, devido ao risco de hiperfosfatemia, hipocalcemia, hipernatremia e hipopotassemia. Embora essas anormalidades eletrolíticas sejam clinicamente insignificantes na maioria dos pacientes, elas podem levar a arritmias cardíacas ou à insuficiência renal aguda, devido ao depósito tubular de fosfato de cálcio (nefrocalcinose). As preparações de fosfato de sódio não devem ser prescritas a pacientes debilitados ou idosos que apresentam insuficiência renal, doença cardíaca significativa ou que são incapazes de manter uma hidratação adequada durante a preparação intestinal.

Polietilenoglicol balanceado

É comum o uso de soluções de lavagem contendo **polietilenoglicol** (**PEG**) para a limpeza colônica completa antes de procedimentos endoscópicos gastrintestinais. Essas soluções isotônicas balanceadas contêm um açúcar inerte, não absorvível e osmoticamente ativo (PEG) com sulfato de sódio, cloreto de sódio, bicarbonato de sódio e cloreto de potássio. A solução é preparada de modo que não haja desvios significativos de líquido ou eletrólitos intravasculares. Por conseguinte, essas soluções mostram-se seguras para todos os pacientes. Para uma limpeza ideal do intestino, devem ser ingeridos rapidamente 1 a 2 L da solução (no decorrer de 1-2 horas) à noite antes do procedimento e mais uma vez dentro de 4 a 6 horas antes da realização do procedimento. Para o tratamento ou a prevenção da constipação intestinal crônica, doses menores de pó de PEG podem ser misturadas com água ou com suco (17 g) e ingeridas todos os dias. Diferentemente do sorbitol e da lactulose, o PEG não provoca cólicas ou flatulência significativas.

LAXATIVOS ESTIMULANTES

Os laxativos estimulantes (catárticos) induzem a evacuação intestinal por meio de vários mecanismos pouco elucidados, incluindo a estimulação direta do sistema nervoso entérico e a secreção colônica de eletrólitos e líquido. Tem havido preocupação quanto ao fato de o uso prolongado de catárticos resultar em dependência e destruição do plexo mioentérico, com consequente atonia e dilatação do cólon. Pesquisas mais recentes sugerem que o uso desses fármacos em longo prazo provavelmente é seguro na maioria dos pacientes. Os catárticos podem ser necessários em longo prazo, sobretudo em pacientes com comprometimento neurológico e em pacientes acamados em instituições de cuidados prolongados.

Derivados da antraquinona

O **aloe**, o **sene** e a **cáscara sagrada** ocorrem naturalmente em plantas. Esses laxantes são pouco absorvidos e, após a hidrólise no cólon, produzem a evacuação em 6 a 12 horas, quando administrados por via oral, e dentro de 2 horas, quando administrados por via retal. O seu uso crônico leva a uma pigmentação castanha, característica do cólon, conhecida como melanose do cólon. Tem havido alguma preocupação quanto a uma possível carcinogenicidade desses laxantes; todavia, os estudos epidemiológicos conduzidos não sugerem nenhuma relação com o câncer colorretal.

Derivados do difenilmetano

O bisacodil está disponível em comprimidos e supositórios para o tratamento da constipação intestinal aguda e crônica. Ele também é utilizado com soluções de PEG para limpeza colônica antes da colonoscopia. O bisacodil produz a evacuação dentro de 6 a 10 horas quando administrado por via oral e em 30 a 60 minutos quando administrado por via retal. Ele sofre absorção sistêmica mínima e parece ser seguro para uso agudo e prolongado.

ATIVADORES DA SECREÇÃO DE CLORETO

A **lubiprostona** é um derivado do ácido prostanoico indicado para uso na constipação intestinal crônica e na síndrome do intestino irritável (SII) com constipação predominante. A sua ação consiste em estimular o canal de cloreto tipo 2 (ClC-2) no intestino delgado. Isso aumenta a secreção de líquido rico em cloreto no intestino, o que estimula a motilidade intestinal e diminui o tempo de trânsito intestinal. Mais de 50% dos pacientes apresentam evacuação dentro de 24 horas após a administração de uma dose. A dose de 24 mcg por via oral, 2 vezes ao dia, é recomendada para o tratamento da constipação crônica. Não parece haver nenhuma perda da eficácia do fármaco com o tratamento em longo prazo. Após a interrupção da lubiprostona, a constipação pode retornar à sua gravidade antes do tratamento. A lubiprostona sofre absorção sistêmica mínima, porém foi incluída na categoria C para gravidez, devido ao aumento da perda fetal em cobaias. Esse fármaco pode causar náuseas em até 30% dos pacientes, devido ao esvaziamento gástrico tardio.

A **linaclotida** e a **plecanatida** (não disponíveis no Brasil) são peptídeos curtos, minimamente absorvidos, que estimulam a secreção intestinal de cloreto por meio de um mecanismo diferente, ligando-se e ativando a guanililciclase C na superfície luminal. Isso promove o aumento do monofosfato de guanosina cíclico (GMPc) intracelular e extracelular, com ativação do regulador da condutância transmembrana da fibrose cística (CFTR, do inglês *cystic fibrosis transmembrane conductance regulator*), seguida da secreção rica em cloreto e da aceleração do trânsito intestinal. Ambos os fármacos são aprovados para o tratamento da constipação crônica (linaclotida 145 mcg por via oral, 1 vez ao dia; plecanatida 3 mg por via oral, 1 vez ao dia). A linaclotida também está aprovada para o tratamento da síndrome do intestino irritável com constipação (290 mcg por via oral, 1 vez ao dia). Esses fármacos produzem o aumento médio de 1 a 2 evacuações por semana, que geralmente ocorre na primeira semana de tratamento. Com a interrupção do uso, a frequência de evacuações retorna ao normal dentro de 1 semana. O efeito colateral mais comum é a diarreia, que ocorre em até 20% dos pacientes, levando à descontinuação em 4 a 5% dos casos e sendo grave em 0,6 a 2% deles. Esses fármacos apresentam absorção insignificante em doses-padrão. Ambos os fármacos são contraindicados para pacientes pediátricos, em virtude de relatos de aumento da mortalidade em camundongos jovens por desidratação. (O **crofelêmer** é uma pequena molécula com efeito oposto: atua como *inibidor* do canal de CFTR e, recentemente, foi aprovado para o tratamento da diarreia induzida por fármacos em pacientes com HIV.)

ANTAGONISTAS DOS RECEPTORES OPIOIDES

As terapias aguda e crônica com opioides podem causar constipação por aumento das contrações colônicas não propulsivas, resultando em tempo de trânsito prolongado e aumento da absorção de água fecal (ver Capítulo 31). O uso de opioides após a cirurgia para tratamento da dor e de opioides endógenos também pode prolongar a duração do íleo pós-operatório. Esses efeitos são principalmente mediados pelos receptores de opioides mu (μ) intestinais. Quatro antagonistas seletivos do receptor opioide μ estão disponíveis comercialmente: **naldemedina**, **naloxegol**, **brometo de metilnaltrexona** e **alvimopan** (não disponíveis no Brasil). Como esses fármacos não atravessam com facilidade a barreira hematencefálica, eles inibem os receptores opioides μ periféricos, sem produzir efeitos analgésicos no sistema nervoso central. A naldemedina (0,2 mg por via oral, 1 vez ao dia) e o naloxegol (12,5-25 mg por via oral, 1 vez ao dia) estão aprovados para o tratamento da constipação induzida por opioides em pacientes com dor crônica não oncológica com resposta inadequada aos laxantes clássicos. Em estudos clínicos, o tratamento com esses fármacos promoveu pelo menos três evacuações espontâneas por semana em 42 a 52% dos participantes em comparação com 30 a 35% do grupo placebo. Ambos os fármacos são metabolizados pela CYP3A no sistema hepático, com concentrações séricas aumentadas pelos inibidores de CYP3A4 e reduzidas pelos indutores fortes de CYP3A4. A metilnaltrexona foi aprovada para o tratamento da constipação induzida por opioides em pacientes com dor crônica não oncológica. Ela também é utilizada em pacientes em cuidado paliativo para doença avançada que tiveram resposta inadequada a outros laxantes. A metilnaltrexona é administrada por via oral (450 mg) ou subcutânea (0,15 mg/kg) a cada 1 ou 2 dias. Recomenda-se a redução da dose em pacientes com insuficiência renal (taxa de depuração da creatinina [Cl_{cr}] < 60 mL/min) ou hepática. Ela não apresenta interações significativas com outros fármacos. Reações adversas comuns aos três fármacos incluem náuseas, dor abdominal e diarreia. Eventos incomuns incluem sintomas de abstinência a opioides e perfuração gastrintestinal na presença de distúrbios gastrintestinais subjacentes. O alvimopan está aprovado para uso em curto prazo para reduzir o período de íleo pós-operatório em pacientes hospitalizados que foram submetidos à ressecção do intestino delgado ou grosso. O alvimopan (cápsula de 12 mg) é administrado por via oral dentro de 5 horas antes da cirurgia e 2 vezes ao dia no pós-operatório, até a recuperação da função intestinal, porém sem ultrapassar 7 dias. Em virtude de sua possível toxicidade cardiovascular, esse fármaco está restrito para uso em curto prazo apenas em pacientes hospitalizados.

AGONISTAS DOS RECEPTORES 5-HT_4 DE SEROTONINA

Os receptores 5-HT_4 estão localizados em todo o trato gastrintestinal nas células musculares lisas, no plexo mioentérico e nas células enterocromafins. A ativação do receptor 5-HT_4 aumenta o AMPc, o que facilita a liberação de alguns neurotransmissores, incluindo acetilcolina de neurônios mioentéricos estimulatórios, óxido nítrico de neurônios mioentéricos inibitórios e peptídeo relacionado com o gene da calcitonina, bem como acetilcolina de neurônios aferentes primários intrínsecos (ver Figura 62-4). O resultado mais importante é o aumento da liberação de acetilcolina, que estimula a motilidade em todo o trato gastrintestinal, incluindo estômago, intestino delgado e cólon. No cólon, a acetilcolina induz a contração da camada muscular longitudinal e o relaxamento da camada muscular circular. Isso desencadeia contrações de propagação (peristálticas) de alta amplitude (HAPC, do inglês *high-amplitude propagating contractions*) do cólon proximal e a inibição do cólon distal, o que resulta na propulsão do conteúdo fecal.

A **prucaloprida** é um agonista do receptor 5-HT_4 de alta afinidade aprovado para o tratamento da constipação crônica na dose de 2 mg, 1 vez ao dia. A prucaloprida aumenta a força e a frequência de HAPCs do cólon, reduzindo, assim, o tempo médio de trânsito das fezes pelo cólon em 12 horas. Ao contrário da cisaprida e do tegaserode (retirados do mercado nos Estados Unidos devido a eventos cardiovasculares adversos [no Brasil, apenas a cisaprida foi retirada do mercado]), a prucaloprida não parece ter afinidades significativas para canais hERG K^+ ou receptores 5-HT_{1B} e, portanto, não tem risco cardiovascular identificado. Seis ensaios clínicos randomizados, com duração de 12 a 24 semanas, conduzidos em pacientes com constipação crônica, mostraram que a prucaloprida promoveu pelo menos três evacuações espontâneas por semana em 19 a 38% dos participantes, maior do que os 5 a 23% observados no placebo. A prucaloprida é bem absorvida e excretada praticamente inalterada pelos rins. Recomenda-se a redução da dose para 1 mg/dia em pacientes com Cl_{cr} < 30 mL/min. Os efeitos colaterais mais frequentes são náuseas, dores abdominais e diarreia, que levam à descontinuação do tratamento em até 5% dos casos. A prucaloprida não apresenta interações medicamentosas clinicamente relevantes.

FÁRMACOS ANTIDIARREICOS

Os fármacos antidiarreicos podem ser utilizados com segurança em pacientes com diarreia aguda leve a moderada. Entretanto, não devem ser administrados a pacientes com diarreia sanguinolenta, febre alta ou toxicidade sistêmica, devido ao risco de agravamento do processo subjacente. Esses fármacos devem ser suspensos em pacientes cuja diarreia esteja se agravando, a despeito do tratamento. Os fármacos antidiarreicos também são utilizados para o controle da diarreia crônica causada por certas condições, como SII ou doença inflamatória intestinal (DII).

AGONISTAS OPIOIDES

Conforme assinalado, os opioides exercem efeitos constipantes significativos (ver Capítulo 31). Eles aumentam a atividade de segmentação fásica do cólon por meio da inibição dos nervos colinérgicos pré-sinápticos nos plexos submucoso e mioentérico, o que resulta em aumento do tempo de trânsito colônico e absorção da água fecal. Além disso, eles diminuem os movimentos colônicos de massa e o reflexo gastrocólico. Embora todos os opioides exerçam efeitos antidiarreicos, os efeitos sobre o sistema nervoso central e o potencial de adição limitam a utilidade da maioria desses fármacos.

A **loperamida** é um agonista opioide de venda livre que não atravessa a barreira hematencefálica e não exibe nenhuma propriedade analgésica nem potencial de adição. Não foi relatado o desenvolvimento de tolerância com o uso prolongado. Em geral, a loperamida é administrada em doses de 2 mg, 1 a 4 vezes ao dia. O **difenoxilato** é um agonista opioide adquirido com prescrição que não apresenta propriedades analgésicas em doses convencionais. Todavia, em doses mais altas, ele exerce efeitos sobre o sistema nervoso central, e o seu uso prolongado pode resultar em dependência de opioides.

As preparações comerciais geralmente contêm pequenas quantidades de atropina para desestimular a sobredose (2,5 mg de difenoxilato com 0,025 mg de atropina). As propriedades anticolinérgicas da atropina podem contribuir para a ação antidiarreica.

A **eluxadolina** é um agonista opioide com alta afinidade para o receptor mu (bem como baixa afinidade para o receptor delta [δ]). Quando administrada por via oral, a eluxadolina liga-se aos receptores opioides intestinais, resultando em trânsito colônico mais lento e aumento da absorção do fluido fecal. A eluxadolina foi aprovada para o tratamento de pacientes com SII, com predominância de diarreia, na dose de 75 a 100 mg, 2 vezes ao dia. Em dois ensaios clínicos randomizados, controlados por placebo, a eluxadolina 100 mg, 2 vezes ao dia, promoveu uma melhora significativa da dor abdominal e da diarreia em 30% dos pacientes em comparação com 16% do grupo placebo. Constipação pode ocorrer em 8% dos pacientes. Cerca de 1% dos pacientes podem apresentar espasmo do esfíncter de Oddi (geralmente na primeira semana de tratamento), resultando em dor abdominal, pancreatite e/ou elevação das enzimas pancreáticas ou hepáticas. A eluxadolina não deve ser prescrita para pacientes com história de pancreatite, alcoolismo ou diagnosticados para a doença do esfíncter de Oddi. Recomenda-se cautela com o uso em pacientes com colecistectomia anterior, nos quais existe um risco de até 5% de complicações, devido ao espasmo do esfíncter de Oddi. A eluxadolina 75 mg, 2 vezes ao dia, é indicada para pacientes com colecistectomia anterior, doença hepática leve a moderada ou efeitos colaterais percebidos em doses mais altas.

COMPOSTOS DE BISMUTO COLOIDAL

Ver seção "Fármacos protetores da mucosa", anteriormente.

RESINAS DE LIGAÇÃO DOS SAIS BILIARES

Os sais biliares conjugados são normalmente absorvidos no íleo terminal. A doença do íleo terminal (p. ex., doença de Crohn) e a ressecção cirúrgica produzem má absorção de sais biliares, podendo causar diarreia secretória colônica. As resinas de ligação de sais biliares **colestiramina**, **colestipol** e **colesevelam** podem diminuir a diarreia causada pelo excesso de ácidos biliares fecais (ver Capítulo 35). Esses produtos são apresentados em uma variedade de formulações em pó e pílulas, que podem ser ingeridas 1 a 3 vezes ao dia antes das refeições. As reações adversas incluem distensão, flatulência, constipação intestinal e impactação fecal. Em pacientes com diminuição das reservas de ácidos biliares circulantes, a remoção adicional de ácidos biliares pode resultar em exacerbação da má absorção de gordura. A colestiramina e o colestipol ligam-se a diversos fármacos e reduzem a sua absorção; por conseguinte, não devem ser administrados dentro de 2 horas após o uso de outros fármacos. O colesevelam não parece exercer efeitos significativos sobre a absorção de outros fármacos.

OCTREOTIDA

A **somatostatina** é um peptídeo de 14 aminoácidos liberado no trato gastrintestinal e no pâncreas por células parácrinas, células D e nervos entéricos, bem como a partir do hipotálamo (ver Capítulo 37). A somatostatina é um peptídeo regulador essencial que apresenta vários efeitos fisiológicos:

1. Inibe a secreção de vários hormônios e transmissores, incluindo gastrina, colecistocinina, glucagon, hormônio do crescimento, insulina, secretina, polipeptídeo pancreático, peptídeo intestinal vasoativo e 5-HT.
2. Diminui a secreção de líquido intestinal e a secreção pancreática.
3. Diminui a motilidade gastrintestinal e inibe a contração da vesícula biliar.
4. Reduz o fluxo sanguíneo portal e esplâncnico.
5. Inibe a secreção de alguns hormônios da adeno-hipófise.

A utilidade clínica da somatostatina é limitada em virtude de sua meia-vida curta na circulação (3 minutos) quando administrada por injeção intravenosa. A **octreotida** é um octapeptídeo sintético com ações semelhantes às da somatostatina. Quando administrada por via intravenosa, ela tem meia-vida sérica de 1,5 hora. Além disso, pode ser administrada por injeção subcutânea, resultando em duração de ação de 6 a 12 horas. Dispõe-se de uma formulação de ação mais longa para injeção intramuscular de depósito 1 vez por mês.

Aplicações clínicas

1. *Inibição dos efeitos do tumor endócrino* Dois tumores não endócrinos gastrintestinais (carcinoide, VIPoma) provocam diarreia secretora e sintomas sistêmicos, como rubor e sibilos. Para pacientes com tumores sintomáticos avançados que não podem ser totalmente removidos por cirurgia, a octreotida diminui a diarreia secretora e os sintomas sistêmicos por meio da inibição da secreção hormonal, podendo retardar a evolução do tumor.

2. *Outras causas de diarreia* A octreotida inibe a secreção intestinal e exerce efeitos relacionados com a dose sobre a motilidade intestinal. Em baixas doses (50 mcg por via subcutânea), ela estimula a motilidade, ao passo que, em doses mais altas (p. ex., 100-250 mcg por via subcutânea), inibe a motilidade. A octreotida mostra-se efetiva em doses mais elevadas para o tratamento da diarreia causada por vagotomia ou síndrome do esvaziamento rápido, bem como para a diarreia causada pela síndrome do intestino curto ou pela aids. A octreotida tem sido utilizada em doses baixas (50 mcg por via subcutânea) para estimular a motilidade do intestino delgado em pacientes com sobrecrescimento bacteriano do intestino delgado ou pseudo-obstrução intestinal secundária à esclerodermia.

3. *Outros usos* Em virtude de inibir a secreção pancreática, a octreotida pode ser valiosa em pacientes com fístula pancreática. A função da octreotida no tratamento dos tumores hipofisários (p. ex., acromegalia) é discutida no Capítulo 37. Às vezes, a octreotida é utilizada para o controle do sangramento gastrintestinal (ver adiante).

Reações adversas

O comprometimento da secreção pancreática pode causar esteatorreia, podendo resultar em deficiência das vitaminas lipossolúveis. As alterações na motilidade gastrintestinal causam náuseas, dor abdominal, flatulência e diarreia. Em virtude da inibição da contratilidade da vesícula biliar e das alterações na absorção de gordura, o uso da octreotida em longo prazo pode levar à formação de lama biliar ou de cálculos biliares em mais de 50% dos pacientes, resultando, raramente, no desenvolvimento de colecistite aguda. Como a octreotida altera o equilíbrio entre a insulina, o glucagon e o hormônio do crescimento, podem ocorrer hiperglicemia ou, com menos frequência, hipoglicemia (em geral, leve). O tratamento prolongado com octreotida pode resultar em hipotireoidismo. A octreotida pode causar bradicardia.

FÁRMACOS USADOS PARA TRATAR SÍNDROME DO INTESTINO IRRITÁVEL

A SII é um distúrbio recidivante crônico idiopático, caracterizado por desconforto abdominal (dor, distensão ou cólicas) em associação a alterações dos hábitos intestinais (diarreia, constipação ou ambas). Na presença de episódios de dor ou desconforto abdominal, o paciente percebe uma alteração na frequência ou na consistência das evacuações.

O tratamento farmacológico para a SII tem por objetivo aliviar a dor e o desconforto abdominais e melhorar a função intestinal. Para os pacientes com diarreia predominante, os fármacos antidiarreicos, em particular a loperamida, mostram-se úteis para reduzir a frequência das evacuações e a urgência fecal. Para pacientes com constipação predominante, o uso de suplementos de fibras pode amolecer as fezes e reduzir o esforço à defecação; todavia, o aumento da produção de gases pode exacerbar a distensão e o desconforto abdominal. Em consequência, os laxantes osmóticos, sobretudo o leite de magnésia, são bastante utilizados, visando ao amolecimento das fezes e à promoção do aumento da frequência das evacuações.

Para o tratamento da dor abdominal crônica, os antidepressivos tricíclicos em baixas doses (p. ex., amitriptilina ou desipramina, 10-50 mg/dia) parecem ser úteis (ver Capítulo 30). Quando administrados nessas doses, esses fármacos não exercem nenhum efeito sobre o humor, mas podem alterar o processamento central da informação aferente visceral. As propriedades anticolinérgicas desses fármacos também podem ter efeitos sobre a motilidade e a secreção gastrintestinais, reduzindo a frequência de defecação e a liquefação das fezes. Por fim, os antidepressivos tricíclicos podem alterar os receptores dos neurotransmissores entéricos, como a 5-HT, afetando a sensação aferente visceral.

Há vários outros fármacos especificamente desenvolvidos para o tratamento da SII.

ANTIESPASMÓDICOS (ANTICOLINÉRGICOS)

Alguns fármacos são desenvolvidos pela sua capacidade de aliviar a dor ou o desconforto abdominal por meio de ações antiespasmódicas. Entretanto, não foi constatado que o espasmo do intestino delgado ou do intestino grosso constitui uma causa importante de sintomas em pacientes com SII. Os antiespasmódicos atuam sobretudo por meio de atividade anticolinérgica. Os medicamentos de uso comum nessa classe incluem a **dicicloverina** e a **hiosciamina** (ver Capítulo 8). Esses fármacos inibem os receptores colinérgicos muscarínicos no plexo entérico e no músculo liso. A eficácia dos antiespasmódicos para o alívio dos sintomas abdominais nunca foi demonstrada de modo convincente. Quando administrados em baixas doses, os antiespasmódicos exercem efeitos autônomos mínimos. Todavia, em doses mais altas, eles exibem efeitos anticolinérgicos adicionais significativos, como boca seca, distúrbios visuais, retenção urinária e constipação. Por essas razões, os antiespasmódicos raramente são utilizados.

ANTAGONISTAS DOS RECEPTORES 5-HT$_3$ DA SEROTONINA

No trato gastrintestinal, os receptores 5-HT$_3$ ativam a sensação de dor aferente visceral por meio dos neurônios sensoriais extrínsecos do intestino para a medula espinal e o sistema nervoso central. A inibição dos receptores 5-HT$_3$ gastrintestinais aferentes pode reduzir a sensação aferente visceral desagradável, incluindo náuseas, distensão e dor. O bloqueio dos receptores 5-HT$_3$ centrais também diminui a resposta central à estimulação aferente visceral. Além disso, o bloqueio dos receptores 5-HT$_3$ nas terminações dos neurônios colinérgicos entéricos inibe a motilidade colônica, em particular no cólon esquerdo, aumentando o tempo total de trânsito colônico.

A **alosetrona** (não disponível no Brasil) é um antagonista 5-HT$_3$ aprovado para o tratamento de pacientes com SII grave que apresentam diarreia (Figura 62-5). Quatro outros antagonistas 5-HT$_3$ (ondansetrona, granisetrona, dolasetrona e palonosetrona) foram aprovados para a prevenção e o tratamento das náuseas e dos vômitos (ver "Antieméticos"); todavia, a sua eficácia no tratamento da SII não foi estabelecida. As diferenças entre os antagonistas 5-HT$_3$ que determinam seus efeitos farmacodinâmicos ainda não foram bem estudadas.

A alosetrona é um antagonista muito potente e seletivo do receptor 5-HT$_3$. Ela está aprovada para o tratamento de SII grave em mulheres, nas quais a diarreia constitui o sintoma predominante (SII com diarreia predominante). A eficácia do fármaco nos homens ainda não foi estabelecida. Em uma dose de 1 mg, 1 ou 2 vezes ao dia, a alosetrona diminui a dor abdominal baixa, as cólicas, a urgência e a diarreia associadas à SII. Cerca de 50 a 60% dos pacientes relatam alívio adequado da dor e do desconforto com a alosetrona, em comparação com 30 a 40% dos pacientes tratados com placebo. Além disso, a alosetrona reduz o número médio de evacuações ao dia, bem como melhora a consistência das fezes.

Diferentemente do excelente perfil de segurança de outros antagonistas dos receptores 5-HT$_3$, a alosetrona está associada a uma toxicidade gastrintestinal rara, porém grave. Ocorre constipação em até 30% dos pacientes com SII com diarreia predominante, exigindo a interrupção do fármaco em 10% dos casos. Ocorreram complicações graves da constipação intestinal, exigindo hospitalização ou cirurgia, em 1 em cada 1.000 pacientes. Foram relatados episódios de colite isquêmica – alguns fatais – em até 3 a cada 1.000 pacientes. Tendo-se em vista a gravidade desses eventos adversos, a alosetrona tem o seu uso restrito a mulheres com SII grave com diarreia predominante que não respondem à terapia convencional e que foram orientadas sobre os riscos e benefícios relativos.

ATIVADORES DOS CANAIS DE CLORETO

Conforme discutido, a **lubiprostona** é um derivado do ácido prostanoico que estimula o canal de cloreto tipo 2 (CIC-2) no intestino delgado. A lubiprostona foi aprovada para o tratamento de mulheres com SII que apresentam constipação intestinal predominante. A sua eficácia para homens com SII ainda não foi comprovada. A dose aprovada para tratamento da SII é de 8 mcg, 2 vezes ao dia (em comparação com 24 mcg, 2 vezes ao dia, para a constipação crônica). Nos ensaios clínicos realizados, a lubiprostona produziu um benefício clínico modesto – apenas 8% a mais de pacientes do que no grupo placebo. A lubiprostona está classificada dentro da categoria C para gravidez, e o seu uso deve ser evitado em mulheres em idade fértil.

Também discutidos previamente, a **linaclotida** e a **plecanatida** são agonistas do receptor guanililciclase C (GC-C) que promovem a ativação do CFTR no intestino delgado, com estimulação da secreção intestinal rica em cloreto. Ambos os fármacos foram aprovados para o tratamento de adultos com SII com constipação: linaclotida na dose de 290 mcg, 1 vez ao dia (em comparação com 145 mcg, 1 vez ao dia, para constipação crônica), e plecanatida 3 mg, 1 vez ao dia. Em ensaios

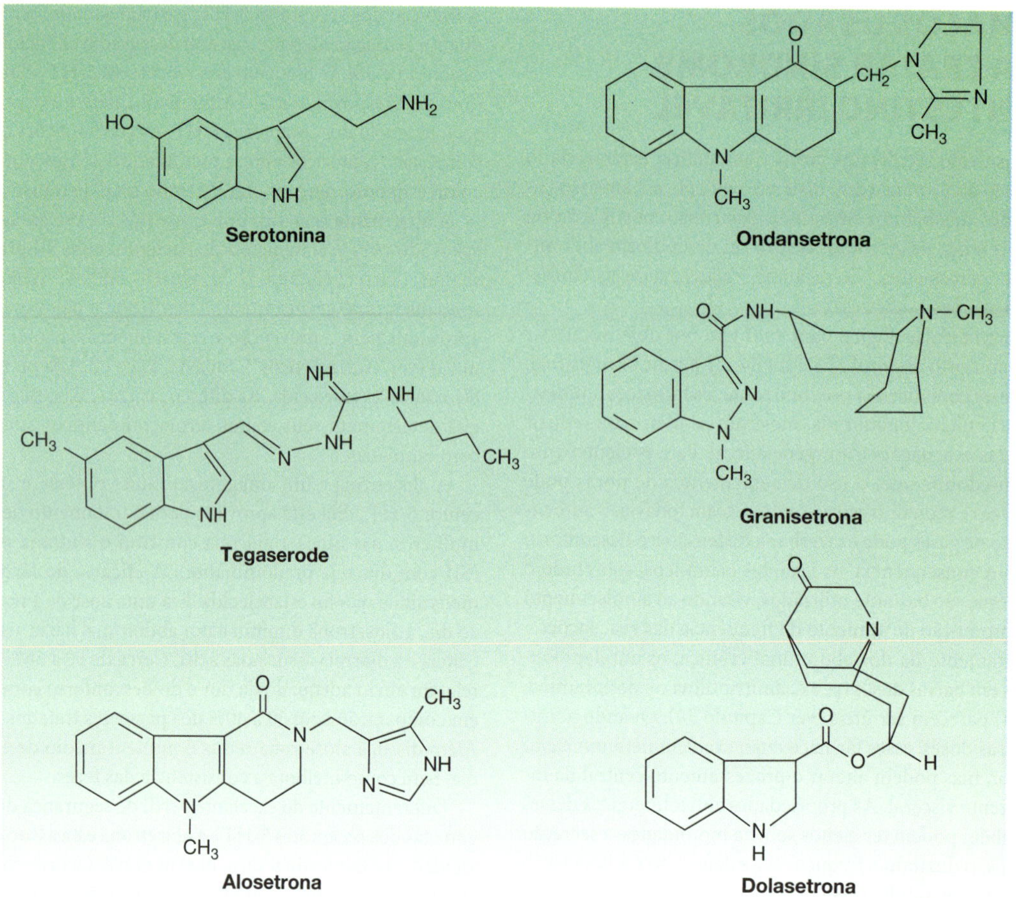

FIGURA 62-5 Estrutura química da 5-HT; os antagonistas dos receptores 5-HT_3, ondansetrona, granisetona, dolasetrona e alosetrona; e o agonista parcial dos receptores 5-HT_4, tegaserode.

clínicos, até 25% mais pacientes tratados com esses fármacos demonstraram melhora clínica significativa em comparação com o placebo. A linaclotida pertencia à categoria C na gestação, e ambos os fármacos são contraindicados para o tratamento de crianças.

Em virtude de seu alto custo e da falta de informação acerca de sua segurança e eficácia em longo prazo, a função desses fármacos no tratamento da SII com constipação intestinal permanece incerta. Nenhum dos fármacos foi comparado com outros laxativos de menor custo (p. ex., leite de magnésia).

FÁRMACOS ANTIEMÉTICOS

As náuseas e os vômitos podem constituir manifestações de uma ampla variedade de condições, como: reações adversas a medicações; distúrbios sistêmicos ou infecções; gravidez; disfunção vestibular; infecção do sistema nervoso central ou elevação da pressão; peritonite; distúrbios hepatobiliares; radioterapia ou quimioterapia; e obstrução, dismotilidade ou infecções gastrintestinais.

FISIOPATOLOGIA

O "centro do vômito" no tronco encefálico é uma região neuronal imprecisamente organizada dentro da formação reticular lateral do bulbo, que coordena o complexo ato do vômito por meio de interações com os nervos cranianos VIII e X e com as redes neurais do núcleo do trato solitário, que controlam os centros respiratório da salivação e vasomotor. Foram identificadas concentrações elevadas de receptores muscarínicos M_1, histamínicos H_1, de neurocinina I (NK_1) e serotonina 5-HT_3 no centro do vômito (Figura 62-6).

Há quatro origens importantes de influxo aferente para o centro do vômito:

1. A zona de gatilho quimiorreceptora ou área postrema localiza-se na extremidade caudal do quarto ventrículo. Encontra-se fora da barreira hematencefálica, porém é acessível a estímulos emetogênicos no sangue ou no líquido cerebrospinal. A zona de gatilho quimiorreceptora é rica em receptores D_2 dopamínicos e receptores opioides e, possivelmente, receptores 5-HT_3 de serotonina e receptores NK_1.
2. O sistema vestibular é importante na cinetose por meio do nervo craniano VIII. Ele é rico em receptores muscarínicos M_1 e histamínicos H_1.
3. Os nervos aferentes vagais e espinais do trato gastrintestinal são ricos em receptores 5-HT_3. A irritação da mucosa gastrintestinal por quimioterapia, radioterapia, distensão ou gastrenterite infecciosa aguda determina a liberação de 5-HT da mucosa e a ativação desses receptores, que estimulam o influxo aferente vagal para o centro do vômito e a zona de gatilho quimiorreceptora.

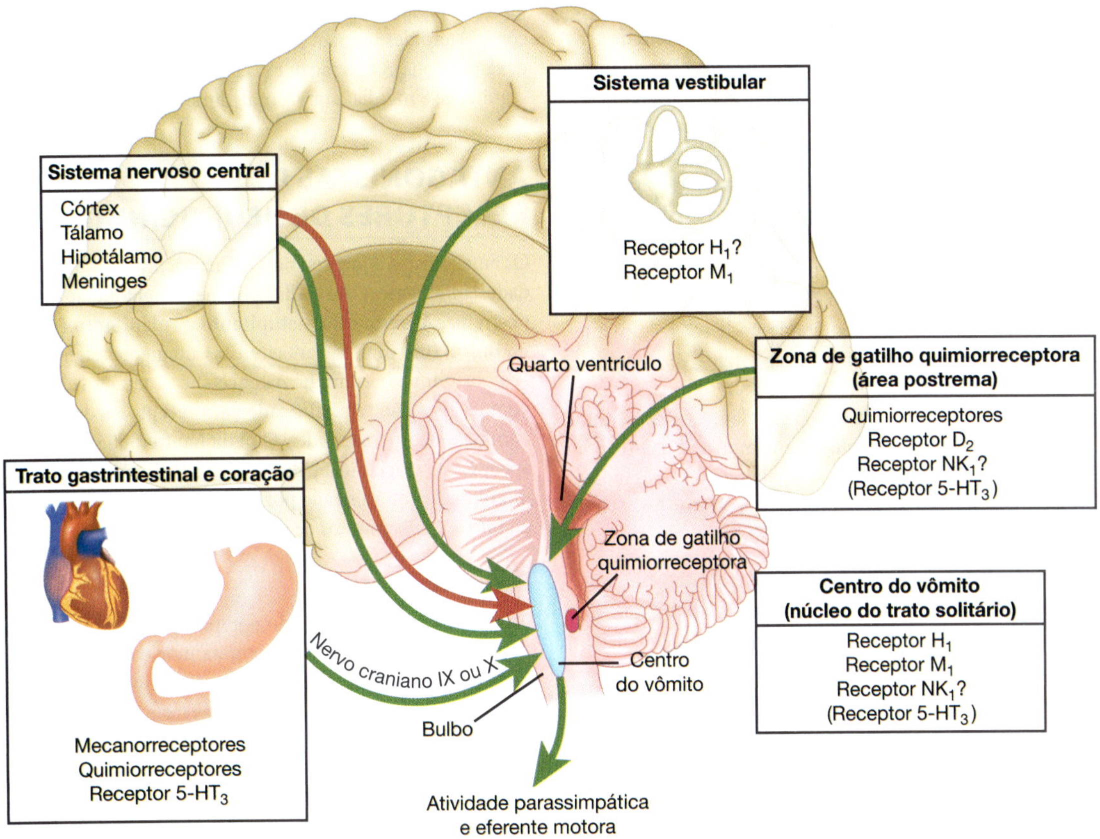

FIGURA 62-6 Vias neurológicas envolvidas na patogênese das náuseas e dos vômitos (ver texto). (Reproduzida, com autorização, de Krakauer EL, Zhu AX, Bounds BC: Relato de caso do Hospital Geral de Massachusetts, Estados Unidos. Exercícios clínico-patológicos semanais. Caso 6-2005 "A 58-year-old man with esophageal cancer and nausea, vomiting, and intractable hiccups", N Engl J Med 2005 Feb 24;352(8):817-825.)

4. O sistema nervoso central desempenha um papel no vômito, devido a transtornos psiquiátricos, estresse e vômito antecipatório antes da quimioterapia para o câncer.

A identificação dos diferentes neurotransmissores envolvidos no vômito possibilitou o desenvolvimento de um grupo distinto de fármacos antieméticos, que têm afinidade por vários receptores. Com frequência, são utilizadas associações de fármacos antieméticos com diferentes mecanismos de ação, sobretudo em pacientes com vômitos causados por fármacos quimioterápicos.

ANTAGONISTAS DOS RECEPTORES 5-HT_3 DE SEROTONINA

Farmacocinética e farmacodinâmica

Os antagonistas seletivos dos receptores 5-HT_3 têm propriedades antieméticas potentes, que são mediadas, em parte, por meio do bloqueio dos receptores 5-HT_3 centrais no centro do vômito e na zona de gatilho quimiorreceptora, porém principalmente pelo bloqueio dos receptores 5-HT_3 periféricos nos nervos aferentes espinais e vagais intestinais extrínsecos. A ação antiemética desses fármacos é restrita ao vômito, atribuível à estimulação vagal (p. ex., pós-operatórios) e à quimioterapia; outros estímulos eméticos, como a cinetose, são pouco controlados.

Nos Estados Unidos, quatro fármacos estão disponíveis: **ondansetrona**, **granisetrona**, **dolasetrona** e **palonosetrona** (dolasetrona não está disponível no Brasil). (**Tropisetrona** e **ramosetrona** estão disponíveis fora dos Estados Unidos [não disponíveis no Brasil].) Os três fármacos de primeira geração (ondansetrona, granisetrona e dolasetrona; ver Figura 62-5) têm meia-vida plasmática de 4 a 9 horas e eficácia comparável quando administrados em doses equipotentes. A palonosetrona é o fármaco de segunda geração que apresenta maior afinidade pelo receptor 5-HT_3 e tem longa meia-vida sérica de 40 horas. Todos os fármacos, exceto a dolasetrona, estão disponíveis em formas farmacêuticas para administração oral e intravenosa. A granisetrona também está disponível como adesivo transdérmico. Todos os quatro fármacos sofrem extenso metabolismo hepático e são eliminados por excreção renal e hepática. Entretanto, não há necessidade de reduzir a dose em pacientes geriátricos ou naqueles com insuficiência renal. Para pacientes com insuficiência hepática, pode ser necessário reduzir a dose de ondansetrona.

Os antagonistas dos receptores 5-HT_3 não inibem os receptores dopamínicos ou muscarínicos. Eles não exercem efeitos sobre a motilidade esofágica ou gástrica, mas podem retardar o trânsito colônico.

Aplicações clínicas

1. *Náuseas e vômitos induzidos por quimioterapia* Os antagonistas dos receptores 5-HT_3 constituem os principais fármacos para a prevenção das náuseas e dos vômitos agudos induzidos pela quimioterapia. Quando utilizados isoladamente, os fármacos de primeira geração têm pouca eficácia na prevenção de náuseas e vômitos tardios (i.e., aqueles que ocorrem após 24 horas da quimioterapia). A palonosetrona, um fármaco de segunda geração, é mais eficaz do que os de primeira geração para a prevenção de náuseas e vômitos agudos, bem como para a prevenção de náuseas e vômitos tardios. Os fármacos são mais eficazes quando administrados em dose única, por injeção intravenosa, 30 minutos antes da quimioterapia. As doses recomendadas são: ondansetrona, 8 mg; granisetrona, 1 mg; dolasetrona, 100 mg; ou palonosetrona, 0,25 mg. Uma dose oral única administrada 1 hora antes da quimioterapia pode ser igualmente eficaz nos seguintes esquema: ondansetrona, 8 mg, 2 vezes ao dia; granisetrona, 2 mg; dolasetrona, 100 mg; ou palonosetrona, 0,5 mg. Embora os antagonistas do receptor 5-HT_3 sejam eficazes como monoterapia para a prevenção de náuseas e vômitos induzidos por quimioterapia, a sua eficácia é aumentada pela terapia associada a corticosteroide (dexametasona), antagonista do receptor NK_1 e antagonista da dopamina D_2 (antipsicóticos; ver adiante).

2. *Náuseas e vômitos pós-operativo e pós-radiação* Os antagonistas do receptor 5-HT_3 são utilizados para prevenir ou tratar náuseas e vômitos no pós-operatório. Em virtude das reações adversas e das restrições aumentadas com o uso de outros fármacos antieméticos, os antagonistas dos receptores 5-HT_3 estão sendo cada vez mais utilizados para essa indicação. Além disso, eles são efetivos para a prevenção e o tratamento das náuseas e dos vômitos em pacientes submetidos à radioterapia corporal total ou do abdome.

Reações adversas

Os antagonistas dos receptores 5-HT_3 são fármacos bem tolerados, com excelente perfil de segurança. As reações adversas mais frequentes são cefaleia, tontura e constipação intestinal. Os fármacos de primeira geração causam um pequeno prolongamento do intervalo QT, mais pronunciado com a dolasetrona. A FDA alertou que esses fármacos não devem ser administrados a pacientes com intervalo QT prolongado ou em associação a outros fármacos que podem prolongar o intervalo QT (ver Capítulo 14). A palonosetrona não parece causar prolongação do intervalo QT. A síndrome serotoninérgica foi relatada em pacientes utilizando antagonistas do receptor 5-HT_3 em associação a outros fármacos serotonérgicos (inibidores seletivos da recaptação de serotonina [ISRSs] e inibidores da recaptação de serotonina e norepinefrina [IRSNs]; ver Capítulo 30).

Interações medicamentosas

Não foi relatada interação medicamentosa significativa com os antagonistas dos receptores 5-HT_3. Todos os quatro fármacos sofrem um certo grau de metabolismo pelo sistema CYP hepático, porém eles não parecem afetar o metabolismo de outros fármacos. Entretanto, outros fármacos podem reduzir a depuração hepática dos antagonistas dos receptores 5-HT_3, alterando a sua meia-vida.

CORTICOSTEROIDES

Os corticosteroides (dexametasona, metilprednisolona) têm propriedades antieméticas, porém a base desses efeitos permanece desconhecida. A farmacologia dessa classe de fármacos é discutida no Capítulo 39. Esses fármacos parecem aumentar a eficácia dos antagonistas dos receptores 5-HT_3 para a prevenção das náuseas e dos vômitos agudos e tardios em pacientes submetidos a esquemas de quimioterapia moderada ou muito emetogênicos. Embora diversos corticosteroides tenham sido utilizados, recomenda-se administrar dexametasona, 8 a 20 mg por via intravenosa, antes da quimioterapia, seguida de 8 mg/dia, por via oral, durante 2 a 4 dias.

ANTAGONISTAS DOS RECEPTORES DE NEUROCININA

Os antagonistas dos receptores de neurocinina 1 (NK_1) têm propriedades antieméticas, mediadas por meio do bloqueio central na área postrema. **Aprepitanto**, **netupitanto** e **rolapitanto** (não disponível no Brasil) (uso oral) são antagonistas altamente seletivos do receptor NK_1, cruzam a barreira hematencefálica e atuam sobre o centro do vômito. Eles não têm afinidade para receptores de serotonina, dopamina ou corticosteroides. O netupitanto (300 mg) está disponível apenas em associação à palonosetrona (0,5 mg). O **fosaprepitanto** é um fármaco administrado por via intravenosa e convertido em aprepitanto após 30 minutos de sua infusão.

Farmacocinética

A biodisponibilidade oral do aprepitanto é de 65%, e a sua meia-vida sérica é de 12 horas. O netupitanto e o rolapitanto têm meias-vidas mais longas (90 e 180 horas, respectivamente), permitindo a administração em dose única. Os três fármacos são metabolizados pelo fígado, principalmente pela via da CYP3A4.

Aplicações clínicas

Os antagonistas do receptor NK_1 são administrados em associação a antagonistas 5-HT_3 e corticosteroides para a prevenção de náuseas e vômitos agudos e tardios em regimes quimioterápicos altamente emetogênicos. A terapia de associação de um antagonista do receptor NK_1 com um antagonista do receptor 5-HT_3 e dexametasona previne o vômito agudo em 80 a 90% dos pacientes, em comparação com menos de 70% dos pacientes tratados sem um antagonista NK_1. A prevenção da êmese tardia ocorre em mais de 70% dos pacientes que recebem terapia de associação contra 30 a 50% tratados sem um antagonista de NK_1. Os antagonistas dos receptores NK_1 podem ser administrados por via oral como segue: aprepitanto de 125 mg, 1 hora antes da quimioterapia, seguido de aprepitanto de 80 mg/dia por 2 dias após a quimioterapia; rolapitanto de 180 mg ou netupitanto de 300 mg + palonosetrona de 0,5 mg administrado em dose única 1 a 2 horas antes da quimioterapia. Para pacientes que não toleram a terapia oral, é possível a administração intravenosa de fosaprepitanto de 115 mg ou rolapitanto de 166,5 mg, em dose única, 1 hora antes da quimioterapia. A adição da olanzapina, um antipsicótico, na dose de 10 mg nos dias 1 a 4 pós-quimioterapia, diminui ainda mais (15-30%) a incidência de náuseas e vômitos agudos e tardios em regimes quimioterápicos altamente emetogênicos.

Reações adversas e interações medicamentosas

Os antagonistas NK_1 são bem tolerados e apresentam baixa incidência de fadiga e tontura. Estes fármacos são metabolizados pela CYP3A4 e podem atuar como inibidores enzimáticos de outros fármacos metabolizados pela mesma via. Vários quimioterápicos são metabolizados pela enzima CYP3A4, incluindo docetaxel, paclitaxel, etoposídeo, irinotecano, imatinibe, vimblastina e vincristina, bem como dexametasona. Os fármacos que inibem o metabolismo da CYP3A4 podem aumentar de forma significativa as concentrações plasmáticas de aprepitanto (p. ex., cetoconazol, ciprofloxacino, claritromicina, nefazodona, ritonavir, nelfinavir, verapamil e quinidina). O aprepitanto diminui o índice normalizado internacional (INR, do inglês *international normalized ratio*) em pacientes em uso de varfarina.

FÁRMACOS ANTIPSICÓTICOS COMO ANTIEMÉTICOS (FENOTIAZINAS, BUTIROFENONAS E TIENOBENZODIAZEPINAS)

Várias classes de fármacos antipsicóticos podem ser utilizadas para o controle de náuseas e vômitos devido às suas propriedades antieméticas e sedativas (ver Capítulo 29). As propriedades antieméticas das fenotiazinas resultam da inibição de receptores dopaminérgicos e muscarínicos. As propriedades sedativas devem-se à sua atividade anti-histamínica. Os fármacos mais comumente utilizados como antieméticos são a **proclorperazina** (não disponível no Brasil), a **prometazina** e a **tietilperazina** (não disponível no Brasil). As propriedades antieméticas da **olanzapina** (uma tienobenzodiazepina) pode ser atribuída à inibição de receptores D_2 da dopamina e ao 5-HT_{1c} e 5-HT_3 da serotonina.

As butirofenonas antipsicóticas também têm propriedades antieméticas, em virtude do bloqueio dopaminérgico central (ver Capítulo 29). O principal fármaco utilizado é o **droperidol**, que pode ser administrado por injeção intramuscular ou intravenosa. Em doses antieméticas, o droperidol é um sedativo extremamente forte. Anteriormente, ele era muito utilizado para as náuseas e os vômitos pós-operatórios, em associação a opiáceos e benzodiazepínicos, visando à sedação em procedimentos cirúrgicos e endoscópicos, à neuroleptanalgesia e à indução e à manutenção da anestesia geral. Podem ocorrer efeitos extrapiramidais e hipotensão. O droperidol pode prolongar o intervalo QT, resultando, raramente, em episódios fatais de taquicardia ventricular, incluindo *torsades de pointes*. Por conseguinte, o droperidol não deve ser administrado a pacientes com prolongamento do intervalo QT e só deve ser utilizado em pacientes que não responderam de modo satisfatório a fármacos alternativos.

BENZAMIDAS SUBSTITUÍDAS

As benzamidas substituídas incluem a **metoclopramida** (já abordada) e a **trimetobenzamida** (não disponível no Brasil). Acredita-se que o principal mecanismo de ação antiemética desses fármacos consiste no bloqueio dos receptores dopamínicos. A trimetobenzamida também apresenta atividade anti-histamínica fraca. Para a prevenção e o tratamento das náuseas e dos vômitos, a metoclopramida pode ser administrada na dose relativamente alta de 10 a 20 mg, por via oral ou intravenosa, a cada 6 horas. A dose habitual de trimetobenzamida é de 300 mg, por via oral, ou 200 mg, por injeção intramuscular. As principais reações adversas desses antagonistas dopamínicos centrais são extrapiramidais: inquietação, distonia e sintomas parkinsonianos.

ANTI-HISTAMÍNICOS H_1 E FÁRMACOS ANTICOLINÉRGICOS

A farmacologia dos anticolinérgicos é discutida no Capítulo 8, e a dos fármacos anti-histamínicos H_1, no Capítulo 16. Quando isolados, esses fármacos têm atividade antiemética fraca, embora sejam de particular utilidade para a prevenção ou o tratamento da cinetose. O seu uso pode ser limitado pela ocorrência de tontura, sedação, confusão, boca seca, cicloplegia e retenção urinária. A **difenidramina** e um de seus sais, o **dimenidrinato**, são antagonistas dos receptores histamínicos H_1 de primeira geração, que também têm propriedades anticolinérgicas significativas. Em virtude de suas propriedades sedativas, a difenidramina é muito utilizada em associação a outros antieméticos para o tratamento dos vômitos induzidos pela quimioterapia. A **meclizina** é um fármaco anti-histamínico H_1 com propriedades anticolinérgicas mínimas, que também produz menos sedação. Ela é utilizada para a prevenção da cinetose e o tratamento da vertigem causada por disfunção do labirinto.

A **hioscina** (escopolamina), um protótipo dos antagonistas dos receptores muscarínicos, é um dos melhores fármacos para a prevenção da cinetose. Entretanto, ela apresenta uma incidência muito alta de efeitos anticolinérgicos quando administrada por via oral ou parenteral. É mais bem tolerada na forma de adesivo transdérmico. A sua superioridade em relação ao dimenidrinato não foi comprovada.

BENZODIAZEPÍNICOS

Os benzodiazepínicos, como o lorazepam e o diazepam, são utilizados antes do início da quimioterapia para reduzir os vômitos antecipatórios e os causados pela ansiedade. A farmacologia desses fármacos é apresentada no Capítulo 22.

CANABINOIDES

O **dronabinol** (não disponível no Brasil) é o Δ^9-tetra-hidrocanabinol (THC), o principal princípio psicoativo da maconha (ver Capítulos 32 e 63). Após a ingestão oral, o fármaco é quase todo absorvido, porém sofre significativo metabolismo hepático de primeira passagem. Os metabólitos são excretados lentamente durante vários dias a semanas nas fezes e na urina. À semelhança da maconha não purificada, o dronabinol é um fármaco psicoativo utilizado clinicamente como estimulante do apetite e antiemético; todavia, os mecanismos envolvidos nesses efeitos ainda não estão elucidados. A **nabilona** é um análogo do THC, disponível em outros países e atualmente aprovada para uso nos Estados Unidos.

As reações adversas dos canabinoides incluem euforia, disforia, sedação, alucinações, boca seca e aumento do apetite. Eles apresentam alguns efeitos autonômicos que podem resultar em taquicardia, injeção conjuntival e hipotensão ortostática. Embora não haja interações medicamentosas significativas, os canabinoides podem potencializar os efeitos clínicos de outras substâncias psicoativas. Devido à disponibilidade de fármacos mais eficazes, os canabinoides não são comumente prescritos para a prevenção de náuseas e vômitos induzidos pela quimioterapia, embora alguns pacientes possam utilizar maconha medicinal.

FÁRMACOS USADOS PARA TRATAR DOENÇA INFLAMATÓRIA INTESTINAL (DII)

A DII abrange duas doenças intestinais distintas: a retocolite ulcerativa e a doença de Crohn. A etiologia e a patogênese desses distúrbios permanecem desconhecidas. Por esse motivo, o tratamento farmacológico dos DIIs com frequência envolve fármacos que pertencem a diferentes classes terapêuticas e que têm mecanismos de ação anti-inflamatória diferentes, porém inespecíficos. Os fármacos utilizados para o tratamento da DII são selecionados com base na gravidade da doença, na resposta e na toxicidade medicamentosa (Figura 62-7).

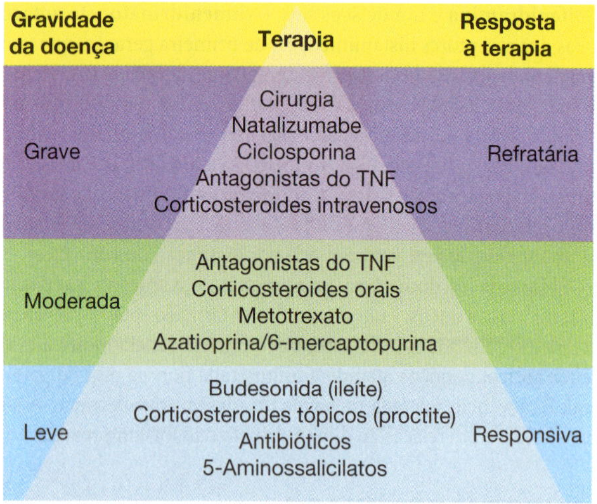

FIGURA 62-7 Modelo de pirâmide terapêutica para as doenças inflamatórias intestinais. A escolha do tratamento baseia-se tanto na gravidade da doença como na resposta à terapia. Os fármacos localizados na base da pirâmide são menos eficazes, porém apresentam menor risco de reações adversas graves. Os fármacos podem ser utilizados isoladamente ou em várias associações. Pacientes com doença leve podem ser tratados com 5-aminossalicilatos (com retocolite ulcerativa ou colite de Crohn), corticosteroides tópicos (retocolite ulcerativa), antibióticos (retocolite de Crohn ou doença perianal de Crohn) ou budesonida (ileíte de Crohn). Pacientes com doença moderada ou aqueles que não respondem à terapia inicial para a doença leve podem ser tratados com corticosteroides orais, visando à remissão da doença, imunomoduladores (azatioprina, mercaptopurina, metotrexato) para promover ou manter a remissão da doença, ou com anticorpos anti-TNF (do inglês *tumor necrosis factor*; fator de necrose tumoral, em português). Pacientes com doença moderada que não respondem a outras terapias ou aqueles com doença grave podem necessitar de corticosteroides intravenosos, anticorpos anti-TNF ou cirurgia. O natalizumabe é reservado para pacientes com doença de Crohn grave que não responderam aos imunomoduladores e antagonistas do TNF. A ciclosporina é utilizada primariamente para pacientes com retocolite ulcerativa grave que não responderam a um ciclo de corticosteroides intravenosos. TNF, fator de necrose tumoral.

AMINOSSALICILATOS

Química e formulações

Os fármacos que contêm **ácido 5-aminossalicílico (5-ASA)** foram utilizados com sucesso durante décadas no tratamento das DIIs (Figura 62-8). O 5-ASA difere do ácido salicílico apenas pela adição de um grupo amino na posição 5 (meta). Acredita-se que os aminossalicilatos atuam topicamente (e não em nível sistêmico) nas áreas de mucosa gastrintestinal enferma. Até 80% do 5-ASA aquosos não formulados são absorvidos pelo intestino delgado e não alcançam a parte distal do intestino delgado ou o cólon em quantidades apreciáveis. Para superar a rápida absorção do 5-ASA pela porção proximal do intestino delgado, foram desenvolvidas diversas formulações visando a liberar o fármaco em vários segmentos distais do intestino delgado ou do cólon. Essas formulações incluem a **sulfassalazina**, a **olsalazina** (não disponível no Brasil), a **balsalazida** (não disponível no Brasil) e várias formas de **mesalazina**.

1. Compostos azo Sulfassalazina, balsalazida e olsalazina contêm uma ligação do tipo azo (N=N) resultante da ligação do 5-ASA (ácido 5-aminossalicílico) a um composto inerte ou a outra molécula de 5-ASA (ver Figura 62-8). Na sulfassalazina, o 5-ASA liga-se a uma sulfapiridina; na balsalazida, o 5-ASA está ligado à 4-aminobenzoil-β-alanina; na olsalazina, ocorre a ligação de duas moléculas de 5-ASA. A estrutura azo diminui bastante a absorção do fármaco original pelo intestino delgado. No íleo terminal e no cólon, as bactérias residentes clivam a ligação azo por meio de uma enzima azorredutase, liberando o 5-ASA ativo. Em consequência, o fármaco ativo torna-se disponível em altas concentrações no íleo terminal ou no cólon.

2. Compostos de mesalazina Foram desenvolvidas outras formulações comerciais que acondicionam o próprio 5-ASA de várias maneiras, a fim de liberar o fármaco em diferentes segmentos do intestino delgado ou grosso. Essas formulações de 5-ASA são conhecidas genericamente como **mesalazina**. Estão disponíveis nos Estados Unidos diferentes formulações de mesalazina, como por exemplo: **Pentasa,** uma formulação de mesalazina que contém microgrânulos de liberação controlada, que liberam o 5-ASA em toda a extensão do intestino delgado (Figura 62-9). **Ascol** e **Apristo**

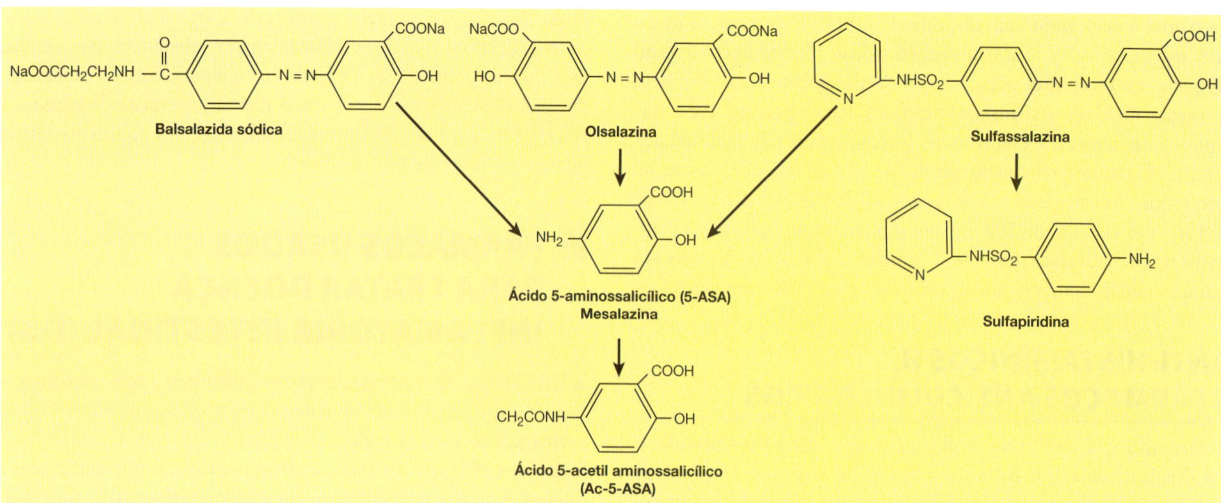

FIGURA 62-8 Estruturas químicas e metabolismo dos aminossalicilatos. Os compostos azo (balsalazida, olsalazina, sulfassalazina) são convertidos pela azorredutase bacteriana em ácido 5-aminossalicílico (mesalazina), o componente terapêutico ativo.

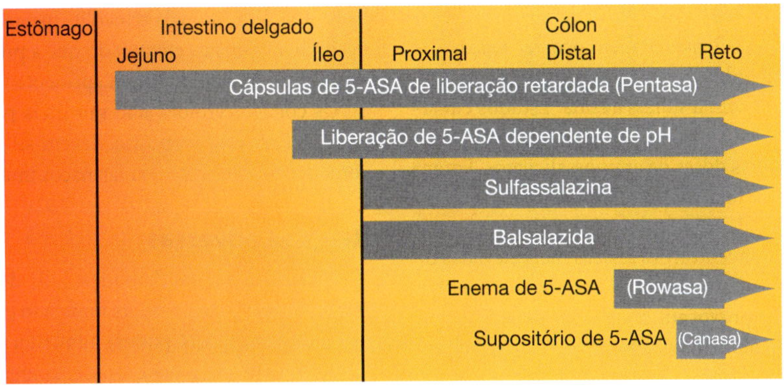

FIGURA 62-9 Locais de liberação do ácido 5-aminossalicílico (5-ASA) de diferentes formulações no intestino delgado e intestino grosso.

apresentam 5-ASA recoberto por uma resina sensível ao pH, que se dissolve em pH 6 a 7 (o pH encontrado no íleo distal e no cólon proximal). A **Lialda** também utiliza uma resina dependente de pH, que envolve um núcleo de multimatriz. Com a dissolução da resina sensível ao pH no cólon, a água entra lentamente no núcleo hidrofílico e lipofílico, com liberação lenta de mesalazina em toda a extensão do cólon. O 5-ASA também pode ser liberado em altas concentrações no reto e no cólon sigmoide por meio de formulações de enema (**Rowasa**) ou supositórios (**Canasa**).

Farmacocinética e farmacodinâmica

Embora o 5-ASA não formulado seja absorvido de imediato pelo intestino delgado, a sua absorção pelo cólon é extremamente lenta. Em contrapartida, cerca de 20 a 30% do 5-ASA das formulações orais atuais de mesalazina sofrem absorção sistêmica no intestino delgado. O 5-ASA absorvido sofre *N*-acetilação no epitélio intestinal e no fígado, resultando em um metabólito que carece de atividade anti-inflamatória significativa. O metabólito acetilado é excretado pelos rins.

Entre os compostos azo, 10% da sulfassalazina e menos de 1% da balsalazida são absorvidos na forma de compostos nativos. Após a decomposição da sulfassalazina pela azorredutase, mais de 85% da molécula carreadora de sulfapiridina sofre absorção pelo cólon. A sulfapiridina sofre metabolismo (incluindo acetilação), seguido de excreção renal. Em contrapartida, após a decomposição da azorredutase, mais de 70% do peptídeo carreador é recuperado em sua forma intacta nas fezes, com a absorção sistêmica de apenas uma pequena quantidade.

O mecanismo de ação do 5-ASA não está bem esclarecido. A ação primária do salicilato e de outros AINEs deve-se ao bloqueio da síntese de prostaglandinas pela inibição da cicloxigenase. Todavia, os aminossalicilatos têm efeitos variáveis sobre a produção de prostaglandinas. Acredita-se que o 5-ASA modula os mediadores inflamatórios derivados das vias da cicloxigenase e da lipoxigenase. Outros mecanismos potenciais de ação dos fármacos de 5-ASA estão relacionados com a sua capacidade de interferir na produção das citocinas inflamatórias. O 5-ASA inibe a atividade do fator nuclear κB (NF-κB), um importante fator de transcrição das citocinas pró-inflamatórias. O 5-ASA também pode inibir as funções celulares das células *natural killer*, dos linfócitos da mucosa e dos macrófagos, podendo remover metabólitos reativos do oxigênio.

Aplicações clínicas

Os fármacos 5-ASA induzem e mantêm a remissão na retocolite ulcerativa e são considerados os fármacos de primeira escolha para o tratamento da retocolite ulcerativa ativa leve a moderada. A sua eficácia na doença de Crohn ainda não está comprovada, embora muitos médicos utilizem fármacos 5-ASA como terapia de primeira escolha para a doença leve a moderada que acomete o cólon ou o íleo distal.

A eficácia da terapia com 5-ASA depende, em parte, da obtenção de concentrações elevadas do fármaco no local da doença ativa. Portanto, supositórios ou enemas contendo 5-ASA são úteis em pacientes com retocolite ulcerativa ou doença de Crohn restrita ao reto (proctite) ou ao cólon distal (proctossigmoidite). Nos pacientes com retocolite ulcerativa ou colite de Crohn que se estende até o cólon proximal, tanto os compostos azo como as preparações com mesalazina são úteis. Para o tratamento da doença de Crohn que acomete o intestino delgado, os compostos de mesalazina, que liberam 5-ASA no próprio intestino delgado, têm uma vantagem teórica sobre os compostos azo.

Reações adversas

A sulfassalazina apresenta uma incidência elevada de reações adversas, a maioria atribuível aos efeitos sistêmicos da molécula de sulfapiridina. Os acetiladores lentos da sulfapiridina apresentam reações adversas mais frequentes e mais graves do que os acetiladores rápidos. Até 40% dos pacientes não conseguem tolerar doses terapêuticas de sulfassalazina. Os problemas mais comuns estão relacionados com a dose e consistem em náuseas, desconforto gastrintestinal, cefaleia, artralgia, mialgia, supressão da medula óssea e mal-estar. A hipersensibilidade à sulfapiridina (ou, raramente, ao 5-ASA) pode resultar em febre, dermatite esfoliativa, pancreatite, pneumonite, anemia hemolítica, pericardite ou hepatite. A sulfassalazina também tem sido associada à oligospermia, que desaparece com a interrupção do fármaco. Ela compromete a absorção e o processamento do folato; por conseguinte, recomenda-se uma suplementação dietética com 1 mg/dia de ácido fólico.

Diferentemente da sulfassalazina, outras formulações de aminossalicilatos são bem toleradas. Na maioria dos estudos clínicos conduzidos, a frequência de eventos adversos associados ao fármaco assemelha-se àquela observada em pacientes tratados com placebo. Por motivos ainda não esclarecidos, a olsalazina pode estimular a ocorrência de diarreia secretora – que não deve ser confundida com DII ativa – em 10% dos pacientes. Podem ocorrer reações de hipersensibilidade raras com todos os aminossalicilatos, porém são muito menos comuns do que com a sulfassalazina. Estudos cuidadosos documentaram alterações sutis indicando lesão tubular renal em pacientes tratados com altas doses de aminossalicilatos. Foram relatados casos raros de nefrite intersticial, sobretudo em associação a doses altas de formulações de mesalazina, de modo que o processo pode ser atribuído às concentrações séricas mais elevadas de 5-ASA alcançadas com esses fármacos. A sulfassalazina e outros aminossalicilatos raramente provocam o agravamento da colite, que pode ser interpretado de modo incorreto como colite refratária.

GLICOCORTICOIDES

Farmacocinética e farmacodinâmica

Na prática gastrintestinal, a **prednisona** e a **prednisolona** são os glicocorticoides orais utilizados com mais frequência. Esses fármacos têm duração intermediária de atividade biológica, permitindo a administração de uma dose 1 vez ao dia.

Os enemas, a espuma ou os supositórios de hidrocortisona são utilizados para maximizar os efeitos sobre o tecido colônico e minimizar a absorção sistêmica por meio de tratamento tópico da DII ativa no reto e no cólon sigmoide. A absorção de hidrocortisona é reduzida com a sua administração retal, embora 15 a 30% da dose administrada seja absorvida.

A **budesonida** é um potente análogo sintético da prednisolona, que tem alta afinidade pelo receptor de glicocorticoides, porém sofre rápido metabolismo hepático de primeira passagem (em parte pela CYP3A4), resultando em baixa biodisponibilidade oral. Há duas formulações orais de budesonida de liberação retardada, controlada por pH, permitindo a liberação do fármaco no íleo distal e no cólon (pH > 5,5) ou no cólon (pH > 7), onde é absorvido. A biodisponibilidade das cápsulas de budesonida de liberação controlada é de cerca de 10%.

Como em outros tecidos, os glicocorticoides inibem a produção de citocinas inflamatórias (fator de necrose tumoral [TNF]-α, interleucina [IL]-1) e quimiocinas (IL-8). Além disso, ele reduzem a expressão de moléculas de adesão de células inflamatórias e inibem a transcrição gênica da sintase do óxido nítrico, fosfolipase A_2, cicloxigenase-2 e NF-κB.

Aplicações clínicas

Os glicocorticoides são comumente utilizados para o tratamento de pacientes com DII ativa moderada a grave. A doença ativa costuma ser tratada com uma dose oral inicial de 40 a 60 mg/dia de prednisona ou prednisolona. O uso de doses mais altas não demonstrou ser mais eficaz e produz reações adversas significativamente maiores. Quando o paciente responde à terapia inicial (em geral, dentro de 1 a 2 semanas), a dose é reduzida de modo gradual, a fim de minimizar o desenvolvimento das reações adversas. Em pacientes com enfermidade grave, os fármacos são administrados por via intravenosa.

Para o tratamento da DII que acomete o reto ou o cólon sigmoide, prefere-se a administração retal de glicocorticoides, devido à sua menor absorção sistêmica.

As formulações orais de budesonida de liberação controlada (9 mg/dia), descritas anteriormente, são utilizadas para o tratamento da doença de Crohn leve a moderada que acomete o íleo e o cólon proximal, bem como da retocolite ulcerativa. Essas formulações são ligeiramente menos efetivas do que a prednisolona na obtenção de uma remissão clínica, porém apresentam menos reações adversas.

Os corticosteroides não são úteis para manter a remissão da doença. Para esse propósito, devem-se utilizar outras medicações, como aminossalicilatos ou fármacos imunossupressores.

Reações adversas

As formulações orais de budesonida de liberação controlada são metabolizadas extensamente no fígado pela CYP3A4. Os inibidores potentes de CYP3A4 podem aumentar várias vezes as concentrações plasmáticas da budesonida, aumentando a probabilidade de reações adversas. As reações adversas gerais dos glicocorticoides são revisadas no Capítulo 39.

ANÁLOGOS DA PURINA: AZATIOPRINA E 6-MERCAPTOPURINA

Farmacocinética e farmacodinâmica

A azatioprina e a 6-mercaptopurina (6-MP) são antimetabólitos purínicos que apresentam propriedades imunossupressoras (ver Capítulos 54 e 55).

A biodisponibilidade da azatioprina (80%) é superior à da 6-MP (50%). Após a sua absorção, a azatioprina é rapidamente convertida por um processo não enzimático a 6-MP. Em seguida, a 6-MP sofre uma complexa biotransformação por enzimas catabólicas competitivas (xantina oxidase e tiopurina metiltransferase), que produzem metabólitos inativos, e por vias anabólicas, que levam à formação de nucleotídeos de tioguanina ativos. A azatioprina e a 6-MP apresentam meia-vida sérica de menos de 2 horas; entretanto, os nucleotídeos de 6-tioguanina ativos concentram-se nas células, resultando em meia-vida prolongada de vários dias. A cinética prolongada do nucleotídeo de 6-tioguanina resulta em demora mediana de 17 semanas para o aparecimento do benefício terapêutico da azatioprina ou das 6-MP orais em pacientes com DII.

Aplicações clínicas

A azatioprina e a 6-MP são importantes fármacos utilizados para a indução e a manutenção da remissão da retocolite ulcerativa e da doença de Crohn. Embora a dose ideal seja incerta, os pacientes com atividade normal da tiopurina-*S*-metiltransferase (TPMT) (ver a seguir) são tratados, em sua maioria, com 6-MP, em uma dose de 1 a 1,5 mg/kg/dia, ou com azatioprina, em uma dose de 2 a 2,5 mg/kg/dia. Na prática clínica, eles são mais comumente utilizados em associação à terapia anti-TNF durante a indução aguda e à terapia de manutenção de pacientes com doença moderada a grave. Acredita-se que o benefício adicional da terapia de associação de análogo de purina seja devido: (1) às atividades anti-inflamatórias sinérgicas, que promovem taxas mais altas de remissão após a terapia de indução aguda; (2) à redução da depuração do fármaco anti-TNF, que eleva suas concentrações séricas; e (3) à produção reduzida de anticorpos neutralizantes contra o fármaco anti-TNF. Entre os pacientes tratados com corticosteroides para controle da doença ativa, os análogos da purina são, às vezes, utilizados como monoterapia, permitindo a redução da dose ou a interrupção do uso de corticosteroides.

Reações adversas

Os efeitos tóxicos da azatioprina ou da 6-MP relacionados com a dose consistem em náuseas, vômitos, mielodepressão (levando ao desenvolvimento de leucopenia, macrocitose, anemia ou trombocitopenia) e hepatotoxicidade. Em todos os pacientes, é necessário proceder à monitoração laboratorial de rotina, com hemograma completo e provas de função hepática. Em geral, a leucopenia ou a elevação dos valores da bioquímica hepática respondem à redução da dose do fármaco. A leucopenia grave pode predispor a infecções oportunistas; há possibilidade de responder ao tratamento com fator de estimulação dos granulócitos. O catabolismo da 6-MP pela TPMT apresenta-se baixo em 11% da população e ausente em 0,3%, levando à produção aumentada dos metabólitos ativos da 6-tioguanina e ao maior risco de mielodepressão. As concentrações de TPMT podem ser determinadas antes de se iniciar o tratamento. Esses fármacos não devem ser administrados a pacientes na ausência de atividade da TPMT e devem ser iniciados em doses mais baixas naqueles que apresentam atividade intermediária. Ocorrem reações de hipersensibilidade à azatioprina ou à 6-MP em 5% dos pacientes. Essas reações incluem febre, exantema, pancreatite, diarreia e hepatite.

Assim como ocorre com transplantados que recebem terapia de longo prazo com 6-MP ou azatioprina, parece haver um risco aumentado de linfoma entre pacientes com DII, alguns dos quais podem estar relacionados com a infecção pelo vírus Epstein-Barr. O uso prolongado está associado ao aumento do risco de linfoma hepatoesplênico de células T, particularmente em homens jovens. Os fármacos também estão associados ao aumento do risco de câncer de pele não melanoma. Esses fármacos atravessam a placenta; todavia, existem muitos relatos de gestações bem-sucedidas em mulheres em uso desses fármacos, e o risco de teratogenicidade parece ser pequeno.

Interações medicamentosas

O alopurinol diminui acentuadamente o catabolismo dos análogos da purina pela xantina oxidase, aumentando potencialmente os nucleotídeos de 6-tioguanina ativos, que podem resultar em leucopenia grave. O alopurinol e o febuxostate não devem ser administrados a pacientes que estejam utilizando 6-MP ou azatioprina, exceto se houver monitoramento cuidadoso.

TERAPIA COM FATOR DE NECROSE ANTITUMORAL

Farmacocinética e farmacodinâmica

Ocorre desregulação da resposta das células T auxiliares tipo 1 (TH1) e das células T reguladoras (Tregs) na DII, particularmente na doença de Crohn. Uma das citocinas pró-inflamatórias essenciais na DII é o fator de necrose tumoral (TNF). O TNF é produzido pelo sistema imune inato (p. ex., células dendríticas, macrófagos), pelo sistema imune adaptativo (particularmente as células TH1) e por células não imunes (fibroblastos, células da musculatura lisa). O TNF ocorre em duas formas biologicamente ativas: TNF solúvel e TNF ligado à membrana. A atividade biológica do TNF solúvel e daquele ligado à membrana é mediada pela ligação aos seus receptores (TNFR), que estão presentes em algumas células (em particular nas células TH1, nas células imunes inatas e nos fibroblastos). A ligação do TNF ao TNFR ativa inicialmente componentes, incluindo o NF-κB, que estimulam a transcrição, o crescimento e a expansão. As ações biológicas atribuídas à ativação do TNFR compreendem a liberação de citocinas pró-inflamatórias pelos macrófagos, a ativação e a proliferação das células T, a produção de colágeno pelos fibroblastos, a suprarregulação das moléculas de adesão endoteliais responsáveis pela migração dos leucócitos e a estimulação dos reagentes de fase aguda hepáticos. A ativação do TNFR pode levar à apoptose (morte celular programada) das células ativadas.

Quatro anticorpos monoclonais dirigidos contra o TNF humano estão aprovados para o tratamento da DII: infliximabe, adalimumabe, golimumabe e certolizumabe (Tabela 62-3). O infliximabe, o adalimumabe e o golimumabe são anticorpos da subclasse IgG_1.

TABELA 62-3 Anticorpos anti-TNF usados na doença inflamatória intestinal

	Infliximabe	Adalimumabe	Certolizumabe	Golimumabe
Classe	Anticorpo monoclonal	Anticorpo monoclonal	Anticorpo monoclonal	Anticorpo monoclonal
% Humano	75%	100%	95%	100%
Estrutura	IgG1	IgG1	Fragmento Fab conjugado ao PEG (falta a porção Fc)	IgG1
Via de administração	Intravenosa	Subcutânea	Subcutânea	Subcutânea
Meia-vida	8-10 dias	10-20 dias	14 dias	14 dias
Neutraliza o TNF solúvel	Sim	Sim	Sim	Sim
Neutraliza o TNF ligado à membrana	Sim	Sim	Sim	Sim
Induz a apoptose de células que expressam TNF ligado à membrana	Sim	Sim	Não	Sim
Citotoxicidade mediada por complemento de células que expressam TNF ligado à membrana	Sim	Sim	Não	Sim
Dose de indução	5 mg/kg nas semanas 0, 2 e 6	160 mg, 80 mg e 40 mg nas semanas 0, 2 e 4	400 mg nas semanas 0, 2 e 4	200 mg e 100 mg nas semanas 0 e 2
Dose de manutenção	5 mg/kg a cada 8 semanas	40 mg a cada 2 semanas	400 mg a cada 4 semanas	100 mg a cada 4 semanas

TNF, fator de necrose tumoral.

O certolizumabe é um anticorpo recombinante que contém um fragmento Fab, que é conjugado com polietilenoglicol (PEG), mas que carece de uma porção Fc. A porção Fab do infliximabe é um anticorpo murino-humano quimérico; já o adalimumabe, o certolizumabe e o golimumabe são quase ou totalmente humanizados. O infliximabe é administrado na forma de infusão intravenosa. Em doses terapêuticas de 5 a 10 mg/kg, a meia-vida do infliximabe é de cerca de 8 a 10 dias, o que resulta em desaparecimento dos anticorpos do plasma no decorrer de 8 a 12 semanas. O adalimumabe, o golimumabe e o certolizumabe são administrados por injeção subcutânea, e suas meias-vidas são de cerca de 2 semanas.

Todos os quatro fármacos associam-se com alta afinidade ao TNF solúvel e ligado à membrana, impedindo a ligação da citocina a seus receptores. A ligação dos três anticorpos ao TNF ligado à membrana também provoca a sinalização inversa, suprimindo a liberação de citocina. Quando o infliximabe ou o adalimumabe conectam-se ao TNF ligado à membrana, a porção Fc da região da IgG_1 humana promove apoptose mediada por anticorpo, ativação do complemento e citotoxicidade celular dos linfócitos T ativados e dos macrófagos. O certolizumabe, que não tem uma porção Fc, carece dessas propriedades.

Aplicações clínicas

O infliximabe, o adalimumabe e o certolizumabe estão aprovados para o tratamento agudo e crônico de pacientes com doença de Crohn moderada a grave que tiveram uma resposta inadequada às terapias convencionais. O infliximabe, o adalimumabe e o golimumabe estão aprovados para o tratamento agudo e crônico da retocolite ulcerativa moderada a grave. Com terapia de indução, os três fármacos promovem melhora sintomática em 60% dos pacientes com doença de Crohn moderada a grave e remissão da doença em 30%, incluindo em pacientes que dependiam de glicocorticoides ou que não responderam ao tratamento com 6-MP ou metotrexato. O tempo médio para a obtenção de uma resposta clínica é de 2 semanas. A terapia de indução é geralmente administrada da seguinte maneira: infliximabe, infusão intravenosa de 5 mg/kg nas semanas 0, 2 e 6; adalimumabe de 160 mg (em doses fracionadas) de início e injeção subcutânea de 80 mg dentro de 2 semanas; e certolizumabe, injeção subcutânea de 400 mg nas semanas 0, 2 e 4. Os pacientes que respondem bem ao tratamento podem ser tratados com terapia de manutenção crônica da seguinte maneira: infliximabe, infusão intravenosa de 5 mg/kg a cada 8 semanas; adalimumabe, injeção subcutânea de 40 mg a cada 2 semanas; e certolizumabe, injeção subcutânea de 400 mg a cada 4 semanas. Com terapia regularmente administrada e crônica, a resposta clínica é mantida em mais de 60% dos pacientes, e se obtém uma remissão da doença em 40% dos casos. Entretanto, cerca de um terço dos pacientes eventualmente perde a capacidade de resposta, apesar de doses mais elevadas ou de injeções mais frequentes. A perda da resposta em muitos pacientes talvez se deva ao desenvolvimento de anticorpos dirigidos contra o anticorpo anti-TNF ou a outros mecanismos.

O infliximabe está aprovado para o tratamento de pacientes com retocolite ulcerativa moderada a grave que tiveram uma resposta inadequada à mesalazina ou aos corticosteroides. Após a terapia de indução com 5 a 10 mg/semana, nas semanas 0, 2 e 6, 70% dos pacientes apresentam resposta clínica, e 33,33% obtêm remissão clínica. Com infusões de manutenção contínuas a cada 8 semanas, cerca de 50% dos pacientes apresentam resposta clínica duradoura. O adalimumabe e o golimumabe também estão aprovados para o tratamento da retocolite ulcerativa moderada a grave, porém parecem ser menos efetivos do que o infliximabe intravenoso. Após a terapia de indução, menos de 55% dos pacientes apresentam resposta clínica, e menos de 20% obtêm uma remissão. Não se sabe ao certo o motivo pelo qual as formulações subcutâneas de anti-TNF são menos efetivas do que o infliximabe intravenoso.

Reações adversas

Ocorrem reações adversas graves em até 6% dos pacientes submetidos à terapia com anti-TNF. A reação adversa mais importante desses fármacos é a infecção, devido à supressão da resposta inflamatória TH1. Isso pode levar a infecções graves, como sepse bacteriana, tuberculose, microrganismos fúngicos invasivos, reativação da hepatite B, listeriose e outras infecções oportunistas. Ocorre a reativação da tuberculose latente, com disseminação. Antes da administração da terapia com anti-TNF, todos os pacientes devem ser submetidos a um teste cutâneo com tuberculina ou a ensaios de liberação de gamainterferona. A terapia profilática para a tuberculose justifica-se para pacientes com testes positivos antes de se iniciar a terapia com anti-TNF. As infecções mais comuns, porém geralmente menos graves, incluem infecções respiratórias altas (sinusite, bronquite e pneumonia) e celulite. O risco de infecções graves aumenta muito em pacientes em uso concomitante de corticosteroides.

Pode haver o desenvolvimento de anticorpos dirigidos contra o anticorpo (ATA, do inglês *antibodies to the antibody*) com os quatro fármacos. Esses anticorpos podem atenuar ou eliminar a resposta clínica e aumentar a probabilidade de desenvolvimento de reações agudas ou tardias à infusão ou à injeção. A formação de anticorpos tem menor probabilidade de ocorrer em pacientes que recebem terapia episódica com anti-TNF, em vez de esquemas regulares de injeções. Em pacientes com terapia de manutenção crônica, a prevalência de ATA é de 10% com o infliximabe, de 8% com o certolizumabe e de 3% com o adalimumabe ou o golimumabe. O desenvolvimento de anticorpos também é menos provável em pacientes que recebem terapia concomitante com imunomoduladores (i.e., 6-MP ou metotrexato). O tratamento concomitante com fármacos anti-TNF e imunomoduladores pode aumentar o risco de linfoma.

As infusões intravenosas de infliximabe produzem reações adversas agudas à infusão em até 10% dos pacientes; todavia, a interrupção da infusão devido a reações graves só é necessária em menos de 2% dos casos. As reações às infusões são mais comuns com a segunda infusão e infusões subsequentes do que com a primeira. As reações leves iniciais consistem em febre, cefaleia, tontura, urticária ou sintomas cardiopulmonares discretos, que incluem dor torácica, dispneia ou instabilidade hemodinâmica. As reações às infusões subsequentes podem ser reduzidas com administração profilática de paracetamol, difenidramina ou corticosteroides. As reações agudas graves consistem em hipotensão significativa, dispneia, espasmos musculares e desconforto torácico; essas reações podem exigir tratamento com oxigênio, epinefrina e corticosteroides.

Podem ocorrer reações tardias semelhantes à doença do soro em 1% dos pacientes após 1 a 2 semanas da terapia com anti-TNF. Essas reações consistem em mialgia, artralgia, rigidez da mandíbula, febre, exantema, urticária e edema e, em geral, exigem a interrupção do fármaco. Em um pequeno número de pacientes, verifica-se o desenvolvimento de fatores antinucleares positivos e anti-DNA de fita dupla. É raro que haja o desenvolvimento de uma síndrome semelhante ao lúpus, que regride após a interrupção do fármaco.

Reações adversas raras, porém graves, observadas com todos os fármacos anti-TNF incluem reações hepáticas graves, que levam à insuficiência hepática aguda, distúrbios desmielinizantes, reações hematológicas e desenvolvimento ou agravamento de insuficiência cardíaca congestiva em pacientes com doença cardíaca subjacente. Os fármacos anti-TNF podem causar uma variedade de exantemas cutâneos psoriásicos, que, em geral, regridem após a interrupção do fármaco.

A incidência de linfoma parece aumentar em pacientes com DII não tratada. Os fármacos anti-TNF podem aumentar ainda mais o risco de linfoma nessa população, embora o risco relativo seja incerto. Foi observado um número aumentado de casos de linfoma de células T hepatoesplênico, uma doença rara, porém geralmente fatal, em crianças e adultos jovens, todos os quais receberam terapia associada a imunomoduladores, fármacos anti-TNF ou corticosteroides. Os fármacos anti-TNF também podem estar associados ao aumento do risco de câncer de pele não melanoma.

TERAPIA COM ANTI-INTEGRINA

As integrinas são uma família de moléculas de adesão encontradas na superfície dos leucócitos, as quais podem interagir com outra classe de moléculas de adesão presentes na superfície do endotélio vascular, conhecidas como selectinas, possibilitando a adesão dos leucócitos circulantes ao endotélio vascular e a sua migração subsequente através da parede vascular para dentro do tecido. As integrinas consistem em heterodímeros que contêm duas subunidades, α e β. O **natalizumabe** é um anticorpo monoclonal IgG_4 humano, específico contra a subunidade $\alpha4$ das integrinas. Ele bloqueia várias integrinas nas células inflamatórias circulantes e previne a sua ligação às moléculas de adesão vascular e a sua migração posterior para os tecidos circundantes, incluindo o intestino e o sistema nervoso central. Infelizmente, os pacientes tratados com natalizumabe podem desenvolver leucoencefalopatia multifocal progressiva (LMP), devido à reativação de um poliomavírus humano (vírus JC) no sistema nervoso central, que está presente na forma latente em mais de 80% dos adultos Pacientes positivos para anticorpo contra o vírus JC apresentam risco médio de LMP de 3,9/1.000 pacientes. Todavia, o risco aumenta significativamente em pacientes tratados por mais de 24 meses ou naqueles que recebem outros fármacos imunossupressores. Com a disponibilização do vedolizumabe, o natalizumabe raramente é utilizado para o tratamento da DII, exceto em pacientes com esclerose múltipla.

O **vedolizumabe** é um anticorpo monoclonal com atividade dirigida especificamente contra a integrina $\alpha4/\beta7$, bloqueando, assim, a interação de leucócitos com moléculas de adesão de células endoteliais vasculares intestinais. Como os linfócitos que trafegam para o cérebro não são afetados, acredita-se que o risco de reativação do vírus JC e da ocorrência da LMP seja extremamente baixo. O vedolizumabe é a terapia de segunda escolha para pacientes com colite ulcerativa moderada a grave ou doença de Crohn que não podem utilizar fármacos anti-TNF, devido às reações adversas, à falta de eficácia ou à perda de resposta. É a terapia de primeira escolha em pacientes idosos, nos quais os riscos da terapia com anti-TNF podem estar aumentados. Após a terapia de indução com 300 mg de vedolizumabe, via intravenosa, em 0, 2 e 6 semanas, os pacientes com resposta clínica são tratados com terapia de manutenção, também via intravenosa, a cada 4 a 8 semanas. O vedolizumabe parece apresentar uma incidência muito baixa de reações adversas graves. Anticorpos neutralizantes se desenvolvem em menos de 3% dos pacientes.

TERAPIA ANTI-IL-12/23

O **ustequinumabe** é um anticorpo monoclonal IgG_1 humano que se liga à subunidade p40 de ambas as citocinas IL-12 e IL-23. Ele bloqueia a sinalização celular, a produção de citocinas e a ativação gênica, resultando em inibição das respostas inflamatórias mediadas por células T_H1 e T_H17, que se acredita serem importantes na doença de Crohn. O ustequinumabe está aprovado para o tratamento da psoríase (ver Capítulo 61) e é a segunda escolha para a doença de Crohn moderada a grave em pacientes que não responderam à terapia com corticosteroides, imunomoduladores (p. ex., análogos da tiopurina) ou fármacos anti-TNF. Ele é administrado para a terapia de indução inicial como infusão intravenosa em dose única, calculada com base no peso corporal. Posteriormente, uma dose subcutânea de 90 mg é administrada a cada 8 semanas. O ustequinumabe é bem tolerado e apresenta baixo risco de eventos adversos graves, incluindo reações de hipersensibilidade (anafilaxia), infecções (virais, bacterianas, fúngicas) e reativação de infecções latentes (tuberculose, herpes). Anticorpos neutralizantes ocorrem em < 3% dos pacientes.

INIBIDORES DE JAK-STAT-CINASE

O **tofacitinibe** é um inibidor não seletivo da família Janus-cinase (JAK), principalmente JAK3 e JAK1, interrompendo a via de sinalização (JAK-STAT, do inglês *janus kinase – signal transducer and activator of transcription*). Isso afeta a produção de várias interleucinas que regulam a síntese e a diferenciação de linfócitos B e T envolvidos na inflamação da mucosa (ver Capítulo 36). O tofacitinibe é uma pequena molécula que é rapidamente absorvida após a ingestão oral e tem meia-vida sérica curta de 3 horas. Ele sofre excreção renal e metabolismo hepático, principalmente pela CYP3A4. Portanto, deve ser considerada a possibilidade de interação do tofacitinibe com fármacos que inibem ou induzem a enzima CYP3A4. Recomenda-se a redução da dose em pacientes com insuficiência renal ou hepática. O tofacitinibe é aprovado para o tratamento da colite ulcerativa moderada a grave, na dose de 10 mg, via oral, 2 vezes ao dia, por 8 semanas. Nos pacientes que apresentam resposta clínica, utiliza-se uma dose de manutenção prolongada com 5 a 10 mg, via oral, 2 vezes ao dia. Assim como ocorre com outros fármacos imunossupressores, o tofacitinibe pode aumentar o risco de infecções (vias respiratórias superiores, trato urinário), infecções graves e reativação de infecção latente (tuberculose). Também há o risco 4 vezes maior de reativação do herpes-zóster. Quando possível, recomenda-se a administração da vacina contra herpes-zóster recombinante inativada (Shingrix) 3 a 4 semanas antes do tratamento com tofacitinibe. Pode ocorrer aumento do colesterol total (HDL e LDL). Portanto, o teste de lipídeos é recomendado 8 semanas após o início do tratamento. Em 2019, a FDA emitiu um alerta de caixa preta sobre o risco aumentado de trombose, embolia pulmonar e morte associada à dose mais alta (10 mg) de tofacitinibe.

SUPLEMENTOS DE ENZIMAS PANCREÁTICAS

A insuficiência pancreática exócrina é causada sobretudo por fibrose cística, pancreatite crônica ou ressecção do pâncreas. Quando a secreção das enzimas pancreáticas cai abaixo de 10% do normal, ocorre o comprometimento da digestão de lipídeos e proteínas, podendo resultar em esteatorreia, azotorreia, má absorção de vitaminas e perda de peso. Os suplementos de enzimas pancreáticas, que contêm uma mistura de amilase, lipase e proteases, constituem a base do tratamento da insuficiência enzimática pancreática. Os dois tipos principais de preparações em uso são a **pancreatina** e a **pancrelipase**. A pancreatina é um extrato alcoólico do pâncreas suíno, com concentrações relativamente baixas de lipase e enzimas proteolíticas, ao passo que a pancrelipase é uma preparação enriquecida. Em uma base ponderal, a pancrelipase apresenta cerca de 12 vezes a atividade lipolítica e mais de 4 vezes a atividade proteolítica da pancreatina. Por conseguinte, não se costuma mais utilizar a pancreatina em clínica médica. Apenas a pancrelipase é discutida a seguir.

A pancrelipase está disponível no mundo inteiro em preparações sem revestimento e com revestimento entérico (não disponível no Brasil). Dispõe-se de formulações em tamanhos que contêm quantidades variáveis de lipase, amilase e protease. Entretanto, as listas dos fabricantes sobre o conteúdo de enzimas nem sempre refletem a verdadeira atividade enzimática. As enzimas da pancrelipase sofrem inativação rápida e permanente pelos ácidos gástricos. Nos Estados Unidos, existe um comprimido sem revestimento entérico que deve ser administrado concomitantemente à terapia com supressão de ácido (IBP ou antagonista dos receptores H_2) para reduzir a destruição mediada pelo ácido no estômago. As formulações de revestimento entérico são utilizadas com mais frequência, visto que não necessitam de terapia concomitante para a supressão ácida. Atualmente, cinco formulações de liberação retardada e revestimento entérico estão aprovadas para uso nos Estados Unidos.

As preparações de pancrelipase são administradas a cada refeição e lanche. A atividade enzimática pode ser expressa em unidades internacionais (UI) ou unidades USP. Uma UI equivale a 2 a 3 unidades USP. A dose deve ser individualizada de acordo com a idade e o peso do paciente, o grau de insuficiência pancreática e a quantidade de ingestão de gordura na dieta. O tratamento é iniciado com uma dose que forneça 60.000 a 90.000 unidades USP (20.000-30.000 UI) de atividade de lipase nos períodos prandial e pós-prandial – concentração suficiente para reduzir a esteatorreia a concentrações clinicamente insignificantes na maioria dos casos. A obtenção de uma resposta subideal às formulações de revestimento entérico pode ser devida a uma mistura inadequada dos grânulos com o alimento, ou à dissolução e à liberação lentas das enzimas. O aumento gradual da dose, a substituição por uma formulação diferente ou a adição de terapia para supressão do ácido podem melhorar a resposta. Para pacientes com sondas de alimentação, as microesferas podem ser misturadas com o alimento enteral antes de sua administração.

Os suplementos de enzimas pancreáticas são bem tolerados. As cápsulas devem ser deglutidas, e não mastigadas, visto que as enzimas pancreáticas podem causar mucosite orofaríngea. As doses excessivas podem provocar diarreia e dor abdominal. O conteúdo elevado de purina dos extratos pancreáticos pode resultar em hiperuricosúria e formação de cálculos renais. Foram relatados vários casos de estenose colônica em pacientes com fibrose cística que receberam altas doses de pancrelipase com alta atividade de lipase. Por esse motivo, essas formulações em altas doses foram retiradas do mercado.

ANÁLOGO DO PEPTÍDEO 2 SEMELHANTE AO GLUCAGON PARA TRATAR SÍNDROME DO INTESTINO CURTO

A ressecção cirúrgica extensa ou a doença do intestino delgado podem resultar em síndrome do intestino curto com má absorção de nutrientes e líquidos. Os pacientes com menos de 200 cm de intestino delgado (com ou sem ressecção do cólon) dependem geralmente de suporte nutricional parenteral parcial ou completo para manter a hidratação e a nutrição. A **teduglutida** é um análogo do peptídeo 2 semelhante ao glucagon que se liga aos neurônios entéricos e às células endócrinas, estimulando a liberação de vários hormônios tróficos (incluindo o fator de crescimento semelhante à insulina) que estimulam o crescimento epitelial da mucosa e intensificam a absorção de líquido. Nos ensaios clínicos realizados, 54% dos pacientes tratados com teduglutida (0,05 mg/kg, 1 vez ao dia, via subcutânea) reduziram a necessidade de suporte parenteral em pelo menos 1 dia/semana, em comparação com apenas 23% dos pacientes tratados com placebo. A teduglutida pode estar associada ao aumento do risco de neoplasia colorretal e do intestino delgado.

FÁRMACOS COM PROPRIEDADES DE ÁCIDOS BILIARES

O **ácido ursodesoxicólico** (também denominado ursodiol) é um ácido biliar de ocorrência natural que constitui menos de 5% do reservatório circulante de sais biliares nos seres humanos e uma porcentagem muito maior nos ursos. Após a administração oral, o ácido ursodesoxicólico é absorvido, conjugado no fígado com glicina ou taurina e excretado na bile. O ácido ursodesoxicólico conjugado sofre extensa recirculação entero-hepática. A sua meia-vida sérica é de aproximadamente 100 horas. Com a administração diária prolongada, o ácido ursodesoxicólico constitui 30 a 50% do reservatório circulante de ácidos biliares. Uma pequena quantidade de ácido ursodesoxicólico conjugado ou não conjugado não absorvido passa para o cólon, onde é excretado ou sofre desidroxilação pelas bactérias colônicas em ácido litocólico, uma substância com hepatotoxicidade potencial.

Farmacodinâmica

A solubilidade do colesterol na bile é determinada pelas proporções relativas de ácidos biliares, lecitina e colesterol. Embora o tratamento prolongado com ácido ursodesoxicólico cause a expansão do reservatório de ácidos biliares, isso não parece constituir o principal mecanismo de ação para a dissolução dos cálculos biliares. O ácido ursodesoxicólico diminui o conteúdo de colesterol da bile ao reduzir a secreção hepática de colesterol. Além disso, ele parece estabilizar as membranas canaliculares do hepatócito, talvez por meio de uma redução da concentração de outros ácidos biliares endógenos ou por meio da inibição da destruição dos hepatócitos imunologicamente mediada.

Aplicações clínicas

O ácido ursodesoxicólico é utilizado para a dissolução de pequenos cálculos biliares de colesterol em pacientes com doença sintomática da vesícula biliar que se recusam a ser submetidos à colecistectomia ou que não são bons candidatos à cirurgia. Na dose de 10 mg/kg/dia, durante 12 a 24 meses, ocorre a dissolução de até 50% dos pequenos cálculos biliares (< 5 e 10 mm) não calcificados nos pacientes. O ácido ursodesoxicólico também é efetivo para a prevenção de cálculos biliares em pacientes obesos submetidos a tratamento para a rápida perda de peso.

O ácido ursodesoxicólico também é o fármaco de primeira escolha no tratamento da colangite biliar primária (CBP) precoce, anteriormente denominada cirrose biliar primária. Como um ácido biliar não tóxico, acredita-se que o ácido ursodesoxicólico reduza a lesão hepática, por repor ácidos biliares endógenos mais tóxicos, bem como por efeitos anti-inflamatórios. Na dose de 13 a 15 mg/kg/dia, ele melhora as alterações bioquímicas do fígado, diminui a taxa de progressão clínica e histológica da doença, reduz a necessidade de transplante de fígado e melhora a sobrevida em longo prazo. Cerca de 35% dos pacientes com CBP não respondem ao tratamento com ácido ursodesoxicólico.

Reações adversas

O ácido ursodesoxicólico é praticamente desprovido de reações adversas graves. A diarreia induzida por sais biliares é incomum. Ao contrário de seu predecessor, o ácido quenodesoxicólico, o ácido ursodesoxicólico não tem sido associado à hepatotoxicidade.

O **ácido obeticólico** (não disponível no Brasil) é um derivado sintético do ácido biliar quenodeoxicólico, de ocorrência natural. Assim como o ácido ursodesoxicólico, é um ácido biliar não tóxico e acredita-se que reduza a lesão hepática ao diminuir as concentrações de ácidos biliares endógenos mais tóxicos. Também é um ligante do receptor farnesoide X nuclear, que modula a inflamação hepática, a fibrose, a gliconeogênese, a síntese de lipídeos e a sensibilidade à insulina. O ácido obeticólico foi recentemente aprovado para o tratamento de CBP na dose de 5 a 10 mg/dia, por via oral, em associação ao ácido ursodesoxicólico para pacientes que tiveram uma resposta inadequada à monoterapia com ácido ursodesoxicólico. Em um ensaio clínico randomizado duplo-cego, controlado por placebo, conduzido por 12 meses, quase 50% dos pacientes tratados com terapia de associação tiveram uma resposta clinicamente relevante, em comparação com 10% daqueles tratados apenas com ácido ursodesoxicólico. O ácido obeticólico causa prurido grave em até 25% dos pacientes (principalmente na dose de 10 mg), levando à descontinuação em até 10% dos pacientes. Esse fármaco está sendo avaliado para o tratamento de esteato-hepatite não alcoólica, mas ainda não foi aprovado pela FDA para essa indicação. Ensaios clínicos randomizados com pacientes diagnosticados para esteato-hepatite não alcoólica mostraram que o ácido obeticólico, 25 mg, 1 vez ao dia, por 18 meses, melhorou significativamente a histologia hepática, incluindo a fibrose.

FÁRMACOS USADOS PARA TRATAR HEMORRAGIA DE VARIZES

A hipertensão portal ocorre mais comumente em decorrência de doença hepática crônica. Ela é causada pelo aumento do fluxo sanguíneo no sistema venoso portal e pelo aumento da resistência ao fluxo portal dentro do fígado. O fluxo sanguíneo esplâncnico está aumentado em pacientes com cirrose, devido à baixa resistência arteriolar mediada pelo aumento dos vasodilatadores circulantes e pela diminuição da sensibilidade vascular aos vasoconstritores. A resistência vascular intra-hepática aumenta na cirrose, em razão da fibrose fixa no interior dos espaços de Disse e das veias hepáticas, bem como na vasoconstrição reversível dos sinusoides e das vênulas hepáticas. Entre as consequências da hipertensão portal, destacam-se: ascite, encefalopatia hepática e desenvolvimento de colaterais portossistêmicos – sobretudo varizes gástricas ou esofágicas. As varizes podem sofrer ruptura, resultando em hemorragia digestiva alta maciça.

Há vários fármacos para reduzir a pressão portal, o quais podem ser utilizados em curto prazo, para o tratamento da hemorragia ativa de varizes, ou em longo prazo, para reduzir o risco de hemorragia.

SOMATOTASTINA E OCTREOTIDA

A farmacologia da octreotida já foi discutida na seção sobre fármacos antidiarreicos. Em pacientes com cirrose e hipertensão portal, a somatostatina por via intravenosa (250 mcg/h) ou a octreotida (50 mcg/h) reduzem o fluxo sanguíneo portal e a pressão das varizes; todavia, o mecanismo dessa ação ainda não está bem elucidado. Esses fármacos não parecem induzir a contração direta do músculo liso vascular. A sua atividade pode ser mediada pela inibição da liberação do glucagon e outros peptídeos intestinais que alteram o fluxo sanguíneo mesentérico. Embora os dados obtidos de estudos clínicos sejam controversos, esses fármacos provavelmente são eficazes para a promoção da hemostasia inicial em varizes esofágicas hemorrágicas. Em geral, eles são administrados durante 3 a 5 dias.

VASOPRESSINA E TERLIPRESSINA

A **vasopressina** (hormônio antidiurético) é um hormônio polipeptídico secretado pelo hipotálamo e armazenado na neuro-hipófise. A sua farmacologia é discutida nos Capítulos 17 e 37. Embora a sua principal função fisiológica consista em manter a osmolaridade do soro, a vasopressina trata-se também de um potente vasoconstritor arterial. Quando administrada por via intravenosa na forma de infusão contínua, a vasopressina provoca a vasoconstrição arterial esplâncnica, que resulta na diminuição da perfusão esplâncnica e na redução da pressão venosa portal. Antes do advento da octreotida, a vasopressina era muito utilizada para o tratamento da hemorragia de varizes aguda. Entretanto, devido ao seu alto perfil de reações adversas, ela não é mais utilizada para esse propósito. Em contrapartida, nos casos de pacientes com sangramento gastrintestinal agudo de ectasias vasculares ou diverticulose do intestino delgado ou do intestino grosso, a vasopressina pode ser infundida – a fim de promover vasospasmo – em um dos ramos das artérias mesentéricas superior ou inferior, por meio de um cateter introduzido por angiografia. As reações adversas à vasopressina sistêmica são comuns. A vasoconstrição sistêmica e periférica pode resultar em hipertensão, isquemia ou infarto agudo do miocárdio ou infarto mesentérico. Essas reações podem ser reduzidas por meio da coadministração de nitroglicerina, que pode reduzir ainda mais a pressão venosa portal (por meio da diminuição da resistência vascular porto-hepática), podendo reduzir também o vasospasmo vascular coronariano e periférico causado pela vasopressina. Outras reações adversas comuns consistem em náuseas, cólicas abdominais e diarreia (devido à hiperatividade intestinal). Além disso, os efeitos antidiuréticos da vasopressina promovem a retenção de água livre, podendo resultar em hiponatremia, retenção hídrica e edema pulmonar.

A **terlipressina** é um análogo da vasopressina que parece ter eficácia semelhante à vasopressina, com menos reações adversas. Embora esse fármaco esteja disponível em outros países (incluindo o Brasil), ele não foi aprovado para uso nos Estados Unidos.

FÁRMACOS BLOQUEADORES DOS RECEPTORES β

A farmacologia dos agentes bloqueadores dos receptores β é discutida no Capítulo 10. Os antagonistas dos receptores β reduzem a pressão venosa portal por meio da diminuição do fluxo venoso portal. Essa diminuição deve-se à redução do débito cardíaco (bloqueio β_1) e à vasoconstrição esplâncnica (bloqueio β_2) causada pelo efeito não oposto das catecolaminas sistêmicas sobre os receptores α. Por conseguinte, os β-bloqueadores não seletivos, como o propranolol e o nadolol, são mais efetivos do que os β_1-bloqueadores seletivos na redução da pressão portal. Entre os pacientes com cirrose e varizes esofágicas que não tiveram nenhum episódio anterior de hemorragia de varizes, a incidência de sangramento em pacientes tratados com β-bloqueadores não seletivos é de 15%, em comparação com 25% nos grupos-controle. Entre os pacientes com história de hemorragia de varizes, a probabilidade de hemorragia recorrente é de 80% dentro de 2 anos. Os β-bloqueadores não seletivos reduzem significativamente a taxa de recorrência de sangramento, embora não haja resultados conclusivos sobre a taxa de mortalidade.

RESUMO Fármacos usados principalmente para doenças gastrintestinais

Subclasse, fármaco	Mecanismo de ação	Efeitos	Aplicações clínicas	Farmacocinética, toxicidades, interações
FÁRMACOS USADOS NAS DOENÇAS ÁCIDO-PÉPTICAS				
• Inibidores da bomba de prótons (IBP), como omeprazol e lansoprazol	Bloqueio irreversível da bomba de H^+/K^+-ATPase nas células parietais ativas do estômago	Redução prolongada da secreção de ácido noturna e estimulada	Úlcera péptica, doença do refluxo gastresofágico (DRGE), gastrite erosiva	Meias-vidas muito mais curtas do que a duração de ação • baixa toxicidade; a redução da acidez gástrica pode diminuir a absorção de alguns fármacos e aumentar a de outros

- *Bloqueadores dos receptores H_2, como a cimetidina: redução eficaz da acidez noturna, mas menos eficaz contra a secreção estimulada; muito seguros, disponíveis para venda livre, sem receita (OTC, do inglês* over the counter*). A cimetidina, mas não outros bloqueadores H_2, é um fármaco antiandrogênico fraco e um potente inibidor do complexo enzimático CYP*
- *Sucralfato: sofre polimerização no local de lesão tecidual (leito da úlcera) e protege contra qualquer lesão adicional; muito insolúvel, sem efeitos sistêmicos; deve ser administrado 4×/dia*
- *Antiácidos: fármaco de venda livre (OTC) popular para o alívio sintomático da azia; não é tão útil quanto os IBPs ou os antagonistas H_2 para doenças pépticas*

Subclasse, fármaco	Mecanismo de ação	Efeitos	Aplicações clínicas	Farmacocinética, toxicidades, interações
FÁRMACOS QUE ESTIMULAM A MOTILIDADE				
• Metoclopramida	Bloqueador dos receptores D_2 • remove a inibição dos neurônios da acetilcolina no sistema nervoso entérico (SNE)	Aumenta o esvaziamento gástrico e a motilidade intestinal	Paresia gástrica (p. ex., no diabetes) • antiemético (ver adiante)	Sintomas parkinsonianos, devido ao bloqueio dos receptores D_2 do sistema nervoso central (SNC)

- *Domperidona: similar à metoclopramida, porém com menos efeitos no SNC; não disponível nos Estados Unidos (disponível no Brasil)*
- *Colinomiméticos: neostigmina, frequentemente utilizada para pseudo-obstrução do cólon em pacientes hospitalizados*
- *Macrolídeos: a eritromicina é útil na gastroparesia diabética, mas desenvolve tolerância*

Subclasse, fármaco	Mecanismo de ação	Efeitos	Aplicações clínicas	Farmacocinética, toxicidades, interações
LAXATIVOS				
• Hidróxido de magnésio, outros sais e açúcares não absorvíveis	Os fármacos osmóticos aumentam o conteúdo de água das fezes	Em geral, provocam a evacuação dentro de 4 a 6 h, mais cedo quando utilizados em altas doses	Constipação intestinal; preparação do intestino para endoscopia (particularmente soluções de polietilenoglicol [PEG])	O magnésio pode ser absorvido e causar toxicidade na presença de comprometimento renal

- *Laxativos formadores de massa: metilcelulose, psílio, etc.; aumentam o volume do conteúdo do cólon e estimulam a evacuação*
- *Estimulantes: sene, cáscara sagrada; estimulam a atividade; prucaloprida, agonista de 5-HT_4, estimula contrações de alta amplitude do cólon proximal; podem causar cólicas*
- *Amolecedores das fezes: docusato, óleo mineral; lubrificam as fezes e facilitam a sua passagem*
- *Ativadores de canais de cloreto: lubiprostona e derivado do ácido prostanoico estimulam a secreção de cloreto para o intestino, aumentando o conteúdo de líquido; linaclotida, plecanatida e agonista da guanililciclase C estimulam a secreção de cloreto via CFTR*
- *Antagonistas dos receptores opioides: alvimopan, metilnaltrexona, naldemedina e naloxegol bloqueiam receptores μ-opioides intestinais, mas não no SNC; portanto, a analgesia é mantida*

Subclasse, fármaco	Mecanismo de ação	Efeitos	Aplicações clínicas	Farmacocinética, toxicidades, interações
FÁRMACOS ANTIDIARREICOS				
• Loperamida	Ativa os receptores μ-opioides no SNE	Retarda a motilidade do intestino, com efeitos insignificantes no SNC	Diarreia inespecífica não infecciosa	Cólicas discretas, porém com pouca ou nenhuma toxicidade para o SNC

- *Difenoxilato: semelhante à loperamida, porém altas doses podem produzir efeitos opioides no SNC e toxicidade*
- *Compostos de bismuto coloidal: sais de subsalicilato e citrato estão disponíveis. Preparações de venda livre populares têm algum valor na diarreia do viajante, devido à absorção de toxinas*
- *Caulim + pectina: compostos adsorventes disponíveis para venda livre em alguns países*

(continua)

Subclasse, fármaco	Mecanismo de ação	Efeitos	Aplicações clínicas	Farmacocinética, toxicidades, interações
FÁRMACOS PARA SÍNDROME DO INTESTINO IRRITÁVEL (SII)				
• Alosetrona	Antagonista dos receptores 5-HT_3 de alta potência e duração de ligação	Reduz a atividade do músculo liso no intestino	Aprovada para SII grave com diarreia predominante em mulheres	Constipação rara, porém grave • colite isquêmica • infarto
• *Anticolinérgicos: ação não seletiva sobre a atividade intestinal, geralmente associada à toxicidade antimuscarínica típica*				
• *Ativador do canal de cloreto: lubiprostona (ver anteriomente), útil na SII com predominância de constipação em mulheres; linaclotida (ver anteriormente), útil em adultos com SII com predominância de constipação*				
FÁRMACOS ANTIEMÉTICOS				
• Ondansetrona, outros antagonistas dos receptores 5-HT_3	Bloqueio dos receptores 5-HT_3 no intestino e no SNC, com duração mais curta de ligação do que a alosetrona	Extremamente efetivos na prevenção das náuseas e dos vômitos pós-operatórios e induzidos por quimioterapia	Fármacos de primeira escolha na quimioterapia do câncer; também úteis para os vômitos no pós-operatório	Normalmente administrados por via intravenosa, porém ativos por via oral na profilaxia • duração de ação de 4 a 9 h • toxicidade muito baixa, porém podem diminuir a velocidade do trânsito colônico
• Aprepitanto	Bloqueador do receptor NK_1 no SNC	Interfere no reflexo do vômito • nenhum efeito sobre receptores 5-HT, de dopamina ou de esteroides	Efetivo para reduzir os vômitos tanto precoces quanto tardios na quimioterapia do câncer	Administrado por via oral • fosaprepitanto disponível intravenoso • fadiga, tontura, diarreia • interações com CYP
• *Corticosteroides: mecanismo desconhecido, porém útil em coquetéis antieméticos via endovenosa*				
• *Antimuscarínicos (escopolamina): eficazes nos vômitos induzidos por movimento (cinetose); não outros tipos*				
• *Anti-histamínicos: têm eficácia moderada na cinetose e na êmese induzidas por quimioterapia*				
• *Fenotiazinas: atuam principalmente pelo bloqueio de receptores D_2 e muscarínicos*				
• *Canabinoides: o dronabinol está disponível para uso nas náuseas e nos vômitos induzidos por quimioterapia, porém é associado aos efeitos da maconha no SNC*				
FÁRMACOS USADOS NA DOENÇA INFLAMATÓRIA INTESTINAL (DII)				
• 5-Aminossalicilatos, como mesalazina em muitas formulações, sulfassalazina	Mecanismo incerto • podem inibir os mediadores inflamatórios eicosanoides	Ação terapêutica tópica • absorção sistêmica pode causar toxicidade	Doença de Crohn leve a moderadamente grave e retocolite ulcerativa	Sulfassalazina produz toxicidade das sulfonamidas e pode causar desconforto gastrintestinal, mialgias, artralgias, mielossupressão • outros aminossalicilatos com toxicidade muito menor
• Análogos de purina e antimetabólitos, como a 6-mercaptopurina	Mecanismo incerto • pode promover apoptose de células imunes	Supressão generalizada dos processos imunes	Doença de Crohn moderadamente grave a grave e retocolite ulcerativa	Distúrbio gastrintestinal, mucosite • mielossupressão • análogos de purina podem causar hepatotoxicidade
• Anticorpos anti-TNF, como o infliximabe, entre outros	Ligam-se ao fator de necrose tumoral e impedem a sua ligação aos receptores	Supressão da função imune em vários aspectos, particularmente sobre os linfócitos TH1	Infliximabe: doença de Crohn moderada a grave e colite ulcerativa • outros aprovados na doença de Crohn	Reações à infusão • reativação da tuberculose latente • risco aumentado de infecções bacterianas e fúngicas sistêmicas perigosas
• Vedolizumabe	Liga-se a integrinas leucocitárias	Impede a ligação às moléculas de adesina vascular e a migração de leucócitos para o tecido	Doença de Crohn moderada a grave e colite ulcerativa	Infecções do trato respiratório superior
• Ustequinumabe	Liga-se à subunidade p40 das IL-12 e IL-23	Bloqueia a sinalização celular e a produção de citocinas, promovendo a inibição da resposta inflamatória mediada por TH1 e TH17	Doença de Crohn moderada a grave que falhou na terapia com imunomoduladores ou anti-TNF	Reações pela infusão, reativação de tuberculose latente; aumento do risco de infecções sistêmicas (viral, bacteriana, fúngica)
• Tofacitinibe	Inibidor não seletivo da Janus-cinase	Interrompe a via de sinalização JAK-STAT, diminuindo a síntese e a diferenciação das células B e T envolvidas na inflamação da mucosa	Colite ulcerativa moderada a grave	Aumenta o risco de reativação de herpes-zóster; aumenta lipídeos (LDL e HDL); aumenta o risco de trombose e embolia pulmonar
• *Corticosteroides: efeito anti-inflamatório generalizado; ver Capítulo 39*				

(continua)

Subclasse, fármaco	Mecanismo de ação	Efeitos	Aplicações clínicas	Farmacocinética, toxicidades, interações
SUPLEMENTOS DE ENZIMAS PANCREÁTICAS				
• Pancrelipase	Enzimas de reposição de extratos pancreáticos animais	Melhora a digestão de gorduras, proteínas e carboidratos da dieta	Insuficiência pancreática devido à fibrose cística, pancreatite, pancreatectomia	Tomada em cada refeição • pode aumentar a incidência de gota
• *Pancreatina: semelhante aos extratos pancreáticos, porém com potência muito mais baixa; raramente utilizada*				
TERAPIA COM ÁCIDOS BILIARES PARA CÁLCULO BILIAR E CIRROSE BILIAR PRIMÁRIA				
• Ácido ursodesoxicólico	Reduz a secreção de colesterol na bile e a concentração de sais biliares de hepatócitos endógenos	Dissolve cálculos biliares • reduz a inflamação hepática e a fibrose	Cálculos biliares em pacientes que recusam ou não são elegíveis para cirurgia • cirrose biliar primária precoce	Pode causar diarreia
• Ácido obeticólico	Liga-se ao receptor nuclear farnesoide X de hepatócitos	Reduz a inflamação e a fibrose hepática	Tratamento da cirrose biliar primária em pacientes com resposta inadequada ao ácido ursodesoxicólico	Prurido intenso
FÁRMACOS USADOS NA HEMORRAGIA DE VARIZES				
• Octreotida	Análogo da somatostatina • mecanismo incerto	Pode alterar o fluxo sanguíneo portal e a pressão nas varizes	Pacientes com varizes hemorrágicas ou com alto risco de sangramento repetido	Redução da atividade pancreática endócrina e exócrina • outras anormalidades endócrinas • desconforto gastrintestinal
• *β-Bloqueadores: reduzem o débito cardíaco e o fluxo sanguíneo esplâncnico; ver Capítulo 10*				

PREPARAÇÕES DISPONÍVEIS

NOMES GENÉRICOS
ANTIÁCIDOS
Carbonato de cálcio[1]
Gel de hidróxido de alumínio[1]
Preparações associadas de hidróxido de alumínio e hidróxido de magnésio[1]
BLOQUEADORES DOS RECEPTORES HISTAMÍNICOS H_2
Cimetidina
Famotidina
Nizatidina
Ranitidina
FÁRMACOS ANTICOLINÉRGICOS SELECIONADOS
Atropina
Diciclomina*
Escopolamina
Glicopirrônio
Hiosciamina
Tintura de alcaloides da beladona
INIBIDORES DA BOMBA DE PRÓTONS
Dexlansoprazol
Esomeprazol estrôncio
Esomeprazol magnésico
Lansoprazol
Omeprazol
Omeprazol + bicarbonato de sódio
Pantoprazol
Rabeprazol

NOMES GENÉRICOS
FÁRMACOS PROTETORES DA MUCOSA
Sucralfato
ENZIMAS DIGESTIVAS
Pancrelipase
FÁRMACOS PARA DISTÚRBIOS DA MOTILIDADE E ANTIEMÉTICOS SELECIONADOS
ANTAGONISTAS DOS RECEPTORES $5\text{-}HT_3$
Alosetrona*
Dolasetrona
Granisetrona
Ondansetrona
Palonosetrona
OUTROS FÁRMACOS PARA DISTÚRBIOS DA MOTILIDADE E ANTIEMÉTICOS
Aprepitanto
Dronabinol*
Escopolamina
Fosaprepitanto
Metoclopramida
Nabilona
Netupitanto + palonosetrona
Proclorperazina*
Prometazina
Rolapitanto*
Trimetobenzamida*

NOMES GENÉRICOS
FÁRMACOS ANTI-INFLAMATÓRIOS SELECIONADOS USADOS NA DOENÇA GASTRINTESTINAL (VER CAPÍTULO 55)
Adalimumabe
Balsalazida*
Budesonida
Certolizumabe
Golimumabe
Hidrocortisona
Infliximabe
Mesalazina
Oral
Retal
Metilprednisolona
Olsalazina*
Sulfassalazina
Tofacitinibe
Ustequinumabe
Vedolizumabe
FÁRMACOS ANTIDIARREICOS SELECIONADOS
Salicilato de bismuto[1]
Difenoxina*
Difenoxilato
Eluxadolina
Loperamida*

NOMES GENÉRICOS
LAXATIVOS FORMADORES DE MASSA*
Metilcelulose
Psílio
OUTROS LAXATIVOS SELECIONADOS
Alvimopan*
Bisacodil[1]
Cáscara sagrada[1]
Docusato[1]
Lactulose
Linaclotida*
Lubiprostona
Plecanatida*
Prucaloprida
Hidróxido de magnésio[1]
Brometo de metilnaltrexona*
Policarbofila[1]
Solução eletrolítica de polietilenoglicol
Sene[1]
Fosfato de sódio
FÁRMACOS QUE DISSOLVEM CÁLCULOS BILIARES
Ácido obeticólico*
Ácido ursodesoxicólico

[1]Formulações de venda livre.
*Não disponível no Brasil.

REFERÊNCIAS

Doenças ácido-pépticas

Alshamsi F et al: Efficacy and safety of proton pump inhibitors for stress ulcer prophylaxis in critically ill patients: A systematic review and meta-analysis of randomized trials. Crit Care 2016;20:120.

Barletta JF et al: Stress ulcer prophylaxis. Crit Care Med 2016;44:1395.

Chey WD et al: ACG Clinical Guideline: Treatment of *Helicobacter pylori*. Am J Gastroenterol 2017;112:212.

Drugs for GERD and peptic ulcer disease. Med Lett Drugs Ther 2018;60:9.

Fallone CA et al: The Toronto Consensus for the treatment of *Helicobacter pylori* infection in adults. Gastroenterology 2016;151:51.

Ford AC et al: Eradication therapy for peptic ulcer disease in *Helicobacter pylori*-positive people. Cochrane Database Syst Rev 2016;4:CD003840.

Freedberg DE et al: The risks and benefits of long-term use of proton pump inhibitors; expert review and best practice from the American Gastroenterological Association. Gastroenterology 2017;152:706.

Gyawali CP et al: Management of gastroesophageal reflux disease. Gastroenterology 2018;154:302.

Jaynes M et al: The risks of long-term proton pump inhibitors: A critical review. Ther Adv Drug Saf 2019;10:2042098618809927

Krag M et al: Pantoprazole in patients at risk for gastrointestinal bleeding in the ICU. N Engl J Med 2018;379:2199.

Lanas A et al: Peptic ulcer disease. Lancet 2017;390:613.

Melcarne L et al: Management of NSAID-associated peptic ulcer disease. Expert Rev Gastroenterol Hepatol 2016;10:723.

Strand DS et al: 25 years of proton pump inhibitors; a comprehensive review. Gut Liver 2017;11:27.

Distúrbios da motilidade

Tack J et al: New developments in the treatment of gastroparesis and functional dyspepsia. Curr Opin Pharmacol 2018;43:111.

Vijayvargiya P et al: Effects of promotility agents on gastric emptying and symptoms: A systematic review and meta-analysis. Gastroenterology 2019;156:1650

Laxativos

ASGE Standards of Practice Committee: Bowel preparation before colonoscopy. Gastrointest Endosc 2015;81:781.

Bharucha AE et al: Chronic constipation. Mayo Clin Proc 2019;94:2340

Black CJ et al: Efficacy of secretagogues in patients with irritable bowel syndrome with constipation: Systematic review and meta-analysis. Gastroenterology 2018;155:1753.

Crockett SD et al: American Gastroenterological Association Institute Guideline on the medical management of opioid-induced constipation. Gastroenterology 2019;156:218.

Farmer AD et al: Pathophysiology, diagnosis, and management of opioid-induced constipation. Lancet Gastroenterol Hepatol 2018 2:203.

Hassan C et al: Bowel preparation for colonoscopy: European Society of Gastrointestinal Endoscopy Guideline—Update 2019. Endoscopy 2019;51:775.

Miner PB Jr et al: A randomized phase III clinical trial with plecanatide, a uroguanylin analog in patients with chronic idiopathic constipation. Am J Gastroenterol 2017;112:613.

Murphy JA et al: Evidence based review of pharmacotherapy for opioid-induced constipation in noncancer pain. Ann Pharmacother 2018;52:370.

Nee J et al: Efficacy of treatments for opioid-induced constipation: Systematic review and meta-analysis. Clin Gastroenterol Hepatol 2018;16:1569.

Shah ED et al: Efficacy and tolerability of guanylate cyclase-C agonists for irritable bowel syndrome with constipation and chronic idiopathic constipation: A systematic review and meta-analysis. Am J Gastroenterol 2018;113:329.

Vijayvargiya P et al: Use of prucalopride in adults with chronic constipation. Expert Rev Clin Pharmacol 2019;12:579.

Wald A: Constipation: Advances in diagnosis and treatment. JAMA 2016;315:185.

Waldman SA et al: Guanylate cyclase-C as a therapeutic target in gastrointestinal disorders. Gut 2018;67:1543.

Antidiarreicos

Camilleri M: Bile acid diarrhea: Prevalence, pathogenesis, and therapy. Gut Liver 2015;9:332.

Schiller LR: Antidiarrheal drug therapy. Curr Gastroenterol Rep 2018;19:18.

Schiller LR et al: Chronic diarrhea: Diagnosis and management. Clin Gastroenterol Hepatol 2017;15:182.

Fármacos usados na síndrome do intestino irritável

Alammar N et al: Irritable bowel syndrome: What therapies really work. Med Clin North Am 2019;103:137.

Black CJ et al: Efficacy of pharmacological therapies in patients with IBS with diarrhea or mixed stool pattern: Systematic review and network meta-analysis. Gut 2020;69:74.

Black CJ et al: Efficacy of secretagogues in patients with irritable bowel syndrome with constipation: Systematic review and network meta-analysis. Gastroenterology 2018;155:1753.

Brenner DM et al: Efficacy and safety of eluxadoline in patients with irritable bowel syndrome with diarrhea who report inadequate symptom control with loperamide: RELIEF phase 4 study. Am J Gastroenterol 2019;114:1502.

Chang L et al: 2015 James W. Freston Topic Conference: A renaissance in the understanding and management of irritable bowel syndrome. Clin Gastroenterol Hepatol 2016;14:e77.

Ford AC et al: American College of Gastroenterology monograph on management of irritable bowel syndrome. Am J Gastroenterol 2018;113:1.

Ford AC et al: Irritable bowel syndrome. N Engl J Med 2017;376:2566.

Lembo AJ et al: Eluxadoline for irritable bowel syndrome with diarrhea. N Engl J Med 2016;374:242.

Moayyedi P et al: Canadian Association of Gastroenterology Clinical Practice Guideline for the management of irritable bowel syndrome. J Can Assoc Gastroenterol 2019;2:6.

Munjal A et al: Update on pharmacotherapy for irritable bowel syndrome. Curr Gastroenterol Repub 2019;21:25.

Fármacos antieméticos

Canziani BC et al: Clinical practice: Nausea and vomiting in acute gastroenteritis: Physiopathology and management. Eur J Pediatr 2018;177:1.

Gilmore J et al: Recent advances in antiemetics: New formations of 5-HT3-receptor antagonists. Cancer Manag Res 2018;10:1827.

Hasketh PG et al: Antiemetics: American Society of Clinical Oncology clinical practice guideline update. J Clin Oncol 2017;35:3240.

Hendren G et al: Safety and efficacy of commonly used antiemetics. Expert Opin Drug Metab Toxicol 2015;11:1753.

Karthaus M et al: Neurokinin-1 receptor antagonists: Review of their role for the prevention of chemotherapy-induced nausea and vomiting in adults. Expert Rev Clin Pharmacol 2019;12:661.

Kovac AL: Comparative pharmacology and guide to the use of the serotonin 5-HT3 receptor antagonists for postoperative nausea and vomiting. Drugs 2016;76:1719.

Lacy BE et al: Chronic nausea and vomiting: Evaluation and treatment. Am J Gastroenterol 2018;113:647.

McKenzie E et al: Radiation-induced nausea and vomiting: A comparison between MASCC/ESMO, ASCO and NCCN antiemetic guidelines. Support Care Cancer 2019;27:783.

Navarri R et al: Antiemetic prophylaxis for chemotherapy-induced nausea and vomiting. N Engl J Med 2016;374:1356.

Oliver I et al: 2016 Updated MASCC/ESMO Consensus Recommendations: Controlling nausea and vomiting with chemotherapy of low or minimal emetic potential. Support Care Cancer 2018;25:297.

Razvi Y et al: ASCO, NCCN, MASCO/ESMO: A comparison of antiemetic guidelines for the treatment of chemotherapy-induced nausea and vomiting in adult patients. Support Care Cancer 2019;27:87.

Tateosian VS et al: What is new in the battle against postoperative nausea and vomiting? Best Pract Res Clin Anaesthesiol 2018;32:137.

Fármacos usados na doença inflamatória intestinal

Adedokun OJ et al: Pharmacokinetics and exposure response relationships of ustekinumab in patients with Crohn's disease. Gastroenterology 2018;154:1660.

Chang JY et al: Thiopurine therapy in patients with inflammatory bowel disease: A focus on metabolism and pharmacogenetics. Dig Dis Sci 2019;64:2395.

De Boer NKH et al: Thiopurines in inflammatory bowel disease: New findings and perspectives. J Crohns Colitis 2018;12: 610.

D'Haens G: Systematic review: Second-generation vs. conventional corticosteroids for induction of remission in ulcerative colitis. Aliment Pharmacol Ther 2016;44:1018.

Hoy SM: Budesonide MMX: A review of its use in patients with mild to moderate colitis. Drugs 2015;75:879.

Kuenzig ME et al: Budesonide for the induction and maintenance of remission in Crohn's disease: Systematic review and meta-analysis for the Cochrane collection. J Can Assoc Gastroenterol 2018;1:159.

Lichenstein GR et al: ACG Clinical Guideline: Management of Crohn's disease in adults. Am J Gastroenterol 2018;113:481.

Löwenberg M et al: Vedolizumab induces endoscopic and histologic remission in patients with Crohn's disease. Gastroenterology 2019;157:997.

Mosli MH et al: Vedolizumab for induction and maintenance of remission in ulcerative colitis: A Cochrane systematic review and meta-analysis. Inflamm Bowel Dis 2015;21:1151.

Nalagatla N et al: Effect of accelerated infliximab induction on short- and long-term outcomes of acute severe ulcerative colitis: A retrospective multicenter study and meta-analysis. Clin Gastroenterol Hepatol 2019;17:502.

Narula N et al: Vedolizumab for ulcerative colitis: Treatment outcomes from the VICTORY consortium. Am J Gastroenterol 2018;113:1345.

Panaccione R et al: Canadian Association of Gastroenterology Clinical Practice Guideline for the management of luminal Crohn's disease. Clin Gastroenterol Hepatol 2019;17:1680.

Peyrin-Biroulet L et al: Loss of response to vedolizumab and ability of dose intensification to restore response in patients with Crohn's disease or ulcerative colitis; a systematic review and meta-analysis. Clin Gastroenterol Hepatol 2019;17:838.

Rubin DT et al: ACG Clinical Guideline: Ulcerative colitis in adults. Am J Gastroenterol 2019;114:384.

Rutgeerts P et al: Efficacy of ustekinumab for inducing endoscopic healing in patients with Crohn's disease. Gastroenterology 2018;155:1045.

Salice M et al: Budesonide MMX: Efficacy and safety profile in the treatment of ulcerative colitis. Expert Rev Gastroenterol Hepatol 2019;13:607.

Sandborn WJ et al: Safety of tofacitinib for treatment of ulcerative colitis, based on 4.4 years of data from global trials. Clin Gastroenterol Hepatol 2019;17:1541.

Sandborn WJ et al: Tofacitinib as induction and maintenance therapy for ulcerative colitis. N Engl J Med 2017;376:1723.

Shivaji UN et al: Review article: Managing the adverse events caused by anti-TNF therapy in inflammatory bowel disease. Aliment Pharmacol Ther 2019;49:664.

Singh S et al: AGA Technical Review on the management of mild-to-moderate ulcerative colitis. Gastroenterology 2019;156:769.

Singh S et al: Systematic review with network meta-analysis: First- and second-line pharmacotherapy for moderate-severe ulcerative colitis. Aliment Pharmacol 2018;47:162.

Van Gennep S et al: Thiopurine treatment in ulcerative colitis: A critical review of the evidence for current clinical practice. Inflamm Bowel Dis 2017;24:67.

Suplementos de enzimas pancreáticas

Dominguez-Munoz JE. Management of pancreatic exocrine insufficiency. Curr Opin Gastroenterol 2019;35:455.

Patel V et al: The management of chronic pancreatitis. Med Clin North Am 2019;103:153.

Ácidos biliares

Gossard AA et al: Current and promising therapy for primary biliary cholangitis. Expert Opin Pharmacother 2019;20:1161.

Hempfling W et al: Systematic review: Ursodeoxycholic acid—adverse effects and drug interactions. Aliment Pharmacol Ther 2003;18:963.

Neuschwander-Tetri B et al: Farnesoid X nuclear receptor ligand obeticholic acid for non-cirrhotic, non-alcoholic steatohepatitis (FLINT): A multicenter, randomized, placebo-controlled trial. Lancet 2015;385:956.

Nevens F et al: A placebo-controlled trial of obeticholic acid in primary biliary cirrhosis. N Engl J Med 2016;375:631.

Fármacos para a hipertensão portal

Baiges A et al: Pharmacologic prevention of variceal bleeding and rebleeding. Hepatol Int 2018;12(Suppl 1):68.

Bhutta AQ et al: The role of medical therapy for variceal bleeding. Gastrointest Endosc Clin N Am 2015;25:479.

Fármacos para a síndrome do intestino curto

Kochar B et al: Teduglutide for the treatment of short bowel syndrome—a safety evaluation. Expert Opin Drug Saf 2018;17:733.

Seidner DL et al: Reduction of parenteral nutrition and hydration support and safety with long-term teduglutide treatment in patients with short bowel syndrome-associated intestinal failure: STEPS-3 study. Nutr Clin Pract 2018;33:520.

RESPOSTA DO ESTUDO DE CASO

Os objetivos imediatos da terapia consistem em melhorar os sintomas de dor abdominal, diarreia, perda de peso e fadiga dessa mulher. Outros objetivos, igualmente importantes, consistem em reduzir a inflamação intestinal, a fim de impedir a evolução para estenose intestinal, fistulização e necessidade de cirurgia. No momento, uma opção é avançar a terapia com a administração de um ciclo lento e gradual de corticosteroides sistêmicos (p. ex., prednisona) durante 8 a 12 semanas, visando a se obter um controle rápido dos sintomas e da inflamação, enquanto se inicia também o tratamento com um imunomodulador (p. ex., azatioprina ou mercaptopurina) para tentar conseguir uma remissão da doença em longo prazo. Se não for obtido um controle satisfatório da doença dentro de 3 a 6 meses, deve-se recomendar a terapia com um fármaco anti-TNF. De modo alternativo, os pacientes com doença de Crohn moderada a grave que não respondem à mesalazina podem ser tratados com a administração *concomitante* de um fármaco anti-TNF e imunomoduladores, que produzem taxas de remissão mais altas do que qualquer um dos fármacos isoladamente, podendo melhorar os resultados em longo prazo.

CAPÍTULO

63 Fármacos canabinoides

Todd W. Vanderah, PhD

ESTUDO DE CASO

Uma mulher de 42 anos com câncer de mama metastático está sendo tratada com uma associação de ciclofosfamida, doxorrubicina e fluoruracila (5-FU) e queixa-se de dor, devido à neuropatia periférica induzida pela quimioterapia. Ela relata que não tem vontade de comer, em virtude de náuseas e vômitos induzidos pela terapia farmacológica. A paciente está recebendo altas doses de oxicodona para alívio da dor, porém apresenta constipação severa. Na consulta com o oncologista, ela apresenta sinais físicos de caquexia e relata dor contínua nas costas e nos quadris. Amigos da paciente sugerem que ela use maconha medicinal como estratégia para controlar os sintomas correntes.

Quais evidências suportam essa abordagem? Quais são as reações adversas em caso de adoção dessa estratégia?

O uso medicinal de canabinoides e maconha *in natura* tem sido controverso, porém, como muitos outros produtos farmacêuticos, há uma longa história de seu uso para uma variedade de doenças. Há inúmeros relatos de canabinoides utilizados para o alívio de dor, náuseas e glaucoma, bem como para tratar epilepsia, doença de Parkinson e síndrome de Tourette. Nos Estados Unidos, 33 estados já legalizaram a maconha para uso medicinal. Embora seu uso continue ilegal no país de acordo com as regras da Drug Enforcement Agency (DEA), alguns dos componentes derivados da *Cannabis* foram aprovados pela Food and Drug Administration (FDA). A maconha medicinal contém aproximadamente 50 a 70 canabinoides diferentes, denominados **fitocanabinoides**, e dois desses componentes merecem atenção da ciência. O primeiro componente, denominado **delta-9 tetra-hidrocanabinol** (THC), é considerado a substância com maior efeito psicoativo, sendo responsável pelos sintomas de euforia. O segundo componente, **canabidiol** (**CBD**), não apresenta atividade psicoativa ou euforizante. O seu mecanismo de ação ainda é desconhecido, porém tem se mostrado útil para uma variedade de doenças.

A descoberta de receptores canabinoides gerou interesse sobre o potencial terapêutico da maconha. A identificação da ampla produção celular de canabinoides endógenos em seres humanos e animais revitalizou a ciência dos canabinoides medicinais.

RECEPTORES CANABINOIDES

Os receptores canabinoides foram identificados farmacologicamente na década de 1980 e confirmados por clonagem em 1990. Estudos identificaram dois receptores acoplados à proteína G, denominados CB_1 e CB_2, que demonstraram acoplamento $G_{i/o}$ e uma diminuição correspondente das concentrações de AMPc quando ativados. Apesar do acoplamento semelhante, os receptores têm padrões de expressão muito diferentes. O CB_1 apresenta expressão disseminada na maioria dos órgãos corporais, bem como alta expressão nos neurônios do sistema nervoso central e periférico. Já a expressão do receptor CB_2 é muito menos extensa, uma vez que ele demonstra atividade principalmente em células imunes (i.e., macrófagos, monócitos, células imunes residentes de órgãos específicos), baço, nódulos linfáticos, micróglia no sistema nervoso central (SNC) e células imunes especializadas, como osteoclastos. Desde a descoberta dos receptores CB, inúmeros estudos identificaram a sua função em uma variedade de tecidos, bem como mudanças na sua expressão causadas por doenças, alterações hormonais e ativação sustentada. No entanto, apenas algumas moléculas de canabinoides foram aprovadas pela FDA para uso medicinal. Possivelmente, isso se deve às restrições de regulamentações federais, que inibem o investimento da indústria farmacêutica em um mercado que enfrentaria dificuldades para a regulamentação de novos fármacos, bem como à competição

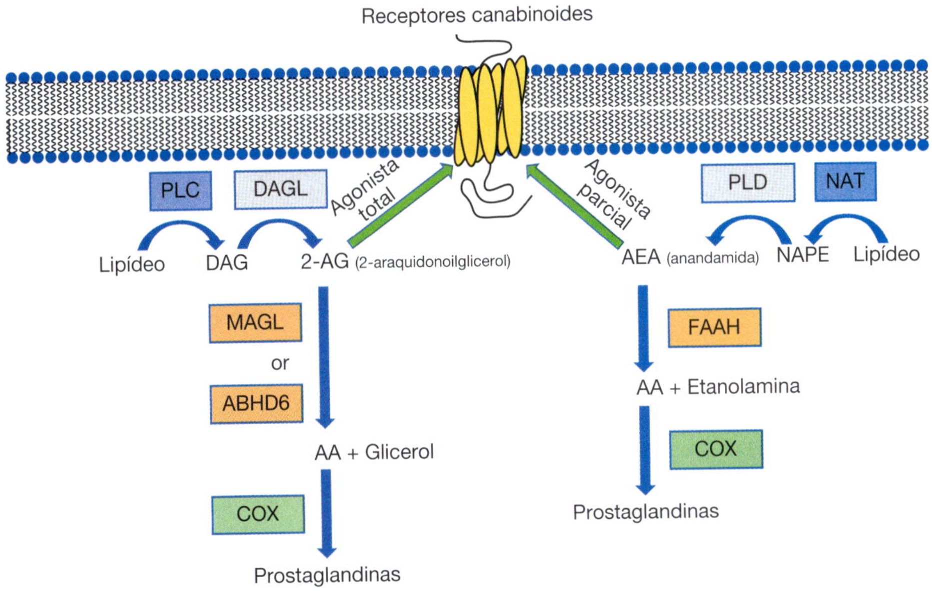

FIGURA 63-1 Vias de síntese e degradação dos canabinoides endógenos. Tanto a AEA como o 2-AG são sintetizados a partir de lipídeos de membrana por duas enzimas diferentes. A AEA é degradada pela enzima amida hidrolase de ácidos graxos (FAAH, do inglês *fatty acid amide hydrolase*), liberando ácido araquidônico (AA) e etanolamina, ao passo que o 2-AG é degradado por monoacilglicerol lipase (MAGL) ou pela α/β-hidrolase contendo domínio 6 (ABHD6), a depender da expressão celular. A degradação do 2-AG produz ácido araquidônico, bem como glicerol. O 2-AG é mais de 200 vezes mais abundante do que a AEA, porém ambos atuam nos receptores CB_1 e CB_2. A AEA se comporta como um agonista parcial, ao passo que o 2-AG é um agonista completo. PLC, fosfolipase C; DAGL, diacilglicerol lipase; PLD, fosfolipase D; NAT, N-aciltransferase; DAG, diacilglicerol; NAPE, *N*-acil fosfatidiletanolamina; AA, ácido araquidônico; COX, cicloxigenase.

de mercado com a maconha não medicinal, aos efeitos colaterais imprevistos e à estigma social.

CANABINOIDES ENDÓGENOS

Em 1992, a descoberta do sistema canabinoide endógeno despertou o interesse de novos métodos para aumentar ou diminuir a produção de agonistas canabinoides endógenos. A anandamida (AEA) foi o primeiro canabinoide endógeno descoberto. Em seguida, um segundo canabinoide endógeno, o 2-araquidonilglicerol (2-AG), foi descoberto, cuja expressão endógena é 200 vezes maior do que a da anandamida, sendo considerado, portanto, o endocanabinoide dominante. A AEA é sintetizada a partir de lipídeos da membrana celular pela enzima *N*-acetiltransferase (NAT), seguida pela enzima fosfolipase D seletiva (NAPE-PLD) (Figura 63-1).

Da mesma forma, o 2-AG é sintetizado a partir de lipídeos da membrana celular pelas enzimas fosfolipase C (PLC) e diacilglicerol lipase (DAGL) (ver Figura 63-1). Os fármacos inibidores de DAGL estão nos estágios iniciais de desenvolvimento. Em estudos pré-clínicos, foi sugerido que eles são úteis no tratamento da obesidade. Tanto a AEA como o 2-AG são rapidamente metabolizados por enzimas intracelulares que são potenciais alvos farmacológicos (para aumentar os canabinoides endógenos). A enzima FAAH decompõe a AEA em ácido araquidônico (AA) e etanolamina, sendo o AA um produto que por si só produz inflamação via enzima cicloxigenase (ver Capítulo 18). As enzimas monoacilglicerol lipase (MAGL) e α/β-hidrolase contendo o domínio 6 (ABHD6) metabolizam o 2-AG em AA, que pode ser posteriormente transformado pela cicloxigenase em prostaglandinas (Figuras 18-1 e 63-1). Em estudos pré-clínicos, vários compostos experimentais (p. ex., URB629, MJN110, JZL184, WWL70, PF-06818883, ABX-1431) têm mostrado bloquear a degradação de canabinoides endógenos e inibir a dor e a inflamação em animais. Contudo, nenhum ensaio clínico demonstrou eficácia e segurança em seres humanos.

COMPOSTOS CANABINOIDES

Três canabinoides estão atualmente aprovados pela FDA para uso medicinal nos Estados Unidos. Os dois primeiros, nabilona e dronabinol (Figura 63-2), são fármacos do esquema II e foram aprovados para tratar náuseas e vômitos associados à quimioterapia do câncer em pacientes que tomaram outros fármacos sem alívio. O dronabinol também é aprovado para tratar anorexia e perda de peso em pessoas com síndrome da imunodeficiência humana (aids). O dronabinol é a forma sintética do THC, ao passo que a nabilona é uma molécula sintética semelhante ao dronabinol (ver Figura 63-2). Ele é utilizado nos Estados Unidos e em outros países para dores crônicas, náuseas e vômitos, anorexia e perda de peso. O principal alvo do dronabinol e da nabilona é o receptor CB_1.

O dronabinol e a nabilona podem produzir efeitos psicotrópicos e, com frequência, causam letargia, sonolência, ataxia e boca seca. Mais raramente, resultam em euforia.

Ambos são altamente lipofílicos e estão disponíveis na forma oral, com biodisponibilidade de aproximadamente 20 a 30%. O dronabinol e a nabilona são metabolizados por hidroxilação microssomal e oxidação catalisada pelo complexo citocromo P450 (CYP), principalmente a isoforma CYP2C. Eles têm meia-vida de aproximadamente 2 a 20 horas, devido ao seu conteúdo lipídico, que pode

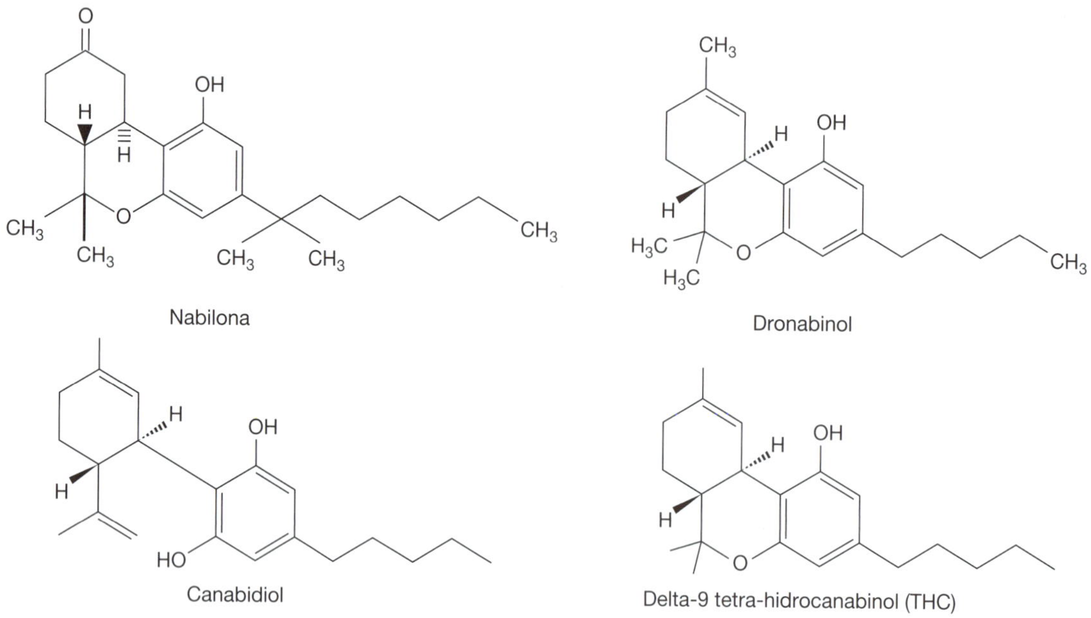

FIGURA 63-2 Estruturas químicas dos canabinoides aprovados pela FDA: nabilona, dronabinol, canabidiol e THC. O dronabinol é a versão sintética do THC.

variar em indivíduos, juntamente aos metabólitos ativos preditivos. Traços de ambos os compostos podem permanecer no organismo por mais de 35 horas, com alguns metabólitos sendo encontrados semanas após um único uso. A excreção ocorre principalmente pelo trato gastrintestinal e pelos rins.

O terceiro canabinoide aprovado pela FDA é o CBD (ver Figura 63-2), um fármaco de programação V. Conforme discutido no Capítulo 24, o CBD é aprovado para convulsões associadas à síndrome de Dravet e à síndrome de Lennox-Gastaut. Embora o CBD seja classificado como um canabinoide, ele não tem atividade nos receptores CB_1 e CB_2. Portanto, o seu mecanismo de ação é desconhecido até o momento, o que leva à especulação de se haveria um receptor canabinoide adicional ou se o CBD age em um receptor diferente, previamente identificado. Estudos recentes demonstraram as interações e a atividade do CBD via receptor GPR55 (atualmente classificado como uma proteína G órfã), receptores 5-HT_1, canais TRPV1 e interações com outros canais iônicos, incluindo $GABA_A$ e canais de cálcio dependentes de voltagem tipo T ($Ca_{v3.2}$). Vários relatos de casos e estudos clínicos abertos sugeriram que o CBD reduz a dor, inflamação e ansiedade, porém a prova da sua eficácia e segurança clínica exigirá ensaios clínicos randomizados, controlados e cegos. Recentemente, um estudo de casos de pequeno porte, aberto, conduzido em pacientes com transtorno de estresse pós-traumático (TEPT) identificou a eficácia do CBD no tratamento dos sintomas de TEPT quando adicionado à terapia atual. Um estudo em pacientes com doença de Crohn demonstrou que o CBD preveniu significativamente a hiperpermeabilidade gastrintestinal induzida por inflamação. Além disso, estudos sugerem a eficácia do CBD na atenuação de sinais de dependência de drogas, com ensaios clínicos ainda em andamento.

A planta do cânhamo, uma variedade distinta de *Cannabis sativa* que tem sido utilizada por seu elevado teor de fibra, produz concentrações muito mais altas de CBD do que a maconha. O CBD, na maioria das vezes, é bem tolerado e isento de efeitos psicoativos e euforizantes, comumente observados com os agonistas CB_1, como a maconha medicinal, que tende a ter concentrações maiores de Δ9-THC e menores de CBD. A biodisponibilidade oral do CBD é de aproximadamente 20%, e a sua meia-vida é de 15 a 20 horas. O CBD é metabolizado pelo sistema CYP hepático, incluindo as famílias CYP2C, CYP1A e CYP3A; é excretado principalmente pelas fezes e pela urina.

Por fim, a maconha medicinal, que ainda é uma substância de classificação I ilegal nos Estados Unidos, está amplamente disponível no país e em outros países em uma variedade de formulações descritas a seguir. A maconha medicinal contém mais de 50 canabinoides diferentes e atua nos receptores CB_1 e CB_2, bem como em outros locais não identificados, incluindo o sítio CBD. Ela está sendo prescrita para uma série de condições, incluindo dor, glaucoma, estresse, TEPT, náuseas e vômitos associados à quimioterapia do câncer, perda de apetite e perda de peso, espasmos musculares e epilepsia. A maconha medicinal é prescrita em várias formas, incluindo fumo, vaporização, comestível, cápsulas, pastilhas, adesivos e aerossóis dérmicos. Ela apresenta algumas reações adversas leves a moderados, incluindo efeitos psicoativos, cansaço, tontura, coordenação motora prejudicada, efeitos cardiovasculares (taquicardia, vasodilatação periférica, hipotensão), memória de curto prazo prejudicada e psicose em doses elevadas. Uma revisão da literatura sobre medidas de cognição baseadas em tarefas neuropsicológicas mostrou prejuízo – por exposição aguda e crônica à maconha – no aprendizado verbal e na memória, bem como em tarefas de atenção. A função psicomotora é mais afetada durante a intoxicação aguda, ao passo que o comprometimento da memória verbal, da atenção e de algumas funções executivas pode persistir após o uso prolongado e a abstinência. No entanto, o teste cognitivo com uma melhor seleção de substâncias puras não foi estudado de forma adequada. Evidências recentes sugerem que pode ocorrer *proteção* cognitiva pelo uso de canabidiol na presença de THC, porém os estudos não são definitivos.

Outro canabinoide que é comercializado atualmente na Europa, no Canadá e em algumas áreas do Oriente Médio, da África e da Ásia é o **nabiximol** (não disponível no Brasil). O nabiximol contém quantidades iguais de THC e CBD e foi aprovado para uso como *spray* bucal para aliviar a espasticidade da esclerose múltipla, a dor neuropática e a bexiga hiperativa. Recentemente, um fármaco biológico, o **namacizumabe** (não disponível no Brasil), foi introduzido para o tratamento da esteato-hepatite não alcoólica, uma comorbidade frequente da obesidade abdominal. O namacizumabe é um anticorpo alostérico negativo que estabiliza os receptores CB_1 em uma conformação inativa. Assim como muitos fármacos biológicos, é provável que o namacizumabe fique restrito aos tecidos periféricos e não resulte em efeitos no SNC.

RESUMO

Subclasse, fármaco	Mecanismo de ação	Efeitos	Aplicações clínicas	Toxicidade
• Canabidiol	Incerto	Ver Capítulo 24	Síndrome de Dravet, síndrome de Lennox-Gastaut	Ver Capítulo 24
• Dronabinol, nabilona	Agonista dos receptores CB_1 e CB_2		Náuseas, vômitos na quimioterapia; anorexia na aids	Euforia, tontura, vasodilatação, hipotensão

PREPARAÇÕES DISPONÍVEIS

NOMES GENÉRICOS
Canabidiol
Dronabinol*
Nabilona*

*Não disponível no Brasil.

REFERÊNCIAS

Bird Rock Bio: Bird Rock Bio Completes Single Ascending Dose Human Clinical Trial for Namacizumab; Generates Safety, Tolerability, and Pharmacokinetics Data; Prepares To Initiate Study in Non-Alcoholic Fatty Liver Disease Patients. PR Newswire, 2017.

Bisogno T et al: A novel fluorophosphonate inhibitor of the biosynthesis of the endocannabinoid 2-arachidonoylglycerol with potential anti-obesity effects. Br J Pharmacol 2013;169:784.

Broyd SJ et al: Acute and chronic effects of cannabinoids on human cognition—a systematic review. Biol Psychiatry 2016;79;557.

Cogan PS: On healthcare by popular appeal: Critical assessment of benefit and risk in cannabidiol based dietary supplements. Expert Rev Clin Pharmacol 2019;12:501.

Costa B et al: The non-psychoactive cannabis constituent cannabidiol is an orally effective therapeutic agent in rat chronic inflammatory and neuropathic pain. Eur J Pharmacol 2007;556:75.

Couch DG et al: Cannabidiol and palmitoylethanolamide are anti-inflammatory in the acutely inflamed human colon. Clin Sci (Lond) 2017;131:2611.

Couch DG et al: Palmitoylethanolamide and cannabidiol prevent inflammation-induced hyperpermeability of the human gut in vitro and in vivo—a randomized, placebo-controlled, double-blind controlled trial. Inflamm Bowel Dis 2019;25:1006.

Devane WA et al: Isolation and structure of a brain constituent that binds to the cannabinoid receptor. Science 1992;258:1946.

Di Marzo V: New approaches and challenges to targeting the endocannabinoid system. Nat Rev Drug Discov 2018;17:623.

Greydanus DE et al: Cannabis: Effective and safe analgesic? J Pain Manag 2014;7:209.

Howlett AC et al: International Union of Pharmacology. XXVII. Classification of cannabinoid receptors. Pharmacol Rev 2002;54:161.

Karst M et al: Role of cannabinoids in the treatment of pain and (painful) spasticity. Drugs 2010;70:2409.

Klein TW et al: The cannabinoid system and immune modulation. J Leukoc Biol 2003;74:486.

Long LE et al: Distinct neurobehavioural effects of cannabidiol in transmembrane domain neuregulin 1 mutant mice. PLoS One 2012;7:e34129.

Lozano-Ondoua AN et al: Disease modification of breast cancer-induced bone remodeling by cannabinoid CB2 receptor agonists. J Bone Miner Res 2013;28:92.

Mechoulam R: The pharmacohistory of *Cannabis sativa*. In: Mechoulam R (editor): *Cannabinoids as Therapeutic Agents*. Boca Raton: CRC Press; 1986.

Pertwee RG: Cannabinoid pharmacology: The first 66 years, Br J Pharmacol 2006;147(Suppl 1):S163.

Russo EB et al: Agonistic properties of cannabidiol at 5-HT1a receptors. Neurochem Res 2005;30(8):1037.

Ryberg E et al: The orphan receptor GPR55 is a novel cannabinoid receptor. Br J Pharmacol 2007;152:1092.

RESPOSTA DO ESTUDO DE CASO

A maconha medicinal pode ser a melhor estratégia, embora também se possa prescrever nabilona ou dronabinol. Os vários componentes da maconha medicinal (que contém THC) podem ajudar a controlar a caquexia, as náuseas, os vômitos e a dor da paciente. O canabidiol e outros canabinoides da maconha medicinal podem ajudar a aliviar a dor induzida pela quimioterapia. A paciente deve ser informada sobre as possíveis reações adversas, como efeitos psicotrópicos, boca seca, tontura e sonolência.

CAPÍTULO

64 Potencial tóxico e terapêutico de fármacos de venda livre

Valerie B. Clinard, PharmD
Robin L. Corelli, PharmD

ESTUDO DE CASO

Um homem de 74 anos procura atendimento médico por agravamento de taquipneia, congestão torácica e sintomas de gripe intensa (tosse, rinorreia, congestão nasal e cefaleia) ao longo da última semana. A história médica pregressa dele é de insuficiência cardíaca, hipertensão e hiperlipidemia. Atualmente, ele está em uso de succinato de metoprolol, 100 mg/dia, candesartana, 16 mg/dia, bumetanida, 1 mg/dia, cloreto de potássio, 20 mEq/dia, e rosuvastatina, 20 mg/dia. O paciente relata excelente adesão ao esquema terapêutico prescrito. Quando questionado sobre o uso de fármacos sem prescrição médica ou suplementos com ervas ou dietéticos, ele admite ter utilizado vários produtos de venda livre nos últimos 5 dias para sintomas de resfriado, incluindo o medicamento que contém uma associação de bicarbonato de sódio, ácido acetilsalicílico e ácido cítrico, 2 comprimidos de 4/4 h, pseudoefedrina de liberação controlada, 240 mg, 1 vez ao dia e associação de naproxeno 220 mg mais difenidramina 25 mg, antes de dormir.* Os sinais vitais revelam que o paciente está: afebril, com pressão arterial de 164/92 mmHg, com pulso de 78 bpm e frequência respiratória de 18/min. No exame físico, ele apresenta terceira bulha (S_3) cardíaca audível, edema de membros inferiores e ausculta pulmonar com estertores inspiratórios bilaterais.

Quais fármacos geralmente estão contidos em preparações de venda livre para resfriados? Quais dos fármacos de venda livre citados podem ter contribuído para a hipertensão arterial em curso? Alguma dessas preparações pode agravar a insuficiência cardíaca?

*N. de R.T. No Brasil, nenhum desses medicamentos está disponível. As substâncias estão aprovadas e disponíveis para comercialização, mas em outras apresentações.

Nos Estados Unidos, os fármacos são divididos em duas categorias: aqueles cuja venda é restrita e depende de prescrição médica e aqueles cuja recomendação de uso pelo público pode ser informal. Essa última categoria constitui os fármacos não prescritos ou de venda livre (OTC, do inglês *over-the-counter*; sobre o balcão, em tradução livre).* Essa categoria não inclui suplementos (vitaminas, minerais, ervas e plantas), que estão sujeitos a diferentes regulamentações (ver Capítulo 65, Suplementos dietéticos e fitoterápicos). Em 2019, a sociedade norte-americana gastou aproximadamente 32,2 bilhões de dólares em produtos de venda livre (OTCs) como automedicação para uma ampla variedade de condições médicas agudas e crônicas.

*N. de R.T. No Brasil, esses fármacos são denominados medicamentos isentos de prescrição (MIPs).

Embora muitos desses medicamentos sejam semelhantes quanto ao princípio ativo, eles são comercializados como se houvesse diferenças e vantagens entre eles. De fato, existem mais de cem produtos vendidos como analgésicos "diferentes", e quase todos contêm ácido acetilsalicílico, ou ibuprofeno, ou paracetamol, ou alguma associação desses fármacos como componente principal da formulação. Eles diferem entre si pela adição de componentes questionáveis, como cafeína ou anti-histamínicos. Além disso, os nomes comerciais sugerem uma utilidade específica (p. ex., Resprin, Artrosil, etc.), ou uma potência especial ("feminino", "enxaqueca", "máximo", "*plus*"); também são apresentados como preparações especiais (comprimidos de absorção entérica, comprimidos gelatinosos, comprimidos mastigáveis, produtos de liberação retardada, formulações em pó, comprimidos efervescentes). Em geral, um preço diferenciado é associado a todos esses recursos, e, na maioria dos casos, um produto genérico mais barato pode ser igualmente eficaz. É provável que os consumidores fiquem sobrecarregados pelas informações e confusos com a ampla variedade de produtos apresentados, e provavelmente usarão aqueles que são mais anunciados.

Desde 1972, a Food and Drug Administration (FDA) dos Estados Unidos tem se empenhado na revisão criteriosa da segurança e da eficácia de formulações de venda livre. Essa revisão teve, até o momento, duas consequências principais: (1) ingredientes designados como ineficazes ou inseguros para o uso terapêutico alegado estão sendo eliminados das formulações de produtos de venda livre (p. ex., antimuscarínicos em formulações supostamente indutoras do sono; atapulgita e policarbofila em formulações supostamente antidiarreicas); e (2) fármacos anteriormente adquiridos apenas mediante apresentação de prescrição médica foram liberados para uso como automedicação pelo consumidor em função de sua segurança e eficácia (Tabela 64-1). O processo de mudança de produtos vendidos com receita para medicamentos de venda livre aumentou de forma significativa as opções de autocuidado para os consumidores nos Estados Unidos. Atualmente, mais de cem fármacos com diferentes dosagens, comercializados anteriormente apenas sob prescrição médica, estão disponíveis no mercado para venda livre. Outras formulações anteriormente disponíveis apenas em baixas doses agora estão disponíveis em concentrações usuais de prescrição (p. ex., ranitidina de 150 mg, famotidina de 20 mg). Outros fármacos atualmente prescritos com potencial para futura reclassificação para venda livre incluem anticoncepcionais orais, sumatriptana, para enxaqueca, e terapia de reposição de nicotina (inalador oral, *spray* nasal) e vareniclina, para parar de fumar. Contudo, o processo de reclassificação de "sob prescrição" para "venda livre" de um determinado fármaco nos Estados Unidos é caro e rigoroso. Apenas alguns fármacos selecionados são candidatos às mudanças (i.e., são restritos à condição de que o consumidor possa ser capaz de se autodiagnosticar e tratar a doença com segurança). Por exemplo, os fármacos redutores de colesterol colestiramina, lovastatina e pravastatina tiveram negada a autorização para se tornarem medicamentos de venda livre, com base no argumento de que não podem ser utilizados de forma segura e eficaz no cenário de venda livre no mercado. O comitê consultor para fármacos vendidos sem prescrição considerou que seria necessário o cuidado de um profissional de saúde para o acompanhamento dos casos de hiperlipidemia, problema crônico e assintomático cujas consequências são potencialmente graves. Por um motivo semelhante, não foi aprovada a comercialização do aciclovir como medicamento de venda livre para o tratamento de herpes genital recorrente, em função da preocupação com erros no diagnóstico e o uso inapropriado, levando ao aumento da resistência viral.

Há três razões pelas quais se considera essencial que o médico esteja familiarizado com os produtos classificados como de venda livre. Em primeiro lugar, muitos fármacos de venda livre são eficazes no tratamento de doenças comuns, e é importante que o médico seja capaz de ajudar o paciente a selecionar um produto seguro e eficaz. Nos Estados Unidos, os planos de saúde incentivam os médicos a reduzirem custos, o que encoraja muitos deles a recomendarem fármacos de venda livre, visto que estes são mais baratos e não financiados pelos planos de saúde. Em segundo lugar, muitos dos constituintes ativos contidos nos medicamentos de venda livre podem agravar condições clínicas existentes ou interagir com fármacos prescritos (ver Capítulo 67, Interações medicamentosas importantes e seus mecanismos). Por fim, o uso inapropriado ou exagerado de medicamentos de venda livre pode desencadear complicações clínicas importantes. Por exemplo, a fenilpropanolamina, um simpatomimético antigamente encontrado em muitos produtos para o tratamento de resfriados, alergias e controle do peso, foi retirada do mercado nos Estados Unidos pela FDA com base em relatos de que o fármaco aumentaria o risco de acidente vascular encefálico hemorrágico. O dextrometorfano, um antitussígeno presente em muitas formulações para o tratamento de resfriado e tosse, tem sido utilizado em doses elevadas (p. ex., mais de 5-10 vezes a dose

TABELA 64-1 Fármacos que mudaram da condição de "sob prescrição médica" para "venda livre" pela Food and Drug Administration (2006-2020)

Componente	Indicação (categoria farmacológica)	Ano de alteração da categoria
Adapaleno	Acne (retinoide tópico)	2016
Brimonidina	Vermelhidão ocular (agonista α_2 de uso tópico oftálmico)	2017
Budesonida	Rinite alérgica (glicocorticoide tópico)	2015
Cetirizina	Febre do feno/alergias respiratórias superiores (anti-histamínico)	2007
Cetotifeno	Prurido nos olhos (anti-histamínico oftálmico)	2006
Diclofenaco	Dor de artrite (anti-inflamatório não esteroide tópico)	2020
Esomeprazol	Redutor da acidez gástrica (inibidor da bomba de próton)	2014
Fexofenadina	Febre do feno/alergias respiratórias superiores (anti-histamínico)	2011
Fluticasona	Rinite alérgica (glicocorticoide tópico)	2014
Lansoprazol	Redutor da acidez gástrica (inibidor da bomba de próton)	2009
Levocetirizina	Febre do feno/alergias respiratórias superiores (anti-histamínico)	2017
Levonorgestrel	Contraceptivo de emergência (progesterona)	2006
Olopatadina	Prurido nos olhos (anti-histamínico oftálmico)	2020
Orlistate	Auxiliar de perda de peso (inibidor de lipase intestinal)	2007
Oxibutinina	Bexiga hiperativa (anticolinérgico transdérmico)	2013
Polietilenoglicol	Constipação (laxante osmótico)	2006
Triancinolona	Rinite alérgica (glicocorticoide tópico)	2013

recomendada) como alucinógeno por adolescentes. Embora sejam raras as complicações graves associadas à sobredose de dextrometorfano como fármaco único, muitos produtos associados em sua fórmula contêm outros componentes (paracetamol, anti-histamínicos e simpatomiméticos) cuja sobredose pode ser fatal. Às vezes, a loperamida é utilizada em doses elevadas para produzir sensação de gratificação semelhante àquela observada pelo uso de opioides, ou como automedicação para tratar sintomas de abstinência aos opioides. Em doses elevadas, a loperamida pode cruzar a barreira hematencefálica e produzir alteração do estado mental e depressão respiratória. Além disso, ela pode induzir arritmias ventriculares em doses supraterapêuticas. A pseudoefedrina, um descongestionante contido em diversas fórmulas antigripais de venda livre, também é utilizada na produção ilícita de metanfetamina. O conhecimento geral acerca desses produtos e suas fórmulas permite ao médico avaliar de forma mais ampla a possibilidade de problemas relacionados com o uso de venda livre em seus pacientes.

A Tabela 64-2 apresenta exemplos de preparações de venda livre que podem ser utilizadas com eficácia para tratar condições médicas comuns. A seleção de um constituinte em vez de outro pode

TABELA 64-2 Substâncias com eficácia conhecida para classes de medicamentos isentos de prescrição nos Estados Unidos (OTC)*

Categoria de fármacos de venda livre	Nome genérico	Uso declarado na bula	Avisos	Considerações
Redutores da acidez gástrica (antagonistas H_2)	Cimetidina Famotidina	Alívio e prevenção da azia associada à má digestão	Evite o uso em: crianças < 12 anos; em paciente com dificuldade ou dor para engolir alimentos, que reportam presença de sangue no vômito ou nas fezes ou fezes escurecidas; ou em uso de outros antiácidos; ou se os sintomas incluírem azia com tontura, sudorese ou dor no peito; se houver necessidade de mais de 14 dias de tratamento As reações adversas incluem: náuseas, agitação, cefaleia, tontura e ginecomastia (cimetidina; raro)	• Para prevenir os sintomas, administre antes de consumir alimentos ou bebidas que causem azia (0-60 minutos; consulte as instruções do produto) • A cimetidina pode aumentar as concentrações séricas de teofilina, varfarina e fenitoína
Redutores de ácido (inibidores da bomba de prótons [IBPs])	Esomeprazol Lansoprazol Omeprazol	Tratamento da azia frequente (ocorrência em 2 ou mais dias por semana)	Evite o uso em: crianças < 18 anos; se o paciente tem dificuldade ou dor para engolir alimentos, está vomitando sangue ou as fezes apresentam sangue ou estão escurecidas; se os sintomas incluem azia com tontura, sudorese, dor no peito; se tratamento > 14 dias. As reações adversas incluem: cefaleia, dor abdominal, náuseas e diarreia	• Não se destina ao alívio imediato (os fármacos apresentam eficácia de 1 a 4 dias após o início do tratamento) • Ingerir com água antes de comer, pela manhã • Os pacientes podem repetir um curso de terapia de 2 semanas a cada 4 meses • A terapia com IBPs pode aumentar o risco de diarreia associada a *Clostridium difficile*, pneumonia e fratura • Interrompa o uso se aparecerem erupção cutânea ou dor nas articulações, pois pode ocorrer recidiva ou exacerbação de um distúrbio autoimune preexistente • Esomeprazol, lansoprazol e omeprazol podem interagir com varfarina, clopidogrel, cilostazol, antifúngicos, diazepam, digoxina, tacrolimo, teofilina e antirretrovirais para HIV
Acne	Adapaleno Peróxido de benzoíla Ácido salicílico	Tratamento tópico da acne vulgar.	Evite o uso em: crianças < 12 anos (adapaleno); em áreas com cortes ou abrasões; próximo aos olhos e às membranas mucosas. Use com cuidado se a pele estiver sensível As reações adversas incluem: eritema, descamação, secura, queimação, prurido e ressecamento excessivo da pele (peróxido de benzoíla e ácido salicílico)	• Eritema, secura e descamação, queimação e prurido podem ocorrer com mais frequência nas primeiras 2 a 4 semanas de tratamento. Os sintomas geralmente diminuem com o uso contínuo. Pode ser necessário reduzir a frequência das aplicações • Evite a exposição desnecessária ao sol e se houver exposição, use fotoprotetor • Interrompa o uso de produtos com peróxido de benzoíla ou ácido salicílico se ocorrer urticária, prurido ou dificuldade para respirar. Podem ocorrer reações de hipersensibilidade (raro) • Lave bem as mãos após a aplicação • Devido à absorção sistêmica potencial do ácido salicílico pelo uso tópico, não o use em associação com outros produtos contendo ácido salicílico

(continua)

TABELA 64-2 Substâncias com eficácia conhecida para classes de medicamentos isentos de prescrição nos Estados Unidos (OTC)* (*continuação*)

Categoria de fármacos de venda livre	Nome genérico	Uso declarado na bula	Avisos	Considerações
Preparações para alergia	Clorfeniramina Clemastina Cetirizina Difenidramina Fexofenadina Levocetirizina Loratadina	Alívio temporário dos seguintes sintomas devido à febre do feno ou a alergias respiratórias superiores: espirros, coriza, olhos lacrimejantes e comichão no nariz ou na garganta	Evite o uso em: crianças < 2 anos; uso associado com outros sedativos e álcool, pois os efeitos sedativos podem ser potencializados. Tenha cuidado ao dirigir ou operar máquinas As reações adversas incluem: sonolência, tontura, fadiga, náuseas, cefaleia e retenção urinária Os anti-histamínicos estão contidos em muitas preparações de venda livre em associação com analgésicos, descongestionantes e expectorantes	• A difenidramina é o anti-histamínico com maior efeito sedativo • Consulte a bula do produto antes de usá-lo em crianças de 2 a 11 anos • Os anti-histamínicos de primeira geração (clorfeniramina, clemastina, difenidramina) podem causar excitabilidade em crianças • Os anti-histamínicos de segunda geração (cetirizina, fexofenadina, levocetirizina, loratadina) têm efeitos anticolinérgicos mínimos e estão associados a menores chances de sedação
Analgésicos e antipiréticos	Sistêmico: Paracetamol *Anti-inflamatórios não esteroides (AINEs):* Ácido acetilsalicílico Ibuprofeno Naproxeno Tópico: Diclofenaco (gel)	Redução temporária da febre e alívio temporário de dores leves a moderadas e da cefaleia	*Paracetamol* Evite o uso em: associação com outros fármacos contendo paracetamol; pacientes que bebem três ou mais doses de bebidas alcoólicas ao dia, devido ao risco aumentado de lesão hepática grave As reações adversas incluem: sonolência, hepatotoxicidade (relacionada com a dose), nefrotoxicidade (com sobredosagem crônica) e reações de hipersensibilidade (rara) *Ácido acetilsalicílico e outros AINEs* Evite o uso em: pacientes com distúrbios hemorrágicos gastrintestinais subjacentes; insuficiência cardíaca; insuficiência renal; insuficiência hepática; asma; hipertensão; doença cardíaca; em crianças ou adolescentes com catapora ou sintomas semelhantes aos da gripe, devido ao risco aumentado de síndrome de Reye (apenas ácido acetilsalicílico) As reações adversas incluem: dispepsia, náuseas, úlcera gástrica e duodenal, insuficiência renal, reações de hipersensibilidade (rara), edema e zumbido (relacionado com a dose com ácido acetilsalicílico) *Diclofenaco tópico* Evite o uso em: pacientes com hipersensibilidade conhecida; história de asma, insuficiência cardíaca, insuficiência renal, urticária ou outra reação alérgica ao ácido acetilsalicílico ou aos AINEs; no contexto de cirurgia de revascularização do miocárdio As reações adversas incluem: dispepsia, náuseas, ulceração ou perfuração gástrica, reações cutâneas e edema	*Paracetamol* • A dose máxima recomendada para adultos para uso como automedicação é de 3.000 a 3.250 mg/24 h (4.000 mg/24 h sob supervisão médica) • Muitas formulações podem incluir paracetamol, o que pode levar a uma sobredose não intencional *Ácido acetilsalicílico e outros AINEs* • O uso pode aumentar o risco de hemorragia gastrintestinal grave em indivíduos: com 60 anos ou mais; com úlcera péptica ou anomalias de coagulação; em uso de anticoagulantes, corticosteroides ou outros AINEs; que consomem mais de três doses de bebida alcoólica ao dia; ou que utilizam fármacos por mais tempo do que o prescrito • Dose máxima diária recomendada, sem prescrição médica, para adultos: ácido acetilsalicílico (3.900 mg); ibuprofeno (1.200 mg); naproxeno (660 mg) • Pode reduzir a eficácia de fármacos anti-hipertensivos • Uso contínuo de ibuprofeno ou naproxeno por um longo tempo pode aumentar o risco de infarto agudo do miocárdio e acidente vascular encefálico. Esse risco é provavelmente menor com o naproxeno • O uso frequente ou regular de ibuprofeno pode interferir no efeito cardioprotetor do ácido acetilsalicílico • Os pacientes devem minimizar a exposição à luz solar natural ou artificial em áreas tratadas com diclofenaco tópico • O uso concomitante de AINEs tópicos e orais deve ser evitado. Foi documentada uma maior frequência de hemorragia, alteração da creatinina, ureia e hemoglobina

(*continua*)

TABELA 64-2 Substâncias com eficácia conhecida para classes de medicamentos isentos de prescrição nos Estados Unidos (OTC)* (*continuação*)

Categoria de fármacos de venda livre	Nome genérico	Uso declarado na bula	Avisos	Considerações
Antiácidos	Hidróxido de alumínio Carbonato de cálcio Hidróxido de magnésio Bicarbonato de sódio/ácido cítrico Hidróxido de alumínio/hidróxido de magnésio/simeticona	Alívio temporário de cólicas gástricas com refluxo, indigestão ácida e azia. Preparações que contêm simeticona são utilizadas para o alívio de sintomas de inchaço, pressão ou gases intestinais	Evite o uso se: insuficiência renal grave (formulações contendo alumínio e sódio); insuficiência cardíaca ou hipertensão (formulações contendo sódio) As reações adversas incluem: diarreia (preparações com magnésio) e prisão de ventre (preparações com alumínio)	• As associações de hidróxido de magnésio e hidróxido de alumínio têm menor probabilidade de produzir constipação ou diarreia e oferecem maior capacidade de neutralização • Com o uso prolongado, os antiácidos podem causar "acidez de rebote" (estado de hipersecreção ácida paradoxal, associada ao aumento da concentração de gastrina) • Os antiácidos podem reduzir significativamente a absorção de muitos fármacos prescritos e administrados concomitantemente
Antidiarreicos	Salicilato de bismuto Loperamida	Para controle de sintomas de diarreia (incluindo diarreia do viajante). As preparações que contêm bismuto também são utilizadas para o alívio de sintomas estomacais (indigestão, azia, náuseas, gases, eructação)	*Produtos contendo bismuto* Evitar em: pacientes em uso de salicilatos; com alergia ao ácido acetilsalicílico; com distúrbios hemorrágicos; com úlcera péptica; com fezes sanguinolentas ou escuras; em crianças ou adolescentes com varicela ou sintomas semelhantes aos da gripe, devido ao risco aumentado de síndrome de Reye As reações adversas incluem: alteração na cor das fezes (preto, alcatrão), alteração na cor da língua (escurecimento) e zumbido (relacionado com a dose e mais provável quando administrados com ácido acetilsalicílico) *Loperamida* Evitar uso em: crianças < 12 anos; pacientes com fezes sanguinolentas ou escuras As reações adversas incluem: dor abdominal, náuseas, constipação, sonolência, tontura, boca seca, *Torsades de pointes* e parada cardíaca (com doses superiores às recomendadas)	• Os fármacos antidiarreicos não devem ser utilizados se ocorrer diarreia com febre > 38 °C ou se houver sangue ou muco nas fezes • As preparações contendo bismuto podem ser utilizadas como adjuvantes da terapia associada para erradicação da *Helicobacter pylori* • A loperamida, um opioide sintético, não é considerada uma substância controlada, mas às vezes é abusada em altas doses para efeitos euforizantes semelhantes aos dos opioides
Preparações antifúngicas (tópicas)	Butenafina Clotrimazol Miconazol Terbinafina Tolnaftato	Alívio do prurido, queimação, descamação, irritação e desconforto associados a *tinea pedis* (pé de atleta), *tinea cruris* (prurido genital) e *tinea corporis* (micose)	Somente para uso externo. Evite o contato com olhos, nariz, boca ou outras membranas mucosas. Evite o uso em: crianças < 2 anos (clotrimazol, miconazol, tolnaftato) ou crianças < 12 anos (butenafina, terbinafina) As reações adversas incluem: eritema, irritação, prurido e queimação	• Para o tratamento do pé de atleta, aplique o produto nos espaços entre os dedos e troque os sapatos e as meias diariamente • Evite curativos oclusivos • Não use sobre as unhas ou o couro cabeludo

(*continua*)

TABELA 64-2 Substâncias com eficácia conhecida para classes de medicamentos isentos de prescrição nos Estados Unidos (OTC)* *(continuação)*

Categoria de fármacos de venda livre	Nome genérico	Uso declarado na bula	Avisos	Considerações
Preparações antifúngicas (uso vaginal)	Clotrimazol Miconazol Tioconazol, dose única	Tratamento de infecções vaginais por fungos (candidíase) e para o alívio do prurido e da irritação vulvar externa associados a infecções vaginais por fungos	Apenas para uso vaginal. Evite o uso em: crianças < 12 anos; se o paciente apresentar dor abdominal inferior, nas costas ou no ombro, ou febre, calafrios, náuseas, vômitos ou secreção vaginal com odor fétido; em associação com tampões, duchas, espermicidas ou outros produtos vaginais As reações adversas incluem: prurido, ardor, dor e inchaço vaginal	• Os antifúngicos vaginais tópicos devem ser utilizados apenas para o tratamento da candidíase vulvovaginal recorrente em mulheres saudáveis não grávidas que foram previamente diagnosticadas por um médico • A terapia deve ser interrompida se os sintomas não desaparecerem em 3 dias ou se os sintomas persistirem após 7 dias de tratamento • Produtos vaginais (terapia de 7 dias, de preferência) podem ser utilizados para tratamento em mulheres grávidas • Preparações com nomes comerciais semelhantes podem conter diferentes antifúngicos; leia a bula e as instruções de uso com atenção • Preservativos e diafragmas podem ser danificados pelos fármacos, não evitando a gravidez ou doenças sexualmente transmissíveis
Antitussígenos	Dextrometorfano	Alívio temporário da tosse decorrente de irritação leve na garganta e nos brônquios devido a resfriado comum ou à inalação de substâncias irritantes	Evite o uso em: crianças < 4 anos; em pacientes usando inibidor da monoaminoxidase (IMAO), ou por 2 semanas após a descontinuação de uma IMAO Use com cuidado em pacientes com tosse crônica, como aquela decorrente de tabagismo, asma e enfisema, e em pacientes com tosse com produção excessiva de muco As reações adversas incluem: confusão, excitação, irritabilidade, nervosismo e síndrome serotonérgica (incomum)	• O dextrometorfano é um congênere não opioide do levorfanol sem propriedade analgésica ou tendência a causar dependência. Os profissionais de saúde devem estar alertas para problemas de abuso ou uso indevido • Com frequência, são utilizados em associação com anti-histamínicos, descongestionantes e expectorantes • Notifique o prescritor se os sintomas não melhorarem em 7 dias ou forem acompanhados por febre, erupção cutânea ou cefaleia persistente
Descongestionantes tópicos (intranasal)	Oximetazolina Fenilefrina	Alívio temporário da congestão nasal devido a resfriado comum, febre do feno, alergias respiratórias superiores ou congestão e pressão dos seios da face	Evite o uso em: crianças < 6 anos; por mais de 3 dias. Use com cuidado em: pacientes com doenças cardíacas; hipertensão; doença da tireoide; diabetes; dificuldade para urinar devido à próstata aumentada As reações adversas incluem: espirros, queimação, ardência, secura e rinorreia	• Fármacos de ação prolongada (preparações contendo oximetazolina) são geralmente preferidos • Os descongestionantes tópicos não devem exceder 3 dias de uso para evitar congestão nasal de rebote (piora ou recorrência dos sintomas de congestão)
Descongestionantes sistêmicos	Fenilefrina Pseudoefedrina	Alívio temporário da congestão e da pressão dos seios da face. Alívio temporário da congestão nasal devido a resfriado comum, febre do feno ou outras alergias respiratórias superiores	Evite o uso em: pacientes utilizando IMAO ou por 2 semanas após interromper a IMAO. Use com cuidado em pacientes com: doenças cardíacas; pressão alta; diabetes; doença da tireoide; dificuldade para urinar devido ao aumento da próstata As reações adversas incluem: arritmias, taquicardia, hipertensão, ansiedade, cefaleia, tontura, tremor e insônia	• Pode ser encontrado em associação com anti-histamínicos, antitussígenos, expectorantes e produtos analgésicos • Preparações com pseudoefedrina de liberação prolongada não devem ser utilizadas em crianças com idade < 12 anos • A regulamentação americana para desestimular a produção ilícita de metanfetamina define que todas as preparações contendo pseudoefedrina devem ser armazenadas em locais seguros e vendidas em quantidade limitada mediante identificação do usuário • Os produtos de pseudoefedrina de liberação prolongada não devem ser utilizados em crianças com idade < 12 anos

(*continua*)

TABELA 64-2 Substâncias com eficácia conhecida para classes de medicamentos isentos de prescrição nos Estados Unidos (OTC)* (*continuação*)

Categoria de fármacos de venda livre	Nome genérico	Uso declarado na bula	Avisos	Considerações
Contraceptivos de emergência	Levonorgestrel	Para prevenir a gravidez após uma relação sexual desprotegida ou possível falha contraceptiva	Evite o uso em: caso de gravidez conhecida ou suspeita As reações adversas incluem: sangramento menstrual mais intenso, náuseas, dor abdominal inferior, fadiga, cefaleia, tontura e sensibilidade mamária	• Disponível apenas mediante prescrição para mulheres com idade < 17 anos • Deve ser administrado o mais rápido possível, dentro de 72 horas após a relação sexual desprotegida • Se ocorrer vômito dentro de 2 horas após a ingestão do comprimido, pode ser necessário repetir a dose • Use anticoncepcional por segurança após a administração. Qualquer forma de método anticoncepcional anterior pode ser retomada imediatamente. No entanto, um método de barreira deve ser utilizado por 7 dias
Expectorantes	Guaifenesina	Utilizada para ajudar a desprender o muco (catarro) e as secreções brônquicas finas, tornando a tosse mais produtiva	Evite o uso em: crianças < 2 anos As reações adversas incluem: náuseas, vômitos, dor de estômago e tontura	• Único expectorante de venda livre reconhecido como seguro e eficaz pela FDA • Frequentemente utilizado em associação com anti-histamínicos, descongestionantes e antitussígenos • Administre com uma grande quantidade de líquidos para melhores resultados • Quando houver autoadministração, não use comprimidos de liberação prolongada em crianças < 12 anos; interrompa o uso se os sintomas não desaparecerem em 7 dias
Laxativos	*Formadores de bolo fecal* Preparações de policarbofila, psílio e metilcelulose *Hiperosmóticos* Glicerina (supositórios de glicerina) Polietilenoglicol 3350 *Emolientes* Docusato de sódio Docusato de cálcio *Laxativos estimulantes* Bisacodil Sene *Laxativos salinos* Fosfato de sódio	Alívio temporário de irregularidade e constipação ocasional	*Formadores de bolo* Evite o uso em: pacientes com dificuldade de deglutir *Polietilenoglicol 3350* Evite o uso em: pacientes com doença renal *Emolientes* Evite o uso em: pacientes que usam óleo mineral *Estimulantes* As reações adversas incluem: desconforto gástrico, queimação retal e cólicas leves *Laxativos salinos* Não use mais de um enema em um período de 24 horas Use com cuidado em pacientes com dieta restrita em sódio e em pacientes com doença renal *Todos os laxantes* Use com cuidado em pacientes com mudanças repentinas dos hábitos intestinais que persistem por 2 semanas; em pacientes com dor abdominal, náuseas ou vômitos As reações adversas incluem: náuseas, distensão abdominal, cólicas e flatulência	• Os laxantes mais seguros para uso crônico são os formadores de bolo e os emolientes • Embora todos os laxantes devam ser ingeridos com quantidades adequadas de líquido para obter o efeito ideal, os formadores de bolo, nas preparações em pó, devem ser ingeridos com bastante líquido para evitar asfixia

(*continua*)

TABELA 64-2 Substâncias com eficácia conhecida para classes de medicamentos isentos de prescrição nos Estados Unidos (OTC)* (*continuação*)

Categoria de fármacos de venda livre	Nome genérico	Uso declarado na bula	Avisos	Considerações
Tratamento da bexiga hiperativa	Sistema transdérmico de oxibutinina	Tratamento de bexiga hiperativa em mulheres com sintomas de incontinência urinária ou urgência e elevada frequência urinária por pelo menos 3 meses	Evite o uso em: homens; mulheres < 18 anos; indivíduos com sintomas de infecção do trato urinário (dor ou ardor ao urinar, sangue na urina, dor lombar inexplicada, urina turva ou com odor fétido) As reações adversas incluem: sonolência, tontura, confusão, boca seca, constipação, irritação no local da aplicação e visão turva	• As mulheres devem consultar o médico sobre os sintomas antes de usar esse produto • Mulheres que só perceberam perda acidental de urina ao tossir, espirrar ou rir podem ter incontinência urinária de esforço; esse produto não é eficaz para essa condição • A formulação do adesivo de venda livre contém a mesma dose do fármaco prescrito • O adesivo deve ser aplicado no abdome, nos quadris ou nas nádegas a cada 4 dias, com a alternância dos locais de aplicação • Quando associado com modificações no estilo de vida, leva aproximadamente 2 semanas para que ocorra o alívio dos sintomas
Pediculicidas (tratamento para piolhos)	Permetrina Piretrinas em associação a butóxido de piperonila	Tratamento de piolhos na cabeça (produtos contendo permetrina) e piolhos púbicos e corporais (produtos contendo butóxido de piperonila)	Somente para uso externo. Evite o uso em: alérgicos a pólen de ambrosia (*Ambrosia artemisiifolia*); crianças < 2 meses (permetrina) e < 2 anos (piretrinas em associação a butóxido de piperonila); próximo dos olhos; dentro de nariz, boca ou vagina; nos piolhos em sobrancelhas ou cílios As reações adversas incluem: prurido e vermelhidão nos locais de aplicação	• O uso adequado requer inspeção cuidadosa e aplicação completa dos fármacos (10 minutos) nas áreas afetadas • Após a aplicação, piolhos e lêndeas (ovos) devem ser removidos com um pente fino • Mata os piolhos vivos (neurotóxico), mas não é eficaz para ovos (lêndeas). Portanto, repita o processo em 7-10 dias para matar as lêndeas recém-nascidas • Vestuário, roupas de cama e outros itens que a pessoa infestada vestiu ou usou durante 2 dias antes do tratamento devem ser lavados em água quente (55-60 °C) e secos no ciclo de alta temperatura da máquina de lavar ou passados a ferro bem quente
Auxiliares do sono	Difenidramina Doxilamina	Reduzem a dificuldade de adormecer	Evite o uso em: crianças < 12 anos; associação com álcool, outros anti-histamínicos ou sedativos; indivíduos com glaucoma de ângulo fechado; homens com problemas para urinar devido ao aumento da próstata. Tenha cuidado ao dirigir ou operar máquinas As reações adversas incluem: tontura, constipação e boca seca	• Insônia que persiste por mais de 2 semanas pode ser um sinal de uma condição médica subjacente grave
Auxiliares no abandono do tabagismo	Goma de nicotina Pastilhas de nicotina Adesivo transdérmico de nicotina	Reduzem os sintomas de abstinência (incluindo o desejo por nicotina) associados à interrupção do hábito de fumar	Evite o uso em: crianças < 18 anos; mulheres grávidas ou amamentando; indivíduos com doença da articulação temporomandibular (somente goma); indivíduos com alergia à fita adesiva (somente adesivo). Use o adesivo com cuidado em pacientes com histórico de condições dermatológicas (eczema, psoríase, dermatite ectópica) *Goma e pastilha* As reações adversas incluem: irritação na boca e na garganta, soluços, dispepsia, náuseas, dor na mandíbula (somente goma) *Adesivo transdérmico* As reações adversas incluem: reações locais cutâneas (eritema, prurido, queimação), cefaleia e distúrbios do sono (sonhos anormais/vívidos, insônia)	• O uso de preparações para reposição de nicotina, além do suporte comportamental, duplicam a chance de parar de fumar em longo prazo quando comparados com placebo • A reposição de nicotina pode ser utilizada em associação para melhorar as taxas de abstinência em longo prazo • O adesivo pode ajudar a melhorar a adesão ao tratamento (aplicação 1×/dia) • Não use pastilhas se for alérgico à soja (grãos de soja)

*N. de R.T. Muitas dessas substâncias são de medicamentos de faixa vermelha no Brasil; portanto, devem ser comercializados sob prescrição médica.

ser importante em pacientes com certas condições médicas ou em pacientes que utilizam vários fármacos. Essas questões foram discutidas em detalhes em outros capítulos. As recomendações listadas na Tabela 64-2 fundamentam-se na eficácia dos componentes e nos princípios descritos nos parágrafos que se seguem.

1. Selecione produtos de formulação mais simples; em geral, preparações com um único fármaco são preferidas. As preparações em associação podem conter doses eficazes de alguns fármacos e doses subterapêuticas de outros. Além disso, é possível que os componentes tenham duração de ação distinta, e sempre há a possibilidade de o médico ou o paciente desconhecerem a presença de algum componente ativo do produto.
2. Opte por um medicamento que contenha uma dose terapeuticamente efetiva.
3. Os consumidores e fornecedores devem ler atentamente o rótulo e a bula "Fatos sobre medicamentos" (um exemplo é dado na Figura 64-1) para determinar quais fármacos são apropriados com base nos sintomas do paciente, nas condições de saúde subjacentes e em tudo o que se sabe sobre os fármacos que o paciente já está utilizando. Nos Estados Unidos, alguns produtos com nomes comerciais semelhantes contêm fármacos diferentes para usos distintos. Por exemplo, laxantes com diferentes ingredientes ativos levam o nome Fleet na marca comercial: Fleet enema (fosfato de sódio), Fleet lubrificante (óleo mineral), Fleet estimulante (bisacodil) e Fleet supositório (glicerina).

Fatos sobre medicamentos

Principio ativo (por comprimido) — ***Uso***

Maleato de clorfeniramina 2 mg .... Anti-histamínico

Uso temporário para o alívio dos sintomas alérgicos descritos a seguir devido à febre do feno ou a outra alergia do trato respiratório superior.

■ Espirros ■ Coriza ■ Prurido nos olhos e lacrimejamento ■ Coceira na garganta

Avisos

Consulte seu médico se você tem:

■ Glaucoma ■ Problema respiratório, como enfisema ou bronquite crônica

■ Problema urinário devido ao aumento do tamanho da próstata

Consulte um médico ou farmacêutico antes de usar se você está utilizando tranquilizantes ou sedativos

Quando usar esse medicamento

■ Você pode ficar sonolento ■ Evite ingerir bebida alcoólica

■ Álcool, sedativos e tranquilizantes podem aumentar a sonolência

■ Tenha cuidado ao dirigir ou operar máquinas

■ Pode ocorrer excitabilidade, especialmente em crianças

Se gestante ou amamentando, consulte um profissional da saúde antes do uso

Mantenha o medicamento longe do alcance de crianças. Em caso de sobredose, procure ajuda médica ou contate o Centro de Intoxicações de Medicamentos* imediatamente

Orientações

Adultos e crianças maiores de 12 anos	Ingerir 2 comprimidos a cada 4 ou 6 horas; não mais do que 12 comprimidos em 24 horas
Crianças entre 6 e 12 anos	Ingerir 1 comprimido a cada 4 ou 6 horas; não mais do que 6 comprimidos em 24 horas
Crianças menores de 6 anos	Pergunte a um médico

Outras informações estocar a 20-25 °C ■ Proteja da umidade excessiva

Ingredientes inativos D&C amarelo nº 10, lactose, estearato de magnésio, celulose microcristalina, amido pré-gelatinizado

FIGURA 64-1 Bula típica exigida pela FDA dos Estados Unidos para um anti-histamínico de venda livre. A bula deve conter, na seguinte ordem: princípio(s) ativo(s), incluindo a quantidade em cada unidade de dose; finalidade do fármaco (ação farmacológica); uso(s) para o fármaco (indicação); avisos ou advertências específicas, incluindo quando o fármaco não deve ser utilizado e informações sobre gravidez; quando o paciente deve procurar atendimento de um profissional de saúde; reações adversas e substâncias ou atividades a serem evitadas; instruções de dosagem (quando, como e com que frequência administrar a medicação); e ingredientes inativos (constituintes do veículo). Requisitos adicionais incluem, mas não são limitados a, o seguinte: o tamanho da letra deve ser grande o suficiente para ser lido facilmente (fonte com tamanho > 6 [~2 mm]) na seção de informações sobre os medicamentos; os marcadores de nova informação devem ser círculos ou quadrados sólidos de tamanho > 5; e instruções dever ser apresentadas como tabela, indicando a posologia quando apresentadas para três ou mais grupos de idade ou populações. (Reproduzida, com autorização, da U.S. Food & Drug Administration. (www.fda.gov/Drugs/ResourcesForYou/Consumers/ucm143551.htm.)

*N. de R.T. No Brasil, contate o Centro de Informação e Assistência Toxicológica (CIATox) da sua região. Consulte mais informações, inclusive sobre contatos, no *site* da Associação Brasileira de Centros de Informação e Assistência Toxicológica e Toxicologistas Clínicos (Abracit) (disponível em https://abracit.org.br/centros).

4. Sempre que possível, recomende um fármaco pelo seu nome genérico.
5. Desconfie de alegações de superioridade específica para fármacos semelhantes.
6. Para crianças, a dose, a posologia e a palatabilidade da preparação contendo o fármaco são considerações importantes.

Determinados componentes de medicamentos de venda livre devem ser evitados ou utilizados com cautela em alguns pacientes, considerando-se que podem agravar problemas médicos preexistentes ou interagir com outros fármacos que o paciente esteja utilizando. A presença de muitos fármacos potencialmente prejudiciais pode estar inesperadamente escondida nos medicamentos de venda livre (Tabela 64-3). Embora os medicamentos de venda livre tenham formatação de bula e conteúdo padronizados (ver Figura 64-1), muitos consumidores não leem cuidadosamente ou não compreendem essas informações. A falta de conhecimento sobre os fármacos contidos em medicamentos de venda livre e a crença de muitos pacientes e dispensadores de que esses fármacos são inofensivos podem causar confusão diagnóstica e comprometer o controle terapêutico do indivíduo. Inúmeros fármacos de venda livre, incluindo analgésicos e formulações antialérgicas, antigripais e antitussígenas, contêm simpatomiméticos. Esses fármacos devem ser evitados ou utilizados com cautela por pacientes com diabetes melito tipo 1 e pacientes com hipertensão, angina ou hipertireoidismo. O ácido acetilsalicílico (AAS) não deve ser utilizado em crianças e adolescentes para o tratamento de infecções virais (com ou sem febre), devido ao risco aumentado de síndrome de Reye. Ácido acetilsalicílico e outros AINEs devem ser evitados por indivíduos com úlcera péptica ativa, aqueles com certos distúrbios plaquetários e em pacientes em uso de anticoagulantes orais. A cimetidina é um inibidor bem conhecido do metabolismo hepático de fármacos e pode aumentar as concentrações sanguíneas e a toxicidade de fármacos como fenitoína, teofilina e varfarina.

O uso excessivo ou incorreto de medicamentos de venda livre pode causar problemas médicos significativos. Um bom exemplo

TABELA 64-3 Ingredientes ocultos em medicamentos de venda livre nos Estados Unidos*

Fármaco ou classe de fármaco oculto	Classe de medicamentos de venda livre contendo fármacos	Exemplos de produtos selecionados
Álcool (percentual de etanol)	Xaropes para tosse, preparações para resfriados	Theraflu ExpressMax (10%); Vicks NyQuil Cold e Flu Liquid (10%); Vicks NyQuil Cough (10%)
	Antissépticos bucais	Listerine (27%); Cepacol (14%)
Anti-histamínicos	Analgésicos	Advil PM; Excedrin PM; Goody's PM Pain Relief Powder; Tylenol PM
	Produtos para a menstruação	Midol Complete; Pamprin
	Auxiliares do sono	Nytol; Simply Sleep; Sominex; Unisom
Ácido acetilsalicílico e outros salicilatos	Antiácidos	Alka-Seltzer Original; Alka-Seltzer Extra Strength
	Antidiarreicos	Pepto-Bismol (salicilato de bismuto); Kaopectate (salicilato de bismuto)
	Produtos para a menstruação	Pamprin Max
	Preparações para resfriado/alergia	Alka-Seltzer Plus Cold Formulations
Cafeína (mg/comprimido ou como indicado)	Analgésicos	Anacin (32); BC Original/Cherry (65/powder); BC Arthritis (65/powder); Excedrin Extra Strength (65); Excedrin Migraine (65); Excedrin Tension Headache (65/tablet); Goody's Headache Powder (33 mg/powder); Goody's Relief Shot (65/60 mL); Stanback Headache (65/powder)
	Produtos para a menstruação	Midol Complete (60); Pamprin Max (65)
	Estimulantes	NoDoz Maximum Strength (200); Vivarin (200)
Anestésicos locais (geralmente benzocaína ou lidocaína)	Antitussígenos/pastilhas	Cepacol Sore Throat Lozenges; Chloraseptic Sore Throat
	Preparações dermatológicas	Bactine; Dermoplast; Solarcaine
	Produtos para hemorroidas	Americaine; Preparation H Rapid Relief; Tronolane
	Produtos para dor de dente e afta	Anbesol; Kank-A; Orajel Formulations (muitos); Zilactin-B
Sódio (mg/comprimido ou como indicado)	Analgésicos/antiácidos	Alka-Seltzer Original Effervescent Tablet (567); Alka-Seltzer; Extra Strength Effervescent Tablet (588); Alka-Seltzer Heartburn (575); Alka-Seltzer Gold (309)
	Preparações para constipação/tosse	Alka-Seltzer Plus Formulations: Day Cold (416); Cold & Cough (416); Severe Cold & Flu (416); Night Cold (476); Cold Original (476)
	Laxativos	Fleet Enema (4439 mg/197 mL)
Simpatomiméticos (efedrina, fenilefrina)	Analgésicos	Sine-Off; Tylenol Sinus
	Produtos para asma	Bronkaid; Primatene Tablets
	Formulações para resfriados/alergia/tosse	Alka-Seltzer Plus (muitos); Dimetapp (muitos); PediaCare Multisymptom Cold; Robitussin (muitos); Sudafed (muitos); Theraflu (muitos); Tylenol Cold & Flu (muitos); Tylenol Sinus (muitos)
	Produtos para hemorroidas	Preparation H (creme, gel, pomada, supositório)

*N. de R.T. No Brasil, a legislação não permite a inclusão de fármacos ocultos em uma formulação de venda livre.

disso é a rinite medicamentosa ou "rinite rebote", condição que se manifesta como congestão nasal sem rinorreia, associada ao uso regular de *sprays* nasais descongestionantes tópicos por mais de 3 dias. O uso impróprio e prolongado de alguns antiácidos (p. ex., hidróxido de alumínio) pode causar constipação e até mesmo impactação em idosos, além de hipofosfatemia. O uso de laxantes em longo prazo pode resultar em cólicas abdominais e distúrbios hidreletrolíticos. Uma condição conhecida como síndrome do abuso de laxantes é frequentemente observada em mulheres com anorexia nervosa. Insônia, nervosismo e inquietação podem resultar do uso de simpatomiméticos ou cafeína presente em muitos medicamentos de venda livre (ver Tabela 64-3). O uso em longo prazo de analgésicos contendo cafeína pode desencadear cefaleias de rebote após a sua descontinuação. Os medicamentos de venda livre contendo ácido acetilsalicílico, outros salicilatos, paracetamol, ibuprofeno ou naproxeno podem aumentar o risco de hepatotoxicidade e hemorragia gastrintestinal em indivíduos que consomem três ou mais doses de bebidas alcoólicas diariamente, e o uso prolongado desses fármacos foi associado à nefrite intersticial. A ingestão aguda de grandes quantidades de paracetamol por adultos ou crianças pode causar hepatotoxicidade séria e, com frequência, fatal (ver Capítulo 4). Os anti-histamínicos podem causar sedação ou sonolência, sobretudo quando administrados concomitantemente com sedativo-hipnóticos, tranquilizantes, bebidas alcoólicas ou outros depressores do sistema nervoso central.

Por fim, o uso de preparações de venda livre para o tratamento de gripe e tosse em crianças foi avaliado pela FDA. Os resultados mostraram que esses medicamentos são ineficazes em crianças com idade inferior a 12 anos e com relatos de toxicidade grave. Após uma revisão cuidadosa, a FDA recomenda que medicamentos de venda livre para tosse e resfriado (p. ex., formulações contendo antitussígenos, expectorantes, descongestionantes e anti-histamínicos) não sejam utilizados em bebês e crianças menores de 2 anos, devido ao risco de eventos adversos graves e potencialmente fatais, incluindo arritmias, alucinações e encefalopatia associados à sobredose acidental. Fontes de informações sobre fármacos contidos em medicamentos de venda livre incluem o *Handbook of Non Prescription Drugs*, que apresenta os fármacos contidos nas principais classes de medicamentos de venda livre nos Estados Unidos e lista os fármacos incluídos em muitas formulações. *Facts and Comparisons eAnswers* é outra referência disponibilizada *on-line* que é atualizada mensalmente; ele fornece informações detalhadas sobre os medicamentos de venda livre e instruções para aconselhamento ao paciente. Os profissionais de saúde que procuram por informações mais específicas sobre os produtos de venda livre poderão encontrá-las nas Referências.

REFERÊNCIAS

Consumer Healthcare Products Association: www.chpa.org.

Krinsky DL et al: *Handbook of Nonprescription Drugs: An Interactive Approach to Self-Care*, 19th ed. American Pharmacists Association, 2017.

US Food and Drug Administration: OTC Drug Facts Label. www.fda.gov/Drugs/ResourcesForYou/Consumers/ucm143551.htm.

US National Library of Medicine: DailyMed. dailymed.nlm.nih.gov/dailymed/index.cfm.

Wolters Kluwer Health: Facts and Comparisons eAnswers. www.wolterskluwercdi.com/facts-comparisons-online.

Wolters Kluwer Health: Lexicomp. www.wolterskluwercdi.com/lexicomp-online.

RESPOSTA DO ESTUDO DE CASO

Os medicamentos de venda livre para o tratamento de resfriados e gripes geralmente contêm uma associação de analgésicos (p. ex., paracetamol, ácido acetilsalicílico), anti-histamínicos (p. ex., clorfeniramina, difenidramina), antitussígenos (p. ex., dextrometorfano), expectorantes (p. ex., guaifenesina) e descongestionantes nasais (p. ex., fenilefrina, pseudoefedrina). Os descongestionantes nasais sistêmicos (contidos em formulações com ácido acetilsalicílico, clorfeniramina, fenilefrina ou pseudoefedrina) estimulam os receptores α_1-adrenérgicos e podem aumentar a pressão arterial em função da vasoconstrição direta. Além disso, os AINEs aumentam a pressão arterial e podem reduzir a eficácia de fármacos anti-hipertensivos. Os AINEs também podem exacerbar a insuficiência cardíaca, por meio da retenção de sódio e de água, da diminuição da perfusão renal e do aumento da pressão arterial. A associação de ácido acetilsalicílico, clorfeniramina e fenilefrina para o tratamento de resfriados deve ser evitada em pacientes com insuficiência cardíaca, em razão do alto teor de sódio, que pode levar à retenção hídrica. O teor de sódio em uma única dose de um medicamento comum para resfriado pode se aproximar de 1 g, fornecendo mais da metade do teor máximo de sódio recomendado para pacientes com insuficiência cardíaca.

CAPÍTULO

65

Suplementos dietéticos e fitoterápicos*

Cathi E. Dennehy, PharmD
Candy Tsourounis, PharmD

ESTUDO DE CASO

Uma mulher de 53 anos com histórico de diabetes melito tipo 2, hipertensão, dislipidemia e osteoartrite no joelho relata reinício de ondas de calor e tem dúvidas sobre o suplemento dietético. Ela é obesa (índice de massa corporal [IMC] 33), sedentária e passa boa parte do dia de trabalho sentada. Além disso, ela faz dieta com baixo teor de açúcar e, com frequência, come refeições congeladas no jantar, pois não tem tempo para cozinhar regularmente. Os exames bioquímicos mais recentes da paciente mostram colesterol LDL (lipoproteína de baixa densidade) de 160 mg/dL (acima da meta estabelecida de < 100 mg/dL), função renal normal e hemoglobina glicada (HbA_{1c}) bem controlada (6%). A pressão arterial dela está alta (160/100 mmHg). Ela está fazendo uso de fármacos que incluem sinvastatina, metformina e benazepril. Além disso, ela utiliza ibuprofeno sem prescrição médica para dores ocasionais no joelho, bem como um suplemento multivitamínico, 1 vez ao dia. A paciente comenta que ouviu "coisas boas" sobre produtos naturais e pergunta se o uso diário de um suplemento contendo alho poderia ajudar a controlar a pressão arterial e o colesterol. Ela também está muito interessada na erva-de-são-joão, pois uma amiga lhe disse que esse produto ajuda a aliviar as ondas de calor e poderia auxiliar a melhorar o humor.

Como você deve orientá-la? Há alguns suplementos que podem aumentar o risco de sangramento quando administrados junto a ibuprofeno?

O uso medicinal de plantas na sua forma natural e sem processamento se iniciou quando os primeiros animais inteligentes perceberam que determinadas plantas comestíveis alteravam funções específicas do organismo. A Organização Mundial da Saúde (OMS) estima que, atualmente, 80% da população mundial nos países em desenvolvimento utiliza plantas como medicamentos. Entretanto, essas práticas são muito diferentes dos suplementos dietéticos (SDs) derivados de plantas e daqueles não derivados de plantas que estão disponíveis para a venda nos Estados Unidos. Nos Estados Unidos, a produção e venda de SD é extremamente lucrativa, crescendo de 27 bilhões de dólares, em 2009, para 52 bilhões, em 2019. Os fabricantes de SD comercializam regularmente novas formulações com pouca supervisão regulatória da Food and Drug Administration (FDA). Isso tem gerado informações não confiáveis, como resultado de formulações com produtos naturais desconhecidos ou de baixa qualidade, bem como estudos clínicos malconduzidos, não randomizados ou com vieses de confusão e – mais importante – sem considerar o efeito placebo, que pode contribuir com 30 a 50% da resposta observada. Como a literatura acerca dos suplementos dietéticos tem evoluído, devem ser utilizadas fontes de evidências com boa reputação para avaliar as alegações e orientar as decisões terapêuticas. Um compêndio de informações básicas e clínicas imparcial e atualizado regularmente sobre botânica é o *Natural Medicines*, do Therapeutic Research Center (ver *Natural medicines* nas Referências), que inclui a revisão de conteúdo por um comitê internacional, multidisciplinar e colaborativo de especialistas. As recomendações dessa base de informações são limitadas pela qualidade da pesquisa existente e pela qualidade do SD utilizado no momento da pesquisa.

*A Food and Drug Administration (FDA) reconhece "medicamentos fitoterápicos" e "medicamentos botânicos" (planta *in natura*) como "suplementos dietéticos". No que se refere a este capítulo, essas expressões são consideradas idênticas.

Como resultado, todas as informações relativas aos benefícios positivos devem ser consideradas preliminares, assim como as conclusões relativas à segurança devem ser consideradas provisórias.

Para fins legais, os SDs são diferenciados dos fármacos derivados de plantas prescritos (p. ex., morfina, digitálicos, atropina), em virtude de estarem disponíveis para venda sem receita médica e, ao contrário dos medicamentos de venda livre, serem legalmente considerados suplementos dietéticos ou produtos alimentares, em vez de fármacos. Essa distinção libera o fabricante da necessidade de provar a eficácia e a segurança desses suplementos antes da comercialização. Os produtos são considerados seguros se utilizados conforme as instruções disponibilizadas pelo fabricante, bem como se há um precedente histórico de segurança de qualquer ingrediente específico, exceto se o SD contém um "novo ingrediente dietético" nunca antes comercializado. Para um novo ingrediente, a FDA exige alguns resultados de segurança do fabricante antes da comercialização. De acordo com a legislação vigente, a FDA deve provar que um SD é prejudicial antes de ele ser retirado do mercado ou que seu uso possa ser restrito. Os SDs comercializados não são testados comumente para a avaliação das relações dose-resposta ou da sua toxicidade. Além disso, há falta de testes adequados para mutagenicidade, carcinogenicidade e teratogenicidade. Embora os fabricantes sejam proibidos de vender produtos pouco seguros ou não eficazes, a FDA tem enfrentado dificuldades com a indústria de suplementos, em grande parte devido à intensa pressão dos fabricantes e das interpretações variadas do **Dietary Supplement Health and Education Act (DSHEA, 1994)**. O documento DSHEA define como suplementos dietéticos: vitaminas, minerais, ervas ou outras plantas, aminoácidos ou demais produtos utilizados para suplementar a dieta, que aumentam a ingestão ou concentrados, metabólitos, constituintes, extratos ou qualquer associação desses ingredientes. Neste capítulo, as substâncias à base de plantas e certos produtos químicos sintéticos purificados serão denominados SD. Entre as substâncias químicas purificadas, a glicosamina, a coenzima Q10 e a melatonina têm maior interesse farmacológico. A efedrina, o princípio ativo do Ma-huang, é discutida no Capítulo 9.

Este capítulo fornece algumas perspectivas históricas e descreve as evidências fornecidas por ensaios clínicos randomizados, duplos-cegos, controlados por placebo, bem como metanálises e revisões sistemáticas envolvendo vários dos produtos mais comumente utilizados dessa classe. Os profissionais da saúde devem aderir aos princípios de "não causar danos", mas também – porque os pacientes são fortemente influenciados pela opinião pública e pelos relatos da mídia – devem estar abertos a terapias que apoiem a "saúde integrativa" com segurança e responsabilidade. Terapias não comprovadas, comercializadas como "alternativas" à medicina convencional, devem ser avaliadas com cautela. Contudo, as terapias apoiadas pela medicina baseada em evidências e que foram avaliadas quanto aos benefícios e riscos quando utilizadas em associação ao tratamento convencional podem ser consideradas, especialmente se o paciente expressa interesse e determinação em utilizar abordagens de tratamento combinado.

FATORES HISTÓRICOS E REGULATÓRIOS

De acordo com o DSHEA, os SDs são regulamentados como alimentos destinados a complementar a dieta e a manter a saúde. Com frequência, o SD tem "função de estrutura" apresentada no rótulo do produto, que descreve a intenção de "manter a estrutura ou função normal" do corpo. Todavia, os consumidores podem usar os SDs da mesma maneira que os fármacos e até mesmo usá-los no lugar dos fármacos ou em associação com eles.

Em 1994, o Congresso dos Estados Unidos, influenciado pelo crescente "consumismo" e pelos fortes esforços de pressão dos fabricantes, aprovou o DSHEA. O DSHEA exigia o estabelecimento de padrões para as boas práticas de produção (BPPs) para a indústria de suplementos. Contudo, apenas em 2007 a FDA emitiu a regulamentação final sobre os padrões de BPPs propostos. O atraso de 13 anos permitiu que os produtores autorregulassem o processo de produção, o que resultou em muitos casos de adulteração, falsificação e contaminação. Por exemplo, um estudo avaliou 44 produtos naturais contendo 30 espécies de plantas e encontrou substituições de produtos em 32% das amostras (Newmaster et al., 2013). Portanto, muitas das críticas em relação à indústria de SD envolvem problemas com erros de identificação das plantas, falta de pureza do produto e variações na potência e na purificação, que continuam a ser problemáticas mesmo com os padrões de BPPs em vigor. Quando os novos padrões de BPPs são atendidos, os fabricantes de SD devem estar em conformidade com essa legislação. Entretanto, a FDA tem recursos limitados para investigar e acompanhar o cumprimento desses padrões, sobretudo quando algum ingrediente é suprido por meio de importação de outros países. Além disso, a cadeia de suprimentos de ingredientes que constituem os SDs é complexa, e os órgãos reguladores federais não conseguem inspecionar todas as instalações das fábricas de maneira oportuna e eficiente. Por fim, o incentivo financeiro para maximizar as vendas é muito grande, independentemente da falta de evidências de segurança ou eficácia do produto.

Em virtude dos problemas que resultaram da autorregulação, outra lei americana, a Dietary Supplement and Nonprescription Drug Consumer Protection Act (Lei de Proteção ao Consumidor de Suplementos Alimentares e Medicamentos Sem Prescrição), foi aprovada em 2006. Essa lei exige que fabricantes, manipuladores ou distribuidores de suplementos enviem relatórios sobre eventos adversos graves a FDA. Definem-se como eventos adversos graves aqueles que culminam em morte, ameaça de morte, hospitalização, incapacidade persistente ou significativa, anomalia congênita ou malformação ao nascimento, ou que impliquem intervenção médica ou cirúrgica para prevenir essas consequências com base em julgamentos médicos judiciosos. Esses relatórios identificam tendências de reações adversas e ajudam a alertar o público sobre questões de segurança.

ASPECTOS CLÍNICOS SOBRE O USO DE FITOTERÁPICOS

Muitos consumidores dos Estados Unidos adotaram o uso do SD como uma abordagem "natural" para seus cuidados de saúde. Infelizmente, é comum que haja equívocos conceituais acerca da segurança e da eficácia desses suplementos, e o fato de as substâncias serem denominadas "naturais" não representa garantia de segurança. De fato, os produtos fitoterápicos podem ser inerentemente inertes ou tóxicos. Se o fabricante não seguir as BPPs, isso também pode resultar em substituições intencionais ou não intencionais de espécies de plantas (p. ex., identificação incorreta), adulteração de produtos farmacêuticos ou contaminação.

As reações adversas foram documentadas para uma variedade de SDs. No entanto, é provável que haja uma subnotificação de reações adversas, uma vez que os consumidores não as relatam rotineiramente ou não sabem como relatar uma reação adversa se suspeitarem que ela foi causada pelo consumo de um SD. Além disso, a análise química raramente é realizada nos produtos envolvidos. Isso produz confusão sobre se o componente principal ou uma adulteração causou a reação adversa. Em alguns casos, os constituintes químicos do suplemento evidentemente podem causar efeitos tóxicos. Alguns dos suplementos que devem ser utilizados com cautela ou não devem ser utilizados estão listados na Tabela 65-1.

Um importante fator de risco no uso de SDs é a falta de testes adequados para interações medicamentosas. Como as plantas podem conter centenas de ingredientes ativos e inativos, é muito difícil e dispendioso estudar as possíveis interações com fármacos quando elas são utilizadas em associação com outros medicamentos. Isso pode apresentar riscos significativos para os pacientes.

TABELA 65-1 Diversos suplementos e alguns riscos associados

Nomes científicos, partes das plantas	Uso pretendido	Agentes e efeitos tóxicos	Comentários
Acônito Espécies de *Aconitum*	Analgésico	Alcaloide, efeitos cardíacos e sobre o sistema nervoso central	Evitar
Ácido aristolóquico Espécies de *Aristolochia*	Medicina tradicional chinesa; diversos usos	Carcinogênico; nefrotoxicidade	Evitar
Acteia negra (*black cohosh*) *Cimicifuga racemosa*	Sintomas da menopausa	Hepatotoxicidade	Evitar[1]
Borragem *Borago officinalis* Folhas, partes aéreas	Anti-inflamatório; diurético	Alcaloides pirrolizidínicos, hepatotoxicidade	Evitar
Chaparral *Larrea tridentata* Ramos, folhas	Anti-infeccioso; antioxidante; antineoplásico	Hepatotoxicidade	Evitar
Casco de cavalo *Tussilago farfara* Folhas e flores	Infecções das vias respiratórias superiores	Alcaloides pirrolizidínicos, hepatotoxicidade	Evitar a ingestão de qualquer parte da planta; as folhas podem ser utilizadas topicamente com efeitos anti-inflamatórios por até 4 a 6 semanas
Confrei Espécies de *Symphytum* Folhas e raízes	Digestivo; uso tópico para cicatrizar feridas	Alcaloides pirrolizidínicos, hepatotoxicidade	Evitar a ingestão; o uso tópico deve ser limitado a 4 a 6 semanas
Efedra, Ma-huang Espécies de *Ephedra*	Auxiliar em dietas; estimulante; broncodilatador	Toxicidade para o sistema nervoso central, toxicidade cardíaca	Evitar em pacientes com risco de acidente vascular encefálico, infarto agudo do miocárdio, hipertensão não controlada, convulsões e transtornos de ansiedade
Erva-carvalinha *Teucrium chamaedrys* Folhas, partes aéreas	Auxiliar em dietas	Hepatotoxicidade	Evitar
Extratos derivados de glândulas (timo, suprarrenal, tireoide)	Reposição hormonal	Risco de transmissão bacteriana, viral ou de príon; conteúdo hormonal variável	Evitar
Derivados da placenta humana	Antirreumático, anti-inflamatório	Risco de transmissão bacteriana, viral ou de príon	Evitar
Jin BuHuan	Analgésico; sedativo	Hepatotoxicidade	Evitar
Kava-kava	Ansiedade	Hepatotoxicidade	Evitar
Kratom *Mitragyna speciosa*	Energia, dor crônica, abstinência de opiáceos, propriedades psicoativas	Risco de dependência e abstinência, depressão respiratória, alucinações, convulsões, hepatotoxicidade, morte	Evitar
Poejo Extrato de *Mentha pulegium* ou *Hedeoma pulegioides*	Auxiliar da digestão; indução de fluxo menstrual; abortivo	Pulegona e metabólitos da pulegona, insuficiência hepática, insuficiência renal	Evitar
Erva-tintureira *Phytolacca americana*	Antirreumático	Gastrite hemorrágica	Evitar
Geleia real de *Apis mellifera* (mel de abelha)	Tônico	Broncospasmo, anafilaxia	Evitar em pacientes com alergia crônica ou doenças respiratórias; asma, doença pulmonar obstrutiva crônica, enfisema, atopia
Sassafrás *Sassafras albidum* Raiz, casca da árvore	Afinador do sangue (antiagregante plaquetário)	Óleo de safrol, hepatocarcinogênico em animais	Evitar

[1]Houve casos de hepatotoxicidade; esses casos são raros, dado o uso difundido da acteia negra.

SUBSTÂNCIAS FITOTERÁPICAS

EQUINÁCEA (*ECHINACEA PURPUREA*)

Química

As três espécies mais utilizadas de *Echinacea* são *Echinacea purpurea*, *E. pallida* e *E. angustifolia*. Os componentes químicos incluem flavonoides, constituintes lipofílicos (p. ex., alcamidas, poliacetilenos), polissacarídeos hidrossolúveis e cafeoil conjugados hidrossolúveis (p. ex., equinacosídeo, ácido chicórico, ácido cafeico). Em qualquer formulação de equinácea vendida, as quantidades relativas dos componentes dependem das espécies utilizadas, do método de manufatura e das partes da planta utilizadas. A *E. purpurea* (flor-de-cone púrpura) é a mais bem estudada em ensaios clínicos. Embora os constituintes ativos da equinácea não sejam de todo conhecidos, o ácido chicórico da *E. purpurea* e o equinacosídeo da *E. pallida* e da *E. angustifolia*, assim como as alcamidas e os polissacarídeos, são os componentes que mais frequentemente apresentam propriedades moduladoras da imunidade. Entretanto, a maioria das formulações comercializadas não é padronizada quanto a qualquer componente em particular.

Efeitos farmacológicos

1. *Imunomodulação* O efeito da equinácea sobre o sistema imune é controverso. Estudos *in vivo* conduzidos em seres humanos usando formulações comercializadas de *E. purpurea* mostraram aumento da fagocitose e da ativação de macrófagos, monócitos circulantes totais, neutrófilos e células destruidoras naturais (do inglês *natural killer*), indicativos de modulação imunológica geral. Um extrato alcoólico padronizado das partes aéreas de *E. purpurea* inibiu *in vitro* o aumento de citocinas pró-inflamatórias e interleucinas 6 e 8 (IL-6 e IL-8). Além disso, inibiu a secreção de mucina causada pela exposição ao rinovírus tipo 1A em um modelo 3D de tecido do epitélio das vias respiratórias humanas. Com esse tipo de modelo, pretende-se reproduzir o que seria encontrado *in vivo*. O extrato não teve efeito sobre as ações das citocinas.

2. *Efeitos anti-inflamatórios* Determinados constituintes da equinácea apresentaram propriedades anti-inflamatórias *in vitro*. É possível que haja inibição de cicloxigenase, 5-lipoxigenase e hialuronidase. As alcamidas obtidas da *E. purpurea* também reduzem significativamente a produção *in vitro* de citocinas pró-inflamatórias (IL-6 e IL-8) em queratinócitos. Em animais, a aplicação de *E. purpurea* antes de um irritante tópico reduziu o edema em patas e orelhas. Um ensaio preliminar comparou a aplicação de um creme contendo extrato de *E. purpurea* com outro creme à base de lanolina para o tratamento de eczema em 60 pessoas, mostrando resultados favoráveis ao longo de 3 meses, com maior redução absoluta dos sintomas em 85 dias. Ambos os tratamentos mostraram benefícios em 4 e 8 semanas.

3. *Efeitos antibacterianos, antifúngicos, antivirais e antioxidantes* Pesquisas *in vitro* relataram alguma atividade antibacteriana, antifúngica, antiviral e antioxidante de componentes da equinácea. Por exemplo, o Echinaforce®, disponível nos Estados Unidos, demonstrou atividade viricida (CIM_{100} < 1 mcg/mL) contra *influenza* e herpes-vírus simples e atividade bactericida contra *Streptococcus pyogenes*, *Haemophilus influenzae* e *Legionella pneumophila* em células brônquicas humanas. Em estudos *in vitro*, o Echinaforce inativou tanto o vírus *influenza* aviário (H5N1, H7N7) como o vírus *influenza* porcino (H1N1) em doses compatíveis com as recomendadas para uso oral. O extrato bloqueou etapas-chave (i.e., atividade de hemaglutinação viral e atividade da neuraminidase *in vitro*) envolvidas na replicação inicial dos vírus e na entrada nas células. O extrato mostrou-se menos efetivo contra o vírus intracelular. Pesquisas mais recentes *in vitro* com fibroblastos de pele humana também sugeriram atividade bactericida e inibição da secreção de citocinas inflamatórias produzidas por *Propionibacterium acnes* pelo extrato de *E. purpurea*.

Ensaios clínicos

A equinácea é mais frequentemente utilizada para aumentar a função imune em indivíduos que têm resfriados e outras infecções do trato respiratório e está disponível em extratos frescos, liofilizados e alcoólicos. Revisões recentes avaliaram a eficácia da equinácea para essa indicação. Uma revisão da Cochrane Collaboration envolveu 24 estudos randomizados, duplos-cegos, com 33 comparações de monopreparações de equinácea (preparações de equinácea de ingrediente único) e placebo. Foram incluídos aqueles ensaios em que foi utilizada equinácea para tratamento ou prevenção de resfriado, nos quais o desfecho primário foi incidência de resfriado nos ensaios de prevenção e duração dos sintomas nos ensaios de tratamento. Do ponto de vista global, a revisão não encontrou evidências significativas de benefício da equinácea (entre todas as espécies) para o tratamento de resfriados. As formulações constituídas de partes aéreas da planta de *E. purpurea* e preparadas como extratos alcoólicos ou suco prensado são possivelmente superiores às outras formulações para tratamento de resfriados em adultos, mas ainda com efeito terapêutico fraco. Em ensaios de prevenção, os resultados combinados sugerem uma pequena redução do risco relativo de 10 a 20%, mas nenhum benefício estatisticamente significativo em estudos isolados.

Uma metanálise de 14 ensaios clínicos randomizados e controlados por placebo para tratamento ou prevenção do resfriado mostrou que a equinácea diminuiu o risco de desenvolvimento de sinais e sintomas de resfriado em 58% e diminuiu a duração dos sintomas em 1,25 dias. Contudo, a revisão foi prejudicada em sua consistência pela inclusão de quatro ensaios clínicos de preparações de equinácea com múltiplos componentes, além de três estudos usando inoculação de rinovírus comparada com o desenvolvimento natural do resfriado.

Uma revisão sistemática e metanálise publicada mais recentemente utilizou uma metodologia semelhante à da revisão Cochrane e incluiu estudos randomizados, duplos-cegos e controlados por placebo para avaliar a eficácia de uma preparação de equinácea na prevenção (9 estudos) e na duração (7 estudos) de infecção do trato respiratório superior, bem como na segurança (16 ensaios). Observou-se um benefício global na prevenção do resfriado, com risco relativo de 0,78 (intervalo de confiança de 95% [IC], 0,68-0,88). O tratamento em curto prazo é seguro, mas não houve redução da duração do resfriado.

A equinácea vem sendo estudada para melhorar a recuperação hematológica após a quimioterapia. Ela também é utilizada como adjuvante no tratamento de infecções fúngicas dos tratos urinário e vaginal e na recidiva pós-tratamento de condilomatose genital de infecção por HPV. Contudo, essas indicações necessitam de mais pesquisas antes de serem aceitas na prática clínica. A *E. purpurea* não é eficaz para o tratamento de herpes genital recorrente.

Reações adversas

As reações adversas relatadas com formulações comerciais orais são mínimas e, na maioria das vezes, incluem sabor desagradável, distúrbios gastrintestinais ou reações alérgicas (p. ex., erupção cutânea). O uso em curto prazo (10-14 dias) é provavelmente seguro.

Em um grande ensaio clínico, pacientes pediátricos que utilizaram um produto de equinácea por via oral tiveram probabilidade significativamente maior de desenvolver exantema do que aqueles que tomaram placebo. Um pequeno estudo de coorte norueguês mostrou que 0,5% das mulheres grávidas utilizavam formulações contendo equinácea durante o estágio inicial (concepção até a 17ª semana) ou no final da gestação. Não houve diferença quanto ao aparecimento de reações adversas entre as gestantes que fizeram ou não uso da equinácea. Os suplementos dietéticos, particularmente aqueles preparados a partir de extratos alcoólicos, só devem ser utilizados durante a gestação e a lactação após consulta médica.

Interações medicamentosas e precauções

Até que o papel da equinácea na modulação imunológica seja melhor definido, esse suplemento deve ser evitado em pacientes com distúrbios de imunodeficiência (p. ex., aids, câncer) ou distúrbios autoimunes (p. ex., esclerose múltipla, artrite reumatoide). Embora não existam interações medicamentosas bem documentadas para equinácea, em teoria, ela também deve ser evitada em pessoas que utilizam imunossupressores (p. ex., receptores de transplante de órgãos). Um estudo mostrou que uma preparação de equinácea contendo *E. purpurea* e raiz de *E. angustifolia* não afetou a farmacodinâmica da varfarina sobre a agregação plaquetária ou a coagulação basal em indivíduos saudáveis. Estudos em seres humanos não mostraram efeito de preparações variadas de *E. purpurea* na farmacocinética de lopinavir, ritonavir, etravirina e darunavir.

Dosagem

Recomenda-se que os pacientes sigam a posologia do rótulo da embalagem, pois pode haver variações na dose de acordo com o procedimento utilizado na fabricação do produto. Para o tratamento do resfriado comum em adultos, deve-se dar preferência às formulações padronizadas feitas a partir das partes aéreas da *E. purpurea*, em extrato alcoólico ou suco da planta fresca, desde que administradas nas primeiras 24 horas dos sintomas do resfriado. Essas preparações não devem ser utilizadas de forma contínua por mais de 10 a 14 dias.

ALHO (*ALLIUM SATIVUM*)

Química

A atividade farmacológica do alho envolve uma variedade de compostos organossulfurados. As preparações secas e trituradas contêm muitos dos compostos encontrados no alho cru e, em geral, são padronizadas em relação ao conteúdo de **alicina** e **aliina**. A alicina é responsável pelo odor do alho, ao passo que a aliina é seu precursor químico. As preparações em pó seco com frequência recebem cobertura entérica para a proteção da enzima alinase (a enzima que converte a aliina em alicina) contra a degradação pelos ácidos estomacais. O extrato de alho envelhecido (EAE) foi estudado em ensaios clínicos, mas em menor grau do que o alho em pó seco (AP). O EAE não contém aliina ou alicina e não tem cheiro. Os seus principais constituintes são compostos organossulfurados hidrossolúveis, e os produtos podem conter uma padronização do composto S-alilcisteína.

Efeitos farmacológicos

1. ***Efeitos cardiovasculares e metabólicos*** *In vitro*, a alicina e os compostos relacionados inibem a HMG-CoA redutase, envolvida na biossíntese do colesterol (ver Capítulo 35) e apresentam propriedades antioxidantes. Diversos ensaios clínicos investigaram o potencial do alho como redutor de lipídeos. Uma revisão global dos efeitos metabólicos do alho sobre a saúde foi investigada em seis metanálises recentes (Wan et al., 2019). A dose média de consumo de alho, ou de suplementos relacionados com o alho, nesses estudos foi de 900 mg/dia, e a duração foi de 12 semanas. Os participantes com dislipidemia e saudáveis apresentaram uma diferença média ponderada (DMP) no colesterol total de −15,25 mg/dL, LDL de −6,41 mg/dL e HDL de +1,49 mg/dL. Os triglicerídeos não foram significativamente afetados. Os pacientes com dislipidemia basal mostraram maiores benefícios em todos os parâmetros lipídicos em comparação com as DMPs, ao passo que aqueles com colesterol total ≤ 200 mg/dL não tiveram alteração significativa no colesterol sérico total. A duração da terapia para além de 8 semanas foi importante para o efeito do alho sobre a dislipidemia. Os pacientes diabéticos, mas não saudáveis, mostraram uma redução da glicemia de jejum (DMP −10,90 mg/dL) e HbA_{1c} (DMP −0,60 mg/dL). Embora o benefício do alho para a redução do colesterol total e do colesterol LDL pareça ser clinicamente relevante, a terapia com fármacos prescritos é ideal e muito mais eficaz (ver Capítulo 35).

Ensaios clínicos relataram efeitos antiplaquetários (possivelmente por meio de inibição da síntese de tromboxano ou por estimulação da síntese de óxido nítrico) após a ingestão de alho. A maioria dos estudos em seres humanos também sugere o aumento da atividade fibrinolítica. Esses efeitos, em associação com a atividade antioxidante (p. ex., maior resistência à oxidação de LDL) e a redução do colesterol total, podem ser benéficos para pacientes com aterosclerose. Um ensaio randomizado e controlado realizado entre pessoas com doença arterial coronariana avançada que consumiram alho em pó por 4 anos mostrou reduções significativas nos marcadores secundários (acúmulo de placa nas artérias carótida e femoral) em comparação com pacientes tratados com placebo. No entanto, desfechos primários (morte, acidente vascular encefálico, infarto agudo do miocárdio) não foram avaliados. As preparações de extrato de alho envelhecido também mostraram efeitos favoráveis em três estudos randomizados, duplos-cegos e controlados por placebo (< 100 pacientes) para a redução da progressão da calcificação da artéria coronária (CAC) ao longo de 1 ano. Todos os estudos envolveram pacientes com doença arterial coronariana (DAC) conhecida ou que foram considerados de médio a alto risco para DAC no início do estudo. Uma pequena redução da placa de ateroma também foi observada com o extrato de alho envelhecido, em comparação com o placebo, em um estudo prospectivo, randomizado e duplo-cego em pacientes com síndrome metabólica.

Os constituintes do alho podem afetar a elasticidade dos vasos sanguíneos e a pressão arterial. Vários mecanismos foram propostos. Uma metanálise recente incluiu 20 estudos controlados por placebo para avaliar a eficácia de preparações de ingrediente único de alho em pó (13 estudos), extrato de alho envelhecido (5 estudos) ou outras preparações (2 estudos) (Ried, 2016). Os resultados mostraram redução significativa da pressão arterial sistólica (PAS) e da pressão arterial diastólica (PAD). Os benefícios foram mais pronunciados em indivíduos com hipertensão basal (redução média da PAS de 8,6 ± 2,2 mmHg e redução da PAD de 6,1 ± 1,3 mmHg). Nenhum efeito significativo foi observado em indivíduos com pressão arterial normal ou pré-hipertensos (< 140/90 mmHg) na linha de base. Uma revisão da Cochrane sobre o efeito da monoterapia com alho na prevenção da morbidade e da mortalidade cardiovascular em pacientes hipertensos também identificou uma redução significativa das pressões sistólica e diastólica em comparação com o placebo. Contudo, outra revisão da Cochrane acerca dos efeitos do alho sobre a doença oclusiva periférica não permite sustentar essa indicação.

2. *Efeitos antimicrobianos* O efeito antimicrobiano do alho não foi extensivamente estudado *in vivo*. Há relatos de que a alicina teria atividade *in vitro* contra algumas bactérias gram-positivas e gram-negativas, assim como contra alguns fungos (*Candida albicans*), protozoários (*Entamoeba histolytica*) e vírus. O mecanismo primário envolve a inibição de enzimas contendo tiol necessárias a esses microrganismos. Uma revisão da Cochrane avaliando o efeito do alho para a prevenção e o tratamento de resfriados encontrou uma redução significativa no número total de resfriados pelo uso de suplemento de alho (com 180 mg de alicina) 1 vez ao dia, durante 12 semanas. Conclusões limitadas podem ser tiradas em relação aos efeitos observados, pois apenas um estudo atendeu aos critérios de inclusão. Considerando-se a disponibilidade de medicamentos antimicrobianos seguros e eficazes, a utilidade do alho nessa área parece limitada.

3. *Efeitos antineoplásicos* Em estudos feitos com roedores, o alho inibiu pró-carcinogênicos do cólon, do esôfago, do pulmão, da mama e do estômago, possivelmente por desintoxicação de carcinógenos e redução da ativação de carcinógeno. Uma metanálise abrangente para vários desfechos em saúde (Wan et al., 2019) avaliou a eficácia do consumo de vegetais do gênero *Allium* (alho e cebola) sobre o desenvolvimento do câncer. Os estudos incluídos foram principalmente estudos de coorte epidemiológica e caso-controle. Ao se restringir a análise para vegetais do gênero *Allium*, apenas aqueles que consumiam alho ou alho em pó mostraram uma redução na razão de chances (RC) de câncer gástrico de 0,51 (IC de 95% 0,44-0,57) e de câncer de próstata de 0,77 (IC de 95% 0,64-0,91). Atualmente, os estudos para o tratamento do câncer conduzidos em animais e *in vitro* com linhagens de células cancerosas humanas estão focados em compostos orgânicos de enxofre encontrados especificamente no alho.

Reações adversas

Após a ingestão oral de produtos de alho, as reações adversas incluem náuseas (6%), hipotensão (1,3%), alergia (1,1%) e sangramento (raro). Houve relato de odor no hálito e no corpo com incidência entre 20 e 40% nas doses recomendadas utilizando formulações em pó com cobertura entérica. É possível que haja dermatite de contato ao se manipular o alho cru.

Interações medicamentosas e precauções

Em virtude dos relatos de efeitos antiplaquetários, os pacientes em uso de fármacos anticoagulantes (p. ex., varfarina, ácido acetilsalicílico, ibuprofeno) devem ter cautela ao utilizarem o alho. É necessário monitorar a pressão arterial e os sinais e sintomas de sangramento. O alho pode reduzir a biodisponibilidade do saquinavir, um antiviral inibidor da protease, mas não parece interferir na biodisponibilidade do ritonavir.

Posologia

Os produtos de alho seco em pó devem ser padronizados para que contenham 1,3% de aliina (precursor da alicina) ou um potencial gerador de alicina de 0,6%. Recomendam-se preparações com cobertura entérica para reduzir a degradação das substâncias ativas. A posologia mais comum é de 600 a 900 mg/dia de alho em pó. Isso equivale a um dente de alho (2-4 g) ao dia. Uma cabeça de alho pode conter até 1,8% de aliina. As doses de extrato de alho envelhecido, na maioria das vezes, variam de 600 a 1.800 mg/dia, mas doses de até 7.200 mg/dia têm sido utilizadas com segurança em ensaios clínicos por até 6 meses.

GINKGO BILOBA

Química

O extrato de *Ginkgo biloba* é preparado a partir das folhas da árvore de ginkgo. A formulação mais utilizada é preparada concentrando-se 50 partes da folha crua para se obter uma parte do extrato. Os constituintes ativos de *Ginkgo biloba* são glicosídeos de flavona, terpenoides (incluindo ginkgolídeos A, B, C, J, K, L, M, N, P e Q) e bilobalídeos.

Efeitos farmacológicos

1. *Efeitos cardiovasculares* Em modelos animais e em alguns estudos com seres humanos, demonstrou-se que o *Ginkgo biloba* aumenta o fluxo sanguíneo, reduz a viscosidade do sangue e promove a vasodilatação, aumentando, assim, a perfusão dos tecidos. Em modelos animais, observaram-se aumento do óxido nítrico endógeno (ver Capítulo 19) e antagonismo ao fator de ativação plaquetário. *In vitro*, quatro biflavonas (ginkgetina, isoginkgetina, bilobetina e amentoflavona) e cinco flavonoides (luteolina, apigenina, quercetina, caempferol e isoramnetina) inibiram a trombina humana em valores de IC_{50} de 8,05 μM a 82,08 μM.

O extrato de *Ginkgo biloba* tem sido estudado em função de seus efeitos sobre a doença arterial obstrutiva periférica leve a moderada. Uma análise de 11 estudos randomizados controlados por placebo com 477 participantes mostrou que o extrato padronizado da folha de *Ginkgo biloba* (Egb761) apresenta a tendência ($P = 0,06$) de melhorar a distância de caminhada sem dor (aumento de 64,5 m) após 6 meses de tratamento. Os autores concluíram que o extrato padronizado não produziu benefícios para essa indicação.

Um estudo sobre o efeito de *Ginkgo biloba* sobre a memória (Ginkgo Evaluation of Memory [GEM]) e outro de acrônimo GuidAge, recentemente publicados, avaliaram desfechos cardiovasculares, como incidência e tempo médio de ocorrência de doença de Alzheimer, associados ao uso de *Ginkgo biloba* em longo prazo, durante 5 a 6 anos, em 3 mil idosos (idade ≥ 70 anos) com disfunção leve ou cognição normal. O uso diário de 240 mg de EGb761 não alterou a incidência de hipertensão, tampouco reduziu a pressão dos indivíduos hipertensos ou pré-hipertensos. Não foram observados efeitos significativos quanto a mortalidade, episódios isquêmicos ou acidente vascular encefálico isquêmico ou hemorrágico.

2. *Efeitos metabólicos* Observaram-se propriedades antioxidantes e depuradoras de radicais na fração flavonoide do *Ginkgo biloba*, assim como em alguns constituintes terpenos. *In vitro*, há relatos de que o *Ginkgo biloba* teria propriedades semelhantes às da superóxido-dismutase e depuradoras de radicais superóxido-aniônicos e hidroxilados. A fração de flavonoides também tem propriedades antiapoptóticas. Em alguns estudos, concluiu-se que também há um efeito protetor, limitando a formação de radicais livres em modelos animais de lesão isquêmica e reduzindo marcadores de estresse oxidativo em pacientes submetidos à cirurgia de *bypass* da artéria coronária.

3. *Efeitos sobre o sistema nervoso central* Em modelos animais de envelhecimento, a administração crônica de *Ginkgo biloba* durante 3 a 4 semanas levou a modificações em vários receptores e neurotransmissores do sistema nervoso central. Observaram-se aumento da densidade de receptores muscarínicos, α_2 e 5-HT_{1a} e redução de receptores β-adrenérgicos. Também foi observado o aumento das concentrações de acetilcolina e norepinefrina, assim como o aumento da recaptação sinaptossomal de serotonina e dopamina. Os possíveis efeitos adicionais do Egb761 incluem a inibição da formação de fibras amiloide β e neuroproteção do hipocampo contra a morte celular induzida por amiloide β.

O *Ginkgo biloba* tem sido utilizado no tratamento de insuficiência cerebral e demência do tipo Alzheimer. Contudo, a denominação *insuficiência cerebral* inclui diversas manifestações, desde dificuldade de concentração e confusão até ansiedade e depressão, além de queixas físicas, como disacusia e cefaleia. Por esse motivo, os estudos sobre insuficiência cerebral tendem a ser mais inclusivos e difíceis de avaliar do que aqueles sobre demência. A Cochrane Collaboration publicou uma metanálise dos ensaios avaliando o uso de *Ginkgo biloba* para o tratamento de disfunção cognitiva ou demência. Foram revisados 36 ensaios randomizados, duplos-cegos e controlados com placebo, com duração variando entre 3 e 52 semanas. Foram observadas melhoras na cognição e nas atividades cotidianas na 12ª semana, mas não na 24ª semana. Em contrapartida, foram observadas melhoras na avaliação clínica global na 24ª, mas não na 12ª semana. Os autores concluíram que os efeitos do *Ginkgo biloba* no tratamento de comprometimento cognitivo leve e demência eram imprevisíveis e provavelmente sem relevância clínica. No entanto, uma metanálise recente, constituída de ensaios clínicos randomizados usando Egb761 durante 22 a 26 semanas e limitando os critérios de inclusão para pacientes com demência de Alzheimer (8 estudos), demência tipo vascular ou mista (6 estudos) ou demência com características neuropsiquiátricas (4 estudos), mostrou resultados favoráveis. Em comparação com o placebo, o *Ginkgo biloba* (Egb761) melhora significativamente a cognição e as atividades de vida diária. Melhorias clínicas globais também foram significativas com o tratamento com EGb761 na dose de 240 mg/dia, mas não na dose de 120 mg/dia. Em função do maior rigor dos critérios de inclusão utilizados para determinar benefícios em pacientes com demência, a qualidade metodológica geral dessa metanálise foi superior à da revisão Cochrane. Isso sugere que o benefício é mais provável de ser detectado em pacientes com diagnóstico de demência do que em pacientes com comprometimento cognitivo mais leve. Um consenso de especialistas concluiu que o EGb761 pode ser utilizado como um fármaco único, quando considerado apropriado, em certos pacientes com doença de Alzheimer ou demência vascular (Kandiah et al., 2019). Além disso, ele pode ser utilizado como adjuvante para terapias convencionais de demência (p. ex., inibidores de acetilcolinesterase, memantina), mas não deve ser utilizado para a sua prevenção. Nos estudos GEM e GuidAge que incluíram pessoas com comprometimento cognitivo leve a normal, foram avaliados os efeitos do *Ginkgo biloba* como profilaxia para prevenir a progressão para demência. Não foram identificados benefícios com 5 a 6 anos de tratamento com *Ginkgo biloba*.

4. *Outros efeitos* Os efeitos do *Ginkgo biloba* também foram avaliados para o tratamento de esquizofrenia, transtorno de ansiedade generalizada, discinesia tardia, broncoconstrição alérgica e asmática, memória de curto prazo em adultos saudáveis, disfunção erétil, zumbido e perda auditiva e degeneração macular. Dados preliminares de oito estudos randomizados, duplos-cegos e controlados por placebo com a participação de 1.033 pacientes sugerem que o EGb761 pode reduzir significativamente os sintomas negativos e totais da esquizofrenia crônica, quando utilizado em associação com o tratamento padrão (p. ex., clozapina, haloperidol, olanzapina). Esses estudos foram conduzidos apenas na China. Portanto, a extrapolação desses resultados para outras populações ainda precisa ser investigada. Não há evidências suficientes para garantir o uso clínico para as outras condições listadas.

Reações adversas

As reações adversas do *Ginkgo biloba* foram relatadas com uma frequência comparável à do placebo. Entre as principais reações, estão náuseas, cefaleia, desconforto gástrico, diarreia, alergia, ansiedade e insônia. Há poucos relatos de casos de sangramento em pacientes utilizando *Ginkgo biloba*. Alguns desses pacientes também estavam usando ácido acetilsalicílico ou varfarina. Portanto, é aconselhável monitorar hemorragias em pessoas que tomam *Ginkgo biloba*.

Interações medicamentosas e precauções

O *Ginkgo biloba* também tem propriedades antiplaquetárias e não deve ser utilizado em associação com fármacos antiplaquetários ou anticoagulantes. Outros relatos de casos mostraram desregulação do humor após o uso de *Ginkgo biloba* em um paciente com esquizofrenia, falha virológica quando *Ginkgo biloba* foi associado com efavirenz, sedação quando associado com trazodona, priapismo quando associado com risperidona e convulsões quando associado com ácido valproico e fenitoína. Todos foram relatos de caso e justificam mais estudos farmacocinéticos antes que conclusões firmes possam ser tiradas. Há um relato de convulsão como efeito tóxico de *Ginkgo biloba*, provavelmente relacionado com a contaminação das folhas com sementes. As sementes não cozidas de ginkgo têm efeito convulsivante, em razão da presença de ginkgotoxina. As formulações com *Ginkgo biloba* devem ser evitadas em indivíduos com distúrbio convulsivo preexistente.

Posologia

O extrato de folhas secas de *Ginkgo biloba* geralmente é padronizado para que contenha 24% de glicosídeos da flavona e 6% de lactonas terpenoides. A dose diária mais comumente estudada e associada a benefícios em ensaios clínicos de demência é de 240 mg/dia do extrato seco, divididos em duas doses.

GINSENG

Química

O ginseng pode ser derivado de qualquer uma das diversas espécies do gênero *Panax*. As preparações brutas ou os extratos de *Panax ginseng*, de variedade chinesa ou coreana, e de *P. quinquefolium*, de variedade americana, são as mais encontradas pelos consumidores dos Estados Unidos. Os princípios ativos parecem ser as saponinas do grupo de glicosídeos triterpenos, denominados ginsenosídeos ou panaxosídeos, dos quais há aproximadamente 30 tipos diferentes. Recomenda-se que as formulações comercializadas de *P. ginseng* sejam padronizadas para que contenham 4 a 10% de ginsenosídeos. O *P. ginseng* é metabolizado pela flora intestinal por meio de reações de fase I. A desglicosilação de vários ginsenosídeos resulta na formação de 20-O-β-D-glu-copiranosil-20(*S*)-PPD (composto K), que é considerado um metabólito primário com efeitos farmacológicos. Estudos de farmacocinética em seres humanos mostraram que o composto K permanece no sangue 4 horas após a administração do pó de *P. ginseng* e atinge o pico de concentração em 9 a 14 horas. A concentração plasmática do composto K mostra variabilidade entre indivíduos devido à flora intestinal.

Há outras preparações vegetais vendidas sob a denominação ginseng, porém não são feitas com espécies de *Panax*, como o ginseng siberiano (*Eleutherococcus senticosus*) e o brasileiro (*Pfaffia paniculata*). Dessas preparações, o ginseng siberiano talvez seja o mais disponível nos Estados Unidos. O ginseng siberiano contém eleuterosídeos, mas não ginsenosídeos. Atualmente, não há padronização recomendada para o conteúdo de eleuterosídeos nos produtos de ginseng siberiano.

Efeitos farmacológicos

Há uma literatura extensa sobre os possíveis efeitos farmacológicos dos ginsenosídeos. Infelizmente, as pesquisas diferem bastante quanto a: espécies de *Panax* utilizadas, ginsenosídeos estudados, grau de purificação aplicado aos extratos, espécies animais estudadas, doses ou concentrações envolvidas e parâmetros utilizados para a avaliação das respostas. Os efeitos farmacológicos benéficos relatados incluem a modulação da função imune (indução da expressão de mRNA para IL-2, IL-10, gamainterferona, fator de estimulação de colônia de granulócitos-macrófagos, células B e T ativadas, células *natural killer* e macrófagos). Os efeitos sobre o sistema nervoso central incluem aumento da capacidade de proliferação de progenitores neurais e aumento das concentrações de acetilcolina, serotonina, norepinefrina e dopamina no córtex central. Inúmeros outros efeitos incluem: atividade antioxidante; atividade anti-inflamatória (inibição do fator de necrose tumoral α, IL-1β e moléculas de adesão de células vasculares e intracelulares); atividade de redução do estresse (inibição do sistema hipófise-adrenocortical, antagonização dos receptores de glicocorticoide); analgesia (inibição da substância P); efeitos vasorregulatórios (aumento da produção endotelial de óxido nítrico; inibição da produção de prostaciclina); atividade cardioprotetora (redução da remodelação ventricular e da apoptose de cardiomiócitos em modelos animais de isquemia miocárdica); atividade antiplaquetária; melhora da homeostase da glicose (redução da morte de células β-pancreáticas; aumento da liberação de insulina, bem como do número de receptores e da sensibilidade à insulina); e atividade antineoplásica (inibição da angiogênese; estimulação da morte celular por apoptose). Naturalmente, essas afirmações evocam ceticismo e requerem uma confirmação cuidadosa.

Ensaios clínicos

Esperava-se que o ginseng ajudasse a melhorar o desempenho físico e mental ou funcionasse como "adaptógeno", um agente capaz de auxiliar o organismo a voltar ao estado normal após ser exposto a estímulos nocivos ou fatigantes. Contudo, os ensaios clínicos que avaliaram o ginseng para essas indicações mostraram poucos benefícios, se é que houve algum. Em alguns ensaios clínicos randomizados que avaliaram a "qualidade de vida" e a "cognição", afirmou-se ter havido benefícios significativos em algumas escalas subsidiárias de avaliação de comportamento, função cognitiva ou qualidade de vida, mas raramente na pontuação global composta. Foram observados melhores resultados com *P. quinquefolium* e *P. ginseng* quanto à redução da glicemia pós-prandial em indivíduos com e sem diabetes melito. Esse foi o tema de uma revisão sistemática na qual foram avaliados 15 estudos (13 randomizados). Nove desses estudos concluíram ter havido redução significativa da glicemia. Alguns ensaios randomizados e controlados com placebo relataram benefícios imunomoduladores com o uso de *P. quinquefolium* e *P. ginseng* para a prevenção de infecções no trato respiratório superior. O uso de ginseng durante 2 a 4 meses em idosos saudáveis talvez reduza o risco de resfriados comuns, assim como a duração dos sintomas. No entanto, em função da heterogeneidade desses estudos, os resultados são insuficientes para garantir a recomendação de ginseng para a prevenção do resfriado. Uma metanálise avaliou o efeito cardioprotetor de espécies de *P. ginseng* (12 estudos) e *P. quinquefolium* (5 estudos), acompanhando pessoas com e sem hipertensão por cerca de 9 semanas. Não foi observado efeito significativo do ginseng sobre a PAS, a PAD e a PA média quando comparado com o grupo-controle durante esse período de tratamento. Outra metanálise foi conduzida para avaliar o efeito da suplementação de *P. ginseng* no perfil lipídico dos participantes. Essa população apresentava principalmente síndrome metabólica (10 de 18 estudos randomizados e controlados). A análise estratificada de subgrupo dessa população identificou redução do colesterol total (diferença média: –2,30 mg/dL [IC 95% –3,79 a –0,80] e colesterol LDL –1,47 mg/dL [95% CI –1,90 a –1,05]) em comparação com placebo, porém sem efeito sobre o colesterol HDL ou os triglicerídeos em indivíduos utilizando dose média de 3 g/dia de *P ginseng* durante 8 semanas. Em função da magnitude do efeito, é improvável que isso ofereça um benefício clínico em comparação com fármacos já utilizados para o controle da dislipidemia. Por fim, dois estudos de caso-controle e um estudo de coorte sugeriram um efeito preventivo do câncer, não específico para órgãos, pela administração de *P. ginseng* em longo prazo. Benefícios significativos em alguns sintomas de fadiga relacionada com o câncer foram observados tanto em um estudo de determinação de dose quanto em um ensaio multicêntrico, duplo-cego e randomizado usando *P. quinquefolium*, 2 g/dia *versus* placebo, por um período de 2 meses. No entanto, o *Panax ginseng* não mostrou benefício na redução da fadiga relacionada com o câncer em um estudo duplo-cego randomizado, controlado por placebo, usando 800 mg/dia de ginseng durante 28 dias. Estudos na China mostraram os efeitos de uma formulação de cápsula de ginsenosídeo Rg3 altamente concentrada (95% Rg3), que não está disponível nos Estados Unidos. Na dose de 20 mg, 2 vezes ao dia, durante 30 dias, em associação com gencitabina e cisplatina, a Rg3 melhorou significativamente a sobrevida de 1 ano e a qualidade de vida em comparação com controles recebendo apenas quimioterapia, em 60 pacientes com câncer de esôfago avançado. Benefícios semelhantes foram observados em estudos controlados randomizados para pacientes com câncer de pulmão de células não pequenas em estágio III ou IV usando cápsulas Rg3, 20 mg, 2 vezes ao dia, durante 6 a 24 semanas com quimioterapia, em comparação com a quimioterapia isolada. Uma metanálise de 20 estudos (671 indivíduos) mostrou que o Rg3 melhorou significativamente as taxas de resposta, a sobrevida geral e a qualidade de vida quando associado com a quimioterapia em comparação com a quimioterapia isolada (644 indivíduos).

Em resumo, atualmente, as evidências suportam o uso de *P. ginseng* ou *P. quinquefolium* para a prevenção de resfriados, diminuição da glicose pós-prandial, prevenção de câncer inespecífico e alívio de sintomas de fadiga relacionada com o câncer (espécie *P. quinquefolium*). Estudos que avaliaram o uso de cápsulas de Rg3 (95%, disponíveis na China) também mostraram benefícios quando associados com quimioterapia em certos tipos de câncer.

Reações adversas

Um relato de caso descreveu mastalgia e ginecomastia em um adolescente, sugerindo possíveis efeitos estrogênicos. Relatos de caso também mostraram efeito de estimulação do sistema nervoso central (p. ex., insônia, nervosismo, mania) e hipertensão pelo tratamento com *P. ginseng*. É possível que as metilxantinas encontradas na planta do ginseng contribuam para esses efeitos.

Interações medicamentosas e precauções

Irritabilidade, insônia e comportamento maníaco foram relatados em pacientes psiquiátricos usando ginseng em associação com outros medicamentos (fenelzina, lítio, neurolépticos). O ginseng deve ser utilizado com cautela em pacientes que tomam qualquer medicamento psiquiátrico, estrogênico ou hipoglicemiante. O ginseng tem propriedades antiplaquetárias e não deve ser utilizado em associação com varfarina ou no período peri ou pós-operatório em grandes quantidades. Observou-se estimulação de citocina com *P. ginseng*, com *P. quinquefolium in vitro* e em modelos animais. Em um ensaio randomizado, duplo-cego e controlado com placebo, o *P. ginseng* aumentou significativamente a atividade de células *natural killers* em comparação com o placebo com 8 e 12 semanas de uso. Os indivíduos imunocomprometidos, aqueles que usam estimulantes imunológicos e aqueles com distúrbios autoimunes devem ter cautela ao utilizarem produtos com ginseng. Em um estudo de farmacocinética conduzido em homens saudáveis durante 15 dias, com dose única ou múltipla de *P. ginseng* administrado em associação a dose única de cafeína, losartana, omeprazol, dextrometorfano, midazolam ou pitavastatina mostrou boa tolerabilidade, sem interações medicamentosas clinicamente relevantes.

Posologia

Uma dose de 1 a 2 g/dia da raiz crua do *P. ginseng* ou seu equivalente é considerada padrão. Duzentos miligramas de extrato padronizado de *P. ginseng* equivalem a 1 g da raiz bruta. Uma preparação com marca registrada na forma de extrato padronizado foi utilizada em alguns ensaios clínicos e encontra-se disponível nos Estados Unidos. O *P. ginseng* pode ser cultivado e sua raiz também pode ser vendida como ginseng fresco, "ginseng branco" seco ao ar ou "ginseng vermelho" tratado com vapor e seco ao ar.

CARDO-MARIANO (*SILYBUM MARIANUM*)

Química

O fruto e as sementes do cardo-mariano contêm uma mistura lipofílica de flavonolignanos, conhecida como silimarina. A silimarina constitui 2 a 3% da erva seca e é composta por três isômeros primários: silibina (também conhecida como silibinina), silicristina e silidianina. A silibina é a mais prevalente e potente dos três isômeros, compondo 50 a 70% do complexo de silimarina. A silibina apresenta baixa biodisponibilidade oral, o que levou ao desenvolvimento de formulações alternativas, como as nanopartículas de silibina (NP-SB), com elevada biodisponibilidade oral, ainda não bem estudadas em seres humanos. Em roedores, as NP-SB mostram concentrações séricas mais elevadas do que a silibina não modificada. *In vitro*, as NP-SB reduziram as taxas de infecção por HCV em hepatócitos humanos. A silibina sofre circulação entero-hepática e é excretada na bile. Os produtos do cardo-mariano devem ser padronizados para conter 70 a 80% de silimarina. Ao avaliar os ensaios clínicos, é importante distinguir as formulações que utilizaram cardo-mariano oral daquelas que utilizaram silibina intravenosa, considerando a baixa biodisponibilidade oral da silibina.

Efeitos farmacológicos

1. *Doença hepática* Em modelos animais, o cardo-mariano aparentemente reduz a lesão hepática associada a diversas toxinas, incluindo cogumelos do gênero *Amanita*, galactosamina, tetracloreto de carbono, paracetamol, radiação, isquemia por frio e etanol. Estudos *in vitro* e alguns *in vivo* indicaram que a silimarina reduz a peroxidação de lipídeos, promove a depuração de radicais livres e aumenta as concentrações de glutationa e superóxido-dismutase. Isso pode contribuir para estabilizar a membrana e reduzir a entrada de toxinas.

O cardo-mariano parece ter propriedades anti-inflamatórias. *In vitro*, a silibina inibe bastante e de forma não competitiva a atividade da lipoxigenase e reduz a formação de leucotrienos. Observou-se inibição da migração de leucócitos em estudos *in vivo*, o que pode ser um fator importante quando há inflamação aguda. A silimarina inibe o fator nuclear kappa B (NF-κB), um mediador da resposta inflamatória. Um dos mecanismos mais incomuns alegado para o cardo-mariano envolve o aumento da atividade da RNA polimerase I em hepatócitos não malignos, mas não no hepatoma ou em outras linhagens de células neoplásicas. Com o aumento da atividade dessa enzima, a síntese proteica melhora, e é possível aumentar a regeneração celular em indivíduos saudáveis, mas não nas células neoplásicas. Em um modelo animal de cirrose, a silimarina via oral reduziu o acúmulo de colágeno. Em um modelo *in vitro*, ela reduziu a expressão do fator de crescimento transformador de citocina fibrogênica β. Se confirmado, é possível que o cardo-mariano tenha um papel no tratamento da fibrose hepática.

Em modelos animais, a silimarina tem efeito estimulador dose-dependente sobre o fluxo de bile, o que pode ser benéfico em casos de colestase. Contudo, até o momento, as evidências são insuficientes para corroborar o uso de cardo-mariano com essa finalidade.

2. *Efeitos quimioterapêuticos* Foram realizados estudos preliminares *in vitro* e em animais sobre os efeitos da silimarina e da silibinina em várias linhagens de células cancerígenas. Em modelos murinos de câncer de pele, concluiu-se que a silibinina e a silimarina reduziram a iniciação e a promoção de tumores. Também foi relatada a indução de apoptose usando silimarina em diversas linhagens de células neoplásicas humanas (p. ex., melanoma, câncer de próstata, cólon, células leucêmicas, papiloma de células transicionais da bexiga e células de hepatoma). Foram relatadas inibição de crescimento e proliferação celulares por meio de indução da interrupção do ciclo celular em G_1 em linhagens de células cancerígenas de mama e de próstata cultivadas. O uso do cardo-mariano no tratamento de câncer ainda não foi adequadamente estudado, porém ensaios preliminares em pacientes em quimioterapia demonstraram melhora da função hepática (i.e., redução da concentração de aminotransferases sanguíneas). Não há dados suficientes para suportar o uso do cardo-mariano em pacientes com câncer. O potencial antioxidante do cardo-mariano deve ser levado em consideração antes da administração de fármacos quimioterápicos que possam ser afetados por compostos antioxidantes.

3. *Lactação* Historicamente, o cardo-mariano tem sido utilizado por fitoterapeutas e parteiras para induzir a lactação em gestantes ou no pós-parto. Em ratas, o cardo-mariano mostrou-se capaz de aumentar a produção de prolactina. Assim, é possível que ele tenha efeito sobre a produção de leite em seres humanos. Contudo, faltam ensaios clínicos sobre essa indicação, assim como dados sobre a segurança para uso em lactantes e lactentes. Até que haja mais dados disponíveis, o cardo-mariano não deve ser utilizado com essa finalidade.

Ensaios clínicos

O cardo-mariano tem sido utilizado no tratamento de hepatite viral aguda e crônica, doença hepática alcoólica e lesão hepática induzida por toxina em seres humanos. Em uma revisão sistemática com 13 ensaios randomizados envolvendo 915 pacientes com doença hepática causada por álcool ou por hepatites B ou C, não foram encontradas reduções significativas da mortalidade por qualquer causa, da histopatologia hepática ou das complicações de doença hepática após 6 meses de uso. Alegou-se redução significativa da mortalidade relacionada com o fígado em dados de todos os ensaios pesquisados, mas não quando a análise foi limitada aos ensaios com desenho e controle adequados. Concluiu-se que os efeitos da administração oral do cardo-mariano no tratamento da função hepática ou da mortalidade por doença hepática são atualmente pouco fundamentados. Um ensaio clínico multicêntrico, duplo-cego e controlado por placebo conduzido em pacientes com hepatite C refratária ao tratamento com interferona não mostrou benefício após 24 semanas de tratamento com cardo-mariano, 420 mg/dia e 700 mg/dia, na redução das concentrações séricas da alanina aminotransferase (ALT). O cardo-mariano também não altera as concentrações séricas médias do vírus de RNA da hepatite C (HCV) em 24 semanas. Em contrapartida, o uso intravenoso de succinato de silibinina (não disponível no Brasil) produziu algum benefício na redução das concentrações de RNA do HCV e das concentrações de alanina aminotransferase em pacientes com hepatite C resistente a tratamento. Estudos-piloto prospectivos também mostraram benefícios com silibinina intravenosa antes e após o tratamento de transplante de fígado em pacientes com cirrose por HCV. Uma potente atividade antiviral foi demonstrada durante o tratamento, com reduções significativas nas concentrações de HCV-RNA, em comparação com placebo ou controles não tratados, quando o cardo-mariano foi administrado por pelo menos 14 dias antes do transplante e 7 dias após o transplante de fígado. Entretanto, o HCV recidivou após a retirada da silibinina. Isso sugere que a formulação e a baixa biodisponibilidade oral podem influenciar os resultados do tratamento. Por fim, o cardo-mariano foi estudado na esteato-hepatite não alcoólica (NASH, do inglês *non-alcoholic steatohepatitis*) sem cirrose nas doses de 480 mg e 700 mg durante 48 semanas em cinco centros médicos nos Estados Unidos. Esse estudo exploratório, randomizado, duplo-cego e controlado por placebo avaliou o efeito da silimarina oral padronizada. No entanto, os resultados foram inconclusivos, devido à alta perda de seguimento em todos os grupos ou ao número substancial de participantes que não atendiam aos critérios histológicos de inclusão. A eficácia de doses mais elevadas de silimarina oral padronizada (2.100 mg/dia), administrada durante 1 ano, em participantes adultos com NASH comprovado por biópsia foi testada em outro ensaio clínico randomizado, duplo cego e controlado. A silimarina não reduziu os escores histológicos em 30% ou mais, porém reduziu os marcadores de fibrose e rigidez hepática. Isso sugere que é necessária uma dose mais elevada de silibinina, devido à sua baixa biodisponibilidade.

Embora o cardo-mariano não tenha sido confirmado como um antídoto após a exposição aguda a toxinas hepáticas em seres humanos, a silibinina intravenosa é comercializada e utilizada na Europa como antídoto do envenenamento pelo cogumelo *Amanita phalloides*. Esse uso é baseado em resultados favoráveis obtidos em estudos de caso-controle.

Reações adversas

Há relatos raros de reações adversas produzidas pelo cardo-mariano quando utilizado nas doses recomendadas. Em ensaios clínicos, a incidência de reações adversas (p. ex., distúrbios gastrintestinais e dermatológicos, cefaleia) foi comparável à do placebo. Em doses maiores (> 1.500 mg), pode ocorrer efeito laxativo, causado pela estimulação de secreção e fluxo biliares.

Interações medicamentosas, precauções e posologia

O cardo-mariano não altera significativamente a farmacocinética de outros medicamentos transportados pelo transportador de glicoproteína P ou metabolizados por enzimas do citocromo. Em uma revisão recente, o impacto desse suplemento foi classificado como "sem risco de interação medicamentosa em seres humanos". A dose oral recomendada é de 280 a 420 mg/dia, calculada como silibinina, dividida em três doses.

ERVA-DE-SÃO-JOÃO (*HYPERICUM PERFORATUM*)

Química

A erva-de-são-joão, também conhecida como hipérico, contém diversos constituintes que podem contribuir para a alegada atividade farmacológica no tratamento da depressão. Acreditava-se que a hipericina, o marcador de padronização dos produtos comercializados, fosse o principal componente antidepressivo. Recentemente, deu-se atenção à hiperforina, porém é provável que o efeito seja uma associação de diversos compostos. As formulações comercializadas são preparadas, em geral, embebendo-se as flores secas trituradas em metanol, para criar um extrato hidroalcóolico, que é, então, secado.

Efeitos farmacológicos

1. *Ação antidepressiva* Inicialmente, relatou-se que a fração hipericina teria propriedades de inibição de MAO-A e B. Estudos posteriores concluíram que a concentração necessária para essa inibição seria maior que a obtida com as doses recomendadas. Em estudos *in vitro* usando o extrato hidroalcoólico comercialmente formulado, demonstrou-se a inibição da recaptação de serotonina, norepinefrina e dopamina no terminal nervoso. Embora o constituinte hipericina não tenha demonstrado inibição da recaptação para qualquer um desses sistemas, o componente hiperforina comprovou esse efeito. Também foi relatado que a administração crônica do extrato comercializado produziu infrarregulação significativa da expressão de receptores β-adrenérgicos corticais e sobrerregulação da expressão de receptores de serotonina ($5\text{-}HT_2$) em estudos com roedores.

Outros efeitos observados *in vitro* incluem ligação ao receptor sigma, utilizando-se a fração de hipericina, e ao receptor GABA, utilizando-se o extrato comercial. A produção de IL-6 também é reduzida na presença do extrato.

a. *Ensaios clínicos para depressão* Uma metanálise de 29 estudos clínicos randomizados, duplos-cegos e controlados incluiu: 18 estudos comparando a erva-de-são-joão com placebo, 5 com antidepressivos tricíclicos e 12 com inibidores seletivos da recaptação de serotonina (ISRSs). Foram incluídos apenas os trabalhos que respeitaram os critérios de classificação para depressão maior. A erva-de-são-joão foi considerada mais eficaz do que o placebo e equivalente aos tratamentos de referência com fármacos, inclusive ISRSs, no transtorno depressivo maior leve, porém com menos efeitos colaterais. Na maioria dos ensaios, foram utilizados 900 mg/dia de erva-de-são-joão durante 4 a 12 semanas. A depressão era leve a moderada em 19 estudos, moderada a grave em 9, e não declarada em 1. Em um ensaio mais longo, mas não controlado, o uso da erva-de-são-joão por até 52 semanas reduziu os escores de depressão em pacientes com depressão maior leve a moderada. Esses dados e o mecanismo de ação relatado anteriormente sugerem uma possível função para a erva-de-são-joão no alívio de sintomas de depressão leve a moderada. Considerando-se a pequena duração desses ensaios clínicos, a eficácia além de 12 semanas requer mais estudos para ser confirmada. As reações adversas foram comparáveis às do placebo e menores do que as de antidepressivos clássicos.

b. *Outras condições relacionadas com o humor* A erva-de-são-joão foi estudada para diversas outras indicações relacionadas com o humor, incluindo disforia pré-menstrual, queixas no climatério, transtornos somatoformes e ansiedade. Para a maioria dessas indicações, ainda há poucos estudos para se tirar quaisquer conclusões sobre a sua eficácia. As evidências da eficácia nas queixas climatéricas foram objeto de uma metanálise. Foram incluídos seis estudos: dois com monoterapia e quatro com associação de erva-de-são-joão com a erva-de-são-cristóvão (acteia), *Cimicifuga racemosa* (ver aviso da erva-de-são-cristóvão na Tabela 64-1). A erva-de-são-joão reduziu significativamente as ondas de calor (gravidade, duração e frequência) em comparação com o placebo quando utilizada por até 16 semanas. A heterogeneidade nesses estudos limita a obtenção de conclusões seguras sobre a eficácia para essa indicação.

2. *Efeitos antivirais e anticarcinogênicos* O constituinte hipericina da erva-de-são-joão é fotolábil e pode ser ativado por exposição a determinados comprimentos de onda no espectro visível ou da luz ultravioleta A. As formulações parenterais da hipericina (fotoativadas imediatamente antes da administração) têm sido objeto de investigação para o tratamento de infecção por HIV (por via intravenosa) e dos carcinomas basal e espinocelular (administradas em injeção intralesional). *In vitro*, a hipericina fotoativada inibe diversos vírus envelopados e não envelopados, assim como o crescimento de algumas células neoplásicas. A inibição da proteína cinase C, assim como a inibição da geração de radicais livres, foram propostas como mecanismos possíveis. O último mecanismo pode inibir o crescimento celular ou causar apoptose. Esses estudos foram realizados utilizando-se o constituinte hipericina isolado da erva-de-são-joão; o extrato hidroalcoólico da erva-de-são-joão utilizado não foi estudado quanto a essas indicações e não deve ser recomendado para pacientes com doença viral ou câncer.

Reações adversas

Há fotossensibilização relacionada com os constituintes hipericina e pseudo-hipericina da erva-de-são-joão. Os pacientes devem ser orientados a utilizar filtro solar e proteção dos olhos enquanto estiverem usando o produto e expostos ao sol. Raramente, houve sintomas gastrintestinais leves, fadiga, sedação, inquietação, tontura, cefaleia e boca seca. Hipomania, mania e excitação autônoma também foram relatadas em pacientes usando erva-de-são-joão. Quando comparada com os ISRSs, a erva-de-são-joão parece ser mais bem tolerada quando utilizada como adjuvante no tratamento da depressão maior.

Interações medicamentosas e precauções

A inibição da recaptação de diversas aminas transmissoras foi destacada como possível mecanismo de ação da erva-de-são-joão. Fármacos com mecanismos semelhantes (i.e., antidepressivos, estimulantes) devem ser utilizados com cautela ou evitados em pacientes tratados com erva-de-são-joão, em razão do risco de síndrome serotoninérgica (ver Capítulos 16 e 30). Foi demonstrado que a hiperforina, um constituinte da erva-de-são-joão, ativa o receptor do pregnano X (PXR, do inglês *pregnane X receptor*), que leva a muitas interações medicamentosas ao induzir as enzimas CYP hepáticas (3A4, 2C9, 1A2) e o transportador de fármacos da glicoproteína P. Outro constituinte, a hipericina, que pode não estar presente em todas as formulações comerciais, não tem nenhum efeito sobre PXR, CYP ou glicoproteína P. Relatos de casos envolvendo o uso de erva-de-são-joão sugerem a interação com fármacos, reduzindo seus níveis terapêuticos, incluindo digoxina, anticoncepcionais orais (risco de gravidez), ciclosporina, inibidores da protease e da transcriptase reversa não nucleosídeos no tratamento do HIV, varfarina, irinotecano, teofilina e anticonvulsivantes. Sem saber qual constituinte está presente em uma formulação de erva-de-são-joão, o uso associado indiscriminado com outros fármacos deve ser evitado.

Posologia

A formulação comercial mais encontrada da erva-de-são-joão é o extrato seco em solução hidroalcoólica. Os produtos devem ser padronizados com 2 a 5% de hiperforina, embora a maioria seja produzida com o padrão antigo, contendo 0,3% de hipericina. A posologia recomendada para depressão leve a moderada é de 900 mg do extrato seco ao dia, fracionados em 3 doses. O início do efeito pode demorar 2 a 4 semanas. Os benefícios em longo prazo, além de 12 semanas, não foram suficientemente estudados.

PALMITO DA SERRA (*SERENOA REPENS* OU *SABAL SERRULATA*)

Química

Os constituintes ativos dos frutos do palmito da serra não estão definidos. Fitoesteróis (p. ex., β-sitosterol), alcoóis alifáticos, compostos polifenólicos e flavonoides estão presentes. As formulações comercializadas são extratos secos lipofílicos padronizados que contêm 85 a 95% de ácidos graxos e esteróis.

Efeitos farmacológicos

O palmito da serra é comercializado para o tratamento da hiperplasia prostática benigna (HPB). Ele inibe *in vitro* a conversão enzimática de testosterona a di-hidrotestosterona (DHT) pela 5α-redutase. Especificamente, o palmito da serra apresenta inibição não competitiva das isoformas I e II dessa enzima, reduzindo, assim, a produção de DHT. *In vitro*, ele também inibe a ligação da DHT aos receptores androgênicos. Outros efeitos observados *in vitro* foram inibição de fatores de crescimento prostáticos, bloqueio de receptores α_1-adrenérgicos e inibição de mediadores inflamatórios produzidos pela via da 5-lipoxigenase.

A farmacologia clínica do palmito da serra em seres humanos não está bem definida. Em voluntários saudáveis, uma semana de tratamento não foi capaz de influenciar a atividade da 5α-redutase e a concentração de DHT ou de testosterona. Após 6 meses de tratamento, pacientes com HPB não apresentaram alteração na dosagem do antígeno prostático específico (PSA, do inglês *prostate-specific antigen*), um marcador caracteristicamente reduzido com a inibição da 5α-redutase. Não obstante, outros pesquisadores relataram a redução do fator de crescimento epidérmico e das concentrações de DHT, bem como atividade antagônica no receptor nuclear de estrogênio na próstata, após 3 meses de tratamento com palmito da serra em pacientes com HPB. Resultados recentes sugerem que o uso diário de palmito da serra, quando comparado com o uso diário de tansulosina (ver Capítulo 10), durante 3 meses, apresenta maior atividade anti-inflamatória sobre o infiltrado de células prostáticas em homens com sintomas do trato urinário inferior relacionados com a HPB. Os efeitos anti-inflamatórios sobre essas células podem servir de elo entre as alterações hormonais e o processo de remodelação promovido pelos fatores de crescimento. Os efeitos anti-inflamatórios do palmito da serra também levantam questões quanto ao valor do início precoce da terapia da HPB, bem como quanto ao valor da terapia precoce combinada com inibidores da 5α-redutase (ver Capítulo 40).

Ensaios clínicos

Uma grande revisão envolveu 32 ensaios clínicos randomizados em 5.666 homens com sintomas consistentes com HPB. Em 17 ensaios, comparou-se a monoterapia com palmito da serra com placebo, mas não foram observadas melhoras significativas na maior parte dos sintomas urológicos (p. ex., escore internacional de sintomas prostáticos, fluxo máximo, tamanho da próstata). Essa revisão incluiu preparações variadas de extratos de palmito da serra, e os autores concluíram que seus resultados podem não ser generalizados para todos os produtos. Uma revisão mais recente, que incluiu todos os dados disponíveis para um determinado extrato (Permixon®) que usou hexano como solvente, envolveu 15 ensaios clínicos randomizados e 12 estudos observacionais. Foi avaliada a dose de 320 mg, 1 vez ao dia, para pacientes com sintomas do trato urinário inferior associados com HPB. O extrato melhorou significativamente a noctúria e o fluxo urinário máximo em comparação com o placebo. Além disso, o extrato mostrou melhora significativa no Índice Internacional de Sintomas da Próstata (IPSS, do inglês *International Prostate Symptom Score*) (média de 5,73 pontos) da linha de base e excedeu o limite de 3,1 pontos, em que um paciente provavelmente veria uma melhora clinicamente significativa. Os autores do estudo observaram que as melhorias no IPSS são comparáveis às de um alfabloqueador, ao passo que as melhorias no fluxo urinário máximo são comparáveis às da tansulosina. No geral, essas descobertas lançaram uma nova luz sobre esse determinado extrato de palmito da serra como a formulação preferida.

Reações adversas

As reações adversas são relatadas com incidência de 1 a 3%. As reações mais comuns incluem dor abdominal, náuseas, diarreia, fadiga, cefaleia, redução da libido e rinite. O palmito da serra foi associado a relatos raros de pancreatite, lesão hepática e aumento do risco de sangramento, mas, em razão de fatores de confusão, a relação causal permanece indefinida. Em comparação com a tansulosina e a finasterida, o palmito da serra parece ter menor chance de afetar a função sexual (p. ex., ejaculação).

Interações medicamentosas, precauções e posologia

Não há relatos de interação medicamentosa com palmito da serra. Considerando-se que o palmito da serra não produz efeito sobre o PSA, não há interferência na triagem de câncer de próstata utilizando esse exame. A posologia recomendada para o extrato seco padronizado (contendo 85-95% de ácidos graxos e esteróis) é de 160 mg por via oral, 2 vezes ao dia. A formulação preferida é o extrato que utilizou hexano como solvente, liposterólico (Permixon®), ou uma preparação de forma semelhante, ao passo que os resultados com os extratos etanólico e de CO_2 supercrítico são insuficientes para recomendação, no momento.

SUPLEMENTOS NUTRICIONAIS PURIFICADOS

COENZIMA Q10

A coenzima Q10, também conhecida como CoQ, CoQ10 e ubiquinona, é encontrada nas mitocôndrias de diversos órgãos, incluindo coração, rins, fígado e músculos esqueléticos. Após a ingestão, a forma reduzida da coenzima Q10, o ubiquinol, predomina na circulação sistêmica. A coenzima Q10 é um potente antioxidante e tem sido fortemente promovida por essa razão. Ela parece ter um papel na manutenção da saúde da função muscular, embora o significado clínico desse efeito seja desconhecido. A redução da sua concentração sérica tem sido observada em pacientes com doença de Parkinson.

Aplicações clínicas

1. *Hipertensão* Nos ensaios clínicos iniciais, foram observadas reduções pequenas, mas significativas, nas pressões arteriais sistólica e diastólica após 8 a 10 semanas com suplementação de coenzima Q10. O mecanismo exato da coenzima Q10 é desconhecido, mas parece estar relacionado com as propriedades antioxidantes e vasodilatadoras no relaxamento do músculo liso mediado pelo óxido nítrico, bem como com os efeitos no endotélio vascular. Em três ensaios randomizados, controlados com placebo, concluiu-se que a coenzima Q10 reduz de forma significativa as pressões arteriais sistólica e diastólica em 11 e 7 mmHg, respectivamente, se comparada com o grupo que utilizou placebo, no qual não houve redução. Contudo, é possível que tenha havido exagero no efeito do tratamento, uma vez que houve questionamentos quanto à randomização, ao cegamento e ao encobrimento da alocação nesses trabalhos. Além disso, o uso concomitante de fármacos anti-hipertensivos não reportados pode ter desempenhado um papel importante. Um estudo mais recente avaliando os efeitos sobre a pressão arterial identificou que, em comparação com o placebo, a coenzima Q10 não foi associada a reduções da pressão arterial. Portanto, ainda não está claro se a coenzima Q10 pode ser usada para reduzir a pressão arterial.

2. *Insuficiência cardíaca* Níveis endógenos baixos de coenzima Q10 foram associados a piores resultados na evolução de insuficiência cardíaca, mas essa associação é provável, pois baixas concentrações são marcadores para insuficiência cardíaca mais avançada, mais do que preditores da doença. Apesar desses achados, a coenzima Q10 é frequentemente indicada para melhorar a função do músculo cardíaco em pacientes com insuficiência cardíaca. De acordo com a metanálise mais recente, a coenzima Q10 melhorou a fração de ejeção em 3,7% quando utilizada em curto prazo (2-28 semanas). Não está claro se essa pequena melhora na fração de ejeção é aplicável a todos os pacientes com insuficiência cardíaca, incluindo aqueles que recebem o tratamento padrão atual. Evidências recentes sugerem que a coenzima Q10 não foi eficaz para a preservação da função diastólica do ventrículo esquerdo em pacientes com insuficiência cardíaca com fração de ejeção preservada. Portanto, são necessárias pesquisas complementares para avaliar a participação da coenzima Q10 na insuficiência cardíaca e seu impacto na gravidade da doença, particularmente com prescrição concomitante de medicamentos.

3. *Doença cardíaca isquêmica* Os efeitos da coenzima Q10 sobre a doença arterial coronariana e a angina crônica estável são discretos, mas parecem promissores. Uma base teórica para esse benefício poderia ser a proteção metabólica do miocárdio isquêmico por meio da redução de marcadores pró-inflamatórios (incluindo IL-6 e proteína C reativa) que contribuem para o estresse oxidativo. Ensaios duplos-cegos controlados por placebo sugeriram que a suplementação de coenzima Q10 melhora diversos parâmetros clínicos em pacientes com história de infarto agudo do miocárdio (IAM). Foram observadas melhoras na lipoproteína (a), no colesterol de lipoproteínas de alta densidade, na tolerância aos exercícios e no período até o surgimento de alterações isquêmicas no eletrocardiograma com teste de esforço. Além disso, foram relatadas reduções muito pequenas nas taxas de morte por causa cardíaca e de IAM prévio (redução no risco absoluto de 1,5%).

4. *Prevenção da miopatia induzida por estatina* As estatinas reduzem o colesterol que inibe a enzima HMG-CoA redutase (ver Capítulo 35). Essa enzima também é necessária para a síntese da coenzima Q10. Demonstrou-se redução da coenzima Q10 endógena com o início do tratamento com estatinas, fato que pode bloquear etapas na geração de energia das células musculares, levando, possivelmente, à miopatia relacionada com estatinas. Não se sabe se a redução das concentrações intramusculares da coenzima Q10 leva à miopatia por estatina, ou se a miopatia causa uma lesão celular capaz de reduzir as concentrações intramusculares da coenzima Q10. Uma metanálise que avaliou o efeito da coenzima Q10 na miopatia induzida por estatina, medida pela dor muscular e pela atividade da creatina cinase plasmática, mostrou que a suplementação com coenzima Q10 (1-3 meses) não apresenta nenhum benefício na redução da miopatia. Mais informações são necessárias para determinar quais pacientes, se houver, com miopatia relacionada com a estatina podem se beneficiar da suplementação com coenzima Q10, principalmente no que se refere à estatina específica, à dose e à duração da terapia.

Reações adversas

A coenzima Q10 é bem tolerada e raramente leva a reações adversas com doses de até 3.000 mg/dia. Em ensaios clínicos, foram relatados distúrbios gastrintestinais, como diarreia, náuseas, azia e anorexia, com incidência inferior a 1%. Muito raramente, foram observados casos de exantema maculopapular e trombocitopenia. Outras reações adversas raras são irritabilidade, tontura e cefaleia.

Interações medicamentosas

A coenzima Q10 tem estrutura semelhante à da vitamina K, e observou-se interação entre a coenzima Q10 e a varfarina. Os suplementos que contêm coenzima Q10 talvez reduzam os efeitos do tratamento com varfarina. Essa associação deve ser evitada ou monitorada com muito cuidado.

Posologia

Como suplemento nutricional, considera-se adequada a dose de 30 mg de coenzima Q10 para reposição em caso de concentrações endógenas baixas. Para efeitos cardíacos, a posologia recomendada é de 100 a 600 mg/dia administrados em 2 a 3 doses diárias. Essas doses aumentam as concentrações endógenas para 2 a 3 mcg/mL (o valor de referência em adultos saudáveis é de 0,7-1 mcg/mL).

GLICOSAMINA

A glicosamina é encontrada em tecidos humanos como substrato para a produção de cartilagem articular e serve como substância nutritiva para as cartilagens. A glicosamina comercializada é derivada de caranguejos e outros crustáceos. Como suplemento dietético, a glicosamina é utilizada principalmente para controlar a dor e o desconforto associados à osteoartrite do joelho. Ela está disponível na forma de sulfato e de cloridrato, porém pesquisas recentes demonstraram que, como cloridrato, a glicosamina não é eficaz.

Efeitos farmacológicos e aplicações clínicas

A glicosamina endógena é utilizada para a produção de glicosaminoglicanos e outros proteoglicanos na cartilagem articular. Nos pacientes com osteoartrite, a taxa de produção de cartilagem nova excede a velocidade de degradação da cartilagem existente. A suplementação com glicosamina é indicada para aumentar o suprimento de glicosaminoglicanos necessários para a construção dos blocos, levando a uma melhor manutenção e ao fortalecimento da cartilagem existente.

Foram conduzidos vários ensaios clínicos para avaliar os efeitos da administração oral e intra-articular da glicosamina. Os estudos iniciais concluíram ter havido melhora significativa em mobilidade global, arco de movimento e força nos pacientes com osteoartrite. Nos estudos mais recentes, os resultados foram conflitantes, com evoluções positivas e negativas. Um dos maiores e mais bem desenhados ensaios clínicos, que comparou glicosamina, sulfato de condroitina, a associação entre eles, celecoxibe e placebo, não encontrou benefícios do tratamento com condroitina na doença leve a moderada. Infelizmente, os pesquisadores utilizaram a formulação com cloridrato de condroitina, que se mostrou inferior à formulação com sulfato. A formulação de glicosamina parece desempenhar um papel crítico no que diz respeito à eficácia, e isso pode ser um fator que contribui para a variabilidade observada nos estudos publicados. Algumas pesquisas sugeriram que o uso de uma formulação cristalina de sulfato de glicosamina produz menos dor, melhora funcional na osteoartrite do joelho e melhora no estreitamento do espaço articular após 3 anos de tratamento. Atualmente, as sociedades nacionais de ortopedia e reumatologia não recomendam a glicosamina para osteoartrite de joelho, principalmente devido à variabilidade da formulação e à heterogeneidade do estudo. São necessárias mais pesquisas para definir melhor a formulação ideal de glicosamina e as populações específicas de pacientes que tendem a ser beneficiadas com o sulfato de glicosamina.

Reações adversas

O sulfato de glicosamina é muito bem tolerado por via oral. Em ensaios clínicos, ocasionalmente foram relatadas diarreia leve, cólica abdominal e náuseas. A alergia cruzada em pessoas com hipersensibilidade a frutos do mar é uma preocupação potencial. No entanto, isso é improvável de ocorrer se a formulação tiver sido adequadamente fabricada e purificada. O sulfato de glicosamina não tem propriedades analgésicas, e não está claro se ele é útil para os sintomas em outras articulações cartilaginosas.

Interações medicamentosas e precauções

O sulfato de glicosamina pode aumentar a índice normalizado internacional (INR, do inglês *international normalized ratio*) em pacientes que tomam varfarina, elevando o risco de hematomas e sangramentos. O mecanismo não está bem esclarecido e talvez dependa da dose, uma vez que se observou aumento do INR quando a dose de glicosamina foi aumentada. Até que se saiba mais, é prudente evitar essa associação ou monitorar o paciente com cuidado.

Posologia

A posologia mais utilizada nos ensaios clínicos é de 500 mg 3 vezes ao dia, ou 1.500 mg 1 vez ao dia. A glicosamina não produz efeito analgésico direto, e a melhora da função, se houver, talvez só seja observada após 1 ou 2 meses.

MELATONINA

Acredita-se que a melatonina, um derivado da serotonina produzido pela glândula pineal e por alguns outros tecidos (ver também Capítulo 16), seja responsável pela regulação do ciclo sono-vigília. A liberação coincide com a escuridão; normalmente, começa por volta das 21h e dura até cerca de 4h. A liberação de melatonina é suprimida pela luz do dia. A melatonina também tem sido estudada para diversas outras funções, incluindo contracepção, proteção contra oxidantes endógenos, prevenção de envelhecimento, tratamento da depressão, infecção por HIV e diversos tipos de câncer. Atualmente, a melatonina é mais frequentemente utilizada como suplemento dietético para prevenir o *jet lag* e induzir o sono (mudança rápida de fuso horário, decorrente de viagem).

Efeitos farmacológicos e aplicações clínicas

1. *Jet lag (mudança rápida de fuso horário)* A dissincronose, um distúrbio do ciclo sono-vigília, ocorre quando há disparidade entre o horário externo, ou seja, horas de luz e escuridão, e o ciclo circadiano endógeno do viajante (horário interno). O horário interno regula não apenas o ritmo de sono diário, mas também a temperatura corporal e muitos sistemas metabólicos. A sincronização do ciclo circadiano baseia-se na luz como o mais importante *zeitgeber* (marcador do tempo).

O *jet lag* é especialmente comum entre viajantes frequentes e tripulantes de aviões. Os sintomas mais característicos são sonolência diurna, insônia, despertar frequente e desconforto gastrintestinal. Estudos clínicos que avaliaram o efeito da melatonina administrada à noite mostraram redução subjetiva da fadiga diurna, melhora do humor e tempo de recuperação do padrão de sono mais rápido (retorno aos padrões normais de sono, energia e estado de alerta). Esses resultados também são apoiados por uma revisão sistemática que mostrou que a melatonina foi melhor do que o placebo para ajudar os pacientes a adormecerem mais rapidamente e a dormirem melhor em seu local de destino após a viagem. Ao viajar por cinco ou mais fusos horários, os sintomas de *jet lag* são reduzidos ao se administrar melatonina próximo à hora de dormir desejada (22h a meia-noite) no novo destino. Acredita-se que a melatonina seja mais eficaz quanto mais zonas de fuso horário forem cruzadas. Além disso, a melatonina parece mais eficaz nas viagens para o leste do que para o oeste. Por fim, quanto maior a exposição à luz do dia na chegada ao destino, melhor será a readaptação do relógio interno.

2. *Insônia* A melatonina tem sido estudada no tratamento de diversos distúrbios do sono, incluindo insônia e síndrome de atraso nas fases do sono. Há relatos de que a melatonina melhora o início, a duração e a qualidade do sono quando administrada a voluntários saudáveis, o que sugere um efeito farmacológico hipnótico. A melatonina também demonstrou aumentar o sono REM (do inglês *rapid eye movement*). Essas observações foram aplicadas no desenvolvimento da ramelteona, um medicamento hipnótico que atua como agonista nos receptores de melatonina (ver Capítulo 22).

Ensaios clínicos realizados com pacientes que têm insônia primária demonstraram que a suplementação oral de melatonina pode alterar a estrutura do sono. A melatonina parece ser efetiva em alguns pacientes que evoluem com insônia causada por betabloqueadores. Foram relatadas melhorias subjetivas e objetivas na qualidade, no início e na duração do sono. Em particular, a melatonina administrada na hora de dormir desejada, com as luzes do quarto apagadas, demonstrou melhorar o estado de alerta matinal e a qualidade do sono em comparação com o placebo. Esses efeitos foram observados em adultos jovens e idosos (18-80 anos). É interessante observar que as concentrações endógenas basais de melatonina não foram preditivas da eficácia da melatonina exógena.

3. *Ansiedade pré e pós-operatória em adultos* A melatonina administrada como pré-medicação demonstrou reduzir a ansiedade pré-operatória em adultos. Ela pode ser tão eficaz quanto o midazolam na redução da ansiedade antes de um procedimento cirúrgico (medida 50-100 minutos após a administração). O seu efeito na ansiedade pós-operatória em adultos é misto, porém os estudos suportam uma redução geral da ansiedade em comparação com os níveis de ansiedade pré-operatória.

4. *Função reprodutora feminina* A presença de melatonina no sistema reprodutor feminino parece generalizada em mamíferos. Pesquisas sugerem que ela desempenha um papel na redução do estresse oxidativo. Foram identificados receptores de melatonina na membrana das células granulosas ovarianas; quantidades significativas de melatonina foram detectadas no líquido folicular. Estudos sugerem que a melatonina possa ser utilizada como terapia adjuvante no tratamento da infertilidade durante a fertilização *in vitro*, reduzindo o estresse oxidativo e, assim, melhorando a qualidade dos ovócitos e embriões durante a indução da ovulação e a recuperação dos ovos. As necessidades de melatonina aumentam durante a gestação. Estudos estão investigando o papel da melatonina na pré-eclâmpsia e na morbidade neurológica neonatal. É importante ressaltar que a melatonina demonstrou não ter efeitos teratogênicos quando administrada durante a gestação. A suplementação de melatonina pode diminuir a liberação de prolactina em mulheres, portanto deve ser utilizada com cautela ou não deve ser utilizada durante a amamentação.

5. *Função reprodutora masculina* Os receptores de melatonina foram identificados nos espermatozoides, o que sugere que a melatonina pode desempenhar um papel na sua função. Quando a melatonina foi adicionada às amostras de sêmen, a motilidade dos espermatozoides foi aumentada, e a apoptose precoce foi inibida. Essas descobertas sugerem que a melatonina pode ser importante na fertilidade masculina. No entanto, mais estudos são necessários.

Reações adversas

A melatonina parece ser bem tolerada e, com frequência, é utilizada preferencialmente aos fármacos de venda livre "auxiliares do sono". Embora esteja associada a poucas reações adversas, foram relatados episódios de sonolência diurna, bem como fadiga, tontura, cefaleia e irritabilidade. Há relatos raros de sintomas depressivos e disforia transitórios. A melatonina pode afetar a pressão arterial, uma vez que foram observados aumentos e diminuições da pressão arterial após a sua administração. Recomenda-se a monitoração cuidadosa, particularmente em pacientes que estejam iniciando o tratamento com melatonina ao mesmo tempo que utilizam anti-hipertensivos.

Interações medicamentosas

As interações medicamentosas da melatonina não foram estudadas formalmente. Contudo, diversos estudos sugerem que a concentração de melatonina é alterada por vários fármacos, incluindo anti-inflamatórios não esteroides, antidepressivos, agonistas e antagonistas β-adrenérgicos, escopolamina e valproato de sódio. A relevância desse efeito é desconhecida. A melatonina é metabolizada por CYP 1A2 e pode interagir com outros fármacos que inibam ou induzam a isoenzima 1A2, inclusive a fluvoxamina. A melatonina reduz o tempo de protrombina e, teoricamente, prejudica os efeitos do tratamento com varfarina. De acordo com uma análise *in vitro*, sugeriu-se a existência de relação dose-resposta entre concentração plasmática de melatonina e atividade de coagulação. Se houver indicação de tratamento associado, recomenda-se a monitoração cuidadosa, principalmente se houver pretensão de uso de melatonina em curto prazo. O fármaco pode interagir com o nifedipino, possivelmente levando ao aumento da pressão arterial e da frequência cardíaca. O mecanismo de ação exato da melatonina não foi esclarecido.

Posologia

1. *Jet lag (mudança rápida de fuso horário)* Doses diárias de 0,5 a 5 mg parecem ser igualmente eficazes para o *jet lag*; no entanto, a dose de 5 mg resultou em um início mais rápido e em melhor qualidade do sono do que as doses mais baixas. A formulação de liberação imediata é preferida e deve ser administrada no horário de sono desejado (22 h à meia-noite) na chegada ao novo destino e durante 1 a 3 noites após a chegada. Ao se utilizar melatonina, é importante manter um ambiente escuro e, quando possível, apagar as luzes do quarto. O valor das formulações de liberação prolongada não foi definido, porém as evidências sugerem que, com a sua ação breve e pico de efeito máximo, as formulações de liberação imediata são mais efetivas. A exposição à luz do dia no novo fuso horário também é importante para regular o ciclo sono-vigília.

2. *Insônia* Foram utilizadas doses entre 0,3 e 10 mg das formulações de liberação imediata 1 vez à noite. A menor dose eficaz deve ser utilizada primeiro e pode ser repetida em 30 minutos até um máximo de 10 a 20 mg. As formulações de liberação sustentada são eficazes e podem ser utilizadas, porém, como observado anteriormente, podem ser inferiores às formulações de liberação imediata. As formulações de liberação retardada também têm maior custo.

REFERÊNCIAS

Abenavoli L et al: Milk thistle (*Silybum marianum*): A concise overview on its chemistry, pharmacological and nutraceutical uses in liver diseases. Phytother Res 2018;32:2202.

Ardjomand-Woelkart K, Bauer R: Review and assessment of safety data of orally used echinacea preparations. Planta Med 2016;82:17.

Banach M et al: Effects of coenzyme Q10 on statin-induced myopathy: A meta-analysis of randomized controlled trials. Mayo Clin Proc 2015;90:24.

Barnes J et al: Echinacea species (*Echinacea angustifolia* (DC.) Hell., *Echinacea pallida* (Nutt.) Nutt., *Echinacea purpurea* (L.) Moench): A review of their chemistry, pharmacology and clinical properties. Pharm Pharmacol 2005;57:929.

Barton DL et al: Wisconsin ginseng (*Panax quinquefolius*) to improve cancer related fatigue: A randomized, double-blind trial, N7C2. J Natl Cancer Inst 2013;105:1230.

Birks J, Evans JG: *Ginkgo biloba* for cognitive impairment and dementia. Cochrane Database Syst Rev 2009;1:CD003120.

Brzezinski A et al: Effects of exogenous melatonin on sleep: A meta-analysis. Sleep Med Rev 2005;9:41.

Buck AC: Is there a scientific basis for the therapeutic effects of *Serenoa repens* in benign prostatic hyperplasia? Mechanisms of action. J Urol 2004;172:1792.

Butterweck V, Schmidt M: St John's wort: Role of active compounds for its mechanism of action and efficacy. Wien Med Wochenschr 2007;157:356.

Capasso A: Antioxidant action and therapeutic efficacy of *Allium sativum* L. Molecules 2013;18:690.

Chen TR et al: Biflavones from *Ginkgo biloba* as inhibitors of human thrombin. Bioorg Chem 2019;92:103199.

Chen X et al: Efficacy and safety of gingko biloba as an adjunct therapy in chronic schizophrenia: A systematic review of randomized, double-blind, placebo-controlled studies with meta-analysis. Psychiatry Res 2015;228:121.

Choi M-K, Song I-S: Interactions of ginseng with therapeutic drugs. Curr Drug Metab 2011;12: 818.

David S, Cunningham R: Echinacea for the prevention and treatment of upper respiratory tract infections: A systematic review and meta-analysis. Complement Ther Med 2019;44:18.

Foley HM, Steel AE: Adverse events associated with oral administration of melatonin. A critical systematic review of clinical evidence. Complement Ther Med 2019;42:65.

Fotino AD et al: Effect of coenzyme Q10 supplementation on heart failure: A meta-analysis. Am J Clin Nutr 2013;97:268.

Franco OH et al: Use of plant-based therapies and menopausal symptoms. A systematic review and meta-analysis. JAMA 2016;315:2554.

Fried MW et al: Effect of silymarin (milk thistle) on liver disease in patients with chronic hepatitis C unsuccessfully treated with interferon therapy. JAMA 2012;308:274.

Geller AI et al: Emergency department visits for adverse events related to dietary supplements. N Engl J Med 2015;373:1531.

Hansen MV et al: Melatonin for pre- and postoperative anxiety in adults. Cochrane Database Syst Rev 2015;4:CD009861.

Heitmann K et al: Pregnancy outcomes after prenatal exposure to echinacea: The Norwegian mother and child cohort study. Eur J Clin Pharmacol 2016;72:623.

Hernandez-Garcia D et al: Efficacy of *Panax ginseng* supplementation on blood lipid profile. A meta-analysis and systematic review of clinical randomized trials. J Ethnopharmacol 2019;243:112090.

Herxheimer A, Petrie KJ: Melatonin for the prevention and treatment of jet lag. Cochrane Database Syst Rev 2002;2:CD001520.

Ho MJ et al: Blood pressure lowering efficacy of coenzyme Q10 for primary hypertension. Cochrane Database Syst Rev 2009;4:CD007435.

Izzo AA et al: A critical approach to evaluating clinical efficacy, adverse effects, and drug interactions of herbal remedies. Phytother Res 2016;30:4691.

Kang S, Min H: Ginseng, the immunity boost: Effects of *Panax ginseng* on the immune system. J Ginseng Res 2012;36:354.

Kandiah N et al: Treatment of dementia and mild cognitive impairment with or without cerebrovascular disease: Expert consensus on the use of *Ginkgo biloba* extract, EGb 761. CNS Neurosci Ther 2019;25:288.

Kantor ED et al: Trends in dietary supplement use among US adults from 1999–2012. JAMA 2016;316:1464.

Karsch-Völk M et al: Echinacea for preventing and treating the common cold. Cochrane Database Syst Rev 2014;2:CD000530.

Komishono AM et al: The effect of ginseng (genus *Panax*) on blood pressure: A systematic review and meta-analysis of randomized controlled clinical trials. J Hum Hypertension 2016;30:619.

Linde K et al: St. John's wort for major depression. Cochrane Database Syst Rev 2008;4:CD000448.

Liu YR et al: *Hypericum perforatum L.* preparations for menopause: A meta-analysis of efficacy and safety. Climacteric 2014;17:325.

Loguercio C, Festi D: Silybin and the liver: From basic research to clinical practice. World J Gastroenterol 2011;17:2288.

Mancuso C, Santangelo R: Panax ginseng and Panax quinquefolius: From pharmacology to toxicology. Food Chem Toxicol 2017;107:362.

Mastron JK et al: Silymarin and hepatocellular carcinoma: A systematic, comprehensive, and critical review. Anticancer Drugs 2015;26:475.

Matsumoto S et al: Aged garlic extract reduces low attenuation plaque in coronary arteries of patients with metabolic syndrome in a prospective, randomized, double-blind study. J Nutr 2016;146:427S.

Navarro VJ et al: Silymarin in non-cirrhotics with non-alcoholic steatohepatitis: A randomized, double-blind, placebo controlled trial. PLoS One 2019;14:e0221683.

Newmaster SG et al: DNA barcoding detects contamination and substitution in North American herbal products. BMC Med 2013;11:222.

Nicolai SP et al: Ginkgo biloba for intermittent claudication. Cochrane Database Syst Rev 2013;6:CD006888.

Qaseem A et al: Nonpharmacologic versus pharmacologic treatment of adult patients with major depressive disorder: A clinical practice guideline from the American College of Physicians. Ann Intern Med 2016;164:350.

Rambaldi A et al: Milk thistle for alcoholic and/or hepatitis B or C virus liver diseases. Cochrane Database Syst Rev 2007;4:CD003620.

Ried K: Garlic lowers blood pressure in hypertensive individuals, regulates serum cholesterol, and stimulates immunity: An updated meta-analysis and review. J Nutr 2016;146(suppl):389S.

Schergis JL et al: Panax ginseng in randomized controlled trials: A systematic review. Phytother Res 2013;27:949.

Seida JK et al: North American (*Panax quinquefolius*) and Asian ginseng (*Panax ginseng*) preparations for prevention of the common cold in healthy adults: A systematic review. Evid Based Complement Alternat Med 2011;2011:282151.

Seong SJ et al: A comprehensive in vivo and in vitro assessment of the interaction potential of red ginseng. Clin Ther 2018;40:1322.

Sharma M et al: Bactericidal and anti-inflammatory properties of a standardized echinacea extract (Echinaforce): Dual actions against respiratory bacteria. Phytomedicine 2010;17:563.

Sharma M et al: The efficacy of echinacea in a 3-D tissue model of human airway epithelium. Phytother Res 2010;24:900.

Shi C et al: Ginkgo biloba extract in Alzheimer's disease: From action mechanisms to medical practice. Int J Mol Sci 2010;11:107.

Soleimani V et al: Safety and toxicity of silymarin, the major constituent in milk thistle extract: An updated review. Phytother Res 2019;33:1627.

Tacklind J et al: *Serenoa repens* for benign prostatic hyperplasia. Cochrane Database Syst Rev 2012;12:CD001423.

Tan MS et al: Efficacy and adverse effects of ginkgo biloba for cognitive impairment and dementia: A systematic review and meta-analysis. J Alzheimers Dis 2015;43:589.

Therapeutic Research Center: Natural Medicines. Therapeutic Research Center, Somerville, MA. Available from: naturalmedicines.therapeuticresearch.com. Subscription required.

Van Vijven JP et al: Symptomatic and chondroprotective treatment with collagen derivatives in osteoarthritis: A systematic review. Osteoarthritis Cartilage 2012;20:809.

Vela-Navarrete R et al: Efficacy and safety of a hexanic extract of *Serenoa repens* (Permixon®) for the treatment of lower urinary tract symptoms associated with benign prostatic hyperplasia (LUTS/BPH): Systematic review and meta-analysis of randomized controlled trials and observational studies. BJU Int 2018;122:1049.

Vellas B et al: Long term use of standardized ginkgo biloba extract for the prevention of Alzheimer's disease (GuidAge): A randomized placebo-controlled trial. Lancet Neurol 2012;11:836.

Wan Q et al: Allium vegetable consumption and health: An umbrella review of meta-analysis of multiple health outcomes. Food Sci Nutr 2019;7:2451.

Wu D et al: Efficacies of different preparations of glucosamine for the treatment of osteoarthritis: A meta-analysis of randomised, double-blind, placebo-controlled trials. Int J Clin Pract 2013;67:585.

Yang Z et al: Effects and tolerance of silymarin (milk thistle) in chronic hepatitis C virus infection patients: A meta-analysis of randomized controlled trials. Biomed Res Int 2014:2014:941085.

Yennurajalingam S et al: A double-blind, randomized, placebo-controlled trial of *Panax ginseng* for cancer-related fatigue in patients with advanced cancer. J Natl Compr Canc Netw 2017;15:1111.

Young JM et al: A randomized, double-blind, placebo-controlled crossover study of coenzyme Q10 therapy in hypertensive patients with the metabolic syndrome. Am J Hypertens 2012;25:261.

RESPOSTA DO ESTUDO DE CASO

O alho mostrou benefícios significativos na redução do colesterol total, do LDL e das pressões arteriais sistólica e diastólica, porém os efeitos são moderados e, provavelmente, não são grandes o suficiente para reduzir os valores dessa paciente para a faixa normal. Enquanto o diabetes dessa paciente está sob controle, a sua hipertensão a coloca em risco de complicações microvasculares, tornando necessário reavaliar a sua adesão ao tratamento atual, as doses de benazepril para a hipertensão e a sinvastatina para hiperlipidemia, bem como a duração da terapia. Ela se beneficiaria ao consultar um nutricionista, pois os jantares congelados e embalados podem conter alto teor de sódio, o que pode estar elevando a sua pressão arterial. Adicionar exercícios à sua rotina semanal também pode ajudar no controle de peso e na saúde cardiovascular geral. Os dados que apoiam os benefícios da erva-de-são-joão em pacientes com fogachos são preliminares, porém promissores. Resultados suportam o uso da erva-de-são-joão para aliviar os sintomas de depressão leve a moderada quando utilizada por até 1 ano. No entanto, essa paciente não é uma boa candidata para a erva-de-são-joão (um indutor de CYP1A2, CYP2CA, CYP3A4), devido ao uso de fármacos prescritos e ao potencial para interações medicamentosas. Vários suplementos dietéticos revisados neste capítulo (alho, *Ginkgo biloba* e ginseng) apresentam algum efeito antiplaquetário, podendo ser aditivos com o ibuprofeno. Se essa paciente também estivesse utilizando varfarina, interações adicionais poderiam ocorrer com coenzima Q10 (estrutura semelhante à da vitamina K), erva-de-são-joão e melatonina (tempo de protrombina diminuído *in vitro*), levando à diminuição do efeito da varfarina, ou com glicosamina (aumento da INR), levando ao aumento do efeito da varfarina.

CAPÍTULO

66

Prescrição racional e preenchimento da prescrição

Paul W. Lofholm, PharmD
Bertram G. Katzung, MD, PhD

Uma vez que um paciente com um problema clínico tenha sido avaliado e um diagnóstico tenha sido estabelecido, com frequência, o médico pode optar entre diversas abordagens terapêuticas. Medicamentos, cirurgia, tratamento psiquiátrico, radioterapia, fisioterapia, outras consultas (segunda opinião) ou nenhum tratamento são algumas das opções disponíveis. Entre elas, o tratamento farmacológico é a opção escolhida com maior frequência. Na maioria dos casos, isso requer uma prescrição por escrito, isto é, a receita do profissional para preparar ou dispensar um tratamento específico – em geral, medicação – para um paciente em particular. Quando um paciente vem para uma consulta nos Estados Unidos, o médico ou outro profissional de saúde autorizado prescreve medicações em 67% das vezes, com média de uma prescrição por consulta realizada, já que é possível haver mais de uma prescrição a cada consulta. Em média, os pacientes recebem 12,7 prescrições por ano.

Neste capítulo, apresentamos um plano para prescrição. O modelo de prescrição, os principais erros ao se prescrever medicamentos e as obrigações legais que determinam diversas características do processo de prescrição serão discutidos a seguir. Por fim, serão descritos alguns dos fatores sociais e econômicos envolvidos com a prescrição de fármacos e sua utilização.

PRESCRIÇÃO RACIONAL

Como qualquer outro processo na área de saúde, a redação de uma receita deve ser baseada em uma série de etapas racionais, apresentadas a seguir.

1. **Estabelecer um diagnóstico específico**. As prescrições feitas apenas com base no desejo de satisfazer às necessidades psicológicas do paciente por algum tipo de tratamento, com frequência, mostram-se insatisfatórias e podem resultar em reações adversas. Para que se possa seguir à próxima etapa, faz-se necessário um diagnóstico, mesmo que presuntivo. Por exemplo, em um paciente com suspeita de artrite reumatoide, tanto o diagnóstico como as razões que o corroboram devem ser esclarecidos e compartilhados com o paciente.
2. **Considerar as implicações fisiopatológicas do diagnóstico**. Se o distúrbio estiver bem compreendido, o profissional estará em condições muito melhores de oferecer uma terapia eficaz. Por exemplo, o conhecimento crescente acerca dos mediadores da inflamação permite o uso mais eficaz de fármacos anti-inflamatórios não esteroides (AINEs) e de outros fármacos utilizados na artrite reumatoide. O paciente deve receber informações sobre a fisiopatologia em quantidade e profundidade apropriadas. Muitas farmácias, *sites* e agências públicas e privadas voltadas para o orientação sobre doenças (p. ex., Arthritis Foundation, American Heart Association, American Cancer Society) fornecem folhetos informativos adequados para os pacientes.
3. **Escolher um objetivo terapêutico específico**. Deve-se escolher um objetivo terapêutico para cada processo fisiopatológico entre os definidos na etapa anterior. Em um paciente com artrite reumatoide, o alívio da dor pela redução do processo inflamatório é um dos principais objetivos terapêuticos que identificam os grupos de fármacos que devem ser considerados. Na artrite reumatoide, a interrupção do curso da doença é um objetivo terapêutico diferenciado, que pode levar em consideração a prescrição de fármacos adicionais.
4. **Selecionar o fármaco preferencial**. Um ou mais grupos serão indicados para cada objetivo terapêutico determinado na etapa anterior. A seleção do fármaco de escolha entre essas classes leva em consideração as características específicas do paciente e da apresentação clínica, processo de seleção que tem sido enfatizado como parte da medicina de precisão ou medicina baseada em evidências. Para certos fármacos, as características do paciente, como idade, outras doenças e outros fármacos em uso (devido ao risco de terapia duplicada ou interações medicamentosas), são extremamente importantes para a determinação do fármaco mais adequado para o tratamento da queixa corrente. À medida que as ferramentas da medicina de precisão fornecem informações mais detalhadas (p. ex., mutações de enzimas metabolizadoras de fármacos – farmacogenômica), o processo de seleção se tornará mais direcionado. No exemplo do paciente com provável artrite reumatoide, seria importante saber se o

paciente tem histórico de intolerância ao ácido acetilsalicílico ou risco de úlcera, se o custo do fármaco é um fator importante, se o seguro de saúde do paciente cobre os custos de tratamento e se há necessidade de administração apenas 1 vez ao dia. Com base nessas informações, seria possível selecionar um fármaco do grupo dos AINEs. Se o paciente não tiver úlcera, mas necessitar de tratamento de baixo custo, ibuprofeno ou naproxeno genérico seriam uma escolha racional.

5. **Determinar a posologia apropriada**. O esquema posológico é determinado principalmente pela farmacocinética do fármaco no paciente. Se o paciente tiver doença nos órgãos responsáveis pela eliminação do medicamento selecionado, será necessário ajustar o regime posológico. Para um fármaco como o ibuprofeno, eliminado principalmente pelos rins, a função renal deve ser avaliada. Se estiver normal, a meia-vida do ibuprofeno (~ 2 horas) irá requerer a administração 3 ou 4 vezes ao dia. A posologia sugerida neste livro, nos guias terapêuticos e na literatura do fabricante é de 400 a 800 mg 4 vezes ao dia.
6. **Elaborar um plano para monitorar a ação do fármaco e determinar um objetivo para a terapia**. O profissional deve ser capaz de descrever ao paciente os efeitos esperados com o uso do fármaco e a forma como eles serão monitorados, incluindo exames laboratoriais (se necessário) e sinais e sintomas que o paciente deve relatar. Para condições que requeiram um curso limitado de tratamento (p. ex., a maioria das infecções), a duração deve ser esclarecida ao paciente, para que ele não interrompa o tratamento prematuramente e compreenda por que a prescrição precisa ser renovada. Para o paciente com artrite reumatoide, a necessidade de tratamento prolongado – provavelmente por tempo indefinido – deve ser explicada, incluindo a forma de se obter um novo suprimento. O profissional também deve especificar que alterações no quadro do paciente podem determinar modificações no tratamento. Por exemplo, em caso de artrite reumatoide, a evolução com sangramento gastrintestinal determinaria a modificação imediata do tratamento, além de providências para estancar o sangramento. As principais toxicidades que exigem atenção imediata devem ser explicadas com clareza ao paciente.
7. **Planejar um programa educacional para o paciente**. O médico e outros membros da equipe de saúde devem estar preparados para repetir, estender e reforçar as informações transmitidas ao paciente tantas vezes quanto for necessário. Quanto mais tóxico for o fármaco prescrito, maior será a importância desse programa educacional. Deve-se reconhecer o valor de informar e envolver o paciente em cada uma das etapas discutidas, como mostra a experiência com fármacos teratogênicos (ver Capítulo 59). Muitas farmácias rotineiramente fornecem esse tipo de informação para cada prescrição aviada, porém, ao prescrever, o médico não deve presumir que isso vá ocorrer.

A PRESCRIÇÃO

Embora a prescrição possa ser redigida em qualquer folha de papel ou em formato eletrônico (desde que todos os elementos legais estejam presentes), ela geralmente apresenta uma forma específica. A Figura 66-1 mostra um tipo padronizado de prescrição impressa para pacientes ambulatoriais.

No ambiente hospitalar tradicional, os fármacos são prescritos em uma página específica do prontuário do paciente, denominada **página de pedido médico** ou **solicitação de prontuário**. No ambiente de prontuário eletrônico, as prescrições são realizadas por meio de acesso ao pedido eletrônico. O conteúdo dessa prescrição é especificado, de acordo com as regras da equipe médica, pelo Comitê de Farmácia e Terapêutica do hospital ou por autoridades sanitárias equivalentes. O nome do paciente é digitado ou escrito no formulário; as prescrições são compostas de nome e dose do fármaco, via e frequência de administração, data, outras informações pertinentes e assinatura do prescritor. Se a duração do tratamento ou o número de doses não estiver especificado (o que ocorre com frequência), a medicação é mantida até que seja retirada da ficha de prescrição ou até que seja suspensa em função de política institucional.

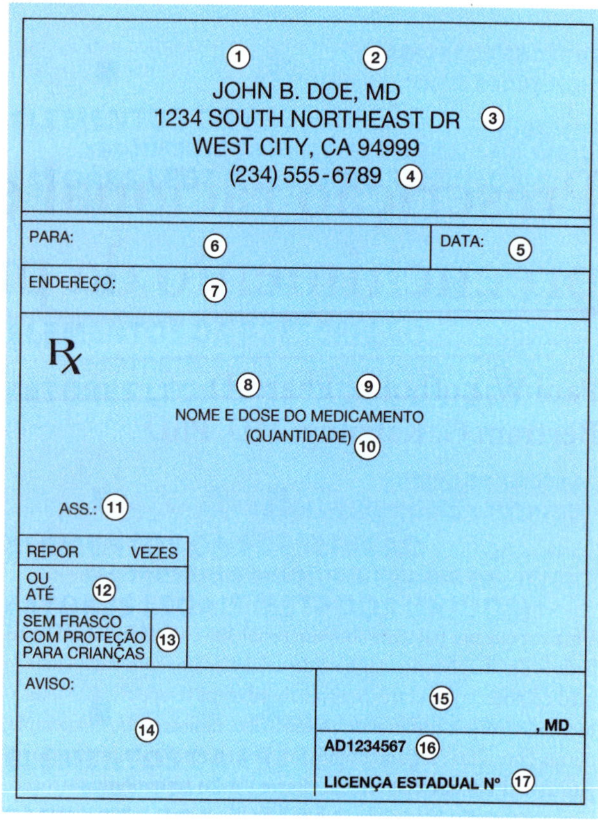
(1) (2)
JOHN B. DOE, MD
1234 SOUTH NORTHEAST DR (3)
WEST CITY, CA 94999
(234) 555-6789 (4)
PARA: (6) DATA: (5)
ENDEREÇO: (7)
℞
(8) (9)
NOME E DOSE DO MEDICAMENTO
(QUANTIDADE) (10)
ASS.: (11)
REPOR VEZES
OU ATÉ (12)
SEM FRASCO COM PROTEÇÃO PARA CRIANÇAS (13)
AVISO: (14)
(15)
, MD
AD1234567 (16)
LICENÇA ESTADUAL Nº (17)

FIGURA 66-1 Formulário padrão para a prescrição ambulatorial nos Estados Unidos. Os números circulados são explicados no texto.

Um exemplo de ficha-padrão de prescrição é mostrado a seguir:

12/03/2016
10 h 30 min da manhã
(1) Ampicilina, 500 mg, IV, 6/6 h, durante 5 dias
(2) Ácido acetilsalicílico, 0,6 g, via retal, 6/6 h, se temperatura acima de 38,5 °C
[Assinatura] Janet B. Doe, MD

Assim, os elementos da prescrição hospitalar são equivalentes aos principais elementos (5, 8 a 11, 15) da prescrição de pacientes ambulatoriais.

ELEMENTOS DA PRESCRIÇÃO

Os primeiros quatro elementos da prescrição de pacientes ambulatoriais (ver numerais circulados na Figura 66-1) estabelecem a identidade do prescritor: nome, licença (grau profissional), endereço e número de telefone do consultório. Antes de dispensar a prescrição, o farmacêutico deve confirmar as credenciais do prescritor e contatá-lo por telefone se houver alguma dúvida. O elemento [5] é a data em que foi feita a prescrição, que deve estar localizada na parte superior da prescrição ou no início (margem à esquerda) da folha impressa. Considerando-se que a prescrição tem valor legal e que, em geral, há alguma relação com a data da consulta com o prescritor, o farmacêutico deve se recusar a aviar a prescrição sem antes solicitar confirmação telefônica caso tenha se passado muito tempo desde a data registrada.

Os elementos [6] e [7] identificam o nome e o endereço do paciente. Nome e endereço completos devem estar claramente descritos. O sexo e a idade ou a data de nascimento (DN) do paciente também costumam ser listados.

No corpo da prescrição, estão os elementos [8] a [11], que especificam a medicação, a potência e a quantidade a ser dispensada, a posologia e as instruções para a administração. Ao escrever o nome do fármaco (elemento [8]), pode-se usar o comercial ou o genérico. As razões para se usar um ou outro serão discutidas adiante. A potência da medicação [9] deve ser escrita em unidade métrica. Contudo, o prescritor deve estar familiarizado com ambos os sistemas atualmente em uso, o métrico e o apotecário. Para fins práticos, as seguintes conversões aproximadas são úteis:

1 grão (gr) = 0,065 gramas (g), com frequência arredondado para 60 miligramas (mg)
15 gr = 1 g
1 onça (oz) por volume = 30 mililitros (mL)
1 colher de chá (cc) = 5 mL
1 colher de sopa (cs) = 15 mL
1 quarto de galão = 1.000 mL
1 mínimo = 1 gota (gt)
20 gotas = 1 mL
2,2 libras (lb) = 1 quilograma (kg)

A força de uma solução geralmente é expressa pela quantidade de soluto em solvente suficiente para completar 100 mL; por exemplo, solução de cloreto de potássio a 20% indica que há 20 gramas de KCl por decilitro (g/dL) da solução final. Tanto a concentração como o volume devem ser descritos explicitamente.

Para estabelecer a quantidade de medicação prescrita, deve-se considerar: duração antecipada do tratamento, custo, necessidade de contato permanente com o médico, potencial de uso abusivo e potencial de toxicidade ou sobredose. Também deve ser considerada a quantidade contida nas embalagens disponíveis e se a prescrição está sendo feita pela primeira vez ou se é uma repetição. Se forem necessários 10 dias de tratamento para curar efetivamente uma infecção estreptocócica, a quantidade prescrita deve ser suficiente para suprir todo o curso previsto. Em geral, as pílulas anticoncepcionais são prescritas por 1 ano ou até a consulta seguinte. Entretanto, algumas pacientes talvez não tenham condições financeiras de arcar com o custo do suprimento de 1 ano; assim, pode-se prescrever a quantidade suficiente para 3 meses, com instruções para repor 3 vezes ou por 1 ano (elemento [12]). Alguns planos (seguros) de saúde limitam a quantidade de fármacos que podem ser dispensados – muitas vezes, eles limitam para apenas 1 mês de tratamento. Por fim, ao prescrever pela primeira vez alguma medicação que deverá ser utilizada para o tratamento de uma doença crônica, a quantidade inicial deve ser pequena, com previsão de reposição de quantidades maiores. O propósito de iniciar o tratamento prescrevendo uma quantidade menor de cada fármaco é reduzir o custo, caso o paciente não esteja em condição de bancá-lo. Uma vez que se determine não ter havido intolerância ao fármaco, a compra de uma maior quantidade com menor frequência talvez seja mais econômica. Nos Estados Unidos, alguns planos de saúde agora limitam a quantidade de opioides por prescrição.

As instruções de uso (elemento [11]) devem ser específicas para o paciente. Quanto mais simples, melhor; e quanto menor o número de doses (e de fármacos) por dia, melhor. A não adesão ao tratamento (pacientes que não seguem o esquema prescrito) é uma das principais causas de fracasso terapêutico. Para auxiliar os pacientes a lembrarem de tomar as medicações, os médicos com frequência os instruem a fazer uso dos fármacos durante ou próximo às refeições ou na hora de dormir. Contudo, é importante questionar os hábitos alimentares do paciente, assim como outros hábitos de vida, considerando-se que muitos não se alimentam 3 vezes ao dia, com intervalos regulares entre as refeições.

As instruções sobre como e quando tomar os medicamentos, a duração do tratamento e os objetivos da prescrição devem ser explicadas a cada paciente tanto pelo médico como pelo farmacêutico. (Nenhum deles deve pressupor que o outro já o tenha feito.) Além disso, o nome do fármaco, o objetivo de sua prescrição e a duração do tratamento devem estar escritos no rótulo, de modo que o fármaco possa ser rapidamente identificado em caso de sobredose. A instrução "tomar conforme indicado" talvez poupe o tempo necessário à redação da receita, mas, com frequência, leva a não adesão, confusão e erros na medicação. As instruções de uso devem ser claras e concisas, a fim de prevenir a ocorrência de toxicidade e obter o benefício máximo com o tratamento.

Embora as instruções de uso não sejam mais escritas em latim, muitas abreviações apotecárias latinas (e algumas outras incluídas adiante) ainda estão em uso. O conhecimento dessas abreviações é essencial para o farmacêutico e, com frequência, será útil para o prescritor. Algumas das abreviações ainda utilizadas estão listadas na Tabela 66-1.

Os elementos [12] a [14] incluem as informações sobre reposição, necessidade expressa de frascos especiais para evitar o acesso de crianças e instruções adicionais para rotulagem (p. ex., avisos como "possibilidade de causar sonolência", "não consumir bebidas alcoólicas"). A não ser que instruídos de outra forma, os farmacêuticos colocam o nome do medicamento no rótulo, e alguns têm o nome impresso nos comprimidos ou nas cápsulas. Os farmacêuticos devem colocar o prazo de validade do medicamento no rótulo. A não ser que especificamente dispensado pelo prescritor ou pelo paciente, o farmacêutico deve alocar o medicamento em frascos especiais para evitar o acesso de crianças. Os farmacêuticos não devem repor medicamentos sem autorização do prescritor. Os prescritores podem renovar a autorização para a entrega do fármaco por escrito no momento da prescrição original, diretamente por contato telefônico ou por meio eletrônico. Os elementos [15] a [17] são a assinatura do prescritor e outros dados de identificação, como National Provider Identification (NPI), número da Drug Enforcement Administration (DEA) ou número de licença estadual.*

ERROS NA PRESCRIÇÃO

Infelizmente, é comum haver erros de prescrição. Vários grupos fornecem informações *on-line* sobre práticas destinadas a reduzir ou documentar tais erros, como, por exemplo, o Institute for Safe Medication Practices (ISMP; www.ismp.org) e o National Coordinating Council

*N. de R.T. No Brasil, deve-se usar o número do Conselho Regional de Medicina (CRM).

TABELA 66-1 Abreviações e convenções utilizadas em receitas e fichas de prescrição (Estados Unidos)

Abreviação	Explicação	Abreviação	Explicação
ā	antes	PR	via retal
ac	antes das refeições	prn	quando necessário
agitar	agite, mexa	q	a cada
AO	ambos os olhos	qam, om	a cada manhã
Aq	água	qd (não usar)	a cada dia (escrever "diariamente")
Aq dest	água destilada	qh, q1h	a cada hora
bid	2 ×/dia	q2h, q3h, etc.	2/2 h, 3/3 h, etc.
c̄	com	qhs	todas as noites na hora de dormir
cap	cápsula	qid	4 ×/dia
D5W, D_5W	5% de dextrose em água	qod (não usar)	em dias alternados
dil	dissolver, diluir	qs	em quantidade suficiente
disp, dis	dispensar	rept, repet	pode ser repetido
elix	elixir	Rx	receba essa prescrição
ext	extrato	s̄	sem
g	gramas	SC, SQ	subcutânea
gr	grânulos ou grãos	sid (veterinária)	1 ×/dia
gtt	gotas	Sig, S	rótulo
h	hora	sos	se necessário
hs	antes de dormir	s̄s̄	metade
IA	intra-arterial	stat	imediatamente
IM	intramuscular	sup, supp	supositório
IV	intravenosa	susp	suspensão
IVPB (do inglês *piggyback*)	infusão endovenosa curta	tab	comprimido
kg	quilograma	tbsp, T (não usar)	colher de sopa (escrever sempre "15 mL")
mcg, μg (não usar)	micrograma (sempre escreva "micrograma")	tid	3 ×/dia
mEq, meq	miliequivalente	Tr, tinct	tintura
mg	miligramas	tsp (não usar)	colher de chá (escrever sempre "5 mL")
n	número	U (não usar)	unidades (escrever sempre "unidades")
não rep	não repetir	vag	via vaginal
OD	olho direito	VO	via oral
OE	olho esquerdo	i, ii, iii, iv, etc.	um, dois, três, quatro, etc.
OTC (do inglês *over-the--counter*)	de venda livre (isento de prescrição)	ʒ (não usar)	dracma (unidade de peso que, para líquidos, equivale a 3,7 mL)
p̄	após	℥ (não usar)	onça (para líquidos equivale a 29,6 mL)
pc	após as refeições		

Nota: é sempre mais seguro descrever a conduta, sem abreviar.

for Medication Error Reporting and Prevention Program (MERP; www.nccmerp.org/about-medication-errors).*

Todas as prescrições devem ser legíveis, inequívocas, datadas (e com hora, em caso de prescrição hospitalar) e assinadas claramente, para facilitar a comunicação entre prescritor, farmacêutico e enfermagem. Além disso, uma boa receita ou prescrição hospitalar deve conter informações suficientes para permitir ao farmacêutico ou ao enfermeiro descobrir possíveis erros antes que o medicamento seja dispensado ou administrado.

*N. de R.T. No Brasil, temos o Vigimed, coordenado pela Anvisa (https://vigiflow.who-umc.org/).

Certos tipos de erros de prescrição são particularmente comuns, entre eles: omissão de informações necessárias; letra ilegível, levando a erros na dose ou no horário de administração; e prescrição de fármacos inapropriados para a situação específica.

OMISSÃO DE INFORMAÇÕES

Erros de omissão são comuns nas prescrições hospitalares e podem incluir instruções como "retomar os fármacos pré-operatórios", o que pressupõe a existência de registro completo e preciso desses fármacos; "manter a hidratação IV atual", em que não há definição exata do tipo de solução a ser utilizada, em que volume e durante quanto tempo; ou "manter as gotas oftálmicas", o que omite fármaco, concentração e frequência de administração. Na ficha de prescrição, talvez não haja a suspensão do medicamento previamente prescrito quando se inicia um novo; também pode não haver as instruções de uso de formulação regular ou de ação longa e as instruções sobre a dose no caso de formulações de ação longa, ou pode haver a indicação do uso "quando necessário" sem estabelecer quais condições justificam a necessidade.

ESCRITA DEFICIENTE

A escrita deficiente é tradicionalmente exemplificada pela prática de escrever com letra ilegível. Entretanto, há outros tipos, com frequência mais perigosos. Um dos mais importantes é a colocação da vírgula em casa decimal ambígua. Assim, ",1" é facilmente mal interpretado como "1", uma sobredose de 10 vezes se a vírgula da casa decimal não for inequivocamente clara. Esse erro é facilmente evitado com a colocação de um zero precedendo a casa decimal. Em contrapartida, acrescentar um zero desnecessário após uma virgula decimal aumenta o risco de uma sobredose de 10 vezes, pois "1,0 mg" é facilmente interpretado incorretamente como "10 mg", ao passo que "1 mg" não o é. A barra inclinada ("/") já foi utilizada como substituto para uma casa decimal. Isso não deve ser feito, pois é muito fácil entender erroneamente como o numeral "1". Da mesma forma, a abreviatura "U" para unidades nunca deve ser utilizada, uma vez que "10 U" é facilmente mal interpretado como "100"; a palavra "unidades" deve ser *sempre* escrita por extenso. As doses em microgramas também devem sempre ser escritas, pois a forma abreviada (μg) é facilmente confundida com "mg", uma dose 1.000 vezes maior. Não se deve fazer prescrições especificando apenas as unidades a serem aplicadas e não a dose total necessária nos casos em que houver mais de uma possibilidade de concentração por unidade do fármaco. Por exemplo, é inaceitável a prescrição de "uma ampola de furosemida", considerando-se que há ampolas com 20, 40 ou 100 mg do fármaco. A abreviação "od" deve ser utilizada apenas (ou não ser utilizada) para indicar "olho direito"; essa abreviação já foi utilizada para indicar "diariamente", o que causou a administração inadequada do fármaco no olho. Da mesma forma, "Q.D." ou "QD" não devem ser utilizados, pois são frequentemente lidos como "QID", resultando em 4 doses ao dia, em vez de 1. Acrônimos ou abreviações, como AAS (ácido acetilsalicílico), "5-ASA" (ácido 5-aminossalicílico), "6MP" (6-mercaptopurina), entre outros, não devem ser utilizados; os nomes dos fármacos devem ser escritos por extenso. A escrita obscura pode ser letal quando há fármacos com nomes semelhantes, porém efeitos muito diferentes, como acetazolamida e acetoexamida ou metotrexato e metolazona. Nessas situações, os erros podem ser evitados anotando-se a indicação para o fármaco no corpo da prescrição; por exemplo, "acetazolamida, para glaucoma". Os Comitês de Farmácia e Terapêutica de alguns hospitais desenvolveram alguns princípios adicionais para diminuir os erros, como uma lista de fármacos com alerta elevado (www.ismp.org) e usar um ponto (nos Estados Unidos) quando a dose excede 999.

PRESCRIÇÕES INAPROPRIADAS

A prescrição de um fármaco inadequado resulta do não reconhecimento de contraindicações impostas por outras doenças que o paciente tenha, da não obtenção de informações sobre outros fármacos que o paciente esteja utilizando (incluindo os de venda livre) ou do não reconhecimento de incompatibilidades físico-químicas entre fármacos que possam reagir uns com os outros. As contraindicações ao uso de fármacos em função de outras doenças ou de características farmacocinéticas foram listadas nas discussões dos fármacos existentes neste livro. Em geral, a bula do fabricante contém uma informação semelhante. Muitas das interações medicamentosas importantes estão listadas no Capítulo 67 deste livro, bem como nas bulas dos medicamentos.

As incompatibilidades físico-químicas são particularmente preocupantes quando se planeja a administração parenteral. Por exemplo, algumas apresentações de insulina não devem ser misturadas. De forma semelhante, a administração simultânea de antiácidos ou de produtos com alto conteúdo de metais pode comprometer a absorção intestinal de muitos medicamentos, como das tetraciclinas. As bulas e o *Handbook on Injectable Drugs* (ver "Referências") também são boas fontes para esse tipo de informação.

PRESCRIÇÃO ELETRÔNICA (E-PRESCRIÇÃO)

Setenta por cento das prescrições nos Estados Unidos agora são eletrônicas (e-prescrições). O Congresso americano aprovou a legislação relacionada com a prescrição eletrônica, incluindo a Medicare Improvement for Patients and Providers Act (MIPPA) e a Medicare and Medicaid Electronic Health Record Incentive Program ou "programa de uso significativo". Os sistemas de registros médicos eletrônicos (EMRs, do inglês *electronic medical record systems*) são exigidos pelo mercado. Não é necessariamente uma má política, porém, o que é mais importante, é que mudou a forma como os prescritores praticam. Eles tornaram-se coletores de dados, correndo o risco de reduzir seu tempo para fazer anamnese e, em última instância, cuidar dos pacientes.

A prescrição eletrônica representa uma forma de comunicação entre prescritor, intermediário, farmácia e plano de saúde. O plano de saúde pode fornecer informações sobre a aptidão do paciente para receber o fármaco, além de formulários, benefícios, custos e, às vezes, histórico dos fármacos utilizados. O prescritor escolhe fármaco, dose, posologia, quantidade e fornece instruções de uso, e a prescrição é transmitida à farmácia, onde os dados são preenchidos. O farmacêutico revisa a prescrição e, se estiver tudo certo, dispensa os fármacos. O sistema eletrônico deve estar em conformidade com a Health Insurance Portability and Accountability Act (HIPAA) e geralmente há um acordo de colaboração comercial entre as partes envolvidas.

Os prescritores podem obter informações que os ajudem a decidir, como informações sobre interações fármaco-doença e medicamentosas, ou sobre os custos dos fármacos antes de prescrever, como parte dos dados fornecidos pelos planos de saúde. Com as prescrições digitadas, não há risco de haver letra ilegível, porém a escolha a partir de listas de fármacos pode gerar novos erros. As renovações de prescrições podem ser processadas eletronicamente, e o uso indevido ou abusivo de fármacos pode ser identificável. Teoricamente, o tempo para processamento da prescrição deveria ser reduzido, e os pacientes deveriam ter acesso aos fármacos assim que recebidos pela farmácia.

A DEA emitiu regras para a prescrição eletrônica de substâncias controladas. Atualmente, apenas profissionais registrados têm autorização para prescrever de forma eletrônica, e há necessidade de várias fontes independentes para a confirmação da identificação: senha individual, leitor de retina ou leitor de impressão digital. O objetivo é impedir que haja comércio ilegal de fármacos. Os registrantes da DEA, incluindo farmácias e médicos, podem solicitar fármacos controlados por computador por meio de um formulário específico, desde que sejam certificados (Sistema de Pedidos de Substâncias Controladas [CSOS, do inglês *Controlled Substances Ordering System*]).

ADESÃO

A adesão, também denominada cumprimento ou conformidade, é a extensão em que os pacientes seguem as instruções de tratamento. Existem quatro tipos de não adesão que conduzem a erros de medicação e ao aumento dos custos de cuidados de saúde, indicados a seguir.

1. O paciente não consegue adquirir/obter o fármaco. Alguns estudos sugerem que 33% dos pacientes não obtêm os fármacos prescritos. Em geral, os pacientes deixam o hospital sem ter seus fármacos de alta, pois o hospital não é reembolsado por eles pelo plano de saúde. Outros deixam o hospital sem retomar os fármacos prescritos pré-hospitalização. Em muitos casos, os pacientes não podem pagar pelos fármacos prescritos.
2. O paciente não toma o fármaco na forma prescrita. Os exemplos incluem dose errada, frequência incorreta de administração, tempo ou sequência de administração inadequada, via ou técnica de administração incorreta e duplicação ou uso de fármacos para outro propósito. Esses erros costumam resultar da falta de comunicação entre o paciente, o profissional que realizou a prescrição e o farmacêutico. Nos Estados Unidos, a reconciliação de fármacos deve ocorrer sempre que um paciente faz uma transição de atendimento (alta hospitalar) e a cada visita ao consultório. Nesse momento, a lista de fármacos é revisada, para identificar a duplicação de terapia e informar claramente ao paciente o que administrar. O histórico atual de fármacos é revisado.
3. O paciente suspende o medicamento prematuramente. Isso pode ocorrer, por exemplo, se o paciente presume erroneamente que o fármaco não é mais necessário porque o frasco está vazio ou por estar se sentindo melhor.
4. O paciente (ou outra pessoa) toma fármacos de forma inapropriada. Por exemplo, o paciente pode compartilhar o fármaco com outros por diversos motivos.

Vários fatores estimulam a não adesão. Algumas doenças não produzem sintomas (p. ex., hipertensão); desse modo, os pacientes com essas doenças podem não ter sintomas para lembrá-los da necessidade de serem medicados. Os pacientes com condições dolorosas, como a artrite, podem continuamente trocar de fármacos na esperança de encontrarem algum que seja mais eficaz. As características do próprio tratamento podem limitar o grau de adesão; os pacientes que tomam o fármaco 1 vez ao dia têm probabilidade muito maior de aderirem ao tratamento do que aqueles que devem tomar 4 vezes ao dia. Diversos fatores ligados ao paciente influenciam a adesão. Os indivíduos que vivem sozinhos têm menor chance de adesão, em comparação com os casados da mesma faixa etária. A embalagem também pode ser um empecilho à adesão – pacientes idosos com artrite geralmente têm dificuldade de abrir os recipientes contendo os fármacos. Em contrapartida, nos Estados Unidos, os farmacêuticos podem fornecer embalagens adequadas para ajudar na adesão do paciente, tais como embalagens no formato de "cartão de bingo" ou de tiras organizadas por data e hora. As dificuldades de transporte, assim como diversas crenças pessoais ou culturais acerca do uso de fármacos, também podem ser barreiras à adesão. Por exemplo, alguns pais não permitem que seus filhos sejam vacinados, devido ao medo equivocado do autismo ou de outros supostos efeitos tóxicos das vacinas.

Entre as estratégias utilizadas para aumentar a adesão ao tratamento, estão: melhora da comunicação entre pacientes e membros da equipe de profissionais de saúde; avaliação das condições sociais e econômicas de cada indivíduo (que, com frequência, se refletem em seu modo de vida); criação de uma rotina para a administração dos fármacos (p. ex., durante as refeições, caso o paciente tenha refeições regulares); provisão de sistemas para auxiliar a tomar os medicamentos (i.e., porta-remédios que separem as doses por dia da semana, ou alarmes que lembrem os pacientes dos horários dos fármacos); ou envio pelo correio de avisos de renovação pelo farmacêutico aos pacientes que façam uso crônico de fármacos. O paciente que tiver de suspender o uso em razão de algum problema relacionado com o fármaco deve ser instruído sobre como monitorar e perceber os efeitos do medicamento. A adesão pode ser aumentada pela incitação do comprometimento do paciente a participar de seu próprio tratamento.

FATORES LEGAIS (ESTADOS UNIDOS)*

O governo dos Estados Unidos reconhece duas classes de fármacos: (1) os de venda livre (OTC, do inglês *over-the-counter*) e (2) aqueles que requerem prescrição de um profissional licenciado (Rx). Os fármacos de venda livre são aqueles que podem ser autoadministrados com segurança para tratamentos de quadros autolimitados e para os quais devem ser criados rótulos e instruções apropriados para a compreensão de leigos (ver Capítulo 64). Metade de todos os fármacos comercializados nos Estados Unidos são classificados como de venda livre. Em 2018, nos Estados Unidos, foram gastos US$ 360,3 bilhões de dólares em fármacos prescritos e US$ 34,3 bilhões de dólares em fármacos isentos de prescrição, mais do que qualquer outro país do mundo. O custo médio de fármacos "especiais" foi de US$ 79.000 por paciente; esses fármacos (p., ex. anticorpos monoclonais) estão aumentando os custos gerais. No entanto, a indústria farmacêutica continua a aumentar o custo dos fármacos genéricos. O último aumento de preço de 40 diferentes fármacos nos Estados Unidos foi, em média, de 13,1%.

Médicos, osteopatas, dentistas, podólogos e veterinários – e, em muitos estados americanos, farmacêuticos especializados, enfermeiros, médicos assistentes e optometristas – têm autoridade para prescrever certos fármacos (aqueles que ostentam a declaração de legenda federal, "somente Rx") na base de seu treinamento em diagnóstico e tratamento (ver Quadro "Quem pode prescrever?"). Dependendo do estado, os profissionais de nível médio (técnicos) podem prescrever/fornecer prescrições. Os farmacêuticos estão autorizados a dispensar as prescrições de acordo com as diretivas do prescritor, desde que o fármaco prescrito seja apropriado e racional para o quadro do paciente. Os enfermeiros estão autorizados a administrar fármacos a pacientes de acordo com as ordens do prescritor.

*N. de R.T. No Brasil, a prescrição de medicamentos é regulada pelo Ministério da Saúde e pela Agência Nacional de Vigilância Sanitária (Anvisa), mas existem algumas exceções que são reguladas por Conselhos Federais de profissões da área da saúde.

Quem pode prescrever?

Nos Estados Unidos, o direito de prescrever fármacos é, tradicionalmente, responsabilidade do médico, osteopata, dentista, podólogo ou veterinário. A prescrição agora inclui – em diversos estados e em vários graus – farmacêuticos, enfermeiros, enfermeiras obstétricas, médicos assistentes e optometristas (ver adiante; Tabela 66-2). Os fisioterapeutas podem ser licenciados para prescrever fármacos relevantes para a sua prática em alguns estados. O desenvolvimento de grandes organizações de profissionais de saúde fortaleceu muito a expansão dos direitos de prescrição, em virtude de oferecer a esses órgãos extremamente poderosos economicamente um meio de reduzir as suas despesas.

As principais organizações que controlam o privilégio de prescrever nos Estados Unidos são os conselhos de estado, sob o poder a eles delegado pelos legisladores estaduais. Muitos desses conselhos tentaram, de alguma forma, reservar a responsabilidade primária da prescrição aos médicos, requisitando que as categorias auxiliares trabalhassem com ou sob a supervisão de médicos de acordo com protocolos específicos. Na Califórnia, esse protocolo deve incluir descrição do treinamento necessário, supervisão do prescritor e exigências documentais sobre a organização, com especificações sobre as indicações para encaminhamento, os limites na lista de fármacos que podem ser prescritos (i.e., um formulário) e o método de avaliação pelo médico supervisor. O protocolo deve ser publicado e periodicamente atualizado.

As seguintes regras governam a prescrição por não médicos nos vários estados.

Em quase todos os estados, os profissionais de enfermagem e médicos assistentes podem prescrever – com ou sem supervisão médica, dependendo do estado. Da mesma forma, os optometristas podem prescrever fármacos de formulário selecionados para indicações oftalmológicas.

Os farmacêuticos podem prescrever em quatro estados: Montana, Novo México, Dakota do Norte e Carolina do Norte. Em alguns estados, sob protocolo estadual, os fármacos podem ser prescritos por farmacêuticos. Eles podem trabalhar com médicos em programas de colaboração para o acompanhamento de farmacoterapia (CDTM, do inglês *collaborative drug therapy management*) em 46 estados – todos, exceto Nova York, Maine, Oklahoma e Alabama. Os farmacêuticos podem prescrever substâncias controladas sob supervisão médica em: Califórnia, Massachusetts, Montana, Novo México, Carolina do Norte, Ohio e Washington.

No Novo México, psicólogos clínicos com formação avançada estão autorizados a prescrever.

Em razão da multiplicidade de financiadores privados (seguros de saúde) e das reivindicações do Medicare e do Medicaid, o conceito de processamento eletrônico de prescrições ("prescrição eletrônica") tornou-se urgente. (Mais informações sobre a prescrição eletrônica nos Estados Unidos podem ser encontradas em www.cms.gov/Medicare/E-Health/Eprescribing/.) Para padronizar ainda mais a transmissão e a dispensação da prescrição eletrônica, os centros de serviços do Medicare e do Medicaid emitiram regulamentos em vigor em 2008 exigindo que todos os provedores de saúde dos Estados Unidos obtenham um número de Identificação do Provedor Nacional (NPI, do inglês *National Provider Identification*). Esse identificador de 10 dígitos é emitido pelo National Plan and Provider Enumeration System (NPPES), disponível em NPPES.cms.hhs.gov. O objetivo do NPI é identificar

TABELA 66-2 Autorização de prescrição de certos profissionais de saúde em estados selecionados

Estado	Farmacêuticos	Profissionais de enfermagem	Médicos assistentes	Optometristas
Califórnia	Sim, de acordo com o protocolo;[1] deve ser treinado para a prática clínica	Sim[2]	Sim, de acordo com o protocolo[1]	Sim, limitado a certas classes de fármacos
Flórida	Sim, conforme formulário estadual; protocolo não necessário	Sim[2]	Sim[2]	Sim, limitado a certas classes de fármacos
Michigan	Sim, sob protocolo; deve ser especialmente qualificado por educação, treinamento ou experiência	Sim[2]	Sim[2]	Sim, limitado a certas classes de fármacos
Mississipi	Sim, sob protocolo em um ambiente institucional	Sim,[2] sob condições estritamente especificadas	Não	Sim, limitado a certas classes de fármacos
Nevada	Sim, sob protocolo, dentro de uma instituição médica licenciada	Sim[2]	Sim[2]	Sim, limitado a certas classes de fármacos
Novo México	Sim; de acordo com o protocolo, deve ser "farmacêutico clínico"	Sim; não precisa de supervisão médica	Sim[2]	Sim, limitado a certas classes de fármacos
Dakota do Norte	Sim, sob protocolo em um ambiente institucional	Sim; não precisa de supervisão médica	Sim[2]	Sim, limitado a certas classes de fármacos
Óregon	Sim, de acordo com as diretrizes estabelecidas pelo conselho estadual	Sim; não precisa de supervisão médica	Sim[2]	Sim, limitado a certas classes de fármacos
Texas	Sim, de acordo com o protocolo definido para um determinado paciente em um ambiente institucional	Sim; não precisa de supervisão médica	Sim	Sim, limitado a certas classes de fármacos
Washington	Sim, de acordo com as diretrizes estabelecidas pelo conselho estadual	Sim; não precisa de supervisão médica	Sim[2]	Sim, limitado a certas classes de fármacos

[1]Sob protocolo; ver Quadro "Quem pode prescrever?".
[2]Em colaboração com ou sob a supervisão de um médico.

todas as transações no sistema de saúde (e os custos associados) relacionadas com cada praticante por meio de um único número.

Além de um número de identificação único para cada profissional de saúde, alguns estados exigem que as prescrições de substâncias controladas sejam impressas em formulários de prescrição de segurança invioláveis. O objetivo dessa legislação é prevenir falsificações e tornar mais rígido o controle dos impressos para prescrição.

Em 2008, o conceito de prescrição "segura" foi estendido pelo governo federal a todas as prescrições feitas para pacientes do sistema Medicaid. Para que o farmacêutico seja remunerado por seu serviço, todas as prescrições para pacientes desse sistema devem ser feitas em formulário seguro. Para fármacos controlados, foi estabelecido um sistema de transmissão eletrônica *on-line*: o Prescription Monitoring Program (PMP). A parte dispensadora submete pedidos para prescrições de Cronograma II, Cronograma III e Cronograma IV eletronicamente, por meio dos quais são armazenados e analisados. Na Califórnia, o programa é denominado CURES (Controlled Substances Utilization Review and Evaluation System). Os prescritores recebem a informação de quem prescreveu quando e qual fármaco controlado para qual paciente. Informações adicionais sobre o CURES podem ser encontradas em https://oag.ca.gov/cures.

Nos Estados Unidos, os fármacos prescritos são controlados pela Food and Drug Administration (FDA), conforme descrito no Capítulo 1. A declaração de autorização federal, bem como a bula, fazem parte dos requisitos de embalagem para todos os fármacos prescritos. A bula é o documento oficial que contém indicações, contraindicações, avisos e posologia do fármaco.

O autor da prescrição, ao preencher e assinar uma receita, controla quem pode obter fármacos cujo acesso dependa de prescrição. O farmacêutico pode vender esses fármacos, mas eles só podem ser dispensados de acordo com o pedido de um prescritor qualificado. Assim, o termo **prescrição**, na verdade, descreve três situações: a **prescrição descrita no prontuário do paciente**, a **ordem por escrito consultada pelo farmacêutico** ao dispensar os fármacos e o próprio **frasco do fármaco com um rótulo afixado**.

Enquanto a FDA dos Estados Unidos controla os fármacos e sua rotulagem e distribuição, as legislações estaduais controlam quem pode prescrever os fármacos por meio de seus conselhos de licenciamento; por exemplo, o Conselho Regional de Medicina. Os prescritores devem passar por exames, pagar taxas e – em alguns estados e para algumas profissões – satisfazer outras exigências, como participação em atividades de educação continuada. Se essas exigências forem satisfeitas, o candidato obterá a licença para prescrever os fármacos vendidos apenas com receita.

A emenda de lei da FDA de 2007 deu autoridade à FDA para exigir uma **Avaliação de Risco e Estratégia de Mitigação** (**REMS**, do inglês *Risk Evaluation and Mitigation Strategy*) dos fabricantes para garantir que os benefícios de um fármaco ou produto biológico superem seus riscos. O objetivo dessa estratégia é informar os médicos, enfatizando riscos e benefícios. Além disso, alguns fármacos apresentam "advertências em caixas" para elucidar seus riscos como parte da rotulagem exigida pela FDA.

O governo federal e os estados impõem restrições específicas a alguns fármacos em função do potencial para uso abusivo (Tabela 66-3). Entre esses fármacos, estão opioides, alucinógenos, estimulantes, depressores e esteroides anabolizantes. Para a prescrição desses fármacos, é necessário cumprir exigências específicas. O Controlled Drug Act requer que prescritores e dispensadores sejam registrados na DEA, paguem uma taxa, recebam um número de registro e mantenham registros de todos os fármacos controlados prescritos ou dispensados. Cada vez que um medicamento controlado é prescrito, um número DEA válido deve aparecer na prescrição. Nos Estados Unidos, há uma epidemia de uso de opioides, com aumento de intoxicações por sobredose. Para combater essa tendência de saúde pública, estão sendo instituídas algumas medidas, como educação do prescritor, rastreamento dos padrões de prescrição, limitações das quantidades prescritas e educação direcionada.

A dispensação de substâncias com alto potencial de uso abusivo (grupo II) não pode ser refeita sem uma nova prescrição. Contudo, podem ser feitas diversas prescrições para o mesmo medicamento com instruções para que ele não seja dispensado antes de uma determinada data e pelo prazo máximo de 90 dias. As prescrições para fármacos dos grupos III, IV e V podem ser renovadas, mas até o máximo de 5 vezes, e sob nenhuma circunstância é possível haver renovação após 6 meses contados a partir da data da prescrição. Os pedidos de fármacos do grupo II podem não ser transmitidos por telefone, e alguns estados exigem uma receita em branco à prova de violação para reduzir as chances de desvio de fármacos (consultar capa interna).

Essas leis restritivas de prescrição visam a limitar a quantidade de fármacos de uso abusivo disponíveis ao público consumidor. Infelizmente, a inconveniência causada por essas leis – e o temor injustificado de alguns médicos quanto ao risco de causar tolerância e dependência em seus pacientes – continua a prejudicar o tratamento adequado em casos de doença terminal. Esse fato tem sido observado com mais frequência em crianças e idosos com câncer. *Não há justificativa para não proporcionar o tratamento adequado de dor aos pacientes terminais; a dependência não apenas é irrelevante nesses casos, como também é incomum em pacientes que estejam sendo tratados para dor* (ver Capítulo 31). Infelizmente, a iniciativa iniciada há vários anos para controlar a dor de forma mais ativa levou ao uso excessivo de opioides em pacientes com dor crônica, uma condição que não responde bem a esses fármacos. O uso crônico de oxicodona, hidrocodona e metadona resultou no aumento acentuado de habituação, sobredoses e mortes. Como resultado, a maioria dos especialistas profissionais agora aconselha a limitação

TABELA 66-3 Classificação das substâncias controladas nos Estados Unidos (Consulte a capa interna para obter exemplos)

Classe	Potencial para uso abusivo	Outros comentários
I	Alto	Proibido o uso medicinal; não há segurança para ser utilizado como medicamento
II	Alto	Uso medicinal permitido. O uso abusivo pode levar à dependência física ou psicológica
III	Inferior a I ou II	Uso medicinal permitido. Potencial baixo ou moderado de dependência física e potencial elevado de dependência psicológica
IV	Inferior a III	Uso medicinal permitido. Potencial limitado de dependência
V	Inferior a IV	Uso medicinal permitido. Possibilidade limitada de dependência

do uso de qualquer opioide apenas à dor aguda e o uso de AINEs e outras terapias não aditivas em condições crônicas.

Em alguns estados, reconheceu-se a subutilização de fármacos para o tratamento de dor associada a quadros terminais. Na Califórnia, após o recebimento de uma cópia do pedido do prescritor (p. ex., por fax), o farmacêutico pode prescrever uma receita para uma substância de grupo II para um paciente sob cuidados paliativos ou que mora em uma enfermaria especializada, ou nos casos em que a expectativa de vida do paciente é inferior a 6 meses, desde que o prescritor contra-assine o pedido (por fax). A palavra "isenção", acompanhada do número do código regulatório, é escrita em uma prescrição comum, facilitando o acesso para doentes terminais.

Usos de fármacos com ou sem indicações aprovadas

Nos Estados Unidos, a FDA aprova um fármaco apenas para os usos específicos propostos e documentados pelo fabricante em seu New Drug Application (NDA) (ver Capítulo 1). Essas indicações aprovadas (*labeled*) estão inclusas na bula que acompanha o fármaco. Por diversas razões, essas indicações formais podem não incluir todas as situações nas quais o fármaco pode ser útil. Assim, o médico pode prescrever um fármaco para algum quadro clínico sem indicação oficial em bula, muitas vezes com base em evidências científicas adequadas ou mesmo convincentes. As leis federais que regem as regulamentações da FDA e o uso de fármacos não impõem restrições a esse uso não aprovado.*

Mesmo quando o paciente sofre alguma lesão causada pelo fármaco, a sua prescrição para uso em quadro sem indicação formal não é considerada, em si, "imperícia". Entretanto, os tribunais podem cogitar que a bula seja uma lista completa das indicações para as quais o fármaco é considerado seguro, a não ser que o médico possa demonstrar, por meio do testemunho idôneo de especialistas, que, para outras indicações, o fármaco em questão também é seguro.

Vigilância da segurança dos fármacos

As agências reguladoras governamentais são responsáveis pela monitoração da segurança dos fármacos. Nos Estados Unidos, o programa **Med Watch**, patrocinado pela FDA, coleta dados sobre a segurança e as reações adversas a fármacos (RAFs) por meio de relatórios obrigatórios pela indústria farmacêutica e relatórios voluntários de profissionais de saúde. Os médicos podem enviar relatórios sobre qualquer suspeita de reação adversa de fármacos (ou dispositivo médico) usando um formulário simples, que pode ser obtido em www.fda.gov/safety/medwatch-fda-safety-information-and-adverse-event-reporting-program (Formulário FDA 3500). Espera-se que a FDA utilize esses dados para definir uma taxa de reações adversas. Não está claro se a FDA tem recursos suficientes para cumprir essa tarefa, mas a instituição tem poder para determinar novas ações reguladoras, se julgar necessário. Um programa de notificação de vacinas semelhante está em vigor para monitorar a segurança da vacina (o sistema de notificação de eventos adversos da vacina, [VAERS, do inglês *vaccine adverse event reporting system*]). A página inicial dos relatórios de reações adversas às vacinas pode ser encontrada em https://vaers.hhs.gov.

A FDA também aumentou as exigências para rotulagem de fármacos que impliquem riscos específicos. Os dispensadores são instados a distribuir "Guias de Medicamentos" aos pacientes ao dispensar esse tipo de medicamento. Esses guias são produzidos pelos fabricantes. Além disso, os farmacêuticos com frequência distribuem material educativo aos pacientes, descrevendo o fármaco, suas indicações, as reações adversas, a forma adequada de estocagem, a forma de administração, o que fazer quando se esquece uma dose e a possível necessidade de tratamento contínuo.

FATORES SOCIOECONÔMICOS

Custo das prescrições

Vários fatores estão envolvidos no preço dos produtos farmacêuticos. Custos de pesquisa, custos de comercialização (como benefícios de descontos de gerentes de farmácia [PBMs, do inglês *pharmacy benefits manager*]), custos de produção, custos de envio, custos regulatórios, publicidade direta ao consumidor e lucro contribuem para o preço de um fármaco. Em geral, os planos de saúde pagam pela maioria dos fármacos, pois a lista exigida pela legislação é extensa. A legislação e os regulamentos federais exigem que os comitês de farmácia e terapêutica do Medicare, Parte D, tomem decisões sobre a cobertura de fármacos com base em evidências científicas e padrões de prática, a fim de evitar a discriminação na terapia medicamentosa de um paciente. Como essas empresas são de capital aberto, os acionistas exercem uma forte influência para maximizar os lucros. Embora o custo para disponibilizar um fármacos possa ser de 20% (ou menos) do preço de atacado, os custos anteriormente mencionados contribuem para o custo do fármaco para o farmacêutico ou médico. A ganância e a influência excessiva dos fundos dos acionistas (em oposição aos interesses dos consumidores) adicionam outro componente de custo e, às vezes, resultam em aumentos surpreendentes do preço de fármacos de longa data (que não têm custos de desenvolvimento atuais), bem como de outros mais novos. No caso da pirimetamina, um fármaco de moléculas pequenas simples e de longa data utilizado para toxoplasmose, o preço nos Estados Unidos aumentou de aproximadamente US$ 13/comprimido para US$ 750/comprimido em 2015, quando uma nova empresa adquiriu os direitos desse fármaco. Em 2016, o preço da formulação de epinefrina (adrenalina), mais utilizada para anafilaxia, em dose única, aumentou de US$ 50 para US$ 300 dólares, mesmo sem alterações no fármaco, no veículo ou na unidade de injeção. Um gel contendo corticotropina aumentou de US$ 40 dólares, em 2001, para US$ 40.000 dólares, recentemente. Até mesmo o preço da digoxina aumentou drasticamente, pois há falta de concorrência entre os fabricantes.

Uma situação mais complexa se aplica ao preço de moléculas novas e complexas que, ao contrário dos exemplos acima, exigiam investimentos em pesquisa maciça, desenvolvimento e fabricação, como, por exemplo, os novos fármacos utilizados para o tratamento das hepatites B e C. Esses fármacos são extremamente caros nos Estados Unidos (US$ 75.000 a US$ 120.000 para um curso de tratamento, embora um produto genérico esteja agora disponível a um preço reduzido de US$ 24.000). No entanto, a indústria farmacêutica justifica o custo como sendo menor do que a alternativa (que, muitas vezes, é um transplante de fígado), além de que o fármaco pode ser curativo. Na verdade, esses "fármacos especiais" representam um terço dos

*"Uma vez que um produto tenha sido aprovado para comercialização, um médico pode prescrevê-lo para uso ou em regimes de tratamento ou populações de pacientes que não estão incluídos na indicação aprovada. Esses usos 'não aprovados' ou, mais precisamente, 'não identificados' podem ser adequados e justificados em determinadas circunstâncias e podem, de fato, refletir abordagens terapêuticas farmacológicas extensivamente descritas na literatura médica." – FDA Drug Bull 1982;12:4.

gastos com saúde nos Estados Unidos. Além disso, os fármacos especiais sem concorrência, com acesso restrito às farmácias e custos muito altos estão fazendo os gastos aumentarem ainda mais. Os fármacos representam 10% do gasto total com saúde nos Estados Unidos.

Como o Congresso dos Estados Unidos atualmente proíbe negociações de preços pelo maior comprador de fármacos (Medicare), o público não tem proteção contra preços excessivos por parte da indústria farmacêutica. Atualmente, apenas a Veteran's Administration e as maiores agências privadas de PBMs são capazes de negociar preços. Como resultado, as despesas com fármacos constituem um grande e crescente fardo para os pacientes, o Medicare e os planos de saúde privados.

Prescrição de genéricos

A dispensação de fármacos genéricos representa 10% do gasto total com medicamentos nos Estados Unidos. Contudo, 90% dos fármacos dispensados são genéricos. A prescrição usando nomes genéricos proporciona flexibilidade ao farmacêutico para selecionar o produto de acordo com a prescrição e com a capacidade econômica do paciente quando há competição no mercado. Por exemplo, o nome comercial de um sedativo popular é *Valium*. O nome genérico (público, não comercial) da substância química adotado pelo United States Adopted Names (USAN) e aprovado pela FDA é *diazepam*. Todos os produtos contendo o fármaco diazepam nos Estados Unidos reúnem os padrões farmacêuticos expressos na *United States Pharmacopeia* (USP). No entanto, existem vários fabricantes, e os preços variam. Para os fármacos de uso comum, a diferença de preço entre produtos de marca e produtos genéricos varia entre menos de 2 vezes até mais de 100 vezes. Para fármacos com mercado limitado (p. ex., pirimetamina), o incentivo para a fabricação e a comercialização de genéricos é muito baixo. Portanto, apenas um ou dois genéricos (ou nenhum) podem estar disponíveis, e a concorrência de preços é baixa ou não existe.

Na maioria dos estados e dos hospitais, os farmacêuticos têm a opção de suprimento com fármacos genéricos equivalentes, mesmo quando o nome comercial for especificamente mencionado na prescrição. Se o prescritor desejar um produto de marca específico, terá de escrever "dispensar conforme descrito", ou qualquer outra frase com significado equivalente. Alguns programas de saúde subsidiados pelo governo e muitas seguradoras de saúde *exigem* que os farmacêuticos dispensem o produto genérico de menor custo disponível no estoque (substituição por genérico). Entretanto, os princípios que regem a escolha de produtos por farmacêuticos não permitem substituir um fármaco terapêutico por outro (substituição terapêutica); ou seja, a dispensação de triclormetiazida, em vez de hidroclorotiazida, não seria permitida sem a autorização do prescritor, mesmo que esses dois diuréticos sejam considerados equivalentes do ponto de vista farmacodinâmico. Os farmacêuticos em organizações de saúde podem seguir políticas diferentes; ver adiante.

Não se pode pressupor que todos os produtos genéricos sejam tão satisfatórios quanto os produtos de marca, embora sejam raros os exemplos de genéricos insatisfatórios. A biodisponibilidade (i.e., a absorção efetiva do produto farmacológico) varia entre os produtores e, às vezes, entre lotes diferentes de um produto do mesmo fabricante. Apesar das evidências, muitos médicos evitam a prescrição de genéricos, aumentando, assim, os custos médicos. Para um número muito restrito de fármacos, que, em geral, têm baixo índice terapêutico, baixa solubilidade ou grande proporção de ingredientes inertes em relação ao fármaco ativo, o produto de um fabricante específico talvez produza resultados mais consistentes. No caso de doenças potencialmente letais, as vantagens da substituição por genéricos podem ser superadas pela urgência clínica, portanto a prescrição deve ser seguida conforme escrito.

Em um esforço para codificar informações sobre bioequivalência, a FDA publicou o *Approved Drug Products with Therapeutic Equivalence Evaluations*, com suplementos mensais, comumente denominado "Orange Book" ("Livro Laranja"). O livro contém listas de produtos de várias origens em uma das duas categorias: produtos cujo código começa com a letra "A" são considerados ***bioequivalentes*** a uma formulação-padrão de referência do mesmo fármaco e a todas as outras versões desse produto com codificação "A" semelhante; os produtos não considerados bioequivalentes são codificados como "B". Dos cerca de 8 mil produtos listados, 90% estão codificados como "A". O código é complementado com letras e numerais que indicam a via de administração aprovada e outras variáveis.

A escolha obrigatória do produto em função do custo é uma prática comum nos Estados Unidos, uma vez que os financiadores (companhias de seguro, organizações de saúde, etc.) impõem normas para a economia de recursos. Fora dessas organizações, o prescritor às vezes pode ignorar esses controles com a mensagem "dispensar conforme escrito" em prescrição de produto de marca. Entretanto, nesses casos, o paciente talvez tenha de arcar com a diferença de valor entre o produto dispensado e o de menor custo.

Na maioria das organizações de assistência gerenciada, foram colocados em prática controles de formulários que forçam a seleção de fármacos mais baratos ou, de preferência, genéricos impulsionados por incentivos de desconto do PBM sempre que estiverem disponíveis. Nos ambientes de organizações de atenção à saúde, o prescritor com frequência opta por um grupo de fármacos, e não por um fármaco específico, e o farmacêutico dispensa um fármaco desse grupo. Por exemplo, se um prescritor dentro de uma dessas organizações decide que o paciente necessita de um diurético tiazídico, o farmacêutico automaticamente dispensa o único diurético tiazídico existente no formulário da organização. Conforme assinalado anteriormente, a escolha de fármacos para os formulários das organizações pode mudar de tempos em tempos, dependendo da negociação de preço e dos descontos obtidos de diferentes laboratórios.

Outros fatores de custo

As farmácias privadas baseiam as suas cobranças no custo dos fármacos adicionados de uma taxa pela prestação de serviço profissional. Há uma cobrança cada vez que uma prescrição é dispensada. O prescritor controla a frequência de renovação das prescrições, autorizando-as e especificando a quantidade a ser dispensada. Entretanto, para fármacos utilizados no tratamento de doenças crônicas, a quantidade coberta pelo seguro de saúde pode ser limitada à quantidade utilizada em 1 mês ou 30 dias. Assim, o prescritor pode ajudar o paciente a economizar prescrevendo quantidades padronizadas (de modo que os fármacos não tenham de ser embalados novamente) e, nos casos de tratamento crônico, a maior quantidade possível em função de segurança, custo e cobertura do plano de saúde. Com frequência, a prescrição ideal para economizar custos envolve a comunicação entre prescritor e farmacêutico. Em virtude dos aumentos contínuos nos preços de atacado dos fármacos nos Estados Unidos, os custos da prescrição aumentaram drasticamente nas últimas três décadas; com a aprovação do Affordable Care Act (ACA), o volume de prescrições aumentou, ao passo que os serviços hospitalares diminuíram.

REFERÊNCIAS

Allen L Jr: *Remington's The Science and Practice of Pharmacy*, 22nd ed. Pharmaceutical Press, 2012.

American Pharmacists Association and The National Association of Chain Drug Stores: MTM in Pharmacy Practice, *Core Elements* v. 2, 2008.

Bell D: A toolset for e-prescribing implementation. *Rand Health, US AHRQ*, 2011.

California Business and Professions Code, Chapter 9, Division 2, Pharmacy Law. Department of Consumer Affairs, Sacramento, California, 2019.

de Oliveira DJ et al: Medication therapy management: 10 years of experience in a large integrated health system. *J Manage Care Pharm* 2010;3:185.

Department of Health and Human Services: About the [opioid] epidemic. www.hhs.gov/opioids/about-the-epidemic/.

Drug Enforcement Administration: Mid-Level Practitioners Authorized by State, Title 21, Code of Federal Regulations, Section 1300.01 (b28), 5-24-16.

Gabriel MH: E-Prescribing Trends in the US. *ONC Data Brief*, 18, July, 2014.

Graber MA, Easton-Carr R: Poverty and pain: Ethics and the lack of opioid pain medications in fixed-price, low-cost prescription plans. *Ann Pharmacotherapy* 2008;42:1913.

Institute for Safe Medication Practices. www.ismp.org.

Iqvia Institute Report: Medicine Use and Spending in the U.S. A Review of 2018 and Outlook to 2023. May 9, 2019. www.iqvia.com/institute/reports/medicine-use-and-spending-in-the-us-a-review-of-2018-and-outlook-to-2023.

Jerome JB, Sagan P: The USAN nomenclature system. *JAMA* 1975;232:294.

Kesselheim AS et al: Clinical equivalence of generic and brand-name drugs used in cardiovascular disease: A systematic review and meta-analysis. *JAMA* 2008;300:2514.

Kesselheim AS et al: The high cost of prescription drugs in the United States. *Origins and prospects for reform. JAMA* 2016;316:858.

Levinson DR: Gaps in Oversight of Conflicts of Interest in Medicare Prescription Drug Decisions, DHHS, Office of Inspector General, March, 2013. oig.hhs.gov/oei/reports/oei-05-10-00450.pdf.

Royce TJ et al: Pharmacy benefit manager reform. *Lessons from Ohio. JAMA* 2019;322:299.

Schnipper JL et al: Role of pharmacist counseling in preventing adverse drug events after hospitalization. *Arch Intern Med* 2006;166:565.

Trissel LA: *Handbook on Injectable Drugs*, 20th ed. American Society of Hospital Pharmacists, 2018.

CAPÍTULO

67 Interações medicamentosas importantes e seus mecanismos

John R. Horn, PharmD, FCCP

Um dos fatores que podem alterar a resposta aos fármacos é a administração concomitante de outros fármacos. Há vários mecanismos por meio dos quais os fármacos interagem; contudo, em sua maioria, esses mecanismos podem ser classificados em farmacocinéticos (absorção, distribuição, metabolismo, excreção), farmacodinâmicos (efeitos aditivos, sinérgicos ou antagônicos) ou interações associadas. Os princípios gerais da farmacocinética são discutidos nos Capítulos 3 e 4. Os princípios gerais da farmacodinâmica são discutidos no Capítulo 2.

Os medicamentos fitoterápicos ("ervas medicinais") podem interagir uns com os outros ou com fármacos convencionais. Infelizmente, os fitoterápicos são muito menos estudados do que os outros fármacos, de modo que há poucas informações sobre suas interações. As interações farmacodinâmicas dos fitoterápicos são descritas no Capítulo 65. As interações farmacocinéticas já documentadas (p. ex., erva-de-são-joão) estão listadas na Tabela 67-1.

O conhecimento acerca do mecanismo por meio do qual ocorre uma interação medicamentosa geralmente é útil clinicamente, uma vez que pode influenciar a forma e o método para evitar a interação. Algumas interações medicamentosas importantes ocorrem como resultado de dois ou mais mecanismos.

PREVISIBILIDADE DAS INTERAÇÕES MEDICAMENTOSAS

As designações listadas na Tabela 67-1 são utilizadas para *estimar* a previsibilidade das interações medicamentosas. Essas estimativas têm como objetivo indicar simplesmente se a interação ocorrerá, e nem sempre indicam que a interação provavelmente produzirá uma reação adversa. Se a interação ocorre (o fármaco precipitante produz uma mudança mensurável na farmacocinética ou na farmacodinâmica do fármaco objeto) e produz uma reação adversa, isso depende de fatores específicos do paciente e do fármaco. Entre os fatores relacionados com o paciente, destacam-se: depuração intrínseca do fármaco, fatores genéticos, sexo, doenças concomitantes e dieta. Entre os fatores específicos do fármaco, destacam-se: dose, via de administração, formulação e sequência de administração. O fator mais importante capaz de mitigar o risco do paciente é o reconhecimento por parte do prescritor da possibilidade de interação, seguido por ação apropriada.

MECANISMOS FARMACOCINÉTICOS

A **absorção** gastrintestinal de fármacos pode ser afetada pelo uso concomitante de outros fármacos que: (1) tenham uma grande área de absorção no organismo, (2) sofram ligação ou quelação, (3) alterem o pH gástrico, (4) alterem a motilidade intestinal ou (5) afetem proteínas de transporte, como a glicoproteína-P, e transportadores de ânions orgânicos. Deve-se distinguir entre efeitos sobre a *taxa* de absorção e efeitos sobre a *extensão* da absorção. A redução apenas da *taxa* de absorção de um fármacos raramente é clinicamente importante, ao passo que a redução da *extensão* da absorção é clinicamente importante se resultar em concentrações séricas subterapêuticas. Da mesma forma, o *aumento* da extensão da absorção pode causar reações adversas no paciente.

Entre os mecanismos pelos quais as interações medicamentosas alteram a **distribuição** dos fármacos, estão: (1) competição por ligação às proteínas plasmáticas; (2) deslocamento dos sítios de ligação nos tecidos; e (3) alterações nas barreiras teciduais, como inibição da glicoproteína-P na barreira hematencefálica. Embora a competição por ligação às proteínas plasmáticas possa aumentar a concentração livre (e, consequentemente, o efeito) do fármaco no plasma, esse aumento será transitório, em razão da maior distribuição compensatória. A importância clínica do deslocamento da ligação às proteínas foi sobrevalorizada; evidências atuais sugerem que essas interações provavelmente não resultam em reações adversas. O deslocamento dos sítios de ligação nos tecidos tende a aumentar transitoriamente a concentração sanguínea do fármaco deslocado.

TABELA 67-1 **Interações medicamentosas importantes**

Fármaco ou grupo de fármacos	Propriedades que promovem interação medicamentosa	Interações clinicamente comprovadas
Fármacos redutores de ácido	Os antiácidos podem adsorver fármacos no trato gastrintestinal, reduzindo, assim, a sua absorção. Alguns antiácidos (p. ex., hidróxido de alumínio) alcalinizam a urina e alteram a excreção de fármacos sensíveis ao pH urinário. Antagonistas H_2 e inibidores da bomba de prótons podem alterar a absorção de fármacos que requerem acidez gástrica para dissolução.	**Antivirais**: [P] redução da absorção de antivirais que requerem ácido para dissolução, incluindo atazanavir, fosamprenavir, indinavir, nelfinavir, rilpivirina. **Antifúngicos azólicos**: [P] absorção gastrintestinal reduzida de itraconazol, cetoconazol e posaconazol, devido ao aumento do pH gástrico. **Digoxina**: [NP] redução da absorção gastrintestinal da digoxina. **Ferro**: [P] redução da absorção gastrintestinal do ferro com antiácidos contendo cálcio. **Inibidores de cinase**: [P] redução da absorção gastrintestinal de acalabrutinibe, bosutinibe (não disponível no Brasil), ceritinibe, dasatinibe, erlotinibe, neratinibe, nilotinibe, lapatinibe, pazopanibe e ponatinibe, devido ao aumento do pH gástrico. **Quinolonas**: [AP] redução da absorção gastrintestinal de ciprofloxacino, norfloxacino e enoxacino (e provavelmente outras quinolonas). **Rosuvastatina**: [P] redução da absorção de rosuvastatina. **Salicilatos**: [P] aumento da depuração renal dos salicilatos, causado pelo aumento do pH urinário; ocorre apenas com doses muito altas de salicilatos. **Tetraciclinas**: [AP] redução da absorção gastrintestinal das tetraciclinas. **Tiroxina**: [NP] redução da absorção gastrintestinal da tiroxina.
Álcool	O alcoolismo crônico resulta em indução enzimática. A intoxicação alcoólica aguda tende a inibir o metabolismo dos fármacos (seja o indivíduo alcoolista ou não). A disfunção hepática grave induzida por álcool pode inibir a capacidade de metabolização de fármacos. Ocorre uma reação tipo dissulfiram na presença de determinados fármacos. Há depressão aditiva do sistema nervoso central com outros depressores do sistema nervoso central.	**Paracetamol**: [NE] aumento da formação de metabólitos hepatotóxicos do paracetamol (em alcoolistas crônicos). **Acitretina**: [P] aumento da conversão de acitretina em etretinato (teratogênico). **Anticoagulante oral**: [NE] aumento do efeito hipoprotrombinêmico com intoxicação alcoólica aguda. **Depressores do sistema nervoso central**: [AP] depressão do sistema nervoso central aditiva ou sinergística. **Insulina**: [NE] a ingestão aguda de álcool pode aumentar o efeito hipoglicemiante da insulina (principalmente nos pacientes em jejum). ***Fármacos que podem produzir a reação tipo dissulfiram:*** **Cefalosporinas**: [NP] reações tipo dissulfiram são observadas com cefamandol, cefoperazona, cefotetana e latamoxefe. **Cloral hidratado**: [NP] mecanismo não estabelecido. **Dissulfiram**: [AP] inibição da aldeído desidrogenase. **Metronidazol**: [NP] mecanismo não estabelecido. **Sulfonilureias**: [NE] a clorpropamida provavelmente produz uma reação tipo dissulfiram; a ingestão aguda de álcool pode aumentar o efeito hipoglicemiante (principalmente em pacientes em jejum).
Alopurinol	Inibição de enzimas hepáticas metabolizadoras de fármacos. O febuxostate também inibe o metabolismo da azatioprina e da mercaptopurina.	**Anticoagulante oral**: [NP] aumento do efeito hipoprotrombinêmico. **Azatioprina**: [P] redução da desintoxicação da azatioprina, o que resulta no aumento da sua toxicidade. **Mercaptopurina**: [P] redução do metabolismo da mercaptopurina, o que resulta no aumento da sua toxicidade. **Didanosina**: [P] redução do metabolismo da didanosina, o que resulta no aumento da sua toxicidade.

E, esperado; AP, altamente previsível (a interação ocorre em quase todos os pacientes que recebem a associação); P, previsível (a interação ocorre na maioria dos pacientes que recebem a associação); NP, não previsível (a interação ocorre apenas em alguns pacientes que recebem a associação); NE, não estabelecido (os dados disponíveis são insuficientes para estimar a previsibilidade).

(continua)

TABELA 67-1 Interações medicamentosas importantes *(continuação)*

Fármaco ou grupo de fármacos	Propriedades que promovem interação medicamentosa	Interações clinicamente comprovadas
Anticoagulantes orais	Sensíveis à indução e à inibição de CYP2C9 (varfarina), CYP3A4 (apixabana, rivaroxabana) e glicoproteína-P (apixabana, betrixabana (não disponível no Brasil), dabigatrana, edoxabana, rivaroxabana). Alto grau de ligação da varfarina às proteínas plasmáticas. Anticoagulação alterada por fármacos que afetem a síntese ou o catabolismo de fatores da coagulação.	***Fármacos que podem aumentar o efeito anticoagulante:*** **Paracetamol**: [NP] comprometimento da síntese de fatores da coagulação em doses mais elevadas. **Amiodarona**: [P] inibição da eliminação do anticoagulante. **Esteroides anabolizantes**: [P] inibição da função plaquetária, erosão gástrica; alguns fármacos aumentam a resposta hipoprotrombinêmica (improvável com diclofenaco, ibuprofeno ou naproxeno). **Antivirais**: [P] amprenavir, atazanavir, boceprevir, darunavir, delavirdina, indinavir, ledipasvir, nelfinavir, paritaprevir, ritonavir, saquinavir e telaprevir podem diminuir a eliminação de apixabana, betrixabana, dabigatrana, edoxabana, rivaroxabana e, talvez, varfarina. **Antifúngicos azólicos**: [P] cetoconazol, itraconazol, voriconazol e posaconazol podem diminuir a eliminação de apixabana, betrixabana, dabigatrana, edoxabana, rivaroxabana e talvez varfarina. **Cimetidina**: [AP] redução do metabolismo da varfarina. **Clopidogrel**: [NP] redução do metabolismo da varfarina e inibição da função plaquetária. **Ciclosporina**: [P] redução da eliminação de apixabana, betrixabana, dabigatrana, edoxabana e rivaroxabana. **Dissulfiram**: [P] redução do metabolismo da varfarina. **Efavirenz**: [NP] redução do metabolismo da varfarina. **Fluconazol**: [P] redução do metabolismo da varfarina. **Fluoxetina**: [P] redução do metabolismo da varfarina. **Genfibrozila**: [NP] mecanismo não estabelecido. **Lovastatina**: [NP] redução do metabolismo da varfarina. **Antibióticos macrolídeos**: [NP] claritromicina, eritromicina e telitromicina inibem a eliminação de anticoagulantes orais. **Metronidazol**: [P] redução do metabolismo da varfarina. **Miconazol**: [NP] redução do metabolismo da varfarina. **Anti-inflamatórios não esteroides (AINEs)**: [AP] inibição da função plaquetária, erosões gástricas; alguns fármacos aumentam a resposta hipoprotrombinêmica (improvável com diclofenaco, ibuprofeno ou naproxeno). **Propafenona**: [NE] provavelmente reduz a eliminação dos anticoagulantes. **Quinidina:** [NP] hipoprotrombinemia aditiva, redução da eliminação de apixabana, betrixabana, dabigatrana, edoxabana e rivaroxabana. **Salicilatos**: [AP] inibição das plaquetas com ácido acetilsalicílico, mas não com outros salicilatos; [P] doses maiores têm efeito hipoprotrombinêmico. **Sinvastatina**: [NP] redução do metabolismo da varfarina. **Sulfimpirazona**: [NE] inibição do metabolismo da varfarina. **Sulfonamidas**: [NE] inibição do metabolismo da varfarina. **Sulfametoxazol-trimetoprima**: [P] redução do metabolismo da varfarina. **Verapamil**: [P] redução da eliminação de apixabana, betrixabana, dabigatrana, edoxabana e rivaroxabana. **Voriconazol**: [P] redução do metabolismo da varfarina. *Ver também* Álcool; Alopurinol.

E, esperado; AP, altamente previsível (a interação ocorre em quase todos os pacientes que recebem a associação); P, previsível (a interação ocorre na maioria dos pacientes que recebem a associação); NP, não previsível (a interação ocorre apenas em alguns pacientes que recebem a associação); NE, não estabelecido (os dados disponíveis são insuficientes para estimar a previsibilidade).

(continua)

TABELA 67-1 **Interações medicamentosas importantes** ***(continuação)***

Fármaco ou grupo de fármacos	Propriedades que promovem interação medicamentosa	Interações clinicamente comprovadas
Anticoagulantes orais ***(continuação)***		***Fármacos que podem reduzir o efeito anticoagulante:***
		Aminoglutetimida: [P] aumento do metabolismo do anticoagulante.
		Barbitúricos: [P] aumento do metabolismo do anticoagulante.
		Bosentana: [P] aumento do metabolismo do anticoagulante.
		Carbamazepina: [P] aumento da eliminação do anticoagulante.
		Colestiramina: [P] redução na absorção de anticoagulante.
		Nafcilina: [NE] aumento do metabolismo do anticoagulante.
		Fenitoína: [NE] aumento do metabolismo do anticoagulante. O efeito anticoagulante pode aumentar temporariamente no início da terapia com fenitoína, devido ao deslocamento da varfarina da sua ligação às proteínas.
		Primidona: [P] aumento do metabolismo do anticoagulante.
		Rifabutina: [P] aumento da eliminação do anticoagulante.
		Rifampicina: [P] aumento da eliminação do anticoagulante.
		Erva-de-são-joão: [NE] aumento da eliminação do anticoagulante.
		Tipranavir: [NP] aumento da eliminação de apixabana, betrixabana, dabigatrana, edoxabana e rivaroxabana.
Antidepressivos tricíclicos e heterocíclicos	Inibição da captação do transmissor nos neurônios 5-HT e NE. Os efeitos antimuscarínicos podem ser aditivos aos de outros fármacos antimuscarínicos. Sensíveis à indução e à inibição do metabolismo via CYP2D6, CYP3A4 e outras enzimas do complexo enzimático CYP.	**Amiodarona**: [P] redução do metabolismo de antidepressivos. Interações semelhantes com dronedarona.
		Barbitúricos: [P] aumento do metabolismo de antidepressivos.
		Bupropiona: [NP] redução do metabolismo de antidepressivos.
		Carbamazepina: [NP] aumento do metabolismo de antidepressivos.
		Cimetidina: [P] redução do metabolismo de antidepressivos.
		Clonidina: [P] redução do efeito anti-hipertensivo da clonidina.
		Difenidramina: [P] redução do metabolismo de antidepressivos metabolizados pela enzima CYP2D6.
		Guanadrel: [P] redução da captação do guanadrel nos locais de ação.
		Haloperidol: [P] redução do metabolismo de antidepressivos metabolizados pela CYP2D6.
		Inibidores da monoaminoxidase (IMAOs): [NP] alguns casos de excitação, hiperpirexia, mania e crises, sobretudo com antidepressivos serotonérgicos, tais como clomipramina e imipramina, porém muitos pacientes foram tratados com a associação sem efeitos danosos.
		Quinidina: [NP] redução do metabolismo de antidepressivos metabolizados pela enzima CYP2D6.
		Rifampicina: [P] aumento do metabolismo de antidepressivos.
		Inibidores seletivos da recaptação de serotonina (ISRSs): [P] a fluoxetina e a paroxetina inibem a CYP2D6 e reduzem o metabolismo dos antidepressivos metabolizados por essa enzima (p. ex., desipramina). Citalopram, sertralina e fluvoxamina são inibidores fracos da CYP2D6, porém a fluvoxamina inibe a CYP1A2 e a CYP3A4, portanto pode inibir o metabolismo dos antidepressivos metabolizados por essas enzimas.
		Simpatomiméticos: [P] aumento do metabolismo de antidepressivos.
		Terbinafina: [P] redução do metabolismo de antidepressivos.

E, esperado; AP, altamente previsível (a interação ocorre em quase todos os pacientes que recebem a associação); P, previsível (a interação ocorre na maioria dos pacientes que recebem a associação); NP, não previsível (a interação ocorre apenas em alguns pacientes que recebem a associação); NE, não estabelecido (os dados disponíveis são insuficientes para estimar a previsibilidade).

(continua)

TABELA 67-1 **Interações medicamentosas importantes** (*continuação*)

Fármaco ou grupo de fármacos	Propriedades que promovem interação medicamentosa	Interações clinicamente comprovadas
Fármacos antineoplásicos	Substratos da enzima CYP3A4 sensíveis à indução e à inibição do metabolismo. Abiraterona, anastrozol, aprepitanto, bexaroteno, bortezomibe, brentuximabe, cabazitaxel, ciclofosfamida, docetaxel, doxorrubicina, enzalutamida, etoposídeo, exemestano, glasdegibe, ifosfamida, irinotecano, ivosidenibe (não disponível no Brasil – em estudos clínicos), ixabepilona, ixazomibe, letrozol, midostaurina, paclitaxel, panobinostate, romidepsina, sonidegibe, tamoxifeno, teniposídeo, tiotepa, toremifeno, trabectedina, venetoclax e vinorelbina.	**Amiodarona**: [P] redução do metabolismo do fármaco antineoplásico. Interações semelhantes com a dronedarona.
		Antivirais: [P] amprenavir, atazanavir, boceprevir, darunavir, delavirdina, fosamprenavir, indinavir, nelfinavir, ritonavir, saquinavir, simeprevir e telaprevir inibem o metabolismo dos antineoplásicos. O efavirenz e a etravirina aumentam o metabolismo dos fármacos antineoplásicos.
		Barbitúricos: [P] aumento do metabolismo do antineoplásico.
		Bosentana: [P] aumento do metabolismo do antineoplásico.
		Boceprevir: [P] redução do metabolismo dos antineoplásicos.
		Carbamazepina: [P] aumento do metabolismo do antineoplásico. Interações semelhantes com aquelas observadas pela oxcarbazepina.
		Cobicistate: [P] redução do metabolismo dos antineoplásicos.
		Claritromicina: [P] redução do metabolismo dos antineoplásicos.
		Ciclosporina: [P] redução do metabolismo dos antineoplásicos.
		Dexametasona: [P] aumento do metabolismo dos antineoplásicos.
		Enzalutamida: [P] aumento do metabolismo dos antineoplásicos.
		Inibidores da cinase: [P] redução do metabolismo de antineoplásicos por ceritinibe, crizotinibe, dasatinibe, idelalisibe, imatinibe, lapatinibe, larotrectinibe, nilotinibe, palbociclibe e ribociclibe.
		Lumacaftor: [P] aumento do metabolismo dos antineoplásicos.
		Antibióticos macrolídeos: [P] claritromicina, eritromicina e telitromicina inibem a eliminação de fármacos antineoplásicos.
		Nefazodona: [NP] redução do metabolismo dos antineoplásicos.
		Fenitoína: [P] aumento do metabolismo dos antineoplásicos.
		Rifabutina: [P] aumento do metabolismo dos antineoplásicos.
		Rifampicina: [P] aumento do metabolismo dos antineoplásicos.
		Erva-de-são-joão: [NP] aumento do metabolismo do fármaco antineoplásico.
Antifúngicos azólicos	Inibição da CYP3A4 (itraconazol = cetoconazol > posaconazol > voriconazol > fluconazol). Inibição da CYP2C9 (fluconazol, voriconazol). Sensíveis a indutores enzimáticos (itraconazol, cetoconazol, voriconazol). Absorção gastrintestinal pH-dependente (itraconazol, cetoconazol, posaconazol).	**Antivirais**: [P] redução do metabolismo de amprenavir, atazanavir, boceprevir, daclatasvir, darunavir, delavirdina, etravirina, fosamprenavir, indinavir, lopinavir, maraviroque, nelfinavir, rilpivirina, ritonavir, saquinavir e tipranavir.
		Barbitúricos: [P] aumento do metabolismo de itraconazol, cetoconazol e voriconazol.
		Benzodiazepínicos: [P] redução do metabolismo de alprazolam, midazolam e triazolam.
		Bloqueadores dos canais de cálcio: [P] redução do metabolismo de bloqueadores dos canais de cálcio.
		Carbamazepina: [P] redução do metabolismo da carbamazepina. Aumento potencial do metabolismo do itraconazol, cetoconazol e voriconazol.
		Fármacos quimioterápicos: [P] redução do metabolismo de abiraterona, anastrozol, aprepitanto, bexaroteno, bortezomibe, brentuximabe, cabazitaxel, ciclofosfamida, docetaxel, doxorrubicina, enzalutamida, etoposídeo, exemestano, glasdegibe, ifosfosfamida, irinotecano, ivosidenibe, ixabepilona, ixazomibe, letrozol, midostaurina, paclitaxel, panobinostate, romidepsina (não disponível no Brasil), sonidegibe, tamoxifeno, teniposídeo, tiotepa, toremifeno, trabectedina, venetoclax e vinorelbina.
		Colchicina: [P] redução do metabolismo e do transporte de colchicina.
		Ciclosporina: [P] redução da eliminação de ciclosporina.

E, esperado; AP, altamente previsível (a interação ocorre em quase todos os pacientes que recebem a associação); P, previsível (a interação ocorre na maioria dos pacientes que recebem a associação); NP, não previsível (a interação ocorre apenas em alguns pacientes que recebem a associação); NE, não estabelecido (os dados disponíveis são insuficientes para estimar a previsibilidade).

(*continua*)

TABELA 67-1 **Interações medicamentosas importantes** *(continuação)*

Fármaco ou grupo de fármacos	Propriedades que promovem interação medicamentosa	Interações clinicamente comprovadas
Antifúngicos azólicos *(continuação)*		**Digoxina**: [NP] aumento da concentração plasmática de digoxina com itraconazol, posaconazol e cetoconazol.
		Eplerenona: [P] redução do metabolismo e do transporte da epleronona.
		Alcaloides do esporão do centeio (*ergot*): [P] redução do metabolismo dos alcaloides do *ergot*.
		Everolimo: [P] redução do metabolismo do everolimo.
		Inibidores da HMG-CoA redutase: [AP] redução do metabolismo de lovastatina, sinvastatina e, em menor extensão, atorvastatina.
		Inibidores da cinase: [P] redução do metabolismo de abemaciclibe, acalabrutinibe, alectinibe, axitinibe, brigatinibe, bosutinibe, cabozatinibe, ceritinibe, cobimetinibe, copanlisibe (não disponível no Brasil – em estudos clínicos), crizotinibe, dabrafenibe, dasatinibe, encorafenibe, erlotinibe, fostamatinibe, gefitinibe, gilteritinibe, ibrutinibe, idelalisibe, imatinibe, lapatinibe, larotrectinibe, midostaurina, nilotinibe, palbociclibe, pazopanibe, ponatinibe, regorafenibe, ribociclibe, ruxolitinibe, sorafenibe, sunitinibe, tofacitinibe, vandetanibe e vemurafenibe.
		Analgésicos opioides: [P] redução da eliminação de alfentanila, fentanila, metadona, oxicodona e sufentanila.
		Quinidina: [P] redução do metabolismo da quinidina.
		Fenitoína: [P] redução do metabolismo da fenitoína com fluconazol e, provavelmente, voriconazol.
		Inibidores da fosfodiesterase: [P] redução do metabolismo do inibidor da fosfodiesterase.
		Pimozida: [NE] redução do metabolismo da pimozida.
		Rifabutina: [P] redução do metabolismo da rifabutina. Aumento do metabolismo de itraconazol, cetoconazol e voriconazol.
		Rifampicina: [P] aumento do metabolismo de itraconazol, cetoconazol e voriconazol.
		Sirolimo: [P] redução da eliminação do sirolimo,
		Tacrolimo: [P] redução da eliminação do tacrolimo.
		Ver também Fármacos redutores de ácido; Anticoagulantes orais.
Barbitúricos	Indução das enzimas microssomais hepáticas responsáveis pelo metabolismo de fármacos. Depressão aditiva do sistema nervoso central com outros depressores.	**Antivirais**: [P] aumento do metabolismo dos antivirais amprenavir, atazanavir, boceprevir, darunavir, delavirdina, fosamprenavir, indinavir, nelfinavir, rilpivirina, ritonavir, saquinavir, simeprevir e telaprevir pelos barbitúricos.
		Bloqueadores dos receptores β-adrenérgicos: [P] aumento do metabolismo dos β-bloqueadores
		Bloqueadores dos canais de cálcio: [P] aumento do metabolismo dos bloqueadores dos canais de cálcio.
		Depressores do sistema nervoso central: [AP] efeito depressor aditivo no sistema nervoso central.
		Corticosteroides: [P] aumento do metabolismo dos corticosteroides.
		Ciclosporina: [NP] aumento do metabolismo da ciclosporina.
		Doxiciclina: [P] aumento do metabolismo da doxiciclina.
		Estrogênios: [P] aumento do metabolismo dos estrogênios.
		Inibidores da cinase: [P] aumento do metabolismo de abemaciclibe, acalabrutinibe, alectinibe, axitinibe, bosutinibe, brigatinibe, cabozantinibe, ceritinibe, cobimetinibe, copanlisibe, crizotinibe, dabrafenibe, dasatinibe, encorafenibe, erlotinibe, fostamatinibe, gefitinibe, gilteritinibe, ibrutinibe, idelalisibe, imatinibe, lapatinibe, larotrectinibe, midostaurina, nilotinibe, palbociclibe, pazopanibe, ponatinibe, regorafenibe, ribociclibe, ruxolitinibe, sorafenibe, sunitinibe, tofacitinibe, vandetanibe e vemurafenibe.

E, esperado; AP, altamente previsível (a interação ocorre em quase todos os pacientes que recebem a associação); P, previsível (a interação ocorre na maioria dos pacientes que recebem a associação); NP, não previsível (a interação ocorre apenas em alguns pacientes que recebem a associação); NE, não estabelecido (os dados disponíveis são insuficientes para estimar a previsibilidade).

(*continua*)

TABELA 67-1 Interações medicamentosas importantes *(continuação)*

Fármaco ou grupo de fármacos	Propriedades que promovem interação medicamentosa	Interações clinicamente comprovadas
Barbitúricos *(continuação)*		**Metadona**: [NP] Aumento do metabolismo da metadona. **Analgésicos opioides**: [P] aumento da eliminação do alfentanila, fentanila, metadona, oxicodona e sufentanila. **Fenotiazina**: [P] aumento do metabolismo da fenotiazina. **Fenitoína**: [P] aumento do metabolismo da fenitoína. **Quinidina**: [P] aumento do metabolismo da quinidina. **Sirolimo**: [NE] aumento do metabolismo do sirolimo. **Tacrolimo**: [NE] aumento do metabolismo do tacrolimo. **Teofilina**: [NE] aumento do metabolismo da teofilina. **Ácido valproico**: [P] redução do metabolismo do fenobarbital. *Ver também* Anticoagulantes orais; Antidepressivos tricíclicos; Fármacos antineoplásicos; Antifúngicos azólicos.
Bloqueadores β-adrenérgicos	O bloqueio de receptores β (principalmente com fármacos não cardiosseletivos, como o propranolol) altera a resposta aos simpatomiméticos com atividade β-agonista (p. ex., epinefrina [adrenalina], salbutamol). Os β-bloqueadores que são submetidos ao metabolismo de primeira passagem extenso podem ser afetados por fármacos capazes de alterar esse processo.	***Fármacos capazes de aumentar o efeito β-bloqueador:*** **Amiodarona**: [P] redução do metabolismo dos β-bloqueadores metabolizados pela enzima CYP2D6 (timolol, propranolol, metoprolol, carvedilol). Aumento de efeitos na condução miocárdica. Interações semelhantes com a dronedarona. **Cimetidina**: [P] redução do metabolismo dos β-bloqueadores que são eliminados principalmente pelo fígado, como o propranolol. Pouco (ou nenhum) efeito sobre aqueles eliminados pelos rins, como atenolol e nadolol. **Difenidramina**: [P] redução do metabolismo dos β-bloqueadores metabolizados pela enzima CYP2D6 (timolol, propranolol, nebivolol metoprolol, carvedilol). **Haloperidol**: [P] redução do metabolismo dos β-bloqueadores metabolizados pela enzima CYP2D6 (timolol, propranolol, nebivolol metoprolol, carvedilol). **Quinidina**: [P] redução do metabolismo dos β-bloqueadores metabolizados pela enzima CYP2D6 (timolol, propranolol, nebivolol metoprolol, carvedilol). **Inibidores seletivos da recaptação de serotonina (ISRSs)**: [P] a fluoxetina e a paroxetina inibem a CYP2D6 e aumentam as concentrações de timolol, propranolol, metoprolol, carvedilol e nebivolol. **Terbinafina**: [P] redução do metabolismo dos β-bloqueadores metabolizados pela enzima CYP2D6 (timolol, propranolol, nebivolol, metoprolol, carvedilol). ***Fármacos capazes de reduzir o efeito β-bloqueador:*** **Anti-inflamatórios não esteroides (AINEs)**: [NP] a indometacina reduz o efeito anti-hipertensivo; outros inibidores das prostaglandinas provavelmente também apresentam interação. ***Efeitos de β-bloqueadores sobre outros fármacos:*** **Clonidina**: [NE] hipertensão de rebote se a clonidina for retirada abruptamente; isso é mais provável de ocorrer com β-bloqueadores não cardiosseletivos. **Insulina**: [P] inibição da recuperação da glicose após a hipoglicemia; inibição dos sintomas de hipoglicemia (exceto sudorese); aumento da pressão arterial durante a hipoglicemia. **Prazosina**: [P] aumento da resposta hipotensiva à primeira dose de prazosina. **Simpatomiméticos**: [P] aumento da resposta pressórica à epinefrina (e, possivelmente, a outros simpatomiméticos); mais provável que ocorra com β-bloqueadores não cardiosseletivos. *Ver também* Barbitúricos; Teofilina.

E, esperado; AP, altamente previsível (a interação ocorre em quase todos os pacientes que recebem a associação); P, previsível (a interação ocorre na maioria dos pacientes que recebem a associação); NP, não previsível (a interação ocorre apenas em alguns pacientes que recebem a associação); NE, não estabelecido (os dados disponíveis são insuficientes para estimar a previsibilidade).

(continua)

TABELA 67-1 Interações medicamentosas importantes (*continuação*)

Fármaco ou grupo de fármacos	Propriedades que promovem interação medicamentosa	Interações clinicamente comprovadas
Resinas ligantes de ácidos biliares	As resinas se ligam no trato gastrintestinal a fármacos administrados por via oral. Elas também podem se ligar no trato gastrintestinal a fármacos que passam pela circulação entero-hepática, mesmo quando administrados por via parenteral.	**Paracetamol**: [NE] redução da absorção gastrintestinal do paracetamol. **Glicosídeos digitálicos**: [NE] redução da absorção gastrintestinal de digitoxina (e, possivelmente, da digoxina). **Furosemida**: [P] redução da absorção gastrintestinal da furosemida. **Metotrexato**: [NE] redução da absorção gastrintestinal do metotrexato. **Micofenolato**: [P] redução da absorção gastrintestinal do micofenolato. **Diuréticos tiazídicos**: [P] redução da absorção gastrintestinal de tiazidas. **Hormônios tireoidianos**: [P] redução da absorção pela tireoide. *Ver também* Anticoagulantes orais.
Bloqueadores dos canais de cálcio	Verapamil, diltiazem e, talvez, nicardipino inibem as enzimas hepáticas de metabolização de fármacos (CYP3A4) e a glicoproteína-P. Metabolismo (via CYP3A4) de anlodipino, diltiazem, felodipino, nicardipino, nifedipino, verapamil e outros bloqueadores dos canais de cálcio sujeitos à indução e à inibição enzimáticas.	**Amiodarona**: [P] redução do metabolismo da carbamazepina. Efeitos aumentados na condução miocárdica com bepridil, diltiazem e verapamil. Interações semelhantes com a dronedarona. **Antivirais**: [P] amprenavir, atazanavir, boceprevir, darunavir, delavirdina, fosamprenavir, indinavir, nelfinavir, ritonavir, saquinavir, simeprevir e telaprevir inibem o metabolismo dos bloqueadores dos canais de cálcio. Efavirenz e etravirina aumentam o metabolismo dos bloqueadores dos canais de cálcio. **Boceprevir**: [P] redução do metabolismo. **Bosentana**: [P] aumento do metabolismo de bloqueadores de canais de cálcio. **Carbamazepina**: [P] redução do metabolismo da carbamazepina com diltiazem e verapamil; possível aumento do metabolismo dos bloqueadores dos canais de cálcio. **Cimetidina**: [NP] redução do metabolismo dos bloqueadores dos canais de cálcio. **Cobicistate**: [P] redução do metabolismo dos bloqueadores dos canais de cálcio. **Colchicina**: [P] redução da eliminação de colchicina com diltiazem, nicardipino e verapamil. **Conivaptana**: [P] redução do metabolismo dos bloqueadores dos canais de cálcio. **Ciclosporina**: [P] redução da eliminação da ciclosporina com diltiazem, nicardipino, verapamil. **Glicosídeos digitálicos**: [P] redução da eliminação de glicosídeos digitálicos com bepridil, diltiazem e verapamil. **Inibidores da cinase**: [P] redução do metabolismo de abemaciclibe, acalabrutinibe, alectinibe, axitinibe, bosutinibe, brigatinibe, cabozantinibe, ceritinibe, cobimetinibe, copanlisibe, crizotinibe, dabrafenibe, dasatinibe, encorafenibe, erlotinibe, fostamatinibe, gefitinibe, gilteritinibe, Ibrutinibe, idelalisibe, imatinibe, lapatinibe, larotrectinibe, midostaurina, nilotinibe, palbociclibe, pazopanibe, ponatinibe, regorafenibe, ribociclibe, ruxolitinibe, sorafenibe, sunitinibe, tofacitinibe, vandetanibe e vemurafenibe. Redução do metabolismo dos bloqueadores dos canais de cálcio por ceritinibe, crizotinibe, dasatinibe, idelalisibe, imatinibe, lapatinibe, larotrectinibe, nilotinibe, palbociclibe e ribociclibe. **Antibióticos macrolídeos**: [P] claritromicina, eritromicina e telitromicina inibem a eliminação dos bloqueadores dos canais de cálcio. **Nefazodona**: [NP] redução do metabolismo dos bloqueadores dos canais de cálcio. **Fenitoína**: [P] aumento do metabolismo dos bloqueadores dos canais de cálcio. **Rifabutina**: [P] aumento do metabolismo dos bloqueadores dos canais de cálcio. **Rifampicina**: [P] aumento do metabolismo dos bloqueadores dos canais de cálcio. **Sirolimo**: [P] redução da eliminação de sirolimo com diltiazem, nicardipino e verapamil. **Estatinas**: [P] redução da eliminação de atorvastatina, lovastatina e sinvastatina com diltiazem, nicardipino e verapamil. **Erva-de-são-joão**: [NP] aumento do metabolismo dos bloqueadores dos canais de cálcio. **Tacrolimo**: [P] redução da eliminação de tacrolimo com diltiazem, nicardipino e verapamil. **Teofilina**: [P] redução do metabolismo da teofilina com diltiazem, nicardipino e verapamil. *Ver também* Antifúngicos azólicos; Barbitúricos.

E, esperado; AP, altamente previsível (a interação ocorre em quase todos os pacientes que recebem a associação); P, previsível (a interação ocorre na maioria dos pacientes que recebem a associação); NP, não previsível (a interação ocorre apenas em alguns pacientes que recebem a associação); NE, não estabelecido (os dados disponíveis são insuficientes para estimar a previsibilidade).

(*continua*)

TABELA 67-1 Interações medicamentosas importantes (*continuação*)

Fármaco ou grupo de fármacos	Propriedades que promovem interação medicamentosa	Interações clinicamente comprovadas
Carbamazepina	Indução das enzimas microssomais hepáticas responsáveis pelo metabolismo de fármacos e da glicoproteína-P. Sensível à indução e à inibição do metabolismo, principalmente pela enzima CYP3A4.	**Amiodarona**: [P] redução do metabolismo da carbamazepina; aumento do metabolismo da amiodarona. Interações semelhantes com a dronedarona.
		Antivirais: [P] amprenavir, atazanavir, boceprevir, darunavir, delavirdina, fosamprenavir, indinavir, nelfinavir, ritonavir, saquinavir, simeprevir e telaprevir inibem o metabolismo da carbamazepina. Efavirenz e etravirina aumentam o metabolismo da carbamazepina. A carbamazepina aumenta o metabolismo dos fármacos antivirais.
		Bosentana: [P] aumento do metabolismo da carbamazepina.
		Boceprevir: [P] redução do metabolismo da carbamazepina.
		Cimetidina: [P] redução do metabolismo da carbamazepina.
		Corticosteroides: [P] aumento do metabolismo dos corticosteroides.
		Ciclosporina: [P] aumento do metabolismo da ciclosporina e possível redução do metabolismo da carbamazepina.
		Danazol: [P] redução do metabolismo da carbamazepina.
		Glicosídeos digitálicos: [P] redução da eliminação da digoxina.
		Enzalutamida: [P] aumento do metabolismo da carbamazepina.
		Fluvoxamina: [NP] redução do metabolismo da carbamazepina.
		Estrogênios: [P] aumento do metabolismo dos estrogênios.
		Haloperidol: [P] aumento do metabolismo do haloperidol.
		Isoniazida: [P] redução do metabolismo da carbamazepina.
		Inibidores da cinase: [P] aumento do metabolismo de abemaciclibe, acalabrutinibe, alectinibe, axitinibe, bosutinibe, brigatinibe, cabozantinibe, ceritinibe, cobimetinibe, copanlisibe, crizotinibe, dabrafenibe, dasatinibe, encorafenibe, erlotinibe, fostamatinibe, gefitinibe, gilteritinibe, ibrutinibe, idelalisibe, imatinibe, lapatinibe, larotrectinibe, midostaurina, nilotinibe, palbociclibe, pazopanibe, ponatinibe, regorafenibe, ribociclibe, ruxolitinibe, sorafenibe, sunitinibe, tofacitinibe, vandetanibe e vemurafenibe. Redução do metabolismo da carbamazepina por ceritinibe, crizotinibe, dasatinibe, idelalisibe, imatinibe, lapatinibe, larotrectinibe, nilotinibe, palbociclibe e ribociclibe.
		Lumacaftor: [P] aumento do metabolismo da carbamazepina.
		Antibióticos macrolídeos: [P] claritromicina, eritromicina e telitromicina reduzem a eliminação da carbamazepina.
		Nefazodona: [NP] redução do metabolismo da carbamazepina.
		Analgésicos opioides: [P] aumento da eliminação do alfentanila, fentanila, metadona, oxicodona e sufentanila.
		Fenitoína: [P] aumento do metabolismo da carbamazepina e da fenitoína.
		Rifabutina: [P] aumento do metabolismo da carbamazepina.
		Rifampicina: [P] aumento do metabolismo da carbamazepina.
		Inibidores seletivos da recaptação de serotonina (ISRSs): [NE] fluoxetina e fluvoxamina diminuem o metabolismo da carbamazepina.
		Sirolimo: [P] aumento do metabolismo do sirolimo.
		Erva-de-são-joão: [P] aumento do metabolismo da carbamazepina.
		Tacrolimo: [P] aumento do metabolismo do tacrolimo.
		Teofilina: [NP] aumento do metabolismo da teofilina.
		Ver também Anticoagulantes orais; Antidepressivos tricíclicos; Fármacos antineoplásicos; Antifúngicos azólicos; Bloqueadores dos canais de cálcio.

E, esperado; AP, altamente previsível (a interação ocorre em quase todos os pacientes que recebem a associação); P, previsível (a interação ocorre na maioria dos pacientes que recebem a associação); NP, não previsível (a interação ocorre apenas em alguns pacientes que recebem a associação); NE, não estabelecido (os dados disponíveis são insuficientes para estimar a previsibilidade).

(*continua*)

TABELA 67-1 **Interações medicamentosas importantes** ***(continuação)***

Fármaco ou grupo de fármacos	Propriedades que promovem interação medicamentosa	Interações clinicamente comprovadas
Cimetidina	Inibição das enzimas microssomais hepáticas envolvidas com o metabolismo de fármacos. (Ranitidina, famotidina e nizatidina não causam essa interação.) Capaz de inibir a secreção tubular renal de bases fracas.	**Antivirais**: [P] redução do metabolismo de amprenavir, atazanavir, boceprevir, daclatasvir, darunavir, delavirdina, etravirina, fosamprenavir, indinavir, lopinavir, maraviroque, nelfinavir, rilpivirina, ritonavir, saquinavir e tipranavir. **Benzodiazepínicos**: [P] redução do metabolismo de alprazolam, clordiazepóxido, diazepam, halazepam, prazepam e clorazepato, mas não de oxazepam, lorazepam ou temazepam. **Carmustina**: [NE] supressão da medula óssea. **Dofetilida**: [NP] redução da excreção renal de dofetilida. **Lidocaína**: [P] redução do metabolismo da lidocaína. **Analgésicos opioides**: [P] redução da eliminação de alfentanila, fentanila, metadona, oxicodona e sufentanila. **Fenitoína**: [NP] redução do metabolismo da fenitoína. **Procainamida**: [P] redução da excreção renal da procainamida. **Quinidina**: [P] redução do metabolismo da quinidina. **Teofilina**: [P] redução do metabolismo da teofilina. *Ver também* Anticoagulantes orais; Antidepressivos tricíclicos; Antifúngicos azólicos; Bloqueadores β-adrenérgicos; Bloqueadores dos canais de cálcio; Carbamazepina.
Colchicina	Sensível a alterações do metabolismo pela CYP3A4 e do transporte por glicoproteína-P.	**Amiodarona**: [P] redução do metabolismo e do transporte da colchicina. Interações semelhantes com a dronedarona. **Antivirais**: [P] amprenavir, atazanavir, boceprevir, darunavir, delavirdina, fosamprenavir, indinavir, nelfinavir, ritonavir, saquinavir, simeprevir e telaprevir inibem o metabolismo da colchicina. Efavirenz e etravirina aumentam o metabolismo da colchicina. **Carbamazepina**: [P] aumento do metabolismo da colchicina. **Cobicistate**: [P] redução do metabolismo da colchicina. **Conivaptana**: [P] redução do metabolismo da colchicina. **Ciclosporina**: [P] redução da eliminação de colchicina. **Inibidores da cinase**: [P] redução do metabolismo da colchicina com ceritinibe, crizotinibe, dasatinibe, idelalisibe, imatinibe, lapatinibe, larotrectinibe, nilotinibe, palbociclibe e ribociclibe. **Antibióticos macrolídeos**: [P] claritromicina, eritromicina e telitromicina inibem a eliminação da colchicina. **Nefazodona**: [NP] redução do metabolismo da colchicina. **Rifabutina**: [P] aumento do metabolismo da colchicina. **Rifampicina**: [P] aumento do metabolismo da colchicina. **Erva-de-são-joão**: [NP] aumento do metabolismo da colchicina. *Ver também* Antifúngicos azólicos; Bloqueadores dos canais de cálcio.
Ciclosporina	Sensível à indução e à inibição da eliminação pela CYP3A4 e do transporte pela glicoproteína-P. (Tacrolimo e sirolimo parecem ter interações semelhantes.)	**Aminoglicosídeos**: [NE] possível nefrotoxicidade aditiva. **Anfotericina B**: [NE] possível nefrotoxicidade aditiva. **Cidofovir**: [NE] possível nefrotoxicidade aditiva. ***Fármacos que podem aumentar o efeito da ciclosporina:*** **Amiodarona**: [P] redução da eliminação da ciclosporina. Interação semelhante com a dronedarona. **Androgênios**: [NE] aumento da concentração sérica de ciclosporina. **Antivirais**: [P] amprenavir, atazanavir, boceprevir, darunavir, delavirdina, fosamprenavir, indinavir, nelfinavir, ritonavir, saquinavir, simeprevir e telaprevir inibem a eliminação da ciclosporina. **Cobicistate**: [P] redução da eliminação da ciclosporina. **Conivaptana**: [P] redução da eliminação da ciclosporina.

E, esperado; AP, altamente previsível (a interação ocorre em quase todos os pacientes que recebem a associação); P, previsível (a interação ocorre na maioria dos pacientes que recebem a associação); NP, não previsível (a interação ocorre apenas em alguns pacientes que recebem a associação); NE, não estabelecido (os dados disponíveis são insuficientes para estimar a previsibilidade).

(*continua*)

TABELA 67-1 Interações medicamentosas importantes (*continuação*)

Fármaco ou grupo de fármacos	Propriedades que promovem interação medicamentosa	Interações clinicamente comprovadas
Ciclosporina ***(continuação)***		**Inibidores da cinase**: [P] redução do metabolismo da ciclosporina por ceritinibe, crizotinibe, dasatinibe, idelalisibe, imatinibe, lapatinibe, larotrectinibe, nilotinibe, palbociclibe e ribociclibe. A ciclosporina reduz o metabolismo dos inibidores da cinase.
		Antibióticos macrolídeos: [P] claritromicina, eritromicina e telitromicina inibem a eliminação da ciclosporina.
		Nefazodona: [P] redução do metabolismo da ciclosporina.
		Quinupristina: [P] redução do metabolismo da ciclosporina.
		Estatinas: [NP] redução do metabolismo da atorvastatina, lovastatina e sinvastatina. Miopatia e rabdomiólise observadas em pacientes que utilizam estatinas e ciclosporina.
		Fármacos que podem reduzir o efeito da ciclosporina:
		Antivirais: [P] efavirenz, etravirina e nevirapina podem aumentar o metabolismo da ciclosporina.
		Bosentana: [P] redução da eliminação da ciclosporina.
		Dexametasona: [NP] aumento do metabolismo da ciclosporina.
		Enzalutamida: [P] aumento do metabolismo da ciclosporina.
		Lumacaftor: [P] aumento do metabolismo da ciclosporina.
		Fenitoína: [P] aumento do metabolismo da ciclosporina.
		Rifabutina: [NP] aumento do metabolismo da ciclosporina.
		Rifampicina: [P] redução da eliminação da ciclosporina.
		Erva-de-são-joão: [NP] aumento da eliminação da ciclosporina.
		Ver também Antifúngicos azólicos; Barbitúricos; Bloqueadores dos canais de cálcio; Carbamazepina.
Glicosídeos digitálicos	Digoxina sensível à alteração da absorção gastrintestinal. As excreções renal e não renal de digoxina podem sofrer inibição. A toxicidade digitálica pode ser aumentada pelo desequilíbrio eletrolítico induzido por fármacos (p. ex., hipocalemia).	***Fármacos que podem aumentar o efeito de digitálicos:***
		Amiodarona: [P] aumento da concentração sérica de digoxina. Interação semelhante com a dronedarona.
		Antivirais: [P] daclatasvir, indinavir, nelfinavir, paritaprevir, ritonavir, saquinavir e telaprevir reduzem a eliminação da digoxina.
		Conivaptana: [P] aumento da concentração sérica de digoxina.
		Ciclosporina: [P] aumento da concentração sérica de digoxina.
		Antibióticos macrolídeos: [P] azitromicina, claritromicina e eritromicina inibem a eliminação da digoxina.
		Fármacos depletores de potássio: [P] maior probabilidade de toxicidade digitálica.
		Propafenona: [P] aumento da concentração sérica de digoxina.
		Quinidina: [AP] aumento das concentrações plasmáticas de digoxina; deslocamento da digoxina dos locais de ligação aos tecidos.
		Espironolactona: [NE] aumento das concentrações plasmáticas de digoxina.
		Tacrolimo: [P] aumento da concentração sérica de digoxina.
		Ticagrelor: [P] aumento da concentração sérica de digoxina.
		Ver também Antifúngicos azólicos, Bloqueadores dos canais de cálcio.
		Fármacos que podem reduzir o efeito dos digitálicos
		Caulim-pectina: [P] redução da absorção de digoxina gastrintestinal.
		Rifampicina: [NE] aumento do metabolismo e da eliminação da digoxina.
		Erva-de-são-joão: [NP] aumento da eliminação de digoxina.
		Sulfassalazina: [NE] redução da absorção gastrintestinal da digoxina.
		Ver também Fármacos redutores de ácido; Resinas ligantes de ácidos biliares; Carbamazepina.

E, esperado; AP, altamente previsível (a interação ocorre em quase todos os pacientes que recebem a associação); P, previsível (a interação ocorre na maioria dos pacientes que recebem a associação); NP, não previsível (a interação ocorre apenas em alguns pacientes que recebem a associação); NE, não estabelecido (os dados disponíveis são insuficientes para estimar a previsibilidade).

(*continua*)

TABELA 67-1 **Interações medicamentosas importantes** (*continuação*)

Fármaco ou grupo de fármacos	Propriedades que promovem interação medicamentosa	Interações clinicamente comprovadas
Dissulfiram	Inibição da CYP2C9. Inibição da enzima aldeído desidrogenase.	**Benzodiazepínicos**: [P] redução do metabolismo de clordiazepóxido e diazepam, mas não de lorazepam e oxazepam. **Metronidazol**: [NE] confusão e psicose relatadas em pacientes que receberam essa associação; mecanismos desconhecidos. **Fenitoína**: [P] redução do metabolismo da fenitoína. *Ver também* Álcool; Anticoagulantes orais.
Estrogênios	O metabolismo do estrogênio (CYP3A4) pode sofrer indução e inibição enzimáticas. A circulação entero-hepática dos estrogênios pode ser interrompida por alterações na flora intestinal (p. ex., causadas por antibióticos).	**Ampicilina**: [NP] interrupção da circulação entero-hepática dos estrogênios; possível redução da eficácia de contraceptivos orais. Alguns antibióticos administrados por via oral podem ter efeito semelhante. **Antivirais**: [P] efavirenz, etravirina e nevirapina podem reduzir a eficácia de contraceptivos orais. **Bexaroteno**: [P] aumento do metabolismo dos estrogênios; possível redução da eficácia de contraceptivos orais. **Bosentana**: [NP] indução enzimática, que leva à redução do efeito do estrogênio. **Corticosteroides**: [NP] redução do metabolismo dos corticosteroides, que aumenta o seu efeito. A dexametasona pode aumentar o metabolismo do estrogênio. **Enzalutamida**: [P] aumento do metabolismo dos estrogênios; possível redução da eficácia de contraceptivos orais. **Griseofulvina**: [NP] aumento do metabolismo dos estrogênios; possível redução da eficácia de contraceptivos orais. **Lumacaftor**: [P] aumento do metabolismo dos estrogênios; possível redução da eficácia de contraceptivos orais. **Fenitoína**: [P] aumento do metabolismo dos estrogênios; possível redução da eficácia de contraceptivos orais. **Primidona**: [P] aumento do metabolismo dos estrogênios; possível redução da eficácia de contraceptivos orais. **Rifabutina**: [P] aumento do metabolismo dos estrogênios; possível redução da eficácia de contraceptivos orais. **Rifampicina**: [P] aumento do metabolismo dos estrogênios; possível redução da eficácia de contraceptivos orais. **Erva-de-são-joão**: [P] aumento do metabolismo dos estrogênios; possível redução da eficácia de contraceptivos orais. *Ver também* Barbitúricos; Carbamazepina.
Inibidores da HMG-CoA redutase (estatinas)	Lovastatina, sinvastatina e, em menor extensão, atorvastatina são sensíveis aos inibidores e indutores da CYP3A4; risco aditivo com outros fármacos que podem causar miopatia.	**Amiodarona**: [NP] redução do metabolismo da atorvastatina, lovastatina e sinvastatina. Interações semelhantes com a dronedarona. **Antivirais**: [P] amprenavir, atazanavir, boceprevir, darunavir, delavirdina, fosamprenavir, indinavir, nelfinavir, ritonavir, saquinavir, simeprevir e telaprevir inibem o metabolismo de atorvastatina, lovastatina e sinvastatina. Efavirenz e etravirina aumentam o metabolismo de atorvastatina, lovastatina e sinvastatina. **Bosentana**: [P] aumento do metabolismo de atorvastatina, lovastatina e sinvastatina. **Carbamazepina**: [P] aumento do metabolismo de atorvastatina, lovastatina e sinvastatina. **Clofibrato**: [NP] aumento do risco de miopatia. **Cobicistate**: [P] redução do metabolismo de atorvastatina, lovastatina e sinvastatina. **Conivaptana**: [P] redução do metabolismo de atorvastatina, lovastatina e sinvastatina. **Ciclosporina**: [P] redução da eliminação de atorvastatina, lovastatina, rosuvastatina, pitavastatina e sinvastatina.

E, esperado; AP, altamente previsível (a interação ocorre em quase todos os pacientes que recebem a associação); P, previsível (a interação ocorre na maioria dos pacientes que recebem a associação); NP, não previsível (a interação ocorre apenas em alguns pacientes que recebem a associação); NE, não estabelecido (os dados disponíveis são insuficientes para estimar a previsibilidade).

(*continua*)

TABELA 67-1 Interações medicamentosas importantes *(continuação)*

Fármaco ou grupo de fármacos	Propriedades que promovem interação medicamentosa	Interações clinicamente comprovadas
Inibidores da HMG-CoA redutase (estatinas) ***(continuação)***		**Genfibrozila**: [NP] aumento da concentração plasmática de lovastatina e sinvastatina e aumento do risco de miopatia. **Inibidores da cinase**: [P] redução do metabolismo de atorvastatina, lovastatina e sinvastatina por ceritinibe, dasatinibe, imatinibe, idelalisibe e lapatinibe. **Antibióticos macrolídeos**: [P] claritromicina e eritromicina inibem a eliminação das estatinas. **Nefazodona**: [NP] redução do metabolismo de atorvastatina, lovastatina e sinvastatina. **Fenitoína**: [P] aumento do metabolismo de atorvastatina, lovastatina e sinvastatina. **Rifampicina**: [P] aumento do metabolismo de atorvastatina, lovastatina e sinvastatina. **Erva-de-são-joão**: [NP] aumento do metabolismo de atorvastatina, lovastatina e sinvastatina. *Ver também* Antifúngicos azólicos, Bloqueadores dos canais de cálcio; Ciclosporina.
Ferro	Liga-se a fármacos no trato gastrintestinal, reduzindo a sua absorção.	**Metildopa**: [NE] redução da absorção de metildopa. **Micofenolato**: [P] redução da absorção de micofenolato. **Quinolonas**: [P] redução da absorção de ciprofloxacino e outras quinolonas. **Tetraciclinas**: [P] redução da absorção de tetraciclinas; redução da eficácia do ferro. **Hormônios tireoidianos**: [P] redução da absorção de tiroxina. *Ver também* Antiácidos.
Inibidores da cinase	Substratos da enzima CYP3A4 podem sofrer indução e inibição do metabolismo: abemaciclibe, acalabrutinibe, alectinibe, axitinibe, bosutinibe, brigatinibe, cabozantinibe, ceritinibe, cobimetinibe, copanlisibe, crizotinibe, dabrafenibe, dasatinibe, encorafenibe, erlotinibe, fostamatinibe, gefitinibe, gilteritinibe, Ibrutinibe, idelalisibe, imatinibe, lapatinibe, larotrectinibe, midostaurina, nilotinibe, palbociclibe, pazopanibe, ponatinibe, regorafenibe, ribociclibe, ruxolitinibe, sorafenibe, sunitinibe, tofacitinibe, vandetanibe e vemurafenibe.	**Amiodarona**: [NP] redução do metabolismo de inibidores da cinase. Interações semelhantes com a dronedarona. **Antivirais**: [P] amprenavir, atazanavir, boceprevir, darunavir, delavirdina, fosamprenavir, indinavir, nelfinavir, ritonavir, saquinavir, simeprevir e telaprevir inibem o metabolismo dos inibidores da cinase. Efavirenz e etravirina aumentam o metabolismo dos inibidores da cinase. **Bosentana**: [P] aumento do metabolismo dos inibidores da cinase. **Cobicistate**: [P] redução do metabolismo dos inibidores da cinase. **Conivaptana**: [P] redução do metabolismo dos inibidores da cinase. **Ciclosporina**: [P] redução da eliminação dos inibidores da cinase. **Dexametasona**: [P] aumento do metabolismo dos inibidores da cinase. **Enzalutamida**: [P] aumento do metabolismo dos inibidores da cinase. **Inibidores da cinase**: [P] redução do metabolismo dos inibidores da cinase por ceritinibe, crizotinibe, dasatinibe, idelalisibe, imatinibe, lapatinibe, larotrectinibe, nilotinibe, palbociclibe e ribociclibe. **Lumacaftor**: [P] aumento do metabolismo dos inibidores da cinase. **Antibióticos macrolídeos**: [P] claritromicina, eritromicina e telitromicina inibem a eliminação dos inibidores da cinase. **Nefazodona**: [NP] redução do metabolismo dos inibidores da cinase. **Fenitoína**: [P] aumento do metabolismo dos inibidores da cinase. **Rifabutina**: [P] aumento do metabolismo dos inibidores da cinase. **Rifampicina**: [P] aumento do metabolismo dos inibidores da cinase. **Erva-de-são-joão**: [NP] aumento do metabolismo dos inibidores da cinase. *Ver também* Antifúngicos azólicos; Barbitúricos; Bloqueadores dos canais de cálcio; Carbamazepina; Colchicina.

E, esperado; AP, altamente previsível (a interação ocorre em quase todos os pacientes que recebem a associação); P, previsível (a interação ocorre na maioria dos pacientes que recebem a associação); NP, não previsível (a interação ocorre apenas em alguns pacientes que recebem a associação); NE, não estabelecido (os dados disponíveis são insuficientes para estimar a previsibilidade).

(continua)

TABELA 67-1 **Interações medicamentosas importantes** (*continuação*)

Fármaco ou grupo de fármacos	Propriedades que promovem interação medicamentosa	Interações clinicamente comprovadas
Levodopa	A levodopa é degradada no intestino antes de atingir os locais de absorção. Os fármacos que alteram a motilidade gastrintestinal podem modificar o grau de degradação intraluminal. O efeito antiparkinsoniano da levodopa é sensível à inibição por outros fármacos.	**Clonidina**: [NE] inibição do efeito antiparkinsoniano. **Haloperidol**: [NP] inibição do efeito antiparkinsoniano. **Metoclopramida**: [NP] inibição do efeito antiparkinsoniano. **Inibidores da monoaminoxidase (IMAOs)**: [P] reação hipertensiva (a carbidopa impede a interação). **Papaverina**: [NE] inibição do efeito antiparkinsoniano. **Fenotiazinas**: [P] inibição do efeito antiparkinsoniano. **Fenitoína**: [NE] inibição do efeito antiparkinsoniano. **Piridoxina**: [P] inibição do efeito antiparkinsoniano (a carbidopa previne a interação).
Lítio	A excreção renal de lítio é sensível a alterações no balanço do sódio. (A depleção de sódio tende a causar a retenção de lítio.) A sensibilidade a fármacos aumenta a toxicidade do lítio no sistema nervoso central.	**Inibidores da ECA (IECAs):** [NP] redução da depuração renal de lítio; aumento dos efeitos do lítio. **Bloqueadores do receptor da angiotensina II (BRAs)**: [NP] redução da depuração renal de lítio; aumento dos efeitos do lítio. **Diuréticos (especialmente tiazídicos)**: [P] redução da depuração renal do lítio; a furosemida talvez produza menos esse efeito do que os diuréticos tiazídicos. **Haloperidol**: [NP] ocasionalmente, casos de neurotoxicidade em pacientes maníacos, em particular com doses elevadas de um ou de ambos os fármacos. **Metildopa**: [NE] provavelmente reduz a depuração renal do lítio; aumento dos efeitos do lítio. **Anti-inflamatórios não esteroides (AINEs)**: [NP] aumento da chance de toxicidade por lítio no sistema nervoso central. **Teofilina**: [P] aumento da depuração renal de lítio; redução do efeito do lítio.
Macrolídeos	Os macrolídeos claritromicina e eritromicina são conhecidos por inibirem a CYP3A4 e a glicoproteína-P. A azitromicina não parece inibir a CYP3A4, mas é uma inibidora discreta da glicoproteína-P.	**Benzodiazepínicos**: [P] redução do metabolismo de alprazolam, midazolam, triazolam. **Eplerenona**: [P] redução do metabolismo e do transporte da epleronona. **Alcaloides do *ergot***: [P] redução da eliminação dos alcaloides do *ergot*. **Analgésicos opioides**: [P] redução da eliminação de alfentanila, fentanila, metadona, oxicodona e sufentanila. **Inibidores da fosfodiesterase**: [P] redução do metabolismo dos inibidores da fosfodiesterase. **Pimozida**: [P] aumento da concentração de pimozida. **Quinidina**: [P] aumento da concentração sérica de quinidina. **Teofilina**: [P] redução do metabolismo da teofilina. *Ver também* Anticoagulantes orais; Bloqueadores dos canais de cálcio; Carbamazepina; Cisaprida; Colchicina; Ciclosporina; Glicosídeos digitálicos; Inibidores da HMG-CoA redutase; Inibidores da cinase.
Inibidores da monoaminoxidase (IMAOs)	Aumentam o armazenamento de norepinefrina em neurônio adrenérgico. O deslocamento dessas reservas por outros fármacos pode produzir uma resposta hipertensiva aguda. Os IMAOs têm atividade hipoglicêmica intrínseca.	**Anorexígenos**: [P] episódios de hipertensão devido à liberação de norepinefrina armazenada (benzafetamina, anfepramona, mazindol, fendimetrazina, fentermina). **Fármacos antidiabéticos**: [P] efeito hipoglicêmico aditivo. **Buspirona**: [NP] possível síndrome serotonérgica; *evite* o uso simultâneo. **Dextrometorfano**: [NP] foram relatadas reações adversas graves (hiperpirexia, coma, morte). **Guanetidina**: [P] reversão da ação hipotensora da guanetidina. **Mirtazapina**: [NE] possível síndrome serotonérgica; *evite* o uso simultâneo. **Nefazodona**: [NP] possível síndrome serotonérgica; *evite* o uso simultâneo. **Analgésicos opioides**: [NP] alguns pacientes desenvolvem hipertensão, rigidez, excitação; a petidina tem maior probabilidade de interagir do que a morfina; *evite* o uso simultâneo. **Fenilefrina**: [P] episódio hipertensivo, uma vez que a fenilefrina é metabolizada pela monoaminoxidase.

E, esperado; AP, altamente previsível (a interação ocorre em quase todos os pacientes que recebem a associação); P, previsível (a interação ocorre na maioria dos pacientes que recebem a associação); NP, não previsível (a interação ocorre apenas em alguns pacientes que recebem a associação); NE, não estabelecido (os dados disponíveis são insuficientes para estimar a previsibilidade).

(*continua*)

TABELA 67-1 Interações medicamentosas importantes *(continuação)*

Fármaco ou grupo de fármacos	Propriedades que promovem interação medicamentosa	Interações clinicamente comprovadas
Inibidores da monoaminoxidase (IMAOs) ***(continuação)***		**Inibidores seletivos da recaptação de serotonina (ISRSs)**: [P] a síndrome serotonérgica pode ser fatal; contraindicados em pacientes utilizando IMAOs; *evite* o uso simultâneo. **Sibutramina**: [NE] possível síndrome serotonérgica; *evite* o uso simultâneo. **Simpatomiméticos (ação indireta)**: [AP] episódio hipertensivo, devido à liberação de norepinefrina armazenada (anfetaminas, efedrina, isometepteno, fenilpropanolamina, pseudoefedrina). **Tramadol**: [NP] possível síndrome serotonérgica; *evite* o uso simultâneo. **Venlafaxina**: [NP] possível síndrome serotonérgica; *evite* o uso simultâneo. *Ver também* Antidepressivos tricíclicos e heterocíclicos; Levodopa.
Anti-inflamatórios não esteroides (AINEs)	A inibição da prostaglandina pode reduzir a excreção renal de sódio, diminuindo a resistência aos estímulos hipertensivos e reduzindo a excreção renal de lítio. A maioria dos AINEs inibe a função plaquetária; eles podem aumentar a probabilidade de sangramento devido a outros fármacos que prejudicam a hemostasia.	**Inibidores da ECA (IECAs)**: [P] redução do efeito anti-hipertensivo. **Bloqueadores do receptor da angiotensina II (BRAs)**: [P] redução do efeito anti-hipertensivo. **Furosemida**: [P] redução da resposta diurética, natriurética e anti-hipertensiva à furosemida. **Hidralazina**: [NE] redução da resposta anti-hipertensiva da hidralazina. **Metotrexato**: [NP] possivelmente, aumenta a toxicidade do metotrexato (especialmente com doses antineoplásicas do metotrexato). **Inibidores seletivos da recaptação de serotonina (ISRSs)**: [P] aumento do risco de sangramento, devido à inibição das plaquetas. **Diuréticos tiazídicos**: [P] redução da resposta diurética, natriurética e anti-hipertensiva. **Triantereno**: [NE] redução da função renal observada com triantereno mais indometacina em indivíduos saudáveis e doentes. *Ver também* Anticoagulantes orais; Bloqueadores β-adrenérgicos; Lítio.
Analgésicos opioides	Analgésicos opioides que são substratos da CYP3A4 (alfentanila, fentanila, hidrocodona, oxicodona, sufentanila e, em menor grau, metadona) são sensíveis a inibidores e indutores enzimáticos. A metadona é metabolizada principalmente pela CYP2B6. Depressão aditiva do sistema nervoso central com outros depressores.	**Amiodarona**: [NP] redução do metabolismo de opioides dependentes da CYP3A4. Interações semelhantes com a dronedarona. **Antivirais**: [P] amprenavir, atazanavir, boceprevir, darunavir, delavirdina, fosamprenavir, indinavir, nelfinavir, ritonavir, saquinavir, simeprevir e telaprevir inibem o metabolismo de opioides dependentes de CYP3A4. O efavirenz e a etravirina aumentam o metabolismo dos opioides dependentes do CYP3A4. **Bosentana**: [P] aumento do metabolismo de opioides dependentes da CYP3A4. **Cobicistate**: [P] redução do metabolismo de opioides dependentes da CYP3A4. **Conivaptana**: [P] redução do metabolismo de opioides dependentes da CYP3A4. **Ciclosporina**: [P] redução da eliminação de opioides dependentes da CYP3A4. **Dexametasona**: [P] aumento do metabolismo de opioides dependentes da CYP3A4. **Enzalutamida**: [P] aumento do metabolismo de opioides dependentes da CYP3A4. **Inibidores da cinase**: [P] redução do metabolismo de opioides dependentes da CYP3A4 por ceritinibe, crizotinibe, dasatinibe, idelalisibe, imatinibe, lapatinibe, larotrectinibe, nilotinibe, palbociclibe e ribociclibe. **Lumacaftor**: [P] aumento do metabolismo de opioides dependentes da CYP3A4. **Nefazodona**: [NP] redução do metabolismo de opioides dependentes da CYP3A4. **Fenitoína**: [P] aumento do metabolismo de opioides dependentes da CYP3A4. **Rifabutina**: [P] aumento do metabolismo de opioides dependentes da CYP3A4. **Rifampicina**: [P] aumento do metabolismo de opioides dependentes da CYP3A4. **Erva-de-são-joão**: [NP] aumento do metabolismo de opioides dependentes da CYP3A4. *Ver também* Antifúngicos azólicos; Barbitúricos; Carbamazepina; Cimetidina; Macrolídeos; Inibidores da monoaminoxidase (IMAOs).

E, esperado; AP, altamente previsível (a interação ocorre em quase todos os pacientes que recebem a associação); P, previsível (a interação ocorre na maioria dos pacientes que recebem a associação); NP, não previsível (a interação ocorre apenas em alguns pacientes que recebem a associação); NE, não estabelecido (os dados disponíveis são insuficientes para estimar a previsibilidade).

(continua)

TABELA 67-1 Interações medicamentosas importantes (*continuação*)

Fármaco ou grupo de fármacos	Propriedades que promovem interação medicamentosa	Interações clinicamente comprovadas
Fenitoína	Induz o metabolismo microssomal hepático do fármaco. Sensível à inibição do metabolismo pela CYP2C9 e, em menor grau, pela CYP2C19.	***Fármacos cujo metabolismo é estimulado pela fenitoína:*** **Corticosteroides**: [P] concentrações séricas de corticosteroides diminuídas. **Doxiciclina**: [P] concentrações séricas de doxiciclina diminuídas. **Mexiletina**: [NE] concentrações séricas de mexiletina diminuídas. **Quinidina**: [P] concentrações séricas de quinidina diminuídas. **Teofilina**: [NP] concentrações séricas de teofilina diminuídas. *Ver também* Bloqueadores dos canais de cálcio; Ciclosporina; Estrogênios; Inibidores da cinase; Analgésicos opioides. ***Fármacos que inibem o metabolismo da fenitoína:*** **Amiodarona**: [P] concentração elevada de fenitoína sérica; possível redução da concentração sérica de amiodarona. **Capecitabina**: [NE] aumento da concentração plasmática de fenitoína. **Ceritinibe**: [P] aumento da concentração plasmática de fenitoína. **Cloranfenicol**: [P] aumento da concentração plasmática de fenitoína. **Delavirdina**: [P] aumento da concentração plasmática de fenitoína. **Felbamato**: [P] aumento da concentração plasmática de fenitoína. **Fluconazol**: [P] aumento da concentração plasmática de fenitoína. **Fluoruracila**: [NE] aumento da concentração plasmática de fenitoína. **Fluvoxamina**: [NP] aumento da concentração plasmática de fenitoína. **Isoniazida**: [NP] fenitoína sérica aumentada; problema principalmente com acetiladores lentos de isoniazida. **Metronidazol**: [NP] aumento da concentração plasmática de fenitoína. **Sulfametoxazol**: [P] aumento da concentração plasmática de fenitoína. **Ticlopidina**: [NP] aumento da concentração plasmática de fenitoína. **Voriconazol**: [P] aumento da concentração sérica de fenitoína. *Ver também* Antifúngicos azólicos; Cimetidina; Dissulfiram. *Ver também* Antifúngicos azólicos; Cimetidina; Dissulfiram. ***Fármacos que aumentam o metabolismo da fenitoína:*** **Bosentana**: [P] redução da concentração plasmática de fenitoína. **Carbamazepina**: [P] redução da concentração plasmática de fenitoína. **Rifampicina**: [P] redução da concentração plasmática de fenitoína. **Erva-de-são-joão**: [NP] redução da concentração plasmática de fenitoína. *Ver também* Barbitúricos.
Pimozida	Sensível a inibidores da CYP3A4; pode apresentar efeitos aditivos com outros fármacos que prolongam o intervalo QT_c.	**Antivirais**: [P] amprenavir, atazanavir, boceprevir, darunavir, delavirdina, fosamprenavir, indinavir, nelfinavir, ritonavir, saquinavir, simeprevir e telaprevir inibem o metabolismo da pimozida. Efavirenz e etravirina aumentam o metabolismo da pimozida. **Bosentana**: [P] aumento do metabolismo da pimozida. **Carbamazepina**: [P] aumento do metabolismo da pimozida. Interações semelhantes com a oxcarbazepina. **Cobicistate**: [P] redução do metabolismo da pimozida. **Conivaptana**: [P] redução do metabolismo da pimozida. **Dexametasona**: [P] aumento do metabolismo da pimozida.

E, esperado; AP, altamente previsível (a interação ocorre em quase todos os pacientes que recebem a associação); P, previsível (a interação ocorre na maioria dos pacientes que recebem a associação); NP, não previsível (a interação ocorre apenas em alguns pacientes que recebem a associação); NE, não estabelecido (os dados disponíveis são insuficientes para estimar a previsibilidade).

(*continua*)

TABELA 67-1 Interações medicamentosas importantes *(continuação)*

Fármaco ou grupo de fármacos	Propriedades que promovem interação medicamentosa	Interações clinicamente comprovadas
Pimozida *(continuação)*		**Enzalutamida**: [P] aumento do metabolismo da pimozida. **Inibidores da cinase**: [P] redução do metabolismo da pimozida por ceritinibe, crizotinibe, dasatinibe, idelalisibe, imatinibe, lapatinibe, larotrectinibe, nilotinibe, palbociclibe e ribociclibe. **Lumacaftor**: [P] aumento do metabolismo da pimozida. **Nefazodona**: [NP] redução do metabolismo da pimozida. **Fenitoína**: [P] aumento do metabolismo da pimozida. **Rifabutina**: [P] aumento do metabolismo da pimozida. **Rifampicina**: [P] aumento do metabolismo da pimozida. **Erva-de-são-joão**: [NP] aumento do metabolismo da pimozida. *Ver também* Antifúngicos azólicos; Ciclosporina; Macrolídeos.
Diuréticos poupadores de potássio (amilorida, eplerenona, espironolactona, triantereno)	Efeitos aditivos com outros fármacos que aumentam a concentração de potássio sérico. A eplerenona é o substrato da CYP3A4 e é sensível à inibição e à indução. Pode alterar a excreção renal de outras substâncias além do potássio (p. ex., digoxina, íons de hidrogênio).	**Inibidores da ECA (IECAs):** [NP] efeito hipercalêmico aditivo. **Bloqueadores do receptor da angiotensina II (BRAs)**: [NP] efeito hipercalêmico aditivo. **Antivirais**: [P] amprenavir, atazanavir, boceprevir, darunavir, delavirdina, fosamprenavir, indinavir, nelfinavir, ritonavir, saquinavir, simeprevir e telaprevir inibem o metabolismo da eplerenona. **Boceprevir**: [P] redução do metabolismo da eplerenona. **Cobicistate**: [P] redução do metabolismo da eplerenona. **Conivaptana**: [P] redução do metabolismo da eplerenona. **Ciclosporina**: [P] redução da eliminação da eplerenona. **Inibidores da cinase**: [P] redução do metabolismo da eplerenona com ceritinibe, crizotinibe, dasatinibe, idelalisibe, imatinibe, lapatinibe, larotrectinibe, nilotinibe, palbociclibe e ribociclibe. **Diuréticos poupadores de potássio**: [P] efeito hipercalêmico aditivo. **Suplementos de potássio**: [P] efeito hipercalêmico aditivo; principalmente problemas na presença de insuficiência renal. *Ver também* Antifúngicos azólicos; Glicosídeos digitálicos; Macrolídeos; Anti-inflamatórios não esteroides (AINEs).
Probenecida	Interferência com a excreção renal de fármacos submetidos à secreção tubular ativa, sobretudo ácidos fracos. Inibição da conjugação de outros fármacos glicuronídeos.	**Clofibrato**: [P] redução da conjugação de ácido clofíbrico a glicuronídeo. **Metotrexato**: [P] redução da excreção renal de metotrexato; possível toxicidade do metotrexato. **Pralatrexato**: [P] redução da excreção renal de pralatrexato; possível toxicidade do metotrexato. **Penicilina**: [P] redução da excreção renal de penicilina. **Salicilatos**: [P] redução do efeito uricosúrico da probenecida (interação improvável com doses diárias de salicilato inferiores a 1,5 g).
Quinidina	Substrato para CYP3A4. Inibição da CYP2D6. Excreção renal sensível a alterações no pH urinário. Efeito aditivo ao de outros fármacos que prolonguem o intervalo QT_c.	**Acetazolamida**: [P] redução da excreção renal de quinidina em razão de aumento do pH urinário; aumento da quinidina sérica. **Amiodarona**: [NP] aumento da concentração sérica de quinidina; efeito aditivo no prolongamento do intervalo QT_c. **Antivirais**: [P] amprenavir, atazanavir, boceprevir, darunavir, delavirdina, fosamprenavir, indinavir, nelfinavir, ritonavir, saquinavir, simeprevir e telaprevir inibem o metabolismo da quinidina. Efavirenz e etravirina aumentam o metabolismo da quinidina. **Boceprevir**: [P] redução do metabolismo da quinidina. **Bosentana**: [P] aumento do metabolismo da quinidina. **Cobicistate**: [P] redução do metabolismo da quinidina. **Conivaptana**: [P] redução do metabolismo da quinidina. **Ciclosporina**: [P] redução da eliminação da quinidina. **Dexametasona**: [P] aumento do metabolismo da quinidina.

E, esperado; AP, altamente previsível (a interação ocorre em quase todos os pacientes que recebem a associação); P, previsível (a interação ocorre na maioria dos pacientes que recebem a associação); NP, não previsível (a interação ocorre apenas em alguns pacientes que recebem a associação); NE, não estabelecido (os dados disponíveis são insuficientes para estimar a previsibilidade).

(continua)

TABELA 67-1 Interações medicamentosas importantes (*continuação*)

Fármaco ou grupo de fármacos	Propriedades que promovem interação medicamentosa	Interações clinicamente comprovadas
Quinidina *(continuação)*		**Enzalutamida**: [P] aumento do metabolismo da quinidina. **Caulim-pectina**: [NP] redução da absorção gastrintestinal de quinidina. **Inibidores da cinase**: [P] redução do metabolismo da quinidina com ceritinibe, crizotinibe, dasatinibe, idelalisibe, imatinibe, lapatinibe, larotrectinibe, nilotinibe, palbociclibe e ribociclibe. **Lumacaftor**: [P] aumento do metabolismo da quinidina. **Rifabutina**: [P] aumento do metabolismo da quinidina. **Rifampicina**: [P] aumento do metabolismo da quinidina. **Erva-de-são-joão**: [NP] aumento do metabolismo da quinidina. **Tioridazina**: [NP] redução do metabolismo da tioridazina; efeito aditivo no prolongamento do intervalo QT_c. *Ver também* Anticoagulantes orais; Antidepressivos tricíclicos; Antifúngicos azólicos; Barbitúricos; Cimetidina; Glicosídeos digitálicos; Macrolídeos; Fenitoína.
Quinolonas	Sensíveis à inibição da absorção gastrintestinal. Algumas quinolonas (ciprofloxacino, enoxacino) inibem a CYP1A2, enquanto o ciprofloxacino também inibe a CYP3A4.	**Bendamustina**: [P] ciprofloxacino e enoxacino inibem o metabolismo da bendamustina. **Cafeína**: [P] ciprofloxacino e enoxacino inibem o metabolismo da cafeína. **Duloxetina**: [P] ciprofloxacino e enoxacino inibem o metabolismo da duloxetina. **Frovatriptana**: [P] ciprofloxacino e enoxacino inibem o metabolismo do frovatriptano. **Ropinirol**: [P] ciprofloxacino e enoxacino inibem o metabolismo do ropinirol. **Sucralfato**: [AP] redução da absorção gastrintestinal de ciprofloxacino, norfloxacino e, provavelmente, de outras quinolonas. **Teofilina**: [P] ciprofloxacino e enoxacino inibem o metabolismo da teofilina. **Tizanidina**: [P] ciprofloxacino e enoxacino inibem o metabolismo da tizanidina. **Zileutona**: [P] ciprofloxacino e enoxacino inibem o metabolismo do zileutona. **Zolmitriptana**: [P] ciprofloxacino e enoxacino inibem o metabolismo do zolmitriptana. *Ver também* Fármacos redutores de ácido; Anticoagulantes orais; Ferro.
Rifampicina	Indutora (potente) das enzimas hepáticas microssomais envolvidas no metabolismo de fármacos e da glicoproteína-P. Interações semelhantes observadas com rifabutina.	**Corticosteroides**: [P] aumento do metabolismo hepático dos corticosteroides; redução do efeito dos corticosteroides. **Mexiletina**: [NE] aumento do metabolismo da mexiletina; redução do efeito da mexiletina. **Sulfonilureias hipoglicemiantes**: [P] aumento do metabolismo hepático da tolbutamida e, provavelmente, de outras sulfonilureias metabolizadas no fígado (incluindo clorpropamida). **Teofilina**: [P] aumento do metabolismo da teofilina. *Ver também* Anticoagulantes orais; Antidepressivos tricíclicos e heterocíclicos; Fármacos antineoplásicos; Antifúngicos azólicos; Bloqueadores β-adrenérgicos; Bloqueadores dos canais de cálcio; Carbamazepina; Colchicina; Ciclosporina; Glicosídeos digitálicos; Estrogênios; Inibidores da HMG-CoA redutase; Inibidores da cinase; Analgésicos opioides; Fenitoína; Pimozida; Quinidina.
Salicilatos	Interferência com a excreção renal de fármacos submetidos à secreção tubular ativa. A excreção renal de salicilatos depende do pH urinário quando são utilizadas altas doses. O ácido acetilsalicílico (mas não outros salicilatos) interfere na função plaquetária. Em doses elevadas, os salicilatos têm atividade hipoglicemiante intrínseca.	**Inibidores da anidrase carbônica**: [NP] aumento da concentração sérica de acetazolamida; aumento da toxicidade dos salicilatos em função da redução do pH sanguíneo. **Corticosteroides**: [P] aumento da eliminação de salicilatos; possível efeito tóxico aditivo sobre a mucosa gástrica. **Heparina**: [NP] maior tendência a sangramento com ácido acetilsalicílico, mas provavelmente não com outros salicilatos. **Metotrexato**: [P] redução da depuração renal do metotrexato; aumento da toxicidade do metotrexato (principalmente em doses antineoplásicas). **Inibidores seletivos da recaptação de serotonina (ISRSs)**: [P] aumento do risco de sangramento, devido à inibição das plaquetas. **Sulfimpirazona**: [AP] redução do efeito uricosúrico da sulfimpirazona (interação improvável com doses de salicilato inferiores a 1,5 g/dia). *Ver também* Fármacos redutores de ácido; Anticoagulantes orais; Probenecida.

E, esperado; AP, altamente previsível (a interação ocorre em quase todos os pacientes que recebem a associação); P, previsível (a interação ocorre na maioria dos pacientes que recebem a associação); NP, não previsível (a interação ocorre apenas em alguns pacientes que recebem a associação); NE, não estabelecido (os dados disponíveis são insuficientes para estimar a previsibilidade).

(*continua*)

TABELA 67-1 Interações medicamentosas importantes *(continuação)*

Fármaco ou grupo de fármacos	Propriedades que promovem interação medicamentosa	Interações clinicamente comprovadas
Inibidores seletivos da recaptação de serotonina (ISRSs)	Os ISRSs podem promover uma resposta excessiva da serotonina quando administrados com outros fármacos serotoninérgicos (p. ex., IMAOs). Alguns ISRSs inibem vários citocromos P450 (CYP), incluindo CYP2D6, CYP1A2, CYP3A4 e CYP2C19.	**Codeína**: [AP] redução do efeito analgésico devido à inibição do metabolismo da codeína em morfina pela fluoxetina e pela paroxetina. **Teofilina**: [P] redução do metabolismo da teofilina pela inibição da CYP1A2 induzida pela fluvoxamina. *Ver também* Anticoagulantes orais; Antidepressivos tricíclicos e heterocíclicos; Bloqueadores β-adrenérgicos; Carbamazepina; Cisaprida; Colchicina; Ciclosporina; Inibidores da HMG-CoA redutase; Inibidores da monoaminoxidase (IMAOs); Anti-inflamatórios não esteroides (AINEs); Fenitoína; Pimozida; Salicilatos.
Teofilina	Sensível à indução e à inibição do metabolismo hepático pela CYP1A2 e pela CYP3A4.	**Bloqueadores β-adrenérgicos**: [NP] redução da broncodilatação da teofilina, principalmente pelos β-bloqueadores não cardiosseletivos. **Tabagismo**: [AP] aumento do metabolismo da teofilina. **Tacrina**: [NP] redução do metabolismo da teofilina. **Ticlopidina**: [NP] redução do metabolismo da teofilina. **Zileutona**: [NP] redução do metabolismo da teofilina. *Ver também* Barbitúricos; Bloqueadores dos canais de cálcio; Carbamazepina; Cimetidina; Lítio; Macrolídeos; Fenitoína; Quinolonas; Rifampicina; Inibidores seletivos da recaptação de serotonina (ISRSs).

E, esperado; AP, altamente previsível (a interação ocorre em quase todos os pacientes que recebem a associação); P, previsível (a interação ocorre na maioria dos pacientes que recebem a associação); NP, não previsível (a interação ocorre apenas em alguns pacientes que recebem a associação); NE, não estabelecido (os dados disponíveis são insuficientes para estimar a previsibilidade).

O **metabolismo** dos fármacos pode ser estimulado ou inibido por terapia concomitante, e a importância do efeito pode ser tanto desprezível quanto drástica. O metabolismo do fármaco ocorre principalmente no fígado e na parede do intestino delgado, porém outros locais incluem plasma, pulmão e rim. A indução das isozimas do citocromo P450 (CYP) no fígado e no intestino delgado pode ser causada por fármacos como barbitúricos, bosentana, carbamazepina, efavirenz, nevirapina, fenitoína, primidona, rifampicina, rifabutina e erva-de-são-joão. Os indutores enzimáticos também podem aumentar a atividade metabólica de fase II, como a glicuronidação. A indução enzimática não ocorre rapidamente. Os efeitos máximos geralmente ocorrem após 7 a 14 dias e requerem um tempo igual ou maior para dissipar após a interrupção do uso do indutor enzimático. A inibição do metabolismo geralmente ocorre mais rapidamente do que a indução enzimática, e pode começar assim que a concentração do inibidor no tecido for suficiente para causar a redução da atividade enzimática. No entanto, se a meia-vida do fármaco afetado (objeto) for longa, ele pode levar uma semana ou mais (3-4 meias-vidas) para atingir uma nova concentração sérica de estado estacionário. Os fármacos que podem inibir o metabolismo de outros pela enzima CYP incluem: amiodarona, androgênios, atazanavir, cloranfenicol, cimetidina, ciprofloxacino, claritromicina, ciclosporina, delavirdina, diltiazem, difenidramina, dissulfiram, enoxacino, eritromicina, fluconazol, fluoxetina, flovoxamina, furanocumarinas (substâncias presentes no suco de toranja [*grapefruit*]), indinavir, isoniazida, itraconazol, cetoconazol, metronidazol, mexiletina, miconazol, omeprazol, paroxetina, quinidina, ritonavir, sulfametizol, sulfametoxazol, verapamil, voriconazol, zafirlucaste e zileutona.

A **excreção renal** do fármaco ativo também pode ser afetada pela terapia medicamentosa concomitante. A excreção renal de fármacos que são ácidos ou bases fracas pode ser influenciada por outros fármacos que afetam o pH urinário. Isso se deve às mudanças na ionização do fármaco objeto, conforme descrito no Capítulo 1, em Ionização de ácidos fracos e bases fracas; a Equação de Henderson-Hasselbalch. Para alguns fármacos, a secreção ativa nos túbulos renais é uma via importante de eliminação. A glicoproteína-P, os transportadores de ânions orgânicos e os transportadores de cátions orgânicos estão envolvidos na secreção ativa de alguns fármacos nos túbulos, e a inibição desses transportadores pode inibir a eliminação renal, com aumento da concentração sérica do fármaco. Muitos fármacos são parcialmente eliminados pela glicoproteína-P, incluindo digoxina, ciclosporina, dabigatrana, colchicina, daunorrubicina e tacrolimo. A concentração plasmática desses medicamentos pode ser aumentada por inibidores da glicoproteína-P, como amiodarona, claritromicina, eritromicina, cetoconazol, ritonavir e quinidina. Para acessar mais de 200 análises breves de interações medicamentosas específicas, visite www.hanstenandhorn.com/news.htm.

MECANISMOS FARMACODINÂMICOS

Quando são administrados medicamentos com efeitos farmacológicos semelhantes, geralmente observa-se uma resposta aditiva ou sinérgica. Os dois fármacos podem ou não atuar no mesmo receptor para produzir esse efeito. Em teoria, os fármacos que atuam no mesmo receptor ou processo são geralmente aditivos, como, por exemplo, benzodiazepínicos mais barbitúricos, até que o receptor esteja saturado ou o efeito seja máximo. No entanto, dois fármacos competindo pelo mesmo local de ligação podem resultar em menos do que um efeito aditivo. O fármaco de menor potência atuará como um agonista parcial, que parece atuar como antagonista competitivo do fármaco de maior potência. Os fármacos que atuam em receptores ou processos sequenciais diferentes podem atuar sinergicamente, como nitratos e sildenafila ou sulfonamidas mais trimetoprima. Em contrapartida, fármacos com efeitos farmacológicos opostos podem reduzir a resposta de um ou de ambos. As interações farmacodinâmicas são relativamente comuns na prática clínica, porém as reações adversas geralmente podem ser minimizados se for conhecida a farmacologia dos fármacos envolvidos. Dessa forma, as interações podem ser antecipadas e podem ser tomadas contramedidas adequadas.

TOXICIDADE COMBINADA

O uso associado de dois ou mais fármacos, cada um com efeitos tóxicos sobre o mesmo órgão, aumenta muito a probabilidade de lesão orgânica. Por exemplo, a administração simultânea de dois fármacos nefrotóxicos pode causar danos aos rins, embora a dose de qualquer um dos fármacos isoladamente possa ser insuficiente para causar toxicidade. Além disso, alguns fármacos aumentam a toxicidade de outros fármacos, mesmo sem ter efeito tóxico intrínseco sobre o órgão.

REFERÊNCIAS

Boobis A et al: Drug interactions. Drug Metab Rev 2009;41:486.

DeGorter MK et al: Drug transporters in drug efficacy and toxicity. Annu Rev Pharmacol Toxicol 2012;52:249.

DuBuske LM: The role of P-glycoprotein and organic anion-transporting polypeptides in drug interactions. Drug Saf 2005;28:789.

Hansten PD, Horn JR: *The Top 100 Drug Interactions. A Guide to Patient Management*. H&H Publications, 2019. www.hanstenandhorn.com.

Hillgren KM et al: Emerging transporters of clinical importance: An update from the international transporter consortium. Clin Pharmacol Ther 2013;94:52.

Horn JR et al: Proposal for a new tool to evaluate drug interaction cases. Ann Pharmacother 2007;41:674.

Hukkanen J: Induction of cytochrome P450 enzymes: A view on human in vivo findings. Expert Rev Clin Pharmacol 2012;5:569.

Juurlink DN et al: Drug-drug interactions among elderly patients hospitalized for drug toxicity. JAMA 2003;289:1652.

Leucuta SE, Vlase L: Pharmacokinetics and metabolic drug interactions. Curr Clin Pharmacol 2006;1:5.

Meng Q, Lin K: Pharmacokinetic interactions between herbal medicines and prescribed drugs: Focus on drug metabolic enzymes and transporters. Curr Drug Metab 2014;15:791.

Pelkonen O et al: Inhibition and induction of human cytochrome P450 enzymes: Current status. Arch Toxicol 2008;82:667.

Roberts JA et al: The clinical relevance of plasma protein binding changes. Clin Pharmacokinet 2013;52:1.

Thelen K, Dressman JB: Cytochrome P540-mediated metabolism in the human gut wall. J Pharm Pharmacol 2009;61:541.

Zakeri-Milani P, Valzadeh H: Intestinal transporters: Enhanced absorption through P-glycoprotein-related drug interactions. Expert Opin Drug Metab Toxicol 2014;10:859.

Apêndice: vacinas, imunoglobulinas e outros produtos biológicos complexos

Harry W. Lampiris, MD
Daniel S. Maddix, PharmD†

As vacinas e os produtos biológicos relacionados formam um grupo importante de agentes que interligam disciplinas como microbiologia, infectologia, imunologia e imunofarmacologia. Uma lista das formulações mais importantes utilizadas nos Estados Unidos é fornecida aqui.* O leitor que necessitar de informações mais completas deve buscar as fontes listadas ao final deste apêndice. No momento em que este texto foi escrito, muitas vacinas para o vírus SARS-CoV-2 estavam em desenvolvimento e várias estavam em testes de fase 2 ou 3.** Consulte Funk et al e Lurie et al nas Referências para obter informações adicionais.***

IMUNIZAÇÃO ATIVA

A imunização ativa consiste na administração de antígeno ao hospedeiro para induzir a formação de anticorpos e a imunidade celular. A imunização é realizada para induzir proteção contra muitos agentes infecciosos, podendo utilizar organismos inativados (mortos) ou vivos atenuados (Tabela A-1). Entre as características desejáveis para um imunógeno ideal, estão prevenção total da doença, prevenção do estado de portador, produção de imunidade prolongada com número mínimo de imunizações, ausência de toxicidade e disponibilidade para imunização em massa (p. ex., baixo custo e facilidade de administração). Em geral, a imunização ativa é preferida em detrimento da passiva – na maioria dos casos, isso ocorre porque concentrações mais altas de anticorpos são mantidas por um maior período, requerendo imunizações menos frequentes, e, em outros casos, em razão do desenvolvimento concomitante de imunidade celular. Entretanto, a imunização ativa requer tempo e, portanto, pode estar inativa no momento de uma exposição específica (p. ex., para casos de exposição parenteral ao vírus da hepatite B, administram-se concomitantemente IgG anti-hepatite B [anticorpos passivos] e imunização ativa).

A duração da imunidade tende a ser mais longa com vacinas vivas do que com vacinas inativadas. A duração da imunidade pode ser vitalícia com algumas vacinas vivas, porém, em muitas infecções, a imunidade natural diminui com o tempo. A necessidade de doses de reforço de vacinas é uma indicação da duração limitada da imunidade.

O desenvolvimento e a disponibilidade de vacinas eficazes são uma grande história de sucesso na batalha contra as doenças infecciosas e no impacto à saúde pública, só se comparando à disponibilidade de água potável. Contudo, os programas de vacinação bem-sucedidos agora estão sendo desafiados pelo movimento antivacinação. Durante os primeiros cinco meses de 2019, houve mais casos de sarampo relatados nos Estados Unidos do que em qualquer ano desde 2000,**** quando a doença foi declarada erradicada. Muitos grupos de infectados envolveram populações não vacinadas em associação com viagens internacionais para países com sarampo endêmico. A maioria dos casos ocorreu em pacientes não vacinados. O sarampo causa a morte em 1 a 2 em cada mil pacientes que contraem a doença, e mais de 100 mil pessoas em todo o mundo continuam morrendo anualmente dessa doença, altamente transmissível. A educação do paciente e a legislação de vacinação obrigatória são ferramentas para combater o movimento antivacinação.

As recomendações atuais para a imunização ativa rotineira de crianças são apresentadas na Tabela A-2.

---

†*In memorian*, 1962-2020..

*N. de R.T. Ao longo do texto, sempre que pertinente, são indicadas notas sobre a realidade do Brasil.

**N. de R.T. Para obter informações sobre as vacinas disponíveis no Brasil e sobre o Plano Nacional de Operacionalização da Vacinação contra a covid-19, além de outras informações sobre o tema, acesse a página da Anvisa sobre o assunto, disponível em https://www.gov.br/saude/pt-br/coronavirus/vacinas.

***N. de R.T. Para obter informações sobre a realidade brasileira, acesse o Calendário Nacional de Vacinação, disponível no *site* do Ministério da Saúde (https://www.gov.br/saude/pt-br/assuntos/saude-de-a-a-z/c/calendario-nacional-de-vacinacao).

****N. de R.T. Dados sobre a situação no Brasil podem ser obtidos no Boletim Epidemiológico n. 12, da Secretaria de Vigilância em Saúde do Ministério da Saúde, disponível em https://www.gov.br/saude/pt-br/centrais-de-conteudo/publicacoes/boletins/boletins-epidemiologicos/edicoes/2021/boletim_epidemiologico_svs_12.pdf.

TABELA A-1 Produtos comumente utilizados para imunização ativa nos Estados Unidos[1]*

Vacina	Tipo de agente	Via de administração	Imunização primária	Reforço[2]	Indicações
Difteria, tétano acelular, coqueluche (DTaP)	Toxoides e componentes inativados das bactérias	Intramuscular (IM)	Ver Tabela A-2	Nenhum	Todas as crianças
Haemophilus influenzae tipo b (Hib) conjugado[3]	Polissacarídeo bacteriano conjugado a proteína	IM	Dose única (ver esquema infantil na Tabela A-2)	Não recomendado	1. Todas as crianças 2. Asplenia e outras condições de risco 3. Transplante de células-tronco hematopoiéticas (HSCT): série de 3 doses, com 4 semanas de intervalo, durante 6-12 meses após o transplante bem-sucedido
Hepatite A	Vírus inativado	IM	Dose única (ver Tabela A-2 para esquema infantil) (administrar ao menos 2-4 semanas antes de viajar para uma área endêmica)	Em 6-12 meses para imunidade em longo prazo	1. Viajantes para regiões endêmicas de hepatite A 2. Homossexuais 3. Com histórico de uso de drogas ilícitas, injetáveis ou não 4. Hepatopatia crônica ou distúrbios dos fatores da coagulação 5. Indivíduos com risco ocupacional de infecção 6. Indivíduos habitantes ou em mudança para regiões endêmicas 7. Coabitantes ou parceiros sexuais de indivíduos com hepatite A (gamaglobulina adicional em alguns pacientes) 8. Todas as crianças 9. Indivíduos não vacinados que esperem contato próximo com um indivíduo adotado no exterior durante seus primeiros 60 dias nos Estados Unidos vindo de país com endemicidade alta ou intermediária 10. Sem-teto
Hepatite B	Antígeno viral inativado recombinante	IM (a injeção subcutânea [SC] é aceitável em indivíduos com distúrbios hemorrágicos)	Três doses em 0, 1 e 6 meses (série de 2 doses para vacina com adjuvante em 4 semanas de intervalo) (ver Tabela A-2 para esquema infantil)	Não recomendada rotineiramente	1. Todos os lactentes 2. Infecção pelo vírus da hepatite C 3. Indivíduos com risco ocupacional, ambiental ou em função dos hábitos de vida 4. Adultos diabéticos com idade < 60 anos 5. Indivíduos com doença renal em estágio terminal, HIV ou doença hepática crônica 6. Profilaxia pós-exposição 7. Coabitantes e contatos sexuais de indivíduos com hepatite B aguda ou crônica
Papilomavírus humano (HPV)	Partículas semelhantes ao vírus da proteína principal do capsídeo	IM	Ver Tabela A-2	Nenhum	1. Para mulheres não vacinadas com idade entre 9 e 26 anos; e para homens não vacinados com idade entre 9 e 21 anos. Série de 3 doses se iniciada após os 14 anos 2. Homossexuais até os 26 anos 3. Indivíduos imunocomprometidos até 26 anos
Influenza, inativado	Vírus ou componentes virais inativados	IM; uma vacina intradérmica está disponível para adultos com idade entre 18 e 64 anos; uma formulação de alta dose ou vacina com adjuvante são opções para adultos com idade ≥ 65 anos	Dose única e (bebês e crianças de 6 meses a 9 anos que estão recebendo vacina contra *influenza* pela primeira vez devem receber 2 doses, administradas com pelo menos 4 semanas de intervalo)	Anualmente com a vacina atual	1. Todos os adultos com idade > 18 anos 2. Todas as crianças entre 6 meses e 18 anos

(continua)

TABELA A-1 Produtos comumente utilizados para imunização ativa nos Estados Unidos[1]* (*continuação*)

Vacina	Tipo de agente	Via de administração	Imunização primária	Reforço[2]	Indicações
Influenza, vivo atenuado	Vírus vivo	Intranasal	Dividir a dose em ambas as narinas (bebês e crianças de 2 a 9 anos que estão recebendo vacina contra *influenza* pela primeira vez devem receber duas doses administradas com pelo menos 4 semanas de intervalo)	Vacina anual com o vírus sazonal	Indivíduos saudáveis com idade entre 19 e 49 anos que desejem proteção contra *influenza*. Pode ser substituída por vacina de vírus inativado em crianças saudáveis com idade entre 2 e 18 anos, exceto (1) asmáticos e (2) aqueles com idade entre 2 e 4 anos com crise de sibilos no último ano
Sarampo-caxumba-rubéola (tríplice viral)	Vírus vivo	SC	Ver Tabela A-2	Nenhum	1. Todas as crianças 2. Ausência de evidências de imunidade em adultos nascidos após 1956 e em situações especiais
Vacina meningocócica conjugada ACWY	Polissacarídeos bacterianos conjugados ao toxoide diftérico	IM	Uma ou duas doses (ver Tabela A-2 para esquema infantil)	A cada 5 anos se houver alto risco contínuo de exposição	1. Todos os adolescentes 2. Viajantes para países com doença meningocócica hiperendêmica ou epidêmica 3. Calouros da faculdade com idade < 22 anos que moram em dormitórios 4. Recrutas militares 5. Indivíduos com infecção por HIV, asplenia anatômica ou funcional, deficiência de complemento ou uso de eculizumabe (série de 2 doses) 6. Microbiologistas que estão rotineiramente expostos a *Neisseria meningitidis*
Vacina meningocócica do sorogrupo B[4]	Proteína recombinante	IM	2-3 doses[4]	Nenhum	1. Asplenia anatômica ou funcional, deficiência no sistema complemento ou uso de eculizumabe 2. Microbiologistas que estão rotineiramente expostos a *Neisseria meningitidis*
Vacina pneumocócica conjugada	Polissacarídeos bacterianos conjugados a proteína	IM	Ver Tabela A-2	Nenhum	1. Todas as crianças 2. Adultos imunocomprometidos, com asplenia anatômica ou funcional, insuficiência renal crônica, síndrome nefrótica, neoplasia, imunossupressão iatrogênica, vazamentos de líquido cerebrospinal ou implantes cocleares 3. Adultos com idade ≥ 65 anos que não foram vacinados anteriormente
Vacina pneumocócica polissacarídica	Polissacarídeos bacterianos de 23 sorotipos	IM ou SC	Dose única	Repetir após 5 anos em pacientes de alto risco	1. Adultos com idade ≥ 65 anos 2. Indivíduos com risco aumentado de doença pneumocócica ou suas complicações
Vacina do vírus da pólio, inativada (IPV)	Vírus inativados de todos os três sorotipos	SC	Ver Tabela A-2 para ver o esquema infantil. Adultos: 2 doses com intervalo de 4-8 semanas e uma terceira dose 6-12 meses após a segunda	Dose de reforço única para adultos com risco aumentado de exposição	1. Todas as crianças 2. Adultos não vacinados anteriormente ou em viagens com risco aumentado de exposição ocupacional ao vírus da pólio

(*continua*)

TABELA A-1 Produtos comumente utilizados para imunização ativa nos Estados Unidos[1]* (*continuação*)

Vacina	Tipo de agente	Via de administração	Imunização primária	Reforço[2]	Indicações
Raiva	Vírus inativado	IM	**Pré-exposição**: 3 doses nos dias 0, 7 e 21 ou 28 **Pós-exposição**: 4 doses nos dias 0, 3, 7 e 14; pacientes imunossuprimidos devem receber uma 5ª dose no dia 28	Teste sorológico a cada 6 meses durante 2 anos em pessoas de alto risco	1. Profilaxia **pré-exposição** em pessoas em risco de contato com o vírus da raiva 2. Profilaxia **pós-exposição** (administrar com imunoglobulina antirrábica em indivíduos não vacinados anteriormente)
Rotavírus	Vírus vivo	Oral	Ver Tabela A-2	Nenhum	Todas as crianças
Tétano-difteria (Td ou DT)[5]	Toxoides	IM	Duas doses com intervalo de 4-8 semanas e uma terceira dose 6-12 meses após a segunda	A cada 10 anos	1. Todos os adultos 2. Profilaxia pós-exposição se > 5 anos se passaram desde a última dose
Tétano, difteria, coqueluche (Tdap)	Toxoides e componentes inativados das bactérias	IM	Substituir dose única de Tdap por Td em todos os adultos	Nenhum	Todos os adultos; mulheres grávidas devem receber uma dose única em cada gravidez (de preferência durante 27-36 semanas de gestação)
Febre tifoide, Ty21a oral	Bactéria viva	Oral	Quatro doses administradas em dias alternados	Quatro doses a cada 5 anos	Risco de exposição à febre tifoide
Tifoide, polissacarídeo capsular Vi	Polissacarídeo bacteriano	IM	Dose única	A cada 2 anos	Risco de exposição à febre tifoide
Varicela	Vírus vivo	SC	Duas doses com intervalo de 4-8 semanas em adolescentes com > 13 anos (ver Tabela A-2 para o esquema infantil)	Desconhecido	1. Todas as crianças 2. Indivíduos com mais de 13 anos sem histórico de infecção por varicela ou imunização 3. Profilaxia pós-exposição em pessoas suscetíveis
Febre amarela	Vírus vivo	SC	Uma dose a cada 10 anos, 10 dias antes da viagem	A cada 10 anos	1. Funcionários de laboratório que podem estar expostos ao vírus da febre amarela 2. Viajantes para áreas em que ocorre febre amarela
Zóster	Recombinante	IM	Duas doses em intervalo de 2-6 meses	Nenhum	Todos os adultos com idade ≥ 50 anos

[1]As doses do produto específico, incluindo variações para as faixas etárias, devem ser obtidas no encarte produzido pelo fabricante.

[2]Dose única, a não ser que haja outra indicação.

[3]Há três vacinas conjugadas disponíveis contra Hib: (1) Hib conjugada a oligossacarídeo (HbOC); (2) fosfato de polirribosilribitol conjugada com toxoide tetânico (PRP-T); e (3) vacina conjugada contra *Haemophilus influenzae* tipo b (conjugada a proteína meningocócica) (PRP-OMP).

[4]Duas vacinas meningocócicas do sorogrupo B estão disponíveis para uso: (1) MenB-4C (Bexsero) administrada como uma série de 2 doses com pelo menos 1 mês de intervalo; e (2) MenB-FHbp (Trumenba) administrada como uma série de 3 doses em 0, 1-2 e 6 meses.

[5]Td representa a vacina com toxoides de tétano e difteria para uso em indivíduos com idade ≥ 7 anos (contém menos toxoide diftérico do que DPT e DT). DT é a vacina com toxoides tetânico e diftérico para uso em indivíduos com idade < 7 anos (contém a mesma quantidade de toxoide diftérico que a DPT).

*N. de R.T. Para informações sobre vacinação no Brasil, acesse https://www.gov.br/saude/pt-br/assuntos/saude-de-a-a-z/c/calendario-nacional-de-vacinacao.

TABELA A-2 Esquema recomendado para imunização infantil de rotina nos Estados Unidos*

Idade	Imunização	Comentários
Nascimento até 2 meses	Vacina para hepatite B (HBV)	**Lactentes nascidos de mães soronegativas**: lactentes clinicamente estáveis com peso de pelo menos 2.000 gramas devem receber 1 dose dentro de 24 horas após o nascimento, sendo a segunda dose administrada 1-2 meses após a primeira dose. Lactentes com peso < 2.000 gramas devem receber 1 dose com 1 mês de idade ou na alta hospitalar
		Bebês nascidos de mães soropositivas: devem receber a primeira dose dentro de 12 horas após o nascimento (com imunoglobulina contra hepatite B), com 3 doses adicionais de vacina começando com 1 mês de idade
2 meses	Toxoide diftérico e tetânico e vacina acelular contra pertússis (DTaP), antipólio inativada (IPV), vacina conjugada contra *Haemophilus influenzae* tipo b (Hib),[1] vacina conjugada contra pneumococo (PCV) e vacina contra rotavírus (RV)[2]	
1-2 meses	HBV	A segunda dose deve ser administrada no mínimo 4 semanas após a primeira
4 meses	DTaP, Hib,[1] IPV, PCV, RV[2]	
6 meses	DTaP, Hib,[1] PCV, RV[2]	A terceira dose de RV só é necessária se a RV-5 tiver sido utilizada em uma ou ambas as primeiras doses
6-18 meses	HBV, IPV, *influenza*	A terceira dose de HBV deve ser administrada pelo menos 16 semanas após a primeira dose e pelo menos 8 semanas após a segunda dose, mas não antes das 24 semanas de idade. A vacina contra *influenza* deve ser administrada anualmente a crianças de 6 meses a 18 anos. Duas doses separadas por pelo menos 4 semanas devem ser administradas a crianças não vacinadas previamente, de 6 meses a 8 anos de idade. A vacina viva atenuada contra *influenza* não pode ser administrada antes dos 2 anos de idade
12-15 meses	Sarampo-caxumba-rubéola (MMR), Hib,[1] PCV, varicela	A primeira dose da MMR deve ser administrada 6 a 11 meses antes da saída dos Estados Unidos para viagens internacionais.** Esses lactentes devem receber duas doses adicionais com o intervalo padrão. Crianças com idade ≥ 12 meses devem receber uma segunda dose pelo menos 4 semanas após a primeira dose, antes da partida dos Estados Unidos para viagens internacionais
15-18 meses	DTaP	A DTaP pode ser administrada já aos 12 meses de vida desde que tenham se passado 6 meses desde a terceira dose
12-23 meses	Vacina contra hepatite A	Duas doses com intervalo ≥ 6 meses
4-6 anos	DTaP, IPV, MMR, varicela	A segunda dose de MMR deve ser administrada rotineiramente com 4-6 anos, mas pode ser aplicada em qualquer consulta, desde que 4 semanas tenham se passado desde a primeira dose
11-12 anos	Vacina contra tétano, difteria, pertússis (Tdap), vacina contra papilomavírus humano (HPV),[3] vacina meningocócica conjugada (MCV) ACWY	Três doses de HPV devem ser administradas a todos os adolescentes aos 0, 1-2 e 6 meses se começar aos 15 anos ou mais velhos, ou uma série de 2 doses (0 e 6-12 meses) se começar antes dos 15 anos (pode ser iniciado logo aos 9 anos). Deve-se administrar uma dose de Tdap às adolescentes grávidas entre 27 e 36 semanas de cada gestação. Uma dose de reforço de MCV deve ser administrada aos 16 anos

[1]Há três vacinas conjugadas disponíveis contra Hib: (1) Hib conjugada a oligossacarídeo (HbOC); (2) fosfato de polirribosilribitol, conjugada com toxoide tetânico (PRP-T); e (3) vacina conjugada contra *Haemophilus influenzae* tipo b (conjugada a proteína meningocócica) (PRP-OMP). As crianças imunizadas com PRP-OMP aos 2 e 4 meses não necessitam de nova dose aos 6 meses. A PRP-T só deve ser utilizada como dose de reforço em crianças com idade entre 12 e 15 meses.

[2]Há duas vacinas disponíveis contra RV: (1) a vacina monovalente RV-1 (Rotarix), oral, de rotavírus humano atenuado foi aprovada para uma série de 2 doses; e (2) a vacina RV-5 (RotaTeq) pentavalente, oral, de rotavírus humano-bovino recombinante foi aprovada para uma série de 3 doses.

[3]Três vacinas contra o HPV estão disponíveis para uso: (1) vacina quadrivalente (HPV4); (2) vacina 9-valente (HPV9) para a prevenção de câncer cervical, vaginal e vulvar (em mulheres) e verrugas genitais (em homens e mulheres); e (3) vacina bivalente (HPV2) para a prevenção de câncer cervical em mulheres.

Dados de Kim DK, Hunter P. Advisory Committee on Immunization Practices Recommended Immunization Schedule for Adults Aged 19 Years or Older—United States, 2019, MMWR Morb Mortal Wkly Rep 2019 Feb 8;68(5):115-118.

*N. de R.T. Acesse a página sobre Vacinas no *site* do Ministério da Saúde (disponível em https://www.gov.br/saude/pt-br/assuntos/saude-de-a-a-z/c/calendario-nacional-de-vacinacao) e o Sistema de Informação do Programa Nacional de Imunizações (disponível em http://pni.datasus.gov.br/calendario_vacina_Infantil.asp) para informações sobre a realidade brasileira.

**N. de R.T. No Calendário Nacional de Vacinação do Ministério da Saúde do Brasil não há uma nota específica. Informação similar à dos Estados Unidos encontra-se disponível na página sobre Saúde do Viajante da Secretaria da Saúde do Paraná (disponível em https://www.saudedoviajante.pr.gov.br/Pagina/Vacinas-para-quem-viaja-para-outro-pais.

IMUNIZAÇÃO PASSIVA

A imunização passiva consiste na transferência de imunidade a um hospedeiro com o uso de produtos imunológicos pré-formados. Do ponto de vista prático, apenas imunoglobulinas têm sido utilizadas para imunização passiva, considerando-se que a administração passiva de componentes celulares do sistema imune é tecnicamente difícil e está associada a reações do tipo enxerto contra o hospedeiro. Os produtos do sistema imune celular (p. ex., interferonas) também têm sido utilizados no tratamento de diversas doenças infecciosas e hematológicas (ver Capítulo 55).

A imunização passiva com anticorpos pode ser feita com imunoglobulinas animais ou humanas com graus variáveis de purificação. As preparações podem conter títulos elevados contra um antígeno específico ou, como ocorre nas polivalentes, anticorpos encontrados na maioria da população. A imunização passiva é útil para: (1) indivíduos incapazes de formar anticorpos (p. ex., agamaglobulinemia congênita); (2) prevenção de doenças quando o tempo não permite a imunização ativa (p. ex., pós-exposição); (3) para o tratamento de certas doenças normalmente evitadas por imunização (p. ex., tétano); e (4) para o tratamento de condições para as quais a imunização ativa não está disponível ou é impraticável (p. ex., picada de cobra).

As complicações advindas da administração de imunoglobulinas *humanas* são raras. As injeções podem ser moderadamente dolorosas e, de forma rara, um abscesso estéril pode ocorrer no local da injeção. Ocasionalmente, ocorrem hipotensão e prurido transitórios com a administração intravenosa de imunoglobulina, mas costumam ser leves. Os indivíduos que têm alguns estados de deficiência de imunoglobulina específica (deficiência de IgA, etc.) às vezes podem desenvolver reações de hipersensibilidade à imunoglobulina, o que limita o tratamento. As imunoglobulinas convencionais contêm agregados de IgG e causam reações intensas quando

TABELA A-3 Materiais disponíveis para imunização passiva[1]*

Indicação	Produto	Dose	Comentários
Antraz	Imunoglobulina antraz	Consultar as doses recomendadas pelo fabricante	Tratamento do antraz por inalação em associação com antimicrobianos apropriados
Botulismo	Antitoxina botulínica heptavalente equina, Tipos A-G	Consultar o CDC[3]	Tratamento de botulismo sintomático. Disponível no CDC.[3] A incidência de reações séricas é < 1%
	Imunoglobulina para botulismo (IV)	100 mg/kg, IV	Para o tratamento de pacientes com idade < 1 ano com botulismo infantil causado por toxina tipo A ou B
Citomegalovírus (CMV)	Imunoglobulina anticitomegalovírus (IV)	Consultar as doses recomendadas pelo fabricante	Profilaxia de infecção por CMV em receptores de transplante de medula óssea, rim, fígado, pulmão, pâncreas e coração
Difteria	Antitoxina diftérica, equina	20.000-120.000 unidades, IV ou IM, dependendo da gravidade e da duração da doença	Tratamento precoce da difteria respiratória. Disponível no CDC.[3] Reações anafiláticas em ≥ 7% dos adultos e reações séricas em ≥ 5-10% dos adultos
Doença de Kawasaki	Imunoglobulina (IV)[2]	400 mg/kg, IV, diariamente por 4 dias consecutivos dentro de 4 dias após o início da doença. Uma dose única de 2 g/kg, IV, por 10 horas também é eficaz	Eficaz na prevenção de aneurismas coronários. Para uso em pacientes que atendem a critérios estritos para a doença de Kawasaki
Hepatite A	Imunoglobulina (IM)	**Profilaxia pré-exposição**: 0,01 mL/kg IM para viagem prevista para até 1 mês, 0,02 mL/kg para viagem prevista para até 2 meses, 0,2 mL/kg para viagem > 2 meses (repetir a cada 2 meses) **Pós-exposição**: 0,1 mL/kg, IM, assim que possível após a exposição, até duas semanas. Não é necessário se a vacina contra hepatite A foi administrada pelo menos 1 mês antes da exposição	Profilaxia de hepatite A pré e pós-exposição. A disponibilidade da vacina para hepatite A reduziu muito a necessidade de profilaxia pré-exposição
Hepatite B	Imunoglobulina anti-hepatite B (HBIG)	0,06 mL/kg, IM, assim que possível após contato de até 1 semana para exposição percutânea ou 2 semanas para exposição sexual. 0,5 mL, IM, no período de 12 horas após o nascimento para exposição perinatal	Profilaxia pós-exposição em pessoas não imunes após exposição percutânea, da mucosa sexual ou perinatal. A vacina contra hepatite B também deve ser administrada
HIV, crianças infectadas por	Imunoglobulina (IV)[2]	400 mg/kg, IV, a cada 28 dias	Crianças infectadas por HIV com infecções bacterianas graves recorrentes ou com hipogamaglobulinemia
Imunodeficiências primárias	Imunoglobulina (IV)[2]	Consultar as recomendações de dose do fabricante para o produto específico utilizado	As imunodeficiências primárias incluem deficiências específicas de anticorpos (p. ex., agamaglobulinemia ligada ao X) e deficiências combinadas (p. ex., imunodeficiências combinadas graves)
Leucemia linfoblástica crônica (LLC)	Imunoglobulina (IV)[2]	400 mg/kg, IV, a cada 3-4 semanas. A dose deve ser aumentada se ocorrerem infecções bacterianas	Pacientes com LLC com hipogamaglobulinemia e história de pelo menos uma infecção bacteriana grave
Picada de aranha viúva-negra	Soro antiveneno (*Latrodectus mactans*), equino	Um frasco (6.000 unidades) IV ou IM. Alguns pacientes podem exigir uma dose repetida	Apenas pacientes sintomáticos requerem tratamento

(continua)

TABELA A-3 Produtos disponíveis para imunização passiva[1]* (*continuação*)

Indicação	Produto	Dose	Comentários
Picada de cobra (cobra coral)	Soro antiveneno (*Micrurus fulvius*), equino	Pelo menos 3-5 frascos (30-50 mL), IV, inicialmente dentro de 4 horas após a mordida. Podem ser necessárias doses adicionais	Neutraliza o veneno da cobra coral oriental e da cobra coral do Texas. A doença do soro ocorre em quase todos os pacientes que recebem > 7 frascos
Picada de cobra (víboras)	Soro antiveneno polivalente (*Crotalidae*), carneiro	Uma dose inicial de 4-6 frascos deve ser infundida por via IV durante 1 hora. A dose deve ser repetida se o controle inicial não for alcançado. Após o controle inicial, 2 frascos devem ser administrados a cada 6 horas até 3 doses	Para o tratamento do envenenamento mínimo a moderado por crotalídeos nos Estados Unidos**
Picada de escorpião (*Centruroides*)	Soro antiescorpiônico F(Ab)2	Três frascos, IV, durante 10 minutos. Doses adicionais de 1 frasco podem ser administradas a cada 30-60 minutos, conforme necessário	Use o mais rápido possível após a picada de escorpião em pacientes sintomáticos
Púrpura trombocitopênica idiopática (PTI)	Imunoglobulina (IV)[2]	Consultar as recomendações de dose do fabricante para o produto específico utilizado	A resposta em crianças com PTI é maior do que em adultos. Os corticosteroides são o tratamento de escolha em adultos, exceto para PTI grave associada à gravidez
Raiva	Imunoglobulina antirrábica	20 IU/kg. A dose completa deve ser infiltrada ao redor da ferida, e qualquer volume remanescente deve ser administrado IM em um local anatômico distante da administração da vacina	Profilaxia antirrábica pós-exposição em indivíduos não previamente imunizados com a vacina antirrábica. Deve ser associado à vacina antirrábica
Rubéola	Imunoglobulina (IM)	0,55 mL/kg, IM	Mulheres grávidas não imunes expostas à rubéola que não consideram o aborto terapêutico. A administração não previne a rubéola no feto de uma mãe exposta
Sarampo	Imunoglobulina (IM)	**Hospedeiros não imunocomprometidos**: 0,25 mL/kg, IM **Hospedeiros imunocomprometidos**: 0,5 mL/kg, IM, (no máximo 15 mL por paciente)	Profilaxia pós-exposição (até 6 dias após a exposição) de contatos não imunes de casos agudos
Transplante de medula óssea	Imunoglobulina (intravenosa [IV])[2]	500 mg/kg, IV, nos 7 e 2 dias antes do transplante e, em seguida, 1 vez por semana até o dia 90 após o transplante	Profilaxia para diminuir o risco de infecção, pneumonia intersticial e doença do enxerto contra o hospedeiro aguda em adultos receptores de transplante de medula óssea
Tétano	Imunoglobulina para tétano	**Profilaxia pós-exposição**: 250 unidades, IM. Para feridas graves ou quando a administração tenha sido retardada, recomendam-se 500 unidades **Tratamento**: 3.000-6.000 unidades, IM	Tratamento do tétano e profilaxia pós-exposição em casos de feridas não limpas, extensas em indivíduos inadequadamente imunizados (menos de 2 doses de toxoide tetânico ou menos de 3 doses caso a ferida tenha > 24 h)
Vaccínia	Imunoglobulina para vaccínia	Consultar o CDC[3]	Tratamento de reações graves à vacinação contra varíola, incluindo eczema vacinal, necrose e vaccínia ocular. Disponível junto ao CDC[3]
Varicela	Imunoglobulina para varicela-zóster	**Peso (Kg) — Dose (unidades)** ≥ 2 — 62,5, IM 2,1-10 — 125, IM 10,1-20 — 250, IM 20,1-30 — 375, IM 30,1-40 — 500, IM ≥ 40 — 625, IM	Profilaxia pós-exposição (preferencialmente no prazo de 48 h, mas não após 96 h da exposição) em indivíduos imunocomprometidos suscetíveis, gestantes selecionadas e recém-nascidos expostos no período perinatal
Vírus sincicial respiratório (RSV)	Palivizumabe	15 mg/kg, IM, 1 vez antes do início da temporada de RSV e 1 vez por mês até o final da temporada.	Para uso em lactentes e crianças < 24 meses com doença pulmonar crônica, doença cardíaca congênita hemodinamicamente significativa ou história de nascimento prematuro (≥ 35 semanas de gestação)

[1]A imunoterapia ou imunoprofilaxia passiva deve sempre ser administrada assim que possível após a exposição. Antes da administração de soro animal, os pacientes devem ser questionados sobre hipersensibilidade e testados para essa condição.

[2]Ver Referências para análise complementar das utilidades da administração intravenosa de imunoglobulinas: Ratko TA et al.: Recommendations for off-label use of intravenously administered immunoglobulin preparations. JAMA 1995;273:1865; e Feasby T et al.: Guidelines on the use of intravenous immune globulin for neurologic conditions. Transfus Med Rev 2007;21(2 Suppl 1)S57.

[3]Centers for Disease Control and Prevention; www.cdc.gov/laboratory/drugservice/formulary.html. Os médicos que suspeitam de um diagnóstico de botulismo devem ligar imediatamente para o número de emergência 24 horas do departamento de saúde do seu estado.

*N. de R.T. No Brasil, o Instituto Butantan disponibiliza os seguintes soros: antibotrópico, antilaquético, anticrotálico, antelapídico, antiescorpiônico, antiaracnídeo, antilonômico, antidiftérico, antitetânico, antibotulínico AB e antirrábico (conforme informação disponível em https://butantan.gov.br/soros-e-vacinas/soros).

**N. de R.T. No Brasil, o soro utilizado é o anticrotálico. Para mais informações, acesse o *site* do Instituto Butantan, disponível em https://butantan.gov.br/soros-e-vacinas/soros.

administradas por via intravenosa. Entretanto, se os anticorpos administrados passivamente forem derivados de soro de *animais*, é possível que ocorra uma reação de hipersensibilidade, que varia desde anafilaxia até doença do soro. As imunoglobulinas altamente purificadas, obtidas sobretudo de roedores ou lagomorfos, são as que têm menor chance de causar reações. Para evitar reações anafiláticas, devem ser realizados testes para hipersensibilidade ao soro animal. Se não houver uma preparação alternativa e se a administração do anticorpo específico for considerada essencial, pode-se proceder à dessensibilização.

Com o uso de anticorpos derivados de soro humano, evita-se não apenas o risco de reações de hipersensibilidade, mas também se obtém maior meia-vida (~ 23 dias para anticorpos IgG) em comparação com aqueles de origem animal (5-7 dias ou menos). Como consequência, podem ser administradas doses muito menores de anticorpos para se obter concentrações terapêuticas durante várias semanas. Essas vantagens tornam desejável o uso de anticorpos humanos para a proteção passiva sempre que possível. Os produtos disponíveis para imunização passiva estão resumidos na Tabela A-3.

RESPONSABILIDADE LEGAL EM CASO DE REAÇÕES INDESEJADAS

O médico é responsável por informar o paciente sobre os riscos da imunização e do uso de vacinas e soros com anticorpos. Para tanto, talvez haja necessidade de realizar testes cutâneos para a avaliação do risco de reação indesejada. Contudo, alguns dos riscos previamente descritos não são evitáveis no momento. Levando tudo isso em consideração, o paciente e a sociedade em geral são evidentemente beneficiados ao aceitar os riscos da administração rotineira de imunógenos (p. ex., vacina contra *influenza* e toxoide tetânico).

Os fabricantes devem ser legalmente responsabilizados caso deixem de respeitar os padrões existentes para a produção de imunobiológicos. Todavia, na atual atmosfera litigante nos Estados Unidos, a abertura de grandes processos pelas vítimas estatisticamente inevitáveis das boas práticas de saúde pública fez muitos fabricantes desistirem de produzir e desenvolver fármacos terapêuticos pouco lucrativos, mas medicamente valiosos, como as vacinas. Como a venda e a utilização desses produtos estão sujeitas à fiscalização e à aprovação por instâncias governamentais,* como Surgeon General's Advisory Committee on Immunization Practices e a Food and Drug Administarion (FDA), o regime legal de "responsabilização estrita sobre o produto" (responsabilidade sem culpa) talvez não seja apropriado para ser aplicado quando ocorrem reações raras a produtos biológicos que tenham sido produzidos e administrados de acordo com as diretrizes governamentais.

*N. de R.T. No Brasil, quem avalia e aprova esses produtos é a Anvisa. Por exemplo, ver informações sobre vacinas contra covid-19 em https://www.gov.br/anvisa/pt-br/assuntos/paf/coronavirus/vacinas.

IMUNIZAÇÕES RECOMENDADAS AOS ADULTOS VIAJANTES**

Todos os adultos, viajantes ou não, devem ser imunizados com toxoide tetânico e para poliomielite, sarampo (para os nascidos após 1956) e difteria. Além disso, todos os viajantes devem cumprir as exigências quanto à imunização dos especialistas dos países a serem visitados. As exigências estão listadas em *Health Information for International Travel*, disponíveis no Superintendent of Documents, US Government Printing Office, Washington, DC 20402. Um *website* útil é wwwnc.cdc.gov/travel/. *The Medical Letter on Drugs and Therapeutics* também oferece recomendações atualizadas periodicamente para viajantes internacionais (ver *The Medical Letter*, 2019;61:153). As imunizações realizadas em preparação para viagens devem ser documentadas em um Certificado Internacional de Imunização. *Nota*: a vacinação contra a varíola não é recomendada ou exigida para viagens em qualquer país.

REFERÊNCIAS

Ada G: Vaccines and vaccination. N Engl J Med 2001;345:1042.

Advice for travelers. Med Lett Drugs Ther 2019;61:153.

Cantor JD et al: Mandatory measles vaccination in New York City—reflections on a bold experiment. N Engl J Med 2019;381:101.

Centers for Disease Control and Prevention websites: www.cdc.gov/vaccines/ and wwwnc.cdc.gov/travel/.

Funk CD, Laferriere C, Ardakani A: A snapshot of the global race for vaccines targetting SARS-CoV-2 and the COVID-19 pandemic. Front Pharmacol 2020;11:937.

Gardner P et al: Guidelines for quality standards for immunization. Clin Infect Dis 2002;35:503.

General recommendations on immunization. Recommendations of the Advisory Committee on Immunization Practices (ACIP). MMWR Morb Mortal Wkly Rep 2011;60(2):1.

Hill DR et al: The practice of travel medicine: Guidelines by the Infectious Diseases Society of America. Clin Infect Dis 2006;43:1499.

Keller MA, Stiehm ER: Passive immunity in prevention and treatment of infectious diseases. Clin Microbiol Rev 2000;13:602.

Kim DK, Hunter P: Advisory Committee on Immunization Practices recommended immunization schedule for adults aged 19 years or older—United States, 2019. MMWR Morb Mortal Wkly Rep 2019;68:115.

Lurie N et al: Developing Covid-19 vaccines at pandemic speed. N Engl J Med 2020;382:1969.

Pickering LK et al: Immunization programs for infants, children, adolescents, and adults: Clinical practice guidelines by the Infectious Diseases Society of America. Clin Infect Dis 2009;49:817.

Robinson CL et al: Advisory Committee on Immunization Practices recommended immunization schedules for children and adolescents aged 18 years or younger—United States, 2019. MMWR Morb Mortal Wkly Rep 2019;68:112.

Rubin LG et al: 2013 IDSA clinical practice guideline for vaccination of the immunocompromised host. Clin Infect Dis 2014;58:309.

Zumula A et al: Travel medicine. Infect Dis Clin North Am 2012;26:575.

**N. de R.T. No Brasil, a Anvisa disponibiliza informações para viajantes ao exterior e para viajantes que entram no Brasil, principalmente com relação à covid-19. Veja informações em https://www.gov.br/anvisa/pt-br/assuntos/paf/coronavirus/viajantes/regras-para-entrada-portaria. No Consulado/Embaixada de cada país há informações específicas de requerimentos de vacinação (p. ex., a Austrália exige vacina contra a febre amarela, mas o Japão não).

Índice

Nota: neste índice, as letras "*q*", "*f*" e "*t*" denotam quadros, figuras e tabelas do texto, respectivamente.

B

C

E

G

H

I

J

K

L

M

N

O

P

Q

R

S

T

W

X

Y

Z